U0233423

# 威廉姆斯妇科学

## *Williams* GYNECOLOGY

### 第 3 版

# 威廉姆斯妇科学

## Williams GYNECOLOGY

### 第 3 版

原　著　HOFFMAN·SCHORGE·BRADSHAW
　　　　HALVORSON·SCHAFFER·CORTON

顾　问　郎景和　夏恩兰　魏丽惠

主　译　段　华　王建六

北京大学医学出版社

# WEILIANMUSI FUKEXUE（DI 3 BAN）

**图书在版编目（CIP）数据**

威廉姆斯妇科学：第 3 版 /（美）芭芭拉·L. 霍夫曼
（Barbara L. Hoffman）主编；段华，王建六主译.
—北京：北京大学医学出版社，2021. 8
书名原文：Williams GYNECOLOGY，3rd Edition
ISBN 978-7-5659-2372-2

Ⅰ. ①威…　Ⅱ. ①芭…②段…③王…　Ⅲ. ①妇科学
Ⅳ. ① R711

中国版本图书馆 CIP 数据核字（2021）第 033948 号

北京市版权局著作权合同登记号：01-2016-7702

[HOFFMAN，SCHORGE，BRADSHAW，HALVORSON，SCHAFFER，CORTON]
[Williams GYNECOLOGY，3rd EDITION]
[ISBN 978-0-07-184908-1]
Copyright © 2016 by McGraw-Hill Education.

**威廉姆斯妇科学（第3版）**

主　　译：段　华　王建六
出版发行：北京大学医学出版社
地　　址：（100191）北京市海淀区学院路38号　北京大学医学部院内
电　　话：发行部 010-82802230；图书邮购 010-82802495
网　　址：http：//www.pumpress.com.cn
E-m a i l：booksale@bjmu.edu.cn
印　　刷：北京金康利印刷有限公司
经　　销：新华书店
责任编辑：陈　奋　袁朝阳　　责任校对：靳新强　　责任印制：李　啸
开　　本：889 mm×1194 mm　1/16　　印张：83.75　　字数：2700千字
版　　次：2021年8月第1版　2021年8月第1次印刷
书　　号：ISBN 978-7-5659-2372-2
定　　价：860.00元
版权所有，违者必究
（凡属质量问题请与本社发行部联系退换）

# 译校者名单

**主　　译**　段　华　王建六

**顾　　问**　郎景和　夏恩兰　魏丽惠

**秘　　书**　汪　沙　唐志坚

**译校专家**（按姓名汉语拼音排序）

陈春林（南方医科大学南方医院）

陈　雷（北京大学人民医院）

陈　蓉（中国医学科学院北京协和医院）

陈晓军（复旦大学附属妇产科医院）

程　琳（北京大学人民医院）

程文俊（江苏省人民医院）

段　华（首都医科大学附属北京妇产医院）

郭红燕（北京大学第三医院）

郭银树（首都医科大学附属北京妇产医院）

郝　敏（山西医科大学第二医院）

胡　浩（北京大学人民医院）

华克勤（复旦大学附属妇产科医院）

金　力（中国医学科学院北京协和医院）

李　斌（中国医学科学院肿瘤医院）

李红雨（郑州大学第三附属医院）

李小毛（中山大学附属第三医院）

李小平（北京大学人民医院）

李晓伟（北京大学人民医院）

李　艺（北京大学人民医院）

林仲秋（中山大学孙逸仙纪念医院）

凌　斌（中日友好医院）

刘　萍（南方医科大学南方医院）

鲁永鲜（解放军总医院第四医学中心）

罗　新（暨南大学附属第一医院）

吕卫国（浙江大学医学院附属妇产科医院）

马晓黎（首都医科大学附属北京妇产医院）

苗娅莉（四川大学华西第二医院）

穆　蘭（海南省肿瘤医院）

彭燕蓁（首都医科大学附属北京妇产医院）

宋岩峰（南京军区福州总医院）

孙　静（上海市第一妇婴保健院）

孙蓬明（福建省妇幼保健院）

孙秀丽（北京大学人民医院）

王朝华（北京大学人民医院）

王建六（北京大学人民医院）

王世宣（华中科技大学同济医学院附属同济医院）

王武亮（郑州大学第二附属医院）

王沂峰（南方医科大学珠江医院）

王玉东（上海交通大学附属国际和平妇幼保健院）

王志启（北京大学人民医院）

吴　强（江苏省肿瘤医院）

吴青青（首都医科大学附属北京妇产医院）

夏志军（中国医科大学附属盛京医院）

向　阳（中国医学科学院北京协和医院）

杨冬梓（中山大学附属第二医院）

杨晓葵（首都医科大学附属北京妇产医院）

杨　欣（北京大学人民医院）

杨兴升（山东大学齐鲁医院）

叶颖江（北京大学人民医院）

张国楠（四川省肿瘤医院）

张信美（浙江大学医学院附属妇产科医院）

张　颖（首都医科大学附属北京妇产医院）

赵　超（北京大学人民医院）

赵　昀（北京大学人民医院）

周应芳（北京大学第一医院）

朱丽红（首都医科大学附属北京妇产医院）

参 译 人 员：

**首都医科大学附属北京妇产医院**

汪　沙　孙馥箐　王祎祎　李博涵　常亚楠　甘　露
郭正晨　沈明虹　赵荣伟　陈淑剑　孙丽娟　赵雪含
洪黎明　方颖　聂明月

**北京大学人民医院**

唐志坚　安　方　谈　诚　谭　漫　邓　浩　彭　媛
张　果　谢　敏　高志东　臧荟然　陈玉杰　刘　巍

**中国医学科学院北京协和医院**

陈蔚琳　李　雷　范宇博　王静霞　杜　鹃　农珍妮
曾　莉　潘晓萌　吴君梅

**华中科技大学同济医学院附属同济医院**

魏　嘉　唐夏楠

**中山大学孙逸仙纪念医院**

谢庆生　姚婷婷　凌小婷

**浙江大学医学院附属妇产科医院**

徐　萍　吴晓东

**北京大学第三医院**

张　曦　高　妍

**山西医科大学第二医院**

李元幸　张利利

**上海市第一妇婴保健院**

葛蓓蕾

**南方医科大学南方医院**

陈　兰

**中日友好医院**

于　欢

**北京大学第一医院**

彭　超　肖　豫　张德玉

**南京军区福州总医院**

王凤玫

**中国医学科学院肿瘤医院**

奥　妙

**解放军总医院第四医学中心**

张迎辉

江苏省肿瘤医院

倪　静

暨南大学附属第一医院

季　菲

上海交通大学附属国际和平妇幼保健院

王　昊

南方医科大学珠江医院

崔曾营

山东大学齐鲁医院

冯莉苹

四川省肿瘤医院

刘　红

中山大学附属第二医院

钱逸帆　谭　旻

复旦大学附属妇产科医院

张旭垠

中国医科大学附属盛京医院

尹一童

中山大学附属第三医院

郑泽纯　唐盼盼

福建省妇幼保健院

张宇龙　高杭静

郑州大学第二附属医院

徐　臻

统　筹　王云亭
策　划　黄大海

# 主译简介

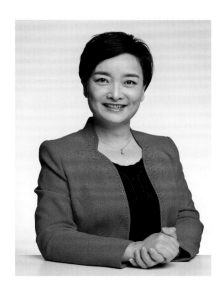

**段　华**

首都医科大学附属北京妇产医院妇科微创中心主任，首都医科大学妇产科学系主任，医学博士，主任医师、二级教授、博士研究生导师；首届国之名医 - 卓越建树专家、国家卫计委突出贡献中青年专家、第七届首都十大健康卫士、北京市"十百千卫生人才十层次"人才，享受国务院政府特殊津贴。

长期致力于妇产科学与妇科微创医疗的临床应用与基础研究，在各类妇科常见病、多发病与疑难疾病的诊断治疗方面探索积累了丰富的理论和临床经验。先后赴新加坡、澳大利亚、美国等访问学习，倡导现代妇科微创诊治理念，通过微创手术诊治了众多妇科疑难疾患。主持多项国家自然科学基金、国家临床重点专科建设项目基金、北京市自然科学基金、北京市重点医学发展专项基金等国家级、省部级科研项目；先后获得"国家科学技术进步奖二等奖""中华医学科技奖二等奖""北京医学科技奖一等奖"等成果；主笔撰写多项妇科领域临床实践指南与专家共识，主编国家内镜诊疗技术临床应用规范化培训系列教材《妇科内镜诊疗技术》、"十二五"国家重点图书《妇科手术彩色图解》等学术专著 5 部，参编学术专著 10 余部；拥有妇科学领域发明与多项实用新型专利；在国家核心期刊发表学术论文 300 余篇，SCI 收录论文 40 余篇，入选《中国期刊高被引指数》作者名单。

任中华医学会妇产科学分会秘书长，中华预防医学会生殖健康分会副主任委员，中国医师协会内镜医师分会副会长、妇科内镜专业委员会主任委员、妇科内镜医师培训学院院长，中国医师协会微无创医师分会副会长，北京医学会妇科内镜学分会主任委员，中国整形美容协会科技创新与器官整复分会会长，中国抗衰老促进会医学美容专业委员会副主任委员，中国研究型医院学会妇产科专业委员会副主任委员；任《中国微创外科杂志》《中国计划生育和妇产科杂志》《妇产与遗传杂志（电子版）》副主编；《中华妇产科杂志》《中华腔镜外科杂志（电子版）》《中国实用妇科与产科杂志》《中国妇产科临床杂志》《实用妇产科杂志》等杂志编委与常务编委，兼任《保健时报》专家咨询委员会委员，首批入驻人民日报健康号专家。

# 主译简介

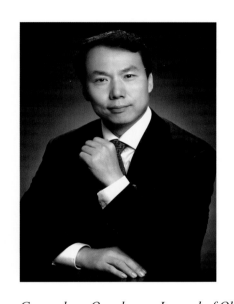

王建六

北京大学人民医院副院长，妇产科主任，教授，博士生导师。30余年来一直工作在医、教、研第一线，积累了丰富的临床诊疗经验，培养了一批临床医学骨干。多年来重点对子宫内膜癌进行系列研究，推行子宫内膜癌筛查新方案，探索子宫内膜癌保留生育功能治疗，肿瘤完全缓解率94%，妊娠率53%，达到国际领先水平。在盆底疾病方面，建立盆底功能障碍性疾病多学科联合诊疗模式，大力开展盆底重建新手术；牵头制定了北大盆底功能障碍性疾病的诊疗规范并在全国推广，创建了国内首家部级盆底疾病重点实验室；建立全国盆底联盟，引领和推动国内该领域发展。

国际学术兼职：国际妇科癌症学会（IGCS）会员，亚洲妇科肿瘤协会（ASGO）委员，国际尿控学会（ICS）会员，国际妇科泌尿协会（IUGA）会员。*Gynecology and Obstetrics Clinical Medicine* 杂志主编，*Asia Gynecology Oncology*、*Journal of Obstetrics and Gynaecology Research*、*Journal of Gynecologic Surgery* 杂志编委。

国内学术兼职：教育部临床实践分教指委副主任委员兼秘书长，全国高校附属医院临床实践教育联盟常务副理事长，中华医学会妇产科分会常委，中华医学会妇科肿瘤学分会常委，中国研究型医院学会妇产科学专业委员会主任委员，中国整形美容协会女性生殖整复分会会长，中国医疗装备协会妇产科装备委员会主任委员，北京医学会妇产科分会主任委员，北京医师协会妇产科分会会长。

承担科技部、国家自然基金委、北京市科委、国际合作等科研项目55项，发表论文300余篇，SCI收录论文69篇，编写专著42部，主编（译）15部。获国家发明专利4项，省部级科技成果一等奖3项，二等奖12项。荣誉称号：全国优秀住培基地管理者，北京市教学名师，全国宝钢教育奖-高校教师特等奖，北京大学十佳导师，国家级名医，全国住院医师心中好老师，科学中国人年度人物，吴阶平-杨森医学药学奖，北京大学奖教金方正奖，北京市百名优秀青年医师称号，霍英东教育基金奖等。

# 献 词

　　谨将此版《威廉姆斯妇科学》（*Williams GYNECOLOGY*）献给医学博士大卫·L.赫姆塞尔（David L. Hemsell，MD），他在德克萨斯大学西南医学中心（University of Texas Southwestern Medical Center）和帕克兰纪念医院（Parkland Memorial Hospital）担任妇科主任20余年。在任职期间，他获得的国家奖项包括美国传染病学会（the Infectious Diseases Society of America）颁发的荣誉成就奖和美国妇产科医师协会（the American College of Obstetricians and Gynecologists）颁发的杰出服务奖。

　　在他早期的训练生涯里，赫姆塞尔博士加入过空军，并作为飞行医务官服务于我们的国家。在那些年里，他与保罗·麦克唐纳博士（Dr. Paul MacDonald）一起进行生殖内分泌学方面的专业培训。赫姆塞尔博士1977年加入我们学院并担任妇科主任，除了担任主任之外，他还担任帕克兰纪念医院的妇科主任和帕克兰妇产科急诊室（Parkland Obstetrics and Gynecology Emergency Room）的医疗主任。在这些任职工作中，赫姆塞尔博士创造了一个以循证医学为医疗护理标准的学术环境，使患者、住院医师和初级教师都受益于这种科学的医疗护理方法。他同时还担任教职员工性侵犯检查和证词项目的主任，在这个职位上，他协调了数千名性侵犯受害者的检查和法律证据的收集工作。由于他的努力，达拉斯县被认为拥有最好的医疗和法律体系，关爱和照顾着那些受害者们。

　　在他的学术生涯中，赫姆塞尔博士打下了坚实的关于女性盆腔感染的病因学、发病机制和治疗方法的研究基础，尤其是针对妇科手术后盆腔感染领域的研究。凭借这方面的学术造诣，他曾担任多家期刊的审稿专家，针对多种妇科论题，他撰写过近50个章节的学术著作和100篇通过同行评审的学术文章，学术成果斐然。

　　对从事妇产科临床工作的医师来说，赫姆塞尔博士同时扮演着导师和同事的重要角色。他拥有丰富的经验和临床专业知识，为我们营造了攻克妇产科疑难杂症的学术环境，使我们从他的学识和临床贡献中受益良多。

王梦漪 译　段　华 审校

# 序 一

这是一部恢宏的、精致的医学巨著，像是一幢建筑美轮美奂！

虽然，我们对于《威廉姆斯产科学》《威廉姆斯妇科学》并不生疏，但当我们读到这部《威廉姆斯妇科学》的时候，却有一种全新的感觉：无论从内容到装帧，从目录到格局，从文字到图解，都非常新颖、鲜活。

从内容上，本书可以说是丰富多彩，它体现了妇科学的全部内容，不仅是诊断和处理，而且对于手术有着浓墨重笔。特别是绘图很精美，像是一幅幅工笔画。它还体现了相关学科、多学科的交叉、和谐与统一。

于是，我们可以深切地体会到，这不仅是对妇科学的全面论述，也是对妇科医生的全面的训练和培养。不仅是知识、技术，还有思想、方法，甚至包括文字、绘画。这是全面促进医生成长的一本教科书、一本工具书，一个攀登的阶梯。

我以为，一本教科书或一本参考书，更应该体现在医疗实践中的人文观点，这对医生的训练和提高至关重要；要体现一个医生临床工作的哲学理念和思维方法；要体现多元素的整合，包括技术元素，也包括思想元素。病理学也是妇科学的重要组成部分，正如第 12 版《Novak 妇科学》序言之所谓"如果想做一名优秀的妇产科专家，必须懂得病理学知识"。

他山之石，可以攻玉。我们在阅读一本经典译著的时候，像《Te Linde 妇科手术学》《bonny 妇科手术学》等，都可以认为，我们学习的不完全是技术本身，应该结合国情、借鉴优长，全面提升我们的水平，也包括总结经验，著书立说。

这是我读了这本书之后的一点感想，权作为序。

感谢译者同道们的辛勤劳动！

中国工程院院士
北京协和医院妇产科教授
郎景和
2021 年 8 月

# 序 二

近日，我十分欣喜地得知由首都医科大学附属北京妇产医院段华教授、北京大学人民医院王建六教授组织翻译的《威廉姆斯妇科学》（Williams Gynecology）第 3 版中译本即将出版。《威廉姆斯妇科学》是《威廉姆斯产科学》的姊妹篇，《威廉姆斯产科学》传世 100 余年，再版 25 版，堪称产科"圣经"，《威廉姆斯妇科学》2009 年问世，两本巨著各具特色，并驾齐驱，同为世界权威的经典之作。总览全书，其内容之全面、新颖！图片之精美、清晰！插图之精确、达意，翻译措辞之严谨、文笔之流畅，引人入胜！其出版是我国妇产科学界的一大喜讯！

该书由 Barbara L. Hoffman 等六位教授领衔《威廉姆斯产科学》的原班人马，组织全球多学科最权威专家全力编写，18 位美工绘制插图。全书共分为 6 部分 46 章，在保持其原有循证医学理念和传统妇科精华的基础上，扩充并完善了现代妇科前沿理论和实践经验，内容全面、全新，覆盖了妇科疾病诊疗几乎所有领域；其中前 4 部分叙述妇科疾病的诊断和治疗，包括妇科基础、生殖内分泌、不孕和绝经、女性盆底功能障碍与重建、妇科肿瘤，以及三维超声、微创手术、妇科肿瘤治疗，辅助生殖等近期蓬勃发展的技术等，全面反映了当前妇科学的最新进展；第 5 部分为妇科手术学的理论基础；第 6 部分为妇科疾病的手术治疗，大量配图生动地展示了 101 种手术过程和技巧，并对手术的具体细节进行了详尽阐述。

《威廉姆斯妇科学》是目前唯一集妇科学与手术学图谱于一体和便于快速查阅的妇科百科全书。本版最大的亮点之一：海量的精美插图，包括影像学图片，人体局部解剖图，再现病变原始情景的局部彩色照片，病理大体标本及切片，细胞学涂片等，便于帮助读者深入理解。亮点之二：大量的诊断流程图及列表，作为一站式分类信息平台，通过简明的归纳列表，阐明疾病的诊断、鉴别诊断和治疗方法，便于快速查找、阅读，理解，分析，类比，从而选择最佳处理方案。每章后附有大量参考文献，为旁征博引提供了丰富的近代专业信息。

本书内容新颖、实用，贴近临床，图文并茂，涵盖了妇科学发展历程及近代进展的所有信息，适于阅读的人群广泛，是妇科医生入门和提高、进阶的教科书，也是广大妇产科临床医生、全科医生、妇幼保健工作者必备的参考书、工具书，亦可作为研究生教育、医学院校教学、毕业后再教育的辅助教材。

祝贺和感谢首都医科大学附属北京妇产医院段华教授、北京大学人民医院王建六教授及其翻译团队！在翻译此书过程中，为了达到与原作者水平相匹配的高标准，两位教授和他们的翻译团队一丝不苟的完成了翻译工作。他们的付出将促进我国妇科医生与时俱进掌握妇科新知识，指导临床实践不断取得专业技术的进步！

邀我作序，是荣耀，也是责任，今向大家推荐这本具有思想性、学术性、实用性、可读性和权威性的妇科学鸿篇译著！希望它成为您的知心朋友！

夏恩兰

中国宫腔镜手术创始人

首都医科大学附属复兴医院教授

2021 年 8 月

# 序 三

妇产科学术巨著《威廉姆斯产科学》（*Williams Obstetrics*）历经 100 余年至今已出版 25 版，成为国际产科学的经典著作。继《威廉姆斯产科学》之后，《威廉姆斯妇科学》（*Williams Gynecology*）也在 2009 年问世，书中囊括了当前妇科学的所有重要内容和最新进展，至今已更新至第三版。

第 3 版《威廉姆斯妇科学》以循证医学为基础，第一部分涵盖了基本的妇科疾病；在第二和第三部分，特别将近十余年来在妇科领域进展最快、内容最丰富、临床高度关注的焦点生殖内分泌、不孕不育和绝经、女性盆底医学和重建手术做了全面细致的介绍；第四部分将妇科肿瘤的常规及进展做了详细介绍；特别是本书的最后两部分，列入了妇科手术治疗的相关内容，包括妇科手术基础及各种妇科手术图谱。这种独特的写法，使本书成为一部集工具书与手术图谱为一体、图文并茂的世界级妇科专著。对于临床医师，本书在学习妇科理论的同时，可以快速查阅到各种妇科手术的适应症、术中注意问题以及手术步骤，并附以精美、清晰的图解说明，诊断算法和治疗简表，使得临床医生一目了然，便于学习和指导临床实践。

本书由首都医科大学附属北京妇产医院段华教授、北京大学人民医院王建六教授作为主译，组织数十位临床一线专家精心翻译，认真审校，尽可能完整准确地展示了原书内容，感谢这些医师们的辛勤劳动。

《威廉姆斯妇科学》中文版，将成为广大妇产科临床医生的重要参考书，特别是便于基层临床医生学习应用，对医学生也将成为重要的参考书。

北京大学妇产科学系名誉主任

北京大学人民医院教授

魏丽惠

2021 年 8 月

# 原著主编

Barbara L. Hoffman, MD
Associate Professor, Department of Obstetrics and Gynecology
University of Texas Southwestern Medical Center at Dallas

John O. Schorge, MD, FACOG, FACS
Chief of Gynecology and Gynecologic Oncology
Associate Professor, Department of Obstetrics and Gynecology
Massachusetts General Hospital–Harvard Medical School

Karen D. Bradshaw, MD
Holder, Helen J. and Robert S. Strauss and Diana K.
    and Richard C. Strauss Chair in Women's Health
Director, Lowe Foundation Center for Women's Preventative
    Health Care
Professor, Department of Obstetrics and Gynecology
Professor, Department of Surgery
University of Texas Southwestern Medical Center at Dallas

Lisa M. Halvorson, MD
Bethesda, Maryland

Joseph I. Schaffer, MD
Holder, Frank C. Erwin, Jr. Professorship in Obstetrics and
    Gynecology
Director, Division of Gynecology
Director, Division of Female Pelvic Medicine
    and Reconstructive Surgery
Professor, Department of Obstetrics and Gynecology
University of Texas Southwestern Medical Center at Dallas
Chief of Gynecology, Parkland Memorial Hospital, Dallas

Marlene M. Corton, MD, MSCS
Director, Anatomical Education and Research
Professor, Department of Obstetrics and Gynecology
University of Texas Southwestern Medical Center at Dallas

## 插画艺术指导

Lewis E. Calver, MS, CMI, FAMI
Associate Professor, Department of Obstetrics and Gynecology
University of Texas Southwestern Medical Center at Dallas

# 原著者名单

**April A. Bailey, MD**
Assistant Professor, Department of Radiology
Assistant Professor, Department of Obstetrics and Gynecology
University of Texas Southwestern Medical Center at Dallas
*Chapter 2: Techniques Used for Imaging in Gynecology*
*Co-Director of Radiologic Images for Williams Gynecology*

**Sunil Balgobin, MD**
Assistant Professor, Department of Obstetrics and Gynecology
University of Texas Southwestern Medical Center at Dallas
*Chapter 40: Intraoperative Considerations*

**Karen D. Bradshaw, MD**
Holder, Helen J. and Robert S. Strauss and Diana K. and Richard C.
    Strauss Chair in Women's Health
Director, Lowe Foundation Center for Women's Preventative Health
    Care
Professor, Department of Obstetrics and Gynecology
Professor, Department of Surgery
University of Texas Southwestern Medical Center at Dallas
*Chapter 13: Psychosocial Issues and Female Sexuality*
*Chapter 18: Anatomic Disorders*
*Chapter 21: Menopausal Transition*
*Chapter 22: The Mature Woman*

**Anna R. Brandon, PhD, MCS, ABPP**
Women's Mood Disorders Center
Department of Psychiatry
University of North Carolina at Chapel Hill School of Medicine
Department of Psychiatry
University of Texas Southwestern Medical Center at Dallas
*Chapter 13: Psychosocial Issues and Female Sexuality*

**Matthew J. Carlson, MD**
Assistant Professor, Department of Obstetrics and Gynecology
University of Texas Southwestern Medical Center at Dallas
*Chapter 34: Uterine Sarcoma*

**Kelley S. Carrick, MD**
Professor, Department of Pathology
University of Texas Southwestern Medical Center at Dallas
*Director of Surgical Pathology Images for Williams Gynecology*

**Marlene M. Corton, MD, MSCS**
Director, Anatomical Education and Research
Professor, Department of Obstetrics and Gynecology
University of Texas Southwestern Medical Center at Dallas
*Chapter 25: Anal Incontinence and Functional Anorectal Disorders*
*Chapter 38: Anatomy*
*Chapter 43: Surgeries for Benign Gynecologic Disorders*
*Chapter 45: Surgeries for Pelvic Floor Disorders*

**Kevin J. Doody, MD**
Director, Center for Assisted Reproduction, Bedford, TX
Clinical Professor, Department of Obstetrics and Gynecology
University of Texas Southwestern Medical Center at Dallas
*Chapter 20: Treatment of the Infertile Couple*

**David M. Euhus, MD**
Professor, Department of Surgery
Johns Hopkins Hospital/University
*Chapter 12: Breast Disease*

**Rajiv B. Gala, MD, FACOG**
Vice-Chair, Department of Obstetrics and Gynecology
Residency Program Director, Department of Obstetrics and Gynecology
Ochsner Clinic Foundation
Associate Professor of Obstetrics and Gynecology
University of Queensland
Ochsner Clinical School
*Chapter 7: Ectopic Pregnancy*
*Chapter 39: Preoperative Considerations*
*Chapter 42: Postoperative Considerations*

**William F. Griffith, MD**
Medical Director, OB/GYN Emergency Services
Director, Vulvology Clinic
Co-Director, Dysplasia Services
Parkland Health and Hospital System, Dallas, Texas
Associate Professor, Department of Obstetrics and Gynecology
University of Texas Southwestern Medical Center at Dallas
*Chapter 4: Benign Disorders of the Lower Genital Tract*
*Chapter 29: Preinvasive Lesions of the Lower Genital Tract*

**Lisa M. Halvorson, MD**
Bethesda, Maryland
*Chapter 6: First-Trimester Abortion*
*Chapter 15: Reproductive Endocrinology*
*Chapter 16: Amenorrhea*
*Chapter 19: Evaluation of the Infertile Couple*

**Cherine A. Hamid, MD**
Medical Director—Gynecology
Parkland Health and Hospital Systems, Dallas, Texas
Associate Professor, Department of Obstetrics and Gynecology
University of Texas Southwestern Medical Center at Dallas
*Chapter 40: Intraoperative Considerations*

**Barbara L. Hoffman, MD**
Associate Professor, Department of Obstetrics and Gynecology
University of Texas Southwestern Medical Center at Dallas
*Chapter 1: Well Woman Care*
*Chapter 8: Abnormal Uterine Bleeding*
*Chapter 9: Pelvic Mass*
*Chapter 10: Endometriosis*
*Chapter 11: Pelvic Pain*
*Chapter 40: Intraoperative Considerations*
*Chapter 43: Surgeries for Benign Gynecologic Disorders*
*Chapter 45: Surgeries for Pelvic Floor Disorders*

**Siobhan M. Kehoe, MD**
Assistant Professor, Department of Obstetrics and Gynecology
University of Texas Southwestern Medical Center at Dallas
*Chapter 33: Endometrial Cancer*

**Kimberly A. Kho, MD, MPH, MSCS, FACOG**
Assistant Professor, Department of Obstetrics and Gynecology
Director of Gynecology, Southwestern Center for Minimally
 Invasive Surgery
University of Texas Southwestern Medical Center at Dallas
*Chapter 41: Minimally Invasive Surgery Fundamentals*
*Chapter 44: Minimally Invasive Surgery*

**Jayanthi S. Lea, MD**
Patricia Duniven Fletcher Distinguished Professor in Gynecologic
 Oncology
Director, Gynecologic Oncology Fellowship Program
Associate Professor, Department of Obstetrics and Gynecology
University of Texas Southwestern Medical Center at Dallas
*Chapter 31: Vulvar Cancer*
*Chapter 46: Surgeries for Gynecologic Malignancies*

**Eddie H. McCord, MD**
Associate Professor, Department of Obstetrics and Gynecology
University of Texas Southwestern Medical Center at Dallas
*Chapter 3: Gynecologic Infection*

**David Scott Miller, MD, FACOG, FACS**
Holder, Dallas Foundation Chair in Gynecologic Oncology
Medical Director of Gynecology Oncology
Parkland Health and Hospital System, Dallas, Texas
Director, Gynecologic Oncology Fellowship Program
Director of Gynecologic Oncology
Professor, Department of Obstetrics and Gynecology
University of Texas Southwestern Medical Center at Dallas
*Chapter 33: Endometrial Cancer*
*Chapter 34: Uterine Sarcoma*

**Elysia Moschos, MD**
Professor, Department of Obstetrics and Gynecology
University of Texas Southwestern Medical Center at Dallas
Administrative Director of Gynecologic Ultrasound
Parkland Health and Hospital System
*Chapter 2: Techniques Used for Imaging in Gynecology*
*Co-Director of Radiologic Images for Williams Gynecology*

**David M. Owens, MD**
Assistant Professor, Department of Obstetrics and Gynecology
University of Texas Southwestern Medical Center at Dallas
*Chapter 11: Pelvic Pain*

**Mary Jane Pearson, MD**
Director, Third-year & Fourth-Year Medical Student Programs
Professor, Department of Obstetrics and Gynecology
University of Texas Southwestern Medical Center at Dallas
*Chapter 1: Well Woman Care*

**David D. Rahn, MD**
Associate Professor, Department of Obstetrics and Gynecology
University of Texas Southwestern Medical Center at Dallas
*Chapter 3: Gynecologic Infection*
*Chapter 23: Urinary Incontinence*

**Debra L. Richardson, MD, FACOG**
Assistant Professor, Department of Obstetrics and Gynecology
University of Texas Southwestern Medical Center at Dallas
Chapter 30: Cervical Cancer
*Chapter 32: Vaginal Cancer*

**David E. Rogers, MD, MBA**
Associate Professor, Department of Obstetrics
 and Gynecology
University of Texas Southwestern Medical Center at Dallas
*Chapter 11: Pelvic Pain*

**Anthony H. Russell**
Associate Professor
Department of Radiation Oncology
Massachusetts General Hospital—Harvard Medical School
*Chapter 28: Principles of Radiation Therapy*

**Andrea L. Russo, MD**
Assistant Professor
Department of Radiation Oncology
Massachusetts General Hospital—Harvard Medical School
*Chapter 28: Principles of Radiation Therapy*

**John O. Schorge, MD, FACOG, FACS**
Chief of Gynecology and Gynecologic Oncology
Associate Professor, Department of Obstetrics and Gynecology
Massachusetts General Hospital—Harvard Medical School
*Chapter 27: Principles of Chemotherapy*
*Chapter 33: Endometrial Cancer*
*Chapter 34: Uterine Sarcoma*
*Chapter 35: Epithelial Ovarian Cancer*
*Chapter 36: Ovarian Germ Cell and Sex Cord-Stromal Tumors*
*Chapter 37: Gestational Trophoblastic Disease*
*Chapter 46: Surgeries for Gynecologic Malignancies*

**Joseph I. Schaffer, MD**
Holder, Frank C. Erwin, Jr. Professorship in Obstetrics and
 Gynecology
Chief of Gynecology
Parkland Health and Hospital System, Dallas, Texas
Director, Division of Gynecology
Director, Division of Female Pelvic Medicine and
 Reconstructive Surgery
Professor, Department of Obstetrics and Gynecology
University of Texas Southwestern Medical Center at Dallas
*Chapter 24: Pelvic Organ Prolapse*
*Chapter 45: Surgeries for Pelvic Floor Disorders*

**Geetha Shivakumar, MD, MS**
Mental Health Trauma Services, Dallas VA Medical Center
Assistant Professor, Department of Psychiatry
University of Texas Southwestern Medical Center at Dallas
*Chapter 13: Psychosocial Issues and Female Sexuality*

**Gretchen S. Stuart, MD, MPHTM**
Director, Family Planning Program
Director, Fellowship in Family Planning
Assistant Professor, Department of Obstetrics and Gynecology
University of North Carolina at Chapel Hill
*Chapter 5: Contraception and Sterilization*

**Mayra J. Thompson, MD, FACOG**
Professor, Department of Obstetrics and Gynecology
University of Texas Southwestern Medical Center at Dallas
*Chapter 41: Minimally Invasive Surgery Fundamentals*
*Chapter 44: Minimally Invasive Surgery*

**Clifford Y. Wai, MD**
Director, Fellowship Program in Female Pelvic Medicine and
　Reconstructive Surgery
Associate Professor, Department of Obstetrics and Gynecology
University of Texas Southwestern Medical Center at Dallas
*Chapter 23: Urinary Incontinence*
*Chapter 26: Genitourinary Fistula and Urethral Diverticulum*

**Claudia L. Werner, MD**
Medical Director of Dysplasia Services
Co-Director Vulvology Clinic
Parkland Health and Hospital System, Dallas, Texas
Professor, Department of Obstetrics and Gynecology
University of Texas Southwestern Medical Center at Dallas
*Chapter 4: Benign Disorders of the Lower Genital Tract*
*Chapter 29: Preinvasive Lesions of the Lower Genital Tract*

**Ellen E. Wilson, MD**
Director of Pediatric and Adolescent Gynecology Program
Children's Medical Center, Dallas, Texas
Associate Professor, Department of Obstetrics and Gynecology
University of Texas Southwestern Medical Center at Dallas
*Chapter 14: Pediatric Gynecology*
*Chapter 17: Polycystic Ovarian Syndrome and Hyperandrogenism*

# 插 画 师

## 插画艺术指导

Lewis E. Calver, MS, CMI, FAMI
Associate Professor, Department of Obstetrics and Gynecology
University of Texas Southwestern Medical Center at Dallas

## 插画师名单

Katherine Brown
Graduate, Biomedical Communications Graduate Program
University of Texas Southwestern Medical Center at Dallas

SangEun Cha
Graduate, Biomedical Communications Graduate Program
University of Texas Southwestern Medical Center at Dallas

T. J. Fels
Graduate, Biomedical Communications Graduate Program
University of Texas Southwestern Medical Center at Dallas

Erin Frederikson
Graduate, Biomedical Communications Graduate Program
University of Texas Southwestern Medical Center at Dallas

Alexandra Gordon
Graduate, Biomedical Communications Graduate Program
University of Texas Southwestern Medical Center at Dallas

Kimberly Hoggatt Krumwiede, MA, CMI
Associate Professor, Health Care Sciences—Education and Research
University of Texas Southwestern Medical Center at Dallas

Richard P. Howdy, Jr.
Former Instructor, Biomedical Communications Graduate Program
University of Texas Southwestern Medical Center at Dallas

Belinda Klein
Graduate, Biomedical Communications Graduate Program
University of Texas Southwestern Medical Center at Dallas

Anne Matuskowitz
Graduate, Biomedical Communications Graduate Program
University of Texas Southwestern Medical Center at Dallas

Lindsay Oksenberg
Graduate, Biomedical Communications Graduate Program
University of Texas Southwestern Medical Center at Dallas

Jordan Pietz
Graduate, Biomedical Communications Graduate Program
University of Texas Southwestern Medical Center at Dallas

Marie Sena
Graduate, Biomedical Communications Graduate Program
University of Texas Southwestern Medical Center at Dallas

Maya Shoemaker
Graduate, Biomedical Communications Graduate Program
University of Texas Southwestern Medical Center at Dallas

Jennie Swensen
Graduate, Biomedical Communications Graduate Program
University of Texas Southwestern Medical Center at Dallas

Amanda Tomasikiewicz
Graduate, Biomedical Communications Graduate Program
University of Texas Southwestern Medical Center at Dallas

Kimberly VanExel
Graduate, Biomedical Communications Graduate Program
University of Texas Southwestern Medical Center at Dallas

Kristin Yang
Graduate, Biomedical Communications Graduate Program
University of Texas Southwestern Medical Center at Dallas

# 译者前言

《威廉姆斯妇科学》（*Williams GYNECOLOGY*）第3版是由美国六位权威专家（Barbara L. Hoffman，John O.Schorge，Karen D. Bradshaw，Lisa M. Halvorson，Joseph I. Schaffer，Marlene M. Corton）带领妇产科与相关领域专家倾力编纂修订的妇科学巨著，由北京大学医学出版社引进并由国内妇产科领域的专家学者集体翻译出版。

《威廉姆斯妇科学》（第3版）是其同名版本英文专著中的最新版本。在这一版本中，除了保持其特有的循证医学理念和传统精华外，还在前沿理论和实践经验基础上，扩充并完善了妇科学基础，生殖内分泌、不孕不育和绝经，盆底医学与重建手术，妇科肿瘤等方面知识，以及各类妇科良性疾病手术、妇科微创手术、盆底疾病手术、妇科恶性肿瘤手术在内的妇科学手术图谱。该版本从对疾病的基本理论、基础知识入手逐渐深入到诊断治疗与疾病管理的方方面面，进一步强化了基于证据的疾病评估与临床诊疗的关联，完善了手术操作与围术期管理的统一。全书涵盖了广泛的妇科学领域，既兼具丰富的专业理论知识，又融合大量临床技能、技巧，还采集制作了精美的插图，配有多达1000多幅精美插图及6000多篇医学参考文献。本书可以说不仅是一部集学术理论和手术学图谱于一身，全面展示和反映最新妇科学理论体系、临床经验、手术技巧、围术期管理，及相关进展和研究成果的妇科学鸿篇巨著，也是迄今为止难得的一部编排精巧、通俗易懂，集教科书、快速参考指南和全彩外科图谱为一体的妇科学经典大全。

我们作为《威廉姆斯妇科学》第3版的主译和长期从事妇科学临床的学者，希望借助翻译这部经典而又权威的专著，把国外最新的理论成果和临床经验引进、植入到国内妇科学临床诊疗与教学科研上来，并推广普及到临床一线当中去，助力我国现代妇科理论研究、人才培养和临床实践的创新发展。

本书的翻译工作坚持尊重科学、尊重原创，以英文原版原意为依据，兼顾中文术语和用词习惯，力求做到译文准确、内容完整、逻辑清晰、编排流畅，以及易于阅读、便于应用，使之成为适合中文阅读的妇科学经典著作和教科书，成为广大临床医师的良师益友和专业进步的必备法宝。

借此机会，感谢北京大学医学出版社对《威廉姆斯妇科学》（第3版）的引进出版及对翻译团队工作的信任与支持；同时也特别感谢参与编译工作的各位编委与专家学者，感谢参与编辑和印刷出版的各位老师和工作人员，感谢所有为翻译工作付出心血和劳动的同道们！

受时间和水平所限，翻译过程中难免会出现疏漏或不妥，欢迎读者朋友批评指正。

段　华　王建六
2021年8月于北京

# 原著前言

《威廉姆斯产科学》（*Williams OBSTETRICS*）第1版出版于一个多世纪前。从那时起，这部开创性的著作就已经为产科学系提出了一个全面的以循证医学为基础的讨论。《威廉姆斯妇科学》（*Williams GYNECOLOGY*）正是循着前人的脚步，旨在系统地给读者展示妇科学系相关问题的研究深度与广度。本书的第一部分涵盖了一般妇科论题内容，第二部分为读者提供了有关生殖内分泌和不孕症的内容，第三部分重点介绍女性盆底医学和重建手术的发展，第四部分则是讨论妇科肿瘤学。

妇科学的传统形式是以说教性的文字或外科手术图册的形式展现的。然而，妇科医师的日常工作活动已经越来越多地将这二者融为一体，所以我们也决定在本书中采取这样的展现方式。本书最初的四个部分描述了妇科问题的评估和医学治疗，剩下两个部分将把重点放在手术患者的治疗方式上。第五部分详细探讨了解剖和围术期注意事项，并对此展开讨论。本书的最后一部分介绍了第一部分到第四部分中所描述的疾病的手术治疗图集。为了更好连接文中内容，读者可以在每一章中找到相关章节的引用，这将有助于快速在另一章中找到相关并互补的内容。

尽管疾病评估和治疗的讨论是以实证为基础的，但本书的内容更是为了帮助那些临床一线的妇科医师和住院医师们，因此，术中还收集了大量插图、照片、诊断算法和治疗简表等内容作为对相应文字描述的补充。

王梦漪 译　段 华 审校

# 致　谢

在这本教科书的创作过程中，我们非常荣幸地得到了妇产科学系内及系外无数有才华专家们的帮助和支持。

首先，我们要说的是，在我们的系主任史蒂芬·布鲁姆博士（Dr. Steven Bloom）和副主任巴里·施瓦兹博士（Dr. Barry Schwarz）的倾情帮助和坚定支持下，我们才得以完成规模如此巨大的工作。他们在经费和学术方面的支持至关重要。如果没有他们的学术影响力，这项工作很难成功。

编写涵盖面如此之广的教科书，我们需要利用多个学科和学系医生的专业知识，汲取重要的前沿资讯。我们有幸邀请到在放射科和妇产科同时任职的奥普尔·贝利博士（Dr. April Bailey），为我们提供影像学的专业知识。她为本书提供了很多翔实的影像资料，极大丰富了本书的内容和学术性。来自病理学系的凯利·卡里克博士（Dr. Kelley Carrick）也慷慨地分享了她珍藏的影像资料，她用自己广博的妇科病理学知识，为妇科医生总结了与妇科疾病相关的病理学概念。约翰·霍普金斯大学（Johns Hopkins University）外科学系的大卫·尤胡斯博士（Dr. David Euhus）利用自己丰富的乳腺疾病知识，在广泛研究和临床专业经验的基础上，完成了兼具经典性、前沿性和权威性的章节。同时，我们很荣幸地邀请到分别来自达拉斯德克萨斯大学西南医学中心（University of Texas Southwestern Medical Center at Dallas）精神病学系和北卡罗来纳大学教堂山医学院（Chapel Hill School of Medicine）的吉莎·史瓦库玛博士（Dr. Geetha Shivakumar）和安娜·布莱顿博士（Dr. Anna Brandon）对社会心理问题进行了广泛的讨论。她们熟练地将一个宽泛的主题提炼成为有条理、实用、

完整的陈述。此外，格雷琴·斯图尔特博士（Dr. Gretchen Stuart）完美地总结了避孕方法和绝育技术。她以前在我们学系工作，现在是北卡罗来纳大学教堂山分校（University of North Carolina at Chapel Hill）妇产科学系教师。我们还要特别感谢曾在我们学系工作、现任职于奥克斯纳诊所（Ochsner Clinic）的拉吉夫·戈拉博士（Dr. Rajiv Gala）。他在宫外孕和围术期这一章节中，用全面的文献综述和实证的写作风格熟练地提炼和总结了相关内容。在这一版教材中，新的贡献者包括来自哈佛大学医学院麻省总医院放射肿瘤科学系的安东尼·罗素博士（Dr. Anthony Russell）和安德里亚·鲁索博士（Dr. Andrea Russo）。在关于放射治疗的章节中，他们清晰地解释了放射治疗的基本原理，并对可能出现的并发症提出了广泛的临床处理建议。

我们要感谢的本系成员太多，千言万语都不足以表达我们对他们慷慨付出的感激之情。我们由衷感谢妇科学系的伊莱莎·莫斯库司博士（Dr. Elysia Moschos）和奥普尔·贝利博士（Dr. April Bailey），他们对传统和新型的妇科影像学工具进行了清晰而详细的总结。在本版图书中，两位作者更新了放射学影像内容，为读者呈现正常解剖学和妇科病理学的最终案例。我们也很幸运地请到下生殖道癌前期病变专家克劳迪娅·沃纳博士（Dr. Claudia Werner）和威廉·格里菲斯博士（Dr. William Griffith），他们就这个主题进行了信息丰富的论证。此外，格里菲斯博士一直是我们项目的坚定支持者，他为本书提供了众多影像资料。大卫·雷博士（Dr. David Rahn）和埃迪·麦克古德博士（Dr. Eddie McCord）合作更新了关于妇科感染的章节。他们丰富的病患护理经验和严谨的文

献综述，极大地提高了相应章节的学术和临床价值。与此同时，湄拉·汤姆森博士（Dr. Mayra Thompson）和金伯莉·库博士（Dr. Kimberly Kho）用专业的文笔对微创手术进行了深入全面的讨论。大卫·罗杰斯（David Rogers）和大卫·欧文斯（David Owens）提供的临床经验和教学内容，也会使读者受益匪浅。此外，罗杰斯博士一直是本教材的长期支持者。我们感激他在此版本编写过程中为我们提供的许多经典外科影像资料。谢丽·哈米德博士（Dr. Cherine Hamid）和苏尼尔·布戈宾博士（Dr. Sunil Balgobin）充分发挥了他们在临床实践和住院医师教学方面的专长，用结构缜密的章节全面合理地总结了术中的基本原则。玛丽·简·皮尔逊博士（Dr. Mary Jane Pearson）也结合实践经验和学术研究，既全面又简明扼要地论述了妇科疾病患者的健康护理问题。

我们的生殖内分泌和不孕症科室为本书推荐了很多有才华的医生和作者。凯文·杜迪博士（Dr. Kevin Doody）在治疗不孕症方面拥有丰富的临床经验和学术能力。他在本书的相应章节中清晰地描述了这一领域的现状。同时，杜迪博士也为本书的多个章节慷慨贡献了许多不孕症影像资料。此外，艾伦·威尔森博士（Dr. Ellen Wilson）发挥她丰富的临床经验，撰写了本书中关于儿科妇科学和雄激素过多的章节。她从专业学术和临床经验出发，在精心编写的章节里对这些论题进行了实际、规范和全面的论述。

玛琳·科尔顿博士（Dr. Marlene Corton）是一位经验丰富的泌尿妇科医生，在骨盆解剖学方面著述颇丰。能邀请到她来撰写解剖学和肛门失禁两章，我们倍感荣幸。同样来自泌尿妇科和女性盆底修复科的克利福德·卫博士（Dr. Clifford Wai）和大卫·雷博士（Dr. David Rahn）对关于尿失禁的章节进行了扩充。卫博士还完美地更新了关于膀胱阴道瘘和尿道憩室的章节。我们还要特别感谢安·沃德博士（Dr. Ann Word）对盆腔脏器脱垂一章的贡献。她在女性生殖道细胞外基质重塑方面的专业知识，丰富了对女性盆腔脏器脱垂的生理学讨论。

大卫·米勒博士（Dr. David Miller）为本书的组织和编写倾尽全力，我们感谢他的无私奉献。此外，妇科肿瘤学系也为本书推荐了一批优秀作者。詹

亚瑟·莱阿博士（Dr. Jayanthi Lea）在本书中就外阴癌进行了全面讨论。莱阿博士同时还协助更新了配图，并为微创治疗方法增加了基本步骤。以她在临床实践和住院医生教学方面的优势，在其负责章节的撰写中体现出条理清晰、论证有力的学术风格。我们还要感谢黛布拉·理查森博士（Dr. Debra Richardson）在她的两个章节中对宫颈癌和阴道癌进行了全面的介绍和临床论述，她对教材内容和学习指南均给予了大力支持。西沃恩·基欧博士（Dr. Siobhan Kehoe）结合临床实践，清晰论述了子宫内膜癌患者的护理和治疗问题。我们也要十分感谢马修·卡尔森博士（Dr. Matthew Carlson）。他与大卫·米勒博士合作，在本书中为我们介绍了各类子宫肉瘤的病理和治疗方法。

在这一修订版中，几位优秀作者选择调整自己的努力方向。在此，我们要感谢 F. 加里·坎宁安博士（Dr. F. Gary Cunningham）、布鲁斯·卡尔博士（Dr. Bruce Carr）、大卫·赫姆塞尔博士（Dr. David Hemsell）、拉里·沃德博士（Dr. Larry Word）和阮福博士（Dr. Phuc Nguye）此前对《威廉姆斯妇科学》（Williams GYNECOLOGY）的贡献和支持。他们都在自己的学术领域中广为人知、事业有成，并慷慨地为学界持续贡献能量。在此，我们诚挚地感谢他们对这版教材的无私奉献。

在这些学者中，F. 加里·坎宁安博士直接促成了本书的诞生。作为《威廉姆斯产科学》（Williams OBSTETRICS）的资深作者，他在过去 25 年里为 7 个版本的《威廉姆斯产科学》撰写章节。他的写作天赋、组织条理和执着精神，都让我们受益匪浅。他对循证医学的献身精神奠定了本书的基础。我们很荣幸能从一位完美的大师那里学到清晰、简明的学术总结方法。

在本次修订版中，达拉斯得克萨斯大学西南医学中心（University of Texas Southwestern Medical Center at Dallas）的路易斯·卡尔弗先生（Mr. Lewis Calver）负责完成精致的配图集。他与玛琳·科尔顿博士（Dr. Marlene Corton）再次合作，为本书更新了子宫切除术和泌尿妇科的图像资料。为了完成这一学术展示，两位解剖学家在尸体实验室和图书馆花费了无数时间。这些为妇科外科医生量身定制的效果图，展示

了手术的重要技术和解剖结构。詹亚瑟·莱阿博士也加入这一两人团队，为她论述微创癌症手术的章节补充了实用的插图。

我们也感谢前两个版本配图作者的努力，他们是：玛丽·塞纳（Marie Sena）、艾琳·弗雷德里克森（Erin Frederikson）、乔丹·皮茨（Jordan Pietz）、玛雅·舒梅克（Maya Shoemaker）、桑恩·查（SangEun Cha）、亚历山德拉·戈登（Alexandra Gordon）、珍妮·斯文森（Jennie Swensen）、阿曼达·托马西基维茨（Amanda Tomasikiewicz）和克里斯汀·杨（Kristin Yang）。此外，来自德克萨斯大学西南医学中心生物医学交流项目的校友们也提供了创新成果。这些校友包括凯瑟琳·布朗（Katherine Brown）、托马斯·"T.J." 费尔斯（Thomas "T. J." Fels）、贝琳达·克莱因（Belinda Klein）、安妮·马图斯科维茨（Anne Matuskowitz）、林赛·奥克森伯格（Lindsay Oksenberg）、金伯利·瓦内克塞尔（Kimberly VanExel）和教师小理查德·P.豪迪（Richard P. Howdy, Jr.）。同时，金伯利·霍格特·克鲁姆维德女士（Ms. Kimberly Hoggatt Krumwiede）还慷慨地提供了几组图片，帮助阐明生殖道发育的正常步骤和变异。

在本书中，图片是文字强有力的补充。因此，我们需要诚挚感谢那些为我们提供手术和临床照片的人。在我们的供稿人中，德克萨斯大学西南医学中心首席医学摄影师大卫·格雷沙姆先生（Mr. David Gresham）为本书提供了许多精致的照片。他对图片细节、明暗和构图的把控，使得再简单的物体也能焕发光彩，将自己的工作做到精益求精；他也一直是本书有力的支持者和顾问。除此以外，德克萨斯大学西南医学中心图像设计师马克·史密斯先生（Mr. Mark Smith）使我们的病理图像得到了完美呈现，我们对此深表谢意。他对显微照片的专业处理，提高了许多显微图像的清晰度和视觉美感。

帕克兰医院妇产科急诊中心 [Obstetrics and Gynecology Emergency Services（OGES）at Parkland Hospital] 影像部为本书提供了大量正常和异常的妇科病理影像。技术娴熟的妇科护士们也一直是我们前进道路上的真正支持者，我们衷心感谢她们。

我们还要向行政人员致以诚挚的谢意。在这部

教材中，我们有幸请到桑德拉·戴维斯女士（Ms. Sandra Davis）担任我们的行政总助理。我们非常感谢她的不懈努力、专业精神和及时高效的工作作风。艾伦·沃特金斯女士（Ms. Ellen Watkins）在获取学术文献方面鼎力相助，使得我们得以维持项目的循证理念。如果没有本系部杰出的信息技术团队，我们的图像和文字制作都将无法完成。查尔斯·理查兹先生（Mr. Charles Richards）和托马斯·艾姆斯先生（Mr. Charles Richards）从第 1 版起就一直支持我们的项目。没有他们的专业协助，我们恐怕无法完成这项工作。

《威廉姆斯妇科学》（*Williams GYNECOLOGY*）最终的出版工作，由麦格劳-希尔教育出版社（McGraw-Hill Education）专业负责的团队完成。艾莉莎·弗里德女士（Ms. Alyssa Fried）再一次用她充满智慧、活力的工作理念和创造力感染了我们，她的细致和组织才能，以高效而独具风格的方式使我们的项目得以正常运转。对此，我们感激不尽。我们也要感谢弗里德女士的助理萨曼莎·威廉姆斯女士的大力支持。她高效、专业、勤奋、精确、积极的态度使整个项目协调工作得以顺利开展。安德鲁·莫耶先生（Mr. Andrew Moyer）在最后一次统稿期间加入了我们。他十分关心本教材的各项事宜，并以冷静和高效的方式解决相应问题。我们期待在未来的版本修订中，与他们再次合作。

如果没有许多人的深思熟虑和创造性努力，本版教材将会成为一片贫瘠的文字荒原。在这个过程中，麦格劳希尔教育出版社（McGraw-Hill Education）的阿曼·奥夫塞普安（Armen Ovsepyan）和艾伦·巴尼特设计工作室（Alan Barnett）的艾伦·巴尼特（Alan Barnett）功不可没。理查德·路祖卡先生（Mr. Richard Ruzycka）担任本修订版的产品总监。他帮助我们克服重重困难，使项目得以顺利开展。我们还要特别感谢汤姆森数码公司（Thomson Digital）的约瑟夫·瓦基斯先生（Mr. Joseph Varghese）和史同立·兹莫米博士（Dr. Shetoli Zhimomi）。他们及其美工团队帮助我们修改了许多文本图像。他们的细致工作和精确渲染，为我们的文字增添了重要的学术支持。

本书的出版，还离不开阿普特拉公司（Aptara，

Inc.）排版人员的细致工作。我们要特别感谢英杜·贾沃德女士（Ms. Indu Jawwad）的项目协调和监制工作。她对细节和条理的专注对项目的完成至关重要，她的专业精神也经常受人褒赞。同样来自阿普特拉公司（Aptara，Inc.）的沙希·拉尔·达斯先生（Mr. Shashi Lal Das）承担质量把控的重任并协助设计了漂亮的版式，从审美和内容角度突出了本版教材的内容。我们还要特别感谢克里斯汀·兰登女士（Ms. Kristin Landon）。作为多版《威廉姆斯产科学》（*Williams OBSTETRICS*）和《威廉姆斯妇科学》（*Williams GYNECOLOGY*）的编审，克里斯汀提升了我们工作的精确性和清晰度。她友善、耐心的专业精神使我们的文字变得更加出彩。

我们还要真诚地向住院医生们表示感谢。他们的好奇心激励我们探索新的、有效的方式来传递既古老又前沿的科学理念。他们富有逻辑的问题能让我们发现文本的漏洞，从而帮助我们改进工作。此外，许多住院医生还帮忙收集了书中的照片。

此外，还要衷心感谢那些允许我们参与其诊疗和护理过程的患者。正是因为她们的配合与奉献，本书才得以呈现这些图像和临床知识，从而推进人们对医学认知的发展。

最后，还要向我们的家人和朋友真诚道谢。没有他们的耐心、大度和鼓励，这项任务不可能完成。我们花费在本书上的时间越多，他们就需要承担越多的责任。更重要的是，离家工作的时光，也要以牺牲美好的家庭回忆和笑容为代价。我们衷心感谢他们给予的爱和支持。

王梦漪 译 段 华 审校

# 目　录

## 第一部分

### 妇科学基础

## 第二部分

### 生殖内分泌、不孕不育和绝经

# 第三部分

## 盆底医学与重建手术

# 第四部分

## 妇科肿瘤

# 第五部分

## 妇科手术

# 第六部分

## 妇科手术图谱

# 第一部分

# 妇科学基础

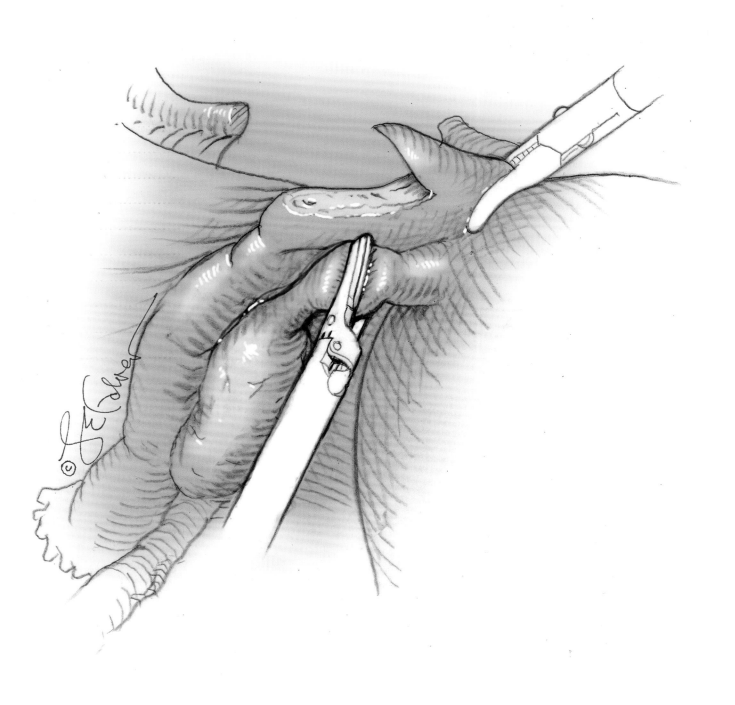

# 第一章

# 良好的妇女保健

## 一、引言

妇科医生既是专科医生又是普通保健医生，因此有机会诊断和治疗各种疾病。一旦发现问题，临床医生根据他们的经验、诊疗模式以及专业偏好，并与患者磋商后，制订出管理患者慢性健康问题的最佳方案。尽管妇科医生遇到的某些情况是需要转诊的，但是，他们在疾病筛查、理想的健康行为宣教以及对非妇科专业疾病的处理建议方面发挥着至关重要的作用。

在美国有很多机构为妇女提供预防保健方面的建议并定期更新。这方面的指南通常来自美国妇产科医师协会（American College of Obstetricians and Gynecologists，ACOG）、疾病控制和预防中心（Centers for Disease Control and Prevention，CDC）、美国预防医学工作组（U.S. Preventive Services Task Force，USPSTF）和美国癌症协会。

## 二、病史

医生对妇女进行全面良好的体格检查前，先要询问患者是否患有新发的或持续存在的疾病。医生获得完整的病史、社会史和手术史，包括妇科和产科相关的情况，这些资料有助于对患者进行全面评估。妇科相关的情况通常包括当前和既往使用的避孕方法、性传播性疾病（sexually transmitted disease，STD）检测结果、宫颈癌筛查或其他妇科检查的结果、性接触史（详见第 3 章）和月经史（详见第 8 章）。产科相关的情况包括分娩、流产及并发症的情况。目前的药物使用情况包括处方药、非处方药和中草药。此外，还需要询问既往手术史及其手术指征和并发症。社会史包括吸烟、药物滥用或酗酒等情况。医生需要完成家庭暴力或抑郁症的筛查，更详细的内容见第 13 章。医生还需要评估患者的支持系统以及可能影响其基础健康保健的任何文化或宗教信仰。家族史有助于识别有家族性或多因素疾病风险的妇女，如糖尿病或心脏病。对于乳腺癌、卵巢癌或结肠癌多发的家庭，有必要进行遗传学评估，具体标准参见第 33 章和第 35 章。此外，如第 39 章所述，家族中有血栓栓塞事件聚集现象的患者，尤其是在手术前或激素治疗启动之前，需要进行检测。最后，无论是由临床医生还是办公室工作人员对患者情况做系统总结，都可以使该患者的情况更加清晰明了。

对于成人，在采集完病史后，即可进行全面的体格检查。许多妇女是因为乳房或盆腔特有的症状求助于妇科医生，因此，乳房和盆腔的检查往往会更加重视，下面将进行阐述。

## 三、体格检查

### ■ 1. 乳房检查

#### （1）临床依据

乳房自我检查（self breast examination，SBE）是患者通过自己检查发现乳房异常的方法。然而，已有研究表明，SBE 虽然提高了最终为良性乳房疾病的诊断检测率，但其在降低乳腺癌死亡率方面是无效的（Kösters，2008；Thomas，2002）。因此，一些组织机构已将 SBE 从推荐的筛查手段中去除（National Cancer Institute，2015；Smith，2015；U.S. Preventive Services Task Force，2009）。即便如此，美国妇产科医师协会（2014b）和美国癌症协会（2014）建议将乳房自我检视作为患者自我筛查的另一种方法。乳房自我检视重点关注乳房的外形和结构，可以包括 SBE，鼓励妇女将任何感知到的乳房变化告知医生，以作进一步评估。

相反，乳房临床检查（clinical breast examination，CBE）是由临床保健专业人员完成的检查，可能识别出一小部分 X 线检查没有发现的乳腺癌。此外，年轻女性不是进行乳房 X 线检查的典型候选人群，而 CBE 则有可能识别出年轻女性的乳腺癌（McDonald，2004）。下面概述一种视诊结合腋窝和乳腺触诊的检查方法。

美国妇产科医师协会（2014b）建议 20 ~ 39 岁的女性每 1 ~ 3 年进行一次 CBE，40 岁之后，每年进行一次 CBE。但是美国预防医学工作组（2009 年）和美国癌症协会则认为将 CBE 作为常规检查手段证据不足（Oeffinger，2015 年）。

#### （2）乳房检查

CBE 检查的第一步是视诊。待检查的妇女坐在桌子边缘，双手放在髋部，胸肌收缩（图 1-1）。仅仅这个姿势就能够更好地观察双侧乳房的不对称性，而增加手臂的姿势，例如将手臂放在头部上方，并不能增加其他重要信息。要观察乳房皮肤有无红斑、皱缩、脱皮（特别是乳头部位）和水肿（又被称为橘皮样改变），还要注意观察乳房和腋窝的轮廓是否对称。

视诊之后，进行腋窝、锁骨上和锁骨下淋巴结的触诊。最便于检查的体位是患者坐位，检查者支托着患者的手臂（图 1-2）。腋窝的界限腹侧为胸大肌，背侧为背阔肌。检查者的手在腋窝内从高到低滑动，同时紧贴胸壁按压，可以检测到淋巴结。体态瘦的患者，通常可以触摸到一个或多个可以活动的直径＜ 1 cm 的淋巴结。乳腺癌转移侵犯的第一个淋巴结（前哨淋巴结）几乎总是位于胸大肌肌腹中部的后方。

视诊后进行乳房触诊。患者取仰卧位，一只手臂举过头顶使该侧乳腺组织在胸壁上充分伸展，以这个

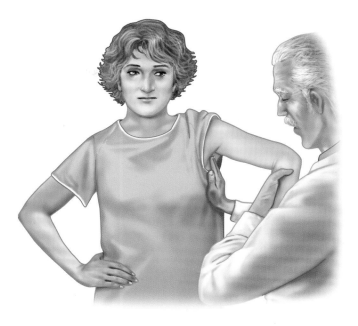

**图 1-2**　腋窝淋巴结触诊的方法。检查者支托着患者的手臂，检查者的指尖伸到患者腋窝顶端，紧贴胸壁以旋转的方式按压组织（如图 1-4 所示）

体位进行乳房触诊（图 1-3）。乳房触诊的范围包括以锁骨、胸骨缘、乳房下折痕和腋中线为界的五边形区域内的所有乳腺组织，触诊的方向应该在这个区域内按直线进行，逐渐向内侧移进，触诊的手法是用指腹进行连续的、圆周形的滚动（图 1-4）。在每个触诊点，对乳腺组织都要做浅层和深层的检查（图 1-5）。在 CBE 中，除非患者有自发性乳头溢液的主诉，不需要进行乳头挤压来观察有无溢液。

如果乳房检查发现异常，要注意描述其位于左乳还是右乳、以时钟钟点的方式标注其位置、病灶到乳晕的距离以及大小。乳房和乳头疾病的评估和治疗将在第 12 章中详细描述。

在检查过程中，妇科医生应告知患者当发现有新出现的腋窝或淋巴结肿块、非周期性的乳房疼痛、自发性乳头溢液、新的乳房内陷以及乳房皮肤的变化（如凹陷、结痂、溃疡、水肿或红斑）时及时进行评估。这构成了乳房的自我检视。如果患者要求执行 SBE，医生将告知其益处、局限性和潜在危害，并指示患者在月经期后一周完成 SBE。

#### ■ 2. 盆腔检查

患者仰卧，双腿取截石位，双脚放在脚蹬上，这是经典的检查体位。床头抬高 30° 可使腹壁肌肉放松，以利于进行双合诊。检查者应向妇女保证其可以随时要求停止或暂停检查。此外，检查的每一部分在

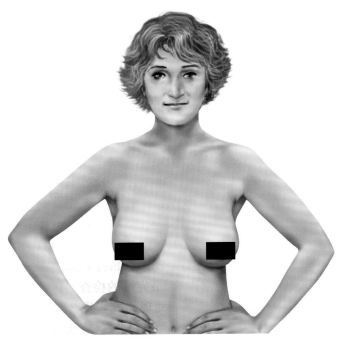

**图 1-1**　在乳房视诊时，双手紧压腰部，使胸肌收缩，患者微微前倾，观察乳房轮廓是否有不对称或皮肤是否有凹陷的情况

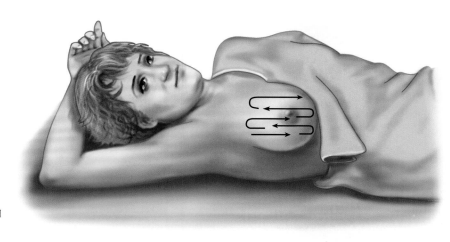

**图 1-3**　乳房临床检查时建议的患者体位和乳房触诊方向

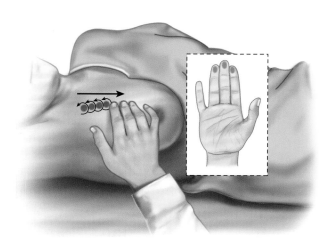

**图 1-4**　推荐的乳房触诊技巧。用指腹进行圆周形滚动的方法对整个乳房进行触诊

进行前都要告知患者并作相关描述。

**（1）腹股沟淋巴结和会阴的视诊**

盆腔恶性肿瘤和感染可扩散至腹股沟淋巴结，检查时应注意触诊该部位淋巴结。然后，对会阴进行系统视诊，即从阴阜腹侧延伸到生殖器的外侧皱襞，再到肛门。显然，累及外阴的感染和肿瘤有可能会累及肛周皮肤，检查时需要注意。一些临床医生还会触诊前庭大腺和尿道旁腺是否存在病变。不管怎样，在大多数情况下，患者出现症状和这些区域的不对称性时，都提示我们需要进行上述特殊检查。

**（2）窥器检查**

金属和塑料材质的窥器均可用于检查，可选择不同尺寸的窥器以适应阴道的长度和松弛度。塑料窥器可配备一个小灯源提供照明，而金属窥器需要一个外部光源。这两种类型的窥器选择由检查者决定。阴

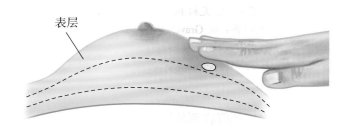

表层

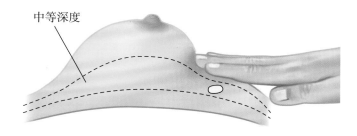

中等深度

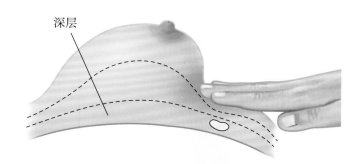

深层

**图 1-5**　沿着线性路径在每个点进行不同深度的触诊

道和宫颈通常在放置 Graves 或 Pederson 窥器后观察（图 1-6）。在插入阴道前，可以用流水或一些检查台上的暖灯来预热窥器。此外，润滑剂可能增加窥器置入时的舒适度。Griffith 及其同仁（2005）发现，与水润滑相比，凝胶润滑剂并不会增加巴氏涂片细胞学不

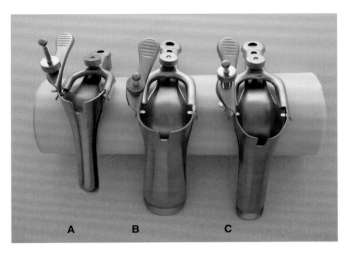

图 1-6 阴道窥器。A. 儿科 Pederson 窥器，适用于儿童、青少年或处女成人检查；B. Graves 窥器，适用于阴道壁松弛或脱垂的经产妇；C. Pederson 窥器，适用于阴道壁张力适当的性活跃妇女（Used with permission from US Surgitech，Inc.）

满意率或降低沙眼衣原体检出率。如果使用凝胶润滑剂，则在窥器叶片外表面涂上一层一角硬币大小的量即可。

置入窥器前，轻轻分开小阴唇，确定尿道位置。由于尿道很敏感，应在尿道口下方置入窥器。也可以在放置窥器前，先将示指放入阴道，按压球海绵体肌后方，这样可以促使被检查的妇女放松该后壁，从而改善置入窥器的舒适度。这种方法对那些初次接受检查、很少性交、性交困难或高度焦虑紧张的妇女很有帮助。

置入窥器时，阴道通常会收缩，被检查者可能会

感到压力或不适。此时可停顿一下，阴道肌肉随即放松。当窥器嘴完全置入时，向后下倾斜约30度到达子宫颈。通常子宫是前倾的，宫颈外口靠向阴道后壁（图1-7）。

打开窥器，可以看到子宫颈外口。检查阴道壁和宫颈是否有肿块、溃疡或异常排液。如第29章所述，宫颈癌筛查通常一起完成，还可以采集更多的拭子用于培养或显微镜检。对淋病奈瑟菌、沙眼衣原体和其他性传播疾病的筛查详见表1-1。

（3）双合诊

通常是在窥器检查后进行双合诊。一些临床医生倾向先完成双合诊，以便在置入窥器前更好地确定宫颈位置。这两种方法都是合适的。子宫和附件的大小、活动度和有无压痛可以在双合诊时评估。对于已行子宫切除和附件切除的女性，双合诊仍有价值，可排除其他盆腔病变。

双合诊时，佩戴手套，示指及中指一起插入阴道，到达宫颈。对于乳胶过敏者，可选用非乳胶手套。可使用水基润滑剂涂在戴手套的手指上以方便插入。一旦触及宫颈，通过示指沿宫颈前唇表面向内探查，可以迅速判断子宫的位置。如子宫为前倾位，示指可触及子宫峡部，而后倾位的子宫，可触及柔软的膀胱。然而，对于后倾位的子宫，如果手指沿宫颈后唇表面向内探查，则可触及峡部后倾；同一手指继续向后延伸可触及宫底，然后通过左右移动来评估子宫的大小和压痛情况。

为了确定前倾位子宫的大小，需将手指置于宫

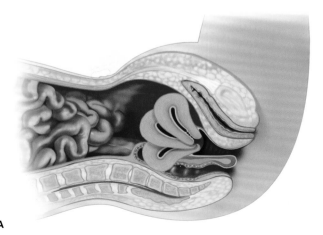

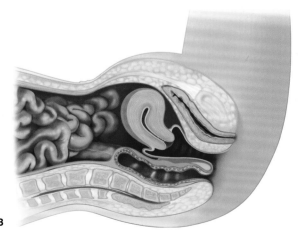

图 1-7 子宫的位置。A. 子宫的位置可以是前倾、平位或后倾；B. 如图所示，宫底可以向前弯曲，即前屈。同样，宫底可以向后弯曲，形成后屈的子宫

表 1-1 对非妊娠期、性活跃的无症状妇女进行性传播疾病筛查的指南

| 传染源 | 筛查推荐 | 危险因素 |
|---|---|---|
| 沙眼衣原体 + 淋病奈瑟菌 | 所有 < 25 岁：每年<br>有危险因素的老年人：每年 | 新的或多个性伴侣；无法坚持使用避孕套；性工作者；当前或先前 STD 史 |
| 梅毒螺旋体 | 有危险因素者 | 性工作者；在成人劳改所分娩；MSM |
| HIV 病毒 | 所有 13 ~ 64 岁：单次 [a]<br>有危险因素：定期 | 多个性伴侣；注射或吸毒；性工作者；并发 STD；MSM；高危性伴侣；最初结核诊断 |
| 丙型肝炎病毒 | 1945 ~ 1965 年间出生者：单次<br>有危险因素：定期 | 注射 / 鼻内吸毒；透析；母体感染；1992 年以前输注血液制品；不受监管的纹身；高危性行为 |
| 乙型肝炎病毒 | 有危险因素 | HIV 阳性；注射吸毒；家庭成员或性伴侣感染；MSM；多个性伴侣；来自高患病率国家 |
| HSV | 非常规筛查 | |

[a] 美国疾病控制与预防中心（2015）和美国妇产科医师协会（2014d）建议 13 ~ 64 岁之间进行一次性筛查。美国预防工作组（2014b）建议筛查年龄范围为 15 ~ 65 岁。
HIV = 人类免疫缺陷病毒；HSV = 单纯疱疹病毒；MSM = 男性同性性交；STD = 性传播疾病。
Data from Centers for Disease Control and Prevention（2015）and American College of Obstetricians and Gynecologists（2014d）；U.S. Preventive Services Task Force（2004a，2005，2014a，b）.

颈下方，施加向上的压力使宫底向前腹壁靠近。医生的另一只手放在腹壁上以确定向上的宫底部压力（图 1-8）。

临床医生使用阴道内的两根手指将附件从道格拉斯窝或瓦耳代尔窝（十二指肠结肠系膜隐窝）举向前腹壁，以评估附件。另一只手向下按压下腹壁，使附件被置于双手之间。对于正常大小的子宫，腹部的手通常最好置于腹股沟韧带的上方。

**（4）直肠阴道检查（三合诊）**

是否进行三合诊评估因检查者而异。有些医生倾向于对所有的成人都进行三合诊检查，而另一些医生则倾向于对有特定指征的对象进行三合诊评估，如盆腔疼痛、盆腔肿块、直肠症状或有结肠癌风险者。

双合诊和三合诊之间需要更换手套，以避免直肠受到潜在阴道病原体的污染。同样，如果此时需要进行粪便潜血检测，则应在双合诊后更换手套，以尽量减少假阳性结果。首先，示指放入阴道，中指放入直肠（图 1-9）。两根手指以剪切的方式相互移动，以评估直肠阴道隔是否有瘢痕或腹膜间柱。移出示指，中指在直肠穹窿旋转一圈探查以排除肿物。如果需要立即进行粪便潜血检查，可以从此检查中获取样本。正

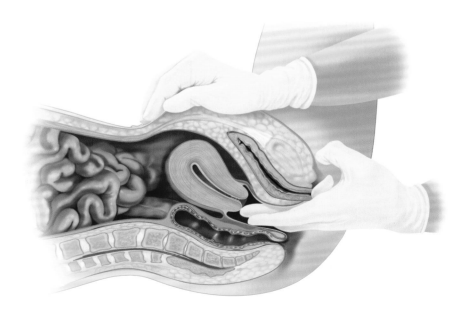

图 1-8 双合诊：宫颈下方的手指使子宫向上靠近前腹壁，置于腹部的另一只手检测宫底向上的压力。检查可评估子宫大小、活动度和有无压痛

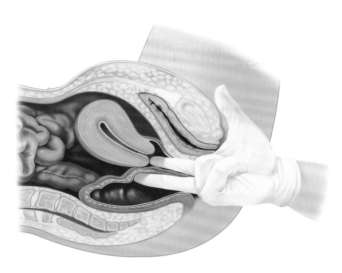

图 1-9 直肠阴道检查

如后文所述，单次粪便潜血检测并不能作为充分的结直肠癌筛查项目。

### 3. 检查间隔时间

定期的健康评估和筛查可以预防或发现许多疾病。此外，定期的检查也促进了患者和医生之间的合作关系，帮助指导妇女度过青春期、育龄期和绝经期。

初次生殖健康检查建议在 13～15 岁之间进行（美国妇产科医师协会，2014e）。这次检查引发了青少年和健康保健工作者之间关于一般生殖健康、青春期、月经、避孕和性传播疾病保护等问题的讨论。虽然不是强制性的，但如果存在妇科症状，盆腔检查则是必要的。青少年可能更愿意让父母参与她们的妇科保健。然而，正如第 14 章所讨论的，青少年可能会在没有父母允许的情况下对性传播疾病、药物滥用、避孕或怀孕进行咨询（美国妇产科医师协会，2014a）。

对于超过 21 岁的女性，美国妇产科医师协会（2014f）建议每年进行一次全面的女性保健，包括体格检查和盆腔检查。盆腔检查包含前文所列的内容，即视诊、窥器检查、双合诊和直肠检查。然而，对无症状的妇女而言，证据既不支持也不反对对其进行每年的盆腔检查。因此，这部分妇女是否免除检查是经过患者 - 保健提供者讨论后共同决定的。我们鼓励有妇科症状的妇女进行这项检查。

宫颈癌筛查成为讨论中的一个主题。对许多妇女来说，适当的筛查间隔不一定需要每年一次，具体的筛查方法和时间表将在第 29 章讨论。其次，在过去，通过窥器检查进行淋病和衣原体感染的检测首选宫颈内拭子。现在，通过尿液、阴道或宫颈内样本的核酸扩增检测来筛查，也可以达到类似的准确度。

其他专业机构也发表了关于预防性保健检查的声明。美国医学会（2011）建议女性每年接受至少一次全面的妇女保健以预防疾病，包括孕前和产前保健。然而，美国医师学会（American College of Physicians，ACP）的研究人员回顾了无症状成年女性盆腔检查的益处和危害（Qaseem，2014），他们提供了一些稀缺的资料，以确定理想的常规盆腔检查间隔时间。因此，ACP 反对对无症状、未怀孕的成年女性进行筛查性的盆腔检查。因此，在每年的检查中，都要谨慎讨论盆腔检查的利益和风险，以及是否同意检查。

## 四、预防保健

妇科医生有机会评估患者发病和死亡的主要原因，并进行相应的干预。因此，妇科医生有必要熟悉各种筛查指南。2014 年，美国妇产科医师协会（2014f）更新了推荐标准。美国预防医学工作组（2014）也会定期修订其筛查指南，具体可访问 www.USPreventiveServicesTaskForce.org。这些推荐以及其他特定的专业推荐为临床医师进行预防保健工作提供了有价值的指导。许多这样的专题在其他章节中也有涉及。其他比较重要的专题将在下面几节中进行阐述。

### 1. 免疫接种

需要定期评估是否需要接种新的疫苗或重复接种疫苗。一些疫苗建议所有成人接种，而另一些则建议存在共病或职业性接触风险的患者进行接种。对于已完成指定的儿童和青少年期计划免疫接种的大多数健康成人，表 1-2 列出了值得考虑的免疫接种。此表总结了相关成人疫苗接种的推荐时间表、注意事项和禁忌。2015 年，http：//www.cdc.gov/vaccines/schedules/ 提供了完整的时间表。

一般来说，在同一次就诊中，任何疫苗都可以与另一种疫苗联合使用。需要注意的是流感疫苗有好几种剂型配方。第 29 章还将专门讨论预防人类乳头瘤病毒感染的四价疫苗佳达修（Gardasil）和二价疫苗希瑞适（Cervarix）。

表 1-2 成人免疫推荐概要

| 疫苗名称和给药途径 | 疫苗接种的原因 | 疫苗接种的执行 | 禁忌证和慎用 [a,b] |
|---|---|---|---|
| 流感 | • 所有成人 | • 每年 1 次<br>• 十月是理想的接种时间，或者只要病毒在流传时都可接种<br>• 现有多种疫苗类型和形式 [c] | **慎用：**<br>• 在接种疫苗前 6 周内患有 GBS |
| 肺炎球菌<br>**13 价肺炎球菌多糖结合疫苗（PCV13）**<br>**23 价肺炎球菌多糖疫苗（PPSV23）**<br>*给予肌内注射或皮下注射* | • ≥ 65 岁<br>• 吸烟者；长期需护理者<br>• 慢性病；无脾；免疫抑制者 | • 年龄 ≥ 65 岁者：PCV13 注射后，6 个月后再注射 PPSV23<br>• 19 ～ 64 岁的吸烟者：仅注射 PPSV23<br>• 其他适应证的不同适用人群 [d] | |
| 乙型肝炎疫苗<br>*肌内注射* | • 希望获得免疫的成人<br>• 接触风险；前往流行病地区的旅行者 [e]<br>• 慢性肝病；终末期肾病（ESRD）；HIV；糖尿病（DM） | • 三次注射：时间序列为 0、1、4 个月 | |
| 甲型肝炎疫苗<br>*肌内注射* | • 希望获得免疫的成人<br>• 接触风险；前往流行病地区的旅行者 [e]<br>• 慢性肝病 | • 两次注射：时间序列为 0、6 个月 | |
| 破伤风白喉疫苗（Td）<br>百白破疫苗<br>（百日咳、白喉、破伤风）（Tdap）<br>*肌内注射* | • 未接种百白破疫苗的成人<br>• 妊娠期 | • 初始序列：破伤风白喉疫苗 Td 在 0、1 和 7 个月时注射，如果年龄在 19 ～ 64 岁，三剂中的一剂是 Tdap 百白破疫苗<br>• 初始系列完成后每 10 年给一次 Td 加强剂量，对于 19 ～ 64 岁成人则推荐单次 Tdap 接种替代 Td 接种<br>• 在高危伤口处理时：若距离前次接种时间大于 5 年，需要给予加强剂量的破伤风白喉疫苗 Td<br>• 妊娠期：不管之前是否注射过，孕 27 ～ 36 周需注射百白破疫苗 | **禁忌证**<br>• Tdap：先前接种疫苗后患脑病<br><br>**慎用**<br>• 在接种疫苗前 6 周内患有 GBS<br>• Tdap：尚不稳定的神经疾患 |
| 水痘疫苗<br>*皮下注射* | • 缺乏免疫力的成年人 | • 需要两次接种：0 和 1 个月<br>• 未免疫接种的妊娠；产后接种 | **禁忌证**<br>• 怀孕<br>• 免疫缺陷<br><br>**慎用**<br>• 近期输注含抗体血制品<br>• 疫苗接种后 14 天不使用 "-昔洛韦" 抗病毒药物 [f] |
| 带状疱疹<br>*皮下注射* | • 年龄 ≥ 60 岁 | • 只需一次接种 | **禁忌证**<br>• 免疫缺陷<br>• 怀孕<br><br>**慎用**<br>• 疫苗接种后 14 天不使用 "-昔洛韦" 抗病毒药物 [f] |

续表

### 表 1-2　成人免疫推荐概要

| 疫苗名称和给药途径 | 疫苗接种的原因 | 疫苗接种的执行 | 禁忌证和慎用 [a,b] |
|---|---|---|---|
| 脑膜炎球菌联合疫苗 MCV4<br>*肌内注射*<br>脑膜炎球菌多糖疫苗（MPSV4）<br>*皮下注射* | • 无脾<br>• 接触风险；前往流行病地区的旅行者 [e]<br>• 大学新生 | • 只需一次接种<br>• 对于无脾者两次接种时间为：0 和 2 个月<br>• 年龄 ≤ 55 岁，接种 MCV4<br>• 年龄 ≥ 56 岁，接种 MPSV4<br>• 如果风险持续存在，每 5 年再次接种一次 MCV4 | |
| 麻腮风疫苗（MMR）（麻疹，腮腺炎，风疹）<br>*皮下注射* | • 缺乏免疫力的成年人 | • 只需一次接种<br>• 未免疫接种的孕妇：产后接种 | **禁忌证**<br>• 免疫缺陷<br>• 怀孕<br><br>**慎用**<br>• 曾患血小板减少症<br>• 近期输注含抗体血制品 |
| 人乳头瘤病毒疫苗（HPV）<br>*肌内注射* | • 所有 11 ~ 26 岁的女性 | • 三次注射：时间序列为 0、1、6 个月 | **慎用**<br>• 怀孕 |

[a] 先前对任何疫苗成分的过敏反应都是该种疫苗接种的禁忌证。
[b] 患有中度至重度的疾病时接种疫苗要谨慎，轻症不属于禁忌证。
[c] 有几种流感疫苗可供使用，并列在：http://www.cdc.gov/mmwr/preview/mmwrhtml/mm6332a3.htm#Tab.
[d] 完整的指南可以在以下网址找到：http://www.cdc.gov/vaccines/schedules/downloads/adult/adult-combined-schedule.pdf.
[e] 以下网址可以找到列表：http://wwwnc.cdc.gov/travel/yellowbook/2010/table-of-contents.aspx.
[f] 这些包括阿昔洛韦，泛昔洛韦，伐昔洛韦
DM = 糖尿病；ESRD = 终末期肾病；GBS = 吉兰 - 巴雷综合征；HIV = 人体免疫缺陷病毒；HPV = 人乳头瘤病毒；MCV4 = 脑膜炎球菌结合疫苗；MMR = 麻疹、腮腺炎、风疹；MPSV4 = 脑膜炎球菌多糖疫苗；PCV = 肺炎球菌结合疫苗；PPSV = 肺炎球菌多糖疫苗；SC = 皮下注射；Td = 破伤风，白喉；Tdap = 破伤风，白喉，百日咳
Data from Kim DK，Bridges CB，Harriman HK，et al：Advisory Committee on Immunization Practices recommended immunization schedule for adults aged 19 years or older：United States，2015. Ann Intern Med 162：214，2015.

### ■ 2. 癌症筛查

#### 结肠癌

在美国，预测将有近 64 000 例新的结直肠癌病例，它是女性癌症死亡的第三大原因，仅次于肺癌和乳腺癌（Siegel，2015）。在过去的二十年间，这种癌症的发病率和死亡率有所下降，这主要归功于筛查方法的改进。然而，女性对结直肠癌筛查指南的遵守率还不到 50%（Meissner，2006）。

一些指南推荐对有结肠癌一般风险的人群从 50 岁开始筛查，筛查方法选用表 1-3 中所示方法中的任意一种（Smith，2015）。筛查可选择以下两类方法中的任一种：第一类方法是既能识别癌症，也能识别癌前病变；第二类方法基本仅检测癌症，包括粪便隐血试验、粪便免疫化学试验和粪便 DNA 试验。

其中，结肠镜检查往往是结直肠癌筛查的首选试验。对于有一般风险和检查结果正常的患者，10 年内复查。在美国，软式乙状结肠镜的使用频率较低。它的局限性在于只能看到远端 40 cm 的结肠，一旦发现病变，仍需进一步结肠镜检查。最后一个合适的选择——计算断层（CT）结肠造影——通常不在保险覆盖范围内。

当患者能自行收集两个或三个粪便样本，并返回卡片进行分析时，粪便潜血试验（Fecal occult blood testing，gFOBT）算是一种合适的年度筛查方法。该方法依赖于血液中的血红素与 α 愈创木酸的化学氧化反应，α 愈创木酸是愈创木纸的一种成分。血红素通过过氧化氢（显影剂中的活性成分）催化 α-愈创木

表 1-3 50 岁和 50 岁以上一般风险妇女早期发现结直肠癌和腺瘤的筛查指南

| 检测腺瘤性息肉和癌症的试验 [a] | | |
|---|---|---|
| 检查 | 间隔时间 | 知情选择的关键点 |
| 结肠镜检查 | 10 年 | 需要肠道准备；提供有意识的镇静 |
| 软式乙状结肠镜检查（FSIG） | 5 年 | 需要肠道准备，不需要镇静<br>若有阳性发现，通常需进一步结肠镜检查 |
| 结肠气钡双重造影（DCBE） | 5 年 | 需要肠道准备；若息肉 ≥ 6 mm，需进一步结肠镜检查 |
| 计算机断层结肠造影（CTC） | 5 年 | 需要肠道准备；若息肉 ≥ 6 mm，需进一步结肠镜检查 |
| 主要检测癌症的试验 [a] | | |
| 检查 | 间隔时间 | 知情选择的关键点 |
| 愈创木脂化学法粪便潜血试验（gFOBT） | 每年 | 需要在家里采集 2 ~ 3 个粪便样本；在诊室数字化检查期间收集的单个粪便样本不足以筛查。阳性结果需进一步结肠镜检查 |
| 粪便免疫化学试验（FIT） | 每年 | 阳性结果需进一步结肠镜检查 |
| 粪便 DNA 测试（sDNA） | 3 年 | 阳性结果需进一步结肠镜检查 |

[a] 从这一组中选择一种方法

Adapted with permission from Smith RA, Manassaram-Baptiste D, Brooks D, et al：Cancer screening in the United States, 2015: a review of current American Cancer Society guidelines and current issues in cancer screening. CA Cancer J Clin 2015 Jan-Feb；65（1）：30-54.

酸的氧化。该氧化反应产生蓝色（Sanford，2009）。红肉、生花菜、西兰花、萝卜科成员和甜瓜具有相似的氧化能力，可能产生假阳性结果。维生素 C 可能会先与试剂发生反应，并导致假阴性结果。测试前 3 天禁食上述食物。此外，妇女应在测试前 7 天避免使用非甾体抗炎药物（NSAIDs），以降低胃刺激和出血的风险。这些限制对某些患者来说是繁琐的，并导致依从性不佳。

此外，粪便免疫化学试验（fecal immunochemical test，FIT）依赖于对血红蛋白的免疫反应。类似于 FOBT，FIT 测试是对患者收集的两个或三个粪便样本进行年度筛查，并且不需要预先饮食限制。FIT 的优势包括对人体血液的特异性更高，因此，因食用肉类和蔬菜所导致的假阳性结果更少，因食用维生素 C 导致的假阴性结果更少。粪便 DNA 测试（sDNA）可以作为另一种筛查选择。Cologuard 是一项 FDA 批准的测试，筛选粪便中与结直肠癌相关的 DNA 和血红蛋白生物标志物（Imperiale，2014）。这三者中任何一项的阳性测试结果均需通过结肠镜检查进一步评估。

在对患者的盆腔主诉（例如疼痛）进行评估的过程中，妇科医生对在直肠指检过程中获得的单个粪便样本进行 gFOBT 测试并不罕见。尽管可能对诊断有帮助，但该单个粪便样本并不足以完成结直肠癌筛查。

这些指南适用于具有一般风险的人。高危因素包括大肠癌或腺瘤性息肉的个人病史、结肠癌或腺瘤的一级亲属、慢性炎症性肠病、已知或疑似遗传综合征（如遗传性非息肉病结肠癌（Lynch 综合征）或家族性腺瘤性息肉）（Smith，2015）。

### 3. 肺癌

在美国，肺癌估计占 2015 年女性确诊的所有新癌症的 13%（Siegel，2015）。它现在是男性和女性癌症相关死亡的首要原因。所有吸烟者都应被告知吸烟的风险，并鼓励戒烟。后文上列出了潜在的戒烟辅助工具。

肺癌筛查的重点是那些高危人群，也就是指健康状况一般、年龄在 55 至 74 岁之间、至少有 30 盒 - 年（1 盒 - 年每天 20 支，吸 1 年）吸烟史，并且在过去 15 年内积极吸烟或戒烟的人。盒 - 年的计数是通过每天抽烟的盒数乘以该人抽烟的年数来计算的，按照惯例，一包烟有 20 支。对于适当的患者，低剂量螺旋 CT 扫描是首选检查（Smith，2015）。虽然胸部 X 线是较常用的诊断性检查，但并不推荐其作为肺癌筛查工具。

### ■ 4. 皮肤癌

在过去三十年中，美国皮肤癌（黑色素瘤和非黑色素瘤）的发病率有所增加。在 2015 年，黑色素瘤约占妇女所有癌症死亡的 4%（Siegel，2015）。皮肤癌危险因素包括长时间暴露在阳光下、皮肤癌的家庭或个人病史、白皮肤、浅发或雀斑、多痣、免疫抑制和衰老（美国癌症协会，2013）。美国预防医学工作组（USPSTF）提出，没有足够的证据建议医师或患者对一般成年人进行皮肤癌相关的全身筛查（Wolff，2009）。它建议临床医生使用"ABCD"系统——不对称，边界不规则，颜色和直径（> 6 mm）来评估所关注的皮肤病变，并适当转诊。

### ■ 5. 改变生活方式

#### （1）吸烟

在美国，吸烟是唯一可予以干预的致死原因，它与一些特定的癌症、心血管疾病、慢性肺病和脑卒中相关联。此外，就女性健康而言，吸烟与生育能力下降、妊娠并发症和术后并发症有关。这些问题在各自的章节中作了更详细的讨论。

尽管有这些已知的负面健康后果，在 2003 年进行常规检查的美国吸烟者中，只有 64% 的人被医师建议戒烟（Torrijos，2006）。美国卫生和公共服务部的指南建议采用一种简要的患者行为干预模型。也可以将患者转介至美国国家癌症研究所去戒烟（website：www.smokefree.gov）。该网站提供免费可靠的信息和专业帮助，来帮助那些试图戒烟之人，满足其近期和长期的需求。除非有禁忌证，否则可以向所有有意戒烟的女性提供有助于戒烟的药物治疗（表1-4）。熟练使用这些疗法的妇科医生可以开出处方或者转诊（美国妇产科医师协会，2014c）。

#### （2）运动

运动在预防冠状动脉疾病、糖尿病、骨质疏松症、肥胖、抑郁、失眠、乳腺癌和结肠癌方面有益处（Brosse，2002；Knowler，2002；Lee，2003；Vuori，2001；Youngstedt，2005）。运动的这些益处可能与运动能降低血压、降低低密度脂蛋白胆固醇和三酰甘油水平、提高高密度脂蛋白胆固醇水平、改善血糖控制和减轻体重有关（Braith，2006；Pescatello，2004；Sigal，2004）。

虽然体育锻炼有这些好处，美国政府统计数据仍显示，2012 年只有 45% 的女性被认为是足够活跃的（Blackwell，2014）。美国卫生和公共服务部（2008年）的建议包括每周至少 150 分钟的中等强度活动，如散步、水上有氧运动或户外劳动，或每周 75 分钟的跑步、游泳或有氧舞蹈等高强度活动。每次运动至少应该持续 10 分钟，并在一周中合理分布运动时间。超过这些量的体力活动可获得额外的健康益处。

虽然运动项目上历来强调动态、有氧低强度运动，但研究支持抗阻训练，以改善肌肉力量和耐力、心血管功能、代谢、冠状动脉危险因素、体重管理和生活质量（Williams，2007）。因此，政府的指南还鼓励每两周开展一次涉及所有主要肌群的增强肌肉力量活动。在 CDC 网站（www.health.gov/paguidelines/guidelines）上的《2008 年美国人体育活动指南》（*2008 Physical Activity Guidelines for Americans*）中更全面地列出了一般体育活动及其强度描述。

为了改变各种健康相关行为，咨询可以简短，但必须是有效的。一种方法是五 A 系统，它是为运动量身定做的（Fiore，2008）。

- 问（ask）：如果她现在进行体育运动
- 建议（advise）：有规律的体育活动对她的好处
- 评估（assess）：她是否愿意改变，并决定她是否处于①预观察阶段；②沉思阶段；③准备阶段，或④行动阶段。她处于何种准备阶段指导了进一步的讨论
- 协助（assist）：向她推荐当地锻炼项目
- 安排（arrange）：进行后续评估以评估进展情况

对于那些患有某些并发症的人，其运动需由其他健康保健工作者批准。为此，"体育锻炼准备情况调查表"有助于发现有运动危险因素的妇女，这些妇女值得进一步评估，可查阅：www.csep.ca/cmfiles/publications/parq/par-q.pdf。

### ■ 6. 肥胖症

#### （1）相关风险和诊断

2010 年，美国近 36% 的妇女肥胖，超重妇女几乎是其两倍（Flegal，2012）。肥胖的可能后果包括糖尿病、代谢综合征、非酒精性脂肪肝、胆石症、高血压、骨关节炎、非梗阻性睡眠呼吸暂停和肾病。与肥胖有关的妇科问题包括月经异常、子宫内膜增生的风险和多囊卵巢综合征的恶化。此外，一些激素避孕

**表 1-4　用于戒烟的药物**

| 药物 | 商品名 | 初次剂量 | 维持剂量 | 药物减量 | 治疗时间 |
|---|---|---|---|---|---|
| **尼古丁替代品** | | | | | |
| 贴剂 [d] | Habitrol<br>Nicoderm CQ | 对于＞10 支 / 天的吸烟者：第 1～6 周每天需用 21 mg 贴剂<br>对于＜10 支 / 天的吸烟者：第 1～6 周每日需用 14 mg 贴剂 | 第 7～8 周均为每天 14 mg 贴剂 | 第 9～10 周用 7 mg 贴片<br>第 7～8 周后使用 7 mg 贴片 | 8～12 周 |
| 咀嚼胶 [d] | 力克雷 2 mg<br>4 mg（若抽烟 ≥25 支 / 天） | 第 1～6 周每 1～2 小时 1 片（最多 24 片 / 天） | 第 7～9 周每 2～4 小时 1 片 | 第 10～12 周每 4～8 小时 1 片 | 12 周 |
| 含片 [b] | 2 mg<br>4 mg（如醒后吸烟＜30 分钟） | 第 1～6 周每 1～2 小时 1 片（最多 20 片 / 天） | 第 7～9 周每 2～4 小时 1 片 | 每隔 4～8 小时换一次 10～12 小时 | 12 周 |
| 吸入器 [d] | Nicotrol | | 平均 6～16 片 / 天，持续 12 周 | 然后逐渐减量 | 12～24 周 |
| 鼻喷剂 [d] | Nicotrol | | 每小时喷 1 次（最多 5 剂 / 小时，40 次 / 天） | 从第 9 周开始逐渐减量 | 12～24 周 |
| **尼古丁激动剂** | | | | | |
| 伐伦克林 [c] | Chantix | 0.5 mg 每天 1 次口服，持续 3 天后，0.5 mg 每天 2 次口服，持续 4 天 | 1 mg 每天 2 次口服 | | 12 周 |
| **中枢神经系统药物** | | | | | |
| 安非他酮 [c] | Wellbutrin SR<br>Zyban | 戒烟开始前 1～2 周：150 mg 每天 1 次口服，持续 3 天 | 150 mg 每天 2 次口服 | | 7～12 周；也可持续至 6 个月 |
| 去甲替林 [a,d] | | 25 mg 每天 1 次口服，逐渐加量 | 75～100 mg 每天 1 次口服 | | 12 周；也可持续至 6 个月 |
| 可乐定 [a,c] | Catapres | 0.1 mg 每天 2 次口服，需要的话可每周增加 0.10 mg/d | 0.15～0.75 mg 每天 1 次口服 | | 3～10 周 |
| | Catapres-TTS | 每周可改变 0.1 mg 的透皮贴剂 | 每周 0.1～0.2 mg 的透皮贴剂 | | |

[a] 美国公共卫生服务临床指南推荐为二线药物，2008 年。
[b] 妊娠期用药尚未被食品药品监督管理局（FDA）评估。
[c] FDA 认为是妊娠 C 类药物。
[d] FDA 认为是妊娠 D 类药物。

Data from Fiore MC，Jaen CR，Baker TB，et al：Treating tobacco use and dependence：2008 update. Rockville，U.S. Department of Health and Human Services，2008.

药对肥胖妇女的疗效可能较低。尽管有这些严重的后果，但一项研究表明，只有不到一半的医师愿意讨论肥胖问题（Schuster，2008）。即使没有作为体重管理专家接受培训，临床医师最好能筛查肥胖，提供初步的肥胖评估和管理，并根据需要转诊。

筛查是通过计算体重指数（body mass index，BMI）或不太常用的腰围来完成的。体重指数虽然不是直接衡量身体脂肪含量，但在评估体重相关并发症的风险方面是有价值的。BMI 通过以下公式计算：BMI=[体重（磅）/（身高 $^2$（英寸）]×703，BMI= 体重（千克）/身高 $^2$（米）

更简单的方法，可以在以下网址上找到一个在线计算器：www.cdc.gov/healthyweight/assessing/bmi/adult_bmi/english_bmi_calculator/bmi_calculator.html. 对于青少年（和儿童），BMI 根据年龄和性别进行调整，并以百分位数计算。在 http：//apps.nccd.cdc.gov/dnpabmi/.calculator.aspx 上可以找到青少年的 BMI 计算器。表 1-5 罗列了青少年和成人体重偏轻、超重和

**表 1-5　成人和青少年通过体重指数判定的体重异常的定义**

| 年龄组 | 偏轻 | 超重 | 肥胖 |
|---|---|---|---|
| 成人 | < 18.5 | 25 ~ 29.9 | ≥ 30 |
| 青少年 | 年龄调整后<第 5 百分位数 | 年龄调整后在 85 至 95 百分位之间 | 年龄调整后 > 95 百分位 |

肥胖的定义。

腰围与腹部脂肪含量呈正相关，这是健康不良的一个危险因素。腰围是在正常呼气结束时，在髂嵴水平测量的。腰围大于 35 英寸（88 cm）的值被认为是过高的（国家心脏、肺和血液研究所 National Heart，Lung，and Blood Institute，2000）。

没有针对肥胖女性的标准单项或专科实验室检查指标。对合并症的评估是因患者个体而异的，需要同时考虑到她的家族史和社会史（表 1-6）。在初步评估期间，肥胖患者的血压测量、空腹血脂和葡萄糖筛查以及甲状腺功能检查都需要评估。

对于体重指数 BMI 升高的妇女，临床医师应该评估她是否做好改变生活方式的准备，从而提供适当的指导、支持或转诊。此外，关于以前试图减肥的问题、阻碍饮食和运动改变的社会障碍，以及有害的饮食习惯，都以非批判性的方式进行讨论。

**（2）治疗**

有效的减肥最好是通过适当的营养和持续的体育锻炼的方式进行。表 1-7 罗列了对超重或肥胖妇女进行直接治疗的推荐指南。关于减肥饮食的详细讨论超出了本章的范围，但一些对临床医生和患者有帮助的资料可以在 *The Practical Guide to Identification, Evaluation and Treatment of Overweight or Obesity in Adults* 中找到，可在 www.nhlbi.nih.gov/guidelines/obesity/prctgd_c.pdf 上查阅。

**表 1-6　肥胖合并症危险因素**

| 冠心病（CHD） |
|---|
| 其他动脉粥样硬化性疾病 |
| 糖尿病 |
| 睡眠呼吸暂停 |
| 吸烟 |
| 慢性高血压 |
| 血脂水平异常 |
| 早发型 CHD 家族史 |
| 妇科异常 |
| 　异常子宫出血 |
| 　子宫内膜增殖症 |
| 骨关节炎 |
| 胆石症 |

Data from National Heart, Lung, and Blood Institute：The practical guide：identification, evaluation, and treatment of overweight and obesity in adults. National Institutes of Health Publication No. 98-4084, Bethesda, 2000.

一般来说，对于成年患者，6 个月内体重下降 10% 是可实现的。根据美国心脏协会的说法，合适的选择是每天 1200 ~ 1500 千卡的饮食热量摄入，或者饮食中的热量摄入减少 500 或 750 千卡 / 日（Jensen，2014）。没有一种单一的饮食计划被认为是每个患者的金标准，理想的方案是能让患者坚持的饮食计划。

**表 1-7　根据 BMI 提出的治疗建议**

| 治疗 | BMI25 ~ 26.9 | BMI27 ~ 29.9 | BMI30 ~ 34.9 | BMI35 ~ 39.9 | BMI ≥ 40 |
|---|---|---|---|---|---|
| 饮食活动行为疗法 | WCM | WCM | + | + | + |
| 药物治疗 | – | WCM | + | + | + |
| 手术治疗 | – | – | – | WCM | + |

+ 代表使用指示的治疗，无论是否存在合并症；BMI= 体重指数；WCM= 有合并症。
Data from Jensen MD, Ryan DH, Apovian CM, et al：2013 AHA/ACC/TOS guideline for the management of overweight and obesity in adults：a report of the American College of Cardiology/American Heart Association Task Force on Practice Guidelines and The Obesity Society. Circulation 129（25 Suppl 2）：S102，2014.

除了饮食和运动外，对于特定的肥胖患者可采用药物或手术治疗。四种药物被 FDA 批准用于长期肥胖治疗。首先，奥利司他（xenical）是一种可逆性胃胰脂肪酶抑制剂，能够减少 30% 的饮食脂肪吸收（Henness，2006）。该药处方为 120 mg 胶囊，每日三次口服，餐中服用，但也有作为非处方药的 60 mg 胶囊（Allī），每日三次口服。该药物导致的吸收不良会导致脂溶性维生素 A、D、E 和 K 的缺乏，所有患者每日都应该补充富含这些维生素的食物。严重的肝损伤很少有报道，新的药物说明中提到了这种风险（美国食品药品监督管理局 Food and Drug Administration，2010）。

另一种药物，氯卡色林（belviq）是一种 5- 羟色胺 2C 受体激动剂，用于抑制食欲（Fidler，2011；Smith，2010），一片 10 mg 的药片每天口服两次。第三种药物结合了芬特明和托吡酯（qsymia）（Gadde，2011），剂量从每日口服 3.75 mg/23 mg 开始，并根据需要逐步增加，每日最大剂量 15 mg/92 mg。这种药物具有胎儿毒性潜力，开处方者需参与 Qsymia 风险评估和缓解战略项目培训。最后，利拉鲁肽（saxenda）是皮下注射的胰高血糖素样肽 -1 受体激动剂（astrup，2009），剂量开始每天 0.6 mg，并每周逐渐增加，达到每天 3 mg。重要的潜在风险包括甲状腺髓样癌和胰腺炎。最后三种药物适用于那些 BMI 为 30 kg/m² 或更高者，或 BMI 为 27 kg/m² 或更高且伴有体重相关合并症者。

作为另一种辅助手段，减肥手术可用于 BMI 为 40 kg/m² 或以上的人，或者 BMI 为 35 kg/m² 或以上，且同时存在其他合并症者（Jensen，2014）。在现有的腹腔镜手术中，有三种最常见。两种被认为是限制性的（限制摄入量），而旁路手术则促进吸收异常，从而使体重减轻。第一种，胃束带手术将可调节的硅胶束带环绕于胃部，以限制食物的摄入；第二种，胃袖状切除术通过吻合线将外侧胃分隔开，剩下较小的胃呈管状、袖状；第三种，Roux-en-Y 胃旁路手术产生一个小的胃袋，直接连接到空肠，从而绕过十二指肠。这减少了热量和营养吸收。这些手术导致病态肥胖患者的体重大幅下降，改善导致合并症的危险因素，降低死亡率（Hutter，2011）。这些手术的并发症少见，但若出现并发症则是严重的，包括吻合口或缝合处的胃肠瘘、吻合口梗阻或狭窄、血栓栓塞和出血（Jackson，2012）。

减肥手术后，建议患者推迟妊娠 12 ~ 24 个月（美国妇产科医师协会，2013）。在这段时间内，快速的体重减轻会引起胎儿宫内生长受限和营养不良。然而，随着体重减轻，总体生育率似乎有所提高，妊娠风险增加（Merhi，2009）。因此，需要有效的避孕措施。与正常体重对照组相比，大多数避孕方法似乎对 BMI 升高的妇女同样有效。然而，避孕贴片（OrthEvra）在体重超过 90 kg 的人中效果较差（Zieman，2002）。特别是对于接受减肥手术导致吸收不良的患者，口服避孕药由于吸收不良，其有效性可能较低（疾病控制和预防中心，2013）。最后，由于其有增加体重的风险，醋酸甲羟孕酮（狄波 - 普维拉）对试图减肥的女性而言，是不受欢迎的选择。

### 7. 心血管疾病

2010 年，近 34% 的女性人口受到心血管疾病（CVD）的影响，超过 40 万妇女死于其并发症（Go，2014）。心血管疾病易感分层可以确定易感患者的管理或转诊（表 1-8）。本章的其他部分讨论了运动、葡萄糖和脂质水平、血压和戒烟的理想目标。表 1-9 列出了特殊女性的饮食摄入建议。

### 8. 慢性高血压

将近 4100 万美国妇女患高血压。高血压的患病风险随着年龄的增长而增加，并且与其他种族人群相比，黑种人妇女的患病率相对较高（Go，2014）。慢性高血压增加心肌梗死、卒中、充血性心力衰竭、肾病以及外周血管性疾病的发病风险。此外，慢性高血压及其潜在的治疗措施可能限制部分妇女避孕方式的选择。因此，妇科医师必须熟悉高血压的诊断标准。虽然许多妇科医师会选择让患者去接受高血压的专业治疗，但是妇科医师也应该知道治疗目标以及与此病相关的长期风险。

就成人筛查而言，美国心脏协会（2014）建议血压监测从 20 岁开始，并且对于最初评估正常的女性应每 2 年进行一次评估，而对于高血压患者应至少每年进行一次评估。

筛查时，标准的血压测量方法要求被检查的妇女坐在椅子上，被测手臂静置于平心脏水平的桌面上。更理想的状态是，患者检查前能安静地休息几分钟并限制烟草及咖啡因的摄入。选择大小合适的血压计袖套，袖套气囊应该至少能够环绕上臂的 80%，并且间隔一周或更长时间至少两次不同时间就诊均发现血压升高才能诊断高血压。当血压波动于 130 ~ 139/80 ~ 89 mmHg 则被诊断为 *高血压前期*。值得注意的

| 表 1-8　女性心血管疾病的分类 | |
| --- | --- |
| ≥1 项高风险状态 | 确诊 CHD 或 CVD |
| | 外周血管病 |
| | 主动脉瘤 |
| | 终末期肾病 |
| | 糖尿病 |
| ≥1 项处于风险状态 | 吸烟 |
| | 收缩压 ≥120 mmHg 或舒张压 ≥80 mmHg，或治疗中高血压 |
| | 总胆固醇 ≥200 mg/dl，高密度脂蛋白 <50 mg/dl，或治疗中血脂异常 |
| | 肥胖 |
| | 饮食不良 |
| | 缺乏体力活动 |
| | 早发型 CVD 家族史 |
| | 代谢综合征 |
| | 胶原 - 血管疾病 |
| | 既往妊娠期高血压或妊娠期糖尿病 |
| 理想的状态，所有指标均满足 | 总胆固醇 <200 mg/dl |
| | 血压 <120/80 mmHg |
| | 空腹血糖 <100 mg/dl |
| | 体重指数 <25 kg/m$^2$ |
| | 戒烟 |
| | 充足体力活动 |
| | 健康饮食：见表 1-9 |

CHD= 冠心病；CVD= 心血管病。

Adapted with permission from Mosca L, Benjamin EJ, Berra K, et al: Effectiveness-based guidelines for prevention of cardiovascular disease in women—2011 update: a guideline from the american heart association, Circulation 2011 Mar 22；123（11）：1243-1262.

| 表 1-9　女性特殊饮食摄入量建议 | |
| --- | --- |
| 食物 | 摄入量 |
| 水果 / 蔬菜 | ≥4.5 杯 / 天 |
| 鱼类 | 2 次 / 周 |
| 纤维素 | 30 克 / 天 |
| 全谷类 | 3 次 / 天 |
| 糖类 | ≤5 次 / 周 |
| 坚果，豆类 | ≥4 次 / 周 |
| 饱和脂肪 | <7%/ 总能量摄入 |
| 胆固醇 | <150 mg/d |
| 乙醇 | ≤1 次 / 天 |
| 钠 | <1500 mg/d |
| 反式脂肪酸 | 无 |

Adapted with permission from Mosca L, Benjamin EJ, Berra K, et al: Effectiveness-based guidelines for prevention of cardiovascular disease in women—2011 update: a guideline from the american heart association, Circulation 2011 Mar 22；123（11）：1243-1262.

是，处于高血压前期的女性以后进展为高血压的风险明显增加（Wang，2004）。此外，与血压正常人群相比，处于高血压前期状态的女性患心血管疾病的风险明显增加（Mainous，2004）。

一旦诊断为高血压，就应该做进一步的检查来除外引起高血压的潜在原因以及高血压所致的终末器官损伤性疾病（表 1-10）。诊断为慢性高血压后，随后的评估内容应包括可逆性以及不可逆性心血管疾病危险因素。因此，在开始治疗前建议行常规实验室检查，包括心电图、尿液分析、血糖、血细胞比容、血脂、甲状腺检查、血钾以及血肌酐检查。除非在初始治疗后高血压仍得不到控制，通常不需要进一步扩大范围寻找高血压的致病因素（Chobanian，2003）。

关于治疗，首先鼓励高血压女性改变生活方式，生活方式干预有助于预防慢性心血管疾病（表 1-9）。但如果血压明显升高或者单用生活方式干预治疗无效，则需行药物治疗以减少远期并发症。第八届联合委员会（JNC 8）相关建议如表 1-11（James，2014）。

### ■ 9. 脑卒中

在美国，脑卒中是位居第三位的死亡原因，2010年大约 42.5 万美国妇女罹患或再发脑卒中（Go，2014）。在女性中脑卒中性别特异性风险包括高血压、房颤、先兆偏头痛以及口服避孕药。对于年龄 65 岁及以上的血压正常妇女，阿司匹林被推荐作为预防卒

| 表 1-10　已证实的高血压发病原因 |
| --- |
| 慢性肾病 |
| 长期甾体激素治疗和库欣综合征 |
| 主动脉缩窄 |
| 药物引起或药物相关因素 |
| 　非甾体抗炎药 |
| 　可卡因和苯丙胺类 |
| 　拟交感神经药（解充血药，食欲抑制剂） |
| 　口服避孕药 |
| 　肾上腺激素 |
| 　环孢菌素和他克莫司 |
| 　红细胞生成素 |
| 　甘草 |
| 　中药（麻黄） |
| 嗜铬细胞瘤 |
| 原发性醛固酮增多症 |
| 肾血管性疾病 |
| 睡眠呼吸暂停综合征 |
| 甲状腺或甲状旁腺疾病 |

**表 1-11　成人高血压初始药物治疗**

| 健康状态 | 目标血压（mmHg） | 治疗 |
| --- | --- | --- |
| ≥ 60 岁 | < 150/90 | |
| < 60 岁 | < 140/90 | 非黑种人：噻嗪类利尿剂，ACEI，ARB，或者 CCB |
| 糖尿病 | < 140/90 | 黑种人：噻嗪类利尿剂或者 CCB |
| 肾病 | < 140/90 | ACEI 或者 ARB |

ACEI = 血管紧张素转化酶抑制剂；ARB = 血管紧张素受体阻滞剂；CCB = 钙离子通道阻滞剂。
Data from James PA, Oparil S, Carter BL, et al: 2014 evidence-based guideline for the management of high blood pressure in adults: report from the panel members appointed to the Eighth Joint National Committee (JNC 8). JAMA 311 (5): 507, 2014.

中的药物，因为它降低了缺血性卒中和心肌梗死的风险，此种获益大于其增加了胃肠道出血和出血性脑卒中的风险（Bushnell，2014）。但是目前对于预防性使用阿司匹林的剂量和频率目前还没有统一的共识。目前可选择预防性应用阿司匹林 81 mg，每天一次或 100 mg，隔天一次。

### ■ 10. 血脂异常

#### （1）高胆固醇血症

资料表明，低密度脂蛋白（low-density lipoprotein cholesterol LDL）胆固醇是导致动脉粥样硬化的首要高危因素。虽然既往观念认为 LDL 只是被动地沉积于血管壁，但目前研究认为 LDL 是一种有效的促炎症因子，能够引起动脉粥样硬化的慢性炎性应答反应。理论上讲，总胆固醇以及 LDL 胆固醇升高可增加冠状动脉疾病、缺血性卒中以及其他动脉粥样硬化性血管并发症的发病风险（Horenstein，2002；Law，1994）。

关于预防，全美胆固醇教育计划成人治疗准则第 3 版（ATP-III）（2001）推荐所有 20 岁及以上的成年人每 5 年做一次空腹血清脂蛋白谱检测，具体项目包括总胆固醇、LDL 胆固醇、高密度脂蛋白（HDL）胆固醇以及三酰甘油。表 1-12 列出了这些指标不同水平的解读。然而，如果合并存在冠心病的其他致病危险因素，LDL 的降脂目标应更加严格。

降低 LDL 水平可降低心肌梗死以及卒中的发病风险（Goldstein，2006；Sever，2003）。高胆固醇血症的初始治疗通常从生活方式和饮食结构改变开始，这早在美国心脏协会有关心血管疾病的治疗中已经明确提出过（Eckel，2014）。如果这些治疗措施无效，该协会推荐以下情况应考虑降脂治疗：①合并心血管疾病；②LDL 胆固醇水平达到 190 mg/dl 及以上；

**表 1-12　胆固醇和三酰甘油水平的解读**

| 脂蛋白（mg/dl） | 解读 |
| --- | --- |
| **总胆固醇** | |
| < 200 | 最理想状态 |
| 200 ~ 239 | 临界升高 |
| ≥ 240 | 升高 |
| **LDL 胆固醇** | |
| < 100 | 最理想状态 |
| 100 ~ 129 | 接近正常 |
| 130 ~ 159 | 临界升高 |
| 160 ~ 189 | 升高 |
| ≥ 190 | 非常高 |
| **HDL 胆固醇** | |
| < 40 | 低 |
| ≥ 60 | 升高 |
| **三酰甘油** | |
| < 150 | 最理想状态 |
| 150 ~ 199 | 临界升高 |
| 200 ~ 499 | 升高 |
| ≥ 500 | 非常高 |

HDL = 高密度脂蛋白；LDL = 低密度脂蛋白。
Data from National Cholesterol Education Program: Detection, evaluation, and treatment of high blood cholesterol in adults (Adult Treatment Panel III). National Institutes of Health Publication No.01-3670, Bethesda, 2001.

③ 40 ~ 75 岁合并糖尿病，并且 LDL 胆固醇水平达 70 mg/dl 或以上；④ 40 ~ 75 岁合并 LDL 胆固醇水平达 70 mg/dl 或以上，并且预估发生心血管事件的 10 年风险至少为 7.5%（Stone，2014）。

#### （2）高三酰甘油血症

三酰甘油由极低密度脂蛋白（very-low-density lipoprotein，VLDL）运输至组织，而 VLDL 是由肝合成和分泌。这种富含三酰甘油的脂蛋白被脂肪组织和肌肉摄取，然后在该组织中三酰甘油与 VLDL 分离。最终生成了 VLDL 残余物，该物质具有促动脉粥样硬化作用。因此，三酰甘油水平可以作为动脉粥样硬化发生的一种脂蛋白标志物，并且高三酰甘油水平被认为可增加心血管疾病的发生（Assmann，1996；Austin，1998）。另外，三酰甘油的临床重要性还体现在它是代谢综合征的一个诊断指标。

高三酰甘油血症的诊断基于表 1-12 的诊断标准。对于大多数三酰甘油轻到中度升高的患者，美国心脏协会强调饮食结构改变和减肥的重要性（Miller，2011）。此外，对于三酰甘油水平在 500 mg/dl 或以上的患者，治疗目标应为首先降低三酰甘油水平以预防胰腺炎的发生。

### ■ 11. 糖尿病

糖尿病很常见，美国大约有 13 400 万成年女性患糖尿病（美国疾病预防控制中心，2014）。这种内分泌紊乱的长期并发症很严重，包括冠心病、脑卒中、外周血管疾病、牙周病、肾病、神经疾病和视网膜病变。

美国预防工作组（2014b）推荐对于血压达到或超过 135/80 mmHg 的无症状成年人进行糖尿病筛查。对于血压正常的成年人，血糖筛查基于个人是否存在高危因素。然而，美国糖尿病协会（2015）推荐从 45 岁开始，尤其是那些 BMI 达到或超过 25 的人群应每隔 3 年进行一次糖尿病筛查。此外，对于那些超重或者具有一个或以上表 1-13 中所列其他高危因素的人群，应考虑从更年轻时开始筛查，或者检查得更频繁。

糖尿病和糖尿病前期可以通过表 1-14 中所列的多种实验室检查进行诊断。血糖浓度实验室检测所采用的是静脉血，而上述所提及的诊断标准也是基于静脉血糖浓度。血糖仪测毛细血管血糖也是一种有效的血糖监测工具，但是不推荐用于诊断。

对于那些被诊断为糖尿病的患者，通常需要转诊专家。控制血糖水平能够延缓糖尿病并发症的发生并减慢其发展进程（Cleary，2006；Fioretto，2006；Martin，2006）。通过单独饮食调节或者联合使用口服降糖药或注射胰岛素均能达到控制血糖的目的。为了降低糖尿病并发症的发病率，对于其他方面正常的患者治疗目标包括：糖化血红蛋白 $A_{1c}$ 小于 7%，外周血糖在 80～130 mg/dl 之间，血压水平低于 120/80 mmHg，LDL 低于 100 mg/dl，HDL 高于 50 mg/dl，三酰甘油低于 150 mg/dl，减肥，戒烟（美国糖尿病协会，2015）。

处于糖尿病前期，即空腹血糖异常或糖耐量异常的患者，发展为糖尿病的风险增高。为了避免或延缓糖尿病的发生，综合管理包括：增强身体锻炼、减肥、药物（如二甲双胍）、营养咨询以及提早开始糖尿病筛查。二甲双胍被认为适用于那些 BMI 大于 35 kg/m²，年龄小于 60 岁，以及妊娠期糖尿病病史者

**表 1-13　成人糖尿病的危险因素**

年龄 ≥ 45 岁
体重指数 ≥ 25 kg/m²
直系亲属糖尿病家族史（父母或兄弟姐妹受累）
缺乏身体锻炼
种族：非洲人，西班牙人，美国土著，亚裔美国人；太平洋岛民
先前确诊的糖耐量异常
妊娠期糖尿病病史或曾分娩过体重 > 9 磅新生儿者
高血压 ≥ 140/90 mmHg
HDL 胆固醇 ≤ 35 mg/dl 和 / 或三酰甘油 ≥ 250 mg/dl
多囊卵巢综合征
与胰岛素抵抗相关的情况
合并心血管疾病

HDL = 高密度脂蛋白。
Data from American Diabetes Association，2015 American Diabetes Association：Standards of medical care in diabetes—2015. Diabetes Care 38：S1，2015.

**表 1-14　美国糖尿病协会标准**

**糖尿病诊断标准**

糖化血红蛋白 $A_{1c}$ ≥ 6.5%

**或者**

空腹血糖 ≥ 126 mg/dl。空腹是指至少 8 小时没有摄取热量

**或者**

OGTT 后 2 小时血糖 ≥ 200 mg/dl

**或者**

糖尿病症状 + 随机血糖浓度 ≥ 200 mg/dl。典型的糖尿病症状包括多尿、多饮和不能解释的体重下降

**糖尿病高发风险标准（糖尿病前期）**

空腹血糖：100～125 mg/dl

**或者**

75 g OGTT 后 2 小时血糖：140～199 mg/dl

**或者**

糖化血红蛋白 $A_{1c}$：5.7%～6.4%

$HbA_{1c}$ = 糖化血红蛋白 $A_{1c}$；OGTT = 口服葡萄糖耐量实验
Data from American Diabetes Association：Diagnosis and classification of diabetes mellitus，Diabetes Care. 2008 Jan；31 Suppl 1：S55-S60.

**表 1-15　女性代谢综合征的诊断标准**

| 指标 | 阈值 |
| --- | --- |
| 腰围 | ≥ 88 cm（≥ 35 in） |
| 三酰甘油 | ≥ 150 mg/dl |
| HDL 胆固醇 | < 50 mg/dl |
| 血压 | ≥ 130/85 mm Hg |
| 空腹血糖 | ≥ 110mg/dl |

注：以上疾病在用药物治疗均视为阳性诊断标准
HDL= 高密度脂蛋白
Adapted with permission from Grundy SM, Cleeman JI, Daniels SR, et al: Diagnosis and management of the metabolic syndrome: an American Heart Association/National Heart, Lung, and Blood Institute scientific statement, Circulation 2005 Oct 25; 112（17）: 2735-2752.

（美国糖尿病协会，2015）。

### 12. 代谢综合征

代谢综合征是心血管疾病的一组主要危险因素（表 1-15）。目前，还没有发现代谢综合征的单一致病原因，它可能是多个潜在危险因素共同作用的结果。在这些危险因素中，腹部肥胖和胰岛素抵抗最为重要（Grundy，2005）。

代谢综合征很常见，在 2010 年，22% 的美国女性达到其诊断标准。虽然不同性别易感程度相同，但墨西哥裔美国人患病率最高，且所有种族的发病率都随年龄的增长而增加（Beltrán-Sánchez，2014）。代谢综合征可导致严重的后果，它可增加患糖尿病的风险，也可增加冠心病、心血管疾病和其他原因所致的死亡率（Lorenzo，2003；Malik，2004；Sattar，2003）。在代谢综合征人群中，吸烟和 LDL 胆固醇水平的升高还会大大增加上述风险。

代谢综合征的临床管理目标包括降低临床动脉粥样硬化性疾病和糖尿病的风险。因此，代谢综合征基本治疗首先是改变生活方式，特别是减轻体重和增加运动锻炼。如前所述，在评估时，代谢综合征的每项指标均应参照当前相应的指南进行诊断和治疗。

### 13. 甲状腺疾病

患甲状腺疾病的风险随着年龄的增长而增加，而甲状腺功能障碍在女性中更加普遍。因此，美国甲状腺协会推荐对成人，尤其是女性，从 35 岁开始筛查血清促甲状腺激素（thyroid-stimulating hormone，TSH）浓度，以后每 5 年一次，进行甲状腺功能异常的筛查（Garber，2012）。此外，对于存在甲状腺功能紊乱相关临床症状的个体和具有相关危险因素的人群，需要更频繁的检查。甲状腺功能异常的高危人群包括老年人、颈部放疗病史、接受过甲状腺手术、患自身免疫性疾病、一级亲属甲状腺功能异常，患精神疾病，使用锂的人。与之相反，美国预防医学工作组（2004b）发现对于无症状的女性，无论是推荐还是反对常规筛查都没有足够证据支持。

### 14. 老年病筛查

女性的寿命越来越长，目前美国女性的预期寿命已达到 81 岁（Arias，2014）。女性过了绝经期，很多健康问题可能不是妇科方面的。但是，关于女性自主能力缺乏或记忆丧失，其家属经常会首先联系她的妇科医师。

在这些中，功能状态是指患者独立完成基础和复杂的日常生活的能力。基础活动指洗漱和如厕，而收支的平衡、账单的支付以及家务管理任务则是更为复杂、有用的日常活动（Katz，1963；Lawton，1969）。功能状态的衰退与住院率、收容率、死亡率的升高相关（Walston，2006）。对功能状态丧失的识别可能有助于采取早期干预措施。

再者，认知功能的缺乏可表现为丧失短时或长时记忆、无法解决问题或对个人卫生的忽视。虽然妇科医师对识别认知问题并不专业，但可以进行早期筛查和初步诊断，从而使患者及其家属安心，或者转介患者给老年科医生或神经科医生以提供更加正式的评估。

对于老年痴呆，小型精神状态测验或比较常用的简易认知评估量表可用于基层医院对认知缺陷的筛查（Borson，2000，2006；Folstein，1975）。简易认知评估量表大约需要花 3 分钟时间进行，首先在面谈中给患者 3 个不相关的词让她记住。接下来在讨论中，让其回忆那 3 个词。而画钟测验则是请受试者用手画出标注了给定时间的钟，如 8：30。一个正确的钟是按顺时针方向从 1 逐个标注到 12，并有两个指针正确指向给定时间的数字（指针的长短不限）。在画钟过程中出现任何错误或拒绝画钟均被视为异常。图 1-10 显示简易认知评估量表的得分算法。简易认知状态评估结果提示痴呆的患者，应转诊至该社区的内科医师、老年科医师或神经科医师。

### 15. 精神卫生

#### （1）抑郁和家庭暴力

对于所有年龄段的女性，这些问题都普遍存在，

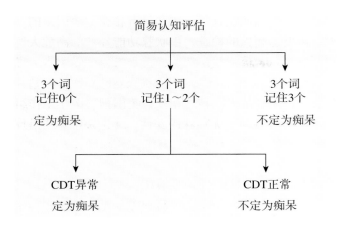

图 1-10　简易认知评估量表
CDT= 画钟测验。(Modified with permission from Borson S，Scanlan J，Brush M，et al：The Mini-Cog：a cognitive "vital signs" measure for dementia screening in multi-lingual elderly. Int J Geriatr Psychiatry 2000 Nov；15（11）：1021-1027.)

并导致明显的精神疾患发病率和死亡率。其中每一项问题都在第 13 章中有详细的阐述。对精神卫生问题应该在常规健康体检中进行常规筛查。对于评估抑郁，一些简单的问题经常很有效，例如"在过去的 2 周里，你是不是感觉到情绪低落、沮丧，或没有希望？""你是否会觉得几乎没有兴趣或乐趣去做任何事情？"（Whooley，1997）。这两个问题构成了个人健康量表 2（personal health questionnaire-2，PHQ2），该量表是对抑郁的有效筛查工具（Kroenke，2003）。任一筛查试验阳性，都提示应该像第 13 章概述的那样进行对抑郁的进一步评估。

对于家庭暴力，美国妇产科医师协会（2012a）指南推荐医师应常规直接地询问妇女关于药物滥用的特异性问题。一般的引导性陈述有助于医务工作者将这一话题引入讨论中，比如"因为在女性的生活中，药物滥用和家庭暴力都非常普遍，我要开始常规询问这方面的情况"。

（2）失眠

失眠现象很普遍，它的定义包括：①入睡困难；②维持睡眠困难；③早醒。失眠可以是原发的，也可以继发于其他条件，比如抑郁、跨时区旅行、不宁腿综合征、兴奋剂的使用、睡眠呼吸暂停（美国国立卫生研究院，2005）。因此，病史采集应该注意询问这些方面的病史，治疗也应该针对这些或其他的继发性原因。

原发性失眠的经典治疗包括认知行为疗法和药物治疗。认知疗法的目的是改变患者对睡眠的信念及态度。行为疗法多种多样，包括控制入睡时间和睡眠时长；尝试改进卧室环境；专注于放松或生物反馈技术（Morgenthaler，2006；Silber，2005）。药物也可以用来帮助睡眠，大多数药物属于苯二氮䓬类（表 1-16）。

### ■ 16. 孕前咨询

女性进行孕前咨询是有一定价值的，以便每次妊娠都是有计划的，从而达到母婴均能获得最好结局的目的。考虑到这一点，表 1-17 中罗列了孕前咨询理想的项目（美国妇产科医师协会，2012b；Jack，2008）。

| 表 1-16　美国 FDA 认证的治疗失眠类药物 | |
|---|---|
| **药物** | **剂量** |
| **苯二氮䓬类** | |
| 替马西泮 | 7.5 ～ 30 mg |
| 艾司唑仑 | 0.5 ～ 2 mg |
| 三唑仑 | 0.125 ～ 0.25 mg |
| 氟西泮 | 15 ～ 30 mg |
| 夸西泮 | 7.5 ～ 15 mg |
| **苯二氮䓬类受体激动剂** | |
| 右旋佐匹克隆 | 1 ～ 3 mg |
| 唑吡坦 | 5 ～ 10 mg |
| 　唑吡坦控释剂型（I）[a] | 6.25 ～ 12.5 mg |
| 　酒石酸唑吡坦[b] | 1.75 mg |
| 扎来普隆 | 5 ～ 20 mg |
| **褪黑素受体激动剂** | |
| 雷美尔通 | 8 mg |

[a] 缓释剂型
[b] 表明半夜会觉醒

表 1-17 孕前咨询项目

| 情况 | 孕前咨询推荐 |
| --- | --- |
| 体重异常 | 每年计算 BMI<br>BMI ≥ 25 kg/m²：饮食指导，必要时检查是否存在糖尿病或代谢综合征<br>BMI ≤ 18.5 kg/m²：评估是否存在饮食失调 |
| 心脏疾病 | 告知孕期的心脏风险。增强心脏功能，并在这期间提供有效的避孕措施。讨论华法林、血管紧张素转化酶抑制剂、血管紧张素受体拮抗剂的致畸性，尽可能在备孕后改成致畸风险更低的药物。对那些患有先天性心脏病者提供遗传咨询。评估患感染性心内膜炎的风险（Nishimura，2014） |
| 高血压 | 告知孕期的特异性风险。对那些长期患有高血压者评估是否存在心室肥厚、视网膜病变以及肾病。对口服血管紧张素转化酶抑制剂、血管紧张素受体拮抗剂的妇女讨论其药物致畸性、服药期间有效的避孕措施以及受孕前是否需换药 |
| 哮喘 | 告知孕期哮喘风险。增强肺功能，并在这期间提供有效的避孕措施。根据美国妇产科医师协会过敏、哮喘及免疫分会（2000）推荐对患有慢性哮喘的妇女进行药物治疗 |
| 易栓症 | 询问其是否有血栓疾病或反复不良妊娠结局的个人或家族史。如果有，并打算备孕，对其进行咨询及筛查。对已知有血栓形成倾向者提供遗传咨询。讨论华法林的致畸性，并在用药时提供有效的避孕措施，在受孕前尽可能改为低致畸性的药物 |
| 肾病 | 告知孕期的特异性风险。控制好血压并在这期间为其提供有效的避孕措施。对口服血管紧张素转化酶抑制剂、血管紧张素受体拮抗剂的妇女讨论其药物致畸性、服药期间有效的避孕措施以及受孕前是否需换药 |
| 胃肠疾病 | 炎症性肠病：告知患该病的妇女可能有低生育力风险及不良妊娠结局风险。讨论甲氨蝶呤和其他免疫调节剂，如较少知道的麦考酚酯的致畸性。在用药期间为其提供有效的避孕措施，并在受孕前尽可能换药 |
| 肝病 | 乙型肝炎：对所有高危妇女在受孕前接种疫苗（表 1-2）。指导慢性携带者预防病毒传播给性伴侣和胎儿。<br>丙型肝炎：筛查高危妇女。告知已感染的妇女该疾病风险及其传播风险。关于治疗，讨论孕期对其治疗的后果，并提供有效的避孕措施 |
| 血液病 | 镰状细胞性贫血：对所有的黑种人妇女进行筛查。对有该特征或患有该疾病的人进行咨询。如有需要，对其性伴侣进行检查。<br>地中海贫血：对有东南亚或地中海血统的妇女进行筛查 |
| 糖尿病 | 控制好血糖，尤其是受孕前后，以降低已知的血糖过高导致的胎儿畸形。评估视网膜病、肾病、高血压等 |
| 甲状腺疾病 | 对有甲状腺疾病症状的妇女进行筛查。确保饮食中有足够的碘。在怀孕前治疗甲状腺功能亢进和甲状腺功能减退症。为甲状腺疾病患者的妊娠结局提供建议 |
| 自身免疫性疾病 | 类风湿关节炎：告知妊娠期疾病恶化风险。讨论甲氨蝶呤和来氟米特的致畸性。在用药期间为其提供有效的避孕措施，并在受孕前改为其他药物。<br>系统性红斑狼疮：告知孕期风险。缓解疾病。讨论麦考酚酯和环磷酰胺的致畸性。在用药期间为其提供有效的避孕措施，并在受孕前尽可能改为其他药物 |
| 神经和精神障碍 | 抑郁症：筛查是否有抑郁症状。若有，告知治疗和不治疗的风险，以及围产期病情加剧的高风险。<br>癫痫：如果有可能的话，用单药治疗控制癫痫发作 |
| 皮肤病 | 讨论异维甲酸和依曲替酯的致畸性，用药期间为其提供有效的避孕措施，在受孕前改用其他药物 |
| 癌症 | 关于癌症治疗前进行生育力保护方案选择以及某些药物治疗后生育率下降的咨询。为那些与突变相关的癌症患者提供遗传咨询。对给予心脏毒性药物（如阿霉素）的患者评估心脏功能。对幼时接受过胸部放疗的患者进行乳房 X 线检查。讨论选择性雌激素受体调节剂的致畸性，并在使用过程中为其提供有效的避孕措施，孕前改为其他药物治疗。回顾化疗并讨论孕期如果继续化疗可能产生的致畸效应 |
| 传染病 | 流感：在流感季节前为所有女性接种疫苗<br>疟疾：避免前往流行地区；提供有效的避孕措施或为计划怀孕的人提供化学药物预防<br>风疹：评估免疫力，有需要者接种疫苗，并在接下来的 3 个月内提供有效的避孕措施<br>肺结核：筛查高危妇女并治疗<br>破伤风：根据需要重新接种疫苗<br>水痘：评估免疫力，有需要者接种疫苗，并在接下来的 3 个月内提供有效的避孕措施 |

**表 1-17　孕前咨询项目**

| 情况 | 孕前咨询推荐 |
|---|---|
| 性传播疾病 | 淋病、梅毒、衣原体感染：按照表 1-1 进行筛查，并按文中所述进行治疗<br>人类免疫缺陷病毒：讨论在受孕前开始治疗以减少围产期传播。为不希望受孕的人提供有效的避孕措施<br>人乳头瘤病毒：按照指南进行筛查（第 29 章），如文中所示进行接种<br>单纯疱疹病毒：为有患病伴侣的无症状女性提供血清学筛查。告知感染女性围产期有传播风险及提供在孕晚期和分娩时采取预防措施的建议 |

ACAAI = 美国过敏、哮喘以及免疫学学会；ACE = 血管紧张素转化酶；ACOG = 美国妇产科医师协会；BCM = 避孕措施；ARB = 血管紧张素受体拮抗剂；BMI = 体重指数；HIV = 人免疫缺陷病毒；HPV = 人乳头瘤病毒；HSV = 单纯疱疹病毒；HTN = 高血压；MTX = 甲氨蝶呤；NSAID = 非甾体类抗炎药；RA = 类风湿关节炎；SERM = 选择性雌激素受体调节剂；SLE = 系统性红斑狼疮；STD = 性传播疾病
数据来自美国妇产科医师协会，2012b；Jack，2008；Kim，2015。

（徐　萍 译　张信美 审校）

# 参考文献

American Cancer Society: Skin cancer prevention and early detection. 2013. Available at: http://www.cancer.org/acs/groups/cid/documents/webcontent/003184-pdf.pdf. Accessed February 11, 2015

American Cancer Society: Breast cancer prevention and early detection. 2014. Available at: http://www.cancer.org/acs/groups/cid/documents/webcontent/003165-pdf.pdf. Accessed February 11, 2015

American College of Obstetricians and Gynecologists: Adolescent confidentiality and electronic health records. Committee Opinion No. 599, May 2014a

American College of Obstetricians and Gynecologists: Bariatric surgery and pregnancy. Practice Bulletin No. 105, June 2009, Reaffirmed 2013

American College of Obstetricians and Gynecologists: Breast cancer screening. Practice Bulletin No. 122, August 2011, Reaffirmed 2014b

American College of Obstetricians and Gynecologists: Guidelines for Women's Health Care, 4th ed. Washington, 2014c

American College of Obstetricians and Gynecologists: Intimate partner violence. Committee Opinion No. 518, February 2012a

American College of Obstetricians and Gynecologists: Routine human immunodeficiency virus screening. Committee Opinion No. 596, May 2014d

American College of Obstetricians and Gynecologists: The importance of preconception care in the continuum of women's health care. Committee Opinion No. 313, September 2005, Reaffirmed 2012b

American College of Obstetricians and Gynecologists: The initial reproductive health visit. Committee Opinion No. 598, May 2014e

American College of Obstetricians and Gynecologists: Well-woman visit. Committee Opinion No. 534, August 2012, Reaffirmed 2014f

American College of Obstetricians and Gynecologists (ACOG) and American College of Allergy, Asthma and Immunology (ACAAI): The use of newer asthma and allergy medications during pregnancy. Ann Allergy Asthma Immunol 84(5):475, 2000

American Diabetes Association: Standards of medical care in diabetes—2015. Diabetes Care 38:S1, 2015

American Heart Association: Understanding Blood Pressure Readings. 2014. Available at: http://www.heart.org/HEARTORG/Conditions/HighBloodPressure/AboutHighBloodPressure/Understanding-Blood-Pressure-Readings_UCM_301764_Article.jsp. Accessed July 14, 2015

Arias E: United States life tables, 2010. Natl Vital Stat Rep 63(7):1, 2014

Assmann G, Schulte H, von Eckardstein A: Hypertriglyceridemia and elevated lipoprotein(a) are risk factors for major coronary events in middle-aged men. Am J Cardiol 77(14):1179, 1996

Astrup A, Rössner S, Van Gaal L, et al: Effects of liraglutide in the treatment of obesity: a randomised, double-blind, placebo-controlled study. Lancet 374(9701):1606, 2009

Austin MA, Hokanson JE, Edwards KL: Hypertriglyceridemia as a cardiovascular risk factor. Am J Cardiol 81(4A):7B, 1998

Beltrán-Sánchez H, Harhay MO, Harhay MM, et al: Prevalence and trends of metabolic syndrome in the adult U.S. population, 1999–2010. J Am Coll Cardiol 62(8):697, 2013

Blackwell DL, Lucas JW, Clarke TC: Summary health statistics for U.S. adults: national health interview survey, 2012. Vital Health Stat 10(260):1, 2014

Borson S, Scanlan J, Brush M, et al: The Mini-Cog: a cognitive "vital signs" measure for dementia screening in multi-lingual elderly. Int J Geriatr Psychiatry 15:1021, 2000

Borson S, Scanlan J, Watanabe J, et al: Improving identification of cognitive impairment in primary care. Int J Geriatr Psychiatry 21:349, 2006

Braith RW, Stewart KJ: Resistance exercise training: its role in the prevention of cardiovascular disease. Circulation 113(22):2642, 2006

Brosse AL, Sheets ES, Lett HS, et al: Exercise and the treatment of clinical depression in adults: recent findings and future directions. Sports Med 32:741, 2002

Bushnell C, McCullough L: Stroke prevention in women: synopsis of 2014 American Heart Association/American Stroke Association Guidelines. Ann Intern Med 160:853, 2014

Centers for Disease Control and Prevention: National diabetes statistics report: estimates of diabetes and its burden in the United States, 2014. Atlanta, U.S. Department of Health and Human Services, 2014

Centers for Disease Control and Prevention: Sexually transmitted diseases treatment guidelines, 2014. MMWR xx(xx):1, 2015

Centers for Disease Control and Prevention: U.S. Selected Practice Recommendations for Contraceptive Use, 2013. MMWR Recomm Rep 62(5):1, 2013

Chobanian AV, Bakris GL, Black HR, et al: The Seventh Report of the Joint National Committee on Prevention, Detection, Evaluation, and Treatment of High Blood Pressure: the JNC 7 report. JAMA 289(19):2560, 2003

Cleary PA, Orchard TJ, Genuth S, et al: The effect of intensive glycemic treatment on coronary artery calcification in type 1 diabetic participants of the Diabetes Control and Complications Trial/Epidemiology of Diabetes Interventions and Complications (DCCT/EDIC) Study. Diabetes 55(12):3556, 2006

Eckel RH, Jakicic JM, Ard JD, et al: 2013 AHA/ACC guideline on lifestyle management to reduce cardiovascular risk: a report of the American College of Cardiology/American Heart Association Task Force on Practice Guidelines. Circulation 129(25 Suppl 2):S76, 2014

Fidler MC, Sanchez M, Raether B, et al: A one-year randomized trial of lorcaserin for weight loss in obese and overweight adults: the BLOSSOM trial. J Clin Endocrinol Metab 96(10):3067, 2011

Fiore MC, Jaen CR, Baker TB, et al: Treating tobacco use and dependence: 2008 update. Rockville, U.S. Department of Health and Human Services, 2008

Fioretto P, Bruseghin M, Berto I, et al: Renal protection in diabetes: role of glycemic control. J Am Soc Nephrol 17(4 Suppl 2):S86, 2006

Flegal KM, Carroll MD, Kit BK, et al: Prevalence of obesity and trends in the distribution of body mass index among US adults, 1999–2010. JAMA 307(5):491, 2012

Folstein M, Folstein S, McHugh P: "Mini-mental state". A practical method for grading the cognitive state of patients for the clinician. J Psychiatr Res 12:189, 1975

Food and Drug Administration: Completed safety review of Xenical/Alli (orlistat) and severe liver injury. 2010. http://www.fda.gov/Drugs/DrugSafety/PostmarketDrugSafetyInformationforPatientsandProviders/ucm213038.htm. Accessed February 13, 2015

Gadde KM, Allison DB, Ryan DH, et al: Effects of low-dose, controlled-release, phentermine plus topiramate combination on weight and associated comorbidities in overweight and obese adults (CONQUER): a randomised, placebo-controlled, phase 3 trial. Lancet 377(9774):1341, 2011

Garber JR, Cobin RH, Gharib H, et al: Clinical practice guidelines for hypothyroidism in adults: cosponsored by the American Association of Clinical Endocrinologists and the American Thyroid Association. Endocr Pract 18(6):988, 2012

Go AS, Mozaffarian D, Roger VL, et al: Heart disease and stroke statistics—2014 update: a report from the American Heart Association. Circulation 129(3):e28, 2014

Goldstein LB, Adams RM, Alberts MJ, et al: Primary prevention of ischemic stroke: a guideline from the American Heart Association/American Stroke Association Stroke Council. Stroke 37:1583, 2006

Griffith WF, Stuart GS, Gluck KL, et al: Vaginal speculum lubrication and its effects on cervical cytology and microbiology. Contraception 72(1):60, 2005

Grundy SM, Cleeman JI, Daniels SR, et al: Diagnosis and management of the metabolic syndrome: an American Heart Association/National Heart, Lung, and Blood Institute scientific statement. Circulation 112(17):2735, 2005

Henness S, Perry CM: Orlistat: a review of its use in the management of obesity. Drugs 66(12):1625, 2006

Horenstein RB, Smith DE, Mosca L: Cholesterol predicts stroke mortality in the Women's Pooling Project. Stroke 33(7):1863, 2002

Hutter MM, Schirmer BD, Jones DB, et al: First report from the American College of Surgeons Bariatric Surgery Center Network: laparoscopic sleeve gastrectomy has morbidity and effectiveness positioned between the band and the bypass. Ann Surg 254(3):410, 2011

Imperiale TF, Ransohoff DF, Itzkowitz SH, et al: Multitarget stool DNA testing for colorectal-cancer screening. N Engl J Med 370(14):1287, 2014

Institute of Medicine Report: Clinical preventive services for women: closing the gaps. Washington, National Academies Press, 2011

Jack BW, Atrash H, Coonrod DV, et al: The clinical content of preconception care: an overview and preparation of this supplement. Am J Obstet Gynecol 199(6 Suppl 2):S266, 2008

Jackson TD, Hutter MM: Morbidity and effectiveness of laparoscopic sleeve gastrectomy, adjustable gastric band, and gastric bypass for morbid obesity. Adv Surg 46:255, 2012

James PA, Oparil S, Carter BL, et al: 2014 evidence-based guideline for the management of high blood pressure in adults: report from the panel members appointed to the Eighth Joint National Committee (JNC 8). JAMA 311(5):507, 2014

Jensen MD, Ryan DH, Apovian CM, et al: 2013 AHA/ACC/TOS guideline for the management of overweight and obesity in adults: a report of the American College of Cardiology/American Heart Association Task Force on Practice Guidelines and The Obesity Society. Circulation 129(25 Suppl 2):S102, 2014

Katz S, Ford AB, Moskowitz RW, et al: Studies of illness in the aged. The index of ADL: a standardized measure of biological and psychosocial function. JAMA 185:914, 1963

Kim DK, Bridges CB, Harriman HK, et al: Advisory Committee on Immunization Practices recommended immunization schedule for adults aged 19 years or older: United States, 2015. Ann Intern Med 162:214, 2015

Knowler WC, Barrett-Connor E, Fowler SE, et al: Reduction in the incidence of type 2 diabetes with lifestyle intervention or metformin. N Engl J Med 346:393, 2002

Kösters JP, Gøtzsche PC: Regular self-examination or clinical examination for early detection of breast cancer. Cochrane Database Syst Rev 3:CD003373, 2008

Kroenke K, Spitzer RL, Williams JB: The Patient Health Questionnaire-2: validity of a two-item depression screener. Med Care 41(11):1284, 2003

Law MR, Wald NJ, Thompson SG: By how much and how quickly does reduction in serum cholesterol concentration lower risk of ischaemic heart disease? BMJ 308(6925):367, 1994

Lawton MP, Brody EM: Assessment of older people: self-monitoring and instrumental activities of daily living. Gerontologist 9:179, 1969

Lee IM: Physical activity and cancer prevention—data from epidemiologic studies. Med Sci Sports Exercise 35(11):1823, 2003

Levin B, Lieberman DA, McFarland B, et al: Screening and surveillance for the early detection of colorectal cancer and adenomatous polyps, 2008: a joint guideline from the American Cancer Society, the U.S. Multi-Society Task Force on Colorectal Cancer, and the American College of Radiology. CA Cancer J Clin 58(3):130, 2008

Lorenzo C, Okoloise M, Williams K, et al: The metabolic syndrome as predictor of type 2 diabetes: the San Antonio heart study. Diabetes Care 26(11):3153, 2003

Mainous AG III, Everett CJ, Liszka H, et al: Prehypertension and mortality in a nationally representative cohort. Am J Cardiol 94(12):1496, 2004

Malik S, Wong ND, Franklin SS, et al: Impact of the metabolic syndrome on mortality from coronary heart disease, cardiovascular disease, and all causes in United States adults. Circulation 110(10):1245, 2004

Martin CL, Albers J, Herman WH, et al: Neuropathy among the diabetes control and complications trial cohort 8 years after trial completion. Diabetes Care 29(2):340, 2006

McDonald S, Saslow D, Alciati MH: Performance and reporting of clinical breast examination: a review of the literature. CA Cancer J Clin 54:345, 2004

Meissner HI, Breen N, Klabunde CN, et al: Patterns of colorectal cancer screening uptake among men and women in the United States. Cancer Epidemiol Biomarkers Prev 15(2):389, 2006

Merhi ZO: Impact of bariatric surgery on female reproduction. Fertil Steril 92(5):1501, 2009

Miller M, Stone NJ, Ballantyne C, et al: Triglycerides and cardiovascular disease: a scientific statement from the American Heart Association. Circulation 123(20):2292, 2011

Morgenthaler T, Kramer M, Alessi C, et al: Practice parameters for the psychological and behavioral treatment of insomnia: an update. An American Academy of Sleep Medicine report. Sleep 29(11):1415, 2006

Mosca L, Benjamin EJ, Berra K, et al: Effectiveness-based guidelines for prevention of cardiovascular disease in women—2011 update. Circulation 123:1243, 2011

National Cancer Institute: Breast Cancer Screening (PDQ®). Available at: http://www.cancer.gov/cancertopics/pdq/screening/breast/healthprofessional/page1. Accessed February 12, 2015

National Cholesterol Education Program: Detection, evaluation, and treatment of high blood cholesterol in adults (Adult Treatment Panel III). National Institutes of Health Publication No.01–3670, Bethesda, 2001

National Heart, Lung, and Blood Institute: The practical guide: identification, evaluation, and treatment of overweight and obesity in adults. National Institutes of Health Publication No. 98–4084, Bethesda, 2000

National Institutes of Health: NIH state-of-the-science conference statement on manifestations and management of chronic insomnia in adults. NIH Consens State Sci Statements 22(2):1, 2005

Nishimura RA, Otto CM, Bonow RO, et al: 2014 AHA/ACC Guideline for the Management of Patients with Valvular Heart Disease: a report of the American College of Cardiology/American Heart Association Task Force on Practice Guidelines. Circulation 129(23):e521, 2014

Oeffinger KC, Fontham, ET, Etzioni R, et al: Breast cancer screening for women at average risk 2015 guideline update from the American Cancer Society. JAMA 314(15):1599, 2015

Pescatello LS, Franklin BA, Fagard R, et al: American College of Sports Medicine position stand. Exercise and hypertension. Med Sci Sports Exercise 36(3):533, 2004

Qaseem A, Humphrey LL, Harris R, et al: Screening pelvic examination in adult women: a clinical practice guideline from the American College of Physicians. Ann Intern Med 161:67, 2014

Sanford KW, McPherson RA: Fecal occult blood testing. Clin Lab Med 29(3):523, 2009

Saslow D, Hannan J, Osuch J, et al: Clinical breast examination: practical recommendations for optimizing performance and reporting. CA Cancer J Clin 54:327, 2004

Sattar N, Gaw A, Scherbakova O, et al: Metabolic syndrome with and without C-reactive protein as a predictor of coronary heart disease and diabetes in the West of Scotland Coronary Prevention Study. Circulation 108(4):414, 2003

Schuster RJ, Tasosa J, Tenwood NA: Translational research—implementation of NHLBI Obesity Guidelines in a primary care community setting: the Physician Obesity Awareness Project. J Nutr Health Aging 12(10):764S, 2008

Sever PS, Dahlof B, Poulter NR, et al: Prevention of coronary and stroke events with atorvastatin in hypertensive patients who have average or lower-than-average cholesterol concentrations, in the Anglo-Scandinavian Cardiac Outcomes Trial—Lipid Lowering Arm (ASCOT-LLA): a multicentre randomised controlled trial. Lancet 361:1149, 2003

Siegel RL, Miller KD, Jemal A: Cancer statistics, 2015. CA Cancer J Clin 65(1):5, 2015

Sigal RJ, Kenny GP, Wasserman DH, et al: Physical activity/exercise and type 2 diabetes. Diabetes Care 27(10):2518, 2004

Silber MH: Clinical practice. Chronic insomnia. N Engl J Med 353(8):803, 2005

Smith RA, Manassaram-Baptiste D, Brooks D, et al: Cancer screening in the United States, 2015: a review of current American Cancer Society guidelines and current issues in cancer screening. CA Cancer J Clin 65(1):30, 2015

Smith SR, Weissman NJ, Anderson CM, et al: Multicenter, placebo-controlled trial of lorcaserin for weight management. N Engl J Med 363(3):245, 2010

Stone NJ, Robinson JG, Lichtenstein AH, et al: 2013 ACC/AHA guideline on the treatment of blood cholesterol to reduce atherosclerotic cardiovascular risk in adults: a report of the American College of Cardiology/American Heart Association Task Force on Practice Guidelines. Circulation 29(25 Suppl 2):S1, 2014

Thomas DB, Gao DL, Ray RM: Randomized trial of breast self-examination in Shanghai: final results. J Natl Cancer Inst 94(19):1445, 2002

Torrijos RM, Glantz SA: The US Public Health Service "treating tobacco use and dependence clinical practice guidelines" as a legal standard of care. Tob Control 15(6):447, 2006

U.S. Department of Health and Human Services: 2008 Physical activity guidelines for Americans. Available at: http://www.health.gov/PAGuidelines/pdf/paguide.pdf. Accessed February 13, 2015

U.S. Preventive Services Task Force: Screening for breast cancer. 2009. Available at: http://www.uspreventiveservicestaskforce.org/Page/Topic/recommendation-summary/breast-cancer-screening. Accessed February 12, 2015

U.S. Preventive Services Task Force: Screening for genital herpes. 2005. Available at: http://www.uspreventiveservicestaskforce.org/uspstf05/herpes/herpesrs.htm. Accessed February 13, 2015

U.S. Preventive Services Task Force: Screening for hepatitis B virus infection. 2014a. Available at: http://www.uspreventiveservicestaskforce.org/Page/Topic/recommendation-summary/hepatitis-b-virus-infection-screening-2014. Accessed February 13, 2015

U.S. Preventive Services Task Force: Screening for syphilis infection. 2004a. Available at: http://www.uspreventiveservicestaskforce.org/3rduspstf/syphilis/syphilrs.htm. Accessed February 13, 2015

U.S. Preventive Services Task Force: Screening for thyroid disease. 2004b. Available at: http://www.uspreventiveservicestaskforce.org/Page/Topic/recommendation-summary/thyroid-disease-screening. Accessed February 13, 2015

U.S. Preventive Services Task Force: The Guide to Clinical Preventive Services, 2014b. Rockville, 2014

Vuori IM: Dose-response of physical activity and low back pain, osteoarthritis, and osteoporosis. Med Sci Sports Exerc 33(6 Suppl):S551, 2001

Walston J, Hadley EC, Ferrucci L, et al: Research agenda for frailty in older adults: toward a better understanding of physiology and etiology: summary from the American Geriatrics Society/National Institute on Aging Research Conference on Frailty in Older Adults. J Am Geriatr Soc 54(6):991, 2006

Wang Y, Wang QJ: The prevalence of prehypertension and hypertension among US adults according to the new joint national committee guidelines: new challenges of the old problem. Arch Intern Med 164(19):2126, 2004

Whooley MA, Avins AL, Miranda J, et al: Case-finding instruments for depression. Two questions are as good as many. J Gen Intern Med 12(7):439, 1997

Williams MA, Haskell WL, Ades PA, et al: Resistance exercise in individuals with and without cardiovascular disease: 2007 update: a scientific statement from the American Heart Association Council on Clinical Cardiology and Council on Nutrition, Physical Activity, and Metabolism. Circulation 116(5):572, 2007

Wolff T, Tai E, Miller T: Screening for skin cancer: an update of the evidence for the U.S. Preventive Services Task Force. Ann Intern Med 150:194, 2009

Youngstedt SD: Effects of exercise on sleep. Clin Sports Med 24:355, 2005

Zieman M, Guillebaud J, Weisberg E, et al: Contraceptive efficacy and cycle control with the Ortho Evra/Evra transdermal system: the analysis of pooled data. Fertil Steril 77:S13, 2002

# 第二章

# 妇科成像技术

过去几十年，一些影像技术取得了飞速的发展。如今，已经能够获得很好的女性盆腔结构的影像。因此，超声技术在妇科领域的应用几乎与产科平行发展。传统超声技术通过进一步发展可以继续满足临床的需求。例如，三维（3-D）成像技术在很大程度上提高了超声检查的价值，使超声检查在评估众多妇科疾病方面可与 CT 扫描、MRI 相媲美。同样，MRI 引导下的高强度聚焦超声在子宫肌瘤治疗中的应用也得到了进一步发展。

## 一、超声

### 1. 物理性质

超声检查中，屏幕上显示的图像是由声波反射产生的成像结构。首先，交流电被应用到含有压电晶体的换能器上，压电晶体将电能转换成高频声波。耦合剂是涂抹于皮肤的水溶性凝胶。声波经过数层组织，遇到两种不同密度的组织界面就被反射回探头，然后转化成电能，显示在屏幕上。

像骨骼或人工合成物，如宫内节育器等致密材料，可产生高速反射波，在屏幕上显示为白色的高回声。相反，液体只产生很少的反射波，因此，在屏幕上显示为黑色的无回声。中等密度的组织可产生不同程度的灰阶，图像相对于周边组织表现为低回声或高回声。屏幕上的图像是实时成像，生成速度非常快，50 ～ 100 帧 / 秒。

当两种结构的声阻抗相差很大时，超声反射会很强。这就解释了为什么超声能很好地显示囊肿。囊肿壁产生强回声，但囊肿液体没有回声。正如多数声波可穿透囊肿，故其后方区域回声增强一样，这种声像学特征叫做"穿透"或"后方回声增强"（图 2-1）。相反，声波很少穿透致密结构，因此其后方产生回声衰减带，称作"声影"（图 2-2）。

发射超声波的频率以兆赫（MHz）表示，这意味着超声波每秒有一百万次振动。频率与其波长成反

比，因此发射高频脉冲的探头产生的波长较短，这使得界面之间的空间分辨率或清晰度更高，但穿透力较小。凸阵探头能提供更宽的视野，但通常比线阵探头

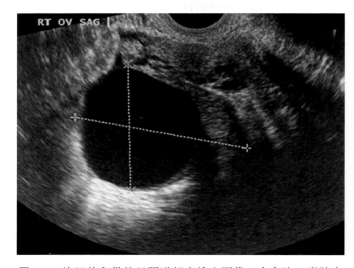

**图 2-1** 绝经前卵巢的经阴道超声检查图像，含卵泡。囊肿内部液体显示为黑色或无回声。注意囊肿后方的白色或高回声区域，这种声像学表现叫做"后壁回声增强"或"穿透"

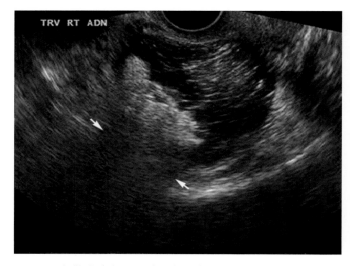

**图 2-2** 卵巢畸胎瘤经阴道超声图像，表现为后方声影（箭头所指）

产生的超声波频率低。高频探头（10～15兆赫）用于表面结构的成像，如乳房肿块或上臂内埋入的依托孕酮植入物。深部的组织结构需要较低的频率来成像。因此，经腹探头频率通常在3～5兆赫范围内，而经阴道探头频率通常在5～10兆赫范围内。

### 2. 检查技术

美国超声医学会（2014）制定了女性盆腔超声检查指南，用来保障患者医疗质量，并可为超声医师提供帮助。指南中的设备以及参考文献可在以下网址查询 http：//www.aium.org/resources/guidelines/femalepelvis.pdf.

每次检查结束后应将所有探头进行清洁，阴超探头插入阴道前应戴防护套进行隔离保护。行阴道超声检查（TVS）时应有一名女性医务人员陪同。指南指出，超声检查时应对女性盆腔的每个器官和解剖区域进行检查。例如，扫查子宫时应记录以下内容：子宫大小、形态、位置及子宫内膜、肌层和宫颈的相关描述。检查结果及相关说明应给予标注，并永久保存在病例中。研究机构还应保存一份副本。

#### （1）灰阶成像

各种检查技术可用于女性盆腔的超声研究。其中，使用3～5兆赫凸阵探头进行经腹检查是妇科常规检查的首选，它可以显示盆腔所有器官及其空间关系的整体声像（美国超声医学会，2014年）。在非妊娠患者中，充盈的膀胱从耻骨联合后方向上推举子宫，排开肠管的遮挡，有利于充分观察脏器。此外，膀胱作为声窗，可以改善超声波的传播。对于膀胱顶上方大的病灶或肿块，经腹超声可为评估疾病提供宽阔的视野。尽管如此，经腹超声对子宫内膜的评估有限，通常需要经阴道超声检查。

经阴道超声检查（TVS）使用的是高频探头（5～10 MHz），这是妇科常规检查的第二步，它可以增加图像的灵敏度和空间分辨率。经阴道超声检查是在真骨盆范围内探查盆腔解剖的理想选择。对于较大肿块，探查视野可能不充分，可用经腹超声检查辅助诊断。将探头放于阴道穹窿部使其更接近检查的区域，减少浅表软组织的声束衰减。与经腹超声成像相反的是经阴道超声检查前需排空膀胱。经阴道超声检查几乎没有条件限制。处女膜闭锁和患者拒绝检查是绝对禁忌证。相对禁忌证是患者为处女或内口狭窄。但是患者可以在适当建议或劝说下接受检查。

经直肠和经会阴超声技术分别采用经直肠探头和传统探头置于会阴区进行图像采集。这两项检查技术在临床不常用，其适应证如盆底成像将在之后的章节中讨论。

#### （2）谐波成像

该技术通过使用多个频率代替单一频率同时发射超声波束，旨在提高组织分辨率及图像质量。新型探头和后处理功能提高了图像的分辨率，尤其是表面成像方面。同时也减少了来源于表浅结构（如脂肪组织）的伪影。因此，组织谐波成像常常用于超声检查。

#### （3）多普勒技术

该技术可通过经腹部超声或经阴道超声使用，基于血管尤其是动脉内红细胞具有流速的原理来检测盆腔脏器血流。彩色多普勒可探及并描绘出实时成像过程中特定血管的血流频谱波形。通常用比率来比较不同种类的波形。最简单的是收缩期与舒张期比值（S/D），它是将最大（或峰值）收缩血流速度与舒张末期血流速度进行比较，评估下游阻抗对血流的影响（图2-3）。在动脉多普勒频谱参数中，阻力指数和搏动指数也是常用的方法。这些定量指标通过计算收缩期峰值流速和舒张末期流速之间的差异来评估动脉内红细胞速度的声阻抗。

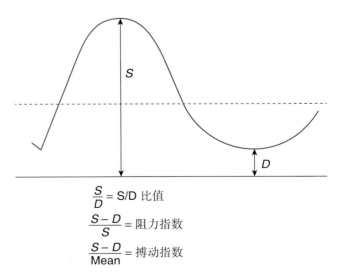

$$\frac{S}{D} = S/D \text{ 比值}$$

$$\frac{S-D}{S} = \text{阻力指数}$$

$$\frac{S-D}{\text{Mean}} = \text{搏动指数}$$

图 2-3　多普勒血流速度收缩期-舒张期波形指数。S代表收缩期峰值流速或速度，D代表舒张末期流速或速度。平均速度，即时间平均速度，是由计算机数字化波形计算出来的（Reproduced with permission from Cunningham FG, Leveno KL, Bloom SL, et al：Williams Obstetrics, 24th ed. New York：McGraw-Hill Education；2014.）

另一个应用是彩色多普勒成像。彩色脉冲多普勒速度信息与实时灰度图像相叠加。颜色按照比例使得色彩明亮度与血流速度成正比。此外，彩色多普勒还可提示血流方向，即不同颜色代表不同的血流方向。血流方向朝向探头习惯定义为红色，血流方向远离探头定义为蓝色。并不是所有的妇科检查都需要应用彩色多普勒。运用该技术的一个常见适应证是附件肿块。肿瘤内的新生血管由缺乏平滑肌的异常血管组成，并含有多个动静脉瘘。图 2-4 所示的肿块，其血流阻力较低（Kurjak，1992；Weiner，1992）。彩色多普勒在妇科的其他适应证包括：评价卵巢肿物是否扭转、异位妊娠相关的子宫外血管的检测以及评估子宫肌瘤和子宫内膜疾病的子宫血流灌注（Fleischer，2005）。出于安全考虑彩色和频谱多普勒可以产生高声强，因此不鼓励在妊娠早期常规使用多普勒成像，除非有重要的临床指征。

能量多普勒成像是基于红细胞运动的另一成像类型，其通过利用血管与周围组织的信 - 噪特征来检测红细胞运动产生的多普勒能量信号。该方法并不能提供血流方向的信息，因此仅显示为单一颜色，通常为黄色或橙色。但能量多普勒对检测低速血流，如静脉和小动脉的血流较敏感。尽管使用频率低于彩色多普勒成像，但能量多普勒可以收集有关子宫内膜和卵巢异常的相关信息（图 2-5）。

### （4）盐水灌注超声造影

盐水灌注超声造影（saline in fusion sonography，SIS），也称宫腔声学造影，通过用无菌盐水扩张子宫腔来显示详细的子宫内膜解剖结构。SIS 通常是在常

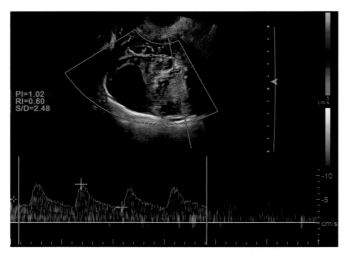

**图 2-4**　复杂的卵巢肿块，囊性区不规则，实性成分血流呈中等阻力（PI=1.02）。术中病理显示为黏液腺癌

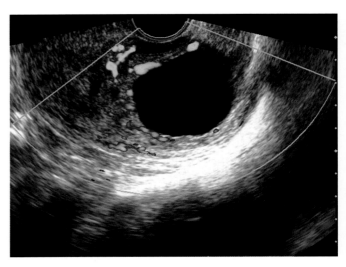

**图 2-5**　剖宫产术后子宫下段妊娠囊的能量多普勒评价。图中所示为环状血流，与植入妊娠囊的滋养细胞周边血流一致

规经阴道超声检查中发现子宫内膜肿块或内膜厚度异常后选择的进一步检查。如果由于子宫位置或病理原因，子宫内膜厚度成像不佳，SIS 还可以帮助一些不孕不育患者检查，观察子宫内膜厚度。

排尿后，先用阴道超声对女性进行全面的评估。然后插入阴道窥器，用消毒液消毒阴道和宫颈，将可以通无菌生理盐水的导管插入宫颈管并穿过宫颈内口。一般情况下不使用探针。插入导管时应避免触碰宫腔底部，以免引起疼痛或血管迷走神经反应，或引起子宫内膜剥落，造成假阳性。取出阴道窥器时要小心，以防导管脱落，然后插入阴道探头，再以患者能耐受的速度经导管注入无菌生理盐水。通常 20 ～ 40 ml 可使宫腔扩张（图 2-6）。在这个过程中，可以通过阴道超声来观察宫腔。超声医师可从一侧宫角到另一侧宫角进行纵切面扫查，从宫底到宫颈进行横切面扫查。在无回声的生理盐水衬托下，能更好地观察不规则的子宫内膜。检查结束时，可在超声监测下拔出导管。同时也可以评估子宫峡部、宫颈管、上阴道和阴道穹隆，这种技术称为超声阴道造影。整个过程平均持续 5 ～ 10 分钟。

导管分很多种，包括硬质导管和软质导管，带或不带气囊。我们使用的是一个 7 号子宫输卵管碘油造影的气囊导管，它通过堵塞宫颈内口，可以防止用来膨宫的介质回流，能使介质稳定并能尽量扩张宫腔。我们发现这种导管很容易放置且耐受性好（图 2-7）。膨宫的溶液也有多种，包括生理盐水、乳酸盐林格溶液和 1.5% 的甘氨酸。无菌生理盐水价格低廉并能提供最佳的成像。现在已经开发了凝胶和泡沫物质来避

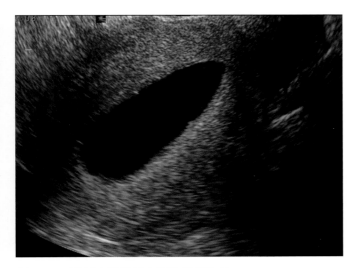

图 2-6　正常子宫腔的盐水灌注超声检查

免回流的问题。然而，这些替代产品尚未得到充分的研究，在临床实践中也没有得到广泛的应用。

对未绝经的女性，SIS 在月经周期前 10 天内应用效果最好，最理想的时间是月经周期的第 4 天、第 5 天或第 6 天，因为此时期的内膜最薄。这个时期可避免将月经血块误认为宫内病变或因子宫内膜增厚而遗漏病变。另外，这个时期通常能排除怀孕。对于绝经后的女性，检查时间将不受周期限制。

SIS 的并发症极少，感染风险小于 1%（Bonnamy，2002）。美国妇产科医师协会（2014 年）建议对患有盆腔炎（pelvic in flammatory disease，PID）或输卵管积水的妇女预防性使用抗生素，口服 100 mg 强力霉素，每天 2 次，连续使用 5 天。虽未经循证医学证实，但对于免疫功能低下的女性，如患有糖尿病、癌症或艾滋病，在做完 SIS 后，我们通常会开 200 mg 的强力霉素口服预防感染。对于不孕症患者，因盆腔感染可能造成输卵管损伤，也给予预防应用。检查时疼痛一般很轻。以我们的经验，做过输卵管结扎的女性会有更多的不适，可能与液体不能通过输卵管正常流出有关。在操作前 30 分钟使用非甾体类抗炎药（NSAID）通常会将任何潜在的不适感降到最低。

SIS 的禁忌证包括子宫积血、妊娠、急性盆腔炎或阻塞，如宫颈和阴道的萎缩或狭窄。对宫颈狭窄的绝经后女性，以下方法能提供帮助：在超声造影的前一天晚上和当天早上，口服米索前列醇 200 μg；使用 1% 的利多卡因而不用肾上腺素进行宫颈旁阻滞；用宫颈钳牵引宫颈；在超声引导下，用扩宫棒进行持续的宫颈扩张。Pisal 和同事（2005）建议使用 20 口径的脊椎穿刺针，在超声引导下插入宫腔，以克服严重的宫颈狭窄。

### （5）子宫输卵管超声造影

以往，只有当输卵管扩张时，超声检查才能发现，例如梗阻。超声检查时注射造影剂，称为输卵管声学造影、子宫输卵管声学造影、子宫输卵管超声造影（hysterosalpingocontrast sonography，HyCoSy）。现在已成为一个准确的评估输卵管通畅性的方法（Hamed，2009）。

HyCoSy 的完成方式类似于 SIS。从子宫腔内流出的液体能被宫颈管内的球囊挡住。当液体流入子宫角时，经阴道超声探头可扫查到输卵管的大致位置。通过导管注入强回声超声造影剂（Echovist、Albunex 或 Infoson）填充空腔，然后灌注到输卵管（图 2-8）。

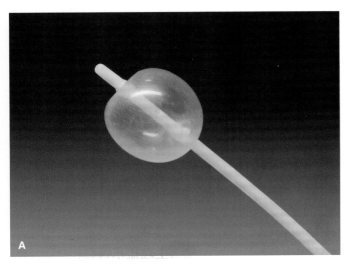

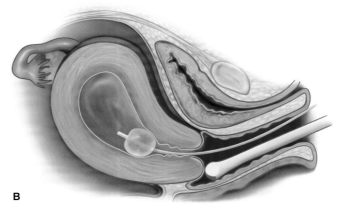

图 2-7　A．超声检查用盐水灌注导管。B．盐水灌注超声造影

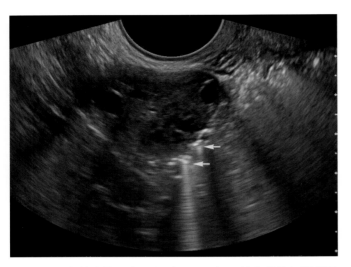

图 2-8　子宫输卵管超声造影（HyCoSy）显示卵巢的经阴道图像，其周围有气泡回声（箭头）。盐水造影剂中的空气会产生明亮的回声和衰减伪影，卵巢附近显影代表造影剂通过了输卵管，输卵管是通畅的

另外，空气和无菌盐水是另一种造影剂。无论选择哪种造影剂，导管在充满造影剂时都会出现高回声。彩色或脉冲多普勒技术通过显示管内流速来提高子宫输卵管超声造影的诊断准确性（Kupesic，2007）。我们使用 FemVueSono 输卵管评估系统，同时以可控的方式输入空气和无菌生理盐水。空气和无菌生理盐水混合回声的正压流动会产生"闪烁"，可使用实时超声进行监测。输卵管通畅，造影剂会从子宫输卵管连接处通过，穿过输卵管并从伞端流出。然后，气泡包围卵巢或填充后穹窿。目前还没有大型研究量化 HyCoSy 术后盆腔感染的风险，围术期抗生素预防与我们的 SIS 方案一致。

HyCoSy 结合 SIS 检查可对宫腔和子宫肌层解剖、输卵管通畅性和附件进行全面评估。使具有成本效益和时间效率的"一站式"评估成为可能（Saunders，2011）。然而，HyCoSy 确实有其局限性。我们发现，由于正常的输卵管弯曲，整个输卵管常常无法显示。为此，最近有研究评估了三维超声结合 HyCoSy 的价值，以更容易观察整个输卵管长度（Exacoustos，2013；Zhou，2012）。类似于后文讨论的子宫输卵管造影（HSG），HyCoSy 可以显示输卵管痉挛引起的假性闭塞。但是，输卵管畅通并不总是代表输卵管功能正常。最后，在选定的病例中，可能仍然需要 HSG 更准确地描述输卵管解剖（Mol，1996）。

**HyCoSy** 虽然在检测输卵管病变方面可与 HSG 相媲美，但仅仅是在最近才成为临床上的常规应用方法（Heikinen，1995；Strandell，1999）。　与 HSG 相比，HyCoSy 也可以在门诊进行，成本较低，患者耐受性好，避免了 X 射线照射或碘相关过敏反应，并提供了子宫肌壁和卵巢形态的信息（Luciano，2014；Savelli，2009）。与 HSG 相比，HyCoSy 的优点在于评估宫腔镜绝育后的患者同样有效。也就是说，使用 Essure 输卵管微栓封堵输卵管避孕（宫腔镜下），必须在绝育后 3 个月确认输卵管阻塞（Luciano，2011）。尽管如此，美国食品药品监督管理局（FDA）和制造商目前仍建议 HSG 通过 Essure 显示输卵管阻塞。

**（6）三维超声**

**技术方面。**二维超声观察盆腔器官有限。骨性骨盆限制了经腹超声从骨盆侧壁进行检查。经阴道超声，超声视野会受到阴道探头活动范围的限制。目前，新的超声扫描仪可以从二维屏幕上收集三维数据并进行显像。这能够对研究对象更详细地评估而不受扫描平面数目和方向的限制。通过三维成像，可以获得盆腔器官的任何所需平面，而不必考虑采集过程中的声束方向。例如，可以在三维成像中看到子宫的表面轮廓或冠状面，但在二维扫查中很少看到。这种子宫切面对于评估子宫底的外部轮廓和子宫腔的形状是必不可少的，并有助于先天性子宫异常的诊断。

利用三维超声技术，可以获取并存储容积超声数据。存储的数据可以通过多种方式重建图像和分析，通过浏览保存的容积数据可以显示多个声像平面。在任何时候，都可以根据需要检索、研究、重建和重新解读该容积数据。此外，三维超声的能量并不高于二维超声，并可以对获得的容积数据进行离线分析，避免消耗额外的超声扫描时间。

三维超声的三个主要组成部分是容积采集、处理和显示。首先，使用包含机械化驱动器的专用三维探头自动获取容积。当激活探头时，使探头保持固定，传感器元件会自动扫描超声医师选择的感兴趣区域（称为容积盒）。

在采集到适当的容积后，用户可以使用超声机中可用的模式处理数据。获取的容积可以以多种方式显示。最常见的是多平面重建，其中包括三个垂直平面，分别为矢状面（将身体分成左右部分的纵向平面）、轴状面（将身体分成头颅和尾部的横向平面）和冠状面（将身体分成腹侧和背侧的前部平面）。三个平面之间的关联是通过将参考点放置在其中一个平面的感兴趣区域，并观察其他两个平面相应参考点的位置来实现（图 2-9A-C）。

Abuhamad 和他的同事（2006）描述了一种简单的后处理技术，称为 Z 技术，它有助于对子宫的三维容积进行操作。Z 技术的解剖学基础是，对齐子宫正中矢状面和轴状面时，可清楚显示子宫冠状面。此外，可以将保存的容积数据全部或部分处理为可单独显示或与多平面显示相关联的渲染图像。渲染图像是所有冠状平面图像的"叠加"（图 2-9D），这是产科推广的宫内显示胎儿面部图像的一种方法。

反转模式是一种对整个容积的渲染技术，其中容积内的所有囊性区域都变得不透明而所有实性区域都变得透明。该技术可用于查看可能隐藏在容积内的囊性区域（如卵巢肿物）。最后，容积数据类似于 CT 和 MR 成像，显示平行的断层成像。

三维成像也有缺陷。在三维超声成像中，会遇到与二维成像相同类型的伪像，如声影和回声增强、折射和混响，以及肠蠕动和血管搏动产生的运动伪像。所保存的容积数据的空间方向性是骨盆三维成像中的另一个潜在缺陷。在处理保存的容积数据时，子宫或屈曲或倒转或左右方向可能不太明显。因此，在超声检查期间，超声医师必须确定感兴趣区域的方向并相应地对其进行标记。

经阴道三维妇科成像常遇到的另一个问题是取样框容积有限。因此，往往不能在一个容积中获得整个子宫的成像。在某些情况下，可能需要两个容积成像，一个用于子宫颈，另一个用于子宫体。同样，经阴道获取的容积数据不能完全显示非常大的附件肿块。腹部探头提供的取样容积更大，因此，对于较大的盆腔肿块，应采用经腹部三维超声成像，而不是经阴道。

**临床应用**。由于三维成像可以在多个扫描平面上对器官进行研究，已在妇科领域中成为评估宫腔、卵巢复杂肿块、卵巢储备功能、子宫畸形和间质妊娠的常用方法。它还可以提供盆底结构和网状植入物补片的解剖和动态信息。

如第九章的讨论，描述子宫肌瘤与子宫腔和周围解剖结构的位置关系是对患者进行治疗的重要内容。可以使用三维超声或三维盐水灌注超声造影（3D-SIS）代替传统的 SIS 或 MR 成像帮助达到以上要求。在接受促性腺激素释放激素（GnRH）激动剂或子宫动脉栓塞术（uterine artery embolization，UAE）治疗后的患者，三维超声也可以监测子宫肌瘤体积的减小。然而，MR 成像在 UAE 后更常用。

使用三维成像技术可以更好地确定子宫内膜和邻近肌层的异常，特别是局限性子宫内膜增厚，如

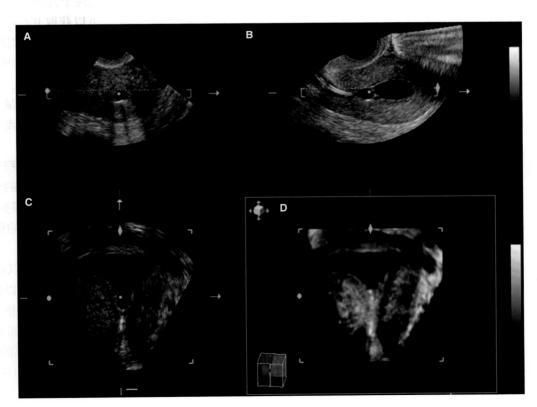

**图 2-9**　盐水灌注超声造影中子宫和正常子宫内膜三维容积的多平面显示。使用 Z 技术从正中矢面获得视图。平面如下：**A.** 横切面；**B.** 矢状面；**C.** 冠状面；**D.** 渲染图像

息肉、增生和癌症（图2-10）（Andreotti，2006年；Benacerraf，2008年）。在Bonilla-Musoles等（1997年）对36名绝经后出血妇女的对比研究中，他们将3D-SIS的结果与经阴道超声检查（TVS）、2D-SIS、经阴道彩色多普勒和宫腔镜检查的结果进行了比较。3D-SIS对子宫腔及子宫内膜厚度的显示与宫腔镜相当，优于其他超声技术。我们常规使用经阴道三维超声成像评估异常子宫内膜的同时，也做SIS检查。

有研究应用三维能量多普勒血管造影技术，对绝经后出血及子宫内膜增厚的患者进行子宫内膜良恶性病变的鉴别诊断（Alcazar，2009）。三维能量多普勒血管造影能够评价子宫内膜的容积，与二维超声测量子宫内膜厚度相比，它能准确地显示实际内膜组织的含量。此外，通过静脉造影增强后的三维能量多普勒成像也可用于鉴别诊断子宫内膜息肉和子宫内膜癌（Lieng，2008；Song，2009）。

一般情况下，传统的经阴道超声检查能够显示宫内节育器的位置，而三维超声检查能更加形象地进行显示，尤其是针对含左炔诺孕酮的宫内节育器（Moschos，2011）。冠状切面成像能够清晰地显示节育器的中轴和两侧臂以及它们与宫腔之间的关系，这是二维超声无法提供的（Benacerraf，2009）。因此，来笔者所在医院进行妇科超声检查的宫内节育器患者，无论其是否参与研究，在进行常规二维超声检查的同时，都会采集三维容积图像，通过重建宫腔冠状切面对宫内节育器的类型、定位及位置进行评价（图2-11）。尽管食品药品监督管理局（FDA）强制要求

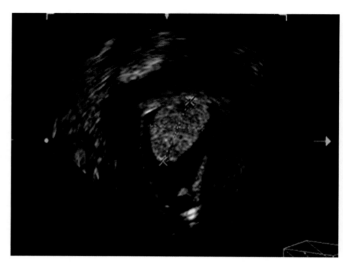

**图2-10**　盐水灌注超声造影中，生理盐水灌注后冠状面显示息肉的三维图像

宫腔镜放置Essure微栓术后进行HSG检查，但有研究证实，经阴道超声检查也可以作为确认的方法（图2-12）（Legendre，2010）。

多数学者认为三维超声检查可对卵巢肿物的内部结构进行详细评价，有助于诊断附件恶性肿瘤（Alcazar，2003；Bonilla Musoles，1995）。此外，三维超声结合能量多普勒能显示肿物的内部结构及新生血管。但目前，三维能量多普勒超声诊断的准确性与灰阶和二维能量多普勒成像相比，无显著提高。有必要开展进一步的大规模随机对照试验（Jokubkiene，2007）。

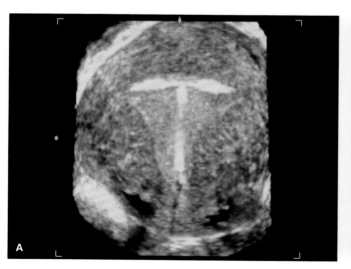

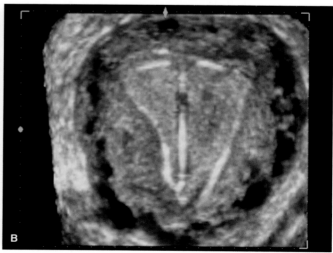

**图2-11**　宫内节育器。三维超声冠状面能显示子宫内膜腔内铜T 380A宫内节育器（ParaGard）（A）和左炔诺孕酮宫内节育器（Mirena）（B）的类型和位置

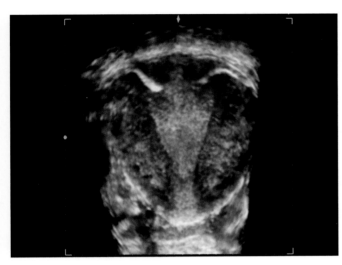

图 2-12　Essure 微栓避孕。三维成像冠状面显示双侧子宫角内的插入线圈，位置正确

在生殖医学领域，三维超声成像提供了比二维超声成像更加准确的针对于卵巢体积和卵泡数量的测量方法，并有望成为不孕患者卵巢功能评价的首选超声检查技术（Deutch，2009）。另外，三维超声还能用于检测子宫内膜血流，并在促排卵之前评价子宫内膜的容受性（Wu，2003）。

目前，三维超声也是用于评价先天性苗勒管子宫畸形的常用成像技术（Ghi，2009；Salim，2003），其敏感性与宫腔镜相似，诊断的准确性与 MRI 相似。它还能提供关于宫腔形态及宫底外部轮廓的详细信息（Bermejo，2010）。由于三维超声成像能够在同一平面上清楚显示子宫角和宫底轮廓，所以苗勒管畸形很容易诊断（Troiano，2004）。更重要的是，三维超声成像能够为术前准备提供更多的信息。

在骨盆重建领域，三维超声用于评估盆底解剖、骨盆支撑和网状植入物。由于网状植入物的主要成分是聚丙烯，其典型的超声表现为网状交织界面，而 X 线或磁共振成像效果较差。因此，现在常选择三维经阴道和经会阴超声进行评估（Dietz，2012；Fleischer，2012；Schuettoff，2006）。对于植入物，头侧网状物或耻骨后网状物补片可能成像不佳。对于这些患者，磁共振成像可能会有所帮助。

后处理图像重建的冠状面改进了尿道和尿道周围组织的观察视野，而二维超声技术无法观察到这些组织。三维图像可通过经会阴的腹部换能器获得或通过使用专用旋转传感器的阴道探头获得（Dietz，2007，2012；Santoro，2011）。

在盆底功能障碍的妇女中，三维超声提供的重建断层超声图像有助于量化提肛肌受损的程度（Dietz，2010）。因为成像可在患者执行 Valsalva 动作或主动收缩盆底肌肉时进行，所以三维成像不仅可以提供有关盆底结构的解剖信息，还可以提供有关盆底结构的动态信息（Fleischer，2012）。

#### （7）超声造影

这项新技术将静脉造影与传统的超声检查结合起来。通过超声造影，对比局灶性病变的回声（或信号强度）与周围正常器官组织之间的差异，评估肿块内部的增强模式。

静脉注射使用的超声造影剂是一种稳定的小微泡，通常直径为 1 ~ 10 μm，由全氟碳或氮气包裹在白蛋白、磷脂或聚合物外壳中组成。气液界面有助于利用传统超声成像观察微气泡的回声。微气泡与血管内相邻红细胞之间的高阻抗差导致超声声束的散射和反射增加。使接收到的超声波信号增强，从而增加回声或亮度（Hwang，2010）。回声增强的程度取决于许多因素，包括微气泡的大小、造影剂的密度、气泡的可压缩性和超声频率。造影剂的尺寸、密度和可压缩性越大，反射和回声越强（Eckersley，2002）。

对于卵巢癌，超声造影可显示生长中的微肿瘤新生血管（Ferrara，2000）。此外，由于恶性肿瘤相关的血管通常存在功能不全，因此可以检测出红细胞和造影剂的外渗（Fleischer，2008）。

目前正在研究超声造影相关的其他有价值的临床应用，包括监测肿瘤和治疗性血管生成、炎症评估、缺血和再灌注损伤的评估、移植排斥反应的早期检测和靶向药物输送（Hwang，2010）。

#### （8）超声弹性成像

弹性成像是一种超声成像技术，可以测量生理和病理状态下组织的硬度。为了获得弹性图像，"应力"或"应变"源会促使组织变形以评估组织的硬度（Stoelinga，2014）。

超声弹性成像主要有三种类型：①在外力压缩过程中监测组织运动的弹性成像，通常用于检查静脉血栓；②监测剪切波在组织中的传播，通常用于前列腺评估；③振动超声弹性成像是最常用的方法（Garra，2007）。利用振动超声弹性成像技术，低振幅、低频剪切波通过感兴趣的器官，实时彩色多普勒技术生成组织对外部振动响应的运动图像（Taylor，2000）。位于软组织内的离散的、坚硬的不均匀肿块，例如肿瘤，剪切波在其位置处振动幅度减小。

弹性成像已应用于许多器官和疾病的评估，而其对子宫的评估也越来越受到重视。弹性成像可用于区分如下疾病，包括子宫内膜息肉与黏膜下带蒂肌瘤、子宫内膜癌与子宫内膜良性增生、子宫颈癌与正常宫颈以及子宫肌瘤与子宫腺肌病（Stoelinga，2014）。此外，判断怀孕期间子宫和宫颈的硬度可能对早产或足月并发症的治疗有预测价值（Molina，2012）。

### （9）聚焦超声治疗

超声能量的传播在传统超声成像过程中无害，仅在通过组织时被吸收很少的能量。被吸收的能量转化为热能，通过血流灌注和传导的冷却作用而很快分散。用于诊断目的的超声强度并不会带来副作用（American Institute of Ultrasound in Medicine，2009）。

然而，如果超声波携带高能量并聚焦于一个点时，其所携带的能量迅速转换成热能。当靶点温度上升超过55℃时，可导致蛋白质变性、细胞死亡和凝固性坏死（Lele，1977）。相比之下，周围组织也可被加热，但不会达到致死性温度。目前妇科将该治疗方式用于症状性子宫平滑肌瘤，并会在第9章阐述。

### ■ 3. 正常超声表现

#### （1）生殖系统器官

育龄期，正常子宫的大小约 7.5 cm × 5.0 cm × 2.5 cm，而青春期前、绝经后或雌激素缺乏的女性子宫则较小。正常子宫肌层呈低回声，且回声均匀。子宫内膜和宫颈管的位置可通过线性回声的特点来定位，其为黏液和黏膜层的分界（图 2-13）。经阴道超声探头顶部距离宫颈 2 ~ 3 cm 时，宫颈显影最佳。宫颈管是子宫内膜腔的延续，表现为线状回声（图 2-14）。阴道为管状低回声结构，为走行于阴道口会阴体肌肉下方的管腔。卵巢呈椭圆形，通常位于卵巢窝内，其长轴平行于后方的髂内血管和输尿管（图 2-15）。卵巢体积为 4 ~ 10 cm³，其大小取决于激素水平（Cohen，1990）。可利用椭圆体体积公式计算卵巢大小：$(\pi/6) \times (A \times B \times C)$。在该公式中，A、B 和 C 是指三个不同切面上所测量的卵巢长度。卵泡为卵巢内的圆形无回声结构，正常直径可达 3.0 cm。输卵管正常情况下是不显示的。子宫后方少量液体属于正常，经常出现在排卵后。

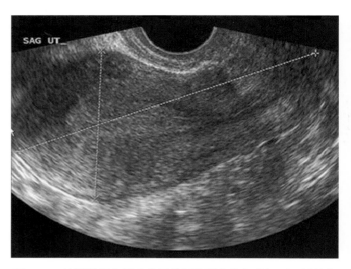

**图 2-13**　经阴道超声显示前屈前倾位子宫的矢状切面。测量线显示子宫长径（+）和前后径（×）

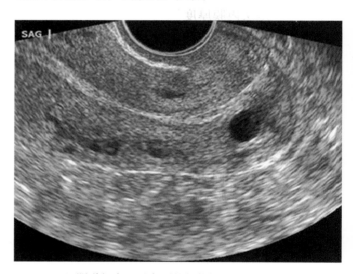

**图 2-14**　经阴道超声显示宫颈的矢状切面。而宫颈囊肿位于宫颈管后方

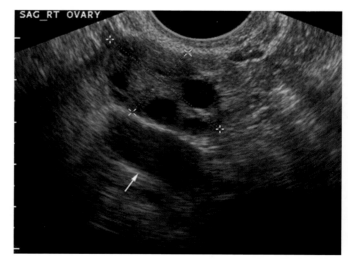

**图 2-15**　经阴道超声显示绝经前妇女的左卵巢矢状面。卵巢位于卵巢窝内及髂内血管（箭头所示）的前方

（2）子宫内膜

子宫内膜按功能可分为两层：基底层和功能层，前者包含密集的间质支持细胞，不随月经周期的改变而改变，后者在月经周期中增殖并在月经期部分脱落。子宫内膜层覆盖整个宫腔。

子宫内膜在月经周期的超声表现与其组织解剖的周期性变化相关。卵泡期子宫内膜受雌激素影响，基底层由于其腺体充满黏液反射声波而表现为强回声。相反，功能层由于整齐排列的腺体缺乏分泌物而回声相对偏低。两层子宫内膜间的分界表现为宫腔正中的细高回声，此三线征结构为增殖期子宫内膜的特征性表现（图 2-16）。

子宫内膜厚度的测量是指从上方基底层与肌层的分界面至下方基底层与肌层的分界面之间的距离，从而表现为"双层内膜厚度"。子宫内膜测量时不应包括其外侧邻近子宫内膜的低回声晕，其为子宫肌层的致密层。子宫内膜的超声测量应在子宫矢状面或长轴切面进行，须在测量平面上保证子宫内膜回声与宫颈管连续，并区别于子宫肌层。子宫内膜厚度与月经周期的时相相关。

随着排卵及分泌期黄体生成孕激素，开始出现腺体肿大并分泌空泡。超声图像可显示这些改变。这个阶段的子宫内膜因间质血管化及水肿达到最大厚度。在超声检查时这些改变使子宫内膜表现为不同的回声（图 2-17）。

月经期，子宫内膜因组织脱落及积血而显示为表面轻度不规则。月经刚干净时子宫内膜最薄（图 2-18）。

绝经期，子宫内膜不再受雌激素刺激而萎缩，内

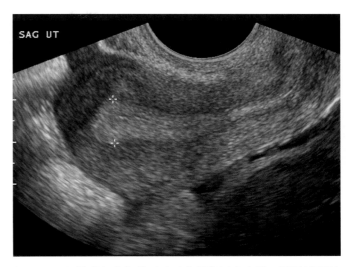

**图 2-17**　经阴道超声矢状面显示分泌期子宫内膜。测量线所标记的子宫内膜回声均匀

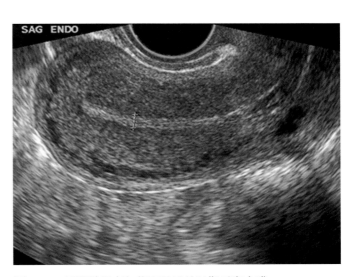

**图 2-18**　经阴道超声矢状面显示月经期子宫内膜

膜周期性脱落停止。绝经后子宫内膜回声薄而均匀（图 2-19）。

（3）盆底

随着妇科泌尿专业的出现，超声广泛用于盆底解剖及功能评估（Dietz，2012）。一些二维（2-D）技术包括经阴道、经直肠、经会阴及尿道内超声已应用于尿道解剖的研究。

经直肠超声是最早用来评估分娩后产妇肛门括约肌形态的技术。该方法需要特殊设备及扩张肛管。该技术在产后短期的应用价值有限，并且只能提供肛门括约肌的形态学信息。因为不能对肛提肌进行评估，故不能全面评估后盆腔情况。此外，选择可旋转直肠探头或标准阴道探头行经阴道超声检查，可对肛门直

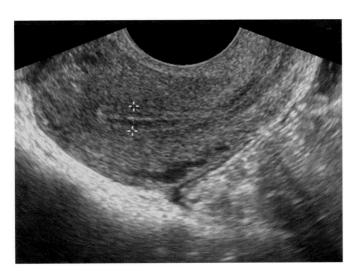

**图 2-16**　经阴道超声矢状面显示增殖期子宫内膜三线征改变。测量线之间显示了由高 - 低 - 高回声线构成的双层内膜厚度

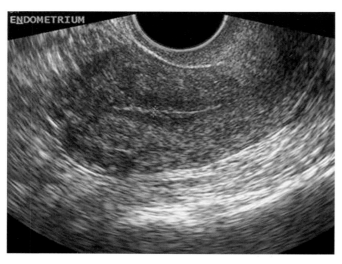

图 2-19　经阴道超声矢状切面显示绝经后子宫内膜

肠形态和盆底情况进行评估。这些方法将在第二十五章进一步介绍。

近年来，经会阴超声广泛用于盆底的评估。该技术需使用大约 300 ml 的生理盐水充盈膀胱。患者取仰卧位或直立位，将 5 MHz 的凸阵探头矢状位放置于会阴。这种方法可对耻骨联合、提肛肌、尿道、膀胱颈、膀胱、阴道、直肠壶腹和肛管实时成像，且只需要轻微的探头移动（Dietz，2010）。Schaer 和同事（1995 年）制订了标准测量方案。

三维超声近年来广泛地被用于评估盆底解剖，如前所述，包括对骨盆解剖、盆底肌和网状植入物的评估。

## 二、超声的临床应用

经阴道超声是评估早期盆腔疼痛、子宫异常出血、盆腔肿块、早孕并发症、不孕，及早期发现卵巢癌和子宫内膜癌的首选检查。许多疾病及其相应的影像特征会在其他章节中介绍。以下各节将介绍一些重要的疾病特征。

### 1. 腹腔积液

盆腔常规检查时，通常在子宫直肠陷凹会发现有大约 10 mL 的少量游离液（Khalife，1998）。如果游离液延伸至宫底部，则考虑中至大量盆腔积液。经阴道超声检查如发现中量游离液，则需检查右上象限的结肠旁沟和肝下陷凹进一步评估（图 2-20）。腹腔内游离液出现在结肠旁沟或肝下陷凹时则提示腹腔积液量 ≥ 500 ml（Abrams，1999；Branney，1995）。大量的无回声腹水可能提示炎症性感染。低回声游离液及碎屑回声由腹腔积血及血凝块形成，如囊肿或宫外孕破裂性出血。

由于超声检测游离液的灵敏度高，故多应用于创伤领域。创伤超声评估法（focused assessment with sonography for trauma，FAST）是一种局限性的超声检查方法，仅用于明确游离液的存在并做出腹腔内出血的诊断。发生外伤时，游离液常常由出血引起。需要进行 4 个特定区域的成像：肝周（右上象限）、脾周（左上腹）、盆腔和心包。具有快速、非侵入性及可床旁检查等优势的 FAST 检查，与诊断性腹腔灌洗和腹腔游离液 CT 扫描评估相比具有显著优

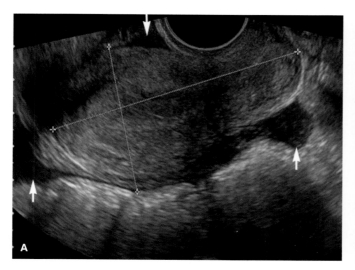

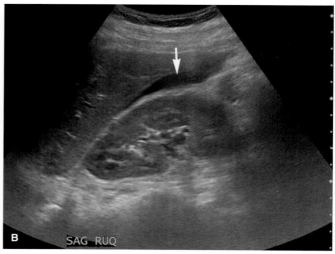

图 2-20　腹腔积血。A. 经阴道超声检查图像，子宫直肠陷凹、子宫底上方和膀胱子宫陷凹中可见中量游离液（箭头）。B. 右上象限的结肠旁沟的经腹图像。在肝脏边缘和肾脏之间可见游离液，为黑色的无回声区域（箭头），表明有大量的腹腔积血

势。然而，FAST 检查也具有显著的假阴性（Scalea，1999），这可能由于 FAST 用于复苏阶段早期，而此时可能仅有少量游离液积聚在腹膜等相关部位。此外，该检查应用越来越普及，但此项操作如何进行资格认证及由谁进行（放射科医师、急诊医师或创伤外科医师），仍存在争议。

### 2. 卵巢恶性特征

超声检查是盆腔和卵巢肿块评估过程中的首选，大多数肿块可以根据灰阶和彩色或能量多普勒超声特征进行正确分类，因此通常是唯一影像学检查。表9-3 总结了来自放射学会对超声检查无症状性卵巢囊肿和其他附件囊肿的共识。

超声检查是术前评估卵巢肿块恶性潜能的首选方法（Twickler，2010）。为此，基于肿物内分隔的数量及厚度、乳头的有无及数量和实性成分所占肿物的比例提出的形态学评分系统使超声术语的使用更规范（DePriest，1993；Sassone，1991）。结合附件肿物的大小、形态、结构与彩色多普勒和血流信号的频谱分析，超声诊断的特异度和阳性预测值将增加（Buy，1996；Fleischer，1993；Jain，1994）。在对 46 个研究（包括 5159 名患者）的荟萃分析中，Kinkel 及其同事指出多种联合超声检查技术与单个检查技术相比，其准确度更高。最近，国际卵巢肿瘤分析组织（the International Ovarian Tumor Analysis，IOTA）小组与来自 5 个欧洲国家的 9 个研究中心共同努力下，开展了一项前瞻性、多中心研究，根据声像图特征开发最准确的评估模型，用于计算附件肿物的恶性风险（Timmerman，2005）。我们使用的是 Twickler 及其同事（1999 年）所开发的卵巢肿瘤评估风险指数。

恶性肿瘤内的新生血管超声表现为彩色多普勒血流信号明显增加。这些新生血管是异常血管，缺乏平滑肌组织，并含有较多的动静脉瘘。因此，对于如图 2-4 所示的肿块其血流为低阻力（Kurjak，1992；Weiner，1992）。大多良性肿瘤缺乏血管，而大部分恶性肿瘤则富含血管，血流信号可出现在周边及中央区域（包括分隔及实性区域）。多普勒参数中，肿瘤的彩色特征比其他任何方法更能反映肿瘤的血管。血管的整体表现反映在血管的数量、大小及功能。IOTA 评分系统采用了主观、半定量的血流评估方法描述卵巢肿块的血管特征（Ameye，2009；Timmerman，2005）。四点彩色评分仅用来描述肿瘤内部分隔和实性成分的血流（Timmerman，2000）。

以上发现使许多学者通过评估卵巢肿物内部血流

信号的有无、空间分布和多少来鉴别其良恶性。但因良恶性肿瘤的血管参数有所重叠，仅根据频谱多普勒评估进行鉴别诊断是不可行的（Valentin，1997）。

### 3. 盆腔炎性疾病

虽然盆腔超声检查常用于女性急性输卵管炎，但尚缺乏评价其敏感性、特异性或整体效果的大规模研究（Boardman，1997；Cacciatore，1992）。疾病的严重程度不同，超声表现也不同。感染早期，解剖结构可能正常。随着疾病的进展，早期可出现非特异性表现，如少量盆腔积液、子宫内膜增厚、子宫内膜分离（积液或积气）及子宫、卵巢边界不清。卵巢体积增大并出现多个小囊腔，呈"多囊卵巢表现"，此表现提示与盆腔炎性疾病（PID）有关。通过治疗，这种卵巢增大可以消失（Cacciatore，1992）。

PID 最显著和最具特异性的超声表现是输卵管的改变（图 2-21）。正常情况下输卵管无法显示，除非输卵管周围有液体包绕，输卵管壁炎症可经超声检查发现。由于输卵管管腔远端封闭，故输卵管可膨大并出现积液。有不同超声表现形式。输卵管可呈卵形或梨形，内为无回声液体。输卵管管壁可增厚 ≥ 5 mm，输卵管迂曲返折可出现不全分隔。如果在横切面观察到扩张的输卵管并提示"齿轮征，"这是由增厚的输卵管内膜皱襞所形成（Timor-Tritsch，1998）。通常情况下，扩张的输卵管向后延伸至子宫直肠陷凹，而体积较大的卵巢肿瘤却向前、向上延伸甚至超越子宫。在扩张的输卵管中可见到液体 - 沉积物平面，但气 - 液平面或气泡回声罕见。彩色多普勒和能量多普勒可

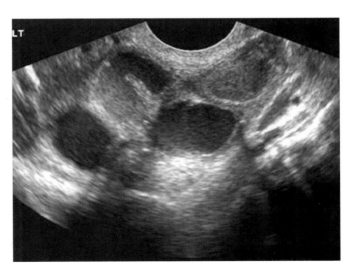

**图 2-21**　经阴道超声检查炎性扩张的输卵管横切面。输卵管管壁增厚、内有不全分隔和液体回声

显示充血的输卵管壁血流信号增加及其形成的不全分隔（Tinkanen，1993）。

随疾病进展，可累及卵巢。当卵巢贴近输卵管而超声可见时，被称为输卵管-卵巢复合物。与此相反，输卵管-卵巢脓肿时可导致二者的结构受到破坏，以致超声难以鉴别二者结构（图2-22）。随病情发展，对侧输卵管和卵巢也会被累及。当双侧输卵管均发生炎症并闭锁时，整个输卵管卵巢结构呈现"U"形，从一侧附件区扩张到对侧，充满子宫直肠陷凹。子宫外侧和后侧边界不清，难以分辨出单个输卵管和卵巢。当女性患者对药物治疗无效时，可在超声或CT引导下经皮或经阴道进行引流。

慢性PID表现包括输卵管积水。正如第9章所述的，管状、不全分隔以及高回声结节等超声表现可帮助输卵管积液与其他附件区囊性病变相鉴别（图9-23）。输卵管积液中所检测到的彩色血流信号往往较急性PID减少。Molander及其同事（2002）发现慢性积液患者的血流搏动指数（1.5±0.1）较急性PID（0.84±0.04）更高。

少数慢性PID女性可能有腹膜包裹性囊肿。当这些囊肿破裂时，其液体包绕卵巢形成粘连。当局限性积液及分隔样回声包裹卵巢时应怀疑本病。

### ■ 4. 不孕

超声检查应用于女性不育的四个主要目的：①识别异常的盆腔解剖结构；②发现导致不孕的原因；③评价子宫及卵巢的生理周期变化；④不孕症治疗过程的监测和引导。

超声检查易显示子宫解剖畸形，这可能是影响精子通过和阻碍卵子植入的原因。常规经阴道超声检查（TVS）可显示黏膜下肌瘤和息肉，但SIS可更好地显示这些病变与子宫内膜的关系（图2-6和图8-7）。在复发性流产的病例中，SIS已证明近一半患者有苗勒管发育异常，还有患者存在其他种类的宫腔畸形（Keltz，1997）。SIS作为宫腔评估的筛查工具，准确性是子宫输卵管造影（HSG）和TVS的2倍（Soares，2000）。当发生宫腔粘连时，常规超声检查可发现低回声线阻断子宫内膜。SIS检查中可明确看到回声带从一侧内膜表面延伸至对侧（图2-23）。

经阴道超声可用于先天性子宫畸形的初步检查，这种畸形可导致不孕或早期自然流产。三维超声技术结合HSG、腹腔镜或磁共振成像可诊断先天性异常。此外，MRI可在术前评价其复杂性或不明确情况。

超声检查可准确诊断完全性重复性异常，如双子宫。超声图像可见两个独立分开的子宫角，两侧宫腔间存在较宽的角度（图2-24）。相比之下，传统的二维经阴道超声难以鉴别双角子宫和纵隔子宫畸形。理想情况下，两个子宫内膜腔之间的角度≥105°为双角子宫，≤75°为纵隔子宫。除此之外，宫底形态显示肌层厚度>1 cm时为纵隔子宫，＜1 cm的为双角子宫（Reuter，1989）。然而，在许多情况下，完全双角子宫、部分双角子宫和纵隔子宫之间的区别较小。三维冠状面通过测量宫角内线（连接宫腔两角的线）与宫底轮廓的关系，可以准确作出诊断（图2-25）。同样，通过测量冠状面上子宫内膜腔在宫底的凹陷深度，可以正确区分弓状子宫和不完全纵隔

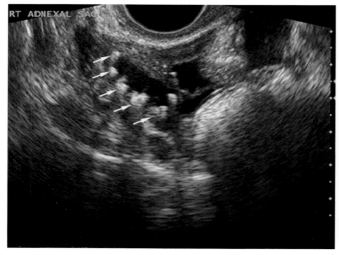

**图2-22** 串珠征。输卵管卵巢脓肿显示内壁结节（箭头处），提示输卵管感染后内膜皱襞变平和纤维化

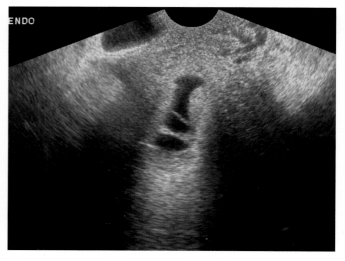

**图2-23** Asherman综合征：SIS经阴道超声显示宫内粘连回声

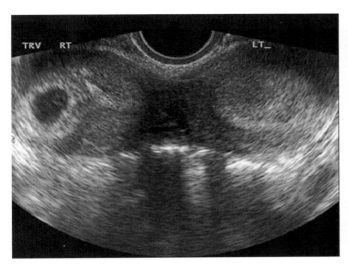

图 2-24　双子宫。经阴道横断面声像图可很好地显示两个完全分开的子宫角，妊娠囊位于右侧子宫腔

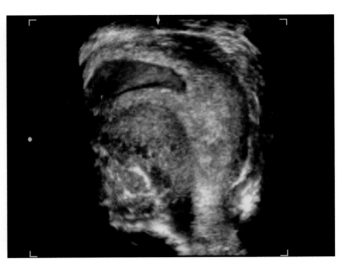

图 2-26　单角子宫。三维超声冠状面显示典型的"香蕉征"改变。子宫腔内可见孕囊

子宫，将 3D TVS 发现与 SIS 相结合，可以提供高达90% 的鉴别准确率。虽然经常使用磁共振成像，但许多人认为三维超声检查是诊断子宫畸形的最佳方法（Bermejo，2010；Salim，2003）。

不伴残角的单角子宫表现为体积偏小的椭圆形子宫，偏向一侧并仅有单个宫角。宫底具有凹陷。3-D成像中，单角子宫具有典型的"香蕉征"改变（图2-26）。约 65% 的病例中，单角子宫伴残角子宫，超声检查难以鉴别（图 18-11）（Jayasinghe，2005）。扩张的残角子宫常被误诊为子宫或附件包块。这些病例需要结合 MRI 进行评估。对于大多数子宫畸形，尤其是单侧畸形，泌尿生殖畸形的发生率增加，所以还需经腹部超声进行肾的检查。阴道发育不全或处女膜

闭锁相关的复杂畸形中，常出现阴道积血，与子宫积血或输卵管积血相关。

盆腔子宫内膜异位症是导致不孕不育的另一常见原因。虽然超声主要用来评估子宫内膜异位囊肿，但也是评估子宫内膜异位症的常见成像方法。子宫内膜异位症可有多种超声表现，最常见表现为壁厚及散在低回声囊性盆腔肿物（图 10-4）。磁共振成像在鉴别子宫内膜异位方面比超声具有更高的特异性。因此，超声检查解剖结构不明确时，可应用 MRI（图 10-8）。超声在检测小的种植灶与粘连方面具有局限性，但它可以用于鉴别一些深部浸润型子宫内膜异位症的病例。

超声检查在不孕中最重要的用途之一是治疗监

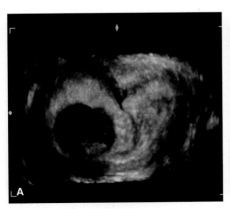
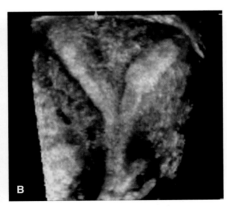
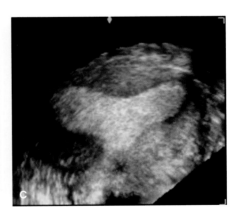

图 2-25　冠状平面上苗勒管异常的三维图像。A. 双角子宫。这幅三维渲染图像显示了凹陷的底部轮廓，凹陷达到角间线以下，诊断双角子宫。注意右宫角的妊娠囊。B. 纵隔子宫。三维超声冠状面显示正常的子宫轮廓，两内膜腔之间的窄角为纵隔子宫特征性表现。纵隔终止于子宫峡部，并未延伸到子宫颈。C. 弓形子宫。这张图片显示了正常的子宫轮廓和子宫内膜凹陷成钝角，这是弓形子宫的特征

测。超声可在正常周期或刺激卵巢的情况下进行卵泡监测。正常周期中，观察卵泡发育和预测排卵有助于选择性交后试验、hCG 注射、同房、人工授精和卵子采集的最佳时机。排卵期，卵泡通常消失，出现盆腔积液。黄体通常表现为附件区的不规则椭圆形回声，含有少量液体、壁厚。在刺激情况下，超声如发现卵泡数目过多，应停止 hCG 注射以防止卵巢过度刺激综合征的发生（图 20-4）。如果病情继续发展，超声可通过测量卵巢大小、腹水量以及肾血流阻力来评估疾病的严重程度。一般情况下，月经周期中排卵期卵巢血流减少。排卵时，由于新形成的血管呈低阻抗波形，故黄体周边血流速度显著增加。接受体外受精（IVF）的妇女，卵巢血管低阻抗与妊娠率直接相关（Baber，1988）。许多不育专家认为 SIS 可作为接受 IVF、捐卵以及 IVF- 代孕胚胎移植前子宫情况评估的一线筛查工具（Gera，2008；Yauger，2008）。最后，超声可用于引导介入性操作，如取卵和移植胚胎入子宫腔内（图 20-10 和图 20-12）。

### ■ 5. 盆腔外超声

超声可应用于全身。由于超声无电离辐射，成本低，可用性好，所以它通常是检查的首选。腹部超声检查的常见指征包括腹部和侧腹疼痛、黄疸、血尿、器官肿大或存在可触及的包块。血液检查异常，包括肝功能检查和肌酐水平升高，也可以是腹部超声的指征。右上腹超声包括肝、胆囊、胆总管、胰腺和右肾。完整的腹部超声检查还包括脾、左肾、上腹部的主动脉和下腔静脉成像。理想情况下，患者在腹部超声检查前应禁食，使胆囊充盈并减少肠道气体。肾超

声检查主要包括肾、近端集合系统和膀胱。除外腹部和骨盆，妇科医师可以选择超声检查浅表结构，如甲状腺和乳腺。乳房成像在第十二章讨论。

#### 加压式超声检查

加压式超声检查常与彩色多普勒超声相结合，目前用于深静脉血栓（deep-vein thrombosis，DVT）的初次检查（Hanley，2013）。下肢静脉的超声评估可分为三部分：①患者处于平卧位，检查其腹股沟及大腿；②处于侧卧位或坐位，大腿外展、外旋，检查其腘窝处一些结构同时评估小腿静脉。血管内血流充盈缺损、探头加压血管管腔不能压闭和典型的其他超声表现是诊断静脉血栓的关键（图 2-27）。

对于有症状的患者，检查股静脉、腘静脉及腓肠静脉诊断近端 DVT 的敏感性大于 90%，特异度大于 99%（Davis，2001）。此外，Lensing 及同事（1989）采用加压式超声和静脉造影两种方法检查了 220 位疑为 DVT 的患者，其中静脉造影为 DVT 诊断的金标准。他们发现，在 143 名静脉造影结果正常的患者中，有 142 名患者（没有血栓）的股静脉和腘静脉是完全可压闭的（特异度为 99%），而所有 66 名近端静脉栓塞的患者，其股静脉和（或）腘静脉是不可压闭的（敏感性为 100%）。

但是，加压式超声对于诊断小腿静脉血栓的可信度明显降低。另外，在小腿单发血栓的患者中有 1/4 的病例，其血栓最终会延伸至近心端静脉。因其病情进展一般在 1～2 周内，故可通过一系列超声加压检查发现（Bates，2004）。在 1 周监测期间内，对加压式超声检查的患者使用抑制抗凝的安全性已经出台

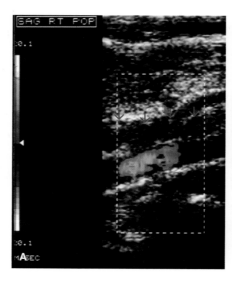
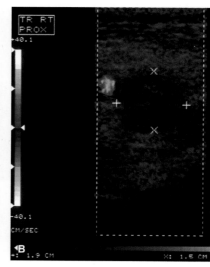

图 2-27　彩色多普勒超声对 1 例具有下肢腘静脉血栓的女性患者检查。**A.** 下肢矢状面红色箭头标出了没有血流的腘静脉，表明腔内有血栓，下方动脉可见红色的彩色多普勒正常血流；**B.** 下肢横切面图像显示血栓（光标）导致的静脉扩张，以及动脉中的正常血流，红色的彩色多普勒正常血流可证实

（Birdwell，1998；Friera，2002）。重要的是静脉的超声结果正常并不能完全排除肺栓塞，因为血栓可能已经脱落为栓子，或栓子起源于无法通过超声评估的盆腔深静脉（Goldhaber，2004）。

超声检查还经常用于其他血管的评估，例如对腹主动脉瘤进行超声检查，评估实质器官的血管。此外，血管超声结合频谱和彩色多普勒可评估下肢静脉功能不全，这些静脉功能不全可能会导致静脉曲张和静脉充血。

## 三、放射学

放射学用于妇科临床实践中的方式类似于其他学科。研究中常用立位胸片来排除膈急腹症患者下的游离气体，应用立位腹部平片来排除肠袢内的气液平面，以及用仰卧位图像来测量肠袢宽度。如果考虑肠梗阻或穿孔，通常将X线片作为首选检查方式。重要的是，近期曾有开腹手术或腹腔镜检查手术史的患者，其放射图像通常显示膈下气体。相反，腹部的单一仰卧位X线片称为KUB（肾、输尿管和膀胱，kidneys，ureters，and bladder）。它可能有助于确定位于宫外的节育器（IUD）或集合系统的结石。在妇科恶性肿瘤的女性中，放射学检查也可能提供信息。例如，在癌症分期和初次治疗后的监测期间，可用胸片筛查肺转移。正如下面几节所讨论的这些放射线检查方式对妇科有重要意义。

### ■ 1. 乳腺成像

在筛查方法中，乳腺X线检查是唯一经临床证实能降低40～74岁女性乳腺癌相关死亡率的方法。首次乳腺X线检查的敏感度为71%～96%（Humphrey，2002）。对于普通人群，建议女性从40岁开始每年进行乳腺X线检查，关于筛查标准的详细讨论见第12章。

在乳腺X线检查中，乳腺夹板可以固定乳腺、缩短暴露时间、提供更均匀的组织厚度。这些技术提高了图像质量，降低了辐射剂量（美国放射学院，2014）。数字乳腺X光成像技术已经在很大程度上取代了屏幕成像技术。这降低了辐射剂量［现在只有大约1.6 mGy（Mettler，2008）］。对于有乳腺植入物的女性，乳腺X线检查的评估包括标准的和植入物移位的乳腺X线图像。为了获得这些额外的检查图像，无论移植物是在胸肌下还是在乳腺内，检查期间乳腺移植物被推向患者的胸壁，同时乳腺组织被向前牵拉。

与筛查性乳腺X线检查不同，可触及乳腺肿块或有临床症状的女性需要诊断性乳腺X线检查。通过这种方法，可以获得每个乳腺的颅尾侧矢状面和中外侧斜位图像，并根据需要获取其他视图以评估特定的感兴趣区域。在同一病例中，超声评估可能增加有关乳腺内部结构的诊断信息。

如果在乳腺X线检查中发现异常，通常需要进行影像引导下的抽吸或活检。如果病变在超声上是可见的，超声可以在活检时实时指导放射科医师。如果超声检查未见异常，或存在钙化，则通过放射学引导进行立体定向和真空辅助的活检。在立体定向乳腺活检中，患者通常俯卧在专门的手术台上。乳房通过一个开口悬垂，并像乳腺X线检查一样被按压固定。在使用空心针活检或真空辅助设备进行取样之前，需要获得两张乳腺X线照片以精确定位病变，并进行局部麻醉。在真空辅助活检中，抽吸能将更多的组织吸进空心针内进行取样。对于仅用磁共振成像才能检测到的异常，磁共振引导活检也是可行的，其技术类似于立体定向活检，但在磁共振扫描仪中需要使用专门的线圈、定位网格和活检工具。

与诊断性乳腺MR成像不同，筛查性乳腺MR成像适合一部分特定的患者群体。根据Gail模型计算，这部分患者一生中罹患乳腺癌的风险超过20%～25%（第十二章）（Saslow，2007）。对于任何一种适应证，静脉钆造影剂是必需的。

对于有乳头溢液的妇女，进行导管造影或乳腺导管造影可能有益。在获得额外的乳腺X线图像之前，用细导管插管并注射少量造影剂（图12-7）。关于乳腺疾病评估的完整介绍见第十二章。

### ■ 2. 静脉肾盂造影

排泄性尿路造影，也称为静脉肾盂造影（IVP），是一种提供一系列泌尿系影像的放射学检查。初期的放射检查称为造影前素片，有助于鉴别不透明的尿路结石。然后进行静脉造影，近端小管的集中功能使肾实质在1～3分钟内呈放射性密集（高密度影）。这个阶段可以评估肾脏的大小、轮廓和轴向。继而，在注射造影剂5分钟后获得的X线片显示出进入集合系统的（高密度）造影剂。在肾盂显影阶段，可评估肾盏和近端输尿管对称性和排泄速度。当较远端集合系统和膀胱被造影剂充盈后变得不透明时，可获得连续图像，最终获得排泄后的影像。

多达5%～10%的妇女在静脉肾盂造影（IVP）期间对碘化物过敏，1%～2%的过敏反应危及生命。

此外，高渗离子造影剂因直接损伤肾小管和缺血性损伤而具有肾毒性。值得注意的是，患有糖尿病、肾功能损害和充血性心力衰竭的妇女存在较高的肾毒性风险。作为替代品，非离子等渗型和低渗型碘造影剂的过敏反应发生率降低 5 - 30 倍，且肾毒性更低（Mishell，1997）。由于安全性要求的提高，大多数医疗中心不再使用血管内高渗型离子造影剂（美国放射学院，2013）。

术前，IVP 可用于确定与生殖道先天缺陷共存的泌尿系异常，或证实盆腔肿瘤压迫邻近的下泌尿系。然而，许多术前 IVP 已被多层 CT 上的多时相尿路造影所取代（Beyersdorff，2008）。例如，虽然它不是用于宫颈癌分期的一个常规检查，但美国许多临床医师在宫颈癌评估中用 CT 成像代替 IVP。CT 检查的优势是，允许同时显示子宫颈、宫旁组织、子宫、附件、腹膜后淋巴结、肝和输尿管。

对于可疑的肾结石，美国放射学会建议使用 CT 平扫进行初级评估，因为 CT 对肾结石具有较高的敏感性（Coursey，2011）。为了评估血尿，平扫结合增强 CT 图像（CT 尿路造影）是最合适的，因为它提高了发现肾和尿路上皮肿块的敏感性。虽然 IVP 具有更高的二维空间分辨率，但目前的建议是直接进行 CT 初始评估，因为无论 IVP 结果如何，都需要频繁地进行 CT 来检查异常区域（Cowan，2007，2012）。尽管如此，IVP 仍可能发挥作用，特别是应用于资源贫乏地区、术后患者、需要辐射暴露最小化的患者。具体来说，IVP 所致的成人平均有效剂量为 1 ~ 10 mSv，而 CT 尿路造影的成人平均有效剂量为 10 ~ 30 mSv（Coursey，2011；Ramchandani，2008）。

### ■ 3. 排尿造影和正压尿道造影

第 26 章中讨论的这些放射学检查是用来评估女性尿道的。排尿膀胱尿道造影术（voiding cystourethrography，VCUG）是通过在膀胱内放置一个小导管逐步注入造影剂来完成的。对于脱垂或失禁的评估，患者可能被要求在检查期间做 Valsava 动作。在患者膀胱充盈后，要求排空小便并在膀胱充盈和排尿期间获得检查图像。如果存在与尿道相通的憩室，则将会充满造影剂。在疑似膀胱阴道瘘或尿道阴道瘘的病例中，可以看到连接两个受累结构的线状高密度影。

相比之下，磁共振成像可以更好地显示尿道异常，在描绘复杂结构的憩室方面比 VCUG 或正压尿道造影（positive pressure urethrography，PPUG）更敏感（Chou，2008；Neitlich，1998）。因此，VCUG

目前更常用于评估如瘘道的下尿路损伤以及长期尿潴留、尿失禁或怀疑膀胱输尿管反流的患者。

在第二十六章中有更详细的描述，PPUG 的使用已经下降。这主要是因为能够完成检查的技术人员越来越少，难以找到合适的设备，及磁共振成像的高灵敏度可以取代 PPUG 的应用。

### ■ 4. 子宫输卵管造影（Hysterosalpingography，HSG）

这种放射成像技术通常用于不孕症评估，通过颈管注射不透射线的造影剂来评估宫颈管、子宫内膜腔和输卵管腔（第十九章）。HSG 检查的平均时间为 10 分钟，包括约 90 秒的透视时间，卵巢的平均辐射暴露为 0.01 ~ 0.02 戈瑞（Gy）。如前所述，子宫输卵管造影最初用来代替单纯输卵管造影来评估输卵管通畅性。

子宫输卵管造影在月经的第 5 ~ 10 天进行。在这段时间内，没有月经可以最大限度地减少感染和排卵后卵子从输卵管排出的风险。这项检查会导致输卵管痉挛，而在检查前 30 分钟使用非甾体抗炎药可能会减轻痉挛的不适。首先，一个特殊的有球囊尖端固定的注射导管或橡胶管被置入宫颈管内或宫腔下段，这样患者更舒适。然而必要时，导管也可以仅头侧放置于颈管外口处。在某些特定的患者，如宫颈管狭窄者，应做宫颈旁阻滞。因为快速注射会导致输卵管痉挛，所以慢速注射不超过 3 ~ 4 ml 的造影剂，即可使宫腔轮廓清晰。一般来说，仅需要很少量的放射学成像：注射造影剂前的初步图像、宫腔充盈后图像、显示造影剂从输卵管溢入腹膜腔的图像。在检查结束时，将导管放气并拉回宫颈管成像，以评估宫腔下部和宫颈内口。

正常 HSG 可能有不同的形态（图 19-6）。在前后位（anteroposterior，AP）片中，子宫内膜腔通常呈三角形，有时呈"T"形。在侧位图像中宫腔是长方形的。子宫内膜的轮廓通常是平滑的。偶尔有息肉样的充盈缺损，可以是孤立的或弥漫性的。很难将子宫内膜息肉与增生区分开。无意中注入的气泡会造成人为的干扰。在这些情况下，通常进行盐水灌注超声造影检查以进一步检查宫腔。

HSG 的禁忌证包括急性盆腔炎、活动性子宫出血、妊娠和碘过敏。HSG 并发症很少见，但可能很严重。其中，严重到需要住院治疗的急性盆腔感染的总体风险低于 1%，但在有盆腔感染病史的妇女中可达到 3%（Stumpf，1980）。对于没有盆腔感染病史的患者，行 HSG 时无须预防性应用抗生素。如果 HSG 显示输卵管扩张，给予多西环素，100 mg，每天两次口服，连续使用 5 天，以减少 HSG 后急性盆腔感染（PID）的发生率。对于有盆腔感染病史的患者，可以在术前使用强力霉素，如果发现输卵管扩张则继续使用（美国妇产科医师协会，2014）。盆腔疼痛、子宫穿孔和血管迷走神经反应也可能发生。过敏反应和高注射压力使造影剂进入血管系统是潜在的风险。

### ■ 5. 选择性输卵管造影术

在某些病例中，无法区分 HSG 所见的输卵管阻塞是由解剖性阻塞还是由输卵管痉挛引起。宫腔镜输卵管插管可以进一步查明和治疗许多近端输卵管闭塞病，例如 44-18 节所述。经宫颈选择性输卵管造影和输卵管插管术（selective salpingography and tubal catheterization，SS-TC）是另一种可能的方法。它在卵泡期进行检查，导管通过子宫颈向前推进，并通过感觉推进到输卵管口。通过荧光透视检查导管的位置，如果导管位置满意，则注射水溶性或油溶性造影剂。如果没有梗阻则造影剂可以勾画出输卵管轮廓。如果近端输卵管梗阻持续存在，则将导丝穿过导管内套管，向梗阻处推进，轻柔操作以通过阻塞，然后将导丝抽出，造影剂通过导管注入以确认通畅。这种荧光透视检查对诊断和治疗近端输卵管阻塞是有效的，这将在第 20 章讨论（Capitanio，1991；Thurmond，1991）。

### ■ 6. 骨密度

它是根据矿物密度不同，骨头吸收 X 线的程度不同。因此，骨密度可以被测定，而且大多数测量提供了特定部位的信息。然而，这些研究并没有评估当前或过去的骨重建率。因此，为了监测随时间变化的骨损失率，连续的密度测量是必要的（Kaplan，1995年）。目前，有两种常用的方法。双光能 X 线骨密度仪（Dual-energy x-ray absorptiometry，DEXA）测量髋部和脊柱的整体骨（皮质骨和小梁骨）的矿物密度。定量计算机断层扫描（Quantitative computed tomography，QCT）评估高周转骨小梁骨中的骨矿物质。

其中，DEXA 是测定轴性骨质减少的最佳技术（图 21-8）。它使用两束不同能量水平的 X 射线，精确测量最易发生骨质疏松性骨折的髋部和脊柱部位的骨密度。常用扫描位置在第一至第四腰椎之间。DEXA 测量准确、辐射剂量小于 5 毫雷姆（mrem）、检查时间通常只有 5 ~ 15 分钟，所以患者的接受度很高（Jergas，1993）。DEXA 骨测量的重复性非常好，

可用于确定骨折高危人群。DEXA 是诊断骨质疏松症的首选骨密度测量方法（第二十一章）。也可以使用 DEXA 仪器在前臂等周围部位测量骨量，但这些仪器对髋部骨折的预测可能不如直接测量髋部骨折准确。其他优势包括其在监测抗骨折治疗方面的有效性，以及作为评价其他骨成像措施的标准（Blake，2007）。其劣势在于，DEXA 是一种二维图像，不能区分皮质骨和小梁骨。此外，骨刺、主动脉钙化和关节炎可能使骨密度检查结果较实际结果偏高。

定量计算机断层扫描（QCT）使用多束 X 线来提供椎体的横断面图像。由于小梁骨的周转率几乎是皮质骨的 8 倍，这项技术可以检测这种高度脆弱的骨类型的早期代谢变化。它的优势在于提供了一个体积密度，而 DEXA 可能低估了骨密度（Damilakis，2007）。虽然 QCT 的准确性很好，可以用于跟踪接受治疗的患者，但它从未被世界卫生组织（WHO）的标准验证过，也没有常规用于筛查。另一种技术是超声定量检查（quantitative sonography，QUS），可提供关于骨骼结构组织的信息，并为社区医疗进行骨量评估提供了多种可能性（Philipov，2000；世界卫生组织，1994）。

## 四、CT

此过程包括对感兴趣区域薄 X 射线束的多重曝光，转换为被称为"层面"的 2D 轴向图像。沿着感兴趣身体部位的长轴可获得多个切面。多通道螺旋CT，又称螺旋 CT，允许连续采集螺旋图像，并有可能在多层面成像。这种成像技术速度快，可以在获得图像后对其进行分析操作。许多变量影响辐射剂量，特别是切面厚度和切割后的数量。如果一项研究使用对比剂多期扫描，增加扫描时相或采集会增加患者总的辐射剂量。

静脉造影能更好地评价实性器官实质和血管系统。通过静脉造影增强，由于密度差异，肿块变得更加明显。专门的血管薄层评估，称为 CT 血管造影（CTA），可以在全身进行。尽管传统的（荧光透视）血管造影仍在运用，但横断面成像可以提供足够的信息及其技术相对简易，增加了它的使用。如前所述，静脉非离子低渗和等渗碘造影剂可引起肾毒性，应谨慎用于有肾功能不全或肾功能不全危险的患者。检查前后静脉补液有助于降低造影剂导致的肾毒性，一种方法是以 100 毫升 / 小时的速度输入 0.9% 生理盐水，从成像前 6 ~ 12 小时开始持续检查后的 4 ~ 12 小时

（American College of Radiology，2013）。

如果有胃肠道疾病或必须区分肠道与邻近结构，口服造影剂可改善 CT 图像。口腔正性造影是最常用的，在图像上呈高密度（白色）。对静脉造影剂过敏的患者很少对口服造影剂过敏。直肠或膀胱的腔内造影剂也是高密度的（白色），可分别用于解决直肠阴道瘘或膀胱损伤等具体问题。

### 1. 正常盆腔解剖

子宫是一个均匀的，椭圆形或三角形的软组织器官，位于膀胱的后面（图 2-28）。静脉造影后子宫壁增强。然而，与超声和 MR 成像不同，CT 成像对子宫内膜的显示较差。子宫颈也可能不会像子宫的其余结构那样增强，内基质层的增强通常小于外基质层（Yita，2011）。磁共振成像可识别宫颈管，但 CT 成像不能清晰显示。由于密度的不同，宫颈边缘可以与子宫旁脂肪区分开来。然而，在宫颈癌患者中，CT 对于显示宫旁组织受累敏感性不高（Hricak，2005）。CT 对阴道和外阴的成像非常有限。卵巢密度相对较低，外观和位置会有变化，通常位于子宫的侧面。

### 2. 妇科手术影像学检查

CT 非常适合于妇科手术潜在并发症的诊断。对于输尿管损伤，CT 加静脉造影或 CT 尿路造影是有用的。为了检测梗阻或损伤，在肾排出造影剂进入集合系统后获得 CT 图像。输尿管内高密度（白色）影的突然中断表示输尿管梗阻。在输尿管破裂的情况

下，造影剂可能从损伤处流出，或者形成局部包裹，即尿囊肿（Titton，2003）。

对于膀胱损伤，CT 膀胱造影可以提供信息。膀胱逆行灌注 300 ～ 400 ml 碘化的稀造影剂，随后是螺旋 CT 膀胱多平面重组（Chan，2006）。该技术对腹膜外和腹膜内膀胱破裂的诊断是敏感和特异的，也可显示膀胱阴道瘘、输尿管阴道瘘或膀胱肠瘘（Jankowski，2006；Yu，2004）。

在诊断肠道并发症（如小肠梗阻）方面，CT 也优于传统的 X 线和钡剂检查（Maglinte，1993）。为了诊断腹腔、盆腔积液（如脓肿或血肿），CT 加上静脉和口服造影剂可能比其他成像工具更有帮助（图 3-8）（Gjelsteen，2008）。

### 3. 妇科恶性肿瘤

在大多数情况下，超声是评估女性盆腔的首选方法。如果需要额外的解剖学信息，MR 成像通常比 CT 成像更好，因为它免于辐射和碘化钠静脉造影，提供了极好的软组织对比度，并在多个平面显示盆腔结构。也就是说，CT 成像可能是评估和监测妇科恶性肿瘤最常用的成像技术。尽管 CT 对腹腔转移的敏感性有限，但它可以评估巨型转移灶，例如女性晚期卵巢癌。

## 五、磁共振成像

在磁共振成像这项技术中，图像通过氢原子在强磁场中被射频脉冲"激发"后发出的射频信号来构建。所发射的射频信号具有被称为弛豫时间的特性。其中包括 T1 弛豫时间（纵向）和 T2 弛豫时间（横向）。对比度是一个组织与另一个组织信号强度的对比，它可以通过调整采集参数来控制。例如，通过改变应用射频脉冲的间隔（称为重复时间）和射频脉冲与采样发射信号之间的时间（称为回波延迟时间），来显示不同的组织权重。

重复时间短、回波延迟时间短的序列称为 T1 加权序列。将重复时间长、回波延迟时间长的序列视为 T2 加权序列。例如，含水区域的氢原子，如膀胱中的尿液，比肝等实质组织中的氢原子具有更长的弛豫时间。在 T1 加权像上，膀胱中的尿液会呈现黑色或低信号。在 T2 加权像上，同样的尿液会出现明亮或高信号。由于可通过改变多个参数和成像平面，故核磁共振成像具有优越的软组织对比度。磁体孔内的磁场强度以特斯拉（T）（1 特斯拉 =10 000 高斯）为单

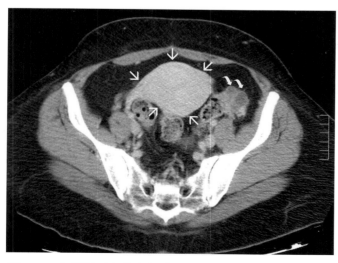

图 2-28　在横断面上的女性盆腔 CT 显示了正常的子宫（箭头）以及左侧卵巢囊肿（弯箭头）

位测量。作为参考，地球磁场约为 0.5 高斯。大多数用于磁共振成像的临床磁铁是 1.5-3T 或 15 000 ～ 30 000 高斯。

### 1. 技术

骨盆的标准成像技术包括至少在两个平面（通常是轴向和矢状面）获得的 T1 和 T2 加权序列。T2 加权序列可以较好地显示内部器官结构，如子宫和阴道的解剖，并有助于正常卵巢的识别。T2 加权图像在描绘子宫和卵巢的病理情况方面具有优势。T1 加权序列可清楚地显示器官边界和周围的脂肪组织，清晰显示淋巴结，T1 加权图像对于组织和液体性质的描述是必要的。

为了准确诊断，通常在成像前使用高顺磁性钆造影剂（gadoliniumbased contrast agents，GBCAs）。最常用的 GBCA 是静脉注射的细胞外药物。钆缩短了相邻质子的 T1 弛豫时间，因此增加了 T1 加权图像上的信号强度，以增强有关组织血管的信息（Gandhi，2006）。MR 造影剂的副作用较少，甚至可以用于对其他造影剂有反应的患者（American College of Radiology，2004）。MR 造影剂的浓度和剂量明显低于 CT 显像，并在 24 小时内排出肾，对轻度肾功能损害患者是安全的。值得注意的是，因具有发生肾源性系统纤维化（NSF）这类罕见但严重的风险，FDA 建议对中晚期肾病 [肾小球滤过率＜30 ml/(min·1.73 m²)] 患者谨慎使用静脉滴注 GBCAs。此时应由临床医师和放射科医师讨论使用 GBCAs 的风险和受益。如果肾小球滤过率严重受损的患者需要使用 GBCA，则需患者签署知情同意书。在给这类肾损害患者服用 GBCA 后，应用立即进行血液透析的方法预防 NSF，这一点尚未得到证实。

除血管内 GBCAs 外，水溶性超声凝胶还可以放置在腔内 [阴道和（或）直肠] 以更好地描绘解剖结构。这项技术也有助于瘘管的检测，并可用于更好地显示苗勒管异常情况下的阴道斜隔（Gupta，2014）。

其他成像参数包括用于检测大量脂肪组织的脂肪饱和度和用于突出微观脂肪的反相成像。弥散加权成像（diffusion-weighted imaging，DWI）结合表观弥散系数（apparent diffusion coefficient，ADC）的定量测量，提供了质子在组织中运动的信息。富于细胞的组织限制随机布朗运动，产生高 DWI 信号和低 ADC 值。这种细胞信息有助于识别肿瘤、脓肿和淋巴结（Moore，2014）。

### 2. 安全性

磁共振成像产生的静磁场和梯度磁场的影响已被广泛研究。截至目前，尚无相关磁共振成像在临床使用的场强（即 3T 或更低）下导致有害或致突变效应的报道。此外，美国放射学会认为整个妊娠期使用磁共振成像是无风险的。由于无电离辐射，磁共振成像可能对超声无法提供准确病理特征的孕妇有帮助。根据 ALARA（在合理的前提下尽量保持低）原则，妊娠期间的成像场强通常限于 1.5 T。此外，因为理论上存在毒性钆离子从其配体解离进入羊水中的风险，GBCAs 在妊娠期间不常规使用（KANAL，2013）。

并非全部体内或体外植入设备均禁用于核磁共振检查，例如许多女性特有的植入设备可以安全成像（表 2-1）。核磁共振检查的禁忌证包括机械、电气或磁激活的植入设备，如心脏起搏器、神经刺激器、心脏除颤器、电子输液泵和耳蜗植入物。某些颅内动脉瘤夹和眼球内的金属异物禁止进行核磁扫描。在患者进入 MR 环境前，放射科工作人员应询问患者植入物类型（制造商、型号和类型）的准确资料，并核对 MR 安全等级。

表 2-1　某些植入设备磁共振成像的安全性

| 设备 | 安全（S），使用局限（C），or 不安全（U） | |
| --- | --- | --- |
| | 1.5 T | 3 T |
| **宫内节育器** | | |
| 铜宫内节育器 | S | C |
| 曼月乐 | S | S |
| Skyla 左炔诺孕酮宫内节育器 | — | C |
| **输卵管封堵器** | | |
| Essure 输卵管微栓 | S | C |
| Adiana（Silicone）输卵管微栓 | S | S |
| Adiana（Radiopaque）输卵管微栓 | S | C |
| Filshie 夹 | S | C |
| Hulka 夹 | S | C |
| **植入物** | | |
| 依托孕烯植埋剂 | S | S |
| 乳房盐水或硅胶植入物 | S | S |
| 非磁性注射部位组织扩张器 | S | — |
| 磁定位组织扩张器 | U | U |
| 注射部位 | | |
| **活检针 / 标记物** | | |
| 定位线 | U | U |
| 活检针 | U | U |
| 同轴活检针 | U | U |
| 乳腺活检标记物 | S | C |

### ■ 3. 妇科中的应用

尽管超声广泛应用于各种妇科疾病的检查，但当超声表现不确定时，磁共振成像可补充诊断。具体来说，磁共振成像有着多平面成像、优越的软组织对比度和宽阔的视野等明显的优势。因此，磁共振成像的常见指征包括骨盆解剖结构变形、超声难以清楚显示的巨大肿块、不确定型子宫腺肌病以及难以用外科方法确诊的子宫内膜疾病。在某些情况下，盆腔磁共振成像可能有助于制订临床妇科和外科治疗方式（Schwartz，1994）。此外，磁共振成像通常用于盆腔恶性肿瘤的初步评估和后续监测。

### ■ 4. 正常表现

盆腔脏器在 T1 加权像上一般表现为中等至低信号强度。月经期子宫的 T2 加权图像表现为高信号的子宫内膜；相邻的低信号的内部子宫肌层，即宫内膜 - 肌层交界区；和中等信号的外部子宫肌层（图 2-29）（McCarthy，1986）。

子宫颈与子宫体的区别在于其含有丰富的纤维间质，其信号强度整体较低。子宫颈的内部结构在 T2 加权像上表现为中央高信号（宫颈腺体和黏液），其周围为低信号强度（纤维间质）和外围中等信号（平滑肌和纤维间质混合）（Lee，1985）。同样，阴道的 T2 加权图像显示中央高信号的黏膜和黏液，其周围是低信号的肌壁（Hricak，1988）。卵巢在 T2 加权像上通常表现为中等高信号的基质，其中含有非常高信号的卵泡（Dooms，1986）。输卵管通常不可见。激素状态影响盆腔结构的 MR 表现，这些表现反映了相关的生理变化。

### ■ 5. 良性病变

#### （1）平滑肌瘤

超声成像是平滑肌瘤的首选成像技术，但因其视野有限、肥胖患者图像分辨率下降以及较大或多个肌瘤的扭曲解剖结构而使其应用局限（Wolfman，2006），假阴性率可达到 20%。小于 2 cm 的子宫肌瘤即使患者有临床症状，经阴道超声检查也会漏诊。（Gross，1983）。因此，当经阴道超声检查不能明确或不具有诊断价值时，应使用 MR 成像进行补充检查（Ascher，2003）。对于肌瘤的保守治疗，促性腺激素释放激素（GnRH）激动剂治疗缩小肌瘤体积的效果可以用 MR 成像来量化（Lubich，1991）。此外，子

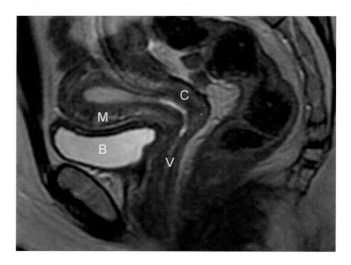

**图 2-29** 正常子宫和宫颈的矢状位 T2 加权磁共振（MR）图像（C）。B= 膀胱；M= 子宫肌层；V= 阴道

宫动脉栓塞或超声聚焦肌瘤治疗前应做磁共振成像检查，该检查也通常用于宫腔镜下肌瘤切除术前评估。在这些病例中，磁共振成像检查可确定平滑肌瘤的位置，寻找预后指标并排除引起患者不适的其他潜在性的肿块（Cura，2006；Rajan，2011）。

如图 2-30 所示，平滑肌瘤的 MR 表现可变，但具有特征性，与子宫腺肌病或子宫腺肌瘤鉴别的准确率可高达 90%（Mark，1987；Togashi，1989）。准确的鉴别诊断在考虑子宫肌瘤切除术前非常重要，即使是小到 0.5 cm 的平滑肌瘤，在 T2 加权像上也可表现为呈圆形、边缘清晰、相对于肌层的低信号强度的肿块。由于肌瘤变性的种类和程度不同，大于 3 cm 的肌瘤的影像表现通常是各种各样的（Hricak，1986；Yamashita，1993）。通过磁共振成像，多平面视图可以精确定位肿瘤，如浆膜下、肌壁间或黏膜下。此外，子宫肌瘤的蒂也可以显示。肌壁间或浆膜下的平滑肌瘤周围通常呈高信号的轮廓，该轮廓为来自扩张的淋巴管和静脉的水肿带。

在治疗方案中，磁共振高强度聚焦超声（magnetic resonance high-intensity focused ultrasound，MR-HIFU）治疗将一系列高功率超声波引导至肌瘤。如果没有 MR 引导，聚焦超声治疗会因靶向性不精确而受到阻碍。幸运的是，MR 成像出色的软组织分辨率使精确的组织靶向成为可能。此外，磁共振成像可以精确、近实时地测量温度，通过调整功率达到足够的治疗温度，同时将热损伤降到最低。脉冲持续时间通常为 15 秒，脉冲之间插入冷却间隔。平均手术持续时间接近 3 个半小时（Hindley，2004）。

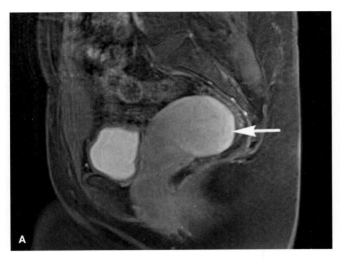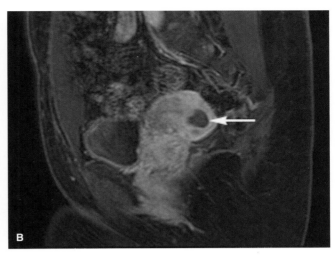

**图 2-30**　A. 矢状位 T1 加权后增强扫描显示子宫底有一个 5.6 cm 强化的平滑肌瘤；B. 子宫动脉栓塞术后 2 个月，同一患者的矢状位 T1 加权后图像显示肌瘤缺乏强化，显著性缩小（现在测量为 2 cm）

磁共振高强度聚焦超声（MR-HIFU）治疗又称磁共振引导聚焦超声（MR-guided focused ultrasound，MRgFUS），是一种安全可行的微创治疗肌瘤方法（Chen，2005；Stewart，2003）。一些研究表明，与子宫动脉栓塞或肌瘤切除术相比，患者症状的改善相对较快，平滑肌瘤的大小随着时间的推移而持续减小，恢复较快，很少出现重大不良事件（Fennessy，2007；Stewart，2006，2007）。然而，与其他介入治疗相比，磁共振高强度聚焦超声治疗长期疗效的数据很少。此外，并非所有患者都适用。应用局限性包括如下：能量路径出现障碍，如腹壁疤痕或腹腔夹，子宫大于 24 周，未来有生育需求或有磁共振成像禁忌证。此外，平滑肌瘤的特征，如大小、血流灌注或邻近器官的位置，可能会限制治疗的可行性。其他 MR-HIFU 的适应证包括有生育需求且患者患有有症状的平滑肌瘤、肌瘤大于 10 厘米和子宫腺肌病（Hesley，2008；Kim，2011a，b）。

**（2）先天畸形**

如第 18 章所述，苗勒管畸形包括一系列发育畸形。在过去，全面的评估需要腹腔镜、开腹手术、子宫输卵管造影和宫腔镜检查。这些侵入性检查已被磁共振成像所取代，其准确率高达 100%（Carrington，1990；Fielding，1996）。如前所述，随着三维超声技术的进步，无论是否灌注生理盐水，三维图像重建超声也可用于苗勒管畸形的诊断。

磁共振成像有助力鉴别纵隔子宫和双角子宫，因为二者具有不同的临床意义和外科治疗方法，故鉴别诊断是必要的。临床实践中通常不需要静脉造影，但如果怀疑有阴道斜隔，那么成像前在阴道内放置超声凝胶可能会有所帮助（Gupta，2014）。T2 加权图像和冠状面通常是提供信息最多的。通过这些图像可以看到，纵隔子宫通常有凸出的底部轮廓，而双角子宫通常有一个大于 1 cm 的明显底部切迹，尽管任何切迹深度在角间线 5 mm 以内都能称为双角子宫。双角子宫的子宫内膜具有正常的宽度和连通性，角间距离通常大于 4 cm，但此征象并不可靠。（Carrington，1990；Fedele，1989）。

纵隔子宫中纤维隔膜将两个子宫角分开，纤维隔膜在 T1 和 T2 加权像上的信号强度都很低，而双角子宫的肌层在 T2 加权像上的信号强度很高。纵隔子宫的底部轮廓可以是凸出的、扁平的或轻微凹陷的，但如果存在，则底部切迹位于角间线上方大于 5 mm（Behr，2012）。与双角子宫相比，纵隔子宫的角间距离没有增加，因此每个宫腔都比正常宫腔小（Carrington，1990；Forstner，1994）。

磁共振成像也用于详细地评估单角子宫，特别是评估残角（图 2-31）。在磁共振成像上，如果子宫内膜组织存在于残角内，将保留带状解剖结构。此外，明确残角内子宫内膜是否与宫腔相通具有相当重要的临床意义（第十八章）。当妇女处于月经期时，含有子宫内膜的、与宫腔不相通的残角内会充满血液，通常会明显地表现为血肿。磁共振成像也可以无创性地鉴别各种子宫发育不全。

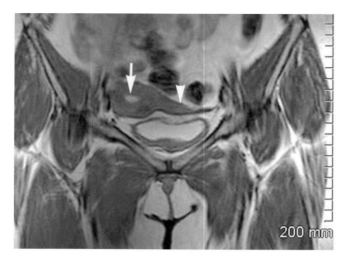

图 2-31　单角子宫。冠状位 T2 加权像显示子宫肌层组织从左侧子宫体（箭头）突出。它与子宫肌层等信号，但不显示正常的子宫解剖。具体来说，子宫内膜（箭头）是在发育的右宫角而不是在左侧的残角

**（3）其他妇科适应证**

MR 成像在诊断子宫腺肌病方面等同于或优于超声，其敏感性为 88% ～ 93%，特异性为 66% ～ 99%（Ascher，1994；Dueholm，2001；Reinhold，1996）。与超声相比，磁共振成像的一个主要优点是，在子宫肌瘤等伴发病理情况下，磁共振成像诊断子宫腺肌病，尤其是局灶性子宫腺肌瘤，是可靠的。另一个是 MR 成像的可重复性，它使精确的治疗监测成为可能（Reinhold，1995）。

在 T2 加权像上低信号强度交界区（内部子宫肌层）厚度 > 12 mm 可诊断子宫腺肌病（图 2-32）。正

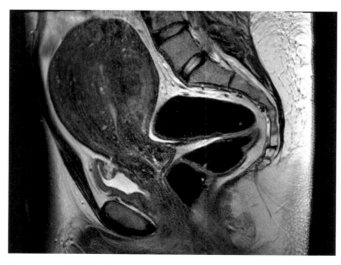

图 2-32　弥漫性子宫腺肌病子宫的矢状位 T2 加权磁共振成像。子宫腺肌病表现为交界区的环形增厚

常交界区的厚度最大可达 8 mm，而厚度达 8 ～ 12 mm 时则无法定性（Novellas，2011）。通常在 T1 和 T2 加权像上子宫腺肌病的低信号区内都含有卵圆形和点状的信号增强灶。这些病灶是异位内膜，伴有或不伴有出血的子宫内膜腺体扩张（Reinhold，1995，1996）。对比剂的使用并不能提高子宫腺肌病的诊断准确性（Outwater，1998）。

对于息肉和子宫内膜增生，经阴道超声检查和盐水灌注超声造影是常见的诊断方法。对于不适合直接采集子宫内膜的患者，如果这些方法没有诊断价值，MR 成像可能会有帮助。如果病变出现坏死和炎症，MR 成像可能无法鉴别诊断黏膜下肌瘤和子宫内膜息肉。

MR 成像与经阴道超声检查对卵巢子宫内膜异位症的诊断特异性相似（98%）。这些囊肿在 T2 加权图像上表现出特征性的"阴影"信号丢失。T1 加权图像上相关的高强度信号来源于陈旧性的出血（Chamie，2011）。然而，MR 成像与经阴道超声检查的不同之处在于，它可以检查超声或腹腔镜难以探及的部位，特别是对子宫内膜异位症晚期进行评估。磁共振成像诊断盆腔深部子宫内膜异位症的敏感性为 90%，特异性为 91%，准确性为 91%（Bazot，2004）。用于诊断子宫内膜异位症的其他特征包括纤维化斑块的星状边缘、黏连和正常盆腔结构的消失。在 T1 加权图像上，来自陈旧性出血性子宫内膜异位症的高信号病灶有助于诊断是否累及膀胱、直肠和输尿管。

对于附件肿块，如果超声检查不具诊断性或不确定，磁共振成像有助于进一步确定其解剖结构。磁共振成像可以提供关于软组织成分以及关于非妇科疾病的盆腔病变的来源和侵及范围。尽管超声和磁共振成像对附件恶性肿瘤的检测都非常敏感，但磁共振成像的特异性稍强（Adusumilli，2006；Jeong，2000；Yamashita，1995）。

### ■ 6. 妇科恶性肿瘤

对于宫颈癌，影像学不是临床分期的一部分（第三十章）。磁共振成像是妇科肿瘤术前评估的一个很好的辅助手段。其优越的软组织对比度和多平面成像的能力，可以评估局部肿瘤浸润和淋巴结病变。

虽然 CT 成像通常用于评估淋巴结转移和远处转移，但 MR 成像在评估局部肿瘤扩散方面始终优于宫颈癌的临床和 CT 评估（Choi，2004；Hricak，1996，2007）。目前对宫颈癌磁共振成像的建议包括：体格检查发现横径大于 2 cm 的肿瘤、临床上无法准确评

估的宫颈内肿瘤或浸润性肿瘤，以及伴有子宫病变而难以评估的孕妇（Ascher，2001；Hricak，2007 年）。当临床上尚不清楚旁壁和侧壁侵犯的程度时，磁共振成像可发挥重要作用，因为它对旁壁侵犯有 95% ～ 98% 的阴性预测值（Hricak，2007；Subak，1995）。

对于子宫内膜癌，手术是目前最准确的分期方法。术前，磁共振成像可以评估子宫肌层和宫颈的浸润程度，这会影响子宫切除术的范围、淋巴结清扫的范围，以及是否决定提供新辅助腔内放射治疗（Boronow，1984；Frei，2000）。MR 成像对子宫内膜癌分期的准确率为 92%，对子宫肌层浸润深度的准确率为 82%（Hricak，1987）。因此，如果有淋巴结转移的可能，通常会考虑 MR 成像。评估淋巴结转移可能性的情况包括高级别肿瘤、乳头状或透明细胞癌、宫颈浸润，或需要对子宫肌层、宫颈和淋巴结的侵犯进行多因素评估（Ascher，2001）。

对于卵巢肿瘤，当经阴道超声检查或 CT 扫描不具有诊断性或高危手术患者可能受益于进一步分级时，可考虑用 MR 成像进行评估。这是由于核磁共振成像会造成成本增加，实用性降低，成像和读图时间延长（Javitt，2007）。然而，在一个超声放射科医师协会的共识声明中，考虑到超声在检测较大卵巢肿块附壁结节方面的局限性，建议对大于 7 cm 的单纯卵巢囊肿进行 MR 成像（Ekerhovd，2001；Levine，2010）。磁共振成像也有助于确定附件肿块的来源，如子宫、卵巢来源或非原发妇科。磁共振成像有助于明确卵巢肿块是肿瘤性的还是功能性的，是恶性的还是良性的。理想情况下附件肿块的磁共振成像包括评估肿瘤血管的钆增强图像和鉴别血液和脂肪的脂肪饱和技术（Ascher，2001）。虽然磁共振成像不能进行组织学诊断，但可疑恶性的发现包括实性成分强化、厚分隔、结节和（或）乳头状突起。

MR 成像诊断附件病变的敏感性在 87% ～ 100% 之间，与超声和 CT 扫描相当（Siegelman，1999）。与 CT 扫描相比，MR 成像在评估可疑卵巢癌方面的优势包括：检测子宫浸润情况、盆腔外腹膜和淋巴结是否转移以及肿瘤是否向网膜、肠、骨和血管扩散，MR 成像具有更高的对比分辨率和更高的敏感性（Low，1995；Tempany，2000）。然而，与 CT 相比，MR 成像对小于 1 cm 的植入物的敏感性较低（Sala，2013）。

### ■ 7. 泌尿妇科

盆底评估之前在透视下进行，现在更多地通过磁共振成像来进行。磁共振成像可对大小便失禁或盆腔器官脱垂患者的尿道、提肛肌和邻近的盆腔结构进行详细的软组织评估（Pannu，2002）。在阴道、直肠和（或）膀胱内放置造影剂可以增强成像。

除了解剖学之外，磁共振成像还可以获得功能数据。例如，动态磁共振成像是在患者执行 Valsalva 动作时完成的。在 MR 排粪造影中，患者在快速胶片采集过程中同时进行 Valsalva 动作和排便直肠造影（超声凝胶）。直立开放式磁共振装置并非普遍可用，各个中心的研究方法差异很大。在笔者所在中心，仰卧 MR 排粪造影术比单独使用 Valsalva 更好（Bailey，2014；Kumar，2014）。磁共振成像排粪造影可以用来评估盆腔器官脱垂、尿失禁、便秘和排便功能障碍的患者。该技术可以在复杂的盆底重建之前或在先前失败的修复之后提供信息（Macura，2006），在动态影像学上建立骨盆器官脱垂和盆底松弛的分级系统（Barbaric，2001；Fielding，2000）。

## 六、核医学

核医学检查在妇科领域中的应用与在其他医学专业中的应用类似，均是通过摄入或注射少量放射性物质诊断或治疗各种疾病。例如甲状腺功能障碍性疾病可使用放射性碘扫描评估甲状腺功能或对甲状腺进行消融治疗；放射性核素骨扫描可以追踪是否有骨转移病灶；各种肾核素扫描能够提供与肾功能、灌注以及梗阻有关的情况；同样，放射性核素对肺部进行通气 / 灌注显像扫描（ventilation-perfusion，V/Q）也有助于识别肺叶的栓塞，尽管目前使用肺动脉 CT 血管成像（CTA）还是选择 V/Q 进行肺栓塞评估尚存争议，但是，由于 V/Q 不使用肾毒性药物，通常是合并肾功能不全的肺栓塞患者的首选。尽管如此，由于 V/Q 检查中使用的放射性药物不易获得，临床对肺栓塞的诊断还是以通过肺动脉 CTA 更为普及。

正电子发射计算机断层扫描（Positron emission tomography，PET），是利用生物半衰期短的放射性化学复合物作为示踪剂，测量并提示组织是否存在恶性肿瘤或感染的特定代谢过程（Juweid，2006），这种检查方法能够较其他显像技术更早期检测出肿瘤组织的结构异常。放射性标记葡萄糖类似物示踪成像 FDG-PET，通过注射 2-［$^{18}$F］氟 -2- 脱氧 -d- 葡萄糖（FDG）并利用其可被代谢活跃的细胞例如肿瘤细胞吸收的特点，可用于定位像肿瘤细胞这些糖代谢率增高的区域。由于 PET 无法呈现精确的组织解剖结构，

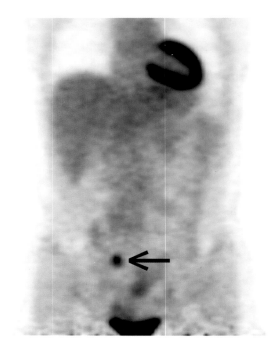
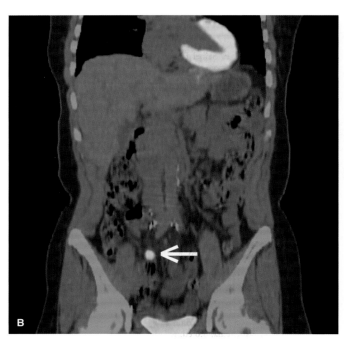

图 2-33　正电子发射计算机断层显像（PET）（A）（PET-CT）融合显像（B），图像为复发性卵巢癌患者。箭头所示为盆腔 FDG 异常摄入灶——一个直径约 1 cm 的淋巴结。淋巴结活检病理为复发性卵巢癌（Images contributed by Dr. Dana Mathews.）

需要与 CT 扫描联合使用，这两种断层成像的融合使得代谢和解剖数据相互关联，即 PET-CT 可在同一层面显示组织的分子代谢（功能显像）和解剖结构，并且这种操作可在同一操作界面同步运行。

目前 PET / CT 已经成为临床多种疾病诊疗的重要手段，尤其是恶性肿瘤的诊断和治疗。由于肿瘤细胞中普遍存在糖酵解过程加速，利用 FDG 示踪剂可准确定位糖代谢率增高的区域，进而对肿瘤的部位做出诊断（Goh，2003）。

多项研究表明，FDG-PET 对宫颈癌的早期诊断和初始临床分期具有很高的敏感性和特异性，尤其是对于 MR 或 CT 扫描未发现明显盆腔外转移病灶的患者（Gjelsteen，2008；Park，2005）；与此同时，通过 FDG-PET 成像对淋巴结受累和转移情况的评估，也有助于指导临床治疗和预后评估（图 2-33）。对于需要进行放射治疗的患者，在制订淋巴结放疗计划之前，通过 PET / CT 可获得更多解剖学数据用于准确定位病灶，调强适形放射治疗方案（见第二十八章），进而大大减少对周围正常组织的放射损伤（Havrilesky，2003；Wong，2004）。

## 七、介入放射学

在妇科疾病治疗中，介入放射科医师通常借助影像学图像引导下进行组织活检或穿刺引流。比如，对晚期宫颈癌患者，可能需要进行经皮肾穿刺造口来维持合并肾积水患者的肾功能，或帮助合并感染患者的引流减压。又比如，介入放射医师实施的子宫动脉栓塞术，是通过血管造影显示子宫动脉分布并进行介入治疗的方法。手术操作时，一旦置管成功，每条子宫动脉均被注射栓塞颗粒以阻塞子宫血流，如第九章所述，UAE 可通过定向阻断子宫动脉血流使平滑肌瘤缺血坏死，为子宫肌瘤的治疗提供了又一种疗效确切的选择。尽管既往认为子宫腺肌病是 UAE 治疗的禁忌证，但是，现有研究对 UAE 又有了新的认定，认为其对子宫腺肌病具有持久的治疗效果（Kim，2007）；不仅如此，UAE 还可以治疗子宫腺肌病合并子宫平滑肌瘤的患者，并已有成功的案例报道（Froeling，2012）。个别情况下，对于大量子宫出血而又拒绝手术治疗的患者，也可以选择 UAE 控制出血。

（李博涵　孙丽娟　译　段　华　吴青青　审校）

# 参考文献

Abrams BJ, Sukmvanich P, Seibel R, et al: Ultrasound for the detection of intraperitoneal fluid: the role of Trendelenburg position. Am J Emerg Med 17:117, 1999

Abuhamad AZ, Singleton S, Zhao Y, et al: The Z technique: an easy approach to the display of the mid-coronal plane of the uterus in volume sonography. J Ultrasound Med 25:607, 2006

Adusumilli S, Hussain HK, Caoili EM, et al: MR imaging of sonographically indeterminate adnexal masses. AJR 187:732, 2006

Alcazar JL, Galan MJ, Garcia-Manero M, et al: Three-dimensional sonographic morphologic assessment in complex adnexal masses: preliminary experience. J Ultrasound Med 22:249, 2003

Alcazar JL, Galvan R: Three-dimensional power Doppler ultrasound scanning for the prediction of endometrial cancer in women with postmenopausal bleeding and thickened endometrium. Am J Obstet Gynecol 200:44.e1, 2009

American College of Obstetricians and Gynecologists: Antibiotic prophylaxis for gynecologic procedures. Practice Bulletin No. 104, May 2009, Reaffirmed 2014

American College of Radiology: ACR Manual on Contrast Media, Version 9, 2013

American College of Radiology, American Association of Physicists in Medicine, Society for Imaging Informatics in Medicine: Practice parameter for determinants of image quality in digital mammography. Resolution No. 39, Amended 2014

American College of Radiology: Committee on Drugs and Contrast Media. Manual on Contrast Media, 5.0 ed. Reston, American College of Radiology Standards, 2004

American Institute of Ultrasound in Medicine: Guidelines for performance of the ultrasound examination of the female pelvis. 2014. Available at: http://www.aium.org/publications/guidelines/pelvis.pdf. Accessed January 25, 2015

American Institute of Ultrasound in Medicine: Official statement on heat. AIUM Bioeffects Committee, 2009

Ameye L, Valentin L, Testa AC, et al: A scoring system to differentiate malignant from benign masses in specific ultrasound-based subgroups of adnexal tumors. Ultrasound Obstet Gynecol 33:92, 2009

Andreotti RF, Fleischer AC, Mason LE Jr: Three-dimensional sonography of the endometrium and adjacent myometrium: preliminary observations. J Ultrasound Med 25:1313, 2006

Ascher SM, Arnold LL, Patt RH, et al: Adenomyosis: prospective comparison of MR imaging and transvaginal sonography. Radiology 190:803, 1994

Ascher SM, Jha RC, Reinhold C: Benign myometrial conditions: leiomyomas and adenomyosis. Top Magn Reson Imaging 14:281, 2003

Ascher SM, Takahama J, Jha RC: Staging of gynecologic malignancies. Top Magn Reson Imaging 12:105, 2001

Baber RJ, McSweeney MB, Gill RW, et al: Transvaginal pulsed Doppler ultrasound assessment of blood flow to the corpus luteum in IVF patients following embryo transfer. BJOG 95:1226, 1988

Bailey A, Khatri G, Pedrosa I, et al: Influence of rectal gel volume on study performance in women with symptomatic pelvic organ prolapse. Society of Abdominal Radiology Annual Meeting. Boca Raton, March 23–28, 2014

Barbaric ZL, Marumoto AL, Raz S: Magnetic resonance imaging of the perineum and pelvic floor. Top Magn Reson Imaging 12:83, 2001

Bates SM, Ginsberg JS: Treatment of deep-vein thrombosis. N Engl J Med 351:268, 2004

Bazot M, Darai E, Hourani R, et al: Deep pelvic endometriosis: MR imaging for diagnosis and prediction of extension of disease. Radiology 232:379, 2004

Behr S, Courtier J, Qayyum A: Imaging of müllerian duct anomalies. Radiographics 32:E233, 2012

Benacerraf BR, Shipp TD, Bromley B: Three-dimensional ultrasound detection of abnormally located intrauterine contraceptive devices which are a source of pelvic pain and abnormal bleeding. Ultrasound Obstet Gynecol 34:110, 2009

Benacerraf BR, Shipp TD, Bromley B: Which patients benefit from a 3D reconstructed coronal view of the uterus added to standard routine 2D pelvic sonography? AJR 190:626, 2008

Bermejo C, Martinez Ten P, Cantarero R, et al: Three-dimensional ultrasound in the diagnosis of Müllerian duct anomalies and concordance with magnetic resonance imaging. Ultrasound Obstet Gynecol 35:593, 2010

Beyersdorff D, Zhang J, Schoder H, et al: Bladder cancer: can imaging change patient management? Curr Opin Urol 18:98, 2008

Birdwell BG, Raskob GE, Whitsett TL, et al: The clinical validity of normal compression ultrasonography in outpatients suspected of having deep venous thrombosis. Ann Intern Med 128:1, 1998

Blake GM, Fogelman I: Role of dual-energy X-ray absorptiometry in the diagnosis and treatment of osteoporosis. J Clin Densitom 10:102, 2007

Boardman LA, Peipert JF, Brody JM, et al: Endovaginal sonography for the diagnosis of upper genital tract infection. Obstet Gynecol 90:54, 1997

Bonilla-Musoles F, Raga F, Osborne NG, et al: Three-dimensional hystero-sonography for the study of endometrial tumors: comparison with conventional transvaginal sonography, hysterosalpingography, and hysteroscopy. Gynecol Oncol 65:245, 1997

Bonilla-Musoles F, Raga F, Osborne NG: Three-dimensional ultrasound evaluation of ovarian masses. Gynecol Oncol 59:129, 1995

Bonnamy L, Marret H, Perrotin F, et al: Sonohysterography: a prospective survey of results and complications in 81 patients. Eur J Obstet Gynecol Reprod Biol 102:42, 2002

Boronow RC, Morrow CP, Creasman WT, et al: Surgical staging in endometrial cancer: clinical-pathologic findings of a prospective study. Obstet Gynecol 63:825, 1984

Branney SW, Wolfe RE, Moore EE, et al: Quantitative sensitivity of ultrasound in detecting free intraperitoneal fluid. J Trauma 39:375, 1995

Buy JN, Ghossain MA, Hugol D, et al: Characterization of adnexal masses: combination of color Doppler and conventional sonography compared with spectral Doppler analysis alone and conventional sonography alone. AJR 166:385, 1996

Cacciatore B, Leminen A, Ingman-Friberg S, et al: Transvaginal sonographic findings in ambulatory patients with suspected pelvic inflammatory disease. Obstet Gynecol 80:912, 1992

Capitanio GL, Ferraiolo A, Croce S, et al: Transcervical selective salpingography: a diagnostic and therapeutic approach to cases of proximal tubal injection failure. Fertil Steril 55:1045, 1991

Carrington BM, Hricak H, Nuruddin RN, et al: Müllerian duct anomalies: MR imaging evaluation. Radiology 176:715, 1990

Chamie L, Blasalg R, Pereira R, et al: Findings of pelvic endometriosis at transvaginal US, MR imaging, and laparoscopy. Radiographics 31:E77, 2011

Chan DP, Abujudeh HH, Cushing GL Jr, et al: CT cystography with multiplanar reformation for suspected bladder rupture: experience in 234 cases. AJR 187:1296, 2006

Chen S: MRI-guided focused ultrasound treatment of uterine fibroids. Issues Emerg Health Technol 70:1, 2005

Choi SH, Kim SH, Choi HJ, et al: Preoperative magnetic resonance imaging staging of uterine cervical carcinoma: results of prospective study. J Comput Assist Tomogr 28:620, 2004

Chou CP, Levenson RB, Elsayes KM, et al: Imaging of female urethral diverticulum: an update. Radiographics 28(7):1917, 2008

Cohen HL, Tice HM, Mandel FS: Ovarian volumes measured by US: bigger than we think. Radiology 177:189, 1990

Coursey CA, Casalino DD, Remer EM, et al: ACR Appropriateness Criteria®: acute onset flank pain—suspicion of stone disease. Reston, American College of Radiology, 2011

Cowan NC: CT urography for hematuria. Nat Rev Urol 9:218, 2012

Cowan NC, Turney BW, Taylor NJ, et al: Multidetector computed tomography urography for diagnosing upper urinary tract urothelial tumour. BJU Int 99:1363, 2007

Cunningham FG, Leveno KL, Bloom SL, et al (eds): Ultrasound and Doppler. In Williams Obstetrics, 24th ed. New York, McGraw-Hill Education, 2014, p 194

Cura M, Cura A, Bugnone A: Role of magnetic resonance imaging in patient selection for uterine artery embolization. Acta Radiol 47:1105, 2006

Damilakis J, Maris T, Karantanas A: An update on the assessment of osteoporosis using radiologic techniques. Eur Radiol 17:1591, 2007

Davis JD: Prevention, diagnosis, and treatment of venous thromboembolic complications of gynecologic surgery. Am J Obstet Gynecol 184:759, 2001

DePriest PD, Shenson D, Fried A, et al: A morphology index based on sonographic findings in ovarian cancer. Gynecol Oncol 51:7, 1993

Deutch TD, Joergner I, Matson DO, et al: Automated assessment of ovarian follicles using a novel three-dimensional ultrasound software. Fertil Steril 92(5):1562, 2009

Dietz HP: Mesh in prolapse surgery: an imaging perspective. Ultrasound Obstet Gynecol 40:495, 2012

Dietz HP: Quantification of major morphological abnormalities of the levator ani. Ultrasound Obstet Gynecol 29:329, 2007

Dietz HP: The role of two- and three-dimensional dynamic ultrasonography in pelvic organ prolapse. J Minim Invasive Gynecol 17:282, 2010

Dooms GC, Hricak H, Tscholakoff D: Adnexal structures: MR imaging. Radiology 158:639, 1986

Dueholm M, Lundorf E, Hansen E, et al: Magnetic resonance imaging and transvaginal ultrasonography for the diagnosis of adenomyosis. Fertil Steril 76:588, 2001

Eckersley RJ, Sedelaar JP, Blomley MJ, et al: Quantitative microbubble enhanced transrectal ultrasound as a tool for monitoring hormonal treatment of prostate carcinoma. Prostate 51:256, 2002

Ekerhovd E, Wienerroith H, Staudach A, et al: Preoperative assessment of unilocular adnexal cysts by transvaginal ultrasonography: a comparison between ultrasonographic morphologic imaging and histopathologic diagnosis. Am J Obstet Gynecol 184:48, 2001

Exacoustos C, Di Giovanni A, Szabolcs B, et al: Automated three-dimensional coded contrast imaging hysterosalpingo-contrast sonography: feasibility in office tubal patency testing. Ultrasound Obstet Gynecol 41:328, 2013

Fedele L, Dorta M, Brioschi D, et al: Magnetic resonance evaluation of double uteri. Obstet Gynecol 74:844, 1989

Fennessy FM, Tempany CM, McDannold NJ, et al: Uterine leiomyomas: MR imaging-guided focused ultrasound surgery—results of different treatment protocols. Radiology 243:885, 2007

Ferrara KW, Merritt CR, Burns PN, et al: Evaluation of tumor angiogenesis with US: imaging, Doppler, and contrast agents. Acad Radiol 7:824, 2000

Fielding JR: MR imaging of Müllerian anomalies: impact on therapy. AJR 167:1491, 1996

Fielding JR, Dumanli H, Schreyer AG, et al: MR-based three-dimensional modeling of the normal pelvic floor in women: quantification of muscle mass. AJR 174:657, 2000

Fleischer AC: Recent advances in the sonographic assessment of vascularity and blood flow in gynecologic conditions. Am J Obstet Gynecol 193:294, 2005

Fleischer AC, Harvey SM, Kurita SC, et al: Two-/three-dimensional transperineal sonography of complicated tape and mesh implants. Ultrasound Q 28:243, 2012

Fleischer AC, Lyshchik A, Jones HW Jr, et al: Contrast-enhanced transvaginal sonography of benign versus malignant ovarian masses: preliminary findings. J Ultrasound Med 27:1011, 2008

Fleischer AC, Rodgers WH, Kepple DM, et al: Color Doppler sonography of ovarian masses: a multiparameter analysis. J Ultrasound Med 12:41, 1993

Forstner R, Hricak H: Congenital malformations of uterus and vagina. Radiology 34:397, 1994

Frei KA, Kinkel K, Bonel HM, et al: Prediction of deep myometrial invasion in patients with endometrial cancer: clinical utility of contrast-enhanced MR imaging—a meta-analysis and Bayesian analysis. Radiology 216:444, 2000

Friera A, Gimenez NR, Caballero P, et al: Deep vein thrombosis: can a second sonographic examination be avoided? AJR 178:1001, 2002

Froeling V, Scheurig-Muenkler C, Hamm B, et al: Uterine artery embolization to treat uterine adenomyosis with or without uterine leiomyomata results of symptom control and health-related quality of life 40 months after treatment. Cardiovasc Intervent Radiol 25:523, 2012

Gandhi S, Brown M, Wong J, et al: MR contrast agents for liver imaging: what, when, how. Radiographics 26:1621, 2006

Garra BS: Imaging and estimation of tissue elasticity by ultrasound. Ultrasound Q 23:255, 2007

Gera PS, Allemand MC, Tatpati LL, et al: Role of saline infusion sonography in uterine evaluation before frozen embryo transfer cycle. Fertil Steril 89:562, 2008

Ghi T, Casadio P, Kuleva M, et al: Accuracy of three-dimensional ultrasound in diagnosis and classification of congenital uterine anomalies. Fertil Steril 92:808, 2009

Gjelsteen A, Ching BH, Meyermann MW, et al: CT, MRI, PET, PET/CT, and ultrasound in the evaluation of obstetric and gynecologic patients. Surg Clin North Am 88:361, 2008

Goh AS, Ng DC: Clinical positron emission tomography imaging—current applications. Ann Acad Med Singapore 32:507, 2003

Goldhaber SZ: Pulmonary embolism. Lancet 363:1295, 2004

Gross BH, Silver TM, Jaffe MH: Sonographic features of uterine leiomyomas: analysis of 41 proven cases. J Ultrasound Med 2:401, 1983

Gupta M, Pinho D, Bailey A, et al: Endoluminal contrast for the abdominal and pelvic MRI: when, where, and how? Educational Exhibit MSE006-b, presented at the 100th Scientific Assembly and Annual Meeting of the Radiological Society of North America. November 30-December 5, 2014

Hamed HO, Shahin AY, Elsamman AM: Hysterosalpingo-contrast sonography versus radiographic hysterosalpingography in the evaluation of tubal patency. Int J Gynaecol Obstet 105:215, 2009

Hanley M, Donahue J, Rybicki FJ: ACR Appropriateness Criteria®: clinical condition: suspected lower-extremity deep vein thrombosis. Reston, American College of Radiology, 1995, Reaffirmed 2013

Havrilesky LJ, Wong TZ, Secord AA, et al: The role of PET scanning in the detection of recurrent cervical cancer. Gynecol Oncol 90:186, 2003

Heikinen H, Tekay A, Volpi E, et al: Transvaginal salpingosonography for the assessment of tubal patency in infertile women: methodological and clinical experiences. Fertil Steril 64:293, 1995

Hesley GK, Gorny KR, Henrichsen TL, et al: A clinical review of focused ultrasound ablation with magnetic resonance guidance an option for treating uterine fibroids. Ultrasound Q 24:131, 2008

Hindley J, Gedroyc WM, Regan L, et al: MRI guidance of focused ultrasound therapy of uterine fibroids: early results. AJR 183:1713, 2004

Hricak H, Chang YCF, Thurnher S: Vagina: evaluation with MR imaging. I. Normal anatomy and congenital anomalies. Radiology 169:169, 1988

Hricak H, Gatsonis C, Chi D, et al: Role of imaging in pretreatment evaluation of early invasive cervical cancer: results of the intergroup study American College of Radiology Imaging Network 6651–Gynecologic Oncology Group 183. J Clin Oncol 23(36):9329, 2005

Hricak H, Gatsonis C, Conkley F, et al: Early invasive cervical cancer: CT and MRI imaging in preoperative evaluation-ACRIN/GOG comparative study of diagnostic performance and interobserver variability. Radiology 245:491, 2007

Hricak H, Powell CB, Yu KK, et al: Invasive cervical carcinoma: Role of MR imaging in pretreatment work-up—cost minimization and diagnostic efficacy analysis. Radiology 198:403, 1996

Hricak H, Stern JL, Fisher MR, et al: Endometrial carcinoma staging by MR imaging. Radiology 162:297, 1987

Hricak H, Tscholakoff D, Heinrichs L, et al: Uterine leiomyomas: correlation of MR histopathologic findings, and symptoms. Radiology 158:385, 1986

Humphrey L, Helfand M, Chan B, et al: Breast cancer screening: a summary of the evidence for the U.S. Preventative Services Task Force. Ann Intern Med 137:347, 2002

Hwang M, Lyshchik A, Fleischer A: Molecular sonography with targeted microbubbles: current investigations and potential applications. Ultrasound Q 26:75, 2010

Jain KA: Prospective evaluation of adnexal masses with endovaginal gray-scale and duplex and color Doppler US: correlation with pathologic findings. Radiology 191:63, 1994

Jankowski JT, Spirnak JP: Current recommendations for imaging in the management of urologic traumas. Urol Clin North Am 33:365, 2006

Javitt MC, Fleischer AC, Andreotti RF, et al: Expert panel on women's imaging. Staging and follow-up of ovarian cancer. Reston (VA): American College of Radiology (ACR) 2007, p 1

Jayasinghe Y, Rane A, Stalewski H, et al: The presentation and early diagnosis of the rudimentary uterine horn. Obstet Gynecol 105:1456, 2005

Jeong Y, Outwater EK, Kang HK: Imaging evaluation of ovarian masses. Radiographics 20:144, 2000

Jergas M, Genant HK: Current methods and recent advances in the diagnosis of osteoporosis. Arthritis Rheum 36:1649, 1993

Jokubkiene L, Sladkevicius P, Valentin L: Does three-dimensional power Doppler ultrasound help in discrimination between benign and malignant ovarian masses? Ultrasound Obstet Gynecol 29:215, 2007

Juweid ME, Cheson BD: Positron-emission tomography and assessment of cancer therapy. N Engl J Med 354:496, 2006

Kanal E, Barkovich AJ, Bell C, et al: ACR guidance document for safe MR practices: 2013. J Magn Reson Imaging 37(3):501, 2013

Kaplan FS: Prevention and management of osteoporosis. Clin Symp 1995, p 47

Keltz MD, Olive DL, Kim AH, et al: Sonohysterography for screening in recurrent pregnancy loss. Fertil Steril 67:670, 1997

Khalife S, Falcone T, Hemmings R, et al: Diagnostic accuracy of transvaginal ultrasound in detecting free pelvic fluid. J Reprod Med 43:795, 1998

Kim K, Yoon S, Lee C, et al: Short-term results of magnetic resonance imaging-guided focused ultrasound surgery for patients with adenomyosis: symptomatic relief and pain reduction. Fertil Steril 95:1152, 2011a

Kim M, Kim S, Kim N, et al: Long-term results of uterine artery embolization for symptomatic adenomyosis. AJR 188:176, 2007

Kim Y, Bae D, Kim B, et al: A faster nonsurgical solution: very large fibroid tumors yielded to a new ablation strategy. Am J Obstet Gynecol 205:292, 2011b

Kinkel K, Hricak H, Lu Y, et al: US characterization of ovarian masses: a meta-analysis. Radiology 217:803, 2000

Kumar N, Khatri G, Xi Y, et al: Valsalva maneuvers versus defecation for MRI assessment of multi-compartment pelvic organ prolapse. American Roentgen Ray Society Annual Meeting, San Diego, May 4–9, 2014

Kupesic A, Plavsic BM: 2D and 3D hysterosalpingo-contrast-sonography in the assessment of uterine cavity and tubal patency. Eur J Obstet Gynecol Reprod Biol 113:64, 2007

Kurjak A, Schulman H, Sosic A, et al: Transvaginal ultrasound, color flow, and Doppler waveform of the postmenopausal adnexal mass. Obstet Gynecol 80:917, 1992

Lee JKT, Gersell DJ, Balfe DM, et al: The uterus: in vitro MR anatomic correlation of normal and abnormal specimens. Radiology 157:175, 1985

Legendre G, Gervaise A, Levaillant JM, et al: Assessment of three-dimensional ultrasound examination classification to check the position of the tubal sterilization microinsert. Fertil Steril 94:2732, 2010

Lele PP, Hazzard DG, Litz ML: Thresholds and mechanisms of ultrasonic damage to "organized" animal tissues. Symposium on Biological Effects and Characterizations of Ultrasound Sources. US Department of Health, Education, and Welfare HEW Publication (FDA) 78–8048:224, 1977

Lensing AW, Prandoni P, Brandjes D, et al: Detection of deep-vein thrombosis by real-time B-mode ultrasonography. N Engl J Med 320:342, 1989

Levine D, Brown DL, Andreotti RF, et al: Management of asymptomatic ovarian and other adnexal cysts imaged at ultrasound: Society of Radiologists in Ultrasound consensus conference statement. Ultrasound Q 26:121, 2010

Lieng M, Qvigstad E, Dahl GF, et al: Flow differences between endometrial polyps and cancer: a prospective study using intravenous contrast-enhanced transvaginal color flow Doppler and three-dimensional power Doppler ultrasound. Ultrasound Obstet Gynecol 32:935, 2008

Low RN, Carter WD, Saleh F, et al: Ovarian cancer: comparison of findings with perfluorocarbon-exchanged MR imaging, In-111-CYT-103 immunoscintigraphy, and CT. Radiology 195:391, 1995

Lubich LM, Alderman MG, Ros PR: Magnetic resonance imaging of leiomyomata uteri: assessing therapy with the gonadotropin-releasing hormone agonist leuprolide. Magn Reson Imaging 9:331, 1991

Luciano DE, Exacoustos C, Johns DA, et al: Can hysterosalpingo-contrast sonography replace hysterosalpingography in confirming tubal blockage after hysteroscopic sterilization and in the evaluation of the uterus and tubes in infertile patients? Am J Obstet Gynecol 204:79, 2011

Luciano DE, Exacoustos C, Luciano AA: Contrast ultrasonography for tubal patency. J Minim Invasive Gynecol 21:994, 2014

Macura KJ: Magnetic resonance imaging of pelvic floor defects in women. Top Magn Reson Imaging 17:417, 2006

Maglinte DD, Gage SN, Harmon BH, et al: Obstruction of the small intestine: accuracy and role of CT in diagnosis. Radiology 188:61, 1993

Mark AS, Hricak H, Heinrichs LW: Adenomyosis and leiomyoma: differential diagnosis by means of magnetic resonance imaging. Radiology 163:527, 1987

McCarthy S, Tauber C, Gore J: Female pelvic anatomy: MR assessment of variations during the menstrual cycle and with use of oral contraceptives. Radiology 160:119, 1986

Mettler F, Huda W, Yoshizumi T, et al: Effective doses in radiology and diagnostic nuclear medicine: a catalog. Radiology 248:254, 2008

Mishell DR Jr, Stencheuer MA, Droegemueller W, et al (eds): Comprehensive Gynecology, 3rd ed. St. Louis, Mosby, 1997, p 691

Mol BW, Swart P, Bossuyt PM, et al: Reproducibility of the interpretation of hysterosalpingography in the diagnosis of tubal pathology. Hum Reprod 11:1204, 1996

Molander P, Sjoberg J, Paavonen J, et al: Transvaginal power Doppler findings in laparoscopically proven acute pelvic inflammatory disease. Ultrasound Obstet Gynecol 17:233, 2002

Molina FS, Gomez LF, Florido J, et al: Quantification of cervical elastography: a reproducibility study. Ultrasound Obstet Gynecol 396:685, 2012

Moore W, Khatri G, Madhuranthakam A, et al: Added value of diffusion-weighted acquisitions in MRI of the abdomen and pelvis. AJR 202:995, 2014

Moschos E, Twickler DM: Does the type of intrauterine device affect conspicuity and position evaluation with 2D and 3D ultrasound imaging? AJR 196:1439, 2011

Neitlich JD, Foster HE, Glickman MG, et al: Detection of urethral diverticula in women: comparison of a high resolution fast spin echo technique with double balloon urethrography. J Urol 159:408, 1998

Novellas S, Chassang M, Delotte J, et al: MRI characteristics of the uterine junctional zone: from normal to the diagnosis of adenomyosis. AJR 196:1206, 2011

Outwater EK, Siegelman ES, Van Deerlin V: Adenomyosis: current concepts and imaging considerations. AJR 170:437, 1998

Pannu HK: Magnetic resonance imaging of pelvic organ prolapse. Abdom Imaging 27:660, 2002

Park W, Park YJ, Huh SJ, et al: The usefulness of MRI and PET imaging for the detection of parametrial involvement and lymph node metastasis in patients with cervical cancer. Jpn J Clin Oncol 35:260, 2005

Philipov G, Holsman M, Philips PJ: The clinical role of quantitative ultrasound in assessing fracture risk and bone status. Med J Aust 173:208, 2000

Pisal N, Sindos M, O'Riordian J, et al: The use of spinal needle for transcervical saline infusion sonohysterography in presence of cervical stenosis. Acta Obstet Gynecol Scand 84:1019, 2005

Rajan D, Margau R, Kroll R, et al: Clinical utility of ultrasound versus magnetic resonance imaging for deciding to proceed with uterine artery embolization for presumed symptomatic fibroids. Clin Radiol 66:57, 2011

Ramchandani P, Kisler T, Francis IR, et al: ACR Appropriateness Criteria®: hematuria. Reston, American College of Radiology, 2008

Reinhold C, Atri M, Mehio AR, et al: Diffuse uterine adenomyosis: morphologic criteria and diagnostic accuracy of endovaginal sonography. Radiology 197:609, 1995

Reinhold C, McCarthy S, Bret PM, et al: Diffuse adenomyosis: comparison of endovaginal US and MR imaging with histopathologic correlation. Radiology 199:151, 1996

Reuter KL, Daly DC, Cohen SM: Septate versus bicornuate uteri: errors in imaging diagnosis. Radiology 172:749, 1989

Sala E, Rockall A, Freeman S, et al: The added role of MR imaging in treatment stratification of patients with gynecologic malignancies: what the radiologist needs to know. Radiology 266:718, 2013

Salim R, Woelfer B, Backos M, et al: Reproducibility of three-dimensional ultrasound diagnosis of congenital uterine anomalies. Ultrasound Gynecol Obstet 21:578, 2003

Santoro GA, Wieczorek AP, Dietz HP, et al: State of the art: an integrated approach to pelvic floor ultrasonography. Ultrasound Obstet Gynecol 37:381, 2011

Saslow D, Boetes C, Burke W, et al: American Cancer Society guidelines for breast screening with MRI as an adjunct to mammography. CA Cancer J Clin 57:75, 2007

Sassone AM, Timor-Tritsch IE, Artner A, et al: Transvaginal sonographic characterization of ovarian disease: evaluation of a new scoring system to predict ovarian malignancy. Obstet Gynecol 78:70, 1991

Saunders RD, Shwayder JM, Nakajima ST: Current methods of tubal patency assessment. Fertil Steril 95:2171, 2011

Savelli L, Pollastri P, Guerrini M, et al: Tolerability, side effects, and complications of hysterosalpingocontrast sonography (HyCoSy). Fertil Steril 4:1481, 2009

Scalea TM, Rodriguez A, Chiu WC, et al: Focused assessment with sonography for trauma (FAST): results from an international consensus conference. J Trauma 46:466, 1999

Schaer GN, Koechli OR, Schuessler B, et al: Perineal ultrasound for evaluating the bladder neck in urinary stress incontinence. Obstet Gynecol 85:220, 1995

Schuettoff S, Beyersdorff D, Gauruder-Burmester A, et al: Visibility of the polypropylene tape after tension-free vaginal tape (TVT) procedure in women with stress urinary incontinence: comparison of introital ultrasound and magnetic resonance imaging in vitro and in vivo. Ultrasound Obstet Gynecol 27:687, 2006.

Schwartz L, Panageas E, Lange R, et al: Female pelvis: impact of MR imaging on treatment decisions and net cost analysis. Radiology 192:55, 1994

Siegelman ES, Outwater EK: Tissue characterization in the female pelvis by means of MR imaging. Radiology 212:5, 1999

Soares SR, Barbosa dos Reis MM, Camargos AF: Diagnostic accuracy of sonohysterography, transvaginal sonography, and hysterosalpingography in patients with uterine cavity diseases. Fertil Steril 73:406, 2000

Song Y, Yang J, Liu Z, et al: Preoperative evaluation of endometrial carcinoma by contrast-enhanced ultrasonography. BJOG 116:294, 2009

Stewart EA, Gedroyc WM, Tempany CMC, et al: Focused ultrasound treatment of uterine fibroid tumors: safety and feasibility of a noninvasive thermoablative technique. Am J Obstet Gynecol 189:48, 2003

Stewart EA, Gostout B, Rabinovici J, et al: Sustained relief of leiomyoma symptoms by using focused ultrasound surgery. Obstet Gynecol 110:279, 2007

Stewart EA, Rabinovici J, Tempany CMC, et al: Clinical outcomes of focused ultrasound surgery for the treatment of uterine fibroids. Fertil Steril 85:22, 2006

Stoelinga B, Hehenkamp WJK, Brolmann HAM et al: Real-time elastography for assessment of uterine disorders. Ultrasound Obstet Gynecol 43:218, 2014

Strandell A, Bourne T, Bergh C, et al: The assessment of endometrial pathology and tubal patency: a comparison between the use of ultrasonography and X-ray hysterosalpingography for the investigation of infertility patients. Ultrasound Obstet Gynecol 14:200, 1999

Stumpf PG, March CM: Febrile morbidity following hysterosalpingography: identification of risk factors and recommendations for prophylaxis. Fertil Steril 33:487, 1980

Subak LL, Hricak H, Powell CB, et al: Cervical carcinoma: computed tomography and magnetic resonance imaging for preoperative staging. Obstet Gynecol 86:43, 1995

Taylor LS, Porter BC, Rubens DJ, et al: Three-dimensional sonoelastography: principles and practices. Phys Med Biol 45:1477, 2000

Tempany C, Dou K, Silverman S, et al: Staging of advanced ovarian cancer: comparison of imaging modalities report from the Radiological Diagnostic Oncology Group. Radiology 215:761, 2000

Thurmond AS: Selective salpingography and fallopian tube recanalization. AJR 156:33, 1991

Timmerman D, Testa AC, Bourne T, et al: Logistic regression model to distinguish between the benign and malignant adnexal mass before surgery: a multicenter study by the International Ovarian Tumor Analysis Group. J Clin Oncol 23:8794, 2005

Timmerman D, Valentin L, Bourne T, et al: Terms, definitions and measurements to describe the sonographic features of adnexal tumors: a consensus opinion from the International Ovarian Tumor Analysis (IOTA) group. Ultrasound Obstet Gynecol 16:500, 2000

Timor-Tritsch IE, Lerner JP, Monteagudo A, et al: Transvaginal sonographic markers of tubal inflammatory disease. Ultrasound Obstet Gynecol 12:56, 1998

Tinkanen H, Kujansuu E: Doppler ultrasound findings in tubo-ovarian infectious complex. J Clin Ultrasound 21:175, 1993

Titton RL, Gervais DA, Hahn PF, et al: Urine leaks and urinomas: diagnosis and imaging guided intervention. Radiographics 23:1133, 2003

Togashi K, Ozasa H, Konishi I: Enlarged uterus: differentiation between adenomyosis and leiomyoma with MRI. Radiology 171:531, 1989

Troiano R, McCarthy S: Müllerian duct anomalies: imaging and clinical issues. Radiology 233:19, 2004

Twickler DM, Forte TB, Santos-Ramos R, et al: The Ovarian Tumor Index predicts risk for malignancy. Cancer 86:2280, 1999

Twickler DM, Moschos E: Ultrasound and assessment of ovarian cancer risk. AJR 194:322, 2010

Valentin L: Gray scale sonography, subjective evaluation of the color Doppler image and measurement of blood flow velocity for distinguishing benign and malignant tumor of suspected adnexal origin. Eur J Obstet Gynecol Reprod Biol 72:63, 1997

Weiner Z, Thaler I, Beck D, et al: Differentiating malignant from benign ovarian tumors with transvaginal color flow imaging. Obstet Gynecol 79:159, 1992

Wolfman DJ, Ascher SM: Magnetic resonance imaging of benign uterine pathology. Top Magn Reson Imaging 17:399, 2006

Wong TZ, Jones EL, Coleman RE: Positron emission tomography with 2-deoxy-2-[18F]fluoro-D-glucose for evaluating local and distant disease in patients with cervical cancer. Mol Imaging Biol 6:55, 2004

World Health Organization: Assessment of fracture risk and its application to screening for postmenopausal osteoporosis. WHO Reference No. WHO/TSR/843, 1994

Wu HM, Chiang CH, Huang HY, et al: Detection of the subendometrial vascularization flow index by three-dimensional ultrasound may be useful for predicting the pregnancy rate for patients undergoing in vitro fertilization-embryo transfer. Fertil Steril 79:507, 2003

Yamashita Y, Torashima M, Hatanaka Y, et al: Adnexal masses: accuracy of characterization with transvaginal US and precontrast and postcontrast MR imaging. Radiology 194:557, 1995

Yamashita Y, Torashima M, Takahashi M: Hyperintense uterine leiomyoma at T2-weighted MR imaging: differentiation with dynamic enhanced MR imaging and clinical implications. Radiology 189:721, 1993

Yauger BJ, Feinberg EC, Levens ED, et al: Pre-cycle saline infusion sonography minimizes assisted reproductive technologies cycle cancellation due to endometrial polyps. Fertil Steril 90:1324, 2008

Yitta S, Hecht E, Mausner E, et al: Normal or abnormal? Demystifying uterine and cervical contrast enhancement at multidetector CT. Radiographics 31:647, 2011

Yu NC, Raman SS, Patel M, et al: Fistulas of the genitourinary tract: a radiologic review. Radiographics 24:1331, 2004

Zhou L, Zhang X, Chen X, et al: Value of three-dimensional hysterosalpingo-contrast sonography with SonoVue in the assessment of tubal patency. Ultrasound Obstet Gynecol 40:93, 2012

# 第三章

# 妇科感染性疾病

## 一、正常阴道菌群

健康育龄期女性的阴道菌群包括多种需氧菌、兼性厌氧菌和专性厌氧菌（表3-1）。其中，厌氧菌占主导地位，与需氧菌的比例大约为10：1（Bartlett，1977）。这些细菌与人体呈共生关系，且随着阴道微环境的改变而发生相应的变化。它们定殖于适宜生存的部位并且可耐受人类宿主的抗感染作用。然而，阴道定殖菌群所发挥的功能仍然处于未知。

在阴道微生态系统中，一些微生物可以产生乳酸及过氧化氢等物质，从而抑制阴道内非定殖的微生物（Marrazzo，2006）。其他一些抗菌合成物被称为细菌素（bacteriocins），也具有类似作用。研究发现在阴道中存在一种分泌性白细胞蛋白酶抑制物，可以保护自身免受这些有毒物质的损伤。这种蛋白可以保护局部组织对抗有毒炎性物质和感染。

研究发现，阴道菌群中某些特定种类的细菌能够逆行至上生殖道。女性的上生殖道并非无菌状态，因而细菌的存在并不代表活动性感染（Hemsell，1989；Spence，1982）。由此提示我们妇科手术后发生感染的可能性以及预防性使用抗生素的必要性。此外，亦说明如果淋病奈瑟球菌等病原体上行至上生殖道，可能引起局部急性感染。

### 1. 阴道 pH

通常情况下，阴道 pH 在 4 ~ 4.5 的范围内。乳酸杆菌（Lactobacillus）产生的乳酸、脂肪酸和其他有机酸参与其中，不过尚未完全阐明。其他细菌也通过蛋白质代谢产生有机酸，厌氧菌通过氨基酸酵解产生有机酸。

糖原存在于健康阴道黏膜内，为阴道生态系统中的微生物提供营养，并进一步代谢为乳酸（Boskey，2001）。因此，由于绝经后阴道上皮细胞内的糖原物质减退，产酸底物不足导致阴道 pH 升高。特别是在无病原体影响 pH 的情况下，当阴道 pH 处于 6.0 ~ 7.5 之间时则高度提示绝经（Caillouette，1997）。

### 2. 阴道菌群的改变

任何能够改变阴道微生态的因素，都能影响各类菌群的分布比例。例如，年轻女孩和绝经后未接受雌激素替代治疗的女性，其乳酸杆菌（Lactobacillus）

**表 3-1　下生殖道菌群**

**需氧菌**

**革兰氏阳性菌**
　乳酸杆菌
　类白喉菌菌属
　金黄色葡萄球菌
　表皮葡萄球菌
　B 族链球菌
　肠球菌
　葡萄球菌属

**革兰氏阴性菌**
　大肠埃希菌
　克雷伯菌属
　变形杆菌属
　肠杆菌属
　不动杆菌属
　柠檬酸杆菌属
　假单胞菌属

**厌氧菌**

**革兰氏阳性球菌**
　消化链球菌属
　梭菌属

**革兰氏阳性杆菌**
　乳杆菌属
　丙酸菌属
　真杆菌属
　双歧杆菌属
　伊氏放线菌属

**革兰氏阴性菌**
　普氏菌属
　拟杆菌属
　脆弱杆菌
　梭形杆菌属
　韦荣氏球菌属

**酵母菌**
　白色假丝酵母菌和酵母菌的其他属

的占比低于育龄期妇女。然而，对绝经后妇女而言，激素替代治疗可以恢复阴道乳酸杆菌群的分布，从而对抗阴道内病原体（Dahn，2008）。

其他一些情况也可以改变下生殖道菌群，导致患者感染。随着月经周期变化，可以观察到菌群的短期改变。这些改变主要发生在月经周期的前几天，可能与激素变化有关（Keane，1997）。经血也可以成为一些细菌的营养来源，导致细菌过度生长。这些因素在经期出现的上生殖道感染中所发挥的作用尚不清楚，但可能存在一定的关联。例如，女性上生殖道急性淋病奈瑟球菌感染的症状往往出现于月经期或者月经刚结束时。此外，广谱抗生素的治疗会出现白色假丝酵母菌（*Candida albicans*）或其他假丝酵母菌导致的感染症状，是由于其清除了阴道内与之相抗衡的其他菌群。

### ■ 3. 细菌性阴道病

这种常见但复杂、且知之甚少的临床综合征反应出阴道菌群的异常。此前已有多种命名，包括嗜映杆菌性阴道炎（*Haemophilus* vaginitis）、棒状杆菌阴道炎（*Haemophilus* vaginitis）、加特纳菌阴道炎（*Gardnerella* vaginitis）、厌氧菌性阴道炎（anaerobic vaginitis）和非特异性阴道炎（nonspecific vaginitis）。在细菌性阴道病中，在一些不明原因情况下，阴道菌群共生关系会转变为某种厌氧菌的过度生长，包括阴道加德纳菌、解脲支原体、动弯杆菌、人型支原体以及普氏菌。细菌性阴道病的发生与产过氧化氢的乳酸杆菌的显著减少或缺失相关，但不确定的是阴道生态的改变导致乳酸杆菌消失，还是乳酸杆菌的消失引起细菌性阴道病的阴道生态变化。

在评估细菌性阴道病的严重性时，美国疾病预防控制中心（the Centers for Disease Control and Prevention，CDC）并未将其归类为性传播疾病（sexually transmitted disease，STD）。然而，与多个及新的同性或异性伴侣的性接触与细菌性阴道病的高风险相关，而使用安全套能够降低这一风险（表 3-2）（Fethers，2008）。而且，细菌性阴道病患者性传播疾病的患病率升高，有人提出复发性细菌性阴道病可能存在性传播途径（Atashili，2008；Bradshaw，2006；Wiesenfeld，2003）。细菌性阴道病缺少有效的预防方法，但是减少或不进行阴道冲洗是有益处的（Brotman，2008；Klebanoff，2010）。

细菌性阴道病是育龄期女性阴道分泌物异常最常见的原因。典型症状表现为无刺激性、带有臭味的阴

| 表 3-2　细菌性阴道病危险因素 |
| --- |
| 口交 |
| 阴道冲洗 |
| 黑色人种 |
| 吸烟 |
| 经期同房 |
| 宫内避孕器 |
| 过早开始性生活 |
| 新的或多个性伴侣 |
| 性伴侣有其他女性性伴侣 |

道分泌物，但这些症状并非总会出现。一般阴道无红斑，宫颈查体也无异常。

Amsel 等（1983 年）首次提出了细菌性阴道病的临床诊断标准，包括：①阴道分泌物生理盐水涂片显微镜检查；②无氧代谢释放挥发性胺，以及③阴道 pH 测定。盐水制片也称为"湿片"，将棉拭子采集的分泌物样本混合于盐水滴，置于载玻片上。Gardner 和 Dukes（1955 年）（图 3-1）最先描述线索细胞是诊断细菌性阴道病最可靠的指标。这些阴道上皮细胞中有许多细菌附着，从而产生了一个界限不清的点状细胞边界。诊断标准是线索细胞至少占上皮细胞的 20%。此试验诊断细菌性阴道病的阳性预测值是95%。

新鲜的阴道分泌物样品中加入 10% 的氢氧化钾（KOH）可挥发产生具有鱼腥味的氨，也称为胺试验

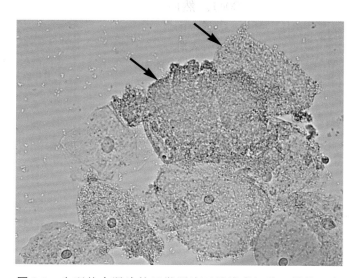

图 3-1　生理盐水湿片的显微照片可见线索细胞。鳞状上皮细胞中布满了细菌。线索细胞被覆盖到细胞边界模糊和细胞核不可见的程度（箭头）（Used with permission from Dr. Lauri Campagna and Mercedes Pineda，WHNP.）

（whiff test），即使不用 KOH 也常有这种气味。同样，细菌性阴道病患者主诉性交后或月经期有恶臭气味，原因是精液和血液中含有碱性物质。即使在无症状的患者中，只要同时存在线索细胞和胺试验阳性也可以确诊细菌性阴道病。

由于产酸细菌减少，细菌性阴道病的特征是阴道 pH 大于 4.5。同样，滴虫感染也与厌氧菌增多和由此产生的复杂的胺类有关。因此，确诊为细菌性阴道病的女性应该没有显微镜下滴虫感染的证据。

革兰氏染色评分（Nugent Score）是诊断细菌性阴道病的一种评估方法，但主要用于基础研究而非临床实践。在对革兰氏染色的阴道分泌物涂片进行显微镜检时，可通过评估细菌染色和形态计算该评分。

细菌性阴道病患者可能出现一些妇科相关的疾病，包括阴道炎、子宫内膜炎、产后子宫内膜炎、非淋病奈瑟球菌或沙眼衣原体感染的盆腔炎性疾病（pelvic inflammatory disease，PID），以及盆腔手术后，尤其是子宫切除术后的急性盆腔感染（Larsson，1989，1991，1992；Soper，1990）。妊娠合并细菌性阴道病的患者早产风险升高（Flynn，1999；Leitich，2007）。

2014 年，美国疾病控制和预防中心细菌性阴道病工作组针对非妊娠妇女提出了几种治疗方案（表 3-3）。这些方案一周治愈率为 80% ~ 90%，但在 3 个月内，30% 的妇女出现了菌群改变导致的疾病复发。超半数患者出现与菌群改变相关的症状，其中多数与异性伴侣的性接触相关（Amsel，1983；Gardner，1955；Wilson，2004）。然而，病情复发时，性伴侣同治并不能使女性获益，因此不建议性伴侣同治。此外，其他治疗方法如引入乳杆菌、酸化的阴道凝胶剂和益生菌的治疗效果尚不确定（Senok，2009）。

## 二、抗生素

抗生素在妇科中常用于菌群重建或治疗各类感染。抗生素可能降低口服避孕药的效果，不过经证实，这种情况非常少见，如表 5-9 所示。

### 1. 青霉素

所有青霉素的核心结构都是带 β- 内酰胺环和侧链的噻唑烷。β- 内酰胺环具有抗菌活性，主要针对革兰氏阳性需氧菌。由于侧链可替代的位点较多，所以多种具有不同抗菌谱和药理性质的抗生素相继问世。

有些细菌可以产生 β- 内酰胺酶，能够打开 β- 内酰胺环导致药物失活，这是细菌耐药的主要机制。β- 内酰胺酶抑制剂有克拉维酸、舒巴坦和他唑巴坦，可以与几种青霉素联合用药以增强抗菌活性，覆盖更多的需氧菌和厌氧菌。此外，丙磺舒口服药应当与青霉素分开应用。该药物会降低抗生素类药物的肾小管排泄率，使血浆中青霉素或头孢菌素的水平上升。

青霉素的不良反应包括过敏（如过敏反应、荨麻疹、药物热），神经系统不良反应（如眩晕、惊厥），血液系统不良反应（如中性粒细胞减少、溶血性贫血、血小板减少），肾毒性（间质性肾炎），肝毒性（转氨酶升高），以及胃肠道反应（如恶心、呕吐、伪膜性肠炎）。高达 10% 的人可能出现青霉素过敏反应。口服药物过敏反应风险最低，肌内注射青霉素联合普鲁卡因发生过敏反应的风险最高。真正的过敏反应罕见，死亡率接近 1/50 000。如果出现了青霉素过敏反应，而患者仍需要用其治疗，可尝试 Wendel 等（1985）提出的相对安全的脱敏治疗，详见 CDC 网站：http://www.cdc.gov/std/treatment/2010/penicillin-allergy.htm

**表 3-3　细菌性阴道病的单药治疗**

| 推荐方案 | |
|---|---|
| 甲硝唑（灭滴灵） | 500 mg 口服，每天 2 次，连续 7 天； |
| 0.75% 甲硝唑阴道凝胶 | 5 g（1 支满载的给药器）阴道给药，每天 1 次，连续 5 天 |
| 2% 克林霉素软膏 | 5 g（1 支满载的给药器）阴道给药，每天睡前 1 次，连续 7 天 |
| **替代方案** | |
| 替硝唑 | 2 g 口服，每天 1 次，连续 2 天 |
| 克林霉素 | 1 g 口服，每天 1 次，连续 5 天 |
| | 300 mg 口服，每天 2 次，连续 7 天 |
| 克林霉素胶囊 | 100 mg 睡前阴道给药，连续 3 天 |

克林霉素软膏和胶囊都是油基药物，使用后 5 天内都可能削弱乳胶避孕套和宫颈帽的保护作用。
Reproduced with permission from Centers for Disease Control and Prevention：Sexually transmitted diseases treatment guidelines，2015. MMWR 64（3）：1，2015.

青霉素类有较好的组织穿透能力。青霉素仍是目前治疗梅毒的一线抗生素，此类抗生素也可用于治疗皮肤感染、乳腺蜂窝织炎和乳腺脓肿。阿莫西林克拉维酸（力百汀））是覆盖效果最佳的口服广谱抗生素。脲基青霉素和青霉素联合 β 内酰胺酶抑制剂能有效应对急性社区获得性感染或术后盆腔感染。此外，放线菌感染是使用宫内避孕器（Intrauterine device，IUD）的罕见并发症，也可以使用青霉素治疗（Westhoff，2007）。

## ■ 2. 头孢菌素

头孢菌素也属于 β- 内酰胺类抗菌药物。这类抗生素侧链的不同亚基会显著改变抗菌谱、效力、毒性和半衰期。根据这些性质，头孢类抗生素可以分为五代，是基于抗菌活性谱进行的分类。

皮疹及其他超敏反应很常见，约 3% 的患者会出现。头孢菌素是 β- 内酰胺类抗生素，如果用于青霉素过敏的患者，可能会产生同样的或更严重的过敏反应。理论上讲，高达 16% 的患者会出现这种情况（Saxon，1987）。因此，如果有青霉素过敏史，也应当禁用头孢类。

第一代头孢菌素主要用于预防手术感染和治疗皮肤浅表蜂窝织炎。其抗菌谱主要针对革兰氏阳性需氧球菌，其次，针对社区获得性革兰氏阴性杆菌也有一定的作用，但对可产生 β- 内酰胺酶的细菌或厌氧菌几乎没有抗菌作用。尽管不能覆盖盆腔手术中需预防的一些盆腔感染病原菌，但也有一定的预防手术感染的作用。

第二代头孢菌素对革兰氏阴性需氧和厌氧菌的抗菌活性更强，而对革兰氏阳性需氧球菌的抗菌效果有所下降。第二代头孢菌素主要用于预防手术感染、严重社区获得性感染的单药治疗，以及包括脓肿在内的术后盆腔感染的治疗。

第三代头孢菌素有针对革兰氏阳性菌的抗菌活性，对革兰氏阴性菌和某些厌氧菌的覆盖也更广。第四代头孢菌素抗菌谱与第三代类似，但更不容易受到β- 内酰胺酶的影响。最后，第五代头孢菌素，例如头孢洛林，有相似的抗菌谱但能够覆盖耐甲氧西林的葡萄球菌（methicillin-resistant *Staphylococcus aureus*，MRSA）。这三类头孢对大部分术后盆腔感染，包括脓肿在内的治疗有效。尽管这三类抗生素具有预防感染的作用，但应保留用于治疗用药。

## ■ 3. 氨基糖苷类

这一类抗生素包括庆大霉素、妥布霉素、奈替米星和阿米卡星。出于价格低廉和治疗盆腔感染的效果考虑，一般首选庆大霉素。在严重盆腔感染的治疗方案中，妇科医师常将庆大霉素与克林霉素联用，同时加或不加用氨苄西林。备选方案是庆大霉素、氨苄西林和甲硝唑联用。另外，庆大霉素可作为门诊肾盂肾炎患者的辅助治疗。氨基糖苷类抗生素的抗菌活性取决于药物的血清 / 组织浓度，浓度越高，抗菌性越强。

氨基糖苷类药物对患者有显著的潜在毒性，包括耳毒性、神经毒性和神经肌肉阻滞。内耳对氨基糖苷类药物尤其敏感，因为该药可选择性蓄积于内耳的毛细胞中，且在内耳液中该药半衰期延长。与前庭毒性相关的主诉包括头痛、恶心、耳鸣和平衡感缺失。耳蜗毒性会导致高频听力丧失。出现任何一种上述情况，必须马上停用氨基糖苷类药物。耳毒性可能是永久性的，并且发生风险与用药剂量和治疗时间呈正相关。

肾毒性是可逆的，可以在高达 25% 的患者中出现（Bertino，1993）。发生肾毒性的危险因素包括年龄、肾功能不全、低血压、血容量不足、给药间隔频繁、治疗 3 天及以上、多种抗生素联用或者合并多系统疾病。毒性会导致非少尿型的肌酐清除率降低和血清肌酐水平升高。

神经肌肉阻滞是一种罕见但可能危及生命的并发症，与剂量相关。此类抗生素能抑制突触前乙酰胆碱释放，阻断乙酰胆碱受体，抑制突触前钙离子的摄取。因此，氨基糖苷类的禁忌证包括重症肌无力以及与琥珀酰胆碱同时用药。快速静脉滴注更容易发生神经肌肉阻滞，因此，氨基糖苷类药物静脉滴注时间应不短于 30 分钟。毒性反应往往在呼吸骤停之前就已经出现，一旦发生毒性反应，首选静脉注射葡萄糖酸钙，以逆转氨基糖苷类药物的毒性。

给药时应当考虑到可能出现的不良反应。若患者肾功能正常，氨基糖苷类两次给药需间隔 8 个小时。若患者肾功能下降，则需药物减量和（或）延长给药间隔。为了监测血药浓度，使之保持在治疗范围，并预防患者每日多次用药的毒性反应，应在两个时间点监测血清氨基糖苷类药物浓度：峰值（静脉注射药物后 30 分钟或肌内注射后 1 小时）和谷值（第 2 剂用药前）。庆大霉素、妥布霉素和奈替米星的理想峰值应为 4 ～ 6 μg/ml，谷值为 1 ～ 2 μg/ml。阿米卡星的理想峰值应为 20 ~ 30 μg/ml，谷值为 5 ~ 10 μg/ml。

经评估证实，每日单次用药与多次用药相比，并不影响临床治疗效果，而毒性相似或更低（Bertino，1993）。Tulkens 等（1988）曾报道，奈替米星每日 1 次给药的毒性低于每日 3 次给药，并且不会影响盆腔炎的治疗效果。1992 年，Nicolau 等发表了氨基糖苷类药物每日单次给药的药代动力学数据和列线图，其中初始剂量根据肌酐清除率而定，后续剂量根据给药后 8 ~ 12 小时之间的随机血药浓度而定。

### 4. 碳青霉烯类

碳青霉烯类是三级抗生素，属于 β- 内酰胺类，与青霉素不同之处在于噻唑烷环结构的改变。碳青霉烯类抗生素有 3 种：亚胺培南（泰能）、美罗培南（美平）和厄他培南（怡万之）。不良反应与其他 β- 内酰胺类抗生素类似。如果患者有青霉素或头孢菌素过敏史，则不应使用碳青霉烯类抗生素。

此类抗生素用于治疗同时存在的多种细菌感染，主要用于对其他 β- 内酰胺类抗生素耐药的革兰氏阴性需氧菌。为了保持抗菌效果，应当慎重使用碳青霉烯类抗生素，避免发生耐药。

### 5. 单酰胺菌素

市面上的单酰胺菌素——氨曲南，是一种人工合成 β- 内酰胺类药物。它的抗菌谱与氨基糖苷类抗生素相似，即：革兰氏阴性需氧菌。同其他 β- 内酰胺类抗生素一样，此类化合物通过青霉素结合蛋白与细菌结合，抑制细菌细胞壁的合成，诱导细胞溶解。它只对革兰氏阴性细菌的结合蛋白具有亲和力，对革兰氏阳性菌或厌氧菌缺乏亲和力。在妇科医师临床实践中，氨曲南与氨基糖苷类一样可覆盖革兰氏阴性需氧菌，但氨曲南可用于肾功能显著受损或对氨基糖苷类过敏的患者。

### 6. 克林霉素

克林霉素诞生于 20 世纪 60 年代中期，是治疗妇科重度感染的主力军。克林霉素主要针对革兰氏阳性需氧菌和厌氧菌，对革兰氏阴性需氧菌几乎没有抗菌活性。对沙眼衣原体也具有抗菌活性。淋病奈瑟球菌对克林霉素中度敏感，但细菌性阴道病的典型病原体加德纳菌对克林霉素高度敏感。克林霉素可通过下列三种途径之一给药：口服、静脉或阴道给药（胶囊或 2% 的霜剂）。

克林霉素在妇科的主要应用是与庆大霉素联合治

疗严重的社区获得性感染、术后软组织感染或盆腔脓肿。其对耐甲氧西林的金黄色葡萄球菌的抗菌活性增强了治疗作用的应用价值。克林霉素也可单药阴道给药治疗细菌性阴道病。此外，对于早期的化脓性汗腺炎患者，长期外用或口服克林霉素可以改善症状。由于这种抗生素有针剂和口服两种剂型，患者可将较昂贵的静脉用药改为口服用药。

### 7. 万古霉素

万古霉素是一种只对革兰氏阳性需氧菌有效的糖肽类抗生素。妇科医师主要用它治疗对 β- 内酰胺类药物产生速发型过敏反应的患者。此外，万古霉素口服剂量为每 6 小时 120 mg，可以应用于出现抗生素相关的难辨梭状芽孢杆菌结肠炎的患者，以及口服甲硝唑无效的患者。此外，万古霉素常用于治疗 MRSA 感染。

万古霉素最具特征性的不良反应是红人综合征，这是一种常在快速输注药物后数分钟内发生的皮肤反应。这种情况是因组胺释放而产生的反应，表现为累及颈部、面部和躯干上部的红色斑痒疹。可能伴随出现低血压。静脉给药时间超过 1 小时，或者用药之前应用抗组胺药物，都可以起到保护作用。给药过快的其他不良反应还包括背痛和胸部肌肉痉挛。

万古霉素最严重的不良反应是肾毒性，而且与氨基糖苷类药物联用会加重肾毒性和耳毒性。这两种毒性与万古霉素的高血药浓度有关。因此，推荐万古霉素的血药峰浓度和谷浓度分别维持在 20 ~ 40 μg/ml 和 5 ~ 10 μg/ml。理想体重对应的初始剂量应为 15 μg/ml。其他不良反应包括连续用药后出现的可逆的中性粒细胞减少症，以及外周静脉导管相关的血栓性静脉炎。

### 8. 甲硝唑

甲硝唑是滴虫感染的标准治疗方案，亦可用于治疗细菌性阴道病。另外，甲硝唑是联合抗菌治疗中的重要组分，用于术后或社区获得性盆腔感染严重的女性患者，包括盆腔脓肿。由于甲硝唑只对专性厌氧菌有效，因而必须联合应用对革兰氏阳性和阴性需氧菌有效的药物，如与氨苄青霉素和庆大霉素联合应用。在治疗艰难梭菌相关伪膜性结肠炎时，甲硝唑和万古霉素同样有效。

多达 12% 的患者口服甲硝唑会出现恶心，也可出现口腔金属气味。为了避免双硫仑反应和呕吐的不良反应，服药时应避免乙醇摄入。也有报道发现外周神经病变和抽搐，这些不良反应可能与剂量相关，但很罕见。

### 9. 氟喹诺酮

氟喹诺酮也被称作喹诺酮，是多种类型感染的一线治疗药物，因为它作为口服用药具有较好的生物利用度、较强的组织穿透力、广谱的抗菌活性、较长的半衰期和良好的安全性。与头孢菌素类似，根据药物研发、抗菌活性和药代动力学特征，可将喹诺酮类药物分为几代。

喹诺酮类药物禁用于儿童、青少年、孕妇和哺乳期妇女，因为其可能会影响软骨发育。这类药物相对安全，很少出现严重的不良反应。不良反应发生率为4%～8%，口服用药时主要影响胃肠道（GI）。中枢神经系统（CNS）症状，如头痛、精神错乱、震颤和癫痫发作均有报道，这些症状更常见于存在颅脑基础疾病的患者。

这类药物在妇科中广泛用于治疗急性下尿路感染和性传播疾病。然而，过度使用喹诺酮类药物可能会导致细菌耐药而影响治疗效果。如果有更经济、更安全并且同样有效的其他药物来治疗感染，应将喹诺酮类药物作为备选药物。

### 10. 四环素

这类抗菌药物通常口服给药，能够抑制细菌蛋白质的合成。多西环素、四环素和米诺环素可有效对抗多种革兰氏阳性和革兰氏阴性细菌，但对革兰氏阳性菌更有效。对此类抗生素敏感的微生物还包括厌氧菌、衣原体、支原体以及螺旋体。因此，宫颈炎、盆腔炎性疾病、梅毒、软下疳、性病淋巴肉芽肿和腹股沟肉芽肿都对此类药物敏感。另外，四环素也是社区获得性皮肤和软组织 MRSA 感染可选用的治疗方案。针对这些感染，米诺环素和多西环素优于四环素。四环素能有效抑制放线菌，是治疗放线菌感染的药物之一。这类抗生素也可以结合特定的非微生物靶点，如基质金属蛋白酶（matrix metalloproteinases，MMP），并且四环素是高效的 MMP 抑制剂。因此，这类抗生素对寻常痤疮和化脓性汗腺炎有抗炎以及抗菌活性。

四环素口服用药可直接刺激胃肠道引起症状，例如上腹部不适、恶心、呕吐或腹泻。在牙齿和骨骼生长过程中，四环素容易与钙结合，导致畸形、发育受限或牙齿变色。因此，四环素类药物禁用于妊娠期、哺乳期妇女或年龄小于 8 岁的儿童。该药物可能加重对阳光或紫外线的过敏反应。大剂量用药往往会出现

头晕、眩晕、恶心、呕吐。此外，静脉应用四环素类药物可能出现静脉注射位点的血栓性静脉炎。四环素会改变正常胃肠道菌群，可能会导致肠功能紊乱。尤其是，会导致难辨梭菌（C difficile）的过度生长，引起伪膜性肠炎。同青霉素类以及头孢菌素一样，四环素也可能会改变阴道菌群，导致念珠菌过度生长，出现外阴阴道炎的症状。

## 三、生殖器溃疡感染

溃疡的定义是表皮及真皮底层的缺失，而糜烂是指表皮部分缺失但真皮未受累。两种病变可通过临床查体鉴别，通常无须活检。但如果进行活检，取材部位应选在新病灶边缘位置，更具有提示意义。重要的是，如果考虑恶性不除外，则必须进行活检，图 4-2 展示了活检操作技巧。

美国大部分性活跃期年轻女性通常可能会患的生殖器溃疡为单纯疱疹病毒感染或梅毒，但部分患者会出现软下疳、性病淋巴肉芽肿或腹股沟肉芽肿。这些疾病本质上都是性传播疾病，可能增加人类免疫缺陷病毒（human immunodeficiency virus，HIV）的传播风险。因此，应对这些患者行艾滋病和其他性传播疾病的检测。应在性接触前进行检查和治疗，并在治疗后重新进行评估。

### 1. 单纯疱疹病毒感染

生殖器疱疹是最常见的由慢性病毒感染引起的生殖器溃疡疾病。病毒进入感觉神经末梢并通过轴突逆行至背根神经节，并可终身潜伏。多种因素可能激活病毒，使病毒颗粒或蛋白质顺行至皮肤表面。此时病毒散布开来，伴或不伴皮损形成。有学者认为，免疫机制决定了病毒潜伏还是激活（Cunningham，2006）。

有两种类型的单纯疱疹病毒（herpes simplex virus，HSV）：HSV-1 和 HSV-2。1 型单纯疱疹病毒是引发口腔病变的常见原因。2 型单纯疱疹病毒往往引起生殖器病变，但这两种类型的疱疹病毒均可引起生殖器疱疹。据估计，美国 14 岁至 49 岁的女性中有 21% 的人曾有 HSV-2 感染，60% 的女性 HSV-1 血清反应呈阳性（美国疾病控制和预防中心，2010；Xu，2006）。

大多数感染 HSV-2 的女性由于临床症状轻微或缺乏临床表现，常并不会被诊断出来。感染病毒的患者可在无症状的情况下自愈，病毒感染往往是没有意识到自身已经感染的患者通过性行为传播的。大多数

（约 65%）的活动性感染患者是女性。

### （1）症状

患者首发表现出的症状取决于体内是否存在既往感染产生的抗体。如果没有抗体，暴露于病毒后的感染率接近 70%。病毒平均潜伏期约为 1 周。初次感染即出现症状的患者中有 90% 会在一年内再次发病。

病毒感染表皮细胞可形成红斑和丘疹。随着细胞死亡和细胞溶解，形成水疱（图 3-2）。随后表皮破溃，形成溃疡。之后病变结痂并逐渐愈合，但也有可能再次继发感染。病变包括三个阶段：①疱疹，伴或不伴脓肿形成，持续约一周；②溃疡；及③结痂。感染爆发的前两个阶段病毒具有传染性。

最初的水疱皮损可伴有烧灼感和剧烈疼痛。出现溃疡皮损的患者，由于排尿时尿液直接刺激溃疡，可有尿频和（或）排尿困难等不适主诉。女性外阴病变引起的局部水肿可能导致尿路梗阻。此外，疱疹亦可累及阴道、宫颈、膀胱、肛门和直肠。通常还可出现其他病毒感染症状，如低热、头痛、乏力和肌痛。

病毒载量无疑对于病变数量、大小和分布有着重要影响。正常宿主防御机制可以抑制病毒的生长，1～2 天后病变开始愈合。早期抗病毒治疗可以降低病毒载量。免疫缺陷患者具有较高的易感性和愈合延迟的可能。

对于初次感染的患者，病变的水疱阶段持续更久，新皮损的形成和愈合也更加缓慢。在最初的 7～10 天疼痛持续存在，而病灶愈合通常需要 2～3 周。

如果患者既往感染过 HSV-2，初始症状通常较轻，疼痛和触痛持续时间较短，愈合时间大约 2 周。病毒往往仅在初始的第 1 周具有传染性。

感染 HSV-2 后常有复发，几乎三分之二的患者在发病前有前驱症状。前驱症状常被患者描述为尚未出现病变区域的瘙痒或刺痛。然而，出现前驱症状时可能并没有发生实质性损害。复发患者的临床表现较少，症状仅持续 1 周或更短的时间。

### （2）诊断

诊断疱疹性病变的金标准是组织培养。特异性高，但敏感度低。在复发的病例中，培养阳性率不到 50%。溃疡渗出物做聚合酶链反应（polymerase chain reaction，PCR）检测的敏感度是组织培养的数倍，可能会取代组织培养。重要的是，培养结果阴性并不能除外疱疹感染。

血清学检验也可辅助诊断。单纯疱疹病毒被糖蛋白包膜包裹，其中糖蛋白 G 作为抗原有助于抗体筛查。血清学检验可检测出 HSV 特异性糖蛋白 G2（HSV-2）和 G1（HSV-1）的特异性抗体。检测特异性 ≥ 96%，而且 HSV-2 抗体检测的敏感性为 80%～98%。重要的是，只有 IgG 抗体的血清学检验是必要的。IgM 的检测结果不够准确，因为 IgM 检测不具有类型特异性，而且在病情复发期间也可能呈阳性。虽然这些检验可辅助诊断单纯疱疹病毒感染，但初次感染 HSV-2 后血清学转阴大约需要 3 周（Ashley-Morrow，2003）。因此，对于有明显临床表现的病例，可以在查体后立即进行治疗并同时筛查其他性传播疾

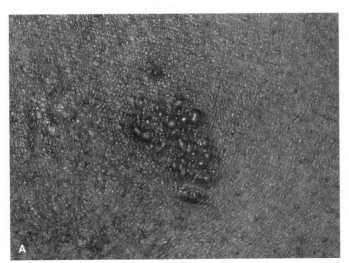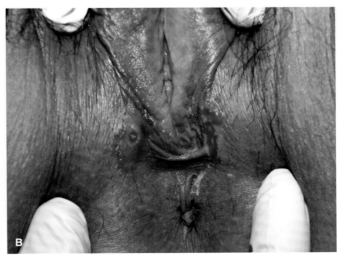

**图 3-2**　生殖器水疱性溃疡。**A.** 溃疡形成前的小水疱；**B.** 点状溃疡（左）或刀割样溃疡（右）属于常见皮损（Used with permission from Dr. William Griffith.）

病。总体上，对诊断任意一种性传播疾病的患者应进行如下性传播疾病的筛查，包括梅毒、淋病、滴虫病、艾滋病、衣原体和乙型肝炎感染的筛查。

不推荐对普通人进行 HSV 血清学筛查，但 HIV 感染者，或筛查传播疾病的就诊者应当进行 HSV 血清学检测，特别是对有多个性伴侣和高患病率地区的人群（Centers for Disease Control and Prevention，2015）。对于伴侣而言，若担心（但未证实）是否感染而引起性生活不满意，则这种检测能够为疾病管理提供依据（American College of Obstetricians and Gynecologists，2014b）。

### （3）治疗

应使用抗病毒药物进行治疗。还可应用非甾体解热镇痛药或作用温和的止痛药对症治疗，如对乙酰氨基酚和可待因。另外，局麻药如利多卡因软膏可缓解症状。治疗过程中通过局部护理防止继发感染很重要。

应对患者进行相关教育，具体内容应该包括疱疹病毒的自然病史、性传播途径以及阻断传播的方法。值得注意的是，感染部位的 HSV 可能会在阴道分娩的过程中垂直传播给胎儿。孕期管理相关的讨论详见威廉姆斯产科学（*Williams Obstetrics*），第 24 版（Cunningham，2014）。感染可能会对女性患者产生显著的心理影响，一些网站为此类患者提供相关信息和心理支持。可访问 CDC 网站 http://www.cdc.gov/std/Herpes/STDFact-Herpes.htm。

出现生殖器疱疹感染的前驱症状或病变时应避免与非感染伴侣同房。使用避孕套可能会减少传播疱疹的潜在风险（Martin，2009；Wald，2005）。

目前可用的抗病毒药物包括阿昔洛韦（zovirax）、泛昔洛韦（famvir）、伐昔洛韦（valtrex）。表 3-4 所示为 CDC 推荐的口服药物治疗方案。虽然这些药物会加速愈合、减轻症状，但并不能根除病毒感染或降低感染复发的风险。

对于明确感染 HSV-2 的患者，如果症状轻微或患者能够耐受，可不予治疗。如果出现病变爆发或前驱症状，应在出现皮损的 1 天以内开始治疗。可提前向患者开具药物处方，从而在前驱症状出现时能够立即用药。

如果复发具有规律性，可选择每日抑制疗法，可减少 70% ~ 80% 的复发。抑制疗法可以减少约 50% 的感染复发和病毒性传播（Corey，2004）。每日给药一次可以提高患者依从性并降低医疗花费。

### ■ 2. 梅毒

#### （1）病理生理学

梅毒是一种由苍白螺旋体感染导致的性传播疾病，苍白螺旋体整体呈螺旋体状，尾端呈锥形。感染的高危人群包括社会经济地位较低者、青少年、初次性生活较早者以及有多个性伴侣的人群，罹患率接近 30%。2011 年，美国疾病控制和预防报告美国梅毒感染病例（包括各期梅毒）超过 49 000 例（Centers for Disease Control and Prevention，2012）。

未经治疗的梅毒患者其疾病自然转归可分为四个阶段。一期梅毒（primary syphilis）的典型病灶为硬下疳（chancre），其内含有大量螺旋体。典型的硬下

---

**表 3-4　生殖器单纯疱疹感染口服用药**

**首次发作的治疗**

阿昔洛韦 400 mg，每天 3 次，连续 7 ~ 10 天
或
阿昔洛韦 200 mg，每天 5 次，连续 7 ~ 10 天
或
泛昔洛韦 250 mg，每天 3 次，连续 7 ~ 10 天
或
伐昔洛韦 1 g，每天 2 次，连续 7 ~ 10 天

**疾病复发的治疗**

阿昔洛韦 400 mg，每天 3 次，连续 5 天
或
阿昔洛韦 800 mg，每天 2 次，连续 5 天
或
阿昔洛韦 800 mg，每天 3 次，连续 2 天
或
泛昔洛韦 125 mg，每天 2 次，连续 5 天
或
泛昔洛韦 1 g，每天 2 次，连续 1 天
或
泛昔洛韦 500 mg 顿服，然后 250 mg 口服每天 2 次，连续 2 天
或
伐昔洛韦 500 mg，每天 2 次，连续 3 天
或
伐昔洛韦 1 g，每天 1 次，连续 5 天

**抑制性治疗**

阿昔洛韦 400 mg，每天 2 次
或
阿昔洛韦 250 mg，每天 2 次
或
阿昔洛韦 0.5 g 或 1 g，每天 1 次

疮为孤立的无痛性圆形溃疡，边缘突出，基底未受感染（图3-3）。然而，继发感染可导致疼痛。硬下疳常见于宫颈口、阴道或外阴，也可发生于口周或肛周（图3-3）。病变出现于感染后10天至12周，平均潜伏期为3周。潜伏期与感染区域有关。如果不进行治疗，6周左右病变可自发愈合。

二期梅毒（secondary syphilis）表现为菌血症，通常发生于硬下疳出现后的6周至6个月。其典型病变是遍布全身的斑丘疹，包括手掌、脚掌和黏膜（图3-4）。与硬下疳相似，皮疹可散布大量螺旋体。在身体温暖潮湿的部位，皮疹可呈粉红色或灰白色的大片斑块，即扁平湿疣（condylomata lata），具有高度传染性。梅毒是一种全身感染性疾病，其他表现可有发热和全身不适。此外，肾、肝、关节、中枢神经系统（脑膜炎）等器官或系统可能受累。

若不进行治疗，二期梅毒在1年内发展为早期隐性梅毒（early latent syphilis），可复发出现二期症状和体征。但是，与复发相关的皮损通常不具有传染性。晚期隐性梅毒（late latent syphilis）定义为初次感染超过1年以上发病。

梅毒潜伏感染不予治疗达20年可发展为三期梅毒（tertiary syphilis）。在此阶段，心血管、中枢神经系统和肌肉骨骼受累较明显。然而，心血管和神经系统梅毒在女性中的发生率只有男性的一半。

**（2）诊断**

螺旋体十分细小，无法行革兰氏染色。早期梅

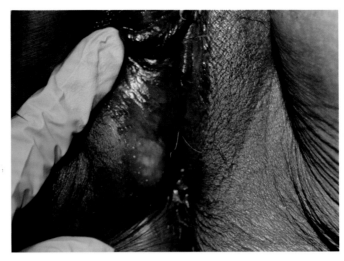

图3-3　外阴梅毒硬下疳

毒的诊断方法包括对病损渗出物行暗视野显微镜查找病原体或直接荧光抗体检测。在初步诊断中，这些检测方法已被非梅毒螺旋体血清学检测代替：①美国性病研究室反应素试验（venereal disease research laboratory，VDRL）和②快速血浆反应素试验（rapid plasma reagin，RPR）。也可选择梅毒螺旋体特异性检测：①荧光梅毒螺旋体抗体吸收测试（fluorescent treponemal antibody-absorption，FTA-ABS）或②梅毒螺旋体颗粒凝集试验（*treponema pallidum* particle agglutination，TP-PA）。一般筛查应选择RPR或VDRL试验。若从未接受过抗梅毒治疗的女性检测阳性或接受过梅毒治疗的女性的上述检测结果滴度升高

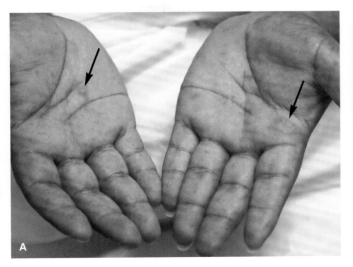

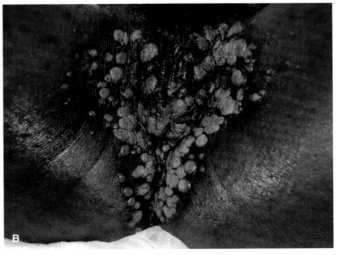

**图3-4　二期梅毒　A.** 手掌上有多个角化丘疹（箭头）的女性患者。二期梅毒可在手掌、脚底或躯干上看到弥漫性斑丘疹（图片使用已获 Dr. William Griffith 许可）。**B.** 阴唇多发性尖锐湿疣的女性患者。会阴和肛周部位呈典型的柔软、扁平、潮湿、红褐色丘疹和结节（Used with permission from Dr. George Wendel.）

4 倍（两次稀释），应及时行梅毒螺旋体特异试验以确诊。因此，对于非梅毒螺旋体特异试验结果阳性者或临床疑似感染者，应行 FTA-ABS 或 TP-PA 检测以确诊。RPR 或 VDRL 试验通常用于抗体滴度的定量测定，以评估患者对治疗的反应。

治疗后应行非特异性螺旋体检测。随访期间应一直用同种检测方法 RPR 或 VDRL。一期、二期梅毒患者抗体滴度降低 4 倍通常需要 6 个月，隐性梅毒患者或高（＞ 1 : 32）抗体滴度患者降低 4 倍则需 12 ～ 24 个月（Larsen，1998）。随着治疗的进行，这些检查结果常可转阴。然而，有些患者可持续存在低滴度的感染，称为血清定植（serofast）。另外，螺旋体特异性试验阳性的妇女日后更容易出现此类检查的阳性结果，但 25% 的妇女可以在数年后结果转阴。

（3）治疗

青霉素是治疗梅毒的一线用药，首选苄星青霉素。CDC 专家推荐治疗方案（2015）见表 3-5。有青霉素过敏史但没有条件进行严密随访或依从性较差的患者，推荐进行青霉素皮试、脱敏治疗和肌内注射苄星青霉素（Wendel，1985）。治疗后第一个 24 小时内可能出现急性自限性的发热反应，伴头痛和肌痛，称为柯 - 赫反应（Jarisch-Herxheimer reaction）。

与其他性传播疾病相同，梅毒患者和其性伴侣应同时进行其他性传播疾病的检测。神经或心脏受累时应由传染病专家进行治疗。初始治疗后，女性患者应每 6 个月进行一次临床评估及血清学检测。治疗目标是使抗体滴度降低 4 倍，如果未达目标，则可能存在治疗失败或再次感染的可能，应该重新评估和治疗。二线治疗推荐苄星青霉素 G，每周 240 万单位肌内注

表 3-5 梅毒的治疗

**一期、二期和早期潜伏性（＜ 1 年）梅毒**

推荐方案：
　氨苄青霉素，2.4 万单位肌内注射 1 次
　口服用药方案（青霉素过敏，非妊娠期女性）：多西环素
　　100 mg 口服，每天 2 次，连续 2 周

**晚期潜伏性、三期和心血管梅毒**

推荐方案：
　氨苄青霉素，2.4 万单位肌内注射，每周 1 次，连续 3 周
　口服用药方案（青霉素过敏，非妊娠期女性）：多西环素
　　100 mg 口服，每天 2 次，连续 4 周

Reproduced with permission from Centers for Disease Control and Prevention: Sexually transmitted diseases treatment guidelines, 2015. MMWR 64（3）: 1, 2015.

射，持续 3 周。

### ■ 3. 软下疳

软下疳是典型的性传播疾病之一，但在美国并不常见。在黑种人和西班牙裔男性中发病率高。它是由一种无运动能力、无孢子形成、兼性厌氧的革兰氏阴性杆菌，即杜克雷嗜血杆菌（*Haemophilus ducreyi*）引起。潜伏期通常为 3 ～ 10 天，通过皮肤或黏膜的破口进入宿主体内。

软下疳不会引起全身性反应和前驱症状。这种感染最初表现为红色斑丘疹，48 小时内可进展为脓疱和溃疡。这类痛性溃疡边缘不规则，可有非硬结性红斑。溃疡基底一般呈红色颗粒状，与梅毒的硬下疳不同，这类皮损通常较软。病变常常覆盖有脓性分泌物，可能继发感染。女性患者最常见的发病部位包括阴唇系带、前庭、阴蒂和阴唇。发生在宫颈或阴道的溃疡可能无压痛。同时，约一半的患者会出现单侧或双侧腹股沟淋巴结肿大。如果淋巴结肿大且有波动感，则为淋巴结炎（buboes）。肿大的淋巴结可能化脓或形成瘘，分泌物引流会导致其他溃疡形成。

软下疳与梅毒和生殖器疱疹具有相似的表现。这些疾病可同时出现但很罕见。确诊需在特殊培养皿中培养出杜克雷嗜血杆菌（*H ducreyi*），但诊断灵敏度不足 80%。对分泌物进行革兰氏染色发现革兰氏阴性无动力杆菌可拟诊。取样前应用无菌生理盐水浸泡过的纱布拭去表面脓液或结痂。

非妊娠妇女的治疗方案，CDC（2015）推荐单次口服阿奇霉素（1 g）或肌内注射头孢曲松钠（250 mg）。多次用药可选用口服环丙沙星 500 mg，每天 2 次，持续 3 天；或口服红霉素 500 mg，每天 3 次，持续 7 天。有效的治疗能够在 3 天内改善症状，1 周内病情好转。肿大的淋巴结恢复较慢，如果有波动感，则有必要切开引流。合并 HIV 感染可能需要更长的疗程，治疗失败较为常见。因此，有学者推荐对明确诊断感染艾滋病病毒的患者在初始阶段即给予长疗程治疗。

### ■ 4. 腹股沟肉芽肿

腹股沟肉芽肿也称为杜诺凡病，这种生殖器溃疡性疾病是由细胞内革兰氏阴性菌肉芽肿荚膜杆菌（克雷伯氏菌）引起。这种细菌外有荚膜包裹，在组织活检或细胞学标本中呈"闭合曲别针"样外观。这种病仅具有轻度传染性，常反复感染，潜伏期长达数周乃至数月。

腹股沟肉芽肿表现为无痛性炎性结节，逐渐进展

为高度血管化的肉红色溃疡，触之易出血。如果继发感染，可能出现疼痛。溃疡的愈合为纤维化过程，可形成瘢痕疙瘩。淋巴结通常不受累，但有可能增大或沿淋巴管引流形成新病变。有形成远处转移病灶的报道。

可对标本行瑞氏-吉姆萨（Wright-Giemsa）染色，在显微镜下见多诺万小体可明确诊断。目前，美国食品药品监督管理局（Food and Drug Administration，FDA）还未批准检测肉芽肿莢膜杆菌 DNA 的 PCR 试验。

治疗能够抑制病变进展，但如果没有溃疡基底处肉芽组织的形成和表皮细胞再生，治疗过程将十分缓慢（表 3-6）。据报道，有效治疗后的复发间期可长达 18 个月。虽然有几项前瞻性临床试验研究已经发表，但都具有局限性。如果治疗成功，在最初几天内病情将出现明显的改善。

### ■ 5. 性病淋巴肉芽肿

生殖器溃疡病是由沙眼衣原体（*trachomatis*）血清型 L1、L2 和 L3 引起，在美国较少见。与其他性传播疾病相同，该疾病高发于社会经济地位较低的群体及有多个性伴侣的人群。潜伏期从 3 天至 2 周不等，病程通常分为三个阶段：①小水疱或丘疹；②腹股沟或股淋巴结病变；③生殖器肛门直肠综合征。丘疹最初主要出现在阴唇系带和阴道后壁，向上累及子宫颈。重复感染可能导致多个部位出现病变。这些最初的皮损会很快自愈，不留瘢痕。

第二阶段时被称为腹股沟综合征，表现为腹股沟及股淋巴结进行性肿大。腹股沟韧带两侧肿大的触痛淋巴结挤到一起形成典型的"凹槽"征，多达五分之一的感染妇女可出现上述表现（图 3-5）。此外，肿大的淋巴结可能在皮肤表面出现破溃，形成窦道。性病淋巴肉芽肿女性患者常出现全身感染伴明显不适及发热。此外，亦有报道在感染过程中可出现肺炎、关节炎和肝炎。

性病淋巴肉芽肿病程的第三阶段，患者形成直肠溃疡，可有直肠瘙痒和黏液性分泌物。如果存在感染，可排出脓性分泌物。出现这种症状的根源在于淋巴管炎导致的淋巴管阻塞，进一步导致外生殖器象皮肿和直肠纤维化。也有发生尿道和阴道狭窄的报道。直肠出血较为常见，女性患者可有腹部绞痛、腹胀、直肠疼痛和发热等不适主诉。肠穿孔可引起腹膜炎。

通过临床评估并排除其他病因，衣原体检测结果阳性，则可初步确诊性病淋巴肉芽肿。具体而言，可对生殖器皮损、受累的淋巴结或直肠取样做培养、免疫荧光或核酸扩增检测（nucleic acid amplification tests，NAAT）。此外，衣原体的血清滴度高于 1∶64 也支持该诊断。

CDC 推荐的治疗方案（2015）为多西环素，100 mg 口服，每日 2 次，连服 21 天；或者红霉素 500 mg 口服，每日 4 次，连服 21 天。建议对既往 60 天内曾与患者发生过性接触的人进行尿道或宫颈感染的检测，并接受标准的抗衣原体治疗。

| 表 3-6　腹股沟肉芽肿口服用药治疗 |
| --- |
| **推荐方案** |
| 阿奇霉素（希舒美）1 g 每周 1 次，至少连续 3 周，至病灶完全恢复 |
| **替代方案** |
| 多西环素 100 mg 每天 2 次，同上 |
| 或 |
| 环丙沙星 750 mg 每天 2 次，同上 |
| 或 |
| 红霉素肠溶片 500 mg 每天 4 次，同上 |
| 或 |
| 复发甲氧苄氨嘧啶-磺胺甲噁唑（复方新诺明）每天 2 次，同上 |

Reproduced with permission from Centers for Disease Control and Prevention：Sexually transmitted diseases treatment guidelines，2015. MMWR 64（3）：1，2015.

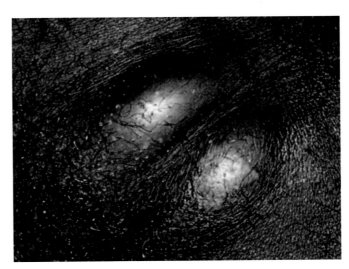

图 3-5　性病淋巴肉芽肿的"凹槽征"，腹股沟韧带两侧肿大的淋巴结挤到一起形成典型凹槽表现（Reproduced with permission from Morse S，Ballard RC，Holmes KK，et al（eds）：Atlas of Sexually Transmitted Diseases，3rd ed. Edinburgh：Mosby；2003.）

## 四、感染性阴道炎

引起阴道分泌物异常的主要原因是细菌性阴道病、假丝酵母菌感染和滴虫病。细菌性阴道病的分泌物往往带有臭味。相较而言，当出现白带异常伴外阴灼烧感、刺痛或瘙痒时，应诊断为感染性阴道炎（vaginitis）。以阴道异常分泌物来诊的女性患者，7%～70%最终未明确诊断（Anderson，2004）。对于那些无明确感染证据的患者，不应过度诊治。在这种情况下，患者可能因最近的性接触产生焦虑而寻求帮助，对其进行性传播疾病的筛查可能有助于缓解焦虑情绪。

重要的是，检查过程中，临床医师应获得既往阴道感染和治疗的完整病史，包括症状持续时间、自行使用过的非处方药（over-the-counter，OTC），以及月经史和冶游史。月经史的重要特征见第8章。冶游史包括初次性生活年龄，末次性生活日期，近期性伴侣数量，性伴侣性别，是否使用避孕套，避孕方法，既往性传播疾病史和性交类型如肛交、口交或阴交。

此外，应该行全面的妇科检查，包括外阴、阴道和子宫颈。某些病因可以在门诊通过电子显微镜对分泌物进行检查确定（表3-7）。首先，制备用于观察的生理盐水涂片。氢氧化钾涂片则与此不同，是将棉签刮取的样本与几滴10%的氢氧化钾（potassium hydroxide，KOH）混合。KOH导致鳞状上皮细胞渗透吸水、肿胀，继而裂解，有助于维持镜下视野清晰，可直接观察到菌丝。此外，可以用pH试纸条测试阴道pH协助诊断。将pH试纸条直接接触阴道壁上方并停留数秒以吸收阴道分泌物，取下试纸条，与比色卡比对读出相应pH。需要注意血液和精液呈碱性，会使pH升高。然而，这些简便的实验室检查并不像临床医师期待的那么准确（Bornstein，2001；Landers，2004）。

### 1. 真菌感染

白假丝酵母菌（*Candida albicans*）是真菌感染最常见的病原体，可存在于无症状患者的阴道中，也是位于口腔、直肠和阴道的共生菌。偶有其他假丝酵母菌参与感染，如热带假丝酵母菌病（*C tropicalis*）和光滑假丝酵母菌（*C glabrata*）等等。假丝酵母菌感染多见于温暖季节及肥胖者。此外，免疫抑制、糖尿病、妊娠以及广谱抗生素的使用会使女性患者更易感。它可以通过性接触传播，有研究报道假丝酵母菌感染与口交有关（Bradshaw，2005；Geiger，1996）。

假丝酵母菌病的常见症状有瘙痒、疼痛、外阴红斑与表皮水肿剥脱（图3-6）。典型阴道分泌物呈凝乳样或干酪样，将10%KOH和生理盐水预处理的阴道分泌物涂片置于显微镜下，可鉴定假丝酵母菌。白色假丝酵母菌有两种生存形态，即芽生孢子和菌丝。它在阴道中以丝状真菌（假菌丝）或含菌丝体的发芽酵母的形式存在。不常规推荐阴道假丝酵母菌培养，但是可用于经验性治疗无效或缺少显微镜下假丝酵母菌感染证据的患者。

CDC将外阴阴道假丝酵母菌病分为单纯性和复杂性（2015）。单纯性假丝酵母菌病多为散发病例，有轻或中度症状，大多由于白假丝酵母菌感染所致，没有免疫缺陷的女性也可受累。单纯性和复杂性外阴阴道假丝酵母菌病的治疗方案见表3-8。唑类制剂对单纯性外阴阴道假丝酵母菌病通常非常有效，只有治疗效果不佳时才需要特殊随访。

**表 3-7　常见阴道感染特征**

| 类别 | 主诉 | 阴道分泌物 | 碱试验 | 阴道 pH | 显微镜下所见 |
|---|---|---|---|---|---|
| 正常 | 无 | 白色透明 | − | 3.8～4.2 | NA |
| 细菌性阴道病 | 有臭味，同房后或经期加重 | 大量、稀薄、灰白色、易黏附 | + | >4.5 | 线索细胞，细菌团块（生理盐水湿片） |
| 假丝酵母菌病 | 瘙痒、灼热感、阴道分泌物 | 白色凝乳状 | − | <4.5 | 菌丝和芽孢（10% KOH溶液湿片） |
| 阴道滴虫病 | 有泡沫的阴道分泌物、臭味、排尿困难、瘙痒 | 大量、黄绿色、黏液性、有泡沫 | ± | >4.5 | 运动的毛滴虫（生理盐水湿片） |
| 细菌性感染[a] | 稀薄、水样阴道分泌物，瘙痒 | 脓性 | − | >4.5 | 较多白细胞 |

[a] 链球菌、葡萄球菌或大肠埃希菌。

KOH = 氢氧化钾，NA = 不适用

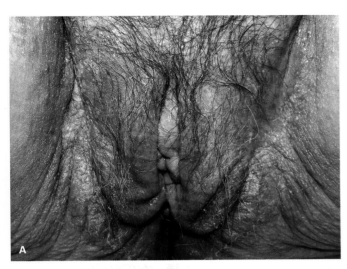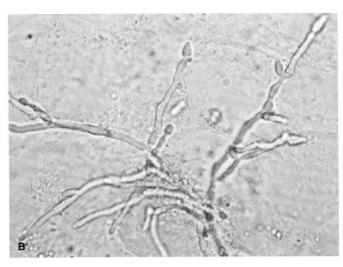

**图 3-6**　假丝酵母菌感染。**A.** 假丝酵母菌感染时稠厚白色的分泌物，阴唇红肿（已获 Dr. William Griffith 许可）；**B.** 白色假丝酵母菌的氢氧化钾湿片。可见弯曲的假菌丝（Reproduced with permission from Hansfield HH：Vaginal infections. In Color Atlas and Synopsis of Sexually Transmitted Diseases. New York，McGraw-Hill，2001，p 169.）

**表 3-8**　假丝酵母菌病局部用药（一线治疗）

| 药物 | 商品名 | 剂型 | 剂量 |
|---|---|---|---|
| 布康唑 | Gynazole-1[a] | 2% 阴道乳膏 | 5 g 阴道给药，连续 1 天 |
| | Mycelex-3 | 2% 阴道乳膏 | 5 g 阴道给药，连续 3 天 |
| 克霉唑 | Gyne-Lotrimin7，Mycelex-7 | 1% 阴道乳膏 | 阴道给药每天 1 次，连续 7 天 |
| | Gyne-Lotrimin 3 | 2% 阴道乳膏 | 阴道给药每天 1 次，连续 3 天 |
| | Gyne-Lotrimin 3 | 200 mg 阴道栓剂 | 阴道栓剂每天 1 次，连续 3 天 |
| 克霉唑联合制剂 | Gyne-Lotrimin 3 | 200 mg 栓剂 +1% 局部外用乳膏 | 阴道栓剂每天 1 次，连续 7 天，乳膏外用，按需 |
| | Mycelex-7 | 100 mg 栓剂 +1% 局部外用乳膏 | 阴道栓剂每天 1 次，连续 7 天，乳膏外用，按需 |
| 克霉唑 + 倍他米松 | Lotrisone a | 1% 克霉唑和 0.05% 倍他米松阴道乳膏 | 局部外用每天 2 次[b] |
| 咪康唑 | Monistat-7 | 100 mg 阴道栓剂 | 阴道栓剂每天 1 次，连续 7 天 |
| | Monistat | 2% 局部外用乳膏 | 乳膏外用，按需 |
| | Monistat-3 | 4% 阴道乳膏 | 阴道给药每天 1 次，连续 3 天 |
| | Monistat-7 | 2% 局部外用乳膏 | 阴道给药每天 1 次，连续 7 天 |
| 咪康唑联合制剂 | Monistat-3 | 200 mg 阴道栓剂 + 2% 局部外用乳膏 | 阴道栓剂每天 1 次，连续 3 天，乳膏按需使用[b] |
| | Monistat-7 | 100 mg 阴道栓剂 + 2% 局部外用乳膏[b] | 阴道栓剂每天 1 次，连续 7 天，乳膏按需使用[b] |
| | Monistat Dual Pack | 1200 mg 阴道栓剂 + 2% 局部外用乳膏 | 阴道栓剂每天 1 次，连续 1 天，乳膏按需使用[b] |
| 特康唑 | Terazol 3[a] | 80 mg 阴道栓剂 | 阴道栓剂每天 1 次，连续 3 天 |
| | Terazol 7[a] | 0.4% 阴道乳膏 | 阴道栓剂每天 1 次，连续 7 天 |
| | Terazol 3[a] | 0.8% 阴道乳膏 | 阴道栓剂每天 1 次，连续 3 天 |
| 噻康唑 | Monostat-1，Vagistat-1 | 6.5% 阴道软膏 | 阴道栓剂单次使用 |
| 制霉菌素 | Pyolene Nystatin/Generic | 10 万单位阴道片剂 | 每天 1 次，连续 14 天（孕早期妇女适用） |
| 制霉菌素粉末 | Mycostatin | 10 万单位 /g | 涂抹于外阴每天 2 次，连续 14 天 |

[a] 处方药
[b] 推荐最长疗程为 2 周
Adapted with permission from Haefner H：Current evaluation and management of vulvovaginitis，Clin Obstet Gynecol 1999 Jun；42（2）：184-95.

然而，10% ～ 20% 的女性患者为复杂性假丝酵母菌感染，症状更严重，可能存在非白色假丝酵母菌的感染，往往见于免疫缺陷或疾病复发患者。疾病复发的定义为 1 年内出现 4 次及以上假丝酵母菌感染。对于这部分患者应行分泌物培养，以明确诊断。为了达到疾病缓解，需要延长疗程，例如阴道内给药 7 ～ 14 天。

对复发性白色假丝酵母菌病，阴道局部用药 7 ～ 14 天，或口服氟康唑（大扶康）100 mg，150 mg 或 200 mg，每 3 日 1 次（第 1、4、7 天）。共 3 次。预防疾病复发的巩固治疗方案为口服氟康唑 100 ～ 200 mg；每周 1 次，连续 6 个月。非白色假丝酵母菌感染对唑类药物局部用药反应性较差。对于非白色假丝酵母菌感染，可每日 600 mg 硼酸凝胶胶囊阴道局部用药，连续 2 周。这类胶囊属于复方制剂，注意避免家中儿童触及，误服可能致命。

由于口服唑类会引起肝酶升高，而且唑类与钙通道阻滞剂、华法林、蛋白酶抑制剂、二氢叶酸还原酶抑制剂特非那定、环孢素 A、苯妥英钠、利福平等存在药物相互作用，因此长疗程口服用药有时并不可行。这种情况下，每周 1 ～ 2 次局部用阴道制剂可达到相似疗效。

### 2. 滴虫病

滴虫病是美国最普遍的非病毒性性传播疾病（Van der Pol，2005，2007）。与其他性传播疾病不同，有研究发现其发病率随患者年龄增长而升高。滴虫病确诊患者更多为女性，因为大部分男性患者无明显症状。然而，约 70% 滴虫病女性患者的性伴侣的尿道中可检出滴虫。

滴虫感染提示存在高危性行为，常合并其他性传播疾病病原体感染，尤其是淋病奈瑟菌。阴道毛滴虫（*Trichomonas vaginalis*）嗜鳞状上皮，局部损伤可能会增加感染其他性传播疾病的风险。分娩时滴虫存在垂直传播，感染可持续一年。

#### （1）诊断

阴道毛滴虫感染的潜伏期为 3 天到 4 周，阴道、尿道、子宫颈、膀胱均可被感染。超过半数感染毛滴虫的女性患者没有症状，并且这种寄生虫定植可持续数月或数年。在有症状的患者中，典型表现为阴道分泌物稀薄、黄绿色，有恶臭。此外还可出现排尿困难、性交痛、外阴瘙痒、宫颈出血点和疼痛等症状。有时，滴虫病与急性盆腔炎性疾病的症状和体征相同。

滴虫病患者外阴可出现红斑、水肿、疼痛等不适。阴道分泌物如前所述，阴道和子宫颈可出现上皮下出血或"草莓样斑点"。毛滴虫为厌氧原虫，呈椭圆形，比白细胞略大，头端具有鞭毛（图 3-7）。将阴道分泌物悬滴在生理盐水中，通过显微镜寻找毛滴虫可确诊。但是，毛滴虫在冷水中运动变缓，最好在 20 分钟内完成显微镜检查。悬滴法检测特异性很高，但敏感性偏低（60% ～ 70%）。除显微镜检查外，阴

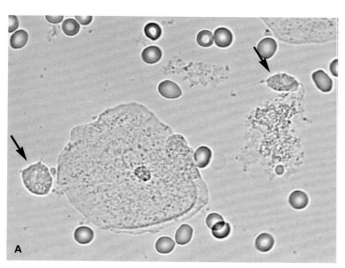

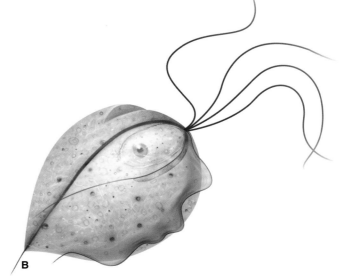

图 3-7　滴虫。A. 阴道生理盐水涂片的显微照片，可见滴虫（箭头），还有一个鳞状上皮细胞和少数红细胞（Used with permission from Dr. Lauri Campagna and Rebecca Winn，WHNP）；B. 图示毛滴虫的解剖特征，鞭毛使其具有运动性

道 pH 往往升高。

最敏感的诊断方法是培养，但因为需要特殊培养基（Diamond 培养基），因此无法广泛开展。此外，对滴虫 DNA 进行基因扩增检测也较为敏感和特异，但并未广泛使用。作为替代方法的 OSOM 滴虫快速检测的原理为免疫层析法，灵敏度为 88%，特异度高达 99%。可在门诊操作，10 分钟内出结果（Huppert，2005，2007）。子宫颈涂片筛查也可找到毛滴虫，敏感性约 60%（Wiese，2000）。如果在子宫颈涂片中找到了毛滴虫，则建议显微镜检查进一步明确诊断后再进行治疗。

### （2）治疗

CDC（2015）推荐的口服治疗方案是甲硝唑 2 g 顿服或替硝唑 2 g 顿服。这两种方案都是有效的，但有研究发现对于依从性好的患者而言，甲硝唑口服 500 mg（每日 2 次，连续 7 天）的治疗方案效果更好。然而由于疗程较长以及可能出现的甲硝唑不良反应，患者依从性往往较差。由于可能出现双硫仑样反应，患者在服药期间、服用甲硝唑后 24 小时内和服用替硝唑后 72 小时内应避免饮酒。

患者需 3 个月内再复查一次。约 30% 的患者可能会复发。建议患者的性伴侣同治，患者和性伴侣双方病情缓解前避免同房。安全套有保护作用。

少部分患者感染的病原体对甲硝唑高度耐药，但往往对替硝唑敏感。对于感染反复复发或初始治疗无效的患者，以及依从性较好的患者，应行病原体培养和药敏试验。难治性滴虫感染患者可口服替硝唑 500 mg，每天 3 次，连续 7 天；或每天 4 次，连续 14 天（Sobel，2001）。对硝基咪唑类药物过敏的女性患者，可行脱敏治疗后再用此类药物（Helms，2008）。

## 五、化脓性宫颈炎

### ■ 1. 淋病奈瑟菌

子宫颈的淋病奈瑟菌感染通常没有症状，因此，高危人群应当定期筛查。淋病奈瑟菌携带者和上生殖道隐性感染的危险因素包括：年龄 ≤ 24 岁，既往或现有性传播疾病，新的或多个性伴侣，性伴侣同时有其他的性伴侣，性伴侣患有性传播疾病，缺乏保护措施的性生活，以及性工作者（U.S. Preventive Services Task Force，2014）。低危人群不需要筛查。

### （1）诊断

女性下生殖道淋病感染可表现为阴道炎或宫颈炎。宫颈炎表现为大量无特殊气味、无刺激性白色或黄色的阴道分泌物。也有患者诉月经间期或性交后阴道流血，用棉签轻触宫颈口可引起宫颈管出血。淋病奈瑟菌也可感染前庭大腺、尿道旁腺和尿道，并且可上行感染至子宫内膜和输卵管，引起上生殖道炎症。

淋病奈瑟菌是一种革兰氏阴性球杆菌，能够侵袭柱状上皮细胞和移行上皮细胞，导致细胞内感染。基于此特征，阴道鳞状上皮多不受累。

NAATs 作为检测淋病奈瑟菌的方法，已基本取代实验室微生物培养。此前，只有取自宫颈管或尿道的标本才属于合格标本，而新式 NAAT 检测试剂盒可检测取自于阴道、宫颈管或尿道的标本。对于子宫切除术后无宫颈的女性，可取初段尿液标本。对于仍保有宫颈的患者，棉签刮取阴道的标本和取自宫颈的标本检测的敏感性和特异性相近。尿液样本虽然也可接受，但对于有宫颈的患者不作为首选（Association of Public Health Laboratories，2009）。但是，如果选用尿液标本，应留取初段尿而不是中段尿。值得注意的是，这些非培养性检测并未经过 FDA 批准用于直肠或咽部疾病的诊断，取自这些解剖部位的标本应采用培养法检测。

淋病患者均应检测其他性传播疾病，诊断前 60 天的治游史应当被纳入疾病的评估和治疗。治疗结束前应避免同房，直到患者及其性伴侣的症状明显缓解。

*性伴侣紧急治疗*。为了预防和控制性传播疾病，CDC 制定了性伴侣紧急治疗方案（expedited partner therapy，EPT）的诊疗指南。EPT 旨在为性传播疾病患者的性伴侣提供尚未就诊和检查前的参考治疗方案。但 EPT 不能替代标准治疗方案。EPT 适用于淋病或衣原体感染，但数据不支持将其用于滴虫或梅毒感染。尽管 EPT 是由 CDC 提出制定的，但它在美国部分州属于非法。由于法律意义不明确，因而这一治疗方案所产生的副作用较易被起诉或不为社会标准所接受（CDC，2006）。EPT 在 50 个州的立法状态可参考该网址 http：//www.cdc.gov/std/ept/legal/default.htm。

### （2）治疗

CDC 推荐的淋病奈瑟菌感染的单药治疗方案详见表 3-9。值得一提的是，在美国淋病奈瑟菌普遍对喹诺酮耐药，于是 CDC 将这种抗生素从性传播疾病治疗指南中删除，头孢克肟的效果也逐渐下降而成为替代方案。单纯性淋病奈瑟菌咽部感染的治疗同表3-9中的推荐方案。如果不用头孢克肟，一般不需要做淋病奈瑟菌培养。对头孢克肟过敏的患者，可单次口服吉米沙星 320 mg 联合阿奇霉素 2 g，或者吉米沙星 240 mg 肌内注射联合阿奇霉素 2 g 口服。对阿奇霉素过敏的患者，可单用吉米沙星。但如果服用头孢克肟，应当用多西环素 100 mg 口服（每天 2 次连续 7 天）的用药方案代替阿奇霉素（CDC 2015）。

### 2. 沙眼衣原体

沙眼衣原体是美国第二常见的性传播疾病病原体，不足 25 岁的人群患病率最高。2007 ~ 2012 年美国国家调查数据显示，14 ~ 24 岁的性活跃女性的衣原体感染率为 4.7%（Torrone，2014），在非西班牙裔黑种人女性中，这一比例高达 13.5%。衣原体感染多无明显症状，因此，需要筛查淋病奈瑟菌感染的高危人群，也应当做衣原体筛查。

这种专性胞内寄生的病原体依赖宿主细胞而生存。它会感染柱状上皮及宫颈腺体，导致脓性阴道分泌物或宫颈管分泌物。感染后的宫颈组织往往水肿充血。疾病可进展为尿道炎，以排尿困难为显著表现。

显微镜下观察分泌物生理盐水涂片，通常每高倍镜视野可发现 20 个及以上的白细胞。对宫颈处标本进行培养、NAAT 及酶联免疫吸附测定（enzyme-linked immunosorbent assay，ELISA）具有更高的特异性。淋病奈瑟菌和衣原体的联合检测的应用也较普遍。联合淋病奈瑟菌检测的新式 NAAT 试剂盒能够检测取自阴道、宫颈或尿道的标本。阴道处标本检测的敏感性和特异性与宫颈处标本相当。尿液标本虽然也可以接受，但对于仍保有宫颈的患者而言不推荐。对于切除子宫的女性，应取初段尿液作为标本。需要再次强调，FDA 并未批准将这些非培养性检测用于直肠或咽部疾病的诊断。如果确诊或疑诊沙眼衣原体感染，应同时筛查其他性传播疾病。

表 3-10 是 CDC 推荐的沙眼衣原体感染的治疗方案。阿奇霉素在患者依从性的方面具有明显优势，确诊后医师即可口服给药治疗。症状缓解后不需要复查。为了预防感染复发，建议患者及其性伴侣在症状缓解前避免同房。患者的性伴侣也应进行查体、检查及治疗。与淋病相同，部分患者的异性伴侣应参考 CDC 制定的性伴侣紧急治疗方案。

### 3. 生殖支原体

生殖支原体于 1980 年首次被发现，但它在女性下生殖道的致病机制尚未阐明。大多数病原携带者都没有症状，但可能与尿道炎、宫颈炎、盆腔炎性疾病或继发输卵管相关的不孕症相关（Taylor-Robinson，2011；Weinstein，2012）。因此，有难治性或复发性尿道炎、宫颈炎或盆腔炎性疾病的女性患者，应考虑生殖支原体的感染。生殖支原体在男性尿道炎中的作用更明确（Daley，2014），因此，于妇科就诊的女

---

**表 3-9 单纯性子宫颈、尿道或直肠淋病奈瑟菌感染的单药治疗** [a]

**推荐方案**

头孢曲松钠（罗氏芬）250 mg 肌内注射 [b]
联用
阿奇霉素（希舒美）1 g 顿服

**替代方案**

头孢克肟（世福素）400 mg 顿服
联用
阿奇霉素 1 g 顿服

[a] 治疗后不需要进行随访。对有淋病奈瑟菌持续感染症状或在治疗后不久症状复发的患者重新进行淋病奈瑟菌培养。如果呈阳性，进一步做药敏试验。疑似治疗失败需要在 24 小时内报告给 CDC。
[b] 其他可选的头孢菌素包括：①头孢唑肟 500 mg 肌内注射；②头孢西丁 2 g 肌内注射联用丙磺舒 1g 口服，或者③头孢噻肟 500 mg 肌内注射。

Reproduced with permission from Centers for Disease Control and Prevention：Sexually transmitted diseases treatment guidelines, 2015. MMWR 64（3）：1, 2015.

---

**表 3-10 衣原体感染的口服药物治疗**

**推荐方案**

阿奇霉素 1 g 顿服
或
多西环素 100 mg，每天 2 次，连续 7 天

**替代方案**

红霉素肠溶片 500 mg，每天 4 次，连续 7 天
或
琥乙红霉素 800 mg，每天 4 次，连续 7 天
或
左氧氟沙星（可乐必妥）500 mg 每天 1 次，连续 7 天
或
氧氟沙星（奥复星）300 mg 每天 2 次，连续 7 天

Reproduced with permission from Centers for Disease Control and Prevention：Sexually transmitted diseases treatment guidelines, 2015. MMWR 64（3）：1, 2015.

性患者往往接触过有生殖支原体感染的男性伴侣。目前，CDC 认为可对有接触史的妇女行 NAAT 检测，以明确感染的病原体并进行后续治疗。针对生殖支原体的 NAATs 检测还未广泛应用，其检测样本可取自尿液、阴道或宫颈管。

对于尿道炎、宫颈炎或有性接触史的患者，推荐阿奇霉素 1 g 顿服。生殖支原体耐药株也并非罕见，如果治疗无效，则采用莫西沙星 400 mg 口服，每天 1 次，连续 7 ~ 14 天。这种莫西沙星 14 天治疗方案也可用于 7 ~ 10 天标准治疗无效的生殖支原体感染的盆腔炎性疾病患者。

| 表 3-11 　盆腔炎性疾病危险因素 |
| --- |
| 阴道冲洗 |
| 单身状态 |
| 药物滥用 |
| 多个性伴侣 |
| 较低的社会经济地位 |
| 最近的新性伴侣 |
| 年龄较低（10 ~ 19 岁） |
| 感染其他性传播疾病 |
| 性伴侣患有尿道炎或淋病 |
| 既往患有盆腔炎性疾病 |
| 不使用物理和（或）化学避孕措施 |
| 宫颈检测淋病奈瑟菌或沙眼衣原体阳性 |

## 六、盆腔炎性疾病

盆腔炎性疾病为女性上生殖道器官感染。本病的另一种诊断是急性输卵管炎。虽然所有的生殖器官均可受累，无论形成脓肿与否，最重要的还是输卵管。由于这种感染很难明确诊断，其真正的感染程度是未知的。许多患者提到她们并未被确诊盆腔炎性疾病，但却接受了相应治疗。虽然明确盆腔炎性疾病的诊断十分重要，但考虑到已知的后遗症风险，如输卵管因素的不孕症、异位妊娠和慢性盆腔疼痛，故临床医师应适当放宽诊断和治疗盆腔炎性疾病的标准。

### ■ 1. 微生物学和发病机制

对于任何患者都无法明确输卵管感染的确切病原体。研究发现，每一位患者经阴道取其宫颈管、子宫内膜及直肠子宫陷凹处的标本都会培养出不同的微生物。因此，治疗方案应选择能覆盖最常见病原体的抗生素。

典型的输卵管炎常继发于淋病奈瑟菌和沙眼衣原体感染（表 3-11）。另一种常见病原体为阴道毛滴虫。盆腔炎性疾病和细菌性阴道病的患者下生殖道菌群的优势菌多为厌氧菌。细菌性阴道病引起的微环境改变可能有利于盆腔炎性疾病的致病菌的上行感染（Soper，2010）。然而，Ness 等研究发现（2004），细菌性阴道病并不是发生盆腔炎性疾病的危险因素。

上生殖道感染被认为是下生殖道的细菌上行感染所引起。月经期间由于宫颈屏障功能减退，感染风险可能增加。淋病奈瑟菌可直接引起宫颈管、子宫内膜和输卵管的炎性反应，并且是输卵管上皮细胞感染确定的病原体之一。若正常女性输卵管上皮细胞的培养基暴露于潜在病原体如大肠埃希菌、脆弱拟杆菌或肠球菌，无明显炎症反应发生。但若将细胞置于含淋病奈瑟菌的培养基上并导致炎症损伤后，再暴露于上述病原体则会产生更严重的炎症反应。

与此相反，细胞内的沙眼衣原体并不会引起急性炎症反应，而且输卵管衣原体感染极少直接造成永久性损伤（Patton，1983）。然而，细胞免疫反应可能会引起组织损伤。特别是，持续存在的衣原体抗原可引起迟发超敏反应，进而导致输卵管瘢痕和损伤（Toth，2000）。

此外，肺结核女性患者可能患上输卵管炎和子宫内膜炎。这种病原体可通过血行感染，也可通过上行感染。输卵管也可因直接暴露于胃肠道炎症性病变而感染，尤其是阑尾或憩室脓肿破溃。

### ■ 2. 诊断

#### （1）"静息"盆腔炎性疾病

盆腔炎性疾病可分为"静息"盆腔炎性疾病和盆腔炎性疾病，后者可进一步分为急性和慢性。

"静息"盆腔炎性疾病可继发于无明显症状患者多次或持续低程度的感染。"静息"盆腔炎性疾病不属于临床诊断，而是对于缺乏上生殖道感染相关病史的输卵管因素不孕症患者的最终诊断。这部分患者大多具有沙眼衣原体抗体和（或）淋病奈瑟菌抗体。在腹腔镜或开腹手术中，这些患者可有既往输卵管感染的证据如粘连，但大多数情况输卵管肉眼所见正常。然而输卵管内部可出现扁平黏膜皱襞、广泛上皮脱落和上皮细胞分泌变性（Patton，1989）。此外，还可出现输卵管积水。直接观察可见积水的输卵管沿长轴肿胀，远端扩张呈棒状，伞端形成光滑的粘连包裹（图9-22）。超声表现为管状、迂曲的无回声区，并可能存在不完全分隔（图9-23）。另外，肝包膜和腹前壁的细小粘连也反映了既往存在隐性感染。

### （2）急性盆腔炎性疾病

**症状和体征。** CDC 为性传播疾病高风险的性活跃女性群体和排除了其他可能病因的女性患者提出盆腔炎性疾病诊断标准（2015）。如果存在子宫压痛、附件压痛或宫颈举摆痛，则可诊断盆腔炎性疾病；如存在以下几点，可以增加诊断的特异性：①口腔温度 > 38.3℃（101.6 ℉）；②子宫颈脓性分泌物或脆性增加；③阴道分泌物湿片出现大量白细胞；④红细胞沉降率升高或者血 C- 反应蛋白升高；⑤宫颈淋病奈瑟菌或支原体感染。总之，盆腔炎性疾病的诊断主要基于临床表现。

急性盆腔炎性疾病往往发生于月经期或月经刚结束时，可表现为下腹和（或）盆腔痛，阴道分泌物呈黄色，月经量增多，发热，寒战，食欲不振，恶心呕吐，腹泻，痛经和性交痛。患者也会出现尿道感染的症状。然而，任一症状与盆腔炎性疾病的特定体征都没有对应关系。其他可能引起急性盆腔痛的原因列于表 11-1。

急性盆腔炎性疾病患者中，白色或脓性黏液子宫颈炎较为常见，可通过直接观察和显微镜检诊断。在盆腔双合诊检查过程中，急性盆腔炎性疾病患者常有盆腔器官压痛。宫颈举痛试验（cervical motion tenderness，CMT）是在阴道检查时用手指快速拨动子宫颈，疼痛则提示盆腔腹膜炎的可能，也可被认为是阴道的"反跳痛"。如果输卵管伞端渗出脓性分泌物或细菌并继发盆腔腹膜炎，则这种快速带动腹膜运动的试验常引起显著疼痛。手指按压直肠子宫陷凹具有相似的检查意义，由于这个动作对腹膜刺激较小，引发的疼痛也较轻。

腹膜炎腹部查体时以一只手深压腹部，并迅速抬起，即反跳痛检查；或以手掌覆于患者腹部正中，快而轻柔地晃动，也可检查出腹部腹膜炎，引起患者的不适感也较少。

在盆腔炎性疾病和腹膜炎的患者中，通常只有下腹部受累。然而，肝包膜炎症也可与盆腔炎性疾病并发，引起右上腹疼痛，称为 Fitz-Hugh- Curtis 综合征。肝周围炎的典型症状包括与盆腔痛同时出现的右上腹锐痛。上腹部疼痛可放射至肩部或上臂。右侧前肋缘听诊可闻及摩擦音。重要的是，如果查体时腹部所有象限都受累，则高度怀疑输卵管卵巢脓肿破裂的可能。

**检查。** 对于下腹痛的患者，应行相关检查以明确盆腔感染或除外其他引起疼痛的原因。妊娠相关的急腹症可通过检测血清或尿 β- 人绒毛膜促性腺激素来鉴别。全血细胞计数（complete blood count，CBC）用于鉴别腹腔积血导致的腹痛，并可评估白细胞是否升高。有明显恶心呕吐或 Fitz-Hugh-Curtis 综合征的患者，肝酶水平可正常或轻度升高。若正确采取尿液标本，尿液检查不会出现感染征象。显微镜观察宫颈或阴道分泌物湿片可见大量白细胞。对于疑诊急性盆腔炎性疾病的女性，可考虑行宫颈刮片检查淋病奈瑟菌和衣原体，同时也应当做其他性传播疾病的筛查。

大多数人认为，对于有脓性黏液分泌物和疑诊盆腔炎性疾病的患者，行子宫内膜活检（endometrial biopsy，EMB）对诊疗的意义不大（Achilles，2005）。但也有学者推荐行子宫内膜活检来诊断子宫内膜炎。子宫内膜表面的多形核白细胞与急性子宫内膜炎相关，子宫内膜的浆细胞则与慢性子宫内膜炎相关。然而，患有子宫平滑肌瘤或子宫内膜息肉但无盆腔炎性疾病的妇女也可在子宫内膜中检出浆细胞，一般妇女的子宫下段都能检出浆细胞。

**超声检查。** 在腹痛及压痛明显的患者中，通过双合诊检查上生殖道器官有一定局限性，超声是最基本的影像学检查手段。正常输卵管很少成像。急性输卵管炎的管壁水肿、远端闭塞，导致管腔扩张，输卵管内膜褶皱增厚。超声特征性表现包括：①输卵管肿胀扩张，呈无回声或液性回声；②输卵管管壁增厚；③管腔内不全分隔；④输卵管横断面可呈"齿轮"样（Timor-Tritsch，1998）。彩色多普勒超声可见血流增加，说明组织充血，常见于增厚的输卵管壁或隔膜上（Molander，2001；Romosan，2013）。超声也可鉴别输卵管卵巢脓肿或除外其他导致疼痛的原因。如果超声检查不能给予明确诊断，计算机断层扫描照射法（computed-tomography，CT）可协助诊断（Sam，2002）。对于右上腹疼痛可疑肝周围炎的患者，应行胸部 X 线或上腹部超声以除外其他疾病的可能。

**腹腔镜检查。** 在 Scandinavian，医师可对怀疑有急性盆腔炎性疾病的患者行腹腔镜探查以明确诊断。输卵管浆膜充血、管壁水肿、输卵管伞端脓性渗出物，即输卵管积脓（*pyosalpinx*），以及子宫直肠陷凹积脓等病变征象可辅助诊断。鉴于这种操作属于临床常规，Hadgu 等（1986）整理出术前评估急性盆腔炎性疾病的临床标准，并通过腹腔镜探查加以验证。其标准包括：①单身状态；②附件区包块；③年龄小于 25 岁；④体温 > 38℃；⑤宫颈淋病奈瑟菌感染；⑥脓性阴道分泌物，以及⑦红细胞沉降率 ≥ 15 mm/h。如果患者满足全部七项标准，则术前盆腔炎性疾病的临床诊断准确性为97%，可不行腹腔镜探查。考虑到腹腔镜手术存在风险，对临床表现和检查提示急性盆腔炎性疾病的患者直接给予抗菌治疗是合理的。诊断不明确的患者可能需要行腹腔镜探查以明确是否存在其他病因，如阑尾炎或附件扭转。

### （3）卵巢输卵管脓肿

在感染情况下，发炎化脓的输卵管可能会与卵巢黏连。如果超声可辨别卵巢和输卵管，则定义为输卵管卵巢复合体（tuboovarian complex）。如果炎症扩散，无法区分两者组织界限，则定义为输卵管卵巢脓肿（tuboovarian abscess）。输卵管卵巢脓肿通常为单侧，也可累及周围组织结构包括肠管、膀胱和对侧附件。随着脓肿的进展，组织逐渐变薄弱，可能会导致脓肿破溃并引发腹膜炎，危及生命。虽然盆腔炎性疾病是导致卵巢输卵管脓肿的重要原因，但卵巢输卵管脓肿也可由阑尾炎、憩室炎、炎性肠病或手术引起。

典型的卵巢输卵管脓肿特征为，患者有盆腔炎性疾病的临床表现，以及附件或直肠子宫陷凹包块。卵巢输卵管脓肿的超声表现为附件区或直肠子宫陷凹的混合回声厚壁囊性包块，多有分隔，囊内回声提示坏死组织（图2-22）。如果临床表现不典型，可行CT扫描。卵巢输卵管脓肿的特征性CT表现为厚壁囊性包块内可见分隔及其周围炎性改变（图3-8）。磁共振成像不属于卵巢输卵管脓肿的常规检查，影像学表现为混杂信号的盆腔包块，T1序列呈低信号，T2序列呈混合性高信号。

培养阳性的常见病原体包括大肠埃希菌、类细菌属、链球菌属和需氧链球菌（Landers，1983）。因此应选择能够覆盖厌氧菌的广谱抗生素作为未破裂的卵巢输卵管脓肿患者的初始治疗。静脉使用抗生素对多数卵巢输卵管脓肿有效，不需要引流。抗生素联合用药方案可能更有效，CDC推荐的卵巢输卵管脓肿静脉药物治疗方案见表3-12。肠外抗生素用药应持续到患者体温恢复正常后24小时以上，最好是48～72小时。改为口服用药的患者，应服用多西环素100 mg每天2次，联合甲硝唑500 mg每天2次或克林霉素450 mg每天4次，连续14天。

对于治疗2～3天症状没有明显改善的患者，在脓肿引流前应尝试调整抗生素用药方案。脓肿引流联合抗生素适用于较大脓肿（≥8cm）的初始治疗。引流可以通过穿刺放置或手术留置。影像引导下引流的

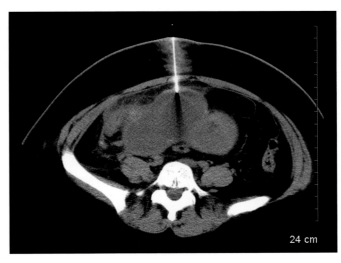

图 3-8　CT 引导下卵巢输卵管脓肿经皮穿刺引流

| 图 3-12　盆腔炎性疾病静脉用药方案 |
| --- |
| **推荐方案** |
| 头孢替坦 2 g 每 12 小时静脉注射 1 次<br>**或**<br>头孢西丁 2 g 每 6 小时静脉注射 1 次<br>**联合**<br>多西环素 100 mg 口服或每 12 小时静脉注射 1 次 |
| **或** |
| 克林霉素 900 mg 每 8 小时静脉注射 1 次<br>**联合**<br>庆大霉素负荷量 2 mg/kg 静脉注射或肌内注射，随后维持剂量每 8 小时 1.5 mg/kg。也可替换为每日单剂庆大霉素 3～5 mg/kg |
| **替代方案** |
| 氨苄西林舒巴坦（优立新）3 g 静脉注射每 6 小时 1 次<br>**联合**<br>多西环素 100 mg 口服或静脉注射每 6 小时 1 次 |

IV = intravenous 静脉注射；PID = pelvic inflammatory disease 盆腔炎性疾病。

Reproduced with permission from Centers for Disease Control and Prevention：Sexually transmitted diseases treatment guidelines，2015. MMWR 64（3）：1，2015.

创伤最小，而且能够避免全身麻醉及手术的相关风险。此外，还可在充分麻醉下经 CT 或超声引导通过腹部、阴道或直肠子宫陷凹进行穿刺清除盆腔积脓。根据脓肿的大小和特征，可用穿刺针引流或猪尾型导管短期引流，清除囊液。对于难治性或不能耐受上述操作的病例，宜行腹腔镜探查或开腹手术。卵巢

输卵管囊肿破裂的患者必须行急诊手术。手术目的包括脓肿引流、清除坏死组织以及腹腔冲洗。

对脓肿而言，引流是缓解疾病的关键。尽管有时需要开腹探查，但除非卵巢实质受累，否则没有必要将脓肿切除，而且这种情况非常少见。与经皮引流相比，手术切开腹膜和其他组织、清除病变和切除子宫，并不能改善患者的预后，尤其是存在急性子宫感染的情况下。临床中存在类似的情况，例如前庭大腺感染并不需要切除，而应当引流，感染控制后如有必要再进行后续治疗。

局限于单个器官的感染，如输卵管积脓，因为有足够的血液和淋巴回流，即使和同侧卵巢发生粘连，抗菌效果也较好。然而，子宫直肠陷凹或肠间脓肿更需要引流，因为这些部位血液、淋巴引流较少，对抗菌治疗的反应性较差。

保守治疗成功后，双侧附件脓肿不一定会导致不孕。临床试验发现这类患者约有 25% 成功怀孕（Hemsell，1993）。

### （4）慢性盆腔炎性疾病

此诊断用于描述那些既往有过急性盆腔炎性疾病史、之后再次出现盆腔痛的患者。该诊断的准确性比急性盆腔炎性疾病低很多。输卵管积水可作为诊断依据，但实际上该疾病属于病理学诊断。因此，该诊断很少应用于临床。

### ■ 3. 盆腔炎性疾病的治疗

早期诊断和及时适当的治疗对于改善患者预后具有重要意义。治疗的主要目标是清除病原、缓解症状和预防后遗症。感染引起的输卵管损伤或阻塞可导致不孕的发生。一次感染后发生不孕症概率大致为 15%，两次感染后为 35%，三次感染以上则高达 75%（Westrom，1975）。另外，发生宫外孕的风险也增加 6 ～ 10 倍，甚至宫外孕发生率可高达 10%。其他后遗症包括慢性盆腔痛（15% ～ 20%）、复发性感染（20% ～ 25%）以及脓肿形成（5% ～ 15%）。然而不幸的是，症状轻微的患者往往拖延数天或数周才去医院，造成诊治延误。

如何决定患者接受治疗的地点仍存在争议。有证据表明，住院进行静脉用药治疗的患者预后更好（表3-13）。然而住院费用较高，不是每位患者都能接受住院治疗。

对于有宫内节育器的患者，在置入宫内节育器后的 3 周内，宫内节育器相关的盆腔炎性疾病的风险

较高。此后，应考虑其他盆腔炎性疾病。对于盆腔炎性疾病患者，理论上宫内节育器会加重感染或者延迟疾病缓解。虽然可以选择取出宫内节育器，但有证据表明轻度或中度盆腔炎性疾病住院患者可以保留宫内节育器（Centers for Disease Control and Prevention，2015；Tepper，2013）。严重盆腔炎性疾病需要取出宫内节育器。无论是否有宫内节育器，抗菌药物治疗方案并无明显差异，但是如果患者在用药的 48 ～ 72 小时内疾病无缓解，需要取出宫内节育器。

### （1）口服药物治疗

对于临床症状轻度至中度的患者，门诊治疗和住院治疗的预后相似。口服药物治疗也适用于感染 HIV 的盆腔炎性疾病患者。这些患者与非 HIV 感染者病原体相同，对治疗的反应性也相似。

严重盆腔炎性疾病患者需要住院治疗。Dunbar-Jacob 等（2004）发现，门诊治疗的患者仅服用了处方剂量的 70%，治疗天数不足疗程的 50%。如果患者选择门诊治疗，初次治疗即采用静脉给药可能更有效。门诊治疗的患者应在 72 小时内电话或当面随访。已经确诊盆腔炎性疾病的患者，如果 72 小时内口服药物效果不佳，则应当住院或在有家庭医师护理条件下居家静脉用药治疗。

CDC 具体治疗建议见表 3-14。厌氧菌对于上生殖道感染具有重要意义，应及时治疗。因此，可加用甲硝唑覆盖厌氧菌。如果患者有细菌性阴道病或毛滴虫病，则甲硝唑是必需的，但疗程可能无需 14 天。

### （2）静脉治疗

如果患者符合表 3-13 所列的任何一项标准，则

| 表 3-13 　盆腔炎性疾病住院静脉治疗指征 |
| --- |
| 妊娠期 |
| 青少年 |
| 吸毒者 |
| 严重疾病 |
| 疑似脓肿 |
| 诊断存疑 |
| 广泛性腹膜炎 |
| 体温 > 38.3℃ |
| 门诊治疗失败 |
| 最近有宫腔内操作 |
| 白细胞计数 > 15 000/mm³ |
| 恶心 / 呕吐不能耐受口服治疗 |

**表 3-14　盆腔炎性疾病门诊治疗**

头孢曲松（罗氏芬）250 mg 肌内注射 1 次 [a,b]

联用

多西环素 100 mg 口服，每天 2 次，连续 14 天

加用或不加用

甲硝唑（灭滴灵）500 mg 口服，每天 2 次，连续 14 天

[a] 头孢西丁 2 g 肌内注射联用丙磺舒 1 g 顿服可以代替头孢曲松钠。

[b] 其他注射使用的三代头孢，例如头孢唑肟或头孢噻肟单次肌内注射可以替代头孢曲松钠

Reproduced with permission from Centers for Disease Control and Prevention：Sexually transmitted diseases treatment guidelines, 2015. MMWR 64 (3)：1, 2015.

应住院并静脉用药至少 24 小时。随后如果条件允许，则可在家静脉用药。如果静脉治疗的临床反应性良好，则可考虑改为表 3-14 所示口服方案，然后逐渐停药。

表 3-12 为推荐用于治疗盆腔炎性疾病的静脉治疗方案。这些抗生素中，多西环素口服和注射给药的生物利用度几乎相同，但注射用药有静脉毒性。许多前瞻性临床试验发现，单独使用任何一种表中所列的头孢菌素，不联合多西环素，都能够达到临床治愈的效果。推荐静脉用药至患者临床缓解后的 24 小时，随后口服多西环素 100 mg 每天 2 次连续 14 天。如果选用静脉滴注庆大霉素 / 克林霉素的治疗方案，则后续的口服治疗应为克林霉素每天 4 次或多西环素 100 mg，每天 2 次。

# 七、感染性疣和丘疹

## 1. 外生殖器疣

外生殖器疣由感染人类乳头状瘤病毒（human papillomavirus，HPV）引起，其中 86% 属于 HPV 6 型或 11 型（Garland，2009）。关于 HPV 病理生理学的详细讨论见第 29 章。生殖器疣有多种形态，从扁平湿疣到典型的外生型疣，即尖锐湿疣（图 3-9）（Beutner，1998）。外生殖器疣可累及多种组织，可感染下生殖道、尿道、肛门或口腔。这类疣通常没有症状，但根据病灶的大小和部位不同，可有瘙痒或疼痛。直接观察即可诊断疣，不需要活检，除非怀疑瘤变（Wiley，2002）。在常规诊断中，不需要做 HPV 血清分型检测。

尖锐湿疣可维持不变或自愈，长期控制病毒传

播的治疗效果目前尚不清楚。但是，许多女性患者希望切除病变，可以采用电切术、冷冻疗法或激光切除病灶。此外，大块病变可用气化超声手术吸引术（cavitational ultrasonic surgical aspiration，CUSA）（第 43 章）。

此外，局部外用药可通过各种机制治疗病变（表 3-15）。其中，咪喹莫特乳膏（艾达乐）是局部用免疫调节剂，它可诱导巨噬细胞分泌多种细胞因子，其中 γ 干扰素尤为重要。这种细胞因子可刺激机体对 HPV 产生细胞介导的免疫应答，参与清除生殖器疣（Scheinfeld，2006）。另一局部免疫调节剂是 15% 的茶多酚软膏（酚瑞净），属于绿茶提取物（Meltzer，2009）。鬼臼是一种抗有丝分裂剂，为 10% ~ 25% 的安息香酊制剂，可诱导局部组织坏死，破坏病毒活性。鬼臼脂用药不当引起的毒性反应使得它不再是 CDC 推荐的一线用药。普达非洛，也称为鬼臼毒素，为鬼臼的生物活性提取物，有 0.5% 的溶液或凝胶（慷定来）剂型，患者可自行使用。另外，可在临床医师指导下使用三氯乙酸和二氯乙酸治疗尖锐湿疣。局部注射干扰素是一种有效的治疗疣的方法（Eron，1986），然而，由于其成本较高和注射疼痛，作为备选方案。

在所有治疗方案中，没有数据提示哪种最优。因此在一般情况下，应根据临床情况和患者、医师的意向选择治疗方案。重要的是，没有任何一种治疗能达到 100% 的清除率，即使手术切除也做不到。实际治愈率在 30% ~ 80%，治疗后复发的情况并不少见。

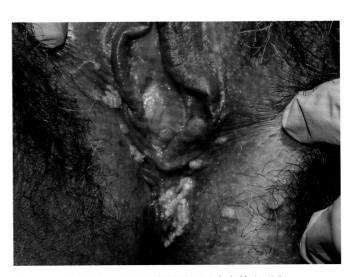

**图 3-9**　尖锐湿疣。阴唇和会阴处可见多个外生型疣

### ■ 2. 传染性软疣

传染性软疣病毒是一种通过人与人直接接触或感染灶传播的 DNA 痘病毒。其潜伏期通常为 2～7 周甚至更长。宿主对于病毒入侵的特征性表现为中央有脐凹的丘疹（图 3-10）。它可以是单发或多发，通常见于外阴、阴道、大腿和（或）臀部。传染性软疣直到病变痊愈之前均具有传染性。

这类丘疹通过视诊典型表现即可诊断。也可用棉签取病变部位标本，置于载玻片，送实验室行吉姆萨染色、革兰氏染色或怀特染色，观察到胞浆内的软疣小体有助于诊断。

大多数病变 6～12 个月内可自行消退。如果希望切除病变，可选择冷冻、电凝，或以尖锐的针刮除中央的脐凹。此外，治疗尖锐湿疣的局部外用药也可有效治疗传染性软疣（表 3-15）。

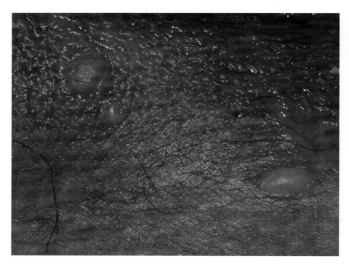

**图 3-10** 传染性软疣，阴唇病变呈肉红色拱形、中央有脐的圆形丘疹

---

**表 3-15 外生殖器疣的推荐治疗方案**

**患者用药**

0.5% 鬼臼毒素溶液或凝胶（慷定来）。患者应使用棉签涂抹鬼臼毒素溶液，或用手指涂抹鬼臼毒素凝胶，每天 2 次，连续 3 天，然后停药 4 天。如有必要，最多可重复 4 次上述疗程。治疗后疣的总面积不超过 10 cm²，每天使用鬼臼毒素的总体积不超过 0.5 ml。

或

5% 咪喹莫特乳膏（艾达乐）。患者应在每天睡前使用 1 次咪喹莫特乳膏，每周 3 次，最多持续 16 周。用药 6～10 小时后，用肥皂和清水冲洗药物。

或

15% 茶多酚软膏（酚瑞净）。每天使用 3 次（每个疣 0.5 cm 长的膏体），使用手指涂抹覆盖整个疣，用药至疣消退，但不能超过 16 周。用药后不需清洗，但应避免同房。

**住院治疗**

用液氮或冷冻探针进行冷冻治疗。每 1～2 周重复一次。

或

10%～25% 鬼臼酯安息香复合酊剂。在每个疣上涂少量，让其自然风干。如有必要，可每周重复治疗。每次外用鬼臼酯＜ 0.5 ml 或覆盖疣体面积少于 10 cm²。避免外用药物的部位出现任何开放的皮损或伤口。一些专家建议在使用后 1～4 小时清洗，以减少局部刺激。

或

80%～90% 的三氯乙酸（TCA）或二氯乙酸（BCA）。少量涂抹于疣体，待其干燥，此时会形成白色的"霜"。如有必要，这种治疗可以每周重复 1 次。如果使用过量的酸，外用药物的部位应使用滑石粉、碳酸氢钠（即碳酸氢钠）粉剂，或除去未反应酸的液体肥皂。

或

通过纵向剪除、横向切除、刮除或电刀手术切除。

**替代方案**

疣体内干扰素治疗、光动力治疗或西多福韦。

## 八、病原体感染引起的皮肤瘙痒症

### 1. 疥疮

疥螨感染皮肤可导致强烈的瘙痒性皮疹。最常见的是蟹状螨，雌螨钻入皮肤并在此处停留约 30 天，不断挖掘洞穴。它每天可产多个卵并于 3 ~ 4 天后开始孵化（图 3-11）。幼螨可自己挖掘洞穴，10 天后即长成并具有繁殖力。平均每位感染者身上有十二只成年螨。虽然日常接触也可能导致感染，但初次感染最可能是性接触导致。

穴道在皮肤表面表现为 5 ~ 10 mm 的细痕。疥螨、卵和排泄物可诱发 4 型迟发型超敏反应，引起红斑丘疹、水泡或与皮肤穴道相关的结节。然而，继发感染能够扩散并掩盖上述表现。最常见的感染灶为手、腕、肘、腹股沟和膝，相应部位出现显著瘙痒症状。

明确诊断需要用手术刀切开穴道，以刀片搔刮并将碎屑置于滴油的载玻片上，显微镜下鉴别螨虫、卵、虫卵碎片或粪粒。

一旦确诊，推荐的药物为 5% 的氯菊酯霜（百灭宁）。应从颈部向下薄涂一层，特别注意瘙痒部位以及手、脚和生殖器部位。理想状态下，建议对除 2 岁以下儿童之外的全部家庭成员进行治疗。涂药 8 ~ 14 小时后应淋浴或盆浴清洗去除药物。另一种方案是口服抗组胺药伊维菌素（stromectol）200 μg/kg 顿服，2 周后重复治疗一次。应清洗床单和近期穿过的衣服，以防止再次感染。1% 的林丹是次选方案，不建议用于妊娠妇女或 2 岁以下的儿童，因为大面积涂抹病灶或淋浴后可能诱发癫痫发作。如需使用，可用 30 g 剂量的霜剂，使用方法同氯菊酯霜，涂药后应清洗去除药物。

抗组胺制剂有助于缓解瘙痒，与氢化可的松乳膏混合用于成年患者，或与润肤霜、润滑剂等混合用于治疗儿童患者。如果病变继发感染，必要时需使用抗生素。

### 2. 虱咬症

虱子是一种长约 1 mm 的体外寄生虫（图 3-12）。可感染人类的虱有三种：体虱（*Pediculus humanus*）、阴虱（*Phthirus pubis*）和头虱（*Phthirus pubis*）。虱通过爪子附着在人的毛发根部，不同种类虱子的爪子直径不同，正是这种差异决定了其感染部位。出于这个原因，阴虱可以出现在于阴毛直径类似的其他毛发处，如腋窝、睫毛和眉毛等面部毛发。同螨虫类似，每位患者身上的虱子数量平均约为 12 只。虱依靠频繁吸血生存，阴虱需要不断寻找新的寄生部位。因此，阴虱通常是性传播，而头虱和体虱可以通过共用个人物品，如梳子、刷子和服装等传染。

虱子附着和叮咬的主要症状是瘙痒。挠抓会增加局部血供引起红斑和炎症。如果叮咬部位继发感染，可出现脓皮病和发热。每只雌性阴虱每天可产约四枚卵并附着在毛发根部。孵化期可持续近 1 个月。随着毛发生长，附着在毛发上的卵孵化出的幼虫逐渐远离皮肤。这些幼虫通常需要通过放大镜才可观察到。此外，还可通过显微镜观察阴部或衣服上的可疑碎片，寻找典型的虱子。一旦确诊，建议患者筛查其他性传播疾病，其他家庭成员或性接触者也需要评估是否感染。

灭虱药可以杀死成熟的虱子及卵，单次治疗即有效，但建议在第 7 ~ 10 天内再次使用以杀死新孵出的幼虫。可用含有 1% 苄氯菊酯、除虫菊素或胡椒基丁醚（Rid，Pronto，R&C）的非处方洗面奶或洗发剂，让药物在感染部位保持 10 分钟。CDC 提出的其他治疗方案还包括 0.5% 马拉硫磷洗剂（Ovide）并保持 8 ~ 12 小时。此外，也可伊维菌素 250 μg/kg 顿服，2 周后再重复 1 次。

部分患者可用 1% 的林丹洗发水，但由于潜在的毒性，并非最佳选择。此外，对睫毛和眉毛的治疗仍存在争议。最好在晚上用棉签沾取凡士林涂抹在局部，早晨再洗掉。还应清洗内衣、床上用品等贴身衣物，并高温蒸干。

尽管给予相应的治疗，瘙痒仍可持续存在，但通过口服抗组胺药、使用抗炎霜剂或软膏，或两者联用

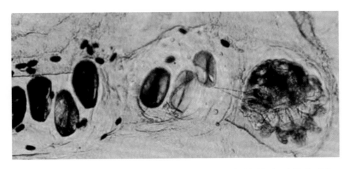

图 3-11　正在掘穴的疥螨。一只螨虫在洞穴的尽头（最右边），穴内有 7 个卵和较小的粪便颗粒（Reproduced with pemission from Wolff K，Johnson RA，Saavedra AP：Fitzpatrick's Color Atlas and Synopsis of Clinical Dermatology，7th ed. New York：McGraw-Hill；2013.）

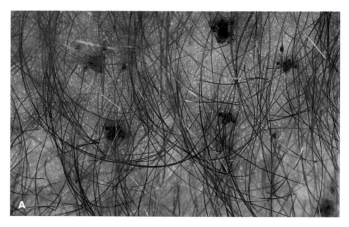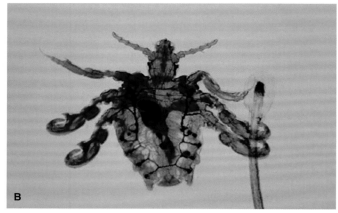

图 3-12 阴虱。**A.** 阴虱附着在毛发上。此外，附着在阴毛上的黑点为幼虱（Reproduced with permission from Morse S，Ballard RC，Holmes KK，et al（eds）：Atlas of Sexually Transmitted Diseases，3rd ed. Edinburgh：Mosby；2003）。**B.** 阴虱显微镜下的照片，钩状足利于黏附在毛发上（Used with permission from The Department of Dermaology. Naval Medical Center. Portsmouth，VA）

能够缓解瘙痒。患者应在 1 周后重新评估并记录是否清除虱子。

## 九、泌尿系感染

有症状的急性细菌性泌尿系感染（urinary tract infections，UTIs）是临床医师治疗的最常见的细菌感染疾患。膀胱炎占大多数，而急性肾盂肾炎住院人数更多。由于骨盆的解剖结构特点，女性比男性更容易发生泌尿系感染。细菌从所定殖的短小的尿道上行，很容易进入膀胱，也可能进入肾。女性温暖潮湿的外阴和直肠都与之邻近，很容易被污染。性交会增加膀胱感染的概率。

感染是细菌与宿主相互作用的结果。细菌毒素非常重要，能够加强细菌对整个泌尿道的定殖和侵袭。细菌毒素主要促进细菌对阴道或尿路上皮细胞的黏附和溶血素的生成。感染尿液细菌培养最常见的种类是大肠埃希菌（75% ～ 95%），其他种类还有克雷伯杆菌、肺炎链球菌、变形杆菌和腐生葡萄球菌（Czaja，2007；Echols，1999）。

一旦进入膀胱，细菌可通过输尿管上行进入肾盂，引起上尿路感染。另外，肾实质可以被经血液传播的微生物感染，尤其是在金黄色葡萄球菌菌血症时。结核分枝杆菌也可通过血行或上行感染侵袭肾实质。

### ■ 1. 急性细菌性膀胱炎

无免疫缺陷的非妊娠期急性细菌性膀胱炎女性患者最常见的主诉包括：排尿困难、尿频、尿急、血尿和尿失禁。如果患者希望接受治疗，大多数急性单纯

性细菌性膀胱炎患者可以通过抗生素进行短期治疗，而无须进行体格检查、尿常规或尿培养。但是应叮嘱患者，治疗后如果出现持续发热＞ 38℃（100.4 ℉）、持续性或复发性血尿、排尿困难和尿频，需要进一步诊治。若存在表 3-16 中的排除标准，应当进一步评估除外其他可能引起症状的疾病。例如，绝经后妇女出现血尿可能与宫颈、子宫有关，或在排尿时混有结肠出血。排尿灼痛感提示外阴炎的可能。

患急性单纯性细菌性膀胱炎的女性患者，约 50%会在一年内复发。约 5% 的患者在治疗后很快症状复发，此时，存在真性感染的可能性超过 80%。

### （1）诊断

对于复杂感染、反复感染以及治疗期间症状持续或出现新症状的患者，强烈建议行尿常规检查和尿培

表 3-16 单纯性膀胱炎排除标准

| |
|---|
| 糖尿病 |
| 妊娠 |
| 免疫抑制 |
| 症状＞ 7 天 |
| 绝经后血尿 |
| 近期 UTI 或泌尿外科手术 |
| 泌尿系统畸形 |
| 近期从医院或疗养院出院 |
| 体温高于 38℃（100.4 ℉） |
| 腹部和（或）盆腔疼痛、恶心、呕吐 |
| 阴道炎症状（阴道分泌物 / 外阴刺激） |
| 尿路感染治疗 3 天后症状不缓解 |

UTI = 泌尿系感染

养。需要注意的是，须正确采集送检培养的标本，由于中段尿液较少被污染，通常留取中段尿液。患者应该了解留取合格尿液标本的原因以及如何留取，避免培养结果受到来自外阴、阴道或直肠的细菌污染。培养出一种以上的细菌通常提示标本在采集过程中受到污染。

首先，患者应分开阴唇，用无菌纱布由前向后擦拭尿道周围。将阴唇分开后开始排尿，弃去初段尿。用无菌杯收集尿液，应避免污染采样尿杯。随后将尿液标本及时送到实验室，如果无法冷藏，应在 2 小时内转移到培养基上。

**培养。**尿培养可准确检出感染的病原以及病原菌对多种抗生素的敏感性。菌尿的定义是每毫升尿液培养出 $10^5$ CFU［colony-forming units（CFU），菌落形成单位］。如果是耻骨上穿刺或导尿采集的尿液标本，则标准为 $10^2$ CFU/ml，但大肠埃希菌例外。Hooton 等（2013）提出如果中段尿中培养出大肠埃希菌，即使低至 $10^2$ CFU/ml 也高度提示细菌性膀胱炎。

虽然厌氧菌是阴道、结肠和皮肤正常菌群的组成部分，但很少引起尿路感染。因此，尿培养报告并不注明厌氧菌，除非某些特殊情况下要求检验科重点关注某种厌氧菌。常规细菌培养基也可识别和报告真菌，但真菌一般不是引起急性膀胱炎的原因。

培养是确定尿路感染的病原体的金标准，虽然特定的菌种早期即可识别，但一般 48 小时后才会出最终报告。也有快速检测方法代替培养，如显微镜观察、亚硝酸盐试验和白细胞酯酶检测。因此，应当早期开始经验性治疗，然后根据培养的结果进行调整。

**细菌培养的替代方案。**革兰氏染色（Gram staining）是一种简单、快速且灵敏的细菌检测方法，能够检测到浓度 ≥ $10^5$ CFU/ml 的细菌。快速检测有助于选择经验性抗菌治疗的药物。然而，该检测实际很少用于诊断复杂性尿路感染或急性肾盂肾炎。显微镜下观察尿液标本可以识别出脓尿和细菌。未经处理的尿液标本中的白细胞会迅速裂解，因此应快速完成检测。显微镜检中除细胞计数以外，缺乏能定义脓尿的指标。因此，快速检测白细胞酯酶已经替代了显微镜下白细胞计数。

白细胞酯酶试验（leukocyte esterase testing）能够检测出尿液中白细胞释放的酯酶。单独进行该检测的优点是阴性预测值较高，特别是细菌菌落计数 ≥ $10^5$ CFU/ml 的尿液标本。当中段尿标本细菌菌落计数 ≥ $10^5$ CFU/ml 时，白细胞酯酶联合亚硝酸盐检测的特异度接近 100%，阴性预测值也类似。然而，如果这些标本被阴道或直肠来源的细菌污染，则会出现尿路感染的假阳性结果。此外，过度浓缩的尿液、蛋白尿和糖尿会降低试验的准确性。

细菌代谢硝酸盐产生亚硝酸盐（nitrites）。这一过程常见于革兰氏阴性菌，也是女性急性泌尿系感染的典型病原体。该试验的主要缺点是不能识别假单胞菌或革兰氏阳性病原体，例如葡萄球菌链球菌和肠球菌。此项检测需要晨尿标本，因为细菌将硝酸盐转化为亚硝酸盐并达到此检测可检出的水平需要 4 个小时以上的时间。对于细菌菌落计数 ≥ $10^5$ CFU/ml 的中段尿标本，单独进行亚硝酸盐检测的特异性非常高，其阴性预测值高于阳性预测值。需要注意，能够使尿液呈红色的一些物质会导致假阳性，例如服用镇痛剂非那吡啶（pyridium）或食用甜菜。

（2）治疗

近 20 年来，B 族链球菌和克雷伯菌属引起的感染逐渐增加，而大肠埃希菌的感染率逐渐降低。在许多地区，经验性治疗应依据此结果调整抗生素的选择（表 3-17）。

有明显排尿困难的患者，可使用膀胱镇痛剂如非那吡啶（pyridium），200 mg 口服，每日最多 3 次，可以显著缓解不适，但最多用 2 天。且可能的不良反应有胃肠不适、尿色橘黄，葡萄糖 -6- 磷酸脱氢酶（glucose-6-phosphate dehydrogenase，G6PD）缺陷的患者可发生溶血。

治疗后可能会复发。与性生活相关的复发患者，同房后小剂量服用表 3-17 中所列药物通常可以有效预防感染复发。6 个月内有 2 次及以上的膀胱炎发作，或在一年内有 3 次感染的女性患者，都应进行泌尿系统的检查。对于此类患者，每日预防用药连续 6 个月，同时避免其他危险因素，例如避免选择宫颈帽及杀精剂的避孕方式。

## 2. 无症状性菌尿

无症状性菌尿定义为尿液中细菌量处于一定范围，患者无明显症状或有症状但并不提示泌尿系感染。在非妊娠期健康女性中，无症状菌尿发生率随着年龄的增加而升高。无症状菌尿与性生活有关，并且在糖尿病患者中更为常见。在长期护理机构，约 1/4 的老年女性存在无症状菌尿。

美国感染病学会不推荐非妊娠妇女在绝经前筛查无症状性菌尿（Nicolle，2005），也不建议在社区中对糖尿病患者和老年女性群体进行常规筛查。

表 3-17 泌尿系感染的治疗

| 感染分类 | 抗生素方案 |
| --- | --- |
| **单纯性膀胱炎** | |
| 推荐方案 | 大结晶型呋喃妥因 / 微晶型呋喃妥因（macrobid）100 mg，每天 2 次，连续 5 ~ 7 天<br>或 DS<br>甲氧苄氨嘧啶 - 磺胺甲噁唑 DS 160/800 mg（新诺明 DS），每天 2 次，连续 3 天<br>或<br>甲氧苄氨嘧啶（新诺明）100 mg，每天 2 次，连续 3 天<br>或<br>大结晶性呋喃妥因 100 mg，每天 4 次，连续 7 天<br>或<br>磷霉素氨丁三醇（美乐力）3 g 顿服 |
| 替代方案 | 环丙沙星（cipro）250 mg，每天 2 次，连续 3 天<br>或<br>诺氟沙星（noroxin）400 mg，每天 2 次，连续 3 天<br>或<br>左氧氟沙星（可乐必妥）每天 250 mg，连续 3 天<br>或<br>特定 β 内酰胺类抗生素 3 ~ 7 天方案 [a] |
| **肾盂肾炎门诊患者** | |
| 推荐方案 | 环丙沙星 500 mg，每天 2 次，连续 7 天 [b]<br>或<br>环丙沙星 1000 mg，每天 1 次，连续 7 天 [b]<br>或<br>左氧氟沙星 750 mg，每天 1 次，连续 7 天 [b]<br>或<br>甲氧氨苄嘧啶 - 磺胺甲噁唑 DS 160/800 mg，每天 2 次，连续 14 天 [b] |
| 替代方案 | 特定 β 内酰胺类抗生素 3 ~ 7 天方案连续 7 ~ 14 天 [a][b] |

[a] 适用的药物包括阿莫西林克拉维酸、头孢地尼、头孢克洛、头孢泊肟酯。

DS = 复方，双倍强度

[b] 若估计氟喹诺酮耐药率超过 10%，则推荐初始单药治疗选择注射长效抗生素，例如头孢曲松钠 1g 或氨基糖苷类抗生素 24 小时巩固用药。

Adapted with permission from American College of Obstetricians and Gynecologists：ACOG Practice Bulletin No. 91：Treatment of urinary tract infections in nonpregnant women，Obstet Gynecol 2008 Mar；111（3）：785-794.

### 3. 急性肾盂肾炎

急性肾盂肾炎可分为轻型（无恶心呕吐，白细胞计数正常或稍高，体温正常或低热）和重度（呕吐，脱水，败血症，白细胞升高，发热）。其他症状可包括下尿路感染和不同程度的腰背痛以及肾区叩痛。

传统治疗方案包括住院治疗、水化以及静脉抗生素治疗 2 周以上。然而，在年轻健康女性群体中的研究发现，轻度感染口服抗生素治疗 7 ~ 14 天即可（Gupta，2011）。一项纳入 50 名急性单纯性肾盂肾炎的女性大学生患者的研究发现，复方磺胺甲噁唑的耐药率达 30%（Hooton，1997）。因此门诊治疗推荐口

服氟喹诺酮类药物用于治疗，除非病原体对磺胺甲噁唑敏感。初步诊断后，可以在开始口服用药之前适当给予静脉用药（表 3-17）。如果病原菌为革兰氏阳性，则推荐选用阿莫西林克拉维酸、头孢地尼、头孢克洛或头孢泊肟酯（Gupta，2011）。

患病初期即出现某些特定临床表现的患者，或经门诊治疗后症状未能改善的患者需要住院治疗。初始静脉用药方案包括：氟喹诺酮类；氨基糖苷类，联用或不联用氨苄青霉素；广谱头孢菌素或超广谱青霉素，联用或不联用氨基糖苷类药物；以及碳青霉烯类。应根据当地细菌耐药性数据，通过培养和药敏试验选用以上抗生素。

# 十、术后感染

术后感染可导致患者病情加重，甚至发生败血症。术后感染的危险因素众多，包括患者因素和手术因素（表 3-18）。其中，手术时伤口的污染程度影响很大。因为大多数妇科手术是择期手术，妇科医师有时间降低感染风险。因此，术前应根治细菌性阴道病、滴虫病、子宫颈炎以及急性尿道或呼吸道感染。

## 1. 切口分类

自 1964 年以来，手术切口已经根据手术部位的细菌污染程度进行分类。总体而言，手术部位接种的细菌数量越多，术后感染率越高。

清洁切口（clean wounds）是指择期、非外伤性手术切口，手术部位无炎症反应，未连通呼吸道、消化道或泌尿生殖道，手术过程未中断。因此，绝大多数的腹腔镜手术和附件区手术属于清洁切口，未预防性使用抗生素的情况下，感染率为 1% ~ 5%。预防性应用抗生素不能降低该类手术的感染率，常规不给予预防用药。

清洁 - 污染伤口（clean contaminated wounds）是指术中连通呼吸道、胃肠道或泌尿生殖道，但无特殊细菌污染伤口，且手术过程未中断。术后感染率为 5% ~ 15%。这类切口包括妇科大部分手术操作，如全子宫切除术、子宫颈锥切术和刮宫术（dilatation and curettage，D & C）。其中，子宫切除术是发生术后感染的最常见妇科手术。这类手术通常是择期手术，需要预防性应用抗菌药物，以降低术后感染率

### 表 3-18　术后手术部位感染的危险因素

吸烟者

术前贫血

失血过多

术中体温过低

较低的社会经济地位

免疫功能缺陷的患者

手术部位近期接受过手术

肥胖（开腹子宫切除术）

手术时间延长（> 3.5 小时）

异物置入（导管、引流管等）

糖尿病患者围术期糖化血红蛋白 > 7% 或 CBG > 250

CBG = 末端血血糖

（美国妇产科医师协会，2014a）。

污染切口（contaminated wounds）包括无菌手术中断较长时间、消化液溢出以及切口位于急性非化脓性炎症部位的手术切口（Mangram，1999）。术后感染率为 10% ~ 25%。因此，应至少在术前 24 小时内给予预防性应用抗生素，并可考虑延迟闭合切口。急性输卵管炎的腹腔镜或开腹手术属于此类。

感染伤口（dirty wounds）包括陈旧性外伤、已存在感染或内脏穿孔等情形的伤口。如果出现脓肿，也属于感染伤口。此类伤口在手术时已经受到感染的影响，术后感染率高达 30% ~ 100%。因此，必须使用抗生素治疗感染，可考虑二期手术闭合切口。

## 2. 手术部位感染分类

CDC 提出了医院获得性手术部位感染（surgical site infections，SSIs）的概念。医疗机构认证联合委员会着重强调手术感染率在医院评审过程中的重要地位，因此，医院对手术感染总体发生率和外科医师个人手术感染率都非常重视。

手术部位感染有两种，切口感染和器官 / 组织间隙感染（图 3-13），每种分类详见表 3-19。切口感染进一步分为浅表和深在两类情况。器官 / 组织间隙的感染常发生于手术操作中切开或分离的器官或组织间隙。阴道穹隆、泌尿道和腹腔等特殊部位易发生感染。需要注意，一般认为阴道穹隆感染属于器官 / 组织间隙感染，需满足至少以下条件中的一种：经阴道穹隆引流出脓液、阴道穹隆脓肿形成或经阴道穹隆采取的体液或组织标本培养出病原菌。盆腔感染如附件区感染、盆腔脓肿或盆腔血肿继发感染都属于器官 / 组织间隙感染。

## 3. 诊断

### （1）体征

术后发热定义为术后 24 小时后两次或两次以上测量口腔体温 ≥ 38℃（≥ 100.4 ℉），且每 2 次测量间隔 4 小时以上。常见于子宫切除术后，尤其是开腹子宫切除术。通常不会出现其他与感染有关的症状或体征，无须应用抗生素。在开腹子宫切除术中发生率高达 40%，在预防性使用抗生素的经阴道子宫切除术中则为 30%。如果没有其他感染相关的症状或体征，无须使用抗生素即可自愈。

手术部位以外的远处区域也可成为引起发热的感染源，包括肺部并发症、输液处静脉炎和泌尿系统感

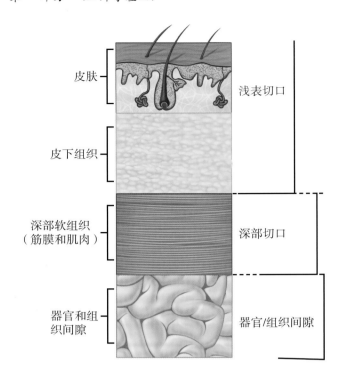

图 3-13 手术部位感染（surgical site infections，SSI）的解剖和分类（Modified with permission from Mangram AJ，Horan TC，Pearson ML，et al：Guideline for prevention of surgical site infection，1999. Hospital Infection Control Practices Advisory Committee，Infect Control Hosp Epidemiol 1999 Apr；20（4）：250-278）

染。因此，医师应对术后反复发热的患者进行全面问诊和查体，寻找手术及非手术原因（图 42-2）。

术后出现手术部位［切口、下腹部、盆腔和（或）下背部］的疼痛是正常的。然而，发生手术部位感染的患者疼痛程度更重，查体有压痛。浅表切口感染导致的疼痛局限于浅表切口区域。盆腔感染的患者有深部下腹痛和（或）盆腔痛，常见的感染部位包括宫旁组织和阴道切缘。盆腔脓肿或盆腔血肿继发感染相对少见，且疼痛位于中间部位。

腹部触诊是诊断手术部位感染的重要步骤。避开手术切口，轻柔、缓慢地深触子宫切除术的下腹部手术部位，可引发患者不适主诉。压痛并不意味着术后急性感染。这种压痛可存在于术后早期，并迅速减轻。盆腔蜂窝织炎或阴道穹隆蜂窝织炎患者下腹部感染区域有逐渐加重的压痛。压痛可以是双侧的，但通常一侧为著，多无腹膜炎体征。蜂窝织炎无论是否累及宫旁组织、附件或阴道穹隆，都不会出现包块。

若无下腹痛和压痛，不需要进行双合诊。如果出现发热、新发腹痛或压痛加重，应行双合诊检查以确定感染部位，明确或除外包块的诊断。通常不需要用

窥器，无论感染与否，视诊结果通常一样。在常规盆腔检查中，双合诊中置于阴道的手指可以获得更多的信息。如果因为患者过于疼痛而无法完成常规检查，可行经阴道超声检查。软组织蜂窝织炎通常不会影响肠道功能，但盆腔脓肿或盆腔血肿感染可能会对其有影响。

**（2）化验检查**

子宫切除术后发生的盆腔感染是多种病原体感染，因此难以鉴别出真正的致病菌。研究表明，盆腔感染女性与正常女性的阴道菌群是一样的。因此，对盆腔感染患者行阴道分泌物培养并不会提供有用信息。医师不应为了等待培养结果而推迟经验性广谱抗生素的治疗。但如果初始经验性治疗效果欠佳或无效，那么培养可能会提示导致感染的病原体，因为经验性治疗已经清除了其他病原体。应根据培养结果调整抗生素治疗方案。相较而言，应积极对脓肿或血肿进行培养，因为这些感染的病原体通常并不是来自阴道。对于腹部切口的渗出或脓性分泌物也是如此。

对于术后手术部位感染，影像学检查并非必需。如果需要获知是否有包块形成，应根据临床情境和疑诊的病因选用经阴道超声或 CT 检查。

### ■ 4. 特殊感染

**（1）阴道穹隆蜂窝织炎**

基本上所有子宫切除术后的患者其阴道手术断端都可能出现这种类型的感染（图 3-14）。愈合过程的特征是小血管充血，引起红斑和发热。局部血管淤血、血管内皮渗漏导致间质水肿形成硬结。而病变区域则较为柔软，显微镜观察局部渗出物可看到较多白细胞，阴道内可有脓性分泌物。通常无须治疗即可自愈，也不需要报告手术部位感染。

少数患者出院后症状持续存在，但轻微进行性加重的新发下腹痛伴黄色阴道分泌物，其阴道穹隆压痛程度比单纯手术引起的疼痛更重。可口服广谱抗生素进行单药治疗（表 3-20）。应该在几天内对患者进行电话随访评估治疗效果，如有必要应行体格检查。

**（2）盆腔蜂窝织炎**

盆腔蜂窝织炎是经腹或经阴道子宫切除术后最常发生的感染。当机体体液免疫和细胞免疫的防御机制与术前预防性应用抗生素的共同作用不能抵抗细菌感染的炎症反应时，阴道手术切缘会发生感染。炎症反

表 3-19　手术部位感染（surgical site infections，SSIs）的标准定义

**浅表切口感染**

切口仅限于皮肤和皮下组织
发生于手术后 30 天内
至少具备以下特征之一：
　　浅表切口的脓性引流物
　　在无菌条件下取得的浅表切口表面的体液或组织标本培养出细菌
　　由外科医师特意切开且培养阳性（或未送培养）的切口，患者至少有以下一种切口相关体征或症状：
　　　　压痛或疼痛
　　　　发热发红
　　　　局部水肿
　　术者或主治医师诊断的 SSIs
缝线部位脓肿不属于此类
"蜂窝织炎" 的诊断不符合 SSIs 的标准

**深部切口感染**

切口达深部软组织（肌肉或筋膜）
发生于手术后 30 天内
至少具备以下特征之一：
　　手术部位深部切口脓性引流物（而非来自脏器或组织）
　　自发裂开或由外科医师特意切开的深切口，培养呈阳性（或未送培养），而患者至少有下列其中一种体征或症状：
　　　　体温 ≥ 38℃（100.4°F）
　　　　局部疼痛或压痛
　　二次手术、组织学或影像学证实的脓肿或其他感染

**器官 / 组织间隙感染**

在手术过程中切开或操作的人体任一部位，不包括皮肤切口、筋膜或肌肉层
发生于手术后 30 天内
至少具备以下特征之一：
　　器官 / 组织间隙细针穿刺引流可见脓性液体
　　无菌条件下取得的浅表切口表面的体液或组织标本培养出细菌
　　再次手术、组织病理学或放射学检查发现的脓肿
阴道穹隆感染产生脓液、脓肿和（或）组织或液体培养阳性也属于此类

Reproduced with pemission from Centers for Disease Control and Prevention：Procedure-associated module：surgical site infection（SSI）event，2014.

应通常于术后第 2 ~ 3 天扩散到宫旁组织，导致下腹疼痛、局部压痛和发热。一般没有腹膜炎体征，胃肠道及泌尿系功能正常，但可能会有厌食表现。

患者可能会在术后 1 ~ 2 天阴道分泌物增多，而患者出现症状前往往已经出院，因此需要返院进行评估和诊断。对于出现分泌物后持续发热 24 ~ 48 小时的患者，通常需要住院并静脉应用表 3 ~ 20 所列广谱抗生素治疗，随后可出院。大多数住院行静脉注射抗生素治疗的患者出院后需要口服 5 ~ 7 天的抗生素。前瞻性随机临床试验已证实单药治疗与联合治疗效果相当。这些感染通常是多种病原体混合感染，所选治疗方案必须覆盖革兰氏阳性、革兰氏阴性、需氧和厌氧菌。

**（3）附件感染**

附件感染并不常见，通常与盆腔蜂窝织炎共同出现。区别在于双合诊时压痛的位置不同。阴道穹隆和宫旁组织通常无压痛，但附件区压痛阳性。这种感染也可继发于输卵管结扎术、异位妊娠手术或其他附件区手术。其经验性抗生素治疗方案同盆腔蜂窝织炎（表 3-20）。

**（4）卵巢脓肿**

卵巢脓肿是一种罕见但危及生命的并发症，主要发生于经阴道子宫切除术后。若发生此类感染，可推测手术是在月经周期的增殖晚期排卵期间进行的，且卵巢靠近阴道手术切缘。阴道穹隆蜂窝织炎可视为预

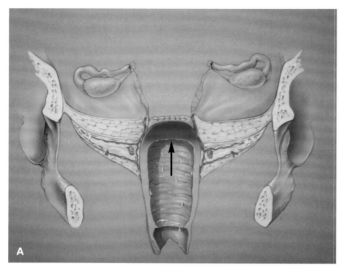

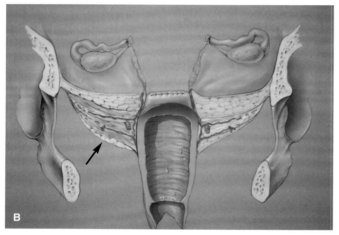

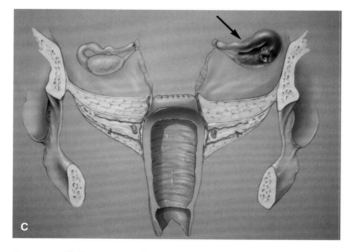

**图 3-14** 器官/组织间隙感染。**A.** 阴道穹隆蜂窝织炎。阴道切缘水肿、充血、压痛，阴道内有脓性分泌物。双合诊，宫旁组织和附件未及异常。**B.** 右侧宫旁盆腔蜂窝织炎。触诊较硬有压痛，无包块。**C.** 子宫切除术后附件感染。宫旁组织正常，附件区有压痛，无肿块

**表 3-20　术后手术部位感染经验性使用抗生素方案**

| 方案 | 剂量 |
| --- | --- |
| **静脉单药治疗** | |
| 头孢菌素 | |
| 　头孢西丁 | 每 6 小时 2 g |
| 　头孢替坦 | 每 12 小时 2 g |
| 　头孢噻肟 | 每 8 小时 1～2 g |
| 青霉素 ±β 内酰胺酶抑制剂 | |
| 　哌拉西林 | 每 6 小时 4 g |
| 　哌拉西林/他唑巴坦 | 每 6 小时 3.375 g |
| 　氨苄西林/舒巴坦 | 每 6 小时 3 g |
| 　替卡西林/克拉维酸 | 每 4-6 小时 3.1 g |
| 碳青霉烯类 | |
| 　亚胺培南/西拉司丁钠 | 每 8 小时 500 mg |
| 　美罗培南 | 每 8 小时 500 mg |
| 　厄他培南 | 1 g 每日 1 次 |
| **静脉联合用药** | |
| 甲硝唑联合 | 负荷量 15 mg/kg，维持用量每 6 小时 7.5 mg/kg；每 |
| 氨苄西林联合 | 6 小时 2 g |
| 庆大霉素 | 3～5 mg/kg 每日 1 次 |
| **或** | |
| 克林霉素联合 | 每 8 小时 500 mg |
| 庆大霉素 | 3～5 mg/kg 每日 1 次 |
| 联合或不联合氨苄西林 | 每 8 小时 500 mg |
| **口服药物** | |
| 阿莫西林克拉维酸 | 875 mg 每天 2 次 |
| 左氧氟沙星 | 500 mg 每天 1 次 |
| 克林霉素 | 每 6 小时 300 mg |
| 甲硝唑 | 每 6 小时 500 mg |

料之中的正常反应，但如果同时有排卵，细菌可通过排卵孔进入卵巢和黄体。黄体往往有出血，囊内的血液为细菌生长提供了理想培养基。

卵巢脓肿通常在术后 10 天内形成。患者会出现单侧的急性下腹痛，并波及全腹。这些症状通常提示脓肿破裂和腹膜炎。随后可进展为败血症，属于妇科急腹症，需要立即行开腹探查术，术前和术后持续静脉应用广谱抗生素。术中清除脓肿，若术中情况允许可切除一侧附件。一般出院后需口服 5～7 天抗生素，可根据临床情况进行调整。

罕见情况下，患者由卵巢脓肿发展为卵巢输卵管脓肿（通常是输卵管积脓），与急性盆腔炎性疾病的最终阶段类似。其治疗方案为静脉注射抗生素，除非脓肿破裂，否则不需要手术。联合应用抗生素应持

续至体温正常后 48 ～ 72 小时，此后可改为口服抗生素，在门诊完成 2 周的疗程。卵巢输卵管脓肿患者出院后 3 天需要复诊进行评估，此后间隔 1 ～ 2 周再复查以记录脓肿吸收情况。

#### （5）盆腔脓肿 / 盆腔血肿感染

盆腔脓肿不累及附件也可能使得子宫切除术异常复杂（图 3-15）。子宫切除术后血液、血清和（或）淋巴在盆腔的淤积，为手术过程中传播到邻近组织的细菌的过度生长提供了良好的环境。另一种感染可起源于手术造成的盆腔血肿。若有血肿形成，术后 1 天血红蛋白的水平会明显低于根据术中累计失血量估计的水平。大多数情况下不需要再次手术，补液或输血浆制品进行液体复苏即可。与术后出现的组织蜂窝织炎不同，其早期感染症状为疼痛不伴发热，而患有感染性血肿的患者早期即出现低热（≥ 37.8℃），疼痛出现得较晚。因此，术后出现原因不明的血红蛋白下降的妇女在出院前，应嘱其监测体温，每天 2 次，持续约 1 周。温度 ≥ 37.8℃ 通常需要进行评估。

盆腔脓肿或感染性血肿的症状和体征位于腹部中线，区域于腹中部可触及肿块。经阴道超声可以准确测量其尺寸（图 3-16）。两者都需要重新入院接受治疗。推荐使用静脉联合抗菌疗法，并选择能覆盖革兰氏阳性和革兰氏阴性需氧菌和厌氧菌的方案。如果可能的话，引流有助于提升治疗反应性和加速病情恢复。通常可以在治疗室完成，避免回到手术室。如有必要，可在阴道超声引导下或在手术室中引流。这类脓肿或感染性血肿通常局限于腹膜外间隙，不会发展为腹膜炎。直肠通常邻近感染部位，有些患者因脓肿接近直肠而发生腹泻。

静脉联合应用抗生素，应持续至患者体温正常后 48 ～ 72 小时。如果脓肿或血肿引流不完全，则需再口服 2 周抗生素。如果已经排出脓肿或血肿，则口服 5 ～ 7 天抗生素即可。通常患者需在出院后的第 3 天、第 1 周和第 2 周后随访评估感染恢复程度。

#### （6）腹壁切口感染

浅表、易触及的腹部切口感染较易诊断。经腹子宫切除术后的腹部切口感染可单独出现或与盆腔感染同时发生，但其他妇科手术术后较少出现伤口感染。与盆腔感染不同，预防性使用抗菌药物不能改变腹壁切口感染的发生率。其危险因素包括肥胖、免疫抑制、糖尿病、术中过度电凝、引流不畅和手术切口存在皮肤炎症等。

腹部切口疼痛通常是术后最常见不适，但疼痛会逐渐减轻。而感染的最初表现为红肿发热，通常在术后第四或第五天出现，一般发生在出院以后。腹壁内可能出现不伴感染的血肿或皮下积液。如果积液较多，则建议切开引流以避免感染。同样，脓肿也需切开引流，需注意避免破坏筋膜的完整性。

充分引流和局部护理是治疗腹部切口感染、较大血肿和渗出的关键。敷料由湿变干的过程中会刺激成纤维细胞增殖，促进健康肉芽组织生长。在取下干燥的敷料之前先润湿，会减少患者的不适感。这个阶段可考虑二期缝合伤口。应当用生理盐水冲洗病灶，避免使用碘伏、碘仿纱布、过氧化氢和 Daiken 溶液，因为它们对新生组织有刺激性。有人建议早期可用这些溶液处理，但之后仍应使用生理盐水冲洗。对于渗

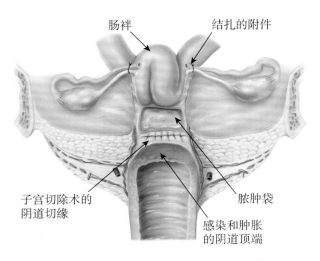

**图 3-15** 位于阴道穹隆顶部的腹膜外盆腔脓肿或感染性血肿

肠袢　　　结扎的附件

子宫切除术的
阴道切缘

脓肿袋

感染和肿胀
的阴道顶端

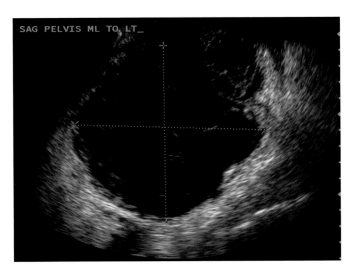

SAG PELVIS ML TO LT

**图 3-16** 子宫切除术后盆腔血肿患者的阴道超声图像。该 11 × 12 cm 的积血和血凝块在手术室中经阴道引流出

出较多或较大的伤口，伤口干净、形成肉芽基底时可使用真空辅助伤口闭合装置。

如果切口附近发生软组织蜂窝织炎，则必须使用抗菌药物。如果是清洁伤口，病原菌主要是葡萄球菌。如果是清洁-污染切口或污染切口，病原体可能为革兰氏阴性菌如大肠埃希菌、假单胞菌和拟杆菌，以及革兰氏阳性菌如金黄色葡萄球菌和肠球菌等（Kirby，2009）。厌氧菌也可存在，但往往不是主要病原体，尤其是在子宫切除术后。因此，这类感染通常是混合感染。表 3-20 为合适的抗生素方案。

**（7）感染中毒休克综合征**

这种情况由金黄色葡萄球菌产生的毒素（TSS 毒素-1）引起，多在术后 2 天或月经开始时出现。随着卫生棉条的生产和使用发生变化，月经相关的感染中毒休克综合征发生率有所降低。感染中毒休克综合征的发生要有产毒葡萄球菌菌株定植于阴道或伤口，且机体缺乏抗超级抗原的特异性抗体。

典型中毒性休克综合征患者多有发热、不适和腹泻等主诉。如果是术后患者，除了伤口感染迹象，多有眼结膜及咽部充血，但无脓肿形成。舌头发红，躯干皮肤出现不伴疼痛或瘙痒的红斑。体温通常高于 38.8℃，可能会出现体位性低血压或休克。其发病是由于宿主细胞为中和病原体的超级抗原而释放大量细胞因子而致。其诊断标准列于表 3-21。

对感染中毒休克综合征伤口处理与前述处理方法无异。细菌培养可证实存在金黄色葡萄球菌。然而，其他标本（如血液、咽喉和脑脊液）培养的结果呈阴性。要达到严格的诊断标准，必须具备所有的主要标准和至少三个次要标准。如果早期疑诊并开始治疗，可能不会进展出现感染中毒休克综合征的全部表现。落基山斑疹热、麻疹和钩端螺旋体病的血清学检验必须为阴性。病毒感染和 A 组链球菌可引起类似的表现。

等待组织培养结果以选用特定抗生素的过程中，应当经验性使用覆盖甲氧西林敏感菌和耐甲氧西林金黄色葡萄球菌的抗生素，每 8 ～ 12 小时 1 次给予万古霉素（15 ～ 20 mg/kg），每次剂量不超过 2 g。部分专家认为应当加用克林霉素，但仍需要更多证据。无论如何，治疗重点应在于大量的静脉输液和维持整个机体的电解质平衡，以纠正腹泻、毛细血管渗漏和不显性失水丢失的大量体液。患者可能出现严重水肿，最好在重症监护病房进行管理。即使经过合理诊治，也可能会继发急性呼吸窘迫综合征（acute respiratory distress syndrome，ARDS）、弥漫性血管内凝血（disseminated intravascular coagulopathy，DIC）、反应性低血压及心力衰竭等，报道的死亡率约为 5%。这种综合征也可发生于妇科手术操作后，例如刮宫术、子宫切除术、尿道悬吊术和输卵管结扎术后。

**表 3-21　感染中毒休克综合征的诊断标准**

**主要标准**

低血压

直立性晕厥

成人收缩压 < 90 mmhg

弥漫性红疹

温度 ≥ 38.8℃

晚期皮肤脱屑，特别是双手、前足掌和脚底（1 ～ 2 周后）

**次要标准**

胃肠道：腹泻或呕吐

黏膜：口腔、咽、结膜和（或）阴道红斑

肌肉：肌痛或肌酐水平高于正常两倍

肾脏：尿素氮和肌酐高于正常两倍或尿白细胞 > 5 WBCs/hpf，无并发 UTI

血液：血小板计数 < 100 000 / mm³

肝：SGOT、SGPT 和（或）胆红素水平高于正常水平的两倍

中枢神经系统：意识改变，无病灶定位体征

hpf = 高倍镜视野；SGOT = 血清谷草转氨酶；SGPT = 血清谷丙转氨酶；UTI = 尿路感染；WBC = 白细胞

（8）坏死性筋膜炎

虽然早在 19 世纪 70 年代就有人对坏死性筋膜炎进行了报道，但直到 1952 年帕克兰医院的一位外科医师（Wilson，1952）才对其进行命名。这类术后切口感染的危险因素包括年龄大于 50 岁、动脉粥样硬化心脏疾病、糖尿病、肥胖、慢性消耗性疾病、吸烟和放疗史，这些危险因素都会影响组织灌注。临床实践中，糖尿病患者有显著的外阴感染的风险。坏死性筋膜炎只有约 20% 的病例是在手术后发生，大部分是由于轻伤或昆虫叮咬导致。轻伤或昆虫叮咬后伤口细菌感染与妇科术后感染相似，细菌种类主要是大肠埃希菌、E- 粪球菌、拟杆菌属、消化链球菌属、金黄色葡萄球菌、A 和 B 组溶血性链球菌和肠杆菌等。

这种浅表切口的感染在起始阶段和其他术后感染表现相似，都会出现疼痛和红斑，但其特点为皮下和浅层筋膜的坏死，表现为邻近组织水肿，也可存在肌肉坏死。组织形成缺血苍白的水疱或大疱（图 3-17）。红斑以外的部位可出现捻发音或硬结以及水肿，组织破坏程度通常较表面观察到的病变更为严重。表皮会与皮下组织分离，由于缺乏血供，切开并不会导致出血，而是出现浅灰色渗出物。病变可能进展为严重的全身中毒反应。对于临床表现较明显的病例，不需要影像学检查，可直接准备手术清创。对于疑似病例，尽快对感染部位行 X 光片或 CT 检查，有助于除外气体的存在，以排除感染产气荚膜梭菌或其他梭菌物种。

虽然广谱抗生素的治疗也是必要的，但治疗的基石在于早期发现并立即清除坏死组织，直至创面达微微出血的组织层面。为了达到这一目标，可能会需要切除大量组织，外观形态严重受损。然而，为了等待抗生素起效而延迟处理伤口，只会增加组织坏死面积。如果预估可能在会阴后三角、臀部或大腿内侧进行大面积清创，妇科医师应寻求普通外科医师或妇科肿瘤学家的帮助。在 Goh 等（2014）对 1463 例患者的系统回顾中，这种感染的早期死亡率约为 20%。

开放伤口，按照如前所述进行湿敷放置或伤口负压吸引装置。如需要进行皮瓣移植，则需要普外科医师的协助。

（9）耐甲氧西林的金黄色葡萄球菌（MRSA）

本节讨论的任何多菌感染都可能因 MRSA 而复杂化。为覆盖耐甲氧西林金黄色葡萄球菌，门诊治疗单纯性感染的口服抗生素方案包括甲氧苄氨嘧啶 - 磺胺甲噁唑（160 mg/800 mg），每日 2 次；克林霉素 300 mg 或 450 mg，每日 3 次；多西环素或米诺环素 100 mg，每日 2 次；或利奈唑胺（斯沃）600 mg，每日 2 次。对于复杂感染，美国传染病学会推荐选择能覆盖 MRSA 的抗生素，如静脉滴注万古霉素、静脉滴注或口服克林霉素、静脉滴注或口服利奈唑胺 600 mg 每日 2 次、达托霉素（克必信）4 mg/kg 每日 1 次、静脉滴注特拉万星（vibativ）10 mg/kg，每日 2 次（Liu，2011）。FDA 最近批准的抗复杂 MRSA 感染的抗生素包括头孢洛啉（teflaro）、达巴万辛（dalvance）、奥利他万辛（orbactive）和替地唑啉（sivextro）（Holmes，2014）。这些新药价格昂贵，而且只有传染病专家才

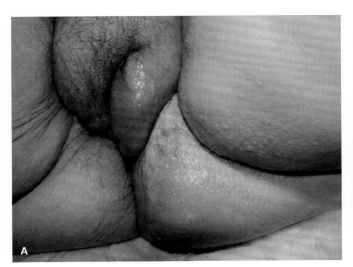
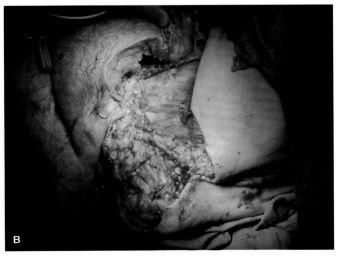

**图 3-17**　一位患会阴坏死性筋膜炎的肥胖合并糖尿病患者。**A.** 术前明显的会阴水肿和皮肤水泡；**B.** 术中切口创面范围非常大（Used with permission from Dr. Laura Kilmer.）

第一部分

能开具处方。

## 十一、其他妇科感染

### ■ 1. 外阴脓肿

外阴脓肿的发生机制与其他浅表部位的脓肿类似，但由于局部皮下组织疏松，有潜在播散的风险，高危因素包括糖尿病、肥胖、术前备皮和免疫抑制状态。细菌培养常见阳性菌群包括金黄色葡萄球菌、B组链球菌、肠球菌、大肠埃希菌和奇异变形杆菌。重要的是，Thurman（2008）和 Kilpatrick（2010）等发现40%～60% 的外阴脓肿培养中存在 MRSA。

病变早期表现为明显的周围组织蜂窝织炎，伴小脓肿或不伴脓肿，坐浴和口服抗生素治疗同样有效。如果出现脓肿，较小的脓肿可予切开引流处理，若脓肿较深，可口服抗生素治疗周围组织蜂窝织炎。对于单纯性感染，应选择能覆盖 MRSA 的广谱抗生素口服治疗。可单独使用甲氧苄氨嘧啶 - 磺胺甲噁唑。也可选择二代头孢菌素或氟喹诺酮类药物联合克林霉素或多西环素的治疗方案。然而，对于存在免疫抑制状态或糖尿病的患者，由于发生坏死性筋膜炎的风险较高，往往需要住院进行抗生素静脉治疗（表 3-20）。

较大的脓肿通常需要在麻醉下行切开引流术。麻醉可以缓解操作时的疼痛，有助于操作者充分探查脓腔清除包裹性病变，详见第 43 章的第 21 部分。

### ■ 2. 前庭大腺脓肿

前庭大腺脓肿是因引流不畅引起（图 3-18）。可以在门诊进行引流操作，详见第 43 第 18 部分。一般

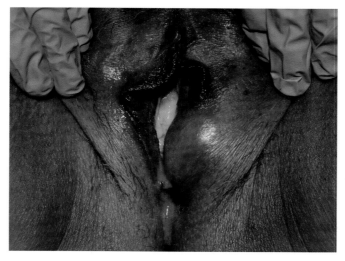

图3-18 前庭大腺脓肿，脓液自行流出至会阴

常用抗生素抑制周围组织蜂窝织炎。最常见的病原菌包括厌氧菌例如拟杆菌、消化链球菌，需氧菌例如大肠埃希菌、金黄色葡萄球菌、肠球菌（Bhide，2010；Kessous，2013），以及淋病奈瑟球菌和沙眼衣原体（Bleker，1990）。因此，门诊治疗应选择广谱抗生素口服治疗，单药治疗可选择新诺明、阿莫西林克拉维酸、二代头孢菌素或氟喹诺酮类，例如环丙沙星。根据患者患病风险，可选用 NAATs 检测淋病奈瑟球菌、沙眼衣原体，以及其他性传播疾病的筛查。

### ■ 3. 放线菌感染

放线菌（*Actinomyces israelii*）是一种生长缓慢的革兰氏阳性厌氧菌，属于女性生殖道固有菌群（Persson，1984）。放线菌在带有宫内节育器女性的阴道菌群中更多见，而且宫内节育器放置时间越长，定殖率越高（Curtis，1981）。宫颈细胞涂片中也可发现放线菌，Fiorino 等（1996）曾报道放线菌在带有宫内节育器的女性中定殖率约为7%，在无宫内节育器女性中定殖率为1%。即使存在放线菌也极少出现盆腔感染和脓肿。因而，细胞学检测提示有放线菌感染的无症状感染者有以下四种处理方案：①期待治疗；②口服抗生素并保留宫内节育器；③取出宫内节育器；或④取出宫内节育器后给予抗生素治疗（美国妇产科医师协会，2013a）。Lippes（1999）和 Westhoff（2007）等的综述支持观察性保守治疗，认为无症状感染者可以保留宫内节育器，也不需要抗生素治疗。随着宫内节育器使用者的增加，这个问题愈发引起重视。值得注意的是，如果放线菌无症状感染者后续出现感染症状或体征，则应取出宫内节育器并进行抗感染治疗。感染的早期表现包括发热、体重下降、腹痛以及阴道不规则出血或流液。放线菌对覆盖革兰氏阳性菌的抗生素敏感，特别是青霉素。

（张 曦 高 妍译 郭红燕 审校）

## 参考文献

Achilles SL, Amortegui AJ, Wiesenfeld HC: Endometrial plasma cells: do they indicate subclinical pelvic inflammatory disease? Sex Transm Dis 32:185, 2005

American College of Obstetricians and Gynecologists: Antibiotic prophylaxis for gynecologic procedures. Practice Bulletin No. 104, May 2009, Reaffirmed 2014a

American College of Obstetricians and Gynecologists: Gynecologic herpes simplex virus infections. Practice Bulletin No. 57, November 2004, Reaffirmed 2014b

American College of Obstetricians and Gynecologists: Long-acting reversible contraception: implants and intrauterine devices. Practice Bulletin No. 121, July 2011, Reaffirmed 2013a

American College of Obstetricians and Gynecologists: Treatment of urinary tract infections in nonpregnant women. Practice Bulletin No. 91, March 2008, Reaffirmed 2012

American College of Obstetricians and Gynecologists: Vaginitis. Practice Bulletin No. 72. Obstet Gynecol 107:1195, May 2006, Reaffirmed 2013b

Amsel R, Totten PA, Spiegel CA, et al: Nonspecific vaginitis. Diagnostic criteria and microbial and epidemiologic associations. Am J Med 74:14, 1983

Anderson MR, Klink K, Kohrssen A: Evaluation of vaginal complaints. JAMA 291:1368, 2004

Ashley-Morrow R, Krantz E, Wald A: Time course of seroconversion by HerpeSelect ELISA after acquisition of genital herpes simplex virus type 1 (HSV-1) or HSV-2. Sex Transm Dis 30(4):310, 2003

Association of Public Health Laboratories: Laboratory diagnostic testing for *Chlamydia trachomatis* and *Neisseria gonorrhoeae*. Expert Consultation Meeting Summary Report. Atlanta, 2009

Atashili J, Poole C, Ndumbe PM, et al: Bacterial vaginosis and HIV acquisition: a meta-analysis of published studies. AIDS 22(12):1493, 2008

Bartlett JG, Onderdonk AB, Drude E, et al: Quantitative bacteriology of the vaginal flora. J Infect Dis 136(2):271, 1977

Bertino JS Jr, Booker LA, Franck PA, et al: Incidence of and significant risk factors for aminoglycoside-associated nephrotoxicity in patients dosed by using individualized pharmacokinetic monitoring. J Infect Dis 167:173, 1993

Beutner KR, Reitano MV, Richwald GA, et al: External genital warts: report of the American Medical Association Consensus Conference. AMA Expert Panel on External Genital Warts. Clin Infect Dis 27:796, 1998

Bhide A, Nama V, Patel S, et al: Microbiology of cysts/abscesses of Bartholin's gland: review of empirical antibiotic therapy against microbial culture. J Obstet Gynaecol 30(7):701, 2010

Birnbaum DM: Microscopic findings. In Knoop KJ, Stack LB, Storrow AB (eds): Atlas of Emergency Medicine, 3rd ed. New York, McGraw-Hill, 2010

Bleker OP, Smalbraak DJ, Schutte MF: Bartholin's abscess: the role of *Chlamydia trachomatis*. Genitourin Med 66:24, 1990

Bornstein J, Lakovsky Y, Lavi I, et al: The classic approach to diagnosis of vulvovaginitis: a critical analysis. Infect Dis Obstet Gynecol 9:105, 2001

Boskey ER, Cone RA, Whaley KJ, et al: Origins of vaginal acidity: high D/L lactate ratio is consistent with bacteria being the primary source. Hum Reprod 16(9):1809, 2001

Bradshaw CS, Morton AN, Garland SM, et al: Higher-risk behavioral practices associated with bacterial vaginosis compared with vaginal candidiasis. Obstet Gynecol 106:105, 2005

Bradshaw CS, Morton AN, Hocking J, et al: High recurrence rates of bacterial vaginosis over the course of 12 months after oral metronidazole therapy and factors associated with recurrence. J Infect Dis 193:1478, 2006

Brotman RM, Klebanoff MA, Nansel TR, et al: A longitudinal study of vaginal douching and bacterial vaginosis—a marginal structural modeling analysis. Am J Epidemiol 168(2):188, 2008

Caillouette JC, Sharp CF Jr, Zimmerman GJ, et al: Vaginal pH as a marker for bacterial pathogens and menopausal status. Am J Obstet Gynecol 176:1270, 1997

Centers for Disease Control and Prevention: Expedited partner therapy in the management of sexually transmitted diseases. Atlanta, U.S. Department of Health and Human Services, 2006

Centers for Disease Control and Prevention: Procedure-associated module: surgical site infection (SSI) event. 2014. Available at: http://www.cdc.gov/nhsn/PDFs/pscManual/9pscSSIcurrent.pdf. Accessed April 14, 2015

Centers for Disease Control and Prevention: Seroprevalence of herpes simplex virus type 2 among persons aged 14–49 years—United States, 2005–2008. MMWR 59(15):456, 2010

Centers for Disease Control and Prevention: Sexually transmitted disease surveillance, 2012. Atlanta, US Department of Health and Human Services, 2012

Centers for Disease Control and Prevention: Sexually transmitted diseases treatment guidelines, 2015. MMWR 64(3):1, 2015

Centers for Disease Control and Prevention: Update to CDC's sexually transmitted diseases treatment guidelines, 2006: fluoroquinolones no longer recommended for treatment of gonococcal infections. MMWR 56(14):332, 2007

Corey L, Wald A, Patel R, et al: Once-daily valacyclovir to reduce the risk of transmission of genital herpes. N Engl J Med 350:11, 2004

Cunningham AL, Diefenbach RJ, Miranda-Saksena M, et al: The cycle of human herpes simplex virus infection: virus transport and immune control. J Infect Dis 194(Suppl 1):S11, 2006

Cunningham FG, Leveno KJ, Bloom SL, (eds): Sexually transmitted infections. In Williams Obstetrics, 24th ed. New York, McGraw-Hill Education, 2014

Curtis EM, Pine L: *Actinomyces* in the vaginas of women with and without intrauterine contraceptive devices. Am J Obstet Gynecol 140:880, 1981

Czaja CA, Scholes D, Hooton TM, et al: Population-based epidemiologic analysis of acute pyelonephritis. Clin Infect Dis 45(3):273, 2007

Dahn A, Saunders S, Hammond JA, et al: Effect of bacterial vaginosis, *Lactobacillus* and Premarin estrogen replacement therapy on vaginal gene expression changes. Microbes Infect 10(6):620, 2008

Daley G, Russell D, Tabrizi S, et al: *Mycoplasma genitalium*: a review. Int J STD AIDS 25(7):475, 2014

Dunbar-Jacob J, Sereika SM, Foley SM, et al: Adherence to oral therapies in pelvic inflammatory disease. J Womens Health 13:285, 2004

Echols RM, Tosiello RL, Haverstock DC, el al: Demographic, clinical, and treatment parameters influencing the outcome of acute cystitis. Clin Infect Dis 29(1):113, 1999

Eron LJ, Judson F, Tucker S, et al: Interferon therapy for condylomata acuminata. N Engl J Med 315:1059, 1986

Fethers KA, Fairley CK, Hocking JS, et al: Sexual risk factors and bacterial vaginosis: a systematic review and meta-analysis. Clin Infect Dis 47(11):1426, 2008

Fiorino AS: Intrauterine contraceptive device-associated actinomycotic abscess and *Actinomyces* detection on cervical smear. Obstet Gynecol 87:142, 1996

Flynn CA, Helwig AL, Meurer LN: Bacterial vaginosis in pregnancy and the risk of prematurity: a meta-analysis. J Fam Pract 48:885, 1999

Gardner HL, Dukes CD: *Haemophilus vaginalis* vaginitis: a newly defined specific infection previously classified non-specific vaginitis. Am J Obstet Gynecol 69:962, 1955

Garland SM, Steben M, Sings HL, et al: Natural history of genital warts: analysis of the placebo arm of 2 randomized phase III trials of quadrivalent human papillomavirus (types 6, 11, 16, and 18) vaccine. J Infect Dis 199(6):805, 2009

Geiger AM, Foxman B: Risk factors for vulvovaginal candidiasis: a case-control study among university students. Epidemiology 7:182, 1996

Goh T, Goh LG, Ang CH, et al: Early diagnosis of necrotizing fasciitis. Br J Surg 101(1):e119, 2014

Gupta K, Hooton TM, Naber KG, et al: International clinical practice guidelines for the treatment of acute uncomplicated cystitis and pyelonephritis in women: a 2010 update by the Infectious Diseases Society of America and the European Society for Microbiology and Infectious Diseases. Clin Infect Dis 52(5):e103, 2011

Hadgu A, Westrom L, Brooks CA, et al: Predicting acute pelvic inflammatory disease: a multivariate analysis. Am J Obstet Gynecol 155:954, 1986

Haefner H: Current evaluation and management of vulvovaginitis. Clin Obstet Gynecol 42(2):184, 1999

Hansfield HH: Vaginal infections. In Color Atlas and Synopsis of Sexually Transmitted Diseases. New York, McGraw-Hill, 2001, p 169

Helms DJ, Mosure DJ, Secor WE, et al: Management of *Trichomonas vaginalis* in women with suspected metronidazole hypersensitivity. Am J Obstet Gynecol 198(4):370 e371, 2008

Hemsell DL, Hemsell PG, Wendel G Jr, et al: Medical management of severe PID avoiding operations. In Pelvic Inflammatory Disease (PID) Diagnosis and Therapy. Grafelfing, E.R. Weissenbacher, 1993, p 142

Hemsell DL, Obregon VL, Heard MC, et al: Endometrial bacteria in asymptomatic, nonpregnant women. J Reprod Med 34:872, 1989

Holmes NE, Howden BP: What's new in the treatment of serious MRSA infection? Curr Opin Infect Dis 27(6):471, 2014

Hooton TM, Roberts PL, Cox ME, et al: Voided midstream urine culture and acute cystitis in premenopausal women. N Engl J Med 369(20):1883, 2013

Hooton TM, Stamm WE: Diagnosis and treatment of uncomplicated urinary tract infection. Infect Dis Clin North Am 11:551, 1997

Huppert JS, Batteiger BE, Braslins P, et al: Use of an immunochromatographic assay for rapid detection of *Trichomonas vaginalis* in vaginal specimens. J Clin Microbiol 43:684, 2005

Huppert JS, Mortensen JE, Reed JL, et al: Rapid antigen testing compares favorably with transcription-mediated amplification assay for the detection of *Trichomonas vaginalis* in young women. Clin Infect Dis 45(2):194, 2007

Keane FE, Ison CA, Taylor-Robinson D: A longitudinal study of the vaginal flora over a menstrual cycle. Int J STD AIDS 8:489, 1997

Kessous R, Aricha-Tamir B, Sheizaf B, et al: Clinical and microbiological characteristics of Bartholin gland abscesses. Obstet Gynecol 122(4):794, 2013

Kilpatrick CC, Alagkiozidis I, Orejuela FJ, et al: Factors complicating surgical management of vulvar abscess. J Reprod Med 55(3–4):139, 2010

Kirby JP, Mazuski JE: Prevention of surgical site infection. Surg Clin North Am 89(2):365, 2009

Klebanoff MA, Nansel TR, Brotman RM, et al: Personal hygienic behaviors and bacterial vaginosis. Sex Transm Dis 37(2):94, 2010

Landers DV, Sweet RL: Tubo-ovarian abscess: contemporary approach to management. Rev Infect Dis 5(5):876, 1983

Landers DV, Wiesenfeld HC, Heine RP, et al: Predictive value of the clinical diagnosis of lower genital tract infection in women. Am J Obstet Gynecol 190:1004, 2004

Larsen SA, Johnson RE: Diagnostic tests. In Larsen SA, Pope V, Johnson RE, et al (eds): Manual of Tests for Syphilis, 9th ed., Washington D.C., Centers for Disease Control and Prevention and American Public Health Association, 1998

Larsson PG, Bergman B, Försum U, et al: Mobiluncus and clue cells as predictors of pelvic inflammatory disease after first trimester abortion. Acta Obstet Gynecol Scand 68:217, 1989

Larsson PG, Platz-Christensen JJ, Försum U, et al: Clue cells in predicting infections after abdominal hysterectomy. Obstet Gynecol 77:450, 1991

Larsson PG, Platz-Christensen JJ, Thejls H, et al: Incidence of pelvic inflammatory disease after first-trimester legal abortion in women with bacterial vaginosis after treatment with metronidazole: a double-blind, randomized study. Am J Obstet Gynecol 166:100, 1992

Leitich H, Kiss H: Asymptomatic bacterial vaginosis and intermediate flora as risk factors for adverse pregnancy outcome. Best Pract Res Clin Obstet Gynaecol 21:375, 2007

Lillis RA, Nsuami MJ, Myers L, et al: Utility of urine, vaginal, cervical, and rectal specimens for detection of *Mycoplasma genitalium* in women. J Clin Microbiol 49(5):1990, 2011

Lippes J: Pelvic actinomycosis: a review and preliminary look at prevalence. Am J Obstet Gynecol 180:265, 1999

Liu C, Bayer A, Cosgrove SE, et al: Clinical practice guidelines by the Infectious Diseases Society of America for the treatment of methicillin-resistant *Staphylococcus aureus* infections in adults and children: executive summary. Clin Infect Dis 52(3):285, 2011

Mangram AJ, Horan TC, Pearson ML, et al: Guideline for prevention of surgical site infection, 1999. Hospital Infection Control Practices Advisory Committee. Infect Control Hospital Epidemiol 20:250, 1999

Manhart LE, Broad JM, Golden MR: *Mycoplasma genitalium*: should we treat and how? Clin Infect Dis 53 Suppl 3:S129, 2011

Marrazzo JM: A persistent(ly) enigmatic ecological mystery: bacterial vaginosis. J Infect Dis 193:1475, 2006

Martin ET, Krantz E, Gottlieb SL, et al: A pooled analysis of the effect of condoms in preventing HSV-2 acquisition. Arch Intern Med 169(13):1233, 2009

Mayo Clinic: Symposium on Antimicrobial Agents. Mayo Clin Proc 66:931, 1991

Meltzer SM, Monk BJ, Tewari KS: Green tea catechins for treatment of external genital warts. Am J Obstet Gynecol 200(3):233.e1, 2009

Molander P, Sjöberg J, Paavonen J: Transvaginal power Doppler findings in laparoscopically proven acute pelvic inflammatory disease. Ultrasound Obstet Gynecol 17:233, 2001

Morse S, Long J: Infestations. In Morse S, Ballard RC, Holmes KK, et al (eds): Atlas of Sexually Transmitted Diseases. 3rd ed. Edinburgh, Mosby, 2003

Ness RB, Hillier SL, Kip KE, et al: Bacterial vaginosis and risk of pelvic inflammatory disease. Obstet Gynecol 104:761, 2004

Nicolau D, Quintiliani R, Nightingale CH: Once-daily aminoglycosides. Conn Med 56:561, 1992

Nicolle LE, Bradley S, Colgan R, et al: Infectious Diseases Society of America guidelines for the diagnosis and treatment of asymptomatic bacteriuria in adults. Clin Infect Dis 40:643, 2005

Patton DL, Halbert SA, Kuo CC, et al: Host response to primary *Chlamydia trachomatis* infection of the fallopian tube in pig-tailed monkeys. Fertil Steril 40:829, 1983

Patton DL, Moore DE, Spadoni LR, et al: A comparison of the fallopian tube's response to overt and silent salpingitis. Obstet Gynecol 73:622, 1989

Persson E, Holmberg K: A longitudinal study of *Actinomyces israelii* in the female genital tract. Acta Obstet Gynecol Scand 63:207, 1984

Romosan G, Bjartling C, Skoog L, et al: Ultrasound for diagnosing acute salpingitis: a prospective observational diagnostic study. Hum Reprod 28(6):1569, 2013

Rubin RH, Shapiro ED, Andriole VT, et al: Evaluation of new anti-infective drugs for the treatment of urinary tract infection. Infectious Diseases Society of America and the Food and Drug Administration. Clin Infect Dis 15(Suppl 1):S216, 1992

Sam JW, Jacobs JE, Birnbaum BA: Spectrum of CT findings in acute pyogenic pelvic inflammatory disease. Radiographics 22:1327, 2002

Saxon A, Beall GN, Rohr AS, et al: Immediate hypersensitivity reactions to beta-lactam antibiotics. Ann Intern Med 107:204, 1987

Schachter J, Stephens R: Infections caused by *Chlamydia trachomatis*. In Morse S, Ballard RC, Holmes KK, et al (eds): Atlas of Sexually Transmitted Diseases, 3rd ed. Edinburgh, Mosby, 2003, p 80

Scheinfeld N, Lehman DS: An evidence-based review of medical and surgical treatments of genital warts. Dermatol Online J 12:5, 2006

Senok AC, Verstraelen H, Temmerman M, et al: Probiotics for the treatment of bacterial vaginosis. Cochrane Database Syst Rev 4:CD006289, 2009

Sobel JD, Nyirjesy P, Brown W: Tinidazole therapy for metronidazole-resistant vaginal trichomoniasis. Clin Infect Dis 33:1341, 2001

Soper DE: Pelvic inflammatory disease. Obstet Gynecol 116(2 Pt 1):419, 2010

Soper DE, Bump RC, Hurt WG: Bacterial vaginosis and trichomoniasis vaginitis are risk factors for cuff cellulitis after abdominal hysterectomy. Am J Obstet Gynecol 163:1016, 1990

Spence MR, Blanco LJ, Patel J, et al: A comparative evaluation of vaginal, cervical and peritoneal flora in normal, healthy women: a preliminary report. Sex Transm Dis 9(1):37, 1982

Taylor-Robinson D, Jensen JS: *Mycoplasma genitalium*: from Chrysalis to multicolored butterfly. Clin Microbiol Rev 24(3):498, 2011

Tepper NK, Steenland MW, Gaffield ME, et al: Retention of intrauterine devices in women who acquire pelvic inflammatory disease: a systematic review. Contraception 87(5):655, 2013

Thurman AR, Satterfield TM, Soper DE: Methicillin-resistant *Staphylococcus aureus* as a common cause of vulvar abscesses. Obstet Gynecol 112:538, 2008

Timor-Tritsch IE, Lerner JP, Monteagudo A, et al: Transvaginal sonographic markers of tubal inflammatory disease. Ultrasound Obstet Gynecol 12(1):56, 1998

Torrone E, Weinstock H: Prevalence of *Chlamydia trachomatis* genital infection among persons aged 14–39 years—United States, 2007–2012. MMWR 63(38): 834, 2014

Toth M, Patton DL, Campbell LA, et al: Detection of chlamydial antigenic material in ovarian, prostatic, ectopic pregnancy and semen samples of culture-negative subjects. Am J Reprod Immunol 43(4):218, 2000

Tulkens PM, Clerckx-Braun F, Donnez J: Safety and efficacy of aminoglycosides once-a-day: experimental data and randomized, controlled evaluation in patients suffering from pelvic inflammatory disease. J Drug Dev 1:71, 1988

U.S. Preventive Services Task Force: Clinical summary. Chlamydia and gonorrhea: screening. 2014. Available at: http://www.uspreventiveservicestaskforce.org/Page/Document/ClinicalSummaryFinal/chlamydia-and-gonorrhea-screening. Accessed November 26, 2014

Van der Pol B: *Trichomonas vaginalis infection*: the most prevalent nonviral sexually transmitted infection receives the least public health attention. Clin Infect Dis 44:23, 2007

Van der Pol B, Williams JA, Orr DP, et al: Prevalence, incidence, natural history, and response to treatment of *Trichomonas vaginalis* infection among adolescent women. J Infect Dis 192:2039, 2005

Wald A, Langenberg AG, Krantz E, et al: The relationship between condom use and herpes simplex virus acquisition. Ann Intern Med 143(10):707, 2005

Weinstein SA, Stiles BG: Recent perspectives in the diagnosis and evidence-based treatment of *Mycoplasma genitalium*. Expert Rev Anti Infect Ther 10(4):487, 2012

Wendel GD Jr, Stark BJ, Jamison RB, et al: Penicillin allergy and desensitization in serious infections during pregnancy. N Engl J Med 312:1229, 1985

Westhoff C: IUDs and colonization or infection with *Actinomyces*. Contraception 75:S48, 2007

Westrom L: Effect of acute pelvic inflammatory disease on fertility. Am J Obstet Gynecol 121:707, 1975

Wiese W, Patel SR, Patel SC, et al: A meta-analysis of the Papanicolaou smear and wet mount for the diagnosis of vaginal trichomoniasis. Am J Med 108(4):301, 2000

Wiesenfeld HC, Hillier SL, Krohn MA, et al: Bacterial vaginosis is a strong predictor of *Neisseria gonorrhoeae* and *Chlamydia trachomatis* infection. Clin Infect Dis 36(5):663, 2003

Wiley DJ, Douglas J, Beutner K, et al: External genital warts: diagnosis, treatment, and prevention. Clin Infect Dis 35(Suppl 2):S210, 2002

Wilson B: Necrotizing fasciitis. Am Surg 18:416, 1952

Wilson J: Managing recurrent bacterial vaginosis. Sex Transm Infect 80:8, 2004

Wolff K, Johnson RA: Arthropod bites, stings, and cutaneous infections. In Fitzpatrick's Color Atlas and Synopsis of Clinical Dermatology, 6th ed. New York, McGraw-Hill, 2009

Xu F, Sternberg MR, Kottiri BJ, et al: Trends in herpes simplex virus type 1 and type 2 seroprevalence in the United States. JAMA 296(8):964, 2006

# 第四章

# 下生殖道良性病变

下生殖道，由外阴、阴道和宫颈组成，可以发生多种良性和恶性疾病。有时病变特征具有一定的交叉性，区分正常变化、良性疾病和潜在的恶性病变往往很有难度。下生殖道感染是一个常见疾病，在第3章中进行了讨论，而先天性异常和癌前病变少见，在第18章和第29章中进行了描述。本章重点介绍常见的良性病变，掌握其鉴别诊断和治疗至关重要。

## 一、外阴评估

由于具有不同于周围组织的结构、亲水性、闭合性和对摩擦易感，外阴皮肤比周围组织更具有渗透性（Farage，2004）。尽管由于患者漏报和临床医师误诊，外阴病变的发病率很难估计，但病理学可以统计。过敏原、刺激物暴露、感染、创伤或肿瘤都可导致外阴疾病。疾病可以为急性或慢性，症状包括疼痛、瘙痒、性交困难、出血和异常排液。多数疾病可以得到有效治疗，然而外阴疾病常使患者感到尴尬和恐惧，这种心理是许多妇女就诊的主要障碍。

### ■ 1. 外阴部疾病的一般处理

初诊时要详细询问患者病史，患者通常对她们的症状轻描淡写，并且在描述她们的症状时会伴有不适。她们可能经历了众多医师各种诊断和治疗的漫长病史，而表示出失望之情和怀疑自己的症状能否缓解。医生并不是向患者承诺治愈疾病，而是将尽一切努力减轻她们的症状。这可能需要多次就诊、组织取样和治疗尝试，甚至是多学科会诊。医患关系的管理方法可以提高依从性和护理满意度。

在咨询过程中，对可疑的诊断、当前的治疗计划和推荐的外阴皮肤护理进行概述。详细记录病史、解释常见问题、适当使用药物和皮肤护理对缓解患者的心情是有帮助的。当患者得知她们的主诉和病情并非罕见时，她们通常会松一口气。推荐相应的专业网站和支持团体通常很受患者欢迎。

### ■ 2. 诊断

#### （1）病史

需安排足够的时间进行初步评估，因为尽可能详细的信息至关重要。症状特征包括异常感觉、持续时间、精确位置和相关阴道瘙痒或异常分泌物的描述。患者常把外阴瘙痒称为阴道瘙痒，应明确症状部位。一个详尽的病史包括全身系统性疾病、所用药物和已知的过敏史。产科、性生活和社会心理疾病史，以及在症状出现期间的任何潜在刺激性事件都可能提示病因。卫生状况和性行为应详细询问。

外阴瘙痒症是众多皮肤病的常见症状，患者可能先前已被诊断为牛皮癣、湿疹，或身体其他部位的皮炎。孤立的外阴瘙痒可能与使用某种新药相关。患者可确认哪些食品可触发或加剧症状，在这种情况下，食物日记可能会有帮助。大多数情况下，外阴瘙痒是由于接触性或过敏性皮炎。诱发外阴瘙痒的常见物品包括具有强烈香味的肥皂和洗衣产品。过度洗涤并用澡巾可导致皮肤干燥和机械性损伤。有时患者认为自己的个人卫生情况不佳，过度清洗往往使瘙痒症状加重，所有这些做法都可以造成不断升级的瘙痒-抓伤恶性循环或加剧其他已经存在的皮肤病症状。最后，患者经常使用非处方药作为补救措施来缓解外阴阴道瘙痒或可感知的异味，这些产品通常含有多种已知的接触性过敏原，且已被禁止使用（表4-1）。

#### （2）体格检查

检查外阴及其周围皮肤要在光线充足、患者最佳体位，以及必要时使用放大镜或阴道镜来完成。皮肤的整体病变及局部病变都要仔细记录，因为肿瘤会出现在整体病变的皮肤病损区内。异常色素沉着、皮肤纹理、结节、血供等都要进行评估。用一个小的探针如棉签来标注整体性皮肤病的解剖学边界并用来精确定位局灶病变（图4-1）。随着治疗时间的推移，一份记录外阴症状和结果的病历图表有助于治疗评估。

若阴道或外阴病变无明显病因时，通常需要及

表 4-1　常见外阴刺激物及过敏原

| 特殊制剂的常见代表 | |
| --- | --- |
| 杀菌剂 | 聚维酮碘、六氯酚 |
| 体液 | 精液、粪便、尿液、唾液 |
| 染色或具有香味的卫生纸 | |
| 避孕套 | 乳胶、润滑剂、杀精子剂、秋兰姆 |
| 避孕乳膏、凝胶剂、泡沫 | 壬苯醇醚 -9、润滑剂 |
| 染料 | 4- 苯二胺 |
| 润肤剂 | 羊毛脂、霍霍巴油、甘油 |
| 洗涤剂、织物软化剂和干燥剂 | |
| 橡胶制品 | 乳胶、秋兰姆 |
| 婴儿或成人卫生湿巾 | |
| 卫生护垫或卫生巾 | |
| 肥皂、泡泡浴和盐、洗发水 | |
| 局部麻醉剂 | 苯佐卡因、利多卡因 |
| 外用抗菌药 | 新霉素、杆菌肽、多粘菌素、新霉素 B、茶树油 |
| 外用皮质类固醇 | 丙酸氯倍他索 |
| 外用抗真菌药膏 | 乙二胺、焦亚硫酸钠 |

Data from American College of Obstetricians and Gynecologists，2010；Crone，2000；Fisher，1973；Marren，1992.

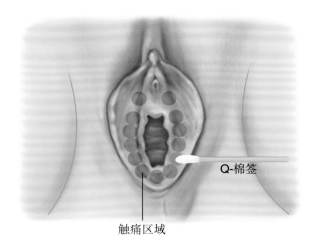

**图 4-1**　通过棉签的系统性触诊对外阴疼痛进行评估和定位

（"湿准备"），阴道 pH 测试和需氧培养以检测酵母菌的过度生长。一般的皮肤检查，包括口腔黏膜和腋窝，可以提示一些外阴症状的病因。有重点的神经系统检查包括评估下肢感觉和强度以及会阴部的感觉和张力，有助于评估外阴感觉迟钝。

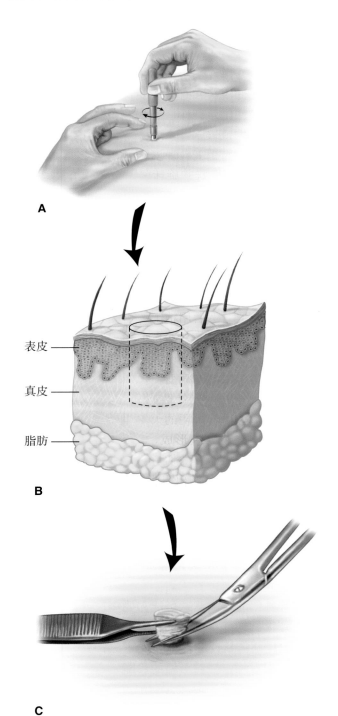

**图 4-2**　外阴活检步骤。**A.** 将凯斯活检钳紧贴活检部位放置。当活检钳旋转时轻轻向下施加压力；**B.** 穿过表皮和真皮组织切取活检组织；**C.** 细针或细镊的尖端提起活检组织，用细剪刀修剪其基底部

时进行阴道检查。仔细检查可发现全身性炎症或下生殖器官萎缩、异常分泌物或局部黏膜病变，如溃疡。在这些情况下，应用生理盐水做分泌物显微镜检查

（3）外阴活检

外阴皮肤色泽的变化往往不具特异性，通常需要活检才能准确诊断。如果导致症状的原因不明确时，下列情况应考虑活检：初始经验性治疗失败；导致病变的原因不明；局灶性、外生性、色素沉着或色素减退性病变。在活检过程中，溃疡性病变应在其边缘取样，色素沉着或减退性病变应在其最厚的区域取样（Mirowski，2004）。在无组织学改变的情况下，可能需要多次活检才能正确地进行疾病分类。

外阴活检的步骤如图 4-2 所示。首先，用抗菌剂清洁活检部位，然后用 1% 或 2% 的利多卡因溶液浸润。活检时使用一把 Keyes 皮肤活检钳进行操作。当 Keyes 钳轻轻下压皮肤并旋转时，圆形张开的刀片可切取浅的圆盘状组织块。Keyes 活检钳有 2 ~ 6 mm 的直径可供选择，尺寸的选择是基于病变的大小以及是以取样还是以病灶切除为目的。外阴皮肤和病变的厚度不是固定不变的，操作时避免对 Keyes 活检钳不必要的加压和旋转非常重要。活检过深会留下凹陷的瘢痕。当感觉到阻力降低时，表明达到真皮层应该停止转动和按压。然后用精细剪刀修剪其基底部后游离并取下组织块。对于较大的穿刺活检（4 ~ 6 mm）组织切除可能需要用可吸收缝线缝合。

对于隆起或带蒂的病变，可以使用精细剪刀自根蒂部切除。对于较大局灶性病变也可以选择 15 号刀片的手术刀，平行于外阴的天然皮褶切除，缝合伤口有助于愈合并减少瘢痕形成。对于缺损较大的创面，简单的闭合会造成明显的切口张力，因此最好由具有专业整形外科经验的临床医师施术。

组织活检后，出血可用直接压迫止血、硝酸银棒或 Monsel 溶液等方法处理。硝酸银可使皮肤永久性变色，这可能使患者感到不安并给随后的检查造成混淆。如果需要的话，用可快速吸收细线间断缝合创面即可止血，也可使切缘对合。非麻醉镇痛药口服通常足以缓解活检后的不适。

## 二、外阴皮肤病

国际外阴阴道疾病研究协会（ISSVD）提供了外阴疾病的分类系统。他们在 2006 年提出的外阴疾病分类特别关注于皮肤病，并根据组织学结果进行了疾病归类。目前最新的术语和组织体系并没有取代 2006 年的体系。相反，通过相似的临床表现对更广泛的皮肤病进行分类，包括皮肤疾病、感染和肿瘤，以帮助识别和管理（Lynch，2007，2012）。下一节将介绍常见的疾病。

### ■ 1. 慢性单纯性苔藓

瘙痒 - 搔抓循环摩擦和刮伤通常会导致慢性皮肤损伤（Lynch，2004 年）。早期检查可发现在皮肤红斑的背景下有表皮脱落。慢性损伤时皮肤呈反应性增厚，称为苔藓样硬化。长期如此，外阴皮肤增厚并伴有显著的皮肤斑纹，造成灰色皮革样变。外阴皮肤的变化通常是双侧和对称的，并且可扩展到大阴唇外。剧烈的外阴瘙痒导致功能障碍和心理困扰，常常干扰睡眠。外阴瘙痒的诱因包括衣服、高温或出汗引起的刺激；卫生用品和外用药物中所含的化学制品；洗衣产品；有时甚至是食物过敏（Virgili，2003 年）。病史信息通常可为诊断提供依据。

治疗包括中断瘙痒 - 搔抓循环。首先，去除刺激物的接触，外用皮质类固醇激素药膏有助于减少炎症。此外，润滑剂，如普通凡士林或植物油，以及冷坐浴有助于恢复皮肤的屏障功能。口服抗组胺剂的使用、修剪指甲，并在夜间戴上棉手套能有助于减少睡眠时的抓伤。如果症状在 1 ~ 3 周内不能缓解，应行活检排除其他病变。如果进行活检，慢性单纯性苔藓的典型组织学表现是同时伴有表皮（棘皮）和角质层（角化过度）的增厚。组织学典型表现为表皮（棘皮症）和角质层（角化过度）均增厚。在一些难治性病例中，尝试使用高效皮质类固醇可能改善症状。

### ■ 2. 硬化性苔藓

典型的硬化性苔藓常出现在绝经期妇女，但也有些病例出现在绝经前女性、儿童，甚至男性人群中（图 14-8）。据一所皮肤病诊所的资料统计，硬化性苔藓的发病率为 1：300 ~ 1：1000，其中白种人更易发病（Wallace，1971），而在儿童硬化性苔藓的发病率为 1：900（Powell，2001）。

硬化性苔藓的病因不清，可能与感染、内分泌、遗传、自身免疫等因素有关。20% ~ 30% 以上的硬化性苔藓患者患有其他自身免疫性疾病，如 Graves 病、1 型和 2 型糖尿病、系统性红斑狼疮、胃酸缺乏，伴或不伴恶性贫血（Bor，1969；Kahana，1985；Poskitt，1993）。因此，如果发现有这类疾病时，需同时进行外阴硬化性苔藓的检测。

（1）诊断

虽然有些外阴硬化性苔藓患者无明显不适症状，

但大多数患者会出现生殖器与肛周瘙痒症状，并且往往在夜间加重。目前认为是局部神经纤维末梢炎症所致，并且瘙痒引起搔抓形成恶性循环，导致表皮剥脱和外阴皮肤增厚。晚期病变由于外阴皮肤脆弱以及结构的改变，可出现外阴烧灼感，进而出现性交痛。

检查时通常可见外阴和肛周受累，典型病变呈白色、萎缩性丘疹合并成瓷白色斑块，常破坏正常的外阴解剖结构，致使小阴唇萎缩，遮挡阴蒂，尿道梗阻和阴道前庭狭窄。皮肤通常出现变薄皱缩。随着时间的推移，病变可蔓延到会阴和肛门，并形成一个"8字形"或者"沙漏"形状的病变区域（图 4-3）（Clark，1967）。对增厚的白色斑块，红斑区或结节应及时活检，以排除浸润前或恶性病变。对于具有典型的临床特征，经组织学检查即可诊断。然而在病程较长的患者中，组织学检查可能不具有特异性，此时依据临床判断及密切随访指导治疗。

**（2）治疗和监测**

硬化性苔藓没有治愈的方法。治疗目标包括症状控制和预防解剖结构的破坏。尽管硬化性苔藓目前的分类为非肿瘤性皮肤病，但是还有研究证实硬化性苔藓患者患外阴恶性肿瘤的风险增加。病情稳定的硬化性苔藓恶变发生率为 5%。组织活检出现的细胞异型出现于浸润性鳞状细胞癌之前，因此，建议对女性硬化性苔藓患者应每 12 个月复查一次。症状持续、出现新病变，或原有病变发生改变都应及时进行组织活检（(American College of Obstetricians and Gynecologists，2010 年）。

如同所有的外阴疾病一样，建议应尽量减少对皮

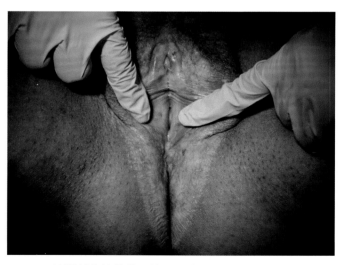

图 4-3　外阴硬化性苔藓。外阴皮肤菲薄苍白，小阴唇结构消失以及阴蒂下方的小阴唇融合

| 表 4-2　外阴护理建议 |
| --- |
| 避免使用可能含有刺激物的凝胶，带香味的沐浴产品，保湿巾和香皂 |
| 使用水制霜剂清洁外阴 |
| 避免使用面巾清洁外阴 |
| 轻柔擦干外阴 |
| 避免穿紧身内裤 |
| 首选白色纯棉内裤 |
| 避免使用香味洗涤剂清洗内衣，建议多次凉水清洗去除残留的洗涤剂 |
| 建议居家夜间穿裙子不穿内裤，避免摩擦和保持干燥 |

肤的化学性和机械性刺激（表 4-2）。因为硬化性苔藓的慢性病程和缺乏治愈手段会引发患者一系列不良情绪，求助针对硬化性苔藓的国际支持组织如 www.lichensclerosus.org，可以为患者提供心理支持。

**1）皮质类固醇**

硬化性苔藓的一线治疗是局部使用强效皮质类固醇激素制剂，如 0.05% 的丙酸氯倍他索（商品名 Temovate）或 0.05% 的卤倍他索丙酸酯（商品名 Ultravate）。与霜剂相比，一些医师更喜欢使用软膏配方，由于其致敏性较低（表 4-3），氯倍他索丙酸酯能够有效地抗炎、止痒，并促进血管收缩。但是，从理论上讲，长期使用大剂量激素，可能会发生肾上腺皮质功能减退和医源性库欣综合征风险。

通常在出现症状 2 年之内开始治疗，可以防止出现明显外阴瘢痕。但是目前并没有被认可的外用皮质类固醇的治疗方案。英国皮肤科医师协会推荐的给药方案是 0.05% 的丙酸酯氯倍他索每晚一次，连续 4 周，随后隔晚一次共 4 周，最后减为一周 2 次，共 4 周（Neill，2002 年）。完成初始治疗后，推荐的维持治疗方案有多个，从糖皮质激素的"按需"用药到每周一次或两次的持续用药都可以。在最初治疗期间，有些患者尤其是在夜间可能需要口服抗组织胺或外用 2% 的利多卡因凝胶来控制瘙痒症状。

皮质类固醇也可以注射入病变区域，需由具有专业资质的专科诊所诊治：具有熟练的操作人员并有处理可能并发症的能力。一项研究评估了 8 例患者使用 25 ～ 30 mg 己曲安奈德，每月一次病灶内浸润性注射，共 3 个月。对疾病情况的严重性评分，包括症状，临床表现和组织病理学结果等都有不同程度改善

表 4-3　局部用药指南

| 类固醇作用强度分类 | 通用名 | 商品名和（现有剂型） |
| --- | --- | --- |
| 弱 | 二丙酸阿氯米松 0.05% | Aclovate（乳膏） |
| | 戊酸酯倍他米松 0.01% | Valisone（乳膏，洗剂） |
| | 肤轻松 0.01% | Synalar（溶液） |
| | 氢化可的松 1%，2.5% | Generic OTC versions1% 或 2.5%（乳霜，软膏，乳液） |
| 中 | 戊酸倍他米松 0.1% | Valisone（乳膏，洗剂，软膏） |
| | 地奈德 0.05% | DesOwen（乳膏，软膏，洗剂） |
| | 氟轻松 0.025% | Synalar（乳膏，软膏） |
| | 氟氢缩松 0.025%，0.05% | Cordran（乳膏，软膏） |
| | 氟替卡松 0.005%，0.05% | Cutivate0.005%（软膏），0.05%（霜） |
| | 丁酸氢化可的松 0.1% | Locoid（乳膏，软膏，溶液） |
| | 戊酸氢化可的松 0.2% | Westcort（乳膏，软膏） |
| | 糠酸莫米松 0.1% | Elocon（乳膏，软膏，洗剂） |
| | 泼尼松 0.1% | Dermatop（乳膏，软膏） |
| | 曲安西龙 0.025%，0.1% | Aristocort（霜剂，软膏，洗剂） |
| 强 | 安西奈德 0.1% | Cyclocort（乳膏，软膏，洗剂） |
| | 二丙酸倍他米松 0.05% | Diprolene，Diprosone（霜） |
| | 去羟米松 0.05%，0.25% | Topicort（霜） |
| | 二氟拉松双乙酸钠 0.05% | Maxiflor，Florone（霜） |
| | 氟轻松 0.05% | Lidex（乳膏，凝胶，软膏） |
| | 肤轻松 0.2% | Synalar-HP（霜） |
| | 哈西奈德 0.1% | Halog（乳膏，软膏，溶液） |
| | 曲安西龙 0.5% | Aristocort（膏，软膏） |
| 超强 | 二丙酸倍他米松 0.05% | Diprolene（软膏，凝胶） |
| | 丙酸氯倍他索 0.05% | Temovate（乳膏，凝胶，软膏） |
| | 二氟拉松 0.05% | Psorcon（药膏） |
| | 卤倍他索丙酸酯 0.05% | Ultravate（乳膏，软膏） |

Oint. = 药膏；OTC. 非处方药

（Mazdisnian，1999 年）。

**2）其他外用治疗方法**

雌激素霜不是硬化性苔藓的首选治疗，而对于绝经期外阴阴道萎缩性改变明显，阴唇融合和性交困难的患者可以选择使用（Bornstein，1998；Sideri，1994）。

维甲酸应用于严重的、对其他治疗不佳无效的硬化性苔藓、或不能耐受超强效皮质激素治疗的患者。外用维甲酸可降低角化过度，纠正局部皮肤的异常变化，刺激胶原蛋白和糖胺聚糖的合成，并诱导局部血管生成（Eichner，1992；Kligman，1986a，b；Varani，1989）。Virgili 和他的研究团队（1995）评估外用 0.025% 的维 A 酸的疗效（Retin-A，雷诺瓦），每周 5 天，每天应用一次，使用 1 年。结果发现，75% 以上的患者症状完全缓解，然而，超过 1/4 的患者出现皮肤刺激反应，这种不良反应在类维生素 A 药物中很常见。

外用钙调磷酸酶抑制剂，例如他克莫司（Protopic）和吡美莫司（Elidel）具有抗炎及免疫调节作用。这些药物应用于中度至重度湿疹的治疗并在硬化性苔藓中的治疗中有成功报道（Goldstein，2011；Hengge，2006）。此外，这些药物与局部皮质类固醇相比，理论上可降低皮肤萎缩的风险，因为胶原合成不受影响（Assmann，2003；Kunstfeld，2003）。然而，在一项双盲、随机、前瞻性研究中，Funaro 和他的团队（2014）得出的结论是外用丙酸氯倍他索治疗外阴硬化性苔藓比外用他克莫司更有效。最近，美国食品药品监督管理局（FDA）注意到他克莫司与多种癌症相关，临床医师在给患者长期应用这些药物时应小心警惕（（Food and Drug Administration，2010）。

一项在 12 例绝经后晚期硬化性苔藓的患者中进行的小型研究发现，经过 5- 氨基乙酰丙酸预处理后使用光动力疗法治疗的患者症状显著减轻，且这种改善作用持续到治疗后 9 个月（Hillemanns，1999）。

### 3）手术治疗

手术治疗应在出现显著后遗症时使用，而不是单纯硬化性苔藓首选治疗方式。对于阴道口狭窄的患者，Rouzier 等（2002 年）描述了会阴成形术可有效改善性交困难，提高性交质量。阴道口狭窄矫正术后建议行阴道扩张和应用皮质类固醇。对阴蒂粘连，手术可以分离粘连，暴露阴蒂，每晚局部使用超强效类固醇软膏，可避免术后再次形成粘连（Goldstein，2007 年）。

## ■ 3. 炎症性皮肤病

### （1）接触性皮炎

直接接触或肌层过敏导致外阴皮肤炎症很常见，在不明原因的外阴瘙痒和炎症患者中，54% 诊断为刺激性接触性皮炎（Fischer，1996 年）。

刺激性接触性皮炎典型的表现是在接触刺激物后立即出现烧灼感和针刺感。与此相反，患过敏性接触性皮炎的患者接触刺激物后延迟一段时间后，断断续续出现瘙痒和局部红斑、水肿、小水疱或大疱等表现，（Margesson，2004）。详细的病史询问将有助于区别这两种疾病，详细的潜在的致病因素查询有助于找到刺激物质接触史（表 4-1）。

过敏性接触性皮炎，斑贴试验可以帮助确定过敏原。酌情进行组织活检和局部分泌物培养可以进行鉴别诊断。如念珠菌病、牛皮癣、脂溢性皮炎和鳞状细胞癌等。

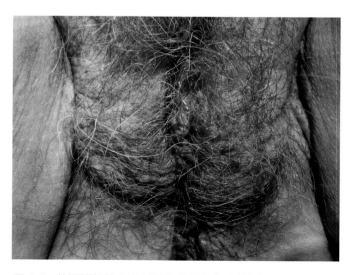

**图 4-4** 外阴接触性皮炎刺激物接触部位的外阴可见对称红斑

这两类皮炎的治疗包括去除刺激物、恢复皮肤自然保护屏障、减少炎症，并停止搔抓（表 4-4）（Farage，2004；Margesson，2004 年）。

### （2）褶皱性皮炎

褶皱性皮炎是由于皮肤局部潮湿和摩擦所导致的坏性皮肤病损。皱烂最常见于生殖股的褶皱处，也可见于腹股沟和臀内侧区域。合并细菌和真菌感染可使病程更为复杂。

最初表现为红斑，如不进行治疗，可以逐渐出现剧烈的炎症反应，伴有糜烂、渗出、皲裂及结痂（Mistiaen，2004）。典型的症状包括灼热和瘙痒，长期皱烂时，皮肤会出现过度色素沉着和疣状改变。

治疗需要使用玉米淀粉等干燥剂，当有炎症反应时，可局部使用弱效的外用类固醇激素药物。如果皮肤状况没有改善，应与脂溢性皮炎、牛皮癣、过敏性皮炎、天疱疮，甚至疥疮相鉴别。如果合并细菌或真菌的二重感染，需要进行分泌物培养以指导治疗。

为了防止复发，应鼓励肥胖患者减肥，其他防止复发的措施包括穿着天然纤维材料制成的轻便宽松的服装、改善通风、洗澡后彻底晾干褶皱皮肤（Janniger，2005）。

### （3）过敏性湿疹

典型的表现是在 5 岁以前出现慢性反复发作的严重瘙痒性皮炎，病损局部可见明显皲裂的鳞屑状斑

---

**表 4-4　外阴接触性皮炎的治疗**

1. 去除刺激物
2. 纠正外阴的防御功能
　A. 清水坐浴每日 2 次
　B. 使用普通凡士林
3. 治疗各种潜在感染
　A. 口服抗真菌治疗
　B. 口服抗生素
4. 减轻炎症
　A. 局部使用类固醇药物，每天 2 次，使用 1 ~ 3 周
　　I. 0.05% 丙酸氯倍他所软膏
　　II. 0.1% 去炎松软膏
　B. 严重刺激时全身应用类固醇药物
5. 阻断瘙痒 - 搔抓循环
　A. 降温（不适用冰块，因可损伤皮肤）
　B. 卫生棉上放普通冷奶酪 5 ~ 10 分钟
　C. 考虑应用 SSRI（舍曲林 50 ~ 100 mg）或抗组胺药（羟嗪 25 mg）

注：SSRI= 选择性 5- 羟色胺再摄取抑制剂，Adapted with permission from Margesson LJ：Contact dermatitis of the vulva Dermatol Ther 2004；17（1）：20-27.

片。过敏性湿疹的患者后期可能发展为过敏性鼻炎和哮喘（Spergel，2003）。

外用皮质类固醇和免疫调节剂如他克莫司，可用于控制复发（Leung，2004）。如皮肤干燥，局部使用润肤剂可缓解症状。

（4）银屑病

银屑病是 T 细胞介导的自身免疫性疾病，其中炎性细胞因子诱导角质形成细胞和内皮细胞增殖。1% ～ 2% 的美国人受到银屑病的影响（Gelfand，2005）。这种疾病通常出现在四肢伸侧表面的皮肤，表现为增厚的红斑表面覆盖着银白色鳞屑。有时病变会累及阴阜或阴唇（图 4-5）。银屑病在精神压力大的情况下和月经期均会加剧，在夏季和怀孕时会有所缓解。症状可伴有轻度瘙痒或无瘙痒，在这种情况下，单独依据皮肤的病变即可诊断银屑病。

银屑病有几种治疗方法，局部皮质类固醇因可迅速起效而被广泛应用。通常使用高效皮质类固醇涂抹于患处，每天两次，持续 2 ～ 4 周，然后减量至每周使用。长期使用时可能产生耐药和皮肤萎缩。顽固性病例最好由皮肤科医师进行管理。维生素 D 类似物如卡泊三烯（Dovonex），与类固醇激素具有相同的疗效，虽然可能出现皮肤的局部刺激，但可以避免皮肤萎缩（Smith，2006）。光疗可获得短期缓解，但长期治疗需要多学科综合治疗（Griffiths，2000 年）。几个 FDA 批准的免疫生物制剂可用于中、重度银屑病的治疗，包括英夫利昔单抗、阿达莫单抗、依那西普和乌司奴单抗（Smith，2009）。

（5）扁平苔藓

扁平苔藓是一种累及皮肤和黏膜的少见疾病。在 30 ～ 60 岁男性和女性中具有相同的发病率（Mann，1991 年）。虽然病因机制尚未完全阐明，但认为针对基底角质细胞的 T 细胞相关的自身免疫是基本的发病机制（Goldstein，2005）。外阴扁平苔藓可呈现以下三种表现：①侵蚀性扁平苔藓；②丘疹鳞屑性扁平苔藓；③肥厚性扁平苔藓。在这些病变中，侵蚀性扁平苔藓是最常见且最难治疗的一种。扁平苔藓可能是由药物引起的，例如非类固醇消炎药、β 受体阻滞剂、甲基多巴、青霉胺和奎宁等药物都可以引起扁平苔藓。

1）诊断

表 4-5 总结了扁平苔藓最易混淆的病变。患者典型的主诉为慢性阴道排液，剧烈的外阴阴道瘙痒、灼痛、性交痛以及性交后出血。扁平苔藓典型的病损表现为鲜红色斑或紫罗兰色平顶的多角形丘疹，最常见于躯干、口腔黏膜，或四肢屈侧表面（Goldstein，2005；Zellis，1996）。此外，白色细沟（Wickham 细沟）常与丘疹同时出现，并且也可以出现在颊黏膜处（图 4-6）。阴道深处的痛性糜烂面可延伸到阴唇并融合，当放置窥器时外阴皮肤和阴道黏膜容易出血。糜烂性病变可导致粘连和狭窄，最终导致阴道粘连封闭。

疑似扁平苔藓的患者需要进行彻底检查以寻找生殖器以外的皮肤病变。近 1/4 患有口腔病变的患者同时有外阴阴道受累，而近乎所有糜烂性外阴阴道扁平苔藓的患者口腔黏膜均会受累（Pelisse，1989），病灶活检可明确诊断。

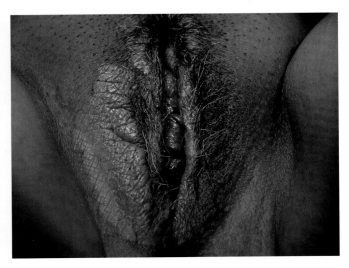

图 4-5　银屑病。外阴凸起的斑块（经 Dr. Saly Thomas 许可使用）

表 4-5　扁平苔藓的鉴别诊断

| 扁平苔藓分类 | 相似疾病 |
| --- | --- |
| 糜烂型扁平苔藓 | 萎缩性硬化性苔藓 |
|  | 寻常型天疱疮 |
|  | 黏膜类天疱疮 |
|  | 白塞病 |
|  | 浆细胞性外阴炎 |
|  | 重症多形性红斑 |
|  | 史蒂芬斯 - 强森综合征 |
|  | 脱屑性炎性阴道炎 |
| 鳞状扁平苔藓 | 传染性软疣 |
|  | 生殖器疣 |
| 肥大扁平苔藓 | 鳞状细胞癌 |

Data from Goldstein，2005；Kaufman，1974；Moyal-Barracco，2004a.

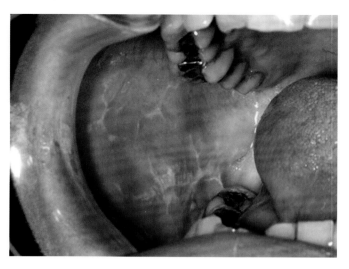

图 4-6　口腔扁平苔藓。黏膜病变一般表现为花边样白色条纹（Wickham 条纹）、白色丘疹或斑块、糜烂，或水泡等亦可见。口腔病变主要累及颊黏膜、舌、齿龈（Used with permission from Dr. Edward Ellis.）

### 2）外阴扁平苔藓的治疗

药物仍是首选治疗方案。与此同时应加强外阴护理，停止使用引起苔藓样病变相关的药物，并提供心理支持。

糜烂性外阴扁平苔藓的初始治疗以使用强效外用皮质类固醇软膏为主，如 0.05% 的氯倍他索丙酸酯，每日使用，疗程 3 个月，然后逐渐减量。常见的难治性病例，对含有 0.05% 的丁酸氯倍他索、3% 的土霉素、10 万 U / 克制霉菌素（trimovate）制剂可能有效（Cooper，2006）。在小样本研究中，其他一些

药物，包括系统性使用皮质类固醇，局部使用他克莫司软膏、均有报道环孢霉素，或口服维甲酸等是有效的（Byrd，2004；Eisen，1990；Hersle，1982；Morrison，2002）。

### 3）阴道扁平苔藓的治疗

通常用于治疗痔疮的含有 25 mg 的氢化可的松皮质类固醇栓剂，用于治疗阴道扁平苔藓是有帮助的。具体来说，初始每天使用两次，然后减量以维持至症状缓解（Anderson，2002）。对于治疗效果差的患者，可选择含有 100 mg 氢化可的松复合制剂的栓剂。建议局部使用强效糖皮质激素，因为全身用药会导致肾上腺皮质功能抑制（Moyal-Barracco，2004 年）。阴道扩张和局部糖皮质激素联合治疗对于重度阴道粘连的患者有助于恢复其性交功能。

如果外用药物失败，应考虑全身用药，每日口服 40 ~ 60 mg 强的松，持续 4 周可调节症状（Moyal-Barracco，2004a）。虽然没有详尽研究的替代药物，但有报道甲氨蝶呤、羟氯喹、霉酚酸酯等在综合治疗中有效的案例（Eisen，1993；Frieling，2003；Lundqvist，2002）。外阴阴道扁平苔藓是一种慢性、复发性疾病，尽管局部和（或）全身治疗可以改善症状，但难以根治。粘连松解术是最后选择的治疗方案。

### （6）化脓性汗腺炎

这种慢性疾病主要表现为复发性丘疹样病变，可导致脓肿、瘘管和瘢痕形成，主要累及大汗腺皮肤（图 4-7）。依据发生的频率，被累及的部位包括腋

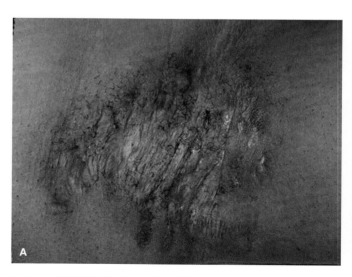

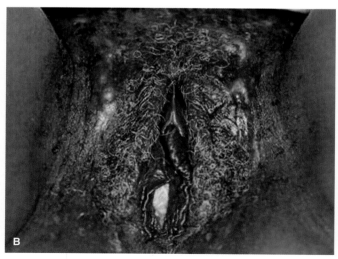

图 4-7　化脓性汗腺炎。A. 由于先前的炎症和感染导致的瘢痕使腋窝部位产生的皮肤褶皱（Used with permission from Dr. Christine Wan.）；B. 阴阜有多个脓疱破溃以及增厚的瘢痕皮肤

下、腹股沟、肛周、会阴皮肤、乳房下方区域以及耳后皮肤。慢性炎症可能阻塞皮肤毛囊，并导致皮下脓肿、皮肤增厚和畸形。脓肿通常形成窦道，慢性脓性分泌物的排出以及皮肤的结构破坏对患者的身体、情感和性生活造成严重影响。

化脓性汗腺炎的病因不明。超过 1/4 的患者具有该病的家族史，目前推测为常染色体显性遗传（der Werth，2000）。尽管 Mortimer 和他的同事（1986）发现化脓性汗腺炎女性患者中血浆雄激素较高，但其他学者的研究未能证实这一结果（Barth，1996）。

早期病例治疗包括注意局部卫生、减肥、外用或口服抗生素以及热敷。常用抗生素选择及剂量包括：四环素，500 mg，每日 2 次；红霉素，500 mg，每日 2 次；多西环素，100 mg，每日 2 次；或米诺环素，100 mg，每日 2 次。有报道局部使用 1% 的氯林可霉素溶液也是有效的（Jemec，1998）。此外，有研究报道克林霉素 300 mg，每日 2 次口服，使用 10 周，加用利福平 600 mg，每日 2 次，也是有效的（Gener，2009）。

Rhode 等（2008 年）综述提到其他的治疗方式包括醋酸环丙孕酮（在欧洲上市的抗雄激素类药物）、皮质类固醇、异维 A 酸、环孢菌素，以及英夫利昔单抗。Alhusayen（2012）提供的药理学干预的循证研究表明，抗菌药物和抗肿瘤坏死因子治疗对汗腺炎是有效的。2015 年底，FDA 批准修美乐（阿达木单抗）用于治疗中度至重度汗腺炎。非药物治疗包括激光和光疗。严重的顽固性病例可选择手术治疗，常需行外阴及周围受累组织的广泛切除。外阴明显的缺陷需要行整形手术，但术后常有局部复发。

### （7）口疮

近 25% 的女性在二三十岁时会患有这一自限性黏膜病变。典型部位是发生在口腔黏膜的非角化区，口疮也可以发生在外阴阴道表面。表现为病变区疼痛，且间隔数月复发。

区分外阴阴道口疮性溃疡和生殖器疱疹可能需要酌情分泌物培养、血清学和（或）活检。组织学上，口疮性溃疡由纤维蛋白沉积伴单核细胞浸润构成。尽管病因不明，但有些理论认为是由免疫介导的表皮细胞损伤（Rogers，1997）造成的。另外有些观点认为其诱发因素包括应激，外伤，感染，激素水平波动，维生素 $B_{12}$、叶酸、铁或锌缺乏等（Torgerson，2006 年）。尽管溃疡常为自限性，但持续性病变可产生疼痛性瘢痕（Rogers，2003）。当口疮较大且愈合缓慢时，临床医师应考虑进行人类免疫缺陷病毒检测。

在出现溃疡时可局部使用高效皮质类固醇激素。对于局部类固醇激素耐药的病例，口服糖皮质激素可用于减轻炎症反应。秋水仙碱、氨苯砜和沙利度胺的治疗也可见效。

## 三、全身疾病的外阴表现

全身性疾病，最初可表现为外阴和阴道黏膜的大疱、肿块或溃疡性病变，如全身性红斑狼疮、多形性红斑（Stevens-Johnson 综合征）、天疱疮、类天疱疮和结节病等。详细的病史及全身检查常可将生殖器病变和早先存在的全身病变联系起来。然而，如果病变在其他各处尚不明显时，外阴阴道病变的活检常提示为意想不到的其他诊断。

### 1. 黑棘皮症

黑棘皮症的特征表现为天鹅绒样或疣样的、褐色至黑色的、边界不清的斑片样病变。病变常见于皮肤皱折处，特别是在颈部、腋窝和生殖器股部褶皱处（图 17-6）。

黑棘皮症常见于肥胖、糖尿病和多囊卵巢综合征患者。因而，如果这些症状或体征存在，就应当进行相关检查。通常在这些情况下，胰岛素抵抗及代偿性高胰岛素血症被认为是促进黑棘皮病皮肤增厚的原因。胰岛素与胰岛素样生长因子（IGF）受体结合，促进角质形成细胞和真皮成纤维细胞增殖（Hermanns-Le，2004 年）。罕见的情况下，黑棘皮症可由其他胰岛素抵抗或成纤维细胞生长因子紊乱性疾病引起，如 Saraiya（2013）所述。

黑棘皮症的治疗至今无随机对照临床研究结果。然而，减肥可减轻胰岛素抵抗而使斑块改善。研究证实，二甲双胍的应用可通过对葡萄糖控制而改善黑棘皮症的皮损表现（Romo，2008）。

### 2. Crohn 病

近 1/3 的 Crohn 病女性患者其肛门生殖器区会受累，这可能先于胃肠道症状和 Crohn 病诊断。外阴病变通常是"转移性"的，表现为典型的 Crohn 病肉芽肿性炎症（Sides，2013）。然而，外阴和肛周脓肿和瘘管可能直接从胃肠道病变延伸。四大临床表现为外阴水肿（通常不对称）、溃疡、肥厚性病变和慢性脓肿（Barret，2014）。线状"刀切"样溃疡和其他病变常累及腹股沟、生殖器和阴唇褶皱（图 4-8）。所有这些都可能无症状，但也可能引起灼烧或瘙痒。

治疗胃肠 Crohn 病一般可改善外在的 Crohn 病变。与胃肠道疾病无关的外阴病变对长期口服甲硝唑和皮质类固醇有效。抗肿瘤坏死因子 -α 治疗显示出良好的疗效（Barret，2014）。适当外阴护理、合理的营养，并与消化科医师的密切协作可避免或延迟扩大的外阴手术。瘘管切除或其他难治性病变以及外阴切除术可能会因愈合不良和瘢痕形成而变得复杂（Sides，2013），不作为常规的治疗手段。无论采用何种治疗方法，复发都很常见。

### ■ 3. 白塞病

白塞病是一种罕见的慢性系统性血管炎性疾病，最常见于二三十岁、亚洲或中东裔人群。白塞病的特征表现是皮肤黏膜损伤（眼、口和生殖器）和相关的系统性血管炎。口腔和生殖器溃疡出现类似口疮性溃疡，一般在 7 ～ 10 天内痊愈。然而，相关的疼痛可使患者虚弱。治疗与口疮性溃疡相似。

白塞病的确切病因不清，尽管有人认为遗传和自身免疫因素可能为其病因，但血管炎贯穿疾病的整个过程，病变可累及脑、胃肠道、关节、肺和大血管，因而，部分疑诊为白塞病的患者常被转诊到风湿科进行诊治。

## 四、色素沉着异常

外阴、会阴和肛周皮肤正常的色素沉着是常见的，特别是在皮肤颜色较深的女性。色素沉着通常出现在小阴唇和阴唇系带上。色素沉着的区域往往是双

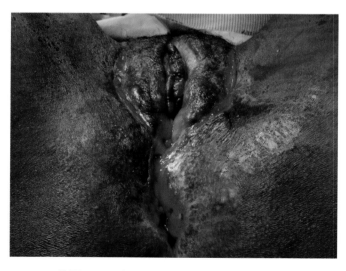

图 4-8　外阴 Crohn 病。生殖股部褶皱和会阴部的刀切割溃疡常见于外阴 Crohn 病（Used with permission from Dr. F. Gary Cunningham.）

边和对称的，有一个均匀的色调和正常的纹理。轻轻拉伸，颜色均匀变淡。慢性炎症性皮肤病的色素变化也存在这种情况。

各种良性外阴病变可出现异常色素沉着，这些病变包括良性黑变病、慢基因、樱桃状血管瘤、血管角化瘤和脂溢性角化病（Heller，2013）。局灶性异常色素沉着应警惕癌前病变或恶性病变，应及时进行活检，以避免延误诊断。正如在第 29 章所提到的，高级别上皮内瘤变和浸润癌可表现为色素沉着过度或脱失，症状可有可无如第 31 章讨论的黑色素瘤。

### ■ 1. 痣

表现为分散的、圆形的、有色的病变，称为痣，在外阴上很容易被忽视。由于超过一半的黑色素瘤来源于之前存在的痣（Kaufman，2005），因此有必要对其进行密切监测，先天性和增生性痣恶性潜能最大。

痣分为三种主要类型：交界痣、混合痣和皮内痣。这取决于黑色素痣细胞是位于表皮 - 真皮交界处，向真皮延伸，还是随着时间的推移而进化，完全驻留在真皮内。根据痣细胞的深度，真皮痣可能完全呈现蓝色或具有正常的皮肤颜色，也可能是隆起的、乳头状的或有蒂的。

对于外阴色素性病变的活检意见各不相同，美国妇产科医师协会（2008）建议对所有的病变均应进行活检。也有认为对于表面形态不对称、色素沉着不均匀、边界不规则、直径 > 5 mm 以及糜烂或有裂痕的痣应进行活检（Edwards，2010 年）。灼痛或发痒等症状也应引起关注。组织学上的非典型性改变需要完整的病灶切除和足够的边缘。解剖上具有挑战性的活检，如阴蒂周围病变，以及物理或组织上的异型性，则建议转诊给具有此类病变专门知识和经验的临床医师。此外，对于不显著的痣，应在病案中仔细观察和描述，至少每年均应进行监测直到病变稳定。鼓励患者进行自查，这对于发现病变或症状的变化是重要的。

### ■ 2. 白癜风

表皮黑素细胞的缺失会导致皮肤褪色，称为白癜风（图 4-9）。虽然这种疾病没有人种、民族的差别，但对皮肤较黑的患者外貌毁损和精神的影响更为严重（Grimes，2005 年）。

虽然病因不明，遗传因素已成为白癜风最常见的病因（Zhang，2005）。约 20% 的患者具有至少一个患病的一级亲属。白癜风可能是由自身免疫过程

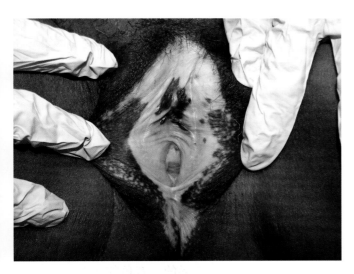

图 4-9 外阴白癜风

介导，破坏黑素细胞。自身免疫性疾病如桥本甲状腺炎、Graves病、糖尿病、类风湿关节炎、银屑病和外阴硬化性苔藓等与白癜风有关（Boissy，1997；Vrijman，2012）。

通常色素脱失区域是广泛而对称的，但也可以分布于肢端末端、面部顶端（四肢或耳）或仅出现在局部或部分躯体。色素脱失随时间而有所进展。白癜风保留了正常的皮肤纹理和轮廓，其他方面则无症状，有时会与硬化性苔藓的上皮改变相混淆。白癜风没有治愈的方法，自发的色素沉着是很少见的。白癜风治疗方法包括窄带紫外线（UV）B光疗、靶向光疗和局部免疫调节剂治疗（Grimes，2005）。大多数情况下，疾病具有自限性，控制局部病变就足够了。

## 五、外阴实性肿瘤

多数外阴实性肿瘤是良性的，起源于外阴局部组织。而外阴恶性病变少见，起源于外阴，典型的是鳞状上皮细胞起源。出现在外阴的转移性实体恶性肿瘤罕见。因此，如果外观检查无法明确外阴新生物的性质时应进行活检。

### 1. 表皮和真皮病变

软垂瘤。俗称皮赘，软垂瘤是良性息肉样纤维上皮性病变。常见于颈部、腋窝或腹股沟，这些皮肤颜色的息肉样肿块通常没有毛发，直径1～6 mm，但也可以长得更大（图4-10）。它们常被误认为是外阴尖锐湿疣，当诊断不明确时应及时切除进行组织学诊断。对出现慢性刺激或有美容要求的病例建议手术切

除。较小的病灶，如果有症状，门诊局部麻醉下很容易切除。皮赘与糖尿病具有相关性，胰岛素介导的成纤维细胞增殖可以解释这种相关性（Demir，2002）。

脂溢性角化病。颈部、面部或躯干存在脂溢性角化病患者，典型的病变为边界清楚、有轻度隆起的含蜡物质的病变。这些生长缓慢的病变的恶性潜力很小，因而只有在出现不适症状时才进行切除。

角化棘皮瘤。角化棘皮瘤是来源于毛囊皮脂腺的生长迅速的低度恶性肿瘤。很少发生在外阴，病变初期为坚硬的圆形丘疹，继而生长为伴中心凹陷的圆顶型结节。如不治疗，病变常为自限性，通常会在4～6个月内自行消退，只留下轻微凹陷的瘢痕。临床上围绕其恶性潜能存在争议（Ko，2010；Savage，2014）。一些人认为角化棘皮瘤是良性的，而另一些人则认为是分化良好的鳞状细胞癌。尽管如此，鉴于其恶变潜能以及它与鳞状细胞癌的相似性，建议在病变边界外4～5 mm处切除。

汗管瘤。这些良性小汗腺（汗管）肿瘤最常见于下眼睑、颈部和面部。很少情况下外阴可见双侧多发的1～4 mm不等的实性斑块（图4-11）。外阴汗管瘤的临床表现不具有特异性，需行外阴穿刺活检明确诊断并排除恶性肿瘤。汗管瘤不需要治疗。而对于那些有瘙痒症状者，使用弱效外用皮质类固醇和抗组胺剂可缓解症状。对于难治性皮肤瘙痒，可行手术切除或行病变消融术。

### 2. 皮下肿块

肌瘤。外阴平滑肌瘤较为罕见，可以起源于外阴

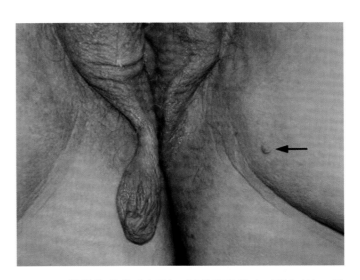

图 4-10 外阴软垂瘤（皮赘）。通常病灶较小（箭头处），无需干预。较大的因其大小的机械症状而切除

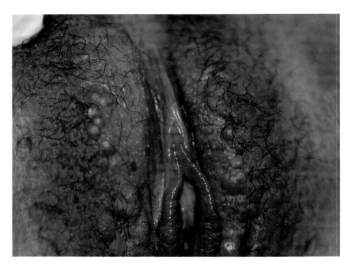

**图 4-11** 外阴汗管瘤。丘疹呈特征性的成群排列，可延伸至整个大阴唇，病变呈肉色或黄色，和周围相邻的耻骨毛囊在解剖上没有相关性

勃起组织，也可以通过圆韧带转移而来。需要通过手术切除以排除平滑肌肉瘤（Nielsen，1996）。

纤维瘤。纤维瘤是外阴罕见的良性肿瘤，发生于深层结缔组织中的成纤维细胞增殖。病变主要在大阴唇，直径 0.6～8 cm 等。较大的病灶往往形成带长柄的蒂，可能引起疼痛或性交痛。对于有症状的病灶或诊断不明确的病灶，建议手术切除。

脂肪瘤。脂肪瘤由成熟的脂肪细胞组成，体积较大，质地软，有蒂或无蒂。与纤维瘤类似，没有症状的患者可观察，出现症状时可手术切除。由于该肿瘤缺乏纤维结缔组织包膜，因此，完整切除常伴发出血，常需要较大切口。

异位乳腺组织。异位乳腺组织可沿理论上的乳线进展，从双侧腋窝延伸至乳腺，从腹侧延伸到阴阜。外阴异位乳腺罕见，乳房外的乳腺组织对激素敏感，在妊娠期或使用外源激素时增大。罕见的是，这些典型的异位组织也可形成乳腺病变，包括纤维腺瘤、叶状肿瘤、Paget 病和浸润性腺癌。

## 六、外阴囊性肿瘤

### ■ 1. 前庭大腺管囊肿和脓肿

保持外阴湿润的黏液部分来源于巴氏腺。腺管的阻塞很常见，可继发于感染、创伤、黏液黏稠度的改变，或先天性管道狭窄。然而，潜在的致病因素并

不清楚。

在有些病例，囊内容物感染可导致脓肿形成。易形成脓肿的人群与性传播感染高危人群具有相同的人口统计学特征（Aghajanian，1994）。在许多已经培养出的多种微生物中。大肠埃希菌是最常见的致病菌，但也发现了其他各种革兰氏阳性和革兰氏阴性需氧菌和厌氧菌（Kessous，2013；Mattila 1994；Tanaka，2005），很少发现淋病奈瑟菌或沙眼衣原体感染。

### （1）诊断与治疗

大多数前庭大腺管囊肿小而无症状，除了在性接触过程中有轻微的不适感外（图 4-12）。但是，当囊肿较大或感染时，患者可有严重外阴痛，影响行走、坐位或性生活（图 3-18）。

体格检查：典型的囊肿一般为单侧，圆形或卵圆形，有波动感或张力大。如果感染，病变周围可见红斑并触痛。囊肿通常位于大阴唇下方或前庭底端。而大多数囊肿和脓肿可使阴唇失去对称性，较小的囊肿仅能通过触诊发现。前庭大脓肿自发液化时局部将出现软化，该部位最易出现破裂。

除了在年龄超过 40 岁的女性需排除肿瘤外，通常体积较小的无症状的前庭大腺管囊肿不需要治疗。有症状的囊肿可有多种处理方法，包括切开引流（I & D）、造口术和前庭大腺切除术，具体手术步骤已在第 43 章中描述和说明。脓肿治疗需行切开引流（I & D）或造口术。

### （2）恶性程度

绝经后，前庭大腺导管的囊肿和脓肿少见，如果

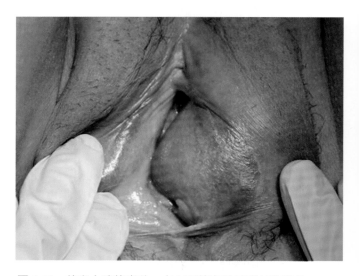

**图 4-12** 前庭大腺管囊肿，在左下前庭处呈不对称隆起

出现应警惕肿瘤。然而，前庭大腺癌罕见，其发病率约为 0.1/10 万妇女（Visco，1996 年）。大多数是鳞状细胞癌或腺癌（Heller，2014）。由于癌变罕见，通常不需要行前庭大腺切除。另外，对 40 岁以上的女性患者进行囊肿切开引流，囊壁活检完全可以排除恶性肿瘤的可能（Visco，1996）。

### 2. 尿道憩室和斯氏腺

斯氏腺或尿道旁腺的导管阻塞可能导致尿道旁囊性肿大并可能形成脓肿。它们的症状和治疗方法在第 26 章中介绍。

### 3. 表皮样囊肿

表皮样囊肿，也称为表皮包涵囊肿或皮脂腺囊肿，通常存在于外阴，在阴道内较少见。虽然组织学类似，内覆鳞状上皮，但目前还不清楚它们是否为独立的疾病。外阴表皮样囊肿通常是由毛囊皮脂腺堵塞形成的（图 4-13）。然而，表皮样囊肿还可由创伤导致内皮细胞植入深层组织而成。这些囊肿大小不一，通常为圆形或卵圆形，表面的皮肤呈黄色或白色。一般来说，囊肿内充满黏性、砂样或干酪样恶臭物质。表皮样囊肿通常无症状，不需要进一步的处理。如果出现症状或继发，建议切开引流。

## 七、外阴痛

2003 年，国际外阴阴道疾病研究协分（ISSVD）定义外阴痛为"最常被描述为烧灼痛的外阴不适，没有相应的可见的异常发现或特异的临床证实的神经异常"（表 4-6）（Moyal-Barracco，2004b）。由于炎性改变没有得到一致性的认可，ISSVD 术语取消前庭炎。外阴痛常描述为自发的（无诱因）、物理压力诱发（有诱因）或混合性的。大多数患者描述为外阴灼痛、刺痛，或原始刺激的外阴痛，可进一步分为局部性或全身性。

**表 4-6　国际外阴阴道疾病研究协会（ISSVD）外阴疼痛的术语和分类**

| |
|---|
| **A. 外阴疼痛相关的特定病因** |
| 感染性 |
| 炎症 |
| 肿瘤性 |
| 神经性 |
| **B. 外阴痛** |
| 一般性疼痛 |
| 有诱因 |
| 无诱因 |
| 混合性 |
| **C. 局灶性疼痛（前庭痛、阴蒂痛、半侧外阴痛等）** |
| 有诱因 |
| 无诱因 |
| 混合性 |

Adapted with permission from the International Society for the Study of Vulvovaginal Disease（ISSVD），the International Society for the Study of Women's Sexual Health (ISSWSH), and the International Pelvic Pain Society（IPPS）：2015 Consensus terminology and classification of persistent vulvar pain.

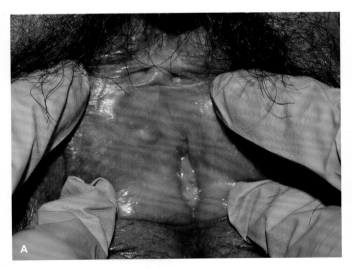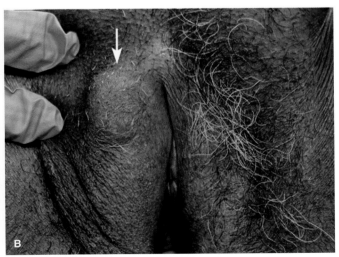

图 4-13　表皮包涵囊肿。**A**：右侧小阴唇内侧的病灶，无需干预；**B**. 右侧大阴唇病灶（箭头），由于患者不适需切除。内充满棕褐色、黏土样物质

有限的研究表明外阴痛在普通人群中的发病率为3%～11%（Lavy，2007；Reed，2004，2014）。来自不同种族和不同年龄的妇女都会受到影响。一项研究估计，每年约有2%妇女将患有外阴痛（Reed，2008）。

外阴痛的病因可能是多方面的，且在不同个体间的病因不同。对于特定风险因素如口服避孕药、遗传或免疫因素，或感染（慢性酵母或人类乳头状瘤病毒），尚无证据支持。对于确定生理因素还是心理因素在诱发疼痛中占主导作用的研究，双方都有有力的论据，目前尚存争议（Gunter，2007；Lynch，2008）。多数理论提出，局部损伤或伤害性刺激可损害局部和（或）中枢神经系统导致神经性疼痛综合征（第十一章）。值得注意的是，外阴痛的患者中，其他慢性疼痛疾病包括间质性膀胱炎、肠易激综合征、纤维肌痛和颞下颌疼痛的发病率增加（Kennedy，2005；Reed，2012）。

### 1. 诊断

通常由于患者对自己的病情难以启齿以及对医疗知识的缺乏，无法对疾病进行系统的评估和管理，患者多处就医，以致延误诊断和治疗（Harlow，2003，2014）。

图4-14提供了以循证医学为基础的外阴痛的诊断规则（Haefner，2005）。鉴于慢性外阴痛是一种排除性诊断，详尽的病史是得到准确诊断的重要保证（表4-7）（美国妇产科医师协会，2008年）。

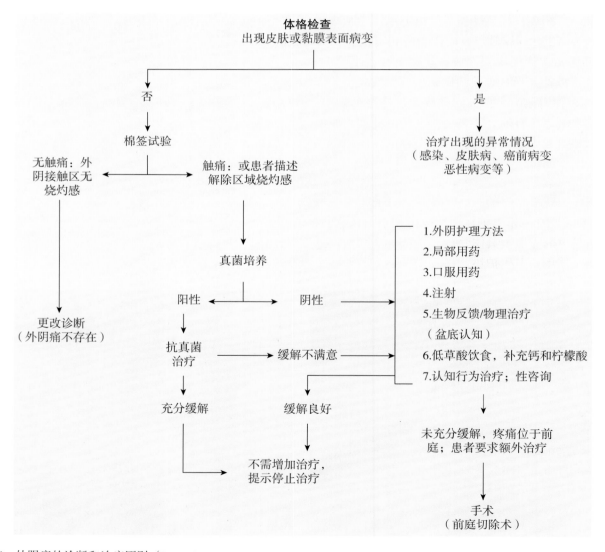

**图 4-14**　外阴痛的诊断和治疗原则（Reproduced with permission from Haefner HK，Collins ME，Davis GD，et al：The vulvodynia guideline，J Low Genit Tract Dis 2005 Jan；9（1）：40-51.）

| 表 4-7　外阴痛的常见问诊 |
| --- |
| 疼痛何时开始？是否为突发事件？ |
| 是逐渐发生还是突然出现？ |
| 疼痛及强度的描述。 |
| 加重的因素？有无诱发因素？ |
| 缓解因素？ |
| 既往的治疗？ |
| 伴随症状？泌尿道？胃肠道？皮肤病？ |
| 疼痛影响生活质量吗？对活动有无影响？ |

GI = gastrointestinal 胃肠道

外阴痛是指外阴不适持续至少 3 ~ 6 个月，且没有明确病因。弥漫性或局部外阴痛被累及区域常被描述为烧灼样、瘙痒或刀割样疼痛（Bergeron，2001年）。疼痛可由接触性刺激诱发（接触刺激诱发疼痛）。如穿着紧身衣服、内衣、性接触或盆腔检查。异常的感觉可以是恒定的、间歇的或在月经前发病（Arnold，2006 年）。

询问病史能帮助识别常与其伴发的情况或其他危险因素，包括肠易激综合征、间质性膀胱炎、心理障碍（焦虑、抑郁或创伤后应激障碍），或感染性疾病，如单纯疱疹或带状疱疹病史。既往手术资料可以帮助识别阴部神经损伤。性生活史可以提供既往或最近有无性虐待情况、不良性交行为，以及避孕方式等可能引发外阴痛的线索。此外，临床医师要询问复发性念珠菌病病史；既往生殖器创伤，包括分娩有关的损伤；目前外阴护理的方法。具体而言，问题应涉及关于女性卫生用品使用，卫生护垫、洗衣液和香皂，沐浴露添加剂，刮毛和内衣质地等类型的问题可能都会有所帮助。重要的是，应明确记录先期治疗，以避免不必要的重复治疗。

根据定义可知外阴痛缺乏特异性诊断体征。因而，详尽的体检排除其他可能的病变。观察外阴是否有病变或刺激，然后仔细检查前庭组织，在前庭大腺开口部位寻找有无局灶性，通常是轻微的红斑样病灶。使用放大镜或阴道镜在直视下活检可能会有所帮助。值得注意的是，Bowen 等（2008）发现，在难治性外阴痛的患者中，61% 有临床相关性皮肤病，建议患者到专门的护理外阴阴道诊所就诊。

阴道前庭、会阴和股内侧疼痛谱系图已经制定完成，可以作为评价治疗是否成功的参考（图 4-1）。使用棉签检查刺激是否能诱发痛和感觉过敏。具体做法是先把拭子端捻成绺搅动皮肤，随后，将棉签木棒折断成尖端，再次检查同一区域皮肤反应，记录疼痛评分并继续随访一段时间。

尽管盐水"湿制备"的阴道分泌物、阴道 pH 的测试，需氧菌、酵母培养，以及疱疹病毒的检测都有助于除外阴阴道炎，对诊断外阴痛有所帮助（第三章），但是，目前为止仍没有特异性的实验室检查可以诊断外阴痛。异常的局灶病变应进行活检。

■ **2. 治疗**

与其他慢性疼痛一样，外阴痛的治疗具有挑战性，大约 1/10 女性外阴痛会自发缓解（Reed，2008年）。由于目前尚无设计良好的随机临床试验，因而没有公认的治疗外阴痛的特效方法。普遍认为需要多种治疗方法联合以稳定和改善患者的症状（Haefner，2005；Landry，2008）。当药物治疗不能改善的情况下，手术切除是最后的选择。Haefner 等（2005 年）详细描述了治疗外阴痛的方法，Landry 等（2008 年）对治疗方法进行了综述。

**（1）行为治疗**

所有外阴疾病处理的第一步均为外阴护理（如表 4-2 所示）。精准的医疗信息可以帮助外阴痛患者克服恐惧并解决相关问题。国家外阴痛协会给患者提供信息和支持，可通过 www.nva.org 在线访问

目前很多学者认为外阴痛比单纯的性心理问题更为复杂。与普通人群相比，患者在婚姻满意度或心理压力上没有差异（Bornstein，1999 年）。无论如何，初期的咨询应包括对亲密性伴侣和性功能的基本评估。提供性前戏、性交姿势、润滑剂和阴道性交替代方式的相关教育。

腰痛、盆底肌肉痉挛或阴道痉挛可能与外阴痛共存，详细的盆底肌肉检查步骤的描述和图示见第十一章。如果合并存在背部疼痛、盆底肌肉痉挛、阴道痉挛，训练有素的外阴物理治疗师可以通过内部和外部按摩、肌筋膜放松技术、穴位按摩和盆底训练等来改善症状（Bergeron，2002 年）。

**（2）药物治疗**

外阴痛的治疗药物可以局部、口服或经阴道给予止痛药物。在局部用药中，性交前 30 分钟在阴道前庭涂抹一定量的 5% 利多卡因软膏以减少性交痛，长期应用可起到治疗作用（Zolnoun，2003）。也有许多应用其他局部麻醉制剂的报道，但是，在临床实践中，应特别注意使用苯佐卡因类麻醉剂，该类药物与

接触性皮炎的发生率增加有关。

Eva 等（2003）发现，外阴痛患者雌激素受体表达降低，但是，临床上局部或阴道内同时使用雌激素可产生与麻醉药叠加的混合效应。

Boardman 等（2008）报道，局部使用加巴喷丁霜剂对治疗局灶性和弥漫性外阴痛的患者有一定疗效且耐受性好，同时也避免了全身使用的副作用。研究显示，使用 0.5 ml 含有 2%、4% 或 6% 的加巴喷丁的复合霜剂，每日涂抹患处 3 次，至少持续 8 周可起到缓解疼痛的作用。

已发现治疗外阴痛有效的两大类口服药物包括抗抑郁药和抗惊厥药。通常情况下临床医师一次只开一种药以避免多重用药，且生育年龄的患者需要避孕。三环类抗抑郁药（TCA$_S$）已成为治疗外阴痛的首选药物，文献报道 TCA$_S$ 的反应率可达 47%（Munday，2001）。我们的经验是每晚口服 5 ~ 25 mg 的阿米替林作为起始剂量，并根据需要每周增加 10 ~ 25 mg 可取得最佳的治疗效果，每日剂量以不超过 150 ~ 200 mg 为宜。重要的是，在疼痛取得明显缓解前有接近 4 周的延迟期，患者应密切随诊。

对 TCAs 耐药的病例可应用抗癫痫药加巴喷丁或卡马西平（表 11-5）（Ben David，1999）。口服加巴喷丁的初始剂量为 100 mg，每日 3 次，在 6 ~ 8 周内逐渐加量至每日最大剂量为 3600 mg，应对疼痛症状每 1 到 2 周重新评估一次（Haefner，2005）。

虽然外用皮质类固醇通常对外阴疼痛患者没有帮助，但是，已有使用皮质类固醇和局部麻醉剂联合注射用于治疗局部外阴疼痛的报道（Mandal，2010；Murina，2001）。另外，也有将肉毒杆菌毒素注射到肛提肌治疗阴道痉挛相关的报道（Bertolasi，2009）。

**（3）手术治疗**

对于积极的药物治疗后仍没有临床改善的患者可考虑手术治疗。手术方案包括切除疼痛的确切部位；完全切除前庭，即前庭切除术；或切除前庭和会阴的会阴成形术。Traas 等（2006）报道 30 岁以下前庭成形术的成功率较高。会阴成形术是三种手术方案切除范围最广泛的一种，其切口从尿道正下方延伸至会阴体，一般终止于肛门上方。当怀疑严重的会阴瘢痕导致性交困难时可考虑采用此方案。总体而言，外阴切除术在有指征的人群中应用可使症状有较高的缓解率，手术治疗适用于局灶性长期前庭疼痛、且经保守治疗失败的患者。

## 八、外阴阴道外伤

### ■ 1. 血肿

可能发生在骑跨损伤、性交或攻击引起的创伤，或外阴阴道手术术后。血肿可发生于皮下组织或会阴前三角的会阴浅囊内（图 38-26）。前庭球、阴蒂脚或阴部内血管分支的撕裂可能形成较大的肿块（图 4-15）。由于外阴解剖位置和成人大阴唇脂肪填充的保护作用，外阴和阴道外伤少见。儿童外阴脂肪填充少，外阴和阴道外伤更为常见，有时区分儿童的骑跨伤和性虐待导致的创伤并不容易。

诊断通常需要在全身麻醉下行外阴及阴道的彻底检查，评估血肿是否增大以及周围的膀胱、尿道及直肠的完整性。如果没有相关器官损伤，大部分外阴血肿为静脉出血，可行保守治疗，如冷敷、坐浴、控制疼痛、必要时用 Folye 尿管行膀胱引流。一般情况下，大的阴道血肿（> 4 cm）或血肿迅速扩大时需要手术探查寻找出血的血管。有时，在切开和清除血块后，血肿腔内往往没有可识别的出血血管，为了防止再次形成血肿，通常需要使用可吸收或者延迟吸收缝线将创面连续或间断缝合。

### ■ 2. 裂伤

穿透性损伤是阴道裂伤的主要原因。常见诱因包括骨盆骨折、异物暴力、性交以及滑水等。阴道萎缩的患者更容易发生外阴阴道裂伤。

对于广泛的裂伤，需在麻醉下进行全面评估并排

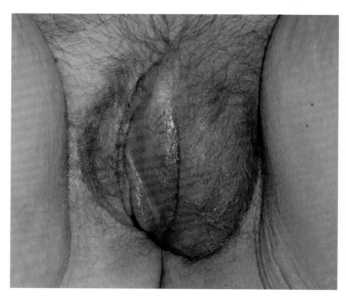

**图 4-15** 外阴血肿

除腹膜损伤。有时，如果腹膜已破损，需要通过开腹或腹腔镜进行腹腔探查，以排除内脏损伤和腹膜上或腹膜后血肿。

外阴阴道裂伤治疗目的包括止血和恢复正常解剖。冲洗、清创，并一期修补是关键环节。阴道黏膜通常用可吸收或延迟可吸收缝线连续缝合或间断缝合，比较少见的情况是出现感染时，常需要先关闭裂伤，以待二期修补。对于不继续扩大的血肿可以保守处理，而不断增大的肿块往往需要找到出血血管进行止血，对于术后发现的血肿，阴道填塞可以起到压迫出血的作用。

## 九、阴道病变

### ■ 1.异物

任何年龄段的女性。阴道内放置异物可引起创伤或慢性刺激。因年龄段不同，阴道内异物的种类会有所不同。在儿童一些小物件可在玩耍时放入阴道内，而青少年阴道内会有自己不能取出的卫生棉条或破损的避孕套。性意外或性侵犯通常是成年女性阴道异物的原因。

对于阴道内遗留的卫生棉条或避孕海绵和子宫托这三种情况应引起注意。遗留卫生棉条的女性典型主诉是阴道分泌物异味，有瘙痒、不适或异常出血。进一步询问后会发现患者有多次尝试取出卫生棉条均未成功的病史。经检查没有白细胞增多、发烧或子宫内膜炎或输卵管炎的证据时，只需单纯取出卫生棉条即可。阴道灌洗可以增加上行感染的风险，因此不建议冲洗清洁阴道。第3章已经将使用卫生棉条和避孕海绵导致的中毒性休克综合征及其管理进行了概述。经常选择阴道子宫托保守治疗盆腔器官脱垂或尿失禁的患者，与这些装置相关的并发症及其处理将在第二十四章进行详细论述。

### ■ 2.脱屑性感染性阴道炎

这是一种罕见的、严重的感染性阴道炎，主要发生在围绝经期妇女，以白种人妇女最常发病。虽然这种阴道炎的病因不明，但其表现为不同程度的阴道糜烂性扁平苔藓样病变（Edwards，1988）。可能的诱因包括腹泻或使用抗生素（Bradford，2010）。患者典型的症状为阴道排液增多、烧灼感和性交困难，使用普通的治疗方法难以治愈。检查时发现阴道壁有弥漫性渗出、脓性黄色或绿色白带，前庭和阴道内有不同程度的红斑。显微镜显示许多多形核细胞和副基底层细胞，但不存在病原体，如滴虫或真菌。阴道 pH 可以升高，排除性实验结果为淋病和衣原体阴性。大量的白带可能导致盆腔炎或宫颈炎的错误诊断，但盆腔压痛是不存在的。尽管没有随机临床试验结果可供参考，Sobel（2011）报道使用 2% 的克林霉素软膏或 10% 的氢化可的松乳膏或栓剂治疗 4 至 6 周可获得良好的疗效。克林霉素的疗效是因为其抗细菌作用或其他尚不明确的潜在的抗感染效果。该病为一种慢性疾病，临床治疗的目标为延长疗效、延缓复发。

### ■ 3.己烯雌酚诱发的生殖道畸形

己烯雌酚（DES）是一种合成的非甾体雌激素，20 世纪中期美国将其应用于一些存在妊娠问题的孕妇。宫内暴露于 DES 的女胎，患有先天性生殖道畸形，阴道透明细胞腺癌（Herbst，1971）的概率增加，不仅如此，阴道腺病的发生更为常见，即这些女性的阴道黏膜正常鳞状上皮内可见柱状上皮区域。阴道腺病典型的表现为阴道黏膜上散在红色点状颗粒。症状包括阴道疼痛、异常排液、子宫出血，特别是性交后出血。DES 相关缺陷将在第十八章进行更全面讨论。

### ■ 4.加特纳管囊肿

阴道常见的囊肿主要是表皮样囊肿、尿道憩室或者 Gartner 管囊肿。Gartner 管囊肿是一种罕见的阴道囊肿，由中肾管（Wolffian）残余（第十八章）发展而来。它们通常无症状或常规检查阴道侧壁时发现。对于有症状的患者其症状可能包括性交疼痛、阴道疼痛和难以置入卫生棉条。阴道检查显示，高张力性囊肿可以扪及或看到凸出于阴道侧壁下方的囊肿，虽然袋状缝合或切除对于症状性 Gartner 管囊肿是适宜的，但对于大多数无症状的患者观察是合理的。

## 十、宫颈鳞柱交界上皮外移

### ■ 1.宫颈柱状上皮外移/外翻

宫颈鳞柱交界区（SCJ）是宫颈内柱状上皮和宫颈外鳞状上皮的边界。如第 29 章中所描述的，部分女性宫颈内口组织在激素的作用下可以逐渐移出宫颈管，称为鳞柱交界外移或外翻。此时 SCJ 外翻/外移至宫颈外口。虽然 SCJ 外移是一种正常改变，并且围绕宫颈外口的柱状上皮不对称的改变与宫颈外口糜烂相似，鉴别诊断要依靠活检来鉴定。

### 2. 纳博特囊肿

纳博特囊肿又称宫颈腺囊肿。是由于宫颈鳞柱状上皮转化过程中新生的鳞状上皮覆盖宫颈腺管开口或深入腺管将其堵塞，使之变窄或堵塞，腺体分泌物潴留于腺管内形成囊肿。鳞状上皮可能覆盖功能性腺细胞，使其分泌物积聚。由于这种良性过程继续发展，在常规检查中可以看到光滑，边界清晰，白色或黄色的圆形凸起的腺体（图 4-16）。在超声声像图上表现为沿宫颈管分布的界限清楚的无回声声影。（图 2-14）。

纳博特囊肿通常不需要治疗。但是，对于囊肿体积过大，导致巴氏试验或宫颈检查困难或出现症状时，可以用活检钳钳夹刺破并引流。此外，如果宫颈肿块的诊断是不确定的，应进行活检组织病理学诊断。

### 3. 宫颈息肉

子宫颈息肉是最常见的宫颈赘生物之一，由宫颈内组织增生形成的突起形成（图 8-14）。常规宫颈检查时即可以发现。息肉通常无症状，但也可以出现血性白带或性交后点滴出血。这些病变的治疗将在第八章中进一步讨论。

### 4. 宫颈管狭窄

宫颈管或宫颈开口的狭窄可能是先天性或后天获得性的。先天性狭窄是罕见的，可能是由于节段性苗勒管发育不全所致（第 18 章）。相比之下，获得性狭窄通常是医源性的，是由于宫颈切除术后的瘢痕形成，如冷刀锥切术和环形切除术。大约有 1% ～ 2%

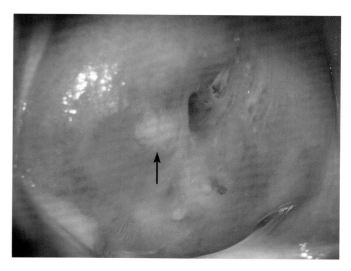

**图 4-16**　宫颈纳博特囊肿（箭头所指）是子宫颈上隆起、对称、光滑、黄色或透明的病变

的宫颈手术会出现这种并发症。感染、瘤变、严重萎缩和辐射改变是比较少见的原因。

诊断主要基于症状和体格检查。对于有月经的女性，宫颈狭窄的症状包括痛经、闭经和不孕。绝经后妇女通常无症状，直到有液体、分泌物或血液在宫腔内积聚才到专科进行检查发现。术语宫腔积液（液体）、宫腔积脓（脓）或宫腔积血（血液）常用于描述这些情况，相关内容在第九章已进行了讨论。宫颈管狭窄时扩张器不能进入子宫腔，如果宫颈管完全闭塞，有时内诊检查时可以触及由腔内积液形成的柔软、增大的子宫。

宫颈管狭窄的处理包括在麻醉状态下使用直径逐渐增大的扩张棒依次扩张宫颈；术前使用米索前列醇软化宫颈（在第四十一章）。对于绝经后妇女，使用阴道雌激素软膏数周进行预处理有助于扩张宫颈。此外，超声引导下的扩宫可有效避免子宫穿孔，尤其是对于绝经后妇女（Christianson，2008）。如果因宫颈狭窄导致不孕，则可以参照第 20 章所述借助辅助生殖技术助孕。

（张　颖译　段　华审校）

## 参考文献

Aghajanian A, Bernstein L, Grimes DA: Bartholin's duct abscess and cyst: a case-control study. South Med J 87(1):26, 1994

Alhusayen R, Shear NH: Pharmacologic interventions for hidradenitis suppurativa: what does the evidence say? Am J Clin Dermatol 13(5):283, 2012

American College of Obstetricians and Gynecologists: Diagnosis and management of vulvar skin disorders. Practice Bulletin No. 93, May 2008, Reaffirmed 2010

American College of Obstetricians and Gynecologists: Vulvodynia. Committee Opinion No. 345, October 2006, Reaffirmed 2008

Anderson M, Kutzner S, Kaufman RH: Treatment of vulvovaginal lichen planus with vaginal hydrocortisone suppositories. Obstet Gynecol 100(2):359, 2002

Arnold LD, Bachmann GA, Rosen R, et al: Vulvodynia: characteristics and associations with comorbidities and quality of life. Obstet Gynecol 107(3):617, 2006

Assmann T, Becker-Wegerich P, Grewe M, et al: Tacrolimus ointment for the treatment of vulvar lichen sclerosus. J Am Acad Dermatol 48(6):935, 2003

Bacigalupi RM, Postolova A, Davis RS: Evidence-based, non-surgical treatments for vitiligo: a review. Am J Clin Dermatol 13(4):217, 2012

Barret M, de Parades V, Battistella M, et al: Crohn's disease of the vulva. J Crohns Colitis 8(7):563, 2014

Barth JH, Layton AM, Cunliffe WJ: Endocrine factors in pre- and postmenopausal women with hidradenitis suppurativa. Br J Dermatol 134(6):1057, 1996

Ben David B, Friedman M: Gabapentin therapy for vulvodynia. Anesth Analg 89(6):1459, 1999

Bergeron S, Binik YM, Khalife S, et al: Vulvar vestibulitis syndrome: reliability of diagnosis and evaluation of current diagnostic criteria. Obstet Gynecol 98(1):45, 2001

Bergeron S, Brown C, Lord MJ, et al: Physical therapy for vulvar vestibulitis syndrome: a retrospective study. J Sex Marital Ther 28(3):183, 2002

Bertolasi L, Frasson E, Cappelletti JY, et al: Botulinum neurotoxin type A injections for vaginismus secondary to vulvar vestibulitis syndrome. Obstet Gynecol 114(5):1008, 2009

Boardman LA, Cooper AS, Blais LR, et al: Topical gabapentin in the treatment of localized and generalized vulvodynia. Obstet Gynecol 112(3):579, 2008

Boissy RE, Nordlund JJ: Molecular basis of congenital hypopigmentary disorders in humans: a review. Pigment Cell Res 10(1–2):12, 1997

Bor S, Feiwel M, Chanarin I: Vitiligo and its aetiological relationship to organ-specific autoimmune disease. Br J Dermatol 81(2):83, 1969

Bornstein J, Heifetz S, Kellner Y, et al: Clobetasol dipropionate 0.05% versus testosterone propionate 2% topical application for severe vulvar lichen sclerosus. Am J Obstet Gynecol 178(1 Pt 1):80, 1998

Bornstein J, Zarfati D, Goldik Z, et al: Vulvar vestibulitis: physical or psychosexual problem? Obstet Gynecol 93(5 Pt 2):876, 1999

Bowen AR, Vester A, Marsden L, et al: The role of vulvar skin biopsy in the evaluation of chronic vulvar pain. Am J Obstet Gynecol 199(5):467.e1, 2008

Bradford J, Fischer G: Desquamative inflammatory vaginitis: differential diagnosis and alternate diagnostic criteria. J Low Genit Tract Dis 14(4): 306, 2010

Byrd JA, Davis MDP, Rogers RS III: Recalcitrant symptomatic vulvar lichen planus. Arch Dermatol 140(6):715, 2004

Christianson MS, Barker MA, Lindheim SR: Overcoming the challenging cervix: techniques to access the uterine cavity. J Low Genit Tract Dis 12(1):24, 2008

Clark JA, Muller SA: Lichen sclerosus et atrophicus in children. A report of 24 cases. Arch Dermatol 95(5):476, 1967

Cooper SM, Wojnarowska F: Influence of treatment of erosive lichen planus of the vulva on its prognosis. Arch Dermatol 142(3):289, 2006

Crone AM, Stewart EJ, Wojnarowska F, et al: Aetiological factors in vulvar dermatitis. J Eur Acad Dermatol Venereol 14(3):181, 2000

Demir S, Demir Y: Acrochordon and impaired carbohydrate metabolism. Acta Diabetol 39(2):57, 2002

der Werth JM, Williams HC: The natural history of hidradenitis suppurativa. J Eur Acad Dermatol Venereol 14(5):389, 2000

Edwards L: Pigmented vulvar lesions. Dermatol Ther 23(5):449, 2010

Edwards L, Friedrich EG Jr: Desquamative vaginitis: lichen planus in disguise. Obstet Gynecol 71(6 Pt 1):832, 1988

Eichner R, Kahn M, Capetola RJ, et al: Effects of topical retinoids on cytoskeletal proteins: implications for retinoid effects on epidermal differentiation. J Invest Dermatol 98(2):154, 1992

Eisen D: The therapy of oral lichen planus. Crit Rev Oral Biol Med 4(2):141, 1993

Eisen D, Ellis CN, Duell EA, et al: Effect of topical cyclosporine rinse on oral lichen planus. A double-blind analysis. N Engl J Med 323(5):290, 1990

Eva LJ, MacLean AB, Reid WM, et al: Estrogen receptor expression in vulvar vestibulitis syndrome. Am J Obstet Gynecol 189(2):458, 2003

Farage M, Maibach HI: The vulvar epithelium differs from the skin: implications for cutaneous testing to address topical vulvar exposures. Contact Dermatitis 51(4):201, 2004

Fischer GO: The commonest causes of symptomatic vulvar disease: a dermatologist's perspective. Australas J Dermatol 37(1):12, 1996

Fisher AA: Allergic reaction to feminine hygiene sprays. Arch Dermatol 108(6):801, 1973

Food and Drug Administration: Tacrolimus (marketed as Protopic Ointment) Information, 2010. Available at: http://www.fda.gov/Drugs/DrugSafety/PostmarketDrugSafetyInformationforPatientsandProviders/ucm107845.htm. Accessed July 25, 2014

Frieling U, Bonsmann G, Schwarz T, et al: Treatment of severe lichen planus with mycophenolate mofetil. J Am Acad Dermatol 49:1063, 2003

Funaro D: A double-blind, randomized prospective study evaluating topical clobetasol propionate 0.05% versus topical tacrolimus 0.1% in patients with vulvar lichen sclerosus. J Am Acad Dermatol 71(1):84, 2014

Gelfand JMStern RS, Nijsten T: The prevalence of psoriasis in African Americans: results from a population-based study. J Am Acad Dermatol 52(1):23, 2005

Gener G, Canoui-Poitrine F, Revuz JE, et al: Combination therapy with clindamycin and rifampicin for hidradenitis suppurativa: a series of 116 consecutive patients. Dermatology 219(2):148, 2009

Goldstein AT, Burrows LJ: Surgical treatment of clitoral phimosis caused by lichen sclerosus. Am J Obstet Gynecol 196(2):126.e1, 2007

Goldstein AT, Creasey A, Pfau R, et al: A double-blind, randomized controlled trial of clobetasol versus pimecrolimus in patients with vulvar lichen sclerosus. J Am Acad Dermatol 64(6):e99, 2011

Goldstein AT, Metz A: Vulvar lichen planus. Clin Obstet Gynecol 48(4):818, 2005

Griffiths CE, Clark CM, Chalmers RJ, et al: A systematic review of treatments for severe psoriasis. Health Technol Assess 4(40):1, 2000

Grimes PE: New insights and new therapies in vitiligo. JAMA 293(6):730, 2005

Gunter J: Vulvodynia: new thoughts on a devastating condition. Obstet Gynecol Surv 62(12):812, 2007

Haefner HK, Collins ME, Davis GD, et al: The vulvodynia guideline. J Low Genit Tract Dis 9(1):40, 2005

Harlow BL, Kunitz CG, Nguyen RH, et al: Prevalence of symptoms consistent with a diagnosis of vulvodynia: population-based estimates from 2 geographic regions. Am J Obstet Gynecol 210(1):40.e1, 2014

Harlow BL, Stewart EG: A population-based assessment of chronic unexplained vulvar pain: have we underestimated the prevalence of vulvodynia? J Am Med Womens Assoc 58(2):82, 2003

Heller D: Pigmented vulvar lesions—a pathology review of lesions that are not melanoma. J Low Genit Tract Dis 17(3):320, 2013

Heller DS, Bean S: Lesions of the Bartholin gland: a review. J Low Genit Tract Dis 18(4):351, 2014

Hengge UR, Krause W, Hofmann H, et al: Multicentre, phase II trial on the safety and efficacy of topical tacrolimus ointment for the treatment of lichen sclerosus. Br J Dermatol 155(5):1021, 2006

Herbst AL, Ulfelder H, Poskanzer DC: Adenocarcinoma of the vagina. Association of maternal stilbestrol therapy with tumor appearance in young women. N Engl J Med 284(15):878, 1971

Hermanns-Le T, Scheen A, Pierard GE: Acanthosis nigricans associated with insulin resistance: pathophysiology and management. Am J Clin Dermatol 5(3):199, 2004

Hersle K, Mobacken H, Sloberg K, et al: Severe oral lichen planus: treatment with an aromatic retinoid (etretinate). Br J Dermatol 106(1):77, 1982

Hillemanns P, Untch M, Prove F, et al: Photodynamic therapy of vulvar lichen sclerosus with 5-aminolevulinic acid. Obstet Gynecol 93(1):71, 1999

International Society for the Study of Vulvovaginal Disease: 2014 Bibliography current ISSVD terminology. 2014. Available at: http://issvd.org/wordpress/wp-content/uploads/2014/02/2014-BIBLIOGRAPHY-CURRENT-ISSVD-TERMINOLOGYrev.pdf. Accessed July 26, 2014

Janniger CK, Schwartz RA, Szepietowski JC, et al: Intertrigo and common secondary skin infections. Am Fam Physician 72(5):833, 2005

Jemec GB, Wendelboe P: Topical clindamycin versus systemic tetracycline in the treatment of hidradenitis suppurativa. J Am Acad Dermatol 39(6):971, 1998

Kahana M, Levy A, Schewach-Millet M, et al: Appearance of lupus erythematosus in a patient with lichen sclerosus et atrophicus of the elbows. J Am Acad Dermatol 12(1 Pt 1):127, 1985

Kaufman RH, Faro S, Brown D: Benign Diseases of the Vulva and Vagina, 5th ed. Philadelphia, Mosby, 2005

Kaufman RH, Gardner HL, Brown D Jr, et al: Vulvar dystrophies: an evaluation. Am J Obstet Gynecol 120(3):363, 1974

Kennedy CM, Nygaard IE, Saftlas A, et al: Vulvar disease: a pelvic floor pain disorder? Am J Obstet Gynecol 192:1829, 2005

Kessous R, Aricha-Tamir B, Sheizaf B, et al: Clinical and microbiological characteristics of Bartholin gland abscesses. Obstet Gynecol 122(4):794, 2013

Kligman AM, Grove GL, Hirose R, et al: Topical tretinoin for photoaged skin. J Am Acad Dermatol 15(4 Pt 2):836, 1986a

Kligman LH: Effects of all-trans-retinoic acid on the dermis of hairless mice. J Am Acad Dermatol 15(4 Pt 2):779, 1986b

Ko CJ: Keratoacanthoma: facts and controversies. Clin Dermatol 28(3):254, 2010

Kunstfeld R, Kirnbauer R, Stingl G, et al: Successful treatment of vulvar lichen sclerosus with topical tacrolimus. Arch Dermatol 139(7):850, 2003

Landry T, Bergeron S, Dupuis MJ, et al: The treatment of provoked vestibulodynia. Clin J Pain 24:155, 2008

Lavy RJ, Hynan LS, Haley RW: Prevalence of vulvar pain in an urban, minority population. J Reprod Med 52:59, 2007

Leung KM, Margolis RU, Chan SO: Expression of phosphacan and neurocan during early development of mouse retinofugal pathway. Brain Res Dev Brain Res 152(1):1, 2004

Levy L, Zeichner JA: Dermatologic manifestation of diabetes. J Diabetes 4(1):68, 2012

Lundqvist EN, Wahlin YB, Hofer PA: Methotrexate supplemented with steroid ointments for the treatment of severe erosive lichen ruber. Acta Derm Venereol 82:63, 2002

Lynch PJ: Lichen simplex chronicus (atopic/neurodermatitis) of the anogenital region. Dermatol Ther 17(1):8, 2004

Lynch PJ: Vulvodynia as a somatoform disorder. J Reprod Med 53:390, 2008

Lynch PJ, Moyal-Barracco M, Bogliatto F, et al: 2006 ISSVD classification of vulvar dermatoses: pathological subsets and their clinical correlates. J Reprod Med 52:3, 2007

Lynch PJ, Moyal-Barracco M, Scurry J, et al: 2011 ISSVD terminology and classification of vulvar dermatological disorders: an approach to clinical diagnosis. J Reprod Med 16(4):339, 2012

Mandal D, Nunns D, Byrne M, et al: Guidelines for the management of vulvodynia. Br J Dermatol 162(6):1180, 2010

Mann MS, Kaufman RH: Erosive lichen planus of the vulva. Clin Obstet Gynecol 34(3):605, 1991

Margesson LJ: Contact dermatitis of the vulva. Dermatol Ther 17(1):20, 2004

Marren P, Wojnarowska F, Powell S: Allergic contact dermatitis and vulvar dermatoses. Br J Dermatol 126(1):52, 1992

Mattila A, Miettinen A, Heinonen PK: Microbiology of Bartholin's duct abscess. Infect Dis Obstet Gynecol 1(6):265, 1994

Mazdisnian F, Degregorio F, Mazdisnian F, et al: Intralesional injection of triamcinolone in the treatment of lichen sclerosus. J Reprod Med 44(4):332, 1999

Mirowski GW, Edwards L: Diagnostic and therapeutic procedures. In Edwards L (ed): Genital Dermatology Atlas. Philadelphia, Lippincott Williams & Wilkins, 2004, p 9

Mistiaen P, Poot E, Hickox S, et al: Preventing and treating intertrigo in the large skin folds of adults: a literature overview. Dermatol Nurs 16(1):43, 2004

Morrison L, Kratochvil FJ III, Gorman A: An open trial of topical tacrolimus for erosive oral lichen planus. J Am Acad Dermatol 47(4):617, 2002

Mortimer PS, Dawber RP, Gales MA, et al: Mediation of hidradenitis suppurativa by androgens. Br Med J (Clin Res Ed) 292(6515):245, 1986

Moyal-Barracco M, Edwards L: Diagnosis and therapy of anogenital lichen planus. Dermatol Ther 17(1):38, 2004a

Moyal-Barracco M, Lynch PJ: 2003 ISSVD terminology and classification of vulvodynia: a historical perspective. J Reprod Med 49(10):772, 2004b

Munday PE: Response to treatment in dysaesthetic vulvodynia. J Obstet Gynaecol 21(6):610, 2001

Murina F, Tassan P, Roberti P, et al: Treatment of vulvar vestibulitis with submucous infiltrations of methylprednisolone and lidocaine. An alternative approach. J Reprod Med 46(8):713, 2001

Neill SM, Lewis FM, Tatnall FM, et al: British Association of Dermatologists' guidelines for the management of lichen sclerosus 2010. Br J Dermatol 163(4):672, 2010

Nielsen GP, Rosenberg AE, Koerner FC, et al: Smooth-muscle tumors of the vulva. A clinicopathological study of 25 cases and review of the literature. Am J Surg Pathol 20(7):779, 1996

Pelisse M: The vulvo-vaginal-gingival syndrome. A new form of erosive lichen planus. Int J Dermatol 28(6):381, 1989

Poskitt L, Wojnarowska F: Lichen sclerosus as a cutaneous manifestation of thyroid disease. J Am Acad Dermatol 28(4):665, 1993

Powell J, Wojnarowska F: Childhood vulvar lichen sclerosus: an increasingly common problem. J Am Acad Dermatol 44(5):803, 2001

Reed BD, Crawford S, Couper M, et al: Pain at the vulvar vestibule: a web-based survey. J Low Genit Tract Dis 8:48, 2004

Reed BD, Haefner HK, Sen A, et al: Vulvodynia incidence and remission rates among adult women. Obstet Gynecol 112:231, 2008

Reed BD, Harlow SD, Sen A, et al: Relationship between vulvodynia and chronic comorbid pain conditions. Obstet Gynecol 120(1):145, 2012

Reed BD, Legocki LJ, Plegue MA, et al: Factors associated with vulvodynia incidence. Obstet Gynecol 123(2 Pt 1):225, 2014

Rhode JM, Burke WM, Cederna PS, et al: Outcomes of surgical management of stage III vulvar hidradenitis suppurativa. J Reprod Med 53:420, 2008

Rogers RS III: Complex aphthosis. Adv Exp Med Biol 528:311, 2003

Rogers RS III: Recurrent aphthous stomatitis: clinical characteristics and associated systemic disorders. Semin Cutan Med Surg 16(4):278, 1997

Romo A, Benavides S: Treatment options in insulin resistance obesity-related acanthosis nigricans. Ann Pharmacother 42(7):1090, 2008

Rouzier R, Haddad B, Deyrolle C, et al: Perineoplasty for the treatment of introital stenosis related to vulvar lichen sclerosus. Am J Obstet Gynecol 186(1):49, 2002

Saraiya A, Al-Shoha A, Brodell RT: Hyperinsulinemia associated with acanthosis nigricans, finger pebbles, acrochordons, and the sign of Leser-Trélat. Endocr Pract 19(3):522, 2013

Savage JA, Maize JC Sr: Keratoacanthoma clinical behavior: a systematic review. Am J Dermatopathol 36(5):422, 2014

Scurry JP, Vanin K: Vulvar squamous cell carcinoma and lichen sclerosus. Australas J Dermatol 38(Suppl 1): 2, 1997

Sideri M, Origoni M, Spinaci L, et al: Topical testosterone in the treatment of vulvar lichen sclerosus. Int J Gynaecol Obstet 46(1):53, 1994

Sides C, Trinidad MC, Heitlinger L, et al: Crohn disease and the gynecologic patient. Obstet Gynecol Surv 68(1):51, 2013

Smith CH, Anstey AV, Barker JN, et al: British Association of Dermatologists' guideline for biologic interventions for psoriasis 2009. Br J Dermatol 161(5):987, 2009

Smith CH, Barker JN: Psoriasis and its management. BMJ 333(7564):380, 2006

Sobel JD, Reichman O: Diagnosis and treatment of desquamative inflammatory vaginitis. Am J Obstet Gynecol 117(4):850, 2011

Spergel JM, Paller AS: Atopic dermatitis and the atopic march. J Allergy Clin Immunol 112(Suppl 6):S118, 2003

Stockdale CK, Lawson HW: 2013 Vulvodynia Guideline update. J Low Genit Tract Dis 18(2):93, 2014

Tanaka K, Mikamo H, Ninomiya M, et al: Microbiology of Bartholin's gland abscess in Japan. J Clin Microbiol 43(8):4258, 2005

Torgerson RR, Marnach ML, Bruce AJ, et al: Oral and vulvar changes in pregnancy. Clin Dermatol 24(2):122, 2006

Traas MA, Bekkers RL, Dony JM, et al: Surgical treatment for the vulvar vestibulitis syndrome. Obstet Gynecol 107(2 Pt 1):256, 2006

Varani J, Nickoloff BJ, Dixit VM, et al: All-trans retinoic acid stimulates growth of adult human keratinocytes cultured in growth factor-deficient medium, inhibits production of thrombospondin and fibronectin, and reduces adhesion. J Invest Dermatol 93(4):449, 1989

Virgili A, Bacilieri S, Corazza M: Evaluation of contact sensitization in vulvar lichen simplex chronicus. A proposal for a battery of selected allergens. J Reprod Med 48(1):33, 2003

Virgili A, Corazza M, Bianchi A, et al: Open study of topical 0.025% tretinoin in the treatment of vulvar lichen sclerosus. One year of therapy. J Reprod Med 40(9):614, 1995

Visco AG, Del Priore G: Postmenopausal Bartholin gland enlargement: a hospital-based cancer risk assessment. Obstet Gynecol 87(2):286, 1996

Vrijman C, Kroon MW, Limpens J, et al: The prevalence of thyroid disease in patients with vitiligo: a systematic review. Br J Dermatol 167(6):1224, 2012

Wallace HJ: Lichen sclerosus et atrophicus. Trans St Johns Hosp Dermatol Soc 57(1):9, 1971

Zellis S, Pincus SH: Treatment of vulvar dermatoses. Semin Dermatol 15(1): 71, 1996

Zhang XJ, Chen JJ, Liu JB: The genetic concept of vitiligo. J Dermatol Sci 39(3): 137, 2005

Zolnoun DA, Hartmann KE, Steege JF: Overnight 5% lidocaine ointment for treatment of vulvar vestibulitis. Obstet Gynecol 102(1):84, 2003

# 第五章

# 避孕和绝育

现在越来越多的有效方法可用来进行生育调控。任何一种方法都有可能有一定的副作用或潜在的风险，但与因妊娠所造成的风险相比，避孕所面临的风险要低得多（表5-1）。在美国有将近一半的妊娠是非意愿的（Finer，2014），从保护女性的角度上来说，避孕方法的可获得性是最重要的。此外，非意愿妊娠中一半是采取了避孕措施（Henshaw，1998）。这些统计数据让我们重新审视避孕咨询，才能更好地防止意外妊娠（美国妇产科医师协会，2011，Steriner，2006）。

现在根据避孕方法的有效性进行分级。顶级或一级方法是最有效且方便使用的避孕方法（图5-1）。这些方法对使用者来说非常简单好用，第一年每百名妇女使用的妊娠数低于2人（表5-2）。正如预期的那样，这些一级方法从开始使用所提供的避孕作用时间最长，且需要回访的次数最少。顶级避孕方法包括宫内避孕装置、避孕植入物，还有各种男性和女性绝育术。通过增加顶级方法的使用，可以更好地减少意外怀孕。因此，通过对所有避孕方法提供咨询，对于一些顶级方法特别是宫内避孕的常见误解也就可以消除了。

二级方法包括全身使用的激素避孕药，剂型包括口服药片、肌注注射针剂、透皮贴剂或阴道环。总的来说，在使用的第一年，预期失败率每百名妇女3～9例妊娠。失败率高的原因可能与没能在合适的间隔周期内再次用药有关。而二级方法的自动提醒系统已多次被证明效果有限（Halpern，2013）。

三级方法包括男用和女用的屏障避孕法以及易受孕期知晓法（如周期珠子）。它们的预期失败率是使用第一年每百名妇女10～20例妊娠，如果坚持正确使用有效性会提高。

四级方法包括杀精剂，它的失败率高，使用第一年每百名妇女21～30例妊娠。因为体外射精的不可预测性，有人认为它应该属于其他的避孕方法（Doherty，2009）。

## 一、医学合格标准

世界卫生组织（World Health Organization，WHO）（2010年）为具有各种健康状态的妇女使用所有高效可逆避孕方法提供了以证据为基础的指南。这些指南可在不同的国家根据本国特殊情况进行修改，以便更好地为本国妇女做好个体化服务。疾病预防控制中心（the Centers for Disease Control and Prevention，CDC）（2010，2011）发表了美国避孕药具使用的"美国医学合格标准（United Stats Medical Eligibility Criteria，US MEC）"。在CDC网站（http：//www.cdc.gov/reproductivehealth/UnintendedPregnancy/USMEC.htm）可以获得US MEC指南并定期更新。在US MEC中，根据避孕方法的类似点，将其分为6组：口服避孕药（combination oral contraceptive，COC），单方孕激素避孕药（progestin-only pill，POP），长效醋酸甲羟孕

**表 5-1　按年龄组别划分的每 10 万名育龄妇女中与生育相关或避孕方法相关的死亡人数**

| 方法 | 15 ～ 24 岁 | 25 ～ 34 岁 | 35 ～ 44 岁 |
|---|---|---|---|
| 妊娠 | 5.1 | 5.5 | 13.4 |
| 流产 | 2.0 | 1.8 | 13.4 |
| 宫内节育器 | 0.2 | 0.2 | 0.4 |
| 周期，体外排精 | 1.3 | 1.0 | 1.3 |
| 屏障避孕法 | 1.0 | 1.3 | 2.0 |
| 杀精剂 | 1.8 | 1.7 | 2.1 |
| 口服避孕药 | 1.1 | 1.5 | 1.4 |
| 埋植剂 / 注射剂 | 0.4 | 0.6 | 0.5 |
| 输卵管绝育术 | 1.2 | 1.1 | 1.2 |
| 输精管结扎术 | 0.1 | 0.1 | 0.1 |

Data from Harlap S，Kost K，Forrest JD：Preventing pregnancy，protecting health：a new look at birth control choices in the US. New York，The Alan Guttmacher Institute，1991.

| 类型 | 方法举例 | 每百名妇女年妊娠率 |
|------|----------|---------------------|

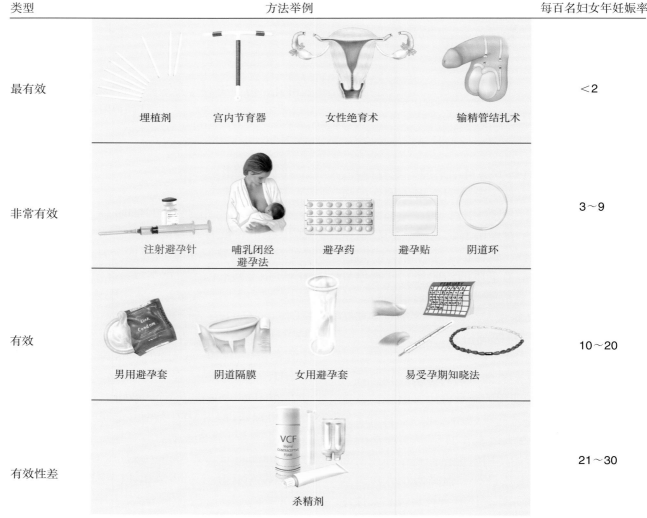

| | | |
|------|----------|------|
| 最有效 | 埋植剂　宫内节育器　女性绝育术　输精管结扎术 | <2 |
| 非常有效 | 注射避孕针　哺乳闭经避孕法　避孕药　避孕贴　阴道环 | 3～9 |
| 有效 | 男用避孕套　阴道隔膜　女用避孕套　易受孕期知晓法 | 10～20 |
| 有效性差 | 杀精剂 | 21～30 |

图 5-1　避孕有效性表（Adapted with permission from World Health Organization，Johns Hopkins Bloomberg School of Public Health（SHSPH）：Family Planning Handbook for Providers. Baltimore and Geneva，2007.）

酮（depot medroxyprogesterone acetate，DMPA），埋植剂，左旋炔诺孕酮宫内装置（levonorgestrel intrauterine device，LNG-IUD）和含铜宫内节育器（copper intrauterine device，Cu-IUD）。针对某种健康状况，每一种避孕方法分为 1～4 级，数字用来描述它在该妇女特定状况下使用的安全性：①使用该种避孕方法没有任何限制；②使用该避孕方法收益高于风险；③使用该避孕方法风险高于收益；④使用该种避孕方法会带来不能接受的健康风险。

■ **1. 哺乳**

US MEC 指南指出，哺乳是一种特殊状况。20% 母乳喂养的妇女在产后 3 个月恢复排卵。排卵通常发生在月经恢复前，因此这些妇女就有意外妊娠的风险。间断母乳喂养的妇女，一旦停止母乳喂养就应该开始采取有效的避孕方法。此外，如无生育计划，妇女在第一次月经后就应该采取避孕措施是非常重要的。

在可获得的方式中，含铜宫内节育器是母乳喂养妇女的 1 或 2 级避孕方式（表 5-3）。在咨询中，应告知妇女，释放依托孕烯的皮埋剂（nexplanon）或 LNG-IUS 对母乳喂养的影响尚不清楚，但大多研究显示没有不良相关性（Gurcheff，2011）。单方孕激素口服避孕药对哺乳的影响非常小，因此，完全母乳喂养 6 个月以上的妇女更喜欢使用该类避孕药。根据美国儿科协会及美国妇产科医师协会（2012）的建议，无论是否母乳喂养，产妇在出院时就可以开始使用 POPs 和 DMPA。针对完全母乳喂养者，依托孕烯皮

表 5-2 美国妇女使用的避孕方法及第一年避孕失败率

| 方法[a] | 完美使用 | 经典使用 |
|---|---|---|
| **顶级方法：最有效** | | |
| 宫内节育器 | | |
|   左旋炔诺孕酮缓释系统 | 0.2 | 0.2 |
|   T 型铜 380A | 0.6 | 0.8 |
| 左旋炔诺孕酮埋植剂 | 0.05 | 0.05 |
| 女性绝育术 | 0.5 | 0.5 |
| 男性绝育术 | 0.1 | 0.15 |
| **二级方法：非常有效** | | |
| 复方避孕药 | 0.3 | 9 |
| 阴道环 | 0.3 | 9 |
| 皮贴剂 | 0.3 | 9 |
| DMPA | 0.2 | 6 |
| 单方孕激素避孕药 | 0.3 | 9 |
| **三级方法：有效** | | |
| 避孕套 | | |
|   男用 | 2 | 18 |
|   女用 | 5 | 21 |
| 带杀精剂的阴道隔膜 | 6 | 12 |
| 易受孕期知晓法 | | 24 |
|   标准日期计算法 | 5 | |
|   两日法 | 4 | |
|   排卵法 | 3 | |
|   体温避孕法 | 0.4 | |
| **四级方法：效果最差** | | |
| 杀精剂 | 18 | 28 |
| 海绵 | | |
|   经产妇 | 20 | 24 |
|   未产妇 | 9 | 12 |
| **非 WHO 分类** | | |
| 体外排精 | 4 | 22 |
| 未避孕 | 85 | 85 |

[a] 方法按疗效分级
DMPA= 长效醋酸甲羟孕酮；WHO= 世界卫生组织。
Data from Trussell J：Contraceptive efficacy. In Hatcher RA，Trussell J，Nelson AL，et al（eds）：Contraceptive Technology，20th ed. New York，Ardent Media，2011，p 791.

埋剂的植入时间可以推迟到产后 4 周，而非母乳喂养者任何时候均可植入。如果母乳喂养良好，并对婴儿的营养状况进行了监测，复方激素避孕药可以在产后 6 周开始使用。CDC（2011）修订了美国 MEC 关于在产褥期使用复合激素避孕药的指南，因为在这几周内静脉血栓栓塞（VTE）的风险更高。

母乳喂养的妇女使用激素类避孕药物是基于理论和生物学上的合理性，但可能性未经证实，即全身孕激素可能会干扰最初的母乳产生。但重要的是，激素类避孕药物并不影响母乳的质量。微量的激素可分泌入母乳，但尚无对婴儿不良影响的报道。在两篇综述中，作者指出缺乏证据支持激素避孕对哺乳的负面影响（Tepper，2015；Truitt，2003）；所有研究的质量都很差，需要进行随机试验。

### ■ 2. 青春期和围绝经期

在生殖谱两端的女性，都有着独特的避孕需求，将在第 14 章和 21 章详述。从 19 世纪中期开始，青春期女孩初潮年龄提前。所以，性生殖生理功能需求的建立要比能意识到性行为后果的社会心理的建立要早许多年。过早的性发育可能会导致经常的自发的性接触，而她们对妊娠和性传播疾病所带来的风险却知之甚少（Sulak，1993）。值得重视的是青少年发生非意愿妊娠的比例高达 85%（Finer，2014）。因此，有效的避孕咨询最好是在发生性行为之前提供。在大多数州，未成年人有明确的法律权利获得避孕服务；在一些地区，公立诊所会给她们发放免费的避孕用具（Guttmacher Institute，2014）。另外，发放避孕用具时并不需要进行盆腔检查或宫颈癌筛查。

在围绝经期，排卵变得不规律且生育力下降。但是大于 40 岁的女性仍可以妊娠，而其中近一半的妊娠是非意愿性的（Finer，2011）。重要的是高龄妊娠会增加妊娠相关疾病的发病率及死亡率。这个年龄组的妇女也会因合并一些内科疾病，而不能使用某种避孕方式。最后，该年龄段的妇女可能会出现围绝经期症状，激素避孕可能对此有所改善。

## 二、顶级避孕方法

### ■ 1. 宫内避孕方法

过去由于对法律责任的恐惧和担忧导致这种方法几乎被废弃。但近几年宫内避孕方法（IUC）再次受到欢迎，IUC 的使用从 2002 年的 2% 上升到 2008 年的 10%（图 5-2）（Mosher，2010）。不过，与全球 14% 的 IUC 使用率相比，尤其是与中国（40%）和北欧（11%）相比（联合国，2013 年），这一比例显得低得多。

在美国使用 IUC 的障碍包括：费用，政策，提供者不提供或不鼓励使用这种避孕方法。为了降低

表 5-3　母乳喂养期不同避孕方法使用的医学标准

| 方法[a] | 分级 | 注释 |
|---|---|---|
| **CHCs[b]** | | |
| 母乳喂养 | | 证据有限。基于理论考虑的指南 |
| 　产后 < 1 个月 | 3 | |
| 　产后 > 1 个月 | 2 | |
| 非母乳喂养 | | 理论上关注血栓风险。产后 3 周凝血和纤溶基本恢复正常 |
| 　产后 < 21 天 | 4 | |
| 　产后 21 ~ 42 天，有风险[c] | 3 | |
| 　产后 21 ~ 42 天，无风险 | 2 | |
| 　产后 > 42 天 | 1 | |
| **DMPA，POPs，皮下埋植剂** | | |
| 母乳喂养 | | 理论上认为早期使用可能会减少母乳产量，没有证据支持。研究有限 |
| 　产后 < 1 个月 | 2 | |
| 　产后 > 1 个月 | 1 | |
| 非母乳喂养 | 1 | 有限的证据表明没有副作用 |
| **LNG-IUS** | | |
| 母乳或非母乳喂养 | | 理论上降低母乳产量的风险。最低限度的证据 |
| 　产后 < 10 分钟 | 2 | |
| 　产后 10 分钟到 ≤ 4 周 | 2 | |
| 　产后 ≥ 4 周 | 1 | IUD 置入加重病情 |
| 　产褥期败血症 | 4 | |
| **Cu-IUD** | | |
| 　母乳或非母乳喂养 | | 产后 10 分钟内放置 IUD 与产后 72 小时放置 IUD 相比，脱落率较低。放置时间超过产后 72 小时没有可以比较的数据 |
| 　产后 < 10 分钟 | 1 | |
| 　产后 10 分钟到 ≤ 4 周 | 2 | 剖宫产胎盘娩出后放置比阴道分娩后放置的脱落率低 |
| 　产后 ≥ 4 周 | 1 | 未增加感染或穿孔的风险。 |
| 　　产褥期败血症 | 4 | IUD 置入加重病情 |

[a] 时间指产后时间
[b] 复方激素避孕药（CHC）包括口服避孕药，阴道环和皮贴剂。
[c] 增加分类分数的危险因素包括：年龄 ≥ 35 岁，分娩时输血，体重指数 ≥ 30，产后出血，剖宫产后，吸烟和先兆子痫。
C-section= 剖宫产；Cu-IUD= 含铜宫内节育器；DMPA= 长效醋酸甲羟孕酮；LNG-IUS= 释放左旋炔诺孕酮宫内节育系统；POPs= 单纯孕激素口服避孕药；pp= 产后。
Adapted with permission from Centers for Disease Control and Prevention，2010，2011.

高的意外妊娠的比例，美国妇产科医师协会（2013）鼓励所有合适的人使用长效可逆避孕法（long-acting reversible contraceptives，LARC），包括青少年。尽管初次费用高，但 IUC 超长有效的使用期与其他避孕方法相比，其成本效益更具有竞争性。

### （1）左旋炔诺孕酮宫内缓释系统

美国食品药品监督管理局（FDA）批准的三种释放左旋炔诺孕酮的宫内避孕药具是曼月乐（mirena）、skyla 和 liletta。这种装置是一个聚乙烯的"T"型结构，其长臂包裹着含左旋炔诺孕酮和聚二甲硅氧烷的套圈（图 5-3）。这个套圈有一层可透膜，可持续调节激素释放率。目前建议 mirena 放置后可使用 5 年，但也有证据支持使用 7 年（Thonneau，2008）。liletta 和 skyla 获批的使用期为 3 年。除了孕激素剂量低外，skyla 的体型也稍小一些。曼月乐和 liletta 的长度为 32 mm，宽度为 32 mm，而 skyla 相应的长宽是 28 mm。

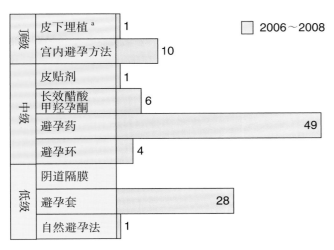

图 5-2 2006～2008 年美国按方法和有效性分列的避孕方法使用率（Data from Mosher WD，Jones J：Use of contraception in the United States：1982-2008，Vital Health Stat 23，29：1，2010）

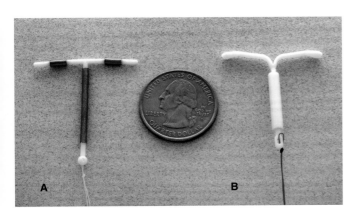

图 5-3 宫内节育器：含铜 ParaGard T 380A（**A**）和释放左旋炔诺孕酮的曼月乐（**B**）

LNG-IUS 通过很多孕激素的作用机制来预防妊娠。孕激素使子宫内膜萎缩；宫颈黏液变得黏稠而阻止精子进入子宫；减少输卵管蠕动从而防止卵子和精子的结合。此外孕激素也偶有抑制排卵（Nilsson，1984）。

表 5-4 所示为厂家列出的 LNG-IUS 的使用禁忌证。因为孕激素的作用减少了输卵管的运动，所以既往有异位妊娠史的妇女再次发生异位妊娠的风险增高。患子宫肌瘤的女性，如果子宫腔形态失常，在放置 LNG-IUC 时可能会有困难。在 Zapata 等的荟萃分析中（2010），合并子宫肌瘤妇女的避孕环脱落率在 10% 左右。他们也发现只要宫内节育器在宫内，多数使用者的月经量是减少的。

### 表 5-4　生产商提供的宫内节育器使用禁忌证

**ParaGard T 380**

妊娠或可疑妊娠

子宫异常导致宫腔形态异常

急性 PID，或现有的症状提示有发生盆腔炎性疾病的高危情况

在近 3 个月内发生过产后子宫内膜炎或流产后子宫内膜炎

已知或怀疑有子宫或宫颈恶性肿瘤

原因不明的生殖道出血

化脓性宫颈炎

肝豆状核变性

对 ParaGard 中的任何成分过敏

曾放置 IUD 并且未取出者

**曼月乐，liletta 和 skyla**

妊娠或可疑妊娠

子宫异常导致宫腔形态异常

用于事后避孕

急性 PID 或病史，除非是之后发生过宫内妊娠者

在最近的 3 个月中发生过产后子宫内膜炎或流产后子宫内膜炎

已知或怀疑有子宫或宫颈恶性肿瘤

原因不明的生殖道出血

未治疗的急性宫颈炎或阴道炎或其他下生殖道感染

急性肝病或肝肿瘤（良性或恶性）

容易发生盆腔感染的易感者

对宫内装置中的任何成分过敏者

已知或可疑的乳腺癌或其他孕激素敏感的肿瘤

IUD = 宫内节育器，PID = 盆腔炎
Data from Bayer HealthCare，2014；Teva Women's Health，2013.

#### （2）T 铜 380A 宫内节育器

商品名 paraGard，该装置包括一个缠绕着 314 mm² 优质铜丝的纵臂，两个横臂均有一个 33 mm² 的铜圈，总的铜面积是 380 mm²。如图 5-3 所示，两个横臂从纵臂的根部伸出。Cu-T380A 建议的使用时间是 10 年，不过有研究显示它预防妊娠的时间可以持续到 20 年（Bahamondes，2005）。

含铜器可导致子宫局部强烈的炎症反应、激活溶酶体和其他炎性反应，而这些反应具有杀精作用（Alvarez，1988；Ortiz，1987）。但在罕见的情况下即使发生了受精，同样的炎症反应也会直接作用在囊胚。最后子宫内膜的改变不利于受精卵着床。

#### （3）咨询

**感染**。随着近代 IUC 的再兴起，很多的技术改进也使得此方法更加安全有效。但 IUC 仍存在一些

不良反应和使用误区。

首先是担心年轻妇女和低产妇女使用 IUD 发生的相关感染而改进的装置设计大大减轻了这些担忧。此外，很多设计良好的研究显示性交和性传播疾病是感染的重要危险因素。

在目前的 IUD 中，放置通常不增加盆腔感染的风险。没有证据表明女性在放置 IUD 时预防性抗生素对 STD 风险低的妇女是必要的（美国妇产科医师协会，2014；Walsh，1998）。在 IUD 置入后 20 天内发生感染的风险低于 1%，大多数可能伴有未被发现的宫颈感染。因此，在 IUD 放置前及术中还要对下生殖道 STD 风险高的妇女进行筛查（CDC，2015；Faúndes 1998；Grimes，2000）。另外，少部分盆腔感染被认为是由于插入时由宫内正常菌群的污染造成的。因此，在 IUD 插入后的几周内，治疗盆腔感染的抗生素应选择广谱抗生素，以充分覆盖所有这些微生物。

长期放置 IUC 并不增加 STD 低风险的妇女盆腔感染的发生率。实际上，盆腔感染的发生率在长期使用 IUC 者和服用口服避孕药者是相同的。在放置 45～60 天后发生的任何盆腔感染被认为是性传播性的，按照第 3 章所述进行适当的治疗。对于发生了 IUD 相关的感染，通常会取出节育器，但推荐理由并不充分。如果仍打算继续放置，就需要再次进行缜密的临床评估（疾病控制和预防中心，2015）。当发生了输卵管卵巢脓肿时，应在肠外抗生素治疗后立即取出 IUD。

如果在妇女的下生殖道发现了放线菌应特别关注，通常见于宫颈刮片的细胞学报告。Fiorino（1996）发现 IUD 使用者宫颈刮片中放线菌的检出率为 7%，而无 IUD 者的检出率仅 1%。有症状的盆腔放线菌病是罕见的，可以是无痛的，但病情严重。

目前，细胞学标本中偶然发现放线菌而无症状其实是没有明确意义的。美国妇产科医师协会（2013b）回顾了一些治疗选择包括：期待治疗，延长抗生素治疗疗程，宫内节育器取出，或是抗生素应用的同时取出 IUD。对于有症状的感染，IUD 必须取出，并强化抗生素的治疗。放线菌对覆盖革兰氏阳性的抗生素敏感，特别是青霉素。

**低生育和青少年** 过去因为担心盆腔感染和降低生育力，所以未产妇不是 IUD 的适应人群。现在的研究显示盆腔感染率与之前讨论的没有差别（Lee，1998；计划生育协会，2010）。此外，未产妇的脱落率与多产妇相似。未产妇因疼痛或出血而要求取环的比例高，但总的来说这个人群对于 IUC 的满意度高，

特别是在使用的第一年后，续用率达到 75%～90%。现在修改过的 IUC 使用说明对于生育情况是没有限制的。此外，同样适合青少年，可以使用 IUD 为 IUC（美国妇产科医师协会，2014a）。咨询内容包括清楚地告知围术期可能出现的痉挛性下腹痛及不适感。

**人类获得性免疫缺陷病毒（HIV）——感染妇女** HIV 感染的妇女也适合使用宫内节育器。在该人群中，使用任何类型的 IUD，都不会引起相关并发症的发生率升高。此外，这些 IUDs 似乎不会对病毒脱落或抗反转录病毒治疗效果产生不利影响（美国妇产科医师协会，2012a）。

**流产后和产后 IUD 放置** 流产或分娩后是提高避孕措施成功落实的理想时机。早中孕期人工或自然流产妇女，可以在刮宫后立即放置 IUD。

放置技术取决于子宫的大小。妊娠前 3 个月的妊娠物排空后，宫腔深度很少超过 12 cm。这种情况下，可以使用产品包装提供的推送器放置 IUD。如果宫腔较大，应该在超声引导下用避孕环钳将 IUD 置入。人工流产后立即放置 IUD 的妇女发生重复性人工流产的机会仅是未放置者的三分之一（Goodman，2008；Heikinheimo，2008）。可能如预期所料，人工流产或自然流产后立即放置 IUC，发生脱落的风险略有升高，不过它预防意外妊娠的优势似乎更胜一筹（Bednarek，2011；Fox，2011；Okusanya，2014）。

也有研究探讨了足月或近足月分娩后立即放置 IUD。徒手放置或是使用器械放置的脱落率相同（Grimes，2010）。和流产后放置相同，分娩后放置 IUD 的半年脱落率高于子宫完全复旧后放置者。在一项研究中显示，前者的脱落率近 25%（Chen，2010）。即便是这种情况，产后立即放置也是有好处的，因为有 40% 的妇女不进行产后的复诊（Ogburn，2005）。最后，美国 MEC 把产后放置 IUD 定为 1 级或 2 级的避孕方法，也就是说假如没有产褥期感染，其优势大于风险（表 5-3）。

尽管有这些发现，许多人还是选择在产后延迟几周置入。在产后 2 周时置入是比较满意的，在 Parkland 系统的计划生育门诊中，置入时间安排在产后 6 周，以确保子宫完全复旧。

**月经改变** IUC 通常会改变月经模式。应告知放置 T Cu 380A 的女性可能会出现痛经和月经量增多。客观上来说，尽管预期会有血红蛋白浓度的下降，但在临床上并不明显（Tepper，2013）。通常可以使用非甾体抗炎药（nonsteroidal anti-inflammatory drug，NSAID），可以减少出血量，甚至减少正常的月经血

量，还能缓解痛经（Grimes，2006）。

使用 LNG-IUS 的妇女，应告知她们在放置后 6 个月内可能出现不规则点滴出血，月经量会减少甚至闭经。具体来说，曼月乐使用者会出现进行性的闭经，据报道有 30% 的女性在放置 2 年后发生了闭经，12 年后达 60%（Ronnerdag，1999）。如第 8 章所述，LNG-IUS 可以减少月经血量，是治疗有些月经过多的有效方法（美国妇产科医师协会，2014e）。同时可改善痛经。

***脱落或穿孔。*** 在 IUD 放置后第一年中，有近 5% 的妇女会发生 IUD 的自然脱落。而最常发生在放置后的第一个月。因此要求妇女定期触摸留在宫颈口外的尾丝。可以坐在椅子的边缘或蹲下，然后用中指伸入阴道触及宫颈。无论放置的是哪一种 IUD，应预约妇女几周后随访，通常是在月经后。在此次随访中，讨论任何副反应并通过尾丝确定 IUD 的位置。有些医师建议为了保证避孕效果，在 IUD 放置后第一个月同时使用屏障避孕。如果之前有过 IUD 脱落的妇女这样做可能更可取一些。

在使用探针或放置 IUD 时可发生子宫穿孔。子宫穿孔可能有临床症状或没有。发生率取决于操作者的技术，估计在千分之一（国际卫生组织，1987）。在某些情况下，一些病例在插入时出现部分穿孔，然后会逐渐移位完全穿过子宫壁。偶有自发性穿孔。

***尾丝。*** 在用窥具检查时，有时无法看到或摸到尾丝。非孕妇女在确诊前应采取其他的避孕方法。尾丝消失的可能性包括：IUD 无迹象脱落，IUD 部分或全部嵌入子宫肌层，妊娠导致子宫增大导致避孕环上移，尾丝暂时性隐藏在宫颈管中。除非患者看到 IUD 脱落，否则不能直接判断 IUD 脱落。

开始可以用一个宫颈内刷子或是类似的器械，轻轻地将尾丝托出宫颈管。如果不成功，下面至少有两个选择。在排除妊娠后，使用器械探查宫腔，如兰德尔石钳（Randall stone forceps）或顶部带钩子的探针。有时用这种方法可以找到尾丝或 IUD。如果仍不成功，此时最好选用阴道超声（transvaginal sonography，TVS）。如第 2 章所述，3 维（3-dimensional，3-D）TVS 成像效果清晰（Moschos，2011）。如果在宫腔或宫壁内都无法找到 IUD，就需要摄腹部 X 线片，无论是否在子宫内，均可以定位。还可以选择宫腔镜。

应根据 IUD 的位置以及是否同时合并宫内妊娠来决定处理方案。首先 IUD 穿透子宫肌层的程度不同，需要根据 IUD 的位置采取不同的取出方法。如果 IUD 主要还是在宫腔内，经典的方法是宫腔镜下

IUD 取出术。假如 IUD 几乎完全穿透子宫肌层，腹腔镜下取出 IUD 会更容易。

IUD 进入腹腔并不常见，惰性 IUD 在子宫外可能有危害。有关于肠穿孔包括大肠和小肠以及肠瘘的报道。一旦腹腔镜发现，这些惰性 IUD 可以在腹腔镜下顺利取出，少数情况通过阴道切开术取出。与惰性 IUD 相反的是异位的含铜 IUD 可导致肠道局部的炎症反应并发生粘连。因此假如粘连致密就需要行开腹手术（Balci，2010）。

对于 IUD 合并妊娠的患者，尽早明确妊娠是非常重要的。怀孕 14 周时，在宫颈口如能看到尾丝，可以直接取出。这样可以减少后续的并发症，如晚期流产、败血症和早产（Alvior，1973）。Tatum 等（1976）报道了带环妊娠的流产率，IUD 留在子宫的流产率为 54%，而尽早取出后的流产率为 25%。最近，以色列 Ganer 等（2009）报道了 1988—2007 年的 292 例带环（含铜 IUD）妊娠的妊娠结局，结果提示取出 IUD 组或不取出 IUD 组的结局是相同的，且与普通产科人群的妊娠结局也是相当的。如表 5-5 所示，一般情况下 IUD 留在子宫的患者结局最差。但是重要的是即便是取出了 IUD，该组的妊娠结局也较普通产科人群差。值得注意的是 Vessey 等（1979）在早些年报道，即便是 IUD 留在子宫里也不增加胎儿的畸形率。在 Ganer 的研究中，不取 IUD 患者的胎儿畸形率高，是取出 IUD 患者的两倍。畸形中，12% 是骨骼畸形。两组胎儿都没有染色体异常。

基于这些发现，如果患者希望继续妊娠，建议在早孕期取出 IUD。但是如果尾丝看不到，进行 IUD 定位和取出可能导致流产。必须权衡 IUD 留于原位和取出的风险。假如尝试取出，可以在 TVS 引导下进行。如果取 IUD 后出现感染的征象，需要抗生素治疗，并立即行清宫术。

***异位妊娠。*** 异位妊娠发生的风险因素在过去几年中已经基本明确。IUC 可以有效预防各种类型的妊娠。具体来说，IUC 的避孕效果能使异位妊娠的绝对数量比未使用避孕措施的妇女减少一半（WHO，1985，1987）。IUC 的作用机制更主要的是防止宫内种植。这样，一旦 IUC 避孕失败，发生异位妊娠的概率更大（Furlong，2002）。

**（4）放置步骤**

美国食品药品监督管理局（Food and Drug Administration，FDA）要求在 IUD 放置前，应发给妇女一个关于副作用和可能风险的手册。放置时机影

**表 5-5　使用含铜宫内节育器受孕的妇女妊娠结局**

| 结局 [a] | IUD 在原位 (n=98) | IUD 被取出 (n=194) | 无 IUD (n=141，191) | P 值 |
|---|---|---|---|---|
| PROM | 10.2 | 7.7 | 5.7 | 0.021 |
| 早产 | 18.4 | 14.4 | 7.3 | < 0.001 |
| 染色体异常 | 7.1 | 4.1 | 0.7 | < 0.001 |
| 胎儿生长受限 | 1.0 | 0.5 | 1.7 | NS |
| 胎膜早剥 | 4.1 | 2.1 | 0.7 | < 0.001 |
| 前置胎盘 | 4.1 | 0.5 | 0.5 | < 0.001 |
| 剖宫产 | 32 | 21 | 13 | < 0.001 |
| 低出生体重 | | | | |
| 　< 2500 g | 11.2 | 13.4 | 6.7 | < 0.001 |
| 　< 1500 g | 5.1 | 3.6 | 1.1 | < 0.001 |
| 围产儿死亡率 | 1.0 | 1.5 | 1.2 | NS |
| 畸形 | 10.2 | 5.7 | 5.1 | < 0.041 |

[a] 结局显示的是百分数
IUD=intrauterine device 宫内节育器；NS=not significant 无显著性；PROM=premature rupture of membranes 胎膜早破。
Data from Ganer H，Levy A，Ohel I et al.Pregnancy outcome in women with an intrauterine contraceptive device. Am J Obstet Gynecol 201：381.e1，2009.

响着放置时的难易度、妊娠率和脱落率。在正常月经周期末期放置时，宫颈通常更软且更容易被扩张，放置更容易，也可以排除妊娠。但时间也不仅仅局限于此，假如妇女明确自己没有怀孕而且也不打算怀孕，就可以在月经的任何时间放置 IUD。产后或流产后直接放置 IUD 也是可行的，详见前文。

术前应行盆腔检查，明确子宫和附件的位置及大小。评估是否存在 IUD 放置禁忌的异常情况。有感染证据时，如黏稠脓性分泌物或明显的阴道炎，在 IUD 置入前应给予合适的治疗。

关于疼痛管理，最有效的镇痛方法尚未确立，通常根据患者和提供者的偏好自行决定。选择包括非甾体抗炎药、局部利多卡因，或宫颈旁阻滞。米索前列醇被认为能促进宫颈软化，减轻宫颈扩张疼痛。然而，关于这些方法很少有研究进行充分评估（Allen，2009）。

在放置 IUD 前，先用消毒液消毒宫颈表面，钳夹宫颈唇部，探针测量宫腔深度。IUD 置入的具体步骤如图 5-4 和图 5-5 所示。在置入过程中，如果对 IUD 的位置有顾虑，可以通过观察或超声检查。如果

没有完全放置在子宫内，则取出之并更换新的。脱落或部分脱落的 IUD 不应该再次放入。

## ■ 2. 孕激素埋植剂

皮下埋入释放孕激素的装置来进行避孕，并可通过持续释放激素使避孕作用持续数年。该装置外表包裹着聚合物以预防纤维化。上市的皮埋剂有数种，在美国只能买到一种。最早的埋植剂是六根的释放左旋炔诺孕酮的硅橡胶棒，叫 Norplant 系统。不过它已经从美国退市。现在制造商设立了一项基金用来确保患者取出该产品。硅酮为基质的植入棒可引起不明确的症状，并在取出后症状逆转。一种新的含两根左旋炔诺孕酮的埋植剂，叫 jadelle，已获得了 FDA 的批准，但尚没有在美国上市或出售（Sivin，2002）。中国埋植剂 II 与 jadelle 在结构和药理学上相似，已在中国生产并在亚洲和非洲的一些国家批准使用（Steiner，2010）。

Nexplanon 是目前美国上市的唯一皮下埋植剂，单根含 68 mg 孕激素—依托孕烯，表面包裹乙烯醋酸乙烯酯的共聚物。nexplanon 已经取代了之前使用的

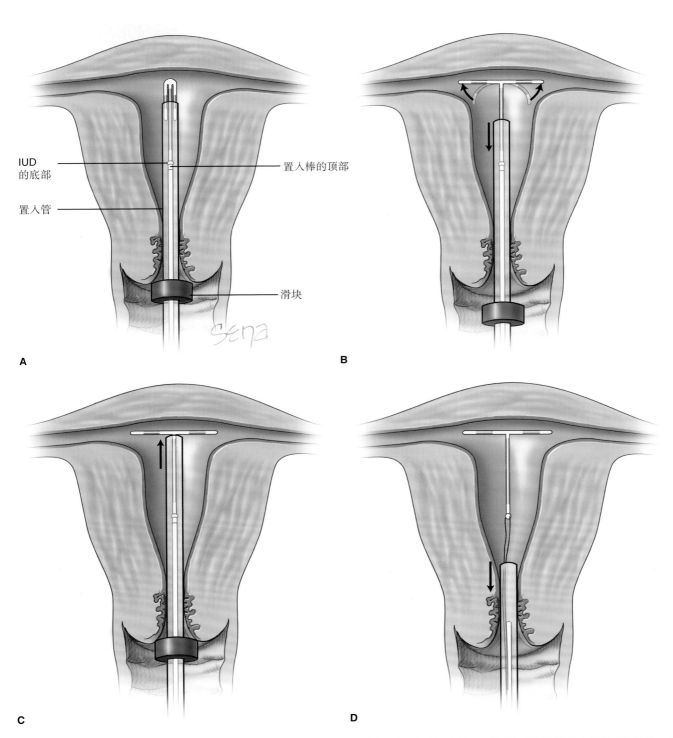

**图 5-4**　ParaGard T 380A 放置。在放置前 5 分钟内将 IUD 收到置入管中。如果时间过长，可塑臂可以保留置入管的"记忆"，并保持向内弯曲。在置入管外的蓝色塑料定位块是用来定位的，IUD 顶端到它的距离就是子宫的深度。IUD 的横臂应和蓝色定位块的水平方向保持在同一水平。**A.** 收好 IUD 后，将置入管放入宫腔。当蓝色定位块接触到了宫颈就停止放入。**B.** 固定置入管内的白色杆，后退置入管不要超过 1 cm，松开 IUD 的横臂。**C.** 将置入管向宫底部上推，直到感到轻微的阻力。**D.** 先后退出白色杆和置入管。结束时仅能在宫颈处看到尾丝。剪断尾丝，保留 3 ～ 4 cm 在阴道内

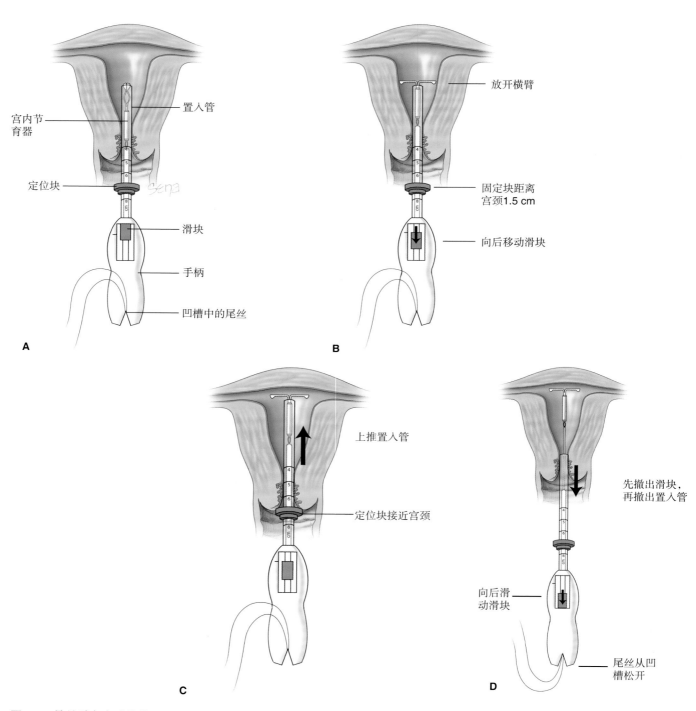

图 5-5 曼月乐宫内系统的置入。首先松开别在滑块后面的尾丝。手柄上的青色滑块应放在离 IUD 最近的手柄的顶端。IUD 横臂保持水平。**A.** 两根尾丝都向外拉，将曼月乐 IUD 收入置入管。然后从下向上拉动尾丝，将其固定在手柄的凹槽中。置入管外的定位块到 IUD 顶端的距离即宫腔的深度。**B.** 将置入管轻轻放入子宫，直到定位块到了宫颈外口外 1.5 ～ 2 cm，以保证 IUD 横臂的张开。固定置入管，向后牵拉滑块到达手柄中的凸起线。此位置保持 15 ～ 20 秒，以使横臂充分张开。**C.** 轻轻上推置入管直到定位块碰到宫颈。**D.** 固定置入管，向后拉出滑块，以释放 IUD，尾丝自然放松。撤出置入管。剪掉尾丝，保留宫颈外 3 cm

依托孕烯皮埋剂——依伴依（implanon）。

nexplanon 的避孕机制是通过持续释放孕激素来抑制排卵，增加宫颈黏液黏度，并引起子宫内膜萎缩。依托孕烯植入物将提供长达 3 年的避孕效果。3 年后取出埋植剂时，可在同一切口部位放置另一根埋植剂。该埋植剂的禁忌证与其他孕激素避孕方法的禁忌证相似。具体而言，这些情况包括妊娠、血栓或血栓栓塞疾病、良性或恶性肝肿瘤、活动性肝病、未确诊的异常生殖道出血或乳腺癌（Merck，2014）。患者应被告知 nexplanon 会导致不正常的不规则出血是非常重要的。因此，对于不能忍受不可预测的不规则出血或点滴出血的妇女应选择其他避孕方法。

将 nexplanon 沿臂内侧二头肌沟皮下插入，距离肘部 6 ~ 8 cm（图 5-6）。植入后，术者和患者应即刻记录下皮埋剂可在皮肤下触及。当 nexplanon 被取出时，因为部位表浅，所以可以在门诊操作。做一个足以容纳止血钳尖端的小切口，将植入剂钳住并取出。如果需要，可以通过同一切口放置另一个新的埋植剂。

如果摸不到埋植剂 nexplanon，可以使用放射线、计算机断层扫描（CT）、超声或核磁共振（MRI）进行成像。norplant 和 jadelle 是不透射线的，与依伴依相比，这是一个优势，依伴依不透射线的，需要 10 ~ 15 mHz 的超声或 MRI 进行识别（Shulman，2006）。在罕见的情况下，如果无法通过放射学方法识别或触及依托孕烯植入物，则可以联系制造商，并安排进行依托孕烯血清浓度的测量（Merck，2014）

### ■ 3. 永久性避孕—绝育术

2011 年至 2013 年，手术绝育是美国育龄妇女最常见的避孕方式之一（Daniels，2014）。因为绝大多数输卵管结扎术和输精管结扎术是在门诊手术中心进行的，所以手术过程无法精确跟踪。根据全国家庭增长调查，美国每年进行 643 000 例女性输卵管绝育术（Chan，2010）。两种最常采用的方式是双侧输卵管结扎（通常是腹腔镜下）和宫腔镜下输卵管绝育术。而后者已变得更流行起来，在某些情况下，该方法在非产后妇女的绝育术中占一半的比例（Shavell，2009）。

在过去的 20 年里，美国绝育合作回顾研究（collaborative review of sterilization，CREST）和疾病预防控制中心的研究人员进行了一些重要的关于绝育的多中心研究。这些研究的数据随后被描述。

#### （1）女性输卵管绝育术

手术通常是通过堵塞输卵管或是将输卵管部分切除，阻止精子的通过，从而避免受精。根据国家卫生统计报道的数据，27% 的美国妇女选择了该方法（Jones，2012）。近一半的输卵管绝育术是在剖宫产的同时或是阴道分娩后很快进行的（MacKay，2001），称之为产后绝育术。另一半输卵管绝育术的时间与妊娠并没有关系，称之为间期绝育术。多数情况下，非产后输卵管绝育术是在腹腔镜或宫腔镜下进行的。

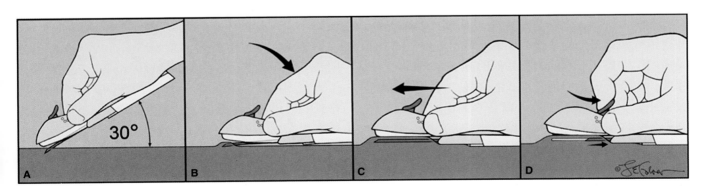

**图 5-6**　Nexplanon 植入。在肱骨内侧髁近 8 ~ 10 厘米处用无菌笔标记插入点。第二个标记沿臂的长轴向近端延长 4 厘米。无菌清洁该区域，沿着计划的插入路径注入 1% 利多卡因麻醉。**A.** 抓住插入装置两侧的突起，针帽向外拔出，在针孔内可以看到该装置。针尖倾斜，以 30 度角刺穿皮肤。**B.** 当整个针头斜面进入皮下，针头立即放到水平放置。**C.** 将针头缓慢地水平地在皮下推进时，皮肤被针头向上轻轻挑起。**D.** 一旦针身被完全插入，向后拉设备顶部的控制杆。这会使针头缩回，使植入物留在皮下。然后将置入装置从皮肤上取下。术后，患者和操作者都应摸到 4 厘米的皮下植入物

**输卵管切断术的方式**。输卵管切断术有三种方式以及一些改良方式，包括在输卵管上使用不同的永久性的环或夹子；电凝部分输卵管或缝线结扎，可切除或不切除部分输卵管。在 Lawrie 等（2011）的 Cochrane 综述中，发现所有的方法都能有效预防妊娠。

电凝法是破坏一段输卵管，可以用单极或双极电凝。单级电凝的长期失败率最低，但它的严重并发症发生率最高。因此，多数情况下最好使用双极电凝（美国妇产科医师协会，2013a）。

机械性的输卵管闭塞可以通过下面的方法完成：①硅橡胶环，如 Falope 环或输卵管环；② Hulka-Clemens 弹簧夹也称 Wolf 夹；或③内衬为硅的钛夹，Fishie 夹。手术步骤详见手术图谱第 44 章。在一项包括 2746 名妇女的随机试验中，Sokal 等（2000）比较了输卵管环和 Filshie 夹，并报告了相似的安全性和 1 年妊娠率为 1.7/1000。所有这些机械闭塞方法都具有良好的长期成功率。

输卵管结扎术常用于产后绝育术。术式有 Parkland、Pomeroy 和改良 Pomeroy 法，在第 43 章进行了说明。

行绝育术的腹部入口的类型各不相同。腹腔镜下输卵管结扎术是美国非产后女性绝育术最常用的方法（美国妇产科医师协会，2013a）。通常是在门诊全麻下完成的，妇女在术后几个小时就能出院了。也有人选择耻骨上 3 cm 的小切口。该式式在一些资源贫困的国家更普遍。无论是腹腔镜或是腹部小切口，严重发病率都很少。但是 Kulier 等（2002）报道轻症发病率在腹部小切口更多，约是腹腔镜的两倍。最后，还可以通过阴道后穹窿切开阴道进入腹腔，不过这种途径并不常用。

**咨询**。选择此避孕方法的适应证包括要求绝育，并对绝育术有清楚的认识，了解绝育术是永久的、不可逆的。应告知所有的妇女其他的避孕方法和相应的疗效。也要告诉她们绝育术式的选择，可以是腹腔镜或宫腔镜下的栓堵术，也可以是双侧输卵管切除术，并充分交待每种术式的风险和好处。很多妇女也会对女性绝育术后的长期结果有疑问或误解。当然和所有其他手术一样，也要评估手术风险，有时也有手术禁忌。

**降低风险的输卵管切除术**。妇科肿瘤学会（2013）目前建议双侧输卵管切除术，作为预防浆液性卵巢癌和腹膜癌的措施。正如第 35 章所讨论的，这可能对易患这些癌症的高危女性，即 *BRCA1* 或 *BRCA2* 突变的女性尤其相关。大多数盆腔浆液性癌被认为起源于远端输卵管。双侧输卵管切除术可使子宫内膜样癌和浆液性卵巢癌发病率降低 34%（Erickson，2013 年；tucker，2013）。如果 BRCA 突变的妇女选择降低风险的输卵管切除术，应该在病理申请单中说明她的基因信息。这就要求对输卵管组织进行更为全面的切片检查以发现癌变或癌前病变，这些病变可在 BRCA 突变携带者的输卵管中发现。

对于低风险的妇女来说，因为患卵巢癌的风险小于 2%，所以单纯实施为减少风险的输卵管切除术并无根据。但是如果妇女需要行全子宫切除术或输卵管绝育术，可以和患者协商输卵管切除术的利弊（Anderson，2013）。双侧输卵管切除术的优点是减少以后再作输卵管手术的风险，缺点是手术时间可能会增加 10 分钟，另外更关注的是双侧输卵管切除术后卵巢长期血液供应是否会受到影响尚不清楚（Creinin，2014）。

**后悔**。不可避免的是，一些女性以后会后悔自己实施了绝育术。在 CREST 的一项研究中，Jamieson 等（2002）报道术后 5 年，有 7% 行输卵管结扎术的妇女表示后悔。其实不只是女性绝育术，6% 的妇女对其丈夫做了输精管结扎术也有同样的懊悔。30 岁或更年轻的妇女在绝育后 14 年内后悔的累计概率为 20%，而 30 岁以上的妇女只有 6%（Hillis，1999）。

认为通过手术行输卵管再吻合术或辅助生殖技术可以保证恢复生育能力的妇女不应进行输卵管绝育手术。这在技术上是困难的，费用昂贵，且不一定能够成功。妊娠率很大程度上依靠年龄，剩余输卵管长度以及实施的手术技术。手术再通后的妊娠率波动在 50%～90%（Deffieux，2011）。值得注意的是，输卵管绝育术后行再通手术，术后妊娠有异位妊娠的风险。

**方法失败**。节段输卵管绝育术后发生失败的原因并不完全清楚。一些已知的原因包括，首先可能是手术错误所致，占 30%～50% 的病例。其次输卵管瘘管的形成可能是阻塞方法失败的原因。瘘管通常发生在电凝法，但由于现在常规使用安培表，发生电流输送不足或缺陷造成瘘管形成的可能性已经不大了。在一些病例中，绝育术后发生失败是因为断端输卵管发生了自发性的吻合。夹子闭塞的输卵管不完全也可以导致绝育术失败。最后，可能发生黄体期妊娠，这也就是说妇女在手术时已经怀孕了。为了避免该情况发生，应将手术安排在月经的卵泡期进行并于手术前进行人绒毛膜促性腺激素（human chorionic gonadotropin，hCG）测定。

CREST 研究报道 10 685 例输卵管绝育术的总失败率为 1.3%。如图 5-7 所示，各种手术方式的失败率不同。即便是同一类型的手术的失败率也不尽相同。比方说电凝法，如果电凝输卵管的部位少于三处，那么 5 年累积妊娠率近 12‰，而如果电凝部位超过三处，妊娠率仅 3‰（Peterson，1999）。随着时间的推移，使用寿命增加的累积失败率表明，1 年后的失败与技术无关。事实上，Soderstrom（1985）发现绝大多数绝育手术发生失败都是不可预防的。

当输卵管绝育术失败，发生异位妊娠的风险较普通妇科人群高。特别是电凝术，术后妊娠中异位妊娠占 65%。而其他方法失败，包括环、夹和输卵管切除，异位妊娠发生率为 10%（Peterson，1999）。值得重视的是，如果绝育术后妇女出现任何妊娠的症状，需排除异位妊娠。

**其他影响。** 有研究评估了输卵管绝育与月经过多及经间期出血的关系，很多都认为是没有相关性（DeStefano，1985；Shy，1992）。此外 Peterson 等（2000）比较了 9514 例行输卵管绝育术的妇女及 573 例其丈夫行输精管结扎术的妇女的队列研究，两组月经过多、经间期出血和痛经的发生率相似。意外的发现是，绝育术后的妇女出现了月经周期缩短和经量减少，痛经较少，但周期不规律的发生率增加。

有关绝育术的其他长期影响也有相关的研究。手术是否增加了子宫切除术的风险是有争议的（Pati，

2000）。在 CREST 的一项监测研究中，Hillis 等（1997）报道，17% 接受输卵管绝育手术的妇女在 14 年后接受了子宫切除术。尽管他们没有将此发病率与对照组进行比较，但子宫切除术的适应证与那些未绝育的已行子宫切除术的妇女相似。绝育术后并不易发生输卵管炎（Levgur，2000）。输卵管绝育术对卵巢癌有保护作用，但对乳腺癌无保护作用（Westhoff，2000）。

在 CREST 的研究中，Costello 等（2002）评估了绝育术后的心理后遗症。研究结果显示 80% 妇女行输卵管结扎术后性欲和性快感没有改变。在剩下的 20% 的女性中，80% 的人认为这些改变是积极的。

**（2）经宫颈绝育术**

**机械性输卵管阻塞。** 有多种绝育方法是经宫颈的途径到达输卵管口而完成的。可以在每一个输卵管开口处放置机械性的装置或化合物，堵塞输卵管。

机械性输卵管堵塞术是在宫腔镜下将某种装置插入输卵管近端。其中一个是名为 Essure 的系统，已获得 FDA 的批准在美国使用。另一个是 Adiana Permanent 永久避孕系统，已于 2013 年退出市场。

Essure 永久性避孕系统由一个微小插入物组成，该微插入物由聚酯纤维包裹的不锈钢内圈制成。这些纤维被一个可膨胀的由镍钛诺（一种用于冠状动脉支架的镍和钛合金）制成的外线圈所包围（图 5-8）。纤维细胞增生引起输卵管阻塞。Essure 技术在第 44 章中进行了描述。术中可采用静脉镇静或宫颈旁阻滞镇痛（Cooper，2003）。有些妇女可选择全身麻醉。

目前为止宫腔镜绝育手术最大的优势就是可以在门诊进行。平均手术时间不到 20 分钟。解剖学异常可能妨碍手术的完成。术后 1 年，Essure 的避孕失败率小于 1% ～ 5%（Gariepy，2014；Munro，2014）。

在装置插入的三个月后，需行子宫输卵管造影（hysterosalpingography，HSG）来明确是否完全闭塞（美国妇产科医师协会，2012b）。在行该手术前，一定要告知患者行 HSG 检查的重要性，因为该手术后一半的意外妊娠者与没有随诊的患者有关（Cleary，2013；Levy 2007）。发生失败的其他原因还包括不完全闭塞（10%）、HSG 结果解读不正确（33%）和术前就已经怀孕（1%）（Jost，2013；Munro，2014）。如果术后 3个月闭塞不完全，可以在术后 6 个月再重复 HSG。直到证实输卵管完全堵塞之前，均需使用其他避孕方法。经阴道超声已被研究作为一种替代的确认工具，不过当下 FDA 要求使用 HSG（Veersema，2011）。

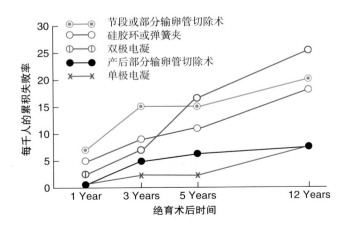

图 5-7　来自美国绝育合作回顾研究（CREST）的数据，列出五种不同输卵管绝育术的每千人累积妊娠率（Data from Peterson HB，Xia Z，Hughes JM，et al：The risk of pregnancy after tubal sterilization：findings from the U.S. Collaborative Review of Sterilization. Am J Obstet Gynecol 174（4）：1161，1996.）

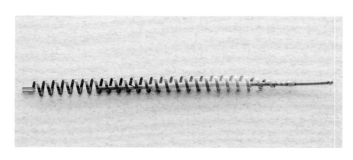

图 5-8　微型插入 Essure 永久性避孕系统

宫腔镜绝育术后盆腔疼痛并不常见，假如术后不久出现盆腔痛，那么一般在术后 3 个月可以恢复，大约与 HSG 的随访时间一致（Arjona Berral，2014；Yunker，2015）。

与所有的绝育手术一样，Essure 植入应该是永久性的。显微手术输卵管复通术后自然妊娠的成功率在 0 - 36% 之间（Fernandez，2014；Monteith，2014）。

**化学性输卵管堵塞法。** 在宫腔或输卵管开口处放置某些物质，刺激产生炎症反应，导致输卵管堵塞。一种已经在全世界超过 10 万名妇女中使用的一种化学性输卵管堵塞法即使用 IUD 插入器将奎纳克林微丸放入子宫底部。此法有效且非常简单。据 Sokal 等报告（2008 年）其妊娠率为 1 年内 1%，10 年 12%。虽然 WHO 由于其致癌性反对使用，但它仍是资源贫乏国家的重要避孕方式之一（Castano，2010；Lippes，2002）。

### （3）子宫切除术

对于有子宫或其他盆腔疾病的妇女，可能需要子宫切除术，这可能是理想的绝育形式。

### （4）男性绝育术

美国每年有近 50 万男性行输精管结扎术（Magnani，1999）。在门诊可以在局麻下完成这个手术，手术时间 20 分钟或更少。如图 5-9 所示，在阴囊部位切一小切口，切断输精管的管腔，阻止睾丸产生的精子运输。与女性输卵管绝育相比，输精管结扎术的失败率低 30 倍，术后并发症的发生也低 20 倍（Adams，2009）。

输精管切除术后并不能立即失去生育能力，而什么时候能达到此效果也不能预测。储存在输精管末端的精子完全排出的时间是可变的，大约需要近 3 个月或者 20 次射精（美国妇产科医师协会，2013a）。因此在确认无精子效果出现前就需要采取另一种避孕办法。尽管大多数人建议精子分析直到连续两次精子计数为零，Bradshaw 等（2001）报道一次检测显示无精子就足够了。

输精管切除术的失败率低于 1%（Michielsen，2010）。失败的原因包括输精管切除术后无保护性交过早、输精管不完全闭塞、阻塞分离后再通。

**再生育。** 输精管切除术后可以通过再吻合术或睾丸取精子恢复生育力。美国生殖医学学会（2008）回顾了输精管再通手术技术及术前手术期的评估。而取精术和体外授精可以避免这个手术，具体见第 20 章。在 Shridharani 和 Sandlow（2010）的综述中认为显微外科复通是经济有效的，但需要与取精子法进行对比研究。

**长期效应。** 绝育术的后悔情况详见前文。除此之外，长期的不良后果非常少见（Amundsen，2004）。但是这些男性常会产生抗精子抗体，人们会担心这些抗体可能会导致全身性疾病。Köhler 等（2009）分析了假定的风险，包括心血管疾病、免疫功能的紊乱、心理上变化、男性生殖器肿瘤和额颞性痴呆。他们的发现与其他人的结果一样，都没有充分的证据证明输精管切除术会增加心血管疾病风险或加速动脉粥样硬化（Schwingl，2000）。此外手术也不增加睾丸或前列腺癌的发生率（Holt，2008；Köhler，2009）。

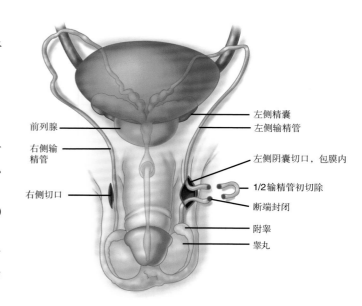

图 5-9　输精管结扎术。切口见左侧所示。右侧显示输精管已被切断

## 三、二级避孕法

含有激素类药物的避孕药具是非常有效的避孕方法，包括复方口服避孕药（combination oral contraceptives，COCs）、单纯孕激素避孕药（progestin-only contraceptive pills，POPs），以及通过注射、透皮贴剂或阴道避孕环的途径提供全身的雌激素和孕激素或单纯孕激素的避孕药具。如果正确地如期使用，这些方法的避孕效果很高，避孕效果的好坏取决于使用者。这样，经典使用是考虑到每位妇女的依从性，按照要求服用每日的药片、更换透皮贴片或阴道环，或是进行注射（表5-2）。在现实生活中的使用大大降低了它们的功效，对美国妇女来说，每100名使用这些避孕药具的妇女，其第一年怀孕率为3～9人。

### 1. 复方激素避孕药

这些避孕药含雌激素和孕激素。表5-6列出了使用的禁忌证。复方激素避孕药（combined hormonal contraceptives，CHCs）在美国有三种剂型：口服避孕药、经皮贴剂和阴道避孕环。由于经皮和经阴道避孕方法相对于COCs的资料有限，因此通常参考复方口服避孕药的使用禁忌。

#### （1）药理学

CHCs有多种避孕作用。最重要的是通过抑制下丘脑促性腺激素释放激素，抑制垂体分泌促卵泡激素（follicle-stimulating hormone，FSH）和促黄体激素（luteinizing hormone，LH），从而抑制排卵。雌激素抑制FSH的释放和稳定子宫内膜，以防止月经间出血——这种情况称为突破性出血。孕激素通过抑制黄体生成素抑制排卵，使宫颈黏液变黏稠，阻止精子通过，使子宫内膜不利于着床。因此，CHCs通过两种激素发挥避孕作用，每个周期共四周，三周需每日服药，就可以提供完全的避孕保障。

目前在美国只有两种可用作口服避孕药的雌激素：炔雌醇和不太常用的3-甲基醚、炔雌醇甲醚。2010年FDA又批准了第三种雌激素复合物——戊酸雌二醇。目前大多数可用的孕激素是19-去甲睾酮衍生物。屈螺酮是一种螺内酯类似物，现在上市的COCs中的屈螺酮剂量相当于25 mg螺内酯的活性（Seeger，2007）。它有抗雄激素作用和抗盐皮质激素作用，理论上可产生血钾潴留，导致高钾血症。因此，肾、肾上腺功能不全或肝功能异常的妇女不能使用屈螺酮。此外，建议长期服用与钾潴留相关药物

**表5-6 复方口服避孕药使用禁忌症**

| |
|---|
| 妊娠 |
| 未控制高血压 |
| 年龄大于35岁的吸烟者 |
| 糖尿病合并血管病变 |
| 脑血管疾病或冠状动脉疾病 |
| 伴有局灶性神经缺陷的偏头痛 |
| 血栓性静脉炎或血栓栓塞性疾病 |
| 深静脉血栓性静脉炎或血栓性疾病史 |
| 血栓性心律失常或血栓性心脏瓣膜病 |
| 不明原因异常生殖道出血 |
| 已知或可疑的乳腺癌 |
| 妊娠胆汁淤积性黄疸或服用避孕药引起的黄疸 |
| 肝腺瘤、癌或肝功能异常的活动性肝病 |
| 子宫内膜癌或其他已知或可疑的雌激素依赖性肿瘤 |

的患者第一个月监测血清钾的水平（拜耳医疗制药公司，2012）。多项研究表明，使用含屈螺酮的COC可以改善经前期紧张综合征（premenstrual dysphoric disorder，PMDD）患者的症状Yaz（Lopez，2012；Yonkers，2005）。对于这种避孕药，FDA已经批准其适应证，包括需要口服避孕的女性治疗PMDD和中度寻常痤疮。

孕激素的选择是基于其孕激素的活性。然而在比较避孕药，还有考虑到避孕药是否市场有销售和开具避孕药处方时其理论上的雌激素活性、抗雌激素和雄激素活性。在复方避孕药的成分中孕激素的剂量非常低，所以孕激素相关的副作用实际上没有任何临床表现。CHCs的一个重要作用是增加肝合成性激素结合球蛋白（sex hormone-binding globulin，SHBG），而这主要是由CHCs中的雌激素来完成的。升高的SHBG可降低血浆游离睾酮水平，从而抑制5-α还原酶，该酶是睾酮转换为有活性的双氢睾酮必需的酶。因此，CHCs对于雄激素升高引起的相关疾病有改善作用，如痤疮（del Marmol，2004；Rosen，2003；Thorneycroft，1999）。

#### （2）复方口服避孕药

**成分**。最近，美国举行了应用激素避孕药50周年庆典。2013年，在美国有1600万妇女使用着不同的CHC，它们有着不同的英文名字（联合国，2013），包括复方口服避孕药（combination oral contraceptives，COCs）、避孕药（birth control pills，BCPs）、口服避孕药（oral contraceptives，OCs）、口服避孕丸（oral contraceptive pills，OCPs），还有更

为简单的称呼——the pill。

上市的复方口服避孕药可谓纷繁复杂（表5-7和图5-10），现在多数COCs中的每日雌激素是20～50 μg的炔雌醇，很多药片含35 μg或更少。值得注意的是，在2011年，FDA批准了第一个仅含10 g炔雌醇的CHC——Lo Loestrin Fe。目前的药物配方证明，可接受的最低雌激素剂量是为了预防不可接受的突破性出血。

复方口服避孕药在市场上的种类令人眼花缭乱，如表5-7和图5-10所示。目前，多数COCs每天的雌激素为20 μg～50 μg炔雌醇，而很多药片中的雌激素含量为35 μg炔雌醇或更少。值得注意的是，在2011年，FDA批准了第一个仅含10 g炔雌醇的CHC——Lo Loestrin Fe。对于目前的配方中，最低雌激素剂量是为了预防不可接受的突破性出血。

COCs中的孕激素剂量可以在整个周期中保持不变——单相药片、双相片和三相药片的剂量是变化的。这些药物中，有的雌激素剂量在周期中也有变化。多相片的研制是为了尽可能减少每个周期的孕激素总量，但不影响避孕疗效或月经周期的控制。在周期开始时使用低剂量孕激素，在周期后面增加孕激素剂量，达到总量减少的目的。从理论上讲，较低的总剂量可使孕激素引起的代谢变化和不良反应最小化。多相制剂的缺点包括多种颜色药片所产生的混乱——有些品牌的药片有5种颜色。与单相药相比，另一个副作用突破性出血或点滴出血的情况较多（Woods，1992）。

一些COCs将安慰剂的空白药片改为含铁剂的药片。它们的名字后面有Fe作为后缀。此外，Beyaz制作了一种COCs，无论是活性药片还是空白药片都含有一种叶酸——甲基四氢叶酸钙。

**使用。** 妇女开始使用COCs的理想时间是在月经周期的第一天，此时开始服药不需要任何额外避孕方法。更传统的周日开始法要求药物开始服用的时间是在月经开始后的第一个星期天——星期天开始法。如果月经在星期天开始，那么就在这天开始用药。最后还有一种服药的方法是快速开始法，可以在月经周期的任何一天开始服药，常常是开药的那一天。该服用方法增加了药物的短期依从性（Westhoff，2002，2007a）。无论是星期天开始法还是快速开始法都要求在使用后的第一周加用额外的避孕方法，以避免妊娠。

为了获得最大的保护功能并促进规律用药，多数药厂生产的药品包括21片连续的含激素的有色药片

及7片其他颜色的空白药片（图5-10B）。一些较新的、低剂量口服避孕药持续使用激素药片24天和4片空白药片（图5-10C）。24/4给药方案的目的是为了提高极低剂量COCs的疗效。重要的是，为了最大化避孕效果，每个妇女都应按照有效的时间计划，来保证每日或每晚自行服药。

在使用COC期间，如果漏服一次剂量，高剂量单相COCs不太可能受孕。当发现了，可将漏服药片及当天的药片一起服用，这样可以减少突破性出血。包装里剩下来的药片还是每日一片完成。

如果漏服了几片药或是漏服的是低剂量的药片，那么下一次要加倍，并在随后的7天内加用有效的屏障避孕。剩下包装里的药片还是每日一片完成。另一个选择是，可以开始使用新的一个包装，并在第一周加用屏障避孕。如果在服用空白药片时没有发生撤退性出血，继续用药，应警惕需排除妊娠。幸运的是，如果在早孕期意外服用CHCs是不会致胎儿畸形的（Lammer，1986）。

### （3）皮贴系统

美国有一种经皮避孕系统——Ortho Evra 皮贴剂。皮贴的内层含黏性和激素基质，外层是防水的。可以贴在臀部、上臂外侧、下腹部，或上半身，但避开乳

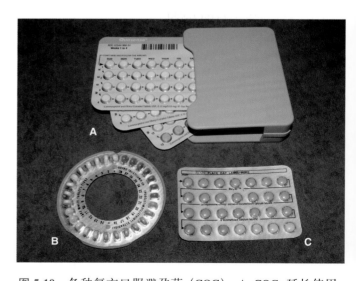

图5-10 各种复方口服避孕药（COC）。A. COCs延长使用。连续使用3板药物，下面的一板中的粉色药片是空白片。B. 21/7 三相片COCs。服用3周的活性药物，然后是7天的空白片（绿色）。三相片药物中雌激素和孕激素的不同组合随着颜色的变化而变化，颜色由白色变到蓝色再到深蓝色。C. 24/4 单相COCs，单相药片的整个包装中包含恒定剂量的雌激素和孕激素。24/4 剂量组合的方案中安慰剂的空白片减至4片

**表 5-7　复方口服避孕药配方**

| 商品名 | 雌激素 | μg（天）[a] | 孕激素 | mg（天） |
|---|---|---|---|---|
| **单相片** | | | | |
| **20 ～ 25 μg 雌激素** | | | | |
| Yaz，Loryna，Nikki | EE | 20（24） | 屈螺酮 | 3.00（24） |
| Beyaz[b] | EE | 20（24） | 屈螺酮 | 3.00（24） |
| Aviane，Falmina，Lessina，Orsythia | EE | 20 | 左旋炔诺酮 | 0.10 |
| Loestrin 1/20，Junel 1/20，Microgestin 1/20，Gildess 1/20 Larin 1/20 | EE | 20 | 醋酸炔诺酮 | 1.00 |
| Loestrin Fe 1/20[c]，Gildess Fe 1/20[c]，Junel Fe 1/20[c]，Microgestin Fe 1/20[c]，Larin Fe 1/20[c] | EE | 20 | 醋酸炔诺酮 | 1.00 |
| Loestrin 24 Fe[c]，Minastrin 24 Fe[c] Gildess 24 Fe[c] | EE | 20（24） | 醋酸炔诺酮 | 1.00（24） |
| **30 ～ 35 μg 雌激素** | | | | |
| Desogen，Ortho-Cept，Emoquette，Enskyce | EE | 30 | 去氧孕烯 | 0.15 |
| Yasmin，Syeda，Yaela | EE | 30 | 屈螺酮 | 3.00 |
| Safyral b | EE | 30 | 屈螺酮 | 3.00 |
| Kelnor，Zovia 1/35 | EE | 35 | 双醋酸炔诺酮 | 1.00 |
| Nordette，Altavera，Kurvelo，Levora，Marlissa，Portia | EE | 30 | 左炔诺孕酮 | 0.15 |
| Lo/Ovral，Cryselle，Elinest | EE | 30 | 甲基炔诺酮 | 0.30 |
| Ovcon-35，Balziva，Briellyn，Philith，Gildagia，Vyfemla | EE | 35 | 炔诺酮 | 0.40 |
| Femcon Fe[c] | EE | 35 | 炔诺酮 | 0.40 |
| Brevicon，Modicon，Nortrel 0.5/35，Wera | EE | 35 | 炔诺酮 | 0.50 |
| Ortho-Novum 1/35，Norinyl 1+35，Nortrel 1/35，Pirmella 1/35，Cyclafem w1/35，Alyacen 1/35，Dasetta 1/35 | EE | 35 | 炔诺酮 | 1.00 |
| Loestrin 1.5/30，Junel 1.5/30，Microgestin 1.5/30，Gildess 1.5/30，Larin 1.5/30 | EE | 30 | 醋酸炔诺酮 | 1.50 |
| Loestrin Fe 1.5/30[c]，Junel Fe 1.5/30[c]，Microgestin Fe 1.5/30[c] Gildess Fe 1.5/30[c]，Larin Fe 1.5/30[c] | EE | 30 | 醋酸炔诺酮 | 1.50 |
| Ortho-Cyclen，Sprintec，Previfem，Estarylla，Mono-Linyah | EE | 35 | 诺孕酯 | 0.25 |
| **50 μg 雌激素** | | | | |
| Ogestrel | EE | 50 | 甲基炔诺孕酮 | 0.50 |
| Zovia 1/50 | EE | 50 | 双醋酸炔诺酮 | 1.00 |
| Norinyl 1+50 | Mes | 50 | 炔诺酮 | 1.00 |
| **多相片制剂** | | | | |
| **10 μg 雌激素** | | | | |
| Lo Loestrin Fe c，Lo Minastin Fe c | EE | 10（24） 10（2） | 醋酸炔诺酮 | 1.00（24） |
| **20 μg 雌激素** | | | | |
| Kariva，Viorele | EE | 20（21） 0（2） 10（5） | 去氧孕烯 | 0.15 |
| **25 μg 雌激素** | | | | |
| Ortho Tri-Cyclen Lo | EE | 25 | 诺孕酯 | 0.18（7） 0.215（7） 0.25（7） |
| Cyclessa，Velivet | EE | 25 | 去氧孕烯 | 0.1（7） 0.125（7） |

续表

### 表 5-7 复方口服避孕药配方

| 商品名 | 雌激素 | μg（天）[a] | 孕激素 | mg（天） |
|---|---|---|---|---|
| | | | | 0.15（7） |
| **30 ～ 35 μg 雌激素** | | | | |
| Ortho Tri-Cyclen，Tri-Sprintec，Tri-Previfem，Tri-Linyah，Tri-Estarylla | EE | 35 | 诺孕酯 | 0.18（7） |
| | | | | 0.215（7） |
| | | | | 0.25（7） |
| Trivora，Enpresse，Levonest，Myzilra | EE | 30（6） | 左旋炔诺酮 | 0.05（6） |
| | | 40（5） | | 0.075（5） |
| | | 30（10） | | 0.125（10） |
| Estrostep c，Tri-Legest c | EE | 20（5） | 醋酸炔诺酮 | 1.00 |
| | | 30（7） | | |
| | | 35（9） | | |
| Ortho-Novum 7/7/7，Alyacen 7/7/7，Cyclafem 7/7/7，Dasetta 7/7/7，Nortrel 7/7/7 | EE | 35 | 炔诺酮 | 0.50（7） |
| | | | | 0.75（7） |
| | | | | 1.0（7） |
| Tri-Norinyl，Aranelle | EE | 35 | 炔诺酮 | 0.50（7） |
| | | | | 1.00（9） |
| | | | | 0.50（5） |
| Natazia | EV | 3（2） | 地诺孕素 | — |
| | | 2（5） | | 2.00（5） |
| | | 2（17） | | 3.00（17） |
| | | 1（2） | | — |
| **单方孕激素制剂** | | | | |
| Micronor，Nor-QD，Errin，Camila，Heather，Jencycla | None | | 炔诺酮 | 0.35（c） |
| **周期延长制剂** | | | | |
| **20 μg 雌激素** | | | | |
| LoSeasonique[e] | EE | 20（84） | 左旋炔诺酮 | 0.10（84） |
| | | 10（7） | | |
| **30 μg 雌激素** | | | | |
| Seasonale[d]，Quasense[d]，Introvale[d]，Setlakin[d] | EE | 30（84） | 左旋炔诺酮 | 0.15（84） |
| Seasonique[e]，Daysee[e] | EE | 30（84） | 左旋炔诺酮 | 0.15（84） |
| | | 10（7） | | |
| Quartette[e] | EE | 20（42） | 左旋炔诺酮 | 0.15（84） |
| | | 25（21） | | |
| | | 30（21） | | |
| | | 10（7） | | |

EE= 炔雌醇；EV= 戊酸雌二醇；LC= 叶酸钙；Mes= 炔雌醇甲醚。

括号中的数字 = 特定剂量的使用天数。

（c）= 连续使用。

[a] 蓝色字体显示的是原研商品名。黑色字体是后来的仿制药商品名。服用 21 天，括号中列出了变异。

[b] 每片含 0.451 mg 叶酸钙，一种叶酸的形式。

[c] 在空白片中含 75 mg 富马酸亚铁。

[d] 12 周的活性药片，一周空白片。

[e] 12 周的活性药片，1 周仅含炔雌醇。

Data from U.S. Food and Drug Administration：Orange book：approved drug products with therapeutic equivalence evaluations. 2014. Available at: http://www.accessdata.fda.gov/scripts/cder/ob/default.cfm. Accessed December 19，2014.

房。它每日释放 150 μg 孕激素（甲基孕酮）和 20 μg 块雌醇。每周使用一片皮贴，共 3 周，然后有一周不用药，等待撤退性出血。

Audet 等（2001）进行的一项随机研究中显示皮贴剂较低剂量口服避孕药的疗效稍好——每百名妇女年 1.2 次妊娠比 2.2 次妊娠。有 1.8% 的妇女因皮贴剂完全脱离、2.8% 的部分脱离需要更换皮贴。有近 3% 的妇女因为皮贴部位严重的副反应而放弃继续使用。

综合数据表明，体重超过 90 kg 的妇女使用皮贴剂妊娠的风险增加（Zieman，2002）。此外还有一些与低剂量 COCs 使用中可以见到的对代谢和生理上的产生的影响，但经验有限。所以符合 CHC 使用适应证的妇女，如果更喜欢每周用药而非每日用药，那么她适合使用皮贴剂。

皮贴剂的使用顾虑主要是关于它增加了静脉血管栓塞（VTE）和其他血管并发症的风险。有报道显示与 COC 或阴道避孕环相比，皮贴剂的使用会增加肝合成雌激素敏感的促凝血因子（Jensen，2008；White，2006）。尽管与 COC 相比，皮贴剂的血浆雌激素峰浓度较低，但是总雌激素暴露量更高——相对增加了净雌激素效应（Kluft，2008；van den Heuvel，2005）。尽管缺乏有说服力的临床相关资料，但 2008 年 FDA 还是要求在皮贴剂的标签上说明，使用者可能会增加 VTE 形成的风险。在一些法律诉讼后，不可避免地减少了皮贴避孕法的使用（Phelps，2009）。到目前为止，尚没有确凿的证据表明使用皮贴剂和其他 CHC 相比会增加发病率（Jick，2006，2010a，b）。

### （4）阴道避孕环

在美国只有一种阴道激素避孕药—NuvaRing。它是一个可弯曲的高分子环，外径 54 mm，内径 50 mm（图 5-11）。其核心每天可释放 15 μg 块雌醇和 120 μg 孕激素（依托孕烯）。这些剂量具有非常好的抑制排卵作用，失败率是每百名妇女年 0.65 次（Mulders，2001；Roumen，2001）。

在发药前，药房应将阴道避孕环放在冰箱中保存。一旦发了药，保质期是 4 个月。第一次放环是在月经开始 5 天之内。3 周后取出，随后一周等待撤退性出血。然后再放入新的环。突破性出血不常见。有超过 20% 的妇女和 35% 的男伴报告在性交时可感觉到环。如果感到不适，可以在性交时取出，但必须在 3 小时内更换。

### （5）延长周期避孕药

在美国，持续使用超过 28 天的 CHCs 越来越普遍。它们的好处包括减少周期性出血、更少的月经症状和降低费用。有一些制剂已上市（表 5-7）。虽然这些预先包装的周期配方是可用的，延长周期避孕也可以通过其他方式实现。从标准的 21 天或 28 天 COC 包装中取出空白片，然后再连续使用就可以了。同样，无论是透皮贴剂还是阴道避孕环都可以在使用中去掉 1 周的无药间期。

延长 CHCs 周期的几个特点很重要。有些特点与连续孕激素避孕法类似，比如皮埋剂或注射剂。首要就是没有正常月经周期，取而代之的是周期减少、出血量减少以及常见的非预期出血。例如，在延长周期的使用者中，有 8% ~ 63% 会出现 6 个月或更长时间的闭经。尽管多数妇女认为闭经是有益的，但不能保证所有人。更常见的是，妇女在每月出血的次数减少。对于使用延长周期方案的妇女来说，可以改善之前月经过多所致的贫血。

但也有些妇女因此而不愿意使用这种方法，因为她们认为失去每月的月经是"不自然的"。有些人会认为闭经是妊娠的标记，会影响以后的生育或增加子宫内膜癌的发生。相反，研究结果发现周期使用 CHC 可减少子宫内膜恶性肿瘤的发生。从生物学角度看，这种保护作用也适用于连续使用 CHC。与周期使用避孕药的妇女相比，连续使用 CHC 的妇女的月经症状更少，包括头痛、乏力、肿胀、痛经（Edelman，2014）。此外连续使用对下丘脑 - 垂体 -

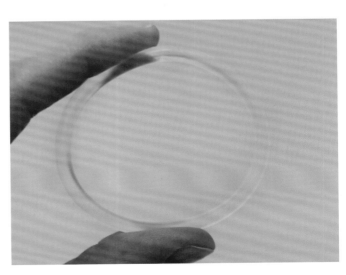

**图 5-11** 释放雌激素 - 孕激素的阴道避孕环

卵巢的抑制更强，减少了因延期开始新的避孕周期而导致的排卵逃逸的可能性。

### （6）药物相互作用

CHCs 和其他药物的相互作用分两种类型。首先，激素避孕药可干扰某些药物的作用，见表 5-8。相反，其他药物也可以减少 CHCs 的避孕疗效，见表 5-9。这些作用是多重的，经常无法明确。在某些情况下，编码细胞色素氧化酶系统酶的基因表达受到激活或抑制。

### （7）复方激素避孕药和疾病

表 5-10 总结了与 CHCs 相关的健康益处。CHCs 与一些慢性疾病的相互作用可能构成使用 CHC 的相

**表 5-8 影响复方口服避孕药（COCs）疗效的药物**

| 互相作用药物 | 证据 | 相互作用药物的处理 |
| --- | --- | --- |
| **止痛药** | | |
| 对乙酰氨基酚 | 充分 | 可增加用量 |
| 阿司匹林 | 可能 | 可增加用量 |
| 哌替啶 | 可疑 | 可减少用量 |
| 吗啡 | 可能 | 可增加用量 |
| **抗凝药** | | |
| 双香豆素，华法林 | 有争议 | |
| **抗抑郁药** | | |
| 丙咪嗪 | 可疑 | 减少 1/3 用量 |
| **镇定药** | | |
| 地西泮，阿普唑仑 | 可疑 | 减量 |
| 阿普唑仑 | 可能 | 可能需要增加剂量 |
| 替马西泮 | 可疑 | 观察疗效的增加 |
| **其他苯二氮䓬类药物** | | |
| **抗炎药** | | |
| 皮质类固醇 | 充分 | 注意可能的反应，相应减量 |
| **支气管扩张药** | | |
| 氨茶碱，茶碱 | 充分 | 起始剂量减少 1/3 |
| **茶碱** | | |
| **降压药** | | |
| 环戊噻嗪 | 充分 | 增加用量 |
| 美托洛尔 | 可疑 | 可能需减量 |
| **其他** | | |
| 醋竹桃霉素 | 可疑肝损伤 | 避免 |
| 环胞霉素 | 可能 | 用较小的剂量 |
| 抗反转录病毒 | 可能 | 见生产商说明或其他 [a] |
| 拉莫三嗪 | 变异 充分 | 使用单药治疗或使用不能改变拉莫三嗪水平的药物时，应避免使用 COCs |

[a] 加州大学旧金山分校（UCSF）：HIV Insite，2014。
Gaffield，2011；Wallach，2000

**表 5-9　可能降低复方激素避孕药疗效的药物**

| 相互作用药物 | 证据 |
| --- | --- |
| **抗结核药** | |
| 利福平 | 明确的，可降低 EE < 50 µg 药片的疗效 |
| **抗真菌药** | |
| 灰黄霉素 | 高度怀疑 |
| **抗惊厥药和镇静剂** | |
| 苯妥英，苯巴比妥，扑米酮，卡马西平，乙琥胺 | 高度可疑，可降低 EE < 50 µg 药片疗效，缺乏试验研究 |
| **抗生素** | |
| 四环素，强力霉素 | 两个小样本研究没有发现相关性 |
| 青霉素 | 未发现相关性 |
| 环丙沙星 | 对 30 µgEE+ 去氧孕烯避孕药的疗效无影响 |
| 氧氟沙星 | 对 30 µg 个 EE+ 左炔诺孕酮避孕药的疗效无影响 |
| 抗反转录病毒药物 | 可变的影响，见生产商说明或其他[a] |

EE = 炔雌醇。

[a] 加州大学旧金山分校（UCSF）：HIV Insite，2014.

Data from Wallach M，Grimes DA（eds）：Modern Oral Contraception. Updates from The Contraception Report. Totowa，Emron，2000，pp 26，90，194.

对或绝对禁忌证。将在下面进行分别阐述。

**肥胖和超重妇女**。一般而言，CHCs 对肥胖妇女也是非常有效的（Lopez，2013）。但是肥胖可影响一些 CHC 方法的药代动力学。因为药物的生物利用度降低而降低了疗效，增加了超重妇女的妊娠风险，关于超重妇女的这个数据是有争议的（Brunner，2005；Edelman，2009；Holt，2005；Westhoff，2010）。重要的是，在一些妇女中，肥胖可能合并其他情况，下面将会介绍。CHCs 可能不是最佳的避孕方法。

体重过度增加是所有激素避孕药使用中的问题。Gallo 等（2008）的综述中再次总结道：已有的证据不能充分证明 CHCs 对体重增加的影响，没有明显的大影响。

**糖尿病**。高剂量的 COCs 与胰岛素抵抗有关，特别是由孕酮介导的。但是目前的低剂量 CHCs 中，这个作用减轻了很多。在健康妇女中，大样本长期的前瞻性研究发现 COCs 不增加患糖尿病的风险（Rimm，1992）。此外，患妊娠期糖尿病的妇女服用 COCs 也不增加显性糖尿病的风险（Kjos，1998）。最后，对于年龄小于 35 岁、不吸烟且没有血管病变的糖尿病妇女也可以推荐使用这些避孕药（美国妇产科医师协

会，2013d）。

**心血管疾病**。总的来说，严重的心血管疾病限制了 CHCs 的使用。而对于更常见的不严重的心血管疾病来说，目前的 CHCs 配方并不增加其相关风险。

首先，低剂量 CHCs 不会明显增加临床上显性高血压发生的绝对风险（Chasan-Taber，1996）。通常情况下，患者在开始接受 CHC 治疗后 8 ~ 12 周应返回评估血压和其他症状。对于已经有明确的慢性高血压

**表 5-10　复方雌孕激素避孕药的益处**

增加骨密度

减少月经量和贫血

减少异位妊娠风险

减少经前不适主诉

减少子宫内膜癌和卵巢癌风险

减少多种乳房良性疾病的发生

抑制多毛症发展

改善痤疮

预防血管硬化

减少急性输卵管炎的发生率及严重程度

减少类风湿性关节炎的活动

患者，CHC 仅适用于控制好的且没有高血压并发症的患者（美国妇产科医师协会，2013d）。严重的高血压，特别是合并终末脏器受累的患者通常不能使用 CHC。

有心肌梗死病史的女性不应使用 CHCs。即便如此，这些避孕方法不会增加年龄 35 岁以下的不吸烟妇女心肌缺血的风险（Margolis，2007；Mishell，2000；世界卫生组织合作研究，1997）。然而，吸烟本身是缺血性心脏病的一个强有力的危险因素，35 岁后使用 CHCs 会协同增加这一风险。

**脑血管疾病。** 既往有缺血性或出血性卒中的妇女都不能使用 CHCs。但在不吸烟的年轻妇女发生卒中的风险很低，使用 CHCs 不会增加任何一种卒中的风险（国际卫生组织，1996）。这种脑血管病变常见于吸烟、高血压、视觉先兆的偏头痛和 CHCs 使用者（MacClellan，2007）。

偏头痛可能是一些年轻妇女卒中的危险因素。Curtis 等（2002）报道有视觉先兆的偏头痛妇女使用 COCs 发生卒中的风险是未使用者的 2 ～ 4 倍。因此，WHO（2010）建议偏头痛妇女不要使用 CHC。与此不同的是，美国妇产科医师协会（2013d）已得出结论，因为绝对风险低，所以年轻不吸烟的偏头痛妇女如没有局部神经异常可以考虑使用 CHCs。而这些人中大多数更适合使用子宫内避孕方法或单方孕激素避孕药（国际卫生组织，2010）。

**静脉血栓。** 从 COCs 应用的早期历史发现，使用避孕药的妇女发生深静脉血栓和肺栓塞的风险明显增高（Realini，1985）。这些风险与雌激素剂量相关，并且随着只含有 10 ～ 35 μg 乙炔雌二醇的低剂量配方的发展而显著降低（Westhoff，1998）。值得注意的是，有两项研究发现含屈螺酮的 COCs 可能增加 VTE 风险，FDA 建议对使用这些药物的患者进行益处和静脉血栓发生风险的评估（食品药品监督管理局，2012，Jick，2011；Parkin，2011）。

Mishell 等（2000）的研究得出结论，与不使用 COC 的人相比，目前使用 COC 的人静脉血栓栓塞的风险要高 3 ～ 4 倍。而不采取避孕措施的风险很低，大概在每万名妇女年 1 例，也就是说服用 CHCs 的妇女静脉血栓栓塞的发生率是每万名妇女年 3 ～ 4 例。但重要的是，一旦停用 CHC，这些与 CHC 相关的风险也就迅速消失了。同样重要的是，发生静脉血栓和肺栓塞的风险仍低于妊娠期间预计的发生率：每万名妇女年 5 ～ 6 例。

在使用含雌激素避孕药的妇女或妊娠及产后妇女中，还有一些因素会协同增加静脉血栓的发生率。包括一种或多种的易栓症，如蛋白 C 或 S 缺乏或因子 V 变异（第 39 章）（Mohllajee，2006）。其他增加 VTE 的风险包括：高血压，肥胖，糖尿病，吸烟和久坐不动的生活方式（Pomp，2007，2008）。

早先的研究发现 CHC 使用者围术期血栓的风险增加 2 倍（Robinson，1991）。而关于现在使用的低剂量 CHC 的数据仍缺乏，因此美国妇产科医师协会（2013c，d）建议要权衡血栓的风险和非意愿妊娠的问题，在术前 4 ～ 6 周停用 CHCs，以消除药物导致血栓的风险。

**系统性红斑狼疮。** 在无其他并发症的系统性红斑狼疮（systemic lupus erythematosus，SLE）患者中使用 CHCs 一直是循证医学研究的典范。在过去，有很好的理由，CHCs 是 SLE 患者使用的禁忌证。理由就是老的高剂量激素避孕药可增加这些妇女发生静脉及动脉血栓的风险。两项随机试验表明了低剂量现代 COCs 对许多 SLE 患者的安全性（Petri，2005；Sanchez-Guerrero，2005）。Culwell 等（2009）对患 SLE 的妇女使用 CHCs 进行了回顾性研究。重要的是，CHCs 不适用于抗磷脂抗体阳性的 SLE 患者或其他已知的有 CHC 禁忌证的患者。这些抗体阳性的妇女增加了凝血风险。

**癫痫。** 在美国有约 1 百万的生育年龄妇女被诊断为某种类型的癫痫。如表 5-8 和表 5-9 所示，一些抗癫痫药物（而非全部）可能影响有些 CHCs 的代谢和清除率。几种抗癫痫药物的作用机制之一就是诱导细胞色素 P450 酶系统，而这一作用会导致避孕激素的代谢增加，使血清避孕激素浓度下降了一半（美国妇产科医师协会，2013d；Zupanc，2006）。

这些代谢的相互作用通常不会引起癫痫的发作增加。一个可能的例外是 CHCs 和抗癫痫药物拉莫三嗪单药治疗联合使用。血清抗癫痫药的浓度下降了 50%，这可能增加癫痫发作的风险（Gaffield，2011）。

美国医学中心列出了癫痫患者使用避孕药具的循证指南。癫痫病妇女中使用 CHCs 是 3 级，也就是说，理论或已证实的风险通常大于该方法的优点。CHCs 与抗惊厥药物同时使用可能会降低避孕或抗惊厥的效果。因此，如果使用细胞色素酶 P450 增敏剂的抗癫痫药的妇女建议采用其他的避孕方法。如果没有，应使用至少含有 30 μg 乙炔雌二醇的 COC。对于使用拉莫三嗪单药治疗的患者，CHCs 是不推荐的。

单方孕激素制剂尽管不是 CHCs，但也会因使用抗惊厥药物而受到影响，这些药物可诱导细胞色素 P450 酶系统，导致血清孕激素水平下降，有效排卵抑制率降低，导致意外妊娠的风险增加。

**肝病**。雌激素和孕激素都对肝功能有影响。胆汁淤积症和胆汁淤积性黄疸在妊娠期更常见，在CHC使用中并不常见。易感性可能是由于胆红素转运的遗传基因突变引起，妊娠期间受过影响的妇女服用CHCs易出现胆汁淤积症。停用CHCs后症状缓解。关于CHCs对胆汁郁积的影响是否会增加胆石病和胆囊切除的风险尚不清楚。任何增加的风险都很小，但仍应考虑到其会增加胆囊病变的风险。

关于患有病毒性肝炎或肝硬化的妇女，WHO提供了建议（Kapp，2009b）。对于有活动性肝炎的妇女，不应该使用CHCs，但在肝病发生时已经服用CHCs的女性中，可以继续使用。仅使用孕激素避孕对这些妇女没有限制。对于肝硬化患者，轻度代偿期并不限制CHCs或孕激素类药物的使用。而在严重失代偿期，所有激素类药应避免使用。

**肿瘤性疾病**。性激素对某些肿瘤的刺激作用一直备受关注。但是总的来说这些激素并不致癌（Hannaford，2007）。卵巢癌流行病研究协作组（2008）的早期研究报告显示其对子宫内膜癌和卵巢癌有保护作用（肿瘤和甾体激素研究，1987a，b）。该保护作用随着药物停用时间的延长而降低（Tworoger，2007）。关于性激素可能增加肝、子宫颈和乳房的癌前病变和癌变风险的报道是有争议的，下面将介绍。

首先，过去的一些含高剂量雌激素的COCs可增加肝局灶性结节性增生和良性肝腺瘤的风险。但是评估现代的低剂量COCs的研究报道未发现此相关性（Hannaford，1997；Heinemann，1998）。同样，多中心的WHO（1989）研究和Maheshwari等（2007）的研究也驳斥了关于早期提出的CHCs和肝细胞腺癌的关系。对于已患肝肿瘤的患者，COCs可用于有局部结节性增生者，但避免用于良性肝腺瘤和肝癌（Kapp，2009a）。

其次，COC的使用者中宫颈不典型增生和宫颈癌的发病率增加。风险随着使用时间的延长而增加。但是根据宫颈癌流行病学研究的国际合作项目报道（2007），如果停用COC 10年，这种患病风险与从未使用者相当。据推测可能的原因还是较少使用屏障避孕法，而更频繁地暴露于人乳头瘤病毒（human papillomavirus，HPV）；也与COC使用者细胞学筛查更频繁有关。此外，COCs可以增加HPV的持续感染和HPV致癌基因的表达（de Villiers，2003）。重要的是，如果宫颈不典型增生治疗后，CHC的使用并不

增加其复发率。

最后，尽管已知甾体女性激素对乳腺癌有刺激作用，但CHCs是否对于肿瘤的生长或发展有不利的作用仍然不清楚。乳腺癌激素因素协作组织（1996）分析了一些研究，包括53 000例乳腺癌和10 000例非乳腺癌妇女，他们发现现代COC增加乳腺癌风险1.24倍。停用COCs1-4年后风险下降1.16倍，停药5~9年风险下降1.07倍。该风险不受开始使用时间、使用时长及乳腺癌家族史的影响。COCs在乳腺癌发生上的作用机制仍不清楚。

合作组织的研究人员还发现，与COC相关的乳腺肿瘤浸润性较弱，与肿瘤在早期就被发现了有关。他们认为，乳腺癌检出率增加可能是由于对COCs使用者进行了更严格的随诊。在一项病例对照研究中纳入4575例乳腺癌患者和4682例对照，发现乳腺癌的发生与目前或过去是否使用COC无关（Marchbanks，2002）。最后，*BRCA1*或*BRCA2*基因突变杂合子的女性在使用COC时乳腺癌或卵巢癌的发病率并没有增加（Brohet，2007）。关于良性乳腺疾病，Vessey和Yeates（2007）报道称，COC的使用明显降低了相对风险。

**HIV感染和抗反转录病毒治疗**。患人类免疫缺陷病毒（human immunodeficiency virus，HIV）感染或获得性免疫缺陷综合征（acquired immunodeficiency syndrome，AIDS）的妇女在避孕方面需要特别考虑。正如美国妇产科医师协会（2012a）所概述的，受影响的妇女需要采取满足几个标准的高效避孕措施。它必须与高活性抗反转录病毒疗法（highly active antiretroviral therapy，HAART）兼容，以降低她们发生性传播疾病的风险，同时也不应增加将HIV传播给性伴侣的风险。

虽然CHCs对HIV阳性的妇女是安全的，但对正在使用HAART疗法的妇女，其代谢可能会受到影响。各种HAART疗法与CHCs之间相互作用的详细信息可在加州大学旧金山艾滋病毒网站上获得。网址：http://hivinsite.ucsf.edu/insite?page_ar-00-02

## 2. 单方孕激素避孕药

为了避免雌激素所导致的不良反应，仅含孕激素的避孕药应运而生。孕激素可以制成很多制剂，包括片剂、注射剂、宫内装置和皮下埋植剂。

### （1）单方孕激素药片

POP也被称为迷你药丸，需每天服用。它们不能

可靠地抑制排卵，反而使宫颈黏液变黏稠，子宫内膜蜕膜化和萎缩。因为黏液变化不会超过 24 小时，要达到最大的效果，最好每天同一时间服用一片药片。由于不规则出血的发生率比 CHCs 高得多，妊娠率也略高于 CHCs（表 5-2），因此该药并没有在人群中广泛使用。

POPs 对碳水化合物代谢及凝血因子的影响非常微小。它们不引起或加重高血压，所以对于一些有心血管合并症的高危妇女来说是理想的选择。这些妇女包括血栓栓塞史、偏头痛或吸烟且年龄大于 35 岁者。POPs 不会影响产奶量，因此适合哺乳期妇女使用。哺乳期使用时，POPs 半年的避孕有效率几乎可以到 100%（Betrabet，1987；Shikary，1987）。

不明原因子宫出血、乳腺癌、肝肿瘤、妊娠或活动性严重肝病的妇女不应服用 POPs（Janssen-Ortho，2014）。

依从性对 POP 使用至关重要。如果延迟 4 小时服用，在接下来的 48 小时内必须使用额外的避孕措施。这也是该药的另一个主要缺点，与 CHCs 相比，避孕失败的风险更高。此外，由于失败，异位妊娠的比例也增加（Sivin，1991 年）。一些药物也会降低 POP 的效果，在某些情况下应该避免 POPs（表 5-8 和表 5-9）。

另一个缺点是不规则子宫出血。可表现为闭经，经间期出血或长期大量月经出血。与其他含孕激素的避孕方法一样，功能性卵巢囊肿的发生频率更高，不过通常并不需要干预（Hidalgo，2006；Inki，2002）。

### （2）注射用孕激素

**成分**。有三种可注射的长效孕激素制剂在世界范围内使用。该方法在美国很流行，大约有 6% 选择避孕方法的女性使用这种方法。注射用孕激素的作用机制与口服孕激素相同，包括增加宫颈黏液黏度、产生不利于着床的子宫内膜，以及不可预知的排卵抑制。

注射制剂包括长效醋酸甲羟孕酮（depot medroxyprogesterone acetate，DMPA）—商品名狄波普维拉（Depo-Provera.）。它含 150 mg 醋酸甲羟孕酮，每 90 天肌内注射一次。DMPA 的衍生物叫 depo-subQprovera 104，每 90 天皮下注射 104 mg。因为皮下注射吸收缓慢，104 mg 的剂量相当于 150 mg 肌内注射的剂量（Jain，2004）。只要第一次给药在月经开始后 5 天内，这两种制剂的使用者就不需要备用其他的避孕方法（Haider，2007）。第三种可注射的孕激素是庚酸炔诺酮，目前在美国还没有，它的市场名称

是 norgest，每 2 个月肌内注射 200 mg。

注射用孕激素的避孕效果与 COCs 相当或更好。完美使用的情况下，DMPA 的妊娠率仅为 0.3%，但是经典使用者 12 个月的失败率高达 7%（Kost，2008；Said，1986）。长效孕激素不抑制泌乳，长期使用可减少月经出血，发生缺铁性贫血的可能性更小。妊娠、不明原因子宫出血、乳腺癌、活动性或有血栓栓塞病史、脑血管疾病或严重肝病的妇女不应使用孕激素注射剂（Pfizer，2014）。

DMPA 和其他单方孕激素避孕方法一样，不干扰脂代谢、血糖水平、凝血因子、肝功能、甲状腺功能和血压（Dorflinger，2002）。此外，也没有发现它能增加血栓栓塞、卒中或心血管事件的风险（Mantha，2012；World Health Organization，1998）。尽管如此，制造商在说明书禁忌证中也列出了血栓栓塞和血栓状态。但是 US MEC 认为对于这些情况，单方孕激素避孕方法的级别为 2 级。

**特别关注问题**。对 DMPA 感兴趣的患者应该熟知其潜在的疗效及副作用。首先 DMPA 经常引起月经不调、不规则出血，这也是单方孕激素避孕药的典型表现。Cromer 等（1994）报道四分之一的妇女在第一年使用中因为不规则出血而停用。长期使用后可能出现闭经，建议妇女注意这是一种良性结果。

停止注射 DMPA 后，持续的排卵抑制也可能持续。在 Gardner 和 Mishell（1970）早期的一项研究中，四分之一的女性在长达一年的时间里没有恢复正常月经。因此，DMPA 可能不是那些打算在尝试受孕前短暂使用避孕措施的妇女的最佳选择。

由于雌激素水平降低，骨密度也会显著降低，这是长期使用者最担忧的。由于骨密度在 10 岁至 30 岁之间增长最快，因此这种损失对青少年尤其重要（Sulak，1999）。此外，骨密度的降低也是围绝经期妇女的一个担忧，她们即将进入绝经期，这是一段骨质加速流失的时期。这些担忧促使 FDA 在 2004 年要求使用黑盒子警告，只有在其他避孕方法不充分的情况下，DMPA 才应被用作 2 年以上的长期避孕方法。有一些缓和因素可以平衡这种担忧。首先，虽然骨丢失在头 2 年是最大的，随后丢失的速度明显减缓。其次，大多数在避孕期间失去的骨质在停止使用后的 5 年内恢复（Clark，2006；Harel，2010）。总之，美国妇产科医师协会（2014c）的结论是，骨密度丧失的担忧不应阻止或限制这种避孕方法的使用。

在潜在的癌症风险中，使用 DMPA 可能会增加宫颈原位癌的发生率。然而，这种方法对宫颈癌或肝

肿瘤的风险并不高（Thomas，1995）。有利的是，卵巢癌和子宫内膜癌减少了（Kaunitz，1996年；WHO，1991年）。此外，Skegg等（1995）汇集了新西兰和WHO病例对照研究的结果，这些研究包括了近1800名患有乳腺癌的女性。与14 000名对照相比，使用DMPA避孕方法的前5年患癌症的风险增加了两倍。然而，总体风险并没有增加。

在其他影响中，一些女性报告使用DMPA时乳房触痛。抑郁症也曾被报道过，但两者之间的因果关系尚未得到证实。最后，虽然体重增加通常归因于长效孕激素，但并非所有研究都表明这一点（Bahamondes，2001；Mainwaring，1995；Moore，1995；Taneepanichskul，1998）。Beksinska等（2010）报告说，使用肌内注射DMPA的青少年在4～5年间比使用COCs的青少年体重增加了2.3 kg。皮下注射DMPA也被证明会导致大多数女性中度的体重增加（Westhoff，2007b）。在使用前6个月体重增加的女性更有可能出现长期的渐进性体重增加，Le等（2009）建议妇女应从尽早的咨询中获益。

## 四、三级避孕法

有两种避孕方法被认为是中度有效的。一种是屏障避孕法，它可以避免有功能的精子与卵子会合并受精。另一类是生育意识方法。也许对于专注于使用这些避孕法的夫妇来说，与其他避孕法相比，中度有效的方法也是成功率最高的方法。

### ■ 1. 屏障避孕法

这些方法包括阴道隔膜和男用及女用避孕套。如表5-2所示，这些方法的第一年使用妊娠率波动在2%～6%，且高度依赖于方法的正确和持续使用。

#### （1）男用避孕套

多数避孕套都是用乳胶橡胶做成的，根据男性生殖器解剖特点生产出不同尺寸的避孕套。偶尔也使用聚氨酯或羊盲肠。避孕套提供了有效的避孕措施，有强烈避孕目的的夫妇使用失败率可以低到每百对夫妇年有3～4个（Vessey，1982）。总的来说，特别是在第一年的使用中，失败率更高。

避孕套尖端的储精囊加强了它的避孕效果。润滑剂应选用水剂，油剂会破坏乳胶避孕套或隔膜（Waldron，1989）。为了保证避孕套的最好效果，应该遵循以下步骤：①每次性交均适用；②在阴茎接触到阴道前就应使用；③在阴茎勃起时拔出；④拔出时必须握住避孕套的根部；⑤与杀精剂一起使用。

避孕套一个明显的优点是如果使用得当，可以很好地避免很多STDs，但并不绝对。避孕套也有助于预防宫颈癌前病变，可能是通过阻止HPV的传播（Winer，2006）。

对于乳胶敏感的人，可以选择其他的避孕套。用羊肠子、天然羊皮制成的避孕套是有效的，但它们不能预防STDs。抗过敏避孕套是由合成的热塑性弹性体制成的，比如聚氨酯，也用于制作外科手套。这些避孕套对性传播疾病有效，但与乳胶避孕套相比，破裂率和滑脱率更高（Gallo，2006年）。在901对夫妻的随机研究中，Steiner等（2003）报道聚氨酯避孕套的破损和滑脱率为8.4%，而橡胶避孕套为3.2%。他们还报道聚氨酯避孕套6个月的经典使用妊娠率是9.0%，而乳胶避孕套是5.4%。

#### （2）女用避孕套—阴道套

不同生产商生产女性避孕套的名字也不同，它可以预防妊娠和性传播疾病。在美国有售的一个品牌是FC2女用避孕套，它是聚氨酯圆柱形护套，两端有一个灵活的聚氨酯环（图5-12）。开放的环放在阴道外，而封闭的内环放在耻骨后及宫颈下方，就像一个隔膜一样（图5-13）。男性和女性避孕套不能同时使用，因为容易滑脱、撕破或是错位。体外试验表明，这种女用避孕套对艾滋病毒、巨细胞病毒和乙型肝炎病毒具有防护作用。如表5-2所示，女性避孕套的妊娠率

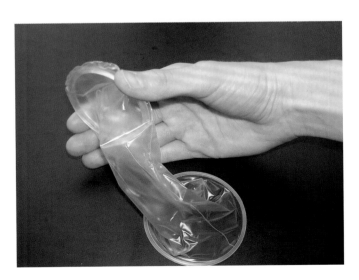

**图5-12** 女用避孕套（Reproduced with permission from The Cervical Barrier Advancement Society and Ibis Reproductive Health.）

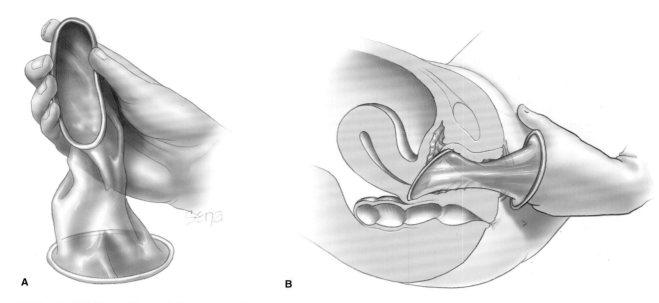

**A**　　　　　　　　　　　　　　　　　　**B**

图 5-13　女用避孕套的插入和定位。**A.** 压扁内环后插入，和阴道隔膜的位置相同；**B.** 用示指将内环向里推

高于男性避孕套。

**（3）阴道隔膜联合杀精剂**

阴道隔膜由一个通过圆周金属弹簧支撑的不同直径的圆形柔软的橡胶圆顶组成（图 5-14）。当与杀精胶冻或乳膏联合使用时，会非常有效。将杀精剂涂在隔膜的宫颈面的杯状中心和边缘，然后将阴道隔膜放到阴道内，使宫颈、阴道穹隆及阴道前壁与阴道的其

他部分和阴茎有效地隔开；同时放置在中央的杀精剂通过横膈膜紧贴子宫颈。如果放的位置正确，缘深嵌在阴道后穹隆内。环的位置非常靠近耻骨内表面且就在尿道的下面（图 5-15）。如果阴道隔膜太小，它就不会在这个位置上一直保持不动。如果太大，放入时就会感到不舒服。隔膜的大小和弹簧灵活性的变量必须指定，隔膜只能按规定使用。隔膜不适合有盆腔器官明显脱垂的妇女。子宫位置的异常可以导致阴道隔膜位置异常，而发生脱落。

在性交前应放入阴道隔膜和杀精剂，但如果放置超过 2 小时，需要再加额外的杀精剂放置在阴道上部

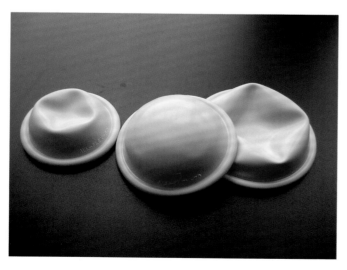

图 5-14　一组有三个隔膜（Reproduced with permission from The Cervical Barrier Advancement Society and Ibis Reproductive Health.）

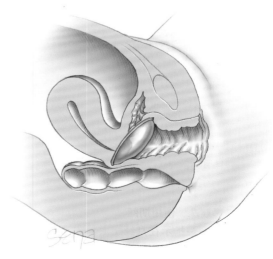

图 5-15　横膈膜在阴道和子宫颈之间形成物理屏障

以获得最大的保护；而且每次性交前都要重新加杀精剂。在性交后至少 6 个小时再取出阴道隔膜。因为有关于使用后发生中毒性休克综合征的报道，所以阴道隔膜留置的时间不得超过 24 小时。

阴道隔膜的正确使用很大程度上取决于使用者的积极性。Vessey 等（1982）报道积极使用者的妊娠率仅为每百名妇女年 1.9 ～ 2.4 人。在一个小样本研究中，Bounds 等（1995）报道的失败率很高，每百名妇女年 12.3 人。与年轻女性相比，35 岁以上女性的意外怀孕率较低。

### （4）宫颈帽

它是由硅胶制成的，可重复使用，是可清洗的屏障装置，使用时放在宫颈上，阻挡精子通过。美国上市的 FemCap 有三个尺寸，直径分别为 22 mm。26 mm 和 30 mm，以适应不同的宫颈大小。在性交前任何时候都能放入，性交结束后至少 8 小时后再取出。可以同时在宫颈帽表面均匀涂上杀精剂，可多次使用杀精剂。美国上市且仍可使用的其他宫颈帽产品包括：prentif、vimule、dumas 和 lea shield。

### 2. 易受孕期知晓法——基础方法

WHO（2007）将这样一种避孕方法定义为确定了月经周期中能受孕日子的方法（图 5-16）。在这些日子里，夫妻可以避免性交或使用屏障避孕法。易受孕期知晓法的相对有效率不太清楚（Grimes，

2004）。显然，适当的指导很重要，其中有一些复杂的图表。这些图表以及详细的建议可从英国国家生育意识和自然计划生育服务处获得，网址是：http：//www.fertilityuk.org；自然家庭网站：http：//www.bygpub.com/natural。

## 五、四级避孕法

### 1. 杀精剂

这些避孕药具以霜剂、凝胶、栓剂、气雾剂泡沫和软片的形式出售（图 5-17）。它们在美国被广泛使用，而且大多数不需要处方就能买到。可能的使用者包括那些认为其他方法不可接受的女性。它们对需要临时保护的妇女尤其有用，例如在开始 CHC 后的第一周或哺乳期。

杀精剂为防止精子穿透提供了一个物理屏障和化学杀精的作用。活性物质是壬苯醇醚 -9 或辛苯聚醇 -9。重要的是杀精剂应在性交前放在阴道的顶端，紧贴宫颈。它们的最佳有效时间一般不超过 1 小时。此后，在重复性交前必须重新插入。如果要冲洗阴道，至少在性交后 6 小时再冲洗。

高妊娠率的主要原因是没能连续使用，而不是方法失败。据报道，即使定期和正确地插入泡沫制剂，每 100 名妇女年使用中有 5 ～ 12 次妊娠的失败率（Trussell，1990）。如果在使用过程中发生妊娠，杀

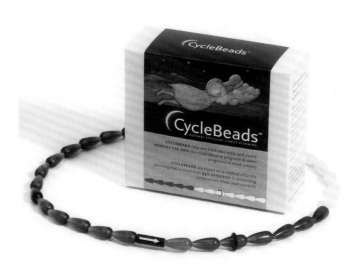

图 5-16　月经周期珠。使用期间，红色的珠子表示月经开始，黑色的小条带按箭头指示在月经周期的每一天向前延伸。当到达白色的珠子，禁欲观察，直到棕色的珠子再次开始（经 Cycle Technologies 公司许可转载）

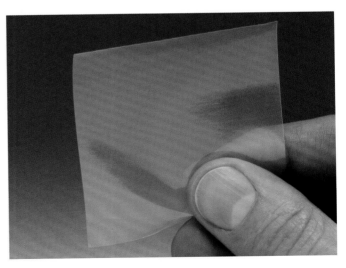

图 5-17　阴道避孕膜。先对折，再对折，然后将它放到插入的手指上。一旦插入到宫颈，这个薄膜就会溶化而起到杀精作用

精剂无致畸作用（Briggs，2015）。

主要含壬苯醇醚-9 的杀精剂并没有预防性传播疾病的保护作用。在一个随机试验中，Roddy 等（1998）比较了使用壬苯醇醚-9 的同时使用或不使用避孕套者，发现对于衣原体或 HIV 来说，杀精剂没有额外的保护作用。据报道长期使用壬苯醇醚-9 对阴道菌群影响很少（Schreiber，2006）。

现在人们对杀精剂和杀菌剂的混合制剂比较感兴趣。它的优点是具有预防性传播疾病的作用，也包括 HIV（Weber，2005）。这些表面活性剂类有双重疗效，一方面它们可以破坏精子细胞膜，另一方面也可以破坏病毒和细菌病原体的外衣或细胞膜。二代杀菌剂加强了阴道的天然防御功能。第三代杀菌剂可作为局部抗反转录病毒药物。

### 2. 避孕海绵

避孕海绵 *Today* 在 2005 年再次进入美国市场。在全国范围内出售，它含有浸透了壬苯醇醚-9 的聚氨酯圆盘，在性交前 24 小时内放入（图 5-18）。使用时将圆盘湿润后直接放到宫颈处。放好后不管性交的次数，都可以提供避孕保证。为了疗效，在性交后保留 6 小时再取出，为了减少刺激和感染风险，在阴道放置的时间最长不要超过 30 小时（Mayer Laboratories，2009）。尽管避孕海绵更方便，但它的有效性低于阴道隔膜或避孕套。

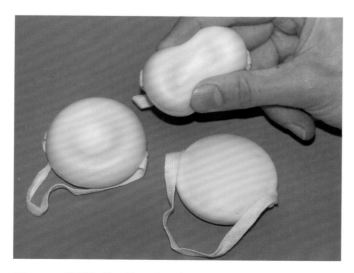

**图 5-18** 阴道海绵。放置时，将海绵的凹陷处对着宫颈表面，丝带环向外，便于用手指钩住取出

## 六、紧急避孕

紧急避孕法（emergency contraception，EC）早在 20 世纪 70 年代因事后避孕药而流行，现在以其他形式广泛使用。这些方法适用于在经双方同意的无保护性生活或性侵犯后要求避孕保护的妇女。有几种方法，如果使用正确，将大大降低这些妇女意外妊娠的可能性。根据美国妇产科医师协会（2015），目前可用的方法包括含性激素药物、抗孕激素的药物和含铜 IUD（表 5-11）。重要的是，由于使用的时间很短，患有使用激素禁忌疾病的妇女可以给予 EC。

卫生保健提供者或患者可以从很多 24 小时服务渠道获得关于 EC 的信息：

- 美国妇产科医师协会：www.acog.org
- 紧急避孕热线和网站：1-888-NOT-2-LATE（888-668-2528）和 www.not-2-late.com
- 生殖健康技术项目：www.rhtp.org/contraception/emergency/
- 紧急避孕药：www.en3dias.org.mx

### 1. 激素类紧急避孕

#### （1）作用机制

激素避孕药有不同的作用机制，取决于月经周期的哪一天发生性交和哪一天服药（Croxatto，2003）。一种主要模式是抑制或延迟排卵（Marions，2004）。其他可能的机制包括子宫内膜的改变、阻止着床、干扰精子运输或穿透，和干扰黄体功能。每一种事后避孕的方法都有可能会失败。正是由于这是一种预防性给药，因此不管服用了紧急激素避孕药还是怀孕了，都没有受到这种预防给药的影响。此外，紧急激素避孕药并不是一种药物流产。相反，这种方法会阻止排卵或着床。它不能破坏已经植入的受精卵。

大概除了铜节育器之外，其他 EC 方法一般不会阻止在同一周期后续性交发生的妊娠。因此，建议在下一个月经期之前使用屏障避孕。当月经比预期的时间推迟 3 周时，妊娠的可能性增加，并进行相关的检查。

#### （2）雌孕激素复合物

正如所知的 Yuzpe 法，在表 5-11 显示了经 FDA 批准的用于紧急避孕使用的 COC 方案（Yuzpe，1974）。虽然在无保护性交后越早使用效果越好，但

### 表 5-11　可用作紧急避孕的方法

| 方法 | 成分 | 每剂药量 |
| --- | --- | --- |
| **单方孕激素药片** | | |
| 方案 B[a] | 0.75 mg 左旋炔诺酮 | 1 |
| 方案 B[b] 一步法 | 1.5 mg 左旋炔诺酮 | 1 |
| **SPRM 药片** | | |
| Ella[b] | 30 mg 醋酸乌利司他 | 1 |
| **COC 药片** [a,c] | | |
| ogestrel | 0.05 mg 炔雌醇 +0.5 mg 炔诺酮[d] | 2 |
| lo/Ovral，cryselle | 0.03 mg 炔雌醇 +0.3 mg 炔诺酮[d] | 4 |
| trivora（粉）enpress（橙） | 0.03 mg 炔雌醇 +0.125 mg 左旋炔诺酮 | 4 |
| aviane，lessina | 0.02 mg 炔雌醇 +0.1 mg 左旋炔诺酮 | 5 |
| **含铜 IUD** | | |
| paraGard T 380A | | |

[a] 治疗包括间隔 12 小时的两次给药。
[b] 治疗包括单剂量一次给药。
[c] 在服药前使用止吐药可以减少恶心的发生，恶心是一种常见的副作用。
[d] 炔诺酮有两个异构体，而只有一种形式是有活性的，就是左旋炔诺酮。所以有效的炔诺酮的剂量就是左旋炔诺酮制剂的两倍。
COC= 复方口服避孕药，SPRM= 选择性孕激素受体调节剂

应在性交后 72 小时内使用。但最多可在 120 小时内服用。第一次给药 12 小时后再给第二次。

疗效的定义是，治疗后观察到的妊娠数除以不进行治疗可能发生的估计妊娠数。这一预防比例在报告和使用 COC 方案的平均约 75% 之间变异范围较大（美国妇产科医师协会，2015）。

由于 COC 方案的高雌激素剂量，恶心和呕吐是常见的（Trussell，1998a）。每次服药前至少 1 小时口服止吐剂，可减轻这些烦人的症状。一项随机试验中，用药前 1 小时服用 50 mg 氯苯甲嗪或 10 mg 胃复安都是有效的（Ragan，2003；Raymond，2000）。如果在服药后 2 小时内发生呕吐，需要加服一次。

#### （3）单方孕激素方案

EC 的孕激素单用方法被称为方案 B 和方案 B 一步法。方案 B 由两片药组成，每片含 0.75 mg 左炔诺孕酮。第一剂在无保护性交后 72 小时内服用，但可迟至 120 小时内服用，第二剂在 12 小时后服用（表5-11）。Ngai 等（2005）发现，24 小时用药间隔是有效的。方案 B 一步法是使用单一剂量 1.5 mg 左炔诺孕酮，最好在性交后 72 小时或 120 小时内服用。

包括 WHO 多中心研究在内的很多研究表明，仅单方孕激素方案比 COC 方案在预防妊娠方面更有效（von Hertzen，2002）。美国妇产科医师协会（2015）称左炔诺孕酮与 COCs 相比，妊娠率大约降低了 50%。最后，Ellertson 等（2003）的报告说，即使在未采取保护措施的性交后 4 ~ 5 天内采取了方案 B，妊娠的预防率也达到了 55%。

#### （4）抗孕激素或选择性孕激素受体调节剂

这些药物（已在第 9 章中描述）因为它们能阻止孕激素介导的用于着床的子宫内膜准备而具有避孕活性。有几个机制，一个是通过拮抗孕激素的作用来实现这一点。另一种机制是通过孕激素受体调节剂发挥作用，目前有两种药物可用。

首先，米非司酮（RU 486）——*Mifeprex* 是一种孕激素拮抗剂。它要么延迟排卵，要么损害分泌期子宫内膜的发育。Cheng 等（2012）在他们的 Cochrane 综述中指出，单剂量米非司酮 25 mg 或 50 mg 优于其他激素类的 EC 方案。米非司酮的副作用也很少。在美国，米非司酮未被用于 EC，因为它的成本高，也因为它没有生产或销售合适的用于 EC 的剂量。

另一种药物是选择性孕激素调节剂（selective progesterone-receptor modulator，SPRM），在 2010 年

被 FDA 批准用于性交后避孕。在无保护性交后 120 小时内服用单次 30 mg 醋酸乌利司他——Ella（Brache 2010）。副作用包括恶心和下次月经的延期。

### ■ 2. 含铜宫内节育器

放置含铜 IUD 是性交后避孕的有效方法。Fasoli 等（1989）总结了 9 个研究，包括 879 位妇女，她们使用含铜 IUD 作为唯一的性交后避孕方法，结果仅有 1 例妊娠并发生了自然流产。Trussell 和 Stewart（1998b）报道，当在无保护性交后 5 天内放置 IUD，失败率是 1%。第二个优点是，这种方法还可以有效避孕 10 年。

（陈蔚琳 译 金 力 审校）

## 参考文献

Actavis: Liletta (levonorgestrel-releasing intrauterine system): prescribing information. Parsippany, Actavis Pharma, 2015

Adams CE, Wald M: Risks and complications of vasectomy. Urol Clin North Am 36(3):331, 2009

Allen RH, Bartz D, Grimes DA, et al: Interventions for pain with intrauterine device insertion. Cochrane Database Syst Rev 3:CD007373, 2009

Alvarez F, Brache V, Fernandez E, et al: New insights on the mode of action of intrauterine contraceptive devices in women. Fertil Steril 49(5):768, 1988

Alvior GT Jr: Pregnancy outcome with removal of intrauterine device. Obstet Gynecol 41(6):894, 1973

American Academy of Pediatrics, American College of Obstetricians and Gynecologists: Intrapartum and postpartum care of the mother. In Riley LE, Stark AR (eds): Guidelines for Perinatal Care, 7th ed. Washington, AAP/ACOG, 2012, p 204

American College of Obstetricians and Gynecologists: Adolescents and long-acting reversible contraception: implants and intrauterine devices. Committee Opinion No. 539, October 2012, Reaffirmed 2014a

American College of Obstetricians and Gynecologists: Antibiotic prophylaxis for gynecologic procedures. Practice Bulletin No. 104, May 2009, Reaffirmed 2014b

American College of Obstetricians and Gynecologists: Benefits and risks of sterilization. Practice Bulletin No. 133, February 2013a

American College of Obstetricians and Gynecologists: Depot medroxyprogesterone acetate and bone effects. Committee Opinion No. 602, June 2008, Reaffirmed 2014c

American College of Obstetricians and Gynecologists: Emergency oral contraception. Practice Bulletin No. 152, September 2015

American College of Obstetricians and Gynecologists: Gynecologic care for women with human immunodeficiency virus. Practice Bulletin No. 117, December 2010, Reaffirmed 2012a

American College of Obstetricians and Gynecologists: Hysterosalpingography after tubal sterilization. Committee Opinion No. 458, June 2010, Reaffirmed 2012b

American College of Obstetricians and Gynecologists: Increasing use of contraceptive implants and intrauterine devices to reduce unintended pregnancy. Committee Opinion No. 450, December 2009, Reaffirmed 2011

American College of Obstetricians and Gynecologists: Long-acting reversible contraception: implants and intrauterine devices. Practice Bulletin No. 121, July 2011, Reaffirmed 2013b

American College of Obstetricians and Gynecologists: Noncontraceptive uses of hormonal contraceptives. Practice Bulletin No. 110, January 2010, Reaffirmed 2014e

American College of Obstetricians and Gynecologists: Prevention of deep vein thrombosis and pulmonary embolism. Practice Bulletin No. 84, August 2007, Reaffirmed 2013c

American College of Obstetricians and Gynecologists: Use of hormonal contraception in women with coexisting medical conditions. Practice Bulletin No. 73, June 2006, Reaffirmed 2013d

American Society for Reproductive Medicine: Vasectomy reversal. Fertil Steril 90(5 Suppl):S78, 2008

Amundsen GA, Ramakrishnan K: Vasectomy: a "seminal" analysis. South Med J 97:54, 2004

Anderson CK, Wallace S, Guiahi M, et al: Risk-reducing salpingectomy as preventative strategy for pelvic serous cancer. Int J Gynecol Cancer 23(3):417, 2013

Arjona Berral JE, Rodríguez Jiménez B, Velasco Sánchez E, et al: Essure® and chronic pelvic pain: a population-based cohort. J Obstet Gynaecol 34(8):712, 2014

Audet MC, Moreau M, Koltun WD, et al: Evaluation of contraceptive efficacy and cycle control of a transdermal contraceptive patch vs an oral contraceptive: a randomized controlled trial. JAMA 285:2347, 2001

Bahamondes L, Del Castillo S, Tabares G, et al: Comparison of weight increase in users of depot medroxyprogesterone acetate and copper IUD up to 5 years. Contraception 64(4):223, 2001

Bahamondes L, Faundes A, Sobreira-Lima B, et al: TCu 380A: a reversible permanent contraceptive method in women over 35 years of age. Contraception 72(5):337, 2005

Balci O, Mahmoud AS, Capar M, et al: Diagnosis and management of intra-abdominal, mislocated intrauterine devices. Arch Gynecol Obstet 281(6):1019, 2010

Bayer HealthCare Pharmaceuticals: Mirena (levonorgestrel-releasing intrauterine system): prescribing information. Whippany, Bayer HealthCare Pharmaceuticals, 2014

Bayer HealthCare Pharmaceuticals: Skyla (levonorgestrel-releasing intrauterine system): prescribing information. Wayne, Bayer HealthCare Pharmaceuticals, 2013

Bayer HealthCare Pharmaceuticals: Yasmin, drospirenone and ethinyl estradiol tablets: prescribing information. Wayne, Bayer HealthCare Pharmaceuticals, 2012

Bednarek PH, Creinin MD, Reeves MF, et al: Immediate versus delayed IUD insertion after uterine aspiration. N Engl J Med 364(23):2208, 2011

Beksinska ME, Smit JA, Kleinschmidt I, et al: Prospective study of weight change in new adolescent users of DMPA, NET-EN, COCs, nonusers and discontinuers of hormonal contraception. Contraception 81(1):30, 2010

Betrabet SS, Shikary ZK, Toddywalla VS, et al: ICMR Task Force Study on hormonal contraception. Transfer of norethindrone (NET) and levonorgestrel (LNG) from a single tablet into the infant's circulation through the mother's milk. Contraception 35:517, 1987

Bounds W, Guillebaud J, Dominik R, et al: The diaphragm with and without spermicide. A randomized, comparative efficacy trial. J Reprod Med 40:764, 1995

Brache V, Cochon L, Jesam C, et al: Immediate pre-ovulatory administration of 30 mg ulipristal acetate significantly delays follicular rupture. Hum Reprod 25(9):2256, 2010

Bradshaw HD, Rosario DJ, James MJ, et al: Review of current practice to establish success after vasectomy. Br J Surg 88:290, 2001

Briggs GG, Freeman RK: Drugs in Pregnancy and Lactation, 10th ed. Philadelphia, Wolters Kluwer Health, 2015

Brohet RM, Goldgar DE, Easton DF, et al: Oral contraceptives and breast cancer risk in the international BRCA 1/2 carrier cohort study: a report from EMBRACE, GENEPSO, GEO-HEBON, and the IBCCS Collaborating Group. J Clin Oncol 25:5327, 2007

Brunner LR, Hogue CJ: The role of body weight in oral contraceptive failure: results from the 1995 national survey of family growth. Ann Epidemiol 15:492, 2005

Cancer and Steroid Hormone Study of the Centers for Disease Control and the National Institute of Child Health and Development: Combination oral contraceptive use and the risk of endometrial cancer. JAMA 257:796, 1987a

Cancer and Steroid Hormone Study of the Centers for Disease Control and the National Institute of Child Health and Development: The reduction in risk of ovarian cancer associated with oral-contraceptive use. N Engl J Med 316:650, 1987b

Castaño PM, Adekunle L: Transcervical sterilization. Semin Reprod Med 28(2):103, 2010

Centers for Disease Control and Prevention: Sexually transmitted diseases treatment guidelines, 2015. MMWR 64(3):1, 2015

Centers for Disease Control and Prevention: Update to CDC's U.S. Medical Eligibility Criteria for Contraceptive Use, 2010: revised recommendations for the use of contraceptive methods during the postpartum period. MMWR 60(26):878, 2011

Centers for Disease Control and Prevention: U.S. medical eligibility criteria for contraceptive use, 2010. MMWR 59(4), 2010

Chan LM, Westhoff CL: Tubal sterilization trends in the United States. Fertil Steril 94(1):1, 2010

Chasan-Taber L, Willett WC, Manson JE, et al: Prospective study of oral contraceptives and hypertension among women in the United States. Circulation 94:483, 1996

Chen BA, Reeves MF, Hayes JL, et al: Postplacental or delayed insertion of the levonorgestrel intrauterine device after vaginal delivery: a randomized controlled trial. Obstet Gynecol 116(5):1079, 2010

Cheng L, Che Y, Gülmezoglu AM: Interventions for emergency contraception. Cochrane Database Syst Rev 8:CD001324, 2012

Clark MK, Sowers M, Levy B, et al: Bone mineral density loss and recovery during 48 months in first-time users of depot medroxyprogesterone acetate. Fertil Steril 86(5):1466, 2006

Cleary TP, Tepper NK, Cwiak C, et al: Pregnancies after hysteroscopic sterilization: a systematic review. Contraception 87(5):539, 2013

Collaborative Group on Epidemiological Studies of Ovarian Cancer: Ovarian cancer and oral contraceptives: collaborative reanalysis of data of 45 epidemiological studies including 23,257 women with ovarian cancer and 87,303 controls. Lancet 371:303, 2008

Collaborative Group on Hormonal Factors in Breast Cancer: Breast cancer and hormonal contraceptives: collaborative reanalysis of individual data on 53,297 women with breast cancer and 100,239 women without breast cancer from 54 epidemiological studies. Lancet 347:1713, 1996

Cooper JM, Carignan CS, Cher D, et al: Microinsert nonincisional hysteroscopic sterilization. Obstet Gynecol 102:59, 2003

Costello C, Hillis S, Marchbanks P, et al: The effect of interval tubal sterilization on sexual interest and pleasure. Obstet Gynecol 100:3, 2002

Creinin MD, Zite N: Female tubal sterilization: the time has come to routinely consider removal. Obstet Gynecol 124(3):596, 2014

Cromer BA, Smith RD, Blair JM, et al: A prospective study of adolescents who choose among levonorgestrel implant (Norplant), medroxyprogesterone acetate (Depo-Provera), or the combined oral contraceptive pill as contraception. Pediatrics 94:687, 1994

Croxatto HB, Ortiz ME, Muller AL: Mechanisms of action of emergency contraception. Steroids 68:1095, 2003

Culwell KR, Curtis KM, del Carmen Cravioto M: Safety of contraceptive method use among women with systemic lupus erythematosus: a systematic review. Obstet Gynecol 114(2 Pt 1):341, 2009

Curtis KM, Chrisman CE, Peterson HB: Contraception for women in selected circumstances. Obstet Gynecol 99:1100, 2002

Daniels K, Daugherty J, Jones J: Current contraceptive status among women aged 15–44: United States, 2011–2013. NCHS Data Brief 173:1, 2014

Deffieux X, Morin Surroca M, et al: Tubal anastomosis after tubal sterilization: a review. Arch Gynecol Obstet 283(5):1149, 2011

del Marmol V, Teichmann A, Gertsen K: The role of combined oral contraceptives in the management of acne and seborrhea. Eur J Contracept Reprod Health Care 9(2):107, 2004

DeStefano F, Perlman JA, Peterson HB, et al: Long term risk of menstrual disturbances after tubal sterilization. Am J Obstet Gynecol 152:835, 1985

de Villiers EM: Relationship between steroid hormone contraceptives and HPV, cervical intraepithelial neoplasia and cervical carcinoma. Int J Cancer 103(6):705, 2003

Doherty IA, Stuart GS: Coitus interruptus is not contraception. Sex Transm Dis 36(12), 2009

Dorflinger LJ: Metabolic effects of implantable steroid contraceptives for women. Contraception 65(1):47, 2002

Edelman A, Micks E, Gallo MF, et al: Continuous or extended cycle vs cyclic use of combined hormonal contraceptives for contraception. Cochrane Database Syst Rev 7:CD004695, 2014

Edelman AB, Carlson NE, Cherala G, et al: Impact of obesity on oral contraceptive pharmacokinetics and hypothalamic-pituitary-ovarian activity. Contraception, 80(2):119, 2009

Ellertson C, Evans M, Ferden S, et al: Extending the time limit for starting the Yuzpe regimen of emergency contraception to 120 hours. Obstet Gynecol 101:1168, 2003

Erickson BK, Conner MG, Landen CN Jr: The role of the fallopian tube in the origin of ovarian cancer. Am J Obstet Gynecol 209(5):409, 2013

Fasoli M, Parazzini F, Cecchetti G, et al: Post-coital contraception: an overview of published studies. Contraception 39:459, 1989

Faúndes A, Telles E, Cristofoletti ML, et al: The risk of inadvertent intrauterine device insertion in women carriers of endocervical *Chlamydia trachomatis*. Contraception 58(2):105, 1998

Fernandez H, Legendre G, Blein C, et al: Tubal sterilization: pregnancy rates after hysteroscopic versus laparoscopic sterilization in France, 2006–2010. Eur J Obstet Gynecol Reprod Biol 180:133, 2014

Finer LB, Zolna MR: Shifts in intended and unintended pregnancies in the United States, 2001–2008. Am J Public Health 104(Suppl 1):S43, 2014

Finer LB, Zolna MR: Unintended pregnancy in the United States: incidence and disparities, 2006. Contraception 84(5):478, 2011

Fiorino AS: Intrauterine contraceptive device–associated actinomycotic abscess and *Actinomyces* detection on cervical smear. Obstet Gynecol 87:142, 1996

Food and Drug Administration: Drug safety communication: Updated information about the risk of blood clots in women taking birth control pills containing drospirenone. Rockville, Food and Drug Administration, 2012

Fox MC, Oat-Judge J, Severson K, et al: Immediate placement of intrauterine devices after first and second trimester pregnancy termination. Contraception 83(1):34, 2011

Furlong LA: Ectopic pregnancy risk when contraception fails. J Reprod Med 47:881, 2002

Gaffield ME, Culwell KR, Lee CR: The use of hormonal contraception among women taking anticonvulsant therapy. Contraception 83(1):16, 2011

Gallo MF, Grimes DA, Lopez LM, et al: Non-latex versus latex male condoms for contraception. Cochrane Database Syst Rev 1:CD003550, 2006

Gallo MF, Lopez LM, Grimes DA, et al: Combination contraceptives: effects on weight. Cochrane Database Syst Rev 1:CD003987, 2014

Ganer H, Levy A, Ohel I, et al: Pregnancy outcome in women with an intrauterine contraceptive device. Am J Obstet Gynecol 201:381.e1, 2009

Gardner JM, Mishell DR Jr: Analysis of bleeding patterns and resumption of fertility following discontinuation of a long-acting injectable contraceptive. Fertil Steril 21:286, 1970

Gariepy AM, Creinin MD, Smith KJ, et al: Probability of pregnancy after sterilization: a comparison of hysteroscopic versus laparoscopic sterilization. Contraception 90(2):174, 2014

Goodman S, Henlish SK, Reeves MF, et al: Impact of immediate postabortal insertion of intrauterine contraception on repeat abortion. Contraception 78:143, 2008

Grimes DA: Intrauterine device and upper-genital-tract infection. Lancet 356:1013, 2000

Grimes DA, Gallo MF, Grigorieva V, et al: Fertility awareness-based methods for contraception. Cochrane Database Syst Rev 1:CD004860, 2004

Grimes DA, Hubacher D, Lopez LM, et al: Non-steroidal anti-inflammatory drugs for heavy bleeding or pain associated with intrauterine-device use. Cochrane Database Syst Rev 4:CD006034, 2006

Grimes DA, Lopez LM, Schulz KF, et al: Immediate post-partum insertion of intrauterine devices. Cochrane Database Syst Rev 5:CD003036, 2010

Gurtcheff SE, Turok DK, Stoddard G, et al: Lactogenesis after early postpartum use of the contraceptive implant: a randomized controlled trial. Obstet Gynecol 117(5):1114, 2011

Guttmacher Institute: State policies in brief. An overview of minors' consent law. 2014. Washington, Guttmacher Institute, 2014

Haider S, Darney PD: Injectable contraception. Clin Obstet Gynecol 50(4):898, 2007

Halpern V, Grimes DA, Lopez L, et al: Strategies to improve adherence and acceptability of hormonal methods of contraception. Cochrane Database Syst Rev 10:CD004317, 2013

Hannaford PC, Kay CR, Vessey MP, et al: Combined oral contraceptives and liver disease. Contraception 55:145, 1997

Hannaford PC, Selvaraj S, Elliott AM, et al: Cancer risk among users of oral contraceptives: cohort data from the Royal College of General Practitioners' oral contraception study. BMJ 335:651, 2007

Harel Z, Johnson CC, Gold MA, et al: Recovery of bone mineral density in adolescents following the use of depot medroxyprogesterone acetate contraceptive injections. Contraception 81(4):281, 2010

Harlap S, Kost K, Forrest JD: Preventing pregnancy, protecting health: a new look at birth control choices in the US. New York, The Alan Guttmacher Institute, 1991

Heikinheimo O, Gissler M, Suhonen S: Age, parity history of abortion and contraceptive choices affect the risk of repeat abortion. Contraception 78:149, 2008

Heinemann LA, Weimann A, Gerken G, et al: Modern oral contraceptive use and benign liver tumors: the German Benign Liver Tumor Case-Control Study. Eur J Contracept Reprod Health Care 3:194, 1998

Henshaw SK: Unintended pregnancy in the United States. Fam Plann Perspect 30:24, 1998

Hidalgo MM, Lisondo C, Juliato CT, et al: Ovarian cysts in users of Implanon and Jadelle subdermal contraceptive implants. Contraception 73(5):532, 2006

Hillis SD, Marchbanks PA, Tylor LR, et al: Poststerilization regret: findings from the United States Collaborative Review of Sterilization. Obstet Gynecol 93:889, 1999

Hillis SD, Marchbanks PA, Tylor LR, et al: Tubal sterilization and long-term risk of hysterectomy: findings from the United States Collaborative Review of Sterilization. Obstet Gynecol 89:609, 1997

Holt SK, Salinas CA, Stanford JL: Vasectomy and the risk of prostate cancer. J Urol 180(6):2565, 2008

Holt VL, Scholes D, Wicklund KG, et al: Body mass index, weight, and oral contraceptive failure risk. Obstet Gynecol 105:46, 2005

Inki P, Hurskainen R, Palo P, et al: Comparison of ovarian cyst formation in women using the levonorgestrel-releasing intrauterine system vs. hysterectomy. Ultrasound Obstet Gynecol 20(4):381, 2002

International Collaboration of Epidemiological Studies of Cervical Cancer: Cervical cancer and hormonal contraceptives: collaborative reanalysis of individual data for 16,573 women with cervical cancer and 35,509 women without cervical cancer from 24 epidemiological studies. Lancet 370:1609, 2007

Jain J, Dutton C, Nicosia A, et al: Pharmacokinetics, ovulation suppression and return to ovulation following a lower dose subcutaneous formulation of Depo-Provera. Contraception 70(1):11, 2004

Jamieson DJ, Kaufman SC, Costello C, et al: A comparison of women's regret after vasectomy versus tubal sterilization. Obstet Gynecol 99:1073, 2002

Janssen-Ortho: Micronor: prescribing information. Titusville, Janssen Ortho, 2014

Jensen JT, Burke AE, Barnhart KT, et al: Effects of switching from oral to transdermal or transvaginal contraception on markers of thrombosis. Contraception 78(6):451, 2008

Jick SS, Hagberg KW, Hernandez RK, et al: Postmarketing study of ORTHO EVRA® and levonorgestrel oral contraceptives containing hormonal contraceptives with 30 mcg of ethinyl estradiol in relation to nonfatal venous thromboembolism. Contraception 81(1):16, 2010a

Jick SS, Hagberg KW, Kaye JA: ORTHO EVRA and venous thromboembolism: an update. Contraception 81(5):452, 2010b

Jick SS, Hernandez RK: Risk of non-fatal venous thromboembolism in women using oral contraceptives containing drospirenone compared with women using oral contraceptives containing levonorgestrel: case-control study using United States claims data. BMJ 342:d2151, 2011

Jick SS, Kaye JA, Russmann S, et al: Risk of nonfatal venous thromboembolism in women using a contraceptive transdermal patch and oral contraceptives containing norgestimate and 35 μg of ethinyl estradiol. Contraception 73(3):223, 2006

Jones J, Mosher W, Daniels K: Current contraceptive use in the United States, 2006–2010, and changes in patterns of use since 1995. Natl Health Stat Report 60:1, 2012

Jost S, Huchon C, Legendre G, et al: Essure(R) permanent birth control effectiveness: a seven-year survey. Eur J Obstet Gynecol Reprod Biol 168(2):134, 2013

Kapp N, Curtis KM: Hormonal contraceptive use among women with liver tumors: a systematic review. Contraception 80(4):387, 2009a

Kapp N, Tilley IB, Curtis KM: The effects of hormonal contraceptive use among women with viral hepatitis or cirrhosis of the liver: a systematic review. Contraception 80(4):381, 2009b

Kaunitz AM: Depot medroxyprogesterone acetate contraception and the risk of breast and gynecologic cancer. J Reprod Med 45:419, 1996

Kjos SL, Peters RK, Xiang A, et al: Contraception and the risk of type 2 diabetes mellitus in Latina women with prior gestational diabetes mellitus. JAMA 280:533, 1998

Kluft C, Meijer P, LaGuardia KD, et al: Comparison of a transdermal contraceptive patch vs. oral contraceptives on hemostasis variables. Contraception 77(2):77, 2008

Köhler TS, Fazili AA, Brannigan RE: Putative health risks associated with vasectomy. Urol Clin North Am 36(3):337, 2009

Kost K, Singh S, Vaughan B, et al: Estimates of contraceptive failure from the 2002 National Survey of Family Growth. Contraception 77:10, 2008

Kulier R, Boulvain M, Walker D, et al: Minilaparotomy and endoscopic techniques for tubal sterilization. Cochrane Database Syst Rev 3:CD001328, 2004

Lammer EJ, Cordero JF: Exogenous sex hormone exposure and the risk for major malformations. JAMA 255:3128, 1986

Lawrie TA, Nardin JM, Kulier R, et al: Techniques for the interruption of tubal patency for female sterilization. Cochrane Database Syst Rev 2:CD003034, 2011

Le YC, Rahman M, Berenson AB: Early weight gain predicting later weight gain among depot medroxyprogesterone acetate users. Obstet Gynecol 114(2 Pt 1):279, 2009

Lee NC, Rubin GL, Borucki R: The intrauterine device and pelvic inflammatory disease revisited: new results from the Women's Health Study. Obstet Gynecol 72(1):1, 1988

Levgur M, Duvivier R: Pelvic inflammatory disease after tubal sterilization: a review. Obstet Gynecol Surv 55:41, 2000

Levy B, Levie MD, Childers ME: A summary of reported pregnancies after hysteroscopic sterilization. J Minim Invasive Gynecol 2007 14(3):271, 2007

Lippes J: Quinacrine sterilization: the imperative need for clinical trials. Fertil Steril 77:1106, 2002

Lopez LM, Grimes DA, Chen M, et al: Hormonal contraceptives for contraception in overweight or obese women. Cochrane Database Syst Rev 4:CD008452, 2013

Lopez LM, Kaptein AA, Helmerhorst FM: Oral contraceptives containing drospirenone for premenstrual syndrome. Cochrane Database Syst Rev 2: CD006586, 2012

MacClellan LR, Giles W, Cole J, et al: Probable migraine with visual aura and risk of ischemic stroke: the stroke prevention in young women study. Stroke 38(9):2438, 2007

MacKay AP, Kieke BA, Koonin LM, et al: Tubal sterilization in the United States, 1994–1996. Fam Plann Perspect 33:161, 2001

Magnani RJ, Haws JM, Morgan GT, et al: Vasectomy in the United States, 1991 and 1995. Am J Pub Health 89:92, 1999

Maheshwari S, Sarraj A, Kramer J, et al: Oral contraception and the risk of hepatocellular carcinoma. J Hepatol 47:506, 2007

Mainwaring R, Hales HA, Stevenson K, et al: Metabolic parameters, bleeding, and weight changes in U.S. women using progestin only contraceptives. Contraception 51:149, 1995

Mantha S, Karp R, Raghavan V, et al: Assessing the risk of venous thromboembolic events in women taking progestin-only contraception: a meta-analysis. BMJ 345:e4944, 2012

Marchbanks PA, McDonald JA, Wilson HG, et al: Oral contraceptives and the risk of breast cancer. N Engl J Med 346:2025, 2002

Margolis KL, Adami HO, Luo J, et al: A prospective study of oral contraceptive use and risk of myocardial infarction among Swedish women. Fertil Steril 88(2):310, 2007

Marions L, Cekan SZ, Bygdeman M, et al: Effect of emergency contraception with levonorgestrel or mifepristone on ovarian function. Contraception 69:373, 2004

Mayer Laboratories: Today sponge. Consumer information leaflet. Berkeley, Mayer Laboratories, 2009

Merck: Nexplanon (etonogestrel implant) prescribing information. Whitehouse Station, Merck & Co., 2014

Michielsen D, Beerthuizen R: State-of-the art of non-hormonal methods of contraception: VI. Male sterilization. Eur J Contracept Reprod Health Care 15(2):136, 2010

Mishell DR Jr: Oral contraceptives and cardiovascular events: summary and application of data. Int J Fertil 45:121, 2000

Mohllajee AP, Curtis KM, Martins SL, et al: Does use of hormonal contraceptives among women with thrombogenic mutations increase their risk of venous thromboembolism? A systemic review. Contraception 73:166, 2006

Monteith CW, Berger GS, Zerden ML: Pregnancy success after hysteroscopic sterilization reversal. Obstet Gynecol 124(6):1183, 2014

Moore LL, Valuck R, McDougall C, et al: A comparative study of one-year weight gain among users of medroxyprogesterone acetate, levonorgestrel implants, and oral contraceptives. Contraception 52:215, 1995

Moschos E, Twickler DM: Does the type of intrauterine device affect conspicuity on 2D and 3D ultrasound? AJR 196(6):1439, 2011

Mosher WD, Jones J: Use of contraception in the United States: 1982–2008. Vital Health Stat 23, 29:1, 2010

Mulders TM, Dieben T: Use of the novel combined contraceptive vaginal ring NuvaRing for ovulation inhibition. Fertil Steril 75:865, 2001

Munro MG, Nichols JE, Levy B, et al: Hysteroscopic sterilization: 10-year retrospective analysis of worldwide pregnancy reports. J Minim Invasive Gynecol 21(2):245, 2014

Ngai SW, Fan S, Li S, et al: A randomized trial to compare 24 h versus 12 h double dose regimen of levonorgestrel for emergency contraception. Hum Reprod 20:307, 2005

Nilsson CG, Lahteenmaki P, Luukkainen T: Ovarian function in amenorrheic and menstruating users of a levonorgestrel-releasing intrauterine device. Fertil Steril 41:52, 1984

Ogburn JA, Espey E, Stonehocker J: Barriers to intrauterine device insertion in postpartum women. Contraception 72(6):426, 2005

Okusanya BO, Oduwole O, Effa EE: Immediate postabortal insertion of intrauterine devices. Cochrane Database Syst Rev 6:CD001777, 2014

Ortiz ME, Croxatto HB: The mode of action of IUDs. Contraception 36:37, 1987

Parkin L, Sharples K, Hernandez RK, et al: Risk of venous thromboembolism in users of oral contraceptives containing drospirenone or levonorgestrel: nested case-control study based on UK General Practice Research Database. BMJ 342:d2139, 2011

Pati S, Cullins V: Female sterilization: evidence. Obstet Gynecol Clin North Am 27:859, 2000

Peterson HB, Jeng G, Folger SG, et al: The risk of menstrual abnormalities after tubal sterilization. N Engl J Med 343:1681, 2000

Peterson HB, Xia Z, Hughes JM, et al: The risk of pregnancy after tubal sterilization: findings from the U.S. Collaborative Review of Sterilization. Am J Obstet Gynecol 174(4):1161, 1996

Peterson HB, Xia Z, Wilcox LS, et al: Pregnancy after tubal sterilization with bipolar electrocoagulation. U.S. Collaborative Review of Sterilization Working Group. Obstet Gynecol 94:163, 1999

Petri M, Kim MY, Kalunian KC, et al: Combined oral contraceptives in women with systemic lupus erythematosus. N Engl J Med 353:2550, 2005

Pfizer: Depo-Provera: prescribing information. New York, Pfizer, 2014

Phelps JY, Kelver ME: Confronting the legal risks of prescribing the contraceptive patch with ongoing litigation. Obstet Gynecol 113(3):712, 2009

Pomp ER, le Cessie S, Rosendaal FR, et al: Risk of venous thrombosis: obesity and its joint effect with oral contraceptive use and prothrombotic mutations. Br J Haematol 139(2):289, 2007

Pomp ER, Rosendaal FR, Doggen CJ: Smoking increases the risk of venous thrombosis and acts synergistically with oral contraceptive use. Am J Hematol 83:97, 2008

Ragan RE, Rock RW, Buck HW: Metoclopramide pretreatment attenuates emergency contraceptive-associated nausea. Am J Obstet Gynecol 188:330, 2003

Raymond EG, Creinin MD, Barnhart KT, et al: Meclizine for prevention of nausea associated with use of emergency contraceptive pills: a randomized trial. Obstet Gynecol 95:271, 2000

Realini JP, Goldzieher JW: Oral contraceptives and cardiovascular disease: a critique of the epidemiologic studies. Am J Obstet Gynecol 152:729, 1985

Rimm EB, Manson JE, Stampfer MJ, et al: Oral contraceptive use and the risk of type 2 (non-insulin-dependent) diabetes mellitus in a large prospective study of women. Diabetologia 35:967, 1992

Robinson GE, Burren T, Mackie IJ, et al: Changes in haemostasis after stopping the combined contraceptive pill: implications for major surgery. BMJ 302:269, 1991

Roddy RE, Zekeng L, Ryan KA, et al: A controlled trial of nonoxynol-9 film to reduce male-to-female transmission of sexually transmitted diseases. N Engl J Med 339:504, 1998

Ronnerdag M, Odlind V: Health effects of long-term use of the intrauterine levonorgestrel-releasing system. Acta Obstet Gynecol Scand 78:716, 1999

Rosen MP, Breitkopf DM, Nagamani M: A randomized controlled trial of second- versus third-generation oral contraceptives in the treatment of acne vulgaris. Am J Obstet Gynecol 188:1158, 2003

Roumen F, Apter D, Mulders TM, et al: Efficacy, tolerability and acceptability of a novel contraceptive vaginal ring releasing etonogestrel and ethinyl estradiol. Hum Reprod 16:469, 2001

Said S, Omar K, Koetsawang S, et al: A multicentred phase III comparative clinical trial of depot-medroxyprogesterone acetate given three-monthly at doses of 100 mg or 150 mg: 1. Contraceptive efficacy and side effects. World Health Organization Task Force on Long-Acting Systemic Agents for Fertility Regulation. Special Programme of Research, Development and Research Training in Human Reproduction. Contraception 34(3):223, 1986

Sánchez-Guerrero J, Uribe AG, Jiménez-Santana L, et al: A trial of contraceptive methods in women with systemic lupus erythematosus. N Engl J Med 353:2539, 2005

Schreiber CA, Meyn LA, Creinin MD, et al: Effects of long-term use of non-oxynol-9 on vaginal flora. Obstet Gynecol 107:136, 2006

Schwingl PJ, Guess HA: Safety and effectiveness of vasectomy. Fertil Steril 73:923, 2000

Seeger JD, Loughlin J, Eng PM, et al: Risk of thromboembolism in women taking ethinylestradiol/drospirenone and other oral contraceptives. Obstet Gynecol 110:587, 2007

Shavell VI, Abdallah ME, Shade GH Jr, et al: Trends in sterilization since the introduction of Essure hysteroscopic sterilization. J Minim Invasive Gynecol 16(1):22, 2009

Shikary ZK, Betrabet SS, Patel ZM, et al: ICMR Task Force Study on hormonal contraception. Transfer of levonorgestrel (LNG) administered through different drug delivery systems from the maternal circulation via breast milk. Contraception 35:477, 1987

Shridharani A, Sandlow JL: Vasectomy reversal versus IVF with sperm retrieval: which is better? Curr Opin Urol 20(6):503, 2010

Shulman LP, Gabriel H: Management and localization strategies for the non-palpable Implanon rod. Contraception 73(4):325, 2006

Shy KK, Stergachis A, Grothaus LG, et al: Tubal sterilization and risk of subsequent hospital admission for menstrual disorders. Am J Obstet Gynecol 166:1698, 1992

Sieh W, Salvador S, McGuire V, et al: Tubal ligation and risk of ovarian cancer subtypes: a pooled analysis of case-control studies. Int J Epidemiol 42(2):579, 2013

Sivin I: Alternative estimates of ectopic pregnancy risks during contraception. Am J Obstet Gynecol 165:1900, 1991

Sivin I, Nash H, Waldman S: Jadelle levonorgestrel rod implants: a summary of scientific data and lessons learned from programmatic experience. New York, Population Council, 2002

Skegg DC, Noonan EA, Paul C, et al: Depot medroxyprogesterone acetate and breast cancer. JAMA 273:799, 1995

Society of Family Planning: Use of the Mirena™ LNG-IUS and ParaGard™ CuT380A intrauterine devices in nulliparous women. Contraception 81:367, 2010

Society of Gynecologic Oncology: SGO Clinical Practice Statement: salpingectomy for ovarian cancer prevention. Chicago, Society of Gynecologic Oncology, 2013.

Soderstrom RM: Sterilization failures and their causes. Am J Obstet Gynecol 152:395, 1985

Sokal D, Gates D, Amatya R, et al: Two randomized controlled trials comparing the Tubal Ring and Filshie Clip for tubal sterilization. Fertil Steril 74:3, 2000

Sokal DC, Hieu do T, Loan ND, et al: Contraceptive effectiveness of two insertions of quinacrine: results from 10-year follow-up in Vietnam. Contraception 78(1):61, 2008

Steiner M, Lopez M, Grimes D, et al: Sino-implant (II)—a levonorgestrel-releasing two-rod implant: systematic review of the randomized controlled trials. Contraception 81(3):197, 2010

Steiner MJ, Dominik R, Rountree W, et al: Contraceptive effectiveness of a polyurethane condom and a latex condom: a randomized controlled trial. Obstet Gynecol 101:539, 2003

Steiner MJ, Trussell J, Mehta N, et al: Communicating contraceptive effectiveness: a randomized controlled trial to inform a World Health Organization family planning handbook. Am J Obstet Gynecol 195(1):85, 2006

Sulak PJ, Haney AF: Unwanted pregnancies: understanding contraceptive use and benefits in adolescents and older women. Am J Obstet Gynecol 168:2042, 1993

Sulak PJ, Kaunitz AM: Hormonal contraception and bone mineral density. Dialogues Contraception 6:1, 1999

Taneepanichskul S, Reinprayoon D, Khaosaad P: Comparative study of weight change between long-term DMPA and IUD acceptors. Contraception 58:149, 1998

Tatum HJ, Schmidt FH, Jain AK: Management and outcome of pregnancies associated with Copper-T intrauterine contraceptive device. Am J Obstet Gynecol 126:869, 1976

Tepper NK, Phillips SJ, Kapp N, et al: Combined hormonal contraceptive use among breastfeeding women: an updated systematic review. Contraception May 19, 2015 [Epub ahead of print]

Tepper NK, Steenland MW, Marchbanks PA, et al: Hemoglobin measurement prior to initiating copper intrauterine devices: a systematic review. Contraception 87(5):639, 2013

Teva Women's Health: ParaGard T 380A intrauterine copper contraceptive: prescribing information. Sellersville, Teva Women's Health, 2013

Thomas DB, Ye Z, Ray RM, et al: Cervical carcinoma in situ and use of depo-medroxyprogesterone acetate (DMPA). Contraception 51:25, 1995

Thonneau PF, Almont T: Contraceptive efficacy of intrauterine devices. Am J Obstet Gynecol 198(3):248, 2008

Thorneycroft IH, Stanczyk FZ, Bradshaw KD, et al: Effect of low-dose oral contraceptives on androgenic markers and acne. Contraception 60:255, 1999

Truitt ST, Fraser AB, Grimes DA, et al: Combined hormonal versus nonhormonal versus progestin-only contraception in lactation. Cochrane Database Syst Rev 2:CD003988, 2003

Trussell J: Contraceptive efficacy. In Hatcher RA, Trussell J, Nelson AL, et al (eds): Contraceptive Technology, 20th ed. New York, Ardent Media, 2011, p 791

Trussell J, Ellertson C, Stewart F: Emergency contraception. A cost-effective approach to preventing pregnancy. Womens Health Primary Care 1:52, 1998a

Trussell J, Hatcher RA, Cates W Jr, et al: Contraceptive failure in the United States: an update. Stud Fam Plann 21(1):51, 1990

Trussell J, Stewart F: An update on emergency contraception. Dialogues Contracept 5:1, 1998b

Tworoger SS, Fairfield KM, Colditz GA, et al: Association of oral contraceptive use, other contraceptive methods, and infertility with ovarian cancer risk. Am J Epidemiol 166(8):894, 2007

United Nations, Department of Economic and Social Affairs Population Division: World contraceptive patterns, 2013. New York, United Nations, 2013

University of California at San Francisco: HIV Insite: Database of antiretroviral drug interactions. 2014. Available at: http://hivinsite.ucsf.edu/insite?page=ar-00-02. Accessed December 19, 2014

U.S. Food and Drug Administration: Orange book: approved drug products with therapeutic equivalence evaluations. 2014. Available at: http://www.accessdata.fda.gov/scripts/cder/ob/default.cfm. Accessed December 19, 2014

van den Heuvel MW, van Bragt A, Alnabawy AK, et al: Comparison of ethinylestradiol pharmacokinetics in three hormonal contraceptive formulations: the vaginal ring, the transdermal patch and an oral contraceptive. Contraception 72(3):168, 2005

Veersema S, Vleugels M, Koks C, et al: Confirmation of Essure placement using transvaginal ultrasound. J Minim Invasive Gynecol 18(2):164, 2011

Vessey M, Yeates D: Oral contraceptives and benign breast disease: an update of findings in a large cohort study. Contraception 76(6):418, 2007

Vessey MP, Lawless M, Yeates D: Efficacy of different contraceptive methods. Lancet 1:841, 1982

Vessey MP, Meisler L, Flavel R, et al: Outcome of pregnancy in women using different methods of contraception. Br J Obstet Gynaecol 86:548, 1979

von Hertzen H, Piaggio G, Ding J, et al: Low dose mifepristone and two regimens of levonorgestrel for emergency contraception: a WHO multicentre randomized trial. Lancet 360:1803, 2002

Waldron T: Tests show commonly used substances harm latex condoms. Contracept Tech Update 10:20, 1989

Wallach M, Grimes DA (eds): Modern Oral Contraception. Updates from The Contraception Report. Totowa, Emron, 2000, pp 26, 90, 194

Walsh T, Grimes D, Frezieres R, et al: Randomized controlled trial of prophylactic antibiotics before insertion of intrauterine devices. Lancet 351:1005, 1998

Weber J, Desai K, Darbyshire J: The development of vaginal microbicides for the prevention of HIV transmission. PLoS Med 2(5):e142, 2005

Westhoff C, Davis A: Tubal sterilization: focus on the U.S. experience. Fertil Steril 73:913, 2000

Westhoff C, Heartwell S, Edwards S, et al: Initiation of oral contraceptive using a quick start compared with a conventional start: a randomized controlled trial. Obstet Gynecol 109:1270, 2007a

Westhoff C, Jain JK, Milsom I, et al: Changes in weight with depot medroxyprogesterone acetate subcutaneous injection 104 mg/0.65 mL. Contraception 75(4):261, 2007b

Westhoff C, Kerns J, Morroni C, et al: Quick start: novel oral contraceptive initiation method. Contraception 66:141, 2002

Westhoff CL: Oral contraceptives and thrombosis: an overview of study methods and recent results. Am J Obstet Gynecol 179:S38, 1998

Westhoff CL, Torgal AH, Mayeda ER, et al: Pharmacokinetics of a combined oral contraceptive in obese and normal-weight women. Contraception, 81(6):474, 2010

White T, Ozel B, Jain JK, et al: Effects of transdermal and oral contraceptives on estrogen-sensitive hepatic proteins. Contraception 74(4):293, 2006

Winer RL, Hughes JP, Feng Q, et al: Condom use and the risk of genital human papillomavirus infection in young women. N Engl J Med 354:2645, 2006

Woods ER, Grace E, Havens KK, et al: Contraceptive compliance with a levonorgestrel triphasic and a norethindrone monophasic oral contraceptive in adolescent patients. Am J Obstet Gynecol 166:901, 1992

World Health Organization: Acute myocardial infarction and combined oral contraceptives: results of an international multi-center case-control study. Lancet 349:1202, 1997

World Health Organization: Cardiovascular disease and use of oral and injectable progestogen-only contraceptives and combined injectable contraceptives. Results of an international, multicenter, case-control study. Contraception 57:315, 1998

World Health Organization: Combined oral contraceptives and liver cancer. Int J Cancer 43:254, 1989

World Health Organization: Depot-medroxyprogesterone acetate (DMPA) and risk of endometrial cancer. Int J Cancer 49:186, 1991

World Health Organization: Ischaemic stroke and combined oral contraceptives: results of an international, multi-center case-control study. Lancet 348:498, 1996

World Health Organization: Mechanism of action, safety and efficacy of intrauterine devices. Technical Report No. 753, Geneva, Switzerland, WHO, 1987

World Health Organization: Medical Eligibility for Contraceptive Use, 4th ed. Geneva, WHO, 2010

World Health Organization, Johns Hopkins Bloomberg School of Public Health (SHSPH): Family Planning Handbook for Providers. Baltimore and Geneva, 2007

World Health Organization Special Programme of Research, Development and Research Training in Human Reproduction, Task Force on Intrauterine Devices for Fertility Regulation: A multinational case-control study of ectopic pregnancy. Clin Reprod Fertil 3:131, 1985

Yonkers KA, Brown C, Pearlstein TB, et al: Efficacy of a new low-dose oral contraceptive with drospirenone in premenstrual dysphoric disorder. Obstet Gynecol 106:492, 2005

Yunker AC, Ritch JM, Robinson EF, et al: Incidence and risk factors for chronic pelvic pain after hysteroscopic sterilization. J Minim Invasive Gynecol 22(3):390, 2015

Yuzpe AA, Thurlow HJ, Ramzy I, et al: Post coital contraception—a pilot study. J Reprod Med 13:53, 1974

Zapata LB, Whiteman MK, Tepper NK, et al: Intrauterine device use among women with uterine fibroids: a systematic review. Contraception 82(1):41, 2010

Zieman M, Guillebaud J, Weisberg E, et al: Contraceptive efficacy and cycle control with the Ortho EvraTM/EvraTM transdermal system: the analysis of pooled data. Fertil Steril 77:S13, 2002

Zupanc M: Antiepileptic drugs and hormonal contraceptives in adolescent women with epilepsy. Neurology 66(Suppl 3):S37, 2006

# 第六章

# 早期流产

## 一、引言

"abortion"意为流产，来源于拉丁单词"aboriri"。流产是指在胎儿成为有生机儿前，自然或人工诱导终止的妊娠。"miscarriage"与"abortion"均是流产的医学名词，但因大众使用"abortion"时暗指人为终止的妊娠，因此许多学者倾向于使用"miscarriage"来意指自然流产。"miscarriage"与"abortion"二词将贯穿本章节。

## 二、术语

由于有生机儿这一定义提供了流产与早产的分界线，因此具有重要的医学、法律和社会意义。通常这一定义根据妊娠时间与胎儿体重作为统计依据与法律依据。国家卫生统计中心、疾病控制和预防中心（CDC）和世界卫生组织（WHO）都将流产定义为发生于妊娠20周前或胎儿体重不足500 g时自发或诱导终止的妊娠。流产的定义因美国各州法律的不同有着较大的差异。

技术的发展使当前的流产术语发生了革命性的改变。经阴道超声（Transvaginal sonography，TVS）和血清人绒毛膜促性腺激素（hCG）的准确测定有助于识别极早期的妊娠，并能明确其在宫内或宫外的位置。这些技术的普遍应用使辨别"生化妊娠"与"临床妊娠"成为可能。此外，另一个术语"不明部位妊娠（pregnancy of unknown location，PUL）"则有助于早期识别和处理异位妊娠（Barnhart，2011），异位妊娠的处理方案将在第7章中进行叙述。而那些发生在妊娠的前12^{6/7}周内，早期自然终止的宫内妊娠，也可称为早期妊娠丢失或早期妊娠失败。

约有一半的早期流产是没有可识别胚胎成分的无胚胎妊娠，对于这些妊娠而言，枯萎卵这一术语已经不再被广泛使用。其余则是有胚胎的流产，并可以进一步细分为染色体异常（非整倍体流产）与染色体组正常（整倍体流产）。

下面列举出本章中将要进行讨论的描述妊娠丢失的常用术语，其中包括：

1. 自然流产——这一类别中包括先兆流产、难免流产、不全流产、完全流产和稽留流产。当上述任一情况并发感染则是流产合并感染。
2. 复发性流产——这一术语目前尚无统一定义，用以识别反复发生自然流产的女性。
3. 人工流产——这一术语是指使用药物或手术方式，在胚胎成为有生机儿前，人工诱导终止妊娠。

## 三、自然流产

### 1. 发病率

超过80%的自然流产发生在妊娠的前12周（American College of Obstetricians and Gynecologists，2015）。早期流产中，胚胎或胎儿的死亡往往发生在妊娠物自发排出之前。妊娠物的死亡通常伴随着底蜕膜出血，随后邻近出血部位的组织坏死，刺激子宫收缩，妊娠囊被排出。完整的妊娠囊通常充满液体，可能包含一个小的胚胎或胎儿。

以往报道自然流产的发病率随检测方法敏感性的不同存在差异。Wilcox等（1988）对221名健康女性的707个月经周期进行调查，采用高度精确的方法检测血清中人绒毛膜促性腺激素（β-hCG）的变化，发现31%的妊娠丢失在胚胎着床后发生。约2/3的早期妊娠丢失没有临床表现。

已知许多因素能够影响有临床表现的自然流产，但目前尚不清楚无临床表现的流产是否也受这些因素的影响。例如，当父母的年龄大于40岁时，临床流产率几乎增加一倍（Gracia，2005；Kleinhaus，2006）。尽管直观上无临床表现的流产可能有着相似的影响因素，但目前尚未得到研究证实。

### 2. 胚胎因素

如图6-1所示，约有一半的胚胎早期流产是染色体非整倍体的,其发生率随着妊娠周数延长而明显下降。一般来说,非整倍体胎儿发生流产的时间通常早于整倍体的胎儿。Kajii(1980)报道75%的非整倍体胎儿在妊娠8周前发生流产,而整倍体胎儿的流产率在妊娠13周左右时达到高峰。在非整倍体胎儿中,几乎95%的染色体异常由母源性配子形成异常所致,仅5%由父源性染色体异常所致(Jacobs,1980)。

### (1)非整倍体流产

三体是指染色体中存在三个拷贝的情况。如表6-1所示,常染色体三体是早期流产中最常见的染色体异常。尽管大多数三体是由于染色体不分离所致,但约2%的复发性流产夫妇是由于其中一方存在平衡结构染色体重排(Barber,2010)。除1号染色体外,所有染色体三体都已被发现,其中第13、16、18、21、22号常染色体三体最为常见。基于一项对近4.7万名女性的研究,胎儿非整倍体的基线风险为1.4%。既往有1次自然流产史使得再次妊娠胎儿出现非整倍体染色体的风险提升到1.67%,而对于有2次或3次流产史的妇女,风险值将分别提高到1.84%和2.18%(Bianco,2006)。

X染色体单体(45,X)是最常见的性染色体单体异常,也被称为Turner综合征。囊性水瘤是一种多房性淋巴畸形,是Turner综合征的常见超声表现,提示预后不良。大多数情况下,X染色体单体会导致胎儿自然流产,但也有成活的女婴(见第18章)。但常染色体单体胚胎非常罕见,不能发育成活。

染色体倍性是指完整染色体组的套数。三倍体常伴有胎盘水肿、变性(见第37章)。部分性葡萄胎是典型的三倍体。三倍体胎儿通常在妊娠早期就会流产,少数持续发育者出生后往往表现为严重的畸形。

表 6-1  早期流产儿染色体检查

| 染色体研究 | 报道的发生率范围(%) |
| --- | --- |
| **正常(整倍体)** | |
| 46,XY 和 46,XX | 45 ~ 55 |
| **异常(非整倍体)** | |
| 常染色体三体型 | 22 ~ 32 |
| X 染色体单体(45,X) | 5 ~ 20 |
| 三倍体 | 6 ~ 8 |
| 四倍体 | 2 ~ 4 |
| 结构畸形 | 2 |
| 双重或三重三体型 | 0.7 ~ 2 |

Data from Eiben, 1990;Kajii, 1980;Simpson, 1980, 2007

父母年龄的增加并不增加三倍体的发生率。四倍体胎儿通常在妊娠早期发生流产,极少存活。

染色体结构异常很少导致流产。存活的染色体平衡易位婴儿,其外表一般表现正常,但可能会经历反复的妊娠丢失。

### 3. 整倍体流产

目前对整倍体流产的病因尚不完全了解,但各种母体疾病、遗传异常、子宫缺陷、环境和生活方式都与此相关。其中,子宫异常、内分泌疾病等,如不加以识别和治疗将会造成反复妊娠失败。而其他因素如遗传异常等是无法纠正的。对流产相关的父方因素知之甚少,将在第145页中展开论述。上述病因将在以下各节中讨论,并在单发与复发性流产中进行一定程度上的随机分类。

### 4. 母方因素

### (1)基础疾病

妊娠丢失明显与糖尿病和甲状腺疾病相关。此外,只有很少的急慢性疾病会增加早孕流产风险,即便发展中国家也鲜少有结核病、恶性肿瘤或其他严重疾病引起流产的报道。

有报道,饮食紊乱性疾病——神经性厌食症和神经性暴食症,可导致生育力下降、早产和胎儿生长受限,但其与流产的关系还需进一步研究(Andersen,2009;Sollid,2004)。慢性高血压是与子痫前期和胎儿生长受限发病率升高有关的常见病因,但可能与早期妊娠丢失无关。而炎症性肠病和系统性红斑狼

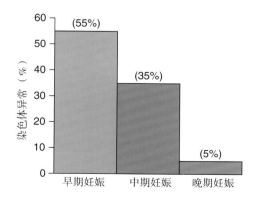

图 6-1  妊娠各时期流产儿和死胎的染色体异常发生率。各组的近似百分比如图所示。(Data from Eiben,1990;Fantel,1980;Warburton,1980)

疮可能是流产增加的独立风险因素（Al Arfaj，2010；Khashan，2012）。

有过多次流产史的女性在以后的生活中发生心肌梗死的概率升高，这表明流产可能与潜在血管疾病有关（Kharazmi，2011）。未治疗的发绀型心脏病患者可能有流产的风险，并且一些患者在治疗后这种风险可能会持续存在（Canobbio，1996）。

许多相对常见的生殖道解剖异常，尤其是子宫解剖异常，可妨碍胚胎植入或影响持续妊娠。其中，先天性生殖道解剖异常是最常见的，但一些获得性解剖异常也能导致妊娠丢失。除非这些缺陷得到纠正，否则会导致反复的妊娠丢失。

### （2）感染

总的来讲，只有少数微生物被证实能够导致流产。通常全身性的感染可能通过血液途径引起胎儿胎盘部位的感染，此外也可通过孕妇泌尿生殖道或局部微生物定植造成局部的感染。

研究发现，4% 的流产组织中能够检测到沙眼衣原体，而对照组中这一比例则小于 1%，由此沙眼衣原体有可能是影响流产的原因（Baud，2011）。Oakeshott 等（2002）发现细菌性阴道病与妊娠中期（而不是早期）的流产之间存在联系。一项荟萃分析显示，生殖道支原体感染与自然流产、早产和不孕症显著相关（Lis，2015）。

有关其他感染引起流产的研究还存在争议，其中，人型支原体、解脲支原体和人类免疫缺陷病毒（HIV）-1 感染在流产中的作用有待进一步研究（Quinn 1983a，b；Temmerman，1992；van Benthem，2,000）。此外，如流产布鲁菌、胎儿弯曲杆菌和弓形虫等几种感染，能够引起家畜流产，但尚无引起人类流产的证据（Feldman，2010；HIDE，2009）。

同样，也没有证据证实单核细胞增多性李斯特菌、细小病毒、巨细胞病毒或单纯疱疹病毒感染能够造成人类流产（Brown，1997；Feldman，2010；Yan，2015）。

### （3）手术

妊娠期间外科手术操作对流产的影响仍有待进一步研究。目前尚无任何研究证实麻醉药物在孕期内对胎儿有影响。一些简单的腹部或盆腔外科手术不会增加流产的风险（Mazze，1989）。美国妇产科医师协会（2013C）建议将择期手术推迟到分娩时或之后再进行。如果有可能，非紧急手术应在妊娠中期进行，

以降低流产或早产的风险。腹腔镜检查也同样可以于妊娠期进行，妊娠期患者手术适应证见第四十一章（Pearl，2011）。

卵巢肿瘤或囊肿通常可以安全切除，而不会造成妊娠丢失。但有一个重要的例外，即妊娠早期行黄体或卵巢切除。如在妊娠 10 周前进行这一手术，术后应给予黄体支持。如在妊娠第 8～10 周时进行手术，手术时应单次肌内注射 150 mg 的 17- 己酸羟孕酮。如在妊娠第 6～8 周时切除黄体，则应在首次给予 150 mg 的 17- 己酸羟孕酮 1 周和 2 周后分别补加给药一次。其他合适的黄体酮替代方案包括：① 200 mg 或 300 mg 微粒化黄体酮（口服孕酮制剂）口服，每日一次；② 8% 黄体酮阴道缓释凝胶（雪诺酮），每日使用给药器阴道用药一支，外加每日口服 100 mg 或 200 mg 微粒化黄体酮。黄体支持治疗持续用药至妊娠第 10 周。

创伤很少造成孕早期流产，虽然帕克兰医院创伤中心的患者很多，但很少观察到创伤与早期流产间存在关联。严重创伤，尤其是腹部的严重创伤，可能会导致胎儿流产，并且随着妊娠的进展，造成流产的可能性更大。

### （4）放化疗

子宫内的放射线暴露可能会导致流产、致畸或致癌，这取决于暴露的水平与胎儿所处的发育阶段。尚不清楚造成流产的实际射线阈值剂量，但该阈值绝对在用于孕产妇疾病的治疗剂量范围之内（Williams，2010）。根据 Brent（1999）的研究，暴露于小于 0.05 Gy 的射线不会增加流产的风险。

既往接受过盆腹腔放射治疗的女性恶性肿瘤幸存患者，其流产的风险可能增加。Wo 和 Viswanathan（2009）报道称接受过放射治疗的女性发生流产、低出生体重儿、胎儿生长受限、早产、围产期胎儿死亡的风险增大 2～8 倍。Hudson（2010）也发现既往接受过放疗和化疗的儿童恶性肿瘤患者后续流产风险增加。

关于化疗药物的使用，误诊为异位妊娠的正常早期妊娠妇女给予甲氨蝶呤治疗的情况尤其令人担忧。一篇有 8 个类似病例的报道中发现，甲氨蝶呤治疗后两个可存活大小的胎儿存在多种畸形，另有 3 名患者发生自然流产（Nurmomed，2011）。一项甲氨蝶呤治疗风湿病的研究发现，在妊娠后接受甲氨蝶呤治疗的患者自然流产率增加，与主要出生缺陷发生率较疾病配对对照组与无自身免疫疾病的妇女相比，差异有统计学意义（Weber-Schoendorfer，2014）。

（5）药物与疫苗

目前仅有部分药物对孕早期流产的影响得到了评估。但由于这些研究包含了药物剂量、暴露时间、胎龄、母体基础疾病等多种混杂因素，难以得出准确的结论。非甾体类抗炎药与早期妊娠的流产无关（Edwards，2012）。此外，避孕药膏、凝胶及口服避孕药与杀精药物与流产率增加无关。但当宫内节育器避孕失败时，流产的风险，尤其是流产合并感染的风险会大大上升（Ganer，2009；Moschos，2011）。

大部分的常规免疫接种可在怀孕期间安全进行。目前尚无证据表明免疫接种，甚至注射活病毒疫苗能够造成流产。两项大样本荟萃分析清楚表明，妊娠早期人乳头瘤病毒（HPV）、流感疫苗接种不会造成危害。

（6）营养因素与体重

饮食上任何一种营养物质的缺乏或所有营养物质的轻度缺乏似乎并不是导致流产的重要原因。即使在极端情况下，如妊娠剧吐，也极少造成流产。但饮食质量可能很重要，因为每天摄入新鲜水果和蔬菜的女性可以降低这种风险（Maconochie，2007）。

同时有数据表明，体重过高可能危害妊娠。肥胖能降低生育能力，增加流产的风险，并导致其他不良妊娠结局（Boots，2014）。Bellver 等（2010a）对6500名接受体外受精助孕治疗的女性进行了研究，发现妊娠率和活产率随 BMI 的增加逐步下降。尽管接受外科减肥手术后许多妊娠晚期不良结局的发生风险降低，但是外科减肥手术对降低流产率是否有益仍不清楚（Guelinckx，2009）。接受减肥手术的孕妇需要密切监测其营养缺乏情况（American College of Obstetricians and Gynecologists，2013d）。

低体重指数也同样与流产风险的增加有关（Helgstrand，2005；Metwally，2010）。一项超过9万名妇女的队列研究表明，流产主要的相关危险因素包括体重不足，肥胖或怀孕时年龄 ≥ 30 岁（Feodor Nilsson，2014）。

（7）生活习惯

乙醇对妊娠的影响已经得到了充分的研究。早期观察发现，妊娠前 8 周内自然流产率和胎儿畸形发生率随乙醇滥用率的增加而增加（Armstrong，1992；Floyd，1999）。不良妊娠结局可能与饮酒量有关，但安全饮用量尚未得到确定。Maconochie（2007）观察

到只有经常饮酒或大量饮酒才会显著增加流产风险。而其他两项研究表明少量乙醇摄入并没有显著增加流产风险（Cavallo，1995；Kesmodel，2002）。丹麦国家出生队列数据表明，每周饮用两杯酒的校正危险比为 1.66（Andersen，2012）。

至少 15% 的孕妇存在吸烟行为。香烟可以通过相似的机制引起早期流产和晚期流产。（Catov，2008）。研究提示吸烟与流产风险相关，并呈现出量效关系（Armstrong，1992；Nielsen，2006）。但是也有一些研究不支持这种相关性（Rasch，2003；Wisborg，2003）。

过量摄入咖啡因与流产风险增加有关。大量摄入咖啡，即每天饮用 5 杯咖啡——约含 500mg 咖啡因，可使流产的风险轻微升高（Cnattingius，2000）。研究认为“适度”摄入量——即每日摄入咖啡因少于 200 mg 不会增加流产发生的风险（Savitz，2008；Weng，2008）。基于这些发现，美国妇产科医师协会（2013b）总结得出，适度饮用咖啡不是导致流产的主要因素，而大量饮用咖啡与流产的相关性尚未确定。

毒品对早期妊娠丢失的影响尚不清楚。尽管一项研究认为可卡因与流产发生增加有关，但其他研究结论与之相反（Mills，1999；Ness，1999）。

（8）职业和环境

研究发现，苯等部分化学物质与胎儿畸形有关，但目前与流产风险的数据尚不清晰（Lupo，2011）。早期研究包括砷、铅、甲醛、苯和环氧乙烯等化学物质（Barlow，1982）。近来有证据表明 DDT（双对氯苯基三氯乙烷）可能增加流产率（Eskenazi，2009），尽管如此，世界卫生组织（2011）批准了含有 DDT 的杀虫剂用于控制蚊虫，预防疟疾。

很少有研究评估职业暴露与流产风险的关系。暴露于电子设备的电磁场及超声波中均不会显著增加流产率（Schnorr，1991；Taskinen，1990）。不过，在缺少气体净化装置的诊室内，每天暴露于氧化亚氮 3 小时或更长时间的牙科助理人员，其流产风险增高（Rowland，1995）。一篇 meta 分析中，Dranitsaris 等（2005）发现使用细胞毒性化疗药物的妇女发生自然流产的风险呈小幅度递增趋势。

### 5. 临床分类

（1）先兆流产

自然流产作为一个整体，有多种临床分类方法。

常用的分类包括先兆流产、难免流产、不全流产、完全流产和稽留流产。当妊娠产物、子宫或其他盆腔器官受到感染时则可诊断为感染性流产。

其中，妊娠早期出现血性阴道分泌物或阴道流血，且宫颈外口关闭，可诊断为先兆流产（Hasan，2009）。妊娠早期阴道出血是常见的，其中包括囊胚植入时的出血。大约四分之一的孕妇在妊娠前三个月出现点滴出血或大量流血，其中43%会在之后出现流产。到目前为止，出血是最具预测性的妊娠丢失危险因素，但如果能检测到胚胎心管搏动，流产的风险就会大幅下降（Tongsong，1995）。

流产时通常先有阴道流血，数小时或数天后才会出现疼痛。疼痛可能是中下腹节律性的痉挛性疼痛，或持续性腰背疼痛伴随盆腔胀痛，或耻骨正上方的不适感。出血和疼痛同时出现预示着不良妊娠结局。尽管早期阴道出血后未发生流产，但却增加了晚期不良妊娠结局发生的风险（表6-2）。一项近180万例孕妇的研究发现，早期阴道流血后未发生流产的孕妇妊娠并发症的风险升高了3倍（Lykke，2010）。

**（2）诊断**

妊娠早期女性出现阴道流血和疼痛应及时就诊，主要目的在于及时排除异位妊娠。连续检测血清定量β-hCG水平、孕酮水平，单独或联合应用经阴道超声（TVS），有助于明确胎儿是否存活以及是否在子宫腔内。然而上述检查中无一种方法可100%确定胎儿妊娠位置与胎儿是否存活，因此有必要进行重复评估。图6-2提供了有阴道流血的早期流产女性血清hCG下降的综合曲线（Barnhart，2004）。现有研究已经基于间隔48小时测定的血清hCG水平建立了数个预测性模型（Barnhart，2010；Condous，2007）。其中，当胚胎存活且为宫内妊娠时，血清β-hCG水平应该每隔48小时至少升高53%～66%（Barnhart，2004；

Kadar，1982），而Seeber等（2006）则采用更加保守的每隔48小时血清hCG 35%的涨幅用以评估。

血清孕酮浓度＜5 ng/ml提示妊娠物死亡，而血清孕酮浓度＞20 ng/ml则支持正常妊娠的诊断。然而，血清孕酮浓度通常介于这些阈值之间，难以确定妊娠物情况，提供的信息较少。

经阴道超声检查可以评估妊娠的部位和生存能力。如果未看到妊娠囊，则可诊断为不明位置妊娠（PUL）。值得注意的是，2012年一次共识会议中提出，之前有关胎儿生存能力的超声评价标准，造成了相当高比例的有生存力的宫内妊娠（intrauterine pregnancies，IUPs）被误诊为失去生机或PULs（American College of Obstetricians and Gynecologists，2015；Doubilet，2014）。这些错误的诊断可能导致不必要的手术或药物治疗，中断有生存力的IUP，或错误地认定一些女性有异位妊娠的复发风险。专家同时提出了更严格的妊娠失败诊断指南（表6-3）。

妊娠囊是早期宫内妊娠的超声指征之一。妊娠囊是一无回声暗区，代表外体膜腔，外层被壁蜕膜与包蜕膜两层回声包围，形成"双蜕膜征"（图6-3）。妊娠第4.5周，母体血清β-HCG达1500～2000 mIU/ml时，经阴道超声可看到妊娠囊（Barnhart，1994；Timor-Tritsch，1988）。近来，Connolly等（2013）报道，99%的案例β-hCG需达到3500 mIU/mL的阈值才能检测到妊娠囊。重要的是，妊娠囊与其他情况引起的宫腔积液看起来相似，例如异位妊娠时出现的假妊娠囊

| 表6-2 先兆流产的女性发病率升高的不良结局 | |
| --- | --- |
| 孕期 | 围产期 |
| 前置胎盘 | 胎膜早破 |
| 胎盘早剥 | 早产 |
| 手取胎盘 | 低出生体重儿 |
| 剖宫产 | 死产 |

Data from Johns，2006；Lykke，2010；Saraswat，2010；Wijesiriwardana，2006.

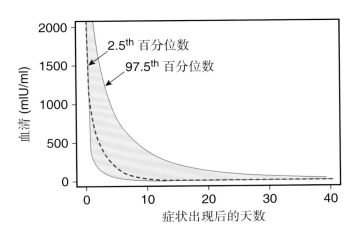

图6-2　复合曲线是早期自然流产后血清β-hCG从2 000 mIU/ml开始连续下降的模式图。虚线为总结所有女性的数据后得出的假设曲线。彩色区域为假设曲线的95%可信区间（Data from Barnhart K，Sammel MD，Chung K，et al：Decline of serum human chorionic gonadotropin and spontaneous complete abortion：defining the normal curve. Obstet Gynecol 104：975，2004）

表 6-3　放射科医师学会早期妊娠丢失超声诊断指南

| 诊断性超声表现 |
| --- |
| CRL ≥ 7 mm，且无心管搏动 |
| MSD ≥ 25 mm，且无胚胎 |
| 检查出无卵黄囊的孕囊 ≥ 2 周后，仍无带心管搏动的胚胎 |
| 检查出有卵黄囊的孕囊 ≥ 11 天后，仍无带心管搏动的胚胎 |

CRL = 头臀长；MSD = 平均妊娠囊直径。
Data from Doubilet PM，Benson CB，Bourne T，et al：Diagnostic criteria for nonviable pregnancy early in the first trimester，N Engl J Med 2013 Oct 10；369（15）：1443-1451。

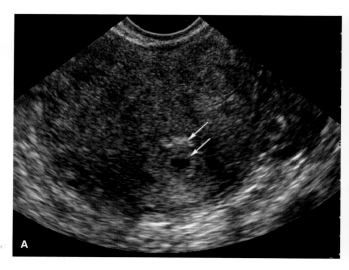

（假囊）（图 7-4）。一旦囊内看见明确的卵黄囊或胚胎就可以排除假孕囊，如未看到卵黄囊则不应诊断为宫内妊娠。

超声下卵黄囊呈现为 3 ~ 5 mm 的圆形无回声结构。妊娠 5.5 周时通常可以在妊娠囊中看到卵黄囊，此时妊娠囊的平均囊径（MSD）为 10 mm。约妊娠 6 周时，可以在卵黄囊附近发现 1 ~ 2 mm 的胚胎（图 6-3）。MSD 为 16 ~ 24 mm 的妊娠囊中缺少胚胎即为可疑妊娠失败（Doubilet，2014）。妊娠 6 ~ 6.5 周，胚胎长 1 ~ 5 mm 时，可以检测到心管搏动。如表 6-3 所示，某些阶段缺少心管搏动可诊断为妊娠失败。

**（3）难免流产**

羊水通过扩张的宫颈口流出，预示着流产已不可避免，通常很快会出现宫缩引起流产或发生感染。在妊娠的前半期，宫腔内羊水涌出通常会导致严重后果。

极少数情况下，羊水可能先在羊膜和绒毛膜间积聚，而无疼痛、发热或出血。如果严密监测，那么对于一些早中期妊娠而言，减少活动、密切观察也是合理的处理方式。如果 48 小时后再无羊水流出，并且没有出血、疼痛或发热，就可以开始恢复正常行走，但避免性生活。然而，如果有出血、疼痛或发热等表现，就应考虑难免流产的发生，子宫将排出妊娠物。

**（4）不全流产**

胎盘部分或全部剥离引起出血，并伴有宫颈口扩张，称为不完全流产。胎儿或胎盘可完整地留在宫腔内，或部分脱出于扩张的宫颈口。在妊娠 10 周前，胎儿和胎盘通常会一起排出，在妊娠 10 周后，胎儿和胎盘往往先后从子宫排出。不全流产的治疗方案包括刮宫、药物流产，临床表现平稳的妇女可进行期待

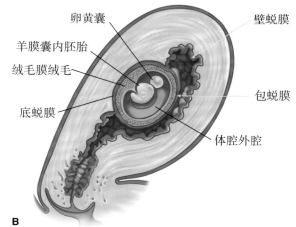

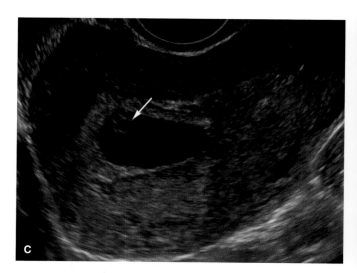

图 6-3　早期宫内妊娠。A. 超声图像显示无回声妊娠囊被两个同心回声层包围，分别是包蜕膜（箭头）和外周壁蜕膜（箭头）；B. 早期妊娠的解剖结构；C. 卵黄囊（箭头）是圆形、无回声的，图像中位于相邻胚胎的右侧

治疗。需要手术治疗时，清宫术前还需要进行宫颈扩张。其他情况下，残留的胎盘组织只是松弛地嵌于宫颈管内，使用卵圆钳便可以轻松取出。流产后取出的妊娠物应送病理进行标准组织学分析，以排除妊娠滋养细胞疾病。

### （5）完全流产

有些情况下，患者在住院前妊娠物已从宫腔内完整排出。完全流产通常在院外已有大量出血、痉挛性腹痛和组织物排出，入院后体格检查证实宫颈口已关闭。应鼓励患者就诊时携带排出的组织物，组织可以是完整的妊娠物、血块或蜕膜管型。蜕膜是呈宫腔形状的一层子宫内膜，在脱落后形似一个塌陷的囊，即蜕膜管型（图7-7）。

如果在排出的组织物中未发现妊娠囊，通常需要超声检查来鉴别完全流产与先兆流产或异位妊娠。完全流产的特征性表现为子宫内膜较厚，超声下观察不到妊娠囊，但并不能完全排除新近发生的IUP。Condous等（2005）报道了152名大量阴道出血且内膜厚度 < 15 mm，宫腔无内容物而考虑诊断为完全流产的女性，其中6%的女性在之后的评估中被诊断为异位妊娠。因此，除非之前在超声下观察到有宫内妊娠或确认有妊娠囊排出，否则不应作出完全流产的诊断。当不能作出诊断时，连续血清β-hCG测定有助于明确诊断，完全流产患者血清β-hCG会迅速下降（Connolly，2013）。

### （6）稽留流产——早期妊娠丢失

"稽留流产"这一术语需要重新进行定义。历史上，稽留流产一词用于描述宫内死亡妊娠物存在于宫腔内数周甚至数月，且宫颈口关闭。除此之外，这些女性通常有停经、恶心呕吐、乳房变化、子宫增大等早孕期临床表现。为了阐明这些差异，Streeter（1930）对流产胎儿进行研究，发现从胎儿死亡到流产的平均时间间隔约6周。

历史上描述稽留流产与目前使用连续血清β-hCG测定、经阴道超声检查的确定方法不同（图6-4），即便在妊娠早期，这些检查也能够快速确认胎儿或胚胎死亡，许多女性在明确诊断后会选择清宫术终止妊娠。许多人将这些女性归类为稽留流产，同时这一词语与早期妊娠丢失与妊娠损失交替使用。

### （7）流产合并感染

随着堕胎合法化，与非法堕胎有关的严重感染

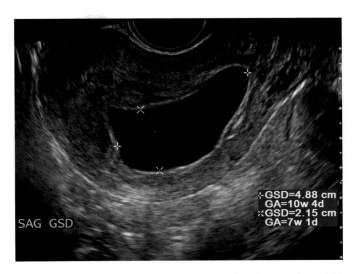

图 6-4　经阴道超声下妊娠子宫矢状面。卡尺标记了这一无胚胎妊娠的孕囊边界

与孕产妇死亡已变得罕见。尽管如此，1% ~ 2%的先兆流产或不完全流产的女性也可发生感染或脓毒血症。手术或药物的选择性流产偶尔会并发严重感染，甚至是胎儿感染（Barrett，2002；Ho，2009）。细菌进入宫腔并在死亡的妊娠物上定植，微生物可能侵及子宫肌层组织，并扩散引起宫旁组织炎、腹膜炎、败血症，甚至心内膜炎（Vartian，1991）。

由产气荚膜梭菌、索氏梭菌和A组链球菌 -S 化脓性球菌引起的严重坏死性感染和中毒休克症候群已经被报道（Centers for Disease Control and Prevention，2005；Daif，2009）。其临床表现在流产后几天内即开始出现。

起初患者可能没有发热表现，而首先出现严重血管内皮损伤、毛细血管渗漏、血液浓缩、低血压和严重的白细胞增多（Fischer，2005；Ho，2009）。每10万例接受药物流产的女性中约有0.58个因梭状芽胞杆菌感染而死亡（Meites，2010）。

流产合并感染或流产后脓毒血症的治疗包括早期/尽早使用广谱抗生素，合适的抗生素治疗方案见表3-20。对于感染性不完全流产或宫腔内残留组织碎片的女性，应在清宫后尽早静脉给予抗菌药物治疗。大多数女性在治疗1 ~ 2天内起效，出院时无发热症状。继续口服抗生素治疗可能不是必需（Savaris，2011）。极少数情况下，脓毒症可能导致急性呼吸窘迫综合征、急性肾损伤或弥散性血管内凝血，这些情况一旦发生，必须加强支持治疗。

为了预防流产后脓毒症，推荐在手术或药物流产后预防性使用抗生素。美国妇产科医师协会（2014b）

推荐使用多西环素，治疗前 1 小时口服 100 mg，治疗后口服 200 mg。

### ■ 6. 处理

除非有严重出血或感染，否则自然流产可以进行个体化治疗。通常建议先兆流产患者卧床休息，但卧床休息并不能改善患者妊娠结局。同样，使用绒毛膜促性腺激素等一系列药物进行治疗亦不能改善患者结局（Devaseelan，2010）。而使用对乙酰氨基酚为基础的镇痛药物则有助于缓解痉挛性腹痛带来的不适。

对于其余的自然流产患者而言，期待疗法、药物治疗、手术处理这三种治疗方案中的任何一种都是合理的，且都有各自的风险与收益。比如说，期待疗法和药物治疗与不可预测的出血有关，一些女性将需要接受计划外的刮宫。然而，超过 80% 可疑妊娠早期流产行期待治疗的女性最后都发生自然流产（Luise，2002）。虽然手术治疗疗效确切，却是侵入性手段，并不是所有患者都需要接受手术治疗（American College of Obstetricians and Gynecologists，2015）。

当出现持续出血或大量出血时，需要检测红细胞压积。如果有明显的贫血或低血容量，应及时使妊娠物排出。在胎儿尚存活的情况下，一些人可能做出并不常见的选择：输血治疗后进一步观察。

Neilson（2013）回顾了几篇比较上述临床处理方案的随机研究，纳入标准与方法各异是研究之间进行比较的主要缺点。例如，较排除阴道出血患者的研究相比，纳入阴道流血患者的研究中药物治疗效果更好（Creinin，2006）。自 2005 年以来的一些相关研究总结于表 6-4，可以概括如下：①药物治疗的成功与否取决于早期流产的类型，即是不全流产还是稽留流产；②对于自发不全流产，期待疗法的失败率高达 50%。前列腺素 $E_1$（$PGE_1$）的疗效与剂量、用法、药物性状有关，失败率波动于 5% ～ 40%；③清宫术能快速完成，并保证 95% ～ 100% 的成功率。最重要的是，不同处理方法的后续妊娠率无明显差异（Smith，2009）。

自然流产时，如不给予被动免疫治疗，2% 的 D 抗体阴性妇女将获得同种免疫。人工流产患者这一比例可能达到 5%。美国妇产科医师协会（2013e）推荐所有孕周均应给予抗 -$Rh_0$（D）免疫球蛋白 300 μg 肌内注射（IM）治疗，或者用药剂量可以随着孕周加大，妊娠 ≤ 12 周肌内注射 50 μg，妊娠 ≥ 13 周时肌内注射 300 μg。

先兆流产是否需要预防性治疗尚存在争议，由于缺少证据支持，专业建议有限（Hannafin，2006；Weiss，2002）。妊娠 12 周内胎儿存活的先兆流产女

#### 表 6-4　早期妊娠丢失处理方案的随机对照研究

| 研究 | 流产类型 | 例数 | 处理方式 | 结局 |
|---|---|---|---|---|
| Nguyen（2005） | 不完全 SAB | 149 | （1）PGE1，600 μg，口服<br>（2）PGE1，600 μg，口服 + 4 小时后，600 μg，口服 | 60% 于 3 天内完全流产<br>95% 于 7 天内完全流产<br>3% 行刮宫术 |
| Zhang（2005） | 妊娠失败 [a] | 652 | （1）PGE1，800 μg，入阴<br>（2）真空吸引术 | 71% 于 3 天内完全流产<br>84% 于 8 天内完全流产<br>16% 流产失败<br>97% 成功流产 |
| Trinder（2006） | 不完全 SAB；稽留流产 | 1200 | （1）期待疗法<br>（2）PGE1，800 μg，入阴<br>（3）抽吸刮宫术 | 50% 行刮宫术<br>38% 行刮宫术<br>50% 再次行刮宫术 |
| Dao（2007） | 不完全 SAB | 447 | （1）PGE1，600 μg，口服<br>（2）真空吸引术 | 95% 完全流产<br>100% 完全流产 |
| Torre（2012） | 妊娠早期流产 [b] | 174 | （1）立即治疗：PGE1，200 μg，口服；第二天 400 μg，入阴<br>（2）推迟治疗：无须处理，第 7 天与第 14 天行 TVS | 81% 完全流产<br>19% 行刮宫术<br>57% 完全流产<br>43% 行刮宫术 |

[a] 包括无胚胎妊娠，胚胎或胎儿死亡，无不完全 SAB 征象
[b] 包括无胚胎妊娠，胚胎或胎儿死亡，或不完全与难免 SAB
SAB = 自然流产；PGE1 = 前列腺素 E1；TVS = 经阴道超声

性可以有选择地进行预防性治疗。在帕克兰医院，我们给予所有 D 抗原阴性、妊娠早期出血的女性 50 μg 免疫球蛋白治疗。

## 四、复发性流产

用于描述早期复发性妊娠丢失的术语包括复发性流产、复发性自然流产和复发性妊娠丢失，最后"复发性流产"这一术语得到广泛认可。习惯性流产一词过去曾被使用，现已不再常用。1% ~ 2% 有生育力的夫妇有复发性流产病史，复发性流产通常被定义为发生在妊娠 20 周前或胎儿体重 < 500 g 时，连续 3 次或 3 次以上的流产。大多数复发性流产的女性存在胚胎或早期胎儿死亡，而发生在妊娠 14 周后并不多见。

由于缺乏统一的定义，各研究间很难进行对比。例如一些研究纳入连续两次而非三次妊娠丢失的病例，也有其他研究纳入三次非连续妊娠丢失的病例。通过 β-hCG 水平、超声检查和（或）病理检查进行妊娠情况记录也存在很大不同。至少复发性流产应与散发性妊娠丢失相鉴别，散发性妊娠丢失是指人为终止已具有生机的妊娠。

如表 6-5 所示，再次有生机妊娠的成功率随年龄的增加和连续流产次数的增加而下降（Brigham，1999）。Bhattacharya 等（2010）对 150 000 个流产病例进行追踪调查发现，患者流产率与既往妊娠丢失次数有关（表 6-6）。两项研究中，2 次或 3 次妊娠丢失后再次发生流产的风险相近。

美国生殖医学学会（2013）建议将复发性妊娠

### 表 6-5　根据年龄和既往流产次数预测再次妊娠成功率

| 年龄 | 既往流产次数 | | | |
| --- | --- | --- | --- | --- |
| | 2 | 3 | 4 | 5 |
| | 预测再次妊娠成功率 | | | |
| 20 | 92 | 90 | 88 | 85 |
| 25 | 89 | 86 | 82 | 79 |
| 30 | 84 | 80 | 76 | 71 |
| 35 | 77 | 73 | 68 | 62 |
| 40+ | 69 | 64 | 58 | 52 |

Data from Brigham SA, Conlon C, Farquhason RG: A longitudinal study of pregnancy outcome following idiopathic recurrent miscarriage. Hum Reprod 14（11）：2868，1999.

### 表 6-6　根据既往流产次数预测再次妊娠的流产率

| | 既往流产次数 | | | |
| --- | --- | --- | --- | --- |
| | 0 | 1 | 2 | 3 |
| 妊娠例数（n） | 143,595 | 6577 | 700 | 115 |
| 再次流产风险（%） | 7.0% | 13.9% | 26.1% | 27.8% |

[a] 不连续流产与连续流产的风险模式相似。Data from Bhattacharya S, Townend J, Bhattacharya S：Recurrent miscarriage：are three miscarriages one too many? Analysis of a Scottish population-based database of 151,021 pregnancies. Eur J Obstet Gynecol Reprod Biol 150：24,2010.

丢失（recurrent pregnancy loss，RPL）定义为，通过超声或组织病理学检查确诊的两次或两次以上的临床妊娠失败。每次流产发生时应考虑进一步评估，三次流产后有必要进行全面评估。其他因素包括母体年龄及妊娠间隔时间。生育力下降的夫妇应尽早开始评估和治疗。近期一项超过 1000 例流产女性的研究发现，有两次妊娠丢失的患者检查结果异常比例与有三次或以上妊娠丢失的女性相近（Jaslow，2010）。年龄小于 45 岁的女性即使在 5 次流产后，再次成功妊娠的概率仍可达 50%（Brigham，1999）。

### 1. 病因

在众多的妊娠早期复发性流产的潜在病因中，只有 3 种被广泛接受，即亲代染色体异常、抗磷脂抗体综合征、获得性或先天性子宫异常。其他未被证实的病因包括同种免疫、内分泌紊乱与环境毒素等。正如前文所述，很少有感染与早孕丢失密切相关。而且因为大多数流产是散发的，此外流产发生时会刺激母体产生保护性抗体，因此感染导致反复流产的可能性较小。

反复流产的发生时间可为其病因研究提供线索。对于一个特定的 RPL 患者，每次流产往往在相近的孕周时发生（Heuser，2010）。遗传因素是导致胚胎在妊娠早期流产的原因，而自身免疫因素和解剖异常往往导致妊娠中期流产。尽管复发性流产与散发性流产的病因存在许多相似之处，但在两种类型流产中各病因的发生率不同。复发性流产患者早期流产的遗传异常发生率比散发性流产低。研究表明，约一半的复发性流产的妊娠物具有正常核型，但在散发性的自然流产中，只有四分之一具有正常核型（Sullivan，2004）。

### 2. 亲代染色体异常

#### （1）亲代染色体核型

虽然亲代染色体异常仅占 RPL 病因的 2%～5%，但仍然应进行父母双方进行核型分析（American Society for Reproductive Medicine，2012）。来自 8000 对有 2 次及 2 次以上流产的夫妇的数据发现，3% 的夫妇存在染色体结构异常，较普通人群升高 5 倍以上。在这些夫妻的染色体异常中，平衡易位约占 50%；罗伯逊易位约占 24%；X 染色体嵌合体约占 12%，例如 47，XXY 的 Klinefelter 综合征；其余则为倒位和其他类型的染色体异常。女性发生细胞遗传学异常的可能性是男性的两倍（Tharapel，1985）。连续流产或非连续妊娠丢失的患者发生核型异常的几乎没有明显差异。（van den Boogaard，2010）。

平衡易位是最常见的染色体结构异常，有多种遗传结果，即正常的、同样为平衡易位或不平衡易位（图 6-5）。遗传结果为平衡易位的后代也可出现复发性流产。不平衡易位的受孕胎儿可能会发生自然流产、胎儿畸形或死产。因此，妊娠中期流产史或胎儿畸形史进一步提示父母亲其中一方可能存在染色体结构异常。

#### （2）精子 DNA 测定

精子非整倍体和精子 DNA 损伤作为不育症和 RPL 的病因越来越受到关注。一些研究（但不是所有研究）报道，RPL 夫妇男性伴侣精子非整倍体和 DNA 碎片率较高（Bellver，2010b；Ramasamy，2015；Robinson，2012）。尽管其重要性不及母亲年龄，但在一项 92 000 多名新生儿的研究中，父亲年龄的增长与流产风险的增加显著相关（Kleinhaus，2006），该风险在 25 岁之前最低，之后每隔 5 年逐步上升；亦有研究报道，父亲年龄对宫腔内人工授精与体外受精的妊娠结局存在不利影响（Belloc，2008；Robertshaw，2013）。然而，目前不推荐精液分析和 DNA 完整性作为评估复发性流产所必需的检测手段（American Society for Reproductive Medicine，2012）。

#### （3）妊娠物筛查

有学者建议在第二次流产发生后，应常规对胎儿

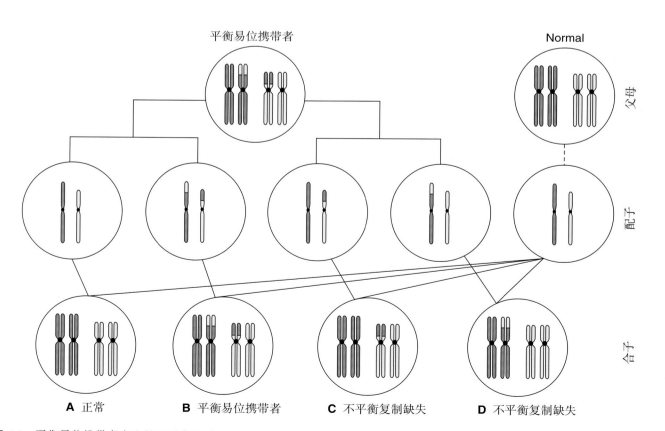

**图 6-5** 平衡异位携带者产生的配子类型（Reproduced with pemission from Cunningham FG，Leveno KL，Bloom SL，et al：Williams Obstetrics，24th ed. New York：McGraw-Hill；2014.）

组织进行染色体异常分析（Stephenson，2006），理由是流产儿的核型异常提示为散发性流产，并不预示再次妊娠流产的风险会增加。相反，如果流产儿的核型正常，则提示可能存在其他病因并需尽早评估。

也有人反对常规进行核型分析，理由是该检查费用较高并有可能出现有误导性的结果，尤其在异常细胞取自妊娠物胎盘嵌合型细胞的情况下。此外，46，XX 这样的核型检查结果也有可能是检测物受到了母体组织的污染。总的看来，妊娠物核型分析并不能完全准确反映胎儿核型。鉴于其花费较高，提供信息有限，我们并不推荐常规进行这项检查。

尽管由于成本效益，核型研究未得到广泛应用。但近来也有学者推荐使用一些更加复杂且昂贵的基因检测技术用于 RPL 夫妇的评估（Barber，2010）。这些检测技术包括比较基因组杂交、染色体微阵列和拷贝数测序等，能够检测到常规细胞遗传学分析灵敏度阈值以下的染色体改变（Gao，2012；Lui，2015）。目前，我们建议 RPL 患者的评估应该包括双亲标准核型分析，而是否需要更详细的染色体评估有待进一步研究。

**（4）治疗**

结构性遗传异常的夫妇需要个体化治疗，包括利用 IVF 和植入前遗传学诊断（preimplantation genetic diagnosis，PGD）或使用捐赠者配子，这些治疗方法详见第 20 章。根据前次妊娠丢失的孕周，也可以考虑进行绒毛取样或羊膜腔穿刺术。一项针对染色体易位夫妇的回顾性分析提示，PGD 可以增加成功妊娠率，减少不孕时间（Fischer，2010）。然而，平衡易位夫妇即使不进行干预治疗，通常也有较好的预后。Franssen 等（2006）对平衡易位携带者夫妇与非携带者夫妇的妊娠结局进行了队列研究，结果显示，尽管平衡易位携带者组流产的风险较高，但两组拥有健康子代的概率相近，约为 85%。

一些学者建议对核型正常但有特发性复发性流产病史的夫妇进行 PGD 检查。然而，一项大型前瞻性队列研究结果不支持上述提议（Platteau，2005）。目前，美国生殖医学学会（2012）不推荐对染色体正常的夫妇使用 PGD。

**■ 3. 解剖因素**

多种子宫畸形与 RPL 或其他不良生育结局有关，但不包括不孕症（Reichman，2010）。根据 Devi Wold 等的研究（2006），连续发生 3 次或以上流产的女性

中，5% 表现为后天或先天性子宫解剖异常。无论患者经历过两次、三次还是四次的连续流产，检查发现解剖异常的可能性是相近的，这也表明对有 2 次流产史的女性进行宫腔评估是合理的（Seckin，2012）。

**（1）后天畸形**

与妊娠丢失相关的后天性子宫畸形包括宫腔粘连、子宫平滑肌瘤和子宫内膜息肉。其中，宫腔粘连，又被称为 Asherman 综合征，通常由刮宫术或消融手术时子宫内膜被大面积损坏所致，子宫输卵管造影或生理盐水子宫腔声学造影检查中可观察到特征性的多发性充盈缺损（图 2-23 与图 19-6）。正如本书第 44 章第 19 节所述，对于宫腔粘连，宫腔镜下粘连松解术较刮宫术更有效。一项研究发现，粘连松解术可使流产率由 79% 下降至 22%，足月妊娠率由 18% 升高至 69%（Katz，1996）。其他研究也得出患者预后与宫腔粘连的严重程度相关的相似结论（Al-Inany，2001；Goldenberg，1995）。

大多数成年女性都患有子宫肌瘤。子宫肌瘤可导致女性流产，尤其是位于胎盘植入部位附近的肌瘤。通常认为黏膜下肌瘤较肌壁间肌瘤危害更大，大肌瘤较小肌瘤危害更大。尽管宫腔扭曲变形不一定会导致女性不良结局，但缺少确凿的数据证明这一观点（Saravelos，2011）。黏膜下肌瘤可对体外受精妇女的妊娠结局造成不利影响，而浆膜下肌瘤与肌壁间肌瘤则影响不大（Jun，2001；Ramzy，1998）。也有不同的观点，一篇 meta 分析报告了患有肌壁间肌瘤妇女在 IVF 后发生不良妊娠结局（包括流产）的风险增加（Sunkara，2010）。

目前，尽管参考数据质量不高，但大部分学者同意对有复发性流产的女性考虑切除黏膜下肌瘤和宫腔内肌瘤（详见第九章）。子宫动脉栓塞术治疗子宫肌瘤可能会增加患者后续流产风险，因此可能不建议患者接受此种治疗（Homer，2010）。同样，尽管相关研究较少，学者仍普遍推荐宫腔镜下子宫内膜息肉摘除，特别是对于单个息肉或小息肉。

子宫颈口松弛，又称为宫颈机能不全，可能由外科手术或分娩损伤所致，同时也与胶原合成过程中的分子缺陷有关（Dukhovny，2009）。宫颈机能不全不会导致早期流产，但与妊娠 16 ～ 18 周后无痛性宫颈扩张，妊娠中期流产的风险增加有关。宫颈机能不全通常行宫颈环扎术治疗，感兴趣的读者可查阅《威廉姆斯产科学（第 24 版）》中第 18 章（Cunningham，2014）。

（2）发育畸形

苗勒管先天性畸形也可能对妊娠有不良影响，包括单角子宫、双角子宫、纵隔子宫、弓形子宫和双子宫等。不同研究报道苗勒管畸形患病率的差异很大，这可能是由于所采用的诊断方法不同所致。苗勒管发育异常通常最早通过子宫输卵管造影或常规超声检查发现，三维（3-D）超声成像与磁共振（MR）成像可能对进一步确诊有所帮助。

一项对573 000多名女性的总体分析发现，其发病率占育龄女性的1/600，不孕女性的1/30，整体发病率为1/200（Nahum，1998）。据报道，三维超声的检出率更高，可能源于其灵敏度更高。Salim等（2003）对近2 500名女性三维超声结果进行了分析，发现约24%复发性流产女性存在发育畸形，而对照组的子宫畸形率仅为5%。Saravelos等（2008）对1950—2007年间发表的文献进行了meta分析，约17%的复发性流产患者、7.3%的不孕女性和6.7%的普通女性中存在子宫畸形，子宫畸形分布情况与其相关妊娠丢失率见表6-7。单角子宫、双角子宫和纵隔子宫均可增加早期流产、中期流产、胎儿畸形和早产的风险（Reichman，2010）。

研究证实纠正子宫畸形难以改善早期妊娠结局。然而在一项回顾性观察性研究中，有纵隔子宫且2次以上流产史的女性宫腔镜下纵隔切除术术后妊娠结局改善（SaygiliYilmaz，2003），患者术后流产率由96%降至10%，足月妊娠率从0上升到70%。最近一项meta分析发现，与未经治疗的女性相比，宫腔镜下子宫成形术术后自然流产概率显著下降（Venetis，2014）。基于这些报道及手术矫正的相对安全性，大

**表 6-7　部分先天性子宫畸形的患病率及与其相关的妊娠损失率**

| 子宫畸形 [a] | 比例（%） | 自然流产率（%）[b] |
| --- | --- | --- |
| 双角子宫 | 39 | 40 ~ 70 |
| 纵隔子宫或单角子宫 | 14 ~ 24 | 34 ~ 88 |
| 双子宫 | 11 | 40 |
| 弓形子宫 | 7 | - |
| 子宫偏小或幼稚子宫 | 4 | - |

[a] 估计总体患病率为1：200（Nahum，1998）
[b] 包括孕早期和孕中期自然流产
Data from Buttram，1979；Nahum，1998；Reddy，2007；Valli，2001

部分专家推荐对有子宫纵隔的复发性流产女性可行宫腔镜下子宫纵隔电切术，详见第42章第17节（American Society for Reproductive Medicine，2012）。

相反，手术修补双角子宫需行开腹手术并切开子宫壁全层（图18-12），宫腔成形术的缺点包括术后再次怀孕时需行剖宫产以防止发生子宫破裂，以及术后盆腔粘连发生率增高而导致患者不孕。因而，对于双角子宫的女性除非已有多次流产，否则通常不建议进行手术治疗。更多有关先天性解剖异常的发病率、临床影响和治疗方法详见第18章。而对于不适合接受手术的女性，代孕治疗可能是一种选择（译者注：代孕在我国是非法的）。

■ **4. 免疫因素**

免疫系统在复发性流产中发挥的作用一直是人们关注的焦点。Yetman和Kutteh（1996）估计，在1000多名复发性流产的女性中，约15%存在免疫因素异常。目前有两个主要的病理生理学说，即自体免疫理论——对抗"自身"，同种免疫理论——对抗来自他人的抗原。

（1）自体免疫因素

人们已经发现患有系统性红斑狼疮的女性妊娠丢失率增加（Clowse，2008）。许多系统性红斑狼疮女性体内检测到抗磷脂抗体——一种针对血浆磷脂结合蛋白的自身抗体家族（Erkan，2011）。5% ~ 15%的复发性流产女性存在有临床意义的抗磷脂抗体，而正常对照组中仅有2% ~ 5%的女性存在抗磷脂抗体（Branch，2010）。

体内存在抗磷脂抗体，且伴有特殊的临床表现，即可称为抗磷脂抗体综合征（APS）（American College of Obstetrics and Gynecology，2012），诊断标准如表6-8所示。间隔至少12周的两次重复的阳性检测结果，同时对实验室检测方法和结果解释有着严格的要求（Miyakis，2006）。APS是唯一被证实与妊娠丢失有关的自身免疫性疾病。APS造成的复发性流产大部分发生在妊娠10周后，通常与胎儿死亡、早产、早发型子痫前期以及因胎盘功能不足和胎盘血栓导致的胎儿生长受限的相关性更强（Clark，2007a，b）。

抗磷脂抗体导致流产的机制尚不明确，但可分成三大类，即血栓形成、炎症和胎盘异常（Meroni，2010）。最初认为血栓形成是由血管内皮细胞分泌前列腺素受抑制而刺激血小板产生血栓素A所致，这些过程能导致血管收缩，血小板聚集增加。最新研究

表 6-8　抗磷脂抗体综合征的临床和实验室诊断标准 [a]

**临床标准**

产科因素：

　　一次或多次不明原因的胎儿死亡，发生在妊娠 10 周或超过 10 周之后，胎儿的形态正常

　　或

　　由于严重子痫前期或胎盘功能不良而需要在 34 周前分娩

　　或

　　三次或三次以上不明原因的连续的自然流产，发生在妊娠 10 周前。

血管因素：在任何组织或任何器官的动脉、静脉或小血管中出现的一次或多次的血栓形成

**实验室标准 [b]**

根据国际血栓和止血协会指南的检测方法，检出有狼疮抗凝物阳性

或

血清中高滴度的 IgG 或 IgM 型抗心磷脂抗体阳性

或

抗 β2 糖蛋白 -1 的 IgG 或 IgM 型抗体阳性

[a] 至少满足一项临床标准和一个实验室标准才能进行诊断

[b] 这些检测必须有两次或两次以上阳性结果，并且两次测定间隔至少在 12 周以上

IgG，免疫球蛋白 G；IgM，免疫球蛋白 M

Data from Branch，2010；Erkan，2011；Miyakis，2006

表明，抗磷脂抗体可作用于滋养层细胞与内皮细胞表面，以抑制膜联蛋白 A5 的功能。膜联蛋白 A5 是一种天然的抗凝剂，以防止 X 因子与凝血酶原的激活（Rand，2010）。抗磷脂抗体也可以激活补体，从而加强血液高凝状态，导致多发胎盘血栓。抗磷脂抗体也可以造成母胎界面的局部急性炎症反应。最终，这些抗体可能通过受损蜕膜处整合素和钙黏蛋白的表达直接影响胎盘的形成，从而阻碍胎盘增生与合胞体的发育。值得注意的是，APS 最常见的组织学异常是滋养层入侵蜕膜的缺陷，而非胎盘血栓形成（Di Simone，2007）。

也有许多其他抗脂抗体基因型得到了报道（Bick，2006），它们的检测花费高，实验可控性差，而且与复发性流产发病的相关性仍不完全清楚。其他抗体包括类风湿因子、抗核抗体和乳糜泻相关抗体的检测结果也具有不确定性。目前，不推荐对 RPL 患者检测这些额外的抗体。

### （2）抗磷脂抗体综合征的治疗

对于患有 APS 和 RPL 的妇女，目前已经提出了多种治疗方案（Kutteh，2014）。许多研究比较了单独或联合使用普通肝素、低分子肝素、小剂量阿司匹林、糖皮质激素或静脉注射免疫球蛋白（IVIG）的疗效。一般不推荐同时使用糖皮质激素和肝素，这样的联合用药较单一用药相比可能会增加孕妇骨折的风险，且不会改善患者预后。而 IVIG 应用也同样存在争议（详见下一节）。

有研究证实，对患有 APS 的女性，联合使用普通肝素和小剂量阿司匹林能显著改善多次早期流产患者的妊娠结局（Ziakas，2010），而低分子肝素和阿司匹林的联合使用则不会有明显的改善作用。在一篇 2011 年对 Cochrane 数据库的回顾性分析中也得出了相似的结论（Empson，2012）。低分子肝素联合阿司匹林因其用法简单和安全性高而受到欢迎，但在其有效性得到验证之前，推荐使用普通肝素进行 APS 治疗。

美国妇产科医师协会指南（2012）建议，同时患有 RPL 与 APS 的女性如既往无血栓史，可以预防性给予小剂量阿司匹林，每日 81 mg 口服治疗，或在妊娠期及产后 6 周内给予肝素治疗。目前有许多肝素治疗的具体方案，其中，每日皮下注射 5000 至 10 000 个单位普通肝素是最常见的用法。一些专家建议在怀孕前即开始小剂量阿司匹林治疗（Kutteh，2014），但是需要严密的临床监测以确保早期发现妊娠。

### （3）同种免疫因素

母亲对同种半异体基因胎儿的免疫耐受机制尚未被完全揭示（Williams，2012）。一个比较引人注目的学说认为正常妊娠需要封闭因子，而封闭因子能防止母体免疫系统排斥父系来源的胎儿抗原。如果孕妇与其胎儿父亲的人白细胞抗原（HLA）相似性高，则不

会产生封闭因子。自然杀伤细胞活性改变及淋巴细胞毒性抗体增加等同种免疫紊乱也可能导致复发性流产发生。Berger 等（2010）发现与正常单倍型女性相比，HLA-G 基因突变女性复发性流产的发生更为普遍。

很多试验和治疗方案已用于纠正这些同种免疫紊乱，但是目前还没有方法能够经受严格的审查。为了纠正胎儿抗原的异常免疫反应，推荐给予包括配偶或第三方的淋巴细胞免疫治疗和 IVIG 治疗。三项随机临床试验均未证实 IVIG 对特发性流产的患者有益（Stephenson，2010）。由于这些治疗方法尚未经过充分验证，并可能存在潜在危害，目前对复发性流产患者不推荐使用免疫治疗。

### ■ 5. 内分泌因素

#### （1）黄体功能不足

Arredondo 和 Noble（2006）认为，8% ~ 12% 的复发性流产是由内分泌因素引起的。最常见的内分泌因素是卵泡发育异常导致随后的黄体功能异常，又被称为黄体功能不足（luteal phase defect，LPD），使得着床期子宫内膜发育不良。对疑似黄体功能不足患者的治疗主要包括补充孕激素，注射 hCG 以提高黄体功能或使用氯米芬等促排卵药来产生更多的卵巢黄体，但尚无治疗手段被证明是有益的。尽管对黄体功能不足行孕激素替代治疗是有争议的，但在黄体切除的女性中，孕激素应补充至妊娠第 8 ~ 10 周，这一点是明确的。

#### （2）甲状腺疾病

内分泌紊乱对早孕产生不利影响的机制尚不清楚，但值得进行讨论。这些疾病包括甲状腺疾病、高催乳素血症、糖尿病和多囊卵巢综合征（polycystic ovarian syndrome，PCOS）。其中，甲状腺疾病长期以来一直被认为能导致早期妊娠丢失和其他不良妊娠结局。严重的碘缺乏与过高的流产率相关，但在发达国家中很少见（Castañeda，2002）。甲状腺功能亢进的妇女自然流产和死产的风险更大（Andersen，2014）。

甲状腺激素不足很常见，但是激素不足程度各不相同。虽然甲状腺功能减退在妊娠期很少见，但妊娠期亚临床甲状腺功能减退的发生率约为 2%（Casey，2005）。自身免疫性桥本甲状腺炎是一种常见病因，其发病率和严重程度随着年龄增长而增加。虽然甲状腺功能减退广泛存在，但其对最早孕丢失的具体影响还不清楚（Krassas，2010；Negro，2010）。de Vivo（2010）研究发现亚临床甲状腺激素缺乏可能与早孕丢失有关。

孕妇血清中甲状腺过氧化物酶或甲状腺球蛋白抗体水平异常的比例接近 15%（Abbassi-Ghanavati，2010；Haddow，2011），尽管这些妇女大多甲状腺功能正常，但那些临床型甲状腺功能减退患者往往抗体浓度较高。即使在甲状腺功能正常的妇女中，相关抗体是流产风险增加的标志（Chen，2011；Thangaratinam，2011）。

总而言之，有临床症状的妇女应该检测其甲状腺功能，临床型甲状腺功能减退或甲状腺功能亢进应该接受治疗，以预防妊娠并发症发生。是否对有流产史的妇女进行甲状腺疾病常规筛查存在争议，同样，亚临床甲状腺功能减退或甲状腺自身免疫性疾病患者是否应该接受治疗也无定论（Negro，2006；Vissenberg，2012）

#### （3）高泌乳素血症

泌乳素瘤等疾病导致的血清催乳素水平升高可能导致女性排卵障碍，也可能直接对子宫内膜造成影响。Hirahara（1998）发现给予高催乳素血症患者多巴胺激动剂溴隐亭治疗后，患者成功妊娠增多。尽管数据有限，许多专家仍然推荐检测 RPL 患者的泌乳素水平。

#### （4）糖尿病

胰岛素依赖型糖尿病实际上增加了自然流产和主要出生缺陷的风险（Greene，1999），这些风险与妊娠期血糖和代谢的控制程度有关。重要的是，通过控制代谢可大大降低这些风险。事实上，代谢控制良好的女性流产率与无糖尿病女性相近（Mills，1988）。虽然糖尿病本身是 RPL 的病因这一点得到大家认同，但与无流产史的糖尿病女性相比，复发性流产的糖尿病女性可能存在胰岛素抵抗增强的现象。这也表明卵巢胰岛素抵抗可能是自身原因，详细内容见下文。

#### （5）多囊卵巢综合征

通常认为多囊卵巢会增加女性流产的风险，然而这种关联近来受到了质疑（Cocksedge，2009）。一项对照研究发现，使用促性腺激素诱导排卵周期中抑制血清黄体生成素（LH）并不能改善妊娠结局，这一发现与多囊卵巢综合征患者高 LH 水平的不良作用相违背（Clifford，1996）。

支持高胰岛素血症能导致流产的临床证据更有

说服力。胰岛素通过调节卵巢中胰岛素样生长因子（IGF）来影响卵泡的发生与类固醇激素的合成。一项回顾性研究与另一项病例对照研究均发现，怀孕前或孕期开始服用二甲双胍可降低多囊卵巢综合征妇女的流产率（Glueck，2002；Nawaz，2010）。二甲双胍（格华止）可减少肝葡萄糖合成，增加胰岛素敏感性，从而降低胰岛素水平。然而也有不同观点，一项随机试验的系统性回顾分析发现，二甲双胍治疗并没有降低流产风险（Palomba，2009）。目前，如仅仅为治疗 PCOS 女性的妊娠丢失，不推荐常规使用二甲双胍治疗。

### ■ 6. 易栓症

凝血级联反应非常复杂，涉及许多影响促凝血蛋白或抗凝血蛋白的单基因突变。血栓形成倾向（统称为易栓症）是由编码 V 因子 Leiden、凝血酶原、抗凝血酶和蛋白 S、蛋白 C 的基因突变引起（详见第39章）。以往有研究推测易栓症可能是导致一部分患者发生复发性流产的病因。然而，有大型前瞻性队列研究已经驳斥了这些关联，并且不再推荐对复发性流产患者进行易栓症相关检测（American College of Obstetrics and Gynecologists，2014d；American Society of Reproductive Medicine，2012）。

### ■ 7. 评估和治疗

对于复发性流产女性的评估和治疗总结见表6-9。评估的时期和程度需要根据母亲年龄，是否合并不孕，症状以及患者的焦虑程度而定。我们认为在详细询问病史和体格检查后，就需要针对可能病因进行一些检查，一般包括亲代染色体核型分析、宫腔检查以及抗磷脂综合征的相关检查，而支持筛查内分泌疾病、易栓症与黄体功能不足的证据越来越少。

然而，仍有约一半复发性流产夫妇的病因不明。不支持对不明原因的妊娠丢失进行经验性治疗。即使是病因不明的复发性流产夫妇，他们仍然很有可能成功妊娠（Branch，2010；Reddy，2007）。表 6-5 和表

**表 6-9　复发性流产夫妇的评价**

| 病因 | 诊断评估指标 | 可能的治疗方式 |
|---|---|---|
| 遗传学因素 [a] | 核型检测 | 遗传咨询、配子捐赠 |
| 解剖学因素 [a] | 超声下子宫造影<br>子宫输卵管造影<br>MR 成像 | 子宫纵隔切除术<br>肌瘤切除术<br>粘连松解术 |
| 免疫学因素 [a] | 狼疮抗凝物<br>抗心磷脂抗体<br>抗 β2 糖蛋白 -1 抗体 | 肝素 + 阿司匹林 |
| 内分泌学因素 [b] | TSH<br>泌乳素<br>空腹血糖，糖化血红蛋白 $A_{1c}$<br>月经第 3 天 FSH，雌激素<br>黄体中期孕激素 | 左旋甲状腺素<br>多巴胺激动剂<br>二甲双胍<br>咨询<br>孕酮 |
| 易栓症 [c] | 抗凝血酶缺乏<br>蛋白 C 或蛋白 S 缺乏<br>凝血因子 V Leiden 突变<br>凝血酶原突变 | 无有效治疗措施 |
| | 高同型半胱氨酸血症 | 叶酸 |
| 毒性因素 | 吸烟、饮酒<br>暴露于毒素或化学物质<br>肥胖 | 避免暴露<br>行为改变<br>减重 |

[a] 对这些疾病的检查通常得到文献和专家的支持，可能需要这些检查中的一项或多项
[b] 关于检查存在争论
[c] 当前不推荐进行检查，因以往推荐而纳入参考
FSH，卵泡刺激素；IVF，体外受精；MR，磁共振成像；PGD，胚胎植入前诊断；TSH，促甲状腺激素
Data from Brezina，2013；Reddy，2007；Fritz，2011

6-6 在年龄的基础上预测了复发性流产后成功妊娠的可能性，即使在 5 次流产后仍然有良好预后。尽管复发性流产夫妇急于尝试各种治疗，但许多治疗方法缺乏明确有效的证据，因此，应慎重考虑并详细咨询是否能从这些治疗中获益。

## 五、人工流产

### 1. 发病率

人工流产是指使用药物或手术方式在胚胎成为有生机儿前终止妊娠。描述流产发病率的定义有流产比和流产率，前者指每 1000 名活产中发生流产的例数，后者指 1000 名 15～44 岁之间女性中发生流产的例数。

在美国，流产统计数据很有可能被低估了。古特马赫研究所（2011）报道，从 2005 到 2008 年间，每年约有 120 万个流产病例。但 2011 年，只有大约 730 322 个选择性流产病例被报告给了疾病预防控制中心（Pazol，2014），流产比为每 1000 例活产有 219 例流产，流产率为每 1000 例 15～44 岁女性中有 13.9 例流产。20～29 岁女性流产率最高，约占总流产病例数的 58%。在所有病例中，约 64% 的流产是在妊娠 ≤ 8 周时实施的，91% 是在妊娠 ≤ 13 周时实施的，7% 是在妊娠第 14～20 周时实施的，只有 1.4% 是在妊娠 21 周后实施的。

世界卫生组织报告了全球流产率的统计数据。根据最新的报告分析，2008 年全球约有五分之一的孕妇行人工流产（Sedgh，2012），其中几乎一半的妊娠终止过程被认为是不安全的。

### 2. 分类

流产的原因有很多，包括社会因素、经济因素或情绪因素。虽然不是正式分类，但许多人倾向于将人工流产划分成①指征性流产或治疗性流产；②选择性或意愿性流产。

首先，一些内外科疾病包括持续性心脏失代偿、肺动脉高压、进展性高血压性血管性疾病、伴有终末期器官衰竭的糖尿病和一些恶性肿瘤，均可作为终止妊娠的指征。由于强奸或乱伦导致的妊娠，大部分人认为终止妊娠是合理的。目前人工流产最常见的适应证是防止有严重解剖异常、代谢异常或智力低下的胎儿出生。胎儿畸形严重程度的划分也因社会、法律和政治等因素而不同。

选择性流产或意愿性流产通常指因孕妇要求（而非医学因素）在胎儿有生机前进行的流产。选择性流产是目前人工流产最主要的类型，因此，它也是最常进行的手术之一。古特马赫研究所的 Jones 与 Kavanaugh（2011）估计，约有三分之一的美国女性在 45 岁之前将至少进行一次选择性流产。

### 3. 美国流产相关状况

（1）合法性

美国最高法院在 Roe v. Wade 一案中确立了选择性流产的合法性。最高法院制订了各州流产监管的界限，并裁定妊娠前三个月人工流产相关操作必须有医师专业评估判断。此后，州政府可以通过合理的孕产妇健康管理方式，规范人工流产操作的某些环节。在胎儿成为有生机儿之后，除外因医学因素、保障母体健康而不得不实施的流产，州政府可出于人类生命伦理的考虑，管制或禁止流产。

此后，其他几项立法很快颁布。1976 年，海德修正案禁用联邦资金为除外强奸、乱伦或威胁生命情况的流产提供服务。1992 年，最高法院审查了计划生育组织 v. Kathy 一案，支持人工流产作为基本权利，但是只要在不给女性强加不当负担的前提下，这一法案在执行前由宪法管理。随后，许多州通过了立法，旨在强制实施咨询、审核等待期、通知未成年人家长并获取未成年人家长的知情同意、设施条件要求、资金限制。另一项重要的限制性决定是 2007 年最高法院的裁决，该裁决审查了 Gonzalesv. Carhart 一案，并维持了 2003 年"部分性生产流产"禁令法案。然而，这一禁令受到争议，因为部分性生产流产没有医学证据的支持。根据古特马赫研究所资料，2011—2012 年期间美国 41 个州对人工流产设定了新的限制（Tanner，2012）。在美国妇产科医师协会的两份措辞强烈的委员会意见中（2014a，c），他们呼吁加强人工流产合法化的倡导并推翻已有限制，增加现有途径，并将流产作为妇女医疗保健的一个基本组成部分编纂入法典。该学院（2013e）支持妇女在胎儿存活之前拥有人工流产的合法权利，并认定人工流产是妇女与其主管医生之间的医疗情况。

（2）流产技术培训

由于流产本身就存在争议，住院医师和研究生的流产技术培训既受到支持，也受到了抨击。1996 年，医学研究生教育认证委员会要求妇产科住院医师教育必须包括人工流产技术培训。美国妇产科医师协会（2014c）概述了流产技能培训的立法、体制以及社会障碍，并支持使用"选择性加入"方案。在这一方案中，人工流产被纳入住院医师培训计划的一个主要部分，但有宗教或道德异议的住院医师可以拒绝参加。Kenneth J. Ryan 住院医师培训计划成立于1999年，目的在于改进流产和计划生育方面的训练。截至2013年，美国和加拿大已经启动了59个Ryan项目，但令人失望的是，最近一项对美国住院医师培训方案的调查显示，16%的培训方案并没有提供流产培训，30%的培训方案则继续使用"选择性加入"方案（Turk，2014）。

其他培训项目则通过管理早期不全流产、稽留流产，或对胎儿死亡、胎儿严重畸形、患有危及生命的内外科疾病孕妇的妊娠终止，向住院医师传授流产技术（Steinauer，2005）。Freedman 等（2010）则着重强调，流产技术培训应该同时展开对流产相关的社会、道德和伦理方面的讨论。

计划生育专科培训是一项两年制的研究生课程。到2010年，这项课程遍及全国22个学术中心妇产科。训练包括高级的研究方法和临床处理避孕及终止妊娠的所有方法。

**（3）提供流产的医生**

美国妇产科医师协会（2013f）尊重卫生保健服务者的需要和责任以及他们对人工流产的个人立场。同时也强调医师应提供标准化的医疗咨询，如果医师有排斥实施人工流产的信仰应及时转诊。通过对1800名妇产科医师的邮件调查，97%的医师遇到过寻求流产的妇女，但只有14%的医师给予其实施流产（Stulberg，2011）。尽管如此，大多数从业者还是帮助妇女找到提供流产治疗的医师（Harris，2011）。在任何情况下，所有为女性诊疗的医师必须熟练各种流产技术，以处理各种并发症或转诊患者接受合适的治疗。

**4. 选择性流产前的咨询**

考虑流产的女性有三个基本选择：①继续妊娠并承担可能伴有的风险及父母应该承担的责任；②继续怀孕并安排领养；③选择流产并承担起带来的风险。有专业知识且有同情心的咨询人员应客观地提供上述三个选择的信息，以便患者或夫妻双方能够在知情的情况下作出决定（Baker，2009；Templeton，2011）。

## 六、流产技术

若患者没有严重母体疾病，则不需要住院进行流产手术。门诊流产必须具备心肺复苏技能和即刻转院的条件。

对于妊娠早期的流产，多种药物和手术方法均可达到流产的目的（表6-10）。美国妇产科医师协会（2009）比较了各种技术的特点，对于自然流产患者，手术或药物治疗的结果相当（表6-4），两种方法都有很高的成功率，其中药物流产成功率为95%，手术流产成功率为99%。

通过药物治疗，一般可以避免需要镇静的手术流产（表6-11）。药物流产降低了流产的平均费用，并且在终止妊娠期间为患者保留更多隐私。然而，药物流产可能需要数天甚至数周，出血较多且难以预测，与手术流产相比药物流产所致的不全流产更为常见（Niinimäki，2009；Robson，2009）。可能正因为这些原因，在美国只有10%的流产是通过药物流产完成的（Templeton，2011）。

**1. 手术流产**

手术终止妊娠需要经过阴道，通过扩张的宫颈完成外科操作。极少数情况下，需要经过腹部，通过子宫切开术或子宫切除术终止妊娠。经阴道手术中，电动负压吸引术是最常见的手术方法（详见第43章）。除此之外，也可以将套管接到一个作为负压源的手持注射器上，完成手动抽吸。

**（1）宫颈准备**

任何经阴道的清宫术需要术前宫颈成熟软化与缓

| 表6-10 | 早期流产技术[a] |
|---|---|
| **方式** | **技术** |
| 手术 | 宫颈扩张和刮宫术 |
| | 真空抽吸术 |
| | 月经期抽吸术 |
| 药物 | 前列腺素 $E_2$，$F_{2\alpha}$，$E_1$ 及类似物 |
| | 阴道内给药 |
| | 静脉注射 |
| | 口服 |
| | 抗孕激素——RU486（米非司酮）及环氧司坦 |
| | 甲氨蝶呤——肌内注射及口服 |
| | 上述各项治疗方法的组合 |

[a] 所有操作在实施前都需要吸湿性扩张棒宫颈扩张器的预处理

表 6-11　药物流产与手术流产的对比

| 因素 | 药物流产 | 手术流产 |
|------|---------|---------|
| 侵入性 | 通常无 | 有 |
| 疼痛 | 较重 | 较轻 |
| 阴道出血 | 时间长，难以预测 | 轻度，可预测 |
| 不全流产 | 常见 | 不常见 |
| 失败率 | 2% ~ 5% | 1% |
| 严重出血 | 0.1% | 0.1% |
| 感染率 | 低 | 低 |
| 麻醉 | 通常无 | 有 |
| 时长 | 需要多次就诊，跟踪随访检查 | 通常只需一次就诊，无后续检查 |

Data from American College of Obstetricians and Gynecologists，2015；Templeton，2011

慢扩张宫颈，以最大程度减少机械扩张造成的创伤。术前宫颈准备可减轻疼痛、简化操作、缩短手术时间（Kapp，2010）。其中一种方法是使用一种来源于海底多种海带海藻的吸水性扩张棒，从宫颈组织吸收水分并膨胀，达到缓慢扩张宫颈的目的（见第 43 章）。另一种方法是使用丙烯酸凝胶成分宫颈扩张棒。

Schneider 等（1991）报告了 21 例女性患者在放置了吸湿性扩张棒后想要继续妊娠的妊娠结局，17 例选择继续妊娠的女性中，最终 14 例足月分娩，2 例早产，1 例在 2 周后自然流产，无一例患者发生感染，其中包括 3 例宫颈分泌物培养发现沙眼衣原体且未行治疗的女性。虽然这一报告总体上令人放心，但对于一旦放置了扩张棒就无法撤回这一观点需要保持谨慎的态度。

几种药物也可用于宫颈准备。在 Kapp（2010）的一项 meta 分析表明这些药物扩张宫颈的效果和吸湿性扩张棒一致。其中，最常见的药物是米索前列醇（喜克馈），该药物属于处方药范围，因此患者应咨询取药（Tang，2013）。米索前列醇用法为 400 ~ 600 μg 口服或舌下给药或放置于阴道后穹窿（Meirik，2012）。米索前列醇使宫颈更加容易扩张，合并症发生率更低。

孕酮拮抗剂米非司酮（mifeprex）也是有效的宫颈成熟药物，需 200 ~ 600 μg 口服用药。其他可选择的药物包括前列腺素 $E_2$ 和前列腺素 $F_{2\alpha}$ 配方药，但不良反应较重，一般作为促进宫颈成熟的二线药物

（Kapp，2010）。

**（2）电动负压吸引术**

电动负压吸引术也被称为子宫颈扩张 - 刮宫术（D & C），即通过一个质硬的套管连接到一个电动真空源上使子宫排空，同时可能伴随着锐性刮除。首先，需要扩张宫颈，之后通过抽吸刮除或锐性刮除或两种方法联合清除宫腔内容物。建议锐性刮除术或吸刮术应在妊娠≤ 15 周进行。一篇综述指出，在可行情况下使用负压刮除法更优（Tunç alp，2010）。刮宫通常需要镇静或止痛。除了静脉注射或口服镇静剂外，有报道称宫颈旁利多卡因阻滞也是可行的，可单用或联用其他镇静药（Renner，2012）。同时，围术期推荐使用抗生素预防感染。

**（3）月经期吸引术**

月经推迟后 1 ~ 3 周内的宫腔抽吸又被称为月经期吸引术、月经诱导、即时月经、创伤性流产和微流产。这一操作通过使用一根可弯曲的 5 ~ 6 mm 的 Karman 套管及与其相接的注射器完成。这一手术主要的缺点在于遗漏较小的妊娠物或异位妊娠的漏诊。

肉眼所见绒毛组织柔软、蓬松、似羽毛状。使用放大镜、阴道镜或显微镜观察可获得更清晰的效果。MacIsaac 和 Darney（2000）建议将注射器中的内容物在滤网中漂洗除去血液以便在抽吸物中加以鉴别，然后把组织放入装有生理盐水的透明塑料容器中，逆光观察。尽管该手术有发生漏吸的可能，但 Paul 等（2002）报道发现，在超过 1000 例接受此类手术的患者中，手术成功率高达 98%。

**（4）手动负压吸引术**

这一手术类似于月经期吸引术，通常适用于早期妊娠失败或妊娠小于 12 周的选择性流产。一些学者建议若在诊所内使用该方式终止妊娠，应将孕周控制在 10 周以内，因为在妊娠 10 ~ 12 周时进行这项手术出血量会急剧增多（Masch，2005；Westfall，1998）。对于妊娠≤ 8 周的孕妇，术前通常不需要进行宫颈准备。对于妊娠 > 8 周的孕妇，一些学者建议在手术前一天放置渗透性宫颈扩张棒或在手术前 2 ~ 4 小时给予米索前列醇。麻醉可采用宫颈旁阻滞，可单用也可联用镇静剂。这一操作需要使用一个 60 ml 的手动注射器及一套管，将注射器接到套管上，经抽吸可形成真空，并将套管经宫颈插入宫腔内，可产生近 60 mmHg 的吸力。该手术并发症与其他人工流产

手术相似（Goldberg，2004）。

### 2. 药物流产

纵观历史，许多自然物质曾被认为有人工流产作用。目前，只有三种适用于孕早期药物流产的药物得到了广泛的研究，这些药物可以单独使用，也可以联合使用，三种药分别是：①抗孕激素类，米非司酮；②抗代谢类，甲氨蝶呤；③前列腺素类，米索前列醇。米非司酮和甲氨蝶呤通过逆转孕激素诱导的宫缩抑制作用来增加子宫收缩，而米索前列醇直接刺激子宫肌层收缩。Clark 等（2006）报道米非司酮可能通过增加基质金属蛋白酶的表达，使宫颈胶原降解。甲氨蝶呤和米索前列醇都是致畸物，因此患者必须承诺服用这些药物后必须完成流产。

上述三种药物，多种给药方案均有效，其中部分方案见表 6-12。这些方案中，米索前列醇或单独给药，或与甲氨蝶呤或米非司酮联用。正如前文与表 6-4 所述，任何用于治疗"早期妊娠丢失"的方案均有可能成功用于选择性流产（American College of Obstetricians and Gynecologists，2014e）。

von Hertzen 等（2009，2010）和 Winikoff 等（2008）对于妊娠 ≤ 63 天选择性流产女性进行了随机试验，使用米非司酮 / 米索前列醇方案中的一种治疗有效率可达 92% ~ 96%。10 个大型城市的计划生育诊所也得出相似的结论（Fjerstad，2009）。在随后的一项研究中，妊娠 < 10 周人工流产的女性口服米索前列醇 / 米非司酮治疗有效率 87% ~ 98%，这一比率随着妊娠的进展而下降。另一项针对妊娠 9 ~ 12 周的 122 名妇女的研究中，流产成功率约 80%（Dalenda，2010）。美国妇产科医师协会（2014e）指出，对于有适应证停经 49 天以内的早期妊娠女性，门诊药物流产是手术终止妊娠的一种可接受的替代治疗方法。而停经 49 天以上的女性，尽管缺乏确凿有力的数据，现有资料更支持选择手术流产。药物流产引起的出血和痉挛性疼痛较月经期痉挛性疼痛更为严重，因此需提供给患者足够的镇痛，包括使用麻醉剂。

#### （1）给药方案

在米非司酮治疗方案中，米索前列醇应在米非司酮用药后即刻或 72 小时以内给药。一些学者建议，米索前列醇应由诊所医疗人员提供后就地用药，用药后一般需要留观 4 小时。通常在用药 3 小时内出现症状，包括下腹痛、呕吐、腹泻、发热、寒战等。如果在米索前列醇给药后的前几小时中妊娠物似已排出，应进一步检查确定妊娠物是否真的排出。如果检查发现妊娠物未排出，在行盆腔检查后，尽管可以出院，但需告知患者在 1 ~ 2 周内复诊。如果临床表现或超声评估不能确定是否完全流产，那么通常需要实施负压吸引术。

在甲氨蝶呤治疗方案中，米索前列醇在甲氨蝶呤使用 3 ~ 7 天后给药，并嘱患者在米索前列醇用药至少 24 小时后复诊。甲氨蝶呤用药约 7 天后应再次复

---

**表 6-12　早期妊娠的药物流产方案**

**米非司酮 / 米索前列醇**

[a] 米非司酮，100 ~ 600 mg 口服，随后：

[b] 米索前列醇，200 ~ 600 μg 口服，或 400 ~ 800 μg 入阴，含服或舌下给药，米非司酮用药后立即使用或在 72 小时内

**甲氨蝶呤 / 米索前列醇**

[c] 甲氨蝶呤，50 mg/m² 肌内注射或口服，随后：

[d] 米索前列醇，3 ~ 7 天内 800 μg 入阴；若在甲氨蝶呤首次用药后的 1 周需重复给药

**米非司酮单独使用**

[e] 米非司酮 800 μg 入阴或舌下给药，重复给药最多 3 倍剂量

[a] 200 mg 和 600 mg 的效果相似。
[b] 口服用药效果较差，较多的副作用，如恶心及腹泻。舌下含服的副作用多于阴道用药。米非司酮给药后间隔 6 小时使用 PGE1 的效果不如间隔 36 小时以上使用 PGE1 的效果。
[c] 两种给药途径效果相同。
[d] 第 3 天或第 5 天给药效果相同。
[e] 阴道给药间隔为 3 ~ 24 小时；舌下含服间隔为 3 ~ 4 小时。
Data from Borgatta，2001；Coyaji，2007；Creinin，2001，2007；Fekih，2010；Guest，2007；Hamoda，2005；Honkanen，2004；Jain，2002；Kulier，2011；Pymar，2001；Raghavan，2009；Schaff，2000；Shannon，2006；von Hertzen，2003，2007，2009，2010；Winikoff，2008

诊，并进行超声检查。如果发现持续性妊娠，应再次给予相同剂量的米索前列醇。之后，如果胎儿仍有胎心，应在一周内复诊，如果胎心消失，应在 4 周内复诊。若患者在第二次就诊时仍未流产，通常需要进行吸刮术。

如果单独米索前列醇治疗，初始剂量为 800 μg，每 3 ～ 24 小时重复用药一次，最多用药三次。最重要的是，仅使用米索前列醇的方案与显著升高的持续妊娠率相关（Grossman，2004）。

美国妇产科医师协会（2014e）建议，提供流产的医师应指导患者，如果出现阴道流血持续较多应及时与医师取得联系，之后医师可以决定患者是否需要就诊。同样，如果流产后患者发烧，也应该联系提供流产的医师。

恰当的随访超声结果解读，可以避免药物流产患者接受不必要的手术干预。具体来说，如超声未见妊娠囊存在，也无严重阴道流血，那么就没有必要进行干预。即便超声观察到宫腔内有明显可见的妊娠残留物，这也是常见的结果，也无须干预。另一项研究报告称，超声下显示多层回声表明流产成功（Tzeng，2013）。双合诊检查通常足以评估临床病程，流产后超声检查并非必需的常规术后检查（Clark，2010）。初步研究提示血清 β-hCG 水平监测可以评估临床病程（Dayananda，2013）。越来越多的证据表明，米索前列醇是一种完全排空子宫内自然流产或手术流产后宫腔残留物的安全有效方法（American College of Obstetricians and Gynecologists，2009）。

### （2）禁忌证

在许多情况下，药物流产的禁忌证来源于最初临床试验中使用的排除标准，应该被正确认定为相对禁忌证，其中包括：宫内节育器、严重贫血、凝血功能异常、使用抗凝剂以及合并严重内科疾病，如活动性肝病、心血管疾病及不能控制的癫痫等。由于米索前列醇可降低糖皮质激素的活性，因此通常将需要糖皮质激素治疗的女性列为人工流产禁忌（American College of Obstetricians and Gynecologists，2009）。对于肾功能不全的女性，使用甲氨蝶呤时应调整剂量并谨慎用药，或最好使用其他治疗方案（Kelly，2006）。

## 七、流产结局

自然流产与人工流产潜在短期并发症的发病率几乎相同，其中包括组织残留、出血和感染（Niinimä-ki，2009；von Hertzen，2010）。在一篇超过 233 000 例药物流产的综述中，有 1530 例（0.65%）患者发生了严重不良事件，其中大部分患者表现为持续妊娠（Cleland，2013）。与预期结果一致，自然流产和人工流产中并发症发生率随着妊娠的进展而增加。例如，与孕早期流产（17%）相比，孕中期流产（40%）妊娠物残留发生的概率更高（van den Bosch，2008）。

远期并发症之中，人工流产导致死亡的病例数可能被低估了（Horon，2005）。时刻考虑这一警戒，流产死亡率会进一步降至最低。由受过训练的妇科医师进行的合法人工流产，尤其在妊娠前 2 个月，每 100 000 病例中不足 1 例患者死亡（Grimes，2006；Pazol，2014）。此外另一篇文献报道，与妊娠相关的死亡率是与人工流产的 14 倍，即每 100 000 个妊娠相关病例中就有 8 人死亡，而每 100 000 个流产相关病例中仅有 0.6 人死亡（Raymond，2012）。早期妊娠流产甚至更加安全，妊娠 8 周后流产的相对死亡风险大约每 2 周增加 1 倍。疾病预防控制中心报告，2010 年美国有 10 例与人工流产有关的死亡（Pazol，2014）。

一些数据表明，人工流产可增加再次妊娠时不良结局发生的风险（Maconochie，2007）。具体说来，几项研究发现再次妊娠后 22 ～ 32 周早产的发生率约增加了 1.5 倍（Hardy，2013；Moreau，2005；Swingle，2009）。一项对 37 项研究进行的系统性研究表明，一次流产后再次妊娠时出现低体重儿和早产的风险明显增加了 1.35 倍（Shah，2009）。而发生这些不良妊娠结局的风险随着接受流产的次数的增加而上升。多次锐性刮宫手术可能会增加后续妊娠发生前置胎盘的风险，但负压吸引术则不会（Johnson，2003）。其他研究表明，接受手术或药物人工流产的女性后续妊娠结局相近（Virk，2007）。

女性不孕率或异位妊娠发生率不会因先前流产次数的增加而显著上升，但流产后继发感染，尤其是由衣原体引起的感染，则可能对女性生育能力产生影响。与既往有一次人工流产的女性相比，早期流产的女性在妊娠丢失后 5 年活产率接近 80%（Smith，2009）。

人工流产对母体全身健康影响的资料较少。一项病例对照研究提出，缺少足够证据支持人工流产与精神疾病发病增加有关（Munk-Olsen，2011）。美国妇产科医师协会（2013a）一篇综述指出既往人工流产与乳腺癌发病无关。

## 七、流产后避孕

不论是自然流产还是人工流产，排卵最早可在妊娠终止的 2 周后恢复。Lahtenmaki 和 Luukkainen（1978）发现 18 名流产患者中有 15 名患者在流产后的 16 ～ 22 天出现 LH 峰，流产后直线下降的血浆孕酮水平在出现 LH 峰后不久即呈现出上升趋势；并且这些激素的变化与内膜活检观察到的组织学改变一致（Boyd，1972）。

因此，除非想要马上再次妊娠，流产后就应开始进行有效的避孕。流产后放入宫内节育器是可行的（Bednarek，2011；Shimoni，2011），或者，第5 章中讨论的所有激素类避孕方法都可以开始应用（Madden，2009；Reeves，2007）。

（赵雪含　洪黎明 译　杨晓葵 审校）

## 参考文献

Abbassi-Ghanavati M, Casey BM, Spong CY, et al: Pregnancy outcomes in women with thyroid peroxidase antibodies. Obstet Gynecol 116:381, 2010

Al Arfaj AS, Khalil N: Pregnancy outcome in 396 pregnancies in patients with SLE in Saudi Arabia. Lupus 19:1665, 2010

Al-Inany H: Intrauterine adhesions. An update. Acta Obstet Gynecol Scand 80:986, 2001

American College of Obstetricians and Gynecologists: Abortion training and education. Committee Opinion No. 612, November 2014a

American College of Obstetricians and Gynecologists: Antibiotic prophylaxis for gynecologic procedures. Practice Bulletin No. 104, May 2009, Reaffirmed 2014b

American College of Obstetricians and Gynecologists: Antiphospholipid syndrome. Practice Bulletin No. 132, December 2012

American College of Obstetricians and Gynecologists: Early pregnancy loss. Practice Bulletin No. 150, May 2015

American College of Obstetricians and Gynecologists: Increasing access to abortion. Committee Opinion No. 613, November 2014c

American College of Obstetricians and Gynecologists: Induced abortion and breast cancer risk. Committee Opinion No. 434, June 2009, Reaffirmed 2013a

American College of Obstetricians and Gynecologists: Inherited thrombophilias in pregnancy. Practice Bulletin No. 138, September 2013, Reaffirmed 2014d

American College of Obstetricians and Gynecologists: Medical management of first-trimester abortion. Practice Bulletin No. 143, March 2014e

American College of Obstetricians and Gynecologists: Misoprostol for postabortion care. Committee Opinion No. 427, February 2009

American College of Obstetricians and Gynecologists: Moderate caffeine consumption during pregnancy. Committee Opinion No. 462, August 2010, Reaffirmed 2013b

American College of Obstetricians and Gynecologists: Nonobstetric surgery during pregnancy. Committee Opinion No. 474, February 2011, Reaffirmed 2013c

American College of Obstetricians and Gynecologists: Obesity in pregnancy. Committee Opinion No. 549, January 2013d

American College of Obstetricians and Gynecologists: Prevention of Rh D alloimmunization. Practice Bulletin No. 4, May 1999, Reaffirmed 2013e

American College of Obstetricians and Gynecologists: The limits of conscientious refusal in reproductive medicine. Committee Opinion No. 385, November 2007, Reaffirmed 2013f

American Society for Reproductive Medicine: Definitions of infertility and recurrent pregnancy loss. Fertil Steril 99(1):63, 2013

American Society for Reproductive Medicine: Evaluation and treatment of recurrent pregnancy loss: a committee opinion. Fertil Steril 98(5):1103, 2012

Andersen AE, Ryan GL: Eating disorders in the obstetric and gynecologic patient population. Obstet Gynecol 114(6):1353, 2009

Andersen AM, Andersen PK, Olsen J, et al: Moderate alcohol intake during pregnancy and risk of fetal death. Int J Epidemiol 41(2):405, 2012

Andersen SL, Olsen J, Wu CS, et al: Spontaneous abortion, stillbirth and hyperthyroidism: a Danish population-based study. Eur Thyroid J 3(3):164, 2014

Armstrong BG, McDonald AD, Sloan M: Cigarette, alcohol, and coffee consumption and spontaneous abortion. Am J Public Health 82:85, 1992

Arredondo F, Noble LS: Endocrinology of recurrent pregnancy loss. Semin Reprod Med 1:33, 2006

Baker A, Beresford T: Informed consent, patient education, and counseling. In Paul M, Lichtenberg ES, Borgatta L, et al (eds): Management of Unintended and Abnormal Pregnancy. West Sussex, Wiley-Blackwell, 2009, p 48

Barber JC, Cockwell AE, Grant E: Is karyotyping couples experiencing recurrent miscarriage worth the cost? BJOG 117:885, 2010

Barlow S, Sullivan FM: Reproductive Hazards of Industrial Chemicals: an Evaluation of Animal and Human Data. New York, Academic Press, 1982

Barnhart K, Mennuti MT, Benjamin I, et al: Prompt diagnosis of ectopic pregnancy in an emergency department setting. Obstet Gynecol 84(6):1010, 1994

Barnhart K, Sammel MD, Chung K, et al: Decline of serum human chorionic gonadotropin and spontaneous complete abortion: defining the normal curve. Obstet Gynecol 104:975, 2004

Barnhart K, van Mello NM, Bourne T, et al: Pregnancy of unknown location: a consensus statement of nomenclature, definitions, and outcome. Fertil Steril 95(3):857, 2011

Barnhart KT, Sammel MD, Appleby D, et al: Does a prediction model for pregnancy of unknown location developed in the UK validate on a US population? Hum Reprod 25(10):2434, 2010

Barrett JP, Whiteside JL, Boardman LA: Fatal clostridial sepsis after spontaneous abortion. Obstet Gynecol 99:899, 2002

Baud D, Goy G, Jaton K, et al: Role of Chlamydia trachomatis in miscarriage. Emerg Infect Dis 17(9):1630, 2011

Bednarek PH, Creinin MD, Reeves MF, et al: Immediate versus delayed IUD insertion after uterine aspiration. N Engl J Med 364(21):2208, 2011

Belloc S, Cohen-Bacrie P, Benkhalifa M, et al: Effect of maternal and paternal age on pregnancy and miscarriage rates after intrauterine insemination. Reprod Biomed Online 17(3):392, 2008

Bellver J, Ayllón Y, Ferrando M, et al: Female obesity impairs in vitro fertilization outcome without affecting embryo quality. Fertil Steril 93(2):447, 2010a

Bellver J, Meseguer M, Muriel L, et al: Y chromosome microdeletions, sperm DNA fragmentation and sperm oxidative stress as causes of recurrent spontaneous abortion of unknown etiology. Hum Reprod 25(7):1713, 2010b

Berger DS, Hogge WA, Barmada MM, et al: Comprehensive analysis of HLA-G: implications for recurrent spontaneous abortion. Reprod Sci 17(4):331, 2010

Bhattacharya S, Townend J, Bhattacharya S: Recurrent miscarriage: are three miscarriages one too many? Analysis of a Scottish population-based database of 151,021 pregnancies. Eur J Obstet Gynecol Reprod Biol 150:24, 2010

Bianco K, Caughey AB, Shaffer BL, et al: History of miscarriage and increased incidence of fetal aneuploidy in subsequent pregnancy. Obstet Gynecol 107:1098, 2006

Bick RL, Baker WF Jr: Hereditary and acquired thrombophilia in pregnancy. In Bick RL (ed): Hematological Complications in Obstetrics, Pregnancy, and Gynecology. United Kingdom, Cambridge University Press, 2006, p 122

Boots CE, Bernardi LA, Stephenson MD: Frequency of euploid miscarriage is increased in obese women with recurrent early pregnancy loss. Fertil Steril 102(2):455, 2014

Borgatta L, Burnhill MS, Tyson J, et al: Early medical abortion with methotrexate and misoprostol. Obstet Gynecol 97:11, 2001

Boyd EF Jr, Holmstrom EG: Ovulation following therapeutic abortion. Am J Obstet Gynecol 113:469, 1972

Branch DW, Gibson M, Silver RM: Recurrent miscarriage. N Engl J Med 363:18, 2010

Brent RL: Saving lives and changing family histories: appropriate counseling of pregnant women and men and women of reproductive age, concerning the risk of diagnostic radiation exposures during and before pregnancy. Am J Obstet Gynecol 200(1):4, 2009

Brezina PR, Kutteh WH: Classic and cutting-edge strategies for the management of early pregnancy loss. Obstet Gynecol Clin North Am 41(1):1, 2014

Brigham SA, Conlon C, Farquhason RG: A longitudinal study of pregnancy outcome following idiopathic recurrent miscarriage. Hum Reprod 14(11):2868, 1999

Brown ZA, Selke S, Zeh J, et al: The acquisition of herpes simplex virus during pregnancy. N Engl J Med 337:509, 1997

Buttram VC Jr, Gibbons WE: Mullerian anomalies: a proposed classification (an analysis of 144 cases). Fertil Steril 32(1):40, 1979

Canobbio MM, Mair DD, van der Velde M, et al: Pregnancy outcomes after the Fontan repair. J Am Coll Cardiol 28(3):763, 1996

Andersen AM, Andersen PK, Olsen J, et al: Moderate alcohol intake during pregnancy and risk of fetal death. Int J Epidemiol 41(2):405, 2012

Andersen SL, Olsen J, Wu CS, et al: Spontaneous abortion, stillbirth and hyperthyroidism: a Danish population-based study. Eur Thyroid J 3(3):164, 2014

Armstrong BG, McDonald AD, Sloan M: Cigarette, alcohol, and coffee consumption and spontaneous abortion. Am J Public Health 82:85, 1992

Arredondo F, Noble LS: Endocrinology of recurrent pregnancy loss. Semin Reprod Med 1:33, 2006

Baker A, Beresford T: Informed consent, patient education, and counseling. In Paul M, Lichtenberg ES, Borgatta L, et al (eds): Management of Unintended and Abnormal Pregnancy. West Sussex, Wiley-Blackwell, 2009, p 48

Barber JC, Cockwell AE, Grant E: Is karyotyping couples experiencing recurrent miscarriage worth the cost? BJOG 117:885, 2010

Barlow S, Sullivan FM: Reproductive Hazards of Industrial Chemicals: an Evaluation of Animal and Human Data. New York, Academic Press, 1982

Barnhart K, Mennuti MT, Benjamin I, et al: Prompt diagnosis of ectopic pregnancy in an emergency department setting. Obstet Gynecol 84(6):1010, 1994

Barnhart K, Sammel MD, Chung K, et al: Decline of serum human chorionic gonadotropin and spontaneous complete abortion: defining the normal curve. Obstet Gynecol 104:975, 2004

Barnhart K, van Mello NM, Bourne T, et al: Pregnancy of unknown location: a consensus statement of nomenclature, definitions, and outcome. Fertil Steril 95(3):857, 2011

Barnhart KT, Sammel MD, Appleby D, et al: Does a prediction model for pregnancy of unknown location developed in the UK validate on a US population? Hum Reprod 25(10):2434, 2010

Barrett JP, Whiteside JL, Boardman LA: Fatal clostridial sepsis after spontaneous abortion. Obstet Gynecol 99:899, 2002

Baud D, Goy G, Jaton K, et al: Role of Chlamydia trachomatis in miscarriage. Emerg Infect Dis 17(9):1630, 2011

Clowse ME, Jamison M, Myers E, et al: A national study of the complications of lupus in pregnancy. Am J Obstet Gynecol 199:127.e1, 2008

Cnattingius S, Signorello LB, Anneren G, et al: Caffeine intake and the risk of first-trimester spontaneous abortion. N Engl J Med 343:1839, 2000

Cocksedge KA, Saravelos SH, Metwally M, et al: How common is polycystic ovary syndrome in recurrent miscarriage? Reprod Biomed Online 19(4):572, 2009

Condous G, Okaro E, Khalid A, Bourne T: Do we need to follow up complete miscarriages with serum human chorionic gonadotrophin levels? BJOG 112:827, 2005

Condous G, Van Calster B, Kirk E, et al: Clinical information does not improve the performance of mathematical models in predicting the outcome of pregnancies of unknown location. Fertil Steril 88(3):572, 2007

Connolly A, Ryan DH, Stuebe AM, et al: Reevaluation of discriminatory and threshold levels for serum β-hCG in early pregnancy. Obstet Gynecol 121(1):65, 2013

Coyaji K, Krishna U, Ambardekar S, et al: Are two doses of misoprostol after mifepristone for early abortion better than one? BJOG 114(3):271, 2007

Craig TB, Ke RW, Kutteh WH: Increase prevalence of insulin resistance in women with a history of recurrent pregnancy loss. Fertil Steril 78:487, 2002

Creinin MD, Huang X, Westhoff C, et al: Factors related to successful misoprostol treatment for early pregnancy failure. Obstet Gynecol 107:901, 2006

Creinin MD, Pymar HC, Schwartz JL: Mifepristone 100 mg in abortion regimens. Obstet Gynecol 98:434, 2001

Creinin MD, Schreiber CA, Bednarek P, et al: Mifepristone and misoprostol administered simultaneously versus 24 hours apart for abortion: a randomized controlled trial. Obstet Gynecol 109(4):885, 2007

Cunningham FG, Leveno KL, Bloom SL, et al (eds): Williams Obstetrics, 24th ed. New York, McGraw-Hill, 2014, pp 267, 350

Daif JL, Levie M, Chudnoff S, et al: Group A Streptococcus causing necrotizing fasciitis and toxic shock syndrome after medical termination of pregnancy. Obstet Gynecol 113(2 Pt 2):504, 2009

Dalenda C, Ines N, Fathia B, et al: Two medical abortion regimens for late first-trimester termination of pregnancy: a prospective randomized trial. Contraception 81(4):323, 2010

Dao B, Blum J, Thieba B, et al: Is misoprostol a safe, effective and acceptable alternative to manual vacuum aspiration for postabortion care? Results from a randomized trial in Burkina Faso, West Africa. BJOG 114(11):1368, 2007

Dayananda I, Maurer R, Fortin J, et al: Medical abortion follow-up serum human chorionic gonadotropin compared with ultrasonography. Obstet Gynecol 121(3):607, 2013

Devaseelan P, Fogarty PP, Regan L: Human chorionic gonadotropin for threatened abortion. Cochrane Database Syst Rev 5:DC007422, 2010

Devi Wold AS, Pham N, Arici A: Anatomic factors in recurrent pregnancy loss. Semin Reprod Med 1:25, 2006

De Vivo A, Mancuso A, Giacobbe A, et al: Thyroid function in women found to have early pregnancy loss. Thyroid 20(6):633, 2010

Di Simone N, Meroni PL, D'Asta M, et al: Pathogenic role of anti-beta2-glycoprotein I antibodies on human placenta: functional effects related to implantation and roles of heparin. Hum Reprod Update 13(2):189, 2007

Doubilet PM, Benson CB, Bourne T, et al: Diagnostic criteria for nonviable pregnancy early in the first trimester. N Engl J Med 369(15):1443, 2014

Dranitsaris G, Johnston M, Poirier S, et al: Are health care providers who work with cancer drugs at an increased risk for toxic events? A systematic review and meta-analysis of the literature. J Oncol Pharm Pract 2:69, 2005

Dukhovny S, Zutshi P, Abbott JF: Recurrent second trimester pregnancy loss: evaluation and management. Curr Opin Endocrinol Diabetes Obes 16:451, 2009

Edwards DR, Aldridge T, Baird DD, et al: Periconceptional over-the-counter nonsteroidal anti-inflammatory drug exposure and risk for spontaneous abortion. Obstet Gynecol 120(1):113, 2012

Eiben B, Bartels I, Bahr-Prosch S, et al: Cytogenetic analysis of 750 spontaneous abortions with the direct-preparation method of chorionic villi and its implications for studying genetic causes of pregnancy wastage. Am J Hum Genet 47:656, 1990

Empson M, Lassere M, Craig J, et al: Prevention of recurrent miscarriage for women with antiphospholipid antibody or lupus anticoagulant. Cochrane Database Syst Rev (2):CD002859, 2005. Edited with no change in conclusions, Issue 2, 2012

Erkan D, Kozora E, Lockshin MD: Cognitive dysfunction and white matter abnormalities in antiphospholipid syndrome. Pathophysiology 18(1):93, 2011

Eskenazi B, Chevrier J, Rosas LG, et al: The Pine River statement: human health consequences of DDT use. Environ Health Perspect 117(9):1359, 2009

Fantel AG, Shepard TH, Vadheim-Roth C, et al: Embryonic and fetal phenotypes: prevalence and other associated factors in a large study of spontaneous abortion. In Porter IH, Hook EM (eds): Human Embryonic and Fetal Death. New York, Academic Press, 1980, p 71

Fekih M, Fathallah K, Ben Regaya L, et al: Sublingual misoprostol for first trimester termination of pregnancy. Int J Gynaecol Obstet 109(1):67, 2010

Feldman DM, Timms D, Borgida AF: Toxoplasmosis, parvovirus, and cytomegalovirus in pregnancy. Clin Lab Med 30(3):709, 2010

Feodor Nilsson S, Andersen PK, Strandberg-Larsen K, et al: Risk factors for miscarriage from a prevention perspective: a nationwide follow-up study. BJOG 121(11):1375, 2014

Fischer J, Colls P, Esudero T, et al: Preimplantation genetic diagnosis (PGD) improves pregnancy outcome for translocation carriers with a history of recurrent losses. Fertil Steril 94(1):283, 2010

Fischer M, Bhatnagar J, Guarner J, et al: Fatal toxic shock syndrome associated with Clostridium sordellii after medical abortion. N Engl J Med 353:2352, 2005

Fjerstad M, Sivin I, Lichtenberg ES, et al: Effectiveness of medical abortion with mifepristone and buccal misoprostol through 59 gestational days. Contraception 80(3):282, 2009

Floyd RL, Decoufle P, Hungerford DW: Alcohol use prior to pregnancy recognition. Am J Prev Med 17:101, 1999

Franssen MTM, Korevaar JC, van der Veen F, et al: Reproductive outcome after chromosome analysis in couples with two or more miscarriages: case-control study. BMJ 332:750, 2006

Freedman L, Landy U, Steinauer J: Obstetrician-gynecologist experiences with abortion training: physician insights from a qualitative study. Contraception 81(6):525, 2010

Fritz MA, Speroff L, (eds): Recurrent early pregnancy loss. In Clinical Gynecologic Endocrinology and Infertility, 8th ed. Philadelphia, Lippincott Williams & Wilkins, 2011, p 1220

Ganer H, Levy A, Ohel I, et al: Pregnancy outcome in women with an intrauterine contraceptive device. Am J Obstet Gynecol 201:381.e1, 2009

Gao J, Liu C, Yao F, et al: Array-based comparative genomic hybridization is more informative than conventional karyotyping and fluorescence in situ hybridization in the analysis of first-trimester spontaneous abortion. Mol Cytogenet 5(1):33, 2012

Glueck CJ, Want P, Goldenberg N, et al: Pregnancy outcomes among women with polycystic ovary syndrome treated with metformin. Hum Reprod 17:2858, 2002

Goldberg AB, Dean G, Kang MS, et al: Manual versus electric vacuum aspiration for early first-trimester abortion: a controlled study of complication rates. Obstet Gynecol 103:101, 2004

Goldenberg M, Sivan E, Sharabi Z, et al: Reproductive outcome following hysteroscopic management of intrauterine septum and adhesions. Hum Reprod 10:2663, 1995

Gracia CR, Sammel MD, Chittams J, et al: Risk factors for spontaneous abortion in early symptomatic first-trimester pregnancies. Obstet Gynecol 106:993, 2005

Greene MF: Spontaneous abortions and major malformations in women with diabetes mellitus. Semin Reprod Endocrinol 17:127, 1999

Grimes DA: Estimation of pregnancy-related mortality risk by pregnancy outcome, United States, 1991 to 1999. Am J Obstet Gynecol 194:92, 2006

Grossman D: Medical methods for first trimester abortion: Reproductive Health Library practical aspects. Geneva, World Health Organization, 2004

Guelinckx I, Devlieger R, Vansant G: Reproductive outcome after bariatric surgery: a critical review. Hum Reprod Update 15(2):189, 2009

Guest J, Chien PF, Thomson MA, et al: Randomised controlled trial comparing the efficacy of same-day administration of mifepristone and misoprostol for termination of pregnancy with the standard 36 to 48 hour protocol. BJOG 114(2):207, 2007

Guttmacher Institute: US abortion rate levels off after 30-year decline. Reuters Health Information, January 12, 2011

Haddow JE, McClain MR, Palomaki GE, et al: Thyroperoxidase and thyroglobulin antibodies in early pregnancy and placental abruption. Obstet Gynecol 117:287, 2011

Hamoda H, Ashok PW, Flett GMM, Templeton A: A randomised controlled trial of mifepristone in combination with misoprostol administered sublingually or vaginally for medical abortion up to 13 weeks of gestation. BJOG 112:1102, 2005

Hannafin B, Lovecchio F, Blackburn P: Do Rh-negative women with first trimester spontaneous abortions need Rh immune globulin? Am J Obstet Gynecol 24:487, 2006

Hardy G, Benjamin A, Abenhaim HA. Effect of induced abortions on early preterm births and adverse perinatal outcomes. J Obstet Gynaecol Can 35(2):138, 2013

Harris LH, Cooper A, Rasinski KA, et al: Obstetrician-gynecologists' objections to and willingness to help patients obtain an abortion. Obstet Gynecol 118(4):905, 2011

Hasan R, Baird DD, Herring AH, et al: Association between first-trimester vaginal bleeding and miscarriage. Obstet Gynecol 114:860, 2009

Helgstrand S, Andersen AM: Maternal underweight and the risk of spontaneous abortion. Acta Obstet Gynecol Scand 84(12):1197, 2005

Heuser C, Dalton J, Macpherson C, et al: Idiopathic recurrent pregnancy loss recurs at similar gestational ages. Am J Obstet Gynecol 203(4):343.e1, 2010

Hide G, Morley EK, Hughes JM, et al: Evidence for high levels of vertical transmission in *Toxoplasma gondii*. Parasitology 136(14):1877, 2009

Hirahara F, Andoh N, Sawai K, et al: Hyperprolactinemic recurrent miscarriage and results of randomized bromocriptine treatment trials. Fertil Steril 70(2):246, 1998

Ho CS, Bhatnagar J, Cohen AL, et al: Undiagnosed cases of fatal *Clostridium*-associated toxic shock in Californian women of childbearing age. Am J Obstet Gynecol 201:459.e1, 2009

Homer H, Saridogan E: Uterine artery embolization for fibroids is associated with an increased risk of miscarriage. Fertil Steril 94(1):324, 2010

Honkanen H, Piaggio G, Hertzen H, et al: WHO multinational study of three misoprostol regimens after mifepristone for early medical abortion. BJOG 111(7):715, 2004

Horon IL: Underreporting of maternal deaths on death certificates and the magnitude of the problem of maternal mortality. Am J Public Health 95:478, 2005

Hudson MM: Reproductive outcomes for survivors of childhood cancer. Obstet Gynecol 116:1171, 2010

Jacobs PA, Hassold TJ: The origin of chromosomal abnormalities in spontaneous abortion. In Porter IH, Hook EB (eds): Human Embryonic and Fetal Death. New York, Academic Press, 1980, p 289

Jain JK, Harwood B, Meckstroth KR, et al: A prospective randomized, double-blinded, placebo-controlled trial comparing mifepristone and vaginal misoprostol to vaginal misoprostol alone for elective termination of early pregnancy. Hum Reprod 17:1477, 2002

Jaslow CR, Carney JL, Kutteh WH: Diagnostic factors identified in 1020 women with two versus three or more recurrent pregnancy losses. Fertil Steril 93(4):1234, 2010

Johns J, Jauniaux E: Threatened miscarriage as a predictor of obstetric outcome. Obstet Gynecol 107:845, 2006

Johnson LG, Mueller BA, Daling JR: The relationship of placenta previa and history of induced abortion. Int J Gynaecol Obstet 81:191, 2003

Jones RK, Kavanaugh ML: Changes in abortion rates between 2000 and 2008 and lifetime incidence of abortion. Obstet Gynecol 117(6):1358, 2011

Jun SH, Ginsburg ES, Racowsky C, et al: Uterine leiomyomas and their effect on in vitro fertilization outcome: a retrospective study. J Assist Reprod Genet 18:139, 2001

Kadar N, DeCherney AH, Romero R: Receiver operating characteristic (ROC) curve analysis of the relative efficacy of single and serial chorionic gonadotropin determinations in the early diagnosis of ectopic pregnancy. Fertil Steril 37:542, 1982

Kajii T, Ferrier A, Niikawa N, et al: Anatomic and chromosomal anomalies in 639 spontaneous abortions. Hum Genet 55:87, 1980

Kapp N, Lohr PA, Ngo TD, et al: Cervical preparation for first trimester surgical abortion. Cochrane Database Syst Rev 2:CD007207, 2010

Katz A, Ben-Arie A, Lurie S, et al: Reproductive outcome following hysteroscopic adhesiolysis in Asherman's syndrome. Int J Fertil Menopausal Stud 41:462, 1996

Kelly H, Harvey D, Moll S: A cautionary tale. Fatal outcome of methotrexate therapy given for management of ectopic pregnancy. Obstet Gynecol 107:439, 2006

Kesmodel U, Wisborg K, Olsen SF, et al: Moderate alcohol intake in pregnancy and the risk of spontaneous abortion. Alcohol 37:87, 2002

Kharazmi E, Dossus L, Rohrmann S, et al: Pregnancy loss and risk of cardiovascular disease: a prospective population-based cohort study (EPIC-Heidelberg). Heart 97(1):49, 2011

Khashan AS, Quigley EMM, McNamee R, et al: Increased risk of miscarriage and ectopic pregnancy among women with irritable bowel syndrome. Clin Gastroenterol Hepatol 10(8):902, 2012

Kleinhaus K, Perrin M, Friedlander Y, et al: Paternal age and spontaneous abortion. Obstet Gynecol 108:369, 2006

Krassas GE, Poppe K, Glinoer D: Thyroid function and human reproductive health. Endo Rev 31:702, 2010

Kulier R, Kapp N, Gülmezoglu AM, et al: Medical methods for first trimester abortion. Cochrane Database Syst Rev 11:CD002855, 2011

Kutteh WH, Hinote CD: Antiphospholipid antibody syndrome. Obstet Gynecol Clin North Am 41(1):113, 2014

Lahteenmaki P, Luukkainen T: Return of ovarian function after abortion. Clin Endocrinol 2:123, 1978

Lis R, Rowhani-Rahbar A, Manhart LE: *Mycoplasma genitalium* infection and female reproductive tract disease: a meta-analysis. Clin Infect Dis 61(3):418, 2015

Lui S, Song L, Cram DS, et al: Traditional karyotyping versus copy number variation sequencing for detection of chromosomal abnormalities associated with spontaneous miscarriage. Ultrasound Obstet Gynecol March 13, 2015 [Epub ahead of print]

Luise C, Jermy K, May C, et al: Outcome of expectant management of spontaneous first trimester miscarriage: observational study. BMJ 324:873, 2002

Lupo PJ, Symanski E, Waller DK, et al: Maternal exposure to ambient levels of benzene and neural tube defects among offspring, Texas, 1999–2004. Environ Health Perspect 119:397, 2011

Lykke JA, Dideriksen KL, Lidegaard Ø, et al: First-trimester vaginal bleeding and complications later in pregnancy. Obstet Gynecol 115:935, 2010

MacIsaac L, Darney P: Early surgical abortion: an alternative to and backup for medical abortion. Am J Obstet Gynecol 183:S76, 2000

Maconochie N, Doyle P, Prior S, et al: Risk factors for first trimester miscarriage—results from a UK-population-based case-control study. BJOG 114:170, 2007

Madden T, Westhoff C: Rates of follow-up and repeat pregnancy in the 12 months after first-trimester induced abortion. Obstet Gynecol 113:663, 2009

Masch RJ, Roman AS: Uterine evacuation in the office. Contemp Obstet Gynecol 51:66–73, 2005

Mazze RI, Källén B: Reproductive outcome after anesthesia and operation during pregnancy: a registry study of 5405 cases. Am J Obstet Gynecol 161:1178, 1989

McMillan M, Porritt K, Kralik D, et al: Influenza vaccination during pregnancy: a systematic review of fetal death, spontaneous abortion, and congenital malformation safety outcomes. Vaccine 33(18):2108, 2015

Meirik O, My Huong NT, Piaggio G, et al: Complications of first-trimester abortion by vacuum aspiration after cervical preparation with and without misoprostol: a multicentre randomized trial. Lancet 379:1817, 2012

Meites E, Zane S, Gould C: Fatal *Clostridium sordellii* infections after medical abortions. N Engl J Med 363(14):1382, 2010

Meroni PL, Tedesco F, Locati M, et al: Anti-phospholipid antibody mediated fetal loss: still an open question from a pathogenic point of view. Lupus 19:453, 2010

Metwally M, Saravelos SH, Ledger WL, et al: Body mass index and risk of miscarriage in women with recurrent miscarriage. Fertil Steril 94(1):290, 2010

Miyakis S, Lockshin MD, Atsumi T, et al: International consensus statement on an update of the classification criteria for definite antiphospholipid syndrome (APS). J Thromb Haemost 4:295, 2006

Mills JL, Simpson JL, Driscoll SG, et al: Incidence of spontaneous abortion among normal women and insulin-dependent diabetic women whose pregnancies were identified within 21 days of conception. N Engl J Med 319:1618, 1988

Moreau C, Kaminski M, Ancel PY, et al: Previous induced abortions and the risk of very preterm delivery: results of the EPIPAGE study. BJOG 112:430, 2005

Moschos E, Twickler DM: Intrauterine devices in early pregnancy: findings on ultrasound and clinical outcomes. Am J Obstet Gynecol 204:427.e1–6, 2011

Munk-Olsen T, Laursen TM, Pedersen CB, et al: Induced first-trimester abortion and risk of mental disorder. N Engl J Med 364(4):332, 2011

Nahum GG: Uterine anomalies. How common are they, and what is their distribution among subtypes? J Reprod Med 43(10):877, 1998

Nawaz FH, Rizvi J: Continuation of metformin reduces early pregnancy loss in obese Pakistani women with polycystic ovarian syndrome. Gynecol Obstet Invest 69(3):184, 2010

Negro R, Formoso G, Mangieri T, et al: Levothyroxine treatment in euthyroid pregnant women with autoimmune thyroid disease: effects on obstetrical complications. J Clin Endocrinol Metab 91(7):2587, 2006

Negro R, Schwartz A, Gismondi R, et al: Universal screening versus case finding for detection and treatment of thyroid hormonal dysfunction during pregnancy. J Clin Endocrinol Metab 95(4):1699, 2010

Neilson JP, Gyte GM, Hickey M, et al: Medical treatments for incomplete miscarriage (less than 24 weeks). Cochrane Database Syst Rev 3:CD007223, 2013

Ness RB, Grisso JA, Hirschinger N, et al: Cocaine and tobacco use and the risk of spontaneous abortion. N Engl J Med 340(5):333, 1999

Nguyen NT, Blum J, Durocher J, et al: A randomized controlled study comparing 600 versus 1200 µg oral misoprostol for medical management of incomplete abortion. Contraception 72:438, 2005

Nielsen A, Hannibal CG, Lindekilde BE, et al: Maternal smoking predicts the risk of spontaneous abortion. Acta Obstet Gynecol Scand 85(9):1057, 2006

Niinimäki M, Pouta A, Bloigu A, et al: Immediate complications after medical compared with surgical termination of pregnancy. Obstet Gynecol 114:795, 2009

Nurmohamed L, Moretti ME, Schechter T, et al: Outcome following high-dose methotrexate in pregnancies misdiagnosed as ectopic. Am J Obstet Gynecol 205:533.e1, 2011

Oakeshott P, Hay P, Hay S, et al: Association between bacterial vaginosis or chlamydial infection and miscarriage before 16 weeks' gestation: prospective, community based cohort study. BMJ 325:1334, 2002

Palomba S, Falbo A, Orio F Jr, et al: Effect of preconceptional metformin on abortion risk in polycystic ovary syndrome: a systematic review and meta-analysis of randomized controlled trials. Fertil Steril 92(5):1646, 2009

Paul ME, Mitchell CM, Rogers AJ, et al: Early surgical abortion: efficacy and safety. Am J Obstet Gynecol 187:407, 2002

Pazol K, Creanga AA, Burley KD, et al: Abortion surveillance–United States, 2011. MMWR 63(11):1, 2014

Pearl J, Price R, Richardson W, et al: Guidelines for diagnosis, treatment, and use of laparoscopy for surgical problems during pregnancy. Surg Endosc 25(11):3479, 2011

Platteau P, Staessen C, Michiels A, et al: Preimplantation genetic diagnosis for aneuploidy screening in patients with unexplained recurrent miscarriages. Fertil Steril 83(2):393, 2005

Pymar HC, Creinin MD, Schwartz JL: Mifepristone followed on the same day by vaginal misoprostol for early abortion. Contraception 64:87, 2001

Quinn PA, Shewchuck AB, Shuber J, et al: Efficacy of antibiotic therapy in preventing spontaneous pregnancy loss among couples colonized with genital mycoplasmas. Am J Obstet Gynecol 145:239, 1983a

Quinn PA, Shewchuck AB, Shuber J, et al: Serologic evidence of Ureaplasma urealyticum infection in women with spontaneous pregnancy loss. Am J Obstet Gynecol 145:245, 1983b

Raghavan S, Comendant R, Digol I, et al: Two-pill regimens of misoprostol after mifepristone medical abortion through 63 days' gestational age: a randomized controlled trial of sublingual and oral misoprostol. Contraception 79(2):84, 2009

Ramasamy R, Scovell JM, Kovac JR, et al: Fluorescence in situ hybridization detects increased sperm aneuploidy in men with recurrent pregnancy loss. Fertil Steril 103(4):906, 2015

Ramzy AM, Sattar M, Amin Y, et al: Uterine myomata and outcome of assisted reproduction. Hum Reprod 13:198, 1998

Rand JH, Wu XX, Quinn AS, et al: The annexin A5-mediated pathogenic mechanism in the antiphospholipid syndrome: role in pregnancy losses and thrombosis. Lupus 19(4):460, 2010

Rasch V: Cigarette, alcohol, and caffeine consumption: risk factors for spontaneous abortion. Acta Obstet Gynecol Scand 82:182, 2003

Raymond E, Grimes D: The comparative safety of legal induced abortion and childbirth in the United States. Obstet Gynecol 119(2, Part 1):215, 2012

Reddy UM: Recurrent pregnancy loss: nongenetic causes. Contemp OB/GYN 52:63, 2007

Reeves MF, Smith KJ, Creinin MD: Contraceptive effectiveness of immediate compared with delayed insertion of intrauterine devices after abortion. Obstet Gynecol 109:1286, 2007

Reichman DE, Laufer MR: Congenital uterine anomalies affecting reproduction. Best Pract Res Clin Obstet Gynecol 24(2):193, 2010

Renner RM, Nichols MD, Jensen JT, et al: Paracervical block for pain control in first-trimester surgical abortion. Obstet Gynecol 119:1030, 2012

Robertshaw I, Khoury J, Abdallah ME, et al: The effect of paternal age on outcome in assisted reproductive technology using the ovum donation model. Reprod Sci 21(5):590, 2014

Robinson L, Gallos ID, Conner SJ, et al: The effect of sperm DNA fragmentation on miscarriage rates: a systematic review and meta-analysis. Hum Reprod 27(10):2908, 2012

Robson SC, Kelly T, Howel D, et al: Randomised preference trial of medical versus surgical termination of pregnancy less than 14 weeks' gestation (TOPS). Health Technol Assess 13(53):1, 2009

Rowland AS, Baird DD, Shore DL, et al: Nitrous oxide and spontaneous abortion in female dental assistants. Am J Epidemiol 141:531, 1995

Salim R, Regan L, Woelfer B, et al: A comparative study of the morphology of congenital uterine anomalies in women with and without a history of recurrent first trimester miscarriage. Hum Reprod 18:162, 2003

Saraswat L, Bhattacharya S, Maheshwari A, et al: Maternal and perinatal outcome in women with threatened miscarriage in the first trimester: a systematic review. BJOG 117:245, 2010

Saravelos SH, Cocksedge KA, Li TC: Prevalence and diagnosis of congenital uterine anomalies in women with reproductive failure: a critical appraisal. Hum Reprod Update 14(5):415, 2008

Saravelos SH, Yan J, Rehmani H, et al: The prevalence and impact of fibroids and their treatment on the outcome of pregnancy in women with recurrent miscarriage. Hum Reprod 26:3274, 2011

Savaris RF, Silva de Moraes G, Cristovam RA, et al: Are antibiotics necessary after 48 hours of improvement in infected/septic abortions? A randomized controlled trial followed by a cohort study. Am J Obstet Gynecol 204:301.e1, 2011

Savitz DA, Chan RL, Herring AH, et al: Caffeine and miscarriage risk. Epidemiology 19:55, 2008

Saygili-Yilmaz E, Yildiz S, Erman-Akar M, et al: Reproductive outcome of septate uterus after hysteroscopic metroplasty. Arch Gynecol Obstet 4:289, 2003

Schaff EA, Fielding SL, Westhoff C, et al: Vaginal misoprostol administered 1, 2, or 3 days after mifepristone for early medical abortion. A randomized trial. JAMA 284:1948, 2000

Schneider D, Golan A, Langer R, et al: Outcome of continued pregnancies after first and second trimester cervical dilatation by laminaria tents. Obstet Gynecol 78:1121, 1991

Schnorr TM, Grajewski BA, Hornung RW, et al: Video display terminals and the risk of spontaneous abortion. N Engl J Med 324:727, 1991

Seckin B, Sarikaya E, Oruc AS, et al: Office hysteroscopic findings in patients with two, three, and four or more, consecutive miscarriages. Eur J Contracept Reprod Health Care 17(5):393, 2012

Sedgh G, Singh S, Shah I, et al: Induced abortion: incidence and trends worldwide from 1995 to 2008. Lancet 379:625, 2012

Seeber BE, Sammel MD, Guo W, et al: Application of redefined human chorionic gonadotropin curves for the diagnosis of women at risk for ectopic pregnancy. Fertil Steril 86(2):454, 2006

Shah PS, Zao J, Knowledge synthesis group of determinants of preterm/LBW births: Induced termination of pregnancy and low birthweight and preterm birth: a systematic review and meta-analyses. BJOG 116(11):1425, 2009

Shannon C, Wiebe E, Jacot F: Regimens of misoprostol with mifepristone for early medical abortion: a randomized trial. BJOG 113:621, 2006

Shimoni N, Davis A, Ramos M, et al: Timing of copper intrauterine device insertion after medical abortion. Obstet Gynecol 118(3):623, 2011

Silver RM, Branch DW, Goldenberg R, et al: Nomenclature for pregnancy outcomes. Obstet Gynecol 118(6):1402, 2011

Simpson JL: Causes of fetal wastage. Clin Obstet Gynecol 50(1):10, 2007

Simpson JL: Genes, chromosomes, and reproductive failure. Fertil Steril 33(2):107, 1980

Smith LF, Ewings PD, Guinlan C: Incidence of pregnancy after expectant, medical, or surgical management of spontaneous first trimester miscarriage: long term follow-up of miscarriage treatment (MIST) randomized controlled trial. BMJ 339:b3827, 2009

Sollid CP, Wisborg K, Hjort JH, et al: Eating disorder that was diagnosed before pregnancy and pregnancy outcome. Am J Obstet Gynecol 190:206, 2004

Steinauer J, Drey EA, Lewis R, et al: Obstetrics and gynecology resident satisfaction with an integrated, comprehensive abortion rotation. Obstet Gynecol 105:1335, 2005

Stephenson MD: Management of recurrent early pregnancy loss. J Reprod Med 51:303, 2006

Stephenson MD, Kutteh WH, Purkiss S, et al: Intravenous immunoglobulin and idiopathic secondary recurrent miscarriage: a multicentered randomized placebo-controlled trial. Hum Reprod 25(9):2203, 2010

Streeter GL: Focal deficiencies in fetal tissues and their relation to intra-uterine amputation. Carnegie Institute of Washington 1930, Publication No. 414, p 5

Stulberg DB, Dude AM, Dahlguist I, et al: Abortion provision among practicing obstetrician-gynecologists. Obstet Gynecol 1189:609, 2011

Sullivan AE, Silver RM, LaCoursiere DY, et al: Recurrent fetal aneuploidy and recurrent miscarriage. Obstet Gynecol 104:784, 2004

Sunkara SK, Khairy M, El-Toukhy T, et al: The effect of intramural fibroids without uterine cavity involvement on the outcome of IVF treatment: a systematic review and meta-analysis. Hum Reprod 25(2):418, 2010

Swingle HM, Colaizy TT, Zimmerman MB, et al: Abortion and the risk of subsequent preterm birth: a systematic review with meta-analyses. J Reprod Med 54(2):95, 2009

Tang J, Kapp N, Dragoman M, et al: WHO recommendations for misoprostol use for obstetric and gynecologic indications. Int J Gynaecol Obstet 121(2):186, 2013

Tanner L: Abortion in America: restrictions on the rise. The Associated Press, October 12, 2012

Taskinen H, Kyyrönen P, Hemminki K: Effects of ultrasound, shortwaves, and physical exertion on pregnancy outcome in physiotherapists. J Epidemiol Community Health 44:196, 1990

Temmerman M, Lopita MI, Sanghvi HC, et al: The role of maternal syphilis, gonorrhoea and HIV-1 infections in spontaneous abortion. Int J STD AIDS 3:418, 1992

Templeton A, Grimes D: A request for abortion. N Engl J Med 365(23):2198, 2011

Thangaratinam S, Tan A, Knox E, et al: Association between thyroid autoantibodies and miscarriage and preterm birth: meta-analysis of evidence. BMJ 342:d2616, 2011

Tharapel AT, Tharapel SA, Bannerman RM: Recurrent pregnancy losses and parental chromosome abnormalities: a review. BJOG 92:899, 1985

Timor-Tritsch IE, Farine D, Rosen MG: A close look at early embryonic development with the high-frequency transvaginal transducer. Am J Obstet Gynecol 159(3):676, 1988

Tongsong T, Srisomboon J, Wanapirak C, et al: Pregnancy outcome of threatened abortion with demonstrable fetal cardiac activity: a cohort study. J Obstet Gynaecol 21:331, 1995

Torre A, Huchon C, Bussieres L, et al: Immediate versus delayed medical treatment for first-trimester miscarriage: a randomized trial. Am J Obstet Gynecol 206:215.e1, 2012

Trinder J, Brocklehurst P, Porter R, et al: Management of miscarriage: expectant, medical, or surgical? Results of randomized controlled trial (miscarriage treatment (MIST) trial). BMJ 332(7552):1235, 2006

Tunçalp O, Gülmezoglu AM, Souza JP: Surgical procedures for evacuating incomplete miscarriage. Cochrane Database Syst Rev 9:CD001993, 2010

Turk JK, Preskill F, Landy U, et al: Availability and characteristics of abortion training in US ob-gyn residency programs: a national survey. Contraception 89(4):271, 2014

Tzeng CR, Hwang JL, Au HK, et al: Sonographic patterns of the endometrium in assessment of medical abortion outcomes. Contraception 88(1):153, 2013

Valli E, Zupi E, Marconi D, et al: Hysteroscopic findings in 344 women with recurrent spontaneous abortion. J Am Assoc Gynecol Laparosc 8(3):398, 2001

van Benthem BH, de Vincenzi I, Delmas MD, et al: Pregnancies before and after HIV diagnosis in a European cohort of HIV-infected women. European study on the natural history of HIV infection in women. AIDS 14:2171, 2000

van den Boogaard E, Kaandorp SP, Franssen MT, et al: Consecutive or non-consecutive recurrent miscarriage: is there any difference in carrier status? Hum Reprod 25(6):1411, 2010

van den Bosch T, Daemen A, Van Schoubroeck D, et al: Occurrence and outcome of residual trophoblastic tissue: a prospective study. J Ultrasound Med 27(3):357, 2008

Vartian CV, Septimus EJ: Tricuspid valve group B streptococcal endocarditis following elective abortion. Review Infect Dis 13:997, 1991

Venetis CA, Papadopoulos SP, Campo R, et al: Clinical implications of congenital uterine anomalies: a meta-analysis of comparative studies. Reprod Biomed Online 29(6):665, 2014

Virk J, Zhang J, Olsen J: Medical abortion and the risk of subsequent adverse pregnancy outcomes. N Engl J Med 357(7):648, 2007

Vissenberg R, van den Boogaard E, van Wely M, et al: Treatment of thyroid disorders before conception and in early pregnancy: a systematic review. Hum Reprod Update 18(4):360, 2012

von Hertzen H, Honkanen H, Piaggio G, et al: WHO multinational study of three misoprostol regimens after mifepristone for early medical abortion. I: Efficacy. BJOG 110:808, 2003

von Hertzen H, Huong NTM, Piaggio G, et al: Misoprostol dose and route after mifepristone for early medical abortion: a randomized controlled non-inferiority trial. BJOG 117(10):1186, 2010

von Hertzen H, Piaggio G, Huong NT, et al: Efficacy of two intervals and two routes of administration of misoprostol for termination of early pregnancy: a randomised controlled equivalence trial. Lancet 369(9577):1938, 2007

von Hertzen H, Piaggio G, Wojdyla D, et al: Two mifepristone doses and two intervals of misoprostol administration for termination of early pregnancy: a randomized factorial controlled equivalence trial. BJOG 116(3):381, 2009

Wacholder S, Chen BE, Wilcox A, et al: Risk of miscarriage with bivalent vaccine against human papillomavirus (HPV) types 16 and 18: pooled analysis of two randomized controlled trials. BMJ 340:c712, 2010

Warburton D, Stein Z, Kline J, et al: Chromosome abnormalities in spontaneous abortion: data from the New York City study. In Porter IH, Hook EB (eds): Human Embryonic and Fetal Death. New York, Academic Press, 1980, p 261

Weber-Schoendorfer C, Chambers C, Wacker E, et al: Pregnancy outcome after methotrexate treatment for rheumatic disease prior to or during early pregnancy: a prospective multicenter cohort study. Arthritis Rheumatol 66(5):1101, 2014

Weiss J, Malone F, Vidaver J, et al: Threatened abortion: a risk factor for poor pregnancy outcome—a population based screening study (the FASTER Trial). Am J Obstet Gynecol 187:S70, 2002

Weng X, Odouki R, Li DK: Maternal caffeine consumption during pregnancy and the risk of miscarriage: a prospective cohort study. Am J Obstet Gynecol 198:279.e1, 2008

Westfall JM, Sophocles A, Burggraf H, et al: Manual vacuum aspiration for first-trimester abortion. Arch Fam Med 7:559, 1998

Wijesiriwardana A, Bhattacharya S, Shetty A, et al: Obstetric outcome in women with threatened miscarriage in the first trimester. Obstet Gynecol 107:557, 2006

Wilcox AF, Weinberg CR, O'Connor JF, et al: Incidence of early loss of pregnancy. N Engl J Med 319:189, 1988

Williams PM, Fletcher S. Health effects of prenatal radiation exposure. Am Fam Physician 82(5):488, 2010

Williams Z: Inducing tolerance to pregnancy. N Engl J Med 367(12):1159, 2012

Winikoff B, Dzuba IG, Creinin MD, et al: Two distinct oral routes of misoprostol in mifepristone medical abortion: a randomized controlled trial. Obstet Gynecol 112(6):1303, 2008

Wisborg K, Kesmodel U, Henriksen TB, et al: A prospective study of maternal smoking and spontaneous abortion. Acta Obstet Gynecol Scand 82:936, 2003

Wo JY, Viswanathan AN: Impact of radiotherapy on fertility, pregnancy, and neonatal outcomes in female cancer patients. Int J Radiat Oncol Biol Phys 73(5):1304, 2009

World Health Organization: The use of DDT in malaria vector control: WHO position statement. 2011

Yan XC, Wang JH, Wang B, et al: Study of human cytomegalovirus replication in body fluids, placental infection, and miscarriage during the first trimester of pregnancy. J Med Virol 87(6):1046, 2015

Yetman DL, Kutteh WH: Antiphospholipid antibody panels and recurrent pregnancy loss: prevalence of anticardiolipin antibodies compared with other antiphospholipid antibodies. Fertil Steril 66:540, 1996

Zhang J, Gilles JM, Barnhart K, et al: A comparison of medical management with misoprostol and surgical management for early pregnancy failure. N Engl J Med 353:761, 2005

Ziakas PD, Pavlou M, Voulgarelis M: Heparin treatment in antiphospholipid syndrome with recurrent pregnancy loss: a systematic review and meta-analysis. Obstet Gynecol 115(6):1256, 2010

## 第七章

# 异位妊娠

## 一、流行病学

异位妊娠是指受精卵在被覆内膜的子宫体腔以外着床，习称宫外孕。根据受精卵着床部位不同对异位妊娠进行分类，其中近 95% 为输卵管妊娠。其他受精卵着床部位，如图 7-1 所示，一项回顾性分析对归纳 1800 例手术治疗的异位妊娠数据显示，除输卵管以外，受精卵在其他部位着床的比例约为 5%（Bouyer，2002）。另外，双侧输卵管异位妊娠较少见，发病率为 1/200 000（al-Awwad，1999）。

与过去相比，目前部分异位妊娠可通过门诊治疗，因而通过住院系统统计的异位妊娠的发病率并不准确。北加利福尼亚 Kaiser Permanente 的报道，1997—2000 年异位妊娠发生率约占总妊娠数的 2.07%（van den Eeden，2005）。2010 年 Hoover 等搜索美国 2002—2007 年女性个人保险巨额索赔数据库，统计异位妊娠发病率为 0.64%，较其他研究发病率低，但是这项研究不能准确反映高风险、低经济水平、无社会保险人群的异位妊娠发病率。Stulberg 等（2014 年）回顾了 14 个州 2004—2008 年的政府医疗保险索赔数据库，估计异位妊娠发病率为 1.4%，并指出在政府医疗保险的群体中，黑种人妇女发生异位妊娠的概率比白种人妇女高 46%。

下列因素可能和异位妊娠发病率增加有关：①性传播疾病发病率增加；②高敏感性的诊断工具提高异位妊娠的确诊率；③输卵管因素引起不孕的比例升高；④生育延迟伴辅助生殖技术的使用率提高；⑤宫内节育器（IUD）使用和输卵管绝育术的增加，导致避孕失败的异位妊娠风险增加（Ankum，1996；Li，2014a；Ljubin-Sternak，2014）。

异位妊娠是早期妊娠相关死亡的最常见原因，但随着诊疗方法的改善，其病死率已明显下降。一项研究显示，在 1980—1984 年间和 2003—2007 年间异位妊娠病死率下降了 56%。其中 2003—2007 年，非洲裔美国妇女总体异位妊娠病死率是白种人的三倍（Curanga，2011），部分原因可能在于非洲裔美国妇女不能获得充分的妇科及产前保健。

多数异位妊娠死亡与输卵管妊娠部位破裂引起的大出血直接相关。输卵管妊娠部位破裂的 3 个危险因素分别是诱导排卵、血清 β- 人绒毛膜促性腺激素（β-hCG）> 10 000 IU/L 以及从未使用避孕措施（Job-Spira，1999）。早期预测上述这些危险因素有助于对异位妊娠进行及时的手术干预。

## 二、危险因素

异位妊娠的危险因素如表 7-1 所示，其中既往确诊输卵管病理因素、输卵管再通术或输卵管绝育术可能导致输卵管阻塞和后续异位妊娠的发生。既往有 2 次异位妊娠史患者再次发生异位妊娠的风险增加 10 ~ 16 倍（Barnhart，2006；Skjeldestad，1998）。

吸烟作为性传播感染疾病的替代指标，可增加异位妊娠的发生风险。每天吸烟超过 20 支的女性发生异位妊娠的风险增加 3 ~ 4 倍（Saraiya，1998）。Waylen 等 2009 年的一项荟萃分析也证实了接受辅助生殖技术的吸烟者发生异位妊娠的风险增加。此外，动物研究表明，吸烟可直接通过调节纤毛功能和平滑肌收缩功能来影响卵母 - 卵丘复合体拾取和胚胎输送（Shaw，2010；Talbot，2005）。

接受辅助生殖技术（ART）的低生育力或不孕夫妇，单次受精卵移植发生异位妊娠的概率为 0.8%，每次临床妊娠发生异位妊娠的概率为 2.2%（Coste，2000）。有趣的是，最近的一系列研究表明，体外受精（IVF）使用冻融胚胎时异位妊娠发生率（2.2%）比使用新鲜周期胚胎（4.6%）显著降低（Fang，2015；Huang，2014）。接受体外授精患者发生异位妊娠的高危因素主要是输卵管因素不孕和输卵管积水（Strandell，1999；Van Voorhis，2006）。此外，辅助生殖技术中"非适宜"受精卵着床部位妊娠更为常见，如间质部、腹腔、宫颈、卵巢或宫内宫外同时妊娠。宫内宫外同时妊娠是指宫腔内妊娠与异位妊娠同时存在。

高龄女性，尤其是 35 ~ 44 岁的妇女发生异位

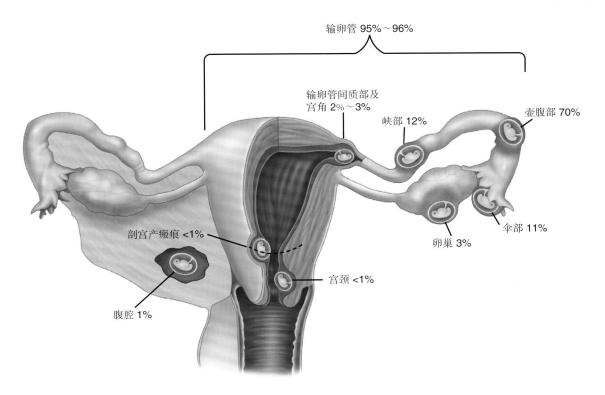

输卵管 95%～96%

输卵管间质部及
宫角 2%～3%

峡部 12%

壶腹部 70%

剖宫产瘢痕 <1%

伞部 11%

卵巢 3%

宫颈 <1%

腹腔 1%

**图 7-1** 各种异位妊娠的受精卵着床部位及所占比例（Reproduced with permission from Cunningham FG，Leveno KJ，Bloom SL（eds）：Ectopic pregnancy. In Williams Obstetrics，24th ed. New York，McGraw-Hill Education，2014.）

**表 7-1　异位妊娠的危险因素**

| 因素 | 比值比（95% 置信区间） |
| --- | --- |
| 既往异位妊娠史 | 12.5（7.5，20.9） |
| 既往输卵管手术史 | 4.0（2.6，6.1） |
| 每天吸烟 >20 支 | 3.5（1.4，8.6） |
| 既往经腹腔镜确诊的盆腔炎性疾病或实验室检查沙眼衣原体阳性 | 3.4（2.4，5.0） |
| 3 次以上自然流产史 | 3.0（1.3，6.9） |
| 年龄 ≥ 40 岁 | 2.9（1.4，6.1） |
| 既往药物或人工流产史 | 2.8（1.1，7.2） |
| > 1 年不孕史 | 2.6（1.6，4.2） |
| 长期性伴侣 > 5 个 | 1.6（1.2，2.1） |
| 既往使用宫内节育器 | 1.3（1.0，1.8） |

注：IUD = 宫内节育器；PID= 盆腔炎性疾病；STD= 性传播疾病。
Data from Bouyer，2003；Buster，1999.

妊娠的风险是 15 ～ 25 岁育龄女性的 3 倍（Goldner，1993）。这与年龄相关的激素水平变化有关，激素水平变化可能影响输卵管功能（Coste，2000）。

采取避孕措施能降低总体妊娠率，从而降低异位妊娠发病率。然而，一旦避孕失败，某些避孕措施会增加异位妊娠的发病率，例如，左炔诺孕酮宫内缓释系统（mirena）和铜环避孕器（paraGard）。一项研究表明，61 448 例使用宫内节育器的患者中，118 例避孕失败，其中 21 例为异位妊娠（Heinemann，2015）。仅含孕激素的避孕药由于抑制输卵管的蠕动，可使异位妊娠的发病率轻度增加；输卵管绝育术失败后亦可发生异位妊娠。研究表明绝育年龄小于 28 岁的患者发生异位妊娠的风险增加 3.5 倍，部分原因可能与年轻患者生殖能力旺盛有关。在各种输卵管绝育的方法中，腹腔镜输卵管部分切除术和电凝破坏术的异位妊娠发生率较高（Malacova，2014）。

## 三、病理生理学

输卵管急性炎症可引起输卵管损伤，从而发生异位妊娠。慢性输卵管炎、结节性输卵管峡部炎也是异位妊娠发生的原因之一（Kutluay，1994）。

反复衣原体感染可引起输卵管管腔内炎症，引起纤维素沉积和输卵管瘢痕形成（Hillis，1997）。此外，即使衣原体培养结果为阴性，但衣原体抗原持续存在也可引起迟发型超敏反应，导致输卵管瘢痕形成（Toth，2000）。与产内毒素输卵管淋病奈瑟菌导致的严重盆腔炎的急性临床进程不同，衣原体感染的炎症反应呈慢性进程，通常在第 7 ～ 14 天才达到高峰。

输卵管炎症还可阻止胚胎发育并提供过早的胚胎植入前信号（Shaw，2010 年）。具体来讲，输卵管间质细胞 -Cajal 细胞是专门负责输卵管蠕动和卵子运输的节律细胞。小鼠感染类似人沙眼衣原体的微生物，可导致输卵管间质细胞自律活动缺失，这在一定程度上解释了沙眼衣原体感染增加异位妊娠发生风险的原因（Dixon，2009）。

另一个影响胚胎在输卵管运输的因素是内源性大麻素信号介导的大麻素受体（CB1），长期暴露于尼古丁环境可影响内源性大麻素水平，从而导致输卵管功能障碍（Horne，2008）。

尽管辅助生殖技术中的受精卵通常不经过输卵管，但接受辅助生殖技术女性的输卵管妊娠率增加，这一直是研究难题。Revel 等 2008 年探索黏附分子 E- 钙黏蛋白与和输卵管妊娠着床部位的关系，发现 E- 钙黏蛋白仅在接受 IVF 女性的输卵管妊娠着床部位局部高表达，这提示 IVF 引起异位妊娠与生理因素相关，而非机械因素。

一旦正常的输卵管运输中断，输卵管的解剖结构在输卵管妊娠的发生中起着重要的作用，因为输卵管壁黏膜层下面缺乏黏膜下层，受精卵可轻易穿透黏膜层从而着床于输卵管肌层（图 7-2）。随着滋养层细胞迅速增殖，侵入肌层，母体血液充入滋养层细胞之间或相邻组织的间隙。

在此病理进展过程中，通过输卵管妊娠的位置可以判断输卵管损伤的程度。Senterman 等 1988 年研究了 84 例输卵管峡部和壶腹部妊娠的组织学样本，发现输卵管壶腹部妊娠中一半为管腔内妊娠，其中 85% 输卵管肌层组织并未受累。相反，输卵管峡部妊娠可同时累及管腔内和管腔外，对输卵管壁的破坏更大。输卵管破裂的时机也部分取决于妊娠部位，通常，如果在峡部或壶腹部着床，输卵管破裂发生较早；如果在间质部着床，输卵管破裂发生较晚。输卵管妊娠破裂通常是自发性的，但也可能发生在创伤后，例如发生在骨盆双合诊检查或性交后。

受精卵着床后，胚胎发育的不同可一定程度上解释急性和慢性异位妊娠之间典型的临床表现差异。急性异位妊娠初治血清 β-hCG 水平高，高 β-hCG 水平与滋养细胞侵入输卵管壁的深度有关，滋养细胞对输卵管肌壁的浸润程度越深，其越有可能导致严重缺血

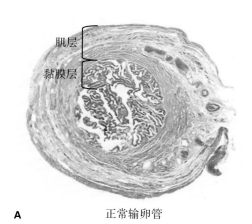

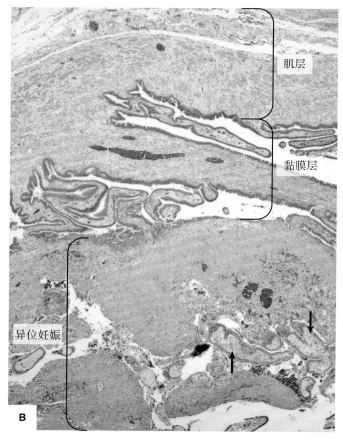

图 7-2　输卵管显微镜下图片。A. 正常输卵管壶腹部（Kelley Carrick 博士提供）；B. 输卵管妊娠。输卵管管腔内可见绒毛（箭头）（Used with permission from Dr. Raheela Ashfaq.）

性改变和输卵管壁破裂（Erol，2015）。胚胎迅速增长可因输卵管扩张或破裂引起疼痛，从而可尽早诊断。事实上，与慢性异位妊娠相比，急性输卵管妊娠发生输卵管破裂风险更高（Barnhart，2003c）。

慢性异位妊娠会导致输卵管不全破裂或输卵管妊娠流产，从而引起炎症反应，形成盆腔包块。由于异位妊娠的滋养细胞在早期即死亡，因此，血清 β-hCG 水平通常呈阴性或持续低水平。慢性异位妊娠通常破裂时间较晚，即使有破裂，通常会形成复杂的盆腔包块。通常情况下，多数慢性异位妊娠病例是因为盆腔包块就诊，而不是由于疼痛或出血进行诊断性手术治疗（Cole，1982；Uğur，1996）。

## 四、临床表现

异位妊娠的典型症状为停经后阴道出血和患侧腹痛，但由于患者及时到医院就诊，多在异位妊娠破裂前甚至患者出现典型症状前即可早期诊断。其他症状多为一些妊娠反应，如乳房胀痛、恶心、尿频等伴随其他更多不适，包括膈下积血刺激膈神经引起的吸气时加重的肩痛、出血性低血容量导致眩晕和晕厥等血管舒缩障碍。

体格检查过程中，部分患者表现为直立性低血压。Birkhahn 等 2003 年采用休克指数评估异位妊娠

发生破裂的严重程度。休克指数是用心率除以收缩压，用于评估创伤患者低血容量性或感染性休克程度，非妊娠期正常人群的参考值范围是 0.5 ~ 0.7。休克指数 > 0.85 和收缩压 < 110 mmHg 时，高度提示危及生命的妇科急症，如异位妊娠破裂（Birkhan，2003；Polena，2015）。这些改变多于低血容量的失代偿期才出现，因而即使生命体征正常，亦不能排除输卵管妊娠破裂早期的诊断。

多数患者输卵管妊娠破裂前，腹部和盆腔体征无明显异常。一旦发生破裂，约四分之三患者腹部和盆腔检查可出现明显压痛及宫颈举痛。大约 20% 患者可于子宫后外侧触及盆腔包块，未破裂的包块柔软而富有弹性，大量出血后包块质地变硬。多数情况下，患者由于疼痛拒绝对包块的触诊，这一定程度上也能够避免医源性输卵管破裂的发生。

## 五、诊断

异位妊娠的症状可与其他很多疾病混淆（表 7-2），如与早期妊娠并发症（难免流产和稽留流产）、黄体囊肿破裂等难以鉴别。此外，异位妊娠与正常妊娠也需鉴别诊断，因为 20% 正常妊娠女性孕早期也可出现阴道流血。一些与妊娠无关的疾病也可混淆异位妊娠的诊断。一般来说，通常 β-hCG 阳性可以排

**表 7-2　下腹疼痛相关疾病**

| 病因 | 疼痛部位 | 疼痛特点 | 相关表现 |
|---|---|---|---|
| **妊娠相关疾病** | | | |
| 流产 | 中央或全腹 | 痉挛性，间歇 | (+) UCG，阴道流血 |
| 异位妊娠 | 单侧或全腹 | 锐性或隐痛，持续 | (+) UCG，阴道流血 |
| **子宫和宫颈疾病** | | | |
| 子宫内膜炎 | 下腹正中 | 钝性疼痛 | 阴道分泌物增加，发热 |
| 子宫内膜异位症 | 下腹正中 | 周期疼痛 | 可伴有附件包块 |
| 子宫肌瘤变性 | 下腹正中 | 钝性或锐痛 | 不规则，子宫增大 |
| **附件疾病** | | | |
| 输卵管炎 | 单侧或双侧 | 严重 | 中~高热 |
| 输卵管卵巢脓肿 | 单侧或双侧 | 钝性或锐痛 | 高热，附件包块 |
| 黄体囊肿 | 下腹单侧 | 急性，锐痛 | (+/-) UCG |
| 附件扭转 | 下腹单侧 | 急性，锐痛，持续或间歇性 | 附件包块 |
| **其他疾病** | | | |
| 阑尾炎 | 脐周或右下腹 | 锐性或隐痛，持续 | 厌食，恶心，呕吐 |
| 憩室炎 | 下腹 | 钝性 | 发热 |
| 膀胱炎 | 中央耻骨弓上 | 急性，肌痉挛 | 排尿习惯改变 |
| 肾结石 | 侧腹，放射至下腹部 | 严重，间歇性 | 排尿困难，尿频，血尿 |

注：UCG = 尿妊娠试验

除其他非妊娠相关性疾病的诊断，但不排除其他疾病同时合并宫内或宫外妊娠的可能。经阴道超声和血清β-hCG连续测定是对异位妊娠诊断最有价值的辅助检查。此外，异位妊娠可引起出血，血常规是快速有效的筛查手段。

### 1. 实验室检查

#### （1）血清β-hCG测定

人绒毛膜促性腺激素是一种由合体滋养细胞合成的糖蛋白，妊娠时最早可于黄体生成素（LH）峰后第8天在血清中检测到，正常孕妇血清β-hCG水平呈对数上升，直至末次月经后第60～80天达峰值，100 000 IU/L。考虑不同实验室结果的批间变异率为5%～10%，因此持续血清β-hCG测定在同一实验室进行更为可信。

正常宫内妊娠（IUP）血清β-hCG水平每48小时至少增加53%～66%（Barnhart，2004；Kadar，1982）。Seeber等认为β-hCG每48小时增幅最低为35%，为更好地判断妊娠部位和胚胎活力可观察48小时以后。但仍需权衡利弊，延长观察的过程中异位妊娠发生破裂的风险增加。在血流动力学稳定的女性中，第4天或第7天测定血清β-hCG水平可以明确7%～13%患者不明部位妊娠的诊断（Zee，2013年）。然而，血清β-hCG倍增程度低于正常提示胚胎不良结局，但不能提示妊娠部位。

多数患者不能确定末次月经，需要推算孕周大小，此时结合血清β-hCG浓度和经阴道超声结果尤其重要。

#### （2）血清孕激素测定

当血清β-hCG测定和超声检查不能明确诊断时，血清孕激素测定可作为异位妊娠的辅助诊断方法（Stovall，1992）。血清孕激素浓度在孕5～10周间变化微小，这期间单次测定即可。Mol等1998年进行一项meta分析，通过荟萃22项研究评估单纯血清孕激素测定鉴别诊断宫内妊娠和异位妊娠的准确性，结果显示，孕激素测定可准确鉴别正常胚胎和发育不良胚胎，当血清孕激素水平＜5 ng/ml，诊断发育不良胚胎的特异度近100%，灵敏度60%。相反，血清孕激素水平＞20 ng/ml，诊断正常胚胎灵敏度95%，特异度40%。总而言之，血清孕激素水平仅能用来验证临床诊断，但并不能鉴别妊娠部位，也不能有效区分宫内妊娠和异位妊娠（Guha，2014）。

### 2. 超声检查

高分辨率超声检查是可疑异位妊娠患者临床诊治中的里程碑。经阴道超声（TVS）在孕4.5～5周即可见孕囊，孕5～6周可见卵巢囊，最早于孕5.5～6周可见胎心搏动，而经腹超声发现上述征象的孕周时间比经阴道超声稍晚。输卵管妊娠的超声诊断依据是与卵巢分离的附件包块（图7-3）。

在末次月经不详的情况下，血清β-hCG测定可验证超声诊断结果。每个医疗机构必须有界定TVS的β-hCG阈值，即临床医师确定正常宫内妊娠（IUP）的β-hCG最低值。多数医疗机构此阈值范围是1500～2000 IU/L。初治血清β-hCG水平高于此阈值，则超声诊断妊娠的准确性提高3倍。Connolly等2013年研究显示，99%正常宫内妊娠活胎在超声可观察到妊娠囊时，血清β-hCG水平阈值为3510 IU/L。即使β-hCG水平高于阈值，但若同时存在如子宫肌瘤、子宫腺肌病、多胎妊娠或IUD等因素干扰时，超声鉴别诊断宫内妊娠的能力也会下降（Gurel，2007；Ko，2014）。

当血清β-hCG水平高于阈值，若超声检查不能显示宫内妊囊时，则提示异常妊娠存在，如异位妊娠、不全流产或完全流产等。例如，完全流产时，虽然妊娠物完全排出体外，初始β-hCG被代谢清除，但早期复查时β-hCG测定仍可为阳性。相反，当血清β-hCG水平低于阈值，近2/3患者超声检查结果不能明确诊断（Barnhart，1999）。

为了统一早期妊娠的超声诊断标准，目前大家就以下五类标准达成共识：①明确异位妊娠[宫腔外孕囊内含卵黄囊和（或）胚胎]；②可疑异位妊娠（不均质的附件包块或宫腔外囊样结构）；③可能宫内妊娠（宫腔内回声囊）；④明确宫内妊娠（IUP）[宫腔内妊娠囊内含卵黄囊和（或）胚胎]；⑤不明部位妊娠（PUL）（缺乏异位妊娠和宫内妊娠征象）（Barnhart，2011）。

全面系统的超声检查对于明确异位妊娠的诊断至关重要。通常从评价宫腔情况开始检查，自然受孕者确定宫内妊娠即可有效排除异位妊娠的可能，但对于接受辅助生殖技术的患者，由于宫内、宫外同时妊娠率高达1/100，即使超声检查确定有宫内妊娠，亦不能排除异位妊娠诊断，仍需要再全面探查输卵管和卵巢（Tal，1996）。子宫蜕膜脱落引起的宫腔内积液在超声检查中可表现为假孕囊、假卵黄囊。如图7-4所示，宫腔内积液的超声单层切面显示假孕囊多位于宫

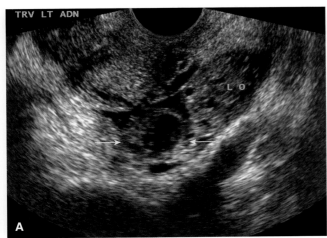

不均质包块

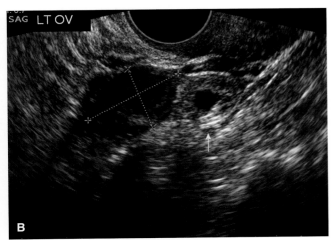

中空囊性宫腔外包块

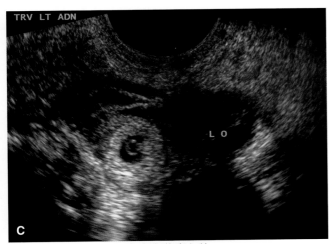

内含卵黄囊包块

图 7-3　各种异位妊娠的经阴道超声表现。超声诊断异位妊娠依据是发现附件区与卵巢分离的包块，同时可能看到以下征象：（A）不均质附件包块（黄色箭头）；（B）宫腔外空囊性包块伴高回声环（箭头）；（C）内含卵黄囊和（或）伴与不伴胎心搏动孕囊的宫腔外包块。LO= 左侧卵巢（Used with permission from Dr. Elysia Moschos.）

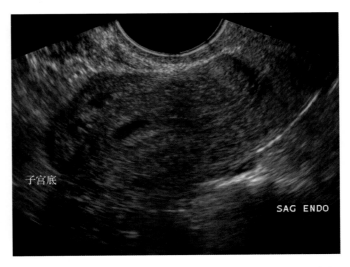

图 7-4　宫腔内假孕囊（箭头）的经阴道超声表现。注意假孕囊为卵圆形且位于宫腔正中线，是宫腔内积液的特征表现（Used with permission from Dr. Elysia Moschos.）

腔正中线处，而正常孕囊通常为偏心性（Dashefsky，1988）。异位妊娠超声的另一个宫腔内表现为子宫内膜三线征，显示相邻两层水肿样增殖期子宫内膜（图 2-26）（Lavie，1996），其诊断异位妊娠的特异度为 94%，敏感度仅为 38%（Hammoud，2005）。子宫内膜厚度与异位妊娠无明显相关性，但 Moschos 和 Twickler 等 2008 年发现，对于不能明确妊娠部位的患者而言，非正常宫内妊娠者子宫内膜厚度 < 8 mm。

超声检查需同时仔细探查输卵管和卵巢情况。超声发现宫外卵黄囊或胚胎可明确诊断异位妊娠，尽管这种阳性发现很少见（Paul，2000）。有些情况下超声可见围绕无回声囊的晕环或输卵管环。Burry 等 1993 年发现，此征象诊断异位妊娠的阳性预测值为 92%，灵敏度为 95%。超声检查若发现不均质附件包块通常是由于异位妊娠囊内出血或异位妊娠破裂引起的。总体而言，大约 60% 的异位妊娠可发现与卵巢相邻的不均质包块，20% 表现为高回声环，13% 有明显妊娠囊伴胎芽（Condous，2005）。Brown 等 1994 年对 10 项研究进行 meta 分析以确定经阴道超声诊断异位妊娠的最佳标准，结果显示除外单纯卵巢囊肿，发现任何附件包块是诊断异位妊娠的最准确超声征象，其灵敏度 84%，特异度 99%，阳性预测值 96%，阴性预测值 95%。然而，并非所有附件包块均为异位妊娠，有必要结合超声检查与其他临床信息来综合判断。

异位妊娠与黄体囊肿的鉴别诊断比较困难。但 Swire 等 2004 年发现，与输卵管环或子宫内膜的回声相比，黄体囊肿的囊壁回声低，而且囊内出现海绵状、带状或网状回声是黄体囊肿出血的典型超声表现（图9-16）。此外，黄体囊肿位于卵巢实质内，而明显的卵巢非对称外观则支持异位妊娠诊断（Gurel，2007）。经阴道彩色多普勒超声可在异位妊娠的周边发现胎盘血流信号——火焰环（图7-5），虽然该征象有助于诊断异位妊娠，但火焰环同样也可见于妊娠黄体（Pellerito，1992）。脉冲彩色多普勒超声测量阻力指数有助于鉴别黄体囊肿与异位妊娠，但其敏感性较差，应用受限（Atri，2003）。为辅助诊断可疑附件包块，检查者在超声实时扫描过程中检查者用手置于阴道探头及腹部之间轻柔触诊附件区，若包块不随卵巢移动则提示输卵管妊娠，若包块随卵巢移动则黄体囊肿的可能性大（Levine，2007）。

超声检查盆腔时，经阴道超声可检测低至 50 ml 的道格拉斯腔内的游离液体，这可能是腹腔内出血或生理性腹腔内液体，但若液体量大或伴回声，多提示严重腹腔内出血的可能。同时右上腹部超声检查有助于评估腹腔积血程度。结肠旁沟和肝肾隐窝积血提示大量出血。具体而言，腹腔积血达到 400 ～ 700 ml 时超声下才可于肝肾隐窝观察到流动液体（Branney，1995；Rodgerson，2001）。腹腔积液合并附件区包块高度提示异位妊娠（Nyberg，1991）。虽然超声检查手段在不断改进，但缺少阳性发现仍不能排除异位妊娠。

### ■ 3. 后穹隆穿刺术

16 ～ 18 号腰椎穿刺针可经阴道后穹隆穿刺进入道格拉斯腔（图7-6），穿刺液性状结合临床表现可

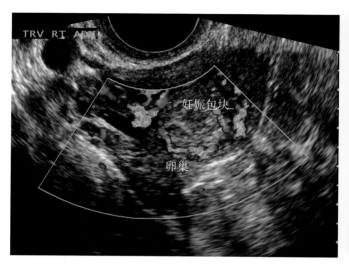

图 7-5　异位妊娠经阴道彩色多普勒超声表现。火焰环提示孕囊周边的胎盘血流信号，但黄体囊肿同样可见此征象

协助诊断异位妊娠。正常腹腔液定义为阴性结果，若穿刺液在干燥清洁试管内表现为陈旧性血块或不凝血时，可诊断腹腔积血；若穿刺液放置后凝固，可能存在活动性腹腔出血或穿刺误入邻近血管；若不能穿刺抽吸出液体，则检查结果仅为穿刺不满意；穿刺抽出脓性液体提示感染性疾病存在，如输卵管炎或阑尾炎；粪便样穿刺液可能源于后穹隆穿刺过程中结肠破裂穿孔或误穿乙状结肠。

长久以来，后穹隆穿刺术作为诊断腹腔积血的简单可行的床旁检查，但大量研究对其实用性提出质疑，目前后穹隆穿刺术已基本被经阴道超声检查取代（Glezerman，1992；Vermesh，1990）。超声检查基于液体回声信号对腹腔积血的诊断效能，明显优于后穹

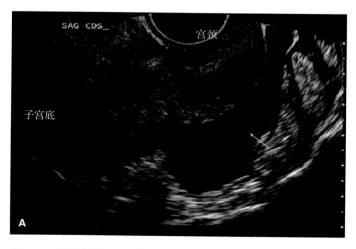

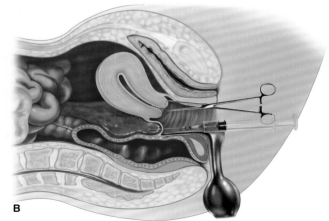

图 7-6　腹腔内出血识别方法。**A.** 经阴道超声检查显示道格拉斯腔积液（箭头）（Used with permission from Dr. Elysia Moschos.）；**B.** 后穹隆穿刺术（宫颈钳钳夹宫颈并向上牵拉，16 ～ 18 号腰椎穿刺针连接注射器经阴道后穹隆穿刺进入道格拉斯腔）

隆穿刺，两者的敏感度和特异度分别为 100% vs. 66% 和 100% vs. 80%，而且多数患者更易接受超声检查。

### ■ 4. 子宫内膜组织学改变

异位妊娠的子宫内膜组织学表现多样，其子宫内膜除均缺乏滋养细胞外，42% 表现为蜕膜反应，22% 表现为分泌期子宫内膜，12% 为增殖期子宫内膜（Lopez，1994）。蜕膜反应是子宫内膜受妊娠激素的影响，其状态受异位妊娠发生转化的程度影响是可变的。因此，除出血以外，输卵管妊娠患者可能会发生蜕膜反应，表现为整个子宫腔的子宫内膜脱落（图7-7）。正常宫内妊娠流产过程中也可能发生蜕膜脱落。因此，首先必须行仔细的标本大体评估，然后进行严谨的组织学验证。如果肉眼看不到明确的妊娠囊，或者组织学上没有绒毛组织表现，则需考虑异位妊娠的可能。

鉴于 40% 异位妊娠误诊源于未进行组织学诊断以排除自然流产，多数研究建议甲氨蝶呤治疗前须先刮宫明确宫腔内有无滋养细胞组织（Barnhart，2002；Chung，2011；Shaunik，2011），但必须将刮宫的必要性、取材方式和风险与甲氨蝶呤应用的风险进行权衡评估。

Pipelle 导管作为替代刮宫的子宫内膜病理活检方法并不具有优势，其获取绒毛的敏感性仅为 30% ~ 63%（Barnhart，2003b；Ries，2000），相比之下，常规刮宫组织的冰冻切片行妊娠诊断的准确性超过 90%

（Barak，2005；Li，2014b；Spandorfer，1996）。

### ■ 5. 诊断评价总结

腹腔镜检查是异位妊娠诊断的金标准（图 7-8）。但基于循证证据，采用高敏感性、可行性的诊断方法，目前在诊断性腹腔镜手术前即可诊断异位妊娠。经过合适的临床评估，任何生育年龄可疑异位妊娠患者均应首先进行敏感性高的尿 β-hCG 测定，测定结果阳性的情况下，若超声检查不能明确宫内妊娠，无急性腹腔内出血征象且高度可疑异位妊娠，下一步可按照如图 7-9 所示流程进行诊断评估。Gracia 和 Barnhart 等 2001 年对六种诊断策略进行决策分析，来评估诊断方法的最佳选择顺序，以实现对异位妊娠的误诊最少和宫内妊娠的干扰最小，结果发现，对于妊娠早期腹痛或流血患者的最佳诊断策略中必须包括经阴道超声检查，超声结果不能明确诊断时应连续测定血清 β-hCG，这种诊断策略仅有 1% 的可能使得宫内妊娠受到干扰，且不漏诊任何一例异位妊娠，确诊的中位时间为 1.46 天。

## 六、治疗

输卵管妊娠在无临床干预情况下可发生输卵管妊娠流产、输卵管妊娠破裂或自然吸收。输卵管妊娠流产是指妊娠组织由输卵管伞端排入腹腔后机化死亡或在腹腔内重新种植，腹腔种植常并发出血、疼痛，需手术干预治疗。输卵管妊娠破裂可引起严重的腹腔内出血。少数自然吸收的异位妊娠，胚胎死亡被机体吸

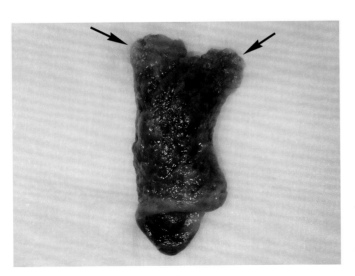

图 7-7　子宫内膜蜕膜照片，箭头标记两侧子宫角（Reproduced with permission from Cunningham FG，Leveno KJ，Bloom SL（eds）：Ectopic pregnancy. In Williams Obstetrics，24th ed. New York，McGraw-Hill Education，2014）

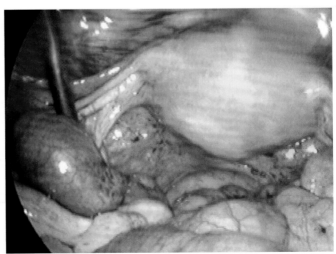

图 7-8　异位妊娠腹腔镜图像。钝头抓钳暴露出蓝色扩张的左输卵管壶腹部（Used with permission from Dr. Kevin Doody.）

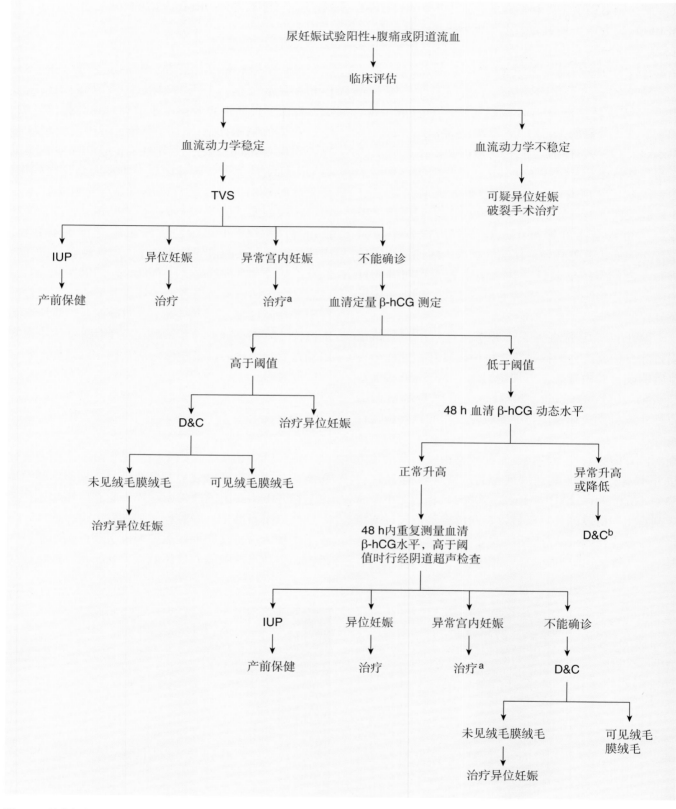

**图 7-9** 异位妊娠的诊断流程。

[a] 异常宫内妊娠治疗可选择刮宫、药物或期待疗法治疗，如第 6 章所述。

[b] 期待疗法适用于如后文所述 β-hCG 水平较低且呈下降趋势的小部分人群。

β- hCG=β- 人绒毛膜促性腺激素；D & C= 刮宫；IUP= 宫内妊娠；TVS= 经阴道超声

收，无明显不良反应。与其他早期妊娠流产一样，输卵管妊娠患者需评估 Rh 血型。患者 D 抗体阴性，不论其配偶 D 抗体阳性或未知，均应给予患者 $300\,\mu g$ 抗 D 免疫球蛋白以避免发生抗 D 抗体同种免疫。

### 1. 药物治疗

在可选择药物治疗的情况下，多数患者应首选药物治疗。目前仅甲氨蝶呤得到大量研究证实，可作为手术治疗的替代疗法。药物治疗的最佳适应证是无症状、要求药物治疗、有随访条件及具有依从性的患者，绝对禁忌证包括血流动力学不稳定等，如表 7-3 所示（American College of Obstetricians and Gynecologists，2014；American Society for Reproductive Medicine，2013）。药物治疗成功与否的经典预测指标包括：初治血清 β-hCG 水平、异位妊娠包块大小和胎心搏动。

初治血清 β-hCG 水平是甲氨蝶呤单次给药治疗成功与否的最佳独立预测指标，其他两个预测因素的预后价值可能直接与初始 β-hCG 浓度有关。1999 年 Lipscomb 等研究发现，初治血清 β-hCG < 5000 IU/L 的患者药物治疗成功率为 92%，而初治血清 β-hCG > 15000 IU/L 成功率降至 68%。2007 年 Menon 等报道初治血清 β-hCG 水平 5000 ～ 9999 IU/L 的患者与 2000 ～ 4999 IU/L 的患者相比，甲氨蝶呤治疗失败率增加四倍。

虽然早期多数研究将异位妊娠包块体积较大作为异位妊娠药物治疗的排除标准，但有关异位妊娠包块大小对药物治疗成功率的影响研究较少。一项研究表明甲氨蝶呤单次给药治疗，异位妊娠包块 < 3.5 cm 的患者成功率为 93%，而包块 > 3.5 cm 的患者成功率降至 87% ～ 90%（Lipscomb，1998）。

部分研究证据显示超声检查发现胎心搏动是异位妊娠药物治疗的相对禁忌证。多数研究表明如存在胎心搏动时，药物治疗失败风险升高，但个别研究报道药物治疗的成功率仍可达 87%（Lipscomb，1998）。

药物治疗失败的其他预测指标：宫腔外卵黄囊作为甲氨蝶呤治疗失败的预测指标，不同研究结果不一致（Lipscomb，2009）。甲氨蝶呤治疗前和治疗过程中 β-hCG 水平迅速上升（前者通常 > 50%）同样预示着可能增加治疗失败的概率（美国生殖医学学会，2008；Dudley，2004）。

#### （1）甲氨蝶呤

甲氨蝶呤是一种叶酸拮抗剂，可竞争性抑制二氢叶酸与二氢叶酸还原酶的结合，从而抑制嘌呤和胸苷酸的产生，干扰 DNA、RNA 和蛋白质合成（第 27 章）。它可抑制代谢较快的组织生长，用于肿瘤化疗和终止早期宫内妊娠。给药方式分口服、静脉注射、肌内注射（IM）或直接异位妊娠囊内注射，目前肌内注射是输卵管妊娠最为常见的给药方式。

甲氨蝶呤治疗前需首先进行血清肌酐和 β-hCG 水平、全血细胞计数、肝功能测定、ABO 血型和 Rh 血型检测（美国生殖医学学会，2013）。除血型检测外，甲氨蝶呤重复给药前仍需测定上述其他指标（Lipscomb，2007）。甲氨蝶呤应用期间直至治疗结束，患者均应避免以下情况：补充含叶酸制剂（竞争性抑

**表 7-3 异位妊娠药物治疗方案**

| | 单次给药剂量 | 多次给药剂量 |
|---|---|---|
| **给药方式** | 一次给药；必要时重复 | 药物给药次数最多 4 次，直至血清 β-hCG 下降 > 15% |
| **给药剂量** | | |
| 甲氨蝶呤 | 50 mg/m² 体表面积（第 1 天） | 1 mg/kg，第 1、3、5、7 天 |
| 甲酰四氢叶酸 | 无 | 0.1 mg/kg，第 2、4、6、8 天 |
| **血清 β-hCG 水平** | 第 1 天（基础值）、4、7 天 | 第 0 天（基础值）、1、3、5、7 天 |
| **再次用药指征** | 血清 β-hCG 第 4 ～ 7 天下降 < 15%<br>血清 β-hCG 一周随访下降 < 15% | 血清 β-hCG 下降 < 15% 即再次给药，48 h 后测定血清 β-hCG 与之前水平比较；最多给药 4 次 |
| **随访** | 每周测定血清 β-hCG 直至无法检测到 | |
| **甲氨蝶呤禁忌证** | | |
| 甲氨蝶呤过敏<br>输卵管破裂<br>哺乳 | 宫内妊娠<br>肝、肾或血液系统功能异常 | 消化性溃疡<br>活动性肺部疾病<br>免疫缺陷疾病 |

注：BSA= 体表面积；β-hCG=β 人绒毛膜促性腺激素；MTX= 甲氨蝶呤；N/A= 无

制甲氨蝶呤与二氢叶酸还原酶的结合）；非甾体类抗炎药（降低肾血流量、延迟药物排泄）；乙醇（合用诱发肝酶升高）；日照（引起甲氨蝶呤相关性皮炎）和性交（导致异位妊娠破裂）（美国妇产科医师协会，2014）。需格外注意，甲氨蝶呤是一种致畸剂，美国食品药品监督管理局妊娠药物分级 X 级，可导致胚胎严重畸形，如宫内生长受限、心脏、颅面及骨骼异常（Nurmohamed，2011）。

甲氨蝶呤最常见的副作用包括口腔炎、结膜炎以及一过性肝功能异常，但甲氨蝶呤 50 ～ 100 mg 的小剂量即可引起骨髓抑制、黏膜炎、肺功能损伤和类过敏性反应（Isaacs，1996；Straka，2004）。虽然超过 1/3 患者可出现上述副作用，但通常为自限性，有些情况下也可在甲氨蝶呤治疗后给予甲酰四氢叶酸以减轻或逆转副作用，称为甲酰四氢叶酸解救（第 27 章）。

甲氨蝶呤单次给药或多次给药方案（表 7-3）治疗异位妊娠的总体成功率约为 90%。迄今为止，仅 2006 年 Alleyassin 等进行的一项随机临床对照研究，对甲氨蝶呤单次给药或多次给药方案进行比较，结果显示单次给药组治疗成功率为 89%，多次给药组为 93%，但差异无统计学意义；从失败率角度分析，单次给药组与多次给药组相比，失败率增加 50%（6/54 vs. 4/54）。2005 年 Lipscomb 等回顾性分析本医疗中心 643 例患者甲氨蝶呤应用情况，结果发现单次给药和多次给药的治疗时间、血清 β-hCG 水平或治疗成功率（分别为 95% 和 90%）无差异。2003 年 Barnhart 等对 26 项研究进行 meta 分析，纳入 1327 例应用甲氨蝶呤治疗的异位妊娠患者，发现单次给药由于简便易行、价格便宜，治疗后随访监测简单，患者易耐受，且不需甲酰四氢叶酸解救（Alexander，1996）而广泛应用。单次给药的主要不足是治疗成功率仅为多次给药的 1/5，治疗失败包括输卵管破裂、大量腹腔内出血、急诊手术和输血，因此多数患者需要给予 1 ～ 4 次甲氨蝶呤。需要注意，初治血清 β-hCG 值并非指示治疗成功所需甲氨蝶呤给药次数的有效指标（Nowak-Markwitz，2009）。考虑到缺乏高质量随机临床试验来比较单次给药和多次给药方案的有效性，我们推荐甲氨蝶呤单次肌肉给药治疗异位妊娠。

**甲氨蝶呤单次给药**。甲氨蝶呤单次给药是目前最常使用的异位妊娠药物治疗方案，有关不同给药剂量的研究显示，其最常用剂量为 50 mg/m² 体表面积（Stovall，1993）。体表面积可利用各种网络衍生的体表面积计算器获得，如 http://www.globalrph.com/bsa2.htm。

甲氨蝶呤用药期间必须严密监测。用药前测定血清 β-hCG 水平的基础值（第 1 天），用药后第 4 天、第 7 天重复测定。由于血清 β-hCG 水平通常在治疗 4 天内呈持续上升趋势，因此比较第 4 天和第 7 天的水平。若血清 β-hCG 水平降低 > 15%，则每周重复测定血清 β-hCG 水平直至其 < 2 IU/L。而 20% 患者血清 β-hCG 水平下降 < 15%，则需甲氨蝶呤 50 mg/m² 二次给药，同时重复上述监测策略。一项 1700 多例患者的回顾性研究表明，如果需要二次给药，第 1 天血清 β-hCG 水平 < 2234 IU/L 可被视为最终治疗成功的预测指标（Cohen，2014）。治疗成功的中位时间为 36 天，部分长达 109 天（Lipscomb，1998）。关于监测血清 β-hCG 水平更简化易行的策略尚无定论（Kirk，2007；Thurman，2010）。目前研究结果仅验证了初始血清 β-hCG 水平至第 4 ～ 7 天下降规律。

甲氨蝶呤用药后最初几天，约一半患者可能出现轻度腹痛，可用轻度镇痛药缓解。这种疼痛可能是由输卵管妊娠流产和（或）血肿形成所导致的输卵管扩张引起（Stovall，1993）。部分患者可住院动态观察血细胞比容，结合轻柔的腹部查体，以辅助评估是否需要手术干预。

**甲氨蝶呤多次给药**。甲氨蝶呤多次给药的最常用方案如表 7-3 所示，包括 4 次剂量的甲氨蝶呤非胃肠道途径给药以及每次用药 24 h 后的甲酰四氢叶酸给药。动态监测血清 β-hCG 水平，若前后相比下降 < 15%（如第 1 天与第 0 天比，第 3 天与第 1 天比），需再次给予甲氨蝶呤与甲酰四氢叶酸，2 天后监测血清 β-hCG 水平。最多给药 4 次，每周测定血清 β-hCG 直至无法检测到。

为最大限度综合评估甲氨蝶呤单次给药和多次给药这两种常用治疗方案的疗效和便捷性，Barnhart 提出混合两种方案的"两次给药"方案（Barnhart，2007）。该方案具体为第 0 天、第 4 天给予甲氨蝶呤 50 mg/m²，同时不给予甲酰四氢叶酸解救。此种方案目前仍为试验性质，但在纳入的 101 患者中未出现用药安全性问题，且治疗成功率可达 87%。近期研究表明，甲氨蝶呤单次给药和"两次给药"方案有相似成功率（分别为 87% 和 90%），且单次给药组对再次给药的需求呈增加趋势（Gungorduk，2011）。

### （2）其他药物方案

甲氨蝶呤口服给药和肠外给药的生物利用度相似，但关于甲氨蝶呤口服给药研究较少。Korhonen 等

1996 年将输卵管妊娠患者随机分为期待治疗和口服低剂量甲氨蝶呤（2.5 mg/d×5 d）两组，结果发现两组初治成功率无差异。

米非司酮是一种孕酮拮抗剂，能有效终止早期宫内妊娠（第 6 章）。理论上讲，口服米非司酮 600 mg 配伍甲氨蝶呤单次给药方案，可提高未破裂异位妊娠的治疗疗效。然而一项对 212 例患者的随机临床试验发现，米非司酮配伍甲氨蝶呤与单纯甲氨蝶呤相比，两者成功率无差异（Rozenberg，2003）。

为减轻甲氨蝶呤全身应用的副作用，很多学者研究超声或腹腔镜引导下局部异位妊娠囊内注射的给药方式。药物代谢动力学研究证实甲氨蝶呤 1 mg/kg 超声引导下直接异位妊娠囊内注射与传统肌内注射对比，两种给药方式治疗成功率相似，但前者的药物相关副作用较少（Fernandez，1995）。

1995 年 Yeko 等开展了一项小样本前瞻性临床试验，对血清 β-hCG 水平 < 2500 IU/L 的未破裂异位妊娠患者，进行腹腔镜直视下异位妊娠囊内注射 50% 高渗性葡萄糖溶液治疗，结果成功率为 94%。1995 年 Gjelland 等在同类患者中发现超声引导注射高渗性葡萄糖，相比腹腔镜直视注射，治疗成功率明显升高。

### （3）药物治疗监测

药物治疗后监测可以评价治疗方案的成功率，同时可以发现持续性异位妊娠征象。多数治疗方案均制订了明确的治疗后监测措施。无症状患者应减少盆腔双合诊检查，以减少理论上医源性输卵管妊娠破裂风险。值得注意的是，治疗后超声监测有助于发现可疑输卵管破裂等并发症。在血清 β-hCG 水平下降至低于 15 IU/L 时，超声监测发现异位妊娠包块直径较大可能将治疗成功误诊为治疗失败。Brown 等（1991年）认为异位妊娠治疗后持续存在的包块多为尚未吸收的血肿，而非持续性滋养细胞组织，考虑甲氨蝶呤单次给药后可在体内维持至 8 个月，建议甲氨蝶呤治疗成功后避孕 3 ～ 6 个月（Warkany，1978）。

### ■ 2. 手术治疗

#### （1）开腹手术与腹腔镜手术比较

目前至少有 3 项前瞻性临床研究对开腹手术与腹腔镜手术治疗异位妊娠进行对比（Lundorff，1991；Murphy，1992；Vermesh，1989）。研究结果发现，腹腔镜二探评估显示开腹手术与腹腔镜手术两组的总体输卵管通畅率无显著差异，但开腹手术组同侧输卵管粘连发生率更高；两组术后宫内妊娠率无差异；腹腔镜手术组术后再次异位妊娠的发生率低于开腹手术组，但差异无统计学意义；腹腔镜手术组的手术时间短、出血少、疼痛轻、住院时间短；但其治疗输卵管妊娠的成功率明显低于开腹手术组。

随着腹腔镜设备的改进及临床经验的积累，既往需要开腹手术治疗的患者，如输卵管破裂或完全间质部妊娠的患者，目前经验丰富的医师可选择腹腔镜手术治疗（Sagiv，2001），对异位妊娠破裂患者具有缩短手术时间和加快控制出血的优势（Cohen，2013）。

考虑实施输卵管造口术时，开腹手术比腹腔镜手术更具优势。一项 meta 分析对两项研究进行分析发现，与开腹输卵管造口术相比，腹腔镜输卵管造口术患者每 12 例中有 1 例发生持续性滋养细胞疾病（Mol，2008）。

#### （2）腹腔镜手术

迄今为止已经完成了两项有关腹腔镜下保守性手术治疗（输卵管造口术）与腹腔镜下根治性手术治疗（输卵管切除术）比较的随机临床试验。欧洲异位妊娠外科（ESEP）研究将 446 例对侧输卵管正常的异位妊娠患者随机分为输卵管切除组或输卵管造口术组（Mol，2014）。DEMETER 试验也随机分组进行上述两种手术。与 ESEP 研究相似，DEMETER 试验结果显示，无论是输卵管切除术还是输卵管造口术用于异位妊娠手术治疗，2 年后宫内妊娠发生率没有差异，分别为 64% 和 70%（Fernandez，2013）。因此，如果对侧输卵管正常，输卵管切除术是一种合理的治疗选择，可以避免 5% ～ 8% 的患侧输卵管发生持续性或反复性异位妊娠（Rulin，1995）。

腹腔镜下输卵管切除术的手术技巧日趋完善，具体手术步骤可参照第 44 章。2007 年 Lim 等研究腹腔镜输卵管切除术不同方式，即电凝输卵管、输卵管系膜与环形套扎缝合的区别，结果发现套扎缝合组能显著缩短手术时间（两组分别为 48 分钟和 61 分钟），并降低术后疼痛评分。

输卵管造口术的适应证为血流动力学稳定且有强烈保留生育能力意愿的患者，尤其在对侧输卵管缺如或受损情况下。同时选择此术式时需考虑患者血清 β-hCG 水平。Milad 等 1998 年开展的一项回顾性研究表明，初治血清 β-hCG 水平 > 8000 IU/L 的患者输卵管造口术的成功率较低。同样，Natale 等 2003 年研究支持这一观点，发现血清 β-hCG 水平 > 6000 IU/L

的患者具有异位妊娠向输卵管肌层种植的高风险。

如第 44 章第 4 部分所示，输卵管造口术过程中，应对输卵管切口处的异位妊娠组织充分去除并冲洗切口，同时所有游离的和附着在输卵管处的胎盘组织都应仔细清除，因为在输卵管中残留的滋养细胞可能导致后续的滋养细胞浸润和出血。另外有些病例，在滋养细胞组织清除过程中若脱落并进一步种植于腹腔内，也可引起术后血清 β-hCG 水平持续不下降（Bucella，2009）。

### 3. 药物治疗与手术治疗比较

目前多项随机临床试验对比了甲氨蝶呤药物治疗和腹腔镜手术治疗。其中一项多中心试验进行甲氨蝶呤多次给药与腹腔镜下输卵管造口术的比较，发现两种治疗方式的输卵管保留率和初治成功率无明显差异（Hajenius，1997）。但是，同一研究发现甲氨蝶呤全身应用治疗与腹腔镜下输卵管造口术相比，明显影响生活质量，如疼痛、术后抑郁、健康感知力下降等（Nieuwkerk，1998）。

关于甲氨蝶呤单次给药和手术治疗比较，目前结论不一致。两项独立研究表明，甲氨蝶呤单次给药总体治疗成功率低于腹腔镜下输卵管造口术，尽管两者的输卵管通畅性和术后宫内妊娠率相似（Fernandez，1998；Sowter，2001）。Krag 等 2009 年进行了中位时间为 8.6 年的随访，结果发现不论通过手术治疗或甲氨蝶呤药物治疗，两种方式治疗异位妊娠的成功率无显著差异，同时累积自然宫内妊娠率也无明显差异（甲氨蝶呤治疗组 73%，手术治疗组 62%）。

基于上述研究基础，我们认为对于血流动力学稳定、输卵管包块直径较小、无胎心搏动且血清 β-hCG < 5000 IU/L 的患者，药物治疗或手术治疗的效果无明显差异。而对于输卵管包块较大、血清 β-hCG 水平较高且伴胎心搏动的患者，药物治疗成功率降低，但此时对有药物治疗意愿且知晓药物治疗失败有急诊手术风险的患者仍可考虑药物治疗。

### 4. 期待治疗

考虑异位妊娠有自发吸收的可能性，部分特定的患者可选择期待治疗，密切观察病情，但临床上很难准确预测哪些患者可以期待治疗且无并发症发生。虽然初治血清 β-hCG 水平可很好地指导预后，但其水平范围过于宽泛。例如，初治水平 < 200 IU/L 的患者期待治疗后 88% ~ 96% 可自发吸收，而初治水平 > 2000 IU/L 的患者仅 20% ~ 25% 自发吸收（Elson，2004；Trio，1995）。初治血清 β-hCG > 2000 IU/L，即使随后浓度下降，期待治疗的成功率仅为 7%（Shalev，1995），且不论期待治疗成功与否，同侧输卵管通畅性和 1 年生育率无明显差异。

即使血清初始 β-hCG 水平较低且呈下降趋势，患者仍有输卵管破裂风险，因此期待治疗期间必须密切监测。需要注意的是，考虑到甲氨蝶呤副作用小，期待治疗可能潜在延长监测时间且引起患者焦虑，对于有期待治疗指征的患者可能选择甲氨蝶呤治疗更适宜。

### 5. 持续性异位妊娠

异位妊娠保守性手术治疗或药物治疗后，由于滋养细胞组织未完全清除、持续生长，3% ~ 20% 的患者可引起输卵管破裂（Graczykowski，1999）。因此保守性手术治疗后出现腹痛时，需高度可疑持续性滋养细胞增生的可能。

早期妊娠患者输卵管造口术后更易发生持续性异位妊娠。这类患者手术治疗更为困难，因为妊娠囊小于 2 cm，常难以发现且不易完全清除。为避免上述情况发生，1997 年 Graczykowski 等发现术后预防性应用甲氨蝶呤 1 mg/m²，可降低持续性异位妊娠的发生率并缩短治疗后所需监测时间，但需要权衡甲氨蝶呤的副作用。

目前尚无有效方法来识别手术治疗后是否发生持续性异位妊娠。一种方案是血清 β-hCG 水平测定，从每隔 3 天到每隔 2 周。1997 年 Spandorfer 等根据术后第 1 天血清 β-hCG 水平评估输卵管造口术后持续性异位妊娠的发生风险，结果表明若血清 β-hCG 水平较术前下降超过 50%，则术后 9 天内无治疗失败，因此可选择术后 1 周时重复测定血清 β-hCG；相反，若较术前下降小于 50%，则术后 1 周内治疗失败风险增加 3.5 倍，因此术后需早期（小于 1 周）监测血清 β-hCG。同样重要的是，即使血清 β-hCG 水平较低且呈下降趋势，仍可能发生输卵管破裂（Tulandi，1991）。目前持续性异位妊娠的标准治疗方案为甲氨蝶呤 50 mg/m² 单次肌肉给药。

## 七、卵巢妊娠

受精卵在卵巢组织着床非常罕见，1878 年 Spiegelberg 等总结卵巢妊娠的诊断标准，需同时满足以下四项：①同侧输卵管完整，并与卵巢分开；②囊胚位于卵巢组织内；③囊胚以卵巢固有韧带与子宫相连；④囊胚壁组织学检查有卵巢组织。目前卵巢妊娠的发病率升高，可能是由于影像手段改进而使检出率增加，其发病高危因素与输卵管妊娠相似。一项研究表明 110 例卵巢异位妊娠患者中，24% 使用宫内节育器（Ko，2012）。近 1/3 卵巢妊娠患者因为发生破裂而出现血流动力学不稳定，其诊断基于经典的超声学表现：卵巢表面或内部出现宽大回声外环的囊肿（Comstock，2005）。对于较小的卵巢妊娠组织，可以考虑进行卵巢楔形切除术（Ko，2012）；对于较大的卵巢妊娠组织，通常需要进行卵巢切除术。

## 八、输卵管间质部妊娠

输卵管间质部妊娠指受精卵着床于子宫肌壁内走行的近端输卵管，其特征性的解剖学表现为圆韧带起始部外侧隆起（图 7-10）。间质部妊娠有时也被称为宫角妊娠，这是一种错误的说法，宫角妊娠用于描述受精卵着床于苗勒管发育异常的子宫角（Lau，1999；Moawad，2010）。既往认为间质部妊娠破裂通常发生较晚，在停经后 8 ～ 16 周，由于肌层可高度扩张膨胀，从而覆盖输卵管间质部。间质部妊娠的发病高危因素与其他部位的异位妊娠类似，但需注意，既往同侧输卵管切除术史是间质部妊娠的特发高危因素（Lau，1999）。由于着床部位邻近子宫和卵巢动脉，间质部妊娠可能发生严重出血，死亡率高达 2.5%（Tulandi，2004）

与输卵管间质部妊娠不同，宫角妊娠是指受精卵着床于子宫的一侧宫角、子宫与输卵管交界处或圆韧带的内侧。这种区分很关键，因为有时宫角妊娠可以足月，但发生胎盘异常和子宫破裂的风险增加（Arleo，2014；Jansen，1981）。改进超声成像方式，如使用三维超声成像等，可能有助于区分偏心定位的妊娠囊和间质部妊娠（Singh，2015；Tanaka，2014）。

输卵管间质部妊娠手术治疗包括腹腔镜或开腹子宫角切除术（第 43 章第 9 部分）。对可疑输卵管妊娠患者，目前可早期发现间质部妊娠，为选择保守性药物治疗提供可能（Bernstein，2001）。由于间质部妊娠的发生率低，目前甲氨蝶呤治疗间质部妊娠是否有效尚未达成共识。Jermy 等 2004 年报道 17 名女性全身应用甲氨蝶呤 50 mg/m$^2$ 的治疗成功率为 94%，其中 4 例患者有胎心搏动，由于初治血清 β- hCG 水平较高，药物治疗后监测时间更长。Deruelle 等 2005 年主张甲氨蝶呤治疗后行子宫动脉栓塞术来降低出血风险，以期加快异位妊娠治疗进程。其他研究显示，子宫动脉栓塞和局部子宫动脉甲氨蝶呤注射联合全身应用甲氨蝶呤有良好效果（Hiersch，2014；Krissi，2014）。也有研究采用宫腔镜间质部妊娠切除术和经宫颈间质部妊娠吸刮术等治疗方法（Sanz，2002；Zhang，2004）。

不论药物治疗或保守性手术治疗，间质部妊娠患者治疗后再次妊娠时子宫破裂的风险尚不明确。因此若这类患者治疗后出现妊娠，妊娠期间需要严密行临床观察，并强烈建议行择期剖宫产。

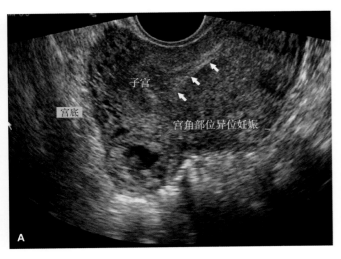

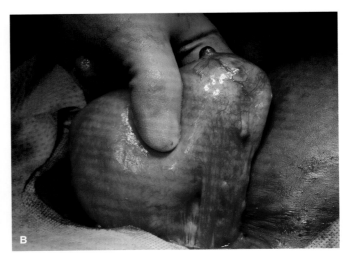

图 7-10　间质部妊娠。A. 经阴道超声检查，矢状面显示子宫腔（白色箭头）内无妊娠囊，宫底侧方有包块（红色箭头）（Used with permission from Dr. Elysia Moschos.）；B. 左侧输卵管间质部妊娠切除前图像（Used with permission from Dr. Mario Castellanos.）

## 九、宫颈妊娠

宫颈妊娠发病率为 1/8600 ～ 1/12 400 (Ushakov, 1997), 随着辅助生殖技术尤其是体外授精 - 胚胎移植技术的开展, 其发病率呈上升趋势 (Ginsburg, 1994; Pattinson, 1994)。宫颈妊娠独有的高危因素是既往妊娠宫颈扩张刮宫史, 约占宫颈妊娠患者的 70% (Hung, 1996; Pisarska, 1999)。诊断宫颈妊娠需满足以下两项标准: ①胎盘附着部位可见宫颈腺体; ②部分或全部胎盘位于子宫血管入口下方或子宫前后腹膜反折以下 (图 7-11)。

早期宫颈妊娠血流动力学稳定的患者, 可选择全身应用甲氨蝶呤的非手术治疗方案, 如表 7-3 所示。2007 年 Jeng 等采用妊娠囊内局部注射甲氨蝶呤, 成功治疗 38 例患者。甲氨蝶呤治疗孕周 < 12 周的宫颈妊娠患者, 成功率和保留子宫率为 91% (Kung, 1997)。对于适应证的选择, Hung 等 1996 年指出孕周 > 9 周、$\beta$-HCG > 10000 IU/L, 头臀长 > 10 mm 和有胎心搏动患者, 选择全身应用甲氨蝶呤的治疗失败风险较高。因此, 这种情况下多数先选择心腔或胸腔注射氯化钾诱导胎儿死亡 (Jeng, 2007; Verma, 2009)。甲氨蝶呤治疗前或治疗后进行子宫动脉栓塞, 可作为减少出血并发症的辅助治疗措施 (Cipullo, 2008; Hirakawa, 2009)。

宫颈妊娠患者多数选择保守性治疗, 但同时也可选择手术治疗。手术方案包括吸刮术或子宫切除术。晚期妊娠或保守治疗无法控制出血的情况下, 子宫切除术是必须采取的措施。重要的是, 患者应知晓由于输尿管邻近扩张的宫颈, 子宫切除术中泌尿系损伤的风险增加。不论何种手术方式, 均可于术前选择子宫动脉栓塞术以减少术中术后出血 (Nakao, 2008; Trambert, 2005)。此外, 刮除术前可采用不同方法, 如羊膜腔内局部注射甲氨蝶呤、结扎子宫动脉降支或环扎宫颈内口压迫血管 (Davis, 2008, De La Vega, 2007; Mesogitis, 2005; Trojano, 2009)。刮除术后出血的情况下, 可宫颈内放置 26 号 Foley 导尿管, 球囊充至 30 ml 有效压迫止血的同时观察宫腔引流情况; 同时可考虑子宫动脉栓塞术。

## 十、宫内宫外同时妊娠

宫腔内妊娠和异位妊娠同时存在, 称为宫内宫外同时妊娠。既往估计其发病率为 1/30 000。在接受辅助生殖技术妊娠中, 宫内宫外同时妊娠的发病率为

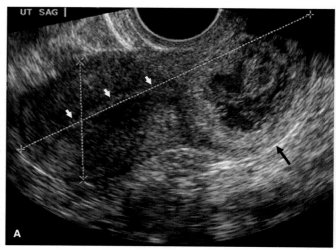

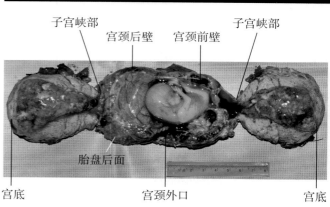

子宫峡部　宫颈后壁　宫颈前壁　子宫峡部

胎盘后面

宫底　　　　　　宫颈外口　　　　　宫底

**B**

图 7-11　宫颈妊娠。A. 经阴道超声检查显示宫颈妊娠矢状面。宫颈妊娠的超声征象可能包括: ①子宫呈沙漏状和宫颈管扩张; ②囊胚位于宫颈水平 (黑色箭头); ③宫腔内无囊胚 (白色箭头); ④部分宫颈管位于子宫内膜腔和囊胚之间 (Used with permission from Dr. Elysia Moschos.)。B. 宫颈妊娠的子宫切除标本 (Used with permission from Dr. David Rahn.)

0.09% (Perkins, 2015)。输卵管妊娠与宫内妊娠同时发生时, 可直接输卵管妊娠囊内注射氯化钾治疗。考虑甲氨蝶呤对正常妊娠的毒害作用, 禁用甲氨蝶呤。

## 十一、剖宫产瘢痕妊娠

剖宫产瘢痕妊娠指受精卵通过子宫肌层的微小腔道着床于既往剖宫产瘢痕处, 这种情况比较罕见, 但与其他部位异位妊娠相同, 可显著增加孕产妇大出血的发生率 (图 7-12)。据报道剖宫产瘢痕妊娠 (CSP) 的发病率大约为 1/2000 (Sadeghi, 2010)。除剖宫产外, 其他既往子宫手术也可形成微小腔道, 如刮宫术、子宫肌瘤剔除术和宫腔镜手术等, 人工剥离胎盘

也可能形成微小腔道 (Ash, 2007)。

剖宫产瘢痕妊娠与种植部位较低的宫腔内妊娠鉴别诊断比较困难,研究者可通过超声影像学表现加以区分 (Jurkovic, 2003; Moschos, 2008a)。Godin 在 1997 年指出,诊断剖宫产瘢痕妊娠必须满足以下 4 项超声诊断标准:①宫腔中无妊娠囊;②宫颈管中无妊娠囊;③妊娠囊位于子宫峡部前壁;④膀胱壁与妊娠囊间缺乏正常子宫肌层。

目前 CSP 尚无标准的治疗方案,但可选择全身应用或局部注射甲氨蝶呤,也可单独用药或联合吸刮术或宫腔镜切除术 (Shen, 2012; Timor-Tritsch,

2012; Yang, 2010)。另一种方法为子宫峡部切除双层缝合术,可由开腹、腹腔镜或机器人手术完成 (Hudecek, 2014)。无论哪种治疗方式,均可选择子宫动脉栓塞术作为辅助治疗,以减少出血 (Zhuang, 2009)。多数情况下患者可保留子宫,必要时也可选择子宫切除术 (Sadeghi, 2010)。

## 十二、其他部位异位妊娠

腹腔妊娠是指受精卵着床于腹腔,除外输卵管、卵巢或宫旁韧带种植。这种情况很罕见,发生率为 1/10 000 ~ 1/25 000 例活产 (Atrash, 1987; Worley, 2008)。也有病例报告了极为罕见的异位胎盘植入部位,包括大网膜、脾、肝和腹膜后等 (Chin, 2010; Chopra, 2009; Gang, 2010; Martínez Varea, 2011)。在既往子宫切除的妇女中也有罕见的腹腔妊娠报道 (Fylstra, 2010)。据推测,精子可能通过阴道残端瘘口、脱垂的输卵管或次全子宫切除术后的宫颈残端进入腹腔并结合卵子。

## 十三、预防

异位妊娠的高危因素可变性大,因此较难预防其发生 (Butts, 2003)。输卵管病理因素是最常见的高危因素,盆腔炎性疾病在输卵管粘连和阻塞中最为常见,其中盆腔炎性疾病约一半为衣原体感染,因此需对无症状感染的高危人群进行特定的衣原体筛查。高危人群包括 25 岁以下性生活活跃或有高危因素的女性 (表 1-1)。瑞典的类似筛查结果表明,衣原体感染率和异位妊娠发病率均在稳步下降,尤其是在 20 ~ 24 岁女性中 (Cates, 1999; Egger, 1998)。

(甘 露 译 张 颖 审校)

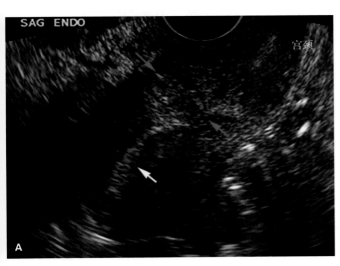

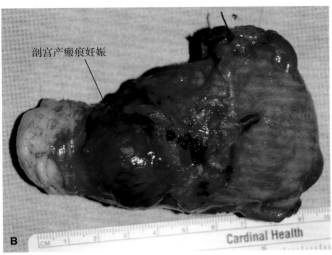

**图 7-12** 剖宫产瘢痕妊娠。**A.** 经阴道超声检查剖宫产瘢痕妊娠 (CSP) 矢状面。CSP 的超声诊断标准:宫腔内无妊娠囊,可见高亮强回声子宫内膜线(白色箭头);宫颈管中无妊娠囊(白色箭头);宫腔包块位于子宫峡部前壁(红色箭头)(Used with permission from Dr. Elysia Moschos.)。**B.** 剖宫产瘢痕妊娠子宫切除标本 (Used with permission from Dr. Sunil Balgobin.)

## 参考文献

al-Awwad MM, al Daham N, Eseet JS: Spontaneous unruptured bilateral ectopic pregnancy: conservative tubal surgery. Obstet Gynecol Surv 54:543, 1999

Alexander JM, Rouse DJ, Varner E, et al: Treatment of the small unruptured ectopic pregnancy: a cost analysis of methotrexate versus laparoscopy. Obstet Gynecol 88:123, 1996

Alleyassin A, Khademi A, Aghahosseini M, et al: Comparison of success rates in the medical management of ectopic pregnancy with single-dose and multiple-dose administration of methotrexate: a prospective, randomized clinical trial. Fertil Steril 85(6):1661, 2006

American College of Obstetricians and Gynecologists: Medical management of ectopic pregnancy. Practice Bulletin No. 94, 2008, Reaffirmed 2014

American Society for Reproductive Medicine: Medical treatment of ectopic pregnancy: a committee opinion. Fertil Steril 100(3):638, 2013

Ankum WM, Mol BW, Van der Veen F, et al: Risk factors for ectopic pregnancy: a meta-analysis. Fertil Steril 65:1093, 1996

Arleo EK, DeFilippis EM: Cornual, interstitial, and angular pregnancies: clarifying the terms and a review of the literature. Clin Imaging 38(6):763, 2014

Ash A, Smith A, Maxwell D: Caesarean scar pregnancy. BJOG 114(3):253, 2007

Atrash HK, Friede A, Hogue CJ: Abdominal pregnancy in the United States: frequency and maternal mortality. Obstet Gynecol 69:333, 1987

Atri M: Ectopic pregnancy versus corpus luteum cyst revisited: best Doppler predictors. J Ultrasound Med 22:1181, 2003

Barak S, Oettinger M, Perri A, et al: Frozen section examination of endometrial curettings in the diagnosis of ectopic pregnancy. Acta Obstet Gynecol Scand 84:43, 2005

Barnhart K, Hummel AC, Sammel MD, et al: Use of "2-dose" regimen of methotrexate to treat ectopic pregnancy. Fertil Steril 87(2):250, 2007

Barnhart K, Sammel MD, Chung K, et al: Decline of serum human chorionic gonadotropin and spontaneous complete abortion: defining the normal curve. Obstet Gynecol 104:975, 2004

Barnhart K, van Mello NM, Bourne T, et al: Pregnancy of unknown location: a consensus statement of nomenclature, definitions, and outcome. Fertil Steril 95(3):857, 2011

Barnhart KT, Gosman G, Ashby R, et al: The medical management of ectopic pregnancy: a meta-analysis comparing "single dose" and "multidose" regimens. Obstet Gynecol 101:778, 2003a

Barnhart KT, Gracia CR, Reindl B, et al: Usefulness of Pipelle endometrial biopsy in the diagnosis of women at risk for ectopic pregnancy. Am J Obstet Gynecol 188:906, 2003b

Barnhart KT, Katz I, Hummel A, et al: Presumed diagnosis of ectopic pregnancy. Obstet Gynecol 100:505, 2002

Barnhart KT, Rinaudo P, Hummel A, et al: Acute and chronic presentation of ectopic pregnancy may be two clinical entities. Fertil Steril 80:1345, 2003c

Barnhart KT, Sammel MD, Gracia CR, et al: Risk factors for ectopic pregnancy in women with symptomatic first-trimester pregnancies. Fertil Steril 86(1):36, 2006

Barnhart KT, Simhan H, Kamelle SA: Diagnostic accuracy of ultrasound above and below the beta-hCG discriminatory zone. Obstet Gynecol 94:583, 1999

Bernstein HB, Thrall MM, Clark WB: Expectant management of intramural ectopic pregnancy. Obstet Gynecol 97:826, 2001

Birkhahn RH, Gaeta TJ, Van Deusen SK, et al: The ability of traditional vital signs and shock index to identify ruptured ectopic pregnancy. Am J Obstet Gynecol 189:1293, 2003

Bouyer J, Coste J, Fernandez H, et al: Sites of ectopic pregnancy: a 10 year population-based study of 1800 cases. Hum Reprod 17:3224, 2002

Bouyer J, Coste J, Shojaei T, et al: Risk factors for ectopic pregnancy: a comprehensive analysis based on a large case-control, population-based study in France. Am J Epidemiol 157:185, 2003

Branney SW, Wolfe RE, Moore EE, et al: Quantitative sensitivity of ultrasound in detecting free intraperitoneal fluid. J Trauma 40(6):1052, 1995

Brown DL, Doubilet PM: Transvaginal sonography for diagnosing ectopic pregnancy: positivity criteria and performance characteristics. J Ultrasound Med 13:259, 1994

Brown DL, Felker RE, Stovall TG, et al: Serial endovaginal sonography of ectopic pregnancies treated with methotrexate. Obstet Gynecol 77:406, 1991

Bucella D, Buxant F, Anaf V, et al: Omental trophoblastic implants after surgical management of ectopic pregnancy. Arch Gynecol Obstet 280(1):115, 2009

Burry KA, Thurmond AS, Suby-Long TD, et al: Transvaginal ultrasonographic findings in surgically verified ectopic pregnancy. Am J Obstet Gynecol 168:1796, 1993

Buster JE, Pisarska MD: Medical management of ectopic pregnancy. Clin Obstet Gynecol 42:23, 1999

Butts S, Sammel M, Hummel A, et al: Risk factors and clinical features of recurrent ectopic pregnancy: a case control study. Fertil Steril 80:1340, 2003

Cates W Jr: Chlamydial infections and the risk of ectopic pregnancy. JAMA 281:117, 1999

Chin PS, Wee HY, Chern BS: Laparoscopic management of primary hepatic pregnancy. Aust N Z J Obstet Gynaecol 50(1):95, 2010

Chopra S, Keepanasseril A, Suri V, et al: Primary omental pregnancy: case report and review of literature. Arch Gynecol Obstet 279(4):441, 2009

Chung K, Chandavarkar U, Opper N, et al: Reevaluating the role of dilation and curettage in the diagnosis of pregnancy of unknown location. Fertil Steril 96(3):659, 2011

Cipullo L, Cassese S, Fasolino MC, et al: Cervical pregnancy: a case series and a review of current clinical practice. Eur J Contracept Reprod Health Care 13(3):313, 2008

Cohen A, Almog B, Satel A, et al: Laparoscopy versus laparotomy in the management of ectopic pregnancy with massive hemoperitoneum. Int J Gynaecol Obstet 123(2):139, 2013

Cohen A, Bibi G, Almog B, Tsafrir Z, et al: Second-dose methotrexate in ectopic pregnancies: the role of beta human chorionic gonadotropin. Fertil Steril 102(6):1646, 2014

Cole T, Corlett RC Jr: Chronic ectopic pregnancy. Obstet Gynecol 59(1):63, 1982

Comstock C, Huston K, Lee W: The ultrasonographic appearance of ovarian ectopic pregnancies. Obstet Gynecol 105:42, 2005

Condous G, Okaro E, Khalid A, et al: The accuracy of transvaginal ultrasonography for the diagnosis of ectopic pregnancy prior to surgery. Hum Reprod 20(5):1404, 2005

Connolly A, Ryan DH, Stuebe AM, et al: Reevaluation of discriminatory and threshold levels for serum β-hCG in early pregnancy. Obstet Gynecol 121(1):65, 2013

Coste J, Fernandez H, Joye N, et al: Role of chromosome abnormalities in ectopic pregnancy. Fertil Steril 74:1259, 2000

Creanga AA, Shapiro-Mendoza CK, Bish CL, et al: Trends in ectopic pregnancy mortality in the United States: 1980–2007. Obstet Gynecol 117(4):837, 2011

Cunningham FG, Leveno KJ, Bloom SL (eds): Ectopic pregnancy. In Williams Obstetrics, 24th ed. New York, McGraw-Hill Education, 2014

Dashefsky SM, Lyons EA, Levi CS, et al: Suspected ectopic pregnancy: endovaginal and transvesical US. Radiology 169:181, 1988

Davis LB, Lathi RB, Milki AA, et al: Transvaginal ligation of the cervical branches of the uterine artery and injection of vasopressin in a cervical pregnancy as an initial step to controlling hemorrhage: a case report. J Reprod Med 53(5):365, 2008

De La Vega GA, Avery C, Nemiroff, et al: Treatment of early cervical pregnancy with cerclage, carboprost, curettage, and balloon tamponade. Obstet Gynecol 109(2 Pt 2):505, 2007

Deruelle P, Lucot JP, Lions C, et al: Management of interstitial pregnancy using selective uterine artery embolization. Obstet Gynecol 106:1165, 2005

Dixon RE, Hwang SJ, Hennig GW, et al: *Chlamydia* infection causes loss of pacemaker cells and inhibits oocyte transport in the mouse oviduct. Biol Reprod 80(4):665, 2009

Dudley PS, Heard MJ, Sangi-Haghpeykar H, et al: Characterizing ectopic pregnancies that rupture despite treatment with methotrexate. Fertil Steril 82(5):1374, 2004

Egger M, Low N, Smith GD, et al: Screening for chlamydial infections and the risk of ectopic pregnancy in a county in Sweden: ecological analysis. BMJ 316:1776, 1998

Elson J, Tailor A, Banerjee S, et al: Expectant management of tubal ectopic pregnancy: prediction of successful outcome using decision tree analysis. Ultrasound Obstet Gynecol 23:552, 2004

Erol O, Suren D, Unal B, et al: Significance of trophoblastic infiltration into the tubal wall in ampullary pregnancy. Int J Surg Pathol 23(4):271, 2015

Fang C, Huang R, Wei LN, et al: Frozen-thawed day 5 blastocyst transfer is associated with a lower risk of ectopic pregnancy than day 3 transfer and fresh transfer. Fertil Steril 103(3):655, 2015

Fernandez H, Capmas P, Lucot JP, et al: Fertility after ectopic pregnancy: the DEMETER randomized trial. Human Reprod 28(5):1247, 2013

Fernandez H, Pauthier S, Doumerc S, et al: Ultrasound-guided injection of methotrexate versus laparoscopic salpingotomy in ectopic pregnancy. Fertil Steril 63:25, 1995

Fernandez H, Yves Vincent SC, Pauthier S, et al: Randomized trial of conservative laparoscopic treatment and methotrexate administration in ectopic pregnancy and subsequent fertility. Hum Reprod 13:3239, 1998

Fylstra DL: Ectopic pregnancy after hysterectomy: a review and insight into etiology and prevention. Fertil Steril 94(2):431, 2010

Gang G, Yudong Y, Zhang G: Successful laparoscopic management of early splenic pregnancy: case report and review of literature. J Minim Invasive Gynecol 17(6):794, 2010

Ginsburg ES, Frates MC, Rein MS, et al: Early diagnosis and treatment of cervical pregnancy in an in vitro fertilization program. Fertil Steril 61:966, 1994

Gjelland K, Hordnes K, Tjugum J, et al: Treatment of ectopic pregnancy by local injection of hypertonic glucose: a randomized trial comparing administration guided by transvaginal ultrasound or laparoscopy. Acta Obstet Gynecol Scand 74:629, 1995

Glezerman M, Press F, Carpman M: Culdocentesis is an obsolete diagnostic tool in suspected ectopic pregnancy. Arch Gynecol Obstet 252:5, 1992

Godin PA, Bassil S, Donnez J: An ectopic pregnancy developing in a previous caesarian section scar. Fertil Steril 67:398, 1997

Goldner TE, Lawson HW, Xia Z, et al: Surveillance for ectopic pregnancy—United States, 1970–1989. MMWR 42:73, 1993

Gracia CR, Barnhart KT: Diagnosing ectopic pregnancy: decision analysis comparing six strategies. Obstet Gynecol 97:464, 2001

Graczykowski JW, Mishell DR Jr: Methotrexate prophylaxis for persistent ectopic pregnancy after conservative treatment by salpingostomy. Obstet Gynecol 89:118, 1997

Graczykowski JW, Seifer DB: Diagnosis of acute and persistent ectopic pregnancy. Clin Obstet Gynecol 42:9, 1999

Guha S, Ayim F, Ludlow J, et al: Triaging pregnancies of unknown location: the performance of protocols based on single serum progesterone or repeated serum hCG levels. Human Reprod 29(5):938, 2014

Gungorduk K, Asicioglu O, Yildirim G, et al: Comparison of single-dose and two-dose methotrexate protocols for the treatment of unruptured ectopic pregnancy. J Obstet Gynaecol 31(4):330, 2011

Gurel S, Sarikaya B, Gurel K, et al: Role of sonography in the diagnosis of ectopic pregnancy. J Clin Ultrasound 35(9):509, 2007

Hajenius PJ, Engelsbel S, Mol BW, et al: Randomised trial of systemic methotrexate versus laparoscopic salpingostomy in tubal pregnancy. Lancet 350:774, 1997

Hammoud AO, Hammoud I, Bujold E, et al: The role of sonographic endometrial patterns and endometrial thickness in the differential diagnosis of ectopic pregnancy. Am J Obstet Gynecol 192:1370, 2005

Heinemann K, Reed S, Moehner S, et al: Comparative contraceptive effectiveness of levonorgestrel-releasing and copper intrauterine devices: the European Active Surveillance Study for Intrauterine Devices. Contraception 91(4):280, 2015

Hiersch L, Krissi H, Ashwal E, et al: Effectiveness of medical treatment with methotrexate for interstitial pregnancy. Aust N Z J Obstet Gynaecol 54(6):576, 2014

Hillis SD, Owens LM, Marchbanks PA, et al: Recurrent chlamydial infections increase the risks of hospitalization for ectopic pregnancy and pelvic inflammatory disease. Am J Obstet Gynecol 176:103, 1997

Hirakawa M, Tajima T, Yoshimitsu K, et al: Uterine artery embolization along with the administration of methotrexate for cervical ectopic pregnancy: technical and clinical outcomes. AJR 192(6):1601, 2009

Hoover KW, Tao G, Kent CK: Trends in the diagnosis and treatment of ectopic pregnancy in the United States. Obstet Gynecol 115(3):495, 2010

Horne AW, Phillips JA III, Kane N, et al: CB1 expression is attenuated in fallopian tube and decidua of women with ectopic pregnancy. PLoS One 3(12):e3969, 2008

Huang B, Hu D, Qian K, et al: Is frozen embryo transfer cycle associated with a significantly lower incidence of ectopic pregnancy? An analysis of more than 30,000 cycles. Fertil Steril 102(5):1345, 2014

Hudecek R, Felsingerova Z, Felsinger M, et al: Laparoscopic treatment of cesarean scar ectopic pregnancy. J Gynecol Surg 30(5):309, 2014

Hung TH, Jeng CJ, Yang YC, et al: Treatment of cervical pregnancy with methotrexate. Int J Gynaecol Obstet 53:243, 1996

Isaacs JD Jr, McGehee RP, Cowan BD: Life-threatening neutropenia following methotrexate treatment of ectopic pregnancy: a report of two cases. Obstet Gynecol 88:694, 1996

Jansen RP, Elliott PM: Angular intrauterine pregnancy. Obstet Gynecol 58(2):167, 1981

Jeng CJ, Ko ML, Shen J: Transvaginal ultrasound-guided treatment of cervical pregnancy. Obstet Gynecol 109(5):1076, 2007

Jermy K, Thomas J, Doo A, et al: The conservative management of interstitial pregnancy. BJOG 111:1283, 2004

Job-Spira N, Fernandez H, Bouyer J, et al: Ruptured tubal ectopic pregnancy: risk factors and reproductive outcome: results of a population-based study in France. Am J Obstet Gynecol 180:938, 1999

Jurkovic D, Hillaby K, Woelfer B, et al: First-trimester diagnosis and management of pregnancies implanted into the lower uterine segment cesarean section scar. Ultrasound Obstet Gynecol 21(3):220, 2003

Kadar N, DeCherney AH, Romero R: Receiver operating characteristic (ROC) curve analysis of the relative efficacy of single and serial chorionic gonadotropin determinations in the early diagnosis of ectopic pregnancy. Fertil Steril 37:542, 1982

Kirk E, Condous G, Van Calster B, et al: A validation of the most commonly used protocol to predict the success of single-dose methotrexate in the treatment of ectopic pregnancy. Hum Reprod 22(3):858, 2007

Ko JK, Cheung VY: Time to revisit the human chorionic gonadotropin discriminatory level in the management of pregnancy of unknown location. J Ultrasound Med 33(3):465, 2014

Ko PC, Lo LM, Hsieh TT, et al: Twenty-one years of experience with ovarian ectopic pregnancy at one institution in Taiwan. Int J Gynaecol Obstet 119(2):154, 2012

Korhonen J, Stenman UH, Ylostalo P: Low-dose oral methotrexate with expectant management of ectopic pregnancy. Obstet Gynecol 88:775, 1996

Krag Moeller LB, Moeller C, Thomsen SG, et al: Success and spontaneous pregnancy rates following systemic methotrexate versus laparoscopic surgery for tubal pregnancies: a randomized trial. Acta Obstet Gynecol Scand 88(12):1331, 2009

Krissi H, Hiersch L, Stolovitch N, et al: Outcome, complications and future fertility in women treated with uterine artery embolization and methotrexate for non-tubal ectopic pregnancy. Eur J Obstet Gynecol Reprod Biol 182:172, 2014

Kung FT, Chang SY, Tsai YC, et al: Subsequent reproduction and obstetric outcome after methotrexate treatment of cervical pregnancy: a review of original literature and international collaborative follow-up. Hum Reprod 12:591, 1997

Kutluay L, Vicdan K, Turan C, et al: Tubal histopathology in ectopic pregnancies. Eur J Obstet Gynecol Reprod Biol 57:91, 1994

Lau S, Tulandi T: Conservative medical and surgical management of interstitial ectopic pregnancy. Fertil Steril 72:207, 1999

Lavie O, Boldes R, Neuman M, et al: Ultrasonographic "endometrial three-layer" pattern: a unique finding in ectopic pregnancy. J Clin Ultrasound 24(4):179, 1996

Levine D: Ectopic pregnancy. Radiology 245(2):385, 2007

Li C, Zhao WH, Meng CX, et al: Contraceptive use and the risk of ectopic pregnancy: a multi-center case-control study. PLoS One 9(12):e115031, 2014a

Li Y, Yang Y, He QZ, et al: Frozen section of uterine curetting in excluding the possibility of ectopic pregnancy—a clinicopathologic study of 715 cases. Clin Exp Obstet Gynecol 41(4):419, 2014b

Lim YH, Ng SP, Ng PH, et al: Laparoscopic salpingectomy in tubal pregnancy: prospective randomized trial using Endoloop versus electrocautery. J Obstet Gynaecol Res 33(6):855, 2007

Lipscomb GH: Medical therapy for ectopic pregnancy. Semin Reprod Med 25(2):93, 2007

Lipscomb GH, Bran D, McCord ML, et al: Analysis of three hundred fifteen ectopic pregnancies treated with single-dose methotrexate. Am J Obstet Gynecol 178:1354, 1998

Lipscomb GH, Givens VM, Meyer NL, et al: Comparison of multidose and single-dose methotrexate protocols for the treatment of ectopic pregnancy. Am J Obstet Gynecol 192:1844, 2005

Lipscomb GH, Gomez IG, Givens VM, et al: Yolk sac on transvaginal ultrasound as a prognostic indicator in the treatment of ectopic pregnancy with single-dose methotrexate. Am J Obstet Gynecol 200(3):338.e1, 2009

Lipscomb GH, McCord ML, Stovall TG, et al: Predictors of success of methotrexate treatment in women with tubal ectopic pregnancies. N Engl J Med 341:1974, 1999

Ljubin-Sternak S, Mestrovic T: *Chlamydia trachomatis* and genital mycoplasmas: pathogens with an impact on human reproductive health. J Pathog 2014:183167, 2014

Lopez HB, Micheelsen U, Berendtsen H, et al: Ectopic pregnancy and its associated endometrial changes. Gynecol Obstet Invest 38:104, 1994

Lundorff P, Thorburn J, Hahlin M, et al: Laparoscopic surgery in ectopic pregnancy. A randomized trial versus laparotomy. Acta Obstet Gynecol Scand 70:343, 1991

Malacova E, Kemp A, Hart R, et al: Long-term risk of ectopic pregnancy varies by method of tubal sterilization: a whole-population study. Fertil Steril 101(3):728, 2014

Martínez-Varea A, Hidalgo-Mora JJ, Payá V, et al: Retroperitoneal ectopic pregnancy after intrauterine insemination. Fertil Steril 95(7):2433.e1, 2011

Menon S, Collins J, Barnhart KT: Establishing a human chorionic gonadotropin cutoff to guide methotrexate treatment of ectopic pregnancy: a systematic review. Fertil Steril 87(3):481, 2007

Mesogitis S, Pilalis A, Daskalakis G, et al: Management of early viable cervical pregnancy. BJOG 112:409, 2005

Milad MP, Klein E, Kazer RR: Preoperative serum hCG level and intraoperative failure of laparoscopic linear salpingostomy for ectopic pregnancy. Obstet Gynecol 92:373, 1998

Moawad NS, Mahajan ST, Moniz MH, et al: Current diagnosis and treatment of interstitial pregnancy. Am J Obstet Gynecol 202(1):15, 2010

Mol BW, Lijmer JG, Ankum WM, et al: The accuracy of single serum progesterone measurement in the diagnosis of ectopic pregnancy: a meta-analysis. Hum Reprod 13:3220, 1998

Mol F, Mol BW, Ankum WM, et al: Current evidence on surgery, systemic methotrexate and expectant management in the treatment of tubal ectopic pregnancy: a systematic review and meta-analysis. Hum Reprod Update 14(4):309, 2008

Mol F, van Mello NM, Strandell A, et al: Salpingotomy versus salpingectomy in women with tubal pregnancy (ESEP study): an open-label, multicentre, randomised controlled trial. Lancet 383(9927):1483, 2014

Moschos E, Sreenarasimhaiah S, Twickler DM: First-trimester diagnosis of cesarean scar ectopic pregnancy. J Clin Ultrasound 36(8):504, 2008a

Moschos E, Twickler DM: Endometrial thickness predicts intrauterine pregnancy in patients with pregnancy of unknown location. Ultrasound Obstet Gynecol 32(7):929, 2008b

Murphy AA, Nager CW, Wujek JJ, et al: Operative laparoscopy versus laparotomy for the management of ectopic pregnancy: a prospective trial. Fertil Steril 57:1180, 1992

Nakao Y, Yokoyama M, Iwasaka T: Uterine artery embolization followed by dilation and curettage for cervical pregnancy. Obstet Gynecol 111(2 Pt 2):505, 2008

Natale A, Candiani M, Merlo D, et al: Human chorionic gonadotropin level as a predictor of trophoblastic infiltration into the tubal wall in ectopic pregnancy: a blinded study. Fertil Steril 79:981, 2003

Nieuwkerk PT, Hajenius PJ, Ankum WM, et al: Systemic methotrexate therapy versus laparoscopic salpingostomy in patients with tubal pregnancy. Part I. Impact on patients' health-related quality of life. Fertil Steril 70:511, 1998

Nowak-Markwitz E, Michalak M, Olejnik M, et al: Cutoff value of human chorionic gonadotropin in relation to the number of methotrexate cycles in the successful treatment of ectopic pregnancy. Fertil Steril 92(4):1203, 2009

Nurmohamed L, Moretti ME, Schechter T, et al: Outcome following high-dose methotrexate in pregnancies misdiagnosed as ectopic. Am J Obstet Gynecol 205(6):533.e1, 2011

Nyberg DA, Hughes MP, Mack LA, et al: Extrauterine findings of ectopic pregnancy of transvaginal US: importance of echogenic fluid. Radiology 178:823, 1991

Paul M, Schaff E, Nichols M: The roles of clinical assessment, human chorionic gonadotropin assays, and ultrasonography in medical abortion practice. Am J Obstet Gynecol 183:S34, 2000

Pattinson HA, Dunphy BC, Wood S, et al: Cervical pregnancy following in vitro fertilization: evacuation after uterine artery embolization with subsequent successful intrauterine pregnancy. Aust N Z J Obstet Gynaecol 34:492, 1994

Pellerito JS, Taylor KJ, Quedens-Case C, et al: Ectopic pregnancy: evaluation with endovaginal color flow imaging. Radiology 193(2):407, 1992

Perkins KM, Boulet SL, Kissin DM, et al: Risk of ectopic pregnancy associated with assisted reproductive technology in the United States, 2001–2011. Obstet Gynecol 125(1):70, 2015

Pisarska MD, Carson SA: Incidence and risk factors for ectopic pregnancy. Clin Obstet Gynecol 42:2, 1999

Polena V, Huchon C, Varas Ramos C, et al: Non-invasive tools for the diagnosis of potentially life-threatening gynaecological emergencies: a systematic review. PLoS One 10(2):e0114189, 2015

Revel A, Ophir I, Koler M, et al: Changing etiology of tubal pregnancy following IVP. Hum Reprod 23(6):1372, 2008

Ries A, Singson P, Bidus M, et al: Use of the endometrial pipelle in the diagnosis of early abnormal gestations. Fertil Steril 74:593, 2000

Rodgerson JD, Heegaard WG, Plummer D, et al: Emergency department right upper quadrant ultrasound is associated with a reduced time to diagnosis and treatment of ruptured ectopic pregnancies. Acad Emerg Med 8(4):331, 2001

Rozenberg P, Chevret S, Camus E, et al: Medical treatment of ectopic pregnancies: a randomized clinical trial comparing methotrexate-mifepristone and methotrexate-placebo. Hum Reprod 18:1802, 2003

Rulin MC: Is salpingostomy the surgical treatment of choice for unruptured tubal pregnancy? Obstet Gynecol 86:1010, 1995

Sadeghi H, Rutherford T, Rackow BW: Cesarean scar ectopic pregnancy: case series and review of the literature. Am J Perinatol 27(2):111, 2010

Sagiv R, Debby A, Sadan O, et al: Laparoscopic surgery for extrauterine pregnancy in hemodynamically unstable patients. J Am Assoc Gynecol Laparosc 8:529, 2001

Sanz LE, Verosko J: Hysteroscopic management of cornual ectopic pregnancy. Obstet Gynecol 99:941, 2002

Saraiya M, Berg CJ, Kendrick JS, et al: Cigarette smoking as a risk factor for ectopic pregnancy. Am J Obstet Gynecol 178:493, 1998

Seeber BE, Sammel MD, Guo W, et al: Application of redefined human chorionic gonadotropin curves for the diagnosis of women at risk for ectopic pregnancy. Fertil Steril 86(2):454, 2006

Senterman M, Jibodh R, Tulandi T: Histopathologic study of ampullary and isthmic tubal ectopic pregnancy. Am J Obstet Gynecol 159:939, 1988

Shalev E, Peleg D, Tsabari A, et al: Spontaneous resolution of ectopic tubal pregnancy: natural history. Fertil Steril 63:15, 1995

Shaunik A, Kulp J, Appleby DH, et al: Utility of dilation and curettage in the diagnosis of pregnancy of unknown location. Am J Obstet Gynecol 204(2):130.e1, 2011

Shaw JL, Dey SK, Critchley HO, et al: Current knowledge of the aetiology of human tubal ectopic pregnancy. Hum Reprod Update 16(4):432, 2010

Shen L, Tan A, Zhu H: Bilateral uterine artery chemoembolization with methotrexate for cesarean scar pregnancy. Am J Obstet Gynecol 207(5):386.e1, 2012

Singh N, Tripathi R, Mala Y, et al: Diagnostic dilemma in cornual pregnancy—3D ultrasonography may aid!! J Clin Diagn Res 9(1):QD12, 2015

Skjeldestad FE, Hadgu A, Eriksson N: Epidemiology of repeat ectopic pregnancy: a population-based prospective cohort study. Obstet Gynecol 91:129, 1998

Sowter M, Farquhar C: Changing face of ectopic pregnancy. Each centre should validate diagnostic algorithms for its own patients. BMJ 315:1312, 1997

Spandorfer SD, Menzin AW, Barnhart KT, et al: Efficacy of frozen-section evaluation of uterine curettings in the diagnosis of ectopic pregnancy. Am J Obstet Gynecol 175:603, 1996

Spandorfer SD, Sawin SW, Benjamin I, et al: Postoperative day 1 serum human chorionic gonadotropin level as a predictor of persistent ectopic pregnancy after conservative surgical management. Fertil Steril 68:430, 1997

Spiegelberg O: Zur Casuistic der Ovarialschwangerschaft. Arch Gynaekol 13:73, 1878

Stovall TG, Ling FW: Single-dose methotrexate: an expanded clinical trial. Am J Obstet Gynecol 168:1759, 1993

Stovall TG, Ling FW, Andersen RN, et al: Improved sensitivity and specificity of a single measurement of serum progesterone over serial quantitative beta-human chorionic gonadotrophin in screening for ectopic pregnancy. Hum Reprod 7:723, 1992

Straka M, Zeringue E, Goldman M: A rare drug reaction to methotrexate after treatment for ectopic pregnancy. Obstet Gynecol 103:1047, 2004

Strandell A, Thorburn J, Hamberger L: Risk factors for ectopic pregnancy in assisted reproduction. Fertil Steril 71:282, 1999

Stulberg DB, Cain LR, Dahlquist I, et al: Ectopic pregnancy rates and racial disparities in the Medicaid population, 2004–2008. Fertil Steril 102(6):1671, 2014

Swire MN, Castro-Aragon I, Levine D: Various sonographic appearances of the hemorrhagic corpus luteum cyst. Ultrasound Q 20:45, 2004

Tal J, Haddad S, Gordon N, et al: Heterotopic pregnancy after ovulation induction and assisted reproductive technologies: a literature review from 1971 to 1993. Fertil Steril 66:1, 1996

Talbot P, Riveles K: Smoking and reproduction: the oviduct as a target of cigarette smoke. Reprod Biol Endocrinol 3:52, 2005

Tanaka Y, Mimura K, Kanagawa T, et al: Three-dimensional sonography in the differential diagnosis of interstitial, angular, and intrauterine pregnancies in a septate uterus. J Ultrasound Med 33(11):2031, 2014

Thurman AR, Cornelius M, Korte JE, et al: An alternative monitoring protocol for single-dose methotrexate therapy in ectopic pregnancy. Am J Obstet Gynecol 202(2):139.e1, 2010

Timor-Tritsch IE, Monteagudo A, Santos R, et al: The diagnosis, treatment, and follow-up of cesarean scar pregnancy. Am J Obstet Gynecol 207(1):44.e1, 2012

Toth M, Patton DL, Campbell LA, et al: Detection of chlamydial antigenic material in ovarian, prostatic, ectopic pregnancy and semen samples of culture-negative subjects. Am J Reprod Immunol 43:218, 2000

Trambert JJ, Einstein MH, Banks E, et al: Uterine artery embolization in the management of vaginal bleeding from cervical pregnancy: a case series. J Reprod Med 50:844, 2005

Trio D, Strobelt N, Picciolo C, et al: Prognostic factors for successful expectant management of ectopic pregnancy. Fertil Steril 63:469, 1995

Trojano G, Colafiglio G, Saliani N, et al: Successful management of a cervical twin pregnancy: neoadjuvant systemic methotrexate and prophylactic high cervical cerclage before curettage. Fertil Steril 91(3):935.e17, 2009

Tulandi T, Al Jaroudi D: Interstitial pregnancy: results generated from the Society of Reproductive Surgeons Registry. Obstet Gynecol 103:47, 2004

Tulandi T, Hemmings R, Khalifa F: Rupture of ectopic pregnancy in women with low and declining serum beta-human chorionic gonadotropin concentrations. Fertil Steril 56:786, 1991

Uğur M, Turan C, Vicdan K, et al: Chronic ectopic pregnancy: a clinical analysis of 62 cases. Aust N Z J Obstet Gynaecol 36(2):186, 1996

Ushakov FB, Elchalal U, Aceman PJ, et al: Cervical pregnancy: past and future. Obstet Gynecol Surv 52:45, 1997

Van Den Eeden SK, Shan J, Bruce C, et al: Ectopic pregnancy rate and treatment utilization in a large managed care organization. Obstet Gynecol 105:1052, 2005

Van Voorhis BJ: Outcomes from assisted reproductive technology. Obstet Gynecol 107:183, 2006

Verma U, Goharkhay N: Conservative management of cervical ectopic pregnancy. Fertil Steril 91(3):671, 2009

Vermesh M, Graczykowski JW, Sauer MV: Reevaluation of the role of culdocentesis in the management of ectopic pregnancy. Am J Obstet Gynecol 162:411, 1990

Vermesh M, Silva PD, Rosen GF, et al: Management of unruptured ectopic gestation by linear salpingostomy: a prospective, randomized clinical trial of laparoscopy versus laparotomy. Obstet Gynecol 73:400, 1989

Warkany J: Aminopterin and methotrexate: folic acid deficiency. Teratology 17:353, 1978

Waylen AL, Metwally M, Jones GL, et al: Effects of cigarette smoking upon clinical outcomes of assisted reproduction: a meta-analysis. Human Reprod Update 15(1):31, 2009

Worley KC, Hnat MD, Cunningham FG: Advanced extrauterine pregnancy: diagnostic and therapeutic challenges. Am J Obstet Gynecol 198:297e1, 2008

Yang XY, Yu H, Li KM, et al: Uterine artery embolisation combined with local methotrexate for treatment of caesarean scar pregnancy. BJOG 117(8):990, 2010

Yeko TR, Mayer JC, Parsons AK, et al: A prospective series of unruptured ectopic pregnancies treated by tubal injection with hyperosmolar glucose. Obstet Gynecol 85:265, 1995

Zee J, Sammel MD, Chung K, et al: Ectopic pregnancy prediction in women with a pregnancy of unknown location: data beyond 48 h are necessary. Human Reprod 29(3):441, 2014

Zhang X, Liu X, Fan H: Interstitial pregnancy and transcervical curettage. Obstet Gynecol 104(2):1193, 2004

Zhuang Y, Huang L: Uterine artery embolization compared with methotrexate for the management of pregnancy implanted within a cesarean scar. Am J Obstet Gynecol 201(2):152.e1, 2009

## 第八章

# 异常子宫出血

## 一、定义

异常子宫出血（abnormal uterine bleeding，AUB）可有各种不同的临床表现，相关描述性术语已更新为标准化命名（Munro，2011）。例如，月经过多（heavy menstrual bleeding，HMB）既往又称之 menorrhagia，是指月经期延长或者月经量增多。具体而言，月经期超过 7 天或者月经量超过 80 ml 即可诊断为月经过多。经间期出血（intermenstrual bleeding）替代了子宫不规则出血（metrorrhagia）。通常情况下，患者往往会同时出现上述两种类型的出血。在描述激素治疗过程中发生的经间期出血时，突破性子宫出血（breakthrough bleeding）是一种非正式的术语。此外，部分患者可表现为月经过少（hypomenorrhea），即月经量减少或者月经期缩短。女性正常的月经周期为 28±7 天。月经周期超过 35 天定义为月经稀发（oligomenorrhea）。因孕激素水平突然下降而引起的子宫内膜剥脱出血定义为撤退性出血（withdrawal bleeding）。此外，因阴道性行为引起的出血定义为性交后出血（postcoital bleeding）。

在临床应用中，月经过多（HMB）的评估方法存在一定的局限性。研究表明，患者实际失血情况与目前临床应用的客观测量指标之间缺乏确切的相关性（Chimbira，1980b）。因而，有学者对客观评价月经失血量的方法进行研究。例如，Hallberg 等（1966）使用氢氧化钠将卫生巾月经血中的血红蛋白提取出来，进一步将血红蛋白转化为血红素，通过分光光度计对血红素的含量进行测量，间接反映月经失血量。但这种方法在临床应用中的局限性显而易见。

其他用于评价月经失血情况的指标包括血红蛋白含量及红细胞压积。当患者血红蛋白浓度低于 12 g/dl 时，高度提示月经过多（HMB）。但在临床应用中，血红蛋白浓度正常者并不能完全除外月经过多，因为部分月经过多的女性患者虽然临床症状明显，但血红蛋白浓度并未出现异常变化。

另一种评估月经失血量的方法是通过对患者月经期所使用的卫生棉垫或者卫生棉条的类型及具体数量进行评估。Warner 等（2004）发现：月经过多与患者更换卫生棉垫的频率（每 3 小时一次）和卫生棉垫上直径超过 1 英寸的月经凝血块数量之间成正相关。学者们将这种方法进一步规范、标准化，即演变为目前临床上所应用的月经失血图（pictorial blood assessment chart，PBAC）（图 8-1）。根据这一方法的评分细则，患者需要每天准确记录其所使用的卫生棉垫或者卫生棉条的数量，以及月经血染的程度（分为轻度、中度或者完全血染）。具体分值意义如下：1 分表示卫生棉条轻度血染，5 分表示卫生棉条中度血染，10 分表示卫生棉条完全血染。而如果患者使用卫生棉垫，则根据上述评分方法，分别给予 1、5、20 分。小凝血块计 1 分，大凝血块计 5 分。统计每次月经的评分情况。一个月经周期总分超过 100 分提示患者月经失血量超过 80 ml（Higham，1990）。

月经日历也常常被用来评估异常子宫出血及其类

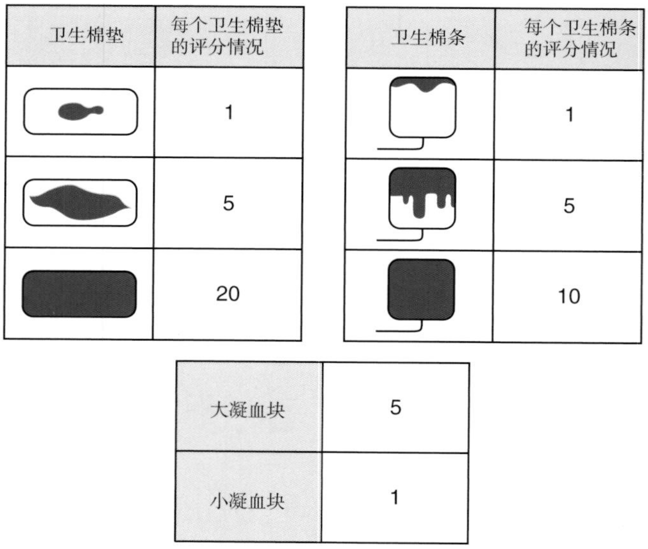

| 卫生棉垫 | 每个卫生棉垫的评分情况 |
|---|---|
|  | 1 |
|  | 5 |
|  | 20 |

| 卫生棉条 | 每个卫生棉条的评分情况 |
|---|---|
|  | 1 |
|  | 5 |
|  | 10 |

| 大凝血块 | 5 |
|---|---|
| 小凝血块 | 1 |

**图 8-1** PBAC 评分表。患者需要评估月经期间每块卫生用品的血染程度。计算每次月经的总分数。总分超过 100 分提示月经过多

型。患者需要记录一个月内月经的具体日期及具体经量情况。这些日历可用来辅助诊断异常子宫出血，并对治疗过程中子宫出血的改善情况具有指示意义。

## 二、发生率

异常子宫出血十分常见，病因包括解剖改变、激素功能障碍、感染、系统性疾病、药物和妊娠相关并发症（表 8-1）。因此，AUB 可以发生于各个年龄段的女性。其中年龄和生育状态是影响其发病率的主要因素。

月经初潮前出现异常阴道出血往往提示有病理情况的存在。在这一年龄组中，阴道是最常见的出血部位，而并非子宫。外阴阴道炎是最常见的病因，但皮肤病、新生物、外伤事故、性虐待或异物等也可能导致异常出血的发生。除阴道来源以外，出血也可能

**表 8-1　异常子宫出血的鉴别诊断**

**组织或器官的结构异常**
子宫—子宫肌瘤，子宫腺肌病，子宫内膜息肉，子宫内膜增生或子宫内膜癌，子宫肉瘤，AVM
宫颈—宫颈息肉，宫颈发育异常，或宫颈肿瘤
阴道—肿瘤
输卵管—肿瘤
卵巢—性索间质肿瘤
阴道，宫颈，或子宫内膜萎缩性病变
部分生殖道梗阻性疾病—先天性苗勒管缺陷，宫腔粘连
子宫内膜相关疾病

**排卵障碍**
HPO 轴发育不成熟或卵泡老化
甲状腺功能减退
高泌乳素血症—垂体或下丘脑病变
高雄激素血症—PCOS，CAH，库欣综合征 / 病
卵巢早衰

**妊娠相关**
植入，流产，异位妊娠，GTD

**外源性因素**
宫内节育器，异物，创伤
药物相关—类固醇激素，抗凝剂，导致高催乳素血症相关药物

**感染相关**
STD，TB，慢性子宫内膜炎，流产后或产后感染

**系统性疾病**
凝血功能障碍，肝衰竭或慢性肾衰竭，甲状腺功能亢进，肥胖

AVM = 动静脉畸形；CAH = 先天性肾上腺增生；GTD = 妊娠滋养细胞疾病；HPO = 下丘脑 - 垂体 - 卵巢轴；PCOS = 多囊卵巢综合征；STD = 性传播疾病；TB = 肺结核

来源于尿道，往往继发于尿道脱垂或者感染。而真正来源于子宫的出血通常是由于雌激素水平升高、性早熟、意外应用外源性雌激素和卵巢肿瘤引起。这些内容将在第十四章中深入讨论。

与育龄期女性相比，在青春期异常子宫出血的患者中，无排卵及凝血功能障碍所占的比例明显升高（Ahuja，2010），而良性或恶性肿瘤的发生率相对较低。需要强调的是，在这一年龄群患者中，其他可引起异常子宫出血的原因，如妊娠、性传播疾病和性虐待等亦不容忽视。

青春期后，下丘脑 - 垂体 - 卵巢轴（HPO）发育成熟，无排卵性子宫出血的发生率降低。随着性生活的增加，妊娠和性传播疾病引起的出血逐渐增多。随着年龄增长，子宫平滑肌瘤和子宫内膜息肉的发生率亦增加。因此，上述疾病导致的异常出血较为常见。

在围绝经期女性中，与青春期女性类似，该年龄群患者因下丘脑 - 垂体 - 卵巢轴功能紊乱导致的无排卵性子宫出血较为常见（第二十一章）。相比之下，与妊娠和性传播疾病相关的出血发生率降低。此外，随着年龄的增长，因良性和恶性肿瘤引起的异常子宫出血占比逐渐增加。

绝经后出血常由良性疾病引起，比如子宫内膜、阴道的萎缩或者子宫内膜息肉。即便如此，在绝经期女性中，恶性肿瘤，尤其是子宫内膜癌的发生率远远高于其他年龄群女性。其次，分泌雌激素的卵巢肿瘤也可导致子宫内膜增生，继而引起异常子宫出血的发生。同样，溃疡性外阴炎、阴道炎或者宫颈赘生物也可能是引起绝经期异常出血的原因。此外，输卵管肿瘤也可以子宫出血为主要临床表现，但这种情况相对少见。因此，绝经后女性出现异常子宫出血往往需要排除肿瘤相关疾病的可能。

## 三、病理生理学

子宫内膜由两部分组成：功能层和基底层（图8-2）。基底层位于功能层的下方，与子宫肌层直接相连，对激素反应不敏感。基底层作为储备资源，可在月经后使脱落的功能层再生。而功能层被覆于宫腔表面，随着月经周期发生特异性变化，最终在月经期脱落。在组织学上，功能层包括表面上皮及其下方的毛细血管丛。同时，功能层中还存在规律排列的间质和腺体，其间散在分布着白细胞。

子宫的血供主要来源于子宫动脉和卵巢动脉。其中，子宫动脉和卵巢动脉又分出弓状动脉供应子宫肌

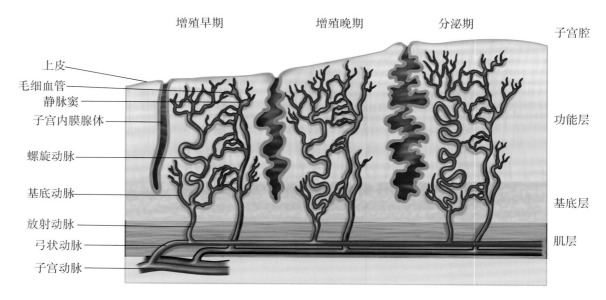

增殖早期    增殖晚期    分泌期    子宫腔

上皮
毛细血管
静脉窦
子宫内膜腺体    功能层
螺旋动脉
基底动脉    基底层
放射动脉
弓状动脉    肌层
子宫动脉

**图 8-2**    月经周期的不同阶段子宫内膜解剖变化

层。弓状动脉继而以直角发出放射动脉，向子宫内膜延伸（图 8-3）。在子宫内膜 - 肌层交界区，放射动脉分叉形成基底动脉和螺旋动脉。基底动脉供应子宫内膜基底层，对激素水平的变化不敏感。螺旋动脉主要营养子宫内膜功能层，并延伸终止于功能层上的毛细血管网。

在月经周期的终末阶段，孕激素水平下降，导致大量基质金属蛋白酶（lytic matrix metalloproteinases，

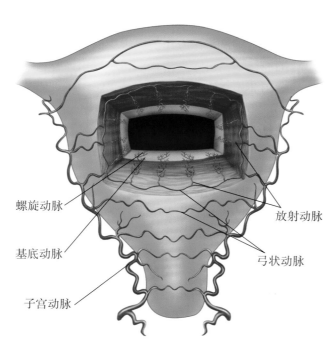

螺旋动脉

基底动脉

放射动脉

弓状动脉

子宫动脉

**图 8-3**    子宫血供图

MMP）释放。这些酶类物质可降解内膜功能层中的间质和血管结构。随后子宫内膜功能层剥脱、出血、形成了月经（Jabbour，2006）。在月经的初始阶段，主要通过血小板凝集和血栓形成来控制月经出血。此后，在血管收缩因子的调节下，残余的子宫动脉收缩、闭合进而控制出血（Ferenczy，2003）。

### 1. 诊断

**病史和体格检查**

异常子宫出血的诊断目标是排除妊娠或者肿瘤相关疾病、明确可能的潜在病理因素，进而制订适宜治疗方案。在对异常子宫出血的初步评估中，需要对患者的月经史进行全面、详细的采集。主要内容包括：月经初潮年龄、末次月经、避孕方式、出血时间及出血量。对于出血相关的症状，如发热、疲劳、肿胀、疼痛等也应直接进行评估。必须重视患者的用药史，一些药物，如非甾体类抗炎药（nonsteroidal antiinflammatory drugs，NSAIDs）、抗凝剂以及治疗高泌乳素血症相关药物等，均可引起药物相关性子宫出血（表 12-2）。此外，少量证据显示一些中草药制剂，如人参、大蒜、银杏、唐桂和圣约翰麦汁等，也会导致异常子宫出血（Cordier，2012）。

大多数妇科疾病并不总是表现出特定的出血模式，患者可能会出现月经过多或经间期出血，抑或二者皆有。因此，对患者而言，出血模式对明确潜在的出血原因价值有限，但可用于评估治疗效果。

在有疼痛症状的患者中，痛经常伴有生殖器官结构异常、感染和妊娠并发症所引起的异常出血。这是因为前列腺素在月经过多和痛经发生中均发挥作用。性交痛和非周期性疼痛在 AUB 患者中较少见，它们往往提示存在结构异常和感染性疾病。

全面采集病史后，进行详细的体格检查来寻找可能的病因。此外，通过体格检查，我们可以明确子宫出血的部位，因为阴道、直肠或者泌尿道出血往往临床表现相似。在没有活动性出血的情况下，诊断相对困难。在这种情况下，相对于全面的体格检查，大小便检查更有指导意义。

除体格检查外，血液分析检查、宫颈细胞学检查、超声（伴 / 不伴盐水灌注）、子宫内膜活检及宫腔镜检查是主要的辅助检查手段（图 8-4）。但许多情况下，在全面病史询问及体格检查后并非必须进行上述每项辅助检查，可根据患者具体病情、临床疑似诊断、现有可利用资源、和（或）工作人员培训等，酌情选择辅助检查手段。我们将在后面内容对各项辅助检查的适应证进行讨论。

### 2. 实验室检查

#### （1）人绒毛膜促性腺激素和血液学检查

流产、异位妊娠和葡萄胎均有可能会导致致命性的大出血。通过检测患者尿液或者血液中人绒毛膜促性腺激素 β 亚基（beta subunit of human chorionic gonadotropin，β-HCG）的水平可迅速排除妊娠相关的并发症。这适用于所有具有生育功能的育龄期女性。

此外，全血细胞计数检查可明确异常子宫出血患者是否存在贫血，并判断其失血的程度。对于慢性失血性贫血的患者，其红细胞检查提示小细胞低色素性贫血，具体表现为平均红细胞体积（mean corpuscular volume，MCV）、红细胞平均血红蛋白量（mean corpuscular hemoglobin，MCH）、平均红细胞血红蛋白浓度（mean corpuscular hemoglobin concentration，MCHC）这三个指标均降低。此外，因长期慢性失血而引起的典型缺铁性贫血患者，血小板计数可能增加。对于原因不明、重度贫血或者铁剂治疗无效的贫血患者，需要进一步进行铁实验。具体而言，缺铁性贫血患者血清铁蛋白降低、总血清铁降低，但总铁结合力升高。如后文所述，对于合并 HMB 且无其他明显病因的妇女和青少年患者，可以进行凝血功能障碍相关筛查。

#### （2）"涂片"检查与宫颈分泌物培养

宫颈炎常引起月经间期或者经后的点滴出血。因此，对宫颈分泌物生理盐水悬液或者"涂片"进行显微镜检查可以提供有价值的信息。在宫颈黏液脓性分泌物中，找到中性粒细胞（每高倍视野 > 30 个）和红细胞是宫颈炎的典型表现。在滴虫性阴道炎中，可找到活动的阴道毛滴虫。炎症宫颈进行取样时，很容易发生接触性出血。

黏液脓性宫颈炎、宫颈感染与沙眼衣原体和淋病奈瑟菌之间存在相关性（Brunham，1984）。因此，美国国家疾病预防控制中心（Centers for Disease Control and Prevention，CDC，2015）建议，对于存在黏液化脓性宫颈炎的患者，同时进行沙眼衣原体和淋病奈瑟菌的检测。即使没有典型分泌物，这些病原微生物仍可引起子宫内膜炎（Eckert，2004）。因此，对于存在明显阴道出血或者有阴道点滴出血的高危人群（表 1-1），均应进一步行沙眼衣原体和淋病奈瑟菌的筛查。最后，单纯疱疹病毒（herpes simplex virus，HSV）可导致宫颈广泛糜烂，亦可导致异常出血的发生（Paavonen，1988）。对于存在此类临床表现、而缺乏已知 HSV 病史的患者，直接的病毒培养或血清学检测可明确诊断。

#### （3）宫颈细胞学检查或宫颈活检

宫颈癌和子宫内膜癌均可引起异常出血。巴氏涂片往往可以发现这两种肿瘤存在的证据。异常出血最常见的细胞学检查异常为鳞状细胞病变，可能由宫颈炎、上皮内瘤变或者肿瘤引起。其次为非典型腺细胞或子宫内膜细胞。根据细胞学检查的结果，可进一步行阴道镜检查、宫颈管诊刮术和（或）子宫内膜活检术，具体内容将在第 29 章讨论。此外，明显肉眼可疑的阴道或宫颈病变往往可导致出血的发生，在这种情况下，我们可以直接用组织钳于病损部位取活检明确诊断。

#### （4）子宫内膜活检

##### 1）适应证

在异常出血的患者中，子宫内膜采样和组织学评估可识别感染或者肿瘤引起的病变，如子宫内膜增生或者子宫内膜癌。

80% ～ 90% 的子宫内膜癌患者可出现异常出血。随着年龄的增长，子宫内膜癌的发生率及风险不断增加，其中绝大多数患者为绝经后女性（National

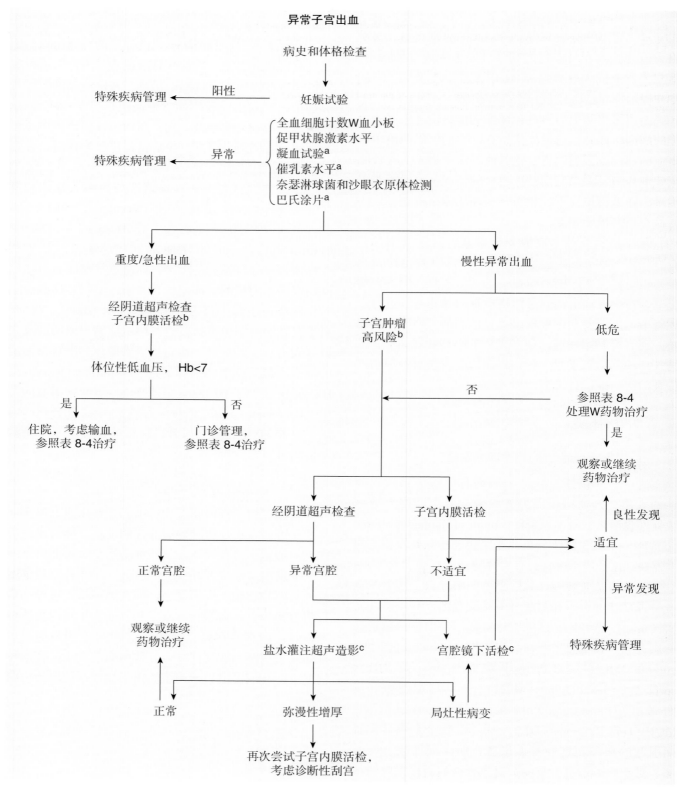

图 8-4 异常子宫出血患者子宫内膜病变的诊断流程图

a 数据资料从患者病史中获取

b 合并慢性无排卵、肥胖、年龄≥45 岁、应用他莫昔芬或者其他子宫内膜癌高危因素的患者

c 敏感性和特异性均具有可比性。一方或者双方可通过患者的特征和医生的偏好进行选择

Cancer Institute，2014）。因此，对于绝经后阴道出血的患者，建议行子宫内膜活检除外子宫内膜肿瘤的存在。在绝经前子宫内膜癌患者中，绝大多数合并肥胖和（或）慢性无排卵性疾病。因此，对于出现异常出血的肥胖和（或）慢性无排卵患者，需要除外子宫内膜肿瘤的存在。具体来讲，美国妇产科医师协会（American College of Obstetricians and Gynecologists，2012）建议对于年龄超过 45 岁的异常子宫出血患者，以及年龄低于 45 岁，但合并肥胖或多囊卵巢综合征（polycystic ovarian syndrome，PCOS）、药物治疗无效的异常子宫出血患者均需要对子宫内膜情况进行评估。

#### 2）活检方法

多年来，刮宫术（dilatation and curettage，D&C）是子宫内膜活检最常用的方法。但是，由于其存在手术风险、费用、术后疼痛和需要麻醉等问题，临床应用中逐渐出现了其他更适宜的替代方法。而且许多研究也证实：刮宫术存在取样不完全和病理遗漏的情况（Grimes，1982；Stock，1975）。

最初的取样器械是金属刮匙。研究发现使用金属刮匙所获取的内膜样本与子宫切除后获得的组织样本之间具有显著的正相关性（Stovall，1989）。因此，这种方式是一种适宜的内膜取样方法。但是，其主要缺点是患者不适以及罕见的手术并发症，如子宫穿孔和感染。

为减少子宫内膜取样方法的局限，一种灵活、质软的塑料取样器逐渐替代金属刮匙，应用于子宫内膜活检。研究发现这种塑料取样器所获得的内膜样本与采用刮宫术、子宫全切术及硬质金属刮匙所获取的内膜样本组织学结果相似（Stovall，1991）。此外，这种取样器还可减轻取样过程中患者的不适感。

育龄期患者应在除外妊娠的前提下进行子宫内膜取样。在放置 Pipelle 取样器的过程中，患者往往会发生痛性痉挛，这种情况可以通过口服非甾体抗炎药（NSAID）来缓解。对于部分敏感患者，使用 18 号导管缓慢经宫颈向宫腔内灌注 5ml 2% 利多卡因可明显降低取样过程中的疼痛感（Kosus，2014）。

在对患者进行充分的宣教和征得患者的知情同意后，将阴道窥器置入阴道，用医用消毒液，如聚维酮碘溶液充分消毒宫颈。通常情况下，需要借助单齿钩固定宫颈，以辅助 Pipelle 取样器通过宫颈外口进入宫腔。将单齿钩缓慢放置于宫颈前唇，缓慢钳夹以缓解患者的不适感。有研究表明宫颈局部麻醉即可缓解

患者不适感。例如，在操作前使用 10% 的利多卡因喷雾或者在放置单齿钩前 10 分钟使用 5% 利多卡因/普鲁卡因乳膏（EMLA 乳膏）（Davies，1997；Zullo，1999）。

在取样时，将 Pipelle 取样器向着宫底的方向插入，直至遇到阻力（图 8-5）。取样器上的刻度可以指示宫腔深度，将具体的宫腔深度记录在案。将 Pipelle 的内套管回抽，从而在圆筒内形成抽吸力。将 Pipelle 取样器拉回至宫颈外口水平，然后再返回置于宫底

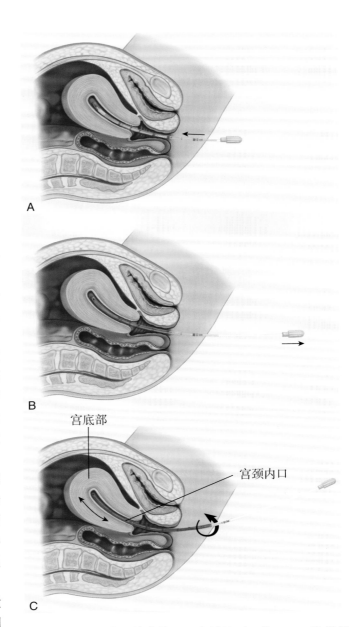

宫底部

宫颈内口

**图 8-5**　子宫内膜活检步骤。**A.** 在活检时，将 Pipelle 取样器自宫颈外口向宫底方向插入；**B.** 将 Pipelle 的内套管回抽，在圆筒内形成抽吸力；**C.** 将 Pipelle 取样器拉回至宫颈外口水平，然后再回到宫底部，如此反复几次。在前进和后退的过程中可轻轻旋转 Pipelle 取样器，以保证子宫内膜标本的完整采集

部，如此反复几次。在前进和后退的过程中可轻轻旋转 Pipelle 取样器，以保证子宫内膜标本的完整采集。对于极少数的患者，插入 Pipelle 取样器可能会引起迷走神经反应。一旦发生这种情况，必须立即停止操作，积极对症处理。

使用 Pipelle 取样器进行子宫内膜活检虽然具有上述优势，但还存在一定的缺陷。首先，取样所获取的组织不足以进行组织学评估，如子宫内膜萎缩，或者取样器不能通过宫颈管进入宫腔，这种情况的发生率大约为 28%（Smith-Bindman，1998）。其中，宫颈管狭窄和巨大的黏膜下子宫肌瘤是阻碍取样器进入宫腔的最常见原因。对子宫内膜评估不完全的患者，通常需要进一步行刮宫术、伴或不伴生理盐水灌注的阴道超声检查以及诊断性宫腔镜检查（Emanuel，1995）。其次，用 Pipelle 取样器进行子宫内膜活检的肿瘤漏诊率大约为 0.9%。因此，组织学结果阳性者足以确诊肿瘤，但组织学结果阴性者并不能完全除外恶性肿瘤的存在。所以，如果子宫内膜活检正常，但异常出血保守治疗无效或者高度怀疑子宫内膜癌时，进一步的诊断性检查非常必要。最后，对于病变局限的患者，如子宫内膜息肉，子宫内膜活检存在相当高的假阴性率。Svirsky 等（2008）发现子宫内膜活检对子宫内膜息肉和黏膜下子宫肌瘤的诊断敏感性分别仅为 8.4% 和 1.4%。因此，有学者建议采用超声、宫腔镜检查或者两者同时应用来取代或者完善子宫内膜活检评估。

### ■ 3.超声

#### （1）阴道超声

随着超声技术的进步，很多医生选择超声检查来替代子宫内膜活检，作为评估异常出血的一线方法。超声检查的优势是可以同时对子宫肌层和子宫内膜进行评估。因此，如果异常出血是由子宫肌层病变引起，如子宫平滑肌瘤，超声检查可以提供宫腔镜检查或者子宫内膜活检所无法提供的解剖学信息。此外，研究证实阴道超声（transvaginal sonography，TVS）与宫腔镜检查和子宫内膜活检相比，患者更为舒适，而且这几种检查方法在子宫内膜增生和子宫内膜癌变中，检出率相当（Karlsson，1995；Van den Bosch，2008）。即便如此，对于无症状的女性，目前仍缺乏常规的子宫内膜癌筛查手段（Breijer，2012）。

在子宫内膜矢状位成像中，相对而言，子宫内膜表现为在子宫体中线走行的强回声条带（图 8-6 和

图 2-16）。绝经期女性，子宫内膜厚度与子宫内膜癌发生风险密切相关。虽然不同女性子宫内膜厚度各有不同，但子宫内膜的正常厚度范围目前已经确定。Granberg 等（1991）报道绝经后女性正常萎缩性内膜厚度为 3.4±1.2 mm，子宫内膜增生患者内膜厚度为 9.7±2.5 mm，子宫内膜癌患者内膜厚度为 18.2±6.2 mm。另有学者对绝经后女性子宫内膜厚度与子宫内膜增生和子宫内膜癌发生的相关性进行研究，结果发现，当子宫内膜厚度 ≤ 4 mm 时，子宫内膜癌的阴性预测值 > 99%（Karlsson，1995；Tsuda，1997）。而且，无论患者是否接受激素替代治疗，这一标准均适用（Smith-Bindman，1998）。对于使用激素替代治疗（HRT）的患者，建议在周期性出血的第 4 或 5 天进行 TVS 检查（Goldstein，2001）。而对于子宫内膜厚度超过 4 mm 的绝经后女性需要进一步行盐水灌注超声检查（saline infusion sonography，SIS）、宫腔镜检查或者子宫内膜活检来评估内膜状态。

然而，对于无症状，但超声提示内膜增厚的绝经期女性而言，目前仍缺乏诊治共识。美国妇产科医师协会（2013d）指出：对于该类女性，并不需要常规评估，但若患者同时存在其他风险因素，需要进行进一步的检查来除外内膜病变的存在。对于此类患者，局灶性病变更多见。因此，若需要进一步评估，首选 SIS 或者宫腔镜检查（Schmidt，2009）。

学者们也尝试制定绝经前女性子宫内膜正常厚度相关指南。Merz 等（1996）发现绝经前女性正常子宫内膜厚度在月经周期第 4 天不超过 4 mm，或者在月经周期第 8 天不超过 8 mm。但是，绝经前女性

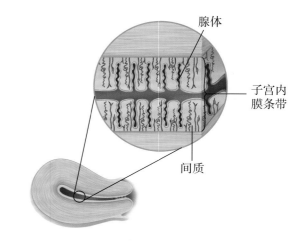

**图 8-6** 在矢状面上，子宫内膜强回声条带的厚度代表了子宫前、后壁内膜的共同厚度。在绝经前女性中，强回声条带的厚度随着月经周期发生变化，随着周期进展，强回声条带逐渐增厚，最终脱落

正常子宫内膜厚度变异相对较大,有数据显示子宫内膜厚度可从 ≥ 4 mm 到 ≥ 16 mm (Breitkopf, 2004; Goldstein, 1997; Shi, 2008)。因此,目前学者对于绝经前女性正常子宫内膜厚度的标准尚未达成共识。在笔者所在机构,对于异常子宫出血的绝经前女性,如果其子宫内膜表观正常,不存在其他高危因素,并且子宫内膜厚度 ≤ 10 mm,我们不建议对该患者进行额外的检查。子宫内膜癌的危险因素包括长期异常子宫出血、慢性无排卵、糖尿病、肥胖和服用他莫昔芬。

除了子宫内膜厚度外,其他的影像学异常因素也需要考虑,因为内膜组织结构的变化也可能提示其存在病理情况。例如,子宫内膜中的点状囊性结构可能提示存在子宫内膜息肉。相反,起源于子宫内肌层、引起子宫内膜变形的低回声包块往往提示存在黏膜下子宫肌瘤。虽然子宫内膜癌缺乏特异的声像学表现,但某些情况高度提示子宫内膜癌的存在(图 33-3)。例如,子宫内膜存在高、低混合回声区,宫腔积液以及子宫内膜-肌层交界区异常等,均可提示子宫内膜癌变的可能。因此,对于绝经后女性,一旦出现上述超声声像学异常变化,即便子宫内膜厚度正常,也应进一步行子宫内膜活检或者宫腔镜检查 + 活检以除外子宫内膜癌变(Sheikh, 2000)。

虽然超声检查的应用可以使多数患者避免子宫内膜活检,但是有些学者发现将这些标准应用于绝经后患者时假阴性率过高(Timmermans, 2010)。有些学者建议对所有的绝经后出血患者均应行宫腔镜检查 + 活检或者刮宫术(Litta, 2005; Tabor, 2002)。在有些患者中,子宫内膜厚度为 4 mm 的诊断标准有可能

也不适用。例如,van Doorn 等(2004)报道在糖尿病或者肥胖的患者中,这种诊断的准确性有所降低,所以他们建议进行子宫内膜活检。

TVS 最主要的局限是在诊断局部宫腔病变时假阴性率过高。导致这一现象的部分原因是,当合并子宫平滑肌瘤或者子宫内膜息肉时,TVS 不能清晰地评估子宫内膜。这时,需要进一步通过盐水灌注超声造影(SIS)或者宫腔镜检查来获取更多的信息。

### (2)盐水灌注超声造影(saline infusion sonography,SIS)

SIS 是一项简单、微创、有效的超声检查技术,可用来直观地评估子宫肌层、子宫内膜层以及子宫腔的情况(第 2 章)。SIS,也被称为超声子宫造影或子宫超声造影,其可用于鉴别与异常子宫出血相关的宫内占位,例如子宫内膜息肉、黏膜下肌瘤和宫腔内凝血块。在 TVS 声像图中,这些占位往往表现为子宫内膜线非特异性不规则扭曲或者增厚。因此,与 TVS 相比,SIS 在子宫腔内占位的检查中具有较大的优势,其可区分病变的来源,比如子宫内膜层、黏膜下或者是肌壁间(图 8-7)。此外,Moschos 等(2009)发现在 SIS 超声引导下,可同时通过 Pipelle 取样器进行子宫内膜取样。虽然这种方法尚未广泛应用,但其可以针对子宫内膜病变部位进行直接取材,尤其对于围绝经期和绝经后异常出血的患者,这种方法已被证明优于盲法子宫内膜活检。

有研究将 SIS 和宫腔镜检查对宫腔局部病灶的检出情况进行对比。De Kroon 等(2003)进行了一项荟

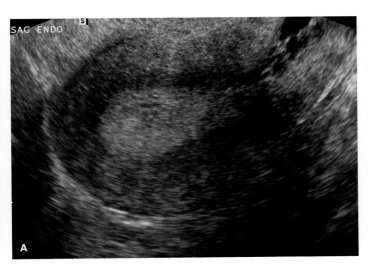
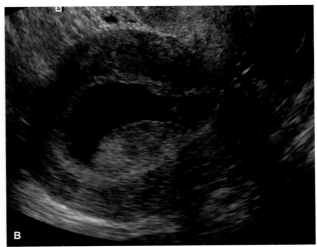

**图 8-7** 经阴道超声子宫矢状位声像图。**A.** 绝经后患者子宫内膜增厚;**B.** 盐水灌注超声造影显示为子宫后壁内膜肿块,并进一步提示肿块的大小及性状(Used with permission from Dr. Elysia Moschos.)

萃分析，共纳入 24 项研究，结果发现 SIS 在诊断准确性方面可与宫腔镜检查相媲美。但值得关注的是，无论是宫腔镜检查还是 SIS 均不能对局部病灶的良、恶性进行有效的辨别。由于很多局部病灶存在恶性潜能，所以对于合并高危因素的患者，建议行病变组织活检或者病灶切除术。而这种情况通常需要宫腔镜手术来完成。

SIS 不可避免存在一定的缺陷。首先，SIS 检查具有月经周期依赖性，最好在月经周期的增殖期进行，以尽量减少假阴性和假阳性结果。例如，分泌期子宫内膜相对较厚，局部病灶易被增厚的内膜所掩盖。此外，正常分泌期子宫内膜的厚度存在差异，有可能会误诊为子宫内膜小息肉或者局部增生。其次，与 TVS 相比，在进行 SIS 检查的过程中，患者的不适感发生率升高，有接近 5% 的患者因宫颈狭窄或者不适感而无法完成检查。其中宫颈狭窄在绝经后患者中的发生率较高，这一比例与诊断性宫腔镜检查类似。

尽管 SIS 在辨别局部病灶方面的诊断准确性较高，但它对于弥漫性病变（如增生和肿瘤）可能并不增加评估价值。因此，对于绝经后异常子宫出血的患者，以及对于更倾向于排除恶性肿瘤、而非仅评估宫腔内局灶性病变的情况下，与 TVS 相比，SIS 不应作为首选诊断方法。

### （3）超声附加技术

在某些情况下，其他成像方法可以在 TVS 和 SIS 的基础上提供更多的信息。其中，彩色脉冲多普勒可以通过显示血管分布更好地突出局灶的可疑病变（Bennett，2011）。同样，三维（3-D）超声和 3-D SIS 也有助于明确局灶病变（Benacerraf，2008；Makris，2007）。在超声多普勒成像图中，多个不规则分支血管的存在可能提示恶性病变的发生（Opolskiene，2007）。3-D 多普勒超声也被用于对子宫内膜良、恶性病变的鉴别诊断，但其临床应用价值仍需进一步研究明确（Alcazar，2009；Opolskiene，2010）。最后，虽然与计算机断层扫描相比（computed tomography，CT），核磁共振（magnetic resonance，MR）在异常子宫出血患者的评估中应用较少，但当超声应用受限时，仍然可以借助 MR 来显示子宫内膜情况。

### 4. 宫腔镜

宫腔镜的具体操作步骤是向宫腔内插入一个直径为 3 ~ 5 mm 的光学内镜（详见第四十四章，第 12

节）。用生理盐水或者其他介质膨胀宫腔以便于观察。在观察的同时，可以在直视下对异常病变部位取内膜活检进行组织学诊断，这一操作安全、准确。此外，局灶病变可以在宫腔镜下实现明确诊断和手术切除同步进行。实际上，在很多关于 TVS 或者 SIS 诊断宫腔病理状态准确性的研究中，宫腔镜检查往往被作为"金标准"诊断方法。

宫腔镜检查的主要优势是可以发现 TVS 或者子宫内膜活检所漏诊的宫腔病变，如子宫平滑肌瘤和子宫内膜息肉（Tahir，1999）。而且一旦病变性质确定，宫腔镜可以对多处病变同步切除。因此，有学者主张将宫腔镜检查作为诊断异常子宫出血的主要手段。但是，在提高病变诊断有效率的同时，宫腔镜检查的侵入性与成本也相应提高。此外，尽管宫腔镜对子宫内膜癌的诊断准确，但对子宫内膜增生诊断的准确性却不高。因此，有学者建议将子宫内膜活检或者刮宫术与宫腔镜检查相结合（Ben-Yehuda，1998；Clark，2002）。

宫腔镜检查同样存在局限性。宫颈狭窄往往会阻碍镜体进入宫腔，严重的出血会限制宫腔镜的全面探查。与 TVS 或者 SIS 相比，宫腔镜检查更为昂贵，而且要求较高的技术水平。与住院宫腔镜相比，门诊宫腔镜检查价格相对较低。但患者不适、疼痛的问题会限制部分患者无法在门诊宫腔镜检查过程中进行充分的评估。使用直径更小或者弹性更好的宫腔检查镜可显著减轻患者的不适感（Cicinelli，2003）。此外，也有研究报道宫腔镜检查存在感染和子宫穿孔的风险，但临床实际中感染和子宫穿孔的发生率很低（Bradley，2002；Vercellini，1997）。除此以外，对于子宫内膜癌患者，宫腔镜检查有可能导致肿瘤细胞通过输卵管逆行发生腹膜种植（Bradley，2004；Zerbe，2000）。尽管如此，子宫内膜癌患者的总体生存预后并未进一步恶化（Cicinelli，2010；Polyzos，2010）。美国妇产科医师协会（2011）认为：对于因 AUB 接受宫腔镜评估的子宫恶性肿瘤或宫颈癌患者并未出现疾病进展或升级。

### 5. 诊断流程

在评估异常子宫出血时，子宫内膜活检、TVS、SIS 及宫腔镜检查并没有一个明确的先后顺序。没有任何一项检查可以高敏感性、高特异性地鉴别所有的解剖学病变。由于某些原因，TVS 往往作为首选的检查手段。这项检查患者耐受好、花费少、技能要求相对较低。此外，TVS 可以明确病灶厚度，以及病灶来源于子宫肌层或者子宫内膜层。一旦发现潜在的解剖病灶，随后的检查需要综合考虑患者的个体化特征。对于可疑子宫内膜增生或者子宫内膜癌的患者，应进一步行子宫内膜活检。如果考虑为局灶性病变，则应行宫腔镜检查或者 SIS。总体而言，诊断的目标是识别和治疗病理变化，尤其是排除子宫内膜恶性肿瘤。归根结底，选择何种检查方法取决于它们识别特定解剖病变的准确性。

## 四、病因分类

造成 AUB 的病因很多，可以归纳为"PALM-COEIN"（Munro，2011）。在国际妇产科学联合会（International Federation of Gynecology and Obstetrics，FIGO）的分类系统中，"PALM-COEIN"分别表示息肉、子宫腺肌病、子宫平滑肌瘤、恶性肿瘤和增生性疾病、凝血障碍、排卵障碍、子宫内膜功能障碍、医源性疾病，以及其他未分类疾病。

在此分类系统中，并未考虑妊娠相关情况，但需要注意的是，15%～20% 妊娠期女性会合并 AUB（Everett，1997；Weiss，2004）。多数患者无法找到确切的出血原因，但异常出血的患者可能存在早期流产、异位妊娠、宫颈感染、葡萄胎、宫颈外翻或者息肉等情况。由这些疾病所导致的出血，将会在第六、七和三十七章中进行详细的讨论。

## 五、结构异常

### 1. 子宫增大

结构异常是导致异常子宫出血的常见原因，其中以子宫平滑肌瘤最多见。子宫肌瘤、子宫腺肌病及子宫峡部囊肿主要在第九章讨论。子宫和宫颈肿瘤在第三十、三十三和三十四章讨论。如第十八章所述，部分梗阻性先天性生殖道畸形有时可引起淋漓经间期出血。在本章中，主要对子宫内膜及宫颈内膜相关结构异常，如息肉、动静脉畸形进行讨论。

### 2. 子宫内膜息肉

子宫内膜息肉是质软、肉样的宫腔赘生物，由子宫内膜腺上皮和纤维性间质构成，被覆表面上皮。内膜息肉较为常见，其在人群中的发生率约为 8%（Dreisler，2009a）。但是，在异常出血患者中，其发生率可高达 10%～30%（Bakour，2000；Goldstein，1997）。完整的内膜息肉可以单发或者多发，大小在数毫米至数厘米不等、有蒂或者无蒂（图 8-8）。雌、孕激素水平可影响内膜息肉的生长，与周边正常内膜组织相比，息肉中激素受体表达水平明显升高（Leão，2013）。这些激素可通过促进子宫内膜腺体、间质组织和螺旋动脉的伸展、延长，从而形成息肉样的外观。也有研究认为，局部免疫紊乱参与了内膜息肉的形成，并导致息肉相关的 AUB 和不孕（Al-Jefout，2009；Kitaya，2012）。

内膜息肉患者的高危因素包括高龄、肥胖以及他莫昔芬用药史（Reslova，1999）。虽然部分研究表明激素替代治疗与息肉形成之间存在相关性，但也有部分研究结论相反（Bakour，2002；Dreisler，2009a；Maia，2004；Oguz，2005）。口服避孕药对预防内膜息肉的形成具有保护作用（Dreisler，2009b）。同样，对于口服他莫昔芬的患者，使用左炔诺孕酮宫内节育器（levonorgestrel-releasing intrauterine system，LNG-IUS）可降低子宫内膜息肉的发生率，但其对乳腺癌复发的最终影响尚未完全确定，值得关注（Wong，2013）。

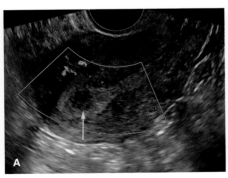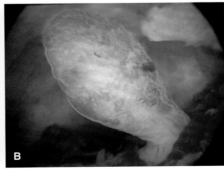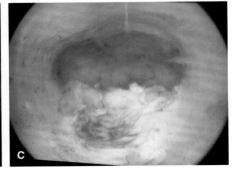

**图 8-8**　子宫内膜息肉。**A.** 彩色多普勒经阴道超声显示子宫矢状位图像。黄色箭头标记息肉，与周围正常内膜相比，其表现为低回声多囊性结构。**B.** 同一息肉的宫腔镜图像。**C.** 息肉切除后的宫腔（Used with permission from Drs. David Rogers and Hilary Myears.）

子宫内膜息肉患者可以没有任何症状，息肉往往是在因其他问题行影像学检查过程中偶然发现（Goldstein，2002）。但绝大多数情况下，内膜息肉往往导致严重的周期性出血或经间期出血。出血可能由慢性炎症和血管脆性增加导致的表面上皮破裂或基底部组织缺血性坏死引起（Ferenczy，2003）。不孕和子宫内膜息肉之间存在间接联系。小样本研究发现，行宫腔镜子宫内膜息肉切除术后，不孕患者的妊娠率明显升高，同时早期流产率下降（Pérez-Medina，2005；Preutthipan，2005）。息肉引起不孕的具体机制目前仍不清楚，但如前所述，局部炎症可能发挥一定的作用。而生长于输卵管开口附近的息肉可覆盖输卵管口，阻碍精子迁移（Shokeir，2004；Yanaihara，2008）。基于上述原因，许多学者提倡：对于不孕的患者，应积极切除子宫内膜息肉。

子宫内膜息肉的诊断主要依靠彩色多普勒阴道超声、盐水灌注超声造影以及宫腔镜检查。虽然子宫内膜活检可以鉴别息肉，但其诊断敏感性较低。对于绝经前患者，TVS 最好在月经周期前 10 天进行，以降低假阳性、假阴性结果。在 TVS 声像图中，子宫内膜息肉往往表现为非特异性子宫内膜增厚或者圆形、细长形的宫腔内局灶性包块。一些息肉内可见与子宫内膜腺体扩张相对应的超声囊性空腔（Nalaboff，2001）。阴道超声联合彩色多普勒技术诊断子宫内膜息肉效果更佳。子宫内膜息肉通常只有单支滋养血管，而黏膜下肌瘤的血供则来自起源于子宫内肌层的多条血管（图 8-9）（Cil，2010；Fleischer，2003）。

盐水灌注超声造影（SIS）和宫腔镜检查对鉴别子宫内膜息肉均具有良好的准确性（Soares，2000）。在 SIS 影像图上，子宫内膜息肉在宫腔内液体衬托下表现为透声、光滑、宽基底或者细长蒂的宫腔内肿块回声（图 8-9）。宫腔镜检查可以发现几乎所有的子宫内膜息肉（图 8-8）。它的优势在于可以在确诊的同时摘除息肉组织。

巴氏涂片对于识别子宫内膜息肉并不是一种有效的工具。但是偶尔也可以发现息肉，例如，在巴氏涂片提示为良性子宫内膜的绝经后女性中，5% 患者患有子宫内膜息肉（Karim，2002）。此外，在合并未明确诊断意义的非典型腺上皮细胞（atypical glandular cells of undetermined significance，AGUS）的绝经后女性中，子宫内膜息肉也是最常见的病理发现（Obenson，2000）。

绝大多数内膜息肉都是良性的，交界性或者恶性转化者仅占 5%（Baiocchi，2009）。因此，对于有

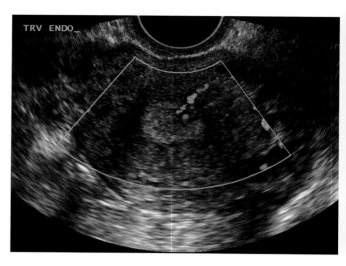

图 8-9　子宫内膜息肉经阴道彩色多普勒超声图像（transvaginal color Doppler sonography，TV-CDS）。子宫内膜息肉的典型超声影像图，彩色血流表明仅存在单支滋养血管（Used with permission from Dr. Elysia Moschos.）

症状或者合并恶性转化高危因素的患者，建议行手术宫腔镜切除息肉。其中高危因素包括：绝经、息肉大小超过 1.5 cm、异常出血以及他莫昔芬用药史（Ferrazzi，2009；Lee，2010）。如第 44 章所述，在宫腔镜下，息肉可以通过电切术切除或粉碎。对于合并子宫内膜癌高危因素的患者，在宫腔镜息肉切除的过程中，需考虑同时行子宫内膜组织活检（Rahimi，2009）。

对于不存在恶性转化的高危因素、无明显临床症状的息肉患者，可选择更为保守的治疗方式。一些学者主张切除所有子宫内膜息肉，因为即使在无症状的绝经前女性中也发现了内膜息肉癌前病变和恶性转化（Golan，2010）。需要注意的是，病灶微小的息肉，其发生恶性转化的可能小，而且，这种类型的息肉往往可自发消退或者脱落（Ben-Arie，2004；DeWaay，2002）。对于选择保守治疗的患者，最佳的监测和随访手段仍有待讨论。

## 3. 宫颈息肉

宫颈息肉表现为宫颈管间质的良性过度生长，表面被覆黏液柱状上皮组织。宫颈息肉典型的特点是单发、红色、光滑的细长组织从宫颈管脱出。息肉大小自数毫米至 2 ~ 3 cm 不等。在经产妇中较为常见，而青春期前女性罕见。宫颈息肉多数情况下无症状，但也可导致子宫经间期出血、性交后出血及阴道分泌物异常。宫颈息肉往往在行盆腔检查的过程中发现。

在一些情况下，宫颈息肉隐藏于宫颈管深部，往往在行阴道超声检查时被发现（图 8-10）。最后，巴氏染色发现意义未明的非典型腺上皮细胞（AGUS）提示需进一步检查宫颈管，往往在这种情况下可以发现位于颈管深部的宫颈息肉（Burja，1999）。

宫颈息肉多数都是良性的，发展成为癌前病变或者恶性转化的可能性不到 1%（Chin，2008；Schnatz，2009）。需要注意的是，宫颈癌有时可呈现出息肉样肿块，似良性病变外观。其他需要鉴别的疾病包括尖锐湿疣、平滑肌瘤、蜕膜、肉芽组织、子宫内膜息肉或纤维腺瘤。多数情况下建议切除息肉组织，并进行组织学检查。但是，部分学者根据患者的症状及细胞学检查结果进行分层研究，发现在无症状、细胞学检查阴性的息肉患者中无癌前病变或者肿瘤的发生（Long，2013；MacKenzie，2009）。

如果宫颈息肉蒂部细长，可通过环钳钳夹并摘除宫颈息肉。抓住息肉的根部反复扭转，以拧断息肉的供养血管，同时亦可从根部拧下息肉。用蘸有蒙赛尔糊剂（次硫酸铁）的棉球压迫断端以彻底止血。如果息肉的根蒂较粗，在摘除过程中可能出血较多，这时需要进行手术结扎和切除，但这种情况相对少见。需要告知患者的是，宫颈息肉容易复发，复发率在 6% ~ 15%（Berzolla，2007；Younis，2010）。

### ■ 4. 动静脉畸形

子宫动静脉畸形（arteriovenous malformation，AVM）是由动脉、静脉和小的毛细血管样通道形成的瘘管样连接。子宫 AVMs 可以是先天性或者后天形成，血管大小差异很大。后天获得性 AVMs 通常是较大的血管，通常继发于剖宫产瘢痕或者 D&C 导致的创伤。亦可并发于宫颈或子宫内膜癌、妊娠滋养细胞病或放置宫内节育器（Ghosh，1986）。子宫 AVMs 较为少见，常累及宫体，但也可见于宫颈（Lowenstein，2004）。AVMs 患者常表现为在自然流产、刮宫或者其他宫腔手术后出现月经过多或者经间期出血。AVMs 患者的症状可缓慢出现，但也可突然发生致命性的大出血（Timmerman，2003）。

由于超声检查方便且应用广泛，在某些情况下，AVMs 最初是在超声检查中被发现。AVMs 超声声像图是非特异性的，可表现为子宫肌层内的低回声管状结构（图 8-11）。彩色多普勒或功能多普勒超声可以提供更为特异的图像，包括增粗的血管和多方向的血流（Tullius，2015）。血管造影在确诊 AVMs 的同时，可用于血管栓塞治疗（Cura，2009）。此外，增强 CT、MRI、SIS 和宫腔镜检查也可应用于 AVMs 检查（Lowenstein，2004；Timmerman，2003）。

动静脉畸形的常规治疗手段为宫腔镜手术。但是，一些创伤性更小而有效的方法也可以应用于动静脉畸形的治疗，如动脉栓塞术或者术中电凝 AVM 供养血管等（Corusic，2009；Ghosh，1986）。

## 六、外源性因素

### ■ 1. 宫内节育器

导致异常子宫出血的常见潜在外源性因素包括：宫内节育器（intrauterine devices，IUDs）、性激素类固醇药物和抗凝剂。而来自异物的创伤或阴道侵蚀则较为少见。

其中，含铜的宫内节育器（ParaGard）可导致严重出血或经间期出血，其引起出血的机制有多种。在细胞水平，前列腺素影响血管张力（Coskun，2011）。在组织水平，子宫内膜血管增生、充血和变性导致间质出血，可能导致经期间出血的发生（Shaw，1979）。在器官水平，无论节育器类型如何，一旦发生节育器异位、嵌入、子宫穿孔均可导致 AUB 的发生（Benacerraf，2009；Kaislasuo，2013）。经阴道超声，特别是 3-D TVS 可以用于明确宫内节育器的位置（Moschos，2011）。

若考虑为含铜宫内节育器相关的出血，需首先排除妊娠、感染或者结构异常。可疑 IUD 相关出血的患者可以在期间经验性使用 NSAIDs 药物治疗或预防严重出血。但是，对于经间期出血的患者，NSAIDs

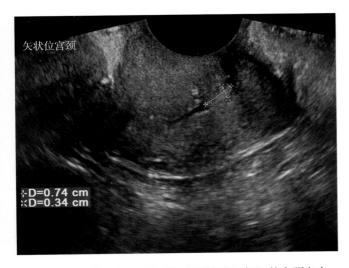

**图 8-10** 经阴道超声显示宫颈矢状面和卡尺标记的宫颈息肉

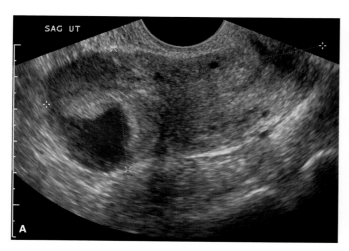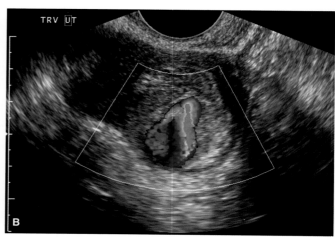

**图 8-11** 动静脉畸形（AVM）阴道超声检查。**A.** 子宫矢状位超声影像图（卡尺标记）上可见子宫后壁宫底肌层中存在形状不规则的无回声区；**B.** 对该部位行横断面彩色多普勒超声检查可发现动静脉畸形典型的彩色血流（Used with permission from Dr. Elysia Moschos.）

药物作用不大（Godfrey，2013）。有研究也支持氨甲环酸用于治疗或预防 IUD 相关出血，但证据有限（Ylikorkala，1983）。持续性或者顽固性出血则往往提示存在其他妇科疾病。这些患者的治疗与其他类型异常子宫出血患者类似。经阴道超声可能会因 IUD 声影的干扰而影响对内膜的评估。但是，小导管子宫内膜活检则可在不取出 IUD 的情况下进行（Grimes，2007）。

左炔诺孕酮宫内缓释系统（levonorgestrel-releasing intrauterine system，LNG-IUS）商品名又称曼月乐（Mirena），Liletta 和 Skyla。在使用曼月乐的最初几个月会出现阴道点滴或轻度出血，但随着使用时间的延长，出血情况会逐渐减少（美国疾病控制和预防中心，2013）。这种出血的病理生理机制尚不清楚，但雌激素和孕激素受体的下调、局部白细胞数量的增加和基质金属蛋白酶（MMP）水平的改变可能是导致出血的原因（Labied，2009）。孕激素对子宫内膜的影响可能起主导作用，有证据表明，低剂量的孕激素会增加子宫内膜血管的脆性（Hickey，2002）。随着子宫内膜的萎缩，这些血管异常逐渐消失，这一变化恰好与临床上孕激素诱导闭经的作用时间相吻合（McGavigan，2003）。目前，仍缺乏数据指导 LNG-IUS 相关子宫出血的治疗。但是，在我们将要讨论的其他单孕激素口服避孕药中，可以发现一些治疗选择。

### ■ 2. 激素治疗

其他激素类避孕方法亦会引起异常出血的发生。总的来说，使用激素类避孕药时，月经通常会较少，但无论是单孕激素避孕药，或是复方口服避孕药（combination oral contraceptive，COC），在服用的初始阶段，均容易引起经间期出血。由 COC 所引起的慢性经间期出血可以通过增加药品中雌激素的剂量来改善。而对于因单孕激素制剂或长效醋酸甲孕酮（depot medroxyprogesterone acetate，DMPA）所引起的异常子宫出血，通常需要添加雌激素补充剂，如每日口服雌二醇或结合雌激素（普雷马林，Premarin）或添加 COC 来缓解出血症状（Alvarez-Sanchez，1996；Díaz，1990；Said，1996）。通常情况下，这些药物需要服用数周来改善症状；或者，亦可尝试服用 5～7 天的非甾体抗炎药，但其作用效果尚无定论（Abdel-Aleem，2013；Centers for Disease Control and Prevention，2013）。

不规则阴道点滴出血是激素替代治疗（hormone replacement therapy，HRT）最常见的副作用。在 HRT 治疗的第一年中，与周期治疗（序贯治疗）女性相比，接受连续治疗（每天治疗）者更易发生不规则出血。但在第二年，情况则完全相反（Lethaby，2004）。在进行连续治疗时，降低初始剂量可减少出血的发生（Archer，2007）。重要的是，在接受 HRT 治疗 6 个月后持续性异常出血的患者，以及闭经后出现异常出血的患者中，宫内病变的发生率升高 4 倍（Leung，2003）。

在选择性雌激素受体调节剂（selective estrogen-receptor modulator，SERMs）中，雷洛昔芬（Evista）被用于治疗骨质疏松症。使用 SERMs 的患者有发生绝经后出血的风险，但是其发病率较低，而且与

HRT 相比，子宫内膜病变发生风险亦较低（Neven，2003）。另一种 SERM，他莫昔芬，被用作雌激素受体阳性乳腺癌的辅助治疗。虽然他莫昔芬可抑制雌激素在乳腺组织中的活性，但其可刺激子宫内膜增殖。他莫昔芬的使用与子宫内膜增生、子宫内膜息肉、子宫内膜癌以及子宫肉瘤的发生相关（Cohen，2004）。因此，患者若出现异常子宫出血均需要接受进一步的评估。但是，对口服他莫昔芬而不伴有异常出血症状的女性进行筛查被证实是无效的（Barakat，2000）。因此，对于使用他莫昔芬但无其他子宫内膜癌高危因素的患者，不推荐常规监测（美国妇产科医师协会，2014）。

### 3. 抗凝剂

虽然使用抗凝剂有发生大出血的风险，但不规则阴道出血也较为常见。最初，凝血检查主要包括凝血酶原时间（prothrombin time，PT）、部分凝血活酶时间（partial thromboplastin time，PTT）和血小板计数，因为出血可能与抗凝活性亢进有关。但同时，也要关注近期是否有抗凝药物剂量变化或使用拮抗药物。进一步完成体格检查，并按要求进行 AUB 评估。

由于许多传统治疗方法存在血栓栓塞风险，抗凝药物所致 AUB 的治疗具有挑战性。对于慢性 HMB 使用抗凝治疗的患者，LNG-IUS 是一种有效的治疗手段（Pisoni，2006）。如果需要手术干预，可以选择子宫内膜切除术或全子宫切除术。选择何种手术治疗方式，主要取决于是急诊手术或是择期手术，具体内容会在第 39 章中进行讨论。

对于急性重度大量月经出血患者，当抗凝逆转后，可以将 Foley 球囊置入宫腔，注水膨胀后进行压迫止血。雌激素制剂和氨甲环酸禁用于该类患者，因为它们均有潜在的血栓栓塞风险。此外，急诊手术或子宫动脉栓塞术（uterine artery embolization，UAE）均可能导致术中 / 术后出血或血栓栓塞发生率增加。

## 七、子宫内膜炎

除了宫颈炎以外，慢性子宫内膜炎也可以导致部分异常出血的发生（Greenwood，1981；Pitsos，2009）。子宫内膜炎往往存在潜在的感染，众多微生物，如细菌性阴道病相关致病菌、支原体、淋病奈瑟菌、沙眼衣原体等，均被证实参与子宫内膜炎的发生。根据美国疾病预防控制中心（CDC）诊治指南（2015），对于性活跃女性，需要对淋病奈瑟菌、沙眼衣原体进行检测，一旦证实感染即刻进行治疗。也就是说，阴道分泌物细菌培养的结果并不一定与子宫内膜细菌培养结果相符（Cicinelli，2008）。此外，慢性子宫内膜炎也可能与子宫腔结构异常有关，如子宫内膜息肉、宫内节育器或黏膜下肌瘤。慢性子宫内膜炎亦可继发于流产或妊娠之后。

传统上，在子宫内膜活检标本中发现浆细胞浸润即可诊断为慢性子宫内膜炎。在诊断性宫腔镜检查中，若出现以下镜下图像，如子宫内膜充血、水肿和直径 < 1 mm 的"微息肉"，亦可作为慢性子宫内膜炎的诊断依据。

由于感染并不一定是所有慢性子宫内膜炎发生的病因，是否均需使用抗生素治疗仍有待商榷。此外，评估抗生素治疗子宫内膜炎效果的研究亦十分有限。在我们医院，慢性子宫内膜炎患者常用的治疗方法是：口服强力霉素 100 mg、一天两次，持续治疗 10 天。

## 八、系统性疾病

### 1. 肾、肝及甲状腺疾病

严重肾功能不全常伴随内分泌功能紊乱，可导致雌激素水平下降、闭经或雌激素水平正常但无排卵（Matuszkiewicz-Rowińska，2004）。Cochrane 和 Regan（1997）对 100 例因慢性肾衰竭行透析治疗的女性患者进行研究，发现其中 80% 的患者存在月经过多的症状。需要特别注意的是，这种出血会进一步加重肾衰竭患者的慢性贫血情况。

对于因无排卵所引起的 AUB，肾病患者仍采用传统方法治疗，如后文所述（Guglielmi，2013）。Fong 和 Singh（1999）报道了因子宫平滑肌瘤引起月经过多的肾移植患者成功应用 LNG-IUS 进行治疗的病例。值得注意的是，对于肾病合并重度高血压或者系统性红斑狼疮的患者，口服避孕药（COCs）也属于禁用药品。此外，对于肾病患者，应避免使用非甾体类抗炎药（NSAIDs），因为它们会引起肾动脉收缩，从而使肾小球功能下降。

如果肾衰竭和重度月经过多患者不能进行药物治疗或者对药物治疗无效，应考虑手术治疗。Jeong 等（2004）报道子宫内膜去除术治疗上述患者有效，其中 87% 患者异常出血症状得到改善。

肝功能障碍可引起月经异常的发生，且与肝功能障碍的严重程度密切相关（Stellon，1986）。一项研究对肝移植前的末期肝病患者的月经情况进行评估，发现大约 60% 的患者可出现月经异常（de Koning，1990）。肝功能障碍引起出血的机制目前尚不清楚，但是与肾衰竭相类似，可能与下丘脑 - 垂体 - 卵巢轴（hypothalamic-pituitary-ovarian axis，HPO）的功能障碍有关。凝血功能障碍也可以导致异常子宫出血的发生。除血管性血友病因子（von Willebrand factor，vWF）外，所有的凝血蛋白和大多数凝血抑制因子均在肝中合成。另外，血小板减少在门脉高压和脾大的患者中亦较为常见。

目前，对于合并肝病的月经过多患者，其具体治疗方法有限。而且，此类患者并不适用激素治疗。世界卫生组织指出，合并慢性病毒性肝炎或者轻度代偿性肝硬化的患者，可以使用激素类避孕药。合并活动性肝炎或者慢性病毒性肝炎急性爆发的患者，可以使用单纯孕激素类避孕药。而对于含雌激素的避孕药，若发病前已经使用，则无须停止，在严密监测肝功能的前提下酌情使用。重度、失代偿期肝硬化患者，禁忌使用所有的激素类避孕药品（Kapp，2009）。

甲状腺功能亢进和甲状腺功能低下均可以导致闭经、月经过多等月经异常的发生。在很多女性患者中，月经异常的出现要早于甲状腺疾病的临床表现（Joshi，1993）。因此，对多数的慢性异常子宫出血患者，建议常规检测血清促甲状腺激素（thyroid-stimulating hormone，TSH）水平。在甲状腺功能亢进的患者中，常见月经过少和闭经（Krassas，2010）。严重甲状腺功能减退的患者通常表现为无排卵、闭经以及无排卵性功能失调性子宫出血。这些患者也可能表现为凝血功能障碍。这可能与部分甲状腺功能减退患者凝血因子水平降低有关。无论是甲状腺功能减退或者是甲状腺功能亢进，治疗甲状腺疾病往往有助于改善异常子宫出血情况（Krassas，1999；Wilansky，1989）。

### ■ 2. 凝血功能障碍

正常情况下，凝血块由血小板聚集形成，然后由纤维蛋白网加固稳定。因此，凝血功能障碍所引起的月经过多可大致分为以下两种类型：①血小板黏附功能障碍；②血小板凝集块稳定性下降。首先，在止血的初始阶段，血小板可以通过受体与暴露的胶原纤维相结合而黏附于血管壁破口处。这种结合依赖于一种血浆蛋白，即血管性血友病因子（von Willebrand factor，vWF）。一旦 vWF 与聚集在血管破口处的血小板结合，后者即被激活，进而释放一种强效的凝集

激动因子——血栓素。因此，血小板数量减少、vWF 质量或者数量缺陷、血小板受体异常或者血栓素抑制剂均可导致血小板的黏附能力降低，引起月经过多。其次，凝血级联反应可导致纤维蛋白的形成，其可进一步稳定凝集的血小板。因此，这些级联反应相关凝血因子的缺陷也可以导致异常出血的发生。

通常情况下，凝血功能障碍是导致子宫出血较为少见的原因。但是，在解剖结构正常的月经过多女性中，凝血功能障碍的比例显著升高（Philipp，2005）。在有遗传性出血疾病的女性中，月经量过多是最常见的临床表现（Byams，2011）。

对于经常擦伤、手术或者分娩中并发出血、复发性出血性囊肿、鼻出血、消化道出血或者有出血性疾病家族史的患者，应重视对凝血功能的检查。凝血性疾病实验室检查项目包括全血细胞计数（CBC）和血小板计数、凝血酶原时间（PT）、活化部分凝血活酶时间（PTT）和纤维蛋白原水平（美国妇产科医师协会，2013e）。常见的凝血功能障碍包括血管性血友病，血小板减少和血小板功能紊乱。随后将讨论每种具体筛选方法。凝血因子 Ⅷ 和 Ⅸ 缺乏（血友病 A 和 B）以及其他因子缺陷所导致的凝血功能障碍相对少见。对于此类疾病，其急救方式是通过补充所缺乏的凝血因子，而长期管理可以参照血管性血友病。

#### （1）血小板

如前所述，血小板数量减少可以导致异常子宫出血的发生。血小板减少的原因可大致分为以下几种情况：①血小板破坏增加，如特发性血小板减少性紫癜（idiopathic thrombocytopenic purpura，ITP）；②血小板生成减少，如造血系统恶性肿瘤；或者③血小板进入循环时间增加，如脾大。

此外，即便血小板计数正常，亦可能存在血小板功能障碍导致凝集能力降低。长期服用血栓素抑制剂，如 NSAIDs 和阿司匹林，即可导致此类情况的发生。异常出血的患者往往因为痛经而服用这些药物。因此，对于痛经的患者，应明确其是否有血栓素抑制剂类药物的长期服用史。此外，血小板受体先天性缺陷，如 Bernard-Soulier 综合征和 Glanzmann 血栓形成，所导致的血小板功能异常及子宫出血较为少见。

血小板异常引起月经过多的治疗方法缺乏循证医学证据支持。对于急性重度月经量过多患者，血小板计数 < 20 000 /μl 或者 < 50 000 /μl 合并急性失血者是输注血小板的指征。对于需要手术治疗者，血小板计数 ≤ 50 000/μl 需输血小板，而大型手术，输血的

阈值调整至血小板计数 ≤ 100 000/μl（James，2011）。需要注意的是，治疗方案需要针对血小板减少的根本原因。除了 NSAIDs 以外，长期治疗方案亦可参照子宫内膜功能障碍所致异常子宫出血的治疗，我们将在后续内容中展开讨论。

### （2）血管性血友病

血管性血友病因子（von Willebrand factor，vWF）是一种由内皮细胞和巨核细胞合成的糖蛋白，其参与血小板生成。在凝血发生过程中，vWF 是血管内皮损伤部位血小板黏附的必要组成成分，也可以阻止凝血因子Ⅷ的清除。根据 vWF 数量减少或者功能下降的不同，血管性血友病可以有几种不同的类型（表8-2）。血管性血友病是一种遗传性出血性疾病。一般来说，3 型 vWD 表现为常染色体隐性遗传，而 1 型和绝大多数 2 型则表现为常染色体显性遗传。

与非裔美国女性相比，这种疾病在美国白种人中更为常见。而且血管性血友病在总人群中的发病率约为 1%（Rodeghiero，2001）。但是，在盆腔解剖结构正常的异常子宫出血女性中，血管性血友病的发病率可达到 13%（Shankar，2004）。在 vWD 患者中，75% 可表现为月经过多，并且往往在月经初潮时即出现月经过多的症状（Byams，2011）。

如后文所述，在进行凝血功能筛查时，血管性血友病患者可表现为 PTT 延长，但亦可能结果正常。如果临床怀疑 vWD，需要进一步行特殊的指标检测，包括血管性血友病瑞斯托霉素辅因子活性测定、血管性血友病因子抗原浓度和凝血因子Ⅷ活性（James，2009b）。值得注意的是，凝血因子Ⅷ和 vWF 水平在月经期达到最低点，在服用 COCs 的女性中，凝血因子Ⅷ和 vWF 水平相对升高。但是，在进行凝血功能筛查时，并不需要服用 COCs 的患者停药（James，2009a）。由于血管性血友病，尤其是轻症患者的诊断比较困难，因此建议请血液科医生会诊。

对于血管性血友病合并慢性月经过多患者的治疗，可参照原发性子宫内膜功能障碍。联合口服避孕药常用作一线疗法，可抑制 88% 患病女性的异常子宫出血（Foster，1995）。并且，Kingman 等（2004）报道，LNG-IUS 能够有效减少子宫出血，并诱发遗传性出血障碍的女性患者闭经，诱发比例在 16 名患病女性中占 56%。此外，这些重度出血患者也可以选择长效避孕针醋酸甲羟孕酮（DMPA，Depo-Provera）、黄体酮制剂和依托诺孕酮植入物（nexplanon）。其他治疗包括抗纤溶药物氨甲环酸（Lysteda）。值得注意的是，患病人群应当避免使用抗血小板粘附剂，例如阿司匹林或 NSAIDs（美国妇产科医师协会，2013e）。

对于传统治疗无效的慢性月经量过多女性，可以请血液科医生会诊，使用去氨加压素或 vWF 浓缩物（Nichols，2008）。去氨加压素是一种血管加压素类似物，能促进血管内皮细胞 vWF 的释放。它有静脉注射和鼻腔吸入两种用法，常见副作用包括面部潮红、短暂的血压变化、恶心或头痛，但这些极少影响其应用。若慢性月经量过多患者对去氨加压素治疗无效或存在使用禁忌，可以选择 vWF 浓缩物。在美国常用的药品中，Humate-P 或 Alphanate 均含有 vWF 和凝血因子Ⅷ。

无生育要求的患者可以考虑手术干预。子宫内膜切除术在血管性血友病相关月经过多的女性患者可获得较为满意的短期疗效，但其长期成功率比无出血性疾病的患者低（Rubin，2004）。刮宫术并不是控制月经过多的长期有效方法，反而可能加重出血（James，2009a）。尽管血管性血友病患者比无此类疾病的女

**表 8-2 血管性血友病分类和实验室指标**

| 分类 | 描述 | 出血倾向 | vWf：RCo（IU/dl） | vWf：Ag（IU/dl） | FⅧ活性 |
|---|---|---|---|---|---|
| 1 型 | vWF 因子部分缺乏 | 轻 - 中度 | < 30 | < 30 | ↓或者正常 |
| 2 型 | vWF 因子缺乏 | 中度 | < 30 | < 30-200 | ↓或者正常 |
| 3 型 | vWF 因子完全缺乏 | 重度 | < 3 | < 3 | ↓↓↓（< 10 IU/dl） |
| 正常 | | | 50-200 | 50-200 | 正常 |

FⅧ = 凝血因子Ⅷ；vWD= 血管性血友病；vWF= 血管性血友病因子；vWF：Ag= 血管性血友病因子抗原；vWF：RCo= 血管性血友病因子：瑞斯西丁素辅因子活性

Adapted with permission from Nichols WL, Rick ME, Ortel TL, et al：Clinical and laboratory diagnosis of von Willebrand disease：a synopsis of the 2008 NHLBI/NIH guidelines. Am J Hematol 84（6）：366，2009. 并经作者授权。

性在子宫全切过程中的出血风险升高，但全子宫切除术对治疗此类疾病患者的月经过多十分有效（James，2009c）。此类患者应进行充分的术前准备，推荐术前请血液科医师会诊，配合去氨加压素或凝血因子凝集物治疗。

对于严重的急性大出血，在纠正凝血因子缺陷的同时，可以采用表 8-3 所示的激素和抗纤溶药物治疗。此外，可以使用去氨加压素（Edlund，2002），但是，要了解去氨加压素同时具有的抗利尿特性，如大剂量使用或缩短用药间隔，需确保严格限制入液量，同时密切监测血钠水平（Rodeghiero，2008）。当然，如果对于需要快速容量复苏的患者，选择去氨加压素并不适用。在这种情况下，可以使用 vWF 浓缩剂来快速纠正相关凝血因子缺乏（James，2011）。vWD 患者的综合治疗方法表和针对各种临床表现的剂量指导可参阅国家心肺血液病学会网站：http：//www.nhlbi.nih.gov/files/docs/guidelines/vwd.pdf。

## 九、排卵障碍

有相当大比例的 AUB 患者存在无排卵，术语 AUB-O 表示排卵功能障碍性疾病引起的异常子宫出血。而功能失调性子宫出血（dysfunctional uterine bleeding，DUB）这一名称已经逐渐被废弃（美国妇产科医师协会，2012）。AUB-O 患者出血情况多种多样，往往闭经、月经过多和经间期阴道出血交替出现。例如，许多无排卵的女性连续数周或数月无月经来潮，继而又出现不规则的长时间大量出血。

无排卵的潜在原因是多种多样的，在第 16 章中有详细的描述。不发生排卵会导致孕激素的缺乏，内膜将持续处于增殖状态。在组织学层面上，慢性子宫内膜增生通常与间质破裂、螺旋小动脉密度减低以及静脉毛细血管扩张与不稳定有关（Singh，2005）。出血情况可由于子宫内膜血管显著扩张而表现严重。在细胞学水平上，可利用的花生四烯酸减少，导致前列腺素的相关产物事后也相应减少。因此，可认为无排卵性出血是由于子宫内膜血管结构的改变、前列腺素浓度的改变，以及子宫内膜对血管舒张前列腺素类的反应性增高所引起的（Hickey，2000，2003）。

### ■ 1. 慢性出血的管理

在理想情况下，AUB-O 是可以通过纠正导致排卵障碍的病因来逆转的。若无法明确原因，则可以通过长期给予孕激素替代治疗，以纠正无排卵所导致的生理性孕激素缺乏。对于无生育要求的女性，可选择的治疗方法有：COCs、黄体酮制剂、长效醋酸甲孕酮、LNG-IUS 和依托孕烯皮下埋植剂等。对于有生育要求的女性，可以选择孕激素后半周期疗法来调节月经周期。每月口服孕激素治疗 10 天，不同孕激素制剂每日适宜的剂量如下：①醋酸甲羟孕酮 [MPA（Provera）] 5 或 10 mg；②醋酸炔诺酮 [NETA（Aygestin）] 5 或 10 mg；或者③微粒化孕酮，300 mg（de Lignières，1999；Munro，2000）。促性腺激素释放激素（GnRH）激动剂，作为另一种较少使用的选择，可以抑制性腺功能（见第 9 章）。其可以诱导闭经，有利于月经量过多合并重度贫血的患者纠正贫血（Vercellini，1993）。AUB-O 患者极少需要手术干预，除非存在下述情况：药物治疗失败、存在药物禁忌证、患者无法耐受药物治疗、合并明显的子宫结构病变（美国妇产科医师协会，2013b）。手术方法与子宫内膜功能障碍所致的异常出血类似，详见后文。

### ■ 2. 急性出血的治疗

有时，无排卵性出血的患者可能出现严重的月经量过多，需要急诊干预。液体复苏的相关内容将在第 40 章中讨论。同时进行药物治疗可以减缓出血（表 8-3）。首选静脉注射雌激素，25 mg/ 次 Q4 h，最多 3 次 / 天（DeVore，1982）。一旦出血减少，可以逐渐过渡至口服药物治疗，如雌激素制剂或常用的复方口服避孕药。对于出血轻微者，这些药物也可作为备

| 表 8-3　急性重度异常子宫出血的治疗 [a,b] | |
| --- | --- |
| CEE [c,d] | 25 mg 静脉注射 Q4 h，最多一天 3 次 |
| CEE [d,e] | 2.5 mg Q6 h |
| COCs [d,e] 30-50 μg | 1 片 Q6 ~ 8 h，最多 7 天 |
| MPA [e] | 10 mg Q4 h |
| NETA [e] | 5 ~ 10 mg Q4 h |
| TXA [c] | 10 mg/kg 静脉注射 Q8 h |
| TXA | 1.3 g Q8 h 共 5 天 |

[a] 口服给药，除非明确标注为静脉注射
[b] 对于贫血患者，可以在治疗初始补充铁剂
[c] 如果需要静脉注射，一旦出血情况得到改善，逐渐过渡到口服药物
[d] 对于伴有恶心的患者，可以使用镇吐药物
[e] 口服激素类药物的剂量逐渐减少，从每 4 ~ 6 小时一次，降至每 8 小时一次，每 12 小时一次，最后到每天一次。参照患者出血的情况，每次更改剂量后，维持治疗 2 ~ 7 天
CEE = 结合雌激素（普雷马林）；COCs = 复方口服避孕药；MPA = 醋酸甲羟孕酮；NETA = 醋酸炔诺酮；TXA = 氨甲环酸
Data from DeVore，1982；Munro，2006；James，2011

选。但对于服药剂量较高时，往往需要添加镇吐药来缓解恶心症状。服用复方口服避孕药时，选择至少含有 30 μg 炔雌醇的制剂，完整内容见表 5-7。对于严重出血者，需每 6 小时服用一片药物，直到出血停止或明显减少。对大多数患者来说，一般阴道出血会在药物干预后 24 ~ 48 小时减少。当出血减少，COC 将减量，逐渐延长服药时间，至 Q8 h，持续 2 ~ 7 天，然后降至 Q12 h，持续 2 ~ 7 天（James，2011）。最终减量至 QD，维持数周后停药，等待月经来潮。这种剂量递减的治疗方案俗称为"COC 锥形疗法"。还可以通过减少给药频率或剂量来优化治疗方案。这种治疗之后，可以停止使用 COCs 或继续长期使用、调节月经周期（Munro，2006）。

对于急性月经量过多患者，口服高剂量 MPA（10 mg）或 NETA（5 ~ 10 mg）Q4 h，可作为高剂量雌激素治疗的替代方案。与 COCs 类似，一旦阴道出血减少，这些药物就需要逐渐减量。有研究建议具体的药物减量用法如下：口服孕激素类药物 Q6 h，连续 4 天，后减量至 Q8 h，连续治疗 3 天，再减至 Q12h，治疗 2 ~ 14 天。最终至每日一次维持治疗（James，2011）。另一种可选择的治疗方法是：口服 MPA 20 毫克/次，3 次/日，同时肌内注射 DMPA 150 mg/d。此外单次注射的作用效果等同于锥形疗法（Ammerman，2013）。

氨甲环酸（tranexamic acid，TXA）也是一种治疗 AUB-O 的选择，通常静脉注射剂量为 10 mg/kg Q8 h。随着出血量的减少，可以逐渐过渡到口服治疗，1.3 克/次，3 次/日（James，2011）。TXA 与激素结合使用的注意事项详见后文。

无论使用上述何种药物治疗方案，对于急性大量出血患者，均可以通过宫腔置入 Foley 球囊止血。在药物发挥控制作用时，Foley 球囊则直接压迫子宫内膜血管，从而达到止血的目的。

## 十、原发性子宫内膜功能障碍

这种异常子宫出血可能是由子宫内膜血管扩张所致。例如，尽管排卵性出血的女性失血速度是正常月经期女性的三倍，但其螺旋小动脉的数量并没有增加（Abberton，1999）。因此，在排卵性出血的患者中，供应子宫内膜的血管张力降低，因而血管扩张导致失血量增加（（Rogers，2003）。导致血管张力变化的因素有很多，其中比较重要的是前列腺素。尽管存在这些生理学发现，但目前子宫内膜功能障碍（AUB

from endometrial dysfunction，AUB-E）所导致的异常子宫出血仍是一种排除性诊断，并没有明确的诊断标准。

严重 AUB-E 导致急性出血的药物治疗方法与因排卵功能障碍导致的 AUB 相似，见表 8-3。慢性出血的药物治疗包括 LNG-IUS、COCs、持续孕激素、TXA、NSAIDs、雄激素和 GnRH 激动剂（表 8-4）。

### 1. 左炔诺孕酮宫内释放系统

左炔诺孕酮宫内缓释系统（levonorgestrel-releasing intrauterine system，LNG-IUS）除了可以有效地避孕，还可以在宫腔内持续释放黄体酮。黄体酮可以引起子宫内膜萎缩，在 LNG-IUS 使用 3 个月后，月经量可减少 74% ~ 97%（Singh，2005；Stewart，2001）。LNG-IUS 对大多数女性均适用，包括青少年女性，其可作为月经量过多的一线治疗方式。LNG-IUS 对于育龄期、仍希望保留生育功能的 AUB-E 患者尤为适用。LNG-IUS 的禁忌证包括宫腔形态异常、未经治疗的乳腺肿瘤或生殖器官肿瘤、急性肝病或肿瘤、生殖道感染或存在感染风险。其他注意事项详见表 5-4。

LNG-IUS 在治疗 AUB-E 方面研究广泛（Matteson，2013）。一项随机试验发现，与月经期口服 NSAIDs、黄体酮周期性治疗（每周期用药 21 天），或复方口服避孕药相比，LNG-IUS 在减少月经失血方面更为有效（Irvine，1998；Reid，2005；Shaaban，2011）。

然而，现有临床试验通常是笼统地对月经量过多进行评估，因此，在这些研究中除了 AUB-E 以外，往往还有其他多种引起 AUB 的病因混杂存在。Gupta 等（2013）报道，对于月经量过多的药物治疗，与多种传统口服药物相比，放置 LNG-IUS 对患者的生活质量评分更高。与子宫内膜消融术相比，宫内放置 LNG-IUS 的患者两年后的治疗效果与之相当（Kaunitz，2009）。在一项随机对照研究中，比较了宫内放置 LNG-IUS 与子宫切除术治疗月经量过多与随访 1 年和 5 年的治疗效果，结果发现，上述两种治疗方法在健康状况和生活质量改善方面均无明显差异（Hurskainen，2001，2004）。但是，随访 5 年，放置 LNG-IUS 的患者有 42% 最终接受了全子宫切除手术；而随访 10 年，这一比例上升至 46%（Heliövaara-Peippo，2013）。尽管如此，与大多数其他治疗方式相比，对于符合上述适应证的月经量过多患者，LNG-IUS 可以达到与子宫切除手术同等甚至更好的治疗效果。

**表 8-4　继发于原发性子宫内膜功能障碍的慢性异常子宫出血的药物治疗 [a,b]**

| 药品 | 商品名 | 剂量 | 文献来源 |
|---|---|---|---|
| LNG-IUS | 曼月乐 | 宫内放置 5 年 | Shaaban，2011 |
| COCs | 表 5-7[c] | 1 片 / 天 | Fraser，2011 |
| DMPA | Depo-Provera | 150 mg 肌内注射每 3 个月一次 | Küçük，2008 |
| NETA | 炔诺酮 | 5 mg，3 次 / 日，每 5～26 天一周期 | Irvine，1998 |
| TXA[d] | 氨甲环酸 | 1.3 g，3 次 / 日 × 5 天 | Lukes，2010 |
| NSAID[d] | | | |
| 甲灭酸 | Ponstel | 500 mg，3 次 / 日 × 5 天 | Bonnar，1996 |
| 甲氧萘丙酸 | 萘普生 | 第一天 550 mg，之后 275 mg/d | Hall，1987 |
| 异丁苯丙酸 | 布洛芬 | 600 mg，月经期每天服用 | Makarainen，1986 |
| 氟比洛芬 | Ansaid | 100 mg，2 次 / 日 × 5 天 | Andersch，1988 |
| 达那唑 | Danazol | 100 mg 或 200 mg，整个月经周期 | Chimbira，1980b |
| GnRH 激动剂 | 醋酸亮丙瑞林 | 3.75 mg，每月一次肌内注射（最多 6 个月） | Thomas，1991 |

[a] 除 GnRH 激动剂、DMPA 和 LNG-IUS 外，所有药物均为口服
[b] 贫血患者，建议初始治疗添加口服铁剂
[c] 见表 5-7
[d] 自月经初潮即开始治疗

COCs ＝ 复方口服避孕药；DMPA ＝ 长效醋酸甲孕酮；GnRH ＝ 促性腺激素释放激素；LNG-IUS ＝ 左炔诺孕酮宫内缓释系统；NETA ＝ 醋酸炔诺酮；NSAID ＝ 非甾体抗炎药；TXA ＝ 氨甲环酸

### ■ 2. 复方口服避孕药

研究表明，此激素类药物能够有效治疗 AUB-E，长期应用可使经量减少 40%～70%（Jensen，2011；Fraser，1991，2011）。使用 COC 的优点还包括减轻痛经和避孕，其可能的作用机制是引起子宫内膜萎缩，同时，也可能与减少前列腺素合成和降低子宫内膜纤维蛋白溶解作用有关（Irvine，1999）。

### ■ 3. 氨甲环酸

这是一种抗纤溶药，通过可逆性封闭纤溶酶原的赖氨酸结合位点起作用（图 8-12）。与月经正常的女性相比，AUB-E 患者子宫内膜的纤维蛋白溶解活性增高（Gleeson，1994）。临床研究发现，使用氨甲环酸可将 AUB-E 患者的出血量减少 40%～50%（Bonnar，1996；Lukes，2010）。此外，氨甲环酸只需在经期使用，其副作用较小，主要表现在胃肠道反应和剂量依赖性。推荐剂量是月经期每次口服两片（650 毫克 / 片），每日三次，最多服用 5 天。

尽管氨甲环酸已经在世界其他国家应用了很多年，但直到 2009 年美国 FDA 才批准将其应用于月经过多的治疗。氨甲环酸在美国的商品名是 Lysteda。该药对于其他的凝血指标，如血小板计数、PTT 和 PT 均没有影响（Wellington，2003）。氨甲环酸的禁忌证包括同时使用 COC、有血栓栓塞性疾病的病史或潜在风险、弥漫性血管内凝血和色盲。动物实验表明氨甲环酸可以导致视网膜改变，故而色盲患者禁用。

### ■ 4. 非甾体类抗炎药

这类药物是治疗 AUB-E 的常见口服药物，有效且耐受性良好。原理是药物含有的前列腺素可能发挥了重要作用。由于月经期前三天的失血量占整个经期出血量的 90%，故而，NSAIDs 从经期刚开始或经前几天开始使用并持续整个经期效果最佳（Haynes，1977）。因此，仅需经期用药是非甾体类抗炎药的一个优势，可同时改善患者的痛经症状是该类药物的另一个优势。

传统的 NSAIDs 可同时非特异性抑制环氧合酶 -1（cyclooxygenase-1，COX-1）（维持血小板正常功能的关键酶）和 COX-2（介导炎症反应）。因此，考虑到布洛芬和萘普生等传统 NSAIDs 对血小板功能的抑制，它们的止血作用可能并不理想。但是，目前

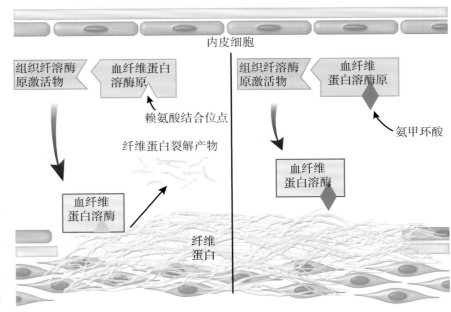

**图 8-12** 氨甲环酸（TXA）的作用机制。
**A.** 通常情况下，纤溶酶原与组织纤溶酶原激活物（tissue plasminogen activator，tPA）结合形成纤溶酶。这种结合将纤维蛋白降解为纤维蛋白降解产物，导致血栓溶解。**B.** TXA 与纤溶酶原上赖氨酸结合位点结合，这种新的复合物阻碍了纤溶酶与纤维蛋白的结合

内皮细胞

组织纤溶酶原激活物　血纤维蛋白溶酶原　赖氨酸结合位点　纤维蛋白裂解产物　血纤维蛋白溶酶

组织纤溶酶原激活物　血纤维蛋白溶酶原　氨甲环酸　血纤维蛋白溶酶　纤维蛋白

仍没有数据显示，与传统的 NSAIDs 相比，特异性 COX-2 抑制剂在治疗月经过多方面有优势。各种传统的 NSAIDs 临床疗效无明显差异，但个体对特定药物的反应存在差异。

尽管 NSAIDs 只需短期服药、经济有效、耐受性良好，但这类药物对 AUB-E 的治疗效果有限，仅可以减少大约 25% 的月经出血（Lethaby，2013a）。因此，对于需要快速有效减少出血的患者，应结合本节中提到的其他药物综合考虑并选择。

### ■ 5. 其他激素制剂

与 AUB-O 相比，口服孕激素对 AUB-E 的作用较弱（Kaunitz，2010；Preston，1995）。但是孕激素长期治疗可以使 AUB-E 患者获益。具体用法如下：在月经周期的第 5 ~ 26 天，口服炔诺酮（NETA）5 mg 或醋酸甲羟孕酮（MPA）10 mg，每天 3 次（Fraser，1990；Irvine，1998）。但是，长期大剂量使用孕激素常常导致一系列副作用的发生，如情绪改变、体重增加、浮肿、头痛和致动脉粥样硬化的脂质变化（Lethaby，2008）。基于上述原因，很多患者不能耐受长期激素治疗。

在使用促性腺激素释放激素激动剂时（GnRH agonists），其所产生的严重低雌激素状态可导致大多数女性子宫内膜萎缩和闭经。其副作用明显，包括典型的更年期症状和骨质丢失，因此限制了其长期应用。但是，这类药物可以在诱导闭经和纠正患者贫血状态时短期应用。相关的药物及其具体剂量会在第 9 章中详细讨论。

达那唑是合成类固醇 17- 炔睾酮的衍生物。它可以产生低雌激素和高雄激素的环境，从而引起内膜萎缩。其可以减少患者近一半的月经失血，在某些患者中，甚至可诱发闭经（Dockeray，1989）。对于月经过多患者，建议每日口服达那唑 100 ~ 200 mg（Chimbira，1980a）。但是，达那唑有显著的雄激素样副作用，包括体重增加、油性皮肤和痤疮。因此，有学者建议将达那唑作为二线药物，在术前短期使用（Bongers，2004）。

孕三烯酮是由 19- 去甲睾酮的甾体核中衍生、合成而来。它的作用机制、副作用以及治疗月经过多的适应证与达那唑相似。孕三烯酮治疗月经过多的推荐剂量为 2.5 mg，一周两次（Turnbull，1990）。该药在英国和其他国家被批准使用，但在美国尚未获批。

### ■ 6. 铁剂治疗

异常子宫出血的患者可能继发贫血。因此，对患者的治疗措施应包括减少出血和口服补充铁剂。常见的补铁治疗方案包括：①硫酸亚铁，325 毫克 / 片（含 65 mg 铁），每日三次，或者②富马酸亚铁，200 毫克 / 片（含 64 mg 铁），每日三次。补铁治疗将在第 39 章详细讨论。

第一部分

### ■ 7. 相关手术治疗

对于多数 AUB 患者，药物保守治疗可能无效，或是由于严重的副反应患者不能耐受。月经过多的手术治疗包括破坏子宫内膜和子宫切除。

刮宫术（dilatation and curettage，D & C）很少作为异常子宫出血的长期治疗手段，因为它的作用短暂。对于大剂量雌激素治疗无效的重度出血患者，D & C 可以快速去除增厚的子宫内膜，用于紧急止血（美国妇产科医师协会，2013c）。在行刮宫术前，可以先行经阴道超声评估子宫内膜情况，因为 D & C 可能对内膜较薄的 AUB 患者无效，甚至产生不利影响。

子宫内膜切除术或消融术的目的是永久去除和破坏子宫内膜。这类手术可选择性使用激光、射频、高频电或物理热效应实现对子宫内膜的破坏效应。目前，根据这些手术方式应用于临床的先后顺序及是否需要宫腔镜的介入，可分别为第一代或第二代子宫内膜切除／消融技术。

相关研究对比了第一代和第二代子宫内膜切除／消融技术在治疗月经过多方面的临床疗效，结果表明，无论第一代和第二代治疗技术，对缓解月经过多症状的疗效相似（Lethaby，2013b）。在第 44 章所述的各种第二代治疗月经过多的技术中也可以看到类似的治疗效果（Daniels，2012）。接受内膜切除或消融手术后，70% ~ 80% 患者的出血量显著减少，这其中又有 15% ~ 35% 的患者出现闭经（Sharp，2006）。随着术后时间的延长，子宫内膜再生，治疗的失败率也逐渐增加。在子宫内膜消融术后 5 年，大约 25% 的患者需要再次手术，其中绝大多数需要行子宫切除术（Cooper，2011）。但是，与子宫切除术相比，子宫内膜切除和消融术以其能够保留器官、可重复手术和较低的手术并发症率对患者是有益的。

子宫内膜切除／消融术后，创面粘连和子宫壁聚合常造成子宫腔解剖结构扭曲，可能会造成远期手术并发症。首先，由于宫腔局部粘连可造成经血滞留，引起宫腔局部积血或消融后输卵管绝育综合征（postablation tubal sterilization syndrome，PATSS）的可能；并且引起腹胀和周期性疼痛（第 44 章）的风险增加。其次，由于宫腔变形，致使高达 33% 患者子宫内膜取样失败，同时通过 TVS 和宫腔镜对子宫内膜进行的评估也受到限制（Ahonkallio，2009）。因此，对于合并子宫内膜癌高危因素的患者，不常规推荐子宫内膜消融术（美国妇产科医师协会，2013a）。其他禁忌证见表 8-5。

**表 8-5　子宫内膜去除术禁忌证**

| |
|---|
| 妊娠 |
| 急性盆腔感染 |
| 子宫内膜增生症或者生殖道肿瘤 |
| 存在子宫内膜癌高危因素的女性 [a] |
| 渴望保留生育功能的患者 |
| 绝经后女性 |
| 希望闭经 |
| 宫腔宽大或者变形 [b] |
| 宫内节育器 |
| 既往子宫手术史：剖宫产、壁间肌瘤切除术 |

[a] 高危因素包括肥胖、慢性无排卵性疾病、使用他莫昔芬、无雌激素拮抗治疗以及糖尿病
[b] 每个器械都有特定的宫腔尺寸的限制

子宫动脉栓塞术（Uterine artery embolization，UAE）主要用于继发子宫肌瘤引起的月经量过多患者（详见第 9 章）。对于那些对保守治疗无效的急性月经量过多患者，特别是拒绝输血或合并凝血功能障碍的患者，UAE 也可以作为紧急止血手段，但这种情况较为少见。因为对于合并严重凝血功能障碍者，实施 UAE 可能会妨碍股动脉穿刺插管而致手术失败。

尽管采取了上述措施，但最终还是有一半以上的月经量过多患者在 5 年内选择了全子宫切除术。其中至少 1/3 患者并未发现有明确的子宫解剖结构异常（Coulter，1991）。全子宫切除术是最有效的止血方法，患者的整体满意度较高。与保守性药物或者子宫去除手术相比，子宫切除的主要缺点是术中及术后并发症发生率提高，并且更为严重。不仅如此，手术时间、住院时间、康复时间及住院费用等也明显升高。这一部分将在第 43 章 12 节中详细讨论。

（孙馥菁译　段　华审校）

### 参考文献

Abberton KM, Healy DL, Rogers PA: Smooth muscle alpha actin and myosin heavy chain expression in the vascular smooth muscle cells surrounding human endometrial arterioles. Hum Reprod 14:3095, 1999

Abdel-Aleem H, d'Arcangues C, Vogelsong KM, et al: Treatment of vaginal bleeding irregularities induced by progestin only contraceptives. Cochrane Database Syst Rev 10:CD003449, 2013

Ahonkallio SJ, Liakka AK, Martikainen HK, et al: Feasibility of endometrial assessment after thermal ablation. Eur J Obstet Gynecol Reprod Biol 147(1):69, 2009

Ahuja SP, Hertweck SP: Overview of bleeding disorders in adolescent females with menorrhagia. J Pediatr Adolesc Gynecol 23(6 Suppl):S15, 2010

Alcazar JL, Galvan R: Three-dimensional power Doppler ultrasound scanning for the prediction of endometrial cancer in women with postmenopausal bleeding and thickened endometrium. Am J Obstet Gynecol 200(1):44.e1, 2009

Al-Jefout M, Black K, Schulke L, et al: Novel finding of high density of activated mast cells in endometrial polyps. Fertil Steril 92(3):1104, 2009

Alvarez-Sanchez F, Brache V, Thevenin F, et al: Hormonal treatment for bleeding irregularities in Norplant implant users. Am J Obstet Gynecol 174:919, 1996

American College of Obstetricians and Gynecologists: Diagnosis of abnormal uterine bleeding in reproductive-aged women. Practice Bulletin No. 128, July 2012

American College of Obstetricians and Gynecologists: Endometrial ablation. Practice Bulletin No. 81, May 2007, Reaffirmed 2013a

American College of Obstetricians and Gynecologists: Hysteroscopy. Technology Assessment No. 7, June 2011

American College of Obstetricians and Gynecologists: Management of abnormal uterine bleeding associated with ovulatory dysfunction. Practice Bulletin No. 136, July 2013b

American College of Obstetricians and Gynecologists: Management of acute abnormal uterine bleeding in nonpregnant reproductive-aged women. Committee Opinion No. 557, April 2013c

American College of Obstetricians and Gynecologists: Tamoxifen. Committee Opinion No. 601, June 2014

American College of Obstetricians and Gynecologists: The role of transvaginal ultrasonography in the evaluation of postmenopausal bleeding. Committee Opinion No. 440, August 2009, Reaffirmed 2013d

American College of Obstetricians and Gynecologists: Von Willebrand disease in women. Committee Opinion No. 580, December 2013e

Ammerman SR, Nelson AL: A new progestogen-only medical therapy for outpatient management of acute, abnormal uterine bleeding: a pilot study. Am J Obstet Gynecol 208(6):499.e1, 2013

Andersch B, Milsom I, Rybo G: An objective evaluation of flurbiprofen and tranexamic acid in the treatment of idiopathic menorrhagia. Acta Obstet Gynecol Scand 67:645, 1988

Archer DF: Endometrial bleeding during hormone therapy: the effect of progestogens. Maturitas 57(1):71, 2007

Baiocchi G, Manci N, Pazzaglia M, et al: Malignancy in endometrial polyps: a 12-year experience. Am J Obstet Gynecol 201(5):462.e1, 2009

Bakour SH, Gupta JK, Khan KS: Risk factors associated with endometrial polyps in abnormal uterine bleeding. Int J Gynecol Obstet 76(2):165, 2002

Bakour SH, Khan KS, Gupta JK: The risk of premalignant and malignant pathology in endometrial polyps. Acta Obstet Gynecol Scand 79:317, 2000

Barakat RR, Gilewski TA, Almadrones L, et al: Effect of adjuvant tamoxifen on the endometrium in women with breast cancer: a prospective study using office endometrial biopsy. J Clin Oncol 18:3459, 2000

Benacerraf BR, Shipp TD, Bromley B: Three-dimensional ultrasound detection of abnormally located intrauterine contraceptive devices which are a source of pelvic pain and abnormal bleeding. Ultrasound Obstet Gynecol 34(1):110, 2009

Benacerraf BR, Shipp TD, Bromley B: Which patients benefit from a 3D reconstructed coronal view of the uterus added to standard routine 2D pelvic sonography? AJR 190(3):626, 2008

Ben-Arie A, Goldchmit C, Laviv Y, et al: The malignant potential of endometrial polyps. Eur J Obstet Gynecol Reprod Biol 115:206, 2004

Bennett GL, Andreotti RF, Lee SI, et al: ACR Appropriateness Criteria on abnormal vaginal bleeding. J Am Coll Radiol 8(7):460, 2011

Ben-Yehuda OM, Kim YB, Leuchter RS: Does hysteroscopy improve upon the sensitivity of dilatation and curettage in the diagnosis of endometrial hyperplasia or carcinoma? Gynecol Oncol 68:4, 1998

Berzolla CE, Schnatz PF, O'Sullivan DM, et al: Dysplasia and malignancy in endocervical polyps. J Womens Health 16(9):1317, 2007

Bongers MY, Mol BW, Brolmann HA: Current treatment of dysfunctional uterine bleeding. Maturitas 47:159, 2004

Bonnar J, Sheppard BL: Treatment of menorrhagia during menstruation: randomised controlled trial of ethamsylate, mefenamic acid, and tranexamic acid. BMJ 313:579, 1996

Bradley LD: Complications in hysteroscopy: prevention, treatment and legal risk. Curr Opin Obstet Gynecol 14(4):409, 2002

Bradley WH, Boente MP, Brooker D, et al: Hysteroscopy and cytology in endometrial cancer. Obstet Gynecol 104(5 Pt 1):1030, 2004

Breijer MC, Peeters JA, Opmeer BC, et al: Capacity of endometrial thickness measurement to diagnose endometrial carcinoma in asymptomatic postmenopausal women: a systematic review and meta-analysis. Ultrasound Obstet Gynecol 40(6):621, 2012

Breitkopf DM, Frederickson RA, Snyder RR: Detection of benign endometrial masses by endometrial stripe measurement in premenopausal women. Obstet Gynecol 104(1):2004

Brunham RC, Paavonen J, Stevens CE, et al: Mucopurulent cervicitis—the ignored counterpart in women of urethritis in men. N Engl J Med 311(1):1, 1984

Burja IT, Thompson SK, Sawyer WL Jr, et al: Atypical glandular cells of undetermined significance on cervical smears. A study with cytohistologic correlation. Acta Cytol 43:351, 1999

Byams VR, Kouides PA, Kulkarni R, et al: Surveillance of female patients with inherited bleeding disorders in United States Haemophilia Treatment Centres. Haemophilia 17 (Suppl 1):6, 2011

Centers for Disease Control and Prevention: Sexually transmitted diseases treatment guidelines, 2015. MMWR 64(3):1, 2015

Centers for Disease Control and Prevention: U.S. Selected Practice Recommendations for Contraceptive Use, 2013. MMWR 62(5):1, 2013

Chimbira TH, Anderson AB, Naish C, et al: Reduction of menstrual blood loss by danazol in unexplained menorrhagia: lack of effect of placebo. BJOG 87:1152, 1980a

Chimbira TH, Anderson AB, Turnbull A: Relation between measured menstrual blood loss and patient's subjective assessment of loss, duration of bleeding, number of sanitary towels used, uterine weight and endometrial surface area. BJOG 87:603, 1980b

Chin N, Platt AB, Nuovo GJ: Squamous intraepithelial lesions arising in benign endocervical polyps: a report of 9 cases with correlation to the Pap smears, HPV analysis, and immunoprofile. Int J Gynecol Pathol 27(4):582, 2008

Cicinelli E, De Ziegler D, Nicoletti R, et al: Chronic endometritis: correlation among hysteroscopic, histologic, and bacteriologic findings in a prospective trial with 2190 consecutive office hysteroscopies. Fertil Steril 89(3):677, 2008

Cicinelli E, Parisi C, Galantino P, et al: Reliability, feasibility, and safety of minihysteroscopy with a vaginoscopic approach: experience with 6,000 cases. Fertil Steril 80(1):199, 2003

Cicinelli E, Resta L, Nicoletti R, et al: Endometrial micropolyps at fluid hysteroscopy suggest the existence of chronic endometritis. Hum Reprod 20(5):1386, 2005

Cicinelli E, Tinelli R, Colafiglio G, et al: Risk of long-term pelvic recurrences after fluid minihysteroscopy in women with endometrial carcinoma: a controlled randomized study. Menopause 17(3):511, 2010

Cil AP, Tulunay G, Kose MF, et al: Power Doppler properties of endometrial polyps and submucosal fibroids: a preliminary observational study in women with known intracavitary lesions. Ultrasound Obstet Gynecol 35(2):233, 2010

Clark TJ, Voit D, Gupta JK, et al: Accuracy of hysteroscopy in the diagnosis of endometrial cancer and hyperplasia: a systematic quantitative review. JAMA 288:1610, 2002

Cochrane R, Regan L: Undetected gynaecological disorders in women with renal disease. Hum Reprod 12:667, 1997

Cohen I: Endometrial pathologies associated with postmenopausal tamoxifen treatment. Gynecol Oncol 94:256, 2004

Cooper K, Lee A, Chien P, et al: Outcomes following hysterectomy or endometrial ablation for heavy menstrual bleeding: retrospective analysis of hospital episode statistics in Scotland. BJOG 118(10):1171, 2011

Cordier W, Steenkamp V: Herbal remedies affecting coagulation: a review. Pharm Biol 50(4):443, 2012

Corusic A, Barisic D, Lovric H, et al: Successful laparoscopic bipolar coagulation of a large arteriovenous malformation due to invasive trophoblastic disease: a case report. J Minim Invasive Gynecol 16(3):368, 2009

Coskun E, Cakiroglu Y, Aygun BK, et al: Effect of copper intrauterine device on the cyclooxygenase and inducible nitric oxide synthase expression in the luteal phase endometrium. Contraception 84(6):637, 2011

Coulter A, Bradlow J, Agass M, et al: Outcomes of referrals to gynaecology outpatient clinics for menstrual problems: an audit of general practice records. BJOG 98:789, 1991

Cura M, Martinez N, Cura A, et al: Arteriovenous malformations of the uterus. Acta Radiol 50(7):823, 2009

Daniels JP, Middleton LJ, Champaneria R, et al: Second generation endometrial ablation techniques for heavy menstrual bleeding: network meta-analysis. BMJ 344:e2564, 2012

Davies A, Richardson RE, O'Connor H, et al: Lignocaine aerosol spray in outpatient hysteroscopy: a randomized double-blind placebo-controlled trial. Fertil Steril 67(6):1019, 1997

de Koning ND, Haagsma EB: Normalization of menstrual pattern after liver transplantation: consequences for contraception. Digestion 46:239, 1990

de Kroon CD, de Bock GH, Dieben SW, et al: Saline contrast hysterosonography in abnormal uterine bleeding: a systematic review and meta-analysis. BJOG 110:938, 2003

de Lignières B: Oral micronized progesterone. Clin Ther 21(1):41, 1999

DeVore GR, Owens O, Kase N: Use of intravenous Premarin in the treatment of dysfunctional uterine bleeding—a double-blind randomized control study. Obstet Gynecol 59:285, 1982

DeWaay DJ, Syrop CH, Nygaard IE, et al: Natural history of uterine polyps and leiomyomata. Obstet Gynecol 100:3, 2002

Díaz S, Croxatto HB, Pavez M, et al: Clinical assessment of treatments for prolonged bleeding in users of Norplant implants. Contraception 42(1):97, 1990

Dockeray CJ, Sheppard BL, Bonnar J: Comparison between mefenamic acid and danazol in the treatment of established menorrhagia. BJOG 96:840, 1989

Dreisler E, Sorensen SS, Ibsen PH, et al: Prevalence of endometrial polyps and abnormal uterine bleeding in a Danish population aged 20–74 years. Ultrasound Obstet Gynecol 33(1):102, 2009a

Dreisler E, Sorensen SS, Lose G: Endometrial polyps and associated factors in Danish women aged 36–74 years. Am J Obstet Gynecol 200(2):147.e1, 2009b

Eckert LO, Thwin SS, Hillier SL, et al: The antimicrobial treatment of subacute endometritis: a proof of concept study. Am J Obstet Gynecol 190:305, 2004

Edlund M, Blombäck M, Fried G: Desmopressin in the treatment of menorrhagia in women with no common coagulation factor deficiency but with prolonged bleeding time. Blood Coagul Fibrinolysis 13(3):225, 2002

Emanuel MH, Verdel MJ, Wamsteker K, et al: A prospective comparison of transvaginal ultrasonography and diagnostic hysteroscopy in the evaluation of patients with abnormal uterine bleeding: clinical implications. Am J Obstet Gynecol 172:547, 1995

Everett C: Incidence and outcome of bleeding before the 20th week of pregnancy: prospective study from general practice. BMJ 315:32, 1997

Ferenczy A: Pathophysiology of endometrial bleeding. Maturitas 45(1):1, 2003

Ferrazzi E, Zupi E, Leone FP, et al: How often are endometrial polyps malignant in asymptomatic postmenopausal women? A multicenter study. Am J Obstet Gynecol 200(3):235.e1, 2009

Fleischer AC, Shappell HW: Color Doppler sonohysterography of endometrial polyps and submucosal fibroids. J Ultrasound Med 22:601, 2003

Fong YF, Singh K: Effect of the levonorgesterol-releasing intrauterine system on uterine myomas in a renal transplant patient. Contraception 60(1):51, 1999

Foster PA: The reproductive health of women with von Willebrand disease unresponsive to DDAVP: results of an international survey. On behalf of the Subcommittee on von Willebrand Factor of the Scientific and Standardization Committee of the ISTH. Thromb Haemost 74(2):784, 1995

Fraser IS: Treatment of ovulatory and anovulatory dysfunctional uterine bleeding with oral progestogens. Aust N Z J Obstet Gynaecol 30(4):353, 1990

Fraser IS, McCarron G: Randomized trial of 2 hormonal and 2 prostaglandin-inhibiting agents in women with a complaint of menorrhagia. Aust N Z J Obstet Gynaecol 31:66, 1991

Fraser IS, Römer T, Parke S, et al: Effective treatment of heavy and/or prolonged menstrual bleeding with an oral contraceptive containing estradiol valerate and dienogest: a randomized, double-blind Phase III trial. Hum Reprod 26:2698, 2011

Ghosh TK: Arteriovenous malformation of the uterus and pelvis. Obstet Gynecol 68:40S, 1986

Gleeson NC: Cyclic changes in endometrial tissue plasminogen activator and plasminogen activator inhibitor type 1 in women with normal menstruation and essential menorrhagia. Am J Obstet Gynecol 171:178, 1994

Godfrey EM, Folger SG, Jeng G, et al: Treatment of bleeding irregularities in women with copper-containing IUDs: a systematic review. Contraception 87(5):549, 2013

Golan A, Cohen-Sahar B, Keidar R, et al: Endometrial polyps: symptomatology, menopausal status and malignancy. Gynecol Obstet Invest 70(2):107, 2010

Goldstein RB, Bree RL, Benson CB, et al: Evaluation of the woman with postmenopausal bleeding: Society of Radiologists in Ultrasound-Sponsored Consensus Conference statement. J Ultrasound Med 20(10):1025, 2001

Goldstein SR, Monteagudo A, Popiolek D, et al: Evaluation of endometrial polyps. Am J Obstet Gynecol 186:669, 2002

Goldstein SR, Zeltser I, Horan CK, et al: Ultrasonography-based triage for perimenopausal patients with abnormal uterine bleeding. Am J Obstet Gynecol 177(1):102, 1997

Granberg S, Wikland M, Karlsson B, et al: Endometrial thickness as measured by endovaginal ultrasonography for identifying endometrial abnormality. Am J Obstet Gynecol 164:47, 1991

Greenwood SM, Moran JJ: Chronic endometritis: morphologic and clinical observations. Obstet Gynecol 58:176, 1981

Grimes D: Intrauterine devices (IUDs). In Hatcher RA, Trussell J, Nelson AL (eds): Contraceptive Technology. New York, Ardent Media, 2007, p 123

Grimes DA: Diagnostic dilation and curettage: a reappraisal. Am J Obstet Gynecol 142:1, 1982

Guglielmi KE: Women and ESRD: modalities, survival, unique considerations. Adv Chronic Kidney Dis 20(5):411, 2013

Gupta J, Kai J, Middleton L, et al: Levonorgestrel intrauterine system versus medical therapy for menorrhagia. N Engl J Med 368(2):128, 2013

Hall P, Maclachlan N, Thorn N, et al: Control of menorrhagia by the cyclooxygenase inhibitors naproxen sodium and mefenamic acid. BJOG 94:554, 1987

Hallberg L, Hogdahl AM, Nilsson L, et al: Menstrual blood loss—a population study. Variation at different ages and attempts to define normality. Acta Obstet Gynecol Scand 45:320, 1966

Haynes PJ, Hodgson H, Anderson AB, et al: Measurement of menstrual blood loss in patients complaining of menorrhagia. BJOG 84:763, 1977

Heliövaara-Peippo S, Hurskainen R, Teperi J, et al: Quality of life and costs of levonorgestrel-releasing intrauterine system or hysterectomy in the treatment of menorrhagia: a 10-year randomized controlled trial. Am J Obstet Gynecol 209(6):535.e1, 2013

Hickey M, Fraser I: Human uterine vascular structures in normal and diseased states. Microsc Res Tech 60:377, 2003

Hickey M, Fraser IS: Clinical implications of disturbances of uterine vascular morphology and function. Baillieres Best Pract Res Clin Obstet Gynaecol 14:937, 2000

Hickey M, Fraser IS: Surface vascularization and endometrial appearance in women with menorrhagia or using levonorgestrel contraceptive implants. Implications for the mechanisms of breakthrough bleeding. Hum Reprod 17:2428, 2002

Higham JM, O'Brien PM, Shaw RW: Assessment of menstrual blood loss using a pictorial chart. BJOG 97:734, 1990

Hurskainen R, Teperi J, Rissanen P, et al: Clinical outcomes and costs with the levonorgestrel-releasing intrauterine system or hysterectomy for treatment of menorrhagia: randomized trial 5-year follow-up. JAMA 291:1456, 2004

Hurskainen R, Teperi J, Rissanen P, et al: Quality of life and cost-effectiveness of levonorgestrel-releasing intrauterine system versus hysterectomy for treatment of menorrhagia: a randomized trial. Lancet 357(9252):273, 2001

Irvine GA, Cameron IT: Medical management of dysfunctional uterine bleeding. Best Pract Res Clin Obstet Gynaecol 13:189, 1999

Irvine GA, Campbell-Brown MB, Lumsden MA, et al: Randomised comparative trial of the levonorgestrel intrauterine system and norethisterone for treatment of idiopathic menorrhagia. BJOG 105:592, 1998

Jabbour HN, Kelly RW, Fraser HM, et al: Endocrine regulation of menstruation. Endocr Rev 27(1):17, 2006

James AH, Kouides PA, Abdul-Kadir R, et al: Evaluation and management of acute menorrhagia in women with and without underlying bleeding disorders: consensus from an international expert panel. Eur J Obstet Gynecol Reprod Biol 158(2):124, 2011

James AH, Kouides PA, Abdul-Kadir R, et al: Von Willebrand disease and other bleeding disorders in women: consensus on diagnosis and management from an international expert panel. Am J Obstet Gynecol 201(1):12.e1, 2009a

James AH, Manco-Johnson MJ, Yawn BP, et al: Von Willebrand disease: key points from the 2008 National Heart, Lung, and Blood Institute guidelines. Obstet Gynecol 114(3):674, 2009b

James AH, Myers ER, Cook C, et al: Complications of hysterectomy in women with von Willebrand disease. Haemophilia 15(4):926, 2009c

Jensen JT, Parke S, Mellinger U, et al: Effective treatment of heavy menstrual bleeding with estradiol valerate and dienogest: a randomized controlled trial. Obstet Gynecol 117:777, 2011

Jeong KA, Park KH, Chung DJ, et al: Hysteroscopic endometrial ablation as a treatment for abnormal uterine bleeding in patients with renal transplants. J Am Assoc Gynecol Laparosc 11(2):252, 2004

Joshi JV, Bhandarkar SD, Chadha M, et al: Menstrual irregularities and lactation failure may precede thyroid dysfunction or goitre. J Postgrad Med 39:137, 1993

Kaislasuo J, Suhonen S, Gissler M, et al: Uterine perforation caused by intrauterine devices: clinical course and treatment. Hum Reprod 28(6):1546, 2013

Kapp N: WHO provider brief on hormonal contraception and liver disease. Contraception 80(4):325, 2009

Karim BO, Burroughs FH, Rosenthal DL, et al: Endometrial-type cells in cervico-vaginal smears: clinical significance and cytopathologic correlates. Diagn Cytopathol 26:123, 2002

Karlsson B, Granberg S, Wikland M, et al: Transvaginal ultrasonography of the endometrium in women with postmenopausal bleeding—a Nordic multicenter study. Am J Obstet Gynecol 172:1488, 1995

Kaunitz AM, Bissonnette F, Monteiro I, et al: Levonorgestrel-releasing intrauterine system or medroxyprogesterone for heavy menstrual bleeding: a randomized controlled trial. Obstet Gynecol 116(3):625, 2010

Kaunitz AM, Meredith S, Inki P, et al: Levonorgestrel-releasing intrauterine system and endometrial ablation in heavy menstrual bleeding: a systematic review and meta-analysis. Obstet Gynecol 113:1104, 2009

Kingman CE, Kadir RA, Lee CA, et al: The use of levonorgestrel-releasing intrauterine system for treatment of menorrhagia in women with inherited bleeding disorders. BJOG 111(12):1425, 2004

Kitaya K, Tada Y, Taguchi S, et al: Local mononuclear cell infiltrates in infertile patients with endometrial macropolyps versus micropolyps. Hum Reprod 27(12):3474, 2012

Kosus N, Kosus A, Demircioglu RI, et al: Transcervical intrauterine levobupivacaine or lidocaine infusion for pain control during endometrial biopsy. Pain Res Manag 19(2):82, 2014

Krassas GE, Pontikides N, Kaltsas T, et al: Disturbances of menstruation in hypothyroidism. Clin Endocrinol 50:655, 1999

Krassas GE, Poppe K, Glinoer D: Thyroid function and human reproductive health. Endocr Rev 31(5):702, 2010

Küçük T, Ertan K: Continuous oral or intramuscular medroxyprogesterone acetate versus the levonorgestrel releasing intrauterine system in the treatment of perimenopausal menorrhagia: a randomized, prospective, controlled clinical trial in female smokers. Clin Exp Obstet Gynecol 35(1):57, 2008

Labied S, Galant C, Nisolle M, et al: Differential elevation of matrix metalloproteinase expression in women exposed to levonorgestrel-releasing intrauterine system for a short or prolonged period of time. Hum Reprod 24(1):113, 2009

Leão RB, Andrade L, Vassalo J, et al: Differences in estrogen and progesterone receptor expression in endometrial polyps and atrophic endometrium of postmenopausal women with and without exposure to tamoxifen. Mol Clin Oncol 1(6):1055, 2013

Lee SC, Kaunitz AM, Sanchez-Ramos L, et al: The oncogenic potential of endometrial polyps: a systematic review and meta-analysis. Obstet Gynecol 116(5):1197, 2010

Lethaby A, Duckitt K, Farquhar C: Non-steroidal anti-inflammatory drugs for heavy menstrual bleeding. Cochrane Database Syst Rev 1:CD000400, 2013a

Lethaby A, Irvine G, Cameron I: Cyclical progestogens for heavy menstrual bleeding. Cochrane Database Syst Rev 1:CD001016, 2008

Lethaby A, Penninx J, Hickey M, et al: Endometrial resection and ablation techniques for heavy menstrual bleeding. Cochrane Database Syst Rev 8:CD001501, 2013b

Lethaby A, Suckling J, Barlow D, et al: Hormone replacement therapy in postmenopausal women: endometrial hyperplasia and irregular bleeding. Cochrane Database Syst Rev 3:CD000402, 2004

Leung PL, Tam WH, Kong WS, et al: Intrauterine pathology in women with abnormal uterine bleeding taking hormone replacement therapy. J Am Assoc Gynecol Laparosc 10(2):260, 2003

Litta P, Merlin F, Saccardi C, et al: Role of hysteroscopy with endometrial biopsy to rule out endometrial cancer in postmenopausal women with abnormal uterine bleeding. Maturitas 50:117, 2005

Long ME, Dwarica DS, Kastner TM, et al: Comparison of dysplastic and benign endocervical polyps. J Low Genit Tract Dis 17(2):142, 2013

Lowenstein L, Solt I, Deutsch M, et al: A life-threatening event: uterine cervical arteriovenous malformation. Obstet Gynecol 103:1073, 2004

Lukes AS, Moore KA, Muse KN, et al: Tranexamic acid treatment for heavy menstrual bleeding: a randomized controlled trial. Obstet Gynecol 116(4):865, 2010

MacKenzie IZ, Naish C, Rees CM, et al: Why remove all cervical polyps and examine them histologically? BJOG 116(8):1127, 2009

Maia H Jr, Maltez A, Studard E, et al: Effect of previous hormone replacement therapy on endometrial polyps during menopause. Gynecol Endocrinol 18:299, 2004

Makarainen L, Ylikorkala O: Ibuprofen prevents IUCD-induced increases in menstrual blood loss. BJOG 93:285, 1986

Makris N, Kalmantis K, Skartados N, et al: Three-dimensional hysterosonography versus hysteroscopy for the detection of intracavitary uterine abnormalities. Int J Gynaecol Obstet 97(1):6, 2007

Mannucci PM, Duga S, Peyvandi F: Recessively inherited coagulation disorders. Blood 104:1243, 2004

Matteson KA, Rahn DD, Wheeler TL 2nd, et al: Nonsurgical management of heavy menstrual bleeding: a systematic review. Obstet Gynecol 121(3):632, 2013

Matuszkiewicz-Rowinska J, Skorzewska K, Radowicki S, et al: Endometrial morphology and pituitary-gonadal axis dysfunction in women of reproductive age undergoing chronic haemodialysis—a multicentre study. Nephrol Dial Transplant 19:2074, 2004

McGavigan CJ, Dockery P, Metaxa-Mariatou V, et al: Hormonally mediated disturbance of angiogenesis in the human endometrium after exposure to intrauterine levonorgestrel. Hum Reprod 18:77, 2003

Merz E, Miric-Tesanic D, Bahlmann F, et al: Sonographic size of uterus and ovaries in pre- and postmenopausal women. Ultrasound Obstet Gynecol 7(1):38, 1996

Moschos E, Ashfaq R, McIntire DD, et al: Saline-infusion sonography endometrial sampling compared with endometrial biopsy in diagnosing endometrial pathology. Obstet Gynecol 113(4):881, 2009

Moschos E, Twickler DM: Does the type of intrauterine device affect conspicuity on 2D and 3D ultrasound? AJR 196(6):1439, 2011

Munro MG: Medical management of abnormal uterine bleeding. Obstet Gynecol Clin North Am 27(2):287, 2000

Munro MG, Critchley HO, Fraser IS: The FIGO classification of causes of abnormal uterine bleeding in the reproductive years. Fertil Steril 95(7):2204, 2011

Munro MG, Mainor N, Basu R, et al: Oral medroxyprogesterone acetate and combination oral contraceptives for acute uterine bleeding: a randomized controlled trial. Obstet Gynecol 108(4):924, 2006

Nalaboff KM, Pellerito JS, Ben Levi E: Imaging the endometrium: disease and normal variants. Radiographics 21:1409, 2001

National Cancer Institute: Surveillance, Epidemiology, and End Results Program: cancer of the corpus and uterus, NOS (invasive). SEER incidence and U.S. death rates, age-adjusted and age-specific rates, by race. Available at: http://seer.cancer.gov/csr/1975_2011/browse_csr.php?sectionSEL=7&pageSEL=sect_07_table.07.html. Accessed September 9, 2014

Neven P, Lunde T, Benedetti-Panici P, et al: A multicentre randomised trial to compare uterine safety of raloxifene with a continuous combined hormone replacement therapy containing oestradiol and norethisterone acetate. BJOG 110(2):157, 2003

Nichols WL, Hultin MB, James AH, et al: Von Willebrand disease (VWD): evidence-based diagnosis and management guidelines, the National Heart, Lung, and Blood Institute (NHLBI) Expert Panel report (USA). Haemophilia 14(2):171, 2008

Nichols WL, Rick ME, Ortel TL, et al: Clinical and laboratory diagnosis of von Willebrand disease: a synopsis of the 2008 NHLBI/NIH guidelines. Am J Hematol 84(6):366, 2009

Obenson K, Abreo F, Grafton WD: Cytohistologic correlation between AGUS and biopsy-detected lesions in postmenopausal women. Acta Cytol 44:41, 2000

Oguz S, Sargin A, Kelekci S, et al: The role of hormone replacement therapy in endometrial polyp formation. Maturitas 50(3):231, 2005

Opolskiene G, Sladkevicius P, Jokubkiene L, et al: Three-dimensional ultrasound imaging for discrimination between benign and malignant endometrium in women with postmenopausal bleeding and sonographic endometrial thickness of at least 4.5 mm. Ultrasound Obstet Gynecol 35(1):94, 2010

Opolskiene G, Sladkevicius P, Valentin L: Ultrasound assessment of endometrial morphology and vascularity to predict endometrial malignancy in women with postmenopausal bleeding and sonographic endometrial thickness ≥4.5 mm. Ultrasound Obstet Gynecol 30(3):332, 2007

Paavonen J, Stevens CE, Wolner-Hanssen P, et al: Colposcopic manifestations of cervical and vaginal infections. Obstet Gynecol Surv 43:373, 1988

Pérez-Medina T, Bajo-Arenas J, Salazar F, et al: Endometrial polyps and their implication in the pregnancy rates of patients undergoing intrauterine insemination: a prospective randomised study. Hum Reprod 20:1632, 2005

Philipp CS, Faiz A, Dowling N, et al: Age and the prevalence of bleeding disorders in women with menorrhagia. Obstet Gynecol 105:61, 2005

Pisoni CN, Cuadrado MJ, Khamashta MA, et al: Treatment of menorrhagia associated with oral anticoagulation: efficacy and safety of the levonorgestrel releasing intrauterine device (Mirena coil). Lupus 15(12):877, 2006

Pitsos M, Skurnick J, Heller D: Association of pathologic diagnoses with clinical findings in chronic endometritis. J Reprod Med 54(6):373, 2009

Polyzos NP, Mauri D, Tsioras S, et al: Intraperitoneal dissemination of endometrial cancer cells after hysteroscopy: a systematic review and meta-analysis. Int J Gynecol Cancer 20(2):261, 2010

Preston JT, Cameron IT, Adams EJ, et al: Comparative study of tranexamic acid and norethisterone in the treatment of ovulatory menorrhagia. BJOG 102:401, 1995

Preutthipan S, Herabutya Y: Hysteroscopic polypectomy in 240 premenopausal and postmenopausal women. Fertil Steril 83:705, 2005

Rahimi S, Marani C, Renzi C, et al: Endometrial polyps and the risk of atypical hyperplasia on biopsies of unremarkable endometrium: a study on 694 patients with benign endometrial polyps. Int J Gynecol Pathol 28(6):522, 2009

Reid PC, Virtanen-Kari S: Randomised comparative trial of the levonorgestrel intrauterine system and mefenamic acid for the treatment of idiopathic menorrhagia: a multiple analysis using total menstrual fluid loss, menstrual blood loss and pictorial blood loss measurements. BJOG 112:1121, 2005

Reslova T, Tosner J, Resl M, et al: Endometrial polyps. A clinical study of 245 cases. Arch Gynecol Obstet 262:133, 1999

Rodeghiero F: Management of menorrhagia in women with inherited bleeding disorders: general principles and use of desmopressin. Haemophilia 14 (Suppl 1):21, 2008

Rodeghiero F, Castaman G: Congenital von Willebrand disease type I: definition, phenotypes, clinical and laboratory assessment. Best Pract Res Clin Haematol 14(2):321, 2001

Rogers PA, Abberton KM: Endometrial arteriogenesis: vascular smooth muscle cell proliferation and differentiation during the menstrual cycle and changes associated with endometrial bleeding disorders. Microsc Res Tech 60:412, 2003

Rubin G, Wortman M, Kouides PA: Endometrial ablation for von Willebrand disease-related menorrhagia—experience with seven cases. Haemophilia 10: 477, 2004

Said S, Sadek W, Rocca M, et al: Clinical evaluation of the therapeutic effectiveness of ethinyl oestradiol and oestrone sulphate on prolonged bleeding in women using depot medroxyprogesterone acetate for contraception. Hum Reprod 11:1, 1996

Schmidt T, Breidenbach M, Nawroth F, et al: Hysteroscopy for asymptomatic postmenopausal women with sonographically thickened endometrium. Maturitas 62(2):176, 2009

Schnatz PF, Ricci S, O'Sullivan DM: Cervical polyps in postmenopausal women: is there a difference in risk? Menopause 16(3):524, 2009

Shaaban MM, Zakherah MS, El-Nashar SA, et al: Levonorgestrel-releasing intrauterine system compared to low dose combined oral contraceptive pills for idiopathic menorrhagia: a randomized clinical trial. Contraception 83(1):48, 2011

Shankar M, Lee CA, Sabin CA, et al: von Willebrand disease in women with menorrhagia: a systematic review. BJOG 111:734, 2004

Shaw ST Jr, Macaulay LK, Hohman WR: Vessel density in endometrium of women with and without intrauterine contraceptive devices: a morphometric evaluation. Am J Obstet Gynecol 135:202, 1979

Sharp HT: Assessment of new technology in the treatment of idiopathic menorrhagia and uterine leiomyomata. Obstet Gynecol 108(4):990, 2006

Sheikh M, Sawhney S, Khurana A, et al: Alteration of sonographic texture of the endometrium in post-menopausal bleeding. A guide to further management. Acta Obstet Gynecol Scand 79:1006, 2000

Shi AA, Lee SI: Radiological reasoning: algorithmic workup of abnormal vaginal bleeding with endovaginal sonography and sonohysterography. AJR 191(6 Suppl):S68, 2008

Shokeir TA, Shalan HM, El Shafei MM: Significance of endometrial polyps detected hysteroscopically in eumenorrheic infertile women. J Obstet Gynaecol Res 30:84, 2004

Singh RH, Blumenthal P: Hormonal management of abnormal uterine bleeding. Clin Obstet Gynecol 48:337, 2005

Smith-Bindman R, Kerlikowske K, Feldstein VA, et al: Endovaginal ultrasound to exclude endometrial cancer and other endometrial abnormalities. JAMA 280:1510, 1998

Soares SR, Barbosa dos Reis MM, Camargos AF: Diagnostic accuracy of sonohysterography, transvaginal sonography, and hysterosalpingography in patients with uterine cavity diseases. Fertil Steril 73:406, 2000

Stellon AJ, Williams R: Increased incidence of menstrual abnormalities and hysterectomy preceding primary biliary cirrhosis. Br Med J (Clin Res Ed) 293:297, 1986

Stewart A, Cummins C, Gold L, et al: The effectiveness of the levonorgestrel-releasing intrauterine system in menorrhagia: a systematic review. BJOG 108:74, 2001

Stock RJ, Kanbour A: Prehysterectomy curettage. Obstet Gynecol 45:537, 1975

Stovall TG, Ling FW, Morgan PL: A prospective, randomized comparison of the Pipelle endometrial sampling device with the Novak curette. Am J Obstet Gynecol 165:1287, 1991

Stovall TG, Solomon SK, Ling FW: Endometrial sampling prior to hysterectomy. Obstet Gynecol 73:405, 1989

Svirsky R, Smorgick N, Rozowski U, et al: Can we rely on blind endometrial biopsy for detection of focal intrauterine pathology? Am J Obstet Gynecol 199(2):115.e1, 2008

Tabor A, Watt HC, Wald NJ: Endometrial thickness as a test for endometrial cancer in women with postmenopausal vaginal bleeding. Obstet Gynecol 99:663, 2002

Tahir MM, Bigrigg MA, Browning JJ, et al: A randomised controlled trial comparing transvaginal ultrasound, outpatient hysteroscopy and endometrial biopsy with inpatient hysteroscopy and curettage. BJOG 106:1259, 1999

Thomas EJ, Okuda KJ, Thomas NM: The combination of a depot gonadotrophin releasing hormone agonist and cyclical hormone replacement therapy for dysfunctional uterine bleeding. BJOG 98(11):1155, 1991

Timmerman D, Wauters J, Van Calenbergh S, et al: Color Doppler imaging is a valuable tool for the diagnosis and management of uterine vascular malformations. Ultrasound Obstet Gynecol 21:570, 2003

Timmermans A, Opmeer BC, Khan KS, et al: Endometrial thickness measurement for detecting endometrial cancer in women with postmenopausal bleeding: a systematic review and meta-analysis. Obstet Gynecol 116(1):160, 2010

Tsuda H, Kawabata M, Kawabata K, et al: Improvement of diagnostic accuracy of transvaginal ultrasound for identification of endometrial malignancies by using cutoff level of endometrial thickness based on length of time since menopause. Gynecol Oncol 64:35, 1997

Tullius TG Jr, Ross JR, Flores M, et al: Use of three-dimensional power Doppler sonography in the diagnosis of uterine arteriovenous malformation and follow-up after uterine artery embolization: Case report and brief review of literature. J Clin Ultrasound 43(5):327, 2015

Turnbull AC, Rees MC. Gestrinone in the treatment of menorrhagia. BJOG 97(8):713, 1990

Van den Bosch T, Verguts J, Daemen A, et al: Pain experienced during transvaginal ultrasound, saline contrast sonohysterography, hysteroscopy and office sampling: a comparative study. Ultrasound Obstet Gynecol 31(3):346, 2008

Van Doorn LC, Dijkhuizen FP, Kruitwagen RF, et al: Accuracy of transvaginal ultrasonography in diabetic or obese women with postmenopausal bleeding. Obstet Gynecol 104:571, 2004

Vercellini P, Cortesi I, Oldani S, et al: The role of transvaginal ultrasonography and outpatient diagnostic hysteroscopy in the evaluation of patients with menorrhagia. Hum Reprod 12(8):1768, 1997

Vercellini P, Fedele L, Maggi R, et al: Gonadotropin releasing hormone agonist for chronic anovulatory uterine bleeding and severe anemia. J Reprod Med 38(2):127, 1993

Warner PE, Critchley HO, Lumsden MA, et al: Menorrhagia I: measured blood loss, clinical features, and outcome in women with heavy periods: a survey with follow-up data. Am J Obstet Gynecol 190:1216, 2004

Weiss JL, Malone FD, Vidaver J, et al: Threatened abortion: a risk factor for poor pregnancy outcome, a population-based screening study. Am J Obstet Gynecol 190:745, 2004

Wellington K, Wagstaff AJ: Tranexamic acid: a review of its use in the management of menorrhagia. Drugs 63:1417, 2003

Wilansky DL, Greisman B: Early hypothyroidism in patients with menorrhagia. Am J Obstet Gynecol 160:673, 1989

Wong AW, Chan SS, Yeo W, et al: Prophylactic use of levonorgestrel-releasing intrauterine system in women with breast cancer treated with tamoxifen: a randomized controlled trial. Obstet Gynecol 121(5):943, 2013

Yanaihara A, Yorimitsu T, Motoyama H: Location of endometrial polyp and pregnancy rate in infertility patients. Fertil Steril 90(1):180, 2008

Ylikorkala O, Viinikka L: Comparison between antifibrinolytic and antiprostaglandin treatment in the reduction of increased menstrual blood loss in women with intrauterine contraceptive devices. BJOG 90(1):78, 1983

Younis MTS, Iram S, Anwar B, et al: Women with asymptomatic cervical polyps may not need to see a gynaecologist or have them removed: an observational retrospective study of 1126 cases. Eur J Obstet Gynecol Reprod Biol 150(2):190, 2010

Zerbe MJ, Zhang J, Bristow RE, et al: Retrograde seeding of malignant cells during hysteroscopy in presumed early endometrial cancer. Gynecol Oncol 79(1):55, 2000

Zullo F, Pellicano M, Stigliano CM, et al: Topical anesthesia for office hysteroscopy. A prospective, randomized study comparing two modalities. J Reprod Med 44(10):865, 1999

# 第九章

# 盆腔肿物

盆腔肿物临床常见，起源于生殖器官或其他组织结构。患者可无症状，也可主诉疼痛、压迫、痛经、不孕，或子宫出血等。根据患者年龄和治疗目的而选择不同的治疗方案，对于大多数盆腔肿物患者来说，临床治疗是可行的；对于少数患者，可以分步治疗提高治疗效果。

## 一、人口因素

盆腔肿物的发生和病理学特性随着年龄而变化，在青春期前的女孩，多数盆腔肿物来自于卵巢，这个时期卵巢生长活跃，卵巢肿物通常属于功能性的，而非肿瘤性质（Silva，2004）。在肿瘤病变中，多数为良性生殖细胞肿瘤，尤其是成熟性囊性畸胎瘤（皮样囊肿）（Brown，1993）。儿童和青少年的恶性卵巢肿瘤并不常见，这个年龄段的患者仅占卵巢恶性肿瘤患者的1.2%（国家癌症研究所，2014）。在儿童和青少年中，多数卵巢恶性肿瘤来源于生殖细胞，发病率随年龄增长而增加（美国癌症协会，2014年）。

在青少年中，卵巢疾病的发生率和类型一般与青春期前的女孩相同。然而，随着生育功能的日趋成熟，青春期盆腔肿物也可能包括子宫腺肌瘤、盆腔炎性疾病（PID）后遗症，以及妊娠。

在成年女性，盆腔肿物需要鉴别诊断，其中宫内妊娠、功能性卵巢囊肿和子宫平滑肌瘤最常见，子宫腺肌瘤、成熟性囊性畸胎瘤、急性或慢性输卵管脓肿（TOA）和异位妊娠也需甄别。大多数盆腔肿物在这个年龄组是良性的，但随着年龄增长，其恶性率增加。

绝经后女性生殖生理功能终止，造成盆腔肿物的疾病也相应改变，其中单纯卵巢囊肿和子宫平滑肌瘤仍然常见，绝经通常会导致平滑肌瘤缩小，但子宫增大可能持续存在。恶性肿瘤在绝经后更为常见，卵巢癌占所有女性新发癌症的近3%（美国癌症协会，2014）；子宫肿瘤，包括腺癌和肉瘤，都会导致子宫增大。

## 二、子宫肌瘤

子宫增大最常见原因是妊娠或子宫平滑肌瘤，其次为子宫腺肌病、宫腔积血、附件肿块或恶性肿瘤。其中，子宫平滑肌瘤通常是起源于肌层的良性平滑肌肿瘤，被称为子宫肌瘤，俗称肌瘤。发病率为20%～25%，但在组织学或超声检查的研究中可高达70%～80%（Baird，2003；Cramer，1990）。子宫肌瘤严重影响健康，在1998—2005年，27%的妇科病患者住院归咎于子宫肌瘤（Whiteman，2010）。

### 1. 病理生理学

#### （1）病理学

总体而言，子宫平滑肌瘤是圆形、韧性的肿瘤，剖面呈螺旋状，拥有与周围肌层明显的边界，其中有一层临床上重要的解剖结构，在肌瘤外部为薄薄的连接组织层（图9-1），手术过程中很容易将平滑肌瘤从子宫中"剥离"出来。组织学上，肌瘤内细长的平滑肌细胞聚集成致密束。肌瘤细胞核分裂象很少见，是与恶性平滑肌肉瘤鉴别的关键。

如果平滑肌瘤被各种坏死的变性物质所替代，子宫肌瘤的典型外观就会发生改变，此过程称为变性，被视为正常变异。变性类型的命名取决于替代物，如玻璃样变、钙化、囊性变、黏液样变性、红色变性和脂肪变性。由于缺乏血管组织，如与周围正常肌层相比，平滑肌瘤的动脉密度较低，一些肿瘤容易发生低灌注和缺血（Forssman，1976），平滑肌瘤内血液供应匮乏，常发生坏死和变性。如后所述，急性疼痛可能伴随变性。

#### （2）发病机制

每个平滑肌瘤都起源于一个单独的平滑肌祖细胞。因此，同一子宫内的多个肿瘤均表现出独立的细胞遗传学起源（Townsend，1970）。涉及6、7、12、14号染色体和其他染色体的一些独特缺陷与肿瘤生

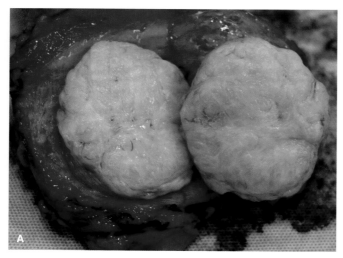

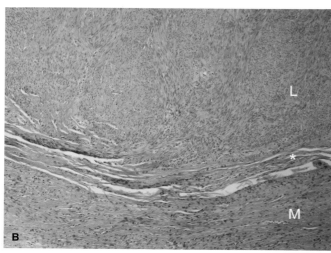

图 9-1 平滑肌瘤的外观会随着变性的程度和类型不同而变化。A. 将子宫一分为二，可以呈现一个与周围肌层截然不同的典型的灰白色、涡旋状的平滑肌瘤；B. 在显微镜下，平滑肌瘤（L）由平坦的纺锤形平滑肌细胞组成，其特征是伸长的钝端核和锥形的嗜酸性细胞质。细胞排列交错成束，成直角相交。平滑肌瘤通常边界清楚，肉眼和显微镜下可见肌瘤和邻近肌层之间的边界（星号）。平滑肌瘤通常比周围的肌层（M）具有更多的细胞（Used with permission from Dr. Kelley Carrick.）

长的速度和方向相关（Brosens，1998）。在特定的基因突变中，涉及 MED12 和 HMGA2 基因的突变，以及较少见的 COL4A5-A6 或 FH 基因的突变，在平滑肌瘤中占大多数（Mehine，2014）。其中富马酸水合酶（fumarate hydratase，FH）基因突变罕见，但可导致遗传性平滑肌瘤病和肾细胞癌（HLRCC）综合征，其特点是皮肤平滑肌瘤、子宫平滑肌瘤与肾细胞癌（Mann，2015）。未来对平滑肌瘤形成中每个突变作用的测定将有助于治疗的发展。

根据起源，子宫肌瘤是一种雌激素和孕激素敏感性肿瘤，并在生育年龄出现。绝经后，肌瘤普遍缩小，新发肌瘤很少见。这些类固醇激素可能通过刺激或抑制转录或细胞生长因子的产生来调节它们的作用。

子宫肌瘤本身产生高雌激素环境，这是其生长和维持的必要条件。首先，与正常肌层相比，肌瘤细胞含有更高密度的雌激素受体，从而导致更强的雌二醇结合。其次，这些肿瘤将较少的雌二醇转化为较弱的雌酮（Englund，1998；Otubu，1982；Yamamoto，1993）。最后，与正常的肌细胞相比，肌瘤中细胞色素 P450 芳香化酶的水平更高（Bulun，1994），其催化雄激素转化为雌激素（第 15 章）。

某些情况下，持续的雌激素暴露也会促进平滑肌瘤的形成。例如，在月经初潮过早和体重指数（BMI）增加的情况下，雌激素作用的时间越长子宫肌瘤的患病率越高。（Velez Edwards，2013；Wise，2005）。肥胖妇女通过芳香化酶使脂肪组织中的雄激素转化为雌激素，从而产生更多的雌激素。它们还会降低肝内性激素结合球蛋白的产生（Glass，1989）。多囊卵巢综合征（PCOS）的妇女具有较高的肌瘤风险，可能是长期不排卵导致的持续雌激素暴露所致（Wise，2007）。

绝经前女性应用雌孕激素治疗对平滑肌瘤的形成可能没有明显的诱导作用，除了少数例外，结合口服避孕药（COC）要么降低风险，要么没有风险（Chiaffarino，1999；Parazzini，1992）。

吸烟会改变雌激素代谢，降低生理活性血清雌激素水平（Soldin，2011），或许可以解释为什么吸烟的女性患平滑肌瘤的风险较低。

与雌激素一样，与周围的肌层相比，肌瘤具有更高的孕激素受体密度。孕激素被认为是子宫平滑肌瘤生长和发育的关键有丝分裂原，雌激素的功能是上调和维持孕激素受体（Ishikawa，2010），因此，导致平滑肌瘤生长的细胞增殖、细胞外基质堆积和细胞肥大都是由孕激素直接控制，并受雌激素的调控作用。

有证据表明，孕激素抑制剂米非司酮和乌利司他可导致大多数肌瘤萎缩（Donnez，2012a；Murphy，1993）。此外，使用促性腺激素释放激素（GnRH）激动剂治疗的女性，平滑肌瘤通常会缩小。然而，如果孕激素与 GnRH-a 同时使用，通常会促进平滑肌瘤的生长（Carr，1993）。

因此，临床应用性类固醇激素时应慎重。在绝经后的妇女中，激素替代疗法（HRT）要么刺激生长，要么没有作用（Polatti，2000；Reed，2004）。Palomba 等（2002）发现高剂量的醋酸甲羟孕酮（MPA）与平滑肌瘤的生长有关，建议在这些患者中尽可能使用最低剂量 MPA。

在与肌瘤发展相关的其他因素中，种族和年龄是显著的危险因素。肌瘤在青春期很少见，但会在生育年龄增加；Baird 等（2003 年）进行的一项研究显示，50 岁之前的累积发病率在白种人中接近 70%，在非洲裔美国女性中超过 80%；妊娠与平滑肌瘤的低发病率相关，那些多次分娩、距离妊娠时间较近、母乳喂养过的女性，其肌瘤的发生率均较低（Terry，2010）；与白种人、亚裔或西班牙裔女性相比，肌瘤在非洲裔女性中更为常见。因此，如前所述，遗传和特定的基因突变在肌瘤的发展中起着重要的作用。

## ■ 2. 子宫平滑肌瘤的分类

根据肿瘤生长位置和方向进行分类（图 9-2）。浆膜下平滑肌瘤起源于子宫浆膜附近的肌细胞，它们的生长方向是向外的，当它们仅通过蒂与起源的肌层相连时，就被称为带蒂型平滑肌瘤。寄生型平滑肌瘤是浆膜下的变异型，附着在邻近的盆腔结构，并从中获得血管支持，这些肌瘤可能与母肌层分离或不分离；肌壁间平滑肌瘤是指在子宫壁内生长的肌瘤；黏膜下平滑肌瘤靠近子宫内膜，向子宫腔内生长并凸向宫腔。为了评估能否宫腔镜切除，黏膜下平滑肌瘤根据其累及深度再进一步分类，欧洲宫腔镜学会和国际妇产科联合会（FIGO）将平滑肌瘤定义为：0 型，瘤体完全位于宫腔内；1 型，少于 50% 瘤体位于肌层内；2 型，超过 50% 的瘤体包裹于肌层（Wamsteker，1993）。为了异常子宫出血的研究，FIGO 将这一数值分型扩展到相对应的肌壁间、浆膜下和寄生平滑肌瘤亚型（Munro，2011）。

在子宫体外的肌瘤中，只有 0.4% 发生在子宫颈（Tiltman，1998）。在卵巢、输卵管、阔韧带、阴道和外阴也很少发现平滑肌瘤。

### 平滑肌瘤病

子宫体外平滑肌肿瘤是良性的，但也有侵袭性，可在子宫平滑肌瘤发生的同时或之前，这种情况被称为平滑肌瘤病。在这种情况下，必须排除平滑肌肉瘤的恶性转移。

静脉内平滑肌瘤病侵犯及延伸至子宫静脉、其他盆腔静脉、腔静脉，甚至心腔，因此这种罕见的肿瘤可能会导致典型的平滑肌瘤症状或不典型的症状，如右侧充血性心脏症状。肿瘤通常可切除，虽然其在组织学上归属良性，但复发率可能达到 28%（Wang，2012）。

良性转移性平滑肌瘤形态学上起源于良性子宫平滑肌瘤，通过血源性播散。病变最常见于肺部，淋巴结、骨骼、大脑和心脏的病变较少。一般来说，都是在有近期或远期盆腔手术史的女性中被发现。

播散型腹膜平滑肌瘤病（DPL）是良性的，表现为腹腔或腹腔器官表面多发小的腹膜结节，因此，DPL 在术中和放射学上看起来像广泛的腹膜转移性恶性肿瘤。DPL 常见于育龄女性，70% 与妊娠或口服避孕药有关（Bisceglia，2014）。

随着在微创子宫肌瘤切除术或子宫切除术中越来越多地使用电动组织分碎术，在初次手术后可能会出现多发小腹膜平滑肌瘤。由于肌瘤残留物的二次植入，临床表现类似于寄生性平滑肌瘤或 DPL（Kho，2009）。关于这一主题的详细讨论见第四十一章。

上述良性疾病的治疗方案包括子宫切除术、卵巢切除术、肿瘤剔除术，以及降低雌和（或）孕激素水平的药物。药物选择 GnRH 激动剂、芳香化酶抑制剂、选择性雌激素受体调节剂或抗孕激素（Lewis，2013；Taveira-DaSilva，2014）。

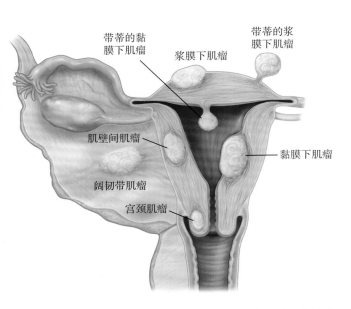

**图 9-2**　平滑肌瘤分类如图所示。然而，大多数平滑肌瘤的边界覆盖了不同的区域

带蒂的黏膜下肌瘤　带蒂的浆膜下肌瘤　浆膜下肌瘤　肌壁间肌瘤　黏膜下肌瘤　阔韧带肌瘤　宫颈肌瘤

### 3. 症状

#### （1）出血

子宫肌瘤患者多数无症状，少数可能主诉出血、疼痛、压迫或不孕。一般来说，随着肌瘤大小和数量的增加，症状逐步显现。常表现为出血量增多，尤其是大量月经出血（heavy menstrual bleeding，HMB），其与子宫内膜小静脉扩张有关，局部血管活性生长因子的失调被认为促进了血管舒张。当月经脱落时，充血的小静脉破裂，明显扩张的血管出血会破坏正常的止血机制（Stewart，1996）。因此，浆膜下、肌壁间和黏膜下肌瘤都有引起 HMB 的倾向（Wegienka，2003）。

#### （2）压迫和疼痛

子宫增大可以导致慢性压迫，表现为尿频、尿失禁或便秘。少见的平滑肌瘤横向生长压迫输尿管，导致梗阻和肾积水。除了压迫症状，患者还可能出现痛经、性交困难或非周期性盆腔痛（Lippman，2003；Moshesh，2014）。

急性盆腔痛较少见，最常见的是肌瘤变性或脱垂。罕见的肿瘤并发症包括浆膜下带蒂型平滑肌瘤的扭转、急性尿潴留或深静脉血栓栓塞（Gupta，2009）。随着平滑肌瘤的变性，组织坏死通常引起急性疼痛、发热和白细胞增多。这些症状与其他急性盆腔疼痛来源相似。因此，超声检查通常可以帮助确定病因，并发现无特征的平滑肌瘤。计算机断层扫描（CT）也可以应用，特别是盆腔解剖清晰度被多发大平滑肌瘤掩盖时，或考虑如阑尾炎、肾结石、肠憩室炎或其他疾病时。肌瘤变性采用非手术治疗，包括镇痛剂和退热药。然而，广谱抗生素经常被使用，因为鉴别平滑肌瘤变性和急性子宫内膜炎是非常困难的。在大多数情况下，症状在 24 ~ 48 小时内改善。肿瘤退变导致的疼痛通常在子宫动脉栓塞（uterine artery embolization，UAE）后缓解，应用镇痛药治疗就足够了，如后文所述。

肌瘤从子宫内膜腔脱垂的女性通常会感到痉挛或急性疼痛，因为肿瘤扩张通过宫颈管，通常伴有出血或血性浆液性分泌物，目测即可以诊断（图 9-3）。然而，超声常被用来评估肌瘤的大小和数量，以排除其他可能的疼痛来源。从蒂部切除平滑肌瘤的手术治疗详见第 43 章。

#### （3）不孕和流产

平滑肌瘤可能降低生育能力，但只有 1% ~ 3%

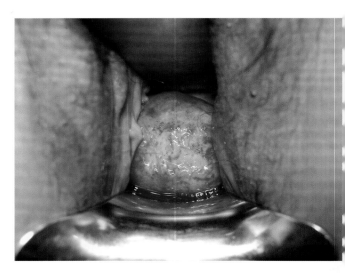

图 9-3　圆形、充血的平滑肌瘤及其延长的蒂从宫腔脱出，通过宫颈进入阴道（Used with permission from Dr. David Rogers.）

的不孕症完全是由平滑肌瘤引起（Buttram，1981；Donnez，2002）。推测子宫肌瘤造成输卵管堵塞、正常子宫收缩促进精子或卵子游走的中断，子宫内膜腔变形可能会影响着床和精子运输，平滑肌瘤与子宫内膜炎症和血管改变有关，可能会破坏着床（美国生殖医学学会，2008）。

相比较肌瘤生长的部位，生育能力低下与黏膜下肌瘤的关系更为密切，宫腔镜切除之后妊娠率提高，提供了两者关联的间接证据（Casini，2006；Surrey，2005）；相反，没有证据证明浆膜下肿瘤与此相关。对于不改变宫腔形态的肌壁间肌瘤与低生育能力的关系更少。一些研究者已经报道了无论有或无平滑肌瘤的女性，只要没有宫腔形态改变，都具有同样良好的体外受精（IVF）成功率（Oliveira，2004；Yan，2014）。然而，也有研究报道了肌壁间平滑肌瘤对生育能力的不良影响（Eldar-Geva，1998；Hart，2001）。重要的是，这一证据的强度必须与肌瘤切除术引发的相关疾病进行权衡，也就是说，手术造成的输卵管周围或宫腔粘连会影响生育能力，子宫肌层缺损会导致妊娠子宫破裂。

子宫平滑肌瘤和自然流产都很常见，但两者之间的相关性尚未得到令人信服的结论。此外，没有确凿的证据证明手术治疗可以降低流产率（美国生殖医学学会，2012b；Pritts，2009）。

#### （4）其他临床表现

仅 0.5% 的女性平滑肌瘤可发展成肌瘤性红细胞增多症，可能是由于肾或平滑肌瘤自身产生过多促红细胞生成素所致（Vlasveld，2008）。无论何种情况，子宫切除术后红细胞体积恢复正常。

平滑肌瘤偶可引起假性梅格斯（Meigs）综合征。传统上，Meigs 综合征包括腹水、胸腔积液合并卵巢良性纤维瘤。然而，任何盆腔肿瘤，包括大的、囊性的平滑肌瘤或其他卵巢良性囊肿都可能导致这种情况。推测病因来自于动脉供血与平滑肌瘤的静脉和淋巴回流的不一致。如果腹水和胸水的病因是肌瘤，解决办法是选择子宫切除术或肌瘤切除术。

### 4. 诊断

子宫平滑肌瘤常在做盆腔检查时发现子宫增大、轮廓不规则或两者皆有。在生育年龄女性，子宫增大需要测定尿液或血清 β- 人绒毛膜促性腺激素（hCG）水平。超声波最先被用来检测骨盆解剖。经阴道超声（TVS）提供了更高的分辨率，但有些子宫太大，需要经腹部超声才能成像整个子宫。根据平滑肌与结缔组织的比例以及是否有变性，平滑肌瘤的超声表现从低回声到高回声不等（图 9-4）。钙化和囊性变构成最典型的超声改变，钙化呈高回声，通常环绕肿瘤，或在肿块内随机散布。囊性或黏液样变典型的表现为肌瘤布满多发、平滑、圆形、大小不规则的低回声或无回声区。

如果 HMB、痛经或不孕症伴有盆腔肿物，则需评估子宫内膜腔是否有黏膜下平滑肌瘤、子宫内膜息肉、先天性畸形或粘连。局部病变如黏膜下平滑肌瘤，子宫内膜在 TVS 检查时显示增厚或不规则，辅助影像工具可能有助于明确解剖结构。其中，生理盐水灌注超声（saline infusion sonography，SIS）或宫腔镜可以提供更多的宫腔信息（图 9-5 和图 9-6），其优势在第二章和第八章中有描述。此外，三维（3-D）TVS 和 3-D SIS 也是有价值的（图 9-7）。平滑肌瘤具有特征性的血管模式，可通过彩色多普勒技术进行鉴别。典型表现是肌瘤周围有一圈血管，有几根血管发出，穿透肌瘤中心。因此，多普勒成像可以用来鉴别宫外肌瘤和其他盆腔肿物，或子宫内膜息肉和黏膜下肌瘤。对于不孕女性，宫腔可以通过子宫输卵管造影（HSG）或子宫输卵管造影超声波（HyCoSy）来评估（第二章），有助于判断输卵管是否通畅。

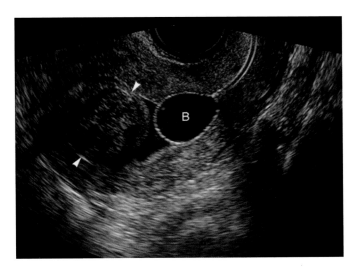

**图 9-5**　在生理盐水灌注超声（SIS）中，黏膜下肌瘤清晰可见（箭头），宫腔可见 SIS 导管球囊（B）（Used with permission from Dr. Elysia Moschos.）

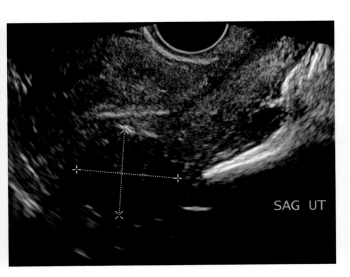

**图 9-4**　经阴道子宫肌壁间平滑肌瘤超声图像（Used with permission from Dr. Elysia Moschos.）

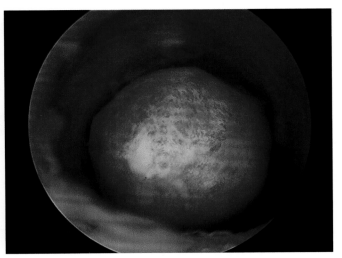

**图 9-6**　宫腔镜下子宫黏膜下平滑肌瘤切除前的照片（Used with permission from Dr. Karen Bradshaw.）

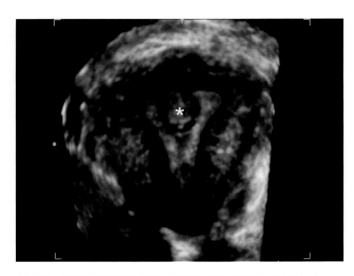

图 9-7　黏膜下平滑肌瘤的经阴道三维声像图（星号）（Used with permission from Dr. Elysia Moschos.）

当成像受到身体体型或扭曲的解剖结构的限制时，可能需要磁共振成像（MR）。虽然较少用于子宫肌瘤评估，但核磁可以更准确地评估子宫肌瘤的大小、数量和定位，有助于确定子宫切除术之外的适当备选方案，如子宫肌瘤切除术或子宫动脉栓塞（UAE）。重要的是，MRI 还可以用来鉴别是否适合行子宫肌瘤切除术的肌壁间子宫肌瘤，还是不适合行去瘤术的局灶性、致密的子宫腺肌瘤。

### ■ 5. 治疗

#### （1）观察

无论大小，无症状平滑肌瘤通常可以通过每年盆腔检查监测。因为子宫体积大或外形不规则偶尔可能导致无法评估附件，患者肥胖也会限制对子宫和附件的充分评估，因此，可以增加每年超声检查

（Cantuaria，1998）。

平滑肌瘤一般生长缓慢，一项基于超声的纵向研究表明，尽管直径增长大于 3 厘米 / 年，但平均直径增长仅为 0.5 厘米 / 年（DeWaay，2002）。此外，同一患者体内平滑肌瘤的生长速度差异较大，部分肌瘤甚至会自发缩小（Peddada，2008）。因此，预测肌瘤的生长或症状的出现是困难的，观察等待可能是对无症状患者的最佳选择。

由于考虑到患者术后患病率和肿瘤风险的增加，既往多倾向于手术切除巨大但无症状的平滑肌瘤。但这些担心已被证明是错误的，因此无症状巨大肌瘤的女性可以期待治疗（Parker，1994）。此外，大多数患有子宫肌瘤的不孕妇女最初都是期待治疗的。对于那些有症状的肌瘤患者，如果选择术后怀孕，那么在孕前要控制肿瘤的复发。

正如下文所讨论的，在一些有症状的平滑肌瘤患者中，长期的药物治疗可能是首选（表 9-1）。在另一些情况下，药物治疗被用作短期的术前辅助治疗。此外，由于肌瘤通常会在绝经后缩小，一些女性选择药物治疗来达到更年期的状态。

#### （2）性类固醇激素

COCs 和孕酮被用来诱导子宫平滑肌瘤患者内膜萎缩和减少前列腺素的产生，Friedman 和 Thomas（1995）研究了 87 名子宫肌瘤患者，发现服用低剂量 COCs 的女性月经明显缩短，而且没有子宫增大的迹象。DMPA 对子宫平滑肌瘤相关出血的明确作用尚少有研究，目前主要是根据对无肌瘤子宫的影响来推断。此外，在小规模研究中，以 Mirena 命名的左炔诺孕酮宫内释放系统（levonorgestrelreleasing intrauterine system，LNG-IUS）改善了与子宫平肌瘤相关的 HMB（Sayed，2011；Socolov，2011）。重要

| 药品 | NSAID | COC | DMPA | LNG-IUS | GnRH-a | 乌利司他 [a] |
|---|---|---|---|---|---|---|
| **症状** | | | | | | |
| 痛经 | + | + | + | + | + | + |
| 月经过多 | − | + | + | + | + | + |
| 盆腔压迫 | − | − | − | − | + | + |
| 不孕 | − | − | − | − | + | − |

表 9-1　子宫肌瘤内科治疗的禁忌证

[a] 在欧洲和加拿大可术前使用。
COC. 复方口服避孕药；DMPA. 醋酸甲羟孕酮；GnRH. 促性腺激素释放激素；LNG-IUS. 左炔诺孕酮宫内释放系统（Mirena）；NSAID. 非甾体抗炎药

的是，肌瘤改变了宫腔形态，阻碍了 LNG-IUS 的使用（Bayer，2014）。此外，与没有平滑肌瘤的女性相比，肌瘤患者则有更高的脱落率（Youm，2014）。

因此，对于与月经相关的平滑肌瘤症状，性类固醇避孕药是一种合理的治疗选择。然而，由于前文所述的孕激素对平滑肌瘤生长不可预知的影响，美国妇产科医师协会（2012a）建议密切监测平滑肌瘤和子宫大小。

如前所述，孕激素被认为是肌瘤生长所必需的，而抗孕激素制剂是另一个潜在的选择。生理上，孕酮可与孕激素受体 A（PR-A）或 B（PR-B）结合，其中，在平滑肌瘤中发现的 PR-A 的数量大于 PR-B（Viville，1997），特效药物可以竞争性地结合这些受体。如果药物普遍引起拮抗作用，则被归类为抗孕激素。然而，如果这些制剂在一些组织中发挥抗孕激素作用，而在另一些组织中发挥孕激素作用，它们就被称为选择性孕激素受体调节剂（selective progesteronereceptor modulators，SPRMs）。

在抗孕激素中，米非司酮，也称为 RU-486，可使平滑肌瘤体积缩小约一半。剂量从每天口服 2.5 mg 到 10 mg，持续 3～6 个月（Carbonell Esteve，2008，2012）。然而米非司酮疗法有几个缺点：首先，大约40% 接受治疗的妇女抱怨血管舒缩症状。其次，它的抗孕激素作用使子宫内膜暴露于无对抗的雌激素。子宫内膜的范围从简单的子宫内膜增生到一个更新的类型，称为孕激素受体调节相关的内膜改变（Mutter，2008）。目前对子宫内膜刺激的担心使得米非司酮的应用限制在 3～6 个月。最后，米非司酮目前仅被美国食品药品监督管理局（FDA）批准用于终止早期妊娠。目前只有 200 mg 的片剂，远远高于治疗平滑肌瘤所需的剂量。

醋酸优力司特是一种与米非司酮作用相似的选择性孕激素受体调节剂（SPRM），目前在美国以外的市场上销售的醋酸优力司特（Esmya），每日口服剂量 5～10 mg，可控制 90% 的平滑肌瘤相关出血。其性能与醋酸亮丙瑞林相似（Donnez，2012a，b）。此外，目前子宫内膜问题限制其只能用于术前辅助治疗。其他的 SPRMs 也在研究中，但是市场上目前还不可用于治疗平滑肌瘤。

其他的性类固醇激素包括雄激素、达那唑和孕三烯酮，可以缩小平滑肌瘤的体积并改善出血症状（Coutinho，1989；De Leo，1999）。不幸的是，它们有显著的副作用，包括痤疮和多毛，妨碍它们成为一线药物。

### （3）促性腺激素受体制剂

此类化合物是 GnRH 十肽的合成衍生物，口服无效，肌内（IM）、皮下和鼻内制剂才有效。醋酸亮丙瑞林（lupron）是 FDA 批准用于治疗平滑肌瘤的药物，剂量为 3.75 毫克 / 月或 11.25 毫克 /3 个月，均 IM 给药。较少使用的 GnRH 激动剂包括戈舍瑞林（zoladex），以 3.6 毫克 / 月或 10.8 毫克 /3 个月皮下埋植；曲普瑞林（trelstar），3.75 毫克 / 月或 11.25 毫克 /3 个月 IM 注射；那法瑞林（synarel），200 µg 每天两次喷鼻。后三种药物 FDA 没有批准用于治疗平滑肌瘤，但它们的超说明书使用已被证明是有效的。

GnRH 激动剂通过靶向作用于雌激素和孕激素的生长作用来缩小平滑肌瘤。最初，这些激动剂刺激垂体促性腺激素受体，导致促黄体生成素（LH）和卵泡刺激素（FSH）的超生理性释放，也称为点火，这个阶段通常持续 1 周。继而，激动剂持续作用下调促性腺激素受体，对 GnRH 的进一步刺激产生脱敏作用，促性腺激素分泌相应减少，导致在应用 GnRH 激动剂 1～2 周后抑制雌孕激素水平（Broekmans，1996）。

GnRH 激动剂治疗可使子宫和平滑肌瘤体积显著缩小，大多数妇女的子宫体积平均缩小 40%～50%，而且大部分发生在治疗开始后的前 3 个月。肌瘤体积缩小的临床益处包括减轻疼痛和减少 HMB，通常会闭经。在此期间，贫血的女性口服铁剂治疗，以提高红细胞总量和增加铁质储存（Filicori，1983）。GnRH 激动剂治疗一般持续 3～6 个月。停药后，4～10 周恢复正常月经。遗憾的是，在 3～4 个月内，平滑肌瘤会再次生长，子宫体积会恢复到预处理前的大小（Friedman，1990）。尽管如此，Schlaff 和他的同事（1989）报道了大约一半的女性在接受 GnRH 激动剂后 1 年内症状得以缓解。

GnRH 激动剂昂贵，并有显著的风险和副作用，源于血清雌激素水平的大幅下降，95% 的患者出现绝经期症状（Letterie，1989）。尽管如此，只有不到 10% 的患者由于副作用而终止治疗（Parker，2007）。重要的是，6 个月的激动剂治疗可导致 6% 的骨小梁丢失，而且并不能在停止治疗后恢复（Scharla，1990）。因此，建议这些药物单独使用时间不超过 6 个月。

为了减轻副作用，添加一些药物辅助 GnRH 激动剂治疗中，这种"反向添加疗法"的目的是对抗副作用，其中最重要的是减轻血管舒缩症状和骨质丢失，而不降低子宫和平滑肌瘤体积的缩小功能，这是因为改善血管舒缩性症状和减少骨质丢失所需的雌激素水平低于刺激平滑肌瘤重新生长的雌激素阈值。Mizutani 和同事（1998）发现 GnRH 激动剂在治疗的第四周可抑制平滑肌瘤细胞增殖并诱导细胞凋亡，他们建议在此之后再进行反向添加治疗。根据观察结果，通常在 GnRH 激动剂开始应用后 1 ～ 3 个月开始反向添加治疗。

传统的反向添加治疗包括雌孕激素联合治疗，这些研究通常是相当于绝经后激素替代疗法的低剂量制剂。口服 MPA，10 mg（第 16 ～ 25 天），结合雌激素，0.3 ～ 0.625 mg（第 1 ～ 25 天），或连续每日 MPA 2.5 mg 和雌激素 0.3 ～ 0.625 mg。

选择性雌激素受体调节剂（selective estrogen-receptor modulators，SERMs），如替勃隆和雷洛昔芬，也被证明可以防止骨质丢失。SERMs 的优点包括能够与 GnRH 激动剂治疗同时开始，但并不抵消缩小平滑肌瘤的效应。不幸的是，很大比例的女性在服用 SERMs 时抱怨血管舒缩症状（Palomba，1998，2004），雷洛昔芬存在更高的静脉血栓栓塞风险（Goldstein，2009）。

由于 GnRH 激动剂治疗的局限性，美国妇产科医师协会（2014a）建议如果没有反向添加治疗，其使用时间不超过 6 个月。术前 GnRH 激动剂短期的使用提供了几个优势，减少了 HMB，并纠正了贫血；治疗导致子宫缩小，可以减少复杂或广泛的外科手术。例如，子宫切除术或子宫肌瘤切除术可通过较小的剖腹手术切口或阴道或微创手术（MIS）途径进行。但在宫腔镜子宫肌瘤切除术前使用 GnRH 激动剂的优势可能不十分明确，这一问题将有数据集中讨论。

与激动剂相比，GnRH 拮抗剂也可用，目前此类药物中的西曲瑞克和加尼瑞克，已被 FDA 批准用于治疗卵巢过度刺激的不孕妇女。然而，这些药物的应用受限于需要每天注射，此外西曲瑞克不能充分或持久地抑制雌激素分泌或平滑肌瘤生长（Felberbaum，1998）。新药恶拉戈利（elagolix），是一种非肽类口服 GnRH 拮抗剂，目前正在评估其在治疗子宫内膜异位症和平滑肌瘤方面的疗效（Diamond，2014）。

**（4）非激素药物**

氨甲环酸（TXA）是一种抗纤溶剂，在第 8 章中有详细描述。研究还没有评估 TXA 针对肌瘤相关 HMB 的治疗，但亚组分析确实为其用于肌瘤相关出血提供了支持（Eder，2013）。

非甾体抗炎药（NSAIDs）对平滑肌瘤相关出血的疗效尚不明确，且少数研究的结果相互矛盾（Anteby，1985；Makarainen，1986；Ylikorkala，1986）。因此，虽然非甾体类抗炎药对与子宫肌瘤相关的疼痛有潜在的帮助，但现有的数据并不支持它们作为与子宫肌瘤相关 HMB 的唯一药物。

因为肌瘤含有较高水平的芳香化酶，芳香化酶抑制剂（AIs）治疗平滑肌瘤似乎是合理的。然而，只有少数小型研究评估了口服非甾体类 AIs、来曲唑和阿那曲唑的短期应用（Parsanezhad，2010；Varelas，2007）。与 GnRH 激动剂一样，其诱导严重的全身性雌激素缺乏会导致更年期症状和潜在的骨质丢失。此外，它们的使用与 FSH 的释放增加有关，这可能导致多个卵泡囊肿的形成，需要更大规模的前瞻性研究来确定它们的临床作用。

**（5）放射介入**

**子宫动脉栓塞**。这是一种血管造影介入术，将聚乙烯醇微球或其他合成微粒栓子注入双侧子宫动脉，子宫血流因此受阻，产生缺血坏死。因为供应平滑肌瘤的血管口径较大，所以这些微球优先流向肿瘤，而不影响周围的肌层。

在子宫动脉栓塞术中，在一条股动脉中放置一根血管造影导管，并在透视的指导下继续将两条子宫动脉依次置管（图 9-8 和图 9-9）。子宫动脉栓塞失败使得子宫动脉之间的侧支循环得以维持平滑肌瘤的血

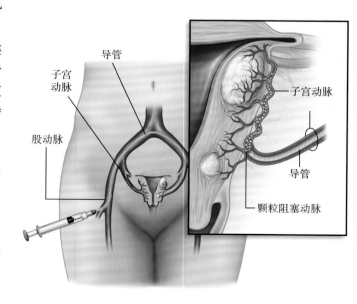

**图 9-8** 子宫动脉栓塞（UAE）示意图

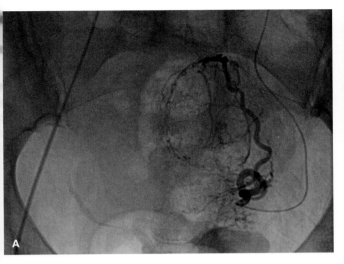
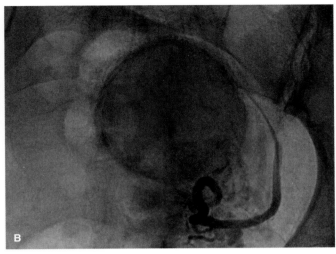

**图 9-9**　子宫动脉栓塞术（UAE）的荧光图像。**A.** 在栓塞之前，平滑肌瘤可以通过大量增粗的、迂曲的动脉环绕其周围并向其内部延伸来鉴别。**B.** 栓塞后，大部分血管被微粒堵塞，出现断流。当造影剂/微粒混合物在肿瘤内停滞时，平滑肌瘤很容易再次显影，并呈现黑色污迹（Used with permission from Dr. Samuel C. Chao.）

供，并且与治疗子宫肌瘤成功率较低相关（Bratby，2008）。

有文献记载子宫动脉栓塞是子宫肌瘤女性在接受了药物治疗，但仍有明显的症状，被考虑行子宫切除或子宫肌瘤切除的另一种选择。根据目前的证据和随后的讨论，未生育女性更适合子宫肌瘤切除术（Gupta，2012；Mara，2008）。表 9-2 列出了其他患者的局限性，其中许多与血管解剖学改变有关，因此不推荐 GnRH 激动剂在 UAE 之前使用。另外，有蒂的黏膜下肿瘤可能因为梗死和脱落而并不适合 UAE。有蒂的浆膜下肿瘤以前也因此原因被排除，但是基于更多的数据，介入放射学会删除了这一警告（Dariushnia，2014）。

在 UAE 之前，患者需要接受妇科医师的全面评估，包括现用的宫颈癌筛查和淋病奈瑟菌和沙眼衣原体阴性检测，对有子宫内膜癌危险因素的患者进行子宫内膜活检（第八章），同时检测全血计数、肌酐水平、凝血酶原时间（PT）和部分凝血活素时间（PTT）。

在 UAE 之后，通常需要住院 24 ～ 48 小时止痛治疗。出院后，大部分患者需要用非甾体类抗炎药止痛，并迅速恢复日常活动。然而，由于平滑肌瘤坏死，大约 10% 的患者出现明显的术后症状并需要住院治疗（Hehenkamp，2005，2006）。约 25% 的病例出现栓塞后综合征，通常持续 2 ～ 7 天，以盆腔疼痛、恶心、低烧、轻度白细胞计数升高和不适为典型

**表 9-2　UAE 绝对禁忌证和相对禁忌证**

| 绝对 | |
| --- | --- |
| 妊娠 | |
| 活动性子宫或附件感染 | |
| 疑似生殖道恶性肿瘤 [a] | |

| 相对的 | 原因 |
| --- | --- |
| 凝血功能障碍 | 出血并发症 |
| 肾功能损害 | 造影剂对肾脏的影响 |
| 严重的造影剂过敏 | 过敏反应 |
| 要求未来生育能力 | 难以栓塞 |
| 子宫大小 > 20 ～ 24 周 | 动脉解剖改变 |
| 既往曾行输卵管或 SO | 动脉解剖改变 |
| 既往盆腔放疗 | 增加感染风险 |
| 大的输卵管积水 | 血管腔缩窄 |
| GnRH-a 的使用 | |

[a] 除非作为辅助治疗。
GnRH= 促性腺激素释放激素；SO= 输卵管卵巢切除术；UAE = 子宫动脉栓塞术。
Gynecologists，2014a；American Society for Reproductive Medicine，2008；Dariushnia，2014；Stokes，2010.

特征（Edwards，2007）。症状强度不同，治疗包括支持治疗和镇痛。由于症状源于肌瘤坏死，通常不需要抗生素，但如果被诊断为子宫内膜炎则需要使用抗生素。

栓塞治疗平滑肌瘤的相关症状是有效的，随机对照试验显示患者满意度和症状改善率很高（Edwards，2007；Hehenkamp，2008）。与子宫切除术相比，UAE

住院时间更短，24 小时疼痛评分更低，更早恢复日常活动。UAE 在缓解症状方面也优于肌瘤切除术（Goodwin，2006；Manyonda，2012）。然而，有些患者并没有得到足够的改善，即长期的监测显示，26%～37% 接受 UAE 治疗的患者仍需要后续手术治疗，且多数是行子宫切除术（Moss，2011；（Van der Kooij，2010）。

UAE 相关的并发症中，常见平滑肌瘤组织脱出，最初表现是与子宫内膜表面相连。脱入阴道的坏死肌瘤通常可以在诊室里切除。那些不能自发地从子宫腔排出或仍然牢牢地附着在子宫壁上的可能需要扩张宫颈排出（Spies，2002）。腹股沟血肿和长期阴道分泌物是其他常见的并发症。UAE 后可能出现持续几个月经周期的短暂闭经和一过性 FSH 水平升高。然而，永久性闭经偶尔发生，在高龄育龄患者中更为常见（Hehenkamp，2007）。这种并发症可能是由于子宫动脉和卵巢动脉吻合导致卵巢栓塞。栓塞很少会引起子宫、附件、膀胱和软组织等周围组织的坏死。

子宫动脉栓塞后的妊娠可引起并发症。虽然可评估的怀孕数量很少，但一致的问题包括流产率增加、产后出血和剖宫产（Homer，2010）。其他一些但不是所有的研究都注意到的并发症包括早产、胎儿先露异常、胎儿生长受限和胎盘异常的发生率较高（Goldberg，2004；Pron，2005；Walker，2006）。

总之，UAE 的特点是主要并发症发生率低，症状缓解率高。然而，大量女性最终需要再次干预。

***磁共振引导聚焦超声***（Magnetic Resonance-guided Focused Ultrasound，MRgFUS）。这也被称为磁共振引导下高强度聚焦超声（MR-guided high intensity focused ultrasound，MR-HIFU）。在 FDA 批准的干预下，超声能量聚焦加热并刺激选定肌瘤产生凝固性坏死（图 9-10）。同步磁共振成像能够精确定位，并提供实时组织温度反馈，以限制周围组织的热损伤。在 2～3 小时的治疗过程中，患者俯卧在磁共振成像仪内，膀胱持续排空状态。禁忌证与磁共振成像禁忌证相同，包括妊娠和能源通路阻塞，如腹壁瘢痕、肠道或异物。其他排除标准包括未来生育预期、当前盆腔感染、其他子宫病理、更年期、肌瘤直径＞10 cm、子宫大小＞24 周。此外，低灌注肌瘤、有蒂型浆膜下或黏膜下肌瘤或重要结构附近的肌瘤会增加失败率或损伤风险。此外，每次治疗对总的肌瘤体积和时间都有限制，这可能会遗漏一些肌瘤无法治疗。

MRgFUS 的益处是无创，只需要清醒镇静，术后能快速康复和恢复日常活动。在早期的前瞻性研究

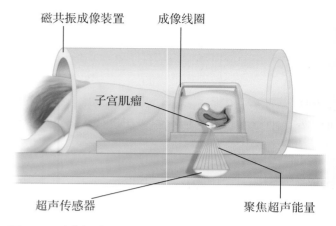

图 9-10　磁共振引导下聚焦超声示意图

中，MRgFUS 提高了生活质量评分，并具有良好的耐受性（Hindley，2004）。并发症包括皮肤烧伤、邻近组织损伤和静脉血栓栓塞。值得注意的是，与 UAE 相似，症状缓解随着时间的推移而减弱，MRgFUS 术后≥12 个月，8%～24% 的女性需要其他疗法，包括子宫切除术（Machtinger，2012；Okada，2009）。在一项小的与 UAE 对比的非随机研究中，MRgFUS 显示出更好的 5 年症状改善率（Froeling，2013）。目前正在进行的一项两者随机对照研究将会提供结果。

**（6）手术**

***子宫切除术***。对于经保守治疗后仍有持续症状的肌瘤患者，宜选择手术治疗，包括子宫切除术、子宫肌瘤切除术、子宫内膜去除术或肌瘤消融术，其中子宫切除术是疗效确定和广泛应用的手术，如 2007 年，近 54 万例子宫切除术者中 43% 诊断为平滑肌瘤（Wechter，2011）。子宫切除术对肌瘤症状有效，一项对 418 名接受子宫切除术的妇女的研究发现满意率大于 90%（Carlson，1994）。盆腔疼痛、尿路症状、疲劳、心理症状和性功能障碍均有明显改善。然而，需要权衡获益与手术的风险。

子宫切除术经阴道、开腹或腹腔镜取决于患者和子宫因素。在子宫切除术中，卵巢切除因人而异。预防性输卵管切除有益于降低卵巢癌风险。如何决策在第 43 章中详细说明。

***肌瘤切除术***。保留子宫的肌瘤切除手术，被认为适合希望保留生育能力或拒绝子宫切除的女性，可以通过宫腔镜、腹腔镜或开腹手术来完成。一般而言，宫腔镜切除主要适宜于腔内肌瘤，而浆膜下或肌壁间肌瘤则需要开腹手术或腹腔镜手术切除。

宫腔镜切除是一种无切口的日间手术，恢复迅速。0 型和 1 型肿瘤切除是最有效的，其他外科评估方面在第四十四章讨论，对于与肌瘤相关的 HMB，长期疗效在 85% ～ 90% 之间（Derman，1991；Emanuel，1999），正如前文所述，切除后不孕症有所改善。然而，尽管有这些优点，但宫腔镜切除只适合于很少部分肌瘤患者。

对于患有浆膜下或肌壁间肌瘤的女性，外科医师必须采用开腹或腹腔镜手术切除位于子宫肌壁内的肿瘤，然后重建正常的解剖结构，因此手术复杂性和随后的风险增加。这种类型的肌瘤切除术通常能改善疼痛和出血，70% ～ 80% 的 HMB 患者会得到改善（Buttram，1981；Olufowobi，2004）。

在选择手术路径治疗浆膜下或肌壁间肌瘤时，需要权衡几个因素，腹腔镜下平滑肌瘤切除术的成功率和复发率与开腹手术相当（Rossetti，2001），腹腔镜手术与开腹手术相比，利处是住院时间更短，发热病率、失血、粘连形成和疼痛更少（Mais，1996；Takeuchi，2002）。然而，腹腔镜手术的局限性包括肌瘤的大小、数量和位置，以及腹腔镜手术的技巧，尤其是摘除肌瘤后瘤腔的多层缝合，一般来说，大的肌壁间和多发性肌瘤需要更高的技术水平。同样，腹腔内肌瘤粉碎术导致肌瘤播散也是一个值得关注的问题，第四十一章描述了组织标本取出方法。为了克服这些限制，可以选择腹壁小切口技术，然而与较大的开腹手术切口相比，小切口开腹手术要快于腹腔镜下的肌瘤切除术，但在患者疼痛评分、住院时间和失血等方面仍低于腹腔镜手术（Alessandri，2006；Palomba，2007）。此外，机器人辅助的肌瘤切除术已被报道，一般来说，这提供了类似于 MIS 的优势，但需要较长的操作时间；此外，由于机器人设备的触觉反馈差，可能会遗漏肌瘤，导致更高的复发率（Griffin，2013）。

综上所述，考虑子宫肌瘤切除的患者尽可能选择宫腔镜手术。对于其余病例，腹部入路的选择取决于肌瘤的特征和外科医师的技能，也就是说，MIS 可减少术后疼痛和相应的并发症发生率，尽管长期数据有限。

**肌瘤切除术和子宫切除术。** 对于无生育要求的女性，风险和益处有助于她们在子宫肌瘤切除和子宫切除之间做出选择。对于腔内病变，宫腔镜切除是首选；对于肌壁间或浆膜下病变，与子宫切除术相比，开放肌瘤切除术可产生相似的失血、术中损伤和发热发病率（Iverson，1996；Sawin，2000）。然而，如

果采用腹腔镜方法，一项研究显示，与腹腔镜子宫切除术相比，腹腔镜子宫肌瘤切除术导致更大的失血、更高的输血率和中转开腹，但膀胱损伤的风险更低（Odejinmi，2015）。

此外，所有的肌瘤切除术方法，症状的缓解可能是不完全的并需要其他干预。此外，肌瘤还会复发，术后复发率在 40% ～ 50% 之间（Acien，1996；Fedele，1995）。与子宫切除术相比，子宫肌瘤切除术导致术后腹腔内粘连的风险更大（Stricker，1994）。

**子宫内膜去除术。** 有几种子宫内膜去除的组织破坏模式，将在第四十四章讨论。这些技术对子宫内膜功能障碍（AUB-E）引起的异常子宫出血是有效的，但作为唯一的解决肌瘤相关出血的方法时，失败率接近 40%（Goldfarb，1999；Yin，1998）。此外，大部分模式在宫腔长度和变形程度上都有一定的局限性，研究表明治疗 ≤ 3 cm 的黏膜下肌瘤是有效的（Glasser，2009；Sabbah，2006；Soysal，2001）。

内膜去除术可以用于治疗经宫腔镜子宫肌瘤切除术后伴随 HMB 的女性，研究表明，肌瘤切除联合内膜去除术对 HMB 症状的改善优于单纯肌瘤切除（Indman，1993；Loffer，2005）。

**肌瘤消融术和其他方法。** 肌瘤消融术是用工具穿刺肌瘤施行单极或双极烧灼、激光汽化或冷冻治疗，引起肌瘤坏死并随之萎缩。其中，Acessa 系统使用单极射频探针，在腹腔镜检查时插入每个肌瘤，如图 41-11 所示，早期证据显示患者症状改善，3 年后再次干预率为 11%。然而，仍然缺乏关于长期症状缓解、复发率以及对生育和妊娠影响的数据（Berman，2014）。

另一种选择是腹腔镜子宫动脉阻塞（laparoscopic uterine artery occlusion，LUAO），通过外科手术阻塞离髂内动脉起源较近的子宫动脉和卵巢动脉来实现肌瘤的血行阻断和坏死（Ambat，2009），其 4 年的再次干预率为 28%，与 UAE 相似（Hald，2009）。目前，对先进的外科技术、治疗失败率和缺乏高质量数据的要求限制了这种手术的应用。

## 三、宫腔积血

月经流出阻塞形成积血并扩张子宫，根据生殖道阻塞的程度，积血可以不同程度地扩张阴道（阴道积血）、子宫（宫腔积血）和输卵管（输卵管积血）。梗阻可能是先天性的，第十八章中有描述。获得性异常如瘢痕和肿瘤也可能阻碍月经，因此宫腔积血可在放

疗、长期低雌激素血症伴萎缩、宫腔或宫颈管手术，特别是子宫内膜去除术和宫颈锥切术后发生。其他诱发条件是 Asherman 综合征或子宫或宫颈恶性肿瘤。

宫腔积血的女性典型症状是周期性、体中线疼痛。腰痛和骨盆充盈感也会出现，如果完全阻塞就会出现闭经。如果症状典型，子宫增大甚至可以压迫膀胱或直肠，并产生尿潴留或便秘。部分阻塞时，血液可能会在阻塞处周围不规则地流出，发生感染可能会有臭味、子宫积脓、发烧和白细胞增多。

盆腔检查可以触摸到增大、柔软，或者囊性的体中线子宫体，类似于早期妊娠、平滑肌瘤囊性变、平滑肌肉瘤和妊娠滋养细胞疾病。因此，生育年龄女性需要检测尿液或血清 β-hCG。重要的是，在原因不明的病例中，宫颈内膜活检和子宫内膜活检通常可以用来排除恶性肿瘤。

超声是主要的诊断工具，成像显示子宫腔光滑、均匀增大的低回声（图 9-11）。输卵管血肿不太常见，表现为子宫旁的低回声管状扩张。虽然通常不需要诊断，MRI 可以在某些情况下帮助定位梗阻和提供额外的解剖信息。

对于大多数的宫腔积血病例来说，目标是解除阻塞和血液排出，在诊室或手术室进行宫颈扩张通常可以缓解。有些人描述了在合并子宫粘连的情况下，扩张宫颈后宫腔镜进入积血中并分离粘连（Cooper，2000）。先天性畸形可能需要更多的手段来纠正阻塞（第十八章）。

## 四、子宫腺肌病

### 1. 病理生理学

子宫腺肌病的特征是子宫内膜异位种植导致子宫增大，包括腺体和基质均异位于子宫肌层深部。种植可能散布在肌层，则为弥散性子宫腺肌病，也可能形成局部的结节，则为局灶性子宫腺肌病。虽然两种类型在临床上都可能被怀疑，但诊断通常基于手术标本的组织学表现。因此，根据组织学标准和切片程度的不同，子宫切除标本中报告的发生率也有所不同，但在大样本中，发病率在 20% ～ 40% 之间（Vercellini，2006）。在一个妇科诊所接受 TVS 的人群中，21% 的女性通过超声检查怀疑子宫腺肌病（Naftalin，2012）。

大体检查，子宫通常呈球形增大，但很少超过妊娠 12 周大小，表面轮廓通常光滑、规则、微红、柔软。直视下切开子宫表面典型表现为海绵状和小梁

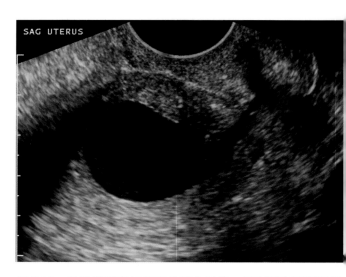

图 9-11　经阴道超声矢状面的积血图像。子宫壁和宫颈近端被残留的血液扩张，呈低回声（Used with permission from Dr. Elysia Moschos.）

状，伴有局部出血灶（图 9-12）。在子宫腺肌病中发现的腺体和间质异位灶起源于基底层。由于来自基底层的细胞在月经周期中不经历典型的增殖和分泌变化，因此病灶内的出血很少。

关于子宫腺肌病发展最广泛的理论是子宫内膜基底层向子宫肌层的内陷。子宫内膜 - 子宫肌层界面的特殊之处在于它缺少一个介于两者之间的黏膜下层。因此，即使在正常子宫内，子宫内膜也常浅层浸润肌层（Benagiano，2012）。引起深部肌层浸润的机制尚不清楚，在某些情况下，子宫肌层的脆弱性源于前次妊娠或子宫手术。雌激素和孕激素可能在其发展和维持中发挥作用，例如子宫腺肌病在生殖年龄发展，在绝经后消退。

分娩和年龄是子宫腺肌病的重要危险因素（Templeman，2008）。具体来说，近 90% 的病例发生在经产妇，近 80% 的病例发生在 40 ～ 50 多岁的女性（Bird，1972；Lee，1984）。子宫腺肌病也与芳香化酶表达和较高的组织雌激素水平有关（Yamamoto，1993）。类似的增长也见于平滑肌瘤、子宫内膜增生和子宫内膜异位症，它们通常与子宫腺肌病共存（Ferenczy，1998）。然而，如第十章所论，子宫内膜异位症在流行病学上与子宫腺肌病不同，被认为缘于另一种机制。

在其他因素中，子宫腺肌病在服用选择性雌激素受体调节剂它莫西芬的女性中更为常见（Parazzini，1997）。使用 COC 似乎没有风险。

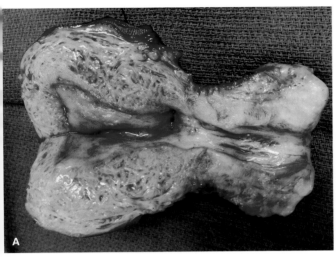
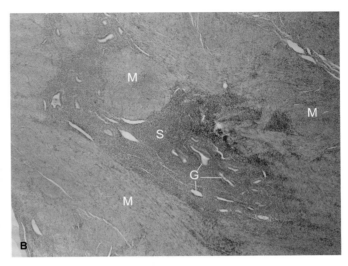

**图 9-12**　子宫腺肌病。**A.** 直视下将子宫体标本一分为二。注意到海绵状、小梁状的肌层结构（经 Raheela Ashfaq 医师授权使用）；**B.** 在子宫腺肌病中，子宫内膜腺体（G）及其周围的间质（S）起源于子宫内膜基底肌，不规则地向子宫肌层（M）倾斜（Used with permission from Dr. Kelley Carrick.）

### ■ 2. 诊断

　　子宫腺肌病患者中大约三分之一有症状，主要表现为 HMB 和痛经，10% 者性交困难，严重程度与异位病灶的数量和浸润程度相关（Levgur，2000）。症状的机制尚不清楚，但与肌层收缩力和炎症标志物有关（Guo，2013；Liu，2011；Mechsner，2010）。由于数据稀少且质量低劣，与低生育能力的关系并不清楚（Maheshwari，2012；Tomassetti，2013）。

　　长期以来，在大多数病例中，子宫腺肌病的诊断是在子宫切除和组织学检查后回顾性建立。血清肿瘤抗原 125（CA125），作为一种肿瘤标志物于事无补，虽然其水平在子宫腺肌病患者中明显升高，但是在平滑肌瘤、子宫内膜异位症、盆腔感染和盆腔恶性肿瘤的女性中也可能升高（Kil，2015）。

　　经腹超声通常不能鉴别出子宫腺肌病细微的肌层改变，因此首选 TVS（Bazot，2001），相比之下，MRI 与 TVS 相当或者更好（Dueholm，2001；Reinhold，1996）。因此，当诊断不明确，进一步描述会影响患者的治疗，或当合并子宫肌瘤导致解剖结构改变时，MRI 可能是最优选择（美国妇产科医师协会，2014b）。通过 TVS，发现弥漫性子宫腺肌病包括：①前壁或后壁子宫肌层明显增厚；②子宫肌层的结构非均质性；③小的肌层低回声囊肿，是子宫内膜异位病灶的囊腺；④有从子宫内膜到肌层的横纹；⑤子宫内膜回声不清；⑥子宫呈球形增大（图 9-13）。彩色多普勒检查受累肌层可见弥散性的血管分布。由于这些发现往往是微妙的，与其他盆腔疾病相比，操作人员的经验影响诊断的准确性。

　　局灶性子宫腺肌病表现为一个不连续的低回声结节，有时需要与平滑肌瘤鉴别，其边界不清，呈椭圆形而非球形，对周围组织的聚集影响极小，不钙化，存在不同直径的无回声囊肿（Levy，2013）。

### ■ 3. 治疗

　　治疗的主要目的是减轻疼痛和出血，对于有症状的子宫腺肌病的保守治疗与子宫内膜异位症相似。非甾体类抗炎药在月经期周期性使用，COCs 和单纯黄体酮治疗可导致子宫内膜萎缩，减少子宫内膜前列腺素的产生，改善痛经和 HMB。LNG-IUS 对治疗腺肌病相关出血也有效（Sheng，2009），值得注意的是，在患病女性中改善率比较高（Youm，2014）。GnRH 激动剂是另一种有效的选择，尽管它们的费用和低雌激素副作用通常限制了长期使用，但是这些激动剂可能对与子宫腺肌病相关的低生育能力女性最有帮助，或作为术前症状缓解（Fedele，2008）。达那唑可被考虑，但具有雄激素副作用，是一个不太理想的选择。

　　子宫切除术是确定的治疗方法，手术路径的选择受到子宫大小和相关的子宫或腹盆腔情况的影响。另外，子宫内膜消融术或宫腔镜子宫内膜切除术成功地治疗了由子宫腺肌病引起的 HMB（Preutthipan，2010），然而，完全根除深部子宫腺肌病存在障碍，造成大量治疗失败（Wishall，2014），因此 McCausland 和 McCausland（1996）建议在消融前进行超声或 MR

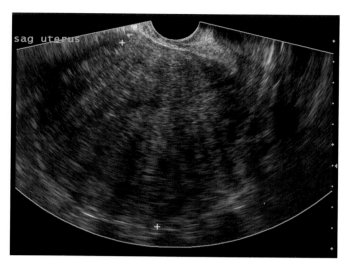

图 9-13　经阴道矢状位子宫图像显示子宫球形增大，肌层结构不均匀，子宫壁增厚表现前后不对称，后壁增厚。"百叶窗盲"效应被认为反映了子宫内膜腺体侵润入子宫内膜下组织，并表现为回声性的线性条纹（Used with permission from Dr. Elysia Moschos.）

成像以识别深部病变，从而更好地选择患者。另一个警告是，任何子宫内膜的损伤，包括消融，可能是激活子宫内膜组织侵犯肌层的初始损伤，从而导致子宫腺肌病，45% ~ 65% 的消融失败后子宫切除标本中发现了子宫腺肌病（Gonzalez Rios，2015；Shavell，2012）。

UAE 也被用于缓解一些子宫腺肌病女性的症状，目前研究规模较小（Chen，2006；Kim，2007）。研究者对 UAE 后女性进行了 1 ~ 5 年随访，发现 65% 症状改善（Popovic，2011）；对于局灶性子宫腺肌病，超声聚焦治疗在少数病例中是有效的（Fukunishi，2008；Yang，2009）。

## 五、其他子宫体疾病

子宫肌层肥大是一种非病理性改变的球性增大，特别是在高孕产次的情况下（Fraser，1987）。这种情况也称为妊娠性肥大，是由于子宫肌层纤维增大，而不是增生或间质纤维化（Traiman，1996）。一种定义包括未育女性子宫重量超过 130 克，经产妇子宫重量超过 210 克（Zaloudek，2011）。症状并不常见，但 HMB 是常见主诉。

子宫或宫颈憩室是与子宫内膜腔或宫颈管相通并凸向外的囊腔。少数被认为是由一侧远端缪勒管的局部复制发展而来的先天畸形（Engel，1984），更多的

情况下，这些病变是获得性的，在剖宫产后出现在局部子宫切口的部位。术语剖宫产瘢痕缺陷或峡部囊肿用于描述这些肌层医源性凹陷。剖宫产瘢痕缺陷可导致经期后点滴出血或经间出血（Bij de Vaate，2011），凹陷成为经血的被动储存库，并在经期后释放经血。另一种解释描述为凹陷中易脆血管导致出血（van der Voet，2014）。这些囊腔很少会继发性感染（Ou，2011）。

虽然经 TVS 可以看到憩室，但缺陷最好由 SIS 或 HSG 成像（Roberge，2012）。宫腔镜也能鉴别。治疗包括子宫切除术、宫腔镜憩室边缘切除术或腹腔镜受累肌层切除术，然后重新缝合肌肉边缘（Api，2015；Gubbini，2011），因数据有限，尚难以辨识诸多方法孰优孰劣。

## 六、卵巢囊肿

卵巢肿物是妇科常见病，多为囊性（图 9-14）。组织学上，卵巢囊肿常分为来源于肿瘤性生长的卵巢囊性肿瘤和正常排卵而形成的功能性卵巢囊肿，无论是使用影像学工具还是肿瘤标志物，在临床上两者并无明显的区别，因此卵巢囊肿临床通常作为肿物统一治疗。

导致囊肿形成的确切机制尚不清楚，血管生成是卵巢周期中卵泡期和黄体期的重要组成部分，也是多种卵巢病理过程的组成部分，包括卵泡囊肿形成、多囊卵巢综合征、卵巢过度刺激综合征、卵巢良恶性肿

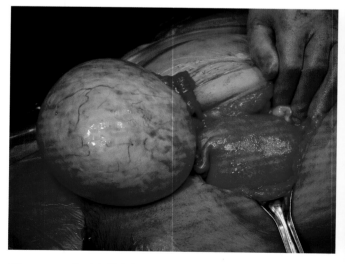

图 9-14　一个巨大的良性黏液性囊腺瘤的术中照片，输卵管的伞端位于卵巢上方，子宫位于右侧

瘤等。

卵巢囊肿的发病率在统计资料中很少变化，波动于 5% ~ 15%（Dorum，2005；Millar，1993）。功能性卵巢囊肿占很大比例，肿瘤性者大部分也属于良性。回顾 2010 年美国住院患者，Whiteman 等（2010）报告大约 7% 的妇科住院患者是由于良性卵巢囊肿。

尽管诊断方法不断改进，但临床上往往无法区分良恶性，因此，治疗必须在良性病变实施手术，以及卵巢恶性肿瘤未切除而存在的风险之间权衡抉择。

### 1. 症状

大多数卵巢囊肿的妇女缺乏症状，如果出现症状，疼痛常见。痛经可能提示子宫内膜异位症合并子宫腺肌病，发生扭转时会出现间歇性或急性剧烈疼痛伴呕吐，急性疼痛的其他原因包括囊肿破裂或输卵管卵巢脓肿。除此之外，压迫或疼痛可能是唯一的症状，或由于卵巢包膜拉伸。在晚期卵巢恶性肿瘤中，女性可因腹水或卵巢增大而出现腹围增大和早期饱腹感。在一些女性中，可以出现激素紊乱的现象，例如颗粒细胞刺激产生的过量雌激素可能会扰乱正常的月经，或引起青春期前或绝经后患者的出血。由卵泡膜细胞刺激产生的雄激素增加可使妇女雄性化。

### 2. 诊断

许多卵巢囊肿无症状，常在盆腔检查或影像学检查中偶然发现，典型的肿物可移动、囊性、无压痛，位于宫旁。

血清 β-hCG 在评估附件肿块方面具有价值，有助于鉴别异位妊娠或妊娠黄体，也可以作为生殖细胞肿瘤的标志物。

肿瘤标志物通常是由肿瘤细胞或机体对肿瘤细胞反应而产生的代表性蛋白质，在应用的标志物中，CA125 是一种糖蛋白，由排列在腹膜、胸膜和心包腔的间皮细胞产生，CA125 血清水平在上皮性卵巢癌患者中常升高。遗憾的是，CA125 并不是一种肿瘤特异性抗原，在正常对照组中可增加 1%。非恶性疾病，如平滑肌瘤、子宫内膜异位症、子宫腺肌病和输卵管炎，其水平也可能升高。尽管如此，血清 CA125 的测定仍有意义，如果卵巢囊肿较大或超声检查有令人担忧的征象，则需要进行血清 CA125 的测定。绝经后或 *BRCA* 基因突变的携带者的囊肿也需要评估CA125 水平（第三十五章）。在其他标志物中，血清甲胎蛋白（AFP）水平可在罕见的内胚窦瘤或胚胎癌患者中升高。β-hCG 血清水平的增加可能提示卵巢绒

毛膜癌、混合生殖细胞肿瘤，或胚胎性癌。抑制素 A 和 B 是颗粒细胞瘤的标志物。无性细胞瘤患者的乳酸脱氢酶（LDH）水平可能升高，而癌胚抗原（CEA）和癌抗原 19-9（CA19-9）水平升高则源于黏液性上皮性卵巢癌的分泌。

首选超声检查评估盆腔肿物，首先进行经腹扫描，以避免遗漏位于盆腔外的大囊肿。对于局限于真盆腔内的病变，TVS 具有更高的分辨率。针对特定类型卵巢囊肿的特征已被描述，并被明确分为良恶性病变（表 9-3）。

传统的灰阶超声可以用彩色血流多普勒增强。经阴道彩色多普勒超声（TV-CDS）可增加病变结构、恶性潜能和可能扭转的信息。然而，在评估单纯卵巢囊肿和恶性肿瘤的风险方面，TV-CDS 与传统阴道超声相比没有明显的优势（Vuento，1995）。卵巢囊肿的 CT 或 MRI 可以明确解剖或患者体质使超声成像复杂的情况。然而，在大多数临床环境中，仅使用超声检查是合适的（Outwater，1996）。

### 3. 治疗

#### （1）观察

在青春期前和育龄女性中，大多数卵巢囊肿是功能性的，并在 6 个月内自行消退。对于单纯卵巢囊肿的绝经后妇女，如果符合以下几个标准，保守治疗或为合理：①薄壁单房囊肿的超声证据；②囊肿直径小于 5 厘米；③监测期间没有囊肿增大；④血清 CA125 水平正常（Nardo，2003）。美国妇产科医师协会（2013 年）指出，即使绝经后的女性超声评估直径达10 厘米的单纯囊肿也可安全随访。

#### （2）手术

不同囊肿类型、良恶性之间有相当大的形态学相似性。诊断时，由于早期卵巢癌可能发生腹腔播散，所以通常避免抽吸卵巢囊肿。此外，非诊断性、假阳性和假阴性结果很常见（Martinez-Onsurbe，2001；Moran，1993），因此在许多病例中，囊肿的切除是最终诊断方法。

对于可疑卵巢癌，妇科肿瘤医师在初次手术时切除肿瘤的彻底性和手术病理分期是患者长期生存的主要因素，因此盆腔肿物和术前可疑恶性肿瘤的女性通常被归类，美国妇产科医师协会（2011）和妇科肿瘤学会联合提出了关于临床标准指南，促使术前转诊至妇科肿瘤医师（表 9-4）。

**表 9-3　影像学检查发现的无症状性卵巢肿块的处理建议**

| 卵巢肿物的类型 | 建议 |
| --- | --- |
| **良性囊肿** | |
| 单纯囊肿 | 单纯囊肿，不论患者年龄，通常是良性的 |
| 　绝经前 | |
| 　　直径 ≤ 3 cm | 解剖正常 |
| 　　直径 ≤ 5 cm， | 无须额外处理 |
| 　　直径 > 5 但 ≤ 7 cm[a] | 6 ~ 12 周后复查 TVS 以记录分辨率；如果持续存在，那么每年复查 TVS[b] |
| 　　直径 > 7 cm[a] | MRI 或手术评估 |
| 　绝经后 | |
| 　　直径 ≤ 1 cm | 解剖正常 |
| 　　直径 ≤ 5 cm[a] | CA125 水平；如果正常水平，则 6 ~ 12 周后复查 TVS；如持续囊肿，则每年行 TVS[b] 检查 |
| 　　直径 > 7 cm | MRI 或手术评估 |
| 出血性囊肿[c] | |
| 　绝经前 | |
| 　　直径 ≤ 3 cm CL | 正常解剖发现 |
| 　　直径 ≤ 5 cm | 无须额外处理 |
| 　　直径 > 5 但 ≤ 7 cm | 6 ~ 12 周后复查 TVS；如果持续存在，则考虑 MRI 或手术评估 |
| 　早期绝经后[d] 任何大小 | CA125 水平；如果正常，则 6 ~ 12 周后复查 TVS；如果是持续性囊肿，则考虑 MRI 或手术评估 |
| 　绝经后晚期[d] 任何大小 | 手术评估 |
| 子宫腺肌瘤 | 6 ~ 12 周后复查 TVS；如果持续，那么每年复查 TVS[b] |
| 成熟的囊性畸胎瘤 | 如果不手术切除[e]，那么每年复查 TVS[b] |
| 输卵管积水 | 根据临床表现观察 |
| 腹膜包裹性囊肿 | 根据临床表现观察 |
| **囊肿具有不确定的，但可能是良性的** | |
| 不明原因：出血性囊肿、成熟囊性畸胎瘤、子宫腺肌瘤 | |
| 卵巢肿物的类型 | 建议 |
| 　绝经前 | 6 ~ 12 周后复查 TVS；如果是持续性囊肿，则考虑手术评估或 MRI |
| 　绝经后 | 考虑手术评估 |
| 有薄分隔的薄壁囊肿或局灶性囊肿壁钙化 | 与单纯性囊肿相同 |
| 多发性薄分隔（< 3 mm） | 考虑手术评估 |
| 无血流信号的结节（非高回声） | 考虑手术评估或 MRI |
| **具有恶性特征的囊肿** | |
| 厚（> 3 mm）不规则分隔 | 考虑手术评估 |
| 有血流信号的结节 | 考虑手术评估 |

[a] 美国妇产科医师协会（ACOG）（2013）建议所有年龄组的单纯性囊肿的阈值为 10 cm
[b] 可根据临床需要选择较短的时间间隔进行监测
[c] 彩色多普勒被推荐可辅助排除实性成分
[d] 所有绝经后女性附件肿块也要接受乳房检查、直肠指诊和乳房 X 光检查，如果在过去的一年中没有进行这些检查的话，由其他原发性肿瘤转移到卵巢的概率很高
[e] 一些研究发现，稳定的小的皮样囊肿可以观察到绝经前
CA125 = 肿瘤抗原 125；CL= 黄体；MRI= 磁共振成像；TVS= 经阴道超声检查
Data from American College of Obstetricians and Gynecologists, 2013；Harris, 2013；Levine, 2010.

对于经验丰富的医师来说，假定囊肿为良性可以切除囊肿，或者可以整个切除卵巢。虽然囊肿切除术具有保留卵巢的优点，但存在囊肿破裂和内容物溢出的风险。对于卵巢癌，这种溢出及其造成的恶性播种会严重影响患者的预后。因此，手术式式的决策受病变大小、患者年龄和术中表现的影响。例如，对于绝经前的妇女，较小的病变通常只需要囊肿切除，保留生育功能，大的病变可能需要卵巢切除术，因为囊肿剔除过程中囊肿破裂的风险增加，切除大囊肿后重塑卵巢解剖的难度增加，更大的囊肿有更大的恶性肿瘤风险。然而，在绝经后的女性中，卵巢切除术是首选，因为卵巢癌的风险更高，而保留卵巢的相对益处是有限的（Okugawa，2001）。

术中意外发现恶性肿瘤的将决定进一步方案。腹膜表面的多发小病灶、腹水和卵巢包膜外生性生长应及时收集腹水进行细胞学检查和术中冰冻切片分析。如果发现癌症，最好在术中咨询妇科肿瘤医师，如第35章所述至少要完成临床分期。

手术路径也取决于临床因素。腹腔镜有许多优点，在适当女性中选择囊肿切除术和卵巢切除术是安全的（Mais，1995；Yuen，1997），因此如果预期是良性疾病，则可作为常用的方法。然而，大的囊肿可能会阻碍腹腔镜器械的移动，也不适合腔镜下囊腔的取出。

对于中等大小的囊肿，开腹手术切口通常可以最小化。因此，大多数接受小切口手术的患者可以在手术当天出院。尽管与腹腔镜手术相比，小切口手术的手术时间更短，囊肿破裂率更低，花费更少，但这种手术方法限制了外科医师分离粘连和检查腹膜表面是否有卵巢恶性肿瘤迹象的能力。

巨大囊肿的女性最好采用开腹手术。具有恶性潜能时，腹部正中垂直切口提供了一个足够大的手术视野，可以进行卵巢切除术而不发生肿瘤破裂；如果发现是恶性肿瘤，也可以进行手术分期。对于那些低恶性肿瘤风险和中等大小的囊肿，采用低位横切口的开腹手术也是合适的，并且提供了这种切口的优点（第43章）。

## 七、功能性卵巢囊肿

通常来源于卵泡，在卵泡成熟和排卵过程中产生，根据发病机制和组织学特征，可分为卵泡囊肿和黄体囊肿。它们不是肿瘤，肿物来自于卵泡内液体的积累，而不是细胞的增殖。卵泡囊肿的形成，排卵前的激素功能障碍导致卵泡腔浆液扩张。相反，排卵后血管性黄体大量出血填满中心，形成黄体囊肿。因此，卵泡囊肿和黄体囊肿的发生方式不同，但症状和治疗方法相似。

### 1. 相关的因素

在潜在因素中，高剂量COCs可抑制卵巢活动，防止囊肿的发生（Ory，1974）。然而，在随后对低剂量药物的研究中，COCs仅提供了有限的保护作用（Holt，2003；Lanes，1992），相比之下，许多只使用孕激素的避孕药会增加卵泡囊肿的发生率，但是须知连续的、低剂量的孕激素并不能完全抑制卵巢功能。因此，优势卵泡可能在促性腺激素分泌的作用下发育，而正常的排卵过程经常被破坏，卵泡囊肿形成。在临床上，使用LNG-IUS和孕激素释放植入剂的患者卵泡囊肿的发生率更高（Hidalgo，2006；Nahum，2015）。

绝经前和绝经后的女性用它莫西芬治疗乳腺癌都会增加良性卵巢囊肿形成的风险（Chalas，2005），绝经前女性和BMI较高的女性受到不同程度的影响。无论他莫西芬的治疗是继续还是停止，多数功能性囊肿随着时间的推移会消失（Cohen，2003）。如果发现单纯性小囊肿，超声监测是合理的。如果存在恶性肿瘤的临床症状，则应进行手术探查，停用他莫西芬。在其他SERMs中，巴多西芬、雷诺西芬和奥培米芬并不增加卵巢囊肿的发生率（Archer，2015）。

一些流行病学研究已经将吸烟与功能性囊肿的发生联系起来（Holt，2005；Wyshak，1988），虽然确

| 表 9-4 | 怀疑为恶性肿瘤的盆腔肿物转至妇科肿瘤医师诊治 |
| --- | --- |
| **绝经前女性** | |
| 非常高的 CA125 水平 | |
| 腹水 | |
| 有腹部或远处转移的证据 | |
| **绝经后妇女** | |
| CA125 水平升高 | |
| 腹水 | |
| 结节状或固定的盆腔肿物 | |
| 腹部或远处转移的证据 | |

CA125 = 癌症抗原 125

Data from American College of Obstetricians and Gynecologists：The role of the generalist obstetriciangynecologist in the early detection of ovarian cancer. Committee Opinion No. 477，March 2011.

切的机制尚不清楚，但促性腺激素的分泌和卵巢功能的变化是可能原因（Michnovicz，1986）。

### ■ 2. 诊断和治疗

功能性囊肿的处理与其他卵巢囊性病变相似。因此，首先要进行超声检查，典型的卵泡囊肿是完全圆形、壁薄而规则的无回声病变（图 9-15）。相反，黄体囊肿被称为"模仿大师"，因为它们有不同的超声特征（图 9-16），其周围有血管，经阴道彩色多普勒显像通常呈现明亮的彩色环，这种"火环"在异位妊娠中也很常见（图 7-5）。

如果无症状，功能性卵巢囊肿的女性可以观察。没有证据支持使用 COCs 可以加速消退（Grimes，2014）。对于大的持续性 > 10 cm 的囊肿，手术切除是合理的。逐渐增大的囊肿通常需要切除。

### ■ 3. 黄素化囊肿

这是一种罕见的卵泡囊肿，其特征是黄素化和内膜层肥大，形成双侧、多个光滑的囊肿，直径 1 ~ 4 cm，称为高敏性黄体，这种情况被认为是 LH 或 β-hCG 水平升高导致的。常见的相关情况包括妊娠滋养细胞疾病、多胎妊娠、胎盘增厚和辅助生殖技术时的卵巢过度刺激（图 37-4）。这些囊肿通常在去除刺激激素后自行消退。然而，在此之前，这些巨大卵巢有扭转的风险。

### 八、良性肿瘤性卵巢囊肿

这些病变，加上功能性卵巢囊肿，构成大多数卵巢肿物。卵巢肿瘤可根据其来源的细胞类型在组织学上加以区分，分为上皮性肿瘤、生殖细胞肿瘤、性索间质肿瘤等，见表 9-5。在良性卵巢肿瘤中，浆液性、黏液性囊腺瘤和成熟囊性畸胎瘤最为常见（Pantoja，1975）。

### ■ 1. 卵巢畸胎瘤

归属于卵巢肿瘤的生殖细胞家族，畸胎瘤产生于单个生殖细胞，因此可能包含三种胚层中的任何一种——外胚层、中胚层或内胚层，其胚层通常组织杂乱。畸胎瘤分为：

未成熟畸胎瘤——为恶性肿瘤，在第 36 章有描

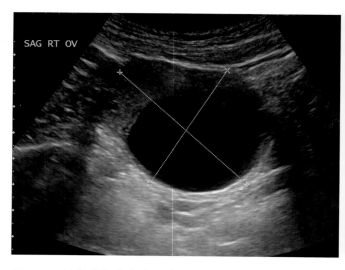

图 9-15    经阴道矢状位卵泡囊肿的卵巢（卡尺）超声图像。典型的光滑内壁和缺乏内回声（Used with permission from Dr. Elysia Moschos.）

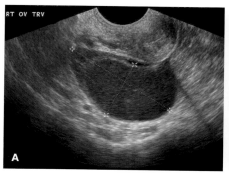
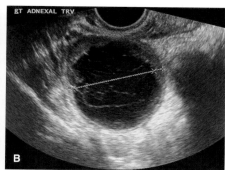
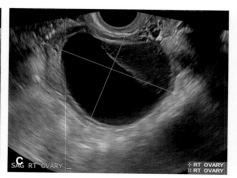

图 9-16    出血性黄体囊肿的经阴道超声影像图。**A.** 弥漫性低水平回声，通常与出血有关，可见整个光滑的囊肿；**B.** 随着凝块的吸收，形成了网状结构；**C.** 当血凝块溶解时，在血清和收缩的血凝块之间往往形成一条明显的线。随着进一步的收缩，凝块可能以壁内结节的形式出现（Used with permission from Dr. Elysia Moschos.）

表 9-5　WHO 卵巢肿瘤组织学分型

**上皮性**
浆液性
黏液性
子宫内膜样的
透明细胞
Brenner
浆液黏液性的

**间质**
子宫内膜样间质肉瘤

**混合上皮间质**
腺肉瘤
癌肉瘤

**性索间质肿瘤**
　**单纯间质**
　纤维瘤
　卵泡膜细胞瘤
　睾丸间质细胞
　类固醇细胞
　**单纯性索**
　少年颗粒细胞
　成人颗粒细胞
　支持细胞

**混合性索间质瘤**
　睾丸支持细胞

**生殖细胞肿瘤**
　无性细胞瘤
　卵黄囊
　胚胎性癌
　绒毛膜癌
　成熟畸胎瘤
　未成熟畸胎瘤

**生殖细胞 / 性索间质瘤**
　性腺母细胞瘤

WHO= 世界卫生组织

Adapted with permission from Kurman RJ, Carcangiu ML, Herrington CS, et al (eds): WHO Classification of Tumours of Female Reproductive Organs, 4th ed. Lyon, International Agency for Research on Cancer, 2014.

述。包含有一层、两层，或所有三层生殖细胞层的未成熟组织，往往与成熟组织共存。

成熟畸胎瘤——为良性肿瘤，包含成熟的生殖细胞三层结构：

1. 成熟的囊性畸胎瘤发展为囊肿很常见，也称为良性囊性畸胎瘤或皮样囊肿。

2. 成熟的实性畸胎瘤有形成实性包块的成分。

3. 胚样畸胎瘤或侏儒形成玩偶形状，因为生殖细胞层显示出相当正常的空间分化。

单胚层畸胎瘤——为良性肿瘤，仅由或主要由一种高分化的组织类型组成。在单胚层畸胎瘤中，主要由甲状腺组织构成的畸胎瘤称为卵巢甲状腺肿。

在畸胎瘤类型中，成熟的囊性畸胎瘤是最常见的，占所有卵巢肿瘤的 10% ~ 25%，占所有卵巢良性肿瘤的 60%（Koonings，1989；Peterson，，1955）。这些囊性肿瘤通常生长缓慢，大部分在 5 ~ 10 cm 之间（Comerci，1994）。大约 10% 的病例是双侧的（Peterson，1955）。切片时，大多数囊肿呈单房性，包含一个典型的局部生长区域，凸向囊腔，也可称为 Rokitansky 凸起、皮样栓、皮样凸起、皮样乳头、或胚芽，此隆突可无或多发。

显微镜下可发现内胚层或中胚层衍生物，但通常以外胚层成分为主。囊肿内布满典型的角化型鳞状上皮，并含有丰富的皮脂腺和汗腺，其内经常发现头发和脂肪性分泌物（图 9-17），有时也会发现骨骼和牙齿。Rokitansky 凸起通常是发现组织类型最多样化的部位，也是恶变的常见部位，0.06% ~ 2% 的病例会发生恶变，通常在老年女性中发生（Choi，2014；Rim，2006），大多数恶性病例是鳞状细胞癌。

畸胎瘤内的各种组织不是由卵子受精产生的，它们被认为是由单个卵母细胞内的遗传物质通过无性生殖形成的，因此几乎所有成熟的囊性畸胎瘤都是 46XX 核型（Linder，1975）。

成熟的囊性畸胎瘤常发生扭转，但很少发生囊肿破裂。据推测，与其他类型卵巢肿瘤相比，畸胎瘤的厚囊壁能抵抗破裂。如果囊肿确实破裂溢出，急性腹膜炎是常见的，而 Fielder 和助手们（1996）将腹膜炎归因于油脂和毛发内容物。他们展示了术中冲洗对预防腹膜炎和粘连形成的益处。慢性畸胎瘤内容物渗漏是罕见的，但可导致肉芽肿性腹膜炎。

这些畸胎瘤的症状与其他卵巢囊肿相似。然而，卵巢畸胎瘤很少能引起免疫介导的脑炎，神经症状源于对 n- 甲基 -d- 天冬氨酸受体（NMDARs）的抗体，而 NMDARs 在突触传递中起关键作用。畸胎瘤含有原始的神经组织，可能是神经组织提供了促进 NMDAR 抗体形成的抗原。畸胎瘤切除术是必不可少的手段，往往具有显著疗效。切除术可以结合免疫治疗。在一个包含 100 名患者的系列研究中，75% 的患者康复，但 25% 的患者死亡或伴随严重的后遗症存活（Dalmau，2008）。

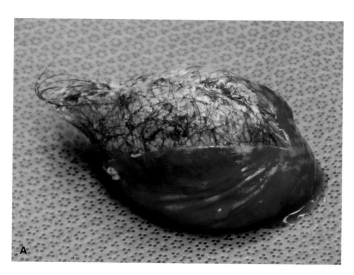
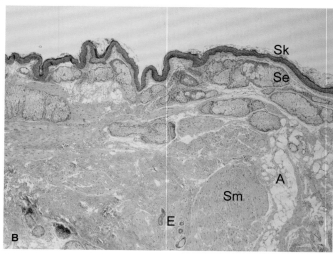

图 9-17　**A.** 一个切开的囊肿切除术后的成熟囊性畸胎瘤。丰富的毛发和油脂，肿瘤特征明显；**B.** 在这个典型的组织标本内，外胚层成分包括皮肤（Sk）、皮脂腺（Se）和外分泌（E）腺，而中胚层成分是平滑肌（Sm）和脂肪（A）

超声是主要的影像手段，成熟性囊性畸胎瘤表现出几种典型特征（图 9-18）。首先，脂肪 - 液体或头发 - 液体水平呈现一个明显的线性分界，其中浆液与皮脂界面，在正常体温状态下是液态的。当头发飘浮时，会形成线和点强光，代表头发的纵向和横向平面。Rokitansky 凸起是一个圆形的壁结节，长 1 ~ 4 cm，主要为强回声，与囊壁呈锐角。"冰山一角"征的标志是由脂肪、头发和组织的无具形回声界面在阴影的前方，模糊了其后面的结构（Guttman，1977）。值得注意的是，这些发现并不局限于成熟性囊性畸胎瘤，例如 Patel 和助手们（1998）分别报道了这些发现的一定程度的阳性预测值，然而他们描述的是在一个病变中出现两个或两个以上特征的百分比值。

对于大多数患有成熟性囊性畸胎瘤的女性来说，手术切除可以提供明确的诊断，减轻症状，防止扭转、破裂和恶变。腹腔镜探查是合适的，手术路径选择与其他卵巢肿物相同。为了预防肉芽肿性腹膜炎，可以在摘除囊肿时使用开腹手术的海绵或内镜取物袋以获取囊肿溢出物（Kondo，2010）。此外，大量盆腔冲洗是手术的最后步骤。由于双侧病变的频率高，既往大多数人建议对对侧卵巢进行剖探，然而考虑到目前超声影像的准确性，不再对外观正常的对侧卵巢进行剖探（Comerci，1994）。

虽然这些肿物大部分通过手术切除，但有少数研究支持对绝经前女性直径＜ 6 cm 的囊肿只需监测，特别是对于有生育要求的女性（Alcazar，2005；Hoo，2010）。这些研究表明肿瘤生长缓慢，平均小

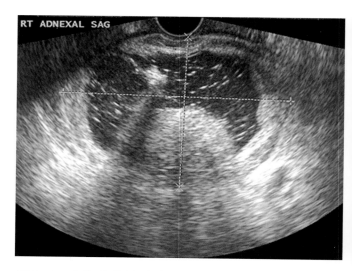

图 9-18　成熟性囊性畸胎瘤的超声影像特征（Used with permission from Dr. Elysia Moschos.）

于 2 毫米 / 年。如果不切除，建议每 6 ~ 12 个月进行一次超声监测（Levine，2010）。

### 2. 良性浆液性和黏液性肿瘤

归属于表面上皮性肿瘤，由类似于输卵管内膜的细胞排列组成。良性浆液性肿瘤通常是充满浆液的薄壁单房囊肿（图 9-19），20% 的病例是双侧囊肿；良性黏液性肿瘤是典型的厚壁、含黏液的肿瘤，通常直径很大，可能是单房或多房。

在上皮类肿瘤的分类中，良性肿瘤被称为腺瘤，恶性肿瘤被称为癌，细胞增殖旺盛而无侵袭性行为者

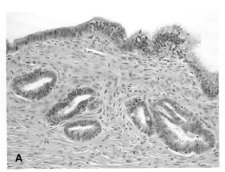
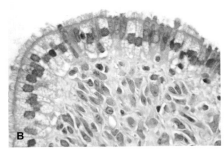

浆液性囊腺病

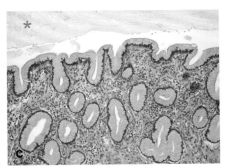
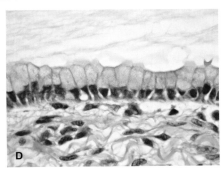

黏液性囊腺瘤

图 9-19 浆液性（**A、B**）和黏液性（**C、D**）囊腺瘤。**A.**单纯囊肿有一层纤维壁，由一层具有纤毛的良性柱状管型上皮构成。表面上皮内凹被切成切线状，并造成更小的上皮下静止的假象；**B.**高倍镜下的纤毛状、管状内层。黏液性囊腺瘤是典型的多房囊肿，由单层含黏液的良性上皮所包绕。黏液由上皮细胞分泌并包含在囊肿内，本图中是上皮细胞上方的非晶体物质，染色呈粉红色（星号）；**D.**高倍镜下的单层柱状含黏液上皮（Used with permission from Dr. Kelley Carrick.）

被称为低度恶性潜能（Chen，2003）。"囊肿"特指以囊内生长为主的囊性肿瘤。因此，浆液性囊腺瘤描述的是卵巢上皮性肿瘤组的一种良性、以囊性肿瘤为主的肿瘤（Prat，2009）。

## 九、卵巢实性肿物

完全实性卵巢肿物通常是良性的，也就是说，由于无法排除这些肿瘤中的恶性度，肿物仍需被切除。卵巢肿瘤可表现为实性包块，包括性索间质肿瘤、库肯博肿瘤、卵巢平滑肌瘤和平滑肌肉瘤、类癌、原发性淋巴瘤和转移细胞瘤，也称为 Brenner 瘤（图9-20）。其中最常见的是纤维瘤和卵泡膜纤维瘤，两者都是典型的良性性索间质肿瘤，在第 36 章中讨论。

实性附件包块也可代表非肿瘤性情况，卵巢残留综合征和卵巢潴留综合征源于术后持续的卵巢功能。这些情况最常引起疼痛，将在第 11 章详细讨论。罕见的是，先天性副卵巢可能混淆超声结果，在第 18 章讨论。

## 十、附件扭转

涉及附件成分的扭转，大多数情况下，卵巢和

输卵管作为一个整体旋转，卵巢单独绕着卵巢系膜扭转很少见，而输卵管单独绕着输卵管系膜扭转更加罕见。正常的附件可以扭转，但在 50% ～ 80% 的情况下，单侧卵巢肿物被确定（Nichols，1985；Warner，1985）附件扭转占妇科急症的 3%，虽然通常发生在生育年龄，但绝经后的妇女也可能发生。在妊娠期附件扭转的病例显著增加，占扭转病例的 20% ～ 25%。

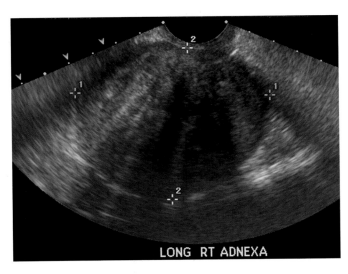

图 9-20 经阴道超声良性卵巢纤维瘤像图

附件包块移动性增强，扭转率提高，先天性卵巢固有韧带过长会造成卵巢系膜或输卵管过度活动，甚至可能增加正常附件的风险。同样，病理性增大的直径 > 6 cm 的卵巢，通常会出真骨盆，如果没有这些骨骼限制，移动和扭转的风险就会增加。因此，最高的扭转率是附件直径在 6 ～ 10 cm（Houry，2001）。附件的扭转更常累及右侧附件，可能是因为左侧卵巢的活动受到乙状结肠的限制（Hasiakos，2008）。

在附件血管蒂发生扭转时，有两个关键点可以帮助维持扭转附件的血流。第一，附件分别由子宫和卵巢血管的附件分支供应，扭转时只有其中一个分支受累；第二，尽管附件低压的静脉被扭转蒂压迫，高压的动脉首先抵抗压迫，由于这种持续的血液可以流入而流出受阻，附件变得充血和水肿，但没有梗死，因此早期扭转的病例在手术时通常可以保守处理。然而，随着基质的持续肿胀，动脉可能被压缩，导致梗死和坏死时，就必须切除附件。扭结的附件增大后，常常出现出血症状（图 9-21）。

### 1. 诊断

附件扭转的典型症状是女性主诉突发的剧烈下腹痛，几小时内间歇性加重、疼痛通常局限于受累侧，放射至侧腹、腹股沟或大腿。如果出现低热提示附件坏死、恶心和呕吐常常伴随疼痛。

缺乏明确的体格检查则会使诊断变得困难，附件肿块可能无法触及，在其早期阶段，检查可能不会引起明显的不适。超声检查起着至关重要的作用，根据血管损害的程度，任何相关的卵巢内或输卵管内肿物的特征，以及附件是否存在出血，超声检查结果都会有很大差异，扭转可类似于异位妊娠、输卵管卵巢脓肿、出血性卵巢囊肿和子宫腺肌病。因此，正确诊断率从 50% 到 75% 不等（Graif，1984；Helvie，1989）。

尽管如此，还会有以下特征性表现，增大卵巢周围有多个卵泡反映了如前所述的卵巢充血和水肿，扭转蒂也可能出现靶心、漩涡或蜗牛壳，即具有多个同心低回声环的圆形高回声结构，经阴道彩色多普勒超声可显示正常附件血流中断。然而，在某些情况下，不完全扭转或间歇性扭转可能动态显示静脉和动脉血流，因此血管流动的中断高度预示扭转，但仅根据正常的多普勒结果不能排除扭转，尤其是临床提示了体征和症状。

通常不需要 CT 或 MRI，其可能对复杂的病例或临床表现不明确的病例有帮助，如不完全扭转或慢性扭转（Rha，2002）。

### 2. 治疗

治疗的目的是挽救受累附件，切除任何相关的囊肿或肿瘤，以及可能的卵巢固定术。然而如果发现附件坏死或破裂出血，则可能需要切除附件。

扭转可以通过腹腔镜或剖腹手术来评估，既往附件切除术通常是为了避免在松解过程中可能的血栓释放和随后的栓塞，但是，证据并不支持这一点。McGovern 及其同事（1999）回顾了近 1000 例扭转

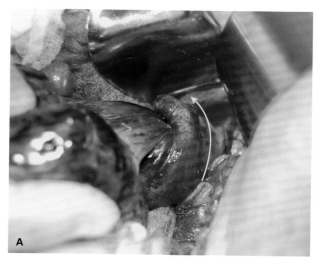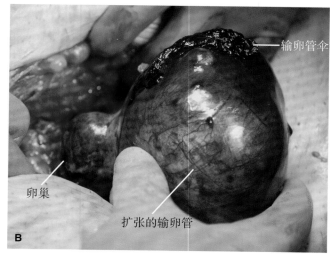

图 9-21　附件扭转术中照片。**A.** 骨盆漏斗韧带扭转导致其内卵巢血管绞窄；**B.** 图示发绀的卵巢和输卵管。输卵管壁的出血导致输卵管肿胀。输卵管末端可见暗黑色的伞部（Used with permission from Dr. Jason Harn.）

病例，发现肺栓塞的发生率仅为 0.2%。这些病例的栓塞与附件切除有关，而与蒂的松解无关。在一项对 94 名附件扭转患者的研究中，Zweizig 及其同事（1993 年）报道与附件切除术相比，解除附件扭转的女性发病率没有增加。

基于这些原因，一般建议使用松解附件扭转。松解后几分钟内，充血减轻，卵巢容积和发绀明显减轻。对许多人来说，如果没有这些变化可能会导致附件切除。然而，持续的黑蓝色卵巢并不是坏死的病征，而且卵巢仍有可能恢复。Cohen 和他的同事（1999）回顾了 54 例保留附件的病例，无论其在扭转后的外观如何，近 95% 的患者卵巢功能恢复并成功妊娠。Bider 及同事（1991）观察到同样处理的病例术后感染发病率没有增加。因为仍然可能发生附件坏死，保守治疗需要术后警惕发热、白细胞增多和腹膜体征。

解除扭转后，对附件的处理没有共识。特殊的卵巢病变应切除。然而，对于出血性、水肿的卵巢，囊肿切除在技术上是困难的。因此，一些人建议，如果肿块在初次干预后持续 6 ~ 8 周应该切除囊肿（Rody，2002）。

在一篇对 38 篇文献的综述中，育龄女性的扭转复发率为 28%（Hyttel，2015）。为了降低发病率，单侧或双侧卵巢固定术应该被考虑（Djavadian，2004）。保护卵巢的技术多种多样。这些包括缩短卵巢固有韧带或将卵巢或卵巢固有韧带与子宫后壁、骨盆侧壁或圆韧带缝合（Fuchs，2010；Weitzman，2008）。然而，这种固定术对后期卵子摄取和生育能力的影响尚不清楚。

妊娠期间的处理是没有区别的。然而，如果黄体在孕 10 周之前被切除，建议保胎治疗到孕 10 周才能维持妊娠。适宜的治疗方案包括：①微粒化黄体酮（prometrium）每日口服 200 mg 或 300 mg；② 8% 黄体酮阴道凝胶（crinone）每有阴道置入：另外，每日口服微粒化黄体酮 100 mg 或 200 mg；或③肌内注射 17-羟孕酮己酸酯（delalutin），150 mg。对于最后一种方法，如果在孕 8 ~ 10 周之间，那么术后只需立即注射一针。如果在 6 ~ 8 周之间切除黄体，则应在第一次注射后 1 周和 2 周时再次注射。

## 十一、卵巢旁肿物

大多数输卵管旁 / 卵巢旁囊肿不是肿瘤，要么是副中肾管扩张残余，要么是间皮包涵体囊肿。一项尸检报告显示附件囊肿发病率约 5%（Dorum，2005）。最常见的副中肾管囊肿是卵巢冠泡状附件，它有蒂，通常悬于其中一个伞端。肿瘤性卵巢冠囊肿是罕见的，在组织学上类似于卵巢来源的肿瘤。它们通常为囊腺瘤或囊腺纤维瘤，很少为恶性（Korbin，1998）。

这些囊肿通常是无症状女性在手术或超声检查其他妇科疾病时发现。如果出现症状，处理方法与卵巢囊肿相似。它们很少与出血、破裂或扭转等并发症相关（Genadry，1977）。

经阴道超声常被用作有症状女性的主要评估工具，这些囊肿大多有薄而光滑的壁和无回声的中心。然而，超声和 MRI 在鉴别卵巢冠囊肿和卵巢病变方面有局限性（Ghossain，2005）。因此，许多妇女被诊断为类似的卵巢囊肿。当采用手术治疗时，可以进行囊肿切除，或者在较少情况下，进行囊壁的引流和电烧。当术中偶然发现时，通常会切除，尽管缺乏循证依据。

在实性卵巢冠肿瘤中，平滑肌瘤是最常见的，其病理生理学与子宫肌层的病理生理学相同。罕见的先天性异常，如副卵巢或多生卵巢、退化的子宫角或盆腔肾，可表现为有或无症状的盆腔肿物。一种罕见的实性卵巢冠肿瘤起源于中肾管的残余，被称为可能中肾管来源的女性附件肿瘤（Devouassoux-Shisheboran，1999）。如第十八章所述，中肾管管残余使这种罕见的肿瘤在阔韧带内或沿输卵管系膜生长（Kariminejad，1973）。其他罕见的卵巢冠实性肿瘤包括肉瘤、淋巴瘤、腺癌、嗜铬细胞瘤和绒毛膜癌。

大多数卵巢冠实性肿瘤无症状，可在常规盆腔检查中发现。偶有单侧盆腔及腹痛。超声和磁共振成像用于显示这些肿物块，由于良恶性病变之间的准确鉴别通常是不可能的。因此，大多数实性肿物需要手术切除。

## 十二、输卵管病变

### 1. 输卵管积水

输卵管肿瘤很少见，大多数的输卵管肿瘤都与异位妊娠或 PID 后遗症有关。其中输卵管积水是输卵管远端梗阻后形成的一种慢性囊性肿胀，原因包括 PID 和子宫内膜异位症和罕见的输卵管癌。肉眼可见，细小的纤毛和输卵管开口被堵塞，取而代之的是光滑的棒状末端（图 9-22）。肿胀的薄壁细长管呈半透明状，管内充满透明的浆液。同侧卵巢可能与输卵管积水粘连。

输卵管积水可在无症状的妇女盆腔检查或其他症状需要超声检查时发现。一些妇女提示不孕或慢性盆腔疼痛。鉴别诊断与其他囊性盆腔病变相似。一般来说，没有实验室检测是有帮助的，血清 CA125 水平的检测对于推测卵巢恶性程度通常是无效的。

超声显示一个薄壁，低回声囊状纺锤状结构伴有不完整的隔膜（图 9-23）。在一些病例中，多个高回声的壁结节在管的内缘周围形成 2 ～ 3 mm 的拱起，形成串珠状征象。这些结节表现为纤维化的输卵管内膜皱襞。

根据对确诊程度、对未来生育能力的渴望以及相关症状的不同，治疗方法也有所不同。在无症状的女性已完成分娩，并有超声证据支持诊断输卵管积水，期待治疗是典型的。对于盆腔疼痛或不孕症，或诊断不确定的患者，通常选择诊断性腹腔镜检查。

对于不想保留生育能力的女性，腹腔镜治疗可能包括粘连松解和输卵管切除术。相反，对于想要生育的妇女，手术治疗取决于输卵管损伤的程度。随着输卵管畸形程度的增加，生育率下降。在患有轻度输卵管疾病的妇女中，腹腔镜下输卵管整形术的妊娠率为 80%，是一种合理的方法（图 20-7）（Schlaff，1990）。对于那些患有严重输卵管疾病的患者，IVF 可能提供更好的受孕机会。

值得注意的是，接受 IVF 的输卵管积水女性的妊娠率约为其他妇女的一半（Camus，1999；Zeyneloglu，1998）。原因尚不清楚，理论包括具有毒性的输卵管积水积液、生长因子浓度降低，以及过量的液体对胚胎的机械冲洗（Loutradis，2005；Lu，2013；Strandell，2002）。如果在 IVF 之前切除输卵管积水，那么随后的怀孕率、植入率和活产率都会提高（Dechaud，1998；Johnson，2010；Strandell，1999）。因此，美国生殖医学学会（2012）建议在 IVF 之前进行此类手术。一些证据表明植入 Essure 栓子可以充分堵塞输卵管（Arora，2014）。

### 2. 良性肿瘤

这在输卵管中很少见。最常见的良性肿瘤是间皮瘤，在子宫切除标本中发现不到 1%（Pauerstein，1968）。以前被称为腺瘤样肿瘤，这些 1 ～ 2 cm、边界清楚的实性结节出现在输卵管壁（Salazar，1972）。输卵管平滑肌瘤并不常见，来源于输卵管肌层的平滑肌、阔韧带或任一部位的血管。

显微镜下，输卵管上皮细胞中既有纤毛细胞，也有分泌细胞。分泌细胞群随着年龄的增长而增加，组织学上可以看到只含有分泌细胞的细胞分枝（Li，2013）。良性分泌细胞分支（benign secretory cell outgrowths，SCOUTs）与浆液性输卵管上皮内癌（serous tubal intraepithelial carcinoma，STIC）和盆腔浆液性癌的关系是当前的研究课题（Mehrad，2010）。将在第三十五章中描述。

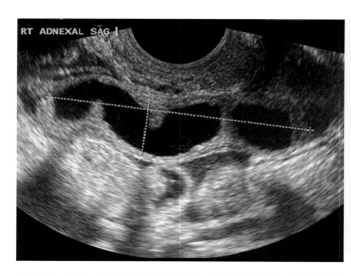

图 9-23　经阴道输卵管积水超声图。不完整的隔膜，即肿胀卵管的皱褶，可见纺锤状充满液体的结构（Used with permission from Dr. Elysia Moschos.）

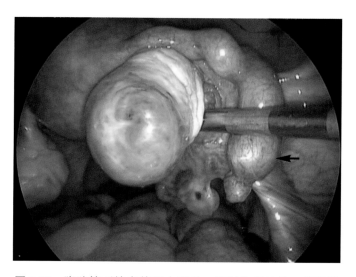

图 9-22　腹腔镜下输卵管积水照片。值得注意的是，薄壁肿胀的输卵管和它的棒状末端（箭头所指）从圆锥延伸到钝头周围。卵巢远端可见典型的黄体囊肿（Used with permission from Dr. Karen Bradshaw.）

## ■ 3. 输卵管卵巢脓肿

炎性包块累及输卵管、卵巢及周围结构。如果卵巢附着在输卵管上，但仍然可见，就称为输卵管复合体。相反，输卵管卵巢脓肿是由于卵巢和输卵管结构的完全破坏而导致的，因此，这两个独立的结构就无法鉴别。虽然子宫内膜炎和盆腔恶性肿瘤可能是生殖道来源，但这两种疾病通常都是盆腔炎的结果。患病女性通常有下腹痛、发烧、白细胞增多和单侧或双侧附件包块。脓肿及其处理在第三章有详细的讨论。

（于　欢译　凌　斌审校）

## 参考文献

Acien P, Quereda F: Abdominal myomectomy: results of a simple operative technique. Fertil Steril 65(1):41, 1996

Alcázar JL, Castillo G, Jurado M, et al: Is expectant management of sonographically benign adnexal cysts an option in selected asymptomatic premenopausal women? Hum Reprod 20(11):3231, 2005

Alessandri F, Lijoi D, Mistrangelo E, et al: Randomized study of laparoscopic versus minilaparotomic myomectomy for uterine myomas. J Minim Invasive Gynecol 13(2):92, 2006

Ambat S, Mittal S, Srivastava DN, et al: Uterine artery embolization versus laparoscopic occlusion of uterine vessels for management of symptomatic uterine fibroids. Int J Gynaecol Obstet 105(2):162, 2009

American Cancer Society: Cancer facts and figures 2014. Atlanta, American Cancer Society, 2014

American College of Obstetricians and Gynecologists: Alternatives to hysterectomy in the management of leiomyomas. Practice Bulletin No. 96, August 2008, Reaffirmed 2014a

American College of Obstetricians and Gynecologists: Diagnosis of abnormal uterine bleeding in reproductive-aged women. Practice Bulletin No. 128, July 2012, Reaffirmed 2014b

American College of Obstetricians and Gynecologists: Management of adnexal masses. Practice Bulletin No. 83, 2007, Reaffirmed 2013

American College of Obstetricians and Gynecologists: The role of the generalist obstetrician-gynecologist in the early detection of ovarian cancer. Committee Opinion No. 477, March 2011

American Society for Reproductive Medicine: Committee opinion: role of tubal surgery in the era of assisted reproductive technology. Fertil Steril 97(3):539, 2012a

American Society for Reproductive Medicine: Evaluation and treatment of recurrent pregnancy loss: a committee opinion. Fertil Steril 98(5):1103, 2012b

American Society for Reproductive Medicine: Myomas and reproductive function. Fertil Steril 90(Suppl 3):S125, 2008

Anteby SO, Yarkoni S, Ever Hadani P: The effect of a prostaglandin synthetase inhibitor, indomethacin, on excessive uterine bleeding. Clin Exp Obstet Gynecol 12(3–4):60, 1985

Api M, Boza A, Gorgen H, et al: Should cesarean scar defect be treated laparoscopically? A case report and review of the literature. J Minim Invasive Gynecol June 26, 2015 [Epub ahead of print]

Archer DF, Carr BR, Pinkerton JV, et al: Effects of ospemifene on the female reproductive and urinary tracts: translation from preclinical models into clinical evidence. Menopause 22(7):786, 2015

Arora P, Arora RS, Cahill D, et al, Essure® for management of hydrosalpinx prior to in vitro fertilisation—a systematic review and pooled analysis. BJOG 121(5):527, 2014

Baird DD, Dunson DB, Hill MC, et al: High cumulative incidence of uterine leiomyoma in black and white women: ultrasound evidence. Am J Obstet Gynecol 188(1):100, 2003

Bayer HealthCare Pharmaceuticals: Mirena (levonorgestrel-releasing intrauterine system). Highlights of prescribing information, 2014. Available at: http://labeling.bayerhealthcare.com/html/products/pi/Mirena_PI.pdf. Accessed May 14, 2015

Bazot M, Cortez A, Darai E, et al: Ultrasonography compared with magnetic resonance imaging for the diagnosis of adenomyosis: correlation with histopathology. Hum Reprod 16(11):2427, 2001

Benagiano G, Habiba M, Brosens I: The pathophysiology of uterine adenomyosis: an update. Fertil Steril 98(3):572, 2012

Berman JM, Guido RS, Garza Leal JG, et al: Three-year outcome of the halt trial: a prospective analysis of radiofrequency volumetric thermal ablation of myomas. J Minim Invasive Gynecol 21(5):767, 2014

Bider D, Mashiach S, Dulitzky M, et al: Clinical, surgical and pathologic findings of adnexal torsion in pregnant and nonpregnant women. Surg Gynecol Obstet 173(5):363, 1991

Bij de Vaate AJ, Brölmann HA, van der Voet LF, et al: Ultrasound evaluation of the cesarean scar: relation between a niche and postmenstrual spotting. Ultrasound Obstet Gynecol 37(1):93, 2011

Bird CC, McElin TW, Manalo-Estrella P: The elusive adenomyosis of the uterus—revisited. Am J Obstet Gynecol 112(5):583, 1972

Bisceglia M, Galliani CA, Pizzolitto S, et al: Leiomyomatosis peritonealis disseminata: report of 3 cases with extensive review of the literature. Adv Anat Pathol 21(3):201, 2014

Bratby MJ, Hussain FF, Walker WJ: Outcomes after unilateral uterine artery embolization: a retrospective review. Cardiovasc Intervent Radiol 31(2):254, 2008

Broekmans FJ: GnRH agonists and uterine leiomyomas. Human Reprod 11(Suppl 3):3, 1996

Brosens I, Deprest J, Dal Cin P, et al: Clinical significance of cytogenetic abnormalities in uterine myomas. Fertil Steril 69(2):232, 1998

Brown MF, Hebra A, McGeehin K, et al: Ovarian masses in children: a review of 91 cases of malignant and benign masses. J Pediatr Surg 28(7):930, 1993

Bulun SE, Simpson ER, Word RA: Expression of the CYP19 gene and its product aromatase cytochrome P450 in human uterine leiomyoma tissues and cells in culture. J Clin Endocrinol Metab 78(3):736, 1994

Buttram VC Jr, Reiter RC: Uterine leiomyomata: etiology, symptomatology, and management. Fertil Steril 36(4):433, 1981

Camus E, Poncelet C, Goffinet F, et al: Pregnancy rates after in-vitro fertilization in cases of tubal infertility with and without hydrosalpinx: a meta-analysis of published comparative studies. Hum Reprod 14(5):1243, 1999

Cantuaria GH, Angioli R, Frost L, et al: Comparison of bimanual examination with ultrasound examination with ultrasound examination before hysterectomy for uterine leiomyoma. Obstet Gynecol 92(1):109, 1998

Carbonell Esteve JL, Acosta R, et al: Mifepristone for the treatment of uterine leiomyomas: a randomized controlled trial. Obstet Gynecol 112(5):1029, 2008

Carbonell Esteve JL, Riverón AM, et al: Mifepristone 2.5 mg versus 5 mg daily in the treatment of leiomyoma before surgery. Int J Womens Health 4:75, 2012

Carlson KJ, Miller BA, Fowler FJ Jr: The Maine Women's Health Study: II. Outcomes of nonsurgical management of leiomyomas, abnormal bleeding, and chronic pelvic pain. Obstet Gynecol 83(4):566, 1994

Carr BR, Marshburn PB, Weatherall PT, et al: An evaluation of the effect of gonadotropin-releasing hormone analogs and medroxyprogesterone acetate on uterine leiomyomata volume by magnetic resonance imaging: a prospective, randomized, double blind, placebo-controlled, crossover trial. J Clin Endocrinol Metab 76(5):1217, 1993

Casini ML, Rossi F, Agostini R, et al: Effect of the position of fibroids on fertility. Gynecol Endocrinol 22:106, 2006

Chalas E, Costantino JP, Wickerham DL, et al: Benign gynecologic conditions among participants in the Breast Cancer Prevention Trial. Am J Obstet Gynecol 192(4):1230, 2005

Chen CL, Liu P, Zeng BL, et al: Intermediate and long term clinical effects of uterine arterial embolization in treatment of adenomyosis. Zhonghua Fu Chan Ke Za Zhi 41(10):660, 2006

Chen VW, Ruiz B, Killeen JL, et al: Pathology and classification of ovarian tumors. Cancer 97(S10):2631, 2003

Chiaffarino F, Parazzini F, La Vecchia C, et al: Use of oral contraceptives and uterine fibroids: results from a case-control study. BJOG 106(8):857, 1999

Choi EJ, Koo YJ, Jeon JH, et al: Clinical experience in ovarian squamous cell carcinoma arising from mature cystic teratoma: a rare entity. Obstet Gynecol Sci 57(4):274, 2014

Cohen I, Potlog-Nahari C, Shapira J, et al: Simple ovarian cysts in postmenopausal patients with breast carcinoma treated with tamoxifen: long-term follow-up. Radiology 227(3):844, 2003

Cohen SB, Oelsner G, Seidman DS, et al: Laparoscopic detorsion allows sparing of the twisted ischemic adnexa. J Am Assoc Gynecol Laparosc 6(2):139, 1999

Comerci JT Jr, Licciardi F, Bergh PA, et al: Mature cystic teratoma: a clinicopathologic evaluation of 517 cases and review of the literature. Obstet Gynecol 84(1):22, 1994

Cooper JM, Brady RM: Late complications of operative hysteroscopy. Obstet Gynecol Clin North Am 27(2):367, 2000

Coutinho EM, Gonçalves MT: Long-term treatment of leiomyomas with gestrinone. Fertil Steril 51(6):939, 1989

Cramer SF, Patel A: The frequency of uterine leiomyomas. Am J Clin Pathol 94(4):435, 1990

Dalmau J, Gleichman AJ, Hughes EG, et al: Anti-NMDA-receptor encephalitis: case series and analysis of the effects of antibodies. Lancet Neurol 7(12):1091, 2008

Dariushnia SR, Nikolic B, Stokes LS, et al: Quality improvement guidelines for uterine artery embolization for symptomatic leiomyomata. J Vasc Interv Radiol 25(11):1737, 2014

De Leo V, la Marca A, Morgante G: Short-term treatment of uterine fibromyomas with danazol. Gynecol Obstet Invest 47(4):258, 1999

de Silva KS, Kanumakala S, Grover SR, et al: Ovarian lesions in children and adolescents—an 11-year review. J Pediatr Endocrinol 17(7):951, 2004

DeWaay DJ, Syrop CH, Nygaard IE, et al: Natural history of uterine polyps and leiomyomata. Obstet Gynecol 100(1):3, 2002

Dechaud H, Daures JP, Arnal F, et al: Does previous salpingectomy improve implantation and pregnancy rates in patients with severe tubal factor infertility who are undergoing in vitro fertilization? A pilot prospective randomized study. Fertil Steril 69(6):1020, 1998

Derman SG, Rehnstrom J, Neuwirth RS: The long-term effectiveness of hysteroscopic treatment of menorrhagia and leiomyomas. Obstet Gynecol 77(4):591, 1991

Devouassoux-Shisheboran M, Silver SA, Tavassoli FA: Wolffian adnexal tumor, so-called female adnexal tumor of probable Wolffian origin (FATWO): immunohistochemical evidence in support of a Wolffian origin. Hum Pathol 30(7):856, 1999

Diamond MP, Carr B, Dmowski WP, et al: Elagolix treatment for endometriosis-associated pain: results from a phase 2, randomized, double-blind, placebo-controlled study. Reprod Sci 21(3):363, 2014

Djavadian D, Braendle W, Jaenicke F: Laparoscopic oophoropexy for the treatment of recurrent torsion of the adnexa in pregnancy: case report and review. Fertil Steril 82(4):933, 2004

Donnez J, Jadoul P: What are the implications of myomas on fertility? A need for a debate? Human Reprod 17(6):1424, 2002

Donnez J, Tatarchuk TF, Bouchard P, et al: Ulipristal acetate versus placebo for fibroid treatment before surgery. N Engl J Med 366(5):409, 2012a

Donnez J, Tomaszewski J, Vázquez F, et al: Ulipristal acetate versus leuprolide acetate for uterine fibroids. N Engl J Med 366(5):421, 2012b

Dorum A, Blom GP, Ekerhovd E, et al: Prevalence and histologic diagnosis of adnexal cysts in postmenopausal women: an autopsy study. Am J Obstet Gynecol 192(1):48, 2005

Dueholm M, Lundorf E, Hansen ES, et al: Magnetic resonance imaging and transvaginal ultrasonography for the diagnosis of adenomyosis. Fertil Steril 76(3):588, 2001

Eder S, Baker J, Gersten J, et al: Efficacy and safety of oral tranexamic acid in women with heavy menstrual bleeding and fibroids. Womens Health (Lond Engl) 9(4):397, 2013

Edwards RD, Moss JG, Lumsden MA, et al: Uterine-artery embolization versus surgery for symptomatic uterine fibroids. N Engl J Med 356(4):360, 2007

Eldar-Geva T, Meagher S, Healy DL, et al: Effect of intramural, subserosal, and submucosal uterine fibroids on the outcome of assisted reproductive technology treatment. Fertil Steril 70(4):687, 1998

Emanuel MH, Wamsteker K, Hart AA, et al: Long-term results of hysteroscopic myomectomy for abnormal uterine bleeding. Obstet Gynecol 93(5 Pt 1):743, 1999

Engel G, Rushovich AM: True uterine diverticulum. A partial mullerian duct duplication? Arch Pathol Lab Med 108(9):734, 1984

Englund K, Blanck A, Gustavsson I, et al: Sex steroid receptors in human myometrium and fibroids: changes during the menstrual cycle and gonadotropin-releasing hormone treatment. J Clin Endocrinol Metab 83(11):4092, 1998

Fedele L, Bianchi S, Frontino G: Hormonal treatments for adenomyosis. Best Pract Res Clin Obstet Gynaecol 22(2):333, 2008

Fedele L, Parazzini F, Luchini L, et al: Recurrence of fibroids after myomectomy: a transvaginal ultrasonographic study. Hum Reprod 10(7):1795, 1995

Felberbaum RE, Germer U, Ludwig M, et al: Treatment of uterine fibroids with a slow-release formulation of the gonadotrophin releasing hormone antagonist Cetrorelix. Hum Reprod 13(6):1660, 1998

Ferenczy A: Pathophysiology of adenomyosis. Hum Reprod Update 4(4):312, 1998

Fielder EP, Guzick DS, Guido R, et al: Adhesion formation from release of dermoid contents in the peritoneal cavity and effect of copious lavage: a prospective, randomized, blinded, controlled study in a rabbit model. Fertil Steril 65(4):852, 1996

Filicori M, Hall DA, Loughlin JS, et al: A conservative approach to the management of uterine leiomyoma: pituitary desensitization by a luteinizing hormone-releasing hormone analogue. Am J Obstet Gynecol 147(6):726, 1983

Forssman L: Distribution of blood flow in myomatous uteri as measured by locally injected 133Xenon. Acta Obstet Gynecol Scand 55(2):101, 1976

Fraser IS: Menorrhagia due to myometrial hypertrophy: treatment with tamoxifen. Obstet Gynecol 70(3 Pt 2):505, 1987

Friedman AJ, Lobel SM, Rein MS, et al: Efficacy and safety considerations in women with uterine leiomyomas treated with gonadotropin-releasing hormone agonists: the estrogen threshold hypothesis. Am J Obstet Gynecol 163(4 Pt 1):1114, 1990

Friedman AJ, Thomas PP: Does low-dose combination oral contraceptive use affect uterine size or menstrual flow in premenopausal women with leiomyomas? Obstet Gynecol 85(4):631, 1995

Froeling V, Meckelburg K, Schreiter NF, et al: Outcome of uterine artery embolization versus MR-guided high-intensity focused ultrasound treatment for uterine fibroids: long-term results. Eur J Radiol 82(12):2265, 2013

Fuchs N, Smorgick N, Tovbin Y, et al: Oophoropexy to prevent adnexal torsion: how, when, and for whom? J Minim Invasive Gynecol 17(2):205, 2010

Fukunishi H, Funaki K, Sawada K, et al: Early results of magnetic resonance-guided focused ultrasound surgery of adenomyosis: analysis of 20 cases. J Minim Invasive Gynecol 15:571, 2008

Genadry R, Parmley T, Woodruff JD: The origin and clinical behavior of the paraovarian tumor. Am J Obstet Gynecol 129(8):873, 1977

Ghossain MA, Braidy CG, Kanso HN, et al: Extraovarian cystadenomas: ultrasound and MR findings in 7 cases. J Comput Assist Tomogr 29(1):74, 2005

Glass AR: Endocrine aspects of obesity. Med Clin North Am 73(1):139, 1989

Glasser MH, Heinlein PK, Hung YY: Office endometrial ablation with local anesthesia using the HydroThermAblator system: comparison of outcomes in patients with submucous myomas with those with normal cavities in 246 cases performed over 5(1/2) years. J Minim Invasive Gynecol 16(6):700, 2009

Goldberg J, Pereira L, Berghella V, et al: Pregnancy outcomes after treatment for fibromyomata: uterine artery embolization versus laparoscopic myomectomy. Am J Obstet Gynecol 191(1):18, 2004

Goldfarb HA: Combining myoma coagulation with endometrial ablation/resection reduces subsequent surgery rates. JSLS 3(4):253, 1999

Goldstein SR, Duvernoy CS, Calaf J, et al: Raloxifene use in clinical practice: efficacy and safety. Menopause 16(2):413, 2009

Gonzalez Rios AR, Fouad L, Lam MC, et al: Failed endometrial ablation: who is at risk? Obstet Gynecol 125 (Suppl 1):24S, 2015

Goodwin SC, Bradley LD, Lipman JC, et al: Uterine artery embolization versus myomectomy: a multicenter comparative study. Fertil Steril 85(1):14, 2006

Graif M, Shalev J, Strauss S, et al: Torsion of the ovary: sonographic features. AJR 143(6):1331, 1984

Griffin L, Feinglass J, Garrett A, et al: Postoperative outcomes after robotic versus abdominal myomectomy. JSLS 17(3):407, 2013

Grimes DA, Jones LB, Lopez LM, et al: Oral contraceptives for functional ovarian cysts. Cochrane Database Syst Rev 4:CD006134, 2014

Gubbini G, Centini G, Nascetti D, et al: Surgical hysteroscopic treatment of cesarean-induced isthmocele in restoring fertility: prospective study. J Minim Invasive Gynecol 18(2):234, 2011

Gupta JK, Sinha A, Lumsden MA, et al: Uterine artery embolization for symptomatic uterine fibroids. Cochrane Database Syst Rev 5:CD005073, 2012

Gupta S, Manyonda IT: Acute complications of fibroids. Best Pract Res Clin Obstet Gynaecol 23(5):609, 2009

Guo SW, Mao X, Ma Q, et al: Dysmenorrhea and its severity are associated with increased uterine contractility and overexpression of oxytocin receptor (OTR) in women with symptomatic adenomyosis. Fertil Steril 99(1):231, 2013

Guttman PH Jr: In search of the elusive benign cystic ovarian teratoma: application of the ultrasound "tip of the iceberg" sign. J Clin Ultrasound 5(6):403, 1977

Hald K, Noreng HJ, Istre O, et al: Uterine artery embolization versus laparoscopic occlusion of uterine arteries for leiomyomas: long-term results of a randomized comparative trial. J Vasc Interv Radio 20(10):1303, 2009

Harris RD, Javitt MC, Glanc P, et al: ACR Appropriateness Criteria® clinically suspected adnexal mass. Ultrasound Q 29(1):79, 2013

Hart R, Khalaf Y, Yeong CT, et al: A prospective controlled study of the effect of intramural uterine fibroids on the outcome of assisted conception. Hum Reprod 16(11):2411, 2001

Hasiakos D, Papakonstantinou K, Kontoravdis A, et al: Adnexal torsion during pregnancy: report of four cases and review of the literature. J Obstet Gynaecol Res 34(4 Pt 2):683, 2008

Hehenkamp WJ, Volkers NA, Birnie E, et al: Pain and return to daily activities after uterine artery embolization and hysterectomy in the treatment of symptomatic uterine fibroids: results from the randomized EMMY trial. Cardiovasc Intervent Radiol 29(2):179, 2006

Hehenkamp WJ, Volkers NA, Birnie E, et al: Symptomatic uterine fibroids: treatment with uterine artery embolization or hysterectomy—results from the randomized clinical Embolisation versus Hysterectomy (EMMY) trial. Radiology 246(3):823, 2008

Hehenkamp WJ, Volkers NA, Broekmans FJ, et al: Loss of ovarian reserve after uterine artery embolization: a randomized comparison with hysterectomy. Hum Reprod 22(7):1996, 2007

Hehenkamp WJ, Volkers NA, Donderwinkel PF, et al: Uterine artery embolization versus hysterectomy in the treatment of symptomatic uterine fibroids (EMMY trial): peri- and postprocedural results from a randomized controlled trial. Am J Obstet Gynecol 193(5):1618, 2005

Helvie MA, Silver TM: Ovarian torsion: sonographic evaluation. J Clin Ultrasound 17(5):327, 1989

Hidalgo MM, Lisondo C, Juliato CT, et al: Ovarian cysts in users of Implanon and Jadelle subdermal contraceptive implants. Contraception 73(5):532, 2006

Hindley J, Gedroyc WM, Regan L, et al: MRI guidance of focused ultrasound therapy of uterine fibroids: early results. AJR 183(6):1713, 2004

Holt VL, Cushing-Haugen KL, Daling JR: Oral contraceptives, tubal sterilization, and functional ovarian cyst risk. Obstet Gynecol 102(2):252, 2003

Holt VL, Cushing-Haugen KL, Daling JR: Risk of functional ovarian cyst: effects of smoking and marijuana use according to body mass index. Am J Epidemiol 161(6):520, 2005

Homer J, Saridogan E: Uterine artery embolization for fibroids is associated with an increase risk of miscarriage. Fertil Steril 94(1):324, 2010

Hoo W, Yazebek J, Holland T, et al: Expectant management of ultrasonically diagnosed ovarian dermoid cysts: is it possible to predict the outcome? Ultrasound Obstet Gynecol 36(2):235, 2010

Houry D, Abbott JT: Ovarian torsion: a fifteen-year review. Ann Emerg Med 38(2):156, 2001

Hyttel TE, Bak GS, Larsen SB, et al: Re-torsion of the ovaries. Acta Obstet Gynecol Scand 94(3):236, 2015

Indman PD: Hysteroscopic treatment of menorrhagia associated with uterine leiomyomas. Obstet Gynecol 81(5 Pt 1)):716, 1993

Ishikawa H, Ishi K, Serna VA, et al: Progesterone is essential for maintenance and growth of uterine leiomyomata. Endocrinology 151(6):2433, 2010

Iverson RE Jr, Chelmow D, Strohbehn K, et al: Relative morbidity of abdominal hysterectomy and myomectomy for management of uterine leiomyomas. Obstet Gynecol 88(3):415, 1996

Johnson NP, van Voorst S, Sowter MC: Surgical treatment for tubal disease in women due to undergo in vitro fertilisation. Cochrane Database Syst Rev 1:CD002125, 2010

Kariminejad MH, Scully RE: Female adnexal tumor of probable Wolffian origin. A distinctive pathologic entity. Cancer 31(3):671, 1973

Kho KA, Nezhat C: Parasitic myomas. Obstet Gynecol 114(3):611, 2009

Kil K, Chung JE, Pak HJ, et al: Usefulness of CA125 in the differential diagnosis of uterine adenomyosis and myoma. Eur J Obstet Gynecol Reprod Biol 185:131, 2015

Kim MD, Kim S, Kim NK, et al: Long-term results of uterine artery embolization for symptomatic adenomyosis. AJR 188:176, 2007

Kondo W, Bourdel N, Cotte B, et al: Does prevention of intraperitoneal spillage when removing a dermoid cyst prevent granulomatous peritonitis? BJOG 117(8):1027, 2010

Koonings PP, Campbell K, Mishell DR Jr, et al: Relative frequency of primary ovarian neoplasms: a 10-year review. Obstet Gynecol 74(6):921, 1989

Korbin CD, Brown DL, Welch WR: Paraovarian cystadenomas and cystadenofibromas: sonographic characteristics in 14 cases. Radiology 208(2):459, 1998

Kurman RJ, Carcangiu ML, Herrington CS, et al (eds): WHO Classification of Tumours of Female Reproductive Organs, 4th ed. Lyon, International Agency for Research on Cancer, 2014

Lanes SF, Birmann B, Walker AM, et al: Oral contraceptive type and functional ovarian cysts. Am J Obstet Gynecol 166(3):956, 1992

Lee NC, Dicker RC, Rubin GL, et al: Confirmation of the preoperative diagnoses for hysterectomy. Am J Obstet Gynecol 150(3):283, 1984

Letterie GS, Coddington CC, Winkel CA, et al: Efficacy of a gonadotropin-releasing hormone agonist in the treatment of uterine leiomyomata: long-term follow-up. Fertil Steril 51(6):951, 1989

Levgur M, Abadi MA, Tucker A: Adenomyosis: symptoms, histology, and pregnancy terminations. Obstet Gynecol 95(5):688, 2000

Levine D, Brown DL, Andreotti RF, et al: Management of asymptomatic ovarian and other adnexal cysts imaged at US: Society of Radiologists in Ultrasound Consensus Conference Statement. Radiology 256(3):943, 2010

Levy G, Dehaene A, Laurent N, et al: An update on adenomyosis. Diagn Interv Imaging 94(1):3, 2013

Lewis EI, Chason RJ, DeCherney AH, et al: Novel hormone treatment of benign metastasizing leiomyoma: an analysis of five cases and literature review. Fertil Steril 99(7):2017, 2013

Li J, Ning Y, Abushahin N, et al: Secretory cell expansion with aging: risk for pelvic serous carcinogenesis. Gynecol Oncol 131(3):555, 2013

Linder D, McCaw BK, Hecht F: Parthenogenic origin of benign ovarian teratomas. N Engl J Med 292(2):63, 1975

Lippman SA, Warner M, Samuels S, et al: Uterine fibroids and gynecologic pain symptoms in a population-based study. Fertil Steril 80(6):1488, 2003

Liu X, Nie J, Guo SW: Elevated immunoreactivity to tissue factor and its association with dysmenorrhea severity and the amount of menses in adenomyosis. Hum Reprod 26(2):337, 2011

Loffer FD: Improving results of hysteroscopic submucosal myomectomy for menorrhagia by concomitant endometrial ablation. J Minim Invasive Gynecol 12(3):254, 2005

Loutradis D, Stefanidis K, Kousidis I, et al: Effect of human hydrosalpinx fluid on the development of mouse embryos and role of the concentration of growth factors in culture medium with and without hydrosalpinx fluid. Gynecol Endocrinol 20(1):26, 2005

Lu S, Peng H, Zhang H, et al: Excessive intrauterine fluid cause aberrant implantation and pregnancy outcome in mice. PLoS One 8(10):e7844, 2013

Machtinger R, Inbar Y, Cohen-Eylon S, et al: MR-guided focus ultrasound (MRgFUS) for symptomatic uterine fibroids: predictors of treatment success. Hum Reprod 27(12):3425, 2012

Maheshwari A, Gurunath S, Fatima F, et al: Adenomyosis and subfertility: a systematic review of prevalence, diagnosis, treatment and fertility outcomes. Hum Reprod Update 18(4):374, 2012

Mais V, Ajossa S, Guerriero S, et al: Laparoscopic versus abdominal myomectomy: a prospective, randomized trial to evaluate benefits in early outcome. Am J Obstet Gynecol 174(2):654, 1996

Mais V, Ajossa S, Piras B, et al: Treatment of nonendometriotic benign adnexal cysts: a randomized comparison of laparoscopy and laparotomy. Obstet Gynecol 86(5):770, 1995

Mäkäräinen L, Ylikorkala O: Primary and myoma-associated menorrhagia: role of prostaglandins and effects of ibuprofen. BJOG 93(9):974, 1986

Mann ML, Ezzati M, Tarnawa ED, et al: Fumarate hydratase mutation in a young woman with uterine leiomyomas and a family history of renal cell cancer. Obstet Gynecol 126(1):90, 2015

Manyonda IT, Bratby M, Horst JS, et al: Uterine artery embolization versus myomectomy: impact on quality of life—results of the FUME (Fibroids of the Uterus: Myomectomy versus Embolization) Trial. Cardiovasc Intervent Radiol 35(3):530, 2012

Mara M, Maskova J, Fucikova Z, et al: Midterm clinical and first reproductive results of a randomized controlled trial comparing uterine fibroid embolization and myomectomy. Cardiovasc Intervent Radiol 31(1):73, 2008

Martinez-Onsurbe P, Ruiz VA, Sanz Anquela JM, et al: Aspiration cytology of 147 adnexal cysts with histologic correlation. Acta Cytol 45(6):941, 2001

McCausland AM, McCausland VM: Depth of endometrial penetration in adenomyosis helps determine outcome of rollerball ablation. Am J Obstet Gynecol 174(6):1786, 1996

McGovern PG, Noah R, Koenigsberg R, et al: Adnexal torsion and pulmonary embolism: case report and review of the literature. Obstet Gynecol Surv 54(9):601, 1999

Mechsner S, Grum B, Gericke C, et al: Possible roles of oxytocin receptor and vasopressin-1α receptor in the pathomechanism of dysperistalsis and dysmenorrhea in patients with adenomyosis uteri. Fertil Steril 94(7):2541, 2010

Mehine M, Mäkinen N, Heinonen HR, et al: Genomics of uterine leiomyomas: insights from high-throughput sequencing. Fertil Steril 102(3):621, 2014

Mehrad M, Ning G, Chen EY, et al: A pathologist's road map to benign, precancerous, and malignant intraepithelial proliferations in the fallopian tube. Adv Anat Pathol 17(5):293, 2010

Michnovicz JJ, Hershcopf RJ, Naganuma H, et al: Increased 2-hydroxylation of estradiol as a possible mechanism for the anti-estrogenic effect of cigarette smoking. N Engl J Med 315(21):1305, 1986

Millar DM, Blake JM, Stringer DA, et al: Prepubertal ovarian cyst formation: 5 years' experience. Obstet Gynecol 81(3):434, 1993

Mizutani T, Sugihara A, Nakamuro K, et al: Suppression of cell proliferation and induction of apoptosis in uterine leiomyoma by gonadotropin-releasing hormone agonist (leuprolide acetate). J Clin Endocrinol Metab 83(4):1253, 1998

Moran O, Menczer J, Ben Baruch G, et al: Cytologic examination of ovarian cyst fluid for the distinction between benign and malignant tumors. Obstet Gynecol 82(3):444, 1993

Moshesh M, Olshan AF, Saldana T, et al: Examining the relationship between uterine fibroids and dyspareunia among premenopausal women in the United States. J Sex Med 11(3):800, 2014

Moss JG, Cooper KG, Khaund A, et al: Randomised comparison of uterine artery embolisation (UAE) with surgical treatment in patients with symptomatic uterine fibroids (REST trial): 5-year results. BJOG 118(8):936, 2011

Munro MG, Critchley HO, Fraser IS, et al: The FIGO classification of causes of abnormal uterine bleeding in the reproductive years. Fertil Steril 95(7):2204, 2011

Murphy AA, Kettel LM, Morales AJ, et al: Regression of uterine leiomyomata in response to the antiprogesterone RU 486. J Clin Endocrinol Metab 76(2):513, 1993

Mutter GL, Bergeron C, Deligdisch L, et al: The spectrum of endometrial pathology induced by progesterone receptor modulators. Mod Pathol 21(5):591, 2008

Naftalin J, Hoo W, Pateman K, et al: How common is adenomyosis? A prospective study of prevalence using transvaginal ultrasound in a gynaecology clinic. Hum Reprod 27(12):343, 2012

Nahum GG, Kaunitz AM, Rosen K, et al: Ovarian cysts: presence and persistence with use of a 13.5 mg levonorgestrel-releasing intrauterine system. Contraception 91(5):412, 2015

Nardo LG, Kroon ND, Reginald PW: Persistent unilocular ovarian cysts in a general population of postmenopausal women: is there a place for expectant management? Obstet Gynecol 102:589, 2003

National Cancer Institute: SEER stat fact sheets: ovary cancer. 2014. Available at: http://seer.cancer.gov/statfacts/html/ovary.html. Accessed October 26, 2014

Nichols DH, Julian PJ: Torsion of the adnexa. Clin Obstet Gynecol 28(2):375, 1985

Odejinmi F, Maclaran K, Agarwal N: Laparoscopic treatment of uterine fibroids: a comparison of peri-operative outcomes in laparoscopic hysterectomy and myomectomy. Arch Gynecol Obstet 291(3):579, 2015

Okada A, Morita Y, Fukunishi H, et al: Non-invasive magnetic resonance-guided focused ultrasound treatment of uterine fibroids in a large Japanese population: impact of the learning curve on patient outcome. Ultrasound Obstet Gynecol 34(5):579, 2009

Okugawa K, Hirakawa T, Fukushima K, et al: Relationship between age, histological type, and size of ovarian tumors. Int J Gynaecol Obstet 74(1):45, 2001

Oliveira FG, Abdelmassih VG, Diamond MP, et al: Impact of subserosal and intramural uterine fibroids that do not distort the endometrial cavity on the outcome of in vitro fertilization-intracytoplasmic sperm injection. Fertil Steril 81(3):582, 2004

Olufowobi O, Sharif K, Papaionnou S, et al: Are the anticipated benefits of myomectomy achieved in women of reproductive age? A 5-year review of the results at a UK tertiary hospital. J Obstet Gynaecol 24(4):434, 2004

Ory H: Functional ovarian cysts and oral contraceptives. Negative association confirmed surgically. A cooperative study. JAMA 228(1):68, 1974

Otubu JA, Buttram VC, Besch NF, et al: Unconjugated steroids in leiomyomas and tumor-bearing myometrium. Am J Obstet Gynecol 143(2):130, 1982

Ou YC, Huang KH, Lin H, et al: Sepsis secondary to cesarean scar diverticulum resembling an infected leiomyoma. Taiwan J Obstet Gynecol 50(1):100, 2011

Outwater EK, Mitchell DG: Normal ovaries and functional cysts: MR appearance. Radiology 198(2):397, 1996

Palomba S, Affinito P, Tommaselli GA, et al: A clinical trial of the effects of tibolone administered with gonadotropin-releasing hormone analogues for the treatment of uterine leiomyomata. Fertil Steril 70(1):111, 1998

Palomba S, Orio F Jr, Russo T, et al: Gonadotropin-releasing hormone agonist with or without raloxifene: effects on cognition, mood, and quality of life. Fertil Steril 82(2):480, 2004

Palomba S, Sena T, Morelli M, et al: Effect of different doses of progestin on uterine leiomyomas in postmenopausal women. Eur J Obstet Gynecol Reprod Biol 102(2):199, 2002

Palomba S, Zupi E, Russo T, et al: A multicenter randomized, controlled study comparing laparoscopic versus minilaparotomic myomectomy: short-term outcomes. Fertil Steril 88(4):942, 2007

Pantoja E, Rodriguez-Ibanez I, Axtmayer RW, et al: Complications of dermoid tumors of the ovary. Obstet Gynecol 45(1):89, 1975

Parazzini F, Negri E, La Vecchia C, et al: Oral contraceptive use and risk of uterine fibroids. Obstet Gynecol 79(3):430, 1992

Parazzini F, Vercellini P, Panazza S, et al: Risk factors for adenomyosis. Hum Reprod 12(6):1275, 1997

Parker WH: Etiology, symptomatology, and diagnosis of uterine myomas. Fertil Steril 87(4):725, 2007

Parker WH, Fu YS, Berek JS: Uterine sarcoma in patients operated on for presumed leiomyoma and rapidly growing leiomyoma. Obstet Gynecol 83(3):414, 1994

Parsanezhad ME, Azmoon M, Alborzi S, et al: A randomized, controlled clinical trial comparing the effects of aromatase inhibitor (letrozole) and gonadotropin-releasing hormone agonist (triptorelin) on uterine leiomyoma volume and hormonal status. Fertil Steril 93(1):192, 2010

Patel MD, Feldstein VA, Lipson SD, et al: Cystic teratomas of the ovary: diagnostic value of sonography. AJR 171(4):1061, 1998

Pauerstein CJ, Woodruff JD, Quinton SW: Development patterns in "adenomatoid lesions" of the fallopian tube. Am J Obstet Gynecol 100(7):1000, 1968

Peddada SD, Laughlin SK, Miner K, et al: Growth of uterine leiomyomata among premenopausal black and white women. Proc Natl Acad Sci USA 105(50):19887, 2008

Peterson WF, Prevost EC, Edmunds FT, et al: Benign cystic teratomas of the ovary: a clinico-statistical study of 1,007 cases with a review of the literature. Am J Obstet Gynecol 70(2):368, 1955

Polatti F, Viazzo F, Colleoni R, et al: Uterine myoma in postmenopause: a comparison between two therapeutic schedules of HRT. Maturitas 37(1):27, 2000

Popovic M, Puchner S, Berzaczy D, et al: Uterine artery embolization for the treatment of adenomyosis: a review. J Vasc Interv Radiol 22(7):901, 2011

Prat J: Ovarian serous and mucinous epithelial-stromal tumors. In Robboy SJ, Mutter GL, Prat J, et al (eds): Robboy's Pathology of the Female Reproductive Tract, 2nd ed. Churchill Livingstone Elsevier, 2009, p 611

Preutthipan S, Herabutya Y: Hysteroscopic rollerball endometrial ablation as an alternative treatment for adenomyosis with menorrhagia and/or dysmenorrhea. J Obstet Gynaecol Res 36(5):1031, 2010

Pritts EA, Parker WH, Olive DL: Fibroids and infertility: an updated systematic review of the evidence. Fertil Steril 91(4):1215, 2009

Pron G, Mocarski E, Bennett J, et al: Pregnancy after uterine artery embolization for leiomyomata: the Ontario multicenter trial. Obstet Gynecol 105(1):67, 2005

Reed SD, Cushing-Haugen KL, Daling JR, et al: Postmenopausal estrogen and progestogen therapy and the risk of uterine leiomyomas. Menopause 11(2):214, 2004

Reinhold C, McCarthy S, Bret PM, et al: Diffuse adenomyosis: comparison of endovaginal US and MR imaging with histopathologic correlation. Radiology 199(1):151, 1996

Rha SE, Byun JY, Jung SE, et al: CT and MR imaging features of adnexal torsion. Radiographics 22(2):283, 2002

Rim SY, Kim SM, Choi HS: Malignant transformation of ovarian mature cystic teratoma. Int J Gynecol Cancer 16(1):140, 2006

Roberge S, Boutin A, Chaillet N, et al: Systematic review of cesarean scar assessment in the nonpregnant state: imaging techniques and uterine scar defect. Am J Perinatol 29(6):465, 2012

Rody A, Jackisch C, Klockenbusch W, et al: The conservative management of adnexal torsion—a case-report and review of the literature. Eur J Obstet Gynecol Reprod Biol 101(1):83, 2002

Rossetti A, Sizzi O, Soranna L, et al: Long-term results of laparoscopic myomectomy: recurrence rate in comparison with abdominal myomectomy. Hum Reprod 16(4):770, 2001

Sabbah R, Desaulniers G: Use of the NovaSure Impedance Controlled Endometrial Ablation System in patients with intracavitary disease: 12-month follow-up results of a prospective, single-arm clinical study. J Minim Invasive Gynecol 13(5):467, 2006

Salazar H, Kanbour A, Burgess F: Ultrastructure and observations on the histogenesis of mesotheliomas, "adenomatoid tumors", of the female genital tract. Cancer 29(1):141, 1972

Sawin SW, Pilevsky ND, Berlin JA, et al: Comparability of perioperative morbidity between abdominal myomectomy and hysterectomy for women with uterine leiomyomas. Am J Obstet Gynecology 183(6):1448, 2000

Sayed GH, Zakherah MS, El-Nashar SA, et al: A randomized clinical trial of a levonorgestrel-releasing intrauterine system and a low-dose combined oral contraceptive for fibroid-related menorrhagia. Int J Gynaecol Obstet 112(2):126, 2011

Scharla SH, Minne HW, Waibel-Treber S, et al: Bone mass reduction after estrogen deprivation by long-acting gonadotropin-releasing hormone agonists and its relation to pretreatment serum concentrations of 1,25-dihydroxyvitamin D3. J Clin Endocrinol Metab 70(4):1055, 1990

Schlaff WD, Hassiakos DK, Damewood MD, et al: Neosalpingostomy for distal tubal obstruction: prognostic factors and impact of surgical technique. Fertil Steril 54(6):984, 1990

Schlaff WD, Zerhouni EA, Huth JA, et al: A placebo-controlled trial of a depot gonadotropin-releasing hormone analogue (leuprolide) in the treatment of uterine leiomyomata. Obstet Gynecol 74(6):856, 1989

Shavell VI, Diamond MP, Senter JP, et al: Hysterectomy subsequent to endometrial ablation. J Minim Invasive Gynecol 19(4):459, 2012

Sheng J, Zhang WY, Zhang JP, et al: The LNG-IUS study on adenomyosis: a 3-year follow-up study on the efficacy and side effects of the use of levonorgestrel intrauterine system for the treatment of dysmenorrhea associated with adenomyosis. Contraception 79(3):189, 2009

Socolov D, Blidaru I, Tamba B, et al: Levonorgestrel releasing-intrauterine system for the treatment of menorrhagia and/or frequent irregular uterine bleeding associated with uterine leiomyoma. Eur J Contracept Reprod Health Care 16(6):480, 2011

Soldin OP, Makambi KH, Soldin SJ, et al: Steroid hormone levels associated with passive and active smoking. Steroids 76(7):653, 2011

Soysal ME, Soysal SK, Vicdan K: Thermal balloon ablation in myoma-induced menorrhagia under local anesthesia. Gynecol Obstet Invest 51(2):128, 2001

Spies JB, Spector A, Roth AR, et al: Complications after uterine artery embolization for leiomyomas. Obstet Gynecol 100(5 Pt 1):873, 2002

Stewart EA, Nowak RA: Leiomyoma-related bleeding: a classic hypothesis updated for the molecular era. Hum Reprod Update 2(4):295, 1996

Stokes LS, Wallace MJ, Godwin RB, et al: Quality improvement guidelines for uterine artery embolization for symptomatic leiomyomas. J Vasc Interv Radiol 21:1153, 2010

Strandell A, Lindhard A: Why does hydrosalpinx reduce fertility? The importance of hydrosalpinx fluid. Hum Reprod 17(5):1141, 2002

Strandell A, Lindhard A, Waldenstrom U, et al: Hydrosalpinx and IVF outcome: a prospective, randomized multicentre trial in Scandinavia on salpingectomy prior to IVF. Hum Reprod 14(11):2762, 1999

Stricker B, Blanco J, Fox HE: The gynecologic contribution to intestinal obstruction in females. J Am Coll Surg 178(6):617, 1994

Surrey ES, Minjarez DA, Stevens JM, et al: Effect of myomectomy on the outcome of assisted reproductive technologies. Fertil Steril 83(5):1473, 2005

Takeuchi H, Kinoshita K: Evaluation of adhesion formation after laparoscopic myomectomy by systematic second-look microlaparoscopy. J Am Assoc Gynecol Laparosc 9(4):442, 2002

Taveira-DaSilva AM, Alford CE, Levens ED, et al: Favorable response to antigonadal therapy for a benign metastasizing leiomyoma. Obstet Gynecol 119(2 Pt 2):438, 2012

Templeman C, Marshall SF, Ursin G, et al: Adenomyosis and endometriosis in the California Teachers Study. Fertil Steril 90:415–424. 2008

Terry KL, De Vivo I, Hankinson SE, et al: Reproductive characteristics and risk of uterine leiomyomata. Fertil Steril 94(7):2703, 2010

Tiltman AJ: Leiomyomas of the uterine cervix: a study of frequency. Int J Gynecol Pathol 17(3):231, 1998

Tomassetti C, Meuleman C, Timmerman D, et al: Adenomyosis and subfertility: evidence of association and causation. Semin Reprod Med 31(2):101, 2013

Townsend DE, Sparkes RS, Baluda MC, et al: Unicellular histogenesis of uterine leiomyomas as determined by electrophoresis by glucose-6-phosphate dehydrogenase. Am J Obstet Gynecol 107(8):1168, 1970

Traiman P, Saldiva P, Haiashi A, et al: Criteria for the diagnosis of diffuse uterine myohypertrophy. Int J Gynaecol Obstet 54(1):31, 1996

Van der Kooij SM, Hehenkamp WJ, Wolkers NA, et al: Uterine artery embolization vs hysterectomy in the treatment of symptomatic uterine fibroids: 5-year outcome from the randomized EMMY trial. Am J Obstet Gynecol 203:105.e1, 2010

Van der Voet LF, Vervoort AJ, Veersema S, et al: Minimally invasive therapy for gynaecological symptoms related to a niche in the caesarean scar: a systematic review. BJOG 121(2):145, 2014

Velez Edwards DR, Baird DD, Hartmann KE: Association of age at menarche with increasing number of fibroids in a cohort of women who underwent standardized ultrasound assessment. Am J Epidemiol 178(3):426, 2013

Varelas FK, Papanicolaou AN, Vavatsi-Christaki N, et al: The effect of anastrozole on symptomatic uterine leiomyomata. Obstet Gynecol 110(3):643, 2007

Vercellini P, Viganò P, Somigliana E, et al: Adenomyosis: epidemiological factors. Best Pract Res Clin Obstet Gynaecol 20(4):465, 2006

Viville B, Charnock-Jones DS, Sharkey AM, et al: Distribution of the A and B forms of the progesterone receptor messenger ribonucleic acid and protein in uterine leiomyomata and adjacent myometrium. Hum Reprod 12(4):815, 1997

Vlasveld LT, de Wit CW, Vermeij RA, et al: Myomatous erythrocytosis syndrome: further proof for the pathogenic role of erythropoietin. Neth J Med 66(7):283, 2008

Vuento MH, Pirhonen JP, Makinen JI, et al: Evaluation of ovarian findings in asymptomatic postmenopausal women with color Doppler ultrasound. Cancer 76(7):1214, 1995

Walker WJ, McDowell SJ: Pregnancy after uterine artery embolization for leiomyomata: a series of 56 completed pregnancies. Am J Obstet Gynecol 195(5):1266, 2006

Wamsteker K, Emanuel MH, de Kruif JH: Transcervical hysteroscopic resection of submucous fibroids for abnormal uterine bleeding: results regarding the degree of intramural extension. Obstet Gynecol 82(5):736, 1993

Wang J, Yang J, Huang H, et al: Management of intravenous leiomyomatosis with intracaval and intracardiac extension. Obstet Gynecol 120(6):1400, 2012

Warner MA, Fleischer AC, Edell SL, et al: Uterine adnexal torsion: sonographic findings. Radiology 154(3):773, 1985.

Wechter ME, Stewart EA, Myers ER, et al: Leiomyoma-related hospitalization and surgery: prevalence and predicted growth based on population trends. Am J Obstet Gynecol 205(5):492.e1, 2011

Wegienka G, Baird DD, Hertz-Picciotto I, et al: Self-reported heavy bleeding associated with uterine leiomyomata. Obstet Gynecol 101(3):431, 2003

Weitzman VN, DiLuigi AJ, Maier DB, et al: Prevention of recurrent adnexal torsion. Fertil Steril 90(5):2018.e1, 2008

Whiteman MK, Kuklina E, Jamieson DJ, et al: Inpatient hospitalization for gynecologic disorders in the United States. Am J Obstet Gynecol 202(6):541.e1, 2010

Wise LA, Palmer JR, Spiegelman D, et al: Influence of body size and body fat distribution on risk of uterine leiomyomata in U.S. black women. Epidemiology 16(3):346, 2005

Wise LA, Palmer JR, Stewart EA, et al: Polycystic ovary syndrome and risk of uterine leiomyomata. Fertil Steril 87(5):1108, 2007

Wishall KM, Price J, Pereira N, et al: Postablation risk factors for pain and subsequent hysterectomy. Obstet Gynecol 124(5):904, 2014

Wyshak G, Frisch RE, Albright TE, et al: Smoking and cysts of the ovary. Int J Fertil 33(6):398, 1988

Yamamoto T, Noguchi T, Tamura T, et al: Evidence for estrogen synthesis in adenomyotic tissues. Am J Obstet Gynecol 169(3):734, 1993

Yan L, Ding L, Li C, et al: Effect of fibroids not distorting the endometrial cavity on the outcome of in vitro fertilization treatment: a retrospective cohort study. Fertil Steril 101(3):716, 2014

Yang Z, Cao YD, Hu LN, et al: Feasibility of laparoscopic high-intensity focused ultrasound treatment for patients with uterine localized adenomyosis. Fertil Steril 91:2338, 2009

Yin CS, Wei RY, Chao TC, et al: Hysteroscopic endometrial ablation without endometrial preparation. Int J Gynaecol Obstet 62(2):167, 1998

Ylikorkala O, Pekonen F: Naproxen reduces idiopathic but not fibromyoma-induced menorrhagia. Obstet Gynecol 68(1):10, 1986

Youm J, Lee HJ, Kim SK, et al: Factors affecting the spontaneous expulsion of the levonorgestrel-releasing intrauterine system. Int J Gynaecol Obstet 126(2):165, 2014

Yuen PM, Yu KM, Yip SK, et al: A randomized prospective study of laparoscopy and laparotomy in the management of benign ovarian masses. Am J Obstet Gynecol 177(1):109, 1997

Zaloudek C, Hendrickson M, Soslow RA: Mesenchymal tumors of the uterus. In Kurman RJ, Ellenson LH, Ronnett BM (eds): Blaustein's Pathology of the Female Genital Tract, 6th ed. New York, Springer, 2011

Zeyneloglu HB, Arici A, Olive DL. Adverse effects of hydrosalpinx on pregnancy rates after in vitro fertilization-embryo transfer. Fertil Steril 70(3):492, 1998

Zweizig S, Perron J, Grubb D, et al: Conservative management of adnexal torsion. Am J Obstet Gynecol 168(6 Pt 1):1791, 1993

# 第十章

# 子宫内膜异位症

子宫内膜异位症（内异症）是常见的妇科良性疾病，其特点是子宫内膜腺体和间质组织在子宫腔被覆内膜及子宫以外的部位定植、生长。内异症病灶最常发生于盆腔腹膜，也可见于卵巢和子宫骶韧带。子宫内膜组织向子宫肌层浸润生长而产生的病变，则称之为子宫腺肌病（见第 9 章）。内异症患者临床表现多样，可表现为不孕不育、不同程度的盆腔疼痛，亦可以无明显症状。作为雌激素依赖性疾病，内异症的药物治疗以激素类药物为主。对于药物治疗无效的患者，则需要手术治疗。

## 一、发病率

由于内异症患者可无明显临床症状，加之影像学检查对微小病灶诊断的敏感性通常较低（Wall，2015），因而该病在自然人群中的发病率尚无确切数据。目前，腹腔镜检查伴或不伴组织活检病理学诊断依然是确诊内异症的首选方法（Dunselman，2014）。按照这一诊断标准，在 15～49 岁年龄段女性中，经腹腔镜确诊为子宫内膜异位症的发病比例为 1.6/1000（Houston，1987）；在无症状女性中，其发病率约为 6%～11%（Buck Louis，2011；Mahmood，1991）；而在罹患不孕症或盆腔疼痛的女性中，内异症的发病率则明显升高，分别为 20%～50% 和 40%～50%（Balasch，1996；Eskenazi，2001；Meuleman，2009）。Janssen 等研究发现（2013 年），在合并盆腔疼痛的青少年中，近 2/3 患者在腹腔镜手术中发现内膜异位病灶。

早前的研究认为：白种人对子宫内膜异位症相对不易感。但近年来的研究结果并不赞成这种观点。尽管有研究认为，白种人和亚裔女性内异症发病率更高，但也有研究发现该病在不同种族中的发病率并无明显统计学差异（Jacoby，2010）。目前研究中，按照内异症患者的其他临床特征表现为参照，体重指数（BMI）可能与内异症的患病风险呈正相关。（Peterson，2013；Shah，2013）。

## 二、病理生理学

### 1. 发病机制

子宫内膜异位症确切的病因和发病机制尚不清楚，相关的致病学说包括"经血逆流学说"、干细胞学说、淋巴血管播散学说及体腔上皮或苗勒管残迹化生学说等。其中广为认同的学说是 Sampson 于 1927 年提出的"经血逆流"学说（Sampson，1927）。该学说认为，月经血可经输卵管逆流入腹腔，引起子宫内膜组织在腹腔内播散种植；逆流经血中的内膜碎片黏附、浸润腹膜间皮，获得血液供应后，持续存活并生长。动物研究证实，通过手术阻塞狒狒的经血流出可以诱发子宫内膜异位症（D'Hooghe，1997）。同样，在罹患生殖道梗阻的患者中，子宫内膜异位症的发病率较高，而在梗阻纠正后，内异症病情可得以缓解（Sanflippo，1986；Williams，2014）。尽管绝大多数女性都存在经血逆流现象（Halme，1984），但并非均患该病。因此，内异症的发病可能还存在其他因素，如免疫和血管生成因素等，得以维持异位内膜病灶的不断生长和蔓延。

内异症的另一种发病机制假说是干细胞学说。该学说认为，在子宫内膜基底层存在未分化的或者未完全分化的内膜干细胞，可伴随子宫内膜周期性剥脱、再生，进而向上皮、间质、血管内皮细胞等分化；一旦子宫内膜发生移位至异位组织 / 器官，例如经血逆流时，这些干细胞可能会发挥作用促进内异症的发生（Valentijn，2013）。

其他因素包括子宫内膜组织通过淋巴脉管和血管异常播散也可能参与内异症发生（Jerman，2015）。诸如在内异症患者体内发现的盆腔前哨淋巴结内异症病灶（Mechsner，2008；Tempfer，2011），以及在一些不常见部位如腹股沟的内异症病灶（Mourra，2015），不仅如此，还有报道发现腹膜后孤立的内异症病灶并未伴有腹膜内异症病灶的案例，这些发现均佐证了内异症的发病可能与淋巴血管播散也存在关联（Moore，

1988）。

"体腔上皮化生"学说则认为，壁层腹膜具有多向分化潜能，可以化生为子宫内膜组织。因为卵巢和子宫内膜的前身即苗勒管，均来源于体腔上皮。因此，"体腔上皮化生"学说或许可以解释卵巢的子宫内膜异位症，而对于无月经的内异症患者（如初潮前女性和因前列腺癌行去势手术后接受雌激素治疗的男性），该学说更具有说服力（Marsh，2005；Taguchi，2012）。除此以外，还有一种假说，即"苗勒管残迹化生"学说，该学说认为循着胚胎发生路径的苗勒管残迹的异常分化也参与了子宫内膜异位症的发生（Batt，2013；Signorile，2012）。

### ■ 2. 病灶的部位

内异症病灶可发生在盆腔内任何部位和盆腔外腹膜表面。最常见于盆腔，例如膀胱子宫陷凹、子宫直肠陷凹、其他部位的盆腔腹膜、卵巢及子宫骶韧带。此外，直肠阴道隔、输尿管、膀胱也可以发生；而在心包膜、胸膜及手术瘢痕处则较为罕见。病理结果发现：内异症病灶可以出现在除脾以外的其他所有器官中（Markham，1989）。其既可以侵犯种植在组织器官表面，也可以向深处浸润生长，例如向肠道、膀胱、输尿管深部浸润（Koninckx，2012；Vercellini，2004）。通常将组织浸润深度＞5 mm定义为深部浸润型子宫内膜异位症（deep infiltrating endometriosis，DIE）（Koninckx，1994）。

如前所述，卵巢子宫内膜异位囊肿是内异症病灶常见的类型（图10-1）。其特征性表现为单房或体积较大的多房、内壁光滑、充满巧克力样液体的暗褐色囊肿。内异症囊肿的病因机制尚未完全阐明，可能与卵巢皮质异位种植物内陷、体腔上皮化生以及卵巢表面异位内膜组织向功能性卵巢囊肿内浸润生长有关（Vignali，2002）。

### ■ 3. 分子机制

内异症是一种异位内膜组织异常生长的雌激素依赖性、慢性炎症性疾病。在本节中，在位内膜即指被覆于子宫腔内的子宫内膜，异位内膜则指异位子宫腔以外的子宫内膜。在内异症患者中，异位内膜与正常女性的在位内膜呈现出不同的分子特征。尽管目前该病发生的确切分子机制尚无定论，但众多研究提示：病灶局部高雌激素环境主导的雌激素依赖、孕激素抵抗、炎症反应、免疫逃逸、局部浸润、神经血管生长以及遗传易感性等均与内异症的发病有关。

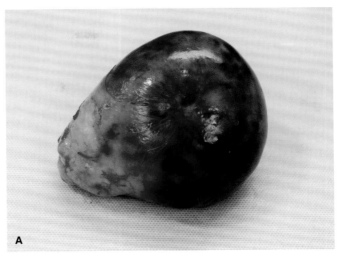

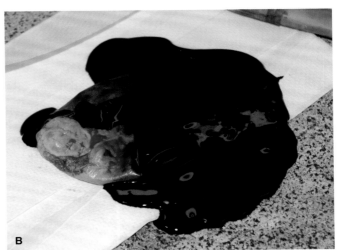

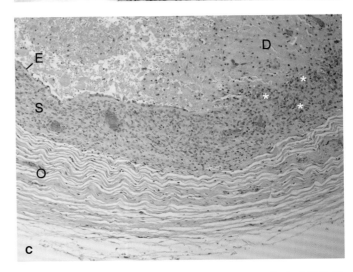

图10-1　子宫内膜异位囊肿。**A.** 包含卵巢的子宫内膜异位囊肿手术标本；**B.** 囊肿内含暗褐色、似巧克力样液体的卵巢内异症囊肿（Roxanne Pero授权使用）；**C.** 卵巢内异症囊肿的内膜上皮（E）和邻近间质组织（S）以及周围包绕的卵巢间质成分（O）。囊肿壁中的棕色色素（星号）是含铁血黄素，表明存在远处出血。囊肿的内部由坏死和退化的细胞和出血碎片所占据（D）。出血使囊液呈现巧克力样的外观

**（1）雌、孕激素**

雌激素在子宫内膜异位症发生发展中起着至关重要的作用，雌激素的来源有多种渠道，首先，大部分雌激素由卵巢合成；其次，卵巢和肾上腺合成的雄激素可以在周围组织中经过芳香化酶作用转化为雌二醇。子宫内膜异位病灶中雌激素表达升高，一方面是因为内异症病灶中表达芳香化酶和Ⅰ型17β-羟脱氢酶增高，二者可分别将雄烯二酮转化成睾酮再转化为雌二醇，与此同时，内异症病灶中还缺乏能灭活雌激素的Ⅱ型17β-羟脱氢酶（Kitawaki，1997；Zeitoun，1998），因此，酶的作用促使了内异症病灶局部雌激素水平的持续升高。这也为芳香化酶抑制剂在难治性内异症患者中的应用提供了理论基础。除了上述因素，还有异位内膜间质细胞在甾体激素的级联反应中完整表达相关基因，可特异性分泌类固醇在级联反应中的补体物质，进而促进胆固醇转化为雌二醇（Bulun，2012）。

在内异症病灶中，除了高雌激素环境外，孕激素的正常效应也受到抑制。这种孕激素抵抗即孕激素不敏感，是由于内异症病灶中孕激素受体表达异常降低所致（Attia，2000），具体来说，是因为内异症病灶中雌激素受体β的过度表达抑制了雌激素受体α的表达，进而抑制了由雌二醇介导的异位内膜细胞中孕激素受体的水平（Xue，2007）。

孕激素抵抗产生的后果之一就是促进内异症患者异位病灶生长蔓延。也就是说，正常子宫内膜不表达芳香化酶，但在孕激素作用下，Ⅱ型17β-羟脱氢酶水平增高（Satyaswaroop，1982），从而促进雌激素代谢失活，使孕激素在黄体期正常子宫内膜中发挥雌激素拮抗效应；而在内异症病灶中呈现出的孕激素抵抗状态，正是阻止了雌激素的这种拮抗效应。

不仅如此，孕激素抵抗也能促进异位病灶的定植。基质金属蛋白酶（MMPs）有助于促进内膜间质的浸润，其作为分解、重塑细胞外基质的胶原蛋白酶类，可在正常月经周期中随内膜发生周期性变化。研究发现，在各类基质金属蛋白酶（MMPs）中，MMP-3在内异症患者中较正常对照组的表达明显升高，尤其以黄体期为著（Kyama，2006），并且，MMPs的活性受孕激素抑制（Itoh，2012），因此，在内异症患者中，异位病灶的孕激素抵抗可能增强了MMPs的活性，使得病灶浸润生长。

**（2）炎症反应**

前列腺素 $E_2$（$PGE_2$）是子宫内膜间质细胞中最强的芳香化酶活性诱导剂（Noble，1997）。芳香化酶活性增强使子宫内膜上皮细胞中雌二醇的生成增多，继而通过激活环氧合酶-2（COX-2）产生更多的前列腺素 $E_2$（Gurates，2003）。如此形成正反馈，促进异位内膜增殖。临床中应用的非甾体类抗炎药（NSAIDs）可抑制前列腺素生成，因此可用于缓解内异症相关性疼痛（详见"子宫内膜异位症相关疼痛的药物治疗"）。

**（3）免疫系统**

免疫功能缺陷也是子宫内膜异位症发生的可能机制之一（Seli，2003）。在经血逆流的过程中，大多数女性逆流入腹腔的子宫内膜组织会被免疫细胞所清除，如巨噬细胞、自然杀伤细胞和淋巴细胞等。在这些免疫细胞中，巨噬细胞作为人体的"清道夫"，在内异症患者腹腔液中的数量明显增加（Haney，1981；Olive，1985b）。尽管从理论上讲，巨噬细胞数量增加可能会抑制异位内膜的增殖；但事实上内异症患者体内增加的巨噬细胞会刺激异位内膜细胞的生长（Braun，1994）。

在人体免疫系统其他成员中，自然杀伤细胞（NK）是一种对机体外来细胞具有细胞毒性效应的免疫细胞。尽管内异症患者腹腔液中的NK细胞数量没有变化，但其对异位子宫内膜的细胞毒效应明显降低（Ho，1995；Wilson，1994）（这为异位病灶的定植和存活提供了可能）。

内异症患者也可能存在细胞免疫功能紊乱，其中与T淋巴细胞数量及其功能异常也可能存在关联。例如，与健康女性相比，内异症患者外周血中淋巴细胞总数及T淋巴细胞亚群的比例并没有变化，但腹腔液中淋巴细胞的数量却增多（Steele，1984）。同时，T淋巴细胞对内异症患者自体内膜组织的细胞毒效应降低（Gleicher，1984）。

内异症患者的体液免疫也发生了改变。患者血清中常可检测到子宫内膜抗体IgG的存在（Odukoya，1995）。此外，在内异症患者的血清、宫颈黏液和阴道分泌物中，也检测到抗子宫内膜和卵巢组织的自身抗体IgG和IgA（Mathur，1982）。这些结果提示：内异症在某种程度上也属于自身免疫性疾病。

细胞因子是参与其他细胞免疫信号传递的小型可溶性免疫因子。许多细胞因子例如白介素家族，可能参与了子宫内膜异位症的发病。特别值得关注的是，已经证实在内异症患者的相关组织和体液中，白介素-1（IL-1）、白介素-6（IL-6）、白介素-8（IL-8）的表达水平增高（Arici，1998；Mori，1991；Tseng，1996）。

除此以外，还有一些其他细胞因子和生长因子可能也参与内异症的形成。比如，单核细胞趋化蛋白-1（MCP-1）和调节正常 T 细胞表达和分泌的趋化因子（RANTES），均可以通过趋化单核细胞发挥作用。MCP-1 和 RANTES 在内异症患者腹水中的含量均增加，并与病变的严重程度呈相关性（Arici，1997；Khorram，1993）。此外，血管内皮生长因子（VEGF）作为一种促进血管生成的细胞因子，可受雌激素调控，其在子宫内膜间质细胞及腹水巨噬细胞中过表达。已有研究显示 VEGF 在内异症患者腹腔冲洗液中表达显著上调（McLaren，1996）。尽管这些细胞因子的确切作用尚不清楚，但其表达和活性异常进一步提示免疫因素可能与内异症的发生有关。

#### （4）遗传因素

迄今为止，尚未揭示内异症的孟德尔遗传规律。但是，该病在一级亲属中发病率增加，提示内异症可能是一种多基因／多因素遗传疾病。研究发现，内异症患者的姐妹或母亲患病率为 4% ～ 8%（Dalsgaard，2013）。进一步研究表明，在一级亲属同时患病的人群中，其重度内异症的风险远高于无一级亲属患病者（61% vs 24%）（Malinak，1980）。此外，亦有研究揭示：在单卵双胎女性中，内异症的发生具有一致性（Saha，2015；Treloar，1999）。

人类全基因组关联分析（GWAS）有助于鉴定内异症发病相关候选基因。这些研究发现：内异症同其他疾病可能有着共同的致病基因。通过 GWAS，已筛选出数十万种常见的单核苷酸多态性（SNPs 或单个 DNA 碱基对变异），并用于后续疾病组和对照组基因组序列的差异化对比研究。自与内异症相关的 GWAS 项目开展以来，已发现数个相关的候选（易感）基因，但其在内异症发病机制中的作用有待进一步研究（Burney，2013）。

### 三、分期

目前诊断内异症的最佳方法为腹腔镜检查伴或不伴组织病理学检查。内异症的严重程度因人而异，1997 年美国生殖医学学会（American Society for Reproductive Medicine，ASRM）修订了子宫内膜异位症分期标准（r-AFS 分期）（图 10-2）。根据该分期标准，手术中对腹膜、卵巢、输卵管和直肠子宫陷凹等内异症侵犯的部位进行分类，并依据病变累及范围、浸润深度、形态学表现以及粘连程度等进行评分。也有根据内异病灶外观将其分为红色病变、白色病变或黑色（褐色）病变。利用 r-AFS 分期标准，内异症共分为 4 期：Ⅰ 期（微小病变）、Ⅱ 期（轻度）、Ⅲ 期（中度）和Ⅳ期（重度）。

该分期方法便于实施、应用简单、易于理解，但缺乏对内异症相关不孕及疼痛的评估，具有一定的局限性（Guzick，1997；Vercellini，1996）。比如，Ⅳ 期的"重度"内异症患者可能并无明显疼痛症状，而 Ⅰ 期的"微小病变"患者却可能疼痛明显或伴有生育力低下。由于评分项目多是基于主观评价指标，导致该分期系统的预测效力低下。此外，膀胱、直肠及盆腔外内异症并未列入评分（Adamson，2013）。为克服这些弊端，其他相关分期标准也相继出现，比如，ENAIZN 分期系统可以更好地反映深部浸润型内异症和内异症生育指数，但均未推广普及（Adamson，2010；Haas，2011）。

### 四、症状

#### 1.疼痛

如前所述，内异症患者可能无明显临床症状，也可能表现为慢性盆腔痛（CPP）和生育力低下（Ballard，2008）。其中痛经、性交痛、非周期性疼痛为内异症相关疼痛的主要表现。如后文所述，内异症患者也可能出现排便困难（排便痛）、排尿困难及腹壁疼痛。

从分子水平上来说，内异症疼痛的原因尚不清楚，可能与异位病灶释放入腹腔液中的促炎性细胞因子和前列腺素有关（Bulun，2009）。此外，疼痛也可能与异位病灶中新生的神经组织有关（Barcena de Arellano，2011；McKinnon，2012）。由于相关的感觉神经持续暴露在内异症病灶的炎性环境中，一旦神经支配建立，便会导致中枢超敏和慢性盆腔痛（第 11 章）（As-Sanie，2013；Bajaj，2003）。疼痛的类型可能取决于内异症病灶的部位及所受化学物质的不同影响。典型的疼痛评分工具，例如视觉模拟量表和数值评分量表，主要用于初治评估以及对患者治疗效果的评价（图 11-3）（Bourdel，2015）。

美国生殖医学学会子宫内膜异位症分期修订版

患者姓名：_____ 日期：_____

Ⅰ期（微小病变）：1 ~ 5 分　　　腹腔镜探查_____　　剖腹探查_____　　病灶形态_____
Ⅱ期（轻度）：6 ~ 15 分　　　治疗方式：_____
Ⅲ期（中度）：16 ~ 40 分　　　_____
Ⅳ期（重度）：> 40 分
评分_____　　　　　　　　　　预后_____

| 腹膜 | 异位病灶 | < 1 cm | 1 ~ 3 cm | > 3 cm |
|---|---|---|---|---|
| | 表浅 | 1 | 2 | 4 |
| | 深层 | 2 | 4 | 6 |
| 卵巢 | 右侧，表浅 | 1 | 2 | 4 |
| | 右侧，深层 | 4 | 16 | 20 |
| | 左侧，表浅 | 1 | 2 | 4 |
| | 左侧，深层 | 4 | 16 | 20 |

| | 直肠子宫陷凹封闭的程度 | 部分 | 完全 |
|---|---|---|---|
| | | 4 | 40 |

| | 粘连范围 | < 1/3 包裹 | 1/3 至 2/3 包裹 | > 2/3 包裹 |
|---|---|---|---|---|
| 卵巢 | 右侧，轻 | 1 | 2 | 4 |
| | 右侧，重 | 4 | 8 | 16 |
| | 左侧，轻 | 1 | 2 | 4 |
| | 左侧，重 | 4 | 8 | 16 |
| 输卵管 | 右侧，轻 | 1 | 2 | 4 |
| | 右侧，重 | 4* | 8* | 16 |
| | 左侧，轻 | 1 | 2 | 4 |
| | 左侧，重 | 4* | 8* | 16 |

注：* 如果输卵管伞端完全粘连，评 16 分。

表浅的内异种植病灶外观表现为：红色病变 [（R 代表）红色，红粉色，火焰状，圆斑状，囊泡样]，白色病灶 [（W 代表）混浊，腹膜缺损，棕黄色]，黑色病灶 [（B 代表）黑色，含铁血黄素沉积，蓝色]；内异病灶外观用外观百分比（总体 100%）来描述：R____%，W____% 和 B____%。

**其他类型内异症**_____　　　　**相关的病理结果**_____
_____　　　　　　　　　　　　_____
_____　　　　　　　　　　　　_____

用于正常的卵巢和输卵管　　　　　　　　　用于异常的卵巢和输卵管

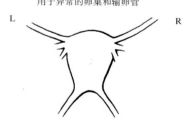

**图 10-2** 美国生殖医学学会批准发布：美国生殖医学学会子宫内膜异位症分期修订版，Fertil Steril 1997 May；67（5）：817-821.

痛经作为内异症相关性疼痛的主要表现之一，通常发生在月经来潮前 24 ~ 48 小时，与原发性痛经相比，内异症相关的痛经更为严重，且对非甾体类抗炎药（NSAIDs）和复方口服避孕药（COCs）不敏感（Allen，2009；Opoku-Anane，2012）。深部浸润型子宫内膜异位症（DIE）病灶侵及的部位和范围与痛经的类型和严重程度呈正相关（Lafay Pillet，2014）。

尽管其他部位的内异症也可能引起性交痛，但内异症相关的性交痛更多见于直肠阴道隔、宫骶韧带或子宫直肠陷凹受累者（Vercellini，2007，2012）。在性交过程中，宫骶韧带张力增加可能会触发疼痛

（Fauconnier，2002）。若患者既往无性交痛，而继发性出现性交痛感，且进行性加重，则高度怀疑与内异症相关（Ferrero，2005）。

内异症相关疼痛还可表现为非周期性疼痛。约 33% 慢性盆腔痛患者腹腔镜下证实存在内异症病灶（Howard，2003）。并且该疾病在青少年慢性盆腔痛中占比更高（Janssen，2013）。目前疼痛严重程度与临床分期相关性的诸多研究仍存在争议（Fedele，1992；Hsu，2011）。

内异症疼痛的部位因人而异。直肠阴道隔或宫骶韧带受累者，疼痛可能向直肠或腰背部放射。坐骨

神经受累者，疼痛向腿部放射，并有周期性坐骨神经痛的表现（Possover，2011）。但是，也有研究发现，内异症疼痛程度与病变部位无显著相关性（Hsu，2011）。

### ■ 2. 不孕

在不孕症患者中，合并内异症的发生率为 20% ～ 30%（Waller，1993）。尽管现有研究对内异症相关不孕发病率的报道差异较大，但相对于正常女性 4% ～ 8% 的不孕症患病率和内异症 13% ～ 33% 的不孕症患病率而言，不孕症患者罹患内异症的概率更大（D'Hooghe，2003；Strathy，1982）。不仅如此，Matorras 等研究还发现，不孕症患者中重度子宫内膜异位症的风险更高。

发生在盆腹腔的粘连可能是内异症相关不孕的主要原因，其通过影响输卵管拾卵和运输功能影响正常受孕。除了粘连对生殖器官造成的机械性损伤外，内异症相关的微小缺陷也参与不孕症的发生，包括干扰卵泡发育、破坏精子功能、影响胚胎质量、阻碍胚胎正常发育和着床等（Macer，2012；Stilley，2012）.

目前，关于微小病灶型内异症与不孕症的相关性报道较少（D'Hooghe，1996；Schenken，1980）。但是，在正常女性和不孕症患者内异症罹患的发生率提示，即使微小病灶型内异症也会引起不孕。例如，Rodriguez-Escudero 等（1988 年）报道，经手术证实的微小病灶型内异症患者术后 12 个月的累计妊娠率仅为 47%，显著低于正常女性。不仅如此，一项前瞻性队列研究也表明：微小病灶型内异症患者与不明原因的不孕症患者具有相似的生育力水平。

在解剖结构上，中度至重度内异症患者（Ⅲ～Ⅳ期）的输卵管和卵巢结构大多发生黏连、扭曲改变，这些患者的生育力也会随之降低。但是，临床关于重度内异症患者生育率的数据报道并不多见。一项调查比较了不同病变程度的内异症患者月均生育率情况，结果发现，轻度病灶为 8.7%、中度病灶为 3.2%、而重度病灶则为 0（Olive，1985a）。不仅如此，研究还发现：与轻度内异症患者相比，重度内异症患者接受体外授精胚胎移植后，其着床成功率和妊娠率均较轻度患者为低（Harb，2013）。

### ■ 3. 特殊部位内异症症状

#### （1）结直肠病灶

与其他内异症相关的慢性盆腔痛相比，肠道内异症病灶所致的排便痛症状相对少见。可表现为慢性、周期性疼痛，也可伴便秘、腹泻或周期性便血（Roman，2013）。因此，在评估慢性盆腔痛的过程中，也需考虑肠道原因所致（第十一章）。这些疼痛症状可能是由于直肠与周围组织粘连固定或合并了肠壁炎症所致。

其他症状也可能与累及胃肠道的深部浸润型内异症（deep infiltrating endometriosis，DIE）病灶相关，在内异症确诊患者中合并胃肠道 DIE 的比例为 5% ～ 12%。肠道 DIE 主要累及直肠和乙状结肠，小肠、而盲肠和阑尾部位较少受累（Ruffo，2014b）。发生在肠道的内异症病灶通常局限于浆膜层和固有肌层，（较少累及黏膜层，）因此，实施肠镜诊断的敏感性较差（Milone，2015）。严重的肠道内异症可能侵及肠壁及肠腔，导致肠梗阻或出现恶变倾向，但这种情况极为罕见（Kaufman，2011；Ruffo，2014a）。

肠道 DIE 可通过阴道超声检查诊断，其敏感度约为 80%。但是，由于经阴道超声检查肠道 DIE 的技术需要有学习曲线，因而多在三级医疗机构开展此项检查（Tammaa，2014）；对肠道内异症病灶实施手术前可进一步实施磁共振成像 MRI 检查，其能够明确肠道受累的具体部位与病灶浸润深度（Bazot，2009；Wall，2015），而腹腔镜检查通常可以明确肠壁内异症的诊断。

对于没有肠梗阻症状的患者，可以考虑激素类药物治疗。但是，对于肠道内异症手术通常是主要的治疗手段，实施这类手术需要由擅长肠道手术的外科医师协助完成。施术前需要综合评估病灶侵及的解剖学部位、病灶深度、大小、数目以及分布等，以便制订适宜的手术方案。手术方法包括微创手术如肠壁病灶切除术或对肠壁分散病灶切除术等，对于病变严重的患者可能需行受累肠段切除（Alabiso，2015）。

#### （2）泌尿道病灶

泌尿系统内异症以膀胱刺激症状更为常见，可表现为排尿困难、耻骨上疼痛、尿频、尿急和血尿（Gabriel，2011；Seracchioli，2010）。理论上讲，即使尿培养阴性，若相关症状持续存在，也应考虑泌尿道内异症的可能。肋脊角疼痛提示可能存在输尿管内异症病灶，并伴随泌尿道梗阻（输尿管扩张）或肾积水，严重病例甚至可能导致肾功能丧失（Knabben，2015）。

2006 年，Antonelli 和 coworkers 进行了一项大规模研究发现，侵犯泌尿道 DIE 的发生率约为 2.6%，在上述研究的基础上分出亚型，其中 31 例泌尿道内异症患者中，12 例为侵犯膀胱的内异症，15 例为侵犯输尿管的内异症，还有 4 例患者膀胱和输尿管均有受累。经阴道超声检查对膀胱内异症诊断敏感性较高，但对输尿管内异症病灶的诊断敏感性较差（Exacoustos，2014a）。有时对于难以鉴别的泌尿道内异症病例，选择磁共振成像检查有助于提示病灶的确切解剖学部位，而对于侵犯泌尿道的 DIE 病灶且临床症状不典型的患者，实施膀胱镜检查并结合组织病理活检则有助于明确诊断。

泌尿道内异症可采用药物或实施手术治疗。通常情况下，位于膀胱的内异症病灶多选择膀胱部分切除术；而对于输尿管的内异症病灶则要依据病变程度和部位选择不同的手术方式，包括①输尿管松解术；②输尿管节段切除吻合术；③输尿管膀胱再植术（即输尿管膀胱吻合术）等（Seracchioli，2010）。

### （3）前腹壁病灶

部分腹痛患者可能与前腹壁的内异症病灶相关。这些病灶多发生在子宫手术或剖宫产术后腹壁瘢痕处，但也可能与既往手术史无关（图 10-3）（Ding，2013）。病变往往累及皮下者居多，检查时可自前腹壁触及病灶，有时病灶也可以累及邻近的腹壁筋膜，但通常情况下，腹直肌很少受侵（Mostafa，2013）。腹壁病灶的诊断方法多种多样，包括经腹壁超声检查、计算机断层扫描（CT）检查、磁共振成像（MRI）以及细针穿刺活检等，如果患者同时伴有慢性盆腔痛，也可以选择经阴道超声检查。

通常腹壁内异症病灶需要手术切除以明确诊断、缓解疼痛症状。较小的腹壁内异症可能无须术前影像学检查，但对于体积较大、合并筋膜或腹直肌受累的病灶，术前需行 CT 或 MRI 检查，以辅助指导手术方式选择（Ecker，2014）。病灶切除后遗留较大的腹壁筋膜缺损者，可能需行网片修补。

### （4）胸腔内病灶

胸腔内子宫内膜异位症是指异位病灶种植于胸腔内，导致与月经相关的"联动"症状，包括周期性胸痛或肩痛、咯血或气胸，通常以右侧多见（Haga，2014；Rousset-Jablonski，2011）。胸部 CT 是首选的影像学检查手段（Rousset，2014）；对于内异症引发的气胸患者，通常需行胸腔镜进行微创手术治疗，术后给予促性腺激素释放激素类（GnRH）或孕激素辅助治疗（用法与盆腔内异症疗法相同）（Alifano，2010）。对于出现咯血症状的患者，应根据患者的具

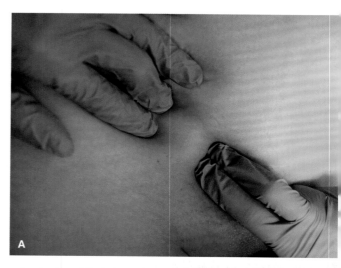

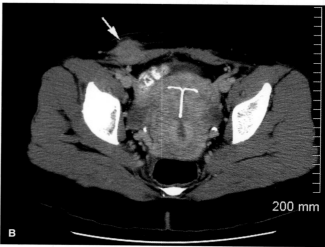

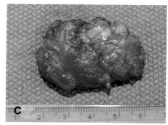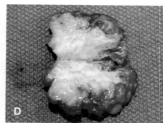

图 10-3　Pfannenstiel 切口瘢痕内的子宫内膜异位症。**A.** 腹壁包块术前边界的图片；**B.** CT 图像显示的皮下包块（箭头所示），向下延伸至左侧前腹壁筋膜；**C.** 切除的腹壁包块；**D.** 包块切面示黄色皮下脂肪内有白色纤维瘢痕。病理学检查证实为子宫内膜异位症（Used with permission from Dr. Christi Capet.）

体情况，决定选择激素治疗或手术治疗。

## 五、诊断评估

### 1. 体格检查

大多数子宫内膜异位患者病灶局限于盆腔内，通

常在腹部视诊中不能发现；而位于体表部位的病灶如会阴侧切瘢痕处或腹壁瘢痕部位的内异症病灶，尤其下腹部 Pfannenstiel 切口的内异症病灶，在视诊时容易被发现（Koger，1993；Zhu，2002），但是，发生在会阴体与肛门周围区域的内异症病灶极为少见（Watanabe，2003）；在阴道检查时偶尔可以看到宫颈或阴道后穹窿处的蓝紫色病灶结节，伴有触痛或接触性出血。有研究发现，在诊断为 DIE 的患者中，14% 可在阴道窥器检查时发现后穹隆处的病灶结节（Chapron，2002）。

内异症患者即使进行双合诊检查，通常也能触及盆腔器官的解剖结构异常，检查时触及的子宫骶韧带结节和触痛通常提示病灶处于活跃期及韧带瘢痕化；附件区增大的囊性包块则提示卵巢子宫内膜异位囊肿的可能，囊肿可以是活动的或粘连于盆腔其他组织/器官；子宫通常呈后位、固定或活动受限，伴有压痛，或触及直肠子宫陷凹，呈增厚封闭状。一般情况下，在患者的月经期进行双合诊检查往往更容易触及内异病灶所形成的盆腔结节（Koninckx，1996）。但是，尽管如此，双合诊检查是医师的主观感觉，并不能准确评估内异症的严重程度，特别是位于生殖器官以外的病灶，当然，通过直肠指检有助于发现直肠阴道隔是否存在结节或触痛，对于诊断起到帮助作用。

### 2. 实验室检查

内异症诊断时，通常需要进行实验室检查排除其他原因引起的盆腔痛（表 11-1）。包括：血常规、人绒毛膜促性腺激素、尿常规和尿培养、阴道分泌物培养、宫颈刮片等以排除感染或妊娠等并发症。如果怀疑泌尿系内异症，需要同时检测肌酐水平，以评估肾功能。

多种血清标志物可用来辅助诊断子宫内膜异位症。癌抗原 CA125 是一种存在于输卵管上皮、子宫内膜、宫颈、胸膜和腹膜中的糖蛋白，可用于卵巢癌的评估和监测（如第三十五章中所述）。单克隆抗体检测发现，血清 CA125 水平与子宫内膜异位症的严重程度亦呈正相关（Hornstein，1995a），但其对于轻度内异症患者的诊断敏感性不足，对于 III、IV 期内异症的诊断价值相对较高（Mol，1998；Santulli，2015）。尽管 CA125 检测在临床实践中的作用尚未完全明了，但是，当超声提示卵巢囊肿病变时，结合 CA125 水平对于协助内异症囊肿诊断是有价值的。

其他血清标记物与内异症的关联尚无明确的结果。May 等（2010）对 100 多种公认的血清生物标记物进行了系统性回顾研究，未能发现可用于内异症临床诊断的特异性标志物。

### 3. 影像学检查

多数内异症患者伴有慢性盆腔痛，经阴道超声检查可作为此类患者的首选影像学检查方法。超声检查能够准确发现内膜异位囊肿，并且帮助排查引起盆腔疼痛的其他原因。尽管超声检查有时也可以探及微小的异位病灶或结节，但结果的可信度并不高，同时超声对于浅表的内异症（superficial endometriosis）和内膜异位粘连病灶的诊断价值也相对有限（Wall，2015）。

通常情况下，阴道超声检查对于直径 ≥ 20 mm 的内异症囊肿诊断的灵敏度较高，其敏感度和特异度分别为 64% ～ 90% 和 22% ～ 100%（Moore，2002）。子宫内膜异位囊肿典型的超声声像图为：均质、低回声的囊性结构，呈"毛玻璃"样，周围为正常卵巢组织回声（图 10-4），可能与出血性黄体囊肿表现相似。子宫内膜异位囊肿多数表现为单房，偶尔可见多房囊肿，在超声声像图上表现为 1 ～ 4 个细小分隔（Van Holsbeke，2010），偶尔在囊肿内也可以看到较厚的分隔或囊壁。尽管有时在彩色多普勒超声下可见缺乏血流回声的囊壁结构，一般由于血液或血液成分的沉积所致（Bhatt，2006）；但多数情况下，在囊壁周围是可以看到血流信号的。与育龄期女性相比，绝经后女性发生子宫内膜异位囊肿的概率相对较低，且囊肿多表现为多房性。

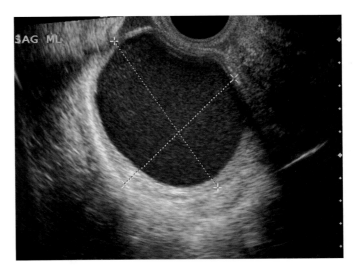

**图 10-4** 经阴道超声显示的卵巢子宫内膜异位囊肿，超声声像图上可见囊内弥漫性低回声信号

如前所述，经阴道超声对于累及肠道和膀胱的 DIE 具有较高的诊断价值（Exacoustos，2014a；Hudelist，2011）。但是，对于直肠 DIE 的超声诊断，需要有一定的经验并且对操作者的技术要求较高（Dunselman，2014）。因此，对于超声检查有争议或者尚不能确诊的情况，可进一步磁共振成像检查（MRI），利用 MRI 对解剖结构及软组织界限较高的分辨率来协助诊断（图 10-5）。对于部分 DIE 患者，术前 MRI 检查还有助于明确病灶范围和手术方案的制订。

CT 在子宫内膜异位症的诊断中价值有限，尤其对于微小种植病灶和内异症结节 / 斑块的诊断灵敏度较低。但胸部 CT 对诊断胸腔内异症病灶具有较高敏感性。另外，CT 也适于评估腹壁子宫内膜异位囊肿，并且，对一些适宜的患者，通过 CT 评估肠道受累情况或输尿管内异症病灶也有一定价值（Exacoustos，2014b）。

### ■ 4. 腹腔镜检查

虽然影像学检查有助于提示内异症相关的临床信息，但腹腔镜检查才是诊断内异症的首选方法（美国妇产科医师协会，2014b）。内异症病灶在腹腔镜直视下观察，可以呈现多种表现，如散在的病灶、内异症囊肿或粘连样改变。病灶通常位于盆腔脏器的浆膜面和盆腔腹膜表面，病灶颜色可呈红色（红色、粉红色或透明）、白色（白色或棕黄色）和黑色（黑色或黑蓝色）改变（图 10-6）。白色病变和红色病变通常与内异症的组织学特征相关（Jansen，1986），黑色病变则是由月经血碎片中的含铁血黄素降解、色素沉淀所致。除了颜色不同外，内异症病灶的形态学表现也不尽相同，可以是腹膜表面光滑的水泡样病变、或在腹膜表面形成凹陷或缺损、或者由周围瘢痕组织牵拉形成星状扁平病变。内异症病灶可以发生在盆腔腹膜或器官的表浅部位，或者向深部浸润生长。

子宫内膜异位囊肿通过腹腔镜检查很容易识别诊断，研究表明，腹腔镜对诊断内异症囊肿的敏感度和特异度分别为 97% 和 95%（Vercellini，1991）。因此，对内异症囊肿通常不需要进行卵巢活检诊断。

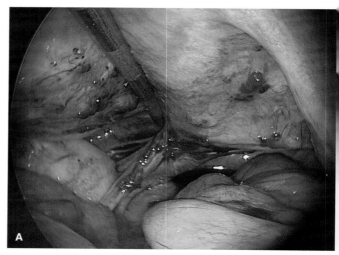

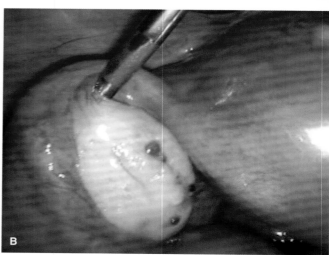

图 10-6　腹腔镜检查中看到的子宫内膜异位病灶。A. 子宫直肠陷凹的盆腔腹膜处可见多个红色、边界清晰的内异症病灶；B. 卵巢表面可见多个棕黑色的内异症病灶（Used with permission from Dr. David Rogers.）

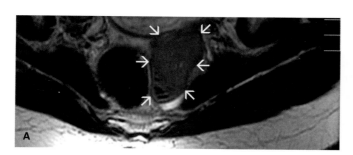

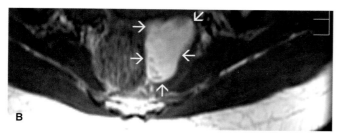

图 10-5　磁共振 MRI 图像：直肠外侧的子宫内膜异位囊肿（箭头）。A. 与亚急性出血信号一致，T-2 加权像出现低强度信号；B. T-1 加权像可见高强度信号（Used with permission from Dr. Diane Twickler.）

### ■ 5. 病理诊断

　　尽管现行的指南对内异症诊断不要求进行活检和组织学检查，但是，有研究认为仅仅依靠腹腔镜检查而没有组织学证实往往会导致过度诊断（Buck Louis，2011；Wykes，2004），尤其对于瘢痕部位的内异症病灶，腹腔镜检查与组织学诊断之间存在相当大的差异（Walter，2001）。组织学诊断要求对于子宫腔以外的病灶需在镜下同时看到子宫内膜腺体和间质（图 10-7），同时可见含铁血黄素沉积。内异症病灶的大体形态通常与其微观表现是相对应的，例如，红色病变的镜下表现多为血管化结构，而白色病变则更多表现为乏血管的纤维化结构（Nisolle，1997）。

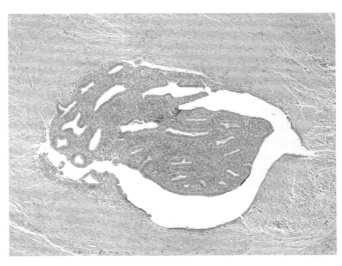

**图 10-7**　子宫内膜异位症：子宫内膜腺体和间质出现在剖宫产瘢痕旁的腹壁组织中（Used with permission from Dr. Kelley Carrick.）

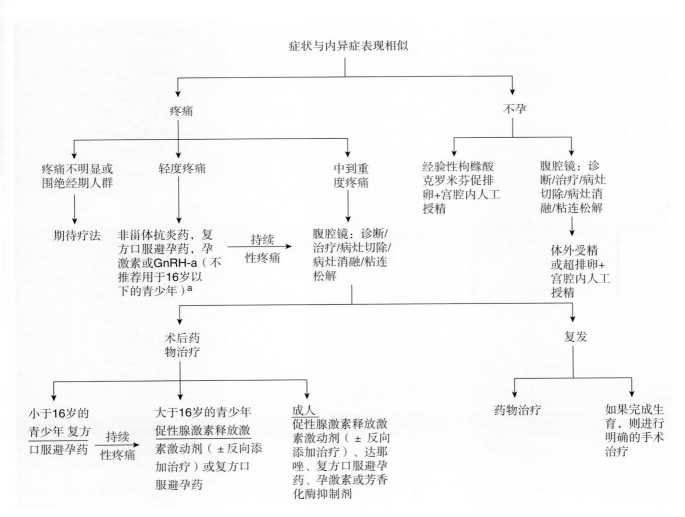

**图 10-8**　疑似或确诊内异症患者的诊断和治疗流程。COCs. 复方口服避孕药；GnRH. 促性腺激素释放激素；IUI. 宫腔内人工授精；NSAIDs. 非甾体类抗炎药；GnRH-a. 促性腺激素释放激素激动剂，不推荐用于 16 岁以下的青少年

## 六、治疗

内异症治疗应依据患者的具体症状、严重程度、病灶部位、治疗目的以及有无生育愿望等多方面因素综合考虑，如图 10-8 所示，确定患者是寻求不孕症治疗还是疼痛治疗至关重要，因为这两种情况的治疗方法是不同的。

对于疼痛明显、尚无怀孕计划的内异症患者，通常选用药物治疗。药物治疗的目的是促进异位的子宫内膜萎缩及减轻内异症相关的炎症反应。可供选择的药物包括：非甾体抗炎药、类固醇激素、促性腺激素释放激素激动剂与芳香化酶抑制剂等。一般来说，单独使用非甾体抗炎药，或者联合口服避孕药或孕激素可作为初始的药物治疗方案，对于患有慢性盆腔疼痛怀疑内异症的患者或者经腹腔镜诊断的内异症患者均可开始上述方案治疗。但是，对于疼痛是经腹腔镜诊断的内异症所致、而初始药物又不能控制的患者，应酌情更换其他药物；或者，对于初始的经验性用药不能缓解症状的患者，应酌情考虑腹腔镜探查明确诊断或者更换其他药物治疗（美国妇产科医师协会，2014b）。其他值得注意的是，尽管内异症药物治疗能够缓解疼痛症状，但停药后复发率较高。

对于合并不孕症的患者，则需要在不抑制排卵的同时进行生育力保护治疗，如后文所述。相反，对于无生育要求并且合并严重的、顽固性疼痛的患者，应选择进行腹腔镜手术明确病因诊断再进行相应治疗，详见后文。

### 1. 内异症相关疼痛的药物治疗

#### （1）期待治疗

期待治疗仅适用于疼痛症状轻微或是偶然发现的无症状内异症患者（Moen，2002）。Sutton 等（1997年）曾对经腹腔镜诊断的轻度和中度内异症患者进行为期一年的期待治疗；1 年后二次腹腔镜检查发现：29% 的患者病灶消失，42% 的患者病灶无变化，29% 的患者病灶进展。其他研究也显示了期待治疗与疾病转归类似的比例（Thomas，1987），但是，由于这些研究仅限于轻至中度内异症患者的转归情况，目前还没有设计良好的试验来验证期待治疗对重度内异症患者的疗效研究。

#### （2）非甾体类抗炎药

COX-1（环氧合酶-1）和 COX-2（环氧合酶-2）均能促进前列腺素的合成，而前列腺素与内异症相关的疼痛和炎症反应密切相关。具体来说：由于异位子宫内膜组织中 COX-2 的表达水平高于正常子宫内膜（Cho，2010），因此，降低前列腺素水平的治疗即有可能缓解内异症疼痛症状。有鉴于此，NSAIDs（非甾体类抗炎药）通常被用于原发性痛经患者或者拟诊/确诊的内异症盆腔痛患者的一线用药。也就是说，支持 NSAIDs 用于治疗内异症的证据并不充分，这些数据多数是从其对原发性痛经治疗有效的数据中推测出来的（Kauppila，1985；Marjoribanks，2010）。

表 10-1 列出的 NSAIDs 均可非选择性抑制 COX-1 和 COX-2 合成，相比之下，选择性 COX-2 抑制剂是通过特异性抑制 COX-2 同工酶而发挥作用的。但是，由于长期使用选择性 COX-2 抑制剂有致心血管疾病的风险，因此，在使用时应尽可能选择低剂量、短时期使用（Jones，2005）。主要药物列于表 10-1。

#### （3）复方激素类避孕药

激素类避孕药是治疗内异症相关疼痛的主要药物，其可抑制促性腺激素的释放，减少月经和促进异位内膜的蜕膜化。大量研究证据表明：复方口服避孕药（combination oral contraceptive，COC）、避孕贴片或避孕环可显著缓解内异症相关的疼痛症状

**表 10-1　治疗子宫内膜异位症相关痛经的常用口服非甾体抗炎药（NSAIDs）**

| 通用名 | 商品名 | 用量 |
| --- | --- | --- |
| 布洛芬 | 美林、艾德维尔、努普林 | 400 mg/4 ~ 6 hr |
| 萘普生 | 奈普生、阿雷夫 | 起始剂量 500 mg，然后 250 mg/6 ~ 8 hr |
| 萘普生钠 | 萘普生 | 起始剂量 550 mg，然后 275 mg/6 ~ 8 hr |
| 甲芬那酸 | 甲灭酸 | 起始剂量 500 mg，然后 250 mg/6 hr |
| 酮洛芬口服液 | 奥鲁迪斯，欧露维 | 50 mg/6 ~ 8 hr |

（Harada，2008；Vercellini，1993，2010）。这些研究表明避孕药在发挥避孕和非避孕作用时有一定益处，其风险与本书第 5 章中所列举的激素类避孕药的使用风险是相对应的。

COCs 可以按照常规周期性使用，亦可连续使用，无须停药撤退出血。持续性服药可以降低痛经频率、改善慢性盆腔痛症状（Guzick，2011）。对于内异症相关疼痛的治疗，选择单相和多相 COCs 均可以。除此以外，小剂量 COCs（包含 ≤ 20 μg 炔雌醇）并不能产生比传统剂量更好的治疗效果，反而会增加异常子宫出血的发生率（Gallo，2013）。

### （4）孕激素

孕激素通过拮抗子宫内膜中雌激素的作用，致使异位内膜蜕膜化、导致异位内膜萎缩而达到治疗内异症的目的。针对内异症治疗有多种孕激素制剂可供选择，包括口服孕激素、长效醋酸甲羟孕酮（DMPA）（Depo-Provera）、醋酸炔诺酮（NETA）或左炔诺孕酮宫内缓释系统。

一项旨在探讨醋酸甲羟孕酮（medroxyprogesterone acetate，MPA）治疗内异症疗效的随机对照研究中，患者每日口服 100 mg 醋酸甲羟孕酮与安慰剂对照，连续服药 6 个月后，进行腹腔镜二探，结果显示：在 MPA 组大约 60% 的患者腹膜内异症病灶部分或全部消失，而安慰剂组仅有 18% 的患者达到同样效果；不仅如此，MPA 组患者盆腔痛及排便痛的症状也明显减轻（Telimaa，1987）。需要注意的是，使用大剂量 MPA 可能产生包括痤疮、水肿、体重增加和不规则阴道出血等副作用的发生，因此，临床上 MPA 的口服处方剂量为 20 ～ 100 mg/d。

MPA 的另一种用法是肌内注射，150 毫克 / 次，每 3 个月一次。但是，由于 MPA 在肌肉内缓释的同时，可能会延迟正常月经和排卵，因而不适用于近期有妊娠计划的患者。Depo-SubQ Provera 104 是 MPA 的皮下注射剂型，也可以有效治疗内异症（Schlaff，2006）。

如第 5 章所述，美国食品药品监督管理局（FDA）对 Depo-Provera（醋酸甲羟孕酮注射液）发布了黑框警告（black box warning），这是因为长期使用 DMPA 可能导致骨密度丢失，并且使用时间越长，骨密度丢失风险越大，同时这种丢失可能是不可逆的。按照药物说明书建议，DMPA 仅适用于不适合其他避孕方式的女性，并且连续应用时间不能超过 2 年。因此，对于需要长期应用 DMPA 的患者应权衡利弊风险，用

药期间不推荐使用双能 X 线骨密度（DEXA）扫描仪进行骨密度监测（美国妇产科医师协会，2014a）。

NETA 是一种 19- 去甲睾酮合成孕激素，也是用于治疗内异症的药物。在一项研究中，研究者以 5 mg NETA 为起始口服剂量，每天加量 2.5 mg 直至闭经或最大剂量达 20 mg/d，结果发现，大约 90% 内异症患者痛经及盆腔痛症状得到缓解（Muneyyirci-Delale，1998），不仅如此，NETA 也可以与 GnRH-a 联合应用以减少药物所致的骨质丢失。

地诺孕素是另一种用于内异症治疗的 19- 去甲睾酮合成孕激素，在一项随机对照研究中，每日口服 2mg/d 地诺孕素比安慰剂组能够更有效缓解内异症相关的疼痛症状（Strowitzki，2010a），其他研究也证实，地诺孕素对内异症的治疗疗效与 GnRH-a 类似（Harada，2009；Strowitzki，2010b）。

左炔诺孕酮宫内缓释系统（levonorgestrel-releasing intrauterine system，LNG-IUS）（曼月乐）能释放左炔诺孕酮直接作用于子宫内膜，持续有效时间 5 年。传统上，这种宫内节育器主要用于避孕，但目前也越来越多地应用于内异症治疗。一项小样本随机对照试验对 LNG-IUS 和 GnRH-a 治疗子宫内膜异位症的疗效进行了对比，在二次腹腔镜探查时发现所有患者内异症分期均有所改善。其他小样本随机对照试验亦证实：与期待疗法、DMPA 或 GnRH-a 相比，LNG-IUS 可有效缓解内异症相关症状（Petta，2005；Tanmahasamut，2012；Vercellini，2003b；Wong，2010），但其对肠道内异症的疗效有限（Hinterholzer，2007）。LNG-IUS 的使用禁忌证详见第 5 章。

由此说来，能够长效释放孕激素依托孕烯的皮下埋植剂用于内异症治疗也是可行的，但是，关于此药的适应证与相关疗效的数据十分有限。一项小样本随机对照研究显示，依托孕烯皮下埋植剂与 LNG-IUS 治疗内异症的疗效是相似的（Walch，2009）。

### （5）促性腺素释放激素激动剂 GnRH-a

内源性 GnRH 脉冲式释放引起垂体释放促性腺激素，进而促进卵巢激素合成并排卵。但是，持续、非脉冲式的 GnRH 刺激则可以导致垂体脱敏，继而使卵巢类固醇激素分泌减少 / 缺失。这些特征是 GnRH 激动剂（GnRH-a）作为药物治疗子宫内膜异位症的基础。GnRH-a 抑制卵巢合成雌二醇，使子宫内膜异位病灶处于低雌激素环境，并在治疗中形成假绝经状态。除了直接影响雌二醇的生成，GnRH-a 还可以通过降低内异症患者体内 COX-2 水平，间接发挥治疗

作用（Kim，2009）。

GnRH-a 常用剂型包括肌内注射、皮下注射和鼻内喷雾。常用的 GnRH-a 药物如醋酸亮丙瑞林（Lupron Depot）的使用剂量为 3.75 毫克 / 月，或者 11.25 毫克 /3 个月一次，肌内注射。应用相对较少的其他 GnRH-a 制剂包括戈舍瑞林（Zoladex）、曲普瑞林（Trelstar）和那法瑞林（Synarel）。用法分述如下：戈舍瑞林 3.6 毫克 / 月一次或 10.8 毫克 /3 个月一次，皮下注射；曲普瑞林 3.75 毫克 / 月一次，肌内注射；那法瑞林 200 毫克 / 次，2 次 / 日，喷鼻。

### 1）缓解疼痛

按照临床医师的经验，GnRH-a 可以用于慢性盆腔痛患者腹腔镜手术前或临床可疑内异症患者的试验性治疗。Ling 等（1999 年）研究显示：与安慰剂相比，GnRH-a 治疗 3 个月后，患者疼痛评分明显降低，后续的腹腔镜检查证实，上述患者中 93% 具有内异症手术指征。同样，对于疑似内异症的患者，经验性使用长效醋酸亮丙瑞林未行腹腔镜手术，同样可以获得满意的治疗效果。尽管如此，鉴于 GnRH-a 可能使患者骨密度（bone mineral density，BMD）降低，因而不推荐 16 岁以下内异症患者使用。

对于经手术确诊的内异症患者，大量研究证实，GnRH-a 能够有效缓解疼痛症状（Brown，2010）；并且，GnRH-a 使用 6 个月的疗效优于 3 个月（Hornstein，1995b）。如前所述，与其他治疗内异症的药物相比，GnRH-a 的治疗疗效优势显著。但是，由于其费用昂贵和药物副作用相对也比较明显，通常作为一线治疗方案仍首选 COCs 和孕激素。

### 2）反向添加治疗

应注意延长使用 GnRH-a 所引起的低雌激素症状，如潮热、失眠、性欲降低、阴道干燥和头痛，并且，还有可能致骨密度降低。研究显示：GnRH-a 使用 3 个月和 6 个月后，脊柱及髋骨的骨密度均降低，在治疗结束后 12 ~ 15 个月才会部分恢复（Orwoll，1994）。由于骨质疏松风险的增加，GnRH-a 的持续治疗时间一般不超过 6 个月。

添加雌激素制剂可以在 GnRH-a 治疗的同时降低骨质丢失的发生，被称为"反向添加治疗"。这种激素反向添加可以延长 GnRH-a 的使用期限至 6 个月以上（美国妇产科医师协会，2014b）。反向添加治疗的目的是：提供足够的雌激素以最大程度地减少 GnRH-a 产生的副作用，同时仍保持足以抑制异位内

膜生长的低雌激素环境。Barbieri（1992 年）认为，利用不同组织对雌激素的敏感性各不相同，一定浓度的雌激素可以预防骨质丢失，而不会刺激子宫内膜生长，这就是雌激素的"阈值"剂量。目前这个雌激素的"阈值"剂量尚未完全确定，通常被认为雌二醇水平提升至 30 ~ 40 pg/ml。

现行"反向添加"的几种方案均可适用并且疗效相似（Wu，2014）。在一项研究中，入组患者在使用 GnRH-a 的同时，给予 NETA5 mg/d，口服，联合或不联合雌激素（倍美力）0.625 mg/d，口服，持续用药 12 个月，结果发现，该治疗方案既能防止骨质丢失，同时又可有效延长疼痛缓解时间（Hornstein，1998）。另一种反向添加方案是雌二醇 25 μg/ 皮下注射，联合 MPA 5 mg/d，口服，结果显示，GnRH-a 仍可有效减轻内异症疼痛症状（Edmonds，1996）。除此以外，传统的 COCs 也可用作反向添加治疗的选择。

在 GnRH-a 治疗中，骨密度下降的程度已经过反向添加治疗的效果评估，尽管在使用 GnRH-a 治疗的患者中均有骨密度降低，但是，在接受反向添加治疗的患者中，骨密度降低的程度较未接受反向添加的人群更低，不仅如此，反向添加治疗还能够提高患者的生活质量（Zupi，2004）。

反向添加治疗的时机可以在 GnRH-a 治疗初始时，也可以在应用 GnRH-a 3 ~ 6 个月之后。但是，许多研究显示：延迟应用反向添加的患者获益减少，而在 GnRH-a 治疗初期开始反向添加的患者，骨质丢失程度更低（Al-Azemi，2009；Kiesel，1996）。除此以外，建议在反向添加治疗的同时，补充钙剂 1000 mg/d（美国妇产科医师协会，2014b）。

### （6）GnRH 拮抗剂

GnRH 拮抗剂是一种能抑制促性腺激素生成的新型 GnRH 类似物。与 GnRH 激动剂不同，GnRH 拮抗剂不会引起促性腺激素的初始释放或"点火效应"，而是直接抑制促性腺激素和性激素的释放。

GnRH 拮抗剂主要用于抑制体外受精（IVF）过程中的成熟前排卵，但是对于治疗子宫内膜异位症尚缺乏充分的研究。Küpker 等（2002 年）对 GnRH 拮抗剂——西曲瑞克（cetrorelix）治疗内异症相关研究中，给予西曲瑞克皮下注射 3 毫克 / 周，共计 8 周；结果发现：治疗期间，所有患者的症状均缓解，腹腔镜二次探查显示，60% 的患者内异症病灶萎缩。但是，目前还没有 GnRH 拮抗剂治疗内异症的长期给药方案。

在研发的新型药物中，一种具有口服生物活性

的非肽类 GnRH 拮抗剂 elagolix 正处于临床评估阶段。一项为期 24 周的随机对照试验显示：elagolix 和 DMPA 在治疗内异症相关疼痛方面具有相似的疗效（Carr，2014 年）。

**（7）芳香化酶抑制剂**

如前所述，异位病灶中的雌激素可以通过外周循环中的雄激素芳香化而转化产生，这可以解释绝经后内异症患者和经过保守治疗的内异症患者症状持续存在的原因。如前所述的激素治疗是以卵巢来源的雌激素为靶标，但对其他来源的雌激素无明显影响。相反，芳香化酶抑制剂（aromatase inhibitors，AIs）会同时阻断卵巢内外芳香化酶的作用进而抑制雌二醇的产生；但是，应注意 AIs 使用中具有与 GnRH-a 相似的低雌激素副作用（Pavone，2012），目前临床中使用的 AIs 包括阿那曲唑（arimidex）和来曲唑（femara）。

除了低雌激素相关的副作用外，AIs 还可以导致卵巢囊肿的形成。如图 20-3 所示，AIs 通过阻止卵巢颗粒细胞中雄激素向雌激素转化，削弱雌激素对垂体-下丘脑水平的负反馈调节，导致 GnRH 分泌增加，进而促进黄体生成激素（luteinizing hormone，LH）和卵泡刺激素（follicle-stimulating hormone，FSH）水平升高，后者可进一步促进卵泡发育（形成生理性卵巢囊肿），通过与孕激素或 COCs 联合使用，有助于抑制 AIs 副作用的发生（Shippen，2004）。

一项小样本临床研究发现：芳香化酶抑制剂联合 NETA 或 COCs 可缓解内异症相关疼痛症状（Amsterdam，2005；Ferrero，2009）。但是，由于药物副作用和临床研究数据有限，通常在其他药物或手术治疗无效后，才考虑这种 AI 联合方案（Dunselman，2014）。

**（8）选择性孕激素受体调节剂**

孕激素与孕激素受体结合后可产生激动剂效应。相反，孕激素拮抗剂和选择性孕激素受体调节剂（selective progesterone-receptor modulators，SPRMs）是两类不同的、可与孕激素受体结合的药物。孕激素拮抗剂可与其受体非选择性结合，并导致受体失活。根据其各自的药理学特征，SPRMs 可以在不同类型的组织内激活或失活孕激素受体（第 15 章）。但目前在美国，此类药物尚未获批用于内异症治疗。

在孕激素拮抗剂中，米非司酮（RU-486；Mifeprex）仅获得 FDA 批准用于终止早期妊娠。研究认为，米非司酮可减轻内异症患者的盆腔痛和缩小内异症病灶大小（Kettel，1996）。然而，米非司酮具有抗孕激素的副作用，可使子宫内膜长期暴露于无孕激素拮抗的雌激素环境中，进一步导致子宫内膜从单纯性增生发展到其他新的类型，这种变化被称为孕激素受体调节相关的子宫内膜变化（progesterone-receptor-modulator-associated endometrial changes，PAEC）（Mutter，2008），而目前 PAEC 的临床意义尚不明确。

在 SPRMs 中，醋酸乌利司他在美国可用于紧急避孕（商品名为 Ella）；在欧洲可用于子宫肌瘤的术前治疗（商品名为 Esmya）。但由于其对在位内膜和异位内膜的安全性尚不明确，因而 SPRM 长期应用受限，多数仍处于试验阶段。

**（9）雄激素类药物**

由于该类药物具有雄激素样副作用，目前主要用作内异症治疗的二线用药选择。其中，达那唑是一种合成的 17α-乙炔基睾丸激素衍生物，可抑制卵泡期末 LH 高峰形成，改善慢性无排卵（Floyd，1980）；亦可通过占据性激素结合球蛋白（sex hormone-binding globulin，SHBG）的受体位点，升高血清游离睾酮水平；此外，达那唑还可以直接与雄激素和孕激素受体结合，导致低雌激素、高雄激素状态，从而引起异位病灶内膜萎缩（Fedele，1990）。研究发现，患者口服达那唑（200 毫克/次，3 次/日）6 个月，可使子宫内膜异位病灶萎缩、改善盆腔痛症状，效果优于安慰剂（Telimaa，1987）。

达那唑的推荐口服剂量为 600 ～ 800 mg/d。但由于其雄激素样副作用明显（如痤疮、潮热、多毛、血脂异常、声音低沉（可能不可逆）、肝酶水平升高和情绪变化等），因而应用受限。此外，由于达那唑存在潜在的致畸性，在服药期间应严格避孕。由于达那唑不良反应较多，致使其临床应用相对受限；如必须使用，应限制其使用时间。

孕三烯酮（Gestrinone，ethylnorgestrienone；R2323）是一种被欧洲批准用于治疗子宫内膜异位症的抗孕激素药物，具有抗孕激素、抗雌激素和雄激素的效应。研究显示，孕三烯酮、达那唑和 GnRH-a 在缓解内异症相关疼痛方面具有相同的疗效（Prentice，2000 年）。但是与 GnRH-a 相比，孕三烯酮治疗 6 个月不会导致骨密度降低，并且能够持续缓解中、重度盆腔痛（Gestrinone Italian Study Group，1996）。值得注意的是，孕三烯酮可能降低高密度脂蛋白水平（high-density lipoprotein，HDL）（可能导致血脂异常）。孕三烯酮的用法多为口服给药，2.5～10 mg/w，每日 1次或每周 3 次。

## ■ 2. 子宫内膜异位症相关疼痛的手术治疗

### （1）病灶去除与粘连分离术

腹腔镜检查是诊断子宫内膜异位症的主要方法，往往在腹腔镜明确诊断后，需进一步行手术治疗。目前，有大量研究聚焦于子宫内膜异位病灶切除术或消融术。在一项随机对照试验中，对比期待治疗与腹腔镜下内异症病灶消融联合子宫神经去除术的治疗效果，结果显示：腹腔镜下内异症病灶消融联合子宫神经去除术后，63% 患者疼痛症状明显缓解，而期待治疗组仅 23% 的患者症状缓解（Jones，2001）。

完全切除内异症病灶并最大程度缓解症状的手术方法尚存在争议。研究发现，激光消融术并不比常规电凝术更有效（Blackwell，1991），而病灶消融术和切除术均可取得良好的临床治疗效果。在一项随机对照研究中，分别通过病灶消融术和切除术对 I 或 II 期子宫内膜异位症进行治疗，术后 6 个月两种手术方法患者疼痛评分的降低程度相似（Wright，2005）；另一项研究也显示：在术后 12 个月时，病灶消融术和切除术的疗效并无显著差异（Healey，2010）。但是，病灶消融术患者在术后 5 年对激素或止痛药的需求更大（Healey，2014）。对于深部浸润型内异症，有学者主张进行根治性手术切除，但目前仍缺乏高质量的临床研究证实（Chapron，2004）。

仅做内异症病灶切除术，术后复发是常见的情况。Jones 等（2001 年）发现：74% 的患者术后出现疼痛复发，复发的中位时间为 20 个月。因此，在内异症病灶切除手术后，可以选择药物进行辅助治疗。对此，已有高质量的研究证据支持术后使用 COCs 或 LNG-IUS 以降低复发的概率（Somigliana，2014）。

粘连分离术（adhesiolysis）是一种通过恢复内异症患者的正常解剖结构来治疗疼痛症状的方法。但缺乏高质量研究证据支持。原因之一是粘连形成与盆腔疼痛之间的关系尚不明确（Hammoud，2004）。例如，一项随机对照研究显示：与期待治疗相比，单纯的粘连松解术并不能改善内异症患者的疼痛症状（Peters，1992）；但其中一例形成致密血管的重度肠粘连患者，粘连松解术后疼痛得以缓解。

在内异症手术治疗中，预防术后再粘连形成需强调提高手术操作的技能技巧，详见第 40 章。小样本研究表明：内异症手术中使用纤维素屏障防粘连膜后，再粘连率较低（Mais，1995a；Sekiba，1992 年）。然而，美国生殖医学学会（2013 年）指出：虽然腹膜灌注和使用防粘连屏障可以减少术后粘连，但其并未改善术后患者的疼痛症状、生育力或肠梗阻发生率。

### （2）子宫内膜异位囊肿剥除术

子宫内膜异位囊肿多数需要通过外科手术治疗，以除外恶变或治疗相关疼痛。为明确最佳手术方案，有研究对比了卵巢囊肿剥除术与囊液抽吸联合囊壁消融术的手术疗效，结果发现：囊肿剥除术可降低术后复发率，改善患者疼痛症状，并提高术后自然妊娠率（Dan，2013；Hart，2008）。但是，在囊肿剥除术中应减少对出血部位的电凝，尽量保留正常的卵巢组织，减少对卵巢功能的影响。有学者报道，可使用稀释的血管加压素或缝合方法对卵巢囊肿剥除的创面止血（Pergialiotis，2015；Qiong-Zhen，2014）。还有其他方法和操作步骤详见第 44 章。但是，尽管进行了内异症囊肿的剥除，术后仍有复发的可能。Liu 等（2007 年）发现：初次手术后 2 年，复发率大约为15%。

值得引起重视的是，子宫内膜异位囊肿剥除术可能会导致患者卵巢储备功能下降，即提供可供受精的卵子的能力降低（Somigliana，2012）。另外，手术还增加了粘连形成的风险，这两种作用均可影响患者的生育能力。因此，对于无症状、囊肿较小、CA125 水平正常或稳定的确诊患者，可给予期待治疗（美国妇产科医师协会，2013，2014b）。鉴于重复手术对加剧卵巢储备功能下降的风险更大（Ferrero，2015），因而期待治疗对于无症状复发的患者便显得尤其有益。即在初步诊断为子宫内膜异位囊肿后 6～12 周再次进行经阴道超声检查，以排除出血性囊肿；之后对无症状子宫内膜异位囊肿患者定期行超声监测（每年一次或间隔更短），具体复查时间根据患者的病情个体化制订（Levine，2010）。但期待治疗前需充分告知患者在此过程中无法发现或排除囊肿恶变及卵巢其他病变的可能。

### （3）骶前神经切除术

骶前神经分布于骶前间隙，部分患者通过切断骶前神经可以缓解慢性盆腔疼痛症状（图 38-23）。一项随机对照试验显示：与单独行内异症病灶切除术相比，同时接受骶前神经切除术（presacral neurectomy，PSN）和内异症病灶切除术的患者，术后 12 个月疼痛症状明显减轻（86% vs. 57%）（Zullo，2003），但该研究仅限于盆腔正中部位疼痛（midline pain）为主要症状的内异症患者。一项早期的荟萃分析显示：与其他保守性手术相比，PSN 术后盆腔疼痛明显减轻，但仅对盆腔正中痛患者有效（Proctor，2005）。由于腹腔镜下骶前神经切除术需要高超的手术技巧，并且该术式可能导致神经功能紊乱、患者术后便秘和排尿功能障碍等症状（Huber，2015），致使 PSN 的应用受限，不建议将其作为内异症相关疼痛的常规治疗方法。

#### （4）腹腔镜下子宫骶神经切断术

目前尚无法证明腹腔镜下子宫骶神经切除术（laparoscopic uterosacral nerve ablation，LUNA）治疗子宫内膜异位症相关疼痛的有效性（Vercellini，2003a）。在一项随机对照研究中，共计纳入 487 例病程超过 6 个月的慢性盆腔痛患者，无论是否罹患子宫内膜异位症，与未行盆腔神经切断术的患者相比，LUNA 不能改善患者的疼痛、痛经、性交痛症状或生活质量评分（Daniels，2009）。

#### （5）开腹与腹腔镜手术的比较

上述所列手术均可通过开腹或腹腔镜手术完成。大量研究证实，对于子宫内膜异位囊肿等良性卵巢肿物，应首选腹腔镜手术（Mais，1995b；Yuen，1997）。尽管腹腔镜治疗子宫内膜异位囊肿中转开腹手术的相关风险为 5%，但是，由于腹腔镜手术疗效好、术后发病率低，因此依然作为首选手术方法（Canis，2003 年）。

研究证实，腹腔镜下子宫内膜异位病灶切除术也是行之有效且术后并发症率较低的治疗方式。在保障手术安全的情况下，通常腹腔镜粘连松解术也是首选方法，并且腹腔镜术后再粘连形成率明显低于开腹手术（Gutt，2004）。对于腹腔镜下开腹骶前神经切除术，二者治疗效果相当（Nezhat，1992；Redwine，1991）。

#### （6）子宫切除术

对于无须保留生育功能的内异症患者，全子宫切除术是最有效的治疗选择。该手术适用于顽固性疼痛、附件肿物或药物及保守性手术治疗均无效的患者（美国妇产科医师协会，2014b）。子宫切除术可通过腹腔镜、开腹或经阴道完成。但是，继发于内异症的粘连和解剖结构异常通常会增加腹腔镜或经阴道手术的难度。另外，经阴道切除卵巢需要较高的手术经验

和技巧，若术中需要同时切除卵巢，经阴道手术的应用受限。因此，手术入路的选择取决于可供使用的设备、术者的经验以及疾病的严重程度等。

#### 1）卵巢切除术

在实施全子宫切除术前，应与患者明确是否具有卵巢保留意愿。卵巢切除的相关风险和益处详见第 43 章。尤其对于内异症患者，应充分权衡疼痛缓解、再次手术风险与卵巢切除导致的低雌激素并发症之间的利与弊。一项研究发现：在接受子宫和双侧附件切除术（bilateral salpingo-oophorectomy，BSO）的患者中，慢性盆腔痛的复发率为 10%，其中 4% 患者仍需要再次手术；与之相比，保留卵巢的患者疼痛复发的风险增加 6 倍，而需要再次手术的风险则增加 8 倍（Namnoum，1995）。在另一项研究中发现，与同时接受 BSO 的患者相比，单纯实施全子宫切除手术的患者再次手术的概率增加了 1 倍（Shakiba，2008）。对于 40 岁以上人群进行亚组分析发现，保留卵巢组的内异症患者术后再次手术率比 BSO 组高 7 倍；但是，在 40 岁以下的患者中，保留卵巢与否的再次手术率无差异。美国妇产科医师协会（2014b）指出：如果卵巢外观正常，实施子宫切除术的患者可以考虑保留卵巢。

在流行病学研究中，内异症患者罹患卵巢癌发生率略有上升，并且透明细胞癌和子宫内膜样癌的比例更高（Kim，2014；Pearce，2012；Somigliana，2006）。即便如此，指南并不推荐针对这种癌症风险变更疾病管理方案（Dunselman，2014）。

#### 2）术后激素替代治疗

对于手术所致绝经的年轻患者可以从雌激素替代治疗中获益。具体的选择方案详见第 22 章。尽管缺乏证据，但仍有部分学者建议对该类患者的激素替代治疗应一直持续到期待的自然绝经时间。

外源性雌激素适用于无子宫的低雌激素患者，但是据报道，有部分接受子宫切除术和双侧附件切除术的重度子宫内膜异位症患者，使用雌激素单药替代治疗后出现疾病复发（Taylor，1999）。对复发的患者需要再次手术，术后应辅助雌孕激素联合治疗控制症状。另外，有研究报道：内异症患者在全子宫和双侧附件切除术后接受雌激素替代治疗期间发生了子宫内膜癌（Reimnitz，1988；Soliman，2006）。尽管这种情况罕见，可能是由未完全切除的盆腔内异症病灶引起，但应引起临床重视。对于经手术治疗的重度内异

症患者，可以考虑在雌激素替代治疗中添加孕激素（Moen，2010）。但激素替代治疗中添加孕激素又有导致血脂异常改变和乳腺癌的风险，而单纯雌激素治疗亦有发生生殖系统恶性肿瘤的风险，所以用药前需要充分评估各方面因素，综合考虑制订治疗方案。

目前关于全子宫和双侧附件切除术后激素替代治疗最佳时机的选择证据有限。一项小样本研究表明：无论是手术后立即开始激素替代治疗还是延迟进行，术后疼痛的复发率均无显著差异（Hickman，1998）。

### ■ 3. 内异症相关不孕症的治疗

对于无症状的不孕症患者，无须为排除内异症而进行腹腔镜检查（美国生殖医学学会，2012）。对于接受药物治疗的内异症相关疼痛患者，药物治疗并不能改善生育能力（Hughes，2007）。

对于合并不孕症的轻中度内异症患者，病灶去除术可使患者获益，但其作用有限（Marcoux，1997）。不过亦有相反的研究结论，认为病灶去除术对改善生育力无效（Parazzini，1999）。对这两项研究进行荟萃分析显示：与诊断性腹腔镜相比，腹腔镜手术对改善轻中度内异症患者的生育力具有一定的优势（Jacobson，2010）。

对中重度内异症患者可以通过手术恢复正常的解剖结构和输卵管功能，但是，高质量的临床研究认为，手术对提高重度内异症患者生育能力的作用有限（Crosignani，1996）。对于合并不孕症的 Ⅲ / Ⅳ 期子宫内膜异位症患者，应积极行腹腔镜手术以提高自然妊娠率（Dunselman，2014）。不孕症患者初次手术失败后，首选 IVF 助孕，应谨慎选择再次手术（Pagidas，1996）。

除此以外，对于内异症相关不孕症患者，也可以通过辅助生殖技术改善生育力治疗，例如控制性超排卵、宫腔内人工授精和体外受精等（第 20 章）。从理论上讲，患者的年龄和疾病严重程度是决定治疗方法的主要因素。

（汪　沙译　段　华审校）

### 参考文献

Adamson GD: Endometriosis Fertility Index: is it better than the present staging systems? Curr Opin Obstet Gynecol 25(3):186, 2013

Adamson GD, Pasta DJ: Endometriosis fertility index: the new, validated endometriosis staging system. Fertil Steril 94(5):1609, 2010

Alabiso G, Alio L, Arena S, et al: How to manage bowel endometriosis: the ETIC approach. J Minim Invasive Gynecol 22(4):517, 2015

Al-Azemi M, Jones G, Sirkeci F, et al: Immediate and delayed add-back hormonal replacement therapy during ultra long GnRH agonist treatment of chronic cyclical pelvic pain. BJOG 116:1646, 2009

Alifano M: Catamenial pneumothorax. Curr Opin Pulm Med 16(4):381, 2010

Allen C, Hopewell S, Prentice A, et al: Nonsteroidal anti-inflammatory drugs for pain in women with endometriosis. Cochrane Database Syst Rev 2:CD004753, 2009

American College of Obstetricians and Gynecologists: Depot medroxyprogesterone acetate and bone effects. Committee Opinion No. 602, June 2014a

American College of Obstetricians and Gynecologists: Management of adnexal masses. Practice Bulletin No. 83, July 2007, Reaffirmed 2013

American College of Obstetricians and Gynecologists: Management of endometriosis. Practice Bulletin No. 114, July 2010, Reaffirmed 2014b

American Society for Reproductive Medicine: Endometriosis and infertility: a committee opinion. Fertil Steril 98(3):591, 2012

American Society for Reproductive Medicine: Revised American Society for Reproductive Medicine classification of endometriosis: 1996. Fertil Steril 67:817, 1997

American Society for Reproductive Medicine: Treatment of pelvic pain associated with endometriosis: a committee opinion. Fertil Steril 101(4):927, 2014

Amsterdam LL, Gentry W, Jobanputra S, et al: Anastrazole and oral contraceptives: a novel treatment for endometriosis. Fertil Steril 84:300, 2005

Antonelli A, Simeone C, Zani D, et al: Clinical aspects and surgical treatment of urinary tract endometriosis: our experience with 31 cases. Eur Urol 49:1093, 2006

Arici A, Oral E, Attar E, et al: Monocyte chemotactic protein-1 concentration in peritoneal fluid of women with endometriosis and its modulation of expression in mesothelial cells. Fertil Steril 67:1065, 1997

Arici A, Seli E, Zeyneloglu HB, et al: Interleukin-8 induces proliferation of endometrial stromal cells: a potential autocrine growth factor. J Clin Endocrinol Metab 83:1201, 1998

As-Sanie S, Harris RE, Harte SE, et al: Increased pressure pain sensitivity in women with chronic pelvic pain. Obstet Gynecol 122(5):1047, 2013

Attia GR, Zeitoun K, Edwards D, et al: Progesterone receptor isoform A but not B is expressed in endometriosis. J Clin Endocrinol Metab 85:2897, 2000

Bajaj P, Bajaj P, Madsen H, et al: Endometriosis is associated with central sensitization: a psychophysical controlled study. J Pain 4(7):372, 2003

Balasch J, Creus M, Fabregues F, et al: Visible and non-visible endometriosis at laparoscopy in fertile and infertile women and in patients with chronic pelvic pain: a prospective study. Hum Reprod 11:387, 1996

Ballard KD, Seaman HE, de Vries CS, et al: Can symptomatology help in the diagnosis of endometriosis? Findings from a national case–control study—part 1. BJOG 115(11):1382, 2008

Barbieri RL: Hormone treatment of endometriosis: the estrogen threshold hypothesis. Am J Obstet Gynecol 166:740, 1992

Barcena de Arellano ML, Arnold J, Vercellino F, et al: Overexpression of nerve growth factor in peritoneal fluid from women with endometriosis may promote neurite outgrowth in endometriotic lesions. Fertil Steril 95(3):1123, 2011

Batt RE, Yeh J: Müllerianosis: four developmental (embryonic) mullerian diseases. Reprod Sci 20(9):1030, 2013

Bazot M, Lafont C, Rouzier R, et al: Diagnostic accuracy of physical examination, transvaginal sonography, rectal endoscopic sonography, and magnetic resonance imaging to diagnose deep infiltrating endometriosis. Fertil Steril 92(6):1825, 2009

Bhatt S, Kocakoc E, Dogra VS: Endometriosis: sonographic spectrum. Ultrasound Q 22(4):273, 2006

Blackwell RE: Applications of laser surgery in gynecology. Hype or high tech? Surg Clin North Am 71:1005, 1991

Bourdel N, Alves J, Pickering G, et al: Systematic review of endometriosis pain assessment: how to choose a scale? Hum Reprod Update 21(1):136, 2015

Braun DP, Muriana A, Gebel H, et al: Monocyte-mediated enhancement of endometrial cell proliferation in women with endometriosis. Fertil Steril 61:78, 1994

Brown J, Pan A, Hart RJ: Gonadotrophin-releasing hormone analogues for pain associated with endometriosis. Cochrane Database Syst Rev 12:CD008475, 2010

Buck Louis GM, Hediger ML, Peterson CM, Incidence of endometriosis by study population and diagnostic method: the ENDO study. Fertil Steril 96(2):360, 2011

Bulun SE: Endometriosis. N Engl J Med 360(3):268, 2009

Bulun SE, Monsavais D, Pavone ME, et al: Role of estrogen receptor-β in endometriosis. Semin Reprod Med 30(1):39, 2012

Burney RO: The genetics and biochemistry of endometriosis. Curr Opin Obstet Gynecol 25(4):280, 2013

Canis M, Mage G, Wattiez A, et al: The ovarian endometrioma: why is it so poorly managed? Laparoscopic treatment of large ovarian endometrioma: why such a long learning curve? Hum Reprod 18:5, 2003

Carr B, Dmowski WP, O'Brien C, et al: Elagolix, an oral GnRH antagonist, versus subcutaneous depot medroxyprogesterone acetate for the treatment of endometriosis: effects on bone mineral density. Reprod Sci 21(11):1341, 2014

Chapron C, Chopin N, Borghese B, et al: Surgical management of deeply infiltrating endometriosis: an update. Ann NY Acad Sci 1034:326, 2004

Chapron C, Dubuisson JB, Pansini V, et al: Routine clinical examination is not sufficient for diagnosing and locating deeply infiltrating endometriosis. J Am Assoc Gynecol Laparosc 9:115, 2002

Cho S, Park SH, Choi YS, et al: Expression of cyclooxygenase-2 in eutopic endometrium and ovarian endometriotic tissue in women with severe endometriosis. Gynecol Obstet Invest 69:93, 2010

Crosignani PG, Vercellini P, Biffignandi F, et al: Laparoscopy versus laparotomy in conservative surgical treatment for severe endometriosis. Fertil Steril 66(5):706, 1996

Dalsgaard T, Hjordt Hansen MV, Hartwell D, et al: Reproductive prognosis in daughters of women with and without endometriosis. Hum Reprod 28(8):2284, 2013

Dan H, Limin F: Laparoscopic ovarian cystectomy versus fenestration/coagulation or laser vaporization for the treatment of endometriomas: a meta-analysis of randomized controlled trials. Gynecol Obstet Invest 76(2):75, 2013

Daniels J, Gray R, Hills RK, et al: Laparoscopic uterosacral nerve ablation for alleviating chronic pelvic pain: a randomized controlled trial. JAMA 302:955, 2009

D'Hooghe TM: Clinical relevance of the baboon as a model for the study of endometriosis. Fertil Steril 68:613, 1997

D'Hooghe TM, Bambra CS, Raeymaekers BM, et al: The cycle pregnancy rate is normal in baboons with stage I endometriosis but decreased in primates with stage II and stage III-IV disease. Fertil Steril 66:809, 1996

D'Hooghe TM, Debrock S, Hill JA, et al: Endometriosis and subfertility: is the relationship resolved? Semin Reprod Med 21:243, 2003

Ding Y, Zhu J: A retrospective review of abdominal wall endometriosis in Shanghai, China. Int J Gynaecol Obstet 121(1):41, 2013

Dunselman GA, Vermeulen N, Becker C, et al: ESHRE guideline: management of women with endometriosis. Hum Reprod 29(3):400, 2014

Ecker AM, Donnellan NM, Shepherd JP, et al: Abdominal wall endometriosis: 12 years of experience at a large academic institution. Am J Obstet Gynecol 211(4):363.e1, 2014

Edmonds DK: Add-back therapy in the treatment of endometriosis: the European experience. BJOG 103(Suppl 14):10, 1996

Edmonds DK, Howell R: Can hormone replacement therapy be used during medical therapy of endometriosis? BJOG 101 (Suppl 10):24, 1994

Eskenazi B, Warner M, Bonsignore L, et al: Validation study of nonsurgical diagnosis of endometriosis. Fertil Steril 76:929, 2001

Exacoustos C, Malzoni M, Di Giovanni A, et al: Ultrasound mapping system for the surgical management of deep infiltrating endometriosis. Fertil Steril 102(1):143, 2014a

Exacoustos C, Manganaro L, Zupi E: Imaging for the evaluation of endometriosis and adenomyosis. Best Pract Res Clin Obstet Gynaecol 28(5):655, 2014b

Fauconnier A, Chapron C, Dubuisson JB, et al: Relation between pain symptoms and the anatomic location of deep infiltrating endometriosis. Fertil Steril 78:719, 2002

Fedele L, Bianchi S, Bocciolone L, et al: Pain symptoms associated with endometriosis. Obstet Gynecol 79:767, 1992

Fedele L, Marchini M, Bianchi S, et al: Endometrial patterns during danazol and buserelin therapy for endometriosis: comparative structural and ultrastructural study. Obstet Gynecol 76:79, 1990

Ferrero S, Camerini G, Seracchioli R, et al: Letrozole combined with norethisterone acetate compared with norethisterone acetate alone in the treatment of pain symptoms caused by endometriosis. Hum Reprod 24(12):3033, 2009

Ferrero S, Esposito F, Abbamonte LH, et al: Quality of sex life in women with endometriosis and deep dyspareunia. Fertil Steril 83:573, 2005

Ferrero S, Scala C, Racca A, et al: Second surgery for recurrent unilateral endometriomas and impact on ovarian reserve: a case-control study. Fertil Steril 103(5):1236, 2015

Floyd WS: Danazol: endocrine and endometrial effects. Int J Fertil 25:75, 1980

Gabriel B, Nassif J, Trompoukis P, et al: Prevalence and management of urinary tract endometriosis: a clinical case series. Urology 78(6):1269, 2011

Gallo MF, Nanda K, Grimes DA, et al: 20 μg versus >20 μg estrogen combined oral contraceptives for contraception. Cochrane Database Syst Rev 8:CD003989, 2013

Gestrinone Italian Study Group: Gestrinone versus a gonadotropin-releasing hormone agonist for the treatment of pelvic pain associated with endometriosis: a multicenter, randomized, double-blind study. Fertil Steril 66:911, 1996

Gleicher N, Dmowski WP, Siegel I, et al: Lymphocyte subsets in endometriosis. Obstet Gynecol 63:463, 1984

Gurates B, Bulun SE: Endometriosis: the ultimate hormonal disease. Semin Reprod Med 21:125, 2003

Gutt CN, Oniu T, Schemmer P, et al: Fewer adhesions induced by laparoscopic surgery? Surg Endosc 18:898, 2004

Guzick DS, Huang LS, Broadman BA, et al: Randomized trial of leuprolide versus continuous oral contraceptives in the treatment of endometriosis-associated pelvic pain. Fertil Steril 95(5):1568, 2011

Guzick DS, Silliman NP, Adamson GD, et al: Prediction of pregnancy in infertile women based on the American Society for Reproductive Medicine's revised classification of endometriosis. Fertil Steril 67:822, 1997

Haas D, Chvatal R, Habelsberger A, et al: Comparison of revised American Fertility Society and ENZIAN staging: a critical evaluation of classifications of endometriosis on the basis of our patient population. Fertil Steril 95(5):1574, 2011

Haga T, Kataoka H, Ebana H, et al: Thoracic endometriosis-related pneumothorax distinguished from primary spontaneous pneumothorax in females. Lung 192(4):583, 2014

Halme J, Hammond MG, Hulka JF, et al: Retrograde menstruation in healthy women and in patients with endometriosis. Obstet Gynecol 64:151, 1984

Hammoud A, Gago LA, Diamond MP: Adhesions in patients with chronic pelvic pain: a role for adhesiolysis? Fertil Steril 82:1483, 2004

Harb H, Gallos I, Chu J, et al: The effect of endometriosis on *in vitro* fertilisation outcome: a systematic review and meta-analysis. BJOG 120, 1308, 2013

Haney AF, Muscato J, Weinberg JB: Peritoneal fluid cell populations in infertility patients. Fertil Steril 35:696, 1981

Harada T, Momoeda M, Taketani Y, et al: Dienogest is as effective as intranasal buserelin acetate for the relief of pain symptoms associated with endometriosis—a randomized, double blind, multicentre trial. Fertil Steril 91(3):675, 2009

Harada T, Momoeda M, Taketani Y, et al: Low-dose oral contraceptive pill for dysmenorrhea associated with endometriosis: a placebo-controlled, double-blind, randomized trial. Fertil Steril 90:1583, 2008

Hart RJ, Hickey M, Maouris P, Buckett W. Excisional surgery versus ablative surgery for ovarian endometriomata. Cochrane Database Syst Rev 2:CD004992, 2008

Healey M, Ang WC, Cheng C: Surgical treatment of endometriosis: a prospective randomized double-blinded trial comparing excision and ablation. Fertil Steril 94(7):2536, 2010

Healey M, Cheng C, Kaur H: To excise or ablate endometriosis? A prospective randomized double-blinded trial after 5-year follow-up. J Minim Invasive Gynecol 21(6):999, 2014

Hickman TN, Namnoum AB, Hinton EL, et al: Timing of estrogen replacement therapy following hysterectomy with oophorectomy for endometriosis. Obstet Gynecol 91(5 Pt 1):673, 1998

Hinterholzer S, Riss D, Brustmann H: Symptomatic large bowel endometriosis in a woman with a hormonal intrauterine device: a case report. J Reprod Med 52:1055, 2007

Ho HN, Chao KH, Chen HF, et al: Peritoneal natural killer cytotoxicity and CD25+ CD3+ lymphocyte subpopulation are decreased in women with stage III-IV endometriosis. Hum Reprod 10:2671, 1995

Hornstein MD, Harlow BL, Thomas PP, et al: Use of a new CA 125 assay in the diagnosis of endometriosis. Hum Reprod 10:932, 1995a

Hornstein MD, Surrey ES, Weisberg GW, et al: Leuprolide acetate depot and hormonal add-back in endometriosis: a 12-month study. Lupron Add-Back Study Group. Obstet Gynecol 91:16, 1998

Hornstein MD, Yuzpe AA, Burry KA, et al: Prospective randomized double-blind trial of 3 versus 6 months of nafarelin therapy for endometriosis associated pelvic pain. Fertil Steril 63:955, 1995b

Houston DE, Noller KL, Melton LJ III, et al: Incidence of pelvic endometriosis in Rochester, Minnesota, 1970–1979. Am J Epidemiol 125:959, 1987

Howard FM: The role of laparoscopy in the chronic pelvic pain patient. Clin Obstet Gynecol 46(4):749, 2003

Hsu AL, Sinaii N, Segars J, et al: Relating pelvic pain location to surgical findings of endometriosis. Obstet Gynecol 118(2 Pt 1):223, 2011

Huber SA, Northington GM, Karp DR: Bowel and bladder dysfunction following surgery within the presacral space: an overview of neuroanatomy, function, and dysfunction. Int Urogynecol J 26(7):941, 2015

Hudelist G, English J, Thomas AE, et al: Diagnostic accuracy of transvaginal ultrasound for non-invasive diagnosis of bowel endometriosis: systematic review and meta-analysis. Ultrasound Obstet Gynecol 37(3):257, 2011

Hughes E, Brown J, Collins JJ, et al: Ovulation suppression for endometriosis. Cochrane Database Syst Rev 3:CD000155, 2007

Itoh H, Kishore AH, Lindqvist A, et al: Transforming growth factor β1 (TGFβ1) and progesterone regulate matrix metalloproteinases (MMP) in human endometrial stromal cells. J Clin Endocrinol Metab 97:888, 2012

Jacobson TZ, Duffy JM, Barlow D, et al: Laparoscopic surgery for subfertility associated with endometriosis. Cochrane Database Syst Rev 1:CD001398, 2010

Jacoby VL, Fujimoto VY, Giudice LC, et al: Racial and ethnic disparities in benign gynecologic conditions and associated surgeries. Am J Obstet Gynecol 202(6):514, 2010

Jansen RP, Russell P: Nonpigmented endometriosis: clinical, laparoscopic, and pathologic definition. Am J Obstet Gynecol 155:1154, 1986

Janssen EB, Rijkers AC, Hoppenbrouwers K, et al: Prevalence of endometriosis diagnosed by laparoscopy in adolescents with dysmenorrhea or chronic pelvic pain: a systematic review. Hum Reprod Update 19(5):570, 2013

Jerman LF, Hey-Cunningham AJ: The role of the lymphatic system in endometriosis: a comprehensive review of the literature. Biol Reprod 92(3):64, 2015

Jones KD, Haines P, Sutton CJ: Long-term follow-up of a controlled trial of laser laparoscopy for pelvic pain. J Soc Laparoendosc Surg 5:111, 2001

Jones SC: Relative thromboembolic risks associated with COX-2 inhibitors. Ann Pharmacother 39:1249, 2005

Kaufman LC, Smyrk TC, Levy MJ, et al: Symptomatic intestinal endometriosis requiring surgical resection: clinical presentation and preoperative diagnosis. Am J Gastroenterol 106(7):1325, 2011

Kauppila A, Rönnberg L: Naproxen sodium in dysmenorrhea secondary to endometriosis. Obstet Gynecol 65(3):379, 1985

Kettel LM, Murphy AA, Morales AJ, et al: Treatment of endometriosis with the antiprogesterone mifepristone (RU486). Fertil Steril 65:23, 1996

Khorram O, Taylor RN, Ryan IP, et al: Peritoneal fluid concentrations of the cytokine RANTES correlate with the severity of endometriosis. Am J Obstet Gynecol 169:1545, 1993

Kiesel L, Schweppe KW, Sillem M, et al: Should add-back therapy for endometriosis be deferred for optimal results? BJOG 103(Suppl 14):15, 1996

Kim HS, Kim TH, Chung HH, et al: Risk and prognosis of ovarian cancer in women with endometriosis: a meta-analysis. Br J Cancer 110:1878, 2014

Kim YA, Kim MR, Lee JH, et al: Gonadotropin-releasing hormone agonist reduces aromatase cytochrome P450 and cyclooxygenase-2 in ovarian endometrioma and eutopic endometrium of patients with endometriosis. Gynecol Obstet Invest 68:73, 2009

Kitawaki J, Noguchi T, Amatsu T, et al: Expression of aromatase cytochrome P450 protein and messenger ribonucleic acid in human endometriotic and adenomyotic tissues but not in normal endometrium. Biol Reprod 57:514, 1997

Knabben L, Imboden S, Fellmann B, et al: Urinary tract endometriosis in patients with deep infiltrating endometriosis: prevalence, symptoms, management, and proposal for a new clinical classification. Fertil Steril 103(1):147, 2015

Koger KE, Shatney CH, Hodge K, et al: Surgical scar endometrioma. Surg Gynecol Obstet 177:243, 1993

Koninckx PR, Meuleman C, Oosterlynck D, et al: Diagnosis of deep endometriosis by clinical examination during menstruation and plasma CA-125 concentration. Fertil Steril 65:280, 1996

Koninckx PR, Oosterlynck D, D'Hooghe T, et al: Deeply infiltrating endometriosis is a disease whereas mild endometriosis could be considered a non-disease. Ann NY Acad Sci 734:333, 1994

Koninckx PR, Ussia A, Adamyan L, et al: Deep endometriosis: definition, diagnosis, and treatment. Fertil Steril 98(3):564, 2012

Küpker W, Felberbaum RE, Krapp M, et al: Use of GnRH antagonists in the treatment of endometriosis. Reprod Biomed Online 5:12, 2002

Kyama CM, Overbergh L, Debrock S, et al: Increased peritoneal and endometrial gene expression of biologically relevant cytokines and growth factors during the menstrual phase in women with endometriosis. Fertil Steril 85(6):1667, 2006

Lafay Pillet MC, Huchon C, Santulli P, et al: A clinical score can predict associated deep infiltrating endometriosis before surgery for an endometrioma. Hum Reprod 29(8):1666, 2014

Levine D, Brown DL, Andreotti RF, et al: Management of asymptomatic ovarian and other adnexal cysts imaged at US: Society of Radiologists in Ultrasound Consensus Conference Statement. Ultrasound Q 26(3):121, 2010

Ling FW: Randomized controlled trial of depot leuprolide in patients with chronic pelvic pain and clinically suspected endometriosis. Obstet Gynecol 93:51, 1999

Liu X, Yuan L, Shen F, et al: Patterns of and risk factors for recurrence in women with ovarian endometriomas. Obstet Gynecol 109(6):1411, 2007

Macer ML, Taylor HS: Endometriosis and infertility: a review of the pathogenesis and treatment of endometriosis-associated infertility. Obstet Gynecol Clin North Am 39(4):535, 2012

Mahmood TA, Templeton A: Prevalence and genesis of endometriosis. Hum Reprod 6(4):544, 1991

Mais V, Ajossa S, Marongiu D, et al: Reduction of adhesion reformation after laparoscopic endometriosis surgery: a randomized trial with an oxidized regenerated cellulose absorbable barrier. Obstet Gynecol 86(4 Pt 1):512, 1995a

Mais V, Ajossa S, Piras B, et al: Treatment of nonendometriotic benign adnexal cysts: a randomized comparison of laparoscopy and laparotomy. Obstet Gynecol 86:770, 1995b

Malinak LR, Buttram VC Jr, Elias S, et al: Heritage aspects of endometriosis. II. Clinical characteristics of familial endometriosis. Am J Obstet Gynecol 137:332, 1980

Marcoux S, Maheux R, Berube S: Laparoscopic surgery in infertile women with minimal or mild endometriosis. Canadian Collaborative Group on Endometriosis. N Engl J Med 337:217, 1997

Marjoribanks J, Proctor M, Farquhar C, et al: Nonsteroidal anti-inflammatory drugs for dysmenorrhoea. Cochrane Database Syst Rev 1:CD001751, 2010

Markham SM, Carpenter SE, et al: Extrapelvic endometriosis. Obstet Gynecol Clin North Am 16:193, 1989

Marsh EE, Laufer MR: Endometriosis in premenarcheal girls who do not have an associated obstructive anomaly. Fertil Steril 83(3):758, 2005

Mathur S, Peress MR, Williamson HO, et al: Autoimmunity to endometrium and ovary in endometriosis. Clin Exp Immunol 50:259, 1982

Matorras R, Rodriguez F, Pijoan JI, et al: Women who are not exposed to spermatozoa and infertile women have similar rates of stage I endometriosis. Fertil Steril 76:923, 2001

May KE, Conduit-Hulbert SA, Villar J, et al: Peripheral biomarkers of endometriosis: a systematic review. Hum Reprod Update 16(6):651, 2010

McKinnon B, Bersinger NA, Wotzkow C, et al: Endometriosis-associated nerve fibers, peritoneal fluid cytokine concentrations, and pain in endometriotic lesions from different locations. Fertil Steril 97(2):373, 2012

McLaren J, Prentice A, Charnock-Jones DS, et al: Vascular endothelial growth factor is produced by peritoneal fluid macrophages in endometriosis and is regulated by ovarian steroids. J Clin Invest 98:482, 1996

Mechsner S, Weichbrodt M, Riedlinger WF, et al: Estrogen and progestogen receptor positive endometriotic lesions and disseminated cells in pelvic sentinel lymph nodes of patients with deep infiltrating rectovaginal endometriosis: a pilot study. Hum Reprod 23(10):2202, 2008

Meuleman C, Vandenabeele B, Fieuws S, et al: High prevalence of endometriosis in infertile women with normal ovulation and normospermic partners. Fertil Steril 92:68, 2009

Milone M, Mollo A, Musella M, et al: Role of colonoscopy in the diagnostic work-up of bowel endometriosis. World J Gastroenterol 21(16):4997, 2015

Moen MH, Rees M, Brincat M, et al: EMAS position statement: managing the menopause in women with a past history of endometriosis. Maturitas 67(1):94, 2010

Moen MH, Stokstad T: A long-term follow-up study of women with asymptomatic endometriosis diagnosed incidentally at sterilization. Fertil Steril 78(4):773, 2002

Mol BW, Bayram N, Lijmer JG, et al: The performance of CA-125 measurement in the detection of endometriosis: a meta-analysis. Fertil Steril 70:1101, 1998

Moore J, Copley S, Morris J, et al: A systematic review of the accuracy of ultrasound in the diagnosis of endometriosis. Ultrasound Obstet Gynecol 20:630, 2002

Moore JG, Binstock MA, et al: The clinical implications of retroperitoneal endometriosis. Am J Obstet Gynecol 158:1291, 1988

Mori H, Sawairi M, Nakagawa M, et al: Peritoneal fluid interleukin-1 beta and tumor necrosis factor in patients with benign gynecologic disease. Am J Reprod Immunol 26:62, 1991

Mostafa HA, Saad JH, Nadeem Z, et al: Rectus abdominis endometriosis. A descriptive analysis of 10 cases concerning this rare occurrence. Saudi Med J 34(10):1035, 2013

Mourra N, Cortez A, Bennis M, et al: The groin: an unusual location of endometriosis—a multi-institutional clinicopathological study. J Clin Pathol 68(7):579, 2015

Muneyyirci-Delale O, Karacan M: Effect of norethindrone acetate in the treatment of symptomatic endometriosis. Int J Fertil Womens Med 43:24, 1998

Mutter GL, Bergeron C, Deligdisch L, et al: The spectrum of endometrial pathology induced by progesterone receptor modulators. Mod Pathol 21(5):591, 2008

Namnoum AB, Hickman TN, Goodman SB, et al: Incidence of symptom recurrence after hysterectomy for endometriosis. Fertil Steril 64:898, 1995

Nezhat C, Nezhat F: A simplified method of laparoscopic presacral neurectomy for the treatment of central pelvic pain due to endometriosis. BJOG 99:659, 1992

Nisolle M, Donnez J: Peritoneal endometriosis, ovarian endometriosis, and adenomyotic nodules of the rectovaginal septum are three different entities. Fertil Steril 68:585, 1997

Noble LS, Takayama K, Zeitoun KM, et al: Prostaglandin E2 stimulates aromatase expression in endometriosis-derived stromal cells. J Clin Endocrinol Metab 82:600, 1997

Odukoya OA, Wheatcroft N, Weetman AP, et al: The prevalence of endometrial immunoglobulin G antibodies in patients with endometriosis. Hum Reprod 10:1214, 1995

Olive DL, Stohs GF, Metzger DA, et al: Expectant management and hydrotubations in the treatment of endometriosis-associated infertility. Fertil Steril 44:35, 1985a

Olive DL, Weinberg JB, Haney AF: Peritoneal macrophages and infertility: the association between cell number and pelvic pathology. Fertil Steril 44:772, 1985b

Opoku-Anane J, Laufer MR: Prevalence of endometriosis in adolescent girls with chronic pelvic pain not responding to conventional therapy. Have we underestimated? J Pediatr Adolesc Gynecol 25(2):e50, 2012

Orwoll ES, Yuzpe AA, Burry KA, et al: Nafarelin therapy in endometriosis: long-term effects on bone mineral density. Am J Obstet Gynecol 171:1221, 1994

Pagidas K, Falcone T, Hemmings R, et al: Comparison of reoperation for moderate (stage III) and severe (stage IV) endometriosis-related infertility with in vitro fertilization-embryo transfer. Fertil Steril 65:791, 1996

Parazzini F: Ablation of lesions or no treatment in minimal-mild endometriosis in infertile women: a randomized trial. Gruppo Italiano per lo Studio dell'Endometriosi. Hum Reprod 14:1332, 1999

Pavone ME, Bulun SE: Aromatase inhibitors for the treatment of endometriosis. Fertil Steril 98(6):1370, 2012

Pearce CL, Templeman C, Rossing MA, et al: Association between endometriosis and risk of histological subtypes of ovarian cancer: a pooled analysis of case-control studies. Lancet Oncol 13(4):385, 2012

Pergialiotis V, Prodromidou A, Frountzas M, et al: The effect of bipolar electrocoagulation during ovarian cystectomy on ovarian reserve: a systematic review. Am J Obstet Gynecol April 13, 2015 [Epub ahead of print]

Peters AA, Trimbos-Kemper GC, Admiraal C, et al: A randomized clinical trial on the benefit of adhesiolysis in patients with intraperitoneal adhesions and chronic pelvic pain. BJOG 99:59, 1992

Peterson CM, Johnstone EB, Hammoud AO, et al: Risk factors associated with endometriosis: importance of study population for characterizing disease in the ENDO study. Am J Obstet Gynecol 208(6):451.e1, 2013

Petta CA, Ferriani RA, Abrao MS, et al: Randomized clinical trial of a levonorgestrel-releasing intrauterine system and a depot GnRH analogue for the treatment of chronic pelvic pain in women with endometriosis. Hum Reprod 20:1993, 2005

Possover M, Schneider T, Henle KP: Laparoscopic therapy for endometriosis and vascular entrapment of sacral plexus. Fertil Steril 95(2):756, 2011

Prentice A, Deary AJ, Bland E: Progestagens and anti-progestagens for pain associated with endometriosis. Cochrane Database Syst Rev 2:CD002122, 2000

Proctor ML, Latthe PM, Farquhar CM, et al: Surgical interruption of pelvic nerve pathways for primary and secondary dysmenorrhoea. Cochrane Database Syst Rev 4:CD001896, 2005

Qiong-Zhen R, Ge Y, Deng Y, et al: Effect of vasopressin injection technique in laparoscopic excision of bilateral ovarian endometriomas on ovarian reserve: prospective randomized study. J Minim Invasive Gynecol 21(2):266, 2014

Redwine DB: Conservative laparoscopic excision of endometriosis by sharp dissection: life table analysis of reoperation and persistent or recurrent disease. Fertil Steril 56:628, 1991

Reimnitz C, Brand E, Nieberg RK, et al: Malignancy arising in endometriosis associated with unopposed estrogen replacement. Obstet Gynecol 71:444, 1988

Rodriguez-Escudero FJ, Neyro JL, Corcostegui B, et al: Does minimal endometriosis reduce fecundity? Fertil Steril 50:522, 1988

Roman H, Bridoux V, Tuech JJ, et al: Bowel dysfunction before and after surgery for endometriosis. Am J Obstet Gynecol 209(6):524, 2013

Rousset P, Rousset-Jablonski C, Alifano M, et al: Thoracic endometriosis syndrome: CT and MRI features. Clin Radiol 69(3):323, 2014

Rousset-Jablonski C, Alifano M, Plu-Bureau G, et al: Catamenial pneumothorax and endometriosis-related pneumothorax: clinical features and risk factors. Hum Reprod 26(9):2322, 2011

Ruffo G, Crippa S, Sartori A, et al: Management of rectosigmoid obstruction due to severe bowel endometriosis. Updates Surg 66(1):59, 2014a

Ruffo G, Scopelliti F, Manzoni A, et al: Long-term outcome after laparoscopic bowel resections for deep infiltrating endometriosis: a single-center experience after 900 cases. Biomed Res Int 2014:463058, 2014b

Saha R, Pettersson HJ, Svedberg P, et al: The heritability of endometriosis. Fertil Steril July 22, 2015 [Epub ahead of print]

Sampson JA: Peritoneal endometriosis due to menstrual dissemination of endometrial tissue into the peritoneal cavity. Am J Obstet Gynecol 14:442, 1927

Sanfilippo JS, Wakim NG, Schikler KN, et al: Endometriosis in association with uterine anomaly. Am J Obstet Gynecol 154:39, 1986

Santulli P, Streuli I, Melonio I, et al: Increased serum cancer antigen-125 is a marker for severity of deep endometriosis. J Minim Invasive Gynecol 22(2):275, 2015

Satyaswaroop PG, Wartell DJ, Mortel R: Distribution of progesterone receptor, estradiol dehydrogenase, and 20 alpha-dihydroprogesterone dehydrogenase activities in human endometrial glands and stroma: progestin induction

of steroid dehydrogenase activities in vitro is restricted to the glandular epithelium. Endocrinology 111:743, 1982

Schenken RS, Asch RH: Surgical induction of endometriosis in the rabbit: effects on fertility and concentrations of peritoneal fluid prostaglandins. Fertil Steril 34:581, 1980

Schlaff WD, Carson SA, Luciano A, et al: Subcutaneous injection of depot medroxyprogesterone acetate compared with leuprolide acetate in the treatment of endometriosis-associated pain. Fertil Steril 85(2):314, 2006

Sekiba K: Use of Interceed(TC7) absorbable adhesion barrier to reduce postoperative adhesion reformation in infertility and endometriosis surgery. The Obstetrics and Gynecology Adhesion Prevention Committee. Obstet Gynecol 79(4):518, 1992

Seli E, Arici A: Endometriosis: interaction of immune and endocrine systems. Semin Reprod Med 21:135, 2003

Seracchioli R, Mabrouk M, Montanari G, et al: Conservative laparoscopic management of urinary tract endometriosis (UTE): surgical outcome and long-term follow-up. Fertil Steril 94(3):856, 2010

Shah DK, Correia KF, Vitonis AF, et al: Body size and endometriosis: results from 20 years of follow-up within the Nurses' Health Study II prospective cohort. Hum Reprod 28(7):1783, 2013

Shakiba K, Bena JF, McGill KM, et al: Surgical treatment of endometriosis: a 7-year follow-up on the requirement for further surgery. Obstet Gynecol 111(6):1285, 2008

Shippen ER, West WJ Jr: Successful treatment of severe endometriosis in two premenopausal women with an aromatase inhibitor. Fertil Steril 81(5):1395, 2004

Signorile PG, Baldi F, Bussani R, et al: Embryologic origin of endometriosis: analysis of 101 human female fetuses. J Cell Physiol 227(4):1653, 2012

Soliman NF, Hillard TC: Hormone replacement therapy in women with past history of endometriosis. Climacteric 9(5):325, 2006

Somigliana E, Berlanda N, Benaglia L, et al: Surgical excision of endometriomas and ovarian reserve: a systematic review on serum antimüllerian hormone level modifications. Fertil Steril 98(6):1531, 2012

Somigliana E, Vercellini P, Vigano P, et al: Postoperative medical therapy after surgical treatment of endometriosis: from adjuvant therapy to tertiary prevention. J Minim Invasive Gynecol 21(3):328, 2014

Somigliana E, Vigano P, Parazzini F, et al: Association between endometriosis and cancer: a comprehensive review and a critical analysis of clinical and epidemiological evidence. Gynecol Oncol 101:331, 2006

Steele RW, Dmowski WP, Marmer DJ: Immunologic aspects of human endometriosis. Am J Reprod Immunol 6:33, 1984

Stilley JA, Birt JA, Sharpe-Timms KL: Cellular and molecular basis for endometriosis-associated infertility. Cell Tissue Res 349(3):849, 2012

Strathy JH, Molgaard CA, Coulam CB, et al: Endometriosis and infertility: a laparoscopic study of endometriosis among fertile and infertile women. Fertil Steril 38:667, 1982

Strowitzki T, Faustmann T, Gerlinger C, et al: Dienogest in the treatment of endometriosis-associated pelvic pain: a 12-week, randomized, double-blind, placebo-controlled study. Eur J Obstet Gynecol Reprod Biol 151(2):193 2010a

Strowitzki T, Marr J, Gerlinger C, et al: Dienogest is as effective as leuprolide acetate in treating the painful symptoms of endometriosis: a 24-week, randomized, multicentre, open-label trial. Hum Reprod 25(3):633, 2010b

Sutton CJ, Pooley AS, Ewen SP, et al: Follow-up report on a randomized controlled trial of laser laparoscopy in the treatment of pelvic pain associated with minimal to moderate endometriosis. Fertil Steril 68:1070, 1997

Taguchi S, Enomoto Y, Homma Y: Bladder endometriosis developed after long-term estrogen therapy for prostate cancer. Int J Urol 19(10):964, 2012

Tammaa A, Fritzer N, Strunk G, et al: Learning curve for the detection of pouch of Douglas obliteration and deep infiltrating endometriosis of the rectum. Hum Reprod 29(6):1199, 2014

Tanmahasamut P, Rattanachaiyanont M, Angsuwathana S, et al: Postoperative levonorgestrel-releasing intrauterine system for pelvic endometriosis-related pain: a randomized controlled trial. Obstet Gynecol 119(3):519, 2012

Taylor M, Bowen-Simpkins P, Barrington J: Complications of unopposed oestrogen following radical surgery for endometriosis. J Obstet Gynaecol 19:647, 1999

Telimaa S, Puolakka J, Ronnberg L, et al: Placebo-controlled comparison of danazol and high-dose medroxyprogesterone acetate in the treatment of endometriosis. Gynecol Endocrinol 1:13, 1987

Tempfer CB, Wenzl R, Horvat R, et al: Lymphatic spread of endometriosis to pelvic sentinel lymph nodes: a prospective clinical study. Fertil Steril 96(3):692, 2011

Thomas EJ, Cooke ID: Successful treatment of asymptomatic endometriosis: does it benefit infertile women? Br Med J (Clin Res Ed) 294:1117, 1987

Treloar SA, O'Connor DT, O'Connor VM, et al: Genetic influences on endometriosis in an Australian twin sample. Fertil Steril 71:701, 1999

Tseng JF, Ryan IP, Milam TD, et al: Interleukin-6 secretion in vitro is up-regulated in ectopic and eutopic endometrial stromal cells from women with endometriosis. J Clin Endocrinol Metab 81:1118, 1996

Valentijn AJ, Palial K, Al-Lamee H, et al: SSEA-1 isolates human endometrial basal glandular epithelial cells: phenotypic and functional characterization and implications in the pathogenesis of endometriosis. Hum Reprod 28(10):2695, 2013

Van Holsbeke C, Van Calster B, Guerriero S, et al: Endometriomas: their ultrasound characteristics. Ultrasound Obstet Gynecol 35(6):730, 2010

Vercellini P, Aimi G, Busacca M, et al: Laparoscopic uterosacral ligament resection for dysmenorrhea associated with endometriosis: results of a randomized, controlled trial. Fertil Steril 80:310, 2003a

Vercellini P, Barbara G, Somigliana E, et al: Comparison of contraceptive ring and patch for the treatment of symptomatic endometriosis. Fertil Steril 93:2150, 2010

Vercellini P, Fedele L, Aimi G, et al: Association between endometriosis stage, lesion type, patient characteristics and severity of pelvic pain symptoms: a multivariate analysis on 1000 patients. Hum Reprod 22(1):266, 2007

Vercellini P, Frontino G, De Giorgi O, et al: Comparison of a levonorgestrel-releasing intrauterine device versus expectant management after conservative surgery for symptomatic endometriosis: a pilot study. Fertil Steril 80(2):305, 2003b

Vercellini P, Frontino G, Pietropaolo G, et al: Deep endometriosis: definition, pathogenesis, and clinical management. J Am Assoc Gynecol Laparosc 11(2):153, 2004

Vercellini P, Somigliana E, Buggio L, et al: "I can't get no satisfaction": deep dyspareunia and sexual functioning in women with rectovaginal endometriosis. Fertil Steril 98(6):1503, 2012

Vercellini P, Trespidi L, Colombo A, et al: A gonadotropin-releasing hormone agonist versus a low-dose oral contraceptive for pelvic pain associated with endometriosis. Fertil Steril 60:75, 1993

Vercellini P, Trespidi L, De Giorgi O, et al: Endometriosis and pelvic pain: relation to disease stage and localization. Fertil Steril 65:299, 1996

Vercellini P, Vendola N, Bocciolone L, et al: Reliability of the visual diagnosis of ovarian endometriosis. Fertil Steril 56:1198, 1991

Vignali M, Infantino M, Matrone R, et al: Endometriosis: novel etiopathogenetic concepts and clinical perspectives. Fertil Steril 78(4):665, 2002

Walch K, Unfried G, Huber J, et al: Implanon versus medroxyprogesterone acetate: effects on pain scores in patients with symptomatic endometriosis—a pilot study. Contraception 79(1):29, 2009

Wall DJ, Javitt MC, Glanc P, et al: ACR Appropriateness Criteria® infertility. Ultrasound Q 31(1):37, 2015

Waller KG, Lindsay P, Curtis P, et al: The prevalence of endometriosis in women with infertile partners. Eur J Obstet Gynecol Reprod Biol 48:135, 1993

Walter AJ, Hentz JG, Magtibay PM, et al: Endometriosis: correlation between histologic and visual findings at laparoscopy. Am J Obstet Gynecol 184:1407, 2001

Watanabe M, Kamiyama G, Yamazaki K, et al: Anal endosonography in the diagnosis and management of perianal endometriosis: report of a case. Surg Today 33:630, 2003

Williams CE, Nakhal RS, Hall-Craggs MA, et al: Transverse vaginal septae: management and long-term outcomes. BJOG 121(13):1653, 2014

Wilson TJ, Hertzog PJ, Angus D, et al: Decreased natural killer cell activity in endometriosis patients: relationship to disease pathogenesis. Fertil Steril 62:1086, 1994

Wong AY, Tang LC, Chin RK: Levonorgestrel-releasing intrauterine system (Mirena) and Depot medroxyprogesterone acetate (Depoprovera) as long-term maintenance therapy for patients with moderate and severe endometriosis: a randomised controlled trial. Aust N Z J Obstet Gynaecol 50(3):273, 2010

Wright J, Lotfallah H, Jones K, et al: A randomized trial of excision versus ablation for mild endometriosis. Fertil Steril 83:1830, 2005

Wykes CB, Clark TJ, Khan KS: Accuracy of laparoscopy in the diagnosis of endometriosis: a systematic quantitative review. BJOG 111(11):1204, 2004

Wu D, Hu M, Hong L, et al: Clinical efficacy of add-back therapy in treatment of endometriosis: a meta-analysis. Arch Gynecol Obstet 290(3):513, 2014

Xue Q, Lin Z, Cheng YH, et al: Promoter methylation regulates estrogen receptor 2 in human endometrium and endometriosis. Biol Reprod 77(4):681, 2007

Yuen PM, Yu KM, Yip SK, et al: A randomized prospective study of laparoscopy and laparotomy in the management of benign ovarian masses. Am J Obstet Gynecol 177:109, 1997

Zeitoun K, Takayama K, Sasano H, et al: Deficient 17 beta-hydroxysteroid dehydrogenase type 2 expression in endometriosis: failure to metabolize 17 beta-estradiol. J Clin Endocrinol Metab 83:4474, 1998

Zhu L, Wong F, Lang JH: Perineal endometriosis after vaginal delivery—clinical experience with 10 patients. Aust N Z J Obstet Gynaecol 42:565, 2002

Zullo F, Palomba S, Zupi E, et al: Effectiveness of presacral neurectomy in women with severe dysmenorrhea caused by endometriosis who were treated with laparoscopic conservative surgery: a 1-year prospective randomized double-blind controlled trial. Am J Obstet Gynecol 189:5, 2003

Zupi E, Marconi D, Sbracia M, et al: Add-back therapy in the treatment of endometriosis-associated pain. Fertil Steril 82:1303, 2004

# 盆腔疼痛

下腹痛和盆腔痛是一种常见的临床症状，但是，这种症状主观且定位模糊，难以诊断和治疗。为了协助诊治，临床医师要更好地去了解疼痛的机制，包括复杂的物理和生化过程，同时，患者的情绪及社会活动也会对疼痛有一定影响。就诊时，患者需详细描述疼痛的部位及性质，而医师要准确判断，避免过度治疗。

## 一、疼痛病理生理学

疼痛是当机体遭受到威胁并产生趋避的一种保护机制，常伴随着情绪反应和不良行为后果。这些情绪反应及行为后果和疼痛本身同样重要，因为即使在没有实际伤害的情况下，仅仅是疼痛引起的情绪反应也会对患者有不良影响。

根据传入神经纤维的类型，疼痛可分为躯体性疼痛和内脏性疼痛。此外，根据导致其发生的神经生理学分为"炎症性或神经性"疼痛（Kehlet，2006）。这两种分类均有助于疼痛的诊断和治疗。

### 1. 躯体性和内脏性疼痛

躯体性疼痛起源于躯体神经系统的传入神经，这些神经支配着壁层腹膜、皮肤、肌肉和皮下组织。躯体性疼痛通常尖锐且局限，常发生在右侧或左侧的由神经支配的组织区域内（图 11-1）。

内脏性疼痛起源于自主神经系统的传入纤维，其传递内脏和脏层腹膜的信息。有害刺激通常包括腹部器官的伸展、扩张、缺血、坏死或痉挛。由于传递这些刺激的内脏传入纤维稀疏，因此产生的痛觉通常是弥散的钝痛，且无显著特点。

由于腹腔脏器神经支配通常是双侧的（Flasar，2006），所以内脏疼痛通常位于中线部位。此外，内脏传入神经呈阶段性分布，内脏疼痛通常由大脑感觉皮层定位到近似的脊髓水平，此水平由受累器官的胚胎起源决定。例如，中肠器官的疾病，如小肠、阑尾和盲肠，会引起脐周疼痛。而后尾肠器官的疾病，如

结肠和腹膜内的泌尿生殖系统，会引起耻骨上或下腹部的疼痛（Gallagher，2004）。

内脏传入纤维是无髓鞘的，动作电位很容易播散到邻近的躯体神经。因此，内脏疼痛有时会引起相邻躯体神经相对应的皮区疼痛（Giamberardino，2003）。另外，周围的躯体神经和内脏神经常常在脊髓中相同的背角神经元处形成突触，这些神经元顺次将感觉信息传递给大脑。大脑皮质将信号识别为来自相同的皮区，而不区分其为内脏或躯体神经来源。这种现象被称为"内脏躯体汇合"，使患者难以区分疼痛来自内脏，腹壁还是盆底（图 11-2）（Perry，2003）。

内脏和体神经的集中解释了一些内脏痛的皮肤分布。椎管内神经元反射将内脏伤害性感受传递到其他盆腔脏器（内脏反射）、肌肉（内脏肌反射）和皮肤（内脏 - 皮肤反射）。这些椎管内反射可以解释为什么子宫内膜异位症或间质性膀胱炎患者会表现出其他疼痛综合征，例如前庭炎、盆底肌痛或肠易激综合征（irritable bowel syndrome，IBS）。因此，除非确定潜在的慢性内脏疼痛的来源并进行适当治疗，否则无法成功治愈所提及的疼痛和继发性疼痛综合征（Perry，2000）。

### 2. 炎症性疼痛

对于急性疼痛，诸如刀割、烧伤或挤压伤之类的有害刺激会激活感觉疼痛的感受器，这些感受器被称为伤害感受器。动作电位从外周传播到脊髓的背角神经元，反射弧引起肌肉收缩，使身体立即移动从而保护身体免受伤害。另外，感觉信息在脊髓内被增强或减弱，然后被传输到大脑，在大脑皮层中，它被感知为疼痛（Janicki，2003）。在急性刺激消除后，伤害感受器活性迅速降低。

如果组织受伤，通常会伴随炎症反应。体液以及炎性蛋白和炎性细胞聚集到损伤部位，以限制组织损伤。由于细胞和大多数炎性蛋白太大而无法穿过正常的血管内皮细胞，因此血管舒张和毛细血管通透性增加是炎症反应的必要特征。该过程的化学介质有从

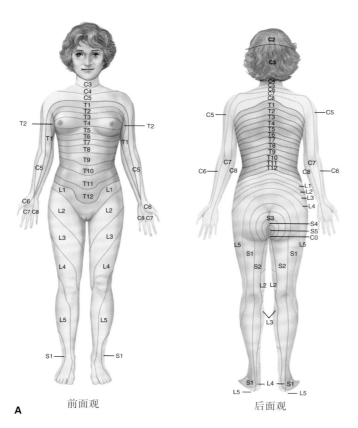

前面观　　　　　　　后面观

**A**

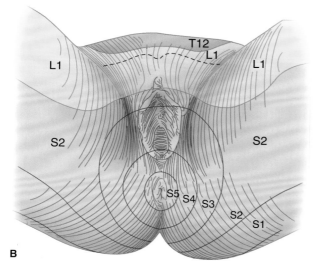

**B**

**图 11-1** 皮区示意图。一个皮区是由单个脊髓神经支配的皮肤区域。**A.** 身体皮区；**B.** 会阴皮区（Adapted with permission from Steege JF, Metzger DA, Levy BS（eds）: Chronic Pelvic Pain: an Integrated Approach. Philadelphia: WB Saunders; 1998）

受损组织中释放出来的前列腺素，以及在白细胞和内皮细胞中产生的细胞因子。细胞因子包括白介素、组织坏死因子和干扰素。这些敏化的介质被释放到受影响的组织中，并降低了伤害感受器的传导阈值，这被

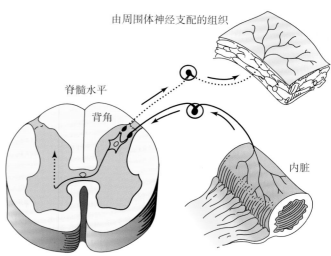

**图 11-2** 内脏和体神经的集中。源自器官的疼痛冲动可能会影响与周围体神经同向突触的背角神经元。然后，大脑可能会将这些冲动感知为来自诸如肌肉或皮肤等外周躯体来源，而不是患病的内脏（Reproduced with permission from Howard FM, Perry CP, Carter JE, et al（eds）: Pelvic Pain: Diagnosis and Management. Philadelphia: Lippincott Williams & Wilkins; 2000.）

称为外周敏化。同样，脊髓和（或）大脑内的神经元表现出兴奋性增加，称为中枢敏化。因此，在炎症的组织内，相对于外部刺激的强度，疼痛的感觉增加（Kehlet, 2006）。通常，随着受损组织炎症减轻和随之而来的愈合，对刺激的高敏性和对疼痛的感觉减弱。

### ■ 3. 神经性疼痛

在某些个体中，持续的有害刺激可导致持续的中枢性敏化和神经元抑制作用的永久性丧失。从而，即使在刺激消失的情况下，但疼痛刺激的阈值仍然降低（Butrick, 2003）。这种持久性表现出神经性疼痛的特征，被认为是许多慢性疼痛综合征的基础。在中枢敏化过程中，受累脊髓神经元水平上下的其他神经元也可能被累及，这种现象导致的慢性疼痛可能会在多个脊髓水平上出现。此外，一些证据显示，慢性疼痛还与已知调节疼痛区域的局部大脑形态变化有关。这被描述为长时间伤害性输入反应不良的中枢神经系统（CNS）的可塑性（As-Sanie, 2012）。神经性疼痛的概念有助于解释为什么许多慢性疼痛患者的不适感远大于发现的并存疾病的程度。

因此，在评估患有慢性疼痛的患者时，临床医师可能会发现持续的炎症状态，在这些患者中，炎症性

疼痛占主导地位，所以治疗旨在解决潜在的炎症性疾病。然而有些患者，评估时仅发现极小/或无病损，疼痛往往是神经性的，对此治疗的重点在于疼痛症状本身的管理。

## 二、急性疼痛

急性下腹痛和盆腔痛的定义基于持续的时间，通常少于 7 天。急性下腹部和盆腔疼痛的来源广泛，全面的病史和体格检查有助于缩小范围（表 11-1）。对于急性疼痛，目标是及时准确的诊断并确保最佳的医疗效果。因此，尽管在此分别描述了病史和检查，但在临床上，为了获得最佳疗效，通常同时执行。

### 1. 病史

除了详尽的用药和手术史外，对疼痛及其相关因素的口头描述也是必不可少的。例如，疼痛持续时间可以提供有用的信息，突然发作的疼痛可能与器官扭

**表 11-1 急性下腹痛和盆腔痛的病因**

| 妇科 | |
| --- | --- |
| 盆腔炎性疾病 | 痛经 |
| 输卵管脓肿 | 经间痛 |
| 异位妊娠 | 卵巢肿块 |
| 不完全流产 | 卵巢扭转 |
| 平滑肌瘤 | 流出道梗阻 |
| **胃肠道** | |
| 肠胃炎 | 炎症性肠病 |
| 结肠炎 | 肠易激病 |
| 阑尾炎 | 小肠梗阻 |
| 憩室炎 | 肠系膜缺血 |
| 便秘 | 恶性肿瘤 |
| **泌尿科** | |
| 膀胱炎 | 尿路结石 |
| 肾盂肾炎 | 肾周脓肿 |
| **肌肉骨骼** | |
| 疝 | 腹壁外伤 |
| **其他** | |
| 腹膜炎 | 镰状细胞危象 |
| 糖尿病酮症酸中毒 | 血管炎 |
| 带状疱疹 | 腹主动脉瘤破裂 |
| 阿片类药物撤退 | |

转、破裂或局部缺血有关。疼痛的性质能增加信息的价值，盆腔脏器急性疾病的患者可能会描述为内脏疼痛，即中线、弥漫性、钝痛、疼痛或痉挛。例如早期阑尾炎的脐周中线疼痛。患者可能会反复移动或翻滚到一侧以找到舒适的体位。

潜在的盆腔脏器炎症病灶可能从内脏延伸到邻近的壁层腹膜。在这种情况下，患者通常描述剧烈的躯体疼痛，这种疼痛是局部的，通常是单侧的，并集中在特定的皮肤区域。再次以阑尾炎为例，典型的转移性右下腹痛为急性躯体性疼痛。在其他例子中，剧烈的局部疼痛可能不是起源于壁层腹膜，而是起源于特定肌肉、皮肤或皮下组织独立区域的病灶。在任一种情况下，由于躯体疼痛，患者通常会静止不动，以避免受累的腹膜、肌肉或皮肤运动。

绞痛可能是由于肠粘连、肿瘤、大便或疝引起的肠梗阻，也可能是由于易激惹性、炎症性肠病或感染性肠胃炎引起的肠蠕动增加而诱发的；或者是宫内孕流产、带蒂子宫黏膜下肌瘤或子宫内膜息肉脱出时而引起强力子宫收缩，可能会引发绞痛。最后，下尿路结石通过时也可能引起痉挛性疼痛。

相关症状也可以直接诊断。例如，在大多数情况下，无排尿困难、血尿、尿频或尿急等症状将排除泌尿系统疾病。妇科常见症状为阴道出血、白带增多、性交痛和闭经。同样，如果没有腹泻、便秘或胃肠道出血则降低了胃肠道（gastrointestinal，GI）疾病的可能性。

呕吐症状意义较小，但其与疼痛的时间关系可能会对诊断有所帮助。在外科急腹症中，如果发生呕吐，通常是由于疼痛反应和迷走神经刺激引起，这种呕吐严重但不伴恶心。例如，在大约 75% 的附件扭转病例中出现呕吐（Descargues，2001；Huchon，2010）。因此，急性发作的单侧附件剧烈疼痛、压痛，并伴随呕吐，提示附件扭转的可能性。相反，如果呕吐出现在疼痛之前，则急腹症可能性很小（Miller，2006）。

通常，定位明确的疼痛或肌紧张持续时间超过 6 小时且止痛药无效，提示急性腹膜病变的可能。

### 2. 体格检查

体格检查从最初询问病史时观察患者开始。她的一般情况包括面部表情、有无出汗、面色苍白和潮热兴奋，往往提示病情的紧迫性。

如体温升高、心跳加速和低血压，应快速评估患者，可能有腹腔内疾病的风险。持续性低热常见于憩

室炎和阑尾炎等炎症性疾病，而高热则常见于盆腔炎症性疾病（PID）、严重腹膜炎或肾盂肾炎。

如果怀疑低血容量，脉搏和血压的评估要注意体位的变化。平卧 1 分钟后改为直立体位，每分钟脉搏增加 30 次和（或）收缩压下降 20 mmHg，提示低血容量。如果血容量不足，在完成检查之前需要建立静脉通路并进行液体复苏。值得注意的是，某些神经系统疾病和药物，如三环类抗抑郁药或降压药，也可能引起类似的体位性血压变化。

腹部检查是必要的。腹部视诊重点在之前的手术瘢痕，这可能会增加术后粘连所致的肠梗阻或切口疝的风险。此外，腹部膨胀可见于肠梗阻、胃肠穿孔或腹水。视诊后，听诊可发现肠梗阻特征性肠鸣音亢进和音调增高，然而，肠鸣音减弱对诊断意义较小。

腹部触诊应系统地检查腹部每个象限，并且从远离疼痛的部位开始。腹肌紧张和反跳痛提示腹膜刺激征，是由于腹部肌肉不自主保护性或反射性痉挛引起。

盆腔检查一般在育龄女性中进行，因为妇科疾病和妊娠并发症是育龄期女性的常见疼痛源。在老年女性和幼女中进行盆腔检查需有临床指征。

研究发现，脓性白带或宫颈炎可能提示盆腔炎症性疾病。阴道出血可源于妊娠并发症、良性或恶性生殖道肿瘤，或急性阴道创伤。平滑肌瘤、妊娠和子宫腺肌病是子宫增大的常见原因，后两者也可能导致子宫变软。宫颈举痛和摇摆痛反映腹膜刺激征，可见于盆腔炎症性疾病、阑尾炎、憩室炎和腹腔内出血。附件区张力大的包块可能是异位妊娠、输卵管卵巢脓肿或卵巢囊肿蒂扭转、出血或破裂。另外，张力大的肿物也可能是非妇科来源的脓肿，例如阑尾或结肠憩室的脓肿。

直肠指诊可为盆腔肿物的来源、大小及是否为结直肠病变提供更多的信息。非连续进行的大便潜血试验虽然敏感性较低，但仍有一定帮助（Rockey，2005），可应用于直肠出血、排便疼痛或排便习惯明显改变的患者。

在急诊室，有剧烈疼痛的患者在初步评估和等待后续检验结果时会经历等待，对于这些患者，文献支持尽早镇痛，而对镇痛会掩盖患者症状和妨碍准确诊断的担忧并未得到证实（McHale，2001；Pace，1996）。因此，除非有明显的低血压或药物过敏，否则可使用吗啡镇痛。

### ■ 3. 实验室检查

尽管得益于详尽的病史和体格检查，但这两种方法对诊断腹痛的敏感性较低（Gerhardt，2005）。因此，实验室检查是必要的。在急性腹痛的女性中，妊娠并发症很常见，因此，未进行子宫全切术的育龄期女性建议检测尿液或血清 β-人绒毛膜促性腺激素（hCG）。全血细胞计数（CBC）可以帮助评价阴道或腹腔内出血，并评估感染的可能。尿液检测可以用于评价尿路结石或膀胱炎的可能性。此外，阴道分泌物的显微镜检测和培养为临床上可疑的 PID 病例提供支持。

### ■ 4. 影像学

#### （1）超声检查

对于急性盆腔痛的女性，有几种影像学检查方法可供选择。但是，如果怀疑产科或妇科原因，则首选经阴道和经腹盆腔超声检查（Andreotti，2011）。超声检查对盆腔结构性病变的诊断具有较高的敏感性。超声检查应用广泛，因为其检查迅速，几乎不需要患者准备，而且其相对无创和没有电离辐射。但超声检查有一定的局限性，其检查质量受超声医师的技能和经验的影响。

在大多数情况下，经阴道超声可提供更高的生殖器官的分辨率。如果子宫或附件巨大或超出阴道探头的视野，则可能仍需要进行腹部超声检查。超声中的彩色多普勒成像可以评估盆腔结构的血流。对于患有急腹症的女性，如果怀疑有附件扭转或异位妊娠，则多普勒检查具有优势（Twickler，2010）。超声检查还可以诊断一些少见原因的急性腹痛，如由宫内节育器（IUD）引起的子宫穿孔或由苗勒管发育异常导致月经流出梗阻引起的宫腔积血。对于这些情况，三维（3-D）经阴道超声检查就变得非常有价值。（Bermejo，2010；Moschos，2011）。

#### （2）CT 检查

计算机断层扫描（CT）和多探头计算机断层扫描（MDCT）越来越多地用于评估成人的急性腹痛。CT 提供了全面检查，可以识别多种腹部和盆腔疾病，通常具有较高的可信度（Hsu，2005 年）。与其他成像工具相比，它在辨别由胃肠道和尿路原因引起的急性盆腔和下腹痛方面具有优势（Andreotti，2011 年）。例如，无造影剂的肾 CT 已经在很大程度上取代了传统的静脉肾盂造影来寻找输尿管梗阻。一项研究发现，成人阑尾炎诊断的假阳性率从 1996 年的 24% 下降到 2006 的 3%，研究人员指出，这种下降与同一时间段内 CT 的使用率增加有关（Raman，2008）。阑尾穿孔诊断的假阳性率也从 18% 降至 5%。就女性阑尾炎诊断的假阳性率高达 42% 而言，这无疑代表了临床结果的改善。为了评估胃肠道异常（如阑尾炎），联合口服和静脉造影是首选。

CT 敏感性高，对于非妇科疾病也有很多优势，操作快捷，不受气体、骨骼或肥胖的干扰，并且结果客观，不依赖于操作者的技术。但其缺点也应重视，包括费用高，过敏反应或肾功能不全的患者无法使用造影剂，且具有较低的电离辐射（Leschka，2007）。

CT 的安全性和过度使用仍有争议（Brenner，2007 年）。CT 的电离辐射有潜在的致癌风险，据估计在年轻患者和女性中更高（Einstein，2007）。通常认为 CT 的辐射剂量是 X 射线辐射剂量的 $100 \sim 500$ 倍（Smith-Bindman，2010 年）。在一项大型多中心分析中，研究人员发现，腹部和盆腔 CT 扫描的平均有效辐射剂量为 31 mSv，这与每 1000 名患者一生中 4 次癌症的风险相关（Smith-Bindman，2009）。医护人员通常在 5 年内被限制为 100 mSv，每年最多不超过 50 mSv（Fazel，2009）。但是，在急性临床环境中，CT 成像的益处常超过这些风险。

#### （3）其他影像学检查

尽管 X 线平片对大多数妇科疾病的敏感性低，但在某些情况下，也可以选择。如果怀疑肠梗阻或穿孔，X 线平片可有阳性提示（Leschka，2007）。在区分妇科和胃肠道疾病引起的急性疼痛时，X 线平片可发现小肠的扩张环、气液平面、膈下游离气体或是否存在结肠气体。

如果患有急性盆腔痛的女性超声检查无法明确诊断，磁共振（MR）成像则是的重要的诊断手段。超声检查无法提供确切信息的常见原因包括患者肥胖、盆腔解剖异常、巨大平滑肌瘤的合并症、müllerian 畸形和外生性肿瘤。对于妊娠妇女，通常选择 MR 成像作为临床一线检查工具，因为这些患者应避免电离辐射。但是，对于大多数急性疾病，磁共振成像相较于三维超声或 CT，几乎没有优势（Bermejo，2010；Brown，2005）。MR 成像的另一缺点是在周末、较小的医院和急诊室中，无法进行检查。

### ■ 5. 腹腔镜

腹腔镜手术是阑尾炎、附件扭转、异位妊娠、卵巢囊肿破裂导致出血的首选治疗方式。此外，诊断性腹腔镜适用于传统检查不能发现具体病变的时候。但是，对于急性腹痛病情平稳的患者，通常需要先进行无创性检查后再考虑腹腔镜检查（Sauerland，2006）。

对于急腹症患者进行外科手术的决定具有挑战性。如果患者的病情稳定，可适时做出决定，并在术前进行适当的评估和咨询；对于病情不稳定的患者，如果出现腹膜刺激征，可能发生腹腔内出血、器官扭转、休克和（或）即将发生败血症，除非有手术禁忌，否则应立即做出手术的决定。

## 三、慢性疼痛

持续性疼痛可能起源于内脏、躯体或是混合起源的。因此，它有多种表现形式，包括慢性盆腔痛（chronic pelvic pain，CPP）、痛经、性交痛、排尿痛、肌肉骨骼疼痛、肠绞痛或外阴痛。除第 4 章中讨论的外阴痛外，每种形式的疼痛都将在此进行描述。导致这些疼痛的疾病有很多，包括精神心理和器质性疾病（表 11-2）。此外，一个器官的疾病通常会导致相邻器官的功能障碍，所以，患有慢性疼痛的女性可能是多种原因引起的疼痛和症状的重叠。全面评估多器官和精神心理状态对治疗至关重要。

## 四、慢性盆腔痛

慢性盆腔痛（CPP）是妇科常见的疾病，在育龄期女性中发病率为 15%（Mathias，1996）。慢性盆腔痛没有明确的定义。但是，许多研究者将其定义为：①持续 6 个月或更长时间的非周期性疼痛；②疼痛局限于盆腔、脐部或脐部以下的前腹壁、腰骶部或臀部；③引起功能障碍或需要医疗干预的疼痛（American College of Obstetricians and Gynecologists，2010）。

慢性盆腔痛的病因范围很广，子宫内膜异位症、有症状的平滑肌瘤和肠易激综合征是常见病因。其中，子宫内膜异位症最常见，但通常与周期性症状相关，见第十章。继发于平滑肌瘤的慢性疼痛见第九章。

慢性盆腔痛的病理生理学在很多情况下尚不清楚，可能与先前所述的神经性疼痛有关。慢性盆腔痛

**表 11-2** 与女性慢性盆腔痛相关的疾病

**妇科**

| | | |
|---|---|---|
| 子宫内膜异位症 | 生殖道癌 | 慢性 PID |
| 子宫腺肌病 | 骨盆肌肉扳机点 | 慢性子宫内膜炎 |
| 子宫平滑肌瘤 | 宫内节育器 | 前庭炎 |
| 盆腹腔粘连 | 生殖道梗死 | 盆腔淤血综合征 |
| 子宫内膜 / 宫颈息肉 | 卵巢潴留综合征 | 阔韧带疝 |
| 卵巢肿物 | 卵巢残留综合征 | 慢性异位妊娠 |
| 附件囊肿 | 盆腔器官脱垂 | 术后腹膜囊肿 |

**泌尿科**

| | | |
|---|---|---|
| 慢性 UTI | 尿道综合征 | 间质性膀胱炎 |
| 逼尿肌功能障碍 | 尿道憩室 | 放射性膀胱炎 |
| 尿路结石 | 尿路癌 | |

**胃肠道**

| | | |
|---|---|---|
| IBS | 结肠炎 | 乳糜泻 |
| 便秘 | 胃肠道癌 | 慢性间歇性肠梗阻 |
| 憩室病 | | |

**肌肉骨骼**

| | | |
|---|---|---|
| 疝 | 肛提肌综合征 | 椎骨压缩 |
| 肌肉劳损 | 纤维肌炎 | 椎间盘疾病 |
| 错误姿势 | 脊椎病 | 骶尾部疼痛 |
| | | 围产期骨盆疼痛 |

**神经学科**

| | | |
|---|---|---|
| 神经功能障碍 | 髂腹下神经、髂腹股沟神经、股外侧皮 | 脊髓或神经肿瘤 |
| 阴部神经痛 | 神经、生殖股神经的腹部皮神经卡压痛 | |
| 梨状肌综合征 | | |

**其他**

精神疾病
身体或性虐待
带状疱疹

IBS= 肠易激综合征；PID = 盆腔炎；UTI = 尿路疾病

越来越常见于肠易激综合征、间质性膀胱炎和外阴痛，以上疾病被认为来源于神经性的慢性内脏痛综合征（Janicki，2003）。

### 1. 病史

相对于其他妇科疾病，详细的病史和体格检查对诊断至关重要。一份盆腔疼痛问卷最初可用于获取信息。其中一种问卷可以从国际盆腔疼痛协会的网站上免费获得，网址为：http：//www.pelvicpain.org/docs/resources/forms/History-and-Physical-Form-English.aspx。此外，还可以为患者提供身体轮廓图，让他们标记疼痛的特定部位。McGill 疼痛问卷和简表结合了一系列的疼痛描述词和一张人体图，供患者标记疼痛

部位（Melzack，1987）。疼痛量表还可以量化不适感，包括视觉模拟量表（VAS）和言语描述量表（VDS）（图 11-3）。至少，表 11-3 中发现的一系列问题可能会提供有用的信息。如前所述，这些问题中多数都集中在妇科、外科和心理风险因素上。

首先，由于妇科因素，慢性盆腔痛在女性中比男性更常见，并且经常因压力和月经而加重。同样，怀孕和分娩会对神经肌肉结构造成伤害，且与盆腔器官脱垂、盆底肌筋膜疼痛综合征、耻骨联合或骶髂关节疼痛有关。此外，在剖宫产术中 Pfannenstiel 切口对腹股沟神经或髂腹下神经损伤还可以引起下腹痛（Whiteside，2003 年）。分娩后剖宫产切口附近或会阴切口反复出现周期性的疼痛提示切口有子宫内膜异位

视觉模拟量表

不痛　　　　　　　　　　　　　　可以想到的最剧烈的疼痛

数字等级量表

不痛　　　　　　　　　　　　　　可以想到的最剧烈的疼痛

| 0 | 1 | 2 | 3 | 4 | 5 | 6 | 7 | 8 | 9 | 10 |
|---|---|---|---|---|---|---|---|---|---|---|

语言等级量表

0　不痛
1　轻度疼痛
2　中度疼痛
3　剧烈疼痛

**图 11-3**　疼痛等级量表。显示了视觉模拟量表，数字和语言等级量表。

**表 11-3　与慢性盆腔痛相关的问题**

1. 描述一下疼痛的部位，性质，严重程度和时间。
2. 您的疼痛何时，怎么开始的？疼痛如何改变？
3. 什么让您的疼痛好转或恶化？
4. 您还有什么其他症状或健康问题？
5. 您有尿频，尿急或血尿吗？
6. 您是否有恶心或呕吐，腹泻，便秘或便血？
7. 您有经期疼痛吗？
8. 您的疼痛最初是从月经来潮开始的吗？
9. 你做过手术吗？是由于什么原因
10. 您怀过几次孕？
11. 您是如何分娩的？做过会阴切开术吗？
12. 您过去采用什么形式的节育措施？
13. 您是否曾接受过性传播疾病或盆腔感染疾病的治疗？
14. 您在深入性交时会感觉疼痛吗？
15. 你感到沮丧或焦虑吗？
16. 您过去曾经接受过精神疾病治疗吗？
17. 您是否曾经或现在正在遭受身体或性虐待？
18. 您之前曾经历过哪些疼痛评估或治疗？
19. 以前的治疗方法对您有帮助吗？
20. 您现在正在吃什么药？
21. 疼痛如何影响您的生活质量？
22. 您认为或恐惧导致您痛苦的原因是什么？

（图 10-3）。同时，不孕症的未产妇，引起疼痛的原因常有子宫内膜异位症、盆腔粘连或盆腔炎症性疾病。

其次，既往腹部手术史增加女性盆腔粘连的概率，尤其是在有感染、出血或大面积腹膜受累时。可疑妇科原因导致的慢性盆腔痛患者中，腹腔镜探查中有 40% 发现了粘连（Sharma，2011 年）。粘连的

发生率随既往手术次数的增加而增加（Dubuisson，2010）。此外，如果疼痛持续存在或经常复发，需要考虑既往子宫内膜异位症、盆腔粘连及恶性肿瘤的手术情况。

在心理风险因素中，慢性盆腔痛和性虐待显著相关（Jamieson，1997；Lampe，2000）。Paras 等 meta 分析表明（2009），性虐待与功能性肠病、纤维肌痛、精神性癫痫病和慢性盆腔痛的诊断率增加有关。另外，对于某些女性来说，社会压力也会引起慢性疼痛，因此，需要询问患者有关家庭暴力和对家庭关系的满意度。此外，要询问抑郁症病史，因为抑郁症可能引起慢性盆腔痛（表 13-3 和表 13-4）。与慢性盆腔痛相似的其他疾病包括纤维肌痛、慢性疲劳综合征、颞下颌关节紊乱综合征和偏头痛。这些被称为功能性躯体综合征，而慢性盆腔痛可以与这些疾病共存（Warren，2011）。

### ■ 2. 体格检查

对于患有慢性疼痛的女性，即使常规检查也可能非常痛苦。在患有神经性疼痛的患者中，仅轻触即可引起不适。因此，检查要缓慢进行，以便每个步骤患者都可以放松。而且，患者应该得到她可以随时要求检查停止的保证。用于描述检查结果的术语包括痛觉过敏和感觉过敏等。痛觉过敏是对正常无害刺激（例如棉签）反应疼痛；感觉过敏是对疼痛刺激的过度反应。

#### （1）姿态和步态

患有腹腔内疾病的女性改变体位可缓解疼痛，这种调整也可能会引起继发性肌肉骨骼疼痛。同时，肌肉和骨骼组织可以牵涉痛部位（表 11-4）。因此，仔细观察女性的姿势和步态很重要。

最初，对女性站立时进行检查。需要从前面、后面和侧面进行姿势的检查。从前面评估髂前上棘（anterior superior iliac spines，ASIS）、脐和负重的对称性。如果一条腿承担了大部分重量，则非承重的腿通常会向外旋转，且在膝盖处略微屈曲。接下来，检查前腹壁和腹股沟区域是否有腹壁或股疝，如后文所述。站立检查时会阴和外阴可能会发现静脉曲张，这些通常无症状或症状轻微。这种静脉曲张可能与盆腔内部的静脉曲张并存，而盆腔内部静脉曲张是盆腔淤血综合征的根本原因。

在后面，检查脊柱侧凸、双肩、臀褶和腘窝褶纹，如果不对称，则提示肌肉和骨骼疾病。

表 11-4　慢性盆腔痛的肌肉骨骼起源

| 结构 | 神经支配 | 牵涉疼痛部位 |
| --- | --- | --- |
| 髋关节 | T12-S1 | 下腹；大腿前内侧；膝盖 |
| 腰椎韧带，小平面/椎间盘 | T12-S1 | 腰背部；大腿后和小腿；小腹；躯干两侧；臀部 |
| 骶髂关节 | L4-S3 | 大腿后部；臀部；盆底 |
| 腹肌 | T5-L1 | 腹部；大腿前内侧胸骨 |
| 骨盆和背部肌肉 | | |
| 　髂腰肌 | L1-L4 | 躯干两侧；下腹；腰背；大腿前部 |
| 　梨状肌 | L5-S3 | 腰背；臀部；盆底 |
| 　耻尾肌 | S1-L4 | 盆底；阴道；直肠；臀部 |
| 　闭孔内外肌 | L3-S2 | 盆底；臀部；大腿前 |
| 　腰方肌 | T12-L3 | 前侧躯干；大腿前部；下腹部 |

Modified with permission from Baker PK：Musculoskeletal origins of chronic pelvic pain. Diagnosis and treatment. ObstetGynecol Clin North Am 1993 Dec；20（4）：719-742.

　　侧面检查能可发现脊柱前凸和伴随的后凸，这种现象见于慢性盆腔痛女性，被称为典型的盆腔疼痛姿势（typical pelvic pain posture，TPPP）（图 11-4）（Baker，1993）。骨盆的异常倾斜可以通过将两手放在身体两边，两侧髂后上棘（PSIS）和髂前上棘（ASIS）之间，正常情况下，ASIS 的高度位于 PSIS 以下四分之一英寸处，如距离增大提示异常倾斜。骨盆倾斜可能与髋关节骨关节炎和其他骨科问题有关（Labelle，2005；Yoshimoto，2005）。

　　活动受限有助于诊断，要求患者向前弯腰，前

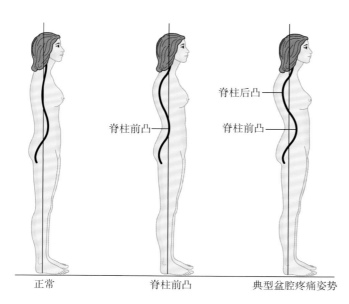

图 11-4　脊柱前凸和后凸畸形并发是常见的与慢性盆腔痛相关的姿势改变

屈限制可能反映原发性骨科疾病或适用性背部伸肌缩短，常见于患有慢性疼痛和 TPPP 的女性。在这种情况下，患者腰部无法弯曲成正常的曲线。

　　肌肉无力也提示骨科疾病。Trendelenburg 试验要求患者单足站立保持平衡，异常则提示髋关节外展肌或髋关节功能异常。当患者抬起一条腿时，同侧髂嵴下垂为试验阳性。

　　通过让患者在房间行走来评估步态。减痛性步态，也称为跛行，指将下肢或关节的负重减至最小的步态，高度提示肌肉骨骼疼痛。

**（2）坐位和仰卧**

　　患者也需进行坐立位检查。肌筋膜疼痛综合征通常会累及盆底肌肉，导致患者的重心移到一侧臀部或坐在椅子的前缘。

　　患者仰卧，观察前腹壁是否有腹部瘢痕，这可能是疝形成或神经受累的部位，也提示腹腔内粘连的可能。接下来是肠鸣音和杂音听诊，肠道活动增强提示肠易激惹或炎症性肠病，杂音有助于发现血管疾病。

　　仰卧时，要求患者用一根手指指出最痛的一点，并指出疼痛的范围。临床医师对前腹壁进行浅触诊会发现压痛或肌紧张的部位，这可能是神经卡压或肌筋膜疼痛综合征的表现。此外，当腹肌紧张时，并发抬头痛和肩痛，称为 Carnett 现象，是典型的前腹壁疾病表现。相反，如果疼痛的来源是腹腔内部，那么痛感通常会随着这种抬头而减轻（Thomson，1991）。此外，在抬高头肩时做 Valsalva 动作可能会发现腹直

肌的分离或疝。在大多数情况下，腹直肌分离可与腹壁疝区分，腹直肌分离时，沿着突出物的两侧能触到腹直肌边缘。最后，下腹部深触诊可发现源于盆腔内脏器的疾病，叩诊出现移动性浊音提示腹水。

患者的活动性也需被评估。大多数情况下，女性可以将腿向头部抬高80度，称为直腿抬高试验。抬腿痛见于腰椎间盘突出症、髋关节或肌筋膜疼痛综合征，另外，此测试引起耻骨联合疼痛提示耻骨联合分离。闭孔和髂腰肌试验可以发现这些肌肉的肌筋膜痛和髋关节异常。闭孔试验是患者仰卧，一膝关节屈曲90度，同时托住同一只脚，保持脚踝稳定，然后将膝部向外侧轻拉，再向内侧轻拉以判断是否存在疼痛。髂腰肌试验：患者仰卧，双腿伸直并尝试分别屈曲双髋，检查者的手放在患者同侧大腿上，向下用力，患者抵抗，如果屈髋时感到疼痛，测试结果为阳性。

### （3）膀胱截石位

盆腔检查应从外阴开始，视诊外阴是否有广泛改变或局部病变。外阴红斑通常提示感染性外阴炎，见第3章，或源自皮肤病的外阴炎（见第4章）。外阴皮肤变薄提示外阴硬化性苔藓或萎缩性改变。然后还需要检查前庭区域。前庭红斑，伴或不伴点状病变，均指示前庭炎。之后，用小棉签系统检查前庭来评估疼痛（痛觉异常），如图4-1所示。最后，皮肤异常反射也可用于评估阴部神经的完整性，如第24章所述。

窥器检查之前，应用一个手指系统地检查评估阴道。尿道下方的压力引起疼痛提示可能有尿道憩室。阴道前三角区触诊疼痛提示间质性膀胱炎。沿着骨盆底肌肉的长轴方向全面触诊会发现盆底肌筋膜综合征孤立的肌紧张结节。在这些肌肉中，阴道探查的手指可触及耻骨尾、髂尾骨和闭孔内肌（图11-5）。接下来，触诊子宫骶韧带的附着点，触及结节提示子宫内膜异位症，触诊可能会引起性交疼痛的症状。急性和慢性盆腔炎症性疾病可引起宫颈举痛。如果尾骨轻微运动之后发生疼痛，则提示尾骨关节疾病，称为尾骨痛。应重视盆腔检查顺序的重要性，因为先进行双合诊检查，可能会忽略单手指检查评估所获得的信息。

患者患有子宫平滑肌瘤，双合诊会发现子宫增大，且通常轮廓不规则。子宫球形增大并质硬是子宫腺肌病的典型表现。子宫固定不动见于子宫内膜异位症、盆腔炎症性疾病、恶性肿瘤或先前手术引起的粘连导致瘢痕形成。附件触诊可发现压痛或肿块。单

纯压痛提示子宫内膜异位症、憩室病或盆腔淤血综合征。附件肿物评估见第9章。

直肠检查和直肠阴道隔检查也应进行。触及质硬的大便或痔疮提示胃肠道疾病，而子宫内膜异位症或肿瘤则直肠阴道隔可触及结节。示指按压耻骨直肠肌和尾骨肌时可能会出现肌筋膜压痛。最后，在初次就诊时，可在直肠指检期间进行大便隐血检查，也可回家用家用检测试剂盒进行检查，见第1章。

### ■ 3. 检验

对于患有慢性盆腔痛的女性，诊断性检验可以提供有价值的信息。尿液分析和培养可以发现能引起疼痛的尿路结石、恶性肿瘤或反复感染。甲状腺疾病可影响生理功能，可存在于肠或膀胱症状的患者，因此，通常需要测定血清促甲状腺激素（TSH）的水平。糖尿病可导致神经病变，可通过尿液分析或血清化验来评估血糖水平。

放射影像学和内镜检查可以提供很多信息，其中，经阴道超声被妇科医师广泛应用来评估慢性盆腔痛。盆腔超声可显示卵巢子宫内膜异位囊肿、平滑肌瘤、卵巢囊肿、盆腔静脉扩张和其他结构性病变。在那些疑有盆腔淤血综合征的患者中，经阴道彩色多普勒超声通常是主要的诊断工具（Phillips，2014）。超声检查时，患者可以站立进行成像，必要时可进行Valsalva动作以增加血管扩张对其成像。然而，尽管超声检查适用于多种妇科疾病，但在识别子宫内膜异位病灶种植和大多数粘连方面的敏感性较差。其他方法如CT或MR成像通常不会比超声检查所获得的信息更多，但如果超声检查无法提供信息或解剖结构严重失真，则可以选择这些方法。

对有肠道症状的患者，钡餐可提示管腔内外的梗阻性病变、恶性肿瘤以及憩室性或炎症性肠病。乙状结肠镜检查和结肠镜检查可提供更多信息，因为其可以直接观察结肠黏膜，并进行活检。

膀胱镜、腹腔镜、纤维乙状结肠镜和结肠镜可以根据患者的症状分别选择应用。有慢性疼痛伴有泌尿系统症状的患者，建议膀胱镜检查。乙状结肠镜和肠镜适用于胃肠道症状为主的患者。对于慢性盆腔痛原因不明的女性，可进行腹腔镜检查。重要的是，术前检查正常的CPP患者在术中有可能发现问题（Cunanan，1983；Kang，2007）。腹腔镜检查可以直接识别腹腔内疾病，并对腹内疾病进行手术治疗。因此，腹腔镜检查被认为是评估慢性盆腔痛的"金标准"（Sharma，2011年）。

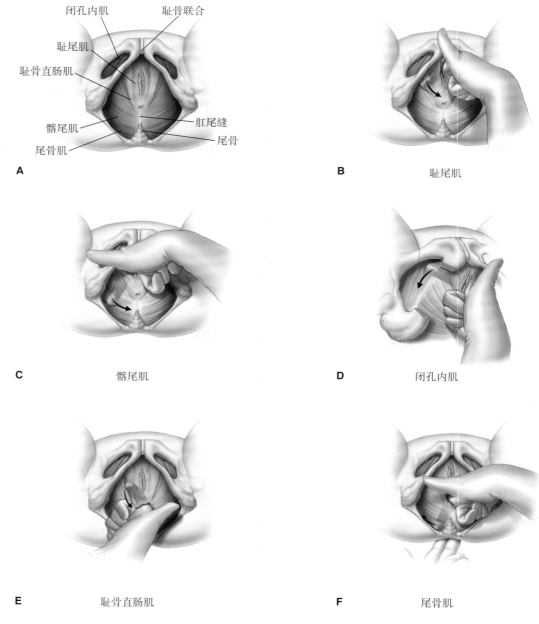

图 11-5    盆底肌肉检查（Used with permission from Ms. Marie Sena.）

　　一种治疗慢性盆腔痛的腹腔镜手术是在局麻下进行的，患者意识清醒，可以指出疼痛部位（Howard，2000；Swanton，2006）。这项技术被称为有意识的疼痛定位技术，它使治疗更具针对性，并改善了术后疼痛评分。然而，迄今为止其临床应用还有限。

■ 4. 治疗

（1）药物选择

　　对于许多患有慢性盆腔痛的女性，发现疼痛位置

后，根据诊断给予相应的治疗。但是，有时无法发现具体疾病，则治疗主要为对症治疗。

　　疼痛的治疗通常从口服镇痛药开始，例如对乙酰氨基酚或非甾体抗炎药（NSAIDs）（表 10-1）。如果炎症状态是疼痛的根源，则 NSAIDs 尤其有用。对乙酰氨基酚尽管没有明显的抗炎特性，却是一种广泛使用的有效止痛药。值得注意的是，美国食品药品监督管理局（2011）建议对乙酰氨基酚的每日最大总剂量限量为 4 g。

　　如果不能有效缓解疼痛，则可以添加阿片类镇痛

药，例如可待因或氢可酮（表 42-2）。值得注意的是，只有在所有其他合理的疼痛控制无效时，才考虑使用阿片类药物维持治疗，且益处必须大于危害（Chou，2009；Howard，2003）。适量规律地给予阿片类药物，能充分缓解疼痛，且成瘾性低。如果疼痛持续存在，可使用更强的阿片类药物如吗啡、美沙酮、芬太尼、羟考酮和氢吗啡酮代替较温和的阿片类药物。但是，这需要权衡其副作用，密切、定期的监测必不可少，还需与疼痛管理专家进行磋商（Baranowski，2014；Chou，2009）。与经典的阿片类药物不同，盐酸曲马多具有轻微的阿片类药物作用，但也抑制 5- 羟色胺和去甲肾上腺素的再摄取。

子宫内膜异位症依赖雌激素，因此可考虑抑制类固醇激素对其进行治疗，尤其是在合并痛经或性交痛且缺乏明显膀胱或肠道症状的患者中。如第 10 章所述，口服避孕药、孕激素、促性腺激素释放激素（GnRH）激动剂和某些雄激素是有效的治疗药物。

对于许多人来说，慢性盆腔痛是神经性疼痛，而抗抑郁药或抗惊厥药可治疗诱发这种疼痛的其他疾病。三环类抗抑郁药可减轻神经性疼痛，而与其抗抑郁作用无关（Saarto，2010 年）。此外，因为抑郁症通常与疼痛并存，所以抗抑郁药是治疗疼痛的一种合理选择。阿米替林（elavil）及其代谢物去甲替林（pamelor）在神经性和非神经性疼痛综合征中疗效甚佳（表 11-5）（Bryson，1996）。选择性 5- 羟色胺再吸收抑制剂尚无强有力的证据支持其对慢性盆腔痛的疗效（Lunn，2014）。在抗惊厥药中，加巴喷丁和卡马西平最常用于减轻神经性疼痛（Moore，2014；Wiffen，2014）。

将作用机制和作用部位不同的药物联合使用，通常可以提高疗效。例如，非甾体消炎药和阿片类药物可以配伍，尤其是在炎症占主导的情况下。如果肌肉痉挛是疼痛的主要原因，那么镇静剂或肌松剂与阿片类药物或非甾体抗炎药配合使用效果更好（Howard，2003 年）。

**（2）手术**

神经破坏称为神经松解，包括神经离断或注射神经毒性化学物质。神经离断一般是切断某一周围神经或离断整个神经丛。

骶前神经切断术（presacral neurectomy，PSN）即切断来自交感神经下腹上丛的子宫的痛觉神经纤维（图 38-13）。手术是通过在骶骨前切开盆腔腹膜，然后识别并切断骶神经丛来完成。在接受该治疗的女性中，大约 75% 的女性表示疼痛减轻幅度超过 50%（American College of Obstetricians and Gynecologists，2010）。

然而，骶前神经切断术在技术上具有挑战性，需要术者非常熟悉骶前解剖。术后可能导致长期便秘和尿潴留。骶前间隙的骶中血管偶有损伤大出血，可危及生命。

另外，腹腔镜子宫神经去除术（laparoscopic uterosacral nerve ablation，LUNA）会破坏通过子宫骶韧带进入子宫的神经纤维。腹腔镜子宫神经去除术使用电外科手术或二氧化碳（$CO_2$）激光切除子宫骶韧带在子宫附着点附近约 2 cm 的长度（Lifford，2002 年）。基于盆腔神经支配，骶前神经切断术或腹腔镜子宫神经去除术仅用于治疗盆腔中线部位疼痛，并且两者已用于治疗难治性子宫内膜异位症相关的慢性盆腔痛和痛经。

关于疗效，在一项随机试验中，研究者对 487 例患者进行了腹腔镜检查，发现无论是否进行腹腔镜子宫神经去除术，患者术后疼痛、痛经、性交痛及生活质量指标方面均无差异（Daniels，2009 年）。同样，一项 meta 分析发现，在进行和未进行腹腔镜子宫神经去除术治疗的患者之间没有疼痛改善的差异（Daniels，2010 年）。此外，对腹腔镜子宫神经去除术和骶前神经切断术的比较显示，进行骶前神经离断术可以显著改善长期疼痛（Proctor，2005 年）。总之，现有证据不支持频繁进行腹腔镜子宫神经去除术治疗。

如果患者评估完善，但保守治疗失败，可以选择子宫及双侧输卵管卵巢（BSO）切除术。对于许多患有慢性盆腔痛的女性来说，子宫切除术可以有效缓解疼痛并改善生活质量（Hartmann，2004；Stovall，1990）。但是，也有许多女性无法解决疼痛问题。例如，一项前瞻性研究对 308 例慢性盆腔痛子宫切除术后的患者进行了 1 年的监测，75% 的患者完全缓解了不适，21% 的患者持续疼痛但有所改善，5% 的患者疼痛没有改变或有所恶化。切除子宫但疼痛持续存在者多见于 30 岁以下、患有精神疾病或未发现盆腔疾病的患者（Gunter，2003 年）。大约 40% 未发现盆腔病变的女性在子宫切除术后会持续疼痛（Hillis，1995）。

子宫切除术后疼痛未能缓解的原因可能是多方面的。首先，内脏反射可能在同一患者产生多种疼痛综合征。其次，子宫切除术不能解决非妇科病因的盆腔痛。最后，由于间质性膀胱炎、盆底肌筋膜综合征或

第一部分

**表 11-5　应用于慢性疼痛综合征中的抗抑郁药和抗癫痫药**

| 药品（商品名） | 剂量 | 副作用 |
| --- | --- | --- |
| **抗抑郁药** | | |
| **三环类抗抑郁药** | | 口干，便秘，尿潴留，镇静，体重增加 |
| 阿米替林[a]<br>丙咪嗪[a] | 两者均在睡前服用 10 ～ 25 mg，每周增加 10 ～ 25 mg，直到达睡前 75 ～ 150 mg 或治疗药物水平 | 三胺具有更大的抗胆碱能副作用 |
| 地昔帕明（盐酸去甲丙咪嗪）[a]<br>去甲替林（帕罗西汀）[a] | 两者都在早上或睡前服用 25 mg；每周增加 25 mg，直到每天服用 150 mg 或治疗药物水平 | 二胺具有较少的抗胆碱能副作用 |
| **选择性 5- 羟色胺再摄取抑制剂** | | |
| 氟西汀（百忧解）[a]<br>帕罗西汀（帕罗西汀）[a] | 两者均为每天 10 ～ 20 mg；纤维肌痛者每天高达 80 mg | 恶心，镇静，性欲减退，性功能障碍，头痛，体重增加 |
| **新型抗抑郁药** | | |
| 安非他酮[a] | 每天 100 mg；每周增加 100 mg，直到每天两次 200 mg（每天 400 mg） | 焦虑，失眠或镇静，体重减轻，癫痫发作（剂量超过 450 mg/d 时） |
| 文拉法辛[a] | 每天 37.5 mg；每周增加 37.5 mg，直到 300 mg 每天 | 头痛，恶心，出汗，镇静，高血压，癫痫发作。5- 羟色胺能特性（剂量低于 150 毫克每天）；5- 羟色胺能和去甲肾上腺素能的混合特性（剂量超过 150 mg 每天） |
| **止痛药** | | |
| **第一代药剂** | | |
| 卡马西平 | 每天 200 mg；每周增加 200 mg，直到每天 3 次 400 mg（每天 1200 mg） | 头晕，复视，恶心，再生障碍性贫血 |
| 苯妥英钠[a] | 睡前 100 mg；一周增加至睡前 500 mg | 血液异常，肝毒性 |
| **第二代药物** | | |
| 加巴喷丁 | 睡前 100 ～ 300 mg；每 3 天增加 100 mg，直到每天 1800 ～ 3600 mg 分三剂服用 | 嗜睡，头晕，疲劳，恶心，镇静，体重增加 |
| 普瑞巴林 | 糖尿病性神经病睡前服用 150 mg；疱疹后神经痛每天两次 300 mg | 嗜睡，头晕，疲劳，恶心，镇静，体重增加 |
| 拉莫三嗪[a] | 每天 50 mg；每 2 周增加 50 mg，直到 400 mg 每天 | 头晕，便秘，恶心；稀有且有危及生命的皮疹 |

[a] 未经 FDA 批准用于治疗神经性疼能。

Reproduced with permission from Maizels M，McCarberg B：Antidepressants and antiepileptic drugs for chronic non-cancer pain，2005 Feb 1；71（3）：483-490.

肌肉骨骼疾病可能对神经、肌肉或血管系统产生潜在的负面影响，因此手术后疼痛可能会加重。

因此，在决定子宫切除术之前，首先要准确诊断慢性盆腔痛的病因并进行保守治疗。术前给予患者子宫切除术缓解症状的合理预期，但需告知她们疼痛持续存在或恶化的可能性。与任何手术一样，其预期益处应大于潜在风险。

如果子宫内膜异位症需要行子宫切除术，同时行双侧输卵管卵巢切除是合理的。第十章对此进行了更充分的讨论。在一项针对子宫内膜异位症行保留卵巢的子宫切除术后监测 58 个月的 138 名女性分析中，

疼痛复发的相对风险为 6，再次手术的相对风险接近 8（Namnoum，1995）。相比之下，尚缺乏对特发性慢性盆腔痛进行子宫切除术及双侧卵巢切除术治疗疗效的数据，这些数据需个体化。

■ **5. 慢性盆腔痛的具体原因**

**（1）盆腔粘连**

粘连是指在相对的器官表面之间或器官与腹壁之间不应有连接的部位的纤维连接。它们的血管分布和厚度各不相同。这些粘连很常见，大约有 1/4

的慢性盆腔痛的患者在腹腔镜检查中可以发现粘连（Howard，1993）。但是并非所有粘连性疾病都会引起疼痛。例如，Thornton 及同事（1997）发现盆腔痛与腹腔粘连之间没有关系。

在这些疼痛的患者中，粘连会随着腹膜或器官浆膜的移动而伸展。该理论得到有意识疼痛定位研究的支持，其中允许两个结构之间显著运动的薄膜状粘连与疼痛的相关性最高，而阻止运动的粘连的疼痛评分最低。此外，与腹膜有关系的粘连与疼痛高度相关（Demco，2004）。在开腹手术中获得的人腹膜粘连中，已经从组织学、超微结构和免疫组化方面证实了感觉神经纤维的存在，这为上述理论提供了额外的支持（Suleiman，2001）。

粘连的高危因素包括手术史、腹腔内感染和子宫内膜异位症。不太常见的有由于辐射、化学刺激或异物反应引起的炎症。突然的运动、性交或其他特定活动通常会加剧疼痛。

腹腔镜检查是诊断粘连的主要手段。通常超声检查缺乏敏感性。但是 Guerriero 和同事（1997）指出如果卵巢表面的边界出现模糊或卵巢紧邻子宫出现，并且这些表现持续存在不随患者体位或超声探头的改变而消失，这些表现都和卵巢粘连呈正相关。

外科粘连松解手术常用于缓解疼痛症状，一些观察性研究也显示疼痛得到改善（Fayez，1994；Steege，1991；Sutton，1990）。然而，有两个将粘连松解与期待治疗进行比较的随机对照研究发现一年后疼痛评分没有差异（Peters，1992；Swank，2003）。其他支持继续明智地使用粘连松解治疗盆腔痛的研究者质疑这些研究中使用的统计方法（Roman，2009）。进行粘连松解与粘连再生成的风险显著相关，特别是存在子宫内膜异位的情况下（Parker，2005）。因此是否行粘连松解应根据个体进行决定的。

如果打算进行粘连松解，则应采取措施以最大程度减少粘连再形成（Hammoud，2004）。轻柔的组织处理、充分的止血和微创技术至关重要。许多研究已经评估了手术后放置在器官上以防止粘连形成的各种滴注剂和防粘连膜的功效。经过美国食品药品监督管理局（FDA）批准并经常用于妇科的生物可吸收材料包括 Seprafilm 和 Interceed。其中一种腹膜滴注剂是艾考糊精溶液（Adept Adhesion Reduction Solution）。在这些选择中，美国生殖医学学会（2013 年）指出，虽然防粘连膜减少了术后的粘连，但没有实质性证据表明使用防粘连膜可以减轻疼痛。他们还报告了"没有足够的证据推荐腹膜内滴注剂"。同样有

两份 Cochrane 的系统评价也指出并没有足够的证据证明这些药物中任何一种具有功效（Ahmad，2014；Hindocha，2015）。

### （2）卵巢残留综合征和卵巢潴留综合征

卵巢切除不彻底，残留的卵巢术后可能会产生症状称为卵巢残留综合征。该综合征（也称为残余卵巢综合征）与卵巢潴留综合征之间有区别。卵巢潴留综合征的症状源于先前的妇科手术时故意留下的卵巢（El Minawi，1999）。尽管通过涉及的卵巢组织数量来区分，但这两种综合征都有几乎相同的症状，并且诊断和治疗相似。

尽管是慢性盆腔痛的罕见病因，但有症状的保留卵巢的妇女最常见主诉是慢性或周期性疼痛或性交痛。那些因子宫内膜异位症而行双附件切除的患者可能处于较高的风险中（Kho，2012）。症状的发作是可变的，并且可能在手术后数年开始（Nezhat，2005）。患有这些综合征的女性在双合诊时可能会触及盆腔包块。超声通常能够发现。在那些有卵巢残留的患者中，当卵巢皮质薄边缘包绕着卵巢囊肿的情况下卵巢可能被发现（Fleischer，1998）。不确定的病例可能需要 CT 或 MR 成像。如果怀疑输尿管受压，则可能需要进行射线照相或 CT 肾盂造影或 MR 成像。在实验室检查中，尤其是卵泡刺激素（FSH）的水平，可以帮助已行双附件切除的育龄妇女进行诊断。如果这些水平在绝经前范围内，则可能有卵巢组织残留下来（Magtibay，2005）。

尽管包括激素控制在内的药物治疗能够抑制有功能的卵巢组织，但在大多数有症状的病例中仍需要手术切除（Lafferty，1996）。由于输尿管通常与包裹性残余物粘连致密，因此在某些情况下应行开腹手术。但是，具有熟练微创手术技能的妇科医师可以取得成功的手术（Nezhat，2005；Zapardiel，2012）。

### （3）盆腔淤血综合征

通过功能不全的静脉瓣膜逆行的血流通常会形成涡流，引起卵巢或盆腔静脉淤血。可能导致慢性盆腔疼痛、压力和沉重感，称为盆腔淤血综合征（Beard，1988）。目前，尚不清楚盆腔淤血是由机械扩张或卵巢激素功能障碍，或是两者共同引起的。经产妇卵巢静脉曲张和盆腔淤血综合征的发生率较高。有力学理论描述了妊娠晚期盆腔静脉直径的急剧增加导致卵巢静脉瓣膜功能不全和盆腔静脉曲张。雌激素因为可以引起静脉扩张也被认为与盆腔淤血综合征有关。盆

腔淤血综合征在绝经后会缓解，而且抗雌激素药物治疗已被证明是有效的（Farquhar，1989；Gangar，1993）。这两个因素最有可能引起盆腔淤血综合征。骨盆淤血引起疼痛的原因尚不清楚，但已提出扩张血管引发的血液瘀滞和局部疼痛炎症介质释放可能是其原因。

受影响的妇女在久坐、长期站立或性交后，及月经前可能会出现盆腔疼痛或沉重感加剧。在体格检查时耻骨联合和髂前上棘连线中外 2/3 或卵巢对应部位可有压痛。另外，大腿、臀部、会阴部或阴道的静脉曲张也可能有与此关联（Venbrux，1999）。

左侧卵巢静脉丛汇入左侧卵巢静脉，后流至左侧肾静脉。右侧卵巢静脉通常直接汇入下腔静脉。卵巢的两个静脉都有许多主干，其中任何一个都可能涉及。临床实践指南建议对可疑病例进行无创超声检查或 CT 或 MR 静脉造影。应用多普勒超声检查结果包括发现卵巢迂曲静脉扩张直径 ≥ 6 mm，缓慢血流 ≤ 3 cm/s，以及子宫内膜中与盆腔静脉曲张相通的弓形静脉扩张（图 11-6）（Park，2004）。如果发现阳性结果，且打算进行干预，则首选进行卵巢和髂内静脉逆行造影（Gloviczki，2011）。诊断性腹腔镜检查也可以识别静脉曲张。但由于所有这些方式都是在患者仰卧或处于 Trendelenburg 位时执行的，因此静脉曲张常常会减轻而被遗漏。$CO_2$ 所形成的气腹压也会导致腹腔镜检查诊断盆腔静脉曲张的假阴性率高。

盆腔淤血综合征的常见治疗方法包括激素抑制、卵巢静脉栓塞或全子宫双附件切除术。第一，尽管

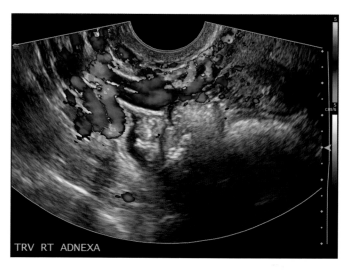

**图 11-6**　慢性盆腔痛患者经阴道右附件弯曲和扩张的盆腔血管的彩色多普勒图像（Used with permission from Dr. Elysia Moschos.）

每天口服 30 mg 醋酸甲羟孕酮或使用 GnRH-a 的药物治疗对于某些盆腔淤血综合征妇女是有效的，但某些症状通常在停药后会再次出现（Reginald，1989；Soysal，2001）。第二，栓塞治疗似乎是一种有效的治疗方法，可以使 70% ~ 80% 的女性疼痛得到缓解（Hansrani，2015）。第三，Beard 和同事（1991）研究了 36 例因盆腔淤血综合征和顽固性盆腔疼痛而行全子宫双附件切除术的患者。尽管 36 名患者中有 12 名在术后 1 年内仍有疼痛，但其中只有 1 名患者的疼痛影响了日常生活，因此他们得出盆腔淤血综合征患者行全子宫双附件切除术可以使疼痛和生活质量评分得到改善的结论。重要的是，这些选择的效果都不是确定的，能够支持其有效性的循证医学研究也很有限。

## 五、痛经

月经引起的周期性疼痛是常见的，大多数伴随着月经（Weissman，2004）。这种疼痛在传统上被描述为痉挛性痛，并常常伴有腰酸痛、恶心和呕吐、头痛或腹泻。原发性痛经指周期性的月经痛，没有器质性病变，而继发性痛经是由器质性病变引起，如子宫内膜异位症、平滑肌瘤、慢性盆腔炎、子宫腺肌病、子宫内膜息肉和宫颈粘连。因此继发性痛经可能伴随其他妇科症状，如性交痛、排尿困难、异常子宫出血或不育。

与继发性痛经相比，原发性痛经更常见于初潮后不久开始。但是通常无法通过疼痛特点区分这两种类型，原发性痛经通常是一种排除性诊断。

除去其他因素后，无论种族和社会经济状况如何，原发性痛经同样都会影响女性。但是疼痛持续时间或严重程度的增加与初潮年龄早、月经期长、吸烟和体重指数（BMI）升高呈正相关。相反，似乎可以改善症状（Harlow，1996；Sundell，1990）。

在病理生理上，前列腺素与痛经有关。在子宫内膜脱落期间，子宫内膜细胞在月经开始时会释放前列腺素。前列腺素刺激肌层收缩并且导致局部缺血。痛经程度较重的女性在月经期的前列腺素水平较高，并且在月经的前两天最高。前列腺素也与继发性痛经有关。然而根据伴随的盆腔疾病的类型，也怀疑和解剖机制有关。

### ■ 1. 诊断

对于患有痛经并且没有其他相关发现或症状的女

性，最初可能不需要额外的评估，并且可以开始经验性治疗（Proctor，2006）。对于有发生慢性盆腔炎风险的女性，应进行沙眼衣原体和淋病奈瑟菌的培养。此外，如果由于体型而导致盆腔评估不完整的可行经阴道超声，可能有助于排除盆腔结构病理性改变。

### 2. 治疗

在所有选择中，NSAIDs 通常是首选。因为怀疑痛经的发生与前列腺素相关，因此使用 NSAIDs 是合乎逻辑的，并且有研究支持它们的使用（Marjoribanks，2010）。这些药物及其剂量见表 10-1。

类固醇激素药物避孕引起子宫内膜萎缩，继而降低子宫内膜前列腺素水平。复方激素避孕药通过降低前列腺素的产生来改善痛经。关于复方口服避孕药（combination oral contraceptives，COCs）的研究表明可以使许多使用者的痛经有所改善（Brill，1991；Wong，2009）。此外如第五章中所述，对于传统的周期性口服避孕药无法控制疼痛的患者，可选择连续长期口服复方口服避孕药（Sulak，1997）。单纯孕激素的避孕药也用于治疗痛经。如左炔诺孕酮宫内节育系统（levonorgestrel-releasing intrauterine system，LNG-IUS），醋酸甲羟孕酮注射液和植入性孕激素释缓释棒均是明智的选择（Lindh，2013）。

GnRH-a 和雄激素也是其中的选择。这些降低雌激素的作用导致子宫内膜萎缩和前列腺素产生减少。尽管 GnRH-a 和雄激素（如达那唑）可减轻痛经，但许多的副作用使它们无法常规和长期使用。有关这些药物及其副作用的更详尽讨论和剂量，请参阅第 10 章。

目前已经对补充和替代药物治疗痛经进行了评估。口服维生素 E、鱼油、低脂饮食和中草药都可以改善痛经。但是证据来自小型且通常是非随机的试验（Barnard，2000；Harel，1996；Zhu，2008；Ziaei，2001）。此外，尽管数据有限，但对于运动、局部热敷、针灸和经皮神经电刺激（transcutaneous electrical nerve stimulation，TENS）的使用是积极的（Akin，2001；rown，2010；Proctor，2002；Smith，2011）。

很少有难治性痛经的选择保守治疗，这种情况下可能需要手术治疗。子宫切除术可有效治疗痛经，但有生育需求的的痛经女性会拒绝。对于这些女性，可以考虑进行骶前神经切断术。

## 六、性交痛

这是妇科常见病，在美国育龄妇女中，其年患病率为 15%～20%（Glatt，1990；Laumann，1999）。性交疼痛可能与外阴、内脏、肌肉骨骼，神经源性或心身疾病有关。病因共存也可能导致相似的症状。例如，在许多情况下患有外阴痛的妇女常伴有盆底肌肉痉挛，这两种情况都可能导致性交痛（Reissing，2005）。由于性交痛与慢性盆腔痛之间的频繁关联以及病因经常重叠，因此通常对有慢性盆腔痛的女性进行体格检查和诊断性检查。

性交疼痛可细分为插入性疼痛，也就是阴道入口的疼痛，或深部性交痛，它与深部触碰有关。在插入性性交痛的病例中，以外阴痛、外阴炎和润滑不良为主。在深部性交痛的病例中，子宫内膜异位症、盆腔粘连和巨大平滑肌瘤是常见原因。在许多女性中，可能同时存在插入性和深部性交痛。

其他分类包括原发性交痛，是指刚开始有性生活时就出现性交疼痛，以及继发性交痛，是指早期没有性交痛后期出现的性交痛。性虐待、女性生殖器损毁和先天畸形是最常导致原发性痛的原因，而继发性交痛的原因则多种多样。性交痛还可分为普遍性的，即发生在所有性交中，或者是情境性的，仅与特定的伴侣或性姿势有关。最新的《精神疾病诊断和统计手册》（the Diagnostic and Statistical Manual of Mental Disorders）（DSM-5）已将性交痛和阴道痉挛合并为生殖器 - 盆腔痛 / 插入障碍（美国精神病学协会，2013 年）。

### 1. 诊断

在病史记录期间，会询问患者有关的症状，例如白带、外阴痛、痛经、慢性盆腔痛、排尿困难或润滑不足。症状的发作与产科分娩、盆腔手术或性虐待的时间关联通常是相关的。此外，母乳喂养的女性可能会出现性交痛，这可能是由于哺乳时雌激素水平较低引起的阴道萎缩导致（Buhling，2006；Signorello，2001）。也包括诸如满足感或沮丧之类的社会心理话题。

检查外阴可以反映出慢性疼痛。特别是弥漫性红斑、会阴侧切瘢痕或外阴萎缩。红斑可能表示有接触或过敏性皮炎或感染，尤其是真菌感染。因此，需要对潜在的皮肤刺激物的罗列登记，盐水载玻片的准备，阴道 pH 测试和阴道培养物。具体而言，在某些情况下可能需要进行阴道真菌培养，因为如果仅使用显微镜分析，则可能很难检测到一些少见种类（Haefner，2005）。

一些研究（但不是全部）已经发现盆腔器官脱垂程度与性交痛之间存在正相关（Burrows，2004；

Ellerkmann，2001）。如果需要，其程度可按照第 24 章中的说明进行评估。

体格检查评估阴道的远端、中部和近端。评估首先从触诊 Bartholin 和尿道旁腺开始。此外，棉签测试可用于绘制疼痛区域（图 4-1）。接下来，将一个手指插入阴道远端可能会引起阴道痉挛，即触碰阴道远端引起肌肉反射收缩相关（Basson，2010）。这种收缩反应是正常的，但球海绵体肌、耻尾肌、梨状肌和闭孔肌长时间的痉挛会引起疼痛。痉挛被认为是对当前或先前的身体疼痛的条件性反应。

随着数字化检查的深入，可以触发阴道中部疼痛，可见于间质性膀胱炎、先天性异常、放射治疗后或骨盆重建手术后。

深部性交痛通常由也引起慢性盆腔痛的疾病引起。阴道检查的重点在前文进行了讨论。同样，深部性交痛的诊断性检查在很大程度上可以反映慢性盆腔痛的诊断。尿液和阴道分泌物培养物可以发现感染，放射影像学检查可显示结构性内脏疾病。

### ■ 2. 治疗

性交痛的治疗高度取决于病因。对于那些患有阴道痉挛的人，系统性脱敏是有效的。患者将适当尺寸的扩张器放入阴道口并逐渐增大尺寸。但这种情况下，经常需要同时进行心理咨询。润滑不足可以通过指导其使用充分的唤醒技巧和使用外部润滑剂来进行性交。如第 22 章所述，雌激素乳膏或选择性雌激素受体调节剂奥培米芬片（osphena）通常可以解决更年期的泌尿生殖系统综合征，这是外阴阴道萎缩的新首选药物。

手术适用于那些有器质性病变的患者，手术包括子宫内膜异位病灶切除术、粘连松解和恢复正常解剖结构。对于子宫后倾引起的性交痛患者，尽管是少量研究，但已证明子宫悬吊是有效的（Perry，2005）。

## 七、排尿困难

对于排尿困难的评估首先要进行仔细的盆腔检查，以排除阴道炎、外阴病变和尿道憩室。排尿日记可以提供信息，对于伴有性交痛的人，要询问性交史。排尿困难的最常见原因是感染，因此尿液分析和尿培养是初步检查。同样，也应该除外沙眼衣原体和单纯疱疹病毒的感染。对于患有慢性排尿困难的患者，尿动力学研究可能有助于确定逼尿肌过度活动、顺应性明显降低或膀胱出口梗阻（第二十三章）。膀

胱镜检查可用于识别间质性膀胱炎的特征性黏膜，并排除肿瘤性生长或结石（Irwin，2005）。可以辅助使用超声检查或腹腔镜检查以排除盆腔结构病理改变或子宫内膜异位症。

### ■ 间质性膀胱炎 / 膀胱疼痛综合征

这种膀胱慢性炎症性疾病的特征是尿频、尿急和盆腔痛。在间质性膀胱炎（interstital lystitis，IC）中，发现该三联征与特征性的黏膜变化和膀胱容量降低相结合。与具有典型间质性膀胱炎表现的病例相反，膀胱疼痛综合征是指具有间质性膀胱炎症状而膀胱镜检查缺乏间质性膀胱炎的表现或其他膀胱疾病的病理（Abrams，2002）。

在美国，间质性膀胱炎的患病率在 0.5% ~ 3% 之间（Berry，2011；Jones，1997）。女性、白种人、吸烟者和 40 多岁时更常见（Kennedy，2006；Propert，2000）。间质性膀胱炎与子宫内膜异位症相关性很大。这两种疾病具有相似的症状，并且诊断慢性盆腔疼痛的患者常有以上一种或两种情况（Butrick，2007；Paulson，2007）。此外，间质性膀胱炎与肠易激综合征、广泛性疼痛疾病、纤维肌痛、盆底功能障碍和抑郁症有关（Aaron，2000；Clauw，1997；Novi，2005；Peters，2007）。

间质性膀胱炎的确切原因尚不清楚，目前的理论包括黏膜通透性增加或肥大细胞活化（Sant.2007；Warren，2002）。糖胺聚糖是黏液（黏蛋白）层的重要组成部分，其覆盖并保护膀胱尿路上皮。其中一种理论是间质性膀胱炎的症状源于保护性膀胱糖胺聚糖成分的缺失。这导致膀胱黏膜的通透性增加（Parsons，2003）。

### （1）诊断

当女性出现无法解释的慢性盆腔疼痛和排尿症状时应考虑到间质性膀胱炎。Warren 和同事（2006）发现"盆腔痛"这个关键词能 100% 覆盖受影响的人群。其他相关的词是"压迫"和"不适"（Sirinian，2005）。关于排尿的主诉多见的是尿频、尿急、夜尿和膀胱充盈或排空引起的疼痛。性交痛和性交后疼痛也很常见。与大多数慢性疼痛综合征一样，症状可能在月经期前加重。常见诱因有乙醇、咖啡因、吸烟、辛辣食物、柑橘类水果和果汁、碳酸饮料和钾，但患者可能不会认为这些会加重症状。经常建议用于尿路感染的蔓越莓汁会显著加重间质性膀胱炎的疼痛。

间质性膀胱炎患者在阴道检查时可能发现尿道或

前阴道/膀胱底压痛，以及盆底高张力、压痛或扳机点。基本的实验室检查包括尿液分析和培养，未评估的显微镜微血尿通常应行细胞学检查，特别是在吸烟者中以排除肿瘤。膀胱镜检查和尿流动力学研究能使复杂的表现变清晰，或排除微小间质性膀胱炎。然而缺乏关于膀胱镜或尿路动力学诊断间质性膀胱炎的共识（Hanno，2011）。膀胱镜检查见到的亨氏溃疡是红棕色的黏膜病变，细小血管向中心瘢痕呈放射状排列（图11-7）。虽然这些溃疡很少见，但若发现可以考虑诊断为间质性膀胱炎。最常见的发现是出血点，即小瘀点或黏膜下出血。但是这些可能存在于没有间质性膀胱炎症状并因为其他指征而接受膀胱镜检查的患者中（Waxman，1998）。尿动力学检查能够发现低膀胱容量下的急迫感、膀胱顺应性降低和容量降低。钾敏感性试验（potassium sensitivity test，PST）提示尿道上皮通透性增加，但其引起的疼痛可能导致严重的症状。而且，阴性结果并不能排除间质性膀胱炎。有一项研究中发现完全符合间质性膀胱炎诊断标准的患者中有25%的人钾敏感性实验结果为阴性（Parsons，1998）。

由于症状复杂多样，与其他盆腔痛综合征密切关联，并且与其他疼痛性疾病的症状重叠，因此对于间质性膀胱炎的明确诊断具有挑战性。而且对于间质性

膀胱炎的诊断标准的缺乏一致共识。因此间质性膀胱炎的诊断主要靠临床经验，并且大多是排除性诊断。毫不奇怪，间质性膀胱炎的误诊、诊断不足或延迟诊断很常见。

### （2）治疗

美国泌尿科协会为间质性膀胱炎的管理提供了循证指南（Hanno，2011，2015）。一线治疗是对患者教育和并指导行为改变，尤其是避免膀胱刺激。二线治疗是盆底物理治疗，以解决扳机点或盆底肌张力过高，或使用药物治疗。可以选择的药物包括阿米替林、西咪替丁、羟嗪或较弱的抗凝剂—戊聚糖多硫酸钠（elmiron）。膀胱内治疗包括可直接将肝素、利多卡因或二甲基亚砜滴入膀胱（dimethyl sulfoxide，DMSO）。对于没有反应的患者，膀胱镜检查加上短期持续膀胱低压扩张和电灼汉纳溃疡可使症状缓解。FDA尚未批准使用环孢菌素A，A型肉毒杆菌毒素或骶神经调节治疗间质性膀胱炎（在第45章12节中有描述）。但是对其他疗法无效的患者可以考虑使用。主要的手术方式有膀胱成形术或尿流改道，适用于其他所有疗法均未能够有效控制症状的患者。

## 八、胃肠道疾病

在许多病例中，发现胃肠道疾病是慢性盆腔疼痛的根本原因之一。胃肠道病的病因有器质性或功能性的（参见表11-1）。因此，最早的筛选可按照针对慢性盆腔痛进行。但是若有发热、胃肠道出血、体重减轻、贫血和腹部肿块等症状应进一步深入检查，寻找器质性病变。这些检查包括乙状结肠镜或结肠镜检，以排除炎症、憩室或肿瘤。对于腹泻患者可能需要检查大便中的白细胞或寄生虫和虫卵。此外，血清学检查对乳糜泻价值较大。超声检查有助于区分胃肠道疾病和妇科疾病。

### ■ 1.结肠憩室病

结肠憩室是结肠肌层的小缺失导致黏膜和黏膜下层形成疝。憩室病很常见，常见累及部位是乙状结肠或降结肠。慢性症状包括局限于左下腹的腹痛、便秘和直肠充盈。更严重的是憩室可能导致急性或慢性胃肠道出血或感染。临床上，很难将感染与慢性盆腔炎或输卵管卵巢脓肿区分开。在这些情况下CT是首选的影像学检查，其灵敏度超过90%，特异性接近100%（Ambrosetti，1997）。

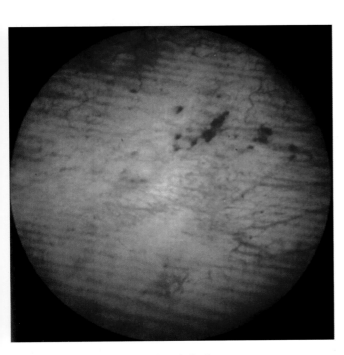

**图 11-7**　膀胱镜检查显示的亨氏溃疡（Reproduced with permission from Reuter HJ：Bladder. In Atlas of Urologic Endoscopy Diagnosis and Treatment. New York，Thieme Medical Publishers，1987，p 85.）

慢性憩室病通常采用高纤维饮食和长期抗生素预防性治疗。如果患有严重的急性感染，则可能需要住院静脉使用抗生素、手术或经皮脓肿引流或部分结肠切除术。怀疑腹膜炎的憩室脓肿破裂是立即进行外科手术探查的指征（Jacobs，2007）。

### 2. 乳糜泻

乳糜泻是对谷蛋白的遗传性自身免疫不耐受，谷蛋白是小麦、大麦或黑麦的成分。在受累的个体中，谷蛋白的摄入会产生免疫介导的反应，从而损害小肠黏膜并导致不同程度的吸收不良。因此，治疗要求终身无谷蛋白饮食（Rubio-Tapia，2013）。乳糜泻很常见，其在一般人群中的发病率接近1%（Green，2007）。如果筛查有胃肠道症状的人，其发病率甚至更高。该病男女发病率不同，女性发病率是男性的2～3倍（Green，2005）。

最常见的症状是腹痛和腹泻。其表现包括体重减轻、骨质减少和贫血引起的疲劳，这些都由于吸收不良造成。此外尽管尚不清楚其机制，但目前认为乳糜泻与不孕症有关（Tersigni，2014）。

有特征性发现者和有家族病史的人都应考虑到有乳糜泻的可能。诊断既需要十二指肠活检，又要对无谷蛋白饮食产生阳性反应。但许多有腹痛和腹泻的患者并没有乳糜泻。因此，为了避免不必要的活检，许多医师通过无创血清学检验筛查。其中首选进行IgA抗组织转谷氨酰胺酶抗体的血清学筛查，并且患者在检查过程中保持含谷蛋白饮食（Rubio-Tapia，2013）。

### 3. 功能性肠病

也称为功能性胃肠道疾病（functional gastrointestinal disorders，FGID），这组功能性疾病的症状可归因于下消化道，包括表11-6中所列的症状。在定义这些慢性疾病时，症状必须在6个月前开始，并且在过去3个月中每个月发生3天以上（Longstreth，2006）。诊断总是假定症状缺乏结构或生化上的解释（Thompson，1999）。

#### 肠易激综合征

该功能性肠病定义为随着排便而改善并与排便习惯改变有关的腹痛。亚型按主要的大便性状划分为便秘型、腹泻型和混合型。尽管表11-6中列出了定义标准，但支持该诊断的其他症状包括异常的大便次数或大便性状、排便费力、排便不尽感、黏液便和腹胀（Longstreth，2006）。

肠易激综合征很常见，据估计其总人口患病率约为10%（Canavan，2014；Lovell；2012）。以腹泻型

**表 11-6　胃肠功能紊乱**

| 功能性肠病 | |
|---|---|
| 肠易激综合征（IBS） | 最近3个月每个月至少3天反复出现腹痛或腹部不适，并伴有以下2种或以上的症状：①排便得到改善；②发作与大便频率的变化有关；③发作与大便性状改变有关 |
| 功能性腹胀 | 必须包括以下两项：①在3个月内每个月至少3天反复出现腹胀或可见的腹部膨隆；②不够功能性消化不良、肠易激综合征或其他功能性胃肠疾病的诊断标准 |
| 功能性便秘 | 必须包括以下两项或两项以上：①至少25%的排便感到费力；②至少25%的排便为块状便或硬便；③至少有25%的排便有排便不尽感；④至少有25%的排便有肛门直肠的阻塞感；⑤至少有25%的排便感需人工方法辅助；⑥每周少于3次排便 |
| | 不使用泻药很少出现稀便 |
| | 不够肠易激综合征的诊断标准 |
| 功能性腹泻 | 大便稀疏或水样且不伴腹痛，至少有75%的排便出现 |
| 未明确的功能性肠病 | 不是由器质性病变引起的肠道症状，且不符合先前定义类别的标准 |
| **功能性腹痛** | |
| 功能性腹痛 | 至少六个月：①持续性或近乎持续性腹痛；②疼痛与生理行为（例如进食，排便或月经）之间无关或仅偶然相关；③日常活动能力部分丧失；④疼痛不是伪装的（例如，诈病）；⑤不够其他可能解释腹痛的功能性胃肠道疾病的诊断标准 |

Adapted with permission from Longstreth GF, Thompson WG, Chey WD, et al: Functional bowel disorders, Gastroenterology 2006 Apr；130（5）：1480-1491.

和便秘型患病率相当（Saito；2002）。

肠易激综合征的病理生理较为复杂，神经、激素、遗传、环境和社会心理因素都不同程度地参与其发病（Drossman，2002）。但目前认为肠易激综合征的主要发病机制是由于中枢神经系统和肠神经系统（ENS）之间调节紊乱所致。这种脑-肠功能障碍最终可能导致胃肠道黏膜免疫反应、肠蠕动和通透性以及内脏敏感性改变。反过来，这些改变会导致腹痛和肠道功能改变（Mayer，2008）。具体而言，5-羟色胺（5-HT）与调节肠道蠕动、内脏敏感性和肠道分泌有关，并被认为在肠易激综合征发病中起到重要作用（Atkinson，2006；Gershon，2005）。

在诊断肠易激综合征之前，临床医师最好先排除器质性疾病。但是对于具有典型肠易激综合征症状且无器质性疾病症状的年轻患者几乎不需相关检查。检查应按个体化进行选择，当存在患者年龄较大、病程较长和症状严重程度更重、缺乏社会心理因素、器质性疾病症状和有胃肠道疾病家族史这些因素时应更进一步评估。

*治疗*。非药物治疗可改善症状。首先，没有一种特定的饮食可以满足所有患者的需要，但是从逻辑上讲应避免使用已知会引起症状的食物。虽然目前的数据限制了推荐的益生菌种类，但组合益生菌通常可以改善全球肠易激综合征的症状，如腹胀和胃肠胀气（Ford，2014a，c）。

药物治疗针对显性症状。对于那些以便秘为主的肠易激综合征的人来说，如果不能成功地增加膳食纤维，则商用的可溶性纤维类似物或车前籽壳可能会有所帮助（Bijkerk，2009）。其中，车前籽壳应逐渐增加剂量以提高耐受性，每日两次口服，每次 3～5 克。值得注意的是膳食纤维可有效治疗便秘，但对于腹泻为主的肠易激综合征或与肠易激综合征相关的疼痛无效（Ruepert，2011）。另一种药物利那洛肽（linzess）是鸟苷酸环化酶激动剂，可刺激体液分泌和增加转运时间（Chey，2012b；Rao，2012）。每日一次口服，290 mg 的胶囊。另外，鲁比前列酮（amitiza）是一种 GI 氯化物通道激活剂，每天两次口服，每次 8 μg。它还可以增加肠液分泌以改善肠道蠕动（Chey，2012a；Drossman，2009）。替加色罗（zelnorm）作为部分 5-羟色胺受体激动剂由于心血管不良事件而不再使用（Food and Drug Administration，2012b）。

对于那些以腹泻为主要症状的，治疗通常是尽量减缓肠道蠕动，因为当物质在肠道中停留的时间越长将有更多的水从粪便中吸收到肠道中。间接证据支持可以口服洛哌丁胺（imodium）2 mg，每天一次或两次（Trinkley，2014；Weinberg，2014）。对于严重腹泻的患者，选择性 5-HT$_3$ 受体拮抗剂阿洛司琼（lotronex）与肠道神经系统的神经元受体相互作用而减慢肠蠕动。这种药物可以减轻疼痛和便急以及减少大便次数（Camilleri，2000；Chey，2004）。但是，由于缺血性结肠炎的病例与其使用有关，现在只能通过严格监管的 FDA 处方程序来获得阿洛司琼（Chang，2006；FDA，2012a）。

对于肠痉挛引起的疼痛的患者，解痉药可以降低肠道平滑肌的活动，并认为可减轻腹部不适。在美国可使用的药物包括双环胺（bentyl）和硫酸莨菪碱（levsin）。双环胺开始口服时每天 20 mg，每日四次，并在 1 周后增加至 40 mg。硫酸莨菪碱的口服剂量为每天 0.25～0.5 mg，可以根据需要增加至每天四次。尽管对肠易激综合征有益，但这些药物的抗胆碱能副作用通常会限制其长期使用（Ruepert，2011；Schoenfeld，2005）。薄荷油是另一种有效的解痉药，可以作为口服非处方胶囊剂，每日一次 550 mg 或每日三次，一次 187 mg（Khanna，2014）。

三环类抗抑郁药可通过对肠的抗胆碱作用和调节情绪来帮助肠易激综合征患者。三环类抗抑郁药可能会减慢肠道的转运时间，并已被证明可有效治疗以腹泻为主的肠易激综合征（Hadley，2005）。最后，心理或行为疗法可能会对某些患者有帮助（Ford，2014b）。

## 九、骨骼肌肉病

妇科医师经常遇到涉及下腹和盆腔的肌肉、神经和骨骼系统的临床综合征，但却容易被忽略。重点是无法识别的肌肉骨骼疼痛可能会导致不必要的手术或加重盆腔痛综合征的进展。

### ■ 1. 疝

前腹壁或股筋膜的缺损可能导致肠或其他腹腔内容物经缺损部位疝出。这种疝可在缺损处局部产生疼痛，或沿被压迫的感觉神经分布区引起相应的疼痛。此外，如果内容物的血液供应严重受损，然后肠梗阻或局部缺血将需要手术干预。涉及前腹壁和盆底的疝最常与慢性盆腔痛相关。较少见的是坐骨疝和闭孔疝，前者是腹膜和腹膜内容物经过坐骨大孔形成的疝，后者是通过闭孔管形成的疝，也是急性或慢性疼痛的原因。

疝可能发生在固有解剖学薄弱部位，女性的常见类型包括腹壁疝、脐疝和切口疝。腹股沟斜疝、腹股沟直疝和股疝在女性中是较为少见的类型。Spigelian 疝尤其少见。如图 11-8 所示，腹壁疝通常是由于中线的筋膜缺损引起的。脐疝是由于脐环缺陷形成的疝。腹股沟斜疝是腹部内容物通过腹股沟管内环突入腹股沟管形成的疝。如图 11-9 所示，然后内容物可能会经腹股沟管外环离开。相反，腹股沟直疝的内容物通过 Hesselbach 三角形内的筋膜缺损而形成隆起。Spigelian 疝气可以发生在腹直肌外缘的任何地方。但是最常见的位置是腹直肌外缘与弓状线的交点。

能够引起腹压升高的因素如怀孕、腹水、腹膜透析和慢性咳嗽均是形成疝的危险因素。先天性或获得性解剖结构缺陷或结缔组织疾病也与其相关。

有慢性盆腔痛或腹痛的患者，为了明确诊断最好能够在站立时或做 Valsalva 动作时检查。由于疝内容物有发生绞窄的相关潜在风险，因此通常疝一旦发现就应该修复。妇科医师可以修复小的腹疝、脐疝或切口疝。对于应切除疝囊并进行筋膜重建，较大的需要放置网片的疝或腹股沟区域疝的手术通常需要普通外科医师进行操作。

## 2. 肌筋膜疼痛综合征

原发性骨骼肌（primary musculoskeletal，MS）疾病可能导致慢性盆腔痛（请参阅 表 11-2）。对于其他情况，继发性肌筋膜疼痛综合征可能由于子宫内膜异位症、间质性膀胱炎或肠易激综合征导致。这种慢性内脏炎性疾病会引起附近的肌肉和（或）神经出现病理变化，从而导致腹壁或盆底疼痛。因此，对这些复杂关联的认识使医师能够更有效地解决导致疼痛的所有因素，而不是仅仅关注腹腔内脏疾病。

伴随着肌筋膜疼痛，肌肉内的过度刺激区域会促进持续的纤维收缩（Simons，1999）。肌肉内的主要反应区称为触发点（trigger point，TrP），即是可触及的绷紧的肌肉带。触发点被认为是肌肉代谢危象末期形成的。神经肌肉终板的功能障碍可导致乙酰胆碱的持续释放、持续去极化、肌小节缩短和产生绷紧的肌肉带。受影响的纤维会压迫毛细血管并导致局部血流减少。局部缺血导致激活周围神经伤害感受器的物质

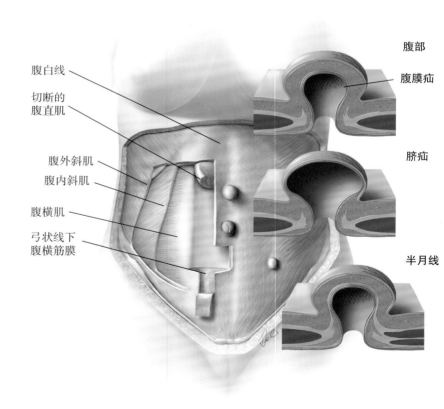

腹白线
切断的腹直肌
腹外斜肌
腹内斜肌
腹横肌
弓状线下腹横筋膜

腹部
腹膜疝
脐疝
半月线

图 11-8 可能累及前腹壁的疝（Used with permission from Mr. T. J. Fels.）

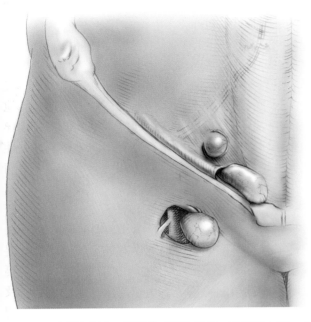

**图 11-9**　腹股沟斜疝、腹股沟直疝和股疝。直疝是由 Hesselbach 三角内的筋膜缺损引起的。该三角形由腹股沟韧带、腹壁下动脉和腹直肌外缘构成。腹股沟斜疝是腹部内容物通过腹股沟管脱出而形成的疝。股疝是由于腹腔内容物穿过股环形成

名慢性盆腔痛患者的评估中，Carter（1998）发现有 7% 的患者扳机点是疼痛的主要来源。此外，在近 1000 名因慢性盆腔痛接受评估的妇女中，发现 22% 的人肛提肌有明显压痛，而 14% 的人有梨状肌压痛（Gomel，2007）。在 30 至 50 岁之间患病率最高。尽管危险因素多种多样，但是许多触发点可以追溯到先前的特定创伤，例如运动损伤或肌肉的慢性生物力学超负荷导致的损伤（Sharp，2003）。因此，一个详细的运动损伤、外伤、产科分娩、手术和工作活动清单至关重要。

释放，进而产生疼痛（McPartland，2004）。来自触发点的持续伤害感受信号可能最终导致中枢致敏和潜在的神经性疼痛。信号可能在脊髓内分段传播从而引起区域或牵涉性疼痛（Gerwin，2005）。触发点还可以启动躯体内脏会聚，而产生自主神经反应如呕吐、腹泻和膀胱痉挛。

触发点可能会影响任何肌肉，包括前腹壁、盆底和骨盆带肌肉在内的触发点可能是慢性盆腔痛的来源。肌筋膜疾病的发病率仍未知。然而，在对 500

### （1）诊断

让患者在人体轮廓图上标记出疼痛的部位是提供信息的第一步。特定肌肉的参与通常会有特征性的模式。患者通常会描述疼痛因特定运动或活动而加重，并因某些姿势而减轻。寒冷、潮湿的环境通常会使疼痛加重。压迫扳机点会引起疼痛并且对目标区域或相关区域产生影响。这种特定且可重复的相关区域很少与皮肤疾病表现或神经元分布相吻合，并且是区分肌筋膜疼痛综合征和纤维肌痛综合征的特征（Lavelle，2007）。

肌肉检查可以通过平触诊、钳式触诊或深部触诊来完成，具体方法取决于肌肉的位置。平触诊是使用指尖仅在表面可触及的浅表肌肉上滑动（图 11-10）。该方法通常用于评估前腹壁。在更易接近的肌肉中，钳式触诊可通过拇指和手指抓住腹部肌肉。通过任何一种触诊技术，都可以发现压痛点和绷紧的肌肉带。典型的表现是受累肌肉无力和伸展受限。压迫扳机点也可能引起局部肌肉抽搐反应，并重现患者的牵涉痛或两者兼而有之。

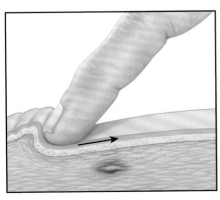
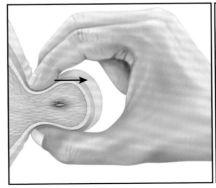
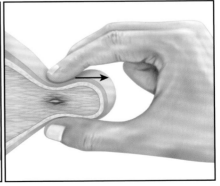

**A**　　　　　**B**

**图 11-10**　寻早扳机点触诊方法。**A.** 平触诊时，指尖划过肌肉表面；**B.** 钳式触诊时，抓紧肌肉并在肌肉滑过手指时完成对触发点的触诊

（2）特定肌肉群

前腹壁肌肉（即腹直肌，腹斜肌和腹横肌）都可能出现扳机点，这些肌肉引起的躯体内脏和盆腔症状可能包括腹泻或尿频，尿急或尿潴留。腹直肌的扳机点经常出现在半月形线（linea semilunaris）上，这是该肌肉的边缘的专有名词（Suleiman，2001）。额外的腹直肌扳机点可能在肌肉与耻骨连接处以及脐下方形成。腹外斜肌的扳机点经常累及它在髂前嵴的外侧附着处。疼痛通常累及耻骨。

完成前腹壁检查后再评估盆腔的肌肉。在仔细检查了外部生殖器之后，仅用示指进行阴道检查，并且最开始没有同时行腹部触诊。盆腔内的肌肉包括肛提肌、尾骨肌、闭孔内肌、会阴深横肌和梨状肌，并评估它们有无疼痛的触发点（图11-5）（Vercellini，2009）。涉及这些肌肉和肛门括约肌的扳机点通常与局限性疼痛有关，包括尾骨、臀部或背部的疼痛（图11-11）。性交痛较为常见。

**肛提肌综合征。** 肛提肌引起的疼痛有多种名称，包括肛提肌痉挛综合征和尾骨痛（图11-11）。目前常用肛提肌综合征。尾骨痛用于因尾骨的创伤而引起的尾骨的痛。

肛提肌包括其支撑筋膜、覆盖于顶部的腹膜和与其紧密相关的内脏腹膜通过共同的感觉神经与脊髓相连。这些为内脏融合提供了基础（Spitznagle，2014）。这些肌肉的痉挛可导致下腹痛、腰痛、性交痛和慢性便秘。

（3）治疗

不论触发触发点的位置在哪，治疗的目标都是使触发点失活，然后允许拉伸和释放绷紧的肌肉带。在

所有方法中，触发点穴位按摩或更积极的缺血性压迫按摩有效（Hull，2009）。生物反馈、放松治疗或心理治疗可以作为有益的辅助治疗。也可使用止痛药、消炎药、肌肉松弛剂或抗精神病药。最后可能需要电刺激、触发点干针疗法或触发点注射药物。对局部麻醉剂注射无反应的患者，可考虑注射肉毒杆菌毒素A（Gyang，2013）。在笔者所在的机构中，就像在许多其他三级转诊中心一样，笔者经常会向盆底物理治疗专家咨询许多此类治疗方法。

### ■ 3.围产期盆腔疼痛综合征

也被称为骨盆带疼痛，这种综合征的特征是持续性疼痛，从怀孕期间或产后立即开始。骶髂关节或耻骨联合周围的疼痛较明显，认为是由于骨盆和（或）腰骶部脊椎韧带的损伤或发炎引起的。肌肉无力、妊娠姿势调整、激素水平变化以及胎儿和妊娠子宫的重量都是引起改变的潜在因素（Mens，1996）。骨盆带疼痛较为常见，估计大约有20%的孕妇和7%的产后三个月内的产妇均有明显的疼痛（Albert，2002；Wu，2004）。诊断通常依靠临床表现，并基于特定的骨关节外科的特定检查结果。这些检查会重现或引起痛苦。治疗包括物理疗法、运动疗法和常用于治疗慢性盆腔痛的止痛药（Vermani，2010；Vleeming，2008）。

## 十、神经病学

### ■ 1.前腹壁神经卡压综合征

神经压迫可导致慢性盆腔疼痛，并可累及前腹

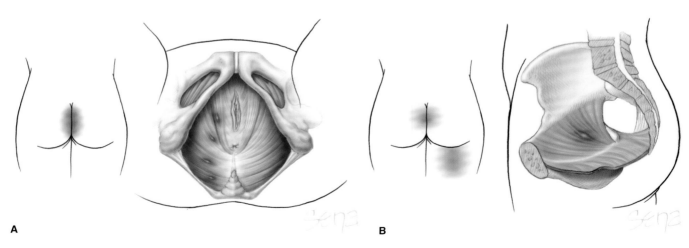

**A**　　　　　　　　　　　　　　　　　**B**

**图 11-11**　触发点及其引起的广泛性疼痛模式（红色阴影）**A.** 肛提肌和尾骨肌肉中的触发点；**B.** 闭孔内肌的触发点（Used with permission from Ms. Marie Sena.）

壁或它们在骨盆内的神经。前腹壁痛常被误认为内脏痛。常见原因包括肋间神经的前皮支卡压或髂腹股沟神经、髂腹下神经、生殖股神经和股外侧皮神经卡压（Greenbaum，1994）。这些周围神经可在狭窄的解剖管或环内或紧绷的韧带、纤维带或缝合线下方被压迫。例如，肋间神经的每个前皮支都向前穿过腹直肌。每个分支及其对应的血管穿过腹直肌外侧的纤维组织环（图 11-12）。临床上，这些神经分支在 Pfannenstiel 切口中经常看到，因为腹直肌前鞘是从每个腹直肌上分离出来的（图 43-2.3）。在越过腹直肌前鞘时，每个神经分支会分开然后在皮下走行。在纤维组织环内挤满了神经血管束及脂肪组织（Srinivasan，2002）。如果神经束受到过多的腹腔内或腹外压力，纤维组织环压迫神经束会引起神经缺血和疼痛（Applegate，1997）。

如第四十章所述，神经卡压、损伤或神经瘤形成也可能累及髂腹股沟神经、髂腹下神经、股外侧皮神经和生殖股神经的分支。可能在腹股沟疝修补术、下腹部横向切口和下腹部腹腔镜套管针置入后出现。这

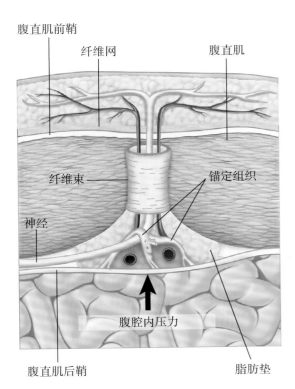

腹直肌前鞘
纤维网
腹直肌
纤维束
锚定组织
神经
腹腔内压力
腹直肌后鞘
脂肪垫

**图 11-12**　图片显示了一支卡压的肋间神经前皮支。当神经穿过腹直肌的纤维鞘时被压迫（Reproduced with permission from Greenbaum DS，Greenbaum RB，Joseph JG，et al：Chronic abdominal wall pain. Diagnostic validity and costs，Dig Dis Sci 1994 Sep；39（9）：1935-1941.）

些损伤中较常见的表现是感觉减退，但在手术后数月或数年后可能会出现不同的疼痛。

诊断神经卡压的标准是主要靠临床表现，包括：①疼痛因患者活动或轻微患处皮肤挤压而加剧；②局部麻醉剂注射后疼痛得到改善。通常肌电图检查缺乏敏感性，因此缺乏实用性（Knockaert，1996）。用于局部注射的药物可选择 1% 或 2% 的利多卡因和 40 mg/ml 的曲安奈德以 1：1 的比例混合。可以不加糖皮质激素。每个疼痛部位的注射量少于 0.5 ml。如果初始有效可以重复注射。其他治疗方法包括口服止痛药、生物反馈治疗和使用加巴喷丁。如果保守治疗不能够有效缓解，则可能需要注射 5%～6% 的无水乙醇或苯酚进行神经溶解，或进行神经切除术（Madura，2005；Suleiman，2001）。

#### 2. 阴部神经痛

阴部神经痛是尖锐而剧烈的，随着受累神经的分布而引起放射痛。阴部神经卡压可能会导致会阴部出现这种类型的疼痛。该神经的三个分支是会阴神经、直肠下神经和阴蒂背神经（图 38-28）。因此疼痛可单独或阴蒂、外阴和直肠三个部位组合出现。阴部神经痛很少见，通常是单侧的并且在 30 岁以后出现。在受累的个体中，痛觉异常和感觉过敏可能会严重致残。坐着会加剧疼痛，坐在马桶座上或站立时会减轻疼痛，并且白天疼痛可能会加剧。

阴部神经痛的诊断靠临床表现，许多人使用 Nantes 标准。纳入标准：疼痛与阴部神经支分布相同，坐着会加重病情，无相关的感觉丧失，不会将患者从睡眠中唤醒，并且神经阻滞能够缓解（Labat，2008）。临床怀疑可能会得到客观检查的支持。包括神经生理学检查，例如阴部神经运动潜伏期和肌电图（EMG），两者均在第 25 章中进行了介绍。然而这些异常发现并非只存在于阴部神经痛。尽管可以进行 CT 或 MR 成像以排除其他病变，但很少使用 CT 或 MR 成像（Khoder，2014）。

治疗包括物理疗法、行为康复治疗、使用加巴喷丁或三环类抗抑郁药、可以加或不加糖皮质激素的阴部神经阻滞、肉毒杆菌毒素 A 注射液，及阴部神经刺激。如果以上方法都不起效则可以选择进行手术神经减压。

#### 3. 梨状肌综合征

梨状肌对坐骨神经的压迫可能会导致坐骨神经支配分布区的臀部或腰部疼痛（Broadhurst，2004），这

被称为梨状肌综合征。目前提出压迫机制包括：由于外伤、过度活动引起的肌肉肥大及先天性变异导致梨状肌的挛缩或痉挛（Hopayian，2010），而坐骨神经或其分支又直接穿过梨状肌。

Fishman 及同事（2002）估计美国每年有 6%～8% 的腰痛和坐骨神经痛的患者是由梨状肌综合征引起的。症状包括臀部的疼痛和压痛，伴有或不伴疼痛放射到大腿后部。运动、长时间坐着、走路和髋关节内转时疼痛都会加重（Kirschner，2009）。性交痛和它的相关性是常见的但又是可变的，目前已在 13%～100% 的病例中得到证实（Hopayian，2010）。

该综合征的诊断通常依靠临床表现，并基于特定的骨关节外科的特定检查结果（Michel，2013）。神经传导和肌电图通常无法诊断。不常用的是 MR 成像，其可通过识别肿胀或扩大的梨状肌或肌肉解剖变异来提供帮助（Petchprapa，2010）。常选择治疗保守，包括物理治疗、NSAIDs 消炎药、肌肉松弛剂或神经性止痛药如加巴喷丁、去甲替林或卡马西平。注射治疗包括局部阻滞（可以加或不加糖皮质激素）或注射肉毒杆菌毒素 A。手术治疗用于难治性病例。

（彭　超　肖　豫　张德玉 译　周应芳 审校）

## 参考文献

Aaron LA, Burke MM, Buchwald D: Overlapping conditions among patients with chronic fatigue syndrome, fibromyalgia, and temporomandibular disorder. Arch Intern Med 160:221, 2000

Abrams P, Cardozo L, Fall M, et al: The standardisation of terminology of lower urinary tract function: report from the Standardisation Sub-committee of the International Continence Society. Neurourol Urodyn 21:167, 2002

Ahmad G, Mackie FL, Iles DA, et al: Fluid and pharmacological agents for adhesion prevention after gynaecological surgery. Cochrane Database Syst Rev 7:CD001298, 2014

Akin MD, Weingand KW, Hengehold DA, et al: Continuous low-level topical heat in the treatment of dysmenorrhea. Obstet Gynecol 97:343, 2001

Albert HB, Godskesen M, Westergaard JG: Incidence of four syndromes of pregnancy-related pelvic joint pain. Spine 27(24):2831, 2002

Ambrosetti P, Grossholz M, Becker C, et al: Computed tomography in acute left colonic diverticulitis. Br J Surg 84:532, 1997

American College of Obstetricians and Gynecologists: Chronic pelvic pain. Practice Bulletin No. 51, March 2004, Reaffirmed May 2010

American Psychiatric Association: DSM-5: Diagnostic and Statistical Manual for Mental Disorders, 5th edition. Washington, American Psychiatric Press, 2013

American Society for Reproductive Medicine; Society of Reproductive Surgeons: Pathogenesis, consequences, and control of peritoneal adhesions in gynecologic surgery: a committee opinion. Fertil Steril 99(6):1550, 2013

Andreotti RF, Lee SI, Dejesus Allison SO, et al: ACR Appropriateness Criteria® acute pelvic pain in the reproductive age group. Ultrasound Q 27(3):205, 2011

Applegate WV, Buckwalter NR: Microanatomy of the structures contributing to abdominal cutaneous nerve entrapment syndrome. J Am Board Fam Pract 10:329, 1997

As-Sanie S, Harris RE, Napadow V, et al: Changes in regional gray matter volume in women with chronic pelvic pain: a voxel-based morphometry study. Pain 153(5):1006, 2012

Atkinson W, Lockhart S, Whorwell PJ, et al: Altered 5-hydroxytryptamine signaling in patients with constipation- and diarrhea-predominant irritable bowel syndrome. Gastroenterology 130(1):34, 2006

Baker PK: Musculoskeletal origins of chronic pelvic pain. Diagnosis and treatment. Obstet Gynecol Clin North Am 20:719, 1993

Baranowski AP, Lee J, Price C, et al: Pelvic pain: a pathway for care developed for both men and women by the British Pain Society. Br J Anaesth 112(3):452, 2014

Barnard ND, Scialli AR, Hurlock D, et al: Diet and sex-hormone binding globulin, dysmenorrhea, and premenstrual symptoms. Obstet Gynecol 95:245, 2000

Basson R, Wierman ME, van Lankveld J, et al: Summary of the recommendations on sexual dysfunctions in women. J Sex Med 7(1 Pt 2):314, 2010

Beard RW, Kennedy RG, Gangar KF, et al: Bilateral oophorectomy and hysterectomy in the treatment of intractable pelvic pain associated with pelvic congestion. BJOG 98:988, 1991

Beard RW, Reginald PW, Wadsworth J: Clinical features of women with chronic lower abdominal pain and pelvic congestion. BJOG 95:153, 1988

Bermejo C, Martínez Ten P, Cantarero R, et al: Three-dimensional ultrasound in the diagnosis of müllerian duct anomalies and concordance with magnetic resonance imaging. Ultrasound Obstet Gynecol 35(5):593, 2010

Berry SH, Elliott MN, Suttorp M et al: Prevalence of symptoms of bladder pain syndrome/interstitial cystitis among adult females in the United States. J Urol 186: 540, 2011

Bijkerk CJ, de Wit NJ, Muris JW, et al: Soluble or insoluble fibre in irritable bowel syndrome in primary care? Randomised placebo controlled trial. BMJ 339:b3154, 2009

Brenner DJ, Hall EJ: Computed tomography—an increasing source of radiation exposure. N Engl J Med 357(22):2277, 2007

Brill K, Norpoth T, Schnitker J, et al: Clinical experience with a modern low-dose oral contraceptive in almost 100,000 users. Contraception 43:101, 1991

Broadhurst NA, Simmons DN, Bond MJ: Piriformis syndrome: correlation of muscle morphology with symptoms and signs. Arch Phys Med Rehabil 85(12):2036, 2004

Brown J, Brown S: Exercise for dysmenorrhea. Cochrane Database Syst Rev 2:CD004142, 2010

Brown MA, Sirlin CB: Female pelvis. Magn Reson Imaging Clin North Am 13(2):381, 2005

Bryson HM, Wilde MI: Amitriptyline. A review of its pharmacological properties and therapeutic use in chronic pain states. Drugs Aging 8:459, 1996

Buhling KJ, Schmidt S, Robinson JN, et al: Rate of dyspareunia after delivery in primiparae according to mode of delivery. Eur J Obstet Gynecol Reprod Biol 124:42, 2006

Burrows LJ, Meyn LA, Walters MD, et al: Pelvic symptoms in women with pelvic organ prolapse. Obstet Gynaecol 104(5 Pt 1):982, 2004

Butrick CW: Interstitial cystitis and chronic pelvic pain: new insights in neuropathology, diagnosis, and treatment. Clin Obstet Gynaecol 46:811, 2003

Butrick CW: Patients with chronic pelvic pain: endometriosis or interstitial cystitis/painful bladder syndrome? JSLS 11(2):182, 2007

Camilleri M, Northcutt AR, Kong S, et al: Efficacy and safety of alosetron in women with irritable bowel syndrome: a randomised, placebo-controlled trial. Lancet 355:1035, 2000

Canavan C, West J, Card T: The epidemiology of irritable bowel syndrome. Clin Epidemiol 6:71, 2014

Carter JE: Surgical treatment for chronic pelvic pain. JSLS 2:129, 1998

Chang L, Chey WD, Harris L, et al: Incidence of ischemic colitis and serious complications of constipation among patients using alosetron: systematic review of clinical trials and post-marketing surveillance data. Am J Gastroenterol 101(5):1069, 2006

Chey WD, Chey WY, Heath AT, et al: Long-term safety and efficacy of alosetron in women with severe diarrhea-predominant irritable bowel syndrome. Am J Gastroenterol 99:2195, 2004

Chey WD, Drossman DA, Johanson JF, et al: Safety and patient outcomes with lubiprostone for up to 52 weeks in patients with irritable bowel syndrome with constipation. Aliment Pharmacol Ther 35:587, 2012a

Chey WD, Lembo AJ, Lavins BJ, et al: Linaclotide for irritable bowel syndrome with constipation: a 26-week, randomized, double-blind, placebo-controlled trial to evaluate efficacy and safety. Am J Gastroenterol 107: 1702, 2012b

Chou R, Fanciullo GJ, Fine PG, et al: Clinical guidelines for the use of chronic opioid therapy in chronic noncancer pain. J Pain 10(2):113, 2009

Clauw DJ, Schmidt M, Radulovic D, et al: The relationship between fibromyalgia and interstitial cystitis. J Psychiatr Res 31:125, 1997

Cunanan RG Jr, Courey NG, Lippes J: Laparoscopic findings in patients with pelvic pain. Am J Obstet Gynaecol 146:589, 1983

Daniels J, Gray R, Hills RK, et al: Laparoscopic uterosacral nerve ablation for alleviating chronic pelvic pain: a randomized controlled trial. JAMA 302(9):955, 2009

Daniels JP, Middleton L, Xiong T, et al: Individual patient data meta-analysis of randomized evidence to assess the effectiveness of laparoscopic uterosacral nerve ablation in chronic pelvic pain. Hum Reprod Update 16(6):568, 2010

Demco L: Pain mapping of adhesions. J Am Assoc Gynecol Laparosc 11:181, 2004

Descargues G, Tinlot-Mauger F, Gravier A, et al: Adnexal torsion: a report on forty-five cases. Eur J Obstet Gynecol Reprod Biol 98:91, 2001

Drossman DA, Camilleri M, Mayer EA, et al: AGA technical review on irritable bowel syndrome. Gastroenterology 123:2108, 2002

Drossman DA, Chey WD, Johanson JF, et al: Clinical trial: lubiprostone in patients with constipation-associated irritable bowel syndrome—results of two randomized, placebo-controlled studies. Aliment Pharmacol Ther 29:329, 2009

Dubuisson J, Botchorishvili R, Perrette S, et al: Incidence of intraabdominal adhesions in a continuous series of 1000 laparoscopic procedures. Am J Obstet Gynecol 203(2):111.e1, 2010

Einstein AJ, Henzlova MJ, Rajagopalan S: Estimating risk of cancer associated with radiation exposure from 64-slice computed tomography coronary angiography. JAMA 298(3):317, 2007

Ellerkmann RM, Cundiff GW, Melick CF, et al: Correlation of symptoms with location and severity of pelvic organ prolapse. Am J Obstet Gynecol 185:1332, 2001

El Minawi AM, Howard FM: Operative laparoscopic treatment of ovarian retention cysts. J Am Assoc Gynecol Laparosc 6:297, 1999

Farquhar CM, Rogers V, Franks S, et al: A randomized controlled trial of medroxyprogesterone acetate and psychotherapy for the treatment of pelvic congestion. BJOG 96:1153, 1989

Fayez JA, Clark RR: Operative laparoscopy for the treatment of localized chronic pelvic-abdominal pain caused by postoperative adhesions. J Gynecol Surg 10:79, 1994

Fazel R, Krumholz HM, Wang Y, et al: Exposure to low-dose ionizing radiation from medical imaging procedures. N Engl J Med 361(9):849, 2009

Fishman LM, Dombi GW, Michaelsen C, et al: Piriformis syndrome: diagnosis, treatment and outcome—a ten-year study. Arch Phys Med Rehabil 83:295, 2002

Flasar MH, Goldberg E: Acute abdominal pain. Med Clin North Am 90:481, 2006

Fleischer AC, Tait D, Mayo J, et al: Sonographic features of ovarian remnants. J Ultrasound Med 17:551, 1998

Food and Drug Administration: FDA drug safety communication: prescription acetaminophen products to be limited to 325 mg per dosage unit; boxed warning will highlight potential for severe liver failure. Silver Springs, U.S. Food and Drug Administration, 2011

Food and Drug Administration: Lotronex (alosetron hydrochloride) information. 2012a. Available at: http://www.fda.gov/Drugs/DrugSafety/PostmarketDrugSafetyInformationforPatientsandProviders/ucm110450.htm. Accessed January 30, 2015

Food and Drug Administration: Zelnorm (tegaserod maleate) Information. 2012b. Available at: http://www.fda.gov/Drugs/DrugSafety/PostmarketDrugSafetyInformationforPatientsandProviders/ucm103223.htm. Accessed January 30, 2015

Ford AC, Moayyedi P, Lacy BE, et al: American College of Gastroenterology monograph on the management of irritable bowel syndrome and chronic idiopathic constipation. Am J Gastroenterol 109(Suppl 1):S2, 2014a

Ford AC, Quigley EM, Lacy BE, et al: Effect of antidepressants and psychological therapies, including hypnotherapy, in irritable bowel syndrome: systematic review and meta-analysis. Am J Gastroenterol 109(9):1350, 2014b

Ford AC, Quigley EM, Lacy BE, et al: Efficacy of prebiotics, probiotics, and synbiotics in irritable bowel syndrome and chronic idiopathic constipation: systematic review and meta-analysis. Am J Gastroenterol 109(10):1547, 2014c

Gallagher EJ: Acute abdominal pain. In Tintinalli JE, Kelen GD, Stapczynski JS, et al (eds): Tintinalli's Emergency Medicine: A Comprehensive Study Guide. New York, McGraw-Hill, 2004

Gangar KF, Stones RW, Saunders D, et al: An alternative to hysterectomy? GnRH analogue combined with hormone replacement therapy. BJOG 100:360, 1993

Gerhardt RT, Nelson BK, Keenan S, et al: Derivation of a clinical guideline for the assessment of nonspecific abdominal pain: the Guideline for Abdominal Pain in the ED Setting (GAPEDS) Phase 1 Study. Am J Emerg Med 23:709, 2005

Gershon MD: Nerves, reflexes, and the enteric nervous system: pathogenesis of the irritable bowel syndrome. J Clin Gastroenterol 39(4 Suppl 3):S184, 2005

Gerwin RD: A review of myofascial pain and fibromyalgia—factors that promote their persistence. Acupunct Med 23:121, 2005

Giamberardino MA: Referred muscle pain/hyperalgesia and central sensitisation. J Rehab Med (41 Suppl):85, 2003

Glatt AE, Zinner SH, McCormack WM: The prevalence of dyspareunia. Obstet Gynecol 75:433, 1990

Gloviczki P, Comerota AJ, Dalsing MC, et al: The care of patients with varicose veins and associated chronic venous diseases: clinical practice guidelines of the Society for Vascular Surgery and the American Venous Forum. J Vasc Surg 53(5 Suppl):2S, 2011

Gomel V: Chronic pelvic pain: a challenge. J Minim Invasive Gynecol 14(4):521, 2007

Green PH: The many faces of celiac disease: clinical presentation of celiac disease in the adult population. Gastroenterology 128(4 Suppl):S74, 2005

Green PH, Cellier C: Celiac disease. N Engl J Med 357(17):1731, 2007

Greenbaum DS, Greenbaum RB, Joseph JG, et al: Chronic abdominal wall pain. Diagnostic validity and costs. Dig Dis Sci 39:1935, 1994

Guerriero S, Ajossa S, Lai MP, et al: Transvaginal ultrasonography in the diagnosis of pelvic adhesions. Hum Reprod 12:2649, 1997

Gunter J: Chronic pelvic pain: an integrated approach to diagnosis and treatment. Obstet Gynecol Surv 58:615, 2003

Gyang A, Hartman M, Lamvu G: Musculoskeletal causes of chronic pelvic pain: what a gynecologist should know. Obstet Gynecol 121(3):645, 2013

Hadley SK, Gaarder SM: Treatment of irritable bowel syndrome. Am Fam Physician 72:2501, 2005

Haefner HK, Collins ME, Davis GD, et al: The vulvodynia guideline. J Lower Gen Tract Dis 9:40, 2005

Hammoud A, Gago LA, Diamond MP: Adhesions in patients with chronic pelvic pain: a role for adhesiolysis? Fertil Steril 82:1483, 2004

Hanno PM, Burks DA, Clemens JQ, et al. AUA guideline for the diagnosis and treatment of interstitial cystitis/bladder pain syndrome. J Urol 185(6):2162, 2011

Hanno PM, Erickson D, Moldwin R, et al: Diagnosis and treatment of interstitial cystitis/bladder pain syndrome: AUA guideline amendment. J Urol 193(5):1545, 2015

Hansrani V, Abbas A, Bhandari S, et al: Trans-venous occlusion of incompetent pelvic veins for chronic pelvic pain in women: a systematic review. Eur J Obstet Gynecol Reprod Biol 185C:156, 2015

Harel Z, Biro FM, Kottenhahn RK, et al: Supplementation with omega-3 polyunsaturated fatty acids in the management of dysmenorrhea in adolescents. Am J Obstet Gynecol 174:1335, 1996

Harlow SD, Park M: A longitudinal study of risk factors for the occurrence, duration and severity of menstrual cramps in a cohort of college women. BJOG 103:1134, 1996

Hartmann KE, Ma C, Lamvu GM, et al: Quality of life and sexual function after hysterectomy in women with preoperative pain and depression. Obstet Gynecol 104(4):701, 2004

Hillis SD, Marchbanks PA, Peterson HB: The effectiveness of hysterectomy for chronic pelvic pain. Obstet Gynaecol 86:941, 1995

Hindocha A, Beere L, Dias S, et al: Adhesion prevention agents for gynaecological surgery: an overview of Cochrane reviews. Cochrane Database Syst Rev 1:CD011254, 2015

Hopayian K, Song F, Riera R, et al: The clinical features of the piriformis syndrome: a systematic review. Eur Spine J 19(12):2095, 2010

Howard FM: Chronic pelvic pain. Obstet Gynecol 101:594, 2003

Howard FM: The role of laparoscopy in chronic pelvic pain: promise and pitfalls. Obstet Gynecol Surv 48:357, 1993

Howard FM, El Minawi AM, Sanchez RA: Conscious pain mapping by laparoscopy in women with chronic pelvic pain. Obstet Gynaecol 96:934, 2000

Hsu CT, Rosioreanu A, Friedman RM, et al: Computed tomography imaging of the acute female pelvis. Contemporary Diagnostic Radiology, 28(18):1, 2005

Huchon C, Fauconnier A: Adnexal torsion: a literature review. Eur J Obstet Gynecol 150(1):8, 2010

Hull M, Corton MM: Evaluation of the levator ani and pelvic wall muscles in levator ani syndrome. Urol Nurs 29(4):225, 2009

Irwin P, Samsudin A: Reinvestigation of patients with a diagnosis of interstitial cystitis: common things are sometimes common. J Urol 174:584, 2005

Jacobs D: Diverticulitis. N Engl J Med 357(20):2057, 2007

Jamieson DJ, Steege JF: The association of sexual abuse with pelvic pain complaints in a primary care population. Am J Obstet Gynecol 177:1408, 1997

Janicki TI: Chronic pelvic pain as a form of complex regional pain syndrome. Clin Obstet Gynaecol 46:797, 2003

Jones CA, Nyberg L: Epidemiology of interstitial cystitis. Urology 49(5A Suppl):2, 1997

Kang SB, Chung HH, Lee HP, et al: Impact of diagnostic laparoscopy on the management of chronic pelvic pain. Surg Endosc 21(6):916, 2007

Kehlet H, Jensen TS, Woolf CJ: Persistent postsurgical pain: risk factors and prevention. Lancet 367:1618, 2006

Kennedy CM, Bradley CS, Galask RP, et al: Risk factors for painful bladder syndrome in women seeking gynecologic care. Int Urogynecol J 17:73, 2006

Khanna R, MacDonald JK, Levesque BG: Peppermint oil for the treatment of irritable bowel syndrome: a systematic review and meta-analysis. J Clin Gastroenterol 48(6):505, 2014

Kho RM, Abrao MS: Ovarian remnant syndrome: etiology, diagnosis, treatment and impact of endometriosis. Curr Opin Obstet Gynecol 24(4):210, 2012

Khoder W, Hale D: Pudendal neuralgia. Obstet Gynecol Clin North Am 41(3):443, 2014

Kirschner JS, Foye PM, Cole JL: Piriformis syndrome, diagnosis and treatment. Muscle Nerve 40(1):10, 2009

Knockaert DC, Boonen AL, Bruyninckx FL, et al: Electromyographic findings in ilioinguinal-iliohypogastric nerve entrapment syndrome. Acta Clin Belg 51:156, 1996

Labat JJ, Riant T, Robert R, et al: Diagnostic criteria for pudendal neuralgia by pudendal nerve entrapment (Nantes criteria). Neurourol Urodyn 27(4):306, 2008

Labelle H, Roussouly P, Berthonnaud E, et al: The importance of spino-pelvic balance in L5-S1 developmental spondylolisthesis: a review of pertinent radiologic measurements. Spine 30(6 Suppl):S27, 2005

Lafferty HW, Angioli R, Rudolph J, et al: Ovarian remnant syndrome: experience at Jackson Memorial Hospital, University of Miami, 1985 through 1993. Am J Obstet Gynecol 174:641, 1996

Lampe A, Solder E, Ennemoser A, et al: Chronic pelvic pain and previous sexual abuse. Obstet Gynecol 96:929, 2000

Laumann EO, Paik A, Rosen RC: Sexual dysfunction in the United States: prevalence and predictors. JAMA 281:537, 1999

Lavelle ED, Lavelle W, Smith HS: Myofascial trigger points. Med Clin North Am 91(2):229, 2007

Leschka S, Alkadhi H, Wildermuth S, et al: Acute abdominal pain: diagnostic strategies. In Marincek B, Dondelinger RF (eds): Emergency Radiology. New York, Springer, 2007, p 411

Lifford KL, Barbieri RL: Diagnosis and management of chronic pelvic pain. Urol Clin North Am 29:637, 2002

Lindh I, Milsom I: The influence of intrauterine contraception on the prevalence and severity of dysmenorrhea: a longitudinal population study. Hum Reprod 28(7):1953, 2013

Longstreth GF, Thompson WG, Chey WD, et al: Functional bowel disorders. Gastroenterology 130:1480, 2006

Lovell RM, Ford AC: Global prevalence of, and risk factors for, irritable bowel syndrome: a meta-analysis. Clin Gastroenterol Hepatol 10:712, 2012

Lunn MP, Hughes RA, Wiffen PJ: Duloxetine for treating painful neuropathy, chronic pain or fibromyalgia. Cochrane Database Syst Rev 1:CD007115, 2014

Madura JA, Madura JA, Copper CM, et al: Inguinal neurectomy for inguinal nerve entrapment: an experience with 100 patients. Am J Surg 189:283, 2005

Magtibay PM, Nyholm JL, Hernandez JL, et al: Ovarian remnant syndrome. Am J Obstet Gynecol 193:2062, 2005

Maizels M, McCarberg B: Antidepressants and antiepileptic drugs for chronic non-cancer pain. Am Fam Physician 71:483, 2005

Marjoribanks J, Proctor M, Farquhar C, et al: Nonsteroidal anti-inflammatory drugs for dysmenorrhea. Cochrane Database Syst Rev 1:CD001751, 2010

Mathias SD, Kuppermann M, Liberman RF, et al: Chronic pelvic pain: prevalence, health-related quality of life, and economic correlates. Obstet Gynecol 87:321, 1996

Mayer E: Irritable bowel syndrome. N Engl J Med 358(16):1692, 2008

McHale PM, LoVecchio F: Narcotic analgesia in the acute abdomen—a review of prospective trials. Eur J Emerg Med 8:131, 2001

McPartland JM: Travell trigger points—molecular and osteopathic perspectives. J Am Osteopath Assoc 104:244, 2004

Melzack R: The short-form McGill Pain Questionnaire. Pain 30(2):191, 1987

Mens JM, Vleeming A, Stoeckart R, et al: Understanding peripartum pelvic pain: implications of a patient survey. Spine 21(11):1363, 1996

Michel F, Decavel P, Toussirot E, et al: The piriformis muscle syndrome: an exploration of anatomical context, pathophysiological hypotheses and diagnostic criteria. Ann Phys Rehabil Med 56(4):300, 2013

Miller SK, Alpert PT: Assessment and differential diagnosis of abdominal pain. Nurse Pract 31:38, 2006

Moore RA, Wiffen PJ, Derry S, et al: Gabapentin for chronic neuropathic pain and fibromyalgia in adults. Cochrane Database Syst Rev 4:CD007938, 2014

Moschos E, Twickler DM: Does the type of intrauterine device affect conspicuity on 2D and 3D ultrasound? AJR 196(6):1439, 2011

Namnoum AB, Hickman TN, Goodman SB, et al: Incidence of symptom recurrence after hysterectomy for endometriosis. Fertil Steril 64(5):898, 1995

Nezhat C, Kearney S, Malik S, et al: Laparoscopic management of ovarian remnant. Fertil Steril 83:973, 2005

Novi JM, Jeronis S, Srinivas S, et al: Risk of irritable bowel syndrome and depression in women with interstitial cystitis: a case-control study. J Urol 174:937, 2005

Pace S, Burke TF: Intravenous morphine for early pain relief in patients with acute abdominal pain. Acad Emerg Med 3:1086, 1996

Paras ML, Murad MH, Chen LP, et al: Sexual abuse and lifetime diagnosis of somatic disorders: a systematic review and meta-analysis. JAMA 302(5):550, 2009

Park SJ, Lim JW, Ko YT, et al: Diagnosis of pelvic congestion syndrome using transabdominal and transvaginal sonography. Am J Roentgenol 182:683, 2004

Parker JD, Sinaii N, Segars JH, et al: Adhesion formation after laparoscopic excision of endometriosis and lysis of adhesions. Fertil Steril 84:1457, 2005

Parsons CL: Prostatitis, interstitial cystitis, chronic pelvic pain, and urethral syndrome share a common pathophysiology: lower urinary dysfunctional epithelium and potassium recycling. Urology 62:976, 2003

Parsons CL, Greenberger M, Gabal L, et al: The role of urinary potassium in the pathogenesis and diagnosis of interstitial cystitis. J Urol 159(6):1862, 1998

Paulson JD, Delgado M: Relationship between interstitial cystitis and endometriosis in patients with chronic pelvic pain. JSLS 11(2):175, 2007

Perry CP: Peripheral neuropathies and pelvic pain: diagnosis and management. Clin Obstet Gynaecol 46:789, 2003

Perry CP: Somatic referral. In Howard FM, Perry CP, Carter JE, et al (eds): Pelvic Pain: Diagnosis and Management. Philadelphia, Lippincott Williams & Wilkins, 2000, p 486

Perry CP, Presthus J, Nieves A: Laparoscopic uterine suspension for pain relief: a multicenter study. J Reprod Med 50:567, 2005

Petchprapa CN, Rosenberg ZS, Sconfienza LM, et al: MR imaging of entrapment neuropathies of the lower extremity. Part 1. The pelvis and hip. Radiographics 30(4):983, 2010

Peters AA, Trimbos-Kemper GC, Admiraal C, et al: A randomized clinical trial on the benefit of adhesiolysis in patients with intraperitoneal adhesions and chronic pelvic pain. BJOG 99:59, 1992

Peters KM, Carrico DJ, Kalinowski SE, et al: Prevalence of pelvic floor dysfunction in patients with interstitial cystitis. Urology 70(1):16, 2007

Phillips D, Deipolyi AR, Hesketh RL, et al: Pelvic congestion syndrome: etiology of pain, diagnosis, and clinical management. J Vasc Interv Radiol 25(5):725, 2014

Proctor M, Farquhar C: Diagnosis and management of dysmenorrhoea. BMJ 332:1134, 2006

Proctor ML, Latthe PM, Farquhar CM, et al: Surgical interruption of pelvic nerve pathways for primary and secondary dysmenorrhoea. Cochrane Database Syst Rev 4:CD001896, 2005

Proctor ML, Smith CA, Farquhar CM, et al: Transcutaneous electrical nerve stimulation and acupuncture for primary dysmenorrhea. Cochrane Database Syst Rev 1:CD002123, 2002

Propert KJ, Schaeffer AJ, Brensinger CM, et al: A prospective study of interstitial cystitis: results of longitudinal follow-up of the interstitial cystitis data base cohort. The Interstitial Cystitis Data Base Study Group. J Urol 163:1434, 2000

Raman SS, Osuagwu FC, Kadell B, et al: Effect of CT on false positive diagnosis of appendicitis and perforation. N Engl J Med 358(9):972, 2008

Rao S, Lembo AJ, Shiff SJ, et al: A 12-week, randomized, controlled trial with a 4-week randomized withdrawal period to evaluate the efficacy and safety of linaclotide in irritable bowel syndrome with constipation. Am J Gastroenterol 107:1714, 2012

Reginald PW, Adams J, Franks S, et al: Medroxyprogesterone acetate in the treatment of pelvic pain due to venous congestion. BJOG 96:1148, 1989

Reissing ED, Brown C, Lord MJ, et al: Pelvic floor muscle functioning in women with vulvar vestibulitis syndrome. J Psychosom Obstet Gynecol 26:107, 2005

Reuter HJ: Bladder. In Atlas of Urologic Endoscopy Diagnosis and Treatment. New York, Thieme Medical Publishers, 1987, p 85

Rockey DC: Occult gastrointestinal bleeding. Gastroenterol Clin North Am 34:699, 2005

Rogers RM Jr: Basic Pelvic Neuroanatomy. In Steege JF, Metzger DA, Levy BS (eds): Chronic Pelvic Pain: an Integrated Approach. Philadelphia, WB Saunders, 1998, p 46

Roman H, Hulsey TF, Marpeau L, et al: Why laparoscopic adhesiolysis should not be the victim of a single randomized clinical trial. Am J Obstet Gynecol 200(2):136.e1, 2009

Rubio-Tapia A, Hill ID, Kelly CP, et al: ACG clinical guidelines: diagnosis and management of celiac disease. Am J Gastroenterol 108(5):656, 2013

Ruepert L, Quartero AO, de Wit NJ, et al: Bulking agents, antispasmodics and antidepressants for the treatment of irritable bowel syndrome. Cochrane Database Syst Rev 8:CD003460, 2011

Saarto T, Wiffen PJ: Antidepressants for neuropathic pain: a Cochrane review. J Neurol Neurosurg Psychiatry 81(12):1372, 2010

Saito YA, Schoenfeld P, Locke GR III: The epidemiology of irritable bowel syndrome in North America: a systematic review. Am J Gastroenterol 97:1910, 2002

Sant GR, Kempuraj D, Marchand JE, et al: The mast cell in interstitial cystitis: role in pathophysiology and pathogenesis. Urology 69(4 Suppl):34, 2007

Sauerland S, Agresta F, Bergamaschi R, et al: Laparoscopy for abdominal emergencies: evidence-based guidelines of the European Association for Endoscopic Surgery. Surg Endosc 20:14, 2006

Schoenfeld P: Efficacy of current drug therapies in irritable bowel syndrome: what works and does not work. Gastroenterol Clin North Am 34:319, 2005

Sharma D, Dahiya K, Duhan N, et al: Diagnostic laparoscopy in chronic pelvic pain. Arch Gynecol Obstet 283(2):295, 2011

Sharp HT: Myofascial pain syndrome of the abdominal wall for the busy clinician. Clin Obstet Gynaecol 46:783, 2003

Signorello LB, Harlow BL, Chekos AK, et al: Postpartum sexual functioning and its relationship to perineal trauma: a retrospective cohort study of primiparous women. Am J Obstet Gynecol 184:881, 2001

Simons DG, Travell JG: Travell and Simons' Myofascial Pain and Dysfunction: the Trigger Point Manual, 2nd ed. Baltimore, Williams & Wilkins, 1999

Sirinian E, Azevedo K, Payne CK: Correlation between 2 interstitial cystitis symptom instruments. J Urol 173(3):835, 2005

Smith CA, Zhu X, He L, et al: Acupuncture for primary dysmenorrhoea. Cochrane Database Syst Rev 1:CD007854, 2011

Smith-Bindman R: Is computed tomography safe? N Engl J Med 363(1):1, 2010

Smith-Bindman R, Lipson J, Marcus R, et al: Radiation dose associated with common computed tomography examinations and the associated lifetime attributable risk of cancer. Arch Intern Med 169(22):2078, 2009

Soysal ME, Soysal S, Vicdan K, et al: A randomized controlled trial of goserelin and medroxyprogesterone acetate in the treatment of pelvic congestion. Hum Reprod 16:931, 2001

Spitznagle TM, Robinson CM: Myofascial pelvic pain. Obstet Gynecol Clin North Am 41(3):409, 2014

Srinivasan R, Greenbaum DS: Chronic abdominal wall pain: a frequently overlooked problem. Practical approach to diagnosis and management. Am J Gastroenterol 97:824, 2002

Steege JF, Stout AL: Resolution of chronic pelvic pain after laparoscopic lysis of adhesions. Am J Obstet Gynecol 165:278, 1991

Stovall TG, Ling FW, Crawford DA: Hysterectomy for chronic pelvic pain of presumed uterine etiology. Obstet Gynaecol 75:676, 1990

Sulak PJ, Cressman BE, Waldrop E, et al: Extending the duration of active oral contraceptive pills to manage hormone withdrawal symptoms. Obstet Gynaecol 89:179, 1997

Suleiman S, Johnston DE: The abdominal wall: an overlooked source of pain. Am Fam Physician 64:431, 2001

Sundell G, Milsom I, Andersch B: Factors influencing the prevalence and severity of dysmenorrhoea in young women. BJOG 7:588, 1990

Sutton C, MacDonald R: Laser laparoscopic adhesiolysis. J Gynecol Surg 6:155, 1990

Swank DJ, Swank-Bordewijk SCG, Hop WCJ, et al: Laparoscopic adhesiolysis in patients with chronic abdominal pain: a blinded randomised controlled multi-centre trial. Lancet 361:1247, 2003

Swanton A, Iyer L, Reginald PW: Diagnosis, treatment and follow up of women undergoing conscious pain mapping for chronic pelvic pain: a prospective cohort study. BJOG 113:792, 2006

Tersigni C, Castellani R, de Waure C, et al: Celiac disease and reproductive disorders: meta-analysis of epidemiologic associations and potential pathogenic mechanisms. Hum Reprod Update 20(4):582, 2014

Thompson WG, Longstreth GF, Drossman DA, et al: Functional bowel disorders and functional abdominal pain. Gut 45(Suppl 2):II43, 1999

Thomson WH, Dawes RF, Carter SS: Abdominal wall tenderness: a useful sign in chronic abdominal pain. Br J Surg 78:223, 1991

Thornton JG, Morley S, Lilleyman J, et al: The relationship between laparoscopic disease, pelvic pain and infertility; an unbiased assessment. Eur J Obstet Gynaecol Reprod Biol 74:57, 1997

Trinkley KE, Nahata MC: Medication management of irritable bowel syndrome. Digestion 89(4):253, 2014

Twickler DM, Moschos E: Ultrasound and assessment of ovarian cancer risk. AJR 194(2):322, 2010

Venbrux AC, Lambert DL: Embolization of the ovarian veins as a treatment for patients with chronic pelvic pain caused by pelvic venous incompetence (pelvic congestion syndrome). Curr Opin Obstet Gynecol 11:395, 1999

Vercellini P, Somigliana E, Viganò P, et al: Chronic pelvic pain in women: etiology, pathogenesis and diagnostic approach. Gynecol Endocrinol 25(3):149, 2009

Vermani E, Mittal R, Weeks A: Pelvic girdle pain and low back pain in pregnancy: a review. Pain Pract 10(1):60, 2010

Vleeming A, Albert HB, Ostgaard HC, et al: European guidelines for the diagnosis and treatment of pelvic girdle pain. Eur Spine J 17(6):794, 2008

Warren JW, Keay SK: Interstitial cystitis. Curr Opin Urol 12:69, 2002

Warren JW, Meyer WA, Greenberg P et al: Using the International Continence Society's definition of painful bladder syndrome. Urology 67:138, 2006

Warren JW, Morozov V, Howard FM: Could chronic pelvic pain be a functional somatic syndrome? Am J Obstet Gynecol 205(3):199.e1, 2011

Waxman JA, Sulak PJ, Kuehl TJ: Cystoscopic findings consistent with interstitial cystitis in normal women undergoing tubal ligation. J Urol 160:1663, 1998

Weinberg DS, Smalley W, Heidelbaugh JJ, et al: American Gastroenterological Association Institute Guideline on the pharmacological management of irritable bowel syndrome. Gastroenterology 147(5):1146, 2014

Weissman AM, Hartz AJ, Hansen MD, et al: The natural history of primary dysmenorrhoea: a longitudinal study. BJOG 111:345, 2004

Whiteside JL, Barber MD, Walters MD, et al: Anatomy of ilioinguinal and iliohypogastric nerves in relation to trocar placement and low transverse incisions. Am J Obstet Gynecol 189:1574, 2003

Wiffen PJ, Derry S, Moore RA: Lamotrigine for chronic neuropathic pain and fibromyalgia in adults. Cochrane Database Syst Rev 12:CD006044, 2013

Wong CL, Farquhar C, Roberts H, Proctor M: Oral contraceptive pill for primary dysmenorrhoea. Cochrane Database Syst Rev 4:CD002120, 2009

Wu WH, Meijer OG, Uegaki K, et al: Pregnancy-related pelvic girdle pain (PPP), I: terminology, clinical presentation, and prevalence. Eur Spine J 13(7):575, 2004

Yoshimoto H, Sato S, Masuda T, et al: Spinopelvic alignment in patients with osteoarthrosis of the hip: a radiographic comparison to patients with low back pain. Spine 30:1650, 2005

Zapardiel I, Zanagnolo V, Kho RM, et al: Ovarian remnant syndrome: comparison of laparotomy, laparoscopy and robotic surgery. Acta Obstet Gynecol Scand 91(8):965, 2012

Zhu X, Proctor M, Bensoussan A, et al: Chinese herbal medicine for primary dysmenorrhoea. Cochrane Database Syst Rev 2:CD005288, 2008

Ziaei S, Faghihzadeh S, Sohrabvand F, et al: A randomised placebo-controlled trial to determine the effect of vitamin E in treatment of primary dysmenorrhoea. BJOG 108:1181, 2001

## 第十二章

# 乳腺疾病

女性乳腺疾病包括一系列的良性和恶性疾病，最常见的表现为乳房疼痛、乳头溢液或是可触及的肿块。导致这些症状的具体原因随患者年龄而不同。良性疾病在绝经前的年轻女性中占主导地位，而恶性疾病的发病率随年龄的增长而增加。评估乳腺疾病通常需要结合详细的病史、体格检查、影像学检查，必要时进行活检。

## 一、解剖

### ■ 1. 导管系统

乳房的腺叶部分由 12 ~ 15 个独立的导管系统组成，每个导管系统引流约 40 个腺小叶（图 12-1）。每个腺小叶由 10 ~ 100 个腺泡组成，并引流入小的终末导管（Parks，1959）。终末导管引流入较大的收集导管，这些导管合并成更大的导管，在乳头下方囊状扩张为输乳管窦（图 12-2）。

通常来讲，在乳头表面仅可见 6 ~ 8 个导管开口。这些引流了主要的导管系统，约占乳房腺体体积的 80%（Going，2004）。较小的导管终止于乳头表面的下方，或是开口于乳头底部附近的乳晕处。乳晕本身包含许多润滑的皮脂腺，称为蒙氏腺，它们通常以点状突出的形式出现。

除上皮结构外，乳房还由不同比例的胶原基质和脂肪组成。这些基质成分的分布和丰度形成了乳房触诊的一致性及其影像学的特点。

### ■ 2. 淋巴引流

乳房的淋巴引流包括真皮、皮下、小叶间和胸肌前系统（图 12-3）（Grant，1953）。这些中的每一个都可以看作是无瓣膜通道中的一个网格，这些通道与其他系统相互连接，并最终引流入一个或两个腋窝淋巴结（前哨淋巴结）。由于所有这些系统都是相互连接的，因此，乳房淋巴引流是一个整体，所以在乳房的任何部位、在任何层次注入胶体染料都会积聚在相同的一个或两个腋窝前哨淋巴结中。腋窝淋巴结接受了乳房的大部分淋巴引流，因此是乳腺癌最常发生转移的淋巴结（Hultborn，1955）。但是也有其他的辅助引流途径，似乎没有与其他网络相互连接，而是直接引流至内乳、锁骨上、对侧腋窝或腹部淋巴结。

## 二、发育与生理

在胎儿发育过程中，原始乳房起源于上皮的基底层。在青春期之前，乳房是一个"乳腺芽"，由少量上面覆盖着腺泡芽、导管末端芽或原始小叶的分支导管组成（Osin，1998）。在青春期，通常在 10 ~ 13 岁之间，在卵巢雌激素和孕酮协同作用下，乳腺上皮细胞和间充质细胞共同发育，形成广泛分支的导管系统和小叶的发育（Ismail，2003）。这种发育过程的特定疾病将在第 14 章中讨论。乳房的最终分化由孕酮和催乳素介导，直到第一次足月妊娠才完成（Grimm，2002；Ismail，2003）。

在生殖期间，靠近腺泡的末端导管和腺泡本身对卵巢激素和催乳素最敏感。大多数的良恶性乳腺疾病都出现在这些末端导管 - 腺泡结构中。在月经周期的黄体期，雌激素和孕激素水平升高，乳腺上皮细胞开始增殖，在黄体期末，随着激素水平下降经历程序性细胞死亡（Anderson，1982；Soderqvist，1997）。这种作用是由雌激素受体激活诱导的旁分泌信号介导的，并且与细胞外基质中水含量的增加有关（Stoeckelhuber，2002）。这通常认为与月经来临的前一周乳房的丰满和压痛相关。

在更年期，当卵巢雌激素停止产生时，乳腺小叶逐渐消退，胶原基质被脂肪替代。由于雌激素受体的表达受雌激素的负调控，所以绝经后雌激素受体的表达会增加（Khan，1997）。绝经后的女性尽管卵巢雌激素的产生减少，但仍继续通过芳香化酶的作用将肾上腺产生的雄激素转化为雌激素（Bulun，1994）。芳香化酶存在于脂肪，肌肉和乳房组织中。

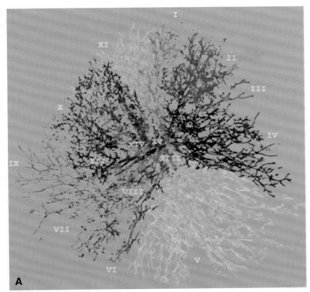

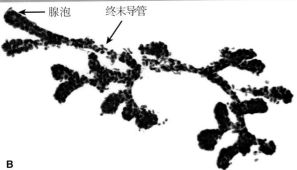

腺泡　　　终末导管

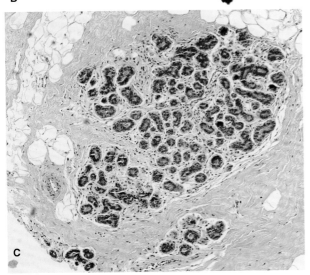

**图 12-1** **A.** 乳房的导管解剖（Reproduced with permission from Going JJ，Moffat DF：Escaping from Flatland：clinical and bio-logical aspects of human mammary duct anatomy in three dimensions，J Pathology 2004 May；203（1）：538-544.）；**B.** 终末导管—腺泡结构，来自细针穿刺活检；**C.** 正常乳腺小叶的组织学。终末导管小叶单位被松散的细胞小叶内基质包围，其由致密纤维组织与脂肪细胞混合组成

### 三、乳房肿物的评估

单纯依靠临床检查很难区分肿物的良恶性或囊性还是实性。然而，通过临床查体发现，并结合影像学和病理学检查（三联检测），有助于临床诊断（Hermansen，1987）。

#### 1. 体格检查

乳房呈"逗号"状，"逗号"的尾巴延伸到腋尾部。这部分结构有时会比较大，尤其在妊娠哺乳期间，经常会被误认为腋窝肿物。

乳房的临床体格检查开始时应对乳房进行视诊，判断有无"酒窝征"、乳头凹陷或皮肤的改变。这部分检查详见第 1 章。如果有乳头溢液应记录并描述其特点。另外，肿物的位置应根据钟表记录法描述，并用尺子或卡尺测量其最大径（图 12-4），和从乳头中点到肿物中点的距离。因为经常要有医生对同一乳房肿物进行评估和处置，所以在临床文书中最有用的记录方式是记录肿物的位置和大小（比如：右乳，2 cm 肿物，3 点钟，距乳头 4 cm）。尽管有时单用临床体格检查很难完全排除恶性，但记录下肿物具有的良性特征比如：光滑、圆形、活动度，有时会影响最终决策是切除还是进行观察随访。体格检查还应包括腋窝、锁骨上下的触诊，明确有无肿大淋巴结。

#### 2. 影像诊断

对乳房肿物的影像检查通常从乳房 X 线检查开始，包括筛查常用的侧斜位和头尾位投照，以及其他一些投照方式比如点压、放大等。不像筛查性乳房 X 线检查，诊断性乳房 X 线检查适用于任何年龄的女性。另外，乳房超声检查在判断肿物的囊、实性上非常有价值，是大多数诊断流程的组成部分。实性肿物的某些特征，比如不规则的边缘、内部回声特点，或横纵比小于 1.7 往往提示恶性（Stavros，1995）。

影像诊断结果应该根据乳腺影像报告数据系统（BI-RADS）分类方法来出具（表 12-1）（D'Orsi，2013）。BI-RADS 5 类的病变高度怀疑恶性，这种病变超过 95% 会被最终证实为恶性。以下递减的 BI-RADS 分类提示恶性的可能性也逐渐减少，直至不考虑为恶性。

#### 3. 乳腺活检

对实性乳房肿物可通过针吸活检进行诊断。可以在影像检查后进行或至少在影像检查前 2 周进行。因

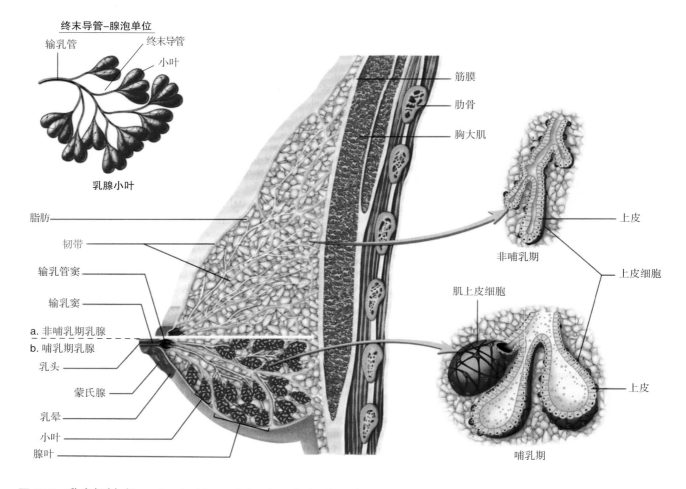

**图 12-2**　乳房解剖（Reproduced with permission from Seeley RR，Stephens TD，Tate P：Anatomy and Physiology，7th ed. New York：McGraw-Hill；2006.）

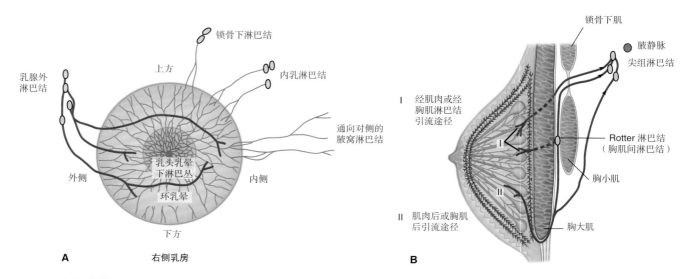

**图 12-3**　乳房的淋巴引流。**A.** 辅助引流途径；**B.** 经典的腋窝引流途径（Reproduced with permission from Grant RN，Tabah EJ，Adair FE：The surgical significance of the subareolar symph plexus in cancer of the breast，Surgery 1953 Jan；33（1）：71-78.）

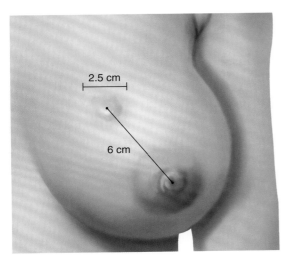

**图 12-4** 记录乳房肿物为"左乳，2.5 cm 肿物，10 点钟，距乳头 6 cm（6 cmFN）"。FN= 距乳头

为针吸的局部损伤会带来人为的干扰而被误诊为恶性（Sickles，1983）。活检方式包括细针针吸细胞学检查（FNA）和空芯针活检两种。近年来更推崇进行空芯针活检（Tabbara，2000）。尽管 FNA 同空芯针穿刺相比更省时间、更便宜，但 FNA 较难给出确定诊断，而且取材不充分导致诊断困难的概率更高（Shannon，2001）。FNA 获取的是成簇的上皮细胞来诊断良性还是恶性，但它不能可靠地区分良性增生性病变和纤维上皮性肿瘤，以及对导管原位癌和浸润性癌进行鉴别（Boerner，1999；Ringberg，2001）。

相比 FNA，空芯针穿刺活检可以应用自动装置

一次取一条组织来取样或利用真空辅助系统来取样，后者在定好位后可以获得连续、多条组织。对实性肿物进行针吸活检应在切除前进行，因为活检结果会直接影响外科治疗方案（Cox，1995）。

### 4. 三联法检查

联合应用体格检查、影像学检查和针吸活检病理检查被称为三联法检查（Wai，2013）。当所有三类检查都提示良性或都提示乳腺癌时，即称三项检查之间互相符合。一个一致性三联检查考虑良性病变时有超过 99% 的准确率，此时乳房肿物可以通过临床体检以 6 个月的间隔进行随访。如果三联检查中任一检查考虑恶性，应考虑行肿物切除活检来排除恶性。对于三联检查一致提示良性的病变也经常可以选择行肿物切除，因为存在乳房肿物往往导致患者明显的焦虑。

## 四、良性肿物和纤维上皮肿瘤

### 1. 囊肿

大部分乳腺囊肿起源于小叶腺泡顶浆化生。囊肿通常被覆扁平到柱状的单层上皮。一项有 725 例女性尸检研究报告 58% 存在微囊肿，21% 囊肿直径大于 1 cm（Davies，1964）。乳腺囊肿的发生在 40 ～ 50 岁时达到高峰，终生发生可触及囊肿的概率估计为 7%（Haagensen，1986）。

乳腺囊肿可以通过超声诊断和分类。可分为 3 类：单纯性囊肿、复杂囊肿和复合性囊肿（Berg，

**表 12-1 乳腺影像报告数据系统（BI-RADS）**

| BI-RADS 分类 | 描述 | 举例 |
|---|---|---|
| 0 | 需要额外的体位投照或超声检查 | 局部不对称，微钙化，或在筛查 X 线检查上发现的肿物 |
| 1 | 没有异常发现 | 正常脂肪和腺体组织 |
| 2 | 不算完全正常，肯定良性病变 | 既往切除导致的脂肪坏死，穿刺证实的无变化的纤维腺瘤，无变化的囊肿 |
| 3 | 良性可能 | 边缘光滑的肿物已随访时间少于 2 年 |
| 4A | 低度恶性可能，但建议活检 | 纤维腺瘤可能，复杂囊肿 |
| 4B | 中度恶性可能，但建议活检 | 部分边缘不清晰的肿物，否则和纤维腺瘤的表现一致 |
| 4C | 怀疑恶性，但不典型 | 新出现的簇状细小多形性钙化，边缘不清的不规则实性肿物 |
| 5 | 几乎典型恶性 | 毛刺型肿物，细小线样、分枝状钙化 |
| 6 | 活检已经证实的恶性 | 活检已经证实的恶性 |

2003）。单纯性囊肿透声性良好，光滑的边缘，后方回声增强（图 12-5）。这类病变不需要特殊处理或监测，但如果伴随疼痛可以抽吸囊液。复发的囊肿可以再次影像评估和再次抽吸，但反复复发的有症状的囊肿最好选择手术切除。

复杂囊肿有时在内部回声上难以和实性肿物鉴别。其内部回声往往由蛋白质碎片导致。复杂囊肿有时需考虑行针吸活检。如果临床或影像表现上有怀疑之处，或抽出内容物呈脓液，可送培养或细胞学检查。如果超声的异常表现在抽吸之后不能完全消失，此时应考虑行空芯针穿刺活检。

复合囊肿超声检查时呈分隔或囊内肿物。囊内肿物往往提示乳头状肿瘤，但有时髓样癌、乳头状癌、某些浸润性导管癌也可以表现为复杂囊样。尽管有些学者支持对复合囊肿行空芯针穿刺活检评估，但是这种操作会使囊肿缩小，增加外科手术触摸定位时的困难。而且针吸活检诊断的乳头状病变依然需要切除活检的最终确诊，由此看来直接行复合囊肿切除活检更为合理。

## 2. 纤维腺瘤

纤维腺瘤是一种乳腺小叶局部发育的异常，不是真正的肿瘤。组织学上，纤维腺瘤由被细胞基质环绕的腺体和囊性上皮结构所组成。纤维腺瘤占乳腺门诊患者的 7% ~ 13%，在尸检中的发生率占大约 9%（Dent，1988；Franyz，1951）。纤维腺瘤多发生在青春期，大部分在绝经前女性中被发现，在绝经后常停止生长。

纤维腺瘤是良性肿瘤，如果三联检查也一致判断考虑纤维腺瘤，那么可以不必手术切除而行随访观察。因为有些纤维腺瘤可以长得比较大，良性叶状肿瘤也很难和纤维腺瘤在影像表现和针吸活检中相鉴别，逐渐增大的纤维腺瘤应考虑手术切除。

## 3. 叶状肿瘤

叶状肿瘤是一种双相性肿瘤，表现为细胞间质环绕的线状上皮间隙。上皮和间质成分可以分别是单克隆起源，也可以是克隆相关性起源（Karim，2013）。叶状肿瘤根据基质细胞不典型增生的程度、分裂像数目、肿瘤边缘的特征和间质细胞的丰富程度分为良性、交界性和恶性（Oberman，1965）。叶状肿瘤

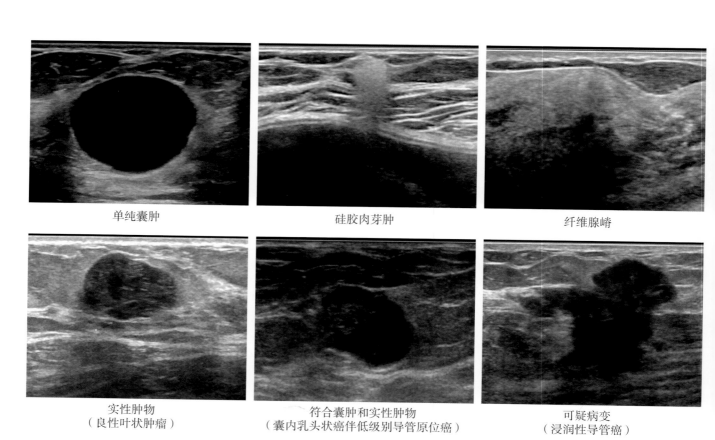

| 单纯囊肿 | 硅胶肉芽肿 | 纤维腺峰 |

| 实性肿物<br>（良性叶状肿瘤） | 符合囊肿和实性肿物<br>（囊内乳头状癌伴低级别导管原位癌） | 可疑病变<br>（浸润性导管癌） |

图 12-5　可触及乳房肿物的超声表现（Used with permission from Stephen J. Seiler，MD.）

占乳腺肿瘤不足 1%，中位诊断年龄是 40 岁（Kim，2013；Reinfuss，1996）。

恶性叶状肿瘤可以转移到远隔器官，肺是最常见转移部位。胸片或胸部 CT 对恶性叶状肿瘤是适宜的基线分期检查方法。恶性叶状肿瘤很少发生淋巴结转移，因此腋窝淋巴结不需常规清扫，只有当临床考虑淋巴结受累时才行腋窝淋巴清扫（Chaney，2000）。

治疗上包括至少 1 cm 切缘的局部扩大切除，如果为保证切缘安全有时需行乳房切除术，就诊时肿瘤中位直径约 5 cm。良性肿瘤完整切除术后的局部复发率约 8%，而恶性叶状肿瘤切除后的局部复发率约 36%（Barth，1999）。乳腺组织中的纤维增生和坏死是复发的最强预测因素（Barrio，2007）。高危病例可能适合行术后辅助放疗（Barth，2009）。

## 五、乳头溢液

40% 的绝经前女性、55% 的经产妇，74% 2 年内有过哺乳的女性可以从乳头导管中挤出液体（Wrensch，1990）。溢液来源于不止一个导管，可以是乳白色、暗绿色或褐色。绿色乳头溢液和溢液中的胆固醇双环氧化合物有关，并不意味着潜在的感染或恶性病变（Petrakis，1988）。

多孔溢液而且是挤压后出现，多考虑为生理性，不需要特殊处理。但是自发性乳头溢液需要进一步评估（图 12-6）。自发性乳汁样乳头溢液，也称为"泌乳"，可以是多种原因导致（表 12-2）（第十五章）。在这些原因中，妊娠是最常见的这种自发性新发泌乳的原因，在妊娠期间多孔血性溢液并不常见。

病理性乳头溢液是指自发性、单孔、浆液性或血性溢液。病理性乳头溢液伴有乳腺癌的风险在没有

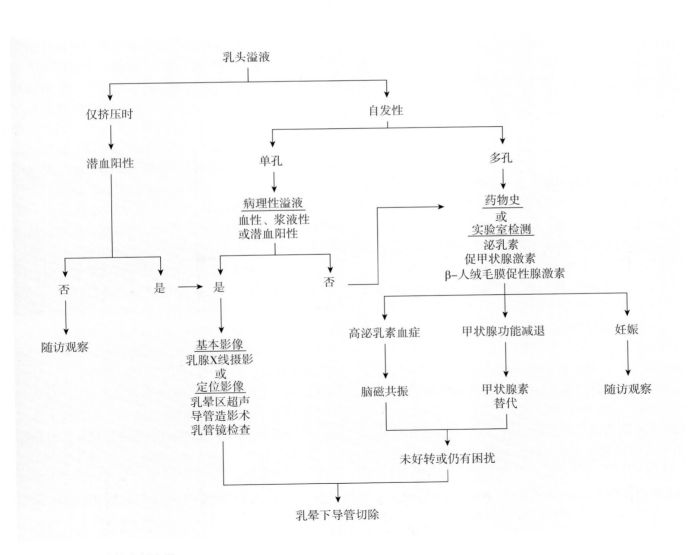

**图 12-6** 乳头溢液的诊断流程

表 12-2 溢乳的病因

| 特发性的 | 系统疾病 |
| --- | --- |
|  | 慢性肾功能不全 |
| **生理性泌乳** | 甲状腺功能减退 |
| 乳房刺激 | 肝硬化 |
| 应激 | 假孕 |
|  | 癫痫发作 |
| **下丘脑病变** | 异位肿瘤产生 |
| **肿瘤** | **药物性** |
| 浸润性疾病 | 多巴胺阻断剂： |
| 放疗 | 吩噻嗪类：氯丙嗪，前氯哌嗪 |
| 创伤 手术 | 丁基苯酚：氟哌啶醇 |
| Rathke 裂囊肿 | 硫黄嘌呤：硫噻吨 |
| **垂体病变** | 苯甲酰胺类：甲氧氯普胺 |
| 泌乳素瘤 | 利培酮 |
| 其他肿瘤 | 多巴胺耗竭剂：利血平，阿片类药物， |
| 浸润性病变 | α- 甲基多巴 |
| 淋巴细胞性垂体炎 | H₂ 受体拮抗剂：西咪替丁，雷尼替丁 |
| 空蝶鞍 | 5- 羟色胺通路刺激：苯丙胺类 |
| **肋间神经刺激** | 钙离子通道阻滞剂：维拉帕米 |
| 胸壁病变 | 抗抑郁药：MAOI，TCA，SSRI |
| 胸部手术 | 雌激素 |
| 脊髓损伤 |  |

H₂ = 组胺 2；MAOI = 单胺氧化酶抑制剂；TCA = 三环类抗抑郁药；SSRI = 选择性 5- 羟色胺再摄取抑制剂

任何影像学发现的年轻女性中大约为 2%，如果是老年女性且有影像学检查或体格检查异常的话则可高达 20%（Cabioglu，2003；Lau，2005）。大部分病理性乳头溢液是由良性导管内乳头状瘤引起，往往是乳管内息肉样病变（Urban，1978）。该类疾病多起源于大导管，往往在乳头下 2 cm 范围内，由一个中央纤维血管束被覆以天鹅绒样乳头状上皮组成。

在乳房体格检查时评估病理性乳头溢液。仔细的体格检查会发现在乳晕边缘附近按压某个点可以发现溢液流出。对溢液进行潜血检测和细胞学检查可以为临床提供更多信息。用玻片接触溢液后迅速固定于 95% 乙醇中可用来行细胞学检查。乳头溢液在 25% 的病例中未发现细胞成分，这样就无法排除是否存在潜在的恶性病变（Papanicolaou，1958）。但是，一旦发现恶性细胞，就高度可疑存在潜在的乳腺癌（Gupta，2004）。

在上述检查后，可以行诊断性乳腺 X 线检查和用超声或乳管镜对乳晕下导管进行检查。诊断性乳腺 X 线检查结果常常是阴性的，但它偶尔可以发现无症

状的导管内癌（ductal carcinoma in situ，DCIS）。乳腺导管造影检查需要对涉及的溢液导管插管，注入放射造影剂，接下来行乳房 X 线摄影（图 12-7）。

以上述方式对乳晕下导管病变进行评估，首先就需要在进行切除时对导管内病变进行定位。病理性乳头溢液是需要通过乳晕下导管切除或称为微导管切除术来最终获得诊断和治疗的（Locker，1988）。乳晕下导管切除有时也可以用来对一些非垂体泌乳素瘤导致的多孔溢液进行治疗。

## 六、乳腺感染

### ■ 1. 产后感染

乳腺感染可以被分为发生在妊娠和哺乳期间的哺乳期感染和非哺乳期炎症。妊娠相关的乳腺感染表现为局部皮温增高、压痛、乳房广泛的红肿，同时伴有感染的全身症状如发热、乏力、肌肉酸痛和白细胞增高。最常见病原体是葡萄球菌，根据其严重性口服或静脉应用抗生素可以有效治疗。有时感染也可能进展加重形成深部间质中的脓肿，这时就需要行手术引流（Branch-Elliman，2012）。当抗生素治疗后乳腺炎没有迅速缓解、或临床怀疑乳房脓肿存在时，超声检查对判断潜在的脓肿是非常敏感的检查手段。妊娠哺乳期乳腺炎的女性应该继续母乳喂养或者在治疗期间将乳汁吸出，防止乳汁淤积，而乳汁的淤积恰恰会导致感染发展（Thomsen，1983）。乳头的龟裂或表面的擦破会为细菌的侵入提供机会，可以用羊毛脂洗剂或软膏治疗。

恰当的对妊娠哺乳期乳腺炎的抗生素治疗应包括涵盖葡萄球菌属。A、B 型链球菌，棒状杆菌，类杆菌属和大肠埃希菌较少被分离出。通常，应用头孢氨苄（Keflex）或双氯西林（Dynapen），500 mg 口服，一天四次，或者联合应用阿莫西林和克拉维酸（奥格门汀）500 mg 口服，一天三次，疗程为 7 天。红霉素 500 mg 一天四次口服可用于青霉素过敏的患者。耐甲氧西林金黄色葡萄球菌（MRSA）变得越来越流行，在妊娠和产后时期成为社区获得性感染常见病原体（Laibl，2005；Stafford，2008）。如果怀疑 MRSA感染，或者患者对最初的抗生素未见好转，接下来可考虑应用复方磺胺甲噁唑，首剂加倍（Bactrim DS，Septra DS），1 ~ 2 片每次口服，每天两次；或者克林霉素 300 mg 口服，每天三次。对广泛感染的患者，往往需住院静脉输注抗生素。在这些复杂病例中，针

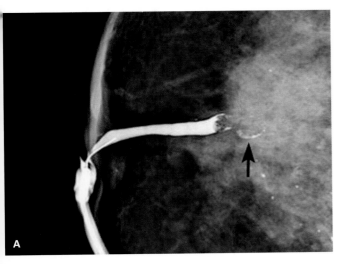

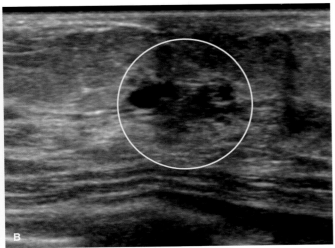

**图 12-7** 病理性乳头溢液的影像诊断。**A.** 导管造影显示单一导管扩张伴有不规则充盈缺损（箭头）；**B.** 白色圆圈范围内：乳晕周围超声检查发现导管内不规则肿物边缘呈微分叶。切除活检提示两项导管内乳头状瘤（Used with permission from Stephen J. Seiler，MD.）

对 MRSA 的覆盖要非常谨慎，克林霉素 600 mg 静脉输注，每 8 小时一次；或万古霉素 1 g 静脉输注，每 12 小时一次。静脉应用抗生素要持续至体温正常 24 ～ 48 小时。接下来可以换为口服抗生素继续应用，直至完成 7 ～ 10 天的疗程。

局部乳腺炎可能是源自感染的乳腺囊肿。在皮肤红肿处可以触及一个有压痛的肿物。往往需要对乳腺囊肿进行穿刺抽吸和应用抗生素，如果复发或持续加重则需要行外科引流。

■ **2. 非哺乳期感染**

单纯性蜂窝织炎在非放疗时的乳房和非哺乳期是很少见的。因此相应的如果在非哺乳期出现感染样表现时要进行影像和活检诊断以排除炎性乳癌，以上详见后文。

非哺乳期乳腺脓肿一般可以分为外周或乳晕下脓肿。外周型脓肿通常是由于皮肤感染比如毛囊炎或表皮包括囊肿或蒙氏腺的感染。这些脓肿要充分引流和应用抗生素。相应的乳晕下脓肿是由于角蛋白阻塞乳头下乳管而发生。脓肿通常发生在乳晕下，多灶脓肿之间常常有瘘管相联通（Kasales，2014）。单纯引流的复发率近 40%，因此需要进行乳晕下导管切除和窦道的完整切除。总的来说，非哺乳期乳腺脓肿的外科引流往往需要同时做脓肿壁的活检，因为有时乳腺癌也可以表现为脓肿（Benson，1989；Watt-Boolsen，1987）。

特发性肉芽肿性乳腺炎不是真正意义上的感染。将此病包括在本章节是因为其表现为痛性肿物、脓液形成、皮肤红肿、溃疡以及引流的窦道，这些常常和感染相混淆。空芯针穿刺活检提示非干酪性肉芽肿，从明显的脓液中抽吸的液体培养往往显示没有细菌生长。组织学检查可以用来排除结核或真菌感染。魏格纳肉芽肿性乳腺炎和结节病要在最初鉴别诊断中想到。这是一种自限性疾病，一般在数年内会自愈。干预措施应尽量微创，因为外科干预往往会形成有疼痛的引流窦道。大剂量皮质醇激素或者甲氨蝶呤可用来治疗，但其疗效尚不确定（Mohammed，2013；Pandey，2014）。

## 七、乳腺痛

乳腺痛可以在 66% 女性中发生，在接近绝经年龄的女性中发生率高于年轻女性（Euhus，1997；Maddox，1989）。乳腺痛的明确病因尚不清楚，它可能和雌孕激素介导的细胞间隙液体成分的改变以及随之细胞间隙压力有关。

乳腺痛分为周期性的或非周期性。非周期性乳腺痛通常比较局限，而且和月经周期无关。由于局限性乳腺疼痛常常是单纯囊肿导致的，乳腺癌偶尔也可表现为局限的乳房疼痛。因此，这种症状需要仔细的临床体格检查、针对性影像检查、对任何可触及肿物或者影像发现的异常部位行针吸活检。

周期性乳腺疼痛常常是双侧性、弥漫性，在月经周期中黄体期末最为明显（Gateley，1990）。月经来潮后疼痛减轻或消失。周期性乳房疼痛不需要额外检查，一般只需对症给予非甾体类抗炎药物（图 12-8）。其他治疗措施还包括如溴隐亭、维生素 E 或月见草

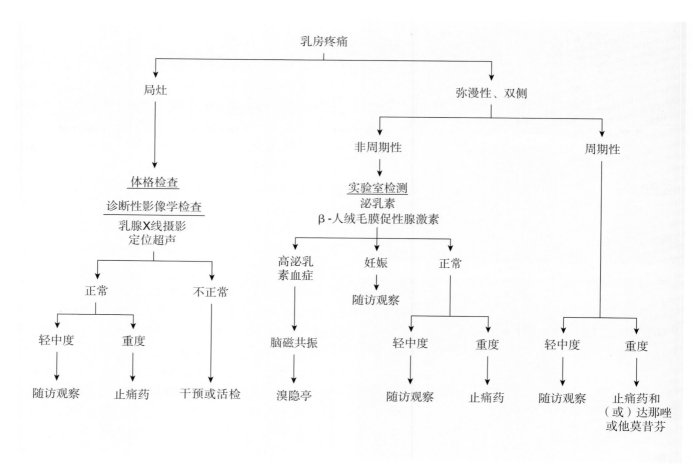

图 12-8　乳房疼痛诊断流程图。月见草油或维生素 E 常用于轻 / 中度疼痛，但其疗效也和安慰剂无异

油。但是这些治疗疗效在最好的随机临床试验中均不优于安慰剂，仅在泌乳素增高女性中溴隐亭显示出优于安慰剂的疗效（Kumar，1989；Mansel，1990）。对某些症状严重的病例，一些药物在月经周期的后 2 周应用是有效的，包括①达那唑 200 mg，每天一次；②选择性雌激素受体调节剂托瑞米芬（法乐通），20 mg 口服，每天一次；③他莫昔芬（Nolvadex），20 mg 口服，每天一次。在用药时需除外妊娠并做好避孕。

## 八、乳腺良性疾病

### ■ 1. 不伴非典型增生的良性乳腺疾病

构成乳腺的基本组织结构包括脂肪、纤维基质和上皮结构。对激素产生反应的部分是上皮成分，同时也许考虑上皮和基质之间也存在旁分泌的相互作用。在女性一生中不同生理时期如青春期、妊娠期、泌乳期和绝经期的激素水平改变，都会导致乳腺组织结构的变化，而且有些时候也可呈病理性改变。最初表现为腺泡的扩张、纤维化，被称为非增殖性良性乳腺疾病。根据改变的程度和方式，乳腺组织可以表现为 X 线检查中的密度、触诊中的结节，或者二者兼有。"纤维囊性改变"通常用来指触及的乳腺结节或者组织学上伴有致密的胶原基质的扩张导管和腺泡。这不是典型的乳腺癌危险因素，而且也不需要任何特殊处理。

当这种改变伴随腔上皮细胞的聚集时（如上皮增生），就被称为良性增生性疾病（图 12-9）。这种改变和雌激素水平、胰岛素水平和某些炎症因子增高有关，同时和有益的脂肪细胞因子脂联素水平降低有关（Catsburg，2014）。不伴非典型增生的良性增生性乳腺疾病是轻度的乳腺癌危险因素，相对风险比大约是 1.5 ～ 1.9（Dupont，1993；Hartmann，2005；Sneige，2002）。

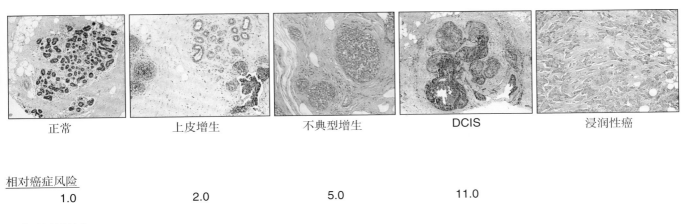

| 正常 | 上皮增生 | 不典型增生 | DCIS | 浸润性癌 |

相对癌症风险

| 1.0 | | 2.0 | | 5.0 | | 11.0 | | |

抑癌基因甲基化

等位基因不平衡

原癌基因扩增

**图 12-9**  从正常乳腺组织到癌症逐渐演进的组织学改变。DCIS = 导管原位癌

### 2. 伴不典型增生的良性增生性疾病

不典型增生是指单一上皮细胞在形态、大小或细胞核特征的一些特殊改变以及同时这些细胞间互相组合方式的特定变化。导管细胞的不典型增生被称为不典型导管增生（atypical ductal hyperplasia，ADH），而同样在腺泡细胞的变化被称为不典型小叶增生（atypical lobular hyperplasia，ALH）。当越来越多的终末导管或小叶被累及，就被称为导管原位癌或小叶原位癌，这部分内容在后面的章节中讨论（Ringberg，2001）。

伴不典型增生的良性增殖性疾病占良性乳腺疾病的 4%（Hartmann，2005），但其发病率最近在下降，这和激素替代疗法应用的减少相一致（Menes，2009）。

根据增生的上皮细胞占据的区域区分 ADH 和低级别导管原位癌是非常重要的（Vandenbussche，2013）。同样，通常当空芯针穿刺活检诊断 ADH 时需要外科手术切除，术后病理中 4% ~ 38% 会升级为导管原位癌甚至是浸润性癌。

化学预防对高危的伴有非典型增生的女性而言是个不错的选择。这些病变是雌激素驱动的，他莫昔芬显示出降低 52% ~ 86% 乳腺癌风险的效果（Coopey，2012；Fisher，1999）。

伴非典型增生的良性增生性疾病是乳腺癌风险增加的标志。相对患癌风险比是 4.5 ~ 5.0，绝对危

险在 20 ~ 30 年间大约是每年 1%（Degnim，2007；Dupont，1993）。如果是更广泛的病变的话，这个危险度还要更高。再进一步应用激素替代疗法时，这个危险度并未增加。

## 九、小叶原位癌

和增生性导管病变类似，小叶原位癌（lobular carcinoma in situ，LCIS）和不典型小叶增生（ALH）的不同在于小叶原位癌中小叶细胞增生的程度和范围以及腺泡的肿胀都较 ALH 明显。小叶原位癌通常没有任何 X 线检查上和触诊上的异常，因此通常是偶然被诊断。经典的 LCIS 一般不被认为是乳腺癌直接的癌前病变，但这种观点正在改变。例如，尽管 LCIS 和双乳罹患乳腺癌风险增高相关，但是女性有 LCIS 的时候大部分是在同侧乳腺发生乳腺癌（Fisher，2004b；Ottesen，1993；Salvadori，1991）。而且，浸润性小叶癌常常发现和 LCIS 相关，在遗传克隆上也证实了 LCIS 和浸润性癌之间的联系（Abner，2000；Andrade，2012；Sasson，2001）。

LCIS 是乳腺癌风险增加的标志。未来罹患乳腺癌的风险大约每年为 1%，但如果诊断 LCIS 年龄轻的、有乳腺癌家族史或者广泛的小叶原位癌的话这个风险也会增加（Bodian，1996）。

针吸活检提示的 LCIS 应考虑行外科手术切除，术后病理发现癌的机会在 2% ~ 25% 之间（Buckley，

2014）。在这时并不需要获得阴性切缘（Sadek，2013）。这些病变是雌激素受体强阳性的，他莫昔芬可以在这些病例时降低 56% 乳腺癌风险（Fisher，1999）。

## 十、导管原位癌

导管原位癌可以被理解为癌细胞填满了乳腺导管系统但没有突破导管的基底膜（Ringberg，2001）。尽管导管原位癌细胞积累了许多和浸润性乳腺癌相同的 DNA 改变，但是导管原位癌缺乏某种可以导致导管原位癌细胞突破基底膜的关键性改变。导管原位癌被定为 0 期的乳腺癌。

美国 DCIS 的发病率在过去的 20 年间和浸润癌一样都呈增长趋势。但是过去的几年中浸润性癌的发生率呈现一个平台状（Virnig，2010）。DCIS 占美国乳腺癌患者比例 25% ~ 30%。DCIS 大部分是在筛查性乳腺 X 线检查中发现的，多表现为多形性、线型或分枝状钙化（图 12-10）。

DCIS 可以根据形态、有无粉刺状坏死、核分级进行分类。普通形态学分类包括筛状型、实性型、微乳头状型和粉刺型（图 12-11）。粉刺坏死型表现为导管中央坏死的嗜伊红核心周边为癌细胞。在上述分类因素中，核分级是对浸润性癌、疾病的范围和治疗后复发最有预测价值的因素（Ringberg，2001）。

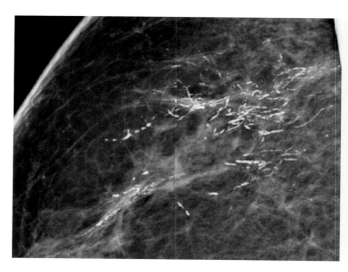

图 12-10　导管原位癌沿导管分布的细小线状分枝状钙化（Used with permission from Stephen J. Seiler，MD.）

对 DCIS 治疗不完全会导致局部复发，50% 的复发会发展为浸润性乳腺癌。DCIS 治疗的原则是局部扩大切除且获得阴性切缘。如果 DCIS 比较广泛或者有其他保乳的禁忌的话则需要行乳房切除术。如果行保乳手术，则术后放疗可以成功将局部复发率从 18% 降低到 9%，因而术后放疗已成为标准的术后辅助治疗的组成部分（Fisher，1993）。DCIS 行保乳联合放疗的患者，乳腺癌特异生存率可以到 96%（图 12-12

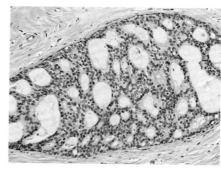
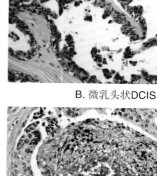
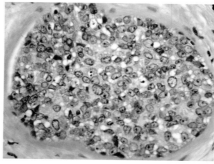

A. 筛状DCIS，低核级　　B. 微乳头状DCIS

C. 实性型DCIS，高核级　　D. DCIS伴有粉刺状坏死

图 12-11　导管原位癌 DCIS 形态学特点（Used with permission from Dr. Sunati Sahoo，Pathology，UTSW Medical Center.）

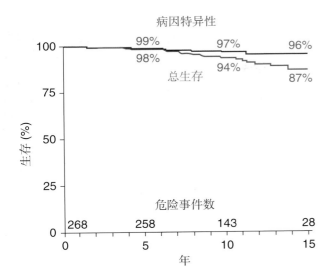

图 12-12 DCIS 病因特异性生存和总生存（Reproduced with permission from Solin LJ, Kurtz J, Fourquet A, et al: Fifteen-year results of breast-conserving surgery and breast irradiation for the treatment of ductal carcinoma in situ of the breast, J Clin Oncol 1996 Mar；14（3）：754-763.）

（Solin，1996）。

DCIS 的外科治疗中一般不包括腋窝分期，虽然有人认为空芯针穿刺诊断的高核分级、较大的 DCIS 行肿物切除时可以考虑行前哨淋巴结活检，因为可能有 10% 存在潜在的浸润癌（Wilkie，2005）。乳房切除联合前哨淋巴结活检（sentinel lymph node biopsy，SLNB）争议较小，因为如果不做前哨淋巴结活检的话，一旦术后病理发现浸润癌，就没有行前哨淋巴结活检的机会了。

雌激素受体阳性的 DCIS 保乳术后建议给予五年他莫昔芬治疗（Fisher，1999）。虽然他莫昔芬没有明显提高总生存，但确实降低了同侧乳腺浸润性癌发生率和对侧乳腺癌的风险。

### ■ 乳头派吉特病

这种类型的 DCIS 表现为乳头的湿疹（图 12-13）。导管癌细胞受到真皮内细胞分泌的化学因子影响而迁徙移动到乳头表面，导致乳头皮肤的破损（Schelfhout，2000）。这种疾病可以通过乳头乳晕下局部麻醉浸润性穿刺活检或乳头皮肤局部切除活检而获得病理诊断。同时需要仔细的临床评估，因为大约 60% 的病例可以同时伴有乳腺肿物（Ashikari，1970）。在那些没有可触及异常的病例中，21% 可以通过乳房 X 线发现可疑的密度影或钙化（Ikeda，1993）。大约 2/3 病例中有潜在的 DCIS，有浸润性癌的大约占 1/3（Ashikari，1970）。

治疗包括获得阴性切缘的局部广泛切除。保乳手术的话需要行包括乳头乳晕复合体和确定的乳房内病变在内的乳房中央象限切除，术后需行乳房放疗（Bijker，2001）。除非有浸润性癌或行乳房切除术，否则并不需要行前哨淋巴结活检。

## 十一、乳腺癌危险因素

最明确的乳腺癌危险因素就是女性这个性别本身。而且乳腺癌的发生和其他肿瘤一样，随着年龄增大也逐渐增高。除外在早期有放疗暴露外，只有 12% ～ 30% 的乳腺癌有家族史因素，明确的环境对乳腺癌的原因尚未阐明（Baker，2005；Locatelli，2004）。乳腺癌危险因素列在表 12-3，卵巢功能和乳腺组织结构重组之间的关系还需要详细的说明。总的来说，所有这些危险因素在发达国家较发展中国家更为明显。同样，乳腺癌在工业化国家中更常见（Parkin，2001）。

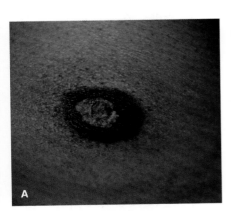
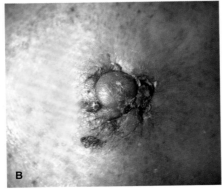
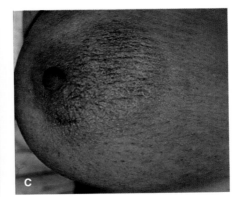

图 12-13　A. 和 B. 乳头的派吉特病；C. 良性反应性皮炎（Used with permission from Dr. Marilyn Leitch.）

表 12-3　普通危险因素和其危险比 [a]

| 遗传学危险因素 | 危险比 |
|---|---|
| 性别 | 114 |
| 年龄 | 4 ~ 158[b] |
| 高外显率突变：<br>BRCA1，BRCA2，p53，STK11 | 26 ~ 36 |
| 中等外显率突变：<br>PTEN，p16，PALB2，CDH1，<br>NF1，CHEK2，ATM，BRIP1 | 2.0 ~ 2.7 |
| 家族史：母亲、女儿、姐妹 | 1.55 ~ 1.8 |
| 家族史：姨 / 姑妈、侄 / 甥女，祖母 / 外祖母 | 1.15 |
| 遗传多态性：<br>FGFR2，TNRC9，MAP3K1，<br>LSP1，MRPS30 | 1.07 ~ 1.26 |
| **其他因素** | |
| 斗篷式放疗 | 5.6 |
| 良性乳腺组织中腺泡小叶比 | |
| 11 ~ 20 | 2.8 |
| 21 ~ 40 | 3.23 |
| ≥ 41 | 11.85 |
| 乳腺 X 线腺体密度 | |
| 25% ~ 50%（散在的） | 2.4 |
| 51% ~ 75%（混杂的） | 3.4 |
| > 75%（致密的） | 5.3 |
| 活检提示 LCIS | 5.4 |
| 活检提示不典型 | 活检提示 |
| 骨密度增加 | 2.0 ~ 2.5 |
| 第一胎年龄 > 35 | 1.31 ~ 1.93 |
| 肥胖（BMI > 30） | 1.2 ~ 1.8 |
| 任何两项乳腺疾病 | 1.47 |
| 循环胰岛素水平增高 | 1.46 |
| 激素替代超 5 年 | 1.26 ~ 1.76 |
| 循环雌激素水平增高 | 1.1 ~ 1.7 |
| 未生育 | 1.26 ~ 1.55 |
| 乙醇摄入（> 1 饮用 / 天） | 1.31 |
| 初潮年龄 < 12 | 1.21 |

[a] 危险因素根据遗传性和非遗传因素列出，根据和乳腺癌的相关性程度排序。
[b] Risk 和 20 ~ 29 岁的女性相比，30 岁以上的女性危险比大约每年增加 4%
BMD = 骨密度；BMI = 体重指数；HRT = 激素替代治疗；LCIS = 小叶原位癌。
Data from Beral，2011；Bodian，1996；Cauley，1996；Claus，1994；De Bruin，2009；Easton，2007；Freisinger，2009；Fu，2007；Gail，1989；Gunter，2009；Hankinson，2005；Howlader，2013；Hulley，2002；Kotsopoulos，2010；Lalloo，2006；Mavaddat，2010；McKian，2009；Phipps，2010；Rossouw，2002；Santen，2005；Welsh，2009；Zhou，2011.

### ■ 1. 生殖因素

#### （1）排卵周期

排卵周期在月经的黄体晚期通过使乳腺上皮细胞增殖而产生刺激作用。如果没有受孕，增殖后会随之发生程序性细胞死亡（Anderson，1982；Soderqvist，1997）。月经来潮时越年轻，就越早收到排卵周期的刺激作用，从而增加乳腺癌风险（denTonkelaar，1996；Vihko，1986）。相反，早绝经，不论是自然绝经还是外科手术绝经，都可降低乳腺癌风险（Kvale，1988）。妊娠可以导致非常高的循环雌激素水平，这会出现一个短期的风险增加。但是妊娠本身也可以诱导乳腺上皮的最终分化成熟，对卵巢排卵的周期性刺激也是一种缓解。最终妊娠可以降低终生的乳腺癌风险。

#### （2）妊娠

乳腺是唯一一个人体器官在体内以幼稚原基状态存在十年甚至更久的器官，直到月经来潮后才进入高度增殖状态，直至首次分娩才达到完全成熟的状态。不成熟的乳腺上皮比泌乳后的乳腺上皮对致癌物更为敏感（Russo，1996）。因此，第一次分娩时间越推迟，乳腺癌的风险就相对越高。和未生育相比，在 28 岁以前生育可以减低乳腺癌风险，而在此之后生育的话和乳腺癌风险增高相关（Gail，1989）。早期生育和生育次数较多和乳腺癌风险降低相关（Layde，1989；Pike，1983）。

### ■ 2. 激素替代治疗

绝经后女性应用雌激素和孕激素联合制剂做激素替代治疗是乳腺癌中度危险因素，相关危险因素值在 1.26 ~ 1.76 之间（Beral，2011；Hulley，2002；Rossouw，2002）。应用时间持续较长、绝经后至开始激素替代治疗间隔时间短都和乳腺癌危险度增高相关，同时 BMI 也和乳腺癌危险度相关，肥胖女性相应危险度较低，而瘦的女性危险度较高（Anderson，2004）。

## 十二、乳腺癌风险分层和处理

对乳腺癌危险因素的处理包括：①生活方式调整，以保持合适体重；②强化随访观察，比如筛查性磁共振成像；③应用选择性雌激素受体调节剂或芳香化酶抑制剂进行化学预防；④对高危者行预防性乳房切除或卵巢切除术（Cuzick，2014；Domchek，2010；Goss，2011；Heemskerk-Gerritsen，2007；Vogel，2010）。在生活方式调整获益之外，其他干预措施都会带来新的风险，因此对乳腺癌风险进行定量分层对做预防决策非常重要。

美国癌症协会推荐对终生乳腺癌风险大于 20% 的女性采用磁共振成像方式进行乳腺癌筛查（Saslow，2010）。美国 FDA 批准对 35 岁以上未来 5 年乳腺癌风险大于 1.7 的女性进行他莫昔芬化学预防。类似的雷洛昔芬（evista）也被批准用于危险增高的绝经后女性。平衡他莫昔芬的获益和降低副作用，乳腺癌危险度、年龄、人种和既往子宫切除术等因素都需纳入化学预防决策的考虑当中（Freedman，2011）。

上述显示出对乳腺癌风险定量分层的重要性。有几个计算机模型可用于此评估。被公认的是 Gail 模型，可以在 http://www.cancer.gov/bcrisktool/ 在线获取（Costantino，1999；Gail，1989；Rockhill，2001）。尽管是最常用的模型，Gail 模型对有强烈乳腺癌家族史、男性乳腺癌或卵巢癌时就显得不太够用了（Euhus，2002）。遗传学模型如 BRCAPRO，Tyrer-Cuzick，或BOADICEA 对这种情况可能更适合（Berry，1997；Lee，2014；Tyrer，2004）。

### 1. 乳腺癌遗传学

双胎研究发现只有 12% ～ 30% 的乳腺癌是遗传性的，模型研究显示单基因常染色体显性遗传是其主要的机制（Lichtenstein，2000；Locatelli，2004；Risch，2001）。基于此，基因检测将是最有力的危险分层工具。它可清晰确定可以合理考虑预防性手术措施的乳腺癌高危的女性。对乳腺癌患者而言，也有助于手术方式、放疗和系统治疗的决策（Euhus，2013）。BRCA1 和 BRCA2 基因突变是家族性乳腺癌最常见的胚系突变，但是易感基因的清单正在增加（表 12-4）。商业化大规模平行测序，也称为第二代测序，已经可以实现同时检测几个位点突变到大量基因的突变（Euhus，2015）。

获得可靠详细的癌症家族史信息对确定个体是否能从遗传咨询和检测中获益是至关重要的。至少，亲缘关系和诊断癌症时的年龄应详细记录。提示遗传易感性的家族史包括：早发乳腺癌（< 50 岁）、双侧乳腺癌、男性乳腺癌、在一代人中多个患癌、多代人患乳腺癌、罹患已知的综合征相关的癌症，某一亲属患2 个或 2 个以上的癌症，尤其是年轻时发病。

**表 12-4　增加乳腺癌风险的遗传相关综合征**

| 综合征名称 | 遗传学突变 |
| --- | --- |
| 遗传性乳腺癌 - 卵巢癌综合征 | BRCA1，BRCA2 |
| Li-Fraumeni | p53 |
| Cowden | PTEN |
| Peutz-Jegher | STK11 |
| 遗传性弥漫性胃癌 | CDH1 |
| PALB2 | PALB2 |
| ATM | ATM |
| CHK2 | CHK2 |
| RAD51C | RAD51C |

Adapted with permission from Euhus DM；Genetic testing today，Ann Surg Oncol 2014 Oct；21（10）：3209-3215.

### 2. 遗传性乳腺癌 - 卵巢癌综合征

这一综合征占美国乳腺癌患者的 5% ～ 7%，多由 BRCA1 或 BRCA2 突变导致（Malone，2000）。BRCA1 相关的乳腺癌表现形式包括：早发乳腺癌中位诊断年龄为 44 岁；高分级、雌孕激素受体阴性乳腺癌；伴发卵巢癌（Foulkes，2004）。其他相关的肿瘤还包括胰腺癌和恶性黑色素瘤。

对 BRCA1 突变携带者而言，终生乳腺癌风险在 45% ～ 81% 之间，卵巢癌风险在 16% ～ 54% 之间（Antoniou，2008；Brohet，2014；Ford，1998；King，2003；Mavaddat，2013）。对同时罹患乳腺癌和卵巢癌者 86% 可能携带有 BRCA 突变（Cvelbar，2005）。

在 BRCA2 突变携带者中，终生乳腺癌风险在 27% ～ 85% 之间，卵巢癌风险在 6% ～ 27% 之间。携带 BRCA2 突变女性发生乳腺癌要晚于 BRCA1 突变携带者，因此用患乳腺癌时的年龄来区分这一综合征通常不是一个好的标准（Panchal，2010）。和散发性乳腺癌类似，大部分 BRCA2 相关乳腺癌是激素受体阳性（Lakhani，2002）。对 BRCA2 突变携带者而言，卵巢癌的发生要比 BRCA1 突变时要少。5% ～ 13% 男性乳癌和 BRCA2 突变相关。对男性而言 BRCA2 突变携带者和 BRCA1 突变携带者终生乳腺癌风险分别为 1.8% 和 8.3%（Tai，2007）。

对受影响的女性而言，绝经前早期行双侧卵巢切除可以降低 37% ～ 72% 的乳腺癌风险，也能降低乳腺癌特异性死亡率和全因死亡率（Domchek，2010；Finch，2014；Kauff，2008）。这会在第三十五章详细讨论。双侧预防性乳房切除可以降低超过 90% 的乳腺癌风险，但目前还没有显示出对生存率的改善（Hartmann，2001；Heemskerk-Gerritsen，2007；Meijers-Heijboer，2001）。

随着第二代测序技术的应用，临床医师面临越来越多罕见综合征，缺乏必要的指导治疗的数据（表 12-4）（Euhus，2015）。专业的遗传咨询和对家族三代人癌症家族史仔细的评估对估计和处理癌症风险非常必要。

对遗传综合征相关乳腺癌的外科治疗和散发性乳腺癌一样，也在呈上升趋势（Pierce，2010）。但是，遗传性综合征相关非保乳乳腺癌的患者会被告知在保留的乳房中第二原发癌的风险为每年 3% ～ -4%（Haffty，2002；Seynaevea，2004）。而且，终生对侧乳腺癌的风险 *BRCA1* 突变携带者是 83%，BRCA2 突变携带者是 62%，越来越多的证据支持对这些人群采取双侧乳房切除来改善生存（Evans，2013；Mavaddat，2013；Metcalfe，2014）。

## 十三、乳腺癌筛查

美国数字乳腺 X 线成像已经全面替代了胶片乳腺 X 线成像，3-D 断层乳腺 X 线成像也在逐渐代替 2-D 的乳腺 X 线成像。这一技术可以产生数百张乳腺影像。通过数字重建使影像科医师可以在乳房图像中进行动态连续观察，并在每个水平上显著降低覆盖的乳房密度重叠遮蔽的影响（Kopans，2013）。和 2-D 乳腺 X 线检查而言，断层乳腺 X 线检查降低了假阳性率（再召回率）15% ～ 30%，增加乳腺癌检出率 10% ～ 29%（Greenberg，2014；Haas，2013；Skaane，2013）。但这一改善需要轻度放射剂量的增加（Feng，2012）。

### ■ 1. 乳腺 X 线筛查的争议

2009 年美国预防医学工作组推荐 50 ～ 74 岁女性两年做一次乳腺 X 线筛查，对 40 ～ 49 岁女性筛查做个体化决定。一些有影响力的组织包括美国妇产科医师协会（ACOG）2014 年和美国放射学院（ACR）推荐 40 岁以后每年进行乳腺 X 线筛查（Lee，2010）。美国癌症协会推荐 45 岁以后开始一年一次的乳腺 X 线筛查，机会性筛查可以自 40 岁开始，虽然可以选择一年一次筛查，但建议自 55 岁开始可以逐渐过渡到每 2 年一次的筛查（Oeffinger，2015）。关于筛查的争议集中在：①真正的死亡率上的获益；②假阳性

结果带来的损害；③诊断出不具临床意义乳腺癌的损害，即过度诊断。

大部分有关这些问题的可及数据都来自于 8 个比较古老的大型前瞻随机临床研究。最近的临床研究完成在 20 世纪 80 年代。最新科技的发展已经大幅提高了乳腺 X 线检查的敏感度，但乳腺癌的治疗也进步明显，对乳腺癌早诊带来的生存获益有所稀释。根据这 30 年的数据，是赞同从 50 岁开始进行乳腺 X 线筛查，大约可降低乳腺癌死亡率 27%。一项荟萃分析报告对 40 ～ 49 岁年龄段女性乳腺 X 线筛查乳腺癌死亡率可以降低 18%（Hendrick，1997；Kerlikowske，1997）。但是筛查诊断的乳腺癌是一类异质性疾病。一些乳腺癌最终会发展为远处转移，不论在首次诊断时病灶大小，而另一些不论延迟诊断多久也不会变成致命性疾病。而且后者这种情况更容易在定期筛查中被发现（时间长度偏倚）。

乳腺 X 线筛查的实践是基于对某些肿瘤亚型进行早期治疗、中断其恶化进程从而挽救生命的假说开展的。因为乳腺 X 线筛查开始于 30 多年以前，早期乳腺癌的诊断有大幅度提高，但淋巴结阳性或转移性乳腺癌的诊断只有小幅度下降（Bleyer，2012）。这提示可能很多乳腺癌不会进展（过度诊断），那些通过手术切除可以中断其进展的乳腺癌可能只是一小部分。

就目前而言，几个专业学会推荐的从 40 岁开始每年一次的乳腺 X 线筛查是合理的，但女性经常还在咨询筛查的风险和获益。在美国 1000 名 50 岁女性 10 年间接受了一年一次筛查，避免了 0.3 ～ 3.2 个乳腺癌相关死亡，490 ～ 670 次筛查中至少有一次假阳性，3 ～ 14 个将会被过度诊断接受不必要的治疗（Welch，2014）。目前还没有一个明确的停止筛查的年龄。对预期寿命至少还有 10 年的女性应该认识到从乳腺 X 线筛查中带来的降低死亡风险的获益（Lee，2013）。

### ■ 2. 乳腺磁共振成像

乳腺磁共振（MR）成像常常用来对高危女性进行筛查，以及对某些确诊乳腺癌的患者明确疾病范围。乳腺 MR 要比乳腺 X 线检查对乳腺癌的敏感性高很多，但是 MR 较为昂贵且假阳性率较高。而且一些研究发现 MR 的应用同乳房切除率提高相关，而且 MR 应用也没有带来再切除率下降或者改善乳腺癌的预后（Houssami，2013，2014；Pilewskie，2014；Turnbull，2010）。

每年一次的乳腺 MR 筛查往往被用于遗传高危女性和那些预期生命中乳腺癌风险超过 20% 的女性（Saslow，2010）。MR 筛查提高了小肿瘤、淋巴结阴性乳腺癌的诊断，但是没有改善生存率（Gareth，2014；Moller，2013）。

乳腺 MR 不常规用于新诊断的乳腺癌患者。乳腺 MR 主要价值在于计划保乳评价对新辅助化疗的疗效和对腋窝淋巴结乳腺癌转移不能确定原发灶部位时使用（Morrow，2011）。而且，乳腺 MR 可以对那些通过仔细临床体检、乳腺 X 线和超声后仍有不确定的那些患者在保乳术前确定疾病范围。

### ■ 3. 其他乳腺影像检查

在乳腺 X 线筛查基础上增加任何影像检查都肯定会提高乳腺癌检出率，但要承受假阳性率提高和更多活检的代价。这些措施可以偶尔应用，不推荐常规用于筛查，包括乳腺筛查性超声、乳腺特异性 γ 成像和乳腺正电子发射断层成像（PET）（Kalinyak，2014；Merry，2014；Rechtman，2014）。后两种检查的辐射暴露剂量较高。越来越多证据显示 30 岁前医疗辐射暴露会增加乳腺癌风险，因此要慎重使用（BerringtondeGonzalez，2009；ch012-bib018）。

### ■ 4. 筛查性体格检查

医师进行的临床乳腺体格检查（clinical breast examination，CBE）价值不应该被忽视（Jatoi，2003）。前面提及的早先 4 个大型随机乳腺 X 线试验发现 44% ~ 74% 的乳腺癌患者可以通过临床体格检查被发现。在年轻女性中 CBE 的敏感性和特异性比乳腺 X 线要高。

相对应的是，自从中国上海的大型随机临床研究结果发布后，女性进行乳腺自检（breast selfexamination，BSE）的热情大幅降低，上海研究显示 BSE 对死亡率无改善（Thomas，2002）。尽管几乎不再推进严格的 BSE，但是鼓励女性关注乳腺健康还是有意义的。

## 十四、浸润性乳腺癌

在美国乳腺癌是女性最常见恶性肿瘤和仅次于肺癌的癌症相关死亡率的第二名（Siegel，2014）。尽管在美国乳腺癌发病率在 20 世纪 80 ~ 90 年代逐渐升高，大约每 10 万名绝经后女性中每年增加 125 例乳腺癌患者，在某些族裔中也呈现出下降趋势。现在，生存率稳步提高（图 12-14）（Howlader，2013）。

### ■ 1. 肿瘤特征

乳腺肿瘤 97% 来自乳腺原发，另外 3% 来自于其他部位肿瘤的转移。最常见的病因按降序排列是对侧乳腺、肉瘤、恶性黑色素瘤、浆液性卵巢上皮癌和肺癌（DeLair，2013）。来自于乳腺上皮的癌症占乳腺原发性癌症的绝大部分。浸润性导管癌是浸润性癌的最常见形式（~ 80%），浸润性小叶癌是第二位常见类型（~ 15%）。其他恶性肿瘤包括例如叶状肿瘤、肉瘤和淋巴瘤。

除外分期，原发肿瘤特征中最影响预后和治疗决策的是激素受体状态、核分级和 Her2/neu 表达（Harris，2007）。大约 2/3 乳腺癌是雌孕激素受体阳性的。激素受体阳性意味着预后较好，而且有更多治疗选择。

Her2/neu 是细胞膜酪氨酸激酶，和其他 Her 家族成员受体一起激活乳腺癌细胞的增殖信号通路。大约 25% 乳腺癌 Her2/neu 表达扩增（Masood，2005）。针对 Her2/neu 过表达的药物正在增加，包括曲妥珠单抗（赫赛汀）、曲妥珠单抗抗体 - 药物偶联物（Kadcyla）、帕妥珠单抗（Perjeta）、来那替尼和拉帕替尼（Tykerb）（Tolaney，2014）。

基因表达谱可以确定乳腺癌的内在分子分型具有判断预后的价值（Cadoo，2013）。多基因分析对医疗机构和患者个体目前都已经可及，尤其对那些激素受体阳性的肿瘤用来判断预后和预测治疗反应（Rouzier，2013）。

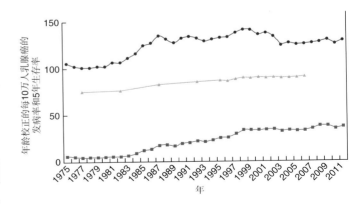

**图 12-14** 美国乳腺癌发病和生存趋势。美国乳腺癌发病率曲线在降低；●＝浸润性乳腺癌发病率；▲＝原位癌发病率；■＝ 5 年生存。（Data from Howlader N，Noone AM，Krapcho M，et al：SEER Cancer Statistics Review，1975-2010，National CancerInstitute. 2013. Availableat：http：//seer.cancer.gov/archive/csr/1975_2010/. Accessed August 7，2014.）

## 2. 乳腺癌分期

仔细的分期对判断预后、制订治疗计划和对临床试验中的疗效进行比较是非常关键的。每一个患者都应有一个临床分期和一个病理分期。临床分期依据体格检查、影像学发现来进行，病理分期依据术后对实际的肿瘤测量和对腋窝淋巴结进行病理检测而获得。乳腺癌的外科分期依据 TNM 系统，其中包括原发肿瘤大小（T）、区域淋巴结转移状态（N）和是否存在远处转移（M）（表 12-5）。对于临床腋窝阴性的乳腺癌，前哨淋巴结活检已经替代了腋窝清扫用于腋窝淋巴结分期（Lyman，2014）。

乳腺癌最常见远处转移部位是骨，其次是肺、肝和脑。因此对新诊断的乳腺癌，全血细胞分析、肝功能检测包括碱性磷酸酶检测都推荐完善。胸部 CT、腹部和盆腔 CT 或 MRI、骨扫描或全身 PET/CT 应用于临床怀疑有远处转移或临床分期 III 期以上的患者（National Comprehensive Cancer Network，2014）。

## 3. 乳腺癌的治疗

乳腺癌最好接受 MDT 模式的治疗，这一 MDT 团队包括乳腺外科医师、肿瘤内科医师和放疗医师。乳腺外科医师和放疗医师努力的目标是祛除所有局部和区域的肿瘤，同时最大程度保持患者外形，最大程度减少局部或区域复发的风险。有证据显示这些局部治疗措施可以减少或降低以后转移风险，提高生存率（Darby，2011）。然而，有相当一部分局部晚期的乳腺癌患者可以在首次诊断时在血或骨髓中检测出肿瘤细胞（Braun，2005；Giuliano，2011）。对这些患者，采用系统性治疗如化疗、内分泌治疗或靶向治疗来降低转移和死亡的风险（Dowsett，2010；Peto，2012）。

### （1）手术

Halstead（1894）彻底改变了乳腺癌的治疗，证实乳腺癌根治术可以改善乳腺癌患者的预后。但是，最近一些前瞻性临床试验结果显示乳腺外科治疗发展

**表 12-5　乳腺癌外科分期**

| T 分期 | | 分期 | | | |
|---|---|---|---|---|---|
| Tis | 原位癌 | 0 | Tis | N0 | M0 |
| T1mi | ≤ 1 mm | I A | T1 | N0 | M0 |
| T1 | ≤ 2 cm | I B | T1 | N1mi | M0 |
| T2 | > 2 cm 但 ≤ 5 cm | II A | T0 | N1 | M0 |
| T3 | > 5 cm | | T1 | N1 | M0 |
| T4 | 累及皮肤或胸壁或炎性乳腺癌 | | T2 | N0 | M0 |
| | | II B | T2 | N1 | M0 |
| | | | T3 | N0 | M0 |
| **N 分期** | | III A | T0 | N2 | M0 |
| N0 | 没有淋巴结转移 | | T1 | N2 | M0 |
| N0i+ | 淋巴转移 ≤ 0.2 mm | | T2 | N2 | M0 |
| N1mi | > 0.2 mm 和（或）> 200 细胞，但 < 2 mm | | T3 | N1 | M0 |
| N1 | 1 ~ 3 个淋巴结转移 | | T3 | N2 | M0 |
| N2 | 4 ~ 9 个淋巴结转移 | III B | T4 | N0 | M0 |
| N3 | ≥ 10 个淋巴结转移或任意锁骨下淋巴结转移 | | T4 | N1 | M0 |
| | | | T4 | N2 | M0 |
| **M 分期** | | III C | 任意 T | N3 | M0 |
| | | IV | 任意 T | 任意 N | M1 |
| M0 | 无远处转移 | | | | |
| M1 | 远处转移 | | | | |

趋势是趋于微创。特别是肿物切除联合术后放疗可以和乳房切除有同样的乳腺癌特异性生存（Fisher，2002）。

腋窝淋巴结清扫手术意味着几乎完全的腋窝淋巴结切除（曾经一度是乳腺癌分期和治疗的标准操作），但是目前这一地位也逐渐丧失（Rao，2013）。目前腋窝淋巴结清扫仍然是临床腋窝淋巴结阳性患者的标准治疗。但是对某些特定患者前哨淋巴结阳性可能避免腋窝淋巴结清扫，因为后续的放疗和辅助化疗可以获得相同的腋窝低复发率和相同的生存率（Galimberti，2013；Giuliano，2010，2011b）。当需要清扫腋窝淋巴结时，根据不同的测量标准术后上肢水肿的发生风险从15%～50%不等（Morrell，2005）。腋窝清扫还会导致最高达70%的患者出现持久的肩关节和上肢症状（Kuehn，2000）。

### （2）放疗

尽管对于老年人、分子分型好的类型放疗的获益可能比较小，但是保乳手术后全乳放疗还是可以把局部复发率从每年大约5%降低到1%（Fisher，2002；Hughes，2013）。对某些患者短程的部分乳房照射可能是恰当的（Smith，2009）。胸壁照射对乳房切除术后腋窝淋巴结阳性的高危患者可以提高生存率（Overgaard，1999；Ragaz，2005）。最近的临床试验数据显示扩大野放疗的应用正在明显增加（Early Breast Cancer Trialists' Collaborative Group，2014）。

### （3）化疗

过去，辅助化疗是用于有淋巴结转移的患者，一般都是在手术后应用。但是，前瞻随机临床试验显示辅助化疗对于高危的淋巴结阴性乳腺癌也可提高生存率（Fisher，2004a）。但目前越来越多化疗的决策需要参考对肿瘤生物学信息的测定，包括从一些多基因分析中获得的数据（Rouzier，2013；Sparano，2008）。

如果需要化疗，一般是在手术后、放疗之前进行。新辅助化疗是在手术前进行而且应用的日益广泛。新辅助化疗可评价肿瘤对方案的敏感性，肿瘤退缩也使缩小手术范围成为可能（von Minckwitz，2013）。

现代乳腺癌化疗方案通常包括蒽环类药物如多柔比星（阿霉素）联合环磷酰胺（Cytoxan）（Trudeau，2005）。在此基础之上加用紫杉类药物可以改善生存（A'Hern，2013）。铂类药物如顺铂或卡铂越来越多用来替代多柔比星，尤其当其他心脏毒性药物如曲妥珠单抗在同时应用的时候，或治疗某种存在同源重组缺陷的特殊亚型。化疗药物在第27章会详细阐述。

### 4. 内分泌治疗和靶向治疗

雌激素受体阳性肿瘤需要进行辅助内分泌治疗。对绝经前或绝经后女性，选择性雌激素受体调节剂他莫昔芬是一个选择（Jaiyesimi，1995）。像在第27章讨论的那样，他莫昔芬重要的不良反应包括绝经症状、增加血栓性疾病风险、子宫内膜息肉和子宫内膜癌风险增高。尽管子宫内膜癌风险增高，但也并不推荐常规使用经阴道超声或内膜活检监测子宫内膜。子宫内膜的检查仅建议对有异常阴道流血以及按照第8章列出的情况时应用。

对绝经后女性，可以使用芳香化酶抑制剂。FDA批准的芳香化酶抑制剂包括阿那曲唑（arimidex）、来曲唑（femara）和依西美坦（aromasin）（Kudachadkar，2005）。对绝经后女性而言循环中大部分雌激素来源于外周的芳香化酶对雄激素的转化。应用芳香化酶可以将这些患者体内雌激素降到不可测出的水平。在他莫昔芬之后序贯使用芳香化酶抑制剂可以提高23%～39%的无病生存率和几乎降低50%对侧乳腺癌的风险（Geisler，2006）。虽然绝经后女性也通常起始给予他莫昔芬的治疗，但转换为芳香化酶抑制剂以及时长延至10年都可改善预后（Johnston，2014）。

和他莫昔芬不同，芳香化酶抑制剂伴随有较高的骨丢失和骨折的发生率；相应推荐进行基线的骨密度检测和定期监测。对于有轻中度骨丢失的女性，鼓励锻炼和补充维生素D和钙剂。对严重的骨丢失有很多药物可供选择，第22章会讨论此类药物的使用。

双膦酸盐如唑来膦酸（Zometa）常被用来预防癌症治疗导致的骨丢失（Hadji，2011）。而且，芳香化酶抑制剂和唑来膦酸联用似乎可以改善激素受体阳性乳腺癌患者的预后（Coleman，2013）。

针对某些特定生物信号通路的靶向治疗正在逐渐进入临床实践。但是只有抗HER2治疗目前是针对HER2扩增的早期乳腺癌的常规治疗。针对mTOR通路的依维莫司（afinitor）被FDA批准为进展性或转移性激素受体阳性乳腺癌治疗策略之一，目前其用于曲妥珠单抗耐药的HER2阳性乳腺癌治疗的临床研究正在开展（Andre，2014；Dhillon，2013）。对肿瘤进行综合性基因分子表达谱检测，从而确定治疗的靶点，正变得越来越常见（Frampton，2013）。抗肿瘤的生物靶向制剂在第二十七章节中将详细讨论。

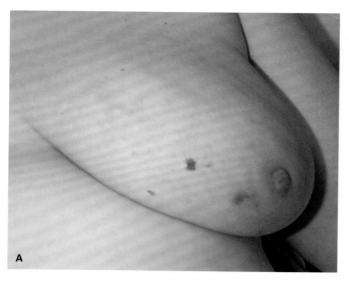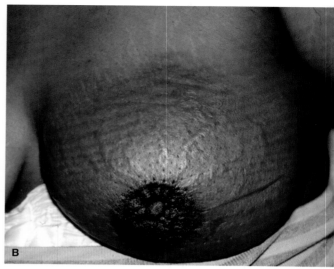

**图 12-15** 炎性乳腺癌图片。**A.** 炎性乳腺癌不明显的红斑和水肿；**B.** 典型的炎性乳腺癌（Used with permission from Dr. Marilyn Leitch.）

### 5. 随访

乳腺癌患者治疗后的长期随访包括定期问诊和体格检查。接受保乳手术的女性需要对保留的乳腺组织进行检查。同侧第二原发癌发生率大约每年 1%，对侧乳腺癌发生率大约每年 0.7%（Fatouros，2005；Fisher，1984；Gao，2003）。实验室和影像检查用于对一些症状或体征进一步评估。除了乳房 X 线检查做筛查之外，不推荐为排除无症状的复发而进行检查（Khatcheressian，2013）。

### 6. 炎性乳腺癌

炎性乳腺癌占乳腺癌的 1% ～ 5%（Chang，1998；Dawood，2010）。炎性乳腺癌表现为皮肤的改变，从淡红色到火红色皮疹伴随皮肤的水肿（橘皮征）（图 12-15）。炎性乳腺癌是一种特殊类型的容易被忽视的进展性乳腺癌，可以在几个星期之内快速发生和进展。这种乳腺癌可以在整个乳房内快速进展，从而使整个乳房弥漫变硬。相应的乳房会在几周内体积增到初始状态的 2 ～ 3 倍（Taylor，1938）。

尽管乳腺炎或充血性心力衰竭可以导致类似的乳房临床表现，但一定要除外炎性乳腺癌的可能。通常需要诊断性乳腺 X 线检查和空芯针穿刺活检病理确诊。但是，有时需要多次活检以及更多的乳腺影像检查如乳腺磁共振检查。治疗常需新辅助化疗，化疗后行乳腺癌改良根治手术（乳房切除和腋窝淋巴结清扫），术后行胸壁放疗 + 术后化疗（Cariati，2005）。5 年生存率在 30% ～ 50% 之间，这比那些被忽视的

进展期乳腺癌的生存率明显要差（Brenner，2002；Harris，2003）。

（彭 媛译 程 琳审校）

### 参考文献

Abner AL, Connolly JL, Recht A, et al: The relation between the presence and extent of lobular carcinoma in situ and the risk of local recurrence for patients with infiltrating carcinoma of the breast treated with conservative surgery and radiation therapy. Cancer 88:1072, 2000

A'Hern RP, Jamal-Hanjani M, Szasz AM, et al: Taxane benefit in breast cancer—a role for grade and chromosomal stability. Nat Rev Clin Oncol 10(6):357, 2013

American College of Obstetricians and Gynecologists: Breast cancer screening. Practice Bulletin No. 122, August 2011, Reaffirmed 2014

Anderson GL, Limacher M, Assaf AR, et al: Effects of conjugated equine estrogen in postmenopausal women with hysterectomy: the Women's Health Initiative randomized controlled trial. JAMA 291:1701, 2004

Anderson TJ, Ferguson DP, Raab G: Cell turnover within "resting" human breast: influence of parity, contraceptive pill, age and laterality. Br J Cancer 46(3):276, 1982

Andrade VP, Ostrovnaya I, Seshan VE, et al: Clonal relatedness between lobular carcinoma in situ and synchronous malignant lesions. Breast Cancer Res 14:R103, 2012

Andre F, O'Regan R, Ozguroglu M, et al: Everolimus for women with trastuzumab-resistant, HER2-positive, advanced breast cancer (BOLERO-3): a randomised, double-blind, placebo-controlled phase 3 trial. Lancet Oncol 15:580, 2014

Antoniou AC, Cunningham AP, Peto J, et al: The BOADICEA model of genetic susceptibility to breast and ovarian cancers: updates and extensions. Br J Cancer 98:1457, 2008

Ashikari R, Park K, Huvos AG, et al: Paget's disease of the breast. Cancer 26:680, 1970

Aubele M, Werner M, Hofler H: Genetic alterations in presumptive precursor lesions of breast carcinomas. Anal Cell Pathol 24:69, 2002

Baker SG, Lichtenstein P, Kaprio J, et al: Genetic susceptibility to prostate, breast, and colorectal cancer among Nordic twins. Biometrics 61(1):55, 2005

Barrio AV, Clark BD, Goldberg JI, et al: Clinicopathologic features and long-term outcomes of 293 phyllodes tumors of the breast. Ann Surg Oncol 14:2961, 2007

Barth RJ: Histologic features predict local recurrence after breast conserving therapy of phyllodes tumors. Breast Cancer Res Treat 57:291, 1999

Barth RJ Jr, Wells WA, Mitchell SE, et al: A prospective, multi-institutional study of adjuvant radiotherapy after resection of malignant phyllodes tumors. Ann Surg Oncol 16:2288, 2009

Benson EA: Management of breast abscesses. World J Surg 13:753, 1989

Beral V, Reeves G, Bull D, et al: Breast cancer risk in relation to the interval between menopause and starting hormone therapy. J Natl Cancer Inst 103:296, 2011

Berg WA, Campassi CI, Loffe OB: Cystic Lesions of the breast: sonographic-pathologic correlation. Radiology 227:183, 2003

Berrington de Gonzalez A, Berg CD, Visvanathan K, et al: Estimated risk of radiation-induced breast cancer from mammographic screening for young BRCA mutation carriers. J Natl Cancer Inst 101:205, 2009

Berry DA, Parmigiani G, Sanchez S, et al: Probability of carrying a mutation of breast-ovarian cancer gene BRCA1 based on family history. J Natl Cancer Inst 89:227, 1997

Bijker N, Rutgers EJ, Duchateau L, et al: Breast-conserving therapy for Paget disease of the nipple: a prospective European Organization for Research and Treatment of Cancer study of 61 patients. Cancer 91:472, 2001

Bleyer A, Welch HG: Effect of three decades of screening mammography on breast-cancer incidence. N Engl J Med 367:1998, 2012

Bodian CA, Perzin KH, Lattes R: Lobular neoplasia. Long-term risk of breast cancer and relation to other factors. Cancer 78:1024, 1996

Boerner S, Fornage BD, Singletary E, et al: Ultrasound-guided fine-needle aspiration (FNA) of nonpalpable breast lesions. Cancer 87(1):19, 1999

Branch-Elliman W, Golen TH, Gold HS, et al: Risk factors for *Staphylococcus aureus* postpartum breast abscess. Clin Infect Dis 54(1):71, 2012

Braun S, Vogl FD, Naume B, et al: A pooled analysis of bone marrow micrometastasis in breast cancer. N Engl J Med 353:793, 2005

Brenner B, Siris N, Rakowsky E, et al: Prediction of outcome in locally advanced breast cancer by post-chemotherapy nodal status and baseline serum tumour markers. Br J Cancer 87:1404, 2002

Brohet RM, Velthuizen ME, Hogervorst FB, et al: Breast and ovarian cancer risks in a large series of clinically ascertained families with a high proportion of BRCA1 and BRCA2 Dutch founder mutations. J Med Genet 51(2):98, 2014

Buckley ES, Webster F, Hiller JE, et al: A systematic review of surgical biopsy for LCIS found at core needle biopsy—do we have the answer yet? Eur J Surg Oncol 40:168, 2014

Bulun SE, Simpson ER: Competitive RT-PCR analysis indicates levels of aromatase cytochrome P450 transcripts in adipose tissue of buttocks, thighs, and abdomen of women increase with advancing age. J Clin Endocrinol Metab 78:428, 1994

Cabioglu N, Hunt KK, Singletary S, et al: Surgical decision making and factors determining a diagnosis of breast carcinoma in women presenting with nipple discharge. J Am Coll Surg 196:354, 2003

Cadoo KA, Traina TA, King TA: Advances in molecular and clinical subtyping of breast cancer and their implications for therapy. Surg Oncol Clin North Am 22:823, 2013

Cariati M, Bennett-Britton TM, Pinder SE, et al: "Inflammatory" breast cancer. Surg Oncol 14:133, 2005

Catsburg C, Gunter MJ, Chen C, et al: Insulin, estrogen, inflammatory markers, and risk of benign proliferative breast disease. Cancer Res 74:3248, 2014

Cauley JA, Lucas FL, Kuller LH, et al: Bone mineral density and risk of breast cancer in older women: the study of osteoporotic fractures. Study of Osteoporotic Fractures Research Group. JAMA 276:1404, 1996

Chaney AW, Pollack A, Mcneese MD, et al: Primary treatment of cystosarcoma phyllodes of the breast. Cancer 89:1502, 2000

Chang S, Parker SL, Pham T, et al: Inflammatory breast carcinoma incidence and survival. The surveillance, epidemiology, and end results program of the National Cancer Institute, 1975–1992. Cancer 82:2366, 1998

Claus EB, Risch N, Thompson WD: Autosomal dominant inheritance of early-onset breast cancer. Implications for risk prediction. Cancer 73(3):643, 1994

Coleman R, de Boer R, Eidtmann H, et al: Zoledronic acid (zoledronate) for postmenopausal women with early breast cancer receiving adjuvant letrozole (ZO-FAST study): final 60-month results. Ann Oncol 24:398, 2013

Coopey SB, Mazzola E, Buckley JM, et al: The role of chemoprevention in modifying the risk of breast cancer in women with atypical breast lesions. Breast Cancer Res Treat 136:627, 2012

Costantino JP, Gail MH, Pee D, et al: Validation studies for models projecting the risk of invasive and total breast cancer incidence. J Natl Cancer Inst 91:1541, 1999

Cox CE, Reintgen DS, Nicosia SV, et al: Analysis of residual cancer after diagnostic breast biopsy: an argument for fine-needle aspiration cytology. Ann Surg Oncol 2:201, 1995

Cuzick J, Sestak I, Forbes JF, et al: Anastrozole for prevention of breast cancer in high-risk postmenopausal women (IBIS-II): an international, double-blind, randomised placebo-controlled trial. Lancet 383:1041, 2014

Cvelbar M, Ursic-Vrscaj M, Rakar S: Risk factors and prognostic factors in patients with double primary cancer: epithelial ovarian cancer and breast cancer. Eur J Gynaecol Oncol 26:59, 2005

Darby S, McGale P, Correa C, et al: Effect of radiotherapy after breast-conserving surgery on 10-year recurrence and 15-year breast cancer death: meta-analysis of individual patient data for 10,801 women in 17 randomised trials. Lancet 378:1707, 2011

Davies HH, Simons M, Davis JB: Cystic disease of the breast. Relationship to carcinoma. Cancer 17:757, 1964

Dawood S: Biology and management of inflammatory breast cancer. Expert Rev Anticancer Ther 10:209, 2010

De Bruin ML, Sparidans J, van't Veer MB, et al: Breast cancer risk in female survivors of Hodgkin's lymphoma: lower risk after smaller radiation volumes. J Clin Oncol 27:4239, 2009

Degnim AC, Visscher DW, Berman HK, et al: Stratification of breast cancer risk in women with atypia: a Mayo cohort study. J Clin Oncol 25:2671, 2007

DeLair DF, Corben AD, Catalano JP, et al: Non-mammary metastases to the breast and axilla: a study of 85 cases. Mod Pathol 26:343, 2013

den Tonkelaar I, de Waard F: Regularity and length of menstrual cycles in women aged 41–46 in relation to breast cancer risk: results from the DOM-project. Breast Cancer Res Treat 38(3):253, 1996

Dent DM, Macking EA, Wilkie W: Benign breast disease clinical classification and disease distribution. Br J Clin Pract 42 (Suppl 56):69, 1988

Dhillon S: Everolimus in combination with exemestane: a review of its use in the treatment of patients with postmenopausal hormone receptor-positive, HER2-negative advanced breast cancer. Drugs 73:475, 2013

Domchek SM, Friebel TM, Singer CF, et al: Association of risk-reducing surgery in BRCA1 or BRCA2 mutation carriers with cancer risk and mortality. JAMA 304:967, 2010

D'Orsi CJ, Sickles EA, Mendelson EB, et al (eds): ACR BI-RADS Atlas, Breast Imaging Reporting and Data System. Reston, American College of Radiology, 2013

Dowsett M, Cuzick J, Ingle J, et al: Meta-analysis of breast cancer outcomes in adjuvant trials of aromatase inhibitors versus tamoxifen. J Clin Oncol 28:509, 2010

Dupont WD, Parl FF, Hartman WH, et al: Breast cancer risk associated with proliferative breast disease and atypical hyperplasia. Cancer 71: 1258, 1993

Early Breast Cancer Trialists' Collaborative Group, McGale P, Taylor C, et al: Effect of radiotherapy after mastectomy and axillary surgery on 10-year recurrence and 20-year breast cancer mortality: meta-analysis of individual patient data for 8135 women in 22 randomised trials. Lancet 383(9935):2127, 2014

Easton DF, Pooley KA, Dunning AM, et al: Genome-wide association study identifies novel breast cancer susceptibility loci. Nature 447:1087, 2007

Euhus DM: Genetic testing today. Ann Surg Oncol 21(10):3209, 2015

Euhus DM, Leitch AM, Huth JF, et al: Limitations of the Gail model in the specialized breast cancer risk assessment clinic. Breast J 8:23, 2002

Euhus DM, Robinson L: Genetic predisposition syndromes and their management. Surg Clin North Am 93(2):341, 2013

Euhus DM, Uyehara C: Influence of parenteral progesterones on the prevalence and severity of mastalgia in premenopausal women. A multi-institutional cross-sectional study. J Am Coll Surg 184:596, 1997

Evans DG, Ingham SL, Baildam A, et al: Contralateral mastectomy improves survival in women with BRCA1/2-associated breast cancer. Breast Cancer Res Treat 140:135, 2013

Fatouros M, Roukos DH, Arampatzis I, et al: Factors increasing local recurrence in breast-conserving surgery. Expert Rev Anticancer Ther 5:737, 2005

Feng SS, Sechopoulos I: Clinical digital breast tomosynthesis system: dosimetric characterization. Radiology 263:35, 2012

Finch AP, Lubinski J, Moller P, et al: Impact of oophorectomy on cancer incidence and mortality in women with a BRCA1 or BRCA2 mutation. J Clin Oncol 32:1547, 2014

Fisher B, Anderson S, Bryant J, et al: Twenty-year follow-up of a randomized trial comparing total mastectomy, lumpectomy, and lumpectomy plus irradiation for the treatment of invasive breast cancer. N Engl J Med 347:1233, 2002

Fisher B, Costantino J, Redmond C, et al: Lumpectomy compared with lumpectomy and radiation therapy for the treatment of intraductal breast cancer. New Engl J Med 328:1581, 1993

Fisher B, Dignam J, Wolmark N, et al: Tamoxifen in treatment of intraductal breast cancer: National Surgical Adjuvant Breast and Bowel Project B-24 randomised controlled trial. Lancet 353(9169):1993, 1999

Fisher B, Jeong JH, Anderson S, et al: Treatment of axillary lymph node-negative, estrogen receptor-negative breast cancer: updated findings from National Surgical Adjuvant Breast and Bowel Project clinical trials. J Natl Cancer Inst 96:1823, 2004a

Fisher ER, Fisher B, Sass R, et al: Pathologic findings from the National Surgical Adjuvant Breast Project (Protocol No. 4): XI. Bilateral Breast Cancer. Cancer 54:3002, 1984

Fisher ER, Land SR, Fisher B, et al: Pathologic findings from the National Surgical Adjuvant Breast and Bowel Project: twelve-year observations concerning lobular carcinoma in situ. Cancer 100:238, 2004b

Ford D, Easton DF, Stratton M, et al: Genetic heterogeneity and penetrance analysis of the BRCA1 and BRCA2 genes in breast cancer families. Am J Hum Genet 62:676, 1998

Foulkes WD, Metcalfe K, Sun P, et al: Estrogen receptor status in BRCA1- and BRCA2-related breast cancer: the influence of age, grade, and histological type. Clin Cancer Res 10:2029, 2004

Frampton GM, Fichtenholtz A, Otto GA, et al: Development and validation of a clinical cancer genomic profiling test based on massively parallel DNA sequencing. Nat Biotechnol 31:1023, 2013

Franyz VK, Pickern JW, Melcher GW, et al: Incidence of chronic cystic disease in so-called normal breast: a study based on 225 post-mortem examinations. Cancer 4:762, 1951

Freedman AN, Yu B, Gail MH, et al: Benefit/risk assessment for breast cancer chemoprevention with raloxifene or tamoxifen for women age 50 years or older. J Clin Oncol 29:2327, 2011

Freisinger F, Domchek SM: Clinical implications of low-penetrance breast cancer susceptibility alleles. Current oncology reports 11:8, 2009

Fu R, Harris EL, Helfand M, et al: Estimating risk of breast cancer in carriers of BRCA1 and BRCA2 mutations: a meta-analytic approach. Stat Med 26:1775, 2007

Gail MH, Brinton LA, Byar DP, et al: Projecting individualized probabilities of developing breast cancer for white females who are being examined annually. J Natl Cancer Inst 81:1879, 1989

Galimberti V, Cole BF: Axillary versus sentinel-lymph-node dissection for micrometastatic breast cancer—authors' reply. Lancet Oncol 14:e251, 2013

Gao X, Fisher SG, Emami B: Risk of second primary cancer in the contralateral breast in women treated for early-stage breast cancer: a population-based study. Int J Radiat Oncol Biol Phys 56:1038, 2003

Gareth ED, Nisha K, Yit L, et al: MRI breast screening in high-risk women: cancer detection and survival analysis. Breast Cancer Res Treat 145:663, 2014

Gateley CA, Mansel RE: Management of cyclic breast pain. Br J Hosp Med 43:330, 1990

Geisler J, Lonning PE: Aromatase inhibitors as adjuvant treatment of breast cancer. Crit Rev Oncol Hematol 57:53, 2006

Giuliano AE, Hawes D, Ballman KV, et al: Association of occult metastases in sentinel lymph nodes and bone marrow with survival among women with early-stage invasive breast cancer. JAMA 306:385, 2011a

Giuliano AE, Hunt KK, Ballman KV, et al: Axillary dissection vs no axillary dissection in women with invasive breast cancer and sentinel node metastasis: a randomized clinical trial. JAMA 305:569, 2011b

Giuliano AE, McCall L, Beitsch P, et al: Locoregional recurrence after sentinel lymph node dissection with or without axillary dissection in patients with sentinel lymph node metastases: the American College of Surgeons Oncology Group Z0011 randomized trial. Ann Surg 252:426, 2010

Going JJ, Moffat DF: Escaping from Flatland: clinical and biological aspects of human mammary duct anatomy in three dimensions. J Pathology 203(1):538, 2004

Goss PE, Ingle JN, Ales-Martinez JE, et al: Exemestane for breast-cancer prevention in postmenopausal women. N Engl J Med 364:2381, 2011

Grant RN, Tabah EJ, Adair FE: The surgical significance of the subareolar lymph plexus in cancer of the breast. Surgery 33(1):71, 1953

Greenberg JS, Javitt MC, Katzen J, et al: Clinical Performance metrics of 3D Digital breast tomosynthesis compared with 2D digital mammography for breast cancer screening in community practice. AJR 203(3):687, 2014

Grimm SL, Seagroves TN, Kabotyanski EB, et al: Disruption of steroid and prolactin receptor pattern in the mammary gland correlates with a block in lobuloalveolar development. Mol Endocrinol 16:2675, 2002

Gunter MJ, Hoover DR, Yu H, et al: Insulin, insulin-like growth factor-I, and risk of breast cancer in postmenopausal women. J Natl Cancer Inst 101:48, 2009

Gupta RK, Gaskell D, Dowle CS, et al: The role of nipple discharge cytology in the diagnosis of breast disease: a study of 1948 nipple discharge smears from 1530 patients. Cytopathology 15:326, 2004

Haagensen CD: Gross cystic disease. In Diseases of the Breast. Philadelphia, WB Saunders, 1986, p 250

Haas BM, Kalra V, Geisel J, et al: Comparison of tomosynthesis plus digital mammography and digital mammography alone for breast cancer screening. Radiology 269:694, 2013

Hadji P, Aapro MS, Body JJ, et al: Management of aromatase inhibitor-associated bone loss in postmenopausal women with breast cancer: practical guidance for prevention and treatment. Ann Oncol 22:2546, 2011

Haffty BG, Harrold E, Khan AJ, et al: Outcome of conservatively managed early-onset breast cancer by BRCA1/2 status. Lancet 359:1471, 2002

Halstead W: The results of operations for cure of cancer of the breast performed at Johns Hopkins Hospital. Johns Hopkins Hosp Bull 4:497, 1894

Hankinson SE: Endogenous hormones and risk of breast cancer in postmenopausal women. Breast Dis 24:3, 2005

Harris EE, Schultz D, Bertsch H, et al: Ten-year outcome after combined modality therapy for inflammatory breast cancer. Int J Radiat Oncol Biol Phys 55:1200, 2003

Harris L, Fritsche H, Mennel R, et al: American Society of Clinical Oncology 2007 update of recommendations for the use of tumor markers in breast cancer. J Clin Oncol 25:5287, 2007

Hartmann LC, Sellers TA, Frost MH, et al: Benign breast disease and the risk of breast cancer. N Engl J Med 353:229, 2005

Hartmann LC, Sellers TA, Schaid DJ, et al: Efficacy of bilateral prophylactic mastectomy in BRCA1 and BRCA2 gene mutation carriers. J Natl Cancer Inst 93:1633, 2001

Heemskerk-Gerritsen BA, Brekelmans CT, Menke-Pluymers MB, et al: Prophylactic mastectomy in BRCA1/2 mutation carriers and women at risk of hereditary breast cancer: long-term experiences at the Rotterdam Family Cancer Clinic. Ann Surg Oncol 14:3335, 2007

Hendrick RE, Smith RA, Rutledge JH 3rd, et al: Benefit of screening mammography in women aged 40–49: a new meta-analysis of randomized controlled trials. J Natl Cancer Inst Monogr 22:87, 1997

Hermansen C, Skovgaard Poulsen H, Jensen J, et al: Diagnostic reliability of combined physical examination, mammography, and fine-needle puncture ("triple-test") in breast tumors. A prospective study. Cancer 60:1866, 1987

Houssami N, Turner R, Macaskill P, et al: An individual person data meta-analysis of preoperative magnetic resonance imaging and breast cancer recurrence. J Clin Oncol 32:392, 2014

Houssami N, Turner R, Morrow M: Preoperative magnetic resonance imaging in breast cancer: meta-analysis of surgical outcomes. Ann Surg 257:249, 2013

Howlader N, Noone AM, Krapcho M, et al: SEER Cancer Statistics Review, 1975–2010, National Cancer Institute. 2013. Available at: http://seer.cancer.gov/archive/csr/1975_2010/. Accessed August 7, 2014

Hughes KS, Schnaper LA, Bellon JR, et al: Lumpectomy plus tamoxifen with or without irradiation in women age 70 years or older with early breast cancer: long-term follow-up of CALGB 9343. J Clin Oncol 31:2382, 2013

Hulley S, Furberg C, Barrett-Connor E, et al: Noncardiovascular disease outcomes during 6.8 years of hormone therapy: Heart and Estrogen/progestin Replacement Study follow-up (HERS II). JAMA 288:58, 2002

Hultborn KA, Larsen LG, Raghnult I: The lymph drainage from the breast to the axillary and parasternal lymph nodes, studied with the aid of colloidal Au198. Acta Radiol 45:52, 1955

Ikeda DM, Helvie MA, Frank TS, et al: Paget's disease of the nipple: radiologic-pathologic correlation. Radiology 189:89, 1993

Ismail PM, Amato P, Soyal SM, et al: Progesterone involvement in breast development and tumorigenesis—as revealed by progesterone receptor "knockout" and "knockin" mouse models. Steroids 68:779, 2003

Jaiyesimi IA, Buzdar AU, Decker DA, et al: Use of tamoxifen for breast cancer: twenty-eight years later. J Clin Oncol 13:513, 1995

Jatoi I: Screening clinical breast exam. Surg Clin North Am 83:789, 2003

Johnston SR, Yeo B: The optimal duration of adjuvant endocrine therapy for early stage breast cancer—with what drugs and for how long? Curr Oncol Rep 16:358, 2014

Kalinyak JE, Berg WA, Schilling K, et al: Breast cancer detection using high-resolution breast PET compared to whole-body PET or PET/CT. Eur J Nucl Med Mol Imaging 41:260, 2014

Karim RZ, O'Toole SA, Scolyer RA, et al: Recent insights into the molecular pathogenesis of mammary phyllodes tumours. J Clin Pathol 66:496, 2013

Kasales CJ, Han B, Smith JS Jr, et al: Nonpuerperal mastitis and subareolar abscess of the breast. AJR 202(2):W133, 2014

Kauff ND, Domchek SM, Friebel TM, et al: Risk-reducing salpingo-oophorectomy for the prevention of BRCA1- and BRCA2-associated breast and gynecologic cancer: a multicenter, prospective study. J Clin Oncol 26:1331, 2008

Kerlikowske K: Efficacy of screening mammography among women aged 40 to 49 years and 50 to 69 years: comparison of relative and absolute benefit. J Natl Cancer Inst Monogr 22:79, 1997

Khan SA, Rogers MA, Khurana KK, et al: Estrogen receptor expression in benign breast epithelium and breast cancer risk. J Natl Cancer Inst 89:37, 1997

Khatcheressian JL, Hurley P, Bantug E, et al: Breast cancer follow-up and management after primary treatment: American Society of Clinical Oncology clinical practice guideline update. J Clin Oncol 31(7):961, 2013

Kim S, Kim JY, Kim do H, et al: Analysis of phyllodes tumor recurrence according to the histologic grade. Breast Cancer Res Treat 141:353, 2013

King MC, Marks JH, Mandell JB: Breast and ovarian cancer risks due to inherited mutations in BRCA1 and BRCA2. Science 302:643, 2003

Kopans DB: Digital breast tomosynthesis: a better mammogram. Radiology 267:968, 2013

Kotsopoulos J, Chen WY, Gates MA, et al: Risk factors for ductal and lobular breast cancer: results from the Nurses' Health Study. Breast Cancer Res 12:R106, 2010

Kudachadkar R, O'Regan RM: Aromatase inhibitors as adjuvant therapy for postmenopausal patients with early stage breast cancer. CA Cancer J Clin 55:145, 2005

Kuehn T, Klauss W, Darsow M, et al: Long-term morbidity following axillary dissection in breast cancer patients—clinical assessment, significance for life quality and the impact of demographic, oncologic and therapeutic factors. Breast Cancer Res Treat 64:275, 2000

Kumar S, Mansel RE, Scanlon F: Altered responses of prolactin, luteinizing hormone and follicle stimulating hormone secretion to thyrotrophin releasing hormone/gonadotrophin releasing hormone stimulation in cyclical mastalgia. Br J Surg 71:870, 1989

Kvale G, Heuch I: Menstrual factors and breast cancer risk. Cancer 62:1625, 1988

Laibl VR, Sheffield JS, Roberts S, et al: Clinical presentation of community-acquired methicillin-resistant *Staphylococcus aureus* in pregnancy. Obstet Gynecol 106:461, 2005

Lakhani SR, Van De Vijver MJ, Jacquemier J, et al: The pathology of familial breast cancer: predictive value of immunohistochemical markers estrogen receptor, progesterone receptor, HER-2, and p53 in patients with mutations in BRCA1 and BRCA2. J Clin Oncol 20:2310, 2002

Lalloo F, Varley J, Moran A, et al: BRCA1, BRCA2 and TP53 mutations in very early-onset breast cancer with associated risks to relatives. Eur J Cancer 42:1143, 2006

Lau S, Küchenmeister I, Stachs A, et al: Pathological nipple discharge: surgery is imperative in postmenopausal women. Ann Surg Oncol 12:246, 2005

Layde PM, Webster LA, Baughman LA, et al: The independent associations of parity, age at first full term pregnancy, and duration of breastfeeding with the risk of breast cancer. Cancer and Steroid Hormone Study Group. J Clin Epidemiol 42:963, 1989

Lee AJ, Cunningham AP, Kuchenbaecker KB, et al: BOADICEA breast cancer risk prediction model: updates to cancer incidences, tumour pathology and web interface. Br J Cancer 110:535, 2014

Lee CH, Dershaw DD, Kopans D, et al: Breast cancer screening with imaging: recommendations from the Society of Breast Imaging and the ACR on the use of mammography, breast MRI, breast ultrasound, and other technologies for the detection of clinically occult breast cancer. J Am Coll Radiol 7:18, 2010

Lee SJ, Boscardin WJ, Stijacic-Cenzer I, et al: Time lag to benefit after screening for breast and colorectal cancer: meta-analysis of survival data from the United States, Sweden, United Kingdom, and Denmark. BMJ 346:e8441, 2013

Lichtenstein P, Holm NV, Verkasalo PK, et al: Environmental and heritable factors in the causation of cancer—analyses of cohorts of twins from Sweden, Denmark, and Finland. N Engl J Med 343:78, 2000

Locatelli I, Lichtenstein P, Yashin AI: The heritability of breast cancer: a Bayesian correlated frailty model applied to Swedish twins data. Twin Res 7(2):182, 2004

Locker AP, Galea MH, Ellis IO, et al: Microdochectomy for single-duct discharge from the nipple. Br J Surg 75:700, 1988

Lyman GH, Temin S, Edge SB, et al: Sentinel lymph node biopsy for patients with early-stage breast cancer: American Society of Clinical Oncology clinical practice guideline update. J Clin Oncol 32:1365, 2014

Maddox PR, Mansel RE: Management of breast pain and nodularity. World J Surg 13:699, 1989

Malone KE, Daling JR, Neal C, et al: Frequency of BRCA1/BRCA2 mutations in a population-based sample of young breast carcinoma cases. Cancer 88:1393, 2000

Mansel RE, Dogliotti L: European multicenter trial of bromocriptine in cyclical mastalgia. Lancet 335:190, 1990

Masood S: Prognostic/predictive factors in breast cancer. Clin Lab Med 25:809, 2005

Mavaddat N, Peock S, Frost D, et al: Cancer risks for BRCA1 and BRCA2 mutation carriers: results from prospective analysis of EMBRACE. J Natl Cancer Inst 105:812, 2013

Mavaddat N, Pharoah PD, Blows F, et al: Familial relative risks for breast cancer by pathological subtype: a population-based cohort study. Breast Cancer Res 12:R10, 2010

McKian KP, Reynolds CA, Visscher DW, et al: Novel breast tissue feature strongly associated with risk of breast cancer. J Clin Oncol 27:5893, 2009

Meijers-Heijboer H, van Geel B, van Putten WL, et al: Breast cancer after prophylactic bilateral mastectomy in women with a BRCA1 or BRCA2 mutation. N Engl J Med 345:159, 2001

Menes TS, Kerlikowske K, Jaffer S, et al: Rates of atypical ductal hyperplasia have declined with less use of postmenopausal hormone treatment: findings from the Breast Cancer Surveillance Consortium. Cancer Epidemiol Biomarkers Prev 18(11):2822, 2009

Merry GM, Mendelson EB: Update on screening breast ultrasonography. Radiol Clin North Am 52:527, 2014

Metcalfe K, Gershman S, Ghadirian P, et al: Contralateral mastectomy and survival after breast cancer in carriers of BRCA1 and BRCA2 mutations: retrospective analysis. BMJ 348:g226, 2014

Mohammed S, Statz A, Lacross JS, et al: Granulomatous mastitis: a 10 year experience from a large inner city county hospital. J Surg Res 184(1):299, 2013

Moller P, Stormorken A, Jonsrud C, et al: Survival of patients with BRCA1-associated breast cancer diagnosed in an MRI-based surveillance program. Breast Cancer Res Treat 139:155, 2013

Morrell RM, Halyard MY, Schild SE, et al: Breast cancer-related lymphedema. Mayo Clin Proc 80:1480, 2005

Morrow M, Waters J, Morris E: MRI for breast cancer screening, diagnosis, and treatment. Lancet 378:1804, 2011

National Comprehensive Cancer Network: Breast Cancer, 2014. Available at: http://www.nccn.org/professionals/physician_gls/pdf/breast.pdf. Accessed August 21, 2014

Oberman HA: Cystosarcoma phyllodes: a clinicopathologic study of hypercellular periductal neoplasms of the breast. Cancer 28:697, 1965

Oeffinger KC, Fontham, ET, Etzioni R, et al: Breast cancer screening for women at average risk 2015 guideline update from the American Cancer Society. JAMA 314:1599, 2015

Osin PP, Anbazhagan R, Bartkova J, et al: Breast development gives insights into breast disease. Histopathology 33:275, 1998

Ottesen GL, Graversen HP, Blichert-Toft M, et al: Lobular carcinoma in situ of the female breast. Short-term results of a prospective nationwide study. The Danish Breast Cancer Cooperative Group. Am J Surg Pathol 17:14, 1993

Overgaard M, Jensen MB, Overgaard J, et al: Postoperative radiotherapy in high-risk postmenopausal breast-cancer patients given adjuvant tamoxifen: Danish Breast Cancer Cooperative Group DBCG 82c randomised trial. Lancet 353:1641, 1999

Panchal S, Bordeleau L, Poll A, et al: Does family history predict the age at onset of new breast cancers in BRCA1 and BRCA2 mutation-positive families? Clin Genet 77:273, 2010

Pandey TS, Mackinnon JC, Bressler L, et al: Idiopathic granulomatous mastitis—a prospective study of 49 women and treatment outcomes with steroid therapy. Breast J 20:258, 2014

Papanicolaou GN, Holmquist DG, Bader GM, et al: Exfoliative cytology in the human mammary gland and its value in the diagnosis of breast cancer and other diseases of the breast. Cancer 11:377, 1958

Parkin DM: Global cancer statistics in the year 2000. Lancet Oncol 2:533, 2001

Parks AG: The micro-anatomy of the breast. Ann R Coll Surg Engl 25:235, 1959

Peto R, Davies C, Godwin J, et al: Comparisons between different polychemotherapy regimens for early breast cancer: meta-analyses of long-term outcome among 100,000 women in 123 randomised trials. Lancet 379:432, 2012

Petrakis NL, Miike R, King EB, et al: Association of breast fluid coloration with age, ethnicity and cigarette smoking. Br Cancer Res Treat 11:255, 1988

Phipps AI, Li CI, Kerlikowske K, et al: Risk factors for ductal, lobular, and mixed ductal-lobular breast cancer in a screening population. Cancer Epidemiol Biomarkers Prev 19:1643, 2010

Pierce LJ, Phillips KA, Griffith KA, et al: Local therapy in BRCA1 and BRCA2 mutation carriers with operable breast cancer: comparison of breast conservation and mastectomy. Breast Cancer Res Treat 121:389, 2010

Pijpe A, Andrieu N, Easton DF, et al: Exposure to diagnostic radiation and risk of breast cancer among carriers of BRCA1/2 mutations: retrospective cohort study (GENE-RAD-RISK). BMJ 345:2012

Pike MC, Krailo MD, Henderson BE, et al: Hormonal risk factors, breast tissue age and the age-incidence of breast cancer. Nature 303:767, 1983

Pilewskie M, Olcese C, Eaton A, et al: Perioperative breast MRI is not associated with lower locoregional recurrence rates in DCIS patients treated with or without radiation. Ann Surg Oncol 21:1552, 2014

Ragaz J, Olivotto IA, Spinelli JJ, et al: Locoregional radiation therapy in patients with high-risk breast cancer receiving adjuvant chemotherapy: 20-year results of the British Columbia randomized trial. J Natl Cancer Inst 97:116, 2005

Rao R, Euhus D, Mayo HG, et al: Axillary node interventions in breast cancer: a systematic review. JAMA 310:1385, 2013

Rechtman LR, Lenihan MJ, Lieberman JH, et al: Breast-specific gamma imaging for the detection of breast cancer in dense versus nondense breasts. AJR 202:293, 2014

Reinfuss M, Mitus J, Duda K, et al: The treatment and prognosis of patients with phyllodes tumor of the breast: an analysis of 170 cases. Cancer 77:910, 1996

Ringberg A, Anagnostaki L, Anderson H, et al: Cell biological factors in ductal carcinoma in situ (DCIS) of the breast-relationship to ipsilateral local recurrence and histopathological characteristics. Eur J Cancer 37:1514, 2001

Risch N: The genetic epidemiology of cancer: interpreting family and twin studies and their implications for molecular genetic approaches. Cancer Epidemiol Biomarkers Prev 10:733, 2001

Rockhill B, Spiegelman D, Byrne C, et al: Validation of the Gail model of breast cancer risk prediction and implications for chemoprevention. J Natl Cancer Inst 93:358, 2001

Rossouw JE, Anderson GL, Prentice RL, et al: Risks and benefits of estrogen plus progestin in healthy postmenopausal women: principal results from the Women's Health Initiative randomized controlled trial. JAMA 288(3):321, 2002

Rouzier R, Pronzato P, Chereau E, et al: Multigene assays and molecular markers in breast cancer: systematic review of health economic analyses. Breast Cancer Res Treat 139:621, 2013

Russo IH, Russo J: Mammary gland neoplasia in long-term rodent studies. Environ Health Perspect 104:938, 1996

Sadek BT, Shenouda MN, Abi Raad RF, et al: Risk of local failure in breast cancer patients with lobular carcinoma in situ at the final surgical margins: is re-excision necessary? Int J Radiat Oncol Biol Phys 87:726, 2013

Salvadori B, Bartoli C, Zurrida S, et al: Risk of invasive cancer in women with lobular carcinoma in situ of the breast. Eur J Cancer 27:35, 1991

Santen RJ, Mansel R: Benign breast disorders. N Engl J Med 353:275, 2005

Saslow D, Boetes C, Burke W, et al: American Cancer Society guidelines for breast screening with MRI as an adjunct to mammography. CA Cancer J Clin 57:75, 2010

Sasson AR, Fowble B, Hanlon AL, et al: Lobular carcinoma in situ increases the risk of local recurrence in selected patients with stages I and II breast carcinoma treated with conservative surgery and radiation. Cancer 91:1862, 2001

Schelfhout VR, Coene ED, Delaey B, et al: Pathogenesis of Paget's disease: epidermal heregulin-alpha, motility factor, and the HER receptor family. J Natl Cancer Inst 92(8):622, 2000

Seeley RR, Stephens TD, Tate P: Reproductive system. In Anatomy and Physiology, 7th ed. New York, McGraw-Hill, 2006, p 1058

Seynaevea C, Verhooga LC, van de Boscha LM, et al: Ipsilateral breast tumour recurrence in hereditary breast cancer following breast-conserving therapy. Eur J Cancer 40:1150, 2004

Shannon J, Douglas-Jones AG, Dallimore NS: Conversion to core biopsy in preoperative diagnosis of breast lesions: is it justified by results? J Clin Pathol 54:762, 2001

Sickles EA, Klein DL, Goodson WH, et al: Mammography after needle aspiration of palpable breast masses. Am J Surg 145:395, 1983

Siegel R, Ma J, Zou Z, et al: Cancer statistics, 2014. CA Cancer J Clin 64:9, 2014

Skaane P, Bandos AI, Gullien R, et al: Comparison of digital mammography alone and digital mammography plus tomosynthesis in a population-based screening program. Radiology 267:47, 2013

Smith BD, Arthur DW, Buchholz TA, et al: Accelerated partial breast irradiation consensus statement from the American Society for Radiation Oncology (ASTRO). Int J Radiat Oncol Biol Phys 74:987, 2009

Sneige N, Wang J, Baker BA, et al: Clinical, histopathologic, and biologic features of pleomorphic lobular (ductal-lobular) carcinoma in situ of the breast: a report of 24 cases. Mod Pathol 15:1044, 2002

Soderqvist G, Isaksson E, von Schoultz B, et al: Proliferation of breast epithelial cells in healthy women during the menstrual cycle. Am J Obstet Gynecol 176:123, 1997

Solin LJ, Kurtz J, Fourquet A, et al: Fifteen-year results of breast-conserving surgery and breast irradiation for the treatment of ductal carcinoma in situ of the breast. J Clin Oncol 14:754, 1996

Sparano JA, Paik S: Development of the 21-gene assay and its application in clinical practice and clinical trials. J Clin Oncol 26:721, 2008

Stafford I, Hernandez J, Laibl V, et al: Community-acquired methicillin-resistant Staphylococcus aureus among patients with puerperal mastitis requiring hospitalization. Obstet Gynecol 112:533, 2008

Stavros AT, Thickman D, Rapp CL, et al: Solid breast nodules: use of sonography to distinguish between benign and malignant lesions. Radiology 196:123, 1995

Stoeckelhuber M, Stumpf P, Hoefter EA, et al: Proteoglycan-collagen associations in the non-lactating human breast connective tissue during the menstrual cycle. Histochem Cell Biol 118(3):221, 2002

Tabbara SO, Frost AR, Stoler MH, et al: Changing trends in breast fine-needle aspiration: results of the Papanicolaou Society of Cytopathology Survey. Diagn Cytopathol 22:126, 2000

Tai YC, Domchek S, Parmigiani G, et al: Breast cancer risk among male BRCA1 and BRCA2 mutation carriers. J Natl Cancer Inst 99:1811, 2007

Taylor G, Meltzer A: Inflammatory carcinoma of the breast. Am J Cancer 33:33, 1938

Thomas DB, Gao DL, Ray RM, et al: Randomized trial of breast self-examination in Shanghai: final results. J Natl Cancer Inst 94:1445, 2002

Thomsen AC, Hansen KB, Moller B: Leukocyte counts and microbiological cultivation in the diagnosis of puerperal mastitis. Am J Obstet Gynecol 146:938, 1983

Tolaney S: New HER2-positive targeting agents in clinical practice. Curr Oncol Rep 16:359, 2014

Trudeau M, Charbonneau F, Gelmon K, et al: Selection of adjuvant chemotherapy for treatment of node-positive breast cancer. Lancet Oncol 6:886, 2005

Turnbull L, Brown S, Harvey I, et al: Comparative effectiveness of MRI in breast cancer (COMICE) trial: a randomised controlled trial. Lancet 375:563, 2010

Tyrer J, Duffy SW, Cuzick J: A breast cancer prediction model incorporating familial and personal risk factors. Stat Med 23(7):1111, 2004

Urban J, Egeli R: Non-lactational nipple discharge. CA Cancer Journal Clin 28:3, 1978

U.S. Preventive Services Task Force: Screening for breast cancer: U.S. Preventive Services Task Force recommendation statement. Ann Intern Med 151(10):716, 2009

Vandenbussche CJ, Khouri N, Sbaity E, et al: Borderline atypical ductal hyperplasia/low-grade ductal carcinoma in situ on breast needle core biopsy should be managed conservatively. Am J Surg Pathol 37:913, 2013

Vihko RK, Apter DL: The epidemiology and endocrinology of the menarche in relation to breast cancer. Cancer Surv 5:561, 1986

Virnig BA, Tuttle TM, Shamliyan T, et al: Ductal carcinoma in situ of the breast: a systematic review of incidence, treatment, and outcomes. J Natl Cancer Inst 102:170, 2010

Vogel VG, Costantino JP, Wickerham DL, et al: Update of the National Surgical Adjuvant Breast and Bowel Project Study of Tamoxifen and Raloxifene (STAR) P-2 Trial: preventing breast cancer. Cancer Prev Res (Phila) 3:696, 2010

von Minckwitz G: Neoadjuvant therapy: what are the lessons so far? Hematol Oncol Clin North Am 27:767, 2013

Wai CJ, Al-Mubarak G, Homer MJ, et al: A modified triple test for palpable breast masses: the value of ultrasound and core needle biopsy. Ann Surg Oncol 20:850, 2013

Watt-Boolsen S, Rasmussen NR, Blichert-Toft M: Primary periareolar abscess in the non-lactating breast: risk of recurrence. Am J Surg 155:571, 1987

Welch HG, Passow HJ: Quantifying the benefits and harms of screening mammography. JAMA Intern Med 174:448, 2014

Welsh ML, Buist DS, Aiello Bowles EJ, et al: Population-based estimates of the relation between breast cancer risk, tumor subtype, and family history. Breast Cancer Res Treat 114:549, 2009

Wilkie C, White L, Dupont E, et al: An update of sentinel lymph node mapping in patients with ductal carcinoma in situ. Am J Surg 190:563, 2005

Wrensch WR, Petrakis NL, Gruenke LD, et al: Factors associated with obtaining nipple aspirate fluid: analysis of 1428 women and literature review. Br Cancer Res Treat 15:39, 1990

Zhou WB, Xue DQ, Liu XA, et al: The influence of family history and histological stratification on breast cancer risk in women with benign breast disease: a meta-analysis. J Cancer Res Clin Oncol 137:1053, 2011

# 第十三章

# 女性社会心理及性问题

三十多年前，精神病学家乔治·恩格尔（George Engel，1977）创造了"生物 - 心理 - 社会医学模式"，并用这一术语来描述新的医学模式。如图 13-1 所示，生物 - 心理 - 社会医学模式在制订治疗方案时，既要考虑患者心理和生理状态，同时需要考虑第三个关键要素：社会因素，而社会因素与患者的心理和生理休戚相关。这或许是第一次明确区分"疾病"与"生病"这两个词汇，"疾病"是一个病理生理过程，而"生病"则是患者整个疾病过程中的经历和体验。在这一生物 - 心理 - 社会医学模式中，心理因素与女性生殖健康存在两种显著区别的关系。其一为因果关系，例如不孕症导致心理抑郁；其二为协同关系，例如患者对病理性月经耐受性的下降导致子宫切除术显著增加。

在恩格尔提出新医学模式之前，埃里克·埃里克森（Erik Erikson，1963）提出一种模式，建议根据生命周期中的不同阶段来描述心理成熟度。其特别指出

青春期面临的身份认知问题；生育年龄女性面临的亲密关系问题；围绝经期女性和更年期早期女性面临的生育力问题；老年女性审视生命和回顾生活历程的问题。结合埃里克·埃里克森的发展模式和恩格尔的生物 - 心理 - 社会医学模式，有助于全面、多维视角、前瞻性的评估、诊断和治疗患者。

在美国相较于男性，更多比例的女性需要使用医疗卫生资源，且心理乃至精神疾病方面诉求更多，通常女性患者比男性更容易伴发心理及精神疾病（Andrade，2003；Burt，2005；Kessler，1994）。因为大家普遍认为精神疾病是由首诊医师首先发现的，所以妇产科医师往往是第一个对妇女进行心理和精神评估的医师。临床接诊患者可以按照表 13-1 所示，从生物 - 心理 - 社会医学模式的三个方面对患者进行临床评估。

## 一、心境障碍

心境、焦虑、乙醇及药物依赖是常见的三类精神障碍问题，而且往往伴发生殖功能异常。这三类精神障碍在《精神疾病诊断与统计手册》第 5 版（*Diagnostic and Statistical Manual of Mental Disorders*，Fifth Edition）中分别进行描述和定义 [美国精神病学协会（American Psychiatric Association），2013 年]。每一类精神障碍问题均有特定的精神障碍特点和各自特有的临床表现。

在这三大分类里，心境障碍归类为抑郁障碍（重度抑郁障碍、持续性抑郁障碍、经期抑郁症、其他特定的抑郁障碍和未分类抑郁障碍）或双相和相关精神障碍（Ⅰ型双相情感障碍、Ⅱ型双相情感障碍、循环性情感障碍、其他特定双相情感障碍和未分类双相情感障碍）。双相情感障碍定义为思维奔放、夸大、浮夸、精神躁动、唠叨和高风险行为等等，这些问题的严重性足以损害职业或社会关系。

抑郁症的常见症状见表 13-2。美国一般人群抑郁症的终生患病率接近 20%（Kessler，2005）。因此，

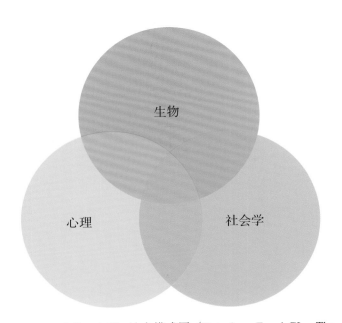

**图 13-1** 生物 - 心理 - 社会模式图（Data from Engel GL：The need for a new medical model：a challenge for biomedicine. Science 1977 Apr 8；196（4286）：129-136.）

表 13-1 女性精神评估

| 组成 | 注意事项 |
| --- | --- |
| 现病史及既往精神病史 | 与生殖诱因的关系：妊娠、月经、更年期等主要相关症状 |
| 药物治疗 | 所有药物及补品：外源性激素 |
| 膳食评估 | 减肥药、泻药、利尿剂 |
| 乙醇及药物滥用 | 偷偷使用、尤其处方类药物 |
| 精神病家族史 | 包括经前焦虑、产后情绪障碍病史 |
| 病史 | 可伴有精神症状的自身免疫性疾病 |
| 月经史 | 经前或围绝经期症状 |
| 社会因素 | 既往或目前性虐待、身体虐待或情感虐待。注意性偏好和当前性关系满意度 |
| 经济因素 | 有能力满足当前经济需求 |

Data from Burt VK，Hendrick VC：Clinical Manual of Women's Mental Health. Washington：American Psychiatric Publishing；2005

抑郁症是导致残疾的一个主要原因，而女性患重度抑郁症的概率是男性的 1.6 倍（药物依赖和心理健康服务管理局，2013）。女性也可能会经历一种或多种精神障碍，最常见的是焦虑症和（或）药物依赖。

自我报告问卷通常用于初筛，识别是否需要进一步的精神评估，也可以用于评估抑郁症状发生的频率和强度（严重度评估）。抑郁症状自我报告简易问卷（the quick inventory of depressive symptomatology-self report，QIDS-SR）是临床常用的初筛问卷（表 13-3、表 13-4）（Rush，2003）。这个问卷的详细内容也可以登录 www.ids-qids.org 网站获得。这份问卷根据患者的自我报告按照 DSM-5 的标准来评估症状的严重程度，以此来诊断重度抑郁障碍。需要强调的是，心境障碍需要由训练有素的临床医师做出诊断。

## 二、焦虑症

在美国，焦虑症是各种精神障碍中患病率最高的，焦虑症终生患病率约 30%，女性患病率是男性的 1.6 倍（Kessler，2005）。第 5 版《精神疾病诊断与统计手册》所提供的诊断标准有助于区分焦虑症和正常的担忧情绪（表 13-5）。

## 三、乙醇和药物依赖

在美国，乙醇和药物滥用依赖的终生患病率大约为 15%，尽管女性患病比例正在增加，但男性患病率仍是女性的 2 倍（Kessler，2005）。表 13-6 中列出了不同种类的药物依赖，药物依赖通常都伴随抑郁症和焦虑症。相关问题的进一步深入讨论超出了本章节的范畴，但是关于乙醇和药物依赖（包括处方药）的信息大家可以在 www.nida.nih.gov 上进一步查阅。

表 13-2 严重抑郁症的诊断标准

**A：在相同的两周时间出现大于等于 5 个症状或至少下列症状出现一个（和以往相比较）**
　　**下列症状之一**
　　几乎每天的大部分时间情绪都比较低落
　　尤其是几乎所有的时间对大多数事情兴趣显著降低或丧失兴趣
　　**下列症状中出现五种**
　　体重出现显著增加或者减少，食欲出现显著性变化，或者不能达到预期
　　几乎每天失眠或嗜睡
　　几乎每天都会被人观察到有精神运动性激动或迟钝
　　几乎每天都会出现疲劳或精力不济
　　几乎每天都感觉自己一无是处，出现不适当的或过度的愧疚感
　　精力不够集中，思考能力下降，犹豫不决
　　反复萌发死亡想法，经常想自杀或试图、计划自杀

**B：症状引起严重困扰或功能受损**
**C：症状不是由于某种物质或医疗情况所导致的**
**D：并非由其他精神障碍导致的症状**
**E：既往无躁狂症或轻度躁狂症**

Data from American Psychiatric Association：Diagnostic and Statistical Manual of Mental Disorders，5th Edition，DSM-5，Washington，American Psychiatric Association，2013

**表 13-3　抑郁症的快速自检表（16 项）（自检报告）（quick inventory of depressive symptomatology，QIDS-SR16）**

姓名（或身份证号）_____日期_____

就你过去 7 天的情况，选择最符合你的答案

过去七天里

**1．入睡**
- □ 0　入睡从未超过 30 分钟
- □ 1　< 50% 时间至少 30 分钟才能入睡
- □ 2　> 50% 时间至少 30 分钟才能入睡
- □ 3　> 50% 时间入睡时间要超过 60 分钟

**2．在夜晚睡眠期间**
- □ 0　夜晚从来不醒
- □ 1　每天睡得不踏实，睡眠比较轻，很少醒
- □ 2　每晚总要醒至少一次，但能很快再次入睡
- □ 3　有一多半的时间，晚上不止一次醒来，至少需要花 20 分钟甚至更长的时间才能入睡

**3．起床特别早**
- □ 0　大多数时候，提前醒来的时间不会超过 30 分钟
- □ 1　超过一半的时间，提前醒来的时间超过 30 分钟
- □ 2　我总是提前 1 个小时或更多时间醒来，但还能睡个回笼觉
- □ 3　至少提前 1 个小时醒来，而且再也睡不着了

**4．睡眠太多**
- □ 0　每天 / 夜里睡眠时间不超过 7 ~ 8 个小时，白天也不再打盹
- □ 1　24 小时内，包括打盹的时间睡眠不超过 10 个小时
- □ 2　24 小时内，包括打盹的时间睡眠不超过 12 个小时
- □ 3　24 小时内，包括打盹的时间睡眠超过 12 个小时

**5．不开心**
- □ 0　从未感到不开心
- □ 1　不到一半的时间感到不开心
- □ 2　超过一半的时间感到不开心
- □ 3　总是感到不开心

**请完成第六或第七项选择题（不需要都做选择）**

**6．食欲下降**
- □ 0　和往常比没有什么不同
- □ 1　饮食的频率和数量较以往都有所减少
- □ 2　一个人吃饭的时候比平时少很多，只能尽力吃
- □ 3　一个人的时候 24 小时几乎不怎么吃东西，除了自己极度努力或者在别人的劝说下会吃一点

**或回答第七题**

**7．食欲旺盛**
- □ 0　和往常比没有什么不同
- □ 1　我感觉和往常相比要增加饮食频率
- □ 2　经常饮食的频率和数量均明显增加
- □ 3　我感觉在吃饭的时候和两餐之间都吃得太多了

**请完成第八或第九项选择题（不需要都做选择）**

**8．在过去的两周内体重有所下降**
- □ 0　我并未感觉到体重的变化
- □ 1　我感觉体重略有下降
- □ 2　我感觉体重下降了两磅或者更多
- □ 3　我感觉体重下降了五磅或者更多

**或回答第九题**

**9．在过去的两周内体重有所上升**
- □ 0　我并未感觉到体重的变化
- □ 1　我感觉体重略有上升
- □ 2　我感觉体重上升了两磅或者更多
- □ 3　我感觉体重上升了五磅或者更多

**10．集中注意力及决策能力的变化**
- □ 0　和过去相比没觉得有什么变化
- □ 1　我有时会感觉到犹豫不决或注意力不够集中
- □ 2　大多数的时候我都感觉到很难集中注意力或难以抉择
- □ 3　我无法集中注意力来阅读，或者不能做出一些微小的决定

**11．自我评价**
- □ 0　我觉得我和其他人没有什么差别
- □ 1　和平时相比有一些自我抱怨
- □ 2　很大程度上我认为我会给别人带来麻烦
- □ 3　我总是不断想起自己大大小小的缺点

**12．关于死亡和自杀**
- □ 0　我从未想过自杀或者死亡
- □ 1　我感觉生活空虚，怀疑是否值得再过下去
- □ 2　一周内想过几次死亡或自杀，每次几分钟
- □ 3　一天内我想过几次自杀或者死亡，甚至包括一些细节，甚至我已经做好了自杀的具体计划或者确保结束我的生命

**13．一般兴趣爱好**
- □ 0　和以往相比，我对其他人或事情的兴趣没有发生改变
- □ 1　我注意到，我对其他的人或事儿兴趣下降
- □ 2　我发现对先前热衷的事情我只有一两个还感兴趣
- □ 3　我对以前热衷的事情简直没有任何兴趣了

**14．精力**
- □ 0　和以往相比，精力上没有什么变化
- □ 1　和以往相比更容易感到疲劳
- □ 2　我必须付出更大的精力来做或完成以前的一些日常工作（比如购物、家务、煮饭和工作）
- □ 3　因为精力不济我几乎无法完成大部分的以前的日常工作

**15．感觉迟缓**
- □ 0　我思考、说话和行动和往常一样迅速
- □ 1　我发现我思维减缓，声音低顿
- □ 2　面对大部分的问题我都需要先几秒钟的反应时间，我发现我的思维的确迟缓了
- □ 3　我发现我不努力几乎经常对事情毫无反应

**16．感觉不安**
- □ 0　我从未有过不安的感觉
- □ 1　我经常会感觉到烦躁、双手紧握或者要改变坐姿
- □ 2　我会有些冲动或特别的烦躁不安
- □ 3　有时候我需要来回踱步无法安坐

Modified with permission from Rush AJ，Trivedi MH，Ibrahim HM，et al：The 16-item quick inventory of depressive symptomatology（QIDS），clinician rating（QIDS-C），and selfreport（QIDS-SR）：a psychometric evaluation in patients with chronic major depression. Biol Psychiatry 2003 Sep 1；54（5）：573-583

---

表 13-4 快速抑郁症状自我报告评分说明（quick inventory of depressive symptomatology-self report，QIDS-SR16）

1. 输入和睡眠相关的 1 ~ 4 题的最高得分
   输入和体重相关的 6 ~ 9 题的最高得分
   输入和精神运动相关的 15、16 题的最高得分
2. 九种重度抑郁症症状每一个将有得分对应
3. 将九道题目总的分数相加（睡眠、体重、精神运动变化、情绪变化、兴趣变化、疲倦程度、内疚程度、注意力集中程度以及自杀倾向）获得 0 ~ 27 分的总成绩
4. 0 ~ 5 没有抑郁症状；6 ~ 10 症状轻微；11 ~ 15 中度症状；16 ~ 20 严重症状；21 ~ 27 症状非常严重

Modified with permission from Rush AJ, Trivedi MH, Ibrahim HM, et al: The 16-item quick inventory of depressive symptomatology（QIDS），clinician rating（QIDS-C），and selfreport（QIDS-SR）：a psychometric evaluation in patients with chronic major depression. Biol Psychiatry 2003 Sep 1；54（5）：573-583.

---

表 13-5 一般焦虑症诊断标准

**A.** 对某些事情持续性过度焦虑或担心，且症状维持 6 个月以上
**B.** 发现自己有难以自控的担忧
**C.** 焦虑或担忧症状，至少出现下列三种
　1. 容易疲劳　　　　4. 睡眠障碍
　2. 易怒　　　　　　5. 注意力集中困难
　3. 肌紧张　　　　　6. 不安或紧张
**D.** 焦虑、不安，以及身体上的其他症状引起临床上严重困扰，或导致社会、工作以及其他重要功能领域的损害
**E.** 不是由某些化学物质的直接生理作用或医源性原因引起
**F.** 其他的精神障碍并不能很好的解释这种症状

Data from American Psychiatric Association：Diagnostic and Statistical Manual of Mental Disorders，5th Edition，DSM-5，Washington，American Psychiatric Association，2013

---

表 13-6 药物依赖诊断标准

**过去 12 个月内，由于不恰当使用药物导致临床上显著损害或痛苦，具备下列两项或更多的症状**

药物使用在用量和周期上都要比预期的长
持续期望或试图减量及控制服用药物失败
花费更多时间和精力获得该药物
渴望或冲动
不能履行主要义务
尽管反复出现问题，仍在继续使用
放弃重要的社会及工作活动，或者减少了娱乐活动
在有物理危险的情况下使用
比预期时间更长的大剂量服用药物
尽管知道有问题依然坚持使用
对药物产生耐受性
停止服用导致戒断症状

Data from American Psychiatric Association：Diagnostic and Statistical Manual of Mental Disorders，5th Edition，DSM-5，Washington，American Psychiatric Association，2013

---

## 四、进食障碍

根据 DSM-V 分类将女性进食障碍分为神经性厌食症（anorexia Nervosa，AN）、神经性贪食症（bulimia nervosa，BN）、暴饮暴食症（binge-eating disordor）及非特异性进食障碍（表 13-7、表 13-8）。神经性贪食症和神经性厌食症的核心症状就是体重增加、过度的自我调控体重和形体、限制进食（厌食症）或补偿性

行为、防止暴饮暴食后的体重增加（贪食症）。暴饮暴食症的特征是食用大量食物，缺乏进食控制，但无其后减肥行为。这类疾病女性发病率是男性的 10 ~ 20 倍，尤其在 15 ~ 24 岁年龄段（Mitchell，2006）。大约 4% 的年轻女性患有厌食症，而 1% ~ 1.5% 患有贪食症，暴食症的患病率约 1.6%。虽然厌食症通常从青春期开始，在 17 岁达到发病率高峰，但神经性贪食症的发作通常比厌食症晚，并且在整个生命周期中更为普遍（Hoek，2006）。在老年女性也可见病理性进食障碍，尤其是暴饮暴食症和非特异性进食障碍（Mangweth-Matzek，2014）。

进食障碍的具体病因目前不明，但有证据表明，进食障碍有很强的家族聚集性（Stein，1999）。在限制性厌食症中，单卵双胎限制性厌食症的共同患病概率为 66%，而双卵双胎的概率约 10%（Treasure，1989）。多种生物学因素已被证实与进食障碍发病相关，现有报道如神经肽、神经递质、下丘脑 - 垂体 - 肾上腺轴及下丘脑 - 垂体 - 性腺轴的异常均和其发病相关（Stoving，2001）。此外，与自控性缺失有关的心理与心理动力因素会影响强迫症（Fassino，2007）。尽管有人认为进食障碍是一种西方文化现象，但事实上那些非西方文化区域的进食障碍发病率也在上升中

（Lai，2013）。

### ■ 1. 诊断

神经性厌食症分为两个亚型，①限制型和②暴食 / 贪食型，这种暴食 / 贪食型厌食症与神经性贪食症的区别在于体重小于正常体重的最低标准。神经性厌食症患者具有越来越严格的限制性的特殊饮食习惯，晚期临床症状可见极端限制食物摄入和过度的运动。高达 50% 的神经性厌食症也具有暴食 / 贪食行为，这两种表现在患病期间可以交替出现。贪食型厌食症患者存在两种截然不同的行为模式，一种模式为单纯清洗肠道，另一种模式为一边暴饮暴食一边清洗肠道。体重指数百分位数、临床症状、残疾程度以及需要监督等因素决定了临床严重程度。

厌食症的诊断是具有挑战性的，因为患者通常会捍卫自己的饮食行为，很少承认自己的病情。随着病情的进展，患者逐渐使自己孤立于社会。很多患者会出现多种躯体不适，例如胃肠道症状、耐寒性下降等。在疾病的晚期，体重明显下降，并发症的出现会促使患者就医。这些患者经常会出现牙齿问题、营养不良、电解质紊乱（低血钾和碱中毒）和甲状腺功能减低。心电图也会出现相应的变化，如 QT 间期延长

---

**表 13-7　神经性厌食症诊断标准**

**A.** 拒绝保持和年龄、身高相匹配的最小或以上体重
**B.** 非常紧张体重增加或者变胖，甚至体重过轻
**C.** 对体重和体型过度不安，对体重和体型有不恰当的自我评估，或对目前的体重过低极度否认
**D.** 月经初潮后女性：闭经

**限制类型：** 无暴饮暴食和服用泻药的行为
**暴饮暴食 / 服用泻药类型：** 暴食行为、自我催吐，或者滥用泻药、利尿剂及灌肠

Data from American Psychiatric Association：Diagnostic and Statistical Manual of Mental Disorders，5th Edition，DSM-5，Washington，American Psychiatric Association，2013

---

**表 13-8　神经性贪食症诊断标准**

**A.** 暴食反复发作
　　1. 在一段比较分散的时间内，饮食数量明显较大多数人在相似的时间内多得多
　　2. 在这段时间内往往缺乏控制过度饮食的意识
**B.** 反复不适当的补偿行为来防止体重的增加，比如自我催吐，滥用泻药、利尿剂、灌肠或其服用他药物；禁食，或过度运动
**C.** 暴食以及这种不恰当的补偿行为持续三个月，平均每周至少一次
**D.** 自我评估受体重和体型过度影响
**E.** 这种紊乱并不完全发生在神经性厌食症发作期间

Data from American Psychiatric Association：Diagnostic and Statistical Manual of Mental Disorders，5th Edition，DSM-5，Washington，American Psychiatric Association，2013

（心动过缓），也可能出现 T 波平坦或倒置。罕见并发症包括胃扩张、心律失常、癫痫发作和死亡。

神经性贪食症的特征是无节制进食高热量食物（暴饮暴食），然后出现代偿行为，例如自我催吐、禁食、过度运动和滥用泻药、利尿剂或催吐剂。与神经性厌食症不同，贪食症患者通常能够意识到自己的病态行为。严重程度取决于不良行为发生的频率、临床症状和残疾程度。尽管大多数神经性贪食症患者的体重可能会发生波动，但基本上可以维持正常体重。身体变化可能轻微，例如牙齿问题、唾液腺肿胀、优势手指关节老茧，称之为拉塞尔征（Russell's sign），这是在催吐过程中手与胃内酸性内容物反复接触后形成的（Strumia，2005）。

暴饮暴食症不同于厌食症和贪食症，它的特点是短时间内摄入大量食物，并伴有无法控制进食量的感觉。严重程度根据每周发作的次数进行评估。暴饮暴食与肥胖有关。也就是说，相对暴饮暴食症患者，大多数肥胖患者并不一定有暴饮暴食的经历，而且摄入热量相对较少。在美国，女性患病率约 1.6%，男性约为 0.8%，中年女性暴饮暴食症比厌食症和贪食症更为普遍（Mangweth-Matzek，2014）。

所有这些复杂的疾病，既影响心理系统也影响生理系统，并常常伴有抑郁和焦虑。心境障碍的发生率大约 50%，焦虑症状的发生率约为 60%（Braun，1994）。单纯性恐惧症和强迫行为也可能并存。在许多病例中，厌食症患者具有坚定、完美型性格，性兴趣低下。贪食症患者则表现为性冲突、亲密问题和冲动性自杀倾向。

## ■ 2. 治疗

进食障碍需要多学科的综合治疗。实践方法包括：①营养康复；②包括个人和家庭疗法的社会心理治疗；③并发精神症状的药物治疗。进食障碍研究院（Academy for Eating Disorders，www.aedweb.org）和美国进食障碍协会（the National Eating Disorder Association，www.edap.org）官方网站可以提供在线信息和网络资源。但是，卫生保健者也应该警惕一些支持进食障碍的网站（Norris，2006）。

关于进食障碍患者的长期生理和心理预后的数据有限。大多数症状可能随着年龄的增长而改善。但是，神经性厌食症完全恢复的情况很少，而且多数患者躯体感觉障碍和特殊的饮食习惯会持续存在。总体而言，贪食症的预后好于厌食症。

## 五、月经相关性精神障碍

通常，育龄妇女在月经周期的黄体晚期表现出的一些症状，统称经前期综合征（premenstrual syndrome，PMS），如果出现更严重的症状则称为经前期焦虑障碍（premenstrual dysphoric disorder，PMDD）。据报道女性月经前大约存在 300 多种不同的精神和躯体症状。对大多数女性而言这些症状都有自限性，但是大约 15% 的妇女症状表现为中重度，可造成一些器质性或功能性损害，需要特别关注（Wittche，2002）。目前估计，3% ～ 8% 的女性经期发生 PMDD（Halbreich，2003b）。

### ■ 1. 病理生理学

尽管已经提出多种不同的生物学因素与月经相关性精神障碍相关，其中雌激素、孕激素、神经递质 γ-氨基丁酸（GABA）和 5- 羟色胺等已深入研究，但这些疾病的确切病因尚不清楚（Halbreich，2003b）。

第一，雌激素和孕激素是月经周期的组成部分。经前期综合征的周期性症状开始于排卵后，并随着月经期的到来而结束。经前期综合征在手术切除卵巢或药物引起的卵巢功能低下的女性中并不常见，例如促性腺激素释放激素激动剂（gonadotropin-releasling hormone agonists，GnRHa）（Cronje，2004；Wyatt，2004）。此外，无排卵月经周期是经前期综合征的保护因素。雌激素和孕激素对中枢神经系统神经递质 5- 羟色胺、去甲肾上腺素和 GABA 有潜在的影响作用。雌激素的主要作用是神经元兴奋性，而孕激素是抑制性作用（Halbreich，2003a）。月经相关性精神障碍症状被认为与神经活性孕酮代谢产物有关，其中，异丙酚酮是 GABA 受体的强效调节剂，其作用与低剂量苯二氮䓬类、巴比妥类和乙醇的作用相似，可能导致冲动控制力下降、消极情绪、攻击性或易怒（Bäckström，2014）。研究者注意到在月经周期的不同阶段异丙酚酮的水平存在波动，这些变化与 PMS 症状的严重程度有关。

第二，有证据支持 5- 羟色胺系统调节异常参与 PMS 病理生理学过程。黄体期 5- 羟色胺活性显著降低，此外用 5- 羟色胺治疗可显著减轻 PMS 症状（Majoribanks，2013）。

第三，女性类固醇激素与肾素 - 血管紧张素 - 醛固酮系统相互作用，调节水电解质平衡。孕酮的抗盐皮质激素特性和雌激素激活肾素 - 血管紧张素 - 醛固酮系统可能可以解释经前综合征患者腹胀和体重增加的症状。

### ■ 2. 诊断

按照 DSM-5，至少 5 种症状伴有明显的心理或功能障碍可确诊 PMDD（表 13-9）。PMS 是指不会导致严重损害的那些症状。在评估期间，按照 DSM-5 的修订标准推荐，临床医师至少应根据两个月经周期患者的情绪和症状确认诊断。在某些情况下，经前期综合征可能是某种潜在精神疾病加重的表现，因此还需排除抑郁症、焦虑症等其他常见的精神疾病。此外，还需考虑多系统症状表现的疾病，例如甲状腺功能减退、系统性红斑狼疮、子宫内膜异位症、贫血、纤维肌痛、慢性疲劳综合征、纤维囊性乳腺疾病、肠易激综合征、偏头痛等。

### ■ 3. 治疗

PMDD 和 PMS 的常规治疗包括精神类药物、抑制排卵和饮食调节。全科医师可治疗轻中度患者，然而，如果初次治疗失败或者患者症状严重，建议转诊精神科医生进行专科治疗（Cunningham，2009）。

---

**表 13-9　经前期焦虑障碍诊断标准**

A．≥以下 5 种症状，大多数月经周期发生，且发生在月经开始前一周，在月经开始后几天症状改善，在月经后一周症状减少或消失

B．必须出现下列一种（或多种）症状：
　明显损害能力
　明显的易怒或愤怒或人际冲突增加
　明显的抑郁情绪，感到绝望或有自我贬低的想法
　明显的焦虑或紧张

C．下列一种（或多种）情况也必须共存
　缺乏兴趣
　难以集中注意力
　容易疲倦，精力不足
　睡眠减少或睡眠增加
　感到不知所措
　身体症状，例如乳房压痛、肌肉或关节疼痛、肿胀或体重增加
　注：在上一年的大多数月经周期内，必须符合 A-C 标准

D．症状显著影响或干扰工作、学校和人际关系

E．并非其他精神障碍所致，例如严重抑郁症、恐慌症、持续性抑郁障碍或人格障碍

F．应该至少在两个月经周期内通过每日评分来确认标准 A

G．症状并非由于某种药物或医疗情况导致的生理表现

Data from American Psychiatric Association：Diagnostic and Statistical Manual of Mental Disorders，5th Edition，DSM-5，Washington，American Psychiatric Association，2013

---

选择性 5- 羟色胺再摄取抑制剂（selective serotonin-reuptake inhibitors，SSRIs）是治疗 PMDD 和 PMS 的主要药物，由美国食品药品监督管理局（FDA）批准的氟西汀、舍曲林和帕罗西汀也可用于其治疗（表 13-10）。标准治疗方案是月经周期连续给药或黄体期给药（预期月经前 14 天）。几个质量控制良好的 SSRIs 试验证明，这些药物均具有良好的有效性和耐受性（Shah，2008）。此外，对于焦虑症状典型的患者，可短期使用抗焦虑药物，例如阿普唑仑或丁螺环酮。然而，对于有药物滥用史的患者，需谨慎使用苯二氮䓬类药物（Nevatte，2013）。

由于性激素失调与 PMS 症状相关，因此可以选择抑制排卵作为一种治疗方案。有数据支持口服避孕药用于治疗经前期情绪障碍症状。此外，一项随机试验提示优思明（yasmin），一种含有屈螺酮的口服短效避孕药治疗 PMS 有效。FDA 指南推荐，对于有避孕需求的 PMS 患者可以使用优思明进行治疗（Pearlstein，2005；Yonkers，2005）。也可以选择 GnRH 激动剂抑制排卵来治疗 PMS。上述药物用于治疗需警惕雌激素的副作用和风险。如果选择使用这些药物治疗 PMDD 超过 6 个月，则如第 10 章所述，使用反向添加雌激素可能会降低上述副作用。极少采用双侧卵巢切除术来治疗月经相关性精神障碍，如果选择这种治疗方案，推荐术前 GnRH 激动剂试验性治疗，以确定去势的治疗效果。最后，合成雄激素类药物达那唑（danazol）也可抑制排卵，但雄激素相关性痤疮和毛发生长过长等副作用导致药物耐受性较差。

其他药物治疗可选用前列腺素抑制剂，比如布洛芬和萘普生，可通过其抗炎作用来减轻 PMS 相关性子宫收缩痛和头痛（表 10-1）。利尿剂，如氢氯噻嗪、氨苯蝶呤和安体舒通可用于减轻体液潴留和下肢水肿。使用上述药物需要严密监测潜在的副作用，例如直立性低血压和低钾血症。

某些饮食可以加重 PMS 症状，例如高糖和含咖啡因的饮料可能加重 PMS 症状。钙，每次口服 600 mg，一日两次，从理论上讲，能够缓解因钙缺乏导致的肌肉痉挛（Thys-Jacobs，2000）。维生素类食物，比如维生素 E 和维生素 B$_6$（吡哆醇）则能够缓解症状。维生素 B$_6$ 是 5- 羟色胺合成关键酶色氨酸羟化酶的辅助因子（Wyatt，1999）。维生素 B$_6$ 的推荐用量是每天 50～100 mg，不超过 100 mg 能够有效预防维生素 B$_6$ 中毒。镁和维生素 B$_6$ 联合应用可以有效减轻经前期综合征患者的焦虑症状（De Souza，2000）。在

**表 13-10　常见精神类药物目录**

| 药物种类 | 适应证 | 常用药物 [a] | 商品名 | 常见副作用 |
|---|---|---|---|---|
| 选择性 5-羟色胺再摄取抑制剂（SSRIs） | 抑郁、焦虑、经前期综合征 | 氟西汀 [c]<br>西酞普兰 [c]<br>艾司西酞普兰 [c]<br>舍曲林 [c]<br>帕罗西汀 [d]<br>氟伏沙明 [c] | 百忧解、氟西汀<br>喜普妙<br>来士普<br>左洛复<br>赛乐特<br>兰释 | 恶心、头痛、失眠、腹泻、口干、性功能障碍 |
| 5-羟色胺去甲肾上腺素再摄取（SNRIs）类 | 抑郁、焦虑、经前期综合征 | 文拉法辛 XR [c]<br>度洛西汀 [c]<br>左米那普仑 [c]<br>去甲文拉法辛 [c] | 郁复伸<br>欣百达<br>费齐马<br>普里斯蒂克 | 口干、焦虑、激动、头晕、嗜睡、便秘 |
| 三环和四环类抗抑郁药 | 抑郁、焦虑症 | 地昔帕明 [c]<br>去甲替林 [d]<br>阿米替林 [c]<br>多虑平 [c]<br>马普替林 [b] | 诺波明<br>帕梅洛阿文泰尔<br>爱拉维尔<br>神宁健<br>路滴美 | 嗜睡、口干、头晕、视力模糊、意识模糊、便秘、尿频、尿潴留 |
| 苯二氮䓬类 | 焦虑症 | 阿普唑仑 [d]<br>氯硝西泮 [d]<br>地西泮 [d] | 安宁神<br>氯硝西泮<br>安定 | 睡、共济失调、睡眠改变、记忆力受损、低血压 |
| 其他 | 抑郁、焦虑症 | 奈法唑酮 [c]<br>曲唑酮 [c]<br>安非他酮 SR、XL [c]<br>米氮平 [c]<br>维拉佐酮 [c]<br>阿立哌唑 [c, e] | 奈法唑酮<br>曲唑酮<br>威博隽<br>瑞美隆<br>维布雷德<br>安律凡 | 头痛、口干、直立性低血压、嗜睡<br><br>口干、食欲增加、嗜睡、便秘腹泻、恶心、口干<br>体重增加、疼痛、锥体外系症状、嗜睡 |
| | 焦虑症 | 沃替西汀 [c]<br>丁螺环酮 [b]<br>羟嗪 [c] | 心达悦<br>布斯帕<br>羟嗪口服剂<br>安泰乐 | 便秘、恶心、呕吐<br>头晕、嗜睡、头痛 |
| | 促进睡眠 | 扎来普隆 [c]<br>唑吡坦 [c]<br>雷美尔通 [c]<br>左旋佐匹克隆 [c] | 索那他<br>唑吡坦<br>雷美替胺<br>鲁尼斯塔 | 头痛、嗜睡、失忆，疲劳 |

[a-d] 美国食品药品监督管理局妊娠类别；[e] 服用抗抑郁药患者的辅助治疗；SR = 持续释放；XR/XL = 缓释

非药物替代治疗方面，越来越多的证据评估了针灸、光疗、运动治疗和 Ω 脂肪酸的有效性（Brandon，2014）。

## 六、围产期精神障碍

一般来说，围产期精神疾病病程与非围产期精神疾病病程表现类似。因此，对于围产期精神疾病，没有特殊的迥异于非围产期精神疾病的诊断标准。

### ■ 1. 围产期抑郁症

按照修订后的 DSM-5 标准，围产期抑郁症发病时间为妊娠期至产后 4 周内归类为围产期抑郁症范畴，包括首次发病和既往抑郁病史围产期复发（Cohen，2006a）。围产期抑郁症发病原因尚无定论，但激素水平变化、心理社会应激均与其发病相关（Bloch，2006；Boyce，2005）。治疗至关重要，在发达国家自杀是孕产妇死亡的主要原因（Centre for

Materal and Child Enquiries，2011）。因此。鼓励专业卫生保健人员对孕妇进行精神病学和心理社会史的全面评估，以确保围产期抑郁症的早期确诊、预防以及治疗（MosesKolko，2004）。美国妇产科医师协会（ACOG，2012）认为，目前对孕产妇进行围产期抑郁症筛查证据不足，但建议对患有抑郁症或既往抑郁症病史的女性进行评估。其他的风险尚包括生活压力、不良社会支持（特别是来自伴侣的支持）和母亲角色焦虑（Lancaster，2010）。

爱丁堡产后抑郁量表（the edinburgh postnatal depression scale，EPDS）是用于筛查和评估围产期抑郁症严重程度的专业评估工具（Cox，1987）。相比较其他的筛查方法，比如对妊娠特有症状（食欲、体重变化、睡眠障碍和疲劳程度）进行评分，EPDS 强调评估自主神经系统症状，而自主神经系统症状对评价抑郁症更具有特异性。对于临床医师来说，EPDS 是一种识别围产期抑郁症的有效筛查手段，已经被翻译成多国语言，广为使用，可以通过美国儿科学会网站下载该量表（http：//www2.aap.org/sections/scan/practicingsafety/toolkit_resources/module2/epds.pdf.）。

**（1）妊娠期（孕期）抑郁症**

据估计，妊娠期抑郁症发病率在早孕期最高，达到 11%，中孕期及晚孕期发病率下降至 8.5%。为此美国精神病学协会（American Psychiatric Association）和美国妇产科医师协会（American College of Obstetricians and Gynecologists）发布了妊娠期抑郁症管理指南，建议对现有治疗（尤其药物）进行风险和获益分析（Yonkers，2009）。对于严重抑郁症，有大量证据证实支持精神药物和心理治疗。但是对于其他一些补充干预措施的有效性尚缺乏足够数据支持（Deligiannidis，2013）。FDA（2006，2011b）推荐，在开精神药物处方前，对于妊娠期药物风险进行全面和彻底的评估。另一方面，在妊娠期停止使用抗抑郁药物的女性比维持药物治疗的女性抑郁症复发率高得多（Cohen，2006a）。如前所述，自杀在妊娠相关性死亡中占比很大。因此，临床医师必须评估严重抑郁症女性疾病复发的风险，以预防新生儿接触抗抑郁药物的潜在风险。其他同类的指南可见于第 24版威廉姆斯产科学（*Williams Obstetrics*，24th edition）（Cunningham，2014）。在现有信息、女性对治疗的态度及偏好的指导下，患者可能从综合治疗方案中获益更多。

妊娠期抑郁症也可以选择非药物治疗和其他治疗方法，其中包括针灸、强光治疗、运动疗法、Ω 脂肪酸营养疗法、瑜伽和按摩疗法（Field，2012；Manber，2010；Shivakumar，2011；Su，2008；Wirz-Justice，2011）。

**（2）产后抑郁症**

产后抑郁症大致被分为三种类型：产后忧郁、产后抑郁症、产后精神病。产后抑郁症的高危因素包括：既往焦虑和抑郁病史、家族性精神病史、婚姻关系差、社会支持差以及发病前 12 个月发生过应激事件（Boyce，2005；Sayil，2007）。

产后忧郁指一种短暂的强烈情绪反应，约有 50% 的孕妇在产后会有这种短暂的情绪变化，一般发生在产后 2～14 天，症状持续不超过两周的时间（Gaynes，2005），绝大多数患者不需要干预，休息和社会支持有利于患者的恢复，但产后忧郁是产后抑郁症的重要高危因素。

产后抑郁症包括妊娠期和分娩 4 周内发病的抑郁症，但事实上，大部分的研究者和临床诊断认为产后 12 个月内发生的抑郁症均属于产后抑郁症（Sharma，2014）。按照该定义产后抑郁症的发病率大约占产妇的 15%（Gaynes，2005）。应由专业心理健康医师对产妇进行产后抑郁症评估，并给予及时诊断和治疗，以尽量减少产后抑郁所致的损害。产后抑郁症患者的婴儿与正常产妇的婴儿，无论在认知、气质及发育上都是有所不同的（Kaplan，2009；Newport，2002）。虽然母乳喂养的产妇在服用 SSRIs 药物时母乳中浓度较高，需要谨慎评估，不鼓励使用氟西汀（Sie，2012 年），但是 SSRIs 类药物仍然是治疗产后抑郁症的一线用药。此外，一些社会心理干预措施在治疗产后抑郁症疗效中也被证明是有效的，而在这些干预措施中，人际关系疗法和认知行为治疗是最为有效的（Stuart，2014）。产后国际支持无论对患者还是临床医师都是一个极好的信息资源，这部分内容我们可以在 www.postpartum.net 和 MedEd PPD 网站（http：//mededppd.org/default2.asp.）上进行查阅。

产后精神病的产妇不足 2%，通常是在产后两周内发病（Gaynes，2005）。既往有情绪障碍病史的女性产后精神病患病率增高。尤其是，既往罹患产后精神障碍的女性再次妊娠后患产后精神病的比例达 30%～ 50%（American Psychiatric Association，2000a）。对患者进行病情评估和抗精神病药物治疗是基本的治疗手段，为确保母婴安全可入院治疗。

### 2. 围产期其他精神疾病

在围产期临床医师往往比较关注患者的情绪障碍，然而，其他的精神疾病如焦虑症、双向情感障碍、精神分裂症等也有可能伴随发生。其中双向情感障碍和精神分裂症属于严重的且容易反复发作的精神疾病，需要给予药物治疗。对于这样的患者应该和专业的精神病医师一起制订严格的治疗计划。FDA（2011a）发布安全通告，提醒医疗人员注意抗精神类药物可能与新生儿锥体外系和戒断症状有关的，这些症状类似于暴露于 SSRIs 的新生儿行为综合征。因此要平衡好药物治疗对胎儿损伤的风险和如果不治疗或者治疗不充分对母亲的风险。

### 3. 围产期胎儿 / 新生儿死亡

针对围产期胎儿 / 新生儿死亡的研究多集中在导致怎样的情绪和行为改变上，只有为数不多的学者在研究围产期胎儿 / 新生儿死亡的家庭干预。研究表明，如果医疗专业人员能够使用通俗易懂并且不加遮掩的语言和患者沟通是最有效的，而且及时的分享信息可以使患者感觉能够掌控自己的处境以消除恐惧感。医疗专业人员的陪伴以及对疾病的专业认知对于父母同样重要（DiMarco，2001；Flenady，2014）。由于产妇的悲伤情绪表现均为个体化的，没有统一或标准化的临床治疗，因此临床医师需要向患者询问他们的诉求。如果双亲均处于严重的悲伤情绪中，那么双亲共同治疗可能会达到较好的效果。如果家庭内还有其他的孩子，那么就需要家庭治疗来同时给予父母及其他孩子心理支持。许多医院可以提供心理咨询和帮助，海基亚基金会（the Hygeia Foundation）也能够提供有用的信息和在线支持（http：//www.hygeia.org.）。

## 七、围绝经期和绝经期

围绝经期一直以来被认为是情绪异常的脆弱期。和绝经前相比，围绝经期妇女更容易出现焦虑、易怒和睡眠问题（Brandon，2008；Freeman，2006）。最近研究数据表明围绝经期妇女新发抑郁症的概率是绝经前的 2 倍（Cohen，2006b）。即便是调整了睡眠障碍和血管舒张症状，这种风险依然存在。

其他的风险因素包括既往抑郁病史、严重经前心境不良、潮热，和睡眠中断等。此外，人口学高风险因素包括低教育程度、非裔美国人、失业和生活压力（Bromberger，2001；Freeman，2006；Maartens，

2002）。此外，社会心理问题还包括女性对自身生育期结束以及子女将建立自己的生活而远离自己的认知。女性需要逐渐将自己的注意力从家庭转移到自身，并发现其他途径以打发时间和精力。

围绝经期性激素生理性波动是这个期间情绪脆弱的原因。这个期间的性激素变化与情绪变化的相关性我们在第二十一章详细讨论。

### 评估与治疗

对伴随心理症状的围绝经期女性，应给予全面的心理及风险因素评估。尤其是围绝经期患者身体机能可能逐步下降或恶化，因此评估内容应该除外之前可能存在的身心疾病症状。特别是需要进行甲状腺功能的评估。

治疗围绝经期精神情绪症状的方法主要采用药物治疗和心理治疗（Brandon，2008）。推荐精神类药物治疗包括 SSRIs 和选择性去甲肾上腺素再吸收抑制剂（selective noradrenergic reuptake inhibitors，SNRIs）。这些药物适用于那些拒绝使用激素替代治疗的女性患者。这些药物还能够改善患者血管舒缩症状和睡眠障碍。

研究证明，短期使用雌激素可用来治疗围绝经期抑郁症状（Soares，2001）。然而，雌孕激素治疗绝经后女性心理疾病的机制尚不清楚。此外，妇女健康倡议研究（the Women's Health Initiative，WHI）认为应该评估雌激素治疗围绝经期抑郁症状的利弊和安全性。迄今为止，围绝经期情绪紊乱的非药物治疗方法中，瑜伽和中等强度的运动是有益的（Brandon，2014）。然而，这些研究的样本均很小。

## 八、老年期

据美国人口普查局估计，未来十年大量婴儿潮一代人将步入老年期。到 2030 年，超过 65 岁的老年人大约占人口总数的 20%（He，2005）。老年女性的心理问题具有显著不同的特点。老年女性的心理压力因素可能来源于精神及生理功能的衰退，伴侣、家庭成员以及朋友的死亡。Erikson 认为生命最后阶段的主要任务是整合和巩固。在这一阶段，女性回忆并重新审视自己的生命和生活。她们或许能够完整地走完一生，或者对自己的生活感到满意，或者对生命感到绝望，或者认为所做的一切努力都是徒劳的。

根据 2000 年美国人口普查，11% 的 65 ～ 74 岁老年人受到功能性精神障碍的困扰，而大于 74 岁的

老年人中该比例达 10%（He，2005）。常见的老年性精神异常包括抑郁、焦虑、迟发性精神病、偏执症、酗酒（Zarit，1998）。与普通人群一样，焦虑是老年人最常见的心理异常。然而，老年女性抑郁的发病率低于育龄期妇女。此外，大多数研究显示，老年期抑郁的发病率几乎无性别差异（Zarit，1998）。

### 评估与治疗

如果可疑精神障碍，那么需要进行详细的评估，以排除其他疾病导致的精神障碍。例如，抑郁症可伴发或是老年痴呆症和帕金森病的早期表现（Polidori，2001）。另外，抑郁、焦虑、精神病可能是某种药物或者多种药物联合作用所致。

针对老年抑郁症的筛查量表，如老年抑郁量表（the geriatric depression scale，Brink，1982），已经翻译成多种语言，可以从 http：//www.stanford.edu/～yesavage/GDS.html 网站上查阅。此外神经心理学评估有助于区分认知障碍和情绪症状，读者可以从第一章中查找更全面的关于认知筛查的讨论和示例。

鉴于随着年龄的增长，5- 羟色胺水平下降，很多老年病学专家给予患者 SSRIs 类药物治疗。但是对老年患者而言，医师之间相互沟通和协调十分重要，以协调药效并最大限度减少药物之间的相互作用，这一点对老年患者特别重要。

在适当的情况下，看护人对患者给予社会心理治疗往往是有效的。对老年患者而言，认知行为疗法和人际关系疗法均有效。此外，家庭疗法对于那些挣扎在临终问题、功能障碍、多重损伤和减轻照顾者负担等问题方面的家庭而言有着十分重要的意义。当患者和家属需要寻找额外的护理资源的时候，社会工作者的价值也是不可忽视的。

对 89 篇老年抑郁症治疗的文章进行 meta 分析发现，药物治疗或心理治疗对抑郁症患者同样重要。相反，对 32 篇焦虑症治疗的文章进行分析，发现药物治疗比心理治疗来的更有效（Pinquart，2006，2007）。因此治疗方案的设定应该个性化，并充分评估患者的爱好、禁忌和治疗可行性（Pinquart，2006）。

### 九、躯体症状精神障碍

反复、多次、原因不明的身体症状往往是躯体症状精神障碍的标志性特征。躯体症状精神障碍比较常见，估计其患病率 16%（deWaal，2004）。在一些疼痛管理专业门诊可能患病率会更高一些。躯体症状

精神障碍发病复杂，人们对它知之甚少，但是这些症状往往可以在个人生活的各个方面引起严重的痛苦和（或）损害。此外，约有四分之一的患者伴有焦虑和抑郁症状，因此往往需要多学科综合治疗方法以期有效地改善和管理患者的症状。

### 十、性侵犯

性侵犯是一个广义的术语，包括强奸、非意愿生殖器触摸、强迫观看或参与色情图片及影像。强奸是一个法律术语，在美国是指在未获得被害者同意的前提下，使用暴力或者暴力威胁或者丧失行为能力（年轻或老年、认知或身体残疾、药物或酒精中毒），进入被害者的阴道、口腔或直肠。强奸的定义包括配偶强奸（Linden，2011）。强奸往往是由于侵略和愤怒，攻击者利用性接触作为权力和控制的武器。

根据人口大规模调查的数据统计，13% ~ 39%的女性一生中曾受到过性攻击，男性为 3%（Tjaden，2000）。某些人群面临的风险更大，其中包括身体或精神障碍患者，无家可归者，同性恋、双性恋或变性者，酗酒和吸毒者，大学生以及 24 岁以下者（Lawyer，2010）。

众所周知，强奸后遗症包括孤立、抑郁、焦虑、躯体症状、自杀倾向以及创伤后应激障碍（PTSD）。此经历将大大影响受害者的后续健康，因此也是一个重要的公共健康问题。临床医师诊治性侵犯受害者时，应熟悉受害者情绪和身体上的一系列复杂反应、常见的躯体损伤，并对受害者进行适当的评估和治疗，这点是非常重要的。

### 1. 性侵犯后常见的体格检查

首先要评估性侵害受害者是否存在严重损伤或致命性损伤。尽管 70% 的受害者无明显躯体损伤，但 24% 的受害者存在轻伤，大约 5% 以上的受害者存在严重的非生殖器官损伤。最常见的非生殖器官损伤包括瘀伤、割伤、划痕、水肿（81%），内脏损伤和昏迷大约 11%，刀伤或枪伤大约 2%（Sommers，2001）。尽管受害者死亡罕见，但是在性侵害过程中受害者对死亡的恐惧是最强烈的应激反应（Deming，1983；Marchbanks，1990）。

一旦排除致命性损伤后，应该把患者安排到一个安静而私密的空间进一步进行评估。应以富有同情心的方式给予患者系统而深入的了解，以期获得全面的病史和证据，以便更好地治疗患者，并便于后期对犯

罪者进行起诉（American College of Obstetricians and Gynecologists，2011c）。

### 2. 被强奸者的体检及法律证据

尽管性侵犯后 5 天内所获得的证据均为有效法律证据，但性侵犯后即刻进行检查更容易获得有价值的物证（表 13-11）。在征得受害者同意后，对受害者进行身体和生殖器官的检查并收集证据，这个步骤有助于重建受害者的控制感，同时对获得重要的法律证据至关重要（Plaut，2004）。应该向受害者强调，如果不尽早收集证据将会导致重要证据的丢失，这将有可能导致受害者失去刑事诉讼的机会（Linden，1999）。此外应该告知受害者，如果难以承受情感和身体上的痛苦他们可以终止体检。

大多数州都有标准化强奸证据收集流程和储存工具包，工具包可以上锁，以确保证据收集和保存合法。应该严格记录并合法留存所有验伤文件和客观物证，即便是轻微伤都可能与将来的胜诉与否密切相关。首先在白色布单上收集受害者脱下来的衣服，放置在事先准备好带有标记的袋子里（Ingman-Hansen，2013）。其他的例如头发、纤维、泥或树叶等杂物也需要被收集起来。

证据收集还包括受害者的唾液样本，及生殖道、口腔、直肠等黏膜及皮肤表面的拭子。即便受害者并无生殖器官疼痛的主诉，也应该进行彻底的盆腔检查和证据收集。三分之一以上的受害者存在无症状生殖器官损伤。生殖器官常见损伤包括：小阴唇后联合及会阴窝撕裂伤、嘴唇擦伤和处女膜损伤。严重的生殖器官损伤在绝经后妇女和青春期前的女性当中更为常见。如果条件允许可以对患者选择阴道镜检查，

---

**表 13-11　性侵后证据收集和体检应注意的重要因素**

**体检**

一般外观

情感状态 / 影响

头颈、躯干、四肢的全面检查，并在图上予以标记

盆腔检查，如有必要予以阴道镜检查以排除下生殖道损伤

**证据收集要点**

应将衣服收集在带有标签的纸袋里

皮肤及腔隙（口腔、阴道、直肠）的拭子和涂片

将受害者的血型血样与攻击者进行比对

梳理头发，将患者头发剪下或拔下进行比较

梳理阴毛，将患者阴毛剪下或拔下进行比较

如果受害者抓伤了攻击者的皮肤或衣服，则需收集患者指甲里的碎屑

---

这种技术能够更好地发现宫颈和阴道的细微损伤。Lenahan（1998）报道指出，阴道镜的应用使生殖器官损伤检出率从 6% 提高到 53%。此外，紫外灯可以帮助识别皮肤上残存的精液，这部分精液应该用湿的棉拭子来提取。应该分别收集受害者与施暴者血液样本，用以鉴别受害者与施暴者的血型等。收集完证据后，应按程序签字、盖章并封存，以保证证据保存程序合法有效（Morlen，2012；Rambow，1992）。

### 3. 治疗

#### （1）预防受孕

通常性侵犯后，要给予受害者药物治疗来预防怀孕和性传播疾病。育龄妇女被强奸后受孕的风险大约为 5%（Holmes，1996）。非常不幸的是强奸后妊娠大部分发生在青少年（通常是乱伦的受害者），她们既不报告也未受任何医疗照顾。因为每位女性月经周期不同，因此应该尽快给予受害者提供妊娠预防措施，即紧急避孕。紧急避孕药预防妊娠的有效期为强奸后72 小时，但前 24 小时最为有效（表 13-12），有研究显示这种预防期甚至可以达到 5 天。

采取紧急避孕之前应该确认受害者妊娠试验阴性，以除外先前存在的妊娠。由于孕激素拮抗剂优力司特（ulipristal）用于早孕期可能导致胎儿流产，因此确认受害者妊娠试验阴性很重要。雌孕激素联合应用的主要副作用包括恶心、呕吐、乳房胀痛，月经增多。使用左炔诺孕酮，恶心、呕吐风险下降（Arowojolu，2002）。在激素给药前 30 分钟口服止吐药，可以减少恶心的副作用（表 42-7）。

应该提醒受害者预防性服药可能会推迟她下一次月经时间。由于紧急避孕措施的有效率只有 74% ～ 89%，因此应提前告知受害者若下次月经来潮时间推迟 1 ～ 2 周，应及时复诊（Task Force on Postovulatory Methods of Fertility Regulation，1998；Trussell，1996；Yuzpe，1982）。

#### （2）性传播疾病的预防

应该对受害者进行获得性性传播疾病的风险评估，其中患滴虫病的风险大约是 12%，细菌性阴道炎的风险是 12%，淋病感染的风险是 4% ～ 12%，衣原体感染的风险是 2% ～ 14%，梅毒的风险是 5%，获得性免疫缺陷综合征的风险是 0.1%（Jenny，1990；Katz，1997；Schwarcz，1990）。然而由于地理位置、攻击方式、攻击者以及是否已有感染的存在都决定了

**表 13-12　性侵后预防受孕以及性疾病的传播**

**检测**

孕检（尿或血清）

血清乙肝表面抗原（HBsAg）、HIV、梅毒检测

对每一个性接触的部位进行淋病奈瑟球菌及衣原体培养

对阴道分泌物进行盐水涂片显微镜检测

如果计划 HIV-PEP 治疗（post-exposure prophylaxis，PEP），全血计数后应检测患者肝肾功能

**治疗**

B 方案：左炔诺孕酮、右炔诺孕酮或 Yuzpe，服用方法详见表 5-11

头孢曲松钠 125 mg 肌内注射，单剂

头孢克肟 400 mg，口服，单剂

阿奇霉素 1 g 口服，单剂

甲硝唑 2 g 口服，单剂

**可选方案**

乙肝疫苗接种（详见表 1-2）

HIV PEP 治疗四周（口服）：克力芝 + 拉米夫定 / 恩曲他滨 + 齐多夫定

或克力芝 3 片口服，一天两次；双汰芝（拉米夫定 / 齐多夫定）1 片口服，一天两次，服用 28 天

CBC = 全血细胞计数；HIV = 人体免疫缺陷病毒；PEP = 暴露后预防。

Data from Centers for Disease Control and Prevention：Antiretroviral postexposure prophylaxis after sexual，injection-drug use，or other nonoccupational exposure to HIV in the United States. MMWR 54（2）：1，2005；Centers for Disease Control and Prevention：Sexually transmitted diseases treatment guidelines，2015. MMWR 64（3）：1，2015

罹患这些疾病的风险其实是很难被预估的。我们一般建议进行淋病、衣原体以及肝炎病毒感染的预防（表13-12）。

对罹患艾滋病的恐惧是性侵犯和被强奸后最常见和最为关注的（Baker，1990）。然而，鉴于单次性侵犯后 HIV 感染风险低，因此 HIV 暴露后的预防治疗（PostexPosure Prophylaxis，PEP）存在争议（Gostin，1994）。同 HIV 阳性患者发生阴茎 - 肛门接触的单次患病率是 0.5% ～ 3.2%，发生阴茎 - 阴道接触的单次患病率 0.05% ～ 0.15%（Wieczorek，2010）。虽然罕见，但确有报道口交后感染 HIV 病毒的病例（表13-13）。专家建议给予高暴露高风险的患者以及能够接受全程药物治疗和药物监测的患者实施 PEP 治疗（Wieczorek，2010）。恶心是 PEP 的常见副作用，因此如有需要可以用一些止吐药如氯丙嗪（非那根）等。PEP 应在 72 小时内开始使用，如果超过这个时间窗应告知患者可以选择后续 HIV 抗体检测和转诊治疗。

性侵犯受害者往往有一定程度的情感反应，受害者可能无法回忆或提供全部信息，因此给予一些书面提示可能有帮助。将幸存者介绍到当地的强奸危机中心，并鼓励在 1 ～ 2 天内进行访视。在被强奸后 1 ～ 2 周和 2 ～ 4 个月对受害者进行医疗评估，并给予性病检查、艾滋病毒和梅毒的检查，必要时可接种乙肝疫苗。

**（3）性侵犯后的心理反应**

性侵犯的幸存者可能出现一系列的反应，通常包括焦虑、激动、哭泣，或者安静、平静和后续情感障碍。Burgess 和 Holmstrom 在 1974 年首次提出了"强奸创伤综合征"的概念，他们将性侵害后的反应分成了两个阶段：①急性混乱期，大约会持续数周；②重建期，持续数周到数年。在急性混乱期，常见的情绪反应包括震惊和怀疑，恐惧、羞耻、自责、屈辱、愤怒、孤僻、悲痛以致失去自控能力，同样也可能出现相应的躯体反应。在重建期，会持续出现情感脆弱、内疚、绝望和羞耻感，症状包括：非特异性焦虑、躯体症状或抑郁。纵向数据表明，性侵犯幸存者终生罹患创伤后应激障碍、严重抑郁和自杀企图的风险增加（Linden，2011）。医疗保健者最好征求社会工作者或强奸危机顾问的意见，以帮助评估患者当前和未来的情感和安全需求。

## 十一、儿童性虐待

性虐待的定义是指让孩子从事他（她）无法理解的性活动，而他（她）身体尚未发育成熟不足以接受这样的性行为，和（或）违反社会法律，触犯社会

### 表 13-13 性侵后 HIV 暴露后预防

性侵后 HIV 感染风险评估

确定性侵犯的特征，因为这有可能增加 HIV 感染的风险（比如是否有黏膜或皮肤损伤，接触血液、精液或直肠分泌物）

考虑咨询艾滋病学专家或拨打国家临床医师 PEP 热线 888-448-4911

如果患者存在 HIV 风险，讨论 PEP 风险和利弊

如果患者开始进行 PEP 治疗，应制订后七天的治疗方案

如果 PEP 治疗应进行全血细胞检测及肝肾功能监测

在性侵后、六周、三个月、六个月监测血清 HIV 病毒基线值

CBC = 全血细胞计数；HIV = 人体免疫缺陷病毒；PEP = 暴露后预防

禁忌（Kellogg，2005）。性活动包括阴道/肛交、口交、生殖器接触、抚摸和接触情色制品或观看成人性活动。在美国，儿童性虐待的总体发生率，女童为 11%~32%，男童 4%~14%（Sapp，2005）。快速评估指标包括：①受虐儿童或者家庭对性虐待事件的陈述；②生殖器与肛门的损伤与意外损伤史具有不一致性；③鉴定精液及是否受孕；④性传播疾病超出了垂直传播（母婴传播）的潜伏期（Bechtel，2010）。

其实很难确定在儿童生殖器上的发现究竟属于正常变异还是性虐待后留下的迹象，已经根据其与性虐待的相关性进行了归类。Adams 和他的同事（2007、2008）对这些正常或不能确定的体征进行了详细列表，并给予了相应的诊断，详见表 13-14。评估者应该接受儿童性虐待检查与评估方法方面完整的培训及考核，这种培训包括理论学习和实践操作。在 http：//www.aap.org/sections/childabuseneglect 上可以查询到由美国儿科学会所提供的一个关于儿童性虐待的当地

专家列表。重要的是由于儿童性虐待的急性损伤可以快速恢复和愈合，因此一旦我们怀疑儿童受到性虐待应尽快对其完成身体检查（McCann，2007）。由于体征不典型或轻微，因此需要收集图像资料，完成仔细的事件陈述和全面的查体，最好是在阴道镜下进行取证。

性虐待儿童性病患病率较低（Girardet，2009a），因此从受害儿童身上获取什么样的标本应该个体化。通常建议进行的检测包括：①生殖器侵犯性病的主诉或体征；②施暴者可疑性病或属于高危人群；③家庭中有成人或儿童患有性病；④被陌生人性虐待；⑤性传播疾病高发社区（Centers for Disease Control and Prevention，2015）。

推荐的检测包括：从咽、肛门和阴道内进行淋病奈瑟菌培养，从肛门和阴道内培养沙眼衣原体，用阴道拭子标本和生理盐水涂片检测评估阴道毛滴虫感染与细菌性阴道病。进行微生物培养检查，而不

### 表 13-14 对儿童性虐待或可疑性接触后的诊断结果

急性外阴、肛周损伤或广泛瘀伤 [a]

会阴及阴唇系带瘢痕 [a]

如果处女膜已经完全撕裂或接近基底部，应观测处女膜边缘四点至八点的面积

生殖器、肛门或咽淋病奈瑟氏菌培养阳性 [b]

确认梅毒诊断 [b]

对于大于一岁的孩子检查中，在盐水预处理或培养中阴道毛滴虫阳性

对于大于三岁的孩子检查中，衣原体在外阴及肛周培养中检测阳性

血清学检测 HIV 阳性 [b]

怀孕

直接取自孩子体内的样本中已确定精子的存在

[a] 如果其他疾病如克罗恩病、凝血机制障碍或阴唇粘连不能解释现有的症状。

[b] 如果已排除围产期传播、血制品传播以及针头（器械）污染。

HIV = 人体免疫缺陷病毒。

Data from Adams JA：Guidelines for medical care of children evaluated for suspected sexual abuse：an update for 2008. Curr Opin Obstet Gynecol 2007 Jun；20（3）：163-172；Adams JA，Kaplan RA，Starling SP，et al：Guidelines for medical care of children who may have been sexually abused. J Pediatr Adolesc Gynecol 2008 Oct；20（5）：435-441

是使用核酸扩增试验（nucleic acid amplification tests, NAATs）方法。是否对患者进行梅毒螺旋体、艾滋病以及乙型肝炎病毒的血清学检测应该做到个性化处理；对于青春期前的女孩建议从阴道而不是宫颈取拭子标本（疾病预防控制中心，CDC，2015））。

一般认为非新生儿期的性传播疾病感染是儿童性虐待的证据，但是存在例外情况。例如母婴传播导致的女婴沙眼衣原体感染，可以持续感染到三岁。在并没有其他性虐待证据的情况下有些儿童也患有尖锐湿疣。最后，大多数感染 HBV 的儿童是因为长期接触和暴露于家庭慢性乙型肝炎感染（Centers for Disease Control and Prevention，2015）。

因为性病感染率较低和有效的随访保障，一般情况下我们不建议对性虐待儿童进行预防性性病治疗。但是如果有临床体征或检测结果阳性，对患儿进行抗生素治疗。儿童性虐待后感染艾滋病的概率很低（Girardet，2009b），然而儿童对抗反转录病毒治疗有很好的耐受性，可以根据临床情况给予 PEP 治疗（Cybulska，2012）。如果决定采用 PEP 抗反转录病毒治疗，应该和其他的预防措施一样，在 72 小时内开始。CDC 建议咨询专业治疗儿童 HIV 病毒感染的专家。

## 十二、亲密伴侣暴力

针对女性的虐待行为包括家庭暴力、性别暴力及针对女性的暴力行为。联合国消除女性暴力行为宣言（1993）将暴力定义为那些导致或可能导致伤害的行为，并强调该行为是建立在"性别基础"上，其根源在于男性与女性之间的不平等（Krantz，2005）。亲密伴侣暴力（intimate partner violence，IPV）是指亲密伴侣之间的伤害，其目的是使对方痛苦和控制对方的行为。基于荣耀的暴力在南亚和中东国家最为普遍，这些国家致力于维护社区和家庭的荣誉。随着来自这些地区移民的增加，美国的 HBV 感染率正在增加（Dickson，2014）。

对妇女的暴力行为形式不同，包括殴打妻子、性侵犯、乱伦和虐待老年人（Burgie，1997；Straka，2006）。大多数受害者认识攻击者且被攻击多次。多次被强奸和遭受妊娠攻击的平均受害持续时间是 4 年（Tjaden，2000）。

### 1. 风险

在美国，近四分之一的女性一生中遭受过 IPV。

除了青年和族裔外，遭受男子暴力攻击的女性典型特征很少。Peters 和他的同事（2002）分析了 5298 份 IPV 报告的数据，他们发现 16 ~ 24 岁的女性遭遇 IPV 的风险最大，是 25 ~ 34 岁女性的 2 倍多。在整个生育年龄，IPV 发生率逐渐下降，65 岁及以上年龄女性达到最低。Hotaling 和 Sugarman（1986）在他们的研究中仅仅发现一个被虐待妻子的风险标志。在 15 项研究中，有 11 项研究认为幼年目睹暴力发生是一个导致将来家庭暴力的高危因素。

7% ~ 20% 孕期妇女曾遭受过家庭暴力，而且暴力杀人是妊娠期间导致孕妇死亡的主要原因，而这种暴力杀人多源自伴侣的虐待（Gazmararian，1996；Shadigian，2005）。因此 IPV 筛查是围产期保健的重要组成部分。

随着人口老龄化，老年人的家庭暴力作为一个社会和医学问题也在不断升级。每年大约有十分之一的老年人遭受家庭虐待，并且大约 84% 的案件并未被报告（Hoover，2014；Jayawardena，2006）。国家预防老年虐待中心（National Center on Elder Abuse，NCEA）将老年家庭暴力分为：身体虐待、情感虐待、性虐待、经济剥削、忽视、自我忽视和遗弃七类。在这些情况当中"忽视"是最常见形式，这种忽视常常发生在家庭里，由其家庭成员实施。护理者的压力、老人的认知障碍、日常生活难以自理、家庭成员之间的矛盾以及社会支持的欠缺是明确的高危因素（Hoover，2014）。

### 2. 诊断

那些被侵犯的妇女相对于法律支持者、心理健康专家以及暴力关怀者而言，她可能更倾向于到医疗人员那里寻求帮助。在遭受袭击的数年内，暴力受害者就医频率显著升高，她们可能向首诊医师倾诉精神上以及躯体上的不适（Koss，1992）。此外，IPV 会对健康产生不利影响，与未遭受 IPV 的妇女相比，IPV 妇女患心脏病、哮喘和过度饮酒的风险增高（Bair-Merit，2014）。

尽管有些临床医师在询问患者的时候会感觉尴尬，但研究者仍认为临床医师能做的最重要的事情就是对受虐妇女进行家庭暴力情况的问诊（Linden，1999）。此外，如果卫生保健人员发现患者有与暴力相关的症状或行为时应该向患者询问是否有家庭暴力（IPV）史（Burge，1997）。这些症状和行为包括：皮肤瘀伤、不明原因的伤害、抑郁或者焦虑、乙醇或药物滥用、不明原因的慢性疼痛、孤僻、无力应对、自理能力受限、不遵医嘱、丈夫有着极端的控制行为或强烈的妒忌感或丈夫存在精神药物的滥用。

### 3. 治疗

如果患者承认曾遭遇 IPV，医师应该确认并让患者正视 IPV。应该告知患者，很多女性都有被攻击的经历，而且大多数人都不愿意提及此事，这种回忆往往是痛苦的，对未来攻击的恐惧是合理的。随着问题的披露，医师应该表达出对患者安全和健康的关心，并向患者传递出任何时候都可以和患者讨论相关问题的信息。此外应向患者提供社区信息支持资源。全国家庭暴力热线 [1-800-799-SAFE（7233）] 可提供非营利性的电话咨询服务，并覆盖全国 5000 多家妇女庇护所。

殴打是一种犯罪行为，在美国只有很少数的州要求强制拘捕殴打者，很少有司法管辖区会积极处理 IPV 案件。因此要求临床医师熟知他们所在地区的法律条文，并向他们的患者提供充分的信息。此外，医师应全面记录暴力后导致的体检结果，有可能在对施暴者提供刑事诉讼时需要这些数据和检查结果。

## 十三、女性性行为

性行为可能是人类行为中最复杂也是最基本的组成部分之一。性行为和亲密的表达仍是人类生命中的重要组成部分。尽管最原始的性冲动源于生物学，但它的表达是受多种因素影响的，如多种心理活动、社会、环境、精神和学习等因素。因此对于女性而言，性满足更少依赖于身体本身的感受而更依赖和伴侣的关系及性行为的环境。

在描述性反应周期时，研究者们提出了几种模型来描述正常的性反应（Kingsberg，2013）。1966 年 Masters 和 Johnson 在对男性和女性在实验室环境中所经历的解剖和生理变化的直接观察的基础上，第一次提出了"人类性反应周期"这一理论。这是一个四阶段的线性周期，分别定义为兴奋期、平台期、高潮期和消散期。Kaplan（1979）和 Leif（1977）分别把这一周期修订为三相模型，强调欲望与生殖器唤醒作为性反应的第一阶段。2001 年 Basson 首次发表了亲密循环模型，来解释女性性反应的多因素特征（图 13-2）。该模型包括亲密情感、性刺激、心理因素和亲密关系满意度之间的相互作用。这一模式还引入了接受 / 欲望反应的概念，即唤醒往往先于欲望，女性往往从性中立的状态开始性接触。它包括生物和非

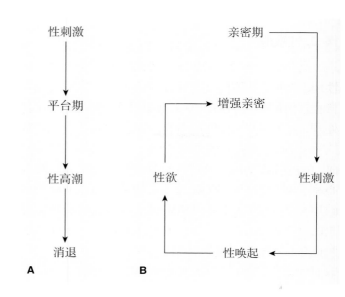

图 13-2　女性性反应模式图（Data from Basson R：Human sex-response cycles. J Sex Marital Ther 27：33，2001；Masters WH，Johnson VE：Human Sexual Response. Boston，Little Brown，1966.）

生物因素对女性性反应的影响，例如动机、人际关系、文化、宗教信仰、伴侣的健康状况、关系质量、既往性虐待、分心。Basson 模型（2001，2006）强调，欲望和性唤醒是很难区分的，这是 DSM-5 分类变化的基础。也就是说，低活动性欲望障碍和女性性唤起障碍的诊断现在被合并，并统一定义为女性性兴趣 / 唤醒障碍（American Psychiatric Association，2013；Kingsberg，2013）。

### 1. 性欲

女性的欲望和性唤醒机制是非常难以理解和解释的，但是它似乎涉及多个神经递质、性激素和环境间的相互作用。Levine（1984）提出的生理 - 心理 - 社会模型中认为，欲望是由三个独立而又相互作用的因素组成：性欲、性信仰、性动机。性欲属于生物组成，是自发的，包括对性活动的渴望、性梦、未激发的性思想、生殖器感觉，受神经内分泌机制的影响。性信仰反映了女性对性的信念和价值观。性动机反映了与特定伴侣（或独自）进行性活动的情感意愿。动机往往在这三个组成部分中具有最大分量，并被心理状态、两性关系、健康 / 职业 / 家庭关注度所影响。这些因素的相互作用反映了一个人的性兴趣。因此，临床医师需进行广泛的鉴别诊断和评估，而治疗需采取包括生物 - 心理 - 社会的综合方法。

### 2. 性唤醒

女性的性唤醒是比较复杂的，并且和其受到的性刺激和情绪环境成正相关。这种潜意识的反射是由自主神经组织传导后，在大脑边缘系统中进行识别和处理，以响应心理和生理的刺激，也就是所说的性欲。女性性唤醒的客观表现主要有：阴道和外阴充血，阴道润滑增加，以及其他躯体改变，例如血压、心率、呼吸频率、肌张力以及体温等。然而，在性健康女性中，生殖器官充血和主观觉醒的差异是很大的（Everaerd，2000；Laan，1995）。当性唤醒的时候也会有相应的情感反应，有积极而喜悦的，也有忧虑而尴尬和内疚的，从而作为认知反馈对性唤醒进行调节。

在基础状态下，阴蒂海绵体和阴道平滑肌处于紧张性收缩。当性刺激后，神经源性和血管内皮将释放NO，导致阴蒂海绵体动脉舒张，动脉血进入阴蒂海绵体，阴蒂内压力增加进而勃起（Cellek，1998）。阴蒂头被挤出包皮以增加其敏感性。

基础状态下阴道上皮细胞能对阴道黏膜下毛细血管血浆渗出液中的钠进行重吸收。然而，当受到性刺激后，将导致包括NO及血管活性肠肽在内的多种神经递质释放。这些递质可以调节血管及非血管平滑肌，使之松弛（Palle，1990），并导致阴道黏膜下毛细血管血流量激增，其结果就是导致渗出液大于重吸收，产生3～5 ml的阴道渗出液以润滑阴道，为顺利完成性交提供必要的条件。同时阴道平滑肌舒张可以增加阴道的长度及直径，在远端2/3表现尤为明显。

### 3. 释放和消散

Masters和Johnson（1966）提出一旦达到或超过兴奋平台期，即可发生性高潮的释放，这是一个反射式反应。尽管性高潮过程似乎包括多巴胺途径和阴部神经、盆腔神经和下腹部神经，但性高潮的神经生物学机制尚不清楚。性高潮时释放产生收缩的药物，例如5-羟色胺和催产素，可引起提肌板、子宫和阴道有节奏的收缩。性高潮的生理及行为指标包括：全身及面部表情扭曲，全身肌肉强直，手足痉挛，以及臀部及腹部肌肉的收缩。性高潮的主观感受包括：迅速的强烈快感以及快感的释放。无论是哪种方式达到的性高潮，这种感觉都是非常奇特的（Newcomb，1983）。不同于男性，女性可以达到多重性高潮，换言之她们可以捕捉到无间歇的连续性高潮。

性高潮后，女性在解剖和生理上的变化同兴奋期是截然相反的。在女性，生殖器官的充血减弱，阴道缩短变窄，会有轻微的出汗，呼吸心跳的频率逐渐恢复正常。性高潮的发生通常会伴有心理和生理的放松，如果未达到性高潮，也会有类似的反应发生，但速度较慢。

### 4. 不同时期的性生理变化

性功能以及诸多的生理学变化可能会受到繁殖及生命周期等诸多生物及心理方面的影响。在妊娠期，性功能可能会发生变化，通常而言性欲和性生活的频率都会有所下降（Hyde，1996）。这可能由于担心性生活和性高潮可能带给婴儿损伤的恐惧感所造成的。此外，疲劳、身体的不适以及自我感觉身体缺乏吸引力，都有可能导致这种变化。

对于那些遭受反复流产、不孕以及正在治疗流产的妇女，甚至包括正常产褥期的妇女，都将在心理和生理上影响她们的性反应。在产褥期，疲劳、激素水平的变化以及阴道侧切伤口的愈合都可能导致性生活频率及性快感的下降（Srivastava，2008）。Hyde（1996）发现进行母乳喂养的妇女无论性活动的频率和满意度都不如不进行母乳喂养的妇女。这个研究并没有发现在不同分娩方式的妇女中有显著性差别，尽管剖宫产的女性比经阴道分娩的女性更有可能产后四周才恢复性生活。

对于老年女性，美国妇女健康研究（the study of women's health across the nation，SWAN）对3262名42～52岁绝经早期或围绝经早期女性性行为进行研究，数据显示围绝经早期女性的性行为和性功能变化不大（Cain，2003）。在一个年龄为40～69岁的样本里，Addis和他的同事（2006）发现71%的人性行为活跃，而65%的人报告性生活满意。45%的人存在性功能障碍，并与受到较高的教育水平、健康状况差、伴侣关系紧张和心理健康评分低有关。

在围绝经期晚期和自然绝经后，激素水平改变，雌激素水平下降，影响性生活生理反应（Avis，2000；Tan，2012）。性功能障碍的发病率在68%～86%之间（Sarrel，1990）。Masters和Johnson（1966）指出这样的女性会发生阴蒂反应时间延迟、阴道润滑缺乏或延迟、阴道充血减弱以及性高潮时阴道收缩持续时间缩短。此外，雌激素的减少会导致生殖器官的血流量下降，同时阴道的润滑程度及组织结构的完整性都将进一步受到影响（Freedman，2002；Pauls，2005）。也就是说绝经后妇女雌激素替代可以改善性欲和性高潮（Sarrel，1990）。其他人的研究显示，更年期妇女使用全身雌激素替代治疗，可改善其阴道的润滑度、血流量及阴道顺应性（Berman，1999；Semmens，1982）。

随着年龄的增长，性生活依旧在身心健康中扮演着重要的角色。Klausmann（2002）和 Dennerstein（2001）都认为，即便在绝经后多年，对性生活的渴望和兴趣都维持一个增长的状态。然而，以性交作为性活动方式的机会则往往取决于伴侣，伴侣的性功能及身体健康状况将决定这种性活动方式的频率。一般来说，随着年龄的增长，性活动频率将出现下降。据报道，30% ~ 78% 的 60 岁女性仍有性活动，11% ~ 74% 的 70 岁以上女性和 8% ~ 43% 的 80 岁以上女性也仍有性活动（Morley，2003）。很少有 80 岁以上女性的数据研究，但作为新一代的年轻人，他们的开放程度要远远高于前一代人，随着年龄的增长，他们可能将更加渴望维持一个高质量的生活状态（Morley，1992）。

## 十四、性功能障碍

精神性性功能障碍的主要特点是，痛苦性交或性欲、性唤醒、性高潮或性消散期障碍导致情绪低落或伴侣关系不良（表 13-15）。由呼吸困难引起的性功能障碍也可能起源于妇科疾病，这部分内容将在第十一章进行充分讨论。

尽管先前有很多关于女性性功能障碍的研究，但关于性功能障碍的标准及评价千差万别，导致很难有一个确切的发病率数据。但 Hayes 和他的同事（2006）估计，约 64% 的女性经历过低性欲或无性欲，35% 的女性很难达到性高潮，26% 的女性有性交痛的体验，大多数性功能障碍一般不会持续超过六个月，但大约三分之一可能持续时间更久。

### ■ 诊断和治疗

患者病史是主要诊断工具。性功能障碍的社会心理风险因素主要包括伴发性心理障碍、负面情绪、不良认知（例如不确定性预期）、文化背景、缺乏关于性功能的教育、情侣关系紧张以及缺乏身体上的相互吸引等（Bach，2001）。其中抑郁和焦虑等精神疾病往往与其并存。因此，对于大多数性功能障碍患者的评估，不能仅仅局限于性功能本身（Bach，2001）。按照生物 - 心理 - 社会的方法，诊断性功能障碍，应该首先排除这些障碍不是由于一般的医疗因素、药物滥用、药物及毒物暴露所致，然后应该对患者进行一个原发性精神疾病的评估。这个评估通常包括女性的种族、文化、宗教信仰、社会背景以及现在的性伴侣及性期望等的讨论。同时，还应将患者的年龄、性经验、症状发生的频率、慢性或新发症状均纳入临床评估，尤其重要的是应确定这种性功能障碍是始终存在还是只是在某个特定的环境下才出现。最后，将患者转诊至精神病学家或心理学家处进行一个全面彻底的精神评估。

多学科综合治疗是治疗性功能障碍的理想选择。一个标准的治疗团队应该包括：咨询医师、妇科医师、心理学家以及一个护理专家。对于有器质性病变的患者，需要有一个包括泌尿外科、消化科、麻醉

---

**表 13-15　性功能障碍**

**女性性欲 / 性唤醒障碍**
排除严重关系困扰（例如暴力），至少 6 个月性兴趣 / 性唤醒缺乏或显著降低，造成痛苦

**女性性高潮障碍**
在正常性兴奋阶段之后，考虑并排除年龄、性经验以及受到足够的性刺激，持续 6 个月，存在性高潮延迟或缺失

**生殖器疼痛 / 性交困难**
在预期、期间或阴道性交或试图插入而引起的反复或持续性生殖器官疼痛

**上述所有的性功能障碍中**
导致患者显著的痛苦或人际关系困难
这种性功能障碍并不能由其他精神疾病进行更好的解释，同时排除其他药物导致的生理反应以及医源性原因

**类型**：先天和后天获得；始终存在和特定情境

Data from American Psychiatric Association：Diagnostic and Statistical Manual of Mental Disorders，Fifth Edition，DSM-5，Washington，American Psychiatric Association，2013

科在内的专家团队。心理治疗通常包括性教育、增进沟通、情感及文化因素识别、认知行为疗法以及伴侣疗法。

（苗娅莉 译 王建六 审校）

## 参考文献

Adams JA: Guidelines for medical care of children evaluated for suspected sexual abuse: an update for 2008. Curr Opin Obstet Gynecol 20:435, 2008

Adams JA, Kaplan RA, Starling SP, et al: Guidelines for medical care of children who may have been sexually abused. J Pediatr Adolesc Gynecol 20:163, 2007

Addis IB, Van Den Eeden SK, Christina L, et al: Sexual activity and function in middle-aged and older women. Obstet Gynecol 107:755, 2006

American College of Obstetricians and Gynecologists: Screening for depression during and after pregnancy. Committee Opinion No. 453, February 2010, Reaffirmed 2012

American College of Obstetricians and Gynecologists: Sexual assault. Committee Opinion No. 592, April 2014

American Psychiatric Association: Diagnostic and Statistical Manual of Mental Disorders, Fifth Edition, DSM-5, Washington, American Psychiatric Association, 2013

Andrade L, Caraveo-Anduaga JJ, Berglund P, et al: The epidemiology of major depressive episodes: results from the International Consortium of Psychiatric Epidemiology (ICPE) Surveys. Int J Methods Psychiatr Res 12(1):3, 2003

Arowojolu AO, Okewole IA, Adekunle AO: Comparative evaluation of the effectiveness and safety of two regimens of levonorgestrel for emergency contraception in Nigerians. Contraception 66(4):269, 2002

Avis NE, Stellato R, Crawford S, et al: Is there an association between menopause status and sexual functioning? Menopause 7(5):297, 2000

Bach AK, Wincze JP, Barlow DH: Sexual Dysfunction. New York, Guilford Press, 2001

Bäckström T, Bixo M, Johansson M, et al: Allopregnanolone and mood disorders. Prog Neurobiol 113:88, 2014

Bair-Merritt MH, Lewis-O'Connor A, Goel S, et al: Primary care-based interventions for intimate partner violence: a systematic review. Am J Prev Med 46(2):188, 2014

Baker TC, Burgess AW, Brickman E, et al: Rape victims' concern about possible exposure to HIV infection. J Interpers Violence 549, 1990

Basson R: Clinical practice. Sexual desire and arousal disorders in women. N Engl J Med 354(14):1497, 2006

Basson R: Human sex-response cycles. J Sex Marital Ther 27:33, 2001

Bechtel K: Sexual abuse and sexually transmitted infection in children and adolescents. Curr Opin Pediatr 22:94, 2010

Berman JR, Berman LA, Werbin TJ, et al: Clinical evaluation of female sexual function: effects of age and estrogen status on subjective and physiologic sexual responses. Int J Impot Res 11(Suppl 1):S31, 1999

Bloch M, Rotenberg N, Koren D, et al: Risk factors for early postpartum depressive symptoms. Gen Hosp Psychiatry 28(1):3, 2006

Boyce P, Hickey A: Psychosocial risk factors to major depression after childbirth. Soc Psychiatry Psychiatr Epidemiol 40(8):605, 2005

Brandon AR, Crowley SK, Gordon JL, et al: Non-pharmacologic treatments for depression related to reproductive events. Curr Psychiatr Rep 16(12):526, 2014

Brandon AR, Shivakumar G, Freeman MP: Perimenopausal depression. Curr Psychiatr 7(10):38, 2008

Braun DL, Sunday SR, Halmi KA: Psychiatric comorbidity in patients with eating disorders. Psychol Med 24(4):859, 1994

Brink TL, Yesavage JA, Lum O, et al: Screening tests for geriatric depression. Clin Gerontol 1(1):37, 1982

Bromberger JT, Meyer PM, Kravitz HM, et al: Psychologic distress and natural menopause: a multiethnic community study. Am J Public Health 91(9):1435, 2001

Burge SK: Violence against women. Prim Care 24(1):67, 1997

Burgess AW, Holmstrom LL: Rape trauma syndrome. Am J Psychiatry 131(9):981, 1974

Burt VK, Hendrick VC: Clinical Manual of Women's Mental Health. Washington, American Psychiatric Publishing, 2005, p 6

Cain VS, Johannes CB, Avis NE, et al: Sexual functioning and practices in a multi-ethnic study of midlife women: baseline results from SWAN. J Sex Res 40(3):266, 2003

Cellek S, Moncada S: Nitrergic neurotransmission mediates the non-adrenergic non-cholinergic responses in the clitoral corpus cavernosum of the rabbit. Br J Pharmacol 125(8):1627, 1998

Centers for Disease Control and Prevention: Antiretroviral postexposure prophylaxis after sexual, injection-drug use, or other nonoccupational exposure to HIV in the United States. MMWR 54(2):1, 2005

Centers for Disease Control and Prevention: Sexually transmitted diseases treatment guidelines, 2015. MMWR 64(3):1, 2015

Centre for Maternal and Child Enquiries: Saving mothers' lives: reviewing maternal deaths to make motherhood safer: 2006–08. BJOG 118(Suppl 1):1, 2011

Cohen LS, Altshuler LL, Harlow BL, et al: Relapse of major depression during pregnancy in women who maintain or discontinue antidepressant treatment. JAMA 295(5):499, 2006a

Cohen LS, Soares CN, Vitonis AF, et al: Risk for new onset of depression during the menopausal transition: the Harvard study of moods and cycles. Arch Gen Psychiatry 63(4):385, 2006b

Cox J, Holden J, Sagovsky R: Detection of postnatal depression: development of the 10-item Edinburgh postnatal depression scale. Br J Psychiatry 150:782, 1987

Cronje WH, Vashisht A, Studd JW: Hysterectomy and bilateral oophorectomy for severe premenstrual syndrome. Hum Reprod 19:2152, 2004

Cunningham FG, Leveno KL, Bloom SL, et al (eds): Psychiatric disorders. In Williams Obstetrics, 24th ed. New York, McGraw-Hill Education, 2014

Cunningham J, Yonkers KA, O'Brien S, et al: Update on research and treatment of premenstrual dysphoric disorder. Harv Rev Psychiatry 17(2):120, 2009

Cybulska B: Immediate medical care after sexual assault. Best Pract Res Clin Obstet Gynaecol 27:141, 2013

Deligiannidis KM, Freeman MP: Complementary and alternative medicine therapies for perinatal depression. Best Pract Res Clin Obstet Gynaecol 28(1):85, 2014

Deming JE, Mittleman RE, Wetli CV: Forensic science aspects of fatal sexual assaults on women. J Forensic Sci 28(3):572, 1983

Dennerstein L, Dudley E, Burger H: Are changes in sexual functioning during midlife due to aging or menopause? Fertil Steril 76(3):456, 2001

De Souza MC, Walker AF, Robinson PA, et al: A synergistic effect of a daily supplement for 1 month of 200 mg magnesium plus 50 mg vitamin B6 for the relief of anxiety-related premenstrual symptoms: a randomized, double-blind, crossover study. J Womens Health Gend Based Med 9(2):131, 2000

de Waal MW, Arnold IA, Eekhof A, et al: Somatoform disorders in general practice: prevalence, functional impairment and comorbidity with anxiety and depressive disorders. Br J Psychiatry 184:470, 2004

Dickson P: Understanding victims of honour-based violence. Community Pract 87(7):30, 2014

DiMarco MA, Menke EM, McNamara T: Evaluating a support group for perinatal loss. MCN Am J Matern Child Nurs 26(3):135, 2001

Engel GL: The need for a new medical model: a challenge for biomedicine. Science 196(4286):129, 1977

Erikson EH: Childhood and Society, 2nd ed. New York, Norton, 1963

Everaerd W, Laan E, Both S, et al: Female Sexuality. New York, John Wiley & Sons, 2000

Field T, Diego M, Hernandez-Reif M, et al: Yoga and massage therapy reduce prenatal depression and prematurity. J Body Mov Ther 16(2):204, 2012

Flenady V, Boyle F, Koopmans L, et al: Meeting the needs of parents after a stillbirth or neonatal death. BJOG 121(Suppl 4):137, 2014

Food and Drug Administration: Antipsychotic drug labels updated on use during pregnancy and risk of abnormal muscle movements and withdrawal symptoms in newborns. 2011a. Available at: http://www.fda.gov/Drugs/DrugSafety/ucm243903.htm. Accessed November 17, 2014

Food and Drug Administration: Selective serotonin reuptake inhibitors (SSRIs), selective serotonin-norepinephrine reuptake inhibitors (SNRIs), 5-hydroxytryptamine receptor agonists (triptans), 2006. Available at: http://www.fda.gov/Drugs/DrugSafety/PostmarketDrugSafetyInformationforPatientsandProviders/DrugSafetyInformationforHeathcareProfessionals/ucm085845.htm. Accessed November 17, 2014

Food and Drug Administration: Selective serotonin reuptake inhibitor (SSRI) antidepressant use during pregnancy and reports of a rare heart and lung condition in newborn babies. 2011b. Available at: http://www.fda.gov/Drugs/DrugSafety/ucm283375.htm. Accessed November 17, 2014

Freedman MA: Female sexual dysfunction. Int J Fertil Womens Med 47(1):18, 2002

Freeman EW, Sammel MD, Lin H, et al: Associations of hormones and menopausal status with depressed mood in women with no history of depression. Arch Gen Psychiatry 63(4):375, 2006

Gaynes BN, Gavin N, Meltzer-Brody S, et al: Perinatal depression: prevalence, screening accuracy, and screening outcomes. Evid Rep Technol Assess (Summ) 119:1, 2005

Gazmararian JA, Lazorick S, Spitz AM, et al: Prevalence of violence against pregnant women. JAMA 275(24):1915, 1996

Girardet RG, Lahoti S, Howard LA, et al: Epidemiology of sexually transmitted infections in suspected child victims of sexual assault. Pediatrics 124(1):79, 2009a

Girardet RG, Lemme S, Biason TA, et al: HIV post-exposure prophylaxis in children and adolescents presenting for reported sexual assault. Child Abuse Negl 33:173, 2009b

Gostin LO, Lazzarini Z, Alexander D, et al: HIV testing, counseling, and prophylaxis after sexual assault. JAMA 271(18):1436, 1994

Halbreich U: The etiology, biology, and evolving pathology of premenstrual syndromes. Psychoneuroendocrinology 28(Suppl 3):55, 2003a

Halbreich U, Borenstein J, Pearlstein T, et al: The prevalence, impairment, impact, and burden of premenstrual dysphoric disorder (PMS/PMDD). Psychoneuroendocrinology 28(Suppl 3):1, 2003b

Hayes RD, Bennett CM, Fairley CK, et al: What can prevalence studies tell us about female sexual difficulty and dysfunction? J Sex Med 3(4):589, 2006

He W, Sengupta M, Velkoff VA, et al: 65+ in the United States: 2005. Available at: http://www.census.gov/prod/2006pubs/p23–209.pdf. Accessed November 19, 2014

Hoek HW: Incidence, prevalence and mortality of anorexia nervosa and other eating disorders. Curr Opin Psychiatry 19(4):389, 2006

Holmes MM, Resnick HS, Kilpatrick DG, et al: Rape-related pregnancy: estimates and descriptive characteristics from a national sample of women. Am J Obstet Gynecol 175(2):320, 1996

Hoover RM, Polson M: Detecting elder abuse and neglect assessment and intervention. Am Fam Physician 89(6):453, 2014

Hotaling GT, Sugarman DB: An analysis of risk markers in husband to wife violence: the current state of knowledge. Violence Vict 1(2):101, 1986

Hyde JS, DeLamater JD, Plant EA, et al: Sexuality during pregnancy and the year postpartum. J Sex Res 33:143, 1996

Ingemann-Hansen O, Charles AV: Forensic medical examination of adolescent and adult victims of sexual violence. Best Pract and Res Clinic Obstet Gynaecol 27:91, 2013

Jayawardena KM, Liao S: Elder abuse at end of life. J Palliat Med 9(1):127, 2006

Jenny C, Hooton TM, Bowers A, et al: Sexually transmitted diseases in victims of rape. N Engl J Med 322(11):713, 1990

Kaplan HS: Disorders of sexual desire and other new concepts and techniques in sex therapy. In The New Sex Therapy. New York, Brunner/Mazel, 1979

Kaplan PS, Burgess AP, Sliter JK, et al: Maternal sensitivity and the learning-promoting effects of depressed and nondepressed mothers' infant-directed speech. Infancy 14(2):143, 2009

Katz MH, Gerberding JL: Postexposure treatment of people exposed to the human immunodeficiency virus through sexual contact or injection-drug use. N Engl J Med 336(15):1097, 1997

Kellogg N: The evaluation of sexual abuse in children. Pediatrics 116:506, 2005

Kessler RC, Berglund P, Demler O, et al: Lifetime prevalence and age-of-onset distributions of DSM-IV disorders in the National Comorbidity Survey Replication. Arch Gen Psychiatry 62(6):593, 2005

Kessler RC, McGonagle KA, Zhao S, et al: Lifetime and 12-month prevalence of DSM-III-R psychiatric disorders in the United States. Results from the National Comorbidity Survey. Arch Gen Psychiatry 51(1):8, 1994

Kingsberg SA, Rezaee RL: Hypoactive sexual desire in women. Menopause 20(1):1284, 2013

Klausmann D: Sexual motivation and the duration of the relationship. Arch Sex Behav 31:275, 2002

Koss MP, Heslet L: Somatic consequences of violence against women. Arch Fam Med 1(1):53, 1992

Krantz G, Garcia-Moreno C: Violence against women. J Epidemiol Community Health 59(10):818, 2005

Laan E, Everaerd W, van der Velde J, et al: Determinants of subjective experience of sexual arousal in women: feedback from genital arousal and erotic stimulus content. Psychophysiology 32(5):444, 1995

Lai CM, Mak KK, Pang JS, et al: The associations of sociocultural attitudes towards appearance with body dissatisfaction and eating behaviors in Hong Kong adolescents. Eat Behav 14(3):320, 2013

Lancaster CA, Gold KJ, Flynn HA, et al: Risk factors for depressive symptoms during pregnancy: a systematic review. Am J Obstet Gynecol 202(1):5, 2010

Lawyer S, Resnick H, Bakanic V, et al: Forcible, drug-facilitated, and incapacitated rape and sexual assault among undergraduate women. J Am Coll Health 58:453, 2010

Leif H: Inhibited sexual desire. Med Aspects Hum Sex 7:94, 1977

Lenahan LC, Ernst A, Johnson B: Colposcopy in evaluation of the adult sexual assault victim. Am J Emerg Med 16(2):183, 1998

Levine SB. An essay on the nature of sexual desire. J Sex Marital Ther 10:83–96, 1984

Linden JA: Care of the adult patient after sexual assault. N Engl J Med 365:834, 2011

Linden JA: Sexual assault. Emerg Med Clin North Am 17(3):685, 1999

Maartens LWF, Knottnerus JA, Pop VJ: Menopausal transition and increased depressive symptomatology: a community based prospective study. Maturitas 42(3):195, 2002

Manber R, Schnyer RN, Lyell D, et al: Acupuncture for depression during pregnancy: a randomized controlled trial. Obstet Gynecol 115(3):511, 2010

Mangweth-Matzek B, Hoek HW, Pope HG: Pathological eating and body dissatisfaction in middle-aged and older women. Curr Opin Psychiatry 27:431, 2014

Marchbanks PA, Lui KJ, Mercy JA: Risk of injury from resisting rape. Am J Epidemiol 132(3):540, 1990

Marjoribanks J, Brown J, O'Brien PM, et al: Selective serotonin reuptake inhibitors for premenstrual syndrome. Cochrane Database Syst Rev 6:CD001396, 2013

Masters WH, Johnson VE: Human Sexual Response. Boston, Little Brown, 1966

McCann J, Miyamoto S, Boyle C, et al: Healing of nonhymenal genital injuries in prepubertal and adolescent girls: a descriptive study. Pediatrics 120:1000, 2007

Mitchell AM, Bulik CM: Eating disorders and women's health: an update. J Midwifery Womens Health 51(3):193, 2006

Mollen CJ, Goyal MK, Frioux SM: Acute sexual assault: a review. Pediatr Emerg Care 28(6):584, 2012

Morley JE: Sexual function and the aging woman. Ann Intern Med 307, 1992

Morley JE, Kaiser FE: Female sexuality. Med Clin North Am 87(5):1077, 2003

Moses-Kolko EL, Roth EK: Antepartum and postpartum depression: healthy mom, healthy baby. J Am Med Womens Assoc 59(3):181, 2004

Nevatte T, O'Brien PM, Bäckström T, et al: ISPMD consensus on the management of premenstrual disorders. Arch Womens Ment Health 16(4):279, 2013

Newcomb MD, Bentler PM: Dimensions of subjective female orgasmic responsiveness. J Pers Soc Psychol 44(4):862, 1983

Newport DJ, Wilcox MM, Stowe ZN: Maternal depression: a child's first adverse life event. Semin Clin Neuropsychiatry 7(2):113, 2002

Norris ML, Boydell KM, Pinhas L, et al: Ana and the Internet: a review of pro-anorexia websites. Int J Eat Disord 39(6):443, 2006

Palle C, Bredkjaer HE, Ottesen B, et al: Vasoactive intestinal polypeptide and human vaginal blood flow: comparison between transvaginal and intravenous administration. Clin Exp Pharmacol Physiol 17(1):61, 1990

Pauls RN, Kleeman SD, Karram MM: Female sexual dysfunction: principles of diagnosis and therapy. Obstet Gynecol Surv 60(3):196, 2005

Pearlstein TB, Bachmann GA, Zacur HA, et al: Treatment of premenstrual dysphoric disorder with a new drospirenone-containing oral contraceptive formulation. Contraception 72:414, 2005

Peters J, Shackelford TK, Buss DM: Understanding domestic violence against women: using evolutionary psychology to extend the feminist functional analysis. Violence Vict 17 (2):255, 2002

Pinquart M, Duberstein PR: Treatment of anxiety disorders in older adults: a meta-analytic comparison of behavioral and pharmacological interventions. Am J Geriatr Psychiatry 15(8):639, 2007

Pinquart M, Duberstein PR, Lyness JM: Treatments for later-Life depressive conditions: a meta-analytic comparison of pharmacotherapy and psychotherapy. Am J Psychiatry 163(9):1493, 2006

Plaut SM, Graziottin A, Heaton PW: Sexual Dysfunction. Oxford, Health Press Limited, 2004

Polidori MC, Menculini G, Senin U, et al: Dementia, depression and parkinsonism: a frequent association in the elderly. J Alzheimer Dis 3(6):553, 2001

Price J: Injuries in prepubertal and pubertal girls. Best Pract and Res Clin Obstet Gynaecol 27:131, 2013

Rambow B, Adkinson C, Frost TH, et al: Female sexual assault: medical and legal implications. Ann Emerg Med 21:717, 1992

Rush AJ, Trivedi MH, Ibrahim HM, et al: The 16-item quick inventory of depressive symptomatology (QIDS), clinician rating (QIDS-C), and self-report (QIDS-SR): a psychometric evaluation in patients with chronic major depression. Biol Psychiatry 54(5):573, 2003

Sapp MV, Vandeven AM: Update on childhood sexual abuse. Curr Opinion Pediatr 17:258, 2005

Sarrel PM: Sexuality and menopause. Obstet Gynecol 75(4 Suppl):26S, 1990

Sayil M, Gure A, Uçanok Z: First time mothers' anxiety and depressive symptoms across the transition to motherhood: associations with maternal and environmental characteristics. Women Health 44(3):61, 2007

Schwarcz SK, Whittington WL: Sexual assault and sexually transmitted diseases: detection and management in adults and children. Rev Infect Dis 12 (S6):682, 1990

Semmens JP, Wagner G: Estrogen deprivation and vaginal function in postmenopausal women. JAMA 248(4):445, 1982

Shadigian E, Bauer ST: Pregnancy-associated death: a qualitative systematic review of homicide and suicide. Obstet Gynecol Surv 60(3):183, 2005

Shah NR, Jones JB, Aperi J, et al: Selective serotonin reuptake inhibitors for premenstrual syndrome and premenstrual dysphoric disorder: a meta-analysis. Obstet Gynecol 111:1175, 2008

Sharma V, Mazmanian D: The DSM-5 peripartum specifier: prospects and pitfalls. Arch Womens Ment Health 17(2):171, 2014

Shivakumar G, Brandon AR: Antenatal depression: a rationale for studying exercise. Depress Anxiety 28(3): 234, 2011

Sie SD, Wennink JM, van Driel JJ, et al: Maternal use of SSRIs, SNRIs and NaSSAs: practical recommendations during pregnancy and lactation. Arch Dis Child Fetal Neonatal Ed 97(6):F472, 2012

Soares CN, Almeida OP, Joffe H: Efficacy of estradiol for the treatment of depressive disorders in perimenopausal women: a double-blind, randomized, placebo-controlled trial. Arch Gen Psychiatry 58(6):529, 2001

Sommers MS, Schafer J, Zink T, et al: Injury patterns in women resulting from assault. Trauma Violence Abuse 2(3):240, 2001

Srivastava R, Thakar R, Sultan A: Female sexual dysfunction in obstetrics and gynecology. Obstet Gynecol Surv 63(8):527, 2008

Stein D, Kaye WH: Familial aggregation of eating disorders: results from a controlled family study of bulimia nervosa. Int J Eat Disord 26(2):211, 1999

Stoving RK, Hangaard J, Hagen C: Update on endocrine disturbances in anorexia nervosa. J Pediatr Endocrinol 14(5):459, 2001

Straka SM, Montminy L: Responding to the needs of older women experiencing domestic violence. Violence Against Women 12(3):251, 2006

Strumia R: Dermatologic signs in patients with eating disorders. Am J Clin Dermatol 6(3):165, 2005

Stuart S, Koleva H: Psychological treatments for perinatal depression. Best Pract Res Clin Obstet Gynaecol 28(1):61, 2014

Su KP, Huang SY, Chiu TH, et al: Omega-3 fatty acids for major depressive disorder during pregnancy: results from a randomized, double-blind, placebo-controlled trial. J Clin Psychiatry 69(4):644, 2008

Substance Abuse and Mental Health Services Administration: Results from the 2012 National Survey on Drug Use and Health: mental health findings. NSDUH Series H-47, HHS Publication No. (SMA) 13–4805, Rockville, 2013

Tan O, Bradshaw K, Carr BR: Management of vulvovaginal atrophy-related sexual dysfunction in postmenopausal women: an up-to-date review. Menopause 19(1):109, 2012

Task Force on Postovulatory Methods of Fertility Regulation: Randomized controlled trial of levonorgestrel versus the Yuzpe regimen of combined oral contraceptives for emergency contraception. Lancet 352(9126):428, 1998

Thys-Jacobs S: Micronutrients and the premenstrual syndrome: the case for calcium. J Am Coll Nutr 19(2):220, 2000

Tjaden PG, Thoennes N: Extent, nature and consequences of rape victimization: findings from the National Violence Against Women Survey. Washington, National Institute of Justice (NCJ 210346), 2000

Treasure J, Holland AJ: Genetic vulnerability to eating disorders: evidence from twin and family studies. In Remschmidt H (ed): Child and Youth Psychiatry: European Perspectives. New York, Hogrefe and Hubert, 1989, p 59

Trussell J, Ellertson C, Stewart F: The effectiveness of the Yuzpe regimen of emergency contraception. Fam Plann Perspect 28 (2):58, 1996

United Nations General Assembly (UNGA): Declaration on the elimination of violence against women. United Nations General Assembly (UNGA), 1993. Available at: http://www.un.org/documents/ga/res/48/a48r104.htm. Accessed November 19, 2014

Wang M, Seippel L, Purdy RH, et al: Relationship between symptom severity and steroid variation in women with premenstrual syndrome: study on serum pregnenolone, pregnenolone sulfate, 5 alpha-pregnane-3,20-dione and 3 alpha-hydroxy-5 alpha-pregnan-20-one. J Clin Endocrinol Metab 81(3):1076, 1996

Wieczorek K: A forensic nursing protocol for initiating human immunodeficiency virus post-exposure prophylaxis following sexual assault. J Forensic Nurs 6(1):29, 2010

Wirz-Justice A, Bader A, Frisch U, et al: A randomized, double-blind, placebo-controlled study of light therapy for antepartum depression. J Clin Psychiatry 72(7):986, 2011

Wittchen HU, Becker E, Lieb R, et al: Prevalence, incidence and stability of premenstrual dysphoric disorder in the community. Psychol Med 32(1):119, 2002

Wyatt KM, Dimmock PW, Ismail KM, et al: The effectiveness of GnRHa with and without "add-back" therapy in treating premenstrual syndrome: a meta-analysis. BJOG 111:585, 2004

Wyatt KM, Dimmock PW, Jones PW, et al: Efficacy of vitamin B-6 in the treatment of premenstrual syndrome: systematic review. BMJ 318:1375, 1999

Yonkers KA, Brown C, Pearlstein TB, et al: Efficacy of a new low-dose oral contraceptive with drospirenone in premenstrual dysphoric disorder. Obstet Gynecol 106:492, 2005

Yonkers KA, Wisner KL, Stewart DE, et al: The management of depression during pregnancy: a report from the American Psychiatric Association and the American College of Obstetricians and Gynecologists. Gen Hosp Psychiatry 31(5):403, 2009

Yuzpe AA, Smith RP, Rademaker AW: A multicenter clinical investigation employing ethinyl estradiol combined with dl-norgestrel as postcoital contraceptive agent. Fertil Steril 37(4):508, 1982

Zarit SH, Zarit JM: Mental Disorders in Older Adults: Fundamentals of Assessment and Treatment. New York, Guilford Press, 1998

# 第十四章

# 小儿妇科

小儿妇科是一门独特的亚专科，包含了普通儿科、妇科、生殖内分泌、儿科内分泌和小儿泌尿外科等专科的相关知识。因此，在治疗特定的患者时可能需要一个或多个领域的临床医师相互协作。

儿童的妇科疾病与发生在成年女性的妇科疾病可能有很大不同。即使是简单的外生殖器检查也有明显的区别。全面而透彻地理解这些差异，有助于诊断该年龄组的各种妇科异常。

## 一、生理学和解剖学

### 1. 下丘脑 - 垂体 - 卵巢（HPO）轴

神经内分泌系统存在着一连串精密调控的事件，来调节女性生殖系统的发育。胚胎宫内发育时期，促性腺激素释放激素（GnRH）神经元在嗅板形成。孕11周时，这些神经元经过前脑迁移到下丘脑弓状核（图16-5），它们形成的轴突延伸至正中隆起以及垂体门脉系统的毛细血管丛（图15-11）。促性腺激素释放激素是一种十肽激素，它以脉冲的方式从神经元释放到垂体门脉丛，并受到高级皮质中枢的调控。在孕中期，GnRH"脉冲发生器"刺激垂体前叶分泌促性腺激素，即卵泡刺激素（FSH）和黄体生成素（LH）。促性腺激素继而脉冲式地刺激卵巢合成和释放甾体类性激素；同时，生殖细胞分裂和卵泡发育开始加速，到孕5个月时形成6百万到7百万个卵母细胞。到孕晚期，性腺激素负反馈调节垂体促性腺激素和下丘脑GnRH的分泌。在这个时期，卵母细胞通过经基因相关的凋亡过程数量不断减少，到出生时剩下1百万到2百万个（Vaskivuo，2001）。

出生后，由于胎盘来源的雌激素水平下降，FSH和LH的水平会反应性地急剧升高，在出生的头3个月达到最高峰（图14-1）。促性腺激素水平的短暂上升使性腺激素的浓度亦升高，这也是新生儿乳房隆起、内膜脱落引起的少量出血、短期出现卵巢囊肿和阴道白色黏性分泌物的原因。经过这最初的几个月之

后，到1~2岁时促性腺激素水平逐渐下降到青春期前水平。

因此，所述儿童时期的特征是低血浆卵泡刺激素、黄体生成素和雌二醇。通常雌二醇 < 10 pg/ml，黄体生成素 < 0.3 mIU/ml。一旦怀疑性早熟，即应检测这两种激素（Neely，1995；Resende，2007）。在儿童期，卵泡发育和闭锁均在卵巢里活跃地进行，因此，到青春期，仅存30 ~ 50万个卵母细胞（Fritz，2011）。

### 2. 解剖学

在儿童发育过程中，盆腔的解剖结构也会发生改变。新生儿期，B超测量子宫长约3.5 cm，宽约1.5 cm。由于宫颈明显大于宫体，新生儿的子宫是呈铲状的（图14-2）（Nussbaum，1986）。内膜回声很普遍，这也反映了前述的性腺类固醇激素短暂升高。大约25%的新生女婴宫腔内可见液体。卵巢体积 ≤ 1 cm³，其内常见小囊肿（Cohen，1993；Garel，2001）。

儿童期，子宫长度2.5 ~ 4 cm，因为宫颈和宫体长度相当，子宫管状。卵巢的大小随年龄的增大而增大，体积2 ~ 4 cm³（Ziereisen，2005）。

### 3. 青春期改变

青春期标志着从儿童向性和生殖功能成熟的正常生理转变。在这个时期，下丘脑、垂体和卵巢等第一性征开始了复杂的成熟过程。这种成熟导致第二性征包括乳房、阴毛、腋毛和生殖器的发育，同时引起生长加速。青春期的每个激素和解剖结构上的标志性改变都代表着"正常"转变。

1969年，Marshall和Tanner记录了192名英国女学生的乳房和阴毛发育情况，并创立Tanner分期法来描述青春期的发育（图14-3）。大多北美女性的青春期变化开始于8 ~ 13岁之间（Tanner，1985）。发生在此之前或之后则分别归为性早熟或青春期延迟，需要进行病情评估。女性一般在接近10岁时乳

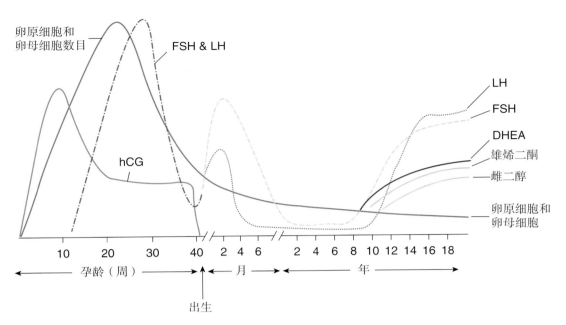

**图 14-1** 出生前后卵母细胞数目和激素水平的变化（DHEA = 脱氢表雄酮；FSH = 卵泡刺激素；HCG = 绒毛膜性腺激素；LH = 黄体生成素）（Reproduced with permission from Fritz M，Speroff L：Clinical Gynecologic Endocrinology and Infertility，8th ed. Baltimore：Lippincott Williams & Wilkins；2011.）

房开始发育，称为乳房萌发，是青春期的初始体征（Aksglaede，2009；Biro，2006）。也有少数女性最先出现阴毛生长，亦称为阴毛初现。乳房和阴毛开始发育后，少女从 10.5 到 13.5 岁约 3 年期间，会经历一段身高加速生长的过程，称为生长加速。

这些最初的人口学研究显示，美国女孩有提早出现乳房萌发和月经初潮趋势。青春期启动时间的差异与种族和高体重指数（BMI）是相关的（（Biro，2013；Rosenfield，2009）。例如，较高的 BMI 与青春期发育提前相关。白种人女孩月经初潮的平均年龄是 12.7 岁，而黑种人女孩要早半年，即是 12.1 岁（Tanner，1973）。

## 二、妇科检查

青少年在 18 岁后可由本人同意接受医学检查和

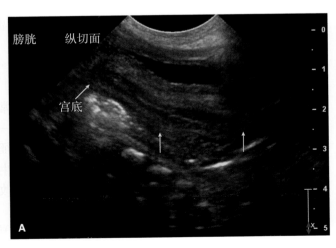

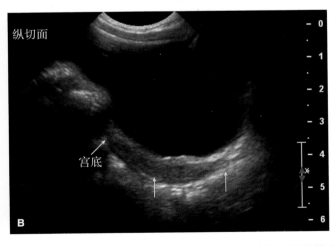

**图 14-2** 经腹盆腔超声。**A.** 正常新生儿子宫。这张 3 日龄婴儿的盆腔中线纵切面超声图像显示子宫位于膀胱后方，黄色箭头分别标示了宫底、峡部和宫颈。宫颈的前后径（AP）大于宫体，形成一个锅铲状的子宫。由于母体和胎盘激素的作用，宫腔内膜线状回声清晰可见。**B.** 正常青春期前子宫。这张 3 岁女婴的盆腔中线纵切面超声图像显示子宫位于膀胱后方。黄色箭头分别标示宫底、峡部和宫颈。子宫呈均匀低回声。宫颈前后径等于宫体前后径，使子宫呈管状（Used with permission from Dr. Neil Fernandes.）

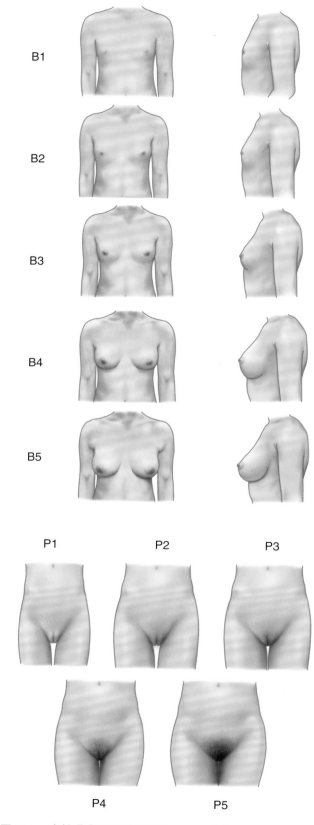

图 14-3　女性乳房和阴毛发育的 Tanner 分期

治疗。在此之前，根据各国家地区的法律规定是否给予未成年人自行同意某些特殊医疗保健的权利，例如：紧急避孕、滥用药物、性传播疾病的治疗等。通常法律上也允许已经独立的、与父母分开居住的或怀孕的未成年女性自行同意进行检查。详细请见 Guttmacher 研究所公示的有关未成年人许可权的法律概述（网址：www.agi-usa.org）。

　　儿科医师每年为女童进行的常规体检大体包括乳房和外生殖器的检查。此类检查往往可发现外观明显的先天性畸形，比如处女膜闭锁。另外，当家长或女孩有特别的主诉时，比如外阴阴道疼痛、皮疹、出血、异常分泌物或者损伤，也需要对该部位进行妇科检查。

　　进行妇科检查的时候，父母或监护人应当在场，这样可以让孩子明白这种检查是经许可的。同时，医师可利用这个机会告知家长检查结果以及可能采取的治疗措施，也可以强调有无他人不恰当接触女童生殖器的可能，以及父母留意这种情况是否发生的重要性。但是，在青春期的中晚期，出于隐私的考虑，家长最好不要陪同患者接受体检。

　　诊室内布置"儿童友好"的物品或贴画，采用分散注意力的谈话，可以有效缓解儿童接受检查时的恐惧心理。同样，用合适的解剖模型向患儿解释检查过程，可以缓解焦虑。一般应当从相对威胁性较小的检查开始，如检查耳朵、咽喉、心脏和肺。乳房可以运用视诊法。外生殖器的检查最好让患儿以蛙腿位或胸膝位进行，以方便充分暴露。有时，患儿坐在父母的大腿上检测会感觉更舒服。如果家长坐在椅子上或者检查床上，可以让小儿跨坐在自己的大腿上（图 14-4）。

　　患儿摆好体位后，检查者可用拇指和示指轻轻分开双侧阴唇，以便观察阴道口、处女膜和阴道下段（图 14-5）。除非怀疑有异物、肿瘤或者阴道出血，阴道内诊一般是不用的。如必须内诊，则最好在全身麻醉后进行。阴道内镜检查时，可以利用宫腔镜或膀胱镜来提供灌注和照明，使用生理盐水作为膨充介质（图 14-6），检查者可用手将双侧大阴唇合拢，堵住阴道口，以利于阴道扩张。

## 三、阴唇粘连

　　小阴唇间的粘连起始于阴唇后部中线处小的融合，通常是无症状的。这种融合可能仅留下一个小的查体异常，也可能进一步粘连至阴蒂从而使阴道口

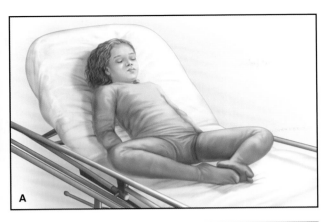

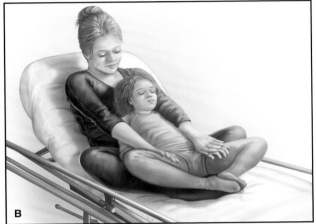

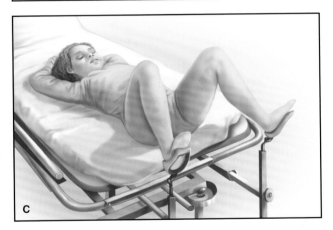

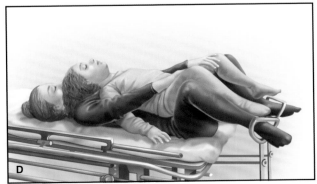

**图 14-4** 患儿体检的体位（A ~ D）

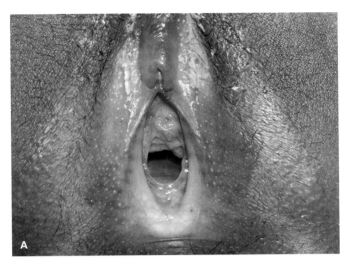

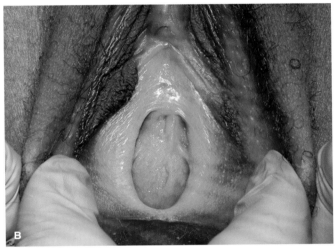

**图 14-5** **A.** 正常青春期前生殖器；**B.** 处女膜闭锁

完全闭锁。也称为阴唇黏着，这种粘连可见于 1% ~ 5% 的青春期前女童，以及约 10% 的 1 岁以内女婴（Berenson，1992；Christensen，1971）。

阴唇粘连形成的原因不明，可能与低雌激素有关。典型的阴唇粘连发生于低雌激素环境——即在女婴及女童中发生，而通常青春期后粘连会自发松解（Jenkinson，1984）。此外，外阴上皮溃疡也可能是引起阴唇粘连的部分原因。例如，已发现阴唇粘连与外阴硬化性苔藓、单纯疱疹病毒感染以及性虐待后的外阴创伤有关（Berkowitz，1987）。

依靠视诊即可诊断阴唇粘连。其表现为大阴唇外观正常，而小阴唇间融合形成非常薄的分界线或脊（图 14-7）。严重而广泛的阴唇粘连可能导致仅在阴唇内侧紧贴阴蒂下方处剩余一针孔样通道，这个小开口可能会导致粘连后方尿池形成以及点滴状排尿。在

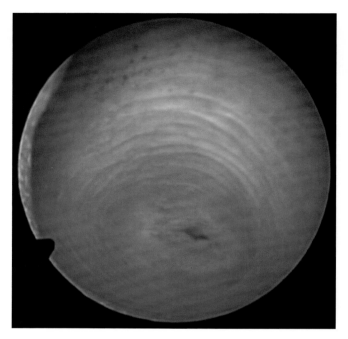

图 14-6 阴道镜下 8 岁女童的阴道图片。可见宫颈几乎与近端的阴道平齐，这是典型的青春期前女性宫颈的表现

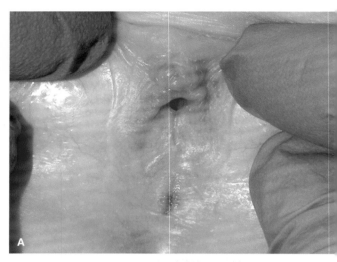

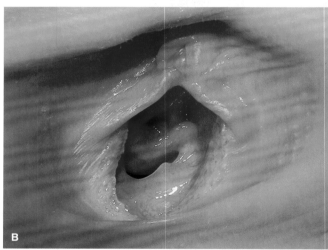

图 14-7 阴唇粘连。A. 小阴唇粘连于中线；B. 处理后恢复正常解剖

这些情况下，尿路感染或尿道炎亦可能随之发生。

根据瘢痕程度和症状不同，阴唇粘连的治疗方式也不同。在许多情况下，如果患者无症状，阴唇粘连不须治疗，因为随着患者进入青春期后雌激素水平上升，阴唇粘连常会自动分离。然而，如果阴唇粘连广泛且伴有尿路症状，则需要雌激素乳霜治疗，每日 2 次连用 2 周，然后每日 1 次，继用 2 周。将如豌豆大小量的雌激素乳霜置于手指或棉签上，然后涂抹在粘连部位。在应用雌激素乳霜期间，可辅以向外侧轻柔牵拉大阴唇的动作从而促进粘连分离。同样，也可以用棉签轻轻地分离粘连。在粘连分离后，可每晚使用凡士林或维生素 AD 软膏连续 6 个月，以降低复发的风险。如果几个月或几年后再次形成粘连，可使用同样的治疗方法。但是有时雌激素乳霜过度使用，亦可能会发生局部刺激、外阴色素沉着和轻微的乳腺发育。这种情况下应停止局部应用雌激素乳霜，上述副作用在停后药是可以逆转的。另外，亦可使用 0.05% 倍他米松乳膏，每日两次，共 4 ～ 6 周（Mayoglou，2009；Meyers，2006）。

不提倡在门诊没有麻醉的情况下手法分离阴唇粘连，因为这会导致患儿明显的疼痛，且粘连容易复发。然而，如按照前文所述方法使用雌激素后阴唇粘连仍然存在，可在粘连脊处使用 5% 利多卡因软膏几分钟后尝试分离阴唇粘连。

如果分离不易进行或患儿不能耐受，建议在手术室全身麻醉下手术分离粘连。阴唇融合的中线分离，也叫做阴唇成形术，使用电刀的尖端，并且不需要缝合。为防止手术后再次粘连，应在术后每晚使用雌激素乳霜连用 2 周，然后每晚使用润肤霜连用至少 6 个月。

## 四、先天性解剖异常

几种解剖上的和苗勒管发育的异常可表现为青春期早期月经流出障碍。这部分将会在 18 章进行详述，其中最常见的流出障碍有处女膜闭锁、阴道横隔、宫颈阴道发育不全、非交通性宫角阻塞以及阴道斜膈综合征（半侧阴道阻塞伴有同侧肾缺如）（Smith，2007）。这类情况常是青春期少女以原发性闭经以及周期性腹痛前来就诊时得以诊断的，而患有阴道斜膈综合征或宫角阻塞的青春期少女可有月经，表现为行经 6~9 个月痛经进行性加剧。

## 五、外阴炎

### ■ 1. 过敏性和接触性皮炎

　　外阴炎可单独发生或与阴道炎同时发生。在瘙痒和皮疹的病因中，过敏性皮炎和接触性皮炎较为常见，而特应性皮炎（湿疹）和牛皮癣较少见。尽管过敏性和接触性皮炎的病理生理机制不同，其临床表现往往是相似的。患儿可能出现皮肤红肿，并在鲜红皮肤基础上形成水疱或丘疹。然而，对于慢性病例则可能会出现皮肤皱缩、皲裂以及苔藓样硬化。因此，应该详细记录既往史，如卫生水平、禁欲程度和暴露于潜在皮肤刺激物的情况。

　　典型的诱因包括：泡沫浴和肥皂、洗涤剂、纤维柔软剂和干衣剂、漂白剂和香味或彩色卫生纸（表4-1）。外用乳霜、洗液和软膏可以减轻局部症状，但对于某些儿童这些本身也可能是刺激物。大多数情况下，去除诱发因素并坚持每天坐浴 1 或 2 次即可。具体方法为将 2 匙碳酸氢钠放入温水中，然后坐浴20 min。如果瘙痒症状严重，则可能需要给予盐酸羟嗪 2 mg/(kg·d)，分 4 次口服；或者外用 2.5% 氢化可的松乳霜，每日 2 次，连用一周。除化学刺激外，由于接触尿液和粪便，幼儿可能会发生尿布性皮炎。改善的方法包括经常更换尿布以保持皮肤干燥，或者使用润肤霜，如凡士林或维生素 A D 软膏保护皮肤。

### ■ 2. 外阴硬化性苔藓

　　外阴炎亦可能是由硬化性苔藓导致，表现为外阴皮肤颜色变白、皱缩、羊皮纸样以及偶有皲裂。病变常呈对称性，在外阴和肛周可形成"沙漏"样的圆形病损（图 14-8）。偶尔，外阴也可能发展为深紫色瘀斑，并可能会出血。如果不及时治疗，随着时间推移，可能会出现阴蒂周边区域的瘢痕形成、小阴唇变薄及阴唇系带开裂出血。

　　类似于阴唇粘连，硬化性苔藓可能是由于低雌激素或者炎症发展而来。硬化性苔藓常见于绝经后妇女并可能与外阴恶性疾病相关。相反，在患硬化性苔藓的儿童患者中没有发现这种关联。硬化性苔藓的具体

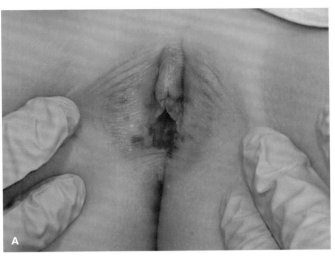

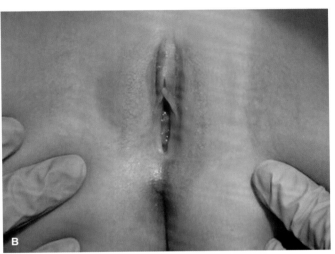

**图 14-8**　硬化性苔藓治疗前后对比。**A.** 大阴唇可见菲薄、羊皮纸样皮肤，大、小阴唇瘀斑，以及肛周皮肤轻度病变，外阴及肛周受累区域形成"8"字样病损范围；**B.** 皮肤质地及瘀斑情况在治疗后明显改善（Used with permission from Dr. Mary Jane Pearson.）

病理生理机制尚不明确。由于其与 Graves 病、白癜风和恶性贫血相关，推测自身免疫过程可能参与其发病。在孪生姐妹中以及队列研究的结果提示硬化性苔藓的发生与遗传因素有一定相关（Meyrick Thomas，1986；Sherman，2010）。

　　硬化性苔藓患儿可能表现为严重的外阴瘙痒、不适、出血、脱皮，以及排尿痛，通过视诊即可做出诊断。然而在一些罕见情况下，由于缺乏典型的皮肤病损，可能需行外阴组织病理学检查确诊。

　　硬化性苔藓的治疗可局部用糖皮质激素乳膏如2.5% 氢化可的松，每晚涂抹于外阴，连续 6 周。如果症状改善，用药剂量可降为 1%，续用 4~6 周。

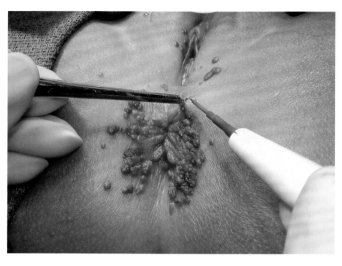

图 14-9　青春期前女童广泛会阴和外阴尖锐湿疣的手术切除

之后，建议继续使用基础性油膏并严格注意个人卫生。严重病例则可能需要使用更强效的糖皮质激素如 0.05% 的丙酸氯倍他索（temovate），每日 2 次连用 2 周，起始剂量可因人而异，然后逐渐减成每周 1 次，睡前使用。幼儿硬化性苔藓的长期预后情况目前是尚不明确的，尽管有病例报道幼儿外阴硬化性苔藓在青春期得到彻底解决，一组小样本的病例分析结果显示高达 75% 的患儿病变可持续至青春期或在青春期复发（Berth-Jones，1991；Powell，2002；Smith，2009）。

### 3. 感染

一些常见的感染病原体包括 A 族溶血性链球菌、假丝酵母菌，及蛲虫都可能会引起青春期前的外阴炎。A 族溶血性链球菌感染可能表现为外阴及阴道口潮红，患儿可能会有排尿痛、外阴疼痛、外阴瘙痒或出血等症状。多数情况下，依据外阴阴道分泌物培养和临床检查可做出诊断。A 族溶血性链球菌感染可使用一代青霉素或头孢菌素，或其他适当的抗生素治疗 2 ~ 4 周。

念珠菌感染在青春期前女童中是罕见的，常发生于出生后的第一年内、使用抗生素后或患有青春期糖尿病或免疫功能不全的情况，典型表现为红色、高于皮面且边界清楚的皮疹，以及偶尔可见的卫星病灶。阴道分泌物镜检时以 10% 氢氧化钾（KOH）处理有助于找到菌丝（图 3-6）。治疗方法主要是每日 2 次应用抗真菌乳膏涂抹外阴，如克霉唑、咪康唑及布康唑，连用 10 ~ 14 天或者直到皮疹消失。

蠕行住肠蛲虫，也称为蛲虫，是严重外阴瘙痒的原因之一。夜间瘙痒是由于肠道感染的这些约 1 cm 长的细线状白色蠕虫，往往晚上从肛门出来。晚上父母用手电筒观察这些区域，可在肛周识别出蛲虫。胶带试验的做法是在清晨时用一块胶带紧压肛门周围，然后将胶带固定在玻片上，在显微镜下观察虫卵。治疗方法为阿苯达唑 200 ~ 400 mg 单剂量使用，可嚼服。

## 六、外阴阴道炎

出生后几个月后，由于雌激素水平下降，外阴阴道上皮变薄萎缩。由于这一变化，外阴阴道更容易受到刺激和感染，直至青春期才恢复。外阴阴道炎是常见的青春期前疾病。发生在这个年龄段的外阴阴道炎中有 3/4 都是非特异性的，其分泌物培养结果往往提示"正常菌群"。其余情况下，一些感染性病原体也可能会遇到，这将在后面讨论。

非特异性外阴阴道炎具体发病机制尚未明确。目前已知的可导致外阴阴道炎的因素如表 14-1 所示。非特异性外阴阴道炎的主要症状包括外阴瘙痒、外阴红肿、阴道排液、排尿疼痛，及分泌物异味。许多儿童及青少年由于没有性生活不能耐受窥器检查，但阴道拭子细菌培养通常可以做到。对于非特异性外阴阴道炎，培养通常只能分离到正常菌群。若培养结果显示肠道菌群，则考虑可能为粪便需氧菌污染。非特异性外阴阴道炎的治疗首先应纠正潜在的诱因。瘙痒和炎症反应可以局部使用低浓度的类固醇激素如 1% 或 2.5% 氢化可的松。偶尔情况下，严重的瘙痒可能导致继发细菌感染，此时则需要口服抗生素治疗。常用的口服药物包括阿莫西林、阿莫西林克拉维酸复合制剂，或者同等级的头孢菌素类，7 ~ 10 天为一个疗程。

表 14-1　儿童外阴阴道炎原因

| |
|---|
| 外阴卫生差 |
| 肛门与阴道口距离短 |
| 排便后由前向后擦拭不充分 |
| 缺乏阴唇脂肪垫和阴毛 |
| 外阴阴道上皮缺乏雌激素的影响 |
| 阴道异物 |
| 化学刺激如肥皂 |
| 湿疹或皮脂溢 |
| 慢性病或免疫力的改变 |
| 性虐待 |

感染性外阴阴道炎常常出现有臭味的、黄色或绿色的脓性分泌物，此时常规需要做阴道分泌物细菌培养。呼吸道病原体 A 族溶血性链球菌是青春期前女童感染性外阴阴道炎最常见的病原体，有 7% ~ 20% 的病童为此种病菌感染（Pierce，1992；Piippo，2000）。治疗 A 族溶血性链球菌可口服阿莫西林，40 mg/kg，每天 3 次，连用 10 天。其他呼吸道病原体如流感嗜血杆菌、金黄色葡萄球菌和肺炎链球菌也可能是致病菌，相对较为少见。肠道致病菌如志贺菌和耶尔森菌也可在阴道分泌物细菌培养中发现。志贺菌感染的典型表现为黏液脓血性分泌物，通常会伴有腹泻。其治疗是口服甲氧苄啶磺胺甲噁唑合剂（TMP-SMZ，复方新诺明），剂量为 6 ~ 10 mg/（kg·d），分为每 12 h 一次给药（Bogaerts，1992）。

在前文 13 章中已讨论，性虐待也会导致感染，其病原体包括淋球菌、沙眼衣原体、单纯疱疹病毒（HSV）、阴道毛滴虫，及人乳头状瘤病毒（HPV）。此类感染在女童中的临床表现与成人感染的表现相似。围产期垂直传播和潜伏期的存在可使部分感染持续至婴儿期和儿童期（第 13 章）。长潜伏期和多种传播方式使得 HPV 感染的源头难以追溯（图 14-9）（Unger，2011）。即便如此，当怀疑患儿因受到性虐待而患有性传播疾病时必须上报有关儿童保护部门。

## 七、生殖道创伤

青春期前的外阴因为缺少阴唇脂肪垫而缺乏对钝器伤害的保护。此外，儿童从生理角度更加活跃，这也增加了损伤的危险。

幸运的是，大多数外阴损伤是钝性的、轻微的并且偶发。然而，利器穿透伤会造成外阴阴道区域更严重的伤害。需考虑性伤害或身体虐待的情况。生殖道损伤的处理在第四章还会有更详细的讨论。

## 八、卵巢肿瘤

卵巢包块，尤其是囊肿，在儿童期常见。它们可以在产前通过母亲做 B 超或青春期前和青春期被发现和评估。尽管大部分是良性的，这个年龄组大约 1% 的恶性肿瘤是卵巢来源的（Breen，1977，1981）。

典型的胎儿和新生儿卵巢囊肿是囊性特征，在母亲做 B 超过程中偶然发现。尽管胎儿卵巢囊肿的真实发病率尚不清楚，但据报道，30% ~ 70% 的女性胎儿有囊性发育（Brandt，1991；Lindeque，1988）。多数胎儿囊肿是由母体宫内激素的刺激引起的。那些在新生儿期和婴儿期发生的卵巢囊肿，与出生后母胎激素的撤退引起的促性腺激素激增有关。它们通常是单纯囊肿、单侧发生、无症状，无论它们是单纯性的还是复杂性的，通常在 4 个月内自行消失。恶性肿瘤的风险很低。囊肿破裂、囊内出血、内脏压迫及扭转导致的卵巢或附件坏死导致卵巢或附件切除都是少见的合并症。

对于直径小于 5 cm 的无症状的胎儿或新生儿囊肿，恰当的处理是每 4 ~ 6 周随访和超声检查一次（Bagolan，2002；Nussbaum，1988；Papic，2014）。对于直径大于 5 cm 的单纯囊肿，有报道经皮穿刺囊液吸取以防止扭转（Bryant，2004；Noia，2012）。大的、复杂的、出生后不能自行消失的卵巢囊肿需要手术切除。

儿童期大多数卵巢包块是囊性的，症状表现各不相同。无症状囊肿可以在腹部检查或因其他指征做超声检查时偶然发现。大囊肿可增加腹围或引起慢性疼痛。分泌激素的囊肿可导致同性或异性性早熟，因此需要对青春期早期发育的迹象进行评估。此外，破裂、出血或扭转会引起与成人相似的急腹痛。

青春期前儿童不能耐受经阴道的超声检查探头，因而此年龄组更经常使用经腹部盆腔超声。如果怀疑成熟囊性畸胎瘤（皮样囊肿），计算机断层扫描（CT）有助于诊断，因为 CT 更容易识别脂肪。尽管磁共振成像（MR）在评价先天性苗勒管发育异常中更有优势，但在卵巢包块的诊断上不如盆腔超声更有帮助。儿童和青春期发现的最常见的复杂囊肿是生殖细胞肿瘤，尤其是良性的成熟囊性畸胎瘤（Panteli，2009）。恶性生殖细胞肿瘤或上皮性卵巢肿瘤是罕见的（Schultz，2006；Tapper，1983）。

与胎儿和新生儿期一样，无分隔或囊内异常回声的卵巢单纯囊肿可以通过定期的超声检查来监测。多数小于 5 cm 的卵巢囊肿会在 1 ~ 4 个月消失（Thind，1989）。持续存在或长大的囊肿必须手术干预，建议做腹腔镜。理想的处理包括保留生育的卵巢囊肿切除而保留正常卵巢。

青春发育后，青少年和成人一样，卵巢囊肿很常见，治疗参照第九章所述的成人附件包块。

## 九、乳腺发育和疾病

有些新生儿经胎盘通路受来源母亲激素的影响而在宫内发生轻微的乳腺发育。同样，新生儿乳腺会产生女巫乳,那是一种白色的双侧乳头溢液,同样是母亲激素刺激的结果。这两个现象都是短暂的,几个星期或几个月后消失。

在青春期,卵巢激素影响下,乳腺腺泡迅速发育。乳腺小叶上皮进一步增生,并被更多沉积的脂肪组织分开。这样的乳腺发育,又名乳房初长,大多数女孩开始于 8 ~ 13 岁。早于 8 岁的乳房初长或晚于 13 岁仍不出现乳房初长考虑异常,需要进一步检查。

乳腺检查开始于新生儿期并延伸至青春期前和青少年期,因为任何年龄组都可能出现异常。评估包括目测有无副乳、炎症、脂肪瘤、纤维腺瘤和过早乳房初长。

### 1. 多乳头

副乳,也称多乳头,很常见,1% 的患者可注意到。最常见的是沿着胚胎发育的乳线上发现的小乳晕和乳头,乳线从腋窝开始至于双侧腹股沟。副乳通常无症状,不需要切除。然而,极少数情况下,副乳可能含有腺体组织,可导致疼痛、溢液或纤维腺瘤的生长。

### 2. 早发乳房初长

发育早的,有些女孩乳房初长早于 8 岁,通常见于 2 岁前。这种乳房的过早成熟称为早发乳房初长。它不同于性早熟,这因为它是自限性的并且孤立发生不伴有青春期发育的其他体征。当监测中发现微小的乳腺组织生长或乳晕发育,但患者的身高(为排除生长陡增而测量的)处于既定的百分比生长曲线内,可怀疑早发乳房初长。仅监测身体生长和乳腺发育就足够了。但对于那些伴身高体重增长或其他青春期变化的,需要进行额外的性早熟检查。因此,要求分析患者的生长曲线和坦娜分期、放射骨龄研究以及促性腺激素的测定。

伴随儿童的发育,他们的骨骼大小和形状发生变化。这些变化可以在放射线下看到并与年龄相关。因此,放射学上的"骨龄"是指儿童一般达到骨成熟某一特定阶段的平均年龄。性早熟女孩雌激素超量显示生长加速,骨龄快速增长,由于骨龄过高,身高生长过早终止,最终身高矮小。骨的许多部位可以测骨龄,目前手及腕部是最常用的部位。

如果骨龄和年龄一致都低于年龄的 2 个标准差,则提示早发乳房初长。但如果骨龄超前 2 年以上,青春期已启动,建议对性早熟进行评估。对于单纯乳房过早初长的病例,血清雌二醇水平可以轻度升高,

这在极低出生体重的新生儿中更常见(Klein,1999;Nelson,1983)。此外,血清促性腺激素水平在青春期前范围。在多数情况下,过早乳房发育可逆或稳定下来,治疗包括密切监测性早熟其他征象。

### 3. 乳房形状

13 ~ 14 岁青春期女孩乳房发育的早期,乳房形态生长经常是不对称,病因尚不清楚。尽管某些情况下,在乳腺发育的早期有运动损伤或手术创伤导致不对称(Goyal,2003;Jansen,2002),应做乳腺检查以排除腺纤维瘤或囊肿。如果没有发现肿块,每年做乳腺检查确定不对称的范围和持续时间。大多数情况下,乳腺不对称会伴随乳腺发育成熟而自行解决(Templeman,2000)。因此,在乳腺发育完全后,才决定是否采取手术干预。到那时,青少年可以使用定型胸罩或假体植入已确保着装时的对称。

没有乳房肿块的异常增大的乳房在青春期很少发生。这样的乳房肥大会引起背痛、肩带压力,从而引起肩不适、驼背,及心理困扰。这些年轻妇女经常寻求乳房缩小术,但应迟至乳房发育完全后手术,这是通过连续的乳房测量确定的,通常年龄在 15 ~ 18 岁。

结节状乳腺是另一种生长变异(图 14-10),伴随正常乳房发育,乳房腹侧面的生长使乳晕向前突出并基底增大。在一些青少年,筋膜与皮下肌肉紧密粘连,抑制了周围乳腺组织生长。乳腺生长被迫向前,称作结节状乳腺。这种生长也可能是由于先天性、代谢性或内分泌因素导致乳腺发育不良的女孩给予外源性雌激素替代治疗而形成的。在这种情况下,为了避免结节状乳腺发育,激素替代要从小量开始,随时间推移逐渐加量。例如,经皮吸收雌激素(雌激素皮贴)0.025 mg,每周 2 次,6 个月,随后递增,每 6 个月增加一次剂量,从 0.05 mg、0.075 mg,最终达到 0.1 mg,每周 2 次。醋酸甲羟孕酮(安宫黄体酮)10 mg/d 每月 12 天诱发撤退周期。一旦雌激素皮贴剂量达到 0.1 mg 每日,患者方案可以变更为低剂量口服避孕药替代。

### 4. 无乳房发育

先天性无乳腺组织,称作无乳症,是很罕见的。更常见的是低雌激素水平疾病导致乳房发育不足,如青春期发育迟缓、慢性疾病、波兰综合征、放疗或化疗、先天异常如特纳综合征或者高强度运动。要针对病因学治疗,例如一旦比赛运动员结束了运动生涯,乳腺可以自发开始发育而不用激素治疗。相反,为了

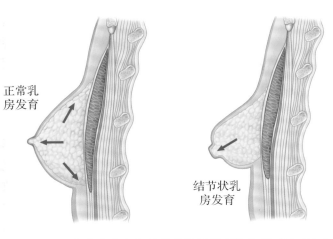

正常乳房发育

结节状乳房发育

**图 14-10**　正常乳房发育和结节状乳房发育的比较（Modified with permission from Grolleau JL，Lanfrey E，Lavigne B，et al：Breast base anomalies：treatment strategy for tuberous breasts，minor deformities，and asymmetry，Plast Reconstruct Surg 1999 Dec；104（7）：2040-2048.）

促进乳房发育及预防骨质疏松性腺发育不良的患者需要某种形式的激素替代，正如前文所述。

### ■ 5. 乳腺包块或感染

少女主诉乳腺肿块，常常反映纤维囊性变化。表现为不协调的或差别大的带状增厚。为区分包块常选择超声分辨囊性和实性并辨别囊肿的性质（Garcia，2000）。相反，乳腺照相在评估儿童和青少年乳腺组织中作用有限，在年轻的正在发育中的致密乳房其敏感性和特异性都受限，假阳性率高（Williams，1986）。

事实上，乳腺囊肿是偶尔发现，几星期至几个月后自行消失。如果囊肿大，持续存在，有症状，可以在门诊局麻下细针穿刺。

同样，儿童和青少年的乳腺肿块大部分是良性的，包括正常但不对称的腺泡生长、纤维腺瘤、纤维囊性增生、淋巴结或脓肿。在青少年最常识别出的乳腺包块是纤维囊性增生，占包块的 68% ~ 94%（Daniel，1968；Goldstein，1982）。幸运的是，儿童群体的乳腺癌是罕见的。这群人发现乳癌合并乳腺包块不到 1%（Gutierrez，2008；Neinstein，1994）。儿科以往接受放射线的患者可以发展原发乳腺癌，特别是直接胸壁治疗的。此外，有癌症的要考虑转移性疾病。

乳腺肿块的治疗，包括观察、针刺活检和外科切除。小的无症状的肿块考虑纤维增生，可选择观察或者在许多情况下可以微创操作组织诊断，例如细针穿

刺。此外，可选择超声引导下经皮芯针活检。大的有症状的、进行性生长的包块倾向于切除（第 12 章）。对于任何未手术切除的包块，推荐临床随访保证其稳定性。

儿童的乳腺炎少见，发病呈双峰分布——新生儿期、大于 10 岁的儿童。病因尚不清，但与这两个时期乳腺增大有关。经常分离出金黄色葡萄球菌，脓肿形成比成人更多见（Faden，2005；Montague，2013；Stricker，2006）。在青少年，感染还与哺乳、怀孕、性交前的创伤性活动、切开、隆乳及乳头打孔有关（Templeman，2000；Tweeten，1998）。感染用抗生素治疗，脓肿形成时需要引流。

## 十、阴道出血

由于出生后母体的激素撤退的影响，出生第一周的新生儿有的出现阴道出血，一般出血几天后自行消失。但是青春期前儿童的出血需要谨慎评估（表 14-2）。多数情况下这些女孩的阴道出血是由于局部因素，简单的病史和体检可以查明。诊断偶尔需要麻醉下盐水阴道镜检查，特别是当阴道上部发现有异物时（图 14-11）。

## 十一、性早熟

在两性均可以见到早期青春期发育，女性更常见，性比例为 23：1（Bridges，1994）。对于女孩，性早熟从病史上定义为乳腺或阴毛在 8 岁以前发育。然而，HermanGiddens 和同事（1997）注意到美国女孩青春期发育的年龄比文献报道的更早。此外，还存在种族差异。黑种人女孩青春期发育最早，其次是西班牙裔和白种人女孩。因此，对这部分女孩没有必要做性早熟的评估，有人建议降低评估的年龄界限

**表 14-2　儿童阴道出血的原因**

| |
| --- |
| 异物 |
| 生殖道肿瘤 |
| 尿道脱垂 |
| 萎缩性硬化性苔藓 |
| 外阴阴道炎 |
| 尖锐湿疣 |
| 外伤 |
| 性早熟 |
| 使用外源性激素激素 |

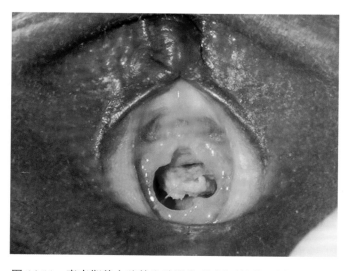

图 14-11　青春期前女孩外生殖器发现残留的厕纸异物

（Herman-Giddens，1997；Kaplowitz，1999）。

过早的青春期发育有一系列诱因。根据发病机制分类，包括中枢性性早熟、外周性性早熟、异性性早熟，及正常青春期的时序变化。多数来评估的女孩可见正常的青春期发育，仅仅比标准时间有所提前，而不是可辨别的病理因素。然而，由于许多潜在的性早熟的潜在病因都带有显著的后遗症，性早熟的女孩一旦识别，必须充分评估。

### 1. 中枢性性早熟（促性腺激素依赖）

下丘脑 - 垂体 - 卵巢轴过早激活脉冲性 GnRH 分泌，促性腺激素的形成增加，因而性腺激素的水平增加。中枢性性早熟通常被称为真性性早熟，很罕见，普通人群中 5000 ～ 10 000 个人中就有一个（Partsch，2002）。中枢性性早熟最常见的病因是先天性的，然而，必须排除中枢神经系统的损伤（表 14-3）。

中枢性性早熟的症状与正常青春期相似，只是年龄更早。如表 14-4 所示，检查包括手及腕部骨龄放射线测量。患病女童可见骨骼早熟。此外，血 FSH、LH 和雌二醇水平随着年龄增长而升高，通常处于青春期。然而在早期，FSH 和 LH 水平仅在晚上升高，GnRH 刺激试验可能会有所帮助。在亮丙瑞林刺激期间获得基线 FSH、LH 和雌二醇水平。亮丙瑞林 20 μg/kg；不超过 500 μg 静脉输注，在 1、2、3 小时测定 FSH 和 LH 水平，24 小时测量雌二醇水平。注射后 LH 升高为中枢性性早熟。对于促性腺激素水平升高的病例，中枢神经系统的 MRI 可能发现与中枢性性早熟相关的大脑异常。当雌二醇水平高而促性腺激素水平被抑制时，应做盆腔超声检查以除外卵巢囊肿。

治疗目的集中在预防成年后身高过矮和限制青春期早期发育的心理影响。骨垢融合是一个依赖雌激素的过程，因此，性早熟女孩在成年以后面临生长发育过早——垢板过早停止生长的危险而导致成年身材矮小。治疗包括 GnRH 激动剂，其作用是下调垂体促性腺激素，抑制 FSH 和 LH 释放。雌激素水平下降，常常伴有明显的乳房和子宫缩小。如果治疗时已经月经来潮，月经将停止。停止 GnRH 治疗及在开始青春期发育的时机由初始治疗目标决定：达到最大身高、与同龄人同步及减轻心理压力。从几项回顾性研究来看，治疗终止的平均年龄约为 11 岁（Carel，2009）。

### 2. 外周性性早熟（非促性腺激素依赖）

外周性性早熟更少见。雌激素水平的升高可能是外源性的（例如卵巢囊肿），称为外周性性早熟。其特征是 GnRH 脉冲性释放不足，垂体促性腺激素水平低，而血清雌激素浓度升高。

虽然发病来源多种多样，但最常见的病因是颗粒细胞瘤，占 60% 以上（Emans，2005）。其他的原因有卵巢囊肿、肾上腺异常、医源性疾病和原发性甲状腺功能减退（见表 14-3）。McCune-Albright 综合征是一种以多发性骨纤维发育不良、边缘不规则的皮肤牛奶咖啡斑、内分泌病为三联征的疾病。由卵巢功能性囊肿产生的雌激素增多能够导致性早熟的发生，是该疾病的常见临床表现。

对发生外周性性早熟女孩的检测发现雌激素水平显著性升高，而血清 LH 和 FSH 水平低，骨龄显示超前。GnRH 刺激试验未显示血清 LH 水平升高。

治疗目的是降低雌激素。对于暴露外源性雌激素者，停止雌激素来源，例如激素的药片或面霜就足够。产雌激素的卵巢或肾上腺肿瘤需要手术切除。甲状腺功能减退则用甲状腺激素替代治疗。

### 3. 异性性早熟

儿童时期雄激素过多并有女性男性化的现象很少见（第十七章），称为异性性早熟，这种情况大多由肾上腺或卵巢分泌雄激素引起。诱因包括分泌雄激素的卵巢肿瘤或肾上腺肿瘤、先天性肾上腺皮质增生、Cushing 征，及外源性雄激素暴露。治疗应该针对潜在病因。

### 4. 正常青春期变异

尽管指南里标准化的青春期年龄对大多数女孩能

正常，雌二醇水平正常或轻微升高，盆腔超声检查正常，生长正常。治疗包括密切监测保证其余青春期发育能在正常年龄发生。

肾上腺功能初现是脱氢表雄酮（DHEA）和硫酸脱氢表雄酮（DHEAS）从肾上腺网状带产生的开始，在大约 6 岁可以检测到。导致的现象是腋毛和阴毛的生长，称为阴毛初长，女孩大约 8 岁开始（Auchus，2004）。因此过早肾上腺功能初现被定义为在 8 岁前阴毛生长但其他雌激素化或女性男性化不出现。多数女孩 DHEAS 水平增高，提示肾上腺过早成熟（Korth-Schultz，1976）。有些过早肾上腺功能初现的女孩青春期发现多囊卵巢综合征（Ibanez，1993；Miller，1996），其余的有 21-羟化酶缺失。因此，过早肾上腺功能初现的女孩应筛查性早熟。一旦确诊，过早肾上腺功能初现的女孩治疗包括每间隔 3～6 个月一次检测观察其他青春期症状。

几天或每月一次大量阴道流血，不伴有其他青春期症状称为早初潮。这种情况少见因考虑并首先排除其他出血来源。

## 十二、青春期推迟

13 岁不出现第二性征超过了两个平均年龄标准差，或者 16 岁仍不来月经（表 14-5），考虑青春期延迟。青春期发育迟缓在青少年发生率大约 3%。诱因包括在表 14-5 中。除外体质性延迟，其余这些异常情况将在第十六和十八章详细讨论。

体质性延迟最常见，这些青少年到 13 岁时既缺乏第二性征，也没有青春期生长突增（Albanese，1995；Ghali，1994；Malasanoa，1997）。可能的原因是 GnRH 脉冲性发生未激活（Layman，1994）。患者可以开始使用低剂量雌激素，直到进入青春期停止使用雌激素。在低剂量雌激素治疗期间，不必要使用孕激素撤退，因为在青春期早期，在周期性排卵前先有一段类似的非抵抗雌激素期。

## 十三、性行为

### 1. 性别认同

大多数情况下，表观性别决定了养育行为。女孩被"当女孩抚养"，而男孩被"当男孩抚养"。和性别对应的着装和行为会被孩子采纳，并得到父母的认可，和性别冲突的行为通常被劝止。然而，在性别角

---

**表 14-3　性早熟的原因**

**中枢性（GnRH 依赖）**
原发性 [a]
中枢神经系统（CNS）肿瘤
先天异常
CNS 感染
头部创伤
局部缺血
医源性：放射、化疗、手术

**外周性（GnRH 非依赖）**
产生雌激素或雄激素的肿瘤（肾上腺或卵巢）
先天性肾上腺皮质增生症
外源性雄激素或雌激素暴露
McCune-Albright 征（多发性骨髓纤维化）
卵泡囊肿
原发甲状腺功能减低
芳香化酶过度综合征
糖皮质激素抵抗

[a] 性早熟最常见的原因是原发性；
CNS = 中枢神经系统；GnRH = 促性腺激素释放激素；hCG = 人绒毛膜促性腺激素。
Data from Muir A：Precocious puberty. Pediatr Rev 2006 Oct；27（10）：373-381；Nathan BM，Palmert MR：Regulation and disorders of pubertal timing. Endocrinol Metab Clin North Am 2005 Sep；34（3）：617-641.

---

**表 14-4　性早熟的评估**

雌激素过高女童的特征
射线骨龄检测
FSH，LH，雌二醇，TSH
盆腔超声
中枢神经系统磁共振成像
男性化女童的特征
射线骨龄检测
FSH，LH，雌二醇
DHEAS，睾酮
17-α 羟孕酮
雄烯二酮
11-脱氧皮质醇
亮丙瑞林刺激试验可能有助于鉴别真性中枢和外周性性早熟 [a]

[a] 文中所提及激素的血清水平。
CNS = 中枢神经系统；DHEA = 硫酸脱氢表雄酮；FSH = 卵泡刺激素；GnRH = 促性腺激素释放激素；LH = 黄体生成素；TSH = 促甲状腺激素

---

准确反映青春期发育的时间，但也有一些女孩更早开始发育。过早乳房初长、过早肾上腺功能初现以及过早月经初潮，分别表现为乳腺组织、阴毛和月经任何一个孤立的发育而不伴有其他青春期发育的前述症状。

过早乳房初长是一个排除性诊断，而这些青春期女孩骨龄与其年龄一致。检查发现 FSH 和 LH 水平

**表 14-5 青春期延迟的原因**

**体质性（生理性延迟）**[a]
**慢性不排卵（多囊卵巢综合征）**
**解剖学：出口阻塞或发育异常**
**雄激素不敏感综合征（睾丸女性化）**
**高促性腺激素的性腺功能减退**
性腺不全（特纳综合征）
单纯性腺发育不全（46,XX or 46,XY）
卵巢早衰

**低促性腺激素的性腺功能减退**
中枢性病因
　肿瘤、感染、损伤
　慢性疾病（例如乳糜病或克隆病）
　GnRH 缺乏（Kallman 综合征）
　单纯性促性腺激素缺乏
　甲状腺功能减退
　高泌乳素血症
肾上腺
　先天性肾上腺皮质增生症
　Cushing 症
　肾上腺皮质功能衰竭症
社会心理
　进食紊乱
　过量运动
　压力，抑郁

[a] 体制性因素是青春期延迟最常见的原因。
GnRH = 促性腺激素释放激素

---

色社会化的过程中，幼儿往往会探索各种男性和女性的行为，这些行为构成了正常社会性角色（Mischel，1970；Serbin，1980）。

在新生儿生殖器不明确的情况下，性别分配就更具挑战。首先要检查排除可能威胁生命的疾病例如先天性肾上腺皮质增生，如十八章所述。性别分配最好推迟到遗传基因性别明确和潜在问题明确后再定。

在这种情况下最终的性别分配称为抚养性别，反映了需要强调的性别行为模式。最终决定的抚养性别不仅取决于个体染色体核型，还有外生殖器的功能能力。例如先天性无阴茎的男孩是一种罕见的异常，通常在双侧睾丸切除和阴囊重建为阴唇后当女孩抚养。如果父母对性别的选择一致，多数孩子会按抚养性别生长，不论他们的性别基因如何。

性别焦虑描述的是那些对自己与他们所指定的性别不一样的个体。在《精神疾病诊断与统计手册》（*Diagnostic and Statistical Manual of Mental Disorders*）第 5 版中（DSM-5），这是公认的精神病学诊断，但不认为是精神疾病（美国精神病协会，2013）。这种不协调可能导致抑郁和焦虑。新西兰一项对 816 名青少年的调查显示，这种情况的患病率约 1.2%（Clark，2014）。这种感觉可以早于 2 ～ 3 岁就开始显现。在笔者所在机构，性别教育和关怀跨学科支持（the Gender Education and Care Interdisciplinary Support，GENCIS）门诊提供多学科方法治疗这一儿童群体的心理、社会问题和医疗需求。

### 2. 青少年性行为

青少年性行为发展呈现快速的变化，既给青少年提供了体验冒险接触，也提供有益健康的行为体验的机会。一项针对美国青少年的大规模调查数据显示，14 岁以后开始性活跃的青少年比例稳步上升（Liu，2015）。

青少年将性教育视为有关性健康发育的重要信息和教育来源。然而许多家长和教育者反对性教育，因为他们担心提供这样的信息会鼓励开始性交，并增加性交的频率。相反，研究发现这样的教育实际上推迟了性活动的开始和频率，增加了避孕措施的应用，并降低了无保护性交的比率（Kirby，1999，2001）。一项调查指出，7 ～ 12 年级的青少年中有 75% 报告说他们接受过性教育课程（Hoff，2000）。很大比例的人希望获得更多有关特定主题的信息如避孕、性传播疾病（STDs）、安全套的使用和情感问题。

口交在青少年中是更为常见的。2005 年全国家庭成长调查报告显示，在 15 ～ 19 岁没有阴道性交的青少年中，有四分之一与异性伴侣口交。在那些有过性交行为的青少年中，83% 的女性和 88% 的男性表明他们有过口交（Mosher，2005）。青少年可能把口交看作是保持童贞、预防怀孕，或者避免性传播疾病的替代手段，或者他们可能把口交看作是与约会对象性交的一个步骤。

性活跃和伴侣性暴力在青少年群体中高发（第十三章）。例如 Kaestle 和 Halpern（2005）注意到与没有性生活（19%）相比，暴力受害者更容易发生在有性交的恋爱关系中（37%）。Abma 和同事（2010）报告 20 岁以前有性交行为的女性中，7% 的人描述她们的第一次性生活是非自愿的。

### 3. 避孕

尽管避孕手段广泛，在美国接近一半的妊娠是非计划的（Finer，2014）。在青少年中超过 20% 第一次性生活不采取避孕措施，初次性生活至寻求咨询方法平均延迟 22 个月（Finer，1998）。

青少年中采用最普遍的避孕方法是复方口服避孕药（COC）。宫内节育器和孕激素皮下埋植是长效避孕方法（LARC）。美国妇产科医师协会（2014）现在推荐宫内节育器和孕激素皮下埋植为青少年避孕首选方法。一项针对179名青少年的研究发现，左炔诺孕酮宫内缓释系统（LNGIUS）放置1年后仍有85%的续用率（Paterson，2009）。理想的情况是，咨询应早于性活动的开始，包括采取紧急避孕的决定。许多青少年对避孕有误解，包括它会导致不孕和出生缺陷。这种担心是咨询中重要的话题。

当没有其他主诉症状时，仅仅避孕不必做盆腔检查。根据美国妇产科医师协会（the American College of Obstetricians and Gynecologists）的指南（2012），无论性行为如何，宫颈癌筛查通常要到21岁才开始，HIV阳性状态除外。详尽的筛查指南推荐将在第二十九章讲述。性活跃的青少年应接受淋病和衣原体感染的筛查（U.S. Preventive Services Task Force，2014）。对青少年推荐的是收集尿样进行核酸扩增试验（nucleic acid amplification testing，NAAT）。其他STDs根据临床指征做。

还可以提供有关HPV疫苗接种的信息。FDA批准疫苗希瑞适、佳达修4价疫苗和佳达修9价疫苗可针对9~26岁女性和9~15岁男性进行接种。建议女孩从11或12岁第一次注射开始，分三次注射。第二剂在1~2个月后注射，第三剂在第一次注射后6个月接种（Kim，2015）。这些疫苗接种将在第二十九章进一步讨论。

针对以上这些服务，美国最高法院裁定未成年人有权利获得避孕药具（Carry v. *Population Services International*）。此外，现行法律规定，所有州都要为青少年提供"自由医疗"的条件，诸如避孕、性传播疾病、妊娠、药物滥用和心理健康。青少年可以在未经父母或法定监护人的获准或知情的情况下接受治疗（Akinbami，2003）。

为了顺利过渡到成人，美国妇产科医师协会（2015）发布了指南（其中包括18~26岁），除了提供避孕治疗外，对性和心理健康、睡眠障碍、营养、安全、药物滥用等方面也进行了讨论和筛查。

（钱逸帆　谭　旻　唐志坚　译

杨冬梓　王朝华　审校）

## 参考文献

Abma JC, Martinez GM, Copen CE: Teenagers in the United States: sexual activity, contraceptive use, and childbearing, National Survey of Family Growth 2006–2008. National Center for Health Statistics. Vital Health Stat 23:30, 2010

Akinbami LJ, Gandhi H, Cheng TL: Availability of adolescent health services and confidentiality in primary care practices. Pediatrics 111:394, 2003

Aksglaede L, Sørensen K, Petersen JH, et al: Recent decline in age at breast development: the Copenhagen Puberty Study. Pediatrics 123(5):e932, 2009

Albanese A, Stanhope R: Investigation of delayed puberty. Clin Endocrinol 43:105, 1995

American College of Obstetricians and Gynecologists: Adolescents and long-acting reversible contraception: implants and intrauterine devices. Committee Opinion No. 539, October 2012, Reaffirmed 2014

American College of Obstetricians and Gynecologists: Screening for cervical cancer. Practice Bulletin No. 131, November 2012

American College of Obstetricians and Gynecologists: The transition from pediatric to adult health care: preventive care for young women aged 18–26 years. Committee Opinion No. 626, March 2015

American Psychiatric Association: Diagnostic and Statistical Manual of Mental Disorders, Fifth Edition, DSM-5, Washington, American Psychiatric Association, 2013

Auchus RJ, Rainey WE: Adrenarche—physiology, biochemistry and human disease. Clin Endocrinol 60(3):288, 2004

Bagolan P, Giorlandino C, Nahom A, et al: The management of fetal ovarian cysts. J Pediatr Surg 37:25, 2002

Berenson AB, Heger AH, Hayes JM, et al: Appearance of the hymen in prepubertal girls. Pediatrics 89:3878, 1992

Berkowitz CD, Elvik SL, Logan MK: Labial fusion in prepubescent girls: a marker for sexual abuse? Am J Obstet Gynecol 156(1):16, 1987

Berth-Jones J, Graham-Brown RA, Burns DA: Lichen sclerosus et atrophicus—a review of 15 cases in young girls. Clin Exp Dermatol 16(1):14, 1991

Biro FM, Greenspan LC, Galvez MP, et al: Onset of breast development in a longitudinal cohort. Pediatrics 132(6):1019, 2013

Biro FM, Huang B, Crawford PB, et al: Pubertal correlates in black and white girls. J Pediatr 148(2):234, 2006

Bogaerts J, Lepage P, De Clercq A, et al: Shigella and gonococcal vulvovaginitis in prepubertal central African girls. Pediatr Infect Dis J 11:890, 1992

Brandt ML, Luks FI, Filiatrault D, et al: Surgical indications in antenatally diagnosed ovarian cysts. J Pediatr Surg 26:276, 1991

Breen JL, Bonamo JF, Maxson WS: Genital tract tumors in children. Pediatr Clin North Am 28:355, 1981

Breen JL, Maxson WS: Ovarian tumors in children and adolescents. Clin Obstet Gynecol 20:607, 1977

Bridges NA, Christopher JA, Hindmarsh PC, et al: Sexual precocity: sex incidence and aetiology. Arch Dis Child 70:116, 1994

Bryant AE, Laufer MR: Fetal ovarian cysts: incidence, diagnosis and management. J Reprod Med 49:329, 2004

Carel JC, Eugster EA, Rogol A, et al: Consensus statement on the use of gonadotropin-releasing hormone analogs in children. Pediatrics 123:e752, 2009

Christensen EH, Oster J: Adhesions of labia minora (synechia vulvae) in childhood: a review and report of fourteen cases. Acta Paediatr Scand 60:709, 1971

Clark TC, Lucassen MF, Bullen P, et al: The health and well-being of transgender high school students: results from the New Zealand adolescent health survey (Youth'12). J Adolesc Health 55(1):93, 2014

Cohen HL, Shapiro M, Mandel F, et al: Normal ovaries in neonates and infants: a sonographic study of 77 patients 1 day to 24 months old. AJR 160:583, 1993

Daniel WA Jr, Mathews MD: Tumors of the breast in adolescent females. Pediatrics 41:743, 1968

Emans S, Laufer M, Goldstein D: Pediatric and Adolescent Gynecology, 5th ed. Philadelphia: Lippincott Williams & Wilkins, 2005, pp 127, 159

Faden H: Mastitis in children from birth to 17 years. Pediatr Infect Dis J 24(12):1113, 2005

Finer LB, Zabin LS: Does the timing of the first family planning visit still matter? Fam Plann Perspect 30(1):30, 1998

Finer LB, Zolna MR: Shifts in intended and unintended pregnancies in the United States, 2001–2008. Am J Public Health 104 (Suppl 1):S43, 2014

Fritz M, Speroff L: Clinical Gynecologic Endocrinology and Infertility, 8th ed. Baltimore, Lippincott Williams & Wilkins, 2011, pp 117, 393

Garcia CJ, Espinoza A, Dinamarca V, et al: Breast US in children and adolescents. Radiographics 20:1605, 2000

Garel L, Dubois J, Grignon A, et al: US of the pediatric female pelvis: a clinical perspective. Radiographics 21(6):1393, 2001

Goldstein DP, Miler V: Breast masses in adolescent females. Clin Pediatr 21:17, 1982

Goyal A, Mansel RE: Iatrogenic injury to the breast bud causing breast hypoplasia. Postgrad Med J 79(930):235, 2003

Grolleau JL, Lanfrey E, Lavigne B, et al: Breast base anomalies: treatment strategy for tuberous breasts, minor deformities, and asymmetry. Plast Reconstruct Surg 104(7):2040, 1999

Gutierrez JC, Housri N, Koniaris LG et al: Malignant breast cancer in children: a review of 75 patients. J Surg Res 147(2):182, 2008

Herman-Giddens ME, Slora EJ, Wasserman RC, et al: Secondary sexual characteristics and menses in young girls seen in office practice: a study from the Pediatric Research in Office Settings network. Pediatrics 99:505, 1997

Hoff T, Greene L, McIntosh M, et al: Sex education in America: a view from inside the nation's classrooms. Menlo Park, Henry J. Kaiser Family Foundation, 2000

Ibanez L, Potau N, Virdis R, et al: Postpubertal outcome in girls diagnosed of premature pubarche during childhood: increased frequency of functional ovarian hyperandrogenism. J Clin Endocrinol Metab 76:1599, 1993

Jansen DA, Spencer SR, Leveque JE: Premenarchal athletic injury to the breast bud as the cause for asymmetry: prevention and treatment. Breast J 8:108, 2002

Jenkinson SD, MacKinnon AE: Spontaneous separation of fused labia minora in prepubertal girls. Br Med J (Clin Res Ed) 289:160, 1984

Kaestle CE, Halpern CT: Sexual intercourse precedes partner violence in adolescent romantic relationships. J Adolesc Health 36(5):386, 2005

Kaplowitz PB, Oberfield SE: Reexamination of the age limit for defining when puberty is precocious in girls in the United States: implications for evaluation and treatment. Pediatrics 104:936, 1999

Kim DK, Bridges CB, Harriman HK, et al: Advisory Committee on Immunization Practices recommended immunization schedule for adults aged 19 years or older: United States, 2015. Ann Intern Med 162:214, 2015

Kirby D: Emerging answers: research findings on programs to reduce teenage pregnancy. The National Campaign to Prevent Teen Pregnancy, Washington, 2001

Kirby D: Reducing adolescent pregnancy: approaches that work. Contemp Pediatr 16:83, 1999

Klein KO, Mericq V, Brown-Dawson JM, et al: Estrogen levels in girls with premature thelarche compared with normal prepubertal girls as determined by an ultrasensitive recombinant cell bioassay. J Pediatr 134:190, 1999

Korth-Shcultz S, Levine LS, New M: Dehydroepiandrosterone sulfate (DS) levels, a rapid test for abnormal adrenal androgen secretion. J Clin Endocrinol Metab 42:1005, 1976

Layman LC, Reindollar RH: Diagnosis and treatment of pubertal disorders. Adolesc Med 5:37, 1994

Lindeque BG, du Toit JP, Muller LM, et al: Ultrasonographic criteria for the conservative management of antenatally diagnosed fetal ovarian cysts. J Reprod Med 33:196, 1988

Liu G, Hariri S, Bradley H, et al: Trends and patterns of sexual behaviors among adolescents and adults aged 14 to 59 years, United States. Sex Transm Dis 42(1):20, 2015

Malasanoa TH: Sexual development of the fetus and pubertal child. Clin Obstet Gynecol 40:153, 1997

Marshall WA, Tanner JM: Variations in pattern of pubertal changes in girls. Arch Dis Child 44(235):291, 1969

Mayoglou L, Dulabon L, Martin-Alguacil N, et al: Success of treatment modalities for labial fusion: a retrospective evaluation of topical and surgical treatments. J Pediatr Adolesc Gynecol 22(4):247, 2009

Meyers JB, Sorenson CM, Wisner BP, et al: Betamethasone cream for the treatment of pre-pubertal labial adhesions. J Pediatr Adolesc Gynecol 19(6):401, 2006

Meyrick Thomas RH, Kennedy CT: The development of lichen sclerosus et atrophicus in monozygotic twin girls. Br J Dermatol 114:337, 1986

Miller DP, Emans SJ, Kohane I: A follow-up study of adolescent girls with a history of premature pubarche. J Adolesc Health 21:643, 1997

Mischel W: Sex-typing and socialization. In Mussen PH (ed): Carmichaels Manual of Child Psychology, 3rd ed. New York, Wiley, 1970, p 3

Montague EC, Hilinski J, Andresen D, et al: Evaluation and treatment of mastitis in infants. Pediatr Infect Dis J 32(11):1295, 2013

Mosher WD, Chandra A, Jones J: Sexual behavior and selected health measures: men and women 15–44 years of age, United States, 2002. Adv Data, 362:1, 2005

Muir A: Precocious puberty. Pediatr Rev 27:373, 2006

Nathan BM, Palmert MR: Regulation and disorders of pubertal timing. Endocrinol Metab Clin North Am 34(3):617, 2005

Neely EK, Hintz RL, Wilson DM, et al: Normal ranges for immuno- chemiluminometric gonadotropin assays. J Pediatr 124(1):40, 1995

Neinstein LA: Review of breast masses in adolescents. Adolesc Pediatr Gynecol 7:119, 1994

Nelson KG: Premature thelarche in children born prematurely. J Pediatr 103:756, 1983

Noia G, Riccardi M, Visconti D, et al: Invasive fetal therapies: approach and results in treating fetal ovarian cysts. J Matern Fetal Neonatal Med 25(3):299, 2012

Nussbaum A, Sanders R, Jones M: Neonatal uterine morphology as seen on real-time US. Radiology 160:641, 1986

Nussbaum AR, Sanders RC, Hartman DS, et al: Neonatal ovarian cysts: sonographic-pathologic correlation. Radiology 168:817, 1988

Panteli C, Curry J, Kiely E, et al: Ovarian germ cell tumours: a 17-year study in a single unit. Eur J Pediatr Surg 19(2):96, 2009

Papic JC, Billmire DF, Rescorla FJ, et al: Management of neonatal ovarian cysts and its effect on ovarian preservation. J Pediatr Surg 49(6):990, 2014

Partsch CJ, Heger S, Sippell WG: Management and outcome of central precocious puberty. Clin Endocrinol 56(2):129, 2002

Paterson H, Ashton J, Harrison-Woolrych M: A nationwide cohort study of the use of the levonorgestrel intrauterine device in New Zealand adolescents. Contraception 79(6):433, 2009

Pierce AM, Hart CA: Vulvovaginitis: causes and management. Arch Dis Child 67:509, 1992

Piippo S, Lenko H, Vuento R: Vulvar symptoms in paediatric and adolescent patients. Acta Paediatrica 89:431, 2000

Powell J, Wojnarowska F: Childhood vulvar lichen sclerosus. The course after puberty. J Reprod Med 47(9):706, 2002

Resende EA, Lara BH, Reis JD, et al: Assessment of basal and gonadotropin-releasing hormone-stimulated gonadotropins by immunochemiluminometric and immunofluorometric assays in normal children. J Clin Endocrinol Metab 92(4):1424, 2007

Rosenfield RL, Lipton RB, Drum ML: Thelarche, pubarche, and menarche attainment in children with normal and elevated body mass index. Pediatrics 123:84, 2009

Schultz KA, Ness KK, Nagarajan R, et al: Adnexal masses in infancy and childhood. Clin Obstet Gynecol 49(3):464, 2006

Serbin LA: Sex-role socialization: a field in transition. In Lahey BB, Kazdin AE (eds): Advances in Clinical Child Psychology, Vol 3. New York, Plenum Publishing Corp, 1980, p 41

Sherman V, McPherson T, Baldo M, et al: The high rate of familial lichen sclerosus suggests a genetic contribution: an observational cohort study. J Eur Acad Dermatol Venereol 24(9):1031, 2010

Smith NA, Laufer MR: Obstructed hemivagina and ipsilateral renal anomaly (OHVIRA) syndrome: management and follow-up. Fertil Steril 87(4):918, 2007

Smith SD, Fischer G: Childhood onset vulvar lichen sclerosus does not resolve at puberty: a prospective case series. Pediatr Dermatol 26(6):725, 2009

Stricker T, Navratil F, Forster I, et al: Nonpuerperal mastitis in adolescents. J Pediatr 148(2):278, 2006

Tanner JM: Trend toward earlier menarche in Long, Oslo, Copenhagen, the Netherlands and Hungary. Nature 243:95, 1973

Tanner JM, Davies PWS: Clinical longitudinal standards for height and height velocity for North American children. J Pediatr 107:317, 1985

Tapper D, Lack EE: Teratomas in infancy and childhood. A 54-year experience at the Children's Hospital Medical Center. Ann Surg 198(6):398, 1983

Templeman C, Hertweck SP: Breast disorders in the pediatric and adolescent patient. Obstet Gynecol Clin North Am 27(1):19, 2000

Thind CR, Carty HM, Pilling DW: The role of ultrasound in the management of ovarian masses in children. Clin Radiol 40:180, 1989

Tweeten SS, Rickman LS: Infectious complications of body piercing. Clin Infect Dis 26(3):735, 1998

Unger ER, Fajman NN, Maloney EM, et al: Anogenital human papillomavirus in sexually abused and nonabused children: a multicenter study. Pediatrics 128(3):e658, 2011

U.S. Preventive Services Task Force: The Guide to Clinical Preventive Services, 2014. Rockville, 2014

Vaskivuo TE, Anttonen M, Herva R, et al: Survival of human ovarian follicles from fetal to adult life: apoptosis, apoptosis-related proteins, and transcription factor GATA-4. J Clin Endocrinol Metab 86:3421, 2001

Williams SM, Kaplan PA, Peterson JC, et al: Mammography in women under age 30: is there clinical benefit? Radiology 161:49, 1986

Ziereisen F, Guissard G, Damry N, et al: Sonographic imaging of the paediatric female pelvis. Eur Radiol 15:1296, 2005

# 生殖内分泌、不孕不育和绝经

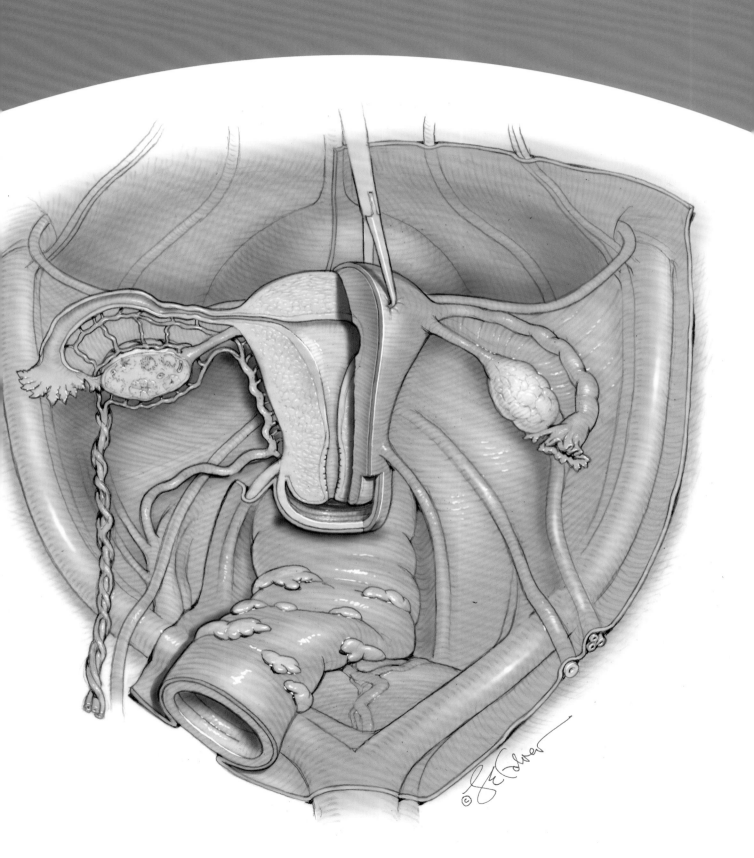

## 第十五章

# 生殖内分泌

生殖内分泌学是研究由生殖系统产生和（或）作用于生殖系统的激素和神经内分泌因子的学科。生殖系统包括下丘脑、垂体前叶、卵巢、子宫内膜及胎盘。

激素的经典定义是由细胞产生后进入外周循环并在远处靶组织中发挥作用的物质（图 15-1），即内分泌。在生殖系统中，还存在其他细胞间信号传递的方式。在卵巢组织中邻近细胞间常有化学信号的传递，称为旁分泌。细胞受到自身分泌物质的作用，称为自分泌。细胞内生成的物质在分泌前作用于该细胞称为细胞内内分泌效应。

在经典的神经元传导通路中，神经递质通过称为"突触连接"的狭窄细胞外间隙与下一神经元的树突结合（图 15-2）。神经递质也可以进入血管系统并转运至靶组织发挥作用，这种方式称神经分泌或神经内分泌信号。例如，促性腺激素释放激素（gonadotropin-releasing hormone，GnRH）通过进入脉管系统对垂体前叶中的促性腺激素细胞产生影响。

正常生殖功能需要下丘脑 - 垂体 - 卵巢轴准确、定量、时序的调节（图 15-3）。下丘脑的特定核团脉冲式释放 GnRH。GnRH 是十肽激素，它能与垂体前叶中的促性腺激素细胞亚群的受体结合，促进促性腺激素细胞分泌糖蛋白激素即黄体生成素（luteinizing hormone，LH）和卵泡刺激素（follicle-stimulating hormone，FSH）进入外周循环。在卵巢中，FSH、LH 与卵泡膜细胞及颗粒细胞结合，促进卵泡生长，促进卵巢合成甾体激素（雌激素、孕激素、雄激素）、性腺肽（激活肽、抑制素、卵泡抑制素）和生长因子。这些由卵巢分泌的物质能反馈抑制下丘脑及垂体的功能，但在月经中期则促进 GnRH 和促性腺激素的释放。卵巢分泌的甾体激素在内膜为胚胎着床准备起关键作用。

## 一、激素的生物合成和作用机制

体内的激素大致分为甾体类及肽类两大类，它们的生物合成及作用机制不同。与激素结合的受体可也

内分泌

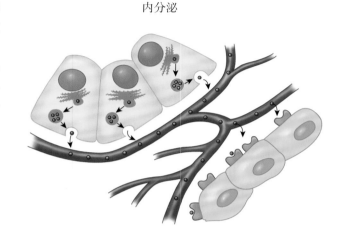

旁分泌　　　　　　自分泌

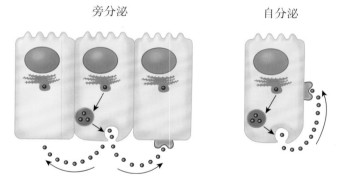

**图 15-1**　激素的不同作用方式。内分泌：激素通过外周循环到达靶细胞；旁分泌：激素通过细胞外间隙到达邻近的靶细胞；自分泌：激素不进入循环，而直接作用于其产生的细胞

分为两类：①存在于细胞表面的受体，肽等水溶性激素与之结合发挥作用；②存在于细胞内的受体，甾体激素等脂溶性激素与之结合发挥作用。通常血浆及组织中的激素含量很低，为保证激素发挥正常的生物学作用，受体必须具备高亲和力和特异性。

### ■ 1. 肽类激素：LH、FSH 及 hCG

促性腺激素 LH、FSH 由垂体前叶的促性腺细胞分泌，在促进卵巢分泌甾体激素、卵泡发育、排卵

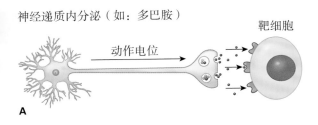

神经递质内分泌（如：多巴胺）

动作电位

靶细胞

**A**

神经激素分泌（如：促性腺激素释放激素）

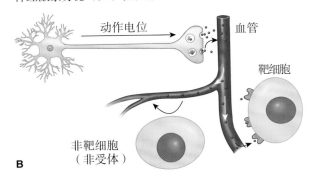

动作电位

血管

靶细胞

非靶细胞
（非受体）

**B**

**图 15-2**　神经递质分泌的方式。**A.** 经典神经递质传递和结合：动作电位沿神经轴突传导并释放神经递质，后者通过突触间隙达到靶细胞；**B.** 神经激素分泌：动作电位引起神经递质释放，后者通过血液循环到达靶器官

方面起关键性作用。人绒毛膜促性腺激素（human chorionic gonadotropin，hCG）由胎盘滋养层细胞分泌，在维持妊娠中起重要作用。

LH、FSH 及 hCG 均是由 α 及 β 两个糖蛋白亚单位组成的异二聚体结构，三者的 α 亚单位均相同，但 β 亚单位不同。虽然在循环中存在 α、β 单体，但这种游离单体没有生物学活性。均需以二聚体形式发挥作用；但检测循环中的单体含量可能有助于筛查垂体瘤和妊娠病例。

LH 和 hCG 的 β 亚基由同一基因组的不同基因编码，称为 LH/CG 基因簇。LH 和 hCG 的 β 亚基约有 80% 的氨基酸相似。由于 hCG 的 β 亚基较 LH 的 β 亚基在羧基端有一由 24 个氨基酸组成的延长区，故通过检测这 24 个氨基酸形成高特异性的方法，可以区分 LH 和 hCG。

垂体的促甲状腺细胞分泌促甲状腺素（thyroid-stimulating hormone，TSH），TSH 由与 LH、FSH 及 hCG 相同的 α 亚单位及独特的 β 亚单位组成。TSH 与 hCG 在结构上的相似性具有临床意义，例如，妊娠时 hCG 迅速升高，可与 TSH 受体结合，导致甲状腺功能亢进（Walkington，2011）。

女性生殖轴

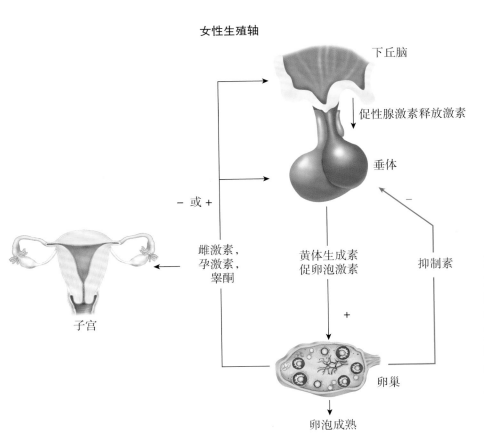

下丘脑

促性腺激素释放激素

垂体

－ 或 ＋

雌激素，
孕激素，
睾酮

黄体生成素
促卵泡激素

抑制素

－

子宫

＋

卵巢

卵泡成熟

**图 15-3**　下丘脑 - 垂体 - 卵巢轴的正、负反馈环。GnRH 的脉冲性分泌促进垂体前叶释放 LH、FSH。LH、FSH 促进卵泡成熟、排卵、性激素（雌激素、孕激素、睾酮）的合成。当血液中性激素升高时，会负反馈抑制 GnRH 和促性腺激素的释放。如文中所述，性激素在子宫内膜及子宫肌层中的作用是不同的。由卵巢产生的抑制素抑制促性腺激素的释放

#### 人绒毛膜促性腺激素

hCG 由胎盘的合体滋养层产生，其含量及与肽链骨架连接的糖基化不同，可以用于判断妊娠时间、胎盘功能、病理情况（Fournier，2015），比如在妊娠滋养细胞肿瘤中 hCG 异常升高。

在 LH 高峰后 7 ~ 9 天即可在血液中测到 hCG。在孕早期，hCG 增长很快，约 2 天翻倍一次，孕 12 周时 hCG 分泌达高峰，约 100 000 mIU/ml，随后急剧下降，并在妊娠中后期保持较低水平。

hCG 与黄体细胞上的 LH/CG 受体结合，促进卵巢甾体激素分泌。hCG 对于维持子宫内膜的完整性及抑制子宫收缩非常重要。因此，在孕早期胎盘产生足够甾体激素前，hCG 支持黄体甾体激素产生。雌激素及孕激素从由卵巢产生转变为由胎盘产生，被称为"黄体 - 胎盘转移"。另外，除对卵巢功能的影响外，hCG 在胎盘还通过自分泌及旁分泌的方式，促进合体滋养层形成、胚胎滋养层着床及血管再生。

胎盘是 hCG 产生的主要来源，因此可以通过测定血浆 hCG 水平判断胎盘功能。在多胎妊娠及唐氏综合征胎儿，hCG 水平相对更高；在胎盘形成差的情况下如异位妊娠及流产时，hCG 水平降低。在不能确定妊娠状态时监测 hCG 可以帮助判断预后，hCG 倍增时间是一个相对可靠的指标。hCG 异常升高常见于妊娠滋养细胞疾病，详见第三十七章。

hCG 也可以由非滋养细胞肿瘤分泌，并作为该类肿瘤的标志物。在生殖细胞肿瘤中可检测到 hCG 二聚体或 β- 亚基。在宫颈、膀胱、肺、胃肠道、鼻咽部的黏膜上皮肿瘤中 hCG 也可能升高，推测可能机制是在这些肿瘤中 hCG 抑制肿瘤细胞凋亡，使肿瘤迅速生长。

除胎盘合体滋养层可以分泌 hCG 外，hCG 也可来源于其他非肿瘤细胞并发挥其他作用（Cole，2010）。例如：细胞滋养层分泌的糖化 hCG 是确定早孕的敏感指标（Chuan，2014）。垂体促性腺细胞可分泌少量 hCG。正是由于这个原因，绝经后女性可出现 hCG 假阳性升高（Cole，2008）。

### ■ 2. 甾体激素

#### （1）分类

甾体激素结构中碳原子用数字标记，环用字母标记（图 15-4）。根据其中包含的碳原子数量不同分为三类，21- 碳激素包括孕激素、糖皮质激素及盐皮质

激素，雄烷含 19 个碳原子，雌烷含 18 个碳原子。

甾体按照科学命名的规定，功能基团在分子平面之下用 α 表示，分子平面之上用 β 表示。双键用 △ 表示。碳 5 和碳 6 间有双键结构的甾体激素称为 $\triangle^5$ 甾体激素，包括孕烯醇酮、17- 羟基孕烯醇酮及脱氢表雄酮。碳 4 和碳 5 间有双键结构的甾体激素称为 $\triangle^4$ 甾体激素，包括孕酮、17- 羟孕酮、雄烯二酮、睾酮、盐皮质激素及糖皮质激素。

#### （2）甾体激素合成

甾体激素可以在性腺、肾上腺及胎盘中合成。胆固醇是其合成的前体物质。除了胎盘外，所有产生甾体激素的组织均可将其二碳前体即乙酸盐合成胆固醇。甾体激素合成主要在线粒体和富含光面内质网的甾体激素生成细胞内合成，甾体激素的合成涉及细胞色素 P450 超家族中的至少 17 个酶（Mason，2002），编码这些酶的基因用 *CYP* 表示。

甾醇合成酶催化四大甾醇基本结构修饰：①侧链切割（碳链裂解酶反应）；②将羟基转化为酮（脱氢酶反应）；③添加羟基（羟基反应）；④添加或去除氢原子以增加或减少双链（表 15-1）。图 15-5 是甾体激素生物合成的简化图。所有组织中甾体激素的合成途径均相同，但由于不同组织中存在的酶不同，故产物亦不同。例如，卵巢中缺乏 21- 羟化酶及 11β- 羟化酶，故不能合成皮质激素。值得注意的是，甾醇合成酶存在很多种异构体。每个异构体均具有不同的偏好和定向活性，因此，除了图 15-5 所示的经典途径外，还可以通过其他多种途径合成特定的甾体激素（Auchus，2009）。

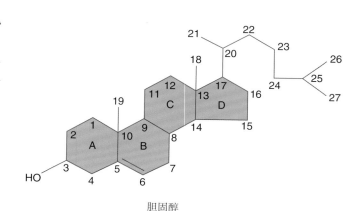

胆固醇

**图 15-4** 此图是胆固醇的化学结构。胆固醇是甾体激素生物合成的共同前体，所有甾体激素均含有由 3 个六碳环及 1 个五碳环组成的环戊烷多氢菲

| 酶 | 细胞定位 | 反应 |
|---|---|---|
| P450scc | 线粒体 | 胆固醇侧链裂解酶 |
| P450c11 | 线粒体 | 11-羟化酶 |
| | | 18-羟化酶 |
| | | 19-甲基氧化酶 |
| P450c17 | 内质网 | 17-羟化酶 |
| | | 17,20-裂解酶 |
| P450c21 | 内质网 | 21-羟化酶 |
| P450arom | 内质网 | 芳香化酶 |

表 15-1 甾醇合成酶

雌激素是 19 碳雄激素经芳香化酶芳香化而成。这种芳香化酶是由 *CYP19* 基因编码的一种细胞色素 P450 酶。除卵巢外，脂肪组织、皮肤及脑中芳香化酶也大量存在（Boon，2010）。另外，重要的是，在绝经后，尤其是合并超重或肥胖的女性中，外周芳香化可产生足量的雌激素，导致子宫内膜出血。

育龄期女性，外周循环中的雌激素包括雌酮（$E_1$）、雌二醇（$E_2$）和雌三醇（$E_3$）。雌二醇是育龄期女性体内的主要雌激素，由卵巢产生。雌二醇可来源于卵泡发育中颗粒细胞直接合成，也可来源于雌酮的低效转化。雌酮是绝经后女性循环中的主要雌激素，主要由卵巢分泌。雌三醇是妊娠女性体内主要的雌激素，主要由胎盘分泌。另外，雌酮和雌三醇均可由外周雄烯二酮转化而来。

LH 刺激卵泡膜细胞，使卵巢也分泌雄激素。卵巢主要分泌的是作用较弱的雄烯二酮和脱氢表雄酮（DHEA），同时分泌少量睾酮。尽管肾上腺皮质主要分泌盐皮质激素和糖皮质激素，但它也分泌大约每日量一半的雄烯二酮、DHEA 及几乎全部的硫酸化 DHEA（DHEAS）。女性循环中的睾酮，25% 由卵巢分泌，25% 由肾上腺分泌，其余 50% 由雄烯二酮在外周转化产生（图 15-6）（Silva，1987）。

成人肾上腺由三个区域组成。每个区域甾醇合成酶的表达不同，因此生成的产物也不同。球状

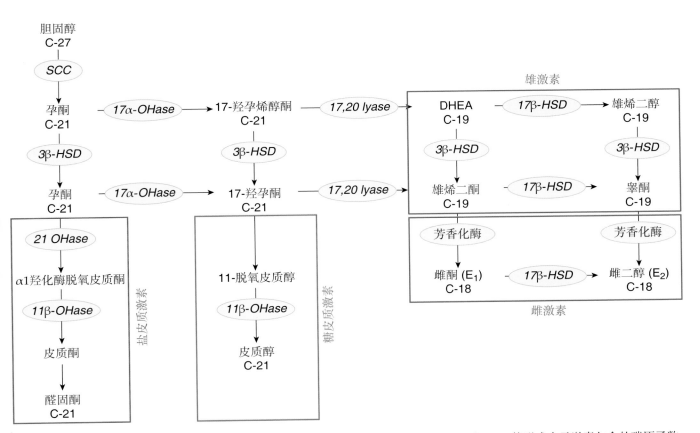

图 15-5 甾体激素合成途径。蓝色椭圆圈中标记的是酶。甾体激素下方由 C-18、C-19，或 C-21 等形式表示激素包含的碳原子数。不同颜色方框表示不同途径的产物。3β-HSD = β-羟甾醇脱氢酶；11β-OHase = 11β-羟化酶；17α-OHase = 17α-羟化酶；17β-HSD = 17β-羟甾醇脱氢酶；21OHase = 21-羟化酶；DHEA = 脱氢表雄酮；SCC = 侧链裂解酶

带缺乏 17α- 羟化酶活性，但含有大量醛固酮合酶（P450aldo），因此可生成盐皮质激素。束状带和网状带均有 17α- 羟化酶基因表达，分别合成糖皮质激素和雄激素。

在雄激素合成中，5α- 还原酶将睾酮转换为更高效的二氢睾酮（DHT）。DHT 促进毫毛向终发转化。因此，拮抗 5α- 还原酶的药物通常可以有效治疗多毛症（Stout，2010）。5α- 还原酶以两种形式存在，各由一个独立的基因编码。1 型酶存在于皮肤、脑、肝、肾中，2 型酶主要在男性外阴部中表达（Russell，1994）。

### （3）甾体激素在循环中的转运

外周循环中的大多数甾体激素都与载体蛋白结合。这些蛋白可以是特异性蛋白，如性激素结合球蛋白（sex hormone-binding globulin，SHBG）、甲状腺结合球蛋白或皮质激素结合球蛋白，也可以是非特异性蛋白，如白蛋白。循环中仅有 1% ～ 2% 的雄激素和雌激素处于非结合或游离状态。

除了与亲和力较低的白蛋白结合的甾体激素可发挥一定生物学作用外，只有非结合的（即游离）甾体激素才具有生物活性。游离激素与结合激素的量处于动态平衡中。换言之，具有生物活性的游离激素的量与结合激素的量成反比，结合激素的量直接反映了载体蛋白的水平。因此，载体蛋白表达的细微变化可导

致甾体激素效应的巨大改变。

SHBG 在循环中以结合单一甾体激素分子的同型二聚体形式存在。SHBG 主要在肝中合成，在脑、胎盘、子宫内膜和睾丸中也有少量合成。甲亢、妊娠和服用雌激素会增加 SHBG 水平。相反，雄激素、孕激素、生长激素（GH）、胰岛素和皮质激素会降低 SHBG 水平。体重增加，特别是向心性肥胖，会明显抑制 SHBG 表达，从而增加具有活性的激素水平（Hammond，2012）。

临床上，技术上很难测定游离激素，其检测结果也应谨慎对待。最常测定的游离甾体激素是游离睾酮水平，但最准确的测定仅能在少数几个商业实验室中进行（Rosner，2007），而目前广泛运用的测定方式其结果相对并不准确。其实，临床上女性患者很少需要测定游离睾酮，即使进行游离睾酮测定，也不能比测定总睾酮水平提供更多的有效信息。例如，多囊卵巢综合征（PCOS）患者为排除产生雄激素的肿瘤（该类肿瘤患者总睾酮水平显著升高）而测定睾酮水平。PCOS 患者中总睾酮水平正常或稍高于正常。由于睾酮能降低 SHBG 水平，对于总睾酮正常但有高雄激素［多毛症和（或）痤疮］临床表现的患者，其机制是由于游离睾酮增高或毛囊和皮脂腺对雄激素的敏感性增加所致。

最后，甾体激素主要在肝中代谢，少量在肾和肠黏膜中代谢。雌二醇经羟基化生成雌酮或邻苯二酚雌

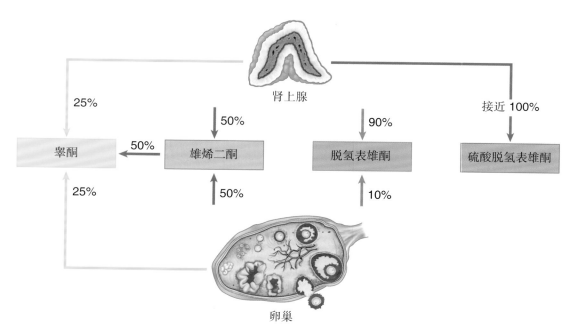

图 15-6　肾上腺和卵巢分泌睾酮、脱氢表雄酮（DHEA）和硫酸脱氢表雄酮（DHEAS）的比例

激素。之后与葡糖醛酸苷或硫酸盐结合形成水溶性化合物，通过尿液排出。因此，患有活动性肝病或肾病的患者，不应使用甾体激素。

## 二、受体结构与功能

甾体激素和肽类激素在其特定的受体介导下起作用，作用有所不同，但最终都会诱导靶细胞中DNA的转录和蛋白质的合成。

### 1. G蛋白偶联受体

G蛋白偶联受体是结合肽类激素的细胞膜相关受体，由一个亲水的细胞外结构域、一个细胞内结构域和一个横跨细胞膜七次的疏水跨膜结构域组成。当与激素结合后，受体构象发生变化，激活细胞内信号通路，并通过一系列磷酸化，最终调节靶细胞内多个基因的转录。

促性腺激素释放激素受体（GnRH-R）是一种G蛋白偶联受体，它在卵巢、睾丸、下丘脑、前列腺、乳腺和胎盘中均有表达（Yu，2011）。根据初步资料，除经典的神经内分泌-下丘脑-垂体系统外，GnRH及其受体还可能在生殖组织（包括卵巢和胎盘）中形成自分泌/旁分泌调节网络（Kim，2007；Lee，2010）。

LH和hCG与同一个G蛋白偶联受体（LH/CG受体）结合。与LH相比，hCG对受体的亲和力稍高，半衰期较长。FSH与位于颗粒细胞膜上的一种独特的G蛋白偶联受体结合。

在卵巢中，LH/CG受体分布于卵泡膜细胞、间质细胞和黄体细胞上。在窦前卵泡的颗粒细胞中，几乎不能检测到LH/CG受体mRNA。然而，在卵泡成熟过程中，分化的颗粒细胞上可检测到高表达的该受体。除卵巢外，子宫内膜、子宫肌层和胎盘中还发现了LH/CG受体和FSH受体（Stilley，2014；Ziecik，2007）。目前对这些受体在卵巢外组织中的功能了解甚少。

### 2. 甾体激素受体

#### （1）分类及结构

核受体超家族由三种受体组成：①结合甾体激素配体的受体；②对非甾醇配体（如甲状腺激素）具有亲和力的受体；③孤儿受体。所谓孤儿受体，是指没有确定配体的核受体。它们需要变形后才能发挥活性，即它们仅表现基本固有活性。雌激素、孕激素、雄激素、盐皮质激素和糖皮质激素尽管结构相似，但都分别与核激素受体家族的特定成员结合后发挥作用。

游离甾体激素通过扩散方式进入细胞并与特定受体结合（图15-7A）。该受体超家族的成员具有不同结构域的模块化结构（图15-8）。每个区域提供完整受体功能所需的不同活性。一般来说，核受体有两个对基因激活至关重要的区域，称为激活功能区1（AF1）和激活功能区2（AF2）。AF1位于A/B结构域，通常与配体无关。AF2在配体结合域（E）中，通常是激素依赖性的。高度保守的DNA结合区（C）插入DNA螺旋后，甾体激素受体通过与靶基因启动子区的特定DNA序列（称为激素反应元件）相互作用，增强或抑制基因转录（Klinge，2001）。

#### （2）雌激素、孕激素和雄激素的受体

通常，激素核受体位于细胞质中。当与配体结合后，才被转运至细胞核内发挥作用。

雌激素有两种受体亚型，即ERα和ERβ，由不同的基因编码（Kuiper，1997）。两种亚型在组织中表达存在差异，并有不同的功能。例如，正常卵巢功能需要ERα和ERβ。缺乏ERα的小鼠出现无排卵和囊状卵泡堆积，而缺乏ERβ的小鼠尽管排卵功能受损，但卵巢组织学是正常的（Couse，2000）。

孕酮受体也有多种形式，但由同一基因编码，PRA和PRB的区别仅为氨基端多出的164个氨基酸（Conneely，2002）。与雌激素受体一样，PR亚型具有不同的功能，不能互换。例如，PRA对于维持卵巢和子宫的正常功能非常重要，但在乳房中却不需要（Lydon，1996）。与雌、孕激素具有两种受体不同，雄激素仅有一种受体。

#### （3）甾体激素的非基因组作用

最近的研究引入了一个新的概念，包括雌激素和孕激素在内，一部分甾体激素能够不经过经典的核激素受体，而直接通过非基因组效应改变细胞功能（图15-7C）。这些非基因组效应可能经细胞表面受体介导，反应迅速（Kowalik，2013；Revelli，1998）。目前正在就这些非基因组效应进行药理学研究，以便对甾体激素敏感疾病进行更精确的治疗。

### 3. 受体的表达与脱敏

许多因素会影响细胞对甾体性激素和肽类激素

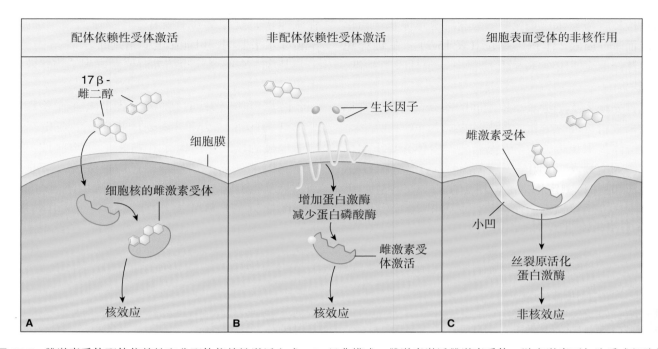

**图 15-7** 雌激素受体配体依赖性和非配体依赖性激活方式。**A.** 经典模式：雌激素激活雌激素受体。游离激素可与胞质或细胞核中的空甾体雌激素受体自由结合。然后激素 - 受体复合物结合到特定的 DNA 启动子序列，诱导 DNA 转录并最终合成特定蛋白质。**B.** 非雌激素物质激活雌激素受体。生长因子可以通过增加蛋白激酶的活性，使受体分子上的不同位点磷酸化。这种未与配体结合就已激活的受体随后会产生转录效应。**C.** 非核雌激素信号传递通路产生的效应。细胞膜雌激素受体位于称为腔凹的内陷区。雌激素可能通过丝裂原活化蛋白激酶途径与这些受体结合，并诱导快速的非核效应（Reproduced with permission from Gruber CJ，Tschugguel W，Schneeberger C，et al：Production and actions of estrogens. N Engl J Med 2002 Jan 31；346（5）：340-352.）

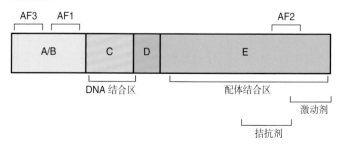

**图 15-8** 图中描述了雌、孕激素受体功能域的概念，标注了配体和 DNA 结合的不同位点（Reproduced with permission from Yen SS，Jaffe RB，Barbieri RL：Reproductive Endocrinology，4th ed. Philadelphia；Saunders；1999.）

的反应。细胞内或细胞膜上受体的数量对于发挥激素最大作用至关重要。通过调节基因转录和受体蛋白降解，可以改变细胞受体的数量。

激素诱导的受体负反馈称为同源下调或脱敏。脱敏通过降低细胞对持续一定量激素刺激的敏感性来限制激素作用的持续时间。在生殖系统中，GnRH 受体的脱敏作用研究最为清楚，并在临床上利用该作用产生低雌激素状态。GnRH 激动剂（例如醋酸亮丙瑞林 Lupron）给药初期，刺激垂体促性腺激素受体，导致 LH 和 FSH 的超生理释放，数小时后，激动剂下调GnRH 受体数量及敏感性，阻止对 GnRH 的进一步刺激。因此，在给予 GnRH 激动剂后 1 ～ 2 周后，促性腺激素分泌减少，雌激素和孕激素水平降低。

## 三、肽类激素和甾体激素的免疫测定

### ■ 1. 免疫测定

几乎所有的多肽、甾体激素和甲状腺激素均可通过抗体反应来检测。这种方法很敏感且容易进行自动化检测。激素浓度通常以"国际单位/体积"为单位，而非"质量/体积"单位（表15-2）。在解释免疫检测结果时，必须理解几个概念，包括参考标准、"钩状效应"、正常范围和补充激素测定。

首先，为了尽量减小检测间的差异，需要一种标准品来进行标准化分析。参考标准品为不同时间和不同方法间提供了可比性。这些参考标准品由世界卫生组织（WHO）和美国国立卫生研究院（NIH）制定，全球有20多种测定标准品可用于检测LH、FSH、催乳素（PRL）和hCG。由于结果可能存在显著差异，因此了解检验方法所使用的参考标准品至关重要。

在临床上，疑似异位妊娠患者在不同医疗机构进行β-hCG水平监测，可能影响病情判断。

其次，在解释检验结果时要考虑到"钩状效应"。激素水平非常高时，会使试剂盒中靶抗体饱和，得出"低水平"的错误检验结果。此外，样本中检查出的激素含量并不一定与该激素的生物活性相关。例如，PRL有多种亚型，其中有许多没有生物学活性，但能被检测出来。同样，在生育年龄的不同时期，促性腺激素糖基化不同，发挥的生物活性也不同。

另一个需要注意的问题是"正常范围"的结果。对于许多激素来说，正常范围通常很宽。因此，就个

**表 15-2　成人血清中部分性激素的参考范围**

| 性激素 | 分组 | 参考值 |
| --- | --- | --- |
| 雄烯二酮 | 男 | 2.8 ～ 7.3 nmol/L |
| | 女 | 3.1 ～ 12.2 nmol/L |
| 睾酮 | 男 | 6.9 ～ 34.7 nmol/L |
| | 女 | 0.7 ～ 2.8 nmol/L |
| 双氢睾酮 | 男 | 1.0 ～ 3.10 nmol/L |
| | 女 | 0.07 ～ 0.86 nmol/L |
| 脱氢表雄酮 | 男/女 | 5.5 ～ 24.3 nmol/L |
| 硫酸脱氢表雄酮 | 男/女 | 2.5 ～ 10.4 μmol/L |
| 孕酮 | 男 | < 0.3 ～ 1.3 nmol/L |
| | 女 | |
| | 卵泡期 | 0.3 ～ 3.0 nmol/L |
| | 黄体期 | 19.0 ～ 45.0 nmol/L |
| 雌二醇 | 男 | < 37 ～ 210 pmol/L |
| | 女 | |
| | 卵泡期 | < 37 ～ 360 pmol/L |
| | 黄体期 | 625 ～ 2830 pmol/L |
| | 月经中期 | 699 ～ 1250 pmol/L |
| | 绝经后 | < 37 ～ 140 pmol/L |
| 雌酮 | 男 | 37 ～ 250 pmol/L |
| | 女 | |
| | 卵泡期 | 110 ～ 400 pmol/L |
| | 黄体期 | 310 ～ 660 pmol/L |
| | 绝经后 | 22 ～ 230 pmol/L |
| 硫酸雌酮 | 男 | 600 ～ 2500 pmol/L |
| | 女 | |
| | 卵泡期 | 700 ～ 3600 pmol/L |
| | 黄体期 | 1100 ～ 7300 pmol/L |
| | 绝经后 | 130 ～ 1200 pmol/L |

体而言，即使检测结果仍在正常范围内，但激素水平已翻倍时也应视为异常。

最后，有时需要补充测定其他激素水平来明确检查结果的意义。但在垂体及其靶器官，单独测定垂体激素就足以提供可靠的信息。例如，循环中促性腺激素高几乎均是因卵巢功能衰竭和负反馈的丧失造成的，因为垂体几乎不会出现过度分泌。相反，低促性腺激素则可归因于下丘脑 - 垂体功能紊乱。因此，虽然测定卵巢分泌的激素如雌激素，有助于明确诊断，但并不是必需的。

在其他临床情况下，同时测定垂体和靶腺激素水平可能更有意义。例如，在许多实验室，TSH 值异常时会自动检测甲状腺激素水平。当垂体刺激激素和靶腺激素均低时表明下丘脑或垂体功能异常。而垂体刺激激素降低、靶腺激素升高时，则提示靶器官出现自主分泌，例如 Graves 病。

### ■ 2. 刺激试验

当怀疑内分泌器官功能低下时，可进行刺激试验。该试验通过内源性刺激激素来评估目标组织的储备能力。使用的刺激激素可以是下丘脑释放激素，如 GnRH 或促甲状腺激素释放激素（TRH），也可以是垂体激素替代激素，如用 hCG 替代 LH，醋酸亮丙瑞林替代 GnRH。通过测定血浆激素升高水平来评估目标腺体的反应能力。例如，用于评估青春期发育异常的亮丙瑞林刺激试验（详见第十四章）。因为尚无用于临床的 GnRH，通常用亮丙瑞林替代 GnRH（Rosenfield，2013）。

### ■ 3. 抑制试验

当怀疑内分泌器官功能亢进时，可以进行抑制试验。例如，对可疑皮质醇增多症（库欣综合征）患者进行地塞米松抑制试验，评估地塞米松抑制促肾上腺皮质激素（ACTH）分泌从而抑制肾上腺皮质醇生成的能力（详见第十七章）。与原发性肾上腺功能亢进相同，糖皮质激素治疗不能抑制皮质醇的产生。

## 四、下丘脑 - 垂体轴

### ■ 1. 解剖

下丘脑由位于大脑基底部的核团组成，略高于视交叉。下丘脑内的神经元与中枢神经系统的其他神经元形成突触连接。弓状核、腹内侧核和室旁核内的下

丘脑神经元亚群投射到正中隆起，此处有来源于垂体上动脉的密集毛细血管网。这些毛细血管流入横跨垂体柄的门静脉后在垂体前叶（腺垂体）内形成毛细血管网。垂体门脉系统主要由下丘脑向垂体流动，但也有逆流现象，这便形成了垂体和下丘脑神经元间的超短反馈回路。因此，下丘脑是整合环境、神经系统及其他器官系统信息的关键部位。

垂体前叶由内分泌细胞组成，从胚胎口腔顶部的 Rathke 囊内陷而来。垂体后叶（神经垂体）是神经组织，由下丘脑视上核和室旁核的大细胞神经元轴突末梢组成（图 15-9）。

### ■ 2. 下丘脑的神经内分泌学

我们对神经递质的种类、解剖分布、调节方式和作用机制的了解不断深入。神经递质可分为：①生物胺（多巴胺、肾上腺素、去甲肾上腺素、5- 羟色胺、组胺）；②神经肽；③乙酰胆碱；④兴奋性氨基神经递质（谷氨酸、甘氨酸、天冬氨酸）；⑤抑制性氨基

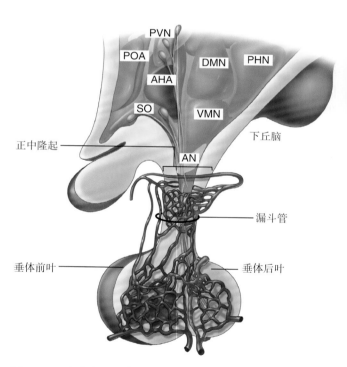

图 15-9　下丘脑和垂体矢状面，左侧为喙形结构，右侧为尾部结构。下丘脑通过血液供应的门脉系统在解剖上和功能上与垂体前叶相连。垂体后叶含有下丘脑视上核（SO）和室旁核（PVN）内神经元轴突末梢。AHA= 下丘脑前区；AN= 弓状核；DMN= 背内侧核；PHN= 下丘脑后核；POA= 视前区；VMN= 腹内侧核（Reproduced with permission from Cunningham FG，Leveno KJ，Bloom SL，et al：Williams Obstetrics，23rd ed. New York：McGraw-Hill；2010.）

酸 γ- 氨基丁酸（GABA）；⑥气态递质（一氧化氮、一氧化碳）；⑦其他因子（细胞因子、生长因子）。

生殖神经内分泌学中最重要的神经递质是三种单胺类物质：多巴胺、去甲肾上腺素和 5- 羟色胺。临床上生殖轴中重要神经肽包括内源性阿片肽、亲吻肽、神经肽 Y、甘丙肽和垂体腺苷酸环化酶激活肽。

**（1）内源性阿片肽**

中枢阿片神经元在下丘脑 - 垂体功能中有重要作用。根据其来源的前体肽不同，内源性阿片肽可分为三类：内啡肽、脑啡肽和强啡肽。其中，内啡肽（内源性吗啡）是阿片 - 促黑素细胞皮质素原 POMC 基因的裂解产物，该基因也产生 ACTH 和 α- 黑素细胞刺激激素（α-MSH）（Taylor，1997）。内啡肽具有广泛的生理功能，包括调节体温、心血管和呼吸系统、痛觉、情绪和生殖系统。

阿片 - 促黑素细胞皮质素原在垂体前叶中含量最高，在大脑、交感神经系统、性腺、胎盘、胃肠道和肺中也有表达。由于组织器官不同，经该途径合成的初级肽也不同。例如，大脑中主要的合成产物是鸦片剂，而垂体中主要合成 ACTH。

大脑中阿片肽通过调节下丘脑释放 GnRH 而在月经周期中发挥重要作用（Funabashi，1994）。雌激素促进内啡肽的分泌，并且随着孕酮逐渐增加作用进一步加强（Cetel，1985）。内啡肽在卵泡期增加，黄体期达到高峰，月经期明显下降。这种模式表明，阿片肽和孕酮都降低了黄体期的 GnRH 脉冲频率，从而刺激了 FSH 的分泌。排卵时，阿片肽对 GnRH 的抑制作用会减轻，其原因不明（King，1984）。此外，饮食失调、剧烈运动和压力引起的功能性下丘脑闭经与内源性阿片肽浓度增加有关（详见第十六章）。

**（2）其他下丘脑神经肽**

下丘脑亲吻肽（kisspeptin）神经元在性别分化、青春期启动和成人生殖功能中起关键作用。它们是 KNDy 神经元系统的一部分，该系统以亲吻肽、神经激肽 B（neurokininB）和强啡肽（dynorphin）首字母命名。能量稳态与生殖功能之间可能通过 KNDy 神经元系统产生联系，这种联系部分可能源于脂肪因子瘦素对亲吻肽表达的调节作用（Chehab，2014）。

亲吻肽神经元与 GnRH 神经元发生作用，直接调控 GnRH 分泌。有趣的是，有一组亲吻肽神经元可能介导甾体激素的负反馈作用，而另一组则在排卵前介导正反馈作用（Lehman，2010；Millar，2014；Skorupskaite，2014）。

其他的递质，神经肽 Y（NPY）和甘丙肽，由广泛分布于下丘脑的神经元表达，并投射到亲吻肽神经元、GnRH 神经元及中枢神经系统中具有生殖功能的区域。NPY 和甘丙肽的分泌随能量水平的变化而变化，在厌食症和肥胖症患者中可见到其变化。这两种神经肽能改变 GnRH 的脉冲并增强 GnRH 诱导的促性腺激素分泌作用（Lawrence，2011；Peters，2009）。

垂体腺苷酸环化酶激活肽（Pituitary adenylate cyclase-activating peptide，PACAP）是一种分泌到垂体门静脉系统的下丘脑肽。尽管比 GnRH 弱，但 PACAP 与垂体前叶细胞上的受体结合后也会刺激包括促性腺激素在内的激素分泌。促性腺激素细胞也分泌 PACAP，提示垂体内 PACAP 具有自分泌/旁分泌作用。PACAP 能调节 GnRH 受体的表达，而 GnRH 也能调节促性腺激素细胞表面 PACAP 受体的表达。另外，GnRH 能显著促进垂体 PACAP 基因表达（Halvorson，2014）。因此，在垂体前叶水平，这两种重要的神经肽在功能上存在联系。

**3. 垂体前叶激素**

垂体前叶中存在五种产生激素的细胞类型及其产物。包括：①促性腺激素细胞（产生 LH 和 FSH）；②催乳素细胞（PRL）；③生长激素细胞（GH）；④促甲状腺激素细胞（TSH）；⑤促肾上腺皮质激素（ACTH）细胞。其中，促性腺激素细胞约占垂体前叶所有激素活性细胞的 10% ～ 15%（Childs，1983）。

除 PRL 受内源性抑制调节外，垂体激素的分泌受下丘脑的神经内分泌的调节。两种促性腺激素 LH 和 FSH，受同一种促进释放的激素肽，即 GnRH，作用于垂体前叶的促性腺激素细胞而调节。尽管大多数促性腺激素细胞内同时含有 LH 和 FSH 分泌颗粒，但大量细胞却仅能分泌单一激素，即只分泌 LH 或只分泌 FSH。

在其他垂体释放激素中，促肾上腺皮质激素释放激素可促进垂体 ACTH 的合成和分泌。促甲状腺素释放激素促进促甲状腺素（TSH）的分泌。多种下丘脑促激素释放激素调节生长激素的表达。最后，PRL 表达主要受多巴胺的抑制调节。由于这些调节机制，当垂体柄受损时，会导致 LH、FSH、GH、ACTH 和 TSH 分泌低下，但 PRL 分泌却增加。

### 4. 下丘脑释放肽

这些多肽具有重要的生物学功能和临床应用价值。首先，它们是降解速度快，半衰期仅需几分钟的小肽。其次，下丘脑释放肽的释放量很小，进入外周循环后即被大量稀释。因此，这些多肽主要在垂体前叶中发挥生物活性。由于这些多肽在血清中浓度极低，临床上基本无法进行检测，因此常用其相应的垂体激素水平作为替代指标。

#### 促性腺激素释放激素

GnRH 是一种半衰期小于 10 分钟的十肽。通过修饰氨基酸可以产生半衰期延长的受体拮抗剂或激动剂（图 15-10）（Padula，2005）。GnRH 受体激活和维持依赖 GnRH 的脉冲输入。临床上利用这一特点使用长效 GnRH 激动剂治疗性激素依赖性疾病，如子宫内膜异位症、平滑肌瘤、性早熟、乳腺癌和前列腺癌。GnRH 激动剂与内源性脉冲分泌的 GnRH 竞争与受体结合，抑制促性腺激素分泌，降低血清性激素水平。

人类 GnRH 有两种表达形式，分别称为 GnRH Ⅰ 和 GnRH Ⅱ（Cheng，2005）。按照惯例，GnRH Ⅰ 是经典描述的下丘脑 GnRH。GnRH Ⅱ 肽存在于外周组织中，其在受体激活方面与 GnRH Ⅰ 有所不同（Neill，2002）。未来需要对这两种形式功能的异同进行更多的研究。

**促性腺激素释放激素神经元的迁移。** 许多下丘脑神经元起源于中枢神经系统内，但含 GnRH 的神经元具有独特的胚胎学起源。前体 GnRH 神经元起源于内侧嗅板，沿犁鼻神经向下丘脑迁移（图 16-5）。在迁移途中，特定位置上的一系列可溶性因子调节 GnRH 神经元的迁移（图 16-5）。这些因子包括分泌信号分子（如 GABA）、黏附分子和生长因子（Wierman，2011）。这些信号分子的遗传缺陷可能引起迁移异常，并可能导致卡尔曼综合征（在第十六章中讨论）以及其他性腺功能减退症。

GnRH 细胞体主要位于弓状核内。从 GnRH 细胞体发出的轴突沿结节漏斗部进入正中隆起，分泌的 GnRH 进入门脉系统，直接作用垂体前叶，刺激促性腺激素的生物合成和分泌。GnRH 神经元的数量非常少，只有几千个细胞，分散在弓状核内。

GnRH 神经元和鼻上皮细胞为同源细胞，表明生殖和嗅觉信号之间存在一定的联系。一个个体释放的影响相同物种其他个体的化合物称为信息素。从卵泡晚期女性腋窝分泌物中获得的信息素，可促进 LH 高峰形成，并缩短接触该化学物质女性的月经周期。黄体期女性分泌的信息素则有相反的作用。因此，信息素可能是经常在一起的女性月经周期常同步的一种机制（Stern，1998）。

一组 GnRH 神经元投射到包括边缘系统在内的中枢神经系统的其他区域。虽然这些部位的 GnRH 与促性腺激素分泌无关，但它可能在生殖行为调节中发挥作用（Nakai，1978；Silverman，1987）。

**促性腺激素释放激素的脉冲式分泌。** 通过严谨的实验，Knobil（1974）证明了 GnRH 只有以脉冲方式传递到垂体促性腺激素细胞才能实现促性腺激素分泌。如图 15-11 所示，持续给予 GnRH 会迅速抑制 LH 和 FSH 分泌，而这种抑制作用可以通过恢复脉冲式刺激而逆转。

与黄体期相比，卵泡期 GnRH 呈频率高、振幅低的脉冲分泌。较高的脉冲频率利于 LH 分泌，而较低的频率则利于 FSH 的分泌（Thompson，2014）。因此，

GnRH

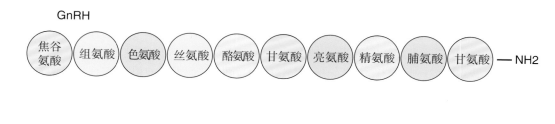

醋酸亮丙瑞林

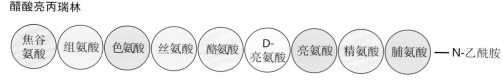

图 15-10  示意图显示十肽促性腺激素释放激素（GnRH）及其激动剂醋酸亮丙瑞林（lupron）的相似氨基酸组成

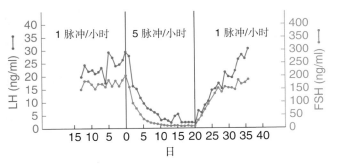

图 **15-11**　图显示了黄体生成素（LH）和卵泡刺激素（FSH）水平随促性腺激素释放激素（GnRH）脉冲释放的变化而改变（Adapted with permission from Knobil E：The neuroendocrine control of the menstrual cycle，Recent Prog Horm Res 1980；36：53-88.）

| 表 15-3　下丘脑 - 垂体轴产物及其靶器官 | | |
| --- | --- | --- |
| **下丘脑** | **垂体** | **靶器官** |
| GnRH | LH/FSH | 性腺 |
| 多巴胺 | PRL | 乳腺 |
| TRH | TSH | 甲状腺 |
| CRH | ACTH | 肾上腺 |
| GHRH | GH | 躯体 |

ACTH = 促肾上腺皮质激素；CRH = 促肾上腺皮质激素释放激素；FSH = 卵泡刺激素；GH = 生长激素；GHRH = 生长激素释放激素；GnRH = 促性腺激素释放激素；LH = 黄体生成素；PRL = 催乳素；TRH = 促甲状腺激素释放激素；TSH = 促甲状腺激素

GnRH 脉冲频率的变化，既影响 LH 与 FSH 释放的绝对量，也影响其比值。

　　目前认为，脉冲分泌是 GnRH 神经元的固有特性，其他激素和神经递质起调节作用（Clayton，1981；Yen，1985）。在动物模型中，雌激素增加 GnRH 脉冲频率，使 LH 水平相对于 FSH 水平增加。相反，孕酮降低 GnRH 的脉冲频率，在黄体末期观察到，孕酮水平的增高有利于 FSH 分泌。此时 FSH 的升高对卵泡募集的启动至关重要。

### 5. 其他下丘脑 - 垂体轴

#### （1）多巴胺和催乳素

　　与垂体前叶分泌的其他激素不同，PRL 的释放主要通过抑制作用，特别是多巴胺的抑制作用来调节。含多巴胺的神经纤维主要源于下丘脑弓状核，投射到正中隆起，通过将多巴胺释放入门脉血管发挥作用（表 15-3）。刺激催乳素分泌的因子作用较弱，包括 TRH、加压素、血管活性肠肽（VIP）、内源性阿片类物质和乙酰胆碱。

　　多巴胺受体有五种形式，分为 $D_1$ 和 $D_2$ 两组。垂体前叶细胞主要表达 $D_2$ 亚型。通过研发 $D_2$ 受体特异性配体，可以改善催乳素瘤患者药物治疗的有效性和耐受性。例如，多巴胺激动剂卡麦角林是 $D_2$ 特异性配体，而溴隐亭是非特异性配体。

#### （2）促甲状腺激素释放激素

　　顾名思义，促甲状腺激素释放激素可刺激垂体前叶甲状腺激素细胞亚群分泌促甲状腺激素。值得注意的是，TRH 也是有效的催乳激素释放因子，因此甲状腺功能减退症时会继发高催乳素血症（Messini，2010）。

　　TSH 与甲状腺细胞质膜上的特异性受体结合，刺激甲状腺激素的合成。甲状腺激素对 TRH 释放细胞和 TSH 释放细胞产生负反馈作用。

#### （3）促肾上腺皮质激素释放激素

　　促肾上腺皮质激素释放激素（CRH）是刺激 ACTH 合成和分泌的主要因子。CRH 分布于下丘脑和中枢神经系统的多个部位。通过其他脑途径产生的儿茶酚胺能刺激 CRH 的释放，而内源性阿片类物质则抑制 CRH 的释放。

　　促肾上腺皮质激素释放激素与垂体前叶 CRH 受体结合后刺激 ACTH 的合成和分泌。ACTH 刺激肾上腺束状带分泌糖皮质激素，网状带分泌雄激素。CRH 的分泌受到肾上腺循环中皮质醇水平的负反馈调节。球状带分泌的盐皮质激素主要由肾素 - 血管紧张素系统调节。因此，CRH-ACTH 通路的异常不会导致电解质紊乱。

　　中枢 CRH 通路介导了许多应激反应（Kalantaridou，2004）。临床上，下丘脑闭经的女性 CRH 常升高。高 CRH 水平通过直接作用及增加中枢阿片类物质浓度来抑制下丘脑 GnRH 的分泌（图 16-6）。这一功能途径可能可以解释高皮质醇血症与月经异常之间的关系。

#### （4）生长激素释放激素

　　下丘脑生长激素释放激素（GHRH）刺激垂体生长激素分泌，而生长抑素抑制生长激素分泌。GHRH 主要由下丘脑分泌，但胎盘和免疫细胞也少量合成。

生长抑素广泛分布于中枢神经系统、胎盘、胰腺和胃肠道中。

与 GnRH 一样，GHRH 依赖于脉冲式分泌来发挥生理作用。运动、压力、睡眠和低血糖会促进生长激素的释放，而游离脂肪酸和其他与肥胖有关的因素会抑制生长激素的释放。雌激素、睾酮和甲状腺激素也促进生长激素分泌。

生长激素促进骨骼和肌肉生长，调节脂肪分解，促进细胞摄取氨基酸。生长激素诱导胰岛素抵抗，因此生长激素过量可能与新发糖尿病有关。生长激素的大部分生长效应通过胰岛素样生长因子 IGF-Ⅰ 和 IGF-Ⅱ 介导。这些生长因子主要在肝中产生。许多发挥局部作用的靶组织也会合成胰岛素样生长因子 IGFs。在卵巢中，IGF-Ⅰ 和 IGF-Ⅱ 刺激卵泡发育过程中的颗粒细胞增殖和甾体激素生成（Silva，2009）。IGFs 还通过负反馈机制抑制 GH 的分泌。

### 6. 垂体后叶肽

垂体后叶的神经元合成和分泌 9 个氨基酸的环肽催产素和精氨酸加压素。这些肽的前体在神经元细胞体中产生，并以分泌颗粒的形式在轴突中运输。运输过程中，肽前体被裂解为成熟的肽和一种载体蛋白 - 垂体后叶激素运载蛋白（Verbalis，1983）。当神经元被激活时产生动作电位，导致钙离子内流，颗粒物质释放到血管周围，随后进入邻近的血管内，进入外周循环。

在这两种肽中，催产素在生殖，特别是分娩和哺乳中起重要作用（Kiss，2005）。由于血清催产素在妊娠物部分娩出前并无变化，因此，催产素在分娩启动中的作用存在争议（Blanks，2003）。近期发现，由于雌激素水平增加，子宫肌层和蜕膜中催产素受体表达增加。

一旦分娩启动，催产素主要调节子宫肌层收缩。宫颈和阴道受刺激后促进垂体后叶催产素急性释放，这一过程被称为弗格森反射。临床上，催产素诱导子宫收缩的作用被用来诱发或促进分娩。

当阴道扩张，例如性交时，催产素分泌也会增加。因此推测，催产素可能有助于维持子宫节律性和输卵管收缩，有助于精子与卵子结合。催产素也可能在性高潮和射精中起作用。

哺乳期，PRL 对于乳腺腺泡生成乳汁至关重要。乳腺腺泡的腺细胞被肌上皮细胞网包围。吸吮时会触发乳头和乳晕中机械感受器的神经冲动，增加下丘脑神经元活动，催产素释放增加，促使肌上皮细胞收缩，使乳汁从腺泡中排入导管和腺窦中（Crowley，1992）。其他条件刺激，例如视觉、声音、婴儿的气味或性兴奋，也会产生类似的效果。

催产素在垂体前叶、胎盘、输卵管和性腺中均有表达，在黄体中高表达（Williams，1990）。但它在这些组织中的功能尚不清楚。

## 五、月经周期

"典型"月经周期为 28±7 天，经期持续 4±2 天，平均失血量为 20 ～ 60 ml。按照惯例，阴道出血的第一天被认为是月经周期的第一天。女性的月经周期各不相同，即使同一女性在其生育期内，月经周期也常有变化。在一项纳入 2700 多名女性的研究中，发现月经周期在初潮后的最初 2 年和绝经前 3 年最不规律（Treloar，1967）。具体而言，在绝经过渡期，通常会先出现周期缩短，随后周期延长。月经周期在 20 ～ 40 岁之间变化最小。

从卵巢功能的角度来看，月经周期可分为排卵前的卵泡期和排卵后的黄体期（图 15-12）。子宫内膜相对应的时期称为增殖期和分泌期（表 15-4）。对大多数女性来说，月经周期的黄体期是稳定的，持续 13 ～ 14 天。因此，正常月经周期长度的变化通常是由卵泡期长短引起的（Ferin，1974）。

### 1. 卵巢

#### （1）卵巢形态

成人的卵巢呈椭圆形，长 2 ～ 5 cm，宽 1.5 ～ 3 cm，厚 0.5 ～ 1.5 cm。在育龄期，卵巢的重量 5 ～ 10 g。卵巢由三个部分组成：外层皮质区，包括生发上皮和卵泡；髓质区，包括结缔组织、类肌性收缩细胞和间质细胞；卵巢门，包括血管、淋巴管和进入卵巢的神经（图 15-13）。

卵巢具有两个相互关联的功能：产生成熟卵细胞及合成甾体激素和肽激素，为受精和随后的胚胎植入子宫内膜营造一个适当环境。在每个月经周期，卵巢的内分泌功能与卵巢形态、卵泡和黄体出现和消失密切相关。

#### （2）卵巢胚胎学

卵巢有三个主要的细胞来源：①原始生殖细胞，来源于卵黄囊的内胚层，分化为初级卵原细胞；②体腔上皮细胞，分化为颗粒细胞；③间充质细胞，来源

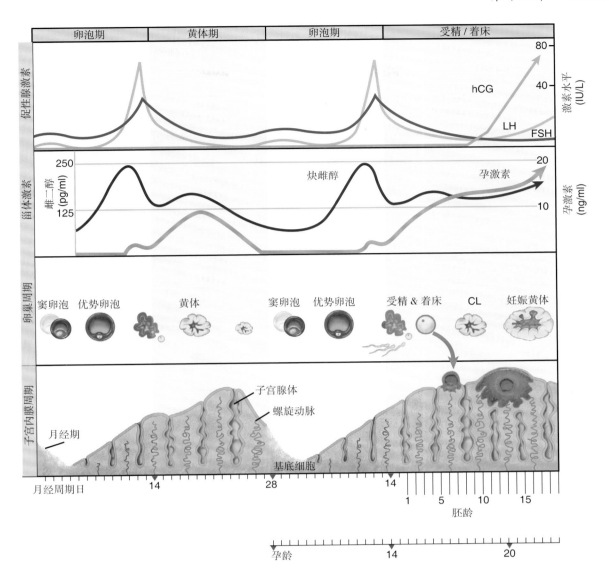

**图 15-12** 促性腺激素调控卵巢和子宫内膜周期。卵巢 - 子宫内膜周期为 28 天。卵泡期（第 6 ～ 14 天）的特征是雌激素升高，子宫内膜增厚，优势卵泡生长。在黄体期（第 15 ～ 28 天），黄体产生雌激素和孕酮，子宫内膜为胚胎着床做好准备。如果着床，发育中的囊胚将开始产生人绒毛膜促性腺激素（hCG）并维持黄体，持续分泌孕酮。FSH= 卵泡刺激素；LH = 黄体生成素（Reproduced with permission from Cunningham FG，Leveno KJ，Bloom SL，et al：Williams Obstetrics，24th ed. New York：McGraw-Hill Education；2014.）

**表 15-4 月经周期的特点**

| 周期天数 | 1 ～ 5 | 6 ～ 14 | 15 ～ 28 |
| --- | --- | --- | --- |
| 卵巢相 | 早卵泡期 | 卵泡期 | 黄体期 |
| 子宫内膜相 | 月经期 | 增殖期 | 分泌期 |
| 雌 / 孕激素 | 低水平 | 雌激素 | 孕激素 |

于性腺嵴，分化为卵巢基质。关于性腺分化的更多信息详见第十八章。

早在妊娠的第 3 周就可以在卵黄囊中发现原始生殖细胞（Gosden，2013）。这些细胞在妊娠第 3 周开

始迁移到性腺中，并产生原始性索。直至妊娠第 12 ～ 13 周，才能从组织学上区分卵巢和睾丸。

原始细胞到达性腺后，通过连续有丝分裂而增殖。从妊娠 12 周开始，一部分卵原细胞将进入减数

卵巢

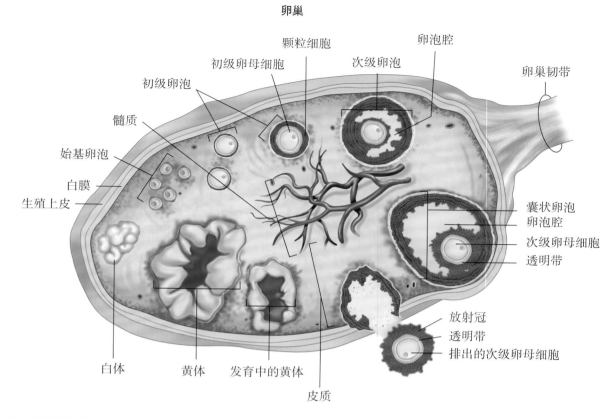

图 15-13　卵巢的解剖和卵泡发育的各个时期

分裂，形成初级卵母细胞。初级卵母细胞被单层扁平颗粒细胞包围，形成始基卵泡。

### （3）增龄中的卵母细胞丢失

所有卵原细胞要么发育成初级卵母细胞，要么闭锁。经典的理论认为，与男性在成年期仍能不断产生精子不同，女性在出生后卵母细胞便不再产生。最近一些令人兴奋的研究表明，卵巢干细胞可能能够产生成熟的卵母细胞，这为女性生育能力保存提供了希望。目前，这些结果仍处在研究初级阶段，并存在一些争议（Notarianni，2011；Virant-Klun，2015）。

在妊娠的第 20 周卵母细胞达最大量，此时卵巢中有 600 万至 700 万个卵原细胞（Baker，1963）。出生时卵巢中有 100 万到 200 万个卵原细胞，青春期开始时卵原细胞不到 40 万个，一生中不足 500 个被排出。因此，大多数生殖细胞通过闭锁方式而丢失（Hsueh，1996）。卵泡闭锁并不是一个被动的坏死过程，而是一个精确控制的主动过程，即细胞凋亡，受

激素控制。细胞凋亡在女性胎儿期时即开始发生，并持续整个生育期。

### （4）卵母细胞的成熟

如前所述，初级卵原细胞在胎儿期时即发生减数分裂，成为初级卵母细胞。这些卵母细胞停止在第一次减数分裂前期。每月均有一批卵泡继续减数分裂。因受到 LH 高峰的刺激，优势卵泡中的卵子完成第一次减数分裂，在第二次减数分裂开始时再次停止，处在第二次减数分裂中期。只有卵子完成受精才能完成第二次减数分裂（图 15-14）。

正常卵母细胞的发育除了减数分裂成熟外，还需要细胞质的修饰。微管和肌动蛋白丝的变化使细胞器重排，从而使极体排出并受精（Coticchio，2015）。卵丘细胞通过细胞间的缝隙连接和旁分泌因子调节卵母细胞成熟。通过对这些因子和过程的日益了解，我们正在改善卵子体外成熟方案，以改进生育力的保存和不孕症治疗。

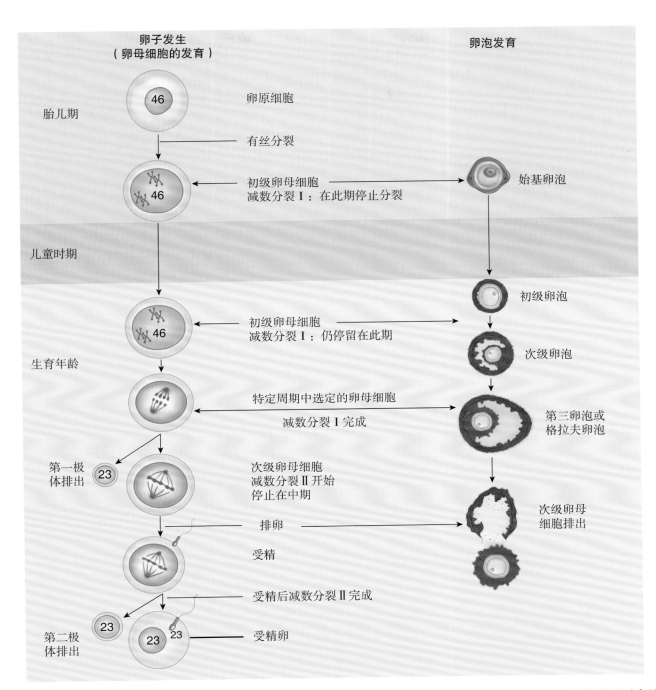

图 15-14　卵母细胞的发育和卵泡成熟。在胎儿期，一旦原始卵原细胞到达性腺，就开始分化为卵原细胞。卵原细胞通过有丝分裂增殖增加数量。许多卵原细胞进一步分化为初级卵母细胞，开始减数分裂，但停止在第一次减数分裂前期。初级卵母细胞及其周围的上皮细胞合称为始基卵泡。在儿童时期，初级卵母细胞仍处于静止状态。从青春期开始至整个生育期，每个月均有几个始基卵泡发育为初级卵泡。其中一些继续发育到次级卵泡，有一个或两个次级卵泡可发育到第三卵泡或称格拉夫卵泡阶段。在这个阶段，卵子完成第一次减数分裂，产生一个单倍体的次级卵母细胞和一个极体，细胞质保留于次级卵母细胞中，因此，极体非常小。次级卵母细胞进入第二次减数分裂期，并在中期停止。排卵时释放出一个次级卵母细胞。如果该次级卵母细胞受精，即完成第二次减数分裂。否则，卵母细胞在完成第二次减数分裂前即退化

### （5）间质细胞

卵巢间质包括间质细胞、可收缩细胞和结缔组织细胞。结缔组织细胞为卵巢提供结构支持。包围着发育中的卵泡的一组间质细胞分化成泡膜细胞，在促性腺激素的刺激下，这些细胞体积增大并形成脂质储存，这是产生甾体激素细胞的特征（Saxena，1972）。

卵巢门的另一组间质细胞称为卵巢门细胞。这些细胞与睾丸间质细胞非常相似，门细胞的增生或肿瘤改变可能导致睾酮分泌过多而致女性男性化。卵巢门细胞的正常作用尚不清楚，但它们与血管和神经元的密切联系表明，它们的作用可能是把机体的系统信号向卵巢的其余部分传递。

### ■ 2. 卵巢激素的产生

正常功能的卵巢以精确控制的模式合成和分泌雌激素、雄激素和孕激素，某种程度上由垂体促性腺激素，即 FSH 和 LH 决定。卵巢甾体激素生物合成最重要的分泌产物是孕酮和雌二醇。然而，卵巢也分泌大量的雌酮、雄烯二酮、睾酮和 17α- 羟孕酮。性激素在月经周期中起着重要的作用，为受精卵的着床作准备。如果不着床，卵巢性激素生成下降，子宫内膜退化，月经随之而来。

### （1）两细胞理论

卵巢雌激素生物合成需要两种促性腺激素（LH 和 FSH）对两类细胞（卵泡膜细胞和颗粒细胞）的联合作用。这一概念被称为卵巢甾体激素形成的两细胞理论（图 15-15）（Peters，1980）。直到卵泡发育的晚期，LH- 受体表达局限于卵泡膜细胞，而 FSH 受体表达局限于颗粒细胞。

卵泡膜细胞表达产生雄烯二酮所需的所有基因，其中包括高表达的 CYP17 基因，其酶产物催化 17- 羟化酶，这是将孕酮转化为雄激素的限速步骤（Sasano，1989）。颗粒细胞中不存在该酶，因此不能产生雌激素所需的雄激素前体，需依赖于卵泡膜细胞，即在 LH 刺激下，卵泡膜细胞合成雄激素、雄烯二酮和睾酮。这些雄激素被分泌到细胞外液中，并通过基底膜扩散到颗粒细胞，为雌激素的产生提供前体。与卵泡膜细胞相比，颗粒细胞在 FSH 刺激下具有高水平的芳香化酶活性。因此，这些细胞能有效地将雄激素转化为雌激素，主要是作用较强的雌激素雌二醇。综上所述，卵巢甾体激素的产生依赖于 LH 和 FSH 分别对卵泡膜细胞和颗粒细胞的作用。

### （2）甾体激素生成贯穿整个生命周期

促性腺激素 LH 和 FSH 的循环水平在女性不同年龄段存在显著差异。在子宫内，胎儿的卵巢在妊娠 8 周时有能力产生雌激素。然而，在胎儿发育过程中，实际上仅合成少量的性激素（Miller，1988）。在妊娠中期，血浆中促性腺激素水平上升到与更年期相似的水平（Temeli，1985）。胎儿的下丘脑 - 垂体轴在此期

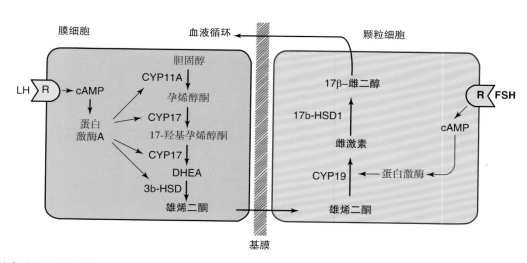

**图 15-15**    图示卵泡激素生成的两细胞理论。卵泡膜细胞含有大量促黄体生成素（LH）受体。LH 与 LH 受体结合，导致循环 AMP 活化，并由胆固醇合成雄烯二酮。雄烯二酮通过泡膜细胞的基底膜扩散进入卵巢颗粒细胞。在促卵泡激素（FSH）的激活下，雄烯二酮被芳香化酶转化为雌酮和雌二醇。cAMP= 环磷酸腺苷；DHEA= 脱氢表雄酮；3β-HSD=3β- 羟甾醇脱氢酶；17β-HSD1=17β- 羟基脱氢酶；R = 受体（Adapted with permission from Larsen PR，Kronenberg HM，Melmed S：William's Textbook of Endocrinology，10th edition. Philadelphia：Elsevier/Saunders；2003.）

间继续发育成熟，对胎盘分泌的高水平的雌激素和孕酮更加敏感（Kaplan，1976）。在出生前，胎儿的促性腺激素水平会下降到较低水平，这是对高水平性激素的反应。

分娩后，新生儿的促性腺激素水平由于胎盘的分离和随后胎盘性激素的抑制解除而突然升高（Winter，1976）。促性腺激素水平在生命最初的几个月持续高水平，然后在幼儿期下降到低水平（Schmidt，2000）。促性腺激素水平低可能有多种原因：下丘脑 - 垂体轴对负反馈的敏感性增加了，即使在这个阶段循环水平的性激素水平很低；中枢神经系统在维持低促性腺激素水平方面可能有直接作用。缺乏性腺激素负反馈的性腺发育不全儿童的 LH 和 FSH 水平低，支持这一机制。

青春期的一个早期迹象是睡眠相关的 LH 分泌增加（图 15-16）。随着时间的推移，全天都可以观察到促性腺激素的分泌增加。FSH 与 LH 比值的增加是初潮前女孩和绝经后女性的典型表现。在生育年龄，这一比例相反，即 LH 超过 FSH 水平。促性腺激素水平的增加刺激卵巢产生雌二醇。雌激素水平的升高促进了身高突增，女性内、外生殖器成熟和女性特征形成，包括青春期乳房增大（被称为乳房发育）。垂体 - 肾上腺轴的激活导致肾上腺雄激素的分泌增加，并导致腋毛和阴毛的青春期发育，称为肾上腺功能初现或者阴毛初现。促性腺激素水平升高最终导致排卵和月经来潮。月经初潮的定义是来第一次月经的时间。这个发展过程需要 3 到 4 年，详见第 14 章。

绝经后卵巢内仅含有少量卵泡。因此，在排卵周期结束后，血浆雌激素和抑制素水平显著下降。由于失去这种负反馈，LH 和 FSH 水平显著升高。LH 水平升高可刺激卵巢间质细胞产生 C19 甾醇（主要为雄烯二酮）。这种卵巢来源的雄烯二酮和肾上腺雄激素可通过外周组织转化为雌酮，这是绝经后女性血清中雌激素的主要来源。雄烯二酮转化为雌酮的主要部位是脂肪组织。雄烯二酮外周转化与体重直接相关。对于体重相同者，绝经后女性的转化率高于绝经前女性。这些循环中的低雌激素水平通常不足以防止骨质流失。

## 3. 肽类激素与月经周期

在性腺轴相关的肽类激素中，其中有 3 种，抑制素、激活素和卵泡抑制素，除了直接在卵巢内起作用外，还对垂体中的促性腺激素细胞起作用（de Kretser，2002）。从名字可以看出，抑制素降低、激活素刺激促性腺激素细胞的功能。卵泡抑制素抑制 FSHβ 基因表达，很可能是通过竞争结合，从而防止激活素与其受体之间的相互作用（Xia，2009）。

抑制素和激活素结构密切相关。抑制素由一个 α- 亚单位（与 LH 和 FSH 的 α- 糖蛋白亚基无关）与两个高度同源 β- 亚单位中的一个，由二硫键连接形成抑制素 A（αβ_A）或抑制素 B（αβ_B）。激活素由与抑制素中一样的两个 β 单位组成，两个 β 单位可相同

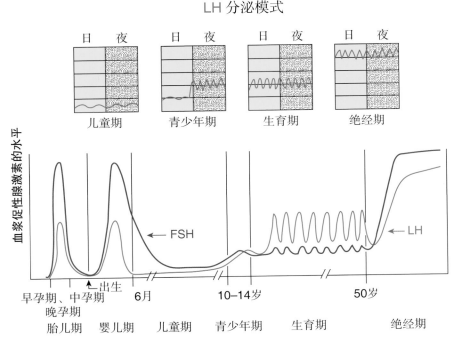

图 15-16　女性不同生命阶段促黄体生成素（LH）和卵泡刺激素（FSH）的变化（Modified with permission from Faiman C, Winter JS, Reyes FI: Patterns of gonadotrophins and gonadal steroids throughout life, Clin Obstet Gynaecol. 1976 Dec；3（3）：467-483.）

（β$_A$β$_A$, β$_B$β$_B$）或也可不同（β$_A$β$_B$）（Bilezikjian，2012）。卵泡抑制素在结构上与抑制素或激活素无关。

尽管最初是从卵泡液中分离出来的，这些"性腺"肽在垂体、卵巢、睾丸和胎盘中、在大脑、肾上腺、肝、肾和骨髓中均有表达，提供多种组织特异性功能（Muttukrishna，2004）。激活素和卵泡抑制素很可能在其表达的组织（包括卵巢）中起自分泌/旁分泌因子的作用。

相比之下，卵巢来源的抑制素在循环中有一定的浓度，被认为在促性腺激素基因表达的负反馈中起重要作用。具体来说，在早卵泡期，FSH 促进颗粒细胞分泌抑制素 B（图 15-17）（Buckler，1989）。然而，循环抑制素 B 水平的升高会阻碍晚卵泡期 FSH 的分泌。在黄体期，抑制素的产生受到 LH 的控制，由抑制素 B 转变为抑制素 A（McLachlan，1989）。抑制素 B 在 LH 高峰时达到峰值，而抑制素 A 在 LH 峰值后数天，在黄体中期达到峰值。两种抑制素的水平均随着黄体功能的丧失而下降，并在黄体 - 卵泡过渡期和早卵泡期保持低水平。循环抑制素水平与 FSH 分泌的负相关关系，与抑制素在调节 FSH 分泌中的负反馈作用一致。

与这三种肽不同，胰岛素样生长因子也调节卵巢功能。只有 IGF-Ⅱ 参与始基卵泡的发育，但 IGF-Ⅰ 和 IGF-Ⅱ 都刺激次级卵泡的生长。促性腺激素刺激卵泡膜细胞、颗粒细胞和黄体化颗粒细胞产生 IGF-Ⅱ。IGF 受体在卵泡的泡膜细胞和颗粒细胞上表达，支持自分泌/旁分泌作用。FSH 也介导 IGF- 结合蛋白的表达。这个系统比较复杂，但可以对卵泡内活动进行额外的微调（Silva，2009）。

### ■ 4. 卵泡发育

#### （1）卵泡阶段

卵泡的发育始于胎儿时期产生的始基卵泡（图 15-14）。这些卵泡由被单层扁平颗粒细胞包围的处于第一次减数分裂中的卵母细胞组成。卵泡被一层薄薄的基底膜从基质中分离出来。排卵前卵泡无血管。因此，它们获取营养和清除代谢废物均严重依赖于扩散和后来形成的缝隙连接。扩散也允许甾体激素前体从膜层进入颗粒细胞层。

在初级卵泡期，发育中卵泡的颗粒细胞呈长方体，数量增多，形成假层状。细胞缝隙连接在相邻的颗粒细胞之间和颗粒细胞与发育中的卵母细胞之间形成（Albertini，1974）。这些连接允许营养物质、离子

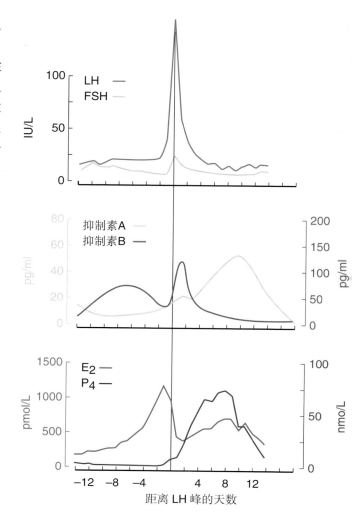

图 15-17　正常月经周期内促性腺激素、抑制素和性激素水平变化的曲线图。上图显示黄体生成素（LH）峰值（紫色线）和卵泡刺激素（FSH）（粉红色线）水平。中间图显示了抑制素 A 和抑制素 B 水平的变化。请注意，抑制素 B 峰（绿线）时间上接近 LH 水平激增的时间，而抑制素 A 的峰值（橙色线）在 LH 峰值之后的数天。在底部图中，雌二醇水平的升高（红线）在黄体中期 LH 水平激增之前。孕激素高峰（蓝线）在黄体中期。E$_2$ = 雌二醇；P$_4$ = 孕酮

和调节因子在细胞间传递。缝隙连接也允许没有促性腺激素受体的细胞接收来自受体表达细胞的信号。因此，激素介导的效应可以通过整个卵泡传递。

在这个阶段，卵母细胞开始分泌非细胞物质，形成一层透明带。透明带至少含有三种蛋白质，分别是 ZP1、ZP2 和 ZP3。在目前的生理模型中，精子顶体头部的受体识别 ZP3，两者相互作用释放顶体内容物，允许穿透透明带和卵子受精。从顶体释放的酶会引起 ZP2 的改变，导致透明带硬化，以防止多个精子与卵母细胞受精（Gupta，2015）。

次级卵泡或窦前卵泡的发育包括卵母细胞的最

终生长和颗粒细胞数量的进一步增加。颗粒细胞层周围的基质可分化为卵泡外膜和卵泡内膜（Eppig，1979）。

三级卵泡，又称窦状卵泡，由选定的卵母细胞继续发育形成。卵泡液在颗粒细胞之间聚集，最终形成一个充满液体的腔体，称为窦腔。窦腔内的颗粒细胞在组织学和功能上分为两组。卵母细胞周围的颗粒细胞形成卵丘，而窦腔周围的颗粒细胞称为壁层颗粒细胞。窦腔液由血浆滤液和颗粒细胞分泌的因子组成。这些局部产生的因子，包括雌激素和生长因子，在窦腔液中的浓度明显高于在循环中的浓度，这可能是卵泡成功成熟的关键因素（Asimakopoulos，2006；Silva，2009）。卵泡液的进一步积累导致卵泡体积的迅速增大和排卵前卵泡（或囊状卵泡）的发育（Hennet，2012）。

卵泡发育的早期阶段（直到二级卵泡）不需要促性腺激素的刺激，因此被认为是促性腺激素非依赖性的。后期的卵泡成熟需要循环中足够的 LH 和 FSH，因此被认为是促性腺激素依赖性的（Butt，1970）。值得注意的是，数据表明，从促性腺激素非依赖性到依赖性阶段的进展并不像以前认为的那样突然。

#### （2）选择窗的概念

卵泡发育是一个多步骤的过程，从一个卵泡到最终排卵至少持续 3 个月。每个月，一批卵泡开始半同步生长。这一批（卵泡）数目似乎与卵巢内不活跃的始基卵泡的数量成正比，据估计，年轻女性的每侧卵巢中是 3 ~ 11 个卵泡（Hodgen，1982；Pache，1990）。排卵卵泡是从排卵周期前 2 ~ 3 个周期就开始发育的队列中招募的。在这段时间里，大多数卵泡会死亡，因为它们在选择窗口期没有处于合适的发育阶段。

在黄体 - 卵泡的转化过程中，FSH 水平的小幅度增加选择最终排卵的优势卵泡（Schipper，1998）。如前所述，卵泡膜细胞产生雄激素，雄激素在颗粒细胞中转化为雌激素。雌激素水平随着卵泡增大而增加，增强 FSH 对颗粒细胞的作用，并对卵泡产生前馈作用。

卵泡内类胰岛素生长因子与 FSH 有协同作用，帮助选择优势卵泡（Son，2011）。其他研究表明，卵泡周围的血管内皮生长因子（VEGF）水平升高者将被选择。推测该卵泡可能暴露于较高水平的循环因子，如 FSH 中（Ravindranath，1992）。

颗粒细胞也产生抑制素 B，它从卵泡进入血浆，特异性地抑制垂体前叶释放 FSH，但不抑制 LH 的释放。优势卵泡产生的雌二醇和抑制素 B 导致卵泡期FSH 水平下降，可能部分地导致其他卵泡在同一个周期内不能达到排卵前状态。

#### （3）雌激素主导的微环境

卵泡成熟需要从雄激素主导的微环境成功转换到雌激素主导的微环境。低浓度的雄激素促进芳香化而产生雌激素。然而，如果颗粒细胞的芳香化滞后于卵泡膜细胞产生的雄激素，则卵泡内的雄激素水平会升高。较高浓度的雄激素则转换为更有效的 5α- 雄激素，如双氢睾酮。这些雄激素抑制芳香化酶活性，不能芳香化为雌激素，并抑制 FSH 诱导颗粒细胞上的LH 受体表达（Gervásio，2014）。

如果缺乏足够的 FSH 受体和颗粒细胞数量，卵泡将主要生成雄激素，因此会发生闭锁。在闭锁卵泡的卵泡液中发现雄激素与雌激素的比例升高，而数项研究表明高雌激素水平可以防止细胞凋亡。

IGF-I 由颗粒细胞产生，也具有抑制细胞凋亡的活性。IGF-I 的该作用被某些存在于闭锁卵泡的卵泡液中的 IGF- 结合蛋白所抑制。因此，FSH 预防闭锁的作用可能部分源于其刺激 IGF-I 合成和抑制 IGF-结合蛋白合成的能力。

### 5. 月经周期

#### （1）卵泡期

在前一个周期的末期，雌激素、孕激素和抑制素水平突然下降，循环中 FSH 水平相应增加（Hodgen，1982）。如前所述，FSH 水平的增加与卵泡的募集有关，而其中包含了那个将要排卵的卵泡。尽管人们普遍认为排卵交替进行，但是妇科超声研究已经证明是随机发生在两个卵巢之间（Baird，1987）。

与年轻女性相比，卵巢功能减退的女性 FSH 水平相对升高，可能是由于前个周期的黄体期卵巢抑制素分泌的缺失。因此，在不孕症的临床诊断中需在早卵泡期或周期第 3 天测 FSH 和雌二醇水平。血清中 FSH 水平的加速升高导致卵泡招募更加活跃，这可解释在高龄育龄女性中观察到的卵泡期缩短和自然双胎发生率增加的现象。

在卵泡中期，卵泡产生一定数量的雌激素和抑制素，通过负反馈导致 FSH 水平下降。这种 FSH 水平的下降被认为有助于选择优势卵泡。基于这一理论，非优势卵泡表达的 FSH 受体数量少，因此不能适应

FSH 水平的下降。

在大多数卵泡发育过程中，颗粒细胞对 FSH 刺激的反应包括颗粒细胞数量的增加、芳香化酶表达的增加，以及雌二醇存在时颗粒细胞 LH 受体的表达。随着晚卵泡期 LH 受体的表达，颗粒细胞开始产生少量的孕酮，因此减少颗粒细胞的增殖，从而减缓卵泡生长（Chaffkin，1992）。

### （2）排卵

在卵泡期末期，雌二醇水平显著升高。原因尚不完全清楚，但可能与神经激肽 B 神经元的变化有关，快速增加的雌二醇水平触发了下丘脑和垂体前叶从负反馈向正反馈的变化，雌二醇浓度必须达到 200 pg/ml，持续 50 小时，就可以产生 LH 峰（Young，1976）。孕酮浓度在排卵前的小幅增加会导致 FSH 水平的激增，这与 LH 的激增同时发生（McNatty，1979）。孕酮也可能增强雌二醇触发 LH 激增的能力。这些效应可解释在使用孕激素诱导月经时，无排卵性闭经女性偶尔会出现排卵。

LH 峰迅速作用于排卵前卵泡颗粒细胞和卵泡膜细胞，以终止卵泡相关基因的表达，并激活排卵和黄体化所必需的基因。此外，LH 峰启动卵母细胞再次进入减数分裂，卵丘扩大，前列腺素合成，颗粒细胞黄体化。LH 峰的平均持续时间为 48 小时，排卵发生在 LH 峰开始后 36 ~ 40 小时（Hoff，1983；Lemarchand-Beraud，1982）。高峰的突然终止是由于黄体分泌的激素和抑制素急剧增加。另外，推测还存在卵巢或下丘脑分泌促性腺激素抑制 / 减弱因子（GnSIF/AF），然而，仍未确定该因子（Vega，2015）。

与壁颗粒细胞不同的是，卵母细胞周围的颗粒细胞不表达 LH 受体或合成孕酮。卵丘颗粒细胞与卵母细胞之间形成紧密的缝隙连接。排卵时卵母细胞周围的卵丘物质提供了一个粗糙的表面和增大的体积来改善输卵管拾取卵母细胞。

最近发现，作为表皮生长因子成员家族的双调节蛋白、外调节蛋白和 β- 动物纤维素，可阐明 LH 峰后的形态学和生化改变（Hsieh，2009）。因此，这些生长因子是 LH 与受体结合产生级联反应的下游部分，该级联反应到排卵结束。

根据超声监测，卵母细胞的排出仅持续几分钟（图 15-18）（Knobil，1994）。排卵的确切机制尚不明确，但并非卵泡内压力的增加所致（Espey，1974）。卵泡中存在蛋白水解酶，包括纤溶酶和胶原酶，表明这些酶是导致卵泡壁变薄的原因（Beers，1975）。排

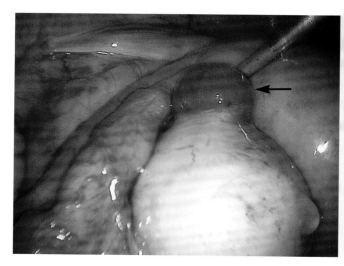

图 15-18　在腹腔镜检查过程中，排卵前卵巢表面的凸起（箭头所示）（Used with permission from Dr. David Rogers.）

卵前促性腺激素激增，促进颗粒细胞和泡膜细胞中组织纤溶酶原激活物的表达，降低了纤溶酶原抑制剂的表达，导致纤溶酶原活性显著增加（Piquette，1993）。

在排卵前促性腺激素达到峰值时，前列腺素在卵泡液中也达到峰值（Lumsden，1986）。前列腺素可以刺激卵巢平滑肌收缩，从而促进排卵（Yoshimura，1987）。接受不孕治疗的女性在排卵前应避免应用前列腺素合成酶抑制剂，以避免未破裂卵泡黄素化综合征（luteinized unruptured follicle syndrome，LUFS）（Smith，1996）。LUFS 是病理性的，还是仅仅是偶发性事件，目前尚存争议（Kerin，1983）。

### （3）黄体期

排卵后，剩余的卵泡细胞分化为卵巢黄体，字面的意思是黄色的物体（Corner，1956）。这一过程需要 LH 的刺激，包括形态和功能的改变，称为黄体化。颗粒细胞和卵泡膜细胞增殖、肥大，分别形成颗粒 - 黄体细胞和较小的卵泡膜 - 黄体细胞（Patton，1991）。

在黄体形成过程中，颗粒细胞与卵泡膜细胞的基底膜发生退化，使先前无血管的颗粒细胞发生血管化。毛细血管生成开始于排卵后 2 天，并在第 4 天到达黄体中心。血流灌注的增加为黄体细胞提供了循环的低密度脂蛋白（LDL），LDL 提供甾体激素生物合成的前体胆固醇。这种明显的血液供应增加具有临床意义，黄体囊肿出血引起的疼痛在急诊中较常见。

黄体中的激素生成量取决于血清 LH 水平、黄体细胞的 LH 受体和足够数量的黄体细胞。因此，在卵泡期适当诱导颗粒细胞 LH 受体表达至关重要。此外，黄体功能也受之前卵泡期促性腺激素水平的影响，血清 LH 浓度降低与黄体期缩短有关。LH 或 FSH 分泌减少与黄体功能低下有关。据推测，FSH 缺乏导致颗粒细胞总数减少。此外，在不正常周期中，黄体细胞中 FSH 诱导的 LH 受体数量会减少，因此对 LH 的反应也会降低。

黄体期是孕酮占优势，而卵泡期是雌激素占优势。血管化增加，细胞肥大，细胞内细胞器数量增加，使黄体成为体内最活跃的性激素产生组织。据观察，孕酮产生的最高水平是在黄体中期，据估计每天产生约 40 mg 孕酮。如果在月经周期第 21 天孕酮水平超过 3 ng/ml，则可确认已排卵。

虽然孕酮是黄体期最丰富的卵巢性激素，实际上此时也大量产生雌二醇。LH 峰后，雌二醇水平即刻一过性下降。这种下降也许可以解释一些女性在月经中期的点滴出血。其原因尚不清楚，但可能是孕酮水平增加直接抑制颗粒细胞生长（Hoff，1983）。雌二醇水平下降后又稳定增加，在黄体中期达到最大值。

黄体产生大量抑制素 A，这与黄体期循环中的 FSH 水平下降相一致。如果抑制素 A 水平在黄体期结束时下降，FSH 水平再次上升，开始选择下一个月经周期的卵母细胞。

若没有怀孕，黄体通过一个被称为"黄体溶解"的过程退化。对黄体溶解的机制了解甚少，但由于女性黄体周期长度变化极小，因此推测黄体退化受到严格调控。黄体溶解后，对黄体的血供减少，孕酮和雌激素分泌骤减，黄体细胞凋亡，纤维化。这就形成了白体。

若怀孕，早期妊娠产生的 hCG 通过与黄体细胞 LH 受体结合并激活黄体，"拯救"了闭锁状态下的黄体。hCG 对黄体的激素生成作用可以维持子宫内膜的稳定性，直到胎盘产生的激素足以承担这一功能。因此，在妊娠期手术切除黄体后，如第九章所述，应进行黄体酮替代，直至妊娠 10 周左右。

## 六、子宫内膜

### 1. 月经周期的组织学变化

子宫内膜由两层组成：靠近子宫肌层的基底层和靠近子宫腔的功能层。基底层在月经周期中变化不明显，是月经脱落后子宫内膜再生的储备层。功能层进一步细分为致密层和海绵层。致密层的位置表浅，是由腺体颈层和致密的基质层组成的薄层，海绵层位于底层，含有腺体和大量疏松的基质及间质组织。

月经后子宫内膜厚 1 ～ 2 mm。在雌激素的作用下，功能层的腺细胞和基质细胞迅速增殖（图 15-19）。这个快速生长的时期，即增殖期，与卵巢的卵泡期相对应。随着这一阶段的进展，腺体变得更加弯曲，腺体腔内的细胞变成复层上皮。基质保持紧密。LH 高峰时，子宫内膜厚度约为 12 mm，此后厚度不再明显增加。

排卵后，子宫内膜转变为分泌组织。这一转变过程及之后的时期被定义为子宫内膜的分泌期，对应卵巢的黄体期。富含糖原的空泡出现在腺体内的细胞中。在孕酮的进一步作用下，这些空泡从腺细胞的基部向它们的腺腔移动并排出它们的内容物。这个分泌过程大约在排卵后第 6 天达到高峰，适合着床。在整个黄体期，腺体变得越来越弯曲。

如果没有囊胚植入，无胎盘 hCG 维持黄体，孕酮水平就会下降，子宫内膜腺体就会开始塌陷。来自附近血管的多核白细胞和单核细胞浸润子宫内膜，螺旋动脉收缩，导致局部缺血，溶酶体释放蛋白水解酶，加速组织破坏。前列腺素，尤其是前列腺素 $F_{2\alpha}$（$PGF_{2\alpha}$），存在于子宫内膜，可导致小动脉的血管痉挛及前列腺素 $F_{2\alpha}$ 子宫肌层的收缩，这可能帮助子宫内膜组织排出。

一般认为整个子宫内膜功能层随着月经的到来而脱落，只留下基底层为子宫内膜的再生提供细胞。然而，经研究发现，脱落的子宫内膜组织来自子宫内膜的不同层次。脱落的子宫内膜在月经周期的第 2 ～ 3 天内开始再生，并在 48 小时内完成。

### 2. 子宫内膜功能的调节

#### （1）组织退化和出血

在子宫内膜，组织的完整性与月经期脱落的组织或胚胎着床时的滋养层侵袭之间维持着微妙的平衡，该平衡由子宫内膜内的大量蛋白质维持。细胞因子、生长因子和性激素调节这些组织蛋白的编码基因表达（Critchley，2001）。在这些蛋白质中，组织因子（一种膜结合型蛋白）在接触血液时激活凝血系统。此外，尿激酶和组织纤溶酶原激活物（TPA）增加了纤溶酶原向纤溶酶的转化，从而激活组织的裂解。TPA 活性被纤溶酶原激活物抑制剂 1（PAI-1）所阻断，

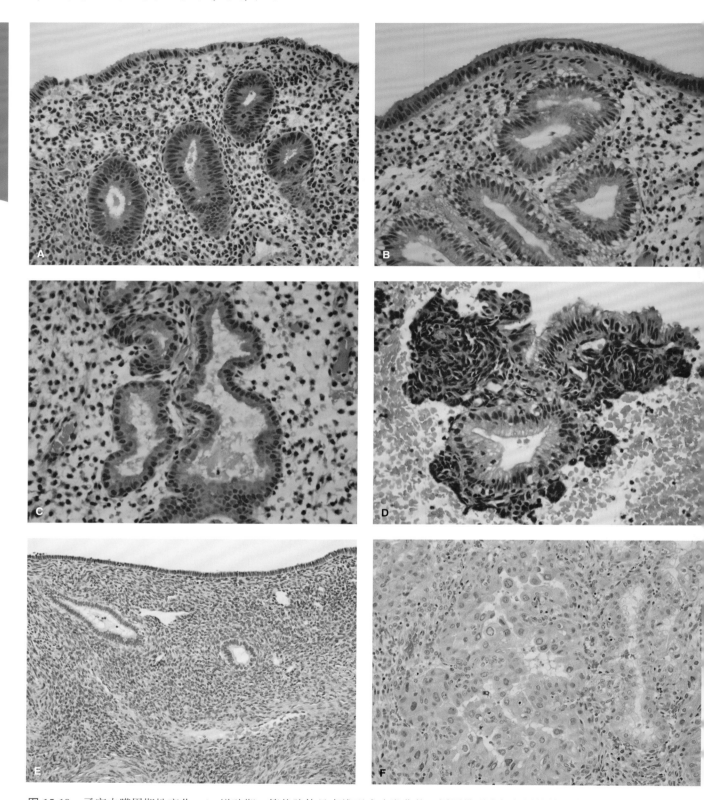

图 15-19　子宫内膜周期性变化。**A.** 增殖期：管状腺体呈直线型或略卷曲状，周围排列有假复层柱状上皮，有散在的有丝分裂。**B.** 分泌早期：螺旋状腺体，直径稍增宽，内衬单层柱状上皮，核下空泡清晰。基质在分泌期易水肿。**C.** 分泌晚期：呈锯齿状，腺体扩张，分泌物排入腺腔，周围排列有短柱状上皮细胞。**D.** 月经期：子宫内膜碎裂，间质浓缩，腺体有分泌泡。**E.** 萎缩性子宫内膜：绝经后子宫内膜变薄，腺体呈直管状，腺体衬覆有丝分裂不活跃的立方上皮。间质致密，有丝分裂不活跃。**F.** 妊娠期子宫内膜：处于高度分泌状态的腺体紧密贴伏，可见乳头状内折、胞浆内空泡。中央的高分泌腺体呈良性的 A-S 反应，核具有异型性，不同程度地增大，核膜不规则、染色质轻度增粗，可见核内空泡和核内假包涵体（Used with permission from Dr. Kelley Carrick.)

PAI-1 存在于子宫内膜间质中（Lockwood，1993；Schatz，1995）。基质金属蛋白酶（MMPs）是另一个关键的中介物质，这是一个酶家族，具有胶原和其他细胞外基质成分的重叠底物特异性。MMPs 的组成在不同的子宫内膜组织和月经周期中有所不同。内源性 MMP 抑制剂在月经前增加，限制 MMP 降解活性。

### （2）血管收缩和肌层收缩

有效的月经取决于子宫内膜血管和子宫肌层的同步收缩。血管收缩导致局部缺血、子宫内膜坏死和随后的月经。子宫内膜上皮细胞和间质细胞分泌内皮素 -1（一种强效血管收缩剂）。脑啡肽酶是一种内皮素降解酶，在分泌中期的子宫内膜中表达水平最高（Head，1993）。在黄体末期，血清孕酮下降导致脑啡肽酶表达减少，这使得内皮素活性增加，促进血管收缩。

在子宫内膜脱落的同时，子宫肌层收缩，压缩子宫内膜血管，控制出血量和排出月经。血清孕酮的降低导致了前列腺素酶降解减少、$PGF_{2\alpha}$ 对子宫肌层的作用增加和促进子宫肌层的收缩（Casey，1980）。

### （3）雌激素和孕激素

子宫内膜中表达的雌激素和孕酮受体受月经周期的高度调控。这为控制甾体激素对子宫内膜发育和功能的影响提供了一个另外的机制。雌激素受体在上皮细胞、间质细胞和肌层细胞的细胞核中表达，在增殖期达到高峰。然而，在黄体期，孕酮水平升高会降低雌激素受体的表达。随着雌激素水平的升高，子宫内膜孕酮受体表达在月经中期达到峰值。到黄体中期，孕酮受体在子宫内膜腺上皮中几乎无表达，尽管在基质间室中仍有很强的表达（Lessey，1988）。

子宫内膜的增殖和分化受到雌二醇、孕酮和多种生长因子的调控。在接受无拮抗的雌激素治疗的女性中，子宫内膜会增生，证实了雌激素对子宫内膜发育的重要性。雌激素可以与雌激素受体直接结合，也可以间接促进各种生长因子包括 IGF-I、转化生长因子 α 和表皮生长因子的释放（Beato，1989；Dickson，1987）。孕酮对子宫内膜生长的影响因内膜不同层而异。孕激素对于功能层从增殖到分泌状态的转变至关重要。在基底层，孕酮可以促进细胞增殖。

### （4）生长因子和细胞黏附分子

许多生长因子及其抗体在子宫内膜中起作用。每个因子都有各自的表达模式，因此很难确定哪个因子对子宫内膜功能最重要（Ohlsson，1989；Sharkey，1995）。

除生长因子外，细胞黏附分子在子宫内膜的功能中也起重要作用。这些分子可分为四类：整合素、钙黏着蛋白、选择蛋白和免疫球蛋白超家族成员。每一种都与子宫内膜再生和胚胎植入有关，下文将进行讨论。

### （5）植入窗

胚胎在受精后 2 ~ 3 天进入子宫腔，大约 4 天后开始种植。研究表明，正常的着床和胚胎发育需要子宫内膜和胚胎同步发育（Pope，1988）。考虑到异位妊娠发生相对频繁，人类囊胚对着床的要求可能比其他物种要低。

子宫容受性定义为子宫内膜成熟的时间窗，在此期间滋养外胚层附着于子宫内膜上皮细胞，并侵入子宫内膜间质的过程。人类着床的时间窗相对较宽，从月经周期的第 20 天到第 24 天。精确地确定这个时间窗口是至关重要的，因为只有那些在这段时间表达的因子被认为是子宫容受性的标志物或调节剂。

子宫内膜细胞突起称为子宫内膜胞饮突。子宫内膜容受性与子宫内膜表面的微绒毛和纤毛细胞的缺失，以及子宫内膜胞饮突的形成有关。子宫内膜胞饮突的形成是高度孕酮依赖的（Yoshinaga，1989）。

许多因子是子宫容受性必需的，包括细胞黏附分子、免疫球蛋白和细胞因子。其中，整合素是被深入研究的一个因子（Casals，2010）。然而，到目前为止，还没有一个整合素分子能被确定为植入窗的关键标记物。

黄体功能不全描述了子宫内膜发育和月经周期之间的非同步化，从而导致随后的着床失败和早期妊娠丢失（Noyes，1950；Olive，1991）。由于我们无法准确地诊断或治疗这种疾病，这个术语目前在临床实践中应用有限。

着床后，子宫内膜因滋养细胞的侵袭而发生本质重构。此外，由于母体生理功能的改变以及胎盘和胎儿的作用，母体的内分泌环境发生了广泛的变化。关于这些变化更详细的讨论可以在《Williams 产科学》第 24 版 [*Williams Obstetrics*，24th edition（Cunningham，2014）] 中找到。

## 七、下丘脑 - 垂体轴异常

了解下丘脑 - 垂体轴的正常功能，是了解生殖内分泌病理的基础。传统上，该轴的异常导致促性腺激素低和相应的性激素水平低。低促性腺激素性性腺功能减退，可以是先天性的，也可以是后天获得的。遗传性基因缺陷引起的发育性疾病包括卡尔曼综合征和特发性低促性腺激素性性腺功能减退。获得性异常包括因肿瘤、浸润性疾病、梗死、手术或放疗引起的功能性障碍（饮食障碍、过度运动、压力）和下丘脑 - 垂体病变。有关下丘脑疾病和低促性腺激素性性腺功能减退的其他病因，见第十六章。此处讨论高催乳素血症和垂体腺瘤。

## 1. 高催乳素血症

### （1）病因学

多种生理活动可引起 PRL 水平升高，包括怀孕、睡眠、饮食和性交。在哺乳、乳房检查、胸壁手术、带状疱疹感染或乳头穿孔等胸壁刺激后也可测到 PRL 水平升高（表 12-2）。PRL 分泌主要通过下丘脑释放的多巴胺的抑制作用来调节。5- 羟色胺、去甲肾上腺素、阿片类药物、雌激素和 TRH 会增加 PRL 分泌。因此，阻断多巴胺受体作用（吩噻嗪）或耗尽儿茶酚胺水平（单胺氧化酶抑制剂）的药物可能会增加 PRL 水平（表 12-2）。此外，高催乳素血症可由肿瘤、放射或浸润性疾病如结节病和结核病引起。这些物质可以破坏垂体柄，从而阻止多巴胺介导的 PRL 分泌抑制。

原发性甲状腺功能减退症也会引起血清 PRL 水平的轻度升高。具体来说，循环中的低甲状腺激素水平由于丧失反馈抑制而导致下丘脑 TRH 水平的反射性升高，TRH 可直接与垂体前叶催乳素结合，促进 PRL 的产生。通常，应在确认高催乳素血症诊断时进行甲状腺功能检测，因为患者可能需要补充甲状腺素，而不是进一步评估垂体腺瘤（Hekimsoy，2010）。

分泌催乳素的腺瘤，又称催乳素瘤，是最常见的垂体腺瘤，也是妇科医师诊断的最常见的腺瘤。受累女性通常表现为微腺瘤和 PRL 过多的征象，如溢乳和闭经。

### （2）诊断

高催乳素血症指任何血清 PRL 水平升高的患者。PRL 水平最佳的测量是在早上，也就是 PRL 最低点的时候。在检测前，应避免乳房检查，以防止假阳性结果。如果发现 PRL 水平轻度升高，则应复查，因为 PRL 水平在一天中不断变化。此外，许多因素，包括静脉穿刺的压力都可能产生假阳性。

正常的 PRL 水平在非孕妇中通常 < 20 ng/ml，尽管正常的上限因具体的检测而异。重要的是，PRL 的水平在怀孕期间上升了近 10 倍，这使得在这一时期很难发现催乳素瘤。偶尔，由于检测中存在的"钩状效应"，报告的 PRL 值会被错误地低估（Frieze，2002）。如前文所述，内源性激素水平过高会使试验抗体过饱和，从而阻止患者的 PRL 与试验 PRL 之间的必要结合。这个问题可以通过稀释患者的样本来解决。如果磁共振（MR）成像中发现的腺瘤大小与 PRL 水平升高的程度不匹配，这时应提醒临床医师，可能是错误的化验结果，也可能是该大腺瘤分泌的主要不是 PRL。任何细胞型的大腺瘤都可能损害垂体柄，并阻止下丘脑多巴胺向催乳素细胞转移。

相反，可能很小一部分患者在化验时发现 PRL 水平升高，但缺乏高催乳素血症的临床特征。这些患者的高催乳素血症被认为是由于多种形式的 PRL，包括所谓的"大"PRL 或"大大"PRL，含有天然多聚体 PRL。"大"PRL 在生理上并不活跃，但可以通过 PRL 测定法检测到（Fahie-Wilson，2005）。

对于所有确诊为高催乳素血症的患者，应该行磁共振成像检查。一些人主张 PRL > 100 ng/ml 时检查 MRI，因为低水平的高 PRL 很可能是由于小的微腺瘤（图 15-20），但 PRL 水平的轻度升高也可能是由于垂体柄被非分泌 PRL 的大腺瘤或颅咽管瘤压迫所致，为诊断（带来）严重的潜在后果。

实用敏感的神经成像技术可用于早期诊断和干预。在过去，垂体腺瘤是通过在标准的头部放射成像中使用蝶鞍下锥状位来鉴别的。虽然 CT 扫描提供了关于肿瘤大小的有用信息，但骨伪影可能会限制对其的解释。因此，MR 成像，使用 T1 和 T2 加权图像，由于其高灵敏度和出色的空间分辨率已成为首选的放射学方法（Ruscalleda，2005）。为了最大限度地确定肿瘤的大小和侵犯范围，MR 成像经常在输注钆 / 不输注钆的情况下进行。

### （3）有关闭经

高催乳素血症与闭经的主要关联机制是中枢多巴胺水平的反射性升高。刺激 GnRH 神经元上的多巴胺能受体会改变 GnRH 的波动性，从而破坏卵泡发育。在卵巢中发现的多巴胺受体，对卵泡发育也可能起抑制作用。由于影响下丘脑功能的各种激素、肽和神经递质之间相互作用的复杂性，无疑还存在其他机制。

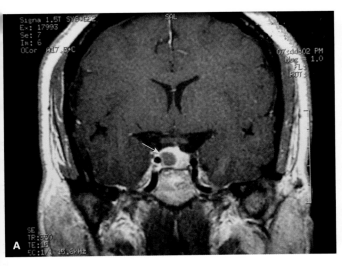
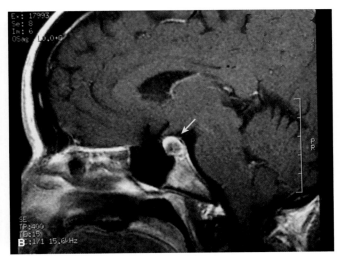

**图 15-20**　核磁共振图像垂体微腺瘤。**A.** 冠状面图像；**B.** 矢状面图像

## 2. 垂体腺瘤

### （1）分类

垂体腺瘤是获得性垂体功能障碍最常见的原因，约占所有颅内肿瘤的 15%（Melmed，2015；Pekic，2015）。临床上，溢乳、月经紊乱或不孕症的症状可能导致发现垂体腺瘤。大多数垂体腺瘤是良性的，只有大约 0.1% 的腺瘤会发展为伴有转移的明显的癌

（Kaltsas，2005）。总而言之，垂体腺瘤可能导致内分泌和神经系统功能的显著异常（表 15-5）。

根据其苏木精和伊红染色特征，从组织学上可以把垂体腺瘤分为嗜酸性、嗜碱性或嫌色性。现在还采用免疫组化确定激素表达模式对垂体腺瘤进行分类（图 15-21）。还可以按大小分为微腺瘤（直径 <10 mm）和大腺瘤（直径 >10 mm）。

垂体腺瘤最常见的是仅分泌 PRL，但还可分泌

### 表 15-5　垂体腺瘤的临床特征

| 腺瘤细胞起源（激素） | 临床症状 | 测试 [a] | 典型结果 | 治疗 |
|---|---|---|---|---|
| 垂体催乳素细胞（PRL） | 溢乳；性腺功能减退 | PRL | 升高 | 多巴胺受体激动剂；手术切除 |
| 促性腺激素细胞（LH，FSH，游离亚单位） | 无症状或性腺功能减退；罕见的为促性腺激素细胞过多 | 游离 α-，FSHβ-，和 LHβ- 亚单位 | 升高 | 手术切除 |
| 促生长激素细胞（GH） | 肢端肥大症或巨人症；月经不规则 | IGF-I；100 g 葡萄糖抑制试验 | 升高；无 GH 抑制 | 手术切除；生长抑素类似物 |
| 促皮质激素细胞（ACTH） | 库欣综合征；月经不规则 | ACTH；24 小时尿游离皮质醇；地塞米松抑制 | ACTH 和皮质醇升高；无抑制 | 手术切除；酮康唑抑制肾上腺甾体激素生成 |
| TSH 细胞（TSH） | 甲状腺功能亢进；月经不规则 | TSH，T₃ 和 T₄ | 均升高 | 手术切除；PTU 或甲巯基咪唑；β- 受体阻滞剂对心动过速 |

[a] 除了尿游离皮质醇，其他的都是测血清

ACTH = 促肾上腺皮质激素；CRH = 促肾上腺皮质激素释放激素；FSH = 卵泡刺激素；GH = 生长激素；　GnRH = 促性腺激素释放激素；IGF = 胰岛素样生长因子；LH= 黄体生成素；PRL = 催乳素；PTU = 丙硫氧嘧啶；SHBG = 性激素结合球蛋白；TSH = 促甲状腺激素；$T_3$ = 三碘甲状腺氨酸；$T_4$ = 甲状腺素

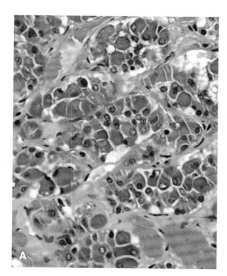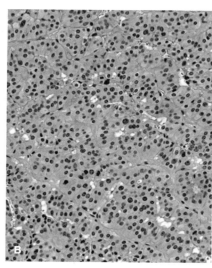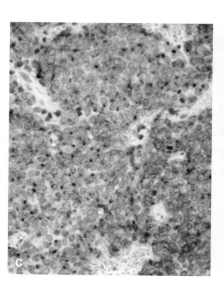

图 15-21　垂体前叶显微照片。**A.** 正常垂体前叶。各种类型的分泌细胞在窦状毛细血管之间成小簇排列。**B.** 垂体腺瘤。与正常垂体前叶相比，腺瘤由形态高度一致的细胞组成。注意小簇和血窦缺失。**C.** 分泌催乳素的腺瘤。免疫组化显示许多肿瘤细胞都分泌催乳素。许多分泌催乳素的腺瘤的特征为点状（Used with permission from Dr. Jack Raisanen.）

任意一种（单激素腺瘤）或几种垂体激素（多激素腺瘤）。过去认为，有一部分肿瘤被认为是无内分泌功能的。然而，随着采用更灵敏的测定方法，已确定大多数分泌促性腺激素的 α- 亚单位，或者 β- 亚单位。罕见情况下，还可分泌有功能的 α、β- 亚单位二聚体激素，因此肿瘤是促性腺激素细胞产生的。

### （2）临床症状

垂体腺瘤可因分泌过多的激素引起症状，并导致临床问题，如高催乳素血症、肢端肥大症或库欣病。另一种情况，垂体腺瘤可能导致激素缺乏，这是由于其他垂体细胞类型或垂体柄受到扩张的腺瘤的损害或原发病变治疗后造成的影响。

垂体微腺瘤通常在评估内分泌疾病时被诊断出来。大腺瘤常因侵犯周围组织而出现症状。垂体前叶与视交叉和海绵窦相邻。垂体瘤的鞍上生长破坏视交叉，可造成双颞侧偏盲，使左右视野的外侧部分丢失。海绵窦是一对位于蝶鞍两侧的薄壁静脉的集合。垂体瘤压迫可导致海绵窦综合征，症状包括头痛、视觉障碍和颅神经麻痹，特别是颅神经Ⅲ、Ⅳ 和Ⅵ。

任何垂体肿物或浸润可导致生殖功能障碍，如青春期延迟、排卵障碍、月经稀发和不孕。在许多腺瘤亚型中，腺瘤引起月经功能障碍的确切机制尚不清楚。大腺瘤可能通过压迫垂体柄致高催乳素血症而影响生殖功能，也可能通过直接压迫促性腺激素细胞而影响生殖功能。

垂体腺瘤的自发性出血，称为垂体瘤卒中，是一种罕见的危及生命的急症。体征和症状包括急性视觉变化、严重头痛、颈强直、低血压、意识丧失和昏迷。这些症状是由于：①血液和坏死物质进入蛛网膜下腔；②急性垂体功能减退；③迅速扩大的鞍内出血团块压迫视交叉、颅神经，或下丘脑和颈内动脉。卒中可导致严重的低血糖、低血压、中枢神经系统出血和死亡。然而，由于垂体瘤卒中的快速诊断和处理，患者预后良好（Singh，2015）。糖皮质激素替代是主要的治疗手段。常需手术减压，但并不是总需要。

### （3）妊娠和垂体腺瘤

妊娠期垂体增大，主要是由于血清雌激素水平升高引起的泌乳细胞肥大和增生。虽然在怀孕期间肿瘤有增大的可能性，但临床显著生长的风险很小。据报道，在未手术或放疗的微腺瘤患者中，约 2% 出现了肿瘤生长引起的明显症状，而在未手术或放疗的大腺瘤患者中，这一比例为 21%（Molitch，2015）。因为明显的增大可能会导致头痛或视交叉压迫和失明，所以每 3 个月就应对患大腺瘤的女性进行视野检查。总体数据表明，多巴胺激动剂治疗对大多数患者来说是安全的。虽然多巴胺激动剂治疗有一定的自然流产、早产和先天性畸形的风险，大多数专家建议，如有可能，妊娠期停止多巴胺激动剂治疗。

### 3. 高催乳素血症和垂体腺瘤的治疗

大多数垂体瘤生长缓慢，许多在达到一定大小后停止生长。由于进展为大腺瘤的风险小于10%，因此，无症状的微催乳素瘤患者可以每1～2年通过一系列MR成像和血清PRL水平来保守监测（Schlechte，1989）。这些女性即使在月经周期上有轻微的变化也应该被密切随访，因为她们有发生低雌激素的风险。

任何大小的肿瘤只要伴闭经或溢乳，就应考虑治疗（图15-22）。当出现视野缺损或严重头痛时，必须进行神经外科评估。总体上，针对微腺瘤和大腺瘤的一线治疗是药物治疗。女性应该接受多巴胺激动剂，如非特异性多巴胺受体激动剂溴隐亭（parlodel）或多巴胺受体2型激动剂卡麦角林（dostinex）。值得注意的是，高催乳素血症但影像正常的患者可能有无法检测到的微腺瘤，如果有症状就应该治疗。随着高灵敏度磁共振成像的出现，这种情况的发生率正在下降。

多巴胺激动剂减少PRL分泌，缩小肿瘤大小。然而，溴隐亭治疗有几种常见的副作用，包括头痛、体位性低血压、视力模糊、嗜睡和腿抽筋，其中大部分是由于1型多巴胺受体的激活。而卡麦角林由于针对特异性受体，通常比溴隐亭耐受性更好，半衰期也更长，与溴隐亭可能每日需多次给药相比，可以每周给药一次或两次。典型的起始剂量为口服0.25 mg，一周两次。卡麦角林比溴隐亭更易使PRL水平恢复

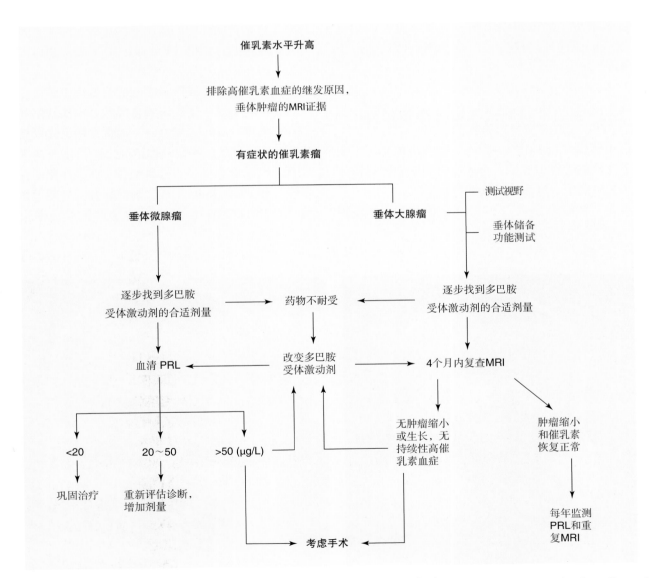

**图 15-22**　垂体腺瘤的评估和治疗流程图。MRI = 磁共振成像；PRL = 催乳素（Reproduced with permission from Kasper DL，Braunwald E，Fauci AS，et al（eds）：Harrison's Principles of Internal Medicine，17th ed. New York：McGraw-Hill；2008.）

正常（dos Santos Nunes，2011）。卡麦角林的问题是价格昂贵。如果从低剂量开始——每晚 1/2 片或 0.125 mg，尽量减少相关的恶心和头晕，大多数患者可以耐受溴隐亭。然后剂量可以慢慢增加到每日 3 次。通常在稳定的药物剂量治疗 1 个月后进行血清 PRL 水平的测定。

难治性肿瘤或引起症状快速恶化的肿瘤需要进行神经外科手术。如有可能，应通过蝶窦途径进行垂体手术（图 15-23）。手术并发症少见，包括术中出血、脑脊液漏（鼻漏）、尿崩症、其他脑垂体细胞损伤和脑膜炎（Miller，2014）。

放射治疗可用于手术不可切除、持续性或侵袭性肿瘤的患者。阻止肿瘤生长所需的辐射剂量低于实现激素过度分泌正常化所需的剂量。更精确的立体定向放射外科手术方法，如伽马刀，改善了放射束聚焦，显著减少了局部组织损伤，提高了患者的耐受性。风险包括视神经损伤和迟发性的垂体功能减退（Pashtan，2014）。

## 八、生殖中的肽类激素和甾体激素紊乱

临床疾病可能是由影响激素生物合成的基因突变或传递反应的受体引起的。垂体肽类激素和卵巢甾体激素相关疾病中，这两种机制均有发生。

首先，在编码 LH/CG 和 FSH 受体的基因中发现了大量突变。大多数已确认的突变是失活作用，因而产生不同严重程度的促性腺激素抵抗，表现为原发性闭经到月经稀发和不孕不育（Latronico，2013）。然而，LH/CG 受体的活跃突变会导致家族性的、不依赖于促性腺激素的性早熟，但仅限于男性（Ulloa Aguirre，2014）。受体的激活突变很少见，但编码促性腺激素基因本身的突变导致不同程度的性腺功能减退（Basciani，2012；Kottler，2010）。

然后，基因突变可能导致性激素受体功能下降。其中最著名的是雄激素不敏感综合征（androgen insensitivity syndrome，AIS）。AIS 患者中，雄激素受体的失活突变损害了对雄激素的反应能力，因此，该 46，XY 个体有女性外生殖器和稀少到无的阴毛、腋毛；但其睾丸会产生抗苗勒管激素，苗勒管不发育，因此形成一个没有子宫或输卵管的盲端阴道。乳房发育是对来自循环中的雌激素的反应，雌激素是来自睾丸雄激素的芳香化（Tadokoro-Cucaro，2014）。AIS 的表型将在第十八章进一步描述。

最后，激素生成所必需酶的突变产生了广泛的临床效果。表型取决于性激素合成路径中酶缺陷的位置和严重程度（Miller，2011）。最常见的是先天性肾上腺增生（CAH），典型的原因是 21- 羟化酶缺乏。严重者会出现危及生命的盐消耗和女性男性化的性分化障碍（46，XX DSD）；不太严重的突变可能导致"单纯男性化的 CAH"，其主要的激素异常是雄激素水

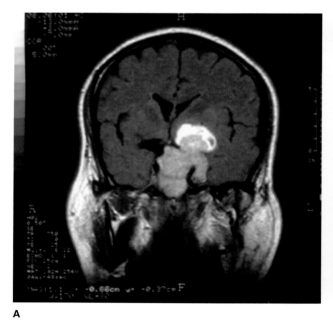

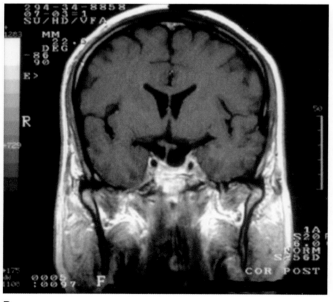

图 15-23 大腺瘤手术切除前后垂体的核磁共振图像。A. 术前冠状位，显示肿瘤大于 10 mm；B. 同一患者肿瘤切除后冠状位图像

平升高（Auchus，2015）；轻度异常者表现为"非典型""迟发型"或"成年型"CAH。在这些轻度异常患者中，青春期肾上腺轴的激活增加了性激素生成，并暴露出轻度 21- 羟化酶缺乏，过量的雄激素向下丘脑的 GnRH 受体提供负反馈。这些患者通常表现为多毛、痤疮和排卵障碍。因此，迟发型 CAH 可能与 PCOS 相似（mccan-crosby，2014）。关于 CAH 的更多信息见第十八章。

## 九、雌激素和孕激素的临床应用

在妇科，雌激素和（或）孕激素用于避孕和治疗异常子宫出血、子宫内膜异位症、平滑肌瘤、PCOS 和更年期症状。具体用途可在相关主题的各章中找到。在各种雌激素和孕激素制剂中，每种制剂的生物功效不同，临床医师应了解这些差异背后的原因。

### ■ 1. 雌激素类

典型的雌激素是含有酚环的 C-18 甾体化合物（图 15-24）。天然雌激素包括雌二醇、雌酮、雌三醇及其衍生物以及结合雌激素（CEE）。主要的合成 C-18 雌激素是炔雌醇，存在于复方口服避孕药中。合成的非甾体雌激素包括己烯雌酚（DES）和选择性雌激素受体调节剂，如他莫西芬和克罗米芬柠檬酸盐。尽管这些非甾体雌激素与经典的甾体环结构不同，但它们仍能与雌激素受体结合。

天然的雌激素中，17β- 雌二醇是最高效的，其次是雌酮和雌三醇。若以增加 SHBG 水平而言（这是评价雌激素效能的一个标志），雌激素药物，炔雌醇、17β- 雌二醇衍生物的效能大约是微粒化雌二醇

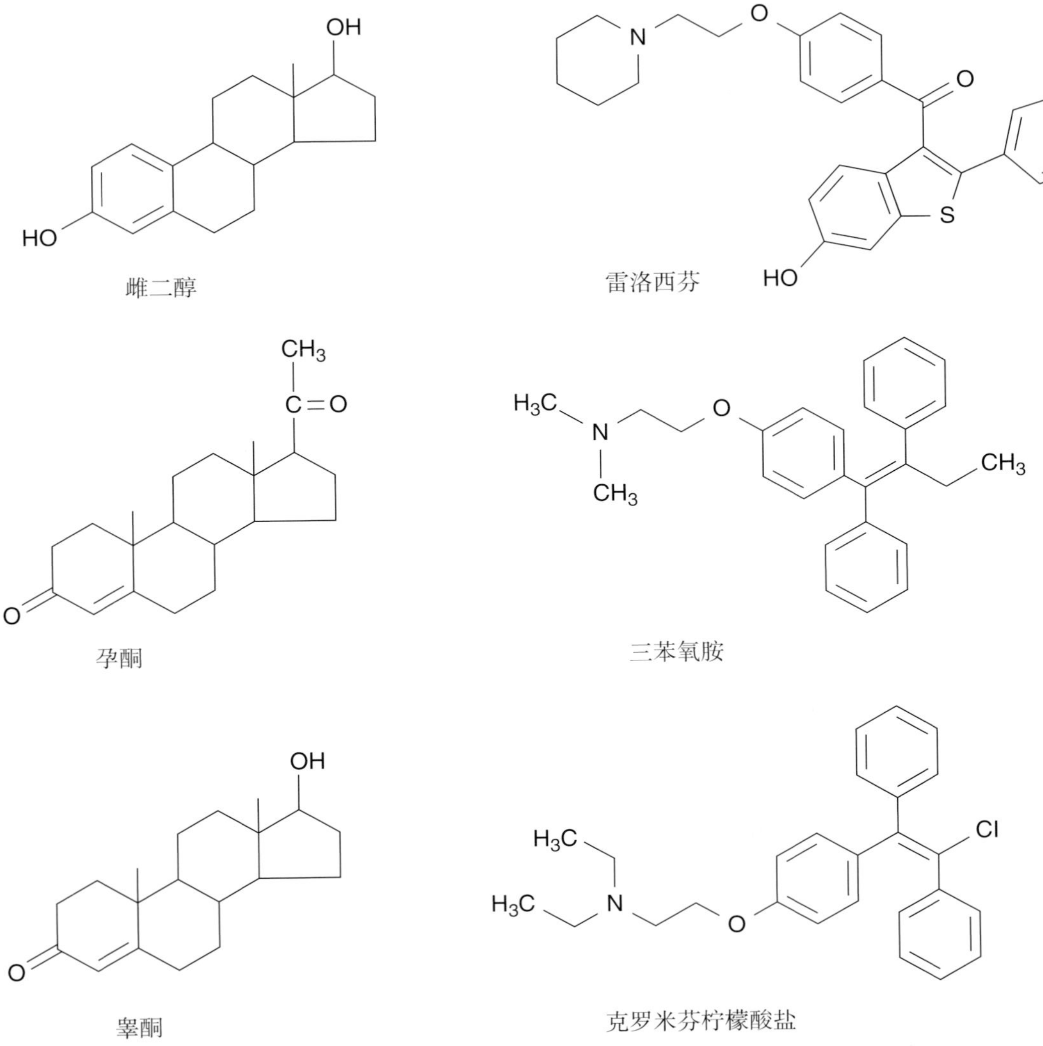

**图 15-24** 重要性激素和选择性雌激素受体调节剂的化学结构

或 CEE 的 100 ～ 1000 倍（Kuhl，2005；Mashchak，1982）。

### ■ 2. 孕激素

孕激素（progestogen）包括天然孕酮（progesterone）和合成孕激素（progestin）。只有孕酮才能维持人类妊娠。合成孕激素可分为 19- 去甲孕酮衍生物和 19- 去甲睾酮的衍生物（Kuhl，2005）。在 19- 去甲孕酮衍生物中，最常用的是醋酸甲羟孕酮和醋酸甲地孕酮。

避孕药中的孕激素大部分是 19- 去甲睾酮衍生物。通常被分为第一代（炔诺酮）、第二代（左炔诺孕酮，甲基炔诺酮）或第三代（去氧孕烯，地索高诺酮）。如第五章所述，每一代的雄激素作用越来越小。第四代合成孕激素，屈螺酮，是螺内酯衍生物，具有独特性。虽然没有雄激素活性，屈螺酮对盐皮质激素受体的亲和力大约是醛固酮的 5 倍，这就解释了其利尿作用。

### ■ 3. 选择性性激素受体调节剂

从其名称可以看出，这些合成的化合物与它们的靶受体结合并发挥组织特异性作用，在一些组织中起激动剂的作用，而在另一些组织中起拮抗剂的作用（表 15-6）。其中最著名的是选择性雌激素受体调节剂（selective estrogen-receptor modulators，SERMs）（Haskell，2003）。SERMs 之间的活性差异可归因于分子水平。每个 SERM 与雌激素受体结合，产生独特的分子构象，影响与转录辅助因子和基因启动子区域的相互作用。该作用在目标组织也是改变 ERα 和 ERβ 受体的相对表达。某一 SERM 是激动剂 / 拮抗剂，激素环境也可能是重要的决定因素。例如，SERM 可能在低雌激素状态（如绝经）时起雌激素激动剂的作用，但在高雌激素水平的患者中起竞争性拮

抗剂的作用。

开发具有特异激动 / 拮抗谱的新型 SERMs 是当前研究的一个活跃领域。SERM 奥培米芬（osphena）可能具有长期缓解更年期泌尿生殖系统综合征的良好作用（Archer，2015）。另一种 SERM，巴多昔芬已经做成与雌激素的复合制剂，以 Duavee 的名称销售。这种成对的方法产生了一类药物，称为组织选择性雌激素复合物（tissue-selective estrogen complexes，TSECs）。TSECs 的目标是通过雌激素激动剂 / 拮抗剂来优化临床疗效和安全性。

近年来，选择性孕激素受体调节剂（selective progesterone-receptor modulators，SPRMs）已被开发出来，以提高紧急避孕的有效性，并扩大对包括平滑肌瘤和子宫内膜异位症在内的疾病的治疗选择范围（Chwalisz，2005）。选择性雄激素受体调节剂（Selective androgen-receptor modulators，SARMs）也正在研究用于治疗女性骨量减少和性欲下降。理想情况下，这些方法可以避免睾酮治疗引起的男性化效应（Negro-Vilar，1999）。

如上所述，一种甾体激素的激动剂 / 拮抗剂效应与目标临床组织密切相关。虽然这一概念最常用于选择性甾体激素调节剂，但事实上，同一类中的所有甾体激素在不同组织间的作用模式均有所不同。因此，当选择甾体激素进行治疗时，每个临床最终目的都应该单独考虑。

### ■ 4. 甾体激素效价

雌激素和孕激素的治疗效果受多种因素影响，如：①受体结合亲和力；②剂型；③给药途径；④代谢；⑤结合球蛋白的亲和力。第一，即使是很小的化学修饰也能极大地改变甾体激素制剂的生物效应。例如，临床使用的孕激素均具有促孕作用，但也可能作为弱雄激素、抗雄激素、糖皮质激素或抗盐皮质激

**表 15-6 雌二醇与选择性雌激素受体调节剂的激动 / 拮抗作用**

| 药物 | 乳腺 | 骨骼 | 血脂 | 子宫内膜 |
|------|------|------|------|----------|
| 他莫昔芬 | 拮抗 | 兴奋 | 兴奋 | 兴奋 |
| 雷洛昔芬 | 拮抗 | 兴奋 | 兴奋 | 拮抗 |
| 奥培米芬 | 中性 | 兴奋 | 中性 | 部分兴奋 |
| 巴多昔芬 | 拮抗 | 兴奋 | 兴奋 | 拮抗 |
| 雌二醇 | 兴奋 | 兴奋 | 兴奋 | 兴奋 |

Data from Archer，2015；Miller，2008；Ylikorkala，2003

素。这些差异可由与甾体激素受体的结合亲和力的变化来解释（表 15-7）。

第二，雌激素和孕激素可以通过口服、经皮、阴道或肌内注射等方式使用。载体分子的选择影响激素的生物利用度。例如，晶体黄体酮很难被肠道吸收，黄体酮分散成小颗粒（微粉化）明显增加了表面积和吸收。

第三，口服药物要经过肠道和肝再进入全身。由于这些组织是甾体激素代谢的场所，口服药物和它们的水平可能会在到达目标器官之前被显著改变。例如，口服微粒化黄体酮的生物利用度低于 10%，炔诺酮的生物利用度估计为 50% ~ 70%，而左炔诺孕酮的生物利用度估计为 100%，相比之下，前者的生物利用度很低。这种差异是由于微粒化黄体酮的"首过效应"高（Stanczyk，2002）。另一个例子是，与游离雌二醇相比，炔雌醇的半衰期会大大延长，因为炔基的存在会影响代谢。

由于肝、肠道和肾功能的遗传或获得性差异，个体之间的吸收和代谢率可能不同（Kuhl，2005）。局部代谢也会降低甾体激素的疗效，包括不同类甾体激素（例如，雄激素通过芳香化酶转化为雌激素）和同类甾体激素（例如，雌二醇转化为较弱的雌酮）之间的转化。

饮食、饮酒、吸烟、运动和应激都会影响甾体激素的新陈代谢。甲状腺疾病也影响药物代谢率。增加肝酶活性的药物可能会增加雌激素的代谢。比如一些抗癫痫药物能降低含雌激素避孕药的效果（O Brien，2010）。

最后，甾体激素的效力取决于肝产生的各种载体蛋白的亲和力。只有未结合的激素具有功能活性，在更小的范围内，与白蛋白或糖皮质激素结合球蛋白（CBG）的结合部分具有功能活性。与 SHBG 结合的甾体激素被认为是无效的。炔雌醇几乎只与白蛋白结合，这增加了它的生物利用度（Barnes，2007）。如表 15-7 所示，孕激素载体结合也存在显著差异（Wiegratz，2004）。

重要的是，激素状况影响载体蛋白的表达。具体来说，雌激素和甲状腺激素会增加 SHBG，而雄激素会降低血清 SHBG 水平。现在认为靶细胞也可以分泌 SHBG，SHBG 在局部作为膜受体刺激环腺苷酸（cAMP）细胞内信号通路，这又进一步增加复杂性（Rosner，2010）。

### 5. 甾体激素的生物测定

有限数量的研究应用生物测定来评估不同雌激素在临床、内分泌和代谢参数下对女性的影响（表 15-8）（Kuhl，2005）。正如在动物实验中所看到的，不同的制剂在药效上有显著差异。值得注意的是，雌激素在组织特异性方面也存在差异。例如，17β- 雌二醇和结合雌激素在抑制垂体 FSH 上程度相似，而结合雌激素对刺激肝 SHBG 产生则更明显。

（王静霞 杜 娟译 陈 蓉审校）

**表 15-7** 甾体激素受体和血清球蛋白与不同孕激素的相对结合亲和力

| 孕激素 | PR | AR | ER | GR | MR | SHBG | CBG |
|---|---|---|---|---|---|---|---|
| 孕酮 | 50 | 0 | 0 | 10 | 100 | 0 | 36 |
| 醋酸甲羟孕酮 | 115 | 5 | 0 | 29 | 160 | 0 | 0 |
| 左炔诺孕酮 | 150 | 45 | 0 | 1 | 75 | 50 | 0 |
| 依托孕烯 | 150 | 20 | 0 | 14 | 0 | 15 | 0 |
| 炔诺酮 | 15 | 0 | 0 | 1 | 0 | 0 | 0 |
| 地诺孕素 | 5 | 10 | 0 | 1 | 0 | 0 | 0 |
| 屈螺酮 | 35 | 65 | 0 | 6 | 230 | 0 | 0 |

AR = 雄激素受体；CBG = 糖皮质激素结合球蛋白；ER = 雌激素受体；GR = 糖皮质激素受体；MR = 盐皮质激素受体；PR = 孕激素受体；
SHBG = 性激素结合球蛋白
Modified with permission from Wiegratz I, Kuhl H：Progestogen therapies：differences in clinical effects? Trends Endocrinol Metab 2004 Aug；15(6)：277-285

表 15-8 各种雌激素有关临床和代谢参数的相对效力 [a]

| 雌激素 | 抑制 | | 升高 | | | |
|---|---|---|---|---|---|---|
| | 潮热 | FSH | HDL | SHBG | CBG | 血管紧张素原 |
| 17β- 雌二醇 | 100 | 100 | 100 | 100 | 100 | |
| 雌三醇 | 30 | 20 | | | | |
| 结合雌激素 | 120 | 110 | 150 | 300 | 150 | 150 |
| 炔雌醇 | 12 000 | 12 000 | 40 000 | 50 000 | 60 000 | 35 000 |

[a] 这些值是根据体重来估计的

CBG = 糖皮质激素结合球蛋白；CEE = 结合雌激素；FSH = 卵泡刺激素；HDL = 高密度脂蛋白；SHBG = 性激素结合球蛋白。

Modified with permission from Kuhl H：Pharmacology of estrogens and progestogens：influence of different routes of administration，Climacteric 2005 Aug；8 Suppl 1：3-63

# 参考文献

Albertini DF, Anderson E: The appearance and structure of intercellular connections during the ontogeny of the rabbit ovarian follicle with particular reference to gap junctions. J Cell Biol 63:234, 1974

Archer DF, Carr BR, Pinkerton JV, et al: Effects of ospemifene on the female reproductive and urinary tracts: translation from preclinical models into clinical evidence. Menopause 22(7):786, 2015

Asimakopoulos B, Koster F, Felberbaum R, et al: Cytokine and hormonal profile in blood serum and follicular fluids during ovarian stimulation with the multidose antagonist or the long agonist protocol. Hum Reprod 21:3091, 2006

Auchus RJ: Management considerations for the adult with congenital adrenal hyperplasia. Mol Cell Endocrinol 408:190, 2015

Auchus RJ: Non-traditional metabolic pathways of adrenal steroids. Rev Endocr Metab Disord 10:27, 2009

Baird DT: A model for follicular selection and ovulation: lessons from superovulation. J Steroid Biochem 27:15, 1987

Baker TG: A quantitative and cytological study of germ cells in human ovaries. Proc R Soc Lond B Biol Sci 158:417, 1963

Barnes RR, Levrant SG (eds): Pharmacology of estrogens. In Treatment of the Postmenopausal Woman. New York, Columbia University, 2007, p 767

Basciani S, Watanabe M, Mariani S, et al: Hypogonadism in a patient with two novel mutations of the luteinizing hormone β-subunit gene expressed in a compound heterozygous form. J Clin Endocrinol Metab 97(9):3031, 2012

Beato M: Gene regulation by steroid hormones. Cell 56:335, 1989

Beers WH: Follicular plasminogen and plasminogen activator and the effect of plasmin on ovarian follicle wall. Cell 6:379, 1975

Bilezikjian LM, Justice NJ, Blackler AN, et al: Cell-type specific modulation of pituitary cells by activin, inhibin and follistatin. Mol Cell Endocrinol 359(1–2):43, 2012

Blanks AM, Thornton S: The role of oxytocin in parturition. BJOG 110 (Suppl 20):46, 2003

Boon WC, Chow JD, Simpson ER: The multiple roles of estrogens and the enzyme aromatase. Prog Brain Res 181:209, 2010

Buckler HM, Healy DL, Burger HG: Purified FSH stimulates production of inhibin by the human ovary. J Endocrinol 122:279, 1989

Butt WR, Crooke AC, Ryle M, et al: Gonadotrophins and ovarian development; proceedings of the two Workshop Meetings on the Chemistry of the Human Gonadotrophins and on the Development of the Ovary in Infancy. Birmingham, 1969, Edinburgh, Livingstone, 1970

Carr BR: The ovary. In Carr BR, Blackwell RE (eds): Textbook of Reproductive Medicine, 2nd ed. Stamford, Appleton Lange, 1998, p 210

Carr BR: The ovary and the normal menstrual cycle. In Carr BR, Blackwell RE, Azziz R (eds): Essential Reproductive Medicine. New York, McGraw-Hill, 2005, p 79

Casals G, Ordi J, Creus M, et al: Osteopontin and αvβ3 integrin as markers of endometrial receptivity: the effect of different hormone therapies. Reprod Biomed Online 21:349, 2010

Casey ML, Hemsell DL, MacDonald PC, et al: NAD+-dependent 15-hydroxyprostaglandin dehydrogenase activity in human endometrium. Prostaglandins 19:115, 1980

Cetel NS, Quigley ME, Yen SS: Naloxone-induced prolactin secretion in women: evidence against a direct prolactin stimulatory effect of endogenous opioids. J Clin Endocrinol Metab 60:191, 1985

Chaffkin LM, Luciano AA, Peluso JJ: Progesterone as an autocrine/paracrine regulator of human granulosa cell proliferation. J Clin Endocrinol Metab 75:1404, 1992

Chehab FF: 20 years of leptin: leptin and reproduction: past milestones, present undertakings, and future endeavors. J Endocrinol 223(1):T37, 2014

Cheng CK, Leung PC: Molecular biology of gonadotropin-releasing hormone (GnRH)-I, GnRH-II, and their receptors in humans. Endocr Rev 26:283, 2005

Childs GV, Hyde C, Naor Z, et al: Heterogeneous luteinizing hormone and follicle-stimulating hormone storage patterns in subtypes of gonadotropes separated by centrifugal elutriation. Endocrinology 113:2120, 1983

Chuan S, Homer M, Pandian R, et al: Hyperglycosylated human chorionic gonadotropin as an early predictor of pregnancy outcomes after in vitro fertilization. Fertil Steril 101(2):392, 2014

Chwalisz K, Perez MC, Demanno D, et al: Selective progesterone receptor modulator development and use in the treatment of leiomyomata and endometriosis. Endocr Rev 26:423, 2005

Clayton RN, Catt KJ: Gonadotropin-releasing hormone receptors: characterization, physiological regulation, and relationship to reproductive function. Endocr Rev 2:186, 1981

Cole LA: Biological functions of hCG and hCG-related molecules. Reprod Biol Endocrinol 8:102, 2010

Cole LA, Khanlian SA, Muller CY: Detection of perimenopause or postmenopause human chorionic gonadotropin: an unnecessary source of alarm. Am J Obstet Gynecol 198(3):275.e1, 2008

Conneely OM, Mulac-Jericevic B, DeMayo F, et al: Reproductive functions of progesterone receptors. Recent Prog Horm Res 57:339, 2002

Corner GW Jr: The histological dating of the human corpus luteum of menstruation. Am J Anat 98:377, 1956

Coticchio G, Dal Canto M, Mignini Renzini M, et al: Oocyte maturation: gamete-somatic cells interactions, meiotic resumption, cytoskeletal dynamics and cytoplasmic reorganization. Hum Reprod Update 21(4):427, 2015

Couse JF, Curtis HS, Korach KS: Receptor null mice reveal contrasting roles for estrogen receptor alpha and beta in reproductive tissues. J Steroid Biochem Mol Biol 74:287, 2000

Critchley HO, Kelly RW, Brenner RM, et al: The endocrinology of menstruation—a role for the immune system. Clin Endocrinol (Oxf) 55(6):701, 2001

Crowley WR, Armstrong WE: Neurochemical regulation of oxytocin secretion in lactation. Endocr Rev 13:33, 1992

Cunningham FG, Leveno KJ, Bloom SL, et al (eds): Implantation, embryogenesis, and placental development. In Williams Obstetrics, 24th ed. New York, McGraw-Hill Education, 2014

Cunningham FG, Leveno KJ, Bloom SL, et al (eds): Parturition. In Williams Obstetrics, 23rd ed. New York, McGraw-Hill, 2010

de Kretser DM, Hedger MP, Loveland KL, et al: Inhibins, activins, and follistatin in reproduction. Hum Reprod Update 8:529, 2002

Dickson RB, Lippman ME: Estrogenic regulation of growth and polypeptide growth factor secretion in human breast carcinoma. Endocr Rev 8:29, 1987

dos Santos Nunes V, El Dib R, Boguszewski CL, et al: Cabergoline versus bromocriptine in the treatment of hyperprolactinemia: a systematic review of randomized controlled trials and meta-analysis. Pituitary 14(3):259, 2011

Eppig JJ: A comparison between oocyte growth in coculture with granulosa cells and oocytes with granulosa cell-oocyte junctional contact maintained in vitro. J Exp Zool 209:345, 1979

Espey LL: Ovarian proteolytic enzymes and ovulation. Biol Reprod 10:216, 1974

Fahie-Wilson MN, John R, Ellis AR: Macroprolactin; high molecular mass forms of circulating prolactin. Ann Clin Biochem 42:175, 2005

Ferin M, International Institute for the Study of Human Reproduction: Biorhythms and human reproduction; a conference sponsored by the International Institute for the Study of Human Reproduction. New York, Wiley, 1974

Fournier T, Guibourdenche J, Evain-Brion D: Review: hCGs: different sources of production, different glycoforms and functions. Placenta 36 Suppl 1:S60, 2015

Frieze TW, Mong DP, Koops MK: "Hook effect" in prolactinomas: case report and review of literature. Endocr Pract 8:296, 2002

Funabashi T, Brooks PJ, Weesner GD, et al: Luteinizing hormone-releasing hormone receptor messenger ribonucleic acid expression in the rat pituitary during lactation and the estrous cycle. J Neuroendocrinol 6:261, 1994

Gervásio CG, Bernuci MP, Silva-de-Sá MF, et al: The role of androgen hormones in early follicular development. ISRN Obstet Gynecol 2014:818010, 2014

Gosden RG: Oocyte development and loss. Semin Reprod Med 31(6):393, 2013

Gruber CJ, Tschugguel W, Schneeberger C, et al: Production and actions of estrogens. N Engl J Med 346(5):340, 2002

Gupta SK: Role of zona pellucida glycoproteins during fertilization in humans. J Reprod Immunol 108:90, 2015

Halvorson LM: PACAP modulates GnRH signaling in gonadotropes. Mol Cell Endocrinol 385(1–2):45, 2014

Hammond GL, Wu TS, Simard M: Evolving utility of sex hormone-binding globulin measurements in clinical medicine. Curr Opin Endocrinol Diabetes Obes 19(3):183, 2012

Haskell SG: Selective estrogen receptor modulators. South Med J 96:469, 2003

Head JR, MacDonald PC, Casey ML: Cellular localization of membrane met-alloendopeptidase (enkephalinase) in human endometrium during the ovarian cycle. J Clin Endocrinol Metab 76:769, 1993

Hekimsoy Z, Kafeşçiler S, Güçlü F, et al: The prevalence of hyperprolactinae-mia in overt and subclinical hypothyroidism. Endocr J 57(12):1011, 2010

Hennet ML, Combelles CM: The antral follicle: a microenvironment for oocyte differentiation. Int J Dev Biol 56(10–12):819, 2012

Hodgen GD: The dominant ovarian follicle. Fertil Steril 38:281, 1982

Hoff JD, Quigley ME, Yen SS: Hormonal dynamics at midcycle: a reevaluation. J Clin Endocrinol Metab 57:792, 1983

Hsieh M, Zamah AM, Conti M: Epidermal growth factor-like growth factors in the follicular fluid: role in oocyte development and maturation. Semin Reprod Med 27(1):52, 2009

Hsueh AJ, Eisenhauer K, Chun SY, et al: Gonadal cell apoptosis. Recent Prog Horm Res 51:433, 1996

Kalantaridou SN, Makrigiannakis A, Zoumakis E, et al: Stress and the female reproductive system. J Reprod Immunol 62(1–2):61, 2004

Kaltsas GA, Nomikos P, Kontogeorgos G, et al: Clinical review: diagnosis and management of pituitary carcinomas. J Clin Endocrinol Metab 90:3089, 2005

Kaplan SL, Grumbach MM, Aubert ML: The ontogenesis of pituitary hormones and hypothalamic factors in the human fetus: maturation of central nervous system regulation of anterior pituitary function. Recent Prog Horm Res 32:161, 1976

Kerin JF, Kirby C, Morris D, et al: Incidence of the luteinized unruptured follicle phenomenon in cycling women. Fertil Steril 40:620, 1983

Kim HH, Mui KL, Nikrodhanond AA, et al: Regulation of gonadotropin-releasing hormone in nonhypothalamic tissues. Semin Reprod Med 25:326, 2007

King JC, Anthony EL: LHRH neurons and their projections in humans and other mammals: species comparisons. Peptides 5(Suppl 1):195, 1984

Kiss A, Mikkelsen JD: Oxytocin—anatomy and functional assignments: a minireview. Endocr Regul 39:97, 2005

Klinge CM: Estrogen receptor interaction with estrogen response elements. Nucleic Acids Res 29:2905, 2001

Knobil E: On the control of gonadotropin secretion in the rhesus monkey. Recent Prog Horm Res 30:1, 1974

Knobil E: The neuroendocrine control of the menstrual cycle. Recent Prog Horm Res 36:53, 1980

Knobil E: The Physiology of Reproduction. New York, Raven Press, 1994

Kottler ML, Chou YY, Chabre O, et al: A new FSHbeta mutation in a 29-year-old woman with primary amenorrhea and isolated FSH deficiency: functional characterization and ovarian response to human recombinant FSH. Eur J Endocrinol 162(3):633, 2010

Kowalik MK, Rekawiecki R, Kotwica J: The putative roles of nuclear and membrane-bound progesterone receptors in the female reproductive tract. Reprod Biol 13(4):279, 2013

Kuhl H: Pharmacology of estrogens and progestogens: influence of different routes of administration. Climacteric 8(Suppl 1):3, 2005

Kuiper GG, Carlsson B, Grandien K, et al: Comparison of the ligand binding specificity and transcript tissue distribution of estrogen receptors alpha and beta. Endocrinology 138:863, 1997

Latronico AC, Arnhold IJ: Gonadotropin resistance. Endocr Dev 24:25, 2013

Lawrence C, Fraley GS: Galanin-like peptide (GALP) is a hypothalamic regulator of energy homeostasis and reproduction. Front Neuroendocrinol 32:1, 2011

Lee HJ, Snegovskikh VV, Park JS, et al: Role of GnRH-GnRH receptor signaling at the maternal-fetal interface. Fertil Steril 94(7):2680, 2010

Lehman MN, Coolen LM, Goodman RL: Minireview: kisspeptin/neurokinin B/dynorphin (KNDy) cells of the arcuate nucleus: a central node in the control of gonadotropin-releasing hormone secretion. Endocrinology 151:3479, 2010

Lemarchand-Beraud T, Zufferey MM, Reymond M, et al: Maturation of the hypothalamo-pituitary-ovarian axis in adolescent girls. J Clin Endocrinol Metab 54:241, 1982

Lessey BA, Killam AP, Metzger DA, et al: Immunohistochemical analysis of human uterine estrogen and progesterone receptors throughout the menstrual cycle. J Clin Endocrinol Metab 67:334, 1988

Lockwood CJ, Nemerson Y, Krikun G, et al: Steroid-modulated stromal cell tissue factor expression: a model for the regulation of endometrial hemostasis and menstruation. J Clin Endocrinol Metab 77:1014, 1993

Lumsden MA, Kelly RW, Templeton AA, et al: Changes in the concentration of prostaglandins in preovulatory human follicles after administration of hCG. J Reprod Fertil 77:119, 1986

Lydon JP, DeMayo FJ, Conneely OM, et al: Reproductive phenotypes of the progesterone receptor null mutant mouse. J Steroid Biochem Mol Biol 56(1–6 Spec No):67, 1996

Mashchak CA, Lobo Ra, Dozono-Takano R, et al: Comparison of pharmacodynamic properties of various estrogen formulations. Am J Obstet Gynecol 144:511, 1982

Mason JI: Genetics of Steroid Biosynthesis and Function. New York, Taylor & Francis, 2002

McCann-Crosby B, Chen MJ, et al: Nonclassical congenital adrenal hyperplasia: targets of treatment and transition. Pediatr Endocrinol Rev 12(2):224, 2014

McLachlan RI, Cohen NL, Vale WW, et al: The importance of luteinizing hormone in the control of inhibin and progesterone secretion by the human corpus luteum. J Clin Endocrinol Metab 68:1078, 1989

McNatty KP, Makris A, DeGrazia C, et al: The production of progesterone, androgens, and estrogens by granulosa cells, thecal tissue, and stromal tissue from human ovaries in vitro. J Clin Endocrinol Metab 49:687, 1979

Melmed S: Pituitary tumors. Endocrinol Metab Clin North Am 44(1):1, 2015

Melmed S, Jameson JL: Disorders of the anterior pituitary and hypothalamus. In Kasper DL, Braunwald E, Fauci AS, et al (eds): Harrison's Principles of Internal Medicine, 17th ed. New York, McGraw-Hill, 2008, p 2206

Messini CI, Dafopoulos K, Chalvatzas N, et al: Effect of ghrelin and thyrotropin-releasing hormone on prolactin secretion in normal women. Horm Metab Res 42(3):204, 2010

Millar RP: New developments in kisspeptin, neurokinin B and dynorphin A regulation of gonadotropin-releasing hormone pulsatile secretion. Neuroendocrinology 99(1):5, 2014

Miller BA, Ioachimescu AG, Oyesiku NM: Contemporary indications for transsphenoidal pituitary surgery. World Neurosurg 82(6 Suppl):S147, 2014

Miller WL: Molecular biology of steroid hormone synthesis. Endocr Rev 9:295, 1988

Miller WL, Auchus RJ: The molecular biology, biochemistry, and physiology of human steroidogenesis and its disorders. Endocr Rev 32(1):81, 2011

Molitch ME: Endocrinology in pregnancy: management of the pregnant patient with a prolactinoma. Eur J Endocrinol 172(5):R205, 2015

Muttukrishna S, Tannetta D, Groome N, et al: Activin and follistatin in female reproduction. Mol Cell Endocrinol 225:45, 2004

Nakai Y, Plant TM, Hess DL, et al: On the sites of the negative and positive feedback actions of estradiol in the control of gonadotropin secretion in the rhesus monkey. Endocrinology 102:1008, 1978

Negro-Vilar A: Selective androgen receptor modulators (SARMs):a novel approach to androgen therapy for the new millennium. J Clin Endocrinol Metab 84:3459, 1999

Neill JD: GnRH and GnRH receptor genes in the human genome. Endocrinology 143:737, 2002

Notarianni E: Reinterpretation of evidence advanced for neo-oogenesis in mammals, in terms of a finite oocyte reserve. J Ovarian Res 4:1, 2011

Noyes RW, Hertig AT, Rock J: Dating the endometrial biopsy. Fertil Steril 1:3, 1950

O'Brien MD, Guillebaud J: Contraception for women taking antiepileptic drugs. J Fam Plann Reprod Health Care 36(4):239, 2010

Ohlsson R: Growth factors, protooncogenes and human placental development. Cell Differ Dev 28:1, 1989

Olive DL: The prevalence and epidemiology of luteal-phase deficiency in normal and infertile women. Clin Obstet Gynecol 34:157, 1991

O'Malley BW, Strott CA: Steroid hormones: metabolism and mechanism of action. In Yen SS, Jaffe RB, Barbieri RL (eds): Reproductive Endocrinology, 4th ed. Philadelphia, Saunders, 1999, p 128

Pache TD, Wladimiroff JW, de Jong FH, et al: Growth patterns of nondominant ovarian follicles during the normal menstrual cycle. Fertil Steril 54:638, 1990

Padula AM: GnRH analogues—agonists and antagonists. Anim Reprod Sci 88(1–2):115, 2005

Pashtan I, Oh KS, Loeffler JS: Radiation therapy in the management of pituitary adenomas. Handb Clin Neurol 124:317, 2014

Patton PE, Stouffer RL: Current understanding of the corpus luteum in women and nonhuman primates. Clin Obstet Gynecol 34:127, 1991

Pekic S, Stojanovic M, Popovic V: Contemporary issues in the evaluation and management of pituitary adenomas. Minerva Endocrinol April 22, 2015 [Epub ahead of print]

Peters EE, Towler KL, Mason DR, et al: Effects of galanin and leptin on gonadotropin-releasing hormone-stimulated luteinizing hormone release from the pituitary. Neuroendocrinology 89:18, 2009

Peters H, Joint A (eds): The Ovary: A Correlation of Structure and Function in Mammals. Berkeley, University of California Press, 1980

Piquette GN, Crabtree ME, el Danasouri I, et al: Regulation of plasminogen activator inhibitor-1 and -2 messenger ribonucleic acid levels in human cumulus and granulosa-luteal cells. J Clin Endocrinol Metab 76:518, 1993

Pope WF: Uterine asynchrony: a cause of embryonic loss. Biol Reprod 39:999, 1988

Ravindranath N, Little-Ihrig L, Phillips HS, et al: Vascular endothelial growth factor messenger ribonucleic acid expression in the primate ovary. Endocrinology 131:254, 1992

Revelli A, Massobrio M, Tesarik J: Nongenomic actions of steroid hormones in reproductive tissues. Endocr Rev 19(1):3, 1998

Rosenfield RL, Bordini B, Yu C: Comparison of detection of normal puberty in girls by a hormonal sleep test and a gonadotropin-releasing hormone agonist test. J Clin Endocrinol Metab 98(4):1591, 2013

Rosner W, Auchus RJ, Azziz R, et al: Position statement: utility, limitations, and pitfalls in measuring testosterone: an Endocrine Society position statement. J Clin Endocrinol Metab 92(2):405, 2007

Rosner W, Hryb DJ, Kahn SM, et al: Interactions of sex hormone-binding globulin with target cells. Mol Cell Endocrinol 316:79, 2010

Ruscalleda J: Imaging of parasellar lesions. Eur Radiol 15:549, 2005

Russell DW, Wilson JD: Steroid 5 alpha-reductase: two genes/two enzymes. Annu Rev Biochem 63:25, 1994

Sasano H, Okamoto M, Mason JI, et al: Immunolocalization of aromatase, 17 alpha-hydroxylase and side-chain-cleavage cytochromes P-450 in the human ovary. J Reprod Fertil 85:163, 1989

Saxena BB, Beling CG, Gandy HM, et al: Gonadotropins. New York, Wiley-Interscience, 1972

Schatz F, Aigner S, Papp C, et al: Plasminogen activator activity during decidualization of human endometrial stromal cells is regulated by plasminogen activator inhibitor 1. J Clin Endocrinol Metab 80:2504, 1995

Schipper I, Hop WC, Fauser BC: The follicle-stimulating hormone (FSH) threshold/window concept examined by different interventions with exogenous FSH during the follicular phase of the normal menstrual cycle: duration, rather than magnitude, of FSH increase affects follicle development. J Clin Endocrinol Metab 83:1292, 1998

Schlechte J, Dolan K, Sherman B, et al: The natural history of untreated hyperprolactinemia: a prospective analysis. J Clin Endocrinol Metab 68:412, 1989

Schmidt H, Schwarz HP: Serum concentrations of LH and FSH in the healthy newborn. Eur J Endocrinol 143(2):213, 2000

Sharkey AM, Dellow K, Blayney M, et al: Stage-specific expression of cytokine and receptor messenger ribonucleic acids in human preimplantation embryos. Biol Reprod 53:974, 1995

Silva JR, Figueiredo JR, van den Hurk R: Involvement of growth hormone (GH) and insulin-like growth factor (IGF) system in ovarian folliculogenesis. Theriogenology 71:1193, 2009

Silva PD, Gentzschein EE, Lobo RA: Androstenedione may be a more important precursor of tissue dihydrotestosterone than testosterone in women. Fertil Steril 48:419, 1987

Silverman AJ, Jhamandas J, Renaud LP: Localization of luteinizing hormone-releasing hormone (LHRH) neurons that project to the median eminence. J Neurosci 7:2312, 1987

Singh TD, Valizadeh N, Meyer FB, et al: Management and outcomes of pituitary apoplexy. J Neurosurg 10:1, 2015

Skorupskaite K, George JT, Anderson RA: The kisspeptin-GnRH pathway in human reproductive health and disease. Hum Reprod Update 20(4):485, 2014

Smith G, Roberts R, Hall C, et al: Reversible ovulatory failure associated with the development of luteinized unruptured follicles in women with inflammatory arthritis taking non-steroidal anti-inflammatory drugs. Br J Rheumatol 35:458, 1996

Son WY, Das M, Shalom-Paz E, et al: Mechanisms of follicle selection and development. Minerva Ginecol 63(2):89, 2011

Stanczyk FZ: Pharmacokinetics and potency of progestins used for hormone replacement therapy and contraception. Rev Endocr Metab Disord 3:211, 2002

Stern K, McClintock MK: Regulation of ovulation by human pheromones. Nature 392:177, 1998

Stilley JA, Christensen DE, Dahlem KB, et al: FSH receptor (FSHR) expression in human extragonadal reproductive tissues and the developing placenta, and the impact of its deletion on pregnancy in mice. Biol Reprod 91(3):74, 2014

Stout SM, Stumpf JL: Finasteride treatment of hair loss in women. Ann Pharmacother 44:1090, 2010

Tadokoro-Cuccaro R, Hughes IA: Androgen insensitivity syndrome. Curr Opin Endocrinol Diabetes Obes 21(6):499, 2014

Taylor HS, Vanden Heuvel GB, Igarashi P: A conserved Hox axis in the mouse and human female reproductive system: late establishment and persistent adult expression of the Hoxa cluster genes. Biol Reprod 57:1338, 1997

Temeli E, Oprescu M, Coculescu M, et al: LH and FSH levels in serum and cerebrospinal fluid (CSF) of human fetus. Endocrinologie 23(1):55, 1985

Thompson IR, Kaiser UB: GnRH pulse frequency-dependent differential regulation of LH and FSH gene expression. Mol Cell Endocrinol 385(1–2):28, 2014

Treloar AE, Boynton RE, Behn BG, et al: Variation of the human menstrual cycle through reproductive life. Int J Fertil 12(1 Pt 2):77, 1967

Ulloa-Aguirre A, Reiter E, Bousfield G, et al: Constitutive activity in gonadotropin receptors. Adv Pharmacol 70:37, 2014

Vega MG, Zarek SM, Bhagwat M, et al: Gonadotropin surge-inhibiting/attenuating factors: a review of current evidence, potential applications, and future directions for research. Mol Reprod Dev 82(1):2, 2015

Verbalis JG, Robinson AG: Characterization of neurophysin-vasopressin prohormones in human posterior pituitary tissue. J Clin Endocrinol Metab 57:115, 1983

Virant-Klun I: Postnatal oogenesis in humans: a review of recent findings. Stem Cells Cloning 8:49, 2015

Walkington L, Webster J, Hancock BW, et al: Hyperthyroidism and human chorionic gonadotrophin production in gestational trophoblastic disease. Br J Cancer 104(11):1665, 2011

Wiegratz I, Kuhl H: Progestogen therapies: differences in clinical effects? Trends Endocrinol Metab 15:277, 2004

Wierman ME, Kiseljak-Vassiliades K, Tobet S: Gonadotropin-releasing hormone (GnRH) neuron migration: initiation, maintenance and cessation as critical steps to ensure normal reproductive function. Front Neuroendocrinol 32(1):43, 2011

Williams CL, Nishihara M, Thalabard JC, et al: Duration and frequency of multiunit electrical activity associated with the hypothalamic gonadotropin releasing hormone pulse generator in the rhesus monkey: differential effects of morphine. Neuroendocrinology 52:225, 1990

Winter JS, Hughes IA, Reyes FI, et al: Pituitary-gonadal relations in infancy: 2. Patterns of serum gonadal steroid concentrations in man from birth to two years of age. J Clin Endocrinol Metab 42:679, 1976

Xia Y, Schneyer AL: The biology of activin: recent advances in structure, regulation and function. J Endocrinol 202(1):1, 2009

Yen SS, Quigley ME, Reid RL, et al: Neuroendocrinology of opioid peptides and their role in the control of gonadotropin and prolactin secretion. Am J Obstet Gynecol 152:485, 1985

Ylikorkala O, Cacciatore B, Halonen K, et al: Effects of ospemifene, a novel SERM, on vascular markers and function in healthy, postmenopausal women. Menopause 10(5):440, 2003

Yoshimura Y, Wallach EE: Studies of the mechanism(s) of mammalian ovulation. Fertil Steril 47:22, 1987

Yoshinaga K, Serono Symposia USA: Blastocyst Implantation. Boston, Adams, 1989

Young JR, Jaffe RB: Strength-duration characteristics of estrogen effects on gonadotropin response to gonadotropin-releasing hormone in women. II. Effects of varying concentrations of estradiol. J Clin Endocrinol Metab 42:432, 1976

Yu B, Ruman J, Christman G: The role of peripheral gonadotropin-releasing hormone receptors in female reproduction. Fertil Steril 95:465, 2011

Ziecik AJ, Kaczmarek MM, Blitek A, et al: Novel biological and possible applicable roles of LH/hCG receptor. Mol Cell Endocrinol 269(1–2):51, 2007

# 第十六章

# 闭　　经

在妇科常需对闭经患者进行评估和治疗。在育龄期女性中，病理性闭经的患病率为 3% ~ 4%（Bachmann，1982；Pettersson，1973）。闭经的经典分类为原发性闭经（从无月经）和继发性闭经（月经停止）。尽管这样分类提示了某些病因的相对可能性，但不论是原发性闭经还是继发性闭经，其诊断和治疗方法是相似的（表 16-1 和表 16-2）。当然，闭经在某些情况下是正常的，如青春期前、妊娠期和哺乳期、持续服用某些雌激素类药物［如复方口服避孕药（combination oral contraceptives，COCs）］以及绝经后。符合以下情况的青少年需评估：① 13 岁还没有月经来潮或仍无其他青春期发育的证据，或②已经 15 岁或乳房发育 3 年但仍无月经来潮（美国妇产科医师协会，2009 年）。继发性闭经 3 个月或一年少于 9 次月经周期的月经稀发也应进行评估（美国生殖医学学会，2008 年）。在某些情况下，即使不完全符合这些严格标准，也应进行评价，如患者有特纳综合征的特征、明显男性化，或有刮宫史。若患者或其父母很担心，在上述年龄之前也可针对青春期延迟的可能性进行检查。

## 一、正常的月经周期

要对闭经进行鉴别诊断，需先了解形成正常月经的要素。在正常的月经周期中，按卵巢功能分为卵泡期（排卵前）、排卵期和黄体期（排卵后），按子宫内膜相应分为增殖期（排卵前）和分泌期（排卵后）。一系列生殖激素在时间和数量上的精确调控，才能形成周期性、有控制的子宫出血（第十五章）。

首先，下丘脑 - 垂体 - 卵巢轴必须有功能。下丘脑以特定的频率和振幅向垂体门脉循环释放促性腺激素释放激素（GnRH）。GnRH 促进垂体前叶的促性腺细胞合成及分泌促性腺激素，包括黄体生成素（LH）和卵泡刺激素（FSH）。这些促性腺激素进入外周血循环，作用于卵巢，促进卵泡发育和产生卵巢激素。卵巢分泌的激素包括雌激素、孕激素和雄激素。性甾

| 表 16-1　原发性闭经：病因频率 | |
| --- | --- |
| 表现 | 频率（%） |
| **高促性腺激素性性腺功能减退症** | 43 |
| 　45, X 和嵌合体 | 27 |
| 　46, XX | 14 |
| 　46, XY | 2 |
| **性腺正常** | 30 |
| 　苗勒管发育不全 | 15 |
| 　阴道隔 | 3 |
| 　处女膜闭锁 | 1 |
| 　雄激素不敏感综合征 | 1 |
| 　多囊卵巢综合征 | 7 |
| 　先天性肾上腺皮质增生症 | 1 |
| 　库欣综合征和甲状腺疾病 | 2 |
| **FSH 低且无乳腺发育** | 27 |
| 　体质性青春发育延迟 | 14 |
| 　GnRH 分泌不足 | 5 |
| 　其他 CNS 疾病 | 1 |
| 　垂体疾病 | 5 |
| 　饮食失调、压力、过度运动 | 2 |

CNS = 中枢神经系统；FSH = 卵泡刺激素；GnRH = 促性腺激素释放激素

Data from Reindollar RH，Byrd JR，McDonough PG：Delayed sexual development：a study of 252 patients，Am J Obstet Gynecol 1981 Jun 15；140（4）：371-380

体激素通常会抑制下丘脑和垂体。随着卵泡的成熟，雌激素水平迅速上升，引起正反馈形成 LH 峰。LH 峰是排卵至关重要的条件。

排卵后，LH 促进成熟卵泡周围的颗粒细胞和卵泡膜细胞黄素化，形成黄体。黄体继续产生雌激素，同时还分泌高浓度的孕激素。由于高水平的循环雌激素作用形成的卵泡期厚厚的增殖期子宫内膜，在黄体期孕激素的作用下转化为分泌期。若受孕，黄体由早期胎盘滋养细胞产生的人绒毛膜促性腺激素（hCG）所"拯救"。胎盘产生的 hCG 在结构上与 LH 类似，与 LH 受体结合，在妊娠早期起到黄体支持作用。如未妊娠，则雌、孕激素分泌停止，黄体萎缩，紧接着

表 16-2 继发性闭经：病因频率 [a]

| 病因 | 频率（%） |
|---|---|
| **FSH 水平正常或低下：多种原因** | 67.5 |
| 饮食失调、压力、过度运动 | 15.5 |
| 非特异性下丘脑疾病 | 18 |
| 长期无排卵（PCOS） | 28 |
| 甲状腺功能减退 | 1.5 |
| 库欣综合征 | 1 |
| 垂体瘤 / 空蝶鞍综合征 | 2 |
| 席汉综合征 | 1.5 |
| **FSH 水平增高：性腺衰竭** | 10.5 |
| 46, XX | 10 |
| 染色体异常 | 0.5 |
| **高催乳素血症** | 13 |
| **解剖异常** | 7 |
| Asherman 综合征 | 7 |
| **高雄激素血症** | 2 |
| 非典型 CAH | 0.5 |
| 卵巢肿瘤 | 1 |
| 未确定 | 0.5 |

[a] 排除妊娠的诊断。

CAH = 先天性肾上腺皮质增生症；FSH = 卵泡刺激素；PCOS = 多囊卵巢综合征

Adapted with permission from Reindollar RH, Novak M, Tho SP, et al: Adult-onset amenorrhea: a study of 262 patients, Am J Obstet Gynecol 1986 Sep; 155 (3): 531-543

发生子宫内膜脱落。这种"孕激素撤退出血"的模式，不同个体间出血持续时间和出血量方面存在差异，但在同一个体的每个月经周期间应该是相对稳定的。

上述激素精密调控的失败会引起闭经。但是，即使有正常的激素周期性变化，解剖异常也会阻碍月经形成；需有对激素刺激能正常反应的子宫内膜，还需存在宫颈、阴道和阴道口且通畅。

## 二、分类

闭经诊断的众多分类系统各有其优点和缺点。表 16-3 很好地概括了闭经的分类，此分类方法将闭经的解剖学和激素病因又进一步划分为先天性因素和获得性因素两大类。

如上所述，正常月经周期的维持需要卵巢产生足够的甾体激素。缺乏促性腺激素（低促性腺激素性性腺功能减退症）的刺激或者原发性卵巢功能衰竭（高促性腺激素性性腺功能减退症）均可能导致卵巢功能

下降（性腺功能减退）（表 16-4）。在某些疾病中，虽然具有正常 LH 和 FSH 激素水平，但是其激素水平仍然缺乏周期性表达。

## 三、解剖结构异常

### ■ 1. 遗传因素

解剖结构异常的闭经包括生殖道（子宫、宫颈、阴道）的先天性或者后天性疾病。青少年闭经原因中先天性因素常见，而在原发性闭经女性中约有 15% 的患者是由于盆腔解剖结构异常导致的（美国生殖医协会，2008）。图 16-1 描述了导致闭经的解剖学结构异常的范围。这些将在第 18 章中进一步讨论。

（1）流出道梗阻

处女膜闭锁（1/2000）、阴道完全横隔（1/70 000）或阴道闭锁均可发生闭经（Banerjee，1998；Parazzini，1990）。此外，虽然解剖结构正常，但有些女孩的阴唇可能会严重粘连，从而引起阻塞导致闭经。大多数阴唇粘连的早期治疗是局部雌激素和（或）手动分离，从而避免流出道梗阻。

流出道梗阻患者核型 46, XX，女性第二性征、卵巢功能正常。因此，子宫出血的量是正常的，但由于解剖结构异常，无经血的流出道，或流出道阻塞。这些患者可表现出相应的症状，如孕酮水平增高导致的乳房胀痛、食欲亢进、情绪变化。此外，生殖道阻塞导致的月经血积聚会引起周期性腹痛或腹部包块，或者由于经血逆流导致子宫内膜异位症的一系列并发

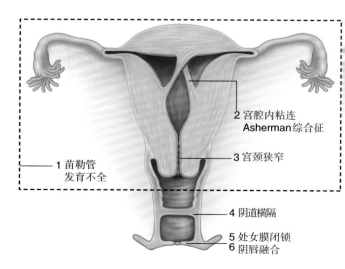

图 16-1 可能导致闭经的解剖学缺陷

**表 16-3　闭经分类**

| 解剖学因素 | |
|---|---|

**先天性**
苗勒管发育不全（部分性或完全性）
宫颈闭锁
阴道隔（横隔或斜隔）
处女膜闭锁

**后天获得性**
宫腔粘连（Asherman 综合征）
　诊断性刮宫术
　感染（结核）
宫颈狭窄

| 激素 / 内分泌因素 | |
|---|---|

**高促性腺激素性性腺功能减退症（POF）（卵巢早衰）**
　**遗传性 / 先天性**
　　染色体异常（性腺发育不全）
　　单基因疾病
　**后天获得性**
　　感染
　　自身免疫性
　　医源性
　　环境
　　特发性
**正常促性腺激素性闭经**
　**遗传性**
　　多囊卵巢综合征
　　成人起病的先天性肾上腺皮质增生症
　**后天获得性**
　　高催乳素血症
　　甲状腺疾病
　　库欣综合征
　　肢端肥大症
　　卵巢肿瘤（产生甾体激素）
**其他**
　晚期肾病
　肝病
　恶性肿瘤
　吸收功能障碍性疾病
　获得性免疫缺陷综合征

**低促性腺激素性性腺功能减退症**
　**下丘脑功能紊乱**
　　**遗传性 / 先天性**
　　　特发性低促性腺激素性性腺功能减退症（IHH）
　　　卡尔曼综合征
　　**后天获得性**
　　　下丘脑性闭经（功能性）
　　　　饮食紊乱
　　　　过度运动
　　　　应激
　　　破坏性疾病
　　　　肿瘤
　　　　放疗
　　　　创伤
　　　　感染
　　　　结缔组织病
　　　假孕
　**垂体功能紊乱**
　　**遗传性 / 先天性**
　　　垂体发育不全
　　**后天获得性**
　　　腺瘤
　　　转移瘤
　　　放疗
　　　创伤
　　　梗死（Sheehan 综合征）
　　　结缔组织病

**表 16-4　根据促性腺激素和雌激素水平分类**

| 性腺功能减退的类型 | LH/FSH | 雌激素 | 原发性缺陷 |
|---|---|---|---|
| 促性腺激素分泌过多 | 高 | 低 | 卵巢 |
| 促性腺激素分泌不足 | 低 | 低 | 下丘脑 / 垂体 |
| 促性腺激素分泌正常 | 正常[a] | 正常[a] | 部位多变 |

[a] 激素水平在正常范围内，但缺乏周期性表达
FSH = 卵泡刺激素；LH = 黄体生成素

症，如慢性盆腔疼痛或不孕等。

**（2）苗勒管发育不全**

在胚胎发育期间，苗勒管发育成阴道上部、子宫颈、子宫体和输卵管。苗勒管发育分化的过程可能是不完全的，也可能是完全的。因此，生殖道闭锁或子宫发育不全可导致闭经。完全性苗勒管发育不全，即人们通常说的先天性无阴道及阴道部分缺损，

称为 MRKH 综合征，患者苗勒管发育障碍，查体时只能查到阴道痕迹（第十八章）。这是引起原发性闭经的第二大原因，仅次于性腺发育异常（Aittomaki，2001；Reindollar，1981）。

与生殖道阻塞患者相似，苗勒管发育不全的患者核型 46, XX，卵巢功能正常。相关研究已经开始鉴别候选基因的突变可能是导致这种疾病发生的原因，但证据仍不足。重要的是，完全性苗勒管发育不全的临床表现容易与完全雄激素不敏感综合征混淆。雄激素不敏感综合征染色体核型为 46, XY 且睾丸功能正常，但是由于雄激素受体出现障碍，机体对睾酮无结合反应。表 16-5 比较了这两种综合征，并在第十八章进一步探讨其病理生理学机制。

### ■ 2. 后天因素

#### （1）宫颈狭窄

其他引起闭经的子宫异常包括宫颈狭窄和广泛的宫腔粘连。宫颈扩张及诊刮、锥切术、高频电环切除手术、感染、瘤变均可引起宫颈瘢痕挛缩导致病理性狭窄。此外，宫颈严重萎缩、放射性治疗后改变亦可能导致宫颈狭窄；狭窄最常累及宫颈内口，来月经的女性可表现为闭经、异常出血、痛经、不孕等。见第四章。

#### （2）宫腔粘连

也称为子宫粘连，亦称为 Asherman 综合征，瘢痕的范围包括子宫腔的粘连、致密带或完全闭塞（图 16-2）。正常情况下，子宫内膜分为两层，一层是功能层，衬附在子宫腔面；另一层是基底层，随着每次月经周期变化再生为功能层。子宫内膜基底层的破坏会使子宫内膜失去对卵巢甾体激素的反应，无法增

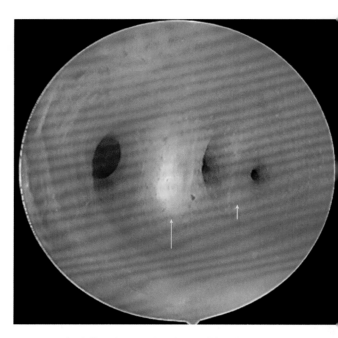

图 16-2 宫腔镜下发现的宫腔粘连（箭头）与 Asherman 综合征（Used with permission from Dr. Ellen Wilson.）

厚。因此，当激素水平在黄体期结束下降时，没有内膜组织产生或随后脱落。

刮宫术可破坏子宫内膜，通常与产后出血、流产或人工流产合并感染有关。在一项对 1856 名 Asherman 综合征研究中，88% 的患者进行了人工流产或产后刮宫术（Schenker，1982）。其他子宫手术也可能造成损伤，包括子宫成形术、子宫肌瘤切除术、剖宫产或宫内节育器相关的感染。虽然在美国很少见，但在发展中国家，结核性子宫内膜炎是 Asherman 综合征相对常见的病因（Sharma，2009）。当然，Asherman 综合征也可能是子宫内膜消融治疗月经过多后的结果。

根据瘢痕的严重程度，患者可表现为闭经；在较轻的病例中，表现为月经过少；或因胎盘植入不足导致复发性流产（2011 年 3 月）。Schenker 和 Margalioth（1982）对 292 名宫腔粘连的女性进行了评估，发现 165 名孕妇中只有 30% 能足月妊娠。余下的或者是自然流产（40%），或者是早产。

如果怀疑宫腔粘连，则需要进行宫腔的放射学检查。如果同时需要评估输卵管通畅性，子宫输卵管造影（hysterosalpingography，HSG）是很好的选择。或者，盐水注射超声（saline infusion sonography，SIS）也可作为一个很好的选择。宫腔粘连的特征是腔内不规则、成角的充盈缺损（图 19-6 和图 2-23）。有时，子宫内膜息肉、平滑肌瘤、气泡和血块会被误认为粘

| 表现 | 苗勒管发育不全 | 雄激素不敏感 |
|------|----------------|--------------|
| 遗传模式 | 散发性 | X 染色体的连锁遗传 |
| 染色体核型 | 46, XX | 46, XY |
| 乳房是否发育 | 是 | 是 |
| 腋毛和阴毛是否存在 | 是 | 无 |
| 子宫 | 无 | 无 |
| 性腺 | 卵巢 | 睾丸 |
| 睾酮 | 女性水平 | 男性水平 |
| 是否有其他异常 | 是 | 无 |

表 16-5 苗勒管发育不全与雄激素不敏感综合征的比较

连。最终明确诊断需要宫腔镜。为了提高生育能力或缓解有症状的宫腔积血，宫腔镜松解粘连是首选的手术治疗方法。第 44-19 节描述了这一手术过程，第二十章讨论了生育优势。

## 四、高促性腺激素性性腺功能减退症

高促性腺激素性性腺功能减退症描述的是：①卵巢功能减退或缺失；②由于负反馈减弱，促性腺激素、LH 和 FSH 等激素水平升高。这类疾病提示原发性卵巢功能障碍，而非下丘脑或垂体功能障碍（表 16-6）。该疾病也可被称为过早绝经或卵巢早衰（premature ovarian failure，POF），目前使用的术语是早发性卵巢功能不全或原发性卵巢功能不全（primary ovarian insufficiency，POI）。卵巢功能不全这一术语表达了卵巢功能在卵母细胞完全耗损前可能发生波动，并可能导致偶尔的短暂月经恢复甚至妊娠（Bidet，2011）。卵巢早衰这一术语，对我们来说，意味着月经永久停止，因此下文使用这个术语。

POF 的定义是 40 岁之前卵母细胞及其周围支持细胞耗竭。诊断是由两次血清 FSH 水平确定，测量值大于阈值范围 30 ~ 40 mIU/ml，并且两次测量至少间隔 1 个月。此方法对卵巢早衰和正常月经周期的生理性卵巢功能减退的鉴别诊断有意义。据估计，POF 的发病率在 30 岁以下的女性中为千分之一，在 40 岁以下的女性中为百分之一（Coulam，1986）。

仔细评估是必要的，因为诊断和有效的治疗可能

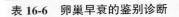

**表 16-6　卵巢早衰的鉴别诊断**

**遗传**
　染色体
　　正常核型
　　性腺发育不全
　特定的基因缺陷
　　脆性 X 染色体（FMR1 前突变）
　　半乳糖血症
　　其他
**医源性**
　卵巢手术
　性腺的放射性治疗
　全身化疗
**自身免疫性疾病**
**危险毒素**
**病毒**
**其他**

对患者的心理、心血管、骨骼和性健康有重要意义。此外如发现遗传疾病也需要对家庭成员进行评估。然而，在大多数情况下，POF 的病因尚未确定（美国妇产科医师协会，2014）。

### 1. 遗传性疾病

#### （1）性腺发育不全

性腺发育不全是 POF 最常见的病因。虽然卵巢功能衰退的早期有正常的生殖细胞，但是卵母细胞闭锁速度加快，卵巢被纤维条索所取代（图 16-3 和图

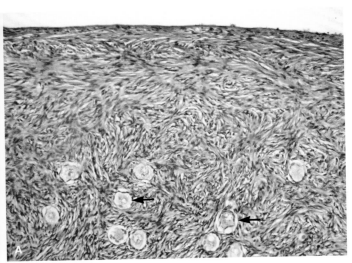
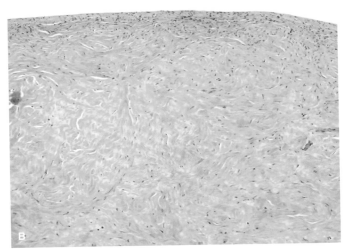

**图 16-3** 组织学样品显微照片。**A.** 正常绝经前卵巢皮质，有多个原始卵泡（箭头）（Used with permission from Dr. Kelley Carrick.）。**B.** 性腺发育不良女性的卵巢。条状卵巢，显示卵巢型间质，无原始卵泡（Used with permission from Dr. Raheela Ashfaq.）

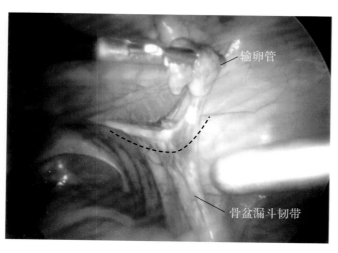

图 16-4 腹腔镜检查时拍摄的带状性腺（虚线）。IP = 骨盆漏斗（Used with permission from Dr. Victor Beshay.）

输卵管

骨盆漏斗韧带

16-4）（Simpson，1975；Singh，1966）。性腺发育不全的患者临床表现多样，因此根据其核型可分为两大类（Schlessinger，2002）。这些都将在第十八章中进一步讨论。

核型正常的（46，XX 或 46，XY）被称为单纯性腺发育不良。XY 单纯性腺发育不全（Swyer 综合征）的患者是典型的女性表型，这是由于缺乏睾酮和抗米勒管激素（antimüllerian hormone，AMH）所致。男性和女性患者中性腺功能衰竭的病因尚不清楚，可能是由于单基因缺陷或宫腔内性腺组织破坏，也可能是感染或毒素所致（Hutson，2014）。

核型异常包括特纳综合征（45，X）和染色体嵌合如 45，X/46，XX 或 45，X/46，XY。一般来说，大约 90% 的患者因 X 染色体遗传物质缺失而无自主月经。剩余的 10% 患者有足够的残存卵泡产生月经，并且可能成功妊娠。然而，这些患者的月经和生育能力往往很短暂（Kaneko，1990；Simpson，1975；Tho，1981）。

如前所述，在性腺发育不全的患者中，染色体嵌合型也可能包括一个 Y 染色体。因此，与 POF 相关的所有闭经患者（特别是在 30 岁之前）均需要做染色体核型分析。通常，临床上无法确定是否存在 Y 染色体，因为只有少数患者会有雄激素增多的临床表现。这些患者中有近 25% 会发展成恶性生殖细胞肿瘤（第三十六章）（Manuel，1976）。因此如果发现存在 Y 染色体，需要手术切除性腺。

**（2）特定的遗传缺陷**

除了上述染色体异常外，POF 患者患者还可能由于单基因突变而发生 POF（Cordts，2011；Goswami，2005）。首先，脆性 X 综合征与 POF 之间显著相关（美国妇产科医师协会，2010）。脆性 X 综合征是由 X 连锁 *FMR1*（脆性 X 智障基因）基因的三重重复序列突变引起的。这种基因是不稳定的，其大小可以在亲子传播期间扩大。完全扩增的突变（> 200 CGG 重复）变得高度甲基化，导致基因被抑制，这是智力迟钝和自闭症最常见的遗传因素。具有所谓的前突变（50 ～ 200 CGG 重复）的男性易患脆性 X 相关震颤 / 共济失调综合征（fragile-X associated tremor/ataxia syndrome，FXTAS）。尽管其机制尚不清楚，但携带这种前突变基因的女性患 POF 的风险为 13% ～ 26%。据估计，有 0.8% ～ 7.5% 的散发性 POF 和 13% 的家族性 POF 病例是由该基因的预先突变引起的。女性中前突变的患病率为 1/129 ～ 1/300（Wittenberger，2007）。

除了上述染色体异常外，POF 较少出现单基因突变，例如 *CYP17* 基因突变导致 17α- 羟化酶和 17,20- 裂解酶的活性减低，从而抑制了皮质醇、雄激素和雌激素的分泌（图 15-5）。这些患者由于雌激素分泌不足而出现性发育不全和原发性闭经。性发育不全表现为乳房不发育，阴腋毛稀少或缺失，小子宫。*CYP17* 基因突变使促肾上腺皮质激素（ACTH）的分泌增多，从而刺激盐皮质激素的分泌，引起低钾血症和高血压（Goldsmith，1967）。

POF 也存在 LH 和 FSH 受体突变，受体突变抑制循环血中促性腺激素的正常应答机制，被称为卵巢抵抗综合征（Aittomaki，1995；Latronico，2013）。识别其他可能引起 POF 的单基因突变是一个新兴的研究领域。涉及基因编码的序列包括编码两种雌激素受体（ERα 和 ERβ）的基因，细胞外信号蛋白质（特别是 BMP15）和转录因子 FOXL2、FOX03 和 SF-1（ordts，2011；Goswami，2005）。这些机制能维持卵巢正常生理功能，并可能给不孕症带来新的治疗方案和更多的避孕方式选择。

虽然经常提及，但半乳糖血症是 POF 的一个罕见原因，为常染色体隐性遗传病，发生率为 3 万至 6 万分之一。该病是由于 GALT 基因编码的 1- 磷酸葡萄糖转移酶缺乏，导致半乳糖代谢异常所致（Rubio-Gozalbo，2010）。半乳糖代谢物对生殖细胞有直接的毒性作用，潜在的并发症包括新生儿死亡、共济失调神经疾病、认知障碍和白内障。如果不及时治疗，85%的女性患者发现POF。治疗方法是终生限制半乳糖摄入，而半乳糖存在于乳制品中。此病通常发现较早，在新生儿筛查项目中或在儿童生长发育评估中即可被诊断出来，在患者出现妇科症状前即可诊断（Kaufman，1981；Levy，1984）。

### 2. 后天畸形

后天发生的高促性腺激素性腺功能减退可由感染、环境暴露、自身免疫性疾病或药物治疗引起。在这些疾病中，POF的感染因素相对较少，且了解甚少，其中腮腺炎性卵巢炎是最常见的报告（Morrison，1975）。各种环境毒素对卵泡健康有明显的不利影响。这些因素包括吸烟、重金属、溶剂、杀虫剂和工业化学品（Jick，1977；Mlynarcikova，2005；Sharara，1998）。

自身免疫性疾病约占POF病例的40%（Hoek，1997；LaBarbera，1988）。卵巢功能衰竭可能是自身免疫性垂体功能衰竭的一个组成部分，并伴有甲状腺功能减退和肾上腺功能不全，也可能伴随其他自身免疫性疾病，如系统性红斑狼疮。POF还与重症肌无力、特发性血小板减少性紫癜、类风湿关节炎、白癜风和自身免疫性溶血性贫血有关（de Moraes，1972；Jones，1969；Kim，1974）。虽然已发现多种抗卵巢抗体的特征，但目前尚无有效的血清抗体标记物帮助诊断自身免疫性POF（美国生殖医学学会，2008）。

医源性卵巢衰竭较为常见，包括因复发性卵巢囊肿、子宫内膜异位症或因严重盆腔炎行卵巢切除术的患者；另外，女性因恶性肿瘤行盆腔放疗或化疗，或患严重的自身免疫性疾病，也可能因此出现闭经。

后两者发生POF的机会与增加放疗和化疗剂量有关。患者年龄也是一个重要因素，年轻的患者更不容易出现卵巢功能衰竭，更可能在一段时间后恢复卵巢功能（Gradishar，1989）。在放射治疗中，若可能，卵巢可以通过手术（卵巢悬吊术）在治疗前避开预期的放射野（Terenziani，2009）。在化疗药物中，烷化剂被认为对卵巢功能损害极大。如第二十七章所述，预防性辅助GnRH类似物可能降低化疗诱导的POF发生，尽管这种方法的有效性仍存在争议。重要的是在可行的情况下，最新进展的卵母细胞和卵巢组织冷冻保存技术使卵母细胞冷冻保存成为首选的方法。值得注意的是，持续化疗引起的闭经似乎降低了乳腺癌复发的风险，可能不仅是低雌激素水平的原因

（Swain，2010；Zhao，2014）。无论哪种情况，这些患者中都存在到与绝经特异相关的生活质量下降的情况（Yoo，2013）。

## 五、低促性腺激素性性腺功能减退

这里的低促性腺激素性性腺功能减退主要是指下丘脑-垂体轴的异常，因此，促性腺激素对卵巢的刺激不足，会导致卵泡发育受损。通常在这些患者中，LH和FSH水平虽然低，但仍在可检测范围内（< 5 mIU/mL）。然而，在完全失去下丘脑激素刺激的患者中，如Kallmann综合征患者，就无法检测到FSH、LH。另外，由于垂体发育异常或垂体严重损伤而导致的垂体功能缺失，也可能导致类似的低水平FSH及LH。因此，促性腺功能减退功能障碍可以导致一系列的临床表现，从轻度的黄体功能障碍、月经稀少，到最严重的表现为闭经。

### 1. 下丘脑疾病

#### （1）遗传性下丘脑异常

遗传性下丘脑异常是特发性低促性腺激素性性腺功能减退症（IHH）的主要原因。IHH的一个亚群存在嗅觉缺陷（嗅觉减退或嗅觉丧失），这些患者被称为Kallmann综合征，可能是X连锁，也可能是常染色体显性遗传，或常染色体隐性遗传疾病（Cadman，2007；Waldstreicher，1996）。X连锁形式首次被确定是因为发现了X染色体短臂上的KAL1基因突变。该基因在胎儿发育过程中表达，编码一种名为anosmin-1的黏附蛋白。由于该蛋白对GnRH和嗅觉神经元的正常迁移至关重要，丧失正常的anosmin-1表达会导致生殖和嗅觉缺陷（图16-5）（Franco，1991；Soussi-Yanicostas，1996）。Kallmann患者有正常的GnRH神经元补体，然而这些神经元没有迁移，而是停留在鼻上皮附近（Quinton，1997）。因此，局部分泌的GnRH无法刺激垂体前叶促性腺激素细胞释放LH和FSH。同样，因为卵巢雌激素的明显减少，导致缺乏乳房发育和月经周期紊乱。

Kallmann综合征还与下述异常有关，包括腭裂在内的面部中线畸形、单侧肾不发育、小脑共济失调、癫痫、神经感觉听力丧失和联觉（手的镜像运动）（Winters，1992；Zenaty，2006）。通过嗅觉测试，可以将Kallmann综合征与IHH区分开来。这在办公室里是很容易做到的，因为办公室里可以有强烈的气

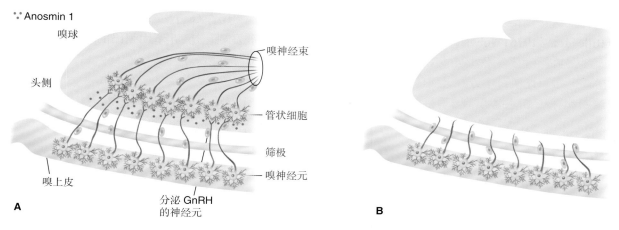

**图 16-5** 正常 GnRH 神经元迁移与 Kallmann 综合征的发病机制。**A.** 在正常发育过程中，嗅上皮细胞产生的嗅神经元通过筛骨筛状板延伸轴突到达嗅球。在这里，这些轴突与冠状细胞的树突形成突触。冠状细胞的轴突形成嗅神经束。冠状细胞分泌 anosmin-1，这是 *KAL1* 基因的蛋白产物。这种蛋白质对于嗅觉轴突在嗅球中的正确位置是必需的。分泌 GnRH 的神经元利用这个轴突路径从嗅基板迁移到下丘脑。**B.** *KAL1* 基因突变导致的 Kallmann 综合征患者缺乏 anosmin-1 表达。结果嗅觉神经元的轴突无法与冠状细胞正常交互作用，停止在筛状板和嗅球之间迁移。由于 GnRH 神经元的迁移依赖于这条轴突路径，所以 GnRH 分泌途径也在这个位置终止（Reproduced with permission from Rugarli E，Ballabio A：Kallmann syndrome. From genetics to neurobiology，JAMA 1993 Dec 8；270（22）：2713-2716.）

味，比如咖啡或香水的味道。有趣的是，这些患者中有许多人并没有意识到自己的缺陷。

在过去的 10 年里，人们发现了一系列跟 GnRH 神经元的正常发育、迁移和分泌有关的常染色体基因（Caronia，2011；Layman，2013）。已在下丘脑闭经患者中发现这些基因中的几个突变，相关基因包括 *FGF8*、*KAL1*、*NELF*、*PROK2*、*PROKR2* 和 *CHD7*。因此，IHH 中特发性患者比例正在逐渐下降。值得注意的是，*CHD7* 基因突变既可能导致嗅觉正常的 IHH，也可能导致嗅觉异常的 Kallmann 综合征，从而模糊了这些疾病之间的区别。

### （2）后天性下丘脑功能障碍

后天性下丘脑功能障碍比遗传性缺陷更为常见。最常见的是，由于下丘脑或更高级别大脑中枢功能紊乱，引起的促性腺激素缺乏，导致长期无排卵，也称为"下丘脑闭经"。这种诊断包括三个因素：饮食失调、过度运动和应激。从目的论的角度来看，在饥饿或极度紧张的情况下，闭经可以被看作是一种防止怀孕的机制，因为此时抚养孩子的条件并不理想。每个女性似乎都有不同的下丘脑"设定值"或对环境因素的敏感性。例如，某些女性可以承受剧烈应激而不发生闭经。

**饮食失调**。神经性厌食症和贪食症，均可导致闭经。在厌食症中，下丘脑功能障碍是严重的，除了生殖轴外，还可能影响其他下丘脑 - 垂体轴。神经性厌食症患者的闭经可发生在体重减轻之前、之后或与体重减轻同时发生。此外，即使体重恢复正常，也不是所有患厌食症的女性都能恢复正常的月经功能。在初潮前出现厌食症的患者闭经延长的风险增加（Dempfle，2013）。

**运动性闭经**。常见于运动与脂肪大量减少的女性，包括芭蕾、体操和长跑（De Souza，1991；Frisch，1980）。在那些有月经来潮的女性中，由于激素功能降低，月经的周期变化和经期变化变得明显（De Souza，1998）。在月经初潮之前就开始训练的女孩，青春期可能会延迟（Frisch，1981）。

由于认识到运动与生殖健康之间的联系，产生了"女运动员三联征"的概念，指在过度运动的运动员中月经失调、伴或不伴饮食紊乱的低能量摄入以及骨密度降低。在该领域举行的两次国际研讨会上，已经开始制订该人群的风险分层和建议（Duckham，2012；Joy，2014）。

1970 年，Frisch 和 Revelle 提出，少女需要达到临界体重才能开始行经（Frisch，1970）。该体重最初假定为 48 kg 左右，随后被细化为最小体重指数（BMI）接近正常（≥ 19）。随后的研究表明，尽管体重谱两端的体脂和生殖功能之间存在明显的相关性,但总体能量平衡能更好地预测月经周期的开始和维持(Billewicz,1976;Johnston,1975)。例如,许多优秀运动员在运动强度降低后会恢复月经周期,甚至此时体重还没有增加(Abraham,1982)。

**应激引起的闭经。**这可能与明显的创伤性生活事件有关。然而,不太严重的生活事件,甚至是积极的事件都可能与应激有关。例如,上大学、参加考试或筹划婚礼都可能引起应激性闭经。

**功能性下丘脑闭经的病理生理学。**饮食失调、运动和应激可能通过叠加机制干扰月经功能。得出该结论的部分可能性是由于这些问题经常同时出现。例如,饮食失调的女性经常过度锻炼,毫无疑问,她们在试图控制饮食模式时处于应激之下。图 16-6 为这些患者闭经发展的简化模型。必须强调的是,每一个功能性下丘脑闭经的原因可能通过一个或所有这些途径起作用。此外,在许多情况下,已知的影响生殖功能的因素可能通过与 GnRH 神经元有突触连接的各种神经元亚型间接作用于 GnRH 神经元。

体育锻炼特别提升内源性阿片类物质(β-内咖肽)分泌,可产生运动后的亢奋状态。阿片类药物改变 GnRH 的脉冲分泌

作为应激反应的一部分,每一种情况都可能导致下丘脑释放促肾上腺皮质激素(CRH)的增加,从而导致肾上腺分泌皮质醇。CRH 改变了 GnRH 脉冲性分泌的模式,而皮质醇可能直接或间接地破坏 GnRH 神经元的功能。

饮食失调被认为通过多种激素因素干扰排卵功能,包括胰岛素、胰岛素样生长因子 -1、皮质醇、脂联素、饥饿激素和瘦素(Misra,2014)。瘦素于 1994 年首次被发现,是 *ob* 基因编码的 167 个氨基酸蛋白,在白色脂肪组织中产生(Zhang,1994)。瘦素受体存在于中枢神经系统(CNS)和广泛的外周组织中(Chen,1996;Tartaglia,1995)。

瘦素主要由脂肪组织产生,尽管是许多机制之一,但它在能量平衡和生殖之间起到了枢纽的作用(Chou,2014;Schneider,2004)。瘦素被称为"饱足因子",因为人类瘦素基因突变会导致病态肥胖、糖尿病和性腺功能减退。重组人瘦素治疗可以成功逆转这三种异常(Licinio,2004)。

神经性厌食症患者的血清瘦素水平较低(Mantzoros,1997)。据推测,由于体重减轻导致的瘦素分泌减少,可能会间接刺激神经肽 Y,而神经肽 Y 会刺激饥饿感和改变 GnRH 脉冲。瘦素可能通过不同的神经递质和神经肽(包括 β- 内咖肽和 α- 黑素细胞刺激激素)发挥作用(Tartaglia,1995)。

**假孕。**虽然罕见,但在任何有闭经和妊娠症状的女性中都必须考虑此病。假孕证实了大脑是可以控制生理过程的。在医学文献中,已有超过 500 例 6 ~ 79 岁的女性出现假孕症状。这些患者坚信自己怀孕了,随后出现了包括闭经在内的多种妊娠体征和症状。

对有限数量患者的内分泌评估,发现呈现激素紊乱的模式,包括 LH 脉冲频率的改变和血清雄激素水平的升高同步,这可能是闭经的原因。部分患者血清催乳素水平升高,并伴有溢乳。夜间生长激素分泌也表现出减少(Tarin,2013)。

假孕患者的共同特征是均有严重的悲痛史,如

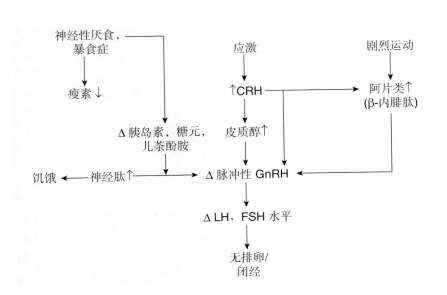

**图 16-6** 该图描绘了患有饮食失调、大的应激或剧烈运动的女性闭经发展的简化模型。CRH = 促肾上腺皮质激素释放激素;FSH = 促卵泡激素;GnRH = 促性腺激素释放激素;LH = 促黄体生成素;NPY = 神经肽 Y

近期流产、婴儿死亡或长期不育。在发展中国家的生育压力可能更大，所以假孕现象更常见（Seeman，2014）。通常需要精神治疗来治疗相关的抑郁症，但是当患者被告知她没有怀孕时，抑郁往往会加重（Whelan，1990）。

**解剖结构异常。**任何破坏下丘脑的情况都可能引起 GnRH 分泌异常，从而导致性腺功能减退和闭经。由于传入神经的错综复杂性，那些异常情况无须直接损害 GnRH 神经元，而是通过改变调节神经元的活性，间接损害 GnRH 神经元。

引起闭经最常见的肿瘤包括颅咽管瘤、生殖细胞瘤、内胚层窦肿瘤、嗜酸性肉芽肿（Hand-Schuller-Christian 综合征）、胶质瘤和转移性病变。最常见的是颅咽管瘤，位于鞍上区，常伴有头痛和视觉改变。另外，创伤、辐射、结核病等感染或结节病等浸润性疾病也可能导致 GnRH 分泌受损。

### ■ 2. 腺垂体疾病

腺垂体中包含促性腺激素细胞（产生 LH 和 FSH）、催乳激素细胞（产生催乳素）、促甲状腺激素细胞（产生促甲状腺激素）、促肾上腺皮质激素细胞（产生促肾上腺皮质激素）和促生长激素细胞（产生生长激素）（见第十五章）。虽然多种疾病可能直接影响促性腺激素细胞，但垂体性闭经也可能是继发于其他类型垂体细胞的异常，而这些异常反过来又会影响促性腺激素细胞的功能。

#### （1）遗传异常

除了下丘脑功能障碍的突变外，我们对调节正常垂体发育和功能的遗传机制的认识也在迅速进步。首先，一组患者的特征是垂体激素缺乏并伴有中央面部和（或）因中线融合失败导致的神经系统缺陷，被称为视隔发育不良综合征。这些患者中有许多携带 *PROP1* 基因突变（Cadman，2007）。其次，编码 LH 和 FSH 的 β- 亚单位或 GnRH 受体的基因突变也被确认为低促性腺激素性性腺功能不全的罕见原因。最后，编码核激素受体 SF-1 和 DAX1（NR0B1）的基因突变以及编码 G 蛋白偶联受体 54（GPR54）（其为 kisspeptin-1 的受体）的基因突变与下丘脑和垂体功能障碍有关（Matthews，1993；Pallais，2006；Seminara，2006；Weiss，1992）。

#### （2）后天获得性垂体功能障碍

大多数垂体功能障碍发生在月经初潮后，因此患者表现为青春期正常发育后的继发性闭经。然而，少数患者垂体功能障碍可能发生在青春期启动之前，从而导致青春期延迟和原发性闭经（Howlett，1989）。

垂体腺瘤是后天获得性垂体功能障碍最常见的原因（第十五章）。最常见分泌的是催乳素，任何垂体激素的过度分泌都可能导致闭经。例如，过多的 ACTH 分泌导致库欣病，表现为月经异常和皮质醇分泌过多的体征。血清催乳素水平显著升高（> 100 ng/ml）几乎都是垂体瘤所致。

高达 1/10 的闭经女性中血清催乳素水平升高，同时有泌乳和闭经的患者约有半数存在血清催乳素水平升高（"溢乳 - 闭经综合征"）。下丘脑释放的多巴胺作用于垂体前叶。多巴胺是催乳素生物合成和分泌的主要调节因子，起抑制作用。因此，催乳素水平升高会反馈到下丘脑，并引起中枢多巴胺分泌的反射增加以降低催乳素浓度。中枢多巴胺水平的升高，影响 GnRH 神经元的功能。

垂体瘤也可能通过占位效应，间接改变促性腺激素细胞的功能。首先，肿瘤生长可能压迫邻近的促性腺激素细胞。其次，垂体柄的损伤会破坏多巴胺抑制催乳素分泌的途径。在后一种情况下，催乳素水平升高，会进一步促进中枢多巴胺水平升高，可能通过前文所述的机制干扰月经功能。

与下丘脑中一样，垂体功能也可能因炎症、浸润性疾病、转移性病变、手术或放疗而降低。围生期淋巴细胞性垂体炎虽然罕见，但它可能是垂体功能衰竭的一种很危险的原因。浸润性疾病包括结节病和色素沉着病。垂体腺瘤的自发性出血，称为垂体卒中，也可能导致垂体功能的急性丧失（第 15 章）。

席汉综合征指的是垂体功能减退，典型的是继发于产后大出血并伴有低血压，突发严重的低血压会导致垂体缺血和坏死（Kelestimur，2003）。最严重的情况下，由于垂体卒中，甚至可能导致患者发生休克。垂体卒中的特征是突然发作的头痛、恶心、视觉障碍，以及由于垂体内急性出血或梗死引起的垂体激素功能失调。在不太严重的情况下，垂体促性腺激素活性的丧失会导致无排卵和继发性闭经。损害其他特定垂体细胞类型会导致无泌乳、性欲下降、腋毛减少、甲状腺功能减退或肾上腺功能不全。不同的垂体细胞对有害刺激的敏感性不同。因此，催乳素分泌不足是最常见的，其次是促性腺激素、生长激素、ACTH 的分泌减少，最少见的是促甲状腺激素（TSH）分泌减少（Veldhuis，1980）。

### 3. 低促性腺激素性性腺功能不全的其他原因

各种慢性疾病，包括终末期肾病、肝病、恶性肿瘤、获得性免疫缺陷综合征和吸收不良综合征，均可引起低促性腺素性闭经。这些疾病导致月经失调的机制尚不清楚。终末期肾病时血清催乳素水平升高，瘦素水平改变，这两者都可能破坏正常的 GnRH 脉冲性 (Ghazizadeh，2007)。在非乙醇性的慢性肝病患者中，仅在部分闭经的部分女性中可观察到促性腺激素水平下降，但其机制仍不清 (Cundy，1991)。应激和营养不良等常见慢性疾病可引起闭经。例如，由于腹腔疾病引起吸收不良的患者可能会出现月经初潮延迟、继发性闭经、早绝经等情况，这可能是由于锌、硒等微量元素缺乏所致，而这些微量元素是正常促性腺激素合成和分泌所必需的原料 (Özgör，2010)。

## 六、正常促性腺激素性闭经

引起闭经的很多严重疾病并没有明显的促性腺激素异常，至少在临床上某个时间点的检测值是正常的。即便如此，促性腺激素的振幅或脉冲频率在这些患者中可能受到影响。因此，慢性持续性的性激素分泌会干扰卵巢和下丘脑-垂体轴之间的正常反馈，导致正常的卵母细胞无法成熟而无排卵发生，从而无法产生月经。

由于患者促性腺激素水平相对正常，雌激素分泌不受影响，因此存在雌激素正常的长期无排卵状态。这类患者与卵巢功能衰竭或下丘脑-垂体功能衰竭患者形成对比，后者雌激素水平较低或无雌激素。这种差异在评估和治疗病情中更有价值。

### 1. 多囊卵巢综合征

多囊卵巢综合征是目前已知的雌激素正常的长期无排卵最常见的原因，见第十七章。多囊卵巢综合征患者月经紊乱的表现多样化。首先，持续无排卵将可能导致闭经。因无排卵致孕酮缺乏，而没有孕酮则无法产生正常月经周期。然而，在一些多囊卵巢综合征的女性中，闭经可能是由于雄激素水平升高致子宫内膜萎缩。另一种情况是，月经过多或经间期出血可能是由于无拮抗雌激素作用于子宫内膜所致。这种不稳定增厚的增殖期子宫内膜，由于间质破裂和脱落可导致不规则出血，而无排卵的子宫内膜中血管异常扩张可引起大出血。最后，多囊卵巢综合征女性可能偶发排卵，并经历正常月经或妊娠。

### 2. 非经典型先天性肾上腺增生症

这种情况与多囊卵巢综合征临床表现相似，都表现为高雄激素血症和月经不规律。非经典型先天性肾上腺增生 (CAH) 最常见，也称为成人型 CAH 或迟发型 CAH，是由于编码 21-羟化酶的 *CYP21A2* 基因突变引起。轻度基因突变的患者可无症状，直到出现肾上腺功能亢进而对类固醇需求增加时才出现症状。CAH 患者无法将孕酮转化为足够的皮质醇和醛固酮，从而导致雄激素产生过多 (图 15-5)。与多囊卵巢综合征中一样，长期升高的雄激素水平会阻碍卵泡成熟，阻止下丘脑和垂体的正常周期性反馈，从而导致无排卵和闭经。

### 3. 卵巢肿瘤

有些卵巢肿瘤分泌雌激素或雄激素，从而表现为长期无排卵状态，这是一种少见的情况。如第三十六章所述，产生激素的卵巢肿瘤包括颗粒细胞瘤、卵泡膜细胞瘤和成熟囊性畸胎瘤 (Aiman，1977；Pectasides，2008；Thomas，2012)。

### 4. 高催乳素血症和甲状腺疾病

尽管如前所述，高催乳素血症可能引起低促性腺激素性性腺功能减退，但许多高催乳素血症女性的促性腺激素水平可能相对正常。然而，整体上她们的雌激素水平轻微下降。除垂体腺瘤外，其他情况也可能引起催乳素水平显著升高。许多药物和草药可能引起高泌乳素血症、溢乳和月经紊乱 (表 12-2)，其中抗精神病药物是一个常见的原因。

其次，原发性甲状腺功能减退可能导致催乳素水平轻度升高，例如桥本甲状腺炎。在这种疾病中，循环血中甲状腺激素水平的降低，导致下丘脑促甲状腺素释放激素 (TRH) 分泌的代偿性增加。TRH 促使垂体甲状腺组织产生 TSH。此外，TRH 还与垂体催乳素细胞结合，增加催乳素的分泌。甲状腺功能和催乳素水平之间密切相关，因此在开始评估溢乳或闭经的原因时，检查催乳素水平的同时测量 TSH 是合理的。

无论原因是腺瘤、药物治疗还是甲状腺功能减退，催乳素水平升高都会导致中枢多巴胺代偿性增加，而多巴胺是催乳素分泌的主要抑制剂。中枢多巴胺的增加改变了 GnRH 的分泌，从而扰乱正常周期性的促性腺激素的分泌，抑制排卵。对于甲状腺疾病，其他机制包括甲状腺激素和催乳素对周围细胞的直接影响，因为在大多数细胞类型中都发现了甲状腺受体。特别的是，卵巢和子宫内膜中发现催乳素受体存在。此外，甲状腺激素可使性激素结合蛋白水平升高，从而改变游离型（有活性的）的卵巢激素水平。

这些潜在的不协调效应反映在甲状腺疾病时的各种出血模式（Krassas，2010）。传统观点认为，甲状腺功能减退会导致无排卵，并继发大出血（第八章），甲状腺功能亢进则与闭经有关。然而，并不总是这样。正如所料，月经异常的可能性与甲状腺功能紊乱的严重程度相关（Kakuno，2010）。

## 七、评估

### ■ 1. 病史

图 16-7 概括了闭经的评估方法。初诊时需调查 Tanner 分期情况和是否有过月经（第十四章）。必须注意记录月经周期间隔、持续时间和月经量。需了解月经模式的变化和这些变化的发展过程。此外，闭经的发生发展可能与盆腔感染、手术、放疗、化疗或其他疾病相关。

手术史应关注既往盆腔手术史，尤其是宫腔或卵巢手术史，需询问有无术后感染或其他手术并发症。

询问症状也有助于闭经诊断。例如，新发头痛或视觉变化可能提示中枢神经系统或垂体肿瘤。垂体瘤可压迫视交叉，导致双孔性偏盲，即左右外视野丧失。双侧乳腺泌乳提示高催乳素血症。甲状腺疾病时可能有热或冷的耐受不良、体重变化、睡眠或肠蠕动异常。多毛症和痤疮常见于多囊卵巢综合征或非经典型 CAH。周期性盆腔疼痛提示生殖道出口梗阻。潮热和阴道干燥表明性腺功能减退。值得注意的是，POF 患者的症状范围、严重程度和持续时间似乎超过了正常年龄绝经女性（Allshouse，2015）。

家族史需要了解是否有过早停经史、自身免疫性疾病史、甲状腺疾病史，这些均提示 POF 风险增加。月经不规律、不孕或雄性激素分泌过多体征往往提示 PCOS。携带导致 CAH 的 CYP21A2 基因突变的家庭中有新生儿猝死，可能预示 CAH。

个人史需了解患者有无接触环境毒物史、吸烟史，需了解药物应用情况，尤其是那些增加催乳素分泌的抗精神病药物。

### ■ 2. 体格检查

全面体格检查有助于闭经的评估。体重指数低，并伴随因反复呕吐导致的牙釉质腐蚀，高度提示进

食障碍。身材矮小、颈蹼、盾状胸，以及表 18-3 中列出的其他症状，提示特纳综合征（Turner，1972）。面部中线缺陷，如腭裂，提示垂体前叶发育缺陷。青春期前女孩的高血压可能反映了 CYP17 基因的突变，甾体激素生成通路改变。

视野缺损，尤其是双孔性偏盲，可能提示垂体或中枢神经系统肿瘤。黑棘皮病、多毛症或痤疮，这可能提示多囊卵巢综合征或其他高雄激素血症。锁骨上脂肪堆积、腹部条纹和高血压需警惕库欣综合征。甲状腺功能减退可表现为甲状腺异常增大、反射延迟和心动过缓。乳房查体如双乳泌乳，提示高催乳素血症可能。

生殖器检查首先要注意阴毛的分布。腋毛或阴毛稀疏或缺失可能反映缺乏肾上腺功能初现或是雄激素不敏感综合征。相反，雄激素水平升高会导致男性化阴毛分布。雄激素水平显著升高可导致女性男性化，最明显的是阴蒂增大（第十七章），还可能伴有声音低沉和男性型秃发。

雌激素会使阴道和宫颈黏膜变得湿润、呈粉红色。在雌激素正常的情况下，阴道涂片主要表现为表层上皮细胞，而雌激素减少时，底层细胞数量增加（图 21-9）。低雌激素水平可导致阴道黏膜苍白、皱襞变薄、皱褶缺失。

第十八章描述了通过体格检查确定生殖道异常的方法。直肠指检有助于确定阴道口梗阻以上的子宫的状态。阴道有经血流出提示卵巢和子宫内膜功能正常。

### ■ 3. 辅助检查

闭经的鉴别诊断很多，但大多数女性的病情评估是相对简单的。通过病史和体格检查可确定所要做的检查。所有的闭经育龄女性都需要首先考虑怀孕，除非另有证明，因此尿或血清 β-hCG 是必检项目。

#### （1）黄体酮撤退

传统的方法是，给予患者外源性黄体酮，观察有无撤退性出血（黄体酮试验）。一种方案是醋酸甲羟孕酮（安宫黄体酮），每天口服 10 mg，连续 10 天。如果出现撤退性出血，则表明存在内源性雌激素，并说明子宫内膜和流出道发育良好。如无撤退性出血，则给予患者雌孕激素治疗。复方口服避孕药就可以很好地解决这个问题。如果一名女性在规律服用复方口服避孕药 21 天后停药仍然没有撤退性出血，那么需考虑解剖结构的异常。

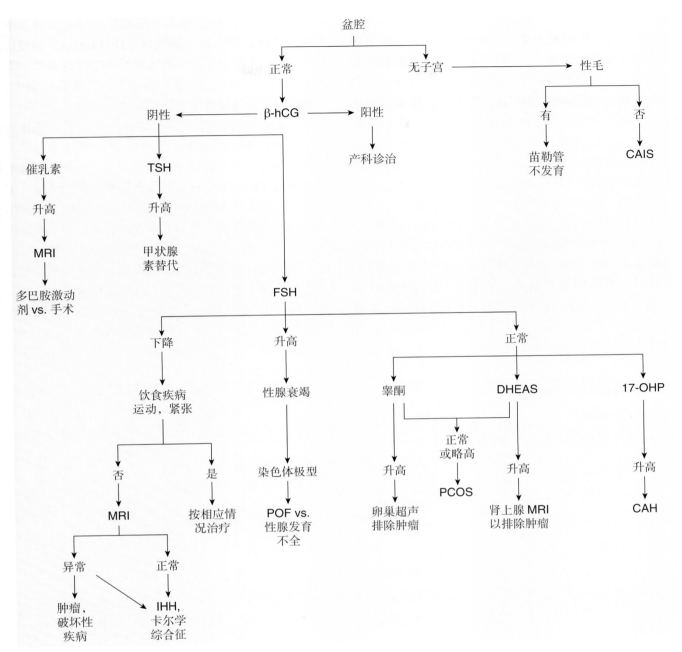

**图 16-7**　闭经的评估流程图。CAH= 先天性肾上腺增生；CAIS= 完全雄激素不敏感综合征；DHEAS= 硫酸脱氢表雄酮；FSH= 卵泡刺激素；HCG= 人绒毛膜促性腺激素；IHH= 特发性低促性腺激素性性腺功能减退；MRI = 磁共振成像；17-OHP=17- 羟孕酮；PCOS= 多囊卵巢综合征；POF= 卵巢早衰；TSH= 促甲状腺激素

　　导致检测结果解读不准确的原因有很多。首先，在下丘脑闭经和卵巢功能衰竭早期，雌激素水平可能波动，因此，这些患者在停用黄体酮后或多或少会有一些阴道流血。此外，雄激素水平高的女性，如 PCOS 和 CAH 患者，子宫内膜萎缩，因此不出现阴道流血。高达 20% 的女性尽管有正常水平的雌激素

也不会发生黄体酮撤退性出血（Rarick，1990）。相反，由于应激、体重减轻或锻炼而出现下丘脑闭经的女性中，多达 40% 的女性在服用黄体酮后会出现撤退性出血，而患有 POF 的女性中，多达 50% 的女性也会出现撤退性出血（Nakamura，1996；Rebar，1990），出血原因为闭经前的子宫内膜仍在生长。

### （2）血清激素水平

美国生殖医学学会（2008）建议，对进行盆腔检查正常的女性进行激素评估可能更为合理（表 16-7）。首先，需对血清 FSH 进行评估，FSH 下降提示下丘脑 - 垂体功能障碍，FSH 升高提示 POF。在 PCOS、高催乳素血症或甲状腺疾病患者中，正常范围内的 FSH 提示解剖缺陷或促性腺激素性功能减退。虽然许多 PCOS 患者的 LH 与 FSH 之比 > 2，但这种检测不是必需的，因为比值正常并不能排除 PCOS。

如 FSH 数值较低，应重复测量 FSH，并加上 LH，如两者的数值仍为低值，可以帮助诊断低促性腺激素性性腺功能减退症。进一步的检查是 GnRH 刺激测试。最常用的方法是静脉注射 100 μg GnRH 后在 0、15、30、45、60 分钟时分别检测 FSH 和 LH 水平。虽然在低促性腺激素性性腺功能减退症或青春期延迟的患者中 LH 和 FSH 水平下降，但试验期间的 FSH 水平相对于 LH 的比值会较高（Job，1977；Yen，1973）。理论虽如此，但由于缺乏临床上可用的 GnRH，该测试的使用受到了限制。最近，供应商开始使用 GnRH 激动剂。

相反，高水平的 FSH 强烈提示高促性腺激素性性腺功能减退症，即 POF。这需要至少间隔 1 个月的两次测定 FSH 水平大于阈值范围 30 ~ 40 mIU/ml 才能诊断，因为 POF 病程中 FSH 数值可能随时间波动。因此可以解释这些女性偶然怀孕的原因。患者在检测完成时需观察一个完整的月经周期，如血清 FSH 水平升高后 2 周出现阴道出血，可能仅仅表明样本是在正常的周期中期促性腺激素上升期间获得的。

除了 FSH 检测，还可检测一些可提高卵巢储备

---

**表 16-7　评价闭经的常用实验室检查**

| 主要的实验室检查 | 诊断 |
| --- | --- |
| β-hCG | 妊娠 |
| FSH | 低促性腺激素性 vs 高促性腺激素性性腺功能减退症 [a] |
| 雌二醇 | 低促性腺激素性 vs 高促性腺激素性性腺功能减退症 |
| 催乳素 | 高催乳素血症 |
| TSH，± fT4 | 甲状腺疾病 |
| **次要的实验室检查** | |
| 睾酮 | PCOS 和排除卵巢肿瘤 |
| DHEAS | 排除肾上腺肿瘤 |
| 17-OHP | 非经典型 CAH |
| 2 小时葡萄糖耐量试验 | PCOS |
| 空腹血脂水平 | PCOS |
| 自身免疫检测 | POF |
| 肾上腺抗体（CYP21A2） | POF |
| 脆性 X（FMR1 premutation） | POF |
| 染色体核型 | POF < 35 年 |
| **放射学评估** | |
| 超声 | PCOS，子宫发育不良，或卵巢肿瘤 |
| HSG 或盐水灌注超声检查 | 苗勒管异常或宫腔粘连 |
| MRI | 苗勒管异常或下丘脑 - 垂体疾病 |

[a] 低促性腺激素性性腺功能减退症导致功能性下丘脑性闭经（过度运动、进食障碍以及压力）

CAH = 先天性肾上腺皮质增生；DHEAS = 硫酸脱氧表雄酮；FSH = 卵泡刺激素；f T4 = 游离甲状腺素；hCG = 人绒毛膜促性腺激素；HSG = 子宫输卵管造影；MR = 磁共振；17-OHP = 17- 羟孕酮；PCOS = 多囊卵巢综合征；SIS = 注水超声；TSH = 促甲状腺激素

试验敏感性和特异性的辅助标记物。许多临床医师除了测量 FSH 外，还测量雌二醇水平，尽管这并没有被一致证明能提高诊断的准确性。最近，人们开始关注循环血清中 AMH 水平（第 19 章）（Visser，2012）。

在大多数闭经患者中需检测催乳素和促甲状腺激素水平，因为分泌催乳素的腺瘤和甲状腺疾病相对常见，并需要特殊治疗。由于甲状腺功能减退症和催乳素水平有密切关系，因此需要同时测量两种激素水平。治疗甲状腺功能减退症后催乳素水平可能会恢复正常。如果 TSH 水平升高，结合游离甲状腺素（T$_4$）水平，可临床诊断甲状腺功能减退症。

怀疑多囊卵巢综合征或有雄激素过多临床症状的女性，需测定血清睾酮水平。通常检测血清总睾酮水平，因为游离睾酮的检测无统一标准，而且更昂贵、可靠性更低，除非送到专门的实验室。睾酮激素水平轻度升高提示 PCOS 的可能，然而，睾酮数值＞200 ng/dl 可能提示卵巢肿瘤，需要盆腔超声检查进一步确诊。

血清硫酸脱氢表雄酮（Serum dehydroepiandrosterone sulfate，DHEAS）主要由肾上腺产生。多囊卵巢综合征患者血清中 DHEAS 的水平在正常高限或略高于正常值，而肾上腺腺瘤患者血中的 DHEAS 水平高于 700 μg/dl，肾上腺的磁共振成像（MR）或计算机断层扫描（CT）有助于诊断。测定血中 17- 羟孕酮（17-OHP）是为了鉴别非经典型 CAH。然而，由于正常患者与 21- 羟化酶（CYP21A2）基因突变的杂合子和纯合子携带者之间存在重叠值，因此很难确诊。因此，对于此类患者需要做 ACTH 刺激试验，即常说的皮质醇刺激试验，详情见第十七章。

### （3）其他血清学检测

有时，其他血清学检测需谨慎。如果怀疑有进食障碍的患者，需行血清电解质的评估，因为严重电解质紊乱会危及生命。症状严重者还需做心电图检查。在功能性下丘脑闭经患者中，T$_3$ 水平通常升高。PCOS 患者通常有胰岛素抵抗和血脂异常，并且患糖尿病和心血管疾病的风险增加（第十七章）。尽管没有达成共识，患者每隔几年重复这些检查的建议是合理的。

根据病史或基因检测，许多 POF 患者仍不能明确病因，有理由认为她们是自身免疫性原因。专家们对检测的建议各不相同，但目前的建议侧重于抗肾上腺抗体，特别测定 21- 羟化酶抗体。如果怀疑甲状腺功能障碍，增加检测抗甲状腺抗体如微粒体 / 甲状腺过氧化物酶抗体（TPOAb）也是合理的。

### （4）染色体核型检查

性腺发育异常的患者，如特纳综合征，可考虑进行核型分析。传统的教学方法认为，30 岁以后再做这种测试是不必要的。然而，现在建议对年龄在 35 岁以下的患者进行检测，因为在卵母细胞中可能存在一种罕见的杂合子现象，可使月经周期比预期的要长。如前所述，体内有 Y 细胞系的患者需要行双侧性腺切除术，以免增加性腺生殖细胞肿瘤的风险。由于身高和 X 染色体异常有密切联系，许多专家建议所有 POF 且身高小于 60 英寸的女性均进行核型分析（Saenger，2001）。有家族史的 POF 患者也应行染色体检查。

### （5）影像学检查

任何患有低促性腺激素性性腺功能减退症的患者，在 MR 成像或 CT 扫描排除器质性病变之前，均需考虑解剖性中枢神经系统或垂体异常，因此由应激、运动或进食障碍引起的功能性下丘脑闭经是一个排除性诊断。影像学成像对于破坏性疾病，如肿瘤或下丘脑的浸润性疾病的鉴别是高度敏感的。虽然总体上是正常的，但部分由遗传性因素引起的 Kallmann 综合征或 IHH，在 MRI 可表现为下丘脑、嗅球或垂体的发育缺陷（Klingmuller，1987）。

根据考虑的病因，可以用几种不同的方法来评估生殖道解剖异常。子宫正常的患者首选超声检查。宫腔粘连或发育异常的患者首选 HSG 或 SIS 检查。动态性的 SIS 检查有利于检测输卵管的通畅度。三维（3-D）超声和 3-D SIS 对诊断也有帮助。MRI 常用于检查更复杂的子宫结构，如残角子宫或子宫角发育不全。先天性生殖道畸形的影像学检查详见第十八章。

## 八、治疗

闭经的治疗取决于其病因和患者的意愿，如治疗多毛症或有生育需求。解剖结构异常如果可能的话通常需要手术矫正，见第十八章。甲状腺功能减退症应给予甲状腺素治疗，建议左旋甲状腺素 1.6 μg/(kg·d)（Baskin，2002）。对大多数人来说，左旋甲状腺素合适的起始剂量为 50 ～ 100 μg 口服。TSH 反应缓慢，一般在用药 6 ～ 8 周后复查，治疗的目的是使 TSH 水平维持在正常范围内。如果需要，可以增加剂量

12.5 μg 或 25 μg（Jameson，2012）。高泌乳素血症女性给予多巴胺受体激动剂，如溴隐亭或卡麦角林。大腺瘤如果引起了视野变化的缺损，可能要通过手术来解决。垂体疾病的治疗和手术细节见第十五章。

### ■ 1. 雌激素补充

这种疗法基本上适用于每位性腺功能低下的患者，以避免引起骨质疏松症；患有对雌激素敏感肿瘤的患者则除外。与绝经后女性一样，在雌激素缺乏后的最初几年，骨质流失会加速。因此，治疗方案是及时补充雌激素。有子宫的女性必须持续或间断添加黄体酮，以防止子宫内膜异常增生或癌变（第二十二章）。然而，对于这些患者的最佳治疗方案还没有达成共识。一些专家建议 20 多岁的女性应该比绝经后的女性接受更高剂量的雌激素，因为这是一个骨沉积的时期。通常，最易给出的处方是 COCs。年轻女性可能更喜欢这种治疗方法，因为她们的朋友也可能使用这种药物，在她们看来，激素替代疗法可能与衰老有关。此外，对这一患者群体的治疗时间缺乏共识。对于大多数人来说，用药持续到平均的绝经年龄即 50 岁，似乎是合理的。

饮食失调或过度运动的患者需要改变生活方式。饮食失调的患者由于有显著的致病率和死亡率，因此必须行精神干预（美国精神病学协会，2013；Michopoulos，2013）。运动员因为职业的需求无法改变训练强度，因此需要雌激素治疗。

### ■ 2. 多囊卵巢综合征

多囊卵巢综合征的治疗见第十七章，可给予周期性或长期的黄体酮治疗。胰岛素增敏剂如二甲双胍（格华止）可用于糖尿病患者。PCOS 引起雄激素过多的女性可给予 COCs 和（或）螺内酯。

根据其严重程度，某些非经典型 CAH 女性中可以采用低剂量的皮质类固醇治疗，以阻断肾上腺皮质激素对肾上腺功能的刺激，从而减少雄激素的过量分泌。

### ■ 3. 不孕症

对计划妊娠的患者可能需要调整治疗方案。高催乳素血症和甲状腺疾病患者通过彻底的治疗通常会恢复排卵和成功妊娠。解剖结构异常导致的不孕，如有可能，需通过手术纠正；然而，根据疾病的类型和严重程度，可能需要不同的解决方式。POF 是不可逆的，因此治疗不孕可以采用赠卵受精。相反，低促性腺激素性性腺功能减退症患者需要用脉冲式 GnRH 或促性腺激素治疗。因为脉冲式 GnRH 使用更复杂，而且应用受限，所以大多数患者使用促性腺激素治疗。PCOS 患者使用选择性雌激素受体调节剂（克罗米芬）或芳香化酶抑制剂（如来曲唑）治疗后大多数能排卵。克罗米芬能短暂抑制雌激素对下丘脑和垂体的反馈（图 20-1）。然而，克罗米芬对那些低促性腺激素性性腺功能减退症的患者无效，因为她们缺乏明显的循环雌激素。

### ■ 4. 患者教育

让患者充分明白自己所患的疾病，其长远影响以及治疗方案是非常重要的。所有子宫内膜正常的女性必须了解无拮抗雌激素的风险，无论是外源性雌激素的摄入（雌激素补充治疗）还是内源性雌激素产生（如 PCOS）。对于雌激素缺乏的女性，临床医师需解释雌激素补充的重要性，以防止骨质流失。如第二十二章所述，雌激素有额外的益处，这也是需详细说明的。最后，即使患者没有提出生育问题，也要和患者讨论将来生育的可能性。

（农珍妮　曾　莉译　陈　蓉审校）

## 参考文献

Abraham SF, Beumont PJ, Fraser IS, et al: Body weight, exercise and menstrual status among ballet dancers in training. BJOG 89(7):507, 1982

Aiman J, Nalick RH, Jacobs A, et al: The origin of androgen and estrogen in virilized postmenopausal women with bilateral benign cystic teratomas. Obstet Gynecol 49(6):695, 1977

Aittomaki K, Eroila H, Kajanoja P: A population-based study of the incidence of müllerian aplasia in Finland. Fertil Steril 76(3):624, 2001

Aittomaki K, Lucena JL, Pakarinen P, et al: Mutation in the follicle-stimulating hormone receptor gene causes hereditary hypergonadotropic ovarian failure. Cell 82(6):959, 1995

Allshouse AA, Semple AL, Santoro NF: Evidence for prolonged and unique amenorrhea-related symptoms in women with premature ovarian failure/primary ovarian insufficiency. Menopause 22(2):166, 2015

American College of Obstetricians and Gynecologists: Carrier screening for fragile X syndrome. Committee Opinion No. 469, October 2010

American College of Obstetricians and Gynecologists: Menstruation in girls and adolescents: using the menstrual cycle as a vital sign. Committee Opinion No. 349, November 2006, Reaffirmed 2009

American College of Obstetricians and Gynecologists: Primary ovarian insufficiency in adolescents and young women. Committee Opinion No. 605, July 2014

American Psychiatric Association: Diagnostic and Statistical Manual of Mental Disorders, Fifth Edition. Arlington, American Psychiatric Association, 2013

American Society for Reproductive Medicine: Current evaluation of amenorrhea. Fertil Steril 90(Supp 5):219, 2008

Bachmann GA, Kemmann E: Prevalence of oligomenorrhea and amenorrhea in a college population. Am J Obstet Gynecol 144(1):98, 1982

Banerjee R, Laufer MR: Reproductive disorders associated with pelvic pain. Semin Pediatr Surg 7(1):52, 1998

Baskin HJ, Cobin RH, Duick DS, et al: American Association of Clinical Endocrinologists medical guidelines for clinical practice for the evaluation and treatment of hyperthyroidism and hypothyroidism. Endocr Pract 8(6):457, 2002

Bidet M, Bachelot A, Bissauge E, et al: Resumption of ovarian function and pregnancies in 358 patients with premature ovarian failure. J Clin Endocrinol Metab 96(12):3864, 2011

Billewicz WZ, Fellowes HM, Hytten CA: Comments on the critical metabolic mass and the age of menarche. Ann Hum Biol 3(1):51, 1976

Cadman SM, Kim SH, Hu Y, et al: Molecular pathogenesis of Kallmann's syndrome. Horm Res 67(5):231, 2007

Caronia LM, Martin C, Welt CK, et al: A genetic basis for functional hypothalamic amenorrhea. N Engl J Med 364:215, 2011

Chen H, Charlat O, Tartaglia LA, et al: Evidence that the diabetes gene encodes the leptin receptor: identification of a mutation in the leptin receptor gene in db/db mice. Cell 84(3):491, 1996

Chou SH, Mantzoros C: 20 years of leptin: role of leptin in human reproductive disorders. J Endocrinol 223(1):T49, 2014

Cordts EB, Christofolini DM, Dos Santos AA, et al: Genetic aspects of premature ovarian failure: a literature review. Arch Gynecol Obstet 283(3):635, 2011

Coulam CB, Adamson SC, Annegers JF: Incidence of premature ovarian failure. Obstet Gynecol 67(4):604, 1986

Cundy TF, Butler J, Pope RM, et al: Amenorrhoea in women with non-alcoholic chronic liver disease. Gut 32(2):202, 1991

de Moraes RM, Blizzard RM, Garcia-Bunuel R, et al: Autoimmunity and ovarian failure. Am J Obstet Gynecol 112(5):693, 1972

Dempfle A, Herpetz-Dahlmann B, Timmesfeld N, et al: Predictors of the resumption of menses in adolescent anorexia nervosa. BMC Psychiatry 13:308, 2013

De Souza MJ, Metzger DA: Reproductive dysfunction in amenorrheic athletes and anorexic patients: a review. Med Sci Sports Exerc 23(9):995, 1991

De Souza MJ, Miller BE, Loucks AB, et al: High frequency of luteal phase deficiency and anovulation in recreational women runners: blunted elevation in follicle-stimulating hormone observed during luteal-follicular transition. J Clin Endocrinol Metab 83(12):4220, 1998

Duckham RL, Peirce N, Meyer C, et al: Risk factors for stress fracture in female endurance athletes: a cross-sectional study. BMJ Open 2(6):e001920, 2012

Franco B, Guioli S, Pragliola A, et al: A gene deleted in Kallmann's syndrome shares homology with neural cell adhesion and axonal path-finding molecules. Nature 353(6344):529, 1991

Frisch RE, Gotz-Welbergen AV, McArthur JW, et al: Delayed menarche and amenorrhea of college athletes in relation to age of onset of training. JAMA 246(14):1559, 1981

Frisch RE, Revelle R: Height and weight at menarche and a hypothesis of critical body weights and adolescent events. Science 169(943):397, 1970

Frisch RE, Wyshak G, Vincent L: Delayed menarche and amenorrhea in ballet dancers. N Engl J Med 303(1):17, 1980

Ghaziadeh S, Lessan-Pezeshkii M: Reproduction in women with end-stage renal disease and effect of kidney transplantation. Iran J Kidney Dis 1(1):12, 2007

Goldsmith O, Solomon DH, Horton R: Hypogonadism and mineralocorticoid excess. The 17-hydroxylase deficiency syndrome. N Engl J Med 277(13):673, 1967

Goswami D, Conway GS: Premature ovarian failure. Hum Reprod Update 11(4):391, 2005

Gradishar WJ, Schilsky RL: Ovarian function following radiation and chemotherapy for cancer. Semin Oncol 16(5):425, 1989

Hoek A, Schoemaker J, Drexhage HA: Premature ovarian failure and ovarian autoimmunity. Endocr Rev 18(1):107, 1997

Howlett TA, Wass JA, Grossman A, et al: Prolactinomas presenting as primary amenorrhoea and delayed or arrested puberty: response to medical therapy. Clin Endocrinol (Oxf) 30(2):131, 1989

Hutson JM, Grover SR, O'Connell M, et al: Malformation syndromes associated with disorders of sex development. Nat Rev Endocrinol 10(8):476, 2014

Jameson JL, Weetman AP: Disorders of the thyroid gland. In Longo DL, Fauci AS, Kasper DL, et al (eds): Harrison's Principles of Internal Medicine, 18th ed. New York, McGraw-Hill, 2012

Jick H, Porter J: Relation between smoking and age of natural menopause. Report from the Boston Collaborative Drug Surveillance Program, Boston University Medical Center. Lancet 1(8026):1354, 1977

Job JC, Chaussain JL, Garnier PE: The use of luteinizing hormone-releasing hormone in pediatric patients. Horm Res 8(3):171, 1977

Johnston FE, Roche AF, Schell LM, et al: Critical weight at menarche. Critique of a hypothesis. Am J Dis Child 129(1):19, 1975

Jones JM, Moraes-Ruehsen M: A new syndrome of amenorrhae in association with hypergonadotropism and apparently normal ovarian follicular apparatus. Am J Obstet Gynecol 104(4):597, 1969

Joy E, De Souza MJ, Mattiv A, et al: 2014 female athlete triad coalition consensus statement on treatment and return to play of the female athlete triad. Curr Sports Med Rep 13(4):219, 2014

Kakuno Y, Amino N, Kanoh M, et al: Menstrual disturbances in various thyroid diseases. Endocr J 57(12):1017, 2010

Kaneko N, Kawagoe S, Hiroi M: Turner's syndrome—review of the literature with reference to a successful pregnancy outcome. Gynecol Obstet Invest 29(2):81, 1990

Kaufman FR, Kogut MD, Donnell GN, et al: Hypergonadotropic hypogonadism in female patients with galactosemia. N Engl J Med 304(17):994, 1981

Kelestimur F: Sheehan's syndrome. Pituitary 6(4):181, 2003

Kim MH: "Gonadotropin-resistant ovaries" syndrome in association with secondary amenorrhea. Am J Obstet Gynecol 120(2):257, 1974

Klingmuller D, Dewes W, Krahe T, et al: Magnetic resonance imaging of the brain in patients with anosmia and hypothalamic hypogonadism (Kallmann's syndrome). J Clin Endocrinol Metab 65(3):581, 1987

Krassas GE, Poppe K, Glinoer D: Thyroid function and human reproductive health. Endocr Rev 31(5):702, 2010

LaBarbera AR, Miller MM, Ober C, et al: Autoimmune etiology in premature ovarian failure. Am J Reprod Immunol Microbiol 16(3):115, 1988

Latronico AC, Arnhold IJ: Gonadotropin resistance. Endocr Dev 24:25, 2013

Layman LC: Clinical genetic testing for Kallmann syndrome. J Clin Endocrinol Metab 98(5):1860, 2013

Levy HL, Driscoll SG, Porensky RS, et al: Ovarian failure in galactosemia. N Engl J Med 310(1):50, 1984

Licinio J, Caglayan S, Ozata M, et al: Phenotypic effects of leptin replacement on morbid obesity, diabetes mellitus, hypogonadism, and behavior in leptin-deficient adults. Proc Natl Acad Sci USA 101(13):4531, 2004

Mantzoros C, Flier JS, Lesem MD, et al: Cerebrospinal fluid leptin in anorexia nervosa: correlation with nutritional status and potential role in resistance to weight gain. J Clin Endocrinol Metab 82(6):1845, 1997

Manuel M, Katayama PK, Jones HW Jr: The age of occurrence of gonadal tumors in intersex patients with a Y chromosome. Am J Obstet Gynecol 124(3):293, 1976

March CM: Asherman's syndrome. Semin Reprod Med 29(2):83, 2011

Matthews CH, Borgato S, Beck-Peccoz P, et al: Primary amenorrhoea and infertility due to a mutation in the beta-subunit of follicle-stimulating hormone. Nat Genet 5(1):83, 1993

Michopoulos V, Mancini F, Loucks TL, et al: Neuroendocrine recovery initiated by cognitive behavioral therapy in women with functional hypothalamic amenorrhea: a randomized, controlled trial. Fertil Steril 99(7):2084, 2013

Misra M, Klibanski A: Endocrine consequences of anorexia nervosa. Lancet Diabetes Endocrinol 2(7):581, 2014

Mlynarcikova A, Fickova M, Scsukova S: Ovarian intrafollicular processes as a target for cigarette smoke components and selected environmental reproductive disruptors. Endocr Regul 39(1):21, 2005

Morrison JC, Givens JR, Wiser WL, et al: Mumps oophoritis: a cause of premature menopause. Fertil Steril 26(7):655, 1975

Nakamura S, Douchi T, Oki T, et al: Relationship between sonographic endometrial thickness and progestin-induced withdrawal bleeding. Obstet Gynecol 87(5 Pt 1):722, 1996

Özgör B, Selimoğlu MA: Coeliac disease and reproductive disorders. Scand J Gastroenterol 45(4):395, 2010

Pallais JC, Bo-Abbas Y, Pitteloud N, et al: Neuroendocrine, gonadal, placental, and obstetric phenotypes in patients with IHH and mutations in the G-protein coupled receptor, GPR54. Mol Cell Endocrinol 254–255:70, 2006

Parazzini F, Cecchetti G: The frequency of imperforate hymen in northern Italy. Int J Epidemiol 19(3):763, 1990

Pectasides D, Pectasides E, Psyrri A: Granulosa cell tumor of the ovary. Cancer Treat Rev 34(1):1, 2008

Pettersson F, Fries H, Nillius SJ: Epidemiology of secondary amenorrhea. I. Incidence and prevalence rates. Am J Obstet Gynecol 117(1):80, 1973

Quinton R, Hasan W, Grant W, et al: Gonadotropin-releasing hormone immunoreactivity in the nasal epithelia of adults with Kallmann's syndrome and isolated hypogonadotropic hypogonadism and in the early midtrimester human fetus. J Clin Endocrinol Metab 82(1):309, 1997

Rarick LD, Shangold MM, Ahmed SW: Cervical mucus and serum estradiol as predictors of response to progestin challenge. Fertil Steril 54(2):353, 1990

Rebar RW, Connolly HV: Clinical features of young women with hypergonadotropic amenorrhea. Fertil Steril 53(5):804, 1990

Reindollar RH, Byrd JR, McDonough PG: Delayed sexual development: a study of 252 patients. Am J Obstet Gynecol 140(4):371, 1981

Reindollar RH, Novak M, Tho SP, et al: Adult-onset amenorrhea: a study of 262 patients. Am J Obstet Gynecol 155(3):531, 1986

Rubio-Gozalbo ME, Gubbels CS, Bakker JA, et al: Gonadal function in male and female patients with classic galactosemia. Human Reprod Update 16(2):177, 2010

Rugarli E, Ballabio A: Kallmann syndrome. From genetics to neurobiology. JAMA 270(22):2713, 1993

Saenger P, Albertsson Wikland K, Conway GS, et al: Recommendations for the diagnosis and management of Turner syndrome. J Clin Endocrinol Metab 86(7):3061, 2001

Schenker JG, Margalioth EJ: Intrauterine adhesions: an updated appraisal. Fertil Steril 37(5):593, 1982

Schlessinger D, Herrera L, Crisponi L, et al: Genes and translocations involved in POF. Am J Med Genet 111(3):328, 2002

Schneider JE: Energy balance and reproduction. Physiol Behav 81(2):289, 2004

Seeman MV: Pseudocyesis, delusional pregnancy, and psychosis: the birth of a delusion. World J Clin Cases 2(8):338, 2014

Seminara SB: Mechanisms of disease: the first kiss—a crucial role for kiss-peptin-1 and its receptor, G-protein-coupled receptor 54, in puberty and reproduction. Nat Clin Pract Endocrinol Metab 2(6):328, 2006

Sharara FI, Seifer DB, Flaws JA: Environmental toxicants and female reproduction. Fertil Steril 70(4):613, 1998

Sharma JB, Roy KK, Pushparaj M, et al: Hysteroscopic findings in women with primary and secondary infertility due to genital tuberculosis. Int J Gynaecol Obstet 104(1):49, 2009

Simpson JL: Gonadal dysgenesis and abnormalities of the human sex chromosomes: current status of phenotypic-karyotypic correlations. Birth Defects Orig Artic Ser 11(4):23, 1975

Singh | 1966 Singh RP, Carr DH: The anatomy and histology of XO human embryos and fetuses. Anat Rec 155(3):369, 1966

Soussi-Yanicostas N, Hardelin JP, Arroyo-Jimenez MM, et al: Initial characterization of anosmin-1, a putative extracellular matrix protein synthesized by definite neuronal cell populations in the central nervous system. J Cell Sci 109(Pt 7)1749, 1996

Swain SM, Jeong JH, Geyer CE, Jr: Longer therapy, iatrogenic amenorrhea, and survival in early breast cancer. N Engl J Med 362(22):2053, 2010

Tarin JJ, Hermenegildo C, Garcia-Perez MA, et al: Endocrinology and physiology of pseudocyesis. Reprod Biol Endocrinol 11:39, 2013

Tartaglia LA, Dembski M, Weng X, et al: Identification and expression cloning of a leptin receptor, OB-R. Cell 83(7):1263, 1995

2009 Terenziani M, Piva L, Meazza C, et al: Oophoropexy: a relevant role in preservation of ovarian function and pelvic irradiation. Fertil Steril 91(3):935.e15, 2009

Tho PT, McDonough PG: Gonadal dysgenesis and its variants. Pediatr Clin North Am 28(2):309, 1981

Thomas RL, Carr BR, Ziadie MS, et al: Bilateral mucinous cystadenomas and massive edema of the ovaries in a virilized adolescent girl. Obstet Gynecol 120(2 Pt 2):473, 2012

Turner H: Classic pages in obstetrics and gynecology by Henry H. Turner. A syndrome of infantilism, congenital webbed neck, and cubitus valgus. Endocrinology, vol 23, pp 566–574, 1938. Am J Obstet Gynecol 113(2):279, 1972

Veldhuis JD, Hammond JM: Endocrine function after spontaneous infarction of the human pituitary: report, review, and reappraisal. Endocr Rev 1(1):100, 1980

Visser JA, Schipper I, Laven JSE, et al: Anti-mullerian hormone: an ovarian reserve marker in primary ovarian insufficiency. Nat Rev Endocrinol 8:331, 2012

Waldstreicher J, Seminara SB, Jameson JL, et al: The genetic and clinical heterogeneity of gonadotropin-releasing hormone deficiency in the human. J Clin Endocrinol Metab 81(12):4388, 1996

Weiss J, Axelrod L, Whitcomb RW: Hypogonadism caused by a single amino acid substitution in the beta subunit of luteinizing hormone. N Engl J Med 326(3):179, 1992

Whelan CI, Stewart DE: Pseudocyesis—a review and report of six cases. Int J Psychiatry Med 20(1):97, 1990

Winters SJ: Expanding the differential diagnosis of male hypogonadism. N Engl J Med 326(3):193, 1992

Wittenberger MD, Hagerman RJ, Sherman SL, et al: The FMR1 premutation and reproduction. Fertil Steril 87(3):456, 2007

Yen SS, Rebar R, VandenBerg G, et al: Hypothalamic amenorrhea and hypogonadotropinism: responses to synthetic LRF. J Clin Endocrinol Metab 36(5):811, 1973

Yoo C, Yun MR, Ahn JH, et al: Chemotherapy-induced amenorrhea, menopause-specific quality of life, and endocrine profiles in premenopausal women with breast cancer who received adjuvant anthracycline-based chemotherapy: a prospective cohort study. Cancer Chemother Pharmacol 72(3):565, 2013

Zenaty D, Bretones P, Lambe C, et al: Paediatric phenotype of Kallmann syndrome due to mutations of fibroblast growth factor receptor 1 (FGFR1). Mol Cell Endocrinol 254–255:78, 2006

Zhang Y, Proenca R, Maffei M, et al: Positional cloning of the mouse obese gene and its human homologue. Nature 372(6505):425, 1994

Zhao J, Liu J, Chen K, et al: What lies behind chemotherapy-induced amenorrhea for breast cancer patients: a meta-analysis. Breast Cancer Res Treat 145(1):113, 2014

# 第十七章

# 多囊卵巢综合征与高雄激素血症

多囊卵巢综合征（PCOS）是一种常见的内分泌疾病，以稀发排卵或无排卵、雄激素过高的表现与卵巢多囊改变为特征。这些症状与体征在女性之间存在较大的个体化差异且随时间而变化。这些女性血脂异常与胰岛素抵抗的发病率也更高，从而增加长期健康风险。因此，患 PCOS 的女性可能首诊于不同科室，如儿科、妇科、内科、内分泌科或皮肤科。

## 一、定义

### 1. 多囊卵巢综合征

欧洲人类生殖及胚胎学会与美国生殖医学学会（the European Society of Human Reproduction and Embryology and the American Society for Reproductive Medicine，ESHRE/ASRM）在鹿特丹的共识会议上对 PCOS 进行了重新定义。符合下表（表 17-1）三项标准中的两项才能诊断 PCOS。另外，必须排除其他可能导致排卵减少和（或）雄激素过多的病因，如先天性肾上腺皮质增生、分泌雄激素的肿瘤与高泌乳素血症。因此，目前 PCOS 的诊断为排除性诊断。

鹿特丹标准比之前美国国立卫生研究院（NIH）会议（Zawadzki，1990）提出的范围要广。二者显著的区别在于，NIH 会议定义 PCOS 时不考虑卵巢的超声检查表现。之后，雄激素过多与多囊卵巢综合征协会（The Androgen Excess and PCOS Society，AE-PCOS）也定义了 PCOS 的标准（Azziz，2006）。这三个组织的诊断标准类似（表 17-1），但哪种标准更合适仍存在争议。

### 2. 卵泡膜细胞增生症与 HAIRAN 综合征

*卵泡膜细胞增生症*是一种罕见疾病，常被认为是 PCOS 的一种严重表型，其病理特征是黄素化的卵泡膜细胞巢遍布整个卵巢基质。患者存在严重的高雄激素血症，并可能出现男性化的迹象，如阴蒂肿大、颞秃与嗓音低沉（Culiner，1949）。另外，胰岛素抵抗

| 表 17-1　多囊卵巢综合征的定义 |
| --- |
| **ESHRE/ASRM（鹿特丹）2003** |
| *符合三项中的两项：* |
| 高雄激素的临床表现和（或）高雄激素血症 |
| 稀发排卵或无排卵 |
| 卵巢多囊改变 |
| **NIH（1990）** |
| *要同时包括：* |
| 高雄激素的临床表现和（或）高雄激素血症 |
| 稀发排卵或无排卵 |
| **AE-PCOS（2006）** |
| *同时包括：* |
| 高雄激素的临床表现和（或）高雄激素血症 |
| 稀发排卵或无排卵和（或）卵巢多囊改变 |

AE-PCOS = 雄激素过多与多囊卵巢综合征协会；ASRM = 美国生殖医学学会；ESHRE = 欧洲生殖与胚胎学会；NIH：美国国立卫生研究院。
PCOS = 多囊卵巢综合征。
Data from Azziz，2006；The Rotterdam ESHRE/ASRM-Sponsored PCOS Consensus Workshop Group，2004；Zawadzki，1990

与黑棘皮症的发病率更高（Nagamani，1986）。

高雄激素性 - 胰岛素抵抗性 - 黑棘皮症(hyperandrogenic-insulin resistant-acanthosis nigricans，HAIRAN）综合征也很罕见，其特征是显著的高雄激素血症、严重的胰岛素抵抗与黑棘皮症（Barbieri，1983）。该病的病因尚不清楚，可能是 PCOS 的一种变异或另一种遗传综合征。卵泡膜细胞增生症与 HAIRAN 综合征都是 PCOS 的严重表型，它们的治疗方法与本章稍后介绍的 PCOS 治疗方法相同。

## 二、发病率与病因

PCOS 是育龄女性最常见的内分泌疾病，人群研究表明有 4% ~ 12% 的女性受累（Asunción，2000；Knochenhauer，1998；Lauritsen，2014）。尽管高雄激素的症状存在种族差异，但 PCOS 在不同种族与民族

中的患病率几乎相同。

PCOS 的病因尚未阐明。大量研究表明其有明显的家族聚集性（Franks，1997），可能是由遗传与环境因素共同作用所致。患者的姐妹与母亲患病率分别增加 32% ~ 66% 与 24% ~ 52%（Govind，1999；Kahsar-Miller，2001；Yildiz，2003）。双胞胎研究也表明了遗传对发病具有显著影响（Vink，2006）。

有人认为 PCOS 是一种常染色体显性遗传病，该基因在男性与女性中均有表达。例如，与男性对照者相比，PCOS 女性的一级男性亲属循环中硫酸脱氢表雄酮（DHEAS）水平升高，并伴有早期脱发与胰岛素抵抗（Legro，2000，2002）。

确认与 PCOS 相关的候选基因对于诊断与治疗具有重大意义，因此对于这些基因的鉴别是重要的研究热点。通常来说，可能的基因包括那些与雄激素合成及胰岛素抵抗有关的基因。在中国女性中进行的全基因组关联研究已确定 11 个基因组区域的变异是 PCOS 的潜在危险因素（Chen，2011；Shi，2012）。

此外，母胎环境中遗传易感性所致的表观遗传修饰可能影响成年后 PCOS 发病（Dumesic，2014）。然而，这些基因产物在 PCOS 发病中的作用仍有待进一步研究。

## 三、病理生理学

### 1. 促性腺激素

PCOS 女性无排卵是由于促性腺激素分泌异常（图 17-1）。具体而言，促性腺激素释放激素（GnRH）分泌脉冲改变，导致相对于促卵泡激素（FSH），产生更多的黄体生成素（LH）（Hayes，1998；Waldstreicher，1988）。目前尚不清楚 PCOS 的病因是原发于下丘脑功能障碍还是继发于甾体激素反馈异常。在这两种情况下，血清 LH 水平都会升高，临床上大约 50% 的患者血清 LH 水平升高（van Santbrink，1997）。同样，LH/FSH 比值升高且 > 2 者约占 60%（Rebar，1976）。

### 2. 胰岛素抵抗

与正常女性相比，PCOS 女性表现出更高程度的胰岛素抵抗与代偿性高胰岛素血症。胰岛素抵抗是指对一定量胰岛素的葡萄糖摄取反应降低。胰岛素敏感性下降可能源于胰岛素受体介导的信号转导后结合异常（Dunaif，1997）。与对应体重的对照组相比，消瘦与肥胖的 PCOS 患者更易发生胰岛素抵抗（Dunaif，

1989，1992）。

胰岛素抵抗与多种疾病的发生有关，包括 2 型糖尿病（DM）、高血压、脂代谢异常与心血管疾病。因此，PCOS 不仅引起月经不调、多毛等短期影响，而且存在长期健康风险（表 17-2）。

### 3. 雄激素

胰岛素与 LH 均可刺激卵泡膜细胞合成雄激素（Dunaif，1992），受累卵巢分泌睾酮与雄烯二酮增加。70% ~ 80% 的 PCOS 患者游离睾酮水平升高，25% ~ 65%DHEAS 水平升高（Moran，1994，1999；O'Driscoll，1994）。升高的雄烯二酮在外周芳香酶作用下转化为雌激素，导致雌激素水平升高。

### 4. 性激素结合球蛋白

PCOS 女性性激素结合球蛋白（SHBG）水平下降。这种在肝中产生的糖蛋白结合大多数类固醇性激素。仅 1% 的类固醇激素未与 SHBG 结合，这些游离的类固醇激素有生物学功能。SHBG 的合成受到胰岛素、雄激素、皮质激素、孕激素以及生长激素的抑制（Bergh，1993）。由于 SHBG 产生受抑，循环雄激素较少与之结合，从而更多地与终末器官受体结合。所以，尽管一些 PCOS 女性的总睾酮水平在正常范围内，但由于游离睾酮水平升高，引起雄激素过多的临床表现。

除雄激素过多外，低水平 SHBG 还与血糖控制受

| 表 17-2 多囊卵巢综合征的影响 |
| --- |
| **短期影响** |
| 肥胖 |
| 不孕症 |
| 抑郁 |
| 睡眠呼吸暂停 |
| 月经不调 |
| 脂代谢异常 |
| 非乙醇性脂肪肝 |
| 多毛症 / 痤疮 / 雄激素性脱发 |
| 胰岛素抵抗 / 黑棘皮症 |
| **长期影响** |
| 糖尿病 |
| 子宫内膜癌 |
| 心血管疾病 |

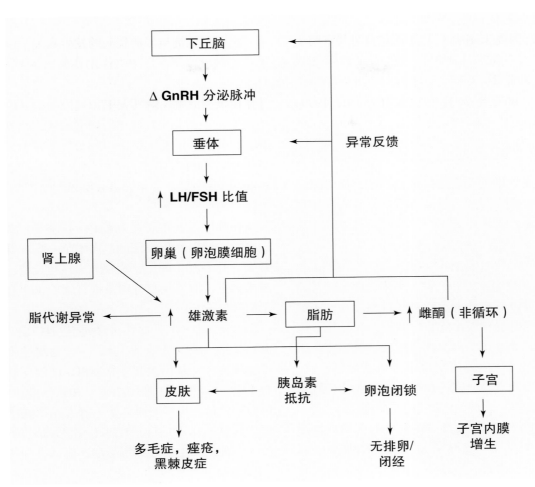

**图 17-1**　PCOS 的发病与维持机制。GnRH 分泌脉冲改变可能导致 LH 生物合成与分泌相对 FSH 增加。LH 刺激卵巢合成雄激素，而 FSH 相对缺乏使颗粒细胞内芳香化酶激活受阻，从而减少雄激素向活性雌二醇的转化。卵泡内雄激素增多会导致卵泡闭锁。高水平雄激素会导致患者脂肪代谢异常以及多毛与痤疮的发生。循环中增多的雄激素也可来源于肾上腺。升高的血清雄激素（主要为雄烯二酮）在外周转化为雌激素（主要为雌酮）。由于转化主要发生在脂肪组织的间质细胞中，肥胖 PCOS 患者雌激素生成增多。雌激素外周转化对下丘脑与垂体的引起慢反馈，与正常的卵泡发育与雌二醇水平迅速改变情况下观察到的反馈不同。雌激素对子宫内膜无拮抗的刺激可能会导致子宫内膜增生。由于遗传异常和（或）脂肪组织增加引起的胰岛素抵抗，可导致卵巢滤泡闭锁以及黑棘皮病的发生。卵泡发育障碍会导致无排卵，引起月经稀发或闭经。值得注意的是，PCOS 可能由这些器官系统中的任一环节的原发功能障碍发展而来。例如，卵巢雄激素合成增加可能是由于内在酶功能异常，和（或）LH 与 FSH 对下丘脑 - 垂体的异常刺激所致。共同点是形成一种自我持续的非周期激素模式

损及罹患 2 型 DM 的风险有关（Ding，2009）。这种关联的机制尚未阐明，可能反映了 SHBG 在糖稳态中的作用。Veltman-Verhulst（2010）评估了 PCOS 女性的 SHBG 水平，发现低水平 SHBG 与后续发展为妊娠糖尿病之间存在关联。

### ■ 5. 无排卵

导致无排卵的确切机制尚不清楚，但是 GnRH 分泌脉冲改变与促性腺激素分泌异常与月经失调有关。

此外，胰岛素抵抗也可导致无排卵，因为在使用二甲双胍（一种胰岛素增敏剂）治疗后，大量无排卵的 PCOS 患者可以恢复排卵周期（Nestler，1998）。有研究表明，与无排卵的 PCOS 患者相比，稀发排卵 PCOS 患者表现出较轻的卵巢功能障碍，并且对排卵诱导剂的反应更好（Burgers，2010）。

最后，在 PCOS 患者中观察到的较大有腔卵泡群

与卵巢内雄激素增加可能会导致无排卵。一些接受卵巢楔形切除术或腹腔镜卵巢打孔术的患者月经规律得到改善证明了这一点。一项研究表明，在此类手术后 67% 的 PCOS 患者月经规律，而术前仅有 8%（Amer，2002）。

## 四、症状与体征

PCOS 的症状可包括月经失调、不孕、雄激素过多或其他内分泌功能障碍。这些症状通常在青春期后几年内变得明显。

### 1. 月经失调

在 PCOS 女性中，月经失调可表现为闭经、月经稀发或伴有缺铁性贫血的间歇性月经过多。在大多数情况下，闭经与月经稀发由无排卵所致。无排卵，因此无黄体形成，无法产生内源性孕激素，就不会产生正常月经期。另外，闭经可能源于雄激素水平升高。雄激素能对抗雌激素使子宫内膜萎缩。因此，当雄激素水平显著升高时，表现为闭经与子宫内膜薄。

与闭经相反，PCOS 女性还可能会有大出血且无法预测。由于无排卵导致孕酮缺乏与长期雌激素暴露，持续刺激子宫内膜。增厚子宫内膜的不稳定性导致无法预测的出血。

PCOS 所致月经稀发（一年内少于 8 次月经）与闭经（连续 3 个月或以上无月经）始于初潮。PCOS 患者到青春期中期仍无法建立每月排卵月经周期，她们常常持续月经不规律。由于下丘脑 - 垂体 - 卵巢轴尚未成熟，50% 女孩在初潮后 2 ~ 4 年月经不规律。由于月经周期不规律与痤疮在未患病青少年中常见，一些专家建议将 PCOS 的诊断推迟到 18 岁以后（Shayya，2011）。

有证据表明，周期间隔不规则的 PCOS 患者随着年龄增长可能会建立规律的周期模式。当女性三四十岁时，其窦卵泡群的减少可同时导致雄激素合成减少（Elting，2000）。

### 2. 高雄激素血症

在临床上通常表现为多毛、痤疮和（或）雄激素性脱发。但男性化表现如肌肉增加、嗓音低沉和阴蒂肿大不是 PCOS 的典型表现。男性化反映出更高的雄激素水平，应尽快检查卵巢或肾上腺是否有分泌雄激素的肿瘤。

**多毛症**。对于女性，多毛症是指终毛粗、深、密，呈男性化分布（图 17-2）。与毛发过多不同，后者表现为汗毛从出生起就普遍多，毛发柔软色浅，常与某些药物及恶性肿瘤相关。70% ~ 80% 的多毛由 PCOS 引起，其多毛通常始于青春期末或刚过 20 岁。第二常见的病因是特发性多毛症（Azziz，2003）。此外，多种药物也可导致多毛症，应调查药物使用情况（表 17-3）。

**多毛症的病理生理**。雄激素水平升高对毛发的类型与分布有重要作用。在毛囊内，睾酮被 5α- 还原酶转化为双氢睾酮（DHT）（图 17-3），二者都能使短而软的终毛变粗，但 DHT 作用更明显。这种转化不可逆，且仅发生在雄激素敏感区。常见的毛发过度生长

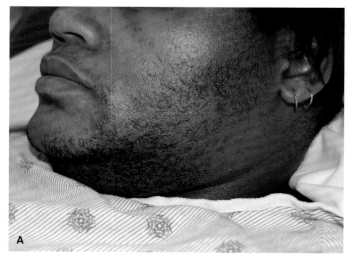

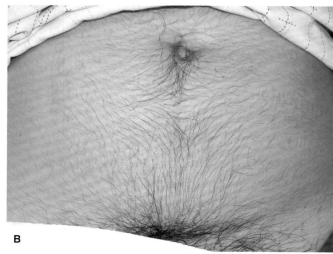

图 17-2 A. 面部多毛症（Used with permission from Dr. Tamara Chao.）；B. 男性化盾形毛发分布

| 表 17-3　可能引起多毛症和（或）先天性毛过多的药物 | |
| --- | --- |
| **多毛症** | **毛发过多** |
| 合成类固醇 | 环孢素 |
| 达那唑 | 二氮嗪 |
| 甲氧氯普胺 | 氢化可的松 |
| 甲基多巴 | 米诺地尔 |
| 吩噻嗪 | 青霉胺 |
| 合成孕激素 | 苯妥英钠 |
| 利血平 | 补骨脂素 |
| 睾酮 | 链霉素 |

区域包括上唇、下巴、鬓角、胸部与下腹白线。盾式分布是用于描述下腹毛发分部的术语。女性该部位毛发分部为三角形并覆盖在阴阜上，而在男性中，其沿白线延伸成菱形。

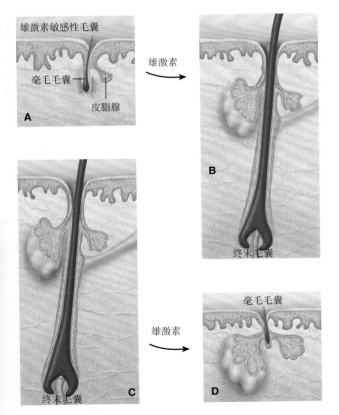

**图 17-3**　雄激素作用于皮脂腺单位。在一些生发区，雄激素刺激皮脂腺使毳毛毛囊（**A**）转化为终末毛囊（**B**）从而导致多毛症。在雄激素的影响下，之前不依赖于雄激素的终毛（**C**）恢复为毳毛状，并导致秃顶（**D**）

毛囊密度在男女之间无差异，但存在种族与民族差异。地中海裔较北欧人有更高密度的毛囊，与亚洲人相比则更高。因此，相比于其他族裔群体，患 PCOS 的亚洲人较少出现明显的多毛症。此外，由于 5α- 还原酶活性与靶组织对雄激素的敏感性存在遗传差异，多毛症有明显的家族倾向性。

**Ferriman-Gallwey 评 分 系 统**。Ferriman-Gallwey 评分系统于 1961 年开发，并于 1981 年进行了修订，可以量化多毛症的程度以便研究（Ferriman，1961；Hatch，1981）。该系统对身体 9 个区域的异常毛发分布进行评估，评分 0 ~ 4（图 17-4）。毛发密度越大，得分越高。许多研究人员将改良评分 ≥ 8 定义为多毛症。由于远东亚洲人毛囊密度小，AE-PCOS 协会建议将亚洲人群的阈值设为 ≥ 3（EscobarMorreale，2011）。

Ferriman-Gallwey 评分系统较烦琐，因此在临床中不常应用，但它有助于随访患者的治疗效果，或者仅对上下腹与下巴进行评分，可作为一种合适的替代（Cook，2011）。许多学者选择根据毛发生长的位置与密度，将多毛症分为轻度、中度或重度。

**痤疮**。痤疮是临床常见的青少年皮肤征象，然而持续或晚发的痤疮提示可能患有 PCOS（Homburg，2004）。虽然一项研究发现 50% 患 PCOS 的青少年有中度痤疮（Dramusic，1997），但尚不能确定 PCOS 女性痤疮的患病率。此外，患有严重、中度与轻度痤疮的女性，分别有 80%、50% 与 33% 存在高雄激素血症（Bunker，1989）。超声检查发现，中重度痤疮的女性多囊卵巢的患病率增加（52% ~ 83%）（Betti，1990；Bunker，1989）。

普通痤疮的发病机制包括四点：皮肤角化过度阻塞毛囊开口；皮脂堆积；共生痤疮丙酸杆菌增殖；炎症。与在毛囊中一样，睾酮在皮脂腺中通过 5α- 还原酶转化为活性更高的 DHT。在雄激素过多的女性中，雄激素与皮脂腺单位中雄激素受体结合，受体过度刺激使皮脂过度生成，最终导致炎症与痤疮形成（图 17-3）。痤疮的主要长期副作用——瘢痕，与炎症反应有关。因此，治疗的目的在于使炎症最小化，减少角蛋白产生，减少痤疮丙酸杆菌的定植以及降低雄激素水平以减少皮脂产生。

**脱发**。雄激素性脱发在 PCOS 女性中并不多见。脱发进展缓慢，其特征是额发际线保留伴冠部弥漫性稀疏（Quinn，2014）。其发病机制为毛囊中 5α- 还原酶活性过高导致 DHT 水平升高。此外，这些患者的雄激素受体表达水平增高（Chen，2002）。

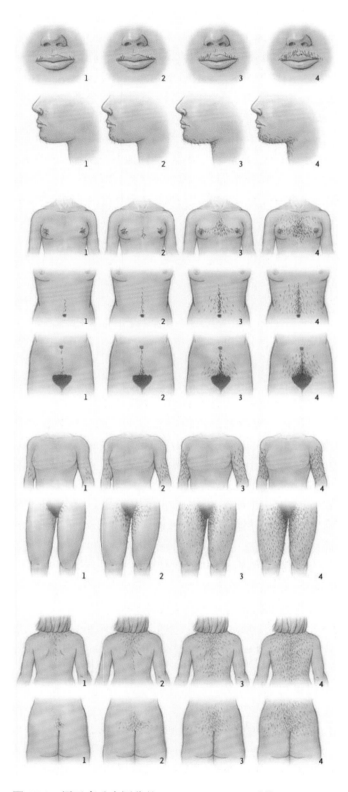

图 17-4 用于多毛症评分的 Ferriman-Gallwey 系统

但是，脱发还可能提示其他严重疾病。因此受累女性需排除甲状腺功能障碍、贫血或其他慢性疾病。

### ■ 3. 其他内分泌紊乱

#### （1）胰岛素抵抗

尽管未得到证实，长久以来都观察胰岛素抵抗、高雄激素血症与 PCOS 之间的关联。由于缺乏在门诊检测胰岛素敏感性的简便方法，PCOS 女性胰岛素抵抗的发生率难以确定。尽管已知肥胖会加剧胰岛素抵抗，但一项经典研究表明，消瘦与肥胖的 PCOS 患者比体重匹配的对照组胰岛素抵抗与 2 型 DM 的发生率更高（图 17-5）（Dunaif，1989，1992）。

**黑棘皮症。** 这种皮肤病的特征是在皮肤褶皱区域（如颈部、腋窝、乳房下褶皱、腰部与腹股沟）出现增厚、灰褐色、柔软的斑块（图 17-6）（Panidis，1995）。黑棘皮症被认为是胰岛素抵抗的皮肤表现，有或无 PCOS 的个体中均可出现。胰岛素抵抗导致高胰岛素血症，刺激角质形成细胞与成纤维细胞增生从而产生特征性的皮肤变化（Cruz，1992）。肥胖 PCOS 患者黑棘皮症的发病率（50%）比体重正常的 PCOS 患者（5% ~ 10%）更高。

黑棘皮症很少出现在遗传病或胃肠道恶性肿瘤中，例如胃或胰腺腺癌。其区别在于与恶性肿瘤相关的黑棘皮症通常发病更突然，皮肤受累更广泛（Moore，2008）。

**糖耐量受损与 2 型糖尿病。** PCOS 女性糖耐量受损（IGT）与 2 型 DM 的发生风险增加。基于对肥胖

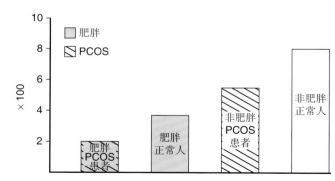

图 17-5 肥胖 PCOS 女性的胰岛素敏感性降低。NL = 正常（无 PCOS 的人）；PCOS = 多囊卵巢综合征（Reproduced with permission from Dunaif A，Segal KR，Futterweit W，et al：Profound peripheral insulin resistance，independent of obesity，in polycystic ovary syndrome，Diabetes 1989 Sep；38（9）：1165-1174.）

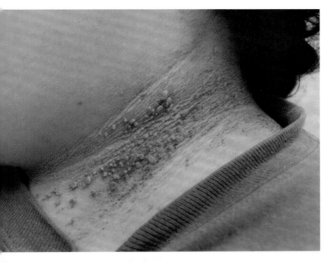

图 17-6　颈部褶皱处的黑棘皮症与许多带蒂皮赘（皮肤标记）。二者都是胰岛素抵抗的皮肤学症状

COS 女性的口服葡萄糖耐量测试，IGT 与 DM 的患病率分别约为 30% 与 7%（Legro，1999）。即使在校正体重指数（BMI）之后，PCOS 女性仍更易患 DM（Lo，2006）。在 PCOS 患者中已发现与肥胖无关的胰岛 β 细胞功能障碍（Dunaif，1996）。肥胖与体重正常的青春期 PCOS 女孩中也有类似发现（Flannery，2013；Palmert，2002）。

### （2）血脂紊乱

PCOS 患者有典型致动脉粥样硬化的血脂异常，包括低密度脂蛋白（LDL）与三酰甘油水平升高，总胆固醇 / 高密度脂蛋白（HDL）比值升高，HDL 水平降低（Banaszewska，2006）。独立于总胆固醇水平，这些变化可能增加 PCOS 女性患心血管疾病的风险。PCOS 患者中血脂紊乱的发生率近 70%（Legro，2001；Talbott，1998）。

### （3）肥胖

通过 BMI 与腰 / 臀围比率测定，PCOS 女性比年龄匹配的对照组更易发生肥胖（Talbott，1995）。腰 / 臀围比率反映腹型或中心型肥胖，而肥胖本身是心血管疾病的独立危险因素并可预测胰岛素抵抗的发生。人们早就发现，胰岛素抵抗在 PCOS 的发病机制中发挥重要作用，且与肥胖相协同（Dunaif，1989）。肥胖可通过减少 SHBG、从而增加睾酮的生物利用，来加剧高雄激素血症（Lim，2013）。因此，肥胖会加剧排卵障碍、高雄激素血症与黑棘皮症。

### ■ 4.阻塞性睡眠呼吸暂停

该疾病可能与中心性肥胖和胰岛素抵抗有关（Fogel，2001；Vgontzas，2001）。PCOS 女性睡眠呼吸暂停风险高于体重匹配的对照组 30 ～ 40 倍，这表明阻塞性睡眠呼吸暂停与 PCOS 相关的代谢与激素异常之间存在关联。此外，有人定义了 PCOS 的两种亚型，即有或无阻塞性睡眠呼吸暂停的 PCOS。与患 PCOS 但无阻塞性睡眠呼吸暂停的女性相比，患有这种疾病的 PCOS 女性罹患 DM 与心血管疾病的风险可能高得多（Nitsche，2010）。

### ■ 5.代谢综合征与心血管疾病

代谢综合征以胰岛素抵抗、肥胖、致动脉粥样硬化血脂异常和高血压为特征，其心血管疾病（CVD）和 2 型 DM 的发病风险增加（Schneider，2006）。PCOS 女性代谢综合征的患病率约为 45%，而年龄匹配的对照组中这一比例为 4%（图 17-7）（Dokras，2005）。尽管无确凿证据表明 PCOS 女性 CVD 发病率增加，但 PCOS 与代谢综合征存在相似的内分泌特征（Legro，1999；Rebuffe-Scrive，1989；Talbott，1998）。Dahlgren 等（1992）通过对一组 PCOS 女性进行分析，预测其心肌梗死的相对风险为 7.4。另一项为期 10 年的随访研究表明，超重的 PCOS 白种人女性 CVD 的相对风险为 5.91（Talbott，1995）。因此，证据表明应对 PCOS 女性的 CVD 危险因子进行检测和干预（表 1-8）（Wild，2010）。

除了代谢综合征，其他亚临床疾病也与 PCOS 和 CVD 相关。PCOS 女性左心室舒张功能不全和颈内外动脉硬化的发生率较高（Lakhani，2000；Tiras，1999）。此外，研究发现受累女性内皮功能障碍更为严重，其被认为是导致动脉粥样硬化的早期病变（Orio，2004；Tarkun，2004）。

### ■ 6.子宫内膜肿瘤

PCOS 女性患子宫内膜癌的风险增加 3 倍。子宫内膜增生与子宫内膜癌是持续无排卵的长期风险，长期无拮抗雌激素刺激导致子宫内膜的肿瘤性改变（第 33 章）（Coulam，1983）。此外，高雄激素血症、高胰岛素血症与肥胖导致 SHBG 水平降低，从而增加循环雌激素水平，导致子宫内膜病变风险增加。

很少有年龄小于 40 岁的女性患子宫内膜癌，这些人中大多数伴肥胖和（或）长期无排卵（National Cancer Institute，2014；Peterson，1968）。因此，美

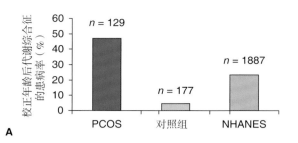

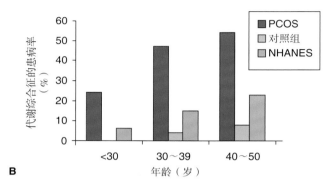

图 17-7　**A.** 与校正年龄的对照组以及第三次美国健康与营养调查（NHANES Ⅲ）中的女性相比，PCOS 女性患代谢综合征的风险增加。**B.** PCOS 女性发生代谢综合征的发生早于对照组与 NHANES Ⅲ 中的女性。NHANES Ⅲ 的数据来自 1988-1994 年具有代表性的美国公民（Reproduced with permission from Dokras A，Bochner M，Hollinrake E：Screening women with polycystic ovary syndrome for metabolic syndrome. Obstet Gynecol 2005 Jul；106（1）：131-137.）

国妇产科医师协会（2012）建议对下述人员进行子宫内膜评估：所有 45 岁以上有异常子宫出血的女性以及 45 岁以下有无拮抗雌激素暴露史的女性，例如肥胖症或 PCOS，药物治疗无效和持续出血的女性。

### ■ 7. 不孕症

不孕症或生育力低下是 PCOS 女性的常见问题，由无排卵周期所致。此外，在由无排卵引起的不孕女性中，PCOS 是最常见的原因（Hull，1987）。PCOS 女性不孕的检查与治疗详见第二十章。

### ■ 8. 流产

PCOS 女性早期流产的发生率为 30% ～ 50%，而人群基线水平约为 15%（Homburg，1998b； Regan，1990；Sagle，1988）。PCOS 女性早期流产的病因尚不清楚。回顾与观察性研究表明，LH 过高与流产之间存在关联（Homburg，1998a；Howles，1987）。但一项前瞻性研究表明，使用 GnRH 激动剂降低 LH 水

平未能改善妊娠结局（Clifford，1996）。

有学者认为流产与胰岛素抵抗有关。为了降低流产率，对一种降胰岛素的药物——二甲双胍进行了研究。二甲双胍是一种双胍类药物，可通过减少肝糖原生成，并增加肝、肌肉、脂肪与其他组织对胰岛素摄取与利用的敏感性，来降低血清胰岛素水平。

一些回顾性研究表明，妊娠期间服用二甲双胍的 PCOS 女性流产发生率较低（Glueck，2001；Jakubowicz，2002）。此外，一项前瞻性研究表明与服用克罗米芬的女性相比，服用二甲双胍的妊娠女性流产率更低（Palomba，2005）。但是，对 17 项研究的 meta 分析未能证明二甲双胍对 PCOS 女性流产风险的影响（Palomba，2009）。在关于二甲双胍（B 类药物）对妊娠结局影响的进一步随机对照试验结果明确之前，不推荐使用该药物预防流产。

### ■ 9. 妊娠并发症

PCOS 会导致一些妊娠和新生儿并发症。一项大型 meta 分析发现，PCOS 女性发生妊娠糖尿病、妊娠高血压、早产与围产儿死亡的风险增加 2 ～ 3 倍，与多胎妊娠无关（Boomsma，2006）。二甲双胍作为一种用来减轻患 PCOS 但无 DM 的患者并发症的药物正被研究。但是，一项研究发现妊娠期应用二甲双胍治疗并不能降低这些并发症的发生率（Vanky，2010）。

许多 PCOS 女性需使用促排卵药物或体外受精才能怀孕，这大大增加了多胎妊娠和母婴并发症的风险（见第 20 章）。

### ■ 10. 心理健康

PCOS 女性可能会出现各种心理社会问题，如焦虑、抑郁、自卑、生活质量下降和负面身体意象（Deeks，2010；Dokras，2011，2012）。若怀疑患者有抑郁症，可以使用第十三章中介绍的筛查方法。

## 五、诊断

PCOS 是一种排除性诊断，应排除其他与 PCOS 有相似临床表现的潜在严重疾病（表 17-4）。对于多毛的女性，可以使用图 17-8 中的评分系统。

### ■ 1. 促甲状腺激素与催乳素

甲状腺疾病通常导致月经紊乱，因此在诊断时应检测 TSH 水平，其治疗见第十六章。同样，高催乳素血症也是月经紊乱甚至闭经的常见原因。高催乳

**表 17-4　排卵障碍与高雄激素血症的鉴别诊断**

| | 实验室检查 | 提示性结果 [a] |
|---|---|---|
| **稀发排卵或无排卵的病因** | | |
| PCOS | 睾酮水平 | 轻度升高 |
| | DHEAS 水平 | 可能轻度升高 |
| | LH : FSH 比例 | 通常 > 2 : 1 |
| | AMH 水平 | 升高 |
| 甲状腺功能亢进 | TSH 水平 | 降低 |
| 甲状腺功能减退 | TSH 水平 | 升高 |
| 高催乳素血症 | PRL 水平 | 升高 |
| 低促性腺激素性性功能减退症 | FSH，LH，$E_2$ 水平 | 全部降低 |
| POI | FSH，LH 水平 | 升高 |
| | $E_2$ 水平 | 降低 |
| **高雄激素血症的原因** | | |
| PCOS | | |
| 迟发性 CAH | 17- 羟孕酮水平 | > 200 ng/dl |
| 分泌雄激素的卵巢肿瘤 | 睾酮水平 | > 200 ng/dl |
| 分泌雄激素的肾上腺肿瘤 | DHEAS 水平 | > 700 μg/dl |
| 库欣综合征 | 皮质醇水平 | 升高 |
| 外源雄激素的使用 | 药物毒性检查 | 升高 |
| **PCOS 的实验室检查** | | |
| 血清 FSH，LH，TSH，睾酮，PRL，DHEAS，17- 羟孕酮 | | |
| 2hr-GTT，HbA1c，脂蛋白 | | |
| BMI，腰围，血压的测量 | | |

[a] 基于正常人的实验室参考范围
AMH = 抗苗勒管激素；BMI = 体重指数；BP = 血压；CAH = 先天性肾上腺增生；DHEAS = 硫酸脱氢表雄酮；$E_2$ = 雌二醇；FSH = 卵泡刺激素；GTT = 糖耐量试验；LH = 黄体生成素；PCOS = 多囊卵巢综合征；POI = 卵巢早衰；PRL = 催乳素；T = 睾酮；TSH = 促甲状腺激素

通过抑制 GnRH 分泌脉冲分泌导致无排卵。表 12-2 中列出了高催乳素血症的可能病因，治疗见第十五章。

### ■ 2. 睾酮

卵巢或肾上腺肿瘤是引起高雄激素血症罕见但重要的病因。数种卵巢良恶性肿瘤都可能产生睾酮并导致男性化，如间质瘤（见第三十六章）。当突然出现男性化症状或加重时，应特别注意是否有分泌激素的卵巢或肾上腺肿瘤。男性化症状见表 17-5。其中，多毛症通过 Ferriman-Gallwey 评分进行量化，而阴蒂增大则使用阴蒂指数进行评估（图 17-9）。对于后者，阴蒂长度（mm）与宽度（mm）相乘的值 > 35 $mm^2$

**表 17-5　男性化临床特征**

| | |
|---|---|
| 痤疮 | 雄激素性脱发 |
| 多毛 | 乳房萎缩 |
| 闭经 | 声音低沉 |
| 阴蒂增大 | 肌肉增加 |

则为异常（Tagatz，1979；Verkauf，1992）。

在诊断时，血清睾酮水平有助于排除卵巢肿瘤。作为高雄激素血症的指标，游离睾酮水平比总睾酮水平更敏感。尽管有所改善，但目前游离睾酮水平检测仍缺乏统一的实验室标准（Faix，2013）。因此，总睾酮水平仍是排除肿瘤的最好指标。总睾酮水平高于临界值 200 ng/dl 充分提示需排除卵巢疾病（Derksen，1994）。

盆腔超声是排除高雄激素女性卵巢肿瘤的首选方法，计算机断层扫描（CT）或磁共振（MR）显像也可用于排除诊断。

### ■ 3. 硫酸脱氢表雄酮

硫酸脱氢表雄酮基本上仅由肾上腺产生。因此，血清 DHEAS 水平 > 700 µg/dl 高度提示肾上腺肿瘤，此类患者应行腹部 CT 或 MR 显像。

### ■ 4. 促性腺激素

在评估闭经时，FSH、LH 和雌二醇水平是最常用的排除卵巢早衰和低促性腺激素性性腺功能减退的指标（表 17-4）。尽管典型 PCOS 女性 LH 水平是 FSH 水平两倍以上，但 1/3 的 PCOS 女性 LH 水平处于正常范围，这种现象在肥胖患者中更为常见（Arroyo，1997；Taylor，1997）。此外，血清 LH 水平受月经周期、口服避孕药使用以及 BMI 影响。

### ■ 5. 17- 羟孕酮

先天性肾上腺皮质增生（CAH）是一组常染色体隐性遗传病，其皮质醇与醛固酮合成相关酶完全或部分缺乏，常见的如 21- 羟化酶，少见的如 11- 羟化酶（图 15-5），从而导致合成前体被分流到雄激素合成途径。由于受影响的酶不同，CAH 的症状会有所不同：

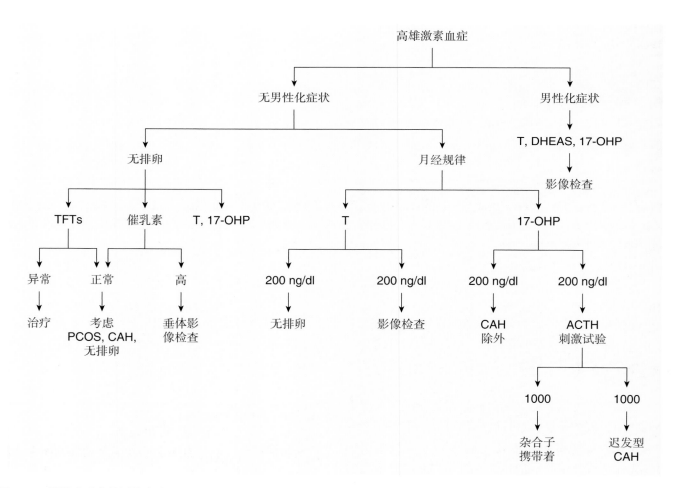

**图 17-8** 雄激素过多的评估方法。17-OH-P =17- 羟孕酮；ACTH = 促肾上腺皮质激素；CAH = 先天性肾上腺增生；DHEAS = 硫酸脱氢表雄酮；PCOS = 多囊卵巢综合征；T = 睾酮；TFTs = 甲状腺功能检查

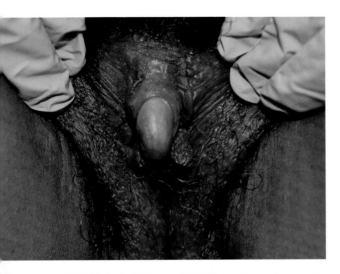

**图 17-9**　女性男性化的表现——阴蒂增大（Reproduced with permission from Hoffman BL，Schorge JO，Schaffer JI et al（eds）：Williams Gynecology Clinical Pearls：Clitromegaly，2nd edition. New York：McGraw-Hill；2014.）

在新生儿表现为外生殖器性别不清和危及生命的低血压（见第十八章）；也可能症状一直较轻，直到青春期或成年后才发病。

迟发型 CAH 的酶缺乏导致皮质醇相对缺乏。ACTH 水平反馈性升高以增加皮质醇合成，从而导致肾上腺增生与高雄激素血症。迟发性 CAH 的症状反映 C19 类固醇激素前体的累积。这些前体被转化为脱氢表雄酮、雄烯二酮与睾酮，导致明显的高雄激素症表现。

对于迟发型 CAH，最常见受累的酶是 21- 羟化酶，会导致其底物 17- 羟孕酮的累积。晨起空腹抽血检测 17- 羟孕酮水平，高于 200 ng/dl 时应行 ACTH 刺激试验。此试验静脉注射合成 ACTH 250 μg，测定 1 小时后血清 17- 羟孕酮水平。

该试验的原理是，ACTH 可刺激胆固醇摄取与孕烯醇酮合成。如果 21- 羟化酶无活性，类固醇前体包括孕酮、17- 羟孕烯醇酮，尤其是 17- 羟孕酮，会在肾上腺皮质与循环血液中累积，因此患者血清 17- 羟孕酮的水平可高于正常浓度数倍。注射合成 ACTH 后 17- 羟孕酮水平 > 1000 ng/dl 提示迟发型 CAH。

### 6. 抗苗勒管激素

典型的多囊卵巢含有比正常卵巢多 2 ～ 3 倍的窦前卵泡和窦卵泡（Hughesdon，1982）。这些发育中卵泡的颗粒细胞合成二聚体糖蛋白抗苗勒管激素（AMH），血清 AMH 水平与窦卵泡数量密切相关。

与年龄匹配的对照组相比，PCOS 女性 AMH 水平高出 2 ～ 3 倍（Cui，2014；Homburg，2013）。因此，有学者认为 AMH 可作为 PCOS 的诊断标志（Pigny，2006）。但目前在 PCOS 患者与对照组中关于 AMH 的数据尚不完整，需要进一步研究才能将其作为诊断标准（Dewailly，2014）。

### 7. 皮质醇

库欣综合征是由长期暴露于内源性或外源糖皮质激素所致，其最常见的原因是外源性糖皮质激素的使用。另外，由于垂体肿瘤导致 ACTH 分泌过多引发的库欣综合征又称为库欣病。库欣综合征的很多表现与 PCOS 相似，例如月经紊乱、高雄激素血症、向心性肥胖、血脂异常与葡萄糖耐受不良。典型患者表现为满月脸和腹部紫纹。库欣综合征较少见，无须对所有月经稀发的女性进行常规筛查。但建议对出现库欣综合征典型表现如近端肌无力或易擦伤的患者进行筛查（Nieman，2008）。

最初的实验室方法是测定过量糖皮质激素产生，有三种方法得到内分泌学会的认可（Nieman，2008），其中测定 24 h 尿游离皮质醇为首选方法。地塞米松抑制试验是使受试者在晚上 11 点口服 1 mg 地塞米松，检测第二天早上 8 点血清皮质醇水平，正常值 < 5 μg/dl（Crapo，1979）。对于反馈回路正常的女性，服用皮质类固醇地塞米松可抑制 ACTH 分泌，从而减少肾上腺皮质醇合成。但若患者体内存在外源性或异位内源性皮质醇，抑制试验期间皮质醇将持续处于高水平。还可以检测午夜唾液皮质醇水平，在两个晚上分别采集患者 11 点至午夜之间的唾液样本进行检测。一旦确诊库欣综合征，需对引起糖皮质激素过多的病因进行治疗。

### 8. 胰岛素抵抗与血脂异常的检查方法

许多 PCOS 女性具有胰岛素抵抗与代偿性高胰岛素血症。鹿特丹会议认为胰岛素抵抗试验并不是诊断或治疗 PCOS 所必需，但这些试验常用于评估这些女性糖代谢与胰岛素分泌受损情况（The Rotterdam ESHRE/ASRM-Sponsored PCOS Consensus Workshop Group，2004）。

评估胰岛素抵抗的"金标准"是正常血糖高胰岛素钳夹试验。然而这个试验及静脉葡萄糖耐量试验（IVGTT）需要静脉通路与频繁抽血，费时费力，临床中不便操作。因此，临床上应用其他敏感性相对较差的胰岛素抵抗评估方法，包括：①2 小时葡萄糖耐量试验（2-hr GTT）；②空腹血清胰岛素水平检测；③胰岛素抵抗稳态评估模型（HOMA IR）；④定量胰岛素敏感性检测（QUICKI）；⑤血清葡萄糖：胰岛素比率。

其中 2-hr GTT 通常用于排除糖耐量受损（IGT）与 2 型 DM（表 17-6）。该试验对于肥胖 PCOS 患者尤其重要，其糖耐量受损（IGT）与 2 型 DM 风险升高。一些协会建议 PCOS 女性应接受此类筛查（American Diabetes Association，2014；Conway，2014；Fauser，2012；Legro，2013；Wild，2010）。但他们对筛查所有 PCOS 女性还是特定亚组及筛查间隔的建议有所不同。阿姆斯特丹 ESHRE/ASRM 发起的第三届 PCOS 共识研讨会组建议对以下情况进行筛查：高雄激素血症伴无排卵、黑棘皮症、肥胖（BMI > 30 kg/m²，亚洲女性 > 25 kg/m²）以及 DM 家族史和（或）妊娠 DM。随着 PCOS 女性糖耐量受损日益加重，转变为 2 型 DM 的比例约为每年 2%。这表明 PCOS 患者定期行 2-hr GTT 评估糖耐量的重要性（Legro，1999，2005）。AE-PCOS 协会建议至少每2 年对糖耐量正常的患者重新筛查，如果存在其他风险，则应缩短筛查间隔。糖耐量异常的患者需每年接受检查。这些协会建议使用 HbA1c 水平而不是空腹血糖水平作为筛查标志。

除了评估胰岛素抵抗外，空腹血脂曲线还用于评估脂代谢异常。脂代谢异常的评估与治疗见第一章。

### ■ 9. 子宫内膜活检

建议对以下情况的女性行子宫内膜活检：年龄大于 45 岁合并异常子宫出血；有无拮抗雌激素暴露史（见于肥胖或 PCOS），药物治疗无效且持续出血的年轻女性（American College of Obstetricians and Gynecologists，2012）。子宫内膜活检步骤见第八章。

### ■ 10. 超声

多囊卵巢组织学上表现为体积增大，成熟和闭锁卵泡数目增多，卵巢皮质增厚，门细胞团增多（Hughesdon，1982）。可以通过超声影像观察其组织改变。常用盆腔超声评估可疑 PCOS 女性的卵巢。在PCOS 的 NIH 标准中，超声检查非必需。对于有生育需求的 PCOS 女性以及有男性化表现的女性，超声检查尤显重要。高分辨率经阴道超声较经腹超声好，对PCOS 检出率高。而对于处女，应使用经腹超声。

2003 年鹿特丹会议多囊卵巢的超声诊断标准包括：12 个以上小卵泡（直径为 2 ～ 9 mm），或者一侧或双侧卵巢体积增大（> 10 ml），或二者兼有（图17-10）。只要一侧卵巢有这些改变就足以诊断 PCOS。然而，该诊断标准对于服用复方口服避孕药的女性并 不 适 用（The Rotterdam ESHRE/ASRM-Sponsored PCOS Consensus Work-shop Group，2004）。

值得注意的是，研究表明超声发现至少有 23%年轻女性表现为多囊卵巢，但其中很多没有 PCOS 的其他症状（Clayton，1992；Polson，1988）。另外，卵巢的多囊性改变亦可发生在导致雄激素过多的其他疾病，例如，先天性肾上腺皮质增生症、库欣综合征以

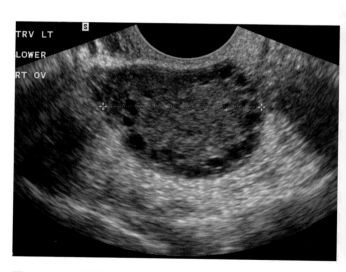

**图 17-10** 经阴道超声显示多个低回声小囊肿（Used with permission from Dr. Elysia Moschos.）

**表 17-6 糖耐量受损与糖尿病的诊断**

| | 正常范围 | 糖耐量受损 | 糖尿病 |
|---|---|---|---|
| HbA1c | < 5.7% | 5.7% ～ 6.4% | ≥ 6.5% |
| 空腹血糖水平 | < 100 mg/dl | 100 ～ 125 mg/dl | ≥ 126 mg/dl |
| 2-hr GTT | < 140 mg/dl | 140 ～ 199 mg/dl | ≥ 200 mg/dl |

2-hr GTT = 2 小时口服葡萄糖耐量试验；HbA₁c = 糖化血红蛋白
Data from American Diabetes Association：Standards of medical care in diabetes—2014. Diabetes Care 2014 Jan；37 Suppl 1：S14-80

及使用外源性雄激素药物。因此，仅超声发现多囊卵巢不能诊断 PCOS。

### 11. 青春期 PCOS 的诊断

大于或小于胎龄儿、肾上腺功能早现、非典型性早熟和肥胖伴黑棘皮症是确定的、独立的青春期前PCOS 危险因素（Rosenfield，2007）。因其许多症状都与青春期正常生理反应类似，青春期 PCOS 诊断困难。如前所述，青春期女孩月经时常不规律，痤疮常见，且在青春期通常行经腹而不是经阴道的盆腔超声检查，图像分辨率较差。应对不能明确诊断 PCOS 的青少年进行严密监测，因其以后可能发病（Carmina，2010）。

## 六、治疗

PCOS 各种症状的治疗选择取决于患者的意愿及其内分泌失调的严重程度。因此，对有生育要求的无排卵女性与月经失调和痤疮的青春期女性的治疗方法是不同的。患者通常因单一主诉寻求治疗，并可能在妇科确诊之前辗转各个科室，例如皮肤科、营养师、美容科与内分泌科。

### 1. 保守治疗

月经周期规律（每年 8 ~ 12 个周期）和轻度雄激素升高的 PCOS 女性可以不治疗。但这些女性应定期进行血脂、糖尿病及代谢综合征的检查。

对于肥胖 PCOS 女性，以节食和运动为主的生活方式改变对各个年龄段的治疗都很重要。即使轻度降低体重（体重的 5%）也能使一些女性恢复正常排卵周期。这种改善是由胰岛素和雄激素水平下降所致，后者通过 SHBG 水平增加介导（Huber Buchhoiz，1999；Kiddy，1992；Pasquali，1989）。

改善胰岛素敏感性的最佳饮食方案目前尚不清楚。高碳水化合物饮食会加速胰岛素分泌，高蛋白质和高脂饮食则降低其分泌速率（Bass，1993；Nuttall，1985）。但高蛋白质饮食会加重肾负担，且这种饮食又能在短期内减轻体重，长期效果不明显（Legro，1999；Skov，1999）。因此，对于肥胖 PCOS 女性来说，营养均衡的低热量饮食最佳。

众所周知，运动对 2 型糖尿病有较好的治疗作用（Nestler，1998）。生活方式干预的最佳效果报道见于 2002 年发表的糖尿病干预计划。要求有糖尿病风险的男性和女性至少减掉 7% 的体重且每周运动 150

分钟，该组糖尿病发生较单独使用二甲双胍组延后 2倍；两组的效果均优于安慰剂组（Knowler，2002）。然而，很少有研究观察运动对 PCOS 女性胰岛素活性的影响（Jaatinen，1993）。除 DM 之外，PCOS 女性可能有合并发生 CVD 的危险因素。在 PCOS 患者中，锻炼已被证明能够改善心血管功能（Vigorito，2007）。

### 2. 稀发排卵与无排卵

#### （1）激素制剂

稀发排卵或无排卵女性每年月经少于 8 次，经常数月不来月经，或者闭经。月经量可能稀少，或量多且持续久，从而导致缺铁性贫血。

月经不规律的一线治疗是复方口服避孕药（COCs），其可引起规律月经周期。COCs 通过抑制促性腺激素分泌，导致卵巢雄激素合成减少，从而降低雄激素水平。此外，其雌激素成分增加 SHBG 水平；孕激素成分可对抗雌激素的内膜增生作用，从而降低因无拮抗性雌激素过多所致内膜过度增生风险。

理论上，COCs 中的孕激素雄激素活性更低者更佳，如炔诺酮，或第三代孕激素如诺孕酯和去氧孕烯、新型孕激素如屈螺酮。然而，减轻多毛症方面没有哪种药物疗效更好（Sobbrio，1990）。其他复方激素形式包括避孕膜和阴道避孕环。启动 COCs 时，若一个女性末次月经是 4 周前或更久，需进行妊娠试验。

对于不适合复方激素避孕药治疗的患者，推荐每 1 ~ 3 个月进行孕激素撤退。具体方案包括：醋酸甲羟孕酮（MPA），5 ~ 10 mg/d，口服 12 天；或微粒黄体酮，每晚 200 mg，口服 12 天。应告知患者间断使用孕激素并不能减少痤疮和多毛，也不能用于避孕。对于需要避孕的女性，可使用持续单孕激素避孕药、长效醋酸甲羟孕酮、孕激素植入剂或宫内节育器，这些方法能使子宫内膜变薄。

#### （2）胰岛素增敏剂

尽管胰岛素增敏剂在 PCOS 中的应用尚未得到食品药品监督管理局（Food and Drug Administration，FDA）批准，但发现其可改善代谢与妇科问题。在这些药物中，二甲双胍是最常用的处方药，尤其是在糖耐量受损与胰岛素抵抗的女性中。在临床研究中，通常每天使用 1500 ~ 2000 mg。胃肠道副作用常见，可通过起始低剂量并在数周内逐渐增加至最佳水平来减轻。

二甲双胍可降低消瘦或肥胖 PCOS 女性的雄激

素水平，从而增加自发排卵率（Essah，2006；Haas，2003；Lord，2003）。大量研究表明，单用二甲双胍可使大约 40% 的无排卵女性排卵，其中许多人可以妊娠（Diamanti-Kandarakis，1998；Fleming，2002；Neveu，2007）。二甲双胍是 B 类药物，用于诱发排卵是安全的，因此可以单独使用，或与其他药物如氯米芬合用（见第 20 章）。另外，二甲双胍可以提高氯米芬抵抗患者的氯米芬促排卵效果（Nestler，1998）。虽然二甲双胍有助于诱发排卵，但 Legro 等（2007）对 626 名女性进行前瞻性随机研究，发现单用氯米芬组的活产率在（22%）比单用二甲双胍（7%）组要高。据此，塞萨洛尼基 ESHRE/ASRM 发起的 PCOS 共识研讨会小组（2008）不建议常规使用二甲双胍诱发排卵，一线治疗仍为氯米芬。他们指出，对于患 PCOS 与葡萄糖耐受不良的女性，建议联用氯米芬和二甲双胍。

噻唑烷二酮是用于治疗糖尿病患者的另一类药物。与二甲双胍相似，罗格列酮与吡格列酮可提高某些患者的排卵率（Azziz，2001；Dunaif，1996b；Ehrmann，1997）。但格列酮类是 C 类药物，一旦妊娠应立即停用。

### ■ 3. 多毛症

多毛症治疗的主要目的是降低雄激素水平从而阻止细小毳毛转变成终毛。然而，药物治疗并不能清除已经长出的异常毛发。需 6 ～ 12 个月的治疗才能明显改善临床症状。因此，临床医师应当熟悉可以在过渡期应用的临时去毛方法。在药物治疗达到最大效果时进行永久美容治疗。

#### （1）降低有效雄激素水平

有数种方法可降低影响毛囊的雄激素水平。如前所述，COCs 对建立规律月经周期和减少卵巢雄激素分泌有效。

其次，GnRH 激动剂可以有效缓慢降低促性腺激素水平，从而降低雄激素水平。虽然此种药物对治疗多毛有效，但因其可导致骨丢失且成本高，并导致绝经症状，不主张长期使用。

最后，5α 还原酶抑制剂非那雄胺可有效减少睾酮向 DHT 转变。非那雄胺 5 mg 片剂用于治疗前列腺癌（proscar），1 mg 片剂用于治疗男性脱发（propecia）。大多数研究使用每天 5 mg 的剂量，发现其对多毛症有一定疗效（Fruzzetti，1994；Moghetti，1994）。尽管有报道非那雄胺会降低性欲，但其副作

用较少。与其他雄激素拮抗剂相比，非那雄胺具有男性胎儿致畸风险，因此必须同时采用有效避孕。

#### （2）依氟鸟氨酸盐酸盐

这是一种局部使用的抗代谢乳膏，每天两次涂于面部多毛部位，是鸟氨酸脱羧酶的一种不可逆抑制剂。此酶是毛囊细胞分裂和功能所必需的，其抑制会导致毛发生长减慢。但它不能永久去除毛发，所以使用这种药物的女性还应该继续应用其他去除毛发方法。

依氟鸟氨酸盐酸盐（vaniqa）使用 4 ～ 8 周后起效。然而，临床试验表明约 1/3 患者在使用 24 周后相对安慰剂组症状才有明显改善，其中 58% 的患者多毛完全改善（Balfour，2001）。

#### （3）雄激素受体拮抗剂

雄激素受体拮抗剂与雄激素竞争结合雄激素受体（Brown，2009；Moghetti，2000；Venturoli，1999）。尽管这些药物治疗多毛有效，但其有许多副作用，其中不规则阴道出血较为常见。另外，在孕早期使用雄激素拮抗剂，理论上可能导致男性假两性畸形。雄激素受体拮抗剂常与口服避孕药联合使用，以规律月经周期并有效避孕。FDA 未批准任何一种雄激素拮抗剂用来治疗高雄激素血症，其应用属于超适应证用药。

螺内酯（aldactone）是目前美国使用的主要雄激素拮抗剂，用法为 50 ～ 100 mg，口服，每天两次。除了抗雄激素作用外，螺内酯还可以通过直接抑制 5α- 还原酶抑制毛发转变。螺内酯还是一种保钾利尿剂。因此，它不能与升高血钾的药物长期配伍使用，如补钾药、血管紧张素转换酶（ACE）抑制剂、非甾体类抗炎药如吲哚美辛或其他保钾利尿剂。

在欧洲、加拿大和墨西哥，首选的雄激素拮抗剂是醋酸环丙孕酮，通常以口服避孕药形式出售。然而，这种药物未经 FDA 批准（Van der Spuy，2003）。氟他胺是另一种非甾体类雄激素拮抗剂，临床上主要用于治疗前列腺癌，由于其潜在的肝毒性较少用来治疗多毛。

#### （4）脱毛

通常采用机械方法去除多毛，包括脱毛和拔毛。除了脱毛，采用漂白剂减淡毛的颜色也是一种美容选择。

脱毛是指将毛发从皮肤表面移除。剃毛是使用最广的方法，且不会导致多毛加重，与其会增加毛囊密度的说法相反。另外，局部化学脱毛也很有效，有凝

胶、乳膏、洗剂、气溶剂及各种形式，其含有巯基乙酸钙，可打断毛发蛋白链的二硫化合物骨架，使毛发从皮肤表面断裂而分离。

拔毛是指将毛干和毛根全部移除，包括拔、涂蜡、卷线、电针和激光等多种方法。"Threading"也就是阿拉伯语中的"khite"，是一种快速除全毛的方法，在中东和印度普遍使用，具体是用棉线卷拔毛发。

涂蜡和拔毛均可暂时有效脱毛，但将毛囊热破坏才可能达到永久性脱毛。电针脱毛，由经过专业训练的人来操作，包括放置精密电极和通电破坏毛囊2个步骤。需进行数周或数月的反复治疗，会导致疼痛和瘢痕。

另外，激光疗法是采用特定波长的激光永久毁坏毛囊。这个过程中，只有靶组织吸收激光并被加热，叫做选择性光热，周围组织不会吸收该波长的光而使热损伤降至最低。因其毛发吸光更具选择性，因此，皮肤色浅毛发色深的女性推荐使用激光疗法。激光疗法比电脱毛更具优势的是其可以覆盖更大表面，因此治疗次数少。这种方法会导致疼痛，价格更高，可能会遗留色素沉着。

在拔毛之前，可以使用局麻药。用含2.5%利多卡因和2.5%普鲁卡因的局部乳膏（EMLA cream）在皮肤上厚涂，保持1小时，拔毛之前去除。成人推荐用量是每2×2英寸皮肤面积1.5 g。

### 4. 痤疮

痤疮治疗部分与多毛治疗相似，也包括降低雄激素水平。治疗药物包括：①复方口服避孕药；②雄激素拮抗剂如螺内酯；③5α还原酶抑制剂如非那雄胺。为了降低雄激素水平，还可增加其他药物。

通常来说，轻度非炎性痤疮可通过局部使用维甲酸单一疗法治疗。如果存在轻度炎性脓疱，则将其与局部抗菌剂或过氧化苯甲酰联合使用。中至重度痤疮可能需要使用以上药物三联疗法或口服维甲酸，再或者口服抗生素。因此，患中至重度痤疮的女性可咨询皮肤科医生。

局部使用维甲酸可以调节毛囊角质细胞的功能，使角化上皮正常脱落。此外，这些药物还具有直接的抗炎特性，针对痤疮的两个发病因素发挥作用（Zaenglein，2006）。最常用的痤疮治疗药物是维甲酸（又名retin-A，renova等），阿达帕林和他扎罗汀对痤疮也有效（Gold，2006；Leyden，2006）。起初，每3晚使用豌豆大小的维甲酸敷于整个面部，以后逐渐增加剂量至每晚夜敷（Krowchuk，2005）。维甲酸在

治疗的最初几周可能会导致痤疮短暂恶化。关于致畸性，维甲酸与阿达帕林是C类药物，因此不建议在妊娠或母乳喂养期间使用。但目前流行病学研究不支持局部使用维甲酸与出生缺陷之间的联系（Jick，1993；Loureiro，2005）。他扎罗汀为X类药物，同样不适用于以上时期或无可靠避孕的情况。

过氧化苯甲酰通过在毛囊内产生活性氧来杀灭痤疮丙酸杆菌，还具有较弱的粉刺分解与抗炎特性。许多用于治疗痤疮的非处方药中含有该活性成分。一些处方药如红霉素和氯霉素也含有5%的过氧化苯甲酰。

局部抗生素中具有代表性的有红霉素和氯霉素。而常用于痤疮治疗的口服抗生素包括多西环素、米诺环素和红霉素。口服抗生素比局部应用抗生素更有效，但往往有光敏反应和胃肠反应等副作用。

口服异维A酸（accutane）对顽固性痤疮疗效显著。尽管其疗效甚佳，但在妊娠前3个月服用有致畸作用。致畸作用常累及颅骨、面部、心脏、中枢神经系统和胸腺。因此，异维A酸仅限用于有可靠避孕措施的女性。此外，iPLEDGE项目由FDA授权，用以评估并减轻口服异维A酸的风险。此项目需要患者、医师与药房的参与，以消除胚胎暴露。

### 5. 黑棘皮症

黑棘皮症的最佳疗法应针对降低胰岛素抵抗和高胰岛素血症两个方面（Field，1961）。一些研究表明，胰岛素增敏剂对黑棘皮症有效（Walling，2003）。其他的治疗方法也有一定疗效，包括局部应用抗生素，局部和全身使用维甲酸、角质蛋白溶解剂，局部皮质激素（Schwartz，1994）。

### 6. 外科治疗

虽然卵巢楔形切除术目前很少采用，但腹腔镜卵巢打孔术可使很多氯米芬抵抗的PCOS患者恢复排卵（见第44章第7部分）（Farquhar，2012年）。罕见情况下，对于一些卵泡膜细胞增生伴重度雄激素过多的症状和体征，且无生育要求的患者，卵巢切除术是切实可行的选择。

（范宇博　译　陈　蓉　审校）

## 参考文献

Amer SA, Gopalan V, Li TC, et al: Long term follow-up of patients with polycystic ovarian syndrome after laparoscopic ovarian drilling: clinical outcome. Hum Reprod 17:2035, 2002

American College of Obstetricians and Gynecologists: Diagnosis of abnormal uterine bleeding in reproductive-aged women. Practice Bulletin No. 128, July 2012

American Diabetes Association: Standards of medical care in diabetes—2014. Diabetes Care 37 (Suppl 1):S14, 2014

Arroyo A, Laughlin GA, Morales AJ, et al: Inappropriate gonadotropin secretion in polycystic ovary syndrome: influence of adiposity. J Clin Endocrinol Metab 82:3728, 1997

Asunción M, Calvo RM, San Millán JL, et al: A prospective study of the polycystic ovary syndrome in unselected Caucasian women from Spain. J Clin Endocrinol Metab 85:2434, 2000

Azziz R: The evaluation and management of hirsutism. Obstet Gynecol 101: 995, 2003

Azziz R, Carmina E, Dewailly D, et al: Position statement: criteria for defining polycystic ovary syndrome as a predominantly hyperandrogenic syndrome: an Androgen Excess Society guideline. J Clin Endocrinol Metab 91:4237, 2006

Azziz R, Ehrmann D, Legro RS, et al: Troglitazone improves ovulation and hirsutism in the polycystic ovary syndrome: a multicenter, double blind, placebo-controlled trial. J Clin Endocrinol Metab 86:1626, 2001

Balfour JA, McClellan K: Topical eflornithine. Am J Clin Dermatol 2:197, 2001

Banaszewska B, Duleba A, Spaczynski R: Lipids in polycystic ovary syndrome: role of hyperinsulinemia and effects of metformin. Am J Obstet Gynecol 194: 1266, 2006

Barbieri RL, Ryan KJ: Hyperandrogenism, insulin resistance, and acanthosis nigricans syndrome: a common endocrinopathy with distinct pathophysiologic features. Am J Obstet Gynecol 147(1):90, 1983

Bass KM, Newschaffer CJ, Klag MJ, et al: Plasma lipoprotein levels as predictor of cardiovascular death in women. Arch Intern Med 153:2209, 1993

Bergh C, Carlsson B, Olsson JH, et al: Regulation of androgen production in cultured human thecal cells by insulin-like growth factor I and insulin. Fertil Steril 59:323, 1993

Betti R, Bencini PL, Lodi A, et al: Incidence of polycystic ovaries in patients with late onset or persistent acne: hormonal reports. Dermatologica 181: 109, 1990

Boomsma CM, Eijkemans MJC, Hughes EG: A meta-analysis of pregnancy outcomes in women with polycystic ovary syndrome. Hum Reprod Update 12:673, 2006

Brown J, Farquhar C, Lee O, et al: Spironolactone versus placebo or in combination with steroids for hirsutism and/or acne. Cochrane Database Syst Rev 2:CD000194, 2009

Bunker CB, Newton JA, Kilborn J, et al: Most women with acne have polycystic ovaries. Br J Dermatol 121:675, 1989

Burgers JA, Fong SL, Louwers YV, et al: Oligoovulatory and anovulatory cycles in women with polycystic ovary syndrome (PCOS): what's the difference? J Clin Endocrinol Metab 95(12):E485, 2010

Carmina E, Oberfield SE, Lobo RA: The diagnosis of polycystic ovary syndrome in adolescents. Am J Obstet Gynecol 203(3):201.e1, 2010

Chen W, Thiboutot D, Zouboulis CC: Cutaneous androgen metabolism: basic research and clinical perspectives. J Invest Dermatol 119:992, 2002

Chen ZJ, Zhao H, He L, et al: Genome-wide association study identifies susceptibility loci for polycystic ovary syndrome on chromosome 2p16.3, 2p21 and 9q33.3. Nat Genet 43(1):55, 2011

Clayton R, Ogden V, Hodgkinson J, et al: How common are polycystic ovaries in normal women and what is their significance for the fertility of the population? Clin Endocrinol 37:127, 1992

Clifford K, Rai R, Watson H, et al: Does suppressing luteinising hormone secretion reduce the miscarriage rate? Results of a randomised controlled trial. BMJ 312(7045):1508, 1996

Conway GS, Dewailly D, Diamanti-Kandarakis E, et al: The polycystic ovary syndrome: an endocrinological perspective from the European Society of Endocrinology. Eur J Endocrinol 171(4):P1, 2014

Cook H, Brennan K, Azziz R: Reanalyzing the modified Ferriman-Gallwey score: is there a simpler method for assessing the extent of hirsutism? Fertil Steril 96(5):1266, 2011

Coulam CB, Annegers JF, Kranz JS: Chronic anovulation syndrome and associated neoplasia. Obstet Gynecol 61:403, 1983

Crapo L: Cushing's syndrome: a review of diagnostic tests. Metab Clin Exp 28:955, 1979

Cruz PD Jr, Hud JA Jr: Excess insulin binding to insulin-like growth factor receptors: proposed mechanism for acanthosis nigricans. J Invest Dermatol 98(Suppl):82S, 1992

Cui Y, Shi Y, Cui L, et al: Age-specific serum antimüllerian hormone levels in women with and without polycystic ovary syndrome. Fertil Steril 102(1):230, 2014

Culiner A, Shippel S: Virilism and theca-cell hyperplasia of the ovary: a syndrome. BJOG 56:439, 1949

Dahlgren E, Janson PO, Johansson S, et al: Polycystic ovary syndrome and risk for myocardial infarction. Evaluated from a risk factor model based on a prospective population study of women. Acta Obstet Gynecol Scand 71:599, 1992

Deeks AA, Gibson-Helm ME, Teede HJ: Anxiety and depression in polycystic ovary syndrome: a comprehensive investigation. Fertil Steril 93(7):2421, 2010

Derksen J, Nagesser SK, Meinders AE, et al: Identification of virilizing adrenal tumors in hirsute women. N Engl J Med 331:968, 1994

Dewailly D, Andersen CY, Balen A, et al: The physiology and clinical utility of anti-mullerian hormone in women. Hum Reprod Update 20(3):370, 2014

Diamanti-Kandarakis E, Kouli C, Tsianateli T, et al: Therapeutic effects of metformin on insulin resistance and hyperandrogenism in polycystic ovary syndrome. Eur J Endocrinol 138:269, 1998

Ding EL, Song Y, Manson JE, et al: Sex hormone-binding globulin and risk of type 2 diabetes in women and men. N Engl J Med 361(12):1152, 2009

Dokras A, Bochner M, Hollinrake E: Screening women with polycystic ovary syndrome for metabolic syndrome. Obstet Gynecol 106:131, 2005

Dokras A, Clifton S, Futterweit W, et al: Increased prevalence of anxiety symptoms in women with polycystic ovary syndrome: systematic review and meta-analysis. Fertil Steril 97(1):225, 2012

Dokras A, Clifton S, Futterweit W, et al: Increased risk for abnormal depression scores in women with polycystic ovary syndrome: a systematic review and meta-analysis. Obstet Gynecol 117(1):145, 2011

Dramusic V, Rajan U, Wong YC, et al: Adolescent polycystic ovary syndrome. Ann NY Acad Sci 816:194, 1997

Dumesic DA, Goodarzi MO, Chazenbalk GD, Abbott DH: Intrauterine Environment and Polycystic Ovary Syndrome. Semin Reprod Med 32:159, 2014

Dunaif A: Insulin resistance and the polycystic ovary syndrome: mechanisms and implication for pathogenesis. Endocrine Rev 18:774, 1997

Dunaif A, Finegood DT: Beta-cell dysfunction independent of obesity and glucose intolerance in the polycystic ovary syndrome. J Clin Endocrinol Metab 81:942, 1996a

Dunaif A, Scott D, Finegood D, et al: The insulin-sensitizing agent troglitazone improves metabolic and reproductive abnormalities in the polycystic ovary syndrome. J Clin Endocrinol Metab 81:3299, 1996b

Dunaif A, Segal KR, Futterweit W, et al: Profound peripheral insulin resistance, independent of obesity, in polycystic ovary syndrome. Diabetes 38:1165, 1989

Dunaif A, Segal KR, Shelley DR, et al: Evidence for distinctive and intrinsic defects in insulin action in polycystic ovary syndrome. Diabetes 41:1257, 1992

Ehrmann DA, Schneider DJ, Burton E, et al: Troglitazone improves defects in insulin action, insulin secretion, ovarian steroidogenesis, and fibrinolysis in women with polycystic ovary syndrome. J Clin Endocrinol Metab 82:2108, 1997

Elting MW, Korsen TJM, Rekers-Mombarg LTM: Women with polycystic ovary syndrome gain regular menstrual cycles when aging. Hum Reprod 15:24, 2000

Escobar-Morreale HF, Carmina E, Dewailly D, et al: Epidemiology, diagnosis and management of hirsutism: a consensus statement by the Androgen Excess and Polycystic Ovary Syndrome Society. Hum Reprod Update 18(2): 146, 2012

Essah PA, Apridonidze T, Iuorno MJ, et al: Effects of short-term and long-term metformin treatment on menstrual cyclicity in women with polycystic ovary syndrome. Fertil Steril 86:230, 2006

Faix JD: Principles and pitfalls of free hormone measurements. Best Pract Res Clin Endocrinol Metab 27(5):63, 2013

Farquhar C, Brown J, Marjoribanks J: Laparoscopic drilling by diathermy or laser for ovulation induction in anovulatory polycystic ovary syndrome. Cochrane Database Syst Rev 6:CD001122, 2012

Fauser BC, Tarlatzis BC, Rebar RW, et al: Consensus on women's health aspects of polycystic ovary syndrome (PCOS): the Amsterdam ESHRE/ASRM-Sponsored 3rd PCOS Consensus Workshop Group. Fertil Steril 97(1):28, 2012

Ferriman D, Gallwey JD: Clinical assessment of body hair growth in women. J Clin Endocrinol Metab 21:1440, 1961

Field JB, Johnson P, Herring B: Insulin-resistant diabetes associated with increased endogenous plasma insulin followed by complete remission. J Clin Invest 40:1672, 1961

Flannery CA, Rackow B, Cong X, et al: Polycystic ovary syndrome in adolescence: impaired glucose tolerance occurs across the spectrum of BMI. Pediatr Diabetes 14(1):42, 2013

Fleming R, Hopkinson ZE, Wallace AM, et al: Ovarian function and metabolic factors in women with oligomenorrhea treated with metformin in a randomized double blind placebo-controlled trial. J Clin Endocrinol Metab 87:569, 2002

Fogel RB, Malhotra A, Pillar G, et al: Increased prevalence of obstructive sleep apnea syndrome in obese women with polycystic ovary syndrome. J Clin Endocrinol Metab 86:1175, 2001

Franks S, Gharani N, Waterworth D, et al: The genetic basis of polycystic ovary syndrome. Hum Reprod 12:2641, 1997

Fruzzetti F, de Lorenzo D, Parrini D, et al: Effects of finasteride, a 5 alpha-reductase inhibitor, on circulating androgens and gonadotropin secretion in hirsute women. J Clin Endocrinol Metab 79(3):831, 1994

Glueck CJ, Phillips H, Cameron D, et al: Continuing metformin throughout pregnancy in women with polycystic ovary syndrome appears to safely reduce first-trimester spontaneous abortion: a pilot study. Fertil Steril 75:46, 2001

Gold LS: The MORE trial: effectiveness of adapalene gel 0.1% in real-world dermatology practices. Cutis 78(1 Suppl):12, 2006

Govind A, Obhari MS, Clayton RN: Polycystic ovaries are inherited as an autosomal dominant trait: analysis of 29 polycystic ovary syndrome and 10 control families. J Clin Endocrinol Metab 84:38, 1999

Haas DA, Carr BR, Attia GR: Effects of metformin on body mass index, menstrual cyclicity, and ovulation induction in women with polycystic ovary syndrome. Fertil Steril 79:469, 2003

Hatch R, Rosenfield RL, Kim MH, et al: Hirsutism: implications, etiology, and management. Am J Obstet Gynecol 140:815, 1981

Hayes FJ, Taylor AE, Martin KA, et al: Use of a gonadotropin-releasing hormone antagonist as a physiologic probe in polycystic ovary syndrome: assessment of neuroendocrine and androgen dynamics. J Clin Endocrinol Metab 83:2243, 1998

Homburg R: Adverse effects of luteinizing hormone on fertility: fact or fantasy. Baillieres Clin Obstet Gynaecol 12(4):555, 1998a

Homburg R, Armar NA, Eshel A, et al: Influence of serum luteinising hormone concentrations on ovulation, conception, and early pregnancy loss in polycystic ovary syndrome. BMJ 297(6655):1024, 1998b

Homburg R, Lambalk CB: Polycystic ovary syndrome in adolescence—a therapeutic conundrum. Hum Reprod 19:1039, 2004

Homburg R, Ray A, Bhide P, et al: The relationship of serum anti-Mullerian hormone with polycystic ovarian morphology and polycystic ovary syndrome: a prospective cohort study. Hum Reprod 28(4):1077, 2013

Howles CM, Macnamee MC, Edwards RG: Follicular development and early function of conception and non-conceptional cycles after human in vitro fertilization: endocrine correlates. Hum Reprod 2:17, 1987

Huber-Buchholz MM, Carey DG, Norman RJ: Restoration of reproductive potential by lifestyle modification in obese polycystic ovary syndrome: role of insulin sensitivity and luteinizing hormone. J Clin Endocrinol Metab 84:1470, 1999

Hughesdon PE: Morphology and morphogenesis of the Stein-Leventhal ovary and of so-called "hyperthecosis". Obstet Gynecol Surv 37:59, 1982

Hull MG: Epidemiology of infertility and polycystic ovarian disease: endocrinological and demographic studies. Gynaecol Endocrinol 1:235, 1987

Jaatinen TA, Anttila L, Erkkola R, et al: Hormonal responses to physical exercise in patients with polycystic ovarian syndrome. Fertil Steril 60:262, 1993

Jakubowicz DJ, Iuorno MJ, Jakubowicz S, et al: Effects of metformin on early pregnancy loss in the polycystic ovary syndrome. J Clin Endocrinol Metab 87:524, 2002

Jick SS, Terris BZ, Jick H: First trimester topical tretinoin and congenital disorders. Lancet 341:1181, 1993

Kahsar-Miller MD, Nixon C, Boots LR, et al: Prevalence of polycystic ovary syndrome (PCOS) in first-degree relatives of patients with PCOS. Fertil Steril 75:53, 2001

Kiddy DS, Hamilton-Fairley D, Bush A, et al: Improvement in endocrine and ovarian function during dietary treatment of obese women with polycystic ovary syndrome. Clin Endocrinol (Oxf) 36:105, 1992

Kiszka AN, Wilburn-Wren KR: Clitoromegaly (update) in Hoffman BL, Schorge JO, Schaffer JI, et al (eds): Williams Gynecology, 2nd edition Online. Available at: http://accessmedicine.mhmedical.com. New York, McGraw-Hill, 2014

Knochenhauer ES, Key TJ, Kahsar-Miller M, et al: Prevalence of the polycystic ovary syndrome in unselected black and white women of the southeastern United States: a prospective study. J Clin Endocrinol Metab 83:3078, 1998

Knowler WC, Barrett-Connor E, Fowler SE, et al: Diabetes Prevention Program Research Group. Reduction in the incidence of type 2 diabetes with lifestyle intervention or metformin. N Engl J Med 346:393, 2002

Krowchuk DP: Managing adolescent acne: a guide for pediatricians. Pediatr Rev 26:250, 2005

Lakhani K, Constantinovici N, Purcell WM, et al: Internal carotid artery haemodynamics in women with polycystic ovaries. Clin Sci (Lond) 98:661, 2000

Lauritsen MP, Bentzen JG, Pinborg A, et al: The prevalence of polycystic ovary syndrome in a normal population according to the Rotterdam criteria versus revised criteria including anti-mullerian hormone. Hum Reprod 29(4):791, 2014

Legro RS: Is there a male phenotype in polycystic ovary syndrome families? J Pediatr Endocrinol Metab 13(Suppl 5):1307, 2000

Legro RS, Arslanian SA, Ehrmann DA, Hoeger KM, et al: Diagnosis and treatment of polycystic ovary syndrome: an Endocrine Society clinical practice guideline. J Clin Endocrinol Metab 98(12):4565, 2013

Legro RS, Barnhart HX, Schlaff WD, et al: Clomiphene, metformin, or both for infertility in the polycystic ovary syndrome. N Engl J Med 356(6):551, 2007

Legro RS, Gnatuk CL, Kunselman AR, et al: Changes in glucose tolerance over time in women with polycystic ovary syndrome: a controlled study. J Clin Endocrinol Metab 90:3236, 2005

Legro RS, Kunselman AR, Demers L, et al: Elevated dehydroepiandrosterone sulfate levels as the reproductive phenotype in the brothers of women with polycystic ovary syndrome. J Clin Endocrinol Metab 87:2134, 2002

Legro RS, Kunselman AR, Dodson WC, et al: Prevalence and predictors of risk for type 2 diabetes mellitus and impaired glucose tolerance in polycystic ovary syndrome: a prospective, controlled study in 254 affected women. J Clin Endocrinol Metab 84:165, 1999

Legro RS, Kunselman AR, Dunaif A: Prevalence and predictors of dyslipidemia in women with polycystic ovary syndrome. Am J Med 111:607, 2001

Leyden J, Thiboutot DM, Shalita AR, et al: Comparison of tazarotene and minocycline maintenance therapies in acne vulgaris: a multicenter, double-blind, randomized, parallel-group study. Arch Dermatol 142:605, 2006

Lim SS, Norman RJ, Davies MJ, Moran LJ: The effect of obesity on polycystic ovary syndrome: a systematic review and meta-analysis. Obes Rev 14(2):95, 2013

Lo JC, Feigenbaum SL, Yang J, et al: Epidemiology and adverse cardiovascular risk profile of diagnosed polycystic ovary syndrome. J Clin Endocrinol Metab 91(4):1357, 2006

Lord JM, Flight IH, Norman RJ: Metformin in polycystic ovary syndrome: systematic review and meta-analysis. BMJ 327:951, 2003

Loureiro KD, Kao KK, Jones KL, et al: Minor malformations characteristics of the retinoic acid embryopathy and other birth outcomes in children of women exposed to topical tretinoin during early pregnancy. Am J Med Genet A 136:117, 2005

Moghetti P, Castello R, Magnani CM, et al: Clinical and hormonal effects of the 5 alpha-reductase inhibitor finasteride in idiopathic hirsutism. J Clin Endocrinol Metab 79:1115, 1994

Moghetti P, Tosi F, Tosti A, et al: Comparison of spironolactone, flutamide, and finasteride efficacy in the treatment of hirsutism: a randomized, double blind, placebo-controlled trial. J Clin Endocrinol Metab 85:89, 2000

Moore RL, Devere TS: Epidermal manifestations of internal malignancy. Dermatol Clin 26(1):17, 2008

Moran C, Knochenhauer E, Boots LR, et al: Adrenal androgen excess in hyperandrogenism: relation to age and body mass. Fertil Steril 71:671, 1999

Moran C, Tapia MC, Hernandez E, et al: Etiological review of hirsutism in 250 patients. Arch Med Res 25:311, 1994

Nagamani M, Dinh TV, Kelver ME: Hyperinsulinemia in hyperthecosis of the ovaries. Am J Obstet Gynecol 154:384, 1986

National Cancer Institute: Surveillance, Epidemiology, and End Results Program: cancer of the corpus and uterus, NOS (invasive). SEER incidence and U.S. death rates, age-adjusted and age-specific rates, by race. Available at: http://seer.cancer.gov/csr/1975_2011/browse_csr.php?sectionSEL=7&pageSEL=sect_07_table.07.html. Accessed September 9, 2014

Nestler JE, Jakubowicz DJ, Evans WS, et al: Effects of metformin on spontaneous and clomiphene-induced ovulation in the polycystic ovary syndrome. N Engl J Med 338:1876, 1998

Neveu N, Granger L, St-Michel P, et al: Comparison of clomiphene citrate, metformin, or the combination of both for first-line ovulation induction and achievement of pregnancy in 154 women with polycystic ovary syndrome. Fertil Steril 87(1):113, 2007

Nieman LK, Biller BM, Findling JW, et al: The diagnosis of Cushing's syndrome: an Endocrine Society Clinical Practice Guideline. J Clin Endocrinol Metab 93(5):1526, 2008

Nitsche K, Ehrmann DA: Obstructive sleep apnea and metabolic dysfunction in polycystic ovary syndrome. Best Pract Res Clin Endocrinol Metab 24(5):717, 2010

Nuttall FQ, Gannon MC, Wald JL, et al: Plasma glucose and insulin profiles in normal subjects ingesting diets of varying carbohydrate, fat, and protein content. J Am Coll Nutr 4:437, 1985

O'Driscoll JB, Mamtora H, Higginson J, et al: A prospective study of the prevalence of clearcut endocrine disorders and polycystic ovaries in 350 patients presenting with hirsutism or androgenic alopecia. Clin Endocrinol 41:231, 1994

Orio F, Palomba S, Cascella T, et al: Early impairment of endothelial structure and function in young normal-weight women with polycystic ovary syndrome. J Clin Endocrinol Metab 89:4588, 2004

Palmert MR, Gordon CM, Kartashov AI, et al: Screening for abnormal glucose tolerance in adolescents with polycystic ovary syndrome. J Clin Endocrinol Metab 87(3):1017, 2002

Palomba S, Falbo A, Orio F Jr, et al: Effect of preconceptional metformin on abortion risk in polycystic ovary syndrome: a systematic review and meta-analysis of randomized controlled trials. Fertil Steril 92(5):1646, 2009

Palomba S, Orio F, Falo A, et al: Prospective parallel randomized, double-blind, double dummy controlled clinical trail comparing clomiphene citrate and metformin as the first-line treatment for ovulation induction in nonobese anovulatory women with polycystic ovary syndrome. J Clin Endocrinol Metab 90:4068, 2005

Panidis D, Skiadopoulos S, Rousso D, et al: Association of acanthosis nigricans with insulin resistance in patients with polycystic ovary syndrome. Br J Dermatol 132:936, 1995

Pasquali R, Antenucci D, Casimirri F, et al: Clinical and hormonal characteristics of obese amenorrheic hyperandrogenic women before and after weight loss. J Clin Endocrinol Metab 68:173, 1989

Peterson EP: Endometrial carcinoma in young women. A clinical profile. Obstet Gynecol 31:702, 1968

Pigny P, Jonard S, Robert Y, et al: Serum anti-Mullerian hormone as a surrogate for antral follicle count for definition of the polycystic ovary syndrome. J Clin Endocrinol Metab 91(3):941, 2006

Polson DW, Adams J, Wadsworth J, et al: Polycystic ovaries—a common finding in normal women. Lancet 1:870, 1988

Quinn M, Shinkai K, Pasch L, et al: Prevalence of androgenic alopecia in patients with polycystic ovary syndrome and characterization of associated clinical and biochemical features. Fertil Steril 101(4):1129, 2014

Rebar R, Judd HL, Yen SS, et al: Characterization of the inappropriate gonadotropin secretion in polycystic ovary syndrome. J Clin Invest 57:1320, 1976

Rebuffe-Scrive M, Cullberg G, Lundberg PA, et al: Anthropometric variables and metabolism in polycystic ovarian disease. Horm Metab Res 21:391, 1989

Regan L, Owen EJ, Jacobs HS: Hypersecretion of luteinising hormone, infertility, and miscarriage. Lancet 336:1141, 1990

Rosenfield RL: Clinical review: identifying children at risk for polycystic ovary syndrome. J Clin Endocrinol Metab 92(3):787, 2007

Sagle M, Bishop K, Ridley N, et al: Recurrent early miscarriage and polycystic ovaries. BMJ 297:1027, 1988

Schneider JG, Tompkins C, Blumenthal RS, et al: The metabolic syndrome in women. Cardiol Rev 14:286, 2006

Schwartz RA: Acanthosis nigricans. J Am Acad Dermatol 31:1, 1994

Shayya R, Chang RJ: Reproductive endocrinology of adolescent polycystic ovary syndrome. BJOG 117(2):150, 2010

Shi Y, Zhao H, Shi Y et al: Genome-wide association study identifies eight new risk loci for polycystic ovary syndrome. Nat Genet 44(9):1020, 2012

Skov AR, Toubro S, Bulow J, et al: Changes in renal function during weight loss induced by high vs. low-protein low-fat diets in overweight subjects. Int J Obes 23:1170, 1999

Sobbrio GA, Granata A, D'Arrigo F, et al: Treatment of hirsutism related to micropolycystic ovary syndrome (MPCO) with two low-dose oestrogen oral contraceptives: a comparative randomized evaluation. Acta Eur Fertil 21:139, 1990

Tagatz GE, Kopher RA, Nagel TC, et al: The clitoral index: a bioassay of androgenic stimulation. Obstet Gynecol 54(5):562, 1979

Talbott E, Clerici A, Berga SL, et al: Adverse lipid and coronary heart disease risk profiles in young women with polycystic ovary syndrome: results of a case-controlled study. J Clin Epidemiol 51:415, 1998

Talbott E, Guzick D, Clerici A, et al: Coronary heart disease risk factors in women with polycystic ovary syndrome. Arterioscler Thromb Vasc Biol 15:821, 1995

Tarkun I, Arslan BC, Canturk Z, et al: Endothelial dysfunction in young women with polycystic ovary syndrome: relationship with insulin resistance and low-grade chronic inflammation. J Clin Endocrinol Metab 89:5592, 2004

Taylor AE, McCourt B, Martin KA, et al: Determinants of abnormal gonadotropin secretion in clinically defined women with polycystic ovary syndrome. J Clin Endocrinol Metab 82:2248, 1997

The Rotterdam ESHRE/ASRM-Sponsored PCOS Consensus Workshop Group: Revised 2003 consensus on diagnostic criteria and long-term health risks related to polycystic ovary syndrome (PCOS). Hum Reprod 19:41, 2004

Thessaloniki ESHRE/ASRM-Sponsored PCOS Consensus Workshop Group: Consensus on infertility treatment related to polycystic ovary syndrome. Hum Reprod 23(3):462, 2008

Tiras MB, Yalcin R, Noyan V, et al: Alterations in cardiac flow parameters in patients with polycystic ovarian syndrome. Hum Reprod 14:1949, 1999

Vanky E, Stridsklev S, Heimstad R, et al: Metformin versus placebo from first trimester to delivery in polycystic ovary syndrome: a randomized, controlled multicenter study. J Clin Endocrinol Metab 95(12):E448, 2010

van Santbrink EJ, Hop WC, Fauser BC: Classification of normogonadotropin infertility: polycystic ovaries diagnosed by ultrasound versus endocrine characteristics of PCOS. Fertil Steril 67:452, 1997

Veltman-Verhulst SM, van Haeften TW, Eijkemans MJ, et al: Sex hormone-binding globulin concentrations before conception as a predictor for gestational diabetes in women with polycystic ovary syndrome. Hum Reprod (12):3123, 2010

Venturoli S, Marescalchi O, Colombo FM, et al: A prospective randomized trial comparing low dose flutamide, finasteride, ketoconazole, and cyproterone acetate-estrogen regimens in the treatment of hirsutism. J Clin Endocrinol Metab 84:1304, 1999

Verkauf BS, Von Thron J, O'Brien WF: Clitoral size in normal women. Obstet Gynecol 80(1):41, 1992

Vgontzas AN, Legro RS, Bixler EO, et al: Polycystic ovary syndrome is associated with obstructive sleep apnea and daytime sleepiness: role of insulin resistance. J Clin Endocrinol Metab 86:517, 2001

Vigorito C, Giallauria F, Palomba S, et al: Beneficial effects of a three-month structured exercise training program on cardiopulmonary functional capacity in young women with polycystic ovary syndrome. J Clin Endocrinol Metab 92(4):1379, 2007

Vink JM, Sadrzadeh S, Lambalk CB, et al: Heritability of polycystic ovary syndrome in a Dutch twin-family study. J Clin Endocrinol Metab 91(6):2100, 2006

Waldstreicher J, Santoro NF, Hall HJE, et al: Hyperfunction of the hypothalamic-pituitary axis in women with polycystic ovarian disease: indirect evidence of partial gonadotroph desensitization. J Clin Endocrinol Metab 66:165, 1988

Walling HW, Messingham M, Myers LM, et al: Improvement of acanthosis nigricans on isotretinoin and metformin. J Drugs Dermatol 2:677, 2003

Wild RA, Carmina E, Diamanti-Kandarakis E, et al: Assessment of cardiovascular risk and prevention of cardiovascular disease in women with the polycystic ovary syndrome: a consensus statement by the Androgen Excess and Polycystic Ovary Syndrome (AE-PCOS) Society. J Clin Endocrinol Metab 95(5):2038, 2010

Yildiz BO, Yarali H, Oguz H, et al: Glucose intolerance, insulin resistance, and hyperandrogenemia in first degree relatives of women with polycystic ovary syndrome. J Clin Endocrinol Metab 88:2031, 2003

Zaenglein AL, Thiboutot DM: Expert committee recommendations for acne management. Pediatrics 118:1188, 2006

Zawadzki JK, Dunaif A: Diagnostic criteria for polycystic ovary syndrome: towards a rational approach. In Dunaif A, Givens JR, Haseltine F, et al (eds): Polycystic Ovary Syndrome. Boston, Blackwell Scientific, 1990, p 377

# 第十八章

# 解剖异常

在生命早期，胚胎的性别是无法区分的（表 18-1）。在其发育的关键阶段，诸多因素可损害胚胎进而导致生殖道出现先天性解剖异常。这些有害因素包括遗传突变、表观遗传因素、发育停滞或异常激素暴露。解剖异常包括先天性无阴道和（或）无子宫、苗勒管的横向或纵向融合缺陷及外生殖器特征不明显。性别分化是复杂的过程，需要激素暴露和形态发育均正常才能够正确整合。因此，患有生殖器畸形的新生儿经常合并多种其他畸形，其中泌尿道相关缺陷尤为常见，这与胚胎的生殖道和泌尿道的同步发育相关（Hutson，2014）。

## 一、胚胎生理学

泌尿生殖道在功能上分为泌尿系统和生殖系统。泌尿器官包括肾、输尿管、膀胱和尿道。生殖器官包括性腺、导管系统和外生殖器。像大多数器官系统一样，女性泌尿生殖道由多种细胞类型发育而成，这些细胞类型需要经历重要的生长和分化。这些发育是在相对狭窄的时间窗内形成的，受基因表达的时间关联模式控制（Park，2005）。

泌尿系统和生殖系统都是从中胚层发育而来，中胚层沿着整个胚胎长度纵向延伸。在最初的胚胎折叠过程中，间介中胚层的纵向嵴沿着原始腹主动脉的两侧发育，称为泌尿生殖嵴。随后，泌尿生殖嵴分为肾嵴和生殖嵴，也称为性腺嵴（图 18-1）。

大约在妊娠 60 天时，肾嵴发育成中肾和成对的中肾管，也称为沃尔夫管。这些中肾管将中肾（用于吸收）连接到泄殖腔，泄殖腔是胚胎泌尿、生殖和消化道连接的共同开口（图 18-2A）。即肾脏系统的进化依次经过前肾和中肾阶段，到达永久性后肾系统。大约在胚胎形成第 5 周，输尿管芽从中肾管中产生。

**表 18-1　胚性泌尿生殖系统结构及其成体同源物**

| 未分化的结构 | 女性 | 男性 |
| --- | --- | --- |
| 生殖腺嵴 | 卵巢 | 睾丸 |
| 原始生殖细胞 | 卵子 | 精子 |
| 性索 | 颗粒细胞 | 生精小管，支持细胞 |
| 引带 | 子宫卵巢和圆韧带 | 睾丸引带 |
| 中肾小管 | 卵巢冠，卵巢旁体 | 输出小管，附睾 |
| 中肾管 | 加特内管道 | 附睾、输精管、射精管 |
| 副中肾管 | 子宫、输卵管、上阴道 | 前列腺胞囊，睾丸附件 |
| 泌尿生殖窦 | 膀胱，尿道<br>阴道<br>尿道旁腺<br>前庭大腺和前庭小腺 | 膀胱，尿道<br>前列腺胞囊<br>前列腺<br>尿道球腺 |
| 生殖器结节 | 阴蒂 | 龟头 |
| 泌尿生殖器褶皱 | 小阴唇 | 阴茎尿道底部 |
| 阴唇隆突 | 大阴唇 | 阴囊 |

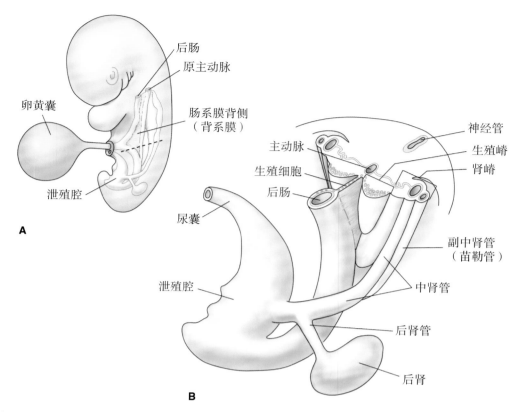

图 18-1 胚胎泌尿生殖道的早期发育。**A.** 正在发育的胚胎中，泌尿生殖嵴由原始主动脉外侧的中间中胚层形成（虚线指示 B 图所在平面）。**B.** 胚胎的横切面显示泌尿生殖嵴分为生殖嵴（未来的生殖腺）和肾原嵴，包括中肾和中肾管（沃尔夫管）。中肾是原始肾，通过中肾管与泄殖腔相连。原始生殖细胞沿着后肠、背肠系膜迁移到生殖嵴。副中肾管（苗勒管）在中肾管的侧面形成（Used with permission from Kim Hoggatt-Krumwiede, MA.）

它延长成为后肾管（输尿管）并诱导后肾的分化，成为最终的功能肾。

成对的副中肾管，也称为苗勒管，大约在第 6 周由中间中胚层内陷发展而来，并沿着中肾导管生长（图 18-1B 和图 18-2B）。苗勒管的尾部在中线彼此接近，在泄殖腔后面终止（图 18-2C）。在第 7 周，泄殖腔被尿直肠隔膜的形成分开，并被分开以形成直肠和尿生殖窦（图 18-2D）。泌尿生殖窦分为三部分：①头部或囊泡部分，最终将形成膀胱；②中间或骨盆部分，形成女性尿道；③尾部或阴茎部分，发育成阴道和大前庭（前庭大腺）、尿道和尿道旁（斯基恩）腺体。在膀胱的分化发育过程中，中肾管的尾部被整合到膀胱壁的三角区。因此，后肾管（输尿管）的尾部穿过膀胱，并有不同的开口（图 18-2D）。

中肾管（沃尔夫管）和副中肾管（苗勒管）之间的紧密联系具有重要的临床意义，因为任一系统的发育损伤通常可导致肾、输尿管和生殖道的异常。

Kenne 等指出：高达 50% 的女性子宫阴道畸形都合并有相关的泌尿道畸形。

### ■ 1. 性腺性别决定

哺乳动物的性别由遗传决定。带有 X 和 Y 染色体的个体发育为雄性，而带有两条 X 染色体的个体发育为雌性。在胚胎发育的 7 周之前，胚胎的性别尚未分化。

在此时期，生殖嵴始于体腔上皮，上皮细胞增殖，其索状突起进入间质，形成原始的性索。在 46，XX 和 46，XY 胚胎中，原始生殖细胞是卵黄囊中的大型多角细胞。这些生殖细胞通过变形虫样运动沿着后肠、背肠系膜迁移，以填充未分化的生殖嵴（图 18-1）。因此，早期生殖嵴的主要细胞成分包括原始生殖细胞和体细胞。

在这一点上，性腺性别决定基因的存在与否决定胎儿的性别发育（Taylor，2000）。性别决定是指生

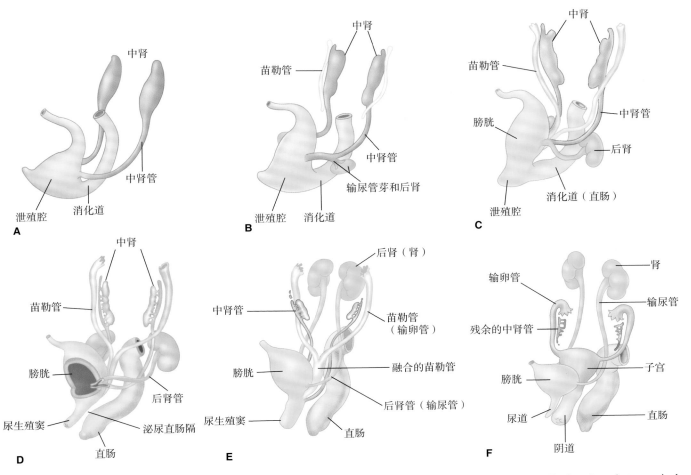

图 18-2　女性泌尿生殖道的胚胎发育（Reproduced with permission from Shatzkes DR，Haller JO，Velcek FT：Imaging of uterovaginal anomalies in the pediatric patient. Urol Radiol 1991；13（1）：58-66.）

殖嵴发育成卵巢或睾丸。这取决于受精时产生的遗传性别，即是带有 X 染色体还是 Y 染色体的精子穿透进入带有 X 染色体的卵母细胞。在人类中，被称为 Y 的性别决定区（sex-determining region of the Y，*SRY*）基因，是睾丸决定因素。在 *SRY* 的存在下，性腺发育成睾丸。其他基因对性腺的正常发育也很重要，包括 *SOX9、SF-1、DMRT1、GATA4、WNT4、WT1、DAX1* 和 *RSPO1*（Arboleda，2014；Blaschko，2012）。这些基因中的任何一个突变都极大可能地导致性腺发育异常。此外，基因剂量和相对表达水平也起着重要作用（Ocal，2011）。

在男性中，原始性索髓区的细胞分化为支持细胞，这些细胞组合起来形成睾丸索（图 18-3A）。睾丸索，由支持细胞和紧密堆积的生殖细胞组成，在 6 周时可以被识别。在妊娠中期早期，脐带形成一个管腔，成为生精小管。睾丸特异性脉管系统的发育对睾丸的正常发育起到至关重要的作用（Ross，2005）。

在早期发育过程中，支持细胞开始分泌抗苗勒管激素（antimüllerian hormone，AMH），也称为苗勒管抑制物质（müllerian inhibitory substance，MIS）。这种性腺激素导致同侧副中肾管（苗勒管）系统退化，这种退化在妊娠 9 ～ 10 周时完成（Marshall，1978）。AMH 还控制着睾丸经腹下降过程中的快速性生长。男孩血清 AMH 水平在童年时一直升高，在青春期下降到成年男性的低水平。相比之下，女孩的血清 AMH 水平在青春期之前很低，而到了青春期后才上升至可以被检测到。临床上，成熟女性的 AMH 水平反映了卵巢的卵泡储备，并在生殖医学中用于女性生育能力的评估（第 19 章）。

在睾丸中，间质（Leydig）细胞起源于生殖嵴的原始中胚层，位于睾丸索之间。它们的分化大约在支持细胞发育后 1 周开始。由于人绒毛膜促性腺激素（human chorionic gonadotropin，hCG）对睾丸的刺激，间质细胞在妊娠 8 周时开始分泌睾酮。睾酮以旁

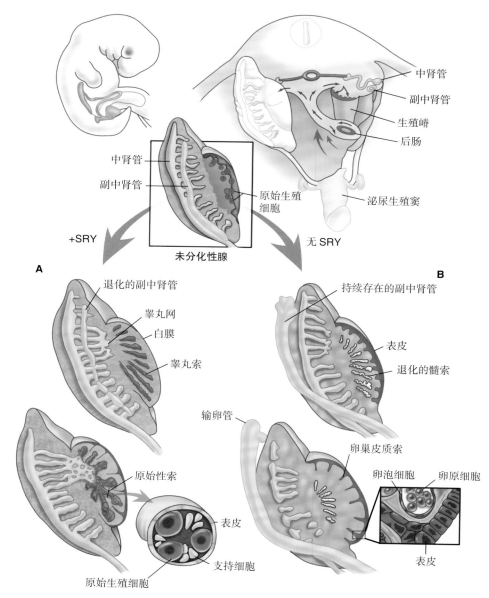

**图 18-3** 雄性（A）和雌性（B）胚胎性腺和导管系统的发育。SRY = Y 染色体性别决定区域

分泌的方式作用于同侧中肾管，促进其向雄性附睾、输精管和精囊分化。此外，雄激素睾酮和二氢睾酮（DHT）对雄性表型发育至关重要，这些雄激素控制着内导管系统和外生殖器的分化和生长，也主导着大脑的雄性分化。

在雌性胚胎中，由于没有 *SRY* 基因的影响，双潜能性腺发育成卵巢。具体调节女性性别决定的途径仍未完全确定，但目前已明确的 *WNT4*、*WT1*、*FoxL2* 和 *DAX1* 基因对正常发育很重要（Arboleda，2014；MacLaughlin，2004）。与睾丸发育相比，卵巢的发育延迟了大约 2 周。发育的第一个特征是性腺中没有睾

丸索。此外，原始性索退化，生殖嵴的间皮形成次级性索（图 18-3B）。这些次级性索转变成颗粒细胞，结合在一起形成包围生殖细胞的细胞层。在青春期，当静止的始基卵泡在卵泡刺激素（FSH）的影响下被刺激生长时，卵母细胞和周围的颗粒细胞开始互相作用。性腺的髓质部分退化并在卵巢门内形成卵巢网。

携带两条 X 染色体的生殖细胞在最初迁移到女性生殖嵴的过程中经历有丝分裂。它们在妊娠 20 周达到 500 万到 700 万的峰值。此时，胎儿卵巢具有成熟的间质组织和含有卵母细胞的始基卵泡。在妊娠晚期，卵母细胞开始减数分裂，但停滞在第一次减数

分裂，直到卵母细胞在月经初潮后排卵时恢复减数分裂。在宫内时卵母细胞就开始闭锁，导致出生时生殖细胞数量减少。

## ■ 2. 导管系统发育

由于性腺激素（睾酮和 AMH）和其他因素的影响，中肾管（沃尔夫管）和副中肾管（苗勒管）的性别分化在第 7 周开始。在男性中，AMH 会促使副中肾管退化，睾酮促使中肾管分化为附睾、输精管和精囊。

在女性中，AMH 的缺乏使得苗勒管持续存在。早期，这些导管沿着中肾导管向尾部生长。在副中肾管延长过程中，同源框基因（Hox），特别是第 9～13 组，在决定发育过程中的副中肾管长轴位置的同一性中发挥作用。HoxA9 就是这样一种基因，在将成为输卵管的区域中高水平表达（Park，2005）。HoxA10 和 HoxA11 在发育中的子宫和成人子宫中表达。这些和其他卵巢决定基因在性腺和生殖道形态的发生中起着积极作用，但其机制尚未完全阐明（Massé，2009；Taylor，2000）。

在中肾和副中肾管系统延长过程中，它们均被包裹在腹膜皱襞中，腹膜皱襞后来形成子宫的阔韧带。在大约 10 周的妊娠期和尾侧迁移期间，苗勒管的两个远端部分在中线彼此接近，甚至在到达泌尿生殖窦之前就融合了。融合的管道形成了一个管腔，称为子宫阴道腔，该管腔其后插入苗勒结节处的尿生殖窦（图 18-4）。

到 12 周时，中肾管因缺乏睾酮而退化。子宫体和子宫颈分化，子宫壁增厚。最初，子宫上极包含一个厚的中线隔膜，该隔膜经过溶解形成子宫腔。子宫隔膜的溶解吸收通常在 20 周内完成。苗勒管未融合的头部成为输卵管（图 18-2F）。任何两个苗勒管的横向融合失败或其间隔膜未能溶解吸收都会导致子宫角分离或一定程度的持续性子宫中隔。

大多数研究者认为阴道的发育受苗勒管和雌激素刺激的影响。阴道部分来自苗勒管，部分来自泌尿生殖窦（Massé，2009 年）。具体来说，阴道的上 2/3 来自融合的苗勒管。阴道远端的 1/3 由泌尿生殖窦的头节外翻而形成的双侧窦阴道球发育而成。

在阴道发育过程中，苗勒管在苗勒结节处到达泌尿生殖窦（图 18-4A）。在这里，窦阴道球的细胞增殖延长，形成一个坚固的阴道板（图 18-4C）。在妊娠中期，这些细胞脱落，使阴道完全管腔化（图 18-4D）。处女膜是扩张的、小管化的、融合的窦阴道球和泌尿生殖窦之间不同程度的分隔。处女膜通常在出生前或出生后不久穿孔。无孔处女膜意味着处女

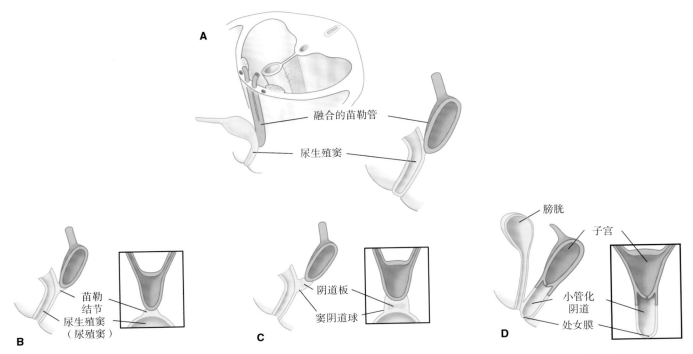

**图 18-4** 女性下生殖道的发育。**A.** 融合的苗勒管在苗勒结节处与泌尿生殖窦（**B**）相连；**C.** 从泌尿生殖窦开始，窦阴道球向外翻，并向颅面扩散，形成阴道板；**D.** 阴道板延长和小管化导致下阴道发育。上阴道从融合的苗勒管的尾端发育而来（Used with permission from Kim Hoggatt-Krumwiede, MA.）

膜持久存在。

### 3. 外生殖器

两性外生殖器的早期发育相似。妊娠 6 周后，泄殖腔膜周围出现三个外部突起。这些是左、右泄殖腔皱襞，它们在腹面相交形成生殖器结节（图 18-5A）。随着泄殖腔膜分为肛门和泌尿生殖膜，泄殖腔皱襞分别成为肛门和尿道皱襞。在尿道褶皱的侧面，生殖器隆突出现，这些成为阴唇旋转褶皱。在尿道褶皱之间，泌尿生殖窦延伸到增大的生殖器结节表面，形成尿道沟。到第 7 周，泌尿生殖膜破裂，将泌尿生殖窦腔暴露于羊水之中。

生殖器结节伸长形成男性的阴茎和女性的阴蒂。然而，直到第 12 周，人们才能够在视觉上区分男性和女性外生殖器。在男性胎儿中，通过睾酮的 5α 还原而局部合成双氢睾酮（dihydrotestosterone，DHT）。DHT 促使肛门 - 生殖器距离延长，阴茎增大，阴唇皱襞融合形成阴囊。*SHH*（Sonic hedgehog）基因是一种在妊娠 14 周时调节男性尿道小管化的基因（Shehata，2011）。具体而言，DHT 和 *SHH* 的表达促进尿道褶皱合并，并包绕阴茎尿道（图 18-5B）。在没有 DHT 的女性胎儿中，肛门与生殖器的距离不会延长，阴唇和尿道的褶皱也不会融合（图 18-5C）。生殖结节向尾部弯曲成为阴蒂，泌尿生殖窦成为阴道的前庭。阴唇轮襞形成大阴唇，而尿道襞则作为小阴唇持续存在。

## 二、性发育障碍

### 1. 定义

从前面的讨论中可以明显看出，异常的性发育可能涉及性腺、内导管系统或外生殖器。发生率各不相同，每 1000 ～ 4500 个新生儿中就有 1 个（Murphy，2011 年；Ocal，2011）。

以前，双性障碍被细分为：①性腺发育不良者；② 46,XY 个体男性发育不良者；③ 46,XX 产前雄性化发育者。如今用来描述此类非典型性别分化的术语已经演变。取代术语"阴阳人""雌雄同体"和"性别逆转"，共识推荐了一种基于概括性术语"性发育障碍"（disorder of sex development，DSD）的新分类法（Lee，2006）。建议的 DSDs 分类是：①性染色体 DSDs；② 46,XY DSDs；③ 46,XX DSDs（表18-2）（Hughes，2006）。

| 表 18-2　性发育障碍分类 |
| --- |
| **性染色体 DSD** |
| 45,X Turner[a] |
| 47,XXY Klinefelter[a] |
| 45,X/46,XY 混合性腺发育不良 |
| 46,XX/46,XY 卵睾丸 DSD |
| **46,XY DSD** |
| 睾丸发育不良 |
| 　单纯性腺发育不全 |
| 　部分性腺发育不全 |
| 　睾丸卵巢化 |
| 　睾丸退化 |
| 雄激素的产生或作用异常 |
| 　雄激素合成 |
| 　雄激素受体 |
| 　LH/HCG 受体 |
| 　抗苗勒管激素 |
| **46,XX DSD** |
| 卵巢发育不良 |
| 　卵睾 |
| 　睾丸 |
| 　性腺发育不良 |
| 雄激素过多 |
| 　胎儿来源 |
| 　母体来源 |
| 　胎盘来源 |

[a] 表现各异

Data from Hughes IA，Houk C，Ahmed SF，et al：Consensus statement on management of intersex disorders，J Pediatr Urol 2006 Jun；2（3）：148-162.

其他术语用于描述可以发现的异常表型。首先，一些 DSDs 与异常的、不发达的性腺有关，即性腺发育不良。因此，如果睾丸发育不良，就被称为发育不良睾丸，如果卵巢发育不良，就被称为条索状性腺。在受影响的患者中，通过促性腺激素水平升高，不发达的性腺最终衰竭。另一个重要的临床后遗症是，携带 Y 染色体的患者在发育不良的性腺中发生生殖细胞肿瘤的风险很高。

第二个术语，外阴性别不明，用来描述看起来不明显的男性或女性生殖器。其异常表型包括尿道下裂、隐睾、小阴茎或增大的阴蒂、阴唇融合和阴唇肿块。

最后，卵睾定义了以同一个体的卵巢和睾丸组织为特征的疾病。以前被称为真性雌雄同体。在这些情况下，配对性腺的形态可以不同，可以配对的选项包括正常睾丸、正常卵巢、条索状性腺、发育不良睾丸或卵睾。最后，卵巢和睾丸在同一个生殖腺内结合。

## 未分化阶段

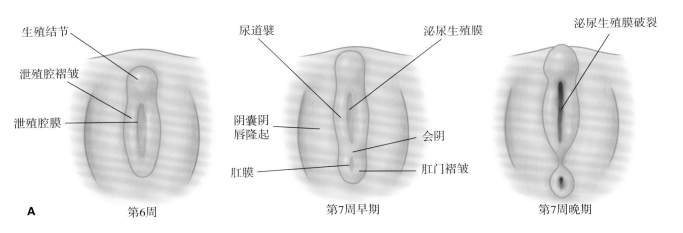

生殖结节
泄殖腔褶皱
泄殖腔膜

**A** 第6周

尿道襞
泌尿生殖膜
阴囊阴唇隆起
会阴
肛膜
肛门褶皱

第7周早期

泌尿生殖膜破裂

第7周晚期

## 分化期

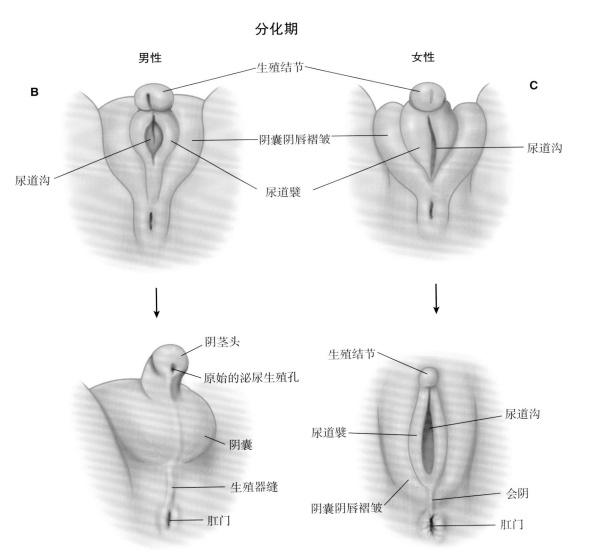

男性
生殖结节
女性

**B**
**C**

阴囊阴唇褶皱
尿道沟
尿道沟
尿道襞

阴茎头
原始的泌尿生殖孔
生殖结节
尿道沟
阴囊
尿道襞
生殖器缝
阴囊阴唇褶皱
会阴
肛门
肛门

**图 18-5** 外生殖器的发育。**A.** 未分化阶段；**B.** 外生殖器雄性化；**C.** 女性化

性腺的位置从腹部到腹股沟到阴囊各不相同。对于卵睾 DSDs，内部导管系统结构取决于同侧性腺及其决定程度。具体来说，AMH 和睾酮的量决定了内部导管系统雄性化或女性化的程度。由于睾丸激素不足，外生殖器通常模糊不清，雄性化程度不足。

### ■ 2. 性发育的性染色体障碍

#### （1）特纳（Turner）和克莱恩费尔特（Klinefelter）综合征

性染色体 DSDs 通常由异常数量的性染色体引起。其中，特纳综合征和克莱恩费尔特综合征两者最为常见。特纳综合征是由患病女性的一条 X 染色体的丢失或严重结构异常引起。这是导致原发性卵巢衰竭的最常见的性腺发育不良形式。

大多数受影响的胎儿会自然流产。然而，在存活的患有特纳综合征的女孩中，表型差异很大，但几乎所有患者都身材矮小。这是由于缺少一个位于 X 染色体短臂上的 *SHOX* 基因拷贝（Hutson，2014）。特纳综合征的典型特征列于表 18-3。其中，肘外翻是一种肘部畸形，当手臂从侧面伸展时，前臂会偏离超过 15°。相关问题包括心脏异常（尤其是主动脉缩窄）、肾异常、听力障碍、中耳炎和乳突炎，以及高血压、胃酸缺乏、糖尿病和桥本甲状腺炎的发病率增加。这种综合征可能在儿童时期就被发现。也有一些患者直到青春期才被诊断出来，他们的症状表现为女性外生殖器官不发育和原发性闭经。两者都源于性腺衰竭，并且身材矮小。所以此类患者的子宫和阴道是正常的，能够对外源激素做出反应。

特纳综合征变异，这些女孩可有第二个 X 染色体的结构异常或具有镶嵌核型，如 45,X/46,XX。事实上，患有这种综合征的女孩中有一半以上存在染色体镶嵌现象。特纳综合征变异的女孩可能会表现出部分

**表 18-3　特纳综合征的特征性表现**

| | |
| --- | --- |
| 高度 142 ~ 147 cm | 高拱形腭 |
| 小颌 | 听觉损耗 |
| 内眦褶皱 | 蹼状脖子 |
| 低矮的耳朵 | 乳房发育不全 |
| 盾状胸部 | 间隔很宽的乳晕 |
| 肘外翻 | 第四掌骨短 |
| 肾异常 | 自身免疫性疾病 |
| 主动脉缩窄 | 自身免疫性甲状腺炎 |
| 糖尿病 | |

或全部症状，有染色体镶嵌现象的患者更有可能在青春期成熟。

对于 45,X-DSDs 患者，需要激素治疗来增强乳房发育。我们可使用雌二醇，每日口服 0.25 毫克，持续约 6 个月。在接近 12 岁或诊断青春期延迟时开始服用。雌二醇剂量每 6 个月依次增加至 0.5 毫克、0.75 毫克、1 毫克，然后持续每天 2 毫克的药物剂量。我们通俗地称之为"先（剂量）低后（增量）慢"方案。大约一年无拮抗雌激素治疗后开始服用黄体酮，每晚口服 200 毫克微粉化黄体酮，持续 12 晚，然后停止给药以引起撤退性出血。这种方法模仿正常的青春期激素对乳房组织的刺激。患者维持口服 2 毫克雌二醇及每月应用孕酮的撤退方案。此外，在乳房充分发育后，也可以接受采取低剂量复方口服避孕药来治疗的方案。

另一个性染色体 DSD 是 Klinefelter 综合征（47 XXY），每 600 个新生儿中就有 1 例，或发生在 1% ~ 2% 的男性中。这些人往往身材高大，男性性征不明显，男性乳房发育，睾丸小而结实。由于睾丸分化后不久睾丸细胞逐渐丢失，性腺功能减退导致生育力显著降低（Nistal，2014）。这些人患生殖细胞肿瘤、骨质疏松症、甲状腺功能减退、糖尿病、乳腺癌以及认知和心理问题的风险增加（Aksglaede，2013）。尽管存在不同数量的 X 染色体变异，Klinefelter 综合征最常见的基因型是 XXY。

#### （2）染色体卵睾发育障碍

几种核型可以产生共存的卵巢和睾丸，因此在所有三种类型的睾丸发育异常中都可以发现卵睾发育异常（表 18-2）。在性染色体 DSD 组中，卵睾 DSD 可能来自 46,XX/46,XY 染色体组型。在这里，卵巢、睾丸或卵睾可以配对。如前所述。

对于性染色体 DSD 中的其他表型来说，卵睾 DSD 来自染色体嵌合体，如 45,X/46,XY。根据这种核型，混合性腺发育不良的图片显示一侧为条索状性腺，另一侧为发育不良或正常的睾丸。表型外观从未发育成熟的雄性到性别不明确的生殖器，再到特纳痕。

### ■ 3. 46,XY 性发育障碍

男性胎儿雄激素暴露不足会导致 46, XY-DSD，以前称为男性假两性畸形。核型为 46, XY，通常有睾丸存在。而因为支持细胞可以产生正常的胚胎 AMH，所以一般无子宫。这些患者通常因精子发生异常而不

育，并且有一个对性功能有影响的小阴茎。如表 18-2 所示，46,XY DSD 的病因学可能源于睾丸发育异常或雄激素产生或功能异常。

#### （1）46, XY 性腺发育不良

这种异常性腺发育不全包括单纯的或完全的、部分的或混合的 46,XY 性腺发育不全（表 18-2）。这些是由正常睾丸组织的数量和核型决定的。

其中，纯性腺发育不良是由 SRY 突变或另一个具有睾丸决定作用的基因（DAX1，SF-1，CBX2）引起的（Hutson，2014）。其源于性腺不能产生雄激素或 AMH。这种疾病以前被称为 Swyer 综合征，由于 AMH 激素的缺失，患者可有正常的青春期前的女性表型和正常的苗勒管系统。

性腺发育介于正常和发育不良之间的睾丸，我们将之定义为部分性腺发育不良。根据未发育睾丸组织的百分比，中肾管和苗勒管的结构和生殖器的不明确性表现各不相同。

混合性腺发育不良是睾丸发育不全的一种类型。如上所述，对于混合性腺发育不良，一个性腺呈条索状，另一个为正常或发育不良的睾丸。在受影响个体中，有 15% 为 46,XY 染色体核型（Nistal，2015）。表型可有多样的表现，如部分性腺发育不良。

最后，睾丸退化可随初始睾丸发育而发生。由于睾丸衰竭的时间不同，可以有一系列表型存在。由于生殖腺和腹内睾丸中可能存在生殖细胞肿瘤，建议受影响的患者进行性腺切除术（第 36 章）。

#### （2）雄激素产生障碍 / 激素异常作用

在某些情况下，46,XY DSD 可能源于以下方面的异常：①睾酮生物合成；②黄体生成素（LH）受体功能；③ AMH 功能；④雄激素受体作用。首先，如表 15-5 所示，性类固醇生物合成途径中可能存在阻碍睾酮产生的酶缺陷。根据阻碍的时间和程度，可能会导致雄性化不足或表型偏女性化。潜在的缺陷酶包括类固醇急性调节蛋白（steroid acute regulatory protein，StAR）、胆固醇侧链切割酶（P450scc）、3β-羟基类固醇脱氢酶 Ⅱ 型、17α- 羟化酶 /17、20 桥连酶（P450c17a）和 17β- 羟基类固醇脱氢酶。后两种酶缺乏也可导致先天性肾上腺增生，如高血压是 P450c17a 缺乏的常见特征。除了这些中枢性酶缺陷之外，外周异常的 5α- 还原酶 2 型酶可导致睾酮向 DHT 的转化受损。双氢睾酮是外周组织中的活性雄激素，因此导致雄性化不足。

其次，睾丸内的 hCG/LH 受体异常可导致睾丸间质细胞再生 / 发育不全和睾酮生成受损。相反，AMH 和 AMH 受体的紊乱会引起持续性苗勒管综合征（persistent müllerian duct syndrome，PMDS）。受影响的患者外观为男性，但由于 AMH 作用失败，患者可具有子宫和输卵管。

最后，雄激素受体可能有缺陷并导致雄激素不敏感综合征（androgen insensitivity syndrome，AIS）。AIS 的发病率估计在 1/13 000 到 1/41 000 活产儿（Bangsboll，1992；Blackless，2000）。突变能够产生一种不能结合雄激素的无功能受体，或者可以结合但不能启动转录的受体。因此，对雄激素的拮抗作用可以是完全性的，导致其出现女性外生殖器外观。也可以是不完全性的，并导致其出现不同程度的雄性化和生殖器外观不明确。在轻症 AIS 患者中，可出现男性不育及雄性化障碍。而对于有男性性别身份的患者，可能需要通过贴片或注射进行睾酮治疗，以获得持续的雄性反应。

患有完全雄激素不敏感综合征（complete androgen-insensitivity syndrome，CAIS）的患者在出生时表现为表型正常的女性。她们通常在青春期出现原发性闭经。外生殖器看起来正常；阴毛和腋毛稀少或缺失；阴道缩短或盲端；子宫和输卵管缺失。然而，由于大量雄激素向雌激素的转化，这些女孩在青春期可有乳房发育。睾丸则可以在阴唇或腹股沟区触及，也可以在腹内找到。

在 CAIS 患者中，建议青春期后进行手术切除睾丸以降低生殖细胞肿瘤的相关风险，该风险可能高达 20% ～ 30%（第三十六章）（Chavhan，2008）。此外，补充雌激素以达到生理水平，并且可通过扩张阴道或阴道成形术形成功能性阴道。在这些患者中，充分的雌激素补充对保持乳房发育和维持骨量以及缓解血管舒缩症状尤为重要。

#### ■ 4. 46,XX 性发育障碍

如表 18-2 所示，46,XX DSD 的病因可能源于卵巢发育异常或过度的雄激素暴露。

#### （1）卵巢发育异常

具有 46,XX 染色体患者的卵巢发育异常包括：①性腺发育不全；②睾丸发育不全；③卵睾发育不全。

46,XX 性腺发育不全类似特纳综合征、条索状性腺发育，可表现为性腺功能减退、女性生殖器正常但停滞于青春期前和正常的苗勒管结构，但没有其他特

纳综合征特征。

对于 46,XX 睾丸性 DSD，几个基因突变导致卵巢内出现睾丸样结构（条索状性腺、发育不良睾丸或卵睾）。缺陷可能源于 SRY 易位到一条 X 染色体上。在没有 SRY 易位的个体中，具有睾丸决定作用的其他基因最有可能存在或被激活。这些可能包括 WNT4、RSPO1 或 CTNNB1 基因缺陷或 SOX9 基因复制（Ocal，2011）。SRY 引导性腺沿着睾丸线发育，睾丸激素功能接近正常。AMH 的产生促进了苗勒管系统的退化，而雄激素则促进了沃尔夫管的发育和外生殖器的雄性化。然而，由于 Y 染色体长臂上缺乏某些基因，导致不会有精子产生。所以这些个体通常直到青春期或因不孕于评估期间才被诊断。

在 46,XX 卵睾 DSD 中，个体拥有单侧卵睾及对侧卵巢 / 睾丸，或双侧卵睾。其表型依赖于雄激素暴露的程度，并与其他卵睾 DSD 的结果一致。

### （2）雄激素过多

性腺（46,XX）和外生殖器（雄性化）的表型之间的不一致可能是由于胎儿雄激素暴露过多造成的。这以前被称为女性假两性畸形。在受影响的个体中，卵巢和女性内生殖器管腔结构，如子宫、子宫颈和上阴道仍存在。因此，患者具有潜在的生育能力。外生殖器的雄性化程度因雄激素暴露的程度和时间而异。阴蒂、阴唇皱襞和泌尿生殖窦是受雄激素水平升高或卵巢发育障碍影响的三种胚胎结构。因此，雄性化包括适度的阴蒂肥大、后阴唇融合到内有尿道的阴茎的发育。而雄性化的程度则可用普拉德评分来描述：从 0 分（表现正常的女性）到 5 分（表现正常的男性）。

过多的雄激素可来源于胎儿、胎盘或母体。母源性雄激素过多可能来自卵巢肿瘤的雄性化，如黄体瘤和睾丸间质细胞瘤，或来自肾上腺肿瘤。幸运的是，这些肿瘤很少引起胎儿效应，因为胎盘合体滋养层细胞具有通过芳香酶将 C19 类固醇（雄烯二酮和睾酮）转化为雌二醇的巨大能力（Cunningham，2014）。药物如睾酮、达那唑、炔诺酮和其他雄激素衍生物等作为另一个来源可能引起胎儿雄性化。

在胎儿来源中，由于 CYP21 突变导致的 21- 羟化酶缺乏或胎儿先天性肾上腺增生（fetal congenital adrenal hyperplasia，CAH）也可能导致雄激素暴露，发病率约为 1/14 000 活产儿（White，2000），这是雄性化的常见原因。在许多情况下，CAH 可以在产前诊断，孕早期的母亲通过地塞米松治疗可以改善胎儿男性表型（New，2012）。此外，从 CYP11B1 和

HSD3B2 基因突变中分别观察到胎儿 11-β 羟化酶和 3β- 羟基类固醇脱氢酶缺乏导致的雄激素过多和生殖器表型不明（图 15-5）。POR 基因的突变也会扰乱类固醇的生成。细胞色素 POR 是一种将电子转移到重要的细胞色素 P450 酶和类固醇生成酶的蛋白质。患有 POR 基因突变的受严重影响的女性新生儿由于芳香化酶活性缺陷和通过雄激素后门通路将 17- 羟基孕酮转移至 DHT 而发生雄性化（Fukami，2013）。

胎儿 CYP19 基因突变导致的胎盘芳香化酶缺乏可引起胎盘雄激素积聚和胎盘雌激素分泌不足。因此，母亲和 46,XX 胎儿均可发生雄性化（Murphy，2011）。

### 5. 性别分配或认定

新生儿出生时的性别认定通常是通过对外生殖器的简单评估后确定的。分娩患有 DSD 的新生儿是一种潜在的医疗紧急情况，对一个多学科医疗团队提出了严重的社会心理、诊断、医疗和可能的手术挑战。对于产房里毫无准备的产科医师来说，新生儿不易辨识的外生殖器可能会对个人和家庭造成长期的性心理和社会影响。理想情况下，当生殖器不明确的新生儿状态稳定下来，父母就应该被鼓励拥抱孩子。新生儿被称为"你的孩子"，而不是"它"或"他 / 她"。当讨论不明确的性别发育时，建议使用包括"阴茎""性腺""皱襞"和"泌尿生殖窦"等术语来指代发育不良的结构。产科医师需要向新生儿父母解释生殖器形成不完全的原因及可能性，并强调情况的严重性以及专业咨询和实验室检测的必要性（图 18-6）。同时在家庭教育中，需要准确地确定性别和成长性别尤为重要。

表型相似可能有不同的病因，诊断特定的 DSD 可能需要几种诊断工具（Ocal，2011）。相关的新生儿体格检查评估包括：①在阴唇或腹股沟区触诊性腺；②在直肠检查时触诊子宫；③阴茎大小；④生殖器色素沉着；⑤其他综合征特征的存在。评估新生儿的代谢状况，因为高钾血症、低钠血症和低血糖可能表明先天性肾上腺增生。检查母亲是否有高雄激素症的迹象（Thyen，2006）。

DSD 的评估包括激素测定、影像学、细胞遗传学研究，在某些情况下还包括内镜、腹腔镜和性腺活检。超声检查能显示苗勒管 / 沃尔夫管结构的存在与否，并能定位性腺。超声检查也可以识别相关畸形，如肾异常。遗传评估包括核型分析、荧光原位杂交（FISH），以及最新的特异性分子研究，以筛选突变

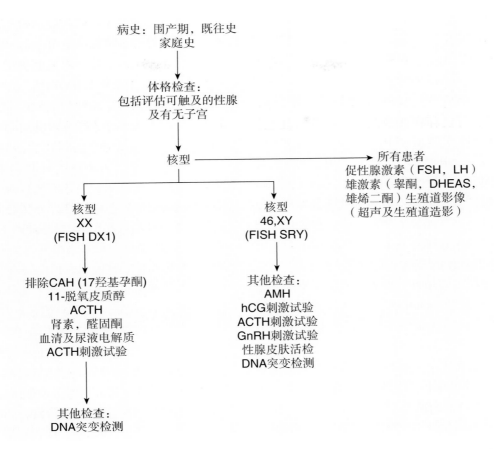

图 18-6　诊断性发育障碍的流程图。ACTH = 促肾上腺皮质激素；AMH = 抗苗勒管激素；CAH = 先天性肾上腺增生；DHEAS = 脱氢表雄酮硫酸盐；FISH = 荧光原位杂交；FSH = 卵泡刺激素；GnRH = 促性腺激素释放激素；hCG = 人绒毛膜促性腺激素。LH = 黄体生成素；SRY = Y 的性别决定区域

或基因剂量不平衡。

性别认定及治疗有关的心理和社会影响是重要的，需要采取多学科方法。目前关于 DSD 患者管理的争议集中在四个主要问题上，即病因学诊断、性别认定、生殖器手术的适应证和时机以及如何和患者讨论相关的医疗信息（Daaboul，2001；de Vries，2007）。讨论内容包括青春期需要采取的激素刺激治疗以及将来可能需要的手术重建。

## 三、膀胱和会阴缺陷

双层泄殖腔膜位于胚盘的尾端，形成脐下腹壁。泄殖腔膜的外胚层和内胚层之间中胚层的向内生长导致下腹部肌肉组织和骨盆骨的形成。如果没有强化，泄殖腔膜可能过早破裂。膀胱外翻是一种复杂而严重的盆腔畸形，原因是泄殖腔膜过早破裂，随后中胚层向内生长使该膜无法得到加强。依据脐下缺损的大小和破裂时的发育阶段，可发生膀胱外翻、泄殖腔外翻或尿道上裂。

其中膀胱外翻的发生率约为 1/50 000 新生儿，在男性和女性中同样普遍（Lloyd，2013）。膀胱外翻的特征是膀胱暴露在腹腔外。相关的发现包括无名盆骨向外旋转导致的外生殖器异常和耻骨联合增宽。Stanton（1974）指出，在 70 名患有膀胱外翻症的女性中有 43% 的患者伴有生殖道异常。这类患者的尿道和阴道通常很短，阴道开口经常狭窄并向前移位，双阴蒂或双歧阴蒂，阴唇、耻骨和阴蒂分开。除了偶发的苗勒管融合缺陷，子宫、输卵管和卵巢通常为正常。

实现可接受的排尿控制和外生殖器重建需要采用一种复杂的方法（Laterza，2011）。目前外科重建手术在 4 岁之前可分阶段进行（Massanyi，2013）。成熟女性可能需要阴道扩张或阴道成形术来实现满意的性交（Jones，1973）。长期来看，盆底缺陷可能会使妇女更容易发生子宫脱垂（Nakhal，2012）。

## 四、阴蒂缺陷

阴蒂的先天性异常并不常见，包括双阴蒂、阴蒂囊肿和由于过度雄激素暴露导致的阴蒂增大。双阴蒂，也称为双歧阴蒂，通常与膀胱外翻或外翻有关。这种疾病很少见，发病率约为每480 000名女性中有1人（Elder，1992）。

在尿道外裂不合并膀胱外翻的患者中，明显的异常包括扩大的尿道、阴蒂缺失或裂开、扁平的耻骨，和不向前融合的阴唇。椎骨异常和耻骨联合分离也是常见的相关表现。女性尿道上裂可分为三种类型：前庭型、副交感神经型和耻骨后型——根据尿道受累的类型进行区分（Schey，1980）。

女性阴茎化尿道则是另一种阴蒂异常，阴茎化尿道在阴蒂顶端开口（Sotolongo，1983）。这种异常影响了4%～8%的持续性泄殖腔留存的女孩，并可能与胚胎时期接触卡因有关（Karlin，1989）。

表皮囊肿可能在阴蒂上发现，真皮或皮下组织下的表皮细胞倒置是可能的发病机制。囊肿直径可达1～5厘米。手术切除囊肿是首选的治疗方法。在这个过程中，脉管系统和神经供应的保护对性健康很重要（Johnson，2013）。

出生时发现的阴蒂肥大提示胎儿暴露于过多的雄激素。我们将阴蒂指数大于10 mm² 定义为阴蒂肥大，这个指数由龟头的长度乘以宽度决定。此外，早期雄激素暴露可能导致唇裂褶融合，并发现单一会阴开口，即泌尿生殖窦。阴唇有皱纹，像阴囊。如在腹股沟或大阴唇发现生殖腺体，应注意46,XY DSD 的可能。

在早产儿中，阴蒂通常看起来很大，但是它不会改变大小，并且随着婴儿的成长而退化。新生儿阴蒂肥大的其他原因包括臀位伴外阴肿胀、慢性重度外阴阴道炎和神经纤维瘤病（Dershwitz，1984；Greer，1981）。阴蒂缩小手术通常由熟练的儿科泌尿科医师完成，血管和神经供应的保护至关重要。

## 五、处女膜缺陷

处女膜是窦阴道球和泌尿生殖窦连接处的膜状遗迹（图18-4）。它通常在胎儿时期穿孔，以建立阴道腔和会阴之间的连接。各种处女膜异常包括无孔、微穿孔、环状、隔膜、筛状（筛状）、舟状（船形）或隔膜型（图18-7）（Breech，1999）。处女膜闭锁是由于阴道板下端未能疏通所致，其发病率约为1/2000

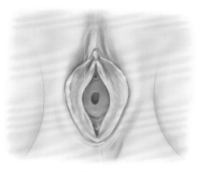

**A**　　普通型

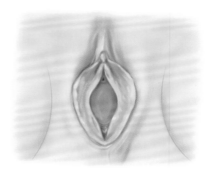

**B**　　闭锁型

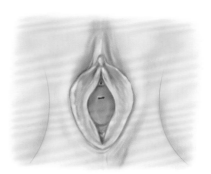

**C**　　微穿孔型

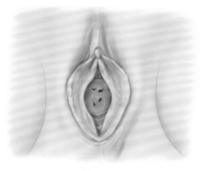

**D**　　筛状型

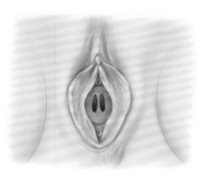

**E**　　隔膜型

图18-7　处女膜的类型

至 1/1000 女性（Parazzini，1990）。虽然典型处女膜闭锁为偶发性，但多家族成员的处女膜闭锁也有报道（Stelling，2000；Usta，1993）。

如果处女膜无孔，子宫内膜脱落的血液或黏液会在阴道内积聚。在新生儿期，母体雌二醇刺激后会分泌大量黏液。新生儿可能在阴道口有一个凸出的半透明黄灰色肿块。这种情况被称为水/黏液阴道膨隆。大多数病例可能无症状，但可随着黏液被重新吸收和雌激素水平下降而消失。大面积的水/黏液阴道膨隆可能导致呼吸窘迫或可能阻塞输尿管，进而引起肾积水或危及生命的急性肾衰竭（Breech，2009；Nagai，2012）。

月经初潮后，处女膜无孔的青少年在处女膜后方出现经血滞留，在处女膜内侧形成蓝色隆起（图 14-5B）。月经周期中，阴道极度扩张，宫颈扩张，造成子宫积血和输卵管积血。可能出现周期性疼痛、闭经、类似急腹症的腹痛以及排尿或排便困难等症状（Bakos，1999）。此外，经血逆流会导致子宫内膜异位症。其他位于顶端的梗阻性生殖道异常，如阴道横隔，也可能有类似表现。

患有微穿孔、筛状或隔膜型处女膜的患者通常会出现月经不调或棉条放置或性交困难。微穿孔或无孔处女膜可在诊断时予以纠正，如第 43 章所示。Breech 和 Laufer（1999）主张当雌激素存在时进行修复以促进组织愈合，无论是在婴儿期还是之后，但应在月经初潮之前。这一时机避免了积血和可能的血肿形成。腹腔镜检查通常与处女膜切除术同时进行，以排除子宫内膜异位症。重要的是，临床医师在诊断或治疗时应避免针吸积血。抽吸可能会使残留血液中滋生细菌，增加感染风险。此外，由于引流不充分而导致的复发性积血在针吸后很常见。

新生儿的处女膜囊肿必须与水/黏液阴道膨隆的无孔处女膜相鉴别（Nazir，2006）。前述囊肿通常有一个开口，可能会自行消退（Berkman，2004）。它们也可以通过切开和引流来治疗。未麻醉状态下的简单穿刺也有成功完成的报道。

## 六、阴道横隔

阴道横隔被认为是由苗勒管融合失败或阴道板成管失败所导致的（图 18-8）。这种异常现象并不常见，据 Banerjee（1998）报道，女性发病率为 1/70 000。隔膜可能是阻塞性的，伴有黏液或经血积聚，或者是非阻塞性的，黏液和血液可流出。

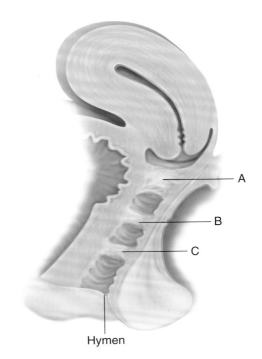

**图 18-8** 阴道横隔的潜在位置标记如图所示（**A-C**）（Reproduced with permission from Rock JA, Zacur HA, Dlugi AM, et al：Pregnancy success following surgical correction of imperforate hymen and complete transverse vaginal septum, Obstet Gynecol 1982 Apr；59（4）：448-451.）

阴道横隔可以在阴道内的任何水平形成（Williams，2014）。阴道上部对应于阴道板和融合苗勒管尾端之间的连接处（图 18-4）。隔膜厚度可能不同，但通常较薄（1 厘米）。较厚的隔膜可达 5～6 厘米，且这些隔膜往往位于子宫颈附近（Rock，1982）。

在新生儿和婴儿中，梗阻性阴道横隔与阴道上部的液体和黏液聚集有关。由此产生的肿块可能大到足以压迫腹部或盆腔器官。此外，阴道黏膜脓肿、子宫积脓和输卵管积脓可能是由于阴道或会阴细菌通过隔膜内的小孔上行导致（Breech，1999）。与其他苗勒管缺陷相比，阴道横隔很少伴有泌尿系统异常。

阴道横隔患者通常表现出与处女膜闭锁相似的症状。当腹部或骨盆肿块被触诊时，或当阴道缩短而无法识别子宫颈时，可做出疑似诊断。诊断可通过超声或磁共振成像来确认。术前磁共振成像最有助于确定横隔的厚度和深度（图 18-9）。此外，磁共振成像可以识别是否存在子宫颈，从而区分高位阴道隔膜和子宫颈发育不全。

外科修复技术取决于隔膜厚度，有时可能需要皮肤移植物或颊黏膜移植物来覆盖非常厚的隔膜切除之后留下的缺损。如第 43 章所述，较小的隔膜可切除，

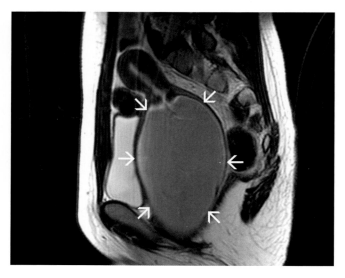

图 18-9　完全性低位横膈梗阻的磁共振成像。在这位 13 岁的女性身上发现了明显的积血（箭头所示）。T2 加权图像上相对较低的信号强度与亚急性出血血液一致。子宫在血肿之上（Used with permission from Dr. Doug Sims.）

然后上下阴道端端端吻合。Sanfilippo（1986）建议腹腔镜检查与阴道横隔切除术同时进行，因为该类患者流出道梗阻导致经血逆流，子宫内膜异位症的发生率很高。

## 七、阴道纵隔

阴道纵隔是由苗勒管尾部中央部分的侧向融合缺陷或重吸收不完全造成的。这些隔膜可能是部分或延伸于整个阴道。阴道纵隔通常表现为部分或完全双子宫或双宫颈，可能伴随肛门直肠畸形，肾异常亦较常见。

患者主诉常为性交困难及异常阴道出血。月经期卫生棉条常仅放置在双阴道的其中一个阴道中，但仍可能发生阴道出血。非梗阻型阴道纵隔可以保守治疗，但亦有梗阻性阴道纵隔的报道（图 18-10）。典型的表现是患者在青春期出现正常月经初潮，但因流出道梗阻引起的周期性单侧阴道和盆腔疼痛且逐渐加重（Carlson，1992）。在检查过程中，可观察到一个开放的阴道和子宫颈，但其侧旁可以触摸到阴道和盆腔肿块。半阴道阻塞常与同侧肾发育不全同时发生。双子宫、半阴道阻塞和同侧肾异常等三联征称为 OHVIRA 综合征，又称 Herlyn-Werner-Wunderlich 综合征。

阴道纵隔的外科矫正包括切除导致梗阻的隔膜，应注意避免损伤尿道 / 膀胱和直肠。对于梗阻性病例，切除时的超声引导有助于识别扩张的阴道段（Breech，2009）。Joki-Erkkila 和 Heinonen（2003）在手术修复梗阻性流出道异常后随访了 26 名女性。发现术后阴道狭窄发生率高，常需要再次手术，并伴有异常子宫出血、性交困难和痛经等。

## 八、先天性阴道囊肿

苗勒管或沃尔夫管通常会退化，但也会出现残余物，并可能出现明显的临床表现。侧壁囊肿可能是中肾管（沃尔夫管）残余。而阴道的最低部分来自泌尿生殖窦，也可能发生先天性前庭囊肿（Heller，2012 年）。

残余囊肿通常位于阴道前侧壁，也可能在沿其路径的不同位置被发现。大多数是无症状的良性肿瘤，直径 1 ～ 7 厘米，不需要手术切除。Deppisch（1975）描述了 25 例症状性阴道囊肿，并报告了系列症状。这些症状包括性交困难、阴道疼痛、卫生棉条使用困难、

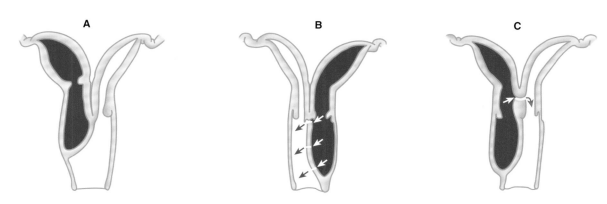

图 18-10　双子宫伴合并单阴道梗阻。A. 完全梗阻；B. 子宫 - 阴道部分相通；C. 子宫 - 子宫相通（Reproduced with permission from Rock JA，Jones HW Jr：The double uterus associated with an obstructed hemivagina and ipsilateral renal agenesis. Am J Obstet Gynecol 1980 Oct 1；138（3）：339-342.）

必尿系统症状以及可以触及的肿块等。如果囊肿被感染，则需要在急性期进行干预，囊肿造口术是首选。

残留的囊肿引起慢性症状时则需要切除。盆腔磁共振成像可以在手术前辅助确定囊肿的范围及其与输尿管或膀胱底部的解剖关系（Hwang，2009）。值得注意的是，完整的阴道囊肿切除术可能比预期的更困难，因为有些囊肿可能延伸到阔韧带，在解剖学上接近输尿管的远端。

## 九、苗勒管异常

子宫异常可能是先天性或获得性的，通常表现为月经失调、盆腔疼痛、不孕或妊娠流产。先天性异常有一个异常的遗传基础，*WT1*、*Pax2*、*WNT2*、*PBX1* 和 *HOX* 基因都可能参与其中（Hutson，2014）。

女性生殖道异常的分类系统多种多样，但最常用的系统是由 Buttram 和 Gibbons（1979 年）提出，并由美国生殖医学学会（former American Fertility Society，1988 年）采用。在这个系统中，将相似的胚胎发育缺陷分为六类（表 18-4）。Acien（2009 年）和 Rock（2010 年）描述了不适应于传统分类系统的子宫阴道和宫颈畸形类型。这种异常需要在患者病历中详细描述，以供将来参考。

大多数病例是在评估妇产科问题时诊断的，但在没有症状的情况下，大多数异常仍未得到诊断。由于近 57% 的子宫缺陷妇女可成功妊娠并生育，因此先天性苗勒管缺陷的真实发生率可能被大大低估。Nahum（1998）发现，在普通人群中，子宫异常的患病率为 201 名妇女中有 1 名，即 0.5%。Dreisler 及其同事（2014 年）发现，在接受盐水灌注超声检查的622 名女性中，有近 10% 出现子宫异常。

子宫解剖缺陷长期以来被认为是产科并发症的原因。反复妊娠流产、早产、胎位异常和早产是遇到的主要生殖问题。Cunningham 等（2014a）对特定的苗勒管畸形及其产科重要性进行了全面的讨论。在 30% ~ 50% 的病例中，苗勒管缺陷还与肾异常有关，缺陷包括单侧肾不发育、严重肾发育不全、马蹄肾、盆腔肾和异位或双输尿管（Sharara，1998）。据报道，10% ~ 12% 的病例存在脊柱异常，包括楔形、多发或不对称和退化的椎体（Kimberley，2011）。苗勒管和肾发育不全以及颈胸段体节发育不良被描述为 MURCS 组合（Duncan，1979）。文献还报道了其与 Klippel-Feil 综合征的关联。与阴道发育不全相关的其他异常包括耳阔异常和听力损失，其中后者

**表 18-4　苗勒管异常分类**

**Ⅰ. 节段性苗勒管发育不全或不发育**
　　a. 阴道的
　　b. 子宫颈的
　　c. 子宫的
　　d. 输卵管的
　　e. 结合的

**Ⅱ. 单角子宫**
　　a. 退化角有腔，与单角子宫相通
　　b. 退化角有腔，不与单角子宫相通
　　c. 退化角无腔
　　d. 没有退化角的单角子宫

**Ⅲ. 双子宫**

**Ⅳ. 双角子宫**
　　a. 完全分叉（双层）
　　b. 部分分叉

**Ⅴ. 纵隔子宫**
　　a. 完全分隔
　　b. 部分分隔

**Ⅵ. 弓形子宫**

**Ⅶ. 己烯雌酚相关异常**

Data from American Fertility Society：The American Fertility Society classifications of adnexal adhesions，distal tubal occlusion，tubal occlusion secondary to tubal ligation，tubal pregnancies，müllerian anomalies and intrauterine adhesions，Fertil Steril 1988 Jun；49（6）：944-55.

比例高达 25%。相关异常的模式表明有胚胎学联系（Kimberley，2011）。

苗勒管异常可能在常规盆腔检查、不孕症评估或相关手术中发现。根据临床表现，诊断方法可能包括子宫输卵管造影术（hysterosalpingography，HSG）、超声检查、磁共振成像、腹腔镜检查和宫腔镜检查。每种方法都有局限性，但可以综合使用。在接受生育力评估的妇女中，HSG 通常用于对子宫腔和输卵管通畅性评估。也就是说，HSG 很难定义子宫的外部轮廓，只能描绘出空腔变化。在其他情况下，最先进行的常是超声检查。经腹超声检查可能能提供最大化视野，但经阴道超声（transvaginal sonography，TVS）提供了更好的图像分辨率。盐水灌注超声检查（Saline infusion sonography，SIS）改善了子宫内膜和子宫内部形态的呈现，但仅在宫腔通畅的情况下进行。

三维超声几乎可以从任何角度提供子宫图像。因此，可构建冠状图像，并且在评估子宫内外轮廓时是十分必要的。超声检查最好在黄体阶段完成，此时分泌期子宫内膜通过增加厚度和回声可提供对比（Caliskan，2010）。已有学者报道了三维超声和磁共振成像在检查苗勒管异常之间的良好一致性，但磁共振成像是目前检查复杂解剖缺陷的首选方法（Bermejo，2010；Ghi，2009）。磁共振成像可提供子宫内、外部解剖的清晰轮廓，据报道在评估苗勒管异常时准确率高达100%（Fedele，1989；Pellerito，1992年）。并可同时评估复杂异常和常见相关改变的二级诊断，例如肾或骨骼异常。在一些接受不孕评估的妇女中，可以选择宫腔镜和腹腔镜检查来评估苗勒管异常；注意排查子宫内膜异位症，因其常常会共存；并需排除其他输卵管或子宫腔病变（Puscheck，2008；Saravelos，2008）。

### ■ 1. 节段性苗勒管发育不全或不发育

每4000至10 000名女性中就有1人患有某种形式的苗勒管发育障碍、发育不全或不发育，也是原发性闭经的常见原因（美国妇产科医师协会，2009年）。子宫发育不全是在胚胎发生过程中苗勒管下部发育失败后出现的，通常会导致子宫、子宫颈和阴道上部缺失（Oppelt，2006）。变异可能表现为没有阴道上段，但有子宫。正常卵巢可被发现，受影响的个体发展为外表正常的女性，但会出现原发性闭经。

#### （1）阴道闭锁

患有阴道闭锁的女性缺少阴道下部，但在其他方面具有正常的青春期成熟表现和正常外生殖器（图18-11）。在胚胎学上，泌尿生殖窦未能贡献其预期的

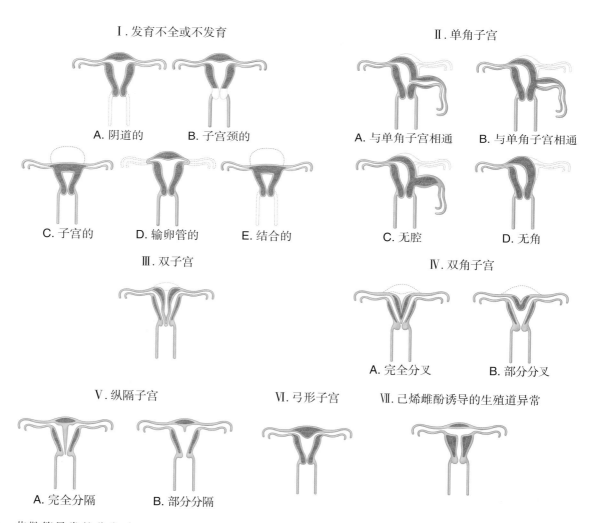

图 18-11 苗勒管异常的分类（Modified with permission from American Fertility Society：The American Fertility Society classifications of adnexal adhesions, distal tubal occlusion, tubal occlusion secondary to tubal ligation，tubal pregnancies，müllerian anomalies and intrauterine adhesions，Fertil Steril 1988 Jun；49（6）：944-55）

阴道尾部（Simpson，1999）。结果，阴道的下部，通常是总长度的 1/5 ～ 1/3，被 2 ～ 3 cm 的纤维组织代替。然而，在一些个体中，阴道闭锁可能延伸到子宫颈附近。

由于大多数受影响的妇女有正常的外生殖器和内生殖道器官，阴道闭锁通常直到月经初潮时才显现。青少年通常在月经初潮后不久出现周期性盆腔疼痛，这是由阴道或子宫积血而引起。体检时，处女膜环正常。但在环的近端，只发现一个阴道凹陷或小囊。直肠腹部检查证实有中线器官。此外，超声或磁共振成像可显示内生殖道器官存在。其中，磁共振成像是最准确的诊断工具，可识别闭锁的长度、阴道上段扩张程度和子宫颈是否存在。在这种情况下，子宫颈的存在可将阴道闭锁与苗勒管发育不全区分开来。然而，当解剖异常不能用影像学研究完整评估时，腹腔镜检查通常是必要的。治疗应遵循苗勒管不发育症的治疗方案。

### （2）子宫颈发育不全

由于统一的苗勒管来源，先天性子宫颈缺失的妇女也缺乏阴道上段，但子宫发育常为正常（图 18-11）。除了发育不全，Rock（2010）还描述了各种形式的宫颈发育不良。

患有宫颈发育不全的女性最初表现与患有其他生殖道梗阻的患者相似，即有原发性闭经和周期性腹痛或盆腔疼痛。如果存在功能性子宫内膜，患者可能有子宫扩张，同时子宫内膜异位症可能继发于月经逆行。虽然双子宫也有报道（Dillon，1979），但其子宫底部具有单一中线。

影像学检查、超声检查和磁共振成像有助于解剖描述。如果影像显示子宫梗阻，部分学者建议进行子宫切除术（Rock，1984）。相比之下，Niver（1980）和其他人报道了上皮化子宫颈内管道和阴道的创建。然而据报道，随着这种阴道 - 子宫连接的建立，可出现严重的术后并发症，包括感染、需要子宫切除术的复发性梗阻和败血症导致的死亡（Casey，1997；Rock，2010）。而使用促性腺激素释放激素拮抗剂或激动剂或结合口服避孕药的保守治疗可用于抑制逆行经血和可能的子宫内膜异位症，直到患者准备好进行生育（Doyle，2009）。因此，子宫可以得到保存，以备可能的生殖之需。Thijssen 及其同事（1990）报道了一位患有宫颈发育不全的患者使用受精卵输卵管内移植成功妊娠。代孕为这些妇女提供了另一个可行的选择。

### （3）苗勒管发育不全

子宫和阴道的先天性缺失被称为苗勒管发育不全、苗勒管不发育或 Mayer-Rokitansky-Küster-Hauser 综合征（MRKHS）。在典型的苗勒管发育不全中，患者的阴道很浅，只有 1~2 英寸深。此外，子宫、子宫颈和阴道上段也不存在。通常，因为有单独的胚胎来源，正常卵巢会持续存在，且可存在一部分远端输卵管。大多数苗勒管发育不全的患者只有小的未发育的苗勒管球，没有子宫内膜。然而，在 2% ～ 7% 患有这种疾病的女性中，活跃的子宫内膜会发挥功能，患者通常会出现周期性腹痛（American College of Obstetricians and Gynecologists，2009）。需要手术切除有症状的退化的苗勒管球。在苗勒管发育不全的情况下，传统的受孕是不可能的，但是可以通过取卵、受精和代孕的方式来实现妊娠。

在苗勒管发育不全或不发育的个体中，评估相关的先天性肾缺陷或其他骨骼异常至关重要。如前所述，15% ～ 36% 的子宫发育不全妇女也有泌尿系统缺陷，12% 的妇女可能有脊柱侧凸。观察到的骨骼畸形包括脊柱裂、骶化（L5 与骶骨部分融合）、骶骨腰痛化（第一和第二骶骨节段不融合）和颈椎异常。如前所述，MURCS 综合征表现为苗勒管发育不良、肾发育不良和颈胸体发育不良（Oppelt，2006）。心脏畸形和神经障碍的概率较小，包括室间隔缺损和单侧听力问题。50% ～ 60% 的苗勒管发育不全的妇女有继发性畸形，因此被认为具有复杂的多器官和多系统综合征。

**治疗。** 大多数女性的一个治疗目标是创造一个具有功能的阴道。这可以通过保守的方法或手术来完成。有几种保守方法，每一种都试图逐渐使阴道凹陷内陷，以形成一个足够大的阴道。Frank（1938）最初推荐了分级硬质玻璃扩张器。Ingram（1981）修改了弗兰克方法，将扩张器固定安装在自行车座位上。这使得患者在每天被动扩张的 30 分钟到 2 小时内，可以进行其他活动（美国妇产科医师协会，2009）。目前，几家医疗供应商提供商用的硅扩张器。阴道也可以通过反复性交而形成。总的来说，阴道扩张技术在 90% 的病例中成功地形成了功能性阴道（Croak，2003；Roberts，2001）。

许多人认为外科手术是创造新阴道的更直接的解决方案，并且已经报道了几种方法。妇科医师最常用的方法是 McIndoe 阴道成形术（McIndoe，1950）。如第 43 章所示，在膀胱和直肠之间的结缔组织内形成了一个管道。然后，从患者的臀部或大腿获得一个厚度不等的皮肤移植物，用于铺在新阴道上。

McIndoe 手术的改进包括用颊黏膜、人羊膜或可吸收粘连屏障替代新阴道衬里（Ashworth，1986；Lin，2003；Motoyama，2003）。同样，皮肤或肌肉皮瓣已被用于内衬新阴道（Williams，1964）。此外，Davydov 手术将骨盆腹膜从骨盆拉到新形成的阴道腔内，然后到阴道口。然而，膀胱和输尿管损伤以及膀胱阴道瘘是潜在的并发症（Davydov，1969）。

所有这些方法都要求患者承诺术后定期扩张，以避免明显的阴道狭窄。因此，只有当患者已经成熟并愿意坚持术后常规性交或使用扩张器手动扩张的方案时，才应考虑这些手术。

为了避免这些术后要求，小儿外科医师经常使用一段肠子来重建阴道。这些人工阴道最常使用乙状结肠或回肠段，需要经腹部进入和进行肠吻合。许多患者困扰于用于成形的胃肠道黏膜所造成的持续阴道排液。Kapoor（2006 年）报告了 14 例乙状结肠阴道成形术，并指出其良好的美容效果，没有结肠炎、狭窄或黏液过多的病例。

另一种方法是 Vecchietti 手术，利用最初的腹部手术来制造被动阴道扩张的器械。一个人造球体被放置在阴道凹陷处，其上穿有两条导丝。导丝被引导穿过潜在的新阴道间隙而后进入腹膜腔，最后从前腹壁穿出。导丝被置于持续的张力之下，且这种张力每天都在增加，以拉伸延长阴道盲腔（Vecchietti，1965）。

为了解决子宫发育不全的问题，已有报道使用已故捐赠者的子宫进行移植，该移植需要子宫的获取和血运重建。供体子宫血供由子宫动脉和髂内血管供应，这些血管与受体的髂外血管吻合（Ozkan，2013）。这位 MRKH 综合征患者术后实现了月经来潮并在实施体外受精后成功受孕，但最终未能维持妊娠（Erman Akar，2013）。该研究领域尚有更多的工作亟待解决。

### ■ 2. 单角子宫

一个苗勒管不能发育和伸长可以导致子宫呈单角状，我们称之为单角子宫。这种异常比较常见，Zanetti（1978）在 1160 例子宫异常中发现了 14% 的患病率。对于单角子宫，一侧可见正常功能性子宫、正常宫颈、圆韧带和输卵管。在对侧，苗勒管结构发育异常、发育不全或更常见的是残角子宫。退化的子宫角可以与单角子宫连通，更常见的是不连。此外，残角的子宫内膜腔可能会消失或包含一些功能性子宫

内膜。非连通角的功能子宫内膜最终可引起周期性单侧疼痛，并可能出现子宫积血。

患有单角子宫的女性不孕症、子宫内膜异位症和痛经的发病率较高（Fedele，1987，1994；Heinonen 1983 年）。在体格检查中，子宫经常明显偏离，且经常需要进一步影像学检查来确定退化子宫的解剖结构。此外，还需进行肾超声检查，因为 40% 单角子宫妇女可伴有一定程度的肾发育不全，通常是异常侧的同侧（Rackow，2007）。如果解剖结构不清楚，则可选择磁共振成像来辅助诊断。

单角子宫会影响女性的妊娠结局。一项回顾性研究显示，单角妊娠的自然流产率为 36%，早产率为 16%，活产率为 54%（Rackow，2007）。其他产科风险包括胎位不正、胎儿生长受限、胎儿死亡和胎膜早破（Chan，2011；Reichman，2009 年）。

与单角子宫相关的妊娠流产的发病机制尚不完全清楚，但已有证据表明其与子宫容量减少或子宫动脉异常分布有关（Burchell，1978）。此外，宫颈功能不全可能增加早产和中期妊娠流产的风险。因此，任何有妊娠流产、早产或异常妊娠史的妇女都可能患有单角子宫。

目前还没有扩大单角子宫腔的手术。一些产科医师建议预防性宫颈环扎术，但是缺乏足够的临床试验来评估结果。选择代孕可避开这些解剖学限制。然而，部分单角子宫患者似乎可以在随后的每一次妊娠中延长妊娠时间，并可能最终长至胎儿获得生存能力。

怀孕也可能发生在退化的子宫角上。在非连通性的角中，这被认为是来自对侧输卵管的精子在腹腔内转运的结果。不管连通方式如何，宫角妊娠与子宫破裂的高发生率相关，通常发生在 20 周之前（Rolen，1966）。由于继发于腹腔内出血的产妇发病率高，因此对于有腔的残角进行先入为主的切除是合理的（Heinonen，1997；Nahum，2002 年）。对于残角妊娠，需要手术切除。开腹手术是典型的术式，但有熟练的腹腔镜技术和合适的病例时腹腔镜手术也是可行的（Kadan，2008；Spitzer，2009）。

如果残角封闭，通常不建议切除。但建议在残角侧进行输卵管切除术或输卵管卵巢切除术，以预防单角子宫妇女罹患异位妊娠，尽管其风险很低。

### ■ 3. 双子宫

双子宫是成对苗勒管融合失败的结果。这种异常的特征是两个分开的子宫角，每个都有一个子宫内膜

腔和子宫颈。在大多数情况下，阴道纵向隔膜位于两个宫颈之间。Heinonen（1984）报告说：在他的研究系列中所有 26 名患有子宫发育迟缓的妇女都有纵向阴道隔膜。有时一边的阴道可被一个斜的或横向的阴道隔膜阻塞（图 18-10）（Hinckley，2003）。

如果发现阴道纵隔或两个分开的宫颈，应怀疑双子宫。建议进行影像学检查，以确认前文所概述的诊断。

妊娠可发生在两个角中的其中一个，在主要的子宫畸形中，双子宫具有较好的生育结局。与单角子宫相比，尽管子宫生长和容量的潜力相似，但双角子宫体可能通过两角之间的侧支连接改善了血液供应。另外，早期诊断对提高胎儿存活率具有重要意义，有利于更早的、更深入的产前护理（Patton，1994）。Heinonen（2000）对 36 名患有子宫发育不良的妇女进行了长期跟踪，发现 36 名有妊娠意愿的妇女中有 34 名（94%）至少有一次妊娠，且总妊娠次数达 71 次。其中，21% 是自然流产，2% 是异位妊娠。胎儿存活率为 75%；早产率为 24%；胎儿生长受限发生率为 11%；围产期死亡率为 5%；剖宫产率为 84%。在这个系列中，妊娠更多地发生在右角（76%）而不是左角。因为自然流产率与正常子宫腔妇女的流产率相似，所以很少需要针对流产进行外科手术。因此，手术应该作为保留手段，且只考虑那些在没有其他明显病因的情况下反复出现妊娠晚期流产或早产的患者。

### 4. 双角子宫

这种异常是由苗勒管的不完全融合引起的。其特征是两个独立但相通的子宫内膜腔和一个单一的子宫颈。融合失败可能延伸到子宫颈，导致完整的双角子宫；也可能是部分的，导致较轻微的异常。拥有双角子宫的女性活产率可达 60%。与许多子宫异常一样，早产是一个相当大的产科风险。Heinonen 和他的同事（1982 年）报道，部分双角子宫妇女的流产率为 28%，早产发生率为 20%。具有完整双角子宫的妇女早产发生率为 66%，胎儿存活率较低。

双角子宫与子宫纵隔的影像学鉴别可能具有挑战性，然而，这一点很重要，因为子宫纵隔很容易通过宫腔镜下纵隔切除术进行治疗。在 HSG 看到的大范围分叉的子宫角可能暗示着双角子宫。子宫角 > 105 度表示双角子宫，而 < 75 度表示子宫纵隔。然而，磁共振成像是定义基底轮廓的必要手段。宫底内向下的裂缝 ≥ 1 厘米表示双角子宫，而裂缝深度 < 1 厘米则表示子宫纵隔。使用三维超声还可以进行子宫内外

评估。因此在最初的诊断中，超声和 HSG 是可以接受的成像技术。当初步诊断为子宫纵隔时，则可在宫腔镜下开始纵隔切除术之前进行腹腔镜检查以获得明确诊断。

双角子宫的外科重建很少进行，但在没有其他病因的多次自然流产妇女中可以选择进行。Strassman（1952）描述了一种均一化宫腔大小的手术技巧（图 18-12）。均一化术后的妊娠结果一般较好。在 289 名女性中，术前妊娠流产率超过 70%。手术后，超过 85% 的妊娠最终活产。然而，子宫成形术对双角子宫的实际益处尚未在临床对照试验中进行检验。如同在双子宫手术中一样，子宫成形术是那些无其他可识别原因的反复妊娠流产的妇女的保留治疗方案。

### 5. 纵隔子宫

苗勒管融合后，其内侧管段不能退化，会在子宫腔内形成永久性隔膜。根据残存中线组织的多少，其轮廓变化很大。隔膜可以仅仅表现为子宫底部最小程度的突起，或者可以完全延伸到子宫颈口。此外，分隔可以分段发展，导致分隔子宫的部分沟通（Patton，1994）。隔膜的组织结构从纤维到肌纤维不等。

因为通常只在有产科并发症的妇女中发现，这些异常的真实发生率尚不清楚。尽管这种缺陷不会增加早产或剖宫产率，但纵隔子宫与自然流产率显著增加相关（Heinonen，2006）。2001 年 Woelfer 和他的同事报道，纵隔子宫妊娠早期自然流产率为 42%。此外，与双角子宫相比，纵隔子宫更容易导致早期妊娠流产（Proctor，2003）。

这种极高的流产率可能与中隔血供不良、子宫腔变形以及相关的宫颈或子宫内膜异常有关。根据间隔缺损的手术经验，与正常子宫肌层相比，纵隔子宫纤维肌间隔的血液供应明显减少。纵隔子宫很少会导致胎儿畸形，但 Heinonen（1999）曾报道三名患有纵隔子宫的妇女所分娩的新生儿具有肢体减少畸形。

纵隔子宫的诊断遵循为双角子宫制定的指南，包括 HSG 和（或）超声检查。历史上，纵隔子宫的经腹子宫成形术被证明能显著减少胎儿的不良结局，并提高胎儿存活率（Rock，1977；Blum，1977）。子宫成形术的主要缺点包括需要行剖宫产以防止妊娠子宫破裂，以及术后盆腔粘连发生率高和可能导致的继发不孕。

目前，宫腔镜下子宫纵隔切除术是治疗子宫纵隔有效且安全的替代方法（第 44 章）。通常，宫腔镜手术可与腹腔镜检查相结合，以降低子宫穿孔的

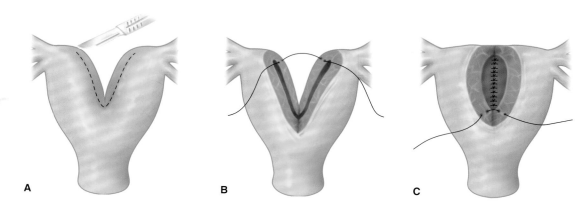

图 18-12　Strassman 子宫成形术是几种双角子宫修复技术之一。A. 介入子宫壁切除术；B. 用一层子宫肌层缝线重新缝合子宫后壁；C. 前壁的再类似缝合。缝合子宫肌层后，在前壁和后壁缝合浆膜层

风险。在 Chervenak 和 Neuwirth（1981）的最初病例报告之后，许多研究者已经证实了该方法具有令人满意的活产率（Daly，1983；DeCherney，1983；Israel，1984）。在一项回顾性研究中，Fayez（1986）评估了接受过经腹子宫成形术或宫腔镜下子宫中隔成形术的女性的妊娠结果。他们注意到宫腔镜手术组的活产率为 87%，而经腹手术组的活产率为 70%。同样，Daly 和他的同事（1989）报道了宫腔镜手术后令人鼓舞的结果。宫腔镜纵隔切除术的支持者强调该术式可以降低盆腔粘连率、缩短术后恢复期、降低手术发病率和避免强制性剖宫产（Patton，1994）。

### ■ 6. 弓形子宫

弓形子宫仅显示与正常子宫发育的轻微偏差。解剖学特征包括在宽阔的基底内有一个轻微的中线隔膜，有时表现为极小的基底腔凹陷。大多数临床医师报告其对生殖结果没有影响。而 Woelfer 和他的同事（2001 年）发现弓形子宫可升高中期妊娠流产和早产率。只有当妊娠流产率过高且排除了复发性自然流产的其他病因时，才需要手术切除。

### ■ 7. 己烯雌酚诱发的生殖道异常

己烯雌酚（diethylstilbestrol，DES）是一种合成的非甾体雌激素，从 20 世纪 40 年代末到 60 年代初，美国大约有 300 万孕妇服用。早期报道称，该药物可用于治疗流产、先兆子痫、糖尿病、潮热和早产（Massé，2009）。后来证实其对这些症状无效。将近 20 年后，Herbst 和他的同事（1971）发现宫内 DES 暴露与"T 形"子宫的发育和阴道及子宫颈透明细胞腺癌发病率的增加有关。宫内暴露的女性胎儿后来发生阴道恶性肿瘤的风险约为 1/1000。其女儿患阴道和宫颈上皮内瘤变的风险也增加了，表明 DES 暴露会影响基因调控（Herbst，2000）。DES 还能抑制 *WNT4* 基因并改变小鼠苗勒管中 *Hox* 基因的表达。这为子宫异常、阴道腺病以及罕见的癌症发生提供了一个令人信服的分子病因机制（Massé，2009）。

在正常发育过程中，阴道最初由来自苗勒管的腺上皮构成。到中期妊娠结束时，这一层被从泌尿生殖窦向上延伸的鳞状上皮取代。鳞状上皮不能完全覆盖阴道称为阴道腺病。虽然表现多样化，但其通常呈红色、点状和颗粒状。常见症状包括阴道刺激、分泌物和子宫出血——特别是性交后出血。此外，阴道腺病则经常与阴道透明细胞腺癌有关。

宫内 DES 暴露后的泌尿生殖系统畸形也被发现，包括子宫颈、阴道、子宫腔和输卵管的畸形。横隔、涉及阴道和子宫颈的环脊以及子宫颈环（"鸡冠花子宫颈"）也已被发现。患有宫颈阴道异常的妇女更有可能患有子宫异常，例如较小的子宫腔、缩短的子宫上段以及"T"形和不规则的子宫腔（Barranger，2002）。输卵管异常包括变短和变窄以及输卵管伞缺失。

宫内暴露于 DES 的男性也有结构异常。隐睾、睾丸发育不全、小阴茎和尿道下裂已有报道（Hernandez-Diaz，2002）。

总的来说，DES 暴露的妇女生育率下降（Senekjian，1988）。其机制尚不清楚，但与宫颈发育不全和闭锁有关。在那些妊娠的女性中，自然流产、异位妊娠和早产发生率增加，尤其是那些伴有结构异常者（Goldberg，1999）。现在，在禁止使用 DES50 多年后，大多数受影响的妇女已经过了生育年龄，但据

据,其绝经早期和乳腺癌的发病率较高(Hatch,2006;Hoover,2011)。

## 十、输卵管异常

输卵管从苗勒管的不成对的头端发育而来。先天性输卵管异常包括副输卵管口、输卵管完全或部分缺失以及仅有几个胚胎囊性残余物。女性中肾管的残余包括一些盲端小管,即卵巢系膜中的卵巢冠,以及类似的小管,统称为卵巢旁体(图 18-2F)(Moore,2013)。卵巢冠或卵巢旁体可发展成临床可识别的囊肿。

沿着其胚胎学进程可以发现其实为苗勒管残余。最常见的是一种小而盲的囊状结构,通过蒂附着在输卵管的远端,即泡状附件(Zheng,2009)。

输卵管旁囊肿是妇科手术中因其他异常或超声检查发现的常见意外发现(第9章)。它们可能来自中肾、肾旁或间皮。大多数囊肿无症状且生长缓慢,常在女性三四十岁时发现。

宫内暴露于 DES 与各种输卵管异常有关。短而弯曲的输卵管或有皱缩的伞端和小开口的输卵管与不孕有关(DeCherney,1981)。

## 十一、卵巢异常

额外卵巢是一种异位卵巢,其不与阔韧带、子宫卵巢韧带或漏斗韧带相连(Wharton,1959)。这种罕见的卵巢异位可能发生于骨盆、腹膜后、主动脉旁、结肠肠系膜或网膜。结合生殖细胞后部分生殖嵴的异常迁移是其发生的一个假说(Printz,1973)。

相反,"副卵巢"一词描述的是卵巢附近与正常位置的卵巢相连的多余卵巢组织,Wharton(1959)预计副卵巢和额外卵巢都很罕见,在 93 000 例患者中仅发现了 1 例副卵巢患者,在 29 000 例尸检中发现了 1 例额外卵巢。在 Wharton 的综述中,4 名额外卵巢患者中的 3 名和 19 名副卵巢患者中的 5 名伴有其他的先天性缺陷,最常见的涉及泌尿生殖系统。

伴有或不伴有输卵管的卵巢缺失,可能是由于先天性发育不全或卵巢扭转伴坏死和重吸收所致(Eustace,1992;James,1970)。据推测,发病率约为 1/11 240(Sivanesaratnam,1986)。

(魏　嘉译　王世宣审校)

## 参考文献

Acien P, Acien M, Sanchez-Ferrer ML: Müllerian anomalies "without a classification": from the didelphys-unicollis uterus to the bicervical uterus with or without septate vagina. Fertil Steril 91(6):2369, 2009

Aksglaede L, Juul A: Testicular function and fertility in men and Klinefelter syndrome: a review. Eur J Endocrinol 168(4):R67, 2013

American College of Obstetricians and Gynecologists: Vaginal agenesis: diagnosis, management, and routine care. Committee Opinion No. 355, December 2006, Reaffirmed 2009

American Fertility Society: The American Fertility Society classifications of adnexal adhesions, distal tubal occlusion, tubal occlusion secondary to tubal ligation, tubal pregnancies, müllerian anomalies and intrauterine adhesions. Fertil Steril 49(6):944, 1988

Arboleda VA, Sandberg DE, Vilain E: DSDs: genetics, underlying pathologies and psychosexual differentiation. Nat Rev Endocrinol 10(10):603, 2014

Ashworth MF, Morton KE, Dewhurst J, et al: Vaginoplasty using amnion. Obstet Gynecol 67(3):443, 1986

Bakos O, Berglund L: Imperforate hymen and ruptured hematosalpinx: a case report with a review of the literature. J Adolesc Health 24(3):226, 1999

Bangsboll S, Qvist I, Lebech PE, et al: Testicular feminization syndrome and associated gonadal tumors in Denmark. Acta Obstet Gynecol Scand 71(1):63, 1992

Barranger E, Gervaise A, Doumerc S, et al: Reproductive performance after hysteroscopic metroplasty in the hypoplastic uterus: a study of 29 cases. BJOG 109(12):1331, 2002

Berkman DS, McHugh MT, Shapiro E: The other interlabial mass: hymenal cyst. J Urol 171(5):1914, 2004

Bermejo C, Martinez, Ten P, et al: Three-dimensional ultrasound in the diagnosis of Müllerian duct anomalies and concordance with magnetic resonance imaging. Ultrasound Obstet Gynecol 35:593, 2010

Blackless M, Charuvastra A, Derryck A, et al: How sexually dimorphic are we? Review and synthesis. Am J Hum Biol 12(2):151, 2000

Blaschko SD, Cunha GR, Baskin LS: Molecular mechanisms of external genitalia development. Differentiation 84(3):261, 2012

Blum M: Prevention of spontaneous abortion by cervical suture of the malformed uterus. Int Surg 62(4):213, 1977

Breech LL, Laufer MR: Müllerian anomalies. Obstet Gynecol Clin North Am 36(1):47, 2009

Breech LL, Laufer MR: Obstructive anomalies of the female reproductive tract. J Reprod Med 44(3):233, 1999

Burchell RC, Creed F, Rasoulpour M, et al: Vascular anatomy of the human uterus and pregnancy wastage. Br J Obstet Gynaecol 85(9):698, 1978

Buttram VC Jr, Gibbons WE: Müllerian anomalies: a proposed classification. (An analysis of 144 cases.) Fertil Steril 32(1):40, 1979

Caliskan E, Ozkan S, Cakiroglu Y, et al: Diagnostic accuracy of real-time 3D sonography in the diagnosis of congenital Mullerian anomalies in high-risk patients with respect to the phase of the menstrual cycle. J Clin Ultrasound 38(3):123, 2010

Carlson DR, Garmel GM: Didelphic uterus and unilaterally imperforate double vagina as an unusual presentation of right lower-quadrant abdominal pain. Ann Emerg Med 21(8):1006, 1992

Casey AC, Laufer MR: Cervical agenesis: septic death after surgery. Obstet Gynecol 90(4 Pt 2):706, 1997

Chan YY, Jayaprakasan K, Tan A, et al: Reproductive outcomes in women with congenital uterine anomalies: a systematic review. Ultrasound Obstet Gynecol 38(4):371, 2011

Chavan GB, Parra DA, Oudjhane K, et al: Imaging of ambiguous genitalia: classification and diagnostic approach. Radiographics 28(7):1891, 2008

Chervenak FA, Neuwirth RS: Hysteroscopic resection of the uterine septum. Am J Obstet Gynecol 141(3):351, 1981

Croak AJ, Gebhart JB, Klingele CJ, et al: Therapeutic strategies for vaginal müllerian agenesis. J Reprod Med 48(6):395, 2003

Cunningham FG, Leveno KJ, Bloom SL (eds): Congenital genitourinary abnormalities. In Williams Obstetrics, 24th ed. New York, McGraw-Hill, 2014a, p 39

Cunningham FG, Leveno KJ, Bloom SL (eds): Embryogenesis and fetal morphological development. In Williams Obstetrics, 24th ed. New York, McGraw-Hill, 2014b, p 146

Cunningham FG, Leveno KJ, Bloom SL (eds): Placentation, embryogenesis, and fetal development. In Williams Obstetrics, 24th ed. New York, McGraw-Hill, 2014c, p 110

Daaboul J, Frader J: Ethics and the management of the patient with intersex: a middle way. J Pediatr Endocrinol Metab 14(9):1575, 2001

Daly DC, Maier D, Soto-Albors C: Hysteroscopic metroplasty: six years' experience. Obstet Gynecol 73(2):201, 1989

Daly DC, Walters CA, Soto-Albors CE, et al: Hysteroscopic metroplasty: surgical technique and obstetric outcome. Fertil Steril 39(5):623, 1983

Davydov SN: Colpopoeisis from the peritoneum of the uterorectal space. Akush Ginekok (Mosk) 45(12):55, 1969

DeCherney AH, Cholst I, Naftolin F: Structure and function of the fallopian tubes following exposure to diethylstilbestrol (DES) during gestation. Fertil Steril 36(6):741, 1981

DeCherney A, Polan ML: Hysteroscopic management of intrauterine lesions and intractable uterine bleeding. Obstet Gynecol 61(3):392, 1983

Deppisch LM: Cysts of the vagina: classification and clinical correlations. Obstet Gynecol 45(6):632, 1975

Dershwitz RA, Levitsky LL, Feingold M: Picture of the month. Vulvovaginitis: a cause of clitoromegaly. Am J Dis Child 138(9):887, 1984

de Vries AL, Doreleijers TA, Cohen-Kettenis PT: Disorders of sex development and gender identity outcome in adolescence and adulthood: understanding general identity development and its clinical implications. Pediatr Endocrinol Rev 4:343, 2007

Dillon WP, Mudaliar NA, Wingate MB: Congenital atresia of the cervix. Obstet Gynecol 54(1):126, 1979

Doyle JO, Laufer MR: Mayer-Rokitansky-Kuster-Hauser (MRKH) syndrome with a single septate uterus: a novel anomaly and description of treatment options. Fertil Steril 92(1):391, 2009

Dreisler E, Stampe Sørensen S: Müllerian duct anomalies diagnosed by saline contrast sonohysterography: prevalence in a general population. Fertil Steril 102(2):525, 2014

Duncan PA, Shapiro LR, Stangel JJ, et al: The MURCS association: Müllerian duct aplasia, renal aplasia, and cervicothoracic somite dysplasia. J Pediatr 95:399, 1979

Elder J: Congenital anomalies of the genitalia. In Walsh PC, Retik AB, Stamey TA, et al (eds): Campbell's Urology. Philadelphia, Saunders, 1992, p 1920

Erman Akar M, Ozkan O, Aydinuraz B, et al: Clinical pregnancy after uterine transplantation. Fertil Steril 100(5):1358, 2013

Eustace DL: Congenital absence of fallopian tube and ovary. Eur J Obstet Gynecol Reprod Biol 46(2–3):157, 1992

Fayez JA: Comparison between abdominal and hysteroscopic metroplasty. Obstet Gynecol 68(3):399, 1986

Fedele L, Dorta M, Brioschi D, et al: Magnetic resonance evaluation of double uteri. Obstet Gynecol 74:844, 1989

Fedele L, Zamberletti D, Vercellini P, et al: Reproductive performance of women with unicornuate uterus. Fertil Steril 47(3):416, 1987

Frank RT: The formation of an artificial vagina without an operation. Am J Obstet Gynecol 141:910, 1938

Fukami M, Homma K, Hasegawa T, et al: Backdoor pathway for dihydrotestosterone biosynthesis: implications for normal and abnormal human sex development. Dev Dyn 242(4):320, 2013

Ghi T, Casadio P, Kuleva M, et al: Accuracy of three-dimensional ultrasound in diagnosis and classification of congenital uterine anomalies. Fertil Steril 92(2):808, 2009

Goldberg JM, Falcone T: Effect of diethylstilbestrol on reproductive function. Fertil Steril 72(1):1, 1999

Greer DM Jr, Pederson WC: Pseudo-masculinization of the phallus. Plast Reconstr Surg 68(5):787, 1981

Hatch EE, Troisi R, Wise LA, et al: Age at natural menopause in women exposed to diethylstilbestrol in utero. Am J Epidemiol 164:682, 2006

Heinonen PK: Clinical implications of the didelphic uterus: long-term follow-up of 49 cases. Eur J Obstet Gynecol Reprod Biol 91(2):183, 2000

Heinonen PK: Clinical implications of the unicornuate uterus with rudimentary horn. Int J Gynaecol Obstet 21(2):145, 1983

Heinonen PK: Complete septate uterus with longitudinal vaginal septum. Fertil Steril 85(3):700, 2006

Heinonen PK: Limb anomalies among offspring of women with a septate uterus: a report of three cases. Early Hum Dev 56(2–3):179, 1999

Heinonen PK: Unicornuate uterus and rudimentary horn. Fertil Steril 68(2):224, 1997

Heinonen PK: Uterus didelphys: a report of 26 cases. Eur J Obstet Gynecol Reprod Biol 17(5):345, 1984

Heinonen PK, Saarikoski S, Pystynen P: Reproductive performance of women with uterine anomalies. An evaluation of 182 cases. Acta Obstet Gynecol Scand 61(2):157, 1982

Heller DS: Vaginal cysts: a pathology review. J Lower Genit Tract Dis 16(2):140, 2012

Herbst AL: Behavior of estrogen-associated female genital tract cancer and its relation to neoplasia following intrauterine exposure to diethylstilbestrol (DES). Gynecol Oncol 76(2):147, 2000

Herbst AL, Ulfelder H, Poskanzer DC: Adenocarcinoma of the vagina. Association of maternal stilbestrol therapy with tumor appearance in young women. N Engl J Med 284(15):878, 1971

Hernandez-Diaz S: Iatrogenic legacy from diethylstilbestrol exposure. Lancet 359(9312):1081, 2002

Hinckley MD, Milki AA: Management of uterus didelphys, obstructed hemivagina and ipsilateral renal agenesis. A case report. J Reprod Med 48(8):649, 2003

Hoover RN, Hyer M, Pfeiffer RM, et al: Adverse health outcomes in women exposed in utero to diethylstilbestrol. N Engl J Med 365:1304, 2011

Hughes IA, Houk C, Ahmed SF, et al: Consensus statement on management of intersex disorders. J Pediatr Urol 2(3):148, 2006

Hutson JM, Grover SR, O'Connell M, et al: Malformation syndromes associated with disorders of sex development. Nat Rev Endocrinol 10(8):476, 2014

Hwang JH, Oh MJ, Lee NW, et al: Multiple vaginal müllerian cysts: a case report and review of literature. Arch Gynecol Obstet 280(1):137, 2009

Ingram JM: The bicycle seat stool in the treatment of vaginal agenesis and stenosis: a preliminary report. Am J Obstet Gynecol 140(8):867, 1981

Israel R, March CM: Hysteroscopic incision of the septate uterus. Am J Obstet Gynecol 149(1):66, 1984

James DF, Barber HR, Graber EA: Torsion of normal uterine adnexa in children. Report of three cases. Obstet Gynecol 35(2):226, 1970

Johnson LT, Lara-Torre E, Murchison AM, et al: Large epidermal cyst of the clitoris: a novel diagnostic approach to assist in surgical removal. J Pediatr Adolesc Gynecol 26(2):e33, 2013

Joki-Erkkila MM, Heinonen PK: Presenting and long-term clinical implications and fecundity in females with obstructing vaginal malformations. J Pediatr Adolesc Gynecol 16(5):307, 2003

Jones HW Jr: An anomaly of the external genitalia in female patients with exstrophy of the bladder. Am J Obstet Gynecol 117(6):748, 1973

Kadan Y, Romano S: Rudimentary horn pregnancy diagnosed by ultrasound and treated by laparoscopy—a case report and review of the literature. J Minim Invasive Gynecol 15(5):527, 2008

Kapoor R, Sharma DK, Singh KJ, et al: Sigmoid vaginoplasty: long-term results. Urology 67(6):1212, 2006

Karlin G, Brock W, Rich M, et al: Persistent cloaca and phallic urethra. J Urol 142(4):1056, 1989

Kenney PJ, Spirt BA, Leeson MD: Genitourinary anomalies: radiologic-anatomic correlations. RadioGraphics 4:233, 1984

Kimberley N, Hutson JM, Southwell BR, et al: Vaginal agenesis, the hymen, and associated anomalies. J Pediatr Adolesc Gynecol 25:54, 2012

Laterza RM, De Gennaro M, Tubaro A, et al: Female pelvic congenital malformations. Part I: embryology, anatomy and surgical treatment. Eur J Obstet Gynecol Reprod Biol 159:26, 2011

Lee PA, Houk CP, Ahmed, et al: Consensus statement on management of intersex disorders. Pediatrics 118:488, 2006

Lin WC, Chang CY, Shen YY, et al: Use of autologous buccal mucosa for vaginoplasty: a study of eight cases. Hum Reprod 18(3):604, 2003

Lloyd JC, Wiener JS, Gargollo PC, et al: Contemporary epidemiological trends in complex congenital genitourinary anomalies. J Urol 190(4 Suppl):1590, 2013

MacLaughlin DT, Donahoe PK: Sex determination and differentiation. N Engl J Med 350(4):367, 2004

Marshall FF: Embryology of the lower genitourinary tract. Urol Clin North Am 5(1):3, 1978

Massanyi EZ, Gearhart JP, Kost-Byerly S: Perioperative management of classic bladder exstrophy. Res Rep Urol 5:67, 2013

Massé J, Watrin T, Laurent A, et al: The developing female genital tract: from genetics to epigenetics. Int J Dev Biol 53(2–3):411, 2009

McIndoe A: The treatment of congenital absence and obliterative conditions of the vagina. Br J Plast Surg 2(4):254, 1950

Moore KL, Persaud TVN, Torchia MG: The urogenital system. In The Developing Human. Philadelphia, Saunders, 2013, p 245

Motoyama S, Laoag-Fernandez JB, Mochizuki S, et al: Vaginoplasty with Interceed absorbable adhesion barrier for complete squamous epithelialization in vaginal agenesis. Am J Obstet Gynecol 188(5):1260, 2003

Murphy C, Allen L, Jamieson MA: Ambiguous genitalia in the newborn: an overview and teaching tool. J Pediatr Adolesc Gynecol 24:236, 2011

Nagai K, Murakami Y, Nagatani K, et al: Life-threatening acute renal failure due to imperforate hymen in an infant. Pediatr Int 54(2):280, 2012

Nahum GG: Rudimentary uterine horn pregnancy. The 20th-century worldwide experience of 588 cases. J Reprod Med 47(2):151, 2002

Nahum GG: Uterine anomalies. How common are they, and what is their distribution among subtypes? J Reprod Med 43(10):877, 1998

Nakhal RS, Deans R, Creighton SM, et al: Genital prolapse in adult women with classical bladder exstrophy. Int Urogynecol J 23(9):120, 2012

Nazir Z, Rizvi RM, Qureshi RN, et al: Congenital vaginal obstructions: varied presentation and outcome. Pediatr Surg Int 22(9):749, 2006

New MI, Abraham M, Yuen T, et al: An update on prenatal diagnosis and treatment of congenital adrenal hyperplasia. Semin Reprod Med 30(5):396, 2012

Nistal M, Paniagua R, Gonzalez-Peramato P, et al: Gonadal dysgenesis. Pediatr Dev Pathol 18(4):259, 2015

Nistal M, Paniagua R, Gonzalez-Peramato P, et al: Klinefelter syndrome and other anomalies in X and Y chromosomes. Clinical and pathological entities. Pediatr Dev Pathol Aug 8, 2014 [Epub ahead of print]

Niver DH, Barrette G, Jewelewicz R: Congenital atresia of the uterine cervix and vagina: three cases. Fertil Steril 33(1):25, 1980

Ocal G: Current concepts in disorders of sexual development. J Clin Res Pediatr Endocrinol 3(3):105, 2011

Oppelt P, Renner SP, Kellermann A, et al: Clinical aspects of Mayer-Rokitansky-Kuster-Hauser syndrome: recommendations for clinical diagnosis and staging. Hum Reprod 21(3):792, 2006

Ozkan O, Akar ME, Erdogan O, et al: Preliminary results of the first human uterus transplantation from a multiorgan donor. Fertil Steril 99(2):470, 2013

Parazzini F, Cecchetti G: The frequency of imperforate hymen in northern Italy. Int J Epidemiol 19(3):763, 1990

Park SY, Jameson JL: Minireview: transcriptional regulation of gonadal development and differentiation. Endocrinology 146(3):1035, 2005

Patton PE: Anatomic uterine defects. Clin Obstet Gynecol 37(3):705, 1994

Pellerito JS, McCarthy SM, Doyle MB, et al: Diagnosis of uterine anomalies: relative accuracy of MR imaging, endovaginal sonography, and hysterosalpingography. Radiology 183(3):795, 1992

Printz JL, Choate JW, Townes PL, et al: The embryology of supernumerary ovaries. Obstet Gynecol 41(2):246, 1973

Proctor JA, Haney AF: Recurrent first trimester pregnancy loss is associated with uterine septum but not with bicornuate uterus. Fertil Steril 80(5):1212, 2003

Puscheck EE, Cohen L: Congenital malformations of the uterus: the role of ultrasound. Semin Reprod Med 26(3):223, 2008

Rackow BW, Arici A: Reproductive performance of women with müllerian anomalies. Curr Opin Obstet Gynecol 19(3):229, 2007

Reichman D, Laufer MR, Robinson BK: Pregnancy outcomes in unicornuate uteri: a review. Fertil Steril 91(5):1886, 2009

Roberts CP, Haber MJ, Rock JA: Vaginal creation for müllerian agenesis. Am J Obstet Gynecol 185(6):1349, 2001

Rock JA, Jones HW Jr: The clinical management of the double uterus. Fertil Steril 28(8):798, 1977

Rock JA, Jones HW Jr: The double uterus associated with an obstructed hemivagina and ipsilateral renal agenesis. Am J Obstet Gynecol 138(3):339, 1980

Rock JA, Roberts CP, Jones HW Jr: Congenital anomalies of the uterine cervix: lessons from 30 cases managed clinically by a common protocol. Fertil Steril 94(5):1858, 2010

Rock JA, Schlaff WD, Zacur HA, et al: The clinical management of congenital absence of the uterine cervix. Int J Gynaecol Obstet 22(3):231, 1984

Rock JA, Zacur HA, Dlugi AM, et al: Pregnancy success following surgical correction of imperforate hymen and complete transverse vaginal septum. Obstet Gynecol 59(4):448, 1982

Rolen AC, Choquette AJ, Semmens JP: Rudimentary uterine horn: obstetric and gynecologic implications. Obstet Gynecol 27(6):806, 1966

Ross AJ, Capel B: Signaling at the crossroads of gonad development. Trends Endocrinol Metab 16(1):19, 2005

Sanfilippo JS, Wakim NG, Schikler KN, et al: Endometriosis in association with uterine anomaly. Am J Obstet Gynecol 154(1):39, 1986

Saravelos SH, Cocksedge KA, Li TC: Prevalence and diagnosis of congenital uterine anomalies in women with reproductive failure: a critical appraisal. Hum Reprod Update 14(5):415, 2008

Schey WL, Kandel G, Charles AG: Female epispadias: report of a case and review of the literature. Clin Pediatr (Phila) 19(3):212, 1980

Senekjian EK, Potkul RK, Frey K, et al: Infertility among daughters either exposed or not exposed to diethylstilbestrol. Am J Obstet Gynecol 158(3 Pt 1):493, 1988

Sharara FI: Complete uterine septum with cervical duplication, longitudinal vaginal septum and duplication of a renal collecting system. A case report. J Reprod Med 43(12):1055, 1998

Shatzkes DR, Haller JO, Velcek FT: Imaging of uterovaginal anomalies in the pediatric patient. Urol Radiol 13(1):58, 1991

Shehata BM, Elmore JM, Bootwala Y, et al: Immunohistochemical characterization of sonic hedgehog and its downstream signaling molecules during human penile development. Fetal Pediatr Pathol 30(4):244, 2011

Simpson JL: Genetics of the female reproductive ducts. Am J Med Genet 89(4):224, 1999

Sivanesaratnam V: Unexplained unilateral absence of ovary and fallopian tube. Eur J Obstet Gynecol Reprod Biol 22(1–2):103, 1986

Sotolongo JR Jr, Gribetz ME, Saphir RL, et al: Female phallic urethra and persistent cloaca. J Urol 130(6):1186, 1983

Spitzer RF, Kives S, Allen LM: Case series of laparoscopically resected noncommunicating functional uterine horns. J Pediatr Adolesc Gynecol 22(1):e23, 2009

Stanton SL: Gynecologic complications of epispadias and bladder exstrophy. Am J Obstet Gynecol 119(6):749, 1974

Stelling JR, Gray MR, Davis AJ, et al: Dominant transmission of imperforate hymen. Fertil Steril 74(6):1241, 2000

Strassman E: Plastic unification of double uterus. Am J Obstet Gynecol 64(1):25, 1952

Taylor HS: The role of HOX genes in the development and function of the female reproductive tract. Semin Reprod Med 18(1):81, 2000

Thijssen RF, Hollanders JM, Willemsen WN, et al: Successful pregnancy after ZIFT in a patient with congenital cervical atresia. Obstet Gynecol 76(5 Pt 2):902, 1990

Thyen U, Lanz K, Holterhus PM, et al: Epidemiology and initial management of ambiguous genitalia at birth in Germany. Horm Res 66(4):195, 2006

Usta IM, Awwad JT, Usta JA, et al: Imperforate hymen: report of an unusual familial occurrence. Obstet Gynecol 82(4 Pt 2 Suppl):655, 1993

Vecchietti G: [Creation of an artificial vagina in Rokitansky-Kuster-Hauser syndrome]. Attual Ostet Ginecol 11(2):131, 1965

Wharton LR: Two cases of supernumerary ovary and one of accessory ovary, with an analysis of previously reported cases. Am J Obstet Gynecol 78:1101, 1959

White PC, Speiser PW: Congenital adrenal hyperplasia due to 21-hydroxylase deficiency. Endocr Rev 21(3):245, 2000

Williams C, Nakhal R, Hall-Craggs M, et al: Transverse vaginal septae: management and long-term outcomes. BJOG 121(13):1653, 2014

Williams EA: Congenital absence of the vagina: a simple operation for its relief. J Obstet Gynaecol Br Commonw 71:511, 1964

Woelfer B, Salim R, Banerjee S, et al: Reproductive outcomes in women with congenital uterine anomalies detected by three-dimensional ultrasound screening. Obstet Gynecol 98(6):1099, 2001

Zanetti E, Ferrari LR, Rossi G: Classification and radiographic features of uterine malformations: hysterosalpingographic study. Br J Radiol 51(603):161, 1978

Zheng W, Robboy SJ: Fallopian tube. In Robboy SJ, Mutter GL, Prat J (eds): Robboy's Pathology of the Female Reproductive Tract. London, Churchill Livingstone, 2009, p 509

## 第十九章

# 不孕夫妇的评估

不孕症是指有规律性生活且未采取避孕措施达一年后未能受孕。它可以细分为原发性不孕（既往从未怀孕过）和继发性不孕（既往至少怀孕一次）。

相反，受孕率是指怀孕的能力，来自大规模人群的研究数据显示女性每个月受孕的概率为 20% ～ 25%。在试孕夫妇中，大约 50% 的女性会在 3 个月内怀孕，75% 的女性会在 6 个月内怀孕，85% 以上的女性会在一年内怀孕（图 19-1）（Guttmacher，1956；Mosher，1991）。

不孕症是一种常见的疾病，影响 10% ～ 15% 的育龄期夫妇。值得注意的是，即使未经治疗，约有一半的女性会在试孕的第二年中怀孕。根据全国家庭增长调查（National Survey of Family Growth），报告指出不孕的已婚女性比例已从 1982 年的 8.5% 下降至 2006 ～ 2010 年间的 6.0%。相比之下，接受过不孕治疗的 15 ～ 44 岁女性已从 1982 年的 9% 上涨到 2002 年的 12%，其中 1995 年达到 15% 的峰值（Chandra，2013，2014）。对于这些数据的解读由于结婚率的持续改变，人们故意推迟生育年龄以及不断扩张的移民社会中社会经济和教育地位的变化而变得错综复杂。

然而，不孕症治疗成功案例的广为人知，使患者对医学干预帮助他们达成目标寄予厚望。

大多数夫妇与其说是不孕，更准确的定义应该是生育力下降，因为如果给予足够的时间，他们最终也会获得妊娠。生育力降低的概念会使不孕夫妇得到安慰。然而，也有明显例外的，如女性双侧输卵管阻塞或男性无精子症的患者。普遍的观点认为不孕症的评估适用于所有试孕 1 年未能怀孕的夫妇，但在某些情况下应该提前进行医疗干预。例如，推迟无排卵女性或患有严重盆腔炎性疾病（pelvic inflammatory disease，PID）女性的评估是不合适的。特别值得注意的是，受孕率与年龄高度相关，32 岁开始女性生育力显著降低，37 岁以后下降速度进一步加快（American Society for Reproductive Medicine，2014a）。妊娠率的下降同时与不良妊娠结局的增加有关，其中主要是非整倍体发生率的增加。因此，大多数专家认为 35 岁以上妇女在试孕 6 个月后未能怀孕者应考虑进行不孕症评估。

在开始不孕症治疗之前，患者的健康状况必须为预期到来的妊娠做好准备。理想情况下，只要有可能，这些健康问题在转诊给不孕症专家之前应得到解决，其中包括合适的疫苗接种，糖尿病、传染病、遗传病的筛查，叶酸补充，减重，停止吸烟或停用非法药物。更多详细内容将在本章内或表 1-17 中进行详述。

## 一、不孕症病因

成功的妊娠涉及一系列复杂的步骤，包括排卵、输卵管拾卵、卵子受精、受精卵向子宫转运及胚泡在容受状态的子宫腔内种植。而对于男性生殖系统，则必须保证在排卵期宫颈处有足够数量和质量的精子。理解这些关键步骤有助于制订合适的评估与治疗方案。

一般而言，不孕症的病因中女方因素、男方因素各占三分之一，男女双方因素占三分之一。这样的比

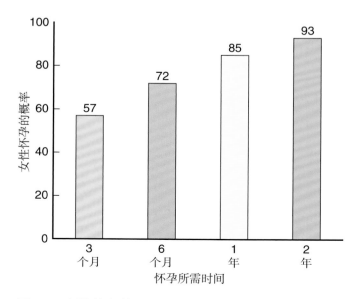

图 19-1　怀孕所需时间

例强调在开始治疗前对夫妇双方一同评估的重要性。如果不孕夫妇存在明确的病因，那么在开始治疗前可能不需要进行全面检查，但如果患者在治疗后仍不能快速获得妊娠，那么就应重点考虑完善检查。各种不孕病因的大致发生率占比见表 19-1（Abma，1997；American Society for Reproductive Medicine，2006）。

强烈建议夫妻双方同时参与初次生育咨询，这给试孕夫妇提供了一个绝好机会去了解正常怀孕的过程以及优化自然生育力的方法，并可能减少不孕夫妇对昂贵且耗时的医学干预的需要（American Society for Reproductive Medicine，2013a）。备孕夫妇应被告知与怀孕有关"生育窗"的概念。从排卵前 5 天至排卵日，期间受孕概率增加（Wilcox，1995），如果男方精液参数正常，那么夫妻双方最好在这段时间内每日性交以使受孕概率最大化。尽管随着性交频率的增加精子浓度将会下降，但这种下降通常很小，不足以显著降低受精机会（Stanford，2002）。同时也应提醒夫妇避免使用油性润滑剂，以避免其对精子的损伤。许多关于受孕能力的说法，如性交姿势的重要性、射精后女性保持平卧位等，都可能给已经处于紧张状态的夫妇过度的压力，因此这些说法都应该被消除。

## 二、病史

### 1. 女方病史

#### （1）妇科病史

与其他健康问题一样，详尽的病史和完整的体格检查具有关键作用（American Society for Reproductive Medicine，2012a）。详细列举开来，询问的问题应包括月经情况（周期、经期、经间期或最近月经期有无改变、潮热、痛经）、既往避孕药物的使用情况、性交频率和不孕持续时间。既往有无子宫内膜异位症、

表 19-1　不孕症的病因

| | |
|---|---|
| 男方因素 | 25% |
| 排卵因素 | 27% |
| 输卵管 / 子宫因素 | 22% |
| 其他因素 | 9% |
| 不明原因 | 17% |

复发性卵巢囊肿、子宫平滑肌瘤、性传播疾病或盆腔炎性疾病也与女性不孕相关。妊娠史可以提示女性过去有排卵且输卵管通畅，因此应注意查问。而较长的不孕时间可能提示生育力降低，增加发现不孕病因的概率。也应记录有无妊娠并发症的发生，如流产、早产、胎盘滞留、产后的宫腔诊刮、绒毛膜羊膜炎或胎儿畸形。以往有宫颈涂片异常，尤其是曾接受过宫颈锥切术的女性，可能出现宫颈黏液减少和子宫颈管功能下降。还需获得女性性交情况，其中包括性交的频率和时机，如出现性交困难等症状可能提示女方患有子宫内膜异位症，需要尽早行腹腔镜检查明确诊断。

#### （2）内科病史与手术史

内科病史采集时应寻找高泌乳素血症或甲状腺疾病所引起的症状。雄激素过多的临床表现如痤疮或多毛都可能提示多囊卵巢综合征或较不常见的先天性肾上腺增生症。既往接受过化疗或盆腔放疗可能提示卵巢衰竭。同时，此期间也是确保所需疫苗在有效接种状态的最佳机会，因为一旦获得妊娠，即是部分疫苗接种的禁忌证（American Society for Reproductive Medicine，2013d）。免疫接种适应证与接种时间见表 1-2。

采集用药史时应包括非处方药物的使用史，如非甾体类抗炎药可能对排卵产生不良影响。大多数情况下，不提倡使用中草药疗法。应鼓励女性每日服用至少含有 400 μg 叶酸的维生素以降低胎儿神经管缺陷的发生率。对既往怀有患病孩子的女性，每日应口服 4 g 叶酸治疗（American College of Obstetricians and Gynecologists，2014b）。

盆腔手术史或腹部手术史可能会降低生育能力，特别是与子宫内膜异位症或粘连形成相关的手术。例如，阑尾炎穿孔或憩室炎的手术治疗会增加盆腔粘连性疾病、输卵管阻塞或两者情况同时存在的概率；子宫相关手术治疗史会使患者易患疼痛、肠梗阻或子宫内外粘连，从而导致患者不孕。在拟定手术治疗计划时，首先要考虑的是减少粘连形成，因此精细的外科手术技术和微创手术更受青睐。手术粘连屏障材料能降低术后粘连发生率（详见第 11 章）。然而，暂无有力证据表明使用防粘连材料可以提高生育力、减轻疼痛或降低肠梗阻的患病率（American Society for Reproductive Medicine，2013b）。

#### （3）社会史

社会史应重点关注生活方式因素，如饮食习惯。

已明确促性腺激素释放激素（GnRH）和促性腺激素的分泌异常与体重指数 > 25 kg/m² 或 < 17 kg/m² 相关（Grodstein，1994a）。在不同的种族和民族中，估计有 30% ~ 50% 的女性超重或肥胖，并且大多数学者认为这一发病率正在不断增加（American Society for Reproductive Medicine，2008c；Hedley，2004）。超重或肥胖女性的不孕主要与排卵功能障碍的发生率增加有关，但也有研究数据指出有排卵的肥胖妇女同样面临着生育力的下降。尽管很难做到，但对超重女性而言，即便是适当降低体重也有利于恢复规律的月经周期，改善后续妊娠情况（表 19-2）。

越来越多的数据表明吸烟会降低生育率（American Society for Reproductive Medicine，2012d）。在美国，至少有五分之一的育龄男性或女性吸烟（Centers for Disease Control and Prevention，2014）。对吸烟女性，甚至是那些被动暴露于香烟烟雾的女性而言，不孕的概率增加，获得妊娠的所需时间延长。此外，吸烟对女性生育力的负面影响似乎并不能通过辅助生殖技术（assisted reproductive technologies，ART）来克服。一项纳入 221 对夫妇为期 5 年的前瞻性研究发现，吸烟者不能通过 ART 获得妊娠的风险增加了一倍以上。女性吸烟史每增加一年，ART 周期失败的风险就会增加 9%（Klonoff-Cohen，2001）。

烟草中的有毒物质会加速卵泡的耗竭，增加配子或早期胚胎的基因突变（Zenzes，2000）。吸烟与自然受孕或人工辅助受孕周期中流产率的增加有关。吸烟对流产率增加的作用机制尚不清晰，但可能与香烟烟雾中某些成分（如尼古丁、二氧化碳和氰化物）的

血管收缩和抗代谢特性导致的胎盘功能不良有关。具体来说，吸烟与胎盘早剥、胎儿生长受限和早产发病率的升高有关（Cunningham，2014）。此外，孕妇吸烟可能导致母体减数分裂不分离，21- 三体的发病风险增加（Yang，1999）。诚然，目前的数据无法证明吸烟与不孕症或不良妊娠结局之间存在因果关系，仅能提示这之间存在相关性。

吸烟对男性生育力的影响更加难以察觉。尽管男性吸烟者的精子浓度和活力相对下降，但是通常保持在正常范围内。

不鼓励计划怀孕的男性或女性吸烟，而对于怀孕的渴望将会成为他们戒烟的强大动力（Augood，1998）。宣教是戒烟最重要的第一步（表 19-3）。如果行为疗法无效，那么使用医疗辅助手段则可能被证明是有效的，如尼古丁替代疗法、安非他酮（载班）、伐尼克兰（畅沛）等（表 1-4）。尼古丁制剂被认定为 D 类药品，安非他酮和伐尼克兰是经食品药品管理局（FDA）批准的非尼古丁制剂，被认定为 C 类药品（Fiore，2008）。理想情况下，药物戒烟疗法最好在怀孕前使用。

饮酒也应被限制。大量饮酒会降低女性生育力，减少男性精子数量并增加男性性功能障碍的发生（Klonoff-Cohen，2003；Nagy，1986）。标准的乙醇摄入量是指 12 盎司的啤酒或 5 盎司的葡萄酒或 1.5 盎司的烈酒。几项研究表明，每周摄入 5 ~ 8 个标准乙醇摄入量会对女性生育力产生不良影响（Grodstein，1994b；Tolstrup，2003）。由于乙醇对早期妊娠也是有害的，应谨慎建议患者在备孕期间避免过量饮酒。

咖啡因是全世界使用最广泛的药理活性物质之一。评估咖啡因与生育力受损之间潜在关系的研究设

表 19-2 肥胖及环境因素对生育力的影响

| 影响因素 | 对生育力的影响 |
| --- | --- |
| 肥胖（BMI > 35 kg/m²） | TTC 增加 1 倍 |
| 体重过轻（BMI < 19 kg/m²） | TTC 增加 3 倍 |
| 吸烟 | RR 增加 60% |
| 饮酒（> 2 次 / 日） | RR 增加 60% |
| 违禁药品 | RR 增加 70% |
| 毒物 | RR 增加 40% |
| 咖啡因（> 250 mg/d） | 受孕率下降 45% |

BMI= 体重指数；RR= 不孕的相对风险；TTC = 获得妊娠所需时间

Adapted with permission from American Society for Reproductive Medicine：Optimizing natural fertility：a committee opinion，Fertil Steril 2013 Sep；100（3）：631-637

表 19-3 女性对吸烟的健康风险的认识

| 吸烟的风险 | 风险认知的百分比 |
| --- | --- |
| 呼吸道疾病 | 99% |
| 心脏疾病 | 96% |
| 妊娠并发症 | 91% |
| 自然流产 | 39% |
| 异位妊娠 | 27% |
| 不孕 | 22% |
| 提早绝经 | 18% |

Adapted with permission from American Society for Reproductive Medicine：Optimizing natural fertility：a committee opinion，Fertil Steril 2013 Sep；100（3）：631-637

什各不相同，并且呈现出相互矛盾的结果。一项大型有前瞻性试验未发现咖啡因摄入总量或咖啡摄入量与受孕率之间存在关联（Hatch，2012）。尽管如此，应谨真的推荐不孕妇女适度摄入咖啡因

违禁药品也可能影响受孕率。大麻会抑制男女双方下丘脑-垂体-卵巢轴，可卡因会损害精子发生（Bracken，1990；Smith，1987）。

### （4）环境因素

越来越多的信息表明，环境污染物或毒素可能造成一部分男性不育和女性不孕（Giudice，2006）。已有研究证明，内分泌干扰物（EDCs）具有生殖毒性，列如二噁英和多氯联苯、农用杀虫剂和除草剂、邻苯二甲酸盐（用于制造塑胶原料）、铅和双酚A（用于制造聚碳酸酯塑料和树脂）等（Hauser，2008；Mendola，2008）。内分泌干扰物的暴露与多种女性生殖系统疾病有关，低受孕率与低出生体重为这种相关性提供了最确凿的证据（Caserta，2011）。尽管毒素与人体不孕的直接联系并非决定性的，但临床医师应该劝告患者，尽可能避免暴露于环境中的有毒物质。目前，应该小心地讨论这些注意事项，以免引起恐慌。

### （5）种族与家族史

夫妻双方的种族背景及家族史都会影响他们对孕前检查的需求。不孕症、复发性流产或胎儿畸形的家族史可能提示存在遗传病因。尽管遗传模式复杂，但数据提示多囊卵巢综合征和子宫内膜异位症都存在家族聚集性。例如，如果一个一级家庭成员患有子宫内膜异位症，那么该家庭女性成员患有此病的风险估计为普通人群的 7 倍（Moen，1993）。

基因携带者筛查可以在怀孕前或怀孕后进行。较推迟到怀孕期间进行相比，怀孕之前检查对夫妇双方而言更加直接，造成的压力更小，但是保险公司可能会拒绝为这项检查报销（American Academy of Pediatrics and American College of Obstetricians and Gynecologists，2012）。同时孕前筛查令夫妇能够进行最全面的生殖选择。在了解到有生育患有遗传疾病孩子的风险后，夫妻双方可能会考虑接受植入前基因诊断、产前基因检测或使用捐赠者的配子（American College of Obstetricians and Gynecologists，2014e）。在无已知遗传疾病家族史的情况下，首先对女性进行基因携带者筛查，在女方有阳性结果的情况下再对其伴侣进行筛查是合理的做法。

美国妇产科医师协会（2009，2014a，c，d）、美国医学遗传学和基因组学会及其他倡导团体和协会（Grody，2013；Gross，2013；Pletcher，2006）发表了关于基因携带者筛查的具体建议。这些观点随着时间推移不断改变，并且不同的组织机构认知存在差异。毫无疑问，随着技术的进步和获取这些信息的成本与收益变得更加明显，筛查指南将继续更新。尽管某些遗传疾病在特定的种族群体中更加常见，但是必须注意的是，暂未发现有一种疾病仅局限在一个民族或种族中发病。许多家庭可能是跨种族结合的，种族背景不清。例如，最初只推荐对非西班牙裔白种人和德系犹太血统的人进行囊性纤维化筛查。然而，由于越来越多的个体拥有多个种族血统或个人信息报告不准确，现在推荐对所有个体进行这一筛查（Ross，2011；Tanner，2014）。

传统的基因分型方法检测到的突变数量有限，这些检测方法已被改进为专门针对特定种族群体中最常见的突变进行检测。已经开发出了扩大的基因分型面板，但其价格昂贵，使用仍然受限。近年来，由于高通量测序（next-generation sequencing，NGS）技术的出现，DNA 的测序成本已大大降低（Hallam，2014），使得同时对众多基因和数千种突变进行快速有效的检测成为可能。通过高通量测序对所有种族人口进行多种遗传疾病的基因筛查在技术上是可行的，但鉴于其可能识别出大量不致病的变异序列，在开始广泛的临床应用之前，仍需要进行严格的分析与临床验证（Prior，2014）。

## ■ 2. 男方病史

男性伴侣评估对不孕症潜在贡献也同样得到关注（American Society for Reproductive Medicine，2012b），其中包括了解男方青春期发育与性功能障碍的情况。勃起障碍，尤其当合并有胡须减少时，可能提示男性体内睾酮水平降低。射精障碍也应得到评估，包括寻找有无可能导致排精障碍的发育异常，如尿道下裂（Benson，1997）。

性传播疾病或频繁的泌尿生殖系统感染，如附睾炎或前列腺炎，可能会导致输精管的炎症或梗阻。同样，成人流行性腮腺炎会引起睾丸炎并损伤精原干细胞（Beard，1977）。既往患有隐睾症、睾丸扭转、睾丸损伤者可能提示精子发生异常（Anderson，1990；Cobellis，2014）。与有正常生育力的男性相比，患有单侧或双侧隐睾症男性的生育率分别为80%和50%（Lee，1993）。隐睾症患者精液参数较差的原因尚不

清楚，相对较高的腹腔内温度可能会造成精原干细胞永久性损伤；或者，导致睾丸位置异常的基因异常也可能影响精子的产生。

也应留意精索静脉曲张病史。精索静脉曲张是指精索内引流睾丸血液的蔓状静脉丛扩张（图 19-2 和图 19-3）。精索静脉曲张被认为会提高阴囊温度，然而，其对生育力的负面影响仍存在争议（American Society for Reproductive Medicine，2014b；Baazeem，2011；Jarow，2001）。尽管在不孕症门诊中有 30% ~ 40% 的男性被诊断为精索静脉曲张，但在普通人群中也有约 20% 的男性受此影响。一旦怀疑存在精索静脉曲张，应由泌尿科医师进行评估，最好是专攻不孕症的泌尿科医师。

从干细胞到成熟精子的发生过程大约需要 90 天（图 19-4）。因此，精液排出前 3 个月内的任何有害事件都将对精液质量造成不利影响（Hinrichsen，1980；Rowley，1970）。精子生成的最佳温度略低于体温，因此睾丸的位置是在盆腔以外的。疾病导致的高烧或长期热水浴会暂时损伤精子质量。尚无明确证据表明男士平角内裤对精子质量有益。

查问以往医疗情况时应注意可能损害精原干细胞

的化疗史或局部放疗史。高血压、糖尿病和神经系统疾病可能与勃起功能障碍或逆行射精有关。目前已知一些药物会降低精液参数，其中包括西咪替丁、红霉素、庆大霉素、四环素和螺内酯（Sigman，1997）。此外，肥胖、香烟、乙醇、违禁药品和环境中的有害物质都将对精液参数造成不利影响（Muthusami，2005；Ramlau-Hansen，2007）。合成类固醇药物的使用增加也会通过抑制睾丸内睾酮的分泌来减少精子的产生（Gazvani，1997）。尽管许多药物的影响是可逆的，但是合成类固醇药物的滥用可能会导致睾丸功能的长期性甚至是永久性的损伤。

## 三、体格检查

### 1. 女性患者的检查

体格检查可以为寻找不孕症病因提供许多线索。应记录患者生命体征、身高、体重。身材极度矮小可能提示患有遗传性疾病如 Turner 综合征。多毛症、秃头症或痤疮提示需要检测雄激素水平。黑棘皮症与 PCOS 或少见的库欣综合征的胰岛素抵抗状态是一致的

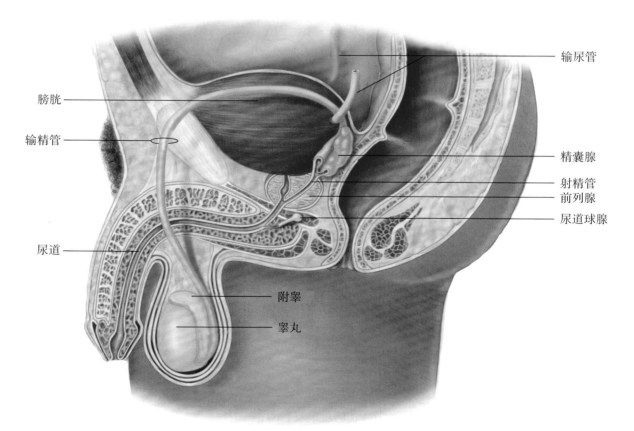

**图 19-2** 男性生殖器（Reproduced with permission from McKinley M，O'Loughlin VD：Human Anatomy. New York：McGraw-Hill；2006）

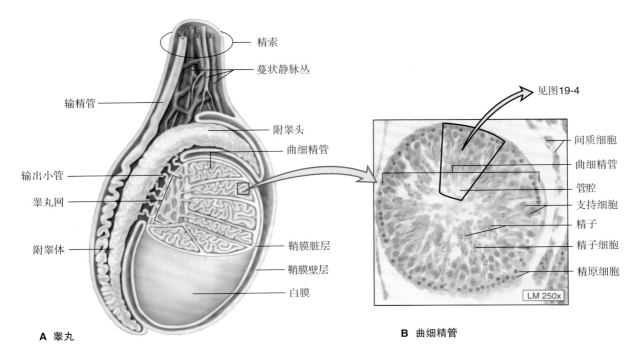

**A** 睾丸　　　　　　　　　　　　　　　　　　**B** 曲细精管

**图 19-3**　男性睾丸。**A.** 睾丸的大体解剖；**B.** 睾丸的剖面图，显示曲细精管的微观结构（经 Reproduced with permission from McKinley M，O'Loughlin VD：Human Anatomy. New York：McGraw-Hill；2006）

**表 19-4**　　与不孕症内容相关的章节

| 病因 | 诊断 | 章节名称 | 章节编号 |
|---|---|---|---|
| 排卵功能障碍 | 多囊卵巢综合征 | 多囊卵巢综合征和高雄激素血症 | 第十七章 |
| | 下丘脑 - 垂体 | 闭经 | 第十六章 |
| | 年龄相关 | 绝经过渡期 | 第二十一章 |
| | 卵巢早衰 | 闭经 | 第十六章 |
| 输卵管疾病 | 盆腔炎性疾病 | 妇科感染 | 第三章 |
| 子宫异常 | 先天性疾病 | 解剖学异常 | 第十八章 |
| | 子宫平滑肌瘤 | 盆腔包块 | 第九章 |
| | Asherman 综合征 | 闭经 | 第十六章 |
| 其他 | 子宫内膜异位症 | 子宫内膜异位症 | 第十章 |

的。乳房溢乳通常提示高泌乳素血症。此外，也应注意甲状腺异常。许多疾病的诊断及它们相应的管理将在其他章节中进一步讨论（表 19-4）。

盆腔检查能提供更多信息。无法通过阴道口放入窥器应考虑性交频率是否正常。阴道应该是湿润且有皱褶的，宫颈应有适量黏液，两者均可提示体内有足量的雌激素产生。子宫体积增大或形态异常可能提示子宫平滑肌瘤，而子宫固定可能提示由子宫内膜异位症或既往盆腔感染所引起的盆腔粘连。宫骶部结节或卵巢包块可能进一步提示患有子宫内膜异位症，或是少见的恶性肿瘤。

所有女性均应保证在治疗前完成最新的宫颈癌筛查。淋病奈瑟菌和沙眼衣原体培养结果应为阴性，以保证评估和治疗中的宫颈操作不会造成上行性感染。乳腺检查结果应为正常，如果有年龄因素或家族史时，应在开始激素治疗前进行乳腺 X 线检查。

■ **2. 男性患者的检查**

大多数妇科医师在为男性患者进行全面体格检查时会感到不便。尽管如此，评估中的部分检查是相对

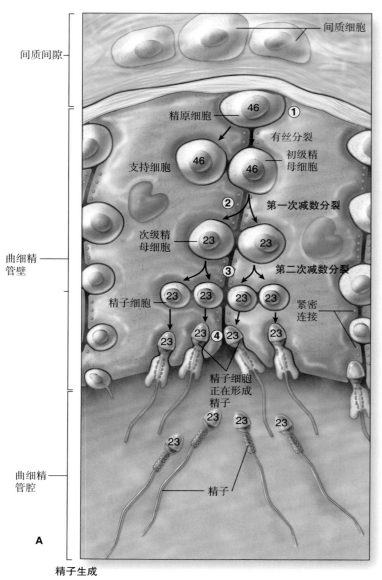

① 精子源于二倍体的精原细胞（2n=46），这些生殖细胞经过有丝分裂产生1个新的生殖细胞和1个定向细胞，这个定向细胞即为初级精母细胞。

② 第一次减数分裂始于2倍体的初级精母细胞，由第一次减数分裂产生的单倍体（n=23）细胞被称为次级精母细胞。

③ 第二次减数分裂始于次级精母细胞，并产生精子细胞。

④ 精子形成的过程由精子细胞开始，并完成有活动能力精子形成所需形态学改变。

精子生成

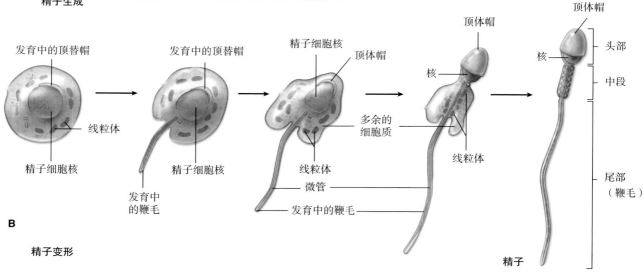

精子变形

图 19-4 男性睾丸 A. 曲细精管的剖面图显示精子发生中涉及的有丝分裂和减数分裂过程；B. 精子发生过程中所需的结构变化，从精子细胞到精子（Reproduced with permission from McKinley M，O'Loughlin VD：Human Anatomy. New York：McGraw-Hill，2006）

容易操作的，妇科医师至少应该了解检查的关键点。作为睾酮产生的标志，患者应出现正常的第二性征，如胡须的生长、腋毛和阴毛的生长及可能出现的男性型秃发体征。男性乳房发育或类无睾的体征可能提示患有克氏综合征（核型 47, XXY）（De Braekeleer，1991）。

阴茎尿道口应在阴茎头的尖端，以保证精液可以正常的在阴道内沉积。睾丸长度至少为 4 cm，睾丸体积最小为 20 ml（Charny，1960；Hadziselimovic，2006），睾丸体积小可能无法产生正常数量的精子。睾丸肿块可能提示患有睾丸癌，并可能表现为不育。附睾应柔软且无触痛以排除慢性感染。附睾饱满可能提示输精管阻塞。前列腺应光滑且无触痛，大小正常。此外，应触诊蔓状静脉丛以检查是否有精索静脉曲张（Jarow，2001）。重要的是，应可触及双侧输精管，先天性双侧输精管缺如与导致囊性纤维化相关的基因突变有关，将在后文进行讨论（Anguiano，1992）。

### 四、无排卵患者的评估

不孕症的评估可以从概念上简化为确认以下三个方面：①排卵情况；②女性正常的生殖道解剖；③男性正常的精液特征。这些评估项目的细节将在下面各节中予以阐述（表 19-5）。

其中，排卵可能因下丘脑、垂体前叶或卵巢的异常而受到干扰。下丘脑异常可能是获得性的或先天性

的。获得性的包括由生活方式引起的异常，如过度锻炼、饮食失调或压力。另一方面，下丘脑促性腺激素释放激素（GnRH）神经元的功能障碍或异常迁移可能是遗传而来的，例如这些异常发生于特发性低促性腺激素性腺功能减退症（IHH）或 Kallmann 综合征。甲状腺疾病和高泌乳素血症也可能引起月经的紊乱，第 16 章详述了引起月经紊乱的内分泌相关疾病。

### ■ 1. 临床评估

患者的月经史是预测其有无规律排卵的一个良好指标。月经周期在 25 ～ 35 天，经期持续 3 ～ 7 天的女性最有可能存在排卵。尽管这些数据变化幅度较大，但每个女性都有自己的规律。因此对于同一个女性而言，这些数据在不同月经周期间不会有太大差异。

Mittelschmerz 提出排卵可能这一概念，包括月经中期与排卵相关的盆腔痛，或乳房压痛、痤疮、饥饿感、情绪改变等最基本的症状。排卵周期与痛经的相关性更强，但严重的痛经可能提示子宫内膜异位症。

基础体温（Basal body temperature，BBT）表长期以来一直被用于监测排卵。这项测试需要女性将每天早上的口腔温度绘制成表（图 19-5）。卵泡期口腔内温度通常为 97 ～ 98.0 °F，排卵后孕酮水平的升高会使基础体温升高 0.4 ～ 0.8 °F（1 °F = 32+ 摄氏度 ×1.8），这种双相体温模式是排卵的有力证据（Bates，1990）。然而，尽管这项检测有着很便宜的

表 19-5　不孕症的检查

| 病因 | 评估项目 |
|---|---|
| 排卵功能障碍 | 排卵试纸 |
| | 早卵泡期 FSH± 雌二醇水平（卵巢储备） |
| | ± 抗苗勒管激素水平 |
| | ± 血清 TSH、催乳素、雄激素水平的检测 |
| | ± 卵巢超声检查（窦卵泡计数） |
| 输卵管 / 盆腔疾病 | 子宫输卵管造影术 |
| | 腹腔镜 + 输卵管通液术 |
| 子宫因素 | 子宫输卵管造影术 |
| | 经阴道超声检查 / 生理盐水灌注超声检查 |
| | ± 磁共振成像 |
| | 宫腔镜 ± 腹腔镜检查 |
| 男方因素 | 精液分析 |

注：FSH = 卵泡刺激素；TSH = 促甲状腺激素

优点，但对许多女性而言敏感性不高。此外，对希望怀孕的夫妇而言，基础体温在排卵后才会升高，而因此他们将错失最佳生育时间窗（Luciano，1990）。在这里讨论这种检测方法是为了内容的完整性，大多数患者最好使用下一节中详述的敏感性高且容易获得的排卵试纸完成排卵监测。

### 2. 排卵试纸

排卵试纸通过比色法测定尿中黄体生成素（LH）浓度，这些试纸容易从药店中购买，使用方法相对简单。一般来说，女性应在预测 LH 峰值前 2 ~ 3 天开始检测，之后每天坚持进行监测。对于一天中最佳的检测时间点目前没有明确共识。一些不孕症专家认为检测浓缩的第一次晨尿是最合乎逻辑的时间点。而另一些专家则担忧这些标本可能出现假阳性结果，因而他们建议取清晨第二次尿进行检测。还有一些临床医师提出血清 LH 峰值出现在早晨，而尿中 LH 高峰则极大可能出现在傍晚或晚上。只要每天都进行检测，时间点可能没有那么重要，因为 LH 峰值仅持续 48 ~ 50 小时。大多数情况下，在尿 LH 峰值后的第二天将会发生排卵（Luciano，1990；Miller，1996）。

如果检测结果模棱两可，可以在 12 小时内重新检测。一项研究提示尿 LH 峰值检测有 100% 的灵敏度和 96% 的准确度，这无疑高估了常见用途的使用结果（Grinsted，1989；Guermandi，2001）。

### 3. 血清孕酮

子宫内膜需要足量的孕激素完成胚胎植入前的准备，因此出现了黄体功能不足（luteal phase defect，LPD）的概念，是指由于孕酮分泌不足导致的子宫内膜发育不充分（American Society for Reproductive Medicine，2012f）。

长期以来黄体中期血清孕酮水平一直被用来记录排卵情况，尽管这项检查的敏感性一直受到质疑。在一个典型的 28 天的月经周期中，在月经出血后的第 21 天或排卵后的第 7 天采血用于检查。卵泡期的孕酮水平一般 < 2 ng/ml，孕酮水平高于 4 ~ 6 ng/ml 时则提示与排卵或黄体分泌孕酮相关（Guermandi，2001）。孕酮呈脉冲式分泌，因此，单次测量无法代表黄体期孕酮的总体水平。正因如此，目前尚未界定可接受的孕酮水平的绝对阈值。虽然一些临床医师对孕酮水平低于 10 ng/ml 的所有女性采取经验性治疗，但是这种方法的有效性尚未得到证实，且治疗花费很高。因而，黄体中期孕酮水平检测被认定为监测排卵情况的可接受指标，但不是黄体功能足够与否的绝对指标。

### 4. 子宫内膜活检

黄体期子宫内膜活检有望同时反映黄体功能与子宫内膜反应，因此与单独血清孕酮检测相比能够提供更多临床相关信息（Noyes，1975）。但是，在组织学评估过程中，观察者自身和观察者之间的高度异质性使内膜活检的实用性受到了严重阻碍。异相子宫内膜在有生育能力女性中和不孕女性中的检出率相近，并且两组间的发生率有很大的重叠（Balasch，1992；Scott，1993）。目前认为子宫内膜活检的预测价值很小，该检测不应再作为不孕症评估的常规项目。

关于子宫内膜腺体和基质中蛋白表达的时机方面的研究愈加深入。子宫内膜容受性的潜在标记物包括骨桥蛋白、细胞因子（白血病抑制因子、集落刺激

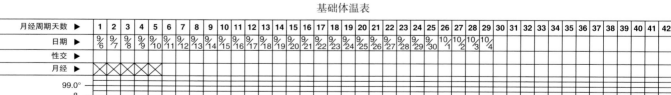
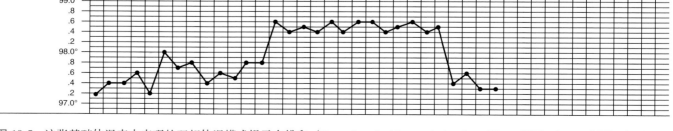

基础体温表

图 19-5　这张基础体温表中表现的双相体温模式提示有排卵（Reproduced with permission from Chang WY，Agarwal SK，Azziz R：Essential Reproductive Medicine. New York：McGraw-Hill；2005）

因子 -1、白介素 -1)、细胞黏附分子(整合素)、离子通道及 L- 选择素配体(Carson，2002；Garrido-Gomez，2014；Kao，2003；Lessey，1998；Petracco，2012；Ruan，2014)。今后，如果这些蛋白表达模式能被证明可以预测子宫内膜容受性，那么子宫内膜活检可能将再一次成为诊断性评估的一部分。

### ■ 5. 超声检查

连续性卵巢超声检查能够呈现出卵泡的发育过程，及排卵时成熟卵泡的塌陷。该方法较为耗时，且可能错过排卵。然而，超声检查是支持多囊卵巢综合征诊断的一种很好的方法，多囊卵巢综合征的超声诊断标准详见第 17 章。

## 五、卵巢储备下降的诊断

排卵状态并不能完整表现出患者的卵巢功能。一个女性可能有规律的有排卵的月经周期，但由于卵巢内可募集的卵泡数减少，从而表现为与同龄人对卵巢刺激的卵泡反应较差。当出现这种情况时，这个女性可能患有卵巢储备功能下降(diminished ovarian reserve，DOR)，当这种表现更加严重时，可能诊断为原发性卵巢功能不全(primary ovarian insufficiency，POI)。虽然大多数情况下卵巢储备的下降是年龄不断增长的结果，但也可能是由其他原因造成的，例如吸烟、遗传因素、既往卵巢手术史、化疗或盆腔放疗等(American College of Obstetricians and Gynecologists，2015；American Society for Reproductive Medicine，2012e)。第 16 章中更加全面地阐述了加速卵泡丢失的原因。

### ■ 1. 生育年龄

女性年龄与生育力之间存在明显的负相关(表 19-6)(American Society for Reproductive Medicine，2014a)。虽然疾病、子宫和盆腔异常风险的不断积累也起到了一定作用，但是女性生育力下降主要源于卵母细胞质量的下降和数量的减少。一个经典的对哈特教派信徒(一个不避孕的群体)的研究显示，34 岁、40 岁、45 岁以后，女性不孕症的发生率分别为 11%、33% 和 87%，末次妊娠的平均年龄为 40.9 岁(Menken，1986；Tietze，1957)。另一项研究评估了使用供精人工授精的妇女的累积妊娠率，31 岁以下的女性中，74% 会在 1 年内怀孕；而在 31 ~ 35 岁的女性中，这一比例将下降到 62%；在 35 岁

以上的女性中，比例将进一步下降至 54%(Treloar，1998)。

非优势卵泡的持续闭锁贯穿女性整个生育期(图 14-1)。随着女性年龄的增长，除了卵泡数量下降以外，剩余卵母细胞发生遗传异常和线粒体缺失的风险总体上显著增加(Keefe，1995；Pellestor，2003)，而这些因素将会导致自然周期和刺激周期的妊娠率下降，流产率上升。40 岁以上女性总体流产率为 50% ~ 75%(Maroulis，1991)。

女性个体间卵泡损失率和绝经年龄各不相同，这种不同可能是由基因决定的。例如，早绝经家族史与女性个体提前绝经的风险增加有关。一般情况下，自然生育人群的末次妊娠年龄平均在绝经前 10 年(Nikolaou，2003；te Velde，2002)。然而，在大多数情况下都无法预测更年期的开始。因此，在理想情况下，应对 35 岁以上所有想要怀孕的患者进行生育力检查。而对于月经周期有不明原因改变、有早绝经家族史或 POI 危险因素的妇女，也应慎重考虑进行生育力检查。

目前已开发了一系列血清和超声检测方法用以评估卵巢储备情况(American Society for Reproductive Medicine，2012e)。但是，这些测试对 DOR 的敏感性和阳性预测价值不高，特别是应用于 DOR 低风险的患者中。此外，这些检测作为药物刺激卵巢反应性的预测因子比作为后续妊娠的预测因子而言准确性更高。对最佳检查组合的确定及检测结果的解读仍在不断完善之中。目前，对普通医师而言，早卵泡期卵泡刺激素和雌二醇的检测可能是最具成本效益的方法。而抗苗勒管激素检测也逐渐纳入标准检测手段之中。但血清抑制素 B 检测和克罗米芬激发试验已较少使用。

上述检测方法中检测结果的异常可能提示患者较难获得妊娠，应转诊至不孕专科治疗。但是，检测结果正常并不能认为女性年龄对其生育状况没有影响，这可能对夫妇生育咨询中有关妊娠预后方面的问题提

**表 19-6　女性年龄与不孕症的发病率**

| 女性年龄(岁) | 不孕症的发病率 |
| --- | --- |
| 20 ~ 29 | 8.0% |
| 30 ~ 34 | 14.6% |
| 35 ~ 39 | 21.9% |
| 40 ~ 44 | 28.7% |

供依据。高龄女性的检查结果不佳能够有效推动该人群选择其他方案，要么尝试供卵体外受精（IVF），要么寻求领养等替代方案。而年轻女性的检查结果位于临界值则意味着可能需要更加有效的治疗。

### 2. 卵泡刺激素与雌二醇

检测早卵泡期血清卵泡刺激素（FSH）水平是预测卵巢储备的一项简单且敏感的指标（Toner，1991）。血清 FSH 检测通常被称为"周期第三天"的 FSH 水平，但在周期第 2 ～ 4 天检测也是合理的。随着卵巢功能的减退，卵巢支持细胞（颗粒细胞和黄体细胞）分泌的抑制素减少，而抑制素作为一种肽类激素，能够抑制垂体前叶促性腺激素细胞 FSH 的分泌（见第 15 章）。随着黄体抑制素分泌的减少，FSH 水平会在早卵泡期升高。FSH > 10 mIU/ml 即提示卵巢储备功能明显减退，需要接受快速评估和进一步治疗。一项分析 IVF 周期的大样本研究显示，周期第 3 天 FSH 水平高于 15mIU/ml 预示着妊娠率的显著下降（Toner，1991）。

许多临床医师也同时检测血清雌二醇水平（Buyalos，1997；Licciardi，1995）。FSH 联合雌二醇的检测可能会降低单独应用 FSH 造成假阴性结果的发生率。尽管高龄女性卵巢内卵泡基本耗竭，但高水平的 FSH 对卵巢甾体激素合成的刺激增强，从而在月经周期的早期阶段出现雌激素的升高。早卵泡期血清雌二醇高于 60 ～ 80 pg/ml 被认为是异常的。值得注意的是，在各个实验室间 FSH 和 $E_2$ 的参考值可能存在差异，因此每个临床医生都应熟悉所在实验室的正常参考值。

### 3. 抗苗勒管激素

抗苗勒管激素（AMH）是用来预测卵巢储备功能的最新因子（La Marca，2009）。顾名思义，AMH 在男性分化过程中由胎儿的睾丸表达以阻止苗勒氏管（输卵管，子宫，阴道上段）发育（见第 18 章）。AMH 也在小窦前卵泡的颗粒细胞中表达，而在较大的卵泡中表达较少。这些发现提示 AMH 在募集优势卵泡中起一定作用。

因一度认为 AMH 在月经周期中的变化极小，AMH 水平检测较 FSH 检测更具有优势。然而，更新的研究发现了 AMH 在月经周期中存在波动（Gnoth，2015）。此外，近期使用过或正在使用激素类避孕药可能对血清 AMH 水平造成影响（Johnson，2014）。因此，在卵泡期检测到与 FSH 水平相符的 AMH 水平

是合理的。值得注意的是，这些观点也可能随着研究进展而改变。

最近研究表明，与 FSH 或抑制素水平相比，体内 AMH 水平与卵巢始基卵泡的数量相关性更强（Hansen，2010）。此外，AMH 水平可能在 FSH 或雌二醇水平发生可检测到的改变之前就已降低，成为更早期的卵巢功能下降的预警指标。Seifer 等（2011）提出，血清 AMH 水平在整个生育期持续下降，25 岁女性的中位水平约为 3 ng/ml，35 ～ 37 岁时则降至 1 ng/ml。市面上有几种 AMH 的检测方法可以应用于临床，因此患者的检测结果需要根据所选方法提供的标准值进行解读。PCOS 患者的 AMH 水平是正常月经周期女性的 2 ～ 3 倍（Hornburg，2014），这一结果与这些患者存在较多窦卵泡的表现一致。

### 4. 窦卵泡计数

卵泡期窦卵泡计数（antral follicle count，AFC）常用作诱导排卵后卵巢反应性的可靠预测指标（Frattarelli，2000；Maseelall，2009）。小窦状卵泡的数目反映静息卵泡池的大小。窦卵泡计数时需对双侧卵巢内直径在 2 ～ 10 mm 的窦状卵泡进行计数，育龄期女性双侧窦卵泡总数通常在 10 ～ 20 个之间。窦卵泡计数少于 10 个预示着该患者对促性腺激素的反应性差。

## 六、女性解剖异常的评估

### 1. 输卵管和盆腔因素

慢性盆腔痛或痛经等症状可能提示输卵管阻塞或盆腔粘连，或两者同时存在。粘连可以阻碍正常的输卵管运动，拾卵及受精卵向子宫内的转运。病因包括输卵管疾病（尤其是盆腔感染）、子宫内膜异位症及既往盆腔手术史。

在发达国家，1/4 ～ 1/3 的不孕妇女被诊断为患有输卵管疾病（Serafini，1989；World Health Organization，2007）。在美国，引起输卵管病变最常见的病因是沙眼衣原体感染或淋球菌感染。既往患有 1 次、2 次或 3 次盆腔炎（PID）的妇女发生输卵管性不孕的概率分别为 12%、23% 和 54%（Lalos，1988）。然而，无 PID 病史的患者也不能掉以轻心，因为接近一半有输卵管损伤的患者并无明确的临床疾病史（Rosenfeld，1983）。

相比之下，在发展中国家，生殖器结核可能占不

孕症病例的 3% ~ 5%（Aliyu，2004；Nezar，2009）。因此，对来自不同国家的移民群体的诊断应充分考虑这一特点。在这些病例中，输卵管损伤和子宫内膜粘连是不孕症发生的主要原因。生殖器结核一般是生殖系统外的原发感染血行播散至生殖道后发生的。抗结核治疗后恢复生育能力的可能性较低，体外受精 - 胚胎移植仍是最可靠的助孕方法（Aliyu，2004）。

子宫内膜异位病灶、慢性炎症和腹腔内出血可能导致盆腔粘连，从而影响卵母细胞拾取、卵母细胞和胚胎的运输，或出现明显的输卵管梗阻。也有学者认为子宫内膜异位症通过腹水中炎症因子的增加、子宫内膜免疫功能的改变、卵母细胞或胚胎质量下降、着床受损而降低生育力（American Society for Reproductive Medicine，2012c）。

峡部结节性输卵管炎是输卵管的一种炎症状态，以输卵管峡部结节状的增厚为特征。组织学上，平滑肌增生和输卵管上皮憩室共同导致这种增厚的形态。这种异常通常发生在双侧，不断进展，最终将导致输卵管闭塞及不孕症（Saracoglu，1992）。包括近端输卵管闭塞的治疗方案将在第 20 章中进行讨论。

需要注意的是，以往的异位妊娠即使使用甲氨蝶呤药物保守治疗，也提示有输卵管明显损伤的可能性。任何盆腔病变的手术，即便手术操作再精细，术后粘连的发生也是常见的，在术中出血和感染导致盆腔炎症的病例中更加常见，成熟囊性畸胎瘤（皮样瘤）内容物引起的刺激有害性更强。

### ■ 2. 子宫畸形

子宫畸形有先天性的或者获得性的。常见的先天性子宫畸形包括子宫纵隔、双角子宫、单角子宫和双子宫。除了较大的子宫纵隔外，上述异常对生育的影响很难得到证实，尽管其中有一部分与妊娠并发症明显相关。因为子宫纵隔目前可以通过宫腔镜手术相对简单且安全地切除，大多数不孕症专家主张在发现该异常后立即行手术治疗。第 18 章详细描述了先天性生殖道畸形的临床表现和治疗。

获得性畸形包括子宫内平滑肌瘤、子宫内膜息肉和 Asherman 综合征。其中，子宫平滑肌瘤可能通过以下机制降低女性生育力，其中包括：宫腔内膜扭曲及内膜血流的相关改变；子宫内膜炎症；子宫收缩功能紊乱可能阻碍精子或胚胎的运输；输卵管近端阻塞；干扰捕获卵子（American Society for Reproductive Medicine，2008b；Makker，2013；Metwally，2012；Pritts，2001；Samejima，2014）。到目前为止，尚无一种方法能够结合肿瘤数量、体积或位置对是否需要肌瘤切除进行准确的预测，来提高种植率和减少妊娠并发症，其中流产、胎盘早剥或早产都是潜在问题。然而，虽然没有确凿的证据支持，但大多数专家建议切除严重影响子宫内膜腔的黏膜下肌瘤；并且许多学者认为应该手术切除直径大于 4 ~ 5 cm 的肌瘤或直径在此范围内的多发小肌瘤，而不考虑肌瘤所在的位置。总之应权衡手术带来的益处与术后并发症导致的生育力降低。这些并发症包括盆腔粘连的形成、黏膜下大肌瘤切除后 Asherman 综合征的发生，或术中子宫平滑肌全层横切导致后续分娩中需行剖宫产手术等。

在 3% ~ 5% 的不孕妇女中可发现子宫内膜息肉（Farhi，1995；Soares，2000），在有月经间期出血或性交后出血的女性中患病率更高。尽管这些症状通常促使患者进行宫腔镜切除术，但是大多数数据尚未明确指出其他无症状患者接受息肉切除术的指征（Ben-Arie，2004；DeWaay，2002；Jayaprakasan，2014）。然而值得注意的是，一项研究表明，即使是小息肉（直径＜ 1 cm）的切除也可能提高患者宫腔内人工授精的妊娠率（PerezMedina，2005）。

子宫内粘连的表现（又称 synechiae），术语被称为宫腔粘连综合征（Asherman 综合征），这一疾病的诊断详见第 16 章。宫腔粘连综合征最常发生于有刮宫史的患者，尤其在合并感染或妊娠的背景下（Schenker，1996）。临床表现通常包括术后月经量的急剧减少甚至闭经。放置宫内节育器的女性若并发感染与患有生殖器结核的女性均有发生宫腔粘连的高风险。Asherman 综合征的治疗包括宫腔镜下瘢痕组织的松解（详见第 20 章和第 44 章第 19 节）。

### ■ 3. 解剖结构评估

有多种方法能够用于盆腔解剖结构的评估：①子宫输卵管造影；②有 / 无生理盐水灌注的经阴道超声检查（TVS）；③三维（3-D）经阴道超声检查；④宫腔镜检查；⑤腹腔镜检查；⑥盆腔磁共振成像。每一种方法都有各自的优缺点，详见表 19-7。

#### （1）子宫输卵管造影

该影像学检查可展现出宫腔的形状和大小，以及评估输卵管的状态。子宫输卵管造影通常在月经周期的第 5 ~ 10 天进行，此时宫腔内块状物较少，不易阻塞输卵管流出道或形成子宫异常的假象，并且理论上来说，女性在检查时尚未排卵也不可能怀孕。在这项检查中，碘化显影剂通过置入子宫的导管注入宫腔

表 19-7    盆腔解剖结构评估方法的优缺点

| | 输卵管通畅性 | 宫腔 | 卵巢 | 子宫内膜异位症或 PAD | 发育缺陷 |
|---|---|---|---|---|---|
| HSG | + | + | − | +/− | − |
| TVS | − | +/− | + | − | +/− |
| 3-D TVS | − | + | + | − | + |
| SIS | − | + | + | − | +/− |
| MR 成像 | − | + | + | − | + |
| 宫腔镜检查 | − | + | − | − | +（联合腹腔镜） |
| 腹腔镜检查 | + | − | + | + | +（联合宫腔镜） |

注：HSG = 子宫输卵管造影；MR = 核磁共振；PAD = 盆腔粘连性疾病；SIS = 生理盐水灌注超声检查；TVS = 经阴道超声检查

内。透视下可见显影剂依次通过子宫腔、输卵管腔，最后由输卵管伞端溢出进入盆腔（图 19-6）。

一项大样本的 meta 分析显示，HSG 在诊断输卵管阻塞方面有 65% 的灵敏度和 83% 的特异性（Swart，1995）。输卵管收缩，尤其是子宫角部的痉挛，会造成近端输卵管阻塞的假象（假阳性结果）。该检查极少出现假阴性结果，即此后被确定为阻塞的输卵管在 HSG 下显像为通畅的输卵管。许多引起输卵管疾病的病因会影响双侧输卵管，因此单侧输卵管病变很少见。单侧输卵管阻塞而对侧正常的表现最有可能是

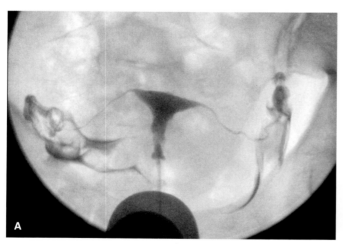

正常

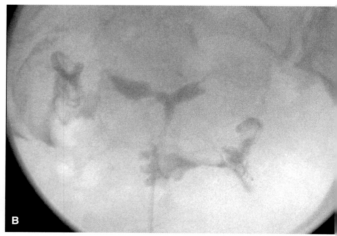

Asherman 综合征

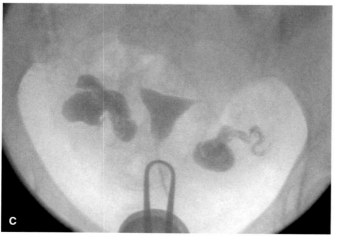

双侧输卵管积水

图 19-6    子宫输卵管造影结果。这些图像是反转片，使充盈造影剂在透明的背景下显示呈黑色。**A.** 子宫输卵管造影结果正常。造影剂充盈于子宫腔，再由双侧输卵管溢出进入腹腔。在子宫内膜轮廓的下方能够看到造影剂导管。**B.** Asherman 综合征。造影剂灌注到小的、形状不规则的子宫内膜腔内，常被描述为具有"虫蚀样"表现。**C.** 双侧输卵管积水。注意有明显的输卵管膨胀且输卵管伞端缺乏造影剂流出（Used with permission from Dr. Kevin Doody.）

HSG 操作时造影剂沿阻力最小的路径通过单侧输卵管导致的。然而，在治疗前应考虑行腹腔镜下输卵管通液术以明确最终诊断。

子宫输卵管造影在诊断输卵管周围或盆腔的粘连方面并不可靠，即便造影剂局限在输卵管周围可能有提示意义。因此，HSG 是预测输卵管通畅性极好的方法，但在预测输卵管功能是否正常或盆腔粘连等方面的作用有限。有报道称 HSG 检查后妊娠率提高，并提示可能受益于输卵管腔内碎片得到了冲刷，但这些数据来源于油性造影剂显像，而非目前广泛使用的水剂造影剂。

子宫输卵管造影也为宫腔轮廓的分析提供依据。宫腔内息肉、平滑肌瘤或粘连都会阻碍造影剂的弥散，在 X 线片上显示为宫内不透明的"充盈缺损"（图 19-7）。尽管可能因血块、黏液栓或置入宫腔导管时造成的子宫内膜中断出现假阳性结果，但 HSG 能准确识别宫腔病变。在一项 300 多名妇女参加的研究中，以宫腔镜检查作为金标准，发现 HSG 检查可达到 98% 的灵敏度与 35% 的特异度，阳性预测值为 70%，阴性预测值为 8%。多数的误诊原因是无法区分息肉和黏膜下肌瘤。但是其他研究得到的结果远没有这些结果令人印象深刻。例如，对于无症状患者，Soares 等发现检测子宫内膜息肉和黏膜下平滑肌瘤的灵敏度和阳性预测值分别只有 50% 和 30%。尽管如此，HSG 仍是一种有助于宫腔评估的检查方式。

子宫输卵管造影还能发现子宫发育的异常（图 19-8）。HSG 显示"Y"形的宫腔可能提示存在子宫纵隔或者双角子宫。在这种情况下，需要用磁共振成像、高分辨率超声检查、3-D 经阴道超声检查或腹腔镜检查来评估子宫底的外部轮廓。子宫纵隔可见平滑的宫底轮廓，而双角子宫可见两个子宫角间的裂隙。这个区别很重要，因为子宫纵隔需要手术切除，而双角子宫一般不予治疗。一般来说，子宫异常不会引起不孕症，但可能和流产或晚期胎儿丢失有关。因此，手术治疗某些子宫异常以改善妊娠结局可能是合理的。然而，必须慎重告知夫妇怀孕率本身不太可能受影响。关于先天性异常对生育力影响的进一步讨论详见第 18 章。

**（2）超声检查**

经阴道盆腔超声检查有助于判断子宫的解剖结构，尤其黄体期时增厚的子宫内膜与子宫肌层形成良好的对比。目前 3-D 超声检查的应用越来越广泛，且分辨能力不断提高（见第 2 章）。

卵泡期进行超声检查时通过向子宫腔内注入生理盐水提供了另一种区分子宫腔和子宫壁的方法。这一方法有很多名称，包括子宫超声显像、宫腔声学造影以及生理盐水灌注超声检查（SIS）。该操作的详细内容见第 2 章。SIS 在检测子宫内膜缺陷方面有 75% 的灵敏度和 90% 以上的特异性。同时它具有可被接受的阳性预测值 50% 和极好的阴性预测值 95%，远超过 HSG 的阴性预测值（Grimbizis，2010；Seshadri，2015；Soares，2000）。此外，生理盐水灌注超声检查在确定宫腔缺损是带蒂平滑肌瘤还是息肉方面较 HSG 更灵敏（图 8-7 和图 9-5）。也许更重要的是，生理盐水灌注超声有助于确定黏膜下肌瘤的哪一部分

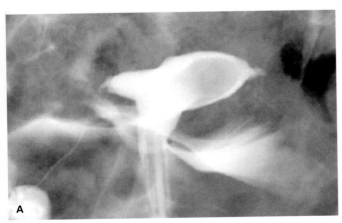

子宫黏膜下肌瘤

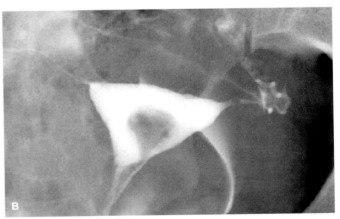

子宫内膜息肉

**图 19-7 子宫输卵管造影下子宫肌瘤与子宫内膜息肉的表现。A.** HSG 显示黏膜下肌瘤形成的一个区域广泛的充盈缺损。注意这个肌瘤引起的左侧宫角的扭曲。**B.** 子宫内膜息肉引起一个更加不规则的充盈缺损。注意息肉一般与子宫肌层联系不紧密（Used with permission from Dr. Diane Twickler.）

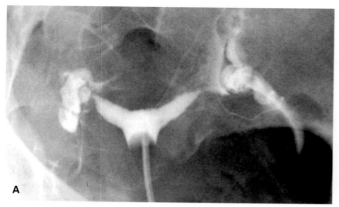

双角子宫

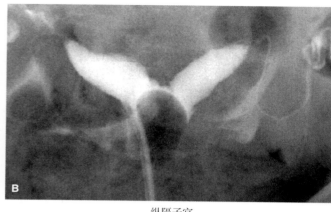

纵隔子宫

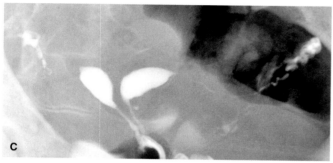

双子宫

图 19-8 子宫输卵管造影下苗勒氏管发育异常。A. 双角子宫，由于苗勒管融合障碍，使得两侧宫角距离增宽、宫底缺陷；B. 纵隔子宫，由于中隔吸收缺陷引起，中隔在造影导管球囊水平使造影剂分离；C. 双子宫，由两套完全独立的苗勒管系统组成，包括具有两个宫颈（Used with permission from Dr. Diane Twickler.）

位于宫腔内，只有那些 50% 以上体积位于宫腔内的肌瘤方能考虑在宫腔镜下切除。

SIS 的主要缺陷在于它不能提供输卵管的相关信息，不过生理盐水快速流入盆腔提示至少一侧输卵管通畅。SIS 通常较 HSG 痛苦更小，且不需要暴露于放射线。因此如果患者不需要输卵管通畅性的信息，比如已知因严重少精子症或因其他问题需行体外受精治疗，SIS 是个更好的选择。

（3）腹腔镜检查

直视下检查能够最准确地评估盆腔病理情况，因此腹腔镜检查是"金标准"。术中可以进行输卵管通液术，将稀释的染料经由宫颈口的橡皮导管或置入宫腔内的球囊导管注入，再通过腹腔镜观察染料是否经输卵管溢出（图 19-9）。如果可以选择，靛胭脂染料比亚甲蓝染料更好，因为后者偶尔可能引起急性高铁血红蛋白血症，尤其在葡萄糖 -6- 磷酸脱氢酶缺乏症的患者中。将 1 瓶 5 ml 的靛胭脂与 50 ～ 100 ml 的无菌盐水混合，通过宫颈放置的导管进行注射。腹腔镜能对一些疾病进行诊断与手术治疗，如子宫内膜异位症或盆腔粘连，腹腔镜下对这些病变的切除可能会提高患者随后的妊娠率（第 10 章）。

由于腹腔镜是一种侵入性方法，不提倡由它取

代 HSG 作为不孕症初期评估方法的一部分，有明确子宫内膜异位症或盆腔炎病史或症状的女性除外。然而，即便对这些女性而言，初步 HSG 检查也可能提供很多信息（De Hondt，2005）。

如果具有明确的腹腔镜检查指征，那么可以同时让患者在麻醉状态下接受宫腔镜检查以评估宫腔情况。此外，对于需要进行宫腔镜手术的病例，如子

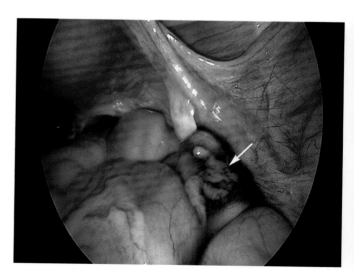

图 19-9 腹腔镜下输卵管通液术。注意输卵管伞端溢出的蓝色染料（Used with permission from Dr. Kevin Doody.）

宫纵隔切除术，腹腔镜也有助于指引手术，避免子宫穿孔。

氯米芬或促性腺激素促排卵助孕失败的患者也可以考虑进行腹腔镜检查。如果发现盆腔疾病并给予治疗，将可能避免进一步的 IVF 治疗。但随着 IVF 成功率的提高，这种观点变得不再合理，因为腹腔镜的手术费用高于单个 IVF 周期助孕的费用。

（4）宫腔镜检查

宫腔镜检查是确定宫内异常的主要方法，可在诊室或手术室进行。随着手术器械的改良，在诊室里同时诊断并治疗宫内异常的能力不断增强。然而，大多数更加深入的宫腔镜手术仍然需要在手术室进行。宫腔镜手术及其适应证的详细介绍见第 41 章。

### 4. 宫颈因素

宫颈腺体正常情况下分泌稠厚黏液，阻止精子通过及上行性感染的发生。月经中期的高雌激素水平改变黏液的性状，使其变得稀薄且富有弹性，氯化钠含量升高（图 19-10）。雌激素作用下的宫颈黏液滤过精液中非精子的成分，并形成通道以引导精子进入子宫。月经中期的黏液也成为精子的储存库，使接下来的 24 ~ 72 小时内不断有精子释放，从而延长潜在的受精时间（Katz，1997）。

宫颈黏液产生异常最常见于因宫颈肿瘤接受过宫颈冷冻术、宫颈锥切术或宫颈环形电切（LEEP）等女性。宫颈感染也可能对黏液质量产生不利影响，但这方面的看法还存在争议，相关的病原体包括沙眼衣原体、淋病奈瑟菌、解脲支原体和人型支原体（Cimino，1993）。尽管就宫颈黏液质量方面而言可能没有优势，但是在 HSG 或宫腔内人工授精操作之前进行沙眼衣原体和淋病奈瑟菌的培养，可以避免引起上行性感染。

性交后试验，又名为 Sims-Huhner 试验，以往用于评估宫颈黏液。这项检测要求一对夫妇在排卵当日性交，评估随后宫颈黏液的弹性（拉丝现象）和每高倍镜视野内活动精子的数量。对性交后试验结果正常的标准达成的共识有限，阻碍了该测试的临床应用（Oei，1995）。此外一项前瞻性随机试验发现，性交后试验结果正常不能提高累积妊娠率（Oei，1998）。

许多不孕症专家建议那些有宫颈手术史，尤其是那些已注意到月经中期黏液产生量减少的女性，选择避开宫颈行宫腔内人工授精（IUI）助孕。除此之外，对少数不考虑或尚未准备好接受宫腔内人工授精的夫

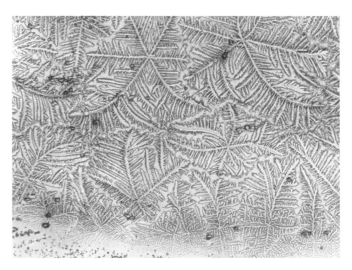

图 19-10　排卵期宫颈黏液在载玻片上干燥后，显微镜下呈羊齿状。接近排卵时雌激素水平的升高导致黏液中高浓度的氯化钠，干燥形成晶状图案

妇，也可采用性交后试验。在那些缺乏更专业检查手段的地区，该试验能够提供关于宫颈黏液产生、适当的性交方式及是否有活动精子的基本信息。

## 七、男性不育症的评估

男性不育症的病因可大致分为精子产生异常、精子功能异常和输精管道的阻塞。

### 1. 正常的精子发生

在评估男性不育症患者之前，首先要了解男性生殖生理学的基础知识。与卵巢类似，睾丸具有双重功能，即产生成熟的生殖细胞（精子）与产生男性激素（主要为睾酮）。曲细精管中含有发育中的精子和支持细胞，支持细胞又名 Sertoli 细胞（图 19-4）。支持细胞间形成紧密连接，从而组成血睾屏障。曲细精管内的无血管区域保护精子免受抗体和毒素的损害，但同时也使这些细胞依赖于氧气、营养物质和代谢前体物质的弥散。位于曲细精管之间的是 Leydig 细胞，也被称为"间质细胞"，它主要负责产生类固醇激素。简单来说，间质细胞类似于卵巢中的卵泡膜细胞。

与卵巢不同的是，睾丸内含有干细胞，使得男性一生中可以持续产生成熟的生殖细胞。一个有生育能力的男性每天产生 1 ~ 2 亿个精子（Sigman，1997）。精子发生过程始于二倍体的精原细胞（46,XY），它可以发育形成一个初级精母细胞。第一次减数分裂后产生两个次级精母细胞，待减数分裂完成后形成 4 个成

熟的单倍体核型（23,X 或 23,Y）的成熟精子。在上述发育过程中，大部分的精子细胞质丢失，提供能量的线粒体定位于精子中段，精子鞭毛发育。

精子产生的过程大约需要 70 天，此外还需要 12～21 天转移到附睾中。在附睾中，精子进一步成熟并获得活动性（Heller，1963；Hinrichsen，1980；Rowley，1970）。值得一提的是，正因为这一发育过程历时较长，所以精液分析的结果反映的是过去 3 个月的情况，而不是某一个时间点的情况。

为使卵子受精，人类精子必须经历获能的过程。精子获能后具有超活性（运动能力的极度提升）和释放顶体内容物的能力，顶体内容物使卵子透明带得以穿透。

正常精子发生依赖于局部高水平的睾酮。垂体前叶产生的黄体生成素（LH）刺激睾丸间质细胞产生睾酮。卵泡刺激素（FSH）增加间质细胞上 LH 受体的密度，从而间接促进睾酮的产生。此外，FSH 增加性激素结合球蛋白的产生，性激素结合球蛋白又被称为雄激素结合蛋白。雄激素结合球蛋白与睾酮结合以维持曲细精管内高浓度的睾酮（Sigman，1997）。

除了激素水平，睾丸的体积通常能反映精子发生。正常的睾丸体积在 15～25 ml 之间，其中大部分来自于曲细精管的充盈。因此睾丸体积的减小是提示精子发生异常的有力指标。

Y 染色体上的基因指导精子发生。常染色体基因也对精子发生有重要作用，后面将继续阐明。因此，遗传异常可能会对这一过程造成不利影响，稍后将具体讨论这一内容。

男性生育力一般随着年龄增长而平缓下降。一些研究表明，随着男性年龄的增长，妊娠率下降且获得妊娠的时间延长。关于不同年龄男性精液参数的研究发现，年龄增长后精子浓度可保持不变，但精子活力和精子形态逐渐变差（Levitas，2007），而这一改变的临床意义尚不明确（Kidd，2001）。简而言之，尽管男性年龄的增加可能降低其生育力，但与女性老龄化的改变相比，这些影响可能是微不足道的。

### ■ 2. 精液分析

#### （1）精液收集

这是男性生育力评估的关键性检查。为了进行这项检查，男性需要禁欲 2～3 天，并通过手淫的方式获得精液样本并置于无菌杯中。如果无法手淫获得样本，可使用特殊设计的不含润滑剂的硅胶避孕套取

精。精液样本应在射精后 1 小时内送至实验室以获得最佳分析结果。

精液样本在前列腺分泌的液化酶的作用下发生液化，即精液变稀薄。这一过程需要 5～20 分钟，液化后可以更准确地评估精液中的精子。理论上，应进行两次精液分析，且两份精液取样时间应至少间隔 1 个月。但在实际操作中，如果精液参数是正常的话，通常只需分析一份精液样本。

#### （2）精液分析结果

精液分析的参考值见表 19-8。临床医师应该记住与该项检查相关的几个关键点。首先，同一个人的精液特征在不同检测时间是不同的。其次，精液分析结果，尤其是形态学结果的解释，在不同实验室之间存在差别。因此，应掌握样本检测实验室所采用的参考值范围。应注意"参考值"范围的概念比"正常值"范围更准确。尽管活动精子总数与男性生育力相关，但不是所有精液参数正常的男性都表现出有正常的生育能力（Guzick，2001）。相反，精液分析结果不在参考值范围的患者也有可能孕育后代。该项试验缺乏绝对预测价值的原因很可能是由于它无法提供精子功能的相关信息，而精子功能是指精子使卵子受精的能力。

多数精液分析报告包括精液体积、pH 及是否含有果糖。将近 80% 的精液量来自精囊腺及前列腺。精液是碱性的，可保护精子免受前列腺分泌物中及阴道中酸性物质的损伤。精液还能为精子提供果糖作为能量来源。精液 pH 呈酸性或缺乏果糖提示与排精道的异常有关（Daudin，2000）。

在所有参数中，精液量少通常仅仅反映出取样不完全或禁欲间隔短。然而，它也可能提示输精管的部分阻塞或逆行射精。部分性或完全性输精管阻塞可能

| 表 19-8 精液分析参考值下限 | |
| --- | --- |
| 体积 | > 1.5 ml[a] |
| 数目 | > 15×10⁶/ml[a] |
| 总活力 | > 40%[a] |
| 正常形态 | > 4%[a] |
| 白细胞 | < 1×10⁶/ml[b] |
| 圆形细胞 | < 5×10⁶/ml[b] |

[a] Data from Cooper，2010。
[b] Data from World Health Organization，1999

由感染、既往睾丸或腹股沟手术或创伤引起。逆行射精是由于射精过程中膀胱颈未能关闭，使得精液逆流入膀胱所致。糖尿病、脊髓损伤、有前列腺手术史或其他可能损伤神经的腹膜后手术史的男性患者，需要除外逆行射精（Hershlag，1991）。某些药物，尤其是β受体阻断剂，可能会造成逆行射精。射精后的尿液分析可检测膀胱中是否存在精子并确定逆行射精的诊断。如果尿液适当碱化，这些精子可存活并能被回收用于助孕。

男性可表现为精子计数正常、精子计数低（少精子症）或无精子（无精子症）（Sharlip，2002）。少精子症的定义为精子浓度低于 $15 \times 10^6$/ml，其中精子密度低于 $5 \times 10^6$/ml 被定义为严重少精子症。男性无精子症的发生率约为 1%。无精子症可能是由于精液流出道的阻塞，术语称为阻塞性无精子症，比如先天性输精管的缺如、严重感染或输精管切除术后。无精子症也可能继发于睾丸衰竭后（非梗阻性无精子症）。后一种情况下，经过仔细的离心和分析可能发现少量足够用于 IVF 的有活动能力的精子。另一方面，非梗阻性无精子症患者也可以通过附睾抽吸或睾丸活检获得活精子。对精子计数异常的男性，需要进行内分泌和遗传学评估，后面将详述这一内容。

精子运动能力也得到评估，精子活动能力降低术语称为弱精子症。一些实验室按照快速运动（3级和4级）、慢速运动（2级）和非前向运动（0级和1级）对精子活力进行分级。总前向活动率是指向前运动的精子的百分率（2～4级）。弱精子症可能与禁欲时间长、抗精子抗体的存在、生殖道感染或精索静脉曲张等因素有关。低渗膨胀实验可用于区分死精子和不动精子。与死精子不同，活的精子能够维持一定的渗透梯度。因此，当与低渗溶液混合时，有正常细胞膜功能的活的不动的精子将会随着液体的吸收而发生膨胀、卷曲（Casper，1996）。一经发现，这些活精子可用于卵泡浆内单精子注射。

精子形态异常称为畸形精子症。Kruger 等（1988）制定了评估正常形态的详细标准，这种分类方法提高了精子形态与 IVF 周期受精率的相关性。该标准需要仔细分析精子头部的形状和大小，顶体与头部的相对大小，尾部的特征包括长度、卷曲或是否有双尾。当精液样本中正常形态精子低于 4% 时，受精率显著下降。

精子样本中的圆形细胞可能是白细胞或未成熟的精子细胞。许多方法可以将白细胞（WBCs）从未成熟的精子中区分出来，包括白细胞髓过氧化物酶染色法（Wolff，1995）。白细胞精子症的定义是精液中白细胞大于 $1 \times 10^6$/ml，可能提示有慢性附睾炎或前列腺炎。这种情况下，许多男科医师会在重复进行精液检测前考虑进行经验性抗生素治疗。常规的方案是口服多西环素，每天 2 次，每次 100 mg，持续 2 周。除此之外，还可选择对分泌物或精液样本进行病原体培养。

除非接诊的妇产科医师对不孕症非常感兴趣且擅长于不孕症的诊治，否则持续的精液分析结果异常可作为转诊患者至不孕症专家处的指征。尽管男方可以被直接转诊给泌尿科医师，但是夫妻双方一起接受生殖内分泌专家的诊治可能更加合理，因为女方也需要接受生育力评估。这类患者的治疗很可能更加复杂，通常需要双方共同参与。生殖专家可决定是否需要将男方再次转诊到泌尿科，以接受遗传学、解剖学、激素或感染性疾病的检查。

### ■ 3. DNA 碎片

在过去的 10 年间，学者们越来越关注精子 DNA 碎片作为男性不育症病因的作用（Sakkas，2010；Zini，2009）。尽管一定程度的 DNA 损伤可能在胚胎发育过程中得到修复，但 DNA 损伤的位置和程度也可能降低受精率，增加流产率。DNA 损伤水平的增加与男方高龄及吸烟、化疗、放射线、环境毒素、精索静脉曲张与生殖道感染等一些外部因素有关。研究发现 DNA 碎片率异常的精子样本中活性氧水平升高。针对这一研究结果，有学者提出饮食补充抗氧化剂维生素 C 和维生素 E。然而，关于该方法的效果尚缺乏数据支持。

目前有很多方法可以用于 DNA 完整性的分析，包括精子染色质结构分析（Sperm Chromatin Structure Assay，SCSA）、末端脱氧核苷酸转移酶介导的 dUTP 缺口末端标记法（terminal deoxynucleotidyl transferase-mediated dUTP nick-end labeling，TUNEL）、单细胞凝胶电泳试验（the single-cell gel electrophoresis assay，COMET）、精子染色质扩散试验（the sperm chromatin dispersion test，SCD）（American Society for Reproductive Medicine，2013c），这些测试都提供了 DNA 结构的半定量数据。例如，SCSA 基于单链或双链 DNA 断裂对弱酸变性的敏感性增加。TUNEL 法利用被标记的核苷酸插入 DNA 断裂处以利于后续检测。由于缺乏关于这些试验临界值方面的共识及它们在预测成功妊娠方面的价值尚存在争议，目前这些试验应用受阻。因此，目前的研究证据不足以推荐不孕夫妇常规进行这些检测。然而，精子 DNA 完整性可能通过多种机制产生负面影响的观点，为先前未被充分认识的男性不育的病因提供了有意义的见解。

### ■ 4. 其他精子检测

多达 10% 的男性体内可检测到抗精子抗体。然而，精液中存在抗精子抗体是否对生育力造成不利影响仍存在争议。这些抗体尤其常见于输精管切除术后、睾丸扭转、睾丸活检或其他临床中血睾屏障受到破坏的情况（Turek，1994）。传统治疗包含皮质激素，但这种方法是否能提高生育力尚不清楚，且有报道接受治疗的患者出现明显的副反应，包括髋关节的无菌性坏死。当前研究数据提示不需要将抗精子抗体检测作为不孕不育评估的常规组成部分。

目前已经发展出许多检测精子功能的方法。其中包括甘露糖荧光试验、半乳糖试验、精子穿透试验和顶体反应试验。这些方法的预测价值一直受到质疑，因为这些检查基于高度非生理状况，且各大生殖中心之间的结果也相差甚远。大多数检测方法已不再使用，也不再作为不育评估中的一部分。

### ■ 5. 男性的激素评估

男性激素检查与不排卵女性的内分泌检查类似。总的看来，激素水平异常可能由下丘脑 - 垂体功能缺陷或睾丸内的缺陷引起。大多数泌尿科专家会延缓进行激素检查，当精子浓度低于 $10 \times 10^6$/ml 时才进行检测。检测将包括血清内 FSH 和睾酮水平。

低水平的 FSH 和睾酮与下丘脑功能障碍有关，如特发性低促性腺激素性性腺功能减退或 Kallman 综合征（第 16 章）。这些患者可以通过促性腺激素治疗产生精子。尽管这种治疗通常是成功的，但至少需要 6 个月才能检测到精子产生。

FSH 水平升高和睾酮水平降低提示睾丸衰竭，大多数少精子症男性都患有睾丸衰竭。对于这类患者，根据患者睾酮水平确定是否需要睾酮替代治疗是很重要的。正常的精子发生需要睾丸内高水平的睾酮，但外源性的睾酮无法达到这一水平。此外，这些患者通常缺乏精原干细胞。因此，睾酮的替代治疗无法挽救精子的产生不足。事实上，替代治疗还会通过对下丘脑、垂体的负反馈调节降低促性腺激素对剩余睾丸功能的刺激作用。除非夫妇双方决定采用供精治疗，否则在不育症治疗中应推后考虑雄激素替代疗法。但是，替代治疗可能带来其他益处，如提高性欲和性功能、维持肌肉量和骨密度，和保持身心感觉良好。

其他激素检查也可能作为男性不育症评估的一部分。血清泌乳素水平升高及甲状腺功能异常都会影响精子发生，也是最常被发现的内分泌疾病（Sharlip，2002；Sigman，1997）。

### ■ 6. 男性遗传学检查

染色体异常是引起精液异常的一个相对常见的病因（American Society for Reproductive Medicine，2008a）。约 15% 无精子症的患者和 5% 严重少精子症的患者有染色体核型异常。尽管染色体异常无法被纠正，但它们可能预示着患者及其后代存在着健康隐患。因此当发现精液分析结果不佳时，应进行染色体核型分析。该项检测所需的最低精子浓度在不同检测者之间不同，在 $3 \sim 10 \times 10^6$/ml 之间波动。

克氏综合征（47，XXY）较为常见，在普通男性人群中发病率约为 1/500，不孕症男性中的发病率为 1% ～ 2%。克氏综合征患者通常表现为身材高大、男性第二性征不明显、男性女性乳房发育、小而坚实的睾丸（De Braekeleer，1991）。但由于患病者表型各异，因此对于缺少典型临床特征的患者，染色体检查也不能忽略。相反，如果患者存在上述典型临床表现，医生应考虑对其进行染色体核型检查。另外，在严重少精子症的男性中也能够发现常染色体的异常。

严重少精子症且染色体核型正常的患者应进行 Y 染色体微缺失的检测。高达 15% 的严重少精子症或无精子症的男性在 Y 染色体上一个区域存在小的缺失，该区域术语为无精子因子（azoospermia factor region，AZF）。如果缺失发生在 AZFa 或 AZFb 亚区，则不大可能获得可供 IVF 使用的活精子。而多数在 AZFc 区域发生缺失的患者可在活检时获得活精子。然而，这些缺失可遗传给子代。近期发现的 AZFd 区域微缺失的临床意义尚不清楚，因为表面上看这些患者的精子发生是正常的（Hopps，2003；Kent-First，1999；Pryor，1997）。

无精子症可能是由于先天性双侧输精管缺如（congenital bilateral absence of the vas deferens，CBAVD）造成。70% ～ 85% 的 CBAVD 患者存在囊性纤维化跨膜通道调节因子（cystic fibrosis transmembrane conductance regulator，CFTR）基因的突变，尽管不是所有人都有囊性纤维化的表现（Oates，1994；Ratbi，2007）。相反，基本上所有表现为囊性纤维化的男性都存在 CBAVD。幸运的是，这些男性的睾丸功能通常是正

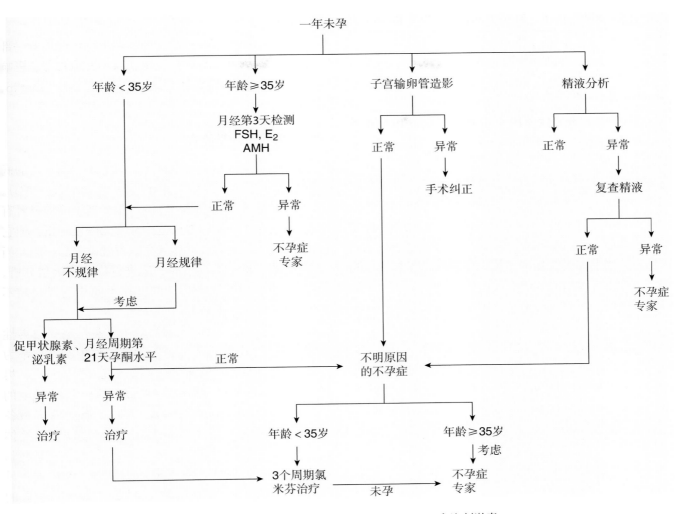

**图 19-11**　不孕症夫妇的评估流程图。AMH = 抗苗勒管激素；$E_2$ = 雌二醇；FSH = 卵泡刺激素

常的，并可通过附睾抽吸获得足够的精子通过 IVF 助孕获得妊娠。在这种情况下，详细的遗传咨询和检测女方配偶是否为携带者尤为重要。

**■ 7. 睾丸活检**

严重少精子症或无精子症患者的评估可以包括开放式或经皮睾丸活检，以检测曲细精管中是否存在活精子（Sharlip，2002）。即便是因 FSH 水平升高被诊断为睾丸衰竭的男性亦可通过活检获得足够进行卵胞浆内单精子注射的精子。活检的样本可以冷冻保存，以便将来 IVF 助孕时提取精子，然而，通常认为新鲜活检样本可获得更高的成功率。因此，睾丸活检具有诊断性、预测性及治疗性价值。

**八、总结**

图 19-11 提供了不孕夫妇的评估流程。具体评估细节在不同医师之间有所不同，并受患者临床表现的影响。一般来说，女方可接受一些检查以确认排卵状态，接受 HSG 检查了解子宫、输卵管状况。而男方应进行精液检查。对于高龄女性，需要通过早卵泡期 FSH 水平评估卵巢储备。一部分夫妇可能因女方有明确的排卵障碍而拒绝行 HSG 和精液检查。医师应提醒不孕夫妇，有相对较高的概率一对夫妇存在两种不孕因素，如果拒绝检查可能会遗漏另一种异常。这些患者可能会在治疗后妊娠，但是如果仍没能怀孕，应强烈建议他们完成各项检查。关于治疗内容将在第 20 章进行讨论。

（赵雪含　方　颖　译　杨晓葵　审校）

## 参考文献

Abma J, Chandra A, Mosher W, et al: Fertility, family planning, and women's health: new data from the 1995 National Survey of Family Growth. Vital Health Stat 23:1, 1997

Aliyu MH, Aliyu SH, Salihu HM: Female genital tuberculosis: a global review. Int J Fertil Womens Med 49:123, 2004

American Academy of Pediatrics and the American College of Obstetricians and Gynecologists: Guidelines for Perinatal Care, 7th Edition, Washington, 2012

American College of Obstetricians and Gynecologists: Carrier screening for fragile X syndrome. Committee Opinion No. 469, October 2010, Reaffirmed 2014a

American College of Obstetricians and Gynecologists: Neural tube defects. Practice Bulletin No. 44, July 2003, Reaffirmed 2014b

American College of Obstetricians and Gynecologists: Ovarian reserve testing. Practice Bulletin No. 618, January 2015

American College of Obstetricians and Gynecologists: Preconception and prenatal carrier screening for genetic diseases in individuals of Eastern European Jewish descent. Committee Opinion No. 442, October 2009

American College of Obstetricians and Gynecologists: Screening for Tay-Sachs disease. Committee Opinion No. 318, October 2005, Reaffirmed 2014c

American College of Obstetricians and Gynecologists: Spinal muscular atrophy. Committee Opinion No. 432, May 2009, Reaffirmed 2014d

American College of Obstetricians and Gynecologists: Update on carrier screening for cystic fibrosis. Committee Opinion No. 486, July 2011, Reaffirmed 2014e

American Society for Reproductive Medicine: Diagnostic evaluation of the infertile female: a committee opinion. Fertil Steril 98(2):302, 2012a

American Society for Reproductive Medicine: Diagnostic evaluation of the infertile male: a committee opinion. Fertil Steril 98(2):294, 2012b

American Society for Reproductive Medicine: Effectiveness and treatment for unexplained infertility. Fertil Steril 86(5) Suppl 1:S111, 2006

American Society for Reproductive Medicine: Endometriosis and infertility: a committee opinion. Fertil Steril 98(3):591, 2012c

American Society for Reproductive Medicine: Evaluation of the azoospermic male. Fertil Steril 90 (Suppl 3):S74, 2008a

American Society for Reproductive Medicine: Female age-related fertility decline. Fertil Steril 101(3):633, 2014a

American Society for Reproductive Medicine: Myomas and reproductive function. Fertil Steril 90(Suppl 3):S125, 2008b

American Society for Reproductive Medicine: Obesity and reproduction: an educational bulletin. Fertil Steril 90 (Suppl 3):S21, 2008c

American Society for Reproductive Medicine: Optimizing natural fertility: a committee opinion. Fertil Steril 100(3):631, 2013a

American Society for Reproductive Medicine: Pathogenesis, consequences, and control of peritoneal adhesions in gynecologic surgery: a committee opinion. Fertil Steril 99(6):1550, 2013b

American Society for Reproductive Medicine: Report on varicocele and infertility: a committee opinion. Fertil Steril 102(6):1556, 2014b

American Society for Reproductive Medicine: Smoking and infertility: a committee opinion. Fertil Steril 98(6):1400, 2012d

American Society for Reproductive Medicine: Testing and interpreting measures of ovarian reserve: a committee opinion. Fertil Steril 98(6):1407, 2012e

American Society for Reproductive Medicine: The clinical relevance of luteal phase deficiency: a committee opinion. Fertil Steril 98(5):1112, 2012f

American Society for Reproductive Medicine: The clinical utility of sperm DNA integrity testing: a guideline. Fertil Steril 99(3):673, 2013c

American Society for Reproductive Medicine: Vaccination guidelines for female infertility patients: a committee opinion. Fertil Steril 99(2):337, 2013d

Anderson J, Williamson R: Fertility after torsion of the spermatic cord. Br J Urol 65:225, 1990

Anguiano A, Oates R, Amos J, et al: Congenital bilateral absence of the vas deferens. A primarily genital form of cystic fibrosis. JAMA 267:1794, 1992

Augood C, Duckitt K, Templeton A: Smoking and female infertility: a systematic review and meta-analysis. Hum Reprod 13:1532, 1998

Baazeem A, Belzile E, Ciampi A, et al: Varicocele and male factor infertility treatment: a new meta-analysis and review of the role of varicocele repair. Eur Urol 60(4):796, 2011

Balasch J, Fabregues F, Creus M, et al: The usefulness of endometrial biopsy for luteal phase evaluation in infertility. Hum Reprod 7:973, 1992

Bates G, Garza D, Garza M: Clinical manifestations of hormonal changes in the menstrual cycle. Obstet Gynecol Clin North Am 17:299, 1990

Beard C, Benson R Jr, Kelalis P, et al: The incidence and outcome of mumps orchitis in Rochester, Minnesota, 1935 to 1974. Mayo Clin Proc 52:3, 1977

Ben-Arie A, Goldchmit C, Laviv Y, et al: The malignant potential of endometrial polyps. Eur J Obstet Gynecol Reprod Biol 115:206, 2004

Benson GS: Erection, Emission, and Ejaculation: Physiologic Mechanism, 3rd ed. St. Louis, Mosby, 1997

Bracken M, Eskenazi B, Sachse K, et al: Association of cocaine use with sperm concentration, motility, and morphology. Fertil Steril 53:315, 1990

Buyalos R, Daneshmand S, Brzechffa P: Basal estradiol and follicle-stimulating hormone predict fecundity in women of advanced reproductive age undergoing ovulation induction therapy. Fertil Steril 68:272, 1997

Carson D, Lagow E, Thathiah A, et al: Changes in gene expression during the early to mid-luteal (receptive phase) transition in human endometrium detected by high-density microarray screening. Mol Hum Reprod 8:871, 2002

Caserta D, Mantovani A, Marci R, et al: Environment and women's reproductive health. Hum Reprod Update 17(3):418, 2011

Casper R, Meriano J, Jarvi K, et al: The hypo-osmotic swelling test for selection of viable sperm for intracytoplasmic sperm injection in men with complete asthenozoospermia. Fertil Steril 65:972, 1996

Centers for Disease Control and Prevention: Current cigarette smoking among adults—United States, 2005–2013. MMWR 63(47):1108, 2014

Chandra A, Copen CE, Stephen EH: Infertility and impaired fecundity in the United States, 1982–2010: data from the National Survey of Family Growth. Natl Health Stat Report 67:1, 2013

Chandra A, Copen CE, Stephen EH: Infertility service use in the United States: data from the National Survey of Family Growth, 1982–2010. Natl Health Stat Report 73:1, 2014

Chang WY, Agarwal SK, Azziz R: Diagnostic evaluation and treatment of the infertile couple. In Carr BR, Blackwell RE, Azziz R (eds): Essential Reproductive Medicine. New York, McGraw-Hill, 2005, p 366

Charny C: The spermatogenic potential of the undescended testis before and after treatment. J Urol 38:697, 1960

Cimino C, Borruso A, Napoli P, et al: Evaluation of the importance of Chlamydia T. and/or Mycoplasma H. and/or Ureaplasma U. genital infections and of antisperm antibodies in couples affected by muco-semen incompatibility and in couples with unexplained infertility. Acta Eur Fertil 24:13, 1993

Cobellis G, Noviello C, Nino F, et al: Spermatogenesis and cryptorchidism. Front Endocrinol 5:63, 2014

Cooper TG, Noonan E, von Eckardstein S, et al: World Health Organization reference values for human semen characteristics. Hum Reprod 16(3):231, 2010

Cunningham FG, Leveno KJ, Bloom SL, et al (eds): Teratology, teratogens, and fetotoxic agents. In Williams Obstetrics, 24th ed. New York, McGraw-Hill Education, 2014

Daudin M, Bieth E, Bujan L, et al: Congenital bilateral absence of the vas deferens: clinical characteristics, biological parameters, cystic fibrosis transmembrane conductance regulator gene mutations, and implications for genetic counseling. Fertil Steril 74:1164, 2000

De Braekeleer M, Dao T: Cytogenetic studies in male infertility: a review. Hum Reprod 6:245, 1991

De Hondt A, Peeraer K, Meuleman C, et al: Endometriosis and subfertility treatment: a review. Minerva Ginecol 57:257, 2005

DeWaay DJ, Syrop CH, Nygaard IE, et al: Natural history of uterine polyps and leiomyomata. Obstet Gynecol 100:3, 2002

Farhi J, Ashkenazi J, Feldberg D, et al: Effect of uterine leiomyomata on the results of in-vitro fertilization treatment. Hum Reprod 10:2576, 1995

Fiore MC, Jaen CR, Baker TB, et al: Treating tobacco use and dependence: 2008 update. Rockville, U.S. Department of Health and Human Services, 2008

Frattarelli J, Lauria-Costab D, Miller B, et al: Basal antral follicle number and mean ovarian diameter predict cycle cancellation and ovarian responsiveness in assisted reproductive technology cycles. Fertil Steril 74:512, 2000

Garrido-Gomez T, Quinonera A, Antunez O, et al: Deciphering the proteomic signature of human endometrial receptivity. Hum Reprod 29(9):1957, 2014

Gazvani M, Buckett W, Luckas M, et al: Conservative management of azoospermia following steroid abuse. Hum Reprod 12:1706, 1997

Giudice LC: Infertility and the environment: the medical context. Semin Reprod Med 24:129, 2006

Gnoth C, Roos J, Broomhead D, et al: Antimüllerian hormone levels and numbers and sizes of antral follicles in regularly menstruating women of reproductive age referenced to true ovulation day. Fertil Steril September 15, 2015 [Epub ahead of print]

Grimbizis GF, Tsolakidis D, Mikos T, et al: A prospective comparison of transvaginal ultrasound, saline infusion sonohysterography, and diagnostic hysteroscopy in the evaluation of endometrial pathology. Fertil Steril 94(7):2720, 2010

Grinsted J, Jacobsen J, Grinsted L, et al: Prediction of ovulation. Fertil Steril 52:388, 1989

Grodstein F, Goldman M, Cramer D: Body mass index and ovulatory infertility. Epidemiology 5:247, 1994a

Grodstein F, Goldman M, Cramer D: Infertility in women and moderate alcohol use. Am J Public Health 84:1429, 1994b

Grody WW, Thompson BH, Gregg AR, et al: ACMG position statement on prenatal/preconception expanded carrier screening. Genet Med 15(6):48, 2013

Gross SJ, Pletcher BA, Monaghan KG, et al: Carrier screening in individuals of Ashkenazi Jewish descent. Genet Med 10(1):54, 2008, Reaffirmed 2013

Guermandi E, Vegetti W, Bianchi M, et al: Reliability of ovulation tests in infertile women. Obstet Gynecol 97:92, 2001

Guttmacher A: Factors affecting normal expectancy of conception. JAMA 161:855, 1956

Guzick D, Overstreet J, Factor-Litvak P, et al: Sperm morphology, motility, and concentration in fertile and infertile men. N Engl J Med 345:1388, 2001

Hadziselimovic F: Early successful orchidopexy does not prevent from developing azoospermia. Int Braz J Urol 32(5):570, 2006

Hallam S, Nelson H, Greger V, et al: Validation for clinical use of, and initial clinical experience with, a novel approach to population-based carrier screening using high-throughput, next-generation DNA sequencing. J Mol Diagn 16(2):180, 2014

Hansen KR, Hodnett GM, Knowlton N, et al: Correlation of ovarian reserve tests with histologically determined primordial follicle number. Fertil Steril 95(1):170, 2011

Hatch EE, Wise LA, Mikkelsen EM, et al: Caffeinated beverage and soda consumption and time to pregnancy. Epidemiology 23(3):393, 2012

Hauser R, Sokol R: Science linking environmental contaminant exposures with fertility and reproductive health impacts in the adult male. Fertil Steril 89(2 Suppl):e59, 2008

Hedley AA, Ogden Cl, Johnson CL, et al: Prevalence of overweight and obesity among U.S. children, adolescents, and adults, 1999–2002. JAMA 291(23):2847, 2004

Heller C, Clermont Y: Spermatogenesis in man: an estimate of its duration. Science 140:184, 1963

Hershlag A, Schiff S, DeCherney A: Retrograde ejaculation. Hum Reprod 6:255, 1991

Hinrichsen M, Blaquier J: Evidence supporting the existence of sperm maturation in the human epididymis. J Reprod Fertil 60:291, 1980

Hopps CV, Mielnik A, Goldstein M, et al: Detection of sperm in men with Y chromosome microdeletions of the AZFa, AZFb, and AZFc regions. Hum Reprod 18(8):1660, 2003

Hornburg R, Crawford G: The role of AMH in anovulation associated with PCOS: a hypothesis. Hum Reprod 29(6):1117, 2014

Jarow J: Effects of varicocele on male fertility. Hum Reprod Update 7:59, 2001

Jayaprakasan K, Polanski L, Sahu B, et al: Removal of endometrial polyps prior to infertility treatment. Cochrane Database Syst Rev 8:CD009592, 2014

Johnson LN, Sammel MD, Dillon KE, et al: Antimüllerian hormone and antral follicle count are lower in female cancer survivors and healthy women taking hormonal contraception. Fertil Steril 102(3):774, 2014

Kao L, Germeyer A, Tulac S, et al: Expression profiling of endometrium from women with endometriosis reveals candidate genes for disease-based implantation failure and infertility. Endocrinology 144:2870, 2003

Katz D, Slade D, Nakajima S: Analysis of pre-ovulatory changes in cervical mucus hydration and sperm penetrability. Adv Contracept 13:143, 1997

Keefe D, Niven-Fairchild T, Powell S, et al: Mitochondrial deoxyribonucleic acid deletions in oocytes and reproductive aging in women. Fertil Steril 64:577, 1995

Kent-First M, Muallem A, Shultz J, et al: Defining regions of the Y-chromosome responsible for male infertility and identification of a fourth AZF region (AZFd) by Y-chromosome microdeletion detection. Mol Reprod Dev 53:27, 1999

Kidd S, Eskenazi B, Wyrobek A: Effects of male age on semen quality and fertility: a review of the literature. Fertil Steril 75:237, 2001

Klonoff-Cohen H, Lam-Kruglick P, Gonzalez C: Effects of maternal and paternal alcohol consumption on the success rates of in vitro fertilization and gamete intrafallopian transfer. Fertil Steril 79:330, 2003

Kruger T, Acosta A, Simmons K, et al: Predictive value of abnormal sperm morphology in in vitro fertilization. Fertil Steril 49:112, 1988

Lalos O: Risk factors for tubal infertility among infertile and fertile women. Eur J Obstet Gynecol Reprod Biol 29:129, 1988

La Marca A, Broekmans FJ, Volpe A, et al: Anti-Mullerian hormone (AMH): what do we still need to know? Hum Reprod 24(9):2264, 2009

Lee P: Fertility in cryptorchidism: Does treatment make a difference? Endocrinol Metab Clin North Texas 22:479 1993

Lessey B: Endometrial integrins and the establishment of uterine receptivity. Hum Reprod 13(Suppl 3):247, 1998

Levitas E, Lunenfeld E, Weisz N, et al: Relationship between age and semen parameters in men with normal sperm concentration: analysis of 6022 semen samples. Andrologia 39(2):45, 2007

Licciardi F, Liu H, Rosenwaks Z: Day 3 estradiol serum concentrations as prognosticators of ovarian stimulation response and pregnancy outcome in patients undergoing in vitro fertilization. Fertil Steril 64:991, 1995

Luciano A, Peluso J, Koch E, et al: Temporal relationship and reliability of the clinical, hormonal, and ultrasonographic indices of ovulation in infertile women. Obstet Gynecol 75(3 Pt 1):412, 1990

Makker A, Goel MM: Uterine leiomyomas: effects on architectural, cellular, and molecular determinants of endometrial receptivity. Reprod Sci 20(6):631, 2013

Maroulis G: Effect of aging on fertility and pregnancy. Semin Reprod Endocrinol 9:165, 1991

Maseelall PB, Hernandez-Rey AE, Oh C, et al: Antral follicle count is a significant predictor of livebirth in in vitro fertilization cycles. Fertil Steril 91 (4 Suppl):1595, 2009

McKinley M, O'Loughlin VD: Reproductive System in Human Anatomy. New York, McGraw-Hill, 2006, p 873

Mendola P, Messer LC, Rappazzo K: Science linking environmental contaminant exposures with fertility and reproductive health impacts in the adult female. Fertil Steril 89(2 Suppl):e81, 2008

Menken J, Trussell J, Larsen U: Age and infertility. Science 233(4771):1389, 1986

Metwally M, Cheong YC, Horne AW: Surgical removal of fibroids does not improve fertility outcomes. Cochrane Database Syst Rev 11:CD003857, 2012

Miller P, Soules M: The usefulness of a urinary LH kit for ovulation prediction during menstrual cycles of normal women. Obstet Gynecol 87:13, 1996

Moen M, Magnus P: The familial risk of endometriosis. Acta Obstet Gynecol Scand 72:560, 1993

Mosher W, Pratt W: Fecundity and infertility in the United States: incidence and trends. Fertil Steril 56:192, 1991

Muthusami KR, Chinnaswamy P: Effect of chronic alcoholism on male fertility hormones and semen quality. Fertil Steril 84(4):919, 2005

Nagy F, Pendergrass P, Bowen D, et al: A comparative study of cytological and physiological parameters of semen obtained from alcoholics and non-alcoholics. Alcohol Alcohol 21:17, 1986

Nezar M, Goda H, El-Negery M, et al: Genital tract tuberculosis among fertile women: an old problem revisited. Arch Gynecol Obstet 280(5):787, 2009

Nikolaou D, Templeton A: Early ovarian ageing: a hypothesis. Detection and clinical relevance. Hum Reprod 18:1137, 2003

Noyes R, Hertig A, Rock J: Dating the endometrial biopsy. Am J Obstet Gynecol 122:262, 1975

Oates R, Amos J: The genetic basis of congenital bilateral absence of the vas deferens and cystic fibrosis. J Androl 15:1, 1994

Oei SG, Helmerhorst FM, Bloemenkamp KW: Effectiveness of the postcoital test: randomised controlled trial. BMJ 317(7157):502, 1998

Oei S, Keirse M, Bloemenkamp K, et al: European postcoital tests: opinions and practice. BJOG 102:621, 1995

Pellestor F, Andreo B, Arnal F, et al: Maternal aging and chromosomal abnormalities: new data drawn from in vitro unfertilized human oocytes. Hum Genet 112:195, 2003

Perez-Medina T, Bajo-Arenas J, Salazar F, et al: Endometrial polyps and their implication in the pregnancy rates of patients undergoing intrauterine insemination: a prospective, randomized study. Hum Reprod 20:1632, 2005

Petracco RG, Kong A, Grechukhina O, et al: Global gene expression profiling of proliferative phase endometrium reveals distinct functional subdivisions. Reprod Sci 19(10):1138, 2012

Pletcher BA, Bocian M, American College of Medical Genetics: Preconception and prenatal testing of biologic fathers for carrier status. Genet Med 8(2):13, 2006

Prior TW: Next-generation carrier screening: are we ready? Genome Med 6(8):62, 2014

Pritts E: Fibroids and infertility: a systematic review of the evidence. Obstet Gynecol Surv 56:483, 2001

Pryor J, Kent-First M, Muallem A, et al: Microdeletions in the Y chromosome of infertile men. N Engl J Med 336:534, 1997

Ramlau-Hansen CH, Thulstrup AM, Aggerholm AS, et al: Is smoking a risk factor for decreased semen quality? A cross-sectional analysis. Human Reproduction 22(1):188, 2007

Ratbi I, Legendre M, Niel F, et al: Detection of cystic fibrosis transmembrane conductance regulator (CFTR) gene rearrangements enriches the mutation spectrum in congenital bilateral absence of the vas deferens and impacts on genetic counseling. Hum Reprod 22(5):1285, 2007

Rosenfeld DL, Scholl G, Bronson R, et al: Unsuspected chronic pelvic inflammatory disease in the infertile female. Fertil Steril 39:44, 1983

Ross LF: A re-examination of the use of ethnicity in prenatal carrier testing. Am J Med Genet 158(A1):19, 2012

Roth LK, Taylor HS: Risks of smoking to reproductive health: assessment of women's knowledge. Am J Obstet Gynecol 184(5):934, 2001

Rowley M, Teshima F, Heller C: Duration of transit of spermatozoa through the human male ductular system. Fertil Steril 21:390, 1970

Ruan YC, Chen H, Chan HC: Ion channels in the endometrium: regulation of endometrial receptivity and embryo implantation. Hum Reprod Update 20(4):517, 2014

Sakkas D, Alvarez JG: Sperm DNA fragmentation: mechanisms of origin, impact on reproductive outcome, and analysis. Fertil Steril 93(4):1027, 2010

Samejima T, Koba K, Nakae H, et al: Identifying patients who can improve fertility with myomectomy. Eur J Obstet Gynecol Reprod Biol 185C:28, 2014

Saracoglu OF, Mungan T, Tanzer F: Pelvic tuberculosis. Int J Gynaecol Obstet 37:115, 1992

Schenker J: Etiology of and therapeutic approach to synechia uteri. Eur J Obstet Gynecol Reprod Biol 65:109, 1996

Scott R, Snyder R, Bagnall J, et al: Evaluation of the impact of intraobserver variability on endometrial dating and the diagnosis of luteal phase defects. Fertil Steril 60:652, 1993

Seifer DB, Baker VL, Leader B: Age-specific serum anti-Mullerian hormone values for 17,120 women presenting to fertility centers within the United States. Fertil Steril 95(2074), 2011

Serafini P, Batzofin J: Diagnosis of female infertility. A comprehensive approach. J Reprod Med 34(1):29, 1989

Seshadri S, El-Touckhy T, Douiri A, et al: Diagnostic accuracy of saline infusion sonography in the evaluation of uterine cavity abnormalities prior to assisted reproductive techniques: a systematic review and meta-analysis. Hum Reprod Update 21(2):262, 2015

Sharlip I, Jarow J, Belker A, et al: Best practice policies for male infertility. Fertil Steril 77:873, 2002

Sigman M, Jarow JP: Endocrine evaluation of infertile men. Urology 50(5):659, 1997

Smith C, Asch R: Drug abuse and reproduction. Fertil Steril 48:355, 1987

Soares S, Barbosa dos Reis M, Camargos A: Diagnostic accuracy of sonohysterography, transvaginal sonography, and hysterosalpingography in patients with uterine cavity diseases. Fertil Steril 73:406, 2000

Stanford J, White G, Hatasaka H: Timing intercourse to achieve pregnancy: current evidence. Obstet Gynecol 100:1333, 2002

Swart P, Mol B, van der Veen F, et al: The accuracy of hysterosalpingography in the diagnosis of tubal pathology: a meta-analysis. Fertil Steril 64:486, 1995

Tanner AK, Valencia CA, Rhodenizer D, et al: Development and performance of a comprehensive targeted sequencing assay for pan-ethnic screening of carrier status. J Mol Diagn 16(3):350, 2014

te Velde E, Pearson P: The variability of female reproductive ageing. Hum Reprod Update 8:141, 2002

Tietze C: Reproductive span and rate of reproduction among Hutterite women. Fertil Steril 8:89, 1957

Tolstrup J, Kjaer S, Holst C, et al: Alcohol use as predictor for infertility in a representative population of Danish women. Acta Obstet Gynecol Scand 82:744, 2003

Toner J, Philput C, Jones G, et al: Basal follicle-stimulating hormone level is a better predictor of in vitro fertilization performance than age. Fertil Steril 55:784, 1991

Treloar S, Do K, Martin N: Genetic influences on the age at menopause. Lancet 352:1084, 1998

Turek PJ, Lipshultz LI: Immunologic infertility. Urol Clin North Am 21(3):447, 1994

Wilcox A, Weinberg C, Baird D: Timing of sexual intercourse in relation to ovulation. Effects on the probability of conception, survival of the pregnancy, and sex of the baby. N Engl J Med 333:1517, 1995

Wolff H: The biologic significance of white blood cells in semen. Fertil Steril 63:1143, 1995

World Health Organization: Laboratory Manual for the Examination of Human Semen and Sperm-Cervical Mucus Interaction. Cambridge University Press, 1999

World Health Organization: Women and sexually transmitted infections. 2007. Available at: http://www.who.int/mediacentre/factsheets/fs110/en./ Accessed August 21, 2010

Yang Q, Sherman SL, Hassold TJ, et al: Risk factors for trisomy 21: maternal cigarette smoking and oral contraceptive use in a population-based case-control study. Genet Med 1(3):8, 1999

Zenzes MT. Smoking and reproduction: gene damage to human gametes and embryos. Hum Reprod Update 6(2):122, 2000

Zini A, Sigman M: Are tests of sperm DNA damage clinically useful? Pros and cons. J Androl 30:219, 2009

# 第二十章

# 不孕夫妇的治疗

损害人体基本生育功能的生殖系统疾病可导致不孕症的发生。不孕症是指 12 个月或以上规律且无保护的性生活后未获得妊娠。可以根据病史和体格检查进行初步评估与治疗，但对于 35 岁以上的女性，试孕 6 个月后未孕就可以进行评估和治疗（American Society for Reproductive Medicine，2012b）。育龄人群中不孕症的发病率为 10% ~ 15%，男女所占比例大致相等。

不孕症的治疗是一个复杂的过程，受多种因素影响。需要考虑的因素包括不孕年限、夫妇双方年龄（尤其是女方年龄）以及不孕原因。此外，一对夫妇所承受的压力也需要考虑在内。

一般而言，不孕症诊治的第一步包括确定主要病因及相关因素，并针对病因进行治疗。大部分夫妇采用药物或手术等传统方法治疗。多数治疗可在患者完成完整评估前就开始，特别是在病因明确时。如果短时间内未妊娠则需要进行更多的检查。

然而，评估可能无法给出满意的解释或没有发现直接的病因，近来辅助生殖技术的不断发展可为这一类患者提供有效的治疗。但这些方法也并非没有缺点。例如，体外受精（IVF）与一些母婴并发症的较高的发生率有关。一些治疗也可能存在伦理争议。比如多胎妊娠的选择性减胎可能提高了胎儿的存活机会，但这将以其他胎儿作为代价。此外不孕症的治疗可能带来经济负担或精神压力，或者两者皆有。在生育咨询过程中，不孕症专家不应指定治疗方案，而是提供可供选择的治疗方案并加以解释，方案可以包括期待治疗，甚至收养。

## 一、生活方式治疗

### 1. 体重优化

卵巢功能依赖于体重的调节。低体脂含量与下丘脑性腺功能减退有关。相反地，向心性肥胖与胰岛素抵抗有关，并使许多多囊卵巢综合征（PCOS）女性发生卵巢功能障碍。超重且不孕的 PCOS 妇女进行生活方式调整有利于中心脂肪的减少并提高胰岛素敏感性，缓和高雄激素血症，降低黄体生成素（LH）水平，使多数患者恢复正常生育力（Hoeger，2001；Kiddy，1992）。在这些女性中，即使体重只下降 5% ~ 10% 也能产生效果（Crosignani，2003；Kiddy，1992；Pasquali，1989）。除了调整饮食，运动也能提高胰岛素敏感性。对于肥胖的 PCOS 患者，减重和运动花费小，应当推荐作为一线疗法。

如果体重不能减轻，药物能够有效治疗排卵障碍，但需要注意，肥胖是多种产科和围产期并发症的危险因素。母体风险包括妊娠期糖尿病、剖宫产、子痫前期、不明原因死产和手术伤口感染等（Cunningham，2014）。肥胖还与出生缺陷风险增加有关（American Society for Reproductive Medicine，2008）。因此，对于病态肥胖女性应考虑延迟药物治疗直至体重指数（BMI）降至 40 kg/m$^2$ 以下，特别是在治疗存在手术风险或多胎妊娠风险时。

减肥方案详见第 1 章。理想情况下，接受减肥手术者应在 12 ~ 18 个月后再考虑妊娠（American College of Obstetricians and Gynecologists，2013）。这是因为快速的体重减少理论上会增加宫内胎儿生长受限和胎儿营养不足的风险。

营养不良也是一个健康问题。生殖轴与营养状况密切相关，体重明显下降的人群可能会出现排卵抑制。多达 5% 的育龄女性患有神经性厌食症和贪食症，这些女性可能发生闭经和不孕，获得妊娠后也易发生流产。体重稍有增加后就可能康复，因为能量平衡比体内脂肪含量的影响更为重要。

### 2. 运动

进行体育锻炼对健康有益。然而，运动与生育力之间并不存在直接联系。女运动员常发生闭经、月经周期不规则、黄体功能不足和不孕，这可能不仅仅与体育活动有关，同时可能与体内脂肪含量低和竞赛带来的身体压力有关。目前，在除外肥胖和低体重相关的卵巢功能障碍后，尚无足够证据支持或反对不孕女性进行体育活动。

### ■ 3. 营养

在无肥胖或严重营养不良时，饮食在不孕症发生中的作用尚不明确。高蛋白饮食和麸质不耐受（乳糜泻）被认为是女性不孕的潜在原因。但是这些研究的样本量较小，且不同研究结果之间相互矛盾（Collin，1996；Jackson，2008；Meloni，1999）。对于男性而言，饮食中的抗氧化剂能减少精子 DNA 的氧化损伤，从而被视作改善男性生育的一种潜在方法（Ross，2010）。尽管该方法具有良好前景，但仍需大规模的研究来证实（Patel，2008）。此外，肉碱营养补充常被认为对男性不育症有潜在益处，但这些发现尚未被前瞻性随机试验证实（Sigman，2006）。

尽管营养补充或饮食调节对不孕夫妇的益处尚无定论，但建议夫妇双方每天补充多种维生素似乎是合理的。大部分复合维生素中均含有叶酸，推荐备孕妇女每日口服 400 μg 叶酸，有助于降低胎儿神经管缺陷的发病率（American College of Obstetricians and Gynecologist，2014b）。

已有学者提出，包括中药和针灸在内的草药疗法可单独或与辅助生殖技术（ART）等标准疗法一同提高生育能力。Smith 等（2010）发现，在美国，29% 希望怀孕的不育夫妇曾使用补充和替代药物治疗。但是，无论草药 / 植物疗法或针灸作为主要治疗手段还是辅助手段，目前尚无证据表明这些方法对生育力有益（Cheong，2013）。

### ■ 4. 压力调节

压力与生殖障碍有关。重度压力能导致无排卵，轻度压力可能也会产生一定影响，但机制尚不明确。压力较大的患者接受 IVF 助孕后妊娠率较低（Thiering，1993）。因此，对所有不孕夫妇进行筛查，是寻找焦虑或抑郁的方法。尽管通常不建议在不孕治疗时选择药物缓解压力，但严重焦虑患者接受心理咨询与冥想相结合的"精神 / 躯体疗法"可能是合理的方法（Domar，1990）。

## 二、卵巢功能障碍的治疗

### ■ 1. 高泌乳素血症

泌乳素是一种垂体激素，对多种生殖功能具有重要作用，高泌乳素血症是临床中常见的内分泌异常若发现高泌乳素血症，应寻找引起激素分泌过多的生理、药理及其他继发病因（表 12-2）。

多巴胺受体激动剂是高泌乳素血症的主要治疗方法（第 15 章）。只有存在分泌泌乳素的腺瘤且药物治疗无效时，才考虑进行手术治疗。妊娠期间，如果高泌乳素血症与垂体病变无关或垂体病变小于 10 mm（微腺瘤），肿瘤增大的风险很低，应停止多巴胺激动剂治疗（Molitch，1999）。如果肿瘤的大小为 10 mm或更大（大腺瘤），建议患者在妊娠期间使用溴隐亭（甲磺酸溴隐亭片）治疗，以避免肿瘤明显生长。

### ■ 2. 甲状腺功能减退

甲状腺疾病在育龄人群中十分常见，女性的发病率是男性的 4 ~ 5 倍，稀发月经和闭经是常见的表现。虽然轻度甲状腺功能减退患者仍可以排卵和妊娠，但是甲状腺素治疗通常有助于恢复月经周期并改善生育力。

亚临床甲状腺功能减退可能也与卵巢功能障碍有关（Strickland，1990）。Lincoln 等（1999）发现，在704 名接受不孕症评估无临床症状的女性中，促甲状腺激素（TSH）升高的发生率为 2%。纠正 TSH 升高合并卵巢功能障碍患者的甲状腺功能减退，可使 64%的女性妊娠。此外，亚临床甲减也可能对妊娠结局产生不良影响，但当前证据不支持怀孕期间给予患者亚临床甲减治疗会改善这些不良结局（Casey，2014）。对于寻求不孕症治疗的女性，建议及早发现和治疗任何程度的甲状腺功能减退。

### ■ 3. 促排卵治疗

卵巢功能障碍是药物诱导排卵最主要的适应证，这些药物也可用于提高有排卵但因其他因素不孕或不明原因不孕夫妇的妊娠机会。使用这些药物促进卵泡发育与排卵的过程被称为超促排卵或增强排卵。如果仅应用药物刺激卵泡发育并通过 ART 取卵，则被称为控制性超促排卵。我们更将诱导排卵定义为：使用药物令卵巢功能障碍女性正常排卵。

卵巢功能障碍的常见原因包括 PCOS 和卵巢储备功能降低等，中枢（下丘脑与垂体）病变或甲状腺功能异常导致不孕的发生率较低（表 16-3），卵巢肿瘤和肾上腺疾病引起的卵巢功能障碍极为少见。卵巢功能障碍的治疗需根据已明确的病因及先前尝试治疗的结果决定。

### （1）枸橼酸氯米芬

枸橼酸氯米芬（clomiphene citrate，CC）是大多数不排卵性不孕妇女的首选治疗。CC 是一种非甾体三苯基乙烯衍生物，与他莫西芬化学结构类似，同时表现出雌激素激动剂和拮抗剂特性。除雌激素水平很低时，该药物拮抗剂特性占主导地位。因此，正常情况下由雌激素对下丘脑产生的负反馈减少（图 20-1），促性腺激素释放激素（GnRH）分泌增加，促进垂体促性腺激素的释放。随之而来的卵泡刺激素（FSH）的增加又反过来促进了卵巢内卵泡的发育。

他莫昔芬也被成功地用于诱导排卵。虽然它没有被食品药品监督管理局（FDA）批准用于这一适应证，也未被证明与 CC 相比具有明显优势。

枸橼酸氯米芬通常从自然月经来潮或孕激素撤退出血的第 3 ～ 5 天开始口服，治疗开始时间在月经周期第 2、3、4、5 天的排卵率、妊娠率和妊娠结局相同。在治疗之前，建议行 B 超检查除外自发卵泡成熟或残留卵泡样囊肿的迹象。通常无卵泡直径 > 20 mm 且子宫内膜厚度 < 5 mm 时即可应用氯米芬。自然月经后也需进行妊娠检查。尽管 CC 不是被证实的致畸药物，FDA 将其划分为 X 类药品，因此可疑妊娠或确定妊娠者禁服此药。

获得排卵所需剂量与体重相关。然而，没有可靠的方法来准确预测每一个女性个体所需的剂量（Lobo，1982）。因此，需依靠临床经验确定每个患者的最低有效剂量。治疗通常从每天口服一片 50 mg 的片剂开始，连服 5 天。随后每个周期剂量以 50 mg 递增，直至成功诱导排卵。若已有正常排卵，氯米芬剂量不应再增加。因此，未妊娠不能证明增加药量是合理的。尽管 CC 的有效剂量为 50 ～ 250 mg/d 不等，但是剂量超过 100 mg/d 未经 FDA 批准。一些研究表明，糖皮质激素联合治疗可能使单独应用氯米芬治疗不敏感的患者受益（Elnashar，2006；Parsanezhad，2002）。尽管已发现一些地塞米松的直接作用或间接作用，但具体机制尚不明确。该疗法可能为经验性治疗，或依据脱氢表雄酮（DHEAS）水平升高的个体化治疗。

通常服用 CC 100 mg/d 仍无排卵或连续 3 ～ 6 个月 CC 治疗后有排卵却未怀孕者应考虑其他治疗方案。在一项纳入 428 名氯米芬诱导排卵女性的回顾性研究中，84.5% 的妊娠会在前 3 个促排卵周期中获得

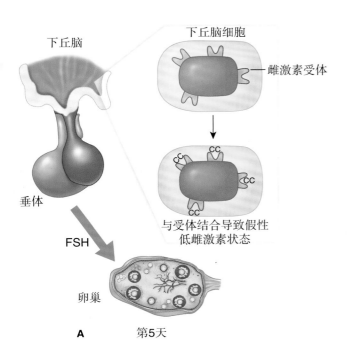
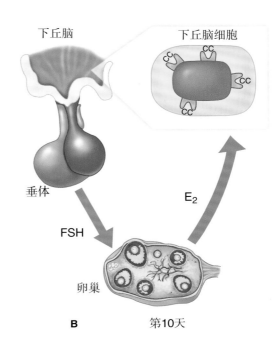

**图 20-1**　氯米芬的给药效果。A. 氯米芬与垂体和下丘脑的雌激素受体结合，导致下丘脑雌激素受体数目有效减少。由于受体数量的减少，下丘脑和垂体无法有效感知循环中雌激素的真实水平，而识别为低雌激素状态。由此，中枢雌激素的负反馈被阻断，垂体前叶 FSH 分泌增加，导致多个卵泡发育成熟。B. 在晚卵泡期，由于氯米芬在组织中长时间停留，中枢内雌激素受体持续消毛。因此，卵巢分泌的雌二醇（E$_2$）增加并不能对 FSH 的释放起到正常的负反馈作用，导致多个优势卵泡发育并排卵

(Gysler，1982)。

### （2）胰岛素增敏剂

尽管 PCOS 是一种异质性疾病，许多患者表现出胰岛素抵抗（第 17 章）。胰岛素抵抗导致代偿性高胰岛素血症和血脂异常。有力证据表明高胰岛素血症在 PCOS 的发展中起着关键致病作用，因此有理由推测降低 PCOS 女性循环胰岛素水平的干预措施可能会恢复正常生殖内分泌功能。如前所述，减重、营养调整与运动可明显缓解高胰岛素血症、高雄激素血症，还可以恢复某些超重 PCOS 患者的排卵功能。但患者可能依从性欠佳，很少能够坚持减重。

胰岛素增敏剂在 PCOS 治疗中表现出良好的前景。胰岛素抵抗者用药后，这些化合物可提高靶组织对胰岛素的反应性，从而减少对代偿性高胰岛素血症的需求（Antonucci，1998）。目前胰岛素增敏剂包括双胍类和噻唑烷二酮类药物（第十七章）。

其中，研究显示 PCOS 患者每日用餐时口服二甲双胍（格华止）500 mg，每日 3 次或 850 mg，每日 2 次可增加自然排卵机会、月经周期次数及对 CC 用药后的排卵反应（Nestler，1998；Palomba，2005；Vandermolen，2001）。与此相反，一项大规模多中心的前瞻性随机试验不支持二甲双胍单用或与氯米芬联用可以改善 PCOS 妇女活产率的假设（Legro，2007）。

### （3）促性腺激素

氯米芬应用简便，可使大多数患者排卵（Hammond，1983），但妊娠率 ≤ 50%（Raj，1977；Zarate，1971）CC 用药后妊娠率低于预期与该药半衰期较长和周围组织（主要是子宫内膜与宫颈黏液）的抗雌激素作用有关。通常识别这些患者"氯米芬抵抗"，对于这些个体而言，下一步通常需要注射外源性促性腺激素制剂。

与氯米芬相同，促性腺激素诱导排卵的目的只是恢复正常卵巢功能。理想的使用剂量是能够诱导出一个优势卵泡正常发育的最小剂量。由于个体之间和周期之间对促性腺激素的反应不同，需要严密监测以调整用药剂量及排卵时间。

促性腺激素制剂的来源不同（尿源性或重组）有或无 LH 活性，具体见表 20-1。传统的尿源性绝经期促性腺激素（hMG）制剂同时含有 FSH 和 LH，是从 FSH 和 LH 水平通常很高的绝经女性的尿液中提取并纯化而来的。这些制剂也包含人绒毛膜促性腺激素（hCG），主要来源于绝经后妇女的正常垂体分泌，LH 和 hCG 结合相同的受体 [黄体生成素 / 绒毛膜促性腺激素受体（LHCGR）]。

相比之下，对于高纯度的 hMG，hCG 是 LH 活性的主要来源，年代较早的、非高纯度的 hMG 产品中也存在明显的 LH（Filicori，2002）。高纯度的尿源性制剂可以皮下注射的方式给药，注射部位反应轻微或无反应。hMG 的替代用药包括高纯度尿促性素制剂以及纯化重组 FSH 制剂。

正常卵巢激素生成和卵泡发育必须有 LH 和 FSH 活性。多数情况下，当有内源性 LH 充分产生时，使用高纯度 FSH 制剂。然而，对于低促性腺激素性

**表 20-1　用于诱导排卵的促性腺激素制剂**

| 名称 | 产品类型 | FSH 活性 | LH 活性 | hCG 活性 |
|---|---|---|---|---|
| Bravelle<br>Fertinex[a] | 瓶装 | 高纯度尿源性 | 极小 | 极小 |
| Follistim<br>Gonal-f | 笔式或瓶装 | 高纯度重组 | 无 | 无 |
| Menopur | 瓶装 | 高纯度尿源性 | 极小 | 高纯度尿源性 |
| Repronex<br>Pergonal[a]<br>Humagon[a] | 瓶装 | 尿源性 | 尿源性 | 尿源性 |

[a] 已停产

FSH = 卵泡刺激素；hCG = 人绒毛膜促性腺激素；LH = 黄体生成素

闭经的患者，诱导排卵时 LH 活性必须由外源性激素提供，选择包括 hMG、重组 LH 及低剂量（稀释）尿源性或重组 hCG。PCOS 患者可以使用仅含有 FSH 活性或者兼具 LH 和 FSH 活性的产品进行诱导排卵，当前研究数据并未提示出两种方案的优劣。

促性腺激素药物可能会不断发展，长效 FSH 已经在美国以外的地区商品化。这种重组分子是通过向人类 FSH 基因中增加了一个 DNA 序列而产生的，该额外序列允许更多的糖基化，从而延缓了在体内的清除。已发现低分子量分子（非蛋白质）可以激活 FSH 和 LH 受体，然而这些化合物仍处于临床开发的初期阶段。这些非传统类型的促性腺激素的优点包括可以口服。

大多数的临床医师尝试以 50 ~ 75 IU/d 小起始剂量的促性腺激素注射开始诱导排卵。若几天后发现卵巢无反应（通过血清雌激素水平评估），则逐渐增大剂量（图 20-2），应称这种方法为"递增方案"。也可应用"递减方案"促排卵，其优势是缩短刺激时长。然而，这种方法会增加卵巢过度反应的风险，例如发生多个卵泡同时发育或卵巢过度刺激综合征。无论采用哪种方案，若患者未能怀孕，那么下一周期可能应该根据之前的卵巢反应情况提高起始剂量。

总之，PCOS 患者与低促性腺激素性闭经患者相比，促性腺激素刺激的成功率较低（Balen，1994）。PCOS 患者的卵巢对促性腺激素高度敏感，与卵巢正常的女性相比，发生卵巢过度反应和多胎妊娠的风险增高（Farhi，1996）。

### （4）芳香化酶抑制剂

与氯米芬相比，促性腺激素促排卵更加有效且妊娠率更高，但促性腺激素价格较高，卵巢过度刺激综合征和多胎妊娠的发生风险增加。因此，有研究使用芳香化酶抑制剂作为诱导排卵的药物（图 20-3）。这些药物最初被用于乳腺癌的治疗并能有效抑制芳香化酶，芳香化酶是一种细胞色素 P450 血红素蛋白，是雌激素产生的限速酶。芳香化酶抑制剂可口服用药，便于应用且价格相对低廉，通常副作用较少（见第 10 章）。

最广泛应用于无排卵或有排卵不孕女性促排卵治疗的芳香化酶抑制剂是来曲唑（弗隆）。与氯米芬相比，来曲唑诱导排卵后妊娠率更高（Legro，2014）。来曲唑与促性腺激素联用可降低促性腺激素需要量，并获得与单用促性腺激素治疗相当的妊娠率（Casper，2003；Mitwally，2004）。来曲唑的标准剂量是每日口服 2.5 ~ 5 mg，连续服用 5 天。

研究表明，来曲唑用于不孕治疗时可能与新生儿先天性心脏病及骨骼异常的发生风险增加有关，但这一结果是矛盾的（Biljan，2005；Tulandi，2006）。然而，2005 年制药商向世界各地的医师发表一份声明，提示该药物在绝经前女性的使用是禁忌的，特别是用于促排卵治疗（Fontana，2005）。因此，在不久的将来，来曲唑获得 FDA 批准或广泛应用于促排卵的可能性很小，仍需大样本、设计良好的前瞻性随机试验来验证其安全性（Franik，2014）。

阿那曲唑是另外一种芳香化酶抑制剂，与来曲唑属于同一类化合物，已被批准用于乳腺癌妇女的治疗。目前尚无有关于该药物致畸性的报道，但目前阿那曲唑（瑞宁得）在促排卵治疗中的应用有限，尚不清楚其理想用药剂量。两项比较阿那曲唑和氯米芬用药效果的试验并未发现其比克罗米芬更有效（Tredway，2011a，b）。

### （5）生殖药物的并发症

**卵巢过度刺激综合征** 卵巢过度刺激综合征是外源性促性腺激素治疗引起的与卵巢增大相关的临床症候群。症状可能包括腹痛、腹胀、腹水、胃肠道问题、呼吸困难、少尿、血液浓缩和血栓形成等。这些症状可发生于促排卵过程中或外经源性卵巢刺激助孕的妊娠早期。

卵巢过度刺激综合征（OHSS）的病因复杂，但无论是外源性或内源性（源自妊娠）的 hCG，都被认为是影响因素。OHSS 的发展包括血管通透性增加，液体、蛋白质和电解质进入腹腔，导致血液浓缩。毛细血管通透性增加可能源于黄体血管活性物质的释放，血管内皮生长因子（VEGF）起主要作用，血管紧张素 II 也参与其中。高凝状态可由血液浓缩后血液黏稠度的增加引起，或继发于雌激素水平过高导致的促凝因子增多。OHSS 的易感因素包括卵巢多囊样改变，例如 PCOS、年轻、促排卵期间的高雌激素水平和妊娠。

卵巢增大或腹水可引起明显腹痛。尽管在超声检查下，通常观察到 OHSS 患者卵巢增大内见数个卵泡性囊肿和腹水的表现，但是 OHSS 是一个临床诊断（图 20-4）。目前已提出多种不同的分类方法对 OHSS 的严重程度进行划分，表 20-2 列出了其中一种方案。

OHSS 的治疗主要为支持治疗。穿刺术通常在门诊经阴道进行操作，能减轻患者腹部不适和呼吸困难。腹水复发可再次行穿刺术放液，极少数患者皮下放置"猪尾状"导管持续引流。低血容量状态若得不

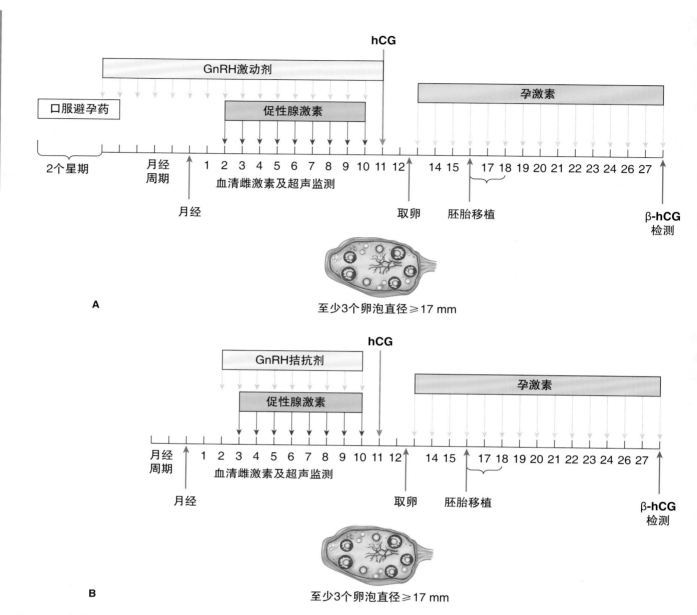

图 20-2 促排卵方案。**A.** 促性腺激素释放激素（GnRH）激动剂方案降调，也被称为长方案。在此图中，长方案与口服避孕药（COC）预处理相结合。长方案中，GnRH 激动剂一般在使用促性腺激素前 7 天开始使用。GnRH 激动剂抑制垂体内源性促性腺激素的释放，可以最大限度地降低早发黄体生成素（LH）高峰及随之出现的早发排卵的风险。在所有促排方案中，伴随着促性腺激素的使用，需要进行连续的血清雌激素水平检测和卵泡发育的超声监测。当超声显示下测量 3 个或 3 个以上的卵泡直径达到 17 mm 以上时，使用人绒毛膜促性腺激素（hCG）触发排卵。hCG 注射 36 小时后取卵，取卵后 3 ~ 5 天将胚胎移植回子宫内。随后在黄体期，使用阴道制剂或肌内注射制剂补充黄体酮，支持子宫内膜。COC 预处理的目的是防止卵巢囊肿的形成。GnRH 激动剂方案的主要缺点之一是其对初期短暂的促性腺激素的释放或"点火效应"的诱导，这可能导致卵巢囊肿的形成。功能性卵巢囊肿可延长促性腺激素启动前所需的垂体抑制时间，其产生的类固醇可能对卵泡发育造成不利影响。此外，COC 预处理可以通过提供一整簇处于同步发育阶段的卵泡，在促性腺激素的刺激下这些卵泡将在同一时间成熟，从而改善促排卵结果。**B.** GnRH 激动方案，又被称为短方案。GnRH 激动剂首先与促性腺激素细胞结合，并刺激卵泡刺激素（FSH）和黄体生成素（LH）的释放，进而促进卵泡发育。促性腺激素激增后，GnRH 激动剂引起受体下调，并最终处于低促性腺激素状态。2 天后开始注射促性腺激素使卵泡继续生长。与长方案一样，持续的 GnRH 激动剂治疗可以防止提前排卵

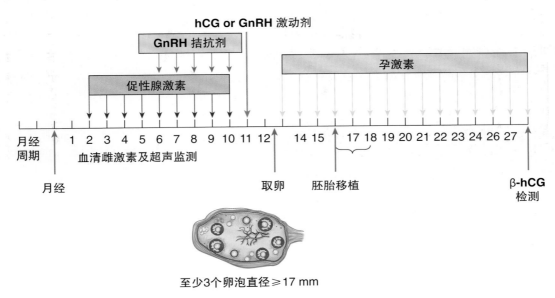

C

至少3个卵泡直径≥17 mm

**图 20-2**（续）　促排卵方案。**C.** GnRH 拮抗剂方案。与 GnRH 激动剂一样，GnRH 拮抗剂与促性腺激素联合使用，可以预防早发 LH 峰和早发排卵。该方案试图将卵巢过度刺激综合征（OHSS）和 GnRH 的副作用，如潮热、头痛、出血和情绪变化等风险降至最低

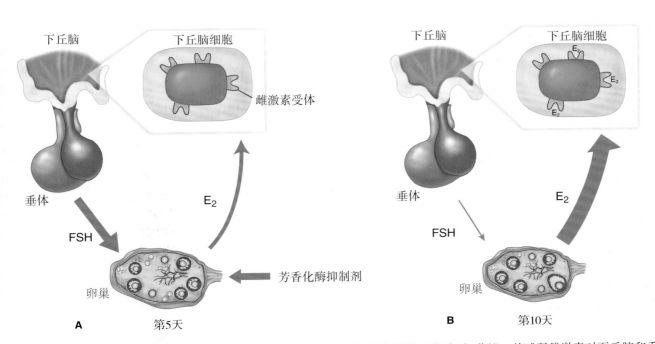

**图 20-3**　芳香化酶抑制剂（AI）的作用。**A.** 使用芳香化酶抑制剂可抑制卵巢雌二醇（$E_2$）分泌，并减弱雌激素对下丘脑和垂体的负反馈，从而促进垂体前叶卵泡雌激素（FSH）分泌，刺激多个卵泡同时发育；**B.** 在晚卵泡期，芳香化酶抑制剂的作用减弱，卵泡发育从而 $E_2$ 升高。由于芳香化酶抑制剂并不影响中枢雌激素受体，$E_2$ 水平增高通过正常负反馈机制影响 FSH 分泌。较优势卵泡小的卵泡会发生闭锁，导致大多数案例中单一卵泡排卵

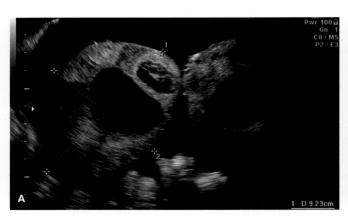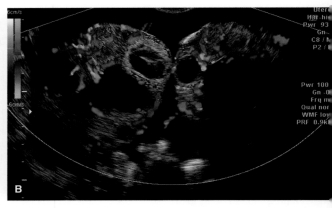

**图 20-4** A. 继发于卵巢过度刺激综合征，内见多发大囊肿卵巢超声图像。双侧卵巢增大并在中线相接，腹水环绕在增大的卵巢周围；B. 经阴道彩色多普勒超声常用于排除这类患者是否发生卵巢扭转

| 表 20-2 卵巢过度刺激综合征的分类与分级 | |
| --- | --- |
| 1 级 | 腹胀 / 腹部不适 |
| 2 级 | 1 级基础上出现恶心、呕吐或腹泻，卵巢增大至 5 ～ 12 cm |
| 3 级 | 超声发现腹水征象 |
| 4 级 | 出现腹水、胸水、呼吸困难的临床征象 |
| 5 级 | 以上所有征象的基础上出现血容量下降，血液浓缩，肾灌注减少及肾功能异常，凝血障碍 |

Reproduced with permission from Whelan JG Ⅲ, Vlahos NF: The ovarian hyperstimulation syndrome, Fertil Steril 2000 May；73 (5)：883-896

到纠正，将导致肾、肝及肺等终末器官衰竭，因此必须补充生理盐水等等渗液体维持体液平衡。电解质的监测十分重要。由于患者的血液高凝状态，对于严重 OHSS 患者，应重点考虑预防血栓栓塞发生。

在使用外源性促性腺激素促排卵期间，避免 OHSS 发生的策略包括：减少卵泡刺激（降低 FSH 用量），"滑行"（在注射 hCG 扳机前至少停用 1 天 FSH），预防性使用扩容药物，卵巢刺激最后几天使用 hCG 替代 FSH（小剂量 hCG 可促进较大卵泡成熟，但可能直接或间接增加小窦卵泡的闭锁率，从而降低 OHSS 发生率）。然而，在诱导过程中，若出现 OHSS 征象，可不进行 hCG 扳机，从而取消周期。对于这些患者，通常后续应考虑进行 IVF 治疗，而不是再次进行诱导排卵。

ART 治疗能引起 OHSS 的发生，如果采取适当的预防措施，那么风险可以大大降低。预测可能为高反应的患者（如窦卵泡数目多、AMH 高水平、前次促排卵时卵巢高反应）应该选择 GnRH 拮抗剂方案。该方案可以使用单剂量 GnRH 激动剂替代 hCG 扳机。由此产生的内源性 LH 峰可在没有明显 OHSS 风险的同时，促进卵泡发育至最后阶段并成熟。此外，阻止妊娠虽不能完全消除 OHSS 风险，但无疑能够减轻症状持续时间。因此，ART 周期的另一种选择是进行全胚冷冻，放弃该周期的胚胎移植。

**多胎妊娠** 从 1980 年至 1997 年，双胎妊娠的数量增加了 50% 以上，三胎以上多胎妊娠的数量增加 400% 以上（图 20-5）（Martin，1999）。从这些年的数据来看，疾病预防与控制中心（CDC）（2000）估计约 20% 三胎及以上多胎妊娠为自然受孕，40% 源于促排卵治疗，另外 40% 来自 ART 助孕治疗。然而，对这些数据进一步分析后发现，绝大多数自然受孕的多胎妊娠是双胎妊娠，而 IVF 及其相关技术仅 10% 的多胎妊娠是双胎妊娠。

高序多胎妊娠是不孕症治疗的不良结局之一。通常胎儿数目的增加将导致围产期和孕产妇的发病率和死亡率增加。在这些病例中，胎儿未成熟是引起大多数不良事件的主要病因，胎儿生长受限和发育不均也是潜在病因。

单卵多胎妊娠在促排卵和 ART 中的发生概率增高，且与胎儿风险的增加有关。单卵双胎的围产期胎儿死亡率较双卵双胎升高 3 ～ 5 倍，胎盘异常的发生率也升高。此外，单卵双胎发生先天畸形的概率约为 10%，较单胎增加 2 ～ 3 倍。早期研究中学者认为延长胚胎培养时间和透明带操作会增加单卵多胎妊娠的发生率，但近期设计良好的研究结果反驳了这一观点（Franasiak，2015；Papanikolaou，2010）。

高序多胎妊娠的患者面临着以下选择：承担着

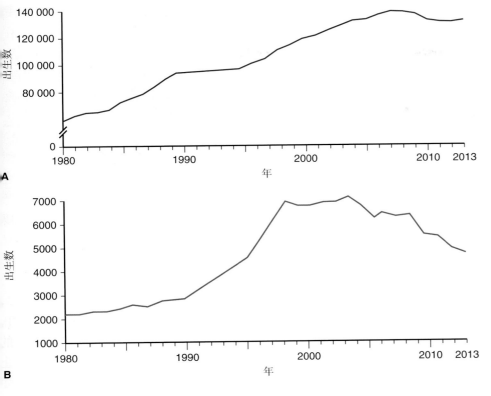

图 20-5　多胎妊娠发生率的变化趋势。**A.** 1980—2006 年美国双胎出生数；**B.** 同时期美国三胎及以上多胎妊娠出生数（Data from Martin JA，Hamilton BE，Osternman MH，et al：Births：final data for 2013. Natl Vital Stat Rep 64：1，2015）

述风险继续妊娠、终止妊娠、选择性减胎（multifetal pregnancy reduction，MFPR）。MFPR 通过减少胎儿数目来降低母儿发病率和死亡率。尽管 MFPR 降低早产相关风险，但是往往会面临严重的伦理困境。此外，多胎减胎术能够降低剩余胎儿生长受限的风险，但不能完全避免该风险。流产和早产是 MFPR 的主要风险。然而，现有数据表明，随着技术的不断成熟，这些并发症的发生已经减少（Evans，2008）。

不孕症治疗中的几个因素会导致高序多胎妊娠发生率的增加。不孕夫妇求子心切使他们可能倾向于选择较为激进的方法，包括促性腺激素治疗或在 IVF 周期中移植更多胚胎。医师迫于想要获得更高成功率的竞争压力，可能倾向于选择超促排卵、提早使用 IVF 治疗或移植更多胚胎。

一直在努力通过使用血清雌激素水平上限及任意超声下卵泡大小的标准，降低促排卵或超促排卵过程中多胎妊娠的发生率，但这些收效甚微。在一项纳入 1255 个促排卵周期的多中心随机临床试验中，若雌激素超过 3000 pg/ml 或 6 个以上卵泡直径超过 18 mm 时则取消注射 hCG（Guzick，1999），尽管 hCG 有这些用药限制，多胎率仍为 30%。虽然超声监测和血清雌激素监测并未降低多胎妊娠和 OHSS 的发生率，但多胎妊娠的风险确与卵泡反应程度相关，即卵泡数

量和血清雌激素水平。然而，各生殖中心关于停用 hCG 的特定超声标准和血清雌激素水平并未达成统一意见。

当发生多胎妊娠的可能性过大时，可转为 IVF 以降低风险。由于移植的胚胎数量可以严格控制，这一策略可以使高序多胎妊娠的风险降至最低。美国生殖医学学会和辅助生殖技术协会（2013a）发布的指南已经使三胞胎及以上的多胎妊娠显著下降（表 20-3）。目前正在努力通过增加选择性单胚胎移植（eSET）的使用，来减少双胎妊娠的发生（American Society for Reproductive Medicine，2012c）。

**（6）卵巢打孔**

卵巢楔形切除术是无排卵 PCOS 患者第一个公认的治疗方法。因其术后粘连的形成会使内分泌性不孕转化为机械性不孕，因此基本已被弃用（Adashi，1981；Butram，1975；Stein，1939）。因此，氯米芬和促性腺激素促排卵已取代了卵巢楔形切除术（Franks，1985）。然而，如前文所述，药物促排卵也有其局限性。因此，对于无法接受药物治疗的患者，腹腔镜下卵巢打孔术治疗是一种替代选择。

腹腔镜下卵巢打孔术可能通过电凝、激光气化或超声刀在卵巢表面和卵巢间质进行多点打孔（见第

表 20-3　建议移植的胚胎数量

| 预后 | 年龄 | | | |
|---|---|---|---|---|
| | < 35 岁 | 35 ~ 37 岁 | 38 ~ 40 岁 | 41 ~ 42 岁 |
| 卵裂期胚胎 [a] | | | | |
| 较好 [b] | 1 ~ 2 | | 3 | 5 |
| 其余 | 2 | 3 | 4 | 5 |
| 囊胚 [a] | | | | |
| 较好 [b] | 1 | 2 | 2 | 3 |
| 其余 | 2 | 2 | 3 | 3 |

[a] 若移植胚胎数超过建议移植数目的上限，应在患者病历中记录多移植一枚胚胎的正当理由

[b] 较好 = 首个体外受精（IVF）周期，胚胎质量良好，有可供冷冻的多余胚胎，既往 IVF 成功史

Reproduced with permission from American Society for Reproductive Medicine，Society for Assisted Reproductive Technology：Criteria for number of embryos to transfer：a committee opinion，Fertil Steril 2013 Jan；99（1）：44-6

44 章第 7 节）。在许多未设置对照的观察性研究中，打孔可使患者短时间内有较高的术后自然排卵率和妊娠率，或改善药物促排卵情况（Armar，1990，1993；Farhi，1995；Greenblatt，1987；Kovacs，1991）。

腹腔镜下卵巢打孔术的机制与卵巢楔形切除术相似，两个手术操作都能破坏产生雄激素的卵巢组织，减少外周雄激素向雌激素的转化。特别是，打孔术后血清雄激素和 LH 水平下降，FSH 水平上升（Armar，1990；Greenblatt，1987）。手术后体内的内分泌变化包括卵泡生长环境由不利的雄激素主导转变为雌激素主导，和通过纠正卵巢 - 垂体的反馈紊乱恢复激素环境（Aakvaag，1985；Balen，1993），因此，局部和全身的影响有助于卵泡募集、成熟及排卵。

卵巢打孔术的风险包括术后形成粘连和腹腔镜手术的其他风险（见第四十一章）。此外，其对卵巢储备功能下降和卵巢早衰的风险仍有待深入研究。鉴于手术更具侵入性，通常不会在药物治疗之前考虑卵巢打孔治疗。

## 三、卵巢储备功能下降的治疗

衰老、疾病、癌症治疗或卵巢手术可能引起卵巢衰竭或卵巢储备功能下降，进而导致卵巢功能障碍。若女性基础 FSH（月经周期第 2 天或第 3 天）超过 15 IU/L，即使有自发月经来潮，也预示着对外源

性促性腺激素在内的药物治疗几乎无效。这类女性可考虑赠卵，也可考虑期待治疗，尽管妊娠机会较小。AMH 能够在患者基础 FSH 升高之前识别卵巢储备功能下降。尽管低 AMH（< 1 ng/ml）患者通常对促性腺激素反应不佳，但是一些患者可能从 ART 中获益。

## 四、解剖结构异常的治疗

女性生殖道解剖结构异常是不孕的主要原因之一，可阻止卵子进入输卵管，影响卵子、精子、胚胎的运输，或干扰胚胎着床。解剖结构异常的三种主要类型是输卵管因素、腹腔因素和子宫因素。每一类对不孕的影响不同，因此需要的治疗方法也可能不同。

### ■ 1. 输卵管因素

先天畸形、感染、医源性因素能引起输卵管阻塞，此外还有一小部分是特发性的输卵管阻塞。输卵管损伤的原因和解剖异常形态都很重要，例如远端输卵管阻塞、近端输卵管阻塞和输卵管缺如的治疗方法明显不同。

近端输卵管阻塞是指阻塞部靠近输卵管绒毛，并可能发展到输卵管开口、峡部和壶腹部。输卵管中段阻塞常被认为是输卵管近端阻塞的一个部分。近端阻塞可继发于输卵管切除、管腔闭塞或单纯黏液与碎片阻塞。相反，远端输卵管阻塞指的是输卵管伞端阻塞，通常是由先前盆腔感染导致的附件粘连。

#### （1）输卵管插管术

输卵管近端阻塞通常可以直接手术治疗。若输卵管造影确诊有近端阻塞，可考虑同时行选择性输卵管造影，即将一导管楔入输卵管开口内，可通过导管施加较大的液体压力，解决大多数输卵管痉挛或黏液碎片的阻塞。若输卵管仍未通畅，则使用带导丝的导管插入输卵管，大多数情况下能够疏通孤立且较短节段的瘢痕阻塞。而输卵管插管术治疗较长节段的瘢痕阻塞与管腔阻塞效果不佳，对于这些患者，可以考虑进行输卵管节段性切除与再吻合或 IVF 助孕。

#### （2）输卵管重建术

**近端输卵管阻塞**　对于选择性输卵管造影不能处理的输卵管阻塞，通常采取手术治疗，包括宫腔镜插管、吻合术、输卵管整形术等。尽管 ART 成功率有了很大增高，对很多夫妇而言手术治疗仍是一个治疗选择，或者是 ART 的补充治疗。

某些类型的输卵管阻塞手术治疗预后良好。例如，宫腔镜下输卵管插管术可以以类似于选择性输卵管造影术的方式治疗部分类型的近端阻塞（见第44章第18节）。最好与腹腔镜检查同时进行，以证实远端输卵管是否通畅。

近端阻塞若行插管术效果较差，可行输卵管节段性切除与再吻合术（图20-6）。大多数情况下，这一手术可作为门诊手术通过腹部小切口完成。然而，若阻塞延伸到输卵管间质部，手术修复难度大，术后易再阻塞。因此，若近端阻塞延伸到间质部不能行插管治疗，最好直接行 IVF 助孕。

由输卵管绝育术引起的近端或中段阻塞的治疗选择包括输卵管再通吻合术和 IVF。门诊输卵管再通吻合术避免了卵巢刺激和多胎妊娠风险的上升，并提供了自然受孕的能力。总体来看，虽然与年龄匹配的未绝育对照组患者相比，输卵管复通后每月妊娠率可能下降，但累积妊娠率升高。但若合并其他不孕原因或输卵管难以完成复通，则重点考虑进行 IVF 治疗。例如，输卵管伞端切除虽可重建，但重建后妊娠率较

低，需要考虑 IVF 助孕。值得注意的是，输卵管中段阻塞再吻合术后继发异位妊娠的风险为 3% ~ 5%（Gordts，2009）。

如果输卵管绝育术涉及输卵管节段性切除，那么该手术是否"可逆"，需要通过查看手术记录和病理报告来确定。若无手术记录或记录提示重建手术可行性不高，在开腹手术前应行腹腔镜手术评估手术成功率。

门诊通常行小型开腹手术完成输卵管绝育后复通。根据患者体重和解剖结构不同，切口一般为 3 ~ 6 cm。手术医师可在腹腔镜下完成这些手术操作。也可选择机器人手术，但所需时间更长，花费更高。

**远端输卵管阻塞** 盆腔炎性疾病后，输卵管正常绒毛解剖结构可能被破坏，输卵管伞端可能被粘连包裹。在这些病例中，可在小型开腹手术或腹腔镜手术下完成输卵管整形术（图20-7）。然而，应告知希望接受输卵管整形术治疗远端输卵管阻塞的女性，术后异位妊娠的风险较高，妊娠概率不足 50%，且术后再次阻塞较为常见（Bayrak，2006）。此外，输卵管积水管腔扩张到直径大于 3 cm 者，发生明显附件粘连和输卵管内膜变薄的可能性大，预后较差，建议行输卵管切除术。如果双侧输卵管均受累，建议在 IVF 前行双侧输卵管切除术。有研究数据发现，患有输卵管积水的妇女接受 IVF 后妊娠率约是其他输卵管未受影响妇女的一半（American Society for Reproductive Medicine，2012a）。

### 2. 子宫因素

三种子宫因素与不孕症有关，包括子宫肌瘤、子宫内膜息肉和宫腔粘连。苗勒管畸形会增加不孕症或妊娠并发症的发生率，尤其是子宫纵隔或节段性发育

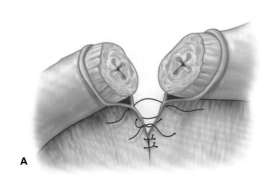
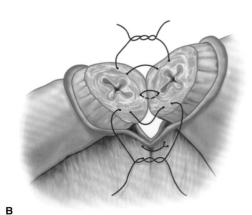

**图 20-6** 输卵管的再吻合术。切除输卵管的瘢痕部分直至非纤维化的输卵管组织。**A.** 用 6-0 的延迟吸收缝线间断缝合使输卵管中断对合；**B.** 用 7-0 的延迟吸收缝线每 1/4 周单针缝合输卵管肌层并使其对合，用 6-0 的延迟吸收缝线间断或连续缝合输卵管浆膜层

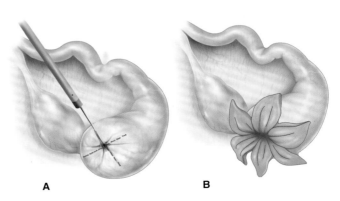

**图 20-7** 输卵管整形术。**A.** 棒状输卵管远端被锐性切开，或被电刀或激光手术刀切开；**B.** 使用 Cuff 或 Bruhat 技术使输卵管内膜外翻

不全。这些先天畸形在第18章中详细阐述。这些因素引起不孕的机制尚不明确，但最终结果都是导致子宫内膜容受性降低，胚胎植入可能性降低。

### （1）子宫肌瘤

子宫肌瘤是子宫常见的良性肿瘤，有时可导致女性不孕（第9章）。回顾性研究表明，手术切除一些特定的肌瘤有助于提高自然受孕和人工受孕概率（Griffiths，2006）。

目前尚无随机对照试验明确表明肌瘤切除术可以提高生育力，但参照许多回顾性研究，对肿瘤过大或肿瘤压迫宫腔的不育女性进行肌瘤切除术是合理的。子宫肌瘤切除术可以通过宫腔镜、腹腔镜或开腹手术进行，手术方法选择见第9章。目前，尚无研究证实上述三种手术方法的疗效优劣。因此，临床中应根据手术安全性、子宫正常解剖的恢复和恢复速度等方面选择合适的术式。

### （2）子宫内膜息肉

子宫内膜息肉通常是在不孕评估中诊断的。尽管子宫内膜息肉损害生育力的机制尚不明确，但已有研究表明息肉切除术后妊娠率较高。之前对于不孕妇女是否需要切除哪怕只是很小的息肉有所争论。然而，一项纳入204名内膜息肉且伴有宫颈因素、男方因素或不明原因不孕的女性的前瞻性研究对此提供了一些明确的指导。

在该试验中，不孕患者在接受宫腔内人工授精（IUI）前被随机分成两组（Pé rez-Medina，2005）。第一组进行息肉切除术，第二组只进行宫腔镜下息肉活检以得到组织学诊断。所有患者在接受了3个月经周期的预处理之后进行最多四个周期的IUI。在不考虑最初息肉大小差异的前提下，息肉切除组的妊娠率是另一组的两倍以上（表20-4）。这些数据表明子宫内膜息肉明显影响不孕治疗结局。因此，不孕患者在确诊子宫内膜息肉后应考虑进行宫腔镜下息肉切除术（见第44章第13节）。

### （3）宫腔粘连

宫腔粘连可以从无症状的小的带状粘连到子宫内膜腔形态几乎完全消失或已经完全消失。若发生闭经或月经过少，则称为 Asherman 综合征（见第16章）。

治疗包括通过粘连松解术来恢复正常宫腔的大小和形态。之前也使用宫颈扩张术（D&C）和腹部手术治疗，但由于宫腔镜检查的优势，这些方法已经很少

| 表 20-4    宫腔镜下息肉切除术后妊娠人数及妊娠率（n=204） | | | |
|---|---|---|---|
| | 息肉切除组 n=101（%） | 对照组 n=103（%） | P 值 |
| 妊娠 | 64（63.4） | 29（28.2） | < 0.001 |

注：RR 2.1（95%CI 1.5-2.9）。
Reproduced with permission from Pérez-Medina T, Bajo-Arenas J, Salazar F, et al: Endometrial polyps and their implication in the pregnancy rates of patients undergoing intrauterine insemination: a prospective, randomized study. Hum Reprod 2005 Jun; 20 (6): 1632-1635

应用。

宫腔镜下粘连松解术的治疗范围可从简单松解小的带状粘连到使用剪刀、电刀和激光能量刀松解广泛的宫腔粘连（见第四十四章第19节）。但那些宫底完全粘连或宫腔明显狭窄、纤维化的女性的治疗十分困难。虽然对于这些难治病例已有一些治疗手段，但疗效较带状粘连相差甚远。对于无法接受宫腔重建手术治疗的重度 Asherman 综合征患者而言，可选择代孕，不一定需要手术治疗。

### 3. 腹部疾病

### （1）子宫内膜异位症

子宫内膜异位症及其对不孕的影响在第10章中进行了阐述。对于微小病变或轻度病变的患者，很少采用病灶消融手术治疗。采用普通促进生育的手段是合理的，如 ART 或超促排卵下 IUI 助孕。这些治疗已经被证明能够提高 Ⅰ 期和 Ⅱ 期患者的受孕率（表20-5）（Guzick，1999）。

中重度子宫内膜异位症将导致生殖器官解剖异常，多数情况下需要外科手术恢复解剖关系，患者才能获得妊娠（American Society for Reproductive Medicine，2006）。但是，重度内异症即使手术可能也难以恢复盆腔解剖结构。因此，可根据术中所见及预期手术结果将制订术后治疗方案。若手术效果满意，在考虑 IVF 等其他治疗前积极试孕 6 ~ 12 个月。值得注意的是内异症术后易复发，因而术后不建议不必要的推迟试孕时间。

研究表明，重度内异症患者在启动周期前使用 GnRH 激动剂长方案治疗有助于提高受孕率（Dicker，1992；Surrey，2002），然而，目前这一方案未被普遍接受。

若存在内异症，外科手术选择包括：囊肿引流、

**表 20-5** Ⅰ期和Ⅱ期子宫内膜异位症与不明原因不孕患者周期受孕率比较

| 治疗 | 不明原因不孕 | | 子宫内膜异位症性不孕 | | |
| --- | --- | --- | --- | --- | --- |
| | Guzicka[a] | Deatona[a] | Chaffina[a] | Fedelea[a] | Kemmanna[a] |
| 不治疗或宫颈内人工授精 | 0.02 | 0.033 | — | 0.045 | 0.028 |
| IUI | 0.05[b] | — | — | — | — |
| 氯米芬 | — | — | — | — | 0.066 |
| 氯米芬/IUI | — | 0.095[b] | — | — | — |
| 促性腺激素 | 0.04[b] | — | 0.066 | — | 0.073[b] |
| 促性腺激素/IUI | 0.09[b] | — | 0.129[b] | 0.15[b] | — |
| IVF | — | — | — | — | 0.222[b] |

[a] 代表和他的同事们
[b] 代表治疗组与未治疗组相比 $P < 0.05$
IUI = 宫腔内人工授精；IVF = 体外受精
Reproduced with permission from American Society for Reproductive Medicine：Endometriosis and infertility. Fertil Steril 2006 Nov；86（5 Suppl 1）：S156-S160.

囊壁切除后引流或囊肿切除。只要有足够的外科手术经验，上述三个操作均可在腹腔镜下进行。单纯引流可将卵巢损伤降至最低，但通常会导致囊肿快速复发。一项组织学研究表明，平均60%（范围为10%～98%）的囊壁表面衬有超过0.6mm子宫内膜（Muzii，2007）。因此，引流与消融可能无法破坏所有侵及此深度的子宫内膜。此外，这一手术与卵巢囊肿复发和卵巢热损伤的风险增加有关。基于上述原因，对于大多数内异症患者而言，腹腔镜下剥除卵巢囊肿囊壁应被视作最佳治疗方案（第四十四章第5节）。Hart 等（2008）在对比消融手术和囊壁剥除术后发现，剥除术在减轻患者疼痛、囊肿复发和自然妊娠率方面具有优势。然而，剥除术不可避免地会切除正常卵巢组织，经常导致卵巢体积减小和卵巢储备下降（Almog，2010；Exacoustos，2004；Ragni，2005）。

子宫内膜异位病灶经常复发。但较初次手术相比，再发病灶的手术治疗似乎对卵巢储备功能的损伤更大（Muzii，2015）。因此，应个体化选择再次卵巢手术方案（American College of Obstetricians and Gynecologists，2014a）。如果患者诊断明确，那么对于一些未来需要生育的女性，最好避免手术治疗。

**（2）盆腔粘连**

子宫内膜异位症、外科手术史、盆腔感染可能导致盆腔粘连的发生，且粘连的密度和血运各不相同。盆腔粘连可能通过改变附件解剖结构损害生育力，甚至在没有输卵管疾病的情况下干扰配子与胚胎的运输。

在一些情况下，粘连松解术可以恢复盆腔解剖结构，但术后粘连可复发，特别是当粘连致密且有血供时。显微外科和微创手术有助于减少粘连形成。虽然数种医疗辅助材料如粘连屏障被应用于降低术后粘连形成的风险，但目前尚无一种材料提高术后受孕能力的作用得到证实（American Society for Reproductive Medicine，2013c）。

研究发现，附件粘连的不孕女性在粘连松解术后12个月内的妊娠率是32%，24个月内是45%，而未治疗的患者12个月内妊娠率为11%，24个月内为16%（Tulandi，1990）。与重度内异症患者一样，术中所见及预期手术结果的临床判断将指导术后治疗方案。对于难以恢复正常解剖结构的患者而言，IVF是最好的治疗选择。

## 五、宫颈异常的治疗

宫颈可在卵泡分泌的雌二醇的作用下产生大量稀薄的黏液，黏液产生有利于精子的输送。因此，宫颈黏液不足将干扰精子向女性上生殖道的运输。

导致宫颈黏液异常或不足的病因包括：感染、宫颈手术史、使用抗雌激素药物促排卵（如枸橼酸氯米芬）或存在抗精子抗体等。但很多宫颈黏液减少或异常的患者并无上述易感因素。

宫颈黏液检查还可能会发现慢性宫颈炎，每日口服 2 次多西霉素 100 mg 治疗，连用 10 天进行治疗。对于宫颈黏液量减少的患者，治疗方法包括短期补充炔基雌二醇等外源性雌激素，或使用黏液溶解剂，但二者实际效果尚不明确。此外，外源性雌激素可能对卵泡发育和卵巢功能产生负面影响。

鉴于以上原因，大多数医生采用 IUI 治疗非感染性的可疑宫颈黏液异常（图 20-8）。尽管并未得到前瞻性随机试验验证，但是这种方法在理论上是可行的（Helmerhorst，2005）。此外，IUI 已被证明对不明原因不孕的治疗有效。因此，若不伴有输卵管疾病，许多临床医师不做宫颈黏液检测直接行 IUI 助孕（图 20-8）。

## 六、男性不育症的治疗

男性不育有多种病因，包括精子和精液量异常。只有在全面评估后才能制订治疗方案（见第 19 章）。若无明确的精子异常，IUI 或 ART 是合适的治疗选择。选择进行 IUI 或 ART 治疗，取决于不孕年限、女方年龄和既往治疗史。若因男方因素考虑 ART 治疗，则通常不选择常规 IVF，而是卵胞浆内单精子注射（ICSI）（图 20-9）。

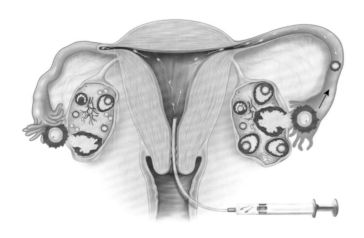

**图 20-8** 宫腔内人工授精。在 IUI 之前，将夫精或供精进行洗涤和浓缩。IUI 通常需要结合超促排卵，同时需要阴道超声进行排卵监测。在排卵时，将一根细长的导管穿过宫颈口进入宫腔，导管末端连接装有浓缩精液的注射器，最后把精液注射入宫腔内

### 1. 精液量异常

无精液症的特征是完全缺乏精液，主要由射精障碍引起。正常射精的生理过程包括精子和生殖腺液排入尿道，尿道括约肌同时收缩，使精液经尿道射出精液排出和膀胱颈关闭是通过 α- 肾上腺素能介导的一种具有棘上调节的胸腰交感神经反射活动。射精是由阴部神经介导的骶髓反射活动。

不射精或性快感缺失并不少见，可能与心理因素、器质性勃起障碍或骶髓副交感神经反射受损有关。需要根据病因选择适当的治疗，包括心理咨询、使用枸橼酸西地那非（伟哥）或其他类似药物治疗勃起功能障碍。震动刺激在某些情况下也可能有效。电射精是一种侵入性的治疗方法，通常用于对上述治疗均无效的男性脊髓损伤患者。

可以获得性高潮但从不射精或射精量明显减少的男性常患有逆行射精。因此，需要口服伪麻黄碱或其他 α- 肾上腺素能药物帮助膀胱颈关闭。但药物治疗对很多患者无效，此时需要收集射精后尿液样本中的精子进行 IUI 助孕。

少数有性高潮但不射精的患者患有排精障碍。这类人群可尝试使用拟交感神经药物治疗，但疗效有限。拒绝药物治疗的患者可采用睾丸或附睾穿刺抽吸获得精子。与电射精法一样，这种方法获得活精子数目有限，最适用于 ICSI。

精液减少症，即精液量少（少于 2 ml）会影响精子向宫颈黏液内的运输，可能伴有精子密度和活动率的下降。逆行射精也可能出现这种情况，治疗同无精症。

另外，精液减少症可能源于完全或部分输精管阻塞。经尿道输精管阻塞切除与再吻合可明显提高精液相关参数，并获得妊娠。然而，应告知夫妻双方术后发生完全性输精管阻塞很常见，因此，部分阻塞的患者可考虑术前冷冻精子。

### 2. 精子数目异常

无精子症的特征是精液中完全没有精子。男性生殖道阻塞或非梗阻性因素可导致无精子症的发生。

梗阻性无精症，特别是既往输精管结扎或输精管阻塞所致的无精症，可能需要手术治疗。但先天性双侧输精管缺如（CBVAD）是无精症的常见病因，不能通过手术进行治疗。这些患者可以行睾丸精子穿刺（testicular sperm extraction，TESE）联合 ICSI 治疗。

非梗阻性无精症可由染色体核型异常（如

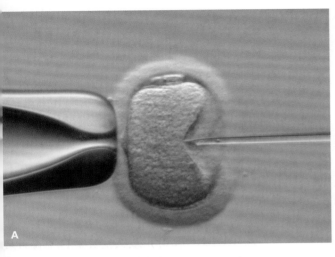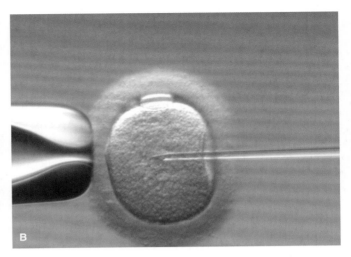

**图 20-9** 显微镜下卵胞浆内单精子注射的照片

Klinefelter 综合征 [47,XXY] 或平衡易位)、Y 染色体微缺失、睾丸衰竭或不明原因引起。TESE 联合 ICSI 治疗对 Klinefelter 综合征和 AZFc 段 Y 染色体微缺失患者有效，但对 AZFa 和 AZFb 段 Y 染色体微缺失患者无效（Choi，2004）。

当精液中精子浓度少于 $15 \times 10^6$/ml 时可诊断为少精子症。少精子症病因多样，包括激素、遗传、基因、环境（包括药物）及不明原因。此外，当精液量减少时应警惕是否存在梗阻，特别是输精管梗阻。若发现严重少精 [精子数 < （5 ~ 10）× $10^6$/ml] 时，则需要对患者进行类似于无精子症的评估。

少精子症而无精子活动率降低时常提示低促性腺激素性腺功能减退症。一般来讲，低促性腺素性腺功能减退最好通过男方注射 FSH 和 hCG 治疗。也可考虑给予枸橼酸氯米芬和芳香化酶抑制剂治疗，特别是肥胖或出现血清雌激素水平升高的患者，尽管 FDA 对此尚未批准。精子发生约持续 100 天，因此，可能需要几个月的时间去评估一种疗法对精子密度的改善。

应该了解相关的环境因素，例如过度暴露于高温环境，患者用药史。如发现有环境因素作用，则改变环境可能有助于提高精子数量。

### ■ 3. 精子活动率或精子形态异常

弱精症，即精子活动率下降，可单独出现或与少精子症及其他精液参数异常同时发生。通常弱精无直接治疗方法，对不孕年限短和女方年龄

小于 35 岁的夫妇可考虑采用期待治疗。治疗包括 IUI 和 ICSI，但 IUI 一般对重度弱精患者效果欠佳（Centola，1997）。若精液处理后用于人工授精的活动精子数少于 $1 \times 10^6$/ml 或不孕时间超过 5 年，则应首选 ICSI 治疗（Ludwig，2005）。

畸形精子症，即精子形态异常，常与少精症、弱精症和少弱精症同时发生。畸形精子症无针对性的治疗方法，可供挑选的治疗包括 IUI 和 ART。由于畸形精子症常伴有精子功能缺陷从而影响受精，选择 ART 时可考虑选择 ICSI。

### ■ 4. 精索静脉曲张

精索静脉扩张是由精索蔓状静脉丛扩张导致的，常发生在左侧（图 19-3）。传统治疗方法是精索静脉结扎，术中可应用多种外科结扎技术，其中经腹高位结扎和经腹股沟结扎最为常用。近来，介入放射技术已被用作该疾病的替代治疗，选择性置管后利用硬化剂、组织粘合剂、可拆卸球囊或弹簧圈阻塞精索静脉。尽管精索静脉曲张治疗已得到广泛应用，但没有足够证据表明对该疾病的治疗能够改善男方因素不孕夫妇的妊娠率（Evers，2003）。

## 七、不明原因性不孕

不明原因性不孕是不孕症中最常见的诊断之一，其患病率已高达不孕症的 30%（Dodson，1987）。不明原因不孕的诊断取决于已经做了或未做的检查，

以及检查的质量，因此高度主观。当评估不全面或检查质量不高时，不明原因不孕的发生比例就更高了（Gleicher，2006）。从它的定义可以看出，不明原因不孕没有针对病因的治疗方法。当不孕年限较短、女方较年轻时可以选择期待疗法。然而，如果需要治疗，可以根据经验选择 IUI、超促排卵和 ART 适当干预。

## 八、宫腔内人工授精

宫腔内人工授精是将预处理好的精液样本通过软导管注入子宫腔内的过程。首先，将活力好、形态正常的精子从死精子、白细胞和精浆中分离出来。之后，在预计排卵时间前后将活力好的精子经过宫颈注入子宫。宫腔内人工授精可以进行或不进行促排卵，适用于宫颈因素、轻中度男性因素和不明原因不孕患者。

如果因宫颈因素进行 IUI 治疗，首选将尿 LH 峰作为进行 IUI 的时机，可获得较满意的的妊娠率，每周期可高达 11%（Steures，2004）。虽然这一妊娠率仍低于超促排卵联合 IUI 治疗，但能避免超促排卵的副作用并且更加经济。

相反，因不明原因或男方因素不孕的患者通常需要选择超促排卵联合 IUI 治疗。Deaton 等利用一项随机对照试验（1990）对枸橼酸氯米芬联合 IUI 治疗效果进行了评估，试验组妊娠率（9.5%）较对照组（3.3%）显著升高。也有研究发现单独促性腺激素（FSH 或 hMG）治疗能够增加妊娠的可能性，但与 IUI 联用时效果更好。

## 九、辅助生殖技术

辅助生殖技术是指使不孕夫妇获得妊娠的临床与实验室技术。原则上，IUI 也符合这个定义。然而依照惯例，ART 一般是指那些需要提取并分离卵母细胞的技术，下面将详细介绍。

### 1. 体外受精

在 IVF 过程中，需要在阴道超声引导下从刺激后的卵巢中获取成熟的卵母细胞（图 20-10），精子与卵子在体外结合、受精（图 20-11）。若受精成功，则在超声引导下将存活胚胎穿过宫颈移植到宫腔内（图 20-12）。正如前文所述，在接受 IVF 治疗之前，应先切除输卵管积水或行输卵管断流术以提高植入率，降

低流产风险。

与 IUI 相似，在取卵前进行控制性超促排卵是有益的。有些卵细胞存在遗传或功能上的缺陷，因此将多个卵细胞受精后可以提高获得优质胚胎的机会。GnRH 激动剂与促性腺激素（FSH 或 hMG）联用可以防止早发 LH 峰和取卵前自发排卵。理想的获卵数是 10 ～ 20 个，其中一个健康胚胎将被移植回子宫。

目前判断胚胎质量的方法尚不完善。因此，为了最大限度地提高妊娠率，通常移植一个以上胚胎，增加了多胎妊娠的风险。胚胎培养条件的提升使得胚胎可以培养到囊胚阶段，这样可以移植更少的胚胎而又保持较高的妊娠率（Langley，2001）。

### 2. 卵胞浆内单精子注射

这种技术适用于男性因素不孕症的治疗。在 ICSI 显微操作的过程中，先用酶消化卵细胞周围的卵丘细胞，单个精子将穿过透明带与卵细胞膜，注入卵细胞内。ICSI 的妊娠率与因其他不孕原因行 IVF 治疗患者的妊娠率相当。对于无精症患者，ICSI 治疗使他们的伴侣获得妊娠成为可能，可以通过附睾或睾丸机械性穿刺获得精子。

### 3. 代孕

这种技术是指将胚胎放入代孕者的子宫内。（译者注：代孕在我国是非法的）。适用于患有无法治疗

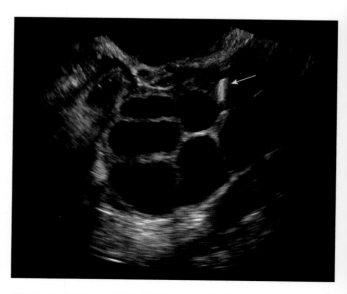

**图 20-10**　经阴道取卵的超声图像。图中右上方可见一条强回声线（箭头）即为穿刺针，穿刺针正在进入一个成熟卵泡

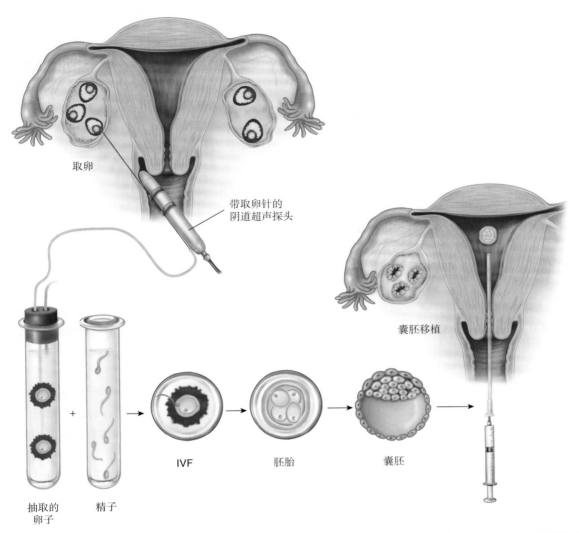

**图 20-11**　体外受精（IVF）。使用图 20-2 中介绍的其中一种方法进行超促排卵，连续数天利用超声监测卵泡成熟情况。卵泡接近成熟时，经阴道从卵巢中获取卵母细胞。卵母细胞在体外受精并发育至囊胚阶段。之后将囊胚吸入注射器，在超声引导下送入子宫内膜腔中

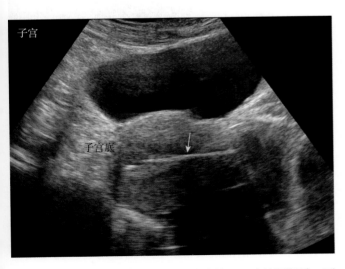

**图 20-12**　腹部超声引导下进行胚胎移植以正确放置胚胎。可以看到导管（箭头）在内膜腔中

的子宫病变、怀孕会带来重大健康风险及不明原因复发性流产的妇女。

代孕涉及法律和社会心理问题。在美国大多数州，代孕者是法定母亲，因此在生产后必须完成领养手续，才能赋予不孕夫妇作为父母的权力。然而，也有几个州通过专门的法律保护不孕夫妇的以利。

### ■ 4. 赠卵

赠卵用于因卵巢衰竭或卵巢储备功能下降的不孕患者，也可用于母源性遗传病高风险的不孕患者。

赠卵可以使用"新鲜"的卵母细胞或冷冻保存的卵母细胞。新鲜卵母细胞捐赠需要受赠者子宫内膜与捐赠者同步。

为了完成赠卵，捐赠者需要采用图 20-2 列出

的方案超促排卵。同时，若受赠者未绝经，应使用 GnRH 激动剂抑制体内促性腺激素的产生，使其子宫内膜可以按照计划使用雌激素和孕激素。促性腺激素受抑制之后，捐赠者开始注射促性腺激素之前开始给予受赠者外源性雌激素。当捐赠者注射 hCG 使卵泡发育至最后阶段、卵子成熟时，受赠者开始注射黄体酮准备内膜。受赠者的雌激素和黄体酮常规应用到妊娠 3 个月末，胎盘可以产生足够的激素时停止。

## 5. 输卵管内配子或受精卵移植

输卵管内配子移植（Gamete intrafallopian transfer, GIFT）与 IVF 相似，也需要在控制性超促排卵后取卵。然而与 IVF 不同的是，GIFT 受精和早期胚胎发育不是在实验室中进行的。配子移植几乎都是在腹腔镜下进行的，精子和卵子由导管通过输卵管伞端放入输卵管中。与 IUI 相同，GIFT 最适用于不明原因不孕，而不适用于输卵管因素引起的不孕。

该项技术在 20 世纪 80 年代末至 90 年代初十分流行。然而，随着实验室技术不断发展，IVF 已经在很大程度上取代了 GIFT。一般来说，GIFT 更具有侵入性，能提供的诊断性信息较少，为了获得最佳受孕机会需要移植 2 个以上的卵子，也因此增加了高序多胎妊娠的风险。目前 GIFT 的主要用于因宗教或伦理原因不能接受体外受精的患者。

受精卵输卵管内移植（Zygote intrafallopian transfer, ZIFT）由 IVF 演变而来，且与 GIFT 存在相似之处。受精卵移植不是移植到宫腔内，而是在腹腔镜下移植到输卵管内。若移植是在受精卵开始分裂后进行的，则称为输卵管胚胎移植（tubal embryo transfer, TET）。虽然正常的输卵管可为早期胚胎发育提供优越的环境，但随着实验室培养方法的改进，目前 ZIFT 适用于 IVF 技术操作困难、经宫颈移植困难的罕见病例。

## 6. 胚胎、卵母细胞或卵巢组织冷冻

IVF 技术能获得多个卵母细胞，但最终只有 1 ~ 3 个胚胎用于移植，这通常会导致胚胎剩余。胚胎冷冻与解冻已有 20 多年的历史。冷冻保护剂和冷冻技术的进步可以提高不同发育阶段冷冻胚胎的存活率。通过冷冻保存，这些剩余的胚胎可以用于以后的妊娠，而不需要再次卵巢刺激和取卵。取消新鲜移植，冷冻保存所有胚胎可能会提高部分患者怀孕的机会，这可能源于胚胎与子宫内膜之间的同步性的改善（Doody，2014）。

冷冻保存未受精的卵母细胞此前曾有较大技术障碍，超高速冷冻技术（玻璃化）的发展在很大程度上克服了这些挑战。由于这一技术的进步以及其安全性已经得到了初步研究数据的证实，卵母细胞冷冻保存不再被认为是实验性的技术。卵母细胞冷冻有助于保护进行性腺毒性化疗女性的生育潜能。这一技术更具时间灵活性，以避免接受赠卵时所需的周期同步。随着成功率的提高，卵母细胞冷冻可能帮助到希望推迟生育的妇女，尽管目前缺乏有效性的研究数据。这些女性需要就年龄和特定诊所的成功率进行详细的咨询（American Society for Reproductive Medicine, 2013a）。

与卵母细胞的冷冻不同，卵巢组织冷冻是保存生殖潜能的一种选择。适用人群包括必须马上接受化疗和（或）放射治疗的患者，或患有其他疾病需要药物治疗的女性，且这些药物可能会威胁到卵巢功能和以后的生育能力。这种保留生育能力的策略非常适合青春期前的女孩或患有激素敏感型恶性肿瘤的女性。在腹腔镜下或小切口的手术中切取单侧或双侧卵巢或部分卵巢皮质组织。手术后，卵巢皮质被切成 0.3 ~ 2 mm 厚的组织薄片并冷冻保存。将解冻的皮质组织自体移植到骨盆部位，例如对侧卵巢部位或盆腔侧壁，可以成功获得妊娠。一些患者是在没有干预的情况下获得妊娠，而另一些则是 ART 技术助孕。该治疗的安全性问题包括移植后恶性肿瘤的复发风险，这种风险可能在白血病等血源性癌症中最大。尽管很有前景，但目前该手术被认为是实验性的治疗（American Society for Reproductive Medicine, 2014）。

## 7. 未成熟卵母细胞体外成熟

是从未受刺激的卵巢中抽吸出窦卵泡，并将这些未成熟的卵母细胞在体外培养，使其恢复并完成减数分裂，而获得妊娠。体外成熟（In vitro maturation, IVM）技术对于多囊卵巢综合征（PCOS）患者可能是有用的，这些患者卵巢刺激易出现 OHSS。最近的数据表明，常规 IVF 的成功率仍然高于 IVM 治疗（Walls，2015）。此外，IVM 的远期结局未知，因此仍被视作实验性的技术（American Society for Reproductive Medicine, 2013b）。将来，这项技术的改进可能使窦前卵泡的卵母细胞成熟成为可能。该技术有保留生育潜能的可能，且不需要对那些需要接受性腺毒性化疗的妇女再进行自体移植。

### 8. 植入前基因诊断和筛查

这些实验室技术可以在胚胎移植前发现卵子或胚胎中的基因异常。因此，有遗传性疾病的传递风险是进行植入前基因诊断（preimplantation genetic diagnosis，PGD）的一个公认的指征。植入前基因筛查（preim-plantation genetic screening，PGS）主要目的在于识别因配子减数分裂错误导致的胚胎非整倍体，推荐的适应证包括复发性流产、母亲高龄和多个失败的 IVF 周期。

PGD 已不再被认为是实验性的技术，新开发的基因分析方法的实施可能会继续拓宽它的应用（Society for Assisted Reproductive Technology，2008）。从发育的胚胎中取出细胞进行检测。活检的时机和遗传物质样本来源有多种选择。第一极体和第二极体的活检具有不必从发育中的胚胎中取出细胞的优点，但需要两次单独的显微操作过程，但是不能检测出父源性基因疾病。卵裂期胚胎（6～8 细胞阶段）活检可以评估父母双方因素的影响对基因组织的贡献（图 20-13）。若已经发生了有丝分裂不分离并形成了胚胎嵌合体，这个阶段的活检可能仅显示出胚胎的部分遗传组成。此外，活检后正常胚胎的植入率可能会略有下降。囊胚的滋养外胚层细胞活检具有多种优点（图 20-14）。滋养外胚层是滋养层细胞和胎盘的发育层。活检这一层细胞可以评估多个细胞，且可以避免移除胎儿细胞。然而，如果不能快速进行遗传分析，则需要在活检后进行胚胎冷冻保存。

提取细胞后，对它们进行结构畸变和（或）非

整倍体检测。常见的检测方法包括单核苷酸多态性（single-nucleotide polymorphism，SNP）联合比较基因组杂交（comparative genomic hybridization，CGH）微阵列或定量聚合酶链式反应。为了分析单个细胞疾病特异性的 DNA 突变，通常采用连锁分析和 DNA 测序。最近，二代测序（next-generation sequencing，NGS）已经应用于 PGS 和 PGD。NGS 提高了胚胎基因诊断的潜力，尤其是其在高通量自动化方面的优势（Fiorentino，2014）。

### 9. 辅助生殖技术的并发症

ART 技术大多数情况下可以分娩健康单活胎，ART 受孕后一些妊娠合并症的发生率较高。母亲风险中，子痫前期、前置胎盘和胎盘早剥在 IVF 受孕中更为常见（表 20-6）。胎儿风险中，前面提到的多胎妊娠最为常见。此外，围产儿死亡、早产、低出生体重儿和胎儿生长受限也与 IVF 妊娠有关，调整年龄和孕次仍存在相关性。（Reddy，2007）。然而，其他研究并未发现这种风险的增加（Fujii，2010）。此外，先天畸形和表观遗传的问题同样令人关注（表 20-7）。

在最初 IVF 和 ICSI 成功后不久关于先天畸形的讨论就展开了。确有研究显示促排卵、IUI 和 IVF 婴儿的先天畸形发生率高于普通人群（El-Chaar，2009；Reddy，2007）。然而，已发表的文章对此有多种解释。例如，接受 IVF 的患者群体与普通产科人群在年龄或其他因素方面有很大的不同。如果将数据根据母亲年龄或不孕年限进行调整，ART 先天畸形的

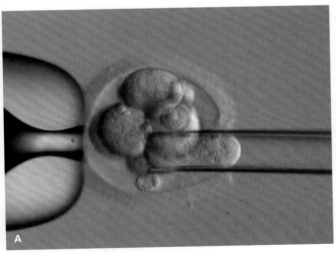

**图 20-13** 胚胎活检的显微照片

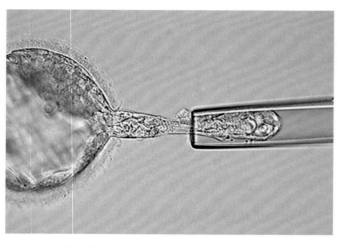

图 20-14　滋养外胚层活检的显微照片。滋养外胚层与胚胎内细胞团不同，可以发育成未来胎盘的滋养细胞

## 表 20-6　IVF 单胎妊娠的潜在风险

| | IVF 妊娠的绝对风险（%） | 相对风险（与非 IVF 妊娠相比） |
| --- | --- | --- |
| 先兆子痫 | 10.3 | 1.6（1.2 ～ 2.0） |
| 前置胎盘 | 2.4 | 2.9（1.5 ～ 5.4） |
| 胎盘早剥 | 2.2 | 2.4（1.1 ～ 5.2） |
| 妊娠期糖尿病 | 6.8 | 2.0（1.4 ～ 3.0） |
| 剖宫产 [a] | 26.7 | 2.1（1.7 ～ 2.6） |

[a] 请注意，大多数专家认为剖宫产率远高于这里引用的 26.7%。
IVF = 体外受精 .
Reproduced with permission from Society for Assisted Reproductive Technology：Informed consent for assisted reproduction：in vitro fertilization，intracytoplasmic sperm injection，assisted hatching，embryo cryopreservation. 2009. pp 20，22

风险并未升高（Shevell，2005；Zhu，2006）。这说明大多数畸形的风险来源于不孕夫妇自身而不是 ART 技术操作。

也有报道提示表观遗传方面的风险也有所增加。

尽管这些情况很罕见，但他们的重要性不容小觑。每个常染色体基因均表现为两个拷贝或两个等位基因，其中每一个拷贝分别遗传自父方或母方。对于大多数基因，两个等位基因同时表达。大约有 150 个人类基

## 表 20-7　IVF 单胎妊娠的潜在风险

| | IVF 妊娠的绝对风险（%） | 相对风险（与非 IVF 妊娠相比） |
| --- | --- | --- |
| 早产 | 11.5 | 2.0（1.7 ～ 2.2） |
| 体出生体重儿（< 2500 g） | 9.5 | 1.8（1.4 ～ 2.2） |
| 极低出生体重儿（< 1500 g） | 2.5 | 2.7（2.3 ～ 3.1） |
| 小于胎龄儿 | 14.6 | 1.6（1.3 ～ 2.0） |
| 进入 NICU | 17.8 | 1.6（1.3 ～ 2.0） |
| 死产 | 1.2 | 2.6（1.8 ～ 3.6） |
| 新生儿病死率 | 0.6 | 2.0（1.2 ～ 3.4） |
| 脑瘫 | 0.4 | 2.8（1.3 ～ 5.8） |
| 遗传风险 | | |
| 　基因印记疾病 | 0.03 | 17.8（1.8 ～ 432.9） |
| 　重大出生缺陷 | 4.3 | 1.5（1.3 ～ 1.8） |
| 染色体异常（ICSI 后） | | |
| 　性染色体 | 0.6 | 3.0 |
| 　其他染色体 | 0.4 | 5.7 |

注：IVF = 体外受精；NICU = 新生儿重症监护室 .
Reproduced with permission from Society for Assisted Reproductive Technology：Informed consent for assisted reproduction：in vitro fertilization，intracytoplasmic sperm injection，assisted hatching，embryo cryopreservation. 2009. pp 20，22

因为印记基因，这些基因只表达一个等位基因。印记基因由印记中心控制，调控胚胎发育和生存能力。细胞环境的改变可影响这种调控，配子相关操作和不适合的体外培养条件也可能存在影响。胚胎生长加速、分娩并发症、胎盘异常和羊水过多在非人类哺乳动物ART妊娠中均有发现。人类印记基因可能与行为和语言的发育、乙醇依赖、精神分裂症和双向情感障碍相关。印记基因还可能增加肥胖、心血管疾病、儿童和成人癌症的发生风险。在印记基因相关疾病中，目前发现只有罕见疾病Beckwith-Wiedemann综合征的发病率增高与人类ART技术有关，但因果关系尚未得到明确证实。考虑到这些风险，在IVF妊娠后进行更加细致的产前评估也是合理的。

研究显示，ART后认知发育情况良好。尽管仍存在着一些争议。很多研究由于样本量小、对照组的选择、混杂因素和中介因素而不够理想（Carson，2010）。现有数据表明，IVF学龄前儿童的心理发育情况与自然妊娠出生的儿童无差异，社会情感发育也无差异（Ludwig，2006）。

## 十、结论

在治疗不孕症之前必须进行全面评估，见第19章。首先应重点关注与不孕有关的生活方式和环境因素。肥胖、充足的营养和生育压力不应被忽视。通常都希望纠正不利于生育的因素，但许多病例都不能找到明确病因。另有一些夫妇即使确定了病因也可能没有针对性的治疗方法。此时，可以采用促进生育的策略，如IUI（有或没有超促排卵）和ART治疗。同时需要让夫妇认识到超促排卵和ART也是有风险的。另外，这些技术可能涉及第三方（卵子、精子或胚胎捐赠及代孕），从而与社会心理、法律和伦理相关。植入前基因检测等新兴技术也带来了新的伦理问题，需要患者和临床工作者共同面对共同解决。

（赵雪含　聂明月　译　杨晓葵　审校）

## 参考文献

Aakvaag A: Hormonal response to electrocautery of the ovary in patients with polycystic ovarian disease. BJOG 92:1258, 1985

Adashi EY, Rock JA, Guzick D, et al: Fertility following bilateral ovarian wedge resection: a critical analysis of 90 consecutive cases of the polycystic ovary syndrome. Fertil Steril 36:30, 1981

Almog B, Sheizaf B, Shalom-Paz E, et al: Effects of excision of ovarian endometrioma on the antral follicle count and collected oocytes for in vitro fertilization. Fertil Steril 94(6):2340, 2010

American College of Obstetricians and Gynecologists: Management of endometriosis. Practice Bulletin No. 114, July 2010, Reaffirmed 2014a

American College of Obstetricians and Gynecologists: Neural tube defects. Practice Bulletin No. 44, July 2003, Reaffirmed 2014b

American College of Obstetricians and Gynecologists: Obesity in pregnancy. Committee Opinion No. 549, January 2013

American Society for Reproductive Medicine: Committee opinion: role of tubal surgery in the era of assisted reproductive technology. Fertil Steril 97(3):539, 2012a

American Society for Reproductive Medicine: Diagnostic evaluation of the infertile female: a committee opinion. Fertil Steril 98(2):302, 2012b

American Society for Reproductive Medicine: Endometriosis and infertility. Fertil Steril 86(5 Suppl 1):S156, 2006

American Society for Reproductive Medicine: Obesity and reproduction: an educational bulletin. Fertil Steril 90(5 Suppl):S21, 2008

American Society for Reproductive Medicine: Ovarian tissue cryopreservation: a committee opinion. Fertil Steril 101(5):1237, 2014

American Society for Reproductive Medicine, Society for Assisted Reproductive Technology: Criteria for number of embryos to transfer: a committee opinion. Fertil Steril 99(1):44, 2013a

American Society for Reproductive Medicine, Society for Assisted Reproductive Technology: Elective single-embryo transfer. Fertil Steril 97(4):835, 2012c

American Society for Reproductive Medicine, Society for Assisted Reproductive Technology: In vitro maturation: a committee opinion. Fertil Steril 99(3):663, 2013b

American Society for Reproductive Medicine, Society of Reproductive Surgeons: Pathogenesis, consequences, and control of peritoneal adhesions in gynecologic surgery: a committee opinion. Fertil Steril 99(6):1550, 2013c

Antonucci T, Whitcomb R, McLain R, et al: Impaired glucose tolerance is normalized by treatment with the thiazolidinedione troglitazone. Diabetes Care 20:188, 1998

Armar N, McGarrigle H, Honour J, et al: Laparoscopic ovarian diathermy in the management of anovulatory infertility in women with polycystic ovaries: endocrine changes and clinical outcomes. Fertil Steril 53:45, 1990

Armar NA, Lachelin GC: Laparoscopic ovarian diathermy: an effective treatment for anti-oestrogen resistant anovulatory infertility in women with the polycystic ovary syndrome. BJOG 100(2):P161, 1993

Balen A, Braat D, West C, et al: Cumulative conception and livebirth rates after the treatment of anovulatory infertility: safety and efficacy of ovulation induction. Hum Reprod 9:1563, 1994

Balen A, Tan SL, Jacobs H, et al: Hypersecretion of luteinising hormone. A significant cause of infertility and miscarriage. BJOG 100:1082, 1993

Bayrak A, Harp D, Saadat P, et al: Recurrence of hydrosalpinges after cuff neosalpingostomy in a poor prognosis population. J Assist Reprod Genet 23:285, 2006

Biljan MM, Hemmings R, Brassard N, et al: The outcome of 150 babies following the treatment with letrozole or letrozole and gonadotropins. Fertil Steril 84(Suppl 1):S95, 2005

Buttram VC, Vaquero C: Post-ovarian wedge resection adhesive disease. Fertil Steril 26:874, 1975

Carson C, Kurinczuk JJ, Sacker A, et al: Cognitive development following ART: effect of choice of comparison group, confounding and mediating factors. Hum Reprod 25(1):244, 2010

Casey BM, Cunningham FG: Endocrinologic disorders. In Cunningham FG, Leveno KL, Bloom SL, et al (eds): Williams Obstetrics, 24th ed, New York, McGraw-Hill, 2014

Casper RF: Letrozole: ovulation or superovulation? Fertil Steril 80:1335, 2003

Centers for Disease Control and Prevention: Contribution of assisted reproductive technology and ovulation-inducing drugs to triplet and higher-order multiple births—United States, 1980–1997. MMWR 49:535, 2000

Centola GM: Successful treatment of severe oligozoospermia with sperm washing and intrauterine insemination. J Androl 18:448, 1997

Cheong YC, Dix S, Hung Y, et al: Acupuncture and assisted reproductive technology. Cochrane Database Syst Rev 7:CD006920, 2013

Choi JM, Chung P, Veeck L, et al: AZF microdeletions of the Y chromosome and in vitro fertilization outcome. Fertil Steril 81:337, 2004

Collin P, Vilska S, Heinonen PK, et al: Infertility and coeliac disease. Gut 39(3):382, 1996

Crosignani PG, Colombo M, Vegetti W, et al: Overweight and obese anovulatory patients with polycystic ovaries: parallel improvements in anthropometric indices, ovarian physiology and fertility rate induced by diet. Hum Reprod 18(9):1928, 2003

Cunningham FG, Leveno KL, Bloom SL, et al (eds): Obesity. In Williams Obstetrics, 24th ed. New York, McGraw-Hill, 2014

Deaton J, Gibson M, Blackmer K, et al: A randomized, controlled trial of clomiphene citrate and intrauterine insemination in couples with unexplained infertility or surgically corrected endometriosis. Fertil Steril 54:1083, 1990

Dicker D, Goldman JA, Levy T, et al: The impact of long-term gonadotropin-releasing hormone analogue treatment on preclinical abortions in patients with severe endometriosis undergoing in vitro fertilization-embryo transfer. Fertil Steril 57:597, 1992

Dodson WC, Whitesides DB, Hughes CL, et al: Superovulation with intrauterine insemination in the treatment of infertility: a possible alternative to gamete intrafallopian transfer and in vitro fertilization. Fertil Steril 48:441, 1987

Domar AD, Seibel MM, Benson H, et al: The mind/body program for infertility: a new behavioral treatment approach for women with infertility. Fertil Steril 54: 1183, 1990

Doody KJ: Cryopreservation and delayed embryo transfer—assisted reproductive technology registry and reporting implication. Fertil Steril 102(1):27, 2014

El-Chaar D, Yang Q, Gao J, et al: Risk of birth defects increased in pregnancies conceived by assisted human reproduction. Fertil Steril 92(5):1557, 2009

Elnashar A, Abdelmageed E, Fayed M, et al: Clomiphene citrate and dexamethazone in treatment of clomiphene citrate-resistant polycystic ovary syndrome: a prospective placebo-controlled study. Hum Reprod 21(7):1805, 2006

Evans MI, Britt DW: Fetal reduction 2008. Curr Opin Obstet Gynecol 20(4): 386, 2008

Evers JL, Collins JA: Assessment of efficacy of varicocele repair for male subfertility: a systematic review. Lancet 361(9372):1849, 2003

Exacoustos C, Zupi E, Amadio A, et al: Laparoscopic removal of endometriomas: sonographic evaluation of residual functioning ovarian tissue. Am J Obstet Gynecol 191(1):68, 2004

Farhi J, Soule S, Jacobs HS, et al: Effect of laparoscopic ovarian electrocautery on ovarian response and outcome of treatment with gonadotropins in clomiphene citrate-resistant patients with polycystic syndrome. Fertil Steril 64:930, 1995

Farhi J, West C, Patel A, et al: Treatment of anovulatory infertility: the problem of multiple pregnancy. Hum Reprod 11:429, 1996

Filicori M, Cognigni GE, Taraborrelli S, et al: Modulation of folliculogenesis and steroidogenesis in women by graded menotropin administration. Hum Reprod 17:2009, 2002

Fiorentino F, Bono S, Biricik A, et al: Application of next-generation sequencing technology for comprehensive aneuploidy screening of blastocysts in clinical preimplantation genetic screening cycles. Hum Reprod 29(12):2802, 2014

Fontana PG, Leclerc JM: Contraindication of Femara (letrozole) in premenopausal women. 2005. Available at: http://www.google.com/url?sa=t&rct=j&q=&esrc=s&source=web&cd=1&ved=0CCMQFjAA&url=http%3A%2F%2Fwww.novartis.ca%2Fasknovartispharma%2Fdownload.htm%3Fres%3DFemara_DHCP_E_2005_Nov.pdf%26resTitleId%3D266&ei=KPzkVP60NMyZgwT8qoK4DQ&usg=AFQjCNH2Z9u7iXhv06G82y-4xEMgWBOmxg. Accessed February 18, 2015

Franasiak JM, Dondik Y, Molinaro TA, et al: Blastocyst transfer is not associated with increased rates of monozygotic twins when controlling for embryo cohort quality. Fertil Steril 103(1):95, 2015

Franik S, Kremer JA, Nelen WL, et al: Aromatase inhibitors for subfertile women with polycystic ovary syndrome. Cochrane Database Syst Rev 2:CD010287, 2014

Franks S, Adams J, Mason H, et al: Ovulation disorders in women with polycystic ovary syndrome. Clin Obstet Gynecol 12:605, 1985

Fujii M, Matsuoka M, Bergel E, et al: Perinatal risk in singleton pregnancies after in vitro fertilization. Fertil Steril 94(6):2113, 2010

Gleicher N, Barad D: Unexplained infertility: does it really exist? Hum Reprod 21:1951, 2006

Gordts S, Campo R, Puttemans P, et al: Clinical factors determining pregnancy outcome after microsurgical tubal reanastomosis. Fertil Steril 92(4):1198, 2009

Greenblatt E, Casper RF: Endocrine changes after laparoscopic ovarian cautery in polycystic ovarian syndrome. Am J Obstet Gynecol 156:279, 1987

Griffiths A, D'Angelo A, Amso N, et al: Surgical treatment of fibroids for subfertility. Cochrane Database Syst Rev 3:CD003857, 2006

Guzick DS, Carson SA, Coutifaris C, et al: Efficacy of superovulation and intrauterine insemination in the treatment of infertility. N Engl J Med 340: 177, 1999

Gysler M, March CM, Mishell DR Jr, et al: A decade's experience with an individualized clomiphene treatment regime including its effect on the post-coital test. Fertil Steril 37:161, 1982

Hammond M, Halme J, Talbert L, et al: Factors affecting the pregnancy rate in clomiphene citrate induction of ovulation. Obstet Gynecol 62:196, 1983

Hart RJ, Hickey M, Maouris P, et al: Excisional surgery versus ablative surgery for ovarian endometriomata. Cochrane Database Syst Rev 2:CD004992, 2008

Helmerhorst FM, Van Vliet HA, Gornas T, et al: Intra-uterine insemination versus timed intercourse for cervical hostility in subfertile couples. Cochrane Database Syst Rev 4:CD002809, 2005

Hoeger K: Obesity and weight loss in polycystic ovary syndrome. Obstet Gynecol Clin North Am 28:85, 2001

Jackson JE, Rosen M, McLean T, et al: Prevalence of celiac disease in a cohort of women with unexplained infertility. Fertil Steril 89(4):1002, 2008

Kiddy DS, Hamilton-Fairly D, Bush A, et al: Improvement in endocrine and ovarian function during dietary treatment of obese women with polycystic ovary syndrome. Clin Endocrinol (Oxf) 36:105, 1992

Kovacs G, Buckler H, Bangah M, et al: Treatment of anovulation due to polycystic ovarian syndrome by laparoscopic ovarian electrocautery. BJOG 98:30, 1991

Langley MT, Marek DM, Gardner DK, et al: Extended embryo culture in human assisted reproduction treatments. Hum Reprod 16:902, 2001

Legro RS, Barnhart HX, Schlaff WD, et al: Clomiphene, metformin or both for infertility in polycystic ovary syndrome. N Engl J Med 356(6):551, 2007

Legro RS, Brzyski RG, Diamond MP, et al: Letrozole versus clomiphene for infertility in the polycystic ovary syndrome. N Engl J Med 371(2):119, 2014

Lincoln SR, Ke RW, Kutteh WH: Screening for hypothyroidism in infertile women. J Reprod Med 44:455, 1999

Lobo RA, Gysler M, March CM, et al: Clinical and laboratory predictors of clomiphene response. Fertil Steril 37:168, 1982

Ludwig AK, Diedrich K, Ludwig M, et al: The process of decision making in reproductive medicine. Semin Reprod Med 23(4):348, 2005

Ludwig AK, Sutcliffe AG, Diedrich K, et al: Post-neonatal health and development of children born after assisted reproduction: a systematic review of controlled studies. Eur J Obstet Gynecol Reprod Biol 127(1):3, 2006

Martin JA, Hamilton BE, Osternman MH, et al: Births: final data for 2013. Natl Vital Stat Rep 64:1, 2015

Martin JA, Park MM: Trends in twin and triplet births: 1980–97. Natl Vital Stat Rep 47:1, 1999

Meloni GF, Desole S, Vargiu N, et al: The prevalence of celiac disease in infertility. Hum Reprod 14:2759, 1999

Mitwally MF, Casper RF: Aromatase inhibition reduces the dose of gonadotropin required for controlled ovarian hyperstimulation. J Soc Gynecol Investig 11:406, 2004

Molitch ME: Management of prolactinomas during pregnancy. J Reprod Med 44:1121, 1999

Muzii L, Achilli C, Lecce F, et al: Second surgery for recurrent endometriomas is more harmful to healthy ovarian tissue and ovarian reserve than first surgery. Fertil Steril 103(3):738, 2015

Muzii L, Bianchi A, Bellati F, et al: Histologic analysis of endometriomas: what the surgeon needs to know. Fertil Steril 87(2):362, 2007

Nestler JE, Jakubowicz DJ, Evans WS, et al: Effects of metformin on spontaneous and clomiphene-induced ovulation in the polycystic ovary syndrome. N Engl J Med 338:1876, 1998

Palomba S, Orio F, Falbo A, et al: Prospective parallel randomized, double blind, double-dummy controlled clinical trial comparing clomiphene citrate and metformin as the first-line treatment for ovulation induction in nonobese anovulatory women with polycystic ovary syndrome. J Clin Endocrinol Metab 90:4068, 2005

Papanikolaou EG, Fatemi H, Venetis C, et al: Monozygotic twinning is not increased after single blastocyst transfer compared with single cleavage-stage embryo transfer. Fertil Steril 93(2):592, 2010

Parsanezhad ME, Alborzi S, Motazedian S, et al: Use of dexamethasone and clomiphene citrate in the treatment of clomiphene citrate-resistant patients with polycystic ovary syndrome and normal dehydroepiandrosterone sulfate levels: a prospective, double-blind, placebo-controlled trial. Fertil Steril 78(5):1001, 2002

Pasquali R, Antenucci D, Casmirri F, et al: Clinical and hormonal characteristics of obese amenorrheic hyperandrogenic women before and after weight loss. J Clin Endocrinol Metab 68:173, 1989

Patel SR, Sigman M: Antioxidant therapy in male infertility. Urol Clin North Am 35(2):319, 2008

Pérez-Medina T, Bajo-Arenas J, Salazar F, et al: Endometrial polyps and their implication in the pregnancy rates of patients undergoing intrauterine insemination: a prospective, randomized study. Hum Reprod 20:1632, 2005

Ragni G, Somigliana E, Benedetti F, et al: Damage to ovarian reserve associated with laparoscopic excision of endometriomas: a quantitative rather than a qualitative injury. Am J Obstet Gynecol 193(6):1908, 2005

Raj S, Thompson I, Berger M, et al: Clinical aspects of polycystic ovary syndrome. Obstet Gynecol 49(5):552, 1977

Reddy UM, Wapner RJ, Rebar RW, et al: Infertility, assisted reproductive technology, and adverse pregnancy outcomes: executive summary of a National Institute of Child Health and Human Development workshop. Obstet Gynecol 109(4):967, 2007

Ross C, Morriss A, Khairy M, et al: A systematic review of the effect of oral antioxidants on male infertility. Reprod Biomed Online 20(6):711, 2010

Shevell T, Malone FD, Vidaver J, et al: Assisted reproductive technology and pregnancy outcome. Obstet Gynecol 106(5 Pt 1):1039, 2005

Sigman M, Glass S, Campagnone J, et al: Carnitine for the treatment of idiopathic asthenospermia: a randomized, double-blind, placebo-controlled trial. Fertil Steril 85(5):1409, 2006

Smith JF, Eisenberg ML, Millstein SG, et al: The use of complementary and alternative fertility treatment in couples seeking fertility care: data from a prospective cohort in the United States. Fertil Steril 93(7):2169, 2010

Society for Assisted Reproductive Technology: Informed consent for assisted reproduction: in vitro fertilization, intracytoplasmic sperm injection, assisted hatching, embryo cryopreservation. 2009. pp 20, 22

Society for Assisted Reproductive Technology, American Society for Reproductive Medicine: Preimplantation genetic testing: a Practice Committee opinion. Fertil Steril 90(5 Suppl):S136, 2008

Stein IF, Cohen MR: Surgical treatment of bilateral polycystic ovaries. Am J Obstet Gynecol 38:465, 1939

Steures P, van der Steeg JW, Verhoeve HR, et al: Does ovarian hyperstimulation in intrauterine insemination for cervical factor subfertility improve pregnancy rates? Hum Reprod 19:2263, 2004

Strickland DM, Whitted WA, Wians FH Jr: Screening infertile women for subclinical hypothyroidism. Am J Obstet Gynecol 163:262, 1990

Surrey ES, Silverberg KM, Surrey MW: Effect of prolonged gonadotropin-releasing hormone agonist therapy on the outcome of in vitro fertilization-embryo transfer in patients with endometriosis. Fertil Steril 78:699, 2002

Thiering P, Beaurepaire J, Jones M, et al: Mood state as a predictor of treatment outcome after in vitro fertilization/embryo transfer technology (IVF/ET). J Psychosom Res 37:481, 1993

Tredway D, Schertz JC, Beck D, et al: A phase II, prospective, randomized dose-finding comparative study evaluating anastrozole versus clomiphene citrate in infertile women with ovulatory dysfunction. Fertil Steril 95:1719, 2011a

Tredway D, Schertz JC, Beck D, et al: Anastrozole single-dose protocol in women with oligo- or anovulatory infertility: results of a randomized phase II dose-response study. Fertil Steril 95:1724, 2011b

Tulandi T, Collins JA, Burrows E, et al: Treatment-dependent and treatment-independent pregnancy among women with periadnexal adhesions. Am J Obstet Gynecol 162:354, 1990

Tulandi T, Martin J, Al-Fadhli R, et al: Congenital malformations among 911 newborns conceived after infertility treatment with letrozole or clomiphene citrate. Fertil Steril 85:1761, 2006

Vandermolen DT, Ratts VS, Evans WS, et al: Metformin increases the ovulatory rate and pregnancy rate from clomiphene citrate in patients with polycystic ovary syndrome who are resistant to clomiphene citrate alone. Fertil Steril 75:310, 2001

Walls ML, Hunter T, Keelan JA, et al: In vitro maturation as an alternative to standard in vitro fertilization for patients diagnosed with polycystic ovaries: a comparative analysis of fresh, frozen and cumulative cycle outcomes. Hum Reprod 30(1):88, 2015

Whelan JG III, Vlahos NF: The ovarian hyperstimulation syndrome. Fertil Steril 73:883, 2000

Zarate A, Herdmandez-Ayup S, Rios-Montiel A: Treatment of anovulation in the Stein-Leventhal syndrome. Analysis of ninety cases. Fertil Steril 22:188, 1971

Zhu JL, Basso O, Obel C, et al: Infertility, infertility treatment, and congenital malformations: Danish national birth cohort. BMJ 333(7570):679, 2006

## 第二十一章

# 绝经过渡期

绝经过渡期是指女性从有规律周期性月经的育龄期过渡至月经停止、卵巢功能衰老的阶段，在此阶段发生一系列内分泌改变。随着医疗水平的提高，平均预期寿命已明显延长，现在大多数女性生命中至少有1/3 的时间处于绝经后状态。2020 年约有 4300 万女性年龄在 45 ~ 64 岁之间（U.S.Census Bureau，2014）。重要的是，绝经过渡期和绝经后期带来了一系列与生活质量、疾病预防及治疗相关的问题（Lund，2008）。

### 一、定义

绝经（menopause）是指月经完全停止 1 年后的那个时间点，绝经后（postmenopause）是指从绝经这个时间点之后的时期。女性人生中最终一次月经（final menstrual period，FMP）的平均年龄为 51.5 岁，但卵巢功能衰竭所致的月经停止可能发生于任何年龄。40 岁之前月经停止称为卵巢早衰，特征是促卵泡激素（FSH）水平升高，其病因详见第 16 章。其他术语，"围绝经期"（perimenopause）和"更年期"（climacteric）这两个较古老的词汇通常指的是生殖年龄的晚期阶段，常指 40 多岁近 50 岁至刚过 50 岁；可用于患者交流，但较少用于学术场合，因此更推荐使用术语绝经过渡期（menopausal transition，MT）（Harlow，2012；Soules，2001）。绝经过渡期开始于月经周期不规律，终止于月经永久停止后 1 年。伴随着卵泡活性丧失的生殖衰老，其年龄变化范围很广（42 ~ 58 岁）。绝经过渡期开始的平均年龄为 47 岁，通常持续 4 ~ 7 年（Burger，2008；McKinlay，1992）。（译者注：本段关于绝经相关术语的解释与中国现行的相关名词定义有较大不同）。

由于序齿年龄不是一个可靠的指标，故提出了区分生殖衰老分期的指南。第一个女性生殖衰老分期指南和对其术语的定义是在 2001 年制定的，并于 2012 年生殖衰老研讨会（the Stages of Reproductive Aging workshop，STRAW）上进行了更新（Harlow，2012）。这些分期标准只是指导，而不能严格用于诊断。不是所有女性都会经历 STRAW 分期的每一个阶段，或者其某个阶段可能出现在预期时间外。因此，年龄范围和每个分期阶段的持续时间都因人而异。

在 STRAW 体系中，FMP 是一个关键的节点（图 21-1）。以 FMP 为界，其前分为 5 个阶段，其后分为 2 个阶段。−5 期为生育早期，−4 期为生育高峰，−3 期为生育晚期。−2 期是绝经过渡期早期，−1 期是绝经过渡期晚期。+1a 期为绝经后期第 1 年，+1b 期为绝经后期第 2 ~ 5 年，+2 期为绝经后期晚期。（译者注：2012 年发表的 STRAW+10 分期是目前更公认的标准，但本章节中描述的分期标准仍然是 2001 年的 STRAW 分期标准。）

### 二、影响因素

多种环境因素、遗传和手术可能会影响卵巢衰老。如吸烟使绝经年龄提前约 2 岁（Gold，2001；Wallace，1979）。化疗、盆腔放疗和卵巢手术也可能导致提前绝经。在绝经过渡期，女性性激素发生不稳定波动，导致一系列身体和心理症状，如表 21-1 所示（Bachmann，2001；Dennerstein，1993）。饮食、运动、生育史、社会经济地位、体重指数（BMI）、情绪、气候以及个人对绝经的认知态度，或许可解释绝经症状的差异（O'Neil，2011）。

### 三、生理变化

在绝经过渡期早期（−2 期），女性仍保持规律的月经周期，但是周期之间的间隔可能会变化 7 天或 7 天以上，典型的改变是周期长度变短。与年轻女性相比，在早卵泡期，FSH 水平升高，血清雌激素水平高。在此过程中，在无排卵周期之中仍散在有正常排卵周期，因此可能发生计划外怀孕。绝经过渡期晚期（−1 期）的特征是停经 2 个周期或以上，或 2 次月经间隔在 60 天以上，其原因是不排卵的时间越来越长（Soules，2001）。这样的月经变化是源于下文描述的

**表 21-1　与绝经过渡期有关的症状**

| 月经模式 | 性功能障碍 |
|---|---|
| 周期较短（典型） | 阴道干燥 |
| 周期较长（可能） | 性欲减退 |
| 不规则出血 | 性交困难 |
| **血管舒缩症状** | **躯体** |
| 潮热 | 头痛 |
| 盗汗 | 头晕 |
| 睡眠障碍 | 心悸 |
| **心理 / 认知** | 乳房痛或增大 |
| PMS 加重 | 关节疼痛和背痛 |
| 抑郁 | **其他** |
| 易怒 | 尿失禁 |
| 情绪波动 | 皮肤干燥瘙痒 |
| 注意力不集中 | 体重增加 |
| 记忆力差 | |

PMS = 经前期综合征

内分泌轴变化。

## 1. 下丘脑 - 垂体 - 卵巢轴

在生育期，促性腺激素释放激素（GnRH）由下丘脑内侧基底核以脉冲方式释放。它与垂体促性腺激素分泌细胞的细胞膜上 GnRH 受体结合，刺激黄体生成素（LH）和 FSH 周期性释放。这些促性腺激素会进一步刺激卵巢甾体激素产生：雌激素、孕激素及抑制素。雌激素和孕激素对垂体促性腺激素以及 GnRH 释放的幅度和频率产生正反馈和负反馈。抑制素由颗粒细胞产生，对垂体 FSH 分泌也有重要的负反馈调节。在严密调控的内分泌系统作用下才能产生有规律的、有排卵的月经周期。

从 40 多岁或绝经过渡期早期（−2 期）开始，FSH 水平略有升高，导致卵巢滤泡反应性增强，从而使整体雌激素水平升高（Jain，2005；Klein，1996）。单向性 FSH 升高是由于卵巢抑制素分泌减少，而不是雌二醇反馈降低。围绝经期女性中雌激素的产生随FSH 水平而波动，并且比 35 岁以下女性的浓度更高。雌激素水平通常直到绝经过渡期晚期才显著下降。尽管月经周期规律，但绝经过渡期早期的孕激素水平低于生育期中期女性（Santoro，2004）。在绝经过渡期，睾酮水平并无明显变化。绝经后性激素结合球蛋白（SHBG）的产生下降，导致游离或未结合的雌激素和睾酮水平相对升高。

与处于生育期中期的女性相比，绝经过渡期晚期的女性卵泡生成障碍，且无排卵的发生率增加。在此期间，卵巢卵泡的消耗速度加快，直到绝经过渡期晚期卵泡最终被耗尽。这些变化，加上 FSH 水平升高，反映了衰老的卵泡分泌抑制素的能力降低（Reyes，

最终一次月经
(FMP)

| 分期： | −5 | −4 | −3 | −2 | −1 | 0 | −1 | −2 |
|---|---|---|---|---|---|---|---|---|
| 术语： | 生育期 | | | 绝经过渡期 | | | 绝经后 | |
| | 早 | 峰 | 晚 | 早 | 晚* | | 早* | 晚 |
| | 围绝经期 | | | | | | | |
| 持续时间： | 可变 | | | 可变 | | ⓐ 1年 | ⓑ 4 年 | 直至死亡 |
| 月经周期： | 可变到规律 | 规律 | | 月经周期长度变化（与正常比，差异＞7天） | ≥2次跳过月经周期及一次停经≥60天的间隔 | 闭经12个月 | None | |
| 内分泌 | FSH 正常 | | ↑ FSH | ↑ FSH | | | ↑ FSH | |

\* 最可能出现血管舒缩症状的阶段　　　　　↑ = 升高

**图 21-1**　生殖衰老分期（Reproduced with permission from Soules MR，Sherman S，Parrott E，et al：Executive summary：stages of reproductive aging workshop（STRAW）. FertilSteril 2001 Nov；76（5）：874-878.）

1977；Santoro，1996）。抗米勒管激素（AMH）是次级卵泡和窦前卵泡的颗粒细胞分泌的一种糖蛋白，作为另一个指标间接反映了原始卵泡池（Grynnerup，2014）。在生育年龄女性中，循环中 AMH 浓度在月经周期中保持相对稳定，并且与早期的窦状卵泡数量相关。在绝经过渡期，AMH 水平显著并进行性下降（Hale，2007）。随着绝经卵巢衰老（+1b 期），卵巢停止释放甾体激素，负反馈回路打开，结果 GnRH 以最大的频率和幅度释放，相应地循环中的 FSH 和 LH 水平则比育龄期高出 4 倍（Klein，1996）。

### ■ 2. 卵巢

卵泡闭锁是程序化发生的，卵巢衰老是从胚胎时期就开始的持续过程。从出生开始，原始卵泡不断被激活，部分成熟，然后退化。这种卵泡激活方式以恒定的模式持续进行，与垂体刺激无关。

卵巢中的卵泡从 40 岁左右开始加速消耗，直至绝经，绝经后卵巢内几乎没有卵泡（图 21-2 和图 21-3）。一个女性在其一生中仅有约 400 次排卵，与最高峰妊娠第 20 周的 600 万～700 万个卵母细胞相比比例很小，与出生时的 100 万～200 万个卵母细胞相比比例也很小。非优势卵泡闭锁，与月经周期无关，是导致卵巢功能最终丧失和绝经的主要原因。

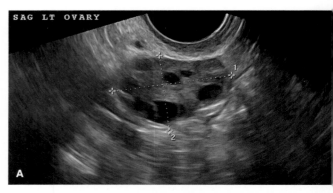

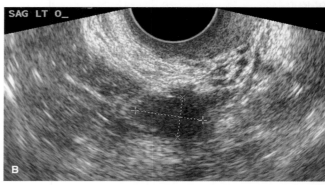

图 21-2　绝经前和绝经后卵巢的经阴道超声图像。**A.** 绝经前卵巢体积更大，含有卵泡，这些卵泡可被看到，为多个小无回声的囊肿；**B.** 相比之下，绝经后卵巢体积较小，其特征是无典型的卵泡结构（Used with permission from Dr. Elysia Moschos.）

育龄期卵巢　　　　　　　　　　　　　　绝经后卵巢

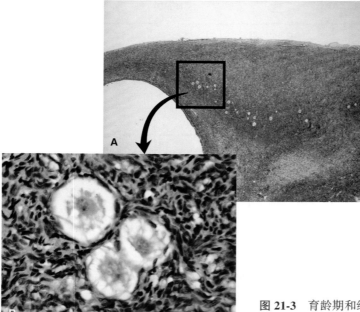

原始卵泡

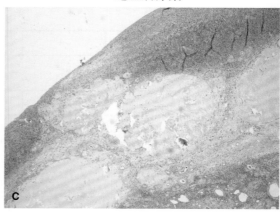

图 21-3　育龄期和绝经后卵巢的显微镜下差异。**A.** 育龄期卵巢。标注为大量的原始卵泡；**B.** 高倍视野下的原始卵泡；**C.** 绝经后卵巢，内有大量的闭锁卵泡和持续存在的白体（Used with permission from Dr. Raheela Ashfaq.）

作为证据，Richardson 等（1987 年）针对在绝经过渡期因良性病变行子宫切除术女性的子宫内膜和卵巢进行了定量组织学研究。该研究针对 44 ~ 55 岁女性，结合单次激素测定、详细的生育史，结果发现周期规律女性的一侧卵巢中平均有 1700 个卵泡，而周期不规律女性的卵巢中平均仅有 180 个卵泡。

### 3. 肾上腺激素水平

肾上腺产生的硫酸脱氢表雄酮（DHEAS）随着年龄增长而下降。20 ~ 30 岁女性 DHEAS 浓度达峰值，平均为 6.2 μmol/L，然后稳定下降。70 ~ 80 岁女性 DHEAS 水平降至 1.6 μmol/L，降低了 74%。其他肾上腺激素水平也随着年龄增长而下降（Burger，2000；Labrie，1997）。雄烯二酮水平在女性 20 ~ 30 岁时达峰值，然后 50 ~ 60 岁时下降到其峰值水平的 62%。孕烯醇酮水平从育龄期到绝经降低了 45%。在生育期，卵巢也产生这些激素，但绝经后，只有肾上腺才能继续合成这些激素。

作为墨尔本中年女性健康计划的一部分，Burger 等（2000）对 172 名绝经过渡期女性进行了前瞻性研究。通过纵向分析这些女性的激素水平，发现女性的 FMP 与 DHEAS 水平下降无关。DHEAS 水平的下降由年龄增长决定，与绝经状态无关。

### 4. 子宫内膜

子宫内膜的微观变化直接反映了全身雌激素和孕酮的水平，因此在绝经过渡期发生巨大变化。在绝经过渡期早期，有排卵周期还是比较普遍的，子宫内膜中可见到排卵周期的变化。在绝经过渡期后期，通常无排卵，子宫内膜会显示出有雌激素作用而没有孕激素作用，因此，这时子宫内膜活检的常见病理改变是增殖或不规则增殖。由于缺乏雌激素刺激，绝经后子宫内膜通常是萎缩的（图 15-19）。

### 5. 月经紊乱

在绝经过渡期，异常子宫出血（abnormal uterine bleeding，AUB）很常见，Treloar（1981）发现在此期间超过一半女性存在月经不规律。Paramsothy（2014）报道，1998—2005 年所有因 AUB 住院的女性中 45 ~ 54 岁占 14%。无排卵是绝经过渡期不规则出血的最常见原因。但是由于绝经前后这段时期的特征是雌激素水平相对较高和孕激素生成的相对不足，因此绝经过渡期女性患子宫内膜增生或癌的风险增加，同时增加的还有与雌激素分泌相关的疾病（如子宫内膜息肉和子宫平滑肌瘤），以及妊娠相关事件。许多 40 岁以上女性认为自己已不能生育而停止避孕，但她们有时仍有排卵。55 岁以上的女性均可停止避孕。尚无 55 岁以上女性自然怀孕的报道。虽然一些女性在 55 岁以后仍有月经出血，但这时罕有排卵；即使有排卵，也因卵子质量太差而不能受孕（Gebbie，2010）。

在所有女性中，无论处于绝经过渡期的任何阶段，均应按照第 8 章所述确定 AUB 的病因。任何绝经过渡期女性出现 AUB 均应排除子宫内膜癌。这个年龄段女性子宫内膜癌的总发病率约为 0.1%，但在出现 AUB 的绝经过渡期女性中风险增加到 10%（Lidor，1986）。因此，需进行子宫内膜活检以排除恶性肿瘤。

尽管子宫内膜癌是最需关注的问题，但子宫内膜活检更常见的结果是，由无孕激素拮抗的雌激素持续作用引起的非肿瘤性子宫内膜改变。在绝经前女性中，是由无排卵引起的。在绝经后女性中雌激素是来自性腺外的内源性雌激素的产生，可能是肥胖导致雄激素向雌激素的芳香化作用增加所致，还可能是因 SHBG 水平降低、导致游离雌激素水平即有生物活性的雌激素水平升高（Moen，2004）。少见的情况有：绝经后女性使用外源雌激素而未添加孕激素，或合并产生雌激素的卵巢肿瘤。

### 6. 中枢温度调节

在诸多影响生活质量的绝经症状中，最常见的是与体温调节功能障碍有关的症状。Kronenberg（1990）对所有已发表的流行病学研究进行了总结，11% ~ 60% 绝经过渡期女性有血管舒缩症状，包括潮热、潮红和盗汗现象。在马萨诸塞州女性健康研究中，潮热的发生率从绝经前 10% 增加到绝经后约 50%（McKinlay，1992）。潮热平均从 FMP 前 2 年开始，并且有 85% 女性将持续 1 年以上。在这些女性中，有 25% ~ 50% 会经历 5 年的潮热，而超过 15% 的女性可能会经历超过 15 年的潮热（Kronenberg，1990）。近期对潮热持续时间的研究表明，在 FMP 之后潮热平均会持续近 5 年，而中/重度潮热女性中超过 1/3 会持续 10 年以上（Freeman，2014）。纵向研究表明，潮热与运动少、吸烟、高 FSH 和低雌二醇水平、BMI 高、种族、社会经济地位降低以及经前烦躁不安（PMDD）或抑郁有关（Gold，2006；Guthrie，2005）。

### (1) 血管舒缩症状

已充分证实，伴随潮热会发生体温调节和心血管变化。单次潮热一般持续 1～5 分钟，并且由于外周血管扩张而使皮肤温度升高 (Kronenberg，1990)。这种变化在手指和脚趾特别明显，局部皮肤温度可能会升高 10～15°C。大多数女性会感觉到突然的热浪传播到全身，尤其是上半身和面部。出汗主要从上半身开始，并且在时间上与皮肤传导的增加紧密相关（图 21-4）。90% 女性潮热时伴出汗 (Freedman，2001)。

不论是清醒还是睡眠状态下，潮热时收缩压均升高 (Gerber，2007)。另外，在外周血管扩张和出汗的同时，心率增加 7～15 次／分钟。心率和皮肤血流量通常在潮热发作后 3 分钟内达到峰值。出汗和外周血管扩张使代谢率显著增加。潮热时还可能伴有心悸、焦虑、易怒和惊恐。

潮热开始后 5～9 分钟，由于出汗和外周血管舒张致热量散失，核心体温下降 0.1～0.9°C (Molnar，1981)。若热量散失和出汗严重，甚至可能寒战。然后皮肤温度才逐渐恢复正常，有时需 30 分钟或更长时间。

### (2) 血管舒缩症状的病理生理机制

导致潮热的潜在生理机制仍不是十分清楚，可能与下丘脑体温调节核团的部分功能障碍有关。下丘脑体温调节核团调节出汗和血管舒张，是人类热量散失的主要机制。如果暴露在高温下，下丘脑体温调节核团会激活散热机制，这样可以将核心体温维持在正常范围内，称为体温调节区。推测血管舒缩症状严重的女性比无症状的女性具有更窄的体温调节区。在这些女性中，核心体温的很小变化就会引起寒战或潮热。

多种激素和神经递质调节潮热频率，其中雌激素起着至关重要的作用。尽管还不是很明确，但推测与雌激素水平下降或快速波动更相关，而不是雌激素长期低浓度 (Erlik，1982；Overlie，2002)。这一点可以从缺乏雌激素的性腺发育不全女性中（如特纳综合征）得到支持，除非先给予雌激素然后再停止治疗，否则她们不会出现潮热。

Freedman 等 (1998，2014) 还提出，除了雌激素，改变神经递质的浓度也可能会导致体温调节区变窄和出汗阈值降低。去甲肾上腺素被认为是主要的神经递质，负责降低体温调节设定值并触发与潮热有关的散热机制 (Rapkin，2007)。在潮热前和潮热期

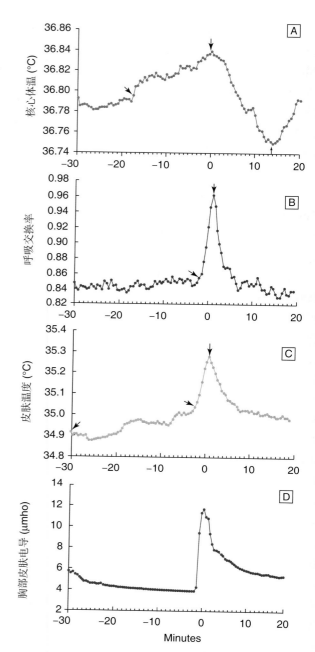

图 21-4 潮热期间的生理变化（平均值）。**A.** 核心体温；**B.** 呼吸交换率；**C.** 皮肤温度；**D.** 胸部皮肤电导。时间轴的 0 点是胸部皮肤传导反应的起始时间 (Reproduced with permission from Freedman RR: Biochemical, metabolic, and vascular mechanisms in menopausal hot flashes. FertilSteril 1998 Aug；70 (2)：332-337.)

间，去甲肾上腺素代谢产物的血浆浓度升高。此外，研究表明注射去甲肾上腺素可提高核心体温并引起散热反应 (Freedman，1990)。相反，拮抗去甲肾上腺素的药物，如可乐定，可减轻血管舒缩症状 (Laufer，1982)。

已知雌激素可调节许多组织中的肾上腺素受体。Freedman 等（2001）认为，绝经相关的雌激素水平下降，会导致下丘脑 $\alpha_2$- 肾上腺素受体浓度降低，而突触前 $\alpha_2$- 肾上腺素受体水平的下降将导致去甲肾上腺素浓度升高，从而引起血管舒缩症状。

5- 羟色胺可能是另一种相关的神经递质（Slopien，2003）。雌激素撤退会导致血液中 5- 羟色胺水平降低，相应地会引起下丘脑 5- 羟色胺受体上调表达。激活特定的 5- 羟色胺受体将会调节散热（Gonzales，1993）。但是，5- 羟色胺在中枢调节通路中的作用很复杂，与某些 5- 羟色胺受体结合可能对其他 5- 羟色胺受体类型产生负反馈作用（Bachmann，2005）。因此，5- 羟色胺活性改变的效能取决于激活受体的类型。在其他潜在的候选者中，$\beta$- 内啡肽和其他神经递质也会影响体温调节中枢，使某些女性更易潮热（Pinkerton，2009）。

遗传多态性与血管舒缩症状的患病率和严重程度可能相关。编码雌激素受体 $\alpha$ 的基因具有基因多态性（Crandall，2006；Malacara，2004），其他还包括单核苷酸多态性，其参与雌二醇的合成、代谢或转化为强效或低效的雌激素。目前，尚不清楚这些遗传决定因素是在中枢还是在外周发挥作用（Al-Safi，2014）。

总之，研究表明，雌二醇水平的降低和大幅波动，会降低抑制性突触前 $\alpha_2$- 肾上腺素受体浓度，增加下丘脑去甲肾上腺素和 5- 羟色胺的释放。去甲肾上腺素和 5- 羟色胺降低了体温调节细胞核的阈值，使核心体温的细微变化就能触发散热机制。关于潮热机制的理论为第 22 章讨论的治疗提供了基础。

### （3）血管舒缩症状的危险因素

许多因素可能增加潮热，包括早绝经、手术绝经、种族 / 族裔、BMI、久坐的生活方式、吸烟和使用选择性雌激素受体调节剂（selective estrogen-receptor modulators，SERM）。此外，暴露于高温环境下的女性可能会出现更频繁、更严重的潮热（Randolph，2005）。手术绝经者 90% 在卵巢切除术后第 1 年有潮热，而且与自然绝经者相比，其症状更突然、更严重。至于种族和族裔的影响，与白种人女性相比，非裔美国人的潮热现象更普遍、更严重，而白种人又比亚裔更常见（Gold，2001；Kuh，1997；Thurston，2008）。即使控制了体重指数、雌二醇水平、激素使用、吸烟、教育程度和经济困难等关键因素，血管舒缩症状的种族 / 族裔差异仍然存在（Al-Safi，2014）。BMI 对潮热频率的影响尚不确定（Da Fonseca，2013；

Hunter，2012；Wilbur，1998）。

### 7. 骨结构与代谢

骨骼有两种类型（图 21-5），外周骨骼（手臂和腿）是皮质骨，中轴骨（包括椎骨、骨盆和股骨近端）是松质骨。峰值骨量受遗传和内分泌因素的影响，年轻时获得骨量的机会很短暂（美国妇产科医师协会，2012）。年轻女性至青春期后期已积累了中轴骨的几乎所有骨质，因此初潮刚过的那几年尤为重要（Sabatier，1996；Theintz，1992）。青春期前和青春期女孩补充钙可增加骨积累（Bonjour，2001；Stear，2003）。因此，通过负重锻炼和维生素 D、钙的摄入来预防骨质疏松症应该从青少年时期开始（Recker，1992）。青春期后，伴随着骨形成，同时有骨吸收，在达到骨骼成熟前（通常在 25 ~ 35 岁时）是正平衡。此后，骨量每年以约 0.4% 的速度缓慢、稳定流失。在绝经后的最初 5 ~ 10 年，骨量丢失速度每年增加到 2% ~ 5%，然后又降低至每年 1%。骨质疏松症导致骨折的风险取决于绝经时的骨量和绝经后的骨丢失率（Riis，1996）。

正常骨骼是一种动态的、活的组织，处于不断破坏和重建的过程中。这种骨骼重塑，也称为骨骼更新，可以适应负重和身体活动中的机械变化。骨骼重塑的过程包括多核巨细胞（称为破骨细胞）对骨骼的持续吸收，以及成骨细胞对骨骼的形成，两个过程同时进行（图 21-6）。

活化的破骨细胞将盐酸和胶原降解酶分泌到骨骼表面，导致骨矿物质溶解和有机基质降解。从有机基质中分离出来后，破骨细胞可以重新定位并在骨表面的另一个部位开始骨吸收，或发生凋亡。绝经后骨质

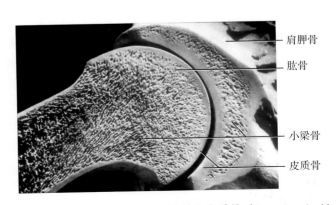

肩胛骨

肱骨

小梁骨

皮质骨

图 21-5　骨骼照片，标注了松质骨和皮质骨（Reproduced with permission from Saladin KS：Anatomy & Physiology，3rd edition. New York：McGraw-Hill；2005.）

第二部分

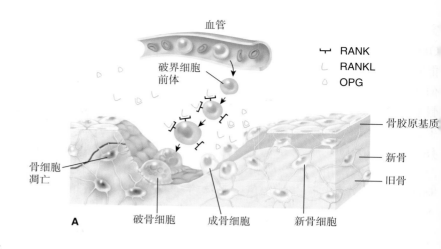

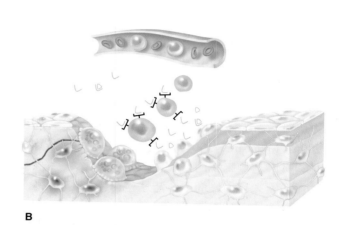

图 21-6 骨重塑。**A.** 破骨细胞吸收基质，而成骨细胞沉积新的层状骨。被困在基质中的成骨细胞变骨细胞。其他的则发生凋亡，或形成新的、扁平的成骨细胞内衬细胞。成骨细胞产生蛋白质 RANKL 和 OPG。当 RANKL 与破骨细胞前体细胞表面的 RANK 受体结合时，就会促进破骨细胞前体细胞的发育、激活和存活，导致骨吸收。OPG 起平衡作用。OPG 与 RANKL 结合，RANKL 无法与 RANK 结合，破骨细胞不能发育。通过这种机制，骨吸收受到限制。**B.** 由于雌激素过少，RANKL 产量增加。RANKL 的水平超过 OPG 的水平，则破骨细胞发育，骨吸收占优势

疏松症中破骨细胞活性的增加是由核因子受体活化因子（RANK）配体通路介导的。在该通路中，RANK、RANK 配体和骨保护素（OPG）是 3 个主要成分（表 21-2）。

其中，RANKL 由成骨细胞表达（Bar-Shavit，2007）。RANKL 结合破骨细胞和破骨细胞前体上的 RANK 受体。它们的结合促进破骨细胞的形成、功能和存活。RANKL 是破骨细胞活性的常见调节剂，最终促进骨吸收。OPG 也由成骨细胞分泌，是 RANKL 的天然抑制剂。OPG 阻断 RANKL 介导的 RANK 激活，从而限制破骨细胞的吸收活性，从而可以平衡骨重塑（Kostenuik，2005）。许多因素会影响破骨细胞的活性，但是需要 RANKL 来介导。细胞因子和某些激素刺激成骨细胞和其他细胞表达 RANKL。雌激素是该过程的一种抑制剂，限制了成骨细胞中 RANKL 的表达。另一个调节剂是 OPG，它是 RANKL 的天然抑制剂，可以隔离和中和 RANKL 的作用。

在健康的绝经前女性中，雌激素限制了成骨细胞表达 RANKL，OPG 与 RANKL 结合以进一步限制

| 表 21-2 | RANKL/RANK/OPG 通路的关键成分 |
|---|---|
| **RANK 配体（RANKL）** | |
| 成骨细胞 / 骨衬细胞表达的蛋白质 | |
| 在破骨细胞上与 RANK 绑定 | |
| RANK 激活，促进破骨细胞的形成、功能和存活 | |
| **RANK** | |
| 由破骨细胞及其前体表达 | |
| 通过结合 RANKL 激活 | |
| **骨保护素（OPG）** | |
| 成骨细胞 / 骨衬细胞分泌的蛋白质 | |
| RANKL 的天然抑制剂 | |
| 阻止 RANKL 介导的 RANK 激活以平衡骨重塑 | |

其刺激破骨细胞的可能性。剩余的 RANKL 与破骨细胞前体结合，融合并形成分化的破骨细胞，在骨吸收过程中起作用。随后出现成骨细胞，导致骨形成。总之，绝经前女性的骨吸收和骨形成是平衡的。

在绝经后女性中，雌激素水平降低，导致 RANKL 表达增加，这可能使 OPG 的天然活性不堪重负。研

究表明，雌激素可能间接抑制 RANKL 表达并刺激 OPG 表达。因此，与绝经相关的雌激素水平降低可能导致 RANKL 增加和 OPG 降低，随之发生骨吸收，但成骨细胞只能填充部分吸收腔，从而导致骨形成和骨吸收的长期失衡。随着时间流逝，骨质不断地流失。因此，绝经后 RANKL 增加会导致骨吸收过多，并可能导致绝经后骨质疏松症（Sambrook，2006）。

### 8. 骨质减少和骨质疏松症

#### （1）临床重要性

骨质疏松症是一种骨骼疾病，会逐渐降低骨量和骨强度（通常在小梁骨中），并导致骨折风险增加。绝经后骨质疏松症女性的骨微小结构变化包括皮质孔隙率增加、骨量减少、小梁结构破坏、皮质厚度减少和骨矿物质含量降低。骨质减少是骨质疏松症的前兆，美国国家骨质疏松症基金会（2014）估计，目前有超过 1000 万美国人患有骨质疏松症，另有 3360 万美国人股骨颈的骨质减少。

骨折是骨质疏松症的常见后果。椎骨、股骨颈和腕部最易发生骨折。流行病学研究估计，50 岁以上的白种人女性，这些部位发生脆性骨折的终生风险大约为 15%（Holroyd，2008；Kanis，1994）。每年有近 150 万美国人经历骨质疏松性骨折。全世界每年估计有 900 万人经历骨质疏松性骨折（Johnell，2006；Lund，2008）。

骨折后致残率和死亡率明显增加，据报道，临床骨折后死亡的风险比没有骨折的人高两倍。仅股骨颈骨折一项的总死亡率就接近 30%。此外，股骨颈骨折后只有 40% 能够恢复到骨折前的独立水平。因此，临床医师要在观念上教育患者预防骨质流失，早期筛查以识别骨质流失，并与患者一起实施预防骨质疏松症或骨质减少的有效管理计划。

#### （2）病理生理机制

骨强度主要由骨矿物质密度（bone mineral density，BMD）决定，即单位面积和体积中的骨矿物质克数。但是骨质量、骨强度和骨折风险也受到骨骼重塑率、骨骼大小和几何形状、微结构、矿化、损伤累积和基质质量的影响。不幸的是，所有这些都更加难以准确评估（Kiebzak，2003）。

原发性骨质疏松症是指与衰老和绝经雌激素缺乏相关的骨质流失。由于绝经后雌激素水平下降，其对骨吸收的调节作用消失了，结果就是骨吸收加速，并且不能通过补偿性骨形成来平衡。这种加速的骨质流失在绝经后的初期最为明显（Gallagher，2002）。如果骨质疏松症是由其他疾病或药物引起的，则属于继发性骨质疏松症（Stein，2003）。

在任何时间点的骨量都反映了成骨细胞（形成）和破骨细胞（再吸收）活动的平衡，这些活动受多种激活剂和抑制剂的影响（Canalis，2007）。如前所述，衰老和雌激素流失都会导致破骨细胞活性显著增加。同样，饮食中钙的摄入量减少或从肠道中吸收钙的能力下降，也会降低血清中钙离子的水平。通过刺激破骨细胞活性，刺激甲状旁腺激素（PTH）分泌，从而促进从骨骼中吸收钙（图 21-7）。PTH 水平升高会刺激维生素 D 的产生，升高的维生素 D 浓度则通过以下几种机制提高血清钙水平：①刺激破骨细胞以动员骨骼中的钙；②增加肠道钙的吸收；③刺激肾对钙的重吸收，并降低甲状旁腺产生 PTH（Molina，2013）。

在绝经前女性中，这一系列事件导致血清钙水平升高，PTH 水平恢复正常。在绝经后女性中，雌激素缺乏会导致骨骼对 PTH 的反应性增强。因此在相同水平的 PTH 下，从骨骼中流失的钙会相对较多。

#### （3）诊断

BMD 是确定骨量的标准，可以通过腰椎、桡骨和股骨颈的双能 X 线骨密度仪（DEXA）进行评估（图 21-8）（Marshall，1996）。腰椎主要包含松质骨，这种骨类型占所有骨骼的 20%。松质骨的密度不如皮质骨，且骨重塑速度更快。因此，可以通过评估该部位来确定早期快速骨丢失。皮质骨更密集，更致密，占所有骨骼的 80%。它在肢体骨骼的长骨干中含量最高。大转子和股骨颈同时包含皮质骨和松质骨，这些部位非常适合预测老年女性的股骨颈骨折风险（Miller，2002）。

基于性别、年龄和种族的 BMD 已有正常值标准。BMD 检查结果以 T 值作为诊断依据。T 值是以标准差（SD）衡量个体 BMD 与同性别峰值骨量（25～30 岁）相比较的 BMD 差异。例如，某位女性的 T 值为 -2.0，表示她的 BMD 比年轻女性的峰值骨量低两个标准差。定义见表 21-3。第四类"严重骨质疏松症"是指 T 值低于 -2.5 且患有脆性骨折的患者。脆性骨折是指从不到一个站立高度跌落引起的骨折。

Z 值是评估的另一个指标，是指与同年龄、体重的测量值平均骨量之间的标准差。Z 评分低于 -2.0（同一年龄段正常人群的 2.5%）的患者需要排除继发性骨质疏松症（Faulkner，1999）。同样，对任何骨质疏

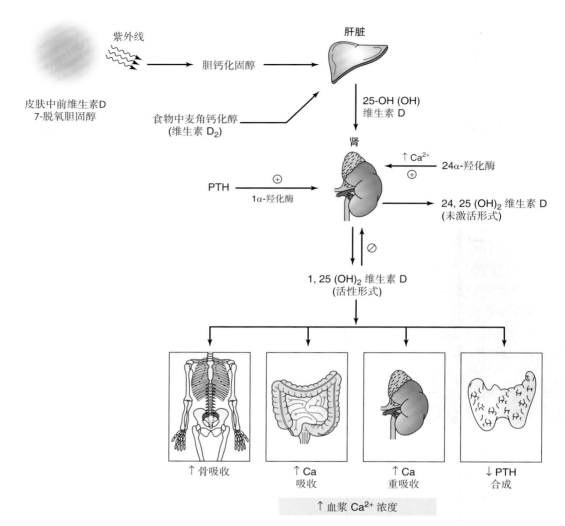

图 21-7　维生素 D 代谢。皮肤中的前维生素 D（7- 脱氢胆固醇）通过紫外线（UV）转换为胆钙化固醇。胆钙化固醇和麦角钙化醇（来自植物）被运送至肝，在肝中进行羟基化反应以形成维生素 D 的循环形式。第二个羟基化步骤发生在肾，产生具有激素活性的维生素 D [1,25（OH)$_2$D$_3$]，也称为骨化三醇。此激活步骤由 1α- 羟化酶介导，并受甲状旁腺激素（PTH）、Ca$^{2+}$ 水平和维生素 D [1,25（OH)$_2$D$_3$] 调节。PTH 激活 1α- 羟化酶的活性，一定浓度的 Ca$^{2+}$ 和 1,25（OH)$_2$D$_3$ 抑制 1α- 羟化酶的活性。维生素 D 会促进骨吸收、Ca$^{2+}$ 在肠道中的吸收以及 Ca$^{2+}$ 在肾中的重吸收，但会抑制甲状旁腺分泌 PTH。维生素 D 的总体作用是增加血浆 Ca$^{2+}$ 浓度。血浆 Ca$^{2+}$ 水平升高会抑制 1α- 羟化酶，并促进 C-24 处的羟化作用，进而合成无活性的维生素 D 代谢产物 24,25（OH)$_2$D$_3$（Reproduced with permission from Molina PE：Endocrine Physiology，4th ed. New York：McGraw-Hill；2013.)

表 21-3　世界卫生组织基于骨矿物质密度（BMD）的骨病标准

| |
| --- |
| 正常 BMD：T 值在 +2.5 和 –1.0 之间 |
| 骨质减少：T 值介于 –1.0 和 –2.5 之间 |
| 骨质疏松症：T 值等于或低于 –2.5 |
| 严重或已确定的骨质疏松症：T 值等于或低于 –2.5，且伴有一个或多个骨折 |

Data from National Osteoporosis Foundation: Clinician's guide to prevention and treatment of osteoporosis. Washington，National Osteoporosis Foundation，2014.

松症的患者都要进行骨质疏松症继发原因的排查（表 21-4）。

　　大量研究已经计算出 BMD 与骨折风险之间的关系。Marshall 等（1996）的荟萃分析显示，对于未遭受过脆性骨折的人而言，BMD 是预测骨折风险最容易量化的指标。每低于基线水平 BMD 一个标准偏差（平均峰值骨量或该年龄段和性别的参考人群的平均值），骨折风险大约增加一倍（National Osteoporosis Foundation，2002）。

　　由于很难准确测量骨量和骨质量，世界卫生组

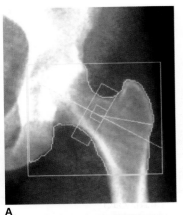

**A**

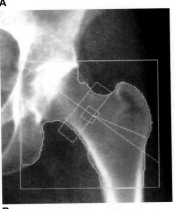

**B**

**DXA 结果总结：**

| Region | Area (cm²) | BMC (g) | BMD (g/cm²) | T - Score | Z - Score |
|---|---|---|---|---|---|
| Neck | 4.59 | 3.79 | 0.827 | -0.2 | 1.0 |
| Troch | 8.57 | 6.65 | 0.775 | 0.7 | 1.5 |
| Inter | 14.62 | 17.48 | 1.196 | 0.6 | 1.2 |
| **Total** | **27.79** | **27.92** | **1.005** | **0.5** | **1.3** |
| Ward's | 1.12 | 0.71 | 0.639 | -0.8 | 1.0 |

Total BMD CV 1.0%, ACF = 1.028, BCF = 0.998, TH = 6.508
WHO 分类：正常
骨折风险：没有增加

**DXA 结果总结：**

| Region | Area (cm²) | BMC (g) | BMD (g/cm²) | T - Score | Z - Score |
|---|---|---|---|---|---|
| Neck | 4.97 | 2.74 | 0.552 | -2.7 | -1.4 |
| Troch | 11.53 | 5.62 | 0.487 | -2.1 | -1.3 |
| Inter | 18.92 | 14.78 | 0.781 | -2.1 | -1.4 |
| **Total** | **35.43** | **23.14** | **0.653** | **-2.4** | **-1.4** |
| Ward's | 1.16 | 0.38 | 0.331 | -3.4 | -1.5 |

Total BMD CV 1.0%
WHO 分类：骨量减少
骨折风险：增加

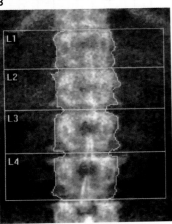

**C**

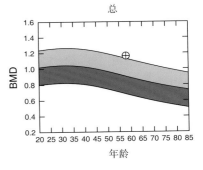

**DXA 结果总结：**

| Region | Area (cm²) | BMC (g) | BMD (g/cm²) | T - Score | Z - Score |
|---|---|---|---|---|---|
| L1 | 12.00 | 12.73 | 1.061 | 1.2 | 2.3 |
| L2 | 13.37 | 14.93 | 1.116 | 0.8 | 2.0 |
| L3 | 14.03 | 16.56 | 1.181 | 0.9 | 2.1 |
| L4 | 15.80 | 20.23 | 1.280 | 1.5 | 2.8 |
| **Total** | **55.20** | **64.45** | **1.168** | **1.1** | **2.3** |

Total BMD CV 1.0%
WHO 分类：正常
骨折风险：不增加

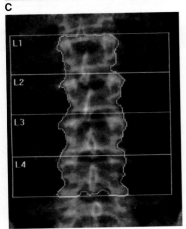

**D**

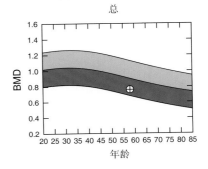

**DXA 结果总结：**

| Region | Area (cm²) | BMC (g) | BMD (g/cm²) | T - Score | Z - Score |
|---|---|---|---|---|---|
| L1 | 11.73 | 8.03 | 0.684 | -2.2 | -1.0 |
| L2 | 12.60 | 9.70 | 0.770 | -2.3 | -1.0 |
| L3 | 14.59 | 11.70 | 0.802 | -2.6 | -1.1 |
| L4 | 14.44 | 11.01 | 0.763 | -3.2 | -1.7 |
| **Total** | **53.36** | **40.44** | **0.758** | **-2.6** | **-1.2** |

Total BMD CV 1.0%, ACF = 1.028, BCF = 0.998, TH = 5.974
WHO 分类：骨质疏松
骨折风险：高

**图 21-8** 双能 X 线骨密度仪（DEXA）扫描。**A.** DEXA 报告描述了正常的髋关节骨密度；**B.** DEXA 报告描述了髋部骨质减少；**C.** DEXA 报告描述了正常椎体密度；**D.** DEXA 报告描述了椎体骨质疏松症。BMC = 骨矿物质含量；BMD = 骨矿物质密度

**表 21-4 骨质疏松症继发原因的推荐检测**

| | |
|---|---|
| 原发性甲状旁腺功能亢进 | 血清水平：<br>甲状旁腺激素<br>钙<br>磷<br>碱性磷酸酶 |
| 继发于慢性肾衰竭的甲状旁腺功能亢进 | 肾功能检查 |
| 甲状腺功能亢进或治疗用的甲状腺激素过多 | 甲状腺功能检查 |
| 钙排泄增加 | 24 小时尿钙和肌酐浓度 |
| 皮质醇增多症，酗酒和转移性癌症 | 详细的病史和适当的实验室检查 |
| 骨软化症 | 血清水平：<br>钙<br>磷<br>碱性磷酸酶<br>1,25- 二羟维生素 D |

织（WHO）开发了骨折风险评估工具（Fracture Risk Assessment Tool，FRAX）来评估个人未来 10 年内骨折风险。但是，该算法仅适用于未接受药物治疗的患者。FRAX 工具可在线访问，并且可以在多个国家使用不同的语言（http：//www.shef.ac.uk/FRAX/）。在线工具纳入了 11 个危险因素和股骨颈原始 BMD 值（以 g/cm$^2$ 为单位），以预测未来 10 年内患骨折风险。该站点还提供可下载图表，用于使用 BMI 或 BMD 预测骨折风险。FRAX 算法可识别哪些患者可能从药物治疗中受益，并且对于识别骨质疏松症类别中的 BMD 异常患者最有用。

（4）预防

作为骨质疏松性骨折的预测指标，最重要的因素是将 BMD 与年龄、骨折史、种族、各种药物治疗、体重减轻和身体健康相结合。关键危险因素的存在提醒临床医师需要进一步评估和积极干预，例如钙和维生素 D 疗法联合负重运动或药物治疗（表 21-5 和表 21-6）。骨质疏松症的治疗选择将在第 22 章中讨论。

骨质疏松性骨折的危险因素并不相互独立。它们是累加的，要同时考虑基线年龄和性别相关的骨折风险。例如，BMD 低的 55 岁女性比 BMD 同样低的 75 岁女性患病的骨折风险要低得多。同样，骨密度低且有脆性骨折史的女性比骨密度低但无脆性骨折史的女性的骨折危险性要大得多。

**不可变因素**。年龄是骨折的主要危险因素之一。正如 Kanis 等（2001）总结的，女性在 45 岁至 85 岁之间发生前臂、肱骨、椎骨或股骨颈骨折的可能性增加 8 倍 /10 年。骨质疏松性骨折最常见于 65 岁以上的男性和女性。事实证明，医疗干预仅能有效预防平均年龄超过 65 岁人群的骨折。但是，当前批准的大多数骨质疏松症治疗方法都是在 50 岁或 50 岁以后开始预防或逆转骨质流失。因此，谨慎鉴定年龄在 50 多岁的骨质疏松症高危人群似乎是审慎的做法。如前所述，BMD 是目前骨质疏松性骨折最佳的量化指标，筛查指南见下文。

如前所述，脆性骨折史使再次骨折的风险增加。结合评估时的年龄、既往骨折的数量和既往骨折的部

**表 21-5 骨质疏松症的危险因素**

| 主要危险因素 | 次要风险因素 |
|---|---|
| 年龄 > 65 岁 | 类风湿关节炎 |
| 椎体压缩性骨折 | 临床甲亢的病史 |
| 40 岁后的脆性骨折 | 慢性抗惊厥治疗 |
| 骨质疏松性骨折家族史 | 低钙饮食 |
| 全身糖皮质激素治疗 > 3 个月 | 烟民 |
| 吸收不良综合征 | 过量饮酒 |
| 原发性甲状旁腺功能亢进 | 咖啡因摄入过多 |
| 跌倒的可能性 | 重量 < 57 kg |
| 骨质疏松症在射线照相上可见 | 25 岁时体重减轻 > 10% |
| 性腺机能减退 | 长期肝素治疗 |
| 早绝经（45 岁之前） | |

**表 21-6 预防女性绝经后骨质疏松症的总指南**

骨质疏松症风险咨询

检查次要原因（参阅表 21-4）

对于 51 岁及以上的女性，鼓励饮食中每天含钙 1200 mg，含维生素 D 800-1000 IU。如果偏食，需额外补充

建议定期进行负重和肌肉增强运动

建议戒烟和避免过量饮酒

评估跌倒风险（参阅表 21-7）并尽可能进行纠正

每年测量身高

≥ 65 岁的女性，建议进行 BMD 检测

对于 50 ~ 65 岁的绝经后女性，建议根据危险因素进行 BMD 测试（请参阅表 21-5）

对于 > 50 岁的新发骨折患者，建议进行 BMD 测试以确定疾病严重程度

对于接受药物治疗的患者，在开始治疗后 2 年进行 BMD 检查，此后每 2 年一次。可以根据临床情况调整检查频率

BMD = 骨矿物质密度。
Data from National Osteoporosis Foundation: Clinician's guide to prevention and treatment of osteoporosis. Washington, National Osteoporosis Foundation，2014.

位，增加的风险为 1.5 ~ 9.5 倍（Melton，1999）。对椎骨骨折的研究最为深入，而一次椎骨骨折史使再发椎体骨折的风险增加至少 4 倍。一项大型临床试验的安慰剂组数据表明，研究期间经历椎骨骨折的患者中有 20% 在 1 年内发生了第二次椎骨骨折（Lindsay，2001）。一次椎骨骨折还预示其他部位（如股骨颈）易发生骨折。同样，腕部骨折预示着椎骨和股骨颈易骨折。

另一个不可变的危险因素是种族，而骨质疏松症在绝经的白种人女性中最常见。美国国家骨质疏松基金会 2002 年发现，绝经的白种人女性中有 20% 患有骨质疏松症，而 52% 的女性 BMD 低。美国第三次全国健康与营养检查调查（NHANES Ⅲ）的数据显示，尽管任何种族的人都可能患骨质疏松症，但非西班牙裔白种人和亚裔女性中该风险最高，而非西班牙裔黑种人女性中该风险最低。种族和种裔差异在咨询和治疗中很重要，因为骨折率并不总是与骨密度有关，而是与种族有关。例如，美国华裔女性的骨密度通常低于美国白种人女性，但股骨颈和前臂骨折的发生率较低（Walker，2011）。据推测，较大的皮质密度和较厚的松质骨可补偿较小骨骼中较少的松质骨。因此，BMD 和骨微结构在骨折易感性方面似乎起着不同的作用（American College of Obstetricians and Gynecologists，2012）。

遗传对骨质疏松症和 BMD 的影响很重要，据估计，遗传占 BMD 变异的 50% ~ 80%（Ralston，2002）。例如，对骨质疏松性骨折的研究表明，母亲患股骨颈骨折是老年女性患股骨颈骨折的预测因素（Cummings，1995），患病的祖母也会增加该女性骨折的风险。已发现有几个基因与骨质疏松症相关，但是这些发现尚未应用于临床。

**可变因素。** 在所有因素中，以渐进性抵抗训练的形式进行的运动，对绝经后女性的股骨颈密度和腰椎骨密度产生的益处具有临床相关性（Kelly，2012）。骨量的更大改善也与静态平衡的增加有关。这对于降低跌倒风险特别重要。锻炼能够取得药物和营养干预措施不能完全实现的健康益处。例如，研究人员注意到，股骨颈 BMD 和腰椎 BMD 的增加与 BMI 和体脂百分比的下降有关（Bouchard，2013）。

骨折常与跌倒有关。因此，风险评估中应包括跌倒的历史或增加跌倒率的因素（表 21-7）。这些因素包括与一般体弱相关的因素，例如肌肉力量下降、平衡能力受损、低体重和视力下降（Delaney，2006）。其他重要风险包括乙醇和镇静药物的使用。

持续 2 ~ 3 个月以上的糖皮质激素治疗是造成骨质流失和骨折的主要危险因素，尤其是在绝经后女性中。美国国家骨质疏松基金会指南（2014 年）将泼尼松的长期服用剂量 ≥ 5 mg/d 作为评估和临床干预预防或治疗糖皮质激素诱发的骨质疏松症的阈值。

**骨质疏松症筛查。** 在评估所有潜在危险因素后，BMD 是确认骨质疏松症和确定疾病严重程度的重要指标。建议对以下所有绝经后女性进行 BMD 检查：

**表 21-7 跌倒危险因素**

| 生理变化 | 环境因素 |
| --- | --- |
| 跌倒史 | 照明不良 |
| 平衡降低 | 不安全的鞋 |
| 肌肉量减少 | 电话线 |
| **合并症** | 凌乱的走廊 |
| 关节炎 | 地毯松 |
| 心律失常 | 湿滑 / 损坏的地板 |
| 乙醇成瘾 | 没有浴室支撑杆 |
| 步态障碍 | **药物** |
| 平衡障碍 | 毒品 |
| 视力障碍 | 抗惊厥药 |
| 认知障碍 | 抗心律失常药 |
| 体位性低血压 | 精神科药物 |
| | 降压药 |

①年龄在 65 岁或以上；②有一个或多个骨质疏松症的危险因素；③多次骨折（参见表 21-5）。此外，如果绝经前女性具有特定的危险因素，例如脆性骨折史、BMI 低或正在服用会加速骨质流失的药物，则可以考虑进行筛查。许多椎骨骨折无症状，建议 T 值 ≤ −1.0 的 70 岁以上女性或 T 值 ≤ −1.5 的 65 ～ 69 岁女性进行椎骨成像检查（National Osteoporosis Foundation，2014）。不幸的是，Schnatz 等（2011）发现，许多女性的骨质疏松症未得到合理的筛查或治疗，筛查不当还可能导致骨质疏松症及其相关并发症的处理不当。如果采取增加 BMD 的疗法，则应监测 BMD。

骨吸收和骨形成标志物被用作 BMD 的辅助指标，但不常规应用；这些可用于评估骨质疏松症的风险或监测治疗。在骨重塑过程中，成骨细胞合成了几种释放到循环系统中的细胞因子、肽和生长因子，因此它们的浓度反映了骨形成的速率。血清骨形成标志物包括骨钙蛋白、骨特异性碱性磷酸酶和胶原蛋白 I 羧基末端前肽（PICP）。破骨细胞产生的骨降解产物也释放到循环系统中，并最终通过肾清除。主要的骨吸收标记物包括尿脱氧吡啶并啉（u-DPD）、I 型尿胶原交联的 N 端肽（u-NTX）和 I 型血清胶原交联的 C 端肽（s-CTX）。

这些骨形成和骨吸收的标志物可以评估骨重塑率，并有助于确定快速骨丢失的患者。如这些标记所评估的，骨重塑率在绝经时增加并保持升高，与 BMD 负相关。

大多数前瞻性研究分析的骨重建和骨丢失率之间的关系是短期的，并受到骨密度测定法精确度误差的限制。在过去的 4 年，Garnero 等（1994）对健康绝经女性队列中使用骨标记物鉴定快速骨丢失者进行了评估。他们发现，较高水平的骨形成和吸收标记物与更快、更大的 BMD 损失显著相关。

骨吸收标志物可能是预测骨折风险和骨丢失的有效指标。尽管数据不统一，但这些标志物的升高可能与老年女性骨折风险增加相关。骨吸收标志物与股骨颈骨折风险相关，且独立于 BMD，但是 BMD 降低与骨吸收标志物升高两者同时存在，骨折风险较仅一种因素存在时加倍。但是，生物标记物的测量目前受到个体特异性的限制。需进行进一步的以骨折为终点指标的研究，以确认这些标志物在个体患者中的实用性。

在临床试验中，生物标志物在预测和监测抗骨再吸收疗法的有效性中具有价值。在前瞻性研究中观察到，通过治疗，骨形成和骨吸收标记物水平恢复正常。在一些研究中，生化标志物水平的降低似乎与椎骨骨折发生率的降低相关，但不一定总能预测疗效。

骨重塑标记物尚未常规应用于临床。需要进一步研究以确认其在个体患者中的应用价值。但是，随着测定技术的改进和对生物变异性的更好理解，它们很可能在将来成为风险评估和管理的有效辅助手段。

### 9. 心血管变化

在 50 岁以上的女性中，动脉粥样硬化性心血管疾病（CVD）仍然是主要的死亡原因。CVD 约占女性死亡原因的 40%，而乳腺癌则约占 5%。绝经前与同龄男性相比，女性发生心血管事件的风险要低得多。绝经前妇女免受 CVD 侵害的原因很复杂，但是年轻妇女中较高的高密度脂蛋白（HDL）水平具有重要作用，HDL 受雌激素调节。但是，绝经后，这种益处会随着时间的流逝而消失，以致 70 岁女性开始具有与同一年龄男性相同的 CVD 风险（Matthews，1989）。当女性进入绝经后并且雌激素水平下降时，CVD 的风险呈指数增加（Matthews，1994；van Beresteijn，1993）。预防措施对于绝经过渡期女性至关重要，因为其可以显著改善生活质量。

首先关注绝经与 CVD 发生率关系的研究是包含 2873 名妇女的 Framingham 队列（Kannel，1987）。结果显示，在相同年龄段中，绝经后女性比绝经前女性的 CVD 发病率高 2 ～ 6 倍。此外，观察到绝经过渡期 CVD 升高，与绝经的具体年龄无关。这些和其他数据表明，雌激素降低可能与 CVD 风险增加有关。尽管如此，至今仍未确定雌激素缺乏是否会加速 CVD 的发展及绝经激素治疗是否可以改善 CVD 风险（Harman，2014）。

#### 心血管疾病的预防

男性和女性的 CVD 危险因素相同，都包括不可变危险因素（如年龄和家族史）和可变危险因素（高血压、血脂异常、肥胖、糖尿病 / 糖耐量异常、吸烟、营养不良和缺乏体育锻炼）。由于大多数 CVD 危险因素是可变因素，因此大幅降低心血管疾病的发病率和死亡率是可能的。由于对广泛使用激素治疗减少 CVD 提出质疑，因此必须考虑其他治疗策略（第二十二章）。在第一章中对此进行了全面讨论，在此处对部分内容做一简要总结。

其中女性健康倡议（WHI）研究了体育锻炼及其对心血管的益处。Manson 等（2002）确定，无论年龄、BMI 或种族背景如何，散步或剧烈运动均可降低绝经后女性发生心血管疾病的风险。如预期的那样，久坐不动的生活方式与冠状动脉疾病风险的升高直接相关（McKechnie，2001）。

作为另一种 CVD 危险因素，女性的中心性脂肪分布（也称为向心型肥胖）与总胆固醇、三酰甘油和低密度脂蛋白（LDL）水平的增加呈正相关，与 HDL 水平呈负相关（Haarbo，1989）。一部分由于腹部肥胖所致动脉粥样硬化的脂质特征是通过胰岛素和雌激素的相互作用来调节的。心血管疾病危险因素（脂质和脂蛋白的变化、血压和胰岛素水平）的恶化程度与绝经过渡期期间体重增加存在很大的相关性（Wing，1991）。

年轻女性的较好的脂蛋白谱部分与正常的雌激素生理水平有关。具体而言，在整个成年期，女性 HDL 较男性高约 10 mg/dl，而且，绝经前女性的总胆固醇和低密度脂蛋白水平低于男性（Jensen，1990；Matthews，1989）。绝经后，雌激素水平下降，这种对脂质的有利作用消失了，HDL 水平降低，总胆固醇水平升高。绝经后，女性患冠心病的风险加倍，并且在大约 60 岁时，动脉粥样硬化脂质的水平高于男性。尽管绝经后动脉粥样硬化脂质发生了这些变化，但通过饮食调整、雌激素治疗和降脂药物，可以降低总胆固醇和低密度脂蛋白水平（Matthews，1994）。

最后，凝血因子会随着年龄增加而变化。纤维蛋白原、纤溶酶原激活物抑制剂 -1 和因子Ⅶ水平升高并引起相对高凝状态，使老年女性 CVD 和脑血管疾病发生率增加。阿司匹林对男性和女性 CVD 的二级预防均有效（Antithrombotic Trialists' Collaboration，2002）。但是，如第 1 章所述，除非判断对个人健康益处大于风险，否则不建议将阿司匹林用于 65 岁以下女性的心脏病的一级预防。风险主要涉及与阿司匹林有关的出血事件，例如出血性卒中和胃肠道出血（Lund，2008）。

### 10. 体重增加和脂肪分布

体重增加是女性在绝经过渡期的常见烦恼。随着年龄增长，女性的新陈代谢会减慢，从而对热量的需求会降低。如果饮食和运动习惯没有改变，体重就会增加（Matthews，2001）。在绝经后雌激素 / 孕激素干预（PEPI）试验中，Espeland 等（1997）对 875 名妇女的体重和脂肪分布的特征进行了描述，并观察与生活方式、临床和人口统计学因素的影响。45 ～ 54 岁的女性比 55 ～ 65 岁的女性在体重和臀围方面的增长更加明显。这些研究者提示，在 PEPI 队列中，基础体育锻炼以及基础休闲和工作活动与体重增加密切相关。活动多的女性比活动少的女性更易减轻体重。

在此期间体重增加与腹部脂肪沉积、内脏脂肪数量增加和体内脂肪重新分布有关（Kim，2014）。胰岛素抵抗以及随之发生糖尿病及心脏病的风险也增加（Dallman，2004；Wing，1991）。这源于心脏代谢的相关改变，这些改变是激素依赖的能量消耗下降和脂肪氧化导致的（Jull，2014）。此外，来自罗塞塔研究和新墨西哥衰老过程研究的数据表明，由于年龄增长导致肌肉量下降，在任何年龄段，老年人的体脂百分比都比年轻人高（Baumgartner，1995）。

其他因素是体重增加的基础，包括遗传因素、神经肽和肾上腺素能神经系统活动（Milewicz，1996）。尽管许多女性认为非避孕性雌激素疗法会导致体重增加，但临床试验和流行病学研究的结果表明，绝经激素疗法会稍微减缓与年龄相关的体重和腰围的增长率。

在绝经过渡期，生活方式的干预包括运动和健康营养，可减少脂肪量，改变身体构成和身体脂肪分布。如第 1 章所述，具体的干预措施包括鼓励个人设定可以实现的生活方式目标，推荐减肥计划，药物治疗或手术干预措施（Jull，2014）。与对照组的常规活动女性相比，接受持续 54 周的运动与限制热量饮食干预的女性，体重减轻及腹部脂肪减少得更明显（Simkin-Silverman，2007），并且腰围和体内脂肪的显著减少保持 4 年以上。Hagner 等（2009）发现，越野行走计划可减少绝经过渡期的体重增加。

### 11. 皮肤变化

绝经过渡期可能出现的皮肤变化包括色素沉着（老年斑）、皱纹和瘙痒。其中部分是皮肤老化引起的，皮肤老化是由自然老化和光老化的协同作用导致的（Guinot，2005）。皮肤的激素老化也被认为是许多皮肤变化的原因。皮肤老化包括由于胶原蛋白含量降低、皮脂腺分泌减少、弹性丧失和血液供应减少而导致的厚度减少（Wines，2001）。尽管激素缺乏对皮肤衰老的影响已得到广泛研究，但很难将其与内在衰老、光老化和其他环境损害相区分。

### 12. 牙齿变化

随着绝经过渡期晚期雌激素水平的下降，也会导致牙齿出现问题。缺乏雌激素导致口腔上皮萎缩，进而唾液减少和感觉减弱；同时出现口中的味觉不良、蛀牙的发生率增加以及牙齿脱落（Krall，1994）。口腔牙槽骨丢失与骨质疏松症有关，并可能导致牙齿脱落。即使在没有骨质疏松症的女性中，椎骨 BMD 与牙齿的数量也呈正相关。反过来，雌激素对骨骼骨量的有益作用也表现在口腔骨中。

### ■ 13. 乳房变化

绝经过渡期期间乳房发生变化，主要是因为雌激素减少。在绝经前女性中，雌激素和孕酮分别对导管和腺体结构产生增殖作用。绝经时雌孕激素减少会导致乳腺增生相对减少。由于这些区域被脂肪组织所替代，因此在 X 线检查时会发现乳房体积和组织密度显著降低。建议对 40 岁以上的女性进行乳房 X 线检查，第 12 章中全面讨论乳房成像。

### ■ 14. 中枢神经系统

#### （1）睡眠功能障碍和疲劳

睡眠质量随着年龄增长而下降，但是绝经过渡加重导致女性睡眠质量下降。女性在夜间可能会醒来数次，并可能伴出汗。已经研究了潮热与睡眠障碍之间的关系。Hollander 等（2001）研究了生育晚期的女性，发现潮热发生率较高的女性比潮热发生率较少的女性更有可能出现睡眠不良。随着女性度过绝经过渡期，自我报告的不良睡眠率增加，参与 SWAN 研究横断面调查的 12 603 名妇女中有 38% 有此症状（Hall，2009）。与大多数绝经症状一样，睡眠障碍严重程度和患病率在绝经过渡期晚期达到高峰，这时女性已经停经较长时间。

甚至没有血管舒缩症状的女性也可能出现失眠和与绝经相关的情绪症状（Erlik，1982；Woodward，1994）。随着女性年龄增长，她们更易经历浅睡眠，并且更容易因疼痛、声音或身体冲动而被唤醒。妇女及其配偶或伴侣的健康问题和其他慢性病可能会进一步扰乱睡眠。关节炎、腕管综合征、慢性肺部疾病、烧心以及某些已知会破坏睡眠的药物，可能会大大降低静息睡眠的质量和数量。夜尿、尿频和尿急在绝经期女性中更常见，这也是值得注意的因素。

睡眠呼吸障碍（SDB），包括各种程度的咽喉阻塞，在绝经女性及其伴侣中更为常见。在女性中，SDB 通常与 BMI 升高以及雌孕激素水平下降有关。上呼吸道阻塞后引起打鼾，其严重程度随上呼吸道阻力到阻塞性睡眠呼吸暂停而变化（Gislason，1993）。

睡眠障碍会导致疲劳、烦躁、抑郁症状，认知功能障碍和日常功能受损。在绝经过渡期对患者进行科普教育会很有价值（表 21-8）。重要的是，尽管疲劳可能源于盗汗和睡眠不足，但也要考虑其他常见的潜在病因，例如贫血或甲状腺疾病。在所有这些示例中，基本健康状况的治疗是改善患者睡眠的重点。有时会指导短期使用药物助眠剂，这些药物列于表1-16。

#### （2）认知功能障碍

随着年龄增长，记忆力下降。尽管尚未确定雌激素水平降低对记忆和认知有直接影响，但许多研究人员怀疑两者之间存在关联。一项队列研究对生育年龄和未使用激素疗法的绝经后女性评估了认知功能。绝经后女性的认知能力随着年龄增长而下降，而育龄女性并非如此。与绝经后的同龄女性相比，40 多岁的绝经前女性的认知能力下降的可能性较小。这些研究人员得出的结论是，绝经后某些形式的认知功能会加速恶化（Halbreich，1995）。

在另一项研究中，Henderson 等（2013）研究了643 例未接受激素治疗的健康绝经后女性，这些女性被分为绝经后早期（绝经 < 6 年）和绝经后晚期（绝经 > 10 年）组。这些女性接受了全面的神经心理训练，同时，检测血清游离雌二醇、雌酮、孕酮、游离睾酮和 SHBG 水平。认知结果是言语记忆、执行功能和整体认知的标准化综合度量。内源性性激素水平与综合认知能力无关，但 SHBG 水平与言语记忆正相关。绝经后早期组和绝经后晚期组的结果没有显著差异，但绝经后早期组女性的孕酮浓度与口头记忆和整体认知显著正相关。激素水平与情绪没有显著相关性。

加速脑退行性改变的因素代表了认知能力下降的潜在可变风险（Kuller，2003；Meyer，1999）。研究

---

**表 21-8　疲劳预防指南**

| |
|---|
| 每晚获得充足的睡眠 |
| 定期运动以减轻压力 |
| 避免长时间工作并保持个人时间表 |
| 如果压力是环境压力，请休假、调换工作或与您的公司或家庭联系以解决压力源 |
| 限制饮酒、吸毒和尼古丁 |
| 健康、均衡饮食 |
| 一天中的早些时候喝足量的水（8 ~ 10 杯） |
| 考虑找绝经医学专家 |

人员对神经和认知正常的老年志愿者进行认知测试，研究了各种可能的危险因素，并纳入检测方法包括脑萎缩测量、计算机断层扫描（CT）密度测定。导致脑灌注减少和灰质及白质密度变薄的危险因素有：先前的短暂性脑缺血发作（TIA）、高脂血症、高血压、吸烟、过量饮酒和男性，这都与雌激素缺乏有关。作者鼓励采取干预措施来改变其中许多危险因素。

## 15. 社会心理变化

长期以来，人们一直认为女性比男性更容易患上抑郁症。世界卫生组织一直将抑郁症列为女性残疾的主要原因。女性患严重抑郁症的风险比男性高 1.5 ～ 1.7 倍，尤其是在生育年龄期间。抑郁发作史（特别是与生育事件有关）仍然是中年时情绪症状或抑郁的最强预测因子。血管舒缩症状，焦虑和其他与健康相关的问题也可以调节抑郁风险（Soares，2014）。

现代研究已否定了自然绝经本身导致情绪低落的说法（Ballinger，1990；Busch，1994）。但是，在对人群的研究中反复观察到绝经过渡期出现抑郁症状的风险增加。在宾夕法尼亚州卵巢衰老研究中，绝经过渡期女性的患病风险是绝经前女性的近 3 倍。而且，没有抑郁史的妇女在绝经过渡期期间情绪低落的可能性是绝经前的 2.5 倍（Freeman，2004）。其他队列研究也报告了类似的发现（Bromberger，2011；Cohen，2006；Dennerstein，2004；Woods，2008）。此外，在绝经过渡期患有抑郁症的受试者比例很高（Freeman，2007）。因此，在绝经过渡期，女性应谨慎选择抑郁症筛查方法，在第 13 章介绍了相应筛查工具。

已经提出绝经过渡期早期的激素波动是造成这种情感不稳定的一部分原因。同样，手术绝经使激素迅速降低，也会引起情绪变化。Soares（2005）假设，绝经过渡期期间所报告的情绪困扰，可能与雌二醇水平过高和不稳定有关。Ballinger 等（1990）表明，压力激素的增加（可能与压力有关的症状）在生理上与高雌激素水平有关。他们还报告说，绝经后早期心理测验分数异常的女性的雌二醇水平高于分数较低的女性。Spinelli 等（2005）表明，雌激素水平与绝经症状的严重程度有关。一项随机安慰剂对照绝经治疗研究评估了标准的结合雌激素剂量（0.625 mg/d），该剂量可显著改善睡眠，但也显示与雌激素有关的内向性对抗增加（Schiff，1980）。

重要的是，绝经过渡期是一种复杂的社会文化以及激素变化事件，心理因素可能会导致情绪和认知症状。例如，进入绝经过渡期的妇女可能会因重大疾病的发作、照料青春期的孩子或年迈的父母、离婚或丧偶以及职业变更或退休而面临情绪压力（LeBoeuf，1996）。Lock（1991）指出，西方女性的部分压力与文化有关。西方文化强调美丽和青春，随着女性的变老，一些女性经历地位、功能和控制力的丧失（LeBoeuf，1996）。然而，月经的结束和生育的终止对女性而言是不可避免的，无论女性本人及所处文化如何看待衰老和生育能力的结束（Frackiewicz，2000）。对于无论是接受生育和抚养为主要生活角色的女性还是没有生育（也许不是自愿选择）的女性来说，绝经的到来被视为重大损失。由于这些原因，即将来临的绝经可能被视为时间的流逝，这时可能会出现抑郁症和其他心理疾病（Avis，2000）。

## 16. 性欲变化

尽管已广泛研究了循环激素与性欲之间的关系，但仍缺乏确切的数据。许多研究表明，绝经以外的其他因素也可能是性欲改变的原因（Gracia，2007）。在马萨诸塞州妇女健康研究 II 中，Avis 等（2000）研究了其中 200 名自然绝经女性的性功能，均未接受激素治疗，所有这些女性都有性伴侣。观察到绝经状态与性欲降低有显著相关性。但是，在结合了身心健康、吸烟和婚姻满意度之后，绝经状态与性欲不再有显著关系性。Dennerstein（2005）对在绝经过渡期前 6 年的 438 名澳大利亚妇女进行了前瞻性研究，绝经与性交困难明显相关，与性反应间接相关。伴侣的感情，压力和其他社会因素也间接影响性功能。

其他研究者也证实绝经后性问题更为普遍。对女性在绝经过渡期的纵向研究（FMP 后至少一年）表明，每周有性交的比率显著下降，患者报告绝经后性欲、性满足和阴道润滑的次数显著下降（McCoy，1985）。在一项针对 100 名自然绝经妇女的研究中，与绝经前相比，性欲和性活动均下降。妇女报告性欲减退、性交困难和性高潮功能障碍，其中 86% 的女性绝经后无性高潮（Tungphaisal，1991）。

## 17. 下生殖道改变

在外阴、阴道、膀胱、尿道、盆底肌肉组织和盆腔组织中，已证实存在雌激素受体。这些结构因此具有相似的激素反应性，并且容易对雌激素缺乏敏感。为了反映这一共同的联系，国际妇女性健康研究学会（ISSWSH）和北美绝经学会采用了绝经泌尿生殖综合征（genitourinary syndrome of menopause，GSM）

一词，涵盖了绝经后泌尿生殖系统的体征（表21-9）。GSM是一种综合征，包括干燥、灼热和刺激的生殖器症状；缺乏润滑、性交困难和功能障碍的性症状；尿急、排尿困难和尿路反复感染（UTI）的泌尿系症状（Portman，2014）。

### （1）外阴阴道变化

没有雌激素的营养作用，阴道就会失去胶原蛋白、脂肪组织和保持水分的能力（Sarrel，2000）。随着阴道壁萎缩、皱褶变平，阴道壁外观平滑，呈淡粉色。表面上皮层变薄至仅几个细胞层，这明显降低了表层与基底层细胞的比例，如下文所述。此外，变薄的阴道壁易破损，易发生黏膜下点状出血，或轻微损伤就流血。阴道壁的血管变窄，随着时间流逝，阴道本身会缩窄并失去弹性。

另外，阴道pH变大，并且雌激素缺乏者中pH通常大于4.5（Caillouette，1997；Roy，2004）。阴道pH增大会对乳酸菌不耐受，并且更容易受到泌尿生殖系统和粪便病原体的感染。Hoffmann等（2014）发现，绝经后女性的细菌性阴道病患病率在23%～38%之间，随年龄增长而增加；与此相对应，绝经后女性中有5%～6%的人患有念珠菌感染，随年龄增长而下降。

除阴道变化外，外阴上皮逐渐萎缩，皮脂腺分泌减少。大阴唇的皮下脂肪会流失，导致阴蒂包皮和阴道萎缩和退缩，小阴唇融合，阴道口狭窄（Mehta，2008）。

外阴阴道萎缩的症状包括阴道干燥、瘙痒、炎症和性交痛，在绝经过渡期常见，患病率为10%～50%（Levine，2008）。治疗包括局部或全身性使用雌激素、SERMs和阴道保湿剂，详见第22章。

### （2）性交痛和性功能障碍

绝经后患者经常出现性交痛和其他形式的性功能障碍。在一项研究中，绝经后妇女中有25%出现某种程度的性交痛（Laumann，1999）。同一研究人员发现，性交疼痛与性无能有关，包括缺乏性欲、唤醒障碍和性快感不足。尽管该人群的性交痛总体上是由于雌激素缺乏导致的阴道干燥和黏膜萎缩，但流行病学研究表明中年女性性功能各方面下降（Dennerstein，2005）。

Levine等（2008）研究了1480名绝经后性活跃的女性，发现外阴阴道萎缩和女性性功能障碍的患病率分别约为55%。他们发现，具有性功能障碍的女性患外阴阴道萎缩的可能性是无性功能障碍者的3.8倍。雌激素缺乏会减少阴道润滑、血流量和性行为引起的血管充血。这些变化与上一节中描述的结构萎缩有关。雄激素水平降低也与生殖器萎缩有关，但绝经过渡期雄激素与性行为之间的关系仍然不清楚。从生育中期开始，循环雄激素水平随着年龄增长而逐渐下降，到45岁时循环雄激素水平下降了50%。自相矛盾的是，研究未能证明性功能障碍与绝经过渡期雄激素水平的降低有关（O'Neil，2011）。

泌尿生殖系统疾病，如脱垂或失禁，与性功能障碍密切相关（Barber，2002；Salonia，2004）。尿失禁的患者可能会出现盆底张力功能障碍，由于盆腔支撑不稳而引起深层穿透的疼痛。尿频、便秘和阴道痉挛常见盆底肌肉高张性协同失调，常在性交时浅表疼痛和摩擦（Handa，2004）。器官脱垂会导致性交困难，妇科手术导致阴道缩短也会导致性交困难（Goldberg，2001）。

绝经是人生中同时出现社会心理和生理变化的重要时期，并伴有疾病发生。可以理解，这种重大的变化会影响性功能。在纵向的墨尔本中年女性研究中，Dennerstein等（1993）证实了绝经过渡期性功能显著

**表21-9　绝经泌尿生殖综合征特征**

| 症状 | 体征 |
| --- | --- |
| 生殖道干燥 | 小阴唇萎缩 |
| 润滑不良 | 阴道口狭窄 |
| 性交困难 | 处女膜缺失 |
| 性交后出血 | 组织苍白或红斑 |
| 性唤起、性高潮、性欲低下 | 尿道外翻 |
| 外阴阴道： | 尿道脱垂 |
| 刺激、灼痛、瘙痒 | 突出的尿道口 |
| 排尿困难 | 复发性尿路感染 |
| 尿频 | 缺少皱襞 |
| 尿急 | 脆弱或裂开的组织 |
| | 点状出血 |
| | 阴道分泌物少 |
| | 弹性差 |

UTI = 尿路感染。
Adapted with permission from Portman DJ, Gass ML：Vulvovaginal Atrophy Terminology Consensus Conference Panel：Genitourinary syndrome of menopause：new terminology for vulvovaginal atrophy from the International Society for the Study of Women's Sexual Health and the North American Menopause Society，Menopause 2014 Oct；21（10）：1063-1068

降。性反应、性欲、性行为频率、对伴侣的积极感觉以及伴侣的性行为通常都会下降，而阴道性交痛通常会增加。其他医学病症，例如关节炎、髋部或腰部关节痛或纤维肌痛，可通过性交引起阴道或盆腔痛。疼痛可能是由于躯干、臀部或盆底肌肉的触发点或阴部神经阻滞引起的疼痛辐射所致。如第 11 章所述，慢性骨盆痛也可能导致性功能障碍。

### （3）泌尿生殖器的变化

作为 GSM 的一部分，泌尿系统症状可能包括排尿困难、尿急、尿道外翻或脱垂以及复发性 UTI（Portman，2014；Trutnovsky，2014），是由尿道和膀胱黏膜变薄引起。对于这些主诉，使用阴道雌激素是合理的首选（Rahn，2014），详见第 22 章。

雌激素水平下降与尿失禁之间的关联更具争议性。绝经后萎缩性尿道缩短可能导致真性压力性尿失禁，支持了这一因果关系。例如，Bhatia 等（1989）证明，雌激素治疗可以改善或治愈 50% 以上女性的压力性尿失禁，可能是对尿道黏膜发挥直接作用（第 23 章）。因此，在对患有阴道萎缩的女性进行手术纠正尿失禁之前，可以考虑对部分患者进行激素治疗。

然而，Waetjen 等（2009）评估了绝经过渡期女性，发现压力性尿失禁和急迫性尿失禁略有增加。但是，他们发现焦虑症状恶化、BMI 超标、体重增加和新发糖尿病与病情更为密切相关。他们的结论是，从公共卫生的角度出发，临床医师和女性应首先关注这些可改变的危险因素。其他研究也未能找到尿失禁与绝经状态之间的联系。Sherburn 等（2001）对 45 ～ 55 岁的澳大利亚妇女进行了横断面研究。他们在这一人群中发现了 15% 的尿失禁患病率，相关的危险因素包括妇科手术、较高的 BMI、UTI、便秘和多产史。随后，他们又研究了一组 373 名绝经前女性以确定绝经过渡期本身是否与尿失禁有关。在这一人群中，总体的发病率是 35%，而且随着绝经的到来，发病率并未增加，尿失禁的发生和子宫切除术更相关。最近，Trutnovsky 等（2014）探讨了绝经和激素治疗对压力性尿失禁和急迫性尿失禁的影响。在评估的 382 名妇女中，绝经时间与尿失禁没有明显关系。

除尿失禁外，盆腔器官的脱垂率也随着年龄增长而增加。重要的是，表现为阴道前壁、后壁或顶端脱垂的阴道松弛不是雌激素缺乏的直接结果，因为有许多因素在盆底松弛中起作用（第 24 章）。

## 四、患者评估

绝经过渡期的临床治疗目标是在此过渡期间和之后优化女性的健康状况。此时是进行全面健康评估的绝佳时机，应包括完整的病史采集、体格检查和实验室检查。评估并管理常见健康问题的风险因素，如肥胖、骨质疏松、心脏病、糖尿病和某些癌症。还应该就饮食、运动、适度饮酒和戒烟给予建议。也要评估社会心理健康，临床医师可以直接询问抑郁症、焦虑症和性功能，或者可以选择一份简单的问卷以评估社会心理问题（第 13 章）。

在患者就诊期间进行全面的身体检查，以记录与衰老和绝经过渡期相关的变化，需记录身高、体重、腰围和 BMI，可用于为女性提供体育锻炼以及体重减轻或体重增加的建议。身高下降可能与骨质疏松症和椎体压缩性骨折有关，因此需要每年记录。血压监测可有效筛查高血压，这是常见问题。其余检查需记录绝经过渡期的预期生理变化，并寻找前面章节中描述的潜在病理改变。

通常通过记录符合年龄的症状和仔细的身体检查来诊断绝经过渡期。一名 50 岁女性，月经不规则，伴有潮热和阴道干涩，很显然她处于绝经过渡期。接下来可以进行其他测试，例如 FSH 或雌二醇水平测试，以反映卵巢衰老。但是，绝经过渡期患者的 FSH 水平可能是正常的。若年轻女性出现类似问题，也应该检查 FSH。如果卵巢衰老在 40 岁之前发生，通常是病理性的，需考虑染色体异常、感染、自身免疫性疾病、半乳糖血症、吸烟或诸如放疗或化疗等医源性原因（表 16-6）。

### 1. 促性腺激素和雌激素水平

在月经周期不规律之前，就可以测出生化变化，可能女性自己并不知道。例如，在许多 35 岁以上女性的早卵泡期，FSH 水平可能会升高，而黄体生成激素（LH）却不会同时升高。这一发现与未来生育的不良预后有关。具体而言，在某些体外受精（IVF）周期中，如果月经第 3 天 FSH 水平大于 10 mIU/ml，患者将转入供卵程序（第 20 章）。FSH 水平大于 40 mIU/ml 预示了与绝经有关的卵巢衰老。

根据绝经过渡期的不同阶段，雌激素水平可能正常、升高或降低。只有在绝经后，雌激素水平才极低或测不出。此外，雌激素水平可用于评估妇女对激素治疗的反应性。在选择和调整替代疗法时，大多数临床医师更希望达到生理血清雌二醇范围为 50 ～ 100 pg/ml。

接受雌二醇丸剂治疗女性的血清雌二醇值可以升高至 300 ～ 500 pg/ml，雌二醇这么高水平在应用这种治疗方法时并不少见，但并不鼓励如此高水平。

### ■ 2. 雌激素成熟指数

成熟指数（the maturation index，MI）是一种经济但很少被使用的工具，可用于评估激素对女性的影响。在进行宫颈癌筛查的同时，可以在阴道收集用于测量 MI 的标本。报告从左到右读取，指的是涂片上出现的底层、中层和浅层鳞状细胞的百分比，所有 3 个值的总和等于 100%（图 21-9）（Randolph，2005）。例如，MI 为 0∶40∶60 表示 0% 的底层细胞，40%

的中层细胞和 60% 的浅层细胞。该 MI 反映出阴道受雌激素作用充分。向左移动表示底层或中间细胞增加，这表示雌激素作用减少。相反，向右移动反映了表层或中层细胞的增加，反映了更高的雌激素水平。

理想的 MI 阴道标本由来自阴道壁上 1/3 的鳞状上皮细胞自由脱落而成。避开子宫颈，用刮铲或蘸有生理盐水的棉签轻轻刮擦阴道壁分泌物。收集后立即将标本转移到显微镜载玻片上。将细胞悬浮在少量盐水中（如在湿的制备物中）或涂在载玻片上，并用95% 的乙醇喷雾固定剂固定。

（潘晓萌　吴君梅 译　陈　蓉 审校）

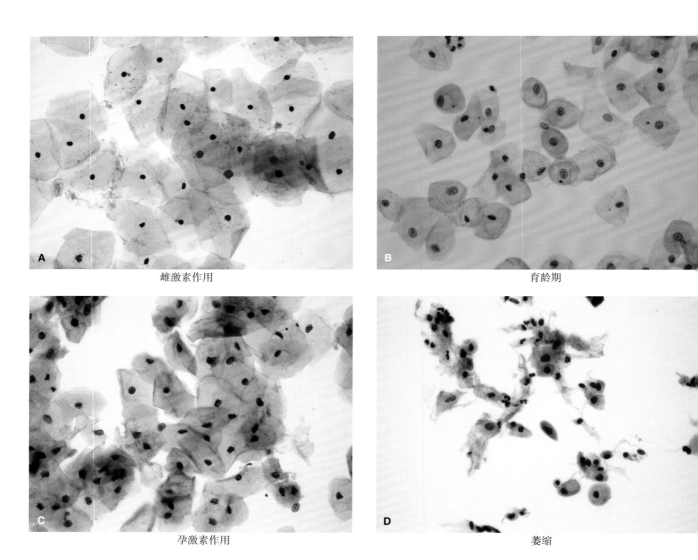

图 21-9 细胞学标本的显微照片说明了成熟指数的关键点。该指数通过对底层、中层和表层（P∶I∶S）细胞的计数，反映了患者细胞激素状态。通常，在育龄女性中见到表层，或表层和中层细胞（A 和 B）占优势。C. 在黄体期、妊娠期、闭经期以及新生儿期、初潮前的女孩和绝经过渡期早期的女性中，可见中层细胞占优势。D. 在阴道萎缩的绝经患者中可见到大量的底层细胞。（Used with permission from Dr. Raheela Ashfaq.）

# 参考文献

l-Safi ZA, Santoro N: Menopausal hormone therapy and menopausal symptoms. Fertil Steril 101(4):905, 2014

merican College of Obstetricians and Gynecologists: Osteoporosis. Practice Bulletin No. 129, September 2012

ntithrombotic Trialists' Collaboration: Collaborative meta-analysis of randomised trials of antiplatelet therapy for prevention of death, myocardial infarction, and stroke in high risk patients. BMJ 324(7329):71, 2002

vis NE, Stellato R, Crawford S, et al: Is there an association between menopause status and sexual functioning? Menopause 7:297, 2000

achmann G: Physiologic aspects of natural and surgical menopause. J Reprod Med 46(3 Suppl):307, 2001

achmann GA: Menopausal vasomotor symptoms: a review of causes, effects and evidence-based treatment options. J Reprod Med 50:155, 2005

allinger CB: Psychiatric aspects of the menopause. Br J Psychiatry 156:773, 1990

ar-Shavit Z: The osteoclast: a multinucleated, hematopoietic-origin, bone-resorbing osteoimmune cell. J Cell Biochem 102(5):1130, 2007

arber MD, Visco AG, Wyman JF, et al: Sexual function in women with urinary incontinence and pelvic organ prolapse. Obstet Gynecol 99:281, 2002

aumgartner RN, Heymsfield SB, Roche AF: Human body composition and the epidemiology of chronic disease. Obes Res 3:73, 1995

hatia NN, Bergman A, Karram MM: Effects of estrogen on urethral function in women with urinary incontinence. Am J Obstet Gynecol 160:176, 1989

onjour JP, Chevalley T, Ammann P, et al: Gain in bone mineral mass in prepubertal girls 3.5 years after discontinuation of calcium supplementation: a follow-up study. Lancet 358:1208, 2001

ouchard C: Prevention of falls, prevention of osteoporosis, or both: what is the best strategy for preventing fractures in older women? Menopause 20(10):995, 2013

romberger JT, Kravitz HM, Chang YF, et al: Major depression during and after the menopausal transition: Study of Women's Health Across the Nation (SWAN). Psychol Med 41(9):1879, 2011

urger HG, Dudley EC, Cui J, et al: A prospective longitudinal study of serum testosterone, dehydroepiandrosterone sulfate, and sex hormone-binding globulin levels through the menopause transition. J Clin Endocrinol Metab 85:2832, 2000

urger HG, Hale GE, Dennerstein L, et al: Cycle and hormone changes during perimenopause: the key role of ovarian function. Menopause 15(4 Pt 1):603, 2008

usch CM, Zonderman AB, Costa PT Jr: Menopausal transition and psychological distress in a nationally representative sample: is menopause associated with psychological distress? J Aging Health 6:206, 1994

aillouette JC, Sharp CF Jr, Zimmerman GJ, et al: Vaginal pH as a marker for bacterial pathogens and menopausal status. Am J Obstet Gynecol 176:1270, 1997

analis E, Giustina A, Bilezikian JP: Mechanisms of anabolic therapies for osteoporosis. N Engl J Med 357(9):905, 2007

ohen LS, Soares CN, Vitonis AF, et al: Risk of new onset of depression during the menopausal transition: the Harvard Study of Moods and Cycles. Arch Gen Psychiatry 63(4):385, 2006

randall CJ, Crawford SL, Gold EB: Vasomotor symptom prevalence is associated with polymorphisms in sex steroid-metabolizing enzymes and receptors. Am J Med 119:552, 2006

ummings SR, Nevitt MC, Browner WS, et al: Risk factors for hip fracture in white women. Study of Osteoporotic Fractures Research Group. N Engl J Med 332:767, 1995

a Fonseca AM, Bagnoli VR, Souza MA, et al: Impact of age and body mass on the intensity of menopausal symptoms in 5968 Brazilian women. Gynecol Endocrinol 29(2):116, 2013

allman MF, la Fleur SE, Pecoraro NC, et al: Minireview: glucocorticoids—food intake, abdominal obesity, and wealthy nations in 2004. Endocrinology 145:2633, 2004

elaney MF: Strategies for the prevention and treatment of osteoporosis during early postmenopause. Am J Obstet Gynecol 194(2 Suppl):S12, 2006

ennerstein L, Guthrie JR, Clark M, et al: A population-based study of depressed mood in middle-aged, Australian-born women. Menopause 11(5):563, 2004

ennerstein L, Hayes RD: Confronting the challenges: epidemiological study of female sexual dysfunction and the menopause. J Sex Med 2(Suppl 3):118, 2005

ennerstein L, Smith AM, Morse C, et al: Menopausal symptoms in Australian women. Med J Aust 159:232, 1993

rlik Y, Meldrum DR, Judd HL: Estrogen levels in postmenopausal women with hot flashes. Obstet Gynecol 59:403, 1982

Espeland MA, Stefanick ML, Kritz-Silverstein D, et al: Effect of postmenopausal hormone therapy on body weight and waist and hip girths. Postmenopausal Estrogen-Progestin Interventions Study Investigators. J Clin Endocrinol Metab 82:1549, 1997

Faulkner KG, von Stetten E, Miller P: Discordance in patient classification using T-scores. J Clin Densitom 2:343, 1999

Frackiewicz EJ, Cutler NR: Women's health care during the perimenopause. J Am Pharm Assoc (Wash) 40:800, 2000

Freedman RR: Biochemical, metabolic, and vascular mechanisms in menopausal hot flashes. Fertil Steril 70:332, 1998

Freedman RR: Menopausal hot flashes: mechanisms, endocrinology, treatment. J Steroid Biochem Mol Biol 142:115, 2014

Freedman RR: Physiology of hot flashes. Am J Hum Biol 13:453, 2001

Freedman RR, Woodward S, Sabharwal SC: Alpha 2-adrenergic mechanism in menopausal hot flushes. Obstet Gynecol 76:573, 1990

Freeman EW, Sammel MD, Lin H, et al: Hormones and menopausal status as predictors of depression in women in transition to menopause. Arch Gen Psychiatry 61(1):62, 2004

Freeman EW, Sammel MD, Lin H, et al: Symptoms associated with menopausal transition and reproductive hormones in midlife women. Obstet Gynecol 110(2 Pt 1):230, 2007

Freeman EW, Sammel MD, Sanders RJ: Risk of long-term hot flashes after natural menopause: evidence from the Penn Ovarian Aging Study cohort. Menopause 21(9):924, 2014

Gallagher JC, Rapuri PB, Haynatzki G, et al: Effect of discontinuation of estrogen, calcitriol, and the combination of both on bone density and bone markers. J Clin Endocrinol Metab 87:4914, 2002

Garnero P, Gineyts E, Riou JP, et al: Assessment of bone resorption with a new marker of collagen degradation in patients with metabolic bone disease. J Clin Endocrinol Metab 79:780, 1994

Gebbie AE, Hardman SM: Contraception in the perimenopause—old and new. Menopause Int 16(1):33, 2010

Gerber LM, Sievert LL, Warren K, et al: Hot flashes are associated with increased ambulatory systolic blood pressure. Menopause 14(2):308, 2007

Gislason T, Benediktsdottir B, Bjornsson JK, et al: Snoring, hypertension, and the sleep apnea syndrome. An epidemiologic survey of middle-aged women. Chest 103:1147, 1993

Gold EB, Bromberger J, Crawford S, et al: Factors associated with age at natural menopause in a multiethnic sample of midlife women. Am J Epidemiol 153:865, 2001

Gold EB, Colvin A, Avis N, et al: Longitudinal analysis of the association between vasomotor symptoms and race/ethnicity across the menopausal transition: study of women's health across the nation. Am J Public Health 96(7):1226, 2006

Goldberg RP, Tomezsko JE, Winkler HA, et al: Anterior or posterior sacrospinous vaginal vault suspension: long-term anatomic and functional evaluation. Obstet Gynecol 98:199, 2001

Gonzales GF, Carrillo C: Blood serotonin levels in postmenopausal women: effects of age and serum oestradiol levels. Maturitas 17:23, 1993

Gracia CR, Freeman EW, Sammel MD, et al: Hormones and sexuality during transition to menopause. Obstet Gynecol 109(4):831, 2007

Grynnerup AG, Lindhard A, Sorensen S: Recent progress in the utility of anti-Mullerian hormone in female infertility. Curr Opin Obstet Gynecol 26:162, 2014

Guinot C, Malvy D, Ambroisine L, et al: Effect of hormonal replacement therapy on skin biophysical properties of menopausal women. Skin Res Technol 11:201, 2005

Guthrie JR, Dennerstein L, Taffe JR, et al: Hot flushes during the menopause transition: a longitudinal study in Australian-born women. Menopause 12(4):460, 2005

Haarbo J, Hassager C, Riis BJ, et al: Relation of body fat distribution to serum lipids and lipoproteins in elderly women. Atherosclerosis 80:57, 1989

Hagner W, Hagner-Derengowska M, Wiacek M, et al: Changes in level of VO2max, blood lipids, and waist circumference in the response to moderate endurance training as a function of ovarian aging. Menopause 16(5):1009, 2009

Halbreich U, Lumley LA, Palter S, et al: Possible acceleration of age effects on cognition following menopause. J Psychiatr Res 29:153, 1995

Hale GE, Zhao X, Hughes CL, et al: Endocrine features of menstrual cycles in middle and late reproductive age and the menopausal transition classified according to the Staging of Reproductive Aging Workshop (STRAW) staging system. J Clin Endocrinol Metab 92(8):3060, 2007

Hall MH, Matthews KA, Kravitz HM, et al: Race and financial strain are independent correlates of sleep in midlife women: the SWAN sleep study. Sleep 32:73, 2009

Handa VL, Harvey L, Cundiff GW, et al: Sexual function among women with urinary incontinence and pelvic organ prolapse. Am J Obstet Gynecol 191:751, 2004

Harlow SD, Gass M, Hall JE, et al: Executive summary of the Stages of Reproductive Again Workshop + 10: addressing the unfinished agenda of staging reproductive aging. Fertil Steril 97:843, 2012

Harman SM: Menopausal hormone treatment cardiovascular disease: another look at an unresolved conundrum. Fertil Steril 101(4):887, 2014

Henderson VW, St John JA, Hodis HN, et al: Cognition, mood, and physiological concentrations of sex hormones in the early and late postmenopause. Proc Natl Acad Sci USA 110(50):20290, 2013

Hoffman JN, You HM, Hedberg EC, et al: Prevalence of bacterial vaginosis and *Candida* among postmenopausal women in the United States. J Gerontol B Psychol Sci Soc Sci 69 Suppl 2:S205, 2014

Hollander LE, Freeman EW, Sammel MD, et al: Sleep quality, estradiol levels, and behavioral factors in late reproductive age women. Obstet Gynecol 98:391, 2001

Holroyd C, Cooper C, Dennison E: Epidemiology of osteoporosis. Best Pract Res Clin Endocrinol Metab 22(5):671, 2008

Hunter MS, Gentry-Maharaj A, Ryan A, et al: Prevalence, frequency and problem rating of hot flushes persist in older postmenopausal women: impact of age, body mass index, hysterectomy, hormone therapy use, lifestyle and mood in a cross-sectional cohort study of 10,418 British women aged 54–65. BJOG 119(1):40, 2012

Jain A, Santoro N: Endocrine mechanisms and management for abnormal bleeding due to perimenopausal changes. Clin Obstet Gynecol 48:295, 2005

Jensen J, Nilas L, Christiansen C: Influence of menopause on serum lipids and lipoproteins. Maturitas 12(4):321, 1990

Johnell O, Kanis JA: An estimate of the worldwide prevalence and disability associated with osteoporotic fractures. Osteoporos Int 17(12):1726, 2006

Jull J, Stacey D, Beach S, et al: Lifestyle interventions targeting body weight changes during the menopause transition: a systematic review. J Obes 2014:824310, 2014

Kanis JA: Assessment of fracture risk and its application to screening for postmenopausal osteoporosis: synopsis of a WHO report. WHO Study Group. Osteoporos Int 4:368, 1994

Kanis JA, Johnell O, Oden A, et al: Ten year probabilities of osteoporotic fractures according to BMD and diagnostic thresholds. Osteoporos Int 12:989, 2001

Kannel WB: Metabolic risk factors for coronary heart disease in women: perspective from the Framingham Study. Am Heart J 114:413, 1987

Kelly GA, Kelly KS, Kohrt WM: Effect of ground and joint reaction force exercise on lumbar spine and femoral neck bone mineral density in postmenopausal women: a meta-analysis of randomized controlled trials. BMC Musculoskelet Disord 13:177, 2012

Kiebzak GM, Miller PD: Determinants of bone strength. J Bone Miner Res 18:383, 2003

Kim JH, Cho HT, Kim YJ: The role of estrogen in adipose tissue metabolism: insights into glucose homeostasis regulation. Endocr J 61(11):1055, 2014

Klein NA, Illingworth PJ, Groome NP, et al: Decreased inhibin B secretion is associated with the monotropic FSH rise in older, ovulatory women: a study of serum and follicular fluid levels of dimeric inhibin A and B in spontaneous menstrual cycles. J Clin Endocrinol Metab 81:2742, 1996

Kostenuik PJ: Osteoprotegerin and RANKL regulate bone resorption, density, geometry and strength. Curr Opin Pharmacol 5(6):618, 2005

Krall EA, Dawson-Hughes B, Papas A, et al: Tooth loss and skeletal bone density in healthy postmenopausal women. Osteoporos Int 4:104, 1994

Kronenberg F: Hot flashes: epidemiology and physiology. Ann NY Acad Sci 592:52, 1990

Kuh DL, Wadsworth M, Hardy R: Women's health in midlife: the influence of the menopause, social factors and health in earlier life. BJOG 104:923, 1997

Kuller LH, Lopez OL, Newman A, et al: Risk factors for dementia in the cardiovascular health cognition study. Neuroepidemiology 22:13, 2003

Labrie F, Belanger A, Cusan L, et al: Marked decline in serum concentrations of adrenal C19 sex steroid precursors and conjugated androgen metabolites during aging. J Clin Endocrinol Metab 82:2396, 1997

Laufer LR, Erlik Y, Meldrum DR, et al: Effect of clonidine on hot flashes in postmenopausal women. Obstet Gynecol 60:583, 1982

Laumann EO, Paik A, Rosen RC: Sexual dysfunction in the United States: prevalence and predictors. JAMA 281:537, 1999

LeBoeuf FJ, Carter SG: Discomforts of the perimenopause. J Obstet Gynecol Neonatal Nurs 25:173, 1996

Levine KB, Williams RE, Hartmann KE: Vulvovaginal atrophy is strongly associated with female sexual dysfunction among sexually active postmenopausal women. Menopause 15(4 Pt 1):661, 2008

Lidor A, Ismajovich B, Confino E, et al: Histopathological findings in 226 women with post-menopausal uterine bleeding. Acta Obstet Gynecol Scand 65:41, 1986

Lindsay R, Silverman SL, Cooper C, et al: Risk of new vertebral fracture in the year following a fracture. JAMA 285:320, 2001

Lock M: Medicine and culture: Contested meanings of the menopause. Lance 337:1270, 1991

Lund KJ: Menopause and the menopausal transition. Med Clin North Ar 92(5):1253, 2008

Malacara JM, Perez-Luque EL, Martinez-Garza S, et al: The relationship c estrogen receptor-alpha polymorphism with symptoms and other characte istics in post-menopausal women. Maturitas 49:163, 2004

Manson JE, Greenland P, LaCroix AZ, et al: Walking compared with vigor ous exercise for the prevention of cardiovascular events in women. N Eng J Med 347:716, 2002

Marshall D, Johnell O, Wedel H: Meta-analysis of how well measures of bon mineral density predict occurrence of osteoporotic fractures. BMJ 312:1254 1996

Matthews KA, Abrams B, Crawford S, et al: Body mass index in mid-lif women: relative influence of menopause, hormone use, and ethnicity. Int Obes Relat Metab Disord 25:863, 2001

Matthews KA, Meilahn E, Kuller LH, et al: Menopause and risk factors fo coronary heart disease. N Engl J Med 321:641, 1989

Matthews KA, Wing RR, Kuller LH, et al: Influence of the perimenopause o cardiovascular risk factors and symptoms of middle-aged healthy women Arch Intern Med 154:2349, 1994

McCoy NL, Davidson JM: A longitudinal study of the effects of menopause o sexuality. Maturitas 7:203, 1985

McKechnie R, Rubenfire M, Mosca L: Association between self-reported physi cal activity and vascular reactivity in postmenopausal women. Atherosclerosi 159:483, 2001

McKinlay SM, Brambilla DJ, Posner JG: The normal menopause transition Maturitas 14:103, 1992

Mehta A, Bachmann G: Vulvovaginal complaints. Clin Obstet Gynecol 5 (3):549, 2008

Melton LJ III, Atkinson EJ, Cooper C, et al: Vertebral fractures predict subse quent fractures. Osteoporos Int 10:214, 1999

Meyer JS, Rauch GM, Crawford K, et al: Risk factors accelerating cere bral degenerative changes, cognitive decline and dementia. Int J Geriat. Psychiatry 14:1050, 1999

Milewicz A, Bidzinska B, Sidorowicz A: Perimenopausal obesity. Gyneco Endocrinol 10:285, 1996

Miller PD, Njeh CF, Jankowski LG, et al: What are the standards by which bone mass measurement at peripheral skeletal sites should be used in th diagnosis of osteoporosis? J Clin Densitom 5(Suppl):S39, 2002

Moen MH, Kahn H, Bjerve KS, et al: Menometrorrhagia in the perimeno pause is associated with increased serum estradiol. Maturitas 47:151, 2004

Molina P: Parathyroid gland and $Ca^{2+}$ and $PO_4^-$ regulation. In Endocrine Physiology, 4th ed. New York, McGraw-Hill, 2013

Molnar WR: Menopausal hot flashes: their cycles and relation to air tempera ture. Obstet Gynecol 57:52S, 1981

National Osteoporosis Foundation: America's bone health: the state of osteopo rosis and low bone mass in our nation. Washington, The Foundation, 2002

National Osteoporosis Foundation: Clinician's guide to prevention and treat ment of osteoporosis. Washington, National Osteoporosis Foundation, 2014

O'Neill S, Eden J: The pathophysiology of menopausal symptoms. Obstet Gynaecol Reprod Med 22(3):63, 2011

Overlie I, Finset A, Holte A: Gendered personality dispositions, hormone values, and hot flushes during and after menopause. J Psychosom Obstet Gynaecol 23(4):219, 2002

Paramsothy P, Harlow SD, Greendale GA, et al: Bleeding patterns during the menopausal transition in the multi-ethnic Study of Women's Health Across the Nation (SWAN): a prospective cohort study. BJOG 121:1564, 2014

Pinkerton JV, Stovall DW, Kightlinger RS: Advances in the treatment of menopausal symptoms. Womens Health (England) 5(4):361, 2009

Portman DJ, Gass ML; Vulvovaginal Atrophy Terminology Consensus Conference Panel: Genitourinary syndrome of menopause: new terminol ogy for vulvovaginal atrophy from the International Society for the Study of Women's Sexual Health and the North American Menopause Society. Menopause 21(10):1063, 2014

Rahn DD, Carberry C, Sanses TV, et al: Vaginal estrogen for genitourinary syndrome of menopause: a systematic review. Obstet Gynecol 124(6):1147, 2014

Ralston SH: Genetic control of susceptibility to osteoporosis. J Clin Endocrinol Metab 87:2460, 2002

Randolph JF Jr, Sowers M, Bondarenko I, et al: The relationship of longitudi nal change in reproductive hormones and vasomotor symptoms during the menopausal transition. J Clin Endocrinol Metab 90:6106, 2005

Rapkin AJ: Vasomotor symptoms in menopause: physiologic condition and central nervous system approaches to treatment. Am J Obstet Gynecol, 196(2):97, 2007 ecker RR, Davies KM, Hinders SM, et al: Bone gain in young adult women. JAMA 268:2403, 1992

eyes FI, Winter JS, Faiman C: Pituitary-ovarian relationships preceding the menopause. I. A cross-sectional study of serum follicle-stimulating hormone, luteinizing hormone, prolactin, estradiol, and progesterone levels. Am J Obstet Gynecol 129:557, 1977

ichardson SJ, Senikas V, Nelson JF: Follicular depletion during the menopausal transition: evidence for accelerated loss and ultimate exhaustion. J Clin Endocrinol Metab 65:1231, 1987

iis BJ, Hansen MA, Jensen AM, et al: Low bone mass and fast rate of bone loss at menopause: equal risk factors for future fracture: a 15-year follow-up study. Bone 19:9, 1996

oy S, Caillouette JC, Roy T, et al: Vaginal pH is similar to follicle-stimulating hormone for menopause diagnosis. Am J Obstet Gynecol 190:1272, 2004

abatier JP, Guaydier-Souquieres G, Laroche D, et al: Bone mineral acquisition during adolescence and early adulthood: a study in 574 healthy females 10–24 years of age. Osteoporos Int 6:141, 1996

aladin KS: Bone Tissue in Human Anatomy. New York, McGraw-Hill, 2005, p 158

alonia A, Zanni G, Nappi RE, et al: Sexual dysfunction is common in women with lower urinary tract symptoms and urinary incontinence: results of a cross-sectional study. Eur Urol 45:642, 2004

ambrook P, Cooper C: Osteoporosis. Lancet 367(9527):2010, 2006

antoro N, Brown JR, Adel T, et al: Characterization of reproductive hormonal dynamics in the perimenopause. J Clin Endocrinol Metab 81:1495, 1996

antoro N, Lasley B, McConnell D, et al: Body size and ethnicity are associated with menstrual cycle alterations in women in the early menopausal transition: the Study of Women's Health across the Nation (SWAN) Daily Hormone Study. J Clin Endocrinol Metab 89(6):2622, 2004

arrel PM: Effects of hormone replacement therapy on sexual psychophysiology and behavior in postmenopause. J Womens Health Gend Based Med 9(Suppl 1):S25, 2000

chiff I, Tulchinsky D, Cramer D, et al: Oral medroxyprogesterone in the treatment of postmenopausal symptoms. JAMA 244:1443, 1980

chnatz PF, Marakovitis KA, Dubois M, et al: Osteoporosis screening and treatment guidelines: are they being followed? Menopause 18(10):1072, 2011

herburn M, Guthrie JR, Dudley EC, et al: Is incontinence associated with menopause? Obstet Gynecol 98:628, 2001

imkin-Silverman LR, Wing RR, Boraz MA, et al: Lifestyle intervention can prevent weight gain during menopause: results from a 5-year randomized clinical trial. Ann Behav Med 26(3):212, 2003

lopien R, Meczekalski B, Warenik-Szymankiewicz A: Relationship between climacteric symptoms and serum serotonin levels in postmenopausal women. Climacteric 6:53, 2003

oares CN: Menopause and mood disturbance. Psychiatric Times 12:2005

oares CN: Mood disorders in midlife women: understanding the critical window and its clinical implications. Menopause 21(2)198, 2014

oules MR, Sherman S, Parrott E, et al: Executive summary: stages of reproductive aging workshop (STRAW). Fertil Steril 76:874, 2001

Spinelli MG: Neuroendocrine effects on mood. Rev Endocr Metab Disord 6:109, 2005

Stear SJ, Prentice A, Jones SC, et al: Effect of a calcium and exercise intervention on the bone mineral status of 16- to 18-year-old adolescent girls. Am J Clin Nutr 77:985, 2003

Stein E, Shane E: Secondary osteoporosis. Endocrinol Metab Clin North Am 32:115, 2003

Theintz G, Buchs B, Rizzoli R, et al: Longitudinal monitoring of bone mass accumulation in healthy adolescents: evidence for a marked reduction after 16 years of age at the levels of lumbar spine and femoral neck in female subjects. J Clin Endocrinol Metab 75:1060, 1992

Thurston RC, Bromberger JT, Joffe H, et al: Beyond frequency: who is most bothered by vasomotor symptoms? Menopause 5:841, 2008

Treloar AE: Menstrual cyclicity and the pre-menopause. Maturitas 3(3–4):249, 1981

Trutnovsky G, Rojas RG, Mann KP, et al: Urinary incontinence: the role of menopause. Menopause 21(4):399, 2014

Tungphaisal S, Chandeying V, Sutthijumroon S, et al: Postmenopausal sexuality in Thai women. Asia Oceania J Obstet Gynaecol 17:143, 1991

U.S. Census Bureau: 2014 National population projections. Projections of population by sex and selected age groups for the United States: 2015 to 2060. Available at: http://www.census.gov/population/projections/data/national/2014/summarytables.html. Accessed February 28, 2015

van Beresteijn EC, Korevaar JC, Huijbregts PC, et al: Perimenopausal increase in serum cholesterol: a 10-year longitudinal study. Am J Epidemiol 137:383, 1993

Waetjen LE, Ye J, Feng WY, et al: Association between menopausal transition stages and developing urinary incontinence. Obstet Gynecol 114(5):989, 2009

Walker MD, Liu XS, Stein E, et al: Differences in bone microarchitecture between postmenopausal Chinese-American and white women. J Bone Miner Res 26:1392, 2011

Wallace RB, Sherman BM, Bean JA, et al: Probability of menopause with increasing duration of amenorrhea in middle-aged women. Am J Obstet Gynecol 135:1021, 1979

Wilbur J, Miller AM, Montgomery A, et al: Sociodemographic characteristics, biological factors, and symptom reporting in midlife women. Menopause 5:43, 1998

Wines N, Willsteed E: Menopause and the skin. Australas J Dermatol 42:149, 2001

Wing RR, Matthews KA, Kuller LH, et al: Weight gain at the time of menopause. Arch Intern Med 151:97, 1991

Woods NF, Smith-DiJulio K, Percival DB, et al: Depressed mood during the menopausal transition and early postmenopause: observations from the Seattle Midlife Women's Health Study. Menopause 15(2):223, 2008

Woodward S, Freedman RR: The thermoregulatory effects of menopausal hot flashes on sleep. Sleep 17:497, 1994

## 第二十二章

# 绝经女性

绝经女性指年龄 40 岁及以上女性，其中大部分已经完成生育。女性大多在 40 岁后进入绝经过渡期，期间由于卵巢衰老及雌激素降低可出现一系列生理和病理变化（详见第 21 章），其终点为绝经。绝经是指月经停止超过一年以上，是由卵巢功能衰竭而导致月经永久性停止，通常发生在 51 ~ 56 岁。

随着卵巢衰老、雌激素进行性减少，女性生理会发生特殊改变，部分可表现为躯体症状，如潮热和阴道干燥；部分可表现出代谢和结构性改变，如骨质流失、皮肤变薄、乳房脂肪含量减少、脂蛋白变化和泌尿生殖道萎缩等。最终，对女性健康造成特有负面影响。

一直以来，绝经被认为是由于雌激素、孕激素和雄激素缺乏导致的一种疾病。因此，单一激素或联合激素补充治疗应用于临床已有 100 多年历史。在接下来的章节中，我们将讨论激素补充治疗的发展史，以及有关围绝经期女性对症治疗的最新进展。

## 一、激素补充治疗的发展史及争议

一般而言，临床医师确定治疗方案需有充分的循证医学证据支撑，通过比较多种临床研究的优劣，为患者提出更精准的治疗建议，很少用单一研究来指导临床（Lobo，2008）。举例说明，激素治疗（hormone treatment，HT）被广泛运用就是基于初期的多项临床观察性研究。当时医学界普遍认为，HT 除可防治骨质疏松症外，还可以降低心血管疾病、卒中和痴呆的风险。但随后的前瞻性随机对照试验（randomized controlled trial，RCT）又对上述结论的有效性提出了质疑。需要注意的是，在评价此类临床研究时，应该重视入组女性的人种、年龄段、危险因素以及所采用的激素治疗方案等。

### ■ 1. 早期雌激素补充治疗趋势

雌激素治疗（estrogen treatment，ET）用于缓解绝经期症状在 20 世纪 60 年代和 70 年代开始流行。支持者大肆宣传 ET 既能"永葆青春"，又能预防慢性疾病。到 20 世纪 70 年代中期，每年使用雌激素的女性超过 3000 万人次，其中半数平均使用时间长达 5 年。普力马林（马重组雌激素）一举成为当时销量第五的处方药物。

1975 年，一项研究指出子宫内膜癌的发生与 ET 相关。研究者发现，雌激素用药组相较对照组子宫内膜癌发生风险高出 4.5 倍（Smith，1975）。由此，美国食品药品监督管理局（the Food and Drug Administration，FDA）下令整改，要求相关药品注明其内膜癌高风险。20 世纪 80 年代，为改善 HT 后子宫内膜癌风险，激素治疗方案开始添加孕激素成分。

同一时期，部分文献指出雌激素可以预防骨质流失（Gambrell，1983）。此外，越来越多研究表明，绝经 HT 可缓解潮热、维持骨密度以及防治外阴萎缩（Shulman，2010）。若干观察性研究结果表明，雌激素可预防冠心病（coronary heart disease，CHD）和部分其他疾病（例如阿尔茨海默病）的进展。然而在 1985 年发表的两项研究，结果截然不同。

其中一项研究，即 Framingham 心脏研究，通过对 1234 名妇女观察后发现，服用激素妇女心脏病发病风险增加 50%，脑血管疾病的发病风险增加两倍以上（Wilson，1985 年）。在同期《新英格兰医学杂志》（New England Journal of Medicine）上发表的一项更大规模的观察性试验（121 964 名妇女参与的护士健康研究）发现，绝经妇女服用雌激素后心脏病风险显著降低（Stampfer，1985 年）。随后，系列文章相继指出联合 HT 有助于绝经妇女预防心血管疾病及骨质疏松。

目前认为，早期的非随机非盲观察性研究纳入的研究样本不具有绝经后全妇女人群代表性。上述 HT 女性多数注重保养，注意保持身材，生活条件富裕，身体健康（Grodstein，2003；Prentice，2006）。其他混杂因素如受试者开始 HT 时的脉管状态，也可能对研究结果造成偏倚。研究人员认为，服用雌激素能够延缓年轻女性动脉粥样硬化早期病变出现，而对预防年老妇女动脉粥样硬化无效，甚至可能导致后者动脉粥样硬化病情进展（Mendelsohn，2005），即雌激素治疗的"治疗窗"理论。之后，该理论在动物模型和实验室研究上均得到证实（Grodstein，2003 年）。综上种种因素均可能导致雌激素治疗观察性试验假阳性结果出现。去除上述混杂因素，重新分析数据，学者发现早期的观察性研究结果与后来的 RCT 结果非常相似。

### 2. 绝经后女性雌激素 / 孕激素干预试验

20 世纪 80 年代末期的研究数据不仅支持了雌激素在舒缓潮热方面的应用，并且证实了药物的其他疾病获益。1995 年，绝经后雌激素 / 孕激素干预试验（postmenopausal estrogen/progestin interventions，PEPI）的研究结果表明，联合药物干预有助于降低 CHD 风险。在这项研究中，平均年龄为 56 岁的绝经妇女被随机分配到以下五种治疗组接受相应的治疗：①安慰剂治疗组；②单独雌激素治疗组；③雌激素加环乙酸甲羟孕酮（medroxyprogesterone acetate，MPA）治疗组；④雌激素加环状微粒化孕酮治疗组；⑤雌激素加持续 MPA 治疗组。在 3 年内对 875 名妇女进行随访，评估的主要结果包括收缩压、血脂、胰岛素和纤维蛋白原水平。PEPI 试验结果表明，接受雌激素治疗的四个试验组，其低密度脂蛋白（low-density lipoprotein，LDL）及胆固醇水平下降，高密度脂蛋白（high-density lipoprotein，HDL）水平升高，其中，单独雌激素治疗组变化最显著，马结合雌激素（conjugated equine estrogen，CEE）加微粒化孕酮治疗次之，CEE 加 MPA 治疗组变化最小。而安慰剂组纤维蛋白原水平升高。然而，各组收缩压或餐后胰岛素水平未见显著差异。研究终点指标还包括受试者的临床结局及并发症。实验过程中并发症较为少见，仅见于 HT 治疗组，包括 1 例心脏骤停、2 例心肌梗死（myocardial infarction，MI）和 2 例脑血管事件。

### 3. 心脏与雌 / 孕激素补充治疗的研究

1998 年，一项名为"心脏与雌激素 / 孕激素补充治疗的研究（heart and estrogen/progestin replacement study，HERS）"结果发表，2763 名心脏病妇女参加，观察其使用 HT 后的心脏病发病率（Hulley，1998

年）。纳入妇女通过雌激素补充治疗二级预防心脏病的进一步进展。CEE 联合持续 MPA 治疗后一年，患者心肌梗死发生率有所增加，但当平均治疗时间超过 4 年，各治疗组间心血管疾病死亡率或非致命性心肌梗死发生率并无差异。

HERS 是史上第一个证实 HT 具有负面心脏病效应的随机对照研究，其结果与之前研究大相径庭，也给 HT 的应用造成了一定困惑。此后，虽有学者仍坚持认为激素可以预防心脏病，但 HERS 也使许多研究人员开始质疑激素的心脏保护作用。随后的 HERS Ⅱ 结果进一步表明，即使延长 HT 治疗至 6.8 年，HT 对心脏病的二级预防也并无获益（Grady，2002）。有学者通过对护士健康研究的数据重新进行分析（监测 HT 近期危害作为研究重点），发现激素治疗对绝经后女性具有近期危害，与 HERS 结果所表现的时间趋势类似（Grodstein，2001）。

### 4. 妇女健康计划（women's health initiative，WHI）

1990 年，HT 申请应用于冠心病预防未获 FDA 批准，当时学界普遍认为亟需系列 RCT 来证明 HT 的最终获益。早在 PEPI 试验和 HERS 试验结果发表之前，美国国立卫生研究院（National Institutes of Health，NIH）于 1993 年启动了 WHI，主要旨在评估 HT 对常见慢性衰老性疾病的保护作用。WHI 对 16608 名 50 ～ 79 岁（平均 63.3 岁）的绝经后健康妇女（均未行子宫切除术）接受 CEE 联合 MPA 治疗或安慰剂治疗后特定结局指标（包括冠心病 / 静脉血栓栓塞症 / 乳腺癌 / 结肠癌和骨折）进行了比较（Rossouw，2002），该研究还同时比较了无子宫绝经后妇女（仅补充雌激素组）中应用 CEE 或安慰剂后的结局指标。

作为 WHI 初始研究的一部分，研究人员将 CHD（预期获益）和乳腺癌（预期风险）的发病率作为该研究原发病的终点指标。如果在设计的时限内，受试者 CHD/ 乳腺癌的发病率超过临界值，则研究应该中止。此外，将上述两项终点指标加权得到"综合指标"，如果"综合指标"超过临界值该研究也应该中止。该研究在平均历时 5.2 年后被"数据和安全监测委员会"叫停，原因是雌激素和孕激素组的总体风险超出获益。2002 年 7 月，WHI 的研究结果率先向媒体披露，早于在业内刊物发表前给医务人员打下了"预防针"，在新的建议出现前导致临床医师和患者不知所措。

随后，该研究对纳入者心血管终点指标进行了详尽的分析，HT 组发生心血管疾病死亡或非致命性心肌梗死相对风险为 1.24，即 HT 组有 188 个病例治疗后冠心病发作，而安慰剂组仅有 147 例（Anderson，2004 年）。但两组患者之间冠状动脉血运重建程度、心绞痛住院率、心绞痛、急性冠状动脉综合征或充血性心力衰竭发病率无显著差异。

为了探索开始 HT 的最佳时机，Rossoou 等（2007年）对 WHI 数据进行了二次分析，重点关注了联合试验中 HT 对绝经后各年龄段妇女及已绝经年限开始 HT 对卒中和 CHD 发病率影响。女性自绝经早期开始 HT 相较更晚开始治疗者 CHD 发病风险降低，而后者 CHD 发病增加。对于绝经 10 年内开始 HT 治疗女性来说，CHD 风险比为 0.76，而在绝经后 10～20 年内开始治疗，CHD 风险比为 1.10，绝经后 20 年或更长时间开始治疗，CHD 风险比高达 1.28。

按照年龄分层，通过与安慰剂组比较，研究发现年轻妇女应用 HT 后 CHD 的发病风险较低，而老年患者则风险较高。具体而言，对于 50～59 岁女性应用 HT 后冠心病危险系数为 0.93（每 10 000 人年减少 2 次心血管事件事件发生），而在 60～69 岁的年龄组，危险系数为 0.98（每 10 000 人年减少 1 次心血管事件发生），对于 70～79 岁妇女人群，危险系数为 1.26（每 10 000 人年额外增加 19 次心血管事件发生）。HT 可增加卒中发病的风险（危险系数为 1.32），但不随年龄或绝经年限变化。故 Rossouw 等得出以下结论，女性绝经早期开始 HT 者 CHD 发病风险降低。究竟 CEE 或 CEE 与 MPA 联合给药是否可以改善绝经早期妇女的心血管健康，尚待确定。目前，尚无足够证据支持绝经女性开始或连续使用这两种方案用于冠心病的一级或二级预防（美国妇产科医师协会，2013）。尽管以上结论主要由 Rossouw 课题组经二次分析得出，但此后，HT 的应用开始受限，即使健康女性，更年期潮热治疗 HT 也被建议谨慎使用。

另一绝经后女性长期雌激素补充治疗国际研究（women's international study of long duration oestrogen after menopause，WISDOM），于 1999 年开始招募受试者，在 WHI 被叫停之后，这项试验也停止了。Vickers 等（2007 年）通过分析 WISDOM 研究数据后发现，绝经晚期开始 HT 可增加女性心血管疾病和血栓栓塞发病风险。

通常情况下，只有非单一研究的结论才能在临床推广。北美更年期协会（North American Menopause Society，NAMS）于 2012 年就 HT 的临床疗法发表了意见，指出 WHI 是目前唯一长期大样本的 RCT，但其某些结论还存在以下局限：研究仅使用一种雌激素或孕激素制剂；纳入的受试者多为一般情况良好的绝经晚期妇女，有别于其他研究纳入的有症状的绝经早期女性。NAMS 认为临床在采用 WHI 建议前，应考虑到上述因素。

## 二、现有激素补充治疗方案

### 1. 风险与收益

多项研究提示，HT 与绝经晚期女性 CHD、乳腺癌、卒中、深静脉血栓栓塞症（venous thromboembolism，VTE）以及胆囊炎风险增加有关，该研究结论与目前大多数临床医师观点一致。仅长期坚持 HT 妇女（用药超过 5 年）乳腺癌发病风险增加。两项研究表明，长期补充激素妇女（用药超过 10 年）卵巢癌风险增加（Danforth，2007；Lacey，2006）。尚无其他研究证实激素相关卵巢癌风险（Noller，2002）。

相反，部分研究指出 HT 可有远期获益，包括可使骨密度（bone mineral density，BMD）升高以及骨折、结直肠癌发生率降低。甚至有研究曾关注 HT 对绝经妇女死亡率的影响。Salpeter 等（2004 年）发表的一项荟萃分析通过对 26 708 名受试者数据进行汇总研究后发现，绝经妇女 HT 相关死亡率为 0.98。值得注意的是，HT 可降低 60 岁以下绝经女性的死亡率，60 岁以上女性则不然。Salpeter 等认为，绝经女性一旦已发展成为 CHD 患者，HT 对逆转疾病进展无效。此外，由于年老女性血栓形成风险增加，其心血管事件发生风险也会相应增加。Rossouw 等（2007 年）也在研究中观察到 HT 对绝经女性类似的效应，即相比较年老女性，HT 改善年轻女性死亡率效应更可观，但两个年龄组之间差异尚无显著性。

### 2. 适应证和禁忌证

目前认为 HT 适应证仅限于绝经女性潮热、阴道萎缩以及骨质疏松症。指南建议绝经女性应每隔 6～12 个月重新评估一次其 HT 需求。HT 用药力求以最低有效剂量、最短治疗时间达到满意疗效。因此，对于需要长期防治骨质疏松症的女性，骨科专科用药可能更为合适。

对于有子宫的女性，雌孕激素联合用药可降低子宫内膜癌发病风险。孕激素可每日与雌激素同服，即连续性用药。另一种推荐的连续性用药方案为 CEE 与选择性雌激素受体调节剂（selective estrogen-receptor modulator，SERM）巴西多昔芬联用，药物商品名为 duavee。

绝经女性 HT 也可考虑周期性用药方案。即每月雌激素给药 25 日，用药最后 10 日同时添加孕激素。停药 5 日发生子宫内膜剥脱、出血。另一种常见方案为每月初连续服用雌孕激素 10 日。周期性用药方案主要适用于绝经过渡期患者，而绝经女性通常选择连续用药方案。

绝经后妇女除了可以选用含孕激素宫内节育器（mirena）局部缓释药物（Peled，2007），另有口服或经皮给药雌、孕激素联合制剂两种途径可供患者选择。低剂量复方口服避孕药对年轻的绝经过渡期妇女有效，且有一定避孕作用。

需要注意的是，女性如下情况（表 22-1）禁用雌激素或需要慎重评估是否用药。原则上绝经女性是否需要进行 HT 应充分尊重患者主观意愿，由患者听取其临床医师建议后决定是否用药。

**表 22-1　关于雌激素用药警告和注意事项**

**女性如有以下任何情况不应使用雌激素：**

不明原因的异常生殖道出血

已确诊、可疑乳腺癌或有乳腺癌病史

已确诊或可疑雌激素依赖性肿瘤

活动性或有静脉血栓栓塞病史

活动性或新发（如过去一年内）动脉血栓栓塞性疾病（如卒中或心肌梗死）

肝功能障碍或有肝病

对雌激素类药物成分过敏

妊娠或可疑妊娠

**女性如有以下情况应慎用雌激素：**

痴呆

胆囊疾病

高三酰甘油血症

胆汁淤积性黄疸病史

甲状腺功能减退

体液潴留合并心、肾功能障碍

严重低钙血症

子宫内膜异位症病史

肝血管瘤

Data from Food and Drug Administration：Noncontraceptive estrogen drug products for the treatment of vasomotor symptoms and vulvar and vaginal atrophy symptoms—recommended prescribing information for health care providers and patient labeling, 2005.

## 三、血管舒缩症状治疗

绝经女性早期常见症状包括潮热、失眠、易怒和情绪异常，可由血管舒缩异常引起。其他生理变化包括阴道萎缩、压力性尿失禁和皮肤皱缩。女性绝经后体内激素变化的远期危害包括骨质疏松症、心血管疾病，部分研究认为阿尔茨海默病、黄斑变性和卒中也与绝经女性体内激素变化相关。

其中，女性绝经过渡期最常见症状为血管舒缩症状，也被称为潮热，其具体生理变化过程详见本书第 21 章。绝经后女性几乎普遍存在潮热，50% ~ 85% 的绝经后妇女有潮热表现，大约 25% 女性潮热症状严重。女性绝经后其他常见症状如睡眠障碍还可诱发嗜睡和情绪低落。

研究表明，绝经女性潮热症状发生频率随年龄增长而降低。在 PEPI 试验中，安慰剂组有症状女性比例由研究之初的 56% 降至试验后第三年的 30%（Greendale，1998 年）。Freeman 等（2014 年）研究发现，绝经女性中、重度潮热平均持续约 5 年，绝经 10 年或 10 年以上女性，超过三分之一有中、重度潮热。女性绝经超过 15 年，约 3% 的妇女潮热频发，12% 的妇女有中度至重度潮热（Barnabei，2002；Hays，2003）。

接下来将讨论女性潮热的几种治疗方法，其中三种已获得 FDA 批准，包括全身性雌激素制剂、选择性 5- 羟色胺再摄取抑制剂（selective serotonin-reuptake inhibitor，SSRI），以及 CEE 和巴多昔芬联合方案。临床医师在确定绝经女性潮热用药之前，首先应鼓励患者采用非医疗性手段（例如生活方式调整）治疗，之后再按需用药。用药应根据患者偏好、症状严重程度、药物副作用以及患者是否有其他合并症等因素综合考虑。

### ■ 1. 激素补充治疗

#### （1）雌激素

全身性 ET 用药是治疗绝经女性潮热的最有效方法，其疗效已在众多 RCT 中得到证实（Nelson，2004 年）。MacLennan 等（2004 年）对 24 项 RCT 进行了系统评价，其中涉及 3329 名有中度至重度潮热妇女。研究人员发现，女性应用 HT 后每周潮热发作减少约 18 次，潮热发生频率减少约 75%，用药后潮热严重程度也显著降低。此外，PEPI 试验所有治疗组潮热症状均显著改善，但不同激素治疗组间疗效无显著差异（Greendale，1998）。

妇女补充雌激素可以通过口服、肠胃外、皮肤外用或经皮下途径给药，各种给药途径疗效相似（表22-2）。有若干不同配方可供选择。通常建议女性使用连续性雌激素疗法，临床医师可以根据患者偏好调整用药剂量和给药方式。在美国，口服雌激素制剂最受欢迎。使用经皮雌激素贴剂可避免肝对药物的首过效应，并减少患者给药频次（每周给药一次或两次）。目前尚无 ET 推荐最低有效剂量和治疗时间，为确保绝经妇女用药安全，多数大型围绝经期协会用药都参照表 22-2。FDA 批准了所有口服雌激素制剂、大多数经皮贴剂、局部外用凝胶和一类阴道用雌激素制剂用于围绝经期女性潮热治疗。除超低剂量雌二醇经皮贴剂（menostar）未获批准外，所有全身性 HT 用药均已获得 FDA 批准（北美更年期协会，2012）。

### （2）孕激素

绝经女性单独补充孕激素可对部分雌激素禁忌患者潮热症状有效，但药物副作用有阴道流血和体重增加，限制其临床使用。补充孕激素除了能够轻度缓解绝经后潮热外，还可预防雌激素单一用药导致的有子宫女性子宫内膜过度增生和子宫内膜癌。临床试验表明，添加孕激素的 HT 对绝经女性无额外骨保护作用。此外，孕激素可能减弱雌激素对血脂代谢、血流动力的有益作用，并增加绝经后女性患乳腺癌风险。

### （3）巴多昔芬

巴多昔芬，即 SERM 与 CEE 的复方制剂，于 2014 年获 FDA 批准上市，用于保留子宫的绝经妇女潮热治疗（Lobo，2009 年）。与其他 SERM 一样，巴多昔芬（bazedoxifene，BZA）可以作为雌激素激动剂或拮抗剂，药效因组织而异。这种复方制剂也被称为组织选择性雌激素复合物（tissue selective estrogen complex，TSEC），兼有 CEE 的优秀性能以及 SERM 对子宫内膜及乳房的保护作用。故 TSEC 中无须额外添加孕激素。单 BZA 用药可以减少 BMD 丢失，刺激潮热发生，增加 VTE 风险。相比 CEE 和 MPA 配伍方案，BZA 20 mg 与 CEE 0.45 mg 配伍可减少 BMD 丢失及潮热发生率，且不增加 VTE 风险。值得注意的是，BZA 的非竞争性雌激素作用可拮抗单雌激素用药

所致的子宫内膜增生（Pinkerton，2014）。

在选择性雌激素、绝经、治疗反应随机性试验中（selective estrogens，menopause，and response to therapy，SMART-2），BZA 与 CEE 联用 12 周后绝经后女性潮热频率降低 74%，安慰剂组女性潮热频率降低 51%（Pinkerton，2009 年）。之后研究人员对 SMART-2 数据进行了二次效能分析，评估了 318 名中度至重度潮热女性（每日发作 7 次以上）的睡眠相关参数及健康生活质量。BZA 与 CEE 联合用药组女性入睡时间缩短、睡眠障碍减轻和睡眠时间延长。此外，试验剂量的 BZA 与 CEE 联用还可显著提高女性血管舒缩功能评分和围绝经期特定生活质量（MENQOL）问卷评分（Utian，2009）。总体而言，BZA 与 CEE 复方制剂在治疗潮热方面具有良好的耐受性和有效性，但与 HT 相比，其疗效孰高孰低，有待进一步确证。

### （4）生物同质激素

部分女性认为，传统雌、孕激素药物（受 FDA 监管）用药风险显而易见，但传统 HT 无疑也是目前风险和获益最明确的疗法。自 WHI 结果公布后，雌激素、孕激素治疗已大为减少，使用"生物同质激素"治疗的女性有所增加。生物同质激素这一术语由商品开发商提出，一般用于描述人工合成的 HT 制剂，并无明确科学依据（Shifren，2014 年），现在泛指与体内激素具有相同化学和分子结构的化合物。

人工 HT 复方制剂通常包括若干种激素（例如雌二醇、雌酮和雌三醇），激素一般经非标准化途径给药（例如制成皮下埋植剂），其中某些组分未获 FDA 批准（雌三醇）或不受 FDA 监管，部分复合制剂甚至包含某些女性无法耐受的非激素成分（如染料、防腐剂）。此外，定制处方制剂具体效果及安全性尚不明确，生产厂家不能保证产品信息完全透明，更不能保证各产品批次、纯度均达标。患者不应轻信以上激素制剂比常规药物雌、孕激素药物更为安全。围绝经期相关协会亦指出，传统 HT 药物优于定制处方制剂（美国妇产科医师协会，2014a；北美更年期协会，2012）。与生物同质激素同理，唾液激素试验无助于激素用量调整（Lewis，2002；Zava，1998）。

### ■ 2. 中枢神经系统药物

另有若干非激素疗法可用于治疗潮热（表 22-3）。对于主要受盗汗和睡眠障碍困扰的女性，应用助眠药物可能受益。表 1-16 中列出了非激素疗法的备选药

**表 22-2 治疗围绝经期潮热的部分激素制剂**

| 药物 | 化学名 | 商品名 | 可供选择规格 |
|---|---|---|---|
| **雌激素类** | | | |
| 口服制剂 [a] | CEE | premarin | 0.3，0.45，0.625，0.9，或 1.25 mg |
| | 17β- 雌二醇 | estrace [b] | 0.5，1.0，或 2.0 mg |
| | 醋酸雌二醇 | femtrace | 0.45，0.9，或 1.8 mg |
| | 10 合成雌激素 | enjuvia | 0.3，0.45，0.625，0.9，或 1.25 mg |
| 经皮贴剂 | 17β- 雌二醇 | alora [b] | 0.025，0.05，0.075，或 0.1 mg/d（每周两剂，贴于腹部或臀部；8 剂 / 盒） |
| | 17β- 雌二醇 | climara [b] | 0.025，0.037 5，0.05，0.06，0.075，或 0.1 mg/d（每周一剂，贴于腹部或臀部；4 剂 / 盒） |
| | 17β- 雌二醇 | menostar [b] | 14 μg/d（每周一剂，贴于腹部；4 剂 / 盒） |
| | 17β-Estradiol | vivelle-dot [b] | 0.025，0.037 5，0.05，或 0.075，0.1 mg/d（每周两剂，贴于腹部；8 剂 / 盒） |
| 外用凝胶 | 17β- 雌二醇 | estrogel [b] | 每日 1 剂凝胶剂，涂于手臂（93 克包装含 64 剂） |
| | 17β- 雌二醇 | estrasorb [b] | 腿部每日涂抹 2 袋凝胶（每盒 56 袋） |
| | 17β- 雌二醇 | divigel [b] | 0.25，0.5，或 1 mg 大腿每日涂抹 1 袋凝胶（每盒 30 袋） |
| | 17β- 雌二醇 | elestrin [b] | 每日 1 剂凝胶剂，涂于手臂（30g 包装含 30 剂） |
| | 17β- 雌二醇 | evamist [b] | 每日 1～3 剂凝胶剂，涂于前臂（每管 56 剂） |
| 阴道用药 | 醋酸雌二醇 | femring | 0.05 或 0.1 mg/d（90 日用量） |
| **孕激素** | | | |
| 口服制剂 | MPA | provera | 2.5，5.0，或 10.0 mg |
| | 微粒化孕酮 | prometrium [b] | 200 mg（包裹于花生油）（每 28 日为一个周期，每个周期连续用药 12 日，每日一片） |
| 阴道用药 | 黄体酮 | prochieve 4% [b] | 45 mg |
| **复方制剂** | | | |
| 序贯类口服制剂 [a] | CEE + MPA | premphase | 0.625 mg CEE（红片）加 0.625 mg CEE/5.0 mg MPA（蓝片）（每盒 28 片；14 片红片 & 14 片蓝片）[c] |
| 连续类口服制剂 [a] | CEE+ MPA | prempro | 0.3 mg CEE/1.5 mg MPA，或 0.45 mg CEE/1.5 mg MPA，或 0.625 mg CEE/2.5 mg MPA，或 0.625 mg CEE/5 mg MPA（每盒 28 片） |
| | 17β- 雌二醇 + 屈螺酮 | angeliq | 1 mg E2/0.5 mg 屈螺酮（每盒 28 片） |
| | 17β- 雌二醇 + NETA | activella | 1 mg E 2/0.5 mg NETA，或 0.5 mg E 2/0.1 mg NETA（每盒 28 片） |
| | 乙炔雌二醇 + NETA | femhrt | 2.5 μg EE/0.5 mg NETA，或 5 μg EE/1 mg NETA |
| 连续类经皮贴剂 | 17β- 雌二醇 + LNG | climara Pro | 0.045 mg/d E 2+ 0.015 mg/d LNG（每周一剂） |
| | 17β- 雌二醇 + NETA | combiPatch | 0.05 mg/d E 2+ 0.14 mg/d NETA，或 0.05 mg/d E 2 /0.25 mg/d NETA（每周两剂，贴于腹部） |
| TSEC [a] | CEE + BZA | duavee | 0.45 mg/d CEE + 20 mg BZA |

[a] 每日一片。

[b] 为同一生物制剂。

[c] 前 14 粒药丸含有雌激素，后面服用的药丸（15～28 粒）含有雌激素及孕激素。

BZA = 巴多昔芬；CEE = 马结合雌激素；LNG = 左炔诺孕酮；MPA 醋酸甲羟孕酮；NETA = 醋酸炔诺酮；TSEC = 组织选择性雌激素复合物

表 22-3　治疗潮热的非激素类药物

| 药物（商品名） | 剂量[a] |
| --- | --- |
| **SSRI** | |
| 甲磺酸帕罗西汀（brisdelle） | 7.5 mg |
| 　帕罗西汀（paxil） | 20 mg |
| 　文拉法辛（effexor XR） | 75 mg |
| 　西酞普兰（celexa） | 20 mg |
| 　艾司西酞普兰（lexapro） | 10 ~ 20 mg |
| 　盐酸舍曲林（zoloft） | 50 mg |
| 　氟西汀（prozac，sarafem） | 20 mg |
| SNRI：地文拉法辛（pristiq） | 100 mg |
| 可乐定（catapres） | 0.1 mg |
| 加巴喷丁（neurontin） | 600 ~ 900 mg |

[a] 每日口服。
SNRI = 选择性去甲肾上腺素再摄取抑制剂；SSRI = 选择性 5- 羟色胺再摄取抑制剂

物。对于女性潮热，选择性 5- 羟色胺再摄取抑制剂（selective serotonin-reuptake inhibitor，SSRI）、选择性去甲肾上腺素再摄取抑制剂（selective norepinephrine-reuptake inhibitor，SNRI）、可乐定和加巴喷丁已证实获益（美国妇产科医师协会，2014b）。其中 SSRI 甲磺酸帕罗西汀（brisdelle）已被 FDA 批准用于潮热的治疗。

因非激素类药物的药效及副作用尚不明确，不作为女性潮热的常规用药。此外，尚无以上任一药物治疗女性潮热的长期研究。

### （1）五羟色胺和去甲肾上腺素

如第 21 章所述，5- 羟色胺和去甲肾上腺素均参与人体体温调定点调节，而体温调定点变化被认为在潮热发病中发挥重要作用。因此，有学者开始关注 SSRI，对于每日均有中、重度潮热发作的绝经后妇女给予低剂量甲磺酸帕罗西汀（low-dose mesylate salt of paroxetine，LDMP），连续给药 12 周或 24 周（Simon，2013），可降低患者每周潮热发作频率，但潮热改善程度可因用药时间而异（Carris，2014），最早于治疗后 1 周可以观察到女性潮热发作频率降低，而最早于治疗后 2 周可发现女性潮热严重程度减轻。

另有研究关注其他 SSRI 药物。Evans 等（2005）发现，服用文拉法辛缓释剂（effexor XR）组女性，潮热发作减少 51%。此外，有研究比较同种 SSRI 与加巴喷丁或可乐定联用，对乳腺癌患者潮热是否有效，

结果均提示有获益（Boekhout，2011；Bordeleau，2010；Loprinzi，2000）。Joffe 等（2014）比较了文拉法辛和低剂量雌激素两种药物疗效，指出雌二醇可使女性每日潮热发作减少 57%，而 SSRI 组减少 44%，两个用药组疗效均优于安慰剂组。

女性使用帕罗西汀（paxil）潮热症状可轻度改善。一项 RCT 结果提示，20 mg 帕罗西汀可减少女性 51% 潮热发作。Stearns 等（2003 年）评估了帕罗西汀 12.5 mg/d 和 25 mg/d 两种不同剂量组疗效，安慰剂组女性用药后每日潮热发作减少 1.8 次，而应用两种剂量帕罗西汀，女性每日潮热发作再额外减少 3 次。

使用西酞普兰（celexa）后，女性平均潮热评分可降低 37% ~ 50%（Barton，2010；Kalay，2007）。两项 RCT 发现，使用艾司西酞普兰（lexapro）女性，潮热症状有显著改善（Carpenter，2012；Freeman，2011）。所有 SSRIs 中，似乎氟西汀（prozac，sarafem）和舍曲林（zoloft）对女性潮热疗效较差（Gordon，2006；Grady，2007；Loprinzi，2002；Suvanto-Luukkonen，2005）。

SNRI 中，去甲文拉法辛（pristiq）可减少女性约 60% 潮热发作，使症状缓解 25%（Archer，2009a，b；Speroff，2008）。一项为期一年的研究指出，去甲文拉法辛停药后对女性潮热的疗效仍可维持一段时间（Pinkerton，2013 年）。

临床医师在考虑患者 SSRI 用药时，需权衡利弊（药物副作用包括恶心、头痛、腹泻、失眠、易激惹、疲劳和性功能障碍）。高血压患者如考虑 SNRI 治疗，应注意到药物可能进一步导致血压升高（Handley，2015）。

### （2）可乐定

已有临床试验证实，具有中枢神经系统活性的 $\alpha_2$- 肾上腺素能受体激动剂可乐定（catapres）治疗潮热有效（Nagamani，1987）。相关 RCT 研究人群多为乳腺癌患者，可乐定被证实可使该人群获益，可改善女性潮热（Boekhout，2011；Buijs，2009；Loibl，2007）。需要注意的是，可乐定药物副作用包括低血压、口干、头晕、便秘以及镇静等，用药应慎重。用于女性潮热治疗，通常采用大剂量给药方案，但大剂量用药其副作用也会相应增加。

### （3）加巴喷丁

加巴喷丁（neurontin）是一种分子结构与神经递

质 γ- 氨基丁酸（γ-aminobutyric acid，GABA）相似的药物，目前药物具体作用机制不详。近年来，加巴喷丁已获 FDA 批准用于癫痫发作和神经性疼痛的治疗。此外，该药还广泛用于多种神经系统疾病的治疗。

2003 年，Guttuso 等评估了每日 900 mg 加巴喷丁治疗女性潮热的疗效。研究发现，加巴喷丁用药后潮热发作降低 45%，安慰剂组仅降低 29%。此外，Reddy 等（2006 年）发表的一项 RCT 结果表明，口服 CEE 0.625 mg/d 组女性（72%）及加巴喷丁 2400 mg/d 治疗组女性（71%）用药后潮热综合评分降低幅度均大于安慰剂组（54%）。但在加巴喷丁治疗组，约有 25% 妇女发生头痛、头晕和神志不清。

### ■ 3. 补充用药和替代用药

#### （1）植物雌激素

植物雌激素（异黄酮）是一类从植物中提取的化合物，可与雌激素受体结合，并具有雌激素激动剂和拮抗剂特性，主要存在于大豆制品和红花苜蓿中。目前关于此类化合物治疗女性潮热疗效尚无定论（Lethaby，2013）。接下来将对有关文献并进行综述。

虽然大豆制品类雌作用机制尚未完全明确，但有研究指出，它可与雌激素受体结合，故不能排除食用大豆制品可能对雌激素依赖性肿瘤患者存在风险。然而，超声并未提示服用异黄酮的女性子宫内膜厚度增加或体内脂质分布改变（Palacios，2010；Quaas，2013；Ye，2012）。不同课题组关于异黄酮治疗潮热的研究结果各异（Albertazzi，1998；Cheng，2007；Liu，2014；Quella，2000）。各类食用大豆的蛋白含量也有差异，即使是食用亦不能保证其异黄酮生物活性达标。

亚麻籽或亚麻籽油（linum usitatissimum）富含 α- 亚麻酸，后者为 omega-3 脂肪酸的一种。亚麻籽也被称为亚麻仁，据说可改善女性潮热，但其疗效尚无统一定论（Lemay，2002；Lewis，2006；Pruthi，2012）。

红花苜蓿（红车轴草）属于豆科植物，含有至少四种雌激素异黄酮，故被冠以植物雌激素衍生制品出售，但尚无直接证据表明其对绝经症状有效（Geller，2009；Nelson，2006；Tice，2003）。

当归，是一种由当归根制成的中草药，最常用于治疗中医理论上的妇科病。在传统中医认为，当归具有类雌活性，但大多数研究未能证实（Haines，2008；

Hirata，1997）。值得注意的是，当归还含有许多香豆素样衍生物，可能引起大出血或与抗凝剂相互影响。当归还包含补骨脂素，可能具有光敏性。

黑升麻（cimifuga racemosa）也被认为具有类雌活性，相关机制未明。Leach 和 Moore（2012）在其 Cochrane 研究中认为，黑升麻可用于潮热治疗证据尚不足。尽管有关黑升麻不良反应的报道不多，但其长期用药安全性不详。

#### （2）植物孕激素

植物孕激素，主要指的是山药提取物，以及由提取物制成的片剂和乳膏，被认为是孕激素的替代物。部分研究指出，植物固醇薯蓣在体内可转化为孕酮并拮抗部分雌激素（在体内占主导地位）作用。然而，人体自身并不能直接将薯蓣生物转化为孕酮。

相反，墨西哥山药提取物含有大量薯蓣皂苷元，后者为植物中发现的一种类雌物质，大量食用可能会产生一些类雌激素效应。普通山药通常不含大量薯蓣或薯蓣皂苷元。

由于生物利用度低，野生山药和墨西哥山药中所含植物激素不能直接为人体所用，通过食用治疗女性潮热不一定有效。野生山药提取物既无雌激素作用也无孕激素作用，市面上销售的部分所谓山药提取物甚至可能与山药无关，只是加入少许孕激素而已。目前尚无公开研究表明，野生山药膏对女性绝经症状有效，而相关提取物经口服吸收也无法达到有效血药浓度。

#### （3）维生素 E

一些乳腺癌幸存者的研究表明，维生素 E 改善女性潮热的效应微乎其微（Biglia，2009；Rada，2010）。

#### （4）生活方式的改变

绝经后女性采取一些降温措施，例如降低室温、减少衣着厚度和饮用冷饮，可能暂时缓解盗汗和潮热（美国妇产科医师协会，2014b）。尚无 RCT 证据支持行为学干预，比如放松疗法、针灸、运动和瑜伽，有助于减少潮热发生（Daley，2014；Dodin，2013；Newton，2014；Saensak，2014）。

### ■ 四、关于骨质疏松症的治疗

#### ■ 1. 适应证

骨质疏松症治疗的主旨在于预防低 BMD 或其他

危险因素所致的女性骨折（图 22-1）。为此，治疗的关键为稳定或提高女性 BMD。治疗方式包括调整生活方式并常辅以药物治疗。为减少绝经后女性骨折风险，调整生活方式的主要措施包括定期负重锻炼和均衡饮食（保证体内钙和维生素 D 充足），远离烟酒，避免过瘦、失足摔倒等情况发生（Christiansen，2013 年）。

关于骨质疏松的药物疗法，相关协会提供了用药指南。美国国家骨质疏松症基金会（National Osteoporosis Foundation，NOF）（2014），美国临床内分泌学家协会（American Association of Clinical Endocrinologists，AACE）（Watts，2010）和北美更年期协会（NAMS）（2010）建议以下患者开始药物治疗：①绝经后女性全髋关节，股骨颈或脊柱 T 评分为 -2.5 或以下；②合并椎体、髋部骨质疏松性骨折；③绝经后女性全髋关节或脊柱 T 值评分在 -2.5 ～ -1.0，且有一个或以上其他骨折危险因素，如表 21-8 所示。

相关处方药主要通过以下方法恢复和调整骨重塑，从而预防骨折：①减少骨吸收（被称为抗吸收剂）；②刺激骨生成（被称为促合成剂）。目前在美国出售的大多数骨活性剂主要通过抑制骨吸收起效。雌激素、选择性雌激素受体调节剂（selective estrogen-receptor modulator，SERM）、双膦酸盐、地诺单抗、降钙素和维生素 D 均具有抑制骨吸收特性（表 22-4）。上述药物均可阻止骨质流失，且大多还能增加 BMD。不同骨骼经过治疗，其 BMD 改善程度可有不同。对于骨小梁含量高和新陈代谢速度快的骨（例如椎骨），抑制骨吸收疗法起效最快。由于髋关节大约由 50% 的小梁和 50% 的皮质骨组成（图 21-5），故药物可能在髋关节处起效较慢。与上述抗吸收剂相反，重组甲状旁腺激素（PTH 1-34）（称为特立帕肽）主要通过促进骨合成发挥作用，导致 BMD 升高。

关于骨质疏松症的治疗药物，各种药物适应证范围可有不同，有些可作为预防用药，有些可作为治疗用药，或可兼用。HT 主要用于预防骨质疏松症，降钙素和特立帕肽侧重治疗，而双膦酸盐和 SERM 则兼有预防及治疗双重疗效。地诺单抗是一种针对核因子（RANK）受体激活剂的单克隆抗体，也已被批准用于骨质疏松症的治疗。

## 2. 激素治疗

### （1）雌激素和孕激素补充治疗

随着绝经后体内雌激素水平的下降，绝经女性骨骼重塑速率加快，骨生成减少，骨吸收增加。观察性研究指出，绝经后不久开始 HT 可减少女性约 50% 骨质疏松相关骨折发生。如能坚持长期治疗，HT 可显著降低患有既定疾病女性的骨折发生率（Tosteson，2008 年）。57 项 RCT 表明，HT 可降低女性骨吸收速率，升高 BMD（Wells，2002）。WHI 对照试验证实，健康的绝经后妇女接受 HT 平均 5.6 年后，髋部骨折

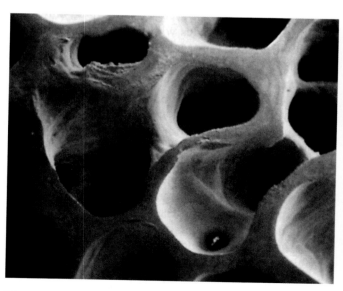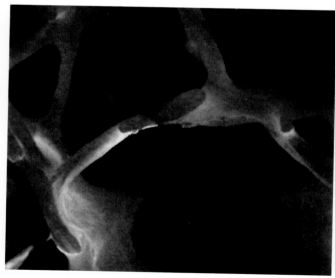

图 22-1 为髂嵴活检获得的组织电镜照片。左图患者骨密度正常，骨骼结构正常。右图骨质疏松症患者，骨骼结构减弱（Reproduced with per-mission from Dempster DW，Shane E，Horbert W，et al：A simple method for correlative light and scanning electron microscopy of human iliac crest bone biopsies：qualitative observations in normal and osteoporotic subjects，J Bone Miner Res 1986 Feb；1（1）：15-21.）

表 22-4 美国批准用于骨质疏松症治疗药物 [a]

| 药物 | 商品名 | 临床适应证 | |
| --- | --- | --- | --- |
| | | 预防 | 治疗 |
| **双膦酸盐** | | | |
| 阿伦膦酸盐 | fosamax | 5 mg 片剂，每日一次 | 10 mg 片剂，每一次 |
| | | 35 mg 片剂，每周一次 | 70 mg 片剂或口服液，每周一次 |
| | binosto | — | 70 mg 口服液，每周一次 |
| 伊班膦酸盐 | boniva | 2.5 mg 片剂，每日一次 | 2.5 mg 片剂，每日一次 |
| | | 150 mg 片剂，每月一次 | 150 mg 片剂，每月一次 |
| 利塞膦酸盐 | actonel | 5 mg 片剂，每日一次 | 5 mg 片剂，每日一次 |
| | | 35 mg 片剂，每周一次 | 35 mg 片剂，每周一次 |
| | | | 150 mg 片剂，每月一次 |
| | | | 75 mg 片剂，每月一次，每次连用两日 |
| 利塞膦酸盐<br>（肠溶片） | atelvia | — | 35 mg 片剂，每月一次 |
| 唑来膦酸盐 | reclast | 5 mg 每 2 年一次，经静脉注射 | 5 mg 每年一次，经静脉注射 |
| **激素类** | | | |
| CEE | premarin | 0.3 mg 片剂，每日一次 | |
| 其他雌激素制剂 | 见表 22-2 | | |
| **单克隆抗体** | | | |
| 地诺单抗 | prolia | — | 60 mg 每 6 个月一次，皮下注射 |
| **人重组甲状旁腺激素** | | | |
| 特立帕肽 | forteo | — | 20 µg 每日一次，皮下注射．一支注射笔含 28 次注射剂量 |
| **鲑鱼降钙素** | | | |
| 喷鼻剂 | fortical | — | 每日 1 喷 = 200 IU，经鼻腔喷入（每日更换一侧鼻腔用药），1 瓶含 30 日剂量 |
| | miacalcin | — | 每日 1 喷 = 200 IU，经鼻腔喷入（每日更换一侧鼻腔用药），1 瓶含 30 日剂量 |
| 注射剂 | miacalcin | — | 每隔一日，100 单位皮下注射或肌内注射，1 瓶含 4 次记录 |
| **SERM** | | | |
| 雷洛昔芬 | evista | 60 mg 每日一次 | 60 mg 每日一次 |
| **TSEC** | | | |
| CEE/BZA | duavee | 0.45 mg/20 mg 片剂，每日一次 | |

[a] 为口服药物，除非指明其他给药途径。
BZA = 巴多昔芬；CEE = 马结合雌激素；IM = 肌肉注射；
IU = 国际单位；IV = 静脉注射；SC = 皮下注射；SERM = 选择性雌激素受体调节剂；TSEC = 组织选择性雌激素复合物

发生率减少 33%。值得注意的是，HT 的髋骨获益并不局限于骨质疏松症患者，其他药物试验研究对象也有同种效果（妇女健康行动指导委员会，2004 年）。绝经女性服用极低剂量雌激素、钙以及维生素 D 可显著增加使体内 BMD（Ettinger，2004；Prestwood，2003）。一般来说，对绝经女性，推荐每日口服 0.2

mg 雌二醇；0.3 mg CEE；或每日使用 0.014 mg 经皮雌二醇贴剂。

遗憾的是，HT 停药后其骨保护作用迅速消失（Barrett-Connor，2003 年）。全国骨质疏松症风险评估（national osteoporosis risk assessment，NORA）试验受试妇女在研究开始前 5 年内中断雌激素治疗，其髋部骨折风险明显高于未用药者。此外，NORA 试验中，HT 组用药当下髋部骨折发生风险减少 40%，其获益在停药后消失。因此，临床医师需在患者停药前仔细评估其骨折风险以及是否继续需要补充治疗。

#### （2）巴多昔芬

巴多昔芬，即 CEE 与 SERM 的复方制剂，主要适应证包括潮热以及绝经后女性骨质流失。研究人员在 SMART 中发现，服用 BZA 联合 CEE 24 个月后，女性腰椎 BMD 调整后基线平均百分比显著增加（Lindsay，2009），全髋关节 BMD 结果同样相似。此外，使用 FDA 批准的 CEE（0.45 mg）和 BZA（20 mg）联合用药不会引起女性乳房密度或子宫内膜厚度变化（Pinkerton，2014）。

#### （3）雷洛昔芬

SERM 类药物，被批准用于骨质疏松症的防治，并被证实可降低浸润性乳腺癌发生风险。该药物可选择性激活骨组织的雌激素受体，而不激活乳腺或子宫中的雌激素受体。

雷洛昔芬在治疗骨质丢失方面，最佳适应证为椎骨疾病。例如，在一项评估雷洛昔预防椎骨骨折疗效的雷洛昔芬多重评估（multiple outcomes of raloxifene evaluation，MORE）试验中，该试验招募了 7705 名患有骨质疏松症绝经后妇女，口服 60 mg/d 雷洛昔芬后女性骨关节获益迅速显现，治疗一年后，用药组临床椎骨骨折风险降低 68%，随着用药时间延长，药物疗效延续。经过 4 年药物治疗，女性每日口服 60 mg 雷洛昔芬可减少 36% 的骨折发生，若女性每日口服剂量达到 120 mg，骨折发生率可减少 43%（Delmas，2002；Ettinger，1999）。此外，在 MORE 试验中，Ettinger 等（1999）发现，女性服用雷洛昔芬 3 年、4 年并未显著降低非椎骨性骨折发生风险。最近一项回顾性队列研究表明，女性接受阿仑膦酸盐和雷洛昔芬治疗长达 8 年后，二者调整骨折发生率相似（Foster，2013 年）。

2012 年，Chung 等发现，雷洛昔芬（而非双膦酸盐）显著抑制了硬化素（一种骨生成抑制剂）的血液浓度，表明硬化素可能部分介导了雌激素对骨骼代谢的作用。

除有骨关节保护效应外，临床观察性研究结果提示，雷洛昔芬亦可预防乳腺癌（Barrett-Connor，2006）。在 MORE 试验中，用药后女性乳腺癌发生率被列为次要终点。研究人员发现，雷洛昔芬可将乳腺癌相对风险降低 65%；而对特定的乳腺癌亚型而言，雌激素受体阳性乳腺癌相对风险降低 90%，雌激素受体阴性乳腺癌相对风险降低 12%，浸润性乳腺癌相对风险降低 76%。

与雌激素不同，雷洛昔芬可能不会导致心血管风险增加。MORE 研究事后分析发现，4 年雷洛昔芬治疗对整个队列心血管事件均无不良影响。此外，其还使心血管高风险亚组女性的心血管事件发生率显著降低 40%（Barrett-Connor，2002）。

雷洛昔芬疗法的副作用为潮热，但发生率较低（Cohen，2000）。此外，女性每日服用雷洛昔芬 60 mg，连续 4 年，血栓栓塞事件风险增加。一项研究指出，雷洛昔芬的 VTE 相对风险为 2.76；其肺栓塞相对风险为 2.76；其视网膜静脉血栓形成相对风险为 0.50（Delmas，2002）。因此，雷洛昔芬禁用于既往 VTE 病史患者，慎用于合并肝病或中度至重度肾功能不全的妇女。

### 3. 非激素类抗骨吸收药物

#### （1）双膦酸盐

目前市场上出售的双膦酸盐主要有四种，包括阿仑膦酸盐（fosamax，binosto）、利塞膦酸盐（actonel，atelvia）、伊班膦酸盐（boniva）和唑来膦酸盐（reclast）。前三种为口服制剂，唑来膦酸盐需经静脉注射给药。以上药物可结合骨的羟基灰石钙（如图 22-2 和图 22-3 所示），通过干扰破骨细胞生存及功能发挥（而非抑制破骨细胞生成）来减少骨质吸收（Diab，2012；Russell，2008）。

双膦酸盐口服制剂生物利用度较差，服药时应空腹，并适量饮水以助药物溶解和吸收。一般口服药物安全性良好，不良反应发生率与安慰剂相当（Black，1996；Harris，1999）。双膦酸盐可引起上消化道炎症、

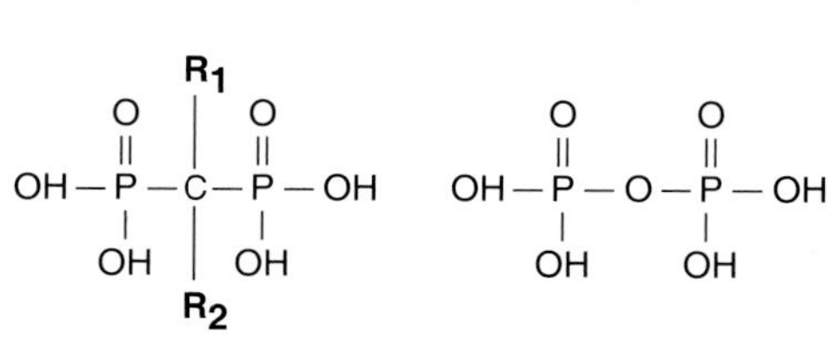

双膦酸盐          焦磷酸盐

图 22-2 即双膦酸盐的分子结构，其 C 核有两个短侧链与之相连（R1 和 R2），与天然焦磷酸盐结构相似。双膦酸盐侧链结构的变化决定了药物与骨骼结合的紧密程度，甚至决定药物在骨骼系统的分布以及药效维持时间

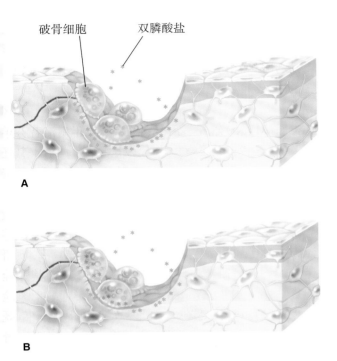

图 22-3　双膦酸盐通过抑制破骨细胞骨吸收来降低服药者骨折风险，药物分子结构与天然焦磷酸盐类似。**A.** 在骨吸收活跃部位，双膦酸盐富集浓度可升高八倍；**B.** 双膦酸盐进入破骨细胞，抑制法尼焦磷酸合酶活性而抑制骨吸收，该酶受抑制可阻止破骨细胞附着于骨表面，阻断骨吸收并促进破骨细胞早期死亡

溃疡和出血（Lanza，2000）。因此，为使药物尽快到达胃部并减少其食管刺激风险，临床医师需对每位患者强调服药方法。首先，双膦酸盐应于清晨空腹时与水同服。服药 30 分钟内，保持空腹状态。最后需要强调的是，妇女在服药后须保持身体直立（坐立或站立）至少 30 分钟。

药物远期并发症主要包括两种罕见不良反应，即下颌骨坏死（osteonecrosis of the jaw，ONJ）和非典型股骨骨折（atypical femur fractures，AFF）（Diab，2013）。ONJ 被定义为在颌面部区域出现坏死骨且 8 周内无法愈合，可能表现为局部疼痛、感觉异常、软组织溃疡和肿胀以及牙齿松动。ONJ 可自发形成，但发病通常与侵入性牙科手术有关。ONJ 可在接受长期双膦酸盐治疗的骨质疏松症患者中发生，但更常见于服用高剂量双膦酸盐的癌症患者（Khosla，2007 年）。

AFF 属应力性骨折，常为双侧骨折，多数伤口小或不可见，并伴有骨折部位的前驱性疼痛（Dell，2012 年）。一项病例对照研究发现，双膦酸盐服药时间较长者（5 ～ 9 年）相比服药时间较短者（< 2 年）发生 AFF 风险更大（Meier，2012 年）。有综述指出，

双膦酸盐暴露与 AFF 风险增加有关，调整风险比为 1.70（Gedmintas，2013）。但是上述综述纳入研究之间相对风险差异较大，提示各研究受试人群存在明显的异质性。

尚无研究发现双膦酸盐长期用药可致上述两种并发症。尽管双膦酸盐治疗 5 年后用药者 ONJ 和 AFF 的风险可能增加，但可能性极低。FDA 建议，应每隔 3 ～ 5 年，重新评估患者双膦酸盐继续用药需要（Whitaker，2012）。由于双膦酸盐独特的药代动力学特性，临床医师可以考虑采用间断给药方案。双膦酸盐可于骨组织局部蓄积，在患者停药后数月或数年，药物仍可从局部持续缓释。对于 3 ～ 5 年疗程患者来说，间断用药可能存在骨保护以外的其他获益，而对于高危患者，连续 10 年疗法似乎为更优选择。临床医师如选用骨组织低亲和力药物间隔给药，应尽快重新评估患者用药风险。因此，对于服用利塞膦酸盐患者，需每年评估一次其用药风险；对阿仑膦酸盐，需每 1 ～ 2 年评估一次其用药风险；而对唑来膦酸盐，则需每 2 ～ 3 年评估一次其用药风险（Diab，2014）。

**阿仑膦酸钠**。该双膦酸盐类药物被批准用于骨质疏松症的治疗和预防。已有研究提示，阿仑膦酸钠可降低绝经后妇女椎骨骨折风险，无论患者伴或不伴低 BMD、骨质疏松症，是否已发椎体骨折（Black，1996）。阿仑膦酸盐还可以降低骨质疏松症女性的非椎骨骨折风险。骨折干预试验（fracture intervention trial，FIT）结果提示，骨质疏松症妇女非椎骨骨折风险在用药 24 个月之内降低，且停药后阿仑膦酸盐疗效持续。服药 5 年且已停药 5 年女性，其非椎骨骨折发生率与持续服药 10 年的女性相当（Black，2006；Bone，2004）。

**利塞膦酸盐**。该双膦酸盐兼有绝经后女性骨质疏松症的预防和治疗效果。在北美和其他多个国家进行的利塞膦酸盐椎骨疗效试验（fracture intervention trial，VERT），其研究结果强有力地证实了利塞膦酸盐的骨质疏松疗效。Reginster 等（2000 年）在 VERT 的跨国研究中发现，服用利塞膦酸盐 1 年可将新发椎骨骨折的风险降低至 61%，用药 3 年可将风险降低 49%。此外，VERT 两部分试验结果均提示，使用利塞膦酸盐治疗最初 6 个月，女性椎骨骨折率明显降低（Roux，2004 年），扩展试验进一步证实该药疗效可持续加强。VERT 跨国研究发现，用药组继续坚持利塞膦酸盐治疗 2 年（总疗程 5 年），其新发椎骨骨折风险可降低 59%。

**伊班膦酸盐**。该双膦酸盐同样被批准用于绝经

后女性骨质疏松症的预防和治疗。在北美和欧洲进行的口服伊班膦酸盐治疗骨质疏松性椎骨骨折试验（the oral ibandronate osteoporosis vertebral fracture trial in North America and Europe，BONE）数据显示，伊班膦酸盐对骨质疏松性骨折防治有效，每日服用伊班膦酸盐可将女性椎骨骨折的发生风险降低至62%（Chesnut，2004年）。为了提高患者服药依从性，有研究评估了该药物每月给药一次的疗效，发现其与每日给药法疗效相当且耐受性良好（Miller，2005；Reginster，2006）。伊班膦酸盐每月给药一次相对简单、好操作，更有利于提高患者服药依从性。

**唑来膦酸盐。** 该双膦酸盐同样被批准用于绝经后骨质疏松症的预防和治疗。一年一度的唑来膦酸用药后身体情况和发病率降低试验（the health outcomes and reduced incidence with zoledronic acid once yearly，HORIZON），有关中轴骨骨折试验的数据显示，唑来膦酸盐对防治骨质疏松症有效，每年输注唑来膦酸盐椎骨骨折风险可降低至70%（Black，2007年）。

### （2）地诺单抗

该药是一种完全人源的抗RANK配体单克隆抗体，药物说明详见第21章。简而言之，地诺单抗与RANK配体结合可抑制破骨细胞发育和活性，继而降低骨吸收，增加BMD。7868名妇女每6个月随机接受地诺单抗（由医药公司赞助免费提供）或安慰剂皮下注射治疗，持续3年（Cummings，2009），影像学证据提示地诺单抗组椎骨骨折相对风险降低了68%，髋部骨折风险降低了40%，而两组之间重大不良事件总发生率相似。

### （3）降钙素

多肽激素降钙素通过抑制破骨细胞的吸收而降低骨吸收速率。降钙素属蛋白质类药物，药物口服可被消化，故药物通常以注射或经鼻腔喷入（fortical，miacalcin）的形式给药。鲑鱼降钙素鼻喷雾剂已被证实可降低绝经后骨质疏松症妇女椎骨骨折风险。在预防骨质疏松性骨折复发（prevent recurrence of osteoporotic fractures，PROOF）研究中，每日给予降钙素鼻喷雾剂200 IU（持续5年）可使椎骨骨折风险降低33%。但是，在较低剂量（100 IU/d）及较高剂量（400 IU/d）给药组，未见椎骨骨折风险减少（Chesnut，2000）。此外，研究结果提示，降钙素不能使非椎骨性骨折发生率显著减少。

部分观察性研究数据表明，降钙素的镇痛作用与其骨保护无关（Häuselmann，2003；Ofluoglu，2007），故该药尤其适宜作为骨折妇女（伴有疼痛和其他症状）骨质疏松疗法的辅助用药（Blau，2003年）。降钙素注射或经鼻给药，患者恶心或胃部不适的发生率为8%～10%，局部不良反应的发生率为10%。随着用药时间的延长，上述症状趋于缓解。经鼻降钙素给药患者中有3%可出现鼻部症状，例如鼻炎（Cranney，2002）。

### ■ 4. 甲状旁腺激素

重组甲状旁腺激素（PTH 1-34），即特立帕肽（teriparatide），已获得FDA批准用于治疗高骨折风险绝经后妇女骨质疏松症，给药方式为每日经皮下注射给药。特立帕肽（forteo）通过募集新生成骨细胞并减少已分化成骨细胞凋亡来增加成骨细胞的数量和活性。每日给予患者低剂量特立帕肽，PTH的促合成代谢作用占主导，长期大剂量给药则PTH的促分解代谢作用占优势。

临床研究表明，特立帕肽可通过增加BMD、骨代谢和骨量来增强骨质（Rubin，2002）。此外，用药可显著改善骨松质和骨皮质区的微观结构。对于绝经后骨质疏松症妇女，每日给予20 μg或40 μg特立帕肽，持续用药约21个月，可分别使椎骨骨折风险减少65%、69%，非椎骨性骨折风险减少35%、40%（Neer，2001）。

另一研究同样指出了药物类似的骨关节获益，52名妇女接受特立帕肽联合HT治疗或单独HT治疗（Lindsay，1997），在3年末，联合治疗组女性椎骨、全髋关节和全身BMD分别增加13.4%、4.4%和3.7%。但在特立帕肽给药方案中额外添加阿仑膦酸盐似乎并不能增强其对BMD的作用（Gasser，2000）。PTH与其他双膦酸盐配伍方案疗效尚不清楚。

一般而言，PTH属于临床安全性、耐受性俱佳的药物，但仍需长期研究数据进一步确认药物是否安全。在特立帕肽临床试验中，最常见不良反应为头晕、腿部抽筋、恶心和头痛。药物相关大鼠毒理学研究表明，用药后骨肉瘤的风险增加。但大鼠和人的骨代谢存在显著差异，尚不清楚大鼠模型结论是否适用于人类。在美国，特立帕肽药品标签上已注明其不明肿瘤风险，骨骼恶性肿瘤高风险患者应避免使用特立帕肽。考虑到该药可能的副作用，临床上一般不建议患者用药超过2年（Tashjian，2002）。

总而言之，地诺单抗、特立帕肽、唑来膦酸盐三类药物几乎疗效相当。患者选择地诺单抗等短效药物口服，几乎不会发生与长期双膦酸盐用药有关的 ONJ 和 AFF。由于地诺单抗是一种抗体，其对免疫系统的潜在影响需要仔细研究。患者采用长期口服双膦酸盐方案，通常依从性较差，故更推荐长效注射方案（每年注射药物 2 次）。一般而言，特立帕肽和双膦酸盐静脉注射剂价格昂贵，周服阿仑膦酸盐口服药相对廉价可得，故在临床抉择用药时，不可忽略药物价格因素。

### ■ 5. 非药物治疗

#### （1）钙

非药物治疗作为预防骨质疏松症的基础，其主要包括调整饮食、体育锻炼、预防摔伤和相关医学知识宣教几个方面。其中，每日保证足量的钙摄入对于维护骨骼健康至关重要。对于 31 ~ 50 岁的女性，推荐每日钙参考摄入量（dietary reference intake，DRI）为 1000 mg；而对于 51 岁以上的女性，推荐每日参考摄入量为 1200 mg。在理想情况下，饮食补钙即可使体内钙含量达标，必要时也可考虑其他途径补钙（Institute of Medicine，2010；Prentice，2013）。实际上，绝大多数女性每日钙摄入不足，女性缺钙十分普遍，90% 以上的女性饮食补钙无法达到医学 DRI 标准。钙摄入不足可见于各年龄段女性，尤其是老年女性。相关数据表明，71 岁以上女性仅不到 1% 的钙摄入达标。

在一些前瞻性研究中，联合补充钙剂与维生素 D 可致骨质流失减少和骨折风险降低（Chapuy，1992；Dawson-Hughes，1997；Larsen，2004）。Prentice 等（2013 年）利用 WHI 的数据分析了补充钙剂和维生素 D 的健康获益及风险，发现用药可使女性髋骨骨折风险大大降低，但药物疗效须长期坚持服药才能得以保证。

#### （2）维生素 D

对于骨折或跌倒风险不高的绝经后妇女，其维生素 D 每日 DRI 为 600 IU。对于骨质疏松症的高危人群或 70 岁以上女性，建议每日补充维生素 D 800 IU（Institute of Medicine，2010）。维生素 D 缺乏症与缺钙同样高发，尤其见于老年人。维生素 D 缺乏会导致钙吸收不良，继发性甲状旁腺功能亢进，骨代谢增加，骨丢失率增加，严重时还会导致骨化受损。此外，维生素 D 缺乏可引发肌肉无力，与摔伤频发相关。补充维生素 D 可以逆转上述诸多病理过程，并

显著减少摔伤频率和髋骨骨折风险（Dawson-Hughes，1997）。

维生素 D 代谢物 25- 羟基维生素 D 被认为是体内储存维生素 D 的最佳临床指标（Rosen，2011 年）。维生素 D 缺乏症被定义为血清 25- 羟维生素 D 水平低于 10 ng/ml。维生素 D 减少症是血清 25- 羟基维生素 D 水平介于 10 ~ 30 ng/ml。

#### （3）饮食调整

已有研究指出蛋白质摄入与 BMD 相关，但尚未描述前者与骨折的关系。Kerstetter 等（2000 年）通过分析第三次全国健康和营养调查（Third National Health and Nutrition Examination Survey，NHANES Ⅲ）数据证明，50 岁以上的非西班牙裔白种人女性的蛋白质摄入量与股骨总体 BMD 之间存在显著相关性，髋部骨折后 6 个月内每周保证 5 日（20 g/d）蛋白质摄入，股骨 1 年骨丢失量减少 50%。

基于目前有限的数据，临床医师无法为患者推荐具体的蛋白质摄入量。为确保患者营养均衡且每日蛋白质 DRI 达标，临床医师在给出相关医学建议时应持谨慎态度。美国医学研究院提议，理想情况下，女性每日应至少保证 46 g 的蛋白质摄入（Dawson-Hughes，2002），另外每日摄入也应有上限。有研究观察到，人体尿钙排泄过多可与高蛋白饮食所致的高酸负荷相关（Barzel，1998）。

绝经后妇女在保证钙和维生素 D 摄入足量的情况下，额外摄入咖啡因似乎不会影响其骨骼健康。然而，一项纵向研究结果显示，每日少量咖啡因摄入（每日两到三份咖啡）可能影响钙吸收（< 800 mg/d），导致女性骨质流失（Harris，1994 年）。

钙在肾小管中的重吸收量与钠重吸收量成正比。有研究发现，饮食中钠摄入增加可导致尿钙排泄增加以及相关骨代谢生化标志物相应增加。有文献指出，高钠摄入（> 1768 mg/d）与低 BMD 相关（Sellmeyer，2002），但与钙摄入及钙活性无关。与咖啡因一样，在充分了解钠、钙关系之前，保证适量钠摄入是预防骨质疏松的可行措施。

#### （4）运动预防

有研究观察到，绝经后妇女适度参加有氧运动和阻力训练（强负重，动作重复频率低）等运动，其 BMD 略有增加，差异具有统计学意义。一项包含 43 项 RCT 的荟萃分析指出，下肢抗阻力运动对增加股骨颈 BMD 最为有效，而系列组合运动对增加椎骨

BMD 最为有效（Howe，2011 年）。另一项研究表明，徒步可使股骨颈 BMD 增加（Ma，2013 年）。

尽管运动可增加 BMD（尤其是活动部位），但也不能排除其获益也可由 BMD 升高以外的其他因素所致（Carter，2002）。例如，已有研究指出，运动可与跌倒发生率减少相关。运动可提高人体平衡感，促使肌肉强韧以及骨骼强健，上述各个方面均有助于减少骨折发生。

90% 以上的髋部骨折由跌倒造成（Carter，2002 年）。Greenspan 等（1998 年）在其研究中发现，侧身跌倒危害最大，是造成髋骨骨折的独立危险因素。因此，预防摔伤对于骨质减少或骨质疏松女性至关重要。女性可通过减少杂物摆放、使用防滑砖以及带有防滑底垫的地毯和小夜灯来改善生活条件，以最大程度减少跌倒发生。

最初，有学者认为护髋可以减少老年人的髋骨骨折发生。然而，有学者分析 Cochrane 数据库后发现，护髋改善髋骨骨折风险的作用极小，患者依从性也很低（Santesso，2014 年）。多数护髋较为笨重，影响入睡，故在夜晚，老年女性通常选择将护髋脱下，而恰恰此时摔伤和骨折多发（van Schoor，2003 年）。

## 五、性相关问题治疗

### 1. 性交困难

#### （1）雌激素补充治疗

绝经后体内雌二醇水平低落常引起绝经期泌尿生殖综合征（genitourinary syndrome of menopause，GSM），可表现为：①生殖道干燥，灼热和刺激；②性交时阴道干涩，性交不适或疼痛、性功能障碍；③尿急、尿痛和反复尿路感染（Portman，2014 年），除上述症状外，GSM 还有其他非特异性表现。耶鲁大学有关中年人群研究数据表明，女性血清雌二醇水平与性功能密切相关，雌二醇水平低于 50 pg/ml 的女性相比雌二醇水平高于 50 pg/ml 者其阴道干燥、性交困难和疼痛发生率更高（Sarrel，1998）。有前瞻性研究对女性性行为和体内类固醇水平进行分析后指出，雌二醇水平低于 35 pg/ml 的女性性行为频率显著降低。

雌激素补充治疗可有效逆转生殖道萎缩性变化。局部及系统性雌激素用药均可改善绝经后女性阴道萎缩、阴道黏膜弹性、阴道液体分泌量、局部血流和性

兴奋度降低等情况（Dennerstein，2002）。一项囊括了 1969 年至 1995 年所有 RCT 的荟萃分析指出，口服或阴道局部应用雌激素可显著改善女性阴道萎缩、性交困难和阴道 pH（Cardozo，1998）。相比口服雌激素制剂，患者对阴道制剂的接受度更高，但前者给药浓度更低，对性交困难和 pH 改善更明显。

雌激素阴道制剂包括乳膏、缓释环和片剂等多种类型（表 22-5）。一项为期 12 周的研究比较了各类雌激素阴道制剂之间的疗效，Ayton 等（1996 年）发现，低剂量雌二醇阴道缓释环（estring）与 CEE 阴道用霜剂连续使用 12 周疗效相当，且患者对阴道环接受度更高。雌二醇阴道缓释环一环含一剂，一剂含 2 mg 雌二醇，可供阴道局部使用 90 日，90 日后需更换新环。

在一定情况下，10 μg 的 17β- 雌二醇片（vagifem）也可局部用于阴道。在最初 2 周，每日阴道给药一片，之后改为每周阴道给药两次。已有研究指出，该片剂和 CEE 阴道用霜剂在缓解萎缩性阴道炎症状方面疗效相当（Rioux，2000）。使用阴道片剂女性相比使用霜剂者子宫内膜增殖或过度增生发生率低。此外，片剂使用感更佳，受试者脱落率较低。

已有研究证实，使用阴道片剂和阴道环 1 年对子宫内膜安全性尚可，但仍然缺乏低剂量阴道 ET 对子宫内膜影响的长期研究。妇女使用阴道 ET 期间，一旦发生阴道出血，临床医师应即刻全面评估用药者出血情况。一般不建议妇女低剂量阴道雌激素制剂加服孕激素。如为子宫内膜癌高风险女性或需增加阴道 ET 剂量的情况，可考虑行阴道超声或予间断性孕激素治疗（北美围绝经期协会，2013）。

#### （2）奥培米芬

商品名为 osphena，该 SERM 类药主要用于治疗绝经期外阴、阴道萎缩引起的中、重度的性交困难，每日口服剂量为 60 mg。一项 826 名妇女参与的 RCT 指出，奥培米芬在改善女性阴道 pH、围绝经期困扰症状严重程度（经过患者自我评估）以及浅表阴道上皮细胞的百分比方面明显优于安慰剂（Bachmann，2010 年）。如第 21 章所述，阴道上皮细胞在雌激素充足的环境中，浅层细胞较副基底层细胞占比增加。奥培米芬被证明对绝经后女性相对安全且耐受性良好。

潮热是 SERM 药物常见不良反应，尤其常见于奥培米芬用药人群，一般发作时症状轻微，并未明显影响奥培米芬的在绝经后妇女的应用。女性服用

表 22-5 围绝经期泌尿生殖系统症状候选药物 [a]

| 药物 | 化学名 | 商品名 | 剂量 |
|---|---|---|---|
| 阴道用霜剂 | 重组雌激素 | premarin | 每 1 g 霜剂含雌激素 0.625 mg（0.5 g 每周用药 2 次或 0.5 g/d 持续用药 3 周，之后停药一周，药物剂量可按需增加至每次用药 2 g）（每软管总共 42.5 g） |
| | 17β- 雌二醇 | estrace | 每 1 g 霜剂含雌激素 0.1 mg（2～4 g/d 用药 1～2 周，之后减量至 1～2 g/d，持续用药 1～2 周，最后改为每周用药 1～3 次，每次 1～2 g）（每软管总共 42.5 g） |
| 阴道片剂 | 雌二醇 | vagifem | 每片含雌激素 0.010 mg（每日 1 片，用药 2 周，之后改为每周 2 次，每次 1 片） |
| 阴道环 | 17β- 雌二醇 | estring | 每环含雌激素 2 mg，90 日用量 |
| | 醋酸雌二醇 | femring | 每环含雌激素 12.4 mg 或 24.8 mg，90 日用量 |
| 口服片剂 | 奥培米芬片 | osphena | 每日口服 60 mg |

[a] 表 22-2 中列出的治疗绝经后潮热症状的雌激素制剂大多数也被批准用于阴道干燥症状治疗

SERM 药物后，尿路感染风险可能轻度增加。奥培米芬对子宫内膜作用可忽略不计，在该药为期 3 个月的药物试验中，未见子宫内膜增生或子宫内膜癌病例，也无阴道出血、点滴出血发生。

**（3）阴道润滑剂和保湿剂**

目前药店贩售多种水溶性阴道润滑剂，用于治疗女性性交时阴道干燥。最常用的水基润滑剂包括 K-Y 凝胶、Astroglide 和 Slippery Stuff，使用方法为性交前应用于阴道口。另有一种聚卡波菲凝胶（replens），本质为一酸性亲水性不可溶性多聚体，可长效改善阴道干燥，作为阴道保湿剂保证阴道湿润，该多聚体可与阴道上皮结合，并随上皮代谢而脱落。此外，聚卡波菲凝胶本身的酸性有助于调整阴道 pH，模拟绝经前妇女阴道环。建议女性每周使用 3 次阴道保湿剂，具体用药可作适度个性化调整。

前文所述药物均是治疗阴道萎缩症状的有效一线用药。通过回顾 44 项 RCT 及相关前瞻性试验，Rahn 及其同事（2014）认为阴道保湿剂/润滑剂或阴道雌激素制剂的适应证包括绝经后阴道干燥、性交困难、瘙痒或烧灼、排尿困难或尿急。而对于有上述多种表现的绝经后妇女，推荐患者使用阴道局部雌激素治疗。

**2. 性欲**

女性绝经后性欲下降是常见现象（Sarrel，1990）。如第 21 章所述，多种因素使然。雌激素治疗有助于缓解 GSM 症状（见上一小节），但不建议对性功能障碍（包括性欲减退）女性，仅采用 HT（北美围绝经期协会，2012）。

氟班色林（addyi）是一种兼有 5- 羟色胺受体激动剂和拮抗剂活性的药物。该药物在 2015 年被 FDA 批准用于女性性欲减退障碍（hypoactive sexual desire disorder，HSDD）治疗。SNOWDROP 试验（Simon，2014 年）数据提示，绝经后妇女服用氟班色林后，满意性爱次数（1.0 与 0.6）和女性性功能指数（female sexual function index，FSFI）中欲望域得分（0.7 与 0.4）显著提高，但该药有低血压、晕厥等副作用，尤其伴发于服药后饮酒。鉴于此，FDA 在批准该药上市时，要求临床医师在开具药物处方前必须事先评估患者用药风险并为其提供相关应对策略（a risk evaluation and mitigation strategy，REMS）。氟班色林药品说明中已注明，该药与中、强效 CYP3A4 抑制剂同时给药或应用于肝功能不全患者时，可能有低血压和晕厥风险（Sprout Pharmaceuticals，2015）。

对 HSDD 妇女是否应该使用雄激素补充治疗目前仍存在争议。尽管部分研究表明雄激素补充治疗与女性性欲改善相关，但仍需长期高质量的临床试验予以进一步确证（Lobo，2003；Pauls，2005；Shifren，2000）。脱氢表雄酮（dehydroepiandrosterone，DHEA）为一雄激素前体物质，相关 RCT 结果显示，绝经后妇女补充 DHEA 后性功能改善微乎其微（Elraiyah，2014；Scheffers，2015）。

女性雄激素不足可表现为幸福感下降，持续疲乏，性功能变化和血清游离睾酮水平低下，建议有上述症状女性补充雄激素。雄激素补充疗法无明确适应证，且未获 FDA 批准，故患者补充雄激素应在临床医师严密监督下进行。雄激素治疗的早期并发症有痤疮和多毛症，一项研究指出，雄激素治疗组痤疮发生率增加 3%（Lobo，2003 年）。女性采用生理剂量雄激素治疗，一般很少出现药物远期副作用如男性化秃发、声音变粗及阴蒂肥大。雄激素治疗可能会对女性脂代谢产生不利影响，药物心血管和乳腺癌远期风险尚不清楚（Braunstein，2007；Davis，2012，2013）。

## 六、抑郁症治疗

抑郁症在女性群体中很常见，女性一生中抑郁症患病率约为 18%（第 13 章）。抗抑郁药物治疗及心理咨询是女性抑郁症的主要治疗手段。

HT 并非女性抑郁症常规疗法，但可缓解女性潮热、失眠时伴随出现的不良情绪。马萨诸塞州妇女的一项前瞻性健康研究表明，潮热和入睡困难与女性抑郁高度相关，研究结果也为"多米诺"假说，即绝经期症状可催生绝经后抑郁情绪，提供了证据支持（Avis，2001 年）。若干研究表明，HT 可改善绝经过渡期女性抑郁情绪。该研究多数受试者伴发血管舒缩症状，故 HT 对绝经后女性抑郁的疗效可能主要与女性饱受困扰的潮热、睡眠障碍以及生活质量的改善有关（Soares，2001；Zweifel，1997）。女性如在绝经过渡期出现血管舒缩症状并伴发相关情绪异常，可尝试使用 HT 缓解症状。抑郁患者如有以下情况可以考虑 HT：对常规一线用药无效，拒服精神药物，因其他急性绝经症状需开始 HT，考虑先行雌激素治疗控制抑郁症状（如果雌激素治疗不足以缓解抑郁症状，再行抗抑郁药物治疗）。

## 七、皮肤衰老治疗

随着人年龄的增长，皮肤弹性逐渐减退，皮肤内部的胶原纤维、血供逐渐减少，水分逐渐流失，组织愈发松弛，皮下组织牵拉皮面部进而出现皱纹。机体衰老速度、程度受诸多因素影响。首要因素即遗传，皮肤单薄、干燥、白皙的个体更容易较早出现症状。此外，经常暴晒和有烟酒嗜好的女性皮肤老化也会加速。因此，女性预防皮肤衰老应注意防晒，限制烟草、乙醇摄入量。

皮肤为激素敏感性器官，雌激素和雄激素受体在皮肤均有分布（Hasselquist，1980）。年龄相关性皮肤老化可以理解为体内某种激素缺乏，外界环境对人体的累积伤害（如吸烟或光老化）可能与日晒相关。

各类雌激素制剂（含或不含环孕激素）的观察

性研究指出，雌激素可能影响皮肤老化，但多数研究很难区分该效应由雌激素单独给药还是雌、孕激素联合给药得到。系列 RCT 指出，女性应用雌激素可使部分皮肤参数得到改善，但结果仍然存在争议（Maheux，1994；Sator，2007；Sauerbronn，2000）。在其中最大规模 RCT 中，Phillips 及其同事（2008）指出，低剂量 HT 不能显著改变 320 名女性面部皮肤衰老。权衡 HT 用药利弊，目前尚无足够证据支持 HT 治疗老年女性皮肤衰老。

## 八、预防保健

表 22-6 列出了两个年龄段妇女的主要死因。为减少女性死亡率及下列危险因素的危害，建议该年龄段女性定期体检并注意保健，临床医师对这部分人群应进行相关知识宣教，使患者在预防保健中充分发挥主观能动性。医患双方的充分交流有益于老年女性预

表 22-6 [a] 不同年龄妇女主要死因

| 45～54 岁女性主要死因 |
| --- |
| 癌症 |
| 心脏疾病 |
| 意外 |
| 慢性肝脏疾病 |
| 脑血管疾病 |
| 慢性下呼吸道疾病 |
| 糖尿病 |
| 自杀 |

| 65 岁以上女性主要死因 |
| --- |
| 心脏疾病 |
| 癌症 |
| 脑血管疾病 |
| 慢性下呼吸道疾病 |
| 阿尔茨海默症 |
| 糖尿病 |
| 流感和肺炎 |
| 慢性肾脏疾病 |

[a] 每个年龄段妇女死因降序排列。
Data from Heron M：Deaths: leading causes for 2010. Natl Vital Stat Rep 62（6）：1，2013.

防保健工作的开展。本书第 1 章已对上述诸多发病危险因素的预防措施进行了综述，下面将有选择地讨论部分在老年人群中常见的预防保健措施。

### 1. 老年痴呆症

痴呆症被定义为机体智力以及认知功能的逐渐退化，其病因包括以下三种：①以脑组织为主要靶器官的全身性疾病；②由肿瘤等原因导致的脑结构受损；③神经系统的原发性退行性疾病，如老年痴呆症（senile dementia of the Alzheimer type，SDAT）。据估计，年龄 85 岁或以上女性中，多达 50% 患有老年性痴呆或 SDAT。痴呆症的早期症状不易察觉，相关检查方法在本书第 1 章已有介绍。

雌激素在痴呆症预防中的作用仍有争议。相关流行病学研究表明，HT 可阻止 SDAT 疾病进展。有学者对系列观察性研究进行荟萃分析后发现，HT 与女性痴呆症发病风险降低相关，但并不能改善阻止已发疾病进展（Yaffe，1998；Zandi，2002）。大规模 RCT 结果提示，HT 对痴呆症并无预防作用。WHI 的子研究——妇女健康倡议记忆力研究（women's health initiative memory study，WHIMS）发现，受试妇女接受 HT 后痴呆症的发生率有所增加（Shumaker，2003，2004），差异仅在年龄 > 75 岁的女性中具有统计学意义，说明 HT 对绝经年龄晚的老年绝经后妇女仍可有远期痴呆风险，以上研究结果不得不令人担忧。与 HT 防治冠心病情况不同，目前尚无 HT 预防 SDAT 有关"治疗窗"假说的提出，尚不清楚 HT 用药时间长短是否会对 SDAT 预防效果产生影响。目前有关 HT 预防绝经后妇女痴呆症的疗效尚无定论，临床不再建议 HT 用于治疗女性老年性痴呆。

### 2. 妇科疾病

盆腔器官脱垂和女性尿失禁可由多种因素造成，而剖宫产、骨盆底肌肉训练（Kegel 锻炼）和雌激素治疗等相关预防措施，其效果尚不清楚。雌激素受体在整个下尿路和生殖道均有分布。上述部位雌激素缺乏可致局部胶原变性以及尿道上皮下血管丛减少。讨论骨盆器官脱垂和女性尿失禁发病，不应将低雌激素作用与自然衰老变化分而述之，详见本书第 23 和 24 章。

对于有明显下生殖道萎缩性变化的女性，可行阴道局部雌激素用药治疗尿失禁。阴道 ET 能够改善女性刺激性尿道症状（如尿频和尿急），并被证实可降低绝经后妇女反复尿路感染风险（Eriksen，1999）。但另有几项雌激素相关研究表明，HT 可加速女性尿失禁发病或加剧尿失禁（Hendrix，2005；Jackson，2006）。因此，目前尚不建议 HT 用于盆腔器官脱垂或女性尿失禁预防。

总而言之，目前大量证据表明，HT 适应证复杂，临床医师应充分权衡患者风险 / 获益后再做决策，用药前应谨慎评估用药剂量、药物类型及给药途径。虽然 HT 的大体用药原则为"在保证疗效的情况下，尽量使用最短疗程和最低剂量"，但实际上，对有症状女性，HT 用药可无时间限制，换言之，只要患者自觉获益大于风险，HT 就可以应用。用药期间，临床医师需要每年或每半年对患者进行一次随访，以重新评估其症状、用药副作用、风险和获益，具体随访计划可因患者作个性化调整。

（唐夏楠　译　王世宣　审校）

## 参考文献

Albertazzi P, Pansini F, Bonaccorsi G, et al: The effect of dietary soy supplementation on hot flushes. Obstet Gynecol 91(1):6, 1998

American College of Obstetricians and Gynecologists: Compounded bioidentical menopausal hormone therapy. Committee Opinion No. 532, August 2012, Reaffirmed 2014a

American College of Obstetricians and Gynecologists: Hormone therapy and heart disease. Committee Opinion No. 565, June 2013

American College of Obstetricians and Gynecologists: Management of menopausal symptoms. Practice Bulletin No. 141, January 2014b

Anderson GL, Limacher M, Assaf AR, et al: Effects of conjugated equine estrogen in postmenopausal women with hysterectomy: the Women's Health Initiative randomized controlled trial. JAMA 291(14):1701, 2004

Archer DF, Dupont CM, Constantine GD, et al: Desvenlafaxine for the treatment of vasomotor symptoms associated with menopause: a double-blind, randomized, placebo-controlled trial of efficacy and safety. Am J Obstet Gynecol 200(3):238.e1, 2009a

Archer DF, Seidman L, Constantine GD, et al: A double-blind, randomly assigned, placebo-controlled study of desvenlafaxine efficacy and safety for the treatment of vasomotor symptoms associated with menopause. Am J Obstet Gynecol 200(2):172.e1, 2009b

Avis NE, Crawford S, Stellato R, et al: Longitudinal study of hormone levels and depression among women transitioning through menopause. Climacteric 4(3):243, 2001

Ayton RA, Darling GM, Murkies AL, et al: A comparative study of safety and efficacy of continuous low dose oestradiol released from a vaginal ring compared with conjugated equine oestrogen vaginal cream in the treatment of postmenopausal urogenital atrophy. BJOG 103(4):351, 1996

Bachmann GA, Komi JO, Ospemifene Study Group: Ospemifene effectively treats vulvovaginal atrophy in postmenopausal women: results from a pivotal phase 3 study. Menopause 17(3):480, 2010

Barnabei VM, Grady D, Stovall DW, et al: Menopausal symptoms in older women and the effects of treatment with hormone therapy. Obstet Gynecol 100(6):1209, 2002

Barrett-Connor E, Grady D, Sashegyi A, et al: Raloxifene and cardiovascular events in osteoporotic postmenopausal women: four-year results from the MORE (Multiple Outcomes of Raloxifene Evaluation) randomized trial. JAMA 287(7):847, 2002

Barrett-Connor E, Mosca L, Collins P, et al: Effects of raloxifene on cardiovascular events and breast cancer in postmenopausal women. N Engl J Med 355(2):125, 2006

Barrett-Connor E, Wehren LE, Siris ES, et al: Recency and duration of postmenopausal hormone therapy: effects on bone mineral density and fracture risk in the National Osteoporosis Risk Assessment (NORA) study. Menopause 10(5):412, 2003

Barton DL, LaVasseur BI, Sloan JA, et al: Phase III, placebo-controlled trial of three doses of citalopram for the treatment of hot flashes: NCCTG trial N05C9. J Clin Oncol 28(20):3278, 2010

Barzel US, Massey LK: Excess dietary protein can adversely affect bone. J Nutr 128(6):1051, 1998

Biglia N, Sgandurra P, Peano E, et al: Non-hormonal treatment of hot flushes in breast cancer survivors: gabapentin vs. vitamin E. Climacteric 12(4):310, 2009

Black DM, Cummings SR, Karpf DB, et al: Randomised trial of effect of alendronate on risk of fracture in women with existing vertebral fractures. Fracture Intervention Trial Research Group. Lancet 348(9041):1535, 1996

Black DM, Delmas PD, Eastell R, et al: Once-yearly zoledronic acid for treatment of postmenopausal osteoporosis. N Engl J Med 356(18):1809, 2007

Black DM, Schwartz AV, Ensrud KE, et al: Effects of continuing or stopping alendronate after 5 years of treatment: the Fracture Intervention Trial Long-term Extension (FLEX): a randomized trial. JAMA 296(24):2927, 2006

Blau LA, Hoehns JD: Analgesic efficacy of calcitonin for vertebral fracture pain. Ann Pharmacother 37(4):564, 2003

Boekhout AH, Vincent AD, Dalesio OB, et al: Management of hot flashes in patients who have breast cancer with venlafaxine and clonidine: a randomized, double-blind, placebo-controlled trial. J Clin Oncol 29(29):3862, 2011

Bone HG, Hosking D, Devogelaer JP, et al: Ten years' experience with alendronate for osteoporosis in postmenopausal women. N Engl J Med 350(12):1189, 2004

Bordeleau L, Pritchard KI, Loprinzi CL, et al: Multicenter, randomized, cross-over clinical trial of venlafaxine versus gabapentin for the management of hot flashes in breast cancer survivors. J Clin Oncol 28(35):514, 2010

Braunstein GD: Safety of testosterone treatment in postmenopausal women. Fertil Steril 88(1):1, 2007

Buijs C, Mom CH, Willemse PH, et al: Venlafaxine versus clonidine for the treatment of hot flashes in breast cancer patients: a double-blind, randomized cross-over study. Breast Cancer Res Treat 115(3):573, 2009

Cardozo L, Bachmann G, McClish D, et al: Meta-analysis of estrogen therapy in the management of urogenital atrophy in postmenopausal women: second report of the Hormones and Urogenital Therapy Committee. Obstet Gynecol 92(4 Pt 2):722, 1998

Carpenter JS, Guthrie KA, Larson JC, et al: Effect of escitalopram on hot flash interference: a randomized, controlled trial. Fertil Steril 97(6):1399, 2012

Carris N, Kutner S, Reilly-Rogers S: New pharmacological therapies for vasomotor symptom management: focus of bazedoxifene/conjugated estrogens and paroxetine mesylate. Ann Pharmacother 48(10):1343, 2014

Carter ND, Khan KM, McKay HA, et al: Community-based exercise program reduces risk factors for falls in 65- to 75-year-old women with osteoporosis: randomized controlled trial. CMAJ 167(9):997, 2002

Chapuy MC, Arlot ME, Duboeuf F, et al: Vitamin $D_3$ and calcium to prevent hip fractures in the elderly women. N Engl J Med 327(23):1637, 1992

Cheng G, Wilczek B, Warner M, et al: Isoflavone treatment for acute menopausal symptoms. Menopause 14(3 Pt 1):468, 2007

Chesnut CH 3rd, Silverman S, Andriano K, et al: A randomized trial of nasal spray salmon calcitonin in postmenopausal women with established osteoporosis: the Prevent Recurrence of Osteoporotic Fractures Study. PROOF Study Group. Am J Med 109(4):267, 2000

Chesnut CH 3rd, Skag A, Christiansen C, et al: Effects of oral ibandronate administered daily or intermittently on fracture risk in postmenopausal osteoporosis. J Bone Miner Res 19:1241, 2004

Christiansen C, Chesnut CH 3rd, Adachi JD, et al: Safety of bazedoxifene in a randomized, double-blind, placebo- and active-controlled Phase 3 study of postmenopausal women with osteoporosis. BMC Musculoskelet Disord 11:130, 2010

Chung YE, Lee SH, Lee SY, et al: Long-term treatment with raloxifene, but not bisphosphonates, reduces circulating sclerostin levels in postmenopausal women. Osteoporos Int 23:1235, 2012

Cohen FJ, Lu Y: Characterization of hot flashes reported by healthy postmenopausal women receiving raloxifene or placebo during osteoporosis prevention trials. Maturitas 34(1):65, 2000

Cranney A, Tugwell P, Zytaruk N, et al: Meta-analyses of therapies for postmenopausal osteoporosis. VI. Meta-analysis of calcitonin for the treatment of postmenopausal osteoporosis. Endocr Rev 23(4):540, 2002

Cummings SR, San Martin J, McClung MR, et al: Denosumab for prevention of fractures in postmenopausal women with osteoporosis. N Engl J Med 361(8):756, 2009

Danforth KN, Tworoger SS, Hecht JL, et al: A prospective study of postmenopausal hormone use and ovarian cancer risk. Br J Cancer 96(1):151, 2007

Daley A, Stokes-Lampard H, Thomas A, et al: Exercise for vasomotor menopausal symptoms. Cochrane Database Syst Rev 11:CD006108, 2014

Davis SR: Androgen use for low sexual desire in midlife women. Menopause 20(7):795, 2013

Davis SR, Braunstein GD: Efficacy and safety of testosterone in the management of hypoactive sexual desire disorder in postmenopausal women. J Sex Med 9(4):1134, 2012

Dawson-Hughes B, Harris SS: Calcium intake influences the association of protein intake with rates of bone loss in elderly men and women. Am J Clin Nutr 75(4):773, 2002

Dawson-Hughes B, Harris SS, Krall EA, et al: Effect of calcium and vitamin D supplementation on bone density in men and women 65 years of age or older. N Engl J Med 337(10):670, 1997

Dell RM, Adams AL, Greene DF, et al: Incidence of atypical nontraumatic diaphyseal fractures of the femur. J Bone Miner Res 27:2544, 2012

Delmas PD, Ensrud KE, Adachi JD, et al: Efficacy of raloxifene on vertebral fracture risk reduction in postmenopausal women with osteoporosis: four-year results from a randomized clinical trial. J Clin Endocrinol Metab 87(8):3609, 2002

Dempster DW, Shane E, Horbert W, et al: A simple method for correlative light and scanning electron microscopy of human iliac crest bone biopsies: qualitative observations in normal and osteoporotic subjects. J Bone Miner Res 1(1):15, 1986

Dennerstein L, Randolph J, Taffe J, et al: Hormones, mood, sexuality, and the menopausal transition. Fertil Steril 77(Suppl 4):S42, 2002

Diab DL, Watts NB: Bisphosphonates in the treatment of osteoporosis. Endocrinol Metab Clinic North Am 41:487, 2012

Diab DL, Watts NB: Postmenopausal osteoporosis. Curr Opin Endocrinol Diabetes Obes 20:501, 2013

Diab DL, Watts NB: Use of drug holidays in women taking bisphosphonates. Menopause 21(2):195, 2014

Dodin S, Blanchet C, Marc I, et al: Acupuncture for menopausal hot flushes. Cochrane Database Syst Rev 7:CD00741, 2013

Elraiyah T, Sonbol MB, Wang Z, et al: Clinical review: the benefits and harms of systemic dehydroepiandrosterone (DHEA) in postmenopausal women with normal adrenal function: a systematic review and meta-analysis. J Clin Endocrinol Metab 99(10):353, 2014

Eriksen B: A randomized, open, parallel-group study on the preventive effect of an estradiol-releasing vaginal ring (Estring) on recurrent urinary tract infections in postmenopausal women. Am J Obstet Gynecol 180(5):1072, 1999

Ettinger B, Black DM, Mitlak BH, et al: Reduction of vertebral fracture risk in postmenopausal women with osteoporosis treated with raloxifene: results from a 3-year randomized clinical trial. Multiple Outcomes of Raloxifene Evaluation (MORE) Investigators. JAMA 282(7):637, 1999

Ettinger B, Ensrud KE, Wallace R, et al: Effects of ultralow-dose transdermal estradiol on bone mineral density: a randomized clinical trial. Obstet Gynecol 104(3):443, 2004

Evans ML, Pritts E, Vittinghoff E, et al: Management of postmenopausal hot flushes with venlafaxine hydrochloride: a randomized, controlled trial. Obstet Gynecol 105(1):161, 2005

Food and Drug Administration: Noncontraceptive estrogen drug products for the treatment of vasomotor symptoms and vulvar and vaginal atrophy symptoms—recommended prescribing information for health care providers and patient labeling, 2005. Available at: http://www.fda.gov/downloads/drugs/guidancecomplianceregulatoryinformation/guidances/ucm075090.pdf. Accessed April 24, 2015

Foster SA, Shi N, Curkendall S, et al: Fractures in women treated with raloxifene or alendronate: a retrospective database analysis. BMC Womens Health 13:15, 2013

Freeman EW, Guthrie KA, Caan B, et al: Efficacy of escitalopram for hot flashes in healthy menopausal women: a randomized controlled trial. JAMA 305(3):267, 2011

Freeman EW, Sammel MD, Sanders RJ: Risk of long-term hot flashes after natural menopause: evidence from the Penn Ovarian Aging Study cohort. Menopause 21(9):924, 2014

Gambrell RD Jr, Bagnell CA, Greenblatt RB: Role of estrogens and progesterone in the etiology and prevention of endometrial cancer: review. Am J Obstet Gynecol 146(6):696, 1983

Gasser JA, Kneissel M, Thomsen JS, et al: PTH and interactions with bisphosphonates. J Musculoskelet Neuronal Interact 1(1):53, 2000

Gedmintas L, Solomon DH, Kim SC: Bisphosphonates and risk of subtrochanteric, femoral shafts, and atypical femur fracture: a systemic review and meta-analysis. J Bone Miner Res 28:1729, 2013

Geller SE, Shulman LP, van Breemen RB, et al: Safety and efficacy of black cohosh and red clover for the management of vasomotor symptoms: a randomized controlled trial. Menopause 16(6):1156, 2009

Gordon PR, Kerwin JP, Boesen KG, et al: Sertraline to treat hot flashes: a randomized controlled, double-blind, crossover trial in a general population. Menopause 13(4):568, 2006

Grady D, Cohen B, Tice J, et al: Ineffectiveness of sertraline for treatment of menopausal hot flushes: a randomized controlled trial. Obstet Gynecol 109(4):823, 2007

Grady D, Herrington D, Bittner V, et al: Cardiovascular disease outcomes during 6.8 years of hormone therapy: Heart and Estrogen/progestin Replacement Study follow-up (HERS II). JAMA 288(1):49, 2002

Greendale GA, Reboussin BA, Hogan P, et al: Symptom relief and side effects of postmenopausal hormones: results from the Postmenopausal Estrogen/Progestin Interventions Trial. Obstet Gynecol 92(6):982, 1998

Greenspan SL, Myers ER, Kiel DP, et al: Fall direction, bone mineral density, and function: risk factors for hip fracture in frail nursing home elderly. Am J Med 104(6):539, 1998

Grodstein F, Clarkson TB, Manson JE: Understanding the divergent data on postmenopausal hormone therapy. N Engl J Med 348(7):645, 2003

Grodstein F, Manson JE, Stampfer MJ: Postmenopausal hormone use and secondary prevention of coronary events in the Nurses' Health Study. A prospective, observational study. Ann Intern Med 135(1):1, 2001

Guttuso T Jr, Kurlan R, McDermott MP, et al: Gabapentin's effects on hot flashes in postmenopausal women: a randomized controlled trial. Obstet Gynecol 101(2):337, 2003

Haines CJ, Lam PM, Chung TK, et al: A randomized, double-blind, placebo-controlled study of the effect of a Chinese herbal medicine preparation (Dang Gui Buxue Tang) on menopausal symptoms in Hong Kong Chinese women. Climacteric 11(3):244, 2008

Handley AP, Williams M: The efficacy and tolerability of SSRI/SNRIs in the treatment of vasomotor symptoms in menopausal women: a systematic review. J Am Assoc Nurse Pract 27(1):54, 2015

Harris SS, Dawson-Hughes B: Caffeine and bone loss in healthy postmenopausal women. Am J Clin Nutr 60(4):573, 1994

Harris ST, Watts NB, Genant HK, et al: Effects of risedronate treatment on vertebral and nonvertebral fractures in women with postmenopausal osteoporosis: a randomized controlled trial. Vertebral Efficacy With Risedronate Therapy (VERT) Study Group. JAMA 282(14):1344, 1999

Hasselquist MB, Goldberg N, Schroeter A, et al: Isolation and characterization of the estrogen receptor in human skin. J Clin Endocrinol Metab 50(1):76, 1980

Häuselmann HJ, Rizzoli R: A comprehensive review of treatments for postmenopausal osteoporosis. Osteoporos Int 14(1):2, 2003

Hays J, Ockene JK, Brunner RL, et al: Effects of estrogen plus progestin on health-related quality of life. N Engl J Med 348(19):1839, 2003

Hendrix SL, Cochrane BB, Nygaard IE, et al: Effects of estrogen with and without progestin on urinary incontinence. JAMA 293(8):935, 2005

Heron M: Deaths: leading causes for 2010. Natl Vital Stat Rep 62(6):1, 2013

Hirata JD, Swiersz LM, Zell B, et al: Does dong quai have estrogenic effects in postmenopausal women? A double-blind, placebo-controlled trial. Fertil Steril 68(6):981, 1997

Howe TE, Shea B, Dawson LJ, et al: Exercise for preventing and treating osteoporosis in postmenopausal women. Cochrane Database Syst Rev 7:CD000333, 2011

Hulley S, Grady D, Bush T, et al: Randomized trial of estrogen plus progestin for secondary prevention of coronary heart disease in postmenopausal women. Heart and Estrogen/progestin Replacement Study (HERS) Research Group. JAMA 280(7):605, 1998

Institute of Medicine: DRIs for calcium and vitamin D. 2010. Available at: http://www.iom.edu/Reports/2010/Dietary-Reference-Intakes-for-Calcium-and-Vitamin-D/DRI-Values.aspx. Accessed April 24, 2015

Jackson SL, Scholes D, Boyko EJ, et al: Predictors of urinary incontinence in a prospective cohort of postmenopausal women. Obstet Gynecol 108(4):855, 2006

Joffe H, Guthrie KA, LaCroix AZ, et al: Low-dose estradiol and the serotonin-norepinephrine reuptake inhibitor venlafaxine for vasomotor symptoms: a randomized clinical trial. JAMA Intern Med 174(7):1058, 2014

Kalay AE, Demir B, Haberal A, et al: Efficacy of citalopram on climacteric symptoms. Menopause 14(2):223, 2007

Kerstetter JE, Looker AC, Insogna KL: Low dietary protein and low bone density. Calcif Tissue Int 66(4):313, 2000

Khosla S, Burr D, Cauley J, et al: Bisphosphonate-associated osteonecrosis of the jaw: report of a task force of the American Society for Bone and Mineral Research. J Bone Miner Res 22:1479, 2007

Lacey JV Jr, Brinton LA, Leitzmann MF, et al: Menopausal hormone therapy and ovarian cancer risk in the National Institutes of Health-AARP Diet and Health Study Cohort. J Natl Cancer Inst 98(19):1397, 2006

Lanza FL, Hunt RH, Thomson AB, et al: Endoscopic comparison of esophageal and gastroduodenal effects of risedronate and alendronate in postmenopausal women. Gastroenterology 119(3):631, 2000

Larsen ER, Mosekilde L, Foldspang A: Vitamin D and calcium supplementation prevents osteoporotic fractures in elderly community dwelling residents: a pragmatic population-based 3-year intervention study. J Bone Miner Res 19(3):370, 2004

Leach MJ, Moore V: Black cohosh (Cimicifuga spp.) for menopausal symptoms. Cochrane Database Syst Rev 9:CD007244, 2012

Lemay A, Dodin S, Kadri N, et al: Flaxseed dietary supplement versus hormone replacement therapy in hypercholesterolemic menopausal women. Obstet Gynecol 100(3):495, 2002

Lethaby A, Marjoribanks J, Kronenberg F, et al: Phytoestrogens for menopausal vasomotor symptoms. Cochrane Database Syst Rev 12:CD001395, 2013

Lewis JG, McGill H, Patton VM, et al: Caution on the use of saliva measurements to monitor absorption of progesterone from transdermal creams in postmenopausal women. Maturitas 41(1):1, 2002

Lewis JE, Nickell LA, Thompson LU, et al: A randomized controlled trial of the effect of dietary soy and flaxseed muffins on quality of life and hot flashes during menopause. Menopause 13:631, 2006

Lindsay R, Gallagher JC, Kagan R, et al: Efficacy of tissue-selective estrogen complex of bazedoxifene/conjugated estrogens for osteoporosis prevention in at-risk postmenopausal women. Fertil Steril 92(3):1045, 2009

Lindsay R, Nieves J, Formica C, et al: Randomised controlled study of effect of parathyroid hormone on vertebral-bone mass and fracture incidence among postmenopausal women on oestrogen with osteoporosis. Lancet 350(9077):550, 1997

Liu ZM, Ho SC, Woo J, et al: Randomized controlled trial of whole soy and isoflavone daidzein on menopausal symptoms in equol-producing Chinese postmenopausal women. Menopause 21(6):653, 2014

Lobo R: Evidence-based medicine and the management of menopause. Clin Obstet Gynecol 51(3):534, 2008

Lobo RA, Pinkerton JV, Gass ML, et al: Evaluation of bazedoxifene/conjugated estrogens for the treatment of menopausal symptoms and effects on metabolic parameters and overall safety profile. Fertil Steril 92(3):1025, 2009

Lobo RA, Rosen RC, Yang HM, et al: Comparative effects of oral esterified estrogens with and without methyltestosterone on endocrine profiles and dimensions of sexual function in postmenopausal women with hypoactive sexual desire. Fertil Steril 79(6):1341, 2003

Loibl S, Schwedler K, von Minckwitz G, et al: Venlafaxine is superior to clonidine as treatment of hot flashes in breast cancer patients—a double-blind, randomized study. Ann Oncol 18(4):689, 2007

Loprinzi CL, Kugler JW, Sloan JA, et al: Venlafaxine in management of hot flashes in survivors of breast cancer: a randomised controlled trial. Lancet 356(9247):2059, 2000

Loprinzi CL, Sloan JA, Perez EA, et al: Phase III evaluation of fluoxetine for treatment of hot flashes. J Clin Oncol 20(6):1578, 2002

Ma D, Wu L, He Z: Effects of walking on the preservation of bone mineral density in perimenopausal and postmenopausal women: a systematic review and meta-analysis. Menopause 20(11):1216, 2013

MacLennan AH, Broadbent JL, Lester S, et al: Oral oestrogen and combined oestrogen/progestogen therapy versus placebo for hot flashes. Cochrane Database Syst Rev 4:CD002978, 2004

Maheux R, Naud F, Rioux M, et al: A randomized, double-blind, placebo-controlled study on the effect of conjugated estrogens on skin thickness. Am J Obstet Gynecol 170(2):642, 1994

Meier RP, Perneger TV, Stern R, et al: Increasing occurrence of atypical femoral fractures associated with bisphosphonate use. Arch Intern Med 172:930, 2012

Mendelsohn ME, Karas RH: Molecular and cellular basis of cardiovascular gender differences. Science 308(5728):1583, 2005

Miller PD, McClung MR, Macovei L, et al: Monthly oral ibandronate therapy in postmenopausal osteoporosis: 1-year results from the MOBILE Study. J Bone Miner Res 20(8):1315, 2005

Nagamani M, Kelver ME, Smith ER: Treatment of menopausal hot flashes with transdermal administration of clonidine. Am J Obstet Gynecol 156(3):561, 1987

National Osteoporosis Foundation: Clinician's Guide to Prevention and Treatment of Osteoporosis. Washington, National Osteoporosis Foundation, 2014

Neer RM, Arnaud CD, Zanchetta JR, et al: Effect of parathyroid hormone (1–34) on fractures and bone mineral density in postmenopausal women with osteoporosis. N Engl J Med 344(19):1434, 2001

Nelson HD: Commonly used types of postmenopausal estrogen for treatment of hot flashes: scientific review. JAMA 291(13):1610, 2004

Nelson HD, Vesco KK, Haney E, et al: Nonhormonal therapies for menopausal hot flashes: systematic review and meta-analysis. JAMA 295(17):2057, 2006

Newton KM, Reed SD, Guthrie KA, et al: Efficacy of yoga for vasomotor symptoms: a randomized controlled trial. Menopause 21(4):339, 2014

Noller KL: Estrogen replacement therapy and risk of ovarian cancer. JAMA 288(3):368, 2002

North American Menopause Society: Management of osteoporosis in postmenopausal women: 2010 position statement of the North American Menopause Society. Menopause 17(1):25, 2010

North American Menopause Society: Management of symptomatic vulvovaginal atrophy: 2013 position statement of the North American Menopause Society. Menopause 20(9):888, 2013

North American Menopause Society: The 2012 hormone therapy position statement of the North American Menopause Society. Menopause 19(3):257, 2012

Ofluoglu D, Akyuz G, Unay O, et al: The effect of calcitonin on beta-endorphin levels in postmenopausal osteoporotic patients with back pain. Clin Rheumatol 26(1):44, 2007

Palacios S, Pornel B, Vázquez F, et al: Long-term endometrial and breast safety of a specific, standardized soy extract. Climacteric 13(4):368, 2010

Pauls RN, Kleeman SD, Karram MM: Female sexual dysfunction: principles of diagnosis and therapy. Obstet Gynecol Surv 60(3):196, 2005

Peled Y, Perri T, Pardo Y, et al: Levonorgestrel-releasing intrauterine system as an adjunct to estrogen for the treatment of menopausal symptoms—a review. Menopause 14(3 Pt 1):550, 2007

Phillips TJ, Symons J, Menon S, et al: Does hormone therapy improve age-related skin changes in postmenopausal women? A randomized, double-blind, double-dummy, placebo-controlled multicenter study assessing the effects of norethindrone acetate and ethinyl estradiol in the improvement of mild to moderate age-related skin changes in postmenopausal women. J Am Acad Dermatol 59(3):397, 2008

Pinkerton JV, Archer DF, Guico-Pabia CJ, et al: Maintenance of the efficacy of desvenlafaxine in menopausal vasomotor symptoms: a 1-year randomized controlled trial. Menopause 20(1):38, 2013

Pinkerton JV, Harvey JA, Lindsay R, et al: Effects of bazedoxifene/conjugated estrogens on the endometrium and bone: a randomized trial. J Clin Endocrinol Metab 99:E189, 2014

Pinkerton JV, Utian WH, Constantine GD, et al: Relief of vasomotor symptoms with the tissue-selective estrogen complex containing bazedoxifene/conjugated estrogens: a randomized, controlled trial. Menopause 16:1116, 2009

Portman DJ, Gass ML, Vulvovaginal Atrophy Terminology Consensus Conference Panel: Genitourinary syndrome of menopause: new terminology for vulvovaginal atrophy from the International Society for the Study of Women's Sexual Health and the North American Menopause Society. Maturitas 79(3):349, 2014

Prentice RL, Langer RD, Stefanick ML, et al: Combined analysis of Women's Health Initiative observational and clinical trial data on postmenopausal hormone treatment and cardiovascular disease. Am J Epidemiol 163(7):589, 2006

Prentice RL, Pettinger MB, Jackson RD, et al: Health risks and benefits from calcium and vitamin D supplementation: Women's Health Initiative clinical trial and cohort study. Osteoporos Int 24:567, 2013

Prestwood KM, Kenny AM, Kleppinger A, et al: Ultralow-dose micronized 17beta-estradiol and bone density and bone metabolism in older women: a randomized controlled trial. JAMA 290(8):1042, 2003

Pruthi S, Qin R, Terstreip SA, et al: A phase III, randomized, placebo-controlled, double-blind trial of flaxseed for the treatment of hot flashes: North Central Cancer Treatment Group N08C7. Menopause 19(1):48, 2012

Quaas AM, Kono N, Mack WJ, et al: Effect of isoflavone soy protein supplementation on endometrial thickness, hyperplasia, and endometrial cancer risk in postmenopausal women: a randomized controlled trial. Menopause 20(8):840, 2013

Quella SK, Loprinzi CL, Barton DL, et al: Evaluation of soy phytoestrogens for the treatment of hot flashes in breast cancer survivors: a North Central Cancer Treatment Group Trial. J Clin Oncol 18(5):1068, 2000

Rada G, Capurro D, Pantoja T, et al: Non-hormonal interventions for hot flushes in women with a history of breast cancer. Cochrane Database Syst Rev 9:CD004923, 2010

Rahn DD, Carberry C, Sanses TV, et al: Vaginal estrogen for genitourinary syndrome of menopause: a systematic review. Obstet Gynecol 124(6):114, 2014

Reddy SY, Warner H, Guttuso T Jr, et al: Gabapentin, estrogen, and placebo for treating hot flashes: a randomized controlled trial. Obstet Gynecol 108(1):41, 2006

Reginster J, Minne HW, Sorensen OH, et al: Randomized trial of the effect of risedronate on vertebral fractures in women with established postmenopausal osteoporosis. Vertebral Efficacy with Risedronate Therapy (VERT) Study Group. Osteoporos Int 11(1):83, 2000

Reginster JY, Adami S, Lakatos P, et al: Efficacy and tolerability of once monthly oral ibandronate in postmenopausal osteoporosis: 2 year results from the MOBILE study. Ann Rheum Dis 65(5):654, 2006

Rioux JE, Devlin C, Gelfand MM, et al: 17beta-estradiol vaginal tablet versus conjugated equine estrogen vaginal cream to relieve menopausal atrophic vaginitis. Menopause 7(3):156, 2000

Rosen CJ: Clinical practice. Vitamin D insufficiency. N Engl J Med 364(3):248, 2011

Rossouw JE, Anderson GL, Prentice RL, et al: Risks and benefits of estrogen plus progestin in healthy postmenopausal women: principal results from the Women's Health Initiative randomized controlled trial. JAMA 288(3):321, 2002

Rossouw JE, Prentice RL, Manson JE, et al: Postmenopausal hormone therapy and risk of cardiovascular disease by age and years since menopause. JAMA 297(13):1465, 2007

Roux C, Seeman E, Eastell R, et al: Efficacy of risedronate on clinical vertebral fractures within six months. Curr Med Res Opin 20:433, 2004

Rubin MR, Cosman F, Lindsay R, et al: The anabolic effects of parathyroid hormone. Osteoporos Int 13(4):267, 2002

Russell RG, Watts NB, Ebetino FH, et al: Mechanisms of action of bisphosphonates: similarities and differences and their potential influence on clinical efficacy. Osteoporos Int 19(6):733, 2008

Saensak S, Vutyavanich T, Somboonporn W, et al: Relaxation for perimenopausal and postmenopausal symptoms. Cochrane Database Syst Rev 7:CD008582, 2014

Salpeter SR, Walsh JM, Greyber E, et al: Mortality associated with hormone replacement therapy in younger and older women: a meta-analysis. J Gen Intern Med 19(7):791, 2004

Santesso N, Carrasco-Labra A, Brignardello-Petersen R: Hip protectors for preventing hip fractures in older people. Cochrane Database Syst Rev 3:CD001255, 2014

Sarrel P, Dobay B, Wiita B: Estrogen and estrogen-androgen replacement in postmenopausal women dissatisfied with estrogen-only therapy. Sexual behavior and neuroendocrine responses. J Reprod Med 43(10):847, 1998

Sarrel PM: Sexuality and menopause. Obstet Gynecol 75(4 Suppl):26S, 1990

Sator PG, Sator MO, Schmidt JB, et al: A prospective, randomized, double-blind, placebo-controlled study on the influence of a hormone replacement therapy on skin aging in postmenopausal women. Climacteric 10(4):320, 2007

Sauerbronn AV, Fonseca AM, Bagnoli VR, et al: The effects of systemic hormonal replacement therapy on the skin of postmenopausal women. Int J Gynaecol Obstet 68(1):35, 2000

Scheffers CS, Armstrong S, Cantineau AE, et al: Dehydroepiandrosterone for women in the peri- or postmenopausal phase. Cochrane Database Syst Rev 1:CD011066, 2015

Sellmeyer DE, Schloetter M, Sebastian A: Potassium citrate prevents increased urine calcium excretion and bone resorption induced by a high sodium chloride diet. J Clin Endocrinol Metab 87(5):2008, 2002

Shifren JL, Braunstein GD, Simon JA, et al: Transdermal testosterone treatment in women with impaired sexual function after oophorectomy. N Engl J Med 343(10):682, 2000

Shifren JL, Gass ML, NAMS Recommendations for Clinical Care of Midlife Women Working Group: The North American Menopause Society recommendations for clinical care of midlife women. Menopause 21(10):1038, 2014

Shulman LP: In search of a middle ground: hormone therapy and its role in modern menopause management. Menopause 17(5):898, 2010

Shumaker SA, Legault C, Kuller L, et al: Conjugated equine estrogens and incidence of probable dementia and mild cognitive impairment in postmenopausal women: Women's Health Initiative Memory Study. JAMA 291(24):2947, 2004

Shumaker SA, Legault C, Rapp SR, et al: Estrogen plus progestin and the incidence of dementia and mild cognitive impairment in postmenopausal women: the Women's Health Initiative Memory Study: a randomized controlled trial. JAMA 289(20):2651, 2003

Simon JA, Kingsberg SA, Shumel B, et al: Efficacy and safety of flibanserin in postmenopausal women with hypoactive sexual desire disorder: results of the SNOWDROP trial. Menopause 21(6):633, 2014

Simon JA, Portman DJ, Kaunitz AM, et al: Low-dose paroxetine 7.5 mg for menopausal vasomotor symptoms: two randomized controlled trials. Menopause 20:1027, 2013

Smith DC, Prentice R, Thompson DJ, et al: Association of exogenous estrogen and endometrial carcinoma. N Engl J Med 293(23):1164, 1975

Soares CN, Almeida OP, Joffe H, et al: Efficacy of estradiol for the treatment of depressive disorders in perimenopausal women: a double-blind, randomized, placebo-controlled trial. Arch Gen Psychiatry 58(6):529, 2001

Speroff L, Gass M, Constantine G, et al: Efficacy and tolerability of desvenlafaxine succinate treatment for menopausal vasomotor symptoms: a randomized controlled trial. Obstet Gynecol 111:77, 2008

Sprout Pharmaceuticals: Addyi: prescribing information. Raleigh, Sprout Pharmaceuticals, 2015

Stampfer MJ, Willett WC, Colditz GA, et al: A prospective study of postmenopausal estrogen therapy and coronary heart disease. N Engl J Med 313(17):1044, 1985

Stearns V, Beebe KL, Iyengar M, et al: Paroxetine controlled release in the treatment of menopausal hot flashes: a randomized controlled trial. JAMA 289(21):2827, 2003

Suvanto-Luukkonen E, Koivunen R, Sundström H, et al: Citalopram and fluoxetine in the treatment of postmenopausal symptoms: a prospective, randomized, 9-month, placebo-controlled, double-blind study. Menopause 12(1):18, 2005

Tashjian AH Jr, Chabner BA: Commentary on clinical safety of recombinant human parathyroid hormone 1–34 in the treatment of osteoporosis in men and postmenopausal women. J Bone Miner Res 17(7):1151, 2002

The Women's Health Initiative Steering Committee: Effects of conjugated equine estrogen in postmenopausal women with hysterectomy: The Women's Health Initiative Randomized Controlled Trial. JAMA 291:1701, 2004

The Writing Group for the PEPI Trial. Effects of estrogen or estrogen/progestin regimens on heart disease risk factors in postmenopausal women. Postmenopausal Estrogen/Progestin Interventions (PEPI) Trial. JAMA 273:199, 1995

Tice JA, Ettinger B, Ensrud K, et al: Phytoestrogen supplements for the treatment of hot flashes: the Isoflavone Clover Extract (ICE) Study: a randomized controlled trial. JAMA 290(2):207, 2003

Tosteson AN, Melton LJ III, Dawson-Hughes B, et al: Cost-effective osteoporosis treatment thresholds: the United States perspective. Osteoporos Int 19(4):437, 2008

Utian W, Yu H, Bobula J, et al: Bazedoxifene/conjugated estrogens and quality of life in post-menopausal women. Maturitas 63:329, 2009

van Schoor NM, Smit JH, Twisk JW, et al: Prevention of hip fractures by external hip protectors: a randomized controlled trial. JAMA 289(15):1957, 2003

Vickers MR, MacLennan AH, Lawton B, et al: Main morbidities recorded in the women's international study of long duration oestrogen after menopause (WISDOM): a randomised controlled trial of hormone replacement therapy in postmenopausal women. BMJ 335(7613):239, 2007

Watts NB, Bilezikian JP, Camacho PM, et al: American Association of Clinical Endocrinologists Medical Guidelines for Clinical Practice for the diagnosis and treatment of postmenopausal osteoporosis: executive summary of recommendations. Endocr Pract 16(6):1016, 2010

Wells G, Tugwell P, Shea B, et al: Metaanalyses of therapies for postmenopausal osteoporosis. V. Metaanalysis of the efficacy of hormone replacement therapy in treating and preventing osteoporosis in postmenopausal women. Endocr Rev 23:529, 2002

Whitaker M, Guo J, Kehoe T, Benson G. Bisphosphonates for osteoporosis—where do we go from here? N Engl J Med 366:2048, 2012

Wilson PW, Garrison RJ, Castelli WP: Postmenopausal estrogen use, cigarette smoking, and cardiovascular morbidity in women over 50. The Framingham Study. N Engl J Med 313(17):1038, 1985

Yaffe K, Sawaya G, Lieberburg I, et al: Estrogen therapy in postmenopausal women: effects on cognitive function and dementia. JAMA 279(9):688, 1998

Ye YB, Wang ZL, Zhuo SY, et al: Soy germ isoflavones improve menopausal symptoms but have no effect on blood lipids in early postmenopausal Chinese women: a randomized placebo-controlled trial. Menopause 19(7):791, 2012

Zandi PP, Carlson MC, Plassman BL, et al: Hormone replacement therapy and incidence of Alzheimer disease in older women: the Cache County Study. JAMA 288(17):2123, 2002

Zava DT, Dollbaum CM, Blen M: Estrogen and progestin bioactivity of foods, herbs, and spices. Proc Soc Exp Biol Med 217(3):369, 1998

Zweifel JE, O'Brien WH: A metaanalysis of the effect of hormone replacement therapy upon depressed mood. Psychoneuroendocrinology 22(3):189, 1997

# 第三部分
# 盆底医学与重建手术

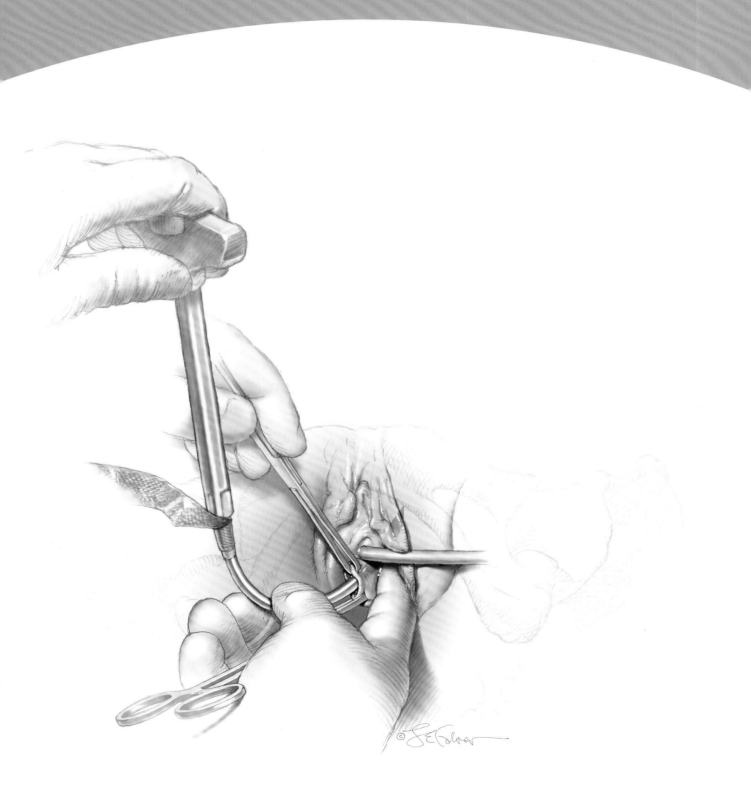

# 第二十三章

# 尿 失 禁

## 一、定义

尿失禁是指任何的不自主漏尿，不同于尿道外漏尿，如瘘管或先天性下尿道畸形。虽然尿失禁被分为若干类，本章重点论述压力性和急迫性尿失禁。压力性尿失禁（Stress urinary incontinence，SUI）是在腹压增加时出现不自主性漏尿。急迫性尿失禁是不自主漏尿伴随或紧跟一种强烈的迫切需要排空膀胱的感觉。相关的症状即膀胱过度活动——伴或不伴尿失禁的尿急，通常伴有白天尿频和夜尿症（Abrams，2009）。

国际尿控协会的指南认为，尿失禁是一种症状、体征和状态（Abrams，2002）。例如，压力性尿失禁的患者可能会有运动或大笑时不自主漏尿的主诉。体格检查时，会发现患者存在不自主漏尿的体征。作为一种疾病，在腹压增加和逼尿肌收缩缺失时观察到尿液不自主漏出，尿失禁可以通过尿动力学检查客观地评估。当尿失禁的症状或体征被客观检查所证实，即为尿动力学性压力性尿失禁（urodynamic stress incontinence，USI）。

伴有急迫性尿失禁的患者很难控制排尿的冲动，并且通常必须及时排空膀胱不能延迟。常见的触发因素有洗手、听到流水声或者寒冷的天气。急迫性尿失禁有时会在行尿动力学检查时被发现，患者在检查过程中出现暂时的无意识性逼尿肌收缩 - 逼尿肌过度活动症。当压力性尿失禁与急迫性尿失禁共存时称为混合性尿失禁。

## 二、流行病学

在西方国家，流行病学研究表明尿失禁的患病率为 25% ～ 51%，甚至在某些养老院中发病率更高（Buckley，2010；Markland，2011）。由于研究方法、人口特征以及对尿失禁定义的不同，发病率存在差异。作为 2005—2006 年全国健康和营养调查的一部分，美国 1961 名女性有关盆底疾病的调查，确诊中度到重度漏尿的尿失禁患者占 15.7%（Nygaard，2008）。然而，大多数女性在这种情况下并未寻求医疗帮助，使得目前现有的数据存在很大的局限性（Hunskaar，2000）。估计只有 1/4 的尿失禁女性由于尴尬、相关医疗保健条件有限或医疗保健医师不能提供有效的筛查途径而到医院就诊（Hagstad，1985）。

门诊就诊的女性尿失禁患者中，最常见的症状是压力性尿失禁，占 29% ～ 75%，急迫性尿失禁多达 33%，其余的为混合性尿失禁（Hunskaar，2000）。在一项回顾性调查中，64 528 名女性中 15% 伴或不伴尿失禁的女性达到膀胱过度活动症的标准，11% 女性患有急迫性尿失禁（Hartmann，2009）。

尿失禁严重影响女性的生活质量，导致社会关系中断、尴尬和挫折感。有的老人由于皮肤溃疡和尿路感染需住院治疗，甚至申请入住养老院。尿失禁的老年女性入住养老院是非尿失禁者的 2.5 倍（Langa，2002）。此外，美国人口普查局预测美国尿失禁女性数量在 2010 到 2050 期间将增加 55%，花费从 1830 万增加到 2840 万（Wu，2009）。

## 三、高危因素

### 1. 年龄

尿失禁的发病率在成年人中随着年龄增长而逐渐增加。例如，2005—2006 年全国健康和营养调查数据表明尿失禁的发病率随年龄增长稳步上升：20 ～ 40 岁发病率为 7%，40 ～ 60 岁发病率为 17%，60 ～ 80 岁为 23%，大于 80 岁为 32%（Nygaard，2008）。

尿失禁不应该被看作老龄化的正常结果，然而，下尿路一些生理年龄相关的改变可能易患尿失禁、膀胱过度活动或其他的排尿困难。首先，逼尿肌不自主收缩的患病率随着年龄的增加而增加，21% 的健康不伴有尿失禁的社区居住老年人存在逼尿肌过度活动（Resnick，1995）。总的膀胱容量和延迟排尿能力的下降可能会导致尿频。此外，老年人的尿流率降低可能是由于年龄相关的逼尿肌收缩功能下降（Resnick，1984）。在女性，绝经后雌激素水平下降导致尿道黏膜萎缩缺乏弹性以及出现膀胱刺激症状，可能易患压力性和急迫性尿失禁。另外，还有与年龄有关的肾滤过率和抗利尿激素及心钠素昼夜水平改变的因素。这些变化使白天为主的流体排泄模式转变为夜间为主的排尿模式（Kirkland，1983）。

### 2. 其他因素

种族因素可能影响尿失禁的发病率，白种人女性比其他种族女性压力性尿失禁的发病率更高。相比之下，急迫性尿失禁在非裔美国女性中更普遍。大多数报道都没有广泛的人群基础，因此不能很好地评估种族差异。然而，来自护士健康研究队列的数据，其中包括 76 000 位女性，支持这些种族的差异（Townsend，2010）。这些差异是否是生物的、是否与健康保健相关、是否受文化期望和症状忍受阈值的影响目前尚不清楚。

体重指数（BMI）对所有类型的尿失禁是一个显著而独立的风险因素（表 23-1）。尤其是急迫性和压力性尿失禁的患病率随体重指数的增加而同比增加（Hannestad，2003）。理论上，伴随体重指数升高而出现的腹腔压力的增加可导致较高的膀胱内压，这个压力超过尿道闭合压而引起尿失禁的发生（Bai，2002）。值得肯定的是，减肥对于多数患者来说是一种有效的治疗方法，而且是作为降低尿失禁发生率的一线治疗方式（Dumoulin，2014b）。在超重或肥胖的女性，通过行为矫正或减肥手术实现体重减轻后，尿失禁的发病率也显著下降（Burgio，2007；Deitel，

**表 23-1　尿失禁危险因素**

| |
|---|
| 年龄 |
| 肥胖 |
| 吸烟 |
| 妊娠 |
| 分娩 |
| 绝经 |
| 尿失禁症状 |
| 认知障碍 |
| 功能障碍 |
| 腹压增加的慢性疾病 |
| 　慢性咳嗽 |
| 　便秘 |
| 　职业性抬举重物 |

1988；Subak，2009）。甚至于体重减轻 5%～10% 对于改善尿失禁具有明显的效果（Wing，2010）。

绝经可能与尿失禁有关，但对于其是否与增加的排尿功能障碍发生率有关的研究结论并不一致（Bump，1998）。对这些有症状的女性，将低雌激素水平对尿失禁的影响与年龄对尿失禁的影响分开是很困难的。首先，在尿道、耻骨尾骨肌和膀胱三角区中可以发现高亲和力的雌激素受体，但在膀胱其他区域则很少有高亲和性雌激素受体（Iosif，1981）。低雌激素相关的胶原蛋白的改变和尿道血管及骨骼肌体积的减少也是发病因素。有学者认为降低静息尿道压会导致尿道功能损害（Carlile，1988）。此外，雌激素缺乏导致泌尿生殖器萎缩被认为与绝经后泌尿系症状相关（Raz，1993）。尽管目前的证据表明雌激素在正常的排尿功能中发挥作用，但雌激素疗法是否可以用于治疗或预防尿失禁仍不清楚。也就是说，与安慰剂对比，系统的雌激素替代治疗能够加重尿失禁的发生，而阴道内局部应用雌激素却能改善尿失禁的症状（Cody，2009；Fantl，1994，1996；Rahn，2014，2015）。

妊娠和分娩在尿失禁的发生中同样具有重要作用，而且经产妇尿失禁的发病率明显高于未产妇。分娩对尿失禁的影响可能来自于对盆底肌和结缔组织的直接损伤。另外，外伤或牵拉损伤引起的神经损伤可能会引起盆底肌肉功能障碍。具体来说，尿失禁女性分娩后阴部神经潜伏期延长的比例高于无症状产褥期女性（Snooks，1986）。

在所有潜在的产科风险中，一项大数据的研究表明胎儿体重 ≥ 4000 g 会增加所有类型尿失禁发病风险（Rortveit，2003b）。研究者同时发现剖宫产可能对预防尿失禁有短期的保护作用。在这项研究中，与剖宫产相比，阴道分娩相关的尿失禁发病风险的 OR 值为 1.7（Rortveit，2003a）。然而，剖宫产对尿失禁的保护作用在几次分娩之后可能会消失，随年龄而降低，并且在老年女性中不再存在（Nygaard，2006）。

家族史可能影响尿失禁的发生。有证据表明尿失禁女性的女儿和姐妹尿失禁发病风险可能会增加。在一个大型调查中，尿失禁女性的女儿发生尿失禁的相对危险系数为 1.3，绝对风险为 23%。尿失禁女性的年轻姐妹患任何一种尿失禁的可能性更大（Hannestad，2004）。

60 岁以上伴有慢性阻塞性肺疾病的女性，尿失禁发病风险显著增加（Brown，1996；Diokno，1990）。同样，在多个研究中均已证实吸烟为尿失禁发病的一

个独立危险因素。吸烟和既往曾经有吸烟史的患者，其患尿失禁的风险是非吸烟者的两到三倍（Brown，1996；Bump，1992；Diokno，1990）。在另一项研究中，研究人员对每天吸烟超过20支的女性进行研究，确定了吸烟与尿失禁之间的关系。然而，严重的尿失禁与吸烟关系不大，不管吸烟的数量多少（Hannestad，2003）。从理论上讲，吸烟者的慢性咳嗽产生持续增加的腹腔内压力，吸烟的抗雌激素效应也导致胶原蛋白合成减少。

子宫切除术似乎不会增加尿失禁率。子宫切除术前术后的尿动力学检查表明，膀胱功能在手术前后的临床改变并不显著。此外，没有证据支持避免临床指征的子宫切除术或子宫次全切除术可以防止尿失禁发生（Vervest，1989；Wake，1980）。

## 四、病理生理学

### ■ 1. 尿控机制

膀胱是一个储尿器官，它具有在尿液容量急剧增加时，稳定膀胱内压力的能力。这种维持储存尿液的能力，方便人们在环境允许或意愿时自主排尿。控尿需要多方面因素的协同作用，主要包括：肌肉的收缩和舒张、适当的结缔组织支持、完整的神经支配以及这些结构之间的相互协调。简单地说，膀胱充盈期间，尿道收缩与膀胱松弛及尿液存储相互配合。排尿时，尿道松弛膀胱收缩。然而这些机制可能由于不自主的逼尿肌收缩、腹压明显升高以及各种参与尿控机制解剖结构的退化或功能障碍而出现紊乱。

### ■ 2. 膀胱充盈

#### （1）膀胱解剖

膀胱壁由多层结构组成，包括黏膜层、黏膜下层、肌层和浆膜层（图23-1）。膀胱黏膜层由移行上皮细胞构成，由固有层支持。膀胱容量较小时，黏膜层呈现回旋的皱褶；当膀胱充盈时，黏膜层被拉伸变薄。膀胱上皮被称为尿路上皮，由不同的细胞层组成，最表面是伞状细胞层，它的抗渗性为原尿提供等离子屏障。覆盖尿路上皮的是黏多糖层，该层可以阻止细菌黏附、保护上皮免受损伤。具体地说，间质性膀胱炎的患者碳水化合物聚合层可能是有缺陷的（第11章）。

肌层也就是逼尿肌，由三层丛状排列的平滑肌细

胞组成，这种独特的排列方式允许膀胱充盈过程中迅速多方向扩张，是膀胱容纳大量尿液的关键因素。

#### （2）神经支配

下尿路正常功能的维持需要完整的外周和中枢神经系统。外周神经系统包括躯体和自主神经部分（图23-2）。躯体神经纤维支配括约肌中的随意横纹肌，而自主神经支配平滑肌。

自主神经系统控制不自主运动，并分为交感神经和副交感神经两部分，交感神经系统通过作用于α或β肾上腺素能受体的肾上腺素或去甲肾上腺素介导终末器官（图23-3）。副交感神经系统通过乙酰胆碱结合毒蕈碱或烟碱受体发挥作用。在骨盆，上、下腹下神经丛的自主神经纤维分支支配盆腔脏器（图23-4）。

躯体神经系统控制随意运动，与下尿路功能密切相关的部分起源于Onuf体细胞核。此核位于S2-S4脊髓水平的腹角灰质，包含支配泌尿生殖括约肌复合体的神经元。参与该连接的神经包括阴部及盆腔神经的分支。

#### （3）泌尿生殖括约肌

随着膀胱充盈，泌尿生殖括约肌同步收缩，完整地控制排尿。由横纹肌组成的括约肌复合体包括①尿道括约肌；②尿道阴道括约肌；③尿道压迫肌。尿道括约肌是横纹肌，环绕尿道一周。相比较而言，尿道阴道括约肌和尿道压迫肌围绕在尿道腹侧，并插入阴道前壁纤维肌组织中（图23-5）。

这三块肌肉功能作为一个独立的单元收缩以关闭尿道。这些肌肉环形收缩压迫尿道上2/3段，并从侧面压迫尿道下1/3。尿道括约肌主要由慢收缩纤维组成并保持强直收缩，有助于静息状态下控制排尿。相反，尿道阴道括约肌与尿道压迫肌由快收缩纤维组成，在面对突然增加的腹腔内压力时可以快速收缩闭合尿道管腔。

#### （4）储尿神经支配

泌尿生殖括约肌通过阴部及盆腔神经发出的神经冲动支配（图23-6）。因此，产科损伤导致的阴部神经病理性改变可能影响括约肌正常的功能。此外，前期的盆底手术或盆腔放射治疗可能损伤神经、脉管系统和软组织，这种损伤可引起泌尿生殖括约肌功能丧失，从而引发尿失禁。

上腹下神经丛中的交感神经纤维与膀胱和尿道内的α- 和β- 肾上腺素能受体传递神经信号。膀胱内

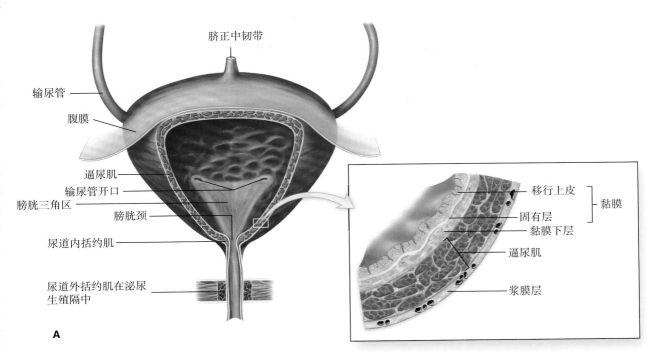

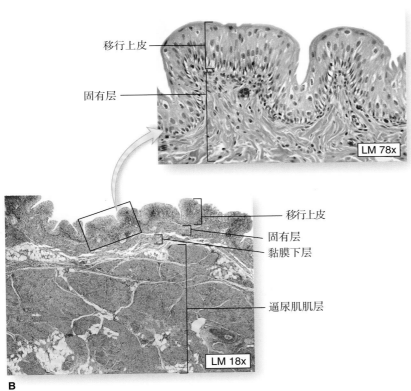

**图 23-1**　膀胱解剖。**A.** 膀胱解剖前后观。插入图：膀胱壁由黏膜层、黏膜下层、肌肉层和浆膜层组成。**B.** 膀胱壁显微镜下观。排空膀胱的黏膜层增厚形成皱褶。逼尿肌肌肉纤维的交叉排列导致很难区分这三层结构。LM = 光学显微镜（Reproduced with permission from McKinley M，O'Loughlin VD：Human Anatomy. New York：McGraw-Hill；2006.）

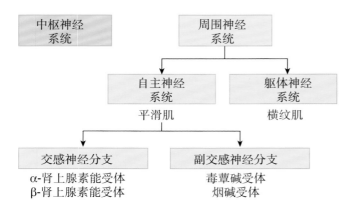

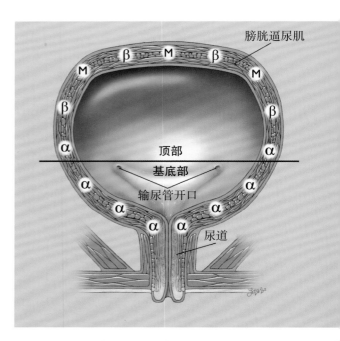

图 23-2 人类神经系统组成。周围神经系统包括：①躯体神经系统，通过作用于横纹肌介导自主运动；②自主神经系统，通过作用于平滑肌介导不自主运动。自主神经系统又进一步分为交感神经系统和副交感神经系统，前者通过肾上腺素和去甲肾上腺素结合肾上腺素能受体发挥作用，后者通过乙酰胆碱结合毒蕈碱或烟碱受体发挥作用

β- 肾上腺素能受体激动引起平滑肌松弛协助储尿（图 23-7）。β- 激动剂药物可能通过这种平滑肌松弛机制改善膀胱过度活动症状。相反，α- 肾上腺素能受体主要位于膀胱颈和尿道。去甲肾上腺素可以刺激这些受体产生级联反应，引起尿道收缩，协助储尿和控尿。

图 23-3 膀胱底部富含副交感神经毒蕈碱受体（M）和交感神经 β- 肾上腺素能受体（β）。膀胱颈含高密度交感神经 α- 肾上腺素能受体（α）（Used with permission from Lindsay Oksenberg.）

α- 激动效应成为使用具有肾上腺素能受体激动剂属性的三环抗抑郁药丙咪嗪治疗尿失禁的基础。

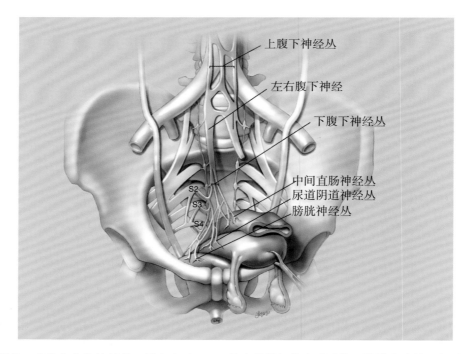

图 23-4 下腹下神经丛，也称为盆腔神经丛，是来自于 S2-S4 的内脏神经传出形成的，提供盆腔神经的副交感神经组分。上腹下神经丛主要含来自于 T10-L2 段的交感神经纤维，分为左右腹下神经。腹下神经丛及其分支来自于交感神经链的骶骨部分，是盆腔神经丛交感神经组成部分之一。盆腔神经丛根据其纤维分布分为三部分：中间直肠神经丛、尿道阴道神经丛以及膀胱神经丛（Used with permission from Lindsay Oksenberg.）

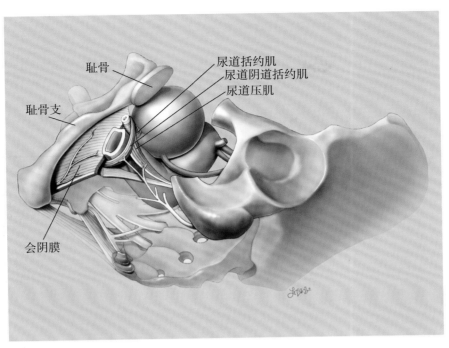

**图 23-5**　泌尿生殖括约肌解剖。去除会阴膜以显示泌尿生殖括约肌的三个组成部分。泌尿生殖括约肌通过阴部神经接受躯体神经的支配（Used with permission from Lindsay Oksenberg.）

**（5）尿道接合**

维持自主排尿的关键之一是足够的尿道黏膜的贴合。尿道上皮由结缔组织层支撑，向尿道管腔内突出形成皱褶。在皮下层内分布着丰富的毛细血管网，这个血管网像一个"充气垫"协助尿道黏膜的贴合（图23-8）。在低雌激素水平的女性中，这种黏膜下血管丛缺乏。从某种程度上说，针对这种血管丛减弱的情

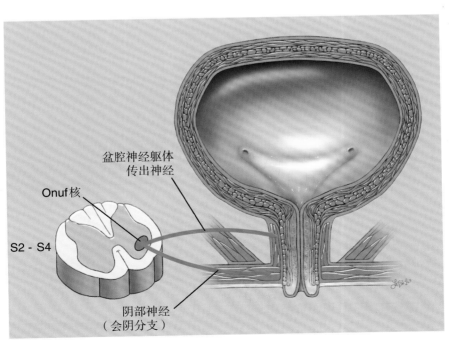

**图 23-6**　Onuf 核存在于 S2-S4 前角灰质。这个核包含支配泌尿生殖括约肌的纤维神经元。尿道阴道括约肌和尿道压肌受阴部神经会阴分支的支配。尿道括约肌由躯体传出神经进入盆腔神经支配（Used with permis-sion from Lindsay Oksenberg.）

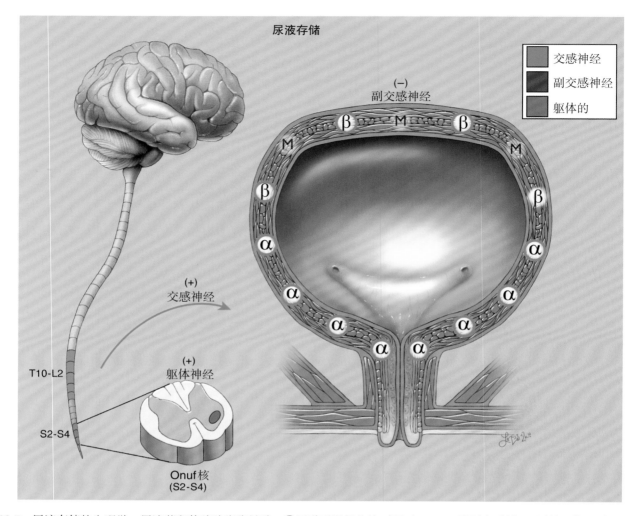

**图 23-7** 尿液存储的生理学。尿液蓄积使膀胱膨胀导致：①尿道平滑肌收缩（通过 T11-L2 脊髓交感神经反射）；②尿道运动神经元激活（通过阴部神经）；③抑制副交感神经传输。α=α 肾上腺素受体；β=β 肾上腺素；M=M 毒蕈碱（胆碱）（Used with permission from Lindsay Oksenberg.）

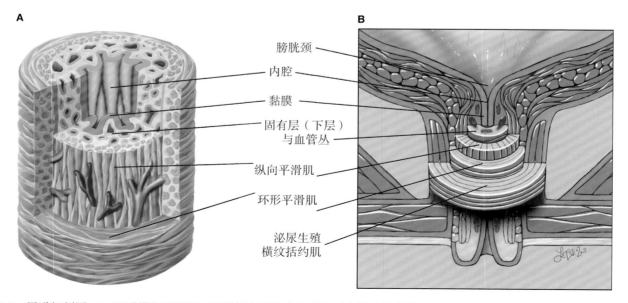

**图 23-8** 尿道解剖图。**A.** 尿道横断面解剖。尿道接合导致丰富的皮下血管丛填满管腔。尿道包括纵行和环形平滑肌层。**B.** 膀胱颈和尿道解剖。泌尿生殖横纹括约肌环绕在尿道平滑肌层外部（Used with permission from Lindsay Oksenberg.）

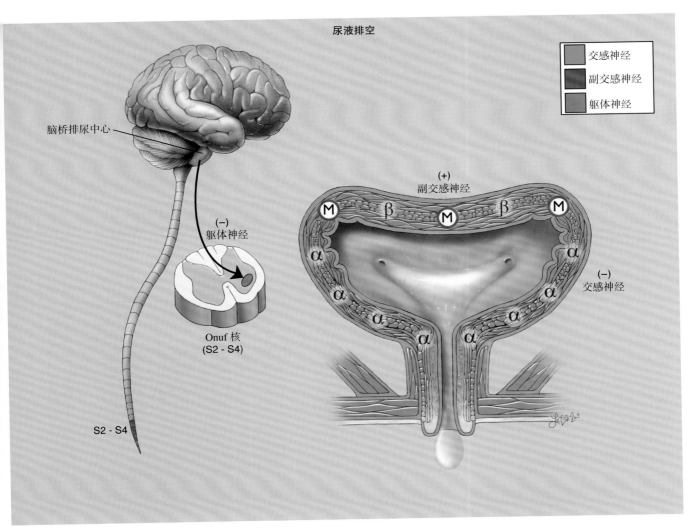

况进行激素替代治疗可以增强黏膜接合，改善尿控。

### 3. 膀胱排空

#### (1) 膀胱排空的神经支配

当在一个合适的时间出现膀胱排空时，交感神经刺激减弱，副交感神经刺激触发。具体而言，神经冲动在盆腔神经传导，刺激乙酰胆碱释放并导致逼尿肌收缩（图 23-9）。乙酰胆碱刺激逼尿肌的同时，也刺激尿道中的毒蕈碱受体，导致出口松弛以排空膀胱。

在副交感神经分支中，乙酰胆碱受体分为毒蕈碱型和烟碱型。膀胱中密集毒蕈碱型受体，当毒蕈碱受体被刺激时引发逼尿肌收缩。已经明确毒蕈碱受体有

M1-M5 五种特定的糖蛋白受体。M2 和 M3 受体亚型主要支配逼尿肌收缩。因此，使用毒蕈碱受体拮抗剂降低逼尿肌收缩功能可改善尿控。具体来说，治疗尿控的靶向药物只针对 M3 受体，最大限度地发挥药物疗效并减少其他毒蕈碱受体的活化和药物副作用。

#### (2) 膀胱排空中的肌肉活动

膀胱逼尿肌中的平滑肌细胞彼此融合，这样的结构便于在细胞之间形成低阻力的电子信号传递通路。因此，动作电位能快速蔓延至整个逼尿肌，引起整个膀胱的快速收缩。此外，膀胱逼尿肌纤维丛状排列方式允许膀胱多方向收缩，非常适合膀胱排空过程中快速地向心性收缩。

**图 23-9** 膀胱排空生理学。神经冲动从脑桥排尿中枢传出导致 Onuf 核中躯体神经纤维的抑制和泌尿生殖横纹括约肌的松弛。这些传出冲动也导致节前交感神经的抑制，膀胱颈开口打开，刺激副交感神经，导致逼尿肌收缩。最终结果是泌尿生殖横纹括约肌复合体松弛引起尿道压下降，逼尿肌收缩，尿液排出。α=α 肾上腺素受体；β=β 肾上腺素；M=M 毒蕈碱（胆碱）（Used with permission from Lindsay Oksenberg.）

排尿时，泌尿生殖括约肌的所有部分均松弛。重要的是，膀胱收缩和括约肌松弛必须协调。在逼尿肌括约肌协同失调的情况下，逼尿肌收缩时尿道括约肌松弛失败，以致发生尿潴留。这是典型的脊髓损伤后出现的一种可能的排尿机制损伤并发症，称为逼尿肌 - 括约肌协同失调，可能导致膀胱压力升高和膀胱输尿管反流。这种情况下，女性可以使用 α 受体拮抗剂类药物，使逼尿肌松弛减低膀胱收缩时产生的膀胱内压，但这可能引起低血压。对于没有已知神经病理但仍有不适当的盆底肌肉收缩的妇女，使用肌肉松弛剂治疗可能是合适的。这些药物可以松弛尿道括约肌和肛提肌以改善膀胱排空。

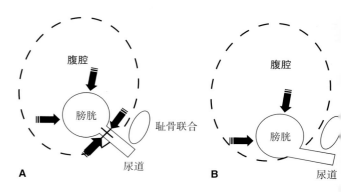

图 23-10　压力传导理论的描述。A. 正常支持结构的女性，腹腔内增加的压力均匀地传导到膀胱和尿道的对侧和两侧。B. 尿道支持结构缺陷的女性，增加的腹腔压力改变尿道膀胱角度，排尿控制丧失

### 4. 尿控理论

#### （1）解剖压力性尿失禁

排尿控制理论比比皆是，因支持证据的不同而各不相同。大多数理论涉及解剖压力性尿失禁的概念及尿道完整性的下降（括约肌收缩不全）。这些理论并不相互冲突，在许多患者中，两者都可能解释疾病的发生与发展过程。

首先，尿道和膀胱颈的支持是尿控不可或缺的。这种支持源于：①沿尿道外侧方向的韧带，即耻骨尿道韧带；②阴道及其外侧筋膜聚合体；③盆筋膜腱弓；④肛提肌。这些肌肉与韧带的完整解剖描述见第 38 章。

理想的泌尿生殖道的支持是增加的腹腔内压力可以均匀地传递到膀胱、膀胱基底和尿道。在尿控正常的女性中，当咳嗽、大笑、打喷嚏和 Valsalva 动作时增加的向下的压力可以得到肛提肌和阴道结缔组织的支持（图 23-10）。当这些支持作用减弱时，尿道和膀胱颈的闭合能力削弱，导致尿道闭合压降低，失去抵抗增加的膀胱压的能力，导致尿失禁的发生。这一漏尿机制是盆底支持结构外科重建的理论基础，如采用 MMK（Burch and Marshall-Marchetti-Kranz）悬吊术，试图恢复尿道膀胱连接处和近端尿道的解剖支持。

#### （2）括约肌收缩不全

另一种观念认为压力性尿失禁的发生是从尿道参与尿控机制角度来解释。尿控通过尿道黏膜的接合、尿道下血管丛、尿道上皮黏性和弹性性能以及尿道周围肌肉组织收缩的联合作用防止尿液排出。这些结构共同参与尿道的完整性，任何一个结构的缺陷都有可能导致漏尿。例如，耻骨后手术史可能导致神经损伤

和尿道及其支持组织的瘢痕形成，这些损伤将影响尿道闭合引起尿失禁，这种情况称为括约肌固有缺陷（intrinsic sphincteric defect，ISD）。例如，以前经耻骨后途径的手术可能导致尿道及其支持组织的去神经支配和瘢痕形成，这些改变继而会导致尿道关闭障碍而引发尿失禁。具体原因多种多样，包括既往的盆底重建手术、既往盆腔放射治疗、糖尿病性神经病变、神经退行性疾病以及低雌激素血症。伴有下生殖道萎缩的女性，尿道周围的血管丛内的血管变化可引起尿道黏膜贴合减弱，使尿失禁的发病风险更大。

如前所述，产伤后的尿道神经功能障碍可引起尿道括约肌功能缺陷。此外，分娩也常常损伤尿道筋膜支持。这些临床案例强调了尿道支持与完整性之间的密切关系。

恢复尿道完整性措施包括经尿道注射膨胀药物、手术吊带植入、加强盆底肌肉等，在本章的后面部分中进行描述。简言之，膨胀剂被置于尿道膀胱结合部以抬高尿道上皮促进结合。其次，耻骨阴道吊带手术部分阻塞尿道膀胱结合部，从而改善尿道功能。最后，由于尿道从尿生殖裂孔中穿出，采用 Kegel 锻炼肛提肌可增强尿道的完整性。当腹腔内压力突然增加时，这些尿道周围的肌肉能够收缩，从而控制排尿。

对于 ISD 患者，特别是 50 岁以下的患者，手术治疗的一个考虑因素是，耻骨后阴道悬吊术只会提高和稳定尿道，而不会促进闭合。这可能是其无法达到针对解剖压力性尿失禁和尿道括约肌功能和支撑缺陷的手术而达到满意疗效的原因（Sand，1987）。一个小规模的随机试验，将患有 ISD 的失禁妇女随机分为 Burch 手术或吊带手术，术后排尿功能或尿失禁的治愈率并无明显差异（Culligan，2003）。

## 五、诊断

### 1. 病史

#### （1）症状收集

对尿失禁的评估首先是患者有关泌尿系统症状的描述。这些资料可以通过直接对话收集，但也可以通过患者问卷进行补充。两种常见的形式是 PFDI 和 PFIQ 问卷调查表。两者都有长和短两种类型，用以评估尿、肠和脱垂症状（Barber，2001）。这样冗长的调查问卷对于一般临床实践来说可能是不切实际的。相反，较短的有效问卷可以很容易地应用于临床。如表 23-2 所示，3IQ 只有三个问题可以筛选尿失禁，然后帮助进行尿失禁分类（Brown，2006）。

在问卷调查的过程中，需要关注排尿次数、每天使用的尿垫数量、尿垫类型、尿垫更换的频率以及尿垫的浸透程度。尽管这些问卷结果或许不能确定准确的尿失禁类型，但是可以提供症状的严重程度以及对患者日常生活影响。显然，如果患者的症状没有影响生活质量，可以考虑继续观察。相反，如果症状扰乱正常生活，则应进一步评估。

具体到尿失禁的类型，应该寻找漏尿发生的环境和诱发漏尿的原因。对于压力性尿失禁，诱因包括腹腔内压力的增加，如咳嗽、打喷嚏、Valsalva 动作或性生活中的阴茎插入。另外，急迫性尿失禁的女性会主诉一旦有了尿意后，立即出现尿液漏出，无法控制。溢出性尿失禁是过去用于描述患者无法正常排空膀胱但同时伴有不自主的、持续的漏尿或尿液淋漓不尽，并且经常有急迫性尿失禁症状出现。然而，目前这个术语被认为是另外一种形式的急迫性尿失禁。这类女性往往无力排空她们的膀胱而突然出现大量的尿液漏出。

在进行问诊时，将患者典型的症状根据压力性尿失禁或急迫性尿失禁常见症状进行分类（表 23-2）。另外，如果患者的主诉明显反映出压力性和急迫性尿失禁症状共存时，则为混合性尿失禁。出于上述原因，模式识别对于指导疾病诊断以及引导经验性治疗是有帮助的。

#### （2）排尿日记

通常情况下，患者可能没有完全准确地收集自己排尿信息的习惯。因此，为了获得一份完整的记录，女性患者需要完成排尿日记（图 23-11）。为此，需要指导女性患者记录为期 3～7 天的排尿情况，包括每次口服液体量和液体类型、每次排尿量、漏尿的情景、诱发尿失禁的原因。每 24 小时，患者还应记录睡觉和觉醒的时间。这将有助于精确地描述夜间自主排尿和遗尿的情况。3 天的排尿日记已能够满足确定一般类型的尿失禁的需要。

从排尿日记中获得的既往信息是诊断和治疗尿失禁很有价值的工具。晨尿通常是一天中排尿的最大量，是对膀胱容量很好的评估。患者常可识别摄入量、排尿量及行为变动的模式。例如，患者可能会意识到摄入咖啡因后会发生尿频或急迫性尿失禁。而且，这个排尿日记可以用来评估治疗效果。

---

**表 23-2  尿失禁漏尿情况（3IQ）**

1. 在过去的 3 个月里，你有漏尿吗（即使很少量）？
   a. 是（继续提问）
   b. 否（问卷结束）
2. 在过去的 3 个月里，你有没有漏尿：（标记所有适用项）
   a. 当你进行一些体力活动，如咳嗽、打喷嚏、举重或运动时？
   b. 当你有冲动或感觉你需要排空膀胱，但你上厕所的速度不够快时？
   c. 没有体力活动，没有紧迫感？
3. 在过去的 3 个月里，你是否经常漏尿：（只标记一个）
   a. 当你进行一些体力活动，如咳嗽、打喷嚏、举重或运动时？
   b. 当你有冲动或感觉你需要排空膀胱，但你上厕所的速度不够快时？
   c. 没有体力活动，没有紧迫感？
   d. 体力活动和紧迫感的频率差不多？
对问题 3 的回答（a）或（b）分别表示压力型或急迫型尿失禁，而（d）表示混合型和（c）表示其他原因引发的尿失禁

---

### 排尿日记

请记录3天每次饮水、排尿、漏尿的时间以及量和尿垫变化情况

| 时间 | 饮水量 | 排尿量 | 漏尿/尿垫量 |
|---|---|---|---|
|  |  |  |  |
|  |  |  |  |
|  |  |  |  |
|  |  |  |  |
|  |  |  |  |
|  |  |  |  |

**图 23-11  排尿日记范例**

### （3）常见泌尿系统症状

大多数女性每天排尿 8 次或 8 次以下。如果没有增加液体摄入量，排尿次数增加可能提示膀胱过度活动、尿路感染、结石或尿道疾病，应该进行额外的评估。此外，尿频与间质性膀胱炎（interstitial cystitis，IC）相关。患有间质性膀胱炎的女性，每天排尿次数超过 20 次。患有急迫性尿失禁或全身流体管理障碍的女性，例如充血性心脏衰竭，应该注意夜尿的情况。后一种情况，基础疾病的治疗可改善尿频的症状。

尿潴留能够提供诊断的线索。通常不完全的排空会导致与压力性和／或急迫性相关的尿失禁。尿道梗阻，通常表现为无法排空或尿流受阻，这种情况在女性不常见。这提示对于盆腔器宫脱垂患者检查时必须仔细评估，同时也强调了询问盆腔／阴道手术史以及各种能够引起尿道疤痕或梗阻手术史的重要性。

每一次的漏尿量可能有助于提供诊断线索。急迫性尿失禁患者，由于膀胱逼尿肌的自发性收缩，可引起大量漏尿。相反，压力性尿失禁患者通常漏尿量较小，而且这些患者能够收缩肛提肌而暂时阻断尿流。另一种现象，排尿后出现尿液滴沥是尿道憩室的典型症状，大多数尿滴沥症状被误认为尿失禁（见第 26 章）。血尿，尽管是 UTI 的常见症状，但是也有可能是潜在的恶性病变的表现，且可以引起刺激性排尿症状。

伴随症状还可以提供病因和治疗的信息。例如，绝经患者提示低雌激素水平可能为尿失禁的病因。这些患者如果给予雌激素治疗可能是有益的。相比之下，子宫切除术或分娩后症状可能反映了盆底支持组织或神经支配的改变。

### （4）既往史

产科创伤与盆底支持损伤有关，而盆底组织损伤可以导致压力性尿失禁。因此，滞产、阴道分娩助产、巨大儿、产后尿潴留尿管留置、多产等都是有价值的临床信息。如前所述，其他的一些医疗因素或治疗方案或许与尿失禁相关。为了帮助记忆这些潜在的发病因素，一个有用的记忆方法为 "DIAPPERS"：痴呆／谵妄（dementia/delirium）、感染（infection）、萎缩性阴道炎（atrophic vaginitis）、心理的（psychological）、药理的（pharmacologic）、内分泌（endocrine）、行动不便（restricted mobility）、大便嵌塞（stool impaction）（Swift，2008）。

首先，尿控需要有良好的认知能力，能够正确识别并反映膀胱重影的感觉，有保持外阴干燥的动机，以及随时准备如厕的能力。痴呆患者或有显著性心理障碍的患者往往对尿液的控制没有认知能力。有严重身体残疾或行动不便的患者可能根本没有时间到达厕所，尤其是在尿频尿急／膀胱过度活动症的情况下。因此，这种所谓的功能性尿失禁发生在女性由于生理、心理或心理状态的限制不能及时上厕所的情况下。通常，如果这些问题不存在，那么尿失禁就不会出现。在这种情况下，诸如床头座椅式便桶之类的简单干预措施可能会有所帮助。

尿路感染能够引起膀胱黏膜炎症，这种炎症增加感觉传入，引起膀胱过度活动。同样，雌激素缺乏可引起萎缩性阴道炎和尿道炎。这些与局部刺激症状的增加和尿路感染及膀胱过度活动风险的增加有关。

应该收集详细的用药清单，有关药物包括雌激素、α 肾上腺素能激动剂和利尿剂（表 23-3）。

糖尿病患者如果血糖控制不佳可导致渗透性利尿和多尿症。尿崩症引起的烦渴、过量的咖啡因或乙醇的摄入可导致多尿或尿频。同样，其他的功能障碍导致精氨酸加压素分泌或起作用可引起多尿和夜尿（Ouslander，2004）。充血性心力衰竭、甲状腺功能减退、静脉功能不全和某些药物的效果等情况都有可能导致外周性水肿，当患者平卧位时引起尿频和夜尿增多。

最后，不良排便习惯导致的粪便嵌塞和便秘可诱发膀胱过度活动症。这种情况或许来自对膀胱的局部刺激或直接压迫膀胱壁。

### 2. 体格检查

#### （1）一般检查和神经评估

首先检查会阴部以评估萎缩情况，萎缩部位可能包括整个下生殖道。此外，下尿道膨出可能提示尿道憩室，检查过程中应注意这些部位（图 26-6）。

尿失禁患者的全身检查也应包括详细的会阴部神经系统的评估。焦虑患者处于敏感环境中时，其神经反应可能会发生改变，检查过程中引出的体征可能并不意味着真实的病理改变，而可能是警觉干扰所致。神经系统的评估应该从引起球海绵体肌反射开始。在这项检查中，用棉棒划过大腿内侧皮肤可以引起同侧大阴唇抽动。正常情况下，双侧大阴唇对称收缩。该反射的传入支为阴部神经的阴蒂支，传出支则通过阴部神经的痔下支传出。其反射中枢位于脊髓 S2-S4 水

表 23-3 可能导致或加重尿失禁的药物

| 药剂 | 举例 | 机制 | 效应 |
|---|---|---|---|
| 乙醇 | 啤酒、白酒、烈性蒸馏酒 | 利尿、镇静、固定 | 多尿症、尿频 |
| α-肾上腺素能激动剂 | 解充血药物、减肥药 | 尿道括约肌收缩 | 尿潴留 |
| α-肾上腺素能抑制剂 | 哌唑嗪、特布他林、多沙唑嗪 | 尿道括约肌舒张 | 漏尿 |
| 抗胆碱能试剂 | | 抑制膀胱收缩、镇静、抑制排泄 | 尿潴留和（或）功能丧失 |
| 抗组胺药 | 苯海拉明、东莨菪碱、茶苯海明 | | |
| 抗精神失常药 | 甲硫哒嗪、氯丙嗪、氟哌啶醇 | | |
| 抗震颤麻痹药 | 苯海索、甲磺酸苯扎托品、甲苯海索 | | |
| 其他 | 双环维林、丙吡胺 | | |
| 骨骼肌松弛剂 | 奥芬那君、环苯扎珠 | | |
| 三环抗抑郁剂 | 阿米替林、丙咪嗪、去甲替林、多塞平 | | |
| 血管紧张素转换酶抑制剂 | 依那普利、卡托普利、赖诺普利、氯沙坦 | 慢性咳嗽 | 漏尿 |
| 钙通道阻滞剂 | 硝苯地平、尼卡地平、伊拉地平、非洛地平 | 松弛膀胱、液体潴留 | 尿潴留、夜尿增多 |
| 环氧合酶-2-选择性非甾体抗炎药 | 塞来昔布 | 液体潴留 | 夜尿增多 |
| 利尿剂 | 咖啡因、氢氯噻嗪、呋塞米、布美他尼、乙酰唑胺、螺内酯 | 尿频、尿急 | 多尿症 |
| 麻醉镇静剂 | 阿片制剂 | 松弛膀胱、抑制排泄、镇静 | 尿潴留和（或）功能丧失 |
| 噻唑烷二酮类 | 罗格列酮、吡格列酮、曲格列酮 | 液体潴留 | 夜尿增多 |

平（Wester，2003）。因此，该反射缺失可反映中枢或周围神经缺陷。另外，棉签划过肛周皮肤应该引起肛门括约肌的收缩。尿道外括约肌的活动需要至少脊髓 S2-S4 神经支配的完整，而肛周皮肤反射是由同一水平的脊髓神经中枢调节的。因此，肛门括约肌收缩缺失可能提示该部位神经支配的缺失。

**（2）盆底支持结构评估**

尿道支持结构的缺失常常伴随盆腔器官脱垂（pelvic organ prolapsed，POP）。例如，盆腔器官脱垂显著的女性患者由于尿道折叠和阻塞而经常不能完全排空膀胱。这些患者经常需要用手指支撑阴道前壁或回纳脱垂的器官才能排空膀胱。因此，对所有尿失禁的患者都应进行盆腔器官脱垂的评估，如第 24 章所述。轻中度尿失禁的患者通常对盆底肌训练反应良好，

这种情况的患者可以尝试此方法而且常常能够治愈。

缺少阴道前壁远端的支撑，在腹腔内压力增加时，尿道可表现为高活动性。这些患者通常在腹内压增加时，阴道前壁远端松弛下移，从而出现尿道活动度增加。当患者行 Valsaval 动作时其阴道前壁远端降至处女膜水平或超过处女膜水平，尿道过度活动是普遍存在的（Noblett，2005）。对于有 SUI 和阴道前壁轻度脱垂的患者，Q-tip 检查可以更客观地评估尿道的过度活动性。然而，由于其对抗尿失禁手术成功的预测价值很低，因此它已成为盆底评估中不太重要的部分。

临床医师将一根棉签的柔软端放入尿道直达尿道膀胱结合部。如果棉签放入部位不足，则导致对尿道膀胱结合部支持功能的错误评估。该试验即为棉签试验，棉签试验可能会引起患者不适感，如果能够

采取尿道内镇痛则更好。一般来说，棉签置入阴道前预先蘸取 1% 的利多卡因凝胶。置入阴道后，嘱患者做 Valsalva 动作，用测角器或标准量角器测量静息状态和 Valsalva 动作时远端棉签的角度。静息状态和 Valsalva 动作时远端棉签角度在水平线上超过 30°，提示尿道高活动性。

### （3）双合诊和三合诊

一般来说，盆腔检查对潜在尿失禁的诊断提供的信息是有限的。然而，双合诊或许能够发现较大的盆腔包块，以及子宫肌瘤或子宫腺肌病引起的子宫增大。增加的外部压力传导到膀胱可诱发尿失禁。此外，粪便嵌塞很容易通过三合诊检查发现。

### ■ 3. 诊断性检查

#### （1）尿常规和尿培养

所有尿失禁患者，都必须排除感染和尿道病变。尿常规和尿培养需在首次就诊时进行，感染的治疗见表 3-17。如果症状持续存在，需对压力性和急迫性尿失禁或间质性膀胱炎等其他情况进行进一步评估。

#### （2）残余尿

进行尿失禁评估时，应常规进行残余尿量的测量。在女性患者排尿后，采用便携式超声扫描仪或导尿术进行残余尿的测量。便携式三维超声仪用于扫描膀胱并提供数值结果（图 23-12）。这种方法快速、容易操作，患者感到更舒适。然而，如果使用便携式超声扫描仪必须注意子宫肌瘤患者由于子宫增大，可能错误地记录一个较大的残余尿量。在这种情况下，或者没有便携式超声扫描仪时，可以采用导尿术确定膀胱内残余尿量。

残余尿过多通常反映患者存在以下情况，比如反复感染、由于盆腔包块而致尿路梗阻或神经支配缺陷。相反，压力性尿失禁患者通常残余尿流量基本正常。行尿失禁手术后，残余尿量的测定可以帮助判断患者排空膀胱的能力。可以采用被动或者主动的试验检查完成残余尿量的评估，见第 42 章。

#### （3）尿动力学研究

手术纠正尿失禁是侵入性的，而且并非没有风险。然而，病史并不总是能够准确提示尿失禁的真实类型（Blaivas，1996）。因此，如果保守治疗不成功或预期进行手术治疗，需要进行客观的术前评估。此

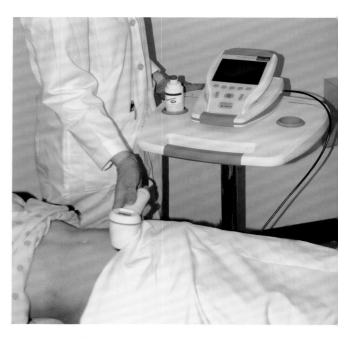

图 23-12　手持式膀胱扫描仪协助评估膀胱容量

外，如果症状和体格检查结果不一致，应该进行客观的尿动力学检查（urodynamic studies，UDS）。例如，患有混合性尿失禁的女性，既有压力性尿失禁的症状也有急迫性尿失禁的症状，尿动力学检查可以发现其尿失禁症状仅仅由急迫性尿失禁引起。大多数这样的患者给予行为学的、躯体的、和（或）药物治疗即可。如果尿动力学检查证实为急迫性尿失禁，这些患者可以不必行手术治疗。另外，如果尿动力学检查证实存在内括约肌缺陷，那么手术方式应进行相应调整。

种种迹象表明尿动力学检查的价值仍存在争议，尿动力学检查过程中漏尿并不总是与临床一致。此外，在评估的过程中，如果导致尿失禁的行为方式或者状态在尿动力检查过程中不能重现，那么这样的实验不能提供有效的信息。而且，因为经验性非手术治疗急迫症状为主的患者是合理的，所以客观的检查手段并不总是必要的。此外，对于接受手术治疗的压力性尿失禁妇女，1 年后 UDS 筛查的结果与单纯检查评估的结果没有差异。检查室检查内容包括妇科检查有无明显的漏尿，有无尿路感染，PVR < 150 ml（Nager，2012）。

**简易膀胱功能测定**。膀胱功能的客观测量联合一系列的实验检测称为膀胱功能测定，分为简单和多通道膀胱功能测定。简单膀胱功能测定可以判定压力性

尿失禁和逼尿肌高活动性，也可以测定膀胱敏感度、排尿意愿及膀胱容量。这一过程容易实施，在室温下进行需要准备的物品包括无菌生理盐水、60 ml注射器、尿管（Foley 或 Robnell 尿管均可）。消毒尿道口，置入尿管，排空膀胱。用 60 ml 注射器抽取无菌生理盐水通过尿管注入膀胱，间断注入以患者感觉为准。在膀胱感觉到充盈时、急迫排尿感觉时、膀胱最大容量时，三个点分别记录注入的无菌生理盐水量。大多数女性正常膀胱容量在 300 ml ～ 700 ml 之间。注意观察注射器内液面的变化。在没有咳嗽或 Valsalva 动作导致腹内压增加时，注射器内液面升高提示膀胱逼尿肌收缩，诊断膀胱过度活动。一旦膀胱容量达到最大，拔除尿管，嘱患者站立位咳嗽或行 Valsalva 动作，如果尿液漏出，则表明存在压力性尿失禁。

简易膀胱功能测定容易实施，无须昂贵的仪器设备，均能由妇科医师完成。其局限性在于，不能评估内括约肌缺陷，这可能会妨碍手术方案的选择。多通道膀胱功能测定在评估内括约肌缺陷上可能具有优势。简单膀胱测量一个有趣的应用是在评估无尿失禁症状准备行脱垂手术治疗的患者。当膀胱内注入 300 ml 生理盐水，用大棉签减少阴道脱垂时，有些患者在仰卧位行咳嗽或 Valsalva 动作时可能没有漏尿，但在站立时却出现漏尿。在这些有"潜在"或"隐匿"SUI 的妇女中，有些人可能会考虑采取预防性的控制措施。目前可用的决策辅助工具试图量化这种无遮掩性尿失禁的风险，以帮助患者平衡伴随性尿失禁手术的益处和风险（Jelovsek，2014；Wei，2012）。

**多通道膀胱功能测定。**客观的尿动力学检查可以提供更多的膀胱生理参数信息，这是简单膀胱功能测定所不能实现的。由于设备的昂贵及有限性，多通道膀胱功能测定通常由泌尿科医师或妇科泌尿医师实施。进行该项检查时，患者以直立位或坐位在专门的椅子上进行。这一检查需要两条尿管，一条置入膀胱，另一条置入阴道或直肠。通常另一条首选置入阴道，除非患者有严重的脱垂，因为直肠内的粪便可能阻塞尿管传感器而导致数据误差。此外，尿管置入阴道对大多数患者来说更舒适。我们从每一条尿管中获得准确的压力数值并进行计算，包括：①腹腔内压力；②膀胱压力；③逼尿肌压力；④膀胱容量；⑤盐水注入速度。如图 23-13 和图 23-14 显示不同类型的尿失禁的区别。

**尿流率。**最初，进行尿流率测定时，让患者将尿液排入与尿流计相连的便桶内。记录患者最大尿流率，然后置入尿管测定残余尿量并排空膀胱，以便进行进一步的检测。这一检查可以了解患者排空膀胱的能力，确定是否存在尿潴留或其他类型的排尿功能障碍。假定患者膀胱充盈至 200 ml 甚至更多时无不适，大多数患者可以在 15 ～ 20 秒之间以尿流率大于 20 ml/sec 排空膀胱。膀胱容量大于 200 ml，最大尿流率小于 15 ml/sec，通常认为排尿异常缓慢。在这种情况下，尤其是伴有尿潴留，确定为排空功能障碍。这可能是由于阴道前壁脱垂的情况下尿道折叠阻塞尿道，或者是尿失禁手术后尿道支持结构太紧造成的。排空功能障碍也可能发生在神经功能障碍伴逼尿肌收缩减弱的患者，如糖尿病控制不佳。

**膀胱内压描记法。**完成尿流率测定后，行膀胱内压力描记以确定患者是否存在尿动力学性压力性尿失禁或逼尿肌过度活动。此外，该检查可以通过女性感觉到的膀胱容量提供膀胱容量阈值信息。感觉延迟或膀胱大量充盈时才能感觉到膀胱充盈提示神经病变的可能。相反，膀胱极度敏感可能提示感受器功能异常，如间质性膀胱炎。

膀胱内压描记图，需要将一根导尿管经尿道插入膀胱，另一根尿管插入阴道或直肠（图 23-14）。患者坐位时，膀胱内灌注室温下的无菌生理盐水，并嘱患者定期咳嗽。此外，在膀胱灌注过程中，要注意患者首次有尿意时的容量和最大膀胱容量。从压力读数中，可以判断是否存在逼尿肌过度活动和（或）尿动力学性压力性尿失禁。

描记膀胱内压力后，当膀胱内灌注约 200 ml 生理盐水时，测定腹部漏尿点压。此时要求患者行 Valsalva 动作，记录产生的压力，观察漏尿证据。如果压力小于 60 cm $H_2O$ 时出现漏尿，那么可诊断为内括约肌缺陷。在膀胱容量为 200 ml 时，测量腹部漏尿点压，膀胱内压力为零作为基准。然而，在我们的机构中，行这项检查时，膀胱容量选择各异，有人选择 150 ml 作为测试容量。

**压力流量测定。**压力流量测定通常在完成膀胱内压描记以后进行，类似尿动力学检查开始时的尿流率测定。患者排空膀胱，将尿液放置于校准过重量的大烧杯内。再次记录最大尿流率和残余尿量。类似于尿流率测定，尿动力学仪器提供排空的图形表象。然而，在排空的过程中，将装有微尖端传感器尿管置入患者膀胱内，这一装置可以提供包括在最大尿流率时的逼尿肌压力数据。这对于不能完全排空膀胱的患者

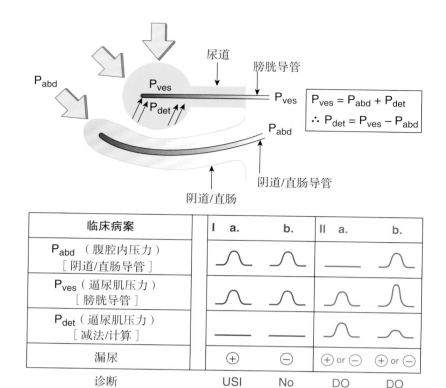

| 临床病案 | I a. | b. | II a. | b. |
|---|---|---|---|---|
| $P_{abd}$（腹腔内压力）<br>［阴道/直肠导管］ | ⌃ | ⌃ | — | ⌃ |
| $P_{ves}$（逼尿肌压力）<br>［膀胱导管］ | ⌃ | ⌃ | ⌃ | ⌃ |
| $P_{det}$（逼尿肌压力）<br>［减法/计算］ | — | — | ⌃ | ⌃ |
| 漏尿 | ⊕ | ⊖ | ⊕ or ⊖ | ⊕ or ⊖ |
| 诊断 | USI | No USI | DO | DO |

**图 23-13** 多通道尿动力学评估解读：膀胱内压测量图。将尿管置入膀胱内测量膀胱内压力（$P_{ves}$）。膀胱内压力是由腹腔压力和膀胱逼尿肌收缩压力共同形成。膀胱压力（$P_{ves}$）= 腹腔内压力（$P_{abd}$）+ 逼尿肌压力（$P_{det}$）。将另一条尿管置入阴道内或者直肠内（如果伴有严重的盆腔器官脱垂）以测量腹腔内压力（$P_{abd}$）。将室温的水灌注入膀胱内，每当灌入 50 ml 水时，让患者咳嗽，观察体外尿管周围是否有尿液漏出。记录被检查者第一次有尿意时的容量，并记录膀胱容积。此外，在试验过程中如果存在逼尿肌活动，则可以观察到测量逼尿肌压力（$P_{det}$）的通道正向偏斜。任何导管都不能直接测量逼尿肌压力。然而，可以通过上述公式计算出逼尿肌压力，即膀胱压力减去腹腔压力。逼尿肌压力（$P_{det}$）= 膀胱压力（$P_{ves}$）− 腹腔内压力（$P_{abd}$）

Ⅰ. 尿动力学压力性尿失禁（USI）

在逼尿肌压力未知时，如果尿动力试验过程中观察到随着腹腔压力的增加尿道倾斜，则诊断为尿动力学压力性尿失禁。

①尿动力学压力性尿失禁阳性（柱 1）：做 Valsalva 动作或咳嗽增加腹腔压力。腹腔压力传导到膀胱，且记录膀胱压力。经过计算的逼尿肌压力为零。可以观察到尿液漏出，诊断为尿动力学压力性尿失禁。

②尿动力学压力性尿失禁阴性（柱 2）：做 Valsalva 动作或咳嗽增加腹腔压力。腹腔压力传导到膀胱，且记录膀胱压力。经过计算的逼尿肌压力为零。没有观察到尿液漏出，不能诊断为尿动力学压力性尿失禁。

Ⅱ. 逼尿肌过度活动（DO）

在尿动力试验过程中，患者存在不自主地逼尿肌收缩，伴有或不伴有尿液漏出，诊断逼尿肌过度活动。

①逼尿肌过度活动阳性（柱 3）：在没有腹腔压力变化时，记录膀胱压力。计算即时逼尿肌压力。诊断逼尿肌过度活动无须考虑是否伴有漏尿。

②逼尿肌过度活动阳性（柱 4）：该病例中，腹腔压力与膀胱内压力均升高。如果仅仅采用尿垫试验和观察膀胱压力是很难判断是否存在逼尿肌收缩导致了膀胱压力的升高。经过计算，记录逼尿肌压力。这样，可以诊断逼尿肌压力升高，无论是否存在漏尿。

除了这些通道之外，有时一个通道也可以用来测量肌电活动。

$P_{det}$ = 逼尿肌压力（经计算获得）；$P_{abd}$ = 腹腔内压力；$P_{ves}$ = 膀胱压力

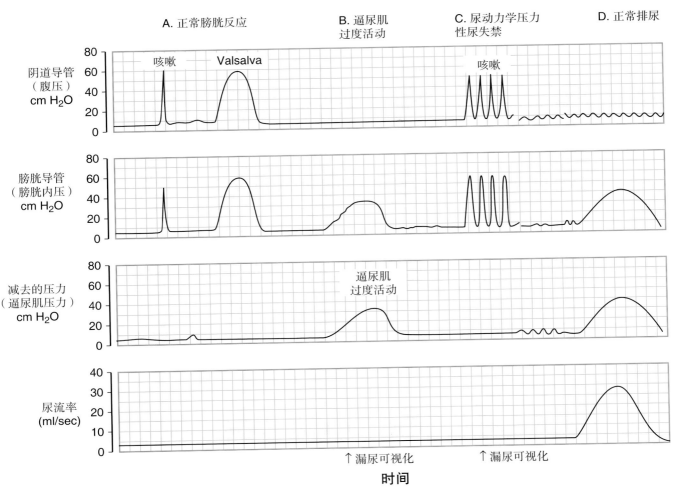

**图 23-14** 多通道尿动力学检测。膀胱内压测量图由 A,B,C 部分反映出来。**A**,膀胱功能正常的患者,当咳嗽或 Valsalva 动作时,逼尿肌压力不会出现异常上升。**B** 和 **C**,合并逼尿肌过度活动和尿动力学压力性尿失禁的患者。首先,在没有咳嗽或 Valsalva 动作时,自发性逼尿肌活动导致膀胱压力增加。其次,咳嗽独立于逼尿肌活动而引起漏尿。**D**,压力流量测定。在最大容量时,逼尿肌收缩,开始排尿

来说具有特殊意义,因为这可能提示逼尿肌无力(低逼尿肌压和低尿流率)或存在梗阻(最大逼尿肌压伴低尿流率)。

　　**尿道压力**。膀胱测压实验的最后一部分为尿道压力测定。进行该检查时膀胱灌注液体量通常为 200 ml。将带有传感器的尿管置入膀胱内,用自动拖拽器以 1 mm/sec 的速度移动尿道内装有双重传感器的尿管。取三次尿道压力的平均值得到最大尿道关闭压(maximum urethral closure pressure,MUCP)。同时获得功能尿道长度和尿控区域面积。这些数值提供了尿道固有特性的重要信息,同时协助诊断 ISD。如果最大尿道关闭压 ≤ 20 cm H₂O 或如最后一部分描述得那样,或如果漏尿点压 < 60 cm H₂O 即可诊断为 ISD(McGuire,1981)。这些术语和概念为纠正压力性尿

失禁提供了理由。重要的是,然而用于定义 ISD 的数值没有很好的标准化,也没有一致的发现对手术效果产生影响(Monga,1997;Weber,2001)。

## 六、治疗

### ■ 1. 保守/非手术治疗

（1）盆底强化训练

保守治疗是大多数尿失禁患者初始的治疗方法。保守治疗的依据是加强盆底强度,以更好地支持尿道,协助尿道闭合。无论压力性尿失禁还是急迫性尿失禁,盆底训练都是有效的。对于压力性尿失禁,加强盆底强度可弥补解剖的缺陷;对于急迫性尿失禁,

在膀胱逼尿肌收缩过程中，提高盆底肌肉收缩力度以改善短暂尿控。强化训练包括主动的盆底锻炼和被动的盆底肌肉刺激。

对于轻中度压力性尿失禁患者，盆底肌肉训练即使不能治愈尿失禁，但可显著改善尿失禁症状。正如所熟知的 Kegel 锻炼，盆底肌肉训练即是锻炼肛提肌的自主收缩。正如其他任何肌肉的训练，可以选择等长或等张的锻炼方式。训练应该是每天数次，一些文献报道为每天 50 ～ 60 次。训练的具体细节依据临床需要及临床环境。

如果选择等张收缩进行盆底肌肉的训练，让患者保持肛提肌收缩的同时打喷嚏。通常情况下，患者会错误地收缩腹壁肌而不是肛提肌。为了帮助患者正确定位肌肉组，指导患者在贴身的裤子拉起超过臀部时确定肌肉。此外，在医疗环境中，在 Kegel 训练时检查者可以通过将两指放入阴道内确定肛提肌是否收缩。

为了帮助患者实现盆底肌收缩持续 10 秒，在开始时，嘱患者维持收缩时间 3 秒，然后放松，一到两次后持续时间变为 6 秒。这种肌肉的收缩与舒张重复 10 ～ 15 次，每天锻炼三组，总共约收缩 45 次。经过一系列的训练，在随后的随访中，肌肉收缩持续时间稳定增加。从而提供了患者盆底肌张力，对压力性尿失禁患者而言，在面对突然增加的腹内压时他们通常能够更有力地收缩盆底肌。

另外，如果采用等长收缩的方式进行盆底肌训练，让患者快速收缩和放松肛提肌。对于波动性突发尿急的患者，这种方法是有益的。值得注意的是，有一种错误观念认为排尿过程中停止排尿会有治疗作用。应该告知患者这样的锻炼往往会加重排尿功能障碍。

为提高锻炼的效果，在进行 Kegel 训练时，可以将阴道栓子或填充器放入阴道内，当盆底肌肉收缩时可以增加阻力。

Dumoulin 于 2014 年对盆底肌训练与未治疗、安慰剂、假治疗或其他控制疗法相比治疗压力性尿失禁的疗效进行研究（Dumoulin，2014）。尽管干预措施差别较大，但行盆底肌锻炼的患者与未行盆底肌锻炼者相比，前者更有可能治愈或改善尿失禁症状，且生活质量得到改善。尿垫试验客观地证实行盆底肌锻炼的患者漏尿减少。在下列情况中，盆底肌锻炼对压力性尿失禁的患者可能收效甚微，包括严重的尿失禁、脱垂超过处女膜环、前期理疗失败、分娩第二产程延长、体重指数大于 30 kg/m²、严重的心理困扰以及整体身体状况不佳（Hendriks，2010）。

另外一种主动盆底收缩训练方式是，将阴道电极放入阴道内，向肛提肌释放低频电刺激。尽管该盆底训练方式的作用机制尚不清楚，但电刺激训练已经用于改善压力性尿失禁或急迫性尿失禁的症状（Indrekvam，2001；Wang，2004）。通常采用低频电刺激治疗急迫性尿失禁，而高频电刺激用于治疗压力性尿失禁。电刺激治疗可以单独或与盆底肌肉训练联合应用。

许多行为技术也被认为是生物反馈治疗。生物反馈治疗可以检测生理信号如肌紧张信号，并将这些信号实时显示患者。一般来说，在治疗过程中，视觉的、听觉的，和（或）语言反馈信号直接反馈给患者。在进行生物反馈盆底肌肉训练时，通常使用无菌阴道探针检测肛提肌收缩时阴道内压力的变化。检测出的压力数值反映了肌肉收缩的强度。针对不同的患者依据基础疾病进行个体化的治疗，并根据患者对治疗的反应进行方案的调整。在许多情况下，在不同的后续时间间隔里采用加强方案也是有益的。

### （2）饮食习惯

有些食物酸度较高或含有咖啡因可能会引起尿频和尿急。Dallosso（2003）和他的同事发现饮用碳酸饮料与急迫性尿失禁症状的发展有关。因此，对于这些患者消除这类食物的刺激可能是有利的。此外，某些食品添加剂如甘油磷酸钙可减轻尿急和尿频的症状（Bologna，2001）。这些磷酸盐类食物可以缓冲尿液酸度。

### （3）定时排尿

急迫性尿失禁患者每隔 10 ～ 15 分钟就会发生一次尿急。治疗的最初目标是延长排尿间隔至半小时。为了达到这一目的，在尿急的时候嘱患者进行 Kegel 训练或分散其注意力。定时排尿虽主要用于急迫性尿失禁患者，但对这些压力性尿失禁患者也是有帮助的。对于压力性尿失禁的患者来说，规律的定时排尿能够在一天的大多数时间里使膀胱处于排空状态。因为有些患者在膀胱容量超过某一阈值容量时才会发生尿液漏出，频繁排空膀胱能够显著减少尿失禁的发生。

### （4）雌激素替代治疗

已经证实雌激素能增加尿道血流量，并增加 α 肾上腺素能受体的敏感性，从而增加尿道接合和尿道闭合压。雌激素还能增加胶原降解,并增加尿道周围毛细血管丛的血管化过程。这些作用能够改善尿道接合。因此,对于生殖道萎缩的尿失禁患者,雌激素外源性治疗是有意义的。

雌激素通常局部给药,许多不同的治疗方案也都是合理的。雌激素治疗常使用雌激素软膏,每天一次,连用 2 周,此后每周 2 次。目前关于雌激素使用的时间无明确的研究数据,患者可能可以长期局部使用雌激素软膏。另外,如果伴有其他的绝经症状,也可以口服雌激素(见第 22 章)。尽管使用雌激素治疗具有上述优点,但是雌激素对于下尿道的作用尚未得到一致认同。有研究显示,全身的雌激素治疗会使尿失禁恶化或发展(Grady,2001;Grodstein,2004;Hendrix,2005;Jackson,2006)。

### 2. 压力性尿失禁治疗

#### (1)药物治疗

药物治疗在压力性尿失禁的治疗中扮演着辅助治疗的角色。然而,对于混合性尿失禁的患者,丙咪嗪有助于改善患者尿道收缩力及尿道闭合压。正如前面讨论的,三环类抗抑郁药具有 α 肾上腺素能作用,同时尿道内含有丰富的 α 肾上腺素能受体。

#### (2)子宫托和尿道插入物

某些子宫托被设计来治疗尿失禁以及盆腔器官脱垂。尿失禁子宫托用来减少尿道下降距离和尿道膀胱结合部角度(图 24-16)。该子宫托加强对膀胱颈的支持,因此帮助减少尿失禁的发生。子宫托治疗尿失禁的效果是可变的,因为受脱垂和其他因素的影响。并不是所有尿失禁的患者都适合使用子宫托,也不是所有患者都可以长期使用这些设备治疗尿失禁或脱垂。

一项大的前瞻性试验对压力性尿失禁患者尿失禁子宫托与行为治疗进行了研究,结果显示三个月时间内两种治疗方法分别使 40% 和 49% 的患者症状得到较大的改善。随机进行行为治疗的患者对治疗效果更满意,且尿失禁症状改善更显著(Richter,2010b)。

作为子宫托的替代品,尿道闭合器也用来治疗压力性尿失禁。目前仅有上市的装置是 FemSoft 置入物。当把这一装置放入尿道时,先将套管滑入尿道,并顺应尿道方向,在膀胱颈产生一密封条,以阻止漏尿。患者常规到卫生间排尿时,将其取出并丢弃,然后再放入新的尿道置入物。这一装置的效果报道较少。然而,在 Sirls 和其同事(2002)进行的一项对

150 位患者的观察研究中发现,该装置能够显著降低尿失禁的发生率。

#### (3)手术治疗

对于那些保守治疗效果较差或不愿采用保守治疗的患者,手术是成功治疗压力性尿失禁的合适选择。如前所述,尿道支持是控制排尿所必需的。因此,手术治疗重建尿道支持来减弱尿失禁的症状或治愈尿失禁。总之,这些手术方案在腹压增加过程中,可以阻止膀胱颈和近端尿道的下移(表 23-4)。尿失禁手术常见的术后并发症包括下尿路损伤、压力性尿失禁手术失败或复发以及新发排尿障碍如急迫性尿失禁或尿潴留。

**尿道中段悬吊术**。尿道中段悬吊术的治疗机理是基于 Petros 和 Ulmsten 提出的盆底整体理论(1993)。简言之,尿道闭合的控制涉及三个结构的相互作用:耻骨尿道韧带、尿道下阴道吊床和耻骨尾骨肌。失去这些结构的支持会导致尿失禁和盆底功能障碍。尿道中段悬吊术能够重现韧带支持结构所提供的支持。

有各种不同的手术方式,但所有的手术方式都围绕尿道中段的合成补片进行。尿道中段悬吊术除了有较好的疗效外,而且术后恢复快,多数妇产科医师在门诊就可实施这种手术。因此出现了很多抗尿失禁手术类型。简单地说,可以分为两大类,即经耻骨后途径和经闭孔途径。

有一些穿刺装置用来配合该手术,其中常用的一项技术是经阴道无张力尿道悬吊术(tension-free vaginal tape,TVT)。采用耻骨后手术,在尿道下方的阴道壁上取切口,穿刺器从阴道切口穿入,经过尿道侧面,由耻骨外皮肤切口穿出(见第 45 章第 3 节)。因此膀胱穿孔和耻骨后血管损伤是此类手术特异性并发症。大量研究对此类手术的有效性进行观察(Holmgren,2005;Song,2009)。Nilsson 等 对 TVT 手术的长期疗效和安全性进行了前瞻性客观研究,结果发现 17 年的随访期间,87% 的患者得到主观性治愈或者改善(Nilsson,2013)。

经闭孔途径(transobturator tape,TOT),目前市面上有很多种套盒,吊带材料经闭孔放置于尿道下端。穿入点位于内收长肌肌腱近端(第 45 章第 4 节)。经闭孔途径的尿道中段悬吊术的引进是为了降低血管和下尿道损伤的风险。

TOT 的设计主要是针对压力性尿失禁,而对于尿道高活动性疗效稍差。因此,术后 5 年的主观治愈率为 73% ～ 92%(AbdelFattah,2012;Laurikainen,

表 23-4 尿失禁治疗方式

| 手术方式 | 描述 | 适应证 | 评价 |
|---|---|---|---|
| 尿道中段悬吊术： | 通过放置网片加强尿道中段的支撑： | | 短期治疗有效；术后恢复快；有 TVT 手术长期有效的数据支持；伴有 ISD 的患者 TOT 有效性需要进一步研究确认 |
| TVT | 经耻骨后途径 | SUI；ISD | |
| TOT | 经闭孔途径 | SUI | |
| 耻骨后尿道悬吊术 | 将耻骨宫颈筋膜固定于：Cooper 韧带（Burch）或者耻骨联合（MMK） | SUI | 长期治疗有效；要求一定的手术经验；重复的好处比尿道中段悬吊术少 |
| 耻骨阴道吊带术 | 筋膜条固定于腹前壁支持膀胱颈 | ISD；SUI 手术方案治疗失败 | 长期治疗有效；对不希望使用合成材料的患者可能是有用的；需要隔离移植腹前壁或大腿阔筋膜组织 |
| 尿道注射 | 将填充剂注射入尿道黏膜下 | ISD | 不良手术环境下也用于 SUI 的治疗；可能需要大量重复注射 |
| 缝合悬吊 | 近端尿道悬吊于腹前壁 | SUI | 长期的低成功率；不再推荐用于 SUI 的治疗 |
| 阴道旁缺陷修补 | 两侧阴道壁固定于盆筋膜腱弓 | 阴道脱垂 | 不再推荐用于 SUI |

ATFP = 盆筋膜腱弓；ISD = 括约肌固有缺陷；MMK = Marshall-Marchetti-Krantz 阴道悬吊术；SUI = 压力性尿失禁；TOT = 经闭孔尿道悬吊术；TVT = 经阴道无张力尿道悬吊术

2014；Wai，2013）。然而，关于经闭孔入路的疗效的大量长期数据是缺乏的。此外，在继发于 ISD 的 SUI 患者中，由于结果相互矛盾且数据有限，TOT 的疗效尚不清楚（Miller，2006；O'Connor，2006；Richter，2010a）。

在比较这两种方法时，一项对 597 名患者进行的多中心随机研究发现，经耻骨后（80.8% 和 62.2%）和经闭孔（77.7% 和 55.8%）治疗 12 个月的客观和主观成功率没有显著差异（Richter，2010a）。耻骨后路径术后排尿功能障碍需要再次手术的发生率明显高于闭孔入路术后排尿功能障碍需要再次手术的发生率。两种方法的总体生活质量和满意度得分相似。其他研究也显示了相似的手术相关并发症。也就是说，耻骨后途径膀胱损伤的发生率较高，但术后需要抗胆碱能药物的使用率降低（Barber，2006；Brubaker，2011）。

改良 TVT 和 TOT 手术的方法是使用单切口小吊带，有时被称为"微型吊带"。使用这种技术，通过阴道小切口在中尿道的上方和下方放置一条 8 cm 长的聚丙烯合成网带。网带不像 TVT 那样穿过耻骨后间隙，也不像 TOT 那样穿透闭孔膜。单切口小吊带的初步结果表明，客观和主观治愈率较高（Neuman，2008 年）。然而，在一项研究中，与耻骨后悬吊术相比，mini 组术后 1 年出现严重尿失禁的患者比例更高（Barber，

2012）。

2013 年 3 月，FDA 发布了关于 SUI 手术网片的最新考虑。在该声明中，网状吊带手术治疗 SUI 的安全性和有效性得到了支持。并进一步指出，尚未充分证明单切口小吊带的安全性和有效性。

**耻骨后尿道固定术**。耻骨后尿道固定术包括 Burch 手术、Marshall-Marchetti-Krantz（MMK）阴道悬吊术，传统的手术方式是经腹将耻骨宫颈筋膜悬吊固定在盆腔肌肉骨骼支架组织上（第 45 章，第 2 节）。随着尿道中段悬吊术等微创外科技术的出现，这些技术的应用越来越少。Burch 技术利用髂 - 骨盆韧带（Cooper 韧带）的力量来提升阴道前壁、尿道周围和膀胱周围的纤维肌肉组织。相反，在 MMK 手术中，这些组织固定于耻骨联合的骨膜。因此，耻骨炎是 MMK 手术常见的并发症。

耻骨后尿道固定术是一种有效的治疗压力性尿失禁的手术方法，1 年排尿控制率在 85% ~ 90% 之间，5 年排尿控制率大概为 70%（Lapitan，2009）。此外，有数据表明 Burch 耻骨后尿道固定术同时行经腹骶韧带固定术治疗阴道穹隆脱垂可显著降低压力性尿失禁术后症状的发生（Brubaker，2008a）。一项 7 年的随访研究表明，接受 ASC 和预防性 Burch 尿道成形术的患者的新发 SUI 率仍然低于仅接受 ASC 的妇女（Nygaard，2013）。

**耻骨阴道悬吊术**。该手术取一条直肠筋膜或筋膜块通过耻骨后间隙放置于膀胱颈下方。组织条的末端固定于腹直肌筋膜水平（第45章，第5节）。传统上，采用这种术式治疗尿道括约肌内口缺陷所致的压力性尿失禁。此外，该术式也可以用来治疗先前抗压力性尿失禁手术失败的患者。

**尿道填塞剂注射**。在膀胱镜引导下，可将药物注入尿道黏膜下层，使黏膜"膨大"，改善闭合。手术步骤和药物类型见第45章第6节。传统上，这种选择是针对那些患有压力性尿失禁并伴有ISD的女性。然而，美国食品药品监督管理局（FDA）已经扩大了使用标准，将漏点压力较轻的患者也包括在内。因此，泄漏点压力小于100 cm $H_2O$ 的也可以作为治疗对象（McGuire，2006）。此外，这种治疗方式对于有多种合并症的SUI患者无疑是一种很好的选择。

**经阴道穿刺手术和阴道旁缺陷修补**。采用手术方式纠正尿道高活动性，从理论上可以阻止膀胱颈和近端尿道在腹腔内压力增加时下降。1960—1980年，细针穿刺手术如Raz、Pereyra、Stamey技术被广泛用于压力性尿失禁的手术治疗，但目前这些手术方式已被其他手术方式所替代。简言之，这些手术使用专门设计的装置将缝线穿过阴道前壁和（或）尿道周围组织，并将缝线固定到前腹壁的不同水平。这种手术方式依赖于尿道周围组织的完整性以及悬吊部位的腹壁强度。尽管术后短期内的治愈率是满意的，但是随着时间的推移，这种手术的治疗效果逐渐下降。成功率在50%～60%，低于目前其他的抗压力性尿失禁手术（Moser，2006）。失败大部分归因于不能将缝线在阴道前壁水平穿出。

此外，经腹阴道旁缺陷修补（abdominal paravaginal defect repair，PVDR）是一种纠正阴道前壁旁侧支撑缺陷的手术。该手术将阴道旁附着部缝合到盆筋膜腱弓上。目前，PVDR是治疗脱垂的首选手术方式。尽管该手术以前用于纠正压力性尿失禁，但是长期观察的数据显示，该手术不再是治疗压力性尿失禁的首选手术方式（Colombo，1996；Mallipeddi，2001）。

### ■ 3. 急迫性尿失禁的治疗

#### （1）抗胆碱能药物

这些药物在逼尿肌水平通过竞争性抑制乙酰胆碱受体（$M_2$ 和 $M_3$）发挥作用（Miller，2005）。通过麻痹逼尿肌收缩以降低尿失禁发生的次数及每次的漏尿量。这些药物在改善急迫性尿失禁和膀胱过度活动症的症状上显著优于安慰剂。然而，在一项循证医学数据综述报道中，Nabi和他的同事们（2006）发现急迫性尿失禁每天发作次数减少仅仅反映了药物的一个合适用量。

**奥西布宁、托特罗定和非索罗定**。这些常用的药物竞争性结合胆碱受体（表23-5）。如前面所述，毒蕈碱受体并不仅仅存在于膀胱。因此，这些药物的副作用也很显著。常见的副作用有口干、便秘、视物模糊等。口干是停药的主要原因（表23-6）。重要的是，闭角型青光眼患者禁忌使用抗胆碱能药物。

由于存在抗胆碱能的副作用，利用抗毒蕈碱药物行膀胱 $M_3$ 受体阻断的治疗经常受限。因此，选择药物时应权衡药物的疗效与耐受性。例如，Diokno和他的同事们（2003）发现，奥西布宁的效果强于托特罗定。然而，托特罗定的副作用发生率较低。一项包含1135位患者的随机研究对托特罗定与非索罗定进行了比较。非索罗定比托特罗定的效果好，但托特罗定的副作用少（Chapple，2008）。一项人口基础的研究显示只有56%的患者感到膀胱过度活动症状缓解，半数患者停止服药（Diokno，2006）。

奥西布宁的大多数副作用来源于肝代谢后的次级代谢产物。因此，为了减少口服奥西布宁的副作用，设计了经皮贴膜以降低该药的"首关消除"作用。这样的给药途径减少肝代谢，并减少系统性类胆碱能副作用。Dmochowski和他的同事们（2003）发现奥西布宁经皮贴膜抗胆碱能副作用较长期口服托特罗定少。

经皮奥西布宁贴膜大小约7.6 cm×5.7 cm，将贴膜贴在腹部、髋部或臀部。每一剂贴膜内含36 mg奥西布宁，大约以每天3.9 mg的速度缓慢释放。局部瘙痒是最常见的副作用，每次更换贴膜时变更部位能够减少皮肤反应（Sand，2007）。一种经皮奥西布宁凝胶已经可以用于腹部、上臂/肩膀或大腿皮肤，应用部位应旋转进行。每一袋含奥西布宁氯化物凝胶1 g，每天约释放4 mg。

**丙咪嗪**。丙咪嗪比托特罗定和奥西布宁效果差，但是具有α肾上腺素和抗胆碱能特性。因此，偶尔用于混合性尿失禁的治疗。重要的是，丙咪嗪用于治疗尿失禁的剂量显著低于用于治疗抑郁症或慢性疼痛的剂量。

**选择性毒蕈碱受体拮抗剂**。新型抗胆碱能药物主要目的在于减少副作用。这些药物都是 $M_3$ 受体选择性拮抗剂，包括索非那新、曲司氯胺、达非那新。随机对照试验显示，这些药物能延长尿急的警告时

**表 23-5 膀胱过度活动的药物治疗**

| 药名 | 商品名 | 药物剂型 | 药物剂量[a] | 剂型剂量 |
|---|---|---|---|---|
| 奥西布宁（短效） | ditropan | 抗毒蕈碱类 | 2.5 ~ 5 mg，口服，一天 3 次 | 5 mg/，5 mg/ml，糖浆 |
| 奥西布宁（长效） | ditropan XL | 同上 | 5 ~ 30 mg，口服，一天 1 次 | 5、10、15 mg/ 片 |
| 奥西布宁（经皮） | oxytrol | 同上 | 3.9 mg/ 天，口服，每周更换 2 次贴膜 | 36 mg/ 贴，每盒 8 贴 |
| 奥西布宁（经皮）10% 凝胶 | gelnique | 同上 | 每天释放 1 g 凝胶 | 1 g/ 包，每盒 30 包，1 g/ 剂，每瓶 30 剂 |
| 托特罗定（短效） | detrol | 同上 | 1 ~ 2 mg，口服，一天 2 次 | 1、2 mg/ 片 |
| 托特罗定（长效） | detrol LA | 同上 | 2 ~ 4 mg，口服，一天 1 次 | 2、4 mg/ 胶囊 |
| 索罗定富马酸 | toviaz | 同上 | 4 ~ 8 mg，口服，一天 1 次 | 4、8 mg/ 片 |
| 曲司氯胺 | sanctura | 四价胺抗毒蕈碱类 | 20 mg，口服，一天 2 次 | 20 mg/ 片 |
| 曲司氯胺 | sanctura XR | 同上 | 60 mg，口服，一天 1 次 | 60 mg/ 片 |
| 达非那新 | enablex | 选择性抗 $M_3$ 型毒蕈碱类 | 7.5 ~ 15 mg，口服，一天 1 次 | 7.5、15 mg/ 片 |
| 索非那 | vesicare | 选择性抗 $M_3$ 型毒蕈碱类 | 5 ~ 10 mg，口服，一天 1 次 | 5、10 mg/ 片 |
| 盐酸丙咪嗪 | tofranil | 三环类抗抑郁药，α 肾上腺素能，抗组胺 | 10 ~ 25 mg，口服，一天 1 次或隔天 1 次 | 10、25、50 mg/ 片 |

[a] 口服，透皮型除外

间、降低毒蕈碱的副作用（Cardozo，2004；Chapple，2005；Haab，2006；Zinner，2004）。尽管这些药物的副作用减少，但随机对照试验并没有证实其治疗效果优于非选择性毒蕈碱受体类药物（Hartmann，2009）。

**表 23-6 抗胆碱能药物潜在的副作用**

| 副作用 | 潜在的临床后果 |
|---|---|
| 瞳孔扩大 | 畏光 |
| 视觉调节能力下降 | 视物模糊 |
| 唾液分泌减少 | 牙龈和口腔溃疡 |
| 支气管黏膜分泌减少 | 小气道黏液栓减小 |
| 排汗减少 | 极高热 |
| 心率加快 | 心绞痛、心肌梗死 |
| 逼尿肌功能下降 | 膀胱膨胀、尿潴留 |
| 胃肠收缩运动下降 | 便秘 |

### （2）米拉贝隆

最近，一种 β₃ 肾上腺素能受体激动剂米拉贝隆进入美国医药市场，用于治疗急迫性尿失禁和尿频。这些受体的激活导致逼尿肌的松弛和膀胱容量的增加。最常见的不良反应包括高血压、鼻咽炎、尿路感染、口干和头痛（Herschron，2013）。

### （3）骶神经调节治疗

尿液的存储和膀胱的排空需要脊髓和大脑高级中枢、周围神经、尿道、盆底肌以及逼尿肌之间复杂的相互协调作用。如果任一水平的结构发生改变，将导致排尿功能异常。电神经刺激也称为神经调节的应用能够克服这些问题。骶神经调控是唯一被 FDA 批准用于治疗顽固性急迫性尿失禁的植入式神经调节系统，也被批准用于治疗粪失禁；还可以用于骨盆疼痛、间质性膀胱炎以及排尿功能障碍的治疗，尽管这些适应证还尚未被 FDA 批准。骶神经调节并不是首选的治疗方法，通常用于药物治疗或保守治疗欠佳时。

门诊手术植入设备包括脉冲激发器和电引线，通过埋入骶神经孔，调节膀胱和盆底的神经支配。其作用方式并不完全清楚，但可能与抑制躯体神经传入，阻断与膀胱灌注及排尿相关的骶脊髓异常反射弧有关。

植入过程分为两个阶段，首先，植入引线并将其连接到外部脉冲激发器（第 43 章第 12 节）。植入后，调定电子脉冲激发频率和振幅，调整到可忍受的最大效能。如果症状改善比例达到 50% 或更高，然后再计划植入永久性脉冲激发器。这个过程应尽量做到微创并在日间手术环境中完成。手术并发症是罕见的，可能包括植入部位的疼痛和感染。

尽管骶神经调节治疗主要针对那些行为疗法或药物治疗失败的患者，但这种方法对尿急症状的改善也是有效的。研究发现这种治疗方法的改善率在 60% ~ 75% 之间，治愈率大概为 45%（Janknegt，2001；Schmidt，1999；Siegel，2000）。一个 3 年的研究报告显示骶神经调节治疗每天可使尿失禁发作减少 57%。，5 年的随访研究报道了相似的发现（Kerrebroeck，2007；Siegel，2000）。17 个病种 3 ~ 5 年随访的系统评价显示，39% 的患者治愈，67% 的患者尿失禁症状得到改善（Brazzelli，2006）。

### （4）经皮胫神经刺激

经皮胫神经刺激是用于治疗难治性紧迫尿失禁的常用方法。它包括经皮穿刺电极置入下肢内踝头侧的区域。电脉冲通过发电机发送到胫神经。该神经起源于脊髓根 L4-S3，电刺激可以进行逆向神经调节。多中心研究表明，经皮胫神经刺激与假手术或抗胆碱能药物为主的治疗相比，具有很好的疗效（Peters，2009，2010；Macdiarmid，2010）。

### （5）A 型肉毒素

特发性逼尿肌过度活动可以采用膀胱壁注射 A 型肉毒素进行治疗。安慰剂对照的一项研究证实了这种治疗方法的疗效（Anger，2010）。使用膀胱镜注射 200 单位的肉毒杆菌毒素组与安慰剂组相比，患者的尿失禁症状得到显著改善。症状改善最早发生在注射后 4 周（Brubaker，2008b；Flynn，2009；Khan，2010；Sahai，2007）。尿潴留是其常见的副作用，定义为残余尿量大于 200 ml，随机对照试验表明其发生率为 27% ~ 43%。大多数患者是无症状的，但是接受 A 型肉毒素治疗的急迫性尿失禁或膀胱过度活动症患者应该理解，注射后可能会暂时要求行自我导尿。

最近，一项双盲随机试验比较口服抗胆碱能治疗对特发性急迫性尿失禁患者注射 100 单位肉毒毒素 A 的影响。研究人员发现，尿失禁发生率降低情况两组的结果相似。肉毒杆菌毒素组口干的发生率较低，而且对于完全缓解急迫性尿失禁更有效（Visco，2012）。注射组因尿潴留留置尿管率仅为 5%，对特发性膀胱过度活动的妇女应用的剂量为 100 个单位。

患者肯定希望随着时间推移毒素的效应逐渐减弱。在一项描述重复注射需要的小样本研究中，34 例患者中 20 例接受了二次注射，9 例注射了四次。这些重复注射的效果与首次注射的效果似乎相当。两次注射的中位数时间大约为 377 天（Sahai，2010）。

（王凤玫 译 宋岩峰 审校）

## 参考文献

Abdel-Fattah M, Mostafa A, Familusi A, et al: Prospective randomised controlled trial of transobturator tapes in management of urodynamic stress incontinence in women: 3-year outcomes from the evaluation of transobturator tapes study. Eur Urol 62(5):843, 2012

Abrams P, Artibani W, Cardozo L, et al: Reviewing the ICS 2002 terminology report: the ongoing debate. Neurourol Urodyn 28(4):287, 2009

Abrams P, Cardozo L, Fall M, et al: The standardisation of terminology of lower urinary tract function: report from the Standardisation Sub-committee of the International Continence Society. Am J Obstet Gynecol 187:116, 2002

Anger JT, Weinberg A, Suttorp MJ, et al: Outcomes of intravesical botulinum toxin for idiopathic overactive bladder symptoms: a systematic review of the literature. J Urol 183:2258, 2010

Bai SW, Kang JY, Rha KH, et al: Relationship of urodynamic parameters and obesity in women with stress urinary incontinence. J Reprod Med 47:559, 2002

Barber MD, Gustilo-Ashby AM, Chen CC, et al: Perioperative complications and adverse events of the MONARC transobturator tape, compared with the tension-free vaginal tape. Am J Obstet Gynecol 195:1820, 2006

Barber MD, Kuchibhatla MN, Pieper CF, et al: Psychometric evaluation of 2 comprehensive condition-specific quality of life instruments for women with pelvic floor disorders. Am J Obstet Gynecol 185(6):1388, 2001

Barber MD, Weidner AC, Sokol AI, et al: Single-incision mini-sling compared with tension-free vaginal tape for the treatment of stress urinary incontinence: a randomized controlled trial. Obstet Gynecol 119:328, 2012

Bellin P, Smith J, Poll W, et al: Results of a multicenter trial of the CapSure (Re/Stor) Continence shield on women with stress urinary incontinence. Urology 51:697, 1998

Blaivas JG: The bladder is an unreliable witness. Neurourol Urodyn 15:443, 1996

Bologna RA, Gomelsky A, Lukban JC, et al: The efficacy of calcium glycerophosphate in the prevention of food-related flares in interstitial cystitis. Urology 57(6, Suppl 1):119, 2001

Brazzelli M, Murray A, Frasier C: Efficacy and safety of sacral nerve stimulation for urinary urge incontinence. A systematic review. J Urol 175:835, 2006

Brown JS, Bradley CS, Subak KK, et al: The sensitivity and specificity of a simple test to distinguish between urge and stress urinary incontinence. Ann Int Med 144(10):715, 2006

Brown JS, Seeley DG, Fong J, et al: Urinary incontinence in older women: who is at risk? Study of Osteoporotic Fractures Research Group. Obstet Gynecol 87(5 Pt 1):715, 1996

Brubaker L, Norton PA, Albo ME, et al: Adverse events over two years after retropubic or transobturator midurethral sling surgery: findings from the Trial of Midurethral Slings (TOMUS) study. Am J Obstet Gynecol 205:498.e1, 2011

Brubaker L, Nygaard I, Richter HE, et al: Two-year outcomes after sacrocolpopexy with and without Burch to prevent stress urinary incontinence. Obstet Gynecol 112:49, 2008a

Brubaker L, Richter HE, Visco AG, et al: Refractory idiopathic urge incontinence and botulinum A injection. J Urol 180:217, 2008b

Buckley BS, Lapitan MC, Epidemiology Committee of the Fourth International Consultation on Incontinence, Paris, 2008: Prevalence of urinary incontinence in men, women, and children—current evidence: findings of the Fourth International Consultation on Incontinence. Urology 76(2):265, 2010

Bump RC, McClish DK: Cigarette smoking and urinary incontinence in women. Am J Obstet Gynecol 167:1213, 1992

Bump RC, Norton PA: Epidemiology and natural history of pelvic floor dysfunction. Obstet Gynecol Clin North Am 25:723, 1998

Burgio KL, Richter HE, Clements RH, et al: Changes in urinary and fecal incontinence symptoms with weight loss surgery in morbidly obese women. Obstet Gynecol 110(5):1034, 2007

Cardozo L, Lisec M, Millard R, et al: Randomized, double-blind placebo controlled trial of the once daily antimuscarinic agent solifenacin succinate in patients with overactive bladder. J Urol 172(5, Part 1):1919, 2004

Carlile A, Davies I, Rigby A, et al: Age changes in the human female urethra: a morphometric study. J Urol 139:532, 1988

Chapple CR, Martinez-Garcia R, Selvaggi L, et al: A comparison of the efficacy and tolerability of solifenacin succinate and extended release tolterodine at treating overactive bladder syndrome: results of the STAR Trial. Eur Urol 48:464, 2005

Chapple CR, Van Kerrebroeck PE, Jünemann KP, et al: Comparison of fesoterodine and tolterodine in patients with overactive bladder. BJU Int 102(9):1128, 2008

Cody JD, Jacobs ML, Richardson K, et al: Oestrogen therapy for urinary incontinence in post-menopausal women. Cochrane Database Syst Rev 4:CD001405, 2012

Colombo M, Milani R, Vitobello D, et al: A randomized comparison of Burch colposuspension and abdominal paravaginal defect repair for female stress urinary incontinence. Am J Obstet Gynecol 175:78, 1996

Culligan PG, Goldberg RP, Sand PK: A randomized controlled trial comparing a modified Burch procedure and a suburethral sling: long-term follow-up. Int Urogynecol J Pelvic Floor Dysfunct 14(4):229, 2003

Dallosso HM, McGrother CW, Matthews RJ, et al: The association of diet and other lifestyle factors with overactive bladder and stress incontinence: a longitudinal study in women. BJU Int 92:69, 2003

Deitel M, Stone E, Kassam HA, et al: Gynecologic-obstetric changes after loss of massive excess weight following bariatric surgery. J Am Coll Nutr 7:147, 1988

Diokno AC, Appell RA, Sand PK, et al: Prospective, randomized, double-blind study of the efficacy and tolerability of the extended-release formulations of oxybutynin and tolterodine for overactive bladder: results of the OPERA trial. Mayo Clin Proc 78:687, 2003

Diokno AC, Brock BM, Herzog AR, et al: Medical correlates of urinary incontinence in the elderly. Urology 36:129, 1990

Diokno AC, Sand PK, Macdiarmid S, et al: Perceptions and behaviors of women with bladder control problems. Fam Pract 23(5):568, 2006

Dmochowski RR, Sand PK, Zinner NR, et al: Comparative efficacy and safety of transdermal oxybutynin and oral tolterodine versus placebo in previously treated patients with urge and mixed urinary incontinence. Urology 62:237, 2003

Dumoulin C, Hay-Smith J: Pelvic floor muscle training versus no treatment, or inactive control treatments, for urinary incontinence in women. Cochrane Database Syst Rev 1:CD005654, 2014a

Dumoulin C, Hunter KF, Moore K, et al: Conservative management for female urinary incontinence and pelvic organ prolapse review 2013: summary of the 5th International Consultation on Incontinence. Neurourol Urodyn November 18, 2014b [Epub ahead of print]

Fantl JA, Cardozo L, McClish DK: Estrogen therapy in the management of urinary incontinence in postmenopausal women: a meta-analysis. First report of the Hormones and Urogenital Therapy Committee. Obstet Gynecol 83:12, 1994

Flynn M, Amundsen CL, Perevich M, et al: Short term outcomes of a randomized, double blind placebo controlled trial of botulinum A toxin for the management of idiopathic detrusor overactivity incontinence. J Urol 181(6):2608, 2009

Food and Drug Administration: Considerations about surgical mesh for SUI. 2013. Available at: http://www.fda.gov/MedicalDevices/Productsand MedicalProcedures/ImplantsandProsthetics/UroGynSurgicalMesh/ucm 345219.htm. Accessed March 14, 2015

Grady D, Brown JS, Vittinghoff E, et al: Postmenopausal hormones and incontinence: the heart and estrogen/progestin replacement study. Obstet Gynecol 97:116, 2001

Grodstein F, Lifford K, Resnick, NM, et al: Postmenopausal hormone therapy and risk of developing urinary incontinence. Obstet Gynecol 103:254, 2004

Haab F, Corcos J, Siami P, et al: Long-term treatment with darifenacin for overactive bladder: results of a 2-year, open-label extension study. BJU Int 98:1025, 2006

Hagstad A, Janson PO, Lindstedt G: Gynaecological history, complaints and examinations in a middle-aged population. Maturitas 7:115, 1985

Hannestad YS, Lie RT, Rortveit G, et al: Familial risk of urinary incontinence in women: population based cross sectional study. BMJ 329(7471):889, 2004

Hannestad YS, Rortveit G, Daltveit AK, et al: Are smoking and other lifestyle factors associated with female urinary incontinence? The Norwegian EPINCONT Study. BJOG 110:247, 2003

Hartmann KE, McPheeters ML, Biller DH, et al: Treatment of overactive bladder in women. Evidence report/technology assessment No. 187, Rockville, Agency for Healthcare Research and Quality, 2009

Hendriks EJM, Kessels AGH, de Vet HCW, et al: Prognostic indicators of poor short-term outcome of physiotherapy intervention in women with stress urinary incontinence. Neurourol Urodyn 29:336, 2010

Hendrix SL, Cochrane BB, Nygaard IE, et al: Effects of estrogen with and without progestin on urinary incontinence. JAMA 293:935, 2005

Herschorn S, Barkin J, Castro-Diaz D, et al: A phase III, randomized, double-blind, parallel-group, placebo-controlled, multicentre study to assess the efficacy and safety of the β₃ adrenoceptor agonist, mirabegron, in patients with symptoms of overactive bladder. Urology 82(2):313, 2013

Holmgren C, Nilsson S, Lanner L, et al: Long-term results with tension-free vaginal tape on mixed and stress urinary incontinence. Obstet Gynecol 106(1):38, 2005

Hunskaar S, Arnold EP, Burgio K, et al: Epidemiology and natural history of urinary incontinence. Int Urogynecol J Pelvic Floor Dysfunct 11:301, 2000

Indrekvam S, Sandvik H, Hunskaar S: A Norwegian national cohort of 3198 women treated with home-managed electrical stimulation for urinary incontinence—effectiveness and treatment results. Scand J Urol Nephrol 35:32, 2001

Iosif CS, Batra S, Ek A, et al: Estrogen receptors in the human female lower urinary tract. Am J Obstet Gynecol 141:817, 1981

Jackson SL, Scholes D, Boyko EJ, et al: Predictors of urinary incontinence in a prospective cohort of postmenopausal women. Obstet Gynecol 108:855, 2006

Janknegt RA, Hassouna MM, Siegel SW, et al: Long-term effectiveness of sacral nerve stimulation for refractory urge incontinence. Eur Urol 39:101, 2001

Jelovsek JE, Chagin K, Brubaker L, et al. A model for predicting the risk of de novo stress urinary incontinence in women undergoing pelvic organ prolapse surgery. Obstet Gynecol 123:279, 2014

Kerrebroeck PE, Voskuilen A, Heesakkers J, et al: Results of sacral neuromodulation therapy for urinary voiding dysfunction: outcomes of a prospective, worldwide clinical study. J Urol 178:2029, 2007

Khan S, Panicker J, Roosen A, et al: Complete continence after botulinum neurotoxin type A injections for refractory idiopathic detrusor overactivity incontinence: patient-reported outcome at 4 weeks. Eur Urol 57(5):891, 2010

Kirkland JL, Lye M, Levy DW, et al: Patterns of urine flow and excretion in healthy elderly people. BMJ 287:1665, 1983

Langa KM, Fultz NH, Saint S, et al: Informal caregiving time and costs for urinary incontinence in older individuals in the United States. J Am Geriatr Soc 50:733, 2002

Lapitan MC, Cody DJ, Grant AM: Open retropubic colposuspension for urinary incontinence in women. Cochrane Database Syst Rev 4:CD002912, 2009

Laurikainen E, Valpas A, Aukee P, et al: Five-year results of a randomized trial comparing retropubic and transobturator midurethral slings for stress incontinence. Eur Urol 65(6):1109, 2014

MacDiarmid SA, Peters KM, Shobeiri SA, et al: Long-term durability of percutaneous tibial nerve stimulation for the treatment of overactive bladder. J Urol 183:234, 2010

Mallipeddi PK, Steele AC, Kohli N, et al: Anatomic and functional outcome of vaginal paravaginal repair in the correction of anterior vaginal wall prolapse. Int Urogynecol J Pelvic Floor Dysfunct 12:83, 2001

Markland AD, Richter HE, Fwu CW et al: Prevalence and trends of urinary incontinence in adults in the United States, 2001 to 2008. J Urol 186(2):589, 2011

McGuire EJ: Urethral bulking agents. Nat Clin Pract Urol 3(5):234, 2006

McGuire EJ: Urodynamic findings in patients after failure of stress incontinence operations. Prog Clin Biol Res 78: 351, 1981

McKinley M, O'Loughlin VD: Urinary system. In Human Anatomy. New York, McGraw-Hill, 2006, p 843

Miller JJ, Botros SM, Akl MN, et al: Is transobturator tape as effective as tension-free vaginal tape in patients with borderline maximum urethral closure pressure? Am J Obstet Gynecol 195:1799, 2006

Miller JJ, Sand PK: Diagnosis and treatment of overactive bladder. Minerva Ginecol 57:501, 2005

Monga AK, Stanton SL: Urodynamics: prediction, outcome and analysis of mechanism for cure of stress incontinence by periurethral collagen. BJOG 104:158, 1997

Moser F, Bjelic-Radisic V, Tamussino K: Needle suspension of the bladder neck for stress urinary incontinence: objective results at 11 to 16 years. Int Urogynecol J 17:611, 2006

Nabi G, Cody JD, Ellis G, et al: Anticholinergic drugs versus placebo for overactive bladder syndrome in adults. Cochrane Database Syst Rev 4:CD0003781, 2006

Nager CW, Brubaker L, Litman HJ, et al. A randomized trial of urodynamic testing before stress-incontinence surgery. N Engl J Med 366(21):1987, 2012

Neuman M: Perioperative complications and early follow-up with 100 TVT-SECUR procedures. J Minim Invasive Gynecol 15(4):480, 2008

Nilsson CG, Palva K, Aarnio R, et al: Seventeen years' follow-up of the tension-free vaginal tape procedure for female stress urinary incontinence. Int Urogynecol J 24(8):1265, 2013

Noblett K, Lane FL, Driskill CS: Does pelvic organ prolapse quantification exam predict urethral mobility in stages 0 and I prolapse? Int Urogynecol J Pelvic Floor Dysfunct 15:268, 2005

Nygaard I: Is cesarean delivery protective? Semin Perinatol 30:267, 2006

Nygaard I, Barber MD, Burgio KL, et al. Prevalence of symptomatic pelvic floor disorders in U.S. women. JAMA 300(11):1311, 2008

Nygaard I, Brubaker L, Zyczynski HM, et al: Long-term outcomes following abdominal sacrocolpopexy for pelvic organ prolapse. JAMA 309:2016, 2013

O'Connor RC, Nanigian DK, Lyon MB, et al: Early outcomes of mid-urethral slings for female stress urinary incontinence stratified by Valsalva leak point pressure. Neurourol Urodyn 25:685, 2006

Ouslander JG: Management of overactive bladder. N Engl J Med 350(8):786, 2004

Peters KM, Macdiarmid SA, Wooldridge LS, et al: Randomized trial of percutaneous tibial nerve stimulation versus extended-release tolterodine: results from the overactive bladder innovative therapy trial. J Urol 182:1055, 2009

Peters KM, Carrico DJ, Perez-Marrero RA, et al: Randomized trial of percutaneous tibial nerve stimulation versus Sham efficacy in the treatment of overactive bladder syndrome: results from the SUmiT trial. J Urol 183:1438, 2010

Petros PE, Ulmsten UI: An integral theory of female urinary incontinence. Experimental and clinical considerations. Scand J Urol Nephrol 153(Suppl):1, 1993

Rahn DD, Carberry C, Sanses TV, et al: Vaginal estrogen for genitourinary syndrome of menopause: a systematic review. Obstet Gynecol 124(6):1147, 2014

Rahn DD, Ward RM, Sanses TV, et al: Vaginal estrogen use in postmenopausal women with pelvic floor disorders: systematic review and practice guidelines. Int Urogynecol J 26(1):3, 2015

Raz R, Stamm WE: A controlled trial of intravaginal estriol in postmenopausal women with recurrent urinary tract infections. N Engl J Med 329:753, 1993

Resnick NM: Voiding dysfunction in the elderly. In Yalla SV, McGuire EJ, Elbadawi A, et al (eds): Neurourology and Urodynamics: Principles and Practice. New York, Macmillan, 1984, p 303

Resnick NM, Elbadawi A, Yalla SV: Age and the lower urinary tract: what is normal? Neurourol Urodyn 14:577, 1995

Richter HE, Albo ME, Zyczynski HM, et al: Retropubic versus transobturator midurethral slings for stress incontinence. N Engl J Med 362(22):2066, 2010a

Richter HE, Burgio KL, Brubaker L, et al: Continence pessary compared with behavioral therapy or combined therapy for stress incontinence. A randomized controlled trial. Obstet Gynecol 115(3):609, 2010b

Rortveit G, Daltveit AK, Hannestad YS, et al: Urinary incontinence after vaginal delivery or cesarean section. N Engl J Med 348(10):900, 2003a

Rortveit G, Daltveit AK, Hannestad YS, et al: Vaginal delivery parameters and urinary incontinence: the Norwegian EPINCONT study. Am J Obstet Gynecol 189(5):1268, 2003b

Sahai A, Dowson C, Khan MS, et al: Repeated injections of botulinum toxin-A for idiopathic detrusor overactivity. Urology 75(3):552, 2010

Sahai A, Khan MS, Dasgupta P: Efficacy of botulinum toxin-A for treating idiopathic detrusor overactivity: results from a single center, randomized, double-blind, placebo controlled trial. J Urol 177(6):2231, 2007

Sand P, Zinner N, Newman D, et al: Oxybutynin transdermal system improves the quality of life in adults with overactive bladder: a multicentre, community-based, randomized study. BJU Int 99(4):836, 2007

Sand PK, Bown LW, Panganiban R, et al: The low pressure urethra as a factor in failed retropubic urethropexy. Obstet Gynecol 62:399, 1987

Schmidt RA, Jonas UD, Oleson KA, et al: Sacral nerve stimulation for treatment of refractory urinary urge incontinence. J Urol 162:352, 1999

Siegel SW, Catanzaro F, Dijkema HE, et al: Long-term results of a multicenter study on sacral nerve stimulation for treatment of urinary urge incontinence, urgency-frequency, and retention. Urology 56(6 Suppl 1):87, 2000

Sirls LT, Foote JE, Kaufman JM, et al: Long-term results of the FemSoft1 Urethral Insert for the management of female stress urinary incontinence. Int Urogynecol J 13:88, 2002

Song PH, Kim YD, Kim HT, et al: The 7-year outcome of the tension-free vaginal tape procedure for treating female stress urinary incontinence. BJU Int 104(8):1113, 2009

Snooks SJ, Swash M, Henry MM, et al: Risk factors in childbirth causing damage to the pelvic floor innervation. Int J Colorectal Dis 1:20, 1986

Subak LL, Wing R, West DS, et al: Weight loss to treat urinary incontinence in overweight and obese women. N Engl J Med 360(5):481, 2009

Swift SE, Bent AE: Basic evaluation of the incontinent female patient. In Bent AE, Cundiff GW, Swift SE (eds): Ostergard's Urogynecology and Pelvic Floor Dysfunction, 6th ed. Philadelphia, Lippincott Williams & Wilkins, 2008, p 67

Townsend MK, Curhan GC, Resnick, et al: The incidence of urinary incontinence across Asian, black, and white women in the United States. Am J Obstet Gynecol 202:378.e1, 2010

Versi E1, Griffiths DJ, Harvey MA: A new external urethral occlusive device for female urinary incontinence. Obstet Gynecol 92:286, 1998

Vervest HA, van Venrooij GE, Barents JW, et al: Non-radical hysterectomy and the function of the lower urinary tract. II: Urodynamic quantification of changes in evacuation function. Acta Obstet Gynecol Scand 68:231, 1989

Visco AG, Brubaker L, Richter HE, et al: Anticholinergic therapy vs. onabotulinumtoxinA for urgency urinary incontinence. N Engl J Med 367:1803, 2012

Wai CY, Curto TM, Zyczynski HM, et al: Patient satisfaction after midurethral sling surgery for stress urinary incontinence. Obstet Gynecol 121(5):1009, 2013

Wake CR: The immediate effect of abdominal hysterectomy on intravesical pressure and detrusor activity. BJOG 87:901, 1980

Wang AC, Wang YY, Chen MC: Single-blind, randomized trial of pelvic floor muscle training, biofeedback-assisted pelvic floor muscle training, and electrical stimulation in the management of overactive bladder. Urology 63:61, 2004

Weber AM: Leak point pressure measurement and stress urinary incontinence. Curr Womens Health Rep 1:45, 2001

Wei JT, Nygaard I, Richter HE, et al. A midurethral sling to reduce incontinence after vaginal prolapse repair. N Engl J Med 366(25):2358, 2012

Wester C, Fitzgerald MP, Brubaker L, et al: Validation of the clinical bulbocavernosus reflex. Neurourol Urodyn 22:589, 2003

Wing RR, Creasman JM, West DS, et al: Improving urinary incontinence in overweight and obese women through modest weight loss. Obstet Gynecol 116:284, 2010

Wu JM, Hundley AF, Fulton RG, et al: Forecasting the prevalence of pelvic floor disorders in U.S. women 2010 to 2050. Obstet Gynecol 114(6):1278, 2009

Zinner N, Gittelman M, Harris R, et al: Trospium chloride improves overactive bladder symptoms: a multicenter phase III trial. J Urol 171(6 Pt 1): 2311, 2004

# 第二十四章

# 盆腔脏器脱垂

盆腔脏器脱垂（pelvic organ prolapse，POP）是一种常见的疾病，能引起生殖道功能异常并降低生活质量。体征包括以下一个或多个器官的下移：阴道前壁、阴道后壁、子宫和宫颈、全子宫切除术后阴道残端或腹膜（Haylen，2010）。症状包括阴道膨出感、盆腔下坠和阴道脱出物等，以及借助夹板或手指改善脱垂症状有助于排便。对于盆腔脏器脱垂已达病理状态者，上述症状与盆腔脏器的下降程度相关，而手术和非手术治疗可以缓解症状、恢复功能、提高生活质量。

## 一、流行病学

盆腔脏器脱垂是一种在全世界范围内影响数千万女性健康的疾病，在美国是行全子宫切除术的第三大常见指征；而且妇女在其一生中因脱垂行手术治疗的风险是 12%（Wu，2014）。因对盆腔脏器脱垂缺少统一的定义，目前缺乏高质量的流行病学资料来精确统计其发病率。如果按照 POP-Q 分期（pelvic organ prolapse quantification）标准，30% ~ 65% 的接受常规妇科检查的女性都有 II 期的脱垂（Bland，1999；Swift，2000，2005；Trowbridge，2008）。而如果采用患者自觉脱垂症状来定义 POP，美国的发病率在 2.9% ~ 5.7%（Bradley，2005；Nygaard，2008；Rortveit，2007）。

## 二、危险因素

### ■ 1. 产科相关因素

表 24-1 总结了盆腔脏器脱垂的多种相关因素。研究表明盆腔脏器脱垂的发生源于多种因素并随生存时间的延长而变化。

在这些高危因素中，阴道分娩是最常见的危险因素。有证据表明妊娠本身可能是盆腔脏器脱垂的潜在危险因素，许多研究清楚地表明阴道分娩增加 POP

发生概率。在盆腔脏器脱垂研究中（the pelvic organ support study，POSST），产次增多，脱垂发生的风险增加（Swift，2005）。特别的是，每经历一次阴道分娩，POP 的发病危险性增加 1.2 倍。在一项尿失禁的生育风险（the reproductive risks for incontinence study at kaiser，RRISK）研究中，研究者（2007）发现，相比于未产妇，一次、两次、三次及以上阴道分娩者的盆腔器官脱垂风险分别增加 2.8 倍、4.1 倍和 5.3 倍。一项对 110 位妇女的纵向研究表明，与未临产剖宫产相比，经阴道分娩者发生达到或超过处女膜缘的 POP 的风险显著增高（OR 5.6）（Handa，2011）。

尽管阴道分娩和 POP 发病危险密切相关，但特定的产科危险因素的作用依然有所争议。这些危险因素包括：巨大儿、第二产程延长、会阴切开、括约肌裂伤、椎管内麻醉、产钳使用以及催产素引产。每一项都是可能的危险因素。尽管每一项都可能对 POP 的发生有重要的作用，但在胎儿经过产道这一过程中，是所有因素的累加还是单一因素引起了 POP，对此还需要进一步深入研究。

目前，不再提倡两种产科干预措施——为缩短第二产程的选择性产钳和选择性会阴切开，因此两种措

表 24-1 盆腔脏器脱垂相关危险因素

| 盆腔脏器脱垂相关危险因素 |
| --- |
| 妊娠 |
| 阴道分娩 |
| 绝经 |
| 　年龄老化 |
| 　低激素状态 |
| 慢性腹压增加 |
| 　慢性阻塞性肺疾病（COPD） |
| 　便秘 |
| 　肥胖 |
| 盆底损伤 |
| 遗传因素 |
| 　种族 |
| 　结缔组织异常 |
| 脊柱裂 |

施的益处没有充分的证明，且增加母婴损害的风险。首先产钳分娩与肛门括约肌裂伤直接相关，直接导致盆底的损伤。其次，近期研究表明，手术助产显著增加盆底功能障碍性疾病的风险，尤其是增加脱垂的风险（OR 7.5）（Handa，2011）。由于以上原因，不再提倡选择性产钳助产，因其不但不能防止盆底功能障碍性疾病，还有增加的风险。同样，至少 6 个随机对照研究表明选择性会阴切开没有可证实的益处，且与肛门括约肌损伤、产后肛门失禁和产后疼痛有关（Carroli，2009）。

对于选择性剖宫产是否能够防止盆底功能障碍如盆腔脏器脱垂及尿失禁，目前一直存在争议。理论上讲，如果所有的女性均剖宫产分娩，很少有人再患盆底功能障碍疾病。值得注意的是，大多数的女性并不患有盆腔器官脱垂，选择性剖宫产（cesarean delivery on maternal request，CDMR）可能会使那些没有盆底功能障碍性疾病的女性面临干预措施本身可能导致的风险。特别指出，鉴于妇女一生中因脱垂行手术的危险度为 12%，如果为避免之后的盆底手术风险每个人均行剖宫产手术的话，90% 的妇女并没有受益，却面临剖宫产手术的潜在风险。尚需要进一步的研究明确为了预防盆底疾病而行选择性剖宫产的潜在风险和获益（美国妇产科医师协会，2007；Patel，2006）。基于目前观点，选择性剖宫产预防盆底疾病的处理必须个体化。另外，美国妇产科医师协会建议对还有多次生育要求的女性不要行选择性剖宫产，后者会增加胎盘位置异常的风险。

### 2. 年龄

许多研究表明随着年龄的增加，POP 的发病明显增加（Nygaard，2008；Olsen，1997；Swift，2005）。在 POSST 的研究中，20 岁 ~ 59 岁的女性年龄每增加 10 岁，POP 的发生率翻倍。由于与 POP 发生的其他危险因素并存，年龄老化也是个复杂的过程。发病率的增加可能源于生理上的老化和退化过程，同时伴有低雌激素状态。研究明确证实了生殖内分泌激素对结缔组织和细胞外基质的维持所起到的重要作用，这些对盆腔脏器的支持是必要的。已证实肛提肌和子宫骶韧带的结缔组织和平滑肌组织的细胞核中存在雌激素和孕激素受体（Smith，1990，1993）。将雌激素的影响和老龄化的影响区分开来是不正确的。

### 3. 结缔组织疾病

患有结缔组织疾病的女性更易于发展为 POP。组织学研究表明，在 POP 的女性中，Ⅰ 型胶原和 Ⅲ 型、Ⅳ 型胶原的比例降低（Moalli，2004）。这种排列有序的胶原蛋白的相对减少可能会减弱阴道壁的拉伸强度、增加阴道前壁脱垂的可能性。在一项小规模的病例研究中，1/3 的马凡综合征（Marfan syndrome）和 3/4 Ehlers-Danlos 综合征的患者有 POP 病史（Carley，2000）。

### 4. 种族

多项研究已报道 POP 发病存在种族差异（Schaffer，2005）。黑种人和亚洲女性发病风险低，而白种人和西班牙女性发病风险最高（Hendrix，2002；Kim，2005；Whitcomb，2009）。尽管种族之间胶原含量不同已被证实，种族之间骨盆形态差异也可能起重要作用。例如，黑种人妇女中耻骨弓狭窄和男性或类人猿骨盆较为常见。相比于许多白种人女性的女性骨盆，这些骨盆类型对盆底更易起保护作用，降低 POP 的风险。

另外，有证据表明，遗传因素与 POP 发生有关。近期的全基因组连锁研究已经鉴定出了一些与 POP 发生相关的基因（Allen-Brady，2015）。

### 5. 腹内压增加

慢性腹内压增加在 POP 的发病机制中起重要的作用。引起腹内压增加的因素包括肥胖、慢性便秘、慢性咳嗽和长期负重。增高的体重指数（BMI）与 POP 相关。在妇女健康倡议研究中（WHI），超重（BMI 25 ~ 30 kg/m$^2$）使 POP 发病率增加 31% ~ 39%，肥胖使 POP 发病率增加 40% ~ 75%（Hendrix，2002）。至于负重的影响，一项丹麦的研究证实长期负重工作的助理护士，由于脱垂行手术干预的风险度增加，风险率为 1.6（IorgenSen，1994）。另外，吸烟和慢性阻塞性肺病对 POP 的发生作用是明确的（Gilpin，1989；OlSen，1997）。一个病例对照研究发现，慢性肺病会增加全子宫切除术后盆底修复手术的风险度（Blandon，2009）。慢性咳嗽导致腹压增加也可能是 POP 的潜在危险因素。一些研究认为吸入烟草中化学成分导致的组织变化比慢性咳嗽本身更能促进了 POP 发生（Wieslander，2005）。

## 三、临床表现与分类

### 1. 体格检查

盆腔脏器脱垂是指阴道前壁、阴道后壁、子宫

（宫颈）、子宫全切术后阴道断端或会阴体等一个或多个器官从其正常位置向下移位。传统意义上用膀胱膨出、膀胱尿道膨出、子宫脱垂、直肠膨出及肠疝等名词描述阴道壁膨出的部位（图24-1）。然而这些术语不准确或易误导，因为其关注的是膨出的器官，而不是真实脱垂的解剖结构。

尽管以上的各种名词术语在各种文献中频繁出现，但在临床中更为有用的是以检查者所见来描述脱垂：阴道前壁脱垂、阴道穹隆脱垂、宫颈脱垂、阴道后壁脱垂、会阴体脱垂以及直肠脱垂。这些描述并不假定在脱垂的阴道壁后方是什么器官，而是描述客观存在的脱垂组织。

### 2. 盆腔脏器脱垂量化分期（POP-Q）

1996年，国际尿控学会定义了盆腔脏器脱垂量化分度系统（Pelvic Organ Prolapse Quantification，POP-Q）（Bump，1996）。POP-Q系统有着极高的可靠性，是脱垂研究上的巨大进步。其使研究者用标准的、可重复的方式论述其所见。这一系统包括对女性盆腔脏器支持位点的一系列位置特异性的测量。每个部位的脱垂都是通过测量相对于处女膜的距离以描述，而处女膜是一个持续可辨别的解剖学标志。其固定了相对于处女膜缘的6个位点：阴道前壁2个位点（Aa和Ba点），阴道顶端2个位点（C点和D点），阴道后壁2个位点（Ap点和Bp点）（图24-2）。另外也测量生殖裂孔长度（Gh）、会阴体长度（Pb）和阴道全长（TVL）。除了阴道全长（TVL），所有的POP-Q测量点均在患者Valsava明显时进行测量，以反映最大程度的膨出。

#### （1）阴道前壁位点

Aa点为位于阴道前壁中线距尿道外口3 cm处，相当于尿道膀胱皱襞处。此点相对于处女膜的范围从–3 cm（正常位置）至+3（Aa点的最大限度脱垂）。

Ba点为阴道前壁上段任一最远的位点。即Aa点向上至头侧的阴道前壁上段。规定在无脱垂的情况下Ba点为–3。在子宫全切除术后阴道完全翻转的患者，Bp点位置等同于阴道顶端位置。

#### （2）阴道顶端位点

顶端的两个位点，C点和D点，位于阴道的近心端。是正常位置的下生殖道中最靠近头侧的位置。C点为宫颈最远端或子宫全切术后阴道断端。

D点为有宫颈的女性的后穹隆的位置，当宫颈缺

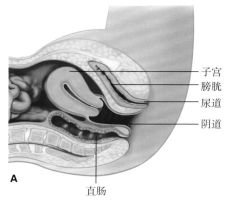

**A**

子宫
膀胱
尿道
阴道
直肠

正常女性盆底解剖

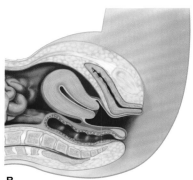

**B**

阴道前壁脱垂

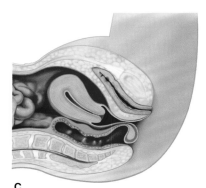

**C**

远端阴道后壁脱垂

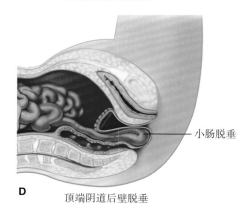

小肠脱垂

**D**

顶端阴道后壁脱垂

**图24-1** 盆腔解剖的横截面。**A.** 正常盆腔解剖；**B.** 阴道前壁脱垂或膀胱膨出；**C.** 远端阴道后壁脱垂或直肠膨出；**D.** 后壁顶端脱垂或小肠疝

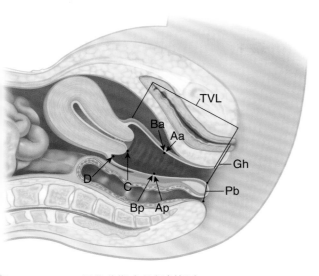

**图 24-2**　POP-Q 量化分期中的解剖标志

| 阴道前壁 | 阴道前壁 | 宫颈或断端 |
|---|---|---|
| **Aa** | **Ba** | **C** |
| 生殖裂孔 | 会阴体 | 阴道全长 |
| **gh** | **pb** | **tvl** |
| 阴道后壁 | 阴道后壁 | 阴道后穹隆 |
| **Ap** | **Bp** | **D** |

**图 24-3**　记录 POP-Q 位点的九格表

口时可不测 D 点。此位点代表子宫骶骨韧带附着于宫颈后壁近心端的水平，因此可用于鉴别主骶韧带支持缺陷与宫颈延长。阴道全长是将 C 点和 D 点恢复正常位置时的阴道最深长度。

**（3）阴道后壁位点**

Ap 点位于阴道后壁中线距处女膜 3 处，规定 Ap 点相对于处女膜的测量范围为 –3（正常位置）至 +3（Ap 点的最大限度脱垂）。

BP 点为从阴道后壁上段的任一最远的位点（脱垂最为明显的点）。规定在无脱垂的情况下 Bp 点为 –3。在子宫全切除术后阴道完全翻转的患者，Bp 点的位置等同于阴道顶端的位置。

**（4）生殖裂孔及会阴体**

除了相对于处女膜的位点，还应进行生殖裂孔（Gh）和会阴体（pb）的测量（图 24-2）。生殖裂长度为从尿道外口中点至处女膜后缘中线的距离。会阴体长度为从生殖孔的后缘至肛门开口中点的距离。

**（5）应用 POP-Q 分期进行评价**

将处女膜缘定义为 0，各个位点距处女膜缘的距离以厘米（cm）计算。处女膜缘以上或近心端的位点为负值，处女膜缘以下或远端为正值。各位点的测量值可用 3×3 格表记录（图 24-3）。图 24-4 和 24-5 显示不同 POP 类型的 POP-Q 测量示例。

脱垂程度还可以用表 24-2 总结的 5 级系统进行

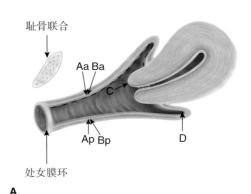

**A**

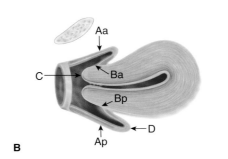

**B**

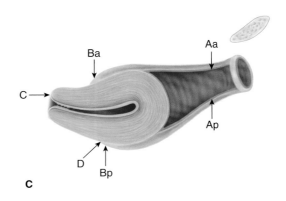

**C**

**图 24-4**　不同程度子宫脱垂的 POP-Q 描述（A ～ C）

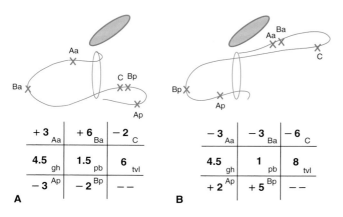

**图 24-5** 前壁支持缺陷示意图及九个表（**A**）和后壁支持缺陷示意图及九个表（**B**）（Reproduced with permission from Bump RC，Mattiasson A，Bø K，Bump RC，Mattiasson A，Bø K，et al：The standardization of terminology of female pelvic organ prolapse and pelvic floor dysfunction，Am J Obstet Gynecol 1996 Jul；175（1）：10-17.）

评价（Bump，1996），根据脱垂的最严重部位进行分期。

### ■ 3. Baden-Walker 半程分度系统

这种描述方法用以体格检查时对脱垂进行分类，在临床中广泛应用。尽管没有像 POP-Q 分期法那样提供很多的信息，但其提供的对各部分（阴道前壁、顶端、后壁）的描述也可充分满足临床需要（表24-3）（Baden，1972）。

## 四、病理生理学

盆腔脏器的支持是盆底肌、盆底结缔组织和阴道壁之间复杂的相互作用的结果。这些协同作用提供支

**表 24-3** 用于评价盆腔器官脱垂体检的 Baden-Walker 半程分度系统

| 分度 | |
| --- | --- |
| 0 度 | 各点均在正常位置 |
| 1 度 | 下降达距离处女膜缘半程 |
| 2 度 | 下降到处女膜缘水平 |
| 3 度 | 下降超出处女膜缘半程 |
| 4 度 | 各点下降达最大程度 |

a 阴道前壁、阴道后壁或顶端的脱垂可以用此系统进行分级。
Reproduced with permission from Baden WF，Walker T：Surgical Repair of Vaginal Defect. Philadelphia：JB Lippincott；1992.

持并维持阴道、尿道、膀胱和直肠的正常生理功能目前认为许多因素参与盆腔脏器支持结构缺陷的发生，包括潜在的遗传因素、盆底横纹肌的缺陷、阴道壁薄弱、阴道壁和盆底肌和盆腔脏器间连接组织的缺失。尽管多种机制被认为促使了脱垂发生，但没有任何一个机制可以完全解释脱垂的起源和自然过程。流行病学研究显示阴道分娩和年龄老化是盆腔脏器脱垂的两大主要危险因素（Mant，1997）。阴道分娩数十年后出现的支持缺陷可能源于年龄老化和其他因素的初始作用。

### ■ 1.肛提肌

肛提肌是一对横纹肌，包括三部分。髂尾肌从一侧盆腔侧壁到另一侧形成水平支架（图38-7和图38-8）。耻尾肌起源于两侧耻骨，连接阴道壁、尿道、肛门和会阴体，止于尾骨。因此耻尾肌对于固定阴道壁于盆腔很重要。肛提肌的第三部分为耻骨直肠肌，其起于耻骨，形成一个吊带，包裹直肠并延伸到肛门

**表 24-2** 盆腔器官脱垂的量化分期系统（POP-Q）

| | |
| --- | --- |
| **0 期：** | 无脱垂。Aa，Ap，Ba，Bp 均位于 –3 cm，C 点和 D 点位于 –TVL（阴道全长）cm 和 –(TVL –2) cm 之间（例即量化的 C 点或 D 点为 ≤ –[TVL –2] cm）。图 24-2 代表 0 期 |
| **Ⅰ 期：** | 超出 0 期，但脱垂最远点 > –1 cm，位于处女膜缘内（即量化值 < –1 cm） |
| **Ⅱ 期：** | 脱垂最远点 ≤ 1 cm 或超出处女膜缘（例如，量化值 ≥ –1 cm 但 ≤ +1 cm） |
| **Ⅲ 期：** | 脱垂最远点 > 1 cm，超出处女膜但未达到阴道全长减 2 cm（即量化值 > +1 cm 但 < + [TVL –2] cm）。Figure 24-5B 代表Ⅲ期，Bp 脱垂 |
| **Ⅳ 期：** | 指下生殖道完全翻出．脱垂最远点至少达（TVL –2）cm（即，量化值 i ≥ + [TVL –2] cm）。在大多数情况下，Ⅳ期脱垂的最远点是宫颈或阴道断端。图 24-4C 代表Ⅳ期脱垂 |

Data from Bump RC，Mattiasson A，Bø K，et al：The standardization of terminology of female pelvic organ prolapse and pelvic floor dysfunction，Am J Obstet Gynecol 1996 Jul；175（1）：10-17.

卜括约肌。结缔组织覆盖在肛提肌的上下筋膜。在健康状态下，肛提肌静息时收缩状态抬高盆底并且使阴道、尿道和直肠压向耻骨（图 38-10）。如此可缩短生殖裂孔，阻止脏器脱垂。

当肛提肌具有正常的张力和阴道有足够的深度时，女性处于站立位时其上段的阴道是处于近乎水平位的。当腹腔内压力升高时，上段阴道压迫在肛提肌板上，产生一种活塞作用。理论上讲，当肛提肌失去张力后，阴道轴向由水平位变为半垂直位（图 38-11），这使生殖道裂孔增宽或张开，后者容易引起盆腔器官脱垂。没有足够的肛提肌支持，维系于肛提肌腱膜上的盆腔脏器筋膜被承受更多张力并最终导致断裂。

理论上讲，在分娩过程中肛提肌的直接肌肉损伤或去神经化参与了盆腔脏器脱垂的病理机制。在第二产程过程中，拉伸或压迫或两者同时所造成的神经损伤导致了肛提肌部分的去神经支配。去神经化的肌肉失去张力，生殖孔打开，导致盆腔脏器脱垂（Delancey，1993；Harris，1990；Peschers，1997；hafik，2000）。

支持上述理论的实验室证据比较难获得，因此，对其尚存在争议。一些研究证实了脱垂和尿失禁女性肛提肌的组织形态学异常，然而另一些研究却没有类似发现（Gilpin，1989；Hanzal，1993；Heit，1996；Koelbl，1989）。此外，经产妇和未产妇尸体的肛提肌活检没有找到盆底肌肉萎缩或其他显著的改变（Boreham，2009）。这表明妊娠和分娩对肛提肌的组织形态学没有影响。此外，有实验将松鼠猴的肛提肌去神经化，导致了明显的肌肉萎缩，但并不影响盆腔脏器的支持。综上所述，实验室证据不支持去神经损伤在盆腔脏器脱垂的病理生理学中的作用。

然而，实际上在老龄化过程中，所有横纹肌的肌肉量和功能是降低的。从年轻和年老的脱垂患者中获得的证据表明，随年龄老化，肛提肌实际上发生了形态学和生物化学的变化。因此随年龄增加，肛提肌张力的丢失可能引起老年女性，尤其本来就有结缔组织支持缺陷的女性的盆腔脏器支持缺陷。当横纹肌张力降低后，韧带和结缔组织要承受来自腹压的压力。当结缔组织长期承重时，其被拉伸并最终断裂，导致脱垂发生。

### 2. 结缔组织

结缔组织和韧带相互依靠，包裹盆腔脏器并将脏器固定于肛提肌和骨盆。盆底结缔组织是由胶原纤维、弹力纤维、平滑肌和锚定于细胞外基质中的多糖微小纤维构成。包围盆腔脏器的结缔组织构成了盆腔脏器的基本解剖学支持。

盆筋膜腱弓是覆盖于闭孔内肌和肛提肌中部的增厚的盆筋膜（图 38-7），其为阴道前后壁提供了侧面和顶端的锚定点。因此盆筋膜腱弓有抵抗阴道前壁、阴道顶端和尿道远端膨出的作用。专家目前认为，阴道顶端结缔组织支持结构的缺失所导致的盆筋膜腱弓的拉伸和撕裂是脱垂的主要病因，引起阴道前壁和顶端的脱垂。

子宫骶韧带通过悬吊和稳定子宫、宫颈和阴道上段提供顶端支持。骶韧带由将近 20% 的平滑肌组成。许多研究报道在脱垂患者中骶韧带的平滑肌比例和分布有所减少（Reisenauer，2008；Takacs，2009）。这些研究提示子宫骶韧带的异常与脱垂的发生有关。

结缔组织异常和修复异常可能导致脱垂发生（Norton，1995；Smith，1989）。患者有如 Ehlers-Danlos 或马方综合征（Marfan syndrome）更易于发展为 POP 和尿失禁（Carley，2000；Norton，1995）。

盆底的筋膜和结缔组织也会因老化和骨盆组织的神经内分泌信号丢失而失去支持力（Smith，1989）。雌激素缺乏可以影响胶原的生物成分及其质量和数量。雌激素通过刺激胶原合成和降低降解影响胶原含量。在绝经后雌激素缺乏的女性中外源性补充雌激素可以增加皮肤胶原含量（Brincat，1983）。另外，在脱垂手术前补充雌激素被许多盆底外科医师认为是重要的。一项系统研究中，Rahn 和同事（2015）发现在术前应用阴道雌激素软膏可以改善阴道上皮的成熟指数并增加阴道壁厚度。这为后面的伤口愈合及提供盆底支持起到一定的作用。尽管这种方法看上去合乎逻辑和经验，但没有证据显示辅助应用雌激素可以改善手术结局。

### 3. 阴道壁

阴道壁及其与盆底肌肉的附着异常都有可能参与脱垂的病理发生。阴道壁是由黏膜层（上皮和固有层）、纤维弹力肌层和外膜层组成，外膜层由疏松腔隙组织、弹力纤维和神经血管束构成（图 24-6）。肌层和外膜层共同构成纤维筋膜层，以前称为"盆内筋膜"。两侧纤维筋膜层合并附着于盆筋膜腱弓和肛提肌内侧筋膜。阴道壁于下 1/3 处直接附着于会阴筋膜和会阴体。当生殖道裂孔打开时，这种悬吊系统与子宫骶韧带一起支撑阴道和子宫，防止其下移。

阴道壁平滑肌解剖、生理和细胞生物学方面的异常可能导致 POP。特别指出，从来自阴道前后壁的

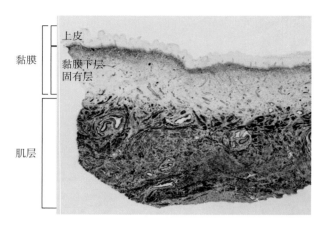

**图 24-6** 显示阴道壁横截面的微观照片。可见黏膜层和肌层。典型的深入肌层中的动脉鞘膜在此横截面中未显示。纤维肌层由肌束和外膜层构成（Used with permission from Dr. Ann Word.）

阴道顶端的纤维筋膜组织来看，阴道脱垂与平滑肌的损失、成肌纤维细胞的激活、平滑肌表型的异常和蛋白酶活性的增加有关（Boreham，2001，2002a，b；Moalli，2005；Phillips，2006）。此外，阴道壁胶原纤维和弹力纤维合成与分解的异常也会导致脱垂。

### ■ 4. 盆腔脏器脱垂的缺陷理论

该理论认为阴道壁周围的"盆内筋膜"的撕裂导致盆腔脏器疝出。如果仅有阴道壁薄弱而无筋膜附着点的撕脱则称为因过度"膨胀"特异性引起的膀胱膨出或直肠膨出（图 24-7）。这种膨胀型的脱垂，其特点是阴道黏膜光滑无皱襞。与之相对应的，如果阴道

前后壁的缺陷是由于将阴道壁与侧盆壁连接在一起的结缔组织的撕脱则称为"移位"的膀胱膨出或直肠膨出（阴道旁缺陷）（图 24-8），这种类型的缺陷阴道黏膜皱襞可见。这两种类型缺陷均可源自第二产程过程中盆底支持组织的过度牵拉或撕裂。

目前许多专家认为引起脱垂的最初的"缺陷"是阴道顶端的支持缺失。顶端的缺陷导致了阴道前后壁顶端的下降，因此阴道顶端重新悬吊可以恢复对阴道前后壁的支持。

### ■ 5. 阴道支持水平

根据 DeLancy（1992）的描述，阴道是一个纤维肌性的、平坦的管桶状结构，具有 3 个水平的支持。Ⅰ 水平悬吊支持阴道上段或顶端。Ⅱ 水平支持阴道中段的筋膜附着于盆筋膜腱弓上。Ⅲ 水平的支持来源于远端阴道与附属结构的融合。不同水平支持的缺陷可导致不同部位的阴道壁脱垂：前壁、顶端和后壁。

Ⅰ 水平支持是由附着在宫颈和阴道上段周围的主韧带和子宫骶骨韧带构成（图 38-15）。主韧带向两侧伸展，附着于闭孔内肌和梨状肌的部分筋膜、坐骨大孔前缘和坐骨棘上。子宫骶骨韧带是一对向后方延伸的纤维条索，附着于骶 2 至骶 4 水平骶骨的前方。这些内脏器官周围的结缔组织复合体共同保持阴道的长度和水平轴向，使肛提肌板支持阴道并维持宫颈的位置位于坐骨棘的水平以上。此部位支持组织缺陷可导致阴道顶端脱垂，常见的情况为小肠疝入阴道壁，即小肠膨出。

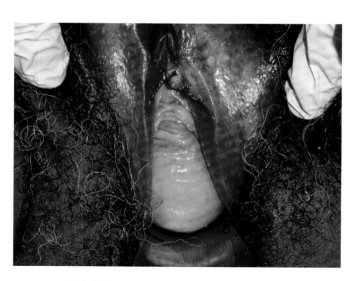

**图 24-7** 图示为中央型或称膨胀型膀胱膨出。注意其特征为阴道黏膜皱襞消失。与图 24-8 对照可见明显差异

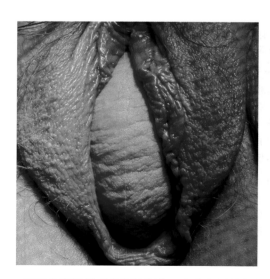

**图 24-8** 图示为阴道侧旁的膀胱膨出，也称为阴道旁缺陷或移位的膀胱膨出。阴道黏膜皱襞依然存在，表明缺陷更多源自旁侧的支持而非中央

Ⅱ水平的支持是阴道侧方的支持，在坐骨棘与主骶韧带复合体相合。此部分的结缔组织将阴道侧壁前方固定于盆筋膜弓，后方固定于阴道直肠筋膜弓上。连接组织从盆筋膜弓处断裂可导致侧方阴道壁脱垂或阴道旁缺陷。

Ⅲ水平的轴包括会阴体、会阴浅、深肌肉以及纤维肌性结缔组织。此部位支持阴道远端 1/3 和阴道口。会阴体对于阴道远端的支持和肛管功能的维持是很重要的。Ⅲ水平的支持缺陷导致阴道前后壁脱垂、阴裂增宽和会阴体下降。

# 五、盆腔脏器脱垂病情评估

## 1. 症状

盆腔脏器脱垂影响多个系统的解剖和功能，因此常与泌尿生殖道、胃肠道和肌肉骨骼系统症状相关（表 24-4）。脱垂很少导致严重病状或致死率，但会

**表 24-4　与盆腔器官脱垂相关症状**

| 症状 | 其他可能的原因 |
| --- | --- |
| **阴道肿物症状** | |
| 阴道内肿物感或自觉脱出物 | 直肠脱垂 |
| 看到或感到阴道或会阴处包块 | 外阴或阴道囊肿 / 包块 |
| 盆腔或阴道内压迫感 | 盆腔包块 |
| 盆腔或阴道坠胀 | 疝（腹股沟或股疝） |
| **尿路症状** | |
| 尿失禁 | 尿道括约肌功能不全 |
| 尿频 | 逼尿肌过度活动 |
| 尿急 | 逼尿肌功能亢奋 |
| 尿流弱或排尿时间长 | 膀胱出口梗阻（例如术后的改变） |
| 排尿踌躇 | 液体摄入过量 |
| 尿不尽感 | 间质性膀胱炎 |
| 以手还纳脱出物协助开始及排空或完成排尿 | 尿路感染 |
| 变化体位协助开始及排空或完成排尿 | |
| **肠道症状** | |
| 气、液或固态便失禁 | 肛门括约肌断裂或神经病变 |
| 便不尽感 | 腹泻类疾病 |
| 排便费力 | 直肠脱垂 |
| 便急迫 | 肠激惹综合征 |
| 手助排空大便 | 盆底协调障碍 |
| 压迫阴道或会阴协助开始及排空或完成排尿 | 痔疮 |
| 排便终断或梗阻感 | 肛直肠肿物 |
| **性功能症状** | |
| 性交困难 | 阴道萎缩 |
| 干涩 | 肛提肌综合征 |
| 感觉下降 | 外阴疼痛 |
| 性唤起或高潮障碍 | 其他女性性功能障碍 |
| **疼痛** | |
| 阴道、膀胱或直肠疼痛 | 间质性膀胱炎 |
| 盆腔疼痛 | 肛提肌综合征 |
| 腰骶部疼痛 | 外阴疼痛 |
| | 腰椎间盘疾病 |
| | 肌肉骨骼疼痛 |
| | 其他原因导致的慢性盆腔疼痛 |

Reproduced with permission from Barber MD：Symptoms and outcome measures of pelvic organ prolapse. Clin Obstet Gynecol 2005 Sep；48（3）：648-661.

严重影响患者的生活质量。因此，对病情的初始评价必须包括对脱垂相关症状的仔细评估和对于患者日常生活影响的评估。

对患者的症状进行仔细的评估，明确是由脱垂引起的还是其他原因。脱出物或压迫症状，如感觉像是坐在一个球上或阴道坠胀感，常和脱垂相关。而其他症状，如背部疼痛 / 便秘和腹部不适等更可能是与脱垂同时存在而由非脱垂导致的。全面的病史问询和体检有助于明晰 POP 和症状之间的关系。

在症状调查中，可以应用一些工具帮助评价严重程度。2 个常用的问卷是盆底压迫症状调查（pelvic floor distress inventory，PFDI）和盆底影响问卷（pelvic floor impact questionnaire，PFIQ）（Barber，2005b）。PFDI 评价泌尿、结直肠和脱垂症状，而 PFIQ 评价脱垂对于生活质量的影响（表 24-5 和表 24-6）。

脱出物症状是与盆腔器官脱垂最为相关的症状。典型的症状是感觉到或看到阴道或会阴脱出物以及盆腔压迫感觉。患者可能会主诉感觉到阴道内有球形物、似坐在脱出物上面或脱出物摩擦衣物感。随着脱垂的进展，以上症状更为明显（Ellerkman，2001）。相比于脱垂在处女膜上者，脱垂达处女膜下的患者更易主诉阴道有球形物（Bradley，2005；Tan，2005；

Weber，2001a）。如果脱出物症状是患者的最主要的主诉，那么采用非手术或手术治疗使脱垂复位可以明显缓解患者的症状。

泌尿系症状常常与 POP 伴随，症状包括压力性尿失禁（SUI）、急迫性尿失禁、尿频、尿急、尿潴留、反复发作泌尿系感染或排尿功能紊乱。尽管这些症状可以由脱垂引起或加重，但不能认为手术或非手术矫正脱垂后以上症状可以完全治愈。例如激惹性膀胱症状（尿频、尿急及急迫性尿失禁）在脱垂回复后可能不能改善。更有甚者，其症状与脱垂并没有直接的关系而需要单独治疗。相反，如果尿潴留的症状与尿道梗阻有关，在脱垂回复后，尿潴留的症状可以得到改善（FitzGerald，2000）。

由于以上原因，对于伴有泌尿系症状的脱垂患者，在治疗前行尿动力学检查是有价值的（见第 2 章）。这项检查可以明确泌尿系症状和 POP 的关系从而帮助指导治疗。另外，可以在术前暂时放置子宫托来观察尿路症状是否有所改善，从而预测脱垂的手术治疗是否有益。

便秘是盆腔脏器脱垂患者常常出现的症状，但往往并不是脱垂导致的。因此，手术或子宫托的方法回复脱垂后一般不会治愈便秘，并且有可能使其加重。

---

**表 24-5　盆底功能影响问卷短表 -7（PFIQ-7）**

请为以下问题选择最佳答案。

姓名＿＿＿＿＿＿＿＿＿＿＿

脱垂影响您的以下活动：

1. 做家务（做饭，打扫卫生，洗衣）？

　　__ 从不　　　　　　　__ 轻度　　　　　　　__ 中度　　　　　　　__ 重度

2. 体力活动如散步、游泳或者其他体育锻炼？

　　__ 从不　　　　　　　__ 轻度　　　　　　　__ 中度　　　　　　　__ 重度

3. 娱乐活动（看电影，去教堂）？

　　__ 从不　　　　　　　__ 轻度　　　　　　　__ 中度　　　　　　　__ 重度

4. 从家开车或乘坐公交车外出超过 30 分钟？

　　__ 从不　　　　　　　__ 轻度　　　　　　　__ 中度　　　　　　　__ 重度

5. 外出参加社会活动？

　　__ 从不　　　　　　　__ 轻度　　　　　　　__ 中度　　　　　　　__ 重度

6. 情绪健康（紧张、抑郁）？

　　__ 从不　　　　　　　__ 轻度　　　　　　　__ 中度　　　　　　　__ 重度

7. 感觉受挫？

　　__ 从不　　　　　　　__ 轻度　　　　　　　__ 中度　　　　　　　__ 重度

Reproduced with permission from Chapple CR，Zimmern PE，Brubaker L，et al（eds）：Multidisciplinary Management of Female Pelvic Floor Disorders. Philadelphia：Elsevier；2006

**表 24-6　盆底压迫症状调查问卷简表 -22（PFDI-22）[a]**

**POPDI-6**

你是否经常感到＿＿＿＿＿＿，如果是，它对你的影响程度：

1. 下腹压迫感
2. 下腹或生殖器官坠胀感
3. 看到或感觉阴道肿物或脱出物
4. 不得不压迫阴道或直肠周围协助排便
5. 膀胱不能排空感
6. 不得不用手压迫阴道内肿物以开始或结束排尿

**CRADI-8**

＿＿＿＿＿＿你是否经常感到＿＿＿＿＿＿，如果是，它对你的影响程度：

1. 是否经常必须用力排便
2. 是否经常有便不净感
3. 是否经常有成形便不受控制排出
4. 是否经常有软便或液性便不受控制排出
5. 是否经常有气体不受控制排出肛门
6. 排便时是否经常有疼痛感
7. 是否经常有便急迫？不得不快速冲向厕所排便
8. 排便过程中或排便后是否有部分肠管通过直肠脱出体外

**UDI-8**

你是否经常感到＿＿＿＿＿＿，如果是，它对你的影响程度：

1. 尿频
2. 尿急伴漏尿
3. 由体力活动、咳嗽或打喷嚏诱发的漏尿
4. 从坐位变换为站位时发生漏尿
5. 少许漏尿（例如点滴漏尿）
6. 膀胱排空困难
7. 下腹或生殖区域的疼痛或不适感
8. 膀胱充盈时下腹疼痛

请患者在空白处填写下面的问题，这里使用的多选项与 PFIQ-7 的相同（从不，轻度，中度和重度）。Reproduced with permission from Chapple CR, Zimmern PE, Brubaker L, et al（eds）：Multidisciplinary Management of Female Pelvic Floor Disorders. Philadelphia：Elsevier；2006

在一项阴道后壁特异性缺陷修补术的研究中，仅有43% 的患者术后便秘得到解决（Kenton，1999）。因此，如果患者的首要症状是便秘，那么不推荐行脱垂手术治疗。便秘被视为不同于脱垂的单独的问题而需要独立评价。

指压阴道后壁、会阴体或直肠远端协助排空大便是阴道后壁脱垂相关的最为常见的排空症状（Burrows，2004；Ellerkmann，2001）。针对此种情况的外科手术的成功率报道不一，症状缓解率 30%～70%（Cundiff，2004；Kenton，1999）。

气体、液体或固体大便的便失禁也可能与 POP 共存。在某些情况下，脱垂可能使固体粪便潴留于远端直肠，而潴留粪便周围的液体粪便可能出现漏出。如果存在以上症状，应行全面的肛肠功能的评价（第25 章）。大多数类型的肛门失禁不会因脱垂修补手术

而得到改善。然而，如果检查评价提示肛门括约肌的缺陷是肛门失禁的原因，则修补脱垂手术的同时应行肛门括约肌成形术。

女性的性功能障碍表现为性交困难、性欲降低、性唤起障碍和无法达到性高潮。其病因往往是多因素的，包括精神心理因素、泌尿生殖道萎缩、年龄老化和男性性功能异常（见第 13 章）。POP 患者也经常存在性功能障碍。然而，脱垂患者的性功能的相关研究结果并不一致。在一项研究中，应用性功能问卷比较脱垂和非脱垂患者的性交频率、性欲、性交困难、性高潮以及阴道干涩情况（Weber，1995），结果发现两组之间未见差异。在另一项对 301 个于妇科就诊的女性的横断面研究中，盆底功能与性交困难、性欲降低和高潮减少有关（Handa，2008）。此外，对比无症状脱垂，性交困难在有症状的脱垂患者中更严

重。在另一项对脱垂女性性功能的研究中发现，性交活动减少与阴道缩短有关，而有 1/4 的患者因脱垂症状避免性活动（Edenfield，2015）。因此，若阴道脱出物引起性功能障碍，则回复脱出物的手术治疗是有益的。值得关注的是，一些修复脱垂的手术方式如修补阴道后壁时行肛提肌缝合以及阴道后壁网片植入可能导致术后的性交困难。因此，在制订伴有性功能异常的脱垂患者的手术方案时要注意这个问题（Ulrich，2015）。

盆腔或后背疼痛是另一项盆腔脏器脱垂患者的常见主诉，但并没有证据证明二者之间存在直接联系。一项 152 例 POP 患者的横断面研究发现，在去除年龄和先前手术的因素后，盆腔或后背痛与 POP 之间没有明显关系（Heit，2002）。Swift 及其合作者（2003）在 477 例进行常规妇科检查的女性中发现，后背和盆腔痛非常常见，与 POP 无关。一些研究者认为脱垂患者的下背痛可能与人体力学改变相关。然而，如果疼痛是患者的首要症状，必须寻找有无其他原因（见第 11 章）。在缺乏明确原因的情况下，可暂时行子宫托治疗，以明确子宫回复后是否可以改善疼痛症状。推荐患者去看理疗师也可能有利于明确脱垂、躯体力学改变和疼痛之间的关系。

尽管脱垂与很多症状和主诉有关，但这些症状和主诉并未随着脱垂的严重程度增加而加重。另外，许多常见的症状并不与不同腔室脱垂特异性相关。因此在制订手术或非手术计划时，应对症状的缓解情况有一个现实的认识。应告知患者，与脱垂直接相关的症状如阴道肿物感、阴道压迫感很可能随着成功的解剖学复位而得到改善，而其他一些伴随症状如便秘、后背疼痛、尿急、尿频等不一定得到改善。

### ■ 2. 体格检查

#### （1）会阴检查

体格检查应先评估全身状况，除外盆腔外的疾病。全身评估包括心血管、肺、肾及内分泌疾病等，这些将影响盆腔疾病的治疗选择。

盆腔检查患者应选择截石位。首先检查外阴和会阴有无萎缩及其他异常。用棉签进行会阴的骶神经反射检查。首先，检查球海绵体肌反射，按压刺激阴蒂，观察双侧球海绵体肌收缩情况。其次，评价肛门括约肌的神经反射，刺激肛门侧方，观察肛门收缩，这称为肛门收缩反射。这些反射的存在提示骶神经通路正常。然而，在某些神经通路完整的妇女中，也可能出现神经反射阴性的结果。

盆腔脏器脱垂的检查在放置窥器之前应先让患者做向下屏气的动作（Valsalva 动作）（图 24-9）。不能充分完成 Valsalva 动作的患者可嘱其咳嗽。这些向下用力的措施能更准确地显示真实的解剖。窥器的检查过程中，组织结构会被人为地托起、支持或移位。这些检查帮助回答以下 3 个问题：①突出物是否超过处女膜？②脱垂的是哪个部位（前壁、后壁还是顶端）？③在腹内压增加时，阴裂是否明显增宽？

在检查过程中，医师应确认看到的是最大限度的脱垂，尤其应让患者描述在日常活动中脱出包块超过处女膜缘的程度。这种程度可描述为多少公分。也可以选择在患者会阴前放面镜子，使患者确认脱垂的情况。

脱垂是随重力作用和腹腔内压力而动态变化的疾病。它常常在日间活动或体力活动后加重。所以当患者早晨来门诊检查时，脱垂可能不是很明显。如果最大限度的脱垂没有被证实存在，应该让患者于站立位行 Valsalva 动作检查。

#### （2）阴道检查

进行 POP-Q 测量时，阴裂（Gh）和会阴体（Pb）长度要在 Valsalva 时测量（图 24-10）。在阴道顶端放置一个带刻度的卵圆钳或直尺，在处女膜缘显示的刻度即为阴道全长（TVL）。随后在阴道内放置双叶窥器。窥器隔开阴道前后壁，可测量 C 点和 D 点。缓慢撤出窥器可见顶端下降。

使用双叶窥器的一叶进行测量，将其放置在阴道后壁但避免过度牵拉，因为这样可能认为造成阴道前壁的下降。阴道后壁放置单叶窥器后可清晰地看到阴道前壁并测量 Aa 和 Ba 点，并尝试判断阴道前壁缺陷的特点。阴道旁沟下降而阴道皱襞仍然存在，提示阴道旁缺陷，即旁侧支持的缺失（图 24-11）。阴道中央膨出且阴道黏膜皱襞消失被称为中线或中央型缺陷（图 24-7）。如果支持缺陷源于阴道前壁顶端附着处则为横向缺陷或阴道前壁顶端缺陷（图 24-12）。通过暴露阴道前壁顶端，观察 Valsalva 动作时顶端是否下降，即可评价横向缺陷。评估阴道前壁脱垂时应同时观察尿道是否脱垂，可用棉签实验证实是否有尿道高活动性存在（第 23 章）。

单叶窥器旋转 180 度拉开阴道前壁暴露阴道后壁进行检查。测量 Ap 点和 Bp 点（图 24-13），如果阴道后壁有下降，需注意是否存在直肠膨出或肠疝。只有观察到阴道壁后的小肠蠕动，才能明确诊断小肠疝

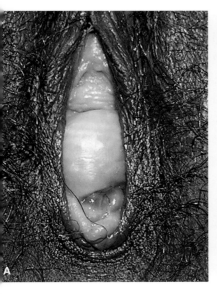
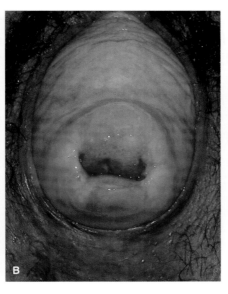
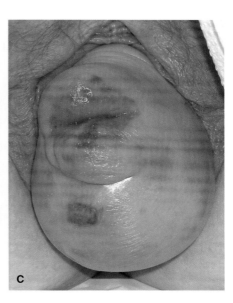

**图 24-9**　盆腔器官脱垂的程度。**A.** Ⅱ 期，脱垂最远点位于处女膜缘外 1 cm 之内；**B.** Ⅲ 期，脱垂最远点超过处女膜缘外 1 cm，小于阴道全长 2 cm；**C.** Ⅳ 期 POP 定义为接近或完全的脱出

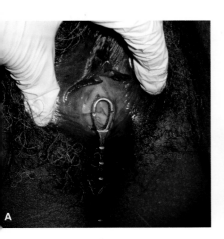
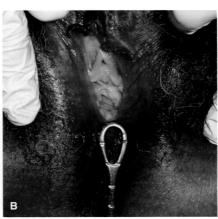
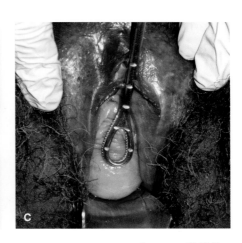

**图 24-10**　**A.** 生殖道裂孔（Gh）的测量。进行 POP-Q 评估时，建议使用带有刻度 1-，2-，3-，4-，5-，7.5-，和 10 cm 的棉签，测量应在 Valsalva 状态下完成。**B.** 会阴体测量。**C.** Aa 和 Ba 测量。Aa 是阴道前壁距离尿道外口中点 3 cm 处，测量点与处女膜缘的距离

（图 24-14）。一般来讲，阴道后壁顶端部位的膨出可能与肠疝有关，而阴道后壁远端的膨出往往为直肠膨出，站立位的阴道直肠检查可能发现进一步的病变。医师将示指置入患者直肠中触摸阴道后壁，若在直肠和阴道之间触及小肠组织，则支持小肠疝的存在。

通过阴道检查鉴别阴道前后壁中部、侧方、顶端和远端缺陷在检查者自身和检查者之间的可靠性不高。然而，如果计划对患者进行手术治疗，对患者进行个体化评价可帮助评估脱垂程度和解剖缺陷类型（Barber，1999；Whiteside，2004）。

顶端脱垂被认为是大多数前后壁脱垂的原因，因

此需重视顶端和这些结构的关系。应将顶端回复至正常位置。如果这样可维持前后壁的正常位置，则证明主要缺陷在顶端。

进行双合诊的检查可除外其他盆腔疾患。另外，强烈建议进行盆底肌肉的评估（图 11-5）。如果建议盆底康复治疗，此项检查尤其重要。评价时，检查者将示指放入处女膜内 1 ～ 3 cm，在阴道 4 点和 8 点的位置（图 24-15）。用 Oxford 0-5 分级法评价肌肉的静息张力和肌力。5 级代表正常的张力和肌力（Laycock，2002）。也要评价肌肉的对称性。有可触及的缺陷或瘢痕不对称的肌肉可能与之前的产钳助产、会阴侧切

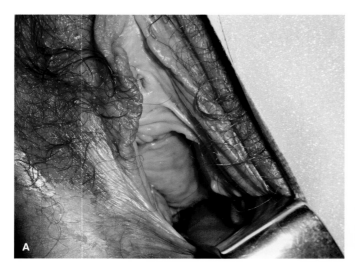

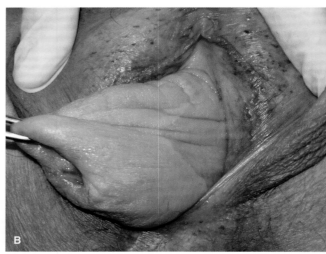

**图 24-11** **A.** 正常的旁侧支持，可从存在正常的阴道皱襞判定；**B.** 旁侧支持缺陷，阴道皱襞消失

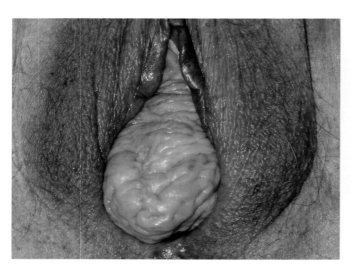

**图 24-12** 横向缺损，注意阴道前壁从顶端脱离，出现阴道皱褶，提示非中央型缺陷

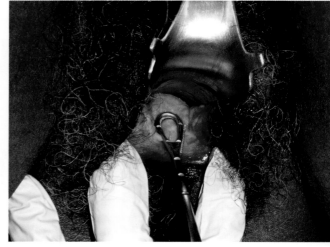

**图 24-13** 单叶窥器拉开阴道前壁，可以测量 Ap 点和 Bp 点 Ap 点为阴道后壁距离处女膜缘向内 3 cm 处

或裂伤有关。

## 六、治疗措施

对于无症状或仅有轻度症状的患者可选择期待治疗。很难预测脱垂是否会加重或者症状更明显。这种情况下需要评估治疗的获益和风险。因此，对于没有症状的患者，不推荐行有创的治疗方案。对于寻求治疗以预防疾病进展的患者可推荐行盆底肌康复治疗。但是目前尚无可靠数据证实盆底肌康复治疗的有效性（Hagen，2011）。

对于明显脱垂的患者或具有明显困扰症状的患者，应当选择手术或非手术治疗。治疗选择取决于症状的类型和严重程度、年龄和内科合并症、对将来性功能和（或）生育的期望以及复发的高危因素。治疗应力求缓解症状，但治疗的益处应大于相应风险。

通常选择非手术和手术的联合治疗。根据症状的严重程度和困扰程度进行分度，讨论针对每种类型的治疗方案。治疗方案的选择应以基于循证医学证据为基础。在最简单的病例中，阴道顶端脱出处女膜外患者唯一症状为脱出物或盆腔压迫感，这种病例可应用子宫托或行手术治疗。在更为复杂的病例中，脱垂达处女膜缘外的患者可能有多种症状：脱出物、便秘、急迫性尿失禁和盆腔疼痛，症状按照严重程度和

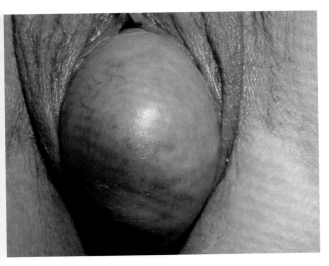

**图 24-14** 小肠疝。检查时可见阴道壁后面的小肠蠕动。小肠疝多发生在阴道顶端，但也有阴道前后壁小肠疝的病例

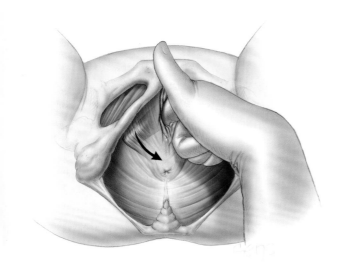

**图 24-15** 盆底肌评估。手指插入阴道距离处女膜缘 3 cm 触摸 4 点和 8 点处，评估静息和收缩时盆底肌的张力及肌力

解决的重要程度分度。为治疗所有的主诉症状，治疗方案可能包括子宫托或手术治疗脱出物症状，以及非手术方式治疗便秘、急迫性尿失禁和盆腔疼痛。

# 七、非手术治疗

## ■ 1. 子宫托

### （1）适应证

历史上，各种治疗脱垂的阴道内用具均见记载，

包括布的、木制的、蜡制的、金属的、象牙的、骨制的、海绵的和软木的。现代的子宫托通常为硅胶或惰性塑料制成的，安全且易于制造。尽管应用历史长，但描述其适应证、治疗选择和治疗方法的文献常常自相矛盾。

子宫托最主要的适应证是盆腔器官脱垂。传统上讲，子宫托应用于不适合或不愿意接受手术治疗的患者。一项来自美国泌尿妇科学会中有 20 年以上工作经验的医师证实此观点（Cundiff，2000）。然而，同样研究发现年轻的妇科医师，尤其是泌尿妇科医师，在建议手术之前常把子宫托作为一线治疗。那些之前至少接受过一次手术尝试而症状没有缓解的患者经常选择子宫托治疗，而不是再次手术。

子宫托也可用于有与脱垂相关的尿失禁症状的脱垂患者。一项多中心随机交叉研究对比了两种类型的子宫托对缓解脱垂症状和尿路症状的作用。研究证实子宫托可适度缓解尿路梗阻、刺激、压力症状（Schaffer，2006）（见第 23 章）。

子宫托也可应用于诊断。正如之前的讨论，症状并不直接与脱垂的类型和严重程度相关。短期的子宫托应用可帮助鉴别诊断。即使患者不愿长期应用子宫托，她也可能同意进行短期的治疗来观察其主诉症状是否能得到缓解或解决。子宫托的应用也可用来鉴别哪些患者会在脱垂矫正手术后有发生压力性尿失禁的危险（Chaikin，2000；Liang，2004）。

### （2）类型

子宫托可分为 2 大类：支持型和空间填充型（图 24-16）。支持型的子宫托，例如环形托，利用弹簧的机制将后穹隆支持在耻骨联合后方。环形托利用耻骨联合提升阴道前壁支持阴道。环形子宫托可以是一个简单环或看上去类似大的避孕隔膜的支持环（图 24-17）。这种子宫托对于 1 期或 2 期的脱垂有效，而且，支持环的隔膜对于同时存在阴道前壁脱垂的患者尤其有效。若放置合适，子宫托的前方应位于耻骨联合后方，后方应位于宫颈后方。

相比环形子宫托，空间填充型的子宫托是通过在托和阴道壁之间产生吸附作用而保持其位置（球形托），或通过直径大于阴裂的托来支持（面包形托），或者二者的作用兼有（喇叭花形托）。喇叭花形托常用于中至重度脱垂。它包括一个与宫颈或阴道穹隆贴合的凹形盘和一个头端达到阴道前庭的杆，凹盘通过吸附支持阴道穹隆，杆用于取出托。在所有的子宫托中，最常用的是环形托和喇叭花形托。

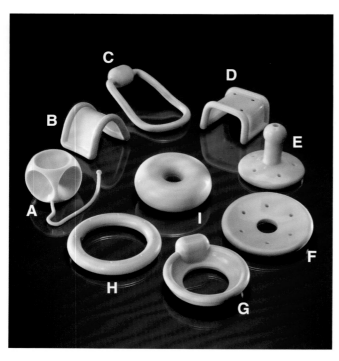

图 24-16 各种类型的 Milex 子宫托。**A.** 立方体子宫体；**B.** Gehrung 子宫托；**C.** 带按钮的 Hodge 子宫托；**D.** 方形子宫托；**E.** 钮扣样子宫托；**F.** Shaatz 子宫托；**G.** 抗尿失禁餐盘样子宫托；**H.** 环形子宫托；**I.** 面包圈样子宫托（Reproduced with permission from CooperSurgical，Inc.）

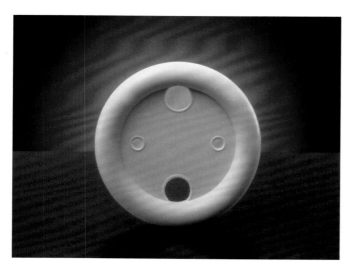

图 24-17 具有支持膜的 Milex 环形子宫托（Reproduced with permission from CooperSurgical, Inc.）

### （3）患者评估和子宫托的放置

应用子宫托的患者必须积极参与治疗过程。治疗的成功与否常与患者护理子宫托的能力有关——自己护理或者在看护人员的帮助下——以及患者对后续随访评估的愿望和可行性。在应用子宫托时应提前或同时治疗阴道萎缩。在适合激素替代治疗的患者中，推荐使用阴道雌激素软膏（表 22-5）。一种用法是每晚阴道用结合雌激素软膏（倍美力阴道软膏）1 g，持续 2 周，之后每周使用两次。

子宫托类型的选择可能受患者因素的影响，如激素状态、性生活状态、之前子宫切除史，以及 POP 分度和脱垂部位。子宫托的类型选择后，患者应选择可以适应的最大型号的子宫托。理想合适的子宫托的型号使患者感觉不到子宫托的存在。当患者年龄大、体重下降或减肥后，需改变子宫托的型号。

一般来讲，患者在排空膀胱和直肠后取膀胱截石位放置子宫托。行指诊检查评价阴道长度和宽度，确定子宫托的初始型号。图 24-18 显示喇叭花型子宫托的放置。放置环状子宫托时，医师手持子宫托置于折叠状态。可以在阴道前庭或子宫托的前边缘涂抹润滑剂。将阴唇分开，顺阴道后壁向前方和头侧方向推入子宫托。接着，示指触后穹隆保证宫颈置入子宫托上。医师的手指在子宫托的侧边与阴道壁之间应几乎不能滑动。子宫托应该舒适，不能和耻骨联合和阴道前后壁顶得太紧。过多的压力有可能会增加疼痛的风险。

子宫托放置后，嘱患者行 Valsalva 动作，不合适的子宫托会掉出。患者站立、行走、咳嗽和排尿应当没有困难和不适。接着应教会患者放置和取出。取出子宫托时，示指插入阴道触及子宫托的前边缘，沿阴道轴向牵拉子宫托使其向阴道前庭方向滑出。示指和拇指把持子宫托将其取出。

理想状态下，子宫托应每天取出或每周取出，用肥皂和清水清洗后于第 2 天早晨放入。初始放托的患者必须携带告知常见问题的表格（表 24-7）回家。初始放置后，每 1～2 周患者应随访一次。子宫托合适并可熟练操作的患者，随访间隔可延长至半年；对于那些不能或不愿自行取出和放子宫托的患者，应每 2～3 个月在门诊将托取出并做仔细的阴道视诊检查。延迟复诊可能引起分泌物增多及感染等问题。

### （4）子宫托相关并发症

严重并发症如侵蚀邻近脏器在正确使用子宫托的患者中少见，多数发生在常年佩托但被忽视的情况。在每次的随访检查中，取出子宫托后行阴道视诊检查有无侵蚀、磨损、溃疡或肉芽组织（图 24-19）。阴道出血常为早期症状而不应被忽视。子宫托溃疡或磨损

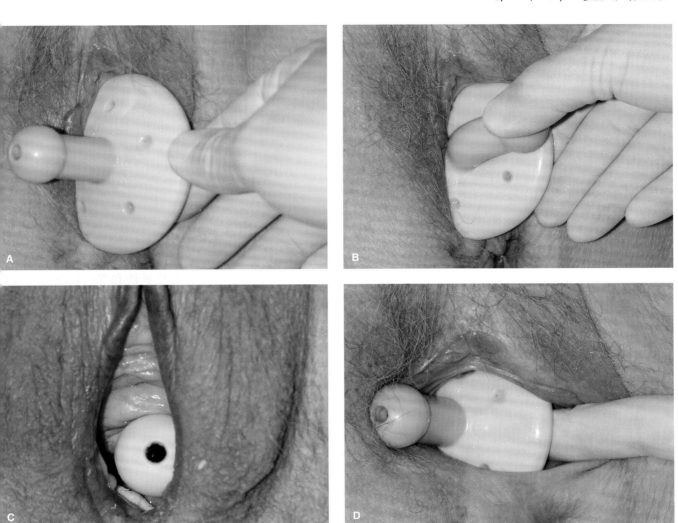

**图 24-18**　喇叭花形子宫托放置和取出技巧。图 A，B，C 显示如何放置。图 D 显示如何取出。示指需要放置在托盘后方，在取出前先解除子宫托与阴道壁之间的吸力

可以通过改变托的类型和型号以减轻受压来治疗，或者完全取出子宫托直至其愈合。推荐使用阴道雌激素乳膏改善阴道萎缩，另外，在子宫托放置时应用水基润滑剂可能有助于防止此并发症。脱垂性溃疡与子宫托溃疡具有相同的外观，但脱垂性溃疡为脱出物与患者衣物摩擦所致。这种情况可通过放置子宫托或手术治疗。

　　与子宫托应用相关的盆腔痛并不常见。出现盆腔痛常提示托的型号过大，是更换为小号托的指征。所有的子宫托均可不同程度上阻碍阴道分泌，导致阴道引流不畅。异常的气味可以通过更为频繁地取出子宫托清洗后第 2 天放置得到缓解。另外，患者也可每周 1 ~ 2 次应用硫酸羟喹啉（Trimo-San）凝胶或温水盥洗。Trimo-Sam 凝胶可以帮助恢复和保持正常的阴道

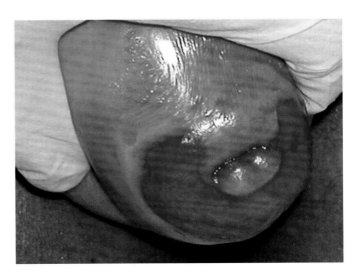

**图 24-19**　由子宫托引起的肉芽组织

**表 24-7　子宫托护理指南**

子宫托类型＿＿＿＿＿＿＿＿

　　　大小＿＿＿＿＿＿

1. 子宫托成功放置后，应在 2 周内复诊。复诊的目的是检查确保子宫托和阴道无异常。以后的随诊计划如下
   第一年，每 3 ~ 6 个月随访一次
   第二年及以后，每 6 个月随访一次
   您需要自己学会护理子宫托。对于那些可以自己取放子宫托的患者，我们推荐每周取出一次，用温水及肥皂清洗后过夜再放置。这些患者需要每年至少一次去医师处复诊
2. 以下是使用子宫托过程中可能遇到的问题以及我们推荐的处理方法

| 问题 | 处理方法 |
| --- | --- |
| A. 子宫托掉出 | 保存好子宫托并联系医师预约就诊。可能需要更换子宫托的型号或者换其他类型的子宫托 |
| B. 盆腔疼痛 | 联系医师办公室。如果子宫脱垂位置变动可以尝试自己取出，否则的话请去看医师由医生取出。可能需要更换子宫托的型号或者换其他类型的子宫托 |
| C. 阴道分泌物增多及异味 | 可以使用温水清洗并应用阴道内软膏 Trimo-San，每周 1 ~ 3 次 |
| D. 阴道出血 | 阴道出血提示子宫托刺激阴道黏膜。打电话给医师预约就诊 |
| E. 漏尿 | 一些时候，有了子宫托的支撑后会出现不自主漏尿。告知你的医师讨论这一问题。 |

Trimo-San，凝胶（硫酸羟基喹啉）有助于恢复并维持阴道的酸性环境以减少产生异味的细菌

Reproduced with permission from Farrell SA: Practical advice for ring pessary fitting and management, J SOGC 19:625, 1997

酸度，以帮助杀灭产生气味的细菌。

### ■ 2. 盆底肌肉训练

　　盆底肌肉训练被认为是可能减缓进展和减轻症状的治疗方法。盆底肌肉力加强的方法又称为 Kegel 训练，见第 23 章所述。有 2 个假说支持盆底肌肉训练对预防和治疗脱垂是有益的（Bø，2004）。首先，从这些训练中，患者学会了在腹压增加之前或过程中有意识地收缩肌肉，从而预防了脏器脱垂。另外，规律的肌肉力量训练增加了固定的肌肉量和支持结构。

　　然而，目前没有高质量的科学依据支持盆底肌肉训练对于脱垂的预防和治疗的意义（Hagen，2011），然而，盆底肌肉训练风险小且花费低。由于这个原因，盆底肌肉训练可用于希望预防疾病进展又拒绝其他治疗的无症状或症状较轻的患者。

## 八、手术方案

　　在准备手术前，患者应对手术的预期结果有了解，而医师也应充分了解患者的期望。手术是否成功与成功的定义有密切关系。因此，医师和患者应对手术的预期结果达成共识。一般来讲，患者想要的是症状的缓解，而医师更在意的是解剖学的复位。CARE

实验提示，患者的总体改善及手术成功与阴道肿物感的消失关系最为密切，而不单单是解剖学复位的成功（Barber，2009）。因此推荐手术成功应定义除了符合解剖学复位标准外，还应包括阴道肿物症状的缓解。

### ■ 1. 阴道闭合手术

　　脱垂手术可分为两种类型：闭合术和重建手术。闭合术分为部分闭合（Lefort）与全封闭术（第 45 章）。该术式可以切除子宫也可以保留子宫。手术包括去除阴道黏膜，将阴道前后壁缝合在一起，闭合阴道顶端，继而关闭阴道。闭合术适用于高龄或有其他并发症不能耐受复杂手术，且以后没有性生活需要的患者。

　　闭合手术操作比较简单，用时短，与重建手术相比成功率高。阴道闭合术成功率为 91% ~ 100%，但此类报道的研究质量均不高（FitzGerald，2006）。术后有不到 10% 的患者因丧失性能力感到后悔（FitzGerald，2006；Wheeler，2005）。因此术前一定要跟患者及其配偶进行坦诚而仔细的交流，告知术后的性功能状况。闭合手术后随着下移尿道的复位，隐匿性尿失禁可能变为显性。但是同时行抗尿失禁手术带来的风险可能超过术后新发尿失禁的危害，并且接受闭合手术的患者大多已经有很多合并症，再增加手

术操作一定需要谨慎对待。

对于那些仍有子宫的患者，在行闭合手术前应先切除子宫。然而，同时切除子宫延长手术时间，增加出血量。对于那些身体状况不好的患者，切除子宫部分抵消了阴道闭合手术的优势。如果计划保留子宫的话，那么术前一定要先除外子宫肿瘤。因此，一定要行宫颈细胞学检查。同时行子宫内膜活检或者超声探查子宫内膜厚度，除外子宫内膜病变。

### 2. 重建手术

临床上更多采用恢复解剖的手术而非闭合术。手术可以经阴道、开腹、腹腔镜或机器人的形式来操作。在美国，大部分脱垂修复手术为经阴道途径（Boyles，2003；Brown，2002）。

具体的手术方式应采用个体化原则，依据患者的特点及医师的专长。开腹途径更适合那些首次经阴手术后复发、阴道短缩或有高危复发因素如年轻的重度脱垂患者（Benson，1996；Maher，2004）。与之对应，经阴道途径手术用时更短，患者恢复日常活动更快。与开腹手术相比，腹腔镜及机器人手术切口更小，住院时间更短，恢复更快。

因此，腹腔镜和机器人手术越来越普遍。手术方式包括骶骨固定术、阴道旁修补术、阴道子宫骶韧带高位悬吊术等。一项随机对照研究比较了开腹和腹腔镜骶骨固定术，发现术后1年二者的主观和客观成功率相近（Freeman，2013）。结果并非如我们预期的那样，腹腔镜手术患者可以更快恢复日常活动。有一些小规模的RCT研究比较腹腔镜和机器人骶骨固定术（Anger，2014；Paraiso，2011），结果显示短期内二者的复发率相似，但机器人手术花费更高。

POP修复手术医师应掌握多种手术技巧。手术的路径应遵循个体化原则。目前也没有足够的证据显示一种术式明显优于其他手术方式。循证医学表明，新术式更多源于患者的驱动（American College of Obstetricians and Gynecologists，2015）。

### （1）手术计划

脱垂要求的重建手术经常是联合行多个阴道部位的修复手术，然而，针对缺陷部位的修补方案并不总是一成不变的。过去倾向于针对缺陷部位行修补手术。这种观点认为所有的目前存在的缺陷和潜在的代偿性缺陷都应行评估和修补。然而，目前专家的意见是无症状的脱垂并非一定要修复。有时候，这种矫正可能导致一些新发症状。例如，对无症状的阴道后壁

脱垂的修补可能导致性生活困难。因此，手术应设计为解决当前的脱垂症状。

### （2）前盆腔缺陷

阴道前壁脱垂修补的手术方式多种多样。阴道前壁修补术是最为常用的手术方式，但其长期的成功率较差。Weber（2001b）等在一项3种阴道前壁修补术的随机研究中发现，阴道前壁自体组织修补解剖学成功率较低。解剖学复位成功率在传统手术组仅为30%，阴道旁修补组为46%，传统修补加合成补片旁侧加固组为42%。其差异无统计学差异。尽管解剖学结果并不乐观，但前壁缝合修补术症状改善，比较满意。采用另一种成功的定义（脱垂不超过处女膜、无脱垂相关症状及不需要再次治疗）对数据再次分析，主观成功率达到了88%（Chmielewski，2011）。因此对于前壁中央型缺陷的患者，阴道前壁自体组织修补术仍是一种选择（第45章）。

补片或生物材料可以联合阴道前壁修补。补片用于加固阴道壁，缝合于侧方的位置。然而，补片或补片装置在阴道前壁脱垂中的应用依然充满争议（美国妇产科医师协会，2013b）。尽管近期的研究显示了应用补片进行阴道前壁修补解剖成功率有所提高，但仍有较大的风险，包括补片侵蚀/疼痛/性交痛，将在相应章节（Sung，2008）讨论。

在许多病例中，阴道前壁脱垂可能源于阴道前壁顶端的纤维肌肉层缺陷或阴道前壁上段与阴道顶端附着处的横向缺陷。在这些情况下，阴道穹隆悬吊手术，如经腹阴道穹隆骶骨固定术或阴道穹隆骶韧带悬吊术，可将阴道前壁上段悬吊，从而降低阴道前壁脱垂。在此过程中，阴道前后壁纤维肌层的连接也被重建，防止了肠疝形成。

另外，如果考虑存在阴道旁侧缺陷，可经阴道、经腹或腹腔镜方式进行阴道旁修补（见第45章）。阴道旁修补术是将阴道壁纤维肌层重新固定于盆筋膜腱弓。

### （3）阴道顶端缺陷

阴道顶端的支持为成功的脱垂修补提供了支撑（Brubaker，2005a）。可通过多种方式进行阴道顶端的重新悬吊，包括经腹阴道穹隆骶骨固定术、骶棘韧带悬吊术或阴道穹隆骶韧带悬吊术。

在这些顶端悬吊术中，经腹阴道穹隆骶骨固定术是利用合成补片将阴道穹隆悬吊在骶骨上。其首要优点包括正常阴道解剖恢复的持久性和保持性，例如，

与其他的穹隆悬吊术相比，经腹阴道穹隆骶骨固定术阴道活动性更好且避免了阴道缩短。另外，经腹阴道穹隆骶骨固定术对穹隆脱垂提供了持久的矫正，其长期成功率大约为90%。此手术方式可以首先考虑应用或作为其他脱垂修补方式失败的复发患者的二线手术方案。骶韧带悬吊术可经腹/腹腔镜或机器人实施。若在骶骨悬吊术的同时行子宫切除术，需注意应行子宫次全切而不是全子宫切除。保留宫颈可降低术后网片侵蚀的风险（McDermott，2009）。子宫全切会使阴道保持打开状态，而保留宫颈可使补片不暴露于阴道细菌（Griffis，2006）。此外，宫颈部位的强壮的结缔组织可为永久置入的补片提供另外一个锚定点。

骶棘韧带悬吊术（sacrospinous ligament fixation，SSLF）是穹隆悬吊最为常用的方式之一。经阴道腹膜外途径将阴道穹隆单侧或双侧悬吊在骶棘韧带上。在骶棘韧带悬吊术（SSLF）后，阴道顶端脱垂的复发不常见。然而，术后6%～28%的患者出现了阴道前壁脱垂，分析其原因可能是此术式改变了来自腹部的压力作用方向，使其更多作用于阴道前壁（Benson，1996；Morley，1988；Paraiso，1996）。骶棘韧带悬吊术的并发症包括3%的臀部疼痛和1%的血管损伤（Sze，1997a，b）。尽管并不常见，但骶棘韧带附近的血管损伤可导致出血，严重者威胁生命。

骶骨韧带阴道穹隆悬吊术是一种顶端悬吊手术，此术式将阴道穹隆悬吊在高位骶骨韧带即坐骨棘水平以上。不论经阴道手术或开腹手术，阴道穹隆骶骨韧带悬吊术对阴道顶端的位置固定更接近正常的解剖位置，相比而言，SSLF将阴道向后牵拉（Barber，2000；Maher，2004b；Shull，2000）。在美国，为降低SSLF手术后阴道前壁脱垂的复发率，大部分外科医师选择做高位骶韧带悬吊术来替代SSLF（Shull，2000）。尽管阴道穹隆骶骨悬吊术已经广泛应用，但支持其应用的研究仅仅局限于回顾性病例系列报道（Amundsen，2003；Karram，2001；Silva，2006）。在这些和其他研究中，阴道前壁脱垂复发率为1%～7%，总的复发率为4%～18%。一个标志性的RCT研究比较了SSLF和高位骶韧带悬吊术术后2年的解剖学和功能性结局，显示二者无显著性差异（Barber，2014）。

### （4）脱垂修补术同时行子宫切除术

在美国，脱垂手术经常同时行子宫切除术。相反，在许多欧洲国家，在盆底重建手术的同时很少行子宫切除术。尽管两者之间存在争议，但目前还没有随机前瞻性的比较研究。如果存在阴道穹隆或子宫脱垂，同时行子宫切除术使阴道顶端更易于用之前所述的方法进行悬吊。如果在阴道穹隆悬吊时没有切除子宫，上述方式必须改良或行特殊的子宫悬吊术。另外，如果没有存在穹隆或宫颈脱垂，脱垂修补时不必考虑子宫切除术。

### （5）后盆腔缺陷

阴道后壁的脱垂可能源于肠疝或直肠膨出。肠疝的定义是小肠通过阴道纤维肌层疝出，常位于阴道顶端的位置。阴道前壁或后壁的纤维肌层的不连续性导致了小肠疝出。同样，肠疝的修补目标为阴道纤维肌层的重建。如果阴道后壁脱垂源于肠疝，相应缺陷的修补可以降低阴道后壁脱垂的发生。

源于直肠膨出的阴道后壁脱垂的修补手术方式多种多样。在本书第45章中有详述。传统的阴道后壁修补术通过对中线型纤维肌层缺陷的修补重建直肠与阴道间的纤维肌层，解剖学治愈率为76%～96%，且大多数报道有75%以上的阴道脱出物症状改善（Cundiff，2004）。为缩窄阴裂及防止复发，一些外科医师在阴道后壁修补术同时修补肛提肌。然而，这种方式可能导致12%～27%的性交困难（Kahn，1997；Mellegren，1995；Weber，2000）。因此，在性活跃期的妇女应避免此种手术方式。

特异位点阴道后壁修补基于一种假说：在阴道纤维肌层存在特异性的撕裂，此部位的撕裂可被识别及用不连续的方法进行修补。缺陷的类型可以是中线型、侧方型、远端型或上端型。这种方式在概念上与筋膜疝的概念是统一的，即筋膜的撕裂可以识别及修补。因此，其理论的优越性在于其对正常解剖位置的恢复重建而不仅仅是中线组织的修补。部位特异性的修补已经得到了广泛的认可，但其解剖学治愈率为56%～100%，与传统的阴道后壁修补术相似（Muir，2007）。更进一步的解剖和功能的长期结局仍未可知。

为减少脱垂复发，自体、异体或合成补片联合用于阴道后壁修补术和部位特异性修补术中。阴道后壁移植物加固的有效性和安全性还有待评价。Paraiso等（2006）随机研究了105例行阴道后壁修补术、部位特异性修补或部位特异性修补加猪小肠黏膜下移植物加固。1年后，移植物加固病例组解剖学失败率（46%）明显高于单独接受部位特异性修补术（22%）和阴道后壁修补术（14%）。尚需行进一步的研究以决定阴道后壁移植物加固的安全性、有效性和适宜的材料。在得到上述数据之前，阴道后壁补片植入术应避免广泛应用。

最后，阴道穹窿会阴骶骨固定术是改良的阴道穹窿会阴骶骨固定术。当开腹行其他的脱垂手术时或有必要治疗会阴，可用于同时矫正会阴体下降时（Cundiff，1997；Lyons 1997；Sullivan，2001；Visco，2001）。手术中，阴道穹窿骶骨固定术的后路补片沿阴道后壁延伸至会阴体。在一些病例报道中，其解剖学治愈率达75%以上。

#### （6）会阴体

会阴对阴道后壁和直肠前壁提供远端支持，并将其与盆底相连固定。会阴体的裂伤导致远端阴道和直肠下降，并且使阴裂加宽。

会阴体成形术常与阴道后壁修补术同时进行以恢复正常的解剖（见第45章）。在手术中，通过对于会阴肌肉和结缔组织的中线修补重建会阴体。重要的是，过度的会阴体修补会缩窄阴裂，形成阴道后壁脊状，导致性交困难。然而，对于没有活跃性生活的患者，有目的地缩窄阴裂进行高位的会阴体成形术被认为可以降低阴道后壁脱垂复发的风险。

### ■ 3. 在盆底重建手术中补片和置入材料的应用

#### （1）适应证

脱垂修补术的患者中，大约30%因复发需行再次手术（Olsen，1997）。因此，医师一直为改善手术方式及争取更好的结局而进行不懈的努力。

阴道穹窿骶骨固定术和尿道中段吊带术中合成补片的应用证明是安全和有效的。少数病例有补片侵蚀发生，但可以通过局部雌激素应用和局部阴道黏膜切除治疗。很少需要将整个补片去除。为降低侵蚀的发生率，有些手术医师应用生物材料，包括尸体筋膜。然而，应用此材料有较高的复发率（FitzGerald，1999，2004；Gregory，2005）。因此，推荐在骶骨固定术后尿道中断悬吊术中使用合成补片。

在缺乏长期安全性和有效性研究资料的情况下，合成或生物材料已被迅速推广应用于其他经阴道的盆底重建手术中。有些医师常规应用移植物或补片加固，一些医师从来不用，另一些医师只在有限指征的情况下应用。补片适应证包括：①需要在手术中实现脱垂脏器和解剖学位点相连；②结缔组织薄弱或缺陷；③结缔组织疾病；④具有复发的高危因素（肥胖、慢性腹压增高和年轻）；⑤阴道缩短。

虽然补片和移植物应用广泛，一个系统性的综述发现目前缺乏高质量的科学数据支持经阴道脱垂修补术中的移植物应用（Sung，2008）。自这篇综述之后，许多随机前瞻性研究发现，相比于不使用补片的修补，应用补片会提高脱垂治疗的短期成功率。但是，在这项研究中，应用补片会发生更多的手术并发症和术后不良事件（Altman，2011）。2011年，美国食品药品监督管理局（FDA）报道了POP经阴道修补术中与补片应用相关的严重并发症，包括补片侵蚀、瘢痕、疼痛和性交困难。此外，合成补片可能会向内生长难以取出，处理较为棘手。因此，FDA强烈希望医师权衡利弊。美国妇产科医师协会（2011）和AUGS（2012）回应以上观点，建议对于有复发高危因素的患者应保留经阴道网片植入术这一术式，对此类患者其好处大于风险。

#### （2）补片材料

应用补片或移植物的医师应当熟悉各种不同材料类型及其特性。生物材料可以是自体的、同种异体的或异种的。自体的移植物是取自患者身体的其他部位，如腹直肌筋膜或大腿阔筋膜。其致病性低，但可能有手术时间延长、疼痛、血肿或采集部位筋膜薄弱等问题。同种异体移植物是取自患者外的其他人体，包括尸体筋膜或真皮。异种移植物是取自人类以外的其他物种的生物材料，如猪真皮、猪小肠黏膜下组织或牛心包。生物材料具有不同的生物机械性能，如前所述，其与较高的脱垂复发率有关。因此，生物材料的临床适应证受到限制。

合成补片依据孔径大小分为Ⅰ～Ⅳ型（表24-8）（Amid，1997）。孔径大小是合成补片最重要的性质。细菌直径通常小于1 μm，而粒细胞和巨噬细胞直径常大于10 μm。于是，孔径小于10 μm的补片允许细菌通过但巨噬细胞不能进入，因此易于感染。相应的，Ⅰ型补片相比于Ⅱ型和Ⅲ型的补片感染率低。孔径也是组织生长、血管生成、弹性化和张力化的基础。50～200 μm的孔径能更好地使组织生长和胶原渗透，也提示Ⅰ型补片更佳。补片是单丝的或多丝的。多丝型补片纤维之间的孔径小，易使细菌停留，因此推荐使用单丝型补片。鉴于以上发现，一致认为如果应用合成补片，Ⅰ型单丝补片是盆底重建手术的最佳选择。

由于目前传统的经阴道修补术的治愈率较低，移植物加固无疑将持续存在。然而，目前没有清晰的证据来指导外科医师并提供给患者准确的安全性和有效

**表 24-8 外科补片的类型**

| | |
|---|---|
| Ⅰ型： | 大孔径。孔径＞ 75 μm（孔径允许巨噬细胞、成纤维细胞、新生血管及胶原纤维生长浸润）<br>GyneMesh，Atrium，Marlex，Prolene |
| Ⅱ型： | 小孔径。至少在一个方向上孔径＜ 10 μm<br>Gore-Tex |
| Ⅲ型： | 大孔径补片多股编织或局部小孔径部<br>Teflon，Mersilene，Surgipro，Mycro Mesh |
| Ⅳ型： | 超微孔。孔径＜ 1 μm。经常与Ⅰ型补片联合应用，防止腹膜内粘连<br>Silastic，Cellgard，Preclude |

Data from Amid PK: Classification of biomaterials and their related complications in abdominal wall hernia surgery. Hernia 1：15，1997.

性信息。更有甚者，由于商业驱动，不成熟地采用未被检测的材料和手术方式可能导致无法接受的并发症。由于以上原因，比较传统修补术和补片及移植物加固的随机前性研究迫在眉睫。

### ■ 4. 同时行脱垂和尿失禁手术

在脱垂手术前，应当评估患者的压力性尿失禁（SUI）情况（见第 23 章）。那些受 SUI 症状困扰的患者应同时行抗压力性尿失禁手术。然而，在没有 SUI 症状的患者中，潜在的压力性尿失禁可能被掩饰了或者在脱垂修补术后可能会出现新发的压力性尿失禁。因此手术前需要将脱垂回复后进行尿动力学检查。如果压力性尿失禁被证实存在，这些患者应同时考虑行抗尿失禁手术。这对患者和医师都是一个艰难的决定，因为这是针对于一个目前没有发生、也可能不会发生的问题而采取了风险却众所周知的手术。

然而，最近的 CARE（阴道修补和控尿作用）研究对此有了进一步的阐明（Brubaker，2006）。将术前没有表现压力性尿失禁症状的因脱垂（阴道前壁脱垂Ⅱ度或以上）行开腹阴道穹隆骶骨固定术的患者随机分为 2 组，一组同时行 Burch 悬吊术，另一组不做抗尿失禁手术。术前行均尿动力学检查，但手术医师不知此结果。术后 3 个月，Burch 组 24% 的患者和对照组 44% 的患者出现了符合压力性尿失禁的一条或多条诊断标准。尿失禁症状明显困扰患者在 Burch 组为 6%，对照组为 24%。

这些资料可以从不同角度进行解释。可以认为所有Ⅱ度以上阴道前壁脱垂的患者行阴道穹隆骶骨固定术都应同时行 Burch 悬吊术，因为 44% 的患者术后会发生压力性尿失禁的症状。然而，相反的观点

认为，仅有 24% 的患者会受压力性尿失禁症状困扰，就意味着 3/4 的患者会进行不必要的手术。

一项小的实验中，对脱垂修复及尿道中段悬吊带手术后的结局进行随访。脱垂但无尿失禁症状的患者随机分为两组，一组同时接受尿道中段悬吊术（sling组），另一组只是在相同部位切开但未放置吊带（假切口），术后 12 个月，Sling 组有 27% 出现尿失禁症状，假切口组有 43% 出现尿失禁症状（Wei，2012）。

重要的是，此项研究提供了高质量证据供医师与患者沟通时应用。给没有尿失禁症状的脱垂患者是否同时行预防性抗尿失禁手术应遵循个体化原则，综合风险、获益、患者的目标及预期。

（孙秀丽 译 王建六 审校）

### 参考文献

Allen-Brady K, Cannon-Albright LA, Farnham JM, et al: Evidence for pelvic organ prolapse predisposition genes on chromosomes 10 and 17. Am J Obstet Gynecol 212(6):771.e1, 2015

Altman D, Väyrynen T, Engh ME, et al: Anterior colporrhaphy versus transvaginal mesh for pelvic-organ prolapse. N Engl J Med 364(19):1826, 2011

American College of Obstetricians and Gynecologists: Cesarean delivery on maternal request. Committee Opinion No. 559, April 2013a

American College of Obstetricians and Gynecologists: Pelvic organ prolapse. Practice Bulletin No. 79, February 2007, Reaffirmed 2013b

American College of Obstetricians and Gynecologists: Robotic Surgery in Gynecology. Committee Opinion No. 628, March 2015

American Urogynecologic Society: Guidelines for providing privileges and credentials to physicians for transvaginal placement of surgical mesh for pelvic organ prolapse. Female Pelvic Med Reconstr Surg 18(4):194, 2012

Amid PK: Classification of biomaterials and their related complications in abdominal wall hernia surgery. Hernia 1:15, 1997

Amundsen CL, Flynn BJ, Webster GD: Anatomical correction of vaginal vault prolapse by uterosacral ligament fixation in women who also require a pubovaginal sling. J Urol 169:1770, 2003

Anger JT, Mueller ER, Tarnay C, et al: Robotic compared with laparoscopic sacrocolpopexy: a randomized controlled trial. Obstet Gynecol 123(1):5, 2014

Baden WF, Walker T: Fundamentals, symptoms and classification. In Surgical Repair of Vaginal Defect. Philadelphia, JB Lippincott, 1992, p 14

Baden WF, Walker TA: Genesis of the vaginal profile: a correlated classification of vaginal relaxation. Clin Obstet Gynecol 15:1048, 1972

Barber MD: Symptoms and outcome measures of pelvic organ prolapse. Clin Obstet Gynecol 48:648, 2005a

Barber MD, Brubaker L, Burgio KL, et al: Comparison of 2 transvaginal surgical approaches and perioperative behavioral therapy for apical vaginal prolapse: the OPTIMAL randomized trial. JAMA 311(10):1023, 2014

Barber MD, Brubaker L, Nygaard I, et al: Defining success after surgery for pelvic organ prolapse. Obstet Gynecol 114:600, 2009

Barber MD, Cundiff GW, Weidner AC, et al: Accuracy of clinical assessment of paravaginal defects in women with anterior wall prolapse. Am J Obstet Gynecol 181:87, 1999

Barber MD, Visco AG, Weidner AC, et al: Bilateral uterosacral ligament vaginal vault suspension with site-specific endopelvic fascia defect repair for treatment of pelvic organ prolapse. Am J Obstet Gynecol 183:1402, 2000

Barber MD, Walters MD, Bump RC: Short forms of two condition-specific quality-of-life questionnaires for women with pelvic floor disorders (PFDI-20 and PFIQ-7). Am J Obstet Gynecol 193:103, 2005b

Benson JT, Lucente V, McClellan E: Vaginal versus abdominal reconstructive surgery for the treatment of pelvic support defects: a prospective randomized study with long-term outcome evaluation. Am J Obstet Gynecol 175:1418, 1996

Bland DR, Earle BB, Vitolins MZ, et al: Use of the Pelvic Organ Prolapse staging system of the International Continence Society, American Urogynecologic Society, and the Society of Gynecologic Surgeons in perimenopausal women. Am J Obstet Gynecol 181:1324, 1999

Blandon RE, Bharucha AE, Melton LJ 3rd, et al: Risk factors for pelvic floor repair after hysterectomy. Obstet Gynecol 113(3):601, 2009

Bø K: Pelvic floor muscle training is effective in treatment of stress urinary incontinence, but how does it work? Int Urogynecol J 15:76, 2004

Boreham M, Marinis S, Keller P, et al: Gene expression profiling of the pubococcygeus in premenopausal women with pelvic organ prolapse. J Pelv Med Surg 4:253, 2009

Boreham MK, Miller RT, Schaffer JI, et al: Smooth muscle myosin heavy chain and caldesmon expression in the anterior vaginal wall of women with and without pelvic organ prolapse. Am J Obstet Gynecol 185:944, 2001

Boreham MK, Wai CY, Miller RT, et al: Morphometric analysis of smooth muscle in the anterior vaginal wall of women with pelvic organ prolapse. Am J Obstet Gynecol 187:56, 2002a

Boreham MK, Wai CY, Miller RT, et al: Morphometric properties of the posterior vaginal wall in women with pelvic organ prolapse. Am J Obstet Gynecol 187:1501, 2002b

Boyles SH, Weber AM, Meyn L: Procedures for pelvic organ prolapse in the United States, 1979–1997. Am J Obstet Gynecol 188:108, 2003

Bradley CS, Nygaard IE: Vaginal wall descensus and pelvic floor symptoms in older women. Obstet Gynecol 106:759, 2005

Brincat M, Moniz CF, Studd JWW, et al: Sex hormone and skin collagen content in postmenopausal women. BMJ 287:1337, 1983

Brown JS, Waetjien LE, Subak LL, et al: Pelvic organ prolapse surgery in the United States, 1997. Am J Obstet Gynecol 186:712, 2002

Brubaker L: Burch colposuspension at the time of sacrocolpopexy in stress continent women reduces bothersome stress urinary symptoms: the CARE randomized trial. J Pelvic Surg 11(Suppl 1):S5, 2005a

Brubaker L, Cundiff GW, Fine P, et al: Pelvic Floor Disorders Network. Abdominal sacrocolpopexy with Burch colposuspension to reduce urinary stress incontinence. N Engl J Med 354:1557, 2006

Bump RC, Mattiasson A, Bø K, et al: The standardization of terminology of female pelvic organ prolapse and pelvic floor dysfunction. Am J Obstet Gynecol 175:10, 1996

Burrows LJ, Meyn LA, Walters MD, et al: Pelvic symptoms in women with pelvic organ prolapse. Obstet Gynecol 104:982, 2004

Carley ME, Schaffer J: Urinary incontinence and pelvic organ prolapse in women with Marfan or Ehlers Danlos syndrome. Am J Obstet Gynecol 182:1021, 2000

Carroli G, Mignini L: Episiotomy for vaginal birth. Cochrane Database Syst Rev 1:CD000081, 2009

Chaikin DC, Groutz A, Blaivas JG: Predicting the need for anti-incontinence surgery in continent women undergoing repair of severe urogenital prolapse. J Urol 163:531, 2000

Chmielewski L, Walters MD, Weber AM, et al. Reanalysis of a randomized trial of 3 techniques of anterior colporrhaphy using clinically relevant definitions of success. Am J Obstet Gynecol 205:69.e1, 2011

Cundiff GW, Fenner D: Evaluation and treatment of women with rectocele: focus on associated defecatory and sexual dysfunction. Obstet Gynecol 104:1403, 2004

Cundiff GW, Harris RL, Coates K, et al: Abdominal sacral colpoperineopexy: a new approach for correction of posterior compartment defects and perineal descent associated with vaginal vault prolapse. Am J Obstet Gynecol 177:1345, 1997

Cundiff GW, Weidner AC, Visco AG, et al: A survey of pessary use by the membership of the American Urogynecologic Society. Obstet Gynecol 95:931, 2000

DeLancey JO: Anatomic aspects of vaginal eversion after hysterectomy. Am J Obstet Gynecol 166:1717, 1992

DeLancey JO: Anatomy and biomechanics of genital prolapse. Clin Obstet Gynecol 36:897, 1993

Edenfield AL, Levin PJ, Dieter AA, et al: Sexual activity and vaginal topography in women with symptomatic pelvic floor disorders. J Sex Med 12(2):416, 2015

Ellerkmann RM, Cundiff GW, Melick CF, et al: Correlation of symptoms with location and severity of pelvic organ prolapse. Am J Obstet Gynecol 185:1332, 2001

Farrell SA: Practical advice for ring pessary fitting and management. J SOGC 19:625, 1997

FitzGerald MP, Edwards SR, Fenner D: Medium-term follow-up on use of freeze-dried, irradiated donor fascia for sacrocolpopexy and sling procedures. Int Urogynecol J Pelvic Floor Dysfunct 15(4):238, 2004

FitzGerald MP, Kulkarni N, Fenner D: Postoperative resolution of urinary retention in patients with advanced pelvic organ prolapse. Am J Obstet Gynecol 183:1361, 2000

FitzGerald MP, Mollenhauer J, Bitterman P, et al: Functional failure of fascia lata allografts. Am J Obstet Gynecol 181:1339, 1999

FitzGerald MP, Richter HE, Sohail S, et al: Colpocleisis: a review. Int Urogynecol J 17:261, 2006

Flynn MK, Amundsen CL: Diagnosis of pelvic organ prolapse. In Chapple CR, Zimmern PE, Brubaker L, et al (eds): Multidisciplinary Management of Female Pelvic Floor Disorders. Philadelphia, 2006, p 118

Food and Drug Administration: UPDATE on serious complications associated with transvaginal placement of surgical mesh for pelvic organ prolapse: FDA safety communication. 2011. Available at: http://www.fda.gov/MedicalDevices/Safety/AlertsandNotices/ucm262435.htm. Accessed October 18, 2014

Freeman RM, Pantazis K, Thomson A, et al: A randomised controlled trial of abdominal versus laparoscopic sacrocolpopexy for the treatment of post-hysterectomy vaginal vault prolapse: LAS study. Int Urogynecol J 24(3):377, 2013

Gilpin SA, Gosling JA, Smith AR, et al: The pathogenesis of genitourinary prolapse and stress incontinence of urine. A histological and histochemical study. BJOG 96:15, 1989

Gregory WT, Otto LN, Bergstrom JO, et al: Surgical outcome of abdominal sacrocolpopexy with synthetic mesh versus abdominal sacrocolpopexy with cadaveric fascia lata. Int Urogynecol J Pelvic Floor Dysfunct 16:369, 2005

Griffis K, Evers MD, Terry CL, et al: Mesh erosion and abdominal sacrocolpopexy: a comparison of prior, total, and supracervical hysterectomy. J Pelvic Med Surg 12(1): 25, 2006

Hagen S, Stark D: Conservative management of pelvic organ prolapse in women. Cochrane Database Syst Rev 12:CD003882, 2011

Handa VL, Blomquist JL, Knoepp LR, et al: Pelvic floor disorders 5–10 years after vaginal or cesarean childbirth. Obstet Gynecol 118(4):777, 2011

Handa VL, Cundiff G, Chang HH, et al: Female sexual function and pelvic floor disorders. Obstet Gynecol 111(5):1045, 2008

Hanzal E, Berger E, Koelbl H: Levator ani muscle morphology and recurrent genuine stress incontinence. Obstet Gynecol 81:426, 1993

Haylen BT, de Ridder D, Freeman RM, et al: An International Urogynecologic Association (IUGA)/International Continence Society (ICS) joint report on the terminology for female pelvic floor dysfunction. Int Urogynecol J Pelvic Floor Dysfunct 21:5, 2010

Heit M, Benson JT, Russell B, et al: Levator ani muscle in women with genitourinary prolapse: indirect assessment by muscle histopathology. Neurourol Urodyn 15:17, 1996

Heit M, Culligan P, Rosenquist C, et al: Is pelvic organ prolapse a cause of pelvic or low back pain? Obstet Gynecol 99:23, 2002

Hendrix SL, Clark A, Nygaard I, et al: Pelvic organ prolapse in the Women's Health Initiative: gravity and gravidity. Am J Obstet Gynecol 186:1160, 2002

Jelovsek JE, Barber MD, Paraiso MFR, et al: Functional bowel and anorectal disorders in patients with pelvic organ prolapse and incontinence. Am J Obstet Gynecol 193:2105, 2005

Jorgensen S, Hein HO, Gyntelberg F: Heavy lifting at work and risk of genital prolapse and herniated lumbar disc in assistant nurses. Occup Med (Lond) 44:47, 1994

Kahn MA, Breitkopf CR, Valley MT, et al: Pelvic Organ Support Study (POSST) and bowel symptoms: straining at stool is associated with perineal and anterior vaginal descent in a general gynecologic population. Am J Obstet Gynecol 192:1516, 2005

Kahn MA, Stanton SL: Posterior colporrhaphy: its effects on bowel and sexual function. BJOG 104:82, 1997

Karram M, Goldwassar S, Kleeman S, et al: High uterosacral vaginal vault suspension with fascial reconstruction for vaginal repair of enterocele and vaginal vault prolapse. Am J Obstet Gynecol 185:1339, 2001

Kenton K, Shott S, Brubaker L: Outcomes after rectovaginal fascia reattachment for rectocele repair. Am J Obstet Gynecol 181:1360, 1999

Kim S, Harvey MA, Johnston S: A review of the epidemiology and pathophysiology of pelvic floor dysfunction: do racial differences matter? J Obstet Gynaecol Cancer 27:251, 2005

Koelbl H, Strassegger H, Riss PA, et al: Morphologic and functional aspects of pelvic floor muscles in patients with pelvic relaxation and genuine stress incontinence. Obstet Gynecol 74:789, 1989

Laycock J: Patient assessment. In Laycock J, Haslam J (eds): Therapeutic Management of Incontinence and Pelvic Pain. Pelvic Organ Disorders. London, Springer, 2002, p 52

Liang CC, Chang YL, Chang SD, et al: Pessary test to predict postoperative urinary incontinence in women undergoing hysterectomy for prolapse. Obstet Gynecol 104:795, 2004

Lyons TL, Winer WK: Laparoscopic rectocele repair using polyglactin mesh. J Am Assoc Gynecol Laparosc 4:381, 1997

Maher CF, Qatawneh AM, Dwyer PL, et al: Abdominal sacral colpopexy or vaginal sacrospinous colpopexy for vaginal vault prolapse: a prospective randomized study. Am J Obstet Gynecol 190:20, 2004

Mant J, Painter R, Vessey M: Epidemiology of genital prolapse: observations from the Oxford Family Planning Association Study. BJOG 104:579, 1997

McDermott CD, Hale DS: Abdominal, laparoscopic, and robotic surgery for pelvic organ prolapse. Obstet Gynecol Clin North Am 36: 585, 2009

Mellegren A, Anzen B, Nilsson BY, et al: Results of rectocele repair: a prospective study. Dis Colon Rectum 38:7, 1995

Moalli PA, Shand SH, Zyczynski HM, et al: Remodeling of vaginal connective tissue in patients with prolapse. Obstet Gynecol 106:953, 2005

Moalli PA, Talarico LC, Sung VW, et al: Impact of menopause on collagen in the arcus tendineous fasciae pelvis. Am J Obstet Gynecol 190(3):620, 2004

Morley GW, DeLancey JO: Sacrospinous ligament fixation for eversion of the vagina. Am J Obstet Gynecol 158:872, 1988

Muir TW: Surgical treatment of rectocele and perineal defects. In Walters MD, Karram MM (eds): Urogynecology and Reconstructive Pelvic Surgery, 3rd ed. Philadelphia, Mosby-Elsevier, 2007, p 254

Norton PA, Baker JE, Sharp HC, et al: Genitourinary prolapse and joint hypermobility in women. Obstet Gynecol 85:225, 1995

Nygaard I, Barber MD, Burgio Kl, et al: Prevalence of symptomatic pelvic floor disorders in US women. JAMA 300(11):131, 2008

Olsen AL, Smith VJ, Bergstrom JO, et al: Epidemiology of surgically managed pelvic organ prolapse and urinary incontinence. Obstet Gynecol 89:501, 1997

Paraiso MF, Ballard LA, Walters MD, et al: Pelvic support defects and visceral and sexual function in women treated with sacrospinous ligament suspension and pelvic reconstruction. Am J Obstet Gynecol 175:1423, 1996

Paraiso MF, Barber MD, Muir TW, et al: Rectocele repair: a randomized trial of three surgical techniques including graft augmentation. Am J Obstet Gynecol 195:1762, 2006

Paraiso MF, Jelovsek JE, Frick A, et al: Laparoscopic compared with robotic sacrocolpopexy for vaginal prolapse: a randomized controlled trial. Obstet Gynecol 118(5):1005, 2011

Patel DA, Xu X, Thomason AD, et al: Childbirth and pelvic floor dysfunction: an epidemiologic approach to the assessment of prevention opportunities at delivery. Am J Obstet Gynecol 195:23, 2006

Peschers UM, Schaer GN, DeLancey JO, et al: Levator ani function before and after childbirth. BJOG 104:1004, 1997

Phillips CH, Anthony F, Benyon C, et al: Collagen metabolism in the uterosacral ligaments and vaginal skin of women with uterine prolapse. BJOG 113:39, 2006

Rahn DD, Ward RM, Sanses TV, et al: Vaginal estrogen use in postmenopausal women with pelvic floor disorders: systematic review and practice guidelines. Int Urogynecol J 26(1):3, 2015

Reisenauer C, Shiozawa T, Oppitz M, et al: The role of smooth muscle in the pathogenesis of pelvic organ prolapse—an immunohistochemical and morphometric analysis of the cervical third of the uterosacral ligament. Int Urogynecol J Pelvic Floor Dysfunct 19:383, 2008

Rortveit G, Brown JS, Thom DH, et al: Symptomatic pelvic organ prolapse: prevalence and risk factors in a population-based, racially diverse cohort. Obstet Gynecol 109(6):1396, 2007

Schaffer JI, Cundiff GW, Amundsen CL, et al: Do pessaries improve lower urinary tract symptoms? J Pelvic Med Surg 12:72, 2006

Schaffer JI, Wai CY, Boreham MK: Etiology of pelvic organ prolapse. Clin Obstet Gynecol 48:639, 2005

Shafik A, El-Sibai O: Levator ani muscle activity in pregnancy and the postpartum period: a myoelectric study. Clin Exp Obstet Gynecol 27:129, 2000

Shull BL, Bachofen C, Coates KW, et al: A transvaginal approach to repair of apical and other associated sites of pelvic organ prolapse with uterosacral ligaments. Am J Obstet Gynecol 183:1365, 2000

Silva WA, Paulks RN, Segal JL, et al: Uterosacral ligament vault suspension: five-year outcomes. Obstet Gynecol 108:255, 2006

Smith AR, Hosker GL, Warrell DW: The role of partial denervation of the pelvic floor in the aetiology of genitourinary prolapse and stress incontinence of urine. A neurophysiological study. BJOG 96:24, 1989

Smith P, Heimer G, Norgren A, et al: Localization of steroid hormone receptors in the pelvic muscles. Eur J Obstet Gynecol Reprod Biol 50:83, 1993

Smith P, Heimer G, Norgren A, et al: Steroid hormone receptors in pelvis muscles and ligaments in women. Gynecol Obstet Invest 30:27, 1990

Sullivan ES, Longaker CJ, Lee PY: Total pelvic mesh repair: a ten-year experience. Dis Colon Rectum 44:857, 2001

Sung VW, Rogers RG, Schaffer JI, et al: Graft use in transvaginal pelvic organ prolapse repair: a systematic review. Obstet Gynecol 112:1131, 2008

Swift S, Woodman P, O'Boyle A, et al: Pelvic Organ Support Study (POSST): the distribution, clinical definition, and epidemiologic condition of pelvic organ support defects. Am J Obstet Gynecol 192:795, 2005

Swift SE: The distribution of pelvic organ support in a population of female subjects seen for routine gynecologic health care. AM J Obstet Gynecol 183:277, 2000

Swift SE, Tate SB, Nicholas J: Correlation of symptoms with degree of pelvic organ support in a general population of women: what is pelvic organ prolapse? Am J Obstet Gynecol 189:372, 2003

Sze EH, Miklos JR, Partoll L, et al: Sacrospinous ligament fixation with transvaginal needle suspension for advanced pelvic organ prolapse and stress incontinence. Obstet Gynecol 89:94, 1997a

Sze HM, Karram MM: Transvaginal repair of vault prolapse: a review. Obstet Gynecol 89:466, 1997b

Takacs P, Nassiri M, Gualtieri M, et al: Uterosacral ligament smooth muscle cell apoptosis is increased in women with uterine prolapse. Reprod Sci 16:447, 2009

Tan JS, Lukaz ES, Menefee SA, et al: Predictive value of prolapse symptoms: a large database study. Int Urogynecol J Pelvic Floor Dysfunct 16:203, 2005

Trowbridge ER, Fultz NH, Patel DA, et al: Distribution of pelvis organ support in a population-based sample of middle-aged community-dwelling African American and white women in southeastern Michigan. Am J Obstet Gynecol 198:548, 2008

Ulrich D, Dwyer P, Rosamilia A, et al: The effect of vaginal pelvic organ prolapse surgery on sexual function. Neurourol Urodyn 34(4):316, 2015

Weber AM, Abrams P, Brubaker L, et al: The standardization of terminology for researchers in female pelvic floor disorders. Int Urogynecol J Pelvic Floor Dysfunct 12:178, 2001a

Weber AM, Walters MD, Ballard LA, et al: Posterior vaginal wall prolapse and bowel function. Obstet Gynecol 179:1446, 1998

Weber AM, Walters MD, Piedmonte MR, et al: Anterior colporrhaphy: a randomized trial of three surgical techniques. Am J Obstet Gynecol 185:1299, 2001b

Weber AM, Walters MD, Piedmonte MR: Sexual function and vaginal anatomy in women before and after surgery for pelvic organ prolapse and urinary incontinence. Am J Obstet Gynecol 182:1610, 2000

Weber AM, Walters MD, Schover LR: Sexual function in women with uterovaginal prolapse and urinary incontinence. Obstet Gynecol 85:483, 1995

Wei JT, Nygaard I, Richter HE, et al: A midurethral sling to reduce incontinence after vaginal prolapse repair. N Engl J Med 366:2358, 2012

Wheeler TL Jr, Richter HE, Burgio KL, et al: Regret, satisfaction, and symptoms improvement: analysis of the impact of partial colpocleisis for the management of severe pelvic organ prolapse. Am J Obstet Gynecol 193:2067, 2005

Whitcomb EL, Rortveit G, Brown JS, et al: Racial differences in pelvic organ prolapse. Obstet Gynecol 114(6):1271, 2009

Whiteside JL, Weber AM, Meyn LA, et al: Risk factors for prolapse recurrence after vaginal repair. Am J Obstet Gynecol 191:1533, 2004

Wieslander CK, Word RA, Schaffer JI, et al: Smoking is a risk factor for pelvic organ prolapse. J Pelvic Medicine & Surgery 26th Annual Scientific Meeting of the American Urogynecologic Society (AUGS), Atlanta, Georgia, p S16, 2005

Wu JM, Matthews CA, Conover MM, et al: Lifetime risk of stress urinary incontinence or pelvic organ prolapse surgery. Obstet Gynecol 123(6):1201, 2014

# 第二十五章

# 肛门失禁和肛门直肠功能障碍

## 一、肛门失禁

肛门失禁（anal incontinence，AI）是指气体、液态或固态粪便不自主地排出，从而引发社会或卫生问题（Abrams，2005；Haylen，2010）。AI 的定义中包括气体失禁，而粪失禁（fecal incontinence，FI）中则不包括。

一项调查发现，在近 1100 名患有 FI 的社区女性中，只有 30% 的人听说过"粪失禁"，71% 的人更愿意用"意外漏便"（Brown，2012）。因此，在最近的一次共识研讨会上，建议对患者使用后一个更以患者为中心的术语（Bharucha，2015）。

AI 可以导致自卑和孤立感，严重影响患者的社交和生活质量（Johanson，1996）。此外，AI 还增加了老年患者被送进疗养院而不是在家接受护理的可能性（Grover，2010）。

### 1. 流行病学

肛门失禁常见，男、女人群的发生率相似（Madoff，2004；Nelson，2004）。一项美国国家健康和营养调查（one national health and nutrition examination survey，NHANES）显示，FI 与种族、教育水平、收入或婚姻状况没有显著关系（Whitehead，2009）。尽管所有年龄组均可受到影响，但 AI 的患病率随年龄增长而增加，在收容机构的老年妇女中可达 46%（Nelson，1998）。利用 NHANES 2005 年至 2010 年的数据，调查人员发现女性人群中 FI 的患病率约为9%（Nygaard，2008；Wu，2014）。同样，非收容机构的美国成年人中 FI 的患病率估计为 8.3%（1800万）。在这些成年人群中，稀便失禁发生率为 6.2%，黏液失禁发生率为 3.1%，干大便失禁发生率为 1.6%。FI 的发生率在 20 ~ 30 岁人群为 2.6%，而在 70 岁以上人群中则上升到 15.3%。

### 2. 病理生理学

正常的排便和肛门控制是个复杂的过程，需要有：①足够能力的肛门括约肌复合体；②正常的肛门直肠感觉；③足够的直肠容量和顺应性；④有意识的控制。逻辑上，FI 机制包括肛门括约肌和盆底薄弱、直肠感觉减弱或增强、直肠容量和顺应性下降以及腹泻（Bharucha，2015）。对许多患者而言，这些因素可能叠加，因此并无单独的生理指标与 FI 是一致相关的。

#### （1）肌肉组成

影响控便的肌肉包括肛门内、外括约肌和耻骨直肠肌（图 38-9 和图 38-21）。其中，肛门内括约肌（internal anal sphincter，IAS）是远端 3 ~ 4 cm、沿纵向延伸增厚的结肠环形平滑肌层。IAS 受自主神经系统神经支配，可产生 75% ~ 85% 的肛管静息压（Frenckner，1975）。因此，IAS 对于静息状态下的粪便控制起着重要的作用。

肛门外括约肌（external anal sphincter，EAS）由横纹肌组成，主要由沿着阴部神经直肠下支走行的躯体运动神经纤维支配（图 25-1A）。EAS 产生肛管收缩压，主要在粪便控制受到威胁时进行维持。有时候肛管收缩压可以自主产生或由腹内压增加而引起。此外，尽管静息状态下括约肌张力通常是由 IAS 产生，但 EAS 却维持在一种持续的静息收缩状态，可以产生大约 25% 的肛门静息压。但在排便时，EAS 需要松弛下来让粪便排出。

耻骨直肠肌是肛提肌群的一部分，接受其盆腔面第 3、4、5 骶神经根的传出纤维支配（图 25-1B）（Barber，2002）。虽然有争议，但它也可能接受其会阴面阴部神经的直肠下支支配。该肌的持续张力促使了肛门直肠角的形成，这有助于防止直肠内容物进入肛管（图 38-10）。与 EAS 相似，该肌肉可自主收缩或在腹内压突然增加的情况下反应性收缩。

耻骨直肠肌在维持粪便控制上的作用仍不清楚。但这种作用却在那些陈旧性Ⅳ度裂伤的女性中得到了最好的体现，尽管这些女性有肛门外、内括约肌前弓部缺损，但仍能维持对干大便的控制（图 25-2）。正

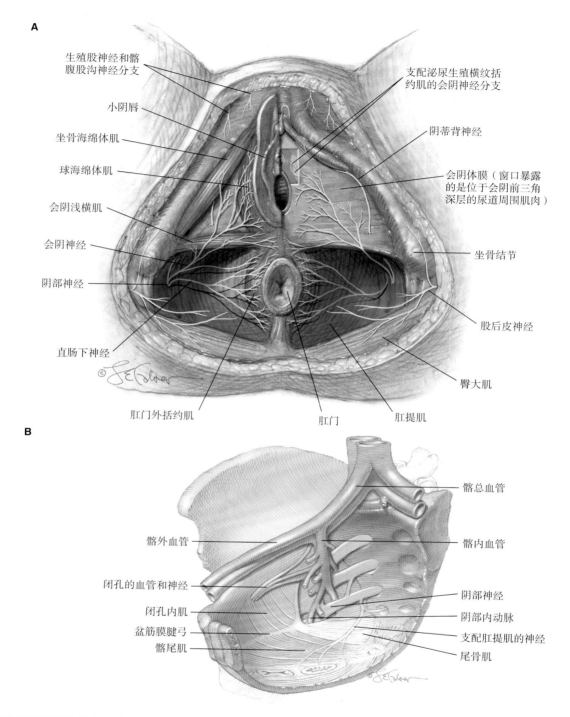

**图 25-1** 肛门括约肌复合体的神经支配。**A.** 肛门外括约肌由阴部神经支配；**B.** 骶 3- 骶 5 神经的直接分支支配女性盆底肌肉

常情况下耻骨直肠肌放松时，直肠肛门管腔形成更好的纵向排列通常有助于粪便排空。相反，排便时耻骨直肠肌的反常收缩可能会影响粪便排空。此外该肌肉萎缩也被认为和 FI 有关（Bharucha，2004）。

**（2）肛门直肠的感觉**

直肠和肛管的神经支配来自于包含交感和副交感成分的腹下神经丛以及直肠肛门壁内的固有神经（图 38-13，p806）。此外，阴部神经直肠下支还传送来自低位肛管以及肛周皮肤的感觉输入。位于肛管和盆底肌肉内的感觉受体可以检测到直肠内的粪便以及扩张程度。通过这些神经通路，可以传送和处理直肠扩张和直肠内容物的有关信息，并且协调括约肌的活动。

直肠肛门抑制反射（rectoanal inhibitory reflex，

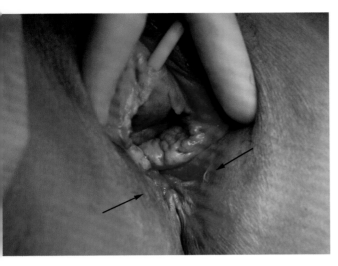

**图 25-2**　陈旧性 4 度裂伤伴有会阴体和肛门外括约肌前部的完全缺损（泄殖腔变形）。3 点和 9 点的皮肤陷凹（箭头所示）提示退缩的肛门外括约肌末端的位置

RAIR）是指在粪便初次到达直肠时，由于直肠扩张而引起短暂的 IAS 松弛以及 EAS 收缩。该反射通过肛门直肠壁内的固有神经介导，允许感觉丰富的上部肛管对直肠内容物进行接触或对肠内容物"取样"（Whitehead，1987）。具体地说，"取样"指的是一个过程，此过程中 IAS 松弛，这通常与直肠扩张无关，允许肛门的上皮确认直肠内容物是气体、稀大便还是干大便（Miller，1998）。

神经信息整合之后，排便可以确保在适当的社会环境下进行。或者如果需要的话，排便通常也可以被推迟，因为直肠可以容纳粪便，而且 EAS 或耻骨直肠肌或二者均可自主收缩。但是，如果直肠的感觉受损，粪便就可能进入肛管，并且可能在 EAS 收缩之前漏出（Buser，1986）。

对 RAIR 的评价可能会阐明 AI 的潜在病因。该反射在那些先天性无神经节征患者中缺乏（Hirschsprung病，先天性巨结肠症），但在马尾病变或脊髓横断的患者身上却能得以保留（Bharucha，2006）。

### （3）直肠容受性和顺应性

在肛管对直肠内容物取样后，直肠可通过称之为容受过程松弛下来以增加直肠的容积。直肠是一个用来帮助储存粪便、具有高度顺应性的容器。当直肠容积增加时，便可以察觉紧迫的排便感。如果这种紧迫排便感被自主抑制的话，直肠便松弛下来继续容纳粪便。直肠顺应性的丧失可能会降低直肠壁的延伸或容受能力，因此，直肠压力可能会维持在较高状态。这

会对粪控机制的其他部分提出更高要求，如肛门括约肌复合体。

直肠顺应性可以在肛门直肠测压过程中，通过测量对液体充盈球囊的敏感度以及所能耐受的球囊最大容积来计算。直肠顺应性在溃疡性和放射性直肠炎患者中可能会降低。与之相反，顺应性增加可发生在某些便秘的患者中，这提示有巨直肠的可能。

### ■ **3.肛门失禁的危险因素**

#### （1）产科因素

肛门控制任何一个部分如果发生改变，就会出现排便异常。AI 和排便障碍的原因多种多样，并且很可能是多因素的（表 25-1）。

在年轻的育龄女性中，AI 最常见的相关因素是阴道分娩以及肛门括约肌损害（Snooks，1985；Sultan，1993；Zetterstrom，1999）。这种损害可能是机械性或

**表 25-1　粪失禁的危险因素**

| **产科因素** | |
| --- | --- |
| 产次增加 | 肛门括约肌损害 |
| **内科状况** | |
| 肥胖 | 糖尿病 |
| 老龄化 | 慢性阻塞性肺病（COPD） |
| 吸烟 | 慢性高血压 |
| 绝经后 | 卒中 |
| 药物 | 硬皮病 |
| 活动减少 | 盆腔放疗史 |
| **妇科泌尿因素** | |
| 尿失禁 | 盆腔器官脱垂 |
| **胃肠道因素** | |
| 便秘 | 肛门脓肿 |
| 腹泻 | 肛瘘 |
| 便急 | 肛门手术史 |
| 食物耐受不良 | 胆囊切除史 |
| 肠激惹综合征（IBS） | 直肠脱垂 |
| **神经精神因素** | |
| 脊髓损伤 | 肌肉病变 |
| 帕金森病 | 精神病 |
| 脊髓手术史 | 神经牵拉损伤 |
| 多发性硬化 | 认知障碍 |
| 脑肿瘤 | |

者神经性，能够导致早期的粪便和气体失禁。有趣的是，阴道分娩后 FI 的发生率从 20 年前初产妇的 13% 下降到了最近的 8%（Bharucha，2015）。这可能反映了产科临床的进步，包括减少器械阴道助产以及更为严格地限制了会阴切开术的使用。

在美国，阴道分娩中括约肌撕裂的发生率为 6% ~ 18%（Fenner，2003；Handa，2001）。一项初产妇足月分娩的研究结果表明，在产后 6 周和 6 个月，那些在阴道分娩中发生括约肌撕裂的女性较之在分娩中无括约肌撕裂的女性发生 FI 的风险高两倍，并且 FI 更重（Borello-France，2006）。相比之下，一项回顾性研究评价了 151 名 30 年前分娩的、具有不同产科病史的女性。与那些单行会阴切开术或剖宫产女性相比，既往有括约肌撕裂的女性更可能出现令人困扰的气体失禁，但是 FI 的风险并未增加（Nygaard，1997）。因此，除了分娩方式或肛门括约肌断裂外，其他与妊娠和年龄老化相关的机制也可能促使了 AI 的发生。重要的是，剖宫产虽将肛门括约肌损伤的风险降至了最低，但并没有普遍预防日后发生的 AI。国立卫生研究院（NIH）（2006）关于应产妇要求进行剖宫产的共识会议得出结论认为，证据不足以支持选择性剖宫产用于预防盆底疾病，包括 FI。

### （2）其他因素

很少有流行病学研究评估社区 FI 的风险因素。即便如此，潜在的肠道功能紊乱，尤其是腹泻，直肠急迫症状以及慢性疾病的负累仍是 FI 最强的独立风险因素（Bharucha，2015）。炎性肠道疾病，特别是伴有慢性腹泻，是另一个常见风险因素。由于稀大便较之干大便更难控制，因此即使粪控机制的各个成分大体完整，FI 也可能发生。或许，长期便秘用力排便也会损害括约肌的肌肉和（或）神经成分。同样，其他对耻骨直肠肌和（或）肛门括约肌的神经肌肉损伤，比如与盆腔器官脱垂有关的损伤，可能会导致 AI。

涉及直肠的放疗可以导致其顺应性下降及容受性丧失。那些有脊髓损伤、背部手术、多发性硬化、糖尿病或脑血管意外患者的神经系统功能异常也可能会导致直肠容受性差、感觉丧失、反射损害和肌肉病变。直肠感觉丧失以及括约肌收缩压下降也可见于正常老化。有研究表明，即使无症状的老年未生育女性也存在肛门括约肌的神经源性损伤，这在一定程度上解释了肛门收缩压变弱的原因（Bharucha，2012）。

### 4. 诊断

如何更好地筛查 FI 目前并无共识。面临的问题包括患者对 FI 的了解匮乏、尴尬、认为 FI 是衰老的自然表现、不清楚他们可以与谁讨论这个问题、其他内科疾病优先以及对治疗选择的不熟悉或悲观（Bharucha，2015）。一项研究显示，不足三分之一的 FI 患者向医师透露过这一情况（Johanson，1996）。另一项评估妇科良性疾病患者的研究发现，只有 17% 的 FI 患者被他们的医疗服务人员问及相关症状（Boreham，2005）。与尿失禁相比，还没有被广泛接受的 FI 分类方法；但是，FI 的类型（急迫型、被动型、混合型）、病因和严重程度为 FI 的分类提供了一定的依据。在制订治疗计划之前通过完整的病史和体格检查对这些进行评估，通常可以发现可纠正的问题。

### （1）病史

询问患者 FI 的持续时间、频次、粪便性状、发作时机、卫生用品的使用以及产生的社会影响等相关问题。此外还应寻找表 25-1 中所提及的风险因素。重要的是，与急迫相关的 AI 应和无意识的失禁相鉴别，因为这些失禁可能和不同的基础病理有关。比如，不伴有失禁的粪急可能反映了直肠不能储存粪便而不是括约肌的问题。

收集病史数据可选用验证有效的问卷、排便日记以及布里斯托尔粪便量表（the Bristol Stool Scale）。其中，患者记录排便习惯的日记通常用于研究，但其效用却往往受到患者依从性差的限制。问卷可以减少患者的回忆偏差，有助于进行标准化 AI 评分。有多种失禁评分系统可对患者失禁程度提供客观测量。四个常用的症状严重程度评分是 Pescatori 失禁评分、Wexner（克利夫兰医疗中心）评分、St.Marks（Vaizey）评分和排便失禁严重指数（the Fecal Incontinence severity index，FISI）（表 25-2 和表 25-3）（Jorge，1993；Pescatori，1992；Rockwood，1999；Vaizey，1999）。所有这些都包含了漏便的类型和频率。其中，Vaizey 评分和 FISI 包含了症状加权。较之其他评分系统，纳入患者赋予的严重程度评分这部分增加了 FISI 的效用。Vaizey 评分包含粪急部分这一性能使得该量表在某些临床试验中是值得采用的。

除了症状严重程度，AI 还表现为患者生活质量的下降。经过验证有效的粪失禁生活质量（fecal incontinence quality-of-life，FI-QOL）问卷包含了 29 项，

**表 25-2　粪失禁严重程度指数（FISI）**

|  | ≥2次/日 | 1次/日 | ≥2次/周 | 1次/周 | 1~3次/月 | 无 |
|---|---|---|---|---|---|---|
| 气体 | ☐ | ☐ | ☐ | ☐ | ☐ | ☐ |
| 黏液 | ☐ | ☐ | ☐ | ☐ | ☐ | ☐ |
| 稀便 | ☐ | ☐ | ☐ | ☐ | ☐ | ☐ |
| 干便 | ☐ | ☐ | ☐ | ☐ | ☐ | ☐ |

Reproduced with permission from Rockwood TH, Church JM, Fleshman JW, et al: Patient and surgeon ranking of the severity of symptoms associated with fecal incontinence: the fecal incontinence severity index, Dis Colon Rectum 1999 Dec;42(12):1525-1532.

**表 25-3　St. Marks（Vaizey）失禁评分**

|  | 从不[a] | 很少[b] | 有时[c] | 每周[d] | 每天[e] |
|---|---|---|---|---|---|
| 干大便失禁 | 0 | 1 | 2 | 3 | 4 |
| 稀大便失禁 | 0 | 1 | 2 | 3 | 4 |
| 气体失禁 | 0 | 1 | 2 | 3 | 4 |
| 生活方式的改变 | 0 | 1 | 2 | 3 | 4 |

|  | 否 | 是 |
|---|---|---|
| 需要护垫或肛塞 | 0 | 2 |
| 服用引起便秘的药物 | 0 | 2 |
| 无法推迟排便15分钟 | 0 | 4 |

[a] 从不＝在过去4周从未发作
[b] 很少＝在过去4周发作过1次
[c] 有时＝在过去4周发作超过1次，但小于每周1次
[d] 每周＝每周发作超过1次，但小于每天1次
[e] 每天＝每天发作1次或更多
将每一行的分值相加：最低分＝0＝完全控制；最高分＝24＝完全失禁
Reproduced with permission from Vaizey CJ，Carapeti E，Cahill JA, et al: Prospective comparison of faecal incontinence grading systems，1999 Jan；44（1）：77-80.

用于评估 FI 相关日益变差的生活方式、应对行为、抑郁/自我感受以及尴尬（表 25-4）（Rockwood，2000）。其他可用的生活质量量表包括改良的曼彻斯特健康问卷和胃肠道生活质量指数（Kwon，2005；Sailer，1998）。这些经过验证有效的工具不仅可作诊断使用，还可用于确定对治疗的反应。

最后，经过验证有效的布里斯托大便分类表被选择用于确定患者日常的粪便性状（Lewis，1997）。该表包含 7 种粪便的特征描述以及每一种粪便类型的图片（图 25-3）（Degen，1999）。这样的粪便性状分类与全肠道通过时间的客观测量具有相关性（Heaton，1994）。

**（2）体格检查**

体检从对肛门和会阴的仔细观察开始，确认粪便污渍、瘢痕、会阴体长度、痔疮、肛门肉赘、直肠脱垂、楔形征或其他解剖异常情况（图 25-4）。用棉签轻划肛周皮肤来获取肛门皮肤反射。俗称的肛门收缩征是指肛门的皮肤环形收缩，通常可见下面的 EAS。该征象可对阴部神经的完整性进行大体的评估。

通过肛门指诊可以评估肛门的静息张力、检验是否有肉眼可见血或潜血、触诊有无肿块或粪便嵌塞。此外，患者的肛门括约肌环绕插入肛门直肠的手指自主收缩时，可以主观评估肛门的收缩压。最后，在患者做 Valsalva 动作时可以观察到会阴体过度下降、阴道壁和直肠的脱垂或肌肉的不协调收缩（图 25-5）。对于后者这一反常收缩——即手指周围的括约肌异常收缩——可能是患者做 Valsalva 动作时检查手指插入肛门直肠时引起的。与测压法相比，直肠指诊在评估肛门静息张力和挤压收缩功能以及鉴

表 25-4　粪失禁生活质量问卷构成表

**量表 1：生活方式**

| | |
|---|---|
| 害怕外出 | 避免旅行 |
| 避免拜访朋友 | 避免乘飞机或列车旅行 |
| 无法做很多想做的事情 | 避免整夜离家 |
| 根据排便情况制订计划 | 避免外出就餐 |
| 对我来讲外出和办事很困难 | 外出之前限制进食量 |

**量表 2：应对 / 行为**

| | |
|---|---|
| 我感觉无法控制自己的肠道 | 性生活次数比我想要的少 |
| 我担心发生肠道意外情况 | 我担心不能及时赶到洗手间 |
| 思想上总是担心发生肠道意外情况的可能 | |
| 无论去某个新的地方，我都会特意找到洗手间的位置 | |
| 尽量待在非常靠近洗手间的地方，以此防止肠道意外 | |
| 我无法忍住足够长的时间不排便，以至于能够赶到洗手间 | |
| 无论何时离开家，我都尽可能待在靠近洗手间的地方 | |

**量表 3：抑郁 / 自我感受**

| | |
|---|---|
| 通常情况下，你认为你的健康状况如何？ | 我觉得自己与别人不一样 |
| 我害怕过性生活 | 我很少享受生活 |
| 我感觉压抑 | 我感觉自己不健康 |
| 在过去的一个月里，你是否感到非常难过、灰心、无助，或者有太多的问题，以至于你想知道这些事情是否值得去做 | |

**量表 4：尴尬**

| |
|---|
| 我甚至在不知道的情况下就漏出了粪便 |
| 我担心别人闻到我身上粪便的气味 |
| 我感到羞愧 |

Reproduced with permission from Rockwood TH, Church JM, Fleshman JW, et al：Fecal incontinence quality of life scale：quality of life instrument for patients with fecal incontinence, Dis Colon Rectum 1999 Dec：42（12）：1525-1532.

别协同功能障碍方面是相当准确的（Orkin，2010；Tantiphlachiva，2010）。

### （3）诊断性试验

**肛门直肠测压。** 体格检查和病史的发现通常可以指导包括影像学及功能性检查在内的其余部分检查。其中的肛门直肠测压主要是术前在有肛门生理实验室的学术机构中完成。该功能性测试可以客观评估：①直肠顺应性和直肠感觉；②反射；③肛门括约肌功能（表 25-5）。测压过程中，将含有充气球囊末端和压力传感器的可弯曲细导管插入直肠（图 25-6）。首先，直肠的顺应性和感觉可以通过按顺序充盈直肠球囊至不同的容积来确定。不能将球囊在患者无不适

感的情况下充盈至特定容量提示可能有直肠顺应性下降。这提示直肠可能不再适宜储存粪便。相反，球囊充盈的感知下降则提示可能有神经病变。

其次，压力测量过程中还可以评估括约肌反射。球囊充气时，IAS 通过直肠肛管抑制反射应伴随着直肠的扩张而松弛。

最后，当球囊从直肠缓慢回抽时，在不同的递增点测量 IAS 静息压和 EAS 收缩压。一般情况下，压力读数下降可能提示结构破坏、肌病或神经病变。作为一项附加试验，直肠球囊排出试验可以在患者模拟排便并排出球囊时完成。球囊排出试验主要用于便秘患者以尝试区分梗阻性便秘与功能性便秘（Minguez，2004）。

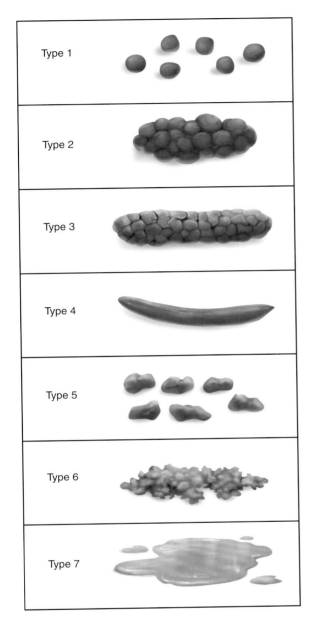

**图 25-3**　布里斯托大便分类表。粪便根据其形状和性状分类（Reproduced with permission from Lewis SJ，Heaton KW：Stool form scale as a useful guide to intestinal transit time. Scand J Gastroenterol 1997 Sep；32（9）：920-924.）

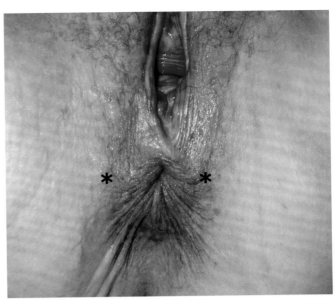

**图 25-4**　图片显示了 EAS 前部撕裂所造成的楔形征。皮肤呈放射状长钉样外观主要是由于皮肤附着于 EAS 所形成，EAS 前部撕裂的患者在 10 至 2 点处（星号所示）通常见不到此外观

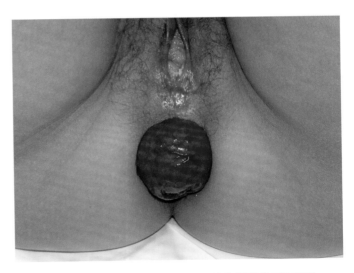

**图 25-5**　患者做 Valsalva 动作时全层的直肠脱落至肛门外

肛门直肠测压的主要缺点是正常值可能出现于失禁患者，反之亦然。尽管有这个缺点，肛门测压在 AI 评估中仍然起着重要作用。

**肛门内超声。** 又称经肛门超声，该技术是目前评价 IAS 和 EAS 完整性、厚度和长度的主要影像学诊断技术（图 25-7）。许多患者在 FI 检查时都会进行，尤其是当括约肌完整性有疑问时。该技术采用不低于 10-MHz 传感器的旋转内探头，可以对肛管进行 360 度的评价。超声探头末端涂有凝胶，在插入肛门前套

上避孕套。该方法可用于那些既往临床诊断有肛门括约肌断裂以及分娩时未发现或误诊的女性肛门括约肌前部缺损的诊断。在常规应用肛门内超声（EAUS）之前，那些只经过超声诊断的隐匿性括约肌缺损女性，在过去被标以"特发性"FI，并不被认为是手术矫正的好的适应证。

除了肛门括约肌，这种模式还可以对耻骨直肠肌和会阴体进行成像。Oberwalder 和同事的研究

表 25-5 粪失禁患者的功能检测 [a]

| 风险因素 | 压力测量 | | | | | | | |
| --- | --- | --- | --- | --- | --- | --- | --- | --- |
| | 静息压 | 收缩压 | RP | RC | DG | EAUS | MRI | EMG |
| **肌肉** | | | | | | | | |
| IAS | + | | | | | + | + | |
| EAS | | + | | | | + | + | + |
| 耻骨直肠肌 | | | | | + | | + | + |
| **直肠** | | | | | | | | |
| 感知 | | | + | | | | | |
| 顺应性 | | | | + | | | | |
| 储存功能 | | | + | + | + | | | |
| 巨直肠 | | | + | | + | | + | |
| **盆底** | | | | | | | | |
| 会阴体下降 | | | | | + | | + | |
| 肛直角 | | | | | + | | + | |
| **神经** | | | | | | | | |
| 阴部神经 | | + | | | | | | |
| | | | | | | | | + |

[a] 注："+"提示针对某个粪控机制方面的适宜检查。

DG= 排便造影；EAS= 肛门外括约肌；EAUS= 肛门内超声；EMG = 肌电图；FI = 粪失禁；IAS = 肛门内括约肌；RC = 直肠顺应性；RP = 直肠感知。

Adapted with permission from Adapted with permission from Hinninghofen H，Enck P：Fecal incontinence：evaluation and treatment. Gastroenterol Clin North Am 2003 Jun；32（2）：685-706.

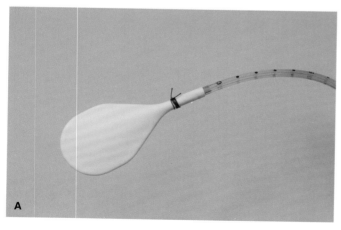

图 25-6 测压导管和球囊，空虚状态（A）和充盈后状态（B）

（2004）表明，在一组排便失禁女性患者中，会阴体厚度 ≤ 10 mm 的患者，97% 的病例与括约肌缺损有关。与之相比较，会阴体厚度在 10 ~ 12 mm 之间，仅有 1/3 的 FI 患者与括约肌缺损有关。而会阴体厚度 > 12 mm 则很少与这些缺损有关。

更新的技术也可以提供有用的信息。例如，动态的肛门内或经会阴超声可以对肛门直肠进行功能性评估，与下一章介绍的排粪造影相似（Vitton，2011）。

**直肠排粪造影**。在这项也称作排粪造影的放射检查过程中，直肠由于厚厚的一层钡糊而变得不透明，

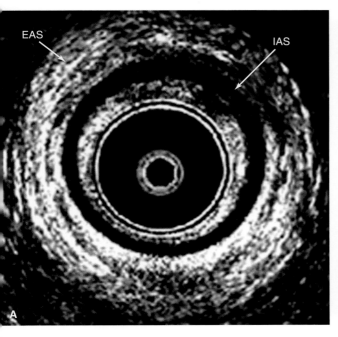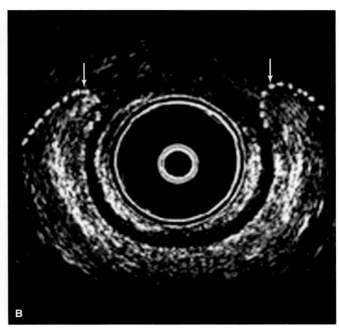

**图 25-7**　中段肛管水平的横断面肛门内超声图像。**A.** 正常肛门括约肌女性；**B.** 肛门内、外括约肌前部缺损。EAS = 肛门外括约肌；IAS = 肛门内括约肌。B 图中的虚线和箭头显示撕裂的 EAS 末端

小肠则通过口服充满了钡剂悬液。然后就可以在患者静息状态、收缩括约肌、咳嗽以及用力排出钡剂的过程中获得 X 线或荧光成像照片。

除非怀疑有梗阻性因素引起 AI，这种动态检查直肠排空和肛门直肠解剖的方法并没有被广泛用来评估排便类疾病。同样，如果有肠套叠、直肠内脱垂、肠膨出或排便过程中耻骨直肠肌无法放松，则可考虑采用这种检查。

*磁共振成像*。肛门括约肌复合体的 MR 成像通常是通过肛门内线圈或体外相控阵线圈完成。首选后者的外部线圈技术，因为生理解剖结构扭曲较少且腔内线圈的缺乏增加了患者的舒适性（Van Koughnett，, 2013a）。MR 成像技术较之 EAUS 更加昂贵，对肛门括约肌评价的价值在多个方面存有争议。首先，EAUS 在检测 IAS 异常方面更为敏感，而 MR 成像在可视的 EAS 形态学方面，包括萎缩更敏感（Beets-Tan，2001；Rociu，1999）。这或许具有术前应用价值，因为与无 EAS 萎缩患者相比，EAS 萎缩患者行肛门括约肌成形术的效果可能更差（Briel，1999）。其次，不同解读者对 MR 成像结果的解读差异很大，这取决于他们的经验水平。因此，EAUS 或 MR 成像技术只有在具备足够经验时才可被推荐用于 FI 的评价（Terra，2006）。

另一种 MR 成像模式，称之为动态 MR 成像，可以在静息和收缩状态下以及排便过程中动态检查直肠排空和评价盆底肌肉（Gearhart，2004；Kaufman，2001）。它同时可对盆腔解剖、器官脱垂以及排便功能进行评估。这可能对需要多次直肠肛门检查的患者特别有吸引力（Khatri，2014；VanKoughnett，2013a）。然而这项检查具有技术难度，价格更贵，而且也需要有经验的放射科医师。而且除了可以避免与直肠排粪造影有关的电离辐射外，该技术对于研究直肠功能并无任何优势。此外，不同读者对盆腔 MR 成像测量数据的解读差异还是很大（Lockhart，2008）。尽管有这些局限性，这项检查还是越来越多被很多学术机构所采用。

*肌电图*。这项检查使用针式或表面电极来记录肌肉在休息和收缩时的电活动。在针式肌电图（EMG）检查过程中，针式电极经过皮肤刺入肌肉，通过这些电极所检测到的肌电活动便以图形方式显示出来。在 AI 的评价中，EMG 可被用于评估 EAS 和耻骨直肠肌的神经肌肉完整性。特别的是，通过测量肌肉运动单元的动作电位，EMG 可能有助于搞清楚这些肌肉中哪些部分正在恰当地收缩和松弛。此外，肌肉在损伤后可能出现部分或完全的失神经支配，随后可能会出现代偿性的再次神经支配。这种失神经支配和再次神经支配的特征模式可以通过 EMG 得到证实。

与针式电极不同，表面电极片被放置于肛门皮肤

颜色较深的区域，几乎不会对患者产生不适，且无任何感染风险。然而，该技术容易出现人为假象。二者相比，针式 EMG 虽然有痛，但可提供关于括约肌神经支配的有用信息。而表面 EMG 或许会在反复的生物反馈训练过程中得到最好应用。一般来讲它主要限于研究中心使用。

**阴部神经终末运动延迟的检查。** 阴部神经的刺激试验是测量神经电刺激至 EAS 运动反应之间的时间延迟。这种延迟也称作潜伏期，如果出现延长则提示可能有阴部神经病变，这或许是 AI 的一个原因。

在阴部神经终末运动延迟（pudendal nerve terminal motor latency，PNTML）的检查中，置于检查者指套末端的电极与脉冲刺激发生器相连。阴部神经是经由肛门在坐骨棘水平处透过直肠侧壁而受到刺激。EAS 动作电位被放置在检查手指根部的电极所接收，并被记录在示波器上。

尽管长期以来 PNTML 延长曾被认为是特发性 FI 的一个标志，但是，该检查对于有关 FI 病因所提供的信息却很少。PNTML 的结果一直以来是矛盾的，这项检查并没有得到包括美国胃肠病学协会在内的许多专家的认可（Diamant，1999）。而且，通常由 PNTML 评估的阴部神经功能与括约肌成形术结果的关系尚不清楚（Madoff，2004a）。一项研究发现阴部神经状态和术后长期肛门控制之间并无关联（Malouf，2000）。因而，该检查已被针对括约肌神经支配更具特异性和敏感性的检查所替代，比如 EMG（Barnett，1999）。目前，针式肌电图是唯一可用的记录神经源性损伤的技术，但仅在选定的学术中心进行，而且主要是在研究临床试验的背景下进行。

遗憾的是，EMG 和 PNTML 并不能对所有支配肛门直肠的周围神经进行评估。此外，这两种检查都与造成患者不舒适有关。这些明显不足阻碍了针式 EMG 和 PNTML 被广泛接受或应用。目前，肛门直肠神经源性损伤的评估是通过肛门 EMG 或 PNTML 来完成，但仅在专门的中心进行。更新、更微创的记录神经源性损伤的方法已有描述并正被研究当中（Meyer，2014；Rao，2014）。

**结肠镜检查和钡剂灌肠。** 根据病史和查体情况，这些检查可根据指征用于排除炎性肠道疾病或恶性肿瘤。

## 5. 治疗

### （1）非手术治疗

FI 的治疗应高度个体化，并根据其病因、严重

程度、可用的治疗方案和患者的健康状况进行综合决策。由于 FI 病因通常是多因素的，仅针对一种机制（如括约肌薄弱）的治疗不太可能使所有 FI 患者受益。此外，由于目前手术结果并不是最理想的，大多数甚至那些有解剖缺陷的患者最初都是保守治疗的。对于保守治疗的选择，可能包括患者教育、大便形状正常化、行为技术以及日常盆底肌肉的强化锻炼（Whitehead，2015）。

**药物治疗。** 对于排便失禁轻微的患者，使用粪便膨胀剂可以改变粪便性状，形成较硬的、患者易于控制的粪便（表 25-6）。诸如腹胀、胀气这种常见的副作用可以通过从小剂量开始服用或换用不同的药物而得到改善。支持这一做法的一项小规模随机试验表明，补充纤维可以减少与腹泻相关的 FI（Bliss，2001）。然而，关于纤维补充剂使便秘相关 FI 患者受益的证据仍然缺乏。

对于大量粪便失禁，减缓粪便通过肠道时间的药物可以通过增加结肠从粪便中重吸收水分的时间来减少粪便体积。其中一种药物盐酸洛哌丁胺（imodium），还能增加肛门的静息张力，因此甚至对那些有 FI 而无腹泻的患者来讲也是有益的（Read，1982）。口干等药物副作用不太常见。一项正在进行的试验是比较洛哌丁胺和口服安慰剂用于 FI 的治疗（国家儿童健康与人类发展研究所，2014）。

盐酸地芬诺酯（lomotil）与盐酸洛哌丁胺药物性能一样，剂量相似。尽管该药属于表 V（美国滥用物质管制条例分级标准表）中的药物，但其对身体产生依赖的可能性微乎其微。在其他可能的药物中，阿米替林是三环类抗抑郁药，可被用来治疗特发性 FI。尽管作用机制不太清楚，但在其有效的作用中，有些可能与其抗胆碱能作用有关。其他药物如考来烯胺和可乐定，一种 α- 肾上腺素能受体激动剂已被研究，但目前数据有限（Whitehead，2015）。泻药乳果糖对那些与粪便嵌塞相关 FI 的疗养院居民是有帮助的。

为了指导药物选择，一篇系统的综述分析了 FI 治疗成人的药物使用情况（Omar，2013）。这些综述作者注意到止泻药比安慰剂更能改善与腹泻相关的 FI，而洛哌丁胺比地芬诺酯更为有效。然而总的来讲，他们对质量较差的证据作了针对性的评论。

**肠道管理。** 每天定时的自来水灌肠、甘油或比沙可啶栓剂（双醋苯啶）可在进食后被用于排空直肠。这为那些与 AI 相关的便秘患者提供了可接受的有用选择。这些患者可能包括那些粪便性状正常但由于直肠膨出粪便嵌顿等解剖学原因导致难以排空的女性，

**表 25-6　粪失禁的药物治疗**

| 治疗 | 商标名 | 口服剂量 |
| --- | --- | --- |
| **膨胀剂** | | |
| 车前子 | metamucil | 1 汤匙 +8 盎司水，1 ～ 3 次 / 日 |
| 车前子 | konsyl | 1 汤匙 +8 盎司水，1 ～ 3 次 / 日 |
| 甲基纤维素 | citrucel | 1 汤匙 +8 盎司水，1 ～ 3 次 / 日 |
| 盐酸洛哌丁胺 | imodium | 2 ～ 4 mg，1 ～ 4 次 / 日，每日最大剂量 16 mg |
| 盐酸地芬诺酯 | lomotil | 5 mg，1 ～ 4 次 / 日，每日最大剂量 20 mg |
| 阿密曲替林 | generic | 10 ～ 25 mg，睡前服；每周以 10 ～ 25 mg 增加至 75 ～ 150 mg 或至治疗剂量 |

或失神经病变而损害到直肠感觉的女性。所有这些因素可能导致大块的干大便堆积在直肠内而使周围疏松的大便漏出。膨胀剂可与这些排空粪便的方法同时使用，以减少预期排便之间的大便。

**生物反馈和盆底治疗。** 生物反馈经常被选择用来增强神经肌肉的调节，特别是对 FI 而言，其治疗目的是为了改善肛门括约肌的强度、粪便存在的感觉意识以及直肠和肛门括约肌之间的协调（Rao，1998）。治疗方案应个体化，并应根据基本的功能异常情况来制订。与此相应，获得改善所需要疗程的次数和频次是不同的，但通常需要 3 ～ 6 个疗程、每次 1 小时、每周或每 2 周一次。在许多病例中，还建议在随后的不同时间间隔进行强化训练。

生物反馈被认为是针对 FI 的一项有效治疗方法，80% 接受治疗的患者显示有症状的改善（Engel，1974；Jensen，1997；Norton，2001）。尽管如此，一篇 Cochrane 综述发现关于生物反馈对 FI 治疗有益的证据不足（Norton，2012）。不过，Heymen 和同事（2009 年）的一项随机对照研究提供了证据支持。最初，这些研究人员提供关于纤维补充剂和（或）止泻药的教育材料和指导。经过这些措施得到充分治疗后的患者（21%）被排除进入下一步研究。仍有失禁或不满意的剩余 107 名患者随后进入生物反馈或盆底锻炼治疗。生物反馈训练更为有效地减轻了 FI 的严重程度及发作次数。而且在 3 个月的训练后，76% 的生物反馈组患者的 FI 症状得到了充分缓解，而盆底锻炼组患者仅有 41%。12 个月后，生物反馈组的 FI 症状持续获得改善。

本试验和其他试验的结果表明，生物反馈对于轻度 FI 患者并非必需。然而对于严重的 FI 患者，辅助指导的生物反馈是有效的（Whitehead，2015）。

**盆底肌肉强化锻炼。** 也称作 Kegel 锻炼，指主动的盆底肌肉训练（pelvic floor muscle training，PFMT）练习自主收缩肛提肌。这些练习操作在第 23 章中有详细的描述。如前所述，对于有更严重 FI 症状的患者，这些单独的治疗不如生物反馈有效（Heymen，2009）。但是，该项技术不仅安全而且廉价，或许会使某些症状较轻的患者受益，特别是与其他治疗联合采用时，比如患者教育、饮食改善以及药物治疗。

与主动的 PFMT 相比，肛门肌肉可以通过电极被动地进行电刺激。然而作为单独治疗时，电刺激肛门似乎无效（Whitehead，，2015）。

**（2）外科治疗**

目前可采用的 FI 手术方法常与手术效果不太理想以及术后病率有关。因此，手术应该用于肛门括约肌结构严重异常、症状严重以及保守治疗失败的患者。

**肛门括约肌成形术。** 这是最常见的 FI 矫正手术。EAS 和（或）IAS 修补术主要用于那些获得性 AI 以及产科或医源性损伤后括约肌前部缺损的患者。有 2 种方法可用于修补括约肌，包括端端缝合以及重叠缝合，在第 42 章有描述。在分娩的时候，产科医师最常采用端端缝合法将撕裂的括约肌末端重新对合起来。然而，对于那些距离分娩时间太长且伴有括约肌缺损和 FI 的患者，大多数结直肠外科医师和妇科泌尿医师更愿意采用重叠缝合法。

重叠缝合技术短期的控制改善率为 67%（Madoff，2004a）。然而近期的报告表明，在长期的术后监测中，控制功能明显退化（Bravo Gutierrez，2004；Glasgow，2012）。在一项单中心的回顾性研究中，没有患者在 10 年后仍能保持对稀便或干便的完全控制（Zutshi，2009）。其退化的假设原因包括老龄化、瘢痕形成以及与初期损伤或修补有关的进行性阴部神经病变。那些肛门括约肌成形术后没有获得改善以及发现有持续括约肌缺损的患者可以考虑二次括约肌成形术。然而，那些修补术后括约肌完整及持续有症状的患者只适合保守治疗或后面所介绍的某一种补救措施或微创手术。

当前并无确凿的证据认为，在分娩时采用括约肌重叠缝合法，其手术效果要好于传统肛门括约肌修补的端端缝合法（Farrell，2012；Fitzpatrick，2000；Garcia，2005）。而且，重叠修补法需要更高的手术技巧，有潜在增加出血量和手术时间以及阴部神经病变的可能。考虑到这些原因，在更多的随机试验数据可以利用之前，端端缝合法很有可能仍然是分娩时括约肌重新对合的标准方法。更重要的是，应继续强调对这些裂伤的初期预防。

**分流改道术（结肠造口术或回肠造口术）**。分流术被保留用于治疗对其他治疗失败的失能性 FI 患者（第 46 章）。对这些挑选出来的患者而言，这样的手术可以明显改善她们的生活质量。

**其他主要的手术**。股薄肌转位术被主张用于括约肌修补失败或括约肌缺损太大而无法重新对合肌肉的患者（Baeten，1991）。动力性股薄肌成形术将股薄肌肌腱从其膝盖的附着处分离，将肌肉环形包绕肛门，并将肌腱附着于对侧的坐骨结节。然后用植入腹壁的电子脉冲发生器刺激股薄肌来收缩挤压闭合肛门。由于脉冲发生器未获得美国食品药品监督管理局（FDA）的批准，该手术目前尚未在美国开展（Cera，2005）。

植入人工肛门括约肌是模仿括约肌功能的另一种选择，但同样在美国很少使用。该装置的一条充满液体的括约带被植入在肛门四周，其储存球囊位于腹壁内，而控制泵则被放置在一侧阴唇内。当完全充盈时括约带会封闭肛管。当需要排便时，则挤压阴唇内的控制泵使括约带内的液体流回储存球囊。当括约带内的液体排空后，肛门周围的压力放松从而得以排便。然后储存球囊的液体反流至肛门括约带，恢复肛周压力及粪便控制（Christiansen，1987）。

第三种手术肛门后方盆底修补术在很大程度上已经被放弃。该手术被设计用来重建肛直角、延长并使肛管变紧。经括约肌间通路，在髂尾肌、耻尾肌和耻骨直肠肌和肛门外括约肌的末端之间进行缝合。尽管最初有报道 80%FI 患者获得改善，但再也未见相似的结果重复（Browning，1983；Parks，1975）。

**（3）微创手术**

**骶神经刺激（Sacral Nerve Stimulation，SNS）**。2011 年，美国 FDA 批准 SNS 用于 FI 的治疗。该手术也称作骶神经调节，通常用于那些经过多种其他保守治疗仍没有获得充分改善的女性，InterStim System 操作的详细描述见第 45 章。概括来讲，一个电极被放置在 S3 神经根附近，并连接到一个临时脉冲发生器。到神经根的电荷可能对异常的传入冲动进行调节，尽管 SNS 作用于 FI 的确切机制仍不清楚（Gourcerol，2011）。在临时测试阶段表现出超过 50% 改善的患者符合条件安装永久脉冲发生器。

在一项前瞻性试验中，133 名患者中有 90% 的人从临时刺激转为永久性刺激（Wexner，2010）。在这项研究中，治疗成功被定义为与基线相比每周失禁发作减少 50% 或更多。在 12 个月时，83% 的受试者获得了治疗成功，41% 的受试者获得了 100% 的粪便控制。24 个月时，85% 的患者获得了治疗成功。5 年时，89% 的患者被认为是治疗成功的，36% 的患者报告了完全的粪便控制（Hull，2013）。尽管从有潜在 EAS 缺损患者那里获得的数据有限，但这些数据表明，SNS 对这一人群同样有效（Chan，2008；Matzel，2011）。

**经皮胫神经刺激**。胫后神经包含了来自骶神经的纤维，其外周纤维的刺激将脉冲传送至骶神经，并反射性神经调节直肠和肛门括约肌（Shafik，2003）。经皮胫神经刺激（Percutaneous tibial nerve stimulation，PTNS）是通过一根针插入位于内踝后上方的踝部皮肤进行的。该针然后与电子脉冲发生器相连接。门诊的刺激疗程通常持续 30 分钟，每周提供一至三次。符合进行 PTNS 治疗的标准与 SNS 相似。

一篇对 13 项研究的综述显示，62% ～ 82% 的患者报告 FI 发作频率至少减少了 50%（Thomas，2013）。与 InterStim System 相比，PTNS 需要重复治疗以保持其有效性。然而，PTNS 是一种微创的门诊技术，几乎没有相关的发病率（Thin，2013）。目前正在进行一项比较 SNS 和 PTNS 治疗 FI 的随机对照试验（Marti，2015）。

**填充剂注射**。在 FI 患者肛管周围注射惰性物质旨在增加肛管静息压（Shafik，1993）。虽然许多患者可能是填充剂注射人选，但理想人选是有渗漏或轻中度 FI、虽然内科治疗处理失败却尚未准备接受手术者（Van Koughnett，2013b）。

一项大的多中心随机对照试验结果支持了聚糖

酐注射较之假注射的有效性（Graf，2011）。3 个月时，52% 接受聚糖酐注射的患者 FI 频率至少降低了 50%，而只有 31% 接受假治疗的患者出现这样的下降。一项监测研究显示，这些益处持续了 36 个月（Mellgren，2014）。

**Secca 手术。** 这种门诊手术目前在美国被用来治疗无括约肌缺损或阴部神经病变证据的 FI 患者。该技术通过特殊设计的肛门镜将温控射频能量传送至 IAS。所产生的组织升温被认为可以引起胶原收缩，随后出现局部伤口愈合、重塑和变紧。迄今为止，这些研究涉及的仅为小样本人群。Efron 和同事（2003）的研究显示 50 名患者的中位症状缓解率为 70%。然而，一项回顾性研究显示，只有 22% 的患者获得长期受益，大多数患者接受了额外的治疗（Abbas，2012）。

**其他治疗。** 其他一些治疗方案目前正在调查之中。第一种方案是通过肛门外侧小切口插入一根网带。然后将网片经闭孔在耻骨直肠肌下方打洞穿过以增加支撑。评估这项技术的试验已经完成，但长期的结果还没有出来。

第二种经阴道放置排便控制装置的方案提供了一种非手术的选择。这种植入阴道的装置包含一个硅胶涂层不锈钢底座和向后扩张的球囊。通过泵使阴道插入装置膨胀从而堵塞直肠。因此，其主要局限性与子宫托一样，即并不是所有女性都适合。一项研究显示，该装置显著改善了 FI 的客观和主观测量指标（Richter，2015）。大约 86% 的患者认为她们的肠道症状"非常好"或"好多了"。此外，没有严重不良事件的报告。然而需要更长期的结果数据。

肛门塞是另一种治疗选择，但目前大多数设备都不舒服且耐受性差。不过由更软材料制成的更新型号正在研究当中（Meyer，2014）。

将磁珠串在橡皮筋上，通过手术将其插入肛管周围以增加静息压力。小型研究表明其粪控结果与人工肛门括约肌和 SNS 相当而并发症却更少（Whitehead，2015）。然而这种装置在美国还未得到批准。

## 二、肛门直肠功能性疾病

当前的功能性胃肠道疾病分类中，被认可的功能性肛门直肠疾病有 3 类：①功能性 FI；②功能性肛门直肠痛；③功能性排便疾病（表 11-6）（Drossman，2006）。有关这些和其他功能性胃肠道疾病的标准已经由罗马Ⅲ基金会专家共识组织确定，主要通过患者主诉的症状来诊断。和其他功能性疾病一样，在给出这些诊断之前应排除器质性病变。

### 1. 功能性排便失禁

罗马Ⅲ标准将功能性 FI 定义如下：经常出现不可控制的粪便排出超过 3 个月；控制排便的肌肉解剖学正常但功能异常。因此，粪便潴留或腹泻是常见的，精神疾病或许与此有关。其病因各种各样，原因可能包括肠道运动紊乱、直肠顺应性差、直肠感觉损害以及盆底肌肉薄弱（Whitehead，2001）。一旦得到诊断，功能性 FI 主要采用前面所述的药物或生物反馈治疗。

### 2. 功能性肛门直肠痛

该组疾病的组内分类是根据疼痛的持续时间以及是否有相关的耻骨直肠肌压痛来进行区别。肛提肌综合征，也称作肛提肌痉挛，通常表现为直肠上段的压力感或疼痛（第 11 章）。罗马Ⅲ的标准要求症状存在超过 3 个月；发作应至少持续 20 分钟；在触诊时，症状与耻骨直肠肌压痛有关。相比之下，痉挛性肛门痛表现为突发的、严重的肛门或低位直肠疼痛，持续数秒至数分钟。疼痛可能会干扰正常活动，但是每年发作很少超过 5 次。

肛提肌综合征的治疗方法各异，可能包括扳机点释放手法、生物反馈疗法、局部热疗以及药物治疗，如非甾体类抗炎药，其他的镇痛药、肌松药和镇静剂。相比之下，肛门痉挛痛一般通过安慰来处理。

### 3. 功能性排便疾病

该组疾病包括排便协同失调以及排便推进不足。排便协同失调也称作盆底协同失调、肛门痉挛、出口梗阻性便秘或盆底痉挛综合征。其特点表现为耻骨直肠肌和 EAS 不能松弛，而这对于正常排便是必需的。该类情形常见，被认为可以此解释 25% ~ 50% 慢性便秘的原因（Bharucha，2014；Wald，1990）。其症状包括长期用力排便、排空功能受损或排空不全。诊断需要通过 EMG、肛门直肠测压或者放射学检查来证实这些肌肉在试图排便过程中出现持续性收缩。其他便秘的原因也应被排除。

便秘的治疗充满挑战而且经常无效。Schiller 及其同事（1984）的研究显示仅有 53% 的患者对传统的药物治疗感到满意。针对排便协同失调的生物反馈干预疗法是指导患者放松盆底肌肉，同时向下增加腹内压以及直肠内压（Valsalva 法）。生物反馈疗法对照缓泻剂治疗协同失调性排便的有效性在一项由 Chiarioni 及其同事（2006）完成的对照试验中得到了证实。而且，生物反馈的好处在一年的随访时仍得以维持。Rao 和同事（2007）在针对 77 名长期便秘及排便协同失调患者的一项前瞻性随机试验中，对比了生物反馈与假反馈疗法以及标准治疗（饮食、锻炼、缓泻剂）几种方法的有效性。相对于接受标准治疗及假治疗的患者，生物反馈组患者完成了更多完整的自然排便，对肠道功能更加满意，更可能停止使用手指辅助排便。另外，接受生物反馈及标准治疗患者的结肠通过时间明显改善，而假反馈组患者却没有，表明结肠通过减慢主要是由于协同失调所致。这些研究的发现强调了完成神经肌肉调节及改变基础的生理行为对于纠正协同失调及改善肠道功能的重要性。基于当前资料，生物反馈是排便协同失调以及长期便秘，特别是饮食、锻炼及缓泻剂治疗失败患者的首选治疗。

骶神经刺激（见前文）对于难治性便秘患者来讲是一项具有前景的治疗选择。尽管目前在美国尚未获批用于此类疾病治疗，但一项前瞻性研究表明，骶神经刺激有效治疗了对于保守治疗难以奏效的特发性结肠通过时间减慢或正常的便秘（Kamm，2010）。本研究中，初期的研究终点包括排便次数增加、排便用力减少以及排便不尽感降低。接受临时脉冲发生器试验的 66 名患者中，73% 的患者进行了永久脉冲发生器的植入。87% 的患者获得了治疗成功。

## 三、直肠阴道瘘

### ■ 1. 定义和分类

直肠阴道瘘（rectovaginal fistulas，RVFs）是先天性或获得性的、位于直肠和阴道之间内衬以上皮的管道。根据瘘的位置、大小以及病因对其进行分类。所有这些特征有助于选择合适的治疗方法以及预测手术修补的结果。将瘘的组织因素和患者的整体健康状况考虑在内时，造成瘘的根本原因是预测手术成功最重要的指标（表 25-7）。

大多数 RVFs 与产科事件有关，并且刚好位于处女膜上方的阴道外 1/3 段（图 25-8）（Greenwald，1978；Lowry，1988；Tsang，1998）。缺损范围从直径不足 1 mm 至数厘米，大多数缺损在齿状线或其上与直肠相交通（图 38-21）。与之相比较的是，开口在齿状线以下的瘘也被恰当地称作肛门阴道瘘。这

些"低位"RVFs 的手术处理取决于 EAS 的情况，但通常可以经会阴途径（经阴道或肛门）来完成。中位的 RVFs 位于阴道的中 1/3 段，而高位直肠阴道瘘与阴道的交通靠近宫颈或阴道穹隆。在高位 RVFs 病例中，瘘可能开口于乙状结肠。这些瘘在检查时可能不太容易被发现，经常需要造影剂或内镜检查进行诊断，并需要经腹途径完成修补。

### ■ 2. 诊断

RVF 患者经常抱怨有气体或粪便从阴道排出。她们也可能经常表现为反复发作的膀胱或阴道感染、直肠或阴道出血以及疼痛。症状通常对其基础病因具有提示性。例如，产伤以及肛门括约肌前部较大缺损的患者可能表现有明显的排便失禁。相比之下，那些感染或炎症过程的患者除了经阴道排出粪便外，还可能会抱怨有腹泻、腹部痉挛以及发热。

体格检查过程中，大多数低位 RVFs 在检查会阴以及阴道后壁远端时可以被看见。直肠阴道的检查可以对会阴体及肛门阴道壁的厚度进行评价，可以进行触诊并见到实际的缺损部分。有些在初次检查中没有被轻易发现的 RVFs，可用水充盈阴道后在瘘管的阴道开口处发现气泡而得到证实。或者，在阴道放置卫生棉条后向直肠灌注亚甲蓝溶液。在棉条取出后，可以通过检查棉条蓝染的水平面来确定瘘的存在，并对其位置进行粗略评估。

如果通过上述方法无法确定瘘的位置，则需要采用对比显影检查方法。这些方法包括钡剂灌肠和 CT 扫描。

除非 RVFs 显而易见是由于既往产科事件造成，否则需要对瘘进行活检以检查可能的恶性和炎症情况。此外，如果怀疑有炎性肠道疾病、恶性肿瘤或感染存在，需要进行直肠镜或结肠镜检查。

### ■ 3. 治疗

RVFs 的治疗取决于其基础病因以及缺损的大小和部位。有些在产伤后出现小 RVFs 的女性可以保守治疗，观察随访，以期待瘘管的自然愈合（Goldaber，1993；Rahman，2003）。瘘的手术修补应推迟至周围组织水肿、硬结以及感染消除后进行（Wiskind，1992）。

与产科有关的较大缺损以及其他低位瘘更多是通过手术纠正（图 25-9）。手术方法包括：①经阴道或肛门途径会阴直肠切开术（将缺损转变成彻底的会阴裂伤，即 IV 度裂伤）；②采用经阴道荷包缝合的瘘管

## 表 25-7　直肠阴道瘘的危险因素

**产科并发症**

Ⅲ度或Ⅳ度裂伤修补裂开

阴道手术生产或急产过程中未被识别的阴道裂伤

**炎性肠道疾病**

最常见为 Crohn 病

由于是非穿透肠壁性疾病，故溃疡性结肠炎不太常见

**感染**

最常见的位于肛管前部的肛门腺脓肿

性病淋巴肉芽肿

结核

前庭大腺脓肿

人免疫缺陷病毒感染

憩室疾病

**既往有肛门直肠部位的手术**

痔切除术

低位肠道前壁切除术

直肠肿瘤的切除

子宫切除术

阴道后壁修补术

**盆腔放疗**

**肿瘤**

浸润性宫颈癌或阴道癌

肛门或直肠癌

**创伤**

术中

性交

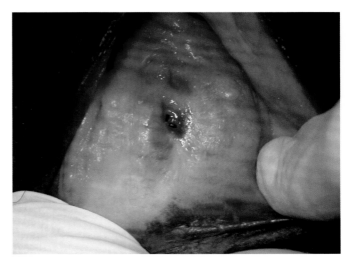

图 25-8　直肠阴道瘘位于一名Ⅳ度会阴裂伤女性的阴道后壁远端

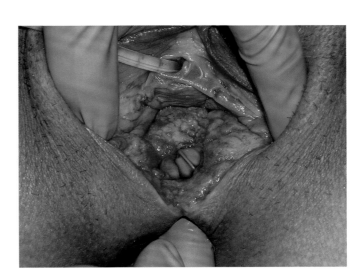

图 25-9　曾行中线会阴切开术女性的大的直肠阴道瘘。注意该瘘位于完整的肛门外括约肌上方

切开术，不行会阴直肠切开；③采用分层无张力缝合的瘘管切开术，不行会阴直肠切开。关于最后这一手术的进一步描述见于第 45 章。此外，结直肠外科医师采用的直肠推移瓣修补术主要用于复杂的肛周瘘的治疗，比如超过 2.5 cm 的瘘管或与创伤和感染有关的瘘管（MacRae，1995）。通过黏膜瓣的推移，将瘘管切除，使用宽底的直肠壁黏膜瓣消除瘘的源头，要避免对括约肌进行分离。在这些方法中，与直肠推移瓣修补术相比，已表明 RVFs 修补后采用肛门括约肌成形术效果更好（Tsang，1998）。对低位 RVFs 患者术前行肛门内超声检查 EAS 很重要。例如，如果肛门括约肌完整的话，应避免采用会阴直肠切开术（Hull，2007）。

中位的阴道瘘也经常由产伤造成，可以经阴道或肛门采用分层无张力缝合或直肠推移瓣修补术进行修补。高位瘘最常采用经腹途径修补，切除累及的肠管，随后进行初期的肠管重新吻合。

修补的成功率取决于瘘的基础病因以及修补方法而有差异。产伤后进行修补的成功率从 78% 至 100% 不等（Khanduja，1999；Tsang，1998）。据报道，采用直肠推移瓣修补术的成功率在 40% ～ 50%，采用会阴直肠切开术的成功率为 74%（Mizrahi，2002；Sonoda，2002）。由于其他原因造成的瘘，如放射、

肿瘤或活动性炎性肠道疾病，更难治疗成功。总的来讲，首先尝试手术修补的成功率最高（Lowry，1988）。

（张迎辉　译　鲁永鲜　审校）

# 参考文献

Abbas MA, Tam MS, Chun LJ: Radiofrequency treatment for fecal incontinence: is it effective long-term? Dis Colon Rectum 55:605, 2012

Abrams P, Cardozo L, Khoury S, et al: Incontinence. Third International Consultation on Incontinence, Monaco, 2004. Public Health Publications, 2005, p 286

Baeten CG, Konsten J, Spaans F, et al: Dynamic graciloplasty for treatment of faecal incontinence. Lancet 338(8776):1163, 1991

Barber MD, Bremer RE, Thor KB, et al: Innervation of the female levator ani muscles. Am J Obstet Gynecol 187(1):64, 2002

Barnett JL, Hasler WL, Camilleri M: American Gastroenterological Association medical position statement on anorectal testing techniques. Gastroenterology 116(3):732, 1999

Beets-Tan RG, Morren GL, Beets GL, et al: Measurement of anal sphincter muscles: endoanal US, endoanal MR imaging, or phased-array MR imaging? A study with healthy volunteers. Radiology 220(1):81, 2001

Bharucha AE: Outcome measures for fecal incontinence: anorectal structure and function. Gastroenterology 126(1 Suppl 1):S90, 2004

Bharucha AE: Pelvic floor: anatomy and function. Neurogastroenterol Motil 18(7):507, 2006

Bharucha AE, Daube J, Litchy W, et al: Anal sphincteric neurogenic injury in asymptomatic nulliparous women and fecal incontinence. Am J Physiol Gastrointest Liver Physiol 303:G256, 2012

Bharucha AE, Dunivan G, Goode PS, et al: Epidemiology, pathophysiology, and classification of fecal incontinence: state of the science summary for the National Institute of Diabetes and Digestive and Kidney Diseases (NIDDK) workshop. Am J Gastroenterol 110(1):127, 2015

Bharucha AE, Rao SC: An update on anorectal disorders for gastroenterologists. Gastroenterology 146:37, 2014

Bliss DZ, Jung HJ, Savik K, et al: Supplementation with dietary fiber improves fecal incontinence. Nurs Res 50:203, 2001

Boreham MK, Richter HE, Kenton KS, et al: Anal incontinence in women presenting for gynecologic care: prevalence, risk factors, and impact upon quality of life. Am J Obstet Gynecol 192(5):1637, 2005

Borello-France D, Burgio KL, Richter HE, et al: Fecal and urinary incontinence in primiparous women. Obstet Gynecol 108(4):863, 2006

Bravo Gutierrez A, Madoff RD, Lowry AC, et al: Long-term results of anterior sphincteroplasty. Dis Colon Rectum 47(5):727, 2004

Briel JW, Stoker J, Rociu E, et al: External anal sphincter atrophy on endoanal magnetic resonance imaging adversely affects continence after sphincteroplasty. Br J Surg 86(10):1322, 1999

Brown HW, Wexner SD, Segall MM, et al: Accidental bowel leakage in the mature women's health study: prevalence and predictors. Int J Clin Pract 66:1101, 2012

Browning GG, Parks AG: Post-anal repair for neuropathic fecal incontinence—correlation of clinical-result and anal-canal pressures. Br J Surg 70(2):101, 1983

Buser WD, Miner PB: Delayed rectal sensation with fecal incontinence. Gastroenterology 91:1186, 1986

Cera SM, Wexner SD: Muscle transposition: does it still have a role? Clin Colon Rectal Surg 18(1):46, 2005

Chan MK, Tjandra JJ: Sacral nerve stimulation for fecal incontinence: external anal sphincter defect vs. intact anal sphincter. Dis Colon Rectum 51:1015, 2008

Chiarioni G, Whitehead WE, Pezza V, et al: Biofeedback is superior to laxatives for normal transit constipation due to pelvic floor dyssynergia. Gastroenterology 130(3):657, 2006

Christiansen J, Lorentzen M: Implantation of artificial sphincter for anal incontinence. Lancet 2(8553):244, 1987

Deen KI, Oya M, Ortiz J, et al: Randomized trial comparing three forms of pelvic floor repair for neuropathic faecal incontinence. Br J Surg 80:794, 1993

Degen LP, Phillips SF: How well does stool form reflect colonic transit? Gut 39(1):109, 1996

Diamant NE, Kamm MA, Wald A, et al: AGA technical review on anorectal testing techniques. Gastroenterology 116:735, 1999

Drossman DA: The functional gastrointestinal disorders and the Rome III process. Gastroenterology 130(5):1377, 2006

Efron JE, Corman ML, Fleshman J, et al: Safety and effectiveness of temperature-controlled radio-frequency energy delivery to the anal canal (Secca procedure) for the treatment of fecal incontinence. Dis Colon Rectum 46(12):1606, 2003

Engel BT, Nikoomanesh P, Schuster MM: Operant conditioning of rectosphincteric responses in the treatment of fecal incontinence. N Engl J Med 290:646, 1974

Farrell SA, Flowerdew G, Gilmour D, et al: Overlapping compared with end-to-end repair of complete third-degree or fourth-degree obstetric tears: Three-year follow-up of a randomized controlled trial. Obstet Gynecol 120(4):803, 2012

Fenner DE, Genberg B, Brahma P, et al: Fecal and urinary incontinence after vaginal delivery with anal sphincter disruption in an obstetrics unit in the United States. Am J Obstet Gynecol 189(6):1543, 2003

Fitzpatrick M, Behan M, O'Connell PR, et al: A randomized clinical trial comparing primary overlap with approximation repair of third-degree obstetric tears. Am J Obstet Gynecol 183(5):1220, 2000

Frenckner B, Euler CV: Influence of pudendal block on the function of the anal sphincters. Gut 16(6):482, 1975

Garcia V, Rogers RG, Kim SS, et al: Primary repair of obstetric anal sphincter laceration: a randomized trial of two surgical techniques. Am J Obstet Gynecol 192(5):1697, 2005

Gearhart SL, Pannu HK, Cundiff GW, et al: Perineal descent and levator ani hernia: a dynamic magnetic resonance imaging study. Dis Colon Rectum 47:1298, 2004

Glasgow SC, Lowry AC: Long-term outcomes of anal sphincter repair for fecal incontinence: a systematic review. Dis Colon Rectum 55:482, 2012

Goldaber KG, Wendel PJ, McIntire DD, et al: Postpartum perineal morbidity after fourth-degree perineal repair. Am J Obstet Gynecol 168(2):489, 1993

Gourcerol G, Vitton V, Leroi AM, et al: How sacral nerve stimulation works in patients with faecal incontinence. Colorectal Dis 13:e203, 2011

Graf W, Mellgren A, Matzel KE, et al: Efficacy of dextranomer in stabilized hyaluronic acid for treatment of faecal incontinence: a randomised, sham-controlled trial. Lancet 377:997, 2011

Greenwald JC, Hoexter B: Repair of rectovaginal fistulas. Surg Gynecol Obstet 146(3):443, 1978

Grover M, Busby-Whitehead J, Palmer MH, et al: Survey of geriatricians on the effect of fecal incontinence on nursing home referral. J Am Geriatr Soc 58:1058, 2010

Handa VL, Danielsen BH, Gilbert WM: Obstetric anal sphincter lacerations. Obstet Gynecol 98(2):225, 2001

Haylen BT, de Ridder D, Freeman RM, et al. An International Urogynecological Association (IUGA)/International Continence Society (ICS) joint report on the terminology for female pelvic floor dysfunction. Neurourol Urodyn 29:4, 2010

Heaton KW, O'Donnell LJ: An office guide to whole-gut transit time. Patients' recollection of their stool form. J Clin Gastroenterol 19(1):28, 1994

Heymen S, Scarlett Y, Jones K, et al: Randomized controlled trial shows biofeedback to be superior to pelvic floor exercises for fecal incontinence. Dis Colon Rectum 52(10):1730, 2009

Hinninghofen H, Enck P: Fecal incontinence: evaluation and treatment. Gastroenterol Clin North Am 32:685, 2003

Hull T, Giese C, Wexner SD, et al: Long-term durability of sacral nerve stimulation therapy for chronic fecal incontinence. Dis Colon Rectum 56:234, 2013

Hull TL, Bartus C, Bast J, et al: Success of episioproctotomy for cloaca and rectovaginal fistula. Dis Colon Rectum 50(1):97, 2007

Jensen LL, Lowry AC: Biofeedback improves functional outcome after sphincteroplasty. Dis Colon Rectum 40(2):197, 1997

Johanson JF, Lafferty J: Epidemiology of fecal incontinence: the silent affliction. Am J Gastroenterol 91(1):33, 1996

Jorge JMN, Wexner SD: Etiology and management of fecal incontinence. Dis Colon Rectum 36:77, 1993

Kamm MA, Dudding TC, Melenhorst J, et al: Sacral nerve stimulation for intractable constipation. Gut 59(3):333, 2010

Kaufman HS, Buller JL, Thompson JR, et al. Dynamic pelvic magnetic resonance imaging and cystocolpoproctography alter surgical management of pelvic floor disorders. Dis Colon Rectum 44:1575, 2001

Khanduja KS, Padmanabhan A, Kerner BA, et al: Reconstruction of rectovaginal fistula with sphincter disruption by combining rectal mucosal advancement flap and anal sphincteroplasty. Dis Colon Rectum 42(11):1432, 1999

Khatri G: Magnetic resonance imaging of pelvic floor disorders. Top Magn Reson Imaging 23:259, 2014

Kwon S, Visco AG, Fitzgerald MP, et al: Validity and reliability of the modified Manchester health questionnaire in assessing patients with fecal incontinence. Dis Colon Rectum 48(2):323, 2005

Lewis SJ, Heaton KW: Stool form scale as a useful guide to intestinal transit time. Scand J Gastroenterol 32(9):920, 1997

Lockhart ME, Fielding JR, Richter HE: Reproducibility of dynamic MR imaging pelvic measurements: a multi-institutional study. Radiology 249(2):534, 2008

Lowry AC, Thorson AG, Rothenberger DA, et al: Repair of simple rectovaginal fistulas. Influence of previous repairs. Dis Colon Rectum 31(9):676, 1988

MacRae HM, McLeod RS, Cohen Z, et al: Treatment of rectovaginal fistulas that has failed previous repair attempts. Dis Colon Rectum 38(9):921, 1995

Madoff RD: Surgical treatment options for fecal incontinence. Gastroenterology 126:S48, 2004a

Madoff RD, Parker SC, Varma MG, et al: Faecal incontinence in adults. Lancet 364(9434):621, 2004b

Malouf AJ, Norton CS, Engel AF, et al: Long-term results of overlapping anterior anal-sphincter repair for obstetric trauma. Lancet 355(9200):260, 2000

Marti L: Comparison of sacral nerve modulation and pudendal nerve stimulation in treatment of fecal incontinence. Trial No. NCT 01069016. Available at: https://clinicaltrials.gov. Accessed March 16, 2015

Matzel KE: Sacral nerve stimulation for faecal incontinence: its role in the treatment algorithm. Colorectal Dis 13(Suppl. 2):10, 2011

Mellgren AM, Matzel KE, Pollack J, et al: Long-term efficacy of NASHA Dx injection therapy for treatment of fecal incontinence. Neurogastroenterol Motil 26:1087, 2014

Meyer I, Richter HE: An evidence-based approach to the evaluation, diagnostic assessment and treatment of fecal incontinence in women. Curr Obstet Gynecol Rep 3(3):155, 2014

Miller R, Lewis GT, Bartolo DC, et al: Sensory discrimination and dynamic activity in the anorectum: evidence using a new ambulatory technique. Br J Surg 75(10):1003, 1988

Minguez M, Herreros B, Sanchiz V, et al: Predictive value of the balloon expulsion test for excluding the diagnosis of pelvic floor dyssynergia in constipation. Gastroenterology 126:57, 2004

Mizrahi N, Wexner SD, Zmora O, et al: Endorectal advancement flap: are there predictors of failure? Dis Colon Rectum 45(12):1616, 2002

National Institute of Child Health and Human Development (NICHD): Pelvic Floor Disorders Network: controlling anal incontinence by performing anal exercises with biofeedback or loperamide (CAPABLe). Trial No. NCT02008565. Available at: https://clinicaltrials.gov. Accessed March 16, 2015

National Institutes of Health: NIH state-of-the-science conference: cesarean delivery on maternal request. 2006. Available at: http://consensus.nih.gov/2006/cesareanstatement.htm. Accessed March 16, 2015

Nelson R, Furner S, Jesudason V: Fecal incontinence in Wisconsin nursing homes: prevalence and associations. Dis Colon Rectum 41(10):1226, 1998

Nelson RL: Epidemiology of fecal incontinence. Gastroenterology 126(1 Suppl 1):S3, 2004

Norton C, Cody JD: Biofeedback and/or sphincter exercises for the treatment of faecal incontinence in adults. Cochrane Database Syst Rev 7:CD002111, 2012

Norton C, Kamm MA: Anal sphincter biofeedback and pelvic floor exercises for faecal incontinence in adults—a systematic review. Aliment Pharmacol Ther 15(8):1147, 2001

Nygaard I, Barber MD, Burgio KL, et al: Prevalence of symptomatic pelvic floor disorders in US women. JAMA 300:1311, 2008

Nygaard IE, Rao SS, Dawson JD: Anal incontinence after anal sphincter disruption: a 30-year retrospective cohort study. Obstet Gynecol 89(6):896, 1997

Oberwalder M, Thaler K, Baig MK, et al: Anal ultrasound and endosonographic measurement of perineal body thickness: a new evaluation for fecal incontinence in females. Surg Endosc 18(4):650, 2004

Omar MI, Alexander CE: Drug treatment for faecal incontinence in adults. Cochrane Database Syst Rev 6:CD002116, 2013

Orkin BA, Sinykin SB, Lloyd PC: The digital rectal examination scoring system (DRESS). Dis Colon Rectum 53:1656, 2010

Parks AG: Anorectal incontinence. Proc R Soc Med 68(11):681, 1975

Pescatori M, Anastasio G, Bottini C, et al: New grading and scoring for anal incontinence. Evaluation of 335 patients. Dis Colon Rectum 35(5):482, 1992

Rahman MS, Al-Suleiman SA, El-Yahia AR, et al: Surgical treatment of rectovaginal fistula of obstetric origin: a review of 15 years' experience in a teaching hospital. J Obstet Gynaecol 23(6):607, 2003

Rao SS: The technical aspects of biofeedback therapy for defecation disorders. Gastroenterologist 6(2):96, 1998

Rao SS, Coss-Adame E, Tantiphlachiva K, et al: Translumbar and transsacral magnetic neurostimulation for the assessment of neuropathy in fecal incontinence. Dis Colon Rectum 57:645, 2014

Rao SS, Seaton K, Miller M, et al: Randomized controlled trial of biofeedback, sham feedback, and standard therapy for dyssynergic defecation. Clin Gastroenterol Hepatol 5(3):331, 2007

Read M, Read NW, Barber DC, et al: Effects of loperamide on anal sphincter function in patients complaining of chronic diarrhea with fecal incontinence and urgency. Dig Dis Sci 27(9):807, 1982

Richter HE, Matthews CA, Muir T, et al: A vaginal bowel-control system for the treatment of fecal incontinence. Obstet Gynecol 125:540, 2015

Rociu E, Stoker J, Eijkemans MJ, et al: Fecal incontinence: endoanal US versus endoanal MR imaging. Radiology 212(2):453, 1999

Rockwood TH, Church JM, Fleshman JW, et al: Fecal incontinence quality of life scale: quality of life instrument for patients with fecal incontinence. Dis Colon Rectum 43(1):9, 2000

Rockwood TH, Church JM, Fleshman JW, et al: Patient and surgeon ranking of the severity of symptoms associated with fecal incontinence: the fecal incontinence severity index. Dis Colon Rectum 42(12):1525, 1999

Sailer M, Bussen D, Debus ES, et al: Quality of life in patients with benign anorectal disorders. Br J Surg 85(12):1716, 1998

Schiller LR, Santa Ana CA, Morawski SG, et al: Mechanism of the antidiarrheal effect of loperamide. Gastroenterology 86(6):1475, 1984

Shafik A: Polytetrafluoroethylene injection for the treatment of partial fecal incontinence. Int Surg 78:159, 1993

Shafik A, Ahmed I, El-Sibai O, et al: Percutaneous peripheral neuromodulation in the treatment of fecal incontinence. Eur Surg Res 35(2):103, 2003

Snooks SJ, Henry MM, Swash M: Faecal incontinence due to external anal sphincter division in childbirth is associated with damage to the innervation of the pelvic floor musculature: a double pathology. BJOG 92(8):824, 1985

Sonoda T, Hull T, Piedmonte MR, et al: Outcomes of primary repair of anorectal and rectovaginal fistulas using the endorectal advancement flap. Dis Colon Rectum 45(12):1622, 2002

Sultan AH, Kamm MA, Hudson CN, et al: Anal-sphincter disruption during vaginal delivery. N Engl J Med 329(26):1905, 1993

Tantiphlachiva K, Rao P, Attaluri A, et al: Digital rectal examination is a useful tool for identifying patients with dyssynergia. Clin Gastroenterol Hepatol 8:955, 2010

Terra MP, Beets-Tan RG, van der Hulst VP, et al: MRI in evaluating atrophy of the external anal sphincter in patients with fecal incontinence. AJR 187(4):991, 2006

Thin NN, Horrocks EJ, Hotouras A, et al: Systematic review of the clinical effectiveness of neuromodulation in the treatment of faecal incontinence. Br J Surg 100:1430, 2013

Thomas GP, Dudding TC, Rahbour G, et al: A review of posterior tibial nerve stimulation for faecal incontinence. Colorectal Dis 15:519, 2013

Tsang CB, Madoff RD, Wong WD, et al: Anal sphincter integrity and function influences outcome in rectovaginal fistula repair. Dis Colon Rectum 41(9):1141, 1998

Vaizey CJ, Carapeti E, Cahill JA, et al: Prospective comparison of faecal incontinence grading systems. Gut 44(1):77, 1999

Van Koughnett JA, da Silva G: Anorectal physiology and testing. Gastroenterol Clin North Am 42(4):713, 2013a

Van Koughnett JA, Wexner SD: Current management of fecal incontinence: choosing amongst treatment options to optimize outcomes. World J Gastroenterol 19(48): 9216, 2013b

Vitton V, Vignally P, Barthet M, et al: Dynamic anal endosonography and MRI defecography in diagnosis of pelvic floor disorders: comparison with conventional defecography. Dis Colon Rectum 54:1398, 2011

Wald A: Surgical treatment for refractory constipation—more hard data about hard stools? Am J Gastroenterol 85(6):759, 1990

Wexner SD, Coller JA, Devroede G, et al: Sacral nerve stimulation for fecal incontinence: results of a 120-patient prospective multicenter study. Ann Surg 251(3):441, 2010

Whitehead WE, Borrud L, Goode PS, et al: Fecal incontinence in U.S. adults: epidemiology and risk factors. Gastroenterology 137(2):512.e1, 2009

Whitehead WE, Rao SC, Lowry A, et al: Treatment of Fecal Incontinence: proceedings of an NIH Conference. Am J Gastroenterol 110:138, 2015

Whitehead WE, Schuster MM: Anorectal physiology and pathophysiology. Am J Gastroenterol 82(6):487, 1987

Whitehead WE, Wald A, Norton NJ: Treatment options for fecal incontinence. Dis Colon Rectum 44(1):131, 2001

Wiskind AK, Thompson JD: Transverse transperineal repair of rectovaginal fistulas in the lower vagina. Am J Obstet Gynecol 167(3):694, 1992

Wu JM, Vaughan CP, Goode PS, et al: Prevalence and trends of symptomatic pelvic floor disorders in U.S. women. Obstet Gynecol 123:141, 2014

Zetterstrom JP, Lopez A, Anzen B, et al: Anal incontinence after vaginal delivery: a prospective study in primiparous women. BJOG 106(4):324, 1999

Zutshi M, Tracey TH, Bast J, et al: Ten-year outcome after anal sphincter repair for fecal incontinence. Dis Colon Rectum 52:1089, 2009

第二十六章

# 泌尿生殖瘘及尿道憩室

## 一、泌尿生殖瘘

泌尿生殖瘘定义为泌尿系统（输尿管、膀胱、尿道）与生殖系统（子宫、宫颈、阴道）之间的异常通道。泌尿生殖系统瘘管的真实发生率是未知的，并且根据病因是产科还是妇科而有所不同。在亚洲和非洲，估计有 200 万妇女患有未修复的瘘管，而每年新增的产科泌尿生殖系统瘘病例高达 10 万例（世界卫生组织，2014 年）。在工业化国家，大多数瘘管是医源性地发生在盆腔手术中，普遍接受的发病率来自于纠正这些瘘管的手术数据。例如，来自出院调查的住院妇女数据显示，每 10 万名妇女中约有 4.8 人接受了下生殖道瘘修补（Brown，2012）。由于许多病例未被报道、未被认识或治疗方法保守，故其发病率可能被低估了。在泌尿生殖系统瘘中，膀胱阴道瘘最为常见，其发生的频率明显高于输尿管阴道瘘（Goodwin，1980；Shaw，2014）。

## 二、病理生理学

熟悉治疗原则和伤口愈合的各个阶段对于理解泌尿生殖瘘的发病机制十分重要。损伤后，受损和坏死的组织刺激炎症反应，并开始出现细胞再生（Kumar，2005）。最初，在损伤的位置形成新的血管，称为血管发生。损伤后 3 ～ 5 天，成纤维细胞增生，随后细胞外基质合成并沉积下来，其中胶原蛋白最显著，该纤维化阶段决定了伤口最终的愈合强度。胶原蛋白沉积的高峰大约出现在损伤后 7 天，并持续数周。随后胶原纤维成熟并形成瘢痕组织，增加受损部位的强度，称为重塑。以上阶段相互依存，与伤口愈合切实相关。该过程任何一个阶段被干扰将最终导致瘘的形成。大多数瘘常在组织损伤后 1 ～ 3 周后出现，该时期组织对愈合环境的变化非常敏感，如组织缺氧、缺血、营养不良、射线以及化疗等。伤口边缘最终出现上皮化，形成慢性瘘管。

## 三、分类

尽管泌尿生殖瘘有很多分类系统，但仍无一个被普遍接受的标准方案。瘘可以发生在泌尿道和生殖道之间任何一个位置。因此，其中一种分类方法是以解剖学瘘管交通部位来分的（表 26-1）。

膀胱阴道瘘还可以通过其大小和在阴道内的位置来描述。位于阴道近端时称之为高位阴道瘘，位于远端时为低位阴道瘘，位于中间时则称为中位阴道瘘。例如，子宫切除术后发生的膀胱阴道瘘常常在阴道的近端或高至阴道穹隆水平。

另外，也可以根据瘘的复杂程度与所累及范围对膀胱阴道瘘进行分类描述（表 26-2）（Elkins，1999）。在此分类方法中，复杂型膀胱阴道瘘是指与盆腔恶性肿瘤及既往放疗有关，引起阴道长度缩短、或累及膀胱三角区、或距阴道穹隆较远或直径超过 3 cm 的瘘。

在产科发生的高风险膀胱阴道瘘根据以下情况进行描述，瘘孔大小（直径超过 4 ～ 5 cm），累及尿道、输尿管或直肠，靠近宫颈而无法发现其上缘，修补失败后再次形成的窦道（Elkins，1999）。

外科手术分类方法已被引用作为客观评价修复产科泌尿道瘘（Waeldijk，1995）。该方法中，Ⅰ 型是指没有影响尿道闭合机制的瘘，Ⅱ 型是指影响了尿道闭合机制的瘘，Ⅲ 型是指累及输尿管以及其他特殊的瘘。Ⅱ 型瘘再分为：Ⅱ A 未累及尿道；Ⅱ B 累及全部或部分尿道。根据是否有周围缺损，Ⅱ B 型瘘被进一步分为：a. 无周围缺损；b. 有周围缺损。

应用全面的标准化分类体系，能够系统完整地描述各类瘘对应解剖学固定点的位置、瘘大小以及周围组织（Goh，2004）。该分类体系应用的目标是协助对手术结果和并发症进行客观比较。在该分类方案中，泌尿生殖瘘最初根据其与尿道外口的距离被分为四型，并根据瘘的大小、缺损周围的瘢痕化程度、阴道长度是否由于瘢痕化或瘘的累及而变短进一步分类（表 26-3）。以上分类系统中，妇科专业医师最常用

**表 26-1　以解剖学为基础的泌尿生殖瘘分类**

| | 泌尿道 | | |
| --- | --- | --- | --- |
| | 输尿管 | 膀胱 | 尿道 |
| 阴道 | 输尿管阴道瘘<br>膀胱输尿管阴道瘘 | 膀胱阴道瘘 | 尿道阴道瘘 |
| 宫颈 | 输尿管宫颈瘘 | 膀胱宫颈瘘 | 尿道宫颈瘘 |
| 子宫 | 输尿管子宫瘘 | 膀胱子宫瘘 | 无报道 |

**表 26-2　膀胱阴道瘘分类**

| 分类 | 描述 |
| --- | --- |
| 简单型 | 直径 ≤ 3 cm，并且位于阴道穹隆附近<br>既往无放疗或恶性肿瘤病史<br>阴道长度正常 |
| 复杂型 | 既往放疗史<br>盆腔恶性肿瘤<br>阴道长度缩短<br>直径 > 3 cm<br>距离阴道穹隆远或累及膀胱三角区 |

**表 26-3　泌尿生殖瘘的分类**

新的分类根据瘘距尿道外口远端边缘的距离把泌尿生殖瘘分为四个主要类型。这四种类型根据瘘的大小、缺损周围的瘢痕化程度、阴道长度是否由于瘢痕化或瘘的累及而变短进一步细分。

1 型：瘘远端 距尿道口 > 3.5 cm
2 型：瘘远端 距尿道口 2.5 ～ 3.5 cm
3 型：瘘远端 距尿道口 1.5 ～ 2.5 cm
4 型：瘘远端 距尿道口 < 1.5 cm
　(a) 最大直径 < 1.5 cm
　(b) 最大直径 1.5 ～ 3 cm
　(c) 最大直径 > 3 cm
i．[瘘和（或）阴道周围] 无或仅有轻度纤维化和（或）阴道长度 > 6 cm，正常容量
ii．[瘘和（或）阴道周围] 中度或重度纤维化和（或）阴道容量或长度正常
iii．特殊情况：辐射后，输尿管受累，阴道圆周瘘，或前次修复后

Data from Goh JT: A new classification for female genital tract fistula. Aust N Z J Obstet Gynaecol 2004 Dec；44（6）：502-504.

的是根据窦道的解剖交通位于阴道位置的高、中或低来分类。

## 四、病因学

　　先天性泌尿生殖道瘘是罕见的，但如果发现，通常与其他肾或泌尿生殖系统异常有关。因此，大多数膀胱阴道瘘通常与产科创伤或盆腔手术有关。

### ■ 1. 产科创伤

　　在发展中国家，超过 70% 的泌尿生殖道瘘是由产科创伤引起的，特别是由滞产或梗阻性难产或复杂的剖宫产引起的（Arrowsmith，1996；Kumar，2009；Raassen，2014）。这种情况下的病情发展，往往反映出某个特定的社会或地区固有的社会习俗、分娩生产状况、生活方式，或公认的产科管理方式。例如，生育年龄过小，骨盆未完全发育成熟或女性割礼（也称为女性生殖器损毁或切割）都可能导致阴道口狭窄，并可能阻碍分娩生产。难产或先露异常可能会导致阴道前壁和膀胱的压力性或缺血性坏死，随后导致瘘的形成。另外，阴道创伤可能产生于辅助生产用器械或人工流产器械。在这些国家中，营养不良和有限的卫生保健条件使伤口的愈合进一步复杂化。

　　相比之下，在大多数发达国家，瘘一般不会由于产科操作或分娩而产生。偶见于剖宫产手术，通常是伴有产科并发症的情况下，会导致复杂的泌尿瘘（Billmeyer，2001）。同样，也有罕见的宫颈环扎术后损伤性瘘的病例报告（Massengill，2012 年）。

### ■ 2. 盆腔手术

　　在发达国家，盆腔手术的医源性损伤占膀胱阴道瘘的 90%，盆腔手术后瘘管形成的发生率为 0.1% ～ 2%（Harris，1995；Hilton，2012a，b；Tancer，1992）。

剩余的瘘管发生则与泌尿、结直肠、血管和普通外科手术有关。在工业化国家，子宫切除术是最常见导致膀胱阴道瘘的手术，大约占瘘的 75% 病例（Symmonds，1984）。所有类型的子宫切除术时，约 0.8‰ 术后并发膀胱尿道瘘（Harkki-Siren，1998）。在超过 62 000 例子宫切除术的综述中，腹腔镜下子宫切除术后瘘发生率最高（2‰），其次是腹式（1‰）、阴式（0.2‰）和子宫次全切除术（0.0‰）。对于良性疾病的子宫切除术，Duong 和他的同事们（2009）注意到膀胱壁撕裂延伸到膀胱颈或输尿管口（膀胱三角）显著增加了继发性膀胱阴道瘘的风险。

由于大多数泌尿生殖器瘘由盆腔手术后发生的，预防和术中检查尿路损伤是必要的。正如第 40 章中广泛讨论的，术中膀胱镜检查已被证明能提高下尿路损伤的检出率。这进而可能使得泌尿生殖道瘘的发病率较低。因此，术中膀胱镜检查可能是一种有用的辅助手段，尤其是在怀疑输尿管或膀胱受伤风险增加的情况下。

### 3. 其他原因

泌尿道瘘的其他病因包括放射治疗、恶性肿瘤、外伤、异物、感染、盆腔炎和炎症性肠病。其中，放射治疗会诱发动脉炎，导致组织坏死，随后可能导致潜在的瘘管形成。这种情况是导致瘘的常见原因。有报道称，高达 6% 的泌尿生殖道瘘可由放疗辐射导致（Lee，1988）。尽管大多数损伤在放射治疗后数周或数月内产生，但据报道，也有与放疗相关的瘘发生于 20 年后（Graham 1967；Zoubek，1989）

恶性肿瘤通常与组织坏死有关，并可能导致尿瘘形成。Emmert 和 Kohler（1996）通过分析 2100 多例宫颈癌患者发现，直肠阴道瘘和膀胱阴道瘘的发生率为 1.8%。因此，在诊断有瘘管的妇女和恶性病史时，应常规组织活检。

创伤和异物，可在性活动或性侵犯期间发生，导致泌尿生殖道瘘形成，占病因的 4%（Kallol，2002；Lee，1988）。异物，如遗漏的子宫托和膀胱结石等都是有记载的病因（Arias，2008；Dalela，2003）。鉴于经尿道放置导管与尿道阴道瘘有关，这种常用装置也应小心放置、保持和取出（Dakhil，2014）。在手术过程中注入或放置的异物，如经尿道注射的胶原和因尿失禁或盆腔器官脱垂的吊带引起的并发症是刺激因素（Blaivas，2014；Firoozi，2012；Pruthi，2000）。另外，在吊带手术中，吊带张力过大可能会导致组织压力增加和坏死。因此，材料的选择和评价患者

伤口愈合不良的危险因素是重要的预防措施（Giles 2005）。理想情况下，所选择的材料是异物反应最小的材料，无毒，无抗原性，并且多孔性足以接纳免疫和吞噬细胞并促进自身组织生长（Birch，2002）。网孔选择将在第 24 章中进一步讨论。

瘘管形成的其他罕见原因包括感染，例如性病淋巴肉芽肿、泌尿系统结核、盆腔炎症和梅毒；炎症性肠病，自身免疫性疾病（Ba-Thike，1992；Monteiro 1995）。此外，干扰愈合的因素，如控制不佳的糖尿病、吸烟、局部感染、周围血管性疾病，和长期使用皮质类固醇等都是潜在的风险因素。

## 五、症状

膀胱阴道瘘的典型表现是术后近期即出现不明原因的持续阴道漏尿。根据瘘的大小和位置，漏尿量会有所不同。偶发性的少量间歇漏尿，并不是术后压力性尿失禁。出于这个原因，新发漏尿的患者，尤其是在最近接受了盆腔手术的患者，应该彻底检查，排除瘘的形成。泌尿生殖器瘘的其他非典型的症状，包括发烧、疼痛、肠梗阻、膀胱刺激征。

泌尿生殖器瘘可能在最初的手术后几天或几周后出现，子宫切除术后发生的膀胱阴道瘘常在术后 1～3 周出现。然而，有些瘘管有较长的潜伏期，可能在多年后出现症状。

## 六、诊断

全面的体格检查及病史采集，一般可以诊断大部分膀胱阴道瘘。因此，包括关于产科分娩、既往手术史、既往瘘的处理以及恶性肿瘤的治疗情况，特别是关于盆底手术及放射治疗情况等病史资料的采集十分重要。

体格检查也同样重要，阴道检查常常能发现具体瘘的位置。对各类瘘管进行细致的评估，并记录其位置和大小。借助于内镜镜头和半透明内窥器的视觉辅助有时可以帮助识别难以发现的阴道顶端瘘管。

在泌尿系阴道瘘的识别及诊断过程中，必须要鉴别出漏尿是来源于瘘管（尿道外漏尿）还是压力性尿失禁（经尿道漏尿）。偶然情况下，阴道内液体来源是不明确的，少量的尿液会被误认为是阴道分泌物。不过，对阴道内液体肌酐含量的测定，是一项很廉价的检查，可证实是否是尿液。尽管尿液中肌酐含量是有差异的，其平均水平可达 113.5 mg/dl，但数值超过

7 mg/dl 就和尿液相符（Barr，2005）。相比之下，浓度 < 5 mg/dl 的液体极不可能是人体尿液。

尽管认为通过直接肉眼观察是识别及诊断泌尿生直道瘘的最理想的方法，但也有一些病例是查体无法识别的。在这些情况下，逆行膀胱灌注不同的视觉溶液，如无菌牛奶、亚甲蓝、靛蓝胭脂红往往能协助瘘立置的确定。

如果尿道瘘的存在不确定或其阴道位置未被确定，建议采用 3 个棉拭子试验，通常称为"棉条试验"（Moir，1973）。这个测试通常用卫生棉条进行。然而，我们建议使用 2 ～ 4 块纱布陆续塞入阴道。使用尿道导管，将稀释的亚甲基蓝或靛红胭脂红溶液逆行注入膀胱。值得注意的是，前者的使用可能会增加当前靛蓝胭脂红的颜色缺失。患者经过 15 ～ 30 分钟的常规活动后，将纱布从阴道取出，检查每个纱布是否染色，纱布着色的深浅显示瘘口的位置，其中染色最深的可能是就是阴道最近端或是最高处，最外层纱可能是阴道最外端或是最低处。然而，放置在远端近尿道外口的纱布被染色的话，需确认不是受压力性尿失禁污染。

在泌尿系阴道瘘诊断评价中，膀胱尿道镜检查对于泌尿系阴道瘘诊断有价值的工具（图 26-1）。它可以对瘘的位置进行定位，确定其与输尿管开口的毗邻关系，并且评估周围膀胱黏膜的活性。此外，据Andreoni 及其同事（2003）研究表明膀胱尿道镜与阴道镜联合可以识别及诊断阴道瘘。

10% ～ 15% 的膀胱阴道瘘同时合并输尿管瘘，在诊断性评估中应予以排除（Goodwin，1980）。在笔者所在研究所，在首次膀胱尿道镜检查完成后，排泄期的静脉造影增强计算机断层扫描（CT）已成为首选的诊断试验（图 26-2）。根据成本或实用性，可考虑选择 CT 以外的其它方式进行瘘管鉴别。首先，静脉肾盂造影（IVP）可以充分确认全尿路系统的完整性，排除输尿管瘘的受累情况。其次，可以使用逆行肾盂造影。通常与膀胱镜联合进行，通过在输尿管远端放置一根小导管来完成。造影剂通过导管注入一条或两条输尿管。然后获得荧光或常规射线照片。逆行静脉肾盂造影据报道与静脉尿路造影通常具有相同的诊断价值。

在某些情况下，医疗资源可能是稀缺的，成本会是一个限制，拟获得专门的诊断影像是一个挑战。一些前瞻性关于盐酸非那吡啶（吡啶姆）的研究也可以和 3 根棉签试验联合来确定是否有输尿管受累。口服给药，经肾排泄，作为膀胱局部麻药而发挥作用，并因其副作用将尿液染成橘黄色。指导疑有输尿管累及的女性在临床预约检查之前几个小时口服 200 mg。将棉纱如前所述那样放入阴道。如果近端（最深处）的棉纱被染成橘黄色，则可疑有输尿管累及。如果橘黄色和蓝色均可见，则膀胱和输尿管通常均被累及。

X 线排泄性膀胱尿道造影（VCUG）可帮助确定瘘管的存在、位置和数量。在检查过程中，通过导管向膀胱注入造影剂，在患者排尿期间获得下尿路的荧光图像。但是 CT 在很大程度上可取代这种方式。经腹超声应用彩色多普勒识别瘘管内周围血流也是可选用的一种诊断方法（Volkmer，2000）。然而，在一项研究中表明单用超声会漏诊识别 29% 的膀胱阴道瘘

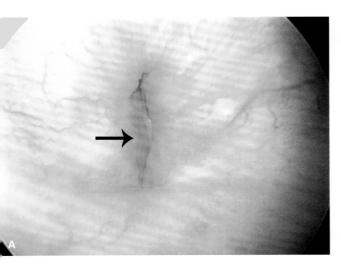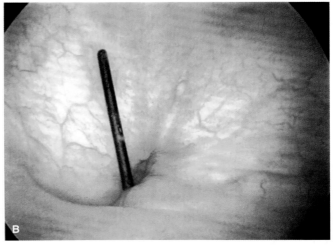

**图 26-1**　A. 膀胱阴道瘘的膀胱镜下图像（箭头）；B. 探针穿过瘘管以便膀胱镜观察

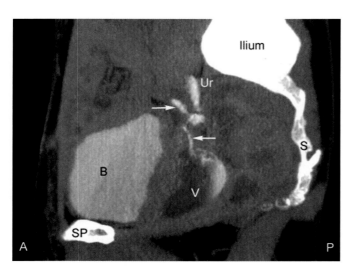

图 26-2　两个箭头所示输尿管阴道瘘异常瘘道的鲜明对比。下面的箭头指示瘘道常牵引到阴道上段。B = 膀胱；S = 骶骨；SP = 耻骨联合；Ur = 输尿管；V = 阴道（Used with permission from Dr. April Bailey.）

病例（Adetiloye，2000）。

## 七、治疗

### ■ 1. 保守治疗

有时在留置导尿管持续膀胱引流，泌尿生殖道瘘可以自行闭合。Waaldjik（1994）发现 170 名患者中有 21 名（12%）单独采用持续导尿治疗，瘘管能自行愈合（Oakley，2014）。10% 的泌尿道瘘在 2～8 周经尿道导尿引流后自行修复闭合，尤其是在瘘较小的情况下（直接 2～3 mm）（Romics，2002）。另一研究表明，50%～60% 采用留置导尿引流的患者，其直径小于 2 cm 的瘘获得自行愈合（Waaldjik，1989）。

尽管有了这些案例，有关瘘的大小与成功保守治疗之间关系的资料有限。然而，在一般情况下，瘘越大，不通过手术而自行愈合的可能性就越小。多数研究报告成功的经尿道导尿管引流后，瘘管自行闭合仅限于瘘管的大小为 1 cm 或者更小（AlonsoGorrea，1985；Chittacharoen，1993；Lentz，2005；Ou，2004）。但研究关于如何测定瘘口大小都是模糊的，以及每个系列里面的选择标准和瘘的大小都潜在相当大的偏倚。

对于留置导尿的时间也各有不同的证据。一般认为，若瘘口在 4 周之内还没闭合，采用留置导尿也不太可能使其愈合，这可能是瘘管上皮化所致（Davits，

1991；Tancer，1992），而且持续性尿液引流可能会进一步导致炎症和膀胱激惹（Zimmern，1991）。重要的是，如果尝试用留置导尿和持续引流来保守治疗膀胱阴道瘘，持续性尿路引流不久就可出现这类并发症。

纤维蛋白封闭剂（tissel，evicel），俗称纤维蛋白胶，是由浓缩的纤维蛋白原与凝血酶结合形成，以模拟最终的凝血级联阶段。在妇科手术中，主要用于控制低压出血。尽管纤维蛋白封闭剂已有报道用于治疗膀胱阴道瘘，但它通常被选为外科辅助治疗方案，而不能替代外科手术治疗（Evans，2003）。关于纤维蛋白密封剂有效性的数据很少，缺乏设计良好的试验。因此，在大多数膀胱阴道瘘病例中，纤维蛋白封闭剂单一疗法可能不是首选推荐的治疗方法，因其可能缺乏持久性，有复发的风险。它仅仅是提供了一个可行的选择，对于多个病共患者，禁忌长期反复瘘管修复手术。

总体来说，尝试保守疗法是必要和合理的，尤其是持续性尿路引流后瘘管变小了，见到了疗效。然而应考虑到保守治疗和患者希望尽快修补二者之间的权衡。因此，理想的手术干预时机在于合理保守的努力结果和解决患者直接痛苦和生活质量之间的把握。事实上，大多数泌尿系瘘最终还是需要手术干预。

### ■ 2. 手术治疗

尽管在数百年以前就已经有膀胱阴道瘘首次修补成功的报道，但是修补术的基本原则已经接受了时间的考验，并且使首次手术修补的成功率保持较高水平。这些基本原则包括适当的术前和术中准备、适时修补、多层次无张力闭合、充分评估周围组织的活性，以及术后膀胱引流。

泌尿生殖道瘘的一期手术修复与高治愈率相关（75%～100%）（Rovner，2012b）。支持这一比率的因素取决于周围组织有足够的血管，瘘管发生的持续时间短，没有做过放疗，精细的手术技术和外科医师经验。首次尝试手术修复通常与获得成功愈合的最佳机会有关。产科瘘管的手术修复成功率也很高。其中，81% 在首次手术尝试获得了纠正，65% 在第二次手术尝试获得了纠正（Elkins，1994；Hilton，1998）。

#### （1）手术时机

瘘管修复的一个原则是在无感染和无炎症的组织中进行修复。术后 24～48 小时内早期手术修复治疗无并发症瘘管是可能的，因为这样可以避免术后迅速的炎症反应。这样的早期修补并不影响手术的成

功率，但似乎可以减轻患者在社交和精神方面的困扰（Blaivas，1995；Persky，1979）。

对于广泛和严重的炎症，我们建议延迟 6 周直到炎症消退再行手术修复，在这段时间内，尝试置导管引流，等待周围组织愈合机会，是合理的。

### （2）手术修补途径

膀胱阴道瘘有许多不同类型的手术修补方式，但对理想修补途径相关支持的资料有限，缺乏一致性意见，可能反映了在外科医师专业技能及经验方面的差异。考虑重大手术时，分离暴露通向瘘管通路的能力是必备的，通常会决定选择手术。幸运的是，无论修补的途径是经阴还是经腹，其成功率均较高。

**经阴道手术方式。** 经阴道途径修补泌尿生殖瘘简单而直接。相比于经腹途径，经阴道途径手术时间短，出血量少，发病率低，减少住院时间（Wang，1990）。经阴道途径也可以采用辅助设备，如输尿管支架。尤其瘘口位于输尿管开口附近的时候特别有效。

妇科医师最常用的经阴道手术，即 Latzko 技术（见第四十五章第 10 节）。这项技术一直以来被比作部分阴道壁封闭术，通过手术将阴道最近端部分的前后壁对合起来，从而部分封闭了最上段的阴道。出于阴道深度受到了影响，因此，如果希望保留阴道深度以及性功能的话，该项技术并不合适。如果预期设计应用此项技术，在患者咨询时应着重强调这个问题和后遗症。也就是说，性功能评估研究显示，经阴道手术的性功能评分与经腹部手术相比，其影响相似或更高（Lee，2014；Mohr，2014）。

与 Latzko 方法相比，传统的方法包括完全切除瘘管和游离周围的阴道前壁上皮。切除后，先被封闭膀胱黏膜，并被确认修复的水密性。然后关闭一层或两层纤维和肌肉组织。最后对阴道上皮进行重新对合。

在这两种方法中，有人赞成不完全瘘管切除术（Latzko 修复术），以避免削弱周围组织，扩大缺损，而有可能损害修复效果。通过保留瘘管周围的瘢痕组织，理论上是对周围组织进行更安全的再修复。

**经腹手术方式。** 通过这种途径，瘘管可通过膀胱顶腹膜切开膀胱获得通向瘘的通道并切除（见第四十五章第 10 节）。这种方法适用于以下情况：①瘘位于狭窄阴道的近端；②瘘与输尿管开口非常接近；③同时有输尿管瘘；④前次瘘的修补手术失败，再次复发；⑤瘘较大或结构复杂；⑥需要经腹放置移植物（在下一节中描述）。

腹腔镜下泌尿生殖道瘘修补术的循证支持仅限于个案报道和专家观点（Miklos，2015；Nezhat，1994）。这项技术需要先进的腹腔镜手术技术。因此，采用该种方法能否获得成功，依赖于外科医师的专业技能和经验。

**植入网状组织的方式。** 在泌尿生殖道殖瘘的修补中，周围组织血管是成功修复泌尿生殖道瘘的关键。当用于封闭瘘管的填充性组织薄弱而且血供不佳的话，可以经阴道或经腹在膀胱和阴道之间放置不同的组织网片，以加强修复并提供支撑和血供（Eisen，1974；Martius，1928）。在第四十五章 10 节和第四十五章 11 节阐述了大网膜衬垫瓣，这种腹式手术选择。而球海绵体肌脂肪瓣则在阴道手术中使用得较多。尽管在组织活性有疑问的情况下，植入网片是有用的，但这些生物网片在不复杂的阴道膀胱瘘病例中的作用还不清楚。

### 3. 其他泌尿生殖道瘘

尽管膀胱阴道瘘是泌尿生殖道瘘的最常见类型，但是其他类型的瘘也可以存在，并可根据其解剖学结构之间的交通形式描述。尿道阴道瘘通常是由于涉及阴道前壁的手术引起，特别是阴道前壁缝合术和尿道憩室切除术（Blaivas，1989；Ganabathi，1994a）。正如膀胱阴道瘘一样，产伤仍是发展中国家尿道阴道瘘的最常见原因。滞产随后出现的组织坏死导致了瘘的形成。患者经常表现为尿液持续流入阴道或压力性尿失禁。修补原则相似即逐层关闭、无张力修补以及术后膀胱引流。其他类型的泌尿生殖道瘘也可以发生（表 26-1）。

## 八、尿道憩室

尿道旁腺分布于阴道前壁，直接与尿道相连相通。尿道憩室是由这些腺体之一呈囊性扩张而形成的。这个独立外翻的组织通常没有临床症状，而往往是在常规检查中被偶然发现并作出诊断。但是，许多有症状的尿道憩室需要手术切除。

据报道，尿道憩室在一般女性人群中的发病率为 1% ～ 6%。随着人类对该病觉察意识的提高，诊断率会进一步提高（Rovner，2012a）。然而，由于尿道憩室常常无症状而未被报道，上述数据可能比真实发病率低。伴有下尿路症状的女性中，发病率会显著增加，可能达到 40%（Stewart，1981）。

尿道憩室可能发生在任何年龄段，但在 30 ～

60 岁的年龄组诊断率最高，通常女性多于男性（Aldridge，1978）。尽管一些学者报道尿道憩室在非洲、非洲裔美国人中的发病率与高加索人种相比为 6∶1，其他学者则认为尿道憩室的发病率不受种族差异的影响（Davis，1970；Leach，1987）。

## 九、病因学

尿道憩室的病因尚不清楚，尽管大多数被认为是获得性的，但罕见的先天性憩室已有报道。尿道憩室的先天原因包括胚胎残余的持续存在、尿道腹侧部分闭合不良，以及尿道旁腺的先天性囊性扩张（Ratner，1949）。女性生殖道胚胎学在某种程度上有助于对先天性尿道憩室的理解（见第 18 章）。女性发育过程中，苗勒管形成了阴道的上段，而泌尿生殖窦则形成阴道远端、前庭和女性尿道（图 18-4）。在阴道内，苗勒管黏膜柱状上皮被泌尿生殖窦的鳞状上皮所取代。当上皮取代的过程受到阻碍时，局灶性苗勒上皮可能持续存在，并形成囊肿或憩室。

憩室更多的情况是后天获得的，可能是由于感染、产伤以及有创的器械所造成的。关于尿道憩室发生最为广泛接受的理论可追溯至 Rouh（1890）。这涉及尿道旁腺及其导管。尿道旁腺非常密集地包绕并聚集在尿道的下外侧（图 26-3）。在这些腺体中，Skene 腺体位于尿道的最远端，通常最大。尿道旁腺通过分支状导管网与尿道相连。导管网中各个部分的树枝状结构有助于解释有些尿道憩室的复杂性（Vakili，2003）。

Routh 的理论认为是感染和炎症阻塞了个别导管，导致其囊性扩张。如果自身清除反应未启动，或者干预不及时，就可能会形成脓肿。随后脓肿进展以及持续的炎症可以导致腺体破壁进入尿道管腔，在两者之间形成交通（图 26-4）。随着感染和炎症清除，扩张的憩室囊就会进入尿道的交通口并形成囊样憩室持续存在。感染因素中，奈瑟淋球菌和沙眼衣原体是与尿道炎及尿道旁腺严重感染有关的病原体。然而，体检阳性鉴定并不是强制性诊断要求，通常情况下，憩室妇女的尿道培养会产生多菌结果，通常也不需要治疗。

除了感染以外，对尿道组织的损伤可能会导致组织肿胀以及尿道旁腺导管的阻塞。因此，在分娩以及使用尿道器械过程中所遭受的尿道创伤已被建议作为尿道憩室的一个病因（McNally，1935）。在发展中国家的不同社会风俗以及产科操作可能有潜在促使尿道损伤以及憩室的发生的因素。产科创伤可能源于早年的分娩、产程延长以及分娩中的阴道损伤。此外，女性生殖器割礼或反复的尿道扩张可能会导致尿道损伤及炎症反应。

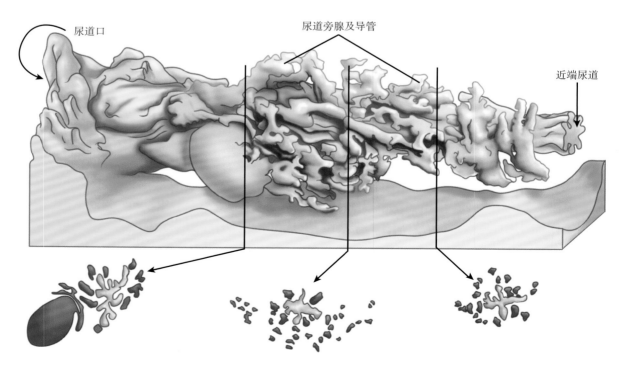

图 26-3 尿道旁腺体的复杂结构。三个较小的底部图像是尿道和周围的尿道旁腺体的横断面图（Adapted with pemission from Huffman JW：The detailed anatomy of the paraurethral ducts in the adult human female. Am J Obstet Gynecol 1948 Jan；55（1）：86-101.）

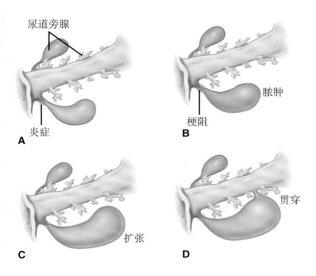

A 炎症

B 脓肿　梗阻

C 扩张

D 贯穿

**图 26-4**　尿道憩室发育的机制（Reproduced with permission from Walters MD, Karram MM（eds）：Urogynecology and Reconstructive Pelvic Surgery. St. Louis: Mosby；1999.）

## 十、分类

早期的分类系统是根据尿道憩室在放射影像学上的复杂性进行分类，描述如下：①单囊型；②多囊型；③伴有分枝状窦（Lang，1959）。为了使手术治疗标准化，Gungsburg 和 Genadry（1983）根据憩室在尿道的部位创建了另外一种术前分类系统，该系统根据憩室在尿道的位置进行分类，将病灶描述为Ⅰ型（近段 1/3）、Ⅱ型（中段 1/3）和Ⅲ型（远段 1/3）。

为了充分整合所有的必要特征以制订恰当的治疗计划，Leach 等（1993）构建了 L/N/S/C3 系统。该系统根据憩室的位置（location，L）、数目（number，N）、大小（size，S）、结构（configuration）、交通（communication）以及患者的控尿（continence）状况（C3）对其特征进行了描述。根据憩室与尿道的关系对其位置进行描述，划分为远段、中段或近段尿道，以及是否延伸至膀胱颈的下方。在 61 位病例的研究中发现，大多数憩室位于中段尿道。从逻辑上讲，这种分布反映了尿道旁腺主要位于中 1/3 段尿道。除了位置以外，憩室的数目也是术前一个重要的确定内容。未能识别出多发的憩室可能会出现切除不干净以及症状持续存在。憩室大小同样会影响治疗的选择，例如，有些学者对大的憩室推荐同时采用植入性组织瓣。此外，如果憩室太大而影响括约肌控尿机制，则可能会新出现尿失禁或尿失禁持续存在。

在这个"3C"中，憩室的形态可以描述为单腔的或多室的，也可以描述为简单的、鞍状的或环形的

（图 26-5）。术前对其构造的了解有助于彻底的手术切除，并且可以对那些需要广泛尿道切除的病例做好皮瓣样植入性的准备（Rovner，2003）。

显然，对尿道壁缺损的成功修补在很大程度上取决于对憩室在尿道管腔内开口的确认。因此，术前确定这种交通部位十分重要，其开口位置被划分为位于近段、中段以及远段的尿道。在前述引用的研究中，中段尿道的交通部位最为常见（60%），其次分别为近段（25%）和远段（15%）的尿道部位。

该分类系统记录了患者的控尿状态以及尿道的高活动性。Leach 研究中，几乎有一半的患者有压力性尿失禁，这些学者建议将尿道高活动性作为同时行抗尿失禁手术的指征。尽管有些研究已证明同时行膀胱颈悬吊手术的安全性，但仍有一些学者由于担心悬吊术后的尿道侵蚀而认为这种方法是有争议的（Bass，1991；Faerber，1998；Ganabathi，1994b；Leng，1998；Swierzewski，1993）。尽管在这个问题上缺乏共识，但如果尿失禁持续存在，宜首先修复憩室，然后考虑进行尿失禁手术是合理的。这种流行的分期方式是基于微创手术队列研究的特别实际的分期法，如尿道中段悬吊。为了进行术后比较，笔者通常在术前进行基线尿动力学检查，尽管这一步骤可能并非所有人都采用。但是，这些数据和术后期望在术前咨询期间与患者讨论是很重要的。

## 十一、体征

尿道憩室通常没有症状，常是由于在妇科或泌尿

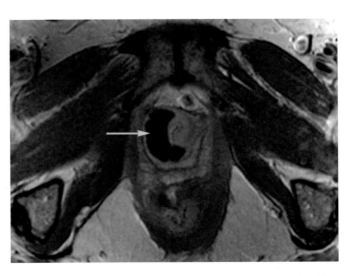

**图 26-5**　环形尿道憩室的 MR 成像。箭头示憩室围绕尿道延伸

科检查时偶然发现，然而当有症状时，其表现可能不同，这反映了它们的特征，特别是其大小、位置及延伸范围。排尿后滴尿、排尿困难及指压尿道下肿块时有分泌物从尿道口溢出是具有诊断意义的病征，但是很少有女性有典型表现（图 26-6）。对大多数患者来讲，她们的症状并无特异性，这些症状包括疼痛、性交痛以及其它几种泌尿系症状。在一项回顾性调查中，Romanzi 等（2000 年）发现疼痛报道占不适症状者48%。疼痛被认为是由于憩室颈部炎症及梗阻后囊肿扩张所引起。这类性交痛可以是入口或深部疼痛，分别与憩室是在尿道的近端还是远端有关。

一个大的憩室经常会被误认为是早期的盆腔器官脱垂，尤其是在当前症状表现为阴道充盈、膨出以及压力感的时候。在这类情况下，由于憩室所造成的可触及的阴道包块可能会被误以为是膀胱膨出或直肠膨出。在大多数病例中，对阴道壁全面仔细的触诊会将脱垂与散发的阴道壁囊肿或憩室分辨出来。

下尿路症状的多样性通常与尿道憩室有关。具体来说，35% ～ 60% 患有尿道憩室的患者发现尿失禁，通常是由于憩室影响控尿机制或尿道膀胱连接埠的支持所造成（Ganabathi，1994b；Romanzi，2000）。此外，在排尿过程中，尿液可以进入憩室囊，仅在稍

后又从囊内溢出，表现为排尿不尽或尿失禁征象。也有报道，出现尿潴留而使尿道憩室变得复杂（Nitti 1999）。频发的尿液滞留常伴发尿道周围或憩室癌在本节之后讨论。尿道感染常常并发尿道憩室。在一篇 60 例女性患有憩室的综述中，Pathi 和同事们（2013）发现复发性尿道感染有较高的发生尿道憩室的比例。

较为少见的是结石，可能是由尿潴留和憩室囊内的盐沉淀形成的。因此，结石可能是单一的或多重的，通常由草酸钙或磷酸钙组成。报告的频率约为 10%（Perlmutter，1993 年）。

尿道憩室内的恶变很少见，仅占尿道癌的 5%。这些肿瘤大多是腺癌，尽管移行细胞癌和鳞状细胞癌也已被确认（Clayton，1992）。肿瘤通常出现在生命的第六或第七个十年，血尿、刺激性排尿和尿潴留是常见的。因此，触诊尿道周围硬结或固定肿块，合并尿路梗阻症状，通常会提示进一步的诊断评估和组织活检（von Pechmann，2003）。鉴于憩室内癌症的罕见性缺乏统一的治疗策略。目前，这些恶性肿瘤是通过前壁切除或憩室切除，单独或辅助放射治疗（Shalev 2002）。

## 十二、诊断

对于多数女性而言，尿道憩室可以仅通过详细询问、查体以及怀疑的指数高而得到诊断。病人的评估重点应集中在前文所提及尿道憩室的常见特点和症状上。然而，尽管有可应用的临床和放射学工具，很多女性患者的诊断还是被延误了。因为在尿道憩室得以确认之前，很多女性可能因为压力性或急迫性尿失禁、慢性膀胱炎、膀胱三角区炎、尿道综合征、外阴前庭炎、盆腔器官脱垂以及特发性慢性盆腔痛而接受治疗。此外，憩室本身可以与 Gartner 管囊肿、苗勒管残留阴道囊肿、阴道上皮包涵囊肿、异位的输尿管膨出或者子宫内膜瘤非常相似。

### ■ 1. 体格检查

检查时，最易发现的是位于尿道下方的阴道前壁包块，可见于 50% ～ 90% 有症状患者（Ganabathi，1994b；Gerrard，2003；Romanzi，2000）。虽然压迫包块有脓液自尿道排出是常见的情况，但不能证实经尿道排出分泌物不除外该诊断。在这些病例中，憩室导管狭窄使憩室囊排空受阻，此时应沿着尿道全程进行谨慎细致的检查和触诊。一旦确认憩室，应明确其

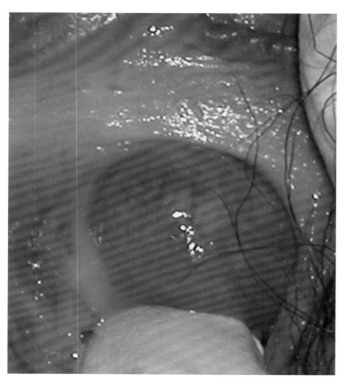

**图 26-6** 阴道前壁尿道憩室压迫性分泌物的经尿道表达

大小、边缘、质地、形状以及数目。

然而，当查体无法完全解释憩室的特点时，需要行进一步诊断性检查。由于诊断方法的改进，尿道憩室的诊出率在过去几十年里得以提升。在可利用的检查中，每一个各有其优点和不足。出于这个原因，对于首选何种检查来评价尿道憩室研究者们无法达成一致。因此，临床医师应该熟悉每一种检查的优点，挑选出最适合临床的检查方法。

### 2. 膀胱尿道镜检查

用来检测尿道憩室的诊断性操作中，膀胱尿道镜是唯一可以直接对尿道和膀胱进行检查的方法。在行膀胱尿道镜过程中，手指向上压迫近端阴道前壁辅助膀胱颈关闭，令膨胀剂产生正压并开放憩室口（图 26-7）。采用 0° 膀胱镜可以对尿道进行全面评价，有助于发现憩室开口位置，并同时显示脓性分泌物从憩室口流出的征象。

膀胱尿道镜检查的主要优点在于其对憩室检测的准确性（Summitt，1992）。此外，许多患有尿道憩室的女性表现为非特异性下尿路症状，对尿道和膀胱的内镜评价可以排除引起这些症状的其他病因，如尿道炎、膀胱炎、结石或者尿道狭窄。尽管膀胱尿道镜检查具有以上优点并常为妇科泌尿医师所用，但其操作需要初步了解膀胱尿道黏膜的解剖知识、操作专业技能、仪器成本以及需要取得相关证书，这使得该检查较少为普通妇科医师所采用。即便是对于有膀胱尿道镜操作经验的临床医师而言，该方法仍可能无法发现所有的憩室。例如，膀胱镜和远端尿道黏膜之间密封不良可能导致尿道扩张不充分而无法识别位于远段的憩室。而且，那些开口狭窄，并因此无法和尿道管腔相通的憩室会被遗漏。即使膀胱尿道镜检查创伤非常小，也应该适当关注患者疼痛和术后感染的风险。鉴于此临床医师可能无法通过膀胱尿道镜获得憩室大小、质地以及憩室包绕尿道程度的重要信息。

### 3. 磁共振成像

由于在软组织界面的高分辨率，这种影像模式逐渐成为尿道周围肿块的诊断标准。具体地说，对于检测尿道憩室，磁共振成像与其他放射学技术相比具有相当或更高的灵敏度（Lorenzo，2003；Neitlich，1998）。为了改善成像分辨率，成像线圈可以放置在阴道或直肠内，藏于探头内的线圈能改善直肠或阴道周围结构的图像质量。另外，还有外置成像板或线圈也可用于增强图像质量并减轻患者不适。许多机构选择这种方法主要是因为患者舒适，也不失诊断准确性。尽管磁共振成像具有优势，但手术成本与对额外解剖信息的需求是把握平衡的。对于边界清楚且无延伸的孤立性憩室，可能不需要采用这种昂贵的成像技术。

### 4. 其他成像工具

尽管前面提到的两种技术最常使用，但其他技术也可以在医疗机构中应用。其中，排尿膀胱尿道造影（voiding cystourethrography，VCUG）被一些医师用作尿道憩室的初始评估工具。将造影剂注入膀胱，X射线成像可对比造影剂在排尿过程中充盈憩室囊，排尿后显示憩室 X 线图像。尽管该检查无痛，易于操作，且报道总体准确率为 85%，但某些医师更倾向于正压尿道造影作为主要的诊断工具，因为使用 VCUG 需要专利用品（Blander，2001）。此外，VCUG 还需要让患者暴露于最低剂量的电离辐射中。

尿道正压成像（Positive pressure urethrography，PPUG）也使用射线对比造影和 X 射线。行 PPUG 时，将三腔二囊管（trattner catheter）置入尿道，其末端送入膀胱（图 26-8）。将近端球囊充气，使之在尿道膀胱结合处被拉回时可紧贴尿道内口并堵住尿道近端。远端的球囊将远段的尿道堵住。位于两个球囊间的一段导管可以注入造影剂，并使之在正压作用下膨胀尿道和扩张憩室。为了准确识别憩室，PPUG 的灵敏度超过 VCUG（Golomb，2003）。不利的是，PPUG 可能耗时、技术难度大，并与患者不适和术后感染风险相关。此外，与 VCUG 相似，如果稠厚的

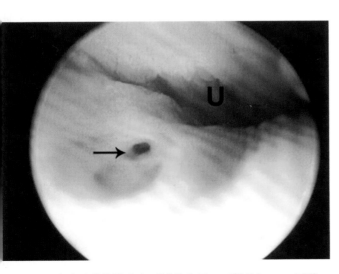

**图 26-7** 膀胱尿道镜检查中可见憩室开口（箭头）。U= 尿道

脓液或残屑阻碍造影剂充分充盈或憩室口狭窄，憩室可能会漏诊。因此，尽管 PPUG 已成为许多诊断尿道憩室的主要工具，但熟练掌握该技术的放射科医师较少，逐渐被其他方法所取代。

超声检查法是一项用于评价尿道憩室相对较新的有效方法（Gerrard，2003）。对于尿道憩室，超声检查的技术优势在于无须像 X 线造影那样使用造影剂充盈，就可见憩室以及其室壁厚度、大小和内部结构（Yang，2005）。经腹、阴道、直肠、会阴和尿道的超声检查均已有报道（Keefe，1991；Vargas-Serrano，1997）。尽管报道尿道内技术具有很好的特异性，但其价格昂贵，可能比其他超声途径更具侵袭性（Chancellor，1995）。虽然超声检查的优点包括患者舒适、免受电离辐射和造影剂的暴露、费用相对较低以及侵入性减少，但是，该检查在尿道憩室中的诊断作用仍未明确建立。到目前为止，超声检查仍然只是一项学术性或辅助性的技术。

鉴于采用何种方式作为首先进行的检查尚无一致定论，目前也还没有一个共识，故有理由建议首先采用膀胱尿道镜检查，然后进行 VCUG。若最初的检查结果未发现憩室，但诊断上具有高度怀疑性，则建议医师采用 MR 成像联合直肠内置线圈或外置板改善图像分辨率，获得有用的信息。

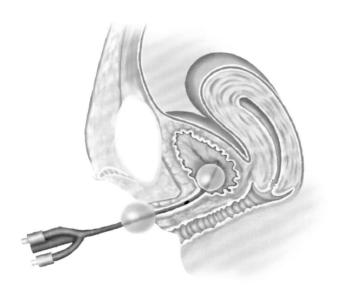

图 26-8　用于诊断尿道憩室的 trattner 双球囊导管（Reproduced with permission from Greenberg M，Stone D，Cochran ST，et al：Female urethral diverticula：doubleballoon catheter study，1981 Feb；136（2）：259-264.）

## 十三、治疗

### 1. 急诊处理

尿道憩室可出现急诊症状如疼痛、泌尿系症状，或查体时有局部压痛。保守治疗被推荐作为初始治疗方案，包括坐浴和使用管控类广谱抗生素如头孢类或喹诺酮类药物和口服镇痛剂。

### 2. 慢性憩室

对于慢性憩室，由于尿道阴道瘘和括约肌缺损性尿失禁的相关风险，很少或没有症状且手术失败的女性可以选择保守治疗。然而，在选择观察的女性中，缺乏关于随后症状发展、憩室扩大和最终需要手术切除方面概率的长期数据。

许多执业医生可能会考虑，与尿道连接的扩大炎性囊性是"Skene 腺体囊肿"还是"尿道憩室"？从实用主义的角度来说，对于那些持续存在烦扰症状的患者，治疗方法与外科手术通常指征相同。手术包括憩室切除术、经阴道部分切除术和造袋术，这些都在第 45 章第 9 节中描述。

其中，憩室切除术是治疗尿道旁憩室最常用的方法。全憩室切除术可长期纠正尿道缺陷、正常尿流、术后控尿率高。然而，其缺点包括术后尿道狭窄、尿道阴道瘘、尿道括约肌控尿机制的潜在损伤和随后的尿失禁，以及复发的可能性。对于压力性尿失禁的患者，一些执业医师建议同时放置尿道中段或耻骨阴道吊带。如前所述，尽管这一做法得到了一些研究的支持，但我们倾向于将其作为一个阶段性的手术来处理。我们是先进行缺陷修复，然后重新评估是否需要行抗尿失禁手术。

另一种手术是部分憩室囊切除术，首选于近端尿道的憩室，以避免膀胱损伤或膀胱颈损伤的风险。Tancer 和同事（1983）描述了这个术式，这个术式先切除部分憩室壁，憩室根部的颈被保留下来，保留的憩室壁组织被重新对合缝合以闭合缺损。

最后，很少用的憩室造袋术，也称为 Spence 手术，已经用于治疗远端憩室（Spence，1970）。该手术是尿道口切开术，当其愈合后形成了一个新的尿道外口。虽然易于操作，但该手术改变了尿道口的外形，女性常会注意到排尿呈喷洒状。

除了这些方法以外，一些病例报道还对其他手术方法进行了介绍，如尿道镜下经尿道憩囊电灼术和经尿道切口扩大憩口（Miskowiak，1989；Saito，2000；Vergunst，1996）。然而，缺乏关于这些技术的长期疗效和并发症发生率的数据。

（季 菲译 罗 新审校）

# 参考文献

Adetiloye VA, Dare FO: Obstetric fistula: evaluation with ultrasonography. J Ultrasound Med 19:243, 2000

Aldridge CW Jr, Beaton JH, Nanzig RP: A review of office urethroscopy and cystometry. Am J Obstet Gynecol 131:432, 1978

Andreoni C, Bruschini H, Truzzi JC, et al: Combined vaginoscopy-cystoscopy: a novel simultaneous approach improving vesicovaginal fistula evaluation. J Urol 170:2330, 2003

Arias BE, Ridgeway B, Barber MD. Complications of neglected vaginal pessaries: case presentation and literature review. Int Urogynecol J 19:1173, 2008

Arrowsmith S, Hamlin EC, Wall LL: Obstructed labor injury complex: obstetric fistula formation and the multifaceted morbidity of maternal birth trauma in the developing world. Obstet Gynecol Surv 51:568, 1996

Barr DB, Wilder LC, Caudill SP, et al: Urinary creatinine concentrations in the U.S. population: implications for urinary biologic monitoring measurements. Environ Health Perspect 113:192, 2005

Bass JS, Leach GE: Surgical treatment of concomitant urethral diverticulum and stress incontinence. Urol Clin North Am 18:365, 1991

Ba-Thike K, Than A, Nan O: Tuberculous vesico-vaginal fistula. Int J Gynaecol Obstet 37:127, 1992

Billmeyer BR, Nygaard IE, Kreder KJ: Ureterouterine and vesicoureterovaginal fistulas as a complication of cesarean section. J Urol 165:1212, 2001

Birch C, Fynes MM: The role of synthetic and biological prostheses in reconstructive pelvic floor surgery. Curr Opin Obstet Gynecol 14:527, 2002

Blaivas JG: Vaginal flap urethral reconstruction: an alternative to the bladder flap neourethra. J Urol 141:542, 1989

Blaivas JG, Heritz DM, Romanzi LJ: Early versus late repair of vesicovaginal fistulas: vaginal and abdominal approaches. J Urol 153:1110, 1995

Blaivas JG, Mekel G: Management of urinary fistulas due to midurethral sling surgery. J Urol 192(4):1137, 2014

Blander DS, Rovner ES, Schnall MD, et al: Endoluminal magnetic resonance imaging in the evaluation of urethral diverticula in women. Urology 57:660, 2001

Brown HW, Wang L, Bunker CH, et al: Lower reproductive tract fistula repairs in inpatient US women, 1979-2006. Int Urogynecol J 23(4):403, 2012

Chancellor MB, Liu JB, Rivas DA, et al: Intraoperative endo-luminal ultrasound evaluation of urethral diverticula. J Urol 153(1):72, 1995

Clayton M, Siami P, Guinan P: Urethral diverticular carcinoma. Cancer 70:665, 1992

Dakhil L: Urethrovaginal fistula: a rare complication of transurethral catheterization. Female Pelv Med Reconstr Surg 20:293, 2014

Dalela D, Goel A, Shakhwar SN, et al: Vesical calculi with unrepaired vesicovaginal fistula: a clinical appraisal of an uncommon association. J Urol 170:2206, 2003

Davis BL, Robinson DG: Diverticula of the female urethra: assay of 120 cases. J Urol 104:850, 1970

Davits RJ, Miranda SI: Conservative treatment of vesicovaginal fistulas by bladder drainage alone. Br J Urol 68:155, 1991

Duong TH, Gellasch TL, Adam RA: Risk factors for the development of vesicovaginal fistula after incidental cystotomy at the time of a benign hysterectomy. Am J Obstet Gynecol 201(5):512.e1, 2009

Eisen M, Jurkovic K, Altwein JE, et al: Management of vesicovaginal fistulas with peritoneal flap interposition. J Urol 112:195, 1974

Elkins TE: Surgery for the obstetric vesicovaginal fistula: a review of 100 operations in 82 patients. Am J Obstet Gynecol 170:1108, 1994

Elkins TE, Thompson JR: Lower urinary tract fistulas. In Walters MD, Karram MM (eds): Urogynecology and Reconstructive Pelvic Surgery. St. Louis, Mosby, 1999, p 355

Emmert C, Kohler U: Management of genital fistulas in patients with cervical cancer. Arch Gynecol Obstet 259:19, 1996

Evans LA, Ferguson KH, Foley JP, et al: Fibrin sealant for the management of genitourinary injuries, fistulas and surgical complications. J Urol 169:1360, 2003

Firoozi F, Ingber MS, Moore CK, et al: Purely transvaginal/perineal management of complications from commercial prolapse kits using a new prostheses/grafts complication classification system. J Urol 187(5):1674, 2012

Ganabathi K, Dmochowski R, Zimmern PE, et al: Prevention and management of urovaginal fistula. Urologia Panamericana 6:91, 1994a

Ganabathi K, Leach GE, Zimmern PE, et al: Experience with the management of urethral diverticulum in 63 women. J Urol 152:1445, 1994b

Gerrard ER Jr, Lloyd LK, Kubricht WS, et al: Transvaginal ultrasound for the diagnosis of urethral diverticulum. J Urol 169:1395, 2003

Giles DL, Davila GW: Suprapubic-vaginocutaneous fistula 18 years after a bladder-neck suspension. Obstet Gynecol 105:1193, 2005

Ginsburg D, Genadry R: Suburethral diverticulum: classification and therapeutic considerations. Obstet Gynecol 61:685, 1983

Goh JT: A new classification for female genital tract fistula. Aust N Z J Obstet Gynaecol 44:502, 2004

Goh JT, Browning A, Berhan B, et al: Predicting the risk of failure of closure of obstetric fistula and residual urinary incontinence using a classification system. Int Urogynecol J Pelvic Floor Dysfunct 19(12):1659, 2008

Goh JT, Krause HG, Browning A, et al: Classification of female genito-urinary tract fistula: inter- and intra-observer correlations. J Obstet Gynaecol Res 35(1):160, 2009

Golomb J, Leibovitch I, Mor Y, et al: Comparison of voiding cystourethrography and double-balloon urethrography in the diagnosis of complex female urethral diverticula. Eur Radiol 13:536, 2003

Goodwin WE, Scardino PT: Vesicovaginal and ureterovaginal fistulas: a summary of 25 years of experience. J Urol 123:370, 1980

Graham JB: Painful syndrome of postradiation urinary-vaginal fistula. Surg Gynecol Obstet 124:1260, 1967

Greenberg M, Stone D, Cochran ST, et al: Female urethral diverticula: double-balloon catheter study. AJR 136:259, 1981

Harkki-Siren P, Sjoberg J, Tiitinen A: Urinary tract injuries after hysterectomy. Obstet Gynecol 92:113, 1998

Harris WJ: Early complications of abdominal and vaginal hysterectomy. Obstet Gynecol Surv 50:795, 1995

Hilton P: Urogenital fistula in the UK: a personal case series managed over 25 years. BJU Int 110:102, 2012a

Hilton P, Cromwell DA: The risk of vesicovaginal and urethrovaginal fistula after hysterectomy performed in the English National Health Service—a retrospective cohort study examining patterns of care between 2000 and 2008. BJOG 119:1447, 2012b

Hilton P, Ward A: Epidemiological and surgical aspects of urogenital fistulae: a review of 25 years' experience in southeast Nigeria. Int Urogynecol J Pelvic Floor Dysfunct 9:189, 1998

Huffman JW: The detailed anatomy of the paraurethral ducts in the adult human female. Am J Obstet Gynecol 55:86, 1948

Kallol RK, Vaijyanath AM, Sinha A, et al: Sexual trauma—an unusual case of a vesicovaginal fistula. Eur J Obstet Gynecol 101:89, 2002

Keefe B, Warshauer DM, Tucker MS, et al: Diverticula of the female urethra: diagnosis by endovaginal and transperineal sonography. AJR 156:1195, 1991

Kumar V, Abbas AK, Aster JC: Inflammation and repair. In Kumar V, Abbas AK, Fausto N (eds): Robbins and Cotran Pathologic Basis of Disease. St. Louis, Saunders, 2015

Kumar A, Goyal NK, Das SK, et al: Our experience with genitourinary fistulae. Urol Int 82(4):404, 2009

Lang EK, Davis HJ: Positive pressure urethrography: a roentgenographic diagnostic method for urethral diverticula in the female. Radiology 72:401, 1959

Leach GE, Bavendam TG: Female urethral diverticula. Urology 30:407, 1987

Leach GE, Sirls LT, Ganabathi K, et al: L N S C3: a proposed classification system for female urethral diverticula. Neurourol Urodyn 12:523, 1993

Lee D, Dillon BE, Lemack GE, et al: Long-term functional outcomes following nonradiated vesicovaginal repair. J Urol 191(1):120, 2014

Lee RA, Symmonds RE, Williams TJ: Current status of genitourinary fistula. Obstet Gynecol 72:313, 1988

Leng WW, McGuire EJ: Management of female urethral diverticula: a new classification. J Urol 160:1297, 1998

Lentz SS: Transvaginal repair of the posthysterectomy vesicovaginal fistula using a peritoneal flap: the gold standard. J Reprod Med 50:41, 2005

Lorenzo AJ, Zimmern P, Lemack GE, et al: Endorectal coil magnetic resonance imaging for diagnosis of urethral and periurethral pathologic findings in women. Urology 61:1129, 2003

Martius H: Die operative Wiederhertellung der vollkommen fehlenden Harnrohre und des Schiessmuskels derselben. Zentralbl Gynak 52:480, 1928

Massengill JC, Baker TM, Von Pechmann WS, et al: Commonalities of cerclage-related genitourinary fistulas. Female Pelvic Med Reconstr Surg 18(6):362, 2012

McNally A: A diverticulum of the female urethra. Am J Surg 28:177, 1935

Miklos JR, Moore RD: Laparoscopic extravesical vesicovaginal fistula repair: our technique and 15-year experience. Int Urogynecol J 26(3):441, 2015

Miskowiak J, Honnens dL: Transurethral incision of urethral diverticulum in the female. Scand J Urol Nephrol 23:235, 1989

Mohr S, Brandner S, Mueller MD, et al: Sexual function after vaginal and abdominal fistula repair. Am J Obstet Gynecol 211(1):74.e1, 2014

Moir JC: Vesico-vaginal fistulae as seen in Britain. J Obstet Gynaecol Br Commonw 80:598, 1973

Monteiro H, Nogueira R, de Carvalho H: Behçet's syndrome and vesicovaginal fistula: an unusual complication. J Urol 153:407, 1995

Neitlich JD, Foster HE Jr, Glickman MG, et al: Detection of urethral diverticula in women: comparison of a high resolution fast spin echo technique with double balloon urethrography. J Urol 159:408, 1998

Nezhat CH, Nezhat F, Nezhat C, et al: Laparoscopic repair of a vesicovaginal fistula: a case report. Obstet Gynecol 83:899, 1994

Nitti VW, Tu LM, Gitlin J: Diagnosing bladder outlet obstruction in women. J Urol 161:1535, 1999

Oakley SH, Brown HW, Greer JA, et al: Management of vesicovaginal fistulae: a multicenter analysis from the Fellows' Pelvic Research Network. Female Pelvic Med Reconstr Surg 20(1):7, 2014

Ou CS, Huang UC, Tsuang M, et al: Laparoscopic repair of vesicovaginal fistula. J Laparoendosc Adv Surg Tech A 14:17, 2004

Pathi SD, Rahn DD, Sailors JL, et al: Utility of clinical parameters, cystourethroscopy, and magnetic resonance imaging in the preoperative diagnosis of urethral diverticula. Int Urogynecol J 24(2):319, 2013

Perlmutter S, Huang AB, Hon M, et al: Sonographic demonstration of calculi within a urethral diverticulum. Urology 42:735, 1993

Persky L, Herman G, Guerrier K: Nondelay in vesicovaginal fistula repair. Urology 13:273, 1979

Pruthi RS, Petrus CD, Bundrick WS Jr: New onset vesicovaginal fistula after transurethral collagen injection in women who underwent cystectomy and orthotopic neobladder creation: presentation and definitive treatment. J Urol 164:1638, 2000

Raassen TJ, Ngongo CJ, Mahendeka MM: Iatrogenic genitourinary fistula: an 18-year retrospective review of 805 injuries. Int Urogynecol J 25(12):1699, 2014

Ratner M, Siminovitch M, Ritz I: Diverticulum of the female urethra with multiple calculi. Can Med Assoc J 60:510, 1949

Romanzi LJ, Groutz A, Blaivas JG: Urethral diverticulum in women: diverse presentations resulting in diagnostic delay and mismanagement. J Urol 164:428, 2000

Romics I, Kelemen Z, Fazakas Z: The diagnosis and management of vesicovaginal fistulae. BJU Int 89:764, 2002

Routh A: Urethral diverticulum. BMJ 1:361, 1890

Rovner ES: Bladder and female urethral diverticula. In Wein AJ, Kavoussi LR, Novick AC, et al (eds): Campbell-Walsh Urology, 10th ed. Philadelphia, Saunders, 2012a

Rovner ES: Urinary tract fistulae. In Wein AJ, Kavoussi LR, Novick AC, et al (eds): Campbell-Walsh Urology, 10th ed. Philadelphia, Saunders, 2012b

Rovner ES, Wein AJ: Diagnosis and reconstruction of the dorsal or circumferential urethral diverticulum. J Urol 170:82, 2003

Saito S: Usefulness of diagnosis by the urethroscopy under anesthesia and effect of transurethral electrocoagulation in symptomatic female urethral diverticula. J Endourol 14:455, 2000

Shalev M, Mistry S, Kernen K, et al: Squamous cell carcinoma in a female urethral diverticulum. Urology 59:773, 2002

Shaw J, Tunitsky-Bitton E, Barber MD, et al: Ureterovaginal fistula: a case series. Int Urogynecol J 25(5):615, 2014

Spence HM, Duckett JW Jr: Diverticulum of the female urethra: clinical aspects and presentation of a simple operative technique for cure. J Urol 104:432, 1970

Stewart M, Bretland PM, Stidolph NE: Urethral diverticula in the adult female. Br J Urol 53:353, 1981

Summitt RL Jr, Stovall TG: Urethral diverticula: evaluation by urethral pressure profilometry, cystourethroscopy, and the voiding cystourethrogram. Obstet Gynecol 80:695, 1992

Swierzewski SJ 3rd, McGuire EJ: Pubovaginal sling for treatment of female stress urinary incontinence complicated by urethral diverticulum. J Urol 149:1012, 1993

Symmonds RE: Incontinence: vesical and urethral fistulas. Clin Obstet Gynecol 27:499, 1984

Tancer ML: Observations on prevention and management of vesicovaginal fistula after total hysterectomy. Surg Gynecol Obstet 175:501, 1992

Tancer ML, Mooppan MM, Pierre-Louis C, et al: Suburethral diverticulum treatment by partial ablation. Obstet Gynecol 62:511, 1983

Vakili B, Wai C, Nihira M: Anterior urethral diverticulum in the female: diagnosis and surgical approach. Obstet Gynecol 102:1179, 2003

Vargas-Serrano B, Cortina-Moreno B, Rodriguez-Romero R, et al: Transrectal ultrasonography in the diagnosis of urethral diverticula in women. J Clin Ultrasound 25:21, 1997

Vergunst H, Blom JH, De Spiegeleer AH, et al: Management of female urethral diverticula by transurethral incision. Br J Urol 77:745, 1996

Volkmer BG, Kuefer R, Nesslauer T, et al: Colour Doppler ultrasound in vesicovaginal fistulas. Ultrasound Med Biol 26:771, 2000

von Pechmann WS, Mastropietro MA, Roth TJ, et al: Urethral adenocarcinoma associated with urethral diverticulum in a patient with progressive voiding dysfunction. Am J Obstet Gynecol 188:1111, 2003

Waaldijk K: Surgical classification of obstetric fistulas. Int J Gynaecol Obstet 49:161, 1995

Waaldijk K: The immediate surgical management of fresh obstetric fistulas with catheter and/or early closure. Int J Gynaecol Obstet 45:11, 1994

Waaldijk K: The (surgical) management of bladder fistula in 775 women in northern Nigeria. Doctoral thesis, University of Utrecht, 1989, p 85

Wang Y, Hadley HR: Nondelayed transvaginal repair of high lying vesicovaginal fistula. J Urol 144:34, 1990

World Health Organization: 10 facts on obstetric fistula. 2014. Available at: http://www.who.int/features/factfiles/obstetric_fistula/en. Accessed December 5, 2014

Yang JM, Huang WC, Yang SH: Transvaginal sonography in the diagnosis, management and follow-up of complex paraurethral abnormalities. Ultrasound Obstet Gynecol 25:302, 2005

Zimmern PE, Leach GE: Vesicovaginal fistula repair. Prob Urol 5:171, 1991

Zoubek J, McGuire EJ, Noll F, et al: The late occurrence of urinary tract damage in patients successfully treated by radiotherapy for cervical carcinoma. J Urol 141:1347, 1989

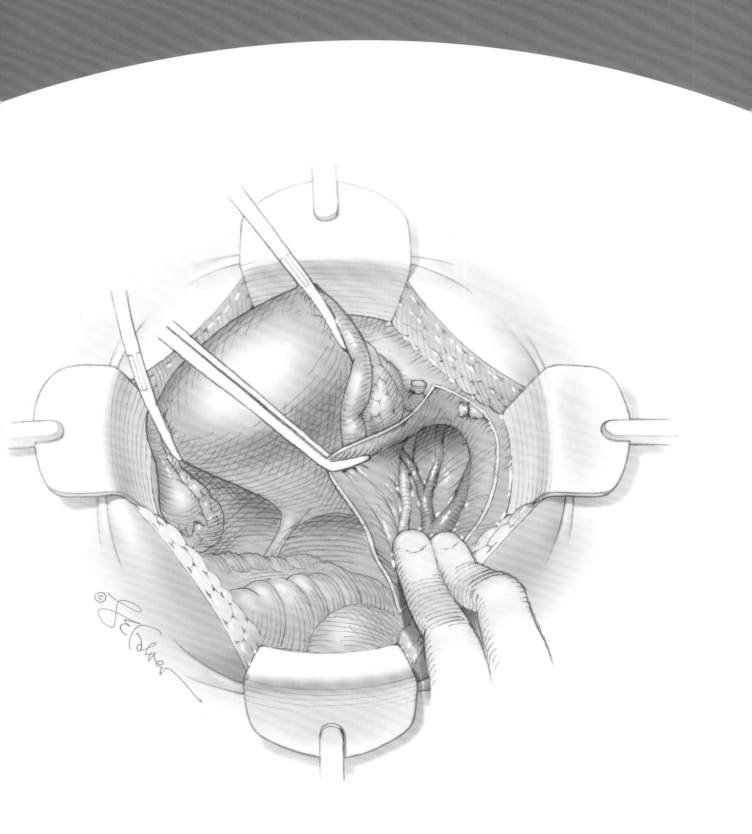

## 第二十七章

# 化疗概论

## 一、肿瘤细胞生长生物学

原则上，化疗药物是基于正常细胞与肿瘤细胞生长方式的内在差异，达到治疗肿瘤而不伤害正常细胞的目的。鉴于不同类型肿瘤都有其独特的生长方式，故同一化疗方案无法对所有妇科肿瘤有效治疗。要选择合适的药物并降低其毒副作用，需要了解细胞生长动力学和生物化学原理。

### 1. 细胞周期

所有分裂细胞都遵循相同的复制程序。细胞周期时间指完成细胞周期五个阶段所需要的时间（图27-1）。$G_1$ 期（G 代表间隙）包含各种细胞活动，如蛋白合成、RNA 合成和 DNA 修复。当该期延长时，通常认为细胞进入 $G_0$ 期或者静止期。$G_1$ 期细胞最终可通过分化进入 $G_0$ 期，也可经过一段时间的静止期重新进入细胞周期。新 DNA 的合成发生在 S 期。$G_2$ 期（分裂前期）的特征是细胞中 DNA 含量为正常时的 2 倍，以便进行细胞分裂。最终，在 M 期发生真正的有丝分裂和染色体分离。

肿瘤并不是细胞分裂速度加快，而是更多的细胞处于复制活跃期，并且发生凋亡（程序性细胞死亡）功能障碍，从而表现为细胞增殖。与此相反，正常组织中更多的细胞处于 $G_0$ 期。因此，处于细胞周期中的肿瘤细胞对化疗药物高度敏感，而处于 $G_0$ 期的正常细胞则不敏感，从而得到保护。这种生长方式的差异是化疗药物发挥疗效的基础。

### 2. 肿瘤细胞生长

肿瘤生长特征表现为 Gompertzian 生长模式（图27-2）。基本上，肿瘤体积倍增时间随着肿块体积的增大逐渐延长。当肿瘤仅镜下可见、无法触及时，通常以指数方式生长。然而，随着肿瘤体积的增大，处于复制过程的细胞就会减少。

当肿瘤处于 Gompertzian 生长的指数增殖期，大量细胞处于细胞周期的活跃期，对化疗通常更加敏

感。因此，转移性肿瘤通常比原发肿瘤的化疗敏感性更高。为利用这种指数生长优势，晚期卵巢癌通常采用手术切除加辅助化疗的治疗方案。此外，当肿瘤对治疗发生反应，体积缩小时，会有更多细胞进入细胞周期活跃期以加速肿瘤生长，这部分处于复制期的细胞也能增加肿瘤对化疗的敏感性。

### 3. 倍增时间

肿瘤体积增大一倍所需要的时间通常称为倍增时间。细胞周期通常指单个细胞的活动，而倍增时间指的是整个异源肿瘤的生长。人类不同肿瘤的倍增时间有很大差异。肿瘤生长及倍增速度在很大程度上受活跃分裂细胞数量的调节，这部分细胞称为生长组分。通常，肿瘤中仅有小部分细胞是快速增殖的。其他细胞都处于 $G_0$ 静止期。概括地讲，化疗能够治愈的肿瘤都是那些生长组分比例高的，如滋养细胞肿瘤。通过手术或化疗缩小肿瘤体积后，从理论上讲，会促进剩下的肿瘤细胞从 $G_0$ 期转向细胞周期中更敏感的期别，从而增加其化疗敏感性。

### 4. 细胞动力学

化疗药物作用方式遵循一级反应动力学，通常以一定比例杀死肿瘤细胞，而不是杀死固定数量的细胞。如某个剂量的细胞毒性药物可以杀死几个对数细胞（$10^2 \sim 10^4$），但这并不能治愈肿瘤，因为肿瘤负荷通常为 $10^{12}$ 或更多个细胞。因此，要达到根治肿瘤的效力通常需要一种以上的化疗药物进行间断的多个疗程治疗。总之，一种肿瘤治愈的可能性与初始化疗时的肿瘤细胞数量呈反比。

一些化疗药物可以在多个细胞周期时相杀死肿瘤细胞。这些细胞周期非特异性药物，能够在 $G_0$ 到 M 所有细胞周期时相中发挥作用。细胞周期特异性药物仅能对处于特定复制周期时相的细胞发挥作用。通过联合应用作用于不同周期时相的药物，可以提高总的肿瘤细胞杀伤力。

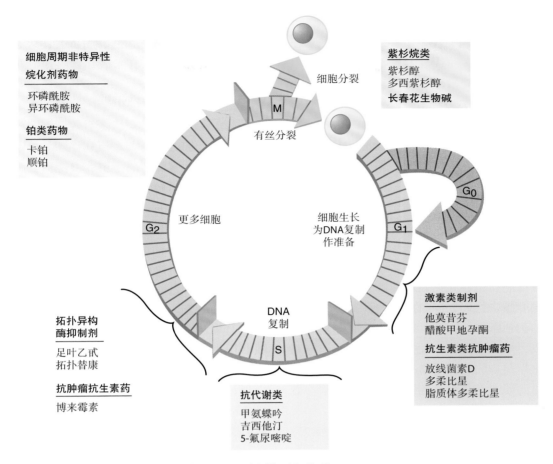

**图 27-1**　细胞周期示意图。各类药物抗肿瘤疗效最强的细胞周期时相排列

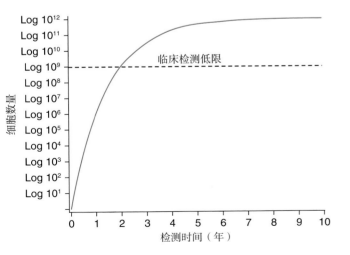

**图 27-2**　Gompertzian 生长曲线

## 二、化疗的临床应用

### 1.临床应用

　　根据应用化疗的目的，分为 5 种化疗方式（表 27-1）。①诱导化疗：晚期恶性肿瘤患者无其他治疗选择时，将化疗作为主要治疗方法；②辅助化疗：用于消灭手术切除原发肿瘤后残留的镜下肿瘤细胞；③新辅助化疗：是指为降低晚期恶性肿瘤手术切除难度或手术死亡率所应用的术前化疗；④巩固化疗：在初始化疗肿瘤消失后，为延长临床缓解期或防止最终复发进行的化疗，称为巩固（或维持）化疗；⑤姑息性化疗：用于治疗复发性或对初始治疗发生顽固耐药肿瘤的化疗称为姑息性化疗。对于这些不能治愈的患者，其目的是达到肿瘤的缩小或稳定，同时维持生活质量。

　　一般来说，化疗用于治愈或姑息性目的。当实施有治疗目的的化疗时，化疗疗程通常是预先确定好的。重点放在保持治疗剂量和密切遵守治疗计划。这可能会导致显著的毒性，并需要生长因子支持。由于有达到治愈的可能性，这些副作用通常被认为是可以接受的。

总的来说，化疗目的通常不总是治愈性，制订方案的临床医师必须平衡几个因素，以提供有效的、富有同情心的姑息性化疗。因此，在这种情况中，更重要的是避免过多毒性。在许多方面，使用化疗来缓解症状是医学"艺术"的例证。临床医师必须经常重新审视治疗效果，并相应地改变化疗给药剂量和时间，而不是规定治疗疗程。

### 2. 化疗方案

除了少数情况，单一化疗药物在临床可耐受剂量通常难以治愈肿瘤。然而，同时应用两种及更多药物可能大大增加药物毒性。因此，联合化疗原则上应在副反应最小或可耐受情况下，发挥最强的肿瘤细胞杀伤力。联合化疗药物的选择通常基于以下几方面：作为单药应用时已证实有效；不同的药物作用机制；最小或不存在叠加毒性作用。

联合化疗对异质性肿瘤细胞群的杀伤力更强大。此外，不同作用机制的多种化疗药物联合应用也有利于减少肿瘤耐药性。通常情况下，联合化疗中所应用的药物，均应有临床资料证实其具有协同作用或至少是相加作用。联合化疗中各药物应以其最佳剂量及给药时间应用。仅以增加药物种类为目的减少药物剂量的方法是不可行的，因为大部分药物的应用必须在接近最大耐受剂量的情况下才能保证疗效。

通常化疗与放疗联合应用，或者序贯与手术联合应用。同步化放疗通过化疗增加肿瘤对放疗的敏感性，从而实现控制局部病灶的目的。如局部晚期宫颈癌的标准疗法从单纯放疗转变为放疗联合每周顺铂化疗。此外，同步放化疗也用于治疗放疗野之外的微转移。

然而，联合治疗也增加治疗相关毒性。经过放射治疗的患者，其骨髓、皮肤或身体其他系统对化疗毒性的敏感性也增加。因此，放疗后再进行化疗，通常会减少药物剂量或推迟化疗时间。此外，放射区域内的肿瘤纤维化增多、毛细血管遭到破坏，化疗疗效也因此降低。

化疗和手术联合有多种不同方式。例如一位子宫内膜癌患者在手术中发现有淋巴结转移，术后在联合化疗前或化疗之后会接受盆腔放疗。而一位复发性卵巢癌患者可能接受联合化疗，化疗之前可能行二次

肿瘤细胞减灭术或者不行手术。按照这样的顺序进行序贯治疗，其目的是降低肿瘤负荷，从而增加化疗疗效。通常，辅助治疗在术后几周内开始进行。

### 3. 对患者的指导性护理

为了给予妇科肿瘤患者有效咨询建议并指导其化疗疗程，医护人员需要对疾病诊断、可选择的治疗方案及护理目标有详尽的了解。可能需要解决同时存在的问题状况或肿瘤相关并发症（如深静脉血栓）。当计划治疗完成时，还需要提供有关副反应的详细信息，以缓解患者的紧张并减轻焦虑。除需要阐明所有理论上可能出现的潜在挑战（如静脉通路），患者通常需要了解并签署知情同意书。

输注药物之前，必须了解完整的病史，并进行详细的体格检查。在签署开始化疗药物输注医嘱前，必须进行血液检查并复习有关结果，包括全血细胞计数、综合代谢组指标和相关肿瘤标记物（如 CA125）。输注化疗药物必须在有紧急情况发生时，医务人员能立即进行干预的情况下进行。然后，给患者留下联系电话，以应对发生有关问题或下次就诊前出现担心问题。

通常在化疗当日或化疗前都要进行门诊就诊，评估化疗毒性及患者整体健康状况。在考虑肿瘤反应及整体治疗目标的前提下，对患者进行查体并复习血液检查结果，有助于决定是否更换用药或调整药物剂量。经过一段时间，治疗方案应随各种情况的变化不断进行调整。

## 三、药理学原则

### 1. 剂量和剂量强度

总的来讲，治疗效果取决于肿瘤部位的药物浓度和作用时间。化疗药物的治疗剂量范围或"治疗窗"通常比较小。因此，用药前需要准确计算药物剂量，以达到最佳治疗效果，避免不必要的药物毒性。

通常情况下，化疗药物剂量依据患者体表面积（BSA）进行计算，其单位是毫克每平方米（$mg/m^2$）。与体重相比，BSA 能够更好地反映代谢重量，因为它更少受到异常脂肪重量的影响。这种算法保证每个患者按比例接受相同的药物剂量。尽管身高是一个固定参数，但体重可能发生明显波动。因此，在每个疗程开始前，均应测定体重。在少数情况下，必须确定有无水肿或腹水，因为药物剂量的计算是依据实际体重

的，不包括这些并存情况。通常利用列线图（标准参考图标）来计算体表面积。每次就诊时计算 BSA 十分重要，目前通过软件或在线方式通常能够获得各种体表面积计算器（http://www.globalrph.com/bsa2.htm）。"正常"成年女性体表面积大约 1.7 $m^2$。

一些药物的剂量计算是更特异的。例如，贝伐珠单抗是一种通过网状内皮系统代谢和消除的单克隆抗体，其剂量仅依据患者体重进行计算（mg/kg）。对于经肾排泄的药物，如卡铂，剂量计算需要依据肾小球滤过率（Calvert 公式）。

一段时间的给药量称为剂量强度（或密度）。它在那些对化疗高度敏感，能被化疗治愈的肿瘤中非常重要。但是，在对化疗敏感性稍差的肿瘤中，可能没有必要为了达到最大治疗效果而不考虑剂量依赖性毒性。然而，为了降低药物毒性而减少剂量强度会降低治疗效果。

### ■ 2. 给药途径与药物代谢

化疗可以全身给药，也可以局部给药。全身化疗旨在获得最大治疗性细胞毒作用，而对正常组织不产生过多毒性作用。全身化疗的给药方式包括口服、静脉（IV）、皮下（SC）或肌内（IM）途径。局部化疗旨在将药物直接输入肿瘤所在的腔隙。很多药物在体腔中的清除速度要比全身血循环中慢。因此，肿瘤细胞可以与高浓度的活性药物接触更长时间。这种方法在卵巢癌中研究最为广泛，因为卵巢癌通常局限于腹腔（IP）内。许多临床研究都证实了腹腔内给药具有药理学优势。然而，出现以下因素通常会限制药物以被动弥散方式进入腹腔内肿瘤结节内部，如腹腔内粘连、液体循环不畅、纤维性肿瘤包膜和腹水。由于药物穿透过程中的这些限制因素，腹腔化疗通常在残余病灶最小的患者中应用。

静脉内给药时，有几种常见药是糜烂剂，要引起特别注意（表 27-1）。这些药物一旦渗入皮下组织，就会引起严重的疼痛和坏死。这些药物需要通过一条快速流动的外周静脉或中心静脉导管缓慢输注。如果怀疑药物外渗，应该立即停止输注，将患侧上肢抬高，并敷以冰袋。严重时甚至需要咨询整形科医师。

药物的灭活、清除或排泄严重影响其活性及毒性。对大多数药物，这些代谢过程主要在肝和肾中进行。因此，正常肝功能和肾功能遭到破坏时，药物活性可能降低而毒性可能增加。此外，药物毒性在年老或营养不良患者中尤为显著。因此，这些妇女的血清肌酐水平低并不能准确反映其肾功能。如果按照这个假设的低值来计算卡铂剂量，药量通常会过量，导致毒副反应发生率显著增多。相反，在这些患者中需要选择预定肌酐水平（0.8 或 1.0 mg/dl），以保证更安全的用药剂量。

### 四、药物相互作用及过敏反应

大多数行化疗治疗的患者通常也接受针对其他非肿瘤性疾病药物的治疗，如高血压。此外，在化疗过程中，患者常同时应用止痛药、止吐药和抗生素。大部分药物相互作用的后果可能很轻微，但是一些情况下可能会导致药物毒性的改变。通常在肝代谢的药物间，尤其存在相互作用的风险。如正在应用华法林（香豆素）的患者同时用氨甲蝶呤，通常会增加抗凝效果。因此，华法林需要减量。

尽管化疗前通常询问患者的过敏史，并根据需要采用预防性用药，但在化疗期间或化疗后，患者还是可能发生过敏反应或变态反应。因此，化疗组成员应包括能够处理这些突发但却常见事件的训练有素的护理人员和资源设备。在给药前，应该指导患者识别过

| 表 27-1 化疗药物及药物外渗损伤 | | | | |
| --- | --- | --- | --- | --- |
| 糜烂剂 | 脱皮剂 | 刺激剂 | 致炎物 | 中性物 / 无刺激物 |
| 放线菌素 D | 顺铂 | 卡铂 | 氨甲蝶呤 | 博来霉素 |
| 多柔比星 | 多西紫他赛 | 依托泊苷 | | 环磷酰胺 |
| 紫杉醇 | 脂质体多柔比星 | | | 吉西他滨 |
| | 拓扑替康 | | | 异环磷酰胺 |

注：脱皮剂：外渗时能够引起皮肤片状剥脱的药物；致炎物：外渗时能引起皮肤炎症的药物；刺激剂：外渗时能引起皮肤刺激症状的药物；糜烂剂：外渗时能引起皮肤溃疡和组织坏死的药物。

Adapted with permission from Gershenson DM, McGuire WP, Gore M, et al (eds): Gynecologic Cancer Controversiesin Management. Philadelphia: Elsevier; 2004.

敏反应的先兆症状，如面部发红、瘙痒、呼吸困难、心动过速、声音嘶哑或头晕。紧急抢救设备，如氧气、通气面罩和急救包或气管插管设备，必须立即就能到位。对于局部过敏反应，静脉应用苯海拉明（苯那君）和（或）糖皮质激素可能就可以。但对于全身性超敏或过敏反应，应该立即停止化疗，通知急救小组并应用肾上腺素（0.1 ~ 0.5 mg，1 : 10 000 稀释）等急救药进行治疗（表 27-2）。

### 1. 药物耐药

理论上，肿瘤体积越大，其中耐药的肿瘤细胞比例越高。耐药可以是固有的或获得性的，可以对一种药物或多种药物耐药。如果肿瘤首次应用某种化疗药物进行治疗即对其无反应，就称为先天性耐药。相反，获得性耐药指的是肿瘤对先前敏感的药物不再敏感。有时，这种情况发生在某种特定的药物上。然而，更多情况下，获得性耐药是“多相的”，即肿瘤同时对多种化疗药物产生耐药性。这种耐药性通常由

P- 糖蛋白或多药耐药泵介导。晚期卵巢癌是多药耐药一个很好的例子。大多数患者在以铂类为基础的化疗治疗后获得缓解，但 80% 患者最终会复发，并因肿瘤对所有细胞毒性药物均产生耐药性而死亡。

### 2. 化疗反应的评价

化疗的合理应用是一个动态过程，在这个过程中，化疗医师总是不断权衡毒副反应与抗肿瘤反应。许多因素影响药物毒性，包括患者的基础营养状态、整体健康状况、疾病严重程度及先前的治疗。在指导患者继续当前治疗或改变治疗方案时，化疗医师对化疗反应的评价需要客观标准（表 27-3）。其中最重要的指标是完全缓解率。对卵巢癌来讲，完全缓解包括 CA125 水平（通常 < 35 U/ml）、查体及影像学检查结果均正常。最终有希望治愈的患者就是那些最早达到完全缓解的。然而，当化疗仅有部分缓解时，许多患者仍将此视为比支持治疗更具优势的治疗方法，尽管其生存优势并未得到证实。

---

**表 27-2　过敏反应的处理流程**

1. 停止化疗药物输入
2. 评估患者气道、呼吸和循环情况
3. 血压低时，静脉输入生理盐水
4. 呼吸困难或缺氧时，给予吸氧
5. 静脉应用抗组胺剂（如 50 mg 苯海拉明或 25 ~ 50 mg 异丙嗪，静脉应用）
6. 如有支气管痉挛，雾化吸入 5 mg 羟甲异丁肾上腺素
7. 静脉应用糖皮质激素（如 100 mg 氢化可的松）；该药对已出现的反应可能无作用，但能阻止过敏反应的反弹或延续
8. 如果患者症状未迅速改善，或出现持续性低血压症状，或持续支气管痉挛或喉头水肿，立即应用肾上腺素或去甲肾上腺素（0.1 ~ 0.25 mg 静注）；可能需要进一步急救措施
9. 告知患者该过敏反应已被识别，而且能够治疗

Adapted with permission from Gershenson DM, McGuire WP, Gore M, et al（eds）：Gynecologic Cancer Controversies in Management. Philadelphia: Elsevier；2004.

---

**表 27-3　评价化疗反应的临床终点**

| 终点 | 定义 |
| --- | --- |
| 完全缓解（CR） | 所有可测量的“靶”病灶完全消失 |
| 部分缓解（PR） | 所有靶病灶总直径减小 ≥ 30% |
| 疾病进展（PD） | 靶病灶总直径增加 ≥ 20% 或出现一个或多个可识别的新发病灶 |
| 疾病稳定（SD） | 既未达到 PR 所规定的病灶缩小标准，又未达到 PD 所规定的病灶增加标准 |

Data from Eisenhauer EA, Therasse P, Bogaerts J, et al：New response evaluation criteria in solid tumours：revised RECIST guideline（version 1.1）. Eur J Cancer 2009 Jan；45（2）：228-47.

## 五、化疗药物

### 1. 抗代谢药

抗代谢药物是嘌呤、嘧啶及核苷酸合成代谢通路相关物质的类似物。在大多数情况下，抗代谢药是 S 期特异性药物，对倍增时间短、生长组分数比例大的快速生长肿瘤最有效（表 27-4）。

#### （1）氨甲蝶呤

此抗代谢药物由美国食品药品监督管理局（FDA）批准，可单药治疗妊娠相关滋养细胞肿瘤（GTN）。该药也通常用于异位妊娠的药物治疗。氨甲蝶呤（MTX）与二氢叶酸还原酶紧密结合，阻断二氢叶酸还原为四氢叶酸（叶酸的活性形式）（图 27-3）。结果嘧啶合成和嘌呤从头合成的许多步骤被阻断，导致 DNA、RNA 和蛋白合成受到阻止。

氨甲蝶呤给药方式可为口服、肌注、静脉或鞘内给药。通常情况下，单药治疗 GTN 时，肌注 MTX 用量为每周 30 ～ 50 mg/m² 或 8 日方案中第 1，3，5，7 天应用 1 mg/kg。对于高危患者的联合化疗包括 30 分钟内静脉输注 MTX 100 mg/m²，接着在 12 小时内静脉输注 MTX 200 mg/m²。应用 MTX 过程中，患者通常被建议避免补充叶酸，除非特殊指出。

MTX 在常规剂量时副作用很小。但是在高剂量时，尽管不常用，却会引起致死性骨髓毒性。早期应用甲酰四氢叶酸可以阻断这种毒性，这种疗法称为"甲酰四氢叶酸解救"。甲酰四氢叶酸是亚叶酸，与叶酸有相同的活性。因此，可以随时转化为四氢叶酸。

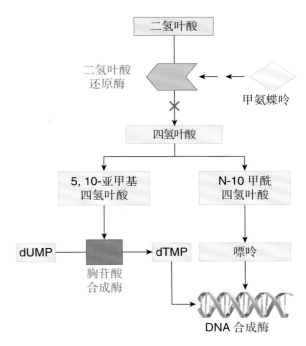

图 27-3　氨甲蝶呤的主要作用靶点是二氢叶酸还原酶（DHFR），抑制 DHFR 可导致四氢叶酸酯辅助因子部分缺失（5,10- 亚甲基四氢叶酸 [5,10-CH2-FH4] 和 10- 甲酰四氢叶酸 [10CHO-FH4]）。在嘧啶和嘌呤合成过程中，分别需要这两种辅助因子。结果甲氨蝶呤导致 DNA、RNA 和蛋白合成受阻。
注：dTMP = 单磷酸脱氧胸苷；dUMP = 单磷酸脱氧尿苷

而甲酰四氢叶酸在转化时不需要二氢叶酸还原酶。因此，即使应用 MTX 阻断这种酶，它的作用也不受影响。所以，应用甲酰四氢叶酸能够促成一些嘌呤和嘧啶的合成。在为期 8 天的交替 MTX 用药方案中加入甲酰四氢叶酸解救，在治疗第 2、4、6 和 8 天口服

**表 27-4　用于妇科肿瘤化疗的抗代谢药物**

| 通用名 | 商品名 | 适应证 | 途径 | 常用剂量 | 常见毒性反应 |
|---|---|---|---|---|---|
| 氨甲蝶呤（MTX） | trexall rheumatrex | 妊娠滋养细胞肿瘤 | 口服，肌注，静脉，鞘内 | 肌注：1mg/kg，8 日疗程　第 1、3、5、7 天给药；或 30 ～ 50 mg/m²/ 每周　静脉：100 mg/m²，30 min 内注入，然后 200 mg/m²，12h 内注入 | 骨髓抑制、黏膜炎、肾毒性、中枢神经系统功能失调 |
| 吉西他滨 | gemzar | 复发性卵巢癌子宫肉瘤 | 静脉 | 每周 600 ～ 1000 mg/m²，30 min 内静脉输注，连用 2 ～ 3 周 | 骨髓抑制、恶心、呕吐和腹泻、发热、不适 |
| 5- 氟尿嘧啶 | adrucil | 宫颈癌、外阴癌 | 静脉 | 800 ～ 1000 mg/(m²·d)，96 h 内输注 | 黏膜炎、手掌、脚掌红肿、感觉异常 |
| | efudex | 阴道上皮内瘤变 | 阴道涂抹 | 第一周隔日应用 3 ml，之后每周一次，共用 10 周 | 外阴阴道刺激症状 |

注：BMD = 骨髓抑制；CA = 癌；CNS = 中枢神经系统；GTN = 妊娠滋养细胞肿瘤；IM = 肌注；IV = 静脉内给药；N/A = 不适用；N/V/D = 恶心、呕吐和腹泻；PO = 口服；QOD = 隔日

0.1 mg/kg 的甲酰四氢叶酸。

除了骨髓抑制，高剂量氨甲蝶呤还可导致肾毒性和急性脑功能不全。氨甲蝶呤主要经肾排泄。因此，肾功不全的患者剂量应降低。对于这些患者，通常需要严密监测血清 MTX 浓度，因为这些患者可能需要延长甲酰四氢叶酸解救。

### （2）吉西他滨

这种抗代谢药是 FDA 批准的联合其他药物用于治疗复发性卵巢癌，但通常也用于治疗子宫肉瘤。吉西他滨（健择）是一种合成的核酸类似物，需要经过多步磷酸化才能形成活性代谢产物。得到的三磷酸化产物可作为假碱基进入 DNA 双链。吉西他滨插入 DNA 后，一个多余的脱氧核苷酸在 DNA 复制完成之前加入 DNA 链的末端，导致 DNA 合成中断。

吉西他滨通常在 30 分钟内输入。输注时间大于 60 分钟可能会由于三磷酸盐在细胞内堆积而增加毒性。具体剂量取决于其作为单药使用还是联合用药，通常用量为每周 600 ~ 1250 mg/m$^2$，连用 2 ~ 3 周后休息一周。

骨髓抑制，尤其是中性粒细胞减少，是其最主要的剂量依赖性副作用。胃肠道（GI）毒性，如恶心、呕吐、腹泻或黏膜炎也很常见。约 20% 的患者会发生流感样症状，包括发热、不适、头痛和寒战。肺毒性不常见但也有报道。

### （3）5- 氟尿嘧啶

5- 氟尿嘧啶不是 FDA 批准的妇科肿瘤用药，但有时与顺铂配伍使用，应用于宫颈癌放化疗，该药的局部应用剂型（efudex）可用于阴道上皮内肿瘤（VAIN）的治疗，这种用药方案将在第 29 章中进行讨论。这种"伪"嘧啶抗代谢药物主要作为胸苷合成抑制剂来阻碍 DNA 复制。

全身 5-FU（adrucil）给药通常是 800~1000 mg/（m$^2$·d）连续 96 小时静脉滴注。黏膜炎和（或）腹泻通常比较严重，且呈剂量限制性的。手 - 足综合征（手掌足红肿疼痛）比较少见，但呈剂量限制性。骨髓抑制，主要是中性粒细胞减少和血小板减少，少见；恶心和呕吐通常比较轻。

## ■ 2. 烷化剂药物

### （1）环磷酰胺

烷化剂药物的特点是通过正电烷基团结合带负电的 DNA 形成加合物（表 27-5）。这种结合引起 DNA 断裂或交联，使 DNA 合成中断。总的来说，此种药物属于细胞周期非特异性药物，在活跃复制的每个周期都能发挥作用。

在烷化剂类药物中，环磷酰胺（cytoxan）是 FDA 批准的可单药或联合用药治疗卵巢上皮性癌。环磷酰胺是应用妊娠滋养细胞肿瘤 EMA-CO [ 依托泊苷、甲氨蝶呤、多柔吡星 D、环磷酰胺和 oncovin（长春新碱）] 化疗方案中的"C"，也可用于复发上皮性卵巢癌姑息性治疗（Bower，1997；Cantu，2002）。环磷酰胺是氮芥子气的一种衍生物，其激活需在肝经微粒体酶多步处理。其作用是导致 DNA 交联和阻止 DNA 合成。

这种药物可静脉或口服给药。通常是每三周 500 ~ 750 mg/m$^2$，30 min 内经静脉输注。口服用药时，通常应用重复低剂量方案，即每日口服 50 mg，以最大限度地降低毒性作用，通常可以和一种生物类药物联合应用，靶向作用于肿瘤内皮或间质细胞，如贝伐珠单抗（Chura，2007）。

骨髓抑制，尤其是白细胞减少是常见的剂量依

| 通用名 | 商品名 | 适应证 | 途径 | 常用剂量 | | 常见毒性反应 |
|---|---|---|---|---|---|---|
| 环磷酰胺 | cytoxan | GTN、复发性卵巢癌 | 口服静脉， | 静脉：每三周 500 ~ 750 mg/m$^2$，大于 30 min 输注口服：50 mg/d | | 骨髓抑制、膀胱炎、恶心、呕吐、脱发 |
| 异环磷酰胺 | ifex | 复发性卵巢癌、宫颈癌、子宫肉瘤 | 静脉 | 每周第 1 ~ 3 天静脉用药 1.2 ~ 1.6 g/（m$^2$·d）每三周为一个疗程 | | 骨髓抑制、膀胱炎、恶心、呕吐、脱发、CNS 及肾毒性 |

表 27-5　妇科肿瘤化疗常用的烷化剂类药物

注：BMD＝骨髓抑制；CA＝癌；CNS＝中枢神经系统；GTN＝妊娠滋养细胞肿瘤；IV＝静脉内给药；N/V＝恶心和呕吐；PO＝口服

赖性副反应。环磷酰胺完全由肾排泄。其中一种代谢产物如丙烯醛，可以烷基化并使膀胱黏膜发生炎症反应。因此，出血性膀胱炎是典型的并发症，可在用药后 24 小时到若干周后出现。为了阻止此副作用的出现，必须行充分水化以促进代谢产物丙烯醛的排出。另外，胃肠道毒性，如恶心、呕吐或食欲缺乏也很常见。脱发通常很严重。此外，继发性肿瘤的发生率也有所增加，尤其是急性髓性白血病和膀胱癌。

在化疗药物中，烷化剂被认为对卵巢功能的损害尤为严重。预防性地，辅助性 GnRH 激动剂可以降低化疗引起的卵巢衰竭的发生率，尽管这种方法的疗效仍有争议（Chen，2011；Elgindy，2013）。GnRH 激动剂通过其低雌激素效应，可降低卵巢血流量，从而减少卵巢的化疗暴露（Blumenfeld，2003）。另外，垂体性腺轴抑制可能通过抑制卵子产生来保护生发上皮。最后，由于 GnRH 受体已经在卵巢中被确认，GnRH 激动剂可能直接作用于卵巢以减少颗粒细胞代谢（Peng，1994）。重要的是，卵母细胞和卵巢组织超低温保存的进展使得在可行的情况下，在治疗前切除冻存卵母细胞可能成为首选方法。

**（2）异环磷酰胺**

这种烷化剂药物未被 FDA 批准用于妇科肿瘤的药物，但有时用于复发性卵巢上皮性癌、宫颈癌和子宫肉瘤的姑息性治疗。异环磷酰胺（ifex）在结构上与环磷酰胺类似，仅有微细差别。但其代谢激活比环磷酰胺慢得多，从而产生更多的去水乙缩氯醛，这种物质可能是一种神经毒素。

异环磷酰胺为静脉用药，通常短时间输注。常用剂量为每周第 1 ～ 3 天用药 1.2 ～ 1.6 g/m$^2$，间隔三周为一个疗程。与环磷酰胺一样，也推荐进行充分水化以减少药物相关出血性膀胱炎的发生。此外，需要同时应用美司钠（巯乙基磺酸钠）以预防严重血尿。美司钠的代谢产物与丙烯醛结合，可解除其膀胱毒性（图 27-4）。其他副作用与环磷酰胺相似。然而，神经毒性更常见，通常表现为嗜睡、意识错乱、癫痫发作、共济失调及幻觉，偶尔会出现的昏迷等。这些症

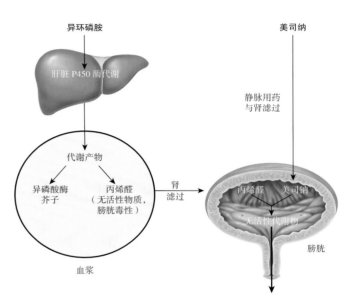

**图 27-4**　异环磷酰胺是一种前体药物，最终代谢生成活性和无活性代谢产物。异磷酸酰胺芥子是主要的活性烷基化代谢产物。无活性代谢产物为丙烯醛，可在膀胱内聚积，产生膀胱毒性，美司钠和丙烯醛在膀胱内结合，生成一种无活性化合物，经膀胱排出。将丙烯醛转化为无活性化合物最大程度降低了异环磷酰胺的膀胱毒性

**表 27-6　妇科肿瘤化疗采用的抗生素类药物**

| 通用名 | 商品名 | 用药指征 | 途径 | 剂量 | 毒性反应 |
|---|---|---|---|---|---|
| 放线菌素 D | cosmegen | 妊娠滋养细胞肿瘤 | 静脉 | 隔周 1.25 mg 静脉推注，或每 2 ～ 3 周的第 1 至 5 天每天静脉用药 0.5 mg | 骨髓抑制、呕吐和腹泻、脱发、皮肤溃烂 |
| 博来霉素 | blenoxane | 生殖细胞肿瘤或性索间质肿瘤、卵巢癌、妊娠滋养细胞肿瘤 | 静脉，肌注，皮下，胸腔内 | 静脉：每三周 20 U/m$^2$（最大剂量为 30 U） | 肺毒性、发热、皮肤反应 |
| 多柔比星 | adriamycin | 子宫内膜癌复发卵巢上皮性癌 | 静脉 | 每三周 45 ～ 60 mg/m$^2$ | 骨髓抑制、心脏毒性、脱发、皮肤溃烂 |
| 脂质体多柔比星 | doxil | 复发卵巢上皮性癌 | 静脉 | 每四周 40 ～ 50 mg/m$^2$，大于 30 分钟静脉输入 | 手足症候群、胃炎、输液反应 |

注：BMD = 骨髓抑制；CA = 癌；GTN = 妊娠滋养细胞肿瘤；IM = 肌注；IV = 静脉内给药；N/V/D = 恶心、呕吐和腹泻；PPE = 手掌脚掌红肿感觉异常 / 手足症候群；SC = 皮下；SCST = 性索间质肿瘤

状由其代谢产物去水乙缩氯醛引起，且在停药及支持治疗后可逆。神经毒性在极少数接受大剂量药物治疗的患者中发生率较高，在肾功能受损患者中也较易发生。因此，在这些患者中有必要减少剂量。

### ■ 3. 抗肿瘤抗生素

#### （1）放线菌素 -D

抗肿瘤抗生素通常来源于微生物。大多数抗肿瘤抗生素通过在多个细胞周期中嵌入 DNA 来发挥其作用，它们是一组细胞周期非特异性药物。

在这类药物中，放线菌素是 FDA 批准的作为单药或作为联合化疗的一部分来治疗妊娠期滋养细胞疾病（GTN）（表 27-6）。放线菌素又称放线菌素 D，是 EMA-CO 联合化疗中的 "A"。放线菌素 D 是链霉菌属的代谢产物，可以嵌入嘌呤 - 嘧啶 DNA 碱基对中，阻止 DNA 的合成。它也生成毒性氧自由基导致 DNA 断裂。放线菌素主要经由胆道系统排泄。

放线菌素 D 常用的 "脉冲" 剂量为隔周 1.25 mg 静脉推注，有时候也可每 2 ~ 3 周在第 1 ~ 5 天每天用药 0.5 mg。骨髓抑制是主要的剂量限制性副反应，这种副作用可能会很严重。此外，胃肠道毒性，如恶心、呕吐、黏膜炎和腹泻也可能很明显。脱发也很常见。与其他抗肿瘤抗生素一样，放线菌素也是一种潜在糜烂剂（表 27-1）。

#### （2）博来霉素

这种抗肿瘤抗生素经 FDA 批准用于恶性胸水治疗、复发性宫颈鳞癌、外阴鳞癌的姑息性治疗。适应证外的用途包括博莱霉素作为 BEP（博来霉素，依托泊苷和顺铂）化疗方案中的 "B"，BEP 方案常用于卵巢恶性生殖细胞肿瘤或性索间质肿瘤的辅助治疗（Park，2011；Weinberg，2011）。此外，该方案也用于 GTN 的姑息性治疗（Alazzam，2012）。博来霉素（blenoxane）与铁剂联合应用时，会产生活性氧自由基，引起 DNA 双链断裂和细胞死亡。该药在细胞周期 $G_2$ 期发挥最大效应。

博来霉素的通常用量是每三周 20 U/m²（最大剂量为 30 U）静脉输注。博来霉素也可经肌肉、皮下或胸膜途径给药。其剂量单位为 "细胞毒活性" 国际单位。

肺毒性是该药主要的剂量限制性副作用，可在 10% 的患者中发生，并导致 1% 患者发生死亡。因此，对于应用博来霉素的患者，应在用药前及每一

个或两个疗程前规律进行胸片检查及肺功能检查（PFTs）。最重要的肺功能测定是肺部一氧化碳弥散力（diffusing capacity of the lung for carbon monoxide，DLCO）。DLCO 反映的是将氧气从肺转移到血流中的能力。如果 DLCO 下降达 15% ~ 30%，则意味着发生限制性通气障碍。在接受博莱霉素治疗的患者中，在发生症状性肺纤维化之前需要终止治疗。肺纤维化临床上通常表现为肺炎，症状包括咳嗽、呼吸困难、干啰音及胸片上肺部浸润等表现。该并发症在年龄大于 70 岁的患者及药物累积剂量大于 400 U 者中更加常见。博莱霉素无骨髓抑制副作用。然而，皮肤反应很常见，通常表现为色素沉着过度或红斑。

#### （3）多柔比星

该抗肿瘤抗生素是 FDA 批准用于治疗卵巢上皮性癌的药物。多柔比星（多柔吡星）有时也用于子宫肉瘤（Hyman，2014；Mancari，2014）。此药物作用是嵌入 DNA 中，阻止其合成，阻断拓扑异构酶 II，并形成细胞毒性氧自由基。药物完全在肝中代谢，并经胆道系统清除排泄。

多柔比星的常用剂量是静脉给药 45 ~ 60 mg/m²，每三周一次。骨髓抑制，尤其是白细胞减少是其主要的剂量限制性副作用。但心血管毒性是其典型并发症。患者在用药前及用药过程中采用放射性核素活动血管扫描（a multiple-gated acquisition，MUGA）定期（每隔一个疗程）进行检测。心血管毒性在年龄大于 70 岁及药物累积剂量超过 550 mg/m² 的患者中发生风险更大。最终，患者会发生扩张心肌病伴充血性心力衰竭。胃肠道毒性较轻微，但脱发很常见。

#### （4）脂质体多柔比星

该抗肿瘤抗生素由 FDA 批准用于复发性卵巢上皮性癌患者的姑息治疗（Gordon，2004）。多柔比星经脂质体包裹（脂质体多柔比星）后明显改变了其药物动力学和毒性反应。脂质体多柔比星的研制是为了降低心血管毒性并使药物能选择性作用于肿瘤组织。

脂质体多柔比星在 30 ~ 60 分钟内经静脉输入，其剂量为 40 ~ 50 mg/m² 每四周。与多柔吡星不同，脂质体多柔比星用药可能引起最小程度的恶心、呕吐、脱发和心血管毒性。在小于 10% 的患者中会出现药物输注相关反应，而且这种反应在首次用药时最常见。但口腔炎及手掌脚掌红肿感觉异常 / 手足症候群（palmar-plantar erythrodysesthesia，PPE）的发生率有所增加。

PPE 的典型症状是不同程度的皮肤反应。患者最初的主诉可能是脚掌和手掌的麻刺感，之后逐渐进展为肿胀和不能触碰。典型的红斑会非常疼痛，并发展为局部皮肤脱屑和皲裂。这些症状都归咎于这种缓释细胞毒性药物持续的血药浓度，并可能持续数周。

### 4. 植物来源药物

#### （1）紫杉烷类

所有植物来源药物细胞毒作用的共同点是干扰细胞内微管的正常装配、分解和稳定，从而在有丝分裂期阻止细胞分裂（图 27-5）。此类药物包括紫杉烷类、长春新碱类和拓扑异构酶抑制剂。

在紫杉烷药物中，紫杉醇和多西紫杉醇都是细胞周期特异性药物，在 M 期发挥最大效应（表 27-7）。来源于红豆杉类植物，它们通过降解微管来破坏有丝分裂的纺锤体，从而抑制细胞复制。

**紫杉醇**。紫杉醇（taxol）由 FDA 批准用于治疗原发或复发卵巢上皮性癌。该药也广泛应用于子宫内膜癌、宫颈癌及妊娠相关滋养细胞肿瘤的治疗。

紫杉醇通常经静脉 3 小时内输注，也可以经腹腔给药。其静脉常用剂量是 135 ~ 175 mg/m²，间隔三周。紫杉醇周疗是每周静脉用药 80 mg/m²，连用 3 周，对于初治卵巢癌 21 天为一个疗程（"dose-dense"方案），或对于复发性卵巢癌，每 28 天为一个疗程，也是有效的（Katsumata，2009；Markman，2006）。对于初次治疗行满意肿瘤细胞减灭术的卵巢癌，在第 1 天静脉应用紫杉醇后，通常在第 8 天以 60 mg/m² 的剂量腹腔内给药（Armstrong，2006）。

骨髓抑制是常见的剂量限制性副作用。此外，由于该药制备过程中加入了一种乳化剂，蓖麻油聚氧乙烯醚，约 1/3 患者会对该成分发生过敏反应。通常，在首次输药开始几分钟内就会出现反应。若在用药前 6 ~ 12 小时，提前应用糖皮质激素，通常口服地塞米松 20 mg，即可将过敏反应发生率降为原来的 1/10。神经毒性是主要的非血液系统剂量依赖性副反应。常见的症状包括手套 - 袜套状分布的麻木、震颤和（或）烧灼疼痛感。外周神经病变随着紫杉醇用量增大而进展，也可能逐渐减轻。脱发几乎每个患者都会发生，而且通常导致体毛全部脱失。

**表 27-7 妇科肿瘤化疗用的植物生物碱类药物**

| 通用名 | 商品名 | 适应证 | 途径 | 剂量 | 毒性反应 |
|---|---|---|---|---|---|
| 紫杉醇 | 泰素（Taxol） | 复发上皮性卵巢癌、子宫内膜癌、宫颈癌 GTN | 静脉，腹腔内 | IV：每三周 135 ~ 175 mg/m² 或 80 mg/(m²·周)，共三周<br>IP：第一天 IV 用药剂量后第 8 天 60 mg/m² | 过敏反应、周围神经病变、BMD、心动过缓、心律不齐 |
| 多西紫杉醇 | 泰素帝（Taxotere） | 复发上皮性卵巢癌、子宫肉瘤 | 静脉 | 每 3 周 75 ~ 100 mg/m² 或 35 mg/(m²·周)，共三周 | BMD、外周型水肿、过敏反应、脱发 |
| 长春新碱 | oncovin | GTN | 静脉 | 隔周 0.8 ~ 1.0 mg/m² | 神经毒性、腹痛、脱发 |
| 长春碱 | velban | GTN | 静脉 | 每 3 周 9 mg/m² | BMD、N/V/D、黏膜炎、HTN、神经毒性、脱发 |
| 长春瑞滨 | navelbine | 复发上皮性卵巢癌宫颈癌 | 静脉 | 每周 30 mg/m² | BMD、N/V/D、胃炎，周围神经病变 |
| 依托泊苷 | VP-16 | 卵巢生殖细胞肿瘤、SCST、复发卵巢上皮性癌、子宫内膜癌 | 静脉、口服 | 静脉：每两周的第 1 天和第 2 天，100 mg/m² 或每三周的第 1 ~ 5 天，75 ~ 100 mg/m²<br>口服：50 mg/m² 连续用药 3 周 | BMD、脱发继发性肿瘤 |
| 拓扑替康 | 和美新（hycamtin） | 复发卵巢上皮性癌宫颈癌 | 静脉 | 1.5 mg/(m²·d)，每三周第 1 ~ 5 天用药或 4 mg/(m²·周)，连用 3 周或 0.75 mg/(m²·d)，每三周第 1 ~ 3 天用药 | BMD、N/V、脱发发热，其他不适 |

注：BMD = 骨髓抑制；CA = 癌；GTN = 妊娠滋养细胞肿瘤；HSR = 过敏反应；HTN = 高血压；IV = 静脉用药；N/V/D = 恶心、呕吐和腹泻；PO = 口服；SCST = 性索间质肿瘤

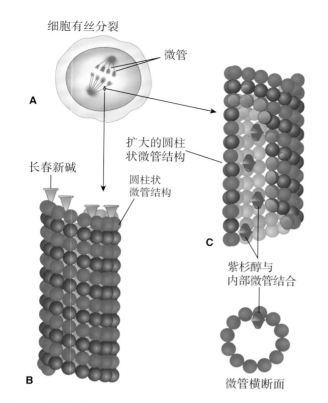

图 27-5 紫杉烷和长春新碱作用机制示意图。B 和 C 显示的是放大的微管结构。**A.** 在细胞有丝分裂过程中，微管对染色体排列和分离至关重要；**B.** 长春新碱，长春花生物碱中一员，恒定地结合于微管一端，阻止微管排列；**C.** 紫杉醇，紫杉烷类一员，与微管内圈结合，阻碍微管分离。在 B 和 C 图的情况下，微管作用遭破坏

**多西紫杉醇**。这种紫杉烷类药物不是 FDA 批准的用于妇科肿瘤的化疗药，但却常用于复发卵巢上皮性癌和子宫肉瘤的治疗（Gockley，2014；Herzog，2014b）。此外，用于紫杉醇发生严重神经毒性的患者也常换用该药，通常认为二者临床疗效相似，但多西紫杉醇神经毒性较小。

多西紫杉醇（泰素帝）的常用剂量是每 3 周 75 ～ 100 mg/m² 静脉输注。对于复发性卵巢癌，每 28 天一个疗程，每周应用 35 mg/m² 多西紫杉醇静脉输注，连续用药 3 周也是有效的（Tinker，2007）。

和紫杉醇不同，骨髓抑制是主要的剂量限制性副作用。约一半患者会发生液体潴留综合征，表现为体重增加、周围性水肿、胸水和腹水。预防性应用糖皮质激素可以防止大部分毒性反应的发生，包括皮肤副反应和过敏反应。

**（2）长春新碱类**

长春新碱、长春碱和长春瑞滨都是来源于长春

花植物的细胞周期特异性药物，在 M 期发挥最大效应。这些化合物通过与微管蛋白亚单位相结合来阻断正常的微管聚合，其结合部位与紫杉烷类不同（图 .27-5）。这些药物属于妇科肿瘤不常用的药物。长春新碱代表了治疗妊娠相关滋养细胞肿瘤联合化疗方案 EMA-CO 中的"O"。长春新碱（oncovin）的常用剂量是 0.8 ～ 1.0 mg/m²，隔周静脉输注。为了防止或延缓神经毒性的发生，个体用药总剂量不应超过 2 mg。神经毒性是最常见的剂量限制性毒性，包括外周神经病变、自主神经系统功能失调、颅神经麻痹、共济失调或癫痫发作。同时应用其他神经毒性药物，如顺铂和紫杉醇，可能增加神经毒性的严重性。胃肠道毒性也很常见，包括便秘、腹痛和麻痹性肠梗阻。但该药的骨髓抑制副作用较轻微。

**（3）拓扑异构酶抑制剂**

拓扑异构酶（topoisomerase，TOPO）催化 DNA 解螺旋和螺旋化，从而协助 DNA 复制。拓扑异构酶抑制剂干扰拓扑异构酶的功能，并阻碍 DNA 复制。这类药物依据其阻断的 TOPO 酶又可进一步进行分类。喜树碱类抑制 TOPO Ⅰ，包括拓扑替康。鬼臼毒素抑制 TOPO Ⅱ 等，包括依托泊苷。

**拓扑替康**。此 TOPO Ⅰ 抑制剂是一种喜树碱的生物碱提取物的半合成类似物。它与瞬时性 TOPO Ⅰ-DNA 复合物结合并使之稳定存在，导致双链破坏和致死性 DNA 损伤。拓扑替康（hycamtin）由 FDA 批准用于复发卵巢上皮性癌和复发宫颈癌的姑息治疗（Long，2005）。

拓扑替康为静脉用药，通常有两种不同的给药方案。用于复发性卵巢癌的标准用法剂量为 1.5 mg/m²（Gordon，2004），每三周的第 1 ～ 5 天用药。但这种用法会在 80% 以上的患者中引起严重的白细胞减少。毒性较小的用药方案是每 28 天为一疗程，每周用药 4 mg/m²，连用 3 周（Spannuth，2007）。与顺铂联合应用治疗复发性宫颈癌时，拓扑替康的常用剂量是 0.75 mg/m²，每三周的第 1 ～ 3 天用药（Long，2005）。

骨髓抑制，最常见为白细胞减少，是主要的剂量限制性副反应。胃肠道毒性也很常见，包括恶心、呕吐、腹泻和腹痛。全身症状如头痛、发热、不适、关节疼痛和肌肉痛也比较典型。脱发通常很严重，与紫杉醇治疗时的情况类似。

**依托泊苷**。这种细胞周期特异性药物在 S 期晚期及 G2 期疗效最佳。依托泊苷通过稳定一种瞬时性

TOPO Ⅱ-DNA 复合物来阻断 TOPO Ⅱ 酶。结果导致 DNA 无法解螺旋并形成双链 DNA 片段。该药并未被 FDA 批准用于妇科肿瘤。但它常作为联合化疗的一部分，经静脉给药。依托泊苷（VP-16）代表 EMO-CO 化疗方案中的"E"，该方案用于妊娠滋养细胞肿瘤的治疗。此外，它也是 BEP 方案的一部分，该方案用于卵巢生殖细胞肿瘤或性索间质肿瘤。口服依托泊苷单药用于复发卵巢上皮性癌或子宫内膜癌的姑息治疗可能有效。

依托泊苷的常用剂量不一致。在 EMA-CO 方案中，用法为：100 mg/m² 静脉输注，每两周的第 1、2 天用药。在 BEP 方案中，通常用法为：每三周的第 1～5 天，75～100 mg/m² 静脉输注。口服用量是 50 mg/（m²·d）连用 21 天，停药一周，28 天为一个疗程。

依托泊苷在体内 95% 以蛋白结合形式存在，主要与白蛋白结合。因此，白蛋白降低可导致游离药物比例增加，发生毒性反应的可能性也相应增加。骨髓抑制最常见为白细胞减少，是依托泊苷主要的剂量限制性副反应。除了口服用药外，该药的胃肠道反应，如恶心、呕吐和食欲缺乏通常较轻微。大多数患者会发生脱发。应用依托泊苷时，尤其当药物总剂量超过 2000 mg/m² 时，发生继发性肿瘤的风险（约 1/1000）增加。在这些继发性肿瘤中，急性髓性白血病最为常见。

### 5. 其他类药物

#### （1）卡铂

有些抗肿瘤化合物无法明确地归入上述类别中。总的来讲，这些细胞周期非特异药物与烷化剂有相似之处。这些细胞周期非特异药物包括卡铂和顺铂。

卡铂（伯尔定）产生 DNA 加合物，阻止 DNA 合成。该药是最常用的化疗药物之一，尤其用于卵巢上皮性癌的辅助或姑息治疗，其适应证也已获 FDA 批准。在适应证外，此药物也常用于子宫内膜癌治疗。

卡铂静脉用药常用剂量是以肾小球滤过率（GFR）为基础，依据曲线下面积（AUC）等于 6 进行计算。计算剂量时，Calvert 方程是最常用的公式 [卡铂总量（mg）= AUC×（GFR+25）]。在临床上，常用估算肌酐清除率（CrCl）来代替 GFR，用 Cockcroft-Gault 方程计算 [CrCl =（140 – 年龄）× 体重（kg）/0.72× 血清肌酐水平（mg/100 ml）]。药物输注时间需要 30～60 min，通常每 3～4 周重复用药一次。

骨髓抑制最常见为血小板减少，是主要的剂量限制性副作用。与顺铂相比，胃肠道毒性和外周神经病变的发生率明显较少。在接受卡铂治疗大于 6 个疗程的患者中，25% 患者最终会发生过敏反应。

#### （2）顺铂

与卡铂相似，此药物也形成 DNA 加合物，阻止 DNA 合成。顺铂是最常用的化疗药物之一，经 FDA 批准用于卵巢癌、宫颈癌和生殖细胞肿瘤。在宫颈癌初次治疗时，可作为放疗增敏剂与放射治疗同步应用，也可单药应用或联合用药治疗复发性宫颈癌。此外，顺铂也是 BEP 联合化疗方案中的"P"，用于治疗卵巢生殖细胞肿瘤或性索间质肿瘤。但在卵巢上皮性癌的治疗中，除腹腔化疗外，顺铂已基本被卡铂替代，可能系顺铂组织穿透性较卡铂更优越并且潜在预后更好。

顺铂的常用剂量不一致，取决于治疗指征。治疗宫颈癌时，通常在放疗过程中每周静脉给药 40 mg/m²，或每三周给药 75 mg/m² 或在复发性宫颈癌，静脉用药 50 mg/m² 每三周治疗（Long，2005）。作为 BEP 方案的一部分，顺铂通常剂量为 20 mg/m²，第 1～5 天静脉给药，间隔三周。在卵巢癌腹腔化疗中，间隔 21 天为一疗程，顺铂通常在第 1～2 天给药，剂量为 75～100 mg/m²（Armstrong，2006；Dizon，2011）。

顺铂用药时会出现一些明显的副反应。其中肾毒性是主要的剂量限制性反应。因此，在用药前、用药期间及用药后，必须对患者进行充分水化。有必要应用甘露醇（10 g）或呋塞米（20～40 mg）维持尿量至少 100～150 ml/h。应用顺铂时，常会出现电解质紊乱，如低镁血症和低钾血症。此外，如果未充分的预防性用药，顺铂还会引起严重的、持续的恶心和呕吐（表 27-8）。患者常主诉治疗后口中有金属味、食欲缺乏。神经毒性，通常以周围神经病变形式出现，可以是剂量限制性和不可逆的。耳毒性通常表现为听力丧失和耳鸣，与卡铂相似，顺铂也会发生过敏反应。总的来说，除血液系统毒性降低，顺铂明显比卡铂毒性大。

### 6. 激素类药物

#### （1）他莫昔芬

由于毒性较小且疗效确切，尽管缺乏正式的

**表 27-8　应用抗组胺药物预防高致吐风险的抗肿瘤药物所致呕吐的剂量和疗程**

| 止吐药 | 商品名 | 化疗前单药用量 | 每日单药用量 |
| --- | --- | --- | --- |
| 5- 羟色胺 -3 受体拮抗剂 | | | |
| 格雷司琼 | 康泉（Kytril） | 口服：2mg；<br>静脉：1mg 或 0.01mg/kg | |
| 昂丹司琼 | 枢复宁（Zofran） | 口服：24mg<br>静脉：8mg 或 0.15mg/kg | |
| 帕洛诺司琼 | 阿乐喜（Aloxi） | 静脉：0.25mg | |
| 地塞米松 | 地塞米松（Decadron） | 口服：12mg | 8mg，第 2 ～ 4 天口服 |
| 阿瑞匹坦 | Emend | 口服：125mg | 80mg，第 2 和 3 天口服 |

Data from Kris MG，Hesketh PJ，Somerfield MR，et al：American Society of Clinical On cology guideline for antiemetics in oncology：update 2006. J Clin Oncol 2006 Jun 20；24（18）：2932-2947.

FDA 认证的适应证，激素类药物仍常用于子宫内膜癌和卵巢癌的姑息治疗。在这些药物中，他莫昔芬是一种选择性雌激素受体调节剂，一种非甾体前体药，在乳腺组织中代谢成一种高亲和力的雌激素受体拮抗剂。与雌激素竞争结合雌激素受体，但不激活受体，从而阻碍乳腺癌细胞生长。该复合物进而转运入肿瘤细胞核，与 DNA 结合，在 $G_0$ 或 $G_1$ 期抑制细胞生长和增殖。也有报道该药具有抗血管生成作用。除了乳腺癌，他莫昔芬（nolvadex，三苯氧胺）有时也用于子宫内膜癌和卵巢癌的治疗（Fiorica，2004；Hurteau，2010）。

他莫昔芬是口服用药，常用剂量是 20 ～ 40 mg/d。他莫昔芬毒性很小，主要包括绝经期症状，如潮热、恶心、阴道干涩或排液。此外，1/3 患者可能发生体液潴留和外周性水肿。在治疗过程中也可能出现认知能力和性欲下降。

他莫昔芬在子宫内膜组织中发挥部分雌激素受体激动剂作用，长期持续应用增加子宫内膜息肉形成风险，并使内膜癌发病风险增加 3 倍。此外，血栓栓塞性疾病风险也有所增加，尤其在大手术过程中、术后或制动期间。相反，他莫西芬能预防骨质疏松症，因为它在骨中具有部分激动剂特性，对血脂谱有益处。

### （2）醋酸甲地孕酮

此种药物是合成的孕酮衍生物，通过其抗雌激素效应治疗肿瘤。因此，醋酸甲地孕酮（megace，美可治）常用于治疗子宫内膜增生、无法手术的子宫内膜癌和复发性子宫内膜癌，尤其是病理分级为 1 级的患者（见第 33 章）。

常用剂量为 80 mg 口服，每日两次。醋酸甲羟孕酮毒性很小，但用药期间由于体液潴留和食欲增加，常导致患者体重增加。血栓栓塞事件很少见。糖尿病患者用药期间需要严密监测，该药有可能加重高血糖。

## 六、生物和靶向治疗

有关正常细胞和肿瘤细胞不同分子通路的新知识层出不穷，促进了基于这些差异设计靶向治疗药物的开发。靶向治疗使得改善疾病长期控制成为可能，而且毒性更小。许多这种类型的新药正在进行临床试验。因此，一篇有关非细胞毒性药物进展的综述对于了解未来妇科肿瘤的药物治疗非常重要。

### 1. 抗血管生成药物

血管生成是一个正常的生理过程，包括新血管形成和脉管系统重塑，从而为组织提供氧气和营养成分。此过程通常是短暂的，并且受到一系列促血管生成和抗血管生成因子的调控。在恶性肿瘤中，持续的血管生成导致肿瘤生长和转移。血管生成也为肿瘤细胞进入全身淋巴及血液循环提供了途径。因此，靶向血管生成抑制剂是一个有前途的治疗方法。

血管内皮生长因子（VEGF）与 VEGF 受体结合是刺激正常血管生成至关重要的第一步。许多恶性肿瘤，如卵巢癌的特征就是 VEGF 或其他促血管生成因子水平升高。一些新型药物的设计靶点就是干预血管生成过程，从而抑制肿瘤生长。

### （1）贝伐珠单抗

该药是与 VEGF 结合的单克隆抗体，可阻断 VEGF 与其受体结合（图 27-6A）。目前，贝伐珠单抗（avastin）已被 FDA 批准用于治疗持久性、复发性或转移性宫颈癌，以及复发性铂耐药上皮性卵巢癌（PujadeLauraine，2014；Tewari，2014）。常用剂量 15 mg/kg，静脉给药，每三周用药一次，可单用或与细胞毒性化疗药联合应用。多数情况下，贝伐珠单抗毒性很小。但多达 10% 的患者可能会发生胃肠道穿孔（Cannistra，2007）。这种并发症更易发生在既往患炎症性肠病的女性或晚期卵巢癌初次手术行肠切除的患者中（Burger，2014）。血压升高也很常见，可能会引起高血压危象，其他可能的毒性包括伤口愈合不良、虚弱、疼痛、鼻出血或蛋白尿。

### （2）VEGF Trap

VEGF-A 是 VEGF 的主要亚型，如上所述，可与贝伐珠单抗结合，或与一个称作 VEGF 诱饵（aflibercept，阿柏西普）的重组融合蛋白相结合。VEGF 诱饵由 VEGF 受体两个特异性蛋白及 IgG 分子的 Fc 恒定区域融合而成，其受体区域可以高亲和力与 VEGF 结合（图 27-6B）。该药在妇科肿瘤中的临床经验比较少。早期报告显示胃肠道穿孔的风险与贝伐珠单抗相似（Coleman，2012；Gotlieb，2012；Mackay，2012；Tew，2014）。

### （3）舒尼替尼

酪氨酸激酶受体（RTKs）是一种跨细胞膜的蛋白，发挥受体作用（图 27-6C）。如果两个相邻的受体结合形成一个配体，它们将形成一个活性二聚体。RTKs 的配体包括细胞因子、激素和生长因子。活化的二聚体进而级联酪氨酸残基磷酸化。首先是酪氨酸激酶本身磷酸化，然后致其他蛋白磷酸化并被激活。通过这种方式，RTKs 调节正常细胞生理过程，也在肿瘤发生、发展中发挥重要作用。

舒尼替尼（sutent，索坦）是一种口服药物，可抑制多个受体酪氨酸激酶，包括与促血管生成生长因子结合的受体，如 VEGF 和血小板源性生长因子。对于妇科肿瘤，目前正在研究每日 50 mg 剂量的临床疗效（Baumann，2012；Hensley，2009）。

### （4）塞地拉尼布

VEGF 的另一个 RTK 抑制剂塞地拉尼布（西地尼布）在复发性卵巢癌中显示出显著的临床疗效。每日口服 30 mg 时，作为单一药物使用的有效率为 17%（Matulonis，2009）。当西地尼布与奥拉帕尼（olaparib），一种多聚（ADP）核糖聚合酶抑制剂联合应用时，最近研究也观察到了更有前景的结果（Liu，2014）。

### 2. 哺乳动物西罗莫司靶蛋白抑制剂

哺乳动物西罗莫司靶蛋白抑制剂（mammalian target of rapamycin，mTOR）是一种能调节膜转运、

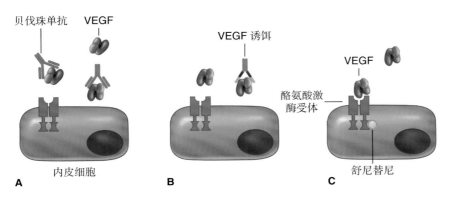

**图 27-6**　三种抗血管生成药物的作用机制。**A.** 贝伐珠单抗是一个单克隆抗体，可与血管内皮细胞生长因子（VEGF）结合。此结合抑制了 VEGF 与其内皮细胞上的受体结合，而此受体是一个受体酪氨酸激酶。**B.** VEGF 诱饵也以类似方式与 VEGF 结合，从而阻止其与受体结合。**C.** 舒尼替尼与受体酪氨酸激酶的细胞内 ATP 结合部位结合，即使在 VEGF 与受体结合时，也能抑制受体活化。此三种情况下，血管生成都被抑制，同时阻碍了肿瘤生长

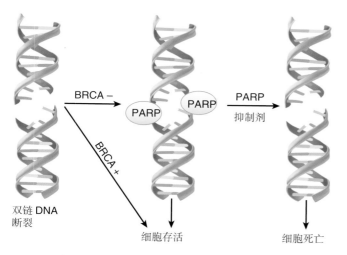

图 27-7　在 DNA 断裂时，BRCA 修复 DNA 双链，细胞得以存活。当 BRCA 基因突变并缺乏 BRCA 功能时，只有 PARP 可用于 DNA 修复，从而使细胞存活。如果给予 PARP 抑制剂，则 DNA 断裂不能被修复，肿瘤细胞就会死亡

转录、翻译和细胞骨架维持的蛋白激酶。mTOR 的下游效应包括增加 VEGF 生成。因此，致力于阻断 mTOR 信号通路也能阻断血管生成。目前正在研究西罗莫司抑制 mTOR 及其类似物，如替西莫司（CCI-779）和依维莫司（RAD001）在治疗妇科肿瘤中的疗效（Alvarez，2013；Fleming，2014；Slomovitz，2010）。

### 3. 聚 ADP 核糖聚合酶抑制剂

另一组很有前景的靶向治疗药物，聚 ADP 核糖聚合酶抑制剂，基于正常细胞和恶性细胞在 DNA 损伤修复中的差异。在细胞周期中，DNA 通常要经受成千上万次损伤。BRCA 蛋白修复双链损伤，而 PARP 蛋白修复单链损伤。在功能细胞中，如果 BRCA 不修复损伤，则 PARP 会进行修复（图 27-7）。

5% ~ 10% 的卵巢癌患者发生生殖细胞 *BRCA1* 或 *BRCA2* 突变，这种突变使它们丧失了同源 DNA 修复功能。正常细胞不像癌细胞那样经常复制 DNA，如果没有 BRCA1 或 BRCA2 突变，仍然具有功能性的同源修复。这使正常细胞能够在应用 PARP 抑制剂处理后仍然能够存活。因此，只有 BRCA 缺陷的肿瘤细胞几乎完全依赖于 PARP 修复。如果 PARP 修复途径被阻断，肿瘤细胞将无法修复并死亡。但正常细胞不受影响。目前正在开发的一些 PARP 抑制剂正是基于这种特殊的肿瘤细胞敏感性。

**奥拉帕尼（AZD2281）**。这种 PARP 抑制剂已被 FDA 批准用于对铂类药物耐药的、携带 *BRCA1* 和 *BRCA2* 突变的复发性卵巢癌（Kaufman，2015）。在无突变的患者中也有临床活性（Ledermann，2014）。作为单药应用，通常口服剂量为 400 mg，每日两次。最常见副作用为疲劳、恶心和呕吐（Kaufman，2015）。进一步的研究正在比较标准的细胞毒性药物与奥拉帕尼联合其他靶向剂作为维持治疗的疗效（Liu，2014）。

## 七、副作用

化疗方案，尤其是那些包含细胞毒药物的方案，通常都具有毒副作用，且其安全范围很窄。美国国家癌症所（the National Cancer Institute，NCI）的肿瘤治疗评估项目（The Cancer Therapy Evaluation Program，CTEP）与食品药品监督管理局（FDA）、国家合作组以及药物工业联盟，制定了一项毒性反应描述和分级指南，称为常见毒理反应标准（the Common Terminology Criteria for Adverse Events，CTCAE），最新版本是 4.0 版，可由以下网址下载：http：//evs.nci.nih.gov/ftp1/CTCAE/ About. html .

通常，治疗方案的修改取决于前次治疗过程中毒性反应的程度及持续时间。如果患者反应严重，可减少用药剂量，但当患者产生耐受时，药物剂量又可增加。然而，直到毒性反应降到基线或 1 级水平时，才可恢复用药，也可以一周为单位延迟给药以利恢复。延迟给药 2 周以上需进行药物剂量调整和支持治疗，否则就会影响疗效。严重的骨髓抑制可通过应用造血生长因子得到部分纠正。通过恰当的预防用药或支持措施，大部分常见毒性反应可以被预防或减轻。

### 1. 骨髓毒性

骨髓抑制，尤其是白细胞减少，是细胞毒性药物最常见的剂量限制性副反应。在确定感染风险时，中性粒细胞绝对数量（absolute neutrophil count，ANC）是最重要的指标。ANC 可反映轻度（1000 ~ 1500/mm³）、中度（500 ~ 1000/mm³）和重度（< 500/mm³）粒细胞减少。通常，接受化疗的患者都会有轻度的白细胞减少，在下次化疗前一般会自行恢复。然而，当她们因发热或其他状况需要住院时，应注意是否采取中性粒细胞减少的预防措施。尽管各种指南不尽相同，但预防措施一般包括接触者勤洗手、穿隔离衣、戴手套和口罩；并且将患者与潜在感染携带者隔离开。

接受化疗的肿瘤患者常出现中度贫血，可能会引起慢性疲劳。频繁输血的做法不可行，也不推荐，且许多患者最终会适应慢性贫血，相关症状也会非常轻微。有时需使用合成红细胞生成素。

血小板减少并不常见，但当血小板计数下降到10 000/mm³ 以下时，患者将会出现严重出血。目前尚无适应证指导输血的血小板界值，但是血小板减少患者出现活动性出血是输血的绝对指征。

### 2. 胃肠道毒性

大多数抗肿瘤药物会引起某种程度的恶心、呕吐和食欲缺乏。通常，某种药物或治疗方案的致吐性决定了所需采取的抗吐方案（表27-9和表27-10）。丙氯拉嗪（compazine）单药或与地塞米松联用通常可以有效治疗轻度恶心和呕吐（表42-7）。对于致吐作用更严重的药物，如顺铂，可在化疗前静脉给予5-羟色胺拮抗剂奥坦西隆、格雷司琼或帕洛诺司琼。奥坦西隆（zofran）和格雷司琼（kytril）也可以口服用药来治疗化疗导致的延迟性和（或）慢性恶心，但是此类药物可能会导致严重的便秘。化疗相关腹泻、口腔黏膜炎、食管炎和胃肠炎通常支持对症处理。

### 3. 皮肤毒性

大多数化疗药物会引起一系列皮肤或皮下组织毒性，包括色素沉着、光敏感、指甲异常、皮疹、荨麻疹和红斑。这些症状大多数是药物特异性或个体特异性的，但有时可呈剂量限制性。如前所述，PPE是脂质体多柔吡星毒的副作用见后文。此外，应用博来霉素可引起皮肤色素改变，而指甲变色和甲剥离症与多西紫杉醇治疗相关。盐酸苯海拉明50 mg静脉或口服预防性用药可预防或减轻轻度荨麻疹反应。

许多化疗药物最令人沮丧的副作用之一是导致脱发。幸运的是，这种副作用通常是可逆的。应用其中一些药物如紫杉醇，还会导致眼睫毛、眉毛和其他体

**表 27-9 妇科肿瘤中静脉用抗肿瘤药物的致吐风险**

| 致吐风险 | 未用止吐药时呕吐发生率 | 药物种类 |
|---|---|---|
| 高 | > 90% | 顺铂<br>环磷酰胺 ≥ 1500 mg/m²<br>放线菌素 D |
| 中 | 30% ~ 90% | 卡铂<br>异环磷酰胺<br>环磷酰胺 < 1500 mg/m²<br>多柔比星 |
| 低 | 10% ~ 30% | 紫杉醇<br>多西紫杉醇<br>拓扑替康<br>依托泊苷<br>氨甲蝶呤<br>吉西他滨 |
| 轻微 | < 10% | 贝伐珠单抗<br>博来霉素<br>长春新碱<br>长春碱<br>长春瑞滨 |

Data from Hesketh，2008；Kris，2006；Roila，2006.

**表 27-10 不同致吐风险化疗药物所致呕吐的预防用药方案**

| 致吐风险分类（无应用抗吐药物时的呕吐发生率） | 止吐药物用法及疗程 |
|---|---|
| 高（> 90%） | 5-羟色胺受体拮抗剂：第1天<br>地塞米松：第1 ~ 3天<br>格雷司琼：第1 ~ 3天 |
| 中（30-90%） | 5-羟色胺受体拮抗剂：第1天<br>地塞米松：第1 ~ 3天 |
| 低（10% ~ 30%） | 5-羟色胺受体拮抗剂：第1天<br>地塞米松：第1 ~ 3天 |
| 轻微（< 10%） | 必要时用药 |

Data from Kris MG，Hesketh PJ，Somerfield MR，etal：American Societyof Clinical Oncology guideline for antiemetics in oncology：update 2006. J Clin Oncol 2006 Jun 20；24（18）：2932-2947.

毛发脱落。总的来讲，目前用于减少脱发的措施都是无效的。因此，建议患者可以考虑利用一些化妆手段来弥补，如假睫毛和假发。

### 4. 神经毒性

应用顺铂、紫杉醇、长春碱类和六甲基三聚氢酰胺常会引起外周神经病变。顺铂引起的神经病变由于轴突脱髓鞘或轴突丢失，通常恢复较慢。这种毒性和累积用药剂量和药物强度有关。虽然可应用氨磷汀（ethyol）对抗该毒性，但是用卡铂替代顺铂可以避免大部分神经毒性的产生。加巴喷丁（neurontin）是常用的治疗外周神经痛的药物，起始剂量是每日 300 mg。其他在治疗有症状的外周神经病变上显示出一些疗效的药物包括口服谷氨酰胺（剂量达 15 g，每日两次）或口服维生素 $B_6$（剂量高达 50 mg，每日三次）。

总的来讲，如果患者发生较严重的外周神经病变，如已经不能端起一杯咖啡，则需调整化疗药物剂量。更严重的情况是出现急性小脑综合征、颅神经瘫痪或麻痹及偶尔出现的急慢性脑病，这种情况需要中断引发症状的药物，并进行支持治疗。

## 八、生长因子

### 1. 合成促红细胞生成素

在临床上某些情况下，在化疗过程中使用造血药物促进红细胞（RBC）或粒细胞的生成是有帮助的。在这些药物中，重组人肾红细胞生成素 α 和达贝泊汀 α 是合成的促红细胞生成素，和内源性促红细胞生成素具有相同的生物学效应，可刺激红细胞（RBC）生成。这些药物推荐应用于血红蛋白接近或低于 10 g/dl 的化疗相关性贫血患者。但当血红蛋白较高时，应用这种药物却与肿瘤进展及生存期缩短相关（Rizzo，2008）。此外，一些大型研究表明，尽管减少了红细胞输注需求，但红细胞生成刺激药物（ESAs）增加了应用该药的肿瘤患者血栓栓塞事件和死亡风险（Aapro，2012；Tonia，2012）。因此，FDA 发布了一个"黑匣子"警告，与安慰剂组或观察对照组相比，当应用 ESAs 的目的是达到血红蛋白 ≥ 12 g/dl 时，发现死亡率更高和（或）肿瘤进展时间缩短。尽管曾经是常规用药，但目前出于安全考虑，此类药物现在很少用于妇科肿瘤患者。

使用时，重组人肾红细胞生成素 α（procrit，eprex 和 epogen）通常每周 40 000 单位，皮下注射（Case，2006）。除了注射局部疼痛外，该药副作用很小。可能的毒性包括腹泻、恶心或高血压（Bohlius，2006；Khuri，2007）。达贝泊汀 α（aranesp）的常用剂量为隔周 200 μg 或每三周 500 μg 皮下注射。除注射部位疼痛外，达贝泊汀 α 副作用甚小。

### 2. 粒细胞集落刺激因子

非格司亭和培非格司亭是应用重组 DNA 技术制备的人粒细胞集落刺激因子（G-CSF）。这些细胞因子与造血细胞结合，可激活粒细胞祖细胞的增殖、分化和活化。其主要用于抑制发热性中性粒细胞减少（ANC < 1500）的发生，尤在发生该类事件风险大于 20% 的患者中使用。幸运的是，妇科肿瘤常用化疗方案都没有超过 20% 的风险。因此，生长因子通常不需要进行一级预防，多用于患者维持治疗计划。

非格司亭（neupogen）经皮下注射给药，常规剂量 5 μg/（kg·d），但通常给患者用药剂量为 300 μg 和 480 μg，因为制药时每管药物含量为此。非格司亭须在化疗结束 24 小时后给药。如果连续 3 天白细胞计数超过 10 000/mm³ 或中性粒细胞绝对值超过 1000/mm³，须停止用药。非格司亭的副作用很小，一过性骨疼痛通常是轻至中度的。

培非格司亭（neulasta）与非格司亭相似，能在骨髓中刺激粒细胞前体细胞的生成。培非格司亭中的"Peg"指聚乙二醇，它可以延长药物在体内的时间。培非格司亭给药方式为每个化疗疗程单次皮下注射 6 mg，较每天用非格司亭方式简单方便。应该在用化疗药前 14 天到用药后 24 小时期间给药。一过性骨疼痛通常是轻至中度的，但比非格司亭明显。

## 九、化疗敏感性和耐药性检测

通常，特异性化疗药物的选择基于临床文献报道的、对于特定妇科肿瘤的疗效。与这种经验性治疗方法不同，化疗敏感性和特异性检测在理论上更具吸引力，因为它使"量体裁衣"的个体化治疗成为可能。应用这种方法时，在进行手术或其他操作（如穿刺术）时采集患者可用于培养的肿瘤组织标本。标本将运输至特定的实验室。在实验室中进行体外试验检测，明确哪种或哪组药物能抑制肿瘤生长。

这种方法很有吸引力，因其能选择有效的肿瘤治疗药物，并去除不必要药物，也可能需要对患者进行检查。但尚未证实目前的检测方法具有足够的检测效力以支持其应用。因此，除了临床试验外，不应向患者推荐这些检测方法（Burstein，2011）。

## 十、抗肿瘤药物进展

已经证实的能提高肿瘤治疗成功率的唯一方法是研制新的药物、采用更大的药物剂量、新的联合用药方案或特殊的给药方式。由于妇科肿瘤相对不常见，大多数具有划时代意义的Ⅲ期临床试验都由大型合作组织来进行，如 NRG 肿瘤学组。有潜力的药物首先在肿瘤细胞系中或接种肿瘤的动物体内得以证实。待临床前研究都完成后，新药才能依次经过四期临床试验研究。

Ⅰ期临床试验利用药物剂量增加的设计，来确定药物的剂量限制性毒性、最大耐受剂量（maximum tolerated dose，MTD）和药物动力学参数。每一剂量组需要 3～6 个患有不同肿瘤的患者，以确定能够耐受的毒性反应。MTD 指的是低于该剂量有两个患者发生剂量限制性毒性。在Ⅰ期临床试验中，肿瘤对药物的反应不是最关键的，因为入组患者通常已经进行了充分的前期治疗。但是，观察到的反应可以鼓励患者继续进行疾病特异的Ⅱ期临床试验。

Ⅰ期临床试验制订了药物推荐剂量和治疗疗程后，该方案就可进入Ⅱ期临床。本期研究的主要目的是确定药物在特定肿瘤中的实际反应率。通常需要对疾病进行准确的测定（measure of disease，MOD）。判断分为完全缓解、部分缓解、疾病稳定或进展。通常，进入Ⅱ期临床试验的患者只接受过一次先期化疗。与Ⅰ期临床患者相比，这样才会有更合理的反应率。Ⅱ期临床的次要目的包括：判定肿瘤无疾病进展期，多个疗程后累积剂量限制毒性的发生率及总生存期。

Ⅲ期随机试验在特定期别和类型的肿瘤中直接比较目前研究的药物与标准治疗方案的疗效差异。Ⅲ期临床通常每组需要有 150 例，以保证统计的精确性。最后，Ⅳ期临床试验评估那些 FDA 已经批准的药物。Ⅳ期临床试验目的是研究药物长期安全性和有效性。

在生物治疗和靶向治疗出现后，对这种传统抗癌药物研发模式必须进行重新分析。如抗血管生成药物和 PARP 抑制剂无剂量限制性毒性，因而无法确定其 MTD。此外，需要制订并确认新的研究终点（6个月肿瘤无进展生存期），以替代原来的用于确定细胞抑制药物疗效的方法，如测量肿瘤缩小程度。未来新的临床试验设计将成为药物开发的一个重要环节（Herzog，2014a）。

总之，应该强烈鼓励患者参加适合的Ⅰ、Ⅱ、Ⅲ期临床试验。这样可增加患者选择的治疗方法。此外，这些研究的结果将是未来改善妇科肿瘤患者预后的主要方法。据统计，不足 5% 的肿瘤患者参与了临床试验。

（张　果译　李小平审校）

## 参考文献

Aapro M, Jelkmann W, Constantinescu SN, et al: Effects of erythropoietin receptors and erythropoiesis-stimulating agents on disease progression in cancer. Br J Cancer 106(7):1249, 2012

Alazzam M, Tidy J, Osborne R, et al: Chemotherapy for resistant or recurrent gestational trophoblastic neoplasia. Cochrane Database Syst Rev 12:CD008891, 2012

Alvarez EA, Brady WE, Walker JL, et al: Phase II trial of combination bevacizumab and temsirolimus in the treatment of recurrent or persistent endometrial carcinoma: a Gynecologic Oncology Group study. Gynecol Oncol 129(1):22, 2013

Armstrong DK, Bundy B, Wenzel L, et al: Intraperitoneal cisplatin and paclitaxel in ovarian cancer. N Engl J Med 354(1):34, 2006

Baumann KH, du Bois A, Meier W, et al: A phase II trial (AGO 2.11) in platinum-resistant ovarian cancer: a randomized multicenter trial with sunitinib (SU11248) to evaluate dosage, schedule, tolerability, toxicity and effectiveness of a multitargeted receptor tyrosine kinase inhibitor monotherapy. Ann Oncol 23(9):2265, 2012

Blumenfeld Z: Gynaecologic concerns for young women exposed to gonadotoxic chemotherapy. Curr Opin Obstet Gynecol 15(5):359, 2003

Bohlius J, Wilson J, Seidenfeld J, et al: Recombinant human erythropoietins and cancer patients: updated meta-analysis of 57 studies including 9353 patients. J Natl Cancer Inst 98(10):708, 2006

Bower M, Newlands ES, Holden L, et al: EMA/CO for high-risk gestational trophoblastic tumors: results from a cohort of 272 patients. J Clin Oncol 15(7):2636, 1997

Burger RA, Brady MF, Bookman MA, et al: Risk factors for GI adverse events in a phase III randomized trial of bevacizumab in first-line therapy of advanced ovarian cancer: a Gynecologic Oncology Group Study. J Clin Oncol 32(12):1210, 2014

Burstein HJ, Mangu PB, Somerfield MR, et al: American Society of Clinical Oncology clinical practice guideline update on the use of chemotherapy sensitivity and resistance assays. J Clin Oncol 29(24):3328, 2011

Cannistra SA, Matulonis UA, Penson RT, et al: Phase III study of bevacizumab in patients with platinum-resistant ovarian cancer or peritoneal serous cancer. J Clin Oncol 25(33):5180, 2007

Cantu MG, Buda A, Parma G, et al: Randomized controlled trial of single-agent paclitaxel versus cyclophosphamide, doxorubicin, and cisplatin in patients with recurrent ovarian cancer who responded to first-line platinum-based regimens. J Clin Oncol 20(5):1232, 2002

Case AS, Rocconi RP, Kilgore LC, et al: Effectiveness of darbepoetin alfa versus epoetin alfa for the treatment of chemotherapy induced anemia in patients with gynecologic malignancies. Gynecol Oncol 101(3):499, 2006

Chen H, Li J, Cui T, et al: Adjuvant gonadotropin-releasing hormone analogues for the prevention of chemotherapy induced premature ovarian failure in premenopausal women. Cochrane Database Syst Rev 11:CD008018, 2011

Chura JC, Van Iseghem K, Downs LS Jr, et al: Bevacizumab plus cyclophosphamide in heavily pretreated patients with recurrent ovarian cancer. Gynecol Oncol 107(2):326, 2007

Coleman RL, Sill MW, Lankes HA, et al: A phase II evaluation of aflibercept in the treatment of recurrent or persistent endometrial cancer: a Gynecologic Oncology Group study. Gynecol Oncol 127(3):538, 2012

Dizon DS, Sill MW, Gould N, et al: Phase I feasibility study of intraperitoneal cisplatin and intravenous paclitaxel followed by intraperitoneal paclitaxel in untreated ovarian, fallopian tube, and primary peritoneal carcinoma: a gynecologic oncology group study. Gynecol Oncol 123(2):182, 2011

Eisenhauer EA, Therasse P, Bogaerts J, et al: New response evaluation criteria in solid tumours: revised RECIST guideline (version 1.1). Eur J Cancer 45:228, 2009

Elgindy EA, El-Haieg DO, Khorshid OM, et al: Gonadatrophin suppression to prevent chemotherapy-induced ovarian damage: a randomized controlled trial. Obstet Gynecol 121(1):78, 2013

Fiorica JV, Brunetto VL, Hanjani P, et al: Phase II trial of alternating courses of megestrol acetate and tamoxifen in advanced endometrial carcinoma: a Gynecologic Oncology Group study. Gynecol Oncol 92(1):10, 2004

Fleming GF, Filiaci VL, Marzullo B, et al: Temsirolimus with or without megestrol acetate and tamoxifen for endometrial cancer: a Gynecologic Oncology Group study. Gynecol Oncol 132(3):585, 2014

Gockley AA, Rauh-Hain JA, Del Carmen MG: Uterine leiomyosarcoma: a review article. Int J Gynecol Cancer 24(9):1538, 2014

Gordon AN, Tonda M, Sun S, et al: Long-term survival advantage for women treated with pegylated liposomal doxorubicin compared with topotecan in a phase 3 randomized study of recurrent and refractory epithelial ovarian cancer. Gynecol Oncol 95(1):1, 2004

Gotlieb WH, Amant F, Advani S, et al: Intravenous aflibercept for treatment of recurrent symptomatic malignant ascites in patients with advanced ovarian cancer: a phase 2, randomised, double-blind, placebo-controlled study. Lancet Oncol 13(2):154, 2012

Hensley ML, Sill MW, Scribner DR Jr, et al: Sunitinib malate in the treatment of recurrent or persistent uterine leiomyosarcoma: a Gynecologic Oncology Group phase II study. Gynecol Oncol 115(3):460, 2009

Herzog TJ, Alvarez RD, Secord A, et al: SGO guidance document for clinical trial designs in ovarian cancer: a changing paradigm. Gynecol Oncol 135(1):3, 2014a

Herzog TJ, Monk BJ, Rose PG, et al: A phase II trial of oxaliplatin, docetaxel, and bevacizumab as first-line therapy of advanced cancer of the ovary, peritoneum, and fallopian tube. Gynecol Oncol 132(3):517, 2014b

Hesketh PJ: Chemotherapy-induced nausea and vomiting. N Engl J Med 358(23):2482, 2008

Hurteau JA, Brady MF, Darcy KM, et al: Randomized phase III trial of tamoxifen versus thalidomide in women with biochemical-recurrent-only epithelial ovarian, fallopian tube or primary peritoneal carcinoma after a complete response to first-line platinum/taxane chemotherapy with an evaluation of serum vascular endothelial growth factor (VEGF): a Gynecologic Oncology Group Study. Gynecol Oncol 119(3):444, 2010

Hyman DM, Grisham RN, Hensley ML: Management of advanced uterine leiomyosarcoma. Curr Opin Oncol 26(4):422, 2014

Katsumata N, Yasuda M, Takahashi F, et al: Dose-dense paclitaxel once a week in combination with carboplatin every 3 weeks for advanced ovarian cancer: a phase 3, open-label, randomised controlled trial. Lancet 374(9698):1331, 2009

Kaufman B, Shapira-Frommer R, Schmutzler RK, et al: Olaparib monotherapy in patients with advanced cancer and a germline BRCA1/2 mutation. J Clin Oncol 33(3):244, 2015

Khuri FR: Weighing the hazards of erythropoiesis stimulation in patients with cancer. N Engl J Med 356(24):2445, 2007

Kris MG, Hesketh PJ, Somerfield MR, et al: American Society of Clinical Oncology guideline for antiemetics in oncology: update 2006. J Clin Oncol 24(18):1, 2006

Ledermann J, Harter P, Gourley C, et al: Olaparib maintenance therapy in patients with platinum-sensitive relapsed serous ovarian cancer: a pre-planned retrospective analysis of outcomes by BRCA status in a randomised phase 2 trial. Lancet Oncol 15(8):852, 2014

Liu JF, Barry WT, Birrer M, et al: Combination cediranib and olaparib versus olaparib alone for women with recurrent platinum-sensitive ovarian cancer: a randomised phase 2 study. Lancet Oncol 15(11):1207, 2014

Long HJ III, Bundy BN, Grendys EC Jr., et al: Randomized phase III trial of cisplatin with or without topotecan in carcinoma of the uterine cervix: a Gynecologic Oncology Group Study. J Clin Oncol 23(21):4626, 2005

Mackay HJ, Buckanovich RJ, Hirte H, et al: A phase II study single agent of aflibercept (VEGF Trap) in patients with recurrent or metastatic gynecologic carcinosarcomas and uterine leiomyosarcoma. A trial of the Princess Margaret Hospital, Chicago and California Cancer Phase II Consortia. Gynecol Oncol 125(1):136, 2012

Mancari R, Signorelli M, Gadducci A, et al: Adjuvant chemotherapy in stage I-II uterine leiomyosarcoma: a multicentric retrospective study of 140 patients. Gynecol Oncol 133(3):531, 2014

Markman M, Blessing J, Rubin SC, et al: Phase II trial of weekly paclitaxel (80 mg/$m^2$) in platinum and paclitaxel-resistant ovarian and primary peritoneal cancers: a Gynecologic Oncology Group study. Gynecol Oncol 101(3):436, 2006

Matulonis UA, Berlin S, Ivy P, et al: Cediranib, an oral inhibitor of vascular endothelial growth factor receptor kinases, is an active drug in recurrent epithelial ovarian, fallopian tube, and peritoneal cancer. J Clin Oncol 27(33):5601, 2009

Mileshkin L, Antill Y, Rischin D: Management of complications of chemotherapy. In Gershenson DM, McGuire WP, Gore M, et al (eds): Gynecologic Cancer Controversies in Management. Philadelphia, Elsevier, 2004, p 618

Park JY, Jin KL, Kim DY, et al: Surgical staging and adjuvant chemotherapy in the management of patients with adult granulosa cell tumors of the ovary. Gynecol Oncol 125(1):80, 2012

Peng C, Fan NC, Ligier M, et al: Expression and regulation of gonadotropin-releasing hormone (GnRH) and GnRH receptor messenger ribonucleic acids in human granulosa-luteal cells. Endocrinology 135(5):1740, 1994

Pujade-Lauraine E, Hilpert F, Weber B, et al: Bevacizumab combined with chemotherapy for platinum-resistant recurrent ovarian cancer: the AURELIA open-label randomized phase III trial. J Clin Oncol 32(13):1302, 2014

Rizzo JD, Somerfield MR, Hagerty KL, et al: Use of epoetin and darbepoetin in patients with cancer: 2007 American Society of Clinical Oncology/American Society of Hematology clinical practice guideline update. J Clin Oncol 26(1):132, 2008

Roila F, Hesketh PJ, Herrstedt J, et al: Prevention of chemotherapy- and radiotherapy-induced emesis: results of the 2004 Perugia International Antiemetic Consensus Conference. Ann Oncol 17:20, 2006

Slomovitz BM, Lu KH, Johnston T, et al: A phase 2 study of the oral mammalian target of rapamycin inhibitor, everolimus, in patients with recurrent endometrial carcinoma. Cancer 116(23):5415, 2010

Spannuth WA, Leath CA, III, Huh WK, et al: A Phase II trial of weekly topotecan for patients with secondary platinum-resistant recurrent epithelial ovarian carcinoma following the failure of second-line therapy. Gynecol Oncol 104(3):591, 2007

Tew WP, Colombo N, Ray-Coquard I, et al: Intravenous aflibercept in patients with platinum-resistant, advanced ovarian cancer: results of a randomized, double-blind, phase 2, parallel-arm study. Cancer 120(3):335, 2014

Tewari KS, Sill MW, Long HJ 3rd, et al: Improved survival with bevacizumab in advanced cervical cancer. N Engl J Med 370(8):734, 2014

Tinker AV, Gebski V, Fitzharris B, et al: Phase II trial of weekly docetaxel for patients with relapsed ovarian cancer who have previously received paclitaxel—ANZGOG 02-01. Gynecol Oncol 104(3):647, 2007

Tonia T, Mettler A, Robert N, et al: Erythropoietin or darbepoetin for patients with cancer. Cochrane Database Syst Rev 12:CD003407, 2012

Weinberg LE, Lurain JR, Singh DK, et al: Survival and reproductive outcomes in women treated for malignant ovarian germ cell tumors. Gynecol Oncol 121(2):285, 2011

第二十八章

# 放射治疗原则

为了更好地把放射治疗和癌症治疗相结合，临床医师需要理解放射肿瘤学的基本概念和术语。临床上放射治疗常与化疗联合用于许多妇科恶性肿瘤的初次治疗（表28-1）；手术后肿瘤复发风险较高的患者常进行术后放疗；同时，放疗也常用于一些妇科恶性肿瘤转移的治疗。

## 一、放射物理学

放射治疗是将能量在组织内集中传递到要照射的部位以完成要达到的生物损伤的治疗。其中所应用的辐射包括电磁波或者粒子。

### 1. 电磁辐射

光子（X线）和γ射线是最常用于放射治疗的两种电磁辐射。用于外照射治疗的光子是由电子束和位于直线加速器机头内的高原子序数的金属靶（钨）撞击产生（图28-1）。相反，γ射线是源于不稳定的原子核，并在放射活性材料衰变过程中释放的射线，这种放射活性材料的术语为"放射性核素"，在近距离治疗中被广泛使用。

### 2. 粒子辐射

电磁波用波长来定义，粒子用质量来定义。临床应用的粒子包括电子、中子、质子、氦离子、重带电粒子和π介子。目前，所有的现代放射肿瘤中心都可以应用电子束治疗，但是，只有少数单位有能力应用质子和其他的粒子束进行放射治疗。在美国，质子治

疗中心的数量在不断增加，目前有14个中心在应用质子治疗，另有10个中心在建设中。

粒子可以由直线加速器或者其他的高能发生器产生，常用于外照射治疗。在临床应用的粒子中，电子束是一种带负电的粒子，在物体表面沉积大部分的能量。重带电粒子例如质子可以随着自身速度递减将大多数能量沉积在吸收组织内，即沉积在粒子路径的末端（Bragg峰效应）。因此，对于质子治疗而言，一个最大的好处是质子在通过正常组织时缺乏一个出射剂量。妇科恶性肿瘤的质子治疗仍在研究中。例如，质子可以治疗受累的、位于深部的盆腔和腹主动脉旁淋巴结，同时保护前外侧的器官避免受到不必要的照射和损伤，例如肠道和肾（图28-2）。

### 3. 放射源

#### （1）放射性核素

也称为放射性同位素。放射性核素进行原子核衰变释放：①带正电的α粒子；②带负电的β粒子（电子）；③γ射线。表28-2中的放射性核素均可以购买到。铯和铱通常用于妇科肿瘤的近距离治疗。

#### （2）直线加速器

主要的射线发生装置类型之一是直线加速器，缩写为Linac。一台直线加速器可以产生光子束和电子束（图28-1）。光子束主要治疗位置较深的病灶，被加速的电子撞击金属靶产生光子。描述光子束能量的单位是MV（兆伏特）。电子束主要治疗位置表浅的病灶，被加速的电子撞击的是一块铅散射箔，而不是金属靶。描述电子束能量的单位是MeV（兆电子伏特）。如图28-3中所示，一台直线加速器由三个可移动的部件组成：机架、治疗头、治疗床。这三个部件可以360°旋转，由此可以通过应用多个照射野和治疗角度以达到最佳的肿瘤受照剂量。

| 表 28-1　放射治疗在妇科癌症治疗中的地位 | |
|---|---|
| 目的 | 部位 |
| 根治性治疗 | 宫颈、外阴、阴道、子宫 |
| 术后辅助治疗 | 宫颈、外阴、阴道、子宫 |
| 姑息 | 转移引起的症状：出血、疼痛、梗阻 |

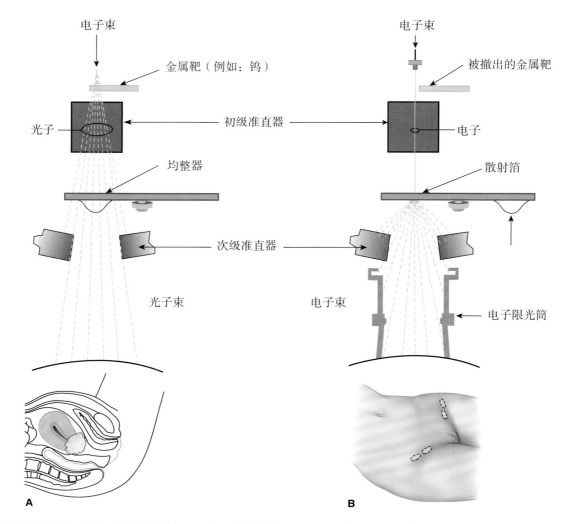

图 28-1 直线加速器产生光子束或者电子束用于外照射的结构图。**A.** 光子治疗适用于深部的肿瘤例如宫颈癌。光子束的能量是兆伏特（MV）。**B.** 电子线治疗适用于浅表的病灶例如腹股沟淋巴结，其能量是兆电子伏特（MeV）

表 28-2 部分选定的放射性核素的物理学特性和临床应用

| 元素 | 辐射能量（MeV） | 半衰期 | 临床应用 |
| --- | --- | --- | --- |
| 铯 -137 | 0.6 | 30 years | 近距离治疗 |
| 铱 -192 | 0.4 | 74 days | 近距离治疗 |
| 钴 -60 | 1.2 | 5 years | 近距离治疗 |
| 碘 -125 | 0.028 | 60 days | 近距离治疗 |
| 磷 -32 | 1.7 | 14 days | 腹腔内灌注 |
| 金 -196 | 0.4 | 2.7 days | 腹腔内灌注 |
| 锶 -89 | 1.4 | 51 days | 弥漫性骨转移 |

MeV = 兆电子伏特

### ◼ 4. 电磁辐射的能量沉积

当电磁辐射用于日常的临床治疗时，辐射作用于靶物质，将能量传递到这些组织中，通过去除被作用组织原子中的电子产生离子。这些电子与周围的分子碰撞形成辐射损伤。

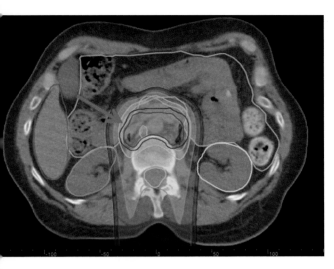

**图 28-2** 1 例宫颈癌患者接受腹主动脉旁淋巴结质子照射时的剂量分布图。质子束从患者背部向腹部垂直照射。红色箭头显示靶区体积（黑紫红色线）。前部区域（橘黄色线）显示肠道得到了有效保护

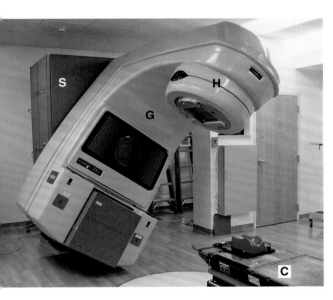

**图 28-3** 德克萨斯西南大学医学中心的直线加速器。患者躺在治疗床（C）上。机架（G）、治疗床、和治疗头（H）旋转，使射线通过不同的角度到达靶组织。S = 机柜

能量传递包括三种机制：①光电效应；②康普顿效应；③电子对效应（图 28-4）。在相互作用中哪种效应占主导地位依赖于辐射的能量水平。如果入射能量较低（小于 100 kV），以光电效应为主；康普顿效应在中等或是高能量（1 ~ 20 MV）范围内占主导作用，是放射治疗中最主要的作用类型。非常高能量的光子束（20 MV 以上）和原子核的电磁场相互作用时

产生电子对效应。

### 5. 深度剂量曲线

因为恶性肿瘤组织比肿瘤周围正常组织得到了经过设计的更高的放射剂量分布，所以可以获得两个对照明显的生物损伤。这可以在不同物理特性的射线束撞击到组织中时，通过限定组织的吸收剂量的空间分布来实现。最理想的情况是吸收放射剂量分布尽可能适形。当靶区的恶性肿瘤组织的吸收剂量达到了100% 的处方剂量，而邻近的正常组织的吸收剂量是0，这时就达到了最优的适形治疗。实际上，这是不可能实现的。但是，不管是急性的放射副反应，还是晚期的潜在的放射损伤，最优的空间放射剂量分布可以使晚期的放射并发症达到最低。

深度剂量曲线明确描述了一给定放射线穿透组织时的剂量分布。放射肿瘤医师根据这些曲线的特性，以及需要治疗的肿瘤选择合适能量的放射线类型。电子线放射治疗的最大剂量点邻近皮肤表面，因此，电子线治疗适应于接近皮肤表面的靶区，例如腹股沟淋巴结转移癌。高能光子的最大剂量沉积点在皮肤下方。在该点的远处，剂量随着能量在深部周围组织的吸收而逐渐跌落。这就是高能光子的"皮肤保护效应"。患有盆腔恶性肿瘤的患者一般用高于 6 MV 的光子线进行治疗。

*剂量测定*。剂量测定是计算患者吸收辐射剂量的方法。剂量计算是基于临床实际治疗患者用的放射线的深度剂量测量。剂量分布通常采用彩色的剂量图叠加在患者的放射影像图上来展示。剂量计算预测的是在既定条件下的吸收剂量。

### 6. 辐射单位

组织吸收电离辐射的剂量与辐射的生物效应有关，因此，对其进行定量测定非常有必要。目前吸收剂量的标准国际单位制是戈瑞（Gy）。1 Gy = 100 rad（拉德）或者 1 J/kg。临床上，根治性和姑息性放疗剂量分别为 70 ~ 85 Gy 和 30 ~ 40 Gy。

## 三、放射生物学

### 1. DNA 分子作为放射治疗生物效应的靶点

DNA 分子是电离辐射作用于哺乳类动物细胞产生生物效应的靶。DNA 损伤包括 DNA 链断裂、碱基损伤和交联，但是主要的特征性损伤是 DNA 单链和

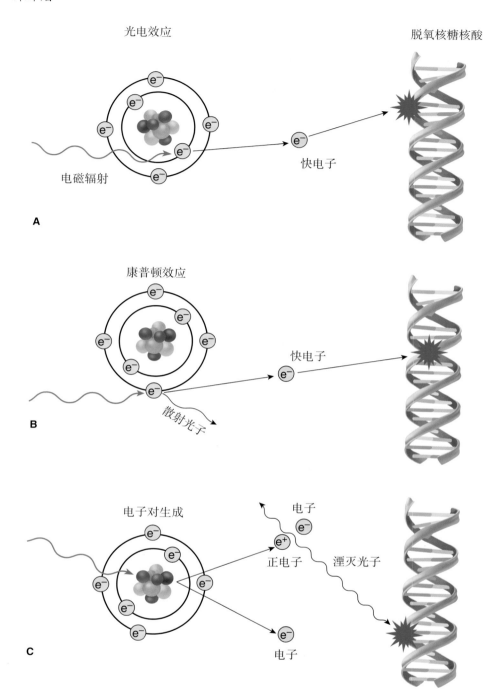

图 28-4　当电磁辐射作用于靶组织，能量传递到这些组织。能量传递包括三种机制即光电效应、康普顿效应以及电子对效应。光电效应（A）和康普顿效应（B）均能产生快电子，后者可以激发放射损伤的生物过程。**A.** 放射线与内轨道电子相互作用产生光电效应；**B.** 放射线与外层轨道电子相互作用产生康普顿效应；**C.** 在电子对效应中，放射线作用于原子核产生一个正负电子对，其中正电子与组织中的一个自由电子结合时，产生 2 个光子，光子导致放射损伤

双链断裂，其中以双链断裂最为重要。如果发生两个以上的双链断裂以及细胞试图修复断裂的 DNA 链时，DNA 双链断裂最终会导致 DNA 碎片化。这些 DNA 碎片可能会错误地重组在一起，导致基因的易位、突变或是扩增，甚至死亡。

### ■ 2. 电离辐射的直接和间接作用

　　电离辐射直接或间接地和 DNA 分子内的原子相互作用。直接作用产生离子引起生物损伤。其中，高线性能量传递（linear energy transfer，LET）粒子

比如质子、快中子和重离子主要产生直接效应（图28-5）。大部分 DNA 损伤是由间接作用引起的，这是低 LET 粒子比如光子主要产生的效应。间接的 DNA 损伤通过一个重要的化学介质即含有极度活跃的未配对电子的羟自由基（OH·）而实现。

### 3. 细胞死亡

电离辐射后，细胞死亡两种主要的方式是凋亡和有丝分裂灾难。有丝分裂灾难是细胞被照射后最常见的死亡机制。在有丝分裂灾难机制中，携带受损伤 DNA 的细胞在 DNA 被修复前提前进入有丝分裂周期，然后在进入第 2~3 个有丝分裂周期循环期间发生死亡。凋亡或者程序性细胞死亡是发生于细胞内应激反应例如辐射诱导的不可修复的双链断裂以后的数小时内快速发生的一系列事件导致细胞膜空泡化、胞浆内凋亡小体形成、核染色质浓缩、胞核碎裂以及DNA 梯状带形成（Okada，2004）。

### 4. 放射生物的 4 个 "R"：修复（repair）、再分布（reassortment）、再群体化（repopulation）和再氧化（reoxygenation）

在经典的放射生物理论中，有 4 个机制可以解释细胞对辐射的反应。细胞修复指亚致死性损伤修复（sublethal damage repair，SLDR）和潜在致死性损伤修复（potentially lethal damage repair，PLDR）。亚致死性损伤修复发生于给定的电离辐射剂量分成 2 次以上照射，多次照射期间有几个小时的间隔时间，细胞有一定时间修复出现的损伤，因此生存概率增加。在亚致死性损伤修复期间的后程发生组织的再群体化，这一过程是组织补充细胞池的反应（Trott，1999）。

在经过最初的亚致死性损伤修复后，随后开始再分布。一个肿瘤内的增殖细胞分布在细胞周期的不同时相中（图 27-1）。处于有丝分裂（M）期和 $G_2$ 期的细胞对辐射最敏感，而处于 $G_1$ 期和 S 期（DNA 合成期）的细胞对辐射敏感性较低（Pawlik，2004）。这些细胞在受到照射时，处于 $G_2$/M 期的细胞死亡。在再分布期间存活的细胞群重新开始进入有丝分裂期。

放射生物理论的第 4 个 "r" 是再氧化。一个肿瘤细胞群由富氧细胞和乏氧细胞组成。在距离毛细血管 100 微米内的细胞含氧量高，距离毛细血管 100 微米之外的细胞含氧量低。受照后，富氧细胞被前述的化学介质羟基自由基产生的反应杀死，随后肿瘤缩

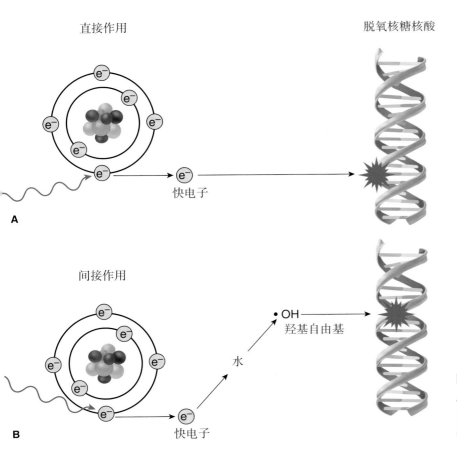

直接作用

脱氧核糖核酸

快电子

间接作用

·OH
羟基自由基

水

快电子

**图 28-5** 电离辐射的直接和间接作用。**A.** 快电子直接撞击 DNA 产生损伤；**B.** 快电子和水相互作用产生羟基自由基，后者作用于 DNA 导致损伤

小，远处原来的乏氧细胞迁移到毛细血管血液氧覆盖的范围，转变成富氧细胞。

### ■ 5. 线性二次理论和 α/β 比值

线性二次曲线可以很好地解释低 LET 辐射时，在给予一定剂量照射后存活细胞的分次照射间的关系（图 28-6）。曲线的线性（α）部分提示细胞死亡率与照射剂量成正比。在高剂量区，曲线的平方（β）部分提示细胞死亡率与照射剂量的平方成正比。

α/β 比值反映了正常组织对辐射的反应。早反应组织的 α/β 比值较高，提示在治疗后数天到数周内早反应组织会出现明显的反应。比较典型的增殖力强的组织有骨髓、生殖器官、胃肠道黏膜等。通过实施多次小剂量分次照射，这些早反应组织可以获得更多的亚致死性损伤修复，从而减少急性的早期反应的发生率。

相反，晚反应组织通常在完成全部的放射治疗以后的数周到数月才会出现临床症状。常见的晚反应组织有肺、肾、脊髓和脑组织。这些组织的 α/β 比值低，出现反应比较缓慢。因为晚反应组织需要更多的时间修复亚致死性损伤，因此，单次高剂量照射易导致严重的晚期并发症。

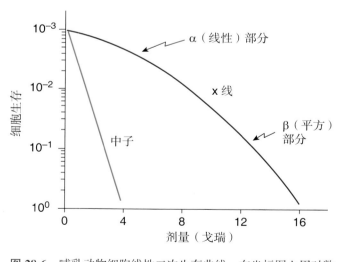

图 28-6 哺乳动物细胞线性二次生存曲线：在坐标图上用对数刻度绘制细胞生存，线性刻度绘制照射剂量（Gy）。图中所示是低 LET（线性能量传递）（蓝线）和高 LET（红线）照射的经典的细胞生存曲线。低 LETX 线照射时，曲线的 α（线性）部分平坦，提示细胞生存与照射剂量呈比例；随着照射剂量增加，曲线的 β（平方）部分变得弯曲，提示细胞生存与照射剂量的平方成比例。相反，高 LET 例如中子照射时，生存曲线呈直线

### 四、放射肿瘤实践

设计和监督整个放疗疗程的放射肿瘤专家的专业技能最为重要。放射肿瘤和肿瘤外科一样，实质上"依赖于术者的专业技能"。和根治性手术切除肿瘤类似，放疗专家需要精细勾画出肿瘤组织的整体的轮廓、局部受侵的范围和区域淋巴引流区，同时结合患者的合并症、一般状况以及肿瘤周围正常组织的状态来决定放疗的方案。

因为肿瘤治疗常常是多学科的综合治疗，最优的治疗效果高度依赖于放疗专家和肿瘤内外科专家之间充分的沟通交流。影像诊断和病理学之间的最优结合对于制订、执行根治性放疗计划至关重要。同样，放疗专家在患者的病情评估和制订治疗策略方面的早期参与增加了有效、协作治疗肿瘤的可能性。

### ■ 1. 放疗分割方案

影响放疗疗效和安全性的参数包括总照射剂量、分次照射剂量（治疗）、每次治疗间隔时间（"分割方案"）以及达到总的处方剂量的实际治疗时长。

#### （1）标准分割方案

要想成功根治一个局部肿块，需要以更快的速度、更有效地杀死可以增殖和再群体化的癌细胞。由于治疗时不可避免地会照射到一些正常组织，因此，对于一给定的肿瘤靶区应该谨慎地限制可以实施的总照射剂量。一般情况下，在最短的时间内达到给定的处方剂量可以最大程度杀死肿瘤。但是因为单次高剂量照射会导致正常组织出现损伤，因此很难做到这一点。值得注意的是，晚期放射损伤可以在治疗结束后数月甚至数年后发生。所以，根治性放疗一般每天治疗（周一至周五），分次剂量为 1.8～2 Gy。亚临床病灶和大体肿瘤的累积剂量分别为 45 Gy 和 70 Gy 以上；如果是姑息性放疗，治疗疗程较短，晚期损伤较小，一般分次剂量为 2.5～4 Gy。

#### （2）替代的分割方案

一些特定的病例可以给予每天一次以上的照射。这时，控制分次剂量和总治疗时间可能会提高局部肿瘤控制率和减少长期并发症。这种治疗方式包括多种不同的分割方案，其中，临床普遍应用的主要有两种方案：超分割照射和加速照射。

超分割照射的目的是减少正常组织的晚期损伤，每次小剂量照射。每天给予 2 次以上照射，中间间隔

6 小时使正常组织得到修复。

加速分割照射的目的是在降低或者不降低总照射剂量的情况下，缩短总的治疗时间以克服肿瘤细胞的再群体化。缩短或者取消常规的周末休息。加速照射时常见严重的急性反应。

学者们对妇科肿瘤进行了替代分割方案的研究。美国放射治疗肿瘤协作组（RTOG）进行的进展期宫颈癌同步放化疗 88-05 和 92-10 Ⅱ期临床试验中，每天 2 次照射。RTOG 88-05 研究结果提示局部控制率、生存率和毒性反应与常规分割方案类似。但是，如果给予化疗和每天 2 次分割大野照射，出现了临床上无法接受的晚期 4 度毒性反应（Grigsby，2001，2002）。

## 2. 放射治疗

### （1）外照射

如果需要照射的区域较大时提示需要使用外照射。例如，局部进展期宫颈癌需要进行全盆腔照射，有时还需要照射腹膜后淋巴结引流区。

适形照射技术（Conformal radiation therapy，CRT）可以给予肿瘤最大程度的打击，同时保护周围正常组织使其受到的损伤最小。因此，放射治疗医师必须清楚地知道需要照射的肿瘤的侵犯范围以及肿瘤和周围正常组织的关系。首先需要综合分析患者的影像学资料包括电子计算机断层扫描（CT）、磁共振成像（MR）、正电子发射断层扫描（PET）。同时，需要仔细分析患者的病理结果和手术记录，将有助于在三维（3D）上定义靶区（肿瘤或者潜在的显微镜下肿瘤播散区）和正常组织的体积。

其次，在真正治疗前还需要在模拟系统里实施模拟以勾画需要治疗的照射野。这个过程包括需要确定患者的体位、固定体位技术以及治疗野。如果可能的话，可以设计放射挡块来屏蔽正常组织。将患者处于治疗体位，对感兴趣区域进行 CT 扫描。然后，在每一个计算机为基础的 CT 扫描层面，放射治疗医师精心勾画需要给予肿瘤根治剂量的解剖区域。需要定义 4 个体积：①大体肿瘤体积（gross tumor volume，GTV）：包括所有的大体病变；②临床靶体积（clinical target volume，CTV），同时包括了显微镜下肿瘤可能播散的区域；③计划靶体积（planning target volume，PTV），考虑了治疗计划或者实施过程中的一些不确定因素，例如患者的运动或者每天的摆位误差；④受照的正常危及器官（organs at risk，OAR）的体积，即使实际受照剂量较低，也应该勾画出来。

完成模拟定位和勾画靶区后，放射剂量师利用治疗计划软件得到一个优化的计划，称为剂量优化。这常常需要医师和剂量师之间反复协商最终得到一个双方都可接受的结果，这意味着照射射束得到了一个最优分布。

剂量体积直方图（dose volume histogram，DVH）对放射治疗计划的制订和优化是一个非常好的工具。它以图表形式概括了肿瘤区域和正常结构整体的剂量分布情况。DVH 提供了肿瘤是否得到了根治剂量的足够的照射，以及周围正常组织是否受到最小影响的信息；同时，还显示了被叠加到 CT 图像上的计算机产生的照射剂量图的剂量分布（图 28-7），直观展示了照射剂量和解剖之间的关系。这些剂量分布图经放疗专家审阅、调整并最终批准。放疗物理师审阅最终

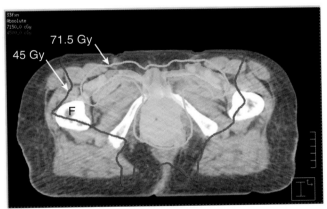

A

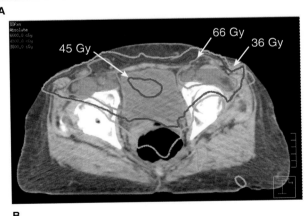

B

图 28-7　一例分期为 T4 N2 M0 外阴癌患者的 IMRT 剂量分布图。调强放疗技术可以同时满足外阴和腹股沟区得到肿瘤根治剂量和正常组织最低受照剂量的目的。A. 黄色区域显示实际的外阴癌和腹股沟淋巴结区。箭头所示为外阴和股骨头（F）的剂量曲线。外阴和股骨头的受照剂量分别为 71.5 Gy 和 45 Gy。B. 粉色阴影区域显示腹股沟淋巴结区。箭头所示为腹股沟淋巴结区、膀胱和直肠，三者的受照剂量分别为 66 Gy、45 Gy 和 36 Gy

被选中的治疗计划以保证物理和技术细节可以得到准确实施。

一种被称为调强放射治疗（IMRT）的更先进的 3D-CRT 计划系统可以进一步提高剂量分布的适形度，尤其是凹面靶区周围的适形度。研究结果提示盆腔照射时，IMRT 可以降低肠道和膀胱的副反应（Heron，2003）。通过应用专用的计算机软件，IMRT 技术可以调整射线束的强度。为了保证质量控制，每周或者有时需要每天进行治疗区的影像检查以验证治疗的准确性。

**立体定向放射治疗**。一种先进的外照射治疗技术，即立体定向放射治疗（stereotactic body radiation therapy，SBRT）已经在临床上应用了数十年，放疗方案是大分割照射，5 次以内完成治疗（分次剂量为 10 ~ 20 Gy）。应用适时图像引导放射治疗（IGRT）的方法以克服患者或者器官运动、肿瘤大小和形状变化等技术方面的影响，从而实施精准安全的 SBRT。

### （2）近距离治疗

近距离治疗是在较短的距离内实施的治疗。治疗时将密封或者未密封的放射性同位素植入到肿瘤内或者肿瘤周围区域。放射剂量随着远离放射源的距离而快速跌落。因此，近距离治疗只能治疗小肿瘤（3 ~ 4 cm 以下）。基于这一点，近距离治疗通常用于一个较大的肿瘤在外照射后体积缩小后进行。

近距离治疗分为腔内治疗或者插植治疗。腔内近距离治疗时，将施源器放置到身体内的腔道例如子宫里，然后将密封的放射源例如铱 192（$^{192}$Ir）导入到施源器内进行治疗。而插植近距离治疗需要将导管或者插植针直接植入到肿瘤或者周围组织内进行治疗。

近距离治疗分为短暂性或永久性治疗。短暂性近距离治疗是放射性同位素在治疗数分钟到数天后从患者体内取出。所有腔内和部分插植治疗都是短暂性近距离治疗。永久性近距离治疗是将放射性同位素留置在组织内自行衰变。

**设备**。常规的妇科肿瘤腔内植入治疗的标准设备包括一个可以进入子宫腔的宫腔管施源器（tandem）和一对称为卵圆体的阴道施源器（ovoids）（图 28-8）。宫腔管和卵圆体（tandem and ovoid device，T&O）可以在全身麻醉或者清醒镇静状态下放置于到体内，然后将放射源引导到宫腔管和卵圆体内进行治疗。妇科肿瘤中，一般用带宫腔管和卵圆体的施源器治疗宫颈癌。对于子宫体癌来说，常用的阴道内近距离治疗是利用圆柱体阴道施源器治疗阴道残端或者一定长度的

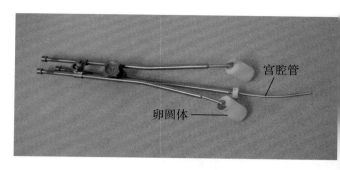

图 28-8　宫颈癌近距离治疗使用的是经典的宫腔管和卵圆体施源器。宫腔管前方细长部分进入到子宫腔内，白色圆柱体（卵圆体）施源器放置在阴道穹隆。将放射源导入到宫腔管和卵圆体内进行治疗

阴道，最常见的是子宫切除术后局部复发病变的治疗（图 28-9）。

短暂性插植治疗时，用经会阴固定的模板将柔软的塑料导管或者金属针植入到靶区组织内，然后将 $^{192}$Ir 放射源粒子后装放置于塑料导管或金属针内进行治疗。模板适用于进展期癌症、宫腔管和卵圆体施源器对解剖结构的适合度不理想以及一些复发癌症的治疗。

除了宫腔管和卵圆体施源器、阴道圆柱体施源器和插植针以外，医师还可以选择使用宫腔管和环状施源器、裂环施源器以及宫腔管和圆柱体施源器。如何正确地选择近距离治疗的施源器依赖于医师的专业技能、患者局部的解剖结构和一个特定施源器的剂量分布。

**人工和远程后装治疗**。将近距离治疗施源器放置到合适的位置，然后将放射源放入施源器内。以前是将放射源人工放置到近距离治疗的施源器中。但是，这种人工放置放射源的方法增加了医院工作人员的照射剂量。后来，发展了一种远程后装的方法并沿用普及至今。这种远程控制系统通过一个连接电缆将一个小型的铱源从防护安全区（即储源罐）传递到预先放置在患者体内的施源器内。治疗结束后，放射源自动回到安全区（即储源罐）内。

**低剂量率和高剂量率近距离治疗**。传统上的低剂量率（LDR）近距离治疗需要经过几天的持续治疗，因此患者需要住院。在过去的几十年中，高剂量率（HDR）近距离治疗应用日益普遍。这种治疗技术可以将治疗时间缩短至数分钟以内。低剂量率定义为剂量率在 0.4 Gy ~ 2 Gy/h，高剂量率定义为剂量率高于 12 Gy/h。例如，宫颈癌腔内照射时，如果应用 LDR

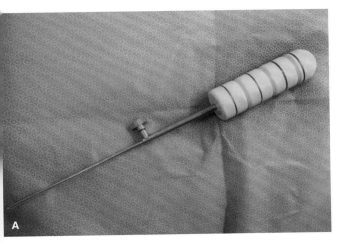

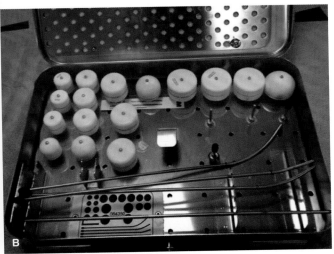

**图 28-9** A. 子宫体癌手术后的阴道近距离治疗常用的施源器是圆柱体施源器。将圆柱体施源器放置在阴道内进行高剂量率近距离治疗。这种治疗方式降低了阴道残端的局部复发率。B. 根据患者的解剖结构选择最合适的不同型号的圆柱体施源器。一般首选最大直径的施源器

技术进行 30 ～ 40 Gy 的照射，需要几天的持续治疗；而 HDR 技术用 3 ～ 5 次、每周一次的分次治疗即可得到相同的照射剂量。分次剂量为 5 ～ 7 Gy，10 ～ 20 分钟内完成。与 LDR 不同，HDR 治疗不需要患者长时间住院治疗，减少了体位制动时间以及血栓栓塞事件。而且，长期的疗效分析提示 HDR 和 LDR 治疗宫颈癌的局部肿瘤控制率和晚期并发症相同（Arai，1991；Hareyama，2002；Wong，2003）。

**■ 3. 肿瘤控制概率**

对于大多数上皮性癌症来说，放射治疗控制癌症肿块的概率依赖于肿瘤大小、内在的放射敏感性、照射剂量和实施的治疗方案。体积较大的肿瘤与体积小的肿瘤相比较难控制。

**（1）内在的放射敏感性**

一般认为，肿瘤的放射敏感性取决于病理类型（表 28-3）。但是，即使肿瘤属于同样的病理类型，对放射治疗的反应也可能不同。这可以用一个肿瘤内在的异质性和肿瘤细胞对辐射损伤的修复能力来解释（Schwartz，1988，1996；Weichselbaum，1992）。

**（2）治疗时间**

如果在分次放疗的疗程中，延长了分次照射的时间间隔，肿瘤控制率就会降低，尤其对于快速增殖的上皮细胞而言更是如此。因此，应避免任何原因的延长治疗时间间隔或者整个疗程。在一个 209 例 Ⅰ ～ Ⅲ 期宫颈癌放射治疗的回顾性分析研究中，55 天完成治疗的患者的 5 年盆腔控制率和总生存率（分别为 87% 和 65%）优于 55 天以上完成治疗的患者的 5 年盆腔控制率和总生存率（分别为 72% 和 54%）（Petereit，1995）。

**（3）肿瘤乏氧**

肿瘤乏氧是导致宫颈癌患者局部肿瘤控制率和生存率较差的一个主要因素（Brizel，1999；Nordsmark，1996）。在一个 87 例 Ⅱ、Ⅲ、Ⅳ 期宫颈癌患者行单纯放射治疗的研究中，研究结果提示肿瘤乏氧、贫血和血管形成之间存在着密切关系。血红蛋白＜ 11 g/dl 和肿瘤氧分压 $pO_2$ ＜ 15 mmHg 的患者的 3 年生存率降低（Dunst，2003）。

有许多克服肿瘤乏氧的方法，但是疗效不同。其中，临床研究表明高压氧联合放疗治疗宫颈癌的疗效不明显（Dische，1999）。一种替代的方法是利用吸入混合氧（95% 的氧和 5% 的二氧化碳）或者烟酰胺（一种血管活性剂）增加组织内血管的血流动力学。应用加速放疗联合混合氧和烟酰胺（accelerated

**表 28-3 部分肿瘤的放射敏感性**

| 敏感性 | 肿瘤类型 |
| --- | --- |
| 高度敏感 | 淋巴瘤、无性细胞瘤、小细胞肺癌、胚胎癌 |
| 中度敏感 | 鳞癌、腺癌 |
| 低度敏感 | 骨肉瘤、胶质瘤、黑色素瘤 |

radiotherapy with carbogen and nicotinamide，ARCON）的方法提高了贫血患者的肿瘤控制率，不过在临床上很少使用这种方法（Janssens，2014）。

另一种减小肿瘤乏氧效应的方法是使用生物还原剂。乏氧细胞增敏剂可以选择性杀死乏氧细胞。早期研究发现其中一种乏氧细胞增敏剂替拉扎明（tirapazamine，TPZ）的效果令人鼓舞。但是，妇科肿瘤协作组（GOG）的一项评价替拉扎明、顺铂联合放疗与单独顺铂联合放疗的Ⅲ期临床研究结果提示两组在生存率或者肿瘤控制率上均无差异（DiSilvestro，2014）。

为了确保有足够的携带氧气能力，接受放疗的患者体内的血红蛋白浓度至少不应低于 12 g/dl，因此，可以进行输血以改善乏氧、提高放疗疗效。在一项 204 例宫颈癌放疗的研究中，那些经过输血将血红蛋白的浓度维持在 > 11 g/dl 的患者的 5 年无病生存率（71%）与不需要输血的患者的 5 年无病生存率相似，而持续贫血的患者的无病生存率仅为 26%（Kapp，2002）。在一个宫颈癌放化疗的随机研究中，应用促红细胞生成素将血红蛋白浓度维持在 12 g/dl 以上，但是这项研究因为促血红蛋白生成素增加了血栓栓塞事件而提前关闭（Thomas，2008）。

### ■ 4. 放化疗联合治疗

放疗常联合化疗、手术治疗，或者同时联合化疗和手术治疗以提高局部病变控制率和降低远处转移率。放化疗可以同时进行或者交替进行以获得最大的根治肿瘤的疗效，同时最大程度降低叠加的毒性反应和并发症的发生率（Steel，1979）。许多包括宫颈癌和其他部位的肿瘤的对照性研究结果已经证实这种综合治疗方法的有效性。

在妇科肿瘤的治疗中，和放疗最常用的化疗联合药物是铂类化合物。辐射和顺铂均可以导致单链和双链 DNA 断裂和碱基损伤。尽管大多数损伤可以得到修复，但是，如果顺铂引起的 DNA 加合物位于邻近辐射导致的单链断裂点的位置，那么这种损伤就不可修复，将会导致细胞死亡（Amorino，1999；Begg，1990）。20 世纪 90 年代后期，新诊断的局部进展期宫颈癌的放射治疗联合顺铂化疗成为标准的治疗方式（Keys，1999；Morris，1999；Rose，1999）。

核苷类似物例如氟达拉滨和吉西他滨也常用于增强放疗的细胞杀伤效应。这些药物通过将细胞阻滞在 $G_1/S$ 期达到抑制 DNA 合成的目的。剩余的细胞在细胞周期对辐射最敏感的 $G_2/M$ 期发生再群体化。在一项宫颈癌的Ⅲ期临床研究中，放疗和顺铂联合吉西他滨同步化疗后续吉西他滨辅助化疗组较单纯顺铂和放疗联合组提高了无进展生存率和总生存率（Dueñas-González，2009）。目前含有吉西他滨的治疗方案在宫颈癌治疗中的地位仍然在研究中。

泰素例如紫杉醇和泰素帝，通过引起微管功能障碍和将细胞阻滞在 $G_2/M$ 期提高放疗的疗效（Mason，1999）。目前，对包括进展期宫颈癌的患者正在进行一些泰素和铂类药物联合放疗的小型非随机性研究（Lee，2007）。

### ■ 5. 放疗联合手术治疗

放射治疗可以在手术前、手术后或者手术中进行。利用这种联合治疗方式，手术切除范围以及相关的治疗并发症通常较少。例如，放疗联合手术治疗局部进展期外阴阴道癌可以使外科医师避免进行广泛的手术切除手术，比如盆腔脏器廓清术（Boronow，1982）。

术前辅助放疗对肿瘤控制的益处：首先，原发肿瘤周围的正常组织常有亚临床病灶的局部浸润。术前放疗可以降低局部复发和远处转移以及手术切缘阳性的概率。控制亚临床浸润区域的放疗剂量为 40～50 Gy，4～5 周内完成。尽管没有期望肿瘤在术前放疗以后，手术时缩小到无瘤状态，但是，经常在手术标本中找不到肿瘤细胞。其次，对于无法手术切除的肿瘤，通过术前放疗缩小肿瘤后有可能转化为可以手术切除的病例（Montana，2000）。手术通常在放疗结束后 4～6 周进行。此时的急性放疗反应基本结束，病理专家更容易描述术后切除标本的病理报告。

目前，GOG（GOG 71 和 GOG 123）有 2 个关于大肿块 ⅠB 期宫颈癌术前同步放化疗的研究正在进行中（Keys，1999，2003）。病理完全缓解率定义为手术切除病理标本中无残留病变。这 2 个试验的病理完全缓解率约为 50%。

术后局部复发的高风险因素包括切缘阳性、淋巴结转移、淋巴血管浸润和高分级病变。具有这些高风险因素的患者行术后放疗可能受益，一般在术后 3～6 周开始放疗。可以延迟至伤口愈合后开始放疗（Sedlis，1999）。照射野需要包括瘤床，因为术中可能会污染瘤床和邻近区域存在肿瘤播散的风险。

许多妇科肿瘤均需要行术后放疗。宫颈癌术后放疗的适应证是淋巴血管浸润、深部间质受侵、或者肿瘤体积较大（Sedlis，1999）。如果宫旁受侵、切缘阳性、或者淋巴结转移，均应行术后放化疗。顺铂和

5-Fu 联合放射治疗具有高风险因素的宫颈癌患者可以提高生存率和肿瘤控制率（Peters，2000）。

子宫体癌的术后放疗常用于 IB 期以上的病变。几个大型随机对照临床研究已经证实术后盆腔放疗可以显著提高中危子宫内膜腺癌患者的局部控制率（ASTEC/EN.5 Study Group，2009；Creutzberg，2011；Keys，2004）。中危因素包括年龄较大、淋巴血管浸润、深肌层受侵或者中高分化病变。风险因素较少的患者可以仅行阴道近距离治疗。阴道近距离治疗部位是阴道残端，该部位的局部复发率为 75%。在一项随机研究中，与盆腔放疗相比，单纯阴道近距离治疗的阴道和盆腔肿瘤控制率与前者相似，而副反应更小（Nout，2010）。

在临床中较少应用术中放疗（Intraoperative radiation therapy，IORT）。术中放疗通过插植近距离治疗或者安装在手术室内的专用直线加速器产生的电子线实施治疗。一般对具有复发风险的区域或可疑残留病变区域给予单次 10 ~ 20 Gy 的照射剂量（Gemignani，2001）。

## 6. 正常组织对放射治疗的反应

一般来说，如果出现以下情况，患者对放疗的耐受性较差：①受照组织的体积较大；②照射剂量较高；③分次剂量较大；④患者高龄。此外，有些因素可能会加重正常组织的放射损伤，例如手术史、同步化疗、感染、糖尿病、高血压和肠道炎症性病变。

通常情况下，如果组织的增殖率较快，例如小肠或者口腔的上皮组织，在受照后几天~几周内就会出现临床症状。这与肌肉、肾以及神经组织有明显差异，这些组织的增殖率较慢，在治疗后数月~数年可能不出现相关的症状。为了避免出现严重的并发症，放射肿瘤专家需要利用已经发表的正常组织的耐受剂量作为指南，并结合自身的临床经验进行治疗。例如，为了避免宫颈癌患者出现严重的直肠和膀胱并发症，推荐的直肠和膀胱的受照剂量分别不超过 65 Gy 和 70 Gy（Milano，2007）。

### （1）上皮和实质

萎缩是放疗后最常见的后遗症。它可以影响到所有的上皮细胞——包括皮肤和胃肠道、呼吸道和泌尿生殖道以及内分泌腺等器官的上皮细胞。也可以发展为坏死和溃疡。在黏膜下和深部软组织内，放疗后的纤维化会导致组织挛缩和坏死（Fajardo，2005）。

血管结构中，毛细血管的放射敏感性最高，上皮

损伤、毛细血管壁断裂、毛细血管部分丢失以及微血管网络的缺失均可能导致缺血。较大的动脉会发展为类似动脉粥样硬化的钙化（Friedlander，2003；Zidar，1997）。

### （2）皮肤

放疗后皮肤反应分为 4 种类型。按照严重程度分为红斑、干性脱皮、湿性脱皮和皮肤坏死。大多数患者的放疗时长为 6 ~ 7 周，这些患者的皮肤反应主要是前 3 种。放疗开始后的 2 周内，皮肤出现轻度红斑。第 4 周皮肤红斑加重，开始出现干性脱皮。5 ~ 6 周后，可能出现湿性脱皮，包括表皮剥脱，以及从剥脱皮肤处渗出浆液、血液。这种反应在皮肤皱褶处最为严重，例如腹股沟、腋窝和乳腺下的皱褶处。

为了预防皮肤反应，在放疗期间和放疗后应保持皮肤清洁和透气。干性脱皮期，可以用一些软膏或者含有芦荟的护肤霜通过润肤作用增加皮肤的补水。在湿性脱皮期，对有渗出的局部皮肤用一些润肤霜（例如比亚芬）、坐浴、含磺胺嘧啶银的烫伤药膏以及一些非黏附性的敷料。最重要的是对患者需要进行个体化指导，避免局部皮肤使用热垫、香皂或者含有乙醇类的物品刺激皮肤。

放疗后上皮细胞很快开始再生，一般在 4 ~ 6 周内完成。数月后，局部皮肤可见皮肤沉着和色素减退，并可能持续呈萎缩、菲薄、干燥以及毛细血管扩张状态。

### （3）阴道

放射治疗盆腔常导致急性阴道黏膜炎。尽管黏膜溃疡少见，但是多数患者会出现阴道流液。在外阴使用加水稀释的过氧化氢（双氧水）可以减轻症状。

与急性反应不同，放疗晚期反应包括萎缩性阴道炎、阴道粘连或者毛细血管扩张，其中最常见的是阴道狭窄。放疗后可能会出现直肠阴道瘘或者膀胱阴道瘘，尤其是进展期宫颈癌，不过这种情况比较少见。晚期反应中，不良事件通用术语标准（the common terminology criteria for adverse events，CTCAE）将 3 度阴道狭窄定义为"阴道狭窄和（或）短缩，需要利用卫生栓、性生活或者体格检查干预"（National Cancer Institute，2009）。预防阴道狭窄或者粘连的方法包括在放疗后恢复性交或者指导应用扩张器。在放疗结束后至第 6 周第 1 次随访期间坚持每天将扩张器放入阴道内 10 分钟，然后将扩张器每周放入阴道内或者每周性交。晚期阴道副反应增加与未规范应

用扩张器、同步化疗以及年龄 > 50 岁有关（Gondi，2012）。重要的是，预防狭窄对在随访中通过全面的妇科查体发现病变很关键。

放疗后性生活活跃的女性在性生活中可以应用水溶性润滑液（例如 Astroglide 或者 K-Y Jelly），对性生活有帮助，且无副作用。应用阴道润肤膏可以改善慢性阴道干燥。每天或每周多次使用润肤膏（例如 Replens 和 K-Y Silk-E）以保持阴道组织的湿润。适合应用雌激素的患者也可以局部使用雌激素乳霜（例如 premarin cream）用于改善阴道萎缩的症状（表22-5）。

虽然使用了以上这些产品，但是放疗后引起的持续性阴道改变仍影响性生活。在一项宫颈癌的研究中，118 例患者，其中有 63% 的患者在放疗前性生活活跃并在放疗后继续保持性生活，不过性生活频次下降（Jensen，2003）。在一项宫颈癌放疗与根治性手术切除术和淋巴结清扫术的对比研究中，进行放疗的女性较手术治疗的女性的性生活障碍的评分显著降低（Frumovitz，2005）。

### （4）卵巢和妊娠结果

放疗对卵巢功能的影响与放疗剂量和患者年龄有关。例如，4 Gy 的照射剂量可以分别导致 30% 的年轻女性和 100% 的 40 岁以上女性失去生育功能。另外，分次照射对卵巢的损伤更加明显。Ash（1980）观察到单次照射 10 Gy 和 6 天内完成 12 Gy 照射的女性患者在受照后卵巢功能恢复的比例分别为 27% 和 10%。接受盆腔放疗的妇科肿瘤患者出现了和自然绝经女性相似的卵巢功能衰竭症状，因此，对症治疗的方法是类似的（见第 22 章）。

为了使绝经期前女性卵巢受到的辐射降至最低，需要将卵巢利用手术的方法将其转移到照射野外的另外一个位置，术语称为"移位"。一项回顾性研究结果提示青春期前和青春期的女性患者在盆腔放疗前行卵巢移位术，33% ~ 92% 的女性可以长期保留卵巢功能。然而，347 例女性仅有 11 例（3%）成功受孕（Irtan，2013）。此外，接受腹部照射的存活的儿童期女性癌症患者与未受照射的患者比较，自然流产率较高，头胎出生体重较轻（Hawkins，1989）。

### （5）膀胱

多数盆腔受照的患者在放疗开始后 2 ~ 3 周内会出现一些急性膀胱炎症状。虽然尿频、痉挛和尿痛比较常见，但是尿血比较少见。盐酸非那吡啶（吡啶）

或者多补液可以迅速缓解症状，可以使用抗生素治疗。放疗后较严重的慢性并发症比较少见，包括膀胱挛缩和尿血。有效治疗严重血尿的方法包括盐水冲洗膀胱、经尿道膀胱镜电灼术以及临时的尿路改道术。瘘包括膀胱瘘一般需要行尿路改道手术。

### （6）小肠

小肠对放疗尤其敏感，易出现急性早期损伤。单次 5 ~ 10 Gy 照射后，小肠隐窝细胞受到破坏，绒毛脱落。急性吸收不良症状包括恶心、腹泻、呕吐和腹部痉挛。建议大量补液、低乳糖、低脂、少纤维饮食。另外，可以服用止恶心、腹泻药物（表25-6和表42-7）。镇静剂可以有效治疗肠道痉挛（例如 donnatal）。

治疗时会告知患者晚期慢性放射性肠炎的特点。有可能出现类似或同时合并低度肠梗阻的症状包括间歇性腹泻、痉挛性腹痛、恶心和呕吐。患者如果同时伴随诸如肥胖、盆腔或者肠道炎症、既往腹部手术史，或者患有糖尿病或高血压引起的小血管疾病，那么出现晚期慢性放射性肠炎的风险增加。

为了预防小肠的放射性损伤，采取手术植入的方法，使用一些医用材料包括含盐水的组织扩张器、网膜吊带、可吸收的网片将小肠移出盆腔（Hoffman，1998；Martin，2005；Soper，1988））。用手术银夹标记高风险区域，慎重制订放疗计划包括调强放射治疗技术（IMRT）以减少肠道的毒性反应（Portelance，2001）。应用剂量限值可以进一步将放射损伤降至最低。研究结果表明小肠受照体积大于 15 $cm^3$ 或者点剂量大于 55 Gy 以上出现小肠损伤的风险显著升高（Stanic，2013；Verma，2014）。治疗时俯卧位可以限制小肠的受照剂量（Adli，2003）。一些联合放射保护剂包括阿米福汀的试验结果是阴性的（Small，2011）。

### （7）直肠、乙状结肠

放疗开始后的几周内，患者通常会出现腹泻、里急后重和黏液便，可能出现便中带血。主要的治疗措施包括应用抗腹泻药物、食用低渣食物以及使用含有类固醇药物或硫糖铝进行灌肠治疗、水化治疗。放疗后数月至数年内可能出现直肠出血。出血严重时需要进行输血治疗。有可能需要进行创伤性治疗以控制出血的新生血管。实施措施主要包括局部应用 4% 的福尔马林、冷冻疗法以及激光凝固血管治疗（Kantsevoy，2003；Konishi，2005；Smith，2001；Ventrucci，2001）。

常用钡灌肠来评估迟发性直肠出血。这种方法可以显示直乙状结肠腔的狭窄程度和壁的厚度。对于严重梗阻的患者，需要切除受累的结肠。另外，放疗会导致直肠阴道瘘（见第 25 章）。如果瘘较小，行分流的结肠造口术几个月后瘘可能会痊愈。

**外照射联合近距离治疗。** 会加重直肠副反应。通常用 D2cc 值（2cc 主要受照射相邻区域体积的最小受照剂量）评价近距离治疗中直肠的受照剂量，该值与大于 62 Gy 以上照射时出现 2 ~ 4 度直肠副反应的严重程度相关（Lee，2012）。GEC-ESTRO（欧洲妇科放射肿瘤协会）指南推荐：在 3 维影像引导的治疗计划中使用 D2cc 作为膀胱、直肠和乙状结肠的剂量报告参数（Potter，2006）。

### （8）肾

患者在放疗后 6 ~ 12 个月常出现急性放射性肾病的临床表现。可能进一步发展出现高血压、水肿、贫血或者镜下血尿、蛋白尿和肌酐清除率降低（Luxton，1964）。虽然恶化的肾功能偶尔会恢复，但是更常见的是肾功能继续恶化并最终导致慢性肾病。因为许多化疗药物和肾毒性有关，因此对进行同步放化疗的患者更需要慎重考虑治疗方案。

### （9）骨

盆腔放疗引起的不全性骨折比较常见。一般发生于比较脆弱的骨，典型的临床症状是疼痛。骶髂关节最常受累（Cooper，1985）。在一项 557 例宫颈癌患者的研究中，接受根治性放疗的患者的发病率较高，放疗后 5 年有 20% 的患者出现不全性骨折（Oh，2008）。另一项最近的接受术后盆腔放疗的研究中，病例数为 222 例，放疗结束后中位随访时间 11.5 个月，仅有 5% 的患者出现不全性骨折（Shih，2013）。骨质疏松、内分泌替代治疗以及体重指数较低的患者发生骨折的风险较高（前两者的发生率分别为 16%、15%）。盆腔不全性骨折一般采用保守、止痛治疗和休息，大多数患者 20 个月后症状完全缓解。

### （10）血液学毒性

放射治疗使得骨髓中的血液干细胞包括红细胞、白细胞和血小板前体显著减少。放疗联合化疗或者包括较多具有造血功能骨髓的大野照射均可以导致血液干细胞的损伤更为严重。因此，为了预防明显的骨髓抑制需要设定放疗时的阈值。例如，血小板 < 35 000× $10^9$/L，白细胞计数 < 1.0 × $10^9$/L，停止

**表 28-4　特定组织对辐射致癌的敏感性**

| 敏感性 | 组织 |
|---|---|
| 高 | 骨髓、女性乳腺、甲状腺 |
| 中等 | 膀胱、结肠、胃、肝、卵巢 |
| 低 | 骨、结缔组织、肌肉、宫颈、子宫、直肠 |

放疗直至这些指标上升至正常。如果贫血，推荐输血治疗。IMRT 可以有效地保护骨髓免受损伤（Klopp，2013）。

### 7. 辐射的致癌效应

放射治疗可能会导致第二原发癌的发生。辐射致癌的诊断标准是这种癌位于原先的照射野内，其病理诊断与原发癌不同，并且至少距离原发癌有几年的间隔时间。在子宫内膜癌术后放疗（postoperative radiation therapy in endometrial carcinoma，PORTEC-1）研究中，后来的更新分析表明术后辅助盆腔组与观察组在放疗后 15 年第二原发癌的发生率分别为 22% 和 16%，无统计学意义（Creutzberg，2011）。

辐射诱导继发癌的发生依赖于诸如患者受照时的年龄、照射剂量、特定组织类型对辐射致癌作用的敏感性（表 28-4）。一般情况下，受照剂量较高和年龄较小的患者发生第二恶性肿瘤的风险明显增加。继发肿瘤的潜伏期与其类型有关。例如，受照后至临床出现白血病的潜伏期不到 10 年，实体瘤的潜伏期可能需要数十年。最常见的例子是：宫颈癌盆腔放疗数年后发生的第二原发癌是子宫肉瘤（Mark，1996）。与大野的 2 维外照射技术相比，先进的放疗技术例如 IMRT 进行的小野照射可以预防减少辐射致癌的发生率（Herrera，2014）。

（朱丽红 译　王建六 审校）

## 参考文献

Adli M, Mayr NA, Kaiser HS et al: Does prone positioning reduce small bowel dose in pelvic radiation with intensity-modulated radiotherapy for gynecologic cancer? Int J Radiat Oncol Biol Phys 57(1):230, 2003

Amorino GP, Freeman ML, Carbone DP, et al: Radiopotentiation by the oral platinum agent, JM216: role of repair inhibition. Int J Radiat Oncol Biol Phys 44(2):399, 1999

Arai T, Nakano T, Fukuhisa K, et al: Second cancer after radiation therapy for cancer of the uterine cervix. Cancer 67(2):398, 1991

Ash P: The influence of radiation on fertility in man. Br J Radiol 53:271, 1980

ASTEC/EN.5 Study Group: Adjuvant external beam radiotherapy in the treatment of endometrial cancer (MRC ASTEC and NCIC CTG EN.5

randomised trials): pooled trial results, systematic review and meta-analysis. Lancet 373:137, 2009

Begg AC: Cisplatin and radiation: interaction probabilities and therapeutic possibilities. Int J Radiat Oncol Biol Phys 19(5):1183, 1990

Bentzen, SM: Tumor volume and local control probability: clinical data and radiobiological interpretations. Int J Radiat Oncol Biol Phys 36(1):247, 1996

Boronow RC: Combined therapy as an alternative to exenteration for locally advanced vulvo-vaginal cancer: rationale and results. Cancer 49(6):1085, 1982

Brizel DM, Dodge RK, Clough RW, et al: Oxygenation of head and neck cancer: changes during radiotherapy and impact on treatment outcome. Radiother Oncol 53(2):113, 1999

Cooper KL, Beabout JW, Swee RG: Insufficiency fractures of the sacrum. Radiology 156:15, 1985

Creutzberg CL, Nout RA, Lybeert ML, et al: Fifteen-year radiotherapy outcomes of the randomized PORTEC-1 trial for endometrial carcinoma. Int J Radiat Oncol Biol Phys 81(4):631, 2011

Dische S, Saunders MI, Sealy R, et al: Carcinoma of the cervix and the use of hyperbaric oxygen with radiotherapy: a report of a randomised controlled trial. Radiother Oncol 53(2):93, 1999

DiSilvestro PA, Ali S, Craighead PS, et al: Phase III randomized trial of weekly cisplatin and irradiation versus cisplatin and tirapazamine and irradiation in stages IB2, IIA, IIB, IIIB, and IVA cervical carcinoma limited to the pelvis: a Gynecologic Oncology Group study. J Clin Oncol 32(5):458, 2014

Dubben HH: Tumor volume: a basic and specific response predictor in radiotherapy. Radiother Oncol 47(2):167, 1998

Dueñas-González A, Zarba JJ, Alcedo JC, et al: A phase III study comparing concurrent gemcitabine (Gem) plus cisplatin (Cis) and radiation followed by adjuvant Gem plus Cis versus concurrent Cis and radiation in patients with stage IIB to IVA carcinoma of the cervix. Abstract No. CRA5507. Presented at the 45th Annual Meeting of the American Society of Clinical Oncology. 1-2 June 2009

Dunst J, Kuhnt T, Strauss HG, et al: Anemia in cervical cancers: impact on survival, patterns of relapse, and association with hypoxia and angiogenesis. Int J Radiat Oncol Biol Phys 56(3):778, 2003

Fajardo LF: The pathology of ionizing radiation as defined by morphologic patterns. Acta Oncol 44(1):13, 2005

Friedlander AH, Freymiller EG: Detection of radiation-accelerated atherosclerosis of the carotid artery by panoramic radiography. A new opportunity for dentists. J Am Dent Assoc 134(10):1361, 2003

Frumovitz M, Sun CC, Schover LR, et al: Quality of life and sexual functioning in cervical cancer survivors. J Clin Oncol 23(30):7428, 2005

Gemignani ML, Alektiar KM, Leitai M, et al: Radical surgical resection and high-dose intraoperative radiation therapy (HDR-IORT) in patients with recurrent gynecologic cancers. Int J Radiat Oncol Biol Phys 50(3):687, 2001

Gondi V, Bentzen SM, Sklenar KL et al: Severe late toxicities following concomitant chemoradiotherapy compared to radiotherapy alone in cervical cancer: an inter-era analysis. Int J Radiat Oncol Biol Phys 84(4):973, 2012

Grigsby PW, Heydon K, Mutch DG et al: Long-term follow up of RTOG 92-10: cervical cancer with positive para-aortic lymph nodes. Int J Radiat Oncol Biol Phys 51(4):982, 2001

Grigsby P, Winter K, Komaki R et al: Long-term follow-up of RTOG 88-05: twice-daily external irradiation with brachytherapy for carcinoma of the cervix. Int J Radiat Oncol Biol Phys 54:51, 2002

Hareyama M, Sakata K, Oouchi A, et al: High-dose-rate versus low-dose-rate intracavitary therapy for carcinoma of the uterine cervix: a randomized trial. Cancer 94(1):117, 2002

Hawkins MM, Smith RA: Pregnancy outcomes in childhood cancer survivors: probable effects of abdominal irradiation. Int J Cancer 43(3):399, 1989

Heron DE, Gersten K, Selvaraj RN, et al: Conventional 3D conformal versus intensity-modulated radiotherapy for the adjuvant treatment of gynecologic malignancies: a comparative dosimetric study of dose-volume histograms. Gynecol Oncol 91(1):39, 2003

Herrera FG, Cruz OS, Achtari C, et al: Long-term outcome and late side effects in endometrial cancer patients treated with surgery and postoperative radiation therapy. Ann Surg Oncol 21(7):2390, 2014

Hoffman JP, Sigurdson ER, Eisenberg BL: Use of saline-filled tissue expanders to protect the small bowel from radiation. Oncology 12(1):51, 1998

Irtan S, Orbach D, Helfre S, et al: Ovarian transposition in prepubescent and adolescent girls with cancer. Lancet Oncol 14:e601, 2013

Janssens GO, Rademakers SE, Terhaard CH, et al: Improved recurrence-free survival with ARCON for anemic patients with laryngeal cancer. Clin Cancer Res 20(5):1345, 2014

Jensen PT, Groenvold M, Klee MC, et al: Longitudinal study of sexual function and vaginal changes after radiotherapy for cervical cancer. Int J Radiat Oncol Biol Phys 56(4):937, 2003

Kantsevoy SV, Cruz-Correa MR, Vaughn CA, et al: Endoscopic cryotherapy for the treatment of bleeding mucosal vascular lesions of the GI tract: a pilot study. Gastrointest Endosc 57(3):403, 2003

Kapp KS, Poschauko J, Geyer E, et al: Evaluation of the effect of routine packed red blood cell transfusion in anemic cervix cancer patients treated with radical radiotherapy. Int J Radiat Oncol Biol Phys 54(1):58, 2002

Keys HM, Bundy BN, Stehman FB, et al: A comparison of weekly cisplatin during radiation therapy versus irradiation alone each followed by adjuvant hysterectomy in bulky stage IB cervical carcinoma: a randomized trial of the Gynecologic Oncology Group. N Engl J Med 340:1154, 1999

Keys HM, Bundy BN, Stehman FB et al: Radiation therapy with and without extrafascial hysterectomy for bulky stage IB cervical carcinoma: a randomized trial of the Gynecologic Oncology Group. Gynecol Oncol 89(3):343, 2003

Keys HM, Roberts JA, Brunetto VL, et al: A phase III trial of surgery with or without adjunctive external pelvic radiation therapy in intermediate risk endometrial adenocarcinoma: a Gynecologic Oncology Group study. 92:744, 2004

Klopp AH, Moughan J, Portelance L, et al: Hematologic toxicity in RTOG 0418: a phase 2 study of postoperative IMRT for gynecologic cancers. Int J Radiat Oncol Biol Phys 86(1):83, 2013

Konishi T, Watanabe T, Kitayama J, et al: Endoscopic and histopathologic findings after formalin application for hemorrhage caused by chronic radiation-induced proctitis. Gastrointest Endosc 61(1):161, 2005

Lee JL, Viswanathan AN: Predictors of toxicity after image-guided high-dose-rate interstitial brachytherapy for gynecologic cancer. Int J Radiat Oncol Biol Phys 84(5):1192, 2012

Lee MY, Wu HG, Kim K, et al: Concurrent radiotherapy with paclitaxel/carboplatin chemotherapy as a definitive treatment for squamous cell carcinoma of the uterine cervix. Gynecol Oncol 104(1):95, 2007

Luxton RW, Kunkler PB: Radiation nephritis. Acta Radiol Ther Phys Biol 66:169, 1964

Mark RJ, Poen J, Tran LM et al: Postirradiation sarcoma of the gynecologic tract. A report of 13 cases and a discussion of the risk of radiation-induced gynecologic malignancies. Am J Clin Oncol 19(1):59, 1996

Martin J, Fitzpatrick K, Horan G, et al: Treatment with a belly-board device significantly reduces the volume of small bowel irradiated and results in low acute toxicity in adjuvant radiotherapy for gynecologic cancer: results of a prospective study. Radiother Oncol 74(3):267, 2005

Mason KA, Kishi K, Hunter N, et al: Effect of docetaxel on the therapeutic ratio of fractionated radiotherapy in vivo. Clin Cancer Res 5:4191, 1999

Milano MT, Constine LS, Okunieff P: Normal tissue tolerance dose metrics for radiation therapy of major organs. Semin Radiat Oncol 17:131, 2007

Montana GS, Thomas GM, Moore DH, et al: Preoperative chemo-radiation for carcinoma of the vulva with N2/N3 nodes: a gynecologic oncology group study. Int J Radiat Oncol Biol Phys 48(4):1007, 2000

Morris M, Eifel PJ, Watkins EB, et al: Pelvic radiation with concurrent chemotherapy versus pelvic and para-aortic radiation for high risk cervical cancer: a randomized Radiation Therapy Oncology Group clinical trial. N Engl J Med 340:1137, 1999

National Cancer Institute: Common Terminology Criteria for Adverse Events v4.0. NCI, NIH, DHHS. May 29, 2009. NIH publication #09-7473

Nordsmark M, Overgaard M, Overgaard J: Pretreatment oxygenation predicts radiation response in advanced squamous cell carcinoma of the head and neck. Radiother Oncol 41(1):31, 1996

Nout RA, Smit VT, Putter H, et al: Vaginal brachytherapy versus pelvic external beam radiotherapy for patients with endometrial cancer of high-intermediate risk (PORTEC-2): an open-label, non-inferiority, randomised trial. Lancet 375:816, 2010

Oh D, Huh SJ, Nam H et al: Pelvic insufficiency fracture after pelvic radiotherapy for cervical cancer: analysis of risk factors. Int J Radiat Oncol Biol Phys 70(4):1183, 2008

Okada H, Mak TW: Pathways of apoptotic and non-apoptotic death in tumour cells. Nat Rev Cancer 4(8):592, 2004

Pawlik TM, Keyomarsi K: Role of cell cycle in mediating sensitivity to radiotherapy. Int J Radiat Oncol Biol Phys 59(4):928, 2004

Petereit DG, Sarkaria JN, Chappell R, et al: The adverse effect of treatment prolongation in cervical carcinoma. Int J Radiat Oncol Biol Phys 32(5):1301, 1995

Peters WA, Liu PY, Barrett RJ, et al: Concurrent chemotherapy and pelvic radiation therapy compared with pelvic radiation therapy alone as adjuvant therapy after radical surgery in high-risk early-stage cancer of the cervix. J Clin Oncol 18(8):1606, 2000

Portelance L, Chao KS, Grigsby PW, et al: Intensity-modulated radiation therapy (IMRT) reduces small bowel, rectum, and bladder doses in patients with cervical cancer receiving pelvic and para-aortic irradiation. Int J Radiat Oncol Biol Phys 51(1):261, 2001

Potter R, Haie-Meder C, Van Limbergen E, et al: Recommendations from gynaecological (GYN) GEC ESTRO working group (II): concepts and terms in 3D image-based treatment planning in cervix cancer brachytherapy-3D dose volume parameters and aspects of 3D image-based anatomy, radiation physics, radiobiology. Radiother Oncol 78(1):67, 2006

Rose PG, Bundy BN, Watkins EB, et al: Concurrent cisplatin-based chemoradiation improves progression free and overall survival in advanced cervical cancer: results of a randomized Gynecologic Oncology Group study. N Engl J Med 340:1144, 1999

Schwartz JL, Mustafi R, Beckett MA, et al: DNA double-strand break rejoining rates, inherent radiation sensitivity and human tumor response to radiotherapy. Br J Cancer 74(1):37, 1996

Schwartz JL, Rotmensch J, Giovanazzi S, et al: Faster repair of DNA double-strand breaks in radioresistant human tumor cells. Int J Radiat Oncol Biol Phys 15(4):907, 1988

Sedlis A, Bundy BN, Rotman MZ, et al: A randomized trial of pelvic radiation therapy versus no further therapy in selected patients with stage IB carcinoma of the cervix after radical hysterectomy and pelvic lymphadenectomy: a Gynecologic Oncology Group study. Gynecol Oncol 73(2)177, 1999

Shih KK, Folkert MR, Kollmeier MA, et al: Pelvic insufficiency fractures in patients with cervical and endometrial cancer treated with postoperative pelvic radiation. Gynecol Oncol 128(3):540, 2013

Small W, Winter K, Levenback C et al: Extended-field irradiation and intracavitary brachytherapy combined with cisplatin and amifostine for cervical cancer with positive para-aortic or high common iliac lymph nodes: results of arm II of RTOG 0116. Int J Gynecol Cancer 21(7):1266, 2011

Smith S, Wallner K, Dominitz JA, et al: Argon plasma coagulation for rectal bleeding after prostate brachytherapy. Int J Radiat Oncol Biol Phys 51(3):636, 2001

Soper JT, Clarke-Pearson DL, Creasman WT: Absorbable synthetic mesh (910-polyglactin) intestinal sling to reduce radiation-induced small bowel injury in patients with pelvic malignancies. Gynecol Oncol 29(3):283, 1988

Stanic S, Mayadev JS: Tolerance of the small bowel to therapeutic irradiation: a focus on late toxicity in patients receiving para-aortic nodal irradiation for gynecologic malignancies. Int J Gynecol Cancer 23(4):592, 2013

Steel GG, Peckham MJ: Exploitable mechanisms in combined radiotherapy-chemotherapy: the concept of additivity. Int J Radiat Oncol Biol Phys 5(1):85, 1979

Thomas G, Ali S, Hoebers FJ, et al: Phase III trial to evaluate the efficacy of maintaining hemoglobin levels above 12.0 g/dL with erythropoietin vs above 10.0 g/dL without erythropoietin in anemic patients receiving concurrent radiation and cisplatin for cervical cancer. Gynecol Oncol 108(2):317, 2008

Trott KR: The mechanisms of acceleration of repopulation in squamous epithelia during daily irradiation. Acta Oncol 38(2):153, 1999

Ventrucci M, Di Simone MP, Giulietti P, et al: Efficacy and safety of Nd:YAG laser for the treatment of bleeding from radiation proctocolitis. Dig Liver Dis 33(3):230, 2001

Verma J, Sulman EP, Jhingran A et al: Dosimetric predictors of duodenal toxicity after intensity modulated radiation therapy for treatment of the para-aortic nodes in gynecologic cancer. Int J Radiat Oncol Biol Phys 88(2):357, 2014

Weichselbaum RR, Beckett MA, Hallahan DE, et al: Molecular targets to overcome radioresistance. Semin Oncol 19(4 Suppl 11):14, 1992

Wong FC, Tung SY, Leung TW, et al: Treatment results of high-dose-rate remote afterloading brachytherapy for cervical cancer and retrospective comparison of two regimens. Int J Radiat Oncol Biol Phys 55(5):1254, 2003

Zidar N, Ferlunga D, Hvala A, et al: Contribution to the pathogenesis of radiation-induced injury to large arteries. J Laryngol Otol 111(10):988, 1997

# 下生殖道癌前病变

妇科门诊通常涉及下生殖道癌前病变的诊断和管理，子宫颈癌前病变最常见。自从 20 世纪 50 年代采用宫颈涂片（Papanicolaou，Pap）检查以来，宫颈癌筛查已减少了 70% 以上宫颈浸润癌的发病率和死亡率（Howlader，2014），虽然癌前病变的发病率在持续升高（Kurdgelashvili，2013），每年参加宫颈涂片筛查的美国女性中大约 7% 出现异常细胞学结果（Wright，2012）。异常筛查结果通常采用阴道镜检查及活检进一步评估。组织学结果更加准确并指导制订适宜的方案。

## 一、下生殖道瘤变

上皮内瘤变这一术语是指下生殖道（LGT）鳞状上皮内病变，是浸润癌的前驱病变。这些病变展示出一系列细胞质、细胞核及组织从轻度到重度异常的组织学变化。鳞状上皮内病变的严重程度是按照异常细胞从基底膜到表面上皮的比例进行分级。在宫颈上皮内瘤变（CIN）的病例中，异常细胞局限在鳞状上皮下 1/3，称为轻度非典型增生或 CIN1，扩展到中 1/3 的称为中度非典型增生或 CIN2，在上 1/3 的为重度非典型增生或 CIN3，全部上皮受累为原位癌（CIS）（图 29-1）。阴道、外阴、肛周及肛门的鳞状上皮病变（分别为 VaIN、VIN、PAIN 及 AIN）的分级类似，并且要注意 VIN1 已不再被采用。对这些宫颈以外病变自然病程的了解尚不及 CIN。相反，由于只有单层细胞，宫颈柱状上皮病变无类似疾病分类。因此，组织学异常仅为原位腺癌（AIS）或腺癌。

随着人们对人乳头瘤病毒（HPV）感染的研究不断加深，宫颈瘤变的概念受到质疑。轻度鳞状异型增生目前被公认为是 HPV 感染所致，大多数为一过性感染并且进展的可能性小。中度到重度的异型鳞状上皮内变被认为是真正的癌前病变。目前的细胞学报告反映了这一双重概念（Solomon，2002）。在 1989 年，TBS 分类用鳞状上皮内病变（SIL）替代了 CIN。由于 HPV 感染及 CIN1 的细胞及组织学改变不能被有效区分开来并且它们的自然史相类似，因此它们被归类为低级别鳞状上皮内病变（LSIL）。同样的，CIN2、CIN3 及 CIS 不易区分，是真正的癌前病变，被称为高级别鳞状上皮内病变（HSIL）。LSIL 和 HSIL 的诊断区别更加可靠，生物学上可信并且诊断较 CIN 系统临床意义更大。目前推荐此两级分类命名法，并据此对这些病变的处理指南进行分组（Darragh，2012）。

## 二、解剖学方面

### ■ 1. 外生殖器

妇女下生殖道的癌前病变经常是多病灶的，可累及任何结构并可能表现为类似良性病变。例如，阴唇微乳头状瘤病是一种良性的解剖学病变，其特征是小阴唇内侧有微小的上皮突起（图 29-2）。这种情况很容易被误认为是 HPV 相关的病变，但真正的 HPV 病变往往是多灶的和不对称的，并且在一个基底上有多个乳头状突起（Ferris，2004）。微乳头状瘤病经常表现为自发消退且不需要治疗（Bergeron，1990）。

### ■ 2. 阴道

阴道是由非角化的鳞状上皮组成，无腺体成分。但是，柱状上皮偶尔会在阴道鳞状黏膜内被发现，这种现象被称为腺病。大部分归因于出生前外源性雌激素的暴露，特别是己烯雌酚（DES）（Trimble，2001）。这些区域显示为被鳞状上皮包围的红色斑块，常被误认为是溃疡或其他病变。对于 DES 相关性腺病，除视诊以外，仔细的阴道触诊是必要的，触诊对发现阴道透明细胞腺癌较为重要。

### ■ 3. 宫颈

#### （1）鳞柱交界

在胚胎发生时期，分层的鳞状上皮从泌尿生殖窦及阴道隔向上移动从而替代苗勒管上皮（Ulfelder，1976）。这个过程通常终止于宫颈外口，形成原始

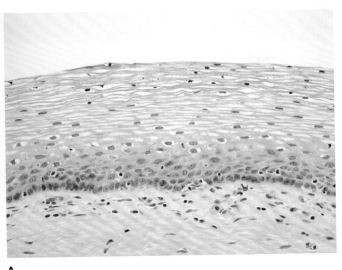

**A**

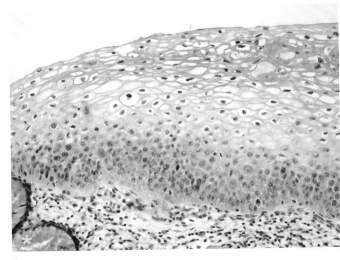

**B**

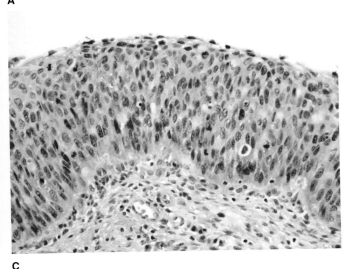

**C**

图 29-1 **A.** 正常的宫颈上皮是非角化、复层的鳞状上皮。核分裂通常限于底层，即基底和基底周围的上皮层。**B.** 低级别鳞状上皮内病变（LSIL）。此活检的位置位于由柱状上皮（星号标记）及鳞状上皮指示的转化区。低级别鳞状上皮内病变为上皮层基底部 1/3 鳞状细胞的异常增殖及核分裂活性增加。显示为 HPV 感染增殖的挖空细胞在浅表上皮的异型性增多。挖空细胞的特点是细胞核增大、核染色质粗大、核"皱缩"及核周晕。**C.** 高级别鳞状上皮内病变表现为整个上皮层异型鳞状细胞的增殖及核分裂能力增加。注意核分裂象接近于上皮表面（黄色箭头所示）（图片使用经 Dr.Kelley Carrick 许可）

（先天）的鳞柱交界（SCJ）。鳞柱交界是围绕宫颈外口的粉色、光滑的鳞状上皮与红色、柔软的柱状上皮并列存在。在少数妇女体内，这种上皮的移行可能是不完全的并导致鳞柱交界位于阴道上部。这种情况在使用己烯雌酚的女性中也会见到。

柱状上皮通常被称为"腺上皮"。这是由于柱状上皮产生黏液并且它的深皱襞在组织学上表现与腺上皮组织相同（图 29-3）。但是，真正的腺体包括腺泡及导管，在宫颈上是看不到的（Ulfelder，1976）。

鳞柱交界的位置随年龄和激素状态而变化（图 29-4）。在育龄期，尤其在青春期、妊娠期及联合使用激素类避孕药期间，鳞柱交界外翻到子宫颈。在正常的鳞状上皮化生及绝经、延长哺乳及长期单纯使用孕激素避孕等低雌激素状态时，鳞柱交界会内移到宫颈管。

**（2）鳞状上皮化生**

在青春期，雌激素水平增高导致下生殖道非角化鳞状上皮糖原储备增加。糖原提供乳酸杆菌的糖类来源并决定产生乳酸的阴道菌群，由此产生的阴道酸性 pH 可能刺激鳞状上皮化生，即宫颈柱状上皮被鳞状上皮所取代的正常过程。宫颈上皮下相对未分化的储备细胞是新的化生细胞的来源，后来分化成为鳞状上皮。这种正常的过程造成了逐渐扩展的鳞状上皮化生和成熟的鳞状上皮带即移行带（TZ），位于先天（原始）的柱状上皮和鳞状上皮之间（图 29-5）。

**（3）转化区和宫颈瘤变**

几乎所有的宫颈瘤变，无论是鳞状上皮还是柱状上皮，均在转化区内发生，通常与新的或当前的鳞柱交界相邻。宫颈储备细胞及未成熟的化生细胞尤其容

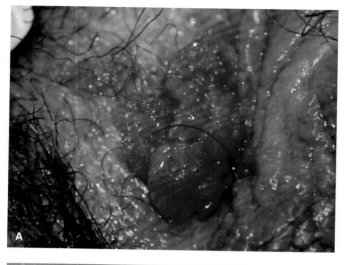

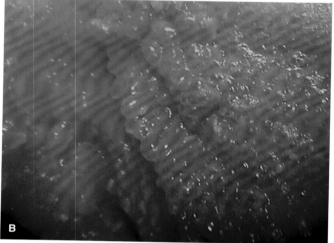

图 29-2 良性的下生殖道病变。**A.** 尖锐湿疣为多灶性、不对称并且在单个基底上有多个乳头突起；**B.** 阴唇的微乳头状瘤病是一种常见的小阴唇内侧及阴道下段的解剖学变异。与尖锐湿疣相反，突起在大小和形状上是一致的，并且单独从它们的基底附着处产生

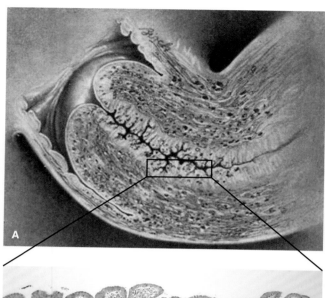

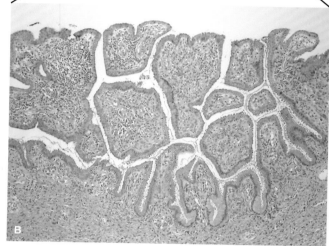

图 29-3 宫颈管解剖。**A.** 宫颈的矢状面。在这个图中，框中为部分宫颈管（Modified with permission from Eastman NJ，Hellman LM：Williams Obstetrics 12th ed.，New York：Appleton-Century-Crofts,Inc；1961）；**B.** 宫颈管被覆单层柱状、分泌黏液的上皮。隐窝和小的外生突起在横截面上显示为假绒毛样外观（Used with permission from Dr. Kelley Carrick）

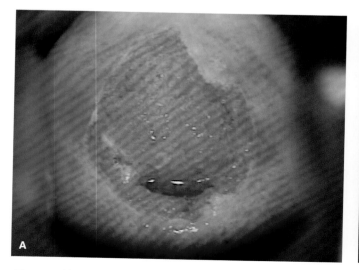

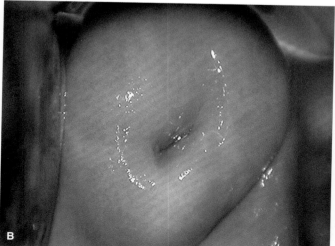

图 29-4 鳞柱交界的位置是可变的。**A.** 鳞柱交界在宫颈并完全可见；**B.** 鳞柱交界在宫颈管内不可见

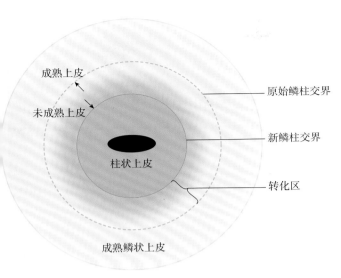

成熟上皮
未成熟上皮
柱状上皮
原始鳞柱交界
新鳞柱交界
转化区
成熟鳞状上皮

**图 29-5** 示意图描述相关的宫颈标志。原始鳞柱交界表示鳞状上皮从胚胎发生时期的泌尿生殖窦向上迁移的终点。鳞柱交界的位置随年龄及激素状态而变化。雌激素水平较高时，鳞柱交界外翻。低雌激素水平及鳞状上皮化生时，鳞柱交界更靠近宫颈外口。转化区由位于原始鳞柱交界及新鳞柱交界之间的鳞状上皮化生部分组成。随着化生上皮的成熟，相对于化生较新的、较不成熟的区域，它会向外移动，与原始的鳞状上皮难以区分

易受到致癌型人乳头瘤病毒（HPV）和协同因子的影响（Stanley，2010）。鳞状上皮化生在青春期和妊娠期尤为活跃。这也许可以解释为什么初次性行为和首次妊娠的年龄是宫颈癌的危险因素。

## 三、人乳头状瘤病毒（HPV）

### ■ 1. 病毒学

HPV 在几乎所有宫颈瘤变及外阴、阴道和肛门瘤变中的致病作用已被确定。HPV 主要感染人类鳞状上皮细胞或化生上皮细胞。它是一种双链 DNA 病毒，每一种病毒都有独特的蛋白质衣壳。超过 150 种 HPV 基因型已被确认，其中大约 40 种可感染下生殖道（Doorbar，2012）。

HPV 基因组周期仅由 9 个已识别的开放阅读框组成（Southern，1998；Stanley，2010）。除了一个调控区以外，6 个"早期"（E）基因在病毒生命周期的早期发挥控制功能，包括 DNA 维持、复制及转录。早期基因在下层鳞状上皮细胞中表达（图 29-6）。2 个"晚期"基因编码主要（L1）和次要（L2）衣壳

蛋白。这些蛋白在病毒生命周期晚期和新的感染性病毒颗粒聚集的浅表上皮层中表达。HPV 基因表达与鳞状上皮细胞分化同步，并依赖于鳞状上皮细胞的分化。因此，病毒生命周期的完成只发生在完整的、完全分化的鳞状上皮内（Doorbar，2012）。因此，在体外培养 HPV 几乎不可能。HPV 是一种非脂溶性病毒，因此其感染性取决于受感染上皮细胞的正常脱落。当 L1 和 L2 衣壳蛋白与上皮基底膜和（或）基底细胞结合时，HPV 病毒颗粒进入新宿主的细胞，就会引发新的感染（Sapp，2009）。

在美国，生殖道 HPV 感染是最常见的性传播疾病（STD），大多数性行为活跃的成年人有时也会感染（Dunne，2014）。大多数 HPV 感染发生在 25 岁以下的女性。14 ～ 59 岁的美国女性感染率为 27%，其中，20 ～ 24 岁的人群中发病率最高（45%），并且随着年龄的增长发病率逐渐降低（Dunne，2007）。在临床上，HPV 类型根据其与子宫颈癌的关联强度分为高危型（HR）和低危型（LR）。低危型 HPV 6 型和 11 型几乎导致所有的生殖器疣、喉部乳头状瘤和少数亚临床 HPV 感染。低危型 HPV 感染几乎不具有致癌性。

与此相反，持续性高危型 HPV 感染现在被认为是宫颈癌发展的必要条件。高危型 HPV 型别，包括 16、18、31、33、35、45 和 58 型及其他不常见的型别，占全球大约 95% 的宫颈癌病例（Muńoz，2003）。HPV 16 最具致癌性，在全球 CIN 3 病变（45%）和宫颈癌（55%）中所占比例最大。HPV16 也是宫颈癌以外的 HPV 相关肛门癌、生殖器癌和口咽癌的主要 HPV 类型（Schiffman，2010；Smith，2007）。虽然在一般人群中，HPV 18 的感染率远低于 HPV 16，

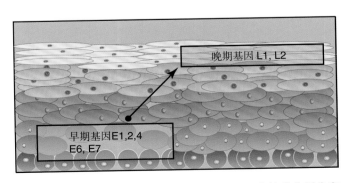

晚期基因 L1, L2
早期基因 E1,2,4 E6, E7

**图 29-6** 人乳头状瘤病毒的生命周期与鳞状上皮的分化同步完成。早期基因，包括 E6 和 E7 癌基因，在基底及副基底层细胞中表达最强。编码衣壳蛋白的晚期基因在表层中表达较晚。完整的病毒在表层鳞屑中正常脱落。晚期基因在高级别瘤变中表达不强

但在 13% 的宫颈鳞癌中发现了 HPV 18，且在更高比例（约 40%）的宫颈腺癌和腺鳞癌中也发现了 HPV 18（Bruni，2010；Smith，2007）。HPV16 型和18 型可引起全世界宫颈癌的 70%，鳞状细胞癌的 68%，腺癌的 85%（Bosch，2008）。HPV 45 型是引起宫颈癌第三常见的 HPV 类型（de Sanjose，2010）。HPV 16 占宫颈 HPV 感染的五分之一以上，是低级别病变和无瘤变的女性中最常见的 HPV 型别（Bruni，2010；Herrero，2000）。因此，高危型 HPV 感染在大多数感染妇女中不会导致瘤变，而其他宿主、病毒和环境因素决定了是否进展为下生殖道瘤变。

### 2. HPV 传播

生殖器 HPV 感染的最重要危险因素是终生及近期性伴侣的数量，以及初次性交的年龄（Burk，1996；Fairley，1994；Franco，1995）。生殖器 HPV 是通过直接接触患湿疣或亚临床 HPV 感染个体的生殖器皮肤、黏膜或体液传播的，通常是性接触。隐性（亚临床）HPV 的传染性是高的。HPV 被认为是通过性接触过程中生殖上皮的微擦伤进入基底细胞层和基底膜。一旦感染，这些基底细胞可能成为病毒的宿主（Stanley，2010b）。

宫颈高危型 HPV 感染通常需要插入式性交。口到生殖器和手到生殖器 HPV 传播，可能远不如生殖器到生殖器传播常见（Winer，2003）。与同性发生性行为的女性 HR HPV 阳性率、宫颈细胞学异常率、宫颈高级别瘤变率与异性恋女性相似，但宫颈癌筛查率较低。无论是否有过与男性发生性行为的经历，女性都有类似的感染风险，这意味着手指、口交或可能的物体接触会使她们面临 HR HPV 感染的风险（Marrazzo，2000）。因此，无论性取向如何，所有性生活活跃的女性都应该按照目前的建议接受宫颈癌筛查。

生殖器 HPV 检测，包括高危型 HPV，在性未成熟的女孩和年轻女性中有报道（Doerfler，2009；Winer，2003）。尽管如此，在幼儿发生的生殖器疣总是考虑有性虐待的可能性。可能通过非性接触、自体接种或污染物转移感染 HPV。这是在儿童和青少年非生殖器 HPV 类型的生殖器疣病例所证实的（Cohen，1990；Obalek，1990；Siegfried，1997）。

除一过性皮肤接触外，先天性 HPV 感染的垂直传播（母亲到胎儿或婴儿）是少见的。结膜、喉部、外阴或肛周疣在出生时或出生后 1 ~ 3 年内出现的最大可能是由于围产期暴露于母体 HPV 所致（Cohen，

1990）。其 HPV 感染与母体生殖器疣或分娩途径无关（Silverberg，2003；Syrjanen，2010）。因此，通常不建议 HPV 感染的母亲剖宫产分娩，但也有例外，如大的生殖器疣，会阻碍分娩或可能宫颈扩张或阴道分娩时造成撕裂及出血。

### 3. HPV 感染结局

生殖道 HPV 感染引起各种结局（图 29-7）。这些感染可大致分为潜伏性感染和显性感染。显性感染表现可能是分泌性的，即产生感染性病毒颗粒，也可能是致瘤性的，引起癌前疾病或恶性肿瘤。前者大多数为亚临床感染，但表现为明显的生殖器疣所占的比例较小。最后，HPV 感染可以是一过性的，也可以是持续性的。高级别瘤变（CIN3 以上）是生殖道 HPV 感染少见的结果，需要 HPV 的持续感染。

潜伏性感染指细胞被感染，但是 HPV 保持静止状态。由于病毒未发生活跃复制，无法检测到组织学改变。病毒表达在可检测到的水平以下。因此，HPV 的表观清除是否包含 HPV 从感染组织真正的根除或是反映为潜伏状态仍不确定。

分泌性感染的特征是病毒生命周期的完成及感染性病毒颗粒的大量产生（Stanley，2010a）。病毒基因的表达和组装与晚期鳞状细胞分化是同步完成的，最后以感染的鳞状细胞的脱屑结束。这些感染很少或没有潜在的恶性，因为 HPV 基因组仍然是游离的，其致癌基因的表达水平非常低（Durst，1985；Stoler，

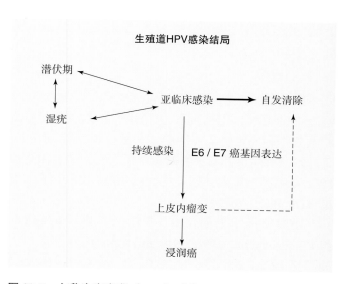

图 29-7　人乳头瘤病毒（HPV）感染的自然史因个体和时间的不同而不同。大多数感染是亚临床的。自行消退是最常见的结果。瘤变是 HPV 持续感染及 HPV DNA 整合的结果

1996）。

在女性和男性的生殖道中，分泌性 HPV 感染导致可见的生殖器疣（尖锐湿疣），或更常见的是亚临床感染。亚临床感染可被间接诊断为低级别的细胞学、阴道镜或组织学异常。然而，所有这些观察性的诊断都是主观的，且重复性差。HPV 检测更准确地反映了 HPV 感染，但仅限于特定的 HPV 类型和病毒载量。

致瘤性感染过程中（CIN3 及宫颈癌），HPV 基因组被破坏并随机整合到宿主染色体中（图 30-1）。随后 E6 和 E7 癌基因无限转录（Durst，1985；Stoler，1996），产生 E6 和 E7 癌蛋白干扰并加速 p53 和 pRb 的降解，p53 和 PRb 是宿主产生的关键抑癌蛋白（图 30-2），这使得受感染的细胞在失去细胞周期控制和细胞增殖，随着时间的推移，DNA 突变积累易发生恶性转化（Doorbar，2012）。

在癌前病变中，正常的上皮分化被破坏且不完整。根据破坏的程度组织学分级为低级别（包括 HPV 改变和 CIN 1）和高级别（CIN 2、CIN 3 和 CIS）。低级别宫颈疾病的平均诊断年龄较高级别病变和浸润性癌的诊断年龄偏低。因此，随着时间的推移，疾病被认为是从较低级别的病变发展到较高级别的病变。另一种理论认为低级别病变通常是急性、短暂、且不致癌。高级别病变和癌症是单克隆的，不需要低级别病变为基础（Baseman，2005；Kiviat，1996）。

HPV 相关的其他肛门 - 生殖道肿瘤的发病机制被认为与子宫颈相似。生殖器 HPV 感染通常是多灶性的，最常累及宫颈。一个部位的瘤变增加了在下生殖道其他部位发生瘤变的风险（Spitzer，1989）。

## ■ 4. HPV 感染的自然史

HPV 感染，主要是高危型，在性生活后很常见（Brown，2005；Winer，2003）。这种感染通常伴随初次性行为的发生，并非性交乱的证据（Collins，2002）。

多数 HPV 感染及相关病变，不管是临床型或亚临床型，可自然转归，尤其是青少年及年轻女性（Ho，1998；Moscicki，1998）。关于表观清除是否反映了真实的分辨率或有限的测试灵敏度的问题已经被提出（Winer，2011）。几项研究表明，低危型 HPV 感染的消退速度较高危型 HPV 感染消退速度快（Moscicki，2004；Schlecht，2003；Woodman，2001）。年轻女性的 HPV 类型经常改变，这反映了感染的短暂性和新伴侣的继发性再感染，而不是持续性感染

（Ho，1998；Rosenfeld，1992）。同时或连续感染多种 HPV 类型是常见的（Schiffman，2010）。

持续的高危型 HPV 感染是宫颈瘤变形成的必要条件。少数 HPV 感染会持续，但大多数年轻女性（65%）感染 HPV 16/18 型超过 6 个月将发展成上皮内病变（Trottier，2009）。随着年龄的增长，进展为高级别瘤变的风险增加，因为老年妇女的 HPV 感染更可能表现为持续性（Hildesheim，1999）。细胞介导免疫可能在 HPV 感染的持续性以及良性和肿瘤性病变的进展或消退中起最大作用。

## ■ 5. HPV 感染的诊断

根据临床病变或细胞学、组织学和阴道镜检查结果推测 HPV 感染，这些都是主观的，而且往往不准确。此外，血清学是不可靠的，不能区分过去和现在的感染（Dillner，1999）。如前所述，培养 HPV 亦是不可行的。因此，只有通过原位杂交、核酸扩增检测（NAAT）、聚合酶链反应（PCR）等方法直接检测 HPV 核酸才能确诊（Molijn，2005）。目前，美国食品药品监督管理局（FDA）批准了四项高危型 HPV 检测用于临床，所有检测均使用 NAAT 检测任何 13 或 14 种高危型 HPV 类型。其中两项检测明确报告了 HPV 16 型或 HPV 18 型的存在，以帮助风险分层和管理。由于临床试验的局限性，阴性试验结果不能排除 HPV 感染。因此，这些检测并不适用于常规的性传播疾病的筛查。低危型 HPV 检测无适应证，可能导致不适当的费用，增加进一步的评估和不必要的治疗。

高危型 HPV 检测在宫颈癌筛查和上皮内病变监测中的临床作用不断进展。在现行指南之外，它不能作为 HPV 感染的筛查手段。即高危型 HPV 检测的临床适应证包括：30 岁及以上女性高危型 HPV 检则与宫颈细胞学筛查同时进行，对某些异常细胞学结果和未处理 CIN 进行分流或监测，以及治疗后监测（Davey，2014）。一项高危型 HPV 检测（cobas HPV 检测）最近被 FDA 批准为 25 岁及以上女性宫颈癌的独立筛查检测。

如果在年轻女性身上发现典型的生殖器疣，或者细胞学或组织学上确诊为宫颈高级别瘤变或侵袭性癌，再进行 HPV 检测是不必要的。由于在年轻女性（25 岁以下）中 HPV 患病率较高，因此不推荐宫颈癌筛查时进行高危型 HPV 检测。HPV 检测用于全子宫切除术后的妇女未获 FDA 批准，也没有指南建议这些妇女行 HPV 检测。

### ■ 6. HPV 感染的治疗

治疗 HPV 相关的下生殖道疾病的适应证是有症状的疣、高级别瘤变或侵袭性癌。尚无有效的治疗方法可以解决亚临床或潜伏的 HPV 感染。HPV 感染通常是自限性的，非必要的下生殖道损害，可能源于不切实际的根除 HPV 感染的尝试。鼓励积极的健康行为和最佳的免疫管理似乎是明智的。治疗宫颈低级别鳞状上皮内病变（HPV 改变或 CIN 1）是没有必要的，如果病变持续 2 年以上，才考虑治疗。

生殖器疣有多种治疗方式，根据病变的大小、位置和数量进行选择（Rosales，2014）。可采用机械清除或破坏、局部免疫调节剂、化学或热凝等方法（表 3-15）。对男性伴侣的治疗，无论是通过减少再感染，还是通过改变生殖器疣或下生殖道瘤变的临床过程或治疗结果，都不能使女性伴侣获益（美国疾病控制与预防中心，2010 年）。

### ■ 7. HPV 感染的预防

#### （1）行为预防

性节制、延迟性交和限制性伴侣的数量是避免生殖器 HPV 感染及其不良影响的合理策略。但是，缺乏循证医学证据和性实践模式。避孕套不能覆盖所有可能感染 HPV 的肛门生殖器皮肤。因此，避孕套可能不能完全起到保护作用，但可能会减少 HPV 的感染和传播。Winer 和同事（2003）进行了首次关于男性避孕套使用的前瞻性研究，发现避孕套使用可降低年轻女性的 HPV 感染率。

#### （2）疫苗

HPV 疫苗为预防和可能逆转已感染者的后遗症提供了最大的希望。局部免疫和体液免疫可能对偶发感染有保护作用，预防性疫苗可诱导产生型别特异性体液抗体，通过阻断其进入宿主细胞来预防新的 HPV 感染（Stanley，2010b）。它们不能预防暂时的 HPV 阳性或解决先前存在的感染。HPV 疫苗有潜力预防至少 6 个身体部位的恶性肿瘤，包括宫颈、外阴、阴道、阴茎、肛管和口咽。

目前，三种 HPV 疫苗被 FDA 批准用于预防 HPV 感染和宫颈癌。他们使用重组技术合成疫苗中每种 HPV 类型的 L1 衣壳蛋白。由此产生的类病毒颗粒具有高度的免疫原性，但没有传染性，因为它们缺乏病毒 DNA（Stanley，2010b）。

Cervarix（二价疫苗）是一种针对 HPV 16 和 18 的双价疫苗。佳达修（四价疫苗）是一种针对 HPV 6 型、11 型、16 型和 18 型的四价疫苗。HPV 四价疫苗被佳达修 9（gardasil 9，九价疫苗）替代，HPV 九价疫苗可预防 HPV 四价疫苗包含的 HPV 类型及 HPV31、33、45、52 和 58 中的所有 HPV 类型。这些额外的高危型 HPV 类型的覆盖率将使宫颈癌预防的理论百分比从 65% 提高到大约 80%。这三种疫苗都含有佐剂，可以增强免疫系统对疫苗抗原的反应。这三种疫苗均在 6 个月内接受 3 次肌内注射。具体来说，第二次给药是在第一次给药后 1 ~ 2 个月，第三次给药是在第一次给药后 6 个月。延长给药时间并不会降低免疫原性。最佳的疫苗接种策略是在开始性活动之前，也就是在潜在效益最大的时候接种疫苗。然而，既往有过性行为、HPV 相关疾病或 HPV 检测阳性者不应阻止疫苗接种。接种疫苗前不建议进行 HPV 检测（美国妇产科医师协会，2014a）。目前免疫措施咨询委员会（ACIP）建议对 11 ~ 12 岁（最早为 9 岁）的女童常规接种 HPV 疫苗，并建议以前未接种疫苗的 13 ~ 26 岁妇女接种疫苗（Markowitz，2014；Petrosky，2015）。可以在哺乳期间接种疫苗，但在怀孕期间避免接种（美国妇产科医师协会，2014a）。尽管理论上存在迟发免疫反应的风险，但免疫缺陷妇女是接种疫苗和显示高血清转化率的人选。

这三种疫苗在预防包括在疫苗中的 HPV 类型的偶发感染和高级别宫颈瘤变几乎 100% 有效（Future Ⅱ Study Group，2007；Paavonen，2009；Joura，2015）。此外，HPV 四价疫苗和九价疫苗还可预防 HPV 6 型和 11 型，这两种类型 HPV 几乎会导致所有的生殖器疣、喉部乳头状瘤病和许多低级别细胞学异常。这两种疫苗已被批准用于男性和女性生殖器疣的预防。它们也被 FDA 批准用于预防阴道、外阴和肛门肿瘤。HPV 二价疫苗不能预防生殖器疣，它没有被批准用于下生殖道疾病的预防。

HPV 疫苗具有高度的免疫原性，在接种后至少可维持 5 ~ 8 年的保护（Ferris，2014；Harper，2006）。没有证据支持以后需要加强剂量。它们具有良好的安全性，耐受性好，可以与其他推荐的疫苗一起使用。

由于 HPV 疫苗可预防大多数（但不是全部）与 HPV 相关的宫颈癌，因此宫颈癌筛查应按照现行指南继续进行。在疫苗接种率高的国家，肛门 - 生殖器疣的发病率大幅下降，巴氏涂片异常和宫颈瘤变的发病率有望下降（Ali，2013）。尽管美国的疫苗接种率并不理想，但自 2006 年引入疫苗以来，美国青少年中应用 HPV 四价疫苗已减少了 56% HPV 感染（Stokley，2014）。

## 四、宫颈上皮内瘤样病变

### 1. 危险因素

Henk 及同事（2010）估计，美国每年诊断出 412 000 例宫颈上皮内瘤样病变（CIN）。危险因素与侵袭性宫颈癌相似，CIN 与持续性生殖器高危型 HPV 感染和年龄增长关系最密切（表 29-1）（Ho，1995；Kjaer，2002；Remmink，1995）。

在美国，宫颈癌诊断的中位年龄（第五个十年后期）大约比 CIN 晚十年。在老年妇女中，HPV 感染更可能持续而非消退。年龄越大，免疫能力越弱，随着时间的推移，基因突变的累积也会导致恶性细胞转化。此外，不利的社会经济因素和产前护理以及避孕需求的减少导致老年妇女较少接受筛查。

CIN 的危险因素与 HPV 感染的危险因素相近，包括性行为时间早、多个性伴和男性性乱交（Buckley，1981；de Vet，1994；Kjaer，1991）。在调整了 HPV 阳性和较低的社会经济地位之后，吸烟也增加了癌前病变的风险（Castle，2004；Plummer，2003）。

某些维生素如 A、C、E、胡萝卜素和叶酸的饮食缺乏可能改变细胞对 HPV 感染的免疫力。这可能会促进病毒感染的持续性和宫颈肿瘤的形成

表 29-1 子宫颈瘤变的高危因素

**人口学危险因素**

种族（拉丁美洲国家，美国，少数民族）

社会经济状况低下

年龄增加

**行为危险因素**

性交早

多个性伴侣

男性性伴有多个性伴侣

吸烟

膳食性缺乏

**医疗危险因素**

宫颈高危 HPV 感染

外源性激素（复方口服避孕药）

生育状况

免疫抑制

筛查不足

（Paavonen，1990）。然而，在美国，饮食和宫颈疾病之间缺乏联系可能反映了低收入妇女的相对充足的营养状况（Amburgey，1993）。

联合口服避孕药（COCs）与增加宫颈癌风险有关（宫颈癌国际流行病学研究合作，2007）。可能的机制包括 HPV 感染和癌基因表达的持续增加（de Villiers，2003）。相反，多项研究未能发现使用激素避孕药或绝经后激素治疗会增加 CIN 风险（Castle，2005；Harris，2009；Yasmeen，2006）。子宫内接触 DES 除了增加宫颈和阴道透明细胞腺癌的风险外，似乎还会使发生宫颈高级别疾病的风险增加一倍（Hoover，2011）。

胎次增加与宫颈癌发病风险相关，但尚不清楚这是否与早期性活动、孕激素暴露效应或其他因素有关。建议将妊娠期免疫抑制、激素对宫颈上皮的影响及阴道分娩的物理创伤作为与宫颈病变相关的因素展开流行病学调查（Brinton，1989；Muñoz，2002）。

免疫抑制的妇女通常表现为 CIN 以及病变严重程度、多灶性病变模式和多个低级别瘤变部位病变的风险增加。与免疫功能正常的患者相比，低级别瘤变的治疗失败率、持续性和复发率也更高。特别注意的是，人类免疫缺陷病毒（HIV）阳性妇女与 HIV 阴性妇女相比，有更高的涂片异常率和 CIN 发病率。接受器官移植的患者在移植后发生恶性肿瘤的风险增加，包括低级别瘤变和肛管肿瘤（Gomez-Lobo，2009）。使用免疫抑制药物治疗其他疾病的妇女出现低级别瘤变的概率更高。

筛查不足是另一个风险因素。在美国被诊断出宫颈癌的女性中，大约 60% 的人要么从未接受过筛查（50%），要么在过去 5 年里没有接受过巴氏试验（10%）（美国妇产科医师协会，2012b）。缺乏筛查是社会经济地位低下的妇女，特别是少数族裔、农村居民或年龄较大的妇女以及新近移民妇女宫颈癌发病率升高的主要原因（Benard，2007）。

### 2. 自然史

癌前病变可自行消退、保持稳定或进展。进展为侵袭性癌症的风险随着 CIN 的严重程度而增加。Ostor（1993）在一篇综述中提供了 CIN 进展、持久性和消退的估计，如表 29-2 所示。低级别病变被认为是急性 HPV 感染的表现，最可能在几年内自行消退。高级别病变不太可能发生这种情况。Castle 和他的同事（2009b）计算出约 40% 的 CIN 2 患者在两年内会自发消退，此种现象在年轻健康的女性中更为常

**表 29-2　CIN 的自然史**

| | 逆转（%） | 持续（%） | 进展到 CIS（%） | 进展到浸润癌（%） |
|---|---|---|---|---|
| **CIN1** | 57 | 32 | 11 | 1 |
| **CIN2** | 43 | 35 | 22 | 5 |
| **CIN3** | 32 | < 56 | – | > 12 |

CIS= 原位癌

Reproduced with permission from Ostor AG：Natural history of cervical intraepithelial neoplasia：a critical review. Int J Gynecol Pathol 1993 Apr；12（2）：186-192.

见（超过 60%）（Moscicki，2010）。CIN 2 被认为是组织学上难以区分的低、高级别病变的混合体，而不是 CIN 1 向 CIN 3 进展的中间步骤。在 30 年的时间里，行宫颈活检但未治疗的 CIN 3 病变进展为侵袭性癌症的风险接近 30%（McCredie，2008）。

## 五、宫颈瘤变的诊断

宫颈癌筛查最理想的目的是发现可以被根除的浸润性癌前病变或发现可以被成功治疗的早期宫颈癌。宫颈癌筛查以前仅限于宫颈细胞学检查。但是，在过去的十年里，人乳头瘤病毒检测也成为一种重要的筛查工具。

一般而言，只有在辅助检查帮助下才能看到下生殖道（LGT）的浸润癌之前的病变。有一个例外是 VIN，它通常是可见、可触摸感知的，或者两者同时都具备的。只有宫颈病变在肿瘤疾病谱的两端时是大体观可见的，即湿疣和浸润性癌。因此，所有有症状怀疑宫颈肿瘤和肉眼大体可见的宫颈病变都需要尽快活检。

### ■ 1. 宫颈细胞学

宫颈细胞学检查是现代医学的一大成功案例。它可以在漫长的宫颈癌前病变或者微小浸润癌阶段检查出大多数宫颈瘤变的存在，此时治疗将会取得最佳的疗效。所有现行的指南对于传统的玻片（传统上称为巴氏涂片）和液基 Pap 检查用于筛查都是同样可以被接受的（American College of Obstetricians and Gynecologists，2012b；Saslow，2012；U.S. Preventive Services Task Force，2012）。

20 世纪 40 年代引入的宫颈细胞学，它从来没有在随机、对照或盲态试验中进行过评估（Koss，1989）。然而，有组织的进行筛查项目的国家都一致地认识到宫颈癌的发病率和死亡率都在大幅度下降。Pap 检查的特异性一直很高，接近 98%。然而，

对 CIN 2 或更严重疾病的检查灵敏性却比较低，且变化范围较大，波动在 45% ~ 65% 之间（Whitlock，2011）。这种不完美的敏感性通过建议在女性一生中进行重复筛查而得到平衡。尽管宫颈鳞癌的发病率持续下降，但腺癌的相对和绝对发病率都有所增加，尤其是 50 岁以下的妇女（Herzog，2007 年）。腺癌和腺鳞癌现在至少占宫颈癌的 20%。这种增加部分原因可能是 Pap 检查对于腺癌的敏感性低于鳞癌及其癌前病变。

假阴性的 Pap 检查结果可能是因为取材的问题所造成，这种情况下，Pap 涂片中没有异常的细胞。或是因为筛查的问题，这种情况下异常细胞存在但被筛查人员错误的分类或者被漏掉了（Wilkinson，1990）。强制性的质量保证措施和计算机辅助阅片的筛查技术解决了筛查错误的问题。医务人员对异常结果的次优处理和患者失访也是造成那些原本可以避免的宫颈癌病例的原因。临床医师必须通过获取优化的细胞学标本，遵循基于现有循证医学证据的指南管理异常筛查结果，以达到最大化筛查获益。

### （1）细胞学检查

理想状态下，细胞学检查应安排在非月经期。检查前至少 24 ~ 48 小时禁止阴道性交、阴道冲洗、使用阴道卫生棉条、阴道内上药或者使用避孕药膏。Pap 检查前最好治疗宫颈炎或阴道炎。然而，不能因为不明原因的异常分泌物或者异常出血而推迟进行细胞学检查，因为这可能是由于宫颈或者其他生殖道肿瘤造成的。

正如表 21-9 所示，宫颈鳞状上皮形态随月经周期激素水平的变化而发生相应的变化。因此，临床病史可以辅助准确的 Pap 判读，通常包括末次月经周期、目前妊娠状态、是否使用外源性激素、绝经状态、有无异常出血、既往异常细胞学结果、宫颈上皮内瘤变，或其他下生殖道瘤变等信息。另外，宫内节

育器（IUD）可以造成细胞发生反应性改变，应注明是否使用 IUD。全面观察宫颈对于识别肉眼可见病变和鳞状交接非常重要。放置窥器应该尽可能舒服。窥器外涂抹薄薄的水样润滑剂不会影响 Pap 涂片的质量或判读（Griffith，2005；Harmanli，2010）。在采集细胞学之前应避免接触宫颈，因为微小的创伤可导致瘤变上皮不小心剥脱。宫颈表面覆盖的分泌物可以用大棉棒小心去除，注意不接触宫颈，轻轻沾除覆盖在宫颈表面的分泌物，过度用力去除分泌物有可能造成细胞量不足或者假阴性的 Pap 结果。当有指征时，Pap 检查采集标本后可进行额外取样以发现宫颈和阴道其他感染。

SCJ 转换区的取样对 Pap 试验的灵敏度至关重要。根据 SCJ 的位置决定选择什么样的技术和取材工具，SCJ 位置因年龄、产科创伤和激素状况而变化很大。已知或怀疑子宫内 DES 暴露的妇女也可从单独的阴道上段 Pap 检查中获益，因为这些妇女有罹患阴道癌的额外风险。

对宫颈进行细胞学取样常用的三种塑料器具：刮板、宫颈刷、颈管取样刷（也称为细胞刷）（图 29-8）。刮板主要采集子宫颈外部的样本。颈管取样刷是采集宫颈管内样本，与刮板配合使用。宫颈刷可同时采集宫颈内部、外部上皮，但使用颈管刷可以进一步富集细胞。不再推荐使用木制取材器和棉签进行取材，因为收集和释放细胞较差。

刮板形状最适合宫颈的轮廓，跨过鳞柱交接处，并对宫颈管远端取样。临床医师用力刮取宫颈表面，完成至少一次完整的旋转。在获得刮板样本后，锥形的塑料颈管刷插入宫颈管，直到最外面的刷毛仅在宫颈外口处可见。这可以防止无意中采集子宫下段细胞被误认为非典型宫颈细胞。为避免混有血液，刷子只旋转四分之一到半圈，在取了子宫颈外部样本后使用。如果宫颈管比较宽，则移动刷子以接触宫颈管的所有表面。

宫颈刷有较长的中央刷毛插入宫颈管。这些较长的鬃毛两侧有较短的鬃毛，在旋转时在宫颈外部展开。建议在同一方向旋转五圈。相反的方向可能导致细胞的损失。宫颈刷是液基 Pap 检查的首选取样工具。

### （2）细胞学取材

传统的细胞学取材需要特别小心以避免空气干燥所造成的假象，这会造成玻片质量较差。刮板采集标本后立即用颈管取样器收集颈管标本。刮板尽快而均

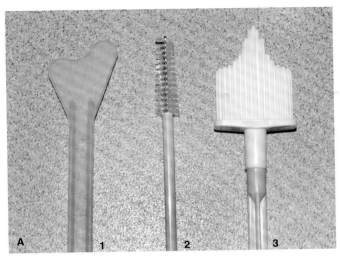

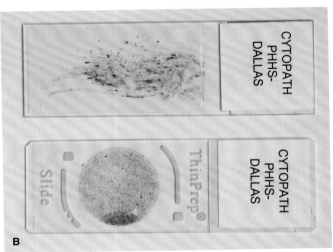

图 29-8　**A.** 宫颈细胞学采集装置：①塑料刮板；②颈管取样刷；③塑料宫颈刷。**B.** Pap 取材前准备。传统的宫颈细胞学检查是将用采集器收集到的细胞直接涂在玻片上，然后立即固定（玻片上面）。液基细胞学是将收集到的细胞从采集装置转移到液体运输介质中，随后进行处理并转移到玻片上。细胞分布在一个较小的区域，碎片、黏液、血液和细胞重叠大部分被消除，从而允许计算机辅助筛查阅片（较低的幻灯片）（Used with permission from Dr. Raheela Ashfaq.）

匀地涂抹在玻片的 1/2 或 2/3 区域（图 29-8）。颈管取材后，平稳旋转着涂抹在剩余的区域，然后很快在距离 10 ～ 12 英寸处喷洒固定或将玻片浸泡固定。

目前，FDA 认证的液基细胞学检测有两家。根据生产厂家的要求，将采集和细胞转移到特定的保存液中。SurePath 的产品上述三种采样器都可以使用，但经改良的宫颈刷的头部折断留存在保存液中一起送到实验室。ThinPrep 产品要求将选用取材后的装置立刻在保存液中剧烈搅动，然后丢弃。

## 2. HPV 检查

HR-HPV 检测在宫颈癌筛查中很有潜力是因为其提高了对 CIN 3 或宫颈癌的敏感性且结果客观。然而，将 HPV 检测纳入宫颈癌筛查策略必须注意其特异性低的问题，特别是年轻女性。

### （1）HPV 和细胞学联合检测

2003 年，FDA 首次批准了 HPV 检测和细胞学一起用于 30 岁及以上女性宫颈癌筛查。HR-HPV 检测与细胞学检查相结合称为联合检测。目前这一策略不适用于 30 岁以下的女性，是因为这一年龄组女性 HR-HPV 感染率很高，会造成该检测缺乏特异性。HPV 检测通常是使用制备细胞学玻片后残留的 LBC 样本进行检测的。或者是从细胞学样本中分离出用于 HPV 检测的样本，保存于特定的收集器中送检。检测只针对高危型 HPV 进行检测。如前所述，低危型 HPV 检测没有临床作用（Castle，2014；Thomsen，2014）。

HPV 检测联合细胞学检查可以提高单次筛查对高级别瘤变的敏感性，几乎接近 100%，从而 HSIL 得以早期发现和管理（Ronco，2010）。传统细胞学检查对宫颈腺癌敏感性差，这也支持将 HPV 检测用于初筛（Castellsagué，2006）。

由于对高级别瘤变具有很高的阴性预测值、新的 HPV 感染进展为瘤变的过程缓慢、联合检测的成本增高，故如果细胞学和 HPV 检测均为阴性，则每隔 5 年重复检测。用于联合检测异常结果管理的临床指南已经制定（Saslow，2012 年）。如果细胞学异常，则遵循现行的细胞学管理指南。会有少于 10% 的筛查患者出现细胞学阴性和 HPV 阳性的检测结果（Castle，2009a；Datta，2008）。这种情况下，12 个月后重复联合检测。这是因为其存在高级别瘤变的风险低于细胞学结果为不明确意义的非典型鳞状细胞（ASC-US）的风险，并且大多数 HPV 感染在这段时间内会消失（Saslow，2012）。阴道镜检查推荐用于持续 HPV DNA 检测阳性结果者。一个重复细胞学检测结果异常的女性，无论 HPV 状态如何，都应根据现行指南进行处理。

对于细胞学阴性，但 HR HPV 阳性的检测结果，现在有一种可供替代选择的管理策略。可以进行一种专门针对 HPV16 和 18 的检测，称为基因分型。如果阳性，建议立即进行阴道镜检查（American College of Obstetricians and Gynecologists，2012b；Saslow，2012）。这种方法的目标是筛出罹患严重疾病风险最高的人群，已有证据为这一策略提供了坚实的基础（Khan，2005；Wright，2015）。

### （2）HPV 初筛

越来越多的证据支持在初始没有细胞学检查的情况下单独进行 HR-HPV 检测作为宫颈癌初筛的选择（Castle，2011 年；Cuzick，2006 年；Dillner，2013 年）。2014 年底，cobas-HPV 检测是 FDA 批准的第一个用于 25 岁及以上女性宫颈癌初筛检测。本试验同时给出了 16 型和 18 型 HPV 存在与否，以及是是否存在其他 12 种致癌型 HPV 型别的感染。这代表了宫颈癌筛查模式的变化，具有深远意义，Pap 检查被认为对 HPV 阳性结果具有二次分流的作用。

单独 HPV 检测的敏感性大约是单独 Pap 检测的两倍（＞90%），从而更早发现高级别瘤变。Sankaranarayanan（2009）显示了单独 HPV 检测阴性有非常高的阴性预测值。在这项为期 8 年的研究中，单独 HPV 检测结果优于细胞学检查，在 HR-HPV 检测结果呈阴性的患者 8 年内没有宫颈癌死亡病例。最近的评估显示，联合筛查表现并不比单独的 HPV 检测更好（Dillner，2013；Whitlock，2011）。然而，HPV 检测的特异性低，尤其是年轻女性（Mayrand，2007；Ronco，2006，2010）。这可能导致过多的阴道镜检查、活检和治疗。将非 HPV16/18 型 HPV 检测阳性的女性进行细胞学检查是平衡其特异性下降的有效方法。总的来说，这种策略预计会导致更多的阴道镜转诊，但却可以增加更早期的 HSIL 检出率。

HPV 检测用于初筛的临时指南于近期发布，毫无疑问这将在未来几年中会受到争议并进行修订（Huh，2015）。这些建议指出，在 25 岁及 25 岁以上的妇女中，将 HR-HPV 检测用于初筛可作为单独或联合细胞学检查的一种替代方法，间隔时间不少于 3 年。如果发现 HPV 16/18，建议立即阴道镜检查。如果发现其他 HR-HPV 亚型阳性，建议进行细胞学分流。阴道镜检查对于任何细胞学异常都是推荐的。值得注意的是，截至 2015 年，主要的子宫颈癌筛查指南并没有包括这一筛查选项。

## 3. 宫颈癌筛查指南

### （1）指南观点

所有经批准的宫颈癌筛查策略，包括单独周期性使用细胞学检查，都大大降低了女性一生中罹患或死于宫颈癌的风险。由于大多数 HR-HPV 检测结果阳性的女性并不会罹患严重疾病，因此选择筛查策略应由医疗服务提供者和患者共同决定。经国家癌症研究所（2015a）综合审查，医疗保健提供者和医疗保健政策机构对每种筛查策略的利弊平衡进行了认真考虑。从这个角度出发，随后提出了指南。

基于证据的宫颈癌筛查指南仍在不断完善。2012年，所有主要专业协会都更新了这些内容。美国癌症协会、美国阴道镜和宫颈病理学会以及美国临床病理学会（ACS/ASCCP/ACP）联合发布了指南（Saslow，2012 年）。美国预防服务特别工作组（USPSTF）（Moyer，2012）和美国妇产科医师协会（2012b）也分别发布了指南。这三套指南几乎没有例外，只适用于一般风险妇女，即没有 HSIL 或宫颈癌病史的免疫力正常的女性。对于传统和液基 Pap 检查的可接受性、开始和停止筛查的年龄，筛查间隔，以及 HPV疫苗接种后的筛查，大家观点一致。遵守现行指南不应排除或延迟其他妇科保健，尤其是避孕措施的提供绝不取决于是否遵循宫颈癌筛查建议或细胞学异常的评估。

### （2）筛查起始

在一般风险女性中，子宫颈癌筛查最好从 21 岁开始。不管性生活史、性取向或其他风险如何，这都是正确的。在年轻女性中，大多数 Pap 异常代表着一过性的 HPV 感染，即便是高级别病变的自发消退也是常见的（Moscicki，2005）。年轻女性中大多数高级别病变是 CIN 2 而不是 CIN 3（Moscicki，2008）。宫颈癌在青少年中极为罕见，这不像老年妇女那样通过筛查是可以预防（Saslow，2012）。此外，青少年高级别 CIN 的治疗往往伴随 Pap 异常的持续存在，理论上可能会产生不良的妊娠相关结局（Case，2006；Moore，2007）。

在存在重大免疫缺陷的情况下，如艾滋病毒感染、免疫抑制药物的使用和器官移植，是否应更早一些开始筛查尚不确定，目前的指南也没有涉及。疾病预防控制中心（CDC）（2015）建议，即使是在 21 岁之前，艾滋病诊断后应立即开始筛查，并在 6 个月内重复 Pap 检测。至于其他这些情况，需要考虑到年龄和免疫缺陷的严重程度，依照临床医师的判断执行。一般来说，21 岁开始筛查似乎是合理的（美国妇产科医师协会，2012a）。

### （3）筛查间隔和策略

在 21 岁到 29 岁之间，所有的指南都建议以 3 年为间隔单独进行细胞学检查。30 ~ 65 岁的妇女可以继续进行单独细胞学检查，间隔 3 年，或可以开始 5年间隔的联合检测。使用这两种策略，癌症的风险大致相同。USPSTF 认为这两种策略是等效的，对于希望延长筛查间隔的妇女来说，可以使用联合检测。然而，ACS/ASCCP/ACP（Saslow，2012）和美国妇产科医师协会（2012b）都认为联合检测是 30 岁及以上女性的首选筛查策略。艾滋病毒感染和其他免疫抑制的女性应每年接受细胞学检查（疾病控制和预防中心，2015 年；美国妇产科医师协会，2012a）。

### （4）终止筛查

对于 65 岁以上的女性，罹患子宫颈癌的风险一般，且已经进行了充分的筛查，无论其性生活史如何，可以停止筛查。充分筛查是指在过去 10 年中连续三次 Pap 检查阴性或连续两次联合筛查阴性，且最近一次是在过去的 5 年内。对于之前接受过 CIN 2、CIN 3、AIS 或宫颈癌治疗的妇女应继续常规筛查至少 20 年，因为她们仍处于宫颈癌长期风险增加的状态（Saslow，2012；Strander，2007）。目前尚不确定艾滋病毒阳性女性何时可以停止筛查，也不确定这种情况是否应在合理的预期生命里，每年且无限期地继续筛查下去。

### （5）全子宫切术后

阴道癌很少见，占女性癌症的不到 2%。所有指南都建议，因良性疾病而行全子宫切除术且既往无高级别 CIN 或宫颈癌病史者，不再进行 Pap 筛查。子宫颈的缺如应该通过检查或病理报告来确认，因为许多女性在报告她们子宫切除类型时并不准确。接受过子宫次全切除术的女性应继续进行常规筛查。对于有高级别宫颈肿瘤或癌症病史的妇女，子宫切除术后阴道细胞学检查的建议不太明确，因为阴道癌依然很少见，筛查的获益也不明确（Saslow，2012）。美国妇产科医师协会（2012b）建议，在治疗后 20 年内，应每 3 年对阴道断端进行细胞学检查，这种检查通常是子宫切除术后的前 2 年内完成三次 Pap 检查的初始监测后进行的。尽管 FDA 没有批准 HPV 检测用于没有宫颈的患者，但这种检测仍然很常见（Chappell，2010）。

## ■ 4. Bethesda 系统

宫颈细胞学报告采用标准化的 Bethesda 系统命名法（国家癌症研究所研讨会，1989 年；Nayar，2015 年；Solomon，2002 年）。在临床中，报告的关键要素是样本充分性和上皮细胞异常（表 29-3 和表 29-4）。下文概述了非妊娠女性宫颈细胞学异常初始管理的循证指南（美国妇产科医师协会，2013 年；马萨德，2013 年）。应综合指南整体且基于个体化的基础而应用。指南不能解决所有的临床情况，也不能预防所有的宫颈癌。

**表 29-3　2014 Bethesda 细胞学报告组成**

**标本类别**
传统涂片（Pap 涂片）
液基涂片（Pap 检查）
其他

**标本满意度**
评估满意
评估不满意（指明原因）

**总体分类（可选择的）**
无上皮内病变或恶性病变
上皮细胞异常（表 29-4）
其他（见判读 / 结果）

**判读 / 结果**
无上皮内病变或恶性病变
上皮细胞异常（表 29-4）
非肿瘤性所见（可选择的）
　　细胞变异（萎缩，角化，化生）
　　反应性细胞改变（炎性、修复性、放射性）
　　全子宫切除术后腺细胞状态
微生物
　　阴道滴虫
　　符合念珠菌属的真菌
　　菌群变化提示细菌性阴道病
　　符合单纯疱疹病毒的细胞变化
　　符合巨细胞病毒的细胞变化
　　符合放线菌属的细菌
　　其他非肿瘤性所见（可供选择）
其他
子宫内膜细胞见于 ≥ 45 岁女性
其他恶性肿瘤（特定的）

**辅助检查**

**计算机辅助判读**

**教育批注和点评（可供选择）**

Adapted with permission fromNayar R，Wilbur DC：The Pap test and Bethesda 2014. Cancer Cytopathol 2015 May；123（5）：271-281.

**表 29-4　2014 Bethesda 系统：上皮细胞异常**

**鳞状细胞**
非典型鳞状细胞（ASC）：不明确意义（ASC-US）不除外高度鳞状上皮内病变（ASC-H）
低度鳞状上皮内病变（LSIL）
高度鳞状上皮内病变（HSIL）
鳞状细胞癌

**腺细胞**
非典型腺细胞（AGC）：
　　子宫颈管，子宫内膜，或其他未特别指定
非典型腺细胞，倾向瘤变：
　　子宫颈管或其他未特别指定
子宫颈管原位腺癌（AIS）
腺癌

Adapted with permission from Nayar R，Wilbur DC：The Pap test and Bethesda 2014. Cancer Cytopathol 2015 May；123（5）：271-281.

**（1）标本充分性**

标本充分性的报告是采用满意或不满意来进行评估的，主要参考标准是基于玻片中的细胞情况以及血或炎症的遮盖情况。也报告存在或不存在转化区成分，即宫颈管和（或）鳞状化生细胞。转化区成分不是检查充分性的必要条件。尽管它的存在与细胞学异常的检出增加有关，但它的缺失与 CIN 的诊断失败无关。缺乏转化区成分的 Pap 检查 3 年内重复检查。对于 30 岁及以上的女性，HPV 检测是首选，是否进一步检查取决于 HPV 检测结果。

不满意的 Pap 检查对于宫颈肿瘤的检出是不可靠的，一些 HPV 检测对高危型 HPV 的检测也是不可靠的。不满意的 Pap 检查在 2 ~ 4 个月内重复检查。如果存在萎缩或特定的感染，重复细胞学检查前给予治疗可能会有帮助。如果结果再次出现不满意，建议阴道镜检查，因为这一持续性结果提示 CIN 的风险增加。少数情况下，宫颈细胞学上血液或炎症可能提示浸润性癌。因此，无法解释的阴道排液、异常出血或异常体征应立即进行阴道镜评估，而不是等待重复Pap 检查。

**（2）鳞状细胞异常的管理**

细胞学报告是一种医学咨询，该报告是筛查结果的判读，不是提供一个诊断。最终诊断是临床确定的，通常是组织学评估的结果。Pap 检查的判读为上皮内病变或恶性变阴性（NILM），或显示一种或多种上皮细胞异常。

**不明确意义的非典型鳞状细胞。**最常见的细胞学异常是 ASC-US。这个术语指细胞提示有 SIL 但不符合 SIL 的全部标准。一个 ASC-US 的结果经常先于 CIN 2 或 CIN 3 的诊断，但这种风险只有 5% ～ 10%。癌症的发病率只有千分之一到千分之二（Solomon，2002 年）。

没有进行联合检测 HPV 的 ASC-US 的管理是一年内重复细胞学检查，这是 21 ～ 24 岁女性的首选方法。如果重复 Pap 检查结果异常，建议阴道镜检查。25 岁及以上的女性首选反射性 HPV 检测。对于 21 ～ 24 岁的女性，反射性 HPV 检测也可接受。反射性检测是指针对特定结果而进行的 HPV 检测，如果细胞学检查为阴性，则不进行反射性检测。细胞学 ASC-US，反射性 HPV 检测是鉴别有无高级别 CIN 的好方法。ASC-US、HPV 阳性检测结果具有与 LSIL 结果相似的风险特征，故而可通过阴道镜进行评估。ASC-US、HPV 阴性结果的随访是 3 年内进行联合检测，或 25 岁以下妇女单独细胞学检查。

**低度鳞状上皮内瘤变。**低度鳞状上皮内瘤变涵盖了 CIN1 和 HPV 感染所引起的细胞学改变，但却有 15% ～ 30% 的 CIN2 或 CIN3 风险，和 HPV 阳性的 ASC-US 风险相当。因此，LSIL 通常是进行阴道镜检查的指征。

特别是对于没有 HPV 检测或 HPV 阳性的 LSIL 患者，阴道镜检查适用于 25 岁及以上的女性。如果由于联合检测而获得阴性的 HPV 检测结果，最好在

1 年内重复联合检测，但阴道镜检查也是可以接受的。对 LSIL 进行反射性 HPV 检测不适用于育龄期女性，因为 75% ～ 85% 的人将会是 HR-HPV 阳性。在 21 ～ 24 岁的 LSIL 女性，由于较高的自行消退率，故优选细胞学随访而非阴道镜检查。对于绝经后 LSIL 和没有进行 HPV 联合检测的女性，可供的选项包括 6 个月和 12 个月的重复细胞学检查、HPV 检测或阴道镜检查。

**不能除外高度病变的非典型鳞状上皮细胞。**5% ～ 10% 的非典型鳞状上皮细胞是不能除外有高度病变的（ASC-H）。这些细胞不应该和 ASC-US 混淆在一起。ASC-H 描述了那些细胞学改变不能满足 HSIL 的标准，但却又不能除外存在高度病变的可能。组织学 HSIL 的病例中有 25% 来自于 ASC-H，这一比例高于 ASC-US 或 LSIL。因此，无论年龄大小或现在 HPV 检测结果如何，这类患者都适用于阴道镜检查。如果阴道镜检查不充分，推荐进行诊断性切除。

**高度鳞状上皮内病变。**高度鳞状上皮内病变涵盖有 CIN2 和 CIN3 的特点（图 29-9），其潜在组织学 HSIL 风险（至少 70%）或者浸润癌风险（1% ～ 2%）（Kinney，1998）。无论年龄或 HPV 状况如何，阴道镜检查对所有细胞学 HSIL 都是必要的。细胞学 HSIL 的 25 岁及以上女性的可供替代的管理包括立即电环切除术（LEEP），这更被称为诊断性 LEEP 策略。因为阴道镜检查可能会漏掉一些高级别病变，因此这种策略是合理的。并且大多数细胞学 HSIL 最终会进行

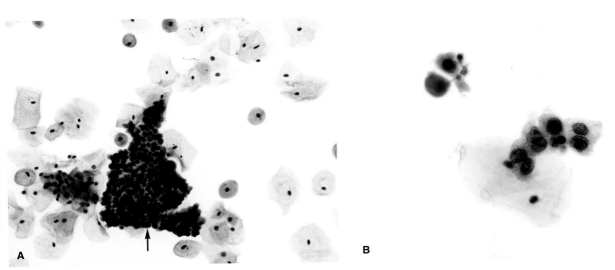

**图 29-9** A. 正常 Pap 检查。可见片状良性宫颈管上皮细胞，其细胞黏液的存在形成特征性的"蜂窝状"外观（箭头）。背景中可见良性的旁基底层、中间层和表层鳞状细胞。B. Pap 检查反映了上皮内高度鳞状上皮内病变。异常增生的鳞状细胞核膜不规则，染色质粗大。增大的核浆比将其归为中度鳞状上皮不典型增生（CIN 2）。（Used with permission from Ann Marie West，MBA，CT [ASCP].）

诊断性或治疗性切除。不充分的阴道镜检查应及时切除，除非最初的活检显示有浸润性癌。

**腺细胞异常**。这一组异常包括非典型腺细胞（AGC）；AGC 倾向肿瘤；和 AIS。这一类型提示更高的肿瘤风险（Zhao，2009）。矛盾的是，根据对 AGC 细胞学的评估，发现鳞状细胞瘤变是比腺细胞瘤变更常见的诊断（Schnatz，2006）。子宫内膜癌和其他生殖道癌以及其他部位如乳腺癌和结肠癌的风险也会增加。细胞学 AGC 后的瘤变大约一半来自于子宫内膜。

因此，对腺体异常的初始评估包括阴道镜检查和宫颈内取样。35 岁及以上或具有子宫内膜疾病危险因素的年轻女性，也包括子宫内膜取样，包括异常子宫出血及持续无排卵病史。如果报告中显示了非典型子宫内膜细胞，则接受初始子宫内膜和宫颈内取样，如果阴性，则随后进行阴道镜检查。

HPV 检测不推荐用于腺细胞异常的分流。实际上，阴性的 HPV 检测结果可能会阻碍 AGC 细胞学评估。然而，在 AGC 的初步评估中进行 HPV 检测可能有助于鉴别子宫颈和子宫内膜疾病（Castle，2010；de oliveria，2006）。

如果初始腺细胞异常结果阴性，由于隐匿型病变的风险增加，故管理和监测通常更积极。应遵循现行的共识指南随诊（美国妇产科医师协会，2013；Massad，2013）。如果初始评估没有诊断癌症，AGC 倾向瘤变和细胞学 AIS 的病例可采用诊断性切除术。

**癌症**。细胞学可疑鳞状细胞癌或者腺癌，提示最高的浸润癌风险，应及时进行评估。如果初始评估未能发现浸润癌，需要进行诊断性切除术。

**妊娠**。21 岁及以上的孕妇进行筛查，根据一般人群的指南对其异常细胞学进行管理。然而，延迟细胞学 ASC-US 和 LSIL 的评估直至至少产后 6 周是可以接受的（Massad，2013）。当需要时，阴道镜检查的目的是排除浸润癌。阴道镜检查和宫颈外部活检在妊娠期是安全和准确的（Economos，1993）。妊娠期不进行宫颈管内和子宫内膜取样，以避免胎膜破裂和感染。浸润前瘤变不治疗，而是产后重新评估。这是因为病变进展通常是缓慢的，并且在分娩和产后修复期间病变等级可能会改变（Yost，1999）。子宫颈锥切术在妊娠期间很少进行，其适应证将在第 30 章中有讨论。

**（3）非肿瘤性表现**

某些非肿瘤性表现可能会出现在报告中，这些表现与某些微生物有关，但并非确定性诊断。这些表现包括阴道毛滴虫、念珠菌、放线菌、单纯疱疹病毒或与细菌性阴道病一致的菌群变化。敏感性通常有限，诊断的准确性也不尽相同（Fitzhugh，2008）。因此，确定性检测或临床的一些表现与这些所见具有相关性。其他非肿瘤性的反应性改变与炎症或修复、放射性改变、萎缩和子宫切除术后良性腺细胞有关。这些不需要采取相应的临床措施。

绝经后女性的宫颈细胞学检查中发现的良性子宫内膜细胞增加了子宫内膜增生和癌症的风险。由于月经史和更年期状况常常是细胞学专家所不知道的，因此所有 45 岁及以上女性宫颈细胞学中有良性子宫内膜细胞者应都报告（Nayar，2015）。在没有异常出血的情况下，绝经前妇女不需要评估子宫内膜。

## 5. 阴道镜检查

### （1）检查前准备

阴道镜检查是门诊的一种检查，用固定在支架上的双目显微镜对下生殖道进行检查。该检查需要的技能包括阴道镜术语、病变的识别与分级、活检技术等。其基本目标是识别浸润癌或者癌前病变，在其指引下取活检并指导后续管理。它依然是宫颈细胞学异常患者评估的金标准。然而，它的敏感性，在不同检查者之间的一致性和可重复性存在差异，要于我们之前所认为的那样。其敏感性为 50% ~ 80%（American College of Obstetricians and Gynecologists，2008；Cox，2008；Ferris，2005；Jeronimo，2007）。阴道镜对于细胞学异常进一步检查发现高级别病变的敏感性更真实的数据是 70%（Cantor，2008），这提示需要进一步评估或监测最初阴道镜检查没有发现高级别瘤变的患者。

有多种类型的阴道镜，但它们操作相似。阴道镜包括透镜式立体镜头或具有 3 ~ 20 倍放大功能的数码影像系统。它的支架可以定位，高强度的光源提供照明系统。绿色（无红色）滤镜增加了对比性，有助于血管构型的评估（图 29-10）。

阴道镜检查前，需核查患者病史和记录，以及阴道镜检查指征（表 29-5）。如果临床可疑妊娠者应进行尿妊娠试验。阴道镜检查最好避开月经期，但是如果有肉眼可见病变异常出血，或患者依从性差者，不应延迟阴道镜检查时间。万一有严重的宫颈炎，或者其他盆腔感染，在活检或颈管搔刮前给予治疗。注意异常宫颈排液如果没有查出原因，可能提示有癌症的可能。阴道镜检查的时候行细胞学检查，其价值受到争议。这样操作有可能影响阴道镜检查，应基于个体化情况而实施。

使用沾满液体的棉签、海绵，或者使用小喷壶湿润宫颈，以便不损伤宫颈上皮。高级别宫颈病变非常脆弱。对于良性上皮，正常使用生理盐水有助于去除宫颈黏液，以进行对于血管构型和表面轮廓的初始评估。异常血管，在醋酸之前，尤其是用绿色滤镜观察时会显得更明显。

3%～5% 的醋酸具有溶解黏液的作用，同时可以使得细胞核染色质发生可逆性的凝集。由于不同程度病变上皮的细胞核密度不同，进而呈现不同程度的

| 表 29-5 阴道镜检查的临床相关事项 |
| --- |
| **临床目的** |
| 提供放大的下生殖道视野 |
| 识别宫颈鳞柱交接 |
| 发现可疑瘤变的病灶 |
| 指导病变活检 |
| 监测现在或过去曾有下生殖道瘤变的患者 |
| **临床指征** |
| 肉眼可见的下生殖道病变 |
| 宫颈癌筛查异常 |
| 宫内己烯雌酚暴露病史 |
| **禁忌证：无** |
| **相对禁忌证** |
| 上或下生殖道感染 |
| 没有控制的严重高血压 |
| 不合作或过度焦虑的患者 |

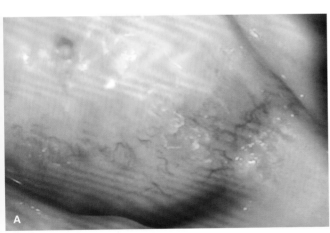
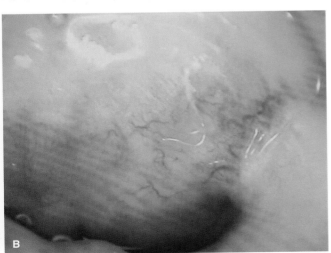

**图 29-10** 评估表面血管。**A.** 在常用的白光下，通过阴道镜观察良性的表面血管；**B.** 用蓝光（无红色）滤镜提高对比性，明确血管构型

白色。瘤变的病变和一些良性情况下，醋酸作用会呈现醋酸白色改变。这种充分作用所产生的效果通常需要数分钟。

受雌激素作用女性细胞内含有丰富的糖原，Lugol 氏碘液使得成熟鳞状上皮细胞染成深棕色。由于细胞分化不完全，非典型增生的细胞糖原含量低，不能充分染色而呈现不同程度的黄色（图 29-11）。这种溶液对于单独使用醋酸不能发现的异常组织尤其有用。它也经常被用于确定活跃的转化区范围，因为不成熟化生上皮不能像成熟（充分分化的）上皮组织那样被深染。对碘、放射线增强剂，或者贝壳类等过敏的人不能使用碘溶液。

**（2）检查**

阴道镜检查的两个主要步骤包括总体评估和明确阴道镜下所见。仔细描述这些有助于异常病变的识别和管理。对此，在美国所使用的标准阴道镜术语与国际宫颈病理和阴道镜联盟 IFCPC（Bornstein，2012）略有不同。

总体的阴道镜评估包括三个方面的内容：宫颈的可见性，鳞状交接的可见性，转化区的类型。首先，每次检查都需要确定宫颈是不是充分可见，或者是否由于炎症、出血、瘢痕，或者其他原因而使宫颈的评估受到限制。IFCPC 称全部宫颈可见为"充分"，反之为"不充分"。然而，现行的 ASCCP 宫颈细胞学

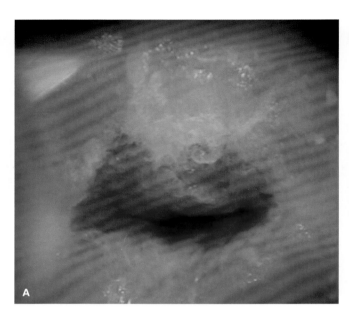
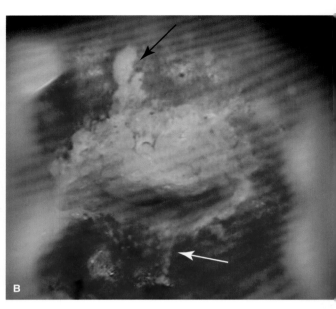

图 29-11 阴道镜检查。A. 使用醋酸后的宫颈。邻近鳞柱交接的一些区域醋白改变很明显。B. 使用 Lugol 碘溶液后的同一宫颈。可见不着色的病灶位于 10 到 11 点区域（黑色箭头），同时，沿着后面鳞柱交接（白色箭头）的醋白区域可见部分碘着色

异常、癌前病变的管理指南和标准的美国阴道镜实践保留宫颈鳞柱交界（SCJ）可见性和病变存在的描述（Massad，2013）。

其次，SCJ 的可见性很重要，几乎所有的宫颈瘤变都位于转化区内，在邻近 SCJ 部位。在瘤变处，最严重的病变经常位于病变的近心端（近头部或上部）。因此，能够见到完整的 SCJ 和病变的上缘对于排除浸润性宫颈癌以及确定疾病的严重程度非常重要。IFCPC 术语对于 SCJ 的情况分为完全可见、部分可见、不可见。现行的 ASCCP 指南定义"充分"为全部看到 SCJ 和病变的上部边界。反之，则检查称为"不充分"（图 29-12）。最后，IFCPC 将转化区分为 1、2、3 型。1 型转化区指全部位于宫颈表面且全部可见。2 型转化区有一部分位于宫颈口内且全部可见。3 型转化区有一部分位于宫颈口内但不能全部可见。2 型和 3 型都可以有范围不同的部分转化区位于宫颈表面。如果需要治疗，SCJ 的大小、位置以及病变的可见性对于治疗方式的选择都是重要的确定因素。

（3）病变的分级

阴道镜下正常的宫颈上皮是光滑淡粉色的，没有特征性的改变。毛细血管位于上皮下，因此毛细血管不可见或者仅仅能看见细小的毛细血管网。具有分泌功能的柱状上皮表现出红色是由于柱状上皮薄，且血管的顶端接近表面。这种貌似息肉样的表现是由于

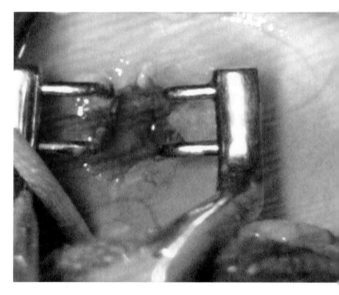

图 29-12 宫颈管扩张器在阴道镜检查的病例中，鳞柱交接最初不能充分可见，使用宫颈管扩张器可以帮助观察宫颈管内的部分

柱状上皮的顶端和裂隙向内折叠所致（图 29-3）。以这些正常的阴道镜所见为参照，阴道镜医师需要识别异常组织并选择活检部位，以获取最严重的瘤变。一些阴道镜分级系统将病变进行量化以提高诊断的准确性（Coppleson，1993；Reid，1985）。最为熟知的是 Reid 阴道镜评分系统，这个评分系统是基于 4 种病变

特点来评价的：病变边缘、颜色、血管构型和 Lugol 碘染色情况。每一项打分为 0-2 分，4 项加起来得到一个总的评分，这个评分预示着一定的组织学改变。（表 29-6）。

IFCPC 提出标准化的术语用于病变分级，推荐替代之前的术语（Bornstein，2012）。对于具有低级别特点的病变定位 1 级（次要）病变，具有高级别特点的病变归为 2 级（主要的）病变。

针对 Reid 评分的特点，使用醋酸后评价病变的边界和颜色最好。观察醋白程度、出现速度快慢，以及醋白持续时间，病变边界的锐性。2 级（主要或高级别）病变更具有持续性，暗淡白色，而 1 级（次要或低级别）病变通透性好，或者亮白色，消退快。通常而言 1 级病变为羽毛状或不规则地图样的边界，2 级病变则为平直、锐利的轮廓（图 29-13 和图 29-14）。其他提示高级别病变的特征包括：病变内部边界（内部边界征），病变中有不透明的隆起，袖口状腺体开口。

异常上皮的血管构型包括点状、镶嵌和非典型血管。点状血管和镶嵌的分级是基于血管管径、毛细血管间距和它们的均一性。细小点状血管和细小镶嵌由细小和较短的血管形成，均一的毛细血管间距是典型的低级别病变的特点。粗大点状血管是由粗大、管径和间距不一的血管形成，常常提示高级别（2 级）病变。非典型血管管径、形态、走形和排列都不规则，

隆起，提示可疑浸润癌（图 29-15）。

## 6. 活检

### （1）宫颈活检

阴道镜指示下在可疑病变处用宫颈活检钳取活检。一般而言，宫颈活检不需要麻醉。如果需要的话，浓缩的 Monsel 液（硫酸亚铁溶液）或者硝酸银溶液可以用于活检部位的压迫止血。大量出血很少出现，直接压迫或简单的阴道填塞可以有效控制出血。

传统意义上来讲，仅在最严重病变处活检。然而，两个研究已经表明阴道镜指示下活检只能发现 60% ~ 70% 高级别病变。在宫颈表面看似正常的上皮增加随机活检以及增加总的活检数量能够提高病变检出率（Gage，2006；Pretorius，2004；Zuchna，2010）。美国妇产科医师协会（2013）推荐无论阴道镜印象如何，在所有醋白区域活检，以及对持续性低度细胞学异常或者 HPV 阳性患者重复阴道镜评估有助于弥补阴道镜检查所不能发现的 HSIL。

### （2）宫颈管取样

非妊娠的患者，搔刮或刷取宫颈管进行取样，用于评估阴道镜视野范围以外宫颈管内的上皮。现在推荐阴道镜检查中处于以下情况时，推荐进行宫颈管取样（美国妇产科医师协会，2013；Massad，2013）：

**表 29-6 Reid 阴道镜评分**

| 阴道镜征象 | 0 分 | 1 分 | 2 分 |
| --- | --- | --- | --- |
| 边界 | 疣状 | 光滑 | 卷曲 |
|  | 微乳头状 | 平直 | 剥脱 |
|  | 羽毛状 |  | 内部边界 |
|  | 卫星病灶 |  |  |
| 颜色：醋白 | 明亮 | 暗淡白色 | 晦暗白色 |
|  | 雪白 |  | 灰白色 |
|  | 通透性好 |  |  |
|  | 一过性 |  |  |
| 血管 | 细小 | 缺失 | 粗大 |
|  | 管径均一 |  | 管径扩张多变和血管间距大小不一 |
| 碘染色 | 阳性 | 部分着色 | 阴性 |

Modified with permission from Reid R，Scalzi P：Genital warts and cervical cancer. VII. An improved colposcopic index for differentiating benign papillomaviral infections from high-grade cervical intraepithelial neoplasia. Am J Obstet Gynecol 1985 Nov 15；153（6）：611-618.

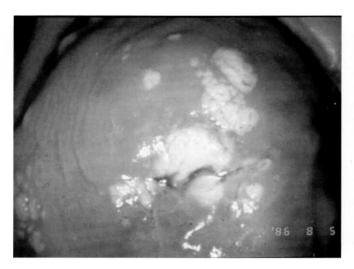

图 29-13 低级别上皮内病变 (LSIL)。5% 醋酸后，LSIL 通常为多灶明亮白色，边界不规则

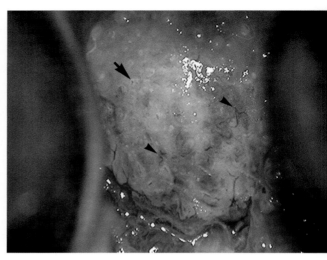

图 29-15 阴道镜显示大面积的高级别病变，具有袖口状腺体开口（箭）和非典型血管（箭头），这些征象夸张，提示浸润癌

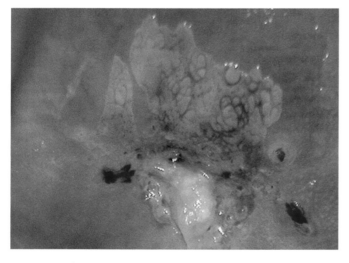

图 29-14 高级别上皮内病变 (HSIL)。5% 醋酸后，HSIL 显示为晦暗白色和粗大血管构型

- 阴道镜检查不充分，或者阴道镜检查充分但是未发现病变者，在一些病例中，依据检查者的判断，颈管取样是可以接受的。
- 细胞学结果为 ASC-H，HSIL，AGC，或 AIS 时的初始评估。
- 切缘 HSIL 阳性的切除性治疗后 4～6 个月随访。
- AIS 锥切后，女性希望保留生育功能者的随访。阴性的颈管搔刮结果更进一步保障患者管理的安全性（Schorge，2003）。

宫颈管取样可以采用搔刮或者刷取的取材方法。颈管搔刮通常将刮勺置于宫颈管 1～2 cm。如此深的宫颈管和四壁都要很好地搔刮（图 29-16），小心操

作，避免刮到宫颈表面组织或子宫下段。宫颈管组织碎片混杂有宫颈管黏液，用卵圆钳或细胞刷子一并取出。再者，用细胞刷有力地刷取宫颈管组织也可以用于获取颈管组织样本。颈管刷比搔刮更敏感，但很难把异常增生的组织进行分级。颈管组织取样常引起不适的感觉。

## 六、宫颈上皮内瘤变的管理

ASCCP 制定并于 2012 年更新了经活检组织学证实 CIN 管理的循证指南（Massad，2013），继续使用 CIN 术语。CIN 的处理包括观察和治疗。目标是诊断隐匿性侵袭性癌、监测微小异常的进展、治疗高级别病变以降低癌症风险。相对罕见的侵袭性宫颈癌的检测和预防必须与过度检测和过度治疗的潜在危害（包括与手术相关的疾病、可能的不良生殖结果和心理压力）进行权衡。

特殊人群包括 21～25 岁的女性及孕妇。免疫抑制的女性不再被认为是一个特殊人群，现在可以根据一般指导方针进行管理。然而，CDC（2010）和美国妇产科医师协会（2013）仍然质疑 HPV 检测对 ASC-US 分流和 HIV 阳性妇女的监测作用。

一般来说，对宫颈涂片异常和 CIN 分级较高、阴道镜检查不充分、宫颈管取样异常以及年龄在 24 岁以上的女性被认为是侵袭性癌症风险较高的人群，治疗也更积极。本文概述了目前针对非妊娠患者的

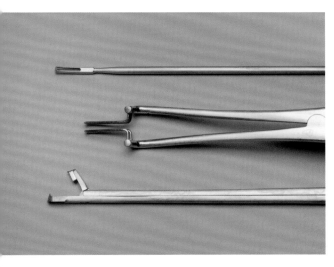

**图 29-16**　用于宫颈评估和活检的工具。从上到下依次是：刮匙、颈管扩张器，和宫颈活检钳

CIN 管理指南，但应参考综合建议（美国妇产科医师协会，2013；Massad，2013）。指南是复杂的，并适用于个性化的基础上，因为指南不能解决所有的临床情况或个别患者的情况。没有任何指南可以涵盖所有的宫颈癌病例。

### 1. CIN 1

CIN 1 表现出较高的自发消退率，诊断重复性差，因此 CIN 1 不再被积极治疗。当诊断为较轻的细胞学异常，如 ASC-US、LSIL 或涂片阴性，同时伴有 HPV16/18 基因型阳性或高危型 HPV 持续阳性结果时，可以随访观察。只有当 CIN 1 持续存在 2 年以上，无论阴道镜检查是否充分或宫颈管取样是否存在 CIN 1 时，才可接受治疗。25 岁以下的 CIN 1 女性，即使是持续性的 CIN 1，均不建议治疗。

观察包括 CIN 1 诊断后 12 个月的联合检测。如果结果为阴性，建议 3 年后恢复常规筛查。在 21 ～ 25 岁的女性中，建议在 12 个月和 24 个月仅进行细胞学检测，而不进行联合检测，因为在这一人群中 HPV 阳性率较高。如果仅在宫颈管取样中检测到 CIN 1，除了其他推荐的监测外，还要在 1 年内重复宫颈管取样。监测结果异常时再次阴道镜检查。如果阴道镜检查充分，宫颈管取样无 HSIL（CIN2/3）或未分级的 CIN，则持续性 CIN 1 可进行消融或切除治疗。如果不符合这些标准，切除和消融治疗是不可进行的。

宫颈涂片检测结果 ASC-H 或 HSIL，诊断为 CIN1 的患者发生隐匿性高级别 CIN 的风险更高。对于 25 岁或 25 岁以上的女性，经充分的阴道镜检查后，无论是诊断性切除还是 12 个月和 24 个月的联合观察均可接受。如果阴道镜检查不充分，则需要诊断性切除。如果阴道镜检查充分且宫颈管取样阴性，21 ～ 24 岁的女性在宫颈细胞学为高级别病变时，可通过阴道镜评估和每 6 个月的细胞学检查进行监测，否则建议切除。持续原因不明的宫颈高级别鳞状上皮内病变（HSIL）细胞学检查结果在 24 个月的观察后，则需要进行切除手术。

### 2. CIN 2 及 CIN 3

一般情况下，推荐对 CIN 2 或 CIN 3 进行治疗，因为 CIN 2 或 CIN 3 具有显著的恶性潜能，且治疗可预防疾病进展。无论是消融还是切除治疗都是可接受的，并根据患者个体、宫颈转化区和病变特征进行选择。

当在宫颈管取样或阴道镜检查中发现 CIN 2/3 或未分级的 CIN 时，需要进行诊断性切除以排除隐匿性侵袭性癌。不管年龄或生育史如何，对组织学诊断明确的 CIN 3 应进行治疗。复发或持续性病灶的治疗方法是重复切除，而不是消融治疗。子宫切除术作为初始治疗是不可取的。如果需要重复切除，宫颈局部在解剖上不可行，或高级别 CIN 复发或持续，可以选择子宫切除术。

对于年轻且尚有生育需求的女性，如果阴道镜检查充分，对 CIN 2 或 CIN 2/3（HSIL，未另作说明）观察或治疗均可接受。在这种情况下，"年轻女性"指的是那些未来怀孕的风险大于发展为恶性肿瘤风险的个体，尽管这两种风险都很难量化。不建议设置年龄上限。在年轻的 CIN 2 女性中，首选的观察方法，包括 6 个月的重复细胞学和阴道镜检查。如果阴道镜检查不充分，指定 CIN 3，或 CIN 2 或 CIN 2/3 持续 24 个月，则建议治疗。

### 3. 原位腺癌

子宫颈原位腺癌（AIS）虽然不常见，但发病率增高，且通常在较年轻女性中诊断（Herzog，2007）。排除侵袭性癌症和切除所有病变组织是主要的临床目标。由于 AIS 和腺癌不易在阴道镜下发现，所以治疗方法与 CIN 2/3 有所不同。病变可以是多灶性的，位于宫颈内裂隙深处，并可进一步延伸至宫颈管内（Massad，2013）。诊断性切除是必要的，以排除侵袭性癌症并明确诊断。对于非妊娠期女性，需辅助进行宫颈管搔刮术。切除方式应选择能获得完整标本并最大限度明确诊断的方式。因此，冷刀锥切术受到关注，但是指南并没有明确将其置于 LEEP 之上。如果使用，LEEP 环切应足够大，以避免需要第二次更深的切除，并应尽量减少烧灼影响。如果切除标本中没有浸润性癌，建议已完成生育的妇女进行子宫切除术。

对于那些强烈希望保留生育能力的 AIS 患者，可以在局部切除手术后进行保守治疗，但应提醒病变持续的风险，即使是切除边缘阴性和宫颈管取样阴性。据报道，在边缘阳性者中，残留 AIS 的风险高达 80%（Krivak, 2001）。因此，如果不计划子宫切除，应进行长期密切监测（Massad, 2013）。

### ■ 4. 阴道镜检查后的监测

当阴道镜检查未发现高级别 CIN 或年轻女性中出现高级别 CIN 的自发消退时，考虑到阴道镜检查的假阴性率，且将来发生 CIN 的风险增加，建议进一步监测。这涉及重复细胞学、HPV 检测，或阴道镜单独或联合取决于原来的异常细胞学结果和年龄的患者。早期监测通常是细胞学检查或每隔 1 年进行一次或两次联合检测。常规筛查或额外的联合筛查一般在 3 年后进行。例外是 AGC、有利于瘤变和 AIS 涂片检测结果。除非在最初的阴道镜检查和活检中诊断出浸润性癌，否则通常会进行切除。

## 七、子宫颈上皮内瘤变的治疗

目前对 CIN 的治疗仅限于全转化区范围内的消融或切除。与消融不同的是，病灶切除提供了一个组织学标本，用于评估切除的边缘，进一步确认浸润性癌是否存在。处理任何病灶应达到从表面处理 5～7 mm 的深度。避免过深，以尽量减少潜在的不利后果。使用外用制剂或治疗性疫苗的治疗仍在研究中。治疗方式的选择是个性化的。显著因素包括患者的年龄、胎次、病变大小和严重程度、宫颈轮廓、之前的 CIN 治疗和共存的医疗条件。治疗选择也取决于操作者的经验和可用的设备。没有明确的证据表明任何治疗技术是优越的，手术治疗有大约 90% 的成功率（Martin-Hirsch, 2013）。Khan 和 Smith-McKune（2014）对临床注意事项进行了综述。

### ■ 1. 消融治疗

一般来说，消融治疗对非侵袭病灶是有效的。在消除前，需尽可能排除腺瘤或侵袭性癌，即细胞学、组织学和阴道镜检查结果应一致；阴道镜检查必须充分；宫颈管采样应阴性，无高级别或未分级的 CIN。对于不明原因的腺细胞学异常或 AIS，在前期治疗后不应使用消融治疗。最常用的消融治疗方法是冷冻手术和二氧化碳激光治疗，这两种技术在第 43 章中都有说明。在 LEEP 技术出现之前，冷刀锥切术是唯一的切除方法，消融技术是被广泛使用的保守治疗。与冷刀锥切相比，LEEP 环切术的发病率和手术难度相对降低，且年轻女性中 CIN 1 和 CIN 2/3 病变的观察处理导致消融技术应用的减少。

冷冻治疗是一种烧蚀法，将制冷剂气体（通常是一氧化二氮）输送到金属探针上，使接触的组织冻结。冷冻坏死是通过使细胞内的水结晶来实现的。这种治疗最适用于病变和转化区完全位于子宫颈外，宫颈表面光滑无深裂，CIN 限于子宫颈两个象限（表 29-7）。通常情况下，冷冻治疗不适合治疗 CIN 3，因为治疗后的病变持续率更高，而且缺乏组织学标本排除隐匿性侵袭性癌症（Martin-Hirsch, 2013）。由于较高的失败率，冷冻治疗和其他消融技术不适应用于 HIV 阳性的 CIN 女性（Spitzer, 1999）。较少的证据表明冷冻治疗对妊娠结局的不良影响比 LEEP 环切术更严重。因此，冷冻疗法可能未被充分应用（Khan, 2014）。

二氧化碳激光是另一种消融治疗，它是通过阴道

**表 29-7　宫颈病变冷冻治疗：临床特点**

| 优势 |
| --- |
| 良好的安全性 |
| 门诊即可完成 |
| 无须麻醉 |
| 操作简便 |
| 设备及维护成本低 |
| 出血并发症罕见 |
| 不影响生殖 |
| 可接受的初级治愈率 |

| 不足 |
| --- |
| 无组织病理学标本 |
| 不能治疗大小或形状不规则的病变 |
| 子宫痉挛 |
| 血管迷走神经反应的可能性 |
| 术后大量阴道分泌物 |
| 鳞柱交接内移 |

Data from Martin-Hirsch PL, Paraskevaidis E, Bryant A：Surgery for cervical intraepithelial neoplasia. Cochrane Database Syst Rev 2013 Dec 4；12：CD001318.

竟引导微操作器来进行操作。可处理宫颈组织至 5～7mm 的深度。激光消融治疗适用于阴道镜下的 CIN 病变，包括所有级别的大范围的、形状不规则的 CIN 病变，以及其他低级别瘤变如尖锐湿疣和癌前病变等。如果宫颈病变延伸至阴道，激光消融可有助于去除整个病变，深度控制良好。对于宫颈病变延伸至宫颈管或阴道镜检查不充分的病例，激光消融也可以通过激光或中心组织环切进行治疗（美国妇产科医师协会，2013 年）。

### 2. 宫颈锥切治疗

临床情况与最高风险的隐匿性侵袭性癌症，但没有明确的组织学确认时需要进一步切除评估。包括细胞学异常与活检结果不一致（阴性或低级别）或阴道镜检查不充分；细胞学为 AGC，细胞学检查可疑肿瘤或 AIS；组织学 AIS；宫颈管取样提示宫颈管未分级或高级别 CIN 或腺瘤样病变。对于腺细胞异常或 AIS，应选择能提供完整标本且可评估病变边界的切除方式（Massad，2013）。由于隐匿性浸润性癌症的风险增加，高级别 CIN 治疗后的复发需要切除（Paraskevaidis，1991）。诊断性切除指的是在进行消融治疗之前，未排除侵袭性癌症的情况。治疗性切除是指当符合手术标准时进行的切除。

切除方式包括 LEEP、冷刀锥切术（CKC）和激光锥切，在本书中均有说明。手术过程与手术和长期风险相关，包括术后的宫颈管狭窄和不良妊娠结局。几十年来，CKC 一直与宫颈机能不全和早产有关。仍不确定早产和 LEEP 之间的关系。虽然一些研究表明 LEEP 是早产和胎膜早破的独立危险因素，但其他研究则不同（Jakobsson，2009；Kyrgiou，2006；Sadler，2004；Samson，2005；Werner，2010）。一个重要的混淆因素是，与一般人群相比，即使他们没有接受过手术，宫颈肿瘤患者早产的风险增加（Bruinsma，2007；Conner，2014；Shanbhag，2009）。这说明 CIN 与早产有重叠的危险因素，因此难以确定治疗对这一危险的作用且存在争议。

LEEP 使用绝缘手柄上的细线，电流通过绝缘手柄。这创造了一种可以同时切割和凝固组织的仪器，最理想的是在阴道镜观察下操作。由于 LEEP 可以在局部麻醉下进行，因此它已成为宫颈高级别病变（包括向宫颈管延伸的病变）主要的门诊治疗方式（表 29-8）。LEEP 可提供组织标本，可以对切除边缘进行组织学评估。此外，切除组织的大小和形状可以通过改变环的大小和使用不同环来完成，并有助于保留宫颈间质体积。

冷刀锥切术（CKC）是一种用手术刀切除宫颈转化区和 CIN 病变的手术，可在手术室全身麻醉或局部麻醉下进行（表 29-9）。对于浸润性癌症风险较高的患者，通常首选 CKC。适应证包括宫颈细胞学怀疑为浸润性癌症，患者年龄大于 35 岁、CIN 3 或 CIS、大范围的高级别病变、腺瘤。

二氧化碳激光锥切可以精确地裁剪锥体形状，以减少基质切除，减少失血。缺点是费用较高，对标本边缘的热影响及特殊的培训要求。该手术可在局部、区域或全身麻醉下进行。

### 3. 随访

治疗后需监测评估治疗是否成功（美国妇产科医师协会，2013；Massad，2013）。宫颈高级别鳞状上皮内病变（HSIL）切缘阴性的患者或已行宫颈切除

**表 29-8　环形宫颈电切术（LEEP）：临床特点**

**优势**
安全
操作简便
局部麻醉门诊操作
设备成本低
标本可用于组织学评估

**不足**
热损伤可能影响标本切缘状态的评估
需要特殊培训
术后出血的风险
理论上烟雾吸入的风险

**表 29-9　宫颈冷刀锥切术临床特点**

**优势**
需麻醉患者
组织标本切缘评估准确
出血易处理
可个性化进行锥切操作

**不足**
出血风险大
操作时间长
术后不适
需要全身或局部麻醉
手术室条件
费用高
切除更多的宫颈间质组织
增加生育结局的不利风险

的患者，可在 1 年后进行联合检测或在 12 个月和 24 个月时进行联合检测。如为阴性，建议在 3 年后再次进行细胞学检查或联合检测，然后再进行常规筛查。宫颈高级别鳞状上皮内病变（HSIL）治疗后，由于宫颈肿瘤风险的持续增加，即使筛查的年龄超过 65 岁，常规筛查也应至少持续 20 年。

如果切除边缘或切除后立即进行的宫颈管搔刮术显示为 CIN 2 或 CIN 3，则最好在 4 ~ 6 个月进行重复细胞学检查和宫颈管取样。重复切除是可以接受的。重复诊断性切除适用的特殊情况，如 AIS 或切除边缘为微浸润性癌。

### ■ 4. 子宫切除术

子宫切除术不能作为 CIN 的主要治疗手段（美国妇产科医师协会，2013；Massad，2013）。但是，在治疗复发性高级别宫颈疾病时，如果已经完成分娩，或者强烈建议再次行宫颈锥切术但在技术上不可行时，可以考虑行子宫切除术。虽然子宫切除术的 CIN 复发率最低，但必须事先排除浸润性癌。经阴道或腹部手术的选择取决于其他临床因素。对完成生育的 AIS，建议行子宫切除术。

即使切除宫颈的切缘阴性，对 CIN 2 以上病变的患者行子宫切除术也不能完全起到保护作用。特别是那些免疫抑制的患者，有复发性疾病的风险，需要术后定期对阴道断端进行细胞学检查。

## 八、阴道癌前病变

### ■ 1. 病理生理学

阴道癌临床罕见，仅占妇科恶性肿瘤的 1% ~ 2%。大约 50% 阴道癌患者在 70 岁或年龄更大时才确诊（Kosary，2007）；大约 90% 的阴道癌为鳞状细胞癌，由癌前上皮病变，即所谓的阴道上皮内瘤样病变（VaIN）逐渐发展形成，其模式与 CIN 变成宫颈癌相似。

VaIN 在组织病理学上类似于 CIN 及 VIN，其原发病变罕见，多数为 CIN 病变的延续，多见于阴道上 1/3（Diakomanolis，2002；Hoffman，1992a）。与宫颈不同，阴道没有 HPV 易感转化区，但 HPV 可通过阴道黏膜损伤或修复性化生鳞状细胞感染宿主（Woodruff，1981）。有报道称，在 98% 的 VaIN 及 3/4 的阴道癌中发现 HPV DNA，最常见的 HPV 类型是 16 型（Alemany 2014）。据此，针对 HPV16、

18 型的 HPV 疫苗也可能有望预防阴道癌（Smith, 2009）。

VaIN 和 CIN 危险因素相似，说明二者有相似的病因学特点，但人们对 VaIN 疾病演变的认识远不如 CIN 深入。宫颈和外阴上皮内瘤变增加了 VaIN 和阴道鳞癌的发病风险。经治疗的 CIN3 女性罹患宫颈癌和阴道癌的风险增加，尤其是 60 岁以上女性（Strander，2014）。一项回顾性分析表明：子宫切除术并不是高度上皮内瘤变确切的治疗方法。研究者发现，子宫切除术后高度 VaIN 复发率超过 7%（Schockaert，2008）。

### ■ 2. 诊断

VaIN 一般没有症状；如果有症状，可有阴道少量出血、排液和异味。细胞学异常往往是 VaIN 的最初表现。后续处理中不可或缺的是，进一步阴道镜（即 vaginoscopy）检查，通常会同时取可疑病变部位活检。在肉眼评估前，建议先仔细对阴道壁进行触诊，尤其是当患者曾因为宫颈高度上皮内瘤变行子宫切除术时。在这些患者中，浸润性癌灶在肉眼可见之前表现为隐匿在阴道残端中的结节样病变。

在用阴道镜探查整个阴道过程中，阴道表面积大、阴道皱褶多、阴道镜视轴平行于阴道表面等因素均增加了探查难度。尤其要注意阴道上 1/3，因为 VaIN 常可继发于 CIN。对于因高度 CIN 切除子宫的女性，如果发现阴道细胞学异常，就需要仔细检查阴道残端。用 3% ~ 5% 醋酸涂于阴道黏膜，可见与 HPV 感染或宫颈上皮内瘤变相一致的醋酸白改变（图 29-17）。与 CIN 相比，VaIN 的血管形态不常见，但是粗糙的点状改变甚或不典型血管可见于高度上皮内瘤变和浸润性病变。高度 VaIN 多表现为扁平、醋酸白浓聚、边界清楚。将半量稀释的 Lugol 溶液涂于阴道壁，可进一步区分异常区域。与宫颈异常相似，绝对不染色区域最有可能包含异常上皮。碘染色可辅助选择活检区域，活检应选取染色最浅的区域和最清楚的病变边缘。活检可以借助宫颈活检钳，必要时可以用 Emmett 钳抬高并固定阴道组织。通常，阴道上 1/3 部位的活检不需用局麻，但是更下端部位的阴道组织活检可能需要局麻。取活检时，要钳夹起阴道组织，以掌握活检的深度。绝经后妇女阴道黏膜明显较薄，活检时要更加当心，或者用较小的活检钳，避免阴道壁的贯穿伤。可以用硝酸银喷头或蒙塞尔糊止血。阴道病变的大小、定位和特别的活检位置需要详细记录，以便于后续处理和随访。

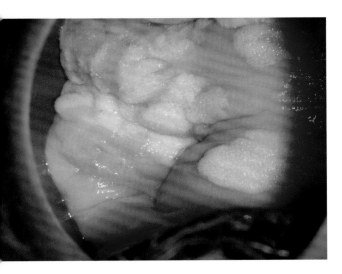

**图 29-17**　使用 5% 醋酸后，阴道镜检查显示人乳头瘤病毒导致的多处醋白病灶

### 3. 处理

与高级别 CIN 类似，高级别 VaIN 是一种癌前病变，一般需要根治性切除（Punnonen，1989；Rome，2000）。由于阴道肿瘤并不常见，大多数治疗方案来自于小样本、回顾性的研究。VaIN 的处理方式包括观察、切除、消融、局部应用抗肿瘤药物、偶尔采取放疗，根据病变级别选择具体处理方式。每种治疗方法都有各自的优缺点，并没有哪种方法明显优于其他方法。制订治疗方案时应根据病灶大小、数量、病变部位和组织学诊断，并充分征求患者意见。

#### （1）低级别 VaIN

在一项对 132 名 VaIN 患者进行的长期研究中，Rome 团队（2000）发现 8 例活检证实为 VaIN Ⅰ 后进行观察的患者中，有 7 例（88%）病变自行消退。没有一例 VaIN Ⅰ 患者进展为高度 VaIN 或浸润癌。阴道低度鳞状上皮内病变大多呈萎缩性改变或一过性 HPV 感染，常常可自愈，大多数病例随访即可，避免过度治疗。尽管没有循证指南的支持，但随访应与低度 CIN 类似，包括每 6 ~ 12 个月重复行细胞学检查，可加行一次阴道镜检查，直到病灶消失或进展为高度鳞状上皮内病变。

#### （2）高级别 VaIN

对 VaIN Ⅱ 级患者的观察只能限于部分患者，其安全性尚不明确。高级别 VaIN 患者治疗方式的选择取决于病灶位置及数量、患者的性活跃程度、阴道长度、既往放疗治疗史、复发患者的既往治疗方式以及

医师的临床经验等因素。治疗后可能发生疼痛、性生活困难、瘢痕形成等一系列副作用，影响以后生活质量，因此在选择治疗方式时要考虑这些情况。

对单发病灶的高度上皮内瘤变行局部扩大切除，对多发灶病变可行阴道部分切除术。Hoffman（1992a）发现 32 例既往行子宫切除术的 VaIN Ⅲ 患者中有 9 例（28%）存在阴道残端隐匿性浸润癌。因此，对高度上皮内瘤变累及阴道残端者，特别是阴道顶端变厚或出现结节提示为隐匿性浸润癌时，应考虑手术切除。

手术切除的优势在于可以提供手术标本，用于确认切缘状态并排除浸润癌。在所有治疗方式中，阴道部分切除是有难度的，但对高度上皮内瘤变治愈率最高，复发率最低（Dodge，2001）。局部扩大切除术的术后并发症发生率低于阴道切除术，但是二者都可能并发膀胱或直肠损伤及出血。除此之外，术后阴道瘢痕形成及阴道狭窄可能会影响阴道性交功能或导致性交困难。冷刀治疗多用于局部病灶切除或部分阴道切除，激光治疗也是一种可选的切除方式，但会导致组织标本明显的热损伤，故不推荐用于阴道黏膜切除。而环形电切无法准确控制切除深度，并且可能对膀胱、肠管等邻近盆腔脏器造成热损伤。因此，LEEP 不应用于阴道病变手术。

$CO_2$ 激光消融术作为治疗非浸润性病变的一种方案，适于多灶病变的根治，较组织切除来说瘢痕形成和失血都较少。偶尔会发生出血过多或对膀胱和肠管的热损伤。在一项研究中，对 21 名高度 VaIN 患者进行 $CO_2$ 激光消融术治疗后随访，发现 14% 患者有 VaIN 持续存在，需要再治疗；有一名患者进展为阴道浸润性癌，表明阴道 $CO_2$ 激光消融术治疗后长期随访的重要性（Perrotta，2013）。对激光消融术的进一步阐述见第 43 章。

局部治疗原则与消融一样，在治疗前需通过细胞学、阴道镜或组织学检查排除浸润性病变。持续性 VaIN Ⅱ 患者以及部分 VaIN Ⅲ 患者可以局部应用 5% 的氟尿嘧啶（5-Fu）软膏（非适应证用药，FDA 尚未批准使用）（Krebs，1989）。5-Fu 软膏的功效并没有得到大样本随机试验的证实，小样本研究的结果也各不相同。各个治疗方案差异很大。一种用药方案如下：用塑料阴道给药器将 3 ml 的药膏涂于阴道残端，第一周每隔三天用药一次，以后每周用药一次，疗程共 10 周。5-Fu 软膏常会产生强烈的炎性反应，导致阴道灼烧感和外阴疼痛。为了最大限度减少药膏外流，5-Fu 软膏最好夜间应用，这时休息体位可以保持数小时。除此之外，在外阴涂防水油剂可减少局部刺

激。在涂抹 5-FU 软膏时应带上防护手套，且需采取措施避免性伴侣接触 5-Fu。采用此种治疗方法应充分征求患者意见，征得患者对于使用非适应证用药的知情同意，必要时患者应采取有效避孕措施，并密切随访，以防过度炎症反应和溃疡导致阴道或外阴瘢痕形成并影响功能。

放射治疗对于高度 VaIN 患者应用十分局限。放射治疗可产生严重并发症，故仅应用于特定人群。在对 136 例患有阴道原位癌的患者进行回顾性研究中，其中 27 例接受了放射治疗，治愈率为 100%。但是接受放疗的患者中 63% 产生了阴道狭窄、粘连、溃疡、坏死及瘘形成等严重并发症（Benedet，1984）。而且放射治疗亦不利于随后的细胞学检查、阴道镜检查和组织学评估。对于复发病例必须进行根治性手术治疗。

### 4. 预后

针对 132 例因高度 VaIN 接受治疗的患者进行研究，发现手术切除和 $CO_2$ 激光消融术治愈率接近，约为 69%。局部应用 5-Fu 软膏的治愈率约为 46%（Rome，2000）。各级别阴道上皮内病变均需要长期随访，因其高度病变持续存在和复发率高。目前缺少循证依据支持的指南指导 VaIN 患者治疗后随访监测。监测内容包括治疗后 2 ~ 4 个月行阴道细胞学检查和阴道镜检查。每 6 ~ 12 个月进行一次细胞学检查（可加行一次阴道镜检查），监测数年，这样的后续监测方法是比较谨慎明智的。

## 九、外阴癌前病变

### 1. 病理生理学

外阴癌发病率低。2015 年，外阴癌占所有妇科恶性肿瘤的发病率不足 5%，占美国女性所有恶性肿瘤的发病率不足 0.6%（American Cancer Society，2015）。90% 的外阴癌为鳞状细胞癌，其中一些病例可能是由 VIN 缓慢发展而来（图 29-18）（Judson，2006）。而与 CIN 不同的是，VIN 很少发展为高度病变或外阴癌。近些年来，外阴原位癌发病率明显增加。这个趋势在年轻女性中更为明显，这可能与 HPV 等导致的性传播疾病发病率增加有关，包括 HPV（Howe，2001）。Jones 等（2005）报道称 VIN 女性的中位年龄从 1980 年的 50 岁降至 2005 年的 39 岁。

尽管 80% 的 VIN 病变中可检出 HPV DNA，但 HPV 与外阴癌的相关性并不密切，且致病率 15% ~ 80% 不等（Del Pino，2013）。尽管没有得到确切证实，但由外阴原位癌进展到浸润性癌的可能性非常大，因此 VIN Ⅲ 级的患者一般均需要治疗（van Seters，2005）。

### 2. 分类

外阴鳞状上皮内瘤变的术语最初由国际外阴病变研究协会（ISSVD）于 1986 年提出。与 CIN 相似，根据异型细胞占鳞状上皮厚度比例不同将 VIN 分为 VIN 1、2、3 级（Wilkinson，1986）。2004 年，ISSVD 简化了外阴癌的分类（Sideri，2005），删除了 VIN 1 级这一定义，并将 VIN 2、3 级的分类加以合并。这次重新定义能反映病变是否为癌前病变，以及该病变是否需要治疗。由于没有证据表明这类病变是癌前病变，故新的分类标准中删除 VIN 1 级这一定义，这类病变可能是良性反应性病变或 HPV 感染性改变。通常为 HPV 6 型和 11 型感染（Smith，2009；Srodon，2006）。由于 VIN 2 和 VIN 3 在组织学的区别没有确凿证据，因此将 VIN 2 和 VIN 3 均归于 VIN（表 29-10）。最近，LSIL 和 HSIL 作为术语用于其他肛门生殖器部位，同样被推荐用于外阴病变（Darragh，2012）。

VIN 现被分为经典型（uVIN）、分化型（dVIN）和未分类型。其中，经典型包括原来定义的 VIN 2、VIN 3 以及原位癌。经典型病变与致癌性 HPV 感染有关，按组织学特点可分为疣型、基底细胞型、混合型。HPV 16 是 VIN 2、3 级及外阴癌中最常见的类别（Smith，2009）。总体而言，HPV 相关的高度 VIN 病变在组织学上类似高度 CIN 病变，并且有多中心倾向（Feng，2005；Haefner，1995）。

整个下生殖道对 HPV 易感，因此，经典型 VIN 的高危因素和 VaIN、CIN 相似。同样，经典型 VIN 与性传播疾病、吸烟等密切相关，这一点在年轻女性中更为明显（Hoffman，1992b；Jones，1994，2005）。VIN 可视为免疫缺陷的妇女多灶下生殖道肿瘤的一部分。

相比较而言，VIN 分化型比较少见，仅占所有 VIN 患者的 2% ~ 10%（Hart，2001）。这类病变倾向于非局灶，并且年纪稍长、不吸烟的绝经妇女为代表性患者群，发病年龄为 60 ~ 70 岁。致癌性 HPV 感染并不常见，很可能与这类病变的发生无关。相反，这类病变似乎与慢性炎性皮肤状态和 p53 失活突变有关（Del Pino，2013）。但 VIN 分化型较经典型

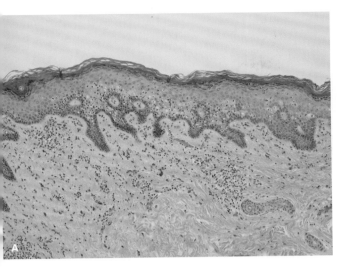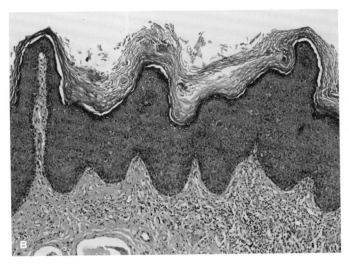

**图 29-18　A.** 正常外阴组织学。鳞状上皮内所含细胞从基底部到表层逐渐成熟，表现为细胞质增加。在非典型增生的鳞状上皮中，细胞核排列有序且没有非典型特征，如核膜不规则、染色质粗糙和呈现多态性。线粒体通常局限于基底细胞层。**B.** 高度鳞状上皮内病变（HSIL），经典型。此图中 HSIL/VIN3（经典型），鳞状上皮异常增生，在上皮全层均表现为较高的核质比，几乎没有从基底部到表层的成熟特点。细胞核拥挤且无序。尽管在中等放大倍数（10 倍）下不明显，但可见上皮细胞有丝分裂增加且高度活跃。该特殊病例具有乳头状表面，在外阴 HSIL 病变较为常见（Used with permission from Dr. Kelley Carrick.）

**表 29-10　外阴上皮内瘤变（VIN）：术语及临床表现**

| VIN 类型 | 临床表现和危险因素 |
|---|---|
| VIN，经典型 | 原 VIN 2，VIN 3，外阴原位癌（CIS） |
| 疣状 | 年轻女性 |
| 基底细胞样 | 多因素疾病 |
| 混合型 | 致癌性 HPV 感染 |
|  | 吸烟，其他性传播疾病，免疫抑制 |
| VIN，分化型 | 2% ~ 10% 的前驱病变为 VIN 3，高龄、绝经后女性，致癌性 HPV 感染罕见 |
| VIN，未分类 | 罕见的 Paget 病变 |

更易进展为鳞状细胞癌。一项研究发现，VIN 分化型进展为外阴鳞状细胞癌的概率高于经典型 5 倍（van de Nieuwenhof，2009）。分化型 VIN 的病理学诊断较为困难，且诊断证据不充分 / 专家共识推荐级别低（interobserver agreement is low）。必要时请有经验的妇科病理学家会诊或有助益（van den Einden，2013）。

罕见的 Paget 样分化型 VIN 2 和 3 级不能归于上述分类中，定义为 VIN 未分类型（Sideri，2005）。

### 3. 诊断

#### （1）临床表现

VIN 可无症状，通过常规妇科检查或宫颈、阴道细胞学检查发现。一旦发病，其症状和体征（发痒，灼烧感，疼痛）可影响患者的性功能和生活质量。不像宫颈和阴道的高度病变，若不使用醋酸白试验或阴道镜检查，一般无法发现；不借助这些特殊的检查方法，临床上明显的 VIN 病变通常可见。VIN 的外观差异很大，但通常边界清晰（Del Pino，2013），可表现为白色角化过度的斑块、色素沉着区域或红斑区域。VIN 病变表面可能凸起或平坦。经典型 VIN 与肛门生殖器的其他部位 HPV 感染所致病变或瘤变有关。与尖锐湿疣类似，经典型 VIN 病变范围通常较大且多发，会阴部和邻近皮肤广泛受累（图 29-19）。分化型 VIN 通常单发，可能与邻近皮肤硬化性苔藓或慢性单纯性苔藓样病变相关，表现为溃疡、疣状丘疹或角化过度斑块。

为避免延迟诊断，建议对大多数局灶性外阴病变进行活检，尤其是色素沉着不规则或深色区域，不对称、范围大、隆起、粗糙、结节状或溃疡的病变区域。若有溃疡、周围硬结或腹股沟淋巴结肿大，则高度怀疑浸润性癌。其他可疑 VIN 情况包括病变范围扩大、绝经后女性或免疫功能受损的女性出现外阴疣状病变、外观不典型或经过局部治疗仍存在的疣等（American College of Obstetricians and Gynecologists，2014b）。

##### （2）外阴镜检

高级别 VIN 治疗前必须明确组织学诊断。最佳活检位置的确定需要借助阴道镜对外阴、会阴和肛周皮肤进行放大观察。这项检查被称为外阴镜检查。还可以选择光源好的手持镜。

在行外阴镜检前应先行醋酸白试验，将浸有3% ~ 5% 醋酸的纱布湿敷于外阴 5 分钟，外阴上皮改变会更加明显。这一试验通常患者耐受性较好，但可能会由于外阴刺激、溃疡或皲裂而导致疼痛和灼烧感。醋酸会使病变表面形态凸显，呈现醋酸白改变，这些病变在没有醋酸作用下，肉眼通常观察不到。着色的 VIN 病变由于过度角化会变为灰白色。血管形态一般不可见，但高度 VIN 偶尔会呈现粗糙点状血管形态。正常外阴组织，尤其是小阴唇内侧、后部，可能会在醋酸作用下广泛变白，因此不应根据这种外观进行处理。

还有一种方法，使用 1% 的苯甲胺蓝溶液（一种核染色剂），有助于确定最佳活检部位或手术切除范围（Joura，1998）。使用苯甲胺蓝技术要求更高，有很多假阳性和假阴性结果。因此，该方法很大程度上已经被放弃。

尽管坏死区域常无法获得诊断性结果而尽量避免在此取材，但表现最为异常的部位仍需要进行活检。

局部麻醉后，用 Keyes 穿刺活检得到直径达 6 mm 的组织标本（图 4-2）。可先用局部麻醉剂进行表面麻醉，几分钟后再注射局麻药，可以降低不适感。如果病变距离阴蒂包皮较近，应当使用全身麻醉，因为局麻注射更加疼痛而且阴蒂包皮附近血管丰富。活检部位若达到 4 mm 及以上，需要缝合止血或美容闭合，尤其在伸展的黏膜表面。

#### ■ 4. 处理

##### （1）VIN 1

如前所述，没有证据表明 VIN 1 级可进展为 VIN 3 级，且 VIN 1 这一定义已被完全弃用，因此，VIN 1 患者不需要治疗，但是有进展为高度 VIN 风险的患者要每年评估监测，包括肉眼观察或外阴镜检，当临床怀疑有高级别病变时应行活检。

##### （2）VIN Ⅱ 和 VIN Ⅲ

所有高度 VIN 的病例均需治疗（美国妇产科医生协会，美国阴道镜检和宫颈病理协会，2011）。外阴高度病变的标准治疗方式包括局部组织破坏和手术切除。药物治疗目前已被禁用（Pepas，2011）。涉及阴毛覆盖区的 VIN（Hart 线的外部）可深至皮脂腺毛囊单位；而黏膜区域病变常较表浅（Wright，1992）。在多达三分之二的病例中，VIN 累及了皮脂腺，但距离表皮表面的深度很少超过 2.5 mm（Shatz，1989）。这对于疾病管理非常重要，特别是考虑采用消融手术的时候。无论选择那种方案，治疗的副作用都很常

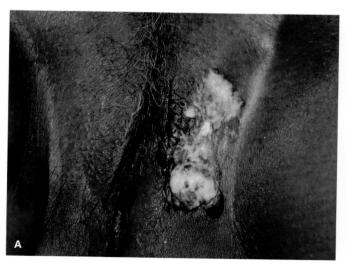
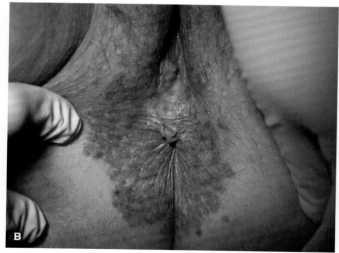

图 29-19　A. 大块的外阴上皮内瘤变（VIN），分化型；B. VIN 病变累及会阴，向肛周扩展，经典型

见，包括外阴不适、切口不愈合、感染、瘢痕形成、可导致慢性疼痛及性交困难。因此，治疗目标包括以下方面：①改善患者症状；②保留外阴的功能和外观；③排除和预防浸润癌。

对于不能排除浸润性癌的较大 VIN 病变，首选局部扩大切除术（WLE），切缘至少具有 5mm 的正常组织。由于疾病复发与标本切缘状态密切相关，故应对标本切缘行术中冰冻病理检查（Friedrich，1980；Jones，2005）。Hopkins（2001 年）报道手术切缘阴性的患者复发率为 20%，而切缘阳性的患者则达到 40%。局部扩大切除术（WLE）会导致外阴畸形、可能需要外科整形或皮瓣移植来尽量减少解剖学变形、疼痛和功能受损。此外，由于病变部位的特殊性，一些患者最好采用切除和消融治疗相结合的方式进行治疗。

VIN 激光消融术对外阴外观影响小，且毛发生长区域的组织破坏的深度适中。但 $CO_2$ 激光消融术不能获得手术标本用于组织病理学分析。因此，采取消融术治疗前必须充分活检以排除浸润癌。尽管激光治疗外阴畸形率小于局部扩大切除术，但会导致创面疼痛、愈合慢。就术后预期结果进行术前谈话，参照局部扩大切除术。据报道，激光治疗 VIN 复发率一般较局部扩大切除术高（Herod，1996）。而 Hoffman（1992b）报道称 18 例 VIN Ⅲ级患者中有 15 例（83%）采取 $CO_2$ 激光消融治疗后均未复发。

超声空化抽吸术（CUSA）可用于治疗位于外阴非毛发分布区域的 VIN。超声可引起病变组织的空泡化并损毁组织，然后将其抽吸出来（第 43 章）。CUSA 保留了激光治疗的优点，较局部广泛切除术形成瘢痕少，疼痛轻，并可提供标本用于组织病理学分析（von Gruenigen，2007）。但是组织标本由于碎片化，病理诊断准确度低于手术切除标本。Miller 等（2002）研究发现，37 例 VIN Ⅱ/Ⅲ级的患者经 CUSA 治疗后平均随访 33 个月，总复发率为 35%。

局部药物治疗可考虑用于非浸润性癌。患者需要能够正确使用局部药物，并且了解依从性对随访的重要性。目前尚没有 FDA 批准治疗 VIN 的特异药物。西多福韦软膏需混合使用，5% 氟尿嘧啶可能具有腐蚀作用造成外阴畸形，因此不作为 VIN 治疗的一线选择（National Cancer Institute，2015b）。这两种药物的临床疗效尚未在临床试验中得到证实，因此这两种药物将不再使用（American College of Obstetricians and Gynecologists，2014b）。局部应用咪喹莫特（非适应证用药）最受关注，它毒性低，许多病例报告和两项随机研究报道称治疗后高度 VIN 出现了令人可喜的病变消退（Mahto，2010；vanSeters，2008）。一项关于咪喹莫特在治疗 VIN 2、3 级病变方面的临床Ⅱ期研究发现 77% 的病例有效果，20% 的患者复发；而在一项应用外科治疗 VIN 2、3 级病变的队列研究中显示复发率为 53%（Le，2007）。de Witte 团队（2015年）最近发表综述来说明局部使用咪喹莫特治疗下生殖道肿瘤的情况。

## 5. 预后及预防

越来越多的病例报道认为，如果不积极治疗，高度 VIN 有发展为浸润癌的可能（Jones，2005）。Jones 等（1994 年）回顾了 113 例 VIN 3 患者的预后，87% 未经治疗的患者进展为外阴癌，而治疗后的患者中仅 3.8% 进展为浸润癌。目前无法预测高度 VIN 的生物学行为。不考虑所采用的治疗方式，复发均较常见（达 50%），特别是在多灶性病变或免疫缺陷的患者中更为常见。对多灶性下生殖道病变（LGT）的患者应一直随访。另外一些学者认为，无论宫颈细胞学是否正常，高度 VIN 都是对宫颈和阴道行阴道镜检查的指征。治疗后随访包括 6 个月、12 个月时对外阴进行详细的重新评估，此后每年都需要进行一次外阴检查（American College of Obstetricians and Gynecologists，2014b）。

在预防方面，针对 HPV16、18 型的疫苗能预防大约 1/3 的外阴癌（Smith，2009）。戒烟和增强免疫力对预防外阴癌亦具有重要作用。

# 十、肛门上皮内瘤变（AIN）

## 1. 病理生理学

2015 年，美国女性预计将有 4630 例新发肛门癌和 610 例死亡肛门癌，并且自 1975 年以来，这种癌症的发病率和死亡率一直在上升（American Cancer Society，2015）。肛门癌与肛门上皮内瘤变（AIN）关系密切（Palefsky，1994）。研究还表明宫颈高危 HPV 感染、肛门细胞学异常和肛门癌之间有关系（Lamme，2014；Sehnal，2014；Valari，2011）。Santoso 等（2010）报道称在一组患 HPV 相关疾病的女性患者中活检证实 12% 患有 AIN。与宫颈鳞状细胞癌一样，HPV16、18 型是 AIN 主要致病因素（Zbar，2002）。

目前对女性肛门 HPV 感染的自然史及其进展潜能知之甚少，可能与其在宫颈阴道病变中的生物学行为类似。宫颈和肛门病变通常位于或邻近鳞柱交界区，在肛管部位，鳞柱交界区也被称为转化区（Goldstone，2001）。肛门疾病的细胞学和组织学命名方式与宫颈疾病相同。因此，AIN 1、2、3 级分别对应轻度、中度、重度异常增生（图 29-20）。肛门生殖道的鳞状上皮内瘤变新命名法以肛门 LSIL 代替 AIN 1，以肛门 HSIL 代替 AIN 2/3（Darragh，2012）。

AIN 的危险因素包括肛门 HPV 感染、肛交、吸烟及包括 HIV 在内的其他性传播疾病史。肛门癌及 AIN Ⅲ 级（肛门癌可能的癌前病变）在 HIV 阳性患者中发病的增长速度高于 HIV 阴性患者（Heard，2015；Tandon，2010）。

### ■ 2. 诊断

目前，美国妇产科医师协会及美国预防服务专责小组都没有提供针对 AIN 的筛查建议。可行的方法包括定期肛门细胞学检查、HPV 检测、肛镜检查，或以上检查方法相结合。一些研究者建议，只要具有分析异常细胞学结果并处理癌前病变的必要设施条件，对所有 HIV 阳性的女性，每年均应行一次肛门及宫颈细胞学检查（Palefsky，2005；Panther，2005）。全科医师可将患者转诊至三级保健中心或结直肠专科医师处进行诊治。

肛门细胞学检查用于 AIN 和肛门癌的筛查，效果不确切（Nahas，2009；Santoso，2010）。肛门液基细胞学检测技术较传统细胞学涂片更为敏感（Friedlander，2004；Sherman，1995）。方法如下：用水或少量水性润滑剂润湿 Dacron 取样刷或宫颈管刷，将刷置于肛管内约 5 cm，位置在肛门转化区以上。取样刷侧面对肛管壁施加一定压力并旋转后退出。像宫颈细胞学检查一样，取样刷在细胞学检查液中涮下脱落的细胞或进行涂片并用异丙醇进行固定。肛门细胞学检查前 24 小时内应避免任何经肛操作。肛门细胞学检查可能采用的是类似宫颈细胞学 2001 年 Bethesda 报告系统的术语。

高分辨率肛门镜检查可用阴道镜进行照明和放大进行镜检。对患者和医师来说，这项操作较阴道镜检查难度更高，需要医师进行特殊培训。与阴道镜检查时类似，用醋酸白试验评估肛管内病变（图 29-21）（Jay，1997）。肛门肿瘤的阴道镜表现类似 CIN，并对病变进行分级和命名。活检应在最异常的部位实施。通过高分辨率肛镜进行初级筛查和异常细胞学检查评估的作用并不明确，目前仅在部分保健中心使用。

### ■ 3. 处理

对肛门癌进行筛查、识别以及清除癌前病变等的获益情况目前正在研究中，尚无临床指南可供参考。一些人认为，根除肛门高级病变可能会降低浸润性肛门癌的发生率（Santoso，2010）。然而，与宫颈肿瘤不同，治疗肛管前病变的保护作用尚未得到证实（Williams，1994；Scholefield，2005）。因此决定对 AIN 进行筛查和治疗时，临床医师应征求患者本人意见。肛门细胞学检查异常最好采用高分辨率肛镜进行分析评估。高度 AIN 病变由专家诊治，根据情况行手术切除术或消融术。

治疗方式包括以下两种：局部消融及手术切除术，旨在彻底清除高度上皮内病变。与宫颈癌不同，不能因潜在病变而破坏或切除全部肛门转化区。经活检证实高度 AIN 病变可行消融术，包括 $CO_2$ 激光治疗、全麻下行电凝术以及作为常规治疗手段的红外线凝固治疗（Chang，2002；Goldstone，2005）。也可选择冷冻消融术及局部 85% 的三氯乙酸进行治疗。最后，作为预防措施，FDA（2010）已批准在男性和女性中使用四价（gardasil）和九价 HPV（gardasil 9）疫苗预防肛门癌以及与 HPV6、11、16 和 18 相关的癌前病变。

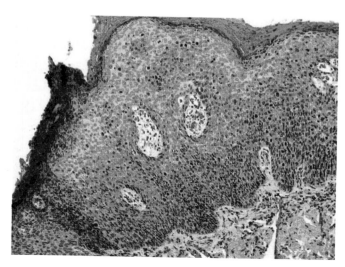

图 29-20　肛门高级上皮内瘤变（AIN）的组织学（Used with permission from Dr. Raheela Ashfaq.）

## 十一、HIV 感染患者

HIV 感染的女性易患 HPV 相关性肛门生殖器疾

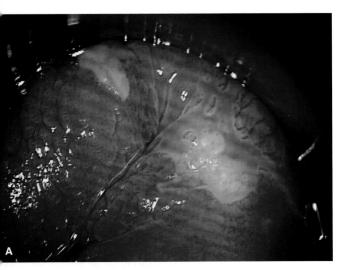

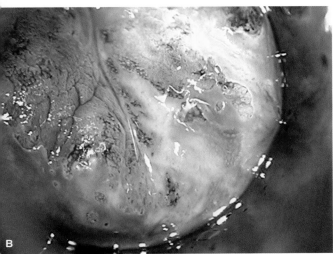

图 29-21　**A.** 用于肛门上皮内瘤变（AIN），呈半透明醋白病变；**B.** 高度 AIN 呈浓厚的醋白病变（Used with permission from Naomi Jay，RN NP PhD.）

病。在这些女性中，60% 细胞学涂片检查示异常，40% 阴道镜检查提示不典型增生。与未感染 HIV 的妇女相比，被 HIV 感染妇女的 CIN 和 VIN 比率均较高（Ellerbrock，2000；Spitzer，1999；Wright，1994），而且，宫颈细胞学检查异常（伴或不伴宫颈 HPV 感染）的 HIV 阳性的女性，患肛门 HPV 感染和肛门肿瘤的风险增加（Tandon，2010；Heard，2015）。在 HIV 血清转成阳性的前、后 5 年内，所有与 HPV 相关的外阴，阴道和肛门癌的风险似乎都增加了（Chaturvedi，2009）。

　　HIV 感染影响下生殖道疾病的预后。例如，在一项早期针对 AIDS 的流行病学队列研究中，Maiman 等（1990）发现所有 HIV 阳性的宫颈癌患者均死于宫颈癌，而 HIV 阴性的女性宫颈癌的死亡率仅 37%。由于 HIV 感染患者患宫颈癌风险增加且预后

更差，宫颈癌被认为是一项艾滋病伴随病变。所幸，接受定期筛查并建议对 CIN 进行随访的 HIV 阳性妇女与 HIV 阴性妇女在浸润性宫颈癌发病率方面相同（Massad，2009）。

　　由于 HIV 阳性患者发生鳞状上皮内瘤变的风险明显增加，患者在确诊 HIV 感染后第一年需每 6 个月行一次宫颈细胞学筛查（Centers for Disease Control and Prevention，2015）。此后，推荐不定期每年进行肛门细胞学筛查（American College of Obstetricians and Gynecologists，2012a；Kaplan，2009）。此外，HIV 阳性女性也会从常规肛门细胞学涂片检查中获益（Palefsky，2001）。然而，目前尚无循证医学证据推荐针对 AIN 和肛门癌进行筛查。医师应循例对感染 HIV 的女性询问肛门直肠症状（例如疼痛或出血），并定期对这些患者进行直肠指检。

　　2012 年指南建议，若细胞学涂片检查显示异常（包括非典型鳞状细胞），HIV 阳性的女性应与一般人群处理原则相同（Massad，2013）。疾病控制预防中心对 HIV 阳性女性按照 ASC-US 分类进行 HPV 检测的效用提出了质疑，并推荐对所有感染 HPV 并进展为 ASC-US 的女性行阴道镜检查（Kaplan，2009）。由于患宫颈上皮内瘤变的 HIV 阳性女性常见广泛、多灶性上皮不典型增生，进行阴道镜检查应包括整个下生殖道的全面检查（Hillemanns，1996；Tandon，2010）。

　　HIV 阳性患者 CIN 或 VIN 治疗后复发及进展的风险均较高，疾病的预后常与免疫系统的抑制程度相关。在各种治疗方法中冷冻疗法失败率尤其高（Korn，1996；Spitzer，1999）。另外，消融术易漏掉高度病变中的隐匿性浸润癌。宫颈手术包括环形电切术、冷刀锥切术，可以提供组织学标本用于排除浸润癌及切缘状态评价。尽管这些治疗手术对免疫正常患者可根除 CIN 病灶，但在 HIV 感染妇女中可能仅起到阻止病灶癌变的作用（Heard，2005）。

　　高活性抗反转录病毒治疗（HAART）针对 HPV 感染的疗效尚不明确，现有研究结果也不一致（Heard，2004）。目前，并没有确切证据表明 HAART 可以改变 HPV 相关疾病的自然病程。实际上，HIV 感染患者肛门癌发病率在过去十年里持续上升（De Vuyst，2008；Tandon，2010）。若 HAART 不能改变其发病率及其进展过程，采取 HAART 治疗的患者就可能有足够的时间最终发展为 HPV 相关性上皮癌（de Sanjose，2002）。

　　　　　　（赵　超　赵　昀　王昊译　王玉东　王建六审校）

## 参考文献

Alemany L, Saunier M, Tinoco L, et al: Large contribution of human papillomavirus in vaginal neoplastic lesions: a worldwide study in 597 samples. Eur J Cancer 50(16):2846, 2014

Ali H, Donovan B, Wand H, et al: Genital warts in young Australians five years into national human papillomavirus vaccination programme: national surveillance data. BMJ 346:f2032, 2013

Amburgey CF, VanEenwyk J, Davis FG, et al: Undernutrition as a risk factor for cervical intraepithelial neoplasia: a case-control analysis. Nutr Cancer 20(1):51, 1993

American Cancer Society: Estimated number of new cancer cases and deaths by sex, US, 2015. Available at: http://www.cancer.org/acs/groups/content/@editorial/documents/document/acspc-044514.pdf. Accessed April 9, 2015

American College of Obstetricians and Gynecologists: Gynecologic care for women with human immunodeficiency virus. Practice Bulletin No. 117, December 2010, Reaffirmed 2012a

American College of Obstetricians and Gynecologists: Human papillomavirus vaccination. Committee Opinion No. 588, March 2014a

American College of Obstetricians and Gynecologists: Management of abnormal cervical cancer screening results and cervical cancer precursors. Practice Bulletin No. 140, December, 2013

American College of Obstetricians and Gynecologists: Management of vulvar intraepithelial neoplasia. Committee Opinion No. 509, November 2011, Reaffirmed 2014b

American College of Obstetricians and Gynecologists: Screening for cervical cancer. Practice Bulletin No. 131, November 2012b

Baseman JG, Koutsky LA: The epidemiology of human papillomavirus infections. J Clin Virol 32(Suppl 1):S16, 2005

Benard VB, Coughlin SS, Thompson T, et al: Cervical cancer incidence in the United States by area of residence, 1998-2001. Obstet Gynecol 110:681, 2007

Benedet JL, Sanders BH: Carcinoma in situ of the vagina. Am J Obstet Gynecol 148(5):695, 1984

Bergeron C, Ferenczy A, Richart RM, et al: Micropapillomatosis labialis appears unrelated to human papillomavirus. Obstet Gynecol 76(2):281, 1990

Bornstein J, Bentley J, Bösze P, et al. 2011 colposcopic terminology of the International Federation for Cervical Pathology and Colposcopy. Obstet Gynecol 120(3):166, 2012

Bosch FX, Burchell AN, Schiffman M, et al: Epidemiology and natural history of human papillomavirus infections and type-specific implications in cervical neoplasia. Vaccine 265:K1, 2008

Brinton LA, Reeves WC, Brenes MM, et al: Parity as a risk factor for cervical cancer. Am J Epidemiol 130:486, 1989

Brown DR, Shew ML, Qadadri B, et al: A longitudinal study of genital human papillomavirus infection in a cohort of closely followed adolescent women. J Infect Dis 191(2):182, 2005

Bruinsma F, Lumley J, Tan J, et al: Precancerous changes in the cervix and risk of subsequent preterm birth. BJOG 114:70, 2007

Bruni L, Diaz M, Castellsagué X, et al: Cervical human papillomavirus prevalence in 5 continents: meta-analysis of 1 million women with normal cytological findings. J Infect Dis 202(12):1789, 2010

Buckley JD, Harris RW, Doll R, et al: Case-control study of the husbands of women with dysplasia or carcinoma of the cervix uteri. Lancet 2(8254):1010, 1981

Burk RD, Ho GY, Beardsley L, et al: Sexual behavior and partner characteristics are the predominant risk factors for genital human papillomavirus infection in young women. J Infect Dis 174(4):679, 1996

Case AS, Rocconi RP, Straughn JM Jr, et al: Cervical intraepithelial neoplasia in adolescent women. Obstet Gynecol 108:1369, 2006

Castellsagué X, Diaz M, de Sanjosé S, et al: Worldwide human papillomavirus etiology of cervical adenocarcinoma and its cofactors: implications for screening and prevention. J Natl Cancer Inst 98:303, 2006

Castle PE: Beyond human papillomavirus: the cervix, exogenous secondary factors, and the development of cervical precancer and cancer. J Low Genit Tract Dis 8(3):224, 2004

Castle PE, Fetterman B, Poitras N, et al: Five-year experience of human papillomavirus DNA and Papanicolaou test cotesting. Obstet Gynecol 113:595, 2009a

Castle PE, Fetterman B, Poitras N, et al: Relationship of atypical glandular cell cytology, age, and human papillomavirus detection to cervical and endometrial cancer risks. Obstet Gynecol 115:243, 2010

Castle PE, Hunt WC, Langsfeld E, et al: Three-year risk of cervical precancer and cancer after the detection of low-risk human papillomavirus genotypes targeted by a commercial test. Obstet Gynecol 123:49, 2014

Castle PE, Schiffman M, Wheeler CM, et al: Evidence for frequent regression of cervical intraepithelial neoplasia-grade 2. Obstet Gynecol 113:18, 2009b

Castle PE, Stoler MH, Wright TC, et al: Performance of carcinogenic human papillomavirus (HPV) testing and HPV16 or HPV18 genotyping for cervical cancer screening of women aged 25 years and older: a subanalysis of the ATHENA study. Lancet Oncol 12:880, 2011

Castle PE, Walker JL, Schiffman M, et al: Hormonal contraceptive use, pregnancy and parity, and the risk of cervical intraepithelial neoplasia 3 among oncogenic HPV DNA-positive women with equivocal or mildly abnormal cytology. Int J Cancer 117(6):1007, 2005

Centers for Disease Control and Prevention: Sexually transmitted diseases treatment guidelines, 2010. MMWR 59(12):1, 2010

Centers for Disease Control and Prevention: Sexually transmitted diseases treatment guidelines, 2015. MMWR 64(3):1, 2015

Chang GJ, Berry JM, Jay N, et al: Surgical treatment of high-grade anal squamous intraepithelial lesions: a prospective study. Dis Colon Rectum 45(4):453, 2002

Chappell CA, West AM, Kabbani W, et al: Off-label high-risk HPV DNA testing of vaginal ASC-US and LSIL cytologic abnormalities at Parkland Hospital. J Low Genit Tract Dis 14(4):352, 2010

Chaturvedi AK, Madeleine MM, Biggar RJ: et al: Risk of human papillomavirus-associated cancers among persons with AIDS. J Natl Cancer Inst 101(16):1120, 2009

Cohen BA, Honig P, Androphy E: Anogenital warts in children. Clinical and virologic evaluation for sexual abuse. Arch Dermatol 126(12):1575, 1990

Collins S, Mazloomzadeh S, Winter H, et al: High incidence of cervical human papillomavirus infection in women during their first sexual relationship. BJOG 109(1):96, 2002

Conner SN, Frey H, Cahill AG, et al: Loop electrosurgical excision procedure and risk of preterm birth: a systematic review and meta-analysis. Obstet Gynecol 123(4):752, 2014

Coppleson M, Dalrymple JC, Atkinson KH: Colposcopic differentiation of abnormalities arising in the transformation zone. Obstet Gynecol Clin North Am 20(1):83, 1993

Cuzick J, Clavel C, Petry KU, et al: Overview of the European and North American studies on HPV testing in primary cervical cancer screening. Int J Cancer 119:1095, 2006

Darragh TM, Colga TJ, Cox JT, et al: The lower anogenital squamous terminology standardization project for HPV-associated lesions: background and consensus recommendations from the College of American Pathologists and the American Society for Colposcopy and Cervical Pathology. J Low Genit Tract Dis 16(3):205, 2012

Datta SD, Koutsky LA, Ratelle S, et al: Human papillomavirus infection and cervical cytology in women screened for cervical cancer in the United States, 2003-2005. Ann Intern Med 148:493, 2008

Davey DD, Goulart R, Nayar, et al: Statement on human papillomavirus DNA test utilization. Am J Clin Pathol 141:459, 2014

Del Pino M, Rodriguez-Carunchio L, Ordi J: Pathways of vulvar intraepithelial neoplasia and squamous cell carcinoma. Histopathology 62(1):161, 2013

de Oliveira ER, Derchain SF, Sarian LO, et al: Prediction of high-grade cervical disease with human papillomavirus detect in women with glandular and squamous cytologic abnormalities. Int J Gynecol Cancer 16:1055, 2006

de Sanjose S, Palefsky J: Cervical and anal HPV infections in HIV positive women and men. Virus Res 89(2):201, 2002

de Sanjose S, Quint WG, Alemany L, et al: Human papillomavirus genotype attribution in invasive cancer: a retrospective cross-sectional worldwide study. Lancet Oncol 11(11):1048, 2010

de Vet HC, Sturmans F: Risk factors for cervical dysplasia: implications for prevention. Public Health 108(4):241, 1994

de Villiers EM: Relationship between steroid hormone contraceptives and HPV, cervical intraepithelial neoplasia and cervical carcinoma. Int J Cancer 103(6):705, 2003

De Vuyst H, Lillo F, Broutet N, et al: HIV, human papillomavirus, and cervical neoplasia and cancer in the era of highly active antiretroviral therapy. Eur J Cancer Prev 17:545, 2008

de Witte CJ, van de Sande AJ, van Beekhuizen HJ, et al: Imiquimod in cervical, vaginal, and vulvar intraepithelial neoplasia: a review. Gynecol Oncol 139(2):377, 2015

Diakomanolis E, Stefanidis K, Rodolakis A, et al: Vaginal intraepithelial neoplasia: report of 102 cases. Eur J Gynaecol Oncol 23(5):457, 2002

Dillner J: Primary human papillomavirus testing in organized cervical screening. Curr Opin Obstet Gynecol 25:11, 2013

Dillner J: The serological response to papillomaviruses. Semin Cancer Biol 9(6):423, 1999

Dodge JA, Eltabbakh GH, Mount SL, et al: Clinical features and risk of recurrence among patients with vaginal intraepithelial neoplasia. Gynecol Oncol 83(2):363, 2001

Doerfler D, Bernhaus A, Kottmel A, et al: Human papilloma virus infection prior to coitarche. Am J Obstet Gynecol 200:487.e1, 2009

Doorbar J, Quint W, Banks L, et al: The biology and life-cycle of human papillomaviruses. Vaccine 30(Suppl 5):F55, 2012

Dunne EF, Markowitz LE, Saraiya M, et al: CDC Grand Rounds: reducing the burden of HPV-associated cancer and disease. MMWR 63(4):69, 2014

Dunne EF, Unger ER, Sternberg M, et al: Prevalence of HPV infection among females in the United States. JAMA 297:813, 2007

Durst M, Kleinheinz A, Hotz M, et al: The physical state of human papillomavirus type 16 DNA in benign and malignant genital tumours. J Gen Virol 66(Pt 7):1515, 1985

Economos K, Perez Veridiano N, Delke I, et al: Abnormal cervical cytology in pregnancy: a 17-year experience. Obstet Gynecol 81(6):915, 1993

Ellerbrock TV, Chiasson MA, Bush TJ, et al: Incidence of cervical squamous intraepithelial lesions in HIV-infected women. JAMA 283(8):1031, 2000

Fairley CK, Chen S, Ugoni A, et al: Human papillomavirus infection and its relationship to recent and distant sexual partners. Obstet Gynecol 84(5):755, 1994

Feng Q, Kiviat NB: New and surprising insights into pathogenesis of multicentric squamous cancers in the female lower genital tract. J Natl Cancer Inst 97:1798, 2005

Ferris DG, Cox JT, O'Connor DM: The biology and significance of human papillomavirus infection. In Haefner HK, Krumholz BA, Massad LS (eds): Modern Colposcopy. Dubuque, Kendall/Hunt Publishing Company, 2004, p 454

Ferris DG, Litaker M: Interobserver agreement for colposcopy quality control using digitized colposcopic images during the ALTS trial. J Low Genit Tract Dis 9(1):29, 2005

Ferris D, Samakoses R, Block SL, et al: Long-term study of a quadrivalent human papillomavirus vaccine. Pediatrics 134:e657, 2014

Fitzhugh VA, Heller DS: Significance of a diagnosis of microorganisms on Pap smear. J Low Genit Tract Dis 12(1):40, 2008

Food and Drug Administration: Gardasil approved to prevent anal cancer. FDA News Release, December 22, 2010

Franco EL, Villa LL, Ruiz A, et al: Transmission of cervical human papillomavirus infection by sexual activity: differences between low and high oncogenic risk types. J Infect Dis 172(3):756, 1995

Friedlander MA, Stier E, Lin O: Anorectal cytology as a screening tool for anal squamous lesions: cytologic, anoscopic, and histologic correlation. Cancer 102(1):19, 2004

Friedrich EG Jr, Wilkinson EJ, Fu YS: Carcinoma in situ of the vulva: a continuing challenge. Am J Obstet Gynecol 136(7):830, 1980

Future II Study Group: Quadrivalent vaccine against human papillomavirus to prevent high-grade cervical lesions. N Engl J Med 356(19):1915, 2007

Gage JC, Anson VW, Abbey K, et al: Number of cervical biopsies and sensitivity of colposcopy. Obstet Gynecol 108(2):264, 2006

Goldstone SE, Kawalek AZ, Huyett JW: Infrared coagulator: a useful tool for treating anal squamous intraepithelial lesions. Dis Colon Rectum 48(5):1042, 2005

Goldstone SE, Winkler B, Ufford LJ, et al: High prevalence of anal squamous intraepithelial lesions and squamous-cell carcinoma in men who have sex with men as seen in a surgical practice. Dis Colon Rectum 44(5):690, 2001

Gomez-Lobo V: Gynecologic care of the transplant recipient. Postgrad Obstet Gynecol 29(10):1, 2009

Griffith WF, Stuart GS, Gluck KL, et al: Vaginal speculum lubrication and its effects on cervical cytology and microbiology. Contraception 72:60, 2005

Haefner HK, Tate JE, McLachlin CM, et al: Vulvar intraepithelial neoplasia: age, morphological phenotype, papillomavirus DNA, and coexisting invasive carcinoma. Hum Pathol 26(2):147, 1995

Harmanli O, Jones KA: Using lubrication for speculum insertion. Obstet Gynecol 116(No. 2, Part 1):415, 2010

Harper DM, Franco EL, Wheeler CM, et al: Sustained efficacy up to 4.5 years of a bivalent L1 virus-like particle vaccine against human papillomavirus types 16 and 18: follow-up from a randomised control trial. Lancet 367(9518):1247, 2006

Harris TG, Miller L, Kulasingam SL, et al: Depot-medroxyprogesterone acetate and combined oral contraceptive use and cervical neoplasia among women with oncogenic human papillomavirus infection. Am J Obstet Gynecol 200:489.e1, 2009

Hart WR: Vulvar intraepithelial neoplasia: historical aspects and current status. Int J Gynecol Pathol 20(1):16, 2001

Heard I, Etienney I, Potard V, et al: High prevalence of anal human papillomavirus-associated cancer precursors in a contemporary cohort of asymptomatic HIV-infected women. Clin Infect Dis 60(10):1559, 2015

Heard I, Palefsky JM, Kazatchkine MD: The impact of HIV antiviral therapy on human papillomavirus (HPV) infections and HPV-related diseases. Antivir Ther 9(1):13, 2004

Heard I, Potard V, Foulot H, et al: High rate of recurrence of cervical intraepithelial neoplasia after surgery in HIV-positive women. J Acquir Immune Defic Syndr 39(4):412, 2005

Henk HJ, Insigna RP, Singhal PK, Darkow T: Incidence and costs of cervical intraepithelial neoplasia in a US commercially insured population. Low Genit Tract Dis 4(1):29, 2010

Herod JJ, Shafi MI, Rollason TP, et al: Vulvar intraepithelial neoplasia: long term follow up of treated and untreated women. BJOG 103(5):446, 1996

Herrero R, Hildesheim A, Bratti C, et al: Population-based study of human papillomavirus infection and cervical neoplasia in rural Costa Rica. J Natl Cancer Inst 92(6):464, 2000

Herzog TJ, Monk BJ: Reducing the burden of glandular carcinomas of the uterine cervix. Am J Obstet Gynecol 197(6):566, 2007

Hildesheim A, Hadjimichael O, Schwartz PE, et al: Risk factors for rapid-onset cervical cancer. Am J Obstet Gynecol 180(3 Pt 1):571, 1999

Hillemanns P, Ellerbrock TV, McPhillips S, et al: Prevalence of anal human papillomavirus infection and anal cytologic abnormalities in HIV-seropositive women. AIDS 10(14):1641, 1996

Ho GY, Bierman R, Beardsley L, et al: Natural history of cervicovaginal papillomavirus infection in young women. N Engl J Med 338(7):423, 1998

Ho GY, Burk RD, Klein S, et al: Persistent genital human papillomavirus infection as a risk factor for persistent cervical dysplasia. J Natl Cancer Inst 87(18):1365, 1995

Hoffman MS, DeCesare SL, Roberts WS, et al: Upper vaginectomy for in situ and occult, superficially invasive carcinoma of the vagina. Am J Obstet Gynecol 166(1 Pt 1):30, 1992a

Hoffman MS, Pinelli DM, Finan M, et al: Laser vaporization for vulvar intraepithelial neoplasia III. J Reprod Med 37(2):135, 1992b

Hoover RN, Hyer M, Pfeiffer RM, et al: Adverse health outcomes in women exposed in utero to diethylstilbestrol. N Engl J Med 365 (14): 1304, 2011

Hopkins MP, Nemunaitis-Keller J: Carcinoma of the vulva. Obstet Gynecol Clin North Am 28(4):791, 2001

Howe HL, Wingo PA, Thun MJ, et al: Annual report to the nation on the status of cancer (1973 through 1998), featuring cancers with recent increasing trends. J Natl Cancer Inst 93(11):824, 2001

Howlader N, Noone AM, Krapcho M, et al: SEER Cancer Statistics Review, 1975-2011. Bethesda, National Cancer Institute, 2014

Huh WK, Ault KA, Chelmow D, et al: Use of high-risk human papillomavirus testing for cervical cancer screening: interim clinical guidance. Obstet Gynecol 125(2):330, 2015

International Collaboration of Epidemiological Studies of Cervical Cancer: Cervical cancer and hormonal contraceptives: collaborative reanalysis of individual data for 16573 women with cervical cancer and 35509 women without cervical cancer from 24 epidemiological studies. Lancet 370:1609, 2007

Jakobsson M, Gissler M, Paavonen J, et al: Loop electrosurgical excision procedure and the risk for preterm birth. Obstet Gynecol 114:504, 2009

Jay N, Berry JM, Hogeboom CJ, et al: Colposcopic appearance of anal squamous intraepithelial lesions: relationship to histopathology. Dis Colon Rectum 40(8):919, 1997

Jeronimo J, Massad LS, Castle PE, et al: Interobserver agreement in the evaluation of digitized cervical images. Obstet Gynecol 110:833, 2007

Jones RW, Rowan DM: Vulvar intraepithelial neoplasia III: a clinical study of the outcome in 113 cases with relation to the later development of invasive vulvar carcinoma. Obstet Gynecol 84(5):741, 1994

Jones RW, Rowan DM, Stewart AW: Vulvar intraepithelial neoplasia: aspects of the natural history and outcome in 405 women. Obstet Gynecol 106(6):1319, 2005

Joura EA, Giuliano AR, Iversen OE, et al: A 9-valent HPV vaccine against infection and intraepithelial neoplasia in women. Broad Spectrum HPV Vaccine Study. N Engl J Med 372(8):711, 2015

Joura EA, Zeisler H, Losch A, et al: Differentiating vulvar intraepithelial neoplasia from nonneoplastic epithelial disorders. The toluidine blue test. J Reprod Med 43(8):671, 1998

Judson PL, Habermann EB, Baxter NN, et al: Trends in the incidence of invasive and in situ vulvar carcinoma. Obstet Gynecol 107:1018, 2006

Kaplan JE, Benson C, Holmes KH, et al: Guidelines for prevention and treatment of opportunistic infections in HIV-infected adults and adolescents. MMWR Recomm Rep 58(4):1, 2009

Khan MJ, Castle PE, Lorincz AT, et al: The elevated 10-year risk of cervical precancer and cancer in women with human papillomavirus (HPV) type 16 or 18 and the possible utility of type-specific HPV testing in clinical practice. J Natl Cancer Inst 97:1072, 2005

Khan MJ, Smith-McCune KK: Treatment of cervical precancers: back to basics. Obstet Gynecol 123(6):1339, 2014

Kinney WK, Manos MM, Hurley LB, et al: Where's the high-grade cervical neoplasia? The importance of minimally abnormal Papanicolaou diagnoses. Obstet Gynecol 91(6):973, 1998

Kiviat N: Natural history of cervical neoplasia: overview and update. Am J Obstet Gynecol 175(4 Pt 2):1099, 1996

Kjaer SK, de Villiers EM, Dahl C, et al: Case-control study of risk factors for cervical neoplasia in Denmark. I: role of the "male factor" in women with one lifetime sexual partner. Int J Cancer 48(1):39, 1991

Kjaer SK, van den Brule AJ, Paull G, et al: Type specific persistence of high risk human papillomavirus (HPV) as indicator of high grade cervical squamous intraepithelial lesions in young women: population based prospective follow up study. BMJ 325(7364):572, 2002

Korn AP, Abercrombie PD, Foster A: Vulvar intraepithelial neoplasia in women infected with human immunodeficiency virus-1. Gynecol Oncol 61:384, 1996

Kosary C: Cancer of the vagina. In Ries LAG, Young JL, Keel GE, et al (eds): SEER Survival Monograph: Cancer Survival Among Adults: U.S. SEER Program, 1988-2001, Patient and Tumor Characteristics. NIH Publication No. 07-6215, Bethesda, 2007

Koss LG: The Papanicolaou test for cervical cancer detection. A triumph and a tragedy. JAMA 261(5):737, 1989

Krebs HB: Treatment of vaginal intraepithelial neoplasia with laser and tropical 5-fluorouracil. Obstet Gynecol 73(4):657, 1989

Krivak TC, Rose GS, McBroom JW, et al: Cervical adenocarcinoma in situ: a systematic review of therapeutic options and predictors of persistent or recurrent disease. Obstet Gynecol Surv 56(9):567, 2001

Kurdgelashvili G, Dores GM, Srour SA, et al: Incidence of potentially human papillomavirus-related neoplasms in the United States, 1978 to 2007. Cancer 119(12):2291, 2013

Kyrgiou M, Koliopoulos G, Martin-Hirsch P, et al: Obstetric outcomes after conservative treatment for intraepithelial or early invasive cervical lesions: systematic review and meta-analysis. Lancet 367:489, 2006

Lamme J, Pattaratornkosohn T, Mercado-Abadie J, et al: Concurrent anal human papillomavirus and abnormal anal cytology in women with known cervical dysplasia. Obstet Gynecol 124(2Pt 1), 242, 2014

Le T, Menard C, Hicks-Boucher W, et al: Final results of a phase 2 study using continuous 5% imiquimod cream application in the primary treatment of high-grade vulva intraepithelial neoplasia. Gynecol Oncol 106(3):579, 2007

Mahto M, Nathan M, O'Maony C: More than a decade on: review of the use of imiquimod in lower anogenital intraepithelial neoplasia. Int J STD AIDS 21:8, 2010

Maiman M, Fruchter RG, Serur E, et al: Human immunodeficiency virus infection and cervical neoplasia. Gynecol Oncol 38:377, 1990

Markowitz LE, Dunne EF, Saraiya M, et al: Human papillomavirus vaccination: recommendations of the Advisory Committee on Immunization Practices (ACIP). MMWR 63(RR-05):1, 2014

Marrazzo JM, Stine K, Koutsky LA: Genital human papillomavirus infection in women who have sex with women: a review. Am J Obstet Gynecol 183(3):770, 2000

Martin-Hirsch PL, Paraskevaidis E, Bryant A: Surgery for cervical intraepithelial neoplasia. Cochrane Database Syst Rev 6:CD001318, 2013

Massad LS, Einstein MH, Huh WK, et al: 2012 Updated consensus guidelines for the management of abnormal cervical cancer screening tests and cancer precursors. J Low Genit Tract Dis 17(5):S1, 2013

Massad LS, Seaberg EC, Watts DH, et al: Long-term incidence of cervical cancer in women with human immunodeficiency virus. Cancer 115:524, 2009

Mayrand MH, Duarte-Franco E, Rodrigues I, et al: Human papillomavirus DNS versus Papanicolaou screening tests for cervical cancer. N Engl J Med 357(16):1579, 2007

McCredie MRE, Sharples KJ, Paul C, et al: Natural history of cervical neoplasia and risk of invasive cancer in women with cervical intraepithelial neoplasia 3: a retrospective cohort study. Lancet Oncol 9(5):425, 2008

Miller BE: Vulvar intraepithelial neoplasia treated with cavitational ultrasonic surgical aspiration. Gynecol Oncol 85(1):114, 2002

Molijn A, Kleter B, Quint W, et al: Molecular diagnosis of human papillomavirus (HPV) infections. J Clin Virol 32(Suppl 1):S43, 2005

Moore K, Cofer A, Elliot L, et al: Adolescent cervical dysplasia: histologic evaluation, treatment, and outcomes. Am J Obstet Gynecol 197:141.e1, 2007

Moyer VA: Screening for cervical cancer: U.S. Preventive Services Task Force recommendation statement. Ann Intern Med 156:880, 2012

Moscicki AB: Impact of HPV infection in adolescent populations. J Adolesc Health 37:S3, 2005

Moscicki AB, Ma Y, Wibbelsman C, et al: Rate of and risks for regression of cervical intraepithelial neoplasia 2 in adolescents and young women. Obstet Gynecol 116(2):1373, 2010

Moscicki AB, Ma Y, Wibbelsman C, et al: Risks for cervical intraepithelial neoplasia 3 among adolescents and young women with abnormal cytology. Obstet Gynecol 112:1335, 2008

Moscicki AB, Shiboski S, Broering J, et al: The natural history of human papillomavirus infection as measured by repeated DNA testing in adolescent and young women. J Pediatr 132(2):277, 1998

Moscicki AB, Shiboski S, Hills NK, et al: Regression of low-grade squamous intra-epithelial lesions in young women. Lancet 364(9446):1678, 2004

Muñoz N, Bosch FX, de Sanjose S, et al: Epidemiologic classification of human papillomavirus types associated with cervical cancer. N Engl J Med 348(6):518, 2003

Muñoz N, Franceschi S, Bosetti C, et al: Role of parity and human papillomavirus in cervical cancer: the IARC multicentric case-control study. Lancet 359:1093, 2002

Nahas CS, da Silva Filho EV, Segurado AA, et al: Screening anal dysplasia in HIV-infected patients: is there an agreement between anal Pap smear and high-resolution anoscopy-guided biopsy? Dis Colon Rectum 52:1854, 2009

National Cancer Institute: Cervical cancer screening PDQ®. 2015a. Available at: http://cancer.gov/cancertopics/pdq/screening/cervical/HealthProfessional. Accessed April 9, 2015

National Cancer Institute: Vulvar cancer treatment PDQ®. 2015b. Available at: http://www.cancer.gov/cancertopics/pdq/treatment/vulvar/HealthProfessional. Accessed April 9, 2015

National Cancer Institute Workshop: The 1988 Bethesda system for reporting cervical/vaginal cytological diagnoses. JAMA 262(7):931, 1989

Nayar R, Wilbur DC: The Pap test and Bethesda 2014. Cancer Cytopathol 123(5):271, 2015

Obalek S, Jablonska S, Favre M, et al: Condylomata acuminata in children: frequent association with human papillomaviruses responsible for cutaneous warts. J Am Acad Dermatol 23(2 Pt 1):205, 1990

Ostor AG: Natural history of cervical intraepithelial neoplasia: a critical review. Int J Gynecol Pathol 12(2):186, 1993

Paavonen J, Koutsky LA, Kiviat N: Cervical neoplasia and other STD related genital and anal neoplasias. In Holmes KK, Mardh PA, Sparling PG, et al (eds): Sexually Transmitted Diseases, 2nd ed. New York, McGraw-Hill, 1990, p 561

Paavonen J, Naud P, Salmerón J, et al: Efficacy of human papillomavirus (HPV)-16/18 AS04-adjuvanted vaccine against cervical infection and pre-cancer caused by oncogenic HPV types (PATRICIA): final analysis of a double-blind, randomized study in young women. Lancet 374:301, 2009

Palefsky JM: Anal human papillomavirus infection and anal cancer in HIV-positive individuals: an emerging problem. AIDS 8:283, 1994

Palefsky JM, Holly EA, Efirdc JT, et al: Anal intraepithelial neoplasia in the highly active antiretroviral therapy era among HIV-positive men who have sex with men. AIDS 19(13):1407, 2005

Palefsky JM, Holly EA, Ralston ML, et al: Prevalence and risk factors for anal human papillomavirus infection in human immunodeficiency virus (HIV)-positive and high-risk HIV-negative women. J Infect Dis 183(3):383, 2001

Panther LA, Schlecht HP, Dezube BJ: Spectrum of human papillomavirus-related dysplasia and carcinoma of the anus in HIV-infected patients. AIDS Read 15(2):79, 2005

Pepas L, Kaushik S, Bryant A, et al: Medical interventions for high grade vulvar intraepithelial neoplasia. Cochrane Database Syst Rev 4:CD007924, 2011

Paraskevaidis E, Jandial L, Mann E, et al: Pattern of treatment failure following laser for cervical intraepithelial neoplasia: implications for follow-up protocol. Obstet Gynecol 78:80, 1991

Perrotta M, Marchitelli CE, Velazco AF, et al: Use of $CO_2$ laser vaporization for the treatment of high-grade vaginal intraepithelial neoplasia. J Low Genit Tract Dis 17(1):23, 2013

Petrosky E, Bocchini JA, Harri S, et al: Use of 9-valent human papillomavirus (HPV) vaccine: updated HPV vaccination recommendations of the advisory committee on immunization practices. MMWR 64(11):w300, 2015

Plummer M, Herrero R, Franceschi S, et al: Smoking and cervical cancer: pooled analysis of the IARC multi-centric case-control study. Cancer Causes Control 14(9):805, 2003

Pretorius RG, Zhang WH, Belinson JL, et al: Colposcopically directed biopsy, random cervical biopsy, and endocervical curettage in the diagnosis of cervical intraepithelial neoplasia II or worse. Am J Obstet Gynecol 191:430, 2004

Punnonen R, Kallioniemi OP, Mattila J, et al: Primary invasive and in situ vaginal carcinoma. Flow cytometric analysis of DNA aneuploidy and cell proliferation from archival paraffin-embedded tissue. Eur J Obstet Gynecol Reprod Biol 32(3):247, 1989

Reid R, Scalzi P: Genital warts and cervical cancer. VII. An improved colposcopic index for differentiating benign papillomaviral infections from high-grade cervical intraepithelial neoplasia. Am J Obstet Gynecol 153(6):611, 1985

Remmink AJ, Walboomers JM, Helmerhorst TJ, et al: The presence of persistent high-risk HPV genotypes in dysplastic cervical lesions is associated with progressive disease: natural history up to 36 months. Int J Cancer 61(3):306, 1995

Rome RM, England PG: Management of vaginal intraepithelial neoplasia: a series of 132 cases with long-term follow-up. Int J Gynecol Cancer 10:382, 2000

Ronco G, Giorgi-Rossi P, Carozzi F, et al: Efficacy of human papillomavirus testing for the detection of invasive cervical cancers and cervical intraepithelial neoplasia: a randomized controlled trial. Lancet Oncol 11:249, 2010

Ronco G, Segnan N, Giorgi-Rossi P, et al: Human papillomavirus testing and liquid-based cytology: results at recruitment from the new technologies for cervical cancer randomized controlled trial. J Natl Cancer Inst 98(11):765, 2006

Rosales R, Rosales C: Immune therapy for human papillomavirus-related cancers. World J Clin Oncol 5(5):1002, 2014

Rosenfeld WD, Rose E, Vermund SH, et al: Follow-up evaluation of cervicovaginal human papillomavirus infection in adolescents. J Pediatr 121(2):307, 1992

Sadler L, Saftlas A, Wang W, et al: Treatment for cervical intraepithelial neoplasia and risk of preterm delivery. JAMA 291:2100, 2004

Samson SL, Bentley JR, Fahey TJ, et al: The effect of loop electrosurgical excision procedure on future pregnancy outcome. Obstet Gynecol 105:325, 2005

Sankaranarayanan R, Nene BM, Shastri SS, et al: Screening for cervical cancer in rural India. N Engl J Med 360:1385, 2009

Santoso J, Long M, Crigger M, et al: Anal intraepithelial neoplasia in women with genital intraepithelial neoplasia. Obstet Gynecol 116(3):578, 2010

Sapp M, Bienkowska-Haba M: Viral entry mechanisms: human papillomavirus and a long journey from extracellular matrix to the nucleus. FEBS J 276:7206, 2009

Saslow D, Solomon D, Lawson HW, et al: American Cancer Society, American Society for Colposcopy and Cervical Pathology, and American Society for Clinical Pathology screening guidelines for the prevention and early detection of cervical cancer. CA Cancer 62(3):147, 2012

Schiffman M, Wentzensen N: From human papillomavirus to cervical cancer. Obstet Gynecol 116(1):177, 2010

Schlecht NF, Platt RW, Duarte-Franco E, et al: Human papillomavirus infection and time to progression and regression of cervical intraepithelial neoplasia. J Natl Cancer Inst 95(17):1336, 2003

Schnatz PF, Guile M, O'Sullivan DM, et al: Clinical significance of atypical glandular cells on cervical cytology. Obstet Gynecol 107:701, 2006

Schockaert S, Poppe W, Arbyn M, et al: Incidence of vaginal intraepithelial neoplasia after hysterectomy for cervical intraepithelial neoplasia: a retrospective study. Am J Obstet Gynecol 199:113.e1, 2008

Scholefield JH, Castle MT, Watson NF: Malignant transformation of high-grade anal intraepithelial neoplasia. Br J Surg 92(9):1133, 2005

Schorge JO, Lea JS, Ashfaq R: Postconization surveillance of cervical adenocarcinoma in situ: a prospective trial. J Reprod Med 48(10):751, 2003

Sehnal B, Dusek L, Cibula D, et al: The relationship between the cervical and anal HPV infection in women with cervical intraepithelial neoplasia. J Clin Virol 59(1):18, 2014

Shanbhag S, Clark H, Timmaraju V, et al: Pregnancy outcome after treatment for cervical intraepithelial neoplasia. Obstet Gynecol 114:727, 2009

Shatz P, Bergeron C, Wilkinson EJ, et al: Vulvar intraepithelial neoplasia and skin appendage involvement. Obstet Gynecol 74(5):769, 1989

Sherman ME, Friedman HB, Busseniers AE, et al: Cytologic diagnosis of anal intraepithelial neoplasia using smears and cytyc thin-preps. Mod Pathol 8(3):270, 1995

Sideri M, Jones RW, Wilkinson EJ, et al: Squamous vulvar intraepithelial neoplasia: 2004 modified terminology, ISSVD Vulvar Oncology Subcommittee. J Reprod Med 50(11):807, 2005

Siegfried EC, Frasier LD: Anogenital warts in children. Adv Dermatol 12:141, 1997

Silverberg MJ, Thorsen P, Lindeberg H, et al: Condyloma in pregnancy is strongly predictive of juvenile-onset recurrent respiratory papillomatosis. Obstet Gynecol 101(4):645, 2003

Smith JS, Backes DM, Hoots BE, et al: Human papillomavirus type-distribution in vulvar and vaginal cancers and their associated precursors. Obstet Gynecol 113(4):917, 2009

Smith JS, Lindsay L, Hoots B, et al: Human papillomavirus type distribution in invasive cervical cancer and high-grade cervical lesions: a meta-analysis update. Int J Cancer 121:621, 2007

Solomon D, Davey D, Kurman R, et al: The 2001 Bethesda System: terminology for reporting results of cervical cytology. JAMA 287(16):2114, 2002

Spitzer M: Lower genital tract intraepithelial neoplasia in HIV-infected women: guidelines for evaluation and management. Obstet Gynecol Surv 54(2):131, 1999

Spitzer M, Krumholz BA, Seltzer VL: The multicentric nature of disease related to human papillomavirus infection of the female lower genital tract. Obstet Gynecol 73(3 Pt 1):303, 1989

Srodon M, Stoler MH, Baber GB, et al: The distribution of low and high-risk HPV types in vulvar and vaginal intraepithelial neoplasia (VIN and VaIN). Am J Surg Pathol 30:1513, 2006

Stanley M: Pathology and epidemiology of HPV infection in females. Gynecol Oncol 117:S5, 2010a

Stanley M: Prospects for new human papillomavirus vaccines. Curr Opin Infect Dis 23:70, 2010b

Stokley S, Jeyarajah J, Yankey D, et al: Human papillomavirus coverage among adolescents, 2007–2013, and post-licensure vaccine safety monitoring, 2006–2014—United States. MMWR 63(29):620, 2014

Stoler MH: A brief synopsis of the role of human papillomaviruses in cervical carcinogenesis. Am J Obstet Gynecol 175(4 Pt 2):1091, 1996

Strander B, Andersson-Ellström A, Milson L, et al: Risk of invasive cancer after treatment for cervical intraepithelial neoplasia grade 3: population based cohort study. BMJ 335:1077, 2007

Strander B, Hällgren J, Sparén P: Effect of ageing on cervical or vaginal cancer in Swedish women previously treated for cervical intraepithelial neoplasia 3: population based cohort study of long term incidence and mortality. BMJ 348:17361, 2014

Syrjänen S: Current concepts on human papillomavirus infections in children. APMIS 118(6-7):494, 2010

Tandon R, Baranoski AS, Huang F, et al: Abnormal anal cytology in HIV-infected women. Am J Obstet Gynecol 203:21.e1, 2010

Thomsen LT, Frederiksen K, Munk C, et al: High-risk and low-risk human papillomavirus and the absolute risk of cervical intraepithelial neoplasia or cancer. Obstet Gynecol 123:57, 2014

Trimble EL: A guest editorial: update on diethylstilbestrol. Obstet Gynecol Surv 56(4):187, 2001

Trottier H, Mahmud SM, Lindsay L, et al: Persistence of an incident human papillomavirus infection and timing of cervical lesions in previously unexposed young women. Cancer Epidemiol Biomarkers Prev 18(3):854, 2009

U.S. Preventive Services Task Force: Final recommendation statement: cervical cancer: screening, March 2012. Available at: http://www.uspreventiveservicestaskforce.org/Page/Document/RecommendationStatementFinal/cervical-cancer-screening. Accessed April 9, 2015

Ulfelder H, Robboy SJ: The embryologic development of the human vagina. Am J Obstet Gynecol 126(7):769, 1976

Valari O, Koliopoulos G, Karakitsos P, et al: Human papillomavirus DNA and mRNA positivity of the anal canal in women with lower genital tract HPV lesions; predictors and clinical implications. Gynecol Oncol 122:505, 2011

van de Nieuwenhof HP, Massuger LF, van der Avoort I, et al: Vulvar squamous cell carcinoma development after diagnosis of VIN increases with age. Eur J Cancer 45(5):851, 2009

van den Einden LC, de Hullu JA, Massuger LF, et al: Interobserver variability and the effect of education in the histopathological diagnosis of differentiated vulvar intraepithelial neoplasia. Mod Pathol 26:874, 2013

van Seters M, van Beurden M, de Craen AJ: Is the assumed natural history of vulvar intraepithelial neoplasia III based on enough evidence? A systematic review of 3322 published patients. Gynecol Oncol 97(2):645, 2005

van Seters M, van Beurden M, ten Kate FJ, et al: Treatment of vulvar intraepithelial neoplasia with topical imiquimod. N Engl J Med 358:1465, 2008

von Gruenigen VE, Gibbons HE, Gibbins K, et al: Surgical treatments for vulvar and vaginal dysplasia. Obstet Gynecol 109:942, 2007

Werner CL, Lo JY, Heffernan T, et al: Loop electrosurgical excision procedure and risk of preterm birth. Obstet Gynecol 115:605, 2010

Whitlock EP, Vesco KK, Eder M, et al: Liquid-based cytology and human papillomavirus testing to screen for cervical cancer: a systematic review for the U.S. Preventive Services Task Force. Ann Intern Med 155:687, 2011

Wilkinson EJ: Pap smears and screening for cervical neoplasia. Clin Obstet Gynecol 33(4):817, 1990

Wilkinson EJ, Kneale B, Lynch PJ: Report of the ISSVD Terminology Committee. J Reprod Med 31:973, 1986

Williams AB, Darragh TM, Vranizan K, et al: Anal and cervical human papillomavirus infection and risk of anal and cervical epithelial abnormalities in human immunodeficiency virus-infected women. Obstet Gynecol 83(2):205, 1994

Winer RL, Hughes JP, Feng Q, et al: Early natural history of incident, type-specific human papillomavirus infections in newly sexually active young women. Cancer Epidemiol Biomarkers Prev 20(4):699, 2011

Winer RL, Lee SK, Hughes JP, et al: Genital human papillomavirus infection: incidence and risk factors in a cohort of female university students. Am J Epidemiol 157(3):218, 2003

Woodman CB, Collins S, Winter H, et al: Natural history of cervical human papillomavirus infection in young women: a longitudinal cohort study. Lancet 357(9271):1831, 2001

Woodruff JD: Carcinoma in situ of the vagina. Clin Obstet Gynecol 24(2):485, 1981

Wright TC, Ellerbrock TV, Chiasson MA, et al: Cervical intraepithelial neoplasia in women infected with human immunodeficiency virus: prevalence, risk factors, and validity of Papanicolaou smears. New York Cervical Disease Study. Obstet Gynecol 84(4):591, 1994

Wright TC, Stoler MH, Behrens CM, et al: Primary cervical cancer screening with human papillomavirus: end of study results from the ATHENA study using HPV as the first-line screening test. Gynecol Oncol 136(2):189, 2015

Wright TC, Stoler MH, Behrens CM, et al: The ATHENA human papillomavirus study: design, methods, and baseline results. Am J Obstet Gynecol 206:46e1, 2012

Wright VC, Chapman W: Intraepithelial neoplasia of the lower female genital tract: etiology, investigation, and management. Semin Surg Oncol 8:180, 1992

Yasmeen S, Romano PS, Pettinger M, et al: Incidence of cervical cytological abnormalities with aging in the Women's Health Initiative. Obstet Gynecol 108:410, 2006

Yost NP, Santoso JT, McIntire DD, et al: Postpartum regression rates of antepartum cervical intraepithelial neoplasia II and III lesions. Obstet Gynecol 93(3):359, 1999

Zbar AP, Fenger C, Efron J, et al: The pathology and molecular biology of anal intraepithelial neoplasia: comparisons with cervical and vulvar intraepithelial carcinoma. Int J Colorectal Dis 17(4):203, 2002

Zhao C, Florea A, Onisko A, et al: Histologic follow-up results in 662 patients with Pap test findings of atypical glandular cells: results from a large academic women's hospital laboratory employing sensitive screening methods. Gynecol Oncol 114:383, 2009

Zuchna C, Hager M, Tringler B, et al: Diagnostic accuracy of guided cervical biopsies: a prospective multicenter study comparing the histopathology of simultaneous biopsy and cone specimen. Am J Obstet Gynecol 203:321.e1, 2010

# 第三十章

# 宫 颈 癌

宫颈癌是全世界女性中最常见的妇科恶性肿瘤。其病因主要源于人乳头瘤病毒（HPV）感染，但初次感染后其他宿主因素也会影响肿瘤的进展。与其他妇科恶性肿瘤相比，宫颈癌常发生于年轻女性。因此，对这种肿瘤的筛查通常从青年时代开始。

大多数早期宫颈癌是无症状的。因此，诊断通常是在阴道镜检查或异常的宫颈活检标本进行组织学评估之后完成的。这种癌症靠临床分期，分期反过来又指导临床治疗。通常早期疾病可以通过手术根治。对于晚期疾病，主要选择同步放化疗。正如预期所料，疾病的预后因肿瘤分期而异，分期是决定长期生存率的最重要指标。

预防主要在于识别和治疗重度不典型增生的女性，以及接种 HPV 疫苗。因此，如第 29 章所述，建议定期进行筛查，并鼓励接种 HPV 疫苗以降低今后宫颈癌的发病率。

## 一、 发生率

在世界范围内，宫颈癌很常见，在所有女性恶性肿瘤中排名第四（世界卫生组织，2012）。一般发展中国家的发病率较高，这些国家占每年报道病例的 85%。这些人群的死亡率同样较高（Torre，2015）。发病率下降和生存率提升主要为长期宫颈癌筛查计划获得的成功。

在美国，宫颈癌是女性中第三大最常见的妇科肿瘤和第十一位最常见的实体恶性肿瘤。女性一生中罹患这种癌症的风险为 1/132。2015 年，美国癌症协会估计该恶性肿瘤在美国有 12 900 个新病例和 4100 例死亡（Siegel，2015）。在美国女性中，黑种人妇女和社会经济地位较低的妇女宫颈癌死亡率最高，而西班牙裔妇女的发病率最高（表 30-1）。这种趋势主要是由于经济和文化背景影响了获得筛查和治疗的机会。宫颈癌的发病年龄通常早于其他妇科恶性肿瘤，诊断时的中位年龄为 49 岁（Howlader，2014）。

## 二、 风险

除人口差异外，其他风险可能会影响 HPV 的感染或传播。值得注意的是，最大的风险是缺乏定期宫颈癌筛查（Abed，2006；Leyden，2005）。大多数进行筛查的社区已证实该癌症的发生率降低（Jemal，2006）。

HPV 是与宫颈癌相关的主要致病因素（Ley，1991；Schiffman，1993）。尽管其他性传播因素，包括单纯疱疹病毒 2 型，可能同时起着致病作用，但 99.7% 的宫颈癌与致癌的 HPV 亚型有关（Walboomers，1999）。在一项研究中，57% 的浸润性宫颈癌病例与 HPV16 相关，16% 的病例与 HPV18 相关（Li，2010），这些亚型均可导致宫颈鳞癌或腺癌。然而，HPV 16 与宫颈鳞癌更为密切，而 HPV 18 是宫颈腺癌的危险因素（Bulk，2006）。

在其他风险中，低学历、高龄、肥胖、吸烟和生活贫困均与宫颈癌筛查率降低有关。具体而言，生活在贫困社区中的人们获得筛查机会有限，可能会受益于扩大筛查计划（Datta，2006）。

主动和被动吸烟都增加了宫颈癌的风险。在 HPV 感染的女性中，现在和曾经吸烟者，高级别鳞状上皮内瘤变（HSIL）或浸润性癌的发病率增加了 2 ~ 3 倍。被动吸烟也增加了风险，但程度较低（Trimble，2005）。吸烟与该癌症之间关联的潜在机制尚不清楚，但吸烟可能会影响吸烟者的 HPV 感染状态。例如，曾有吸烟史与减少高危 HPV 清除率有关（Koshiol，2006；Plummer，2003）。香烟烟雾也可能改变未将 HPV 整合到宿主基因组细胞中病毒癌基因蛋白的表达（Wei，2014）。

分娩与宫颈癌有显著关联。与未产妇相比，先前有七次足月妊娠的经产妇风险约为四倍，而一两次妊娠的妇女风险则为 2 倍（Muñoz，2002）。

长期联合口服避孕药（COC）是另一种风险。在宫颈 HPV DNA 阳性且使用口服避孕药的女性中，宫颈癌的发病率与 HPV 阳性但从未使用过口服避孕药

表 30-1　宫颈癌年龄标化后的发病率和死亡率（每年每 100 000 名妇女）

| | 所有种族 | 白种人 | 黑种人 | 亚裔美国人和太平洋岛民 | 美洲印第安人和阿拉斯加原住民 | 西班牙裔 |
|---|---|---|---|---|---|---|
| 发生率 | 7.8 | 7.8 | 9.4 | 6.4 | 7.6 | 10.2 |
| 死亡率 | 2.3 | 2.1 | 4.1 | 1.8 | 3.4 | 2.8 |

基于 2007 年至 2011 年期间 SEER 计划中从 18 个地区诊断的病例。
Data from Howlader N，Noone AM，Krapcho M，et al：SEER Cancer Statistics Review，1975-2011，National Cancer Institute. 2014.

的女性相比增加了四倍（Moreno，2002）。此外，正在使用口服避孕药的妇女比 9 年内使用的妇女罹患宫颈鳞状细胞癌和腺癌的风险明显更高（International Collaboration of Epidemiological Studies of Cervical Cancer，2006）。而停止使用口服避孕药相关风险似乎有所下降。来自 24 项流行病学研究的数据显示，停止口服避孕药后 10 年或更长时间，宫颈癌的风险将恢复到从未使用时的风险水平（International Collaboration of Epidemiological Studies of Cervical Cancer，2007）。

理论上，性行为与 HPV 性传播有关。一生中有六个以上的性伴侣会增加宫颈癌的相对风险。同样，20 岁之前初次性生活的年龄越早，患这种恶性肿瘤的风险越大。21 岁之后的性生活仅呈现出风险增加的趋势。此外，禁欲和性交过程中工具避孕法降低了宫颈癌的发病率（International Collaboration of Epidemiological Studies of Cervical Cancer，2006）。

免疫抑制的妇女患宫颈癌的风险增加。宫颈癌是一种定义为获得性免疫缺陷综合征（AIDS）的疾病。在感染了 HIV 的女性中这种癌症的标准发生率（SIR）为 5.82。对于移植受体，该恶性肿瘤的标准发生率为 2.013（Grulich，2007）。除使用硫唑嘌呤外，使用免疫抑制剂的患有自身免疫性疾病的妇女患宫颈癌风险几乎没有增加（Dugue，2015）。

## 三、病理生理学

### 1. 肿瘤发生机制

大多数妇女自身易清除 HPV，但持续感染者可能会发展为宫颈癌前病变。在这些病变中，宫颈鳞状细胞癌通常发生在鳞柱交界处（Bosch，2002）。一般来说，从不典型增生到浸润性癌的进展需要几年时间，但时间差异很大。与宫颈癌发生有关的分子变化复杂，且尚未完全了解。目前怀疑致癌作用是由于环境损害，宿主免疫和体细胞基因组变异之间的相互作用所致（Helt，2002；Jones，1997，2006；Wentzensen，2004）。

越来越多的证据表明，HPV 癌基因蛋白可能是癌细胞持续增殖的重要因素（Mantovani，1999；Munger，2001）。与低风险亚型不同，致癌的 HPV 亚型可以整合到人类 DNA 中（图 30-1）。因此，在感染后，致癌的 HPV 早期复制蛋白 E1 和 E2 使病毒能够在宫颈细胞内复制。这些蛋白在 HPV 感染早期高水平表达。它们可导致细胞学改变，表现为宫颈细胞学涂片上的低级别鳞状上皮内瘤变（LSIL）。

病毒复制扩增之后可能导致正常细胞向肿瘤细胞转化（Mantovani，1999）。具体而言，病毒基因产物 E6 和 E7 癌基因蛋白与这种转化有关（图 30-2）。E7 蛋白与视网膜母细胞瘤（Rb）肿瘤抑制蛋白结合，而 E6 与 p53 肿瘤抑制蛋白结合。在两种情况下，都导致这些抑制蛋白的降解。对 p53 降解的 E6 效应进行了充分研究，其与宫颈细胞的增殖和永生化有关（Jones，1997，2006；Mantovani，1999；Munger，2001）。

### 2. 肿瘤浸润

肿瘤发生后，来源于宫颈表面局部生长模式可能是外生型，来源于宫颈内膜的则可能是内生型（图 30-3）。在临床上，体格检查时可能发现宫颈管内和宫颈表面的病变。生长可以是浸润性的，在这些病例中，伴随生长坏死的溃疡病变很常见。随着原发灶的增大和淋巴结的转移，肿瘤局部浸润性增加，造成广泛侵袭。

#### （1）淋巴转移

**淋巴结组**。肿瘤的转移模式通常沿着宫颈淋巴引流。因此，熟悉这种引流有助于了解广泛性子宫切除术的手术步骤第 46 章。宫颈具有丰富的淋巴网，其沿着子宫动脉走行（图 30-4）。这些淋巴引流主要流入宫颈旁和宫旁淋巴结。在临床上这些淋巴结很重

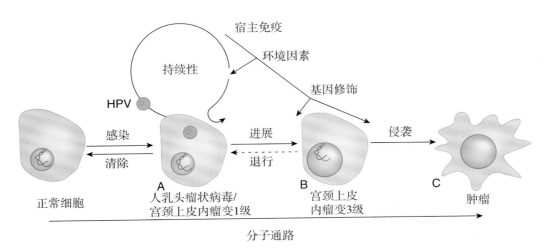

**图 30-1** 临床结局取决于宫颈病变的程度。**A.** 初始风险为细胞感染活动性人乳头瘤病毒。HPV 基因组（蓝色环）以质粒形式存在，与宿主 DNA 分离。**B.** 临床相关的癌前病变，宫颈上皮内瘤变 3 级（CIN 3）或原位癌（CIS）是宫颈癌发展的中间阶段。HPV 基因组已整合到宿主 DNA 中，导致增殖能力增强。**C.** 环境损害，宿主免疫和体细胞基因组变异之间的相互作用会导致浸润性宫颈癌。

要，在广泛性子宫切除术中常常作为宫旁组织的一部分切除。淋巴液从宫旁和宫颈旁淋巴结流入闭孔淋巴结，再流入髂内、髂外、髂总淋巴结，最后流入腹主

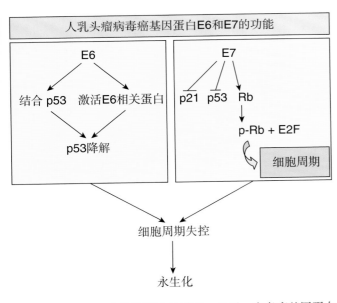

**图 30-2** E6 和 E7 癌基因蛋白的影响。左图，病毒癌基因蛋白 E6 直接结合 p53，并激活 E6AP 降解 p53 肿瘤抑制蛋白。右图，E7 癌基因蛋白使视网膜母细胞瘤抑制蛋白磷酸化，导致 E2F 转录因子的释放，这与细胞周期进程有关。E7 还下调 p21 肿瘤抑制蛋白的产生并破坏 p53 的功能。E6 和 E7 癌基因蛋白的累积作用最终导致细胞周期改变，从而促进失控的细胞增殖

动脉旁淋巴结。因此，传统上在广泛性子宫切除术中需要同时切除盆腔和髂总淋巴结。相反，从宫颈后部的淋巴通过直肠柱和子宫骶韧带到达直肠淋巴结。这些淋巴结在术中也经常遇到，扩大切除宫骶韧带时将这些淋巴结一并切除是广泛性子宫切除术的一个特点。

**淋巴脉管间隙受累**。随着肿瘤侵袭间质深层，进入毛细血管和淋巴管（图 30-5）。这种类型的浸润性生长被称为淋巴脉管间隙浸润（LVSI），不属于宫颈癌的临床分期。但它的存在是不良的预后指标，尤其是在早期宫颈癌中。因此，LVSI 存在通常需要调整原计划手术并辅助放射治疗。

**（2）局部浸润和远处转移**

肿瘤通过宫旁间质扩散至骨盆侧壁，常发生输尿管阻塞，导致肾积水（图 30-6）。此外，肿瘤通过膀胱子宫韧带（膀胱柱）可直接侵袭膀胱。直肠受到侵袭的频率较低，因为它在解剖学上通过直肠子宫陷凹与宫颈分离。远处转移是由血行播散引起的，肺、卵巢、肝和骨骼最常受侵犯。

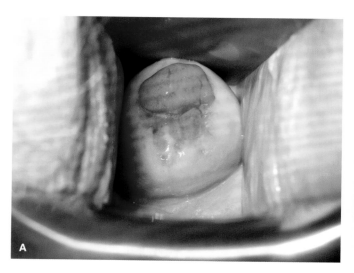

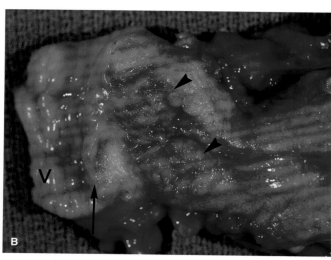

图 30-3　宫颈腺癌。**A.** 源自宫颈内膜的浸润性癌（Photograph contributed by Dr. David Miller.）；**B.** 外生的宫颈腺癌生长到宫颈管内（箭头）。在此广泛性子宫切除术标本中，近端阴道（V）与宫颈一并切除，并用箭头标记宫颈近阴道部

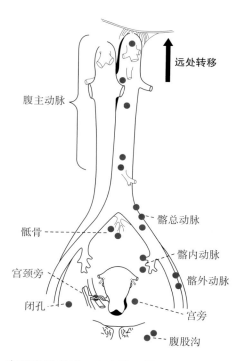

图 30-4　宫颈淋巴引流。宫旁淋巴结在广泛性子宫切除术中一并切除。宫颈癌的淋巴结切除术包括盆腔淋巴结切除（包括髂外动静脉、髂内动脉和髂总动脉）伴或不伴腹主动脉旁淋巴结切除至肠系膜下动脉水平（Reproduced with permission from Henriksen E：The lymphatic spread of carcinoma of the cervix and of the body of the uterus；a study of 420 necropsies，Am J Obstet Gynecol 1949 Nov；58（5）：924-942）

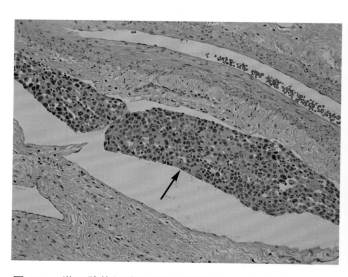

图 30-5　淋巴脉管间隙浸润的显微照片。一条大淋巴管被鳞状细胞癌堵塞（箭头）（Used with permission from Dr. Raheela Ashfaq.）

## 四、组织学类型

### 1. 鳞状细胞癌

宫颈癌的两种最常见的组织学亚型是鳞状细胞癌和腺癌（表 30-2）。其中，鳞状细胞癌占主导地位，约占所有宫颈癌的 70%，且起源于宫颈表面。在过去的 30 年中，鳞状细胞癌的发病率有所下降，而宫颈腺癌的发病率上升了。这些变化可能归因于早

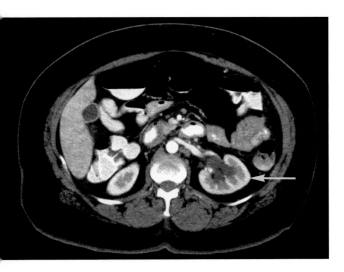

**图 30-6** 计算机断层扫描（CT）扫描显示由左输尿管肿瘤压迫引起的肾积水（箭头）

期宫颈鳞癌筛查方法的改进以及 HPV 患病率提高（Vizcaino，2000）。鳞状细胞癌可分为角化型和非角化型（图 30-7）。

### 2. 腺癌

腺癌是一类宫颈癌，由表 30-2 中列出的亚型组成。与宫颈鳞状细胞癌不同，腺癌占宫颈癌的 25%，是由产生宫颈黏液的柱状细胞引起的。由宫颈内膜起源，腺癌常常是隐匿性的，可能在临床发现前就已进展。在盆腔检查时通常可触及筒状宫颈。

| 表 30-2 宫颈癌的组织学亚型 |
| --- |
| **鳞癌** |
| 角化型 |
| 非角化型 |
| 乳头状 |
| **腺癌** |
| 黏液性 |
|   宫颈型 |
|   肠型 |
|   微偏型 |
|   绒毛状 |
| 子宫内膜样 |
| 浆液性 |
| 透明细胞型 |
| 中肾型 |
| **混合型宫颈癌** |
| 腺鳞癌 |
| 玻璃样细胞癌 |
| **神经内分泌宫颈肿瘤** |
| 大细胞神经内分泌 |
| 小细胞神经内分泌 |
| **其他** |
| 肉瘤 |
| 淋巴瘤 |
| 黑色素瘤 |

鳞状细胞癌占所有宫颈癌的 75%，腺癌占宫颈癌的 20% ~ 25%。其他细胞类型很少见

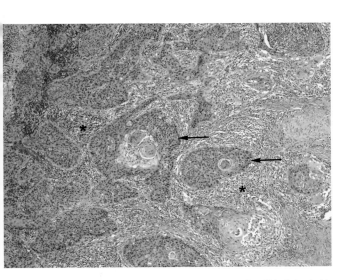

**图 30-7** 宫颈鳞状细胞癌。恶性细胞不规则巢（箭头）在其中心显示嗜酸性角蛋白珠，这是典型的诊断特征。细胞巢会伴随轻度淋巴细胞反应（星号）侵入间质（Used with permission from Dr. Raheela Ashfaq.）

腺癌由不同细胞类型组成各种组织学类型。其中，黏液性腺癌是最常见的，如表 30-2 所示分型。黏液性宫颈管型与正常宫颈组织相似（图 30-8）。肠型类似于肠细胞，可能包括杯状细胞。微偏腺癌，也称为恶性腺瘤，其特征是细胞学上无大小和形状异常的腺体，但肿瘤的腺体增长数量远超正常宫颈内膜。患有 Peutz-Jeghers 综合征的女性患恶性腺瘤的风险增加。绒毛状管状腺癌由表面乳头组成。

子宫内膜样腺癌是第二常见的腺癌，类似于子宫内膜的腺体。浆液性腺癌与卵巢或子宫浆液性癌一样少见。透明细胞腺癌仅占宫颈腺癌不到 5%，以其透明胞质而得名（Jaworski，2009）。腺癌出现在宫颈的中肾残余中，称为中肾腺癌，这种类型非常罕见。

**预后比较**。证据表明鳞状细胞癌与腺癌相比预后不同。对于 I B 期和 II A 期宫颈癌，一项研究表明，腺癌患者的总生存率与鳞状细胞癌患者相比有显著降

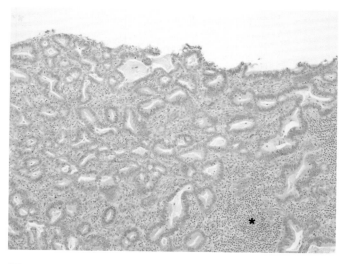

图 30-8　浸润性宫颈腺癌的特征是具有中度核异型性和有丝分裂活性的柱状细胞。肿瘤细胞形成的腺体类似正常宫颈腺体，偶然侵入间质。右侧（星号）存在慢性炎症浸润

低（Landoni，1997）。但是，GOG 在后续研究中发现，ⅠB 期鳞癌和腺癌的总生存率相似（Look，1996）。

对于晚期患者（ⅡB-ⅣA 期），证据表明与同分期的鳞癌相比，宫颈腺癌可能预示着总体生存率较差（Eifel，1990；Lea，2002）。2006 年国际妇产科联盟（FIGO）年度报道了超过 11 000 例鳞癌和 1613 例腺癌，结果表明，患有腺癌的妇女在每个分期的总生存率均低于鳞癌（Quinn，2006）。总之，证据表明宫颈腺癌是高危类型。

### 3. 其他肿瘤类型

混合型宫颈癌很少见。其中，腺鳞癌与宫颈腺癌没有太大区别。鳞状成分分化差，几乎没有角化。玻璃样细胞癌是低分化腺鳞癌的一种类型，其中细胞具有磨玻璃样细胞质。

宫颈的神经内分泌癌包括大细胞和小细胞型。这类罕见的恶性肿瘤具有很高的侵袭性，尽管行广泛性子宫切除术和辅助化疗，但早期癌症的无病生存率也相对较低（Albores-Saavedra，1997；Viswanathan，2004）。通常使用神经内分泌指标来确诊，包括嗜铬粒蛋白、突触素和 CD56。内分泌和旁内分泌肿瘤与神经内分泌肿瘤相关。

在其他罕见类型中，宫颈可能是肉瘤、恶性淋巴瘤和黑色素瘤的发生部位。宫颈平滑肌肉瘤和宫颈间质肉瘤预后较差，与子宫肉瘤相似。黑色素瘤常表现为溃疡样蓝色或黑色结节，预后也较差。

## 五、诊断

### 1. 症状

部分诊断患有宫颈癌的妇女无症状。在其他情况下，早期宫颈癌可能会产生水样、血性白带。部分有性交或冲洗后间断阴道出血。随着肿瘤体积增大，通常会加剧出血，偶尔表现为瘤体不规则出血。在这种情况下，通常可以使用 Monsel 胶（硫酸铁盐）和阴道填塞来控制出血。局部使用丙酮也可用于止血，特别是在难以使用 Monsel 胶的情况下（Patsner，1993）。与 Monsel 胶相比，选择丙酮并不理想，因为患者使用时具有烧灼感。使用阴道填塞，患者理想情况下可卧床休息，同时插入 Foley 导管以排空膀胱。填塞可能会干扰正常的排尿，同时导管还可在扩容期间准确监测尿液排出量。如果持续出血，可行紧急放射治疗；或在难治性出血时可行髂内动脉栓塞术或扎术。但选择后两种方法时要特别注意，因为血液供应阻塞时会减少肿瘤氧合。放射疗法是晚期癌症的主要治疗，如第 28 章所述，在低氧环境中放射线的作用会减弱，并可降低疾病生存率（Kapp，2005）。对于大量出血的患者，患者的血流动力学供应如第 40 章所述。

### 2. 体格检查

大多数患有宫颈癌的妇女一般体格检查结果正常。对于怀疑宫颈癌的患者，应行彻底的外阴和阴道检查。由于 HPV 是宫颈癌、阴道癌、外阴癌和肛门癌的共同危险因素，因此需注意伴发病变。经窥器检查，如果是微浸润型癌，宫颈可能看起来完全正常。除此以外，可见的肿瘤病灶显示出各式外观。病变可能是外生或内生生长、息肉样、乳头状、筒状宫颈、宫颈溃疡、颗粒状肿物或坏死组织，以及可见水样、脓性或血性分泌物。因此，宫颈癌外观可近似宫颈平滑肌瘤、宫颈息肉、宫颈外翻、宫颈炎、宫颈妊娠、尖锐湿疣、疱疹性溃疡、硬下疳或脱出宫颈口的子宫平滑肌瘤，息肉或子宫肉瘤。

在双合诊过程中，可能会触及由于肿瘤浸润生长而增大的子宫，或由于原发宫颈癌阻塞的子宫积血或子宫积脓导致宫腔扩张。这种情况下会触及子宫增大，质地柔软。晚期宫颈癌可蔓延至阴道，阴道前壁触诊或直肠阴道检查可了解肿瘤范围。向后蔓延时，触诊者的示指和中指之间的直肠阴道可触及厚、硬、不规则的分隔，近端阴道后壁最易受累。此外，在直

肠指检中，宫旁组织、宫骶韧带和骨盆侧壁受累也可触及。单侧或双侧均可被侵袭，受累组织触之较厚，不规则，质硬且活动性差。触及肿物固定表明肿瘤可能已蔓延至骨盆侧壁。但在到达骨盆侧壁之前，中央病变直径可扩大到 8 ~ 10 cm。

随着疾病进展，锁骨上淋巴结或腹股沟淋巴结肿大提示肿瘤淋巴转移。下肢水肿和腰部疼痛（通常向大腿后放射）可反映增大的肿瘤压迫坐骨神经根、淋巴管、静脉或输尿管。肾积水和尿毒症可继发于输尿管梗阻，有时也可能为早期症状。在这种情况下，通常需要输尿管支架置入或经皮肾造瘘。化疗需要保留较为理想的肾功能。另外，如肿瘤侵入膀胱或直肠，可出现血尿或者伴有膀胱阴道瘘或直肠阴道瘘。

### ■ 3. 宫颈涂片和宫颈活检

宫颈活检的组织学评估是诊断宫颈癌的主要方法。尽管广泛使用宫颈涂片细胞学检查以筛查该癌症，但并不能准确地发现宫颈癌。具体而言，在任何给定的检测中，宫颈涂片细胞学检查对高级别病变的检测灵敏度仅为 53% ~ 80%（Agorastos，2015；Benoit，1984；Soost，1991）。因此，宫颈涂片检查的预防作用在于常规连续筛查（图 30-9）。此外，在患有 I 期宫颈癌的妇女中，仅 30% ~ 50% 的单层细胞涂片读片发现为癌症（Benoit，1984）。因此，不建议仅使用宫颈涂片细胞学检测来评估可疑病变。而是直接用 Tischler 活检钳或 Kevorkian 刮匙进行活检（图 29-16）。尽可能从肿瘤外围进行活检，因为中央部分通常仅包含坏死组织，将影响诊断。此外，理想的活组织检查应包括间质成分，以便可以评估是否存在浸润。

如果发现异常的宫颈涂片检查结果，通常要进行阴道镜检查，以获得充足的宫颈和宫颈内膜活检。有时为此需要冷刀锥切。阴道镜检查和锥切检查的指征在第 29 章中进行了概述，而宫颈钳取活检或锥切标本是最准确的评估宫颈癌浸润方法。两种方法所取标本通常都包含潜在间质，能够区分浸润性癌和原位癌。为了确诊，锥切可获取更大更有用的组织样本。

## 六、分期

宫颈癌是临床分期。分期的参考因素包括冷刀锥切术、麻醉下盆腔检查、膀胱镜检查、直肠镜检查、胸部 X 线片和静脉肾盂造影（或此部位 CT 扫描）。表 30-3 列出了这些内容，还包含尚未正式指导分期，但可提供额外信息的影像学和实验室检查。大疱性水肿不足以诊断膀胱受累，必须经过活检证明。淋巴结转移不会改变临床分期。广泛使用的宫颈癌分期系统由 FIGO 与世界卫生组织（WHO）和国际抗癌联盟（UICC）共同制定。此分期在 2009 年进行了更新，并在表 30-4 和图 30-10 中进行了详细说明。在本章中，早期疾病指的是 FIGO 的 I 至 IIA 期。晚期疾病指 IIB 期及以后。

在本书的肿瘤学章节中，将介绍每种癌症类型（宫颈，外阴，阴道，子宫，卵巢）的分期。FIGO

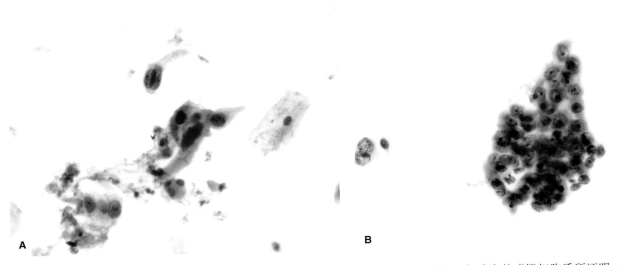

**图 30-9** **A.** 宫颈涂片检查，鳞状细胞癌。部分梭形肿瘤细胞和（或）细胞质角质化，如致密的嗜橙细胞质所证明。**B.** 宫颈涂片检查，宫颈腺癌。显示出恶性细胞学特征，包括核多态性，核膜异常和核仁突出。细胞质往往比鳞状细胞癌更为致密，并可能含有黏蛋白（Photographs contributed by Ann Marie West，MBA，CT［ASCP］.）

表 30-3　宫颈癌评估中使用的检测

| 检测 | 鉴别 |
|---|---|
| **实验室** | |
| 全血细胞计数 | 贫血 |
| 尿常规分析 | 血尿 |
| 生化分析 | 电解质异常 |
| 肝功能 | 肝转移 |
| 肌酐 / BUN | 肾功能不全或阻塞 |
| **影像学** | |
| 胸部 X 线片 | 肺转移 |
| 静脉肾盂造影 | 肾积水 |
| CT 扫描（盆腹腔） | 淋巴结或远处器官转移；肾积水 |
| 磁共振成像 | 局部宫旁组织浸润；淋巴结转移 |
| PET 扫描 | 淋巴结或远处器官转移 |
| **检查方法** | |
| 膀胱镜 | 膀胱肿瘤浸润 |
| 直肠 | 直肠肿瘤浸润 |
| 麻醉下检查 | 盆腔肿瘤扩散程度；临床分期 |

BUN = 血液尿素氮；CBC = 全血细胞计数；CT = 计算机断层扫描；EUA = 麻醉下检查；MR = 磁共振；PET = 正电子发射断层扫描

表 30-4　宫颈癌的临床分期（FIGO，2009 年修订）

| 分期 | 特点 |
|---|---|
| **0** | 原位癌，宫颈上皮内瘤变（CIN）3 级 |
| **I** | 癌灶局限于宫颈（应忽略宫体扩展） |
| IA | 镜下病变，侵袭仅限于间质，最大深度为 5 mm 且宽度不超过 7 mm |
| IA1 | 间质浸润深度不超过 3 mm 且宽度不超过 7 mm |
| IA2 | 间质浸润大于 3 mm，深度不大于 5 mm，宽度不大于 7 mm |
| IB | 病变仅限于宫颈或病变大于 IA |
| IB1 | 病变大小不超过 4 cm |
| IB2 | 病变大于 4 cm |
| **II** | 肿瘤扩展到宫颈以外，但没有扩展到骨盆壁。累及阴道，但未及下三分之一 |
| IIA | 没有明显的宫旁侵犯 |
| IIA1 | 病变大小不超过 4 cm |
| IIA2 | 病变大于 4 cm |
| IIB | 宫旁明显受累 |
| **III** | 肿瘤已扩展到骨盆壁。直肠检查时，肿瘤与骨盆壁固定；肿瘤累及阴道下三分之一；包括所有肾积水或肾功能不全的病例，除非已知是由其他原因引起的 |
| IIIA | 未累及骨盆壁，但累及了阴道的下三分之一 |
| IIIB | 扩展至盆腔壁，肾积水或肾功能不全 |
| **IV** | 扩展到真骨盆外，或累及膀胱或直肠黏膜 |
| IVA | 转移到邻近的盆腔器官 |
| IVA | 转移到远处器官 |

FIGO = 国际妇产科联盟

Modified with permission from Pecorelli S：Revised FIGO staging for carcinoma of the vulva, cervix, and endometrium. Int J Gynaecol Obstet 2009 May；105（2）：103-104

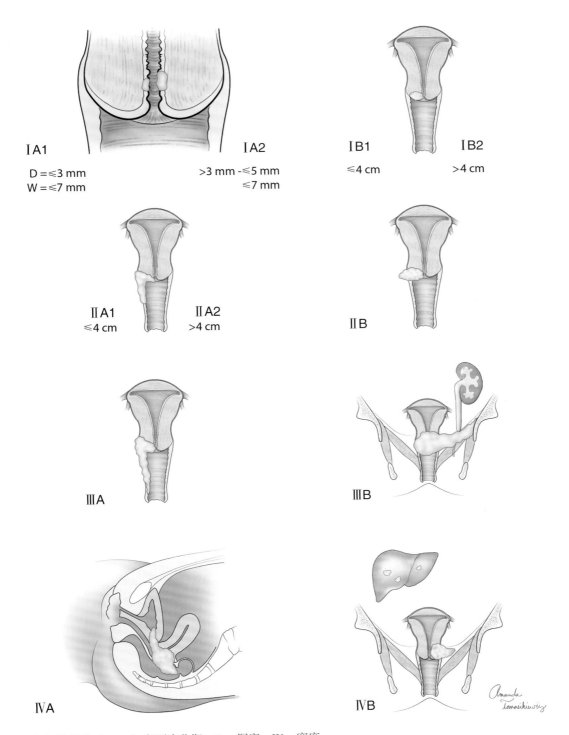

图 30-10　国际妇产科联盟（FIGO）宫颈癌分期。D = 深度；W = 宽度

分类用于妇科肿瘤。相反，美国癌症联合委员会（AJCC）开发了 TNM 分期系统，该系统基于肿瘤的范围（T），转移淋巴结范围（N）和远处转移（M）。如表 12-5 所示，乳腺癌是通过后一种系统进行分期的。

## 七、影像学检查

宫颈癌是临床分期，准确评估对于选择合适治疗方案至关重要。例如，可以通过外科手术治疗早期肿瘤，而更晚期的肿瘤则需要放疗和（或）化学疗法。

尽管影像学不影响分期（除了在胸部X线片上见到的肺转移和在CT扫描上见到的肾积水），影像学仍可以针对个体进行治疗。另外，尽管未包括在FIGO系统中，但淋巴结转移患者预后较差，可通过影像学鉴别。因此，诸如CT扫描、磁共振（MR）成像或正电子发射断层扫描（PET）扫描之类的影像学工具常被用作初始宫颈癌评估的辅助手段。

### 1. 磁共振成像

为了定义解剖结构，此高分辨率成像工具可在软组织界面上提供出色的对比度分辨率。因此，MR成像可有效测量肿瘤大小、勾勒宫颈肿瘤边界并识别周围的膀胱、直肠或子宫旁组织浸润。但MR成像在诊断镜下或深层宫颈间质浸润或识别较小的宫旁扩张方面的准确性较差（Mitchell，2006）。这些微小差异很重要，因为间质和宫旁浸润都可能影响治疗计划。此外假阴性结果与病灶体积较小有关，无法将其与瘢痕或坏死组织相鉴别。此时PET扫描可以作为补充工具，识别代谢变化而不是解剖学变化。

对于原发性宫颈癌，在确定癌灶大小、局部肿瘤扩散和淋巴结受累方面，MR成像优于CT（Bipat，2003；Mitchell，2006；Subak，1995）。对于保留生育能力的根治性宫颈切除术的患者，通常首选MR成像（Abu-Rustum，2008；Olawaiye，2009）。总体而言，在宫颈癌中，MR成像和CT表现相似（Hricak，2005）。

### 2. CT检查

CT是用于评估淋巴结转移和远处转移的最常用成像工具。它提供了高分辨率的解剖学描绘，尤其是在增强的情况下。CT扫描不是FIGO分期的组成部分。但许多宫颈癌女性都可以通过这种方法来评估肿瘤的大小和宫颈外的肿瘤范围。CT还可以检测淋巴结肿大、输尿管阻塞或远处转移（Follen，2003）。

但是CT具有类似于MR成像的局限性。由于软组织对比分辨率差，CT无法准确评估子宫旁组织的细微浸润或宫颈间质深部浸润。CT还因无法检测正常大小的淋巴结中的小转移灶而受到限制。此外内部微小结构定义不清使得很难区分反应性淋巴结增生和真正的转移病灶。

### 3. 正电子发射断层扫描

这种核医学成像技术可显示体内功能成像。

FDG-PET可通过静脉注射葡萄糖的放射性标记类似物氟脱氧葡萄糖（FDG），并由高代谢活性细胞如肿瘤细胞摄取。由于PET无法详细描述解剖结构，因此常与CT扫描并排读取。这种方式将代谢和解剖数据相结合，目前PET扫描设备通常与CT扫描设备集成，两种成像可在同一层面显示（图2-33）。

在明确淋巴结转移时，FDG-PET优于CT或MR成像（Belhocine，2002；Havrilesky，2005；Selman，2008）。但PET对<5 mm的淋巴转移不敏感。此外，在早期较小的可切除肿瘤中作用有限（Sironi，2006；Wright，2005）。PET扫描可用于规划放射治疗靶区，也可用于识别有远处转移且适合姑息性化疗而非根治性同步放化疗的患者。

## 八、淋巴结切除术

如上所述，宫颈癌是临床分期而非手术分期。腹膜后盆腔淋巴结和腹主动脉旁淋巴结手术可准确检测转移，效果优于影像学检查（Goff，1999）。淋巴结切除术可以根据淋巴结病灶情况来调整患者的主要治疗策略。例如，可以改变放疗方案，以确保腹主动脉旁淋巴结阴性的患者不会受到外扩区域的过度放疗，而腹主动脉旁淋巴结阳性的患者不会遗漏治疗。潜在患者包括接受化疗和放疗的盆腔淋巴结阳性或疑似阳性的患者。支持性研究表明，如果明确盆腔或腹主动脉旁淋巴结阳性，延长化疗和（或）扩大放疗区域可能给患者带来显著的生存益处（Hacker，1995；Holcomb，1999；Leblanc，2007）。

此外，多发转移淋巴结可行减瘤。多项研究报道，切除肉眼淋巴结转移的患者可以达到镜下淋巴结转移的患者相似的无病生存率（Cosin，1998；Downey，1989；Hacker，1995）。这表明不切除较大的腹主动脉旁转移淋巴结的患者无法长期生存。

大多数专家建议淋巴结切除达到髂总和腹主动脉旁区域，并切除肉眼可见肿大的淋巴结（Querleu，2000）。对比传统的开腹手术和微创手术（MIS），尽管在效果上相同，但腹腔镜手术具有术后创伤小的优势。此外，腹腔镜淋巴结切除术后放疗副作用明显低于开腹术后（Vasilev，1995）。

尽管存在这些优势，但一些专家认为分期手术患者的受益程度十分有限。这些研究估计积极手术切除腹膜后转移淋巴结的患者存活率仅提高4%～6%（Kupets，2002；Petereit，1998）。

## 九、预后

无论通过 FIGO 分期、肿瘤大小或手术分期来衡量，肿瘤负荷影响生存的重要性已充分证明（Stehman，1991）。在这些因素中，FIGO 分期是最重要的预后因素（表 30-5）。但在每个分期内，淋巴结受累也成为决定预后的重要因素。例如，在早期宫颈癌中（Ⅰ - ⅡA 期），淋巴结转移是生存率的独立预测因子（Delgado，1990；Tinga，1990）。一项 GOG 研究表明，早期宫颈癌且盆腔淋巴结阴性的患者 3 年生存率达到 86%，而具有一个或多个淋巴结阳性的患者 3 年生存率为 74%（Delgado，1990 年）。

此外，淋巴结转移数目具有生存预测价值。研究表明，单个淋巴结阳性与多个淋巴结阳性患者相比，5年生存率要高得多（Tinga，1990）。在晚期（ⅡB ~ Ⅳ期）宫颈癌中，淋巴结转移也使预后变差。通常镜下淋巴结受累比肉眼淋巴结受累预后好（Cosin，1998；Hacker，1995）。

## 十、早期宫颈癌治疗

### ■ 1. IA

术语"镜下浸润性宫颈癌"是指微小肿瘤这一亚组。具体如表 30-4 所示，ⅠA 期肿瘤的标准将浸润深度限定为不大于 5 mm，宽度不大于 7 mm。镜下宫颈癌的淋巴结受累风险较小，治疗后预后良好。一项回顾性研究比较了浸润宽度 ≤ 7 mm 和 > 7 mm 的肿瘤。肿瘤浸润超过 7 mm，盆腔淋巴结转移和复发率更高（Takeshima，1999）。

ⅠA 期肿瘤进一步分为 ⅠA1 和 ⅠA2。这些亚分期的划分，反映增加肿瘤浸润深度和宽度会增加淋巴结受累的风险。

#### （1）ⅠA1 期

镜下浸润性癌侵袭深度不超过 3 mm，宽度不超过 7 mm，并且淋巴结转移的风险最低。间质浸润小于 1 mm 的鳞癌淋巴结转移风险为 1%，而间质浸润为 1 ~ 3 mm 的鳞癌风险为 1.5%。在此分期接受研究的 4098 名妇女中，术后死于疾病的比例不到 1%（Ostor，1995）。由于转移到宫旁或骶前淋巴结的风险低，病变可仅用宫颈锥切术有效治疗（表 30-6）（Keighley，1968；Kolstad，1989；Morris，1993；Ostor，1994）。但对于完成生育的女性，首选筋膜外子宫切除术（Ⅰ型子宫切除术）。子宫切除术的类型见表 30-7。

在 ⅠA1 期镜下浸润癌中，伴淋巴脉管浸润时淋巴结转移和肿瘤复发的风险增加到约 5%。因此，在作者单位这些病例采用传统改良广泛性子宫切除术（Ⅱ型子宫切除术）和盆腔淋巴结切除术。保留生育能力的女性可以考虑行根治性宫颈切除术和盆腔淋巴结切除术（Olawaiye，2009）。

腺癌通常比鳞癌更晚期诊断。由于有关该肿瘤分期的数据少见，镜下浸润性腺癌存在独特的治疗难题。但根据国家癌症研究所提供的流行病学监测和转归（SEER）数据评估，淋巴结受累的发生率与鳞癌相似（Smith，2002；Spoozak，2012）。在文献报道的镜下浸润性腺癌中，有 59 例经保留子宫和锥切术治疗（Baalbergen，2011；Bisseling，2007；Ceballos，2006；McHale，2001；Reynolds，2010；Schorge，2000；Yahata，2010）。在这些病例中，锥切后对无淋巴脉管浸润的女性进行监测期间未见复发。根据 SEER 数据，锥切治疗的 ⅠA1 期腺癌女性的 5 年总生存率为 98%（Spoozak，2012）。

#### （2）ⅠA2 期

镜下浸润癌有 3 ~ 5 mm 的间质浸润，有 7% 的淋巴结转移风险，且有 > 4% 的复发风险。这类患者中保守治疗的安全性尚待证实。因此对于此种浸润，建议行广泛性子宫切除术和盆腔淋巴结切除术。

为保留生育功能，ⅠA2 期鳞癌可行根治性宫颈切除术和淋巴结切除术治疗。不可吸收的环扎与这种根治性宫颈切除术同时进行以提高怀孕期间的宫颈功能。此方式治愈率高，并且已有成功妊娠的案例报道。如果严谨选择年龄小于 45 岁，肿瘤较小（< 2 cm），淋巴结阴性的女性，则报道的复发率与根治性子宫切

表 30-5 不同分期的宫颈癌患者生存率

| 分期 | 5 年生存率 |
|---|---|
| ⅠA | 100% |
| ⅠB | 88% |
| ⅡA | 68% |
| ⅡB | 44% |
| Ⅲ | 18% ~ 39% |
| ⅣA | 18% ~ 34% |

Data from from Grigsby，1991；Komaki，1995；Webb，1980.

**表 30-6    原发性宫颈癌的常用治疗**

| 肿瘤分期 | 治疗 |
| --- | --- |
| ⅠA1[b] | 已完成生育，首选筋膜外全子宫切除术<br>或<br>宫颈锥切术 |
| ⅠA1[b]<br>（伴 LVSI） | 次广泛性全子宫切除术和盆腔淋巴结切除术<br>或<br>有生育要求者行根治性宫颈切除术和盆腔淋巴结切除术 |
| ⅠA2[b,c] | 广泛性子宫切除术和盆腔淋巴结切除术<br>或<br>有生育要求者行根治性宫颈切除术和盆腔淋巴结切除术 |
| ⅠB1[c]<br>部分 ⅠB2<br>ⅡA1 | 广泛性全子宫切除术和盆腔淋巴结切除术<br>或有生育要求者行根治性宫颈切除术和盆腔淋巴结切除术<br>或<br>同步放化疗 |
| 大体积 ⅠB2<br>ⅡA2 | 同步放化疗 |
| ⅡB- ⅣA | 同步放化疗<br>或<br>少数行盆腔廓清术 |
| ⅣB | 姑息化疗<br>和（或）<br>姑息放疗<br>或<br>支持治疗（临终关怀） |

a. 对于个别患者，治疗建议可能有所不同，具体取决于临床情况。
b. 对于非手术患者，可以选择腔内近距离放射疗法。
c. 部分医疗机构对 ⅠA2 病变和体积较小的 ⅠB 期肿瘤行次广泛（Ⅱ型）子宫切除术和盆腔淋巴结切除术。
d. 患有ⅣA 期病变并伴有瘘道形成的患者可行盆腔廓清术

除术的复发率相似（Burnett，2003；Covens，1999a, b；Gien，2010；Olawaiye，2009）。一些专家将为 4 cm 以下肿瘤患者实施根治性宫颈切除术（ⅠB1 期）。然而，术前具有中度或高危特征的患者，约有三分之一需要进行广泛性子宫切除术或辅助同步放化疗（Abu-Rustum，2008；Gien，2010）。此时建议术前 MR 成像以评估宫旁组织和（或）CT 扫描以评估宫颈外病变。如果肿瘤已向近端扩展超过宫颈内口，则忌行根治性宫颈切除术。尽管这项技术很有前景，但它存在学习曲线，并需要进一步研究以明确其效果。

除 ⅠA1 期肿瘤外，一些中心正在评估锥切术或筋膜外子宫切除术对早期宫颈癌女性的安全性，因为宫旁组织受累很少见于微浸润性宫颈癌（Hou，2011）。一项研究包括 51 名 ⅠA1 期至 ⅠB1 期宫颈癌的患者，分别接受了锥切术或筋膜外子宫切除术不行

淋巴结切除术，对所有患者进行了中位时间 21 个月的随访，均未发现复发（Bouchard-Fortier，2014）。根据术后病理结果，其中两名患者接受了术后辅助同步放化疗。此外，SEER 数据包括 3987 例患有微浸润性宫颈癌的患者，接受锥切与接受子宫切除术治疗的腺癌患者的存活率相近。但对于鳞状细胞癌患者，接受子宫切除术较接受锥切的存活率有所提高（Spoozak，2012）。

另外，镜下浸润癌（ⅠA1 和 ⅠA2 期）患者可仅行腔内近距离放射治疗，效果极佳（Grigsby，1991；Hamberger，1978）。可行阴道近距离放射治疗的患者包括高龄患者或由于合并症无法行手术治疗的患者。

**（3）子宫切除术**

患有 FIGO ⅠA2 至 ⅡA 期宫颈癌的患者，即无明

表 30-7 筋膜外和广泛性子宫切除术的切除范围

| 术式 [b] | 类型 [c] | 范围 [a] | | | |
| --- | --- | --- | --- | --- | --- |
| | | 宫旁组织 & 阴道旁组织 | 子宫血管 | 子宫骶韧带 | 阴道 |
| 筋膜外子宫切除术 | I | 保留 | 从子宫峡部水平结扎 | 子宫处切断 | 保留 |
| 次广泛性子宫切除术 | II | 从子宫至输尿管之间切除 | 从输尿管水平结扎 | 子宫和直肠中间切断 | 切除 1～2 cm |
| 广泛性全子宫切除术 | III | 从子宫子宫血管根部切除 | 从髂内血管起始部结扎 | 全部切除 [d] | 切除 ≥ 2 cm |
| 类型 | IV [e] | 从子宫血管根部切除 | 从髂内血管起始部结扎；结扎膀胱上动脉 | 全部切除 | 切除 3/4 阴道 |
| 类型 | V [e, f] | 从子宫血管根部切除 | 从髂内血管起始部结扎；结扎膀胱上动脉 | 全部切除 | 切除 3/4 阴道 |
| 阴式广泛性子宫切除术 | | 从子宫至输尿管之间切除 | 在输尿管水平结扎 | 部分切除 | 切除 ≥ 2 cm |
| 阴式根治性宫颈切除术 | | 部分切除 | 结扎宫颈阴道支 | 子宫和直肠中间切断 | 切除 1～2 cm |
| 经腹根治性宫颈切除术 | | 从子宫血管根部切除 | 从髂内血管起始部结扎 | 直肠附近切断 | 切除 ≥ 2 cm |

a. 除筋膜外子宫切除术以外的所有手术均行盆腔淋巴结切除。
b. 子宫切除术包括宫体和宫颈切除。在所有手术中，绝经前女性均可能保留卵巢，但绝经后患者通常会切除附件。
c. 广泛性子宫切除术按 Rutledge 规则分类（Piver，1974）
d. 尽管 Piver 于 1974 年描述了全宫骶韧带切除术，但由于术后尿潴留发生率很高，目前尚未在实践。而是在直肠附近切断子宫骶韧带。
e. 尽管 Piver 于 1974 年进行了描述，但这些术式目前尚未在临床上使用。
f. 对于 V 型，需切除膀胱和近端输尿管

显宫旁受累的患者，可以选择广泛性全子宫切除术，同时行盆腔淋巴结切除术和（或）腹主动脉旁淋巴结切除术。这种手术适合那些能够耐受大型手术，以及希望避免放射治疗的远期副作用和（或）盆腔放疗禁忌的患者；适宜人群包括希望保留卵巢及其阴道功能，不愿意接受放疗的年轻患者。

传统上有 5 种类型的子宫切除术，如 Piver（1974）所述。然而现在临床上使用的子宫切除术根据切除周围组织的范围而有所不同，分为 I、II 或 III 型（请参阅表 30-7）。

I 型子宫切除术也称为筋膜外子宫切除术或单纯子宫切除术，切除子宫和宫颈，不需要切除宫旁或阴道旁组织。适用于妇科良性病变、癌前病变和 I A1 期宫颈癌。

II 型子宫切除术：也称为次广泛性子宫切除术，切除宫颈、阴道近端以及子宫旁及宫颈旁组织。这种子宫切除术非常适于锥切后切缘阳性而宫颈无法重复锥切的 I A1 期宫颈癌患者。II 型子宫切除术也适用于伴 LVSI 的 I A1 期宫颈癌患者。一些医疗机构对患有 I A2 期肿瘤和较小的 I B 期肿瘤的妇女也行 II 型子宫切除术，预后良好（Landoni，2001）。

III 型子宫切除术：也称为广泛性子宫切除术，需要对子宫旁进行更大范围的切除。目标是切除已扩散至子宫旁、阴道旁和子宫骶韧带周围的镜下病变。手术步骤概括为将子宫动脉从骨盆内侧壁髂内动脉起始部结扎，并切除所有结扎点内侧的宫旁组织（图 30-11）（见第 46 章）。将输尿管完全解剖出来并向外侧推开，以在广泛切除宫旁和阴道旁组织的过程中进行保护。将膀胱和直肠推向尾侧并远离阴道，以切除 > 2 cm 的近端阴道。子宫骶韧带切断在中点。对于 I A2 期、I B1 期、II A1 期和部分 I B2 期病变，以及有放疗相对禁忌的患者，适于此术式。这些禁忌证包括糖尿病、盆腔炎、高血压、胶原病、炎性肠病或附件包块。

I、II 和 III 型子宫切除术的入路可以是经腹、腹腔镜、机器人辅助或阴式，具体取决于患者病情特点和手术医师经验。微创手术的优势包括减少失血量和缩短住院时间。无论采用何种方法，术中和术后并发症均相似（Ramirez，2008）。对接受腹腔镜广泛性子宫切除术的患者长期随访显示出良好的总体生存率

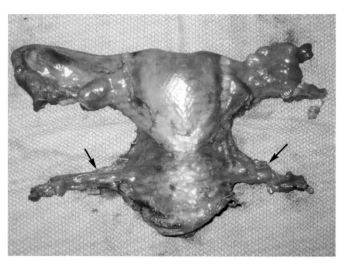

图 30-11　广泛性子宫切除术后大体标本。标本包括子宫、宫旁组织（箭头）、附件和 2 cm 的近端阴道

（Lee，2010）。

### （4）根治性宫颈切除术

这种手术方法可以保留部分宫颈癌年轻患者的生育能力，适合于根治性宫颈切除术的分期与广泛性子宫切除术相同。与广泛性子宫切除术相比，根治性宫颈切除术较少见。

如 Dargent（2000）所述，根治性宫颈切除术最初是经阴式完成的，但现在更常采用腹部入路（Abu-Rustum，2006）。腹部入路可切除宫旁组织，适合肿瘤较大（> 2 cm）的患者。进行根治性宫颈切除术时，将按照广泛性子宫切除术步骤，结扎子宫血管，切除宫旁组织，完成输尿管游离，分离膀胱和直肠，并切除阴道上端。为了切除宫颈，将子宫横断至宫颈管内口处，目的是使宫颈管组织仍有 5 mm 附着在子宫上。在这个剩余的宫颈管组织边缘处，将薄薄的组织锐性切除，称为剃除边缘，并送冰冻病理检查。如果该病理标本中无肿瘤组织，则可以进行重建。为此，使用永久缝合的环扎术，并在后部打结。然后使用可吸收的缝线将子宫缝合到阴道上。最终每侧子宫体由卵巢动脉子宫分支进行血液供应。

根治性宫颈切除术后，女性仍有月经，自然会受孕。但可能会出现宫颈狭窄，因此通常需要进行宫内受精或体外授精。妊娠常常由于孕中期流产和早产率上升而变得复杂（Plante，2005；Shepherd，2008）。在对计划进行经腹根治性宫颈切除术的 485 名患者的回顾性研究中，47 例（10%）被转为广泛性子宫切除术。根据最终病理检查结果，另外 25 名妇女需要

辅助治疗。因此，有 413 名患者（占 85%）保留了生育能力。在该组可保留生育功能的患者中，有 7? 例妊娠，18 例流产，47 例分娩（19 例足月，12 例早产，16 例未知），研究发布时，有 10 名患者怀孕（Pareja，2013）。对于接受这种手术的患者，生产方式建议采用经典切口剖宫产。

### 2. IB 至 IIA 期

IB 期病变定义为超出镜下病变范围而仍局限于宫颈的病变。如果肿瘤的直径 ≤ 4 cm，则为 IB1 期；如果直径 > 4 cm，则为 IB2 期（图 30-12）。

II 期肿瘤扩散到宫颈外，可能会侵袭阴道上端和宫旁组织，但不会到达骨盆侧壁。IIA 期肿瘤无宫旁组织受累，但向阴道蔓延直至近端 2/3。IIA 期又细分为 IIA1 期是肿瘤小于等于 4 cm，IIA2 期是大于 4 cm 的肿瘤。IIB 期肿瘤可能会侵袭阴道近端并且侵入宫旁组织。

### （1）治疗

从 IB 到 IIA 期的癌症不会扩散到宫旁组织，因此可以通过手术或同步放化疗进行治疗。在一项前瞻性研究中，将 393 名妇女随机分配接受广泛性子宫切除术和盆腔淋巴结切除术或接受初始放射治疗。五年总生存率和无病生存率在统计学上相近（分别为 83% 和 74%）。接受广泛性手术后辅助放疗的患者并发症最重（Landoni，1997）。

由于同步放化疗和手术都是可行的选择，因此针对每个女性的最佳治疗方法需要评估临床因素，例如

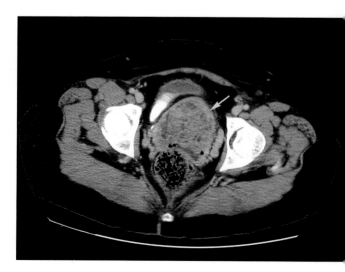

图 30-12　IB2 期宫颈癌的计算机断层扫描（CT）扫描（箭头）

更年期、年龄、并发症、肿瘤组织结构和宫颈直径。对于ⅠB1和ⅡA1期宫颈癌，应由医师自行考量，并结合患者意愿决定选择哪种治疗方式。对于体积较大的ⅠB2或Ⅱ期宫颈癌（即直径>4 cm）患者，一般主要通过同步放化疗，与晚期宫颈癌类似。

通常ⅠB期至ⅡA期希望保留卵巢功能的绝经前妇女和担心放疗后性功能改变的患者选择行广泛性子宫切除术。年龄和体重不是手术禁忌证。但一般而言，老年患者住院时间可能更长，而体重大的患者手术时间可能更长，失血更多和伤口并发症发生率更高。患有严重心脏或肺部疾病的患者为手术禁忌。

在那些选择手术的患者中，较年轻的女性可能会选择保留卵巢。一项GOG研究评估了那些选择进行广泛性子宫切除而未进行附件切除术的ⅠB期患者的卵巢转移可能性。在770例ⅠB期鳞癌女性中，仅0.5%发现了卵巢转移，在腺癌中2%的女性中发现了卵巢转移（Sutton，1992）。对于那些选择保留卵巢的患者，可以在广泛性子宫切除术中将卵巢固定于上腹部来完成卵巢移位。这种重新固定有助于术后需要盆腔放疗的患者保持卵巢功能。另外，为了减少广泛性子宫切除术后需要放射治疗产生的并发症，外科医师可能会制网膜J型皮瓣。即手术后，小肠可能由于粘连而固定在盆腔中，使其容易受到放射线伤害。大网膜J瓣可充满盆腔以降低这种粘连风险，在46章中进行了介绍。

系统性淋巴结切除术可导致并发症，如淋巴囊肿和淋巴水肿。因此，在患有宫颈癌的女性中，前哨淋巴结定位对于评估淋巴管转移，同时避免广泛淋巴结切除很有必要。前哨淋巴结是接收特定肿瘤淋巴引流的第一个淋巴结。为了定位前哨淋巴结，在手术前分别将蓝色染料或锝放射性示踪剂或两者共同注入宫颈。术中前哨淋巴结被染成蓝色，并且其放射性被盖革计数器（Geiger counter）识别，根据淋巴结染色和放射浓聚来识别前哨淋巴结并取得活检。根据一项包含67项研究的荟萃分析，合并前哨淋巴结检出率为89%，敏感性为90%。在同时注射放射性示踪剂和蓝色染料的女性中两者均最高。肿瘤较小（<2 cm）和早期病变的敏感性和检出率最高。目前，宫颈癌前哨淋巴结仍处于研究阶段（Kadkhodayan，2015）。

### （2）权衡手术和放疗并发症

早期宫颈癌广泛性手术的并发症包括输尿管狭窄、输尿管阴道瘘、膀胱阴道瘘、膀胱功能障碍、便秘、伤口破裂、淋巴囊肿和淋巴水肿。如表39-8所述，静脉血栓栓塞的风险需要药物预防和（或）连续加压装置。如果将放射治疗作为手术的辅助手段，则会增加许多风险。另一方面，放射疗法也具有第28章所述的长期并发症。其中，性功能改变、阴道缩短、性交困难、心理因素和阴道狭窄是常见的。放疗后也可能出现晚期尿道和肠道并发症，例如瘘道形成、肠炎、直肠炎和肠梗阻。

### （3）阳性盆腔淋巴结

大约15%的Ⅰ期至ⅡA期宫颈癌患者会出现盆腔淋巴结阳性。淋巴结受累的危险因素在表30-8中列出。在存在淋巴结转移的患者中，有50%术中发现盆腔淋巴结呈阳性。在大多数情况下，淋巴结阳性的患者会放弃广泛性子宫切除术。术后行全盆腔放疗和近距离放疗同步化疗。广泛性子宫切除术后，50%的患者淋巴结受累未在术中明确具有较高的复发风险。如后所述，这些患者需要术后辅助同步放化疗。

### （4）复发风险

对于已完成早期宫颈癌广泛性手术的女性，GOG定义了风险因素以帮助鉴别肿瘤复发。中度风险是指那些在3年内平均有30%的复发风险。该模型中影响因素是肿瘤浸润深度、肿瘤直径和LVSI。

为了选择合适的治疗方法，一项试验正在研究具有这些中危因素的患者。研究中，患者被随机分配接受广泛性子宫切除术后的盆腔放疗或术后随访观察。在接受术后辅助放疗的患者中，复发风险降低了近50%（Sedlis，1999）。但这种辅助放疗不能延长总生存期。值得注意的是，这些患者没有接受同步放化疗。本项研究为这些中危患者提供有关其复发风险的决策，并提供辅助同步放化疗的选择。一项GOG临床试验（GOG＃263）正在评估此类患者同步放化疗情况。

同时试验还描述了接受广泛性手术的早期宫颈癌高风险患者，高风险定义为5年内复发风险为50%～70%。这些患者的淋巴结阳性，手术切缘阳性或宫旁组织镜检阳性（Peters，2000）。通常对这种患者实施辅助放射治疗。此外，GOG证明，在该早期宫颈癌高风险妇女群体中，同时行化疗可显著延长无病生存期和总体生存率（Peters，2000）。

### （5）初始放疗后的辅助子宫切除术

目前已经评估了放疗后通过辅助性子宫切除术治疗肿瘤体积较大的Ⅰ期（ⅠB2）宫颈癌。辅助子宫切

表 30-8　病理示骨盆淋巴结阳性的病例百分比[a]

| 影响因子 | （%） | P值 |
|---|---|---|
| **组织学分级** | | **0.01** |
| 1 | 9.7 | |
| 2 | 13.9 | |
| 3 | 21.8 | |
| **角化 / 细胞大小** | | **0.6** |
| 大细胞非角化 | 14.5 | |
| 大细胞角化 | 17.2 | |
| 小细胞 / 其他 | 17.6 | |
| **侵犯深度** | | **0.0001** |
| ≤ 5 mm | 3.4 | |
| 6 ～ 10 mm | 15.1 | |
| 11 ～ 15 mm | 22.2 | |
| 16 ～ 20 mm | 38.8 | |
| 21+mm | 22.6 | |
| **间质侵犯** | | **0.0001** |
| 内 1/3 | 4.5 | |
| 中 1/3 | 13.3 | |
| 外 1/3 | 26.4 | |
| **宫体扩展** | | **0.2** |
| 阴性 | 14.6 | |
| 阳性 | 21.6 | |
| **手术切缘** | | **0.4** |
| 阴性 | 15.2 | |
| 阳性 | 25.0 | |
| **宫旁扩展** | | **0.0001** |
| 阴性 | 13.5 | |
| 阳性 | 43.2 | |
| **LVSI** | | **0.0001** |
| 阴性 | 8.2 | |
| 阳性 | 25.4 | |

[a] 患有鳞状细胞癌，子宫和宫颈以外无肉眼病变以及腹主动脉旁淋巴结阴性的患者。
LVSI = 淋巴脉管间质浸润。
Data from Delgado G，Bundy B，Zaino R，et al：Prospective surgical-pathological study of disease-free interval in patients with stage IB squamous cell carcinoma of the cervix：a Gynecologic Oncology Group study. Gynecol Oncol 1990 Sep：38（3）：352-357.

除术可减少局部复发，但无益于总生存率的提高。其中初始病变大小可能会影响疗效。在一项研究中，对于肿瘤＜ 7 cm 的患者，接受放疗后子宫切除术比仅接受放射治疗的存活时间更长。相比之下，病变＞ 7 cm 的患者接受放疗后子宫切除术后的情况要比仅接受放射治疗的患者差（Keys，2003）。

（6）早期宫颈腺癌

宫颈腺癌可能比鳞癌更加耐受放疗。尽管有些医师更愿意行广泛性子宫切除术而非放射疗法，但研究表明两者的存活率相当（Eifel，1991，1995；Hopkins，1988；Nakano，1995）。但如果仅通过放射治疗，较大的病变可能不会消退（Leveque，1998；Silver，1998）。由于细胞相对缺氧，大块肿瘤的中心可能对放射敏感性较低。这种效应强调了 I 期宫颈腺癌女性行广泛性子宫切除术的优势。

## 十一、晚期宫颈癌治疗

### 1. IIB 至 IVA 期

晚期宫颈癌扩展到宫颈外，并常常累及邻近器官和腹膜后淋巴结。如果不加以治疗，这些肿瘤会迅速进展。这类肿瘤的治疗是个体化的，但大多数晚期肿瘤预后较差，5 年生存率＜ 50%。

（1）放射治疗

放疗构成了晚期宫颈癌的基础治疗。通常同时进行盆腔外照射和近距离放射治疗（第 28 章）。其中，外照射通常早于腔内照射，腔内照射是近距离放射治疗的一种模式。通常在 5 周内（40 ～ 50 Gy）分 25 次进行外照射。在评估过程中，如果发现腹主动脉旁淋巴结转移，则可以扩大放射治疗区域以治疗这些受累的淋巴结。

在近距离放射治疗期间，使用阴道填塞将肠和膀胱与后装腔内放射源分隔开，以减少这些器官受到放射。通常规定对 A 点进行治疗，即在宫颈口外侧 2 cm 且上方 2 cm，而 B 点则在 A 点外侧 3 cm 处。放射治疗期间和放疗后的副作用很常见的，这些将在第 28 章中讨论。

（2）同步放化疗

当前证据表明，与放射疗法同时进行的化疗可显著提高宫颈癌女性的总体生存率和无病生存率。与仅盆腔和扩大腹主动脉旁区域照射相比，同步放化疗具有更高的生存率（Morris，1999）。经过五项试验表明可以提高生存率后，现在建议在接受宫颈癌放疗的患者中同时考虑以顺铂为基础的化疗（Keys，1999；Morris，1999；Peters，2000；Rose，1999；Whitney，1999）。

在化疗中，含顺铂的治疗方案与最高生存率相关（Rose，1999；Whitney，1999）。该药的特性在第27章中进行了描述，图30-13描述了其杀伤肿瘤细胞的作用。不含铂疗法也具有活性，但尚未与含顺铂的疗法直接比较（Vale，2008）。在作者的单位，顺铂每周给药，与外照射和近距离放射治疗同步，持续5周。然而化疗达到治疗目的后，复发风险仍然高达40%（chemoradiotherapy for cervical cancer meta-analysis collaboration，2009）。因此，一项大型的国际上随机Ⅲ期临床试验目前正在评估同步放化疗完成后继续辅助化疗是否能改善淋巴结阳性的ⅠB1期患者和ⅠB2到ⅣA期患者的总体生存率。

#### （3）原发宫颈癌盆腔廓清术

这种极端的广泛性手术包括切除膀胱、直肠、子宫、输卵管和卵巢（如果存在）、阴道和周围组织（第46章）。对于ⅣA期宫颈癌患者，可以考虑行原发肿瘤廓清术，即肿瘤直接侵犯膀胱和（或）肠道而没有远处转移。这种手术适应证很少见，但对于合适的患者，存活率可以达到30%（Million，1972；Upadhyay，1988）。

#### ■ 2. ⅣB期

患有ⅣB期疾病的患者预后较差，目的是进行姑息治疗。进行盆腔放射以控制阴道出血和疼痛。全身化疗可缓解症状并延长总生存期。这类患者中使用的化疗方案与复发性癌使用的方案相似。

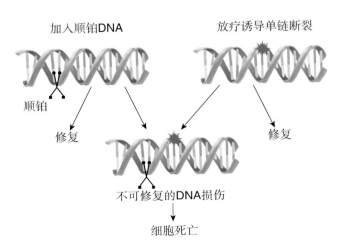

**图30-13**　顺铂可以与DNA碱基共价结合。放射治疗可以造成单链断裂。如果单独发生，每个损伤都可能得到修复。但是，如果相邻位点同时发生，那么无法修复的损坏可能导致细胞死亡

### 十二、监测

#### ■ 1. 放疗后随访

接受放射治疗的患者应受到密切监测以评估其情况。预计肿瘤在治疗后最多3个月内可消退。盆腔检查和（或）放射学检查应记录宫颈肿块逐渐缩小。直肠阴道检查用于检测韧带和子宫旁结节。如果在此间期后疾病局部进展，则预后不良。在这种情况下临床上有时可应用盆腔廓清术。

通常患者每隔3个月检查一次，持续2年，之后每6个月一次，直到治疗结束5年为止，之后每年1次。每次就诊时，除了进行盆腔检查外，还要全身触诊检查淋巴结，包括颈部、锁骨上、腋窝和腹股沟淋巴结。在治疗完成后的20年中，每年收集一次宫颈或阴道残端细胞学涂片检查。对高级别鳞状上皮内病变进行筛查发现后，应及时进行阴道镜检查和可疑病变的活检。如果通过活检诊断出复发性癌症，则需要进行CT成像。

放疗完成后，建议患者每周使用阴道扩张器或行阴道性交3次。这有助于保持阴道通畅，将来有助于盆腔检查和细胞学涂片检查，同时确保患者可以维持性需要。否则，放射线可能会导致阴道纤维化，造成阴道缩短，丧失功能。同时还建议使用水基润滑剂。

#### ■ 2. 手术后随访

广泛性子宫切除术后，80%的复发会在随访两年内发现。在患者监测期间，异常的盆腔肿块或异常的盆腔检查发现通常会提示进一步行CT扫描腹部和盆腔。结果包括宫颈或阴道病变、直肠阴道结节、大腿后部放射状疼痛或新发下肢水肿。广泛性子宫切除术后的盆腔复发，如果及早诊断，可以行放疗。因此，建议采用与放射治疗后相同的随访和细胞学检查方法。

#### ■ 3. 激素疗法

宫颈癌不是雌激素依赖性的，因此使用激素疗法来治疗患者的更年期症状不是禁忌证，风险和益处在第22章中讨论。此外，对于接受宫颈癌放射治疗的绝经前患者，强烈建议使用激素疗法直到平均绝经年龄。因为这种治疗就是针对宫颈癌的放射剂量导致的绝经。之前从盆腔放疗区移出卵巢的患者可能是例外。无论全身或阴道用药均可以。如果子宫已手术切除，则仅使用雌激素；如果子宫仍然存在，则使用联

合激素治疗。

## 十三、继发性疾病

继发性疾病被定义为持续性或复发性癌症。持续性疾病是指宫颈癌在放疗结束后的 3 个月内尚未完全消退。复发性疾病定义为首次治疗完成并初步消退后出现的新病灶。

持续性或复发性疾病的治疗取决于其位置和范围。这些情况下通常姑息治疗。但在某些情况下，以前未接受过此种治疗的患者，可能符合盆腔放疗。另外，某些患者可能符合广泛性手术适应证。转移性宫颈癌无法治愈。在这种情况下，化疗的目标是使现有患者的生活质量最大化并延长生存期。

### ■ 1. 继发病的盆腔廓清术

当考虑进行根治目的的手术时，应评估证明病灶局限。在临床上，如果无下肢水肿、背痛和肾积水三联征，则可以考虑对患者进行盆腔廓清术。如果疾病扩展至骨盆侧壁，此为手术禁忌。此外，应通过体格检查和影像学检查（通常为 PET / CT 扫描）排除局部和远处转移。

盆腔廓清术从剖腹探查术、可疑病变的活检和腹主动脉旁淋巴结评估开始。仅当在手术开始时采样的冰冻病理切片标本中未发现任何病灶时，手术才完成。此手术在第 46 章进行论述。

在严格挑选的患者中，广泛性子宫切除术可被视为盆腔廓清术的替代方法（Coleman，1994）。在这种情况下，患者在手术前和手术期间评估宫颈复发病灶应小于 2 cm，并且盆腔淋巴结无转移。

无论采用哪种手术，术中和术后并发症均常见。报道的 5 年生存率约为 50%。大多数复发发生在术后的前两年（Berek，2005；Goldberg，2006）。

### ■ 2. 继发性疾病的放疗或化疗

未接受放射治疗的中心或局限性周围复发患者可以进行广泛性同步放化疗。据报道这些人群存活率为 30% ~ 70%（Ijaz，1998；Ito，1997；Lanciano，1996；Potter，1990）。

抗肿瘤药可用于缓解晚期、持续性或复发性宫颈癌患者（表 30-9）。在这种情况下，顺铂被认为是唯一最有效的细胞毒性药物（Thigpen，1995）。总体而言，对顺铂的反应持续时间为 4 ~ 6 个月，而这类女性的生存期仅约 7 个月（Vermorken，1993）。一项四臂前瞻性随机研究表明，顺铂与托泊替康、长春瑞滨或吉西他滨的组合并不优于顺铂和紫杉醇的组合（Monk，2009）。最近，一项随机研究评估了在联合化疗中加入贝伐珠单抗。贝伐珠单抗（avastin）是一种靶点为血管内皮生长因子（VEGF）的单克隆抗体。加入此药使中位总生存期延长了 3.7 个月（表 30-9）（Tewari，2014）。

**表 30-9 宫颈癌的联合化疗方案及缓解率**

| 研究 | 化疗药物 | 应答率（%） | 无进度生存期（月） | 总生存期（月） |
|---|---|---|---|---|
| Moore，2004 | 顺铂 vs. | 19 | 2.8 | 8.8 |
| | 顺铂和紫杉醇 | 36 | 4.8 | 9.7 |
| Long，2005 | 顺铂 vs. | 13 | 2.9 | 6.5 |
| | 顺铂和拓扑替康 | 27 | 4.6 | 9.4 |
| Morris，2004 | 顺铂和长春瑞滨 | 30 | 5.5 | |
| Brewer，2006 | 顺铂和吉西他滨 | 22 | 2.1 | — |
| Monk，2009 | 顺铂和紫杉醇 vs. | 29 | 5.8 | 12.9 |
| | 顺铂和长春瑞滨 vs. | 26 | 4 | |
| | 顺铂和吉西他滨 vs. | 22 | 4.7 | 10-10.3 |
| | 顺铂和拓扑替康 | 23 | 4.6 | |
| Tewari，2014 | 顺铂和紫杉醇 ± 贝伐珠单抗 vs. | 45 | 7.6 | 14.3 |
| | 拓扑替康和紫杉醇 ± 贝伐珠单抗 | 50 | | 17.5 |
| | | 27 | 5.7 | 12.7 |
| | | 47 | | 16.2 |

## 十四、姑息治疗

姑息治疗仅在不会显著降低患者的生活质量并且与支持治疗获得益处相近的情况下进行。患有持续性恶心并因肿瘤造成肠梗阻而呕吐的患者可能会从胃造瘘术中获益。有手术适应证的肠梗阻患者可以通过外科手术进行处理。可放置经皮肾造瘘管以治疗尿瘘或尿路阻塞。

疼痛管理是姑息治疗的基础，表42-2中列出了止痛药的常用清单。宫颈癌患者可能会经历严重的疼痛，每次就诊时都应评估。许多人需要麻醉药品。如果患者一直在使用阿片类药物并因镇痛不足而住院治疗，则应考虑患者自控镇痛。确定在24小时内控制疼痛的总剂量，然后可以将该剂量转换为等效剂量的长效阿片类药物。为使麻醉药之间不完全交叉耐受性，应将剂量降低25%～50%。补充的短效阿片类药物可用于突发剧烈疼痛，通常以每日长效总剂量的10%～20%开具处方，并按适当的间隔给予。麻醉剂会导致便秘，使用这些药物的患者应接受肠道调理。可个性化治疗，适宜的药物见表25-6。特别是联合使用粪便软化剂（多库酯钠）加泻药（番泻叶）加聚乙二醇通常是有效的。

如果患者心理素质良好，我们建议与其讨论治疗情况。通常这样的讨论会依照时间进程，使患者有机会了解其疾病的严重程度和进展。对大多数患者而言，家庭临终关怀是终期护理的重要组成部分，需要加强疼痛管理并在日常生活中提供大量帮助。

## 十五、妊娠期宫颈癌的处理

在按年龄、分期和诊断时间进行配对后，患宫颈癌的孕妇和非孕妇的生存率没有差异。患宫颈癌的孕妇总体生存率略高，因为Ⅰ期患者的比例有所增加。

### 1. 诊断

建议在初次产前检查时对所有21岁以上的孕妇进行细胞学检查。另外，直接对临床可疑病变进行活检。如果细胞学涂片检查结果显示HSIL、原位腺癌（AIS）或疑似恶性肿瘤，则进行阴道镜检查并取活检。但为了防止羊膜囊破裂，应避免宫颈内诊刮。

如果细胞学涂片检查表明是恶性细胞，而阴道镜检查活检不能证实恶性，则可能需要诊断性锥切术。许多专家出于流产的考虑，建议将锥切术推迟到孕中期，但锥切术中的失血量会随着胎龄的增加而增加，尤其是在孕晚期。在怀孕的患者中，与冷刀锥切术相比，宫颈电环切术（LEEP）似乎没有优势。此外，一项研究发现，妊娠期LEEP手术并发症的发生率为25%，并且47%的女性患有持续性或复发性疾病（Robinson，1997）。

### 2. Ⅰ和Ⅱ期宫颈癌合并妊娠

在宫颈锥切术时发现病灶＜3 mm且不伴LVSI（ⅠA1期）的镜下浸润性鳞癌的患者可经阴道分娩，产后6周重新评估。此外，对于患有ⅠA或ⅠB期疾病的人，研究发现如果在孕晚期诊断癌症，人为推迟治疗以促进胎儿成熟度不会增加产妇风险。一般被诊断为Ⅰ期疾病的孕龄为20周或20周以上且希望继续妊娠的妇女愿意接受有计划的推迟延迟治疗。某些患者愿意在更早的胎龄行推迟治疗。对于希望继续妊娠的妇女，可以在妊娠前三个月通过微创手术进行盆腔淋巴结切除术（Vercellino，2014）。淋巴结阳性的妇女可以选择根治术，而不是推迟治疗，或者可以在怀孕期间或分娩早期时选择新辅助化疗。对于未足月妊娠并希望对早期疾病进行根治的患者，可以进行广泛性原位胎儿全子宫切除术和淋巴结切除术。对于ⅠA2-ⅡA1期的患者，足月可通过经典切口进行剖宫产，然后立即行广泛性子宫切除术和淋巴结切除术。但要注意经典的剖宫产切口将子宫下段切开肿瘤的风险降到最低，却可能会导致严重失血并导致肿瘤扩散。

### 3. 晚期宫颈癌合并妊娠

在胎儿可存活之前被诊断出患有晚期宫颈癌的妇女主要接受同步放化疗。胎儿自然流产倾向于采用全盆腔放射疗法。对于拒绝终止妊娠的妇女，可以进行全身化疗。顺铂和长春新碱或紫杉醇可在妊娠期应用。在妊娠前三个月接受化疗妇女的胎儿中，先天性异常、生长受限和早产似乎没有增加（Cardonick，2010）。如果在达到胎儿可存活并选择推迟治疗至胎儿肺成熟后才诊断出癌症，则行古典剖宫产术。子宫复旧后进行放化疗。对于疾病晚期和治疗延迟的患者，怀孕可能会影响预后。选择推迟治疗以给胎儿提供可量化收益的妇女将不得不承担疾病进展造成的不确定风险。

（奥　妙译　李　斌审校）

## 参考文献

Abed Z, O'Leary M, Hand K, et al: Cervical screening history in patients with early stage carcinoma of the cervix. Ir Med J 99:140, 2006

Abu-Rustum NR, Neubauer N, Sonoda Y, et al: Surgical and pathologic outcomes of fertility-sparing radical abdominal trachelectomy for FIGO stage IB1 cervical cancer. Gynecol Oncol 111:261, 2008

Abu-Rustum NR, Sonoda Y, Black D, et al: Fertility-sparing radical abdominal trachelectomy for cervical carcinoma: technique and review of the literature. Gynecol Oncol 103:807, 2006

Agorastos T, Chatzistamatiou K, Katsamagkas T, et al: Primary screening for cervical cancer based on high-risk human papillomavirus (HPV) detection and HPV 16 and HPV 18 genotyping, in comparison to cytology. PLoS One 10:1, 2015

Albores-Saavedra J, Gersell D, Gilks CB, et al: Terminology of endocrine tumors of the uterine cervix: results of a workshop sponsored by the College of American Pathologists and the National Cancer Institute. Arch Pathol Lab Med 121:34, 1997

Baalbergen A, Smedts F, Helmerhorst TJ: Conservative therapy in microinvasive adenocarcinoma of the uterine cervix is justified. An analysis of 59 cases and a review of the literature. Int J Gynecol Cancer 21:1620, 2011

Belhocine T, Thille A, Fridman V, et al: Contribution of whole-body [18]FDG PET imaging in the management of cervical cancer. Gynecol Oncol 87:90, 2002

Benoit AG, Krepart GV, Lotocki RJ: Results of prior cytologic screening in patients with a diagnosis of stage I carcinoma of the cervix. Am J Obstet Gynecol 148:690, 1984

Berek JS, Howe C, Lagasse LD, et al: Pelvic exenteration for recurrent gynecologic malignancy: survival and morbidity analysis of the 45-year experience at UCLA. Gynecol Oncol 99:153, 2005

Bipat S, Glas AS, van der Velden J, et al: Computed tomography and magnetic resonance imaging in staging of uterine cervical carcinoma: a systemic review. Gynecol Oncol 91:59, 2003

Bisseling KCHM, Bekkers RLM, Rome RM, et al: Treatment of microinvasive adenocarcinoma of the uterine cervix: a retrospective review and review of the literature. Gynecol Oncol 107:424, 2007

Bosch FX, Munoz N: The viral etiology of cervical cancer. Virus Res 89:183, 2002

Bouchard-Fortier G, Reade CJ, Covens A: Non-radical surgery for small early-stage cervical cancer. Is it time? Gynecol Oncol 132:624, 2014

Brewer CA, Blessing JA, Nagourney RA, et al: Cisplatin plus gemcitabine in previously treated squamous cell carcinoma of the cervix: a phase II study of the Gynecologic Oncology Group. Gynecol Oncol 100(2):385, 2006

Bulk S, Berkhof J, Bulkmans NWJ, et al: Preferential risk of HPV16 for squamous cell carcinoma and of HPV18 for adenocarcinoma of the cervix compared to women with normal cytology in the Netherlands. Br J Cancer 94:171, 2006

Burnett AF, Roman LD, O'Meara AT, et al: Radical vaginal trachelectomy and pelvic lymphadenectomy for preservation of fertility in early cervical carcinoma. Gynecol Oncol 88:419, 2003

Cardonick E, Usmani A, Ghaffar S: Perinatal outcomes of a pregnancy complicated by cancer, including neonatal follow-up after in utero exposure to chemotherapy. Am J Clin Oncol 33:221, 2010

Ceballos KM, Shaw D, Daya D: Microinvasive cervical adenocarcinoma (FIGO stage IA tumors), results of surgical staging and outcome analysis. Am J Surg Pathol 30:370, 2006

Chemoradiotherapy for Cervical Cancer Meta-Analysis Collaboration: Reducing uncertainties about the effects of chemoradiotherapy for cervical cancer: a systematic review and meta-analysis of individual patient data from 18 randomized trials. J Clin Oncol 26:5802, 2008

Coleman RL, Keeney ED, Freedman RS, et al: Radical hysterectomy for recurrent carcinoma of the uterine cervix after radiotherapy. Gynecol Oncol 55:29, 1994

Cosin JA, Fowler JM, Chen MD, et al: Pretreatment surgical staging of patients with cervical carcinoma: the case for lymph node debulking. Cancer 82:2241, 1998

Covens A, Kirby J, Shaw P, et al: Prognostic factors for relapse and pelvic lymph node metastases in early stage I adenocarcinoma of the cervix. Gynecol Oncol 74:423, 1999a

Covens A, Shaw P, Murphy J, et al: Is radical trachelectomy a safe alternative to radical hysterectomy for patients with stage IA-B carcinoma of the cervix? Cancer 86:2273, 1999b

Dargent D, Martin X, Saccetoni A, et al: Laparoscopic vaginal radical trachelectomy. Cancer 88:1877, 2000

Datta GD, Colditz GA, Kawachi I, et al: Individual-, neighborhood-, and state-level socioeconomic predictors of cervical carcinoma screening among U.S. black women: a multilevel analysis. Cancer 106:664, 2006

Delgado G, Bundy B, Zaino R, et al: Prospective surgical-pathological study of disease-free interval in patients with stage IB squamous cell carcinoma of the cervix: a Gynecologic Oncology Group study. Gynecol Oncol 38:352, 1990

Downey GO, Potish RA, Adock LL, et al: Pretreatment surgical staging in cervical carcinoma: therapeutic efficacy of pelvic lymph node resection. Am J Obstet Gynecol 160:1055, 1989

Dugue P, Rebolj M, Hallas J, et al: Risk of cervical cancer in women with autoimmune diseases, in relation with their use of immunosuppressants and screening: population-based cohort study. Int J Cancer 136:E711, 2015

Eifel PJ, Burke TW, Delclos L, et al: Early stage I adenocarcinoma of the uterine cervix: treatment results in patients with tumors less than or equal to 4 cm in diameter. Gynecol Oncol 41:199, 1991

Eifel PJ, Burke TW, Morris M, et al: Adenocarcinoma as an independent risk factor for disease recurrence in patients with stage IB cervical carcinoma. Gynecol Oncol 59:38, 1995

Eifel PJ, Morris M, Oswald MJ, et al: Adenocarcinoma of the uterine cervix. Prognosis and patterns of failure in 367 cases. Cancer 65:2507, 1990

Follen M, Levenback CF, Iyer RB, et al: Imaging in cervical cancer. Cancer 98(9S):2028, 2003

Gien LT, Covens A: Fertility-sparing options for early stage cervical cancer. Gynecol Oncol 117:350, 2010

Goff BA, Muntz HG, Paley PJ, et al: Impact of surgical staging in women with locally advanced cervical cancer. Gynecol Oncol 74:436, 1999

Goldberg GL, Sukumvanich P, Einstein MH, et al: Total pelvic exenteration: the Albert Einstein College of Medicine/Montefiore Medical Center experience (1987 to 2003). Gynecol Oncol 101:261, 2006

Grigsby PW, Perez CA: Radiotherapy alone for medically inoperable carcinoma of the cervix: stage IA and carcinoma in situ. Int J Radiat Oncol Biol Phys 21:375, 1991

Grulich AE, van Leeuwen MT, Falster MO, et al: Incidence of cancers in people with HIV/AIDS compared with immunosuppressed transplant recipients: a meta-analysis. Lancet 370:59, 2007

Hacker NF, Wain GV, Nicklin JL: Resection of bulky positive lymph nodes in patients with cervical carcinoma. Int J Gynecol Cancer 5:250, 1995

Hamberger AD, Fletcher GH, Wharton JT: Results of treatment of early stage I carcinoma of the uterine cervix with intracavitary radium alone. Cancer 41:980, 1978

Havrilesky LJ, Kulasingam SL, Matchar DB, et al: FDG-PET for management of cervical and ovarian cancer. Gynecol Oncol 97:183, 2005

Helt AM, Funk JO, Galloway DA: Inactivation of both the retinoblastoma tumor suppressor and p21 by the human papillomavirus type 16 E7 oncoprotein is necessary to inhibit cell cycle arrest in human epithelial cells. J Virol 76:10559, 2002

Henriksen E: The lymphatic spread of carcinoma of the cervix and of the body of the uterus; a study of 420 necropsies. Am J Obstet Gynecol 58(5):924, 1949

Holcomb K, Abulafia O, Matthews RP, et al: The impact of pretreatment staging laparotomy on survival in locally advanced cervical carcinoma. Eur J Gynaecol Oncol 20:90, 1999

Hopkins MP, Schmidt RW, Roberts JA, et al: The prognosis and treatment of stage I adenocarcinoma of the cervix. Obstet Gynecol 72:915, 1988

Hou J, Goldberg GL, Qualls CR, et al: Risk factors for poor prognosis in microinvasive adenocarcinoma of the uterine cervix (IA1 and IA2): a pooled analysis. Gynecol Oncol 121:135, 2011

Howlader N, Noone AM, Krapcho M, et al: SEER Cancer Statistics Review, 1975-2011, National Cancer Institute. 2014. Available at: http://seer.cancer.gov/csr/1975_2011/. Accessed April 12, 2015

Hricak H, Gatsonis C, Chi, et al: Role of imaging in pretreatment evaluation of early invasive cervical cancer: results of the intergroup study American College of Radiology Imaging Network 6651–Gynecologic Oncology Group 183. J Clin Oncol 23:9329, 2005

Ijaz T, Eifel PJ, Burke T, et al: Radiation therapy of pelvic recurrence after radical hysterectomy for cervical carcinoma. Gynecol Oncol 70:241, 1998

International Collaboration of Epidemiological Studies of Cervical Cancer: Comparison of risk factors for invasive squamous cell carcinoma and adenocarcinoma of the cervix: collaborative reanalysis of individual data on 8,097 women with squamous cell carcinoma and 1,374 women with adenocarcinoma from 12 epidemiological studies. Int J Cancer 120:885, 2006

International Collaboration of Epidemiological Studies of Cervical Cancer, Appleby P, Beral V, et al: Cervical cancer and hormonal contraceptives: collaborative reanalysis of individual data for 16,573 women with cervical cancer and 35,509 women without cervical cancer from 24 epidemiological studies. Lancet 370(9599):1609, 2007

Ito H, Shigematsu N, Kawada T, et al: Radiotherapy for centrally recurrent cervical cancer of the vaginal stump following hysterectomy. Gynecol Oncol 67:154, 1997

Jaworski RC, Roberts JM, Robboy SJ, et al: Cervical glandular neoplasia. In Robboy SJ, Mutter GL, Prat J, et al (eds): Robboy's Pathology of the Female Reproductive Tract, 2nd ed. Churchill Livingstone Elsevier, 2009, p 273

Jemal A, Siegel R, Ward E, et al: Cancer statistics, 2006. CA Cancer J Clin 56: 106, 2006

Jones DL, Munger K: Analysis of the p53-mediated G1 growth arrest pathway in cells expressing the human papillomavirus type 16 E7 oncoprotein. J Virol 71:2905, 1997

Jones EE, Wells SI: Cervical cancer and human papillomaviruses: inactivation of retinoblastoma and other tumor suppressor pathways. Curr Mol Med 6:795, 2006

Kadkhodayan S, Hasanzadeh M, Treglia G, et al: Sentinel node biopsy for lymph nodal staging of uterine cervix cancer: a systematic review and meta-analysis of the pertinent literature. Eur J Surg Oncol 41:1, 2015

Kapp KS, Poschauko J, Tauss J, et al: Analysis of the prognostic impact of tumor embolization before definitive radiotherapy for cervical carcinoma. Int J Radiat Oncol Biol Phys 62:1399, 2005

Keighley E: Carcinoma of the cervix among prostitutes in a women's prison. Br J Vener Dis 44:254, 1968

Keys HM, Bundy BN, Stehman FB, et al: Cisplatin, radiation and adjuvant hysterectomy compared with radiation and adjuvant hysterectomy for bulky stage IB cervical carcinoma. N Engl J Med 340: 1154, 1999

Keys HM, Bundy BN, Stehman FB, et al: Radiation therapy with and without extrafascial hysterectomy for bulky stage IB cervical carcinoma: a randomized trial of the Gynecologic Oncology Group. Gynecol Oncol 89:343, 2003

Kolstad P: Follow-up study of 232 patients with stage Ia1 and 411 patients with stage Ia2 squamous cell carcinoma of the cervix (microinvasive carcinoma). Gynecol Oncol 33:265, 1989

Komaki R, Brickner TJ, Hanlon AL, et al: Long-term results of treatment of cervical carcinoma in the United States in 1973, 1978, and 1983: Patterns of Care Study (PCS). Int J Radiat Oncol Biol Phys 31:973, 1995

Koshiol J, Schroeder J, Jamieson DJ, et al: Smoking and time to clearance of human papillomavirus infection in HIV-seropositive and HIV-seronegative women. Am J Epidemiol 164:176, 2006

Kupets R, Thomas GM, Covens A: Is there a role for pelvic lymph node debulking in advanced cervical cancer? Gynecol Oncol 87:163, 2002

Lanciano R: Radiotherapy for the treatment of locally recurrent cervical cancer. J Natl Cancer Inst Monogr 21:113, 1996

Landoni F, Maneo A, Colombo A, et al: Randomised study of radical surgery versus radiotherapy for stage Ib-IIa cervical cancer. Lancet 350:535, 1997

Landoni F, Maneo A, Cormio G, et al: Class II versus class III radical hysterectomy in stage IB-IIA cervical cancer: a prospective randomized study. Gynecol Oncol 80:3, 2001

Lea JS, Sheets EE, Wenham RM, et al: Stage IIB-IVB cervical adenocarcinoma: prognostic factors and survival. Gynecol Oncol 84:115, 2002

Leblanc E, Narducci F, Frumovitz M, et al: Therapeutic value of pretherapeutic laparoscopic staging of locally advanced cervical carcinoma. Gynecol Oncol 105:304, 2007

Lee CL, Wu KY, Juang KG, et al: Long-term survival outcomes of laparoscopically assisted radical hysterectomy in treating early-stage cervical cancer. Am J Obstet Gynecol 203:165.e1, 2010

Leveque J, Laurent JF, Burtin F, et al: Prognostic factors of the uterine cervix adenocarcinoma. Eur J Obstet Gynecol Reprod Biol 80:209, 1998

Ley C, Bauer HM, Reingold A, et al: Determinants of genital human papillomavirus infection in young women. J Natl Cancer Inst 83:997, 1991

Leyden WA, Manos MM, Geiger AM, et al: Cervical cancer in women with comprehensive health care access: attributable factors in the screening process. J Natl Cancer Inst 97:675, 2005

Li N, Franceschi S, Howell-Jones R, et al: Human papillomavirus type distribution in 30,848 invasive cervical cancers worldwide: variation by geographical region, histological type and year of publication. Int J Cancer, 2010

Long HJ III, Bundy BN, Grendys EC Jr, et al: Randomized phase III trial of cisplatin with or without topotecan in carcinoma of the uterine cervix: a Gynecologic Oncology Group study. J Clin Oncol 23(21):4626, 2005

Look KY, Brunetto VL, Clarke-Pearson DL, et al: An analysis of cell type in patients with surgically staged stage IB carcinoma of the cervix: a Gynecologic Oncology Group study. Gynecol Oncol 63:304, 1996

Mantovani F, Banks L: Inhibition of E6 induced degradation of p53 is not sufficient for stabilization of p53 protein in cervical tumour derived cell lines. Oncogene 18:3309, 1999

McHale MT, Le TD, Burger RA, et al: Fertility sparing treatment for in situ and early invasive adenocarcinoma of the cervix. Obstet Gynecol 98: 726, 2001

Million RR, Rutledge F, Fletcher GH: Stage IV carcinoma of the cervix with bladder invasion. Am J Obstet Gynecol 113:239, 1972

Mitchell DG, Snyder B, Coakley F, et al: Early invasive cervical cancer: tumor delineation by magnetic resonance imaging, computed tomography, and clinical examination, verified by pathologic results, in the ACRIN 6651/GOG 183 intergroup study. J Clin Oncol 24:5687, 2006

Monk BJ, Sill MW, McMeekin DS, et al: Phase III trial of four cisplatin-containing doublet combinations in stage IVB, recurrent, or persistent cervical carcinoma: a Gynecologic Oncology Group study. J Clin Oncol 27:1, 2009

Moore DH, Blessing JA, McQuellon RP, et al: Phase III study of cisplatin with or without paclitaxel in stage IVB, recurrent, or persistent squamous cell carcinoma of the cervix: a Gynecologic Oncology Group study. J Clin Oncol 22(15):3113, 2004

Moreno V, Bosch FX, Muñoz N, et al: Effect of oral contraceptives on risk of cervical cancer in women with human papillomavirus infection: the IARC multicentric case-control study. Lancet 359:1085, 2002

Morris M, Blessing JA, Monk BJ, et al: Phase II study of cisplatin and vinorelbine in squamous cell carcinoma of the cervix: a Gynecologic Oncology Group study. J Clin Oncol 22(16):3340, 2004

Morris M, Eifel PJ, Lu J, et al: Pelvic radiation with concurrent chemotherapy compared with pelvic and para-aortic radiation for high-risk cervical cancer. N Engl J Med 340:1137, 1999

Morris M, Mitchell MF, Silva EG, et al: Cervical conization as definitive therapy for early invasive squamous carcinoma of the cervix. Gynecol Oncol 51:193, 1993

Munger K, Basile JR, Duensing S, et al: Biological activities and molecular targets of the human papillomavirus E7 oncoprotein. Oncogene 20:7888, 2001

Muñoz N, Franceschi S, Bosetti C, et al: Role of parity and human papillomavirus in cervical cancer: the IARC multicentric case-control study. Lancet 359:1093, 2002

Nakano T, Arai T, Morita S, et al: Radiation therapy alone for adenocarcinoma of the uterine cervix. Int J Radiat Oncol Biol Phys 32:1331, 1995

Olawaiye A, Del Carmen M, Tambouret R, et al: Abdominal radical trachelectomy: success and pitfalls in a general gynecologic oncology practice. Gynecol Oncol 112:506, 2009

Ostor AG: Pandora's box or Ariadne's thread? Definition and prognostic significance of microinvasion in the uterine cervix. Squamous lesions. Pathol Annu 30(Pt 2):103, 1995

Ostor AG, Rome RM: Micro-invasive squamous cell carcinoma of the cervix: a clinico-pathologic study of 200 cases with long-term follow-up. Int J Gynecol Cancer 4:257, 1994

Pareja R, Rendon GJ, Sanz-Lomana CM, et al: Surgical, oncological, and obstetrical outcomes after abdominal radical trachelectomy: a systematic literature review. Gynecol Oncol 131:77, 2013

Patsner B: Topical acetone for control of life-threatening vaginal hemorrhage from recurrent gynecologic cancer. Eur J Gynaecol Oncol 14:33, 1993

Pecorelli S: Revised FIGO staging for carcinoma of the vulva, cervix, and endometrium. Int J Gynaecol Obstet 105(2):103, 2009

Petereit DG, Hartenbach EM, Thomas GM: Para-aortic lymph node evaluation in cervical cancer: the impact of staging upon treatment decisions and outcome. Int J Gynecol Cancer 8:353, 1998

Peters WA III, Liu PY, Barrett RJ, et al: Concurrent chemotherapy and pelvic radiation therapy compared with pelvic radiation therapy alone as adjuvant therapy after radical surgery in high-risk early-stage cancer of the cervix. J Clin Oncol 18:1606, 2000

Piver MS, Rutledge F, Smith JP: Five classes of extended hysterectomy for women with cervical cancer. Obstet Gynecol 44(2):265, 1974

Plante M, Renaud MC, Hoskins IA, et al: Vaginal radical trachelectomy: a valuable fertility-preserving option in the management of early-stage cervical cancer. A series of 50 pregnancies and review of the literature. Gynecol Oncol 98(1):3, 2005

Plummer M, Herrero R, Franceschi S, et al: Smoking and cervical cancer: pooled analysis of the IARC multi-centric case-control study. Cancer Causes Control 14:805, 2003

Potter ME, Alvarez RD, Gay FL, et al: Optimal therapy for pelvic recurrence after radical hysterectomy for early-stage cervical cancer. Gynecol Oncol 37:74, 1990

Querleu D, Dargent D, Ansquer Y, et al: Extraperitoneal endosurgical aortic and common iliac dissection in the staging of bulky or advanced cervical carcinomas. Cancer 88:1883, 2000

Quinn MA, Benedet JL, Odicino F, et al: Carcinoma of the cervix uteri. Int J Gynecol Obstet 95(suppl 1):S43, 2006

Ramirez PT, Soliman PT, Schmeler KM, et al: Laparoscopic and robotic techniques for radical hysterectomy in patients with early-stage cervical cancer. Gynecol Oncol 110:S21, 2008

Reynolds EA, Tierney K, Keeney GL, et al: Analysis of outcomes of microinvasive adenocarcinoma of the uterine cervix by treatment type. Obstet Gynecol 116:1150, 2010

Robinson WR, Webb S, Tirpack J, et al: Management of cervical intraepithelial neoplasia during pregnancy with LOOP excision. Gynecol Oncol 64:153, 1997

Rose PG, Adler LP, Rodriguez M, et al: Positron emission tomography for evaluating para-aortic nodal metastasis in locally advanced cervical cancer before surgical staging: a surgicopathologic study. J Clin Oncol 17:41, 1999

Schiffman MH, Bauer HM, Hoover RN, et al: Epidemiologic evidence showing that human papillomavirus infection causes most cervical intraepithelial neoplasia. J Natl Cancer Inst 85:958, 1993

Schorge JO, Lee KR, Sheets EE: Prospective management of stage IA(1) cervical adenocarcinoma by conization alone to preserve fertility: a preliminary report. Gynecol Oncol 78:217, 2000

Sedlis A, Bundy BN, Rotman MZ, et al: A randomized trial of pelvic radiation therapy versus no further therapy in selected patients with stage IB carcinoma of the cervix after radical hysterectomy and pelvic lymphadenectomy: a Gynecologic Oncology Group Study. Gynecol Oncol 73:177, 1999

Selman TJ, Mann C, Zamora J, et al: Diagnostic accuracy of tests for lymph node status in primary cervical cancer: a systematic review and meta-analysis. CMAJ 178:855, 2008

Shepherd JH, Milliken DA: Conservative surgery for carcinoma of the cervix. Clin Oncol 20:395, 2008

Siegel RL, Miller KD, Jemal A: Cancer statistics, 2015. CA Cancer J Clin 65(1):5, 2015

Silver DF, Hempling RE, Piver MS, et al: Stage I adenocarcinoma of the cervix: does lesion size affect treatment options and prognosis?. Am J Clin Oncol 21:431, 1998

Sironi S, Buda A, Picchio M, et al: Lymph node metastasis in patients with clinical early-stage cervical cancer: detection with integrated FDG PET/CT. Radiology 238:272, 2006

Smith HO, Qualls CR, Romero AA, et al: Is there a difference in survival for IA1 and IA2 adenocarcinoma of the uterine cervix? Gynecol Oncol 85:229, 2002

Soost HJ, Lange HJ, Lehmacher W, et al: The validation of cervical cytology. Sensitivity, specificity and predictive values. Acta Cytol 35:8, 1991

Spoozak L, Lewin S, Burke WM, et al: Microinvasive adenocarcinoma of the cervix. Am J Obstet Gynecol 206:80, 2012

Stehman FB, Bundy BN, DiSaia PJ, et al: Carcinoma of the cervix treated with radiation therapy. I. A multivariate analysis of prognostic variables in the Gynecologic Oncology Group. Cancer 67:2776, 1991

Subak LL, Hricak H, Powell CB, et al: Cervical carcinoma: computed tomography and magnetic resonance imaging for preoperative staging. Obstet Gynecol 86:43, 1995

Sutton GP, Bundy BN, Delgado G, et al: Ovarian metastases in stage IB carcinoma of the cervix: a Gynecologic Oncology Group study. Am J Obstet Gynecol 166(1 Pt 1):50, 1992

Takeshima N, Yanoh K, Tabata T, et al: Assessment of the revised International Federation of Gynecology and Obstetrics staging for early invasive squamous cervical cancer. Gynecol Oncol 74:165, 1999

Tewari KS, Sill MW, Long HJ, et al: Improved survival with bevacizumab in advanced cervical cancer. N Engl J Med 370:734, 2014

Thigpen JT, Vance R, Puneky L, et al: Chemotherapy as a palliative treatment in carcinoma of the uterine cervix. Semin Oncol 22(2 Suppl 3):16, 1995

Tinga DJ, Timmer PR, Bouma J, et al: Prognostic significance of single versus multiple lymph node metastases in cervical carcinoma stage IB. Gynecol Oncol 39:175, 1990

Torre LA, Bray F, Siegel RL, et al: Global cancer statistics, 2012. CA Cancer J Clin 65:87, 2015

Trimble CL, Genkinger JM, Burke AE, et al: Active and passive cigarette smoking and the risk of cervical neoplasia. Obstet Gynecol 105:174, 2005

Upadhyay SK, Symonds RP, Haelterman M, et al: The treatment of stage IV carcinoma of cervix by radical dose radiotherapy. Radiother Oncol 11:15, 1988

Vale C, Chemoradiotherapy for Cervical Cancer Meta-Analysis Collaboration: Reducing uncertainties about the effects of chemoradiotherapy for cervical cancer: a systematic review and meta-analysis of individual patient data from 18 randomized trials. J Clin Oncol 26:5802, 2008

Vasilev SA, McGonigle KF: Extraperitoneal laparoscopic paraaortic lymph node dissection: development of a technique. J Laparoendosc Surg 5:85, 1995

Vercellino GF, Koehler C, Erdemoglu E, et al: Laparoscopic pelvic lymphadenectomy in 32 pregnant patients with cervical cancer: rationale, description of the technique, and outcome. Int J Gynecol Cancer 24:364, 2014

Vermorken JB: The role of chemotherapy in squamous cell carcinoma of the uterine cervix: a review. Int J Gynecol Cancer 3:129, 1993

Viswanathan AN, Deavers MT, Jhingran A, et al: Small cell neuroendocrine carcinoma of the cervix: outcome and patterns of recurrence. Gynecol Oncol 93:27, 2004

Vizcaino AP, Moreno V, Bosch FX, et al: International trends in incidence of cervical cancer: II. Squamous-cell carcinoma. Int J Cancer 86:429, 2000

Walboomers JN, Jacons MV, Manos M, et al: Human papillomavirus is a necessary cause of invasive cervical cancer worldwide. J Pathol 189:12, 1999.

Webb MJ, Symmonds RE: Site of recurrence of cervical cancer after radical hysterectomy. Am J Obstet Gynecol 138(7 Pt 1):813, 1980

Wei L, Griego AM, Chu M, et al: Tobacco exposure results in increased E6 and E7 oncogene expression, DNA damage and mutation rates in cells maintaining episomal human papillomavirus 16 genomes. Carcinogenesis 35:2372, 2014

Wentzensen N, Vinokurova S, von Knebel DM: Systematic review of genomic integration sites of human papillomavirus genomes in epithelial dysplasia and invasive cancer of the female lower genital tract. Cancer Res 64:3878, 2004

Whitney CW, Sause W, Bundy BN, et al: Randomized comparison of fluorouracil plus cisplatin versus hydroxyurea as an adjunct to radiation therapy in stage IIB-IVA carcinoma of the cervix with negative para-aortic lymph nodes: a Gynecologic Oncology Group and Southwest Oncology Group study. J Clin Oncol 17:1339, 1999

World Health Organization: GLOBOCAN 2012: Estimated Cancer Incidence, Mortality and Prevalence Worldwide in 2012. Available at: http://globocan.iarc.fr. Accessed January 27, 2015

Wright JD, Dehdashti F, Herzog TJ, et al: Preoperative lymph node staging of early-stage cervical carcinoma by [18F]-fluoro-2-deoxy-d-glucose-positron emission tomography. Cancer 104:2484, 2005

Yahata T, Nishino K, Kashmima K, et al: Conservative treatment of stage IA1 adenocarcinoma of the uterine cervix with a long-term follow-up. Int J Gynecol Cancer 20:1063, 2010

# 第三十一章

# 外 阴 癌

## 一、引言

外阴恶性肿瘤仅占妇科恶性肿瘤的 4%。大部分外阴恶性肿瘤在早期（Ⅰ期和Ⅱ期）可以得到诊断。进展期的病变主要发生于老年女性，由于临床症状轻微，起初常被忽视从而导致诊断的延误。因此，任何异常外阴病变的活检对于早期诊断外阴癌至关重要。

在美国，外阴恶性肿瘤预后相对较好，5 年生存率为 78%（Stroup，2008）。对于可切除的病变传统治疗方式包括外阴根治性切除术及腹股沟淋巴结切除术或前哨淋巴结活检。晚期患者可行术前或术后辅助性放化疗控制肿瘤进展。上述治疗方法虽然可延长短期或长期生存，但易导致解剖结构和生理功能发生极大改变。因此，近年来外阴癌的治疗更趋于保守的手术，以达到不影响预后，而又降低复发率和改善患者心理的目的。

## 二、相关解剖

外阴包括阴阜、大阴唇、小阴唇、阴蒂、阴道前庭、前庭球、前庭大腺、前庭小腺、尿道旁腺、尿道口及阴道口。外阴的侧边界为外阴皱褶（图 38-25）。外阴癌可累及上述外阴外部结构中的任一部位，通常发生在被覆鳞状上皮内。与子宫颈不同，外阴缺乏可识别的转化区。外阴鳞状上皮内瘤样病变主要发生在前庭区外侧的角化复层扁平鳞状上皮和内侧的非角化鳞状上皮的分界线上。这个分界线称为哈特线。

外阴的深部是浅和深尿生殖三角膈。浅层组织位于 Colles 筋膜（会阴浅筋膜）和会阴膜（会阴深筋膜）之间（图 38-26）。其内包括坐骨海绵体肌，球海绵体肌，会阴深、浅横肌、血供丰富的前庭球和阴蒂脚。外阴根治术需切除至会阴深筋膜。这一手术过程导致在切除肿瘤的同时，也切除了肿块下方的尿生殖三角表浅部的组织。

外阴和阴道下 1/3 的淋巴系统引流至腹股沟浅淋巴结（图 38-29）。进一步通过股深淋巴结和克氏淋巴结引流至盆腔淋巴结。值得注意的是，阴蒂和阴唇上部分的淋巴液也可直接引流至股深淋巴结（Way，1948）。外阴淋巴管在阴阜和后阴唇系带交叉，但不穿过阴唇褶皱（Morley，1976）。因此，在中线 2 cm 内的病变可能扩散到对侧淋巴结。相反，一侧病变罕见转移至对侧淋巴结。这一解剖特点将影响我们是否行同侧或双侧淋巴结清扫，在后面将继续讨论该问题。

腹股沟浅淋巴结位于腹股沟韧带、缝匠肌、长收肌形成的股三角内。股深淋巴结位于隐静脉裂孔边缘，股静脉的内侧。典型的腹股沟淋巴结清扫术需切除腹股沟浅淋巴结和股深淋巴结（Levenback，1996）。

## 三、流行病学

美国女性有 1/333 的机会罹患外阴癌。2014 年，大概有外阴癌新发患者 4850 例和死亡患者 1030 例（National Cancer Institute，2014）。由于人口老龄化和人类免疫缺陷病毒（HIV）感染的妇女寿命延长，美国外阴浸润性肿瘤发病率（年龄调整后）在过去 30 年中呈上升趋势。且这种增长在所有年龄组和所有地区均持续存在（Bodelon，2009）。特别是外阴原位癌（CIS）（年龄调整后）的数量每年增加 3.5%，浸润癌的发病率每年增加 1%（Jemal，2010）。

大约 90% 的外阴肿瘤为鳞状细胞癌（图 31-1）。第二常见的为恶性黑色素瘤，还有一些罕见的组织学类型（表 31-1）。

## 四、危险因素

年龄是外阴癌发病的主要危险因素，且与疾病发展呈正相关。< 20% 的外阴癌患者年龄小于 50 岁，超过一半的患者年龄大于 70 岁。存活率也因年龄而异。Kumar 等（2009）报道年龄大于 50 岁的外阴癌患者与年轻患者相比死亡风险接近 4 倍。此外，外

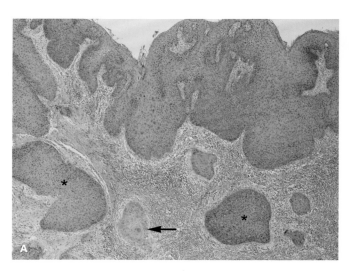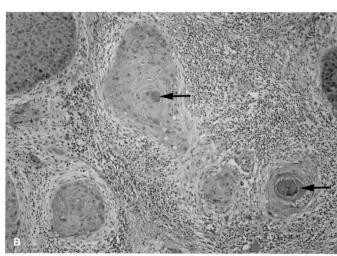

图 31-1　外阴鳞状细胞癌　**A.** 低倍镜观察。表面上皮表现为高级别鳞状上皮非典型增生。箭头所示为鳞状细胞癌巢。浸润性鳞状细胞癌常伴有慢性炎性浸润。星号表示部分表面上皮深部的横切面，显示为浸润性肿瘤在这些部位的错觉。**B.** 肿瘤为经典的鳞状细胞浸润癌诊断特点，包括：鳞状样表现，细胞间桥和明亮的嗜酸性角蛋白珠（箭头所示）。浸润性的癌巢被慢性炎症包绕。（Used with permission from Dr. Kelley Carrick.）

| 表 31-1　外阴癌组织学类型 |
| --- |
| **外阴癌** |
| 鳞状细胞癌 |
| 腺癌 |
| 前庭大腺癌 |
| 　腺癌 |
| 　鳞状细胞癌 |
| 　移行细胞癌 |
| 外阴 Paget 病 |
| Merkel 细胞肿瘤 |
| 疣状癌 |
| 基底细胞癌 |
| **外阴恶性黑色素瘤** |
| **外阴肉瘤** |
| 平滑肌肉瘤 |
| 恶性纤维组织细胞瘤 |
| 上皮样肉瘤 |
| 横纹肌样瘤 |
| **外阴转移性癌** |
| **内胚窦瘤** |

阴癌的发病风险根据不同年龄分为两大类。一类多发生于年轻女性（小于 55 岁），其危险因素与发生其他肛门生殖器肿瘤的危险因素类似。其中 50% 的患者与 HPV 感染相关，肿瘤组织学上常常表现为基底细胞样或疣状。相反，老年患者常无吸烟史和无性传播疾病史。只有 15% 的患者发现携带 HPV DNA（Canavan，2002；Madeleine，1997），组织学类型多为角化型。这种与 HPV 无关的外阴癌却与硬化性苔藓有关，并伴有基因突变，如 *p53* 突变。*p53* 作为肿瘤抑制基因参与调解细胞死亡，突变后有致癌作用。

高危人乳头瘤病毒（HPV）感染是外阴癌的另一危险因素。虽然主要与 HPV16 感染相关，但也有报道与 HPV18、31、33、45 型相关。尽管研究显示 HPV 感染与多种外阴肿瘤相关，但其与外阴原位癌的关系更加密切（Hildesheim，1997）。特别的是，> 90% 的外阴上皮内瘤变（VIN）的病灶中可以找到 HPV-DNA，而 50% ～ 70% 的浸润癌病灶中可以找到 HPV-DNA（Gargano，2012）。

HPV 感染与其他危险因素如吸烟或 HSV 感染同时存在时其致病危险性更大（Madeleine，1997）。有吸烟史和患有 HPV 相关生殖道疣病史的女性，患外阴癌的风险较无危险因素者高 35 倍（Brinton，1990；Kirschner，1995）。基于上述原因，预防接种高风险的 HPV 疫苗可减少外阴癌的发病率。关于 HPV 和 VIN 的详细讨论见第 29 章。

一些研究发现 HSV 感染也与外阴癌的发生相关（Hildesheim，1997；Madeleine，1997）。 与 HPV 感染类似，HSV 感染与其他危险因素如吸烟等同时存在时其致病危险性更大。然而，单独把 HSV 感染认为是外阴癌的发病因素来考虑是不确切的。

慢性免疫抑制与外阴癌的发生间接相关。例如，移植术后患者的患病风险增高。在移植术后患者中，外阴癌的发病年龄更年轻，且 50% 患者曾经患有尖锐湿疣（Penn，2002）。HIV 患者的外阴癌发病率也有所增加（Elit，2005；Frisch，2000）。在不断增加的高级别 VIN 和浸润性外阴癌的年轻女性中，大部分为 HIV 感染者（Casolati，2003）。可能与 HIV 和高危 HPV 的协同作用相关。然而，外阴癌并不被认为是获得性免疫缺陷综合征相关的恶性肿瘤。基于上述联系，我们建议所有免疫功能低下的女性接受彻底的外阴检查，必要时进行外阴镜和外阴活检。

硬化性苔藓是一种外阴慢性感染性疾病，与外阴癌的发生相关。受外阴硬化性苔藓影响的角化细胞表现为增殖表型，并且表达出瘤变过程中的标志物。这表明，外阴硬化性苔藓可能是某些外阴浸润性鳞癌的癌前病变（Rolfe，2001）。外阴恶性肿瘤与外阴硬化性苔藓共存的状态，多见于老年女性的阴蒂附近，且与外阴上皮内瘤变（VIN3）缺乏相关性。

VIN3 是否进展为浸润癌有待进一步研究证实。有研究显示少部分年龄大于 30 岁的、未经治疗的 VIN3 患者平均经过 4 年的时间发展为浸润癌（Jones，2005；van Seters，2005）。虽然，VIN3 可进展为浸润性癌并没有最终证实；但作者仍推荐，对于中重度的外阴癌前病变患者需接受早期治疗（见第 29 章）。

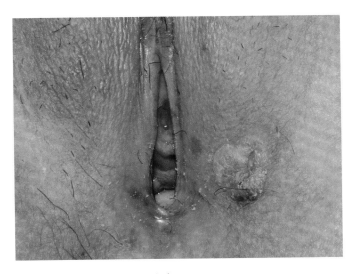

图 31-2 早期外阴鳞状细胞癌

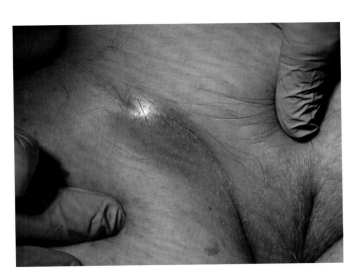

图 31-3 外阴浸润鳞状癌和肿大的腹股沟淋巴结（Used with permission from Dr. William Griffith）

## 五、诊断

### ■ 1. 症状

大多数 VIN 及外阴癌患者表现为瘙痒和可见的外阴病灶（图 31-2）。有部分患者也可表现为疼痛、出血、溃疡或者腹股沟包块（图 31-3）。因为大部分患者自觉尴尬或者忽略这些症状的重要性，患者常在症状出现后的数周或数月才得以确诊。

### ■ 2. 病变评估

病变部位可能是隆起、溃疡、色素沉着或疣状，但在患有多灶性病灶的年轻女性中并不总是存在明确的肿块。重要的是，可能存在与其他疾病类似的表现，包括 VIN、感染、慢性炎症性疾病和肉芽肿性疾病。因此，评估的目的是获得准确和明确的病理诊断。

用阴道镜检查外阴称为外阴镜，可直接选取活检

部位。开始前用 3% 的醋酸浸润外阴 5 分钟使醋酸能够充分浸入角质层，从而确认外阴上皮内瘤变典型的"醋酸白"区及异常血管。对整个外阴和肛周皮肤进行系统的检查。推荐从最可疑部位至色素异常区进行多点活检（图 4-2）。采用克氏钳钳取大约 4 mm 厚的标本，包括上皮病变区域及上皮下间质，以便评估病变及病变浸润深度。同时推荐使用阴道镜对宫颈和阴道进行细致检查，用于诊断可能同时存在的或相关的下生殖道肿瘤。

### ■ 3. 肿瘤患者的评估

通过组织学诊断对外阴癌患者的病变范围及共同存在的病变进行评估。因此，详细的体格检查应包

括：原发肿瘤的测量，评估肿瘤是否累及泌尿生殖膈、肛管、骨盆和腹股沟淋巴结。如因为患者不适或病变范围影响彻底检查，需在麻醉下进行检查。高度怀疑尿道、膀胱或直肠受侵时，同时或单独进行膀胱尿道镜、直肠乙状结肠镜检查（图 31-4）。

对于小癌灶及临床判断无腹股沟淋巴结转移的患者，除了必需的术前检查外，仅需要进行一些诊断性检查（见第三十九章）。虽然影像学的结果不能参与分期，但对于较大的肿瘤或临床怀疑有转移性疾病的患者，术前影像可作为肿瘤分期的补充。对于这一类患者，通过胸部 X 线片、盆腹腔 CT、PET 或 MRI 结果提示患者的病变范围或有无转移，可根据上述结果制定合适的治疗计划。

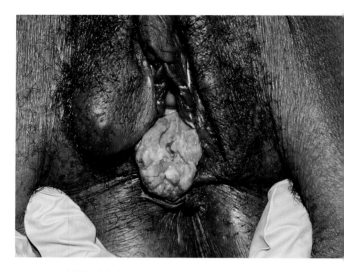

图 31-4　外阴浸润癌

### ■ 4. 分期系统

国际妇产科联盟（FIGO）提倡进行外阴癌手术分期，即 TNM（肿瘤，淋巴结，转移病灶）分期系统。分期包括：①切除原发肿瘤判断肿瘤的大小；②切除腹股沟浅、深淋巴结来评价肿瘤扩散范围（Pecorelli，2009）。该系统用于指导治疗和预测预后（van der Steen，2010）。表 31-2 和图 31-5 描述了除黑色素瘤外所有外阴癌类型的 FIGO 分期和美国癌症联合委员会（AJCC）分期标准。第 30 章详细介绍了FIGO 和 AJCC 系统之间的一般细微差别。

2009 年 FIGO 修改了外阴癌分期。新的分期系统根据腹股沟阳性淋巴结数量和形态的不同，更好的预

**表 31-2　浸润性外阴癌分期**

| TNM[a] | 分期[b] | 特征 |
|---|---|---|
|  | I | 肿瘤局限于外阴 |
| T1a | I A | 肿瘤大小 ≤ 2 cm，局限于外阴或会阴且间质浸润 ≤ 1 mm[a]，无淋巴结转移 |
| T1b | I B | 肿瘤大小 > 2 cm 或间质浸润 > 1 mm[a]，局限于外阴或会阴，无淋巴结转移 |
| T2 | II | 肿瘤任何大小，侵犯相邻会阴结构（下 1/3 尿道、下 1/3 阴道、肛门），淋巴结阴性 |
|  | III | 肿瘤任何大小，有（无）侵犯相邻会阴结构（下 1/3 尿道、下 1/3 阴道、肛门），伴腹股沟淋巴结阳性 |
| N1b | III A | （1）1 个淋巴结转移（≥ 5 mm），或 |
| N1a |  | （2）1 ~ 2 个淋巴结转移（< 5 mm） |
| N2b | III B | （1）≥ 2 个淋巴结转移（≥ 5 mm），或 |
| N2a |  | （2）≥ 3 个淋巴结转移（< 5 mm） |
| N2c | III C | 淋巴结阳性伴囊外转移 |
|  | IV | 肿瘤侵犯其他区域（上 2/3 尿道、上 2/3 阴道）或远处转移 |
| T3 | IV A | 肿瘤侵犯下列任何部位：<br>（1）上尿道和（或）阴道黏膜，膀胱黏膜，直肠黏膜，或固定在骨盆壁，或<br>（2）腹股沟淋巴结固定或溃疡 |
| M1 | IV B | 任何部位（包括盆腔淋巴结）的远处转移 |

[a] 美国癌症联合委员会（AJCC）TNM 分期
[b] 国际妇产科联盟（FIGO）分期
[c] 肿瘤浸润深度指肿瘤从表皮乳头 - 间质连接处至最深浸润点的距离

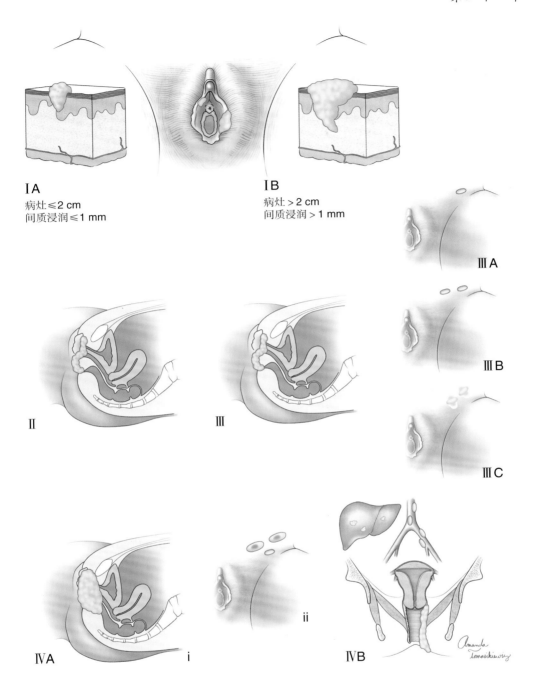

IA
病灶≤2 cm
间质浸润≤1 mm

IB
病灶>2 cm
间质浸润>1 mm

IIIA

IIIB

IIIC

II

III

IVA

i

ii

IVB

**图 31-5**　浸润性外阴癌的 FIGO 分期

测预后及生存情况（van der Steen，2010）（表 31-2）。

## 六、预后

　　外阴鳞癌的总体生存率较好，Ⅰ 期和 Ⅱ 期的 5 年生存率为 75% ～ 90%。分期越高，预后越差，Ⅲ 期和 Ⅳ B 期的 5 年生存率分别为 54% 和 16%（American Cancer Society，2015）。除 FIGO 分期外，其他重要的预后影响因素包括淋巴结的转移情况、病灶大小、浸润深度、切缘和淋巴血管间隙受累（LVSI）情况（表 31-3）。

　　腹股沟淋巴结转移会导致长期生存率降低 50%，因此淋巴结转移是外阴癌最重要独立预后因素（Farias-Eisner，1994；Figge，1985）。淋巴结情况由外科切除和组织学共同评价决定。

　　淋巴结转移的患者中存在更进一步的预后因素，

**表 31-3　预后预测因子与临床疗效**

| 浸润深度（mm） | 淋巴结阳性率（%） |
| --- | --- |
| 1 | 3 |
| 2 | 9 |
| 3 | 19 |
| 4 | 31 |
| 5 | 33 |
| ≥ 5 | 48 |

| 肿瘤直径（cm） | 5 年生存率（%） |
| --- | --- |
| 0 ～ 1 | 90 |
| 1 ～ 2 | 89 |
| 2 ～ 3 | 83 |
| 3 ～ 4 | 63 |
| > 4 | 44 |

Adapted with permission from Homesley HD, Bundy BN, Sedlis A, et al: Prognostic factors for groin node metastasis in squamous cell carcinoma of the vulva（a Gynecologic Oncology Group study）. Gynecol Oncol 1993 Jun；49（3）：279-283.

包括淋巴结转移数量，转移淋巴结大小，囊外侵犯和固定或溃烂的淋巴结（Homesley，1991；Origoni，1992）。肿瘤大小也影响预后，但这主要是由于病灶大小与淋巴结转移率呈正相关（Homesley，1993）。

浸润深度也是一个预后因素。如图 31-6 所示，浸润深度是指从肿瘤覆盖上皮到浸润最深处的距离（Kurman，2014）。浸润深度小于 1 mm 不伴有或极少伴有腹股沟淋巴结的转移。淋巴结的转移和浸润深

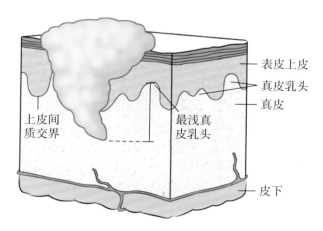

**图 31-6** 外阴浸润癌浸润深度的组织学测量方法。浸润深度是从上皮和最表浅的真皮乳头间质之间的交界处到肿瘤浸润的最深处

度呈正相关。

切缘阴性可降低局部肿瘤复发率，理想的手术切除边缘包括 1 ～ 2 cm 的无瘤区。值得注意的是，两项大规模的回顾性研究显示切缘距肿瘤边缘 ≥ 8 mm 的患者局部控制率较高。相反，切缘距肿瘤边缘 < 8 mm 的患者复发率为 23% ～ 48%（Chan，2007；Heaps，1990）。因此，当病变靠近阴蒂、肛门、尿道或阴道时，最佳的手术范围应是既能达到切缘距肿瘤边缘 1 cm，也能保护重要的解剖结构。

淋巴脉管间隙受侵（LVSI）是指经组织学鉴定，淋巴脉管内有肿瘤细胞，是早期复发的预测因子（Preti，2005），LVSI 与较高的淋巴结转移和较低的 5 年生存率相关（Hoskins，2000）。

## 七、治疗

### 1. 手术

手术是外阴癌主要的治疗方法。按照切除范围大小排列分为：外阴局部扩大切除术（WLE）、根治性部分外阴切除术以及根治性全外阴切除术。外阴局部扩大切除术又称为单纯部分外阴切除术，可用于外阴微小浸润癌（ⅠA 期），切除至肿瘤边缘 1 cm，深度也需达到 1 cm 即到达 Colles 筋膜（图 38-25）。

根治性部分外阴切除术（见第四十六章 -25 节）包括外阴任何位置局限性肿瘤的完全切除，切缘距肿瘤边缘 1 ～ 2 cm，深度至会阴膜（图 31-7）。根治性部分外阴切除术适用于临床上局限于大阴唇、小阴唇、阴阜、前庭和（或）会阴的单一病灶或该病灶仅局部侵犯邻近尿道、阴道和（或）肛门。此外，该保留外阴的术式还适用于单个、局灶性、体积不大的病灶和外阴仍有正常结构的患者。

根治性全外阴切除术（见第四十六章 -26 节）是将外阴组织完整切除至会阴膜和耻骨联合或耻骨的骨膜上。足够的切缘通常需要在阴唇褶皱中延伸，下至阴唇系带上至耻骨。切除所有涉及的皮下组织，阴蒂或邻近阴蒂的病变可能需要扩大切除范围。这种根治性切除术适用于跨越中线或多灶外阴癌。术中偶尔需要皮瓣重建（详细描述见第四十四章 -28 节）。根治性全外阴切除术的禁忌证包括手术风险高、患者依从性差和转移至区域淋巴结之外。

图 31-8 显示了这三个过程。整块切除，通常称为"蝶形"或"长牛角"切口，大多已被废弃。该术式后生存率与根治性全外阴切除术相当，但复发率显

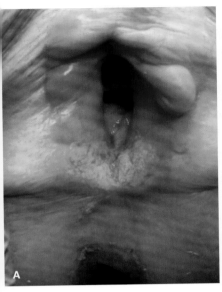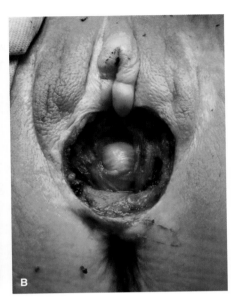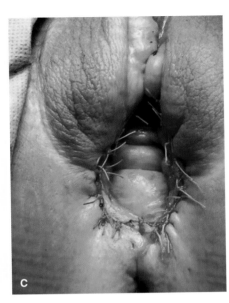

**图 31-7** **A.** 外阴癌接受放射治疗后，手术前；**B.** 根治性部分外阴切除术；**C.** 手术缝合结束（Used with permission from Dr. David Miller.）

著增多。

**（1）腹股沟淋巴结切除术**

腹股沟淋巴结切除术和根治性部分或全外阴切除术是外阴癌手术分期的重要部分。腹股沟淋巴结切除术推荐用于所有初次活检时浸润深度大于 1 mm，或肿瘤直径大于 2 cm，不论浸润深度（ⅠB ～ⅣA 期）的外阴鳞癌患者。为了最大限度地发现转移部位和提高分期的准确性，建议使用腹股沟淋巴结的手术评估。传统认为，应用腹股沟浅和股深淋巴结评估有无转移（Gordinier，2003）。淋巴结可行单侧或双侧切除。同侧腹股沟淋巴结切除术适用于病灶距中线＞2 cm 的病变。

双侧淋巴结切除适用于病灶距中线＜2 cm 的所有病变。淋巴结切除除可用于分期外，该术式还适用于大的转移性淋巴结的患者。

淋巴结切除术的整个步骤详细描述在在第四十六章 -27 节。总之，腹股沟浅淋巴结位于腹股沟韧带下方和大腿筋膜浅部的脂肪组织中，这一部分含有淋巴结的脂肪组织应切除至卵圆窝的位置，股深淋巴结应切除至股静脉内侧。

一些改良的术式用于切除深处的淋巴结，主要是指穿过阔筋膜切除股深部淋巴结，从而保留了覆盖卵圆窝的阔筋膜部分。这种术式的术后复发率与经典的腹股沟淋巴结切除术相当（Bell，2000；Hacker，1983），但它术后切口裂开、感染和淋巴水肿等并发

症率显著降低（表 31-4）。

有时，经典的腹股沟淋巴结切除术要求切除达到股深淋巴结。此时，阔筋膜被切断，淋巴结被切除，缝匠肌被移置股血管之上。这种操作可减少术后切口皮肤裂开侵蚀至骨骼化的股血管的危险，但不降低总的术后切口并发症（Judson，2004；Rouzier，2003）。

研究表明与初始腹股沟放疗相比，切除腹股沟淋巴结有助于提高预后。妇科肿瘤组（GOG）进行的一项Ⅲ期随机对照试验表明，与接受腹股沟放疗的妇女相比，手术患者的复发率显著降低，预后更好（Stehman，1992b）。此外仅行腹股沟浅淋巴结切除的患者较行腹股沟浅部、深部淋巴结切除的患者腹股沟

**表 31-4 腹股沟淋巴结切除术后并发症**

| 并发症 | 病例数 | 腹股沟发生率（%） |
|---|---|---|
| 淋巴水肿 | 13 | 14.0 |
| 淋巴囊肿 | 11 | 11.8 |
| 腹股沟感染 | 7 | 7.5 |
| 腹股沟坏死 | 2 | 2.2 |
| 腹股沟裂开 | 7 | 7.5 |

Reproduced with permission from Bell JG, Lea JS, Reid GC: Complete groin lymphadenectomy with preservation of the fascia lata in the treatment of vulvar carcinoma, Gynecol Oncol 2000 May；77（2）：314-318.

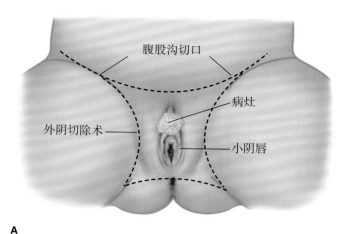

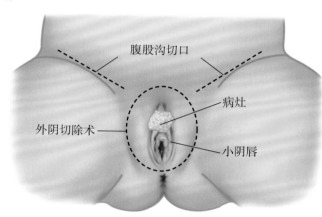

C

**图 31-8** 外阴癌的各种外阴切除术。**A.** 根治性整体外阴切除和双侧腹股沟淋巴结切除；**B.** 根治性全外阴切除和双侧腹股沟淋巴结切除；**C.** 根治性部分外阴切除和患侧腹股沟淋巴结切除

复发率较高（Stehman，1992a）。初始行腹股沟放疗的患者复发率也较高（Manavi，1997；Perez，1993）。因此，一般均推荐行腹股沟深、浅淋巴结切除来判断淋巴结转移情况。但是由于切除后的并发症，该术式

主要用于早期和临床淋巴结阴性的患者。近期的证据发现在外阴病灶 < 4 cm 的患者中进行前哨淋巴结的活检，能确保未发现的转移性淋巴结的低假阴性率。

### （2）前哨淋巴结切除术

前哨淋巴结切除（SLNB）即选择性切除一个或多个孤立的淋巴结，作为另一种手术方式，显著降低了手术并发症的发生率，却能充分评估淋巴结受累情况。

第一个接收病灶处引流的淋巴结称为前哨淋巴结，因此前哨淋巴结未出现转移，则意味着该淋巴引流区域尚未出现转移。如果临床怀疑存在腹股沟淋巴结转移，则不进行 SLNB。

目前外阴癌行前哨淋巴结活检术时推荐使用淋巴闪烁显像和异硫蓝染色定位（Levenback，2008）。淋巴的术中标示，是通过在最接近同侧腹股沟的肿瘤边缘皮内注射放射性核素来完成的。对位于正中线的肿瘤，其两侧均需注射。然后，一台手持式的 γ 计数器用于识别皮下的前哨淋巴结，并标记显示强烈信号的皮肤。以异硫蓝染液注射于同一肿瘤边界处，约 5 分钟后切开先前标记的腹股沟皮肤（图 31-9）。放射性核素和染液首先会被引流肿瘤病灶的特定淋巴结所吸收。可使用手持式的 γ 计数器或因淋巴结呈现蓝色定位前哨淋巴结。一旦定位成功，将其从该区域淋巴结中分离出来并切除。

已有多项研究证实 SLNB 预测外阴癌腹股沟淋巴结转移的准确性。GOG 的一项多中心研究表明，该技术的敏感性大于 90%，对于 < 4 cm 的肿瘤，假阴性率为 2%。该研究纳入了肿瘤直径 > 2 cm、浸润深度 > 1 mm、淋巴结临床阴性的患者（Levenback，2012）。SLNB 可避免一侧不必要的腹股沟淋巴结切除，适用于为累及中线结构但也不符合侧向病变定义的患者（Coleman，2013）。

在另一个研究中，GRO 在关于外阴癌前哨淋巴结检测研究（GROINSS-V）中，评估了肿瘤 < 4 cm 的外阴鳞状细胞癌患者的前哨淋巴结情况。该研究结果同样证实了 SLNB 的预测价值。此外，还发现腹股沟其他淋巴结转移的风险，随着已有转移的前哨淋巴结大小的增加而增加（Oonk，2010；Van der Zee，2008）。一项正在进行的前瞻性研究（GROINSS-V-Ⅱ）正在观察直径 ≤ 2 mm 前哨淋巴结阳性的早期外阴癌患者中，完整切除腹股沟淋巴结切除是否可以安全替代辅助放疗后外阴切除术。

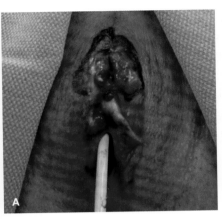
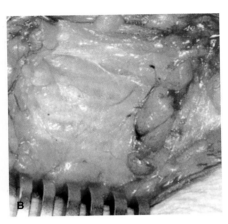
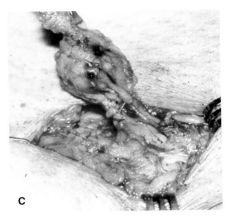

**图 31-9** 前哨淋巴结评估。**A.** 在肿瘤边缘注射蓝色染料和放射示踪物；**B.** 蓝色染料被肿瘤区引流的特异淋巴结所摄取；**C.** 肉眼可确认该区域内的前哨淋巴结，分离切除后用于评估

### ■ 2. 微小浸润癌（ⅠA 期）

FIGO 分期中，Ⅰ 期外阴癌分为两类。ⅠA 期是指肿瘤局限于外阴或会阴，病变最大径线 ≤ 2cm，间质浸润 ≤ 1 mm。这期病变称为微小浸润癌，此期可忽略腹股沟淋巴结转移的风险（Bind，1990；Donaldson，1981；Hacker，1984）。大多微小浸润癌（ⅠA 期）患者为年轻女性，并且通常为与 HPV 感染有关的多灶性改变。该期患者通常仅采用外阴局部广泛性切除术，切缘距肿瘤边缘 1 cm。因淋巴结转移罕见，故不需进行淋巴结清扫。

### ■ 3. ⅠB ～ Ⅱ 期

早期外阴癌患者多数是外阴为 T1B 和 T2（ⅠB ～ Ⅱ）期病灶和临床阴性的腹股沟淋巴结。建议 IB 期患者进行根治性原发肿瘤切除和腹股沟淋巴结切除术。如果可以切除足够范围的会阴膜，根治性部分外阴切除术与根治性全外阴切除术相比，复发率相似，并发症发生率较低（Tantipalakorn，2009）。因 20% ～ 30% 的 T1 和 T2 期患者存在转移性淋巴结，该期患者需要行 SLNB 和（或）腹股沟淋巴结切除术。病变的侧向性和临床上判断是否存在腹股沟淋巴结受累情况决定进行同侧或双侧腹股沟淋巴结切除。

Ⅱ 期患者通常采用较大的根治性部分切除术。例如，一个累及阴蒂包皮 4 cm 的肿瘤需接受前半部分外阴切除和双侧腹股沟淋巴结清扫术。已有的保守性手术经验报道指出，只要保证 1 ～ 2 cm 手术切缘，两者局部复发率就无差异（Burke，1995；Farias-Eisner，1994；Tantipalakorn，2009）。偶尔也需要根据肿瘤大小和位置而行根治性全外阴切除。

### ■ 4. Ⅲ 期

根据定义，Ⅲ 期外阴癌包括了淋巴结阳性患者。TI 或 T2 期外阴癌患者伴有活动度较好或无溃疡的转移淋巴结。大多数临床阴性淋巴结的患者通常接受根治性的部分或全外阴切除术和腹股沟淋巴结切除术。然而，在腹股沟淋巴结呈阳性且可切除的情况下，需进行"淋巴结大块切除"，不进行进一步的淋巴结分离。这使得辅助放射治疗可以治疗任何残留的镜下病灶，同时也可以减少腹股沟切口愈合不良的发生。临床中大多数Ⅲ 期外阴癌患者均接受了腹股沟和盆腔部位的辅助放射治疗。

一项纳入了 114 名患者的 GOG 随机试验证实，术后放疗可以使浸润性鳞状细胞癌伴腹股沟转移的外阴癌患者获益。腹股沟和至中骨盆平面的辅助放疗疗效证实优于扩大的盆腔淋巴结清扫术。然而，在接受全剂量放疗的患者中仍有 12% 的患者发生了腹股沟和盆腔的复发，8.5% 的患者发生了远处转移（Homesley，1986；Kunos，2009）。

淋巴结转移不会增加外阴癌复发风险。因此，临床医师可根据切缘、肿瘤大小、LVSI 情况决定是否需要辅助放疗。

以铂类为基础的同步放化疗用于治疗外阴癌是来自于宫颈癌的治疗经验。同样，一项局部进展外阴癌的 Ⅱ 期试验结果强烈提示淋巴结转移的外阴癌术后患者应尝试应用同步放化疗（Moore，1998，2012）。为了提高腹股沟和盆腔淋巴结的控制率和生存率，一项随机Ⅲ 期试验（GOG185）目前正在进行中，目的是比较辅助放疗和放疗加顺铂周疗联合治疗淋巴结阳性外阴癌患者的疗效。

### ■ 5. IVA 期

此期局部进展外阴癌包括了近端尿道、近端阴道、膀胱及直肠黏膜、骨盆的侵犯，可能伴或不伴有阳性的腹股沟淋巴结。IVA 期患者偶可接受根治性手术。对于大部分患者，由于肿瘤的大小及部位需采用一些其他的术式以完整切除整个病灶以及确保切除病灶边缘。对于这些不易切除的局部进展外阴癌，可通过新辅助放化疗来显著缩小病灶以利手术切除而得到有效治疗。2 个 II 期的 GOG 试验已证实了使用顺铂这一方法的可行性（Moore，1998，2012）。目前正在进行的 II 期试验用于评估顺铂、吉西他滨和调强放射治疗（IMRT）对局部晚期外阴鳞状细胞癌的治疗效果。如第 28 章所述，IMRT 提供了更精细的放疗，毒性作用更小。

目前，主要的治疗方法是对于不能直接手术的原发肿瘤或病变累及较广需要行盆腔廓清术患者进行术前含铂方案的同步放化疗。对于腹股沟淋巴结不固定的患者，应切除腹股沟淋巴结以决定后续是否进行放射治疗。如腹股沟淋巴结固定或已溃烂，则应直接给予放化疗。

如放化疗后外阴仍残留病灶，则应进行局部切除。如已达到完全临床缓解，应在原发肿瘤部位进行活检确认病理反应。术后 8 周临床或者影像学阳性的未切除的腹股沟淋巴结进行细针穿刺活检（FNA）。如 FNA 阳性，应对该区域进行靶向性地切除。

相反，对于 IVB 期外阴癌，治疗是个体化的。采用多种治疗方法进行姑息治疗。

## 八、监测

完成初始治疗后，所有患者都需要接受全面体检，包括腹股沟淋巴结检查以及盆腔检查：前 2～3 年，每 3 个月复查一次；接下来每 6 个月复查一次，直至满 5 年；随后，无病变患者可以 1 年随访一次。在病史询问和体格检查过程中相关部位要进行外阴镜检和活检。有指征时，应进行放射性影像学检查和活检以诊断可能的肿瘤复发。

## 九、复发外阴癌

### ■ 1. 外阴部位复发

对可疑外阴癌复发患者，应进行仔细的检查以评估复发病灶的累及范围。外阴局部复发较常见，再次手术切除是大多数外阴局部复发的患者的最好选择。

根治性部分外阴切除术适用于小的病变。如发生累及尿道、阴道、直肠的大范围中心复发，则需进行盆腔廓清术以及重建手术（第四十六章 -4 节）。盆腔廓清术的患者为保留性功能，可在术中或术后短期内行阴道成形术（第四十六章 -9 节）。因放疗后的组织血供较差，之前放射野内的复发通常需要肌皮瓣进行重建。

最后，对于不能手术和对放疗敏感的患者，外照射放疗结合近距离放疗也是可选择的一种治疗方式。

### ■ 2. 远处复发

腹股沟淋巴结复发的预后差，常是致死的主要原因，几乎没有患者能活过复发当年。对于有盆腔转移或者远处转移的患者可给予姑息化疗。含顺铂的联合化疗对复发性外阴癌的作用也较弱（Cunningham，1997；Moore，1998）。推荐用于晚期宫颈癌的铂类药物（如顺铂 / 紫杉醇）可考虑外阴癌的姑息化疗。

## 十、妊娠期外阴癌的治疗

妊娠期的外阴鳞状细胞癌的诊断和治疗是罕见的，其发生率约为 1/20 000（（Di Saia，1997）。尽管妊娠期的发病率极低，但对妊娠期间的任何可疑病变都应该进行评估。

妊娠 3 个月以后，可以进行外阴完全或部分根治性切除术及双侧腹股沟淋巴结切除术。妊娠晚期，生殖器的血管显著增加有可能导致术后并发症。一般来说，如果在妊娠最后 3 个月诊断外阴癌，可先行外阴局部扩大切除术，待产后进行最终手术。对于分娩期确诊的患者，应在分娩后 2～3 周进行手术治疗。

外阴癌手术后外阴的状况对分娩方式的选择有重要影响。例如在阴道狭窄、明显纤维化或肿瘤浸润时，推荐进行剖宫产，其他情况下可行阴道分娩。

## 十一、外阴疣状癌

这种罕见的鳞状细胞癌发病率不足外阴癌的 1%。病因尚不清楚，但在其中一些肿瘤中发现了 HPV 相关基因。疣状癌以局部浸润性为主，很少发生转移。大多数患者外阴见菜花样肿块，伴瘙痒或疼痛。手术是首选的治疗方式，术式多为外阴局部扩大切除术，范围为肿块边缘 1 cm。切缘范围不足可能导致局部复发。疣状癌对放疗不敏感，在放疗过程可能发生间变转化，更具侵袭性和浸润性。肿大的腹股沟淋巴结术前可行 FNA 检查，但通常是炎症。

## 十二、外阴黑色素瘤

### 1. 临床表现和分期

外阴黑色素瘤是起源于外阴的第二常见恶性肿瘤，占外阴恶性肿瘤的 10%。外阴黑色素瘤不同程度地影响了老年女性，并多发于白种人和其他人种。外阴黑色素瘤总体预后较差，5 年生存率为 8% ~ 55%（Evans，1994；Piura，1992）。

恶性黑色素瘤好发于小阴唇、大阴唇或阴蒂（图 31-10）（Moore，1998；Piura，1992；Woolcott，1998）。同样，外阴的各种良性色素病变如单纯性雀斑痣、外阴黑变病、黑棘皮病、脂溢性角化病和痣均可以在上述部位产生（见第四章）。另外，外阴色素沉着性瘤变也可能包括：VIN、鳞癌或者 Paget 病。因而，组织活检是必需的，通过对组织标本进行免疫组化或电子显微镜检查可进一步明确诊断（图 31-11）。外阴黑色素瘤分为 3 种组织亚型：浅表扩散型黑色素瘤（SS）、结节型黑色素瘤（NM）、肢端雀斑样痣型黑色素瘤（AL）。

FIGO 及 AJCC 对外阴黑色素瘤进行了多种类型的（显微）镜下分期，包括：Chung 分期、Clark 分期以及 Breslow 分期系统（表 31-5）。其中，AJCC 分期和 Breslow 厚度是最常用的总生存的主要预测指

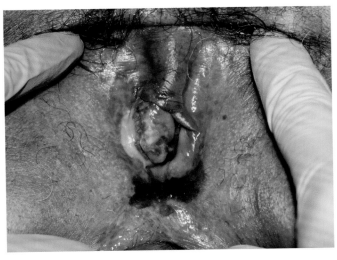

图 31-10　外阴黑色素瘤（Used with permission from Dr. William Griffith.）

标。Breslow 厚度以"mm"为单位测量，指从完整上皮最浅表面到最深侵袭点的病变最厚部分（Moxley，2011；Verschragen，2001）。

### 2. 治疗

（1）手术

外阴黑色素瘤对化疗和放疗均不敏感。因此，手术切除是唯一首选的治疗方法。基本的术式为保守性的手术，外阴局部扩大切除术和外阴局部根治性切除术并不能带来生存获益（Irvin，2001；Verschraegen，2001）。

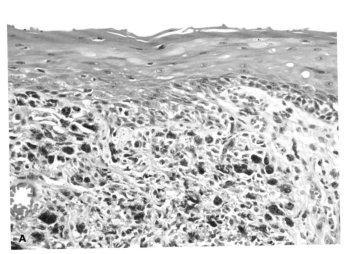

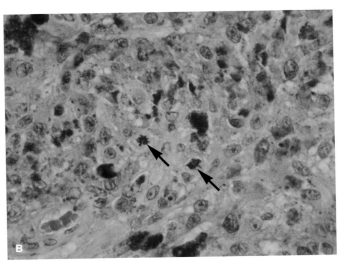

图 31-11　外阴黑色素瘤的显微照片。A. 中倍镜检：非典型、浓染的黑色素瘤细胞经鉴定存在于表皮的基底部。在胞浆内含有黑色素的黑色素瘤细胞广泛侵犯上皮下基质。B. 高倍镜检：本例恶性黑色素瘤细胞偶可见明显核仁，胞浆内可见大量黑色素，并多见有丝分裂（包括异常的有丝分裂）（箭头所指）（Used with permission from Dr. Kelley Carrick）

**表 31-5　黑色素瘤分期**

| 分期 | 分类 | Breslow 厚度（mm） | 肿瘤溃疡状态 / 有丝分裂 |
|---|---|---|---|
| ⅠA | T1a, N0, M0 | ≤ 1 | a：无溃疡和有丝分裂 < 1/ mm² |
| ⅠB | T1b, ″ | | b：无溃疡或无有丝分裂 ≥ 1/ mm² |
| | T2a, ″ | 1.01 ~ 2.0 | a：无溃疡 |
| ⅡA | T2b, ″ | | b：有溃疡 |
| | T3a, ″ | 2.01 ~ 4.0 | a：无溃疡 |
| ⅡB | T3b, ″ | | b：有溃疡 |
| | T4a, ″ | > 4.0 | a：无溃疡 |
| ⅡC | T4b, ″ | | b：有溃疡 |

| | | 淋巴结（个） | 淋巴结转移负荷 |
|---|---|---|---|
| ⅢA | T1 ~ 4a, N1a, M0 | 1 | a：微转移 |
| | T1 ~ 4a, N2a, ″ | 2 ~ 3 | a：微转移 |
| ⅢB | T1 ~ 4b, N1a, ′ | 1 | a：微转移 |
| | T1 ~ 4b, N2a, ″ | 2 ~ 3 | a：微转移 |
| | T1 ~ 4a, N1b, ″ | 1 | b：明确转移灶 |
| | T1 ~ 4a, N2b, ″ | 2 ~ 3 | b：明确转移灶 |
| | T1 ~ 4a, N2c, ″ | 2 ~ 3 | c：仅在肿瘤转移过程中 |
| ⅢC | T1 ~ 4b, N1b, ″ | 1 | b：明确转移灶 |
| | T1 ~ 4b, N2b, ″ | 2 ~ 3 | b：明确转移灶 |
| | T1 ~ 4b, N2c, ″ | 2 ~ 3 | c：仅在肿瘤转移过程中 |
| | 任何 T, N3, ″ | > 4 | |

| | | | 远处转移 |
|---|---|---|---|
| Ⅳ | 任何 T 或 N, M1a | | 远处皮肤、皮下或淋巴结 |
| | 任何 T 或 N, M1b | | 肺 |
| | 任何 T 或 N, M1c | | 其他脏器 |

Reproduced with permission from Balch CM, Gershenwald JE, Soong S, et al: Final version of 2009 AJCC melanoma staging and classification. J Clin Oncol 2009 Dec 20; 27 (36): 6199-6206.

　　淋巴结转移是主要的预后指标。如果肿瘤厚度小于 1 mm，则腹股沟淋巴结隐匿性转移的概率小于 5%；如果肿瘤厚度大于 4 mm，则有大于 70% 的概率出现腹股沟淋巴结的转移（Hoskins，2000）。临床考虑腹股沟淋巴结阳性者应尽可能行腹股沟淋巴结切除术，因为切除局部是最有效的控制方法。如临床考虑阴性者，应根据病变区的 Breslow 厚度决定是否行腹股沟淋巴结切除术或 SLNB。原发部位的 Breslow 厚度 > 1 mm 时，需评估腹股沟淋巴结。其他高危因素包括 Breslow 厚度 < 1 mm 但有溃疡、有丝分裂率

> 1/mm²，或 LVSI，及一些因活检切缘阳性而造成 Breslow 厚度不明者（Lens，2002b）。鼓励临床考虑腹股沟临床阴性的妇女首次手术时行 SLNB。如术中发现阳性者，则行腹股沟淋巴结切除术。

**（2）辅助治疗**

　　建议高复发风险患者可行辅助治疗。高危因素包括：Breslow 厚度为 2 ~ 4 mm、有溃疡、原发肿瘤较深、淋巴结阳性和其他一些高危因素。

　　其他体表局部皮肤的黑色素瘤患者中应用 IFN-α

可提高无进展生存率和总生存率（Lens，2002a）。强烈推荐此类患者进入临床试验，但目前从 IFN-α 获益有限，副作用较大。

辅助放疗也可用来降低局部复发率（Ballo，2005）。NCCN 指南推荐切缘阳性或肉眼可见转移均需进行淋巴结的切除和受累部位的放疗。

### （3）转移性黑色素瘤

转移性黑色素瘤治疗很难，5 年生存率 < 20%（Sugiyama，2007）。与药物治疗相比切除远处的转移灶可以使一部分患者得到生存获益。全身治疗可有多种选择。可选方案包括伊匹单抗、维罗非尼、大剂量的白介素 2（HD IL-2）。1998 年，FDA 批准 HD IL-2（阿地白介素）用于转移性黑色素瘤，可使小部分患者获益。基于此，越来越多的研究关注新的免疫治疗方法用于转移性黑色素瘤。

目前一种新的免疫治疗机制是通过调节细胞毒性 T 淋巴细胞相关抗原 4（CTLA-4）来自我调节 T 细胞活性。伊匹单抗是一种单克隆抗体，可以阻断 CTLA-4，提高 T 细胞活性，增强抗肿瘤作用。2011 年 3 月，FDA 批准伊匹单抗（Ipilimumab，Yervoy）用于治疗转移性黑色素瘤。尽管伊匹单抗的应答率和总生存率不高，但治疗相关毒性（包括免疫相关的小肠结肠炎、肝炎和皮炎）是可控的。

此外，抑制黑色素瘤重要致癌相关基因的药物也可用于治疗。黑色素瘤患者可能携带 BRAF 和 c-KIT 突变，常建议患者检测这两种突变。维罗非尼（Zelboraf）是一种 BRAF 抑制剂，FDA 已经批准用于转移性或不可切除的黑色素瘤用于抑制 BRAF 突变（Robert，2011）。伊马替尼（Gleevec）可用于 c-KIT 突变。

将细胞毒性药物和 IFN-α 和（或）HD IL-2 联合使用是一种肿瘤生物化疗疗法。

该疗法可作为有症状和（或）快速进展患者的姑息治疗。但由于其生存获益有限，因此还需考虑其他替代疗法。

## 十三、基底细胞癌

基底细胞癌（basal cell cacinoma，BCC）占所有外阴恶性肿瘤中的 2%，且常见于老年妇女（DiSaia，1997）。好发于大阴唇，常伴有色素减退、瘙痒、湿疹样、银屑样病变或皮损。通常将其误当做炎症或感染性皮炎进行治疗而延误确诊时机。

在暴露于阳光的部位，紫外线被认为是 BCC 的主要危险因素，然而在未被阳光照射的部位仍有可能发生 BCC，这表明还有些病因学因素尚未被阐明。研究表明局部创伤和年龄的增加，可能促成这些未暴露于阳光的部位 BCC 的发病（LeSueur，2003；Wermuth，1970）。

基底细胞癌需进行根治性外阴部分切除术，切缘距肿瘤至少 1cm。少见淋巴结或远处扩散，但对临床可疑的转移淋巴结需进行腹股沟淋巴切除术或 SLNB。然而，基底细胞癌可能局部复发，特别是在切缘范围不足的患者中。大多数外阴基底细胞癌进展缓慢，常发生局部浸润，极少发生远处转移。如存在手术禁忌证，可考虑放射治疗。局部免疫调节剂，如咪喹莫特可选择性的用于一些不宜手术的患者。基底细胞癌的主要治疗是手术，任何其他治疗均需进行密切随访以观察肿瘤的进展。

## 十四、外阴肉瘤

外阴肉瘤十分罕见，较常见的组织学亚型有：平滑肌肉瘤、恶性纤维组织细胞瘤、皮肤纤维肉瘤、上皮样肉瘤以及恶性横纹肌肉瘤，这些类型中比较多见的是平滑肌肉瘤。常表现为发生于大阴唇、阴蒂或前庭大腺的独立包块（图 31-12）。与鳞癌不同，肉瘤的发病年龄范围较大，不同组织学类型的预后和肿瘤大小、有丝分裂程度、浸润深度相关。肿瘤直径 > 5 cm、切缘阳性、广泛坏死、每 10 个高倍视野中有 5 个以上有丝分裂者最有可能术后复发（Magné，2011）。

血行转移是最常见的肿瘤扩散途径。如手术可以

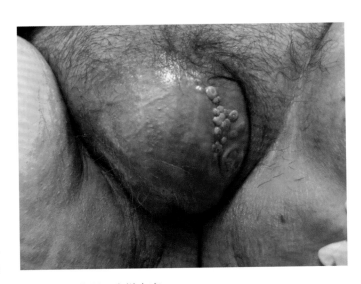

**图 31-12** 外阴上皮样肉瘤

完整切除，推荐行根治性部分或完全外阴切除或盆腔廓清术。如腹股沟淋巴结较大和（或）有症状，则切除腹股沟淋巴结。根据复发风险，可考虑进行辅助放疗、化疗或两者兼而有之。对于不可切除的肿瘤考虑行新辅助化疗和（或）放疗。

## 十五、前庭大腺癌

发生在前庭大腺的原发恶性肿瘤有腺癌、鳞癌或移行细胞癌。前庭大腺癌的发病高峰年龄为 60 多岁。腺体周围的组织柔软、肿胀，肿瘤甚至在出现临床症状前就已经生长得相当大。性交困难为常见的第一主诉。年龄大于 40 岁的前庭大腺囊肿和复发性囊肿或脓肿者应行活检或切除。同样，所有肿瘤需要 FNA 或活检以明确诊断。

前庭大腺癌常播散至坐骨肛门窝且易向腹股沟及盆腔淋巴结转移。大部分早期患者治疗包括根治性部分外阴切除术及腹股沟淋巴结切除术。是否进行同侧还是双侧腹股沟淋巴结切除术的标准，与鳞状细胞癌相同。术后放化疗可以减少所有期别局部复发的可能性。如果初始病变侵犯直肠或肛门括约肌，术前放化疗能避免行扩大性手术。

## 十六、外阴 Paget 病

乳腺外 Paget 病属于上皮内瘤变的异质组，当存

在于外阴时，表现为红色、潮湿的湿疹样改变（图 31-13）。好发部位为大阴唇、会阴体或阴蒂。该病好发于白人妇女，约占所有外阴肿瘤的 2%。在 10% ～ 20% 患者中该病与浸润性 Paget 病或者腺癌伴发（Hoskins，2000）。此外，20% 的乳腺外 Paget 病有可能伴发非外阴部位的癌（Pang，2010；Wilkinson，2002）。

Wilkinson 和 Brown（2002）提出的组织学分型包括：①原发性外阴皮肤 Paget 病；② Paget 病作为邻近部位原发肿瘤（如外阴癌、肛管癌、直肠癌）的延伸性病变；③ Paget 病作为移行细胞癌（如膀胱癌、尿道癌）的延伸性病变。鉴于特异性病理诊断对治疗方案的重要影响，Paget 病的组织学分型显得尤为重要。

原发性外阴皮肤 Paget 病进展缓慢。病变部位理想的术式可采用外阴局部扩大切除术，切缘距肿瘤范围为 1 ～ 2 cm。与 VIN Ⅲ 的治疗相反，切缘阳性时常发生，复发通常被认为与手术切缘情况无关（Black，2007）。如怀疑肿瘤浸润，应采用根治性部分外阴切除术，从而加大切除深度以达尿生殖膈下筋膜。后者常需进行同侧或者双侧腹股沟淋巴结切除术。

Paget 病复发较常见，常常需要反复的手术切除，因此需要长期密切监测病情。对于 Paget 病的患者亦要对其生殖系统外的部位（包括对乳腺、胃肠道及泌尿生殖道）进行筛查和随访。关于乳腺 Paget 病的具体讨论见第十二章。

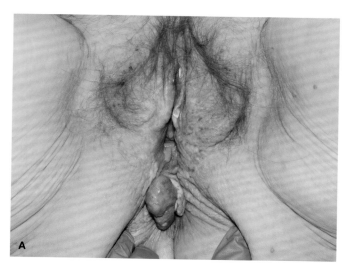
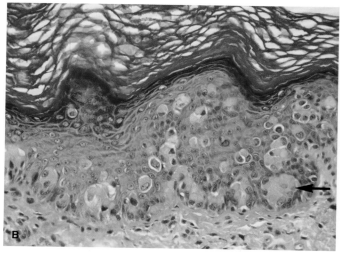

图 31-13　A. 外阴 Paget 病包括两侧阴唇，会阴，右侧肛周实质性肿块（Used with permission from Dr. Claudia Werner.）。B. 皮肤原发性外阴 Paget 病显微镜检。显微镜下特征表现为相对较大的非典型细胞，具有明显的核仁和大量细小的胞质（箭头所示）。这些细胞可单个或成簇排列在上皮的各个层面。这些致瘤性细胞大多局限于上皮层内，这些病例可被归类为原位腺癌（Used with permission from Dr. Kelley Carrick.）

## 十七、外阴转移性肿瘤

外阴转移性肿瘤约占所有外阴肿瘤的 8%。肿瘤可由原发于膀胱、尿道、阴道或直肠的肿瘤蔓延而来。也可由包括乳腺、肾、肺、胃和妊娠绒癌在内的原发肿瘤转移而来（图 31-13）（Wilkinson，2011）。

（倪　静译　吴　强审校）

## 参考文献

American Cancer Society: Vulvar cancer. 2015. Available at: http://www.cancer.org/cancer/vulvarcancer/detailedguide/vulvar-cancer-key-statistics. Accessed January 21, 2015

Balch CM, Gershenwald JE, Soong S, et al: Final version of 2009 AJCC melanoma staging and classification. J Clin Oncol 27(36):6199, 2009

Ballo MT, Garden AS, Myers JN, et al: Melanoma metastatic to cervical lymph nodes: can radiotherapy replace formal dissection after local excision of nodal disease? Head Neck 27(8):718, 2005

Bell JG, Lea JS, Reid GC: Complete groin lymphadenectomy with preservation of the fascia lata in the treatment of vulvar carcinoma. Gynecol Oncol 77:314, 2000

Binder SW, Huang I, Fu YS, et al: Risk factors for the development of lymph node metastasis in vulvar squamous cell carcinoma. Gynecol Oncol 37:9, 1990

Black D, Tornos C, Soslow RA, et al: The outcomes of patients with positive margins after excision for intraepithelial Paget's disease of the vulva. Gynecol Oncol 104:547, 2007

Bodelon C, Madeleine MM, Voigt LF, et al: Is the incidence of invasive vulvar cancer increasing in the United States? Cancer Causes Control 20:1779, 2009

Brinton LA, Nasca PC, Mallin K, et al: Case-control study of cancer of the vulva. Obstet Gynecol 75:859, 1990

Burke TW, Levenback C, Coleman RL, et al: Surgical therapy of T1 and T2 vulvar carcinoma: further experience with radical wide excision and selective inguinal lymphadenectomy. Gynecol Oncol 57:215, 1995

Canavan TP, Cohen D: Vulvar cancer. Am Fam Physician 66(7):1269, 2002

Casolati E, Agarossi A, Valieri M, et al: Vulvar neoplasia in HIV positive women: a review. Med Wieku Rozwoj 7(4 Pt 1):487, 2003

Chan JK, Sugiyama V, Pham H, et al: Margin distance and other clinico-pathologic prognostic factors in vulvar carcinoma: a multivariate analysis. Gynecol Oncol 104:636, 2007

Coleman RL, Ali S, Levenback CF, et al: Is bilateral lymphadenectomy for midline squamous carcinoma of the vulva always necessary? An analysis from Gynecologic Oncology Group (GOG) 173. Gynecol Oncol 128(2):155, 2013

Cunningham MJ, Goyer RP, Gibbons SK, et al: Primary radiation, cisplatin, and 5-fluorouracil for advanced squamous carcinoma of the vulva. Gynecol Oncol 66:258, 1997

DiSaia PJ, Creasman WT (eds): Invasive cancer of the vulva. In Clinical Gynecologic Oncology, 5th ed. St. Louis, Mosby–Year Book, 1997, pp 202, 229

Donaldson ES, Powell DE, Hanson MB, et al: Prognostic parameters in invasive vulvar cancer. Gynecol Oncol 11:184, 1981

Elit L, Voruganti S, Simunovic M: Invasive vulvar cancer in a woman with human immunodeficiency virus: case report and review of the literature. Gynecol Oncol 98:151, 2005

Evans RA: Review and current perspectives of cutaneous malignant melanoma. J Am Coll Surg 179:764, 1994

Farias-Eisner R, Cirisano FD, Grouse D, et al: Conservative and individualized surgery for early squamous carcinoma of the vulva: the treatment of choice for stage I and II (T1–2N0–1M0) disease. Gynecol Oncol 53:55, 1994

Figge DC, Tamimi HK, Greer BE: Lymphatic spread in carcinoma of the vulva. Am J Obstet Gynecol 152:387, 1985

Frisch M, Biggar RJ, Goedert JJ: Human papillomavirus-associated cancers in patients with human immunodeficiency virus infection and acquired immunodeficiency syndrome. J Natl Cancer Inst 92:1500, 2000

Gargano, JW, Wilkinson EJ, et al: Prevalence of human papilloma virus types in invasive vulvar cancers and vulvar intraepithelial neoplasia 3 in the United States before vaccine introduction. J Low Genit Tract Dis 16(4):471, 2012

Gordinier ME, Malpica A, Burke TW, et al: Groin recurrence in patients with vulvar cancer with negative nodes on superficial inguinal lymphadenectomy. Gynecol Oncol 90:625, 2003

Hacker NF, Berek JS, Lagasse LD, et al: Individualization of treatment for stage I squamous cell vulvar carcinoma. Obstet Gynecol 63:155, 1984

Hacker NF, Berek JS, Lagasse LD, et al: Management of regional lymph nodes and their prognostic influence in vulvar cancer. Obstet Gynecol 61(4):408, 1983

Heaps JM, Fu YS, Montz FJ, et al: Surgical-pathologic variables predictive of local recurrence in squamous cell carcinoma of the vulva. Gynecol Oncol 38(3):309, 1990

Hildesheim A, Han CL, Brinton LA, et al: Human papillomavirus type 16 and risk of preinvasive and invasive vulvar cancer: results from a seroepidemiological case-control study. Obstet Gynecol 90:748, 1997

Homesley HD, Bundy BN, Sedlis A, et al: Assessment of current International Federation of Gynecology and Obstetrics staging of vulvar carcinoma relative to prognostic factors for survival (a Gynecologic Oncology Group study). Am J Obstet Gynecol 164(4):997, 1991

Homesley HD, Bundy BN, Sedlis A, et al: Prognostic factors for groin node metastasis in squamous cell carcinoma of the vulva (a Gynecologic Oncology Group study). Gynecol Oncol 49(3):279, 1993

Homesley HD, Bundy BN, Sedlis A, et al: Radiation therapy versus pelvic node resection for carcinoma of the vulva with positive groin nodes. Obstet Gynecol 68:733, 1986

Hoskins WJ, Perez CA, Young RC (eds): Vulva. In Principles and Practice of Gynecologic Oncology, 3rd ed. Philadelphia, Lippincott Williams & Wilkins, 2000, p 665

Irvin WP Jr, Legallo RL, Stoler MH, et al: Vulvar melanoma: a retrospective analysis and literature review. Gynecol Oncol 83:457, 2001

Jemal A, Siegel R, Xu J, et al: Cancer statistics, 2010. CA Cancer J Clin 60(5):277, 2010

Jones RW, Rowan DM, Stewart AW: Vulvar intraepithelial neoplasia: aspects of the natural history and outcome in 405 women. Obstet Gynecol 106:1319, 2005

Judson PL, Jonson AL, Paley PJ, et al: A prospective, randomized study analyzing Sartorius transposition following inguinal-femoral lymphadenectomy. Gynecol Oncol 95:226, 2004

Kirschner CV, Yordan EL, De Geest K, et al: Smoking, obesity, and survival in squamous cell carcinoma of the vulva. Gynecol Oncol 56:79, 1995

Kumar S, Shah JP, Bryant CS, et al: A comparison of younger vs older women with vulvar cancer in the United States. Am J Obstet Gynecol 200(5):e52, 2009

Kunos C, Simpkins F, Gibbons H, et al: Radiation therapy compared with pelvic node resection for node-positive vulvar cancer: a randomized controlled trial. Obstet Gynecol 114:537, 2009

Kurman RJ, Carcangiu ML, Herrington CS, et al (eds): WHO Classification of Tumours of Female Reproductive Organs, 4th ed. Lyon, International Agency for Research on Cancer, 2014, p 231

Lens MB, Dawes M: Interferon alfa therapy for malignant melanoma: a systematic review of randomized controlled trials. J Clin Oncol 20(7):1818, 2002a

Lens MB, Dawes M, Goodacre T, et al: Excision margins in the treatment of primary cutaneous melanoma: a systematic review of randomized controlled trials comparing narrow vs wide excision. Arch Surg 137(10):1101, 2002b

LeSueur BW, DiCaudo DJ, Connolly SM: Axillary basal cell carcinoma. Dermatol Surg 29:1105, 2003

Levenback C: Update on sentinel lymph node biopsy in gynecologic cancers. Gynecol Oncol 111(2 Suppl):S42, 2008

Levenback C, Morris M, Burke TW, et al: Groin dissection practices among gynecologic oncologists treating early vulvar cancer. Gynecol Oncol 62(1):73, 1996

Levenback CF, Ali S, Coleman RL, et al: Lymphatic mapping and sentinel lymph node biopsy in women with squamous cell carcinoma of the vulva: a gynecologic oncology group study. J Clin Oncol 30(31):3786, 2012

Madeleine MM, Daling JR, Carter JJ, et al: Cofactors with human papillomavirus in a population-based study of vulvar cancer. J Natl Cancer Inst 89:1516, 1997

Magné N, Pacaut C, Auberdiac P, et al: Sarcoma of vulva, vagina and ovary. Best Pract Res Clin Obstet Gynaecol 25(6):797, 2011

Manavi M, Berger A, Kucera E, et al: Does T1, N0-1 vulvar cancer treated by vulvectomy but not lymphadenectomy need inguinofemoral radiation? Int J Radiat Oncol Biol Phys 38(4):749, 1997

Moore D, Ali S, Barnes M, et al: A phase II trial of radiation therapy and weekly cisplatin chemotherapy for the treatment of locally advanced squamous cell carcinoma of the vulva: a Gynecologic Oncology Group study. Gynecol Oncol 124(3):529, 2012

Moore DH, Thomas GM, Montana GS, et al: Preoperative chemoradiation for advanced vulvar cancer: a phase II study of the Gynecologic Oncology Group. Int J Radiat Oncol Biol Phys 42:79, 1998

第四部分

Morley GW: Infiltrative carcinoma of the vulva: results of surgical treatment. Am J Obstet Gynecol 124:874, 1976

Moxley KM, Fader AN, Rose PG, et al: Malignant melanoma of the vulva: an extension of cutaneous melanoma? Gynecol Oncol 122(3):612, 2011

National Cancer Institute: Surveillance, epidemiology, and end results (SEER) program. SEER stat fact sheets: vulvar cancer, 2014. Available at: http://seer.cancer.gov/statfacts/html/vulva.html. Accessed January 16, 2015

Oonk MH, van Hemel BM, Hollema H, et al: Size of sentinel-node metastasis and chances of non-sentinel-node involvement and survival in early stage vulvar cancer: results from GROINSS-V, a multicentre observational study. Lancet Oncol 11:646, 2010

Origoni M, Sideri M, Garsia S, et al: Prognostic value of pathological patterns of lymph node positivity in squamous cell carcinoma of the vulva stage III and IVA FIGO. Gynecol Oncol 45:313, 1992

Pang J, Assaad D, Breen, D et al: Extramammary Paget disease: review of patients seen in a non-melanoma skin cancer clinic. Curr Oncol 17(5):43, 2010

Pecorelli S: Revised FIGO staging for carcinoma of the vulva, cervix, and endometrium. Int J Gynaecol Obstet 105(2):103, 2009

Penn I: Cancers in renal transplant recipients. Adv Ren Replace Ther 7(2):147, 2000

Perez CA, Grigsby PW, Galakatos A, et al: Radiation therapy in management of carcinoma of the vulva with emphasis on conservation therapy. Cancer 71(11):3707, 1993

Piura B, Egan M, Lopes A, et al: Malignant melanoma of the vulva: a clinico-pathologic study of 18 cases. J Surg Oncol 50:234, 1992

Preti M, Rouzier R, Mariani L, et al: Superficially invasive carcinoma of the vulva: diagnosis and treatment. Clin Obstet Gynecol 48:862, 2005

Robert C, Thomas L, Bondarenko I, et al: Ipilimumab plus dacarbazine for previously untreated metastatic melanoma. N Engl J Med 364(26):2517, 2011

Rolfe KJ, Crow JC, Benjamin E, et al: Cyclin D1 and retinoblastoma protein in vulvar cancer and adjacent lesions. Int J Gynecol Cancer 11:381, 2001

Rouzier R, Haddad B, Dubernard G, et al: Inguinofemoral dissection for carcinoma of the vulva: effect of modifications of extent and technique on morbidity and survival. J Am Coll Surg 196:442, 2003

Stehman FB, Bundy BN, Dvoretsky PM, et al: Early stage I carcinoma of the vulva treated with superficial inguinal lymphadenectomy and modified excision hemivulvectomy: a prospective study of the Gynecologic Oncology Group. Obstet Gynecol 79:490, 1992a

Stehman FB, Bundy BN, Thomas G, et al: Groin dissection versus groin radiation in carcinoma of the vulva: a Gynecologic Oncology Group study. Int J Radiat Oncol Biol Phys 24(2):389, 1992b

Stehman FB, Look KY: Carcinoma of the vulva. Obstet Gynecol 107(3):719, 2006

Stroup AM, Harlan LC, Trimble EL: Demographic, clinical, and treatment trends among women diagnosed with vulvar cancer in the United States. Gynecol Oncol 108(3):577, 2008

Sugiyama VE, Chan JK, Shin JY, et al: Vulvar melanoma: a multivariable analysis of 644 patients. Obstet Gynecol 110:296, 2007

Tantipalakorn C, Robertson G, Marsden DE, et al: Outcome and patterns of recurrence for International Federation of Gynecology and Obstetrics (FIGO) stages I and II squamous cell vulvar cancer. Obstet Gynecol 113(4):895, 2009

Van der Steen S, de Nieuwenhof HP, Massuger L, et al: New FIGO staging system of vulvar cancer indeed provides a better reflection of prognosis. Gynecol Oncol 119(3):520, 2010

Van der Zee AG, Oonk MH, De Hullu JA, et al: Sentinel node dissection is safe in the treatment of early-stage vulvar cancer. J Clin Oncol 26:884, 2008

van Seters M, van Beurden M, de Craen AJ: Is the assumed natural history of vulvar intraepithelial neoplasia III based on enough evidence? A systematic review of 3322 published patients. Gynecol Oncol 97:645, 2005

Verschraegen CF, Benjapibal M, Supakarapongkul W, et al: Vulvar melanoma at the M. D. Anderson Cancer Center: 25 years later. Int J Gynecol Cancer 11:359, 2001

Way S: The anatomy of the lymphatic drainage of the vulva and its influence on the radical operation for carcinoma. Ann R Coll Surg Engl 3(4):187, 1948

Wermuth BM, Fajardo LF: Metastatic basal cell carcinoma: a review. Arch Pathol 90:458, 1970

Wilkinson EJ: Premalignant and malignant tumors of the vulva. In Kurman RJ, Ellenson LH, Ronnett BM (eds): Blaustein's Pathology of the Female Genital Tract, New York, Springer, 2011, p 95

Wilkinson EJ, Brown HM: Vulvar Paget disease of urothelial origin: a report of three cases and a proposed classification of vulvar Paget disease. Hum Pathol 33(5):549, 2002

Woolcott RJ, Henry RJ, Houghton CR: Malignant melanoma of the vulva: Australian experience. J Reprod Med 33:699, 1988

# 第三十二章

# 阴 道 癌

## 一、引言

阴道内发现的肿瘤多为转移性疾病，原发性阴道癌非常少见，仅占所有妇科恶性肿瘤的3%（Siegel，2015）。这种低发生率反映了来源于阴道的原发性肿瘤的罕见性及其诊断标准的严格性。根据国际妇产科联盟（Federation International of Gynecology and Obstetrics，FIGO）的分期标准，阴道的病变一旦浸润了邻近器官如宫颈或外阴时，一般将其归为原发性宫颈癌或是原发性外阴癌（Pecorelli，1999）。原发性阴道癌最常见的组织学类型是鳞状细胞癌，其次是腺癌（Platz，1995）。

## 二、相关解剖学

胚胎发育时期，双侧苗勒管的尾端相互融合形成了子宫阴道管（见第18章）。管的远端部分形成近端阴道，而远端阴道起源于泌尿生殖窦。子宫阴道管内衬柱状上皮，随后被从泌尿生殖窦向头部迁移的鳞状细胞所取代。随着这些鳞状细胞形成分层，阴道开始成熟和变厚。阴道管周围在上皮下可以发现肌层和外膜层。

局部扩散和淋巴浸润是阴道癌常见的转移方式。收纳阴道淋巴液的淋巴管道形成了丰富、复杂、多变的吻合网络。因此，阴道任何部位的淋巴液均可回流至位于盆腔、腹股沟或是肛门直肠周围的任何一个淋巴结。不过，髂内、髂外和髂总淋巴结是阴道淋巴回流的第一站。因此，对于阴道近端癌的手术需对这些淋巴结组进行取样，行盆腔淋巴结切除术。而阴道后壁淋巴主要引流至臀下、骶前或是直肠周围淋巴结，阴道远端1/3淋巴主要引流至腹股沟深浅淋巴结（Frank，2005）。

阴道癌的血液播散较少见。阴道的静脉回流系统包括子宫静脉、阴部静脉和直肠静脉，最终回流至髂内静脉。阴道的血液供应主要来源于髂内动脉的分支，包括子宫动脉、阴道动脉、直肠中动脉和阴部内动脉（图38-12）。

## 三、发生率

根据2015年的估计，美国将有4070例阴道癌新发病例被诊断，将有910例死于该疾病（Siegel，2015）。其总体发生率为每10万妇女0.45例，但白人妇女的发生率（每10万0.42例）显著低于黑人和西班牙妇女的发生率（分别为每10万0.73例和0.56例）。阴道癌的发病率随着年龄的增长而增加，其发病高峰期为≥80岁。平均诊断年龄为58岁（Watson，2009）。鳞状细胞癌占原发性阴道癌的70%～80%（Beller，2003；Platz，1995）。

## 四、鳞状细胞癌

### 1. 危险因素

阴道鳞状细胞癌起源于它的非角化上皮层内（图32-1）。和其他下生殖道的肿瘤一样，人类乳头状瘤病毒（Human Papillomavirus，HPV）和阴道鳞状细胞癌之间有密切的联系（见第三十章）。一项系统综述的研究发现，在浸润性阴道癌中HPV的检出率为65%，在高级别阴道上皮内病变中HPV的检出率为93%。HPV 16是最常见的类型，在55%的阴道癌样本中被检出（Smith，2009）。一项涉及31个国家的回顾性横断面研究也得出了类似的结果（Alemany，2014）。

正因为与HPV感染有相关性，所以原位和浸润性阴道癌同宫颈癌一样具有相同的危险因素，即一生中有多个性伴侣，第一次性生活过早以及吸烟。有外阴癌和宫颈癌病史的妇女患阴道癌的风险增加，这可能与HPV感染下生殖道上皮细胞或肿瘤的直接扩散有关。

阴道上皮内瘤变（VaIN）是浸润性阴道鳞癌的癌前病变，大约2%～3%的VaIN患者会进展为浸润癌（Dodge，2001；Ratnavelu，2013）。四价HPV疫

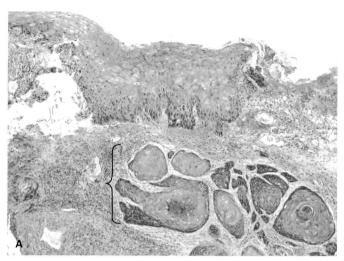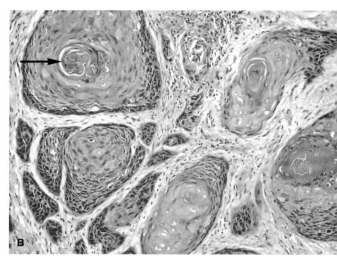

图 32-1　阴道浸润性鳞状细胞癌的病理切片。**A.** 阴道浸润性高分化鳞状细胞癌（括号内范围）侵犯上皮下基质（放大 4 倍）。**B.** 阴道浸润性高分化鳞状细胞癌（放大 10 倍），肿瘤组织由含有角化珠（箭头所指处）和细胞间桥的恶性鳞状细胞形成的不规则的癌巢组成（Used with permission from Dr. Kelley Carrick.）

苗能有效预防 HPV16 或 HPV18 所致 VaIN2 或 VaIN3（Joura，2007）。将来应用这类疫苗可能降低浸润性阴道鳞癌的发生率。

### 2. 诊断

下腹疼痛和阴道排液是阴道癌患者较常见的症状，但阴道流血是其最常见的症状。当病变累及阴道前壁时可以引起排尿困难、血尿或尿急等症状。阴道后壁肿块可引起便秘，但是这些症状相对少见。大部分阴道癌发生于阴道上 1/3 段。特别是对于此前已行子宫切除术的患者发生阴道癌时，其发生于阴道上段的可能性为（70%）比先前未行子宫切除术的患者的可能性高（36%）（Chyle，1996）。

在对患者进行常规盆腔检查的过程中，当放入或取出窥阴器时，应该仔细地检查阴道。如果肉眼能看到明显的病变，通过在门诊进行活检就能确诊阴道癌。通常可以使用 Tischler 活检钳获得活检标本（图29-16）。在取活检标本的过程中可以使用 Emmett 钩（一种皮肤拉钩）拉起和固定阴道组织。出血时可以应用 Monsel 糊剂。如果肉眼不能发现病灶，可以直接在阴道镜下进行活检。双合诊能帮助判断肿瘤的大小，直肠阴道检查对阴道后壁病变的诊断尤为重要。

阴道癌一旦确诊，除了需行术前常规检查如血常规、血清生化等，无需再行其他特殊检查。

### 3. 分期和分类

阴道癌的分期与宫颈癌类似，根据肿瘤的位置依

靠临床的体格检查、膀胱尿道镜检查和或直肠乙状结肠镜检查完成。胸部 X 线检查有助于寻找转移性疾病（表 32-1 和表 32-2）。如果需要的话，全身麻醉可以使盆腔检查更加详细，以便准确分期。至少进入肠道 15cm 的直肠乙状结肠镜检查可以发现局部肠道侵犯，而膀胱尿道镜有助于确定膀胱或尿道受累情况。

X 射线计算机断层成像（CT）扫描、磁共振（MR）和氟脱氧葡萄糖正电子发射断层扫描（FDG-PET）对制定治疗计划有帮助，但通常不用于疾病的分期。CT 扫描能明确肿瘤的大小和大部分肿瘤的边界（图 32-2）。但是当肿瘤扩散的边界不清晰时，磁共振（MR）由于其优越的软组织分辨率而成为最有用的工具。FDG-PET 也可用于评估淋巴结有无受累和远处转移。一项研究发现 FDG-PET 比 CT 发现腹部淋巴结转移更具敏感性（Lamoreaux，2005）。

### 4. 预后

从 20 世纪 50 年代以来，阴道鳞状细胞癌的预后有所改善，当时的 5 年生存率仅有 18%。随着放疗技术的发展和疾病的早期诊断，阴道癌的 5 年生存率有了明显的改善。现在，所有期别患者的 5 年生存率为45% ～ 68 %（Ghia，2011；Hellman，2006）。

阴道鳞状细胞癌的预后主要取决于 FIGO 分期（图 32-3 和表 32-2）（Frank，2005；Peters，1985）。其他与差的预后相关的因素包括肿瘤体积大、腺癌和年老（Hellman，2006；Tjalma，2001；Tran，2007）。Ⅰ期患者的疾病特异性 5 年生存率为 85% ～ 92%，

| 表 32-1 | 阴道癌评估 |
| --- | --- |
| 阴道活检 |
| 体格检查 |
| 宫颈管刮片 |
| 子宫内膜活检 |
| 膀胱尿道镜检查 |
| 直肠乙状结肠镜检查 |
| 胸部影像学检查 |
| 腹部 / 盆腔 CT 扫描，MR 或 PET-CT[a] |

a：对治疗方案的制定有帮助，但不能用于 FIGO 分期

CT = 计算机断层成像；MR = 磁共振；PET = 正电子发射断层扫描

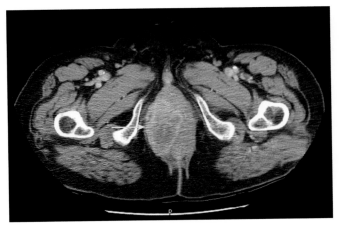

**图 32-2**　计算机断层扫描（CT）显示阴道包块大小和边界（箭头所指处）

| 表 32-2 | 阴道癌 FIGO 分期 |
| --- | --- |
| **分期** | **定义** |
| Ⅰ期 | 肿瘤局限于阴道壁 |
| Ⅱ期 | 肿瘤扩散至阴道壁外，但未及盆壁 |
| Ⅲ期 | 肿瘤扩展至盆壁 |
| Ⅳ期 | 肿瘤扩散至真骨盆之外；或浸润膀胱或直肠黏膜；大泡型水肿不属于Ⅳ期 |
| ⅣA 期 | 肿瘤浸润膀胱和（或）直肠黏膜和（或）直接扩散至真骨盆之外 |
| ⅣB 期 | 远处器官转移 |

FIGO = 国际妇产科联盟

FIGO Committee on Gynecologic Oncology，2009.

Ⅱ期患者为 68% ～ 78%，Ⅲ期或Ⅳ期患者为 13% ～ 58%（图 32-4）（Frank，2005；Tran，2007）。

### 5. 治疗

#### （1）Ⅰ期

由于阴道癌的发生率低，评估其治疗决定的数据有限。所以，治疗通常是个体化。治疗方案的制定常基于肿瘤的类型、分期、部位和大小。

对于Ⅰ期阴道癌患者可以选择手术治疗和放射治疗。但是，对于能确保手术切缘癌细胞阴性的患者绝大部分应行手术治疗。对于大多数肿瘤位于阴道上 1/3 段的患者手术范围包括根治性阴道切除术，根治性子宫切除（对于有完整子宫的女性）和盆腔淋巴结切除术。来自美国国立癌症数据库的一篇综述显示：单用手术治疗同单用放疗相比，能明显改善患者的 5 年生存率（90% vs. 63%）（Creasman，1998）。然而，其他的研究发现二者在无疾病进展 5 年生存率方面没有显著的差异性（Stock，1995）。放射治疗包括外照射或是内照射或是二者同时使用。值得指出的是，单独的内照射已成功地应用于治疗体积较小的Ⅰ期阴道癌（Nori，1983；Pempree，1985；Perez，1999；Reddy，1991）。

#### （2）Ⅱ期

根据肿瘤的情况和临床医师的抉择，Ⅱ期阴道癌患者可以行手术治疗或是放射治疗。Stock 等（1995）发现，同放疗相比，手术治疗能明显地提高Ⅱ期阴道癌患者的 5 年生存率（62% vs. 53%）。对美国国立癌症数据库Ⅱ期阴道癌病例资料的回顾性分析发现：单用手术治疗的患者其 5 年生存率为 70%；单用放疗者其 5 年生存率为 57%，联合手术和放疗者 5 年生存率为 58%（Creasman，1998）。但是，其他学者却发现，在改善Ⅱ期阴道癌患者的生存率方面，手术治疗并不比放疗的效果好（Davis，1991；Rubin，1985）。

对于因肿瘤生长的解剖位置或是体积过大而不能达到肿瘤切缘阴性者；或是因具有内科合并症而不能手术者，应推荐放疗。对于Ⅱ期阴道癌患者如果选择放疗，通常需外照射和内照射联合治疗。一般先行外照射，然后根据肿瘤对放疗的反应再考虑是否使用内照射治疗残留病灶。正如后面所讨论的，辅助化疗通常在放疗期间进行。

#### （3）Ⅲ期和ⅣA 期

对于晚期阴道癌，临床常单用外照射或是内照射

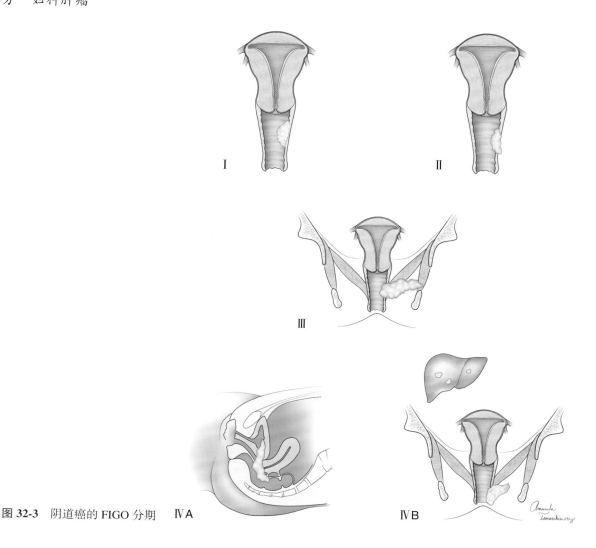

**图 32-3** 阴道癌的 FIGO 分期

**图 32-4** 基于 FIGO 肿瘤分期的疾病特异性生存率分析（Reproduced with permission from Tran PT，Su Z，Lee P，et al：Prognostic factors for outcomes and complications for primary squamous cell carcinoma of the vagina treated with radiation. Gynecol Oncol 2007 Jun；105（3）：641-649.）

和外照射联合进行治疗（Frank，2005）。同步使用顺铂进行化疗作为放疗的增敏剂也被推荐。

（4）ⅣB 期

转移性阴道癌是不能治愈的。治疗包括系统性化疗或支持性临终关怀。常见的远处转移部位包括肝、肺和骨，化疗药物的选择通常参考宫颈癌的数据。例如，2014 年美国食品药品监督管理局（FDA）批准贝伐珠单抗（Avastin）与紫杉醇、顺铂或拓扑替康联合治疗转移性宫颈癌。在这些化疗组合中添加贝伐珠单抗可使转移性宫颈癌患者的总生存期延长约 4 个月（Tewari，2014）。

（5）放化疗

阴道癌患者数量太少以至于不能进行前瞻性随机试验，但是放疗联合顺铂同步化疗对局部晚期阴道癌患者应该有效，因为它在宫颈癌治疗的有效性已被证明。该药剂的特征将在第 27 章和图 30-13 中阐述。一个小系列的研究发现，放疗联合同步化疗可以使放疗总剂量降低 10%～33%（Dalyrmple，2004）。虽然作者的目的不在于显示放化疗对生存率的改善，但是他们发现同时应用二者在控制局部肿瘤的生长和改善生存率方面可以和单用大剂量放疗的疗效相媲美。放疗总剂量的减低可以降低阴道缩窄和阴道瘘的发生率。

近期，肿瘤监测、流行病学和疾病结局（SEER）数据库分析了 1991—2005 年 326 名阴道癌患者应用外照射和或近距离放射治疗，自 1999 年美国国家癌症研究所明确了同步放化疗在宫颈癌治疗中有效后，增敏放疗的化疗药物的应用有了显著提高。但尽管化疗药物的使用增加了，接受同步放化疗的患者并不比单纯放疗者具有生存优势（Gia，2011）。

最近的一项包括 22 名宫颈癌患者和 3 名 Ⅱ～Ⅳ 期阴道癌患者的 Ⅱ 期试验结果显示，顺铂周疗、放疗和 triapine（一种核糖核酸还原酶抑制剂，Kunos，2013）治疗的妇女的反应率为 96%。更大规模的研究将计划在宫颈癌患者中进行。

### （6）化疗

虽然支持的证据很有限，但总体来说，单用化疗对阴道癌治疗是无效的。妇科肿瘤组（GOG）实施了一个临床 Ⅱ 期试验以评价顺铂 50 mg/m² 每 3 周 1 次对 26 例进展期阴道癌或是复发性阴道癌患者的疗效。结果发现，在 16 例鳞状细胞癌的患者中，仅有 1 例患者对治疗有完全的反应，有 5 例患者疾病稳定，其余 10 例患者在顺铂治疗下疾病进一步进展。该研究认为：以该研究剂量和化疗周期单用顺铂治疗阴道癌无效（Thigpen，1986）。至今为止，该研究仍是评估单用化疗药物治疗阴道癌疗效的唯一的前瞻性随机试验。

### （7）放射治疗

原发性肿瘤的治疗通常包括盆腔外照射和或近距离放疗，根据分期和前面所描述的相关因素通常选择顺铂为基础的同步增敏化疗。腹股沟区放疗对可触及淋巴结转移的病人是有效的。此外，对于临床检查腹股沟淋巴结阴性但阴道远端 1/3 段有受侵时，则需进行腹股沟区选择性放疗。在一个回顾性的研究中，Perez 等（1999）发现：在 100 例未接受腹股沟区放疗的阴道癌患者中，对于肿瘤局限于阴道上 2/3 段者，没有患者出现腹股沟区的转移。但是，肿瘤局限在阴道下 1/3 段者和肿瘤扩散至阴道全长者分别有 10% 和 5% 出现了腹股沟区淋巴结转移。

### ■ 6. 随访监测

由于疾病的复发通常发生在首次治疗后的 2 年内，所以在前 2 年内患者需每 3 个月复查一次，随后每 6 个月复查一次直至第 5 年（Pingley，2000；Rubin，1985）。以后即可每年复查一次。每次复查需行宫颈刮片检查、盆腔检查，注意有无腹股沟淋巴结和斜角肌淋巴结异常。临床医师可以根据患者情况选择 CT 或是 MR 检查。

### ■ 7. 复发性阴道癌

在为阴道癌复发患者制定治疗计划前，一定要进行活检明确肿瘤的复发。对于已行盆腔放疗而又发生盆腔中心性复发的患者来说，可选的治疗方法是很有限的。如果患者在心理上和医学上都适合接受根治性手术，那么可以考虑行盆腔廓清术，但具有较高的并发症（见第四十六章）。而且，该手术仅限于病灶位于盆腔中央复发的患者。所以，临床医师应警惕坐骨疼痛、下肢水肿和肾积水的三联症，因为它们提示盆侧壁已经受累。出现此三联症的患者不能行手术治疗，但可以试行放化疗或对已行放疗患者单用化疗。

复发患者的生存率较差。在对 301 例患者的回顾性研究中发现，局部复发患者的 5 年生存率为 20%，远处转移患者的 5 年生存率为 4%（Chyle，1996）。

## 五、阴道腺癌

原发性阴道腺癌很罕见，仅占阴道恶性肿瘤的 13%（Platz，1995）。组织学类型包括透明细胞癌、子宫内膜样癌、黏液性癌和浆液性癌，这些可能出现在子宫内膜异位症灶、阴道腺病、尿道旁腺或沃尔夫氏管残端。当有类似宫颈管上皮细胞的黏液性柱状细胞组成的腺样结构出现在阴道上皮下时，即称其为阴道腺病（Sandberg，1965）。这些腺样结构来源于苗勒管的残留腺体。临床上，腺病呈红色的颗粒状斑点或斑片，且不被卢戈氏液染色。在暴露于己烯雌酚（DES）的女性中，阴道腺病是常见病（见第十八章）。

阴道转移性腺癌则比较常见，原发灶通常位于阴道以上。原发灶通常位于子宫内膜，也可位于宫颈或卵巢（Saitoh，2005）。除此而外，也发现有从乳腺、胰腺、肾和结肠转移来的阴道腺癌。

治疗同鳞状细胞癌。手术、放疗或是二者的联合均可使用。阴道原发性腺癌比原发性鳞状细胞癌更具侵袭性。一个有 30 个病例的系列研究发现，腺癌的局部和远处复发率是鳞状细胞癌的 2 倍多（Chyle，1996）。

## ■ 阴道透明细胞性腺癌

在原发性阴道腺癌中，透明细胞型与 DES 暴露密切相关。在美国，大约自 1940 年开始将 DES 用于预防流产。在 1971 年人们首次发现了阴道透明细胞腺癌与胚胎在子宫内暴露于己烯雌酚之间的关联性，随后，妊娠成为使用 DES 的禁忌证。据估计有 100 万～ 400 万妇女使用过己烯雌酚，其中子宫内暴露于己烯雌酚的妇女中有 0.01% 的妇女发生阴道透明细胞腺癌（Melmck，1987）。大部分发生阴道癌的有己烯雌酚暴露史的患者出生于 1951—1953 年，这也是己烯雌酚使用最频繁的时期。在美国诊断阴道透明细胞癌的中位年龄为 19 岁。

然而，在荷兰该疾病的分布呈双峰型：第一个平均发病年龄的高峰是 26 岁，第二个高峰是 71 岁。年轻组的所有患者均有宫内己烯雌酚暴露史，而在 1947 年以前出生的年老组却没有己烯雌酚暴露史（Hasenlaar，1997）。目前，阴道透明细胞癌的发病率是否会随着那些有己烯雌酚暴露史患者年龄的增长而增加还有待进一步的研究。

治疗类似于阴道鳞状细胞癌。对 219 例 I 期病例的随访研究发现，其 5 年生存率为 92%，且不同的治疗方式对 I 期患者的生存率没有影响（Senekjian，1987）。对 76 例 II 期病例的研究发现其 5 年生存率为 83%（Senekjian，1988）。MD. 安德森的一项更小型研究显示，与 DES 暴露无关的阴道原发腺癌与阴道鳞状细胞癌相比，其盆腔控制率较差（31% vs. 81%），5 年总生存率较差（34% vs. 58%）。与 DES 无关的阴道癌的 5 年生存率，I 期为 80%，II 期为 34%，III 期为 26%，IV 期无幸存者（Frank，2007）。

## 六、阴道间叶组织肿瘤

### ■ 1. 胚胎横纹肌肉瘤

阴道胚胎横纹肌肉瘤是婴儿和儿童最常见的阴道恶性肿瘤。最多见的亚型是葡萄状肉瘤。虽然有报道指出，阴道和宫颈葡萄状肉瘤好发于 15 ～ 20 岁女性，但葡萄状肉瘤几乎只见于 5 岁以下的儿童（Copeland，1985）。葡萄状肉瘤在婴儿和儿童通常发生于阴道，生育期妇女常见于宫颈，绝经后妇女常见于子宫。该肿瘤的命名来源于古希腊词汇 "botrys"，含义是 "葡萄的分支"，这很形象地描述了该肿瘤的外形特点（图 32-5）。其外形可呈多发性息肉状，或

是呈逐渐生长的单个结节、囊肿或赘生物（Hilgers，1970）。虽然这些极具特色的外形表现能指导诊断，但是该肿瘤经典的组织学表现是横纹肌母细胞。出血或阴道肿块是其典型症状。

胚胎横纹肌肉瘤的预后较差，但其中的葡萄状肉瘤是最易治疗的，具有最高的治愈率。这可能归因于其生长表浅利于发现（Copeland，1985）。儿童葡萄状肉瘤的治疗发生了巨大的变化。疾病的治疗也由根治性手术逐渐转变为首选化疗后再采用保守性手术切除残余病灶（Andrassy，1995，1999；Hays，1981，1985）。

### ■ 2. 阴道平滑肌肉瘤

平滑肌肉瘤是成人阴道肉瘤中最常见的类型，然而，据估计，其发病不到阴道恶性肿瘤的 1%，在现有文献中有记载的仅有 140 例（Ahram，2006；Khosla，2014；Suh，2008）。成年人患此病的年龄范围很广，但大多数年龄 > 40 岁（Zaino，2011）。由于该类肿瘤的发病率低，缺乏对其流行病学的深入研究，因此，对其明确的危险因素知之甚少。但是，因宫颈癌而接受过盆腔放疗者存在患病的风险。

患者最常见的主诉为无症状的阴道包块，其他症状与鳞状细胞癌相似。阴道的各个壁均可受累，但最常见于阴道后壁（Ahram，2006）。肿瘤的镜下表现类似于子宫平滑肌肉瘤（图 34-2）。其转移方式为局部浸润和血行播散。

首选的治疗是手术切除，切除范围应足够，以保

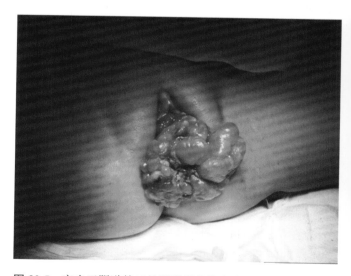

图 32-5 突出于阴道外口的阴道葡萄状肉瘤（Reproduced with permission from the North American Society for Pediatric and Adolescent Gynecology）

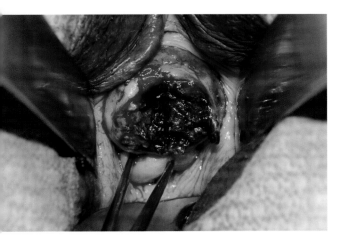

**图 32-6** 阴道前壁的黑色素瘤。肿块下方，未受累的宫颈上可见一个蒂（Used with permission from Drs. Siobhan Kehoe and Dustin Manders.）

证切缘阴性。由于缺乏相应的对照实验，辅助放疗是否有效仍不确切。不过，对于高级别肿瘤或是局部复发的患者，部分临床医生推荐行辅助放疗（Curtin，1995）。

## 七、阴道黑色素瘤

原发于阴道的恶性黑色素瘤很少见，发病率不到阴道恶性肿瘤的3%。在女性，有1.6%的黑色素瘤发生于生殖器。最常见的部位是阴唇（70%），其次是阴道（21%）和宫颈（9%）（Miner，2004）。应用SEER数据库进行分析后，估计每年阴道黑色素瘤的发病率为0.26～0.46/一百万（Hu，2010；Weinstock，1994）。美国和瑞士的研究均发现该疾病被诊断时的平均年龄为66岁（Ragnarsson-Olding，1993；Reid，1989）。

最常见的临床症状包括阴道流血、阴道包块和阴道异常分泌物（图32-6）（Gupta，2002；Reid，1989）。大多数位于阴道远端（Frumovitz，2010；Xia，2014）。阴道黑色素瘤发现时较晚，这很可能导致其治疗效果不佳。

文献报道的5年生存率仅为10%～20%，所以，阴道黑色素瘤的预后在所有阴道恶性肿瘤中最差（Ragnarsson-Olding，1993；Weinstock，1994；Xia，2014）。虽然阴道病灶直径小于3 cm的患者的生存率较高，但是，FIGO分期并不能精确的预测生存率（Reid，1989）。因此，使用了专门针对黑色素瘤的分期标准。躯体其他部位的皮肤黑色素瘤根据多种微分

期系统进行分期，包括Chung分期系统、Clark分期系统和Breslow分期系统，这些系统均采用肿瘤浸润深度、肿瘤大小和肿瘤厚度作为分期标准（见第31章）。然而，由于阴道缺乏典型的皮肤标志性结构，Clark分级系统不适用于阴道黑色素瘤，所以阴道黑色素瘤的分期基于肿瘤厚度，正如Chung或Breslow分期系统所描述。

由于阴道黑色素瘤较罕见，其治疗多根据皮肤黑色素瘤的治疗。如果能够做手术，更加倾向于行手术治疗。虽然有些人提倡根治性手术，包括廓清术，但越来越多的证据表明局部广泛性切除手术与根治性手术一样具有相似的生存率和较低的并发症（Buchanan，1998；Xia，2014）。然而，对于Breslow厚度≤1 mm的黑色素瘤，推荐的临床手术切缘为病变外1 cm；厚度在1～2 mm要保证手术切缘在病变外1～2 cm；厚度>2 mm的需要保证手术切缘在病变外>2 cm（国家综合癌症网络，2014）。一项研究证明广泛的局部切除手术对生存有益（Frumovitz，2010）。然而，由于它们的大小或位置，许多阴道黑色素瘤不适合采用这种根治性的治疗方法。

虽然一直认为阴道黑色素瘤对放疗不敏感，但在一个系列研究中发现对不能行外科手术治疗的患者采用放疗后可以控制肿瘤的局部生长（Miner，2004）。

晚期和转移性皮肤黑色素瘤的治疗已经取得进展，现在有多种生物靶向制剂可以应用。在皮肤的和黏膜的黑色素瘤中发现了*BRAF*和*KIT*癌基因突变，患有阴道黑色素瘤的女性需要检测其肿瘤的这些突变（Leitao，2014）。有BRAF$^{V600E}$突变的患者可选择包括维罗非尼、达拉非尼和曲美替尼（Chapman，2011；Flaherty，2012 a，b；Hauschild，2012；Sosman，2012）的靶向药物治疗。伊马替尼可用于*c-KIT*有突变的肿瘤患者（Carvajal，2011）。伊匹单抗是一种单克隆抗体，可以促进T细胞的活化，从而产生抗肿瘤作用。它用于转移性黑色素瘤中可提高患者的整体生存率（Hodi，2010）。最近，针对程序性细胞死亡蛋白1（PD-1）的帕博利珠单抗和纳武单抗与伊匹单抗进行了比较，并与伊匹单抗联合治疗进展期黑色素瘤。抗PD-1免疫治疗药物目前是治疗晚期黑色素瘤的首选药物，因为与伊匹单抗单药治疗相比，它们具有更高的无进展生存率、客观反应率和较少发生严重不良事件（Postow，2015；Robert，2015）。

（刘 红 译 张国楠 审校）

# 参考文献

Ahram J, Lemus R, Schiavello HJ: Leiomyosarcoma of the vagina: case report and literature review. Int J Gynecol Cancer 16:884, 2006

Alemany L, Saunier M, Tinoco L, et al: Large contribution of human papillomavirus in vaginal neoplastic lesions: a worldwide study in 597 samples. Eur J Cancer 50(16):2846, 2014

Andrassy RJ, Hays DM, Raney RB, et al: Conservative surgical management of vaginal and vulvar pediatric rhabdomyosarcoma: a report from the Intergroup Rhabdomyosarcoma Study III. J Pediatr Surg 30:1034, 1995

Andrassy RJ, Wiener ES, Raney RB, et al: Progress in the surgical management of vaginal rhabdomyosarcoma: a 25-year review from the Intergroup Rhabdomyosarcoma Study Group. J Pediatr Surg 34:731, 1999

Beller U, Maisonneuve P, Benedet JL, et al: Carcinoma of the vagina. Int J Gynaecol Obstet 83 Suppl 1):27, 2003

Buchanan DJ, Schlaerth J, Kurosaki T: Primary vaginal melanoma: thirteen-year disease-free survival after wide local excision and review of recent literature. Am J Obstet Gynecol 178:1177, 1998

Carvajal RD, Antonescu CR, Wolchok JD, et al: KIT as a therapeutic target in metastatic melanoma. JAMA 395:2327, 2011

Chapman PB, Hauschild A, Robert C, et al: Improved survival with vemurafenib in melanoma with BRAF V600E mutation. N Engl J Med 364:2507, 2011

Chyle V, Zagars GK, Wheeler JA, et al: Definitive radiotherapy for carcinoma of the vagina: outcome and prognostic factors. Int J Radiat Oncol Biol Phys 35:891, 1996

Copeland LJ, Gershenson DM, Saul PB, et al: Sarcoma botryoides of the female genital tract. Obstet Gynecol 66:262, 1985

Creasman WT, Phillips JL, Menck HR: The National Cancer Data Base report on cancer of the vagina. Cancer 83:1033, 1998

Curtin JP, Saigo P, Slucher B, et al: Soft-tissue sarcoma of the vagina and vulva: a clinicopathologic study. Obstet Gynecol 86:269, 1995

Dalrymple JL, Russell AH, Lee SW, et al: Chemoradiation for primary invasive squamous carcinoma of the vagina. Int J Gynecol Cancer 14:110, 2004

Davis KP, Stanhope CR, Garton GR, et al: Invasive vaginal carcinoma: analysis of early-stage disease. Gynecol Oncol 42:131, 1991

Dodge JA, Eltabbakh GH, Mount SL, et al: Clinical features and risk of recurrence among patients with vaginal intraepithelial neoplasia. Gynecol Oncol 83:363, 2001

FIGO Committee on Gynecologic Oncology: Current FIGO staging for cancer of the vagina, fallopian tube, ovary, and gestational trophoblastic neoplasia. Int J Gynaecol Obstet 105(1):3, 2009

Flaherty KT, Infante JR, Daud A, et al: Combined BRAF and MEK inhibition in melanoma with BRAF V600 mutations. N Engl J Med 367:1694, 2012a

Flaherty KT, Robert C, Hersey P, et al: Improved survival with MEK inhibition in BRAF-mutated melanoma. N Engl J Med 367:107, 2012b

Frank SJ, Deavers MT, Jhingran A, et al: Primary adenocarcinoma of the vagina not associated with diethylstilbestrol (DES) exposure. Gynecol Oncol 105:470, 2007

Frank SJ, Jhingran A, Levenback C, et al: Definitive radiation therapy for squamous cell carcinoma of the vagina. Int J Radiat Oncol Biol Phys 62:138, 2005

Frumovitz M, Etchepareborda M, Sun CC, et al: Primary malignant melanoma of the vagina. Obstet Gynecol 116:1358, 2010

Ghia AJ, Gonzalez VJ, Tward JD, et al: Primary vaginal cancer and chemoradiotherapy: a patterns-of-care analysis. Int J Gynecol Cancer 21:378, 2011

Gupta D, Malpica A, Deavers MT, et al: Vaginal melanoma: a clinicopathologic and immunohistochemical study of 26 cases. Am J Surg Pathol 26:1450, 2002

Hanselaar A, van Loosbroek M, Schuurbiers O, et al: Clear cell adenocarcinoma of the vagina and cervix: an update of the central Netherlands registry showing twin age incidence peaks. Cancer 79:2229, 1997

Hauschild A, Grob JJ, Demidov LV, et al: Dabrafenib in BRAF-mutated metastatic melanoma: a multicenter, open-label, phase 3 randomised controlled trial. Lancet 380:358, 2012

Hays DM, Raney RB Jr, Lawrence W Jr, et al: Rhabdomyosarcoma of the female urogenital tract. J Pediatr Surg 16:828, 1981

Hays DM, Shimada H, Raney RB Jr, et al: Sarcomas of the vagina and uterus: the Intergroup Rhabdomyosarcoma Study. J Pediatr Surg 20:718, 1985

Hellman K, Lundell M, Silfversward C, et al: Clinical and histopathologic factors related to prognosis in primary squamous cell carcinoma of the vagina. Int J Gynecol Cancer 16:1201, 2006

Hilgers RD, Malkasian GD Jr, Soule EH: Embryonal rhabdomyosarcoma (botryoid type) of the vagina: a clinicopathologic review. Am J Obstet Gynecol 107:484, 1970

Hodi FS, O'Day SJ, McDermott DF, et al: Improved survival with ipilimumab in patients with metastatic melanoma. N Engl J Med 363:711, 2010

Hu DN, Yu GP, McCormick SA: Population-based incidence of vulvar and vaginal melanoma in various races and ethnic groups with comparisons to other site-specific melanomas. Melanoma Res 20(2):153, 2010

Joura EA, Leodolter S, Hernandez-Avila M, et al: Efficacy of a quadrivalent prophylactic human papillomavirus (types 6, 11, 16, and 18) L1 virus-like-particle vaccine against high-grade vulval and vaginal lesions: a combined analysis of three randomized clinical trials. Lancet 369(9574):1693, 2007

Khosla D, Patel FD, Kumar R, et al: Leiomyosarcoma of the vagina: a rare entity with comprehensive review of the literature. Int J Appl Basic Med Res 4:128, 2014

Kunos CA, Radivoyevitch T, Waggoner S, et al: Radiochemotherapy plus 3-aminopyridine-2-carboxaldehyde thiosemicarbazone (3-AP, NSC #663249) in advanced-stage cervical and vaginal cancers. Gynecol Oncol 130:75, 2013

Lamoreaux WT, Grisby PW, Dehdashti F, et al: FDG-PET evaluation of vaginal carcinoma. Int J Radiat Oncol Biol Phys 62:733, 2005

Leitao MM: Management of vulvar and vaginal melanomas: current and future strategies. Am Soc Clin Oncol Educ Book 2014:e277, 2014

Melnick S, Cole P, Anderson D, et al: Rates and risks of diethylstilbestrol-related clear-cell adenocarcinoma of the vagina and cervix: an update. N Engl J Med 316:514, 1987

Miner TJ, Delgado R, Zeisler J, et al: Primary vaginal melanoma: a critical analysis of therapy. Ann Surg Oncol 11:34, 2004

National Comprehensive Cancer Network: NCCN guidelines versions 4.2014 Melanoma. Available at http://www.nccn.org/professionals/physician_gls/pdf/melanoma.pdf. Accessed October 7, 2014

Nori D, Hilaris BS, Stanimir G, et al: Radiation therapy of primary vaginal carcinoma. Int J Radiat Oncol Biol Phys 9:1471, 1983

North American Society for Pediatric and Adolescent Gynecology: The PediGYN Teaching Slide Set. Philadelphia, 2001, Slide 124

Pecorelli S, Benedet JL, Creasman WT, et al: FIGO staging of gynecologic cancer. 1994–1997 FIGO Committee on Gynecologic Oncology. International Federation of Gynecology and Obstetrics. Int J Gynaecol Obstet 65:243, 1999

Perez CA, Grigsby PW, Garipagaoglu M, et al: Factors affecting long-term outcome of irradiation in carcinoma of the vagina. Int J Radiat Oncol Biol Phys 44:37, 1999

Peters WA III, Kumar NB, Morley GW: Carcinoma of the vagina: factors influencing treatment outcome. Cancer 55:892, 1985

Pingley S, Shrivastava SK, Sarin R, et al: Primary carcinoma of the vagina: Tata Memorial Hospital experience. Int J Radiat Oncol Biol Phys 46:101, 2000

Platz CE, Benda JA: Female genital tract cancer. Cancer 75:270, 1995

Postow MA, Chesney J, Pavlick AC, et al: Nivolumab and ipilimumab versus ipilimumab in untreated melanoma. N Engl J Med 372:2006, 2015

Ragnarsson-Olding B, Johansson H, Rutqvist LE, et al: Malignant melanoma of the vulva and vagina: trends in incidence, age distribution, and long-term survival among 245 consecutive cases in Sweden 1960–1984. Cancer 71:1893, 1993

Ratnavelu N, Patel A, Fisher AD, et al: High-grade vaginal intraepithelial neoplasia: can we be selective about who we treat? BJOG 120:887, 2013

Reddy S, Saxena VS, Reddy S, et al: Results of radiotherapeutic management of primary carcinoma of the vagina. Int J Radiat Oncol Biol Phys 21:1041, 1991

Reid GC, Schmidt RW, Roberts JA, et al: Primary melanoma of the vagina: a clinicopathologic analysis. Obstet Gynecol 74:190, 1989

Robert C, Schachter J, Long GV, et al: Pembrolizumab versus ipilimumab in advanced melanoma. N Engl J Med 372:2521, 2015

Rubin SC, Young J, Mikuta JJ: Squamous carcinoma of the vagina: treatment, complications, and long-term follow-up. Gynecol Oncol 20:346, 1985

Saitoh M, Hayasaka T, Ohmichi M, et al: Primary mucinous adenocarcinoma of the vagina: possibility of differentiating from metastatic adenocarcinomas. Pathol Int 55:372, 2005

Sandberg EC, Danielson RW, Cauwet RW, et al: Adenosis vaginae. Am J Obstet Gynecol 93:209, 1965

Senekjian EK, Frey KW, Anderson D, et al: Local therapy in stage I clear cell adenocarcinoma of the vagina. Cancer 60:1319, 1987

Senekjian EK, Frey KW, Stone C, et al: An evaluation of stage II vaginal clear cell adenocarcinoma according to substages. Gynecol Oncol 31:56, 1988

Siegel R, Ma J, Zou Z, et al: Cancer statistics. CA Cancer J Clin 65:5, 2015

Smith JS, Backes DM, Hoots BE, et al: Human papillomavirus type-distribution in vulvar and vaginal cancer and their associated precursors. Obstet Gynecol 113:917, 2009

Sosman JA, Kim KB, Schuchter L, et al: Survival in BRAF V600-mutant advanced melanoma treated with vemurafenib. N Engl J Med 366:707, 2012

Stock RG, Chen AS, Seski J: A 30-year experience in the management of primary carcinoma of the vagina: analysis of prognostic factors and treatment modalities. Gynecol Oncol 56:45, 1995

Suh MJ, Park DC: Leiomyosarcoma of the vagina: a case report and review from the literature. J Gynecol Oncol 4:261, 2008

Tewari KS, Sill MW, Long HJ, et al: Improved survival with bevacizumab in advanced cervical cancer. N Engl J Med 370(8):734, 2014

Thigpen JT, Blessing JA, Homesley HD, et al: Phase II trial of cisplatin in advanced or recurrent cancer of the vagina: a Gynecologic Oncology Group Study. Gynecol Oncol 23:101, 1986

Tjalma WA, Monaghan JM, de Barros Lopes A, et al: The role of surgery in invasive squamous carcinoma of the vagina. Gynecol Oncol 81:360, 2001

Tran PT, Su Z, Lee P, et al: Prognostic factors for outcomes and complications for primary squamous cell carcinoma of the vagina treated with radiation. Gynecol Oncol 105:641, 2007

Watson M, Saraiya M, Wu X: Update of HPV-associated female genital cancers in the United States, 1999–2004. J Womens Health 18:1731, 2009

Weinstock MA: Malignant melanoma of the vulva and vagina in the United States: patterns of incidence and population-based estimates of survival. Am J Obstet Gynecol 171:1225, 1994

Xia L, Han D, Yang W, et al: Primary malignant melanoma of the vagina. A retrospective clinicopathologic study of 44 cases. Int J Gynecol Cancer 24:149, 2014

Zaino RJ, Nucci M, Kurman RJ: Diseases of the vagina. In Kurman RJ, Ellenson LH, Ronnett BM (eds): Blaustein's Pathology of the Female Genital Tract, 6th ed. New York, Springer, 2011, p 137

# 第三十三章

# 子宫内膜癌

## 一、引言

在美国，子宫内膜癌是最常见的妇科恶性肿瘤。危险因素包括肥胖和年龄增长。而且，由于这些情况越来越普遍，子宫内膜癌的发生也相应增加。幸运的是，这些患者通常由于阴道流血较早到医院就诊，并且尽早内膜活检，早期诊断。对于大多数患者，主要的治疗是子宫、双侧附件切除，以及淋巴结切除分期。3/4 的患者为 I 期，通过单纯手术可以治愈。分期更晚的患者通常需要术后化疗、放疗，或二者联合的辅助治疗。

## 二、流行病学和危险因素

在美国，妇女在一生中，罹患内膜癌的累积风险为 3%。2015 年估算的新发病例为 54 870 例，预计的死亡例数仅为 10 170 例。大多数患者得以早期诊断并且治愈。因此，内膜癌在女性恶性肿瘤发病中排第四位，而癌症死亡中仅为第七位（Siegel，2015）。

根据组织学类型，将子宫内膜癌分为 I 型和 II 型。其中，I 型包括了 80% ~ 90% 的患者（Felix，2010）。另外 10% ~ 20% 为 II 型癌，也就是非子宫内膜样组织类型，包括浆液性癌和透明细胞癌。子宫内膜癌危险因素较多（表 33-1）。I 型子宫内膜癌的危险因素与高雌激素环境有关。

肥胖是内源性雌激素过度产生的最常见原因。过多的脂肪组织增加雄烯二酮在外周芳香化为雌酮。在绝经前妇女，升高的雌酮水平在下丘脑 - 垂体 - 卵巢轴激发异常反馈。临床结果是稀发排卵或无排卵。在无排卵的情况下，子宫内膜暴露于持续的雌激素刺激，无后续孕激素作用，没有撤退出血的月经。

无拮抗的雌激素治疗是第二重要的潜在刺激因素。30 余年前就已经认识到，连续应用雌激素有促进子宫内膜癌变的作用（Smith，1975）。现在很少能够见到有子宫的妇女多年接受无拮抗雌激素的情况。相反地，雌孕激素结合激素替代治疗被应用于有子宫的

绝经后妇女，以减少雌激素相关内膜癌风险（Strom，2006）。而且，一项研究提示，应用联合方案 HRT 连续 6 个月以上的妇女，与从未接受 HRT 妇女相比，内膜癌风险降低（Phipps，2011）。

月经和生育因素经常与子宫内膜癌相关，主要是存在无排卵或持续的月经周期延长。例如，初潮早或绝经延迟都与风险增加相关（Wernli，2006）。尤其是多囊卵巢综合征（PCOS）妇女无排卵也导致发展为子宫内膜癌的风险增加（Fearnley，2010；Pillay，2006）。

环境因素与子宫内膜癌有多种关系。西方和发达国家的女性发病率更高（Parkin，2005）。这些人群中明显混杂有包括肥胖生育少等因素。但是营养因素，尤其是高脂饮食，可能是另外一个可以解释的原因（Goodman，1997）。移民群体分担了一到两代土著群体的风险，这突显了环境影响的重要性（Liao，2003）。

| 表 33-1 | 子宫内膜癌的危险因素 |
| --- | --- |
| 肥胖 | |
| 多囊卵巢综合征 | |
| 绝经后长期使用大剂量雌激素 | |
| 初潮早 | |
| 绝经迟 | |
| 不孕病史 | |
| 未产 | |
| 月经不规律 | |
| 北美或北欧居民 | |
| 高水平教育或收入 | |
| 白种人 | |
| 高龄 | |
| 他莫昔芬累积高剂量 | |
| 长期使用 COC 或吸烟 | |

高龄是与子宫内膜癌相关的危险因素，诊断时平均年龄在 60 ～ 65 岁。总体而言，大约 80% 的患者诊断于 55 岁以上的绝经后妇女（Schottenfeld，1995）。约 8% 的内膜癌发生于 45 岁以下（Howlader，2014）。Nevadunsky 等（2014）发现，内膜癌诊断时年龄与体质指数（BMI）的增加呈负的线性相关。

家族史是另一个子宫内膜癌的危险因素。内膜癌是 Lynch 综合征的遗传性非息肉性结直肠癌（HNPCC）最常见的结肠外表现（Hemminki，2005）。这个常染色体显性遗传综合征源于错配修复基因突变。与 Lynch 相关的错配修复基因包括 *MLH1*、*MSH2*、*MSH6* 和 *PMS2*（Bansal，2009）。这些基因的突变阻止了通常发生于 DNA 复制过程中的碱基错配修复。这些 DNA 错配修复系统失活导致促进癌变的突变。突变带来的子宫内膜癌风险约为 40% ～ 60%。在受影响的妇女中，内膜癌风险超过结直肠癌风险，并且经常发病年龄较轻（Aarnio，1999；Delin，2004）。但是由于 HNPCC 造成的内膜癌仅占患者比例的 2% ～ 5%（Hampel，2006）。通常，大多数家族病例在绝经前发展为癌（Gruber，1996）。

具有 *BRCA1* 和 *BRCA2* 基因突变的妇女，乳腺癌和卵巢癌发病上升。她们发生内膜癌的风险也轻度增加，但只是因为治疗先前的乳腺癌经常使用他莫昔芬（Beiner，2007；Thai，1998）。

他莫昔芬通过对子宫内膜中等程度"无保护"的雌激素样作用，引起子宫内膜癌发生危险增加 2 ～ 3 倍（见第二十七章）。这种内膜癌风险的增加几乎影响全部的绝经后妇女，且风险增加的水平与药物治疗时长和累积药量有关（Fisher，1998；vanLeeuwen，1944）。因此，应用他莫昔芬的妇女应关注内膜癌风险，需要报告阴道点滴出血、阴道流血或阴道排液。也就是说，除非他莫昔芬治疗的患者有这些症状或被确定为子宫内膜癌的高风险，否则常规子宫内膜监测不会增加早期检出率（美国妇产科医师协会，2014c）。

内科合并症如糖尿病、高血压和胆囊疾病更常见伴随子宫内膜癌（Morimoto，2006；Soliman，2005）。这些经常是肥胖和长期过多雌激素作用的结果。

结合口服避孕药（COC）应用至少 1 年，可减少子宫内膜癌风险 30% ～ 50%，并且这种作用可持续 10 ～ 20 年（Dossus，2010；Stanford，1993）。这最有可能是由于孕激素成分提供的化学药物对子宫内膜的保护作用（Maxwell，2006）。孕激素宫内节育装置（IUDs）也对子宫内膜癌的发生有长期的保护作用

（Tao，2006）。而且，惰性和含铜 IUD 也发现了类似的保护作用（Felix，2015）。

吸烟使得发展为子宫内膜癌的风险降低。生物学机制涉及许多因素，但是部分源于体重下降造成的循环雌激素水平降低、绝经年龄早，以及改变了激素代谢。现在和既往吸烟均有长期持续的影响（Viswanathan，2005）。

## 三、子宫内膜增生

大多数子宫内膜癌由组织学上可鉴别的子宫内膜增生进展而来。实际上内膜增生是唯一已知的浸润癌的直接前驱病变。内膜增生定义为内膜增厚、伴随腺体大小和形态的不规则增生，以及腺体 / 间质比例增加（图 33-1）（Ellenson，2011b）。在缺乏这种特征性的增厚时，病变最好描述为子宫内膜增生紊乱或局部腺体拥挤。

### 1. 分类

子宫内膜增生是一种组织病理学发现。使用世界卫生组织（WHO）和国际妇科病理学会规定的分类系统，命名了四种具有不同恶变潜能的类型（表 33-2）（Kurman，1985；2014）。增生根据如腺体复杂和拥挤等结构异常的存在，分为单纯性或复杂性增生（图 33-1）。最重要的是，如果显示出子宫内膜腺体细胞出现核异形，则为不典型增生。只有子宫内膜不典型增生与随后发展为腺癌明显相关。单纯的不典型增生并不常见，通常多数病例都有复杂的结构。

尽管子宫内膜增生通常区分为这四种类型，在患者个体内及相互之间组织形态学差异大。这种组织学多样性解释了为什么只有少数的固定的特征是有用的诊断标准。因此，重复的细胞异型性评分通常是具有

**表 33-2 世界卫生组织子宫内膜增生的分类**

| 类型 | 发展为癌概率（%） |
|---|---|
| 单纯增生 | 1 |
| 复杂增生 | 3 |
| 单纯增生伴不典型增生 | 8 |
| 复杂增生伴不典型增生 | 29 |

Data from Kurman RJ, Kaminski PF, Norris HJ: The behavior of endometrial hyperplasia. A long-term study of "untreated" hyperplasia in 170 patients. Cancer 1985 Jul 15；56（2）：403-412.

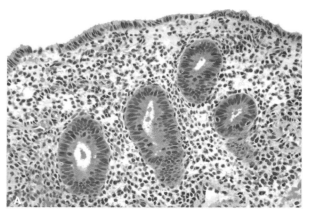

A. 正常增殖子宫内膜

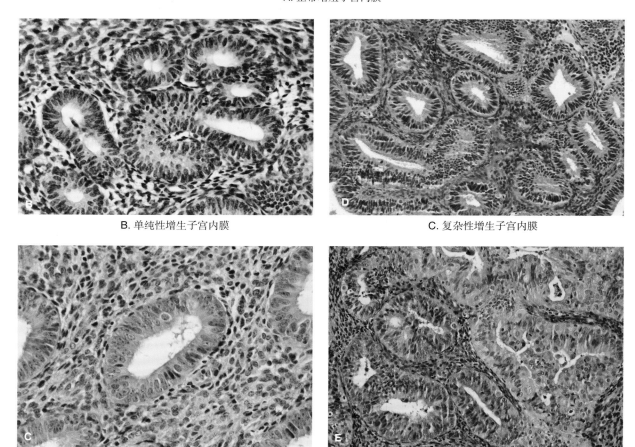

B. 单纯性增生子宫内膜

C. 复杂性增生子宫内膜

D. 单纯性增生伴非典型增生

E. 复杂性增生伴非典型增生

**图 33-1**　**A.** 高倍镜下正常增殖性子宫内膜腺体排列规则，由分层的柱状上皮组成，核淡染而略长。**B.** 在单纯性增生中，腺体适度拥挤，典型表现为正常的管状或轻度的腺体形态异常。核无异型。**C.** 本例为单纯性增生伴异型性，腺体仅轻度拥挤，偶见腺体核异型，以核变圆和可见核仁为特征。**D.** 在复杂的增生中，腺体更加明显拥挤。有些标本表现出结构异常，如乳头状内折，但腺体轮廓相当规则。**E.** 在伴有异型性的复杂增生中，腺体明显拥挤，有些有乳头状内折。细胞核呈异型性（Used with permission from Dr. Kelley Carrick.）

挑战性的，特别是对于只有少量组织的活检标本。

　　子宫内膜上皮内瘤样病变（EIN）这个术语被用于更准确地区分两种截然不同的临床增生类型：①不正常激素环境作用下的正常弥漫的多克隆内膜病变；②局部产生的单克隆病变，内膜腺癌发生风险升高（Mutter，2000）。这个术语强调了子宫内膜癌前病变的恶性潜能，与宫颈、阴道和外阴有相似的癌变过程。

按此观念，无排卵或长期雌激素暴露的子宫内膜通常归于子宫内膜增生。相反地，子宫内膜上皮内瘤样病变用于描述子宫内膜发生癌前病变的三个形态特征的组合（包括腺体体积、结构复杂和细胞学异常）。EIN 分类系统在肿瘤预后评估中更为准确，可重复性更好，但是尚未被广泛采用（Baak，2005；Hecht，2005）。

### 2. 临床特征和诊断

发展为子宫内膜增生的危险因素通常与浸润癌相同（Anastasiadis，2000；Ricci，2002）。2/3 妇女表现为绝经后出血（Horn，2004）。但是，几乎任何类型的异常子宫出血都应该如第八章所述完成评估。

由于子宫内膜增生是一个组织学诊断，对于子宫内膜活检可选择管状子宫内膜活检装置（EMB）或门诊分段诊刮术。美国妇产科医师协会（2014a）推荐年龄 45 岁以上的 AUB 患者使用以上操作，对 45 岁以下慢性雌激素过度暴露者、医疗管理失败的患者以及持续性 AUB 患者可考虑 EMB。

在异常出血患者中，经阴道超声内膜厚度是评估子宫内膜增生的可行方法（Granberg，1991；Jacobs，2011）。内膜厚度小于 4 mm 的绝经后出血考虑归因于为内膜萎缩（美国妇产科医师协会，2013）。更厚的内膜厚度者需要内膜活检。超声可以发现内膜异常结构改变。内膜囊性改变提示息肉，内膜均匀增厚可疑增生，不均匀增厚结构不除外恶性（图 33-2 和 33-3）。但是这些超声影像学发现显示出很多重叠情况，不能单独使用。

对于绝经前妇女，经阴道超声经常用于除外结构异常。同样，研究者试图找出内膜增厚标准。但是，内膜厚度在绝经前妇女的正常月经周期的变异很大，阈值从 ≥ 4 mm 到 > 16 mm（Breitkopf，2004；Goldstein，19997；Shi，2008）。因此，目前子宫内膜增厚的阈值并未达成共识。也就是说对于育龄女性的子宫内膜增厚，如果伴有其他危险因素，可慎重考虑 EMB 评估。

宫腔镜检查对于子宫内膜灶性病变有更高的敏感性。而子宫内膜增生是大体上肉眼难以辨认的，宫腔镜检查对于子宫内膜增生性病变敏感性不高。

附件肿物偶尔可通过妇科检查扪及，大部分病例为良性卵巢囊肿；然而，经阴道超声的任何卵巢实性肿瘤增加了卵巢颗粒细胞瘤并存的可能。这些肿瘤能产生过度雌激素，导致至少 30% 的内膜增生的风险或少数子宫内膜癌的风险（第三十六章）（Ayhan，1994）。

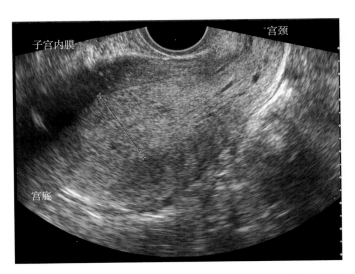

**图 33-2**　经阴道超声子宫声像图。在矢状位用卡尺测量内膜明显增厚，提示内膜增生（Used with permission from Dr. Elysia Moschos.）

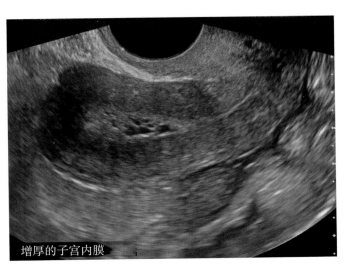

**图 33-3**　一位 38 岁女性慢性月经过少患者的经阴道超声矢状位子宫内膜声像图。显示：子宫内膜异常增厚，回声不均匀，可见微小囊腔。活检提示 1 级子宫内膜样腺癌并经手术证实（Used with permission from Dr. Elysia Moschos.）

### 3. 治疗

子宫内膜增生的治疗主要取决于患者的年龄、手术并发症风险以及是否存在特殊的组织学特点比如细胞异形性。传统的治疗是手术。激素治疗作为另一种可选方案，包括口服或注射孕激素或者左炔诺孕酮缓慢释放系统 IUD。

这里存在诊断不一致性和个体病变预测的不确定性。具体而言，有几项研究记录了 WHO 对子宫内膜增生分类的低重复性（Allison，2008；Sherman，2008；Zaino，2006）。此外无法预计哪种类型在孕激素治疗下可逆转。然而只要内膜活检标本准确，无证据支持有侵袭性癌共存，激素治疗还是手术方式治疗取决于临床判断。

**（1）不伴非典型性的子宫内膜增生**

**1）绝经前妇女**

不伴非典型性的子宫内膜增生有不经治疗自行逆转的可能。孕激素治疗主要用于解决潜在的病因，也就是慢性无排卵及过度雌激素刺激（Terakawa，1997）。不伴非典型性的子宫内膜增生的绝经前患者通常需要 3 ~ 6 个月低剂量孕激素治疗。最常使用周期性醋酸甲羟孕酮（MPA），通常每个月口服 12 ~ 14 天，每天 10 ~ 20 mg。连续性使用醋酸甲羟孕酮（MPA）每日 10 mg 是恰当的，或许比周期性使用 MPA 对于逆转子宫内膜增生性改变更有效。另一个常用的方案是对无 COC 禁忌证的患者使用结合口服避孕药（COC）。左炔诺孕酮释放系统 IUDs 已经在小样本病例研究中显示出有效性（Gallos，2010；Ørbo，2014；Scarselli，2011）。

一般情况下，子宫内膜活检用以证实病变逆转，对于戴有 IUD 的患者，子宫内膜活检无需摘除装置即可进行。病变逆转后，关键一点是应持续保护内膜。因此一旦子宫内膜增生病变消除，患者应该持续给予孕激素，并观察至绝经。观察期对于新发的阴道流血需要进一步内膜活检。

**2）绝经后妇女**

不伴非典型性的子宫内膜增生的绝经后患者，也可以使用低剂量周期性醋酸甲羟孕酮（MPA）或每日 10 mg 的醋酸甲羟孕酮连续口服。然而，对于老年女性，重点是应该充分取样以除外细胞的异型性。大多数情况下，单一的孕激素治疗用于治疗不伴非典型性的子宫内膜增生。但是对于有孕激素治疗的禁忌证或者无法耐受孕激素副作用的绝经后女性，可采取期待治疗。不伴非典型性的复杂性增生通常采用孕激素长期治疗。对于不伴非典型性的复杂或单纯性增生，建议每 3 ~ 6 个月进行一次常规子宫内膜活检，以了解内膜逆转情况。

**3）疗效评估**

不伴非典型性的子宫内膜增生患者进展为子宫内

膜癌的风险很低（1% ~ 3%），孕激素治疗的整体临床和病理治愈率为 70% ~ 80%（Rattanachaiyanont，2005；Reed，2009）。对重复活检持续疾病的患者应改为较高剂量方案，如醋酸甲羟孕酮（MPA）40 ~ 100 mg qd 口服，或醋酸甲地孕酮 160 mg qd 或 80 mg bid 口服。如果没有初始效果，可加量至 160 mg bid 口服。临床医生必须在合适的治疗间期（通常 3 ~ 6 个月）进行重复子宫内膜活检以确认激素治疗效果。对于难以后续管理的患者也可能需要考虑进行子宫全切术。

如果选择手术，通常考虑微创手术，如腹腔镜、机器人或者经阴道全子宫切除术。证实或怀疑为不典型增生的患者，都应进行子宫完整切除，避免进行粉碎术，因为这样容易导致病灶播散。由于病变可延伸到子宫下段或宫颈上段，对本该接受子宫全切术的内膜增生患者不应该行子宫次全切除术。

**（2）伴非典型性的子宫内膜增生**

子宫切除术是伴非典型性子宫内膜增生的首选治疗方案，因为随着时间的推移，病变发展为子宫内膜癌的风险接近 29%。非典型子宫内膜增生与子宫内膜癌并存的比例也很高（Horn，2004，Trimble，2006）。对绝经后患者推荐行全子宫及双侧附件切除。

对已完成生育的绝经前患者推荐全子宫切除术。预防性输卵管切除术推荐用于降低输卵管引起的癌症风险（美国妇产科医师协会，2015）。对卵巢合并其他良性疾病具有手术适应证的绝经前女性，也可考虑卵巢切除，即双附件切除术，详细介绍见第 43 章 -12 节。

绝经前强烈要求保留生育功能的患者可考虑孕激素治疗（Trimble，2012）。对于依从性好保守意愿强烈的绝经前患者可给予醋酸甲地孕酮 80 mg bid 口服的高剂量孕激素治疗（Randall，1997）。也可使用左炔诺孕酮 20 μg 宫内缓释系统（曼月乐）（Ørbo，2014）。不适合手术的患者也可采用孕激素治疗。治疗期间必须连续每 3 个月一次的内膜活检，直到检出子宫内膜增生逆转。否则，应该建议行子宫切除术（美国妇产科医师协会，2005）。因为病变有可能最终进展为恶性，内膜增生逆转后还应长期使用孕激素并持续监测（Rubatt，2005）。一旦完成生育，应再次建议行全子宫切除术。

妇科肿瘤学组（GOG）对 289 例诊断为子宫内膜不典型性增生患者进行了前瞻性队列研究。参与者在内膜活检后 3 个月内接受了子宫切除术，其中 43%

的患者同时发现了子宫内膜癌（Trimble，2006）。Suh-Burgmann 及同伴（2009）也发现了类似的高达48% 的患者同时患癌。结果表明，在子宫切除术之前很难获得准确的诊断，孕激素保守治疗存在潜在风险。

妇产科医师对子宫内膜非典型增生的患者进行子宫切除术时，应警惕潜在恶性的风险，并考虑分期手术的可能。至少，在子宫切除术前应留取腹腔冲洗液。此外，子宫标本应在手术室剖开检查，在此基础上可行术中冰冻切片，以寻找并发的恶性证据，确定病灶浸润级别和深度。任何可疑的肌层浸润都应该请妇科肿瘤医师进行术中会诊。

| 表 33-3　Ⅰ型癌和Ⅱ子宫内膜型癌的特征 | | |
| --- | --- | --- |
| 特征 | Ⅰ型癌 | Ⅱ型癌 |
| 长期雌激素刺激 | 存在 | 缺乏 |
| 绝经状态 | 绝经前和围绝经期 | 绝经后 |
| 增生 | 存在 | 缺乏 |
| 人种 | 白种人 | 黑种人 |
| 级别 | 低级别 | 高级别 |
| 肌层浸润 | 微小 | 深 |
| 临床表现 | 稳定 | 活跃 |
| 具体亚型 | 子宫内膜样癌 | 浆液性癌，透明细胞癌 |

Data from Kurman RJ: Blaustein's Pathology of the Female Genital Tract. 4th edition. Berlin：Springer-Verlag；1994.

## 四、子宫内膜癌

### 1. 发病机制

子宫内膜癌是一组生物学和组织学上具有多样性的肿瘤，其特点是发病机制的二元模型。Ⅰ型子宫内膜样腺癌占大多数，它们是雌激素依赖的、低级别，来源于子宫内膜非典型增生。相比之下，Ⅱ型癌是浆液性或透明细胞癌，无前驱病变，并预示着一个更具侵袭性的临床进展（表 33-3）。形态学和临床表现的差异都与基因的差异有关，Ⅰ型和Ⅱ型癌患者都携带着突变的独立基因片段。（Bansal，2009；Hecht，2006）。子宫内膜癌发病的两个途径有明显的重叠，从而导致了一系列的组织学特征。

### 2. 预防

患者教育是可以有效预防子宫内膜癌的，因为很多子宫内膜癌的风险因素是可变的。患有多囊卵巢综合征的妇女可能通过减重以及长期孕激素补充治疗而获益（见第十七章），如第一章所述，评估和治疗肥胖也可降低风险。对于中风险或风险升高的妇女，不提倡常规筛查子宫内膜增生或子宫内膜癌。应该告知绝经后女性子宫内膜癌的风险和症状，并强烈鼓励她们报告任何意外出血或点滴出血。有一种情况例外，针对林奇综合征的患者，建议从 30～35 岁开始每 1～2 年进行一次子宫内膜取样筛查（美国妇产科医师协会，2014b；Smith，2015）。

林奇综合征的遗传检测标准如表 33-4（Lancaster，2015）。Lynch 综合征包括结肠癌、子宫内膜癌、小肠癌、肾盂癌、输尿管癌和卵巢癌等（Vasen，1999）。推荐遗传咨询可以进一步明确哪些患者可以从家系检测中受益（Balmana，2006；Chen，2006）。子宫内膜癌是最常见的"前哨癌"，因此，妇产科医生在识别

| 表 33-4　林奇综合征的遗传筛查推荐 |
| --- |
| 子宫内膜癌或结肠癌患者具有以下肿瘤特征： |
| 　1. 微卫星不稳定 或 |
| 　2. DNA 错配修复蛋白缺失 |
| 子宫内膜癌或结肠癌患者的一级亲属，患者发病具有以下特征： |
| 　1. 发病年龄 < 60 岁 |
| 　2. 基于个人和家族史具有林奇综合征的发病风险 |
| 已知的 DNA 错配修复基因缺陷患者的一、二级亲属 |

Reproduced with permission from Lancaster JM，Powell CB，Chen LM，et al：Society of Gynecologic Oncology statement on risk assessment for inherited gynecologic cancer predispositions，Gynecol Oncol 2015 Jan；136（1）：3-7.

女性林奇综合征中发挥关键作用（Lu，2005）。

由于 Lynch 综合征患者一生中罹患子宫内膜癌的风险非常高（40% ~ 60%），一旦患者年龄达到 40 ~ 45 岁，就建议行预防性子宫切除术。Schmeler 和他的同事（2006 年）在一个有 315 名 HNPCC 突变携带者的队列中报道了预防性子宫切除术使 100% 的子宫内膜癌风险降低，证实了这种方法的益处。一般来说，由于 9% ~ 12% 的卵巢癌终身风险，也会进行 BSO。在子宫切除术之前，应及时用结肠镜进行结肠癌筛查（美国妇产科医师协会，2014b）。

### 3. 诊断

#### （1）症状和体征

内膜癌的早期诊断主要依赖于对阴道异常流血的早期识别和评估。对绝经前的妇女，临床医生必须对长期的月经紊乱或月经间期点滴出血保持高度怀疑，因为许多其他良性疾病也会引起类似的症状（表 8-1）。绝经后出血尤其令人担忧，其诊断子宫内膜癌的可能性为 5% ~ 10%（Gredmark，1995；Iatrakis，1997）。异常阴道排液可能是老年妇女的另一个症状。

尽管数月或数年的严重、不规则出血，有些患者并没有寻求医疗救助。在较严重的疾病中，盆腔的压痛可能反映子宫增大或子宫外肿瘤扩散。浆液性或透明细胞癌患者常表现出晚期上皮性卵巢癌的症状和体征，包括盆腔压痛、腹胀、早期饱腹感和腹围增大（第三十五章）。

#### （2）经阴道脱落细胞检查

脱落细胞学检查不是一个诊断子宫内膜癌的敏感工具，50% 的内膜癌患者检查结果正常（Gu，2001）。液基细胞学增加了腺体异常的检出率，但是不足以引起临床处理的改变（Guidos，2000；Schorge，2002）。然而，在 45 岁以上妇女的常规脱落细胞学检查报告中偶尔出现良性内膜细胞。在绝经前的妇女，这个结果的意义有限，特别是如果涂片在月经后进行。但是，有这些发现的绝经后妇女存在 3% ~ 5% 的内膜癌风险（Simsir，2005）。在那些使用激素替代治疗的患者中，脱落细胞学检查出现良性内膜细胞的机会增加，恶性肿瘤风险降低（1% ~ 2%）（Mount，2002）。对无症状的绝经后患者可考虑内膜活检，但大多数最终诊断为内膜增生或内膜癌的患者会同时存在异常出血症状（Ashfaq，2001）。

相反，在脱落细胞学中发现非典型腺细胞具有更高的宫颈或内膜癌风险。因此，评价腺体异常包括阴道镜检查和宫颈管搔刮（ECC）。对未孕的 35 岁以上或有异常阴道流血或发现有内膜疾病的危险因素或细胞学提示非典型腺细胞为内膜来源的年轻患者，也应行子宫内膜取样。

#### （3）内膜取样

对于可疑恶性肿瘤的异常出血的患者，首选常规吸管活检（office pipelle biopsy）（Feldman，1993）。然而，如果采样技术不能提供足够的诊断信息或如果异常出血持续存在，可能需要诊断性刮宫来明确诊断。

美国妇产科医师协会（2015b）认为宫腔镜检查可用于不考虑晚期子宫内膜癌或宫颈癌的患者进行 AUB 评估。然而，宫腔镜对局灶性子宫内膜病变更为敏感，对早期子宫内膜癌的诊断价值较低。在那些使用宫腔镜检查来评估异常出血并最终诊断为癌症的病例中，在随后的分期手术中发现腹腔细胞学阳性的概率升高（Obermair，2000；Polyzos，2010；Zerbe，2000）。尽管通过宫腔镜介质的逆行性流出可增加肿瘤细胞污染的风险，但患者的整体预后并未出现恶化（Cicinelli，2010；Revel，2004）。

#### （4）实验室检测

在子宫内膜癌治疗中临床唯一有用的肿瘤标志物是血清 CA125 水平。术前 CA125 水平的升高提示疾病晚期的可能（Powell，2005）。临床上更常用于晚期患者或浆液性患者监测对治疗的反应和术后随访监测。即便如此，在缺乏其他临床发现的情况下，其作用也是有限的（Price，1998）。

#### （5）影像学研究

一般来说，对于分化良好的 I 型子宫内膜样癌患者，术前仅需要胸片检查。所有其他的术前检查都是一般的术前准备（见第三十九章）。

通常术前不需要做计算机断层扫描（CT）或磁共振（MR）成像（美国妇产科医师协会，2015c）。然而，对术前可疑高级别的病变可行 CT 检查以评估淋巴结转移或转移性病灶。磁共振成像有时可以帮助区分子宫内膜癌累及宫颈与原发性宫颈内腺癌（Nagar，2006）。此外，术前活检中有浆液特征或其他高危组织学特征的患者以及查体提示肿瘤晚期的患者应进行腹部盆腔 CT 扫描（图 33-4），对腹腔内病灶的术前评估有助于指导手术。磁共振成像也推荐用

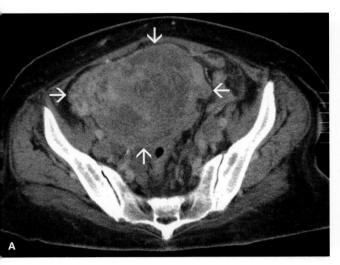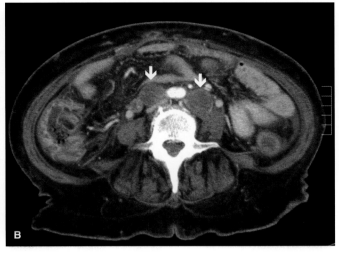

**图 33-4**　一位 61 岁子宫内膜癌患者的轴位 CT 图像。**A.** 子宫增大而不均质回声（箭头所指）；**B.** 在主动脉分叉处，双侧可见肿大的淋巴结（箭头所指），符合淋巴结转移（Used with permission from Dr. Diane Twickler.）

于保留生育功能的激素治疗的患者，即使未发现深部浸润性病变。

#### 4. 普通妇科医生的作用

虽然大多数子宫内膜癌可以通过全子宫和双侧附件切除而治愈，但妇科肿瘤医师的初次治疗具有优势。它可有效利用卫生保健资源，将潜在并发症降至最低，对高危患者更倾向于进行分期手术，改善患者的生存（Chan，2011；Roland，2004）。因此，普通妇科医生准备对内膜癌患者进行手术治疗前，建议进行术前会诊。一旦存在宫颈受侵、子宫外病变或腹腔细胞学阳性证据，术后需咨询妇科肿瘤专家。

单纯手术治疗的早期患者在许多情况下术后会回到他们的初次治疗的妇产科医生那里进行随访。若随访中确诊或可疑复发，也建议进行咨询。

当一位普通妇科医生因其他指征切除患者子宫后意外诊断子宫内膜癌，也建议进行咨询。可能的治疗选择包括：无进一步治疗而进行随访监测；再次手术完成手术分期；或放疗来减少局部复发。一般地，分期的生存益处必须与其他外科手术的并发症进行比较权衡（美国妇产科医师协会，2005）。腹腔镜和机器人手术出现降低了术后并发症的可能（Spirtos，2005）。

#### 5. 病理

子宫内膜癌病理类型很广泛（表 33-5）。大多数为内膜样腺癌，进展缓慢。但是有一些是预后差的组织学类型，提示更具侵袭性的肿瘤。而且肿瘤分化程度是肿瘤转移的重要因素。

**（1）组织学分级**

使用最广泛的子宫内膜癌分级系统是国际妇产科联盟（FIGO）三级系统（表 33-6）。典型的 1 级病变是惰性的，很少有向子宫外扩散或复发的倾向。2 级肿瘤预后中等。3 级癌症增加了肌层侵犯和淋巴结转移的可能性。

组织学分级主要由肿瘤的结构生长模式决定（Zaino，1994）。但是也有一些例外情况，确定分级的最优方法仍有争议。核异型性将会使依据结构异常分级的 1 级或 2 级肿瘤升高一个级别。例如，如果存在明显的核异型性，根据结构异常确定的 2 级病变会

**表 33-5**　世界卫生组织子宫内膜癌的分类

内膜样腺癌
　鳞状细胞分化
　绒毛腺管型
　分泌型
黏液性癌
浆液性癌
透明细胞癌
混合细胞癌
神经内分泌肿瘤
未分化癌
鳞状细胞癌
其他

| 分级 | 定义 |
|---|---|
| 1 | ≤ 5% 非鳞状或非桑椹样固体生长模式 |
| 2 | 6% ~ 50% 非鳞状或非桑椹样固体生长模式 |
| 3 | > 50% 非鳞状或非桑椹样固体生长模式 |

**表 33-6　评价分级的组织病理学标准**

From Pecorelli S, Benedet JL, Creasman WT, et al: FIGO staging of gynecologic cancer. 1994-1997 FIGO Committee on Gynecologic Oncology. Int J Gynaecol Obstet 1999 Jan; 64 (1): 5-10

提高到 3 级（Zaino，1995）。基于 FIGO 系统的核分级也适用于所有浆液和透明细胞腺癌（Pecorelli，1999）。

**（2）组织学类型**

**1）子宫内膜样腺癌**

子宫内膜样腺癌是最常见的组织学类型，占 75%以上，Ⅰ型肿瘤的特征是腺体与正常子宫内膜相似（图 33-5）。低级别肿瘤缺乏肌层侵犯常伴随子宫内膜增生。然而，当腺体成分减少并被实性细胞巢所取代时，肿瘤被认为属更高级别（Kurman，2014）。另外，萎缩性子宫内膜常与高级别病变相关，更易出现转移（Kurman，1994）。

子宫内膜样腺癌也可能表现出不同的亚型。这些包括伴鳞状分化的子宫内膜样腺癌、绒毛腺管型、分泌型（图 33-6）。

**2）浆液性癌**

浆液性癌占子宫内膜癌的 5% ~ 10%，是由老年妇女萎缩性子宫内膜产生的高侵袭性Ⅱ型癌（Jordan，2001）。典型的乳头状复杂生长模式，细胞表现出明显的核异型性（图 33-7）。通常被称为子宫浆液性乳头状癌（UPSC），其组织学外观类似上皮性卵巢癌，30% 的病例可见砂粒体（Kurman，2014）。

肿瘤大体标本是外生性的，从萎缩的子宫中出现乳头状外观。这些肿瘤有时可能局限在息肉内，无转移证据（Carcangiu，1992）。然而，UPSC 通常有肌层浸润和淋巴转移倾向。腹膜播散、大网膜饼，这在典型的子宫内膜样腺癌中是不常见的，然而在 UPSC 中即使无肌层浸润或浸润很小的情况下也很常见（图 33-8）（Sherman，1992）。在手术中难以区分 UPSC 与上皮性卵巢癌。UPSC 类似于卵巢癌，这些肿瘤经常分泌 CA125。因此，连续的血清学检测可以作为术后监测疾病的有用指标。UPSC 是一种侵袭性很强的组织类型，混合型内膜癌妇女只要包含 25% 的 UPSC 成分，其生存率即与单纯子宫浆液性癌相同（Ellenson，2011a）。

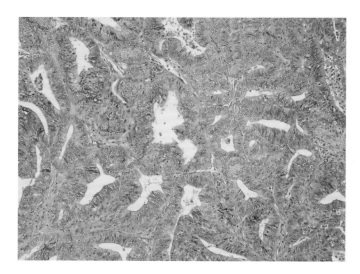

图 33-5　子宫内膜样腺癌由与正常子宫内膜相似的肿瘤腺体组成。细胞呈典型的高柱状，伴有轻度至中度核异型性。腺体异常拥挤或"背靠背"。腺体卷曲、融合和绒毛状结构也很常见。正是这些与间质消失相关的结构形式，将分化良好的子宫内膜样腺癌与复杂增生区分开来（Used with permission from Dr. Kelley Carrick.）

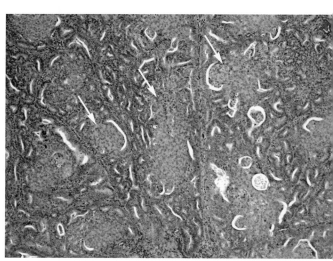

图 33-6　子宫内膜样腺癌伴鳞状细胞分化灶，可呈局灶性或相对突出。鳞状成分可能具有明显的鳞状细胞特征，如角化或细胞间桥，也可能由分化较差的鳞状细胞桑葚状结构（白色箭头）表示，如本例所示（Used with permission from Dr. Raheela Ashfaq.）

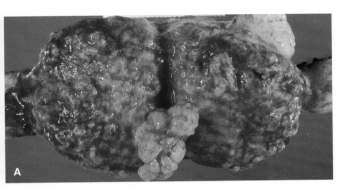

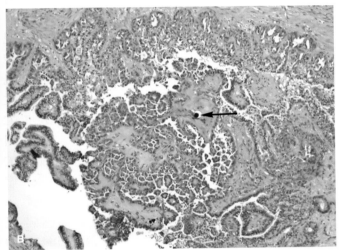

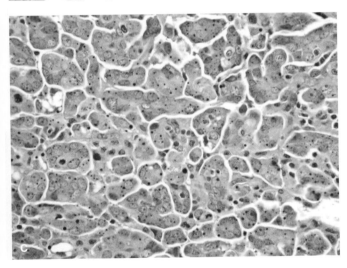

图 33-7　子宫浆液性乳头状癌。**A.** 子宫大体标本（Used with permission from Dr. Raheela Ashfaq.）；**B.** 典型的特征是乳头状结构，可见沙砾样体，呈同心层状钙化（箭头）。**C.** 细胞通常是圆形的，而不是柱状的。它们具有高级别核型特征，包括相对较大的多形性核、核仁、以及多个异常核分裂。多核肿瘤细胞也很常见（Used with permission from Dr. Kelley Carrick.）

### 3）透明细胞癌

透明细胞癌占不足 5% 的子宫内膜癌，这是另一种主要的 Ⅱ 型癌（Abeler，1991）。显微镜下外观主

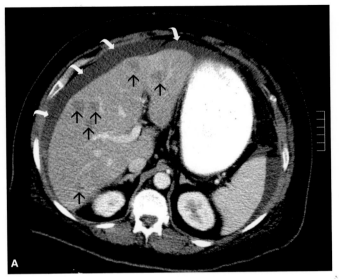

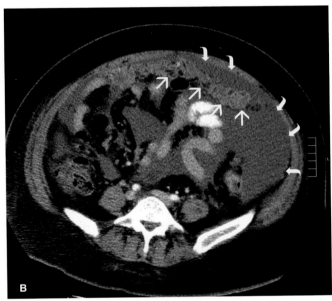

图 33-8　一位 51 岁的子宫内膜癌患者出现肝转移、腹水和大网膜饼的 CT 图像。**A.** 黑色箭头在肝内划分出多个低密度区域，符合转移。弯曲的白色箭头提示腹水围绕肝。**B.** 更靠尾端图像显示大网膜饼（白色箭头），周围有大量腹水（弯曲的白色箭头）

要为实性、囊状、管状或乳头状。大多数情况下是由两种或两种以上的模式组成（图 33-9）。

子宫内膜透明细胞癌与来源于卵巢、阴道和宫颈的透明细胞癌类似。大体上没有特征性外观，但像 UPSC 一样，往往是高级别、深肌层侵犯。患者经常为晚期病例，预后差（Hamilton，2006）。

### 4）黏液性癌

黏液性癌发病率占 1% ~ 2% 的子宫内膜癌，一

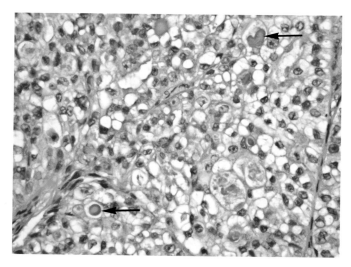

图33-9　透明细胞腺癌是由清晰的胞浆呈嗜酸性颗粒的细胞组成。细胞排列成乳头状、片状、管状囊状结构，或通常是这些结构的组合。嗜酸性玻璃样球状物（箭头）是常见的特征。在本例中，细胞核是中度多形性的，具有核仁突起（Used with permission from Dr. Kelley Carrick.）

半以上具有黏液样外观。但许多内膜样腺癌可以有局灶黏液成分（Ross，1983）。典型的黏液性肿瘤具有腺样结构，柱状细胞均匀，层状细胞极少（图33-10）。几乎都是Ⅰ期1级病变，预后良好（Melhem，1987）。由于宫颈管上皮与子宫下段融合，主要的诊断难点在于鉴别肿瘤是否为原发宫颈腺癌。免疫组化染色可能有助于鉴别，磁共振成像可能进一步明确最

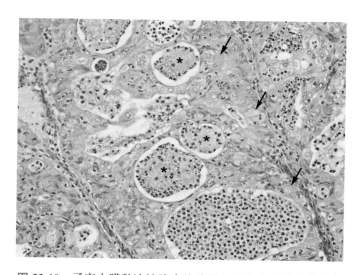

图33-10　子宫内膜黏液性腺癌的肿瘤细胞含有胞浆内黏蛋白（箭头）。肿瘤细胞呈片状和筛状结构（星号），在本例中含有蓝色黏蛋白和大量中性粒细胞（Used with permission from Dr. Kelley Carrick.）

有可能的起源部位。一般而言，为了明确解剖，磁共振成像优于CT扫描，因为磁共振在软组织界面有着更好的对比度。

### 5）混合性癌、未分化癌及罕见的类型

子宫内膜癌可能表现为两种或两种以上单纯类型的结合。要被归类为混合型癌，每一种成分必须至少占肿瘤的10%。除浆液性和透明细胞型外，其他类型的组合通常没有临床意义。因此，混合型癌通常指Ⅰ型（子宫内膜样腺癌及其亚型）和Ⅱ型癌的混合（Kurman，2014）。

未分化癌缺乏结构上的分化，其特征是中等大小的、单一上皮细胞固体层状生长，没有特定的模式（Silva，2007）。发病率大约占到子宫内膜癌的1%～2%。总的来说，预后比低分化子宫内膜样腺癌更差（Altrabulsi，2005）。

在罕见的组织学类型中，有报道的子宫内膜鳞状细胞癌不足100例。诊断需要排除腺癌成分，且与宫颈鳞状上皮无关联（Varras，2002）。通常预后较差（Goodman，1996）。子宫内膜移行细胞癌也很少见，诊断时必须排除膀胱或卵巢的转移性疾病（Ahluwalia，2006）。

### （3）转移模式

子宫内膜癌有几种不同的子宫外转移模式（Morrow，1991）。Ⅰ型子宫内膜样癌及其亚型最常见转移途径依次为：①直接蔓延；②淋巴转移；③血行播散；④腹腔种植。Ⅱ型浆液性癌和透明细胞癌容易发生子宫外扩散，通过类似于上皮性卵巢癌的转移方式。通常播散转移的各种途径相互关联且经常同时发生。

随着早期癌变的进展，子宫内膜间质受到侵犯，宫腔内病灶出现外生性生长。随着时间的推移，肿瘤侵犯肌层，最终可能穿透浆膜（表33-7）。位于子宫下段的肿瘤往往较早累及子宫颈，而位于子宫上段的肿瘤往往延伸至输卵管或浆膜。局部晚期病灶的进一步扩散可能直接侵犯邻近的盆腔结构，包括膀胱、结肠、阴道和阔韧带。

随着肿瘤侵犯肌层，肿瘤可以经淋巴途径转移到盆腔和主动脉旁淋巴结（表33-8）。引流子宫的淋巴管网非常复杂，患者可以有单组淋巴结的转移或者多组淋巴结转移（Burke，1996）。这种转移模式与宫颈癌从盆腔淋巴结转移到腹主动脉旁淋巴结，再转移到斜方肌淋巴结的顺序转移模式完全不同。

表 33-7 **I 期患者肌层侵犯深度和组织学分级的关系（*n*=5095）**

| 肌层侵犯 | 分级 | | |
|---|---|---|---|
| | 1 | 2 | 3 |
| 无 | 29% | 11% | 15% |
| ≤ 50% | 51% | 59% | 46% |
| > 50% | 20% | 30% | 39% |

Data from Creasman WT, Odicino F, Maisonneuve P, et al: Carcinoma of the corpus uteri. FIGO 26th Annual Report on the Results of Treatment in Gynecological Cancer, Int J Gynaecol Obstet. 2006 Nov；95 Suppl 1：S105-S143.

血行播散最常转移到肺，偶尔转移到肝、脑、骨和其他部位。深肌层侵犯是这种转移模式的最强预测因素（Mariani，2001a）。

脱落的子宫内膜癌细胞可逆行到达腹腔。浸透浆膜是肿瘤另一个可能的转移途径。腹腔内发现的大多数类型内膜癌细胞为低度恶性潜能，在短期内消失（Hirai，2001）。若存在其他高危因素时，如附件转移或组织学为浆液性癌，可以出现腹腔广泛转移。

穿刺部位转移是一种罕见的肿瘤转移方式。Martinez 和同事（2010）评估了近 300 例子宫内膜癌腹腔镜分期手术。0.33% 的病例出现穿刺部位转移。也有报道显示肿瘤组织粉碎后出现癌细胞扩散。

### ■ 6. 治疗

#### （1）手术治疗

子宫内膜癌应使用修订后的 FIGO 系统进行全子宫切除、双附件切除和手术分期（包括盆腹腔冲洗和淋巴结切除）（表 33-9 和图 33-11）（Cornelison，1999；Mariani，2001b）。选择最佳治疗方式时，应仔细回顾分析术前活检标本的组织学描述。几乎 3/4 的

患者处于 I 期（表 33-10）。只有少数情况不适合进行初次手术，包括想保留生育能力、重度肥胖、高手术风险和临床无法切除病灶。一般来说，筋膜外子宫切除术，也称为 I 型或简单子宫切除术即可。然而，根治性子宫切除术（III 型子宫切除术）可能更适合于子宫内膜癌宫颈受侵的患者（Cornelison，1999；Mariani，2001b）。这些子宫切除类型的差异见表 30-7。经阴道子宫切除术，无论是否伴有 BSO，对于因合并症无法进行系统手术分期的患者来说，是另一种可选择的手术方式（美国妇产科医师协会，2005c）。以前，开腹手术是标准的方法。然而，腹腔镜和机器人手术分期越来越多地用于子宫内膜癌局限于子宫的患者。这种微创手术分期是安全的，可行的，是目前推荐的方法（Walker，2009）。

无论何种手术途径，进入腹腔后，将 50 ～ 100 ml 无菌生理盐水灌入盆腔，收集起来进行细胞学检查。也可留取收集腹水，但很少遇到腹水的情况。然后进行充分的的盆腹腔探查，并对可疑的病变进行活检或切除。这些初步的步骤之后是子宫切除和双侧附件切除。子宫在远离手术台的地方剖开，侵肌深度可以通过术中观察或冰冻切片显微镜分析来确定（Sanjuan，2006；Vorgias，2002）。

如前所述，淋巴结转移的风险与肿瘤级别及侵肌深度有关。既往术前活检组织分级和术中侵肌深度评估是外科医生用来决定是否进行盆腔和腹主动脉旁淋巴结切除的两个因素。这种方法已被报道是不准确的（Eltabbakh，2005；Leitao，2008；Papadia，2009）。在手术室内确定肌层侵犯深度往往不准确（Frumovitz，2004a，b）。

在全子宫切除术和双附件切除术之后，对术前评估淋巴结阳性患者联合淋巴结切除术以指导合适的治疗。一些回顾性研究表明，接受了充分的淋巴结切除的患者存活率有所提高（Kilgore，1995；Todo，

表 33-8 **组织学分级和肌层侵犯深度与淋巴结转移风险之间的关系**

| 肌层侵犯 | 盆腔淋巴结 | | | 腹主动脉旁淋巴结 | | |
|---|---|---|---|---|---|---|
| | G1 | G2 | G3 | G1 | G2 | G3 |
| 无 | 1% | 7% | 16% | < 1% | 2% | 5% |
| ≤ 50% | 2% | 6% | 10% | < 1% | 2% | 4% |
| > 50% | 11% | 21% | 37% | 2% | 6% | 13% |

G，组织学分级

Data from Creasman WT, Odicino F, Maisonneuve P, et al: Carcinoma of the corpus uteri. FIGO 26th Annual Report on the Results of Treatment in Gynecological Cancer, Int J Gynaecol Obstet. 2006 Nov；95 Suppl 1：S105-S143.

第四部分

**表 33-9 子宫内膜癌的 FIGO 分期**

| 分期[a] | 特征 |
|---|---|
| **I** | **肿瘤局限在子宫体** |
| IA | 没有或者肌层侵犯 < 1/2 |
| IB | 肌层侵犯 ≥ 1/2 |
| **II** | **肿瘤侵犯宫颈间质，但未超出子宫体[b]** |
| **III** | **肿瘤局部和（或）区域扩散** |
| IIIA | 肿瘤侵犯子宫浆膜和（或）附件[c] |
| IIIB | 阴道和（或）宫旁转移[c] |
| IIIC | 转移到盆腔和（或）主动脉旁淋巴结[c] |
| IIIC1 | 盆腔淋巴结阳性 |
| IIIC2 | 主动脉旁淋巴结阳性，伴或不伴盆腔淋巴结阳性 |
| **IV** | **肿瘤侵犯膀胱和（或）直肠黏膜，和（或）远处转移** |
| IVA | 肿瘤侵犯膀胱和（或）直肠黏膜 |
| IVB | 远处转移，包括腹腔内转移和（或）腹股沟淋巴结转移 |

[a] 包括 G1、G2 或 G3
[b] 宫颈腺体侵犯只被列入 I 期，不再列入 II 期
[c] 腹腔细胞学阳性需要单独报告，但不改变分期

Reproduced with permission from Pecorelli S：Revised FIGO staging for carcinoma of the vulva, cervix, and endometrium, Int J Gynaecol Obstet. 2009 May；105（2）：103-104.

2010）。然而，这种优势似乎仅限于高危人群。因此，淋巴结切除术尽管存在一些争议，但对于高危的 1 级子宫内膜样癌和任何 2 级、3 级患者或 II 型癌患者，建议进行盆腔和腹主动脉旁淋巴结切除的完整手术分期。对于低风险的 1 级子宫内膜样癌是否行淋巴结分期术也存在争议（Miller，2006）。有作者在两项随机试验中报告了早期患者行淋巴结切除术对无瘤生存率或总生存率并无获益（Benedetti Panici，2008；Kitchener，2009）。然而，这些试验受到了质疑，因为淋巴结计数低和淋巴结状态并不影响术后，许多患者术后接受放疗并未考虑淋巴结状态。此外，还存在遗漏淋巴结切除术可能导致遗漏转移性疾病和术后治疗不足的问题。此外，在淋巴结切除术过程中可能会切除微小转移病灶，从而防止了复发。

临床应对任何可疑的盆腔或腹主动脉旁淋巴结应予以切除并进行组织学评估。切除肉眼可见的受累淋巴结可使生存获益（Havrilesky，2005）。

术前活检诊断为浆液性或透明细胞癌的患者应该进行扩大的手术分期，包括横结肠下大网膜切除和双侧盆腔、结肠旁沟和横隔腹膜活检（Bristow，2001a）。如同卵巢癌一样，应切除一切转移病灶（Bristow，2000）。

如在外阴和乳腺癌中正在进行的研究一样，子宫内膜癌的前哨淋巴结评估有可能成为子宫内膜癌的一

**表 33-10 子宫内膜癌 FIGO 各期患者分布（n=5281 例患者）**

| FIGO 分期 | % |
|---|---|
| I | 73 |
| II | 11 |
| III | 13 |
| IV | 3 |

Data from Creasman WT, Odicino F, Maisonneuve P, et al：Carcinoma of the corpus uteri. FIGO 26th Annual Report on the Results of Treatment in Gynecological Cancer, Int J Gynaecol Obstet. 2006 Nov；95 Suppl 1：S105-S143.

项有用的技术（Abu-Rustum，2009）。具体做法稍有不同，但通常是在手术前宫颈 3 点、6 点、9 点和 12 点注射锝硫胶体。随后的淋巴造影指示发现前哨淋巴结。在手术时，在宫颈的 3 点和 9 点的位置注射淋巴液素或异硫蓝。然后识别放射性蓝色结节（Frati，2015）。尽管仍在研究中，前哨淋巴结的评估是有前景的，因为它减少了系统性淋巴结切除术相关的潜在副作用，包括淋巴水肿和淋巴囊肿的形成、更长的手术时间和更多的失血。前哨淋巴结定位的敏感性在小范围内是可以接受的，GOG 正在考虑进行一项前瞻性研究。

如前所述，微创手术方法可用于子宫内膜癌分期

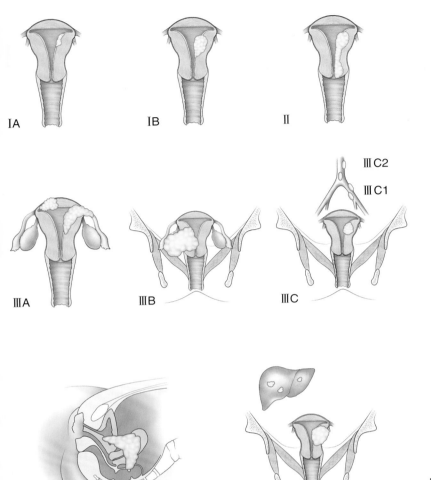

**图 33-11**　FIGO（国际妇产科联盟）子宫内膜癌分期

手术的合适患者（Childers，1994；Spirtos，2005）。GOGLAP2 研究是第一个关于腹腔镜手术的多中心随机试验。在本试验中对临床 I 期和 IIA 期子宫内膜癌进行传统开腹盆腔/腹主动脉旁淋巴结切除术与相同步骤的腹腔镜手术做比较，发现腹腔镜分期是安全可行的（Walker，2009）。74% 被随机分配到 MIS 组的患者并没有中转开腹顺利完成了腹腔镜手术。接受腹腔镜手术的患者术中损伤发生率与开腹手术相似（9% & 8%），中重度并发症较少（14% vs. 21%），住院时间较短（中位数 3 天 vs. 4 天），术后 6 周生活质量较好。然而，腹腔镜分期与手术时间相对较长（Kornblith，2009；Walker，2009）。腹腔镜分期手术长期疗效并未提高，早期报告其总生存率和复发率与传统开腹手术相似（Ghezzi，2010；Magrina，1999；Walker，2012；Zullo，2009）。

子宫内膜癌机器人辅助腹腔镜分期手术已经被许多妇科肿瘤学家接受，用于克服肥胖患者微创手术

的技术挑战（Hoekstra，2009）。早期证据表明它是安全可行的（Hoekstra，2009）。机器人手术主要并发症发生率和平均淋巴结切除数目与腹腔镜内膜癌分期术类似。但是，机器人手术失血更少（Cardenas-Goicoechea，2010；Seamon，2009）。

如第 41 章所述，并非所有患者都适合于微创手术。限制因素包括广泛的粘连性疾病、大子宫、病态肥胖、心肺合并症和同时存在的其他疾病。重要的是，在术中应避免组织粉碎术引起肿瘤播散。

**（2）监测**

大多数接受手术治疗的患者在术后 2 年内每 3 到 6 个月进行一次盆腔检查，随后 3 年内每 6 到 12 个月进行一次盆腔检查（NCCN，2015）。宫颈脱落细胞检查不是随访的必需内容，因为只有不到 1% 的患者发现无症状的阴道复发（Bristow，2006a；Cooper，2006）。

更晚期的患者需要术后放/化疗或放化疗的患者更应该进行更严密监测。血清 CA125 监测是有有价值，特别是对于浆液性乳头状腺癌术前 CA125 升高的患者。随访期间定期进行 CT 扫描或 MR 成像。一般来说，复发疾病的模式取决于最初的转移部位和接受的治疗。

### （3）化疗

目前发现三种对子宫内膜癌有明确效果的细胞毒性药物紫杉醇、多柔吡星和顺铂（BarrenaMedel，2009）组成的 TAP 化疗，这是晚期子宫内膜癌术后辅助治疗的可选方案之一。在一项纳入 273 例妇女随机Ⅲ期临床试验（GOG177）中，7 个疗程的 TAP 效果优于 AP 方案（多柔吡星和顺铂），但毒性增加，尤其是外周神经毒性（Fleming，2004）。毒性较低的替代方案是 TC（紫杉醇和卡铂）。这个方案常规用于卵巢癌的化疗，但对晚期内膜癌也同样有效（Hoskin，2001；Sovak，2006，2007）。一项比较 TAP 和 TC 的研究试验（GOG209）结果显示，TC 方案在 PFS 和 OS 方面并不次于 TAP 方案。由于 TC 方案的毒性较低，该方案在作者的机构中普遍使用（（Miller，2012）。

在临床实践中，对于手术后晚期子宫内膜癌，细胞毒性药物化疗经常联合、序贯或三明治样地联合放疗应用。为减少副作用，通常使用盆腔或主动脉旁放疗，而非全腹腔放疗（Homesley，2009；Miller，2009b）。

### （4）靶向治疗

目前的治疗方法尚不能长期控制部分患者的疾病，正在研究新的治疗方法治疗子宫内膜癌。贝伐珠单抗（安维汀）是一种血管内皮细胞生长因子（VEGF）抑制剂，能够抑制血管生成。它在复发性或持续性子宫内膜癌的Ⅱ期试验中显示了一些有益的作用，但需要进一步的研究（Aghajanian，2011）。另一个途径是成纤维细胞生长因子受体途径，也是一个潜在的靶点（Lee，2014）。mTOR 通路是另外一个潜在靶点，因为该通路的突变可能导致子宫内膜癌。GOG0286B 方案目前正在研究二甲双胍联合化疗治疗晚期或复发性子宫内膜癌。早期数据显示二甲双胍通过抑制 mTOR 途径从而抑制子宫内膜癌细胞的增殖。此外，二甲双胍联合紫杉醇治疗可使这些细胞系产生协同抗增殖作用。

### （5）放疗

#### 1）初始放射治疗

初始放射治疗通常认为只适用于不适宜手术的患者。腔内近距离放疗，如 Heyman 胶囊联合或不联合盆腔外照射是最经典的方法（见第二十八章）。总体上初始放疗的生存率比手术治疗低 10%～15%（Chao，1996；Fishman，1996）。从而提示任何患者在拒绝全子宫切除术之前，需要进行认真的术前评估和充分的咨询（美国妇产科医师协会，2005c）。

#### 2）辅助放疗

术后有子宫内膜癌复发风险的患者进行辅助放疗。低风险的早期子宫内膜癌患者一般通过手术得到充分的治疗，可能不能从辅助放疗中获益，术后随访即可。有三项主要的试验评价了早期患者进行辅助放疗的疗效，其结果都提示辅助放疗改善局部疾病控制率和无复发生存率，但不降低远处转移率或改善五年总生存率（Aalders，1980；Creutzberg，2001，2004；Keys，2004）。

然而，其中一项研究显示，在中高危亚组的患者中辅助放疗显著降低其复发率：①具有 3 个危险因素者：肿瘤分级 G2 或 G3、淋巴血管间隙受累、侵犯肌层外 1/3）；②年龄≥ 50 岁并具备两个危险因素患者；③年龄≥ 70 岁并具备一个危险因素的患者（Keys，2004）。这些危险因素也见于其他的临床管理和更多的同期子宫内膜癌实验设计中。后续的研究结果建议采用阴道近距离放疗。PORTEC-2 研究表明，对于中高危的子宫内膜癌患者，阴道近距离放射治疗相当于整个盆腔放射治疗（Nout，2010）。值得注意的是，局部放疗可以降低局部复发的风险，但不能提高整体生存率。

对Ⅱ期子宫内膜癌患者术后放疗的疗效更难预测。因为目前大多数资料来源于回顾性、单中心的研究，患者进行盆腔外照射、阴道近距离放疗、腔结合外照射、或者没有进一步治疗（Cannon，2009；Elshaikh，2015；Rittenberg，2005）。目前没有标准的方案，大多数患者基于存在的危险因素进行个体化处理（Feltmate，1999）。

对大多数Ⅲ期子宫内膜癌患者，推荐术后给予化疗和（或）肿瘤定位外照射治疗（Barrena-Medel，2009；Homesley，2009）。最通常的情况是，放疗部位会特异地定位于盆腔病灶，但是如果发现有转移，可以扩展到主动脉旁区域。目前，一项比较放化疗和化疗（紫杉醇和卡铂）治疗晚期子宫内膜癌的随机临床试验（方案258）正在进行中，等待其研究结果。

很少有Ⅳ期患者带着治愈的目的接受放疗。局限于局部的ⅣA期肿瘤可能例外。对于Ⅳ期的肿瘤，腹腔内转移通常位于可耐受的放射野之外。因此全腹腔放疗一般不如化疗（Randall，2006）。因此，放疗在这些患者中的作用通常是姑息性的（Goff，1994）。化疗是晚期子宫内膜癌患者的合理选择。

### （6）激素治疗

#### 1）癌症治疗

子宫内膜癌的一个特征之一是对激素的反应性。因此，对于非手术治疗的女性，持续的长期的孕激素治疗或左炔诺孕酮释放型节育器可作为主要治疗手段（Dhar，2005；Montz，2002）。同样，对于希望生育的年轻的绝经前患者，类似的孕激素疗法可以用于逆转病灶。

作为辅助治疗，单药高剂量孕激素在晚期或复发性疾病的妇女中也有一定疗效（Lentz，1996；Thigpen，1999）。他莫昔芬可上调孕激素受体的表达，从而提高孕激素治疗的疗效。在临床上，他莫西芬与孕激素联合使用有很高的反应率（Fiorica，2004；Whitney，2004）。一般来说，这种组合毒性低，最常用于复发性疾病。

#### 2）雌激素替代治疗

由于雌激素过度刺激在子宫内膜癌发展中的作用，在子宫内膜癌的患者治疗补充雌激素常常引起关注，因为雌激素替代治疗可能造成肿瘤的复发。然而，这种效应尚未被观察到（Suriano，2001）。GOG试图通过随机分配1236名接受过Ⅰ期和Ⅱ期子宫内膜癌手术后的患者接受雌激素或安慰剂治疗，来确定子宫内膜癌患者术后接受雌激素替代治疗的风险。尽管这个研究没有达到预期目的，但是低复发率（2%）使得该治疗是有希望的（Barakat，2006）。由于潜在的风险和缺乏安全性的证实，子宫内膜癌患者术后因绝经症状而开始雌激素替代治疗开始前应单独咨询其风险和益处。

### （7）子宫浆液性癌的处理

这种最具有侵袭性的子宫内膜癌类型并不常见，难以开展随机试验。因此，大多数数据来源是单中心、回顾性研究分析。治疗通常是个体化的，不同于典型的子宫内膜样腺癌。

如果术前活检提示浆液性特征，推荐进行浆液性乳头状子宫内膜癌全面分期手术。这包括全子宫切除、双附件切除、腹腔冲洗、盆腔 / 主动脉旁淋巴结切除、结肠下大网膜切除和腹膜活检（Chan，2003）。即使非浸润性疾病也经常出现广泛转移（Gehrig，2001）。幸运的是，如果分期手术证实肿瘤局限于子宫（Ⅰ / Ⅱ期），患者往往预后良好（Grice，1998）。

偶尔有患者在子宫切除标本中没有明显的UPSC残留，或肿瘤仅仅位于息肉的尖端。这些ⅠA期术后患者可以安全地观察。但是所有其他Ⅰ期患者应该考虑辅助治疗。一个有效的策略是术后3～6个周期的紫杉醇卡铂化疗联合阴道近距离放疗（Dietrich，2005；Kelly，2005）。然而，一些数据表明UPSC肿瘤具有内在的辐射抵抗性（Martin，2005）。而且，基于对手术后Ⅰ期患者的最大样本回顾性研究报道，Huh和同事（2003）质疑任何放疗的益处。

Ⅱ期UPSC患者术后更有可能受益于盆腔放疗，包括或不包括化疗。Ⅲ期患者更容易远处复发。因此，术后除了肿瘤定位放疗外，还需考虑紫杉醇和卡铂的化疗（Bristow，2001a；Slomovitz，2003）。

临床中存在许多ⅣB期患者。尽最大可能的肿瘤细胞减灭术可能是最重要的，因为总生存的最强预后因素之一是残余肿瘤的数量。术后推荐至少6个周期的紫杉醇和卡铂化疗（Barrena-Medel，2009；Bristow，2001b；Moller，2004）。对于晚期子宫内膜癌，强烈推荐进行临床研究。

### （8）保留生育能力治疗

激素治疗而不切除子宫是对渴望保留生育能力的年轻子宫内膜癌患者通过精心筛选而做出的一个选择。仔细筛选包括诊断性宫腔镜检查、分段诊刮术、影像学检查除外深肌层侵犯或子宫外病变（Burke，2014）。仔细评估还可通过生殖内分泌咨询，明确患者治疗后受孕机会如何。重要的是，许多引起内膜癌的生物学过程也可导致降低生育力。通常这种治疗策略只适用于那些G1（Ⅰ型肿瘤）子宫内膜样腺癌，且没有肌层侵犯的影像学证据。尽管可通过腹腔镜进一步评价也很少有G2患者加入该治疗（Morice，2005）。激素治疗的目的是逆转病灶。但是任何类型的医疗管理都存在潜在风险，而这种风险患者必须愿意接受（Yang，2005）。

孕激素是最常使用的保守治疗方案。醋酸甲地孕酮160 mg 每日口服或80 mg 每日两次口服可促进癌症消退。另外口服或肌注醋酸甲羟孕酮可采用不同剂量（Gotlieb，2003）。左炔诺孕酮释放性节育器是另一个可接受的选择。孕激素治疗联合他莫昔芬或联合促性腺激素释放激素类似物较少应用（Wang，2002）。无论何种激素剂型，长期观察中发现其复发率都很高（Gotlieb，2003；Niwa，2005）。尽管这一方法是可行的，但使用剂量、治疗时间和监测随访计划并无明确规定。

接受保留生育能力治疗的患者必须接受每 3 个月一次的内膜活检或诊断性刮宫来评估治疗效果。如果有证据表明疾病持续存在，常需改变激素治疗方案或增加剂量。如果病变不逆转或者可疑疾病进展，建议行子宫切除和分期手术。

对治疗有反应并且子宫内膜监测中组织学检查结果正常的患者来说，有望分娩一个健康的婴儿。但是，在某些情况下可能需要辅助生殖技术来助孕。产后患者应该继续定期监测子宫内膜腺癌的复发情况（Ferrandina，2005）。一般而言，患者应在完成生育或不再需要保留生育能力时进行子宫切除。

### ■ 7. 预后因素

许多临床和病理特征影响子宫内膜癌复发和生存（表 33-11）（Lurain，1991；Schink，1991）。其中，FIGO 手术病理分期是最重要的因素，因为它包括了许多最重要的预后因素（表 33-12）。肿瘤转移到附件、盆腔 / 主动脉旁淋巴结和腹膜表面在 FIGO 分期中有相应反映。

### ■ 8. 复发

复发性内膜癌患者通常需要个体化治疗。一般而言，复发部位是生存的最重要预后因素。视情况而选择手术、放疗、化疗，或联合治疗的最佳策略。最有治疗意义的情况是未经放疗患者的阴道断端的孤立复发。这些患者通常可以通过盆腔外照射进行有效地治疗。在接受过放疗的患者，廓清术经常是唯一的治疗方案（第四十四章 -4 节）（Barakat，1999；Morris，1996）。不管采取何种治疗方式，淋巴结复发或孤立的盆腔病灶更有可能导致疾病的进一步进展。对于没有接受过放疗的患者而言，任意一种复发方式都是外照射的适应证。对部分复发患者，挽救性肿瘤细胞减灭术也可能是有益的（Awtrey，2006；Bristow，2006）。

| 表 33-11 | 内膜癌不良预后因素 |
| --- | --- |
| 手术分期晚期 | |
| 高龄 | |
| 组织学类型：UPSC 或透明细胞癌 | |
| 肿瘤分级高 | |
| 存在肌层侵犯 | |
| 存在淋巴血管间隙受累 | |
| 腹腔肿瘤细胞学阳性 | |
| 肿瘤病灶大 | |
| ER 和 PR 低表达水平 | |

ER，雌激素受体；PR，孕激素受体；UPSC，子宫浆液性乳头状癌

表 33-12　不同手术期别的子宫内膜癌五年生存率（n=5562 例患者）

| FIGO 分期 | 生存率（%） | FIGO 分期 | 生存率（%） |
| --- | --- | --- | --- |
| I A | 91 | III A | 60 |
| I B | 88 | III B | 41 |
| I C | 81 | III C | 32 |
| II A | 77 | IV A | 20 |
| II B | 67 | IV B | 5 |

FIGO，国际妇产科联盟
Data from Creasman WT, Odicino F, Maisonneuve P, et al: Carcinoma of the corpus uteri. FIGO 26th Annual Report on the Results of Treatment in Gynecological Cancer, Int J Gynaecol Obstet. 2006 Nov；95 Suppl 1：S105-S143.

广泛播散的子宫内膜癌或不适合放疗或手术的复发患者，是全身化疗的指征（Barrena-Medel，2009）。由于目前的挽救性治疗方案缓解时间有限，迫切需要更有效的治疗，因此理想的情况是让患者加入临床试验。紫杉醇和卡铂是治疗复发性子宫内膜癌的有效方案，其疗效并不比 TAP 方案差（Miller，2012）。孕激素治疗联合或不联合他莫昔芬是一种对某些病例有效的低毒性方案（Fiorica，2004；Whitney，2004）。一般而言，对无法治愈的复发性子宫内膜癌患者需要进行充分沟通交流，以达到对症缓解和治疗毒性之间的最佳平衡。

（王志启　唐志坚 译　王建六 审校）

**参考文献**

Aalders J, Abeler V, Kolstad P, et al: Postoperative external irradiation and prognostic parameters in stage I endometrial carcinoma: clinical and histopathologic study of 540 patients. Obstet Gynecol 56(4):419, 1980

Aarnio M, Sankila R, Pukkala E, et al: Cancer risk in mutation carriers of DNA-mismatch-repair genes. Int J Cancer 81(2):214, 1999

Abeler VM, Kjorstad KE: Clear cell carcinoma of the endometrium: a histopathological and clinical study of 97 cases. Gynecol Oncol 40(3):207, 1991

Abu-Rustum NR, Khoury-Collado F, Pandit-Taskar N, et al: Sentinel lymph node mapping for grade 1 endometrial cancer: is it the answer to the surgical staging dilemma? Gynecol Oncol 113(2):163, 2009

Aghajanian C, Sill MW, Darcy KM, et al: Phase II trial of bevacizumab in recurrent or persistent endometrial cancer: a Gynecologic Oncology Group study. J Clin Oncol 29(16):2259, 2011

Ahluwalia M, Light AM, Surampudi K, et al: Transitional cell carcinoma of the endometrium: a case report and review of the literature. Int J Gynecol Pathol 25(4):378, 2006

Allison KH, Reed SD, Voigt LF, et al: Diagnosing endometrial hyperplasia: why is it so difficult to agree? Am J Surg Pathol 32(5):691, 2008

Altrabulsi B, Malpica A, Deavers MT, et al: Undifferentiated carcinoma of the endometrium. Am J Surg Pathol 29(10):1316, 2005

American College of Obstetricians and Gynecologists: Diagnosis of abnormal uterine bleeding in reproductive-aged women. Practice Bulletin No. 128, July 2012, Reaffirmed 2014a

American College of Obstetricians and Gynecologists: Endometrial intraepithelial neoplasia. Committee Opinion No. 631, 2015a

American College of Obstetricians and Gynecologists: Hysteroscopy. Technology Assessment No. 7, June 2011, Reaffirmed 2015b

American College of Obstetricians and Gynecologists: Lynch syndrome. Practice Bulletin No. 147, November 2014b

American College of Obstetricians and Gynecologists: Management of endometrial cancer. Practice Bulletin No. 149, April 2015c

American College of Obstetricians and Gynecologists: Salpingectomy for ovarian cancer prevention. Committee Opinion No. 620, January 2015d

American College of Obstetricians and Gynecologists: Tamoxifen and uterine cancer. Committee Opinion No. 601, June 2014c

American College of Obstetricians and Gynecologists: The role of transvaginal ultrasonography in the evaluation of postmenopausal bleeding. Committee Opinion No. 440, August 2009, Reaffirmed 2013

Anastasiadis PG, Skaphida PG, Koutlaki NG, et al: Descriptive epidemiology of endometrial hyperplasia in patients with abnormal uterine bleeding. Eur J Gynaecol Oncol 21(2):131, 2000

Ashfaq R, Sharma S, Dulley T, et al: Clinical relevance of benign endometrial cells in postmenopausal women. Diagn Cytopathol 25(4):235, 2001

Awtrey CS, Cadungog MG, Leitao MM, et al: Surgical resection of recurrent endometrial carcinoma. Gynecol Oncol 102(3):480, 2006

Ayhan A, Tuncer ZS, Tuncer R, et al: Granulosa cell tumor of the ovary. A clinicopathological evaluation of 60 cases. Eur J Gynaecol Oncol 15(4):320, 1994

Baak JP, Mutter GL, Robboy S, et al: The molecular genetics and morphometry-based endometrial intraepithelial neoplasia classification system predicts disease progression in endometrial hyperplasia more accurately than the 1994 World Health Organization classification system. Cancer 103(11):2304, 2005

Balmana J, Stockwell DH, Steyerberg EW, et al: Prediction of MLH1 and MSH2 mutations in Lynch syndrome. JAMA 296(12):1469, 2006

Bansal N, Yendluri V, Wenham RM: The molecular biology of endometrial cancers and the implications for pathogenesis, classification, and targeted therapies. Cancer Control 16(1):8, 2009

Barakat RR, Bundy BN, Spirtos NM, et al: Randomized double-blind trial of estrogen replacement therapy versus placebo in stage I or II endometrial cancer: a Gynecologic Oncology Group Study. J Clin Oncol 24(4):587, 2006

Barakat RR, Goldman NA, Patel DA, et al: Pelvic exenteration for recurrent endometrial cancer. Gynecol Oncol 75(1):99, 1999

Barrena Medel NI, Bansal S, Miller DS, et al: Pharmacotherapy of endometrial cancer. Expert Opin Pharmacother 10(12):1939, 2009

Beiner ME, Finch A, Rosen B, et al: The risk of endometrial cancer in women with BRCA1 and BRCA2 mutations. A prospective study. Gynecol Oncol 104(1):7, 2007

Ben Yehuda OM, Kim YB, Leuchter RS: Does hysteroscopy improve upon the sensitivity of dilatation and curettage in the diagnosis of endometrial hyperplasia or carcinoma? Gynecol Oncol 68:4, 1998

Benedetti Panici P, Basile S, Maneschi F, et al: Systematic pelvic lymphadenectomy vs. no lymphadenectomy in early stage endometrial carcinoma: randomized clinical trial. J Natl Cancer Inst 100:1707, 2008

Breitkopf DM, Frederickson RA, Snyder RR: Detection of benign endometrial masses by endometrial stripe measurement in premenopausal women.

Obstet Gynecol 104(1):2004

Bristow RE, Asrari F, Trimble EL, et al: Extended surgical staging for uterine papillary serous carcinoma: survival outcome of locoregional (stage I–III) disease. Gynecol Oncol 81(2):279, 2001a

Bristow RE, Duska LR, Montz FJ: The role of cytoreductive surgery in the management of stage IV uterine papillary serous carcinoma. Gynecol Oncol 81(1):92, 2001b

Bristow RE, Purinton SC, Santillan A, et al: Cost-effectiveness of routine vaginal cytology for endometrial cancer surveillance. Gynecol Oncol 103(2):709, 2006a

Bristow RE, Santillan A, Zahurak ML, et al: Salvage cytoreductive surgery for recurrent endometrial cancer. Gynecol Oncol 103(1):281, 2006b

Bristow RE, Zerbe MJ, Rosenshein NB, et al: Stage IVB endometrial carcinoma: the role of cytoreductive surgery and determinants of survival. Gynecol Oncol 78(2):85, 2000

Burke TW, Levenback C, Tornos C, et al: Intraabdominal lymphatic mapping to direct selective pelvic and paraaortic lymphadenectomy in women with high-risk endometrial cancer: results of a pilot study. Gynecol Oncol 62(2):169, 1996

Burke WM, Orr J, Leitao M, et al: Endometrial cancer: a review and current management strategies: part II. Gynecol Oncol 134(2):393, 2014

Cannon GM, Geye H, Terakedis BE, et al: Outcomes following surgery and adjuvant radiation in stage II endometrial adenocarcinoma. Gynecol Oncol 113(2):176, 2009

Carcangiu ML, Chambers JT: Uterine papillary serous carcinoma: a study on 108 cases with emphasis on the prognostic significance of associated endometrioid carcinoma, absence of invasion, and concomitant ovarian carcinoma. Gynecol Oncol 47(3):298, 1992

Cardenas-Goicoechea J, Adams S, Bhat SB, et al: Surgical outcomes of robotic-assisted surgical staging for endometrial cancer are equivalent to traditional laparoscopic staging at a minimally invasive surgical center. Gynecol Oncol 117(2):224, 2010

Chan JK, Loizzi V, Youssef M, et al: Significance of comprehensive surgical staging in noninvasive papillary serous carcinoma of the endometrium. Gynecol Oncol 90(1):181, 2003

Chan JK, Sherman AE, Kapp DS, et al: Influence of gynecologic oncologists on the survival of patients with endometrial cancer. J Clin Oncol 29(7):832, 2011

Chao CK, Grigsby PW, Perez CA, et al: Medically inoperable stage I endometrial carcinoma: a few dilemmas in radiotherapeutic management. Int J Radiat Oncol Biol Phys 34(1):27, 1996

Chen S, Wang W, Lee S, et al: Prediction of germline mutations and cancer risk in the Lynch syndrome. JAMA 296(12):1479, 2006

Childers JM, Spirtos NM, Brainard P, et al: Laparoscopic staging of the patient with incompletely staged early adenocarcinoma of the endometrium. Obstet Gynecol 83(4):597, 1994

Cicinelli E, Tinelli R, Colafiglio G, et al: Risk of long-term pelvic recurrences after fluid minihysteroscopy in women with endometrial carcinoma: a controlled randomized study. Menopause 17(3):511, 2010

Cooper AL, Dornfeld-Finke JM, Banks HW, et al: Is cytologic screening an effective surveillance method for detection of vaginal recurrence of uterine cancer? Obstet Gynecol 107(1):71, 2006

Cornelison TL, Trimble EL, Kosary CL: SEER data, corpus uteri cancer: treatment trends versus survival for FIGO stage II, 1988–1994. Gynecol Oncol 74(3):350, 1999

Creasman W, Odicino F, Maisonneuve P, et al: FIGO Annual Report on the Results of Treatment in Gynaecological Cancer. 1998

Creasman W, Odicino F, Maisonneuve P, et al: FIGO Annual Report on the Results of Treatment in Gynecological Cancer. 2006

Creutzberg CL, van Putten WL, Koper PC, et al: The morbidity of treatment for patients with Stage I endometrial cancer: results from a randomized trial. Int J Radiat Oncol Biol Phys 51(5):1246, 2001

Creutzberg CL, van Putten WL, Warlam-Rodenhuis CC, et al: Outcome of high-risk stage IC, grade 3, compared with stage I endometrial carcinoma patients: the Postoperative Radiation Therapy in Endometrial Carcinoma Trial. J Clin Oncol 22(7):1234, 2004

Delin JB, Miller DS, Coleman RL: Other primary malignancies in patients with uterine corpus malignancy. Am J Obstet Gynecol 190:1429, 2004

Dhar KK, NeedhiRajan T, Koslowski M, et al: Is levonorgestrel intrauterine system effective for treatment of early endometrial cancer? Report of four cases and review of the literature. Gynecol Oncol 97(3):924, 2005

Dietrich CS III, Modesitt SC, DePriest PD, et al: The efficacy of adjuvant platinum-based chemotherapy in stage I uterine papillary serous carcinoma (UPSC). Gynecol Oncol 99(3):557, 2005

Dossus L, Allen N, Kaaks R, et al: Reproductive risk factors and endometrial cancer: the European Prospective Investigation into Cancer and Nutrition. Int J Cancer 127(2):442, 2010

Ellenson LH, Ronnett BM, Kurman RJ: Precursor lesions of endometrial carcinoma. In Kurman RJ, Ellenson LH, Ronnett BM (eds): Blaustein's Pathology of the Female Genital Tract, New York, Springer, 2011a, p 360

Ellenson LH, Ronnett BM, Soslow RA: Endometrial cancer. In Kurman RJ, Ellenson LH, Ronnett BM (eds): Blaustein's Pathology of the Female Genital Tract, New York, Springer, 2011b, p 422

Elshaikh MA, Al-Wahab Z, Mahdi H, et al: Recurrence patterns and survival endpoints in women with stage II uterine endometrioid carcinoma: a multi-institution study. Gynecol Oncol 136(2):235, 2015

Eltabbakh GH, Shamonki J, Mount SL: Surgical stage, final grade, and survival of women with endometrial carcinoma whose preoperative endometrial biopsy shows well-differentiated tumors. Gynecol Oncol 99(2):309, 2005

Fearnley EJ, Marquart L, Spurdle AB, et al: Polycystic ovary syndrome increases the risk of endometrial cancer in women aged less than 50 years: an Australian case-control study. Cancer Causes Control 12:2303, 2010

Feldman S, Berkowitz RS, Tosteson AN: Cost-effectiveness of strategies to evaluate postmenopausal bleeding. Obstet Gynecol 81(6):968, 1993

Felix AS, Gaudet MM, La Vecchia C, et al: Intrauterine devices and endometrial cancer risk: a pooled analysis of the Epidemiology of Endometrial Cancer Consortium. Int J Cancer 136(5):E410, 2015

Felix AS, Weissfeld JL, Stone RA, et al: Factors associated with Type I and Type II endometrial cancer. Cancer Causes Control 21(11):1851, 2010

Feltmate CM, Duska LR, Chang Y, et al: Predictors of recurrence in surgical stage II endometrial adenocarcinoma. Gynecol Oncol 73(3):407, 1999

Ferrandina G, Zannoni GF, Gallotta V, et al: Progression of conservatively treated endometrial carcinoma after full term pregnancy: a case report. Gynecol Oncol 99(1):215, 2005

FIGO Committee on Gynecologic Oncology: Revised FIGO staging for carcinoma of the vulva, cervix, and endometrium. Int J Gynaecol Obstet 105(2):103, 2009

Fiorica JV, Brunetto VL, Hanjani P, et al: Phase II trial of alternating courses of megestrol acetate and tamoxifen in advanced endometrial carcinoma: a Gynecologic Oncology Group study. Gynecol Oncol 92(1):10, 2004

Fisher B, Costantino JP, Wickerham DL, et al: Tamoxifen for prevention of breast cancer: report of the National Surgical Adjuvant Breast and Bowel Project P-1 Study. J Natl Cancer Inst 90(18):1371, 1998

Fishman DA, Roberts KB, Chambers JT, et al: Radiation therapy as exclusive treatment for medically inoperable patients with stage I and II endometrioid carcinoma with endometrium. Gynecol Oncol 61(2):189, 1996

Fleming GF, Brunetto VL, Cella D, et al: Phase III trial of doxorubicin plus cisplatin with or without paclitaxel plus filgrastim in advanced endometrial carcinoma: a Gynecologic Oncology Group Study. J Clin Oncol 22(11):2159, 2004

Frati A, Ballester M, Dubernard G, et al: Contribution of lymphoscintigraphy for sentinel lymph node biopsy in women with early stage endometrial cancer: results of the SENTI-ENDO Study. Ann Surg Oncol 22(6):1980, 2015

Frumovitz M, Singh DK, Meyer L, et al: Predictors of final histology in patients with endometrial cancer. Gynecol Oncol 95(3):463, 2004a

Frumovitz M, Slomovitz BM, Singh DK, et al: Frozen section analyses as predictors of lymphatic spread in patients with early-stage uterine cancer. J Am Coll Surg 199(3):388, 2004b

Gallos ID, Shehmar M, Thangaratinam S, et al: Oral progestogens vs levonorgestrel-releasing intrauterine system for endometrial hyperplasia: a systematic review and metaanalysis. Am J Obstet Gynecol 203(6):547.e1, 2010

Garuti G, Mirra M, Luerti M: Hysteroscopic view in atypical endometrial hyperplasias: a correlation with pathologic findings on hysterectomy specimens. J Minim Invasive Gynecol 13(4):325, 2006

Gehrig PA, Groben PA, Fowler WC Jr, et al: Noninvasive papillary serous carcinoma of the endometrium. Obstet Gynecol 97(1):153, 2001

Ghezzi F, Cromi A, Uccella S, et al: Laparoscopic versus open surgery for endometrial cancer: a minimum 3-year follow-up study. Ann Surg Oncol 17(1):271, 2010

Goff BA, Goodman A, Muntz HG, et al: Surgical stage IV endometrial carcinoma: a study of 47 cases. Gynecol Oncol 52(2):237, 1994

Goldstein SR, Zeltser I, Horan CK, et al: Ultrasonography-based triage for perimenopausal patients with abnormal uterine bleeding. Am J Obstet Gynecol 177(1):102, 1997

Goodman A, Zukerberg LR, Rice LW, et al: Squamous cell carcinoma of the endometrium: a report of eight cases and a review of the literature. Gynecol Oncol 61(1):54, 1996

Goodman MT, Hankin JH, Wilkens LR, et al: Diet, body size, physical activity, and the risk of endometrial cancer. Cancer Res 57(22):5077, 1997

Gotlieb WH, Beiner ME, Shalmon B, et al: Outcome of fertility-sparing treatment with progestins in young patients with endometrial cancer. Obstet Gynecol 102(4):718, 2003

Graebe K, Garcia-Soto A, Aziz M, et al: Incidental power morcellation of malignancy: a retrospective cohort study. Gynecol Oncol 136(2):274, 2015

Granberg S, Wikland M, Karlsson B, et al: Endometrial thickness as measured by endovaginal ultrasonography for identifying endometrial abnormality. Am J Obstet Gynecol 164:47, 1991

Gredmark T, Kvint S, Havel G, et al: Histopathological findings in women with postmenopausal bleeding. BJOG 102(2):133, 1995

Grice J, Ek M, Greer B, et al: Uterine papillary serous carcinoma: evaluation of long-term survival in surgically staged patients. Gynecol Oncol 69(1):69, 1998

Gruber SB, Thompson WD: A population-based study of endometrial cancer and familial risk in younger women. Cancer and Steroid Hormone Study Group. Cancer Epidemiol Biomarkers Prev 5(6):411, 1996

Gu M, Shi W, Barakat RR, et al: Pap smears in women with endometrial carcinoma. Acta Cytol 45(4):555, 2001

Guidos BJ, Selvaggi SM: Detection of endometrial adenocarcinoma with the ThinPrep Pap test. Diagn Cytopathol 23(4):260, 2000

Hamilton CA, Cheung MK, Osann K, et al: Uterine papillary serous and clear cell carcinomas predict for poorer survival compared to grade 3 endometrioid corpus cancers. Br J Cancer 94(5):642, 2006

Hampel H, Frankel W, Panescu J, et al: Screening for Lynch syndrome (hereditary nonpolyposis colorectal cancer) among endometrial cancer patients. Cancer Res 66(15):7810, 2006

Havrilesky LJ, Cragun JM, Calingaert B, et al: Resection of lymph node metastases influences survival in stage IIIC endometrial cancer. Gynecol Oncol 99(3):689, 2005

Hecht JL, Ince TA, Baak JP, et al: Prediction of endometrial carcinoma by subjective endometrial intraepithelial neoplasia diagnosis. Mod Pathol 18(3):324, 2005

Hecht JL, Mutter GL: Molecular and pathologic aspects of endometrial carcinogenesis. J Clin Oncol 24(29):4783, 2006

Hemminki K, Bermejo JL, Granstrom C: Endometrial cancer: population attributable risks from reproductive, familial and socioeconomic factors. Eur J Cancer 41(14):2155, 2005

Hirai Y, Takeshima N, Kato T, et al: Malignant potential of positive peritoneal cytology in endometrial cancer. Obstet Gynecol 97(5 Pt 1):725, 2001

Hoekstra AV, Jairam-Thodla A, Rademaker A, et al: The impact of robotics on practice management of endometrial cancer: transitioning from traditional surgery. Int J Med Robot 5(4):392, 2009

Homesley HD, Filiaci V, Gibbons SK et al: A randomized phase III trial in advanced endometrial carcinoma of surgery and volume directed radiation followed by cisplatin and doxorubicin with or without paclitaxel: a Gynecologic Oncology Group study. Gynecol Oncol 112:543, 2009

Horn LC, Schnurrbusch U, Bilek K, et al: Risk of progression in complex and atypical endometrial hyperplasia: clinicopathologic analysis in cases with and without progestogen treatment. Int J Gynecol Cancer 14(2):348, 2004

Hoskins PJ, Swenerton KD, Pike JA, et al: Paclitaxel and carboplatin, alone or with irradiation, in advanced or recurrent endometrial cancer: a phase II study. J Clin Oncol 19(20):4048, 2001

Howlader N, Noone AM, Krapcho M, et al: SEER Cancer Statistics Review, 1975-2011, National Cancer Institute. 2014. Available at: http://seer.cancer.gov/csr/1975_2011/. Accessed April 12, 2015

Huh WK, Powell M, Leath CA III, et al: Uterine papillary serous carcinoma: comparisons of outcomes in surgical Stage I patients with and without adjuvant therapy. Gynecol Oncol 91(3):470, 2003

Iatrakis G, Diakakis I, Kourounis G, et al: Postmenopausal uterine bleeding. Clin Exp Obstet Gynecol 24(3):157, 1997

Jacobs I, Gentry-Maharaj A, Burnell M, et al: Sensitivity of transvaginal ultrasound screening for endometrial cancer in postmenopausal women: a case-control study within the UKCTOCS cohort. Lancet Oncol 12(1):38, 2011

Jordan LB, Abdul-Kader M, Al Nafussi A: Uterine serous papillary carcinoma: histopathologic changes within the female genital tract. Int J Gynecol Cancer 11(4):283, 2001

Kelly MG, O'Malley DM, Hui P, et al: Improved survival in surgical stage I patients with uterine papillary serous carcinoma (UPSC) treated with adjuvant platinum-based chemotherapy. Gynecol Oncol 98(3):353, 2005

Keys HM, Roberts JA, Brunetto VL, et al: A phase III trial of surgery with or without adjunctive external pelvic radiation therapy in intermediate risk endometrial adenocarcinoma: a Gynecologic Oncology Group study. Gynecol Oncol 92(3):744, 2004

Kilgore LC, Partridge EE, Alvarez RD, et al: Adenocarcinoma of the endometrium: survival comparisons of patients with and without pelvic node sampling. Gynecol Oncol 56(1):29, 1995

Kitchener H, Swart AM, Qian Q, et al: Efficacy of systematic pelvic lymphadenectomy in endometrial cancer (MRC ASTEC trial): a randomized study. Lancet 373:125, 2009

Kornblith AB, Huang HQ, Walker JL, et al: Quality of life of patients with endometrial cancer undergoing laparoscopic International Federation of Gynecology and Obstetrics staging compared with laparotomy: a Gynecologic Oncology Group study. J Clin Oncol 27(32):5337, 2009

Kurman RJ, Carcangiu ML, Herrington CS, et al (eds): WHO Classification of Tumours of Female Reproductive Organs, 4th ed. Lyon, International Agency for Research on Cancer, 2014

Kurman RJ, Kaminski PF, Norris HJ: The behavior of endometrial hyperplasia. A long-term study of "untreated" hyperplasia in 170 patients. Cancer 56(2):403, 1985

Kurman RJ, Norris HJ: Endometrial hyperplasia and related cellular changes. In Kurman RJ (ed): Blaustein's Pathology of the Female Genital Tract. 1994, p 411

Lancaster JM, Powell CB, Chen LM, et al: Society of Gynecologic Oncology statement on risk assessment for inherited gynecologic cancer predispositions. Gynecol Oncol 136(1):3, 2015

Lee PS, Secord AA: Targeted molecular pathways in endometrial cancer: a focus on the FGFR pathway. Cancer Treat Rev 40(4):507, 2014

Leitao MM, Kehoe S, Barakat RR, et al: Accuracy of preoperative endometrial sampling diagnosis of FIGO grade 1 endometrial adenocarcinoma. Gynecol Oncol 111:244, 2008

Lentz SS, Brady MF, Major FJ, et al: High-dose megestrol acetate in advanced or recurrent endometrial carcinoma: a Gynecologic Oncology Group Study. J Clin Oncol 14(2):357, 1996

Liao CK, Rosenblatt KA, Schwartz SM, et al: Endometrial cancer in Asian migrants to the United States and their descendants. Cancer Causes Control 14(4):357, 2003

Lu KH, Dinh M, Kohlmann W, et al: Gynecologic cancer as a "sentinel cancer" for women with hereditary nonpolyposis colorectal cancer syndrome. Obstet Gynecol 105(3):569, 2005

Lurain JR, Rice BL, Rademaker AW, et al: Prognostic factors associated with disease recurrence in clinical stage I adenocarcinoma of the endometrium. Obstet Gynecol 78:63, 1991

Madison T, Schottenfeld D, James SA, et al: Endometrial cancer: socioeconomic status and racial/ethnic differences in stage at diagnosis, treatment, and survival. Am J Public Health 94(12):2104, 2004

Magrina JF, Mutone NF, Weaver AL, et al: Laparoscopic lymphadenectomy and vaginal or laparoscopic hysterectomy with bilateral salpingo-oophorectomy for endometrial cancer: morbidity and survival. Am J Obstet Gynecol 181(2):376, 1999

Mariani A, Webb MJ, Keeney GL, et al: Hematogenous dissemination in corpus cancer. Gynecol Oncol 80(2):233, 2001a

Mariani A, Webb MJ, Keeney GL, et al: Role of wide/radical hysterectomy and pelvic lymph node dissection in endometrial cancer with cervical involvement. Gynecol Oncol 83(1):72, 2001b

Martin JD, Gilks B, Lim P: Papillary serous carcinoma—a less radio-sensitive subtype of endometrial cancer. Gynecol Oncol 98(2):299, 2005

Martínez A, Querleu D, Leblanc E, et al: Low incidence of port-site metastases after laparoscopic staging of uterine cancer. Gynecol Oncol 118(2):145, 2010

Maxwell GL, Schildkraut JM, Calingaert B, et al: Progestin and estrogen potency of combination oral contraceptives and endometrial cancer risk. Gynecol Oncol 103(2):535, 2006

Melhem MF, Tobon H: Mucinous adenocarcinoma of the endometrium: a clinico-pathological review of 18 cases. Int J Gynecol Pathol 6(4):347, 1987

Miller D, Filiaci V, Fleming G, et al: Randomized phase III noninferiority trial of first line chemotherapy for metastatic or recurrent endometrial carcinoma: a GOG study. Abstract 771. Gynecol Oncol 125(3):771, 2012

Miller DS: Advanced endometrial cancer: is lymphadenectomy necessary or sufficient? Gynecol Oncol 101(2):191, 2006

Miller DS, Fleming G, Randall ME: Chemo- and radiotherapy in adjuvant management of optimally debulked endometrial cancer. J Natl Compr Cancer Netw 7(5):535, 2009

Moller KA, Gehrig PA, Van Le L, et al: The role of optimal debulking in advanced stage serous carcinoma of the uterus. Gynecol Oncol 94(1):170, 2004

Montz FJ, Bristow RE, Bovicelli A, et al: Intrauterine progesterone treatment of early endometrial cancer. Am J Obstet Gynecol 186(4):651, 2002

Morice P, Fourchotte V, Sideris L, et al: A need for laparoscopic evaluation of patients with endometrial carcinoma selected for conservative treatment. Gynecol Oncol 96(1):245, 2005

Morimoto LM, Newcomb PA, Hampton JM, et al: Cholecystectomy and endometrial cancer: a marker of long-term elevated estrogen exposure? Int J Gynecol Cancer 16(3):1348, 2006

Morris M, Alvarez RD, Kinney WK, et al: Treatment of recurrent adenocarcinoma of the endometrium with pelvic exenteration. Gynecol Oncol 60(2):288, 1996

Morrow CP, Bundy BN, Kurman RJ, et al: Relationship between surgical-pathological risk factors and outcome in clinical stage I and II carcinoma of the endometrium: a Gynecologic Oncology Group study. Gynecol Oncol 40(1):55, 1991

Mount SL, Wegner EK, Eltabbakh GH, et al: Significant increase of benign endometrial cells on Papanicolaou smears in women using hormone replacement therapy. Obstet Gynecol 100(3):445, 2002

Mutch DG: The new FIGO staging system for cancers of the vulva, cervix, endometrium and sarcomas. Gynecol Oncol 115(3):325, 2009

Mutter GL: Endometrial intraepithelial neoplasia (EIN): will it bring order to chaos? The Endometrial Collaborative Group. Gynecol Oncol 76(3):287, 2000

Nagar H, Dobbs S, McClelland HR, et al: The diagnostic accuracy of magnetic resonance imaging in detecting cervical involvement in endometrial cancer. Gynecol Oncol 103(2):431, 2006

National Comprehensive Cancer Network: Uterine neoplasms, Version 1.2015. In NCCN Clinical Practice Guidelines in Oncology. National Comprehensive Cancer Network, 2015

Nevadunsky NS, Van Arsdale A, Strickler HD, et al: Obesity and age at diagnosis of endometrial cancer. Obstet Gynecol 124(2 Pt 1):300, 2014

Niwa K, Tagami K, Lian Z, et al: Outcome of fertility-preserving treatment in young women with endometrial carcinomas. BJOG 112(3):317, 2005

Nout RA, Smit VT, Putter H, et al: Vaginal brachytherapy versus pelvic external beam radiotherapy for patients with endometrial cancer of high-intermediate risk (PORTEC-2): an open-label, non-inferiority, randomised trial. Lancet 375(9717):816, 2010

Obermair A, Geramou M, Gucer F, et al: Does hysteroscopy facilitate tumor cell dissemination? Incidence of peritoneal cytology from patients with early stage endometrial carcinoma following dilatation and curettage (D & C) versus hysteroscopy and D & C. Cancer 88(1):139, 2000

Ørbo A, Vereide A, Arnes M, et al: Levonorgestrel-impregnated intrauterine device as treatment for endometrial hyperplasia: a national multicentre randomised trial. BJOG 121(4):477, 2014

Papadia A, Azioni G, Brusaca B, et al: Frozen section underestimates the need for surgical staging in endometrial cancer patients. Int J Gynecol Cancer 19(9):1570, 2009

Parkin DM, Bray F, Ferlay J, et al: Global cancer statistics, 2002. CA Cancer J Clin 55(2):74, 2005

Pecorelli S, Benedet JL, Creasman WT, et al: FIGO staging of gynecologic cancer. 1994-1997 FIGO Committee on Gynecologic Oncology. Int J Gynaecol Obstet 64(1):5, 1999

Phipps AI, Doherty JA, Voigt LF, et al: Long-term use of continuous-combined estrogen-progestin hormone therapy and risk of endometrial cancer. Cancer Causes Control 22(12):1639, 2011

Pillay OC, Te Fong LF, Crow JC, et al: The association between polycystic ovaries and endometrial cancer. Hum Reprod 21(4):924, 2006

Polyzos NP, Mauri D, Tsioras S, et al: Intraperitoneal dissemination of endometrial cancer cells after hysteroscopy: a systematic review and meta-analysis. Int J Gynecol Cancer 20(2):261, 2010

Powell JL, Hill KA, Shiro BC, et al: Preoperative serum CA-125 levels in treating endometrial cancer. J Reprod Med 50(8):585, 2005

Price FV, Chambers SK, Carcangiu ML, et al: CA 125 may not reflect disease status in patients with uterine serous carcinoma. Cancer 82(9):1720, 1998

Randall ME, Filiaci VL, Muss H, et al: Randomized phase III trial of whole-abdominal irradiation versus doxorubicin and cisplatin chemotherapy in advanced endometrial carcinoma: a Gynecologic Oncology Group Study. J Clin Oncol 24(1):36, 2006

Randall TC, Kurman RJ: Progestin treatment of atypical hyperplasia and well-differentiated carcinoma of the endometrium in women under age 40. Obstet Gynecol 90(3):434, 1997

Rattanachaiyanont M, Angsuwathana S, Techatrisak K, et al: Clinical and pathological responses of progestin therapy for non-atypical endometrial hyperplasia: a prospective study. J Obstet Gynaecol Res 31(2):98, 2005

Reed SD, Voigt LF, Newton KM, et al: Progestin therapy of complex endometrial hyperplasia with and without atypia. Obstet Gynecol 113(3):655, 2009

Revel A, Tsafrir A, Anteby SO, et al: Does hysteroscopy produce intraperitoneal spread of endometrial cancer cells? Obstet Gynecol Surv 59:280, 2004

Ricci E, Moroni S, Parazzini F, et al: Risk factors for endometrial hyperplasia: results from a case-control study. Int J Gynecol Cancer 12(3):257, 2002

Rittenberg PV, Lotocki RJ, Heywood MS, et al: Stage II endometrial carcinoma: limiting post-operative radiotherapy to the vaginal vault in node-negative tumors. Gynecol Oncol 98(3):434, 2005

Roland PY, Kelly FJ, Kulwicki CY, et al: The benefits of a gynecologic oncologist: a pattern of care study for endometrial cancer treatment. Gynecol Oncol 93(1):125, 2004

Ross JC, Eifel PJ, Cox RS, et al: Primary mucinous adenocarcinoma of the endometrium. A clinicopathologic and histochemical study. Am J Surg Pathol 7(8):715, 1983

Rubatt JM, Slomovitz BM, Burke TW, et al: Development of metastatic endometrial endometrioid adenocarcinoma while on progestin therapy for endometrial hyperplasia. Gynecol Oncol 99(2):472, 2005

Sanjuan A, Cobo T, Pahisa J, et al: Preoperative and intraoperative assessment of myometrial invasion and histologic grade in endometrial cancer: role of magnetic resonance imaging and frozen section. Int J Gynecol Cancer 16(1):385, 2006

Scarselli G, Bargelli G, Taddei GL, et al: Levonorgestrel-releasing intrauterine system (LNG-IUS) as an effective treatment option for endometrial hyperplasia: a 15-year follow-up study. Fertil Steril 95(1):420, 2011

Schink JC, Rademaker AW, Miller DS, et al: Tumor size in endometrial cancer. Cancer 67(11):2791, 1991

Schmeler KM, Lynch HT, Chen LM, et al: Prophylactic surgery to reduce the risk of gynecologic cancers in the Lynch syndrome. N Engl J Med 354(3):261, 2006

Schorge JO, Hossein SM, Hynan L, et al: ThinPrep detection of cervical and endometrial adenocarcinoma: a retrospective cohort study. Cancer 96(6):338, 2002

Schottenfeld D: Epidemiology of endometrial neoplasia. J Cell Biochem Suppl 23:151, 1995

Seamon LG, Cohn DE, Henretta MS, et al: Minimally invasive comprehensive surgical staging for endometrial cancer: robotics or laparoscopy? Gynecol Oncol 113(1):36, 2009

Sherman ME, Bitterman P, Rosenshein NB, et al: Uterine serous carcinoma. A morphologically diverse neoplasm with unifying clinicopathologic features. Am J Surg Pathol 16(6):600, 1992

Sherman ME, Ronnett BM, Ioffe OB, et al: Reproducibility of biopsy diagnoses of endometrial hyperplasia: evidence supporting a simplified classification. Int J Gynecol Pathol 27(3):318, 2008

Shi AA, Lee SI: Radiological reasoning: algorithmic workup of abnormal vaginal bleeding with endovaginal sonography and sonohysterography. AJR 191(6 Suppl):S68, 2008

Siegel RL, Miller KD, Jemal A: Cancer statistics, 2015. CA Cancer J Clin 65(1):5, 2015

Silva EG, Deavers MT, Malpica A: Undifferentiated carcinoma of the endometrium: a review. Pathology 39(1):134, 2007

Simsir A, Carter W, Elgert P, et al: Reporting endometrial cells in women 40 years and older: assessing the clinical usefulness of Bethesda 2001. Am J Clin Pathol 123(4):571, 2005

Slomovitz BM, Burke TW, Eifel PJ, et al: Uterine papillary serous carcinoma (UPSC): a single institution review of 129 cases. Gynecol Oncol 91(3):463, 2003

Smith DC, Prentice R, Thompson DJ, et al: Association of exogenous estrogen and endometrial carcinoma. N Engl J Med 293 (23):1164, 1975

Smith RA, Manassaram-Baptiste D, Brooks D, et al: Cancer screening in the United States, 2015: a review of current American Cancer Society guidelines and current issues in cancer screening. CA Cancer J Clin 65(1):30, 2015

Soliman PT, Oh JC, Schmeler KM, et al: Risk factors for young premenopausal women with endometrial cancer. Obstet Gynecol 105(3):575, 2005

Sovak MA, Dupont J, Hensley ML, et al: Paclitaxel and carboplatin in the treatment of advanced or recurrent endometrial cancer: a large retrospective study. Int J Gynecol Cancer 17(1):197, 2007

Sovak MA, Hensley ML, Dupont J, et al: Paclitaxel and carboplatin in the adjuvant treatment of patients with high-risk stage III and IV endometrial cancer: a retrospective study. Gynecol Oncol 103(2):451, 2006

Spirtos NM, Eisekop SM, Boike G, et al: Laparoscopic staging in patients with incompletely staged cancers of the uterus, ovary, fallopian tube, and primary peritoneum: a Gynecologic Oncology Group (GOG) study. Am J Obstet Gynecol 193(5):1645, 2005

Stanford JL, Brinton LA, Berman ML, et al: Oral contraceptives and endometrial cancer: do other risk factors modify the association? Int J Cancer 54(2):243, 1993

Strom BL, Schinnar R, Weber AL, et al: Case-control study of postmenopausal hormone replacement therapy and endometrial cancer. Am J Epidemiol 164(8):775, 2006

Suh-Burgmann E, Hung YY, Armstrong MA: Complex atypical endometrial hyperplasia: the risk of unrecognized adenocarcinoma and value of preoperative dilation and curettage. Obstet Gynecol 114(3):523, 2009

Suriano KA, McHale M, McLaren CE, et al: Estrogen replacement therapy in endometrial cancer patients: a matched control study. Obstet Gynecol 97(4):555, 2001

Tao MH, Xu WH, Zheng W, et al: Oral contraceptive and IUD use and endometrial cancer: a population-based case-control study in Shanghai, China. Int J Cancer 119(9):2142, 2006

Terakawa N, Kigawa J, Taketani Y, et al: The behavior of endometrial hyperplasia: a prospective study. Endometrial Hyperplasia Study Group. J Obstet Gynaecol Res 23(3):223, 1997

Thai TH, Du F, Tsan JT, et al: Mutations in the BRCA1-associated ring domain (BARD1) gene in primary breast, ovarian and uterine cancers. Hum Mol Genet 7(2):195, 1998

Thigpen JT, Brady MF, Alvarez RD, et al: Oral medroxyprogesterone acetate in the treatment of advanced or recurrent endometrial carcinoma: a dose-response study by the Gynecologic Oncology Group. J Clin Oncol 17(6):1736, 1999

Todo Y, Kato H, Kaneuchi M, et al: Survival effect of para-aortic lymphadenectomy in endometrial cancer (SEPAL study): a retrospective cohort analysis. Lancet 375(9721):1165, 2010

Trimble CL, Kauderer J, Zaino R, et al: Concurrent endometrial carcinoma in women with a biopsy diagnosis of atypical endometrial hyperplasia: a Gynecologic Oncology Group study. Cancer 106(4):812, 2006

Trimble CL, Method M, Leitao M, et al: Management of endometrial precancers. Obstet Gynecol 120(5):1160, 2012

van Leeuwen FE, Benraadt J, Coebergh JW, et al: Risk of endometrial cancer after tamoxifen treatment of breast cancer. Lancet 343(8895):448, 1994

Varras M, Kioses E: Five-year survival of a patient with primary endometrial squamous cell carcinoma: a case report and review of the literature. Eur J Gynaecol Oncol 23(4):327, 2002

Vasen HF, Watson P, Mecklin JP, et al: New clinical criteria for hereditary nonpolyposis colorectal cancer (HNPCC, Lynch syndrome) proposed by the International Collaborative Group on HNPCC. Gastroenterology 116(6):1453, 1999

Viswanathan AN, Feskanich D, De Vivo I, et al: Smoking and the risk of endometrial cancer: results from the Nurses' Health Study. Int J Cancer 114(6):996, 2005

Vorgias G, Hintipas E, Katsoulis M, et al: Intraoperative gross examination of myometrial invasion and cervical infiltration in patients with endometrial cancer: decision-making accuracy. Gynecol Oncol 85(3):483, 2002

Walker JL, Piedmonte MR, Spirtos, NM, et al: Laparoscopy compared with laparotomy for comprehensive surgical staging of uterine cancer: Gynecologic Oncology Group Study (LAP2). J Clin Oncol 27(32):5331, 2009

Walker JL, Piedmonte MR, Spirtos NM, et al: Recurrence and survival after random assignment to laparoscopy versus laparotomy for comprehensive surgical staging of uterine cancer: Gynecologic Oncology Group LAP2 Study. J Clin Oncol 30(7):695, 2012

Wang CB, Wang CJ, Huang HJ, et al: Fertility-preserving treatment in young patients with endometrial adenocarcinoma. Cancer 94(2):2192, 2002

Wernli KJ, Ray RM, Gao DL, et al: Menstrual and reproductive factors in relation to risk of endometrial cancer in Chinese women. Cancer Causes Control 17(7):949, 2006

Whitney CW, Brunetto VL, Zaino RJ, et al: Phase II study of medroxyprogesterone acetate plus tamoxifen in advanced endometrial carcinoma: a Gynecologic Oncology Group study. Gynecol Oncol 92(1):4, 2004

Yang YC, Wu CC, Chen CP, et al: Reevaluating the safety of fertility-sparing hormonal therapy for early endometrial cancer. Gynecol Oncol 99(2):287, 2005

Zaino RJ, Kauderer J, Trimble CL, et al: Reproducibility of the diagnosis of atypical endometrial hyperplasia: a Gynecologic Oncology Group study. Cancer 106(4):804, 2006

Zaino RJ, Kurman RJ, Diana KL, et al: The utility of the revised International Federation of Gynecology and Obstetrics histologic grading of endometrial adenocarcinoma using a defined nuclear grading system. A Gynecologic Oncology Group study. Cancer 75(1):81, 1995

Zaino RJ, Silverberg SG, Norris HJ, et al: The prognostic value of nuclear versus architectural grading in endometrial adenocarcinoma: a Gynecologic Oncology Group study. Int J Gynecol Pathol 13(1):29, 1994

Zerbe MJ, Zhang J, Bristow RE, et al: Retrograde seeding of malignant cells during hysteroscopy in presumed early endometrial cancer. Gynecol Oncol 79(1):55, 2000

Zullo F, Palomba S, Falbo A, et al: Laparoscopic surgery vs laparotomy for early stage endometrial cancer: long-term data of a randomized controlled trial. Am J Obstet Gynecol 200(3):296.e1, 2009

## 第三十四章

# 子宫肉瘤

## 一、引言

子宫体恶性肿瘤可大体分为 3 种主要类型：癌、肉瘤和癌肉瘤。尽管后面两种类型少见，但其恶性程度更高，在宫体恶性肿瘤中致死率高，与其低发病率不成正比。单纯肉瘤主要根据其向平滑肌分化（平滑肌肉瘤）或子宫内膜间质分化（子宫内膜间质肉瘤）而分类。癌肉瘤是由上皮和间质成分构成的混合性肿瘤，也被称为恶性混合性苗勒管肿瘤（malignant mixed müllerian tumor，MMMT）。总体而言，子宫肉瘤和癌肉瘤生长迅速，淋巴或血行播散发生早，总体预后差。然而，这些肿瘤中也有一些显著的例外。

## 二、流行病学和危险因素

肉瘤占所有子宫体恶性肿瘤的 3%～8%（Brooks，2004；D'Angelo，2010；Major，1993）。在过去，子宫肉瘤包括癌肉瘤，占所有病例的 40%；平滑肌肉瘤占 40%；子宫内膜间质肉瘤占 10%～15%；未分化肉瘤占 5%～10%。2009 年国际妇产科联盟（International Federation of Gynecology and Obstetrics（FIGO））将癌肉瘤重新分类为子宫内膜癌的化生类型。尽管如此，在大多数有关子宫肉瘤的回顾性研究以及 2014 年世界卫生组织（WHO）分类中癌肉瘤仍被包括在子宫肉瘤中（Greer，2015；Kurman，2014；McCluggage，2002）。

由于相对少见，已发现的子宫肉瘤和癌肉瘤的危险因素也很少。包括长期过度的雌激素暴露，使用他莫昔芬，非洲裔美国人和盆腔放疗史。相反，联合口服避孕药的使用和吸烟似乎可降低某些类型子宫肉瘤的风险（Felix，2013）。

## 三、发病机制

平滑肌肉瘤为单克隆来源，尽管人们常认为其起源于良性平滑肌瘤，但是大多数情况并非如此。它们似乎发源于独立的病变（Zhang，2006）。支持这一理论的证据是平滑肌肉瘤的分子通路不同于平滑肌瘤或正常肌层（Quade，2004；Skubitz，2003）。然而，平滑肌肉瘤常被发现位于平滑肌瘤的附近。

子宫内膜间质肿瘤（Endometrial stromal tumors（ESS））有多种类型的染色体变异（Halbwedl，2005）。然而，染色体重组模式显然不是随机的，常涉及染色体臂 6p 和 7p（Micci，2006）。基因易位涉及多条染色体，因此造成的融合蛋白被认为参与了子宫内膜间质肿瘤的发生（Lee，2012；Panagopoulos，2012）。

子宫癌肉瘤是单克隆、双相性肿瘤。即这种肿瘤由彼此独立但混合在一起的恶性上皮和恶性间质成分构成（D'Angelo，2010；Wada，1997）。癌和肉瘤成分被认为均起源于共同的上皮祖细胞。获得任何数量的基因突变，包括 p53 和 DNA 错配修复基因缺陷，都足以触发肿瘤的发生（Liu，1994）。在肿瘤向癌和肉瘤分化过程中，这些早期的分子缺陷都会被两种成分继续保留。此后，两种成分中获得性分子缺陷会不一致（Taylor，2006）。这种基因起源进展，以及此后的分化偏离与所观察到的癌肉瘤不同表型相呼应（Fujii，2000）。

## 四、诊断

### 1. 症状和体征

和子宫内膜癌一样，异常阴道出血是子宫肉瘤和癌肉瘤最常见的症状（Gonzalez-Bosquet，1997）。盆腹腔疼痛也很常见。有超过 1/3 的妇女会因流出大量血块、子宫快速增大或肉瘤息肉状组织从容受的宫颈脱出而出现显著的不适（DeFusco，1989）。此外，可能出现阴道大量分泌物伴恶臭，胃肠道和生殖泌尿道主诉也常见。重要的是平滑肌瘤变性伴坏死可能出现类似的症状和体征。

肿瘤生长迅速时子宫可能增大超出盆腔至中上腹部（图 34-1）。但这种情况下恶性肿瘤的发生率仍

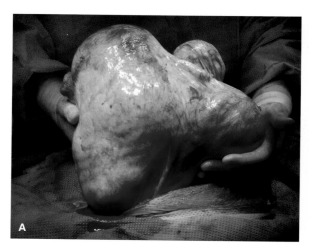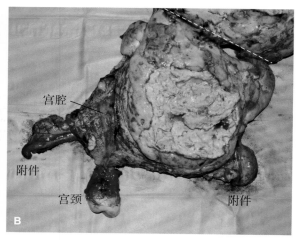

图 34-1 平滑肌肉瘤。**A.** 术中全子宫切除前增大子宫的照片。**B.** 对剖手术标本，宫底部相连。另一半标本在白色虚线以外，不在视野范围内。大块肿瘤位于宫腔右侧。肿瘤出现中心坏死，呈现为有肿瘤边界的黄色不规则碎片（Used with permission from Dr. Martha Rac.）

然极低（< 0.5%），大多数情况是增大的良性平滑肌瘤（Leibsohn，1990；Parker，1994）。尽管子宫平滑肌肉瘤常生长迅速，但没有标准来衡量什么是生长迅速。尽管子宫肉瘤和癌肉瘤会有典型的临床表现，但还有许多患者除了异常阴道出血外没有其他症状，妇科检查时子宫似乎也是正常的。

### 2. 子宫内膜取样

门诊通过内膜活检或诊断性刮宫（D&C，dilatation and curettage）发现肉瘤成分的敏感性低于内膜癌。尤其是子宫平滑肌肉瘤，仅 25% ～ 50% 有症状的妇女在术前得到正确诊断。无法准确获取样本的原因可能在于肿瘤起源于子宫肌层而非内膜。同样，采用 Pipelle 吸管活检可能无法发现子宫内膜间质结节和内膜间质肉瘤，尤其是当肿瘤位于肌层的时候（Yang，2002）。对于癌肉瘤患者，内膜取样常可准确诊断，尽管在很多病例中仅能发现癌性成分。相反的情况也会存在，有时候内膜活检怀疑为子宫癌肉瘤，但全子宫切除的标本中没有发现肉瘤成分。

### 3. 实验室检查

癌肉瘤患者术前血清 CA125 升高可能提示子宫外病灶和深肌层浸润。术后 CA125 测定对监测疾病对治疗的反应可能有一定价值（Huang，2007）。

### 4. 影像学检查

如果子宫切除术前已诊断肉瘤，影像学检查会有帮助。大多数病例应常规进行盆腹腔 CT 扫描，目的

有两个：首先是因为肉瘤常侵犯盆腔正常软组织板，因此术前 CT 检查能够发现无法切除的肿瘤；其次，还能发现子宫外转移病灶。无论哪种情况，都应根据影像学发现调整治疗方案。

如果诊断仍有疑问，磁共振（MRI）检查能够帮助鉴别子宫肉瘤和临床表现类似的良性疾病（Kido，2003）。超声对于肉瘤的诊断作用不大。正电子成像术（PET）对评估复发性子宫肉瘤最为有效，但与 CT 和 MRI 相比优势不大（Sharma，2012）。

### 5. 全科医生的作用

建议所有活检提示子宫肉瘤或癌肉瘤的患者均接受妇瘤科医生的术前咨询。腹腔内转移和破坏盆腔组织板的可能性都增加了技术难度和手术风险。子宫肉瘤分期手术方法与子宫内膜癌有很大不同。比如，由于平滑肌肉瘤淋巴转移率低，因此仅对可疑淋巴结进行活检即可，而不用进行盆腔和腹主动脉旁淋巴结清扫（Leitao，2003；Major，1993）。另外，某些肉瘤由于累及附件的风险低，可考虑保留卵巢（Kapp，2008；Li，2005）。总体而言，如有可能，最好在术前制订治疗方案。

许多子宫肉瘤和癌肉瘤是在术中甚至术后数天才根据病理报告进行诊断的。因此未完全分期的病例很常见，应尽早寻求妇瘤科医生的咨询。如果诊断是在手术后做出的，会根据肉瘤的类型和其他临床情况对患者做出差异极大的建议，包括仅随访、再次手术或放疗。总体来说，由于这类肿瘤少见，并且支持某一种方案比另一种方案好的数据相对有限，所以相对于

典型的子宫内膜癌而言，对肉瘤的选择就没有那么明确了。

随着微创手术的开展，妇科医生面临着如何通过小切口取出子宫或肌瘤的问题。采用肌瘤粉碎器粉碎组织是方法之一，但可能导致子宫或宫颈恶性肿瘤粉碎和播散。总的来讲，在预计为良性疾病的手术中意外遇到肉瘤的情况罕见，发生率在 0.09% ~ 0.6%（Lieng，2015；Lin，2015）。研究也未发现明确的术前危险因素。然而，如果术中对隐匿的肉瘤进行粉碎造成无意的播散，将影响患者的预后（Perri，2009）。2014 年美国 FDA 警告在围绝经期或绝经后妇女，或可经阴道或腹部小切口完整取出标本的妇女，不得使用粉碎器。同时，如果对不在上述范围内的妇女使用粉碎器，应充分告知其可能的风险。

## 五、病理

子宫间质肿瘤可大体分为单纯性和混合性肿瘤两种（表 34-1）。另外，同源性指来源于子宫的组织，异源性指来源于子宫外的组织。单纯的肉瘤几乎都是同源性的，分化为常见于子宫的间质组织，如平滑肌（平滑肌肉瘤）或子宫内膜间质组织（子宫内膜间质肿瘤）。单纯的异源性肉瘤，如软骨肉瘤，极为罕见。

混合性肉瘤在恶性间质成分中混合有上皮性成分。如果上皮成分也为恶性，称为癌肉瘤。如果上皮性成分为良性，称为腺肉瘤。癌肉瘤可为同源性或异源性，反映了子宫始基的多向潜能。

### 1. 平滑肌肉瘤

平滑肌肉瘤占所有子宫恶性肿瘤的 1% ~ 2%。一项调查、流行病学和终点结果（SEER，Surveillance，Epidemiology and End Results）数据库分析了 1396 例患者，发病中位年龄 52 岁。大多数肿瘤（68%）诊断时为Ⅰ期，Ⅱ期为 3%，Ⅲ期 7%，Ⅳ期 22%（Kapp，2008）。

诊断平滑肌肉瘤的组织病理学标准存在争议，但包括有丝分裂相的频度，核不典型的程度，以及是否存在肿瘤细胞的凝固性坏死（图 34-2）。表 34-2 的每一行都列举了平滑肌肉瘤中可能的组织学发现组合。在大多数病例，有丝分裂指数超过 15 个有丝分裂相/10 个高倍视野，可见中到重度细胞学不典型，以及肿瘤细胞坏死明显（Hendrickson，2003；Zaloudek，2011）。偶尔会见到低级别、中级别或高级别平滑肌肉瘤的诊断，但对于分级的使用存在争议，还没有被广泛接受的分级系统。

### 表 34-1　WHO 子宫间质肿瘤组织学分类

**间质肿瘤**
子宫内膜间质和相关肿瘤
　平滑肌肿瘤
　　富细胞平滑肌瘤
　　伴奇异核的平滑肌瘤
　　核分裂活跃的平滑肌瘤
　　水肿变性平滑肌瘤
　　卒中性平滑肌瘤
　　脂肪瘤性平滑肌瘤（脂肪平滑肌瘤）
　　上皮样平滑肌瘤
　　黏液样平滑肌瘤
　　分割性（绒毛叶状）平滑肌瘤
　　弥散性平滑肌瘤病
　　脉管内平滑肌瘤病
　　转移性平滑肌瘤
　恶性潜能未定平滑肌瘤
　平滑肌肉瘤
　　上皮样平滑肌肉瘤
　　黏液性平滑肌肉瘤
　子宫内膜间质和相关肿瘤
　　子宫内膜间质结节
　　低级别子宫内膜间质肉瘤
　　高级别子宫内膜间质肉瘤
　　未分化子宫肉瘤
　　类似于卵巢性索肿瘤的子宫肿瘤
　杂类间叶源性肿瘤
　　横纹肌肉瘤
　　血管周上皮细胞肿瘤
　　良性
　　恶性
　其他

**混合性上皮和间质肿瘤**
　腺肌瘤
　不典型息肉状腺肌瘤
　腺纤维瘤
　腺肉瘤
　癌肉瘤（恶性苗勒管混合瘤，化生性癌）

Adapted with permission from Kurman RJ, Carcangiu ML, Herrington CS, et al (eds): WHO Classification of Tumours of Female Reproductive Organs, 4th ed. Lyon, International Agency for Research on Cancer, 2014.

### 2. 恶性潜能未定平滑肌肿瘤（smooth muscle tumor of uncertain malignant potential，STUMP）

肿瘤显示出一些令人担心的组织学特征，例如坏死和核不典型，但不能根据已有的标准被肯定地诊断

表 34-2 子宫平滑肌肉瘤诊断标准

| 凝固性肿瘤细胞坏死 | 有丝分裂指数 [a] | 不典型程度 |
| --- | --- | --- |
| 存在 | ≥ 10MF/10HPF | 无 |
| 存在 | 任何 | 弥漫，显著 |
| 不存在 | ≥ 10MF/10HPF | 弥漫，显著 |

[a] MF/10HPF, 10 个高倍视野中总的有丝分裂相个数

Adapted with permission from Tavassoli FA, Devilee P (eds): World Health Organization Classification of Tumours. World Health Organization, 2003.

为良性或恶性。诊断应当慎重，仅用于组织学表现不明确的平滑肌肿瘤（Hendrickson，2003）。

### ■ 3. 子宫内膜间质肿瘤

较平滑肌肉瘤少见得多，占所有子宫肉瘤的不足 10%。SEER 数据库研究分析了 831 例患者，诊断中位年龄 52 岁（Chan，2008）。尽管形态学上有很大的差异性，但子宫内膜间质肿瘤完全由类似于子宫内膜间质的细胞构成，分类包括良性间质结节和恶性间质肿瘤（表 34-1）。

组织学上，对于这些肿瘤的进一步分类存在争议。将子宫内膜间质肉瘤分为低级别和高级别的分类方法已不为学者们支持。现在子宫内膜间质肉瘤最好仅指以前所讲的低级别间质肉瘤。而高级别未分化肉瘤被认为更准确地反映了那些未发现明确的子宫内膜间质形态的肿瘤。这些病变基本上无一例外是高级别病变，常类似于子宫癌肉瘤的间质成分（Oliva，2000）。在这个更新的分类中，不再根据有丝分裂情况进行区分，而主要是根据核多形性以及坏死进行分类（Evans，1982；Hendrickson，2003）。

#### （1）子宫内膜间质结节

占子宫内膜间质肿瘤的不足 1/4，为良性病变，特点为边界清晰，肿瘤细胞类似于增生期子宫内膜间

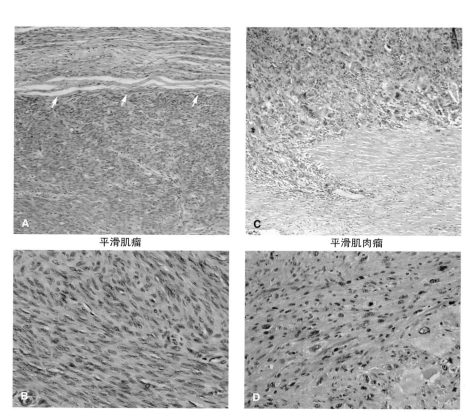

平滑肌瘤

平滑肌肉瘤

图 34-2 平滑肌瘤（A，B）和平滑肌肉瘤（C，D）。A. 平滑肌瘤表现为被完整包围的肿块。这例平滑肌瘤显示明确的边界（箭头所示），其上方肌层细胞较少。B. 尽管平滑肌瘤可能有不同的组织学特征，但大多数由普通的梭形细胞构成，细胞核两端较钝，有丝分裂少。C. 平滑肌肉瘤是恶性平滑肌肿瘤，病例和病例之间在显微镜下的表现可有很大差异。总体而言，平滑肌肉瘤显示肿瘤凝固性坏死、有丝分裂活性增加，和（或）核不典型的不同组合。该例有显著的核不典型和多形性以及向周围浸润性生长形式。这一点与典型平滑肌瘤常见的光滑的压迫性边界不同。D. 这一典型病例有中 - 重度核不典型（Used with permission from Drs. Kelley Carrick and Raheela Ashfaq.）

质细胞。大体上，肿瘤为单发、圆形或椭圆形肉质结节，直径数厘米。组织学上，其与子宫内膜间质肉瘤不同之处在于没有肌层浸润（Dionigi，2002）。由于这些结节为良性病变，肿瘤剥除是合适的选择。然而，因为无法通过临床观察鉴别子宫内膜间质肉瘤和良性间质结节，完整切除整个结节尤为重要。因此，对于大的病变，需要行全子宫切除（Hendrickson，2003）。

### （2）子宫内膜间质肉瘤

很难精确估计子宫内膜间质肉瘤的发病率，因为有些报道将该疾病排除而另一些报道中则将其纳入，同时该疾病的命名也不统一。总体而言，子宫内膜间质肉瘤（以前称为低级别）被认为是最常见的间质肿瘤，发生率是高级别未分化肉瘤的 2 倍。

典型的子宫内膜间质肉瘤广泛浸润子宫肌层，半数病例累及浆膜层（图 34-3）。少数情况下表现为明显的单发性边界清晰的肌层内肿块，大体很难与子宫内膜间质结节鉴别。显微镜下，子宫内膜间质肉瘤类似于增生期内膜间质细胞（图 34-4）。

在诊断原发病变以前很难发现转移病灶。然而，淋巴管和血管累及是其典型特征。有超过 1/3 病例存在子宫外扩散，常表现为阔韧带和附件的血管内"蠕虫样"肿瘤栓子。手术时，这种表现可能类似于脉管内平滑肌瘤病或阔韧带平滑肌瘤，这两种疾病均在第 9 章阐述。冰冻切片检查常能鉴别。

### （3）高级别未分化肉瘤

与子宫内膜间质肉瘤相比，这些肿瘤倾向于更

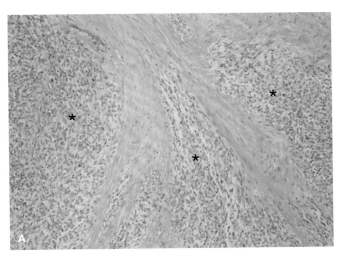

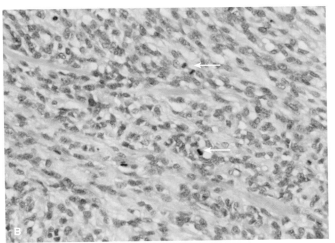

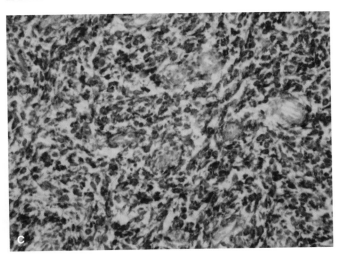

图 34-4 子宫内膜间质肉瘤（ESS），与图 34-3 为同一个患者。**A.** ESS 由形态上类似增生期子宫内膜间质的细胞构成。在这个包括宫体和宫颈的低倍视野下，可见肿瘤的不规则舌状凸起（星号）侵入宫颈间质。**B.** 肿瘤细胞为梭状，形态相对一致，类似于正常增生期内膜间质。此单个中倍视野中可见 2 个有丝分裂相（白色箭头）。**C.** 子宫内膜间质 CD10 阳性，与 ESS 一样。包括 CD10 在内的一组免疫组化指标检测可帮助鉴别 ESS 和其他梭状细胞肿瘤（Used with permission from Dr. Kelley Carrick.）

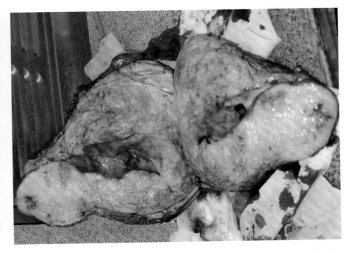

图 34-3 子宫内膜间质肉瘤。子宫标本对剖，保持宫底部相连

大，更多息肉状，常充满整个宫腔。高级别未分化肉瘤不是浸润性生长，而是更加破坏性地占据子宫肌层，造成显著的出血和坏死。

显微镜下，这些细胞更大，更具多形性。出现显著的细胞不典型是其特点。典型情况下，每10个高倍视野有超过10个有丝分裂相，但在最活跃部位常有超过20个有丝分裂相。这些肿瘤没有特定的分化，在组织学上与子宫内膜间质没有共同之处（Hendrickson，2003；Zaloudek，2011）。

### 4. 癌肉瘤

越来越多的临床和病理证据提示癌肉瘤实际是子宫内膜癌发生了克隆演变，导致其获得了肉瘤的特征。基本上这些肿瘤是化生癌。临床上癌肉瘤的播散特点更类似侵袭性子宫内膜癌而非肉瘤。另外，转移的成分常为癌性成分，伴或不伴肉瘤分化。

然而，传统上癌肉瘤常被分类为子宫肉瘤，占所有子宫恶性肿瘤的2%～3%。患者年龄常较大，平均年龄65岁。少于5%的患者诊断时年龄低于50岁。大多数（40%）患者诊断时为Ⅰ期；10%为Ⅱ期，Ⅲ期占25%，Ⅳ期25%（Sartori，1997；Vaidya，2006）。

大体上肿瘤为广基或息肉样、大块、坏死、并常有出血（图34-5）。肿瘤常充满宫腔浸润深肌层。偶尔大的肿瘤自宫颈口脱出充满阴道穹隆。

显微镜下癌肉瘤由上皮和间质分化的细胞混合

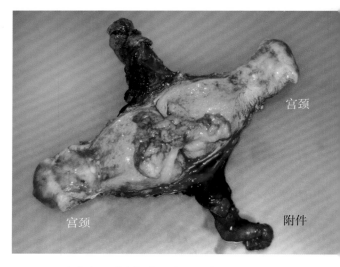

图34-5　癌肉瘤。手术标本照片，子宫被对剖，宫底部相连

构成。恶性上皮成分多为内膜样腺癌，但浆液性、透明细胞、黏液性、鳞状细胞和未分化癌也常见（图34-6）。间质成分可为同源性，常类似于子宫内膜间质肉瘤或纤维肉瘤。也可在子宫内膜间质或未分化肉瘤区域发现异源性间质分化。横纹肌肉瘤或软骨肉瘤是最常见的异源性间质分化（图34-7）。尽管鉴别子宫癌肉瘤是同源性或异源性分化很有趣，但不具临床意义（McCluggage，2003）。

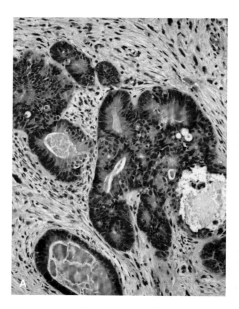
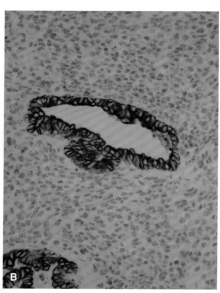
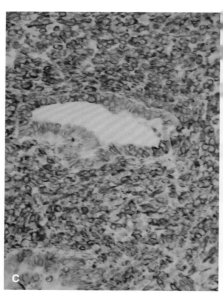

图34-6　A. 癌肉瘤是双相性恶性肿瘤，由癌和肉瘤成分构成。在这一例中，在不典型梭状间质中见恶性内膜样腺体。B. 细胞角蛋白免疫组化染色标记上皮成分，间质成分为阴性。C. 相反，波形蛋白（为间质标记物）免疫组化染色，肉瘤成分阳性（Used with permission from Dr. Raheela Ashfaq.）

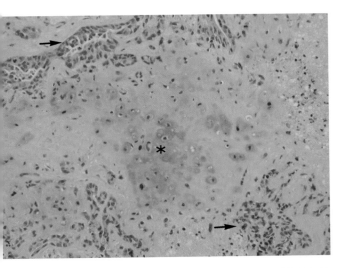

图 34-7　癌肉瘤伴异源成分。癌肉瘤伴软骨分化，其周边见恶性腺体（箭头）。中间部分为恶性软骨（星号），软骨成分典型的腔隙嵌于淡蓝色软骨间质中（Used with permission from Dr. Kelley Carrick.）

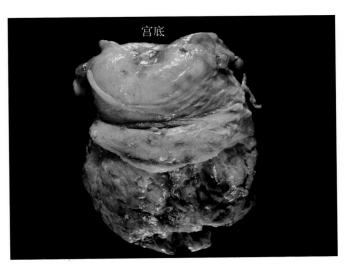

宫底

图 34-8　腺肉瘤子宫大体标本

### ■ 5. 腺肉瘤

这种罕见的双相性肿瘤特点为由良性上皮成分和肉瘤性间质成分构成。肿瘤可发生于任何年龄妇女。大体上腺肉瘤呈外生性息肉样生长，凸入宫腔内（图 34-8）。罕见的情况下腺肉瘤可生长在肌层内，可能来源于腺肌症。显微镜下，孤立的腺体散布于间质成分中，腺腔常扩张或被压成细缝状（图 34-9）。典型的病例中，间质成分类似于子宫内膜间质肉瘤或纤维肉瘤，包含不同数量的纤维组织和平滑肌。总体而言，这些被认为是轻度核异型和相对低有丝分裂指数的低级别肿瘤。然而，有 10% 的病例由于肉瘤成分的增殖具有更恶性的生物学行为，这些过度增殖的成分常为高级别病变。这些腺肉瘤被定义为"肉瘤过度生长"，患者预后差，与癌肉瘤相同（Krivak，2001；McCluggage，2003）。

## 六、播散方式

子宫肉瘤的恶性生物学行为总体分为两类。平滑肌肉瘤、高级别未分化肉瘤和癌肉瘤都表现为侵袭性生长方式，无论治疗与否疾病均快速进展。相反，子

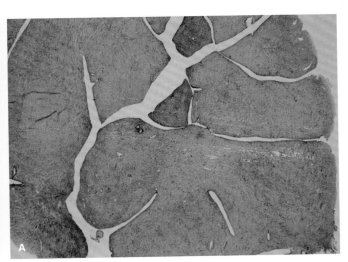

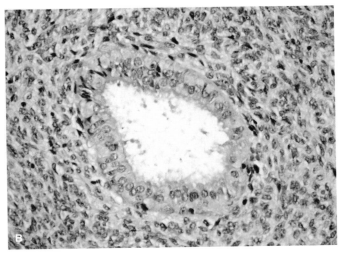

图 34-9　腺肉瘤。**A.** 见典型的宽基底绒毛状结构。**B.** 正常内膜腺体周围环绕着富细胞间质，构成低级别肉瘤。该例子宫内膜间质肉瘤构成其肉瘤成分（Used with permission from Dr. Raheela Ashfaq.）

宫内膜间质肉瘤和腺肉瘤表现为惰性生长方式，无瘤间期长。在一定程度上所有这些肿瘤都以直接扩散的方式侵袭。

平滑肌肉瘤倾向于血行播散。例如，肺转移尤其常见。超过半数的患者在复发时会有远处播散。平滑肌肉瘤淋巴播散较少（Leitao，2003）。在一项妇科肿瘤协作组（GOG）的临床病理研究中，少于5%的临床Ⅰ期和Ⅱ期患者存在淋巴结转移（Major，1993）。

癌肉瘤与平滑肌肉瘤正相反。临床Ⅰ期患者中有1/3存在淋巴转移（Park，2010）。因此，全面的盆腔和腹主动脉旁淋巴清扫尤为重要（Temkin，2007）。

腹腔外播散较少见，大多数复发见于盆腔和腹腔。

## 七、分期

子宫肉瘤通过手术分期。以前大多数临床医生采用FIGO子宫内膜癌手术分期系统对子宫肉瘤进行分期。然而，从2009年开始，癌肉瘤使用与内膜癌一样的分期标准（表33-9）。子宫内膜间质肉瘤和腺肉瘤共用一个新的分期标准，平滑肌肉瘤Ⅰ期的标准与前两者不同（表34-3和图34-10）。

**表34-3　子宫肉瘤FIGO分期（平滑肌肉瘤、子宫内膜间质肉瘤、腺肉瘤和癌肉瘤）**

| 分期 | 特点 |
| --- | --- |
| **平滑肌肉瘤** | |
| Ⅰ | **肿瘤局限于子宫** |
| ⅠA | < 5 cm |
| ⅠB | > 5 cm |
| Ⅱ | **肿瘤超出盆腔** |
| ⅡA | 附件累及 |
| ⅡB | 肿瘤扩散至子宫外盆腔组织 |
| Ⅲ | **肿瘤侵犯腹腔组织（不只是凸入腹腔）** |
| ⅢA | 一个部位 |
| ⅢB | >一个部位 |
| ⅢC | 转移至盆腔和（或）腹主动脉旁淋巴结 |
| Ⅳ | |
| ⅣA | 肿瘤侵犯膀胱和（或）直肠 |
| ⅣB | 远处转移 |
| **腺肉瘤和子宫内膜间质肉瘤 [a]** | |
| Ⅰ | **肿瘤局限于子宫** |
| ⅠA | 肿瘤局限于子宫内膜/宫颈内口，不伴肌层浸润 |
| ⅠB | 小于或等于1/2肌层浸润 |
| ⅠC | 肌层浸润超过1/2 |
| Ⅱ | **肿瘤超出盆腔** |
| ⅡA | 附件累及 |
| ⅡB | 肿瘤扩散至子宫外盆腔组织 |
| Ⅲ | **肿瘤侵犯腹腔组织（不只是凸入腹腔）** |
| ⅢA | 一个部位 |
| ⅢB | >一个部位 |
| ⅢC | 转移至盆腔和（或）腹主动脉旁淋巴结 |
| Ⅳ | |
| ⅣA | 肿瘤侵犯膀胱和（或）直肠 |
| ⅣB | 远处转移 |
| **癌肉瘤** | |
| 癌肉瘤应按照子宫内膜癌进行分期（见表33-9） | |

[a] 注释：同时发生宫体和卵巢/盆腔肿瘤伴卵巢/盆腔子宫内膜异位症时，应归类为独立原发肿瘤。
FIGO，国际妇产科联盟
（译者注：根据2009年FIGO分期规定，子宫平滑肌肉瘤和子宫内膜间质肉瘤分期标准相同，子宫腺肉瘤单独分期，子宫癌肉瘤分期同子宫内膜癌，与本文论述不一致，特别注解）

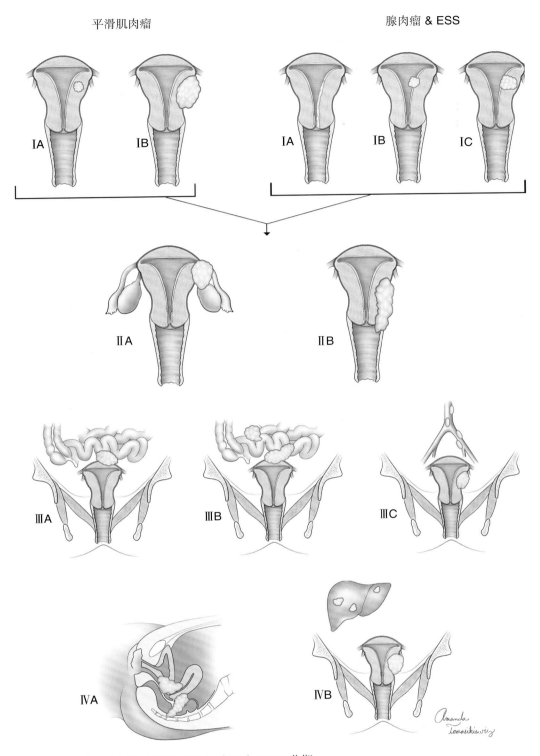

平滑肌肉瘤

腺肉瘤 & ESS

**图 34-10**　平滑肌肉瘤、腺肉瘤和子宫内膜间质肉瘤（ESS）FIGO 分期

## 八、早期疾病（Ⅰ期和Ⅱ期）的治疗

### 1. 手术

完全切除局限于子宫的肉瘤可达到最好的治疗效果。由于子宫肉瘤宫体增大、宫旁扩散和肿瘤转移的特点，一般行开腹手术。尚无证据显示腹腔镜和经阴道手术可达到同等的治疗效果。

可对子宫内膜癌的开腹分期手术（见第三十三章）进行适当调整来适应子宫肉瘤特有的播散方式。

例如，打开腹腔时可以很容易地收集腹腔冲洗液，但价值有限，不被包括在肉瘤分期系统中（Kanbour，1989）。探查尤其重要，可评估是否存在腹腔内无法切除或广泛转移的病灶，如发现这类情况可能需要放弃手术。和子宫内膜癌一样，有证据显示彻底的肿瘤细胞减灭术有利于改善预后（Dinh，2004；Leath，2007；Thomas，2009）。

所有子宫平滑肌肉瘤患者在条件允许的情况下均应接受全子宫切除术。如存在宫旁浸润，可行改良的广泛全子宫切除术或广泛全子宫切除术。在无其他肉眼可见病灶的情况下，卵巢或淋巴结累及概率小于5%。因此，对于绝经前妇女，可考虑保留卵巢。除此之外，只有临床怀疑淋巴转移时才进行淋巴结切除（Kapp，2008；Leitao，2003；Major，1993）。对于STUMP，应行单纯全子宫切除。

子宫内膜间质肿瘤和腺肉瘤，全子宫切除也是最好的治疗方案。同样，也可能需要更广泛地手术切除局部病灶。在没有子宫外病灶的情况下，子宫内膜间质肉瘤或腺肉瘤患者保留卵巢通常是可接受的（Chan，2008；Li，2005；Shah，2008）。然而，高级别未分化肉瘤患者应行双侧输卵管卵巢切除（Leibsohn，1990）。与平滑肌肉瘤不同，淋巴结切除能为这类患者提供更多的信息。尽管大多数有明显宫旁转移的患者存在淋巴结转移，有5%～10%的患者在没有腹腔内播散证据的情况下发生淋巴结转移（Dos Santos，2011；Goff，1993；Signorelli，2010）。

对子宫癌肉瘤，必须行全子宫切除加双侧输卵管卵巢切除术。超过1/3临床Ⅰ期患者发现有淋巴结转移，因此，应与低分化子宫内膜癌一样行全面的淋巴结清扫术（Major，1993；Nemani，2008；Park，2010；Temkin，2007）。通常肿瘤转移病灶组织学上与该混合性肿瘤的癌性成分一致。由于转移成分可为浆液性或透明细胞癌，建议扩大分期手术范围至横结肠下大网膜切除及随机腹膜活检（Greer，2015）。

### 2. 随访

对于早期子宫肉瘤患者，常规给予辅助治疗，但无证据显示可提高生存率（Greer，2011；Reed，2008）。因此，由于临床高侵袭性肿瘤复发率很高，应认真考虑在可能的情况下纳入临床试验。日常诊疗中，许多患者接受术后放疗加或不加化疗。

对于子宫平滑肌肉瘤、高级别未分化肉瘤和腺肉瘤的患者，手术以后的绝经期症状如潮热可给予适当治疗。然而，尽管认为绝经前子宫内膜间质肉瘤患者保留卵巢是安全的，但使用雌激素替代治疗与疾病进展有关，应避免使用（Chu，2003；Pink，2006）。对于子宫癌肉瘤患者也应小心同样的问题。

子宫肉瘤患者接受手术治疗后头2年应每3个月进行一次体格检查，然后每6～12个月检查一次。大多数复发为远处转移，因此Pap检查基本没有意义。此外，不建议常规进行血清CA125检测，除非术前就有CA125的升高。根据肉瘤的种类每6～12个月进行一次胸片或CT扫描持续2年，此后每年一次。临床有指征时，间歇的CT或MRI检查也是有帮助的（Greer，2011）。

### 3. 辅助放疗

大约半数Ⅰ期未接受辅助治疗的随访患者会复发（Leath，2009）。由于这类肿瘤少见，没有足够的数据支持哪一种辅助治疗，术后治疗方法常是个体化的。

对于无转移患者的术后放疗存在争议。此前的盆腔外照射辅助治疗的回顾性研究提示可降低癌肉瘤、平滑肌肉瘤和子宫内膜间质肉瘤的盆腔内复发率（Callister，2004；Hornback，1986；Mahdavi，2009；Malouf，2010）。然而，一项前瞻性研究对224例所有病理类型子宫肉瘤、手术分期Ⅰ期和Ⅱ期的患者进行了长达13年的随访，这些患者接受盆腔放疗或不接受进一步治疗。尽管癌肉瘤患者盆腔复发率降低，但对平滑肌肉瘤没有益处，两组均未见生存率显著的改善。不幸的是，子宫内膜间质肉瘤患者病例数太少无法进行分析（Reed，2008）。

盆腔放疗不能预防远处转移，也未显示可改善生存率（Nemani，2008）。在很多情况下，阴道近距离放疗是一个可供替代的选择，尤其是在和全身化疗联合使用时（Greer，2015）。全腹腔放疗（whole abdominal radiation，WAR）被认为是一个更有效的选择。一项Ⅲ期随机临床研究分析了232例Ⅰ～Ⅳ期癌肉瘤患者，比较WAR与异环磷酰胺加顺铂化疗的效果。尽管未发现可改善生存率，但观察到的差异显示联合化疗效果更好，应在今后的临床试验中进行验证（Wolfson，2007）。

### 4. 辅助化疗

没有证据显示子宫肉瘤Ⅰ期患者辅助化疗能改善预后（Omura，1985）。然而，由于大多数患者会发生远处转移复发，所以常采用全身系统治疗。对于完全切除的Ⅰ期和Ⅱ期平滑肌肉瘤，多柔吡星联合异环磷酰胺未显示能显著改善无疾病间期或总生存（Mancari，2014）。对更晚期的高级别未分化肉瘤和癌肉瘤，应考虑使用化疗，方案同晚期肿瘤。建议对Ⅰ期和Ⅱ期子宫内膜间质肉瘤和腺肉瘤患者进行观察随访（Greer，2015）。

### 5. 保留生育功能的治疗

少数情况下，年轻妇女在进行保留生育功能的"子宫肌瘤剥除术"后，最终病理证实为肉瘤，但患者希望推迟切除子宫（Lissoni，1998，Yan，2010）。尽管少数精心选择的病例在肿瘤切除术后期待治疗可成功妊娠，但不切除子宫风险很大，最终所有病例都需切除子宫（Lissoni，1998）。对大多数临床Ⅰ期子宫平滑肌肉瘤和子宫内膜间质肉瘤患者，即使是那些切缘阴性的患者，也应就是否切除子宫和术中是否保留卵巢接受咨询。获取卵子、辅助生育技术和代孕仍是可能的。对更多的晚期病例而言，保留生育功能的治疗不是个明智的选择。

## 九、晚期（Ⅲ期和Ⅳ期）或复发性肿瘤的治疗

晚期或复发性子宫肉瘤通常预后很差。对于晚期病例，直接手术尽可能完全切除所有可见病灶（类似于晚期卵巢癌）被认为是标准治疗方案。术后常给予辅助化疗。对于肿瘤无法切除或不能接受手术的患者，可考虑新辅助化疗。

对复发性肿瘤，有时候二次肿瘤细胞减灭术是可行的（Giuntoli，2007）。根据肿瘤部位和播散情况，姑息性放疗也可能有一定作用。总体而言，子宫肉瘤易于远处复发，化疗更有帮助。由于目前可供选择的治疗方案效果不佳，应鼓励患者参加临床试验。

### 1. 平滑肌肉瘤

多柔吡星被认为是最有效的单药方案（Miller，2000；Omura，1983）。然而，目前吉西他滨和多西他赛联合化疗的反应率最高（36%）（Hensley，2008）。化疗方案中增加贝伐珠单抗没有益处（Hensley，2015）。

对晚期复发的平滑肌肉瘤，必须个体化决定是否手术。有报道肺转移病灶切除后5年生存率为30%～50%。局部和区域复发也可行手术治疗（Giuntoli，2007）。

### 2. 子宫内膜间质肿瘤

部分复发的子宫内膜间质肉瘤可行手术切除，但

激素治疗非常有效。这些肿瘤大多是雌激素受体和孕激素受体（ER/PR）阳性（Sutton，1986）。对晚期肿瘤术后或复发病例，醋酸甲地孕酮和醋酸甲羟孕酮是最常用的孕激素（Reich，2006）。通过这种治疗常可获得完全缓解。芳香化酶抑制剂和GnRH激动剂也被证明有效（Burke，2004；Leunen，2004）。

高级别未分化肉瘤未显示对激素制剂同样的敏感性，主要是由于该类肿瘤多为ER/PR阴性。晚期或复发性肿瘤多数无法手术切除，尽管姑息性放疗可能有一定用处。系统性化疗常是唯一的选择，异环磷酰胺是唯一被证明有效的细胞毒药物（Sutton，1996）。

### 3. 癌肉瘤

异环磷酰胺是治疗癌肉瘤最有效的单药。异环磷酰胺联合紫杉醇是目前用于晚期或复发性癌肉瘤的首选方案（Galaal，2011）。在最近一项Ⅲ期GOG临床试验中，将179名患者随机分组，与异环磷酰胺单药相比，该方案被证明获得更好的反应率（45% vs. 29%）和生存率（方案#161）（Homesley，2007）。卡铂和紫杉醇也有效，目前正在进行中的GOG试验（方案#261）将该方案与异环磷酰胺联合紫杉醇进行比较（King，2009；Powell，2010）。

## 十、生存和预后因素

总体而言，子宫肉瘤预后不良（表34-4）。在一项对141例患者随访3年的研究中，74%患者死于疾病进展。FIGO分期是影响生存的最重要独立预后因素（Livi，2003）。所有类型肉瘤的其他不良预后因素包括老年，非洲裔美国人和未行初次手术（Chan，2008；Kapp，2008；Nemani，2008）。

肿瘤组织学类型是另一个影响结局的主要因

**表34-4 子宫肉瘤总体生存率（所有期别）**

| 类型 | 5年生存率 |
| --- | --- |
| 癌肉瘤 | 35% |
| 平滑肌肉瘤 | 25% |
| 子宫内膜间质肿瘤 | |
| 　子宫内膜间质肉瘤 | 60% |
| 　高级别未分化肉瘤 | 25% |

Data from Acharya S，Hensley ML，Montag AC，et al：Rare uterine cancers，Lancet Oncol 2005 Dec：6（12）：961-71.

素。平滑肌肉瘤预后最差，其次为癌肉瘤和子宫内膜间质肿瘤（Livi，2003）。子宫内膜间质肉瘤和子宫腺肉瘤不伴肉瘤过度生长是两个显著的例外。这些肿瘤惰性生长，患者多预后良好（Pautier，2000；Vershraegen，1998）。

（陈晓军　译　陈晓军　审校）

## 参考文献

Acharya S, Hensley ML, Montag AC, et al: Rare uterine cancers. Lancet Oncol 6(12):961, 2005

Brooks SE, Zhan M, Cote T, et al: Surveillance, epidemiology, and end results analysis of 2677 cases of uterine sarcoma 1989-1999. Gynecol Oncol 93(1): 204, 2004

Burke C, Hickey K: Treatment of endometrial stromal sarcoma with a gonadotropin-releasing hormone analogue. Obstet Gynecol 104(5 Pt 2):1182, 2004

Callister M, Ramondetta LM, Jhingran A, et al: Malignant mixed Mullerian tumors of the uterus: analysis of patterns of failure, prognostic factors, and treatment outcome. Int J Radiat Oncol Biol Phys 58(3):786, 2004

Chan JK, Kawar NM, Shin JY, et al: Endometrial stromal sarcoma: a population-based analysis. Br J Cancer 99:1210, 2008

Chu MC, Mor G, Lim C, et al: Low-grade endometrial stromal sarcoma: hormonal aspects. Gynecol Oncol 90(1):170, 2003

D'Angelo E, Prat J: Uterine sarcomas: a review. Gynecol Oncol 116:131, 2010

De Fusco PA, Gaffey TA, Malkasian GD Jr, et al: Endometrial stromal sarcoma: review of Mayo Clinic experience, 1945-1980. Gynecol Oncol 35(1): 8, 1989

Dinh TA, Oliva EA, Fuller AF Jr, et al: The treatment of uterine leiomyosarcoma. Results from a 10-year experience (1990-1999) at the Massachusetts General Hospital. Gynecol Oncol 92:648, 2004

Dionigi A, Oliva E, Clement PB, et al: Endometrial stromal nodules and endometrial stromal tumors with limited infiltration: a clinicopathologic study of 50 cases. Am J Surg Pathol 26(5):567, 2002

Dos Santos LA, Garg K, Diaz JP, et al: Incidence of lymph node and adnexal metastasis in endometrial stromal sarcoma. Gynecol Oncol 121(2):319, 2011

Evans HL: Endometrial stromal sarcoma and poorly differentiated endometrial sarcoma. Cancer 50(10):2170, 1982

Felix AS, Cook LS, Gaudet MM, et al: The etiology of uterine sarcomas: a pooled analysis of the epidemiology of endometrial cancer consortium. Br J Cancer 108(3):727, 2013

Food and Drug Administration: UPDATED laparoscopic uterine power morcellation in hysterectomy and myomectomy: FDA safety communication. 2014. Available at: http://www.fda.gov/medicaldevices/safety/ucm424443. htm. Accessed March 9, 2015

Fujii H, Yoshida M, Gong ZX, et al: Frequent genetic heterogeneity in the clonal evolution of gynecological carcinosarcoma and its influence on phenotypic diversity. Cancer Res 60(1):114, 2000

Galaal K, van der Heijden E, Godfrey K, et al: Adjuvant radiotherapy and/or chemotherapy after surgery for uterine carcinosarcoma. Cochrane Database Syst Rev 2:CD006812, 2013

Giuntoli RL, Garrett-Mayer E, Bristow RE, et al: Secondary cytoreduction in the management of recurrent uterine leiomyosarcoma. Gynecol Oncol 106(1):82, 2007

Goff BA, Rice LW, Fleischhacker D, et al: Uterine leiomyosarcoma and endometrial stromal sarcoma: lymph node metastases and sites of recurrence. Gynecol Oncol 50(1):105, 1993

Gonzalez-Bosquet E, Martinez-Palones JM, Gonzalez-Bosquet J, et al: Uterine sarcoma: a clinicopathological study of 93 cases. Eur J Gynaecol Oncol 18(3): 192, 1997

Greer BE, Koh WJ, Abu-Rustum NR, et al: Uterine neoplasms. NCCN Clinical Practice Guidelines in Oncology. Version 2. 2015. Available at: www.nccn.org. Accessed April 24, 2015

Halbwedl I, Ullmann R, Kremser ML, et al: Chromosomal alterations in low-grade endometrial stromal sarcoma and undifferentiated endometrial sarcoma as detected by comparative genomic hybridization. Gynecol Oncol 97(2):582, 2005

Hendrickson MR, Tavassoli FA, Kempson RL, et al: Tumors of the uterine corpus [Mesenchymal tumors and related lesions]. In Tavassoli FA, Devilee P (eds): World Health Organization Classification of Tumours. 2003, p 233

Hensley ML, Blessing JA, Mannel R, et al: Fixed-dose rate gemcitabine plus docetaxel as first-line therapy for metastatic uterine leiomyosarcoma: a Gynecologic Oncology Group phase II trial. Gynecol Oncol 109:329, 2008

Hensley ML, Miller DS, O'Malley DM, et al: Randomized phase III trial of gemcitabine plus docetaxel plus bevacizumab or placebo as first line treatment for metastatic uterine leiomyosarcoma: an NRG Oncology/Gynecologic Oncology Group study. J Clin Oncol 33(10):1180, 2015

Homesley HD, Filiaci V, Markman M, et al: Phase III trial of ifosfamide with or without paclitaxel in advanced uterine carcinosarcoma: a Gynecologic Oncology Group Study. J Clin Oncol 25:526, 2007

Hornback NB, Omura G, Major FJ: Observations on the use of adjuvant radiation therapy in patients with stage I and II uterine sarcoma. Int J Radiat Oncol Biol Phys 12(12):2127, 1986

Huang GS, Chiu LG, Gebb JS, et al: Serum CA125 predicts extrauterine disease and survival in uterine carcinosarcoma. Gynecol Oncol 107:513, 2007

Kanbour AI, Buchsbaum HJ, Hall A, et al: Peritoneal cytology in malignant mixed mullerian tumors of the uterus. Gynecol Oncol 33(1):91, 1989

Kapp DS, Shin JY, Chan JK: Prognostic factors and survival in 1396 patients with uterine leiomyosarcomas: emphasis on impact of lymphadenectomy and oophorectomy. Cancer 112(4):820, 2008

Kido A, Togashi K, Koyama T, et al: Diffusely enlarged uterus: evaluation with MR imaging. Radiographics 23(6):1423, 2003

King LP, Miller DS: Recent progress: gynecologic oncology group trials in uterine corpus tumors. Rev Recent Clin Trials 4(2):70, 2009

Krivak TC, Seidman JD, McBroom JW, et al: Uterine adenosarcoma with sarcomatous overgrowth versus uterine carcinosarcoma: comparison of treatment and survival. Gynecol Oncol 83(1):89, 2001

Kurman RJ, Carcangiu ML, Herrington CS, et al (eds): WHO Classification of Tumours of Female Reproductive Organs, 4th ed. Lyon, International Agency for Research on Cancer, 2014

Leath CA III, Huh WK, Hyde J Jr, et al: A multi-institutional review of outcomes of endometrial stromal sarcoma. Gynecol Oncol 105:630, 2007

Leath CA III, Numnum TM, Kendrick JE, et al: Patterns of failure for conservatively managed surgical stage I uterine carcinosarcoma: implications for adjuvant therapy. Int J Gynecol Cancer 19:888, 2009

Lee CH, Ou WB, Mariño-Enriquez A, et al: 14-3-3 fusion oncogenes in high-grade endometrial stromal sarcoma. Proc Natl Acad Sci USA 109(3):929, 2012

Leibsohn S, d'Ablaing G, Mishell DR, et al: Leiomyosarcoma in a series of hysterectomies performed for presumed uterine leiomyomas. Am J Obstet Gynecol 162(4):968, 1990

Leitao MM, Sonoda Y, Brennan MF, et al: Incidence of lymph node and ovarian metastases in leiomyosarcoma of the uterus. Gynecol Oncol 91(1):209, 2003

Leunen M, Breugelmans M, De Sutter P, et al: Low-grade endometrial stromal sarcoma treated with the aromatase inhibitor letrozole. Gynecol Oncol 95(3):769, 2004

Li AJ, Giuntoli RL, Drake R, et al: Ovarian preservation in stage I low-grade endometrial stromal sarcomas. Obstet Gynecol 106(6):1304, 2005

Lieng M, Berner E, Busund B: Risk of morcellation of uterine leiomyosarcomas in laparoscopic supracervical hysterectomy and laparoscopic myomectomy, a retrospective trial including 4791 women. J Minim Invasive Gynecol 22(3): 410, 2015

Lin K, Hechanova M, Richardson DL, et al: Risk of occult uterine sarcoma in women undergoing hysterectomy for benign indications. Abstract presented at American Congress of Obstetricians and Gynecologists Annual Clinic and Scientific Meeting. San Francisco, 2-6 May 2015

Lissoni A, Cormio G, Bonazzi C, et al: Fertility-sparing surgery in uterine leiomyosarcoma. Gynecol Oncol 70(3):348, 1998

Liu FS, Kohler MF, Marks JR, et al: Mutation and overexpression of the p53 tumor suppressor gene frequently occurs in uterine and ovarian sarcomas. Obstet Gynecol 83(1):118, 1994

Livi L, Paiar F, Shah N, et al: Uterine sarcoma: twenty-seven years of experience. Int J Radiat Oncol Biol Phys 57(5):1366, 2003

Mahdavi A, Monk BJ, Ragazzo J, et al: Pelvic radiation improves local control after hysterectomy for uterine leiomyosarcoma: a 20-year experience. Int J Gynecol Cancer 19:1080, 2009

Major FJ, Blessing JA, Silverberg SG, et al: Prognostic factors in early-stage uterine sarcoma. A Gynecologic Oncology Group study. Cancer 71(4 Suppl): 1702, 1993

Malouf GG, Duclos J, Rey A, et al: Impact of adjuvant treatment modalities on the management of patients with stage I-II endometrial stromal sarcoma. Ann Oncol 21:2102, 2010

Mancari R, Signorelli M, Gadducci A, et al: Adjuvant chemotherapy in stage I-II uterine leiomyosarcoma: a multicentric retrospective study of 140 patients. Gynecol Oncol 133(3):531, 2014

McCluggage WG: Uterine carcinosarcomas (malignant mixed Mullerian tumors) are metaplastic carcinomas. Int J Gynecol Cancer 12:687, 2002

McCluggage WG, Haller U, Kurman RJ, et al: Tumors of the uterine corpus [Mixed epithelial and mesenchymal tumors]. In Tavassoli FA, Devilee P (eds): World Health Organization Classification of Tumours. 2003, p 245

Micci F, Panagopoulos I, Bjerkehagen B, et al: Consistent rearrangement of chromosomal band 6p21 with generation of fusion genes JAZF1/PHF1 and EPC1/PHF1 in endometrial stromal sarcoma. Cancer Res 66(1):107, 2006

Miller DS, Blessing JA, Kilgore LC, et al: Phase II trial of topotecan in patients with advanced, persistent, or recurrent uterine leiomyosarcomas: a Gynecologic Oncology Group Study. Am J Clin Oncol 23(4):355-7, 2000

Nemani D, Mitra N, Guo M, et al: Assessing the effects of lymphadenectomy and radiation therapy in patients with uterine carcinosarcoma: a SEER analysis. Gynecol Oncol 111:82, 2008

Oliva E, Clement PB, Young RH: Endometrial stromal tumors: an update on a group of tumors with a protean phenotype. Adv Anat Pathol 7(5):257, 2000

Omura GA, Blessing JA, Major F, et al: A randomized clinical trial of adjuvant adriamycin in uterine sarcomas: a Gynecologic Oncology Group Study. J Clin Oncol 3(9):1240, 1985

Omura GA, Major FJ, Blessing JA, et al: A randomized study of adriamycin with and without dimethyl triazenoimidazole carboxamide in advanced uterine sarcomas. Cancer 52(4):626, 1983

Panagopoulos I, Micci F, Thorsen J, et al: Novel fusion of MYST/ESA1-associated factor 6 and PHF1 in endometrial stromal sarcoma. PLoS One 7(6):e39354, 2012

Park JY, Kim DY, Kim JH, et al: The role of pelvic and/or para-aortic lymphadenectomy in surgical management of apparently early carcinosarcoma of uterus. Ann Surg Oncol 17:861, 2010

Parker WH, Fu YS, Berek JS: Uterine sarcoma in patients operated on for presumed leiomyoma and rapidly growing leiomyoma. Obstet Gynecol 83(3):414, 1994

Pautier P, Genestie C, Rey A, et al: Analysis of clinicopathologic prognostic factors for 157 uterine sarcomas and evaluation of a grading score validated for soft tissue sarcoma. Cancer 88(6):1425, 2000

Perri T, Korach J, Sadetzki S, et al: Uterine leiomyosarcoma: does the primary surgical procedure matter? Int J Gynecol Cancer 19:257, 2009

Pink D, Lindner T, Mrozek A, et al: Harm or benefit of hormonal treatment in metastatic low-grade endometrial stromal sarcoma: single center experience with 10 cases and review of the literature. Gynecol Oncol 101(3):464, 2006

Powell MA, Filiaci VL, Rose PG, et al: Phase II evaluation of paclitaxel and carboplatin in the treatment of carcinosarcoma of the uterus: a Gynecologic Oncology Group study. J Clin Oncol 28(16):2727, 2010

Quade BJ, Wang TY, Sornberger K, et al: Molecular pathogenesis of uterine smooth muscle tumors from transcriptional profiling. Genes Chromosomes Cancer 40(2):97, 2004

Reed NS, Mangioni C, Malmstrom H, et al: Phase III randomised study to evaluate the role of adjuvant pelvic radiotherapy in the treatment of uterine sarcomas stages I and II: a European Organisation for Research and Treatment of Cancer Gynaecological Cancer Group Study (protocol 55874). Eur J Cancer 44:808, 2008

Reich O, Regauer S: Survey of adjuvant hormone therapy in patients after endometrial stromal sarcoma. Eur J Gynaecol Oncol 27(2):150, 2006

Sartori E, Bazzurini L, Gadducci A, et al: Carcinosarcoma of the uterus: a clinicopathological multicenter CTF study. Gynecol Oncol 67:70, 1997

Shah JP, Bryant CS, Kumar S, et al: Lymphadenectomy and ovarian preservation in low-grade endometrial stromal sarcoma. Obstet Gynecol 112:1102, 2008

Sharma P, Kumar R, Singh H, et al: Role of FDG PET-CT in detecting recurrence in patients with uterine sarcoma: comparison with conventional imaging. Nucl Med Commun 33(2):185, 2012

Signorelli M, Fruscio R, Dell-Anna T, et al: Lymphadenectomy in uterine low-grade endometrial stromal sarcoma: an analysis of 19 cases and a literature review. Int J Gynecol Cancer 20:1363, 2010

Skubitz KM, Skubitz APN: Differential gene expression in leiomyosarcoma. Cancer 98(5):1029, 2003

Sutton G, Blessing JA, Park R, et al: Ifosfamide treatment of recurrent or metastatic endometrial stromal sarcomas previously unexposed to chemotherapy: a study of the Gynecologic Oncology Group. Obstet Gynecol 87(5 Pt 1):747, 1996

Sutton GP, Stehman FB, Michael H, et al: Estrogen and progesterone receptors in uterine sarcomas. Obstet Gynecol 68(5):709, 1986

Taylor NP, Zighelboim I, Huettner PC, et al: DNA mismatch repair and TP53 defects are early events in uterine carcinosarcoma tumorigenesis. Mod Pathol 19(10):1333, 2006

Temkin SM, Hellmann M, Lee YC, et al: Early-stage carcinosarcoma of the uterus: the significance of lymph node count. Int J Gynecol Cancer 17:215, 2007

Thomas MB, Keeney GL, Podratz KC, et al: Endometrial stromal sarcoma: treatment and patterns of recurrence. Int J Gynecol Cancer 19:253, 2009

Vaidya AP, Horowitz NS, Oliva E, et al: Uterine malignant mixed müllerian tumors should not be included in studies of endometrial carcinoma. Gynecol Oncol 103:684, 2006

Verschraegen CF, Vasuratna A, Edwards C, et al: Clinicopathologic analysis of mullerian adenosarcoma: the M.D. Anderson Cancer Center experience. Oncol Rep 5 (4):939, 1998

Wada H, Enomoto T, Fujita M, et al: Molecular evidence that most but not all carcinosarcomas of the uterus are combination tumors. Cancer Res 57(23):5379, 1997

Wolfson AH, Brady MF, Rocereto T, et al: A gynecologic oncology group randomized phase III trial of whole abdominal irradiation (WAI) vs. cisplatin-ifosfamide and mesna (CIM) as post-surgical therapy in stage I-IV carcinosarcoma (CS) of the uterus. Gynecol Oncol 107:177, 2007

Yan L, Tian Y, Zhao X: Successful pregnancy after fertility-preserving surgery for endometrial stromal sarcoma. Fertil Steril 93:269.e1, 2010

Yang GC, Wan LS, Del Priore G: Factors influencing the detection of uterine cancer by suction curettage and endometrial brushing. J Reprod Med 47(12):1005, 2002

Zaloudek C, Hendrickson MR, Soslow RA: Mesenchymal tumors of the uterus. In Kurman RJ, Ellenson LH, Ronnett BM (eds): Blaustein's Pathology of the Female Genital Tract, 6th ed. New York, Springer, 2011, p 453

Zhang P, Zhang C, Hao J, et al: Use of X-chromosome inactivation pattern to determine the clonal origins of uterine leiomyoma and leiomyosarcoma. Hum Pathol 37(10):1350, 2006

## 第三十五章

# 上皮性卵巢癌

## 一、引言

在美国，因卵巢癌死亡人数超过所有其他妇科恶性肿瘤死亡总人数。在世界范围内，每年有超过225 000新诊断卵巢癌，有140 000女性死于卵巢癌（Jemal，2011）。90% ~ 95%卵巢癌患者为上皮性癌，其中包括侵袭性较小的低度恶性潜能（交界性）肿瘤（Quirk，2005）。其余包括生殖细胞肿瘤、性索间质肿瘤将在第36章进行详述。鉴于原发性腹膜癌及输卵管癌类似于上皮性卵巢癌，就在本章节中进行简述。

约1/4的患者为Ⅰ期卵巢癌，有很好的长期生存率。但是目前并没有有效的卵巢癌筛查手段，并且早期患者通常无显著的临床表现，因此约有2/3的卵巢癌患者在发现并诊断时已为晚期。尽管进行积极的肿瘤细胞减灭术及后续铂类为基础的化疗通常可以获得临床缓解，但是仍有将近80%的患者复发并最终因疾病进展死亡。

## 二、流行病学及高危因素

在美国，每78名女性中约有1名女性（1.3%）在一生中可能罹患卵巢癌。在20世纪90年代早期起其发病率逐渐呈下降趋势，使现在卵巢癌在女性致死原因中降至第九位。2015年美国估计有21 290例新发卵巢癌，14 180例患者预期死亡，卵巢癌仍然高居恶性肿瘤相关的死亡原因的第五位（Siegel，2015）。总的来说，卵巢癌的平均诊断年龄约为60岁。

卵巢癌的发病可能与许多的生殖、环境及遗传高危因素相关（表35-1）。最重要高危因素为乳腺癌或者卵巢癌家族史，大约有10%的卵巢癌存在基因遗传易感性，另外90%的卵巢癌患者并无明显的遗传相关性，其发病的最大的危险因素是生育年龄持续排卵周期（Pelucchi，2007）。卵巢上皮的不间断的反复刺激目前被认为是可能导致其恶变的原因（Schildkraut，1997）。

未生育与卵巢长期持续排卵有关系，未经产的患者其发生卵巢癌的风险可能会增加一倍（Purdie，2003）。在未经产女性中，有不孕症病史者存在更高的患病风险。尽管原因并不明确，目前更倾向于认为遗传易感性比医源性促排卵更容易致病。比如经治疗后成功怀孕并分娩的不孕症患者卵巢癌风险并不增加（Rossing，2004）。一般说来，卵巢癌发病风险随分娩次数的增加而逐渐降低，而在第五产次后达到稳定水平（Hinkula，2006）。有观点认为妊娠可能会使癌前病变的卵巢细胞的脱落（Rostgaard，2003）。

月经初潮早及绝经晚也同样与卵巢癌风险增高有关。相反的，母乳喂养对卵巢癌是一个保护因素，可能由于母乳喂养延长了闭经时间（Yen，2003）。因此推测，长期口服短效避孕药抑制了排卵，可能将罹患卵巢癌的风险降低了50%。而且在末次服药后的25年中仍然有保护作用（Riman，2002）。相反，绝经后使用雌激素替代治疗会增加患病风险（Lacey，2006；Mørch，2009）。

**表 35-1　上皮性卵巢癌发病的高危因素**

| |
|---|
| 未生育 |
| 月经初潮早 |
| 绝经晚 |
| 白色人种 |
| 年龄增长 |
| 北美或北欧居民 |
| 家族史 |
| 本人乳腺癌病史 |
| 种族背景（欧洲犹太人、冰岛人种、匈牙利人种） |
| 绝经后激素治疗 |
| 盆腔炎性疾病 |

Modified with permission from Schorge JO, Modesitt SC, Coleman RL, et al: SGO White Paper on ovarian cancer: etiology, screening and surveillance, Gynecol Oncol. 2010 Oct: 119（1）: 7-17.

白种人女性中的卵巢癌发病率在所有种族人群中是最高的（Quirk，2005），比黑种人及西班牙裔女性高出约30%～40%（Goodman，2003）。尽管确切的原因尚未明确，但是不同种族女性的产次及其妇科手术率的不同，可能是与之相关的因素。

输卵管结扎术及子宫切除术可能降低了女性罹患卵巢癌的风险（Rice，2014）。理论上，通过将卵巢从下生殖道悬吊移位等妇科操作可能使得卵巢免受刺激，从而是降低卵巢癌发病率的保护性因素。反之，会阴部经常性接触滑石粉的患者其卵巢癌风险可能增加（Gertig，2000；Houghton，2014；Rosenblatt，2011）。

年龄是另一个危险因素，卵巢癌总的发病率在75岁之前是呈上升趋势，而大于80岁的患者略有降低（Goodman，2003）。总的来说，随着年龄的增加，卵巢表面上皮细胞的累积随机突变率也随着时间的增加而升高。

居于北美、北欧及任何西方工业化国家的女性，有较高的卵巢癌发病风险。全球范围来看，卵巢癌的发病率差异很大，但在发展中国家及日本的发病率最低（Jemal，2011）。地域性的饮食差异可能是导致这种不同的原因（Kiani，2006），比如饮食摄入低脂肪、高纤维及胡萝卜素、维生素等饮食方式是卵巢癌的保护性因素（Zhang，2004）。

卵巢癌家族史，一级亲属如母亲、女儿或者姐妹患有卵巢癌，该女性终身罹患卵巢癌的风险是普通女性的三倍，而且若是存在两名甚至以上一级亲属患有卵巢癌或者其他亲属患绝经前乳腺癌，该女性卵巢癌风险又进一步上升。对于主要存在家族性结肠癌的女性，临床医师应考虑Lynch综合征，即遗传性非息肉性结直肠癌（HNPCC）。该综合征的患者一生中有极高的风险罹患结肠癌（85%）和卵巢癌（10%～12%）。HNPCC发病率最高的妇科恶性肿瘤是子宫内膜癌（40%～60%终身风险），将在第三十三章进行更加详细的论述。

### 1. 遗传性乳腺癌及卵巢癌

#### （1）基因筛查

超过90%的遗传性卵巢癌与BRCA1或BRCA2基因的胚系突变有关系。因此，任何有卵巢上皮癌或者乳腺癌个人史的患者，或者来自有明确有害突变的家族，应该进行检测（表35-2）（Daly，2014）。

具体流程是，高危患者首先与有资质的遗传咨询师进行交流，建立其全面的家族疾病谱。然后挑选几种经过验证的风险评估模型之一进行风险评估。相关的模型包括BRCAPRO及Tyrer-Cuzick程序，分别可以通过访问 http：//www4.utsouthwestern.edu/breasthealth/cagene/default.asp 及联系 ibis@cancer.org.uk 网站的国际乳腺癌干预研究（IBIS）获得。这些模型可以评测个体发生 *BRCA1* 及 *BRCA2* 基因胚系恶变的风险。这些模型及其相关软件可以对个体携带致病胚系 *BRCA1* 和 *BRCA2* 基因的风险进行精确的量化评估（Euhus，2002；James，2006；Parmigiani，2007）。然而，即使是经过验证的模型评估家族史，也不能有效地锁定卵巢癌高危人群进行检测。因此对所有高级别浆液性卵巢癌患者，无论其家族史如何，都应该提供 *BRCA1/BRCA2* 基因检测的建议（Daniels，2014；Norquist，2013）。

---

**表 35-2　应该进行基因检测的妇女**

任何年龄的卵巢癌 [a]

45岁及以下年龄诊断的乳腺癌

乳腺癌，有两个独立或者连续一级亲属，第一个诊断时 ≤ 50 岁

三阴乳腺癌，诊断时 ≤ 60 岁

任何年龄乳腺癌，至少一个近亲 [b] 诊断时 ≤ 50 岁

任何年龄乳腺癌，至少两个或以上近亲有乳腺癌，一个近亲有卵巢上皮癌，或者两个近亲有胰腺癌或者进展性前列腺癌

乳腺癌，有一个男性近亲有乳腺癌（任何年龄）

乳腺癌且德系犹太人血统

来自家族已知为 *BRCA1* 或 *BRCA2* 基因突变的女性

[a] 原发腹膜癌及输卵管癌应看做是遗传性乳腺癌/卵巢癌综合征疾病谱中的一部分

[b] 近亲定义为：一级、二级及三级亲属（如母亲、姐姐、女儿、姨、侄女、祖母、孙女、第一级堂/表姐妹、曾祖母及叔祖母）

Adapted with permission from Lancaster JM, Powell CB, Chen LM, et al：Society of Gynecologic Oncology statement on risk assessment for inherited gynecologic cancer predispositions. Gynecol Oncol 2015 Jan；136（1）：3-7.

### （2）*BRCA1* 及 *BRCA2* 基因

这两个基因是肿瘤抑制基因，它们的蛋白产物分别为 BRCA1 及 BRCA2。这两个蛋白通过与重组 / DNA 修复蛋白相互作用以保持染色体的完整结构。*BRCA1* 及 *BRCA2* 基因的突变会导致相应蛋白功能的异常，从而导致基因的不稳定并使得细胞更容易恶变（图 35-1）（Deng，2006；Scully，2000）。

*BRCA1* 基因位于染色体 17q21，已证实该基因突变的患者罹患卵巢癌的概率将大大增加（39% ～ 46%）。*BRCA2* 位于染色体 13q12，一般其突变导致卵巢癌的概率略小（12% ～ 20%）。有 *BRCA1* 或 *BRCA2* 基因突变者终身罹患乳腺癌的概率是 65% ～ 74%（美国妇产科医师协会，2013；Chen，2006；Risch，2006）。这两个基因都是通过常染色体显性遗传方式遗传，但是其外显率差别较大。大体上说，一个突变基因携带者约有 50% 的概率将其突变基因传至其儿子或女儿，但是不能确定该突变基因携带者是否一定会发生乳腺癌或卵巢癌。因此，*BRCA1* 及 *BRCA2* 基因突变表型可能呈现隔代遗传表现。

### （3）基因检测

理想情况下，进行基因检测识别妇女是否存在 *BRCA1* 及 *BRCA2* 基因的有害突变，若存在则预防性手术，从而预防卵巢癌的发生。该检测可能存在三种不同的检测结果。"阳性"结果提示存在上述基因的致病突变，最常见的是三种"犹太始祖（Jewish founder）"突变：*BRCA1* 基因 185delAG 或 5382insC 突变及 *BRCA2* 基因 6174delT 突变。这三种移码突变都明显地改变了其下游的氨基酸序列，导致 BRCA1 或 BRCA2 肿瘤抑制蛋白的改变。有研究提出，这三种典型突变可能最初起源于数千年前的德系犹太人群，尽管这种"犹太始祖"突变是最常见的突变类型，但是任何 *BRCA* 基因的移码突变都有可能导致女性成为乳腺癌及卵巢癌的易感人群。

第二种检测结果，"不确定的临床意义的变异"可能为确实为病理性的（真突变）或仅仅是基因多态性表现（人群中存在至少百分之一的基因序列的正常变异）。这些无法分类的变异很常见，代表约三分之一的 *BRCA1* 基因检测结果及半数的 *BRCA2* 检测结果。大多数为错义突变，会导致蛋白质中单个氨基酸改变，但是并不产生移码突变。考虑到预后的不确定性和高概率的再分类，进行个体化咨询，推荐采取监测、化学预防或输卵管切除等措施（Garcia，2014）。

第三种可能出现的基因检测结果即为"阴性"。但是由于 *BRCA1* 及 *BRCA2* 基因较大，仍然可能出现 5% ～ 10% 的假阴性结果。为了捕获其他未检测到的突变，可以对高危患者进行大型基因组重排的反射测试（Palma，2008）。

## 三、预防

### 卵巢癌筛查

除了基因检测，其他的卵巢癌筛查策略已评估。然而，尽管已经尽了很大的努力，仍然没有数据证实进行血清学标记物、超声及盆腔检查等常规检查可以降低卵巢癌的死亡率（美国妇产科医师协会，2013；Morgan，2014；Schorge，2010a）。目前发现有数百种可能相关的肿瘤标记物，但是目前仍然没有发现足够准确的标记物（美国妇产科医师协会，2011）。

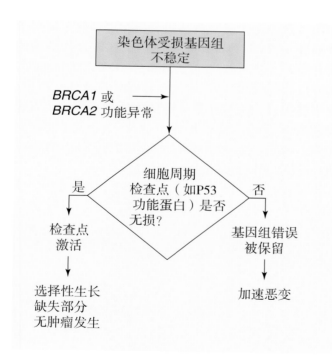

图 35-1　图示 *BRCA* 基因突变在肿瘤发生过程中的作用。DNA 有损伤的细胞常常在细胞周期的各检查点出现受阻，因而不能进入有丝分裂期。若是这些检查点是无功能的，则这些基因组的异常则可能被保留并导致恶变（Reproduced with permission from Scully R，Livingston DM：In search of the tumour-suppressor functions of BRCA1 and BRCA2，Nature 2000 Nov 23；408（6811）：429-432）

### （1）高危人群

大多数情况下，卵巢癌筛查除了针对有乳腺癌及卵巢癌强阳性家族史的女性，主要还针对于 *BRCA1* 及 *BRCA2* 的携带者。最通常的筛查方式是 CA125 水平测定和（或）经阴道超声，目前在卵巢癌的筛查方面有少许成绩。因此，对于 *BRCA1* 或 *BRCA2* 携带者，若是不愿意进行预防性手术，可以联合盆腔检查、经阴道超声及血 CA125 的筛查方案进行筛查（美国妇产科医师协会，2013）。

CA125 是一个糖蛋白，正常卵巢上皮细胞并不产生 CA125，但是卵巢良性及恶性肿瘤均可以产生。CA125 在受累的卵巢上皮细胞内合成，通常分泌到囊内。在卵巢良性肿瘤中，多余的抗体会被释放并蓄积于囊液内。有理论假设：恶性肿瘤的异常组织结构会使得这些抗体释放到血液循环中（Verheijen，1999）。

单独应用 CA125 并不能作为筛查卵巢癌的标记物。近来有一项更为敏感的卵巢癌风险算法（ROCA），该筛查方案是基于测量规律时间间隔的血清 CA125 水平序列的斜率进行风险计算的（Skates，2003）。监测过程中，如果患者的罹患卵巢癌风险的 ROCA 评分上升 1%，则建议其完善经阴道超声以决定是否需要进行其他干预。这个筛查策略目前正在进行全球的前瞻性研究，纳入了 2605 名卵巢癌高危女性，分别进行预防性的输卵管卵巢切除或单纯筛查，以评估筛查的有效性（Greene，2008）。

### （2）普通人群

目前没有足够准确的早期诊断方法，不推荐对于一般风险人群进行卵巢癌常规筛查（Moyer，2012）。例如，在美国进行的对于前列腺癌、肺癌、结直肠癌及卵巢癌（PLCO）筛查的前瞻性研究中，共有 34,261 名既往无卵巢切除术病史者纳入研究，随机分为两组，一组每年进行 CA125 水平测定，另一组每年进行经阴道超声检查。异常筛查结果的女性中，约有 1% 的女性诊断侵袭性卵巢癌，提示这两种筛查方法对卵巢癌的预测价值都不高（Buys，2005，2011；Partridge，2009）。

英国的 The United Kingdom Collaborative Trial of Ovarian Cancer Screening（UKCTOCS）随机性研究纳入了 202 638 名女性，评估了基于 ROCA 的 CA125 筛查及超声检查的有效性、经济性、发病率、依从性及可接受性。在该研究中，纳入的病例均为无症状、一般风险的 50～74 岁的绝经后女性，随机分为三组：一组为无干预组；第二组每年进行 CA125 检测，根据 ROCA 结果如有指征则把经阴道超声作为二线方法；第三组每年进行 CA125 联合经阴道超声筛查。依照 ROCA 进行的筛查的阳性预测值达 35%，是每年进行超声筛查的阳性预测值的 10 倍（3%）。尽管在该项研究中，ROCA 指导的超声检查有可行性，但是这项筛查的方案能否改善疾病的死亡率将在 2015年获得结果（Menon，2009，2014）。尽管大多数主要的专业团体和政府团体不建议使用它，大约 1/3 的美国医生仍然要求使用 CA125 或超声波来筛查卵巢癌（Baldwin，2012）。

### （3）新的生物标记物及蛋白组学

为了寻找在早期卵巢癌筛查方面更为准确的筛查方式，正在研究很多潜在可能的生物标记物。数十种标记物单独或联合 CA125 的预测价值正在进行研究（Cramer，2011；Yurkovetsky，2010）。

一个例子是基于一项 2002 年公开发表的前期研究，提示蛋白组学可能有助于早期卵巢癌筛查（Petricoin，2002）。通过质谱技术研究上千种有高度敏感性和特异性的蛋白的分布模式，希望能有一项准确的检测手段（如 OvaCheck 技术），可以可靠地从未患病人群中筛查出早期卵巢癌患者。

在更新的一个项目，即 OvaSure 的血液学检测，同样引起了关注。该项目中通过同时测定六个血清物质（瘦素、骨桥蛋白、胰岛素样生长因子 - Ⅱ，巨噬细胞抑制因子及 CA125）的水平，据报道可以在卵巢癌的诊断中有着更高的敏感性及特异性（Mor，2005；Visintin，2008）。

重要的是，在这些新的诊断方法真正投入到临床使用之前，需要进行前瞻性临床研究。但是可惜的是，蛋白组学研究及上述的他筛查策略目前都尚未能在临床实践中进行使用。

### （4）体格检查

一般来说，盆腔检查仅能偶然发现卵巢癌，通常肿瘤已经是晚期了。在无症状的妇女中，没有证据表明它作为一种筛查试验可以降低死亡率或发病率（Bloomfield，2014）。因此，在 PLCO 或 UKCTOCS 试验中，盆腔检查甚至都没有被纳入筛查模式。

### （5）药物预防

使用口服短效避孕药能降低 50% 的卵巢癌发生风险。但是，在咨询时应告知患者，短效避孕药短期内会增加发生乳腺癌及宫颈癌的风险（全球宫颈癌流行病学调查，2006，2007；国家癌症学会，2014a）。

### （6）预防性手术

唯一被证实的直接对卵巢癌有预防作用的方式是手术切除。对于 BRCA1 和 BRCA2 携带者，建议在完成生育后或年满 40 岁进行预防性双侧输卵管卵巢切除术（BSO）（美国妇产科医师协会，2013，2014）。在这些患者中，可以有效预防约 90% 的上皮性卵巢癌的发生（Kauff，2002；Rebbeck，2002）。预防性的 BSO 可以降低 50% 患乳腺癌的风险（Rebbeck，2002）。可以预见，这种保护作用在绝经前妇女中是最强的（Kramer，2005）。在患有 HNPCC 的女性中，卵巢癌风险降低接近 100%（Schmeler，2006）。然而，严重的不良后果是更年期提前。此外，最近的研究表明，在高危妇女中，很大一部分"卵巢癌"实际上来自位于输卵管远端的前体病变。因此，预防性输卵管切除术和绝经后卵巢切除术可能是一种安全的选择（Holman，2014；Kwon，2013；Perets，2013）。理想的手术切除方法是将整根输卵管从伞端至子宫输卵管连接处都切除，但保留肌层间质部分。

这里提到的"预防性"意味着在切除时卵巢和输卵管是正常的。但是，大约有 4% ～ 5% 的 BRCA 突变携带者在进行双侧输卵管卵巢预防性切除术时会发现卵巢已经出现了隐匿性的肿瘤病灶（通常是镜下可见病灶）（Sherman，2014）。事实上，在预防性手术中发现，输卵管远端更像是某些隐匿性卵巢癌的原发病灶（Callahan，2007）。考虑到这种可能性，在手术中建议常规留取腹腔冲洗液、腹膜多点活检及大网膜活检。在送检病理标本时，需要明确注明双侧输卵管卵巢切除的指征为预防性切除。对于这些病例，应该更加仔细的全面检查其输卵管卵巢并进行连续切片镜检，特别是伞端，以寻找是否存在隐匿的病变。遵循这样严格的手术及病理检查程序，可以显著提高 BRCA 突变携带者输卵管或卵巢隐匿性癌的检出率（Powell，2005）。通常，这种切除术、冲洗及活检是可以通过微创的腹腔镜手术完成的。

年轻女性进行预防性双侧输卵管卵巢切除术会导致早绝经及相关的血管舒缩和泌尿系症状、性欲降低及骨质疏松（美国国家癌症研究所，2014a）。雌激素替代治疗通常用于缓解这些症状，但是不如设想中有效（Madalinska，2006）。总体上说，预防性双侧输卵管卵巢切除术能很好地降低卵巢癌发病的忧虑，而且对患者生活质量没有负面影响（Madalinska，2005）。

对于 HNPCC 综合征患者，在进行预防性双侧输卵管卵巢切除术时，同时行全子宫切除是必要的，因为这些患者也存在子宫内膜癌的风险。对于 BRCA 突变携带者，不常规推荐全子宫切除术（Vyarvelska，2014）。理论上，保留子宫可能残存部分附件组织仍然存在潜在发生卵巢癌的风险。几乎没有报道提示 BRCA 突变增加子宫内膜癌发病的风险。主要在乳腺癌治疗或预防性服用他莫西芬的患者中可能出现子宫内膜癌（Beiner，2007）。

对于非 BRCA 携带者的低风险患者，为了预防盆腔浆液性癌症，在行子宫切除术或永久性绝育的患者也考虑行降低风险的输卵管切除术（Creinin，2014；Lessard-Anderson，2014；McAlpine，2014；Morelli，2013）。这一观点得到了妇科肿瘤学会（2013）和美国妇产科医师协会（2015）的认可。低危妇女的病理标本处理包括输卵管的代表性切片、任何可疑的病变和整个伞端切片。这两个组织都没有指定在低风险人群进行盆腔冲洗液。

## 四、低度恶性潜能的肿瘤

### 1. 病理

10% ～ 5% 的上皮性卵巢肿瘤的组织学及生物学特征是介于明确的良性卵巢囊肿及浸润性癌之间的。一般来说，这些低度恶性潜能（LMP）的肿瘤也称作交界性肿瘤，其危险因素与上皮性卵巢癌相同（Huusom，2006）。这一类肿瘤并不被纳入遗传性乳腺 - 卵巢癌综合征范畴。尽管 LMP 肿瘤可能发生在任何年龄，其发病的平均年龄是 45 岁左右，比浸润性卵巢癌年轻 15 岁。因为多种原因，交界性卵巢肿瘤的诊断及最佳诊疗方案经常有较多的争议。

组织学上说，LMP 肿瘤与良性卵巢囊肿诊断的区别应有至少下列两项特征：核异型性，上皮细胞复层，显微镜下乳头状突起，细胞多型性或核分裂活跃（图 35-2）。不同于浸润性癌，LMP 肿瘤的特征是不伴有间质浸润。但是约有 10% 的 LMP 肿瘤可能会存在间质微浸润，所谓微浸润即指小于 5% 的肿瘤组织有灶状的浸润病灶，其直径 < 3 mm（Buttin，2002）。由于 LMP 病理上的这些精细特征，通过冰冻病理诊断 LMP 肿瘤的确定性具有很大挑战性。

### 2. 临床特点

卵巢 LMP 肿瘤与其他附件肿物的临床表现类似。

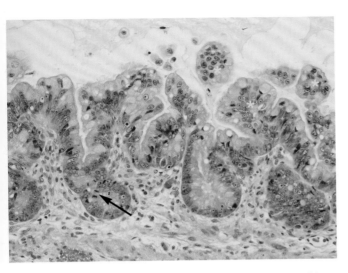

图 35-2 黏液性交界性肿瘤,与良性黏液性囊腺瘤的区别在于上皮细胞增生和核异型性。这例黏液性交界性肿瘤表现为轻度至中度核异型性,证据是有局限的细胞核多形性和可见核仁。同时可见有丝分裂像(箭头)。上皮细胞增殖形成上皮簇(星号),无纤维肌性核支撑(Used with permission from Dr. Kelley Carrick.)

患者可能会出现下腹痛、腹胀或腰围增粗。或者一些无症状的患者在常规盆腔检查中触诊发现。这类肿瘤也可能在常规产检做超声或者剖宫产中偶然发现。

正如其他卵巢肿瘤,交界性卵巢肿瘤的大小差异较大。在术前评估中,交界性卵巢肿瘤并无特异性的超声表现,而肿瘤标记物血清 CA125 也并不特异。在临床辅助检查中,计算机断层扫描(CT)可以除外腹水及大网膜饼等典型的卵巢癌表现。无论如何,所有可疑的附件区肿物都应该进行切除。

### 3. 治疗

手术是 LMP 肿瘤治疗的基础。手术方式可能根据患者的具体情况而不同,在术前应该与患者进行详细交流并交代病情。患者均需做好必要时进行卵巢癌全面的分期手术或者肿瘤细胞减灭术的准备。在许多病例中,进行腹腔镜手术是恰当的。如果计划进行开腹手术,应选取纵行切口,以备需进行肿瘤分期手术时,能暴露上腹部器官及腹主动脉旁淋巴结。

手术中进入腹腔后,在探查后即刻留取腹腔冲洗液,而后完整切除卵巢肿物并送检冰冻病理检查。但是术中很难确定卵巢肿物究竟是良性、交界性或恶性,需要等到术后石蜡切片病理回报(Houck,2000;Tempfer,2007)。有生育要求的未绝经女性手术中如果诊断 LMP 肿瘤,应该进行保留子宫及对侧卵巢的

保留生育功能的手术(Park,2009;Zanetta,2001)。即使术后石蜡病理确诊为 I 期浸润性卵巢癌,这样的手术方案也合理(Schilder,2002)。对于绝经后女性,则应该进行全子宫及双侧输卵管卵巢切除术。

应该考虑进行腹膜及大网膜局部活检的分期手术,尽管它们很少找到显微镜下的转移性 LMP 病灶,除非组织看起来异常(Kristensen,2014)。此外,应该探查阑尾并对可疑者进行切除,尤其是黏液性肿瘤(Timofeev,2010)。如果术中探查未见肿大的淋巴结,或者术中冰冻病理明确除外了卵巢恶性肿瘤,不常规进行盆腔及腹主动脉旁淋巴结切除术(Rao,2004)。

LMP 肿瘤的手术病理分期与卵巢恶性肿瘤 FIGO 分期标准一致。对于 LMP 肿瘤,分期手术对于患者预后的作用是有限的,除非术后最终病理诊断为浸润性卵巢癌(Wingo,2006)。尽管 97% 的妇科肿瘤医师在临床实践中提倡 LMP 肿瘤进行全面的分期手术,但是仅有 12% 的 LMP 肿瘤患者接受了全面分期手术(Lin,1999;Menzin,2000)。这种理论和实践的差异主要是因为:术中未怀疑为交界性肿瘤;未送检冰冻病理或冰冻病理结果不准确,术后最终病理回报后才改变了临床诊断。在这种情况下,建议咨询妇科肿瘤医师,若是肿瘤局限于一侧卵巢则考虑不进行再分期手术(Zapardiel,2010)。但是,如果术中仅进行了卵巢肿物切除术,由于残余病灶可能存在的风险,建议进行患侧附件的切除及腹腔冲洗和局部活检的分期手术(Poncelet,2006)。

对于 II ~ IV 期交界性肿瘤患者,常常存在非浸润性种植(图 35-3)或淋巴结转移,辅助化疗存在争议(Shih,2010;Sutton,1991)。有浸润性种植是不良预后的指标。一般情况下这类患者应该作为上皮性卵巢癌对待,进行肿瘤细胞减灭术及术后辅助化疗(Leary,2014)。

### 4. 预后

卵巢 LMP 肿瘤的预后是非常好的。I ~ III 期患者的 5 年生存率为 96% ~ 99%,而 IV 期患者的 5 年生存率为 77%(Trimble,2002)。总的来说,超过 80% 的患者为 I 期,如果进行了全子宫及双侧输卵管卵巢切除手术,几乎不复发(du Bois,2013)。事实上,这些女性的总体存活率与一般人群相似(Hannibal,2014)。保留生育功能的手术术后约有 15% 的复发风险,通常都发生在对侧卵巢,经过再次手术切除也有很高的治愈率(Park,2009;Rao,2005)。

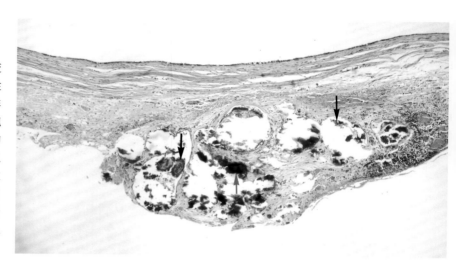

图 35-3 非浸润性种植。来自浆液性交界性肿瘤患者的非浸润性种植。非浸润性种植对基底层组织无破坏性浸润。这个非浸润性种植，可见增生的浆液性上皮细胞（黑色箭头）及砂粒体（蓝色箭头）典型的浆液性增生的表现，似乎粘连在腹膜组织上，但是并不侵袭腹膜组织。砂粒体在这个组织中呈碎片状，是因为在切片前没有去钙化，则在切片过程中钙化组织常被粉碎（Used with permission from Dr. Raheela Ashfaq.）

约有 15% 的 LMP 肿瘤患者为 Ⅱ 期及 Ⅲ 期，且大部分为浆液性肿瘤。Ⅳ 期交界性卵巢肿瘤仅占不到 5%，其预后是最差的（Trimble，2002）。对于晚期交界性肿瘤，最可靠的预后预测指标就是是否存在腹膜的浸润性种植或者术后有残留病灶（Morice，2014；Seidman，2000）。

由于交界性肿瘤的惰性特点，其有症状的复发经常发生在治疗的数年甚至数十年之后（Silva，2006）。大约 70% 的复发病例，组织学上只有 LMP。另外 30% 的患者发生恶性转化为侵袭性卵巢癌。大多数为低级别癌，但约 1/3 具有高级别特征，这对预后有不利影响（du Bois，2013；Harter，2014）。与原发性卵巢 LMP 肿瘤一样，彻底手术切除是复发性疾病最有效的治疗方法（Crane，2015）。有浸润特征的患者需要化疗，但低级别肿瘤对标准药物如卡铂和紫杉醇尤其耐药。通常使用多种不同的治疗方案，包括激素治疗（Gourley，2014）。

## 五、上皮性卵巢癌

### ■ 1. 发病机制

由于上皮性卵巢癌的异质性，至少存在三种不同的肿瘤发生途径。第一，相对较少的病例似乎存在累积性的遗传性改变，由良性肿瘤向交界性肿瘤发展，最终进展为浸润性卵巢癌（Makarla，2005）。通常这样的浸润性肿瘤为低级别，临床进展缓慢，早期出现 K-ras 癌基因突变。Ras 家族癌基因包括 K-ras、H-ras 及 N-ras。其相关蛋白产物参与细胞周期并控制细

的增殖。因此，ras 突变可以致癌，通过抑制细胞凋亡并促进细胞增殖（Mammas，2005）。

第二，至少 10% 的上皮性卵巢癌的发生是由于患者的遗传易感性，总是高级别浆液性癌。携带 BRCA 基因突变的女性，只需要对其他正常拷贝（等位基因）一次打击就能敲除 BRCA 肿瘤抑制基因产物。其结果是 BRCA 相关肿瘤的发生时间，比散发病例大约早 15 年。既往认为上皮性卵巢癌起源于卵巢或者腹膜表面，而目前的数据提示输卵管的上皮内浆液性癌（STIC）可能是大部分浆液性卵巢癌的前驱改变（图 35-4）（Levanon，2008；Medeiros，2006；Perets，2013）。因此 BRCA 相关性的浆液性癌似乎存在独特的分子发病机制，依赖于 p53 抑癌基因的失活（Buller，2001；Landen，2008；Schorge，2000）。P53 是一个肿瘤抑制基因。其蛋白产物可以抑制细胞进入后续的分裂周期，从而阻止了肿瘤细胞不受控的分裂。P53 的突变与很多恶性肿瘤相关。事实上，目前已经发现 BRCA 及 P53 相关蛋白功能的缺失可能发生于肿瘤浸润之前，进一步支持它们的突变是重要的疾病早期触发事件（Werness，2000）。

第三，绝大多数的卵巢癌似乎是原发于包裹在卵巢间质的皮质包涵囊肿（CICs）内的卵巢表面上皮细胞。现已提出了很多激发事件及其后续通路。比如，在长期的持续性排卵过程中卵巢表面进行周期性修复，涉及很多细胞增殖过程。在这些女性中，可能会在细胞增殖伴随的 DNA 合成过程中出现自发的 P53 基因突变，这在肿瘤发病过程中是很重要的一个步骤（Schildkraut，1997）。最终，DNA 复制压力及损坏使得包含在 CICs 内的卵巢表面上皮细胞转变为各种组

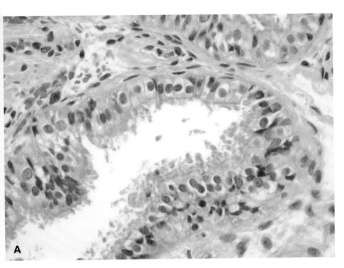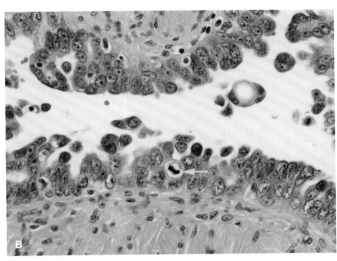

**图 35-4**　**A.** 正常输卵管上皮含有三种细胞类型，纤毛细胞、分泌细胞和间质细胞。**B.** 输卵管浆液性原位癌。这些输卵管内衬浆液性癌细胞显著异型性，伴有细胞核多型性、染色质粗糙、细胞核极性消失及有丝分裂象活跃（箭头），以及上皮增生成簇（Used with permission from Dr. Kelley Carrick.）

织学类型的卵巢恶性肿瘤（Levanon，2008）。

### ■ 2. 诊断

#### （1）症状和体征

卵巢癌是一个典型的"沉默的杀手"，早期一般没有典型的症状体征。这其实是一个错误的观念。实际上，即使是早期患者，通常在诊断前数月就已经出现症状（Goff，2000）。主要的困难是将这些症状与其他常见于女性的症状进行鉴别。

一般来说，持续性的症状常常比预期的更为严重及频繁，如果近期有发作，则建议进行诊断性的检查。最常出现的症状包括腰围增粗、腹胀、尿急及盆腔痛，也可能伴有乏力、食欲缺乏、消化不良、便秘及背部疼痛等症状（Goff，2004）。异常阴道出血发生较少。偶尔，如果肿瘤广泛转移，患者可能出现恶心、呕吐及部分性肠梗阻症状。不幸的是，许多女性及临床医生可能会将上述症状更多的归结为围绝经期症状、年龄增大、饮食改变、压力、心情抑郁或肠道功能问题，导致诊断延迟。

绝大多数卵巢癌患者在体格检查时可以触及盆腔或者盆腹腔肿物。双合诊检查时恶性肿瘤通常是实性、结节状并且固定，但是并没有特异性的体征能与良性肿瘤进行区分。充满盆腹腔的巨大肿物更有可能会是良性或者交界性肿瘤。为协助制定手术计划，应进行三合诊。比如肿瘤侵犯直肠阴道隔的患者，术中可能需要仰卧截石位以进行低位前路结肠切除术作为肿瘤切除术的一部分。

如果出现腹水征或者侧腹膨隆，则提示可能存在大量的腹水。一个同时存在盆腔肿物及腹水的女性，诊断卵巢癌的可能性非常大，除非有其他疾病的证据。但是若是单独出现腹水而无典型的盆腔包块，则需要考虑可能是肝硬化或者其他恶性肿瘤，如消化道或者胰腺癌。对于晚期卵巢癌患者，进行上腹部查体时常常会发现上腹中部质硬的大网膜饼。

胸部的听诊非常重要，因为一部分合并严重胸腔积液的患者可能会是无明显症状的。普通的体格检查以外，要可进行体表外周淋巴结的触诊。

#### （2）实验室检查

全血细胞检查及生化全项通常有少许特异性指标。例如，20% ~ 25% 的患者有血小板增多（血小板计数大于 $400 \times 10^9/L$）（Li，2004）。这是由于卵巢癌细胞释放的细胞因子增加了血小板的生成率。低钠血症也常见，血钠范围在 125 ~ 130 mEq/L 之间，这是因为肿瘤分泌抗利尿激素样物质使得患者表现出抗利尿激素分泌异常综合征（SIADH）。

血清 CA125 水平是上皮性卵巢癌管理必查的项目。90% 的非黏液性卵巢恶性肿瘤均表现出 CA125 的升高。但是评估附件肿物性质时还有几点说明。半数 I 期卵巢癌患者的 CA125 水平在正常范围（假阴性）。一些良性疾病的患者也会出现 CA125 水平的升高（假阳性），比如盆腔炎性疾病、子宫内膜异位症、平滑肌瘤、妊娠，甚至月经期。

因此，绝经后女性发现盆腔包块，CA125 水平对预测恶性肿瘤的可能性更有帮助（Im，2005）。

另一种标记物，人类附睾蛋白 4（HE4）与 CA125 一起被美国 FDA 批准用于卵巢恶性肿瘤风险算法（ROMA），以确定附件肿块的妇女在手术中发现恶性肿瘤的可能性。ROMA 的得分来自两项血液测试的结果，加上绝经状态（Moore，2009，2010）。

OVA1 是另一个血液学生物标记物检测，对于拟行手术治疗的卵巢肿物的术前分类有帮助（Ueland，2011；Ware Miller，2011）。若绝经前女性 OVA1 评分 ≥ 5.0 或者绝经后女性评分 ≥ 4.4，需要转诊妇科肿瘤医师咨询。重要的是，OVA1 并不是卵巢癌筛查工具，它仅用于因盆腔肿物拟行手术治疗的女性术前分类（Vermillion Inc，2011；Zhang，2010）。评估 ROMA 和 OVA1 的有效性研究有限，它们在术前分诊中的作用尚不明确。因此，对于未确诊的盆腔肿块，不一定推荐使用它们（Morgan，2014）。最后，当发现黏液性卵巢肿瘤时，较好的血清肿瘤标志物是癌抗原 19-9（CA19-9）和癌胚抗原（CEA）。

### （3）影像学

在鉴别良性卵巢肿瘤和早期卵巢癌的过程中，经阴道超声检查是最为有用的影像学检查（第 2 章）。一般说来，恶性肿瘤的超声表现通常是多房的、实性或者伴有声影的、偏大（径线 > 5 cm），多房分隔肿瘤有较厚的房隔（图 35-5A）。其他超声影像学特征包括乳头状突起或新血管形成—通过超声多普勒血流证实（图 35-5B 及 35-5C）。尽管有数种术前鉴别卵巢肿瘤良恶性的预测模型，但是没有任何一个被推广应用（Timmerman，2005；Twickler，1999）。

对于晚期癌的患者，超声的价值不大。如果盆腔肿物包绕侵犯子宫、附件及周围脏器组织，盆腔超声则难以显示清楚。如果出现腹水，超声检查很容易探及，但是通常情况下腹部超声的价值有限。

影像学检查方面，对于可疑卵巢癌的患者建议进行胸部 X 线检查，以探查是否存在胸腔积液甚至偶尔会发现肺部转移。很少的情况下，钡灌肠通常可用作鉴别除外憩室或结肠癌，或者可用于除外卵巢癌的结直肠转移。

### 电脑断层扫描（CT）

CT 扫描首选用于晚期卵巢癌患者术前的手术方

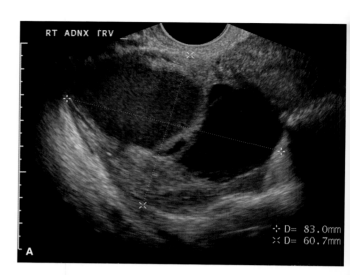

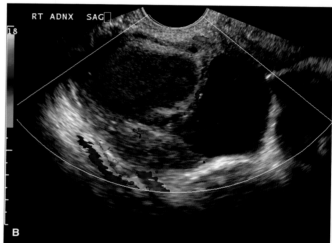

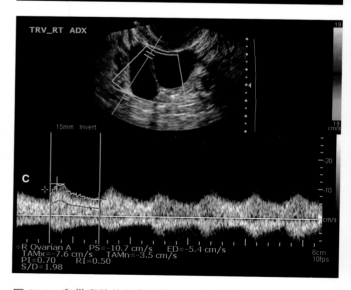

**图 35-5** 卵巢囊肿的超声影像。**A.** 经阴道超声提示一个复杂的卵巢包块。可见囊性及实性成分，其间可见较厚的房间隔。这些影像表现增加临床可疑为恶性肿瘤。**B.** 经阴道多普勒超声显示卵巢肿瘤中存在新生血管。**C.** 经阴道多普勒检查显示卵巢肿物血管血流低阻（Used with permission from Dr. Diane Twickler.）

案制定。术前 CT 检查可以发现肝、后腹膜、大网膜或者腹腔其他部位的转移病灶，从而指导肿瘤细胞减灭术或者证实显然无法切除的病灶（图 35-6）（Suidan，2014）。但是 CT 检查对于腹腔内小于 1～2 cm 的病灶并不完全可靠，因此术中总是能发现 CT 未提示的肿瘤病灶。此外，若是病灶仅局限于盆腔，CT 扫描鉴别卵巢肿物良恶性的准确性比较差。这种情况，经阴道超声检查更具优越性。其他放射学方法，如磁共振（MR）成像、骨扫描和正电子发射断层扫描（PET），在术前能够提供的信息也比较有限。

### （4）穿刺术

合并腹水及盆腔包块的女性高度怀疑卵巢癌，通常需要到手术后方可确诊。因此，几乎没有患者需要进行诊断性穿刺。另外，诊断性腹腔穿刺应尽可能避免，因为腹水细胞学检查结果通常不特异，同时可能引起穿刺针进出部位的腹壁种植（Kruitwagen，1996）。但是，对于存在腹水但是无盆腔包块的患者，是有指征进行腹腔穿刺的。

除了诊断外，穿刺术还可以缓解那些大量腹腔积液者的相关症状。这可以在床边完成，使用连接管和真空瓶，或由介入放射科医生完成。术后常出现相对脱水，表现为口渴、少尿、短期肌酐升高，均可通过正常口服纠正。

### 3. 全科医生（非妇科肿瘤）的职能

利用现有的诊断手段，通常很难鉴别卵巢肿瘤的良恶性。但是如果发现腹水、有腹腔或者远处转移的证据，就建议转诊肿瘤专科医师（美国妇产科医师协会，2011）。此外，如果绝经前女性 CA125 水平升高（比如 > 200 U/ml）或 OVA1 评分 ≥ 5.0；以及绝经后女性 CA125 任何水平的升高或 OVA1 评分 ≥ 4.4，都提示卵巢癌高危。

理想情况下，对于可疑卵巢癌的附件肿物患者，应该在有可能进行术中冰冻病理检查的医院进行手术。至少应在进入腹腔后留取腹腔细胞学检查。然后应该通过一个能进行全面的分期手术和能最大程度的切除转移病灶的切口完整切除包块（美国妇产科医师协会，2011）。

如果确诊是卵巢恶性肿瘤，应该进行手术分期。但是一项超过 10 000 位卵巢癌女性患者的研究提示，约有半数的早期卵巢癌患者并没有按照建议的手术步骤及范围进行分期手术（Goff，2006）。手术医生在术前应该做好分期手术或者进行卵巢癌肿瘤细胞减灭术的准备，或者必要时能立即请到妇科肿瘤医师。这样充分准备的手术方可能达到最理想的手术结局，并改善生存率（Earle，2006；Engelen，2006；

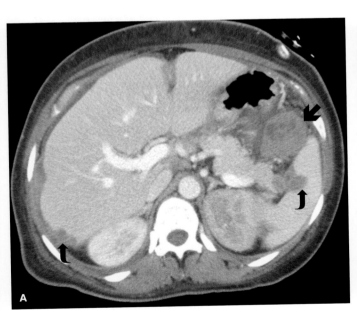
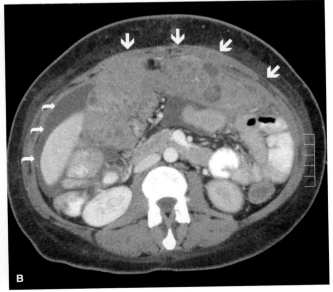

**图 35-6** 卵巢癌女性的电脑断层扫描。**A.** 肝脾水平的轴位 CT 扫描显示肝、脾存在转移病灶（曲线箭头）及脾肾韧带部位有一个大肿物（箭头）；**B.** 更多尾部轴位 CT 扫描显示腹水（曲线箭头）及明显的大网膜饼（箭头）（Used with permission from Dr. Diane Twickler.）

Mercado，2010）。另外，由于综合性医院中更容易获得其他科室资源，在综合医院进行治疗的患者往往结局更好（Bristow，2010）。

对于术后或者术中诊断的、未进行全面分期手术的卵巢癌患者，其临床处理不同。可疑早期卵巢癌的患者可进行腹腔镜下再分期手术。晚期卵巢癌患者则可能需要二次开腹手术以进行满意的肿瘤细胞减灭术（Grabowski，2012）。但是如果在初次术中发现肿瘤广泛转移无法切净，可以考虑先进行化疗后，再进行二次开腹手术以达成满意的间歇性肿瘤细胞减灭术。

对于确诊为早期卵巢癌的患者将转回至初诊医师进行术后的随访。对于肿瘤复发的监测应该由妇产科全科医生和妇科肿瘤专科医生协同进行，尤其是对于术后未进行化疗的患者。

### 4. 病理

尽管上皮性卵巢癌通常被划为一个整体，但是不同的组织学类型之间的生物学行为具有差异（表35-3）。有时候也会存在两种或者以上类型的混合。在每一种组织学类型之中，又可分为良性、交界性（低度恶性潜能）或恶性。

对于早期卵巢癌患者，组织学分级是一个决定治疗方案的重要的预后因素（Morgan，2014）。遗憾的是，卵巢上皮性癌尚无普遍认可的分级系统，有多个不同模式正在被使用。大部分是基于肿瘤的结构特征和（或）细胞核多形性。普遍上，肿瘤被分为1级（高分化），2级（中分化）和3级（分化差）三个等级（Pecorelli，1999）。

大体上看，上皮性卵巢癌不同的组织学类型之间并没有明显差别，普遍都含有囊性和实性区域，肿瘤大小差异较大（图35-7）。

#### （1）浆液性肿瘤

50%以上的上皮性卵巢癌是浆液性腺癌。镜下分化好的肿瘤细胞表现为类似于输卵管上皮细胞，而分化较差的肿瘤细胞表现出细胞退变伴重度的细胞核异型性（图35-8）。在冰冻切片中，砂砾体可以作为卵巢浆液性癌的诊断依据。这些肿瘤包含了少许其他类型的成分（<10%），这会导致诊断问题，但是不影响预后结局（Lee，2003）。

| 表35-3　世界卫生组织卵巢癌组织分类 |
| --- |
| 浆液性腺癌 |
| 黏液性腺癌 |
| 子宫内膜样腺癌 |
| 透明细胞腺癌 |
| 恶性 Brenner 肿瘤 |
| 混合性上皮和间叶肿瘤 |
| 　腺肉瘤 |
| 　癌肉瘤 |
| 鳞状细胞癌 |
| 混合性癌 |
| 未分化癌 |
| 小细胞癌 |

Adapted with permission from Kurman RJ，Carcangiu ML，Herrington CS，et al（eds）：WHO Classification of Tumours of Female Reproductive Organs，4th ed. Lyon，International Agency for Research on Cancer，2014.

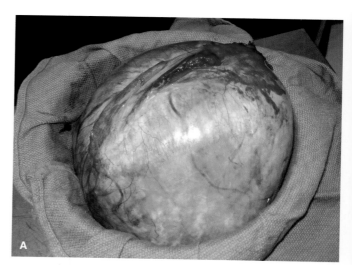

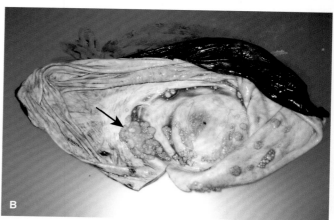

图 35-7　**A**．图示被切除的卵巢囊性包块。注意输卵管沿卵巢肿物包膜拉伸延长。**B**．肿瘤切开后见囊内壁及散在的乳头状肿瘤生长（箭头）（Photographs contributed by Dr. David Miller.）

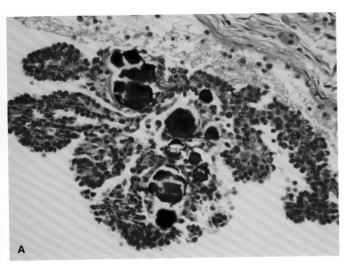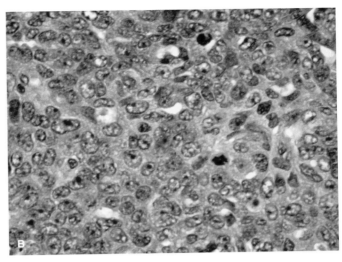

**图 35-8** 浆液性癌根据其分化程度不同，即从结构、细胞异型性程度和多形性及分裂象比例等方面都不同。**A.** 图示一例分化相对较好的浆液性癌，浆液性细胞内细胞核呈中度异型性，细胞形成乳头并突向囊腔内。可见很多砂粒体，为细胞外圆形的分层的嗜酸性钙化小体。**B.** 图示分化稍差的浆液性癌，中到重度的异型性细胞呈筛状，不同于分化较好的肿瘤细胞形成的腺体及乳头状突起（Used with permission from Dr. Kelley Carrick）

### （2）子宫内膜样肿瘤

15%～20% 的卵巢上皮性癌是子宫内膜样腺癌，是第二常见的组织学类型（图 35-9）。其发生率略低，很大程度上是因为分化差的子宫内膜样腺癌很难与浆液性癌进行鉴别，因而被诊断为浆液性癌。导致临床上常见的子宫内膜样腺癌通常是分化好的，也能解释子宫内膜样腺癌的预后总体相对好。

有 15%～20% 的卵巢子宫内膜样腺癌的患者同时合并子宫内膜腺癌。这通常被认为是子宫和卵巢部位的肿瘤是同时发生的，但是也很难除外是一个部位的原发癌向另一个部位转移的可能（Soliman，2004）。有假说提出苗勒"近场效应"可解释这种组织学类似的双癌同时独立发生的原因。另外，很多患者同时存在盆腔子宫内膜异位症。

恶性混合性苗勒瘤，现在更倾向称为癌肉瘤，定义为肿瘤组织中同时包含恶性上皮性及恶性间质成分。仅占卵巢癌的不到 1%，但是其预后非常差，其组织学表现类似于子宫癌肉瘤（Rauh-Hain，2011）。

### （3）黏液性肿瘤

有 5%～10% 的上皮性卵巢癌是黏液性腺癌。由于未发现可能存在的原发于胃肠道（如阑尾或结肠）部位的癌，卵巢黏液性癌的发生率通常被高估。分化好的卵巢黏液性腺癌类似于小肠或者宫颈的分泌黏液的腺癌（图 35-10）。组织学上较难区分，需要结合临

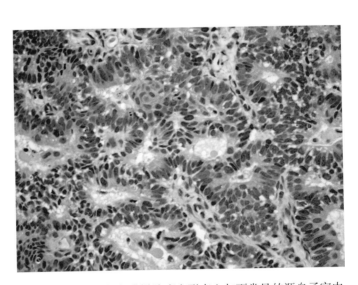

**图 35-9** 卵巢子宫内膜样腺癌在形态上与更常见的源自子宫内膜的子宫内膜样腺癌相似。图示分化较好的肿瘤，其腺体类似于增生的子宫内膜腺体，呈交汇模式生长。分化较差的肿瘤有不同比例的实性成分，和（或）细胞核异型性增加。与源自子宫内膜的子宫内膜样腺癌相同，这类肿瘤可以表现有鳞状细胞分化（Used with permission from Dr. Raheela Ashfaq.）

床表现（(Lee，2003）。晚期的黏液性癌较为少见，由于其对铂类为基础的化疗耐药，其预后明显差于浆液性癌（Zaino，2011）。

### 腹膜假黏液瘤

腹膜假黏液瘤是一个临床术语，用于描述盆腔和

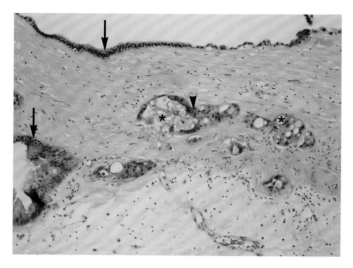

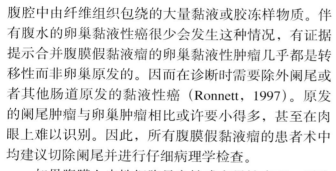

图 35-10    该例黏液性癌源自一个直径 15 cm 的黏液性囊腺瘤。良性黏液性上皮细胞排列于囊腺瘤的囊腔中（箭头）。恶性肿瘤成分（粗箭头）随意的侵入间质，见于该显微照片中央。恶性肿瘤细胞呈簇状排列，腺体形态差，并于细胞质内及管腔内可见黏液（星号）（Used with permission from Dr. Kelley Carrick.）

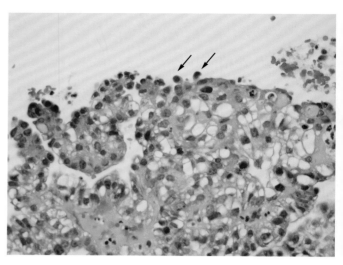

图 35-11    典型的透明细胞腺癌由胞浆嗜酸性的透明细胞组成，排列成囊腔样、管状、乳头状突起和（或）筛状。在卵巢中的表现类似于子宫内膜及宫颈 / 阴道的同类型肿瘤。本例肿瘤中用箭头标识出"鞋钉样"细胞（Used with permission from Dr. Kelley Carrick.）

腹腔中由纤维组织包绕的大量黏液或胶冻样物质。伴有腹水的卵巢黏液性癌很少会发生这种情况，有证据提示合并腹膜假黏液瘤的卵巢黏液性肿瘤几乎都是转移性而非卵巢原发的。因而在诊断时需要除外阑尾或者其他肠道原发的黏液性癌（Ronnett，1997）。原发的阑尾肿瘤与卵巢肿瘤相比或许要小得多，甚至在肉眼上难以识别。因此，所有腹膜假黏液瘤的患者术中均建议切除阑尾并进行仔细病理学检查。

如果腹膜上皮性细胞呈良性或交界性表现，则称为播散性腹膜腺黏液蛋白增多症。这类患者临床表现及病程常为良性、进展缓慢的（Ronnett，2001）。若腹膜上皮细胞呈恶性表现，临床过程通常是致命的。

### （4）透明细胞癌

透明细胞癌约占上皮性卵巢癌的 5% ~ 10%，是与盆腔子宫内膜异位症最相关的一种类型。卵巢透明细胞癌与散发于子宫、阴道、宫颈的透明细胞癌表现类似。典型的透明细胞癌局限于卵巢，通常单独通过手术可治愈。但是 20% 的病例为晚期癌，倾向于铂类耐药，预后比浆液性卵巢癌差（Al-Barrak，2011）。

其镜下特点是出现透明细胞及"鞋钉样"细胞（图 35-11）。组织标本在制片过程中由于糖原分解，在镜下透明细胞中可见透明的胞浆。鞋钉样细胞胞浆较少，细胞核呈球形，突入腺腔内（Lee，2003）。

### （5）移行细胞肿瘤

恶性 Brenner 瘤是一种罕见的卵巢癌，其特征是分化差的移行细胞癌和良性和交界性 Brenner 肿瘤细胞巢同时存在。显微镜下，移行细胞成分表现类似于泌尿系恶性肿瘤，通常伴有鳞状细胞分化。Brenner 瘤的特征是密集的、显著增多的、纤维间质中嵌入巢状的移行上皮细胞成分。

移行细胞癌在卵巢癌中比例不到 5%，这类肿瘤没有明显的 Brenner 肿瘤成分。移行细胞癌的患者预后明显比恶性 Brenner 瘤差，但是比其他组织学类型的卵巢上皮性癌好（Guseh，2014）。镜下表现是肿瘤细胞类似于原发性膀胱癌，但是免疫组化符合肿瘤为起源于卵巢（Lee，2003）。因此，移行细胞癌现在被认为是浆液性癌的一种高级别形式。

### （6）其他组织学类型

卵巢原发的鳞状细胞癌很少见，事实上这是最近才被认识到的新分类，多数晚期卵巢鳞状上皮癌的患者预后很差（Park，2010）。鳞状细胞癌通常起源于成熟畸胎瘤（皮样囊肿），而被分类在卵巢恶性生殖细胞肿瘤中（（Pins，1996）。在另一些病例中，卵巢子宫内膜样肿瘤会出现鳞状细胞分化，或者由原发于宫颈的肿瘤转移而来。

### 混合细胞癌

若是在卵巢癌组织中出现大于 10% 的其他组织类型成分，则被称为混合细胞癌。常见的包括混合性透明细胞 / 子宫内膜样或浆液性 / 子宫内膜样腺癌。

### （7）未分化癌

极少数上皮性卵巢肿瘤因分化非常差而难以分类至前述的苗勒管组织学类型中，则称为未分化癌。镜下这类肿瘤细胞由实性细胞巢或筛状表现，瘤细胞异型性显著，核分裂象多。典型情况下，与灶状的其他苗勒管癌共存，最常见的是浆液性癌。总体上说，卵巢未分化癌比其他各种组织学类型预后要更差（Silva，1991）。

### 小细胞癌

卵巢小细胞癌非常罕见，恶性程度非常高，包括两种亚型。最常见的亚型是高钙型，主要发生于 20 岁左右的年轻女性。几乎所有的该型肿瘤都发生于单侧，2/3 的患者有血清钙升高的表现，在手术后血钙可恢复正常（Young，1994）。最近的数据表明，这些高致命性肿瘤是由 SMARCA4 基因的一个特定突变引起的（Jelinic，2014）。另一亚型为肺型，其表现类似于燕麦细胞肺癌，常发生于老年女性。半数的患者病变累及双侧卵巢（Eichhorn，1992）。通常卵巢小细胞癌疾病的进展非常快，患者生存期不超过 2 年。

### 5. 原发腹膜癌

约有 15% 的 "典型" 上皮性卵巢癌实际上是原发腹膜癌，其原发灶似乎是盆腹腔腹膜。在一些病例中，尤其是在 BRCA1 基因突变携带者中，恶变是从腹膜上多个独立的部位同时发生的（Schorge，1998）。但是，近来的数据显示约有一半的确诊原发腹膜癌病例中输卵管伞端为其原发部位（Carlson，2008）。

原发腹膜癌从临床上及组织学上几乎无法与上皮性卵巢癌进行区分。但是原发腹膜癌可能发生于切除双侧输卵管卵巢数年后的女性。如果卵巢仍然存在，原发腹膜癌的诊断需要满足几点诊断标准（表 35-4）。目前最常见的病理类型是浆液性乳头癌，但是其他组织学类型也有可能发生。通常原发腹膜癌的分期、治疗及预后都类似于上皮性卵巢癌（Mok，2003）。主要需与恶性间皮瘤进行鉴别。

### 6. 输卵管癌

组织学上看，输卵管癌的发生率应小于上皮性卵巢癌。但是最近有证据证实输卵管伞端可能是很多盆腔高级别浆液性癌的原发部位，而非既往认为的原发于卵巢或腹膜（图 35-12）（Levanon，2008）。

临床上输卵管癌在许多方面类似于上皮性卵巢癌。最主要的部分，如高危因素、组织学分型、手术分期、转移方式、治疗及预后二者都是类似的。原发的输卵管癌其原发病灶是局限于输卵管或伞端的。另外，子宫及卵巢必须是无肿瘤病灶的，如果存在病灶，则病灶应是明显与输卵管病灶不同的（Alvarado-Cabrero，2003）。

### 7. 继发性肿瘤

恶性肿瘤转移到卵巢几乎总是双侧的。Krukenberg（库肯勃）肿瘤这个词指的是原发于胃肠道转移至卵巢的黏液性或印戒细胞肿瘤（图 35-13）。卵巢转移通常代表原发肿瘤的晚期扩散，也可见其他血行转移情况（Prat，2003）。

### 8. 转移途径

一般来讲，上皮性卵巢癌最主要的转移途径是腹腔种植。当癌细胞穿透卵巢表面皮质将首先脱落播散至腹腔。随着腹腔液体的正常循环，肿瘤细胞将种植于腹腔各处并生长。卵巢癌的特征之一是转移病灶一般不穿透内脏器官，而是种植在表面。因此扩大的减瘤术手术病率还是合理的。

由于大网膜血供非常好，所以是卵巢癌最常见的转移部位，也常常遍布转移病灶（图 35-14）。转移结节也常见于右半横膈腹膜表面及小肠浆膜层，但是整

---

**表 35-4　卵巢存在时原发性腹膜癌的诊断标准**

双侧卵巢必须正常大小或良性病变导致的增大

卵巢外的病灶体积必须大于双侧卵巢表面受累病灶

镜下卵巢内病变必须有以下所见之一：卵巢无病变存在；或肿瘤仅限于卵巢表面，无间质浸润；或卵巢表面受累及其间质受累，间质受累必须在 5 mm × 5 mm 以内

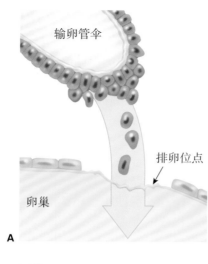

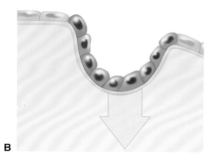

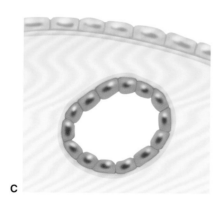

图 35-12 A. 输卵管伞的上皮细胞脱落种植于卵巢排卵后凹陷的表面。B、C. 包涵囊肿形成

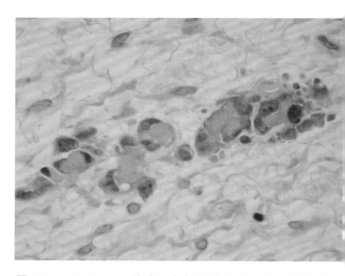

图 35-13 Krukenberg 肿瘤。本例示转移性的分化较差的腺癌，其特点是肿瘤组织中单个存在的细胞，胞浆内存在的黏蛋白珠将细胞核挤到细胞边缘，呈"印戒细胞"表现（Used with permission from Dr. Raheela Ashfaq.）。

硬化。

在晚期病例，或许会出现数升腹水。这是由于肿瘤产生的液体增加或者是淋巴系统梗阻导致清除减慢所致。穿透横膈后也造成胸腔积液增多，几乎总是右侧。

血行转移比较少见，大多数病例是在复发或终末期时出现肝实质、肺实质、脑转移或肾转移，而在初始诊断时没有。

### 9. 分期

卵巢癌需要进行手术病理分期，根据切除肿瘤及

个腹膜表面都有被种植转移的可能性。

淋巴结转移是另一个主要的转移方式。恶性肿瘤细胞沿着卵巢血供沿骨盆漏斗韧带转移至腹主动脉旁淋巴结直至肾血管水平。其他转移途径则是沿着两旁阔韧带及宫旁组织转移至髂外淋巴结、闭孔淋巴结及下腹淋巴链。较为少见的，肿瘤也可沿圆韧带转移至腹股沟淋巴结（Lee，2003）。

直接蔓延是指进行性增大的卵巢肿瘤侵犯盆腔腹膜及相邻脏器的过程，包括子宫、直肠乙状结肠及输卵管。通常出现直接蔓延转移的组织周围会有明显的

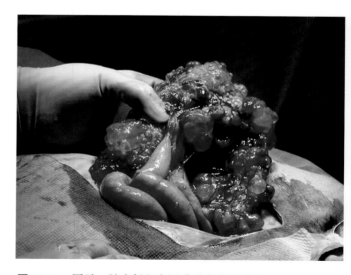

图 35-14 图示：肿瘤侵犯大网膜形成大网膜饼

进行肿瘤细胞减灭术前的发现进行分期（图 35-15）。国际妇产科联盟（FIGO）分期反映了卵巢癌的典型转移方式（表 35-5）（Prat，2014）。即使临床观察肿瘤似乎局限于卵巢，在很多病例中也可探及到转移。因此，准确的手术分期对指导治疗至关重要。约有三分之一的患者经手术病理分期是Ⅰ～Ⅱ期（表 35-6）。

### ■ 10. 早期卵巢癌的处理

#### （1）分期手术

若临床所见恶性肿瘤病灶局限于卵巢，应切除卵巢并进行全面的分期手术。首先，应取足够的腹部纵切口，以保证有视野和操作空间探查可能体格检查及影像学检查未能探及的病灶，并予以切除。手术开始后即应吸尽腹水或留取腹腔冲洗液。然后对各腹膜表面进行探查及触诊，进行筋膜外全子宫切除 + 双侧附件切除术。若无肉眼存在的卵巢外病灶，应沿结肠下方切除大网膜，或者至少进行活检（第四十六章 -14节）。另外，应同时做腹腔多点随机活检或刮片，最好包括横隔（Lee，2014；Timmers，2010）。影响预

后的最重要步骤是盆腔及肾血管水平以下的腹主动脉旁淋巴结切除，也应在分期手术中完成（第 46 章 -11节）（Chan，2007；Cress，2011；Whitney，2011）。

腹腔镜分期手术特别适合作为外观Ⅰ期的卵巢癌患者的初始治疗。或者，对于未行分期手术的患者可行腹腔镜再分期手术。一般来说，微创分期手术可以安全地完成所有上述步骤（Chi，2005）。腹腔镜手术的公认的优势在于其住院时间短，患者恢复快（Tozzi，2004）。但是，淋巴结切除数量可能不如开腹手术，术中对腹腔的探查也难免有局限性。

#### （2）保留生育功能的手术

约有 10% 的上皮性卵巢癌患者发病年龄小于 40岁。在某些选择性病例，如果病变看来局限于一侧卵巢，保留生育功能的分期手术或许是一种选择。尽管许多患者在进行手术后分期升级，手术病理分期为Ⅰ期的患者在仅进行了一侧附件切除后也获得了很好的远期预后。在一些保留生育功能的病例中，可能需要进行术后化疗，最终成功怀孕并分娩（Schilder，2002）。

**表 35-5　卵巢癌，输卵管和原发性腹膜癌 FIGO 分期**

| 分期 | 特征 |
| --- | --- |
| **Ⅰ 期** | **肿瘤局限于卵巢（或输卵管）**[a] |
| ⅠA | 肿瘤局限于一侧卵巢（或输卵管）：包膜完整，卵巢表面无肿瘤；腹腔冲洗液阴性； |
| ⅠB | 肿瘤局限于双侧卵巢（或输卵管）：余同ⅠA |
| ⅠC1 | 肿瘤局限于一侧或双侧卵巢（或输卵管），术中溢出 |
| ⅠC2 | 肿瘤局限于一侧或双侧卵巢（或输卵管），术前包膜破裂或者卵巢表面有肿瘤 |
| ⅠC3 | 肿瘤局限于一侧或双侧卵巢（或输卵管），腹水或者腹腔冲洗液中找到肿瘤细胞 |
| **Ⅱ 期** | **肿瘤累及一侧或双侧卵巢（或输卵管）并有盆腔扩散或者原发性腹膜癌** |
| ⅡA | 肿瘤蔓延至或种植到子宫和（或）输卵管 [和（或）卵巢] |
| ⅡB | 肿瘤蔓延至其他盆腔内组织 |
| **Ⅲ 期** | **肿瘤侵犯一侧或双侧卵巢（或输卵管），组织学证实有盆腔外的腹膜转移和（或）区域淋巴结转移** |
| ⅢA1 | 只有腹膜后淋巴结转移 |
| (i) | 转移病灶 ≤ 10 mm |
| (ii) | 转移病灶 > 10 mm |
| ⅢA2 | 显微镜下有超出盆腔的腹膜转移 ± 腹膜后淋巴结转移 |
| ⅢB | 肉眼有超出盆腔、腹膜转移灶 ≤ 2 cm ± 腹膜后淋巴结转移，包括肝 / 脾包膜转移 |
| ⅢC | 肉眼有超出盆腔、腹膜转移灶 > 2 cm ± 腹膜后淋巴结转移，包括肝 / 脾包膜转移 |
| **Ⅳ 期** | **远处转移超出腹腔** |
| ⅣA | 胸水，细胞学阳性 |
| ⅣB | 肝和（或）脾实质转移，腹腔外器官转移（包括腹股沟淋巴结和腹腔外淋巴结） |

[a] 括号中的内容涉及输卵管癌。FIGO，国际妇产科联盟
Data from Prat J and FIGO Committee on Gynecologic Oncology：Staging classification for cancer of the ovary，fallopian tube，and peritoneum，Int J Gynaecol Obstet. 2014 Jan；124（1）：1-5.

**表 35-6　根据 FIGO 分期卵巢癌人群分布（*n*=4825）**

| FIGO 分期 | 比例 |
|---|---|
| I | 28 |
| II | 8 |
| III | 50 |
| IV | 13 |

FIGO，国际妇产科联盟

Data from Heintz APM, Odicino F, Maisonneuve P, et al：Carcinoma of the ovary. FIGO 26th Annual Report on the Results of Treatment in Gynecological Cancer, Int J Obstet Gynecol 92006 Nov；95 Suppl 1：S161-S92.

### ■ 11. 辅助化疗

#### （1）手术后管理

ⅠA 或ⅠB 期，G1 或 G2 的上皮性卵巢癌患者，术后无需进一步治疗，观察是适宜的（Young，1990）。然而，1/3 病灶局限在卵巢的患者在手术分期后"升级"，从而需要术后化疗。

ⅠA 或ⅠB 期，G3 级的上皮性卵巢癌患者及所有ⅠC 期及Ⅱ期患者均需要进行卡铂联合紫杉醇的化疗（Morgan，2011；Trimbos，2003）。在一项妇科肿

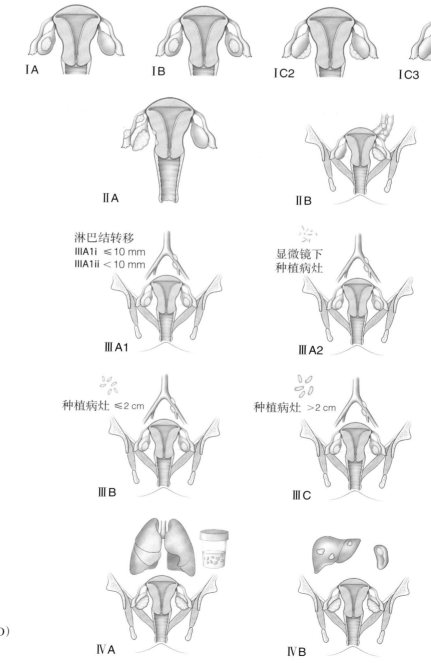

**图 35-15　国际妇产科联盟（FIGO）卵巢癌分期**

瘤学组（GOG）的Ⅲ期临床试验中（项目号#157），早期卵巢癌患者被随机的分配分别接受3个疗程或6个疗程联合化疗。总的来说，进行3个疗程化疗与6个疗程者复发率差不多，但是毒副反应则较轻（Bell，2006）。然而，亚组分析显示浆液性肿瘤患者接受6个疗程的化疗能降低复发风险（Chan，2010a）。

尽管进行了化疗，超过20%的早期卵巢癌患者仍将在5年内出现复发。因此，GOG进行了一项Ⅲ期临床随机试验，对术后完成了卡铂联合紫杉醇化疗的患者随机分组，一组观察，另一组进行24周的紫杉醇周疗（项目号175）。但是结果显示对早期卵巢癌患者进行紫杉醇维持化疗不能获益（Mannel，2011）。

### （2）随访监测

在完成治疗后，早期卵巢癌患者应在最初两年内每2～4个月复查一次，在接下来的3年内每年复查两次，此后每年一次。每次复查中应进行全身体格检查及盆腔检查，同时如果治疗前血清CA125升高，则在复查时应进行监测（Morgan，2014）。

在一项欧洲的多中心临床试验中，评估了完成初始治疗后监测CA125水平对卵巢癌管理的价值。该项研究提示，对于卵巢癌复发的患者，仅根据CA125升高就开始早期化疗，比推迟至出现症状再延迟治疗的患者的生存期并没有延长。严密监测CA125组的患者总体上多接受5个月以上的化疗，相比之下，出现临床复发证据才诊断并进行治疗的患者获得了更好的生活状态（Rustin，2010）。

患者可能因体格检查、CA125升高或出现新的症状可疑肿瘤复发，必须通过影像学检查确定诊断。CT检查是初始检查中最有效的协助明确盆腔及转移复发灶位置的检查手段。

### ■ 12. 晚期卵巢癌的处理

约有2/3患者为Ⅲ～Ⅳ期的晚期卵巢癌，制定多元化的序列诊疗方案可以取得最好的治疗结局（Earle，2006）。最理想的情况下，初始进行的肿瘤细胞减灭术应切净所有的肉眼可见病灶，然后联合6个疗程的铂类为基础的化疗。但是一些患者限于内科合并症并不适合进行初始手术，还有一些患者存在无法切除的肿瘤。一项临床随机试验结果表明，新辅助化疗后进行间歇性肿瘤细胞减灭术，或许可获得同样的治疗效果（Vergote，2010）。因此，要充分的权衡评估各项临床指标，为每个患者在初始治疗时制

订方案。

### （1）初次肿瘤细胞减灭术

#### 1）残余病灶

自从Griffiths（1975）初次提出减瘤术的临床价值，很大程度上是一种假设。随后许多回顾性研究支持了晚期卵巢癌患者减瘤术明显的生存优势。在随后的几十年里，如果能够达到残留病灶小于或等于1cm，则减瘤术被认为是"满意的"。具体地说，1cm残余灶是描述手术的结果，即对多个残留病灶分别进行测量，单个病灶不超过1cm。然而，对大体残留病灶的评估完全是主观的，而且由于组织硬化或其他因素，常常是不准确的（Chi，2007）。可能由于无法可靠地量化残余病灶，于是对几个前瞻性GOG试验积累的数据进行了亚组分析。结果表明，对于Ⅲ期卵巢癌患者，与大于1cm的患者相比，0.1～1.0cm的患者总体生存率仅略有提高。事实上，只有完全切除才能获得显著的生存获益（Winter，2007）。基于这些发现和其他类似的报告，越来越多的共识支持满意减瘤应被定义为没有肉眼残留（Chang，2012；Schorge，2014）。

切除卵巢癌种植病灶可以延长患者生存期的原因有下列几点。第一，手术可切除大量的化疗耐药肿瘤细胞克隆。第二，切除坏死组织有助于对剩余血供较好的细胞输送化疗药物。第三，小的残余种植病灶可能生长更为迅速，因此对化疗更敏感。第四，减少肿瘤细胞负荷，可以减少化疗疗程数，并减少化疗耐药。第五，切除大块病灶可能增强免疫系统。

上述几项肿瘤细胞减灭术假定的优点其实在临床相关问题中仍是有争议的（Covens，2000）。但是基于假定的益处，只要有达到满意减瘤的可能性，初次肿瘤细胞减灭术通常是需要进行的。然而，体格检查和影像学检查本身就限制了准确预测减瘤术达到满意性的能力。因此，正在研究术前腹腔镜评估作为患者分流的一种方法（Fagotti，2005，2013；Morgan，2014）。由于手术的目标是最大限度的切除原发卵巢癌及所有转移病灶，因此腹腔镜及机器人手术的应用有限（Magrina，2011；Nezhat，2010）。为达到残余病灶最小的目的，手术方式是多种多样的，后文会详述。

#### 2）肿瘤细胞减灭术手术路径

常规推荐取腹部纵切口，便于探查整个腹腔。晚

期癌患者通常会合并大量腹水，不要求留取腹腔冲洗液或者腹水细胞学检查，但术中为了保证视野和操作需首先将腹水吸尽。然后仔细探查全腹腔，迅速评估能否进行满意的肿瘤细胞减灭术。若评估术后大块残余病灶可能性非常大，则更加倾向于做一个有限的手术，而非扩大范围的减瘤术。如果全子宫及双侧附件难以切除，则建议进行卵巢的活检及分段诊刮对子宫内膜取样，以明确肿瘤是否为卵巢原发恶性肿瘤，同时除外子宫浆液性乳头状癌的广泛转移。但是，如果病灶是可以切除的，手术应该从最容易处开始。

通常结肠以下的大网膜切除术是比较容易的，必要时也可扩大范围（如胃结肠网膜的切除）。然后术中送检冰冻病理检查明确是否术前预诊的上皮性卵巢癌。下一步评估盆腔手术。一般进行筋膜外 I 型经腹全子宫及双附件切除术就足够了。但是如果肿瘤与直肠乙状结肠融合或侵犯，则需进行整块切除，或直肠低位前路切除术，或者改良的后盆腔廓清术。这些术式及本章提及的其他术式会在第四十六章进行详述。

对于腹腔内病灶小于 2 cm 的患者（表面上是 III B 期）应进行双侧盆腔及腹主动脉旁淋巴结切除术，以获得最准确的手术病理分期。对于 IV 期患者及腹腔转移结节大于等于 2 cm 的患者（已经诊断 III C 期），不一定需要进行淋巴结切除术达到分期目的（Whitney，2011）。但是，若不进行淋巴结切除术，很大一部分患者可能不能从切净这些未被发现的肉眼可见的淋巴结转移获益（Eisenkop，2001）。因此，对于晚期卵巢癌患者如果腹腔病灶能完全切除的话，系统的淋巴结切除能使其生存获益（du Bois，2010；Panici，2005）。

满意的肿瘤细胞减灭术可能还需要其他扩大的手术操作，包括脾切除术、横隔病灶的切除或横隔切除，小肠及大肠肠管切除（Aletti，2006；McCann，2011）。一些手术积极的研究中心往往会进行上述手术，其手术满意率也高，相应患者的生存期及结局也更好（Aletti，2009；Chi，2009a；Wimberger，2007）。由于阑尾经常受累及，同时也是诊断所需，通常要包括阑尾切除术（Timofeev，2010）。

### （2）新辅助化疗及间歇性肿瘤细胞减灭术

许多患者并没有进行初始的满意肿瘤细胞减灭术。一些病例中，影像学检查可能提示病灶无法切除。另有一些患者可能由于医疗条件的限制在初始治疗时并没有妇科肿瘤医师参与；或者某些肿瘤巨大的患者，尽管尝试尽力减瘤但结果仍为"不满意"。在这种情况下，可以进行 3 ～ 4 个疗程的化疗以缩小病灶，然后尝试进行"间歇性"肿瘤细胞减灭术。

这种新辅助化疗联合间歇性肿瘤细胞减灭术可以降低围术期病率，并且增加手术满意率，能获得类似的生存，但是缺乏与直接初始肿瘤细胞减灭术对比的数据（Hou，2007；Kang，2009）。直到最近（Hou，2007；Kang，2009）Vergote 及其研究团队（2010 年）报道了一项纳入了 634 名卵巢癌患者的 III 期临床随机试验，研究对象均是 III C 期及 IV 期的上皮性卵巢癌患者，其中很多患者存在上腹部大块转移病灶。该研究中，新辅助化疗联合间歇性肿瘤细胞减灭术的疗效并不差于初次肿瘤细胞减灭术。由于初次手术组的患者只有不到一半达到残留病灶小于 1 cm，其生存率与那些术后有大块残余病灶进行化疗的患者差不多（Ozols，2003）。美国的许多专业中心通常采用超广泛手术来实现彻底切净肿瘤，因此有理由认为，更积极的细胞减瘤术可能会为随机分到手术组的患者带来更好的结果（Chi，2012）。尽管还未证实，预测总生存期最主要的变量还是无肉眼残留的肿瘤细胞减灭术，无论是初始手术治疗还是 3 个疗程化疗后再行手术治疗（Vergote，2010）。

因此，间歇性肿瘤细胞减灭术最主要用于非常晚期、存在无法切除的病灶，或者初始治疗并未经妇科肿瘤医生进行最大限度的减瘤术的患者（Rose，2004；Tangjitgamol，2009；van der Burg，1995）。

### （3）辅助化疗

#### 1）静脉化疗

晚期卵巢癌对细胞毒性药物是相对敏感的。很大程度上取决于近来发现的有效化疗药物，使得近二十年来晚期卵巢癌患者的生存期有了改善。但是尽管有这些进展，仍然仅有不到 20% 的患者化疗后治愈。这很大程度上是因为存在隐性的化疗耐药的肿瘤细胞。

以铂类为基础的化疗对于绝大多数类型的上皮性卵巢癌是系统治疗的基础，尽管由于黏液性癌及透明细胞癌的耐药性，近来也有一些其他化疗方案正在进行研究中。在两项大型协作组试验中 [GOG 项目号 #158 及德国妇科肿瘤学会（AGO）项目号 OVAR-3]提示，卡铂联合紫杉醇的方案比顺铂 / 紫杉醇方案给药方便、疗效近似，同时毒性相对小（du Bois，2003；Ozols，2003）。因此，在美国应用最为广泛的静脉（IV）化疗方案就是 6 个疗程的卡铂联合紫杉醇化疗。如果需要增加疗程才能达到临床缓解，则提示相对化疗耐药，并且可能导致肿瘤的早复发。在欧洲，常用卡铂单药化疗。这种选择倾向主要是根据国际卵巢肿瘤协作组（ICON）的两个大型Ⅲ期临床试验，在该研究中并未显示联合化疗对生存改善有优势（ICON 协作组，1998；ICON 组，2002）。

尽管卡铂联合紫杉醇化疗的有效性毋庸置疑，还是有其他改进方案正在研究。比如，增加第三种细胞毒性药物是否改善预后。但是没有一个试验方案组比对照组更有效（Bookman，2009）。在初始化疗方案的基础上联合使用生物制剂贝伐珠单抗（Avastin），然后作为维持治疗继续使用，这个方案目前被证实能延长无进展生存期（GOG 项目号 #218 和 ICON-7）（Burger，2011；Perren，2011）。最后，紫杉醇的剂量密集周疗可能使患者获益，但是代价是毒性更大（Katsumata，2009）。GOG 进行了一项Ⅲ期临床试验，比较紫杉醇剂量密集周疗联合卡铂与紫杉醇联合卡铂的 3 周疗法的效果。此外，两组病例中不满意的肿瘤细胞减灭术的患者选择性的接受贝伐珠单抗联合治疗（项目号 #262），结果尚未报告。

**2）腹腔化疗**

2006 年美国国家癌症协会发表了一个罕见的临床声明，鼓励进行腹腔化疗（IP）。与此同时 GOG 的一项Ⅲ期临床试验（项目号 #172）的结果也公布了，该试验将满意肿瘤细胞减灭术的Ⅲ期卵巢癌患者随机分组，分别接受经静脉（Ⅳ）或静脉联合腹腔（Ⅳ/IP）应用紫杉醇及顺铂联合化疗（表 35-7）。Ⅳ/IP 组的中位总生存期是 66 个月，而Ⅳ组为 50 个月（Armstrong，2006）。比较之下，两组患者的生存期都远远超过了 Vergote 的结果（中位生存期 29 ～ 30 个月）（Vergote，2010）。尽管该研究提示腹腔化疗极大地改善了生存，但是许多临床医生仍然对其效果有怀疑，并不作为常规进行推荐（Gore，2006）。

腹腔化疗理论上是有益处的。一般来说，上皮性卵巢癌主要在腹膜表面播散。对于术后有最小残余灶

**表 35-7　卵巢癌的腹腔化疗方案**

| | |
|---|---|
| 第 1 日 | 紫杉醇 135 mg/m² 静脉内（大于 24 小时） |
| 第 2 日 | 顺铂 100 mg/m² 腹腔内 |
| 第 8 日 | 紫杉醇 60 mg/m² 腹腔内 |

© National Comprehensive Cancer Network, Inc., 2014. Ovarian cancer, including fallopian tube cancer and primary peritoneal cancer, version 3.2014.

的患者，直接腹腔给药使得肿瘤部位获得相对高剂量的化疗（Alberts，1996；Markman，2001）。

很明显，并非每一个晚期卵巢癌患者都适合接受腹腔化疗。Ⅳ期患者及有大块残余病灶的患者理论上似乎不能获益。另外，腹腔化疗的毒副作用更为明显，导管相关问题也很常见，腹腔化疗对生存的远期改善作用仍然是有争议的（Walker，2006）。无论如何，腹腔化疗可以肯定地用于微小残留病灶的满意的肿瘤细胞减灭术后的患者（Morgan，2014）。然而，接受或不接受腹腔化疗最终应由知情的患者决定（Alberts，2006）。

由于美国国家癌症协会的临床声明和相继而来的争议，新的 IP 化疗药物正在进行实验。近来的一项 GOG 的Ⅲ期随机临床试验中（项目号 #252）中比较了如下几组化疗方案：①紫杉醇剂量密集周疗联合卡铂静脉化疗；②紫杉醇剂量密集周疗联合卡铂腹腔化疗；③改良的 GOG #172 的顺铂腹腔化疗方案。所有入组患者均同时接受贝伐珠单抗治疗及维持治疗。可以预期该研究的数据可对未来卵巢癌腹腔化疗方案给予指导。

**（4）临床缓解患者的处理**

大部分晚期卵巢癌的患者，在接受手术联合铂类为基础的化疗后可以达到临床缓解（体格检查、CA125 水平以及 CT 扫描均正常）。但是，约有 80% 的患者最终会复发并因疾病进展而死亡。CA125 水平越低，即个位数值，一般复发时间长、生存时间越长（Juretzka，2007）。由于达到临床缓解的患者，也可能存在残留病灶或者临床难以发现的耐药肿瘤细胞，可以考虑数种干预方法，包括随访、二探手术、维持化疗和腹部放疗。但是目前仍然没有确凿的证据证实这些干预措施是有益的。

首先，在完成初始治疗后，患者应规律的进行随访，随访项目同早期卵巢癌一样包括体格检查及 CA125 水平检测。出现新发症状、阳性体征、CA125 升高，有指征进行影像学检查。一般来说，临床医生应对复发保持高度警惕。

第二个选择是二探手术。发现治疗结束后残留病灶的"金标准"是二次探查术。由于许多原因，主要是缺乏已证实的临床效益，这不是常规方案。二次开腹探查术或腹腔镜主要是作为临床试验中一项评估治疗效果的有用的早期终点指标。除此之外，没有任何前瞻性临床试验显示其对生存有改善。二次手术确实有预后价值，因为手术过程中显示没有复发性病灶与

生存率提高相关。

第三个选择是维持化疗，又叫巩固治疗。对于完成 6 个疗程铂类为基础的化疗后达到临床缓解的患者，十分有限的临床证据提示额外治疗有益。但是，由于卵巢癌患者的复发率高，数个随机试验正在对一些维持治疗药物进行研究。

每月一次的紫杉醇维持 12 个周期的治疗方案相比起 3 个疗程的治疗，延长了无进展生存期约 7 个月。然而，化疗累积毒性（尤其是神经毒性）非常显著，常导致治疗药物减量。遗憾的是，研究结果并未显示接受延长的维持治疗的患者获得了生存期的延长（Markman，2003，2009）。为明确低剂量紫杉醇或聚谷氨酸紫杉醇 CT-2103（Xyotax）的维持治疗是否对降低死亡率有益处，GOG（项目号 212）近来开展了一项 Ⅲ 期临床试验，纳入了铂类为基础的标准化疗后达到临床缓解的晚期卵巢癌患者。

贝伐珠单抗是一种抗血管生成药物，在一些 Ⅲ 期临床试验中也被作为维持治疗。在 GOG 218 和（ICON-7 的研究中，早期研究结果发现当贝伐珠单抗与紫杉醇和卡铂联合使用，然后单独持续一年的维持治疗，它只显示 2 ～ 4 个月的无进展生存期延长，但总生存期没有获益。更有趣的是，当停用维持贝伐珠单抗后，几名患者很快复发（Burger，2011；Perren，2011）。因此，目前的试验允许贝伐珠单抗持续应用或直到有疾病进展的证据。

口服血管内皮生长因子受体（VEGFR）的多激酶抑制剂 Pazopanib，也显示出作为维持治疗的一些希望。在 Ⅲ 期试验中，接受 pazopanib 治疗的患者与安慰剂相比，无进展生存期改善了 5.6 个月，但毒性显著，总体生存没有获益（du Bois，2014）。

第四个选择是放疗，在美国很少用。原因是初始治疗达到缓解的患者接受全腹放疗，疗效尚未证实，而且担忧出现放射性肠炎等放疗毒性（Sorbe，2003）。这种方案的远期益处正在与其他治疗方案进行比较。

### ■ 13. 预后因素

各期上皮性卵巢癌总的 5 年生存率为 45%，远远低于宫体癌（84%）及子宫颈癌（73%）（美国国家癌症研究所，2014b）。生存率很大程度上取决于肿瘤是否存在转移（表 35-8），正如 FIGO 分期所反映的。其他预后因素见表 35-9。有趣的是，BRCA 基因突变携带者的预后更好，主要源于其对铂类药物的高敏感性（Alsop，2012；Lacour，2011）。但是，即使有良

好预后因素及新近的治疗药物，绝大部分患者最终仍然复发。

### ■ 14. 复发性卵巢癌的处理

CA125 水平的渐进性升高往往是复发的首发征象。由于他莫西芬对对复发性卵巢癌有一定的疗效并且毒性低，因此仅"生化复发"的患者或许可以使用他莫西芬（Hurteau，2010）。或者，患者可加入临床试验，开始传统的细胞毒性药物进行化疗，或者严密随诊直到出现临床症状。若不接受治疗，在 2 ～ 6 个月后复发的临床症状将会明显出现。复发灶几乎总是位于腹腔内。在初次治疗的化疗过程中疾病进展的患者通常被划分为"铂类难治性"卵巢癌，预后极差。在 6 个月内复发的称为"铂类耐药型"卵巢癌，能稍微延长一点生存期。一般来说，这两种类型的患者只能考虑使用非铂类单药姑息性治疗。有条件的话建议参加临床试验。使用传统 FDA 批准的化疗药物如紫杉醇、脂质体多柔吡星（Doxil）、多西紫杉醇（泰素帝）、拓扑替康（和美新）或者吉西他滨（健泽）的药物反应率仅 5% ～ 15%。最近，贝伐珠单抗联合紫杉醇周疗、多柔吡星或拓扑替康显示了 27% 的

| 表 35-8 | 上皮性卵巢癌 5 年生存率 |
| --- | --- |
| **分期** | **5 年生存率（%）** |
| 肿瘤局限（局限于原发部位） | 92 |
| 局部转移（累及区域淋巴结） | 72 |
| 远处转移（肿瘤出现转移） | 27 |
| 未知（未分期） | 22 |

Reproduced with permission from National Cancer Institute：Ovarian epithelial cancer treatment（PDQ），2014b. Available at：www. cancer. gov/cancertopics/pdq/treatment/ovarianepithelial/healthprofessional. Accessed January 12，2015.

| 表 35-9 | 卵巢癌预后良好的因素 |
| --- | --- |
| 年轻 | |
| 生活状态良好 | |
| 细胞类型非黏液性及透明细胞 | |
| 分化好的肿瘤 | |
| 肿瘤细胞减灭术前肿瘤病灶较小 | |
| 无腹水 | |
| 初次肿瘤细胞减灭术后残余病灶较小 | |

Reproduced with permission from National Cancer Institute：Ovarian epithelial cancer treatment（PDQ），2014b. Available at: www. cancer. gov/cancertopics/pdq/treatment/ovarianepithelial/healthprofessional. Accessed January 12，2015.

应答率，这是铂耐药患者单药化疗应答率的两倍多（Pujade-Lauraine，2014）。因此，贝伐珠单抗现在已经被 FDA 批准用于这种适应证。

在初始治疗结束后超过 6 ~ 12 个月出现复发的病例称为"铂类敏感性"卵巢癌。这些患者，尤其是缓解期超过 18 个月、24 个月甚至 36 个月以上的患者，通常采用铂类为基础的联合化疗。与单用卡铂相比，卡铂联合紫杉醇或吉西他滨显示出一定的优越性（Parmar，2003；Pfisterer，2006）。此外，在一项随机 III 期试验中，卡铂与聚乙二醇化脂质体多柔吡星的新组合优于卡铂和紫杉醇（Pujade-Lauraine，2010）。有趣的是，虽然早期卵巢癌患者总的生存预后较好，但是，一旦出现复发与晚期卵巢癌患者的生存期差别不大（Chan，2010b）。

### （1）二次肿瘤细胞减灭术

尽管选择二次肿瘤细胞减灭术的患者多少存在主观性，最适合的标准如下：①铂类敏感性复发者；②无疾病进展间期较长；③孤立复发病灶；④无腹水（Chi，2006）。为了取得最大的生存获益，二次肿瘤细胞减灭术需要达到最大程度的减瘤（Harter，2006；Schorge，2010b）。但是，大约有一半进行二次肿瘤细胞减灭术的患者无法达到此目标。

GOG 的一项 III 期随机临床试验正在评估二次肿瘤细胞减灭术对生存的改善情况（项目号 #213）。入组患者都是铂类敏感性复发患者，随机分组进行二次减瘤术或非手术组，然后接受卡铂及紫杉醇联合化疗，加或不加贝伐珠单抗治疗。入组患者中，仅有 15% ~ 20% 的患者最终被认为是真正的手术适应人群。

### （2）挽救性化疗

一般来说，绝大多数复发性卵巢癌患者在接受多种、持续化疗后死亡（Morgan，2014）。无论开始选哪一种治疗药物，在 2 ~ 4 个疗程后（取决于药物）都需要重新评估临床获益（Morgan，2014）。CA125 水平下降，伴随或不伴随 CT 扫描肿瘤病灶缩小，可以使用原方案继续治疗。无反应要考虑更换其他可药物。具有胚系 BRCA1 或 BRCA2 基因突变、对铂产生耐药性的患者可能受益于奥拉帕尼（olaparib，Lynparza）的靶向治疗，现已获得 FDA 批准（Kaufman，2015）。然而，在某个时间点，通常在尝试了多种药物后，治疗将不再有效，应该开始关于进一步护理目标的讨论。

对每一个患者个体化地选择针对性的治疗方案可能比使用统一的治疗方案更为有效。化疗敏感性的体外试验偶尔用于这个目的。在体外试验中将各种不同的化疗药物作用于肿瘤，选取反应性最好的药物制定最优的化疗方案。但遗憾的是，这种方法的有效性并没有被证实，除了临床试验外不推荐使用（Burstein，2011；Morgan，2014）。

### 15. 终末期卵巢癌患者的姑息治疗

在某些时候，复发性癌患者会出现恶化的症状，这就需要重新评估他们的整体治疗策略。其中，间歇性发作的部分小肠梗阻和大肠梗阻在治疗期间是常见的。

通过留置胃管胃肠减压无法缓解的肠梗阻有下述两种处理方法。初次复发或病程早期的患者可能需要一种积极的治疗方法，包括伴随或不伴随手术干预的化疗，使用全肠外营养。结肠造瘘术、回肠造瘘术或肠改道术可以改善症状（Chi，2009b）。但是由于肿瘤负荷，通常存在多个部位的部分或完全梗阻，手术治疗效果往往不尽如人意。此外，姑息手术治疗效果欠佳还因为腹膜广泛肿瘤转移使得术后肠梗阻缓解时间很短，或者肠改道术后导致的短肠综合征。另外，术后恢复过程中常出现相关并发症，比如肠皮肤瘘、再次梗阻或者其他并发症（Pothuri，2004）。对于一些多次化疗后疾病进展造成难治性肠梗阻的患者，最好的治疗方案是留置姑息性的胃造瘘管、静脉补液及临终关怀。最后如何选择治疗方案需要与患者及家属坦诚交流。包括可选的治疗方案、进展性卵巢癌的自然病程，以及更换其他治疗方案后疾病可能的发展及反应情况。

另一个常见的情况是患者出现症状严重、快速进展的腹水。该症状可通过反复的腹腔穿刺引流腹水或留置腹腔引流管自己在需要时引流缓解。同样，难治性的恶性胸腔积液也常通过胸腔穿刺、胸腔引流管缓解症状，或者最后采用胸膜粘连术，即把刺激物注入胸膜腔，引起粘连，使胸膜腔消失。

尽管上述操作对一些患者可以一定程度上缓解症状，但是难以阻止疾病的进展。另外，任何一项操作都有可能造成难以预期的严重并发症。总的说来，姑息性治疗在整个治疗过程中是人文关怀的一个阶段。例如对于因肿瘤压迫输尿管导致肾积水的患者，如果病情稳定、肾功能正常，并不必须进行支架放置术或者肾造瘘术。

所有疾病进展、难以治疗的终末期患者都应该得到积极的、给予希望的同时也是真实基于病情的治疗。通常患者们会对姑息性化疗产生不切实际的治愈的期望，但是情绪上却更倾向于表现为"放弃"（Doyle，2001）。在对终末期卵巢癌的治疗及制定以改善患者生活质量为中心的治疗方案时，医患之间的相互信任是不可替代的。

（谢　敏译　李　艺　王建六　审校）

## 参考文献

Al-Barrak J, Santos JL, Tinker A, et al: Exploring palliative treatment outcomes in women with advanced or recurrent ovarian clear cell carcinoma. Gynecol Oncol 122(1):107, 2011

Alberts DS, Liu PY, Hannigan EV, et al: Intraperitoneal cisplatin plus intravenous cyclophosphamide versus intravenous cisplatin plus intravenous cyclophosphamide for stage III ovarian cancer. N Engl J Med 335:1950, 1996

Alberts DS, Markman M, Muggia F, et al: Proceedings of a GOG workshop on intraperitoneal therapy for ovarian cancers. Gynecol Oncol 103(3):738, 2006

Aletti GD, Dowdy SC, Gostout BS, et al: Quality improvement in the surgical approach to advanced ovarian cancer: the Mayo Clinic experience. J Am Coll Surg 208:614, 2009

Aletti GD, Dowdy SC, Podratz KC, et al: Surgical treatment of diaphragm disease correlates with improved survival in optimally debulked advanced stage ovarian cancer. Gynecol Oncol 100:283, 2006

Alsop K, Fereday S, Meldrum C, et al: BRCA mutation frequency and patterns of treatment response in BRCA mutation-positive women with ovarian cancer: a report from the Australian Ovarian Cancer Study Group. J Clin Oncol 30(21):2654, 2012

Alvarado-Cabrero I, Cheung A, Caduff R: Tumours of the fallopian tube and uterine ligaments [Tumours of the fallopian tube]. In Tavassoli FA, Devilee P (eds): World Health Organization Classification of Tumours. Geneva, WHO, 2003, p 206

American College of Obstetricians and Gynecologists: Elective and risk-reducing salpingo-oophorectomy. Practice Bulletin No. 89, January 2008, Reaffirmed 2014

American College of Obstetricians and Gynecologists: Hereditary breast and ovarian cancer syndrome. Practice Bulletin No. 103, April 2009, Reaffirmed 2013

American College of Obstetricians and Gynecologists: Salpingectomy for ovarian cancer prevention. Committee Opinion No. 620, January 2015

American College of Obstetricians and Gynecologists: The role of the generalist obstetrician-gynecologist in the early detection of ovarian cancer. Committee Opinion No. 477, March 2011

Armstrong DK, Bundy B, Wenzel L, et al: Intraperitoneal cisplatin and paclitaxel in ovarian cancer. N Engl J Med 354:34, 2006

Baldwin LM, Trivers KF, Matthews B, et al: Vignette-based study of ovarian cancer screening: do U.S. physicians report adhering to evidence-based recommendations? Ann Intern Med 156(3):182, 2012

Beiner ME, Finch A, Rosen B, et al: The risk of endometrial cancer in women with BRCA1 and BRCA2 mutations: a prospective study. Gynecol Oncol 104(1):7, 2007

Bell J, Brady MF, Young RC, et al: Randomized phase III trial of three versus six cycles of adjuvant carboplatin and paclitaxel in early stage epithelial ovarian carcinoma: a Gynecologic Oncology Group study. Gynecol Oncol 102:432, 2006

Bloomfield HE, Olson A, Greer N, et al: Screening pelvic examinations in asymptomatic, average-risk adult women: an evidence report for a clinical practice guideline from the American College of Physicians. Ann Intern Med 161(1):46, 2014

Bookman MA, Brady MF, McGuire WP, et al: Evaluation of new platinum-based treatment regimens in advanced-stage ovarian cancer: a phase III trial of the Gynecologic Cancer Intergroup. J Clin Oncol 27:1419, 2009

Bristow RE, Palis BE, Chi DS, et al: The National Cancer Database report on advanced-stage epithelial ovarian cancer: impact of hospital surgical case volume on overall survival and surgical treatment paradigm. Gynecol Oncol 118:262, 2010

Buller RE, Lallas TA, Shahin MS, et al: The p53 mutational spectrum associated with BRCA1 mutant ovarian cancer. Clin Cancer Res 7:831, 2001

Burger RA, Brady MF, Bookman MA, et al: Incorporation of bevacizumab in the primary treatment of ovarian cancer. N Engl J Med 365(26):2473, 2011

Burstein HJ, Mangu PB, Somerfield MR, et al: American Society of Clinical Oncology clinical practice guideline update on the use of chemotherapy sensitivity and resistance assays. J Clin Oncol 29(24):3328, 2011

Buttin BM, Herzog TJ, Powell MA, et al: Epithelial ovarian tumors of low malignant potential: the role of microinvasion. Obstet Gynecol 99:11, 2002

Buys SS, Partridge E, Black A, et al: Effect of screening on ovarian cancer mortality: the Prostate, Lung, Colorectal and Ovarian (PLCO) Cancer Screening Randomized Controlled Trial. JAMA 305(22):2295, 2011

Buys SS, Partridge E, Greene MH, et al: Ovarian cancer screening in the Prostate, Lung, Colorectal and Ovarian (PLCO) cancer screening trial: findings from the initial screen of a randomized trial. Am J Obstet Gynecol 193:1630, 2005

Callahan MJ, Crum CP, Medeiros F, et al: Primary fallopian tube malignancies in BRCA-positive women undergoing surgery for ovarian cancer risk reduction. J Clin Oncol 25:3985, 2007

Carlson JW, Miron A, Jarboe EA, et al: Serous tubal intraepithelial carcinoma: its potential role in primary peritoneal serous carcinoma and serous cancer prevention. J Clin Oncol 26:4160, 2008

Chan JK, Munro EG, Cheung MK, et al: Association of lymphadenectomy and survival in stage I ovarian cancer patients. Obstet Gynecol 109:12, 2007

Chan JK, Tian C, Fleming GF, et al: The potential benefit of 6 vs. 3 cycles of chemotherapy in subsets of women with early-stage high-risk epithelial ovarian cancer: an exploratory analysis of a Gynecologic Oncology Group study. Gynecol Oncol 116:301, 2010a

Chan JK, Tian C, Teoh D, et al: Survival after recurrence in early-stage high-risk epithelial ovarian cancer: a Gynecologic Oncology Group study. Gynecol Oncol 116:307, 2010b

Chang SJ, Bristow RE: Evolution of surgical treatment paradigms for advanced-stage ovarian cancer: redefining "optimal" residual disease. Gynecol Oncol 125(2):483, 2012

Chen S, Iversen ES, Friebel T, et al: Characterization of BRCA1 and BRCA2 mutations in a large United States sample. J Clin Oncol 24:863, 2006

Chi DS, Abu-Rustum NR, Sonoda Y, et al: The safety and efficacy of laparoscopic surgical staging of apparent stage I ovarian and fallopian tube cancers. Am J Obstet Gynecol 192:1614, 2005

Chi DS, Eisenhauer EL, Zivanovic O, et al: Improved progression-free and overall survival in advanced ovarian cancer as a result of a change in surgical paradigm. Gynecol Oncol 114:26, 2009a

Chi DS, McCaughty K, Diaz JP, et al: Guidelines and selection criteria for secondary cytoreductive surgery in patients with recurrent, platinum-sensitive epithelial ovarian carcinoma. Cancer 106:1933, 2006

Chi DS, Musa F, Dao F, et al: An analysis of patients with bulky advanced stage ovarian, tubal, and peritoneal carcinoma treated with primary debulking surgery (PDS) during an identical time period as the randomized EORTC-NCIC trial of PDS vs neoadjuvant chemotherapy (NACT). Gynecol Oncol 124(1):10, 2012

Chi DS, Phaeton R, Miner TJ, et al: A prospective outcomes analysis of palliative procedures performed for malignant intestinal obstruction due to recurrent ovarian cancer. Oncologist 14:835, 2009b

Chi DS, Ramirez PT, Teitcher JB, et al: Prospective study of the correlation between postoperative computed tomography scan and primary surgeon assessment in patients with advanced ovarian, tubal, and peritoneal carcinoma reported to have undergone primary surgical cytoreduction to residual disease 1 cm or less. J Clin Oncol 25(31):4946, 2007

Covens AL: A critique of surgical cytoreduction in advanced ovarian cancer. Gynecol Oncol 78:269, 2000

Cramer DW, Bast RC Jr, Berg CD, et al: Ovarian cancer biomarker performance in prostate, lung, colorectal, and ovarian cancer screening trial specimens. Cancer Prev Res 4:65, 2011

Crane EK, Sun CC, Ramirez PT, et al: The role of secondary cytoreduction in low-grade serous ovarian cancer or peritoneal cancer. Gynecol Oncol 136(1):25, 2015

Creinin MD, Zite N: Female tubal sterilization: the time has come to routinely consider removal. Obstet Gynecol 124(3):596, 2014

Cress RD, Bauer K, O'Malley CD, et al: Surgical staging of early stage epithelial ovarian cancer: results from the CDC-NPCR ovarian patterns of care study. Gynecol Oncol 121:94, 2011

Daly MB, Pilarski R, Axilbund JE, et al: Genetic/familial high-risk assessment: breast and ovarian, version 1.2014. J Natl Compr Canc Netw 12(9):1326, 2014

Daniels MS, Babb SA, King RH, et al: Underestimation of risk of a BRCA1 or BRCA2 mutation in women with high-grade serous ovarian cancer by BRCAPRO: a multi-institution study. J Clin Oncol 32(12):1249, 2014

Deng CX: BRCA1: cell cycle checkpoint, genetic instability, DNA damage response and cancer evolution. Nucleic Acids Res 34:1416, 2006

Doyle C, Crump M, Pintilie M, et al: Does palliative chemotherapy palliate? Evaluation of expectations, outcomes, and costs in women receiving chemotherapy for advanced ovarian cancer. J Clin Oncol 19:1266, 2001

du Bois A, Ewald-Riegler N, de Gregorio N, et al: Borderline tumours of the ovary: a cohort study of the Arbeitsgemeinschaft Gynäkologische Onkologie (AGO) Study Group. Eur J Cancer 49(8):1905, 2013 du Bois A, Floquet A, Kim JW, et al: Incorporation of pazopanib in maintenance therapy of ovarian cancer. J Clin Oncol 32(30):3374, 2014

du Bois A, Luck HJ, Meier W, et al: A randomized clinical trial of cisplatin/paclitaxel versus carboplatin/paclitaxel as first-line treatment of ovarian cancer. J Natl Cancer Inst 95:1320, 2003

du Bois A, Reuss A, Harter P, et al: Potential role of lymphadenectomy in advanced ovarian cancer: a combined exploratory analysis of three prospectively randomized phase III multicenter trials. J Clin Oncol 28:1733, 2010

Earle CC, Schrag D, Neville BA, et al: Effect of surgeon specialty on processes of care and outcomes for ovarian cancer patients. J Natl Cancer Inst 98:172, 2006

Eichhorn JH, Young RH, Scully RE: Primary ovarian small cell carcinoma of pulmonary type: a clinicopathologic, immunohistologic, and flow cytometric analysis of 11 cases. Am J Surg Pathol 16:926, 1992

Eisenkop SM, Spirtos NM: The clinical significance of occult macroscopically positive retroperitoneal nodes in patients with epithelial ovarian cancer. Gynecol Oncol 82:143, 2001

Engelen MJ, Kos HE, Willemse PH, et al: Surgery by consultant gynecologic oncologists improves survival in patients with ovarian carcinoma. Cancer 106:589, 2006

Euhus DM, Smith KC, Robinson L, et al: Pretest prediction of BRCA1 or BRCA2 mutation by risk counselors and the computer model BRCAPRO. J Natl Cancer Inst 94:844, 2002

Fagotti A, Fanfani F, Ludovisi M, et al: Role of laparoscopy to assess the chance of optimal cytoreductive surgery in advanced ovarian cancer: a pilot study. Gynecol Oncol 96(3):729, 2005

Fagotti A, Vizzielli G, De Iaco P, et al: A multicentric trial (Olympia-MITO 13) on the accuracy of laparoscopy to assess peritoneal spread in ovarian cancer. Am J Obstet Gynecol 209(5):462.e1, 2013

Garcia C, Lyon L, Littell RD, et al: Comparison of risk management strategies between women testing positive for a BRCA variant of unknown significance and women with known BRCA deleterious mutations. Genet Med 16(12):896, 2014

Gertig DM, Hunter DJ, Cramer DW, et al: Prospective study of talc use and ovarian cancer. J Natl Cancer Inst 92:249, 2000

Goff BA, Mandel L, Muntz HG, et al: Ovarian carcinoma diagnosis. Cancer 89:2068, 2000

Goff BA, Mandel LS, Melancon CH, et al: Frequency of symptoms of ovarian cancer in women presenting to primary care clinics. JAMA 291:2705, 2004

Goff BA, Matthews BJ, Wynn M, et al: Ovarian cancer: patterns of surgical care across the United States. Gynecol Oncol 103:383, 2006

Goodman MT, Howe HL, Tung KH, et al: Incidence of ovarian cancer by race and ethnicity in the United States, 1992–1997. Cancer 97:2676, 2003

Gore M, du Bois A, Vergote I: Intraperitoneal chemotherapy in ovarian cancer remains experimental. J Clin Oncol 24:4528, 2006

Gourley C, Farley J, Provencher DM, et al: Gynecologic Cancer InterGroup (GCIG) consensus review for ovarian and primary peritoneal low-grade serous carcinomas. Int J Gynecol Cancer 24(9 Suppl 3):S9, 2014

Grabowski JP, Harter P, Hils R, et al: Outcome of immediate re-operation or interval debulking after chemotherapy at a gynecologic oncology center after initially incomplete cytoreduction of advanced ovarian cancer. Gynecol Oncol 126(1):54, 2012

Greene MH, Piedmonte M, Alberts D, et al: A prospective study of risk-reducing salpingo-oophorectomy and longitudinal CA-125 screening among women at increased genetic risk of ovarian cancer: design and baseline characteristics: a Gynecologic Oncology Group study. Cancer Epidemiol Biomarkers Prev 17:594, 2008

Griffiths CT: Surgical resection of tumor bulk in the primary treatment of ovarian carcinoma. Natl Cancer Inst Monogr 42:101, 1975

Guseh SH, Rauh-Hain JA, Tambouret RH, et al: Transitional cell carcinoma of the ovary: a case-control study. Gynecol Oncol 132(3):649, 2014

Hannibal CG, Vang R, Junge J, et al: A nationwide study of serous "borderline" ovarian tumors in Denmark 1978-2002: centralized pathology review and overall survival compared with the general population. Gynecol Oncol 134(2):267, 2014

Harter P, Bois A, Hahmann M, et al: Surgery in recurrent ovarian cancer: the Arbeitsgemeinschaft Gynaekologische Onkologie (AGO) DESKTOP OVAR Trial. Ann Surg Oncol 13:1702, 2006

Harter P, Gershenson D, Lhomme C, et al: Gynecologic Cancer InterGroup (GCIG) consensus review for ovarian tumors of low malignant potential (borderline ovarian tumors). Int J Gynecol Cancer 24(9 Suppl 3):S5, 2014

Heintz APM, Odicino F, Maisonneuve P, et al: Carcinoma of the ovary. In FIGO annual report on the results of treatment in gynaecological cancer. Int J Gynecol Cancer 95(Suppl 1):S161, 2006

Hinkula M, Pukkala E, Kyyronen P, et al: Incidence of ovarian cancer of grand multiparous women: a population-based study in Finland. Gynecol Oncol 103:207, 2006

Holman LL, Friedman S, Daniels MS, et al: Acceptability of prophylactic salpingectomy with delayed oophorectomy as risk-reducing surgery among BRCA mutation carriers. Gynecol Oncol 133(2):283, 2014

Hou JY, Kelly MG, Yu H, et al: Neoadjuvant chemotherapy lessens surgical morbidity in advanced ovarian cancer and leads to improved survival in stage IV disease. Gynecol Oncol 105:211, 2007

Houck K, Nikrui N, Duska L, et al: Borderline tumors of the ovary: correlation of frozen and permanent histopathologic diagnosis. Obstet Gynecol 95:839, 2000

Houghton SC, Reeves KW, Hankinson SE, et al: Perineal powder use and risk of ovarian cancer. J Natl Cancer Inst 106(9):1, 2014

Hurteau JA, Brady MF, Darcy KM, et al: Randomized phase III trial of tamoxifen versus thalidomide in women with biochemical-recurrent-only epithelial ovarian, fallopian tube or primary peritoneal carcinoma after a complete response to first-line platinum/taxane chemotherapy with an evaluation of serum vascular endothelial growth factor (VEGF): a Gynecologic Oncology Group study. Gynecol Oncol 119:444, 2010

Huusom LD, Frederiksen K, Hogdall EV, et al: Association of reproductive factors, oral contraceptive use and selected lifestyle factors with the risk of ovarian borderline tumors: a Danish case-control study. Cancer Causes Control 17:821, 2006

Im SS, Gordon AN, Buttin BM, et al: Validation of referral guidelines for women with pelvic masses. Obstet Gynecol 105:35, 2005

International Collaboration of Epidemiological Studies of Cervical Cancer: Comparison of risk factors for invasive squamous cell carcinoma and adenocarcinoma of the cervix: collaborative reanalysis of individual data on 8,097 women with squamous cell carcinoma and 1,374 women with adenocarcinoma from 12 epidemiological studies. Int J Cancer 120:885, 2006

International Collaboration of Epidemiological Studies of Cervical Cancer, Appleby P, Beral V, et al: Cervical cancer and hormonal contraceptives: collaborative reanalysis of individual data for 16,573 women with cervical cancer and 35,509 women without cervical cancer from 24 epidemiological studies. Lancet 370(9599):1609, 2007

James PA, Doherty R, Harris M, et al: Optimal selection of individuals for BRCA mutation testing: a comparison of available methods. J Clin Oncol 24:707, 2006

Jelinic P, Mueller JJ, Olvera N, et al: Recurrent SMARCA4 mutations in small cell carcinoma of the ovary. Nat Genet 46(5):424, 2014

Jemal A, Bray F, Center MM, et al: Global cancer statistics. CA Cancer J Clin 61:69, 2011

Juretzka MM, Barakat RR, Chi DS, et al: CA-125 level as a predictor of progression-free survival and overall survival in ovarian cancer patients with surgically defined disease status prior to the initiation of intraperitoneal consolidation therapy. Gynecol Oncol 104(1):176, 2007

Kang S, Nam BH: Does neoadjuvant chemotherapy increase optimal cytoreduction rate in advanced ovarian cancer? Meta-analysis of 21 studies. Ann Surg Oncol 16:2315, 2009

Katsumata N, Yasuda M, Takahashi F, et al: Dose-dense paclitaxel once a week in combination with carboplatin every 3 weeks for advanced ovarian cancer: a phase 3, open-label, randomized controlled trial. Lancet 374:1331, 2009

Kauff ND, Satagopan JM, Robson ME, et al: Risk-reducing salpingo-oophorectomy in women with a BRCA1 or BRCA2 mutation. N Engl J Med 346:1609, 2002

Kaufman B, Shapira-Frommer R, Schmutzler RK, et al: Olaparib monotherapy in patients with advanced cancer and a germline BRCA1/2 mutation. J Clin Oncol 33(3):244, 2015

Kiani F, Knutsen S, Singh P, et al: Dietary risk factors for ovarian cancer: the Adventist Health Study (United States). Cancer Causes Control 17:137, 2006

Kramer JL, Velazquez IA, Chen BE, et al: Prophylactic oophorectomy reduces breast cancer penetrance during prospective, long-term follow-up of BRCA1 mutation carriers. J Clin Oncol 23:8629, 2005

Kristensen GS, Schledermann D, Mogensen O, et al: The value of random biopsies, omentectomy, and hysterectomy in operations for borderline ovarian tumors. Int J Gynecol Cancer 24(5):874, 2014

Kruitwagen RF, Swinkels BM, Keyser KG, et al: Incidence and effect on survival of abdominal wall metastases at trocar or puncture sites following laparoscopy or paracentesis in women with ovarian cancer. Gynecol Oncol 60:233, 1996

Kurman RJ, Carcangiu ML, Herrington CS, et al (eds): WHO Classification of Tumours of Female Reproductive Organs, 4th ed. Lyon, International Agency for Research on Cancer, 2014

Kwon JS, Tinker A, Pansegrau G, et al: Prophylactic salpingectomy and delayed oophorectomy as an alternative for BRCA mutation carriers. Obstet Gynecol 121(1):14, 2013

Lacey JV Jr, Brinton LA, Leitzmann MF, et al: Menopausal hormone therapy and ovarian cancer risk in the National Institutes of Health–AARP Diet and Health Study cohort. J Natl Cancer Inst 98:1397, 2006

Lacour RA, Westin SN, Meyer LA, et al: Improved survival in non-Ashkenazi Jewish ovarian cancer patients with BRCA1 and BRCA2 gene mutations. Gynecol Oncol 121:358, 2011

Lancaster JM, Powell CB, Chen LM, et al: Society of Gynecologic Oncology statement on risk assessment for inherited gynecologic cancer predispositions. Gynecol Oncol 136(1):3, 2015

Landen CN Jr, Birrer MJ, Sood AK: Early events in the pathogenesis of epithelial ovarian cancer. J Clin Oncol 26:995, 2008

Leary A, Petrella MC, Pautier P, et al: Adjuvant platinum-based chemotherapy for borderline serous ovarian tumors with invasive implants. Gynecol Oncol 132(1):23, 2014

Lee JY, Kim HS, Chung HH, et al: The role of omentectomy and random peritoneal biopsies as part of comprehensive surgical staging in apparent early-stage epithelial ovarian cancer. Ann Surg Oncol 21(8):2762, 2014

Lee KR, Tavassoli FA, Prat J, et al: Tumours of the ovary and peritoneum [Surface epithelial-stromal tumours]. In Tavassoli FA, Devilee P (eds): World Health Organization Classification of Tumours. Geneva, WHO, 2003, p 117

Lessard-Anderson CR, Handlogten KS, Molitor RJ, et al: Effect of tubal sterilization technique on risk of serous epithelial ovarian and primary peritoneal carcinoma. Gynecol Oncol 135(3):423, 2014

Levanon K, Crum C, Drapkin R: New insights into the pathogenesis of serous ovarian cancer and its clinical impact. J Clin Oncol 26:5284, 2008

Li AJ, Madden AC, Cass I, et al: The prognostic significance of thrombocytosis in epithelial ovarian carcinoma. Gynecol Oncol 92:211, 2004

Lin HW, Tu YY, Lin SY, et al: Risk of ovarian cancer in women with pelvic inflammatory disease: a population-based study. Lancet Oncol 12(9):900, 2011

Lin PS, Gershenson DM, Bevers MW, et al: The current status of surgical staging of ovarian serous borderline tumors. Cancer 85:905, 1999

Madalinska JB, Hollenstein J, Bleiker E, et al: Quality-of-life effects of prophylactic salpingo-oophorectomy versus gynecologic screening among women at increased risk of hereditary ovarian cancer. J Clin Oncol 23:6890, 2005

Madalinska JB, van Beurden M, Bleiker EM, et al: The impact of hormone replacement therapy on menopausal symptoms in younger high-risk women after prophylactic salpingo-oophorectomy. J Clin Oncol 24:3576, 2006

Magrina JF, Zanagnolo V, Noble BN, et al: Robotic approach for ovarian cancer: perioperative and survival results and comparison with laparoscopy and laparotomy. Gynecol Oncol 121:100, 2011

Makarla PB, Saboorian MH, Ashfaq R, et al: Promoter hypermethylation profile of ovarian epithelial neoplasms. Clin Cancer Res 11:5365, 2005

Mammas IN, Zafiropoulos A, Spandidos DA: Involvement of the ras genes in female genital tract cancer. Int J Oncol 26:1241, 2005

Mannel RS, Brady MF, Kohn EC, et al: A randomized phase III trial of IV carboplatin and paclitaxel × 3 courses followed by observation versus weekly maintenance low-dose paclitaxel in patients with early-stage ovarian carcinoma: a Gynecologic Oncology Group study. Gynecol Oncol 122(1):89, 2011

Markman M, Bundy BN, Alberts DS, et al: Phase III trial of standard-dose intravenous cisplatin plus paclitaxel versus moderately high-dose carboplatin followed by intravenous paclitaxel and intraperitoneal cisplatin in small-volume stage III ovarian carcinoma: an intergroup study of the Gynecologic Oncology Group, Southwestern Oncology Group, and Eastern Cooperative Oncology Group. J Clin Oncol 19:1001, 2001

Markman M, Liu PY, Moon J, et al: Impact on survival of 12 versus 3 monthly cycles of paclitaxel (175 mg/m$^2$) administered to patients with advanced ovarian cancer who attained a complete response to primary platinum-paclitaxel: follow-up of a Southwest Oncology Group and Gynecologic Oncology Group phase III trial. Gynecol Oncol 114(2):195, 2009

Markman M, Liu PY, Wilczynski S, et al: Phase III randomized trial of 12 versus 3 months of maintenance paclitaxel in patients with advanced ovarian cancer after complete response to platinum and paclitaxel-based chemotherapy: a Southwest Oncology Group and Gynecologic Oncology Group trial. J Clin Oncol 21:2460, 2003

McAlpine JN, Hanley GE, Woo MM, et al: Opportunistic salpingectomy: uptake, risks, and complications of a regional initiative for ovarian cancer prevention. Am J Obstet Gynecol 210(5):471.e1, 2014

McCann CK, Growdon WB, Munro EG, et al: Prognostic significance of splenectomy as part of initial cytoreductive surgery in ovarian cancer. Ann Surg Oncol 18(10):2912, 2011

Medeiros F, Muto MG, Lee Y, et al: The tubal fimbria is a preferred site for early adenocarcinoma in women with familial ovarian cancer syndrome. Am J Surg Pathol 30(2):230, 2006

Menon U, Gentry-Maharaj A, Hallett R, et al: Sensitivity and specificity of multimodal and ultrasound screening for ovarian cancer, and stage distribution of detected cancers: results of the prevalence screen of the UK Collaborative Trial of Ovarian Cancer Screening (UKCTOCS). Lancet Oncol 10:327, 2009

Menon U, Griffin M, Gentry-Maharaj A: Ovarian cancer screening—current status, future directions. Gynecol Oncol 132(2):490, 2014

Menzin AW, Gal D, Lovecchio JL: Contemporary surgical management of borderline ovarian tumors: a survey of the Society of Gynecologic Oncologists. Gynecol Oncol 78:7, 2000

Mercado C, Zingmond D, Karlan BY, et al: Quality of care in advanced ovarian cancer: the importance of provider specialty. Gynecol Oncol 117:18, 2010

Mok SC, Schorge JO, Welch WR, et al: Tumours of the ovary and peritoneum [Peritoneal tumours]. In Tavassoli FA, Devilee P (eds): World Health Organization Classification of Tumours. Geneva, WHO, 2003, p 197

Moore RG, Jabre-Raughley M, Brown AK, et al: Comparison of a novel multiple marker assay vs the Risk of Malignancy Index for the prediction of epithelial ovarian cancer in patients with a pelvic mass. Am J Obstet Gynecol 203(3):228.e1, 2010

Moore RG, McMeekin DS, Brown AK, et al: A novel multiple marker bioassay utilizing HE4 and CA125 for the prediction of ovarian cancer in patients with a pelvic mass. Gynecol Oncol 112(1):40, 2009

Mor G, Visintin I, Lai Y, et al: Serum protein markers for early detection of ovarian cancer. Proc Natl Acad Sci USA 102:7677, 2005

Mørch LS, Løkkegaard E, Andreasen AH, et al: Hormone therapy and ovarian cancer. JAMA 302(3):298, 2009

Morelli M, Venturella R, Mocciaro R, et al: Prophylactic salpingectomy in premenopausal low-risk women for ovarian cancer: primum non nocere. Gynecol Oncol 129(3):448, 2013

Morgan RJ Jr, Armstrong DK, Alvarez RD, et al: Ovarian cancer, including fallopian tube cancer and primary peritoneal cancer, 3.2014. NCCN Clinical Practice Guidelines in Oncology. Available at: http://www.nccn.org/professionals/physician_gls/f_guidelines.asp. Accessed January 12, 2015

Morice P, Uzan C, Fauvet R, et al: Borderline ovarian tumour: pathological diagnostic dilemma and risk factors for invasive or lethal recurrence. Lancet Oncol 13(3):e103, 2012

Moyer VA, U.S. Preventive Services Task Force: Screening for ovarian cancer: U.S. Preventive Services Task Force reaffirmation recommendation statement. Ann Intern Med 157(12):900, 2012

National Cancer Institute: National Cancer Institute issues clinical announcement for preferred method of treatment for advanced ovarian cancer. January 4, 2006. Available at: http://www.cancer.gov/newscenter/newsfromnci/2006/ipchemotherapyrelease. Accessed January 12, 2015

National Cancer Institute: Ovarian cancer prevention (PDQ), 2014a. Available at: http://www.cancer.gov/cancertopics/pdq/prevention/ovarian/HealthProfessional. Accessed January 12, 2015

National Cancer Institute: Ovarian epithelial cancer treatment (PDQ), 2014b. Available at: www.cancer.gov/cancertopics/pdq/treatment/ovarianepithelial/healthprofessional. Accessed January 12, 2015

Nezhat FR, DeNoble SM, Liu CS, et al: The safety and efficacy of laparoscopic surgical staging and debulking of apparent advanced stage ovarian, fallopian tube, and primary peritoneal cancers. JSLS 14:155, 2010

Norquist BM, Pennington KP, Agnew KJ, et al: Characteristics of women with ovarian carcinoma who have BRCA1 and BRCA2 mutations not identified by clinical testing. Gynecol Oncol 128(3):483, 2013

Ozols RF, Bundy BN, Greer BE, et al: Phase III trial of carboplatin and paclitaxel compared with cisplatin and paclitaxel in patients with optimally resected stage III ovarian cancer: a Gynecologic Oncology Group study. J Clin Oncol 21:3194, 2003

Palma MD, Domchek SM, Stopfer J, et al: The relative contribution of point mutations and genomic rearrangements in BRCA1 and BRCA2 in high-risk breast cancer families. Cancer Res 68(17):7006, 2008

Panici PB, Maggioni A, Hacker N, et al: Systematic aortic and pelvic lymphadenectomy versus resection of bulky nodes only in optimally debulked advanced ovarian cancer: a randomized trial. J Natl Cancer Inst 97:560, 2005

Park JY, Kim DY, Kim JH, et al: Surgical management of borderline ovarian tumors: the role of fertility-sparing surgery. Gynecol Oncol 113:75, 2009

Park JY, Song JS, Choi G, et al: Pure primary squamous cell carcinoma of the ovary: a report of two cases and review of the literature. Int J Gynecol Pathol 29:328, 2010

Parmar MK, Ledermann JA, Colombo N, et al: Paclitaxel plus platinum-based chemotherapy versus conventional platinum-based chemotherapy in women with relapsed ovarian cancer: the ICON4/AGO-OVAR-2.2 trial. Lancet 361:2099, 2003

Parmigiani G, Chen S, Iversen Jr ES, et al: Validity of models for predicting BRCA1 and BRCA2 mutations. Ann Intern Med 147:441, 2007

Partridge E, Kreimer AR, Greenlee RT, et al: Results from four rounds of ovarian cancer screening in a randomized trial. Obstet Gynecol 113:775, 2009

Pecorelli S, Benedet JL, Creasman WT, et al: FIGO staging of gynecologic cancer, 1994–1997. FIGO Committee on Gynecologic Oncology,

International Federation of Gynecology and Obstetrics. Int J Gynaecol Obstet 65:243, 1999

Pelucchi C, Galeone C, Talamini R, et al: Lifetime ovulatory cycles and ovarian cancer risk in 2 Italian case-control studies. Am J Obstet Gynecol 196(1):83.e1, 2007

Perets R, Wyant GA, Muto KW, et al: Transformation of the fallopian tube secretory epithelium leads to high-grade serous ovarian cancer in Brca;Tp53;Pten models. Cancer Cell 24(6):751, 2013

Perren TJ, Swart AM, Pfisterer J, et al: A phase 3 trial of bevacizumab in ovarian cancer. N Engl J Med 365(26):2484, 2011

Petricoin EF, Ardekani AM, Hitt BA, et al: Use of proteomic patterns in serum to identify ovarian cancer. Lancet 359:572, 2002

Pfisterer J, Plante M, Vergote I, et al: Gemcitabine plus carboplatin compared with carboplatin in patients with platinum-sensitive recurrent ovarian cancer: an intergroup trial of the AGO-OVAR, the NCIC CTG, and the EORTC GCG. J Clin Oncol 24:4699, 2006

Pins MR, Young RH, Daly WJ, et al: Primary squamous cell carcinoma of the ovary. Report of 37 cases. Am J Surg Pathol 20:823, 1996

Poncelet C, Fauvet R, Boccara J, et al: Recurrence after cystectomy for borderline ovarian tumors: results of a French multicenter study. Ann Surg Oncol 13:565, 2006

Pothuri B, Meyer L, Gerardi M, et al: Reoperation for palliation of recurrent malignant bowel obstruction in ovarian carcinoma. Gynecol Oncol 95:193, 2004

Powell CB, Kenley E, Chen LM, et al: Risk-reducing salpingo-oophorectomy in BRCA mutation carriers: role of serial sectioning in the detection of occult malignancy. J Clin Oncol 23:127, 2005

Prat J, FIGO Committee on Gynecologic Oncology: Staging classification for cancer of the ovary, fallopian tube, and peritoneum. Int J Gynaecol Obstet 124(1):1, 2014

Prat J, Morice P: Tumours of the ovary and peritoneum [Secondary tumours of the ovary]. In Tavassoli FA, Devilee P (eds): World Health Organization Classification of Tumours. Geneva, WHO, 2003, p 193

Pujade-Lauraine E, Hilpert F, Weber B, et al: Bevacizumab combined with chemotherapy for platinum-resistant recurrent ovarian cancer: the AURELIA open-label randomized phase III trial. J Clin Oncol 32(13):1302, 2014

Pujade-Lauraine E, Wagner U, Aavall-Lundqvist E, et al: Pegylated liposomal doxorubicin and carboplatin compared with paclitaxel and carboplatin for patients with platinum-sensitive ovarian cancer in late relapse. J Clin Oncol 28:3323, 2010

Purdie DM, Bain CJ, Siskind V, et al: Ovulation and risk of epithelial ovarian cancer. Int J Cancer 104:228, 2003

Quirk JT, Natarajan N: Ovarian cancer incidence in the United States, 1992–1999. Gynecol Oncol 97:519, 2005

Rao GG, Skinner E, Gehrig PA, et al: Surgical staging of ovarian low malignant potential tumors. Obstet Gynecol 104:261, 2004

Rao GG, Skinner EN, Gehrig PA, et al: Fertility-sparing surgery for ovarian low malignant potential tumors. Gynecol Oncol 98:263, 2005

Rauh-Hain JA, Growdon WB, Rodriguez N, et al: Carcinosarcoma of the ovary: a case-control study. Gynecol Oncol 121(3):477, 2011

Rebbeck TR, Lynch HT, Neuhausen SL, et al: Prophylactic oophorectomy in carriers of BRCA1 or BRCA2 mutations. N Engl J Med 346:1616, 2002

Rice MS, Hankinson SE, Tworoger SS: Tubal ligation, hysterectomy, unilateral oophorectomy, and risk of ovarian cancer in the Nurses' Health Studies. Fertil Steril 102(1):192, 2014

Riman T, Dickman PW, Nilsson S, et al: Risk factors for invasive epithelial ovarian cancer: results from a Swedish case-control study. Am J Epidemiol 156:363, 2002

Risch HA, McLaughlin JR, Cole DE, et al: Population BRCA1 and BRCA2 mutation frequencies and cancer penetrances: a kin-cohort study in Ontario, Canada. J Natl Cancer Inst 98:1694, 2006

Ronnett BM, Shmookler BM, Sugarbaker PH, et al: Pseudomyxoma peritonei: new concepts in diagnosis, origin, nomenclature, and relationship to mucinous borderline (low malignant potential) tumors of the ovary. Anat Pathol 2197, 1997

Ronnett BM, Yan H, Kurman RJ, et al: Patients with pseudomyxoma peritonei associated with disseminated peritoneal adenomucinosis have a significantly more favorable prognosis than patients with peritoneal mucinous carcinomatosis. Cancer 92:85, 2001

Rose PG, Nerenstone S, Brady MF, et al: Secondary surgical cytoreduction for advanced ovarian carcinoma. N Engl J Med 351:2489, 2004

Rosenblatt KA, Weiss NS, Cushing-Haugen KL, et al: Genital powder exposure and the risk of epithelial ovarian cancer. Cancer Causes Control 22:737, 2011

Rossing MA, Tang MT, Flagg EW, et al: A case-control study of ovarian cancer in relation to infertility and the use of ovulation-inducing drugs. Am J Epidemiol 160:1070, 2004

Rostgaard K, Wohlfahrt J, Andersen PK, et al: Does pregnancy induce the shedding of premalignant ovarian cells? Epidemiology 14:168, 2003

Rustin GJS, van der Burg MEL, Griffin CL, et al: Early versus delayed treatment of relapsed ovarian cancer (MRC OV05/EORTC 55955): a randomized trial. Lancet 376:1155, 2010

Schilder JM, Thompson AM, DePriest PD, et al: Outcome of reproductive age women with stage IA or IC invasive epithelial ovarian cancer treated with fertility-sparing therapy. Gynecol Oncol 87:1, 2002

Schildkraut JM, Bastos E, Berchuck A: Relationship between lifetime ovulatory cycles and overexpression of mutant p53 in epithelial ovarian cancer. J Natl Cancer Inst 89:932, 1997

Schmeler KM, Lynch HT, Chen LM, et al: Prophylactic surgery to reduce the risk of gynecologic cancers in the Lynch syndrome. N Engl J Med 354:261, 2006

Schorge JO, Clark RM, Lee SI, et al: Primary debulking surgery for advanced ovarian cancer: are you a believer or a dissenter? Gynecol Oncol 135(3):595, 2014

Schorge JO, Modesitt SC, Coleman RL, et al: SGO White Paper on ovarian cancer: etiology, screening and surveillance. Gynecol Oncol 119:7, 2010a

Schorge JO, Muto MG, Lee SJ, et al: BRCA1-related papillary serous carcinoma of the peritoneum has a unique molecular pathogenesis. Cancer Res 60:1361, 2000

Schorge JO, Muto MG, Welch WR, et al: Molecular evidence for multifocal papillary serous carcinoma of the peritoneum in patients with germline BRCA1 mutations. J Natl Cancer Inst 90:841, 1998

Schorge JO, Wingo SN, Bhore R, et al: Secondary cytoreductive surgery for platinum-sensitive ovarian cancer. Int J Gynaecol Obstet 108:123, 2010b

Scully R, Livingston DM: In search of the tumour-suppressor functions of BRCA1 and BRCA2. Nature 408:429, 2000

Seidman JD, Kurman RJ: Ovarian serous borderline tumors: a critical review of the literature with emphasis on prognostic indicators. Hum Pathol 31:539, 2000

Sherman ME, Piedmonte M, Mai PL, et al: Pathologic findings at risk-reducing salpingo-oophorectomy: primary results from Gynecologic Oncology Group Trial GOG-0199. J Clin Oncol 32(29):3275, 2014

Shih KK, Zhou QC, Aghajanian C, et al: Patterns of recurrence and role of adjuvant chemotherapy in stage II-IV serous ovarian borderline tumors. Gynecol Oncol 119:270, 2010

Siegel RL, Miller KD, Jemal A: Cancer statistics, 2015. CA Cancer J Clin 65(1):5, 2015

Silva EG, Gershenson DM, Malpica A, et al: The recurrence and the overall survival rates of ovarian serous borderline neoplasms with noninvasive implants is time dependent. Am J Surg Pathol 30:1367, 2006

Silva EG, Tornos C, Bailey MA, et al: Undifferentiated carcinoma of the ovary. Arch Pathol Lab Med 115:377, 1991

Skates SJ, Menon U, MacDonald N, et al: Calculation of the risk of ovarian cancer from serial CA-125 values for preclinical detection in postmenopausal women. J Clin Oncol 21:206, 2003

Society of Gynecologic Oncology: SGO clinical practice statement: salpingectomy for ovarian cancer prevention. November 2013. Available at: https://www.sgo.org/clinical-practice/guidelines/sgo-clinical-practice-statement-salpingectomy-for-ovarian-cancer-prevention/. Accessed January 11, 2015

Soliman PT, Slomovitz BM, Broaddus RR, et al: Synchronous primary cancers of the endometrium and ovary: a single institution review of 84 cases. Gynecol Oncol 94:456, 2004

Sorbe B: Consolidation treatment of advanced (FIGO stage III) ovarian carcinoma in complete surgical remission after induction chemotherapy: a randomized, controlled, clinical trial comparing whole abdominal radiotherapy, chemotherapy, and no further treatment. Int J Gynecol Cancer 13:278, 2003

Suidan RS, Ramirez PT, Sarasohn DM, et al: A multicenter prospective trial evaluating the ability of preoperative computed tomography scan and serum CA-125 to predict suboptimal cytoreduction at primary debulking surgery for advanced ovarian, fallopian tube, and peritoneal cancer. Gynecol Oncol 134(3):455, 2014

Sutton GP, Bundy BN, Omura GA, et al: Stage III ovarian tumors of low malignant potential treated with cisplatin combination therapy: a Gynecologic Oncology Group study. Gynecol Oncol 41:230, 1991

Tangjitgamol S, Manusirivithaya S, Laopaiboon M, et al: Interval debulking surgery for advanced epithelial ovarian cancer. Cochrane Database Syst Rev 2:CD006014, 2009

Tempfer CB, Polterauer S, Bentz EK, et al: Accuracy of intraoperative frozen section analysis in borderline tumors of the ovary: a retrospective analysis of 96 cases and review of the literature. Gynecol Oncol 107:248, 2007

The ICON Collaborators: ICON2: Randomised trial of single-agent carboplatin against three-drug combination of CAP (cyclophosphamide, doxorubicin, and cisplatin) in women with ovarian cancer. International Collaborative Ovarian Neoplasm Study. Lancet 352:1571, 1998

The ICON Group: Paclitaxel plus carboplatin versus standard chemotherapy with either single-agent carboplatin or cyclophosphamide, doxorubicin, and cisplatin in women with ovarian cancer: the ICON3 randomised trial. Lancet 360:505, 2002

Timmerman D, Testa AC, Bourne T, et al: Logistic regression model to distinguish between the benign and malignant adnexal mass before surgery: a multicenter study by the International Ovarian Tumor Analysis Group. J Clin Oncol 23:8794, 2005

Timmers PJ, Zwinderman K, Coens C, et al: Lymph node sampling and taking of blind biopsies are important elements of the surgical staging of early ovarian cancer. Int J Gynecol Cancer 20:1142, 2010

Timofeev J, Galgano MT, Stoler MH, et al: Appendiceal pathology at the time of oophorectomy for ovarian neoplasms. Obstet Gynecol 116:1348, 2010

Tozzi R, Kohler C, Ferrara A, et al: Laparoscopic treatment of early ovarian cancer: surgical and survival outcomes. Gynecol Oncol 93:199, 2004

Trimble CL, Kosary C, Trimble EL: Long-term survival and patterns of care in women with ovarian tumors of low malignant potential. Gynecol Oncol 86:34, 2002

Trimbos JB, Parmar M, Vergote I, et al: International Collaborative Ovarian Neoplasm trial 1 and Adjuvant ChemoTherapy in Ovarian Neoplasm trial: Two parallel randomized phase III trials of adjuvant chemotherapy in patients with early-stage ovarian carcinoma. J Natl Cancer Inst 95:105, 2003

Twickler DM, Forte TB, Santos-Ramos R, et al: The ovarian tumor index predicts risk for malignancy. Cancer 86:2280, 1999

Ueland FR, Desmone CP, Seamon LG, et al: Effectiveness of a multivariate index assay in the preoperative assessment of ovarian tumors. Obstet Gynecol 117(6):1289, 2011

van der Burg ME, van Lent M, Buyse M, et al: The effect of debulking surgery after induction chemotherapy on the prognosis in advanced epithelial ovarian cancer. Gynecological Cancer Cooperative Group of the European Organization for Research and Treatment of Cancer. N Engl J Med 332:629, 1995

Vergote I, Trope CG, Amant F, et al: Neoadjuvant chemotherapy or primary surgery in stage IIIC or IV ovarian cancer. N Engl J Med 363:943, 2010

Verheijen RH, Mensdorff-Pouilly S, van Kamp GJ, et al: CA-125: fundamental and clinical aspects. Semin Cancer Biol 9:117, 1999

Vermillion Inc: OVA1 instructions for use: executive summary. Austin, Vermillion Inc, July 15, 2012

Visintin I, Feng Z, Longton G, et al: Diagnostic markers for early detection of ovarian cancer. Clin Cancer Res 14:1065, 2008

Vyarvelska I, Rosen B, Narod SA: Should hysterectomy complement prophylactic salpingo-oophorectomy in BRCA1 and BRCA2 mutation carriers? Gynecol Oncol 134(2):219, 2014

Walker JL, Armstrong DK, Huang HQ, et al: Intraperitoneal catheter outcomes in a phase III trial of intravenous versus intraperitoneal chemotherapy in optimal stage III ovarian and primary peritoneal cancer: a Gynecologic Oncology Group study. Gynecol Oncol 100:27, 2006

Ware Miller R, Smith A, DeSimone CP, et al: Performance of the American College of Obstetricians and Gynecologists' ovarian tumor referral guidelines with a multivariate index assay. Obstet Gynecol 117(6):1298, 2011

Werness BA, Parvatiyar P, Ramus SJ, et al: Ovarian carcinoma in situ with germline BRCA1 mutation and loss of heterozygosity at BRCA1 and TP53. J Natl Cancer Inst 92:1088, 2000

Whitney CW: Gynecologic Oncology Group Surgical Procedures Manual. Gynecologic Oncology Group. 2011. Available at: https://gogmember.gog.org/manuals/pdf/surgman.pdf. Accessed February 24, 2015

Wimberger P, Lehmann N, Kimmig R, et al: Prognostic factors for complete debulking in advanced ovarian cancer and its impact on survival. An exploratory analysis of a prospectively randomized phase III study of AGO-OVAR. Gynecol Oncol 106:69, 2007

Wingo SN, Knowles LM, Carrick KS, et al: Retrospective cohort study of surgical staging for ovarian low malignant potential tumors. Am J Obstet Gynecol 194:e20, 2006

Winter WE 3rd, Maxwell GL, Tian C, et al: Prognostic factors for stage III epithelial ovarian cancer: a Gynecologic Oncology Group Study. J Clin Oncol 25(24):3621, 2007

Yen ML, Yen BL, Bai CH, et al: Risk factors for ovarian cancer in Taiwan: a case-control study in a low-incidence population. Gynecol Oncol 89:318, 2003

Young RC, Walton LA, Ellenberg SS, et al: Adjuvant therapy in stage I and stage II epithelial ovarian cancer: results of two prospective, randomized trials. N Engl J Med 322:1021, 1990

Young RH, Oliva E, Scully RE: Small cell carcinoma of the ovary, hypercalcemic type: a clinicopathological analysis of 150 cases. Am J Surg Pathol 18:1102, 1994

Yurkovetsky Z, Skates S, Lomakin A, et al: Development of a multimarker assay for early detection of ovarian cancer. J Clin Oncol 28:2159, 2010

Zaino RJ, Brady MF, Lele SM, et al: Advanced stage mucinous adenocarcinoma of the ovary is both rare and highly lethal: a Gynecologic Oncology Group study. Cancer 117:554, 2011

Zanetta G, Rota S, Chiari S, et al: Behavior of borderline tumors with particular interest to persistence, recurrence, and progression to invasive carcinoma: a prospective study. J Clin Oncol 19:2658, 2001

Zapardiel I, Rosenberg P, Peiretti M, et al: The role of restaging borderline ovarian tumors: single institution experience and review of the literature. Gynecol Oncol 119:274, 2010

Zhang Z, Lee AH, Binns CW: Reproductive and dietary risk factors for epithelial ovarian cancer in China. Gynecol Oncol 92:320, 2004

Zhang Z, Chan DW: The road from discovery to clinical diagnostics: lessons learned from the first FDA-cleared in vitro diagnostic multivariate index assay of proteomic biomarkers. Cancer Epidemiol Biomarkers Prev 19(12):2995, 2010

## 第三十六章

# 卵巢生殖细胞和性索 - 间质肿瘤

## 一、引言

根据肿瘤起源的解剖学结构，卵巢恶性肿瘤主要分为三大类（图36-1）。卵巢上皮性肿瘤占卵巢恶性肿瘤的90%～95%（见第三十五章）。卵巢生殖细胞和性索 - 间质肿瘤占5%～10%，这类肿瘤具有独特的特点，而需要特殊的处理（Quirk，2005）。

## 二、卵巢恶性生殖细胞肿瘤

卵巢生殖细胞肿瘤来源于卵巢原始生殖细胞，在卵巢肿瘤中占第3位。目前，成熟性囊性畸胎瘤，也称为皮样囊肿，是最常见的亚型。该亚型占卵巢生殖细胞肿瘤的95%，其临床表现为良性，将在第9章详细讲述。相对来说，在西方国家中恶性生殖细胞肿瘤占卵巢恶性肿瘤的2%～3%，其中包括无性细胞瘤、卵黄囊瘤、未成熟畸胎瘤和其他罕见的类型。

卵巢恶性生殖细胞肿瘤与卵巢上皮性癌之间的区别，主要有三个特征：①患者发病年龄较轻，通常在青春期或20岁之前；②绝大多数患者确诊时为I期；③预后好，包括疾病进展期患者，因其化疗敏感性高。对有生育要求的患者首选保留生育功能的手术，并且大多数患者术后不需要化疗。

### 1. 流行病学

在美国，卵巢恶性生殖细胞肿瘤年龄标准化发病率（0.4每10万女性），明显低于卵巢上皮性肿瘤（15.5每10万女性）（Quirk，2005）。Smith与同事（2006）分析了1973年至2002年间1262例卵巢恶性生殖细胞肿瘤，发现在过去的30年中，发病率下降了10%。与卵巢上皮性癌不同的是，普遍认为恶性生殖细胞肿瘤与遗传无关，但偶尔也有家族性病例报道（Galani，2005；Stettner，1999）。

这类肿瘤是儿童期和青春期最常见的卵巢恶性肿瘤，尽管只占这一年龄段卵巢癌的1%。但当年龄达20岁，卵巢上皮性癌的发病率开始上升并超过生殖

细胞肿瘤（Young，2003）。

### 2. 诊断

#### （1）症状和体征

这类肿瘤的症状和体征各不相同，但总体而言，大多数归因于肿瘤生长及其产生的激素。亚急性腹痛是最常见的症状，85%患者有此表现，同时单侧巨大肿瘤迅速生长，呈囊样扩张、出血或坏死。10%患者会因囊肿破裂，扭转或腹腔内出血而导致急性腹痛（Gershenson，2007a）。如果病变进展，可产生腹水，并引起腹胀。这类肿瘤常伴随激素变化，表现为月经过多或不规则。虽然大多数患者表现出上述一种或多种症状，但有1/4的患者无任何症状，只是在体检或超声检查时意外发现盆腔包块（Curtin，1994）。

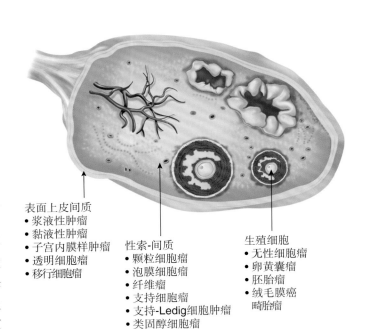

**表面上皮间质**
- 浆液性肿瘤
- 黏液性肿瘤
- 子宫内膜样肿瘤
- 透明细胞瘤
- 移行细胞瘤

**性索-间质**
- 颗粒细胞瘤
- 泡膜细胞瘤
- 纤维瘤
- 支持细胞瘤
- 支持-Ledig细胞肿瘤
- 类固醇细胞瘤

**生殖细胞**
- 无性细胞瘤
- 卵黄囊瘤
- 胚胎瘤
- 绒毛膜癌
- 畸胎瘤

**图36-1** 三种主要卵巢肿瘤的来源 [Adapted with permisison from Chen VW，Ruiz B，Killeen JL，et al：Pathology and classification of ovarian tumors，Cancer 2003 May 15；97（10 Suppl）：2631-42.]

患者通常在腹部症状发生后 1 个月内就诊，尽管部分患者症状有轻微反复和波动超过 1 年。青春期女性由于开始排卵和痛经，盆腔隐性症状较常见。因此，早期症状常被忽视。此外，女孩可能忽视她们正常体型发生的变化。大多数患这类肿瘤的年轻女性有正常月经周期，但未孕，正如后续将讨论的，性腺发育不全是发生这类肿瘤的高危因素（Curtin，1994）。因此，对于有盆腔包块的月经初潮推迟的青少年女性，应评估其性腺发育情况（见第十六章）。

患有恶性生殖细胞肿瘤的女性通常没有特征性的体征，最常见的表现是盆腔检查时可扪及包块。在儿童和青少年患者中，行全盆腔检查或经阴道超声检查有困难，会导致诊断的延误。因此，月经初潮前的患者需在麻醉下检查，明确可疑的附件包块。还应观察是否有腹水，胸水及内脏肿大表现。

### （2）实验室检查

怀疑恶性生殖细胞肿瘤的患者，在治疗前应行血清人绒毛膜促性腺激素（hCG）和甲胎蛋白（AFP）肿瘤标记物检测，全血细胞计数，以及肝功能检查。同样，如果一开始未怀疑肿瘤，可于手术室内行相应的肿瘤标记物检测（表 36-1）。对于原发性闭经及怀疑生殖细胞肿瘤的年轻女性，术前应行染色体核型检查，有助于明确对于性腺发育不全的人，是否需同时切除双侧性腺（Hoepffner，2005）。

### （3）影像学检查

早期症状可能被误认为是妊娠相关症状，急性疼痛可能与阑尾炎相混淆。诊断的第一步是查找附件区包块。在大多数情况下，超声影像能有效显示良恶性卵巢包块的典型特征（见第九章）。卵巢功能性囊肿常见于年轻女性。若超声影像显示为低回声，内壁光滑的囊肿，可确诊。相反，恶性生殖细胞肿瘤通常较大，含有实性成分。血清人绒毛膜促性腺激素（hCG）或甲胎蛋白（AFP）肿瘤标记物水平升高可能会缩小诊断范围，提示可能需要手术治疗。成熟性囊性畸胎瘤（皮样囊肿）在超声或计算机断层扫描（CT）中通常有特征性的表现（见第九章）。相反，恶性生殖细胞肿瘤表现不一，复杂多样的卵巢肿块是其典型特征（图 36-2）。另外，采用彩色血流多普勒超声检查能观察到显微血管间隙内血流丰富，提示恶变可能（Kim，1995）。若临床上怀疑此病，术前可行 CT 或磁共振（MR）检查。应行胸片检查以发现肺部或纵隔的肿瘤转移灶。

### （4）诊断流程

应行外科手术切除获取明确的病理组织学诊断、分期以及相应的治疗方案。手术医生应要求冰冻切片检查以明确诊断，但是冰冻切片结果和最终石蜡病理结果常存在差异（Kusamura，2000）。此外，对那些诊断存在疑问的病例，常需借助特殊免疫染色检查（Cheng，2004；Ramalingam，2004；Ulbright，2005）。相比之下，在可疑恶性卵巢肿块的患者中，使用超声或 CT 引导的经皮穿刺活检作用非常有限。

### 3. 普通妇科医生的处理

大多数患者会在妇产科医生处首次就诊。初始症状可能表现为更为常见的卵巢功能性囊肿。但是，若症状持续或盆腔包块持续增长，应行进一步超声检查。如果在年轻女性中发现具有实性特征的卵巢复杂性包块，应进一步检测血清 hCG 和 AFP 水平，接着

#### 表 36-1　卵巢恶性生殖细胞肿瘤血清肿瘤标记物

| 病理组织学 | AFP | hCG |
| --- | --- | --- |
| 无性细胞瘤 | − | ± |
| 卵黄囊瘤 | + | − |
| 未成熟畸胎瘤 | ± | − |
| 绒毛膜癌 | − | + |
| 胚胎性癌 | + | + |
| 混合生殖细胞肿瘤 | ± | ± |
| 多胚瘤 | ± | ± |

AFP，甲胎蛋白；hCG，人绒毛膜促性腺激素

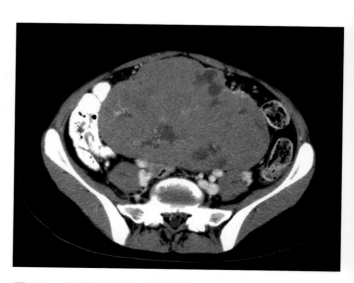

图 36-2　生殖细胞肿瘤 CT 扫描图

推荐妇科肿瘤医生为其行初次手术治疗。

如果没有妇科肿瘤专科医生或事先尚未明确诊断，术中的决定就显得尤为重要，既要保证患者获得有效的治疗，又保留其生育能力。应在切除可疑附件肿块前留取腹腔冲洗液，以便行细胞学检查。若术后排除恶性病变，可将腹腔冲洗液丢弃。首先，根据临床情况决定行卵巢囊肿剥除术还是卵巢切除术（第9章）。一般来说，一旦诊断为卵巢恶性生殖细胞肿瘤，均需行患侧附件切除术。妇产科全科医生应术中请妇科肿瘤医生协助分期，当专科医生无法立即到场时，术后应将患者转诊。至少应行腹腔探查，大网膜和上腹部触诊，以及盆腔，尤其是对侧卵巢的检查，并做记录。

### ■ 4. 病理学

#### （1）分类

世界卫生组织（WHO），卵巢生殖细胞肿瘤的分类见表36-2。这类肿瘤根据起源于胚胎性腺原始生殖细胞的不同，分为不同的组织病理类型。主要分为两类：原始恶性生殖细胞肿瘤（无性细胞瘤）和畸胎瘤—几乎全部都是成熟性囊性畸胎瘤（皮样囊肿）。

#### （2）组织发生学

原始生殖细胞由卵黄囊移行至生殖腺脊（图

**表36-2 世界卫生组织卵巢生殖细胞肿瘤改良分类**

**生殖细胞肿瘤**
无性细胞瘤
卵黄囊瘤（内胚窦瘤）
胚胎性癌
多胚瘤
非妊娠性绒毛膜癌
成熟性畸胎瘤
  实性
  囊性（皮样囊肿）
未成熟畸胎瘤

**单胚层与高度特异性**
甲状腺瘤（卵巢甲状腺瘤：良性或恶性）
类癌
神经外胚层瘤
癌（鳞状细胞或腺-）
黑色素瘤
肉瘤
皮脂腺瘤
混合型（肿瘤包含两种或以上类型）

Adapted with permission from Kurman RJ, Carcangiu ML, Herrington CS, et al (eds): WHO Classification of Tumours of Female Reproductive Organs, 4th ed. Lyon, International Agency for Research on Cancer, 2014.

18-1）。因此，大多数生殖细胞肿瘤起源于生殖腺。极少数情况下，这些肿瘤会原发于生殖腺外组织，如中枢神经系统，纵隔或腹膜后组织（Hsu, 2002）。

卵巢生殖细胞肿瘤分化种类多样（图36-3）。无性细胞瘤为原始肿瘤，不具备进一步分化的潜能。胚胎性癌由多潜能细胞组成，有进一步分化的能力。该病变是其他一些非胚胎性（卵黄囊瘤、绒毛膜癌）或胚胎性（畸胎瘤）生殖细胞肿瘤的前身。这一分化过程是动态的，产生的肿瘤可以包含各种不同成分，表现出多种分化阶段（Teilum, 1965）。

#### （3）无性细胞瘤

由于其发生率在过去的几年中下降了大约30%，无性细胞瘤目前大约仅占卵巢恶性生殖细胞肿瘤的三分之一（Chan, 2008；Smith, 2006）。无性细胞瘤是妊娠期最常见的卵巢恶性肿瘤。但是，这一现象被认为是与年龄相关的表现，而不是因为与妊娠特殊状态相关。

5%的无性细胞瘤发生于性腺核型异常的，表型为女性的患者，尤其是当含有一条正常或异常的Y-染色体时（Morimura, 1998）。通常，这些患者包含Turner综合征镶嵌型（45,X/46,XY）和Swyer综合征（46,XY，单纯性腺发育障碍）（见第十六章）。这些个体性腺发育不良通常包含性腺胚细胞瘤，属于良性生殖细胞瘤。这些肿瘤可能会发生退行性变，或恶性转变，最常见转归为无性细胞瘤。由于这些个体约40%的性腺胚细胞瘤会发生恶性转变，所以应行双侧卵巢切除术（Brown, 2014b；Hoepffner, 2005；Pena-Alonso, 2005）。

无性细胞瘤是唯一一种累及双侧卵巢概率明显的

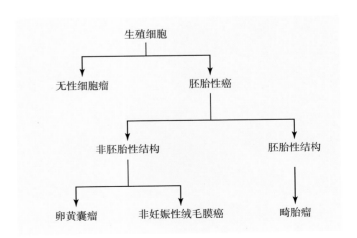

图36-3 生殖细胞肿瘤分化途径

生殖细胞恶性肿瘤，约为 15% ～ 20%。约半数双侧病变的患者可见明显的肉眼病灶，而其余患者仅能在镜检下见病灶。5% 的女性患者由于混合了合体滋养层细胞，血清 hCG 水平升高。同样，血清乳酸脱氢酶（LDH）和同工酶 LDH-1 和 LDH-2 也能有效监测患者疾病复发情况（Pressley，1992；Schwartz，1988）。

无性细胞瘤大体检查表现多样，大多数为实质性的，色泽粉红至棕褐色或奶油色，分叶状肿块（图36-4）。镜检见单一增殖的大圆多面体形透明细胞，胞浆含有丰富糖原，以及有一个或多个明显核仁的中央细胞核。肿瘤细胞与胚胎原始生殖细胞类似，并在组织结构上与睾丸精原细胞瘤一致。

无性细胞瘤的标准治疗包括保留生育功能的患侧附件切除术（USO）。在某些特殊情况下，也可考虑卵巢囊肿切除术（Vicus，2010）。手术分期通常与卵巢上皮性癌一致，但淋巴结切除是尤为重要的（见第三十五章）。在恶性生殖细胞肿瘤中，无性细胞瘤的淋巴结转移率最高，为 25% ～ 30%（Kumar，2008）。虽然分期的差异不会对生存率产生不利影响，全面的分期使得 I A 期的肿瘤能采取安全的观察策略（Billmire，2004；Palenzuela，2008）。

保留对侧的卵巢可导致 5% ～ 10% 患者在未来 2 年于保留的性腺处"复发"无性细胞瘤。许多病例中存在这一表现，说明保留卵巢的临床隐性病变率比真实复发要高。实际上，至少 75% 的复发发生于确诊后的一年内（Vicus，2010）。其他常见复发部位在腹腔内或后腹膜淋巴结。虽然病变复发率显著，但保守性手术治疗并不会对长期生存率产生不良影响，因为这种肿瘤对化疗敏感（Liu，2013）。

无性细胞瘤在所有卵巢恶性生殖细胞肿瘤类型中预后最佳。2/3 的患者诊断时为 I 期，5 年疾病特异性生存率将近 99%（表 36-3）。即使是晚期患者，化疗后生存率仍较高。例如，II ～ IV 期的患者在应用铂类为主的化疗后，生存率达 98% 以上（Chan，2008）。

### （4）卵黄囊瘤

卵黄囊瘤占所有卵巢恶性生殖细胞肿瘤的 10%-20%。这一病变过去被称为内胚窦瘤，但这一术语已被修订。1/3 的患者在月经初潮前发病。双侧卵巢均累及者少见，对侧卵巢常在腹腔有其他转移灶时才会

**表 36-3　常见卵巢恶性生殖细胞肿瘤分期和 5 年生存率**

| | 无性细胞瘤 | 卵黄囊瘤 | 未成熟畸胎瘤 |
|---|---|---|---|
| **分期** | | | |
| I 期 | 66% | 61% | 72% |
| II ～ IV 期 | 34% | 39% | 28% |
| **生存率** | | | |
| I 期 | 99% | 93% | 98% |
| II ～ IV 期 | ＞ 98% | 64% ～ 91% | 73% ～ 88% |

注：生存数据来源见正文

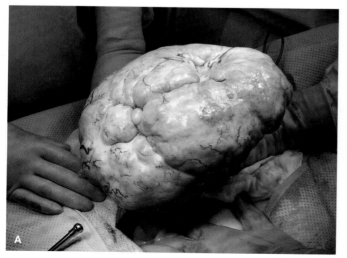
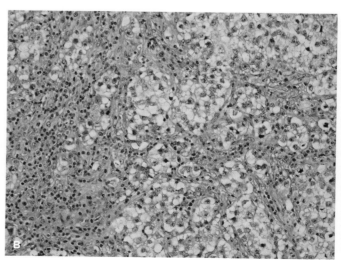

**图 36-4**　无性细胞瘤。**A.** 术中照片 **B.** 无性细胞瘤显微镜下的特点是由类似原始生殖细胞的相对单一的细胞构成，有着圆形或方菱形的核，和大量透明、富有糖原的胞浆。正如这幅图所示，肿瘤常有纤维隔膜，表现为嗜酸性的线，能被慢性炎症细胞浸润，包括淋巴细胞、巨噬细胞，偶尔也有浆细胞（Used with permission from Dr. Kelley Carrick.）

被转移病灶累及。

大体检查发现，这种肿瘤的实性肿块部分比无性细胞瘤色黄，质脆。它们通常局部发生坏死、出血，伴囊性变和破裂。卵黄囊瘤的镜下表现是多样的。最普遍的表现为网式图形，可见原始上皮细胞形成不规则交错的网状空间，反映了肿瘤非胚胎性的分化。出现 Schiller-Duval 小体，为特异性的改变（图 36-5）。这些特征性小体系肿瘤包绕的单个乳头，及一条中央脉管。甲胎蛋白通常会被产生。因此，卵黄囊瘤通常包含 AFP 免疫组化染色细胞，同时血清 AFP 水平能作为治疗后监测的可靠肿瘤标记物。

卵黄囊瘤是病死率最高的卵巢恶性生殖细胞肿瘤类型。因此，所有患者无论分期如何，均需化疗。幸运的是，一半以上的 I 期患者，5 年疾病特异性生存率约为 93%（Chan，2008）。但卵黄囊瘤具有迅速生长、腹腔播散、远处血行转移至肺的倾向。因此，II ~ IV 期患者五年生存率 64% ~ 91%。对于肿瘤复发的患者，大多在一年内复发，且治疗常无效（Cicin，2009）。

### （5）其他原始生殖细胞肿瘤

非无性细胞瘤性肿瘤最少见的亚型，混合其他较常见类型，往往不以单一形式存在。

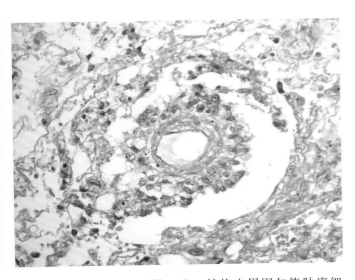

**图 36-5** Schiller-Duval 小体。这一结构由周围包绕肿瘤细胞的中央脉管组成，在由扁平或立方细胞内衬的囊内。出现 Schiller-Duval 小体，为确诊卵黄囊瘤的特异性改变，尽管它只在少数病例中显著可见。在许多情况下，Schiller-Duval 小体可能极少、缺失或形态学特征不典型（Used with permission from Dr. Kelley Carrick.）

### 1）胚胎性癌

确诊为胚胎性癌的患者，与其他生殖细胞肿瘤患者相比，年纪更轻，平均年龄为 14 岁。这类原始肿瘤由类似胚胎细胞的上皮细胞构成。大的异型细胞，腺体样间隙和乳头样结构的实性排列紊乱是这类罕见肿瘤易于辨认的特征（Ulbright，2005）。尽管无性细胞瘤是最常见的生殖细胞肿瘤，是因为患者发育不良的性腺内性腺母细胞瘤恶变所形成，但有时也会形成睾丸胚胎性癌（LaPolla，1990）。胚胎性癌一般均产生 hCG，75% 还分泌 AFP。

### 2）多胚瘤

这类肿瘤的特征是包含许多胚胎样小体。每个胚胎样小体两个空腔间有一个小型中央性"胚盘"，一个空腔类似于羊膜囊，而另一个类似于卵黄囊。虽然合体滋养层巨型细胞常见，但肿瘤所含非胚样体成分需小于 10%，才符合"多胚瘤"的定义。从概念上来说，这类肿瘤可看作是原始性（无性细胞瘤）和分化性（畸胎瘤）生殖细胞肿瘤类型的过渡阶段。因此，多胚瘤常被认为是所有畸胎瘤中成熟性最差的类型（Ulbright，2005）。这类肿瘤因为卵黄囊和合胞体成分会导致患者血清 AFP 及 hCG 水平一项或两项同时升高（Takemori，1998）。

### 3）绒毛膜癌

起源于生殖细胞的原发性卵巢绒毛膜癌与妊娠相关的绒毛膜癌卵巢转移的表现相似，在本书的第 37 章已经讨论过。两者的鉴别很重要，因为非妊娠期的肿瘤预后较差（Corakci，2005）。检出其他生殖细胞成分提示为非妊娠相关的绒毛膜癌，而伴随或接近妊娠则提示为妊娠相关的（Ulbright，2005）。临床表现因这类肿瘤分泌高 hCG 水平造成，且在患者中普遍存在。这样高 hCG 水平可能会导致青春期前女孩性早熟或育龄期妇女大量不规则出血（Oliva，1993）。

### （6）混合型生殖细胞肿瘤

25% ~ 30% 卵巢生殖细胞肿瘤存在混合型细胞分化，虽然这类肿瘤的发生率在过去的数十年下降了大约 30%（Smith，2006）。无性细胞瘤是最常见的成分，一般与卵黄囊瘤和未成熟畸胎瘤之一或两种同时伴发。双侧卵巢累及率取决于无性细胞瘤成分有无，如有则累及率上升。但治疗和预后取决于非无性细胞瘤成分（Low，2000）。因此，怀疑为单纯无性细胞瘤的患者存在血清 hCG 和 AFP 特异性升高时，需行全面的病理组织学检查寻找其他生殖细胞成分（Aoki，2003）。

### （7）未成熟畸胎瘤

近几十年未成熟畸胎瘤发生率增长约60%，是目前最常见的种类，占所有卵巢恶性生殖细胞肿瘤的40% ~ 50%（Chan，2008；Smith，2006）。它们由三个胚层的组织构成：外胚层，中胚层和内胚层。未成熟性或胚胎性结构的存在，是这类肿瘤区别于更为常见的良性成熟性囊性畸胎瘤（皮样囊肿）的主要特点。双侧卵巢同时累及罕见，但有10%患者对侧卵巢存在成熟畸胎瘤。肿瘤标记物通常不升高，除非伴发了其他类型的生殖细胞肿瘤。在这种情况下，AFP，CA125，CA199和癌胚抗原（CEA）有助于诊治（Li，2002）。

巨检时，这类肿瘤为大块圆形或分叶状，质软或质硬的肿块。它常穿透卵巢包膜并局部浸润。最常见的播散部位为腹膜，腹膜后淋巴结的播散不常见。发生局部浸润时，常与周围形成粘连，这也是这类肿瘤与良性成熟性畸胎瘤相比扭转发生率低的原因（Cass，2001）。切面检查时，其内部通常呈实质性伴散在囊样结构，但偶尔会见到相反的情形，仅在囊壁上发现实质性乳头（图36-6）。实质性部分可能为未成熟成分，软骨，骨组织或几类组织的结合。囊性区域则含有头发和浆液性、黏液性液体或胎脂。

显微镜检可见杂乱混合的组织。在未成熟成分中，神经外胚层组织几乎总占据主导地位，它由小圆恶性细胞按原始管状或片状排列而成，可能与神经胶质有关。冰冻切片检查时通常很难有明确的诊断，大多数肿瘤的确诊必须通过最终的病理检查（Pavlakis，2009）。主要根据未成熟神经组织的含量将肿瘤分为1 ~ 3级。O'Connor和Norris（1994）分析了244例未成熟畸胎瘤，并且注意到不同的观察者肿瘤分级判定明显不一致。基于这点原因，他们主张将分级体系改为两级：低级别（原先的1级和2级）和高级别（原先的3级）。但该举措尚未得到广泛认同。

一般而言，通过肿瘤的分期和组织学分级预测生存率最为准确。例如，近3/4的未成熟畸胎瘤确诊时为Ⅰ期，5年生存率为98%（Chan，2008）。病变分期ⅠA期1级未成熟畸胎瘤预后良好，不需要辅助化疗（Bonazzi，1994；Marina，1999）。病变分期Ⅱ ~ Ⅳ期的患者5年生存率为73% ~ 88%（Chan，2008）。

患侧附件切除术是该型和其他类型恶性生殖细胞肿瘤育龄期患者的标准治疗方法。但是，Beiner与其同事（2004），对8例早期未成熟畸胎瘤的患者实施卵巢囊肿剥除加辅助化疗，也未见复发。

未成熟畸胎瘤可伴发腹膜散在成熟组织种植灶，但并不增加肿瘤的分期或减小预期生存率。但是，这些成熟畸胎瘤性成分种植灶，即使为良性，也对化疗有抵抗作用，化疗期间或化疗后可能增大。此现象称为畸胎瘤生长综合征，而这些种植灶需要行二次探查

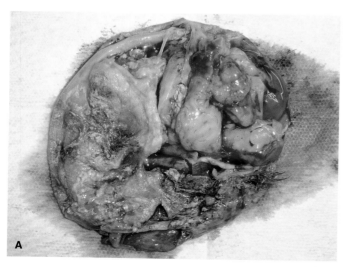
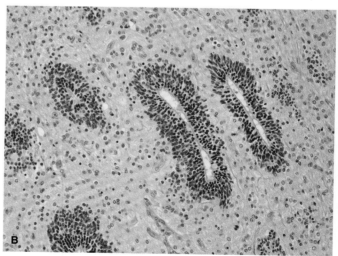

**图 36-6** 未成熟畸胎瘤。**A.** 切开的手术标本显示特征性的实性和囊性结构。在成熟的畸胎瘤中，经常发现头发和其他皮肤成分。**B.** 未成熟畸胎瘤包含由三种生殖细胞层（外胚层、中胚层和内胚层）衍生的成熟和未成熟组织的无序混合。在未成熟成分中，最常见的是未成熟的神经上皮。未成熟的神经上皮细胞呈莲座状排列，位于成熟神经组织的背景下（Used with permission from Dr. Kelley Carrick.）

术切除以除外恶性病变复发（Zagame，2006）。

#### （8）成熟囊性畸胎瘤（皮样囊肿）恶变

此类罕见的肿瘤是唯一发病于绝经后女性的生殖细胞肿瘤。恶变部位通常存在于囊壁小结节或整体切除的成熟囊性畸胎瘤的内腔中（Pins，1996）。鳞状细胞癌最为常见，可在约1%的成熟囊性畸胎瘤中发现（图36-7）。铂类为基础的化疗联合或不联合盆腔放疗是早期病变最常用的辅助治疗方法（DosSantos，2007）。然而，不管有没有接受治疗，晚期患者的预后较差（Gainford，2010）。

其余类型的恶变包括基底细胞癌、皮脂腺肿瘤、黑色素瘤、腺癌、肉瘤，以及神经外胚瘤。此外，成熟囊性畸胎瘤中也可能存在内分泌肿瘤，如卵巢甲状腺肿样瘤（含甲状腺组织为主的畸胎瘤）和类癌。

### ■ 5.治疗

#### （1）手术

如果怀疑存在卵巢恶性病变，通常建议采用腹部纵切口。但是，越来越多的具有较高内镜技术的研究者提出，腹腔镜技术可作为确诊为 I 期病变的体积较小的卵巢肿瘤女性患者安全有效的治疗选择（Shim，2013）。

如果存在腹水，应抽取并送细胞学检查。否则，应在腹腔内脏器手术操作前，收集盆腔及结肠周围间隙冲洗液备检。所有均应行全腹腔系统性探查。应评估卵巢的体积、肿瘤累及程度、囊壁破裂状况、外生

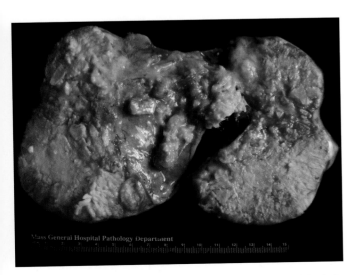

**图 36-7**　切开的手术标本显示了成熟性囊性畸胎瘤鳞状细胞癌恶变

瘤样物情况，以及与周围脏器粘连情况。

对所有诊断为卵巢恶性生殖细胞肿瘤的育龄女性，应施行保留生育功能的患侧附件切除术，因为此保守性治疗总体上并不对生存率构成负面影响（Chan，2008；Lee，2009）。完成患侧附件切除术后，不建议对外观正常的对侧卵巢行随机活检或楔形切除。对那些已完成生育的患者，全子宫加双侧附件切除术（BSO）是适宜的（Brown，2014b）。对上述两种术式病例，切除病变累及的卵巢后，经腹或腹腔镜下手术分期的方式同先前卵巢上皮性肿瘤所述。（第35章）（Gershenson，2007a）。由于肿瘤的播散方式，淋巴结切除对无性细胞瘤最为重要，而腹腔病变分期和网膜活检则对卵黄囊瘤与未成熟畸胎瘤特别有价值（Kleppe，2014）。

对于晚期卵巢恶性生殖细胞肿瘤，一般建议采用肿瘤细胞减灭术，肿瘤减灭至最小（Bafna，2001；Nawa，2001；Suita，2002）。应用肿瘤细胞减灭术的基本原理同卵巢上皮性肿瘤所述。但是，鉴于绝大多数恶性生殖细胞肿瘤对化疗十分敏感，对于不能切除的患者，新辅助化疗也是一个有效的方法（Talukdar，2014）。

许多临床诊断的肿瘤局限于所切除卵巢的女性患者，患侧附件切除术后会被转诊至妇科肿瘤医生处。对于这类患者，如果初次手术未完成分期，可选择二次手术完善肿瘤原始分期，定期复查或辅助化疗。但是，很少有数据支持上述观点。鉴于腹腔镜侵入程度最小的优点，选择其进行初始切除后的二次手术分期备受瞩目，并已在监测待化疗患者时体现出其准确性（Leblanc，2004）。但是当手术结果不能作为化疗方案制定的参考时，初始手术后再次进行手术分期的意义不大，如临床 I 期卵黄囊肿瘤及临床 I 期高级别未成熟畸胎瘤（Stier，1996）。对于这些患者，在进行辅助化疗前，通过 CT 检测确保没有异常即可（Gershenson，2007a）。

#### （2）监测

卵巢恶性生殖细胞肿瘤完成治疗后 2 年内，应每 3 个月随访，细致监测临床、影像学和血清学变化（Dark，1997）。90% 再发病例发生于这段时间内（Messing，1992）。对于病变已经完全切除或罹患非畸胎瘤性进展期肿瘤的患者，治疗完成后无需行二次探查手术。但在所有卵巢肿瘤类型中有一种情形，即未成熟性畸胎瘤切除不完全时，二次探查手术与切除化疗抵抗瘤体明显对患者有益（Culine，1996；Rezk，

2005；Williams，1994b）。

### （3）化疗

对于ⅠA期无性细胞瘤和ⅠA期1级未成熟畸胎瘤患者，无需补充化疗。但是，病变更严重和其他病理组织学类型的卵巢恶性生殖细胞肿瘤，应在术后补充以铂类为主的联合化疗（Suita，2002；Tewari，2000）。但是，在儿童和少女这类患者群体中，更趋向于探索伴随着术后密切监测的手术的可行性（Billmire，2014）。由于在肿瘤复发时化疗仍然有效，一些研究者试图鉴别出术后可能发现的、其他低风险的、早期的亚组，从而避免治疗相关的毒性（Bonazzi，1994；Cushing，1999；Dark，1997）。但是，在这种方法进入全科医疗之前，还需要额外大量的研究。

化疗的标准方案为博来霉素、依托泊苷、顺铂5日疗程，间隔3周，即BEP方案（Gershenson，1990；Williams，1987）。改良的BEP 3日疗程联合化疗也是安全有效的（Chen，2014；Dimopoulos，2004）。以卡铂和依托泊苷3周期化疗方案作为特殊患者替代疗法已展现出良好的前景（Williams，2004）。对于病变切除不完全的女性患者，通常建议至少行4个疗程BEP方案化疗（Williams，1991）。

### （4）放疗

化疗已取代放疗成为所有类型卵巢恶性生殖细胞肿瘤首选的辅助治疗。促成上述转变的主要原因是此类肿瘤对保持卵巢形态与功能可能性较高的化疗显著敏感（Solheim，2015），且接受放射治疗的患者更有可能在10年内患上第二种癌症（Solheim，2014）。但有时也存在需考虑放疗的情形，例如可以缓解已证实对化疗抵抗的生殖细胞肿瘤。

### （5）复发

初始治疗为单纯手术的卵巢生殖细胞肿瘤复发的患者，推荐采用至少4个疗程BEP方案化疗。完成BEP或其他铂类为主化疗方案持续临床缓解超过6个月的患者，复发时可再次行BEP方案治疗。这些铂类敏感患者预后较好。但是，对于BEP方案化疗未达到缓解或数月内（＜6个月）复发患者，认为其肿瘤为铂类抵抗，这些患者的治疗选择较局限。无性细胞瘤或未成熟畸胎瘤中化疗抵抗型似乎比其他亚型具有更好的预后，旨在获得无残留病变的手术治疗可能使某些患者受益（Li，2007）。VAC方案（长春新碱+放线菌素D+环磷酰胺）是该类肿瘤患者治疗

选择之一（Gershenson，1985）。其他潜在有效药物包括紫杉醇、吉西他滨和奥沙利铂（Hinton，2002；Kollmannsberger，2006）。

鉴于此类肿瘤化疗敏感的固有特性，二次探查操作及手术切除作用有限，而化疗抵抗型未成熟畸胎瘤例外（Munkarah，1994）。尽管化疗后肿瘤生长或维持原状，并不一定代表恶性肿瘤病变进展，但这些肿块仍应切除（Geisler，1994）。

### 6. 预后

卵巢恶性生殖细胞肿瘤具有很好的总体预后（表36-3）（Solheim，2013，2014）。而且，罕见的及不分期的病例数量急剧下降，表明生殖细胞肿瘤在早期就被诊断出。此外，所有亚型的生存率均显著改善，特别是伴随已证实疗效的基于顺铂的联合治疗后（Smith，2006）。组织细胞学类型，血清标记物的升高，手术分期以及初次手术后残留病变量是影响预后的主要因素（Murugaesu，2006；Smith，2006）。通常情况下，单纯的无性细胞瘤在2年内复发，而且可治疗性大（Vicus，2010）。而非无性细胞肿瘤复发后的预后差，只有不到10%的患者获得长期存活率（Murugaesu，2006）。

大多数接受保留生育功能手术的女性患者，不论是否化疗，均可维持正常月经，并能受孕和生育（Gershenson，2007b，Zanetta，2001）。此外，尚无研究报道接受化疗的患者胎儿出生缺陷率或自然流产率升高（Brewer，1999；Low，2000；Tangir，2003；Zanetta，2001）。

### 7. 孕期处理原则

妊娠期内1%～2%的孕妇可发现持续性存在附件肿块。这些赘生物通常在产科例行超声检查时被发现，但有时见孕妇血清甲胎蛋白（MSAFP）水平异常升高，这是恶性生殖细胞肿瘤的表现特征（Horbelt，1994；Montz，1989）。成熟囊性畸胎瘤（皮样囊肿）占孕期内切除肿瘤的1/3。相比之下，无性细胞瘤仅占此类新生物的1%～2%，但其仍是孕期最常见的卵巢恶性病变。发生其他生殖细胞肿瘤罕见（Shimizu，2003）。

首选的手术处理包括手术分期与非妊娠女性患者相同（Horbelt，1994；Zhao，2006）。幸运的是很少有必须行根治性切除以达到肿瘤细胞减灭目的的晚期患者。孕期施行化疗的治疗方案存在争议。卵巢恶性生殖细胞肿瘤有迅速生长倾向，而延误治疗直至分

娩后具有潜在危险性。孕期 BEP 方案似乎是安全的，但若干报道推测其有发生致死性并发症的可能 (Elit，1999；Horbelt，1994)。基于此原因，有学者提倡暂缓治疗直至产褥期 (Shimizu，2003)。棘手的是，目前没有研究能回答此问题。作者认为，对无性细胞瘤完全切除的患者，暂缓 BEP 治疗方案直至产褥期。但是对非无性细胞瘤（主要是卵黄囊瘤和未成熟畸胎瘤）及未完全切除病变，应重点考虑孕期化疗。

## 三、卵巢性索 - 间质肿瘤

卵巢性索 - 间质肿瘤（SCSTs）是一组异质性的罕见肿瘤，起源于卵巢基质。基质内的细胞具有分泌激素的潜能。在具有激素分泌功能的卵巢肿瘤中，90% 是性索 - 间质肿瘤。因此，该肿瘤患者临床上常表现为典型的高雌激素或高雄激素所引起的症状和体征。

手术切除是卵巢性索 - 间质肿瘤的首选治疗方法。肿瘤通常局限于一侧卵巢。大多数肿瘤呈惰性生长，且具有低度恶性潜能。因此，几乎没有患者需要以铂类药物为基础的化疗。虽然肿瘤复发后治疗效果不佳，但由于卵巢性索 - 间质肿瘤生长缓慢，患者能存活多年。

卵巢性索 - 间质肿瘤患者预后良好。其主要原因是该类肿瘤能早期诊断，及时行治愈性手术。由于该类肿瘤发病率不高，限制了对其自然的病史、治疗及与预后的理解。

### 1. 流行病学

SCSTs 占卵巢恶性肿瘤的 3% ～ 5% (Ray-Coquard，2014)，这些肿瘤在黑人女性中的发病率是其他种族女性发病率的 2 倍，原因尚不明 (Quirk，2005)。与上皮性卵巢癌或卵巢恶性生殖细胞肿瘤相比，卵巢性索 - 间质肿瘤能发生在各个年龄段妇女，呈独特的双峰分布，反映了内在的肿瘤异质性。例如，青少年颗粒细胞瘤、支持 - 间质细胞瘤和硬化间质肿瘤，主要发生在青春期前期的女孩和 30 岁以内的妇女 (Schneider，2005)。而成人颗粒细胞瘤通常发生在中老年妇女，平均年龄约 50 岁 (vanMeurs，2013)。

卵巢性索 - 间质肿瘤没有明确的高危因素。然而，在一个假设生成病例对照研究中，Boyce 和他的同事 (2009) 发现，肥胖作为高雌激素状态是独立相关的，而产次、吸烟和口服避孕药的使用是保护因素。卵巢性索 - 间质肿瘤的病因很大程度上不明。最

近证实几乎所有的成人颗粒细胞瘤中均存在单一的复发性 FOXL2 基因突变 (402C → G)。因此，突变的 FOXL2 似乎是这些罕见肿瘤发病机制中的高度特异性事件 (Schrader，2009；Shah，2009)。另一项研究发现带有生殖系 DICER1 突变的妇女更容易发生 SCSTs (Heravi-Moussavi，2012)。目前没有发现卵巢性索 - 间质肿瘤的发生具有遗传倾向，家族性发病也罕见 (Stevens，2005)。然而，该类肿瘤的发生确实与一些确定的遗传性疾病相关，这并不是偶然。这些遗传性疾病包括奥利尔病 (Ollier disease)，以多发性良性但具有进行性毁损特征的软骨瘤形成为特征，珀兹 - 耶格尔斯综合征——以肠道内错构瘤样息肉形成为特征 (Stevens，2005)。

### 2. 诊断

#### (1) 体征

在诊断为卵巢性索 - 间质肿瘤的青春期前的少女中，超过 80% 以同性假性成熟为首发特征 (Kalfa，2005)。青春期常伴有继发性闭经。因此，具有这些内分泌症状的年轻患者多能早期诊断。同时，年轻患者常伴有腹部疼痛或腹部膨隆 (Schneider，2003a)。

成年女性中，严重不规则阴道流血和绝经后阴道出血是最常见的症状。此外，如果患者出现轻微的多毛症并迅速进展，应行进一步评估，以排除该病。该类肿瘤的典型表现为迅速进展的雄激素过多产生的皮肤红斑、附件混合包块。其他症状和体征有腹部疼痛及患者自身可触及的腹部包块 (Chan，2005)。

卵巢性索 - 间质肿瘤的体积个体差异很大，但大多数妇女，不论年龄多大，都能触及腹部或盆腔包块。液波震颤及其他腹水表现则提示疾病处于晚期，但比较罕见。

#### (2) 实验室检查

具有男性化症状及体征的女性，同时伴有血循环中睾酮水平升高或雄烯二醇水平升高，或两者同时升高，应高度怀疑卵巢性索 - 间质肿瘤可能。临床上高雄激素血症往往提示多囊卵巢综合征或特发性表现，但血清睾酮水平高于 150 g/dl 或硫酸脱氢表雄酮 (dehydroepiandrosteronesulfate，DHEAS) 水平超过 8000 g/L，提示可能患有分泌雄激素的肿瘤 (Carmina，2006)。多数情况下，由于未怀疑患者有卵巢性索 - 间质肿瘤，术前肿瘤标志物的检测被遗漏。一旦确诊为卵巢性索 - 间质肿瘤，常在手术期间

或术后进行适当的肿瘤标志物检测（表 36-4）。

（3）影像学表现

卵巢性索 - 间质肿瘤，肉眼可见形态、大小不等，影像学上可表现为大的多囊性肿块，也可表现为小的实性肿块——没有特异的影像学诊断标准。颗粒细胞瘤超声检查常表现为半实性的特征，但易与上皮细胞肿瘤相混淆（图 36-8）（Sharony，2001）。此外，由于肿瘤产生过多的雌激素，子宫内膜可增厚。尽管可使用 CT 扫描和 MRI 检查来鉴别超声无法确定的病例，但仍没有诊断该肿瘤的确切放射影像研究（图 36-9）（Jung，2005）。

（4）诊断步骤

临床表现及超声检查怀疑恶性卵巢肿瘤的患者，应行手术切除，以明确病理类型、分期及治疗。不宜在超声或 CT 引导下行经皮穿刺活检。此外，仅行诊断性腹腔镜检查及单独开腹肉眼评估附件肿块也不合适。因此，手术切除及病理学评估是必要的。手术切除后，通过免疫组织化学染色抑制素的方法，可从组织上区分卵巢性索 - 间质肿瘤和生殖细胞肿瘤、卵巢上皮癌或其他梭形细胞瘤（Cathro，2005；Schneider，2005）。

### ■ 3. 普通妇科医生的处理

对疑有潜在恶性的卵巢性索 - 间质肿瘤的患者，手术前最好转诊至妇科肿瘤专科医生处进行全面评估。然而，大多数卵巢性索 - 间质肿瘤是由普通妇科医生在切除看似良性，但为混合性肿物后诊断的。如果预先知道的话，患者的 CA125 水平通常是正常的。初次手术治疗常在社区医院进行，并且没有充分的手术分期。在转诊前，需由有经验的病理科医生对组织学结果进行再一次检查和确认。转诊至妇科肿瘤专科医生后通过经腹或经腹腔镜手术进行手术分期。

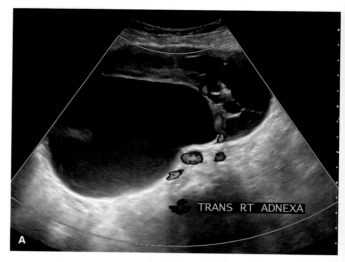
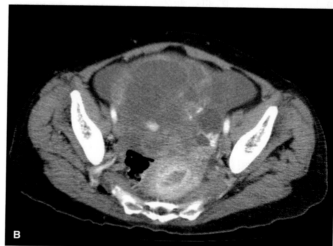
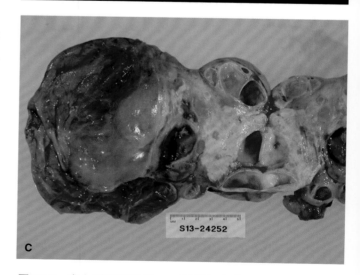

图 36-8　成人颗粒细胞瘤。A. 腹部超声检查显示具有囊、实性区域的巨大附件肿块，彩色多普勒能观察到显微血管间隙内血流丰富。B. 相同肿瘤的计算机断层扫描（CT）结果。C. 切开的手术标本，再次显示其混合结构（Used with permission from Dr. Christa Nagel.）

表 36-4　具有恶性潜能的卵巢性索 - 间质肿瘤的肿瘤标志物

| 肿瘤类型 | 标志物 |
| --- | --- |
| 颗粒细胞瘤（成年型或幼年型） | 抑制素 A 和 B，雌二醇（不可靠） |
| 支持 - 莱狄细胞瘤 | 抑制素 A 和 B，α- 甲胎蛋白（偶尔升高） |
| 环形管状样性索细胞瘤 | 抑制素 A 和 B |
| 非特异性类固醇细胞瘤 | 治疗前类固醇激素升高 |

## ■ 4. 病理

### （1）分类

卵巢性索 - 间质肿瘤起源于胚胎期性腺的性索间充质细胞（见第十八章）。颗粒细胞和支持细胞起源于性索，因此来自体腔上皮，而卵泡膜细胞、莱狄细胞和成纤维细胞起源于间充质细胞。这一原始的性腺间质具有双向的性潜能。因此其形成的肿瘤，可由男性细胞构成（支持细胞或莱狄细胞），也可由女性细胞构成（颗粒细胞或卵泡膜细胞）。尽管卵巢性索 - 间质肿瘤具有明确的分类，混合性肿瘤相对来说比较常见（表 36-5）。例如，卵巢颗粒细胞瘤可能混有支持细胞成分。同样，以支持细胞或支持 - 莱狄细胞为主的肿瘤可能含有少量的颗粒细胞成分。这些混合肿瘤被认为源于同一细胞谱系不同分化的结果，而不是代表两个同时发生的独立的实体（McKenna，2005；Vang，2004）。

### （2）组织学分级

通常认为卵巢颗粒细胞瘤具有恶性潜能，但对于大多数其他卵巢性索 - 间质肿瘤来说，没有一种确定的标准来明确定义良性还是恶性。依据细胞核形状或有丝分裂活性计数对这些肿瘤进行分期，其结果也不一致（Chen，2003）。

### （3）生长扩散方式

总的来说，卵巢性索 - 间质肿瘤的自然发生过程与上皮性卵巢癌不同。例如，大部分该肿瘤具有恶性潜能。多为单侧、局限、具有激素分泌功能。复发少见，复发时间晚，多位于腹部或盆腔（Abu-Rustum，2006）。骨转移极为罕见（Dubuc-Lissoir，2001）。

### （4）颗粒细胞瘤

#### 1）成人颗粒细胞瘤

卵巢性索 - 间质肿瘤中，颗粒细胞瘤占 70%（Colombo，2007）。这些肿瘤被认为是由位于卵巢滤泡内的、环绕生发细胞周围的细胞发展而来。依据临床和组织学特征，颗粒细胞瘤分为两种亚型：成人型和幼年型，分别占 95% 和 5%。

#### 2）成人颗粒细胞瘤

成人型颗粒细胞瘤患者年龄多大于 30 岁，平均发病年龄约 55 岁。月经过多和绝经后出血是常见症状，表明子宫内膜长期持续暴露于雌激素环境。25%-30% 成人型颗粒细胞瘤患者表现为高雌激素血症，如子宫内膜不典型增生或子宫内膜腺癌（vanMeurs，2013）。乳房增大及触痛也是常见的相关症状。继发性闭经偶有报道（Kurihara，2004）。这些症状也有可能源于颗粒细胞肿瘤本身，而不是源于其分泌的激素（Ray-Coquard，2014）。肿瘤的不断增大和潜在性出血可以引起腹部疼痛或膨隆。急性盆腔痛可能提示附件包块蒂扭转，而由肿瘤破裂形成的腹腔积血往往误诊为异位妊娠。

如果确诊为成人型颗粒细胞瘤，需要进行肿瘤标记物检测。在这些肿瘤标记物中，抑制素 B 似乎比抑制素 A 更准确，可在临床发现复发肿瘤前的数月就升高（Mom，2007）。然而，由于这些肿瘤标志物生理水平值的范围广，其诊断价值也因此受限（Schneider，2005）。雌二醇的术后检测作用有限，特别是对于那些年轻的、渴望保留生育功能的女性及那些保留对侧卵巢的女性。

大体所见，成人型颗粒细胞瘤体积大，成多囊性，直径多超过 10 ~ 15 cm（图 36-8），表面多水肿，少数情况下可与盆腔其他器官发生粘连。因此，手术

---

**表 36-5　世界卫生组织卵巢性索 - 间质肿瘤改良分类**

**单纯性间质肿瘤**

纤维瘤 / 纤维肉瘤

卵泡膜细胞瘤

硬化性间质瘤

莱狄细胞瘤

类固醇细胞瘤

**纯性脊髓肿瘤**

颗粒细胞瘤

　成人型

　幼年型

支持细胞瘤

环形管状样性索细胞瘤

**混合性索间质瘤**

支持 - 莱狄细胞肿瘤

性索间质瘤，NOS

NOS，未另行规定

Adapted with permission from Kurman RJ, Carcangiu ML, Herrington CS, et al (eds)：WHO Classification of Tumours of Female Reproductive Organs, 4th ed. Lyon, International Agency for Research on Cancer, 2014.

切除范围需要比上皮性卵巢癌或恶性生殖细胞肿瘤广。在切除过程中，肿瘤意外破裂或术中肿瘤出血也较常见。

肿瘤内部的形态各异，伴有大面积出血坏死的实性成分可能居多。另外，肿瘤内部也可以是囊性的，囊内含有大量充满浆液血性液体或凝胶状液体的囊腔。（Colombo，2007）。镜下可见以颗粒细胞为主，带有白色的凹槽，细胞核呈"咖啡豆"样。镜下的主要特征性表现为 Call-Exner 小体——颗粒细胞围绕一嗜伊红液体空间呈莲座状排列（图 36-9）。

成人型颗粒细胞瘤为低度恶性肿瘤，呈惰性生长。95% 为单侧，70%～90% 诊断时为 I 期（表 36-6）。I 期患者的 5 年生存率为 90%～95%（Colombo，2007；Zhang，2007）。然而，15%～25% 的 I 期患者最终会复发。复发的中位时间为 5～6 年，但也有可能为数十年（Abu-Rustum，2006；East，2005）。所幸这些惰性肿瘤复发后通常进展缓慢，复发后中位生存期为 6 年。肿瘤高分期及有残余肿瘤灶为不良预后因素（AlBadawi，2002；Sehouli，2004）。II～IV 期患者 5 年生存率为 30%～50%（Malmstrom，1994；Miller，1997；Piura，1994）。细胞不典型增生和有丝分裂相的数目对预测疾病的预后有一定的帮助，但定量重复困难（Miller，2001）。

### 3）幼年型颗粒细胞瘤

幼年型颗粒细胞瘤原发于儿童和年轻女性，约 90% 发生在青春期前（Colombo，2007）。发病年龄可从 0～67 岁不等，平均发病年龄为 13 岁（Young，1984）。幼年型颗粒细胞瘤有时伴发奥利埃病（Ollier disease）和马富西综合征（Maffucci syndrome，以内生软骨瘤和血管瘤为特征）（Young，1984；Yuan，2004）。

受卵巢颗粒细胞瘤的影响，患者雌激素、黄体酮和睾酮的水平可能升高，而促性腺激素水平降低。常表现为月经不规则或闭经。青春期前的女孩表现为典型的同性性早熟，其特点是乳房增大，出现阴毛、阴道分泌物及其他第二性征。少数情况下，该瘤分泌雄激素。分泌雄激素的患者会出现男性化症状。尽管有内分泌异常体征，幼年型颗粒细胞瘤的延误诊断仍然常见，无论是青春期前抑或青春期后。延误诊断也是该瘤腹腔扩散的一个高危因素（Kalfa，2005）。

除了激素影响外，肿瘤本身也对机体产生一定的影响。例如，老年患者常因腹痛或腹胀而引起临床上的注意。5%～10% 的患者因肿瘤术前破裂导致腹腔积血，从而引起急腹症（Colombo，2007）。此外，10% 的患者有腹水（Young，1984）。

幼年型颗粒细胞瘤肉眼观与成人型类似，实性或囊性，形态各异。瘤体积可很大，平均直径为 12cm。镜下，细胞呈圆形，细胞核深染，无"咖啡豆"凹槽，可与成人型颗粒细胞瘤相区别。Call-Exner 小体罕见，但卵泡膜细胞成分常见（Young，1984）。

该瘤预后良好，5 年生存率为 95%。与成人型颗粒细胞瘤相似，95% 的幼年型颗粒细胞瘤单侧发生，诊断时多为 I 期（Young，1984）。然而，该瘤晚期侵袭性较成人型强，复发和生存时间都相对较短。复发间隔多在 3 年以内，致死率高。晚期复发少

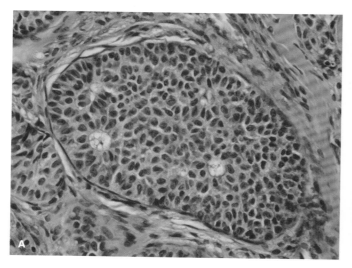
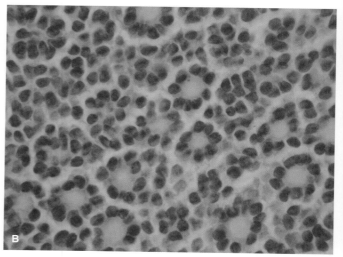

图 36-9　成人型颗粒细胞瘤 A. 细胞通常拥挤，含有少量的淡色细胞质。其拉长的细胞核可能有纵向的褶皱或凹槽，看起来像"咖啡豆"。B. Call-Exner 小体呈玫瑰样外观（Used with permission from Dr. Raheela Ashfaq.）

| 表 36-6 | 常见卵巢性索 - 间质肿瘤分期及生存率 | |
|---|---|---|
| | 成人型颗粒细胞瘤 | 支持 - 莱狄细胞瘤 |
| **诊断时的分期** | | |
| Ⅰ期 | 70% ~ 90% | 97% |
| Ⅱ ~ Ⅳ期 | 10% ~ 20% | 2% ~ 3% |
| **5 年生存率** | | |
| Ⅰ期 | 90% ~ 95% | 90% ~ 95% |
| Ⅱ ~ Ⅳ期 | 30% ~ 50% | 10% ~ 20% |

注：数据来源见正文

见（Frausto，2004）。

### （5）卵泡膜 - 纤维细胞瘤

#### 1）卵泡膜细胞

是性索 - 间质肿瘤中较常见的亚型，恶性罕见。该病比较独特，发病年龄多在 65 岁左右，30 岁以前发病少见。卵泡膜细胞瘤激素活性是性索 - 间质肿瘤中最高的，常产生过多的雌激素。因此，常以异常阴道流血和 / 或盆腔肿块为首发症状和体征。多数患者同时合并子宫内膜不典型增生或子宫内膜腺癌（Aboud，1997）。该瘤由充满脂质的间质细胞组成，偶尔出现黄素化，其中 50% 黄素化的卵泡膜细胞瘤患者激素分泌不活跃，或产生过多雄激素，从而表现为男性化。

卵泡膜细胞瘤呈实性，类似于正常围绕在卵巢滤泡周围的卵泡膜细胞（Chen，2003）。由于这一结构，超声表现为附件实性肿块，可与浆膜下平滑肌瘤混淆。

卵巢卵泡膜细胞瘤累及双侧卵巢和卵巢外扩散罕见。临床上呈良性经过，手术切除可治愈。

#### 2）纤维瘤 / 纤维肉瘤

纤维瘤也是相对常见的、激素分泌不活跃的卵巢性索 - 间质瘤，好发于围绝经期和已绝经的妇女（Chechia，2008）。该瘤呈实性，一般良性，来源于产生胶原的梭形间质细胞。多数卵巢纤维瘤在妇检或超声检查时偶然发现。它们是圆形、类圆形或分叶状的实体瘤，伴有游离液体，少数腹水明显，有轻中度血管形成（Paladini，2009）。

约 1% 的纤维瘤伴有胸腔积液、腹腔积液，称为梅格斯综合征（Siddiqui，1995）。胸腔积液通常发生于右侧，手术切除肿瘤后，胸腔积液、腹腔积液自行消失（Majzlin，1964）。尽管良性纤维瘤合并腹水，但当盆腔肿块合并腹水时，仍然以恶性肿瘤来评估。

卵巢纤维瘤切除后预后同其他良性肿瘤。然而，10% 的患者将表现出瘤细胞胞质增多、形态各异、有丝分裂象数目不等，这些都提示具有低度恶性潜能的肿瘤形成。1% 患者恶变为纤维肉瘤。

#### 3）硬化性间质瘤

硬化性间质瘤罕见，其占卵巢性索 - 间质肿瘤的比例 < 5%。平均发病年龄为 20 岁，80% 发生于 30 岁以前。临床上为良性，典型者多为单侧。月经不规则和盆腔疼痛均为常见症状（Marelli，1998）。较少出现腹水（这一点与纤维瘤不同），激素分泌不活跃（这一点与卵泡膜细胞瘤不同）。肿瘤大小从微型至直径 20 cm 不等。组织学上出现有水肿的结缔组织包绕的细胞假小叶结构及血管形成增多、大部分区域硬化等，均为其区别于其他疾病的特点。

### （6）支持 - 间质细胞肿瘤

#### 1）支持细胞瘤

卵巢支持细胞瘤罕见，占所有卵巢性索 - 间质肿瘤的比例 < 5%。发病年龄 2 ~ 76 岁不等，诊断时患者平均年龄为 30 岁。1/4 的患者有雌激素过多或雄激素过多的表现，但大多数肿瘤临床上无内分泌功能。

典型支持细胞瘤为单侧、实性、黄色，直径大小为 4 ~ 12 cm。起源于能形成输精管的细胞。该瘤在组织学上常被归入特征性小管（Young，2005）。然而支持细胞瘤能与许多其他肿瘤混淆，免疫染色对确诊该瘤非常重要。

超过 80% 的患者在诊断时为 Ⅰ 期，临床上多数为良性。细胞中度不典型增生、有丝分裂象活跃及肿瘤细胞坏死则提示肿瘤具有更大的恶性潜能，多见于 10% 的 Ⅰ 期患者和大多数 Ⅱ ~ Ⅳ期患者中。若出现上述征象，复发的风险也增高（Oliva，2005）。

#### 2）支持 - 莱狄细胞瘤

支持 - 莱狄细胞瘤（Sertoli-Leydig cell tumors）仅占卵巢性索 - 间质肿瘤的 5% ~ 10%（Zhang，2007）。其发生率与支持细胞肿瘤接近，平均发病年龄为 25 岁。尽管儿童和绝经后妇女亦可发生，但超过 90% 的患者为生育期妇女。

该瘤多数情况下产生类固醇激素，绝大部分常为雄激素。因此，1/3 患者常有男性化症状，另外 10% 的患者临床上有雄激素过多的症状，表现为多毛，颞部秃顶，声音低沉及阴蒂增大（Young，1985）。月经不规则也较常见。因此，若术前发现患者有单侧可触及的附件肿块和雄激素过多症状，应高度怀疑支持 - 莱狄细胞瘤可能。这些患者若血清睾酮和雄烯二酮的比值升高，则进一步支持诊断。

尽管肿瘤产生的激素效应出现率较高，50% 的患者仅有非特异性腹部肿块这一症状。肿瘤相关的腹水少见（Outwater，2000）。另外支持 - 莱狄细胞瘤伴有甲状腺功能异常的情况并不少见。

手术过程中发现，该肿瘤体积较大。据报道，肿瘤直径 1 ~ 50 cm 不等，平均直径 13.5 cm。多数病例中，支持 - 莱狄细胞瘤为黄色，呈小叶状。肿瘤质地为实性，伴部分囊性或全为囊性，其内壁含或不含息肉样结构或囊样结构（图 36-10）。镜下，肿瘤形态各异，含有类似上皮细胞和睾丸间质样细胞，细胞比例各异。支持 - 莱狄细胞瘤的 5 种分化亚型中（高分化、中分化、低分化、网状型、异源型）有相当大的重叠。高分化肿瘤临床上都为良性（Chen，2003；Young，2005）。

总的来说，15% ~ 20% 的支持 - 莱狄细胞临床上呈恶性。其预后主要依赖于肿瘤的分期和分化程度。例如，Young 和 Scully（1985）对 207 例卵巢支持 - 莱狄细胞瘤患者进行了临床病理分析，发现 I 期患者占 97%。 I 期患者 5 年生存率超过 90%（Zaloudek，1984）。大约 10% 中分化的肿瘤和 60% 的低分化肿瘤呈恶性表现。网状型和异源型肿瘤仅见于中分化和低分化的支持 - 莱狄细胞瘤，其预后较其他亚型差。总的来说，2% ~ 3% 的 II ~ IV 期患者预后不佳（Young，1985）。

### （7）环状小管性索细胞瘤

这一类型肿瘤占卵巢性索 - 间质肿瘤的 5%，其特点是含有戒指样小管和独特的细胞成分，其组织学特点介于支持细胞瘤和颗粒细胞瘤之间。临床上，该瘤有两种不同的类型。其中一种占 1/3，临床上呈良性，发生于波伊茨 - 耶格综合征（Peutz-Jegherssyndrome，PJS）的患者。该亚型的肿瘤通常体积较小，多病灶发生，可有钙化，双侧发生，偶尔被诊断。15%PJS 患者可发生一种罕见的、极度高分化的宫颈腺癌。另 2/3 患者没有 PJS，这一亚型的肿瘤体积相对较大，单侧发生，有不同的症状，其中 15% ~ 20% 临床上为恶性（Young，1982）。

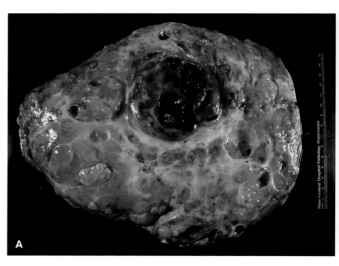

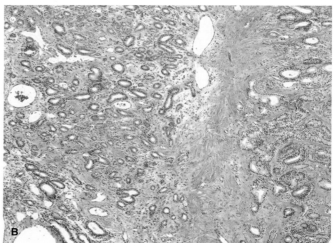

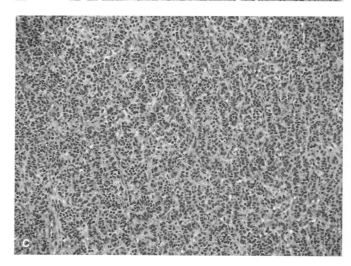

图 36-10　支持 - 莱狄细胞瘤（SLCT）。A. SLCTs 根据其分化程度和含有的异质成分呈现出不同的大体特征。该手术标本的切面主要为实性，可见部分囊性、黄棕色相间，并含有出血灶。B. 分化良好的 SLCT 由空心小管和成熟的间质细胞簇混合组成。C. 中分化的 SLCT 包含实心小管，与睾丸间质样细胞相似（Used with permission from Dr. Katja Gwin.）

**（8）类固醇细胞肿瘤**

类固醇细胞肿瘤占卵巢性索 - 间质肿瘤的比例不到 5%。各年龄段均可发病，平均发病年龄为 25 岁。该瘤全部或主要由分泌类固醇激素样细胞构成，并按细胞的组织学构成分类。

间质黄体瘤临床上呈良性，如其定义所说完全发生于卵巢间质内。该瘤多见于绝经后妇女，往往表现为雌激素过多症状，偶有少数患者出现雄激素过多的表现。

莱狄细胞瘤也为良性肿瘤，主要见于绝经后妇女。镜下瘤细胞胞质内含有特征性的林克结晶。该瘤分泌睾酮，通常能产生雄激素效应。

非特异性类固醇细胞瘤（NOS）是卵巢类固醇细胞瘤中最常见的亚型，发病年龄早于其他类固醇细胞瘤，多见于育龄妇女。部分可能表现为大的间质黄体瘤，生长至卵巢的表面；也可能表现为莱狄细胞瘤，但无林克结晶。非特异性类固醇细胞瘤患者有雄激素过多表现，也有报道称有雌激素过多或皮质醇过多表现（如库欣综合征）。该瘤中 1/3 为恶性，预后不佳（Oliva，2005）。

**（9）未分类型的性索 - 间质瘤**

未分类型的卵巢性索 - 间质肿瘤约占 5%，没有明确地向睾丸组织（支持细胞）分化为主或向卵巢组织（颗粒细胞）分化为主。这些分类不明的肿瘤特别常见于孕妇，其原因是孕妇普遍的临床病理特征的改变（Young，2005）。它们可能产生雌激素样症状，或雄激素样症状，或无功能性。该瘤的预后与相同分化程度的颗粒细胞瘤和支持 - 莱狄细胞瘤类似。

**（10）两性母细胞瘤**

两性母细胞瘤是卵巢性索 - 间质瘤中最罕见的类型。平均发病年龄 30 岁，其典型表现是月经不调，或激素分泌过多引起的改变。该瘤的特点是混有颗粒细胞和由支持细胞组成的小管，可含有不同程度的卵泡膜细胞、莱狄细胞或两者兼有。两性母细胞瘤具有低度恶性潜能，目前仅报道过 1 例死亡（Martin-Jimenez，1994）。

## ■ 5. 治疗

**（1）手术治疗**

卵巢性索 - 间质肿瘤的主要治疗方法是手术切除。性索 - 间质肿瘤对化疗和放疗相对不敏感，因此

手术目的不仅是为了明确组织学诊断及病变的程度，同时也是为了切除所有肉眼可见的病灶。另外，在围术期，临床手术医师应该考虑患者的年龄和生育要求，对于无生育要求的妇女，应行全子宫及双附件切除术。对于那些肿瘤没有明显播散到对侧附件和子宫的患者，应行保留子宫及生育功能的单侧附件切除术（Zanagnolo，2004）。同时，需进行子宫内膜取样检查，特别是在只行保留生育功能的颗粒细胞瘤患者或卵泡膜细胞瘤患者，因为许多这样的患者有共存的子宫内膜不典型增生或子宫内膜腺癌，而这将影响是否切除子宫。

腹腔镜微创手术有许多其相关手术指征。对于某些患者，性索 - 间质肿瘤的诊断可能直到腹腔镜下切除肿块，并送冰冻切片后才明确，然后再进行腹腔镜手术分期。如果诊断是在术后最后病理报告确认后才确定的，建议行腹腔镜手术分期确定是否有转移，以减少再次手术的概率（Kriplani，2001）。

手术分期对于评估疾病的程度及决定是否需要化疗在大多数具有恶性潜能的性索 - 间质肿瘤患者中是必要的（图 36-11），但只有约 20% 的患者进行了全面分期手术（图 36-13）（Abu-Rustum，2006；Brown，2009）。更多的最新数据显示，由于肿瘤播散及血行转移，标准卵巢癌术式可以改良。盆腔冲洗，腹部探查，腹膜活检以及网膜切除依然重要。然而，常规的盆腔及主动脉旁淋巴结切除术的价值已越来越受争议。一项 262 例卵巢性索 - 间质肿瘤患者的研究，58 例行淋巴结切除术者无一例阳性（Brown，2009）。此外，淋巴结切除术并不能改善性索 - 间质肿瘤善患者的生存率（Chan，2007）。

手术切除产生激素的性索 - 间质肿瘤后，术前高水平的性类固醇激素很快下降。然而，这些由激素水平升高导致的身体症状，术后会部分或全部缓慢消失。

**（2）监测**

总的来说，Ⅰ 期卵巢性索 - 间质肿瘤患者行单纯手术切除后预后良好，通常可定期随访，无需进一步治疗（Schneider，2003a）。监测内容包括全身和盆腔体格检查、血清标志物检测，若临床有指征可行影像学检查。

**（3）化疗**

如何进行术后治疗受很多因素影响（图 36-12）。虽然性索 - 间质肿瘤的治疗是单纯手术切除，但恶性的 Ⅰ 期卵巢性索 - 间质肿瘤患者出现以下情况需要辅

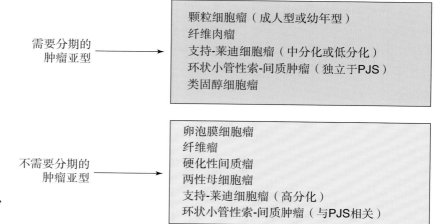

**图 36-11**　卵巢性索 - 间质肿瘤分期。PJS, 波伊茨 - 耶格综合征（Peutz-Jegherssyndrome）

助化疗：肿瘤体积较大；有丝分裂指数高；囊性赘生物；肿瘤破裂；未完成分期手术；病理诊断不明确。患者具有以上情况中的一个或多个，复发的风险更高，应行以铂类为基础的化疗（Schneider，2003b）。此外，Ⅱ～Ⅳ期患者需行术后治疗。总的来说，性索 - 间质肿瘤对化疗的敏感性较其他恶性肿瘤差，但是，大多疾病进展高危期的患者，予以顺铂为基础的辅助化疗能够治愈（vanMeurs，2014）。

5 天的博来霉素、依托泊苷和顺铂方案（BEP 方案）是最广泛使用的一线联合化疗（Gershenson，1996；Homesley，1999）。对于那些肿瘤完全切除的患者，3 个疗程足够，每个疗程间隔 3 周。对于那些肿

瘤未完全切除的患者，建议行 4 个疗程（Homesley，1999）。除 BEP 方案外，紫杉醇类化疗药对卵巢性索 - 间质肿瘤也有效，紫杉醇和卡铂联合化疗具有较好的应用前景（Brown，2004，2005）。一项前瞻性随机研究正在进行，在新近诊断的卵巢性索 - 间质瘤患者中比较紫杉醇、卡铂和 BEP 两种方案，以决定哪种疗效更佳（GOGprotocol #264）。然而，由于卵巢性索 - 间质瘤发病及因其接受化疗的患者相对罕见，随机研究的开展受到了限制。

（4）放疗

目前，术后放疗治疗卵巢性索 - 间质肿瘤的作用

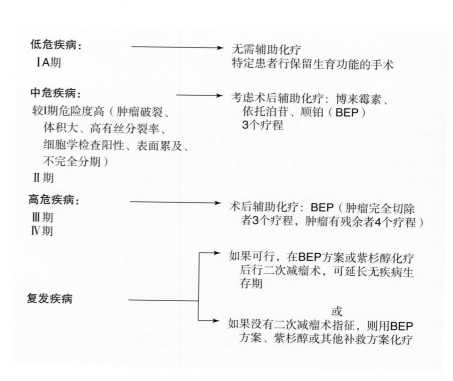

**图 36-12**　卵巢性索 - 间质肿瘤术后治疗流程

有限。一些证据表明，全腹腔放疗对新诊断为该病的患者至少可以延长生存期（Wolf，1999）。然而，由于化疗耐受性更好，能更广泛地获得并更容易实施，因此通常是术后首选的治疗。放疗留做缓解局部症状最好（Dubuc-Lissoir，2001）。

### （5）复发

复发性卵巢性索 - 间质肿瘤的治疗依据其临床情况。若出现以下情况应行二次减瘤术：①隐匿性生长型肿瘤；②自首次治疗后经长期无病生存后复发者；③内在性化疗耐药（Crew，2005；Powell，2001）。复发性卵巢性索 - 间质肿瘤的首选治疗为以铂类为基础的联合化疗，二次减瘤术依情况选用（Uygun，2003）。在目前可用的化疗方案中，BEP 方案使用最广，因为其有效率最高（Homesley，1999）。紫杉醇是另一有应用前景的药物，曾在妇科肿瘤 II 期临床试验中单独研究其作用（GOGprotocol #187）。

尽管有手术治疗和以铂类为基础的化疗，对于那些处于疾病进展期的患者目前没有一种标准的治疗措施。一项 II 期临床试验显示贝伐珠单抗（安维汀）有 17% 的缓解率（GOGprotocol #251）（Brown，2014a）。长春新碱、放线菌素 D 和环磷酰胺（VAC）联合方案作用有限（Ayhan，1996；Zanagnolo，2004）。对于化疗耐药的肿瘤患者，激素治疗毒性较小，然而，临床应用该方法十分受限（Hardy，2005）。醋酸甲羟孕酮和促性腺激素释放激素（GnRH）激动剂醋酸亮丙瑞林（Lupron）在阻止复发性卵巢性索 - 间质肿瘤的生长方面具有一定的作用（Fishman，1996；Homesley，1999）。然而，GnRH-a 的治疗作用可能低于醋酸甲羟孕酮（Ameryckx，2005）。

除传统药物外，在所有成人型颗粒细胞瘤患者中发现了 FOXL2 402C → G 突变，这也许将会导致用于晚期和复发型患者的靶向化疗药物的合成。目前作为运输子的 FOXL2 未显示出化疗药物靶点作用，但对其功能及下游作用的进一步研究也许能确定这些肿瘤的靶向分子突变（Kobel，2009）。

### 6. 预后

一般而言，卵巢性索 - 间质肿瘤的预后较上皮性卵巢癌好，主要是因为大多数患者诊断时处于 I 期。虽然 II ～ IV 期肿瘤罕见，但其预后不良，与相应分期的上皮性卵巢癌的预后相似。不幸的是，在过去的几十年里，卵巢性索 - 间质肿瘤的生存并未显示得到改善（Chan，2006）。

手术分期和病灶残留是影响预后的最重要的临床因素（Lee，2008；Zanagnolo，2004）。在监测、流行病学与最终结果（SEER）数据库的进一步研究中，Zhang 和其研究团队（2007）对 376 例性索 - 间质肿瘤患者进行了多变量分析，发现年龄 < 50 岁亦是改善预后的独立预测因子。

### 7. 孕期的处理

卵巢性索 - 间质肿瘤很少发生于孕妇（Okada，2004）。在一项对美国加利福尼亚州超过 400 万产科患者的调查研究中，202 人患有卵巢恶性肿瘤，而这 202 人中只有 1 例是卵巢颗粒细胞瘤（Leiserowitz，2006）。颗粒细胞瘤是最常见的性索 - 间质肿瘤，但只有 10% 的颗粒细胞瘤发生于孕妇（Hasiakos，2006）。患有性索 - 间质肿瘤的孕妇中，1/3 偶然发现于剖宫产，1/3 有腹部疼痛或腹部增大，而其他因腹腔积血、男性化或阴道流血等临床症状才发现（Young，1984）。

手术治疗与非孕期患者相同。对于大多数患者，患侧附件切除的保守手术以及手术分期是最主要的治疗步骤。但是在一些特定病例中，可能需要行全子宫和双侧附件切除术（Young，1984）。由于性索 - 间质肿瘤生长不活跃，因此可产后实施术后化疗。

（程文俊 译 程文俊 审校）

## 参考文献

Aboud E: A review of granulosa cell tumours and thecomas of the ovary. Arch Gynecol Obstet 259:161, 1997

Abu-Rustum NR, Restivo A, Ivy J, et al: Retroperitoneal nodal metastasis in primary and recurrent granulosa cell tumors of the ovary. Gynecol Oncol 103:31, 2006

Al Badawi IA, Brasher PM, Ghatage P, et al: Postoperative chemotherapy in advanced ovarian granulosa cell tumors. Int J Gynecol Cancer 12:119, 2002

Ameryckx L, Fatemi HM, De Sutter P, et al: GnRH antagonist in the adjuvant treatment of a recurrent ovarian granulosa cell tumor: a case report. Gynecol Oncol 99:764, 2005

Aoki Y, Kase H, Fujita K, et al: Dysgerminoma with a slightly elevated alpha-fetoprotein level diagnosed as a mixed germ cell tumor after recurrence. Gynecol Obstet Invest 55:58, 2003

Ayhan A, Tuncer ZS, Hakverdi AU, et al: Sertoli–Leydig cell tumor of the ovary: a clinicopathologic study of 10 cases. Eur J Gynaecol Oncol 17:75, 1996

Bafna UD, Umadevi K, Kumaran C, et al: Germ cell tumors of the ovary: is there a role for aggressive cytoreductive surgery for nondysgerminomatous tumors? Int J Gynecol Cancer 11:300, 2001

Beiner ME, Gotlieb WH, Korach Y, et al: Cystectomy for immature teratoma of the ovary. Gynecol Oncol 93:381, 2004

Billmire D, Vinocur C, Rescorla F, et al: Outcome and staging evaluation in malignant germ cell tumors of the ovary in children and adolescents: an intergroup study. J Pediatr Surg 39:424, 2004

Billmire DF, Cullen JW, Rescorla FJ, et al: Surveillance after initial surgery for pediatric and adolescent girls with stage I ovarian germ cell tumors: report from the Children's Oncology Group. J Clin Oncol 32(5):465, 2014

Bonazzi C, Peccatori F, Colombo N, et al: Pure ovarian immature teratoma, a unique and curable disease: 10 years' experience of 32 prospectively treated patients. Obstet Gynecol 84:598, 1994

Boyce EA, Costaggini I, Vitonis A, et al: The epidemiology of ovarian granulosa cell tumors: a case-control study. Gynecol Oncol 115:221, 2009

Brewer M, Gershenson DM, Herzog CE, et al: Outcome and reproductive function after chemotherapy for ovarian dysgerminoma. J Clin Oncol 17:2670, 1999

Brown J, Brady WE, Schink J, et al: Efficacy and safety of bevacizumab in recurrent sex cord-stromal ovarian tumors: results of a phase 2 trial of the Gynecologic Oncology Group. Cancer 120(3):344, 2014a

Brown J, Friedlander M, Backes FJ, et al: Gynecologic Cancer Intergroup (GCIG) consensus review for ovarian germ cell tumors. Int J Gynecol Cancer 24(9 Suppl 3):S48, 2014b

Brown J, Shvartsman HS, Deavers MT, et al: The activity of taxanes compared with bleomycin, etoposide, and cisplatin in the treatment of sex cord–stromal ovarian tumors. Gynecol Oncol 97:489, 2005

Brown J, Shvartsman HS, Deavers MT, et al: The activity of taxanes in the treatment of sex cord–stromal ovarian tumors. J Clin Oncol 22:3517, 2004

Brown J, Sood AK, Deavers MT, et al: Patterns of metastasis in sex cord-stromal tumors of the ovary: can routine staging lymphadenectomy be omitted? Gynecol Oncol 113:86, 2009

Carmina E, Rosato F, Janni A, et al: Extensive clinical experience: relative prevalence of different androgen excess disorders in 950 women referred because of clinical hyperandrogenism. J Clin Endocrinol Metab 91:2, 2006

Cass DL, Hawkins E, Brandt ML, et al: Surgery for ovarian masses in infants, children, and adolescents: 102 consecutive patients treated in a 15-year period. J Pediatr Surg 36:693, 2001

Cathro HP, Stoler MH: The utility of calretinin, inhibin, and WT1 immunohistochemical staining in the differential diagnosis of ovarian tumors. Hum Pathol 36:195, 2005

Chan JK, Cheung MK, Husain A, et al: Patterns and progress in ovarian cancer over 14 years. Obstet Gynecol 108:521, 2006

Chan JK, Munro EG, Cheung MK, et al: Association of lymphadenectomy and survival in stage I ovarian cancer patients. Obstet Gynecol 109:12, 2007

Chan JK, Tewari KS, Waller S, et al: The influence of conservative surgical practices for malignant ovarian germ cell tumors. J Surg Oncol 98:111, 2008

Chan JK, Zhang M, Kaleb V, et al: Prognostic factors responsible for survival in sex cord stromal tumors of the ovary: a multivariate analysis. Gynecol Oncol 96:204, 2005

Chechia A, Attia L, Temime RB, et al: Incidence, clinical analysis, and management of ovarian fibromas and fibrothecomas. Am J Obstet Gynecol 199:473e1, 2008

Chen CA, Lin H, Weng CS, et al: Outcome of 3-day bleomycin, etoposide and cisplatin chemotherapeutic regimen for patients with malignant ovarian germ cell tumours: a Taiwanese Gynecologic Oncology Group study. Eur J Cancer 50(18):3161, 2014

Chen VW, Ruiz B, Killeen JL, et al: Pathology and classification of ovarian tumors. Cancer 97:2631, 2003

Cheng L, Thomas L, Roth LM, et al: OCT4: a novel biomarker for dysgerminoma of the ovary. Am J Surg Pathol 28:1341, 2004

Cicin I, Saip P, Guney N, et al: Yolk sac tumours of the ovary: evaluation of clinicopathological features and prognostic factors. Eur J Obstet Gynecol Reprod Biol 146:210, 2009

Colombo N, Parma G, Zanagnolo V, et al: Management of ovarian stromal cell tumors. J Clin Oncol 25:2944, 2007

Corakci A, Ozeren S, Ozkan S, et al: Pure nongestational choriocarcinoma of ovary. Arch Gynecol Obstet 271:176, 2005

Crew KD, Cohen MH, Smith DH, et al: Long natural history of recurrent granulosa cell tumor of the ovary 23 years after initial diagnosis: a case report and review of the literature. Gynecol Oncol 96:235, 2005

Culine S, Lhomme C, Michel G, et al: Is there a role for second-look laparotomy in the management of malignant germ cell tumors of the ovary? Experience at Institut Gustave Roussy. J Surg Oncol 62:40, 1996

Curtin JP, Morrow CP, D'Ablaing G, et al: Malignant germ cell tumors of the ovary: 20-year report of LAC-USC Women's Hospital. Int J Gynecol Cancer 4:29, 1994

Cushing B, Giller R, Ablin A, et al: Surgical resection alone is effective treatment for ovarian immature teratoma in children and adolescents: a report of the Pediatric Oncology Group and the Children's Cancer Group. Am J Obstet Gynecol 181:353, 1999

Dark GG, Bower M, Newlands ES, et al: Surveillance policy for stage I ovarian germ cell tumors. J Clin Oncol 15:620, 1997

Dimopoulos MA, Papadimitriou C, Hamilos G, et al: Treatment of ovarian germ cell tumors with a 3-day bleomycin, etoposide, and cisplatin regimen: a prospective multicenter study. Gynecol Oncol 95:695, 2004

Dos Santos L, Mok E, Iasonos A, et al: Squamous cell carcinoma arising in mature cystic teratoma of the ovary: a case series and review of the literature. Gynecol Oncol 105:321, 2007

Dubuc-Lissoir J, Berthiaume MJ, Boubez G, et al: Bone metastasis from a granulosa cell tumor of the ovary. Gynecol Oncol 83:400, 2001

East N, Alobaid A, Goffin F, et al: Granulosa cell tumour: a recurrence 40 years after initial diagnosis. J Obstet Gynaecol Can 27:363, 2005

Elit L, Bocking A, Kenyon C, et al: An endodermal sinus tumor diagnosed in pregnancy: case report and review of the literature. Gynecol Oncol 72:123, 1999

Fishman A, Kudelka AP, Tresukosol D, et al: Leuprolide acetate for treating refractory or persistent ovarian granulosa cell tumor. J Reprod Med 41:393, 1996

Frausto SD, Geisler JP, Fletcher MS, et al: Late recurrence of juvenile granulosa cell tumor of the ovary. Am J Obstet Gynecol 1:366, 2004

Gainford MC, Tinker A, Carter J, et al: Malignant transformation within ovarian dermoid cysts: an audit of treatment received and patient outcomes. An Australia New Zealand Gynaecological Oncology Group (ANZGOG) and Gynaecologic Cancer Intergroup (GCIG) study. Int J Gynecol Cancer 20:75, 2010

Galani E, Alamanis C, Dimopoulos MA: Familial female and male germ cell cancer: a new syndrome? Gynecol Oncol 96:254, 2005

Geisler JP, Goulet R, Foster RS, et al: Growing teratoma syndrome after chemotherapy for germ cell tumors of the ovary. Obstet Gynecol 84:719, 1994

Gershenson DM: Management of ovarian germ cell tumors. J Clin Oncol 25:2938, 2007a

Gershenson DM, Copeland LJ, Kavanagh JJ, et al: Treatment of malignant nondysgerminomatous germ cell tumors of the ovary with vincristine, dactinomycin, and cyclophosphamide. Cancer 56:2756, 1985

Gershenson DM, Miller AM, Champion VL, et al: Reproductive and sexual function after platinum-based chemotherapy in long-term ovarian germ cell tumor survivors: a Gynecologic Oncology Group study. J Clin Oncol 25:2792, 2007b

Gershenson DM, Morris M, Burke TW, et al: Treatment of poor-prognosis sex cord–stromal tumors of the ovary with the combination of bleomycin, etoposide, and cisplatin. Obstet Gynecol 87:527, 1996

Gershenson DM, Morris M, Cangir A, et al: Treatment of malignant germ cell tumors of the ovary with bleomycin, etoposide, and cisplatin. J Clin Oncol 8:715, 1990

Hardy RD, Bell JG, Nicely CJ, et al: Hormonal treatment of a recurrent granulosa cell tumor of the ovary: case report and review of the literature. Gynecol Oncol 96:865, 2005

Hasiakos D, Papakonstantinou K, Goula K, et al: Juvenile granulosa cell tumor associated with pregnancy: report of a case and review of the literature. Gynecol Oncol 100(2):426, 2006

Heravi-Moussavi A, Anglesio MS, Cheng SW, et al: Recurrent somatic DICER1 mutations in nonepithelial ovarian cancers. N Engl J Med 366(3):234, 2012

Hinton S, Catalano P, Einhorn LH, et al: Phase II study of paclitaxel plus gemcitabine in refractory germ cell tumors (E9897): a trial of the Eastern Cooperative Oncology Group. J Clin Oncol 20:1859, 2002

Hoepffner W, Horn LC, Simon E, et al: Gonadoblastomas in 5 patients with 46,XY gonadal dysgenesis. Exp Clin Endocrinol Diabetes 113:231, 2005

Homesley HD, Bundy BN, Hurteau JA, et al: Bleomycin, etoposide, and cisplatin combination therapy of ovarian granulosa cell tumors and other stromal malignancies: a Gynecologic Oncology Group study. Gynecol Oncol 72:131, 1999

Horbelt D, Delmore J, Meisel R, et al: Mixed germ cell malignancy of the ovary concurrent with pregnancy. Obstet Gynecol 84:662, 1994

Hsu YJ, Pai L, Chen YC, et al: Extragonadal germ cell tumors in Taiwan: an analysis of treatment results of 59 patients. Cancer 95:766, 2002

Jung SE, Rha SE, Lee JM, et al: CT and MRI findings of sex cord–stromal tumor of the ovary. AJR 185:207, 2005

Kalfa N, Patte C, Orbach D, et al: A nationwide study of granulosa cell tumors in pre- and postpubertal girls: missed diagnosis of endocrine manifestations worsens prognosis. J Pediatr Endocrinol Metab 18:25, 2005

Kim SH, Kang SB: Ovarian dysgerminoma: color Doppler ultrasonographic findings and comparison with CT and MR imaging findings. J Ultrasound Med 14:843, 1995

Kleppe M, Amkreutz LC, Van Gorp T, et al: Lymph-node metastasis in stage I and II sex cord stromal and malignant germ cell tumours of the ovary: a systematic review. Gynecol Oncol 133(1):124, 2014

Kobel M, Gilks CB, Huntsman DG: Adult-type granulosa cell tumors and FOXL2 mutation. Cancer Res 69:9160, 2009

Kollmannsberger C, Nichols C, Bokemeyer C: Recent advances in management of patients with platinum-refractory testicular germ cell tumors. Cancer 106(6):1217, 2006

Kumar S, Shah JP, Bryant CS, et al: The prevalence and prognostic impact of lymph node metastasis in malignant germ cell tumors of the ovary. Gynecol Oncol 110:125, 2008

Kurihara S, Hirakawa T, Amada S, et al: Inhibin-producing ovarian granulosa cell tumor as a cause of secondary amenorrhea: case report and review of the literature. J Obstet Gynaecol Res 30:439, 2004

Kurman RJ, Carcangiu ML, Herrington CS, et al (eds): WHO Classification of Tumours of Female Reproductive Organs, 4th ed. Lyon, International Agency for Research on Cancer, 2014

Kusamura S, Teixeira LC, dos Santos MA, et al: Ovarian germ cell cancer: clinicopathologic analysis and outcome of 31 cases. Tumori 86:450, 2000

LaPolla JP, Fiorica JV, Turnquist D, et al: Successful therapy of metastatic embryonal carcinoma coexisting with gonadoblastoma in a patient with 46,XY pure gonadal dysgenesis (Swyer's syndrome). Gynecol Oncol 37:417, 1990

Leblanc E, Querleu D, Narducci F, et al: Laparoscopic restaging of early stage invasive adnexal tumors: a 10-year experience. Gynecol Oncol 94:624, 2004

Lee KH, Lee IH, Kim BG, et al: Clinicopathologic characteristics of malignant germ cell tumors in the ovaries of Korean women: a Korean Gynecologic Oncology Group Study. Int J Gynecol Cancer 19:84, 2009

Lee YK, Park NH, Kim JW, et al: Characteristics of recurrence in adult-type granulosa cell tumor. Int J Gynecol Cancer 18:642, 2008

Leiserowitz GS, Xing G, Cress R, et al: Adnexal masses in pregnancy: how often are they malignant? Gynecol Oncol 101(2):315, 2006

Li H, Hong W, Zhang R, et al: Retrospective analysis of 67 consecutive cases of pure ovarian immature teratoma. Chin Med J (Engl) 115:1496, 2002

Li J, Yang W, Wu X: Prognostic factors and role of salvage surgery in chemorefractory ovarian germ cell malignancies: a study in Chinese patients. Gynecol Oncol 105:769, 2007

Liu Q, Ding X, Yang J, et al: The significance of comprehensive staging surgery in malignant ovarian germ cell tumors. Gynecol Oncol 131(3):551, 2013

Low JJ, Perrin LC, Crandon AJ, et al: Conservative surgery to preserve ovarian function in patients with malignant ovarian germ cell tumors: a review of 74 cases. Cancer 89:391, 2000

Majzlin G, Stevens FL: Meigs' syndrome. Case report and review of literature. J Int Coll Surg 42:625, 1964

Malmstrom H, Hogberg T, Risberg B, et al: Granulosa cell tumors of the ovary: prognostic factors and outcome. Gynecol Oncol 52:50, 1994

Marelli G, Carinelli S, Mariani A, et al: Sclerosing stromal tumor of the ovary: report of eight cases and review of the literature. Eur J Obstet Gynecol Reprod Biol 76:85, 1998

Marina NM, Cushing B, Giller R, et al: Complete surgical excision is effective treatment for children with immature teratomas with or without malignant elements: a Pediatric Oncology Group/Children's Cancer Group Intergroup study. J Clin Oncol 17:2137, 1999

Martin-Jimenez A, Condom-Munro E, Valls-Porcel M, et al: [Gynandroblastoma of the ovary: review of the literature.] French. J Gynecol Obstet Biol Reprod (Paris) 23:391, 1994

McKenna M, Kenny B, Dorman G, et al: Combined adult granulosa cell tumor and mucinous cystadenoma of the ovary: granulosa cell tumor with heterologous mucinous elements. Int J Gynecol Pathol 24:224, 2005

Messing MJ, Gershenson DM, Morris M, et al: Primary treatment failure in patients with malignant ovarian germ cell neoplasms. Int J Gynecol Cancer 2:295, 1992

Miller BE, Barron BA, Dockter ME, et al: Parameters of differentiation and proliferation in adult granulosa cell tumors of the ovary. Cancer Detect Prev 25:48, 2001

Miller BE, Barron BA, Wan JY, et al: Prognostic factors in adult granulosa cell tumor of the ovary. Cancer 79:1951, 1997

Mom CH, Engelen MJ, Willemse PH, et al: Granulosa cell tumors of the ovary: the clinical value of serum inhibin A and B levels in a large single center cohort. Gynecol Oncol 105:365, 2007

Montz FJ, Horenstein J, Platt LD, et al: The diagnosis of immature teratoma by maternal serum alpha-fetoprotein screening. Obstet Gynecol 73:522, 1989

Morimura Y, Nishiyama H, Yanagida K, et al: Dysgerminoma with syncytiotrophoblastic giant cells arising from 46,XX pure gonadal dysgenesis. Obstet Gynecol 92:654, 1998

Munkarah A, Gershenson DM, Levenback C, et al: Salvage surgery for chemorefractory ovarian germ cell tumors. Gynecol Oncol 55:217, 1994

Murugaesu N, Schmid P, Dancey G, et al: Malignant ovarian germ cell tumors: identification of novel prognostic markers and long-term outcome after multimodality treatment. J Clin Oncol 24:4862, 2006

Nawa A, Obata N, Kikkawa F, et al: Prognostic factors of patients with yolk sac tumors of the ovary. Am J Obstet Gynecol 184:1182, 2001

O'Connor DM, Norris HJ: The influence of grade on the outcome of stage I ovarian immature (malignant) teratomas and the reproducibility of grading. Int J Gynecol Pathol 13:283, 1994

Okada I, Nakagawa S, Takemura Y, et al: Ovarian thecoma associated in the first trimester of pregnancy. J Obstet Gynaecol Res 30:368, 2004

Oliva E, Alvarez T, Young RH: Sertoli cell tumors of the ovary: a clinicopathologic and immunohistochemical study of 54 cases. Am J Surg Pathol 29:143, 2005

Oliva E, Andrada E, Pezzica E, et al: Ovarian carcinomas with choriocarcinomatous differentiation. Cancer 72:2441, 1993

Outwater EK, Marchetto B, Wagner BJ: Virilizing tumors of the ovary: imaging features. Ultrasound Obstet Gynecol 15:365, 2000

Paladini D, Testa A, Van Holsbeke C, et al: Imaging in gynecological disease (5): clinical and ultrasound characteristics in fibroma and fibrothecoma of the ovary. Ultrasound Obstet Gynecol 34:188, 2009

Palenzuela G, Martin E, Meunier A, et al: Comprehensive staging allows for excellent outcome in patients with localized malignant germ cell tumor of the ovary. Ann Surg 248:836, 2008

Pavlakis K, Messini I, Vrekoussis T, et al: Intraoperative assessment of epithelial and non-epithelial ovarian tumors: a 7-year review. Eur J Gynaecol Oncol 30:657, 2009

Pena-Alonso R, Nieto K, Alvarez R, et al: Distribution of Y-chromosome-bearing cells in gonadoblastoma and dysgenetic testis in 45,X/46,XY infants. Mod Pathol 18:439, 2005

Pins MR, Young RH, Daly WJ, et al: Primary squamous cell carcinoma of the ovary: report of 37 cases. Am J Surg Pathol 20:823, 1996

Piura B, Nemet D, Yanai-Inbar I, et al: Granulosa cell tumor of the ovary: a study of 18 cases. J Surg Oncol 55:71, 1994

Powell JL, Connor GP, Henderson GS: Management of recurrent juvenile granulosa cell tumor of the ovary. Gynecol Oncol 81:113, 2001

Pressley RH, Muntz HG, Falkenberry S, et al: Serum lactic dehydrogenase as a tumor marker in dysgerminoma. Gynecol Oncol 44:281, 1992

Quirk JT, Natarajan N: Ovarian cancer incidence in the United States, 1992–1999. Gynecol Oncol 97:519, 2005

Ramalingam P, Malpica A, Silva EG, et al: The use of cytokeratin 7 and EMA in differentiating ovarian yolk sac tumors from endometrioid and clear cell carcinomas. Am J Surg Pathol 28:1499, 2004

Ray-Coquard I, Brown J, Harter P, Gynecologic Cancer InterGroup (GCIG) consensus review for ovarian sex cord stromal tumors. Int J Gynecol Cancer 24(9 Suppl 3):S42, 2014

Rezk Y, Sheinfeld J, Chi DS: Prolonged survival following salvage surgery for chemorefractory ovarian immature teratoma: a case report and review of the literature. Gynecol Oncol 96:883, 2005

Schneider DT, Calaminus G, Harms D, et al: Ovarian sex cord–stromal tumors in children and adolescents. J Reprod Med 50:439, 2005

Schneider DT, Calaminus G, Wessalowski R, et al: Ovarian sex cord–stromal tumors in children and adolescents. J Clin Oncol 21:2357, 2003a

Schneider DT, Janig U, Calaminus G, et al: Ovarian sex cord–stromal tumors: a clinicopathological study of 72 cases from the Kiel Pediatric Tumor Registry. Virchows Arch 443:549, 2003b

Schrader KA, Gorbatcheva B, Senz J, et al: The specificity of the FLXL2 c.402G>G somatic mutation: a survey of solid tumors. PLoS One 4(11): e7988, 2009

Schwartz PE, Morris JM: Serum lactic dehydrogenase: a tumor marker for dysgerminoma. Obstet Gynecol 72:511, 1988

Sehouli J, Drescher FS, Mustea A, et al: Granulosa cell tumor of the ovary: 10 years follow-up data of 65 patients. Anticancer Res 24:1223, 2004

Shah SP, Kobel M, Senz J, et al: Mutation of FOXL2 in granulosa-cell tumors of the ovary. N Engl J Med 360:2719, 2009

Sharony R, Aviram R, Fishman A, et al: Granulosa cell tumors of the ovary: do they have any unique ultrasonographic and color Doppler flow features? Int J Gynecol Cancer 11:229, 2001

Shim SH, Kim DY, Lee SW, et al: Laparoscopic management of early-stage malignant nonepithelial ovarian tumors: surgical and survival outcomes. Int J Gynecol Cancer 23(2):249, 2013

Shimizu Y, Komiyama S, Kobayashi T, et al: Successful management of endodermal sinus tumor of the ovary associated with pregnancy. Gynecol Oncol 88:447, 2003

Siddiqui M, Toub DB: Cellular fibroma of the ovary with Meigs' syndrome and elevated CA-125: a case report. J Reprod Med 40:817, 1995

Smith HO, Berwick M, Verschraegen CF, et al: Incidence and survival rates for female malignant germ cell tumors. Obstet Gynecol 107:1075, 2006

Solheim O, Gershenson DM, Tropé CG, Prognostic factors in malignant ovarian germ cell tumours (The Surveillance, Epidemiology and End Results experience 1978–2010). Eur J Cancer 50(11):1942, 2014

Solheim O, Kaern J, Tropé CG, et al: Malignant ovarian germ cell tumors: presentation, survival and second cancer in a population based Norwegian cohort (1953–2009). Gynecol Oncol 131(2):330, 2013

Solheim O, Tropé CG, Rokkones E, et al: Fertility and gonadal function after adjuvant therapy in women diagnosed with a malignant ovarian germ cell tumor (MOGCT) during the "cisplatin era." Gynecol Oncol 136(2):224, 2015

Stettner AR, Hartenbach EM, Schink JC, et al: Familial ovarian germ cell cancer: report and review. Am J Med Genet 84:43, 1999

Stevens TA, Brown J, Zander DS, et al: Adult granulosa cell tumors of the ovary in two first-degree relatives. Gynecol Oncol 98:502, 2005

Stier EA, Barakat RR, Curtin JP, et al: Laparotomy to complete staging of presumed early ovarian cancer. Obstet Gynecol 87:737, 1996

Suita S, Shono K, Tajiri T, et al: Malignant germ cell tumors: clinical characteristics, treatment, and outcome. A report from the study group for Pediatric Solid Malignant Tumors in the Kyushu Area, Japan. J Pediatr Surg 37:1703, 2002

Takemori M, Nishimura R, Yamasaki M, et al: Ovarian mixed germ cell tumor composed of polyembryoma and immature teratoma. Gynecol Oncol 69:260, 1998

Talukdar S, Kumar S, Bhatla N, et al: Neo-adjuvant chemotherapy in the treatment of advanced malignant germ cell tumors of ovary. Gynecol Oncol 132(1):28, 2014

Tangir J, Zelterman D, Ma W, et al: Reproductive function after conservative surgery and chemotherapy for malignant germ cell tumors of the ovary. Obstet Gynecol 101:251, 2003

Teilum G: Classification of endodermal sinus tumour (mesoblastoma vitellinum) and so-called "embryonal carcinoma" of the ovary. Acta Pathol Microbiol Scand 64:407, 1965

Tewari K, Cappuccini F, DiSaia PJ, et al: Malignant germ cell tumors of the ovary. Obstet Gynecol 95:128, 2000

Ulbright TM: Germ cell tumors of the gonads: a selective review emphasizing problems in differential diagnosis, newly appreciated, and controversial issues. Mod Pathol 18 (Suppl 2):S61, 2005

Uygun K, Aydiner A, Saip P, et al: Clinical parameters and treatment results in recurrent granulosa cell tumor of the ovary. Gynecol Oncol 88:400, 2003

van Meurs HS, Bleeker MC, van der Velden J, et al: The incidence of endometrial hyperplasia and cancer in 1031 patients with a granulosa cell tumor of the ovary: long-term follow-up in a population-based cohort study. Int J Gynecol Cancer 23(8):1417, 2013

van Meurs HS, Buist MR, Westermann AM, et al: Effectiveness of chemotherapy in measurable granulosa cell tumors: a retrospective study and review of literature. Int J Gynecol Cancer 24(3):496, 2014

Vang R, Herrmann ME, Tavassoli FA: Comparative immunohistochemical analysis of granulosa and Sertoli components in ovarian sex cord–stromal tumors with mixed differentiation: potential implications for derivation of Sertoli differentiation in ovarian tumors. Int J Gynecol Pathol 23:151, 2004

Vicus D, Beiner ME, Klachook S, et al: Pure dysgerminoma of the ovary 35 years on: a single institutional experience. Gynecol Oncol 117:23, 2010

Williams SD, Birch R, Einhorn LH, et al: Treatment of disseminated germ cell tumors with cisplatin, bleomycin, and either vinblastine or etoposide. N Engl J Med 316:1435, 1987

Williams SD, Blessing JA, DiSaia PJ, et al: Second-look laparotomy in ovarian germ cell tumors: the Gynecologic Oncology Group experience. Gynecol Oncol 52:287, 1994

Williams SD, Blessing JA, Hatch KD, et al: Chemotherapy of advanced dysgerminoma: trials of the Gynecologic Oncology Group. J Clin Oncol 9:1950, 1991

Williams SD, Kauderer J, Burnett AF, et al: Adjuvant therapy of completely resected dysgerminoma with carboplatin and etoposide: a trial of the Gynecologic Oncology Group. Gynecol Oncol 95:496, 2004

Wolf JK, Mullen J, Eifel PJ, et al: Radiation treatment of advanced or recurrent granulosa cell tumor of the ovary. Gynecol Oncol 73:35, 1999

Young JL Jr, Cheng WX, Roffers SD, et al: Ovarian cancer in children and young adults in the United States, 1992–1997. Cancer 97:2694, 2003

Young RH: Sex cord–stromal tumors of the ovary and testis: their similarities and differences with consideration of selected problems. Mod Pathol 18:S81, 2005

Young RH, Dudley AG, Scully RE: Granulosa cell, Sertoli–Leydig cell, and unclassified sex cord–stromal tumors associated with pregnancy: a clinicopathological analysis of thirty-six cases. Gynecol Oncol 18:181, 1984

Young RH, Scully RE: Ovarian Sertoli–Leydig cell tumors: a clinicopathological analysis of 207 cases. Am J Surg Pathol 9:543, 1985

Young RH, Welch WR, Dickersin GR, et al: Ovarian sex cord tumor with annular tubules: review of 74 cases including 27 with Peutz-Jeghers syndrome and four with adenoma malignum of the cervix. Cancer 50:1384, 1982

Yuan JQ, Lin XN, Xu JY, et al: Ovarian juvenile granulosa cell tumor associated with Maffucci's syndrome: case report. Chin Med J 117:1592, 2004

Zagame L, Pautier P, Duvillard P, et al: Growing teratoma syndrome after ovarian germ cell tumors. Obstet Gynecol 108:509, 2006

Zaloudek C, Norris HJ: Sertoli-Leydig tumors of the ovary: a clinicopathologic study of 64 intermediate and poorly differentiated neoplasms. Am J Surg Pathol 8:405, 1984

Zanagnolo V, Pasinetti B, Sartori E: Clinical review of 63 cases of sex cord stromal tumors. Eur J Gynaecol Oncol 25:431, 2004

Zanetta G, Bonazzi C, Cantu M, et al: Survival and reproductive function after treatment of malignant germ cell ovarian tumors. J Clin Oncol 19:1015, 2001

Zhang M, Cheung MK, Shin JY, et al: Prognostic factors responsible for survival in sex cord stromal tumors of the ovary—an analysis of 376 women. Gynecol Oncol 104:396, 2007

Zhao XY, Huang HF, Lian LJ, et al: Ovarian cancer in pregnancy: a clinicopathologic analysis of 22 cases and review of the literature. Int J Gynecol Cancer 16:8, 2006

# 第三十七章

# 妊娠滋养细胞疾病

## 一、引言

妊娠滋养细胞疾病（GTD）是一组胎盘起源、相互之间存在关联但组织学上存在差异的增生性疾病（表37-1）。该疾病的特征为具有β-人绒毛膜促性腺激素（β-hCG）这一可靠的肿瘤标志物，并具有不同程度的局部侵犯和转移倾向。

妊娠滋养细胞肿瘤（GTN）是进展为恶性的那部分GTD。这些肿瘤需经正式的分期并且对化疗敏感。大部分继发于葡萄胎，也可继发于任何形式的妊娠。大部分GTN患者的预后很好，即使出现广泛转移也能被常规治愈。保留生育功能和随后成功妊娠结局的前景均比较乐观（Vargas，2014；Wong，2014）。因此，尽管妊娠滋养细胞疾病并不常见，但其治愈率高，医生必须熟悉其临床表现、诊断与处理。

## 二、流行病学与高危因素

在北美和欧洲国家，妊娠滋养细胞疾病的发病率相对稳定，每1000次妊娠中有1～2次（Drake，2006；Loukovaara，2005；Lybol，2011）。部分亚洲国家曾报道过更高的发病率，但这可能与以人群为基础和以医院为基础的数据收集存在差异有关（Chong，1999；Kim，2004；Matsui，2003）。这也可能与社会经济条件改善和饮食习惯改变有关。居住在美国的西班牙裔和美洲原住民，与居住在东南亚国家的某些种族一样，具有更高的发病率（Drake，2006；Smith，2003；Tham，2003）。

母亲年龄过大或过小都是妊娠滋养细胞疾病的高危因素（Altman，2008；Loukovaara，2005）。母亲年龄与完全性葡萄胎发病的相关性更高，而与部分性葡萄胎发病的相关性较小。并且，与年龄15岁及以下的女性相比，母亲年龄为45岁（1%）或以上者（17%）发生妊娠滋养细胞疾病风险更高（Savage，2010；Sebire，2002a）。一种解释是年龄较大的妇女卵子更容易发生异常受精。同样，父亲年龄越大，妊娠滋养细胞疾病风险也越高（La Vecchia，1984；Parazzini，1986）。

既往不良妊娠史也是妊娠滋养细胞疾病的一个高危因素。例如，先前的自发性流产病史使葡萄胎妊娠的风险至少增加1倍（Parazzini，1991）。更加值得注意的是，既往有GTD病史的女性在随后的妊娠中发生葡萄胎妊娠的风险至少增加10倍，下次妊娠为葡萄胎的概率接近1%，且大部分患者与前次葡萄胎妊娠类型相同（Garrett，2008；Sebire，2003）。此外，如果既往有两次葡萄胎病史，那么下次仍然为葡萄胎妊娠的概率为23%（Berkowitz，1998）。因此，有GTD病史的女性下次妊娠早孕期必须进行B超检查。然而，家族性葡萄胎妊娠非常罕见（Fallahian，2003）。

关于其他高危因素，复方短效口服避孕药（COC）会增加GTD的风险。具体而言，既往曾服用短效避孕药患者GTD增加1倍，并且更长的使用时间也与风险呈正相关（Palmer，1999；Parazzini，2002）。也有研究显示，口服复方短效避孕药周期内妊娠者罹患妊娠滋养细胞疾病的风险更高（Costa，2006；Palmer，1999）。然而，这些相关性很弱，并

### 表37-1　修订后的GTD分类（WHO）

**葡萄胎妊娠**
葡萄胎
　　完全性
　　部分性
侵蚀性葡萄胎

**滋养细胞肿瘤**
绒毛膜癌
胎盘部位滋养细胞肿瘤
上皮样滋养细胞肿瘤

GTD，妊娠滋养细胞疾病；WHO，世界卫生组织
Modified with permission from Kurman RJ，Carcangiu ML，Herrington CS，et al（eds）：WHO Classification of Tumours of Female Reproductive Organs，4th ed. Lyon，International Agency for Research on Cancer，2014.

且可能是混杂因素而非因果关系所致 (Parazzini, 2002)。

有些流行病学特征在完全性葡萄胎与部分性葡萄胎之间存在显著差异。例如，饮食中缺乏维生素 A 和胡萝卜素，仅与完全性葡萄胎发生风险增加有关 (Berkowitz, 1985, 1995; Parazzini, 1988)。部分性葡萄胎发生则与教育水平较高、吸烟、月经周期不规则、既往仅有男婴生育史有关 (Berkowitz, 1995; Parazzini, 1986)。

## 三、葡萄胎（葡萄胎妊娠）

葡萄胎是以胎盘组织异常改变为特征的异常妊娠。典型的特征是胎盘绒毛滋养细胞增生和绒毛间质水肿（图 37-1）。葡萄胎分为完全性葡萄胎与部分性葡萄胎（表 37-2）。染色体异常在葡萄胎形成过程中起重要作用 (Lage, 1992)。

### ■ 1. 完全性葡萄胎

完全性葡萄胎在核型、组织学表现和临床表现等方面与部分性葡萄胎存在区别。首先，完全性葡萄胎的染色体核型为二倍体，其中 85% ~ 90% 为 46,XX。其染色体均来自于父系，该二倍体为雄异配型。具体而言，完全性葡萄胎是孤雄生殖，卵子和一个单倍体精子结合，然后精子染色体经减数分裂复制自身染色体（图 37-2）(Fan, 2002; Kajii, 1977)。卵子在这

表 37-2 葡萄胎的特征

| 特征 | 完全性葡萄胎 | 部分性葡萄胎 |
| --- | --- | --- |
| 核型 | 46,XX 或 46,XY | 69,XXX 或 69,XXY |
| 病理特征 | | |
| 胎儿 / 胚胎组织 | 缺乏 | 存在 |
| 绒毛水肿 | 弥漫 | 局限 |
| 滋养细胞增生 | 明显 | 局限，不明显 |
| P57Kip2 免疫染色 | 阴性 | 阳性 |
| 临床表现 | | |
| 典型诊断 | 葡萄胎妊娠 | 稽留流产 |
| 葡萄胎后恶变率 | 15% | 4% ~ 6% |

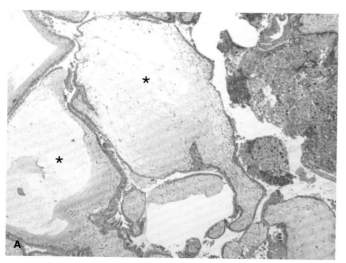
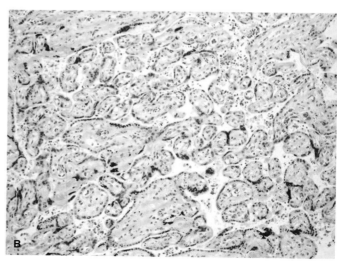

图 37-1 A. 完全性葡萄胎。完全性葡萄胎典型表现为绒毛肿大，部分形成绒毛池，即增大的绒毛中间的空泡（黑色星号）。在完全性葡萄胎中，绒毛大体观呈水泡状，布满整个胎盘（图 37-3）。完全性葡萄胎中可以典型地见到局部或广泛的滋养细胞增生 (Used with permission from Dr. Erika Fong)。B. 正常胎盘组织绒毛体积小且无水肿，并且没有滋养细胞增生 (Used with permission from Dr. Kelley Carrick.)

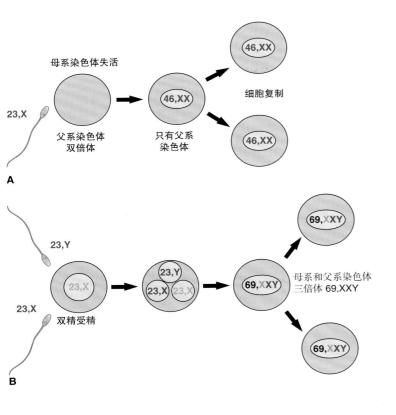

图 37-2 **A.** 一个单倍体精子（23,X）与一个基因失活的单倍体卵子（23,X）受精，就可能形成一个 46,XX 的完全性葡萄胎。父源性染色体复制形成仅含父源成分的二倍体（46,XX）。另外，失活的卵子也能与独立的两个精子结合，23,X 或者 23,Y 形成一个 46,XX 或者 46,XY 的仅含父源成分的染色体结构。**B.** 一个未失活的单倍体卵子（23,X）和两个精子（23,X 或 23,Y）受精，则可能形成部分性葡萄胎。形成的受精卵是三倍体。另外，一个未失活的卵子也可能与未完成减数分裂的双倍体精子（46,XY）结合形成三倍体

过程中未提供染色体。完全性葡萄胎的核型大多数为 46,XX，但也有一个卵细胞与两个精子同时受精形成 46,XY 的核型（Lawler，1987）。虽然染色体基因为父系来源，但线粒体 DNA 仍为母系来源（Azuma，1991）。

显微镜下，完全性葡萄胎表现为绒毛增大、水肿和滋养细胞异常增生，这种变化遍布整个胎盘（图 37-1）。从大体观，这些改变使绒毛形成大小不一的水泡状。实际上，也正因其形如葡萄串而命名为"葡萄胎"。在完全性葡萄胎中，胎儿成分或羊膜是缺失的。因此，大量的胎盘组织充满整个宫腔（图 37-3）。

完全性葡萄胎的临床表现变化很大。在 20 世纪 60 年代和 70 年代，超过一半的患者有贫血和异常子宫增大的症状。另外，将近 1/4 的患者存在妊娠剧吐、子痫前期表现以及卵巢黄素化囊肿（Soto-Wright，1995）。如第九章所述，卵巢黄素化囊肿是长期暴露于黄体生成素（LH）或 β-hCG 所致（图 37-4）。囊肿大小由 3 cm 到 20 cm 不等，且随着葡萄胎清宫术后 β-hCG 水平的下降而消失。如果囊肿持续存在，尤其是双侧性的，则发生妊娠滋养细胞肿瘤的风险就增加。

以上症状和体征在现在的完全性葡萄胎患者中并不常见（Mangili，2008）。由于 β-hCG 检测和超声检查的普及，现在葡萄胎清宫的平均孕周为 12 周，在

20 世纪 60 年代和 70 年代则为 16 ～ 17 周（Drake，2006；Soto-Wright，1995）。目前，大部分患者在诊断时没有症状（Joneborg，2014），剩余患者中最常见的临床表现仍然为阴道流血，其血 β-hCG 水平也往往异常升高。1/4 的妇女出现异常子宫增大，但贫血的发生率小于 10%。另外，妊娠剧吐、子痫前期、有症状的卵巢黄素化囊肿目前较罕见（Soto-Wright，1995）。现在，这些情况主要发生在孕早期没有检查

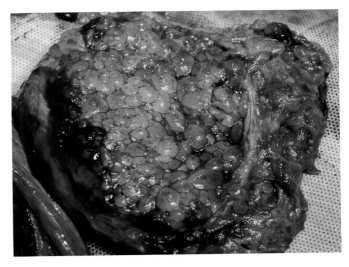

图 37-3 完全性葡萄胎标本的照片。注意充满液体的葡萄状绒毛（Used with permission from Dr. Sasha Andrews.）

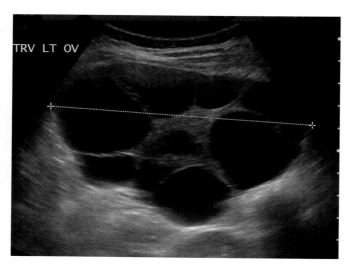

图 37-4 完全性葡萄胎患者一侧卵巢多发卵巢黄素化囊肿的经阴道超声图像。双侧、多发单纯性囊肿是其特征性表现

的妇女，妊娠时往往年龄偏大且血 β-hCG 水平异常升高。在完全性葡萄胎患者中，血浆甲状腺素水平往往升高，但甲状腺功能亢进的临床表现少见。这种情况下，血清游离甲状腺素水平升高往往是因 β-hCG 的促甲状腺激素样作用所致（见第十五章）。

### ■ 2. 部分性葡萄胎

部分性葡萄胎在临床表现、遗传学特点、组织学表现上与完全性葡萄胎均存在差异。与完全性葡萄胎相比，其滋养细胞增生、绒毛水肿的程度和范围要小。而且，除胎盘组织外，大多数部分性葡萄胎还含有胎儿组织和羊膜。

因此，部分性葡萄胎患者典型的症状和体征与不全流产或稽留流产相似。很多患者有阴道流血，但因滋养细胞增生程度轻、范围局限，所以异常子宫增大者较少见。同样，子痫前期、卵巢黄素化囊肿、甲状腺功能亢进或其他显著的临床特征均比较罕见。清宫前血 β-hCG 水平比完全性葡萄胎低很多，常不超过 100 000 mIU/ml。因此，部分性葡萄胎往往需要刮宫术后的组织学检查结果方能确诊。

部分性葡萄胎的染色体核型为三倍体（69,XXX，69,XXY，或相对少见的 69,XYY），常由一个单倍体卵子和两个单倍体精子结合而成（见图 37-2）（Lawler，1991）。与部分性葡萄胎共存的胎儿是无法存活的，且常伴多发性畸形和生长发育异常（Jauniaux，1999）。

### ■ 3. 诊断

#### （1）临床诊断

育龄期妇女出现阴道流血，可能是妇科疾病，也可能是早孕期的并发症。β-hCG 由滋养细胞分泌，并反映其增生程度。另外，在评估时，晨尿或血 β-hCG 的检测和经阴道超声检查非常重要。因此，现在葡萄胎常在早孕期得以诊断。

尽管 β-hCG 水平有助于诊断，但葡萄胎的诊断常常由超声检查发现。大多数完全性葡萄胎早孕期表现为宫腔内充满大量的不均质回声团块，内含多个暗区，以反映绒毛水肿。胎儿组织和羊膜囊缺失（图 37-5）（Benson，2000）。相反，部分性葡萄胎的超声图像为增厚的水肿胎盘和共存的胎儿组织（Zhou，2005）。

然而，这些检查在诊断上存在一定的局限性。例如，早期葡萄胎妊娠患者 β-hCG 水平并非都是升高的（Lazarus，1999）。另外，假如在很早的孕期就进行了超声检查，此时绒毛尚未形成典型的水泡状结构，超声检查结果就可能出现假阴性。研究表明，仅 20% ～ 30% 的部分性葡萄胎患者可能有超声诊断依据（Johns，2005；Lindholm，1999；Sebire，2001）。因此，早孕期诊断葡萄胎往往较为困难。通常需等到流产标本进行组织学检查后才能作出诊断。对诊断不明确的病例，若同时合并活胎且患者有妊娠意愿，应进行胎儿核型检查，以明确胎儿是否为三倍体，以帮

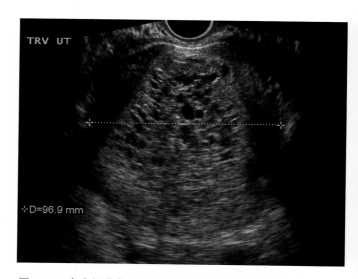

图 37-5 完全性葡萄胎子宫横断面超声图像。大量的水泡状胎块形成典型的"落雪状"表现。葡萄胎充满整个宫腔，测径器位于子宫外缘

助明确诊断和帮助管理。

#### （2）组织病理学

葡萄胎的典型组织病理学改变见表 37-2。然而，在妊娠早期，组织学上区分完全性葡萄胎、不完全性葡萄胎与水肿性流产非常困难。对于水肿性流产，妊娠是传统的一个单倍体卵子和一个单倍体精子结合形成的，但它是一次失败的妊娠。其胎盘水肿变性、绒毛肿胀，与葡萄胎的一些绒毛特征相似（图 37-6）。尽管没有单一的标准能够区分完全性葡萄胎、不完全性葡萄胎及水肿性流产，但完全性葡萄胎通常有两个显著的特征：①滋养细胞增生；②绒毛水肿。然而，孕周小于 10 周时，绒毛水肿可能并不明显，葡萄胎间质也仍然存在血管（Paradinas，1997）。因此，早期完全性葡萄胎的鉴别需依赖于更多细微的组织学异常，需结合免疫组化和分子诊断技术。当符合以下 3 条或 4 条主要诊断标准时，部分性葡萄胎的诊断可以确立：①两种类型的绒毛；②弥漫不规则的异型绒毛（包含滋养细胞层）；③绒毛水肿（≥3～4 mm）；④合体细胞滋养层增生与异型（Chew，2000）。

大多数情况下，利用这些组织学特点可以很好地区分完全性葡萄胎与部分性葡萄胎。

#### （3）辅助诊断技术

组织病理学诊断可借助 P57 免疫组化染色和分子基因型进行。P57KIP2 是一种父源印迹、母源表达的印迹基因。也就是说只有含母源等位基因的组织才能产生该基因产物。因为完全性葡萄胎只含父源基因，因此完全性葡萄胎中不表达 P57KIP2 蛋白，组织不着色（Merchant，2005）。相反，该核蛋白在正常胎盘组织、伴水肿变性的自然流产和部分性葡萄胎中高表达（Castrillon，2001）。因此，P57KIP2 免疫染色能够将完全性葡萄胎从诊断列表中区分出来。部分性葡萄胎与非葡萄胎水肿性流产都表达 p57，可采用分子基因型区分二者。分子基因型决定了多态性等位基因的亲本来源，因此分子基因型可以区分二倍体雄异配型基因组（完全性葡萄胎）、三倍体双烯雌雄同体基因组（部分性葡萄胎）或双亲二倍体（非葡萄胎性流产）（Ronnett，2011）。

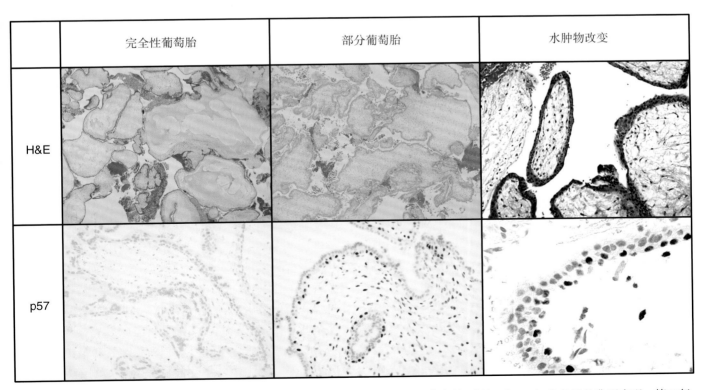

图 37-6　正常水肿性流产与完全性或部分性葡萄差异区别图。第一行显示的是苏木精 - 伊红（H&E）染色后的典型表现。第二行显示 P57 染色后的结果。p57 是一种核蛋白，仅在含有母源性等位基因的组织中表达基因产物。注意部分性葡萄胎和正常水肿性流产 P57 免疫染色阳性（棕色），这与完全性葡萄胎中 P57 阴性形成对比（仅可见蓝色的沉染）（Used with permission from Drs. Kelley Carrick and Raheela Ashfaq.）

## ■ 4. 治疗

对于希望保留生育功能的患者，无论子宫大小，吸刮术是清宫术中最理想的方法（American College of Obstetricians and Gynecologists，2014；Tidy，2000）。因为前列腺素能引起子宫收缩，可能增加滋养细胞肺血管栓塞风险，因此对于初产妇应禁止使用前列腺素来软化宫颈（Seckl，2010）。子宫切除术很少被推荐，除非患者希望绝育手术或临近绝经（Elias，2010）。有症状的卵巢黄素化囊肿很少见，且多在葡萄胎清宫后缓解。在少数情况下，可行囊肿穿刺吸液，一般不行卵巢切除术，除非卵巢囊肿扭转引起卵巢广泛梗死（Mungan，1996）。

在手术前，应评估患者有无相应的并发症。幸运的是，因甲状腺功能亢进未治疗引起的甲状腺危象、滋养细胞栓塞引起的呼吸困难和其他严重的并发症比较罕见。因胎盘血供极其丰富，因此在较大葡萄胎清宫前需准备血制品和建立输液通道。

清宫术前，应充分扩张宫颈至能容纳 10 ～ 12 mm 的塑料扩棒。葡萄胎组织吸出后，可静脉注射催产素。在我们研究中心，20 U 的合成催产素（缩宫素）加入 1 L 的晶体液中，以一定的速度注入以促进子宫收缩。在某些情况下，术中超声检查可以帮助减少子宫穿孔风险和确保清宫完全。最后，行全面、轻柔刮宫。

因患者可能为部分性葡萄胎并伴有胎儿组织，对于未致敏的 RhD 阴性妇女，在刮宫术后需注射 Rh 免疫球蛋白。然而，如果明确患者是完全性葡萄胎，那么 Rh 免疫球蛋白可以不注射（Fung Kee，2003）。

## ■ 5. 葡萄胎后监测

15% 的完全性葡萄胎患者在清宫术后可能进展为妊娠滋养细胞肿瘤（Golfier，2007；Wolfberg，2004）。尽管葡萄胎妊娠逐渐能在更早的孕期得到诊断，但其恶变率并没有下降（Seckl，2004）。在发展为 GTN 的妇女中，3/4 患者为局部侵蚀性葡萄胎，剩余 1/4 患者出现转移。然而，仅 4% ～ 6% 的部分性葡萄胎患者在清宫术后进展为 GTN（Feltmate，2006；Lavie，2005）。部分性葡萄胎清宫术后可以恶变为转移性绒癌，但发生率极低（0.1%）（Cheung，2004；Seckl，2000）。

目前，没有任何病理学或临床特征能准确地预测哪些患者最终会进展为 GTN。因为这些肿瘤的特征是滋养细胞增生，清宫术后连续的血 β-hCG 水平

测定可以有效地监测 GTN 的发生。因此，葡萄胎术后的管理标准是连续定量监测血清 β-hCG 水平。清宫术后至少每 1 ～ 2 周测定 1 次血清 β-hCG 浓度直至正常水平。

在 β-hCG 水平达到正常后，常规推荐所有的葡萄胎患者每月一次监测、共 6 个月（Sebire，2007）。然而，对于依从性较差者特别是贫穷妇女和美国某些种族人群，有报道需延长监管时间（Allen，2003；Massad，2000）。葡萄胎清宫术后血 β-hCG 水平到达正常后再进展为 GTN 的可能性较小。因此，一些患者特别是部分性葡萄胎患者，一旦 β-hCG 水平达到正常后退出常规随访可能也是安全的（Lavie，2005；Wolfberg，2004）。缩短随访时间可以使妇女更早地准备下次妊娠。然后，在 hCG 水平达正常后仍有极少数妇女发展为 GTN，导致 GTN 发病率增加（Kerkmeijer，2007；Sebire，2007）。

患者在随访期间怀孕，那么正常的 β-hCG 分泌将会干扰葡萄胎后进展为 GTN 的判断（Allen，2003）。尽管妊娠使随访变得复杂，但幸运的是，这些妊娠往往是安全的（Tuncer，1999）。尽管如此，建议在血 β-hCG 浓度小于 5mIU/ml 或低于检测阈值之前，应鼓励妇女采取有效的避孕措施。与有效性相对较差的屏障避孕法相比，口服避孕药能降低妊娠风险，且并不增加 GTN 的风险（Costa，2006；Gaffield，2009）。当预计患者避孕依从性较差时，醋酸甲羟孕酮注射是非常有用的（Massad，2000）。如果患者为侵蚀性葡萄胎，那么宫内节育器的置入有引起子宫穿孔的风险，因此，在 β-hCG 水平正常之前，不能放置宫内节育器。

## ■ 6. 预防性化疗

对于依从性较差或 β-hCG 随访不方便的葡萄胎恶变高危倾向患者，可以在清宫时采用化疗以预防患者进展为 GTN。然而，在临床实践中，由于尚没有一种高危因素的组合得到广泛认可，如何正确地划分患者是否为进展成 GTN 的高危人群是极其困难的。典型的高危患者往往是完全性葡萄胎合并多个危险因素，如年龄大于 40 岁、既往葡萄胎妊娠史、清宫前 β-hCG 水平极高，也就是仅少部分患者最终纳入本组。此外，因为预防性化疗可能会增加耐药风险、延迟 GTN 治疗时间、发生药物毒副作用，因此目前并不推荐预防性化疗（American College of Obstetricians and Gynecologists，2014；Fu，2012）。在美国和欧洲，预防性化疗是不常规使用的。

然而，放线菌素-D 单次化疗能够降低某些人群的葡萄胎后 GTN 的发生率。例如，在一项随机对照实验中，泰国 60 例恶变高风险完全性葡萄胎患者被分为 2 组，分别在清宫时接受预防性化疗和安慰剂治疗（Limpongsanurak，2001）。辅助性化疗将 GTN 发生率从 50% 降到了 14%，但是毒性反应明显。因此，预防性化疗通常仅用于那些清宫术后随访不方便的国家（Uberti，2009）。

### ■ 7. 异位葡萄胎妊娠

异位妊娠滋养细胞疾病真正的发生率约为一百万次妊娠中 1.5 次（Gillespie，2004）。超过 90% 的可疑病例是输卵管绒毛膜滋养细胞增生的误诊（Burton，2001；Sebire，2005b），其他部位的异位种植更少见（Bailey，2003）。和任何部位的异位妊娠一样，异位葡萄胎妊娠首要的处理是手术切除和组织病理学检查。

### ■ 8. 复合妊娠

双胎妊娠可能为葡萄胎和共存的胎儿。其发生率大概为 20 000 到 100 000 分之 1（图 37-7）。Sebire 及其团队（2002b）报道了 77 名完全性葡萄胎合并正常共存胎儿的双胎妊娠结局，其中 24 名选择流产终止妊娠、53 名选择继续妊娠。继续妊娠的患者中，23 例在小于 24 周时发生自发性流产，2 例因重度子痫

前期终止妊娠，28 例妊娠至 24 周以上，其中 20 例活产。作者认为完全性葡萄胎与正常共存胎儿的双胎妊娠自发性流产的发生率较高，但也有接近 40% 的活产率。早孕期终止妊娠的患者进展为 GNT 的概率为 16%，该恶变率与继续妊娠的女性相比并没有显著增加（21%）。因为恶变的风险并不随孕周的增加而改变，因此若严重的母体并发症可以得到控制且胎儿生长发育正常，那么允许继续妊娠。重要的是，需要将这部分患者从部分性葡萄胎合并异常胎儿中尽早鉴别出来。另外也建议行胎儿染色体核型检查以确定胎儿染色体是正常的（Marcorelles，2005；Matsui，2000）。

## 四、妊娠滋养细胞肿瘤

这个名称主要揭示了以滋养细胞侵蚀子宫内膜与子宫肌层为特征的病理学本质。组织学分类包括常见的肿瘤如侵蚀性葡萄胎和绒癌，也包括罕见的胎盘部位滋养细胞肿瘤和上皮样滋养细胞肿瘤。尽管组织学特征明显，但大多数 GTN 没有病理学诊断。实际上，临床上 GTN 是依靠 β-hCG 的升高来进行诊断和处理的。

妊娠滋养细胞肿瘤通常发生或继发于某种性质的妊娠。大部分 GTN 继发于葡萄胎，少数继发于足月产、自然流产和人工流产。但偶尔也会出现前次

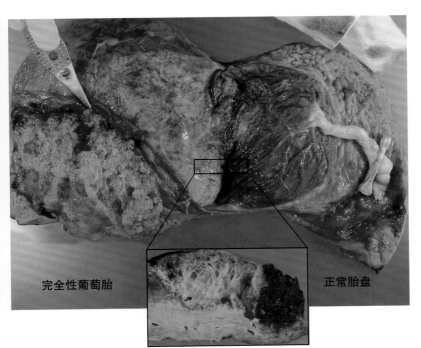

图 37-7　正常胎儿与完全性葡萄胎共存的双胎妊娠胎盘照片。完全性葡萄胎（左边）可以看到特征性的水泡状结构。右边的胎盘大体外观正常。插图显示了经过两者边界的横切面（Used with permission from Drs. April Bleich and Brian Levenson.）

妊娠性质无法明确的情况。很多报道的非葡萄胎病例实际上可能起源于未被识别的早期葡萄胎（Sebire，2005a）。

### 1. 组织学分类

#### （1）侵蚀性葡萄胎

侵蚀性葡萄胎作为 GTN 的常见类型，其特征是完整的绒毛结构伴有滋养细胞过度增生与侵蚀（图37-8）。病灶可深入子宫肌层，有时侵入腹膜、相邻的宫旁组织或阴道穹隆。侵蚀性葡萄胎往往局部侵蚀，缺乏典型绒癌远处转移的特征。侵蚀性葡萄胎通常仅继发于完全性或部分性葡萄胎妊娠（Sebire，2005a）。

#### （2）妊娠性绒毛膜癌

这种高度恶性的肿瘤包含成片退化的滋养细胞，其间伴明显的出血、坏死、血管侵犯（图37-8）。但不形成绒毛结构。绒癌最初侵蚀子宫内膜和子宫肌层，但也会在早期出现全身血行转移（图37-9）。

尽管大部分患者继发于葡萄胎清宫术后，但也有少部分继发于非葡萄胎妊娠。具体而言，妊娠性绒癌继发于非葡萄胎妊娠的发生率约为 1/30 000，其中2/3 的患者继发于足月产，1/3 的患者继发于自然流产或人工流产。一项纳入 100 例非葡萄胎妊娠后绒癌的回顾性研究显示，62 例继发于活产，6 例继发于既往有葡萄胎史的活产，32 例继发于非葡萄胎流产（Tidy，1995）。在所有组别中，最常见的症状是阴道流血。因此，在终止妊娠的 6 周后发生异常流血者，必须行β-hCG 测定以排除再次妊娠或 GTN。

继发于活产的绒癌，其前次妊娠往往是正常足月产。一项 1964 年至 1966 年的病例研究显示，89% 的足月产后绒癌患者，其前次妊娠是没有并发症的活产（Rodabaugh，1988）。在早期的研究中，胎儿水肿是存活胎儿的一个显著并发症，但在 1996 年至 2011年期间的队列研究中并没有观察到胎儿水肿（Diver，2013）。分娩时正常外观的胎盘中也偶尔可以意外发现绒癌。然而，更多情况下，由于症状和体征不明显，绒癌的诊断常常需要推迟几个月。大部分患者表现为经间期阴道流血和高 β-hCG 水平（Lok，2006）。较少见的是，无症状的妇女可由于偶然的妊娠试验阳性最终诊断为绒癌（Diver，2013）。诊断延迟是导致继发于足月妊娠的绒癌风险高，死亡率也高于非葡萄胎流产后 GTN 的部分原因（Tidy，1995）。文献报道，继发于足月产绒癌的死亡率在 10% ～ 15%（Diver，2013；Lok，2006；Rodabaugh，1998；Tidy，1995）。

与妊娠性绒毛膜癌不同，原发"非妊娠性"绒毛膜癌是一种生殖细胞肿瘤（见第三十六章）。尽管少见，但卵巢绒毛膜癌组织学表现与妊娠性绒毛膜癌相似。卵巢绒毛膜癌患者无前次妊娠病史，这能在一定程度上区分二者（Lee，2009）。

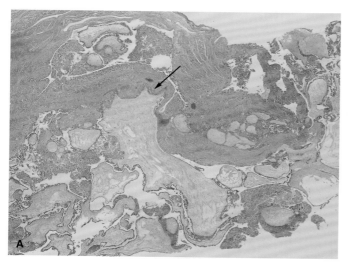
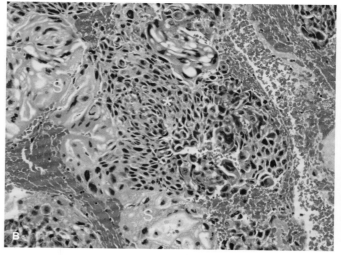

**图 37-8** A. 侵袭性葡萄胎含有侵入局部的完整绒毛。箭头标志着绒毛侵蚀邻近的子宫肌层（Used with permission from Dr. Ona Faye-Peterson.）。B. 绒毛膜癌是以中间滋养层细胞和细胞滋养层细胞（星号）与多核合体滋养层细胞（S）紧密结合为特征的双相肿瘤。绒毛膜癌是一种亲血管性肿瘤，通常伴有明显的出血，背景中大量的血液证实了这一点（Used with permission from Dr. Kelley Carrick.）

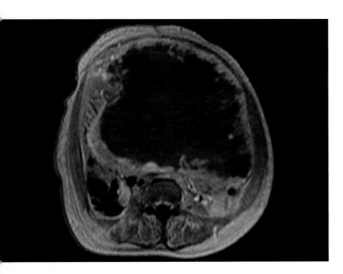

**图 37-9** 绒癌侵蚀子宫的计算机断层（CT）图像

### （3）胎盘部位滋养细胞肿瘤

该肿瘤主要由胎盘部位中间型滋养细胞构成。它是一种罕见的特殊类型 GTN，具有独特的生物学行为。胎盘部位滋养细胞肿瘤（PSTT）可继发于任何类型的妊娠，但大多数继发于足月产（Papadopoulos，2002）。通常患者在前次妊娠数月或数年后出现不规则阴道流血，确诊依靠组织学诊断（Feltmate，2001）。PSTT 往往仅侵蚀子宫，病程晚期才出现转移，并产生低水平的 β-hCG（van Trommel，2013）。当子宫内膜活组织检查结果可疑时，游离 β- 亚单位的升高比例可以帮助 PSTT 与其他类型 GTN 的鉴别（Cole，2008；Harvey，2008）。当 PSTT 出现转移时，其转移形式与妊娠性绒癌相似，转移常发生在肺部、肝、或阴道（Baergen，2006）。

由于 PSTT 对化疗相对不敏感，子宫切除是非转移性 PSTT 的首选治疗。对于有生育需求的患者可施行保留生育功能的手术（Feltmate，2001；Machtinger，2005；Papadopoulos，2002；Taylor，2013b）。

转移性 PSTT 比葡萄胎后 GTN 的预后要差很多。因此推荐积极的联合化疗。依托泊苷、甲氨蝶呤、放线菌素 -D 和交替的依托泊苷与顺铂（铂类）（EMA/EP）方案是目前认为最有效的化疗方案（Newlands，2000）。放疗可能也有一定的作用。PSTT 的 10 年总生存率为 70%，但若出现转移特别是Ⅳ期的患者，预后就要差很多（Hassadia，2005；Hyman，2013；Schmid，2009）。

### （4）上皮样滋养细胞肿瘤

这种罕见的滋养细胞肿瘤不同于妊娠性绒癌和胎盘部位滋养细胞肿瘤。距前次妊娠时间可能很长，在某些病例中前次妊娠可能无法确定（Palmer，2008）。上皮样滋养细胞肿瘤由绒毛膜中间型滋养细胞恶变而来。显微镜下，该肿瘤与胎盘部位滋养细胞肿瘤相似，但细胞体积更小，核多形性较少见。大体观上，上皮样滋养细胞肿瘤呈结节性生长，而非 PSTT 的侵蚀性生长（Shih，1998）。目前认为上皮样滋养细胞肿瘤对化疗耐药，确诊依靠子宫内膜活检，因此子宫切除术是首选的治疗。超过 1/3 的患者出现转移病灶并对联合化疗耐药，这预示预后不良（Davis，2015；Palmer，2008）。

### ■ 2. 诊断

大多数 GTN 病例是根据 β-hCG（滋养细胞组织持续存在的证据）进行临床诊断的（表 37-3）。通常没有组织学诊断，除非诊断考虑为胎盘部位肿瘤或非妊娠性肿瘤。因此，美国的大多数中心诊断 GTN 是依据 β-hCG 值升高或 β-hCG 值呈持续平台超过 3 周。遗憾的是，目前缺乏持续平台的统一定义。另外，美国的诊断标准不如欧洲严格，部分是因为若采用严格的随访方案，有些患者将会失访。

当血清学指标达到 GTN 诊断标准时，需用 β-hCG 水平联合超声学检查来排除新的宫内妊娠。特

**表 37-3 妊娠滋养细胞肿瘤诊断标准（FIGO）**

β-hCG 测定 4 次呈平台状态，并持续 3 周或更长时间（即 1，7，14，21 日）

β-hCG 每周 1 次测定连续 3 次升高，持续 2 周或更长时间（即 1，7，14 日）

β-hCG 水平持续升高达 6 个月或更长

绒癌的组织学诊断

β-hCG，β 人绒膜促性腺激素；FIGO，国际妇产科联盟
Data from FIGO Oncology Committee：FIGO staging for gestational trophoblastic neoplasia 2000. Int J Gynaecol Obstet 2002 Jun；77（3）：285-287.

别是在长期未行 β-hCG 连续监测和（或）避孕工作未做好的情况下。

### 3. 治疗前评估

GTN 患者在治疗前需经全面评估以确定病变程度。初步评估包括盆腔检查、胸片和盆腔超声或盆腹腔计算机断层摄影（CT）成像。有接近 40% 的患者存在胸片上无法发现的微小转移灶，但这些患者可以不行胸部 CT 检查，因为这些微小病灶并不影响预后（Darby，2009；Garner，2004）。但当胸片上发现肺部病灶时，应立即行胸部 CT 和脑部的磁共振（MR）影像。在缺乏神经系统症状或体征时，中枢神经系统受累的情况很罕见（Price，2010）。对于隐匿性绒癌、治疗后 GTN 常规成像可疑或无法明确是否为转移病灶时，正电子成像术（PET）可能有一定的帮助（Dhillon，2006；Numnum，2005）。

### 4. 分期

采用国际妇产科联盟（FIGO）制定的系统性妊娠滋养细胞肿瘤的解剖学分期（表 37-4 和图 37-10），利用 WHO 改良预后评分系统将患者分为治疗失败低风险和高风险（表 37-5）。大概 95% 的患者 WHO 评分在 0 到 6 分之间，为低危患者（Sita-Lumsden，2012），剩余的患者 WHO 评分在 7 分及以上为高危患者。为准确描述这些患者，罗马数字代表 FIGO 分期，与预后评分总和之间用冒号相隔，例如，Ⅱ：4 或Ⅳ：9。这种描述能够最佳地反映疾病行为（Ngan，2004）。高危患者往往容易对单药化疗产生耐药，因此他们首选联合化疗。分期为Ⅰ期的患者通常不会出现高危评分，但分期为Ⅳ的患者往往合并高危评分。FIGO 分期为Ⅰ、Ⅱ、Ⅲ期的 GTN 患者，其生存率接近 100%（Lurain，2010）。

---

**表 37-4　妊娠滋养细胞肿瘤解剖学分期（FIGO）**

| 分期 | 特点 |
| --- | --- |
| Ⅰ | 病变局限于子宫 |
| Ⅱ | 病变扩散，但仍局限于生殖器官（附件、阴道、阔韧带） |
| Ⅲ | 病变转移至肺，有或无生殖系统病变 |
| Ⅳ | 所有其他转移 |

FIGO，国际妇产科联盟；GTN，妊娠滋养细胞肿瘤

Reproduced with permission from FIGO Committee on Gynecologic Oncology：Current FIGO staging for cancer of the vagina，fallopian tube，ovary，and gestational trophoblastic neoplasia. Int J Gynaecol Obstet 2009 Apr；105（1）：3-4.

---

**表 37-5　FIGO/WHO 改良预后评分系统**

| 评分 | 0 | 1 | 2 | 4 |
| --- | --- | --- | --- | --- |
| 年龄（岁） | < 40 | ≥ 40 | — | — |
| 前次妊娠 | 葡萄胎 | 流产 | 足月产 | — |
| 距前次妊娠时间（月） | < 4 | 4 ~ 6 | 7 ~ 12 | > 12 |
| 治疗前血 β-hCG（mIU/ml） | $< 10^3$ | $10^3 \sim < 10^4$ | $10^4 \sim < 10^5$ | $\geq 10^5$ |
| 最大肿瘤大小（包括子宫） | < 3 cm | 3 ~ 4 cm | ≥ 5 cm | — |
| 转移部位 | — | 脾、肾 | 胃肠道 | 肝、脑 |
| 转移病灶数目 | — | 1 ~ 4 | 5 ~ 8 | > 8 |
| 先前化疗失败 | — | — | 单药 | 两种或以上药物 |

低危，WHO 评分为 0 ~ 6 分；高危，WHO 评分 ≥ 7
β-hCG，β 人绒毛膜促性腺激素；FIGO，国际妇产科联盟
WHO，世界卫生组织

Reproduced with permission from FIGO Committee on Gynecologic Oncology：Current FIGO staging for cancer of the vagina，fallopian tube，ovary，and gestational trophoblastic neoplasia. Int J Gynaecol Obstet 2009 Apr；105（1）：3-4.

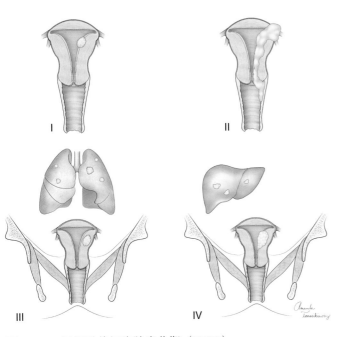

**图 37-10** 妊娠滋养细胞肿瘤分期（FIGO）

（10%）和脑部（10%）（图 37-11）。肺部转移患者往往没有症状，很少出现咳嗽、呼吸困难、咯血、胸膜炎性胸痛或肺动脉高压的症状，病灶通常由常规的胸片检查发现（Seckl，1991）。如果患者早期就出现需

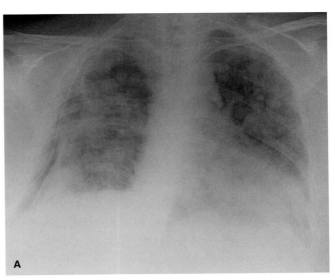

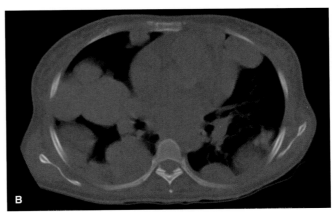

### （1）非转移性疾病

继发于完全性葡萄胎妊娠的侵蚀性葡萄胎构成了大部分的非转移性 GTN。完全性葡萄胎清宫术后有将近 12% 的患者进展为侵蚀性葡萄胎，而部分性葡萄胎仅 4% ~ 6%。上皮样滋养细胞肿瘤和 PSTT 是非转移性 GTN 中的其他罕见类型。局部侵蚀性滋养细胞肿瘤可能穿透子宫肌层，引起腹膜内出血（Mackenzie，1993）。肿瘤侵蚀子宫血管可引起阴道出血，肿瘤侵蚀子宫壁引起坏死继而成为感染灶。庆幸的是，即使出现这些征象，所有非转移性 GTN 的预后也都是很好的。

### （2）转移性疾病

继发于完全性葡萄胎妊娠的绒癌构成了大部分的转移性 GTN。完全性葡萄胎在清宫术后有 3%-4% 的患者发展为转移性绒癌。其他类型的葡萄胎或非葡萄胎妊娠较少发展为转移性 GTN。绒癌易发生远处转移，因此任何生育年龄的妇女出现转移性病灶而原发病灶不明时，均应怀疑该疾病（Tidy，1995）。因为绒癌的这一特征，只要有绒癌的组织学诊断，化疗都是有指征的。

尽管多数患者没有明显症状，但转移性 GTN 血流丰富，容易发生自发性大出血或在活检过程中出现大出血。月经过多是常见的主诉。最常见的转移部位是肺（80%）、阴道（30%）、盆腔（20%）、肝

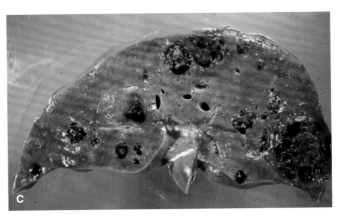

**图 37-11** GTN 转移常见部位。**A.** 胸片显示广泛转移病灶（经 Dr.MichaelG.Connor 同意后使用）。**B.** 肺部转移病灶的计算机断层摄影术（CT）图像。**C.** 多发性、出血性肝转移病灶的尸体解剖图（Used with permission from Dr. Michael G. Connor.）

要气管插管的呼吸衰竭，那么总体预后会很差。肝和脑部转移通常只发生在前次妊娠为非葡萄胎和诊断延误的患者中（Newlands，2002；Savage，2015b）。这些妇女可能出现相应部位的出血。实际上，所有肝或脑部转移患者均同时合并肺部和（或）阴道转移。由于存在大出血风险，因此在尝试切除任何转移病灶时都应谨慎。除非患者出现脑疝或化疗耐药，否则应避免行转移病灶切除术。

### 5. 治疗

#### （1）手术治疗

大多数诊断为葡萄胎后 GTN 的患者，肿瘤局限于宫腔内，并接受以化疗为主的治疗。为防止子宫穿孔、出血、感染、宫腔粘连和麻醉并发症的发生及相应的死亡，应避免反复刮宫（美国妇产科医师协会，2014）。在美国通常不行二次清宫，除非患者合并持续性子宫出血和大量的葡萄胎组织残留。在欧洲，二次清宫是葡萄胎后 GTN 管理中的一个组成部分。二次清宫既减少了需后续治疗的患者数目，也减少了化疗患者的疗程数（Pezeshki，2004；van Trommel，2005）。与单药化疗相比，二次清宫后继续随访是欠佳的选择，即使是对于依从性差的患者而言（Allen，2003；Massad，2000）。

子宫切除术在 GTN 治疗中有一定的作用。首先，它是胎盘部位滋养细胞肿瘤、上皮样滋养细胞肿瘤和化疗耐药 GTN 的主要治疗手段。其次，当发生严重的不可控制的阴道或腹腔内出血时，需急诊行子宫切除术（Clark，2010）。这些极端情况行子宫切除术的大部分患者，常合并有较高的治疗前预后评分、罕见的病理类型和较高的死亡率（Pisal，2002）。最后，在低危 GTN 患者中，辅助性的子宫切除术可以减少达临床缓解所需的化疗疗程数。病变局限于子宫的患者，如果没有生育要求，则应该告知可以选择子宫切除（Suzuka，2001）。然而，子宫切除术后 GTN 持续存在的发生率接近于 3% ~ 5%，因此这些患者术后仍需要随访（美国妇产科医师协会，2014）。

GTN 在完成化疗、达到临床缓解后有 10% ~ 20% 的患者存在肺部残留转移灶。与胸片或 CT 检查正常的患者相比，这些患者复发的风险并未增加。因此，一般情况下不行开胸手术除非没有其他方法可以达到临床缓解（Powles，2006）。通常行开胸手术的理想患者是：Ⅲ期 GTN、手术前 β-hCG 水平 < 1500 mIU/ml、肺部病灶孤立且对化疗耐药（Cao，2009；Fleming，2008）。

#### （2）低危 GTN 的化疗方案

##### 1）甲氨蝶呤

大部分继发于葡萄胎的 GTN 患者化疗耐药风险低（评分 0 ~ 6 分）（Seckl，2010）。甲氨蝶呤单药化疗是最常用的化疗方案，两种最常见的肌注方案的完全缓解率报道为 67% ~ 81% 不等（表 37-6）。尽管都是低风险，但 WHO 评分最低者（0 ~ 1）的治愈率最高，同时治愈率随着 WHO 评分的升高呈比例下降（Sita-Lumsden，2012）。因此，WHO 评分为 6 分的患者至少应首要考虑行联合化疗（Taylor，2013a）。具体如后述所言，总体有 19% ~ 33% 的患者对甲氨蝶呤耐药，而需更换为其他方案。

妇科肿瘤协会（GOG）进行了一项关于甲氨蝶呤每周给药方案的前瞻性剂量递增队列研究（第 79 号），发现甲氨蝶呤毒性最低时的最大剂量为 50mg/m$^2$（Homesley，1988，1990）。该方案每周给药直至 β-hCG 水平无法测得，然后再给予 2 ~ 3 个疗程的巩固化疗（Lybol，2012）。另外，Charing Cross 医院和 Sheffield 大学研究者采用甲氨蝶呤 8 日疗法：

**表 37-6　治疗低危 GTN 的甲氨蝶呤肌注方案**

| 频率 | 剂量 | 研究人群 | CR 率（%） | 研究 |
|---|---|---|---|---|
| 周疗 | 30 ~ 50 mg/m$^2$ | 非转移性 GTN | 74 ~ 81 | Homesley，1988，1990 |
| | 50 mg/m$^2$ | 低危 GTN | 70 | Kang，2010 |
| 第 1、3、5、7 日 | 50 mg/d | 低危 GTN | 67 ~ 72 | Kang，2010；Khan，2003；McNeish，2002 |
| | 1 mg/kg | 低危 GTN | 78 | Chalouhi，2009 |

CR，临床缓解（计算不需要其他化疗的一线治疗）；GTN，妊娠滋养细胞肿瘤

甲氨蝶呤在治疗的第 1、3、5、7 日，每日 50 mg/kg；四氢叶酸在治疗的第 2、4、6、8 日，每日口服 7.5 ～ 15 mg。该方案疗程间隔为 2 周（Taylor，2013a）。

正如第二十七章所述，甲氨蝶呤是抑制 DNA 合成的四氢叶酸拮抗剂。轻度的口腔炎是最常见的毒副作用，1/4 的患者使用低剂量甲氨蝶呤后出现其他浆膜腔症状，尤其是胸膜炎。而心包炎、腹膜炎、肺炎并不常见（Sharma，1999）。尽管常规使用四氢叶酸作为保护正常黏膜细胞和浆膜细胞的解救剂，但与每周给药方式相比，8 日疗法更易出现毒副作用（见第二十七章）（Gleeson，1993）。

### 2）放线菌素 -D

考虑到毒性反应，放线菌素 -D 较少用于低危 GTN 的初始治疗，但在单药化疗方案中具有较好的疗效（Alazzam，2012a；Yarandi，2008）。GOG 的一项关于低危 GTN 的前瞻性研究（第 174 号）中，将患者随机纳入放线菌素 -D 1.25 mg 每两周冲击疗法组或甲氨蝶呤 30 mg/m² 每周疗法组。在 215 例符合条件的患者中，放线菌素 -D 组的完全缓解率为 69%，甲氨蝶呤组为 53%。然而，甲氨蝶呤的支持者认为该研究中甲氨蝶呤的缓解率较低可能是因为其使用剂量低于治疗剂量。此外，根据第 27 章节的定义，那些随机分配到放线菌素 -D 组的患者出现脱发的概率是甲氨蝶呤组的两倍，4 级毒副作用也仅出现在放线菌素 -D 组的患者中（Osborne，2008）。至今也没有研究将放线菌素 -D 冲击疗法与普遍使用的甲氨蝶呤 8 日疗法进行直接比较。因为 GTN 患者的生存率很高，且大多数临床医生认为甲氨蝶呤毒副作用最低，因此甲氨蝶呤是最常见的一线用药。

对初始单药化疗方案不敏感的患者，β-hCG 水平无法持续下降。这些患者需根据 WHO 改良预后评分系统进行重新评分。大多数患者仍为低危，可以考虑更换为二线单药化疗方案。放线菌素 -D 通常对甲氨蝶呤耐药的 GTN 患者有效（Chapman-Davis，2012；Chen，2004）。一项 GOG 的 Ⅱ 期临床试验（第 176 号）将放线菌素 -D 冲击疗法作为 38 名甲氨蝶呤耐药患者的补救化疗方案，其成功率为 74%（Covens，2006）。依托泊苷同样有效但较少用于 MTX 耐药患者（Mangili，1996）。对放线菌素 -D 冲击疗法耐药的 GTN 患者，可能被放线菌素 -D5 日疗法成功治愈（Kohorn，2002）。同样，甲氨蝶呤或依托泊苷单药方案在这些病例中也是有效的（Matsui，2005）。

### （3）高危 GTN 的化疗方案

GTN 患者中约 5% 为高危，通常在致病性妊娠后数月或数年内出现广泛转移。这些患者容易对单药化疗产生耐药（Seckl，2010）。依托泊苷、甲氨蝶呤和放线菌素 D 交替环磷酰胺、长春新碱（长春新碱）（EMA/CO）方案，是一个治疗高危 GTN 的有效且耐受性好的方案。该方案是治疗大多数高危 GTN 的首选方案。Bower 及其团队（1997）报道了一项纳入 272 名患者的研究，EMA-CO 的完全缓解率为 78%。同样，其他研究者报道 EMA/CO 方案的完全缓解率由 71% 到 78% 不等（Escobar，2003；Lu，2008）。无论是作为初次治疗，还是作为甲氨蝶呤和（或）放线菌素 -D 单药化疗的补救治疗，其缓解率基本相仿。

尽管接近 1/4 的患者对 EMA/CO 方案耐药或经 EMA/CO 治疗后复发，但高危 GTN 患者的总生存率为 86% ～ 92%（Bower，1997；Escobar，2003；Lu，2008；Lurain，2010）。二线治疗通常包括以铂类为基础的化疗联合必要的耐药病灶切除（Alazzam，2012b）。Newlands 及其团队（2000）报道了一项纳入 34 名采用 EMA/EP 方案（将环磷酰胺、长春新碱更换为依托泊苷和顺铂）的高危 GTN 患者的研究，其生存率为 88%。EMA/EP 方案是 EMA/CO 耐药患者的有效选择，而紫杉醇联合铂类或依托泊苷（TP/TE）方案也有相似的疗效且毒性较低（Patel，2010；Wang，2008）。另一种可能有效的方案是 BEP 方案（博来霉素、依托泊苷、顺铂）（Lurain，2005）。

对于高肿瘤负荷的高危 GTN 患者，标准剂量的 EMA-CO 化疗易造成肿瘤溶解相关的出血和临床恶化，导致早期死亡。这种特定情况下，采用小剂量 EP 方案诱导似乎可以将死亡率降低 10 倍（Alifrangis，2013）。

### （4）脑部转移

脑部转移的患者可能出现癫痫发作、头痛、偏瘫（Newlands，2002）。若没有意识到症状的严重性或诊断延误，有时可能危及患者生命。在这些情况下，可行急症开颅术稳定病情，在后续治疗中予以重症监护（Yang，2005）。在有经验的诊疗中心，GTN 相关的死亡都发生在 WHO 预后评分大于等于 12 分的 IV 期患者中（Lurain，2010）。

如果在诊断后的最初几周内没有出现神经功能恶化，那么脑转移患者的预后相对较好。治疗包括化疗、手术和放疗在内的一系列积极的综合治疗。

Savage 及其团队（2015b）报道了 1991 至 2013 年间采用增加 MTX 静脉注射（1 g/m²）的 EMA-CO 或 EP-EMA 方案联合鞘内注射 MTX 直至 β-hCG 正常的 27 例患者，其生存率为 85%。Charing Cross 医院采用大剂量的甲氨蝶呤与四氢叶酸叶酸的 EMA/CO 方案治疗的 39 名患者，其生存率为 80%。全脑放疗可能对联合化疗和手术有一定的辅助性作用，但可能导致患者永久的智力损伤（Cagayan，2006；Schechter，1998）。

### ■ 6. 治疗后随访

#### （1）监测

低危 GTN 患者需每周检测 β-hCG 直至连续 3 周阴性，以后每个月一次直至 12 个月阴性。因为高危患者复发的风险更高，故需监测 24 个月。如前文所述，患者在整个随访期间需严格避孕。

#### （2）治疗后遗症

尽管预后较好，但是患者及其丈夫在很长一段时间内将会担心生育问题（Wenzel，1992）。性交障碍是另一个常见但较少报道的并发症（Cagayan，2008）。上述及其他潜在的后遗症强调了多学科管理的重要性（Ferreira，2009）。

在妊娠滋养细胞疾病治愈后，患者希望有个良好的妊娠结局，但有一些证据表明在化疗完成后 6 个月内怀孕者，孕妇的不良结局和自发性流产发生率较高（Braga，2009）。组织学上确认为完全性或部分性葡萄胎的妇女，需告知其下次妊娠为重复性葡萄胎的概率为 1%（Garrett，2008），大部分患者与前次妊娠葡萄胎类型相同（Sebire，2003）。在 GTN 化疗完成后 12 个月内妊娠的妇女可能会有一个良好的妊娠结局，尽管最安全的选择仍然是化疗完成 1 整年后再妊娠（Williams，2014）。EMA/CO 联合化疗后的 GTN 患者妊娠成功率也高，妊娠结局同样良好（Lok，2003）。除甲氨蝶呤外，其他的细胞毒性药物均增加提早绝经的风险（Savage，2015a）。

某些情况下，癌症治疗会导致继发性肿瘤的发生。在 GTN 治疗后的长达 25 年内，以依托泊苷为基础的联合化疗使白血病、结肠癌、黑色素瘤、乳腺癌的风险增加。有研究认为总体风险增加 50%（Rustin，1996）。因此，依托泊苷仅用于可能对单药化疗耐药的患者，特别是转移性的高危 GTN 患者。

#### （3）静息性妊娠滋养细胞疾病

如果体检和影像学检查均未发现肿瘤，而真性 β-hCG 持续轻度升高（通常在 50 mIU/ml 左右或更低），那么该患者可能处于休眠的癌前状态（Khanlian，2003）。在这种情况下，需要排除幻影 β-HCG（如后所述）的可能性。这种低水平 β-hCG 可能持续存在数月或数年。化疗和手术通常没有效果。激素避孕或许可以帮助 β-hCG 降低至无法测得的水平，但因其最后可能进展为转移性 GTN，所以这类患者需密切随访（Khanlian，2003；Kohorn，2002；Palmieri，2007）。

### ■ 7. 幻影 β-hCG

有时，血 β-hCG 的持续轻度升高将导致医生错误地应用有毒性的化疗和（或）子宫切除术，但实际上这并不是真正的 β-hCG 分子和滋养细胞疾病（Cole，1998；Rotmensch，2000）。血清中的异嗜性抗体干扰 β-hCG 的免疫测定从而产生幻影 β-hCG，导致假阳性结果。

有几种方法可以鉴别诊断：①可行尿妊娠试验，幻影 β-hCG 的异嗜性抗体不经肾滤过或排泄。因此，那些抗体不存在于尿液中，尿液检测将显示 β-hCG 的真阴性结果。值得注意的是，用这种方法排除妊娠滋养细胞疾病时，血 β-hCG 水平必须明显高于尿妊娠试验的阈值。②如果是真性 β-hCG，那么将血标本进行连续性稀释时，β-hCG 水平按一定比例下降。但幻影 β-hCG 的测量结果不随稀释改变。③如果怀疑是幻影 β-hCG，一些专业实验室可以去除异嗜性抗体。④异嗜性抗体会干扰一种分析，但可能与另一种分析的抗体结合不紧密。因此，将 β-hCG 检测试剂盒换成不同制造商的试剂盒可能可以准确地证明缺乏真性 β-hCG（Cole，1998；Olsen，2001；Rotmensch，2000）。

（吴晓东 译 吕卫国 审校）

### 参考文献

Alazzam M, Tidy J, Hancock BW, et al: First line chemotherapy in low risk gestational trophoblastic neoplasia. Cochrane Database Syst Rev 7:CD007102, 2012a

Alazzam M, Tidy J, Osborne R, et al: Chemotherapy for resistant or recurrent gestational trophoblastic neoplasia. Cochrane Database Syst Rev 12: CD008891, 2012b

Alifrangis C, Agarwal R, Short D, et al: EMA/CO for high-risk gestational trophoblastic neoplasia: good outcomes with induction low-dose etoposide-cisplatin and genetic analysis. J Clin Oncol 31(2):280, 2013

Allen JE, King MR, Farrar DF, et al: Postmolar surveillance at a trophoblastic disease center that serves indigent women. Am J Obstet Gynecol 188:1151, 2003

Altman AD, Bentley B, Murray S, et al: Maternal age-related rates of gestational trophoblastic disease. Obstet Gynecol 112:244, 2008

American College of Obstetricians and Gynecologists: Diagnosis and treatment of gestational trophoblastic disease. Practice Bulletin No. 53, June 2004, Reaffirmed 2014

Azuma C, Saji F, Tokugawa Y, et al: Application of gene amplification by polymerase chain reaction to genetic analysis of molar mitochondrial DNA: the detection of anuclear empty ovum as the cause of complete mole. Gynecol Oncol 40:29, 1991

Baergen RN, Rutgers JL, Young RH, et al: Placental site trophoblastic tumor: a study of 55 cases and review of the literature emphasizing factors of prognostic significance. Gynecol Oncol 100:511, 2006

Benson CB, Genest DR, Bernstein MR, et al: Sonographic appearance of first trimester complete hydatidiform moles. Ultrasound Obstet Gynecol 16:188, 2000

Berkowitz RS, Bernstein MR, Harlow BL, et al: Case-control study of risk factors for partial molar pregnancy. Am J Obstet Gynecol 173:788, 1995

Berkowitz RS, Cramer DW, Bernstein MR, et al: Risk factors for complete molar pregnancy from a case-control study. Am J Obstet Gynecol 152:1016, 1985

Berkowitz RS, Im SS, Bernstein MR, et al: Gestational trophoblastic disease: subsequent pregnancy outcome, including repeat molar pregnancy. J Reprod Med 43:81, 1998

Bower M, Newlands ES, Holden L, et al: EMA/CO for high-risk gestational trophoblastic tumors: results from a cohort of 272 patients. J Clin Oncol 15:2636, 1997

Braga A, Maesta I, Michelin OC, et al: Maternal and perinatal outcomes of first pregnancy after chemotherapy for gestational trophoblastic neoplasia in Brazilian women. Gynecol Oncol 112:568, 2009

Burton JL, Lidbury EA, Gillespie AM, et al: Overdiagnosis of hydatidiform mole in early tubal ectopic pregnancy. Histopathology 38:409, 2001

Cagayan MS: Sexual dysfunction as a complication of treatment of gestational trophoblastic neoplasia. J Reprod Med 53:595, 2008

Cagayan MS, Lu-Lasala LR: Management of gestational trophoblastic neoplasia with metastasis to the central nervous system: a 12-year review at the Phillippe General Hospital. J Reprod Med 51:785, 2006

Cao Y, Xiang Y, Feng F, et al: Surgical resection in the management of pulmonary metastatic disease of gestational trophoblastic neoplasia. Int J Gynecol Cancer 19:798, 2009

Castrillon DH, Sun D, Weremowicz S, et al: Discrimination of complete hydatidiform mole from its mimics by immunohistochemistry of the paternally imprinted gene product p57KIP2. Am J Surg Pathol 25:1225, 2001

Chalouhi GE, Golfier F, Soignon P, et al: Methotrexate for 2000 FIGO low-risk gestational trophoblastic neoplasia patients: efficacy and toxicity. Am J Obstet Gynecol 200(6):643.e1, 2009

Chapman-Davis E, Hoekstra AV, Rademaker AW, et al: Treatment of non-metastatic and metastatic low-risk gestational trophoblastic neoplasia: factors associated with resistance to single-agent methotrexate chemotherapy. Gynecol Oncol 125(3):572, 2012

Chen LM, Lengyel ER, Bethan PC: Single-agent pulse dactinomycin has only modest activity for methotrexate-resistant gestational trophoblastic neoplasia. Gynecol Oncol 94:204, 2004

Cheung AN, Khoo US, Lai CY, et al: Metastatic trophoblastic disease after an initial diagnosis of partial hydatidiform mole: genotyping and chromosome in situ hybridization analysis. Cancer 100:1411, 2004

Chew SH, Perlman EJ, Williams R, et al: Morphology and DNA content analysis in the evaluation of first trimester placentas for partial hydatidiform mole (PHM). Hum Pathol 31:914, 2000

Chong CY, Koh CF: Hydatidiform mole in Kandang Kerbau Hospital: a 5-year review. Singapore Med J 40:265, 1999

Clark RM, Nevadunsky NS, Ghosh S, et al: The evolving role of hysterectomy in gestational trophoblastic neoplasia at the New England Trophoblastic Disease Center. J Reprod Med 5:194, 2010

Cole LA: Phantom hCG and phantom choriocarcinoma. Gynecol Oncol 71:325, 1998

Cole LA, Khanlian SA, Muller CY: Blood test for placental site trophoblastic tumor and nontrophoblastic malignancy for evaluating patients with low positive human chorionic gonadotropin results. J Reprod Med 53:457, 2008

Costa HL, Doyle P: Influence of oral contraceptives in the development of post-molar trophoblastic neoplasia—a systematic review. Gynecol Oncol 100:579, 2006

Covens A, Filiaci VL, Burger RA, et al: Phase II trial of pulse dactinomycin as salvage therapy for failed low-risk gestational trophoblastic neoplasia: a Gynecologic Oncology Group study. Cancer 107(6):1280, 2006

Darby S, Jolley I, Pennington S: Does chest CT matter in the staging of GTN? Gynecol Oncol 112:155, 2009

Davis MR, Howitt BE, Quade BJ, et al: Epithelioid trophoblastic tumor: a single institution case series at the New England Trophoblastic Disease Center. Gynecol Oncol 137(3):456, 2015

Dhillon T, Palmieri C, Sebire NJ, et al: Value of whole body [18]FDG-PET to identify the active site of gestational trophoblastic neoplasia. J Reprod Med 51:979, 2006

Diver E, May T, Vargas R, et al: Changes in clinical presentation of post-term choriocarcinoma at the New England Trophoblastic Disease Center in recent years. Gynecol Oncol 130(3):483, 2013

Drake RD, Rao GG, McIntire DD, et al: Gestational trophoblastic disease among Hispanic women: a 21-year hospital-based study. Gynecol Oncol 103(1):81, 2006

Elias KM, Goldstein DP, Berkowitz RS: Complete hydatidiform mole in women older than age 50. J Reprod Med 55:208, 2010

Escobar PF, Lurain JR, Singh DK, et al: Treatment of high-risk gestational trophoblastic neoplasia with etoposide, methotrexate, actinomycin D, cyclophosphamide, and vincristine chemotherapy. Gynecol Oncol 91:552, 2003

Fallahian M: Familial gestational trophoblastic disease. Placenta 24:797, 2003

Fan JB, Surti U, Taillon-Miller P, et al: Paternal origins of complete hydatidiform moles proven by whole genome single-nucleotide polymorphism haplotyping. Genomics 79:58, 2002

Feltmate CM, Genest DR, Wise L, et al: Placental site trophoblastic tumor: a 17-year experience at the New England Trophoblastic Disease Center. Gynecol Oncol 82:415, 2001

Feltmate CM, Growdon WB, Wolfberg AJ, et al: Clinical characteristics of persistent gestational trophoblastic neoplasia after partial hydatidiform molar pregnancy. J Reprod Med 51:902, 2006

Ferreira EG, Maesta I, Michelin OC, et al: Assessment of quality of life and psychologic aspects in patients with gestational trophoblastic disease. J Reprod Med 54:239, 2009

FIGO Committee on Gynecologic Oncology: Current FIGO staging for cancer of the vagina, fallopian tube, ovary, and gestational trophoblastic neoplasia. Int J Gynaecol Obstet 105:3, 2009

FIGO Oncology Committee: FIGO staging for gestational trophoblastic neoplasia 2000. Int J Gynaecol Obstet 77:285, 2002

Fleming EL, Garrett L, Growdon WB, et al: The changing role of thoracotomy in gestational trophoblastic neoplasia at the New England Trophoblastic Disease Center. J Reprod Med 53:493, 2008

Fu J, Fang F, Xie L, et al: Prophylactic chemotherapy for hydatidiform mole to prevent gestational trophoblastic neoplasia. Cochrane Database Syst Rev 10:CD007289, 2012

Fung Kee FK, Eason E, Crane J, et al: Prevention of Rh alloimmunization. J Obstet Gynaecol Can 25:765, 2003

Gaffield ME, Kapp N, Curtis KM: Combined oral contraceptive and intrauterine device use among women with gestational trophoblastic disease. Contraception 80:363, 2009

Garner EI, Garrett A, Goldstein DP, et al: Significance of chest computed tomography findings in the evaluation and treatment of persistent gestational trophoblastic neoplasia. J Reprod Med 49:411, 2004

Garrett LA, Garner EI, Feltmate CM, et al: Subsequent pregnancy outcomes in patients with molar pregnancy and persistent gestational trophoblastic neoplasia. J Reprod Med 53(7):481, 2008

Gillespie AM, Lidbury EA, Tidy JA, et al: The clinical presentation, treatment, and outcome of patients diagnosed with possible ectopic molar gestation. Int J Gynecol Cancer 14:366, 2004

Gleeson NC, Finan MA, Fiorica JV, et al: Nonmetastatic gestational trophoblastic disease: weekly methotrexate compared with 8-day methotrexate-folinic acid. Eur J Gynaecol Oncol 14:461, 1993

Golfier F, Raudrant D, Frappart L, et al: First epidemiological data from the French Trophoblastic Disease Reference Center. Am J Obstet Gynecol 196:172.e1, 2007

Harvey RA, Pursglove HD, Schmid P, et al: Human chorionic gonadotropin free beta-subunit measurement as a marker of placental site trophoblastic tumors. J Reprod Med 53:643, 2008

Hassadia A, Gillespie A, Tidy J, et al: Placental site trophoblastic tumour: clinical features and management. Gynecol Oncol 99:603, 2005

Homesley HD, Blessing JA, Rettenmaier M, et al: Weekly intramuscular methotrexate for nonmetastatic gestational trophoblastic disease. Obstet Gynecol 72:413, 1988

Homesley HD, Blessing JA, Schlaerth J, et al: Rapid escalation of weekly intramuscular methotrexate for nonmetastatic gestational trophoblastic disease: a Gynecologic Oncology Group study. Gynecol Oncol 39:305, 1990

Hyman DM, Bakios L, Gualtiere G, et al: Placental site trophoblastic tumor: analysis of presentation, treatment, and outcome. Gynecol Oncol 129(1):58, 2013

Jauniaux E: Partial moles: from postnatal to prenatal diagnosis. Placenta 20: 379, 1999

Johns J, Greenwold N, Buckley S, et al: A prospective study of ultrasound screening for molar pregnancies in missed miscarriages. Ultrasound Obstet Gynecol 25:493, 2005

Joneborg U, Marions L. Current clinical features of complete and partial hydatidiform mole in Sweden. J Reprod Med 59(1–2):51, 2014

Kajii T, Ohama K: Androgenetic origin of hydatidiform mole. Nature 268:633, 1977

Kang WD, Choi HS, Kim SM: Weekly methotrexate (50 mg/m$^2$) without dose escalation as a primary regimen for low-risk gestational trophoblastic neoplasia. Gynecol Oncol 117(3):477, 2010

Kerkmeijer LG, Wielsma S, Massuger LF, et al: Recurrent gestational trophoblastic disease after hCG normalization following hydatidiform mole in The Netherlands. Gynecol Oncol 106:142, 2007

Khan F, Everard J, Ahmed S, et al: Low-risk persistent gestational trophoblastic disease treated with low-dose methotrexate: efficacy, acute and long-term effects. Br J Cancer 89:2197, 2003

Khanlian SA, Smith HO, Cole LA: Persistent low levels of human chorionic gonadotropin: a premalignant gestational trophoblastic disease. Am J Obstet Gynecol 188:1254, 2003

Kim SJ, Lee C, Kwon SY, et al: Studying changes in the incidence, diagnosis and management of GTD: the South Korean model. J Reprod Med 49:643, 2004

Kohorn EI: Persistent low-level "real" human chorionic gonadotropin: a clinical challenge and a therapeutic dilemma. Gynecol Oncol 85:315, 2002

Kurman RJ, Carcangiu ML, Herrington CS, et al (eds): WHO Classification of Tumours of Female Reproductive Organs, 4th ed. Lyon, International Agency for Research on Cancer, 2014

La Vecchia C, Parazzini F, Decarli A, et al: Age of parents and risk of gestational trophoblastic disease. J Natl Cancer Inst 73:639, 1984

Lavie I, Rao GG, Castrillon DH, et al: Duration of human chorionic gonadotropin surveillance for partial hydatidiform moles. Am J Obstet Gynecol 192:1362, 2005

Lawler SD, Fisher RA: Genetic studies in hydatidiform mole with clinical correlations. Placenta 8:77, 1987

Lawler SD, Fisher RA, Dent J: A prospective genetic study of complete and partial hydatidiform moles. Am J Obstet Gynecol 164:1270, 1991

Lazarus E, Hulka C, Siewert B, et al: Sonographic appearance of early complete molar pregnancies. J Ultrasound Med 18:589, 1999

Lee KH, Lee IH, Kim BG, et al: Clinicopathologic characteristics of malignant germ cell tumors in the ovaries of Korean women: a Korean Gynecologic Oncology Group Study. Int J Gynecol Cancer 19:84, 2009

Limpongsanurak S: Prophylactic actinomycin D for high-risk complete hydatidiform mole. J Reprod Med 46:110, 2001

Lindholm H, Flam F: The diagnosis of molar pregnancy by sonography and gross morphology. Acta Obstet Gynecol Scand 78:6, 1999

Lok CA, Ansink AC, Grootfaam D, et al: Treatment and prognosis of post term choriocarcinoma in The Netherlands. Gynecol Oncol 103:698, 2006

Lok CA, van der Houwen C, ten Kate-Booji MJ, et al: Pregnancy after EMA/CO for gestational trophoblastic disease: a report from The Netherlands. BJOG 110:560, 2003

Loukovaara M, Pukkala E, Lehtovirta P, et al: Epidemiology of hydatidiform mole in Finland, 1975 to 2001. Eur J Gynaecol Oncol 26:207, 2005

Lu WG, Ye F, Shen YM, et al: EMA-CO chemotherapy for high-risk gestational trophoblastic neoplasia: a clinical analysis of 54 patients. Int J Gynecol Cancer 18:357, 2008

Lurain JR, Nejad B: Secondary chemotherapy for high-risk gestational trophoblastic neoplasia. Gynecol Oncol 97:618, 2005

Lurain JR, Singh DK, Schink JC: Management of metastatic high-risk gestational trophoblastic neoplasia: FIGO stage II-IV: risk factor score > or = 7. J Reprod Med 55:199, 2010

Lybol C, Sweep FC, Harvey R, et al: Relapse rates after two versus three consolidation courses of methotrexate in the treatment of low-risk gestational trophoblastic neoplasia. Gynecol Oncol 125(3):576, 2012

Lybol C, Thomas CM, Bulten J, et al: Increase in the incidence of gestational trophoblastic disease in The Netherlands. Gynecol Oncol 121(2):334, 2011

Machtinger R, Gotlieb WH, Korach J, et al: Placental site trophoblastic tumor: outcome of five cases including fertility-preserving management. Gynecol Oncol 96:56, 2005

Mackenzie F, Mathers A, Kennedy J: Invasive hydatidiform mole presenting as an acute primary haemoperitoneum. BJOG 100:953, 1993

Mangili G, Garavaglia E, Cavoretto P, et al: Clinical presentation of hydatidiform mole in northern Italy: has it changed in the last 20 years? Am J Obstet Gynecol 2008 198(3):302.e1–4, 2008

Mangili G, Garavaglia E, Frigerio L, et al: Management of low-risk gestational trophoblastic tumors with etoposide (VP16) in patients resistant to methotrexate. Gynecol Oncol 61:218, 1996

Marcorelles P, Audrezet MP, Le Bris MJ, et al: Diagnosis and outcome of complete hydatidiform mole coexisting with a live twin fetus. Eur J Obstet Gynecol Reprod Biol 118:21, 2005

Massad LS, Abu-Rustum NR, Lee SS, et al: Poor compliance with postmolar surveillance and treatment protocols by indigent women. Obstet Gynecol 96:940, 2000

Matsui H, Iitsuka Y, Yamazawa K, et al: Changes in the incidence of molar pregnancies: a population-based study in Chiba Prefecture and Japan between 1974 and 2000. Hum Reprod 18:172, 2003

Matsui H, Sekiya S, Hando T, et al: Hydatidiform mole coexistent with a twin live fetus: a national collaborative study in Japan. Hum Reprod 15:608, 2000

Matsui H, Suzuka K, Yamazawa K, et al: Relapse rate of patients with low-risk gestational trophoblastic tumor initially treated with single-agent chemotherapy. Gynecol Oncol 96:616, 2005

McNeish IA, Strickland S, Holden L, et al: Low-risk persistent gestational trophoblastic disease: outcome after initial treatment with low-dose methotrexate and folinic acid from 1992 to 2000. J Clin Oncol 20:1838, 2002

Merchant SH, Amin MB, Viswanatha DS, et al: p57KIP2 immunohistochemistry in early molar pregnancies: emphasis on its complementary role in the differential diagnosis of hydropic abortuses. Hum Pathol 36:180, 2005

Mungan T, Kuscu E, Dabakoglu T, et al: Hydatidiform mole: clinical analysis of 310 patients. Int J Gynaecol Obstet 52:233, 1996

Newlands ES, Holden L, Seckl MJ, et al: Management of brain metastases in patients with high-risk gestational trophoblastic tumors. J Reprod Med 47:465, 2002

Newlands ES, Mulholland PJ, Holden L, et al: Etoposide and cisplatin/etoposide, methotrexate, and actinomycin D (EMA) chemotherapy for patients with high-risk gestational trophoblastic tumors refractory to EMA/cyclophosphamide and vincristine chemotherapy and patients presenting with metastatic placental site trophoblastic tumors. J Clin Oncol 18:854, 2000

Ngan HY: The practicability of FIGO 2000 staging for gestational trophoblastic neoplasia. Int J Gynecol Cancer 14:202, 2004

Numnum TM, Leath CA III, Straughn JM Jr, et al: Occult choriocarcinoma discovered by positron emission tomography/computed tomography imaging following a successful pregnancy. Gynecol Oncol 97:713, 2005

Olsen TG, Hubert PR, Nycum LR: Falsely elevated human chorionic gonadotropin leading to unnecessary therapy. Obstet Gynecol 98:843, 2001

Osborne R, Filiaci V, Schink J, et al: A randomized phase III trial comparing weekly parenteral methotrexate and "pulsed" dactinomycin as primary management for low-risk gestational trophoblastic neoplasia: a Gynecologic Oncology Group study. Gynecol Oncol 108:S2, 2008

Palmer JE, Macdonald M, Wells M, et al: Epithelioid trophoblastic tumor: a review of the literature. J Reprod Med 53:465, 2008

Palmer JR, Driscoll SG, Rosenberg L, et al: Oral contraceptive use and risk of gestational trophoblastic tumors. J Natl Cancer Inst 91:635, 1999

Palmieri C, Dhillon T, Fisher RA, et al: Management and outcome of healthy women with a persistently elevated beta-hCG. Gynecol Oncol 106:35, 2007

Papadopoulos AJ, Foskett M, Seckl MJ, et al: Twenty-five years' clinical experience with placental site trophoblastic tumors. J Reprod Med 47:460, 2002

Paradinas FJ, Fisher RA, Browne P, et al: Diploid hydatidiform moles with fetal red blood cells in molar villi: 1. Pathology, incidence, and prognosis. J Pathol 181:183, 1997

Parazzini F, Cipriani S, Mangili G, et al: Oral contraceptives and risk of gestational trophoblastic disease. Contraception 65:425, 2002

Parazzini F, La Vecchia C, Mangili G, et al: Dietary factors and risk of trophoblastic disease. Am J Obstet Gynecol 158:93, 1988

Parazzini F, La Vecchia C, Pampallona S: Parental age and risk of complete and partial hydatidiform mole. BJOG 93:582, 1986

Parazzini F, Mangili G, La Vecchia C, et al: Risk factors for gestational trophoblastic disease: a separate analysis of complete and partial hydatidiform moles. Obstet Gynecol 78:1039, 1991

Patel SM, Desai A: Management of drug resistant gestational trophoblastic neoplasia. J Reprod Med 55:296, 2010

Pezeshki M, Hancock BW, Silcocks P, et al: The role of repeat uterine evacuation in the management of persistent gestational trophoblastic disease. Gynecol Oncol 95:423, 2004

Pisal N, North C, Tidy J, et al: Role of hysterectomy in management of gestational trophoblastic disease. Gynecol Oncol 87:190, 2002

Powles T, Savage P, Short D, et al: Residual lung lesions after completion of chemotherapy for gestational trophoblastic neoplasia: should we operate? Br J Cancer 94:51, 2006

Price JM, Hancock BW, Tidy J, et al: Screening for central nervous system disease in metastatic gestational trophoblastic neoplasia. J Reprod Med 55:301, 2010

Rodabaugh KJ, Bernstein MR, Goldstein DP, et al: Natural history of postterm choriocarcinoma. J Reprod Med 43:75, 1998

Ronnett BM, DeScipio C, Murphy KM. Hydatidiform moles: ancillary techniques to refine diagnosis. Int J Gynecol Pathol 30(2):101, 2011

Rotmensch S, Cole LA: False diagnosis and needless therapy of presumed malignant disease in women with false-positive human chorionic gonadotropin concentrations. Lancet 355:712, 2000

Rustin GJ, Newlands ES, Lutz JM, et al: Combination but not single-agent methotrexate chemotherapy for gestational trophoblastic tumors increases the incidence of second tumors. J Clin Oncol 14:2769, 1996

Savage P, Cooke R, O'Nions J, et al: Effects of single-agent and combination chemotherapy for gestational trophoblastic tumors on risks of second malignancy and early menopause. J Clin Oncol 33(5):472, 2015a

Savage P, Kelpanides I, Tuthill M, et al: Brain metastases in gestational trophoblast neoplasia: an update on incidence, management and outcome. Gynecol Oncol 137(1):73, 2015b

Savage P, Williams J, Wong SL, et al: The demographics of molar pregnancies in England and Wales from 2000–2009. J Reprod Med 5:341, 2010

Schechter NR, Mychalczak B, Jones W, et al: Prognosis of patients treated with whole-brain radiation therapy for metastatic gestational trophoblastic disease. Gynecol Oncol 68:183, 1998

Schmid P, Nagai Y, Agarwal R, et al: Prognostic markers and long-term outcome of placental-site trophoblastic tumors: a retrospective observational study. Lancet 374:48, 2009

Sebire NJ, Fisher RA, Foskett M, et al: Risk of recurrent hydatidiform mole and subsequent pregnancy outcome following complete or partial hydatidiform molar pregnancy. BJOG 110:22, 2003

Sebire NJ, Foskett M, Fisher RA, et al: Persistent gestational trophoblastic disease is rarely, if ever, derived from nonmolar first-trimester miscarriage. Med Hypoth 64:689, 2005a

Sebire NJ, Foskett M, Fisher RA, et al: Risk of partial and complete hydatidiform molar pregnancy in relation to maternal age. BJOG 109:99, 2002a

Sebire NJ, Foskett M, Paradinas FJ, et al: Outcome of twin pregnancies with complete hydatidiform mole and healthy cotwin. Lancet 359:2165, 2002b

Sebire NJ, Foskett M, Short D, et al: Shortened duration of human chorionic gonadotrophin surveillance following complete or partial hydatidiform mole: evidence for revised protocol of a UK regional trophoblastic disease unit. BJOG 114:760, 2007

Sebire NJ, Lindsay I, Fisher RA, et al: Overdiagnosis of complete and partial hydatidiform mole in tubal ectopic pregnancies. Int J Gynecol Pathol 24:260, 2005b

Sebire NJ, Rees H, Paradinas F, et al: The diagnostic implications of routine ultrasound examination in histologically confirmed early molar pregnancies. Ultrasound Obstet Gynecol 18:662, 2001

Seckl MJ, Dhillon T, Dancey G, et al: Increased gestational age at evacuation of a complete hydatidiform mole: does it correlate with increased risk of requiring chemotherapy? J Reprod Med 49:527, 2004

Seckl MJ, Fisher RA, Salerno G, et al: Choriocarcinoma and partial hydatidiform moles. Lancet 356:36, 2000

Seckl MJ, Rustin GJS, Newlands ES, et al: Pulmonary embolism, pulmonary hypertension, and choriocarcinoma. Lancet 338:1313, 1991

Seckl MJ, Sebire NJ, Berkowitz RS: Gestational trophoblastic disease. Lancet 376:717, 2010

Sharma S, Jagdev S, Coleman RE, et al: Serosal complications of single-agent low-dose methotrexate used in gestational trophoblastic diseases: first reported case of methotrexate-induced peritonitis. Br J Cancer 81:1037, 1999

Shih IM, Kurman RJ: Epithelioid trophoblastic tumor: a neoplasm distinct from choriocarcinoma and placental site trophoblastic tumor simulating carcinoma. Am J Surg Pathol 22:1393, 1998

Sita-Lumsden A, Short D, Lindsay I, et al: Treatment outcomes for 618 women with gestational trophoblastic tumours following a molar pregnancy at the Charing Cross Hospital, 2000–2009. Br J Cancer 107(11):1810, 2012

Smith HO, Hilgers RD, Bedrick EJ, et al: Ethnic differences at risk for gestational trophoblastic disease in New Mexico: a 25-year population-based study. Am J Obstet Gynecol 188:357, 2003

Soto-Wright V, Bernstein M, Goldstein DP, et al: The changing clinical presentation of complete molar pregnancy. Obstet Gynecol 86:775, 1995

Suzuka K, Matsui H, Iitsuka Y, et al: Adjuvant hysterectomy in low-risk gestational trophoblastic disease. Obstet Gynecol 97:431, 2001

Taylor F, Grew T, Everard J, et al: The outcome of patients with low risk gestational trophoblastic neoplasia treated with single agent intramuscular methotrexate and oral folinic acid. Eur J Cancer 49(15):3184, 2013a

Taylor JS, Viera L, Caputo TA, et al: Unsuccessful planned conservative resection of placental site trophoblastic tumor. Obstet Gynecol 121(2 Pt 2 Suppl 1):465, 2013b

Tham BW, Everard JE, Tidy JA, et al: Gestational trophoblastic disease in the Asian population of northern England and North Wales. BJOG 110:555, 2003

Tidy JA, Gillespie AM, Bright N, et al: Gestational trophoblastic disease: a study of mode of evacuation and subsequent need for treatment with chemotherapy. Gynecol Oncol 78:309, 2000

Tidy JA, Rustin GJ, Newlands ES, et al: Presentation and management of choriocarcinoma after nonmolar pregnancy. BJOG 102:715, 1995

Tuncer ZS, Bernstein MR, Goldstein DP, et al: Outcome of pregnancies occurring within 1 year of hydatidiform mole. Obstet Gynecol 94:588, 1999

Uberti EM, Fajardo MD, da Cunha AG, et al: Prevention of postmolar gestational trophoblastic neoplasia using prophylactic single bolus dose of actinomycin D in high-risk hydatidiform mole: a simple, effective, secure and low-cost approach without adverse effects on compliance to general follow-up or subsequent treatment. Gynecol Oncol 114:299, 2009

van Trommel NE, Lok CA, Bulten H, et al: Long-term outcome of placental site trophoblastic tumor in The Netherlands. J Reprod Med 58(5–6):224, 2013

van Trommel NE, Massuger LF, Verheijen RH, et al: The curative effect of a second curettage in persistent trophoblastic disease: a retrospective cohort survey. Gynecol Oncol 99:6, 2005

Vargas R, Barroilhet LM, Esselen K, et al: Subsequent pregnancy outcomes after complete and partial molar pregnancy, recurrent molar pregnancy, and gestational trophoblastic neoplasia: an update from the New England Trophoblastic Disease Center. J Reprod Med 59(5–6):188, 2014

Wang J, Short D, Sebire NJ, et al: Salvage chemotherapy of relapsed or high-risk gestational trophoblastic neoplasia (GTN) with paclitaxel/cisplatin alternating with paclitaxel/etoposide (TP/TE). Ann Oncol 19:1578, 2008

Wenzel L, Berkowitz R, Robinson S, et al: The psychological, social, and sexual consequences of gestational trophoblastic disease. Gynecol Oncol 46:74, 1992

Williams J, Short D, Dayal L, et al: Effect of early pregnancy following chemotherapy on disease relapse and fetal outcome in women treated for gestational trophoblastic neoplasia. J Reprod Med 59(5–6):248, 2014

Wolfberg AJ, Feltmate C, Goldstein DP, et al: Low risk of relapse after achieving undetectable hCG levels in women with complete molar pregnancy. Obstet Gynecol 104:551, 2004

Wong JM, Liu D, Lurain JR: Reproductive outcomes after multiagent chemotherapy for high-risk gestational trophoblastic neoplasia. J Reprod Med 59(5–6):204, 2014

Yarandi F, Eftekhar Z, Shojaei H, et al: Pulse methotrexate versus pulse actinomycin D in the treatment of low-risk gestational trophoblastic neoplasia. Int J Gynaecol Obstet 103:33, 2008

Zhou Q, Lei XY, Xie Q, et al: Sonographic and Doppler imaging in the diagnosis and treatment of gestational trophoblastic disease: a 12-year experience. J Ultrasound Med 24:15, 2005

# 第五部分
# 妇科手术

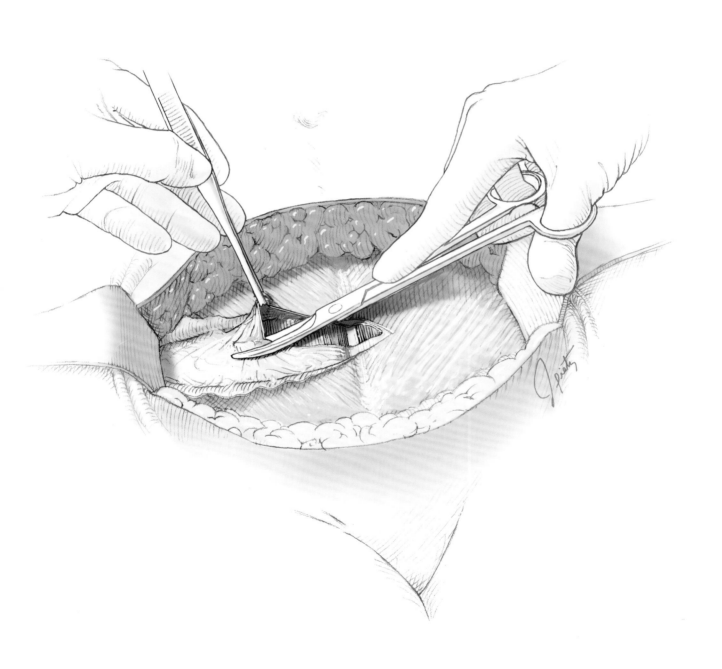

## 第三十八章

# 解 剖 学

## 一、腹前壁

腹前壁是人体躯干的重要支托组织，一来保持腹腔脏器的正常位置，二来腹壁肌肉的活动有助于维持机体的呼吸和促进排泄。了解腹壁各层次结构是手术者安全有效进入腹腔进行手术而无血管神经并发症发生的关键。

### 1. 皮肤和皮下层

朗格线是指皮肤中的真皮纤维的走向。在腹前壁，它们横向排列（图 38-1）。因此，一般而言，与横切口相比，纵切口张力较大，瘢痕也较大。

皮下层位于皮肤深层，在腹前壁，该层被分为两层：浅层为脂肪层（Camper 筋膜），深层为膜性层（Scarpa 筋膜）（图 38-2）。Camper 筋膜和 Scarpa 筋膜界限层次不明确，二者相互延续构成了皮下层。

临床上，下腹壁的 Scarpa 筋膜发育较好，低位横切口的外侧缘暴露最清楚，位于腹直肌前鞘表面。然而，在中线纵切口时 Scarpa 筋膜的层次结构显示不清。

### 2. 腹直肌鞘

腹直肌鞘由腹外斜肌腱膜、腹内斜肌腱膜和腹横肌腱膜相互融合而成（图 38-2），这些腱膜层在中线处融合成白线。下腹部的腹外斜肌在髂前上棘处逐渐移行为腱膜，而腹内斜肌和腹横肌则在更靠内侧才移行为腱膜，因此，在行腹壁低位横切口时可以看见腹内斜肌位于腹外斜肌腱膜的下方。

对于外科医生来说，了解弓状线上下腹直肌鞘的解剖结构具有重要意义（图 38-2）。弓状线位于脐与耻骨联合之间，弓状线以下的腹直肌鞘完全绕至腹直肌前面，弓状线以上的腹直肌鞘围绕腹直肌构成了腹直肌前鞘与后鞘。在这水平线上，腹直肌前鞘由腹外斜肌腱膜、腹内斜肌腱膜前层构成，腹直肌后鞘由腹内斜肌腱膜后层和腹横肌腱膜构成。弓状线以下，腱膜绕至腹直肌前面，因此，弓状线以下的腹直肌背侧

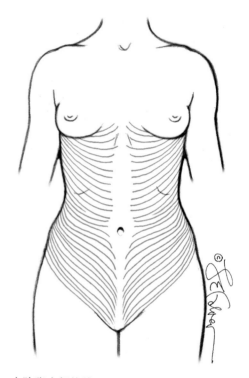

**图 38-1** 皮肤张力朗格线

面直接紧贴着腹横筋膜。

外科手术中，下腹部腹内斜肌腱膜和腹横肌腱膜相互融合。因此，下腹壁的低位横切口可暴露两层筋膜组织。相对而言，在白线处的纵切口仅能暴露一层筋膜组织。

腹横肌肌纤维与真皮纤维均为横向走形，因此，纵切口的缝线张力要比横切口的大，故纵切口更容易裂开和形成疝气。除切口疝以外，沿白线处的腹壁疝是最常见的。Spiegelian 疝是腹前壁疝的一种少见类型，常发生于腹直肌外侧缘，尤其是在弓状线水平（图 11-8）

### 3. 腹横筋膜

腹横筋膜是位于腹横肌深面与腹膜外脂肪之间的薄层纤维组织，作为腹内筋膜的一部分围绕腹腔（图

38-2)（Memon，1999）。在下腹壁可以看到腹横筋膜与耻骨骨膜在腹直肌插入点的外侧缘紧密相贴。

手术时，进入腹腔过程中从膀胱前壁钝性或锐性分离下来的那层就是腹横筋膜。这是由腹膜外进入耻骨后间隙需要通过的最后一层组织。

### ■ 4. 腹膜

内衬于腹壁内表面的腹膜称之为壁腹膜。腹前壁的腹膜形成 5 条结构不同的纵形皱襞（图 38-2）。此 5 条皱襞均会聚向脐孔，被称之为脐韧带。

脐正中襞是由脐尿管闭锁后所形成，连接于脐与膀胱尖之间。在胚胎期，脐尿管或是尿囊均连接于后肠与脐索之间。左右脐内侧襞是由闭锁后的脐动脉所形成，在胚胎期脐动脉连接于髂内动脉与脐索之间。左右脐外侧韧带包含腹壁下动静脉。这些血管最初从中间向圆韧带走行，从而进入腹股沟深环（图 38-3）。

在手术中，横形切断潜在未闭的脐尿管会引起尿液渗出到腹腔。除此，中线腹前壁囊肿的鉴别诊断包括脐尿管囊肿、脐尿管窦和脐尿管憩室。

脐韧带可作为腹腔镜手术中重要的标志。首先，在放置 trocar 套管针时可能损伤腹壁下动脉。因此，直视脐外侧韧带可以避免腹腔镜穿刺时损伤这些血管。其次，紧跟脐正中韧带，可以引导外科医师找到髂内动脉和子宫动脉。脐正中韧带也是膀胱侧间隙的内侧边界，膀胱侧间隙是在根治性子宫切除术中游离宫旁时产生的。

### ■ 5. 前腹壁血供

#### （1）股分支

腹壁浅动脉、旋髂浅动脉和阴部外动脉均起源于股动脉，股动脉位于股三角区域腹股沟韧带的下方。这些血管营养前腹壁及阴阜的皮肤和皮下组织。腹壁浅动脉走行类似腹壁下动脉，沿对角线朝向脐孔走行。

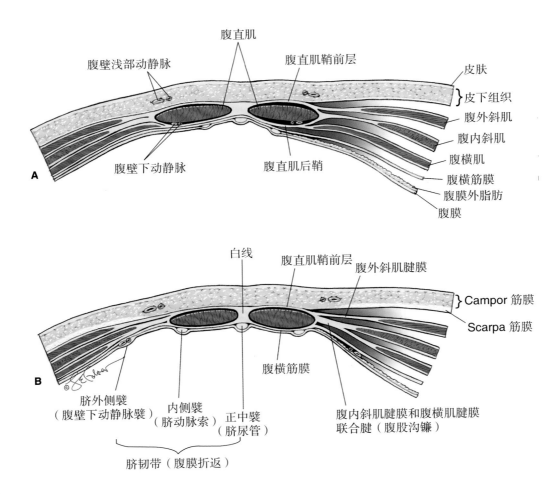

图 38-2　前腹壁横切面解剖。A. 弓状线以上；B. 弓状线以下

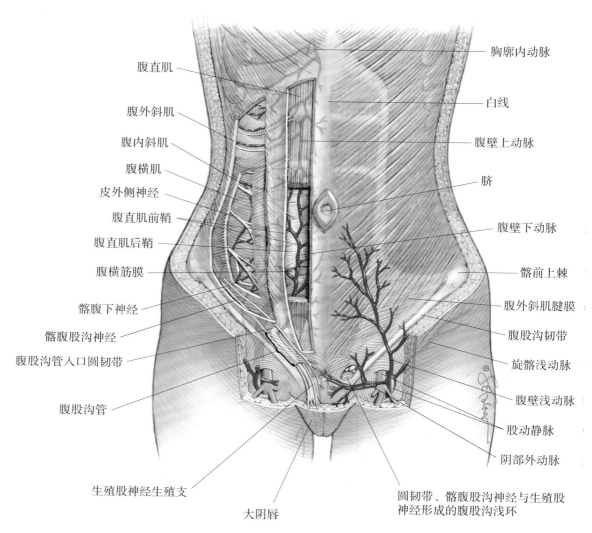

图 38-3  前腹壁解剖

腹直肌
腹外斜肌
腹内斜肌
腹横肌
皮外侧神经
腹直肌前鞘
腹直肌后鞘
腹横筋膜
髂腹下神经
髂腹股沟神经
腹股沟管入口圆韧带
腹股沟管
生殖股神经生殖支
大阴唇

胸廓内动脉
白线
腹壁上动脉
脐
腹壁下动脉
髂前上棘
腹外斜肌腱膜
腹股沟韧带
旋髂浅动脉
腹壁浅动脉
股动静脉
阴部外动脉
圆韧带、髂腹股沟神经与生殖股神经形成的腹股沟浅环

手术时，在进行低位皮肤横切口时，通常可以在皮肤和腹直肌筋膜的中间识别腹壁浅动静脉血管，距离中线约数厘米。对较瘦的患者行腹腔镜操作时，这些血管可通过透视法识别（见第四十一章）。

两侧的阴部外管及其他表浅分支形成丰富的吻合支。这些吻合支经常是阴阜区域切口发生大出血的原因，例如耻骨后尿道中段吊带悬吊术的切口。

（2）髂外分支

腹壁下血管和旋髂深血管是髂外血管的分支（图38-3）。它们营养前腹壁的肌肉和筋膜。腹壁下动脉开始走行于腹直肌外侧，随后转向腹直肌后面，继而由前向后穿过腹直肌鞘（图 38-2 和图 38-3）。在脐孔附近，腹壁下血管和腹壁浅动静脉吻合，形成胸内血管的分支。

Hesselbach 三角在前腹壁区域，腹股沟韧带作为下界，腹直肌外侧缘为中界，腹壁下动脉为外侧界（图38-4）。直疝突出穿过 Hesselbach 三角内的腹壁。相反，斜疝突出于该三角形外侧的腹股沟深环。

手术中，超过腹直肌外侧缘的低位腹部横切口造成腹壁下血管损伤，引起严重的出血或前腹壁血肿形成。在行 Maylard 切口时需要识别并结扎这些血管。作为另一个手术解剖标志，旋髂深静脉是盆腔淋巴结切除术的下界。

### 6. 神经支配

前腹壁的神经支配来自于肋间神经（胸 7 ~ 11）的延伸支、肋下神经（胸 12），髂腹下神经和髂腹股沟神经（腰 1）（图 38-3）。胸 10 神经的分布相当于脐平面。髂腹下神经支配耻骨上皮肤的感觉。髂腹股

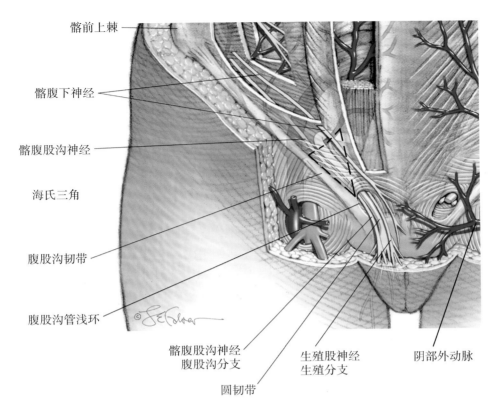

髂前上棘

髂腹下神经

髂腹股沟神经

海氏三角

腹股沟韧带

腹股沟管浅环

髂腹股沟神经
腹股沟分支

圆韧带

生殖股神经
生殖分支

阴部外动脉

**图 38-4** 腹股沟和大腿上部解剖

沟神经通过其腹股沟支支配下腹壁、大阴唇上部及大腿内侧皮肤感觉（图 38-4）。这两条神经在髂前上棘内侧 2 ~ 3 cm 进入前腹壁，并走行于腹直肌鞘之间（Whiteside，2003）。

临床上，缝合低位腹部横切口时，髂腹下神经和髂腹股沟神经会受到压迫，特别是切口范围延伸超过腹直肌外侧缘时。腹腔镜手术中使用的低位腹部 Trocar 套管针也可能会对这些神经造成损伤。如果外侧 Trocar 穿刺点位于髂前上棘上方，且低位横切口不超过腹直肌外侧缘，可以减少髂腹下神经和髂腹股沟神经损伤的风险（Rahn，2010）。

## 二、骨性骨盆

### 1. 骨盆的骨骼与关节

骶骨、尾骨以及两侧的髋骨（又名无名骨）构成了骨性骨盆（图 38-5）。髋骨又由髂骨、坐骨和耻骨组成，三者融合为髋臼，形成杯状的结构与股骨头形成关节，髂骨与骶骨后方相互连接形成骶髂关节，左右侧耻骨前方相互连接形成耻骨联合。骶髂关节是连

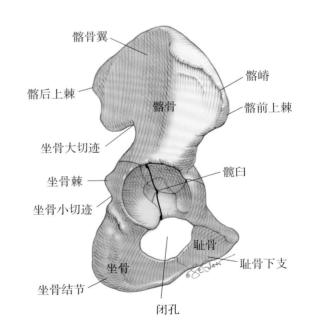

髂骨翼

髂嵴

髂后上棘

髂骨

髂前上棘

坐骨大切迹

坐骨棘

坐骨小切迹

髋臼

耻骨

耻骨下支

坐骨

坐骨结节

闭孔

**图 38-5** 右髋关节

接骶骨与髂骨关节面的滑囊关节，骶髂关节及其韧带对维持骨盆的稳定性有着重要的作用。耻骨联合是一个软骨关节，通过纤维软骨连接两侧的耻骨关节面。

坐骨棘是临床中重要的骨性突起，相当于第五骶椎水平处，由坐骨的内侧面向后方突起。

### 2. 骨盆孔

骨盆前后壁及侧壁孔均有重要组织通过。闭孔位于坐骨与耻骨之间，几乎被闭孔膜封闭。闭孔膜上部，有一小孔称之为闭膜管，血管神经由此进入股内侧（图 38-6）。

骨盆的侧后壁并非由骨性结构覆盖，而是由两条重要的副韧带：骶棘韧带和骶结节韧带与坐骨大切迹、小切迹围成坐骨大孔、小孔。梨状肌、阴部内血管及臀上下血管、坐骨神经和阴部神经，以及骶神经丛的其他分支均由坐骨大孔近坐骨棘处通过。术中，预防由骶棘韧带固定术及阴部内神经阻滞所引起

的血管神经损伤，关键在于熟悉坐骨大孔的解剖结构（Roshanravan，2007）。阴部内血管、神经和闭孔肌腱由坐骨小孔穿出。其次，骨盆有 4 对骶孔，有骶神经前支和骶外侧动静脉通过。

### 3. 韧带

韧带常用于描述连接两块骨骼之间的致密结缔组织。然而，骨盆的韧带在成分和功能上并非是一成不变。有支撑骨盆及盆腔脏器的坚韧结缔组织，也有支撑作用不明显的平滑肌和疏松结缔组织。在这些韧带中，骶棘韧带、骶结节韧带和前纵韧带均由致密结缔组织组成，连接骨盆并维持骨盆的稳定性（图 38-6）。

圆韧带和阔韧带分别由平滑肌和疏松结缔组织组成。尽管它们将子宫及附件连于盆壁，但并没有支撑

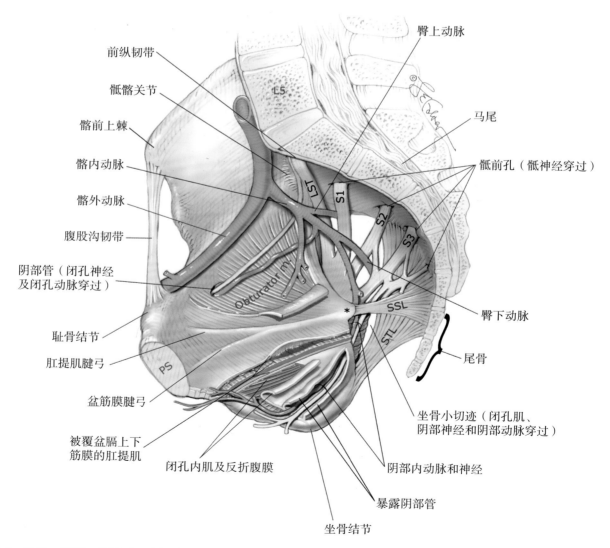

**图 38-6** 骨骼、韧带、盆壁开口及相关结构（坐骨棘由 * 标记：L5，第 5 腰椎；S1 ～ S3，第一至第三骶神经；LST，腰骶干；PS，耻骨联合；SSL，骶棘韧带；STL，骶结节韧带）

这些脏器的作用。相反，子宫主韧带和子宫骶韧带对盆腔脏器起承托作用，将在后面详细描述。

临床上，骶棘韧带、前纵韧带可作为校正盆腔脏器脱垂而使用悬吊术的缝合位点。髂耻韧带，也称之为 Cooper 韧带，是耻骨外膜增厚形成，经常作为耻骨后膀胱颈悬吊术的悬吊位点（图 38-7）。

## 三、盆壁肌肉与筋膜

骨盆的部分后壁、侧壁和下壁均被横纹肌覆盖，肌肉表面被覆筋膜（图 38-7）。梨状肌起自骶骨前外侧部，填充部分的骨盆侧后壁。经坐骨大孔出盆腔，止于股骨大转子，起到外旋髋部作用。临床上，梨状肌的拉伤导致髋部持续性疼痛，容易与其他髋部或盆腔病变混淆。

闭孔内肌填充部分盆壁，起自坐骨与髂骨的盆面及闭孔膜，经坐骨小孔穿出，止于股骨大转子，同样起到外旋髋部作用。

被覆横纹肌表面的筋膜称之为盆壁筋膜。组织学上由排列规则的胶原纤维构成。盆壁筋膜不仅为肌肉附着于盆壁同时还为盆脏筋膜（骨盆内筋膜）提供附着点。肛提肌腱弓是致密的筋膜组织，覆盖在闭孔内肌内侧面（图 38-7 和图 38-8）。这一结构是极具重要作用的肛提肌的部分起点。该图还显示致密的盆筋膜腱弓覆盖在闭孔内肌内侧面和肛提肌上。阴道前壁横向附着在盆筋膜腱弓上。

## 四、盆底

横跨盆底的肌肉统称为盆膈（图 38-7、图 38-8和图 38-9）。盆膈由肛提肌和尾骨肌及覆盖其上下的盆膈上、下筋膜组织组成。盆膈的下方，会阴隔膜与会阴中心腱也参与组成盆底。

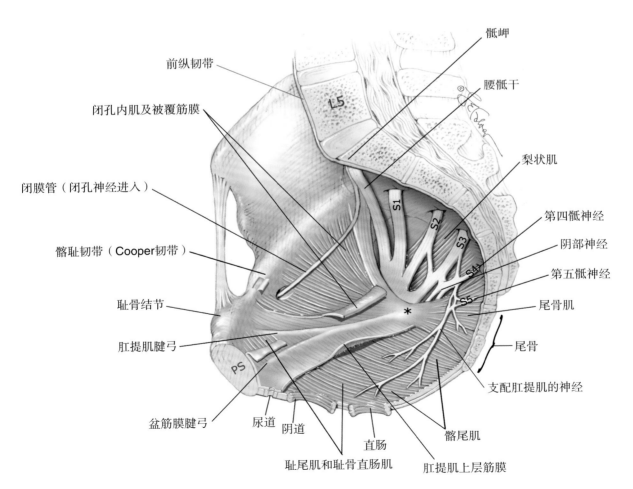

图 38-7　盆壁肌肉及筋膜和盆底神经支配（坐骨棘用 * 表示：L5，第五腰椎；PS，耻骨联合；R，直肠；S1 ~ S5，第一骶神经到第五骶神经；U，尿道；V，阴道）

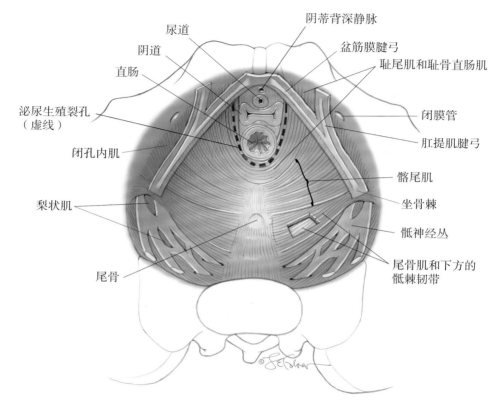

尿道
阴道
直肠
泌尿生殖裂孔
（虚线）
闭孔内肌
梨状肌
尾骨
阴蒂背深静脉
盆筋膜腱弓
耻尾肌和耻骨直肠肌
闭膜管
肛提肌腱弓
髂尾肌
坐骨棘
骶神经丛
尾骨肌和下方的
骶棘韧带

**图 38-8**　盆底和盆壁肌肉上面观

### 1. 肛提肌

肛提肌是盆底最重要的肌肉，并且是支托盆腔脏器的关键组成部分（图 38-7 和图 38-9）。其生理学的特点是，正常的肛提肌呈持续收缩状态，形成一个坚固的底部以支撑腹内压作用下的盆腔内容物。

肛提肌是一个复合体，由几块起点和止点及功能不相同的肌肉组成。在解剖学术语中（1998），已经认识到肛提肌是由耻尾肌、耻骨直肠肌、髂尾肌构成，耻尾肌根据肌纤维附着点又分为耻骨阴道肌、耻骨会阴肌和耻骨肛门肌。由于耻尾肌和盆腔的壁层之间存在重要的连接，通常所说的耻骨内脏肌就是指这部分的肛提肌（Kerney，2004；Lawson，1974）。

#### （1）耻尾肌

耻尾肌（耻骨内脏肌）起自双侧耻骨的内侧面。耻骨阴道肌的内侧纤维附着于阴道侧壁（图 38-9）。虽然女性的肛提肌不直接附着于尿道，但是附着于阴道前壁的肌纤维在盆底肌收缩时能抬高尿道。因此，这可能与尿失禁有关（De Lancey，1990）。附着于会阴体并将其向耻骨联合方向牵引的纤维统称为耻骨会阴肌。耻骨肛门肌附着于肛门内外括约肌之间的括约肌间沟，这些纤维除具有抬高肛门作用之外，还与部分耻尾肌及耻骨直肠肌纤维共同缩紧泌尿生殖裂孔（图 38-8）。

#### （2）耻骨直肠肌

肛提肌内侧与下侧是耻骨直肠肌纤维，起自双侧耻骨内侧面，绕过直肠肛管交界处形成"U"形襻（图 38-8 至图 38-10）。将直肠肛管交界处向耻骨方向牵拉，形成肛直角人们认为耻骨直肠肌是肛门括约肌复合体的一部分，它可能与持续性的大便失禁有关（见第二十五章）。

#### （3）髂尾肌

髂尾肌是肛提肌最后方也是最薄的肌肉，起着主要的支托作用。起自肛提肌腱弓和坐骨棘（图 38-7 至图 38-10）。一侧髂尾肌肌纤维在肛门与尾骨之间中线区域与对侧肌纤维相融合形成肛提肌板。除髂尾肌以外，耻骨尾骨肌的部分肌纤维走行于直肠后面附着于尾骨。这些肌纤维向头侧走行或向深部走行至髂尾肌，参与形成肛尾韧带的形成。临床上所称的肛提肌板用于描述肛尾韧带（图 38-10）。这部分肛提肌形成一个支撑阴道、阴道上部和部分子宫的结构。

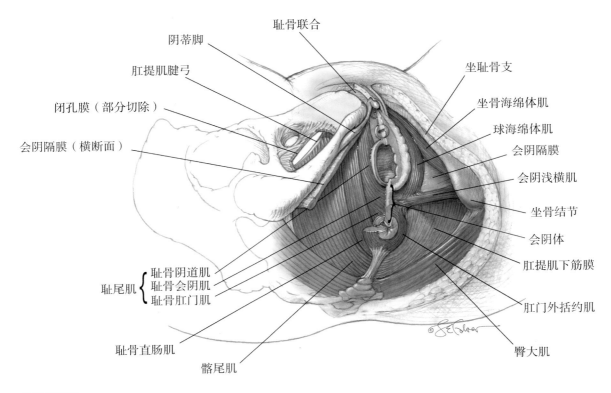

**图 38-9** 盆底下面观

相比之前描述的肛提肌的水平位置，最近的动态磁共振研究发现支托组织正常的女性在做 Valsalva 动作时肛提肌板与水平参考线所成的平均角度是 44°（Berglas，1953；Hsu，2006）。与对照组相比，脱垂女性做 Valsalva 动作时，肛提肌板的角度明显增大。该角度的增大与肛提肌裂孔长度的增大和会阴体移位增大是相关的。

有一种理论认为肛提肌能防止盆腔结缔组织和筋膜过度的收缩与紧张（Paramore，1908）。因此，肛提肌神经肌肉的损伤最终导致肛提肌板和泌尿生殖裂孔的下垂或垂直下降。结果使阴道轴线变得更垂直，宫颈固定在开放的裂孔上方（图 38-11）。这种改变的机械效应是增加了支托盆腔脏器的结缔组织的张力。盆腔脏器脱垂的进行性加重与进行性泌尿生殖裂孔的

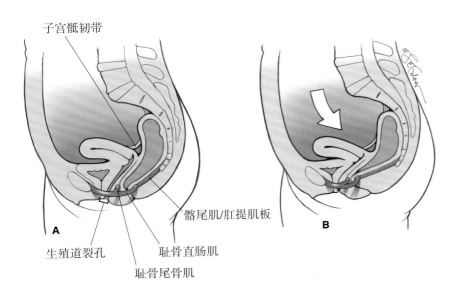

**图 38-10** 盆腔脏器和盆底肌肉及结缔组织间相互作用。A，静息时；B，腹压增加时

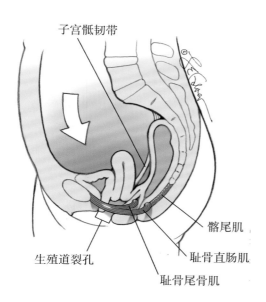

子宫骶韧带

髂尾肌

耻骨直肠肌

生殖道裂孔

耻骨尾骨肌

图 38-11 盆腔脏器脱垂时盆底肌肉和结缔组织间相互作用

增大相关（DeLancy，1998）。

### 2. 盆底神经支配

盆膈肌肉主要受躯体传出神经支配，这些神经发自骶 2-5 神经根（图 38-7）（Barber，2002；Roshanravan，2007）。

过去认为盆膈受双重神经支配。盆壁或浅层肌均受骶 2-5 传出神经支配；同样，肛提肌也受以上神经支配，会阴或深层肌受阴部神经分支支配；后一种说法最近受到挑战。有人认为阴部神经并不参与肛提肌的神经支配（Barber，2002）。但是阴部神经的分支的确支配部分尿道括约肌和肛门外括约肌。此种独立神经支配可以解释为什么一部分女性会发生器官脱垂，而另一部分人则出现尿失禁和便失禁（Heit，1996）。

### 3. 盆腔结缔组织

盆腔充满着腹膜下血管周围结缔组织和疏松结缔组织，它们将盆腔脏器固定于盆壁上，临床上称为盆脏筋膜或盆壁筋膜。盆脏筋膜在组织学与解剖学上不同于盆壁筋膜，盆壁筋膜覆盖着绝大多数横纹肌（表 38-1）。盆脏筋膜与脏器壁层联系紧密，不像盆壁筋膜一样可以被分离下来，例如腹直肌筋膜可以从腹直肌上分离下来。

由于盆腔脏器结缔组织功能不同，因此，命名也不一样，如主韧带和宫骶韧带，膀胱阴道筋膜和直肠阴道筋膜，将在下一节进一步描述。

## 五、盆腔血液供应

盆腔脏器血液供应来自髂内（下腹）动脉脏支和腹主动脉主干（图 38-12）。髂内动脉一般在坐骨大孔处分为前干、后干（图 38-6）。每干均有 3 条壁支供应非脏器结构。髂腰动脉、骶外侧动脉和臀上动脉是髂内动脉后干的 3 条壁支；臀下动脉，阴部内动脉和闭孔动脉是最常见的起源于髂内动脉前干的 3 条壁支。前干剩下的分支则供应盆腔脏器（膀胱、子宫、阴道和直肠），这些动脉有子宫动脉、阴道动脉、直肠中动脉和膀胱上动脉。膀胱上动脉最常起源于脐动脉开放部（表 38-2）。在女性表现为髂内分支，供应膀胱的下部和中部，但其起源变异性大。直肠中动脉通常是口径很小的血管，但也可能不存在。它们通常作为阴道后壁的供血血管。

腹主动脉供应盆腔脏器的两条最重要分支是直肠上动脉和卵巢动脉。直肠上动脉是肠系膜上动脉的终末分支，与直肠中动脉吻合，参与直肠和阴道血液供应。卵巢动脉直接起源于腹主动脉，位于肾静脉下方，与子宫动脉上行支相吻合。这些吻合分支参与子

| 表 38-1　盆底肌中盆脏筋膜与盆壁筋膜的区别 | | |
| --- | --- | --- |
| | 筋膜类型 | |
| | 盆脏筋膜 | 盆壁筋膜 |
| 组织学 | 排列疏松的胶原、弹性纤维、脂肪组织 | 机化的胶原纤维 |
| 功能 | 被覆组织伸缩 | 使肌肉附着于盆壁上 |
| 支撑用途 | 肌缩可部分支撑器官；包埋神经血管 | 维持盆底的稳定和功能 |
| 抗张强度 | 具有伸缩性 | 坚硬，无弹性 |

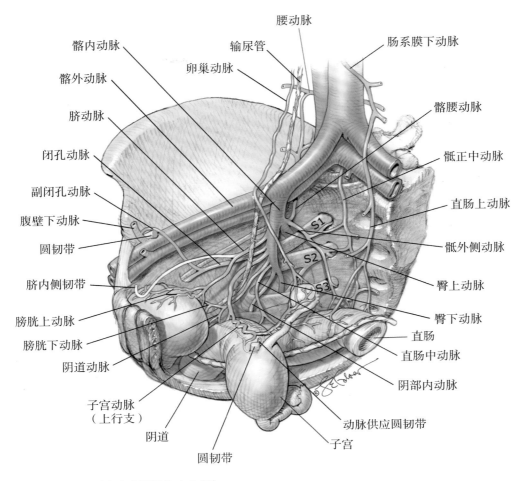

图 38-12 盆腔动脉（图片中，子宫和直肠被拉向左侧）

**表 38-2 盆腔血供**

| 髂内动脉 | | | |
| --- | --- | --- | --- |
| **前干** | | **后干** | |
| 壁支 | 脏支 | 壁支 | 脏支 |
| 闭孔动脉<br>阴部内动脉<br>臀下动脉 | 膀胱上动脉（源自脐动脉开放部）<br>子宫动脉<br>阴道动脉<br>直肠中动脉<br>膀胱下动脉（+/-） | 髂腰动脉<br>骶外侧动脉<br>臀上动脉 | 无 |
| **腹主动脉直接分支** | | | |
| **壁支** | | **脏支** | |
| 骶正中动脉 | | 卵巢动脉<br>直肠上动脉（肠系膜下动脉终末分支） | |
| **腹主动脉及髂内动脉的吻合支** | | | |
| 卵巢动脉与子宫动脉吻合支 | | 骶正中动脉与骶外侧动脉吻合支 | |
| 直肠上动脉与直肠中动脉吻合支 | | 腰动脉与髂腰动脉吻合支 | |

注：髂内动脉分支的起源和分布存在很大变异

宫和附件血液供应。主动脉和髂内动脉间其余的重要吻合支包括直肠中动脉和骶外侧动脉吻合支以及腰动脉和髂腰动脉吻合支。

## 六、盆腔神经支配

盆腔内脏（膀胱、尿道、阴道、子宫、附件和直肠）的支配神经源自自主神经系统。盆腔神经丛最重要的两个组成部分包括上腹下神经丛和下腹下神经丛。上腹下丛，也称骶前神经丛，是腹主动脉丛在主动脉分叉下的延续（图 38-13）。该丛主要是来自子宫的交感神经纤维和副交感神经纤维。

上腹下丛分出 2 条腹下神经后终止。腹下神经汇入来自第 2 ~ 4 骶神经根传出的副交感神经（盆腔内脏神经）形成下腹下丛，也称为盆丛。此外，下腹下丛还接收起自骶交感干的神经纤维。

与髂内动脉分支伴行至盆腔脏器的下腹下神经丛纤维分为膀胱神经丛、子宫阴道神经丛（Frankenhauser 神经节）和直肠中神经丛 3 部分。下腹下丛神经沿阴道和尿道延伸至会阴，支配阴蒂和前庭球。

临床上，上腹下丛的感觉传入神经是针对药物治疗无效的痛经和中枢性盆腔疼痛的骶前神经切除术的手术关键所在（见第十一章）。尽管有报道提出完全阻断下腹上丛神经可导致内脏功能及性功能障碍，但是来自骶交感神经干的作用可以抵消这部分交感神经到下腹下丛的中断。癌肿切除术或广泛盆腔手术损伤下腹下丛分支可导致不同程度的排尿、排便和性功能障碍。

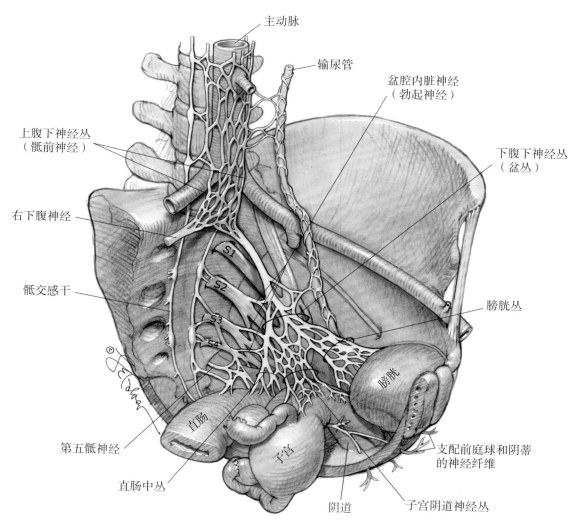

**图 38-13** 盆腔自主神经、上腹下神经丛和下腹下神经丛

## 七、盆腔脏器

### 1. 子宫

子宫是一个肌性的中空器官，位于膀胱和直肠之间。根据结构和功能将子宫分为两部分：位于上方的子宫体，主要由肌纤维组成；位于下方的宫颈，主要有纤维结缔组织组成（图38-14）。宫颈和宫体之间交接的部位是子宫峡部，这也标示子宫颈的管腔与子宫内膜腔管腔的过渡区域。位于输卵管开口以上的那部分宫体，称为子宫底。

根据生育情况和雌激素刺激的不同，子宫的形状、重量和体积均可发生变化。生育期妇女的子宫体要比子宫颈大得多，但是月经初潮前及绝经后，两者大小就差不多了。非妊娠期成年妇女，子宫长径约7 cm，宫底处宽径约5 cm。

#### （1）子宫内膜与子宫浆膜

子宫内有一层黏膜层，即围绕整个子宫腔的子宫内膜，其外围是厚厚的子宫肌层。子宫内膜既有柱状上皮又有特殊的间质。子宫内膜根据月经周期呈现周期性变化。

每次月经周期由于激素的作用使子宫内膜层中的螺旋动脉发生收缩或痉挛，导致子宫内膜表层脱落。由于基底层的血供不是来源于螺旋动脉，因此在月经期仍保留，并以此为基础为下一个月经周期修复子宫内膜作准备。

子宫壁除被膀胱覆盖的宫颈前壁，及与阔韧带和主韧带连接的宫体侧壁和宫颈外，其余均覆盖着由腹膜延续而来的浆膜。

#### （2）宫颈

子宫颈由末端至子宫峡部长约3 cm。宫颈壁主要由纤维结缔组织所构成，平滑肌占的比例很少约10%。平滑肌位于宫颈周边，作为主韧带与宫骶韧带的附着点，并与阴道壁的平滑肌纤维相连接。

阴道壁与宫颈的连接将宫颈分为宫颈阴道部和宫颈阴道上部（图38-14），宫颈阴道部由非角化的鳞状上皮所覆盖。

宫颈管由柱状黏液上皮覆盖。颈管的下缘是宫颈外口，移行带区的宫颈阴道部鳞状上皮向宫颈管柱状上皮转变。鳞柱交界或者是移行带区根据激素水平的

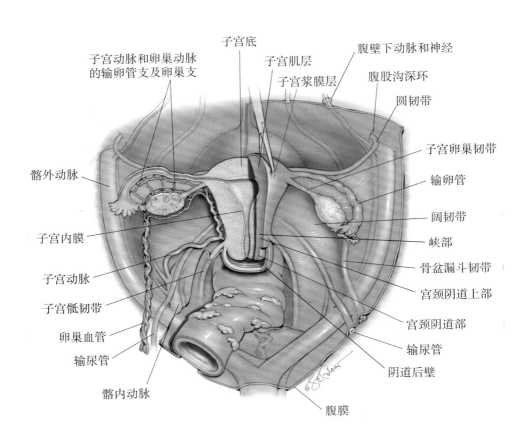

**图38-14** 子宫及附件解剖

改变而发生变化（图 29-5）。宫颈管的上缘是宫颈内口，这是狭窄的宫颈管与宽阔的宫腔的分界线。

### （3）子宫的支托组织

子宫和宫颈的支托是肛提肌与连接于宫颈、盆壁的结缔组织共同作用的结果。连接于宫旁的结缔组织称为宫旁组织。包含了临床上我们熟悉的主韧带和宫骶韧带（图 38-15）。

主韧带又称子宫颈横韧带或 Mackenrodt 韧带，主要由血管周围结缔组织构成（Range，1964）。主韧带向后外方连接于骨盆壁近髂内动脉起始处，并围绕子宫和阴道的供血血管。

宫骶韧带向后附着在骶骨前方的广泛区域，并形成了 Douglas 陷凹的两侧界。这些韧带起自宫颈下后侧，但也有可能起自阴道后壁近心端（Umek，2004）。宫骶韧带主要由平滑肌构成，包含部分盆腔自主神经（Campbell，1950；Ripperda，2015）。临床上，在盆底重建手术时将子宫骶韧带作为阴道顶端的附着点时，这些周边结构是尤其容易损伤的

（Wieslander，2007）。换言之，直肠位于子宫骶韧带的内侧，尿管、盆壁血管以及骶神经走行于外侧，均与上述韧带贴近。

#### 1）圆韧带

圆韧带是从子宫肌层延伸而来的平滑肌，和睾丸引带具有相同的角色。它起源于宫体的两侧前壁输卵管起始处的下方，一直向外延伸至骨盆壁（图 38-14）。进入腹膜后间隙后，圆韧带从腹壁下血管侧方通过，然后通过腹股沟内环进入腹股沟管。经腹股沟外环穿出后进入大阴唇皮下组织（图 38-4）。圆韧带对支托子宫所起的作用不大。它的血供来源于子宫的小血管分支或者是卵巢动脉如 Sampson 动脉。

临床上，位于输卵管前方的圆韧带有助于外科医生行微型切口的输卵管绝育术，特别是盆腔粘连输卵管活动受限的情况下，在结扎前必须识别输卵管伞部。

在经腹和腹腔镜全子宫切除手术中，分离圆韧带都是第一步。横向切开打开圆韧带，打开盆壁后腹膜

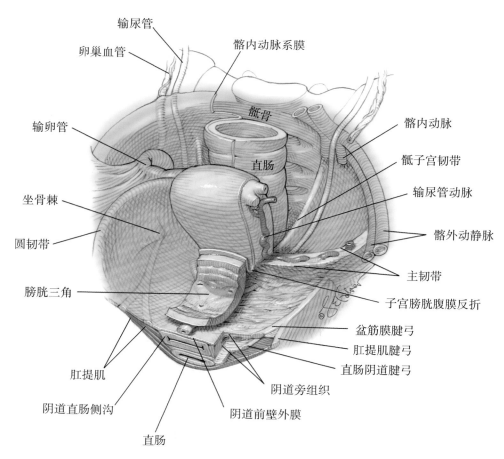

图 38-15　盆腔脏器及其支托结构（尿道、膀胱三角、输尿管远端与阴道前壁和子宫颈的关系）

通路。利用该通路可以直接观察到输尿管，使子宫动脉裸化从而安全进行结扎和离断。

#### 2）阔韧带

阔韧带由覆盖在子宫前后壁的两层腹膜向两侧缘移行至盆壁所构成（图 38-14）。上缘内有输卵管、卵巢和圆韧带。输卵管、卵巢和圆韧带分别有各自的系膜组织，成为输卵管系膜、卵巢系膜及子宫系膜，系膜内含有血管和神经。在输卵管和卵巢外侧缘，阔韧带终止于骨盆漏斗韧带与盆壁连接处。主韧带和远端子宫骶韧带位于阔韧带下部或底部。

#### （4）子宫血供

子宫体的血液供应主要来源于子宫动脉上行支和卵巢动脉子宫支（图 38-14 和图 38-15）。子宫动脉可作为独立分支由髂内动脉直接发出，也可和阴部内动脉或阴道动脉共干由髂内动脉发出（图 38-12）。子宫动脉在宫体与宫颈交界处——子宫峡部附近到达子宫。在宫颈附近，子宫动脉跨过输尿管并发出一些小分支至输尿管。数支子宫静脉与子宫动脉伴行。子宫静脉有变异，有时位于输尿管上方，有时位于下方。子宫动脉分成上行支和下行支，上行支较粗大，沿子宫体侧缘上行；下行支较细，沿宫颈缘下行。子宫动脉在子宫侧缘相互吻合成动脉网供应子宫壁（图8-3）。宫颈的血供来源于子宫动脉下行支或子宫动脉宫颈支和阴道动脉上行支。

临床上，子宫受卵巢和子宫血管的双重血供，因此，行肌瘤剔除术时，在骨盆漏斗韧带处和子宫峡部上止血带，分别可以减少来源于卵巢和子宫动脉的血流。

#### （5）子宫淋巴回流

子宫的淋巴液主要注入闭孔淋巴结和髂内髂外淋巴结（图 38-16）。然而，子宫体的一部分淋巴管沿子宫圆韧带注入腹股沟浅淋巴结，一部分向后沿宫骶韧带注入骶前淋巴结。

#### （6）子宫的神经支配

子宫受子宫阴道神经丛支配，也称为 Frankenbauser 神经节，与子宫动脉伴行并位于主韧带的结缔组织内（图 38-13）。

### ■ 2. 卵巢和输卵管

#### （1）卵巢

卵巢和输卵管合称子宫附件。卵巢的大小与激素的分泌受年龄、月经周期、外源性抑制激素的影响。在生育期，卵巢长 2.5 ～ 5 cm，厚 1.5 ～ 3 cm，宽 0.7 ～ 1.5 cm。

卵巢由外层的皮质和内层的髓质组成。皮质有许多特殊的间质，由破裂的卵泡、黄体和白体构成。卵巢皮质表面覆盖着单层的间皮细胞，构成了卵巢上皮层。卵巢的髓质主要由肌纤维和血管构成。卵巢的内侧通过卵巢固有韧带与子宫相连（图 38-14）。在外侧端，卵巢通过骨盆漏斗韧带（也称为卵巢悬韧带）与盆壁相连，韧带内有血管和神经通过。

卵巢血供来源于卵巢动脉和子宫动脉卵巢支。卵巢动脉发自腹主动脉前壁，其下方就是肾动脉（图 38-16）。卵巢静脉与卵巢动脉相伴行走行于腹膜后。右卵巢静脉注入下腔静脉而左卵巢静脉注入左肾静脉。

卵巢淋巴管与卵巢动静脉血管相伴行至腹主动脉下段，最终注入腹主动脉旁淋巴结。卵巢的神经发自肾神经丛，这些神经丛发出终末支与卵巢血管伴行至骨盆漏斗韧带支配卵巢。

#### （2）输卵管

输卵管呈管状结构长 7 ～ 12 cm（图 38-14）。每侧输卵管又分为不相同的 4 部分。输卵管间质部穿过子宫角部。峡部起始处与子宫体相连。峡部管腔狭窄但管壁肌厚。壶腹部被认为是峡部管腔增宽的部位。除此之外，壶腹部含有更多卷曲的黏膜。伞端是输卵管壶腹部的远端延续，有许多叶状突起以增加拾卵的面积。卵巢伞是与卵巢相连的突起结构。

卵巢动脉进入卵巢门并发出数支进入输卵管系膜供应输卵管（图 38-14）。输卵管的静脉丛、淋巴引流和神经支配与卵巢动脉走向相似。

### ■ 3. 阴道

阴道是一个管腔脏器，其形状由其周围组织和其侧壁与盆壁之间连接组织所决定。阴道下段的收缩通过肛提肌的活动实现（图 38-10）。盆底以上的阴道较宽阔和伸展性较好。在站立位或解剖位，阴道轴直接向后指向坐骨棘，阴道上 2/3 与地面的水平线几乎平行。

尽管有报道称阴道的长短变化很大，阴道前壁的平均长约为 7 cm，后壁平均为 9 cm。在大多数阴道

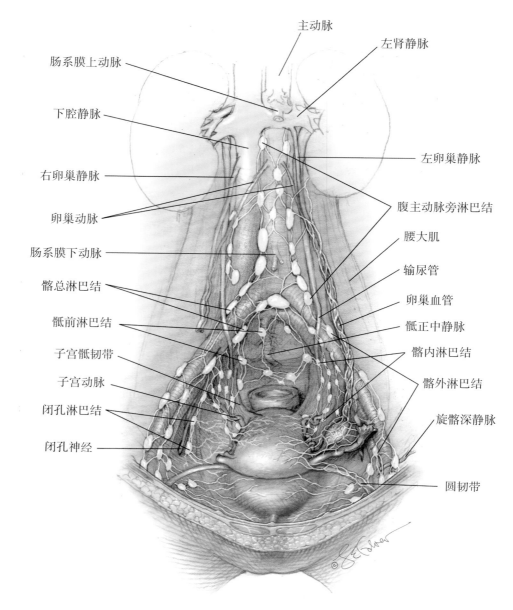

主动脉

左肾静脉

肠系膜上动脉

下腔静脉

右卵巢静脉

卵巢动脉

肠系膜下动脉

髂总淋巴结

骶前淋巴结

子宫骶韧带

子宫动脉

闭孔淋巴结

闭孔神经

左卵巢静脉

腹主动脉旁淋巴结

腰大肌

输尿管

卵巢血管

骶正中静脉

髂内淋巴结

髂外淋巴结

旋髂深静脉

圆韧带

**图 38-16**　盆腔淋巴结、输尿管走行及卵巢血管

前壁较短的妇女中，阴道前壁较短与宫颈前壁的位置有关。围绕宫颈前后形成的凹陷分别称为阴道前穹隆和阴道后穹隆（图 38-17）。阴道壁由三层构成。最上为靠近管腔的阴道黏膜层，由非角化的鳞状上皮构成，其下方为固有层；上皮下是肌层，由平滑肌、胶原和弹性蛋白组成，肌层被胶原和弹性蛋白构成的外膜所包绕（Weber，1995，1997）。后两者构成了阴道的纤维肌成分。

阴道位于膀胱和直肠之间并且阴道的结缔组织与盆壁相连接支托以上组织（图 38-15 和图 38-17）。通过切开外膜层分离阴道前壁与膀胱肌尿道前壁、直肠后壁。阴道侧壁的外膜构成了阴道旁组织将阴道连于盆壁上。阴道旁组织由疏松的脂肪组织所组成，其中包含血管、淋巴和神经。阴道前壁的肌纤维和阴道旁组织形成支撑膀胱和尿道的支托组织，也就是临床上所指的耻骨膀胱宫颈筋膜（图 38-15）。

阴道后壁侧面与盆壁上覆盖在肛提肌内侧的筋膜相连，有支托直肠的作用，这就是临床上所说的直肠阴道筋膜或 Denonviliers 筋膜。然而，除了在远端 3 ~ 4 cm 外，会阴中心腱致密肌纤维将阴道和直肠分隔开来，但组织学并未在阴道后壁和直肠之间发现类似阴道前壁独立层的微观构造（DeLancy，1999）。

外科手术中，分离阴道前壁或阴道后壁，将阴道肌层部分与上皮分开，以进行诸如阴道前后壁修补的

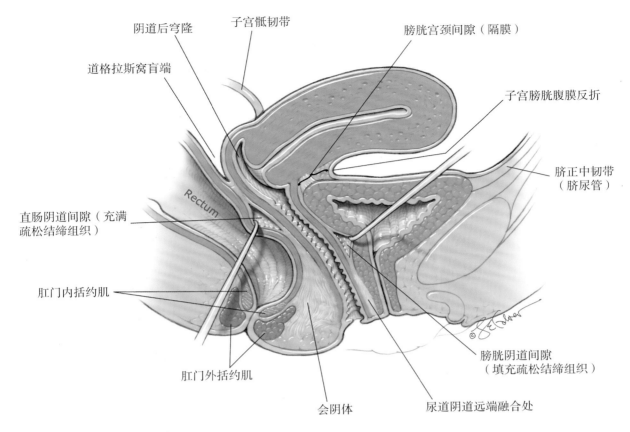

道格拉斯窝盲端

阴道后穹隆

子宫骶韧带

膀胱宫颈间隙（隔膜）

子宫膀胱腹膜反折

脐正中韧带（脐尿管）

直肠阴道间隙（充满疏松结缔组织）

Rectum

肛门内括约肌

肛门外括约肌

会阴体

膀胱阴道间隙（填充疏松结缔组织）

尿道阴道远端融合处

**图 38-17** 手术解剖面和阴道壁层次

手术。相反，通过切开阴道的前或后纤维肌壁全层来实现以前路或者后路抵达尾骨肌 - 骶棘韧带复合体。更深层解剖允许进入膀胱阴道或直肠阴道间隙，侧方分离这些间隙进入直肠旁间隙。

组织学研究发现在阴道与膀胱和阴道与直肠之间缺乏真正的筋膜层，因此，有关耻骨宫颈筋膜 / 直肠阴道筋膜的术语应该弃用。由阴道前后壁纤维肌层和阴道肌层替代上述筋膜术语更为准确。

**（1）膀胱宫颈和膀胱阴道的"潜在"间隙**

膀胱宫颈间隙始于膀胱子宫反折腹膜之下，即腹膜前壁盲端疏松附着处（图 38-17 和图 38-18）膀胱子宫宫颈间隙继续下行成为膀胱阴道间隙，延伸至尿道的近中 1/3 处，此处往下，尿道与阴道融合。

临床上，在剖宫产和腹式全子宫切除术中可以轻易提吊和切开膀胱子宫腹膜反折形成的膀胱游离缘。在阴式全子宫切除术中，前壁腹膜盲端和阴道前穹隆之间可以分离若干厘米的距离有重要意义。因此，在进入腹膜腔之前，适当锐性分离膀胱阴道间隙和膀胱宫颈间隙的疏松结缔组织很有必要（图 38-17）（Balgobin，2011）。

**（2）直肠阴道间隙**

该间隙毗邻阴道后方，由直肠子宫陷凹盲端向下延续至会阴体上缘所形成，为 2 ~ 3 cm（图 38-17 和图 38-18）。直肠柱，也被称之为深部骶子宫韧带或者是直肠子宫韧带，由附着于阴道后壁上段和宫颈处延伸而来的骶主韧带的纤维复合而成。这些纤维连着阴道、直肠侧壁和骶骨并将直肠阴道间隙和直肠侧间隙分离开来。

临床上，在腹式手术里可以用手指推离直肠阴道间隙的疏松结缔组织（图 38-18）。在阴道悬吊术中，直肠柱纤维的齿状孔使得骶棘韧带能参与悬吊。

后壁腹膜盲端向下延伸至阴道后壁，止于阴道后穹隆 2 ~ 3 cm（Kuhn，1982）。因此，在经阴切除子宫时，相比前腹膜腔入口，切开阴道后穹隆，经阴道后壁进入腹腔相对容易（图 38-17）。

**（3）阴道支持**

阴道的主要支托源自肛提肌以及与盆壁相连的阴道侧壁结缔组织的相互作用。这些组织由临床熟知的主韧带和子宫骶韧带远端延伸构成。虽然在骨盆内这

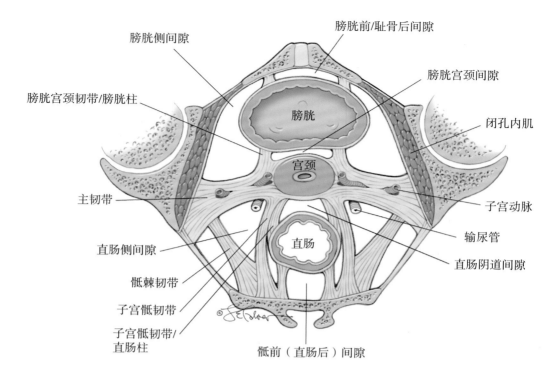

**图 38-18　盆腔各间隙和结缔组织**

（图中标注）

膀胱侧间隙

膀胱前/耻骨后间隙

膀胱宫颈韧带/膀胱柱

膀胱宫颈间隙

膀胱

宫颈

闭孔内肌

主韧带

子宫动脉

直肠侧间隙

输尿管

直肠

骶棘韧带

直肠阴道间隙

子宫骶韧带

子宫骶韧带/
直肠柱

骶前（直肠后）间隙

些脏器的结缔组织是连续和相互依存的，但 DeLancy 于 1992 年提出"阴道结缔组织的 3 个支持水平"有助于解释盆底支持功能障碍导致的多种临床表现。

阴道上段的支持：宫旁组织沿阴道下行形成阴道周围组织连接阴道上段和骨盆壁，使得宫旁组织处于骨盆底之上（图 38-15）。因此，阴道上段周围组织被视为第一支持水平，可为其提供子宫切除术后阴道断端的结缔组织支持，在站立时，第一支持水平是垂直的。第一支持水平缺陷的临床表现包括阴道后壁修补术后的阴道穹隆脱垂。

阴道中段的支持：阴道中段侧壁通过骨盆内筋膜与盆壁相连，阴道侧壁组织融合如盆筋膜腱弓和肛提肌内侧面。从横截面看，绕阴道形成前后横沟的侧壁组织使得阴道呈 H 形（图 38-15）。盆筋膜腱弓是覆盖闭孔内肌内侧和肛提肌筋膜的聚合体由耻骨联合体内侧延伸至坐骨棘（图 38-7 和图 38-15）。

在咳嗽或屏气时，阴道前壁至肛提肌的连接组织维持膀胱颈的正常解剖高度（图 38-10）。因此，这些连接组织在压力性尿失禁中有重要意义。阴道中段连接组织被视为第二支持水平或附着轴。第二支持水平缺陷引起的临床症状包括阴道前后壁脱垂和压力性尿失禁。

阴道远端的支持：阴道远端 1/3 与其周围结构直接连接（图 38-9）。阴道前部和尿道融合，侧面连接

耻骨阴道肌和会阴隔膜，后面附着会阴体。这些阴道附着组织称为第三支持水平或融合轴。它们是阴道支持结构中最强的部分。第三支持水平的缺陷可导致远端直肠膨出和会阴体下降，产科损伤致会阴体萎缩可导致粪、尿失禁。

**（4）阴道血液供应、淋巴管和神经**

阴道的血液供应主要是来自子宫动脉宫颈分支或下行支和由髂内动脉分出的阴道动脉（图 38-12）。这些血管在阴道横沟水平沿着阴道侧缘，在阴道前后壁与对侧血管形成吻合支。此外，阴道后壁血液供应部分来自髂内动脉的直肠中动脉，阴道远端也接受阴部内动脉供血。阴道上 2/3 段淋巴回流与第三十八章描绘的子宫淋巴回流类似，阴道远端淋巴回流入外阴淋巴管到腹股沟淋巴结。外阴淋巴管的详细描述将在第三十八章阐述。阴道神经源自子宫阴道丛的下行支，为下腹下丛和盆腔神经丛的组成部分（图 38-13）。

**■ 4. 下泌尿道结构**

**（1）膀胱**

膀胱是具有存储和扩张功能的中空脏器（图 38-19）。膀胱前方紧靠腹膜前壁，后方紧贴阴道和宫颈。

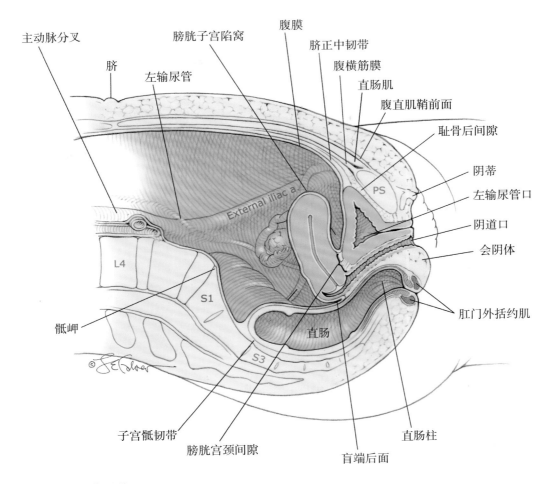

主动脉分叉　　脐　　左输尿管　　膀胱子宫陷窝　　腹膜　　脐正中韧带　　腹横筋膜　　直肠肌　　腹直肌鞘前面　　耻骨后间隙　　阴蒂　　左输尿管口　　阴道口　　会阴体　　肛门外括约肌

External iliac a.　　PS　　L4　　S1　　S3

骶岬　　子宫骶韧带　　膀胱宫颈间隙　　盲端后面　　直肠　　直肠柱

**图 38-19**　盆腔结构正中矢状面观

在下方和侧面，膀胱与耻骨内面相连。在这些区域，膀胱无腹膜覆盖。膀胱在腹壁上的投影呈三角形，三角形顶点位于脐正中韧带。

临床上，可以进行有计划的膀胱切开术，以确认输尿管口是否通畅，以协助进行手术解剖或放置输尿管支架。切口最好选择在靠近顶点的膀胱耻骨后腹膜部分。这避免了腹腔盆腔内脏和膀胱切开术部位之间的直接接触，并使瘘管形成的风险最小化。

膀胱壁有平滑肌纤维，如延伸至尿道上部的逼尿肌，也有其他如肠或输尿管的单层黏膜结构（图 23-1）。膀胱壁最内层为丛状，通过膀胱镜还可以看到小梁形的丛状。膀胱黏膜层由移行上皮组成。

以输尿管开口处为界，膀胱可被分为底部和顶部。顶部壁薄扩张性好，底部壁厚却在充盈时扩张有限（图 38-15）。膀胱底由膀胱三角和环状逼尿肌组成，这些环状逼尿肌在尿道内口处就像是膀胱颈的两个 U 形纤维吊带。输尿管孔位于膀胱三角区内，经此孔进入膀胱。骨盆输尿管在骨盆侧壁后腹膜中行

进，在第三十八章进行了讨论。

膀胱的血液供应来自膀胱上下动脉，膀胱上动脉为脐动脉未闭的分支，膀胱下动脉来自阴部内动脉或阴道动脉（图 38-12）。膀胱的神经来自膀胱神经丛，为下腹下神经丛的一部分（图 38-13）。

（2）尿道

女性尿道是一长 3 ～ 4 cm 的复杂器官。尿道腔始于尿道外口内侧，向内侧穿行膀胱底部至少 1 cm。膀胱的尿道穿行部分称为膀胱颈，尿道远端 2/3 与阴道前壁融合。

尿道壁始于膀胱壁之外，包括内层纵行、外层环形的两层平滑肌，外层则被称为尿道括约肌的环形骨骼肌包绕（图 38-20）。大约在尿道中下 1/3 交界处，即会阴隔膜之上，有两条带状骨骼肌——尿道阴道括约肌和尿道膜部括约肌，上述肌肉是前面提及的女性会阴深横肌。尿道阴道括约肌、尿道膜部括约肌和尿道括约肌联合构成泌尿生殖括约肌复合体。如下所

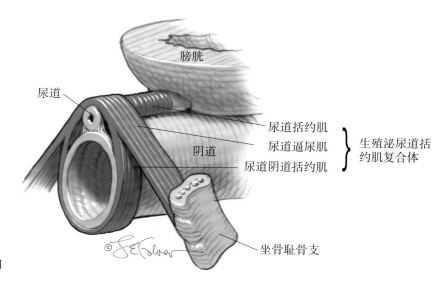

图 38-20　尿道及相关肌肉

述，这三类肌肉的功能协调一致，使远端尿道产生应激反射活动。

尿道内衬对激素敏感的复层鳞状上皮的黏膜层。在尿道内口后侧的黏膜有一组开口于尿道后侧的尿道旁腺（图 26-3），在尿道外口内侧面可见两个开口突起的腺体，也称为 Skene 腺。

尿道血液供应来自膀胱下动脉分支、阴道动脉和阴部内动脉。阴部神经支配泌尿生殖横纹括约肌复合体的最远端部分，属下腹下丛或盆丛的一部分，关于下尿道神经支配的进一步讨论将在第二十三章节阐述。

临床上，尿道旁腺管堵塞可形成囊肿，其慢性感染会导致尿道憩室。由于这些腺体沿尿道长轴有多个开口，可在尿道不同的位置形成憩室。

### 5. 直肠

乙状结肠在约第 3 骶椎水平延续为直肠（图 38-19）。其沿骶骨前下行约 12 cm 穿行肛提肌裂孔后终止于肛管。直肠前侧部 2/3 被腹膜覆盖，随后腹膜反折覆盖阴道后壁，从而形成道格拉斯盲端后壁，也称为直肠子宫陷凹。女性肛门指检和阴道检查时，在肛门上 5 ～ 6 cm 可扪及道格拉斯盲端。在延续部位，直肠壁近似乙状结肠壁；近末端处，直肠从腹膜后盲端下方壶腹部开始膨大形成直肠壶腹部。

直肠壁包括若干横直肌，通常为 3 种类型，也称为 Houston 横襞（图 38-21），最大的也是最常见的横襞位于肛门开口上约 8 cm 处直肠内壁右前方。这些直肠横襞有协助控制排便的作用。临床上，在直肠排空的情况下，直肠横襞相互重叠会增加指检或内镜检查通过该平面的难度。

## 八、腹膜后间隙

### 1. 盆腔侧壁间隙

就盆腔手术而言，熟知包括盆腔侧壁、骶前和膀胱前的众多腹膜后间隙有重要意义。盆腔侧壁的腹膜后间隙有髂内血管、盆腔淋巴管、输尿管和闭孔神经。

于盆侧壁进入腹膜后该间隙可识别输尿管，这对很多妇科肿瘤手术或是应对出血时结扎子宫动脉或髂内动脉是非常关键的一步（图 38-22）。

#### （1）血管

盆腔主要血管分布见图 38-12、图 38-14 和图 38-22。髂内外血管及其相对应的淋巴结群均分布在盆侧壁腹膜后间隙（图 38-16）。

临床上，若在盆腔手术时遇到出血情况，可结扎髂内动脉来降低盆腔器官的脉压。当分离这些血管时应识别并避开输尿管。结扎髂内动脉时应在远离髂内动脉后支起源处，以防阻断臀肌的血液供应。髂内动脉后支一般在髂内动脉自髂总动脉发出后 3 ～ 4 cm 处的后外侧（Bleich，2007）。

#### （2）输尿管盆腔段

输尿管跨过髂总动脉分叉后进入盆腔，位于卵巢动脉的内侧（图 38-15）。输尿管附着于盆侧壁的腹膜内侧降入盆腔。然后沿髂内血管分支内侧和子宫骶韧带前外侧走行（图 38-14、图 38-15 和图 38-22）。在宫颈外侧 1 ～ 2 cm 处横跨主韧带，近宫颈峡部水平

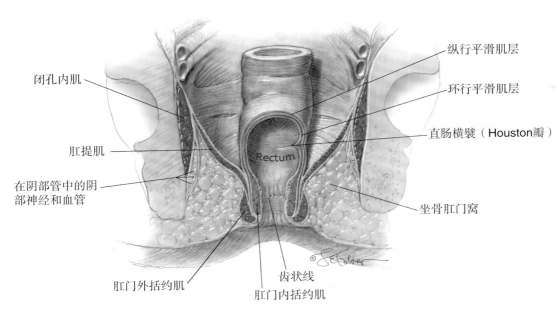

闭孔内肌

肛提肌

在阴部管中的阴
部神经和血管

纵行平滑肌层

环行平滑肌层

直肠横襞（Houston瓣）

坐骨肛门窝

Rectum

肛门外括约肌

齿状线

肛门内括约肌

**图 38-21** 坐骨肛门窝和肛门括约肌复合体

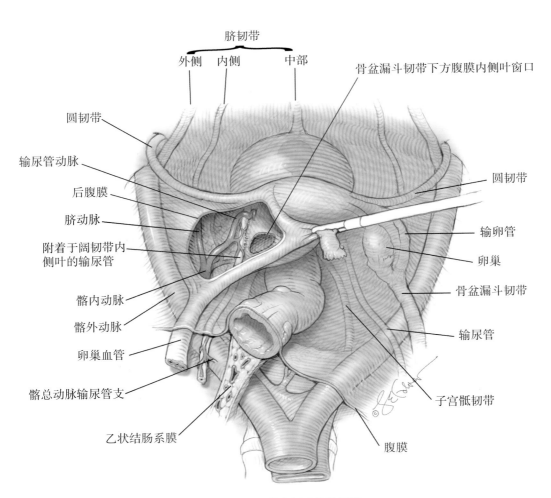

脐韧带

外侧 内侧 中部

骨盆漏斗韧带下方腹膜内侧叶窗口

圆韧带

输尿管动脉

后腹膜

脐动脉

附着于阔韧带内
侧叶的输尿管

髂内动脉

髂外动脉

卵巢血管

髂总动脉输尿管支

乙状结肠系膜

圆韧带

输卵管

卵巢

骨盆漏斗韧带

输尿管

子宫骶韧带

腹膜

**图 38-22** 手术观察左侧盆侧壁腹膜后间隙显露的附着于阔韧带内侧叶的输尿管

处，输尿管在子宫动脉后下行（桥下流水），然后在膀胱底部前内侧进入膀胱（图 38-15）。据输尿管走行，阴道前壁上 1/3 处与输尿管毗邻（Rahn，2007）。最后，输尿管斜穿膀胱壁的部分，长约 1.5 cm，开口于膀胱内（图 38-19）。

输尿管盆段的血液由伴行的脉管供应：髂总动脉、髂内动脉、子宫动脉和膀胱动脉。输尿管走行于这些血管之间，因此其血液供应从外侧抵达输尿管，这在游离输尿管时尤为重要，相反，输尿管的腹部在大血管外侧行进，因此，它的大部分血液供应来自位于中部的血管。这些血管与包裹输尿管的结缔组织鞘上的纵行血管网吻合。

临床上，由于妇产科手术时许多结构与输尿管盆段相接近，所以必须强调手术中解剖结构的精确辨认。大多数的输尿管损伤发生于妇产科良性疾病的手术，50% 的损伤在术中不能立刻诊断（Ibeanu，2009）。最常见的损伤部位包括：①在钳夹骨盆漏斗韧带时的盆缘区域；②结扎子宫动脉时的子宫峡部区；③缝合子宫骶韧带时的盆侧壁区域；④在钳夹或缝合阴道穹隆时的阴道顶端。

### 2. 骶骨前间隙

该间隙位于骶骨、乙状结肠和后腹膜之间（图 38-13 和图 38-23）。它起始于主动脉分叉处，向下延伸至骨盆底部。这个间隙以髂内血管和分支为界限。在疏松的间隙和结缔组织中，有髂内动脉丛、腹下神经和下腹下神经丛的一部分（图 38-14 和图 38-23）。在该间隙也可发现骶前淋巴结群（图 38-16）。此外，骶交感干是腰干的延续，走行于骶骨的腹侧面和骶孔的内侧面。

骶前间隙包含广泛和错综复杂的静脉丛。以骶静脉丛为例，主要由骶骨前的骶中和骶外侧静脉的吻合支组成。骶正中静脉汇入左髂总静脉，而骶外侧静脉则汇入同侧髂内静脉。最终，这些血管汇入腔静脉系

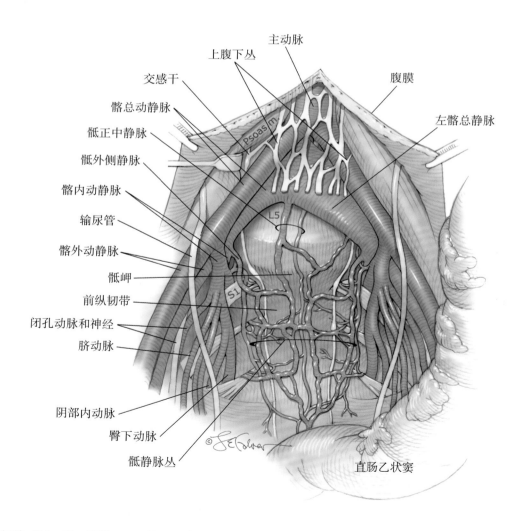

图 38-23　骶前间隙（L5，第 5 腰椎；S1，第 1 骶神经）

统。骶静脉丛也接受来自后腹壁的腰静脉和经过骶前孔的椎体静脉。与骶正中静脉伴行的骶正中动脉，起始于腹主动脉的后侧远端。

在直肠后间隙血管解剖学的最近一个研究指出，左髂总静脉是最靠近的主要的静脉，左髂总静脉与骶岬中间的平均距离是 2.7 cm（范围 0.9 ~ 5.2 cm）（Good，2013b；Wieslander，2006）。髂总静脉靠近骶岬，在进入该间隙及剥离时，令髂总静脉特别容易受损。

手术中，骶前间隙是妇科医生行骶骨阴道固定术，也是骶前神经切除术的入口。重要的是由于静脉常回缩至骶孔，在进行上述手术操作时来自骶静脉丛的出血很难得到控制。对于骶骨固定术，骶岬中点是个非常重要的解剖标志点，右侧输尿管、右侧髂总动脉及左侧髂总静脉均在骶岬中线 3 cm 以内（Good，2013b；Weislander，2007）。此外，第一骶神经距离骶骨上缘大约 3 cm，距离中线约 1.5 cm（Good，2013b）。平卧位女性，骶前间隙最突出的结构是 L5 ~ S1 椎间盘，向头侧延伸大约 1.5 cm 距离至真正的骶岬（Good，2013a）。认识到 L5 椎体前表面与 S1 椎体的前表面之间角度下降 60° 可以协助手术医生定位骶岬的位置。

### 3. 膀胱前间隙

膀胱前间隙又叫耻骨后间隙或者 Retzius 间隙。开腹手术过程中，如果选择腹膜外路径，可由前腹壁的腹横筋膜层进入此间隙（图 38-19）。如果选择腹膜内路径，需切开腹前壁的腹膜后进入此间隙。膀胱前间隙的前壁及侧壁由骨性骨盆及盆壁的肌肉为界限（图 38-18、图 38-19 和图 38-24），膀胱和近端尿道位于此间隙的后部，阴道旁的结缔组织延伸至盆筋膜腱弓，构成了膀胱前间隙后外侧壁，并使其与膀胱阴道间隙及膀胱子宫间隙分开。

膀胱前间隙内有丰富的血管和神经。阴蒂背静脉沿着外侧的盆壁走行，穿过闭孔到达高位的中间侧静脉丛自耻骨联合下缘穿过，汇入尿道周的静脉室，也称为 Santorini 静脉丛（Pathi，2009）。闭孔肌的神经血管束走行于盆外侧壁，进入闭膜管到达大腿内侧。支配膀胱和尿道的自主神经分支走行于这些结构的外侧缘。除此，大多数女性可发现穿行于耻骨上支的起源于或汇入腹壁下血管和髂外血管的副闭孔血管，在靠近闭膜管的地方与闭孔血管相汇。临床上，使用闭锁的脐动脉或膀胱上动脉来描述膀胱旁空间的内侧边界。膀胱旁间隙代表膀胱前间隙的外侧边界（图 38-18）。

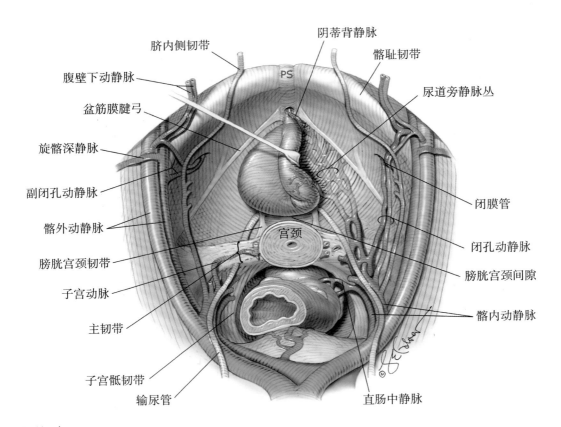

**图 38-24**　耻骨后间隙

手术时，闭孔肌神经束或其附属血管的损伤常与盆腔淋巴结解剖和阴道缺失修复术相关。因此，当切开膀胱前间隙时，熟知临近位置血管和闭孔管的知识尤为关键。闭孔管位于耻骨联合中线上 5～6 cm，髂耻弓上缘下 1～2 cm（Drewes，2005）。

耻骨后隙静脉丛的出血常发生于在耻骨后隙行耻骨后膀胱颈悬吊术和耻骨后尿道中段悬吊术的手术过程中，当压迫止血或用针缝扎时，静脉渗出通常就会停止。

## 九、外阴和会阴

### 1. 外阴

女性外生殖器官，又叫外阴，位于耻骨弓前，包括阴阜、大阴唇、小阴唇、阴蒂、前庭球、前庭大腺（巴氏腺）、小前庭腺、尿道旁腺、尿道口和阴道口（图 38-25）。这些结构的胚胎学发展可见表 18-1。

#### （1）阴阜和大阴唇

阴阜，又称阴阜隆起，是位于耻骨联合上的圆形隆起。大阴唇是两股内侧的一对纵长隆起的皮肤皱襞，起自阴阜，止于会阴。大阴唇外侧面有阴毛和类似腹前壁的皮下层，该层包含类似 Camper 筋膜的浅表脂肪层和较深的膜质层，又称 Colles 筋膜（图 38-25）。Colles 筋膜是浅表的会阴筋膜，与前腹壁的 Scarpa 筋膜相似并由之延续而至。

圆韧带和闭合腹膜鞘状突，也叫 Nuck 管，穿出腹股沟管后附着于大阴唇的脂肪组织或皮肤。

临床上，Colles 筋膜与侧面的坐耻骨分支处及后面的会阴筋膜紧密相连。这些连接阻止了液体、血液和感染物质从会阴浅间隙流向大腿或者会阴后三角。前面，Colles 筋膜与耻骨支之间无附着点，因此与前腹壁下部相连接（图 38-25），此种连接可导致这些间隙内的分泌物、液体容易流动，感染易播散。

临床上，在大阴唇上发现的肿物，其鉴别诊断必须考虑圆韧带和鞘状突源性的平滑肌瘤，此外，腹股沟斜疝经腹股沟深环和腹股沟管也可延伸至大阴唇。与腹股沟直疝相比，腹股沟直疝常常是由于腹前壁筋膜获得性缺陷造成，而腹股沟斜疝通常是先天性的。

#### （2）小阴唇

位于大阴唇内侧的一对薄形皱襞（图 38-25）。小

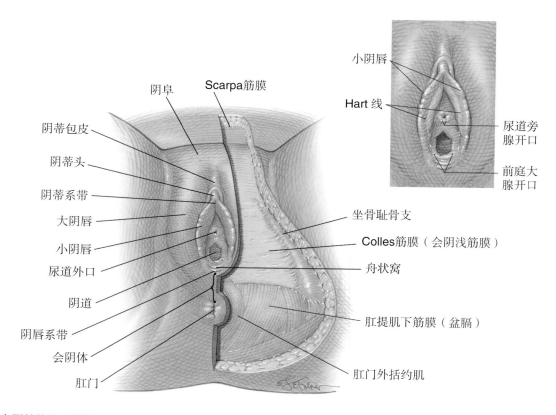

**图 38-25** 会阴结构和会阴前三角的皮下层（标注 Colles 和 Scarpa 筋膜的延续，插图：前庭大腺的边界和开口）

阴唇于前方分为两片皱襞包绕阴蒂核。阴蒂包皮是覆盖阴蒂头之上的前皱褶，阴唇系带是小阴唇位于阴蒂下方的皱褶，小阴唇终止于阴唇系带。

与覆盖于大阴唇的皮肤大不相同的是小阴唇皮肤表面没有阴毛，其皮肤下方组织主要由疏松的结缔组织构成，没有脂肪组织。这个特性说明了性生活时皮肤的移行性，也解释了外阴切除术的可行性。

临床上，小阴唇通常为双侧对称，但不同女性的大小及形状不一。这些翼状的结构是下垂的，性交时可被拉入阴道。如果因此造成性交困难，可行手术矫治。此外，慢性的皮肤病如苔藓样变可导致小阴唇的严重萎缩和消失。

### （3）阴蒂

阴蒂是与阴茎类似的具有勃起功能的女性结构。它由阴蒂头、阴蒂体和两片阴蒂小叶组成。阴蒂头含有许多神经末梢，被薄层角化的复层鳞状上皮覆盖。阴蒂体约长 2 cm，通过阴蒂小叶附着于两侧的耻骨支（图 38-26）。

### （4）阴道前庭

阴道前庭为两侧小阴唇间的区域。侧面是 HART 线，中间是处女膜环。HART 线代表小阴唇内侧面皮肤与黏膜层的分界线。前庭前方为阴蒂，后为阴唇系带（图 38-25 插图）。其内包括尿道口、阴道、前庭大腺（又称巴氏腺）和尿道旁腺。同时，还有多个前庭小腺的开口。在阴道口和阴唇系带间，是浅层的前庭陷窝，称为舟状窝。

临床上，局部外阴触痛，也称之为外阴前庭炎，临床特征主要是阴道渗液，局部疼痛和前庭黏膜红斑。当巴氏腺引流或袋状缝合时，切口应选在 Hart 线以内，以接近正常的腺管解剖结构（Kaufman，1994）。

### （5）前庭球

前庭球是与男性阴茎壶腹和尿道海绵体相似的同源物。这一对前庭球是围绕阴道口延伸约 3 cm 长的富含血管的组织（图 38-26）。后部与前庭大腺相连，前端与阴蒂相接。深层与会阴筋膜相连，浅层部分覆盖球海绵体肌。

临床上，由于前庭球与前庭大腺毗邻，当行前庭大腺切除术时，通常术中出血较多（第四十三章 -20 节）。外阴外伤后，前庭球或阴蒂脚撕裂可能会导致较大的血肿。

### （6）前庭大腺又称巴氏腺

前庭大腺与男性尿道球部的尿道球腺相似。与前庭球后面叠加并融合（图 38-26）。每个腺体都有一条长约 2 cm 的导管，腺管开口于前庭 5-7 点位置的小阴唇与处女膜沟。

腺体由柱状上皮细胞组成，分泌澄清或白色的具有润滑作用的黏液，性刺激可引起腺体分泌。同

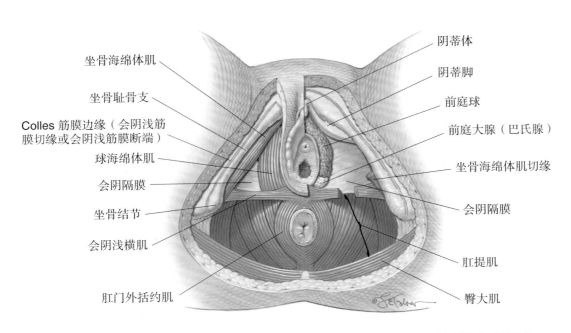

**图 38-26** 会阴前三角和会阴后三角 [左侧：Colles 筋膜（会阴浅筋膜）下结构；右侧：会阴浅层肌肉下结构]

时，覆盖于腺体表面的球状海绵肌痉挛，也引起腺体分泌。

临床上，由于前庭大腺腺管被蛋白质或感染引起的炎症阻塞会导致不同类型的囊肿。感染性的囊肿会形成脓肿，须外科切开引流。有症状的囊肿需要造口引流或腺体切除。

### 2. 会阴

大腿内侧间的菱形区域为会阴（图 38-25），其深界为盆膈下筋膜，浅界为大腿间皮肤。会阴前、后和侧方边界和骨盆出口一致：耻骨联合前、坐骨耻骨支、前外侧的坐骨结节、后方的尾骨和后外侧的骶结节韧带。坐骨结节连线将会阴分为尿生殖三角（前三角）和肛三角（后三角）。

#### （1）前三角（尿生殖三角）

女性外生殖器或阴阜位于会阴前三角。前三角后缘是位于会阴浅横肌之上的坐骨结节内连线（图38-26）。

会阴隔膜可将前三角进一步划分为深、浅间隙，分别位于会阴隔膜上、下方。会阴浅间隙位于会阴膜表面，会阴深间隙位于膜上方或深处。

#### 1）会阴浅间隙

前三角间隙是位于 Colles 筋膜和会阴隔膜之间一密闭的间隔，包含坐骨海绵体肌、球海绵体肌和会阴浅横肌、巴氏腺、前庭球、阴蒂头、阴部血管和神经的分支。尿道和阴道经过此间隙。

坐骨海绵体肌侧方附着于坐骨结节和坐骨耻骨支内侧面，前方附着阴蒂脚。该肌肉通过压迫阴蒂脚阻止静脉回流以维持阴蒂勃起。

球状海绵体肌覆盖前庭球和巴氏腺表面，起止于阴蒂体前方和会阴体后方。该肌肉紧张时可收缩阴道腔，有助于巴氏腺分泌。该肌肉通过压迫阴蒂背深静脉同样参与阴蒂勃起。球海绵体肌与坐骨海绵体肌伴行，收缩时牵拉阴蒂向下。

会阴浅横肌起止于坐骨结节侧面和会阴体内侧缘，呈窄带状，会阴深横肌一般是纤薄的或者是缺如的，但是一旦存在，都参与构成会阴体。

#### 2）会阴深间隙

该袋状结构位于尿生殖膈下筋膜或在会阴隔膜之上（图 38-27）。相对会阴浅间隙，它是盆底之上连续的密闭间隔，包括尿道膜部括约肌、尿道阴道括约

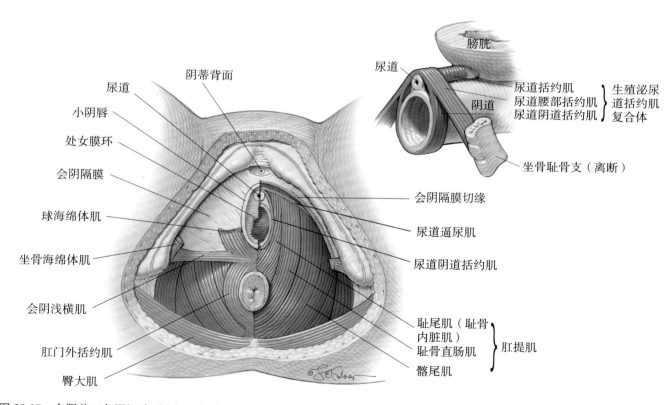

图 38-27　会阴前三角深间隙（右侧：切除会阴膜；插图：泌尿生殖括约肌；会阴体结构：球海绵体肌、会阴浅横肌、肛门外括约肌、耻骨会阴肌、会阴膜、尿道阴道括约肌）

肌、尿道外括约肌，部分尿道和阴道、阴部内动脉分支和阴蒂背侧神经和静脉。

### 3）会阴隔膜（尿生殖膈）

传统上三层的三角形尿生殖膈被认为是深会阴窝的一部分。据此，泌尿生殖膈包括会阴深横肌和尿道括约肌，位于会阴隔膜（泌尿生殖膈上筋膜）和筋膜上层（泌尿生殖膈下筋膜）之间。然而，"膈"这一术语过去常常用来描述密闭的腔室。如前所述，尿生殖膈下筋膜是一开放的间室，其下界是会阴隔膜并延伸至骨盆（Oekfch，1980，1983）。因此，当描述会阴解剖时，关于泌尿生殖膈和泌尿生殖膈下筋膜的术语是错误的，应该由正确的解剖术语"会阴隔膜"取代。

会阴隔膜构成会阴浅间隙的深界（图38-27）。会阴隔膜外侧面、内侧面、后方分别附着于坐骨耻骨支、尿道远端1/3和阴道、会阴体。由于前方附着于耻骨弓状韧带，因此该区域会阴隔膜较厚而称为耻骨尿道韧带。

会阴隔膜近来显示是由组织学和功能区组成，并分布于骨盆前三角开口处（Stein，2008）。会阴隔膜的后侧和背侧是由一块增厚的纤维组织附着于坐骨耻骨支外侧和阴道至会阴体的远端1/3段（图38-27）。

会阴隔膜的前腹侧与尿道逼尿肌和阴道尿道括约肌密切相关，既往称为女性会阴深横肌（图38-27插图）。此外，会阴隔膜的腹侧是盆筋膜腱弓插入至耻骨的延续（图38-20）。在与此相关组织学研究中还发现，会阴深横肌或者会阴隔膜上表面和肛提肌有直接联系，且会阴浅横肌和会阴隔膜后表面与前庭球和阴蒂头相融合。

临床上，会阴隔膜是一延伸至骨盆出口的透明纤维组织（图38-8和图38-28），如前所述，其构成会阴浅间隙的上界。会阴隔膜于处女膜水平处附着于阴道侧壁，向外连接到骨性骨盆为阴道远端和尿道提供支持。除此，它还附着于肛提肌提示会阴隔膜在提供支持方面的作用要比之前设想的还要大。

### （2）后三角（肛门三角）

后三角包含坐骨肛门窝、肛管、肛门括约肌复合体、阴部内神经分支和阴道神经（图38-21、图38-27和图38-28）。其内侧面、横侧面分别为肛提肌下筋膜和闭孔内肌内侧面，该处的闭孔内肌裂隙也称为阴部管或Alcock管（图38-6和图38-21）。阴部内动静脉和阴部神经伴行通过阴部管之后各发出分支到外阴和会阴（图38-28）。

坐骨直肠窝 坐骨肛门窝或坐骨直肠窝是肛门三

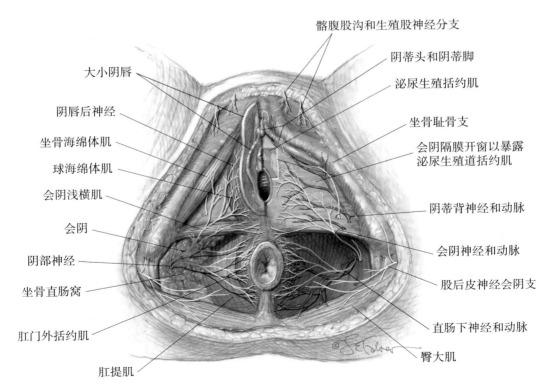

**图38-28** 阴部神经和血管（神经支配泌尿生殖括约肌和肛门外括约肌）

图中标注（左侧，自上而下）：
- 大小阴唇
- 阴唇后神经
- 坐骨海绵体肌
- 球海绵体肌
- 会阴浅横肌
- 会阴
- 阴部神经
- 坐骨直肠窝
- 肛门外括约肌
- 肛提肌

图中标注（右侧，自上而下）：
- 髂腹股沟和生殖股神经分支
- 阴蒂头和阴蒂脚
- 泌尿生殖括约肌
- 坐骨耻骨支
- 会阴隔膜开窗以暴露泌尿生殖道括约肌
- 阴蒂背神经和动脉
- 会阴神经和动脉
- 股后皮神经会阴支
- 直肠下神经和动脉
- 臀大肌

角的主要部分，内有血管和脂肪（图 38-21、图 38-28）。肛管和肛门括约肌集合体位于坐骨直肠窝的中心。其中上部覆盖肛提肌盆膈下筋膜，前外侧界覆盖闭孔内肌内侧的筋膜，后侧界是臀大肌下缘和骶韧带。作为一个浅层平面，坐骨肛门窝前界为会阴浅横肌，但在更浅或更深的层面，坐骨直肠窝与会阴隔膜之间没有筋膜界限。肛门后方，坐骨直肠窝绕过肛门外括约肌沿中线续行至尾骨。坐骨肛门窝是位于会阴处的连续性密闭间室，该腔室可致液体、感染或恶性肿瘤从肛管一侧播散至另一侧，也可以至会阴隔膜深面的会阴浅隙内。

肛门括约肌复合体由肛门内外括约肌和耻骨直肠肌组成。肛门外括约肌常分为浅部和深部，包括围绕远端肛管的横纹肌。肛管黏膜下层将位于内括约肌下的外括约肌浅层纤维和肛管上皮层分离，外括约肌深层纤维与耻骨直肠肌相融合。肛门外括约肌主要由阴部神经发出的肛神经支支配，负责调控肛管的收缩。

肛门内括约肌是肛管壁环状平滑肌增厚所形成（图 38-21），由自主神经系统支配，肛管 80% 静息压来自肛门外括约肌。

耻骨直肠肌由耻骨内侧的肛提肌中部构成，在直肠后穿行形成，在肛管直肠连接处的后方左右耻骨直肠肌连合成吊带形成肛门直肠角，有助于维持肛门自控功能（图 38-9、图 38-10 和图 38-27）。

### （3）会阴体

在阴道后壁和肛门之间是大量纤维肌性组织汇聚之处，由众多结构的附着组织形成。附着会阴体浅部的结构有球海绵体肌、会阴浅横肌和肛门外括约肌（图 38-26）。附着会阴体深部的结构有覆盖会阴隔膜和肛提肌的筋膜、尿道阴道括约肌和阴道远端后壁（图 38-27）。由前往后或从上至下，会阴体厚 2 ～ 4 cm（图 38-17）。

临床上，在会阴切开术和其他阴道撕裂修补术和骨盆重建术中，应特别重视重建会阴体以防止盆腔脏器脱垂和其他盆底功能障碍。

### ■ 4. 外阴和会阴的血液供应、淋巴及神经支配

#### （1）血管

阴部外动脉是股动脉的分支，负责阴阜皮肤和皮下组织的血液供应（图 38-3）。

阴部内动脉是髂内动脉的终末分支之一（图 38-6）。阴部内动脉行程长并和其他结构的血管吻合，因此临床上比较重要。其通过坐骨孔出骨盆，在坐骨棘之后穿行再通过坐骨小孔折返至会阴。阴部内动脉行程为 2 ～ 3 cm，穿行阴部管或 Alcock 管后分出终末分支：直肠下动脉、会阴动脉和阴蒂动脉（图 38-28）。会阴动脉有时在阴部动脉出骨盆之前已经分支，这种会阴动脉被称为阴部附属动脉，其他附属动脉也可以直接源自髂内动脉前、后分支。

负责阴部和会阴结构血液回流的静脉命名与相应动脉一致。除了勃起组织外，前庭球和其他结构的静脉血液回流至阴部内静脉。勃起组织静脉血液则回流至阴蒂背静脉（图 38-27）。这些静脉血液朝盆腔回流最后汇入尿道膀胱旁静脉丛（图 38-24）。直肠和肛管的静脉丛汇入直肠上、中和下静脉。直肠上静脉汇入门静脉分支 - 肠系膜下静脉，直肠中静脉汇入髂内静脉，直肠下静脉汇入阴部内静脉和髂内静脉。

#### （2）淋巴

外阴和会阴淋巴回流至位于腹股沟韧带下的腹股沟淋巴结（图 38-29）。分为腹股沟浅、深淋巴结组腹股沟淋巴结通常有 10 ～ 20 个之多，但腹股沟浅淋巴结组内淋巴结数目更多些，可见于皮下组织的阔筋膜层。

腹股沟深淋巴结数目为 1 ～ 3 个，位于股三角阔韧带深部。股三角上界为腹股沟韧带，外侧为缝匠肌内侧缘，内侧为长收肌内侧缘。腹股沟深淋巴结位于股管内的股静脉内侧。股三角由外向内侧，分别是股神经、股动静脉和股管内的腹股沟深淋巴结。

腹股沟浅淋巴结穿行阔韧带裂隙后汇集到深淋巴结，该裂隙称为卵圆窝，又称为隐静脉裂孔。在腹股沟深淋巴结中，位于最高的 Cloquet 淋巴结在股环内侧。腹股沟深淋巴结的输出管穿行股管和股环后汇入髂外淋巴结。阴唇皮肤、阴蒂和会阴部分的淋巴回流至腹股沟浅淋巴结，阴蒂头端和海绵体则直接汇入腹股沟深淋巴结。

在手术中，腹股沟或淋巴结取样，有时也行腹股沟深淋巴结取样，是根治性外阴切除术的重要组成部分。

#### （3）神经支配

躯体神经阴部神经分支包括痔下神经、会阴神经和支配会阴部感觉、运动的阴蒂背神经（图 38-28）。阴部神经是骶丛的分支，由第 2、3、4 骶神经根前支构成，与阴部内动脉伴行（图 38-6）。除外，股骨后皮神经（S1 ～ S3）的会阴分支支配外生殖器的皮肤

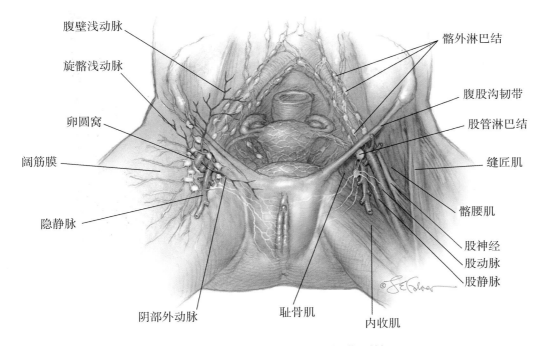

腹壁浅动脉
旋髂浅动脉
卵圆窝
阔筋膜
隐静脉
阴部外动脉
耻骨肌
内收肌

髂外淋巴结
腹股沟韧带
股管淋巴结
缝匠肌
髂腰肌
股神经
股动脉
股静脉

**图 38-29** 腹股沟淋巴结和股三角（左侧：腹股沟浅淋巴结；右侧：腹股沟深淋巴结）

和大腿附近的近端内侧表面的皮肤。

临床上，阴部神经阻滞可以经阴道和经腹股沟在坐骨棘内侧缘注射局麻药。重要是，若不小心将麻药注入阴部内血管会导致活动受限以及其他并发症（见第四十章）。

有报道尿道中段悬吊术后阴蒂背神经分布区域会产生疼痛。然而，解剖学研究发现该神经走行于会阴隔膜的浅层尾侧，手术过程中打 Trocar 和放置补片的位置均是会阴隔膜的深层头侧（Montoya，2011；Rahn，2006）。

内脏神经源自骨盆神经丛的内脏副交感神经传出支或者勃起神经支配阴蒂勃起。这些神经源自第 2、3、4 骶脊髓段，穿行泌尿生殖裂孔后，沿尿道和阴道延伸至会阴（图 38-13）。交感神经纤维和阴部神经共同分布于会阴。

（刘 萍 陈 兰 译 陈春林 审校）

## 参考文献

Balgobin S, Carrick KS, Montoya TI, et al: Surgical dimensions and histology of the vesicocervical space. 37th Annual SGS Scientific Meeting, San Antonio, Poster presentation, April 2011

Barber MD, Bremer RE, Thor KB, et al: Innervation of the female levator ani muscles. Am J Obstet Gynecol 187:64, 2002

Berglas B, Rubin IC: The study of the supportive structures of the uterus by levator myography. Surg Gynecol Obstet 97:677, 1953

Bleich AT, Rahn DD, Wieslander CK, et al: Posterior division of the internal iliac artery: anatomic variations and clinical applications. Am J Obstet Gynecol 197(6):658.e1, 2007

Campbell RM: The anatomy and histology of the sacrouterine ligaments. Am J Obstet Gynecol 59:1, 1950

DeLancey JO: Anatomic aspects of vaginal eversion after hysterectomy. Am J Obstet Gynecol 166:1717, 1992

DeLancey JO: Structural anatomy of the posterior pelvic compartment as it relates to rectocele. Am J Obstet Gynecol 180:815, 1999

DeLancey JO, Hurd WW: Size of the urogenital hiatus in the levator ani muscles in normal women and women with pelvic organ prolapse. Obstet Gynecol 91:364, 1998

DeLancey JO, Starr RA: Histology of the connection between the vagina and levator ani muscles: implications for the urinary function. J Reprod Med 35:765, 1990

Drewes PG, Marinis SI, Schaffer JI, et al: Vascular anatomy over the superior pubic rami in female cadavers. Am J Obstet Gynecol 193(6):2165, 2005

Good MM, Abele TA, Balgobin S, et al: L5-S1 discitis—can it be prevented? Obstet Gynecol 121:285, 2013a

Good MM, Abele TA, Balgobin S, et al: Vascular and ureteral anatomy relative to the midsacral promontory. Am J Obstet Gynecol 208:486.e1, 2013b

Heit M, Benson T, Russell B, et al: Levator ani muscle in women with genitourinary prolapse: indirect assessment by muscle histopathology. Neurourol Urodyn 15:17, 1996

Hsu Y, Summers A, Hussain HK, et al: Levator plate angle in women with pelvic organ prolapse compared to women with normal support using dynamic MR imaging. Am J Obstet Gynecol 194:1427, 2006

Hurd WW, Bud RO, DeLancey JO, et al: The location of abdominal wall blood vessels in relationship to abdominal landmarks apparent at laparoscopy. Am J Obstet Gynecol 171(3):642, 1994

Ibeanu OA, Chesson RR, Echols KT, et al: Urinary tract injury during hysterectomy based on universal cystoscopy. Obstet Gynecol 113:6, 2009

Kaufman RH: Cystic tumors. In Kaufman RH, Faro S (eds): Benign Diseases of the Vulva and Vagina. St Louis, Mosby, 1994, p 238

Kerney R, Sawhney R, DeLancey JO: Levator ani muscle anatomy evaluated by origin-insertion pairs. Obstet Gynecol 104:168, 2004

Kuhn RJ, Hollyock VE: Observations of the anatomy of the rectovaginal pouch and rectovaginal septum. Obstet Gynecol 59:445, 1982

Lawson JO: Pelvic anatomy: I. Pelvic floor muscles. Ann R Coll Surg Engl 54:244, 1974

Memon MA, Quinn TH, Cahill DR: Transversalis fascia: historical aspects and its place in contemporary inguinal herniorrhaphy. J Laparoendosc Adv Surg Tech A 9:267, 1999

Montoya TI, Calver L, Carrick KS, et al: Anatomic relationships of the pudendal nerve branches: assessment of injury risk with common surgical procedures. 37th Annual SGS Scientific Meeting, San Antonio, Oral presentation, April 2011

Oelrich T: The striated urogenital sphincter muscle in the female. Anat Rec 205:223, 1983

Oelrich TM: The urethral sphincter muscle in the male. Am J Anat 158:229, 1980

Paramore RH: The supports-in-chief of the female pelvic viscera. BJOG 13: 391, 1908

Pathi SD, Castellanos ME, Corton MM: Variability of the retropubic space anatomy in female cadavers. Am J Obstet Gynecol 201(5):524. e1, 2009

Rahn DD, Bleich AT, Wai CY, et al: Anatomic relationships of the distal third of the pelvic ureter, trigone, and urethra in unembalmed female cadavers. Am J Obstet Gynecol 197:668.e1, 2007

Rahn DD, Marinis SI, Schaffer JI, et al: Anatomical path of the tension-free vaginal tape: reassessing current teachings. Am J Obstet Gynecology 195(6):1809, 2006

Rahn DD, Phelan JN, White AB, et al: Clinical correlates of anterior abdominal wall neurovascular anatomy in gynecologic surgery. Am J Obstet Gynecol 202:234.e1, 2010

Range RL, Woodburne RT: The gross and microscopic anatomy of the transverse cervical ligaments. Am J Obstet Gynecol 90:460, 1964

Ripperda CM, Jackson LA, Phelan JN, et al: Anatomic relationships of the pelvic autonomic nervous system in female cadavers: clinical applications to pelvic surgery. Oral presentation at AUGS Annual Scientific Meeting, 13-17 October, 2015

Roshanravan SM, Wieslander CK, Schaffer JI, et al: Neurovascular anatomy of the sacrospinous ligament region in female cadavers: implications in sacrospinous ligament fixation. Am J Obstet Gynecol 197(6):660.e1, 2007

Stein TA, DeLancey JO: Structure of the perineal membrane in females: gross and microscopic anatomy. Obstet Gynecol 111:686, 2008

Umek WH, Morgan DM, Ashton-Miller JA, et al: Quantitative analysis of uterosacral ligament origin and insertion points by magnetic resonance imaging. Obstet Gynecol 103(3):447, 2004

Weber AM, Walters MD: Anterior vaginal prolapse: review of anatomy and techniques of surgical repair. Obstet Gynecol 89:311, 1997

Weber AM, Walter MD: What is vaginal fascia? AUGS Q Rep 13, 1995

Whiteside JL, Barber MD, Walters MD, et al: Anatomy of ilioinguinal and iliohypogastric nerves in relation to trocar placement and low transverse incisions. Am J Obstet Gynecol 189:1574, 2003

Wieslander CK, Rahn DD, McIntire DD, et al: Vascular anatomy of the presacral space in unembalmed female cadavers. Am J Obstet Gynecol 195(6):1736, 2006

Wieslander CK, Roshanravan SM, Wai CY, et al: Uterosacral ligament suspension sutures: anatomic relationships in unembalmed female cadavers. Am J Obstet Gynecol 197:672.e1, 2007

# 第三十九章

# 术前注意事项

## 一、引言

在每年实施的 3 千余万例手术中，有将近 1 百万患者会发生术后并发症（Mangano，2004）。作为妇科手术医生，我们在术前有必要评估患者的临床状况，识别可控的高危因素，避免围术期并发症的发生。然而，一旦术后并发症出现时，临床医生也需应对自如。

## 二、术前患者评估

合理准确的术前评估有三个重要的功能。首先，可以发现有待进一步评估和治疗的合并症，避免围术期并发症的发生。其次，评估有助于有效利用手术室资源（Roizen，2000）。最后，可以帮助外科医生预测潜在的风险，制定更恰当的围术期计划（Johnson，2008）。

大多数情况下，妇科医生在进行详尽的病史采集和体格检查后无需内科医师会诊。然而，如果发现病情没有得到控制或者发现新的合并症时，请内科医生进行会诊将很有帮助。术前内科会诊不是为了确定是否可以手术，而是对患者当前的身体状况进行风险评估。会诊时需提供外科疾病摘要，并将存在的问题详细告知会诊医生（Fleisher，2009；Goldman，1983）。此外，应向会诊医生提供患者完整的病程记录、体格检查以及包含已完成诊断检测报告的既往病历记录，避免不必要的手术延误和重复检查带来的经济负担。

## 三、肺部评估

### ■ 1. 肺部并发症的危险因素

常见的术后肺部并发症包括肺不张、肺炎和慢性肺部疾病的加重。据估计，手术后肺部并发症的发生率在 20% 到 70% 之间（Bernstein，2008；Brooks-Brunn，1997；Qaseem，2006）。

肺部并发症的高危因素可分为两大类：手术相关因素和患者相关因素。在手术相关的因素中，当上腹部切口靠近膈肌时，会通过三种机制影响肺功能，如图 39-1 所示。由此造成的膈肌功能下降可导致肺活量和功能性残气量持续下降。这些原因容易引起肺不张（Warner，2000）。手术持续时间是另一个与手术相关的因素。当患者接受全身麻醉的手术时间超过 3 小时，其发生肺部并发症的风险会增加近一倍。最后，急诊手术仍然是预测术后肺部并发症的重要的独立风险因素。尽管这些因素在很大程度上无法改变，但对其相关并发症的认识能提高术后警惕性。

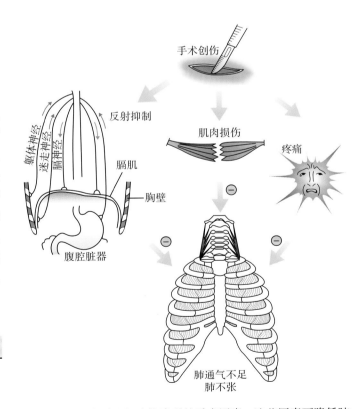

图 39-1 影响呼吸肌功能障碍的手术因素。这些因素可降低肺容量，造成肺通气不足和肺不张 [Reproduced with permission from Warner DO：Preventing postoperative pulmonary complications：the role of the anesthesiologist. Anesthesiology 2000 May；92（5）：1467-1472.]

在与患者相关的因素中，年龄是个重要因素。60岁以上的患者发生术后肺部并发症的风险增加。根据合并症对患者进行分类，60～69岁的患者中，风险增加了两倍。70岁以上的患者中，风险增加了3倍（Qaseem，2006）。重要的是，对于高危患者，应记录其基础疾病并加强术后感觉系统的监测，因为其变化可能是术后肺功能受损的早期指标。

吸烟，特别是每年吸烟20包以上的患者，术后肺部并发症的发生率更高。幸运的是，这种风险可以通过术前戒烟来降低。术前戒烟至少6～8周可显著改善肺功能，逆转吸烟相关的免疫损伤（Akrawi，1997；Buist，1976）。其他短期益处还包括可降低尼古丁和一氧化碳血红蛋白的水平，改善黏膜纤毛的功能，降低上呼吸道敏感性和促进伤口愈合（Møller，2002；Nakagawa，2001）。戒烟6个月或更长时间的患者发生并发症的风险与从未吸烟的患者相似。此外，患者还常常将手术看成是一个能带来积极改变的机会（Shi，2010）。围术期的简单干预措施很难对长期吸烟行为产生影响（Thomsen，2014）。患者宣教能鼓励良好的行为矫正。在表1-4中列出了部分协助戒烟的相关机构。

在慢性阻塞性肺部疾病（chronic obstructive pulmonary disease，COPD）中，炎症介质可能是慢阻肺患者出现肺部及其他并发症的原因（Maddali，2008）。虽然COPD的缓解未必能降低术后肺部并发症的发生率，但是，术后理疗和呼吸肌训练有助于降低并发症的发生率（Agostini，2010）。

肥胖会降低胸壁顺应性和减少功能性残气量，体重指数（BMI）≥30 kg/m$^2$的患者术中及术后更易发生肺不张（Agostini，2010；Zerah，1993）。Eichenberger及其同事（2002）观察到，患者术后的肺部变化可持续超过24小时，因此术后需要积极的肺扩张治疗。此外，在接受腹腔镜手术的肥胖患者中，这些肺部参数会因为气腹引起的腹内压升高而降低，详见第41章。

控制良好的哮喘并非术后肺部并发症的危险因素。Warner和同事（1996）报道哮喘患者发生支气管痉挛的比例不到2%。

### ■ 2. 诊断性评估

#### （1）病史和体格检查

肺部系统检查中若发现患者运动耐受性差、出现慢性咳嗽和其他原因不明的呼吸困难可提示有潜在疾病征兆（Smetana，1999）。有肺部并发症的患者中，体格检查呼吸音降低、叩诊呈浊音、肺部听诊出现湿啰音、喘息音、干啰音和呼气相延长的发生概率增加近6倍（Straus，2000）。

#### （2）肺功能检测和胸片检查

一般来说，肺功能检测（pulmonary function tests，PFTs）在术前评估非胸部手术患者的肺功能时所能提供的信息很少。除了诊断慢性阻塞性肺病外，PFTs并不优于全面的病史询问和体格检查（Johnson，2008；Qaseem，2006）。然而，如果在临床检查后产生肺部症状的病因仍然不清楚，那么PFTs可以提供信息改变围术期处理。

术前并非常规进行胸片检查。与临床病史和体格检查相比，术前胸片几乎不能提供有效证据来帮助更正治疗措施（Archer，1993）。美国放射学会（2011）建议新发心肺疾病或原有心肺症状加重者或70岁以上伴有慢性心肺疾病者，可作为影像学检查的合适人选。虽然不全面，但行合理的放射学检查的条件可包括急性或慢性心血管疾病或肺部疾病、癌症、美国麻醉医师协会（American Society of Anesthesiologist，ASA）状态评分＞3、大量吸烟、免疫抑制状态、近期行胸部放射治疗和近期有从流行性肺部疾病地区移民史。

#### （3）生化标志物

美国国家退伍军人管理局手术质量改进计划报告称，血清白蛋白水平低于3.5 g/dl，可导致围术期肺部疾病发病率和死亡率的增加（Arozullah，2000；Lee，2009）。血清白蛋白浓度每下降1 mg/dl，死亡率增加137%，发病率则增加89%（Vincent，2004）。血清白蛋白下降可引发其他合并症，导致肺部疾病发病率和死亡率升高，因此它是营养不良和疾病的一个标志（Goldwasser，1997）。虽然妇科手术不推荐常规检测血清白蛋白水平，但对于老年患者或有多种合并症的患者来说，白蛋白高低可能对疾病具有预测作用。此外，当血清尿素氮（ureanitrogen，BUN）升高大于21 mg/dl时，与疾病的转归也有类似的相关性，但影响程度相比血清白蛋白水平较低。

#### （4）术前肺部检查指南

制定ASA分类有助于预测围术期死亡率。它也用于评估心血管和肺部并发症的风险（Wolters，1996）。表39-1总结了ASA的分类和相关的术后肺部并发症发生率（Qaseem，2006）。

| 表 39-1 | 美国麻醉医师协会（ASA）分类 | |
|---|---|---|
| **ASA 分类** | **类别定义** | **按类别的 PPCs 的比例（%）** |
| I | 正常的健康患者 | 1.2 |
| II | 患有轻度全身性疾病 | 5.4 |
| III | 患有全身性疾病未丧失功能 | 11.4 |
| IV | 患有持续威胁生命的全身性疾病 | 10.9 |
| V | 手术或未手术，估计 24 小时内死亡的患者 | NA |

NA，不适用；PPCs，术后肺部并发症

Modified with permission from Qaseem A, Snow V, Fitterman N, et al: Risk assessment for and strategies to reduce perioperative pulmonary complications for patients undergoing noncardiothoracic surgery: a guideline from the American College of Physicians. Ann Intern Med 2006 Apr 18; 144 (8): 575-580.

### 3. 术后预防

#### （1）肺扩张方式

肺扩张主要是为了降低术后可能出现的肺容积减少，其方法很简单，包括深呼吸练习、刺激性肺活量测定和早期下床行走。对于意识清醒和能配合的患者，深呼吸能有效地改善肺顺应性和气体分布（Chumillas，1998；Ferris，1960；Thomas，1994）。练习时要求意识清醒的女性患者每小时进行连续深呼吸 5 次，每次保持 5 秒钟。同时可以再增加一次刺激性肺活量测定，以便直接反映练习结果。早期下床行走可以增强肺扩张、预防静脉血栓栓塞的发生。Meyers 和同事们（1975）证明，仅简单地保持直立姿势，肺功能残气量最多可以增加 20%。此外正规的呼吸道理疗包括通过叩击、拍击或振动胸腔进行物理治疗；间歇性正压呼吸（intermittent positive-pressure breathing，IPPB）；持续气道正压（continuous positive airway pressure，CPAP）治疗等均是简单、规范的预防方法，以上虽没有最优之选，但均能有效防止术后肺部疾病的发生。

Thomas 和同事（1994）用 Meta 分析来比较刺激性肺活量测定法（incentive spirometry，IS）、IPPB 和深呼吸练习（deep-breathing exercises，DBE）几种方法。他们发现，IS 和 DBE 能够有效地预防术后肺部并发症的发生，与不治疗的患者相比发生率可以减少 50% 以上。此外，IS 与 DBE、IS 与 IPPB、DBE 与 IPPB 比较均无显著差异（Thomas，1994）。然而，胸腔物理治疗，IPPB 和 CPAP 费用更昂贵，并且需要

更多的人员监护（Pasquina，2006），这些方法通常适用于简单锻炼无效的患者。

#### （2）鼻胃管减压

术后胃肠减压常放置鼻胃管（nasogastric tubes，NGTs）。然而，留置鼻胃管避开了上、下呼吸道的黏膜防御，增加患者感染鼻窦炎和肺炎等的风险。与选择性 NGT 相比，术后常规使用更容易增加肺炎、肺不张和误吸的风险（Cheatham，1995）。如患者术后出现腹胀或恶心、呕吐而疑似肠梗阻等时，均可选择性使用 NGT。但是，选择放置 NGT 时需充分考虑呼吸系统感染的风险。

## 四、心脏评估

### 1. 心源性并发症的高危因素

在发达国家，冠状动脉性疾病（coronary artery disease，CAD）是死亡的主要原因，在接受手术的患者中，冠状动脉性疾病可显著增加围术期心脏并发症的发生率（Stepp，2005；Williams，2009）。因此，很多心脏风险评估都重点关注 CAD，详见第三十九章。

对于充血性心力衰竭（congestive heart failure，CHF）患者，心脏科医生会在术前进行冠状动脉重建术或通过围术期药物治疗增强心脏血流动力学功能。CHF 的治疗常会使用利尿剂，而围术期的患者应限制利尿剂的使用，以防止术中血容量降低和继发性低血压的发生。但如果需要液体复苏，也必须逐步增加并严格限制入量，以避免容量负荷过重。

心律失常是基础心肺疾病或电解质紊乱的常见症状。因此，术前管理的重点在于治疗基础疾病。但是，如果术前需要使用起搏器和植入式心律转复除颤器（implantable cardioverter-defibrillators，ICDs）来治疗心律失常，通常放置的适应证同非手术期放置的适应证（Gregoratos，2002）。对于安装了起搏器的患者，即使在非心脏手术和内镜手术过程中，电手术也会对起搏器产生电磁干扰。虽然在新型装置中受干扰情况较少，但这种干扰仍可能导致起搏失效或整个系统故障（Cheng，2008）。因此，目前的指南建议在任何侵入性手术前后，所有心电系统必须由受过一定培训的医生进行评估（Fleisher，2009）。此外，如第 40 章所述，术中应尽量减少电外科手术的电磁干扰。手术时尽量选择双极电外科器械，在低能量水平使用短的间歇性脉冲电流，使电流源和心脏装置之间的距离最

大化，并将电极板放置在一定位置，尽量减少电流流向装置。

高血压本身不能预测围术期心血管事件的发生，因此无需因此推迟手术（Goldman，1979；Weksler，2003）。选择性手术中出现收缩压＞ 180 mmHg 和舒张压＞ 110 mmHg，应停止并推迟手术。为了术后减少心血管并发症的发生，尽可能在择期手术前几个月控制好血压（Fleisher，2002）。既往服用血管紧张素转换酶抑制剂和血管紧张素受体拮抗剂的患者手术当天早晨继续服用药物，以降低诱导后即刻出现的低血压风险（Comfere，2005）。在所有高血压患者中，建议加强术中、术后监测，避免血压过低或过高。需要注意扩容、疼痛和躁动均会导致术后血压升高。

心脏瓣膜病是一种较少见的心脏合并症。其中，主动脉瓣狭窄是围术期发生并发症的最危险因素（Kertai，2004）。心衰和心律失常的程度是预测其他瓣膜疾病的最佳指标。如果心脏听诊提示可能存在心脏瓣膜疾病，超声心动图将有助于明确病变部位。对于合并心脏瓣膜疾病的患者来说，如行胃肠道（gastrointestinal，GI）或泌尿生殖系统（genitourinary，GU）手术，美国心脏协会（Nishimura，2014）不再推荐术中使用药物预防心内膜炎。这些手术操作引起的短暂的肠球菌性菌血症与感染性心内膜炎并没有明确的相关性。

## ■ 2.诊断性评价

### （1）病史和体格检查

与肺部疾病一样，病史和体格检查可以有效地诊断或鉴别心血管疾病。图 39-2 概述了一种问诊策略。在查体时，外科医生需观察患者有无继发性水肿或颈静脉怒张，胸部触诊需要寻找心尖搏动位置和判断有无震颤。颈动脉的听诊应排除杂音，心脏部位的听诊应注意心率的快慢、心跳节律是否规则和有无心脏杂音。

### （2）心脏检测

术前心脏检查一般包括 12 导联心电图检查（ECG）和胸片检查。根据美国心脏病学会和美国心脏协会（ACC/AHA）的研究，对于已知冠心病、显著性心律失常、外周动脉性疾病、脑血管疾病或其他显著器质性心脏病患者，心电图检查是合理的，但低风险手术无需做 ECG 检查。对于无症状且无明确冠心病的患者，可行 ECG 检查，但对于接受低风险手术的患者同样没有太多帮助（Fleisher，2014）。术前胸片检查的适应证很有限，详见第三十九章。其他的检查通常由负责咨询的心脏病专家来制定，并且可按下面讨论的指南进行。

### （3）术前心血管疾病诊治指南

术前指南已由几个小组制定，有助于预测围术期心血管并发症和指导围术期护理。最权威的 2 个指

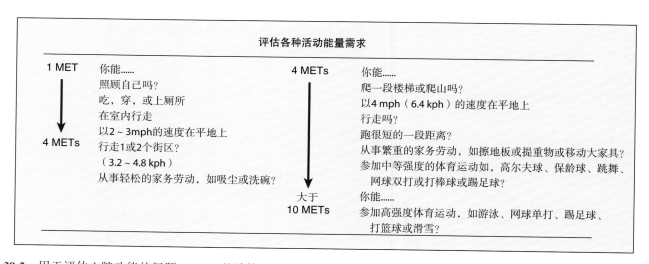

图 39-2　用于评估心脏功能的问题。METs 的计算方法详见图 39-3。CAD，冠状动脉疾病；kph，公里 / 小时；MET，代谢当量；mph，英里 / 小时。（Reproduced with permission from Fleisher LA，Beckman JA，Brown KA，et al：2009 ACCF/AHA focused update on perioperative beta blockade incorporated into the ACC/AHA 2007 guidelines on perioperative cardiovascular evaluation and care for noncardiac surgery：a report of the American College of Cardiology Foundation/American Heart Association Task Force on Practice Guidelines. Circulation 2009 Nov 24；120（21）：e169-e276.)

南是：① ACC/AHA 共同制定的心脏风险指数和②修订的心脏风险指数（RCRI）（Fleisher，2014；Lee，1999）。

其中，ACC/AHA 指南提供了一种分步式策略来评估三大主要因素——临床预测因素、手术特异性风险和功能储备——以确定心脏检测的必要性（图39-3）。通常，在妇科手术中，与血管内大量液体转移相关的重大急诊手术和操作引发心脏并发症风险最大，相反，择期的、简单的内镜手术的风险最低。

修订的心脏风险指数是一个简单的临床预测评估方法。能准确评估心脏风险，已被广泛应用（Lee，1999）。RCRI 和 ACC/AHA 指南的主要区别在于 ACC/AHA 指南中纳入了运动能力的评估。RCRI 的

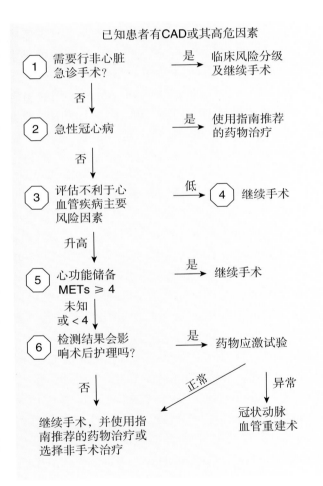

**图 39-3** 冠心病（coronary artery disease，CAD）患者围术期的阶梯式心脏评估。MET，代谢当量（Adapted with permission from Fleisher LA，Fleischmann KE，Auerbach AD，et al：2014 ACC/AHA Guideline on Perioperative Cardiovascular Evaluation and Management of Patients Undergoing Noncardiac Surgery：a Report of the American College of Cardiology/American Heart Association Task Force on Practice Guidelines，J Am Coll Cardiol 2014 Dec 9；64（22）：e77-137.)

创建者认为，在运动能力测试时，原有心脏疾病的风险可能因非心源性因素（如肌肉骨骼疼痛）而被过高估计。因此，这些研究者更强调心血管疾病的标志物的重要性。

### 3. 预防策略

#### （1）围术期 β- 受体阻滞剂的使用

荷兰超声心动图采用负荷超声心动图作心脏风险评估（Dutch Echocardiographic Cardiac Risk Evaluation Applying Stress Echocardiography，DECREASE），其系列研究结果支持术前使用 β- 受体阻滞剂来降低住院死亡率。然而，虚构的数据资料和错误的方法导致了这些结果的可信度被降低（Erasmus Medical Centre，2012）。Bouri 和同事（2014）随后对随机对照试验中获得的安全数据进行了 Meta 分析，评估了围术期 β- 受体阻滞剂的使用价值。他们发现使用 β- 受体阻滞剂导致全因死亡率增加了 27%，并有统计学意义。尽管非致死性心肌梗死有所减少，但卒中和低血压的发生率明显增加。这些新的发现对目前美国心脏协会（AHA）指南中推荐的使用 β- 受体阻滞剂治疗高危患者提出了挑战，甚至提示这种疗法可能获益最小（Poldermans，2009）。

#### （2）冠状动脉血管重建术

如果无创性负荷试验提示疾病晚期，则建议在高危心脏病患者中进行诊断性心导管检查。在这种情况下，通过冠状动脉旁路移植术（coronary artery bypass grafting，CABG）或经皮冠状动脉介入术进行血运重建，可在围术期产生良好的效果（Hassan，2001）。

#### （3）贫血

贫血已被证明是充血性心力衰竭的独立危险因素（Kannel，1987）。Silverberg 和同事（2001）的一项研究发现，即使是轻度贫血（Hgb < 12.5%）的纠正也能显著改善心功能。补充铁剂并不能替代心血管疾病的治疗，但推测数据表明，维持血红蛋白水平在 10% 以上十分重要，可以降低围术期心血管疾病的发病率和死亡率。

## 五、肝功能评估

肝病发病率的上升同样增加了肝功能不全患者的数量。必须通过围术期护理修复肝损伤，因为肝脏在

药物代谢中起着重要的作用，同时还参与蛋白质、葡萄糖和凝血因子的合成以及内源性化合物的分泌。

询问疑似患者是否有黄疸或贫血家族史、近期旅行史、酒精或其他肝毒素暴露和药物使用情况（Suman，2006）。体征包括黄疸、巩膜黄染、蜘蛛痣、腹水、肝大、扑翼样震颤和恶病质等。

如果已知或怀疑有基础肝病，则需评估肝功能。此外，凝血酶原时间（prothrombin time，PT）、部分凝血活酶时间（partial thromboplastin time，PTT）、血清白蛋白水平和血清生化指标都是有价值的辅助检查。

在肝病中，急、慢性肝炎最常见。多位学者研究证实，无论何种原因的急性肝炎，其围术期死亡率极高。因此，基本治疗包括支持治疗和延期手术，直到急性期消退（Patel，1999）。慢性肝炎患者可出现肝功能不稳定，但肝炎代偿期围术期并发症的风险较低（Sirinek，1987）。然而，对于肝硬化患者，Child-Pugh 评分是预测腹部手术后生存率的有效指标。临床指标包括血清总胆红素和白蛋白水平，国际标准化比值（international normalized ratio，INR），继发性腹水和肝性脑病的严重程度。基于 Child-Pugh 分级法预测近似的死亡风险，评级为 A，死亡风险约 10%；评级为 B，死亡风险约 30%；评级为 C，死亡风险约 70%（Mansour，1997）。

## 六、肾功能评估

肾参与代谢废物排泄、合成促红细胞生成素以及维持液体和电解质的平衡。因此，合并有肾功能不全的患者通常在术前进行血清电解质、肾功能和全血细胞计数（complete blood count，CBC）检查。肾功能不全导致的慢性贫血通常需要在术前注射促红细胞生成素或围术期输血，具体取决于手术安排情况和贫血程度。透析患者需要加强术前和术后监测，以防电解质紊乱和液体超量。如果条件允许，这些患者应在术前一天进行透析，使得机体体液量和电解质（尤其是钾）得到纠正。此外，避免使用肾毒性药物可以减少肾脏进一步损伤。根据药代动力学规律调整其他药物剂量，因为这些患者术后的血药浓度可能无法预测。

## 七、血液系统评估

### 1. 贫血

妇科手术术前评估时经常会遇到贫血。在病因不明的情况下，术前评估有助于贫血的纠正。需要重点询问贫血症状，如疲劳、劳力性呼吸困难和心悸。同时尽力寻找心血管疾病的潜在危险因素，因为在这些疾病中机体对贫血耐受性较差。体格检查包括全面的盆腔及直肠检查、粪便检查及尿液分析。

慢性贫血时，全血细胞计数（CBC）的红细胞指数反映为小细胞性低色素性贫血，并表现为平均红细胞体积（mean corpuscular volume，MCV）、平均红细胞血红蛋白含量（mean corpuscular hemoglobin，MCH）和平均血红蛋白浓度（mean corpuscular hemoglobin concentration，MCHC）均降低。此外，在典型的慢性失血引起的缺铁性贫血中，可以表现为血小板计数升高和网织红细胞计数降低。对于贫血原因不明者、重度贫血或者口服铁剂治疗无效者，需进一步检查。建议测定血清铁、维生素 $B_{12}$ 和叶酸浓度。缺铁性贫血导致血清铁蛋白和铁离子浓度降低，总铁结合力升高，维生素 $B_{12}$ 和叶酸水平正常。

术前补铁有几种药物可供选择。口服铁剂有硫酸亚铁（Feosol，Slow Fe）、葡萄糖酸亚铁（Fergon）、富马酸亚铁（Ircon，Fero-Sequels）和多糖铁（Ferrex）。注意每种亚铁盐的铁元素含量都不同。治疗缺铁性贫血的常用方法是每天摄入 150 ~ 200 mg 元素铁。因此，常见的等量口服替代方案包括硫酸亚铁，每片 325 mg（含 65 mg 元素铁），或富马酸亚铁，每片 200 mg（含 64 mg 元素）铁，每日 3 次，每次 1 片。Okuyama 和同事（2005）发现术前 2 周服用 200 mg 元素铁可显著减少术中输血的需求。术前准备纠正贫血患者最不能耐受的药物副作用是便秘，便秘可以通过改变饮食、服用泻药和粪便软化剂来改善（表 25-6）。

目前除了口服剂型外，食品和药物管理局（Food and Drug Administration，FDA）还批准了几种静脉（intravenous，IV）铁制剂。其中包括葡萄糖酸铁（Ferrleci）、蔗糖铁（Venofer）、氧化铁醇（Feraheme）、羧基麦芽糖铁（Injectafer）和低分子右旋糖酐铁（INFeD）（DeLoughery，2014）。较新的铁制剂很少发生过敏反应，非常安全（Shander，2010）。血红蛋白上升最快可在首次给药后 1 周观察到。大多数妇女可通过口服铁剂能有效纠正贫血。静脉铁剂适合于因胃肠道疾病而导致铁吸收不良者，或伴有慢性肾病，不能耐受口服铁剂以及口服无效的患者。

对于急性出血的妇女，围术期可能需要输血。输血与否一定程度取决于患者的心脏状况。关于复苏的讨论详见第四十章。

## 2. 自体血回输

对异体输血导致感染的担忧促进了自体输血的发展。最常用的两种方法包括术前自体捐献和抢救时自体输血。详见第四十章（Vanderlinde，2002）。

## 3. 凝血功能障碍

凝血功能障碍通常分为两类——遗传性凝血功能障碍和获得性凝血功能障碍。对于获得性凝血障碍，需仔细地检查各个系统并列出完整的药物（包括中草药制剂）的使用情况，这样便于发现潜在的病因。无论是遗传性凝血功能障碍还是获得性凝血功能障碍，只要仔细询问病史和进行体格检查，就能够发现血小板或凝血因子的异常。个人病史中容易淤青、轻微受伤后有较多出血，或长期月经过多，均提示临床医生需注意存在凝血功能障碍的可能。第 8 章概述了对凝血功能障碍的筛查，第 40 章描述了凝血因子补充的规范。一般而言，对于正在手术患者，血小板 ≤ 50 000 /µl 需补充血小板，而对于计划行大手术的患者而言，则 ≤ 100 000/µl 即需输血小板。（James，2011）。

## 4. 口服抗凝药

既往有静脉血栓栓塞（venous thromboembolism，VTE）并后续服用抗凝药物的患者中，选择合适手术时机通常可以降低术后静脉血栓栓塞的风险。急性静脉血栓栓塞后，不使用抗凝治疗的复发风险在 40% 到 50% 之间。然而，在华法林治疗 3 个月后，血栓性疾病的复发风险明显降低。此外，延期手术并继续华法林治疗 2～3 个月（共 6 个月）可将复发风险降低至 5%～10%，避免了术前使用肝素（Kearon，1997；Levine，1995）。因此，在近期发生静脉血栓栓塞的患者中，如果条件允许，应延期手术。当手术必须进行时，抗凝治疗方案如下所述。

### （1）术前准备

合并心房纤颤、安装机械性心脏人工瓣膜或近期发生静脉血栓栓塞的妇女发生静脉血栓栓塞的风险增加。因此，长期口服华法林是经典的治疗方法。对于这些患者，外科医生必须在需要抗凝治疗和手术出血风险之间作好平衡。美国妇产科医师协会（ACOG）（2014b）为此做了归纳总结（表 39-2）。通常在手术前停止抗凝，术后尽快恢复使用。然而由于华法林的作用逆转缓慢，因此患者常改用肝素来过渡，因为肝素比华法林更容易起止。低分子肝素（low-molecular-weight heparin，LMWH）和普通肝素（unfractionated heparin，UFH）（表 39-3）均可选择。在 LMWH 中，通常选择依诺肝素（Lovenox）。在过渡方案中，术前几天停用华法林，开始使用肝素（Douketis，2012；White，1995）。对于治疗国际标

**表 39-2　长期抗血栓治疗患者的围术期管理**

| 身体状况 | 出血风险 | VTE 高风险 | VTE 中度风险 | VTE 低风险 |
|---|---|---|---|---|
| 既往 VTE 史 | 高度 | 方案 A | 方案 C | 方案 C |
| | 中等 | 方案 A | 方案 B 或 C<br>考虑机械性预防 | 方案 C |
| 房颤 | 高度 | 方案 A | 方案 C 或 B | 方案 C 或 B |
| | 中等 | 方案 A | 方案 A 或 B | 方案 B 或 C |
| 机械性人工心脏瓣膜 | 高度 | 方案 A | 方案 A 或 B | 方案 C |
| | 中等 | 方案 A | 方案 A | 方案 C 或 B |

方案 A：使用过渡疗法，采用治疗剂量低分子肝素（LMWH）或普通肝素（UFH）。治疗剂量依诺肝素为 1 mg/kg 皮下注射（subcutaneously，SC），每日 2 次或 1.5 mg/kg，每日 1 次。治疗剂量 UFH 静脉注射用药量为 8 U/kg 静脉推注，然后 18 U/kg/hr。
方案 B：使用低剂量低分子肝素或低剂量 UFH 过渡治疗。低剂量依诺肝素为 30 mg，每日两次，皮下注射；或 40 mg，每日一次，皮下注射。低剂量 UFH 为 5000～7500 U，每日两次，皮下注射。
方案 C：停止长期抗凝治疗。不使用过渡疗法。术后重新开始长期抗凝治疗。在手术期间使用间歇性压迫装置进行机械性预防，直到重新开始长期抗凝治疗。

a 华法林过渡治疗方案见表 39-3
VTE，静脉血栓栓塞
Data from Committee opinion no 610：chronic antithrombotic therapy and gynecologic surgery，Obstet Gynecol 2014 Oct；124（4）：856-862.

**表 39-3 抗凝治疗**

**华法林过渡治疗方案**

| | |
|---|---|
| 术前 5 天 | 停用华法林；开始使用 LMWH 或 UFH<br>术前 24 小时停用 LMWH 或术前至少 4 ~ 6 小时停用 UFH |
| 术前 1 天 | 检测 INR。如果 INR > 1.5，给予维生素 K 1 ~ 2 mg，口服<br>复测 INR |
| 手术日 | 如果出血风险低，术后 12 ~ 24 小时使用 LMWH 或 UFH |
| 术后 1 天 | 开始使用华法林抗凝 |
| 术后 5 天 | 一旦 INR > 2，停用 LMWH 或 UFH。继续华法林抗凝治疗 |

**直接口服抗凝药物的过渡方案**

| | |
|---|---|
| 术前 1 ~ 2 天 | 停用药物：术前 2 天停用达比加群；术前 1 天停用阿哌沙班和利伐沙班 |
| 术后 1 天 | 重新服用药物 |

**抗血小板药物的过渡方案**

| | |
|---|---|
| 术前 7 天 | 停用阿司匹林或氯吡格雷 |
| 术后 1 天 | 术后 12 ~ 24 小时重新开始服药 |

INR，国际标准化比值；LMWH，低分子肝素；UFH，常规肝素

Data from Committee opinion no 610: chronic antithrombotic therapy and gynecologic surgery, Obstet Gynecol 2014 Oct；124（4）：856-862；Douketis J，Bell AD，Eikelboom J，et al：Approach to the new oral anticoagulants in family practice：Part 2：addressing frequently asked questions，Can Fam Physician 2014 Nov；60（11）：997-1001.

准化比值（International Normalized Ratio，INR）在 2.0 ~ 3.0 的患者，大约需要 5 ~ 6 天时间可以使之达到 1.5，一旦达到 1.5，意味着手术是安全的。在过渡治疗期间，使用低分子肝素末次给药时间是术前 24 小时，使用普通肝素，则末次给药时间可以是术前 4 至 6 小时（Douketis，2012）。

急诊手术通常没有足够的时间来进行这种过渡治疗，此时需停用华法林并注射维生素 K。维生素 K 能促进凝血因子合成，情况紧急时可用 5 ~ 10 mg 静脉注射（Holbrook，2012）。为了尽量减少过敏风险，维生素 K 需放入至少 50 ml 液体稀释后，慢滴至少 20 分钟。维生素 K 需要 4 ~ 6 小时才能达到临床效果。因此，可以按 15 ml/kg 加入新鲜冷冻血浆（fresh frozen plasma，FFP），每单位 FFP 的体积为 200 ~ 250 ml。凝血酶原复合浓缩物（prothrombin complex concentrate，PCC）是一种人体获得的凝血物质，它包含凝血因子 Ⅱ、Ⅸ 和 Ⅹ。PCC 使用前不需要解冻并可替代 FFP（Ageno，2012）。

尽管华法林能拮抗所有依赖于维生素 K 的凝血因子，而新型直接口服抗凝剂（direct oral anticoagulants，DOACs）可抑制特定因子。目前获批的三种药物分别是作用靶向因子 Ⅱa（凝血酶）的达比加群（泰毕全）和作用靶向因子 Ⅹa 的利伐沙班（拜瑞妥）和阿哌

沙班（艾乐妥）。由于其进入临床使用时间较短，对其围术期治疗的研究几乎很少（Kozek-Langenecker，2014）。达比加群的半衰期为 14 小时，利伐沙班和阿哌沙班的半衰期为 9 小时（Schaden，2010）。因此，对于术前肌酐清除率正常的女性，建议术前 24 小时停用利伐沙班和阿哌沙班，术前 48 小时停用达比加群。如果肌酐清除率 < 50 ml/min 或围术期出血风险较高，则停药时间加倍（Ortel，2012）。

临床使用国际凝血试验如 INR、凝血酶原时间（prothrombin time，PT）和部分凝血活酶时间（activated partial thromboplastin time，APTT）等监测 DOACs，都不能准确地反映凝血功能。对于 Ⅹa 因子抑制剂利伐沙班和阿哌沙班，可通过测定抗 Ⅹa 因子来判断其活性。对于达比加群，如果 APTT > 90 秒和 INR > 2 表明可能过量（Lindahl，2011）。达比加群对凝血酶时间（thrombin time，TT）检测更敏感，其数值在正常范围可排除过度的抗凝，但这种特异性测试的转向时间可能较长。

当出现急诊手术时，由于 DOACs 没有拮抗剂，对危及生命的出血的处理仍然需根据医生的经验。好在因药物的半衰期很短，抗凝血作用会迅速消失。间接证据表明，重组因子 Ⅶa（诺和锐）或凝血酶原复合浓缩物可能有所帮助（Ageno，2012）。

最后，阿司匹林和氯吡格雷等抗血小板药物可能会增加手术出血。这些药物通常在手术前 7 天停用（美国妇产科医师协会，2014b）。

### （2）术后处理

手术后，尤其大手术后建议 12～24 小时开始重新使用普通肝素或低分子肝素（表 39-3）。同时开始口服华法林治疗，因为华法林需要几天才能恢复到治疗水平（Harrison，1997；White，1994）。一旦 INR 在 2～3 之间则停用肝素。DOACs 通常在手术后 24 小时重新服用。术后 12～24 小时可恢复服用抗血小板药物。在所有病例中，只有在确认手术血止后才开始使用上述抗凝药物。

## 八、内分泌评估

### 1. 甲状腺功能亢进和甲状腺功能减退

手术的病理生理应激可加重原有的内分泌疾病，例如甲状腺功能障碍、糖尿病和肾上腺功能不全等。其中，甲状腺功能亢进和甲状腺功能减退会出现各自疾病所特有的麻醉和代谢紊乱。因而，尽可能术前保持甲状腺功能正常。

甲状腺功能亢进患者围术期有发生甲亢危象的风险。甲状腺肿患者具有气道受压的风险，所以在体检时要检查患者是否有气管偏移。除甲状腺功能检查外，心电图和血清电解质检测也有助于预测已有的代谢异常。鼓励病人以处方剂量维持常用药物直至手术当天。

新诊断的甲状腺功能减退症术前除了甲状腺激素替代治疗外一般不需要其他治疗。但是如果出现心脏功能抑制、电解质紊乱和低血糖症状等重度疾病征象，则患者术前必须治疗。

### 2. 糖尿病

糖尿病的长期并发症包括血管、神经、心脏和肾功能不全。因此，对糖尿病患者进行术前风险评估至关重要。此外，术前血糖控制不佳会导致术后病率的增加。当血糖水平 > 200 mg/dl 和糖化血红蛋白 A1c 水平 > 7 时，术后伤口感染率显著升高（Dronge，2006；Trick，2000）。

糖尿病患者接受大型外科手术前可以进行三项诊断测试——血清电解质水平、尿液分析和心电图。这些检查分别用于筛查代谢紊乱、未确诊的肾病和未识别的心肌缺血。

一般而言，手术和麻醉引起的应激反应会导致儿茶酚胺水平提高、相对胰岛素缺乏和血糖升高（Devereaux，2005）。虽然手术中血糖会波动，但应避免明显的高血糖，以尽量减少 1 型糖尿病患者脱水、电解质异常、伤口愈合不良、甚至酮症酸中毒等相关术后并发症的发生（Jacober，1999）。然而，因饮食摄入和代谢的需求的不断变化，术后需密切加强血糖检测。此外，由于对葡萄糖测定靶点缺乏明确的证据，大多数检测生产商将血糖控制的目标浓度都定在 200 mg/dl 以下（表 39-4）（Finney，2003；Garber，2004；Hoogwerf，2006）。表 39-5 和图 39-4 总结了 Jacober 及其同事（1999）根据疾病严重程度提出的围术期建议。

**表 39-4　胰岛素顺序滑动量表示例[a]**

| 血糖，mmol/L（mg/dl）[b] | 增量公式 | 计算 | 短效胰岛素（U） |
| --- | --- | --- | --- |
| 0～11.0（0～200） | 0 | 0 | 0 |
| 11.1～14.0（201～250） | 1 ×（TDI/30） | 1 ×（120/30） | 4 |
| 14.1～17.0（251～300） | 2 ×（TDI/30） | 2 ×（120/30） | 4 |
| 17.1～20.0（301～350） | 3 ×（TDI/30） | 3 ×（120/30） | 12 |
| 20.1～23.0（251～400） | 4 ×（TDI/30） | 4 ×（120/30） | 16 |
| 23.1～26.0（401～450） | 5 ×（TDI/30） | 5 ×（120/30） | 20 |
| > 26.0（> 450） | 联系内科医生 | 联系内科医生 | 联系内科医生 |

[a] 该示例术前每日使用胰岛素总剂量（TDI）为 120 U
[b] 为了方便起见，将 mmol/L 换算成 mg/dl
Reproduced with permission from Jacober SJ, Sowers JR: An update on perioperative management of diabetes. Arch Intern Med 1999 Nov 8；159(20): 2405-2411.

**表 39-5 各型糖尿病的围术期治疗**

| 疾病类型 | 围术期治疗 | 术后治疗 |
| --- | --- | --- |
| 单纯饮食治疗 2 型糖尿病 | 无需额外护理，若早餐前高血糖，必要时皮下注射常规胰岛素 | 必要时皮下注射常规胰岛素 |
| 口服降糖药治疗的 2 型糖尿病 | 手术当天停用所有药物 | 补充皮下注射胰岛素直到恢复正常饮食，此时可以恢复到术前治疗 |
| 1 型或 2 型糖尿病用胰岛素治疗 | 详见图 39-3 | 胰岛素顺序滑动（详见表 39-4） |

Data from Jacober SJ，Sowers JR：An update on perioperative management of diabetes. Arch Intern Med 1999 Nov 8；159（20）：2405-2411.

### 3. 肾上腺功能不全

长期使用类固醇激素可继发性抑制下丘脑 - 垂体 - 肾上腺轴（hypothalamic-pituitary-adrenal，HPA）导致肾上腺功能不全，进而引起围术期低血压。尽管早已有这些生理学认知，但是对围术期皮质类固醇补充问题仍存在争议。

接受小手术或使用低剂量皮质激素的患者通常无肾上腺功能抑制风险，不推荐额外的皮质类固醇治疗。围术期补充激素的价值仍然是一个长期争论的议题（Bromberg，1991；Marik，2008）。系统回顾关于围术期补充皮质类固醇剂量的文献综述，其中并无证据支持超治疗剂量即超"应激剂量"补充激素。相反，患者应继续使用其日常剂量（Kelly，2013；Marik，2008）。同时需进行密切的血流动力学监测，以发现难治性容量性低血压，并对可能继发肾上腺功能不全者，掌握使用应激剂量皮质激素治疗的时机。值得注意的是，Marik 和 Varon（2008）观察到因原发性下丘脑 - 垂体 - 肾上腺轴疾病而接受皮质激素治疗的患者在围术期需要使用应激剂量。治疗方案可以用氢化可的松，100 mg 静脉注射，每 8 小时一次，随着患者病情好转逐渐减量。

### 九、诊断测试指南

在缺乏临床指征的情况下，生搬硬套进行术前检查并不能提高治疗的安全性和质量。Roizen 和他的同事（2000）注意到在常规的术前检查中有近一半的异常指标被临床医生忽略。此外，多项研究已经证明血液检查并不能有效获得重要的临床诊断信息（Kaplan，1985；Korvin，1975）。关键还没有证据表明诊断性测试优于临床病史和体格检查（Rucker，1983）。因此，如果术前临床病情未发生明显变化，且 4 ~ 6 个月前的诊断性检查提示为正常者，"术前检查"可参考该结果。MacPherson 和他的同事（1990）研究发现，采用这种方法随访的患者中，术前 4 个月内发生了显著病情变化的不到 2%。

在美国，还没有制定成文的术前检测指南。然而，英国卫生与临床优化研究院（National Institute for Health and Clinical Excellence，NICE）有此类检测指南。完整资料可以从以下网址获取：http：//www.nice.org.uk/guidance/cg3.

### 十、知情同意

获得知情同意是一个交流过程，而不仅仅是一个病历文件（Lavelle-Jones，1993；Nandi，2006）。临床医生和患者之间的谈话增强了患者对疾病诊断的认识，包括对用药和手术治疗过程、手术目标的局限性以及手术风险等的逐一讨论。多媒体工具如照片、小册子和教育视频等，都能用于讨论（Coulter，2007；Stacey，2014）。当无法获得患者本人的知情同意时，需确定一个独立的代理人来代表患者的最佳利益和愿望（美国妇产科医师协会，2012）。最后，整个过程作书面记录，并作为病人理解和同意的历史记录保存在病历中。

尽管有临床医生的建议，知情的病人可能会拒绝特定的干预。患者的决策自主权必须得到尊重，并由临床医生在病历中记录拒绝的情况。相应的文件包括：①患者拒绝接受建议的干预措施；②已向患者解释干预措施的价值；③患者拒绝的原因；④已向患者描述对健康造成后果的声明。

### 十一、感染预防

适当的抗生素预防可显著减少妇科手术后院内感

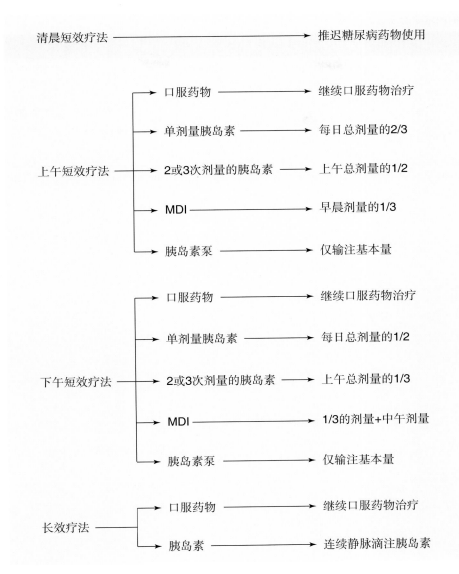

清晨短效疗法 ─────────────────→ 推迟糖尿病药物使用

上午短效疗法
- 口服药物 ─────────→ 继续口服药物治疗
- 单剂量胰岛素 ─────→ 每日总剂量的2/3
- 2或3次剂量的胰岛素 ─→ 上午总剂量的1/2
- MDI ──────────→ 早晨剂量的1/3
- 胰岛素泵 ───────→ 仅输注基本量

下午短效疗法
- 口服药物 ─────────→ 继续口服药物治疗
- 单剂量胰岛素 ─────→ 每日总剂量的1/2
- 2或3次剂量的胰岛素 ─→ 上午总剂量的1/3
- MDI ──────────→ 1/3的剂量+中午剂量
- 胰岛素泵 ───────→ 仅输注基本量

长效疗法
- 口服药物 ─────────→ 继续口服药物治疗
- 胰岛素 ─────────→ 连续静脉滴注胰岛素

图 39-4　糖尿病患者的围术期处理建议。IV，静脉注射；MDI，多剂量短效胰岛素（Reproduced with permission from Jacober SJ，Sowers JR：An update on perioperative management of diabetes. Arch Intern Med 1999 Nov 8；159（20）：2405-2411.）

染的发生。选择建议总结详见表 39-6。有关预防性抗生素的选择、使用时间和持续时间取决于计划手术过程和可能遇到的微生物感染（详见第三章）。通常在麻醉诱导时给予单剂量的抗生素。对于失血 > 1500 ml 或手术持续时间超过 3 小时的病例，可考虑增加剂量。对于肥胖个体，建议使用更高剂量的抗生素（美国妇产科医师协会，2014a）。详见第三十九章，在 GI 或 GU 手术前不建议使用抗生素预防亚急性细菌性心内膜炎。

## 十二、胃肠道准备

如果术中结肠损伤的风险很高，过去曾提倡术前机械性灌肠。这样可以防止较硬粪便通过肠吻合口时导致吻合口漏，减少粪便和细菌负荷以降低肠道伤口感染率（Barker，1971；Nichols，1971）。

然而，多项研究均质疑常规机械性灌肠的作用（Duncan，2009；Platell，1997）。Güenaga 和同事（2011）对各种临床试验进行了回顾性分析，评估机械性肠道准备对结直肠手术并发症的发病率和死亡率的影响。他们发现没有任何证据证明机械性肠道准备具备益处。腹腔镜手术和盆底手术结果相似（Ballard，2014；Muzii，2006）。此外，术前肠道准备并不能减少择期开放性结肠手术后腹腔和皮下的微生物感染的概率（Fa-Si-Oen，2005）。

**表 39-6　各种手术预防性抗菌药物治疗方案 [a]**

| 手术方式 | 抗生素 | 剂量（单剂剂量） |
| --- | --- | --- |
| 全子宫切除术<br>妇科泌尿手术 | 1. 头孢唑啉 [b] | 1 g 或 2 g[c] IV |
| | 2. 克林霉素 [d] | 600 mg IV |
| | **加上** | |
| | 庆大霉素 | 1.5 mg/kg IV |
| | **或** | |
| | 喹诺酮 [e] | 400 mg IV |
| | **或** | |
| | 氨曲南 | 1g IV |
| | 3. 甲硝唑 [d] | 500 mg IV |
| | **加上** | |
| | 庆大霉素 | 1.5 mg/kg IV |
| | **或** | |
| | 喹诺酮 [e] | 400 mg IV |
| 腹腔镜手术 [f]：诊断或手术 | 无 | |
| 开腹手术 | 无 | |
| 宫腔镜手术：诊断或手术 | 无 | |
| 子宫输卵管造影或输卵管通液术 | 多西环素 [g] | 100 mg 口服，一天两次 |
| 放置宫内节育器 | 无 | |
| 内膜活检 | 无 | |
| 人工流产扩张和吸宫术 | 多西环素 | 100 mg 口服，术前 1 小时；术后 200 mg 口服 |
| | 甲硝唑 | 500 mg 口服，一天两次，共 5 天 |
| 尿动力学检查 | 无 | |

[a] 麻醉诱导前给予抗生素预防是一个适当的时间
[b] 可替代药物包括头孢替坦、头孢西丁、头孢呋辛或氨苄西林 - 舒巴坦
[c] 建议体重指数＞ 35 或体重＞ 100 kg 或 220 磅的妇女服用 2 g 剂量
[d] 对青霉素有即刻过敏史的妇女可选择的抗菌药物
[e] 环丙沙星、左氧氟沙星或莫西沙星
[f] 腹腔镜下全子宫切除术，需预防性给予抗生素
[g] 如患者既往有盆腔炎病史或手术显示输卵管扩张。研究表明除非有输卵管扩张，否则没有指针预防使用抗生素
IV，静脉注射；IUD，宫内节育器
Reproduced with permission from ACOG Committee on Practice Bulletins-Gynecology：ACOG practice bulletin No. 104：antibiotic prophylaxis for gynecologic procedures，Obstet Gynecol. 2009 May；113（5）：1180-1189.

虽然不建议常规进行肠道准备，但对于某些难度较大的腹腔镜手术或女性盆腔重建手术包括阴道后壁和肛门括约肌重建等，可选择性进行机械性灌肠。在这些病例中，排空直肠粪便可提供更大的手术操作空间和恢复解剖结构。在括约肌成形术后，术前排空肠道可延迟排便时间并有利于最初伤口愈合。各种方案包括：①手术前 1 天或数天，低渣或流质饮食；②口服泻药如 240 ml 的番泻叶提取物（Senokot X-Prep）或 240 ml 的柠檬酸镁；③磷酸钠灌肠（Fleet）；④口服磷酸盐（Visicol，Fleet Phospho-soda）或⑤口服聚乙二醇（polyethylene glyco，PEG）（GoLYTELY，

NuLYTELY HalfLytely）。

## 十三、血栓栓塞的预防

医疗保健研究和质量机构（Agency for Healthcare Research and Quality，AHRQ）以及国家质量论坛（Kaafarani，2011）推荐将 VTE 预防列为十大患者安全措施之一。仅在美国，每年深静脉血栓形成（deep-vein thrombosis，DVT）和肺栓塞的发病病例估计接近 60 万，每年有超过 10 万人因此而死亡（Beckman，2010）。10% ～ 30% 的 VTE 患者在确诊后一个月内

死亡。国家建议根据血栓发生风险进行 VTE 预防。Caprini 评分是对普外科、血管外科和泌尿外科患者大样本研究后得到验证的血栓性疾病的评估工具（表39-7）（Gould，2012）。尽管还没有在妇科手术中得到验证，但妇科患者人群数量与其他学科极其相似，

因此以此作为评估标准是合理的。Caprini 评分 0-1 分，将病人归类为"极低风险"，2 分反映"低风险"，3-4 分代表"中等风险"，≥ 5 分则代表"高风险"。详见表 39-8。

**表 39-7　Caprini 风险评估模型**

| 1分 | 2分 | 3分 | 5分 |
|---|---|---|---|
| 年龄 41 ～ 60 岁 | 年龄 61 ～ 74 岁 | 年龄 ≥ 75 岁 | 卒中 < 1 个月 |
| 小手术 | 关节镜手术 | 既往 VTE 史 | 选择性关节成形术 |
| BMI > 25 kg/m² | 大的开腹手术（> 45 分钟） | VTE 家族史 | 髋部、骨盆或腿部骨折 |
| 腿部肿胀 | 腹腔镜手术（> 45 分钟） | 因子 V Leiden 基因突变 | 急性脊髓损伤 |
| 静脉曲张 | 恶性肿瘤 | 凝血酶原 20210A | < 1 个月 |
| 妊娠或产后 | 卧床休息 > 72 小时 | 狼疮性抗凝物质 | |
| 复发性流产 | 石膏固定 | 抗心磷脂抗体 | |
| 使用 COC 或 HRT | 留置中心静脉通道 | 血清同型半胱氨酸升高 | |
| 败血症 < 1 个月 | | 肝素诱导性血小板减少症 | |
| 严重肺病 < 1 个月 | | 其他易栓症 | |
| 肺功能异常 | | | |
| 急性心肌梗死 | | | |
| CHF < 1 个月 | | | |
| 肠炎 | | | |
| 卧床休息 | | | |

BMI，体重指数；CHF，充血性心力衰竭；COC，复方口服避孕药；HRT，激素替代治疗；VTE，静脉血栓栓塞
Reproduced with permission from Gould MK, Garcia DA, Wren SM, et al：Prevention of VTE in nonorthopedic surgical patients：Antithrombotic Therapy and Prevention of Thrombosis, 9th ed：American College of Chest Physicians Evidence-Based Clinical Practice Guidelines. Chest 2012 Feb；141（2 Suppl）：e227S-2277S.

**表 39-8　基于静脉血栓栓塞和出血风险评估的血栓预防方案**

| VTE 的风险（卡普里尼评分）[a] | 发生大出血并发症的风险和后果 | |
|---|---|---|
| | 一般出血风险 | 出血风险高或严重后果 |
| 极低（0 ～ 1） | 无特殊预防 | |
| 低（2） | 机械性预防（推荐 IPC） | |
| 中等（3 ～ 4） | LDUH，LMWH，或 MP（推荐 IPC） | 机械性预防（推荐 IPC） |
| 高（≥ 5） | LDUH 或 LMWH 加上 MP（CS 或 IPC） | |
| 高危，肿瘤手术 | 同高危治疗，同时予 LMWH 预防治疗 | 机械性预防（推荐 IPC），直至出血风险降低并可加用药物预防 |
| 高危，肝素 NA 或 CI | 磺达肝癸钠或低剂量 ASA 或 MP（推荐 IPC）或两者联用 | |

[a]Caprini 评分计算详见表 39-7
ASA，阿司匹林；CI，禁忌证；CS，弹力袜；LDUH，低剂量普通肝素；LMWH，低分子肝素；IPC，间歇充气加压；MP，机械性预防；NA，无法使用；VTE，静脉血栓栓塞
Reproduced with permission from Gould MK, Garcia DA, Wren SM, et al：Prevention of VTE in nonorthopedic surgical patients：Antithrombotic Therapy and Prevention of Thrombosis, 9th ed：American College of Chest Physicians Evidence-Based Clinical Practice Guidelines. Chest 2012 Feb；141（2 Suppl）：e227S-2277S

## ■ 1. 易栓症

在 VTE 的危险因素中，易栓症是一种遗传性或获得性疾病，抑制蛋白的缺陷激发凝血级联反应。导致血液高凝状态和 VTE 复发。

在这些遗传性凝血疾病中，抗凝血酶缺乏症虽然罕见，但却最易引起血栓。凝血酶是由凝血酶原通过酶裂解产生（图 39-5）。凝血酶将纤维蛋白原转化为具有活性的纤维蛋白，纤维蛋白聚集在一起形成凝血块。抗凝血酶以前被称为抗凝血酶 Ⅲ，与凝血酶和活化的凝血因子 Ⅸa、Xa、Ⅺa 和 Ⅻa 结合并使其失活。如果凝血酶未被灭活，则有利于凝血。

蛋白 C 和蛋白 S 缺陷是另一类易栓症。当凝血酶与完整的内皮细胞上的血栓调节蛋白结合时，其促凝活性被中和。在结合状态下，凝血酶还可激活蛋白 C（一种天然抗凝剂）。蛋白 C 及其辅助因子蛋白 S 通过部分灭活因子 Va 和 Ⅷa 来限制凝血。

突变的凝血因子 V 拮抗活化蛋白 C 的降解（凝血因子 V Leiden 突变）是最常见的易栓症之一，它是由于凝血因子 V 基因的单一突变引起的。该突变使因子 FVa 具备了拮抗活化蛋白 C 降解的功能。无拮抗的异常因子 V 的蛋白保留了其促凝活性，故易于形成血栓。

凝血酶原 G20210A 基因突变导致凝血酶原基因错义，使凝血酶原过度累积而产生易栓症。然后过多的凝血酶原可转化为凝血酶形成高凝状态。

在美国缺乏易栓症检测指南，其他国际组织的指南意见也不一致（De Stefano，2013）。基于英国的 NICE 指南（2012）建议筛查那些无诱因 VTE 患者，而非有诱因 VTE 患者。他们还建议不要对已发生过 VTE 易栓症患者的无症状一级亲属进行筛查。

## ■ 2. 停用激素药

使用激素是危险因素之一，可以在择期手术前进行调整。复方口服避孕药（COCs）可引起高凝状态，如果手术前停用 COCs6 周以上，则这种高凝状态可以逆转（Robinson，1991；Vessey，1986）。为了减少因停服 COCs 的计划外妊娠，建议使用适当的替代方法，并提供明确的使用说明。当决定术前停用 COCs 时，必须权衡个体 VTE 的风险与意外怀孕的风险。在接受大手术和连续服用 COC 的患者中，可考虑使

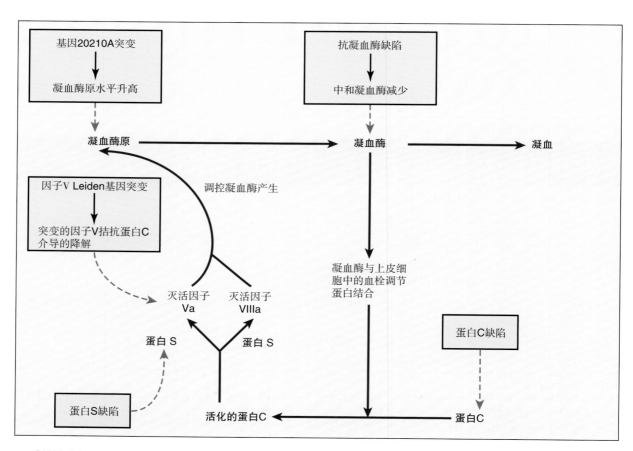

**图 39-5**　受易栓症的影响而产生凝血级联反应

用肝素进行预防 VTE（美国妇产科医师协会，2013）。

绝经后激素替代治疗（postmenopausal hormone replacement therapy，HRT）可能会轻微增加术后 VTE 的发生率，但其程度小于手术本身（Ueng，2010）。因此，对于这种增加的术后风险，需充分告知患者，但是为减少药物增加的手术风险而停用 HRT，其价值和具体停药时间目前尚不清楚。

### ■ 3. 预防选择

VTE 预防存在多种选择。虽然术后应鼓励患者尽早下床活动，但这并不是预防 VTE 的主要策略（Michota，2006）。分级弹力袜（T.E.D. 长筒袜）可防止血液淤积在小腿部。如果单独使用并正确穿着，DVT 率可降低 50%。如果与其他预防方法联用，则预防效果更佳（Amaragiri，2000）。间歇充气加压（IPC）主要通过改善静脉血流而发挥作用，如果在麻醉诱导前就开始使用并持续到患者能完全走动，则对中度和高危患者有较好疗效（Clarke-Pearson，1993；Gould，2012）。药物预防 VTE 包括低剂量 UFH、低分子肝素和 DOACs。表 39-8 总结了基于各种风险状况的不同治疗策略。

（葛蓓蕾　译　孙　静　审校）

## 参考文献

Ageno W, Gallus AS, Wittkowsky A, et al: Oral anticoagulant therapy: Antithrombotic Therapy and Prevention of Thrombosis, 9th ed: American College of Chest Physicians Evidence-Based Clinical Practice Guidelines. Chest 141(2 Suppl):e44S, 2012

Agostini P, Cieslik H, Rathinam S, et al: Postoperative pulmonary complications following thoracic surgery: are there any modifiable risk factors? Thorax 65(9):815, 2010

Akrawi W, Benumof JL: A pathophysiological basis for informed preoperative smoking cessation counseling. J Cardiothorac Vasc Anesth 11(5):629, 1997

Amaragiri SV, Lees TA: Elastic compression stockings for prevention of deep vein thrombosis. Cochrane Database Syst Rev 3:CD001484, 2000

American College of Obstetricians and Gynecologists: Antibiotic prophylaxis for gynecologic procedures. Practice Bulletin No. 104, May 2009, Reaffirmed 2014a

American College of Obstetricians and Gynecologists: Chronic antithrombotic therapy and gynecologic surgery. Committee Opinion No. 610, October 2014b

American College of Obstetricians and Gynecologists: Informed consent. Committee Opinion No. 439, August 2009, Reaffirmed 2012

American College of Obstetricians and Gynecologists: Prevention of deep vein thrombosis and pulmonary embolism. Practice Bulletin No. 84, August 2007, Reaffirmed 2013

American College of Radiology: ACR appropriateness criteria: Routine admission and preoperative chest radiography. Reston, American College of Radiology, 2000, Reaffirmed 2011

Archer C, Levy AR, McGregor M: Value of routine preoperative chest x-rays: a meta-analysis. Can J Anaesth 40:1022, 1993

Arozullah AM, Daley J, Henderson WG, et al: Multifactorial risk index for predicting postoperative respiratory failure in men after major noncardiac surgery. The National Veterans Administration Surgical Quality Improvement Program. Ann Surg 232:242, 2000

Ballard AC, Parker-Autry CY, Markland AD, et al: Bowel preparation before vaginal prolapse surgery: a randomized controlled trial. Obstet Gynecol 123(2 Pt 1):232, 2014

Barker K, Graham NG, Mason MC, et al: The relative significance of preoperative oral antibiotics, mechanical bowel preparation, and preoperative peritoneal contamination in the avoidance of sepsis after radical surgery for ulcerative colitis and Crohn's disease of the large bowel. Br J Surg 58:270, 1971

Beckman MG, Hooper WC, Critchley SE, et al: Venous thromboembolism: a public health concern. Am J Prev Med 38(4 Suppl):S495, 2010

Bernstein WK, Deshpande S: Preoperative evaluation for thoracic surgery. Semin Cardiothorac Vasc Anesth 12(2):109, 2008

Bouri S, Shun-Shin MJ, Cole GD, et al: Meta-analysis of secure randomised controlled trials of β-blockade to prevent perioperative death in non-cardiac surgery. Heart 100(6):456, 2014

Bromberg JS, Alfrey EJ, Barker CF, et al: Adrenal suppression and steroid supplementation in renal transplant recipients. Transplantation 51:385, 1991

Brooks-Brunn JA: Predictors of postoperative pulmonary complications following abdominal surgery. Chest 111:564, 1997

Buist AS, Sexton GJ, Nagy JM, et al: The effect of smoking cessation and modification on lung function. Am Rev Respir Dis 114(1):115, 1976

Cheatham ML, Chapman WC, Key SP, et al: A meta-analysis of selective versus routine nasogastric decompression after elective laparotomy. Ann Surg 221:469, 1995

Cheng A, Nazarian S, Spragg DD, et al: Effects of surgical and endoscopic electrocautery on modern-day permanent pacemaker and implantable cardioverter-defibrillator systems. Pacing Clin Electrophysiol 31(3):344, 2008

Chumillas S, Ponce JL, Delgado F, et al: Prevention of postoperative pulmonary complications through respiratory rehabilitation: a controlled clinical study. Arch Phys Med Rehabil 79:5, 1998

Clarke-Pearson DL, Synan IS, Dodge R, et al: A randomized trial of low-dose heparin and intermittent pneumatic calf compression for the prevention of deep venous thrombosis after gynecologic oncology surgery. Am J Obstet Gynecol 168:1146, 1993

Comfere T, Sprung J, Kumar M, et al: Angiotensin system inhibitors in a general surgical population. Anesth Analg 100(3):636, 2005

Coulter A, Ellins J: Effectiveness of strategies for informing, educating, and involving patients. BMJ 335(7609):24, 2007

Cunningham FG, Leveno KL, Bloom SL, et al (eds): Thromboembolic disorders. In Williams Obstetrics, 24th ed. New York, McGraw-Hill, 2014, p 1030

DeLoughery TG: Microcytic anemia. N Engl J Med 371(14):1324, 2014

De Stefano V, Rossi E: Testing for inherited thrombophilia and consequences for antithrombotic prophylaxis in patients with venous thromboembolism and their relatives. A review of the Guidelines from Scientific Societies and Working Groups. Thromb Haemost 110(4):697, 2013

Devereaux PJ, Goldman L, Cook DJ, et al: Perioperative cardiac events in patients undergoing noncardiac surgery: a review of the magnitude of the problem, the pathophysiology of the events and methods to estimate and communicate risk. CMAJ 173(6):627, 2005

Douketis J, Bell AD, Eikelboom J, et al: Approach to the new oral anticoagulants in family practice: Part 2: addressing frequently asked questions. Can Fam Physician 60(11):997, 2014

Douketis JD, Spyropoulos AC, Spencer FA, et al: Perioperative management of antithrombotic therapy: Antithrombotic Therapy and Prevention of Thrombosis, 9th ed: American College of Chest Physicians Evidence-Based Clinical Practice Guidelines. Chest 141(2 Suppl):e326S, 2012

Dronge AS, Perkal MF, Kancir S, et al: Long-term glycemic control and postoperative infectious complications. Arch Surg 141:375, 2006

Duncan JE, Quietmeyer CM: Bowel preparation: current status. Clin Colon Rectal Surg 22(1):14, 2009

Eichenberger A, Proietti S, Wicky S, et al: Morbid obesity and postoperative pulmonary atelectasis: an underestimated problem. Anesth Analg 95:1788, 2002

Erasmus Medical Centre: Report on the 2012 follow-up investigation of possible breaches of academic integrity. 2012. Available at: http://cardiobrief.files.wordpress.com/2012/10/integrity-report-2012–10-english-translation.pdf. Accessed January 13, 2015

Fa-Si-Oen P, Roumen R, Buitenweg J, et al: Mechanical bowel preparation or not? Outcome of a multicenter, randomized trial in elective open colon surgery. Dis Colon Rectum 48:1509, 2005

Ferris BG Jr, Pollard DS: Effect of deep and quiet breathing on pulmonary compliance in man. J Clin Invest 39:143, 1960

Finney SJ, Zekveld C, Elia A, et al: Glucose control and mortality in critically ill patients. JAMA 290:2041, 2003

Fleisher LA: Preoperative evaluation of the patient with hypertension. JAMA 287:2043, 2002

Fleisher LA, Beckman JA, Brown KA, et al: 2009 ACCF/AHA focused update on perioperative beta blockade incorporated into the ACC/AHA 2007 guidelines on perioperative cardiovascular evaluation and care for noncardiac surgery: a report of the American College of Cardiology Foundation/American Heart Association Task Force on Practice Guidelines. Circulation 120(21):e169, 2009

Fleisher LA, Fleischmann KE, Auerbach AD, et al: 2014 ACC/AHA Guideline on Perioperative Cardiovascular Evaluation and Management of Patients Undergoing Noncardiac Surgery: a Report of the American College of Cardiology/American Heart Association Task Force on Practice Guidelines. J Am Coll Cardiol 64(22):e77, 2014

Garber AJ, Moghissi ES, Bransome ED Jr, et al: American College of Endocrinology position statement on inpatient diabetes and metabolic control. Endocr Pract 10:77, 2004

Goldman L, Caldera DL: Risks of general anesthesia and elective operation in the hypertensive patient. Anesthesiology 50:285, 1979

Goldman L, Lee T, Rudd P: Ten Commandments for effective consultations. Arch Intern Med 143:1753, 1983

Goldwasser P, Feldman J: Association of serum albumin and mortality risk. J Clin Epidemiol 50:693, 1997

Gould MK, Garcia DA, Wren SM, et al: Prevention of VTE in nonorthopedic surgical patients: Antithrombotic Therapy and Prevention of Thrombosis, 9th ed: American College of Chest Physicians Evidence-Based Clinical Practice Guidelines. Chest 141(2 Suppl):e227S, 2012

Gregoratos G, Abrams J, Epstein AE, et al: ACC/AHA/NASPE 2002 guideline update for implantation of cardiac pacemakers and antiarrhythmia devices: summary article: a report of the American College of Cardiology/American Heart Association Task Force on Practice Guidelines (ACC/AHA/NASPE Committee to Update the 1998 Pacemaker Guidelines). Circulation 106:2145, 2002

Güenaga KF, Matos D, Wille-Jørgensen P, et al: Mechanical bowel preparation for elective colorectal surgery. Cochrane Database Syst Rev 9:CD001544, 2011

Harrison L, Johnston M, Massicotte MP, et al: Comparison of 5-mg and 10-mg loading doses in initiation of warfarin therapy. Ann Intern Med 126:133, 1997

Hassan SA, Hlatky MA, Boothroyd DB, et al: Outcomes of noncardiac surgery after coronary bypass surgery or coronary angioplasty in the Bypass Angioplasty Revascularization Investigation (BARI). Am J Med 110:260, 2001

Hlatky MA, Boineau RE, Higginbotham MB, et al: A brief self-administered questionnaire to determine functional capacity (the Duke Activity Status Index). Am J Cardiol 64(10):651, 1989

Holbrook A, Schulman S, Witt DM, et al: Evidence-based management of anticoagulant therapy: Antithrombotic Therapy and Prevention of Thrombosis, 9th ed: American College of Chest Physicians Evidence-Based Clinical Practice Guidelines. Chest 141(2 Suppl):e152S, 2012

Hoogwerf BJ: Perioperative management of diabetes mellitus: how should we act on the limited evidence? Cleve Clin J Med 73(Suppl 1):S95, 2006

Jacober SJ, Sowers JR: An update on perioperative management of diabetes. Arch Intern Med 159:2405, 1999

James AH, Kouides PA, Abdul-Kadir R, et al: Evaluation and management of acute menorrhagia in women with and without underlying bleeding disorders: consensus from an international expert panel. Eur J Obstet Gynecol Reprod Biol 158(2):124, 2011

Johnson BE, Porter J: Preoperative evaluation of the gynecologic patient: considerations for improved outcomes. Obstet Gynecol 111(5):1183, 2008

Kaafarani HMA, Borzecki AM, Itani KMF, et al: Validity of selected patient safety indicators: opportunities and concerns. J Am Coll Surg 212(6):924, 2011

Kannel WB: Epidemiology and prevention of cardiac failure: Framingham Study insights. Eur Heart J 8:23, 1987

Kaplan EB, Sheiner LB, Boeckmann AJ, et al: The usefulness of preoperative laboratory screening. JAMA 253:3576, 1985

Kearon C, Hirsh J: Management of anticoagulation before and after elective surgery. N Engl J Med 336:1506, 1997

Kelly KN, Domajnko B: Perioperative stress-dose steroids. Clin Colon Rectal Surg 26(3):163, 2013

Kertai MD, Bountioukos M, Boersma E, et al: Aortic stenosis: an underestimated risk factor for perioperative complications in patients undergoing noncardiac surgery. Am J Med 116:8, 2004

Korvin CC, Pearce RH, Stanley J: Admissions screening: clinical benefits. Ann Intern Med 83:197, 1975

Kozek-Langenecker SA: Perioperative management issues of direct oral anticoagulants. Semin Hematol 51(2):112, 2014

Lavelle-Jones C, Byrne DJ, Rice P, et al: Factors affecting quality of informed consent. Br Med J 306:885, 1993

Lee HP, Chang YY, Jean YH, et al: Importance of serum albumin level in the preoperative tests conducted in elderly patients with hip fracture. Injury 40(7):756, 2009

Lee TH, Marcantonio ER, Mangione CM, et al: Derivation and prospective validation of a simple index for prediction of cardiac risk of major noncardiac surgery. Circulation 100:1043, 1999

Levine MN, Hirsh J, Gent M, et al: Optimal duration of oral anticoagulant therapy: a randomized trial comparing four weeks with three months of warfarin in patients with proximal deep vein thrombosis. Thromb Haemost 74:606, 1995

Lindahl TL, Baghaei F, Blixter IF, et al: Effects of the oral, direct thrombin inhibitor dabigatran on five common coagulation assays. Thromb Haemost 105(2):371, 2011

Macpherson DS, Snow R, Lofgren RP: Preoperative screening: value of previous tests. Ann Intern Med 113:969, 1990

Maddali MM: Chronic obstructive lung disease: perioperative management. Middle East J Anesthesiol 19(6):1219, 2008

Mangano DT: Perioperative medicine: NHLBI working group deliberations and recommendations. J Cardiothorac Vasc Anesth 18:1, 2004

Mansour A, Watson W, Shayani V, et al: Abdominal operations in patients with cirrhosis: still a major surgical challenge. Surgery 122(4):730, 1997

Marik PE, Varon J: Requirement of perioperative stress doses of corticosteroids: a systematic review of the literature. Arch Surg 143(12):1222, 2008

Meyers JR, Lembeck L, O'Kane H, et al: Changes in functional residual capacity of the lung after operation. Arch Surg 110:576, 1975

Michota FA Jr: Preventing venous thromboembolism in surgical patients. Cleve Clin J Med 73:S88, 2006

Møller AM, Villebro N, Pedersen T, et al: Effect of preoperative smoking intervention on postoperative complications: a randomised clinical trial. Lancet 359:114, 2002

Muzii L, Bellati F, Zullo MA, et al: Mechanical bowel preparation before gynecologic laparoscopy: a randomized, single-blind, controlled trial. Fertil Steril 85:689, 2006

Nakagawa M, Tanaka H, Tsukuma H, et al: Relationship between the duration of the preoperative smoke-free period and the incidence of postoperative pulmonary complications after pulmonary surgery. Chest 120:705, 2001

Nandi PL: Ethical aspects of clinical practice. Arch Surg 135:22, 2000

National Institute for Health and Clinical Excellence: Venous thromboembolic diseases: the management of venous thromboembolic diseases and the role of thrombophilia testing. Clinical Guideline 144. London, 2012

Nichols RL, Condon RE: Preoperative preparation of the colon. Surg Gynecol Obstet 132:323, 1971

Nishimura RA, Otto CM, Bonow RO, et al: 2014 AHA/ACC Guideline for the Management of Patients With Valvular Heart Disease: a report of the American College of Cardiology/American Heart Association Task Force on Practice Guidelines. Circulation 129(23):e521, 2014

Okuyama M, Ikeda K, Shibata T, et al: Preoperative iron supplementation and intraoperative transfusion during colorectal cancer surgery. Surg Today 35(1):36, 2005

Ortel TL: Perioperative management of patients on chronic antithrombotic therapy. Blood 120(24):4699, 2012

Pasquina P, Tramer MR, Granier JM, et al: Respiratory physiotherapy to prevent pulmonary complications after abdominal surgery: a systematic review. Chest 130:1887, 2006

Patel T: Surgery in the patient with liver disease. Mayo Clin Proc 74:593, 1999

Platell C, Hall JC: Atelectasis after abdominal surgery. J Am Coll Surg 185:584, 1997

Poldermans D, Devereaux PJ: The experts debate: perioperative beta-blockade for noncardiac surgery—proven safe or not? Cleve Clin J Med 76 (Suppl 4):S84, 2009

Qaseem A, Snow V, Fitterman N, et al: Risk assessment for and strategies to reduce perioperative pulmonary complications for patients undergoing noncardiothoracic surgery: a guideline from the American College of Physicians. Ann Intern Med 144:575, 2006

Robinson GE, Burren T, Mackie IJ, et al: Changes in haemostasis after stopping the combined contraceptive pill: implications for major surgery. Br Med J 302:269, 1991

Roizen MF: More preoperative assessment by physicians and less by laboratory tests. N Engl J Med 342:204, 2000

Rucker L, Frye EB, Staten MA: Usefulness of screening chest roentgenograms in preoperative patients. JAMA 250:3209, 1983

Schaden E, Kozek-Langenecker SA: Direct thrombin inhibitors: pharmacology and application in intensive care medicine. Intensive Care Med 36(7):1127, 2010

Shander A, Spence RK, Auerbach M: Can intravenous iron therapy meet the unmet needs created by the new restrictions on erythropoietic stimulating agents? Transfusion 50(3):719, 2010

Shi Y, Warner DO: Surgery as a teachable moment for smoking cessation. Anesthesiology 112(1):102, 2010

Silverberg DS, Wexler D, Sheps D, et al: The effect of correction of mild anemia in severe, resistant congestive heart failure using subcutaneous erythropoietin and intravenous iron: a randomized, controlled study. J Am Coll Cardiol 37:1775, 2001

Sirinek KR, Burk RR, Brown M, et al: Improving survival in patients with cirrhosis undergoing major abdominal operations. Arch Surg 122:271, 1987

Smetana GW: Preoperative pulmonary evaluation. N Engl J Med 340:937, 1999

Stacey D, Légaré F, Col NF, et al: Decision aids for people facing health treatment or screening decisions. Cochrane Database Syst Rev 1:CD001431, 2014

Stepp KJ, Barber MD, Yoo EH, et al: Incidence of perioperative complications of urogynecologic surgery in elderly women. Am J Obstet Gynecol 192(5):1630, 2005

Straus SE, McAlister FA, Sackett DL, et al: The accuracy of patient history, wheezing, and laryngeal measurements in diagnosing obstructive airway disease. CARE-COAD1 Group. Clinical Assessment of the Reliability of the Examination—Chronic Obstructive Airways Disease. JAMA 283:1853, 2000

Suman A, Carey WD: Assessing the risk of surgery in patients with liver disease. Cleve Clin J Med 73(4):398, 2006

Thomas JA, McIntosh JM: Are incentive spirometry, intermittent positive pressure breathing, and deep breathing exercises effective in the prevention of postoperative pulmonary complications after upper abdominal surgery? A systematic overview and meta-analysis. Phys Ther 74:3, 1994

Thomsen T, Villebro N, Møller AM: Interventions for preoperative smoking cessation. Cochrane Database Syst Rev 3:CD002294, 2014

Trick WE, Scheckler WE, Tokars JI, et al: Modifiable risk factors associated with deep sternal site infection after coronary artery bypass grafting. J Thorac Cardiovasc Surg 119:108, 2000

Ueng J, Douketis JD: Prevention and treatment of hormone-associated venous thromboembolism: a patient management approach. Hematol Oncol Clin North Am 24(4):683, 2010

Vanderlinde ES, Heal JM, Blumberg N: Autologous transfusion. Br Med J 324: 772, 2002

Vessey M, Mant D, Smith A, et al: Oral contraceptives and venous thromboembolism: findings in a large prospective study. Br Med J (Clin Res Ed) 292:526, 1986

Vincent JL, Navickis RG, Wilkes MM: Morbidity in hospitalized patients receiving human albumin: a meta-analysis of randomized, controlled trials. Crit Care Med 32(10):2029. 2004

Warner DO: Preventing postoperative pulmonary complications: the role of the anesthesiologist. Anesthesiology 92:1467, 2000

Warner DO, Warner MA, Barnes RD, et al: Perioperative respiratory complications in patients with asthma. Anesthesiology 85:460, 1996

Weksler N, Klein M, Szendro G, et al: The dilemma of immediate preoperative hypertension: to treat and operate or to postpone surgery? J Clin Anesth 15:179, 2003

White RH, McKittrick T, Hutchinson R, et al: Temporary discontinuation of warfarin therapy: changes in the international normalized ratio. Ann Intern Med 122:40, 1995

Williams FM, Bergin JD: Cardiac screening before noncardiac surgery. Surg Clin North Am 89(4):747, 2009

Wolters U, Wolf T, Stutzer H, et al: ASA classification and perioperative variables as predictors of postoperative outcome. Br J Anaesth 77:217, 1996

Zerah F, Harf A, Perlemuter L, et al: Effects of obesity on respiratory resistance. Chest 103:1470, 1993

# 术中注意事项

多种妇科疾病需要进行手术治疗。手术的方式方法多种多样，其根本目的在于最大限度地促进组织愈合与患者康复。成功的手术取决于对恰当的患者选择恰当的方式、过硬的手术技术和对可能发生的并发症有充分准备。

## 一、麻醉的选择

妇科手术的麻醉方式有多种选择，包括：全身麻醉、硬膜外麻醉和椎管内麻醉、宫颈阻滞麻醉加或不加镇痛。具体的麻醉方式应由有经验并且能够处理各种不良反应的临床医师决定。宫颈阻滞麻醉和镇痛多由妇科医师操作，全身麻醉、硬膜外麻醉和椎管内麻醉则由麻醉医师决定并实施。

妇科手术的麻醉选择比较复杂。影响因素有：术式的设计、病变的范围、合并症、患者、麻醉医师和手术者的个人偏好等。再者，手术的医院或诊所也会基于他们的工作条件以及人员、设备的可行性制定最终的麻醉方案。例如，普通妇科门诊可能拥有宫旁阻滞麻醉的人员及设备，而未必具备进行局麻和全身麻醉所需的专业人员和复杂设备。

面对每一例手术，麻醉师和手术医师都应对患者情况和手术进展充分沟通、对可能出现的问题做好充分的准备。譬如，全麻可能出现气管插管困难，局部麻醉可能出现麻醉水平过高导致呼吸肌功能失调。即使是使用宫旁阻滞麻醉，也可能出现麻醉深度不够或麻醉药物的毒性反应。因此。手术没有"无雷区"，应未雨绸缪、常备无患。

### 1. 宫旁阻滞麻醉

宫旁阻滞麻醉常用于早期妊娠流产，也常用于宫颈消融或宫颈部分切除手术、阴道超声引导下取卵术和门诊宫腔镜检查。有研究表明，对经阴道子宫切除术的患者，全麻前应用宫旁阻滞麻醉能有效改善患者术后疼痛（Long，2009；O'Neal，2003）。宫旁阻滞麻醉常联合非甾体类抗炎药物或（和）静脉镇静药

物。清醒的镇静药物有多种，但最常用的是咪达唑仑（Versed）联合芬太尼（Sublimaze）（Lichtenberg，2001）。

#### （1）具体操作

宫颈、阴道和子宫体均由子宫阴道神经丛支配（图 38-13），子宫阴道丛又称为 Frankenhaüser 丛，位于宫骶韧带侧面的结缔组织中。鉴于此，在宫骶韧带与子宫颈连接处进行注射，宫旁阻滞麻醉效果最佳（Rogers，1998）。麻醉药物可在宫颈的 4 点和 8 点处分别注射（图 40-1）。

多数情况下，可选用 10ml 的 0.25% 布比卡因、1% 的甲哌卡因或者 1-2% 利多卡因（Cicinelli，1998；Hong，2006；Lau，1999）。推荐注射前对每一个患者的最大安全剂量进行计算（Dorian，2015）。利多卡因的中毒剂量约为 4.5 mg/kg（表 40-1）。对一个体重为 5 0kg 的女性，这个剂量相当于 225 mg。因此，如果使用 1% 的利多卡因溶液，计算出的用药量为：225 mg ÷ 10 mg/ml = 22.5 ml。对任何药物溶液，1%=10 mg/ml。

局麻药物通过药理性神经传递阻滞发挥麻醉效应（Chanrachakul，2001）。注射本身对注射点周围组织的水压分离作用和对神经的机械性压迫作用，能阻断神经传导，从而产生短暂的麻醉效应（Phair，2002；Wiebe，1995）。在麻醉剂中添加肾上腺素可以引发血管的收缩从而增强麻醉作用，延长麻醉时间，降低麻醉毒性，因此可以提高麻醉药物的最大剂量。药物经代谢后，神经功能可恢复正常。

一般情况下，过量的局麻药物可使中枢神经系统和心脏传导系统发生明显的传导阻滞效应，表现为：嗜睡、耳鸣、口周发麻、视力障碍、意识模糊、癫痫发作、昏迷及室性心律失常等。鉴于药物的有效治疗剂量与中毒剂量很接近，即使对神经系统轻微的毒性症状进行监测，都显得非常重要。

出现毒性反应后，酸中毒、高碳酸血症和低氧血症会加重心脏毒性反应。因此，治疗应包括静脉补

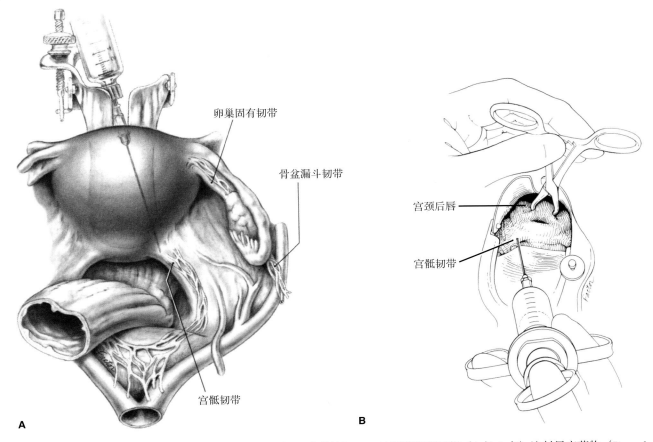

**图 40-1**　**A.** 宫旁阻滞腹面观。局麻药物浸润宫骶韧带两侧的感觉神经；**B.** 经阴道宫颈局部（4 点、8 点）注射局麻药物（Reproduced with permission from Penfield JA：Gynecologic Surgery under Local Anesthesia. Baltimore：Urban and Schwarzenberg；1986.）

**表 40-1　局麻药物的特点**

| 药物 | 有效浓度（%） | 最大剂量（mg/kg） | 联合肾上腺素的最大剂量（mg/kg） | 持续时间（h） |
|---|---|---|---|---|
| **中效** | | | | |
| 利多卡因 | 0.5，1，2 | 4.5 | 7 | 0.5 ~ 1 |
| 甲哌卡因 | 1，1.5，2 | 4 | 7 | 0.75 ~ 1.5 |
| 丙胺卡因 | 0.5，1 | 7 | 8.5 | 0.5 ~ 1.5 |
| **长效** | | | | |
| 丁哌卡因 | 0.25，0.5，0.75 | 2.5 | 3 | 2 ~ 4 |
| 衣替卡因 | 0.5，1 | 4 | 5.5 | 2 ~ 3 |

液、高浓度给氧和控制抽搐。在控制抽搐方面，静脉使用苯二氮䓬类药物如地西泮有效（Naguib，1998）。地西泮的用法：2 mg/min 直至抽搐停止或单次给药 20 mg。

#### ■ 2. 宫腔内灌注麻醉

有报道在门诊宫腔镜检查或内膜活检术中，通过宫腔插管注入局麻药物能减低疼痛评分（Cicinelli，1997；Trolice，2000）。其机制可能是药物阻滞了子宫黏膜层内的神经末梢。目前研究常使用的是 5 ml 2% 的利多卡因或者 2% 的甲哌卡因。Edelman 等（2004，2006）尝试在早孕人流手术中宫腔灌注 5 ml 4% 的利多卡因联合宫旁阻滞麻醉。但对人流手术，绝大部分女性报告的疼痛减轻多为利多卡因宫旁阻滞麻醉的作用。

### ■ 3. 术后疼痛

麻醉医师可采用多种方式减轻患者的术后疼痛。目前常用加巴喷丁（Alayed，2014；De Oliveira，2012）。腹横平面阻滞在开腹和腹腔镜手术也取得良好的效果（Carney，2008；De Oliveira，2014）。手术医生也可以在切口筋膜表面植入导管灌注局麻药品来增强术后镇痛（Iyer，2010；Kushner，2005）。此外，手术医生也可以在切口处注射长效的局部浸润麻醉药物如脂质体布比卡因（Barrington，2013）。

## 二、手术安全

手术团队成员间的沟通对手术的成功和避免对患者的伤害至关重要。2009 年联合委员会制定了《关于预防手术部位、操作和患者差错的通用规程》（Joint Commission，2009）。规程包括三个部分：①术前再次确认所有相关资料；②标记手术部位；③术前核对。术前核对要求手术团队中的每一个成员对手术患者、部位和手术方式都进行严格确认。与护理团队的沟通也非常重要，包括预防性抗生素的使用，预计的手术时间以及可能的并发症，如大出血可能。此外，特殊的设备术前应准备好，以备术中不时之需。

术前、术中及术后的沟通不畅较常见，且与不良事件和患者的损害密切相关（Greenberg，2007；Nagpal，2010）。值得注意的是，沟通不畅最容易发生在患者转到别的治疗团队（转科）或医院（转院）时（Greenberg，2007）。

## 三、手术助手

妇科住院医师可能会觉得助手仅是一个并不重要的参与者。而有经验的手术医生却知道良好的助手对手术的流畅性及患者预后至关重要。助手的角色是满足主刀医生的需要、协助手术顺利进行。因此，助手必须对整个手术步骤、相关解剖和患者的临床资料非常熟悉。

助手最大的作用是术中合理的牵拉暴露和保持术野的清晰。吸引器或止血纱的使用应及时且避免干扰主刀医生，用止血纱来止血应采取点压的方式而不是擦拭，应及时压迫出血创面直到看清出血点，松放止血钳时应缓慢以防组织滑脱。手术时全神贯注很重要，术中应避免音乐或者闲谈的干扰。

## 四、神经损伤的预防

麻醉后进行长时间的妇科手术，患者有发生上肢及下肢周围神经病变的风险。虽然周围神经病变并不常见，发生率约占妇科手术的 2%（Cardosi，2002），且多为轻微、暂时性，可自行缓解，但慢性或永久性的损伤也偶有发生。

妇科手术伤及腰骶神经丛，可致下肢外周神经损伤。损伤的机制包括神经切断，过度牵拉导致神经断裂或神经缺血。后者可能由于长时间压迫或者过度的神经牵拉所引起，也可由滋养神经的血管受压迫所致。尽管所有患者都有发生术后神经病变的可能，但吸烟、解剖学异常、体型瘦小、糖尿病及酗酒的患者发生的可能性更大。使用固定拉钩以及手术时间过长会增加术后神经病变的风险（Warner，2000）。

临床症状表现为受累神经的功能缺失。运动功能缺失表现为肌无力；感觉神经损伤则表现为麻木、感觉异常或者神经支配区的疼痛感（图 40-2 和表 40-2）。大多数外周神经病变可通过详细的神经系统检查得到临床确诊。电生理诊断检测能发现运动功能减退，但对感觉功能减退的诊断敏感性不高

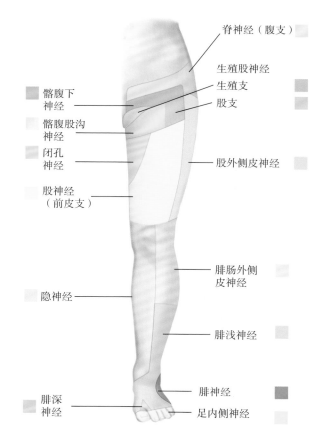

脊神经（腹支）
生殖股神经
生殖支
髂腹下神经
股支
髂腹股沟神经
闭孔神经
股外侧皮神经
股神经（前皮支）
腓肠外侧皮神经
隐神经
腓浅神经
腓深神经
腓神经
足内侧神经

**图 40-2** 外周神经及其感觉支配区域

表 40-2 腰骶神经丛（L1 ~ S4）

| 神经 | 起源 | 运动功能 | 感觉功能 |
|---|---|---|---|
| 髂腹股沟神经 | 腰 1 | 无 | 下腹壁、阴阜、大阴唇 |
| 髂腹下神经 | 腰 1 | 无 | 下腹壁、外上侧臀区 |
| 生殖股神经 | 腰 1 ~ 腰 2 | 无 | 大腿前上部 |
| 股外侧神经 | 腰 2 ~ 腰 3 | 无 | 大腿外侧 |
| 股表皮神经 | 腰 2 ~ 腰 4 | 髋关节屈曲、内收，膝关节伸展 | 大腿前部和中部，小腿中部 |
| 闭孔神经 | 腰 2 ~ 腰 4 | 大腿内收，外旋 | 大腿中上部 |
| 阴部神经 | 骶 2 ~ 骶 4 | 会阴肌，肛周和尿道括约肌 | 会阴部 |
| 坐骨神经 | 腰 4 ~ 骶 3 | | |
| 腓总神经 | 腰 4 ~ 骶 2 | 膝关节屈曲，足背曲、外翻，足趾伸展 | 小腿侧面、足背 |
| 胫神经 | 腰 4 ~ 骶 3 | 大腿伸展，膝关节屈曲，内翻 | 足趾表面、足趾 |

（Knockaert，1996）。通常受损肌肉内的去神经性改变在 2 ~ 3 周后才完成，此时进行肌电图检查才最有意义（Winfree，2005）。

神经损伤的治疗方式应根据是否累及运动神经或感觉神经而有所不同。若发现运动功能障碍，应请神经科会诊。应尽早进行理疗，以减轻肌肉挛缩和肌肉萎缩。对于轻微感觉功能受损者，可随访观察。对于疼痛患者，则可采用口服镇痛药，加巴喷丁，生物反馈治疗及疼痛触发点局麻药物注射（封闭）。

## 1. 开腹手术

### （1）股神经损伤

股神经穿过腰肌在腹股沟韧带下进入股三角与股动脉和股静脉并行。股神经在其行径中的每个部位都有可能被压迫，尤其易于发生在髂腰肌和腹股沟韧带。手术中不合理的放置自动拉钩是引起股神经损伤的最常见原因，其发生率在腹式子宫切除术中可达 10%（图 40-3）（Goldman，1985；Kvist-Poulsen，1982）。股神经受损的患者常出现膝反射消失伴感觉和运动功能障碍。

预防：应合理选择拉钩侧叶，放置时确保仅牵拉腹肌而不牵拉髂腰肌（Chen，1995）。放置拉钩侧叶时应进行比对，确保不会压在髂腰肌上。对体型瘦小患者，应在侧叶边缘和皮肤之间放置折叠纱垫，以使牵拉器侧叶远离髂腰肌。值得注意的是，有一小部分病例的发生并非使用拉钩所致。

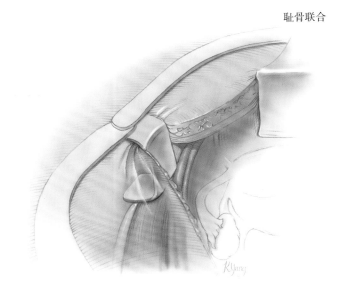

耻骨联合

图 40-3 自动拉钩的侧叶放置不合理，压迫腰大肌，可损伤股神经

### （2）生殖股神经和股外侧皮神经损伤

生殖股神经纤维穿过腰大肌内侧，沿髂腰肌表面的腹膜下行，在腹股沟韧带上缘分为生殖支和股支。与股神经相似，生殖股神经会因压迫腰大肌而受损（Murovic，2005）。此外，该神经损伤也见于切除粘连于盆壁的盆腔巨大肿瘤和盆腔淋巴结切除术时（Irvin，2004）。

股外侧皮神经位于髂嵴上面的腰大肌外侧缘。股外侧皮神经从盆腔斜穿过髂肌的前表面，进而穿过两侧腹股沟韧带下缘（Aszmann，1997）。股外侧皮神经沿盆壁的行径都有可能被压迫或者在游离过程中被损伤。股外侧皮神经病变引起的疼痛被称为"感觉异常性股痛"。

## 2. 横切口

横切口进腹常可引起神经损伤。常累及髂腹股沟和髂腹下神经，偶可累及生殖股神经分支。髂腹股沟和髂腹下神经在距髂前上棘中下部 2 ~ 3 cm 处穿过腹内斜肌（Whiteside，2003）。髂腹下神经分出一侧支支配臀部外侧皮肤。前支水平达腹正中线，深入外斜肌。髂腹下神经在近中线处穿过腹外斜肌直达表皮支配耻骨联合上方的浅表组织和皮肤。髂腹股沟神经沿中线进入腹股沟管，支配下腹部、大阴唇和大腿上部。

以上神经均为感觉神经，大多数神经损伤引起的皮肤麻木和感觉异常可自愈。这些损伤常被患者和医师所忽视。一些患者可于术后立即或数年后出现疼痛。疼痛多为刺痛、间断性疼痛。可放射至大腿上部、阴唇或者臀上部，之后变为慢性烧灼样痛（详见第十一章）。为避免损伤这些神经，手术医师应尽量避免将皮肤切口延伸到腹直肌侧缘外（Rahn，2010）。

## 3. 盆壁手术

闭孔神经穿过腰大肌内侧缘，延伸至小骨盆壁的前方。闭孔神经穿过闭孔支配围绕大腿的内收肌群和闭孔外肌。盆壁手术如淋巴结切除、肿瘤切除及内膜异位病灶切除术可导致闭孔神经和生殖股神经损伤。此外，涉及 Retzius 间隙的手术也可引起闭孔神经损伤。

## 4. 截石位

该体位常用于阴道、腹腔镜和宫腔镜手术。可分为高截石位、标准截石位和低截石位（图 40-4）。截石位可能与来源于腰骶神经丛来源的神经损伤有关，包括股神经、坐骨神经和腓总神经。由于截石位长时间的臀部过度屈曲、外展以及髋关节外旋，可导致腹股沟韧带下缘的股神经受压、缺血（图 40-5）（Ducic，2005；Hsieh，1998）。如图所示合理体位可减少这类损伤。

坐骨神经起于骶丛下段，穿过坐骨大孔，沿大腿后侧下行，至腘窝上分支为胫神经和腓总神经。坐骨神经和腓总神经分别固定于坐骨切迹和腓骨头。因此，坐骨神经损伤可表现为整条神经支配区域或者仅仅为小腿腓侧功能障碍。过度的髋关节屈曲或外旋，或者二者同时作用，都可能引起坐骨神经牵拉损伤。经阴道手术时，若助手靠压大腿造成髋关节度屈曲，即使患者体位合适，也有引起坐骨神经损伤可能。

腓总神经又称为"腓骨总神经"，是坐骨神经的外侧支。腓总神经穿过腓骨外侧头，沿着腓肠肌下行，在腓骨外侧头处，腓总神经易被小腿镫骨压迫。因此，摆放体位时，因注意避免压迫此处，或在此点放置托垫（Philosophe，2003）。

## 5. 臂丛神经

臂丛神经源于颈 5 ~ 胸 1 腹侧支，穿过颈部和腋窝支配前臂和肩部。上肢过度拉伸，如前臂固定

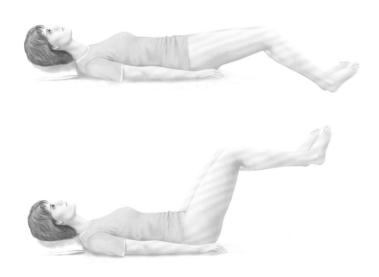

低截石位

标准截石位

**图 40-4　妇科手术所用截石位**

部垫起可能避免这一情况（Warner，1998）。

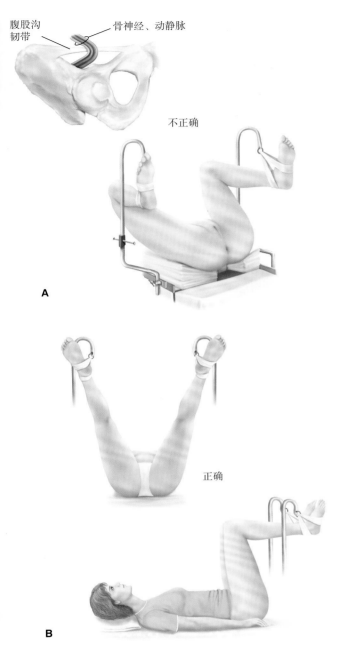

图 40-5 **A.** 臀部过度屈曲会导致股神经压迫腹股沟韧带（Redrawn from Anderton，1988.）。**B.** 合理的背侧截石位：臀部屈曲、外展、外旋适度（Adapted with permission from Irvin W，Andersen W，Taylor P，et al：Minimizing the risk of neurologic injury in gynecologic surgery. Obstet Gynecol 2004 Feb；103（2）：374-382.）

于一个与躯体成大于 90°的位置，可能引起该神经损伤。即使前臂位置固定合理，无意中的倚靠使其过度伸展也可引起损伤。此外，将患者摆成陡峭的 Trendelenburg 位，亦可使四肢过度伸展。这些损伤可致运动和感觉功能缺失（Warner，1998）。若手臂置于患者身侧，外在的压迫可导致外周尺神经病变。肘

## 五、手术切口

对妇科开腹手术而言，合理的手术切口，有助于快速进腹，充分暴露，术后早恢复活动，可有效促进伤口愈合，不影响肺功能和最大程度的美观，这是选择切口的标准。常用的妇科手术切口有下腹正中纵切口，也可选用 Pfannenstiel、Cherney、Maylard 切口其中的一种。

### ■ 1. 正中纵切口

正中纵切口多用于达上腹部和需要较大操作空间的手术。因切口可以上延超过脐部，诊断不明确的探查性手术常作为首选。此外，下腹正中解剖结构简单，可很快进腹，且前腹壁神经血管损伤率低（Greenall，1980；Lacy，1994）。此外，因中线血管分布较少，对有凝血性疾病、血液灌注不足，或者使用抗凝药物患者，推荐使用该切口（Nygaardand Squatrito，1996）。

纵切口最大的缺点是当腹肌收缩时，切口的张力较大。与横切口相比，正中纵切口术后筋膜裂开和切口疝的发生率较高，其美观性不如横切口（Grantcharov，2001；Kisielinski，2004）。此外，反复多次的纵切口手术，发生粘连的可能性要高于低位横切口（Brill，1995）。

### ■ 2. 横切口

横切口有诸多优点，广泛用于妇科良性病变的手术中。横切口沿皮肤朗格线进腹，美容效果好，切口疝发生率较低（Luijendijk，1997）。此外，横切口术后疼痛较轻，对肺功能的影响较小。在各种横切口中，Pfannenstiel 切口最简单，应用最广。

横切口也有其不足，如难达到上腹部，操作空间相对较小。这在 Pfannenstiel 切口尤为明显，因为要保证跨切口的腹直肌完整，使其应用受限。

为克服这种限制，Cherney 和 Maylard 切口应运而生，某种程度上，这两种切口确实改善了术野暴露。Cherney 切口在腱鞘下段打开，分开腹直肌，能暴露更多的盆腔脏器并且能达到 Retzius 间隙。当已经采用 Pfannenstiel 切口但达不到暴露要求时，也可改 Cherney 切口。

Maylard 切口因横断了腹直肌，能够提供更广泛的操作空间。由于进腹时需要分离和结扎腹壁下动

脉，该切口操作比较困难。由于术后疼痛较剧烈，腹壁力量减弱，操作时间长以及术后发热病率较高等缺点，目前较少使用。但有随机研究并不支持该结论（Ayers，1987；Giacalone，2002）。当患者浅表腹壁血管受破坏或有严重的外周血管病变、需依靠深层的腹壁动脉侧支维持下肢血供时，应避免使用 Maylard 切口。

### 3. 切口切开

常用冷刀切开皮肤和剔除瘢痕，利于切口愈合和美观。尽管电刀也可用于切皮，但相对而言，冷刀的术后恢复更快且较美观（Hambley，1988；Singer，2002b）。其余各层均可使用冷刀或电刀，两者在切口的近期及远期愈合方面均无差别（Franchi，2001）。Jenkins（2003）的综述指出，在手术出血和术后疼痛方面，使用电刀更有优势。不管采用何种切口，选用哪种器械，均应遵循如下要求：良好的止血，减少坏死组织和避免产生死腔。

## 六、切口缝合及关闭

缝合腹部切口须按腹膜、筋膜、皮下组织和皮肤逐层关闭。伤口缝合分为Ⅰ期缝合和Ⅱ期缝合。Ⅰ期缝合时缝合相近的各层组织。Ⅱ期缝合时，伤口各层开放，通过缩小伤口，肉芽组织增生和上皮形成等方式共同参与修复。Ⅱ期缝合在妇科手术者中应用较少，缝合组织有明显的感染是其应用的指征。当感染消退后，也可选择延迟的Ⅰ期缝合。

何为良好的关腹方式仍存在较大争议。因为大多数研究资料来源于普外科和妇科肿瘤腹部正中切口和产科剖宫产术切口。原则上，关腹应避免感染、开裂、切口疝或窦道形成并且减少患者的不适。

### 1. 腹膜

腹膜并不增强腹壁的强度。有认为缝合腹膜可预防前腹壁和相邻脏器的粘连，但尚存争议。一些研究显示，与缝合腹膜相比，不缝合腹膜可缩短手术时间，并不增加粘连形成、术口并发症和感染（Franchi，1997；Gupta，1998；Tulandi，1988）。然而，缺乏随机对照试验对远期粘连进行评估。因此，是否缝合关闭脏层或者壁腹膜取决于手术医生。不缝合关闭腹膜，腹膜层也会在术后数天内再生（Lipscomb，1996）。

### 2. 筋膜

多数情况下，因为不缝合腹膜层，首先缝合的就是筋膜层。多数研究支持采用连续缝合筋膜而非间断缝合（Colombo，1997；Orr，1990；Shepherd，1983）。连续缝合通常较快，术口裂开、感染和疝的形成并不多。可吸收缝线较不可吸收缝线有优势。延迟可吸收线具有保证切口足够的缝合张力且切口疼痛少、窦道形成率低的特点（Carlson，1995；Leaper，1977；Wissing，1987）。当确诊为疝或者切口穿过已经放置的补片时，选择不可吸收线要慎重。多数筋膜可用 0 号或 1 号缝线缝合。缝合的针距约为 1 cm，边距 1.2 ～ 1.5 cm，针距超过 1.5 cm 增加不安全性（Campbell，1989）。缝合需对合筋膜边缘，应为术后组织水肿留一定空间，以免缝线勒断筋膜或者引起缺血坏死。

### 3. 皮下脂肪层和皮肤

积血和积液均可能滋生细菌。因此，为减少血肿和皮下积液，对脂肪层厚度大于 2 cm 者，建议缝合皮下脂肪层或者引流。伤口感染和脂肪层厚度是皮下层裂开的最重要的危险因素（Soper，1971；Vermillion，2000）。因此，对皮下脂肪层超过 2 cm 者，缝合皮下层是有意义的（Gallup，1996；Guvenal，2002；Naumann，1995）。关闭脂肪层并无最佳技巧，但应确保关闭无效腔，注意缝合间距和炎症反应。宜选择 2-0 可吸收缝线。

关闭皮肤可以用皮肤钉、皮内缝合术、切口胶带或者组织黏合剂。关闭方式可依术者的偏好而定。技术要点是切口线近皮肤处需无张力。缝合皮下脂肪层或深皮层可消除皮肤切口的张力。

连续皮下缝合可用可吸收缝线平真皮层交替进针缝合（图 40-6）。宜选用延迟可吸收线如 3-0 或 4-0 薇乔（Vicryl）或单乔（Monocryl）。其优点包括廉价、皮肤对合良好和不需要拆线。但在各种关皮技术中，此法最费时也需要专业缝合技术。

皮肤钉关切口方便、快速、安全。但对需要精密缝合以及紧密缝合的切口，皮肤钉并不适用（Singer，1997）。对患者来说，用皮肤钉可能有些不便，包括拆钉时的不适感和需要返院拆钉。

在打钉之前，最好由助手用镊子将切口边缘外翻，如果切缘内翻或者一边卷到对侧下面，就会留下凹凸不平、颜色变深、明显的瘢痕。此外，打钉时不宜用力太大，否则会打得过深，引起钉环间

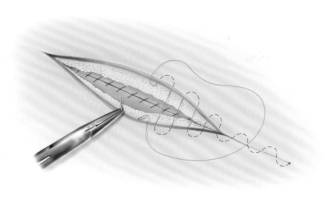

**图 40-6**　皮内缝合，沿皮肤横向进针，在切口两侧真皮层下连续交替穿梭缝合，第一针的出针点标记对侧进针点

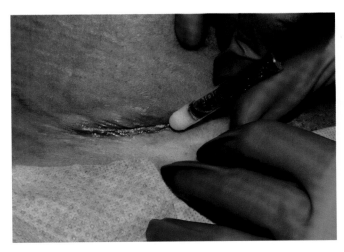

**图 40-7**　局部皮肤粘合剂用于切口。粘合剂应涂于两侧皮肤边缘，向切口两侧延伸约 0.5 cm（Used with permission from Dr. Christine Wan.）

组织缺血。钉的横杆高于皮肤数毫米是最合适的（Lammers，2004）。术后及时拆钉，时间过长可能出现"跟踪标记"样瘢痕。

表皮粘合剂：辛基 -2- 氰基丙烯酸酯（Dermabond）是一种液态胶，聚合后可形成柔软的膜，使表皮和切口黏合（图 40-7），可用于张力小的皮肤切口，如腹腔镜的穿刺口、开腹横切口以及较大切口的辅助保护层。其粘合效果不逊于传统的缝线缝合（Blondeel，2004；Singer，2002a）。

深层组织缝合后，在皮肤边缘涂 3 层粘合剂，对合皮肤。粘合剂据边距应至少 0.5 cm。应注意避免皮肤边缘留有胶，以免延迟愈合（Quinn，1997）。尽管层与层之间有 30 秒的干燥时间，使用时还是应当迅速。此外，粘合剂可形成包裹，有一定的抗菌保护作用（Bhende，2002）。粘合剂 7 ～ 10 天后可自行脱落。粘合处可以淋浴或轻柔地冲洗，但不建议游泳。应避免切口处使用凡士林类药物，以免降低黏合剂的粘合强度。

胶带最主要的应用指征是张力很小的浅表直线型切口。因此，多用于腹腔镜穿刺口，或者深层已经缝合好，皮肤切缘已经贴近的开腹切口。此外，皮肤切缘最好要彻底干燥易于粘贴。因此，胶带不适用于潮湿或有渗出的、类似于脐孔凹面的、有明显组织张力的或者组织特别松弛的切口。

胶带使用快捷，价格低廉，且患者满意度高。术后 7 ～ 10 天患者可自行揭除胶带。因为切口在术后 1 周只能恢复其最终强度的 3%，揭去胶带后，还可再用一次，以加强张力。贴胶带前，应彻底干燥皮肤切缘以确保粘连紧密。可联合安息香酊类粘连剂，平行、不重叠地覆盖在整个术口区域（Katz，

1999）。如果胶带过分牵拉，有可能引起皮肤水泡形成（Lammers，2004；Rodeheaver，1983）。

## 七、器械

### 1. 手术刀和刀片

手术器械的发明，延伸了手术者双手的能力，起到牵拉、切割、抓持和暴露术野的作用。妇科手术中，组织类型多样，因此，所使用的器械在型号、精细度和力量强度方面也应多样。

妇科手术中常用的刀片如图 40-8 所示，有 10、11 号、15 号和 20 号刀片。刀片的功能取决于形态。大刀片用于粗大的组织或作大切口，15 号刀片用于精细切口，11 号刀片的锐角和尖端便于切开坚硬的脓肿壁以引流，如前庭大腺。

正确地握持刀柄，以操作刀片运行。手指可跨越刀柄，呈"握持式""持弓式"，这样可最大限度地使用刀腹。此外，也可像握笔一样持刀柄，成为"执笔式"或"精确握持"（图 40-9）。10 号和 20 号刀片与皮肤呈 20°～ 30°角，轻柔地应用腕和手指运动稳定地沿皮肤下行。这样可有助于用整个刀腹切割，避免顶端切不透。下刀时应切透真皮层，保持解剖刀垂直于表面，以防止皮肤边缘的斜切。切口的外侧面牢固和对称的牵拉，可保持切口直行，并有助于避免开叉和皮肤边缘不整齐。

15 号和 11 号刀片：常采用执笔式作精美、细致的切口。用 15 号刀片时，刀与皮肤的角度约为 45°，

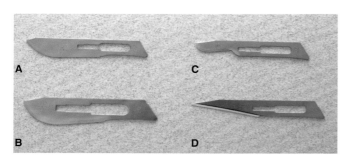

图 40-8　妇科手术常用的刀片。A.10 号；B.20 号；C.15 号；D.11 号

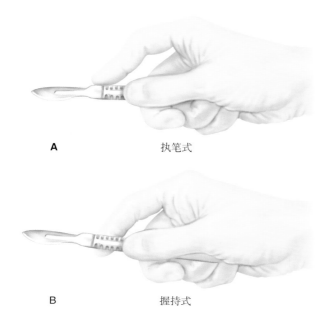

**A**　执笔式

**B**　握持式

图 40-9　**A.** 如握笔样握持刀柄，由拇指和示指运行刀片。**B.** 手术刀卧于拇指和示指之间。示指向下施力，用手掌鱼迹肌压住刀片的末端

用手指控制，进行精确切除，手掌可固定在临近的组织上。11 号刀片最好用于穿刺切口，与皮肤呈 90°角垂直进入。保持皮肤表面张力可减少穿刺的力量。忽略这一点可能导致皮下结构切开层次控制不佳。若要延长切口，可用轻巧的拉锯动作切开。

### ■ 2. 剪刀

剪刀常用于分离组织。剪刀的形状和大小的多样性，使其可在不同质地组织中使用（图 40-10）。正确的持剪是拇指和无名指扣于指环，示指放在剪刀的关节处，以便更好地控制。这种"三足鼎立"的握持可获得最大的剪切，扭矩和闭合力，并提供很好的稳定性和控制。术者通常从靠近自身方向下剪，由优势侧

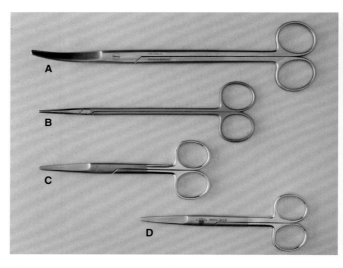

图 40-10　剪刀。**A.** Jorgenson 剪；**B.** Metzenbaum 剪；**C.** 弯 Mayo 剪；**D.** 直 Mayo 剪（Used with permission from U.S. Surgitech, Inc.）

到非优势侧剪开。

Metzenbaum 剪或虹膜剪的精细刀口通常用于分离或修剪正常组织面，如分开薄层粘连或切口腹膜或阴道上皮。在剪切时，牵拉需要剪开组织的另一端能使剪切更容易，在进入正常组织面时，通常先开一个小口。剪刀闭合，顺着需要切开组织的自然弧度伸入不同的组织层面间（图 40-11）。张开剪刀后退出。腕部及剪刀转 90°后，再插入剪刀下叶，剪开组织。沿弧度剪开时，须沿组织结构的自然弧度进行。在同一层面剪切时，应避免剪穿该层面或者剪偏到邻近的组织上。

对较厚实的组织，则用厚重的剪刀，如弯 Mayo 剪常用于较厚实、致密的组织。同样，Jorgenson 剪也有厚重剪刀叶且剪刀尖呈 90°角。这些剪刀在子宫切除最后分离阴道和子宫手术常用到。线剪的剪头圆钝、刀面平，适用于剪线。应避免用组织剪来剪线，会使剪刀变钝。

### ■ 3. 持针器

持针器可直可弯，通常在常规缝合和缝扎时，用直式钝头的持针器，应垂直进针。因此，多数情况下，持针器以垂直、在距针尖约 2/3 处夹持缝针。

有些持针器如 Heaney 持针器是弯的，有助于受限或成角的术野进针。使用时，夹持针的方法和直式相似，持针器的内弯朝向针尾（图 40-12）。

经典的握持针器的方法是将拇指和无名指扣入环内。该法最大的优点是运针时精确。通过扣锁来松

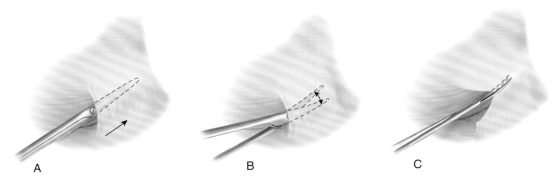

**图 40-11** 水平剪开：**A.** 在形成组织层面时，闭合 Metzenbaum 剪尖，置于两层组织之间，向前施力达整个剪刀尖。**B.** 剪刀张开，扩张组织层面。**C.** 退出剪刀，旋转 90 度，剪刀下叶伸入刚形成的组织层，剪开组织

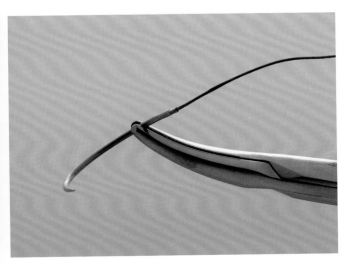

**图 40-12** 用弯式持针器夹持缝针的正确手法。弯头朝向针尾
(Used with permission from U.S. Surgitech，Inc.)

放持针器的两柄，因此，松针和再次夹针更准确。此外，"一把抓"式，即将持针器握于拇指和其余四指构成的球形掌间，手指不套入持针器环。这种方式，通过一个简单的旋转，使弯针弧形运针。该法最大的优点在于连续缝合时节约时间，因为无需将手指放入指环，缝针的松放、再次夹持和定位都更快捷。缺点在于松针的精确度不高。持针器扣锁后，松放扣锁时应平顺、缓慢。避免突然松放，可能使两柄突然弹开，缝针失去控制和损伤组织。

### ■ 4. 组织镊

镊子的功能有：切除时夹持组织，牵拉暴露，缝合时固定组织，出针，电凝时夹持血管，止血时贯穿结扎，以及压止血纱等。持镊时，就如镊子的一叶是拇指的延伸，而另一叶为相对手指的延伸。错误的持

法看起来别扭，会限制腕部的活动范围，导致镊子的不合理使用。

粗齿镊，如 Potts-Smith 单齿镊、Bonney 镊、Ferriss-Smith 镊，常用于稳固抓持（图 40-13A）。这些镊子常用于关腹时钳夹筋膜。

细齿镊，如单齿 Adson 镊，可使夹持力量集中到小的区域，夹持力更大且组织损伤更小。常用于中等密度组织如皮肤的复杂操作。无齿镊，通过镊尖两端的细齿发挥其钳夹作用（图 40-13B）。常用于精细组织的夹持，有一定的抓持力，但损伤很小。另一种无齿镊为 DeBakey 镊，初为血管镊，但时常用于其他精细组织。相反，具有钝头，浅沟槽的 Russian 镊和 Singley 镊，则更适合用于较宽较厚的组织操作。

### ■ 5. 牵开器

#### （1）腹部手术牵开器

视野清晰对手术至关重要，适合身体和器官角度的牵开器（拉钩）可将其他组织从术野中拉开。在妇科手术领域，拉钩分为自动和手动，腹部或阴道拉钩。

**1）自动拉钩**　腹部手术中常用的能自动拉开腹壁，分开肌肉的牵开器称为自动拉钩。样式有：Kirschner 拉钩和 O'Connor-O'Sullivan 拉钩，包括 4 个宽及弯曲的叶片，可向 4 个方向牵拉。这些叶片向骶尾侧拉开膀胱，向两侧拉开腹壁，向头侧排开上腹部脏器。Balfour 拉钩则向 3 个方向牵拉，但增加一个前臂装置也可向 4 个方向牵拉。此外，环形拉钩如 Bookwalter 拉钩和 Denis Browne 拉钩，在叶片的数目和牵拉方向上可有更多的选择，但需要更长的时间去安装和放置。多数拉钩可以根据腹腔的深度来选

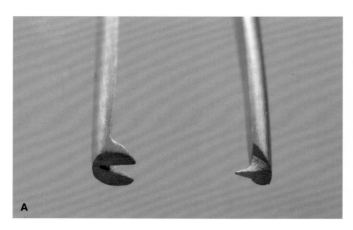
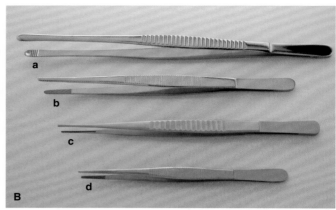

图 40-13　组织镊的种类：**A.** 有齿镊的齿，用于夹厚实组织。**B.** 无齿镊：a. Russian 镊；b. 长无齿镊；c. DeBakey 镊；d. 短无齿镊（Used with permission from U.S. Surgitech, Inc.）

择深或浅的叶片，挂到外侧的金属支架上。如前所述，叶片不能太深，以防压伤腰大肌中的股神经和生殖股神经。

除上述金属牵开器，还有一些一次性的塑料切口保护套，包括两个等大的塑料环和柱形的塑料膜。将其中一个环压成舟状从切口塞入腹腔，进入腹腔后，塑料环会弹开。另一个环在腹腔外，两环之间的塑料膜可将整个腹壁切口 360° 牵开。如图 44-8.7 所示，Alexis 或 Mobius 的产品对小的腹部切口较适用，但也有适合其他腹部切口的型号。

**2）手动拉钩**　手动拉钩可用来辅助或替代自动拉钩。其只能向一个方向牵拉，但放置和调整更迅速（图 40-14）。Richardson 拉钩有一个稳固、浅的直角叶片，可钩住切口周围，拉开腹壁。而 Deaver 拉钩是浅弧形的，较适合前腹壁的弯曲。同 Richardson 拉钩相比，Deaver 拉钩能提供较深的叶片，常用于牵开肠管、膀胱或者前腹壁肌肉。Harrington 拉钩，又名情人拉钩，因头端较宽，能有效排开肠管。

在一些情况下，如在缝合阴道断端时，需要细而深的拉钩，称为可塑性拉钩，用于拉开和保护周围脏器。其又称为带状拉钩，为一长且可弯曲的金属条带，可根据身体不同角度弯曲，以达到有效牵拉。有窄式和宽式两种。它们也可在关腹时，用于压住和保护下面的肠管，以免被缝针勾到而损伤。

对微小的腹部切口，上述拉钩都太大，因此需要更细的拉钩，如 Army-Navy 拉钩或者 S 拉钩。S 拉钩具有更细、更深的叶片；而 Army-Navy 拉钩则有更坚固的叶片，用于更大强度的牵拉（图 40-15）。此外，金属 Weitlaner 拉钩或组合 Alexis 拉钩，及 Mobius 拉钩均可用于腹部微小切口手术。

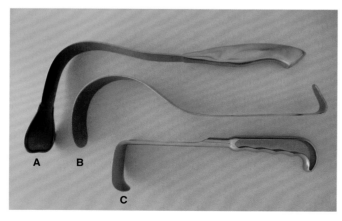

图 40-14　长手动腹部拉钩：**A.** Harrington；**B.** Deaver；**C.** Richardson（Used with permission from U.S. Surgitech, Inc.）

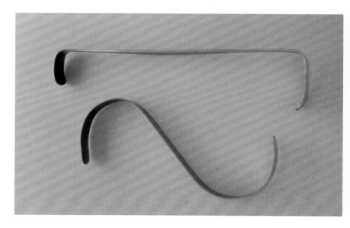

图 40-15　短手动腹部拉钩。Army-Navy（上）；S 拉钩（下）（Used with permission from U.S. Surgitech, Inc）

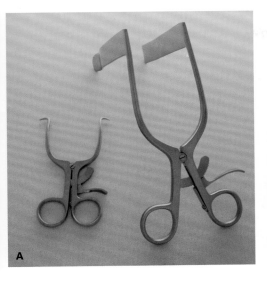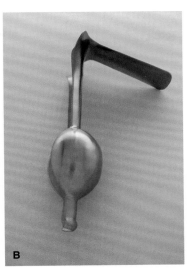

图 40-16 **A.** 阴式自动拉钩；Gelpi 拉钩（左），Rigby 拉钩（右）。**B.** Auvard 加重窥器（Used with permission from U.S. Surgitech，Inc.）

### （2）阴式手术牵开器

多种自动拉钩可将阴道壁分开。Gelpi 拉钩有两个窄的齿，放置于两侧阴道壁的穹隆顶端，最适于会阴部操作（图 40-16A）。Rigby 拉钩叶片较长，可有效分开阴道侧壁，而 Graves 窥器可分开前后阴道壁（图 1-6）。Auvard 加重窥器，有长的单叶片和末端的重锤，利用重力将阴道后壁向下拉开（图 40-16B）。

阴道自动拉钩所能达到的牵拉程度常有限。因此，常需要手动拉钩来辅助或者替代。阴式手术的手动拉钩包括：Heaney 直角拉钩，窄叶 Deaver 拉钩和 Breisky-Navratil 拉钩（图 40-17）。阴式手术中，常有宫颈操作。Lahey 甲状腺钳在阴式子宫切除术中能牢固的抓持（宫颈），但其利齿可能造成严重的损伤。

因此不宜用于需保留宫颈的患者。对诊刮或腹腔镜手术的患者，单齿的挟钩便可稳固抓持，且宫颈损伤更小（图 40-18）。

### 6. 组织钳

牵拉是大多数妇科手术中一项基本要求。因此，为应对不同的组织，人们设计了各种形状、型号和强度的钳。例如，无齿、杯状钳嘴的 Babcock 钳可用于轻柔地提拉输卵管，而有锯齿的 Allis 钳和 Allis-Adair 钳在分离解剖时可精确、稳固地钳夹被覆的上皮或浆膜（图 40-19）。

组织钳还常用于脏器切除术中夹闭血管和组织蒂部。止血钳和 Mixter 直角钳具有细小的、略弯且内有精细横嵴的钳嘴，可以在钳夹时避免伤及类似于血管

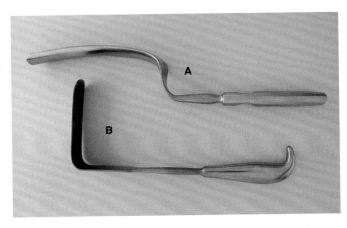

图 40-17 手动阴式拉钩：**A.** Breisky-Navratil 拉钩；**B.** 直角拉钩（Used with permission from U.S. Surgitech，Inc.）

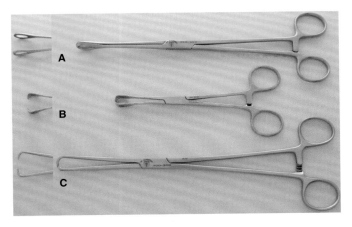

图 40-18 组织钳的开（左）和合（右）。**A.** 环镊；**B.** Lahey 甲状腺钳；**C.** 单齿挟钩（Used with permission from U.S. Surgitech，Inc）

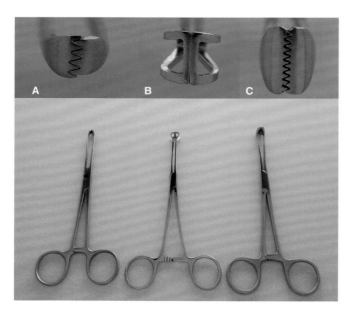

图 40-19　组织钳。**A.** Allis 钳；**B.** Babcock 钳；**C.** Allis-Adair 钳（Used with permission from U.S. Surgitech，Inc.）

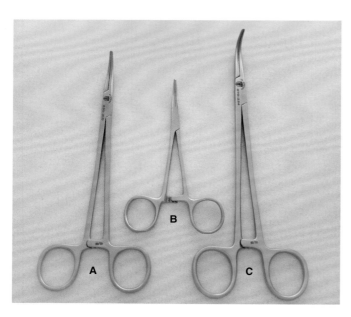

图 40-20　血管钳。**A.** 扁桃体钳；**B.** 止血钳；**C.** Mixter 直角钳（Used with permission from U.S. Surgitech，Inc.）

的精细组织（图 40-20）。

在抓持坚硬的组织如筋膜时，需要力量更强的钳，包括 Pean 钳（也称 Kelly 钳）和 Kocher 钳（又名 Oschner 钳）。这些钳的钳口相互咬合部位都有细横纹，能减少组织滑脱的可能。这些钳有直式和弯式以适合不同组织走行。和 Kocher 钳一样，钳尖具有一组扣锁的齿来增加抓持的稳固性。卵圆钳有一个圆

环形并且具有细横纹的钳口，适合用于钳夹较扁平的组织。卵圆钳的另一个用途是钳夹折叠的止血纱，用于吸血和轻拉组织。

子宫和阴道的韧带含有纤维组织和血管。因此，子宫切除时，需要牢固钳夹以防组织从钳尖滑脱。常用的钳有：Heaney 钳、Ballantine 钳、Rogers 钳、Zeppelin 和 Masterson 钳（图 40-21）。这些钳具有粗而有力的钳口，钳口内具有深而精细的沟槽，或者横向或纵向排列的锯齿，使组织抓持牢固。此外，一些钳在钳尖或钳口根部具有相互咬合的齿。这些设计增加钳夹力，但同时也增加了组织损伤的可能。这些钳的钳尖还设计了不同的角度。当手术操作空间狭小时，常选用角度更小的钳子。

有多种缝合方法可用于结扎组织断端（图 40-22）。可以用一个线结扎紧。也可以远端缝合固定，以减少因血管搏动或组织挛缩而引起的滑脱。

## ■ 7. 吸头

妇科手术中，血液、腹水、脓液、卵巢囊肿内容物和冲洗液均可使术野模糊不清。因此，吸头的选择取决于液体的种类和量。Adson 和 Frazier 吸头有细孔，适用于较浅和小范围部位的吸血（图 40-23）。

Yankauer 吸头中等大小，广泛应用于普通妇科手术。Poole 吸头则用于估计大量液体或出血的手术，吸头上有多个小孔，即使一些小孔被血凝块或组织堵塞，也能进行吸引。此外，若要快速吸除液体，可将吸头顶端的外鞘滤网拆除。其中间的细套管则可用于更精细的抽吸。大孔的 Karman 吸头主要用于人工流产，在第四十三章 -16 节讨论。

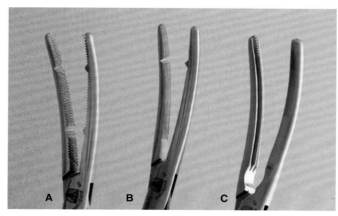

图 40-21　厚重组织钳。**A.** Heaney 钳；**B.** Heaney-Ballantine 钳；**C.** Zeppelin 钳（Used with permission from U.S. Surgitech，Inc.）

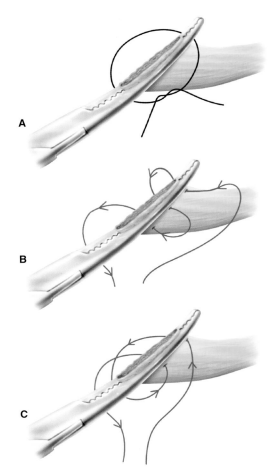

**图 40-22** 各种断端结扎方法，除图 A 外均缝合加固（Used with permission from U.S. Surgitech，Inc.）

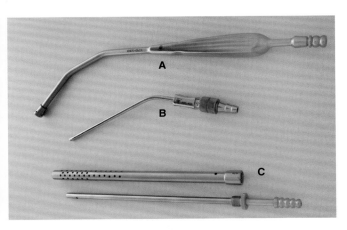

**图 40-23** 吸头。**A.** Yankauer 吸头；**B.** Frazier 吸头；**C.** Poole 吸头（Used with permission from U.S. Surgitech，Inc.）

## 八、缝针、缝线和打结

缝针和缝线是组织缝合、血管结扎和关闭伤口的主要工具。根据手术的需求，其强度、形状和型号

各有不同。合理的选择可促进伤口的愈合和患者的恢复。因此，手术者应对其性能特点了如指掌，应用自如。

### ■ 1. 缝针

理想的缝针应易于穿过组织，组织损伤小，不弯曲和折断。不同位置的组织密度有所不同，因此设计出不同大小、形状和针尖的缝针。缝针的结构简单，包括针尖、针体和缝线连接部（图 40-24）。对大多数妇科手术，缝线和针是一体的，又称为"融合针"，这是相对于有穿线针孔的缝针而言的。融合针的针和线连接紧密，缝合后要将线剪断。此外，还有控释或"弹式"缝针，缝线可通过快速的拉扯断离缝针而不需剪断，这种缝线常用于缝合血管断端或者间断缝合。连续缝合常用非控释的融合针线。

在一些泌尿妇科手术中，如经腹的骶骨阴道固定术，常用双臂线。这种缝线两端都有融合针，这种设计能使术者分别用两端的针缝住远端的组织，再拉拢。

图 40-24 描述了不同形态和型号的缝针。这些参数中，针的半径，弧度和型号是选择的重要参数。例如针的大小应足够穿透组织，出针要使持针器远离针尖位置固定缝针。反复夹持针尖会使其变钝，导致缝针难以再次穿透组织或会有更大的组织损伤。

对较厚实的组织，需要较大半径和型号的针。如果手术野较狭窄，需用半径较小、弧度较大的缝针。

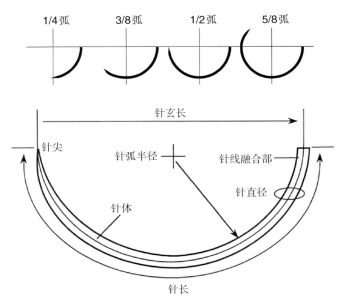

**图 40-24** 各式弯曲的外科缝针的结构和特点

对多数妇科手术，常用 3/8 或者 1/2 弧度缝针。对一些泌尿妇科手术，宜选用 5/8 弧度缝针。

针尖应保证缝针以最小的组织损伤穿透组织。锥状的针尖用于缝合薄的组织，如腹膜（图 40-25）。切割针（三角针）常用于较致密的组织，如筋膜和韧带。

三角针针尖两边有锋利的刃，而第 3 个锋利的边缘可以位于针的内缘或外缘。常见的三角针的第 3 个刃位于内缘。用于缝合浅层组织。反切割针的第 3 个刃位于外缘，常用于缝合特别粗糙的组织。

### 2. 缝线

缝线应促进伤口愈合和组织恢复。缝线可根据其生物或合成来源、丝状结构、降解和可吸收的能力进行分类（表 40-3）。

肠线、蚕丝线、亚麻线和棉线来源于生物材料。这类生物材料的组织反应大且抗拉强度低。因此，目前用于妇科手术的绝大多数缝线材料都是合成的。

合成的单纤维或多纤维缝线是由其所包含的线股数目决定的。单纤维线由一根线构成，而多纤维线有多股线编织或扭曲构成。单纤维线的阻力系数较小，因此能较容易地穿透组织且减少损伤，组织反应更小。此外，因为线内没有编织间隙，细菌不易黏附其

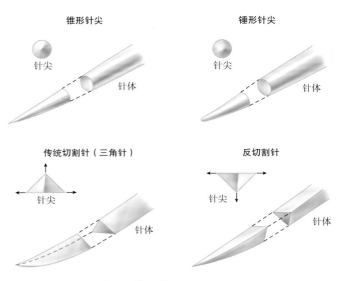

**图 40-25**　各式针尖和针体的构造

上（Bucknall，1983；Sharp，1982）。但单纤维线不太柔软，不适于打结，且被器械划到后，容易断裂。

缝线的直径反映出其型号，一般用微米计算（表 40-4）。一个中位点直径被规定为 0，0 以上的数字越大，表示缝线直径也越大，如 1 号线要比 0 号线粗。随着 0 数量的增加，缝线的直径越来越小，为方便，可用一个阿拉伯数字后带一个 0 用来反映 0 的总

**表 40-3　特殊缝线材料特性**

| 类型 | 构造 | 抗拉强度 | 操作性 | 结安全性 | 反应性 |
|---|---|---|---|---|---|
| **不可吸收线** | | | | | |
| 蚕丝 | 交错编织 | 好 | 好 | 好 | 强 |
| 尼龙 | 单纤维 | 强 | 一般 | 一般 | 弱 |
| Prolene | 单纤维 | 好 | 差 | 差 | 弱 |
| Mersilene | 交错编织 | 强 | 好 | 好 | 中 |
| Ethibond | 包被编织 | 强 | 一般 | 一般 | 中 |
| 不锈钢丝 | 单纤维 | 强 | 差 | 好 | 弱 |
| Novafil | 单纤维 | 强 | 一般 | 差 | 弱 |
| **可吸收线** | | | | | |
| 肠线（plain） | 双绞的 | 差 | 一般 | 差 | 弱 |
| 铬线（gut） | 双绞的 | 差 | 一般 | 差 | 强 |
| Dexon | 交错编织 | 好 | 好 | 好 | 弱 |
| 薇乔 | 交错编织 | 好 | 好 | 一般 | 弱 |
| PDS Ⅱ | 单纤维 | 好 | 一般 | 差 | 弱 |
| 单乔 | 单纤维 | 一般 | 好 | 好 | 弱 |

**表 40-4　缝线命名表**

| U.S.P 命名 | 合成可吸收线直径（mm） |
| --- | --- |
| 5 | 0.7 |
| 4 | 0.6 |
| 3 | 0.6 |
| 2 | 0.5 |
| 1 | 0.4 |
| 0 | 0.35 |
| 2-0 | 0.3 |
| 3-0 | 0.2 |
| 4-0 | 0.15 |
| 5-0 | 0.1 |

数。如 3-0 表示（000）。3-0 缝线的直径要粗于 4-0（0000）。

理想的缝线直径应保证足够的固定和支持的强度，同时减少缝合时的组织损伤和随后出现的组织反应。抗拉强度是指使缝线在其横断面断裂所需的重量，抗拉强度是选择缝线的一个重要参数。一般来说，选择缝线的抗拉强度应和被缝合的组织的强度相近似。

缝线可根据其抗拉能力的消失时间进行分类，在术后 60 天内其抗拉能力大部分丧失者，可认为是可吸收线（Bennett，1988）。可吸收线最终被酶解或水解，而不可吸收线则持续存在，最后被组织包绕。理想的可吸收线是在伤口愈合之后就被吸收。不同组织的特性不同，一般根据伤口的愈合能力来决定使用短期或长期的缝线。因此，在盆底重建手术中多用不可吸收线，而常规妇科手术中，一般都用可吸收线。

所有缝线缝入组织后都会诱发炎症反应。它反映出缝入线的总量和缝线的化学成分（（Edlich，1973）。一般来说单纤维线比多纤维线反应轻，合成线比生物线反应要小（Sharp，1982）。

液体从缝线湿的一端到干燥的一端的难易程度称为虹吸能力。一种缝线的液体吸收能力是指将缝线浸入液体所能吸收的液体总量。这两种能力都被认为与细菌感染有关。虹吸和液体吸收能力的增加，同时也增加细菌吸收的数量（Blomstedt，1977）。一般来讲，多纤维线，甚至是有涂层的多股线，要比合成的单纤维线有更强的虹吸能力（Geiger，2005）。

弹性是指一种材料被拉伸后恢复到原有长度的能力。对术后可能水肿或移位的组织，宜选用弹性好的缝线，可以拉伸而不切割被缝合的组织。记忆性是指一种材料变形后恢复到原有形态的能力。记忆性好的缝线在打结时容易松动。

### 3. 打结

线结是结环内最薄弱的点，拉断一根有线结的线比一根没有线结的线所需要的力量要小。线结的松动、断裂可造成严重的并发症，如：出血、疝和伤口裂开（Batra，1993；Trimbos，1984）。因此，对打结的理解非常重要。

一个外科结由一个将组织扎紧的环和一个由多个线交叉折返形成的结组成。一根线交叉一次形成单结，交叉两次形成双结（Zimmer，1991）。双结是外科结的基础。为展示结的特征，每一个交叉用一个数字描述，一个单一的交叉命名为 1，一个双交叉命名为 2，如果连续的交叉相同，则数字间放一"×"，如果两个交叉相反，则用"="。如此，方结表示为 1＝1，顺结 1 × 1，外科方结 2＝1（图 40-26）。数字之间可以交替，但理解线结构成的基本原理要比这些描述性的定义更有意义（Dinsmore，1995）。

#### （1）平结和滑结

手术结有平结和滑结。平结包括方结、顺结和外科结。打平结时，前交叉和后交叉交替，在同一平面向相反方向均匀用力。为确保平结，线或者手在每一个结都要交叉。滑结可分为一致性滑结，不一致性

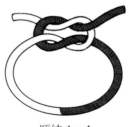

顺结 1 × 1

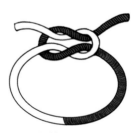

方结 1 ＝ 1

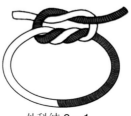

外科结 2 × 1
顺结

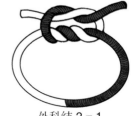

外科结 2 ＝ 1
方结

**图 40-26　外科结**

滑结和并行滑结。当两手用力不均匀时就产生滑结，如单手打结时。在一些情况下，当打平方结有困难或者不便时，如盆腔深部或阴道，滑结有一定作用。一般来说，滑结的失败率要高于平结（Hurt，2005；Schubert，2002）。

一致性滑结是指线的一端持续保持张力，另一只手重复打出相同的结。这种结的失败率很高，一般不推荐使用（Schubert，2002；Trimbos，1984，1986）。不一致性滑结是指线的一端保持持续张力，另一手前后交替围绕打结（Trimbos，1986）。这种结在阴式手术中用的最多，也很实用。尽管这种结容易松，但增加打结数目可大大提高结的安全性（Ivy，2004a；Trimbos，1984；van Rijssel，1990）。环结是不一致性滑结的变异。线环的一端被持续牵拉，另一端单线围绕线环交替打结。在妇科手术中，对这种结的特性评估数据很少，但近期认识到用单纤维线打这种结有很高的失败率（Hurt，2005）。

并行滑结，是指线保持张力的一端每交叉一次后即交换，每次另一线都交替下压打结。现有的研究表明，这种结相当结实可靠（Ivy，2004b；Trimbos，1986）。

### （2）打结效率

外科打结的效率主要取决于两个因素：第一个线环的安全性和线结的安全性。线环安全性是指打第一个结时，将线环环绕组织扎紧的能力（Lo，2004）。若第一个结打松了，不能扎紧组织，那不管后面的结打得多紧，都会导致无效打结，通常称为"空结"（Burkhart，1998）。有三种方法可优化打结线环的安全性，包括打结时保持两条线的张力，第一个结打外科结，或者滑结（Anderson，1980）。如果第一个结是滑结，可以转变成方结或者在结扎蒂部或血管扎紧后用一个方结加固。值得注意的是，体腔深部打结的两线端，应尽量避免向上提拉的张力。用力过大可能使蒂部断裂或者线环完全松脱。

对于结的安全性，打结的力度最重要。一个用较大的张力打紧的单结，比数个没有打紧结构相同的结环组成的结更不容易滑脱（Gunderson，1987）。

不同的缝线达到安全打结所需的打结数目和结类型也不尽相同。线的弹性和记忆性都影响其选择。一般来说，多纤维线记忆性稍差，更容易打结，而合成的单纤维线或者有涂层的多纤维线记忆性更好，成结性就更差。一般来说，4～6个结就够了，但具体的数目取决于线的种类和是否是平结或者滑结。总之，

多打几个结会更牢固，应考虑线结增大会增加感染的机会，应使二者达到一个平衡（van Rijssel，1990）。

## 九、电刀

从语义上电刀和电凝是不同的，二者经常错误互用。电凝是指电流通过一个有电阻的金属物体，如金属环，使环产生热量，这些热量用于手术中。电流仅仅局限于将金属加热，并没有通过要手术的组织。相反，电刀将电流导向手术组织，使局部组织产热和破坏。因此，电流须通过组织产生效应（Amaral，2005）。电刀环路包括四个部分：电源、工作电极、患者和返回电极。根据电极的不同，电刀大致可分为单极和双极电刀。

### 1. 单极

电子在回路中运动产生电流（图40-27）。电压是驱使电荷流动的动力。阻抗是电阻、电感应和电容的集合，可以改变电路中的电流（Morris，2006）。在单极电路中，返回电极临床上用负极板。因此电流从：①电源，也是电压的来源，到②从电刀尖到患者机体—阻抗的来源，再到③负极板，然后电流就分散了。电流离开负极板返回到电源，一个电刀电流环路即完成（Deatrick，2015）。

在电外科学中，组织的阻抗将电流转换为热能，引起组织温度升高。正是这种温度升高产生电刀的效应。

### （1）手术效应

改变电流产生和传递的方式可以改变组织的效应。首先，改变电流波的模式可以影响组织的温度。如高频持续的正弦波的切割电流与凝固电流相比，会使组织产生更高的组织温度（图40-28）。其次，电流在某个区域内传播的范围，也称为电流密度，可改变热能产生率（图40-29）。因此，如果电流集中在如针尖大小的电极时，就会比集中在一个较宽的区域，如电刀片，产生更高的组织温度。此外，除了电流密度，电压也可改变组织效应。随着电压的升高，组织热损失的程度也相应增加。最后，组织本身的特性和阻抗也可影响能量的传导和散热。例如，水的电阻较小，释放的热量少；而皮肤阻抗大，产生的组织温度明显要高（Amaral，2005）。

电刀切割时，产生持续的正弦波电流。这种高频电流聚集在电刀针或电刀片上，然后与组织的阻抗相

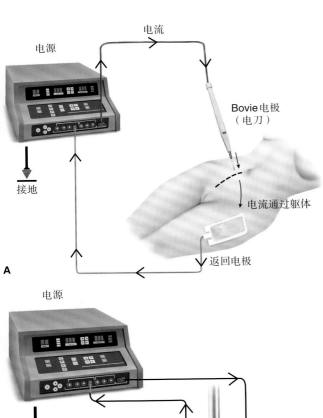

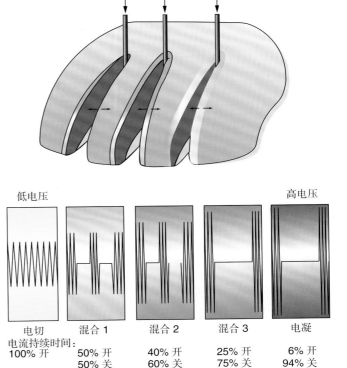

**图 40-28** 电切、混合、电凝电流的不同效应。单纯电凝比单纯电切或混合电流的更容易引起热损伤。不同电流能量持续的时间不同

**B**

**图 40-27** 电刀电流。**A.** 单极电流；**B.** 双极电流

遇。在组织和电极之间产生火花，产生很高的热量，细胞内的水分蒸发，中间区域的细胞随即破裂。组织很整齐切开，伴有轻微的电凝作用。因此，需要结扎的血管很少，因为电切时伴随有轻微的电凝。

相反，电凝时电流不产生持续的波形。与电切电流相比，电凝电流产热更少，而组织温度可以升高到足够使蛋白变性和正常细胞结构破坏的程度。细胞不会立即气化，细胞残片会留在伤口边缘。这些凝块封闭小血管，控制局部出血（Singh，2006）。

改变电流时间的比例可以产生包含电切和电凝的效果。这种混合电流在妇科手术中很常用。大多数情况下，选择多大比例的电切和电凝的电流，取决于术

者的偏好和组织类型。较薄的血管组织应选用更少的激发电流时间，而较厚实的组织可能需要更高比例的激发电流。

**（2）负极板**

如前所述，电流在电极尖端聚集，以很小的范围进入患者躯体。电流以最小的阻抗在体内流动，并通过一个面积大、导电性强、电阻低的负极板退出患者体内。通过大面积的耗散，电流退出机体时就不会在出口处产生明显的组织温度。

但是，如果电流通过返回电极发生聚集的话，将可能造成患者电烧伤。临床上，这种情况可发生于负极板部分脱落时。这种情形下，电极的面积减小，流出的电流聚集，在出口部位的组织温度升高。此外，患者带有金属首饰或金属环状物，或其他传导性好、电阻低的表面都可能成为返回电极，患者可能被通过聚集在很细的接触区域的电流所烧伤。负极板最好应稳固贴于靠近手术部位的一个相对平坦的体表。在大多数妇科手术中，负极板可贴于大腿侧面。

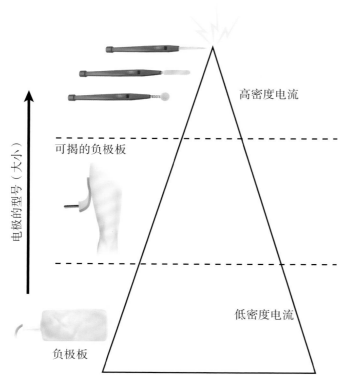

图 40-29　电流聚集和效应。热能和组织损失随电流密度增加而增加，随电极的面积增大而减小

对于装有起搏器、植入式心脏除颤器（ICDs）或者其他电植入器械的患者，需特别注意。杂乱的电刀电流可能被植入装置误认为是心腔内信号，导致起搏心律发生改变。此外，电流通过起搏器电极而不经过负极板，可引起心肌的电烧伤（Pinski，2002）。因此，对有这些装置的患者，要采取预防性措施，包括：术前术后心内科会诊；手术中，使用最低功率设置的单极，或者改用双极及超声刀；持续心电监护；制定心律失常的应急预案；激发电极和返回电极应尽量靠近（Crossley，2011）。

### ■ 2. 双极

双极电凝和单极电刀的不同在于：双极的末端同时有一个激发电极和返回电极，因此不需要负极板。电凝电流聚集于两电极所钳夹的组织间，且要保持组织一直在两电极间。如果组织从两电极之间滑脱，激发电极和返回电极相接触，产生短路，就不能进行电凝（Michelassi，1997）。双极仅有电凝电流而没有电切功能。双极在血管电凝和腹腔镜下绝育术输卵管的电凝中有重要作用（见第四十四章 -2 节）。

### ■ 3. 氩气混凝

氩气凝固射频能量通过一个喷射氩气喷嘴喷到组织上，产生非接触性的电热凝固。此外，在凝固过程中，气体会清除血液和组织碎片。氩气的优点包括能凝固较大范围和较大的血管（Beckley，2004）。在妇科领域，氩气最常用于卵巢癌分期手术、需要大范围切除病灶时。

## 十、超声能量

超出听阈范围的波称为"超声波"。超声波是机械波，可通过媒介传递能量。在医学领域，诊断学超声使用的超声波为低频无损超声波。如果使用高频超声，机械能量可转导到组织上，这些能量足以进行切割，凝固或者使组织汽化。

超声刀的刀尖可以高频振动，使其能有效地在开腹和腹腔镜手术中进行切割和凝固（Gyr，2001；Wang，2000）。振动的刀尖将机械能传递到组织。机械能断裂氢键和在组织内产生热量，使蛋白变性和形成黏性的凝块从而止血。切割和凝固可通过控制以下三个因素进行：能量大小、组织张力大小和刀头的锋利程度。使用高能量、增大组织张力和用锐利的刀头进行切割。用低能量、减少组织张力和用钝刀进行慢切或者更好的止血（Sinha，2003）。

超声刀普遍应用在腹腔镜手术中，常用于替代缝扎、电凝、激光、闭合器和剪切工具。但目前仅有研究比较超声刀和其他止血方法临床效果的研究发表（Kauko，1998）。

超声空化抽吸器（CUSA）是基于超声能量的另一种设备，其柄部由三个部分组成：高频振动器，将超声能量传递给组织；冲洗管，将冷的生理盐水滴到刀头；抽吸系统，将组织吸到吸引器顶端并且清除冲洗组织碎片和冲洗液。超声能量可使组织温度剧烈升高，组织结构破坏，又称为组织空化。快速震荡的超声刀空化抽吸可产生机械波。机械波能在脂肪、肌肉和肿瘤等水含量高的组织中产热及使细胞周围产生汽化空泡。这些空泡破裂导致细胞结构的破坏（Jallo，2001）。破坏的组织随后被吸管吸走。含水量少，胶原和弹性纤维多的组织，如血管、神经、子宫和浆膜则能耐受这种破坏（van Dam，1996）。

在妇科领域，CUSA 应用不是很多。可用于治疗外阴上皮内瘤变、巨大的尖锐湿疣（见第四十三章 -28节）。CUSA 也可用于卵巢癌细胞减灭术，使手术更快捷（Aletti，2006；Deppe，1988；Robinson，2000；van Dam，1996）。

## 十一、出血的处理

### 1. 自体输血和红细胞回收利用

虽然大多数妇科手术都有出血的风险，但术前应对出血高危因素进行评估。如肥胖、盆腔巨大包块、来自子宫内膜异位症或者盆腔炎性疾病的粘连、肿瘤或者术前放疗，以及凝血功能障碍等，这些都与出血风险增加关系密切。对这些高危患者，应考虑术中红细胞回收或者自体输血。

红细胞回收利用仪可收集、过滤、分离术中丢失的血液，对预期有大出血的患者有重要意义。红细胞比重大，通过离心将血浆等更轻的成分分离，重新回输患者体内。为预防凝血，应添加抗凝药物如肝素或者枸橼酸。良好的回收效率可达60%。负压大小，吸管的型号和血回收的程度都会影响其效率。例如搅拌震荡会破坏红细胞，因此用较大口径的吸管和较小的吸力可减少溶血（Waters，2005）。此外，开腹手术中的止血纱可用无菌盐水漂洗，增加红细胞的回收。含有红细胞的盐水随后吸到回收仪进行回收。这套过滤系统也有一定的局限性，如不适合应用于感染者、恶性肿瘤者、局部用止血药物者以及可能混有羊水者（Waters，2004）。

对术中可能出血较多需要输血的患者，术前可自体采血。为避免输血反应和输血性感染，患者可术前3～5周开始，每周一次自体献血储备。每次献血前血红蛋白需超过110 g/L。术前72小时内不能采血。

这样可以保证补充患者血容量，采出的血应在血库处理（Goodnough，2005）。此法的缺点有，因献血导致术前继发贫血而需要更大量的输血、输血反应、血容量过多，采血过程中的细菌感染等（Henry，2002；Kanter，1996，1999）。

自体输血随着输血安全性的提高而减少（Brecher，2002）。对大多数妇科患者来说，输血的风险很低。因此，自体输血一般仅限于有明显需要输血者，如广泛子宫切除术或者有凝血功能障碍的患者。此外，稀有血型患者获得同型血比较困难，也可采用自体输血。

### 2. 合理的手术方法

多数情况下，良好的手术技巧可减少血管损伤和出血。如结扎血管之前，应将多余的组织用薄剪去除，又称为"裸化"。此外，选用组织钳钳夹血管蒂时，钳要足够大，钳的远端要能夹住整个蒂部，即"钳要出头"。蒂部过宽容易滑脱和出血。一旦扎紧，结扎在血管蒂部的线就不要牵拉，否则会增加缝线或血管撕脱的风险。

一些情况下，切断完整的血管前应考虑先在切口的两边结扎。该法适用于血管有张力或者没有空间放置血管钳的情况下，如输尿管或者肠管很靠近血管时。在两次结扎和切断血管前，在血管下先游离一个间隙，让结扎线从血管下穿过（图40-30）。

### 3. 止血步骤

有效的术中止血的方法对减少患者损伤至关重要。如果血管游离、清晰，可用止血钳、止血夹和细镊钳夹结扎，也可进行电凝或者上血管夹。

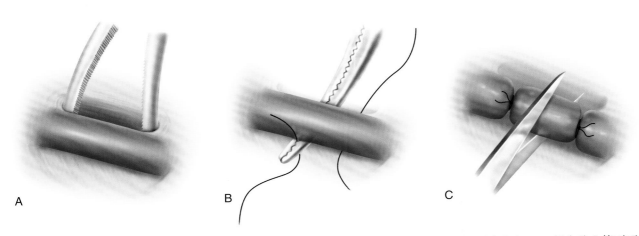

**图 40-30** 血管游离、结扎和横断。**A.** 游离血管，血管钳钳尖平行血管一开一合，分开周围疏松组织。**B.** 钳尖从血管下面穿过，张开钳尖，夹住结扎线，从血管下拖过。**C.** 两根线结扎好之后，在两结扎线之间横断血管

盆腔静脉出血通常来自静脉丛，很少来自单根血管。静脉丛常为薄壁静脉。因此，慌乱地钳夹、缝扎、上夹或者电凝，都可能造成血管进一步破裂和出血。其实，如果把其他薄弱、易损伤的组织分开保护好，有时用可吸收线在出血区域浅浅的缝几针即可止血。

如果开始的止血方法不奏效，仍有明显的出血，可用手指、海绵棒或者纱布压迫止血。应告知麻醉医师加强监测。同时应告知护理人员，添加必要的物品，如专门的器械、缝线、止血夹等。应根据患者失血的程度和综合其他因素，进行补液。

充分暴露对止血至关重要。重新评估手术野，必要时扩大切口，如朝头侧延伸纵切口，将 Pfannenstiel 切口转为 Cherney 切口，增加牵拉器，或者将阴式或腹腔镜手术转开腹。需增加一套吸引系统，在移开压迫之前，先要准备好必要的止血夹或者缝线。修剪出血点周围高低不平的组织，有助于游离和结扎撕裂的血管。此外要分清和保护好临近的易损伤结构，如膀胱、输尿管和其他血管。这些步骤完成之后，可拿开填压工具，评估出血的位置、出血量和出血特点，进而选择如下方法：

**（1）血管结扎**

如前所述，血管出血可进行结扎、上止血夹或者电凝止血。缝扎的优点在于廉价和对各种大小的血管都有效。但打结耗时，在狭小的空间内有一定困难，且可出现滑脱或断裂。小血管可用结扎线围绕血管根部和血管钳钳尖结扎（图 40-23A）。而对较粗的血管，手术医生更喜欢打两个结双重结扎。第一个结在血管钳的钳尖和血管根部打结，第二个结在第一个结的远端位置打结（图 40-23B、C）。虽然缝扎可以降低残端缝线滑脱的风险，但缝扎过程中有可能刺破血管引起血肿形成。打两个结就可以避免这种情况。

钛夹可直接夹闭血管。在妇科肿瘤手术中应用广泛且快捷。但血管夹较昂贵，上夹前需要游离血管，且有脱落的风险。因为这些原因及医师的偏好，血管夹在普通妇科手术中的使用并不多。

电能及超声能量都可用于闭合血管。超声凝固刀头（Autosonix；Harmonic scalpel；SonoSurg）和双极电凝钳（EnSeal；Ligasure）所传递的能量使血管胶原和弹力纤维变性，从而闭合血管。这些方法可以闭合 7 mm 以内的血管（Heniford，2001）。这两种方法的热传导损伤范围为 2.5 mm，是可以接受的（Harold，2003）。这些器械在腹腔镜手术中作用巨大，因为腔镜下打结很耗时。

**（2）局部药物止血**

当出血点无法结扎或电凝时，或者结扎和电凝无效时，可在出血点用局部止血药物止血。局部止血药物在控制低压的出血时效果最好，如静脉、毛细血管和小动脉出血。目前上市的止血材料分为：机械性止血、激活止血、液态止血材料和纤维蛋白封闭剂（表 40-5）。一些液态的止血剂在局部释放凝血酶和（或）纤维蛋白原，从而促进血凝块形成。机械性止血剂则为综合性止血。其作用包括直接压迫伤口表面、募集血小板、促进血小板聚集和为血凝块形成提供支架。

局部止血药物虽然有效，但也有其局限性。这些药物不能直接血管内给药，也不能和红细胞回收仪一起使用。有包裹的药物不能紧紧地塞入骨洞，因为药物会膨胀，引起神经功能障碍或压迫性坏死。此外，这些药不能放于皮肤切缘，因为可能延迟伤口愈合。药物可能成为感染的培养基，因此不适合用于感染的组织（Baxter Healthcare，2014；Pfizer，2014）。不推荐同时使用两种以上止血剂。药物的选择取决于手术者的偏好和手术室所具有的药物种类。

**（3）氨甲环酸**

静脉用氨甲环酸是一种有效的抗纤溶药物，在创伤外科广泛应用（Hunt，2015）。它是一种人工合成的赖氨酸衍生物，可阻断血纤维蛋白溶酶原转化为血纤维蛋白溶酶（图 8-12）。大量出血可能并发凝血功能障碍和毛细血管内出血，这种情况下，可静脉注射 1 g 氨甲环酸联合盆腔压迫和成分血输注。

**（4）盆腔动脉栓塞和盆腔填塞**

如第 9 章所述，可用闭塞髂内动脉或者子宫动脉的栓塞方法治疗有症状的子宫肌瘤。该技术在妇科和产科出血中已有详述。

对于持续性大出血的患者，尽管出血可能控制，但用纱条进行填塞并终止手术可能更有效。纱条卷可持续性地局部压迫出血点。24 ～ 48 小时后，如果患者的生命体征稳定及临床判断出血已经停止，可取除纱条。一些医生建议将纱条的尾端留在切口外。在全麻下，通过伤口缓慢拉出纱条。如果是整卷纱条留于腹腔，可在二次手术中取出（Newton，1988）。

**（5）髂内动脉结扎**

髂内动脉，又名髂腹下动脉，包括前支和后支。

表 40-5　局部止血剂

| 种类 | 商品名 | 材料性状 |
|---|---|---|
| **机械性止血剂** | | |
| 氧化，再生甲基纤维素 | Surgicel, | 扁平疏松纤维编织物 |
| | Surgicel Fibrillar, | 扁平多层羽状物 |
| | Surgicel Nu-knit, | 扁平疏松纤维编织物 |
| | Surgicel SNoW | 扁平非编织纤维 |
| 猪明胶 | Surgifoam | 粉末或扁平海绵 |
| | Gelfoam | 粉末或扁平海绵 |
| | Surgiflo | 粉末 |
| 牛胶原 | Avitene, | 粉末，薄片或者扁平海绵 |
| | Instat | 粉末 |
| **激活性止血剂** | | |
| 牛凝血酶 | Thrombin-JMI | 液态喷剂 |
| 牛凝血酶+明胶 | Thrombi-Gel | 扁平海绵 |
| 牛凝血酶+甲基纤维素 | Thrombi-Pad | 薄片 |
| 人凝血酶 | Evithrom | 液体 |
| 重组凝血酶 | Recothrom | 液体 |
| **液态止血剂** | | |
| 牛明胶+人凝血酶 | FloSeal Matrix | 液体 |
| 猪明胶+人凝血酶 | Surgiflo+ Evithrom | 液体 |
| **纤维蛋白封闭剂** | | |
| 人凝血酶，纤维蛋白原，纤维蛋白溶酶原 | Tisseel | 喷剂或滴剂 |
| 人凝血酶，纤维蛋白原 | Evicel | 喷剂或滴剂 |

Surgiflo 和 Evithrom 可联合使用，形成流体止血剂

前支血供营养盆腔脏器（图 38-12）。闭合髂内动脉后，结扎处远端分支的血流平均减少 48%。多数情况下，减少的出血量已足够帮助判断出血点（Burchell，1968）。女性的盆腔有广泛的侧支循环，髂内动脉与主动脉、髂外动脉和股动脉分支之间有动脉吻合支。因此，结扎髂内动脉前支，并不影响盆腔脏器的血供。有报道结扎髂内动脉后妊娠的病例（Demirci，2005；Nizard，2003）。

为了方便结扎髂内动脉，要切断圆韧带，朝头端打开骨盆漏斗韧带旁的盆壁侧腹膜。分清髂内动脉很重要，因为误结扎髂总或者髂外动脉将会导致下肢的血管并发症。找到髂内动脉后，在距髂总动脉远端（髂内、外动脉交叉处）2～3 cm 处，用 Mixter 直角钳置于髂内动脉下方，在这个位置结扎，用两根 1 号或 0 号的可吸收线从血管下方穿过、结扎（图 40-31）。血管结扎但不横断。髂内动脉后支应予以保

留（Bleich，2007）。器械穿过动脉时应注意避免损伤临近的薄壁髂内静脉。

### ■ 4. 特殊部位出血

#### （1）骨盆漏斗韧带

结扎骨盆漏斗韧带断端过程中，或结扎后韧带内撕脱的卵巢血管可能回缩到后腹膜，形成血肿。多数情况下，需要游离出血的血管结扎以阻止血肿的扩大。首先，打开输尿管和血肿侧边的盆壁腹膜，切口向头端延伸至血肿的上极。腹膜切口可达到 Toldt 白线，此线的右侧是升结肠位于大网膜附着处的后腹膜返折，左侧是降结肠与后腹壁的腹膜返折。血肿的上极由血肿上方正常血管的位置（狭窄部位）来确定。分清卵巢血管后，用 Mixter 直角钳在其下方夹住，从血管下穿一根结扎线，结扎血管。如果血肿很大，可

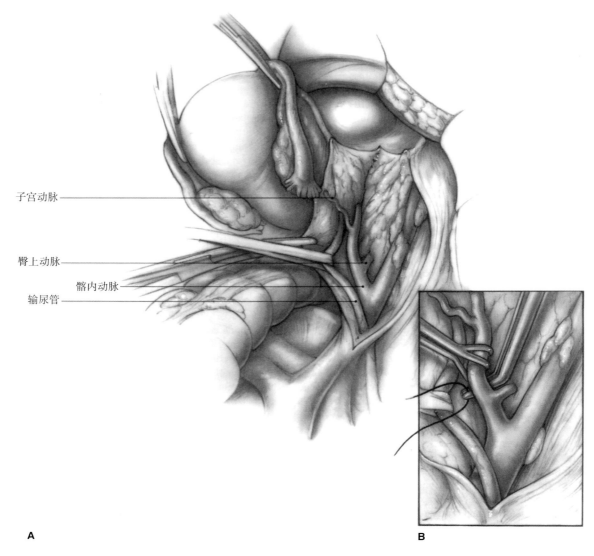

子宫动脉

臀上动脉

髂内动脉

输尿管

**A**　　　　　　　　　　　　　　　　　　　　**B**

图 40-31　髂内动脉结扎。**A.** 打开后腹膜后，找到输尿管，轻轻拉开。**B.** 找到髂内动脉，用 Babcock 钳轻轻提起。将 Mixter 直角钳放于血管下方，钳住结扎线端，带出，结扎（Reproduced with permission from Cunningham FG，Vandorsten JP，Gilstrap LC：Operative Obstetrics，2nd ed. New York：McGraw-Hill；2002.）

吸尽血块，减少感染（Tomacruz，2001）。在极少数情况下，血管和输尿管解剖不清，则可在卵巢动脉起始端，肾动脉下水平结扎卵巢动脉（Masterson，1995）。

**（2）Retzius 间隙和骶前静脉丛**

Retzius 间隙，又称为耻骨后间隙。泌尿妇科手术常需进入该间隙，Retzius 间隙内有重要的血管结构，如 Santorini 静脉丛、闭孔静脉和异常的闭孔血管（图 38-24）。出血并发症时可出现于此间隙。约 2% 的无张力阴道吊带悬吊术可合并出血（Kolle，2005；Kuuva，2002）。多数情况下，出血可用压迫或缝扎控制。

骶前静脉丛在分离和缝合组织时可能受到损伤（图 38-23）。被切断的血管回缩进尾骨，导致难处理的出血。其处理详见第四十五章 -17 节。

**（3）主要盆腔血管**

盆壁主要的大血管包括：髂内、髂外和髂总静脉，下腔静脉，以及相应的动脉。在肿瘤切除、子宫内膜异位病灶切除或者腹腔镜穿刺套管置入时可能损伤。

一旦发生大血管损伤，应压迫数分钟。尽管妇科手术医师可能会尝试修补这些损伤，处理不及时会导致更多的失血（Oderich，2004）。因此多数情况下，应先压迫止血，后请血管外科会诊，准备好血制品，在充分暴露术野后，再修补血管。如果大血管是被腹腔镜进腹时的穿刺套管或穿刺针戳穿的，在准备血管修补过程中，这些器械应作为栓塞物保留在原位。

如前所述，由于侧支血供的存在，髂内动脉结扎并不会导致中央盆腔脏器的缺血。但是，髂外或者髂总动脉损伤应进行修补，以维持下肢的血供。是否请血管外科取决于血管损伤的程度和手术者的技术。在合理的协助就位之前，应避免可能会扩大损伤的操作。

在修补过程中，熟悉血管的解剖至关重要。左侧髂总和髂外动脉位于同名静脉的外侧。而在右侧，髂总动脉位于髂总静脉的内侧。

修补时，先在这些动脉撕裂部位的近端和远端 2 ~ 3 cm 处上血管夹，再用 5-0 单纤维合成线连续缝合关闭缺损（Gostout，2002；Tomacruz，2001）。缝合后，应先松放近心端的血管夹，以使空气和碎片从缝合处排出，再松放远端的血管夹。

#### （4）宫旁和阴道旁血管

在妇产科手术中，可能损伤了供应子宫和阴道的血管，尤其是静脉丛。通过直接压迫、缝扎或者血管夹可能较难明确出血点和控制出血。在这种极端情况下，结扎盆腔血管的主要来源髂内动脉可减少血液灌注，有助于寻找出血源。此外，如果没有其他止血材料，采用盆腔动脉栓塞能有效控制盆腔出血。在少数持续出血情况下，尽管采用了这些止血技术，可能还需盆腔填塞和终止手术。

## 十二、输血和补液

术中和手术后很短的一段时间称为复苏期，应达到体液的相对平衡（等容）。在急性出血时，首先应控制失血量和补充血容量进行组织灌注和供氧。在缺血区域，进一步的无氧代谢导致乳酸堆积，可引起更严重的代谢性酸中毒和最终的器官损伤。为避免出现这些情况，补液前应评估患者的临床情况、计算总体血容量和估计出血量。

#### 1. 临床评估

成人的血量约为 70 ml/kg，一个 50 kg 的女性血容量约为 3500 ml。大多数患者，失去总容量的 15% 可不出现血压或者心率的变化。15% 的失血量可用患者的体重（kg）乘以 10 进行粗略估计。因此，对于一个 50 kg 的女性，15% 的失血量约为 500 ml。

当失血量 15% ~ 30% 时（体重 50 kg 女性，约为 500 ~ 1000 ml），可出现心率加快和脉压差减小（表 40-6）。外周血管的收缩导致皮肤苍白，四肢发冷和毛细血管再灌注困难。无麻醉的患者，可能出现轻微的意识混乱或者淡漠。对大多数术前血红蛋白正常的患者，这个出血量需要补液，但一般不需要输血。更大量的出血可导致灌流明显减少，低血压和心动过速，则需要输血和补液同时进行（Murphy，2001）。

手术中，血液集中在吸引瓶和止血纱中，通过这些可粗略估计出血量。随着手术时间增加和手术范围的扩大，出血量的估计普遍偏低，增加不准确性（Bose，2006；Santoso，2001）。此外，血红细胞压积（HCT）的变化落后于真正的出血量，该值仅反映出血的程度。如失血 1000 ml 后，HCT 值在出血后的 1 小时后仅下降 3%，但在 72 小时后便下降到 8%（Schwartz，2006）。出血可导致机体组织缺血，无氧代谢和产生乳酸。因此，血清乳酸水平是一个有效的指标。血气分析可快速评估血清碱剩余情况。根据血清碱剩余情况可预判出血的严重程度：2 到 -5（轻度失血），-6 到 -14（中度失血），-15 及以下（重度失血）。若患者在积极复苏的情况下，碱剩余仍在下降，应该考虑仍在出血（Davisz，1988）。

#### 2. 补液

一旦诊断为低血容量，补液应先补充晶体溶液。如果出现低血压和心动过速，应快速补液。大多数患者须在数分钟之内输入 1 ~ 2 L 液体，常用生理盐水和乳酸林格氏液，其成分详见第 42 章。对中度失血，同时应给予输血（Healey，1998）。

虽然晶体溶液能快速补充血容量，但有一部分液体会渗透到细胞外组织中。因此，晶体溶液的补充量与失血量的比例应为 3 : 1（（Moore，2004）。血容量改善的征象有：尿量 > 0.5 ml/(kg·h) 或 > 30 ml/h；心率 < 100 次 / 分；收缩压 > 90 mmHg。如果快速输注晶体溶液未能纠正低血压和心动过速，则需要输注红细胞。

除晶体溶液外，胶体溶液也可用于扩容。胶体溶液的分子量大于晶体溶液，因此，大部分会留在血管内而不渗透到细胞外。除此之外，胶体和晶体溶液两者的效果并无明显的差别，然而胶体溶液更昂贵（Perel，2013）。

术中液体管理策略可分为自由补液（也称开放性补液）、限制补液及目标导向性补液。这些策略中，结直肠手术和创伤外科手术更常用限制补液，其优点

表 40-6　与失血程度相关的临床表现

| 出血分级 | 一级 | 二级 | 三级 | 四级 |
| --- | --- | --- | --- | --- |
| 失血 | | | | |
| 百分比 | ＜ 15 | 15 ～ 30 | 30 ～ 40 | ＞ 40 |
| 容量（ml） | 750 | 800 ～ 1500 | 1500 ～ 2000 | ＞ 2000 |
| 血压 | | | | |
| 收缩压 | 不变 | 正常 | 降低 | 很低 |
| 舒张压 | 不变 | 升高 | 降低 | 很低，测不到 |
| 脉搏（次 / 分） | 稍快 | 100 ～ 120 | 120（弱） | ＞ 120（非常弱） |
| 毛细血管灌注 | 正常 | 慢（＞ 2s） | 慢（＞ 2s） | 测不到 |
| 呼吸频率 | 正常 | 正常 | 呼吸急促（＞ 20 次 / 分） | 呼吸急促（＞ 20 次 / 分） |
| 尿流率（ml/h） | ＞ 30 | 20 ～ 30 | 10 ～ 20 | 0 ～ 10 |
| 四肢 | 颜色正常 | 苍白 | 苍白 | 苍白湿冷 |
| 肤色 | 正常 | 苍白 | 苍白 | 无血色 |
| 精神状态 | 警觉 | 焦虑或易激惹 | 焦虑，易激惹或昏睡 | 昏睡，意识混乱或意识丧失 |

Reproduced with permission from Baskett PJ：ABC of major trauma. Management of hypovolaemic shock，BMJ 1990 Jun 2；300（6737）：1453-7.

在于肠水肿更少，肠道功能恢复更快和更少的肺部并发症（Chappell，2008；Joshi，2005）。除了输红细胞外，限制补液常用胶体溶液，按 1∶1 的比例补充失血量。晶体溶液则按 1∶1 的比例补充尿量和隐性体液丢失量。自由补液主要依赖大量的晶体溶液。目标导向性补液需要用到监测设备（如动脉导管）来补充体液，以达到目标补液量（如最大心输出量），目标导向性补液常用于有较严重合并症且需做较大手术的患者（Chappell，2008）。

### ■ 3. 红细胞输注

#### （1）临床评估

决定输血是一个复杂的过程，必须平衡输血风险和组织足够氧供的需要。输血的评估应包括：血红蛋白水平、重要生命体征、患者年龄、进一步出血的风险以及潜在的内科疾病特别是心脏疾病等。这些取决于具体的临床情况。没有特定的血红蛋白阈值用于决定是否需要输血。指南（共识）建议，若患者无心脏疾病，血红蛋白 ＞ 10 g/dl 时，很少要输血（Hill，2002）。若血红蛋白 ＜ 6 g/dl 时，常需要输血（Madjdpour，2006）。血红蛋白在 6 ～ 10 g/dl 之间时，则比较复杂。若有患者因素和持续出血因素，

需进行输血（American Society of Anesthesiologists，2015）。一项包括 838 例随机研究显示，一组患者在血红蛋白低于 7 g/dl 时予以输血，比小于 10 g/dl 就开始输血的患者感觉更好，但有严重心脏疾病的患者除外（Hébert，1999）。

#### （2）输血

可能需要输血时，须通知血库预订相应血型的输血药品并进行检测，分两步确定患者的红细胞血型（交叉配血）：第一项检测，使用标准化对照试剂对患者的血样本进行 ABO 血型和 Rh 血型的检测。第二项检测，将患者的血浆标本与表达红细胞抗原的对照试剂的红细胞混合，如果患者对这些红细胞表面抗原形成抗体，可以见到标本凝集或溶血。在急需用血而不能进行全面检测时，可输注 ABO 血型一致或 O 型 - 阴性血液。血型的检测和筛查大约需要 45 min，且在 3 天内输血是有效的。对未输的血液，有效期可适当延长，具体由血库决定。此外，对于血型交叉实验提醒血库指明用于个人用途的特殊单位，应通过抗患者特殊抗原反应检测。

以前，常用全血输注来补充红细胞、凝血因子和血浆蛋白，但现在大部分已被成分输血替代。浓缩红细胞是临床最常用的成分血之一。通过离心，去除

大部分血浆上清，就可制备红细胞悬液。一个单位的浓缩红细胞所含的红细胞数目和一个单位的全血相同，但体积约为后者的一半，红细胞压积是后者的两倍（70% ~ 80%）。成人输注一个单位浓缩红细胞可升高红细胞压积3%，或者使一位体重70 kg的患者血红蛋白升高1 g/dl（表40-7）（Gorgas，2004）。当严重出血，预计需要输红细胞 ≥ 10 U 时，应按 1:1:1 比例，大量输红细胞、血小板和血浆才有效（McDaniel，2014）。

**（3）并发症**

尽管有配血实验检测，仍存在输血产生的不良反应，并产生一些急性或迟发性的溶血反应，非溶血性发热反应或过敏反应，感染和输血相关肺损伤。

**1）急性溶血性输血反应** 急性免疫性溶血通常是患者自身抗体对所输入的红细胞进行攻击，大多数源于ABO血型不合。症状可出现在输血后几分钟和数小时，包括：寒战、高热、皮疹、心率加快、气促、恶心、呕吐、血压升高、胸痛和背痛等。此外，这些反应可能导致急性肾小管坏死或者弥散性血管内凝血（DIC）。治疗应针对这些严重并发症。若怀疑急性溶血，应停止输血。患者的血样本和剩余的血应送血库检测。对严重溶血的患者，实验室检测结果可有变化。血清结合珠蛋白会降低；血清乳酸脱氢酶和胆红素水平会升高；出现血红蛋白血症和血红蛋白尿。同时还应检测血清肌酐、电解质和凝血功能。为避免肾毒性，可通过静脉补充晶体溶液，使用呋塞米或者甘露醇利尿。碱化尿液可预防血红蛋白沉积于肾小管，因此，可静脉补充碳酸氢盐。

与急性溶血性输血反应相反，迟发性输血反应发生在输血后数天或数周之后。患者常无急性症状，但可出现血红蛋白降低、发热、黄疸和血红蛋白尿。这些情况一般不需临床干预。

**2）非溶血性输血反应** 发热性非溶血性输血反应是最常见的输血反应，表现为寒战和体温升高1℃以上。一般处理是停止输血以排除输血反应，并予以支持治疗。对既往有发热反应病史的患者，可在输血前用解热药物，如对乙酰氨基酚。

输血反应的原因是由于抗体介导的对外源性血浆蛋白的反应产生了过敏。在输血过程中，可以仅出现皮疹，一般无严重后果，不需停止输血，可用抗组胺药物如苯海拉明50mg口服或肌注。这种过敏反应很少出现严重后果，常规抗过敏治疗即可（表27-2）。

**3）感染输注浓缩红细胞并发感染并不常见** 过去的十年中，输入感染人免疫缺陷病毒（HIV）和B型（HBV）及C型（HCV）肝炎病毒的风险有所减低，主要的感染是细菌。新近出现的感染还有西尼罗河病毒、输血传播病毒（TTV）、肝炎病毒G（HGV）、EB病毒和克雅病-朊病毒（Luban，2005）。

**4）输血相关急性肺损害** 因成分输血引起的该并发症少见但较严重，临床上类似急性呼吸窘迫综合征（ARDS）。症状出现在输血后6小时内，包括：重度呼吸窘迫、泡沫痰、血压升高、发热及心率加快等。非心源性肺水肿伴胸片下双肺弥散性浸润是其特征性表现（Toy，2005）。治疗输血相关急性肺损害以支持治疗为主，注意血氧和血压维持（Silliman，2005；Swanson，2006）。

**表 40-7　各种血液成分特点**

| 血液成分 | 体积（ml） | 成分 | 临床反应 |
|---|---|---|---|
| 浓缩红细胞（PRBCs） | 180 ~ 200 | 红细胞（RBCs） | Hb 升高 1 g/dl 和 Hct 升高 3% |
| 血小板 | | | 血小板计数升高： |
| 随机供体 | 50 ~ 70 | $5.5 \times 10^{10}$ 血小板 | $(5 ~ 10) \times 10^9$/L |
| 单一供体 | 200 ~ 400 | $3.0 \times 10^{11}$ 血小板 | > $10 \times 10^9$/L（1 小时内）和 > $7.5 \times 10^9$/L（输注后 24 小时） |
| 新鲜冰冻血浆（FFP） | 200 ~ 250 | 凝血因子，包括：纤维蛋白原，蛋白 C 和蛋白 S，抗凝血酶 | 约增加凝血因子 2% |
| 冷沉淀 | 10 ~ 15 | 纤维蛋白原，Ⅷ因子，vWF | 纤维蛋白原水平升高 0.1 g/L |

FFP，新鲜冰冻血浆；Hct，红细胞压积；Hb，血红蛋白；PRBCs，浓缩红细胞；RBCs，红细胞；vWF，von Willebrand 因子
Reproduced with permission from Kasper DL, Fauci AS, Longo DL, et al: Harrison's Principles of Internal Medicine, 19th ed. New York: McGraw-Hill; 2015.

### 4. 输血小板

对中度出血的患者，输红细胞即可。对严重出血者，必要时应输血小板。血小板可以从单一供体中通过血小板分离直接提取出来，也可以从任意全血中提纯，前者称为单一供体血小板，后者称为随机供体血小板。

目前，直接从献血者机采血小板越来越多，从全血中提取血小板越来越少。从直接献血者机采一个单位 250 ~ 300 ml 血浆中，至少含 $3 \times 10^{11}$ 血小板，相当于 6 个单位随机供体血小板浓缩液。每个单位的随机供体血小板在约 50 ml 血浆中含有 $5.5 \times 10^{10}$ 血小板，它可使血小板量升高 $(5 ~ 10) \times 10^9$/L。用量为每 10 kg 体重用血小板 1 U，即一个正常成人需要 5 ~ 6 U。供体的血浆须与受体的红细胞相容，因为输注血小板的同时，总会同时带有一些供体的红细胞。Rh（D）阴性血小板只能输注给 Rh（D）阴性患者。

手术出血患者，如果血小板 < $50 \times 10^9$/L，需要输血小板，而 > $100 \times 10^9$/L 时，不用输血小板（American Society of Anesthesiologists，2015）。如果血小板计数在 $(50 ~ 100) \times 10^9$/L，需根据患者其他出血危险因素决定是否输注血小板。

### 5. 凝血因子

新鲜冰冻血浆从全血或者血浆置换过程中制备后冷冻保存，是补充凝血因子的选择之一。冰冻血浆解冻约需要 30 min。一个单位血浆为 250 ml，含有全部的凝血因子，包括纤维蛋白原（2 ~ 5 mg/ml）。其推荐用量为 15 ml/kg（体重）。输注新鲜冰冻血浆常作为大出血的一线治疗手段，用于补充多种凝血因子。在出血患者纤维蛋白原低于 1.0 g/L、或者凝血酶原及部分凝血活酶时间异常时，应考虑输注新鲜冰冻血浆。

输注冷沉淀是另一种选择。冷沉淀是从新鲜冰冻血浆中提取，含有纤维蛋白原、Ⅷ因子、vWF、ⅩⅢ因子和纤维连接蛋白。冷沉淀最初是用于治疗 A 型血友病和血管性血友病。因其特殊的成分，冷沉淀目前仍是多用于上述疾病，在临床上的使用较有限。冰冻血浆可提供全部的凝血因子，在严重出血中的应用要多于冷沉淀。但冷沉淀是优质的纤维蛋白原来源，在纤维蛋白原持续低于 100 mg/dl 时，如弥散性血管内凝血（DIC），虽然用了冰冻血浆，还可补充冷沉淀。每单位冷沉淀的体积大约为 15 ml，一般用量为 2 ml/kg（体重）。一个单位冷沉淀可使纤维蛋白原水平升高约 10 mg/dl（Erber，2006）。

## 十三、邻近器官损伤

### 1. 下尿路损伤

在盆腔手术中，熟悉解剖、良好暴露、精细操作以及丰富的经验对防止周围器官的损伤都很重要。远端胃肠道和泌尿道临近生殖器官，当受到疾病受累、解剖结构紊乱、手术条件较差时都可能增加邻近器官损伤的机会。

下尿路医源性损伤较常见，高达 75% 的输尿管和膀胱损伤发生于子宫切除过程中（Walters，2007）。虽然大部分损伤术前并无危险因素，但术前还是有一些高危因素可寻，包括：盆腔巨大肿瘤遮挡、出血、妊娠、肥胖、切口狭小、暴露不良和光线不佳等。此外，宫颈和阔韧带肌瘤、恶性肿瘤、子宫内膜异位病灶、盆腔脏器脱垂引起的瘢痕或者解剖结构改变、盆腔感染、手术或者放疗都是危险因素（Brandes，2004；Francis，2002）。

膀胱或输尿管损伤的患者，术后病率明显升高。一项病例对照研究显示：在腹式子宫切除术中损伤下尿路的患者，手术时间、出血量、输血率、术后发热和术后住院日方面均显著高于对照组（Carley，2002）。

### 2. 膀胱损伤

膀胱损伤常发生于妇科手术特别是泌尿妇科手术和子宫切除手术中，在良性妇科手术的发生率约为 3‰ ~ 11‰（Gilmour，2006；Mathevet，2001）。在开腹手术过程中，膀胱损伤常发生于：①打开前腹膜顶端时；②打开耻骨后间隙（Retzius 间隙）时；③游离和缝合阴道前壁时；④子宫切除过程打开膀胱宫颈间隙、切开阴道前壁或者缝合阴道断端时。经阴道子宫切除术的膀胱损伤更常见。有数据表明，经腹腔镜子宫切除时膀胱损伤的发生率最高（Francis，2002；Frankman，2010；Harris，1997）。预防措施包括：准确辨认膀胱、轻柔牵拉、娴熟的技术、锐性分离和术中保持膀胱持续引流（留置导尿管）等。

术中出现血尿、看见 Foley 导管球囊或者手术野出现清亮液体时，应怀疑膀胱损伤。腹腔镜手术中，若发生膀胱破裂，可因气腹压力 $CO_2$ 充气使尿袋膨胀。通过导尿管逆行灌注灭菌牛奶进入膀胱，可协助明确膀胱有无损伤，以及损伤的范围和程度。此方法优于亚甲蓝和靛胭脂，因为牛奶不会使周围组织染色且较易获得。此外，若缺损的周围组织被染色，小的缺损较难发现和修补。修补之前，膀胱镜可用于进一步确诊膀胱基底部损伤，排除并发的输尿管损伤，明确缝线穿过膀胱黏膜情况，全面评估损伤范围和程度。若膀胱镜检查时膀胱无法膨胀起来或者患者不是膀胱截石位，可通过损伤裂口初步评估输尿管开口情况。若裂口很小，可经耻骨上膀胱镜检查，详见第45章，也可以将裂口扩大进行评估检查。

术中发现膀胱损伤最好即时进行修补，可以减少术后膀胱阴道瘘的发生。修补的原则包括：明确损伤范围，充分游离周围组织；无张力、多层次、严密缝合；术后充分膀胱引流（Utrie，1998）。如果误将缝线缝入膀胱黏膜，应剪除缝线。缝线持续存在可出现膀胱炎症状或者结石形成，或者二者兼有。针尖的刺伤和轻微的撕裂伤可不处理。较大的损伤应用 3-0 可吸收线或延迟可吸收线，分 2 ~ 3 层连续缝合（图40-32）。第一层将膀胱黏膜内翻缝合，随后缝合膀胱肌层和浆膜层。在膀胱三角区域修补，应先放置输尿管支架，作间断缝合，避免输尿管开口扭曲（Popert，2004）。术后膀胱持续引流 7 ~ 10 天（Utrie，1998）。因为留置导尿而应用预防性抗生素尚存争议，取决于医生的判断。

### 3. 尿道损伤

在妇科手术中，尿道损伤很少见。引起尿道损伤的操作主要包括：膀胱镜检查，尿道憩室修补，尿道悬吊，阴道前壁修补术。修补损伤可用 3-0 或 4-0 可吸收线分多层间断缝合。术后应留置 Foley 尿管 7 到

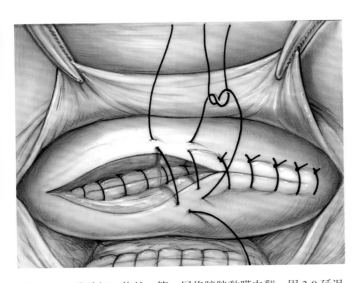

**图 40-32** 膀胱切口修补：第一层将膀胱黏膜内翻，用 3-0 延迟可吸收或者可吸收线连续或间断缝合。第二或第三层缝合膀胱浆肌层加固切口（Reproduced with permission from Cunningham FG，Vandorsten JP，Gilstrap LC：Operative Obstetrics，2nd ed. New York：McGraw-Hill；2002.）

10 天。手术医生根据具体情况，决定预防性使用抗生素（Francis，2002）。

### 4. 输尿管损伤

输尿管损伤在妇科良性手术中并不常见，其发病率约为 0.2% ~ 7.3‰。子宫切除手术中，腹腔镜下子宫切除的输尿管损伤率最高，阴式子宫切除术输尿管损伤率最低（Gilmour，2006）。其他手术有：盆腔脏器脱垂、尿失禁、恶性肿瘤和子宫内膜异位症相关手术（Patel，2009；Utrie，1998）。

输尿管长约 25 ~ 30 cm，其解剖详见第 38 章。妇科手术引起的损伤多在远端 1/3，包括：横断、结扎、扭曲和撕裂（Brandes，2004；Utrie，1998）。输尿管鞘的损伤可能影响其血供。这些损伤中，最常见的是横断和扭曲，发生率约各占 40%。子宫切除时，最常见的损伤部位在子宫动脉水平，约占 80%（Ibeanu，2009）。输尿管损伤还常见于骨盆入口附近（附件切除时）和宫骶韧带远端。损伤原因主要是由于钳夹和缝合时输尿管暴露不清。热损伤或者血供导致的延迟损伤可导致输尿管狭窄或输尿管瘘。

预防措施包括术前进行危险因素的评估，必要时可行静脉肾盂造影或者 CT。输尿管支架可辅助术中输尿管的辨认，但对预防输尿管损伤的意义不大。和预防膀胱损伤一样，最好的预防是精湛的手术技术和直视检查输尿管蠕动。在阔韧带中，沿着输尿管走行触摸和夹捏输尿管，可感到"咯嗒"弹性感，但血管、脂肪组织和腹膜反折也可能有类似的感觉，应鉴别。

#### （1）诊断

术中及时发现输尿管损伤可提高修补成功率，降低并发症发生（Neuman，1991；Sakellariou，2002）。损伤可以是术中直接看见或者术中膀胱镜检查发现。静脉注射靛胭脂或者亚甲蓝可辅助膀胱镜检查，在镜下可看到粉红色或蓝色的尿液从输尿管口喷出（详见第四十五章 -1 节）。尽管靛胭脂的显色尿液仅能维持 5 ~ 10 分钟，但较常用，因为 30 ~ 40 分钟之后就可代谢完全，看不见染色，有利于 IVP 和输尿管镜检查。但膀胱镜下正常外观并不能确保输尿管的完整性，其对非梗阻性、部分梗阻性和晚期输尿管损伤无法判断。

输尿管损伤在术后立即明确诊断并非易事，因为其他原因也可以引起类似症状。因此，对患者进行全面评估，做出高度疑似诊断至关重要。输尿管梗阻

24 小时后可发生肾损伤，1 ～ 6 周后可发生不可逆性肾损伤（Walter，2002）。症状一般出现在术后约 48 小时，包括：发热、腹痛、胁肋痛和水样分泌物。检查结果包括：白细胞升高、血清尿素氮水平升高和梗阻表现。腹腔和阴道引流持续不净，提示可能尿漏。应查引流液肌酐水平，高肌酐水平可能提示有尿液流出。血清肌酐检测也可能对判断输尿管梗阻有帮助。一项 187 例的回顾性研究显示：术后 24 小血清肌酐改变 < 0.3 mg/dl，对双侧输尿管通畅性的判断，特异性为 98%，阴性预测值为 100%。一般认为，血清肌酐升高 > 0.2 mg/dl 可能与尿路梗阻有关，研究者推荐，血清肌酐升高 > 0.2 mg/dl，应复查，若持续性高于该值，应做肾的影像学检查（Walter，2002）。如果血清肌酐水平升高，应测尿钠排泄分数（FENa）或者尿钠水平，可助于鉴别损伤为肾前性、肾性或者肾后性的，详见第四十二章。

超声、CT 或者 MRI 可用于诊断肾积水、尿性囊肿和脓肿。若 CT 延迟成像，远端输尿管造影剂缺失，可明确输尿管完全梗阻（Armenakas，1999）。静脉肾盂造影（IVP）有助于损伤定位。因为静脉造影剂有一定的肾毒性，对已经有肌酐升高的患者，选择增强 CT 应慎重。对高度怀疑且有 IVP 使用禁忌或者检查结果模棱两可时，逆行肾盂造影能准确评估损伤的部位和程度，造影过程中还可留置输尿管支架。以上这些影像学检查对早期或者晚期输尿管损伤都有诊断价值。

### （2）治疗

输尿管损伤的处理效果取决于损伤的部位、严重程度、发现时间和损伤的原因。最好由泌尿妇科、妇科肿瘤或者泌尿科专家进行修补。可行输尿管支架置入，输尿管膀胱再植或者端端吻合。对钳夹或者缝合导致的轻微管鞘损伤，拆除缝线，放置支架即可。对不全性梗阻或者术后发现的损伤，仅放置支架就可以解决 80% 病例的问题。但对严重的损伤，则需行输尿管再植或者吻合术（Utrie，1998）。

输尿管膀胱再植术，又称输尿管膀胱切开吻合术，适用距膀胱 6 cm 以内的输尿管损伤。极少数情况下，输尿管长度不够，则应行腰肌固定术。将损伤侧的膀胱游离出来，缝合固定到腰肌底部的肌腱上。这样可提升膀胱，减小输尿管再植部位的张力。此外，还可用膀胱前壁瓣（Boari 瓣）膜修补术，或者输尿管端端吻合术。膀胱前壁瓣膜修补术，是对输尿管损伤侧的膀胱壁进行延伸，游离的膀胱前壁蒂部卷

成管状连接输尿管。

若损伤部位距离膀胱 7 cm 以上，可行输尿管 - 对侧输尿管吻合术。该手术适用于输尿管近端的损伤而又不能行同侧输尿管吻合和膀胱壁不能移位者。将损伤的输尿管断端连接到对侧正常的输尿管上。不过输尿管对侧输尿管吻合术很少用，在必要时才选用。

尽管缺乏早期损伤术后损伤修补时机的研究证据，一般认为，术中发现的损伤，组织状态最佳，修补的成功率最高。术后早期几天内再次手术，患者耐受性良好，手术难度小，效果也好（Preston，2000；Stanhope，1991）。但大多数医源性的损伤发现都延迟，且病情变复杂（Brandes，2004）。目前关于术后修补期限尚无明确的推荐，但术后 2 ～ 3 周后再行修补术很困难，原因包括术后炎症，血肿和解剖结构的改变（Brandes，2004）。

对晚期发现的输尿管损伤，可尝试逆行插管置入支架，但插管失败率高达 50% ～ 95%，仅推荐于轻微损伤的患者（Brandes，2004）。通常，对晚期尿管损伤修复，可经皮穿刺顺行置入支架，替代没有漏液或者狭窄者的开腹修补术。严重的损伤如完全横断，置管非常困难，则应选择更彻底的手术。若诊断严重延迟，可先行经皮肾穿刺（PCN）引流尿液后再行修补术。对一些轻微损伤，如用可吸收线结扎，行 PCN 近端尿液分流，待线吸收后自行愈合，可能不需要手术。PCN 一般用于暂时不适合手术患者的临时性处理（Preston，2000）。

### ■ 5. 常规膀胱镜检查

低位的尿路损伤很难直接发现，仅有约 7-12% 的输尿管损伤和约 35% 的膀胱损伤可直接发现（Vakili，2005）。为提高损伤的早期诊断率，提倡常规使用膀胱镜检查，发现率可达 96%（Ibeanu，2009；Vakili，2005；Visco，2001）。但仍存争议，支持者认为该检查经济、风险低，可降低术后病率和相关责任。反对者则认为尿路损伤发病率低，膀胱镜检出率并不满意，增加费用，还有医生的认证问题和需要特殊培训等（Patel，2009）。一项决策分析模型研究表明：当输尿管损伤发病率在经腹全子宫切除时高于 1.5%；在经阴道和腹腔镜下全子宫切除术时高于 2%，常规膀胱镜检查是经济的（Visco，2001）。

目前，膀胱镜检查在泌尿妇科学是常规项目，但在其他普通妇科手术，包括全子宫切除术中，尚无明确的推荐（American College of Obstetricians and Gynecologists，2013；Patel，2009）。其选择仍取决于

手术医师。对有损伤危险因素的患者或者术中发生可能损伤的事件时，可选择行膀胱镜检查。

### ■ 6. 肠管损伤

妇科手术并发肠损伤不常见，其总体发生率低于 1%（Harris，1997；Makinen，2001）。最常见于解剖分离时，特别是在肠壁粘连固定时（Mathevet，2001；Maxwell，2004）。其他危险因素包括：克罗恩病（Crohn disease）或者憩室炎引起的肠管活动性降低，腹腔镜穿刺器（trocar）或者气腹针穿刺伤，热损伤，开腹时经前腹壁进入腹腔时损伤。

在妇科手术中，预防和术中对肠损伤的识别可避免术后严重并发症的发生。严格遵循外科手术原则是关键，包括锐性分离粘连、操作轻柔、充分暴露、适度牵拉、接近空腔脏器处少用热器械等。从腹部切口旧瘢痕进腹时，需按解剖层次逐层进入，也可以考虑重新开一个切口，或者延长切口超过旧的切口。在广泛盆腔粘连松解术后，应对整个肠道进行全面检查，以发现是否有肠管浆膜层损伤和隐匿的穿孔。在可疑的地方，检查有没有肠黏膜外翻和肠内容物漏出。检查须轻柔以避免额外的损伤。

肠管损伤的处理应根据损伤的部位、大小、术者的技术和经验、肠的血供情况和发现时间来决定。对小肠浆膜面损伤，可以不处理或者可用细的可吸收线加固几针即可（Maxwell，2004）。对较小的小肠缺口，可用细的可吸收线分层缝合修补。修补过程中，在伤口两端横跨肠管上带胶垫的肠钳，防止肠内容物溢出。伤口的缝合应垂直肠轴，以免肠腔狭窄（Stanton，1987）。术后不需常规应用预防性抗生素。

大肠损伤更容易继发粪性腹膜炎、脓肿和切口愈合不良。但浆膜层损伤和较小的裂伤的处理可以和小肠损伤一样。对更大范围的损伤或者粪便污染者，则可能需要切除部分肠管，造瘘改道或者更复杂的修补术，这时须请妇科肿瘤或者肠外科医师会诊协助。术后需预防性用广谱抗生素 24 小时。一般来说，对小肠和大肠的损伤修补术后，可以早进食，并不增加修补部位的并发症（Fanning，2001）。

直肠损伤常见于阴式手术，特别是阴道后壁切开术和阴道后壁修补术。损伤一般在直肠中线、腹膜外，且小于 2 cm。绝经、有阴道后壁修补史、子宫直肠窝封闭或者直肠活动受限均可增加损伤风险（Hoffman，1999；Mathevet，2001）。预防措施包括：麻醉下仔细检查子宫直肠窝是否封闭和子宫的活动度；将手指放入直肠做指引进行锐性分离；使用血管收缩药物减少出血；保持术野干净。

直肠损伤可以发生在腹膜外或者腹（腔）膜内，直肠检查一般能发现损伤部位，探清边界情况。较小的腹腔内损伤，且极少或无污染者，可按上述方法，分层一期缝合。较大的损伤，有粪便污染者，应请相关专科会诊。术后需预防性用广谱抗生素 24 小时。

在良性阴式手术中发生的低位腹膜外直肠损伤，可行一期修补，极少需要结肠造瘘和开腹修补。经阴道用细的可吸收线分 2 ～ 3 层修补即可。近腹膜返折处的腹膜可用来加固一层。修补时，将一手指放入直肠内暴露缺损，游离缺损周围组织，缺损部位用大量消毒液冲洗，术后预防性使用抗生素 24 小时（Hoffman，1999）。在阴式手术中发现和立即修补的小的损伤（＜ 2 cm），通常愈合良好，少有并发症和瘘管形成（Mathevet，2001）。术后可以适时进食，开始进食固态食物后，推荐使用粪便软化剂（Hoffman，1999）。

（谢庆生 姚婷婷 译 林仲秋 审校）

## 参考文献

Alayed N, Alghanaim N, Tan X, et al: Preemptive use of gabapentin in abdominal hysterectomy: a systematic review and meta-analysis. Obstet Gynecol 123:1221, 2014

Aletti GD, Dowdy SC, Podratz KC, et al: Surgical treatment of diaphragm disease correlates with improved survival in optimally debulked advanced stage ovarian cancer. Gynecol Oncol 100(2):283, 2006

Amaral J: Electrosurgery and ultrasound for cutting and coagulating tissue in minimally invasive surgery. In Soper N, Swanstrom L, Eubanks W (eds): Mastery of Endoscopic and Laparoscopic Surgery. Philadelphia, Lippincott Williams & Wilkins, 2005, p 67

American College of Obstetricians and Gynecologists: The role of cystourethroscopy in the generalist obstetrician-gynecologist practice. Committee Opinion No. 372, July 2007, Reaffirmed 2013

American Society of Anesthesiologists: Practice guidelines for perioperative blood management: an updated report by the American Society of Anesthesiologists Task Force on Perioperative Blood Management. Anesthesiol 122(2):241, 2015

Anderson RM, Romfh RF: Technique in the Use of Surgical Tools. New York, Appleton-Century-Crofts, 1980

Anderson J, Keen R, Neave R: The lithotomy position. Positioning the Surgical Patient. London, Butterworths, 1988, p 20

Armenakas NA: Current methods of diagnosis and management of ureteral injuries. World J Urol 17:8, 1999

Aszmann OC, Dellon ES, Dellon AL: Anatomical course of the lateral femoral cutaneous nerve and its susceptibility to compression and injury. Plast Reconst Surg 100(3):600, 1997

Ayers JW, Morley GW: Surgical incision for cesarean section. Obstet Gynecol 70(5):706, 1987

Barrington J, Dalury D, Emerson R, et al: Improving patient outcomes through advanced pain management techniques in total hip and knee arthroplasty. Am J Orthop 42(10 Suppl):S1, 2013

Baskett PJ: ABC of major trauma. Management of hypovolaemic shock. BMJ 300(6737):1453, 1990

Batra EK, Franz DA, Towler MA, et al: Influence of surgeon's tying technique on knot security. J Appl Biomater 4:241, 1993

Baxter Healthcare: Floseal hemostatic matrix: instructions for use. Hayward, Baxter Healthcare, 2014

Beckley ML, Ghafourpour KL, Indresano AT: The use of argon beam coagulation to control hemorrhage: a case report and review of the technology. J Oral Maxillofacial Surg 62:615, 2004

Bennett RG: Selection of wound closure materials. J Am Acad Dermatol 18(4 Pt 1):619, 1988

Bhende S, Rothenburger S, Spangler DJ, et al: In vitro assessment of microbial barrier properties of Dermabond topical skin adhesive. Surg Infect 3(3):251, 2002

Bleich AT, Rahn DD, Wieslander CK, et al: Posterior division of the internal iliac artery: anatomic variations and clinical applications. Am J Obstet Gynecol 197(6):658.e1, 2007

Blomstedt B, Osterberg B, Bergstrand A: Suture material and bacterial transport. An experimental study. Acta Chirurg Scand 143(2):71, 1977

Blondeel PNV, Murphy JW, Debrosse D, et al: Closure of long surgical incisions with a new formulation of 2-octylcyanoacrylate tissue adhesive versus commercially available methods. Am J Surg 188(3):307, 2004

Bose P, Regan F, Paterson-Brown S: Improving the accuracy of estimated blood loss at obstetric haemorrhage using clinical reconstructions. BJOG 113(8):919, 2006

Brandes S, Coburn M, Armenakas N, et al: Consensus on genitourinary trauma: diagnosis and management of ureteric injury: an evidence-based analysis. BJUI 94:277, 2004

Brecher ME, Goodnough LT: The rise and fall of preoperative autologous blood donation. Transfusion 42(12):1618, 2002

Brill AI, Nezhat F, Nezhat C, et al: The incidence of adhesions after prior laparotomy: a laparoscopic appraisal. Obstet Gynecol 85:269, 1995

Bucknall TE: Factors influencing wound complications: a clinical and experimental study. Ann R Coll Surg Engl 65(2):71, 1983

Burchell RC: Physiology of internal iliac artery ligation. J Obstet Gynaecol Br Commonwealth 75(6):642, 1968

Burkhart SS, Wirth MA, Simonick M, et al: Loop security as a determinant of tissue fixation security. Arthroscopy 14:773, 1998

Campbell JA, Temple WJ, Frank CB, et al: A biomechanical study of suture pullout in linea alba. Surgery 106:888, 1989

Cardosi RJ, Cox CS, Hoffman MS: Postoperative neuropathies after major pelvic surgery. Obstet Gynecol 100(2):240, 2002

Carless PA, Henry DA, Carson JL, et al: Transfusion thresholds and other strategies for guiding allogeneic red blood cell transfusion. Cochrane Database Syst Rev 10:CD002042, 2010

Carley ME, McIntire D, Carley JM, et al: Incidence, risk factors and morbidity of unintended bladder or ureter injury during hysterectomy. Int Urogynecol J 13:18, 2002

Carlson MA, Condon RE: Polyglyconate (Maxon) versus nylon suture in midline abdominal incision closure: a prospective randomized trial. Am Surgeon 61(11):980, 1995

Carney J, McDonell J, Ochana A, et al: The transversus abdominis plane block provides effective postoperative analgesia in patients undergoing total abdominal hysterectomy. Anesth Analg 107:2056, 2008

Chanrachakul B, Likittanasombut P, Prasertsawat P, et al: Lidocaine versus plain saline for pain relief in fractional curettage: a randomized controlled trial. Obstet Gynecol 98(4):592, 2001

Chappell D, Jacob M, Hofmann-Kiefer K, et al: A rational approach to perioperative fluid management. Anesthesiology 109:723, 2008

Chen SS, Lin AT, Chen KK, et al: Femoral neuropathy after pelvic surgery. Urology 46(4):575, 1995

Cicinelli E, Didonna T, Ambrosi G, et al: Topical anaesthesia for diagnostic hysteroscopy and endometrial biopsy in postmenopausal women: a randomised placebo-controlled double-blind study. BJOG 104(3):316, 1997

Cicinelli E, Didonna T, Schonauer LM, et al: Paracervical anesthesia for hysteroscopy and endometrial biopsy in postmenopausal women: a randomized, double-blind, placebo-controlled study. J Reprod Med Obstet Gynecol 43(12):1014, 1998

Colombo M, Maggioni A, Parma G, et al: A randomized comparison of continuous versus interrupted mass closure of midline incisions in patients with gynecologic cancer. Obstet Gynecol 89(5 Pt 1):684, 1997

Crossley GH, Poole JE, Rozner MA, et al: The Heart Rhythm Society (HRS)/American Society of Anesthesiologists (ASA) Expert Consensus Statement on the perioperative management of patients with implantable defibrillators, pacemakers and arrhythmia monitors: facilities and patient management. Heart Rhythm 8(7):1114, 2011

Davis JW, Shackford SR, Mackersie RC, et al: Base deficit as a guide to volume resuscitation. J Trauma 28:1464, 1988

Deatrick KB, Doherty GM: Power sources in surgery. In Doherty GM (ed): Current Surgical Diagnosis and Treatment, 14th ed. New York, McGraw-Hill Education, 2015

Demirci F, Ozdemir I, Safak A, et al: Comparison of colour Doppler indices of pelvic arteries in women with bilateral hypogastric artery ligation and controls. J Obstet Gynaecol 25(3):273, 2005

De Oliveira G Jr, Agarwal D, Benzon H: Perioperative single dose ketorolac to prevent postoperative pain: a meta-analysis of randomized trials. Anesth Analg 114:424, 2012

De Oliveira G Jr, Castro-Alves L, Nader A, et al: Transversus abdominis plane block to ameliorate postoperative pain outcomes after laparoscopic surgery: a meta-analysis of randomized controlled trials. Anesth Analg 118:454, 2014

Deppe G, Malviya VK, Malone JM Jr: Debulking surgery for ovarian cancer with the Cavitron Ultrasonic Surgical Aspirator (CUSA)—a preliminary report. Gynecol Oncol 31(1):223, 1988

Dinsmore RC: Understanding surgical knot security: a proposal to standardize the literature. J Am Coll Surg 180(6):689, 1995

Dorian R: Anesthesia of the surgical patient. In Brunicardi F, Andersen D, Billiar T, et al (eds): Schwartz's Principles of Surgery, 10th ed. New York, McGraw-Hill, 2015

Ducic I, Dellon L, Larson EE: Treatment concepts for idiopathic and iatrogenic femoral nerve mononeuropathy. Ann Plast Surg 55(4):397, 2005

Dunn DL: Wound Closure Manual. Somerville, Ethicon, 2004, pp 49, 53

Dzieczkowski JS, Anderson KC: Transfusion biology and therapy. In Longo DL, Fauci AS, Kasper DL, et al (eds): Harrison's Principles of Internal Medicine, 18th ed. New York, McGraw-Hill, 2012

Edelman A, Nichols MD, Leclair C, et al: Four percent intrauterine lidocaine infusion for pain management in first-trimester abortions. Obstet Gynecol 107(2 Pt 1):269, 2006

Edelman A, Nichols MD, Leclair C, et al: Intrauterine lidocaine infusion for pain management in first-trimester abortions. Obstet Gynecol 103(6):1267, 2004

Edlich RF, Panek PH, Rodeheaver GT, et al: Physical and chemical configuration of sutures in the development of surgical infection. Ann Surg 177(6):679, 1973

Erber WN, Perry DJ: Plasma and plasma products in the treatment of massive haemorrhage. Best Pract Res Clin Haematol 19(1):97, 2006

Fanning J, Andrews SA: Early postoperative feeding after major gynecologic surgery: evidence-based scientific medicine. Am J Obstet Gynecol 185(1):1, 2001

Franchi M, Ghezzi F, Benedetti-Panici PL, et al: A multicentre collaborative study on the use of cold scalpel and electrocautery for midline abdominal incision. Am J Surg 181(2):128, 2001

Franchi M, Ghezzi F, Zanaboni F, et al: Nonclosure of peritoneum at radical abdominal hysterectomy and pelvic node dissection: a randomized study. Obstet Gynecol 90(4 Pt 1):622, 1997

Francis SL, Magrina JF, Novicki D, et al: Intraoperative injuries of the urinary tract. J Gynecol Oncol 7:65, 2002

Frankman EA, Wang L, Bunker CH, et al: Lower urinary tract injury in women in the United States, 1979–2006. Am J Obstet Gynecol 202(5):495e1, 2010

Gallup DC, Gallup DG, Nolan TE: Use of a subcutaneous closed drainage system and antibiotics in obese gynecologic patients. Am J Obstet Gynecol 175:358, 1996

Geiger D, Debus ES, Ziegler UE, et al: Capillary activity of surgical sutures and suture-dependent bacterial transport: a qualitative study. Surg Infect 6(4):377, 2005

Giacalone PL, Daures JP, Vignal J, et al: Pfannenstiel versus Maylard incision for cesarean delivery: a randomized controlled trial. Obstet Gynecol 99(5 Pt 1):745, 2002

Gilmour DT, Das S, Flowerdew G: Rates of urinary tract injury from gynecologic surgery and the role of intraoperative cystoscopy. Obstet Gynecol 107(6):1366, 2006

Gilstrap LC 3rd: Management of postpartum hemorrhage. In Gilstrap LC, Cunningham FG, Vandorsten JP (eds): Operative Obstetrics, 2nd ed. McGraw-Hill, New York, 2002

Goldman JA, Feldberg D, Dicker D, et al: Femoral neuropathy subsequent to abdominal hysterectomy. A comparative study. Eur J Obstet Gynecol Reprod Biol 20(6):385, 1985

Goodnough LT: Autologous blood donation. Anesthesiol Clin North Am 23(2):263, 2005

Gorgas D: Transfusion therapy: blood and blood products. In Roberts J, Hedges J, Chanmugam AS, et al (eds): Clinical Procedures in Emergency Medicine. Philadelphia, WB Saunders, 2004

Gostout BS, Cliby WA, Podratz KC: Prevention and management of acute intraoperative bleeding. Clin Obstet Gynecol 45(2):481, 2002

Grantcharov TP, Rosenberg J: Vertical compared with transverse incisions in abdominal surgery. Eur J Surg 167(4):260, 2001

Greenall MJ, Evans M, Pollock AV: Midline or transverse laparotomy? A random controlled clinical trial. Part I: influence on healing. Br J Surg 67(3):188, 1980

Greenberg CC, Regenbogen SE, Studdert DM, et al: Patterns of communication breakdowns resulting in injury to surgical patients. J Am Coll Surg 204:533, 2007

Gunderson PE: The half-hitch knot: a rational alternative to the square knot. Am J Surg 54:538, 1987

Gupta JK, Dinas K, Khan KS: To peritonealize or not to peritonealize? A randomized trial at abdominal hysterectomy. Am J Obstet Gynecol 178(4):796, 1998

Guvenal T, Duran B, Kemirkoprulu N, et al: Prevention of superficial wound disruption in Pfannenstiel incisions by using a subcutaneous drain. Int J Gynecol Obstet 77:151, 2002

Gyr T, Ghezzi F, Arslanagic S, et al: Minimal invasive laparoscopic hysterectomy with ultrasonic scalpel. Am J Surg 181(6):516, 2001

Hambley R, Hebda PA, Abell E, et al: Wound healing of skin incisions produced by ultrasonically vibrating knife, scalpel, electrosurgery, and carbon dioxide laser. J Dermatol Surg Oncol 14(11):1213, 1988

Harold KL, Pollinger H, Matthews BD, et al: Comparison of ultrasonic energy, bipolar thermal energy, and vascular clips for the hemostasis of small-, medium-, and large-sized arteries. Surg Endosc 17(8):1228, 2003

Harris WJ: Complications of hysterectomy. Clin Obstet Gynecol 40(4):928, 1997

Healey MA, Davis RE, Liu FC, et al: Lactated Ringer's is superior to normal saline in a model of massive hemorrhage and resuscitation. J Trauma 45(5):894, 1998

Hébert PC, Wells G, Blajchman MA, et al: A multicenter, randomized, controlled clinical trial of transfusion requirements in critical care. Transfusion Requirements in Critical Care Investigators, Canadian Critical Care Trials Group. N Engl J Med 340(6):409, 1999

Heniford BT, Matthews BD, Sing RF, et al: Initial results with an electrothermal bipolar vessel sealer. Surg Endosc 15(8):799, 2001

Henry DA, Carless PA, Moxey AJ, et al: Pre-operative autologous donation for minimising perioperative allogeneic blood transfusion. Cochrane Database Syst Rev 2:CD003602, 2002

Hoffman MS, Lynch C, Lockhart J, et al: Injury of the rectum during vaginal surgery. Am J Obstet Gynecol 181:274, 1999

Hong JY, Kim J: Use of paracervical analgesia for outpatient hysteroscopic surgery: a randomized, double-blind, placebo-controlled study. Amb Surg 12(4):181, 2006

Hsieh LF, Liaw ES, Cheng HY, et al: Bilateral femoral neuropathy after vaginal hysterectomy. Arch Phys Med Rehabil 79(8):1018, 1998

Hunt BJ: The current place of tranexamic acid in the management of bleeding. Anaesthesia 70 (Suppl 1):50, 2015

Hurt J, Unger JB, Ivy JJ, et al: Tying a loop-to-strand suture: is it safe? Am J Obstet Gynecol 192:1094, 2005

Ibeanu OA, Chesson RR, Echols KT, et al: Urinary tract injury during hysterectomy based on universal cystoscopy. Obstet Gynecol 113:6, 2009

Irvin W, Andersen W, Taylor P, et al: Minimizing the risk of neurologic injury in gynecologic surgery. Obstet Gynecol 103(2):374, 2004

Ivy JJ, Unger JB, Hurt J, et al: The effect of number of throws on knot security with non-identical sliding knots. Am J Obstet Gynecol 191:1618, 2004a

Ivy JJ, Unger JB, Mukherjee D: Knot integrity with nonidentical and parallel sliding knots. Am J Obstet Gynecol 190:83, 2004b

Iyer C, Robertson B, Lenkovsky F, et al. Gastric bypass and on-Q pump: effectiveness of soaker catheter system on recovery of bariatric surgery patients. Surg Obes Relat Dis 6(2):181, 2010

Jallo GI: CUSA EXcel ultrasonic aspiration system. Neurosurgery 48(3):695, 2001

Jenkins TR: It's time to challenge surgical dogma with evidence-based data. Am J Obstet Gynecol 189(2):423, 2003

Joint Commission: Universal protocol for preventing wrong site, wrong procedure, and wrong person surgery. Oakbrook Terrace, Joint Commission, 2009

Joshi G: Intraoperative fluid restriction improves outcome after major elective gastrointestinal surgery. Anesth Analg 101:601, 2005

Kanter MH, van Maanen D, Anders KH, et al: A study of an educational intervention to decrease inappropriate preoperative autologous blood donation: its effectiveness and the effect on subsequent transfusion rates in elective hysterectomy. Transfusion 39(8):801, 1999

Kanter MH, van Maanen D, Anders KH, et al: Preoperative autologous blood donations before elective hysterectomy. JAMA 276(10):798, 1996

Karger R, Kretschmer V: Modern concepts of autologous haemotherapy. Transfus Apher Sci 32(2):185, 2005

Katz KH, Desciak EB, Maloney ME: The optimal application of surgical adhesive tape strips. Dermatol Surg 25(9):686, 1999

Kauko M: New techniques using the ultrasonic scalpel in laparoscopic hysterectomy. Curr Opin Obstet Gynecol 10(4):303, 1998

Kisielinski K, Conze J, Murken AH, et al: The Pfannenstiel or so called "bikini cut": still effective more than 100 years after first description. Hernia 8(3):177, 2004

Knockaert DC, Boonen AL, Bruyninckx FL, et al: Electromyographic findings in ilioinguinal-iliohypogastric nerve entrapment syndrome. Acta Clin Belg 51(3):156, 1996

Kolle D, Tamussino K, Hanzal E, et al: Bleeding complications with the tension-free vaginal tape operation. Am J Obstet Gynecol 193(6):2045, 2005

Kushner DM, LaGalbo R, Connor JP, et al: Use of a bupivacaine continuous wound infusion system in gynecologic oncology: a randomized trial. Obstet Gynecol 106(2):227, 2005

Kuuva N, Nilsson CG: A nationwide analysis of complications associated with the tension-free vaginal tape (TVT) procedure. Acta Obstet Gynecol Scand 81(1):72, 2002

Kvist-Poulsen H, Borel J: Iatrogenic femoral neuropathy subsequent to abdominal hysterectomy: incidence and prevention. Obstet Gynecol 60(4):516, 1982

Lacy PD, Burke PE, O'Regan M, et al: The comparison of type of incision for transperitoneal abdominal aortic surgery based on postoperative respiratory complications and morbidity. Eur J Vasc Surg 8(1):52, 1994

Lammers R, Trott A: Methods of wound closure. In Roberts J, Hedges J (eds): Clinical Procedures in Emergency Medicine. Philadelphia, WB Saunders, 2004, p 655

Lau WC, Lo WK, Tam WH, et al: Paracervical anaesthesia in outpatient hysteroscopy: a randomised double-blind placebo-controlled trial. BJOG 106(4):356, 1999

Leaper DJ, Pollock AV, Evans M: Abdominal wound closure: a trial of nylon, polyglycolic acid and steel sutures. Br J Surg 64(8):603, 1977

Lichtenberg ES, Paul M, Jones H: First trimester surgical abortion practices: a survey of National Abortion Federation members. Contraception 64(6):345, 2001

Lipscomb GH, Ling FW, Stovall TG, et al: Peritoneal closure at vaginal hysterectomy: a reassessment. Obstet Gynecol 87(1):40, 1996

Lo IK, Burkhart SS, Chan KC, et al: Arthroscopic knots: determining the optimal balance of loop security and knot security. Arthroscopy 20:489, 2004

Long JB, Elland RJ, Hentz JG, et al: Randomized trial of preemptive local analgesia in vaginal surgery. Int Urogynecol J Pelvic Floor Dysfunct 20(1):5, 2009

Luban NL: Transfusion safety: where are we today? Ann NY Acad Sci 1054:325, 2005

Lucci JA: Urologic and gastrointestinal injuries. In Gilstrap LC, Cunningham FG, Vandorsten JP (eds): Operative Obstetrics, 2nd ed. McGraw-Hill, New York, 2002

Luijendijk RW, Jeekel J, Storm RK, et al: The low transverse Pfannenstiel incision and the prevalence of incisional hernia and nerve entrapment. Ann Surg 225(4):365, 1997

Madjdpour C, Spahn DR, Weiskopf RB: Anemia and perioperative red blood cell transfusion: a matter of tolerance. Crit Care Med 34(5 Suppl):S102, 2006

Makinen J, Johansson J, Tomas C, et al: Morbidity of 10110 hysterectomies by type of approach. Hum Reprod 16(7):1473, 2001

Masterson B: Intraoperative hemorrhage. In Nichols D, DeLancey J (eds): Clinical Problems, Injuries and Complications of Gynecologic and Obstetric Surgery. Baltimore, Williams & Wilkins, 1995, p 14

Mathevet P, Valencia P, Cousin C, et al: Operative injuries during vaginal hysterectomy. Eur J Obstet Gynecol Reprod Biol 97:71, 2001

Maxwell DJ (ed): Surgical Techniques in Obstetrics and Gynecology. London, Churchill-Livingstone, 2004

McDaniel LM, Etchill EW, Raval JS, et al: State of the art: massive transfusion. Transfus Med 24(3):138, 2014

Michelassi F, Hurst R: Electrocautery, argon beam coagulation, cryotherapy, and other hemostatic and tissue ablative instruments. In Nyhus L, Baker R, Fischer J (eds): Mastery of Surgery. Boston, Little, Brown, and Company, 1997, p 234

Moore FA, McKinley BA, Moore EE: The next generation in shock resuscitation. Lancet 363(9425):1988, 2004

Morris ML: Electrosurgery in the gastroenterology suite: principles, practice, and safety. Gastroenterol Nurs 29(2):126, 2006

Murovic JA, Kim DH, Tiel RL, et al: Surgical management of 10 genitofemoral neuralgias at the Louisiana State University Health Sciences Center. Neurosurgery 56(2):298, 2005

Murphy MF, Wallington TB, Kelsey P, et al: Guidelines for the clinical use of red cell transfusions. Br J Haematol 113(1):24, 2001

Nagpal K, Vats A, Ahmed K, et al: A systematic quantitative assessment of risks associated with poor communication in surgical care. Arch Surg 145(6):582, 2010

Naguib M, Magboul MM, Samarkandi AH, et al: Adverse effects and drug interactions associated with local and regional anaesthesia. Drug Safety 18(4):221, 1998

Naumann RW, Hauth JC, Owen J, et al: Subcutaneous tissue approximation in relation to wound disruption after cesarean delivery in obese women. Obstet Gynecol 85:412, 1995

Neuman M, Eidelman A, Langer R, et al: Iatrogenic injuries to the ureter during gynecologic and obstetric operations. Surg Gynecol Obstet 173(4):268, 1991

Newton M: Intraoperative complications. In Newton M, Newton E (eds): Complications of Gynecologic and Obstetric Management. Philadelphia, WB Saunders, 1988, p 36

Nizard J, Barrinque L, Frydman R, et al: Fertility and pregnancy outcomes following hypogastric artery ligation for severe post-partum haemorrhage. Hum Reprod 18(4):844, 2003

Nygaard IE, Squatrito RC: Abdominal incisions from creation to closure. Obstet Gynecol Surv 51(7):429, 1996

Oderich GS, Panneton JM, Hofer J, et al: Iatrogenic operative injuries of abdominal and pelvic veins: a potentially lethal complication. J Vasc Surg 39(5):931, 2004

O'Neal MG, Beste T, Shackelford DP: Utility of preemptive local analgesia in vaginal hysterectomy. Am J Obstet Gynecol 189(6):1539, 2003

Orr JW Jr, Orr PF, Barrett JM, et al: Continuous or interrupted fascial closure: a prospective evaluation of No. 1 Maxon suture in 402 gynecologic procedures. Am J Obstet Gynecol 163(5 Pt 1):1485, 1990

Patel H, Bhatia N: Universal cystoscopy for timely detection of urinary tract injuries during pelvic surgery. Curr Opin Obstet Gynecol 21(5):415, 2009

Penfield JA: Gynecologic Surgery under Local Anesthesia. Baltimore, Urban and Schwarzenberg, 1986, p 48

Perel P, Roberts I, Ker K: Colloids versus crystalloids for fluid resuscitation in critically ill patients. Cochrane Database Syst Rev 2:CD000567, 2013

Pfizer: Gelfoam absorbable gelatin powder. Package Insert. Kalamazoo, Pfizer, 2014

Phair N, Jensen JT, Nichols MD: Paracervical block and elective abortion: the effect on pain of waiting between injection and procedure. Am J Obstet Gynecol 186(6):1304, 2002

Philosophe R: Avoiding complications of laparoscopic surgery. Fertil Steril 80(Suppl 4):30, 2003

Pinski SL, Trohman RG: Interference in implanted cardiac devices, part II. Pacing Clin Electrophysiol 25(10):1496, 2002

Popert R: Techniques from the urologists. In Maxwell DJ (ed): Surgical Techniques in Obstetrics and Gynaecology. Edinburgh, Churchill Livingstone, 2004, pp 189, 195

Preston JM: Iatrogenic ureteric injury: common medicolegal pitfalls. BJU Int 86(3):313, 2000

Quinn J, Wells G, Sutcliffe T, et al: A randomized trial comparing octylcyanoacrylate tissue adhesive and sutures in the management of lacerations. JAMA 277(19):1527, 1997

Rahn DD, Phelan JN, Roshanravan SM, et al: Anterior abdominal wall nerve and vessel anatomy: clinical implications for gynecologic surgery. Am J Obstet Gynecol 202:234.e1, 2010

Robinson JB, Sun CC, Bodurka-Bevers D, et al: Cavitational ultrasonic surgical aspiration for the treatment of vaginal intraepithelial neoplasia. Gynecol Oncol 78(2):235, 2000

Rodeheaver GT, Halverson JM, Edlich RF: Mechanical performance of wound closure tapes. Ann Emerg Med 12(4):203, 1983

Rogers R Jr: Basic pelvic neuroanatomy. In Steege J, Metzger D, Levy B (eds): Chronic Pelvic Pain: an Integrated Approach. Philadelphia, WB Saunders, 1998, p 31

Sakellariou P, Protopapas AG, Voulgaris Z, et al: Management of ureteric injuries during gynecological operations: 10 years experience. Eur J Obstet Gynecol Reprod Biol 101(2):179, 2002

Santoso JT, Dinh TA, Omar S, et al: Surgical blood loss in abdominal hysterectomy. Gynecol Oncol 82(2):364, 2001

Schubert DC, Unger JB, Mukherjee D, et al: Mechanical performance of knots using braided and monofilament absorbable sutures. Am J Obstet Gynecol 187:1438, 2002

Schwartz D, Kaplan K, Schwartz S: Hemostasis, surgical bleeding, and transfusion. In Brunicardi F, Anersen D, Billiar T, et al (eds): Schwartz's Principles of Surgery. New York, McGraw-Hill, 2006

Sharp WV, Belden TA, King PH, et al: Suture resistance to infection. Surg 91(1):61, 1982

Shepherd JH, Cavanagh D, Riggs D, et al: Abdominal wound closure using a nonabsorbable single-layer technique. Obstet Gynecol 61(2):248, 1983

Silliman CC, Ambruso DR, Boshkov LK: Transfusion-related acute lung injury. Blood 105(6):2266, 2005

Singer AJ, Hollander JE, Quinn JV: Evaluation and management of traumatic lacerations. N Engl J Med 337(16):1142, 1997

Singer AJ, Quinn JV, Clark RE, et al: Closure of lacerations and incisions with octylcyanoacrylate: a multicenter randomized controlled trial. Surgery 131(3):270, 2002a

Singer AJ, Quinn JV, Thode HC Jr, et al: Determinants of poor outcome after laceration and surgical incision repair. Plast Reconst Surg 110(2):429, 2002b

Singh S, Maxwell D: Tools of the trade. Best Pract Res Clin Obstet Gynaecol 20(1):41, 2006

Sinha UK, Gallagher LA: Effects of steel scalpel, ultrasonic scalpel, CO_2 laser, and monopolar and bipolar electrosurgery on wound healing in guinea pig oral mucosa. Laryngoscope 113(2):228, 2003

Soper DE, Bump RC, Hurt WG: Wound infection after abdominal hysterectomy: effect of the depth of subcutaneous tissue. Am J Obstet Gynecol 173(2):465, 1971

Stanhope CR, Wilson FO, Utz WJ, et al: Suture entrapment and secondary ureteral obstruction. Am J Obstet Gynecol 164(6 Pt 1):1513, 1991

Stanton SL: Intestinal injury and how to cope. In Principles of Gynaecological Surgery, Berlin, Springer, 1987, p 159

Swanson K, Dwyre DM, Krochmal J, et al: Transfusion-related acute lung injury (TRALI): current clinical and pathophysiologic considerations. Lung 184(3):177, 2006

Tomacruz RS, Bristow RE, Montz FJ: Management of pelvic hemorrhage. Surg Clin North Am 81(4):925, 2001

Toy P, Popovsky MA, Abraham E, et al: Transfusion-related acute lung injury: definition and review. Crit Care Med 33(4):721, 2005

Trimbos JB: Security of various knots commonly used in surgical practice. Obstet Gynecol 64:274, 1984

Trimbos JB, van Rijssel EJC, Klopper PJ: Performance of sliding knots in monofilament and multifilament suture material. Obstet Gynecol 68:425, 1986

Trolice MP, Fishburne C Jr, McGrady S: Anesthetic efficacy of intrauterine lidocaine for endometrial biopsy: a randomized double-masked trial. Obstet Gynecol 95(3):345, 2000

Tulandi T, Hum HS, Gelfand MM: Closure of laparotomy incisions with or without peritoneal suturing and second-look laparoscopy. Am J Obstet Gynecol 158(3 Pt 1):536, 1988

Utrie JW: Bladder and ureteral injury: prevention and management. Clin Obstet Gynecol 41(3):755, 1998

Vakili B, Chesson RR, Kyle BL, et al: The incidence of urinary tract injury during hysterectomy: a prospective analysis based on universal cystoscopy. Am J Obstet Gynecol 192(5):1599, 2005

van Dam PA, Tjalma W, Weyler J, et al: Ultraradical debulking of epithelial ovarian cancer with the ultrasonic surgical aspirator: a prospective randomized trial. Am J Obstet Gynecol 174(3):943, 1996

van Rijssel EJC, Trimbos JB, Booster MH: Mechanical performance of square knots and sliding knots in surgery: a comparative study. Am J Obstet Gynecol 162:93, 1990

Vermillion ST, Lamoutte C, Soper DE, et al: Wound infection after cesarean: effect of subcutaneous tissue thickness. Obstet Gynecol 95(6 Pt 1):923, 2000

Visco AG, Taber KH, Weidner AC, et al: Cost-effectiveness of universal cystoscopy to identify ureteral injury at hysterectomy. Obstet Gynecol 97(5 Pt 1):685, 2001

Walter AJ, Magtibay PM, Morse AN, et al: Perioperative changes in serum creatinine after gynecologic surgery. Am J Obstet Gynecol 186:1315, 2002

Walters MD, Karram MM (eds): Urogynecology and Reconstructive Pelvic Surgery, 3rd ed. Philadelphia, Mosby, 2007

Wang CJ, Yen CF, Lee CL, et al: Comparison of the efficacy of laparosonic coagulating shears and electrosurgery in laparoscopically assisted vaginal hysterectomy: preliminary results. Int Surg 85(1):88, 2000

Warner MA: Perioperative neuropathies. Mayo Clin Proc 73(6):567, 1998

Warner MA, Warner DO, Harper CM, et al: Lower extremity neuropathies associated with lithotomy positions. Anesthesiology 93(4):938, 2000

Waters JH: Indications and contraindications of cell salvage. Transfusion 44(12 Suppl):40S, 2004

Waters JH: Red blood cell recovery and reinfusion. Anesthesiol Clin North Am 23(2):283, 2005

Whiteside JL, Barber MD, Walters MD, et al: Anatomy of ilioinguinal and iliohypogastric nerves in relation to trocar placement and low transverse incisions. Am J Obstet Gynecol 189(6):1574, 2003

Wiebe ER, Rawling M: Pain control in abortion. Int J Gynecol Obstet 50(1):41, 1995

Winfree CJ: Peripheral nerve injury evaluation and management. Curr Surg 62(5):469, 2005

Wissing J, van Vroonhoven TJ, Schattenkerk ME, et al: Fascia closure after midline laparotomy: results of a randomized trial. Br J Surg 74(8):738, 1987

Zimmer CA, Thacker JG, Powell DM, et al: Influence of knot configuration and tying technique on the mechanical performance of sutures. J Emerg Med 9:107, 1991

# 第四十一章

# 微创外科基础

## 一、引言

微创外科（MIS）是在内镜直视下进行的小切口或无切口手术。腹腔镜和宫腔镜操作都属于微创外科手术。腹腔镜手术时，通过微小腹部切口将长杆状腹腔镜体和手术器械置入腹腔，并且使用气腹增加手术空间。因此，腹腔镜为妇科疾病患者提供了微创治疗选择。如今，随着技术的改进，几乎所有的妇科手术都可以通过 MIS 完成。

宫腔镜手术则是利用膨宫介质将子宫腔膨胀后，通过宫腔镜全面观察子宫腔的诊疗方式。在宫腔镜下既可以对子宫腔病变进行诊断，也可以进行手术治疗。

## 二、腹腔镜手术指征

从理论上讲，腹腔镜手术与开腹手术的区别在于其进入手术部位的方式。但是，腹腔镜下操作会使某些外科手术步骤变得更加困难，原因包括术者对组织的触觉、无触觉操作、有限腹部手术入路通道、手术范围受限、用二维（2-D）视频图像替换正常的三维（3-D）视觉效果。所以腹腔镜手术有一定的指征，需要考虑患者恢复情况、美容效果、术后疼痛、粘连形成以及手术效果（Ellström，1998；Falcone，1999；Lundorff，1991；Mais，1996；Nieboer，2009）。另外还需考虑患者的意愿、适宜的手术器械以及医生的手术水平。

### ■ 1. 患者因素

腹腔镜手术需要在人工气腹环境下施术，除外如急性青光眼、视网膜剥脱、颅内高压以及某些类型的脑室 - 腹腔分流术等极少数情况被列为腹腔镜禁忌证外，大多数患者均可以耐受腹腔镜手术。以下情况需要进行全面评估。

### （1）既往手术史

在腹腔镜手术时，盆腔粘连会增加腹部穿刺对内脏和血管损伤的风险，也会增加腹腔镜手术中转开腹手术的概率。因此，在术前检查时，应记录既往手术瘢痕的位置，并确定可能发生盆腔粘连的风险（表41-1）。子宫内膜异位症、盆腔炎或放疗史也可能导致盆腔粘连。另外，在穿刺过程中，应避开腹壁疝气、疝气修补处以及修复性网片。如果在术前评估中发现异常，则应考虑调整器械穿刺的位置。

### （2）气腹与腹腔内生理

与传统的开腹手术相比，腹腔镜操作可引起心血管和肺部生理变化。其原因是：①用于建立气腹的二氧化碳（$CO_2$）可被腹膜吸收并进入循环；②气腹可造成腹腔内压力增加；③头低脚高体位（Trendelenburg 位）。通常，身体健康的人可以适应这些生理变化，但对于心血管或肺功能不全的人则有一定风险。因此，为了患者的安全，外科医生应熟悉这些生理变化。

在腹腔镜手术过程中，需要使用二氧化碳建立人工气腹。腹膜吸收气体可导致全身二氧化碳蓄积引起高碳酸血症，进而刺激交感神经，可发生全身和肺循环阻力增加，导致血压升高。如果不能通过通气代偿，则会发生代谢性酸中毒，可直接导致心肌收缩力下降和心输出量降低（Ho，1995；Reynolds，2003；Sharma，1996）。高碳酸血症还可导致心动过速和心律不齐。刺激迷走神经引发的心动过缓则较为少见，这种情况可能是由手术操作、放置举宫器时牵拉宫颈或建立气腹时腹膜刺激导致的。

气腹可导致腹腔内压力升高，引起下腔静脉回流受阻，导致下肢肿胀淤血，静脉阻力增加，最终静脉回心血量减少，心输出量降低。另腹内压升高也可以直接降低内脏血流量。

进行腹腔镜手术时对肺功能的维护是很大的挑战。首先，横膈上移压迫肺部，Trendelenburg 位也会

表 41-1　腔镜手术中有既往腹部手术史患者脐孔部位粘连的发生率

| | 样本量／既往<br>手术类型 | 无既往<br>手术史 | 既往腹腔镜<br>手术史 | 既往低位横切口<br>手术史 | 既往腹部正中切口手术史 |
|---|---|---|---|---|---|
| Agarwala（2005） | 918/ 手术 | — | 16% | 22% | 62% |
| Brill（1995） | 360/ 开腹手术 | — | — | 27% | 脐部以下切口：55%<br>脐部以上切口：67% |
| Audebert（2000） | 814/ 腹腔镜手术 | 0.68% | 1.6% | 19.8% | 51.7% |
| Sepilian（2007） | 151/ 腹腔镜手术 | — | 21% | — | — |

加重这种情况。另气腹的压力使横膈和胸壁变硬。以上因素均可导致患者在机械通气时气道阻力增加。其次，随着横膈向上移动，肺容量和功能残气量也减少，从而减少了氧储备量。再次，肺容量减少会有肺塌陷的趋势，从而导致肺不张。肺部通气和灌注不匹配，肺泡 - 动脉氧梯度增加。总之，所有这些因素都可造成肺部氧合障碍。

腹腔镜手术期间尿量减少。主要是由于心排血量降低、内脏血流量减少、肾实质受压、或肾素、醛固酮及抗利尿激素的释放引起的。这些因素共同作用，使肾血流量及肾小球滤过率降低，导致尿量减少。但是，气腹消失后肾功能可恢复正常（Demyttenaere，2007）。

（3）全身情况

进行腹腔镜手术时，应特别注意以下几种情况：心肺疾病、肠梗阻、腹腔积血、血流动力学异常以及妊娠等。腹腔镜手术时需要气腹和特殊体位以提供足够的术野和可操作空间，另 $CO_2$ 被腹膜吸收进入循环系统可致高碳酸血症，因此患有严重心脏和肺部疾病的患者因静脉回流和肺部氧储备降低无法耐受腹压升高和体位对肺部的压迫而影响手术进行。所以，对于有心肺系统疾病的患者，应适当降低腹腔内压力和调整体位的倾斜度。

对于生命体征稳定的腹腔内出血患者，腹腔镜并不是绝对禁忌证。可通过 MIS 治疗异位妊娠破裂或卵巢囊肿破裂。尽管以前将临床生命体征不稳定的患者视为腹腔镜手术的禁忌证，但许多水平较高的外科医生可以安全、快速地通过腹腔镜进行手术。然而为这类患者进行手术时，需注意静脉回流和心输出量是其决定性因素。

肠梗阻和与其相关的肠扩张可能会增加腹部穿刺过程中肠损伤的风险。在这种情况下，可行开放性放置穿刺器。另外应注意，气腹造成的内脏血流减少可能会加重肠缺血。

（4）肥胖

过去，肥胖被认为是妇科腹腔镜手术的相对禁忌证。建立气腹时，充气可能很困难。肥胖患者的肺顺应性降低与体重指数（BMI）成正比，即体重越高，肺顺应性越低。此外，腹部肥胖降低了腹壁顺应性，可增加手术所需的气腹压力。在头低位时，肥厚的网膜和肠系膜脂肪增加了对横膈的压力。较厚的皮下脂肪层妨碍穿刺器的进入。另肥胖患者腰围与外科医生手臂长度的比例可能会影响器械操作。

这些问题的解决方法包括：在手术区域外额外置入一个操作通道，来调整大网膜和肠管的位置；与麻醉医生协调，将体位调整到合适程度；使用较长的操作器械。

研究显示，对于身体健康的肥胖患者，腹腔镜手术与开腹手术相比，术后的疼痛减轻，恢复更快，术后并发症（如伤口感染和术后肠梗阻）更少（Eltabbakh，1999，2000；Scribner，2002）。肥胖患者可以从 MIS 中受益。然而，也有一些相反的研究结果，但总的研究显示腹腔镜手术优于开腹手术（Camanni，2010；O'Hanlan，2003；Shah，2015）。

（5）妊娠

虽然妊娠期间许多妇科腹腔镜手术都可以进行，但非急诊情况一般被推迟到分娩后解决，如进行手术治疗应对手术的必要性进行评估，手术方式可能因为合并妊娠而受影响。熟悉腹腔镜手术时妊娠生理变化，这些对提高孕产妇和胎儿的手术安全性具有重要意义（O'Rourke，2006；Reynolds，2003）。

围术期时让患者稍偏左侧卧位。尤其是妊娠中、晚期，这种方法可以最大限度地降低因气腹和增大的子宫压迫盆腔静脉和下腔静脉而导致的静脉回流量减少。同时，由于妊娠期血液呈高凝状态，静脉血栓栓塞（VTE）的发生率增加。建议孕妇穿弹力袜以减少这种风险。

术中需要注意：避免放置举宫器，将气腹压力限制在 10 ～ 15 mmHg，孕妇的潮气末二氧化碳分压保持在 32 ～ 34 mmHg；穿刺器置入时避开子宫，尽量避免触碰子宫（Pearl，2011）。一般不建议常规使用围手术期的预防性宫缩抑制剂。但应进行术前和术后胎心和宫缩监测。

### （6）病灶恶变风险

在附件包块切除术、子宫肌瘤剔除术和次全子宫切除术时，手术计划中必须纳入手术标本的处理。标本可以通过内镜下取物袋、粉碎器、阴道或腹部小切口取出。评估样本大小、肿瘤良恶性和肿瘤种植的风险后，可以选择适当的标本取出方法。但应注意，术前对于已知或怀疑为恶性的肿瘤，有可能因标本破裂、种植、粉碎、切除不完全影响患者的分期及预后，则应避免进行腹腔镜手术。

### ■ 2. 相关医疗因素

除患者因素外，手术医生还必须考虑相关医疗因素。如麻醉水平、手术护理、辅助人员以及适合的器械的使用都会影响手术的进行。一台优质的腹腔镜手术需要整个手术团队的共同努力和术前各项围手术期的完善准备。

## 三、病人准备

### ■ 1. 预防感染及血栓

随机临床试验表明，预防性使用抗菌药物可显著降低经腹或经阴子宫切除术的术后感染率。同样，腹腔镜子宫切除术中也涉及到阴道开放。因此，建议术前使用抗菌药物，详见表 39-6 中的美国妇产科医师协会指南（2014）。抗菌药物通常在麻醉诱导前给予。对于其他类型的腹腔镜手术，数据不支持对清洁手术（即不进入阴道、肠道或尿道的病例）使用抗菌药物干预（见第三章）。

对于血栓的预防，腹腔镜手术采用与其他腹部手术相同的原则（美国妇产医师协会，2013）。特殊的是腹腔镜手术时气腹压力可能会减少下肢的静脉回流（Caprini，1994；Ido，1995）。故对于计划进行 VTE 预防的患者，在麻醉诱导之前进行预防，可参照表 39-8 中列出的预防 VTE 的各种药物和使用指南。

### ■ 2. 肠道准备

常规肠道准备是否有益还存在争议。可根据患者情况制定个体化方案（见第三十九章）。如果存在盆腔粘连或重度子宫内膜异位症，因增加了肠道损伤和粪便污染的风险，则应进行肠道准备。此外，如果计划术中进行肠镜检查，也推荐进行肠道准备。

### ■ 3. 麻醉选择

腹腔镜手术可以使用全身麻醉或局部麻醉。大多数情况下，选择气管插管的全身麻醉，有以下优点：①患者舒适度较高；②控制通气以纠正高碳酸血症；③肌肉松弛；④保护气道，减少胃反流；⑤可放置胃管。一些研究表明，在穿刺套管置入处局部麻醉可以减轻术后疼痛（Einarsson，2004）。

### ■ 4. 知情同意

腹腔镜手术发生并发症的概率不高。在主要的并发症中，最常见的是由穿刺或手术器械引起的器官损伤，将在后面介绍。如果发生损伤，或者由于出血或粘连而影响了手术，可以中转开腹。但中转开腹几率较低，从逻辑上讲，随着外科医生经验的增加，中转开腹的比例逐渐下降。

在临床上腹腔镜的轻微并发症更常见。包括伤口感染或血肿，二氧化碳引起的皮下气肿、外阴水肿和腹腔内残留的二氧化碳转换为碳酸引起腹膜刺激等。

### （1）穿刺损伤

由于在腹腔镜穿入过程中使用了锐利的器械，因此穿刺时可能会刺破血管和腹腔内器官。危险因素包括腹腔内粘连、胃排空不足、膀胱充盈、气腹不足、肌肉松弛不良、患者皮下组织较薄、以及器械插入角度或力度不合适。后续会介绍一些降低穿刺损伤率的方法，如开放式置入穿刺套管（Catarci，2001；Hasson，2000；Long，2008）。

### （2）器官损伤

腹腔镜手术中最易损伤的器官是肠道，据报道其发生率为 0.06% ～ 0.16%（Chapron，1999；Harkki-Siren，1997）。尤其是既往有开腹手术史并有腹腔粘连的女性，肠道损伤的风险最高。

最危险的是，肠道损伤在腹腔镜手术期间经常被遗漏。例如，在 Chandler 等的一项观察性研究（2001）中，在 24 小时或更长时间内，近 50% 的轻微或严重的肠道损伤未被发现。这些患者在术后 48 小时内会出现发烧、腹痛、恶心和呕吐症状（Li，1997）。

在腹腔镜手术中，腹部置入穿刺器前行胃管减压可降低胃被刺破的风险。对疑似腹腔粘连的患者，采取一些预防措施也可以帮助避免肠损伤。这些措施包括：①可先置入微腹腔镜观察粘连；②术前超声检查内脏器官，排除肠粘连到前腹壁；③选择其他穿刺器部位，例如左季肋区（Palmer 点），而不是脐部。

膀胱穿刺损伤在腹腔镜术中并不常见。术前和术中应留置导尿管，排空膀胱，并在腹腔镜直视下置入穿刺器。然而，随着腹腔镜子宫切除术的增加，膀胱和输尿管损伤率也随之上升。

#### （3）血管或神经损伤

与腹腔镜有关的重要血管损伤通常发生在穿刺器插入过程中，但较少见。刺穿损伤率为 0.09/1000 ～ 5/1000，损伤的典型部位有主动脉末端、下腔静脉、髂血管，尤其是右髂总动脉（Bergqvist，1987；Catarci，2001；Nordestgaard，1995）。因血管损伤致空气栓塞的发生则较罕见。

大血管损伤虽较少见，但需高度重视。（Baadsgaard，1989；Munro，2002）。预防措施包括使用开放式入路技术或适当调整穿刺器进入的角度和力度。即使采取了这些预防步骤，当发生大血管损伤时，穿破处的器械可以堵塞血管破裂口，故不要立刻拔除此器械。此外，该器械应保持固定以避免血管撕裂。在大多数情况下，应尽快转开腹，压迫止血，快速纠正生命体征并立即通知血管外科医师。

如果发生腹壁下动脉损伤，可以采用几种简单的方法控制出血。大多情况下，双极电凝止血即可。如无效，可以将 14 F Foley 尿管通过穿刺器管鞘或直接由穿刺孔放入腹腔，然后充盈 Foley 球囊并向上牵拉，以直接压力作用在前腹壁。在皮肤表面垂直钳夹 Foley 尿管，将球囊固定在适当位置。压迫约 12 小时后取出。或者，可以直接用缝线贯穿皮肤、腹壁、腹膜及出血血管下端，结扎腹壁下动脉。（图 41-1）。另外，也可使用 Carter-Thomason 器械结扎该血管的两端。

长时间处于膀胱截石位且手臂固定的患者会出现神经损伤。常见损伤的神经有腓总神经、股神经、股

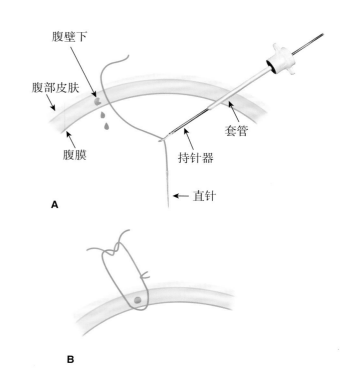

图 41-1　A. 为避免脏器损伤，在腹腔镜直视下用直针通过前腹壁，在血管的一侧进入腹腔。B. 镜下用持针器在血管的另一侧由腹腔穿出腹壁，打结。此过程可重复多次进行。缝线分别在破裂血管的近端和远端

外侧皮神经、闭孔神经、坐骨神经、尺神经以及臂丛神经（Barnett，2007）。注意患者的体位和手术时间可预防此类并发症发生。具体的损伤和预防在第 40 章中进行了叙述。

#### （4）电热损伤

器械直接接触或电流作用导致意外电热损伤的发生率很低。预防措施包括：在使用电操作时将器械的头端保持在术野内；严格维护仪器以避免绝缘缺陷；尽可能采用双极电凝或其他能量器械止血；并尽可能使用低压（切割）电流（Wu，2000）。

#### （5）穿刺孔疝

穿刺孔疝是腹腔镜手术的远期并发症。发病率约为 1%，并可能随着手术大穿刺器的应用而增加。大约四分之一的疝气是脐疝，其他穿刺部位也可发生穿刺孔疝（Lajer，1997）。

使用直径 ≥ 10 mm 的穿刺器和取出标本较大是穿刺孔疝的风险因素。为预防此并发症发生，提倡手术时尽可能使用小直径穿刺器，对使用较大穿刺器的

切口应进行认真仔细的缝合。使用圆锥形较菱锥形穿刺器发生疝的概率低（Leibl，1999）。另外应注意拔出穿刺器时避免将腹腔内组织带到穿刺器通道内（Boughey，2003；Montz，1994）。

### （6）穿刺部位种植

穿刺部位肿瘤种植的发生率很低，约1%的妇科恶性肿瘤患者可发生这种并发症。但是卵巢癌，尤其是晚期卵巢癌穿刺部位种植的发生率较其他恶性肿瘤更高（Abu-Rustum，2004；Childers，1994；Zivanovic，2008）。尽管大多数种植的发生与疾病期别有关，但一些早期恶性肿瘤术后也可以发生穿刺部位种植。目前也有文献报道切口处其他组织的种植，如腹部切口子宫内膜异位组织的种植。所以，腹腔镜手术本身具有发生穿刺部位种植的风险（Ramirez，2004）。但目前，尚无基于循证医学的共识能预防这种并发症。故建议使用第40章所述的标本取出技术。

## 四、手术室布局

### ■ 1. 操作设备摆放

腹腔镜手术与开腹手术相比，操作幅度、角度、入路均受限，（Berguer，2001）。因此，手术室手术台及设备的布局非常重要，在术前设备均应就位。并应对所有操作设备进行检查和测试，以确认其功能正常。

设备的位置可根据外科医生的习惯摆放，但为了优化效率和安全性建议：手术台位于手术室的中心，无影灯置于手术区域上方。手术前，确保患者处于Trendelenburg位。对于肥胖患者应准备较大的手术台。

监视器可以用关节臂固定在天花板上，也可以放在便携式台架上。一台监视器能满足简单的手术，而两台监视器更易于外科医生和助手同时操作。在进行盆腔手术时，将监视器放在外科医生的前方，另外科医生、前臂仪器轴和视频监视器应成一直线。所以，大多数妇科手术的监视器放置在患者大腿上方附近（图41-2）。为了使眼睛达到最佳观看位置，监视器的高度应低于眼睛水平10°～20°，可防止手术医生颈部拉伤（van Det，2009）。而且，为了使外科医生的疲劳最小化，主刀医生应适当调整距手术台的距离及床的高度，使自己的手臂稍外展、肩内旋、肘部活动范围在90°～120°。器械护士和Mayo手术器械台通常位于主刀医生一侧，靠近患者腿部。这样，器械易于传递给医生。所有常用的腔镜器械均可放置在手术器械台上。

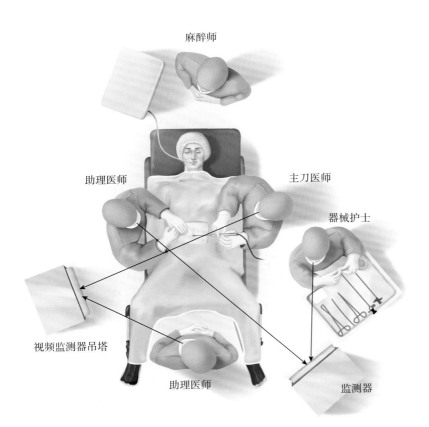

图41-2　腹腔镜手术间布局

设备吊塔上可放置腹腔镜光源、气腹机和图像采集设备。该吊塔应位于主刀医生对侧，以便主刀医生手术时清晰地看到显示屏。最好所有输入线、摄像机和照明线均从同一方向离开操作区域并连接到吊塔上。同样电外科设备和脚踏板也应适当放置，使所有这些线沿一个方向到达对应的器械台。脚踏板的位置要正确，使主刀医生无需观察即可踏到。

### 2. 患者体位

患者体位是安全进行腹腔镜手术的另一个重要环节。麻醉诱导后，将患者置膀胱截石位，使双腿置于 U 形支架上，用皮套固定（图 41-2）。为防止股神经受到伤害，髋部的位置应无明显屈曲或外展，无髋关节外旋。膝关节弯曲的角度不得超过 90 度，并且膝关节处适当地放置和填充缓冲垫以避免腓总神经受压。为了避免在 Trendelenburg 位时后滑并最大程度地降低后背压力，可以将患者直接放在防滑垫上，例如蛋箱或凝胶垫，使病人皮肤直接接触衬垫（Klauschie，2010；Lamvu，2004）。如果需要进行宫腔操作，则臀部应稍靠手术台边缘。

为避免过度外展可能导致的臂丛神经损伤，病人手臂应固定在合适部位，防止上肢过度外展。建议使用外延的手术单垫于凝胶垫下方，以减少手臂滑动，减少对臂丛神经的压力。即使是肥胖患者，这种方法也有助于防止在长时间的 Trendelenburg 位中手臂滑脱（Klauschie，2010）。手臂处填塞衬垫以防止尺神经和正中神经受压。指尖朝向大腿，衬垫应充分，并远离手术台的活动旋钮，以防止支架意外脱落。在手臂放置过程中，应注意不应移动手指血氧监测仪和静脉液路。

肩托是带衬垫的托架，位于手术台头侧，达患者的肩峰。目的是支撑肩膀并防止在 Trendelenburg 位时从台上滑落。如果放置肩托，除了使用衬垫良好的护具之外，还建议固定手臂。因使用肩托时，对肩峰有一定压力，可压伤神经，另外肩托的侧向压力可将肱骨压在神经丛上，这两种因素均易导致患者臂丛神经损伤（Romanowski，1993）。由于存在神经损伤的危险，并且这类损伤使手术的并发症增加了 0.16%，所以应慎重使用肩托。

## 五、腹腔镜手术器械

### 1. 器械组成

腹腔镜手术是器械依赖性手术。大多数医生都有自己习惯使用的抓持、分离和切割器械。这些器械一直在不断更新和完善中。新的改进使得器械的功能更灵活和简便，使腹腔镜下能完成更多的妇科手术治疗。

腹腔镜器械的组件包括手柄、杆、钳口和头端（图 41-3）。通常，大多数腹腔镜器械头端的直径小于等于杆的直径，标准尺寸头端容易通过 5 mm 或 10 mm 直径的穿刺套管。此外也有 3 mm、8 mm 和 15 mm 直径的头端。头端决定了器械的功能。头端可以是双动或单动的。使用单动钳时，一叶头端被固定，与器械的杆位于同一轴线上，使操作更稳定。双动钳具有可同步移动的头端，使操作角度更大，更方便。目前，某些钳口增加了可弹压的附件功能，该功能可使剪刀的头端更固定，以更高的稳定性和精度切割组织。

另外两个重要的特性是舒适性和易用性，其主要取决于手柄的形状、仪器的长度及其锁定能力。大多数腹腔镜器械的标准长度为 33 cm。由于肥胖患者 MIS 的普及，对肥胖患者可以使用加长器械进行。如较长的气腹针、穿刺器以及较长的器械可改善操作。虽然可以更好地进入腹腔，但是由于较长的器械导致

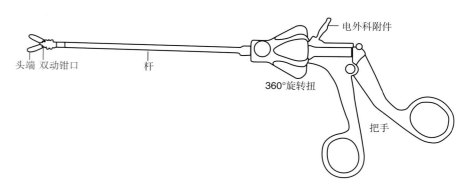

**图 41-3** 部分经典腹腔镜手术器械

操作角度发生变化，会增加操作难度。

手柄的锁定功能允许外科医生无需持续用力抓持组织，减少手疲劳。目前首选头端能够360°旋转的器械。这种功能有助于进入特殊的解剖空间，可使外科医生操作时手及手臂更加舒适。

### ■ 2. 一次性与重复性器械

可重复和一次性使用的腹腔镜器械有各自的优势。可重复使用器械的主要优点是降低了费用，其缺点是器械锋利度下降后可能导致更长的手术时间和无效的手术操作。Corson 等（1989）指出，可重复使用的穿刺器尽管会定期磨锐，但与一次性穿刺器相比，其进入腹腔所需的力度仍是原来的两倍。另分析表明，与可重复使用的器械相比，一次性器械增加了手术的成本（Campbell，2003；Morrison，2004）。但它的主要优点是器械锋利度好，并可避免器械零件的丢失。例如，钝剪刀可能导致更长的手术时间和无效的手术操作。作为一种折中方案，新的改良的穿刺器系统结合了这两种器械的优势，即穿刺器可重复使用，且可始终保持锋利度。

### ■ 3. 操作器械

#### （1）无损伤抓钳

在腹腔镜手术期间，盆腔器官可能会移位、产生张力或处于紧张状态。当前大多数器械的设计都考虑到了操作过程中的安全因素，以便在进行有效操作时最大程度地减少对器官的损伤。其中，钝头器械可降低组织穿孔风险。可用于探查和牵拉，是诊断性腹腔镜检查的首选工具。大多数钝头是不锈钢的，并具有导电性。但也有由非导电材料制成的一次性头端。

抓钳分为两大类：无创和有齿或锯齿状的头端。无创伤抓钳一般用于探查、轻柔牵拉和组织的精细处理。虽有 3 mm 和 10 mm 两种型号器械可供选择，但 5 mm 器械用得较多。这些抓钳大多数都是双动钳，并且手柄处于解锁状态。它们逐渐变细的弯曲头端使外科医生能够辨别和分离组织，通常用于钝性分离。

弯分离钳 Maryland 钳是用于切割和牵拉的弯曲钝头器械。与开放手术中止血钳相比，需要时它可以兼作持针器。尽管从设计上它是无创伤的，但钳夹输卵管或肠管等质脆组织时会产生组织损伤。

鸭嘴抓钳 Alligator 钳是一种钝性抓钳，头端长而宽，可以处理较脆的组织，张力损伤风险最小。适用于肠管、大血管、生殖器官，或探查损伤血管的操作。然而，由于其无创性，钳夹组织的力度也受到限制。

无损小抓钳 Babcock 钳是另一种无创抓钳，可处理细腻的组织，且损伤最小。它的操作原理类似于开腹手术。但是，与 Alligator 钳一样，由于打滑，其在施加张力时的牵拉力和握持力有所下降。

对于腹腔镜手术，所有这些器械都应放在手术托盘中。图 41-4 展示了所有器械的头端特征。如图所示，一些头端是有孔的，适用于移位、牵拉组织及血管缝合。

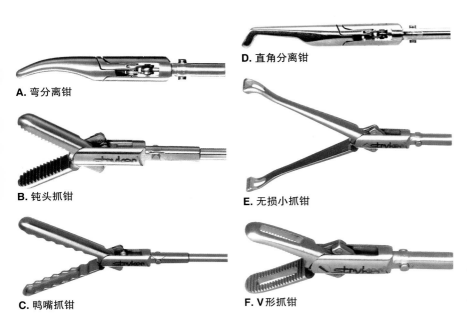

A. 弯分离钳

B. 钝头抓钳

C. 鸭嘴抓钳

D. 直角分离钳

E. 无损小抓钳

F. V 形抓钳

图 41-4　腹腔镜无创抓钳（Reproduced with permission from Stryker Endoscopy）

**（2）有创抓钳**

带有锯齿或齿状头端的抓钳用于切除和组织对合的手术（图41-5）。通常，将这些组织置于张力状态，锁定手柄以牢固固定组织。这些器械大多是双动钳，可以抓持大量组织。但是，在需要更大的抓力和拉力强度时，单动钳和可锁定的头端是首选器械。

齿形抓钳的头端有小齿，适用于组织抓持，不适合用作持针器，例如腹腔镜抓钳。单齿和双齿抓钳均可以有效地固定和牵拉致密、较大的组织。单齿头端通常配双动钳，而双齿头端可配单动钳或双动钳，两者都有锁定功能。齿形抓钳具有创伤性，因此仅在切除或修复组织时及在粉碎组织时和取出组织时使用。

Cobra 鼠牙抓钳是带有双动钳的带齿钳。它的齿较短，其对组织的牵拉作用较强。但此钳具有创伤性，不能用于质脆的组织。

一些有少量有创齿的抓钳，可在钳取较少的组织时选择使用。例如，卵巢活检钳可提供足够的抓力，而组织损伤最少，为了卵巢囊肿剥除和术后的卵巢修复。Allis 抓钳具有钝齿，适用于卵巢囊肿剥除，有利于术后卵巢修复，可在剥除过程中抓持组织。但是，它提供的抓力比 Cobra 鼠牙抓钳小。

Serrated 倒齿抓钳具有创伤性，但比带齿的抓钳损伤小。Serrated 抓钳握持力牢固，对组织损伤最小，通常用于修复或组织对合。由于种类繁多，外科医生应熟悉它们的抓力和组织夹持效果，以选择最适合的手术器械。Serrated 倒齿抓钳可以有孔或无孔，有锁定功能，可配单动钳或双动钳。

螺旋形器械经常用在可移动的器官和肿物，例如平滑肌瘤。它具有出色的抓力和强度，但拧入要固定的组织中会造成损伤。另外，外科医生在推进头端时要注意其位置，因为螺旋器械向下的力可能会无意中刺伤邻近组织。尽管存在这种风险，但在处理实体的、较大的平滑肌瘤或子宫时，该器械是非常有用的。

较新的小型 2 mm 和 3 mm 带有穿刺器的器械，可以经皮直接放置进行手术操作，腹壁仅有微小的瘢痕。有一次性和可重复使用两种规格。

**（3）举宫器**

举宫器具有操纵子宫的功能，能使组织产生张力，暴露扩大手术空间。Hulka 和 Sargis 举宫器是可重复使用的不锈钢器械，包含以下组件：用于插入子宫颈管的坚硬钝头头端，固定在子宫颈唇上的带齿宫颈固定器和贯穿于阴道的手柄（图41-6）。使用时应首先暴露宫颈，以便举宫器进入宫腔。

目前举宫器在临床应用广泛，并增加了许多功能。Cohen 导管举宫器上有一个硬橡胶圆锥形设置，头端有一个专利导管，可将液体注入子宫内，例如

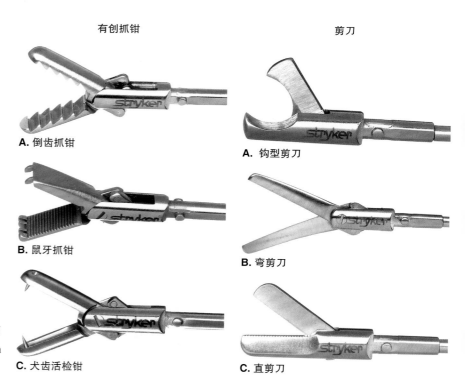

有创抓钳　　　　　剪刀

**A. 倒齿抓钳**

**B. 鼠牙抓钳**

**C. 犬齿活检钳**

**A. 钩型剪刀**

**B. 弯剪刀**

**C. 直剪刀**

图 41-5　腹腔镜有创抓钳（左）和剪刀（右）（Reproduced with permission from Stryker Endoscopy.）

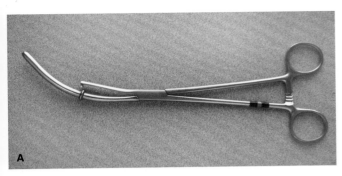

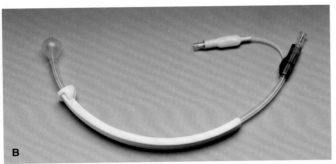

图 41-6 **A.** Hulka 举宫器。**B.** 球囊型举宫器。排空气体的球囊头端插入宫腔，注入气体后球囊膨胀即可固定

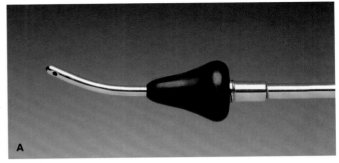

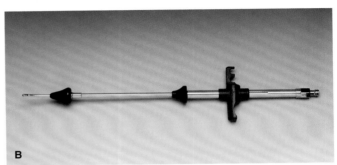

图 41-7 Cohen 举宫器。该设备与宫颈钳联合使用。宫颈钳水平置于宫颈前唇。**A.** 狭窄的顶部尖端插入宫颈管内。圆锥形尖端紧贴宫颈外口，以防过长插入宫腔。**B.** 举宫器远端有一个垂直的有棘手柄，可将宫颈钳套在其上起固定作用

输卵管通液术（图 41-7），用宫颈钳固定前唇，将 Cohen 导管插入子宫。举宫器的圆锥形头端牢牢地卡在子宫颈上，最大限度地减少了液体漏出。Cohen 举宫器远端有一垂直的有棘手柄，可固定宫颈钳。尽管 Cohen 举宫器很常用，但其运动范围受到其直轴的影响，可能会限制子宫向前或向后弯曲的角度。Rubin 插管举宫器类似，但有相同的缺点。Hayden 和 Valtchev 举宫器可以提供更大的子宫屈曲度。它们的头端可以是圆锥形的或更长的钝形子宫内探针，连接到器械轴远端的关节处。该关节允许前屈和后屈。以上举宫器都是通过固定于宫颈以保持稳定。因此，均有一定宫颈损伤的风险。

诸如 Harris-Kronner 举宫注射器（HUMI）或 Zinnati 举宫注射器（ZUMI）这类一次性举宫器也有注入液体的插管，用以评估子宫和输卵管通畅性（图 41-6）。放置举宫器后，类似于 Foley 球囊，在举宫器头端的腔内气囊虽未固定在子宫颈上，但注入气体可防止举宫器脱落。得益于这些材料的延伸性和牢固性，有利于大子宫手术。

有时也用阴道海绵棒抬高和辨别盆腔脏器。不愿用举宫器的高水平外科医师，或者在探不到子宫底的情况下可以选择阴道海绵棒。新的举宫器设计说明详见第 44 章。

### ■ 4. 剪刀

剪刀是腹腔镜手术必不可少的器械，有可重复使用和一次性使用的剪刀。剪刀的头端根据所分离或切除组织的类型而有所不同（图 41-5）。分离用的剪刀通常具有弯曲的、较钝的头端，其头端类似于 Metzenbaum 剪刀。这种剪刀使外科医生可以使用标准技术进行组织分离和切除，并且对周围组织的损伤最小（见第四十章）。这些弯曲的刀头可以是光滑的或略有锯齿的。锯齿状的边缘易于固定组织，并在切割前最大程度地减少滑动。对于锐性分离（例如，粘连松解术），最好使用光滑的刀头。

直剪刀带有光滑或锯齿状的刀片。它们更多用于切割组织，而较少用于解剖分离。许多直剪刀为单动钳，可提供更好的控制力。

弯形剪刀的头端圆而钝，是钩形刀片。初步对合组织时，刀片在不切割的情况下闭合周围组织，然后从头端向剪刀关节切割。弯剪可以有效对组织横切。此外，其设计允许外科医生在切割前确认最佳位置。这种剪刀通常用于缝合前切割。

## 5. 抽吸－冲洗装置

腹腔镜手术需要清晰的视野。抽吸－冲洗装置可以有效清除液体或烟雾（图 41-8）。以前旧的装置清除速度较慢，不能快速清除术野的出血以保持术野清晰，延长了手术时间。较新的装置抽吸和冲洗速度加快，并且电机通常具有两种速度，可以手动调节。吸管的直径为 3 mm、5 mm 和 10 mm，可根据临床情况选择使用。最新一代的装置还能通过吸管放置其他器械，以便同时进行单极电外科手术。最新的装置还设计有液体管理系统，可以监测抽吸和冲洗的液体量。

使用抽吸和冲洗系统时，所有抽吸孔最好都浸没在要吸出的液体中。可避免因气体的抽出而影响术野。另外，可能会引起内脏的抽吸损伤，特别是质脆的组织，例如输卵管和肠管组织。为避免损伤，在易发生损伤的组织处抽吸时，应避免将吸引器直接接触组织，可与其有一定的安全距离，必要时用其他器械辅助操作。

## 6. 组织取出装置

### （1）粉碎器

粉碎器利用薄刀片和脉冲能量，将组织粉粹成细条或小块吸出。刀片式粉碎器由空心轴组成，该轴包含剃刀状刀片。例如 Storz Rotocut，它可重复使用，但需更换一次性不锈钢刀片，可有效切割质密组织，尽管笨重，但最快最有效。Lina 粉碎器是一次性的，有内置电池，速度较慢，但更适合一般手术中使用。MOREsolution 粉碎器使用直径 2 cm 的刀片，是目前此类设备中使用的最大刀片，有利于切割较大组织。Gynecare 粉碎器已中止销售。总之，各种粉碎器都有其优势，可根据术中情况选择不同的粉碎器。

另一种 PKS PlasmaSORD 双极粉碎器是无刀片的，它使用等离子功能，是脉动双极能的一种。它适用于子宫切除术和子宫肌瘤剔除术的标本粉碎。但是，因它产生较大的烟雾，使手术视野清晰度降低，

可增加操作时间。因此，与带刀片的器械相比，有较大标本的病例使用该器械时手术时间更长。但目前还没有临床随机研究可以证实其优劣性。

### （2）取物袋

用于组织取出的取物袋有不同规格和材质。有些是独立式取物袋，需通过套管手动导入腹腔，取出较大和较致密的肿块时首选。将标本装入取物袋后，可通过适当大小的腹壁切口取出。

另一种是腹腔镜套管取物袋。如图 41-9 所示，支撑臂可以打开袋囊。装入标本后，袋囊回缩并通过套管取出，取下套管，将袋囊带到切口处再将其取出。无论使用哪种类型的取物袋，如果标本无法压缩或抽吸，则可能需要扩大切口。

### （3）自固定式牵开器

非金属自固定式牵开器用于单孔腹腔镜手术，由两个大小相等的塑料环组成，通过圆柱形塑料套管将其连接。一个环折叠成独木舟形状，可以穿过切口进入腹腔，一旦进入腹腔，它会回弹成圆形。第二个环在腹壁外。为了将牵开器固定到位，外科医生会多次翻转外环，直到塑料套管紧贴皮肤，产生 360°的牵引，这种一次性牵开器可使切口暴露最大化。目前腹腔内较厚重的金属牵开器已淘汰。常用品牌有 Alexis 和 Mobius 牵开器，可用尺寸范围从小到大。在一些研究中，这些牵开器可提供伤口保护并降低伤口感染率（Horiuchi，2007；Reid，2010）。

牵开器有多种功能。首先，它们牵开腹壁的小切口，帮助取出较大已切除标本。腹腔镜子宫肌瘤剔除术，也可以通过这种切口完成（见第四十四章 -8 节）。再者，目前已研发了与这种自固定牵开器相关的标本取出袋。先将取物袋放入腹腔，然后将装有已切除标本的取物袋拉到腹腔外，把袋口扇形打开。再将自固定式圆形牵开器放入取物袋内部，自动牵开袋口。用剪刀或刀片将袋内标本剪碎，然后取出。尚无有关此方法安全性和有效性的长期数据。

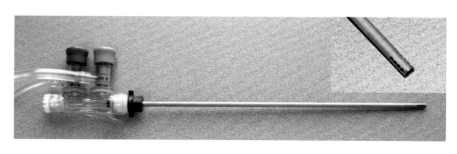

图 41-8　抽吸器和头端示意图

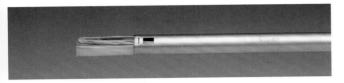

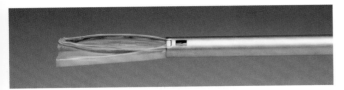

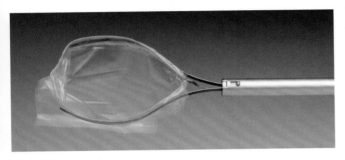

图 41-9　取物袋在使用过程中不同阶段的状态

## 7. 微创手术中的能量系统

了解电外科器械原理和正确使用对于安全进行腹腔镜手术至关重要。尽管开腹手术中电外科器械的原理也同样适用于腹腔镜手术（见第四十章），但是，在封闭的、微创伤环境中使用更应特别注意，因为器械的长度可能会延伸到外科医生的视野之外，引起意外电灼伤的风险。但是，近年来器械和设备的更新完善使其极大适应了 MIS 手术的需求。

### （1）单极电外科器械

单极电外科器械可用于组织切割、分离、汽化和碳化，其作用方式通常是通过剪刀的头端或针状电极来实现。其中，单极剪刀在进行切开之前会凝固其切割的组织，因此，通常用于薄的组织和微小血管的分离。在此过程中，剪刀在关闭两颌的同时完成切割和止血的作用。简而言之，单极器械通过其尖锐的头端传递能量实现从卵巢打孔到腹膜病灶的分离切除。

使用单极电外科器械的主要风险是意外电热损伤。使用单极器械时绝缘故障、直接耦合或电容耦合均可能导致意外、潜在的严重电灼伤。首先，绝缘故障是指器械的绝缘层被破坏，提供了电流分流途径，当作用电极被激活时，电流可通过作用电极绝缘处的缺口作用到其周围的任何组织上，造成不易被施术医生察觉的脏器或血管的损伤。因此，在使用电外科器

械之前，施术医生应全面检查作用电极上的绝缘层是否有裂纹、电缆线连接是否异常或松动、以及负极板是否正确放置在患者身体上。

单极电器械的另一种电热损伤是电容的直接耦合效应，通常发生在作用电极接触／碰及其他金属物体的时候。直接耦合效应通常被用于开放性手术中对小血管的止血，例如在开腹手术中，经常使用作用电极的头端碰撞钳夹小血管的血管钳实现止血目的。但是，在腹腔镜手术中，当金属器械或物体（例如金属套管）接触作用电极时，由于直接耦合效应可能使金属套管周围的组织或脏器发生电热损伤。

最后一个电热损伤是电容耦合效应。电容器被定义为由非导电介质隔开的两个导体。在腹腔镜手术中，当作用电极（例如，单极剪刀）被不导电介质（剪刀周围的绝缘材料）围绕并放置在另一导电介质（金属套管）中时，将产生"意外电容"，其在两个导电体之间产生静电场，当电流通过其中一个导电体时，可在另一导电体周围产生感应电流，并将电流传播到周围材料／组织中，发生电容耦合效应。如果是全金属套管，则会在整个腹壁弥散电流。在使用混合材料制成的套管（器械内芯为金属，套管为塑料）时，金属内芯通过塑料套管或轴环固定，因此生成的电容器无处释放，然后杂散电流可以流出到与套管金属部分接触的相邻组织，损伤其周围的血管或脏器。为减少这种电热损伤的风险，一方面应避免使用混合材料套管或选择双极电手术器械；另一方面，在某些单极器械的电极轴上增加集成的屏蔽以防止上述意外发生。

### （2）双极电外科器械

双极电外科器械在腹腔镜手术中主要用于组织脱水和止血。器械有很多种类，不同类型的器械其用途也不同（图 41-10）。3 mm 桨形钳用于绝育术中的输卵管电凝。平头钳用于较大血管止血和组织封闭。微双极钳用于质脆组织，如输尿管、肠管和输卵管附近血管的止血。因在大多数情况下，双极电器械电流限制在两个相近的电极之间，并且电流很低，所以较少发生电热损伤。

双极电器械的止血原理是电热能量使血管壁中的胶原蛋白和弹性蛋白变性，以达封闭血管的目的。在此过程中，双极电器械头端均匀钳夹组织，通过监控电阻调整能量效应。在评估这些器械时，重要因素包括热扩散、电凝效果、所需的时间、产生的烟雾以及可以安全封闭的最大血管直径（Lamberton，2008；

单极器械　　　　　　　　　　　双极器械

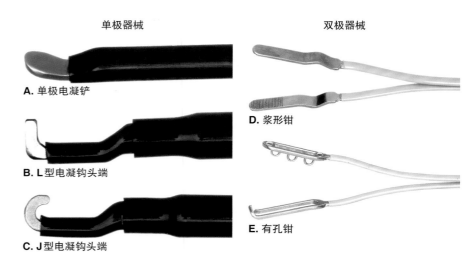

A. 单极电凝铲

B. L 型电凝钩头端

C. J 型电凝钩头端

D. 浆形钳

E. 有孔钳

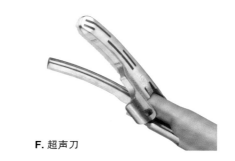

F. 超声刀

图 41-10　A ～ C. 腹腔镜单极器械；D、E. 双极器械（Reproduced with permission from Stryker Endoscopy）；F. 腹腔镜超声刀（Reproduced with permission from Ethicon）

Newcomb，2009）。

目前使用的高级双极设备，例如 LigaSure，Plasmakinetic（PK）Gyrus 和 Enseal 均是多功能器械，可用于组织碳化和切割。这些设备中都采用低压将能量传递到组织，通过电阻反馈传递，以调节局部电热效应。这种装置可减少因热扩散引起的损伤，改善组织封闭，减少烟雾以及组织粘连。这些双极电器械各自的特点为：LigaSure 提供连续的双极射频波，PK 刀以脉冲波形传递能量。Enseal 系统的头端具有温度控制的反馈机制，该机制可局部调节能量的输送。

**（3）超声波能量**

谐波解剖刀，也称为超声刀，使用超声波能量，该能量在刀头处转换为机械能。如图 41-10F 所示，刀头振动以传递高频超声产生摩擦力，而不活动的刀头将组织保持在与活动刀头相对的位置。活动刀头也可以单独使用。切割或止血效果可以同时实现，并且可以通过控制以下几个因素来达到两者之间的平衡：功率水平、组织张力、刀头锋利度和应用时间。高功率、高组织张力和锋利的刀头可实现快速切割，但止血效果略差。低功率，低组织张力和钝的刀头将使切

割速度变慢但止血效果更好。超声刀的局限性：对直径大于 5 mm 的血管的止血能力有限，对外科医生要求较高（Bubenik，2005；Lamberton，2008）。

**（4）激光能量**

从 1980 年到 1990 年，激光被广泛用于腹腔镜手术，包括二氧化碳、氩气、KTP（磷酸钛氧钾）和 Nd-YAG（掺钕钇铝石榴石）激光。通常，它们通过腹腔镜的手术通道或通过单独的手术入路导入腹腔。这些激光可以切割，碳化和汽化组织，被用于粘连松解、输卵管手术和子宫内膜异位灶清除。熟练的外科医生手控应用激光有很好的精确度和控制力，并且对周围组织的损伤最小。因此，激光能够在容易损伤组织（例如肠、膀胱、输尿管和血管）附近操作。缺点是其学习曲线长、费用高、缺乏便携性和产生烟雾。

**（5）腹腔镜子宫平滑肌瘤消融**

消融术是通过能量射频针穿刺子宫平滑肌瘤，导致组织坏死和萎缩。其中，双极能量和冷冻术已有一定成果，但消融术在妇科医生中尚未得到广泛普及应用。

Acessa 手术结合使用单极能量和超声引导（图41-11）。为此，在下腹部直径小于 10 mm 的穿刺器处放置一个特殊的超声波探头，直接接触子宫以定位肌瘤。可从多个角度查看，达到更好地可视化效果。粗射频针在超声引导下依次穿刺每个瘤体。一旦针插入肌瘤，针内电极阵列即在瘤内扩散并传递破坏性能量。实时腹腔镜和超声检查可辅助证实电极在瘤体内。门诊 Acessa 手术通常在全身麻醉的手术室中进行。术后口服止疼药或用非甾体类抗炎药（NSAIDs）给予镇痛（Galen，2013）。

一些近期证据显示患者症状可以通过这种方法得到改善，3 年后再次介入率为 11%（Berman，2014）。但缺乏有关结果的其他长期数据，今后的研究将提供更多信息。

## 8. 腹腔镜光学系统

### （1）观察镜的组成

成功的 MIS 需要高强度光源和聚焦透镜以提供高质量图像。现代杆状透镜系统由一系列透镜组成腹腔观察镜。在每个透镜的外围都有小扇形凹槽，这些凹槽使载光纤维到达内窥镜头端，提供光线充足的图像，并且失真度最小。特殊的是，镜头之间的空间充满了紧密排列的小玻璃棒。这些小玻璃棒精确安装，使其自动对焦，无需其他结构支撑。顶部有适当的曲率和涂层以及最佳的玻璃类型，即使在直径仅为

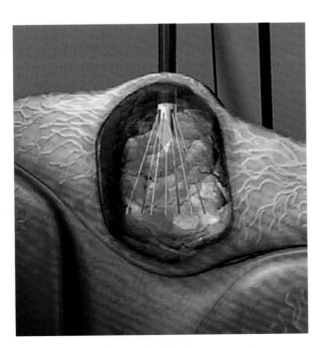

**图 41-11** Acessa 系统用于消融术（Halt Medical）

1 mm 的圆柱管中也可以提供高质量的图像。

腹腔观察镜还包含一个目镜，可以将摄像机固定在该目镜上。使用时可在摄像机外套塑料保护膜避免污染手术区域。另外主镜上还有一个适配器，用于连接光源电缆。腹腔观察镜的直径范围 0.8～15 mm。通常，较大直径可提供更好的光学效果，但需要更大的切口，手术时可根据具体情况选择。

与传统的直轴内镜不同，手术式腹腔镜的目镜与轴成 45°或 90°角，便于观察手术视野。腹腔镜通常比其他器械长。大多数腹腔镜为 45 cm，肥胖病人也适用。激光也通常由此处放置长度，可以精确地施加能量。

### （2）视野

类似于宫腔镜和膀胱镜，腹腔镜的视野随度数不同而不同。最常见的是 0°、30°和 45°腹腔镜，每种都提供不同的腹腔视野。0°内镜的视野较局限，但是大多数妇科医生首选的。该腹腔镜用于大多数诊断、活检、简单粘连松解以及切除小肿块或器官（例如卵巢、输卵管或阑尾）的简单手术中。

相反，30°和 45°内镜提供更大的视野，适用于更为复杂、困难的手术，例如严重粘连。在使用多个器械的困难手术中，这类腹腔镜可提供一定距离的全景视野，可以看到所有使用中的器械。

这类内镜还可以从侧面观察疾病情况。例如，如果将腹腔镜放置在盆腔一侧并且指向对侧壁，可为外科医生提供了较大的侧向视觉视野。这种侧向视野很有价值。如对于子宫肌瘤较大的子宫，识别子宫动脉和主韧带具有挑战性。这种情况下，侧向视野可以帮助外科医生观察子宫一侧。在较小的空间（例如盆腔深处或耻骨后间隙的空间）中完成操作。

总之，0°腹腔镜较 30°及 40°镜更易于掌握。在使用 30°、40°腹腔镜的过程中，需注意当视野朝下时，连接到内镜的光缆将朝上。相反，如果视野朝上，则光缆将朝下。为了在视野改变时保持正常图像，摄像头按钮应保持向上，光缆可按需要进行旋转。

### （3）可弯曲腹腔镜

这些特殊的腹腔镜的头端弯曲程度较大。因此，它们可以进入较小的空间或拐角处。传统的光纤腹腔镜包含的纤维束沿内窥镜的长度延伸，而这些可弯曲内镜的头端装有摄像头芯片，可将图像作为电信号传输，使图像较少失真。另外还有双摄像头可弯曲镜，

这种镜子在头端有两个摄像头芯片，有利于进行更复杂的手术。近年来还有为单孔腹腔镜提供的 3D 图像设备，但可操作性较差。

（4）光源

光源经光缆传导到观察镜的头端。最初，内镜光是由白炽灯泡提供的，该灯泡产生的光强度有限，并且传递的热量较高。目前使用冷光源可提供更强的光束。冷光源使用卤素、氙或卤化物。尽管有散热，但光源仍会在腹腔镜头端产生热。因此，应避免头端长时间照射手术单、患者皮肤或腹腔为器官。这种照射会导致热损伤。

光缆将光源连接到内镜。其中有两种类型：光纤和液体电缆。光纤电缆包含多根同轴石英纤维，以相对较少的热传导传输光。但是，这些电缆会发生光纤断裂，需要经常维修。相比之下，充满液体的电缆可以比光纤电缆传输更多的光和热量，但更硬且可操纵性降低，加上灭菌困难故较为少用。

一旦连接到摄像机和光源，必须将大多数腹腔镜调整为"真白色"，以确保视野中的颜色准确，这种情况被称为白平衡，一般在手术开始时调试。

## 六、机器人手术

机器人手术是利用现代技术使用机器人辅助的 MIS，大多数腹部妇科手术都可以通过该技术完成。与腹腔镜手术类似，机器人手术也是用腹部穿刺置入器械，并使用气腹扩大手术操作空间。区别是机器人微型化的特点，其腕式器械头端可在狭窄的操作空间内完成复杂的手术。机器人手术的器械头端模仿开腹手术和腹腔镜手术中使用的器械头端，包括抓钳、针持和切割器械。8 mm 内镜的先进视频技术可提供高清和放大的画面。

缺点是，机器人手术无触觉反馈，迫使外科医生只能依靠视觉。这是一项高要求的技能，具有高水平腹腔镜经验的外科医生可以更快地适应。其他缺点为每次都需要调整器械的设置、医师培训成本以及所使用的器械费用较高。

### 1. 机器人手术系统

当前，达芬奇手术系统是唯一的商用手术机器人。如图 41-12 所示，一个或两个外科医生控制台用于控制机器人手臂的移动。手术台旁四个手术操作机械臂，一臂控制腹腔观察镜，而另一臂控制机器人手

术器械。根据手术的需要和医生的习惯，使用两个或三个器械臂进行手术。另一个外科医生控制台通常用于培训。如果除了基本的四个手术入路之外还需要其他手术入路，助手还可以通过一个或两个传统的腹腔镜入路在患者床旁辅助工作，一般置于右或左上腹。根据所需的器械，通常用 5 ～ 15 mm 的穿刺器。

手术入路、穿刺器的置入类似于腹腔镜手术。但机器人手术的手术入路特殊，各个入路的最小间隔距离必须为 8 cm。这样可以防止机械手在任何入路相互碰撞。如图 41-13 所示，手术入路的高度取决于手术过程、手术复杂程度以及患者既往手术史。重要的是，套管周围的黑色环标明了穿刺器插入的深度。插入深度对于为机器人手臂提供正确的支点以发挥最佳功能并减轻手术入路处组织损伤至关重要。

在新的设备中，减少了手术入路手术中使用微头端经皮器械来最大限度地减少 8 mm 穿刺器的数量。其优势尚待随机试验证实。另外，美国食品药品监督管理局（FDA）批准了用于某些妇科手术的单孔机器人手术器械。有关单孔腹腔镜手术的详细讨论，参见第四十章。

### 2. 患者选择

应用机器人手术需同时考虑患者和手术的特点。首先，目前常规腹腔镜手术的术前准备同样适用于机器人手术（美国妇产科医师协会，2015）。但机器人手术是开腹手术的一种替代方法，患者可更快康复，术后发病率较低。其次，选择使用该技术的患者应能承受之前讨论的常规腹腔镜生理变化。与腹腔镜手术一样，高 BMI 患者可能会限制机器人的操作，但不是禁忌证，外科医生必须与麻醉师合作完成。

## 七、与腹腔镜穿刺有关的解剖

### 1. 腹前壁解剖

由于气腹、Trendelenburg 位以及将 3D 图像转换为监视器上 2D 图像的影响，盆腔解剖的腹腔镜视图可能与开腹手术略有不同。

当进入腹部时，熟悉前腹壁的解剖结构可以帮助避免神经血管损伤。解剖标志包括脐部、髂前上棘和耻骨联合。特别是在肥胖的患者中，较厚脂肪层可能会改变解剖关系，应使用骨性标志来设计穿刺位置。

脐部通常位于 L3 ～ L4 椎骨的水平，穿刺位置可能会根据习惯选择脐部上方或下方。在大多数患

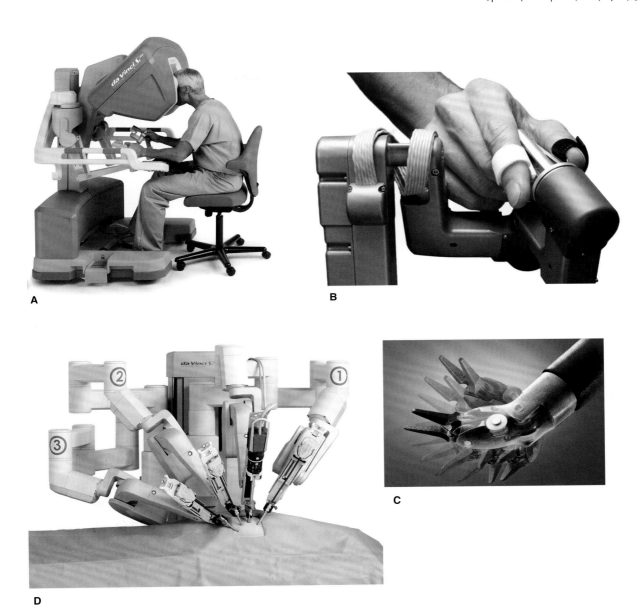

**图 41-12** 达芬奇手术系统。**A.** 术者控制台；**B.** 外科医生的手指运动转化为机器人器械的运动；**C.** 腕式器械可提供多方位操作；**D.** 手术台旁的机械臂（Intuitive Surgical，Inc.）

者中，主动脉在 L4～L5 椎骨交界处分叉（Nezhat，1998）。但是，在肥胖患者中，脐部往往位于该主动脉分叉的尾部。在所有患者中，左侧髂总静脉穿过中线约 3～6 cm 至主动脉分叉处，脐部与这些位点邻近。正常它们位于脐部约 6 cm 的深处，在较瘦的患者中可能更近一些（Hurd，1992）。

建立手术入路时，需要注意的重要解剖结构包括膀胱、肠管、腹壁下血管和腹壁浅血管。腹壁下动脉沿腹直肌后面外侧 1/3 走行，在下腹壁内侧可看到，并沿一侧向脐韧带延伸（图 41-13）。腹壁浅动脉（股动脉的一个分支）在皮下组织中的走形与腹壁下动脉

相似。腹壁浅动脉可通过腹腔镜对前腹壁进行透照来识别。前腹壁神经不能被识别，但在放置套管时也应避免损伤。在建立辅助手术入路过程中，髂腹下神经和髂腹股沟神经均可能损伤。第四十章介绍了防止这些神经和血管损伤的步骤。

### 2. 腹膜后解剖

沿着腹前壁，腹膜下有五条主要的韧带，可以通过腹腔镜看到。这些标志性韧带的延伸，可用于识别腹膜后的关键解剖结构（图 41-14）。在腹中线，脐正中韧带从膀胱到脐，是退化闭锁的脐尿管。

第五部分

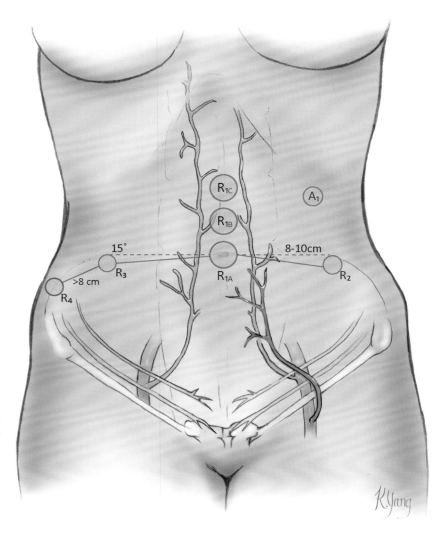

图 41-13　机器人手术的典型手术入路。R1 手术入路放置腹腔观察镜。R1A-R1C，视盆腔病灶大小而定，位置可向头侧移动。其他机械手入路标记为 R2，R3 和 R4。助手入路标记为 A1。此处显示的血管是来自股动脉的腹壁浅动脉，来自髂外动脉的腹壁下动脉。还可以看到髂腹下神经和髂腹股沟神经

脐正中韧带外侧是脐内侧皱襞，其包绕闭锁的脐带动脉。辨认脐内侧韧带在冰冻骨盆中非常重要，并为识别髂内动脉提供标志。脐内侧脐带走形于圆韧带下方，通过阔韧带到达膀胱上动脉，最后到达髂内动脉。

脐外侧皱襞在一侧延伸成为脐内侧皱襞和圆韧带。这些皱襞是在腹膜下腹壁下静脉进入腹直肌鞘之前形成的。脐外侧皱襞的识别可避免这些血管在建立手术入路时受损。

在盆腔腹膜后，腹腔镜通常可以较易直接识别盆腔的输尿管和血管。此外，腹腔镜手术中应常规注意盆腔输尿管从骨盆边缘沿盆腔侧壁行进至子宫颈侧面走形情况，确保输尿管正常的蠕动和输尿管直径。为了避免对输尿管造成损伤，在附件手术、子宫切除术和盆腔粘连病例中应时刻确定输尿管的走行。

## 八、腹腔镜手术入路

入路部位和方法的选择受以下因素影响：患者状态、既往手术史、粘连程度、手术步骤、医生经验以及病变所在部位、病灶大小和病理类型。近一半腹腔镜并发症发生在穿刺进入腹部的过程中，其中近 1/4 直到术后才被发现（Bhoyrul，2001；Chandler，2001）。因此，要注意上述因素。下面讨论的各种方法有各自的优点，但都有潜在的风险。目前尚未确定哪种穿刺进入方法最安全。

### 1. 脐部穿刺

脐部是最常见的穿刺部位，也可选择左上腹和剑突下部位。脐部放置第一个穿刺器，因为脐眼处皮下和腹膜前组织层最薄。因此，即使在肥胖患者中，经脐途径也是到腹腔的最短距离。从美容的角度来看，脐窝可掩盖切口的瘢痕。

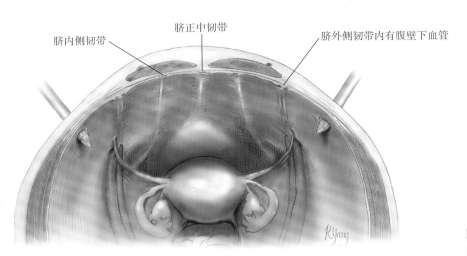

脐内侧韧带　脐正中韧带　脐外侧韧带内有腹壁下血管

**图 41-14**　脐部放置穿刺器时韧带相对应的位置

腹腔镜入路可以采用开放式或封闭式技术进行。封闭进入时，可使用气腹针或穿刺器刺穿筋膜和腹膜进入腹腔。封闭进入技术可快速进入腹腔，损伤风险低（Bonjer，1997；Catarci，2001）。开放式进入可通过 Allis 钳钳夹筋膜，并将其切开，然后钳夹并打开腹膜。一些研究者主张采用开放式进入作为降低穿刺损伤率的一种方法。但是，荟萃分析未能表明以下任何一种技术优于其他技术（Ahmad，2008；Vilos，2007）。

**（1）封闭穿刺**

在腹腔镜穿刺时，外科医生应评估患者状态和患者仰卧的位置，并调整手术台的高度，在必要时可使用脚凳。主动脉及其分支位于脐部下方。为了最大限度地延长穿刺器械与这些血管之间的距离并避免血管损伤，患者应平躺，避免过早头低脚高位。此外，为了最大程度地减少内脏损伤风险，应排空患者膀胱，并请麻醉医师置入胃管。通过触诊腹部确认减压情况。也可触诊骶岬和主动脉，并选择足够到达腹腔长度的气腹针或穿刺器。最后，检查完所有设备并正确连接，与麻醉医生确认患者已完全麻醉，以防止在进入腹腔时患者不自主运动。

**1）气腹针穿刺**

用 14 号气腹针创建气腹，气腹成功后，用穿刺器对筋膜和腹膜进行第二次穿刺。气腹用来拉紧腹膜，并增加穿刺器进入时腹壁到内脏和腹膜后结构的距离，有助于降低穿刺器插入过程中穿刺损伤的风险。

使用封闭式进入方法时，通常会在脐部切开一适合于穿刺器大小的皮肤切口。切口位于脐部的中央，可以水平也可垂直。一般用 11 号或 15 号刀片切开，皮肤拉钩或 Allis 钳帮助脐部翻出。

气腹针的针尖刺破筋膜和腹膜并进入腹腔，充入二氧化碳气体。在气腹针和穿刺器放置之前，许多外科医生建议人工或使用布巾钳之类的器械抬高腹壁（图 41-15）。一项使用 CT 图像进行的研究表明，通过使用布巾钳可以使切口和腹膜后之间距离增加 8 cm（Shamiyeh，2009）。在穿刺过程中，抬高腹壁还可对气腹针和穿刺器向下的推力提供可控制的反作用力。

气腹针附有弹簧装置（图 41-16）。当接触到筋膜时，弹簧上推，针刺穿筋膜和腹膜。进入腹腔后，钝头的弹簧针弹出，防止锐利的针头损伤腹腔内脏。

穿刺之前，给气腹针灌注盐水检查气腹针头是否通畅，确认弹簧装置是否正常工作。患者平卧位，提起前腹壁。根据患者体质和腹壁厚度，将气腹针呈 45°～90° 角插入腹腔。在 BMI 正常的患者中，可将针头倾斜 45° 角进入腹腔，能最大限度地减少重要血管损伤的风险（图 41-17）。将气腹针穿向中线的骨盆凹处时，会有两次"啪"的感觉，因为针尖先穿透筋膜，然后再穿透腹膜。如图所示，但在超重和肥胖的人中，插入倾斜角度稍小才能成功进入腹腔。

这种入路方法的失败通常是由于气腹针尖误入腹膜前间隙（图 41-18），并将气体充入腹膜前间隙，阻碍穿刺器刺穿腹膜，相反，穿刺器将进一步内推腹膜。第一次穿刺失败后通常可以通过在脐上方进行气腹针的二次尝试或改为开放式进入（图 41-19）来帮

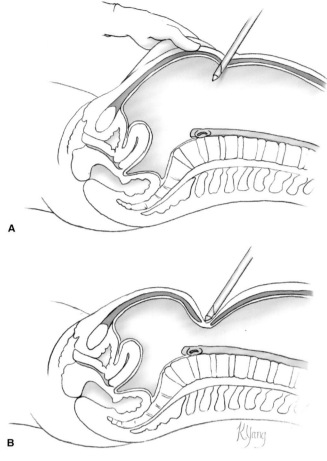

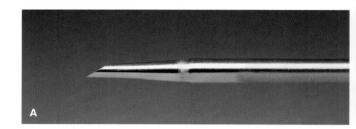

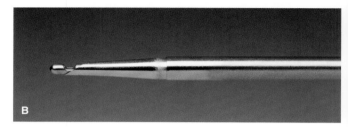

图 41-16　气腹针结构：锋利的外穿刺针（**A**），里面装有连接弹簧的钝头针（**B**）

图 41-15　穿刺器插入。**A.** 前腹壁抬高；**B.** 前腹壁未抬高

助穿刺器进入腹腔。

　　气腹针插入腹膜前间隙很常见，可导致腹腔镜手术失败。因此，确认气腹针在腹膜腔内的正确放置至关重要。将装有 5 ml 盐水的 10 ml 注射器连接到插入的气腹针针座上，抽吸后应在注射器中看到气泡。如果抽到血液或肠内容物，可能是血管或肠管损伤。在这些情况下，如之前所述，应将针头留在原处以帮助定位穿刺损伤部位并充当栓子阻塞血管。

　　抽吸之后，再注入生理盐水应无阻力。由于重力作用，注入到腹腔中的盐水不能再被吸出。也可以使用悬滴试验：将几滴盐水放在气腹针的外部开口端，如果插入正确，液滴会进入负压的腹腔中。如果怀疑插入不正确，可将针抽出并检查通畅性。在此阶段，避免左右移动气腹针，因为可能导致网膜裂口或肠损伤。

　　通过这些方法确认正确放置后，即可将二氧化碳气腹机的充气管连接到气腹针上。选择低流量的二氧

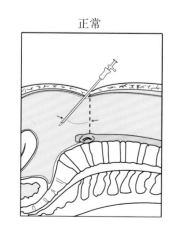

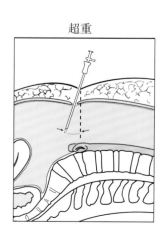

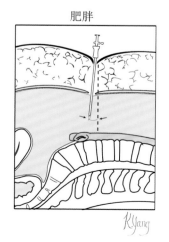

图 41-17　气腹针进入腹腔而不损伤主动脉所需的合适角度随体内脂肪的程度而变化

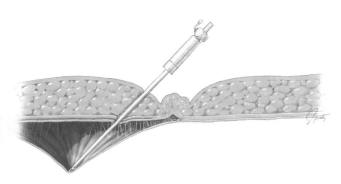

**图 41-18**　气腹针刺入腹膜层

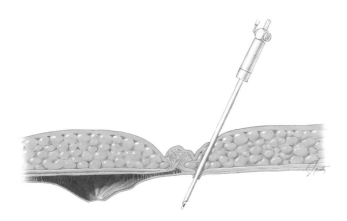

**图 41-19**　气腹针在脐上方二次穿刺

化碳，最初的腹腔压力应小于 8 mmHg。如果大于此压力，则立即拔出气腹针。初始压力是腹腔内气腹针放置正确的最灵敏测量值（Vilos，2007）。正确插入针头后，压力和气流可能会增加。同时，对气腹机的电子参数进行密切监控，以确保压力稳定增加并持续升高。如果在充入 1.5 ～ 2 L 的气体之前腹膜内压力迅速升高，则需要再次考虑是否气腹针插入腹膜前间隙。

　　在充气过程中可观察到腹部均匀扩张，肝脏叩诊呈浊音。由于充入每个患者腹腔气体总体积不同，因此腹腔内压力而非气体的总体积用于准确地监测。在正常充气期间压力不应超过 20 mmHg。高压会导致血液动力学变化和肺功能受损。当腹腔内压力达到 20 mm Hg 时，可以拔出气腹针，安全地插入穿刺器。这种短暂升高的腹腔内压力为穿刺器的穿刺提供了一定的反作用力。但是，一旦插入了第一个穿刺器，充气压力应降至 < 15 mmHg，或降至手术有清晰画面并能安全操作的最低压力。

　　尽管来自多项研究的数据相互矛盾，但有人提出，在整个手术过程中使用加湿的二氧化碳进行充气

可能具有优势，如减轻术后疼痛，减少镜头雾化以改善视野的清晰度，以及在动物研究中证实可减少粘连形成（Farley，2004；Ott，1998；Peng，2009；Sammour，2008）。

### 2）穿刺器放置过程

　　一旦充入足够的二氧化碳气体，就可以放置第一个穿刺器进入腹腔。第一代穿刺器由空心细长的套管组成，套管内为套管针。穿刺器的直径通常为 5 ～ 12 mm，其尖端可能是三角形、圆锥形或钝头（图 41-20）。

　　圆锥形穿刺器头端更尖、光滑且没有刃，可将筋膜钝性分离而不是切断筋膜。因此一些医生更喜欢圆锥形穿刺器，因为它能降低术后疝形成和血管损伤的风险（Hurd，1995；Leibl，1999）。但是，它们需要更大的穿透力才能插入。相反，三角形穿刺器具有锋利的边缘和尖端，插入腹部时将筋膜锐性切开。

　　在 20 世纪 80 年代引入了带有可伸缩保护系统的穿刺器。类似于气腹针的构造，空心的可伸缩塑料防护罩在穿刺针刺穿腹壁之前和之后均覆盖在穿刺针尖上，仅在头端刃穿过腹壁时才露出。尽管这种穿刺器在预防器官损伤方面具有理论上的优势，但研究未能证明这种设计的优越性（Fuller，2003）。

　　最初的穿刺器进入是盲目的过程，在患者仰卧下完成。先移除气腹针，然后将穿刺器的尖端放在脐部切口中。穿刺器的手柄位于医生优势手的手掌中，同一只手的示指沿穿刺器轴伸出，以夹住穿刺器。穿刺

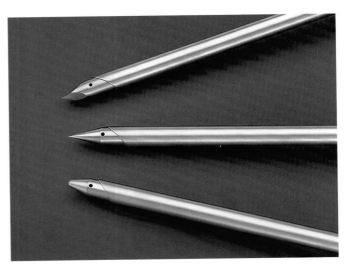

**图 41-20**　穿刺器由外套管和内部套管针组成。穿刺器穿入腹腔后，移除套管针，置入操作器械。套管针如图有三角形、圆锥形或钝头（Karl Storz America，Inc）

器插入的角度应与气腹针的角度相同。抬高前腹壁，以最小的作用力，将穿刺器刺穿筋膜和腹膜并进入腹腔。插入后，将穿刺器套管针拔除，然后将穿刺器的套管稍微内推以确保将其放置到腹腔中。此时，将腹腔观察镜插入套管即可从监视器上确认穿刺器安全进入腹腔未造成损伤。

### 3）VersaStep 系统

VersaStep 系统使用方法与气腹针相似，由一次性气腹针头上的带弹性的尼龙套管组成（图 41-21）。第一步与气腹针插入并充气相同。充气完成后，将气腹针拔除，而尼龙套管留在原位。将带有钝头内部封闭器的穿刺器插入尼龙套管中。穿刺器向下逐渐施加压力至尼龙套管与穿刺器适应。然后取出套管针，仅留尼龙套管和穿刺器套管。该系统的好处是使用了钝的穿刺针，可能会减少穿刺器尖端切割带来的创伤。而且，圆锥形扩张器产生的筋膜缺陷也较小。

### 4）可视穿刺器

为了减少在插入穿刺器时肠损伤的风险，已经研发了可视穿刺器。这些设备将观察镜和穿刺器组合为一个工具。观察镜在放入穿刺器中和插入腹部之前，应先对焦。在使用期间，可视穿刺器将腹壁层的图像传输到监视器。在直接可视化导引下推进穿刺器头端。如果选择脐部入口，依次显示的各层应该是皮下脂肪、筋膜、腹膜前脂肪和腹膜。

可视方法穿刺时无需建立气腹。尽管这种穿刺器具有理论上的优势，但仍然有重大器官损伤的报道。此外，尚无大型研究证明其临床优势优于其他入路技术（Sharp，2002）。

### 5）穿刺器直接放置

由于可能发生气腹针插入腹膜前间隙而导致穿刺失败，可以选择直接穿刺器进入的方法（Copeland，1983；Dingfelder，1978）。先抬高腹壁并用穿刺器直接刺穿，无需事先充气。充气后穿刺和穿刺器直接进入技术的比较研究表明，穿刺器直接进入降低了穿刺失败的概率（Byron，1993；Clayman，2005；Gurenc，2005）。此外，研究者还发现了直接进入方法并发症发生率更低。

### （2）脐部开放穿刺器放置

为了降低封闭式穿刺方法的损伤率，Hasson（1971，1974）介绍了一种开放式进入技术。在脐部的下缘做一个 12 mm 的横向皮肤切口，同时用细齿镊横向扩展切口。皮肤边缘向侧面拉开，皮下层分开，暴露白线。用两个 Allis 钳提起该筋膜并将其向上翻（图 41-22）。然后用手术刀或剪刀切开 0.5～1 cm 的切口，横切筋膜。重新在每个筋膜的边缘放置 Allis 钳。

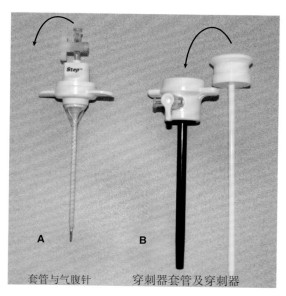
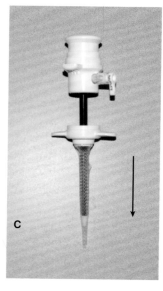
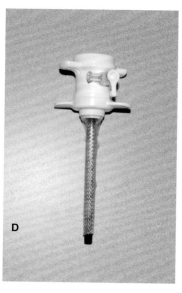

套管与气腹针　穿刺器套管及穿刺器

图 41-21　VersaStep 系统。**A.** 尼龙套管中气腹针的放置方式与传统气腹针相同。插入腹腔后，将气腹针拔除，尼龙套管仍留在腹部切口内。**B.** 将穿刺器的套管针放入穿刺器套管中。**C.** 该穿刺器通过尼龙套管穿过腹壁。**D.** 最后，将套管针取下。穿刺器套管完全被尼龙套管包裹，并已进入腹腔

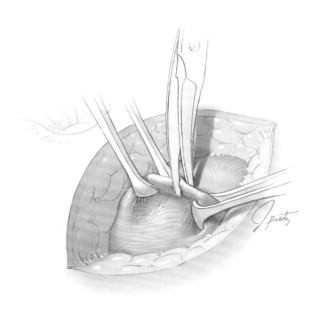

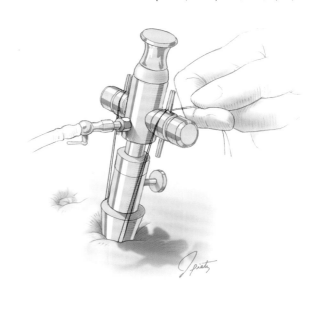

图 41-24　放置第一个穿刺器

图 41-22　切开筋膜

使用止血钳或手指钝性打开腹膜，然后将 S 形拉钩的末端放入腹壁切口。0 号可吸收缝线缝到平行于筋膜开口的一侧时，用拉钩抬高腹壁并遮盖下面的器官（图 41-23）。在对侧的筋膜边缘重复该缝合步骤。

然后将 Hassan 穿刺器钝的头端插入切口。将标记筋膜的缝线向上拉，并穿入位于套管近端两侧的缝线固定器中（图 41-24）。取出套管针，然后将腹腔镜放入套管中。

在对 5000 多个开放式穿刺病例的回顾性分析中，

Hasson 等（2000）研究发现，轻度和中度并发症的发生率为 0.5%。此外，在比较开放和封闭技术的研究中，开放式穿刺方法较封闭式穿刺失败率和器官损伤率更低（Bonjer，1997；Merlin，2003）。许多外科医师建议有既往腹部手术史的患者、封闭式穿刺失败的患者、囊性肿块较大的患者以及儿科或妊娠患者均应采用开放式进入（Madeb，2004）。然而，该技术并非万无一失，并且已有器官损伤的报道，常见的是肠损伤（Magrina，2002）。通常，这种进入方法比封闭进入要花费更长的时间，并且在某些情况下，由于套管周围的空气逸出，气腹常常难以维持。

### ■ 2. 穿刺点选择

#### （1）前腹壁

脐部有时可能不适合做初始的腹部穿刺点，外科医生应选择其他部位。值得关注的是，粘连性疾病可能会使肠道粘连于脐下，既往有腹腔手术史、感染、子宫内膜异位症或恶性肿瘤的女性应高度怀疑粘连（表 41-1）。另外，在脐部疝气手术放置的网片也与粘连性疾病有关，进入该部位也可能会破坏原疝气的修复。非脐部穿刺也可避免对腹腔内大肿块或妊娠子宫的损伤。

非脐前腹壁穿刺已在本书多处进行了描述。左上腹是选择最多的部位，剑突下也可选择。只要安全进入，这两个部位均有提供手术入路的优势。

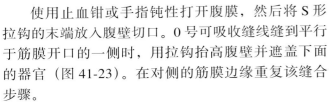
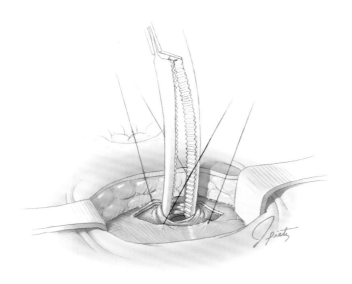

图 41-23　通过切口进入腹膜

其中，左上腹穿刺很简单，并发症风险低，穿刺点下方通常没有粘连（Agarwala，2005；Howard，1997；Palmer，1974）。Palmer点或第九肋间隙处穿刺均可在左上腹选择，但Palmer点的便捷、可及性使其成为首选的穿刺部位。Palmer点位于左锁骨中线肋下缘3cm处。邻近这一点的器官有胃、肝左叶，脾脏和腹膜后结构，近者仅1.5cm（Giannios，2009；Tulikangas，2000）。

在Palmer点穿刺前，要通过胃管或鼻胃管将胃排空。叩诊该区域确保充分胃排空并排除偶发的脾肿大。在Palmer点做一个可以插入穿刺器的皮肤切口，抬高前腹壁，将气腹针以略小于90°的角度插入腹腔，以避免肝损伤。初始腹腔内压力小于10mm汞柱表示放置正确。充好气后，可以取出气腹针并插入穿刺器。或者，也可以在Palmer点直接插入穿刺器。我们推荐使用可视穿刺器，以便在穿透前腹壁的每一层时都能在直视下进行（Vellinga，2009）。为此，将前腹壁抬高，并将带有观察镜的穿刺器放入皮肤切口中。穿刺器以90°角垂直插入。在插入过程中，应依次观察以下各层：皮下脂肪、筋膜外层、肌肉层、筋膜内层、腹膜，最后是腹部器官。请注意，在弓状线的上方，有腹直肌后鞘筋膜，并且是内筋膜层。

#### （2）自然孔道内镜手术

此方法使用自然孔道（例如阴道、胃、膀胱和直肠）进入腹腔。之前已经描述了经过子宫的方法。尽管在当前实践中很少使用，但目前人们再次对经阴道后穹窿的腹腔镜通路有所关注。该方法的优点是改善了入路孔道，消除了体表瘢痕，美容效果更好，住院时间更短，并且可能减轻术后疼痛及术后并发症。

#### 3. 单孔腹腔镜

单切口手术是一种腹腔镜手术方法，仅2-3cm的切口可容纳一个较大的牵开器组件，多种器械及观察镜可由端口盖插入腹腔。它也被称为单切口腹腔镜手术（SILS），腹腔镜内窥镜单部位手术（LESS）和单端口进入（SPA）。这种方法的优点是切口隐藏在脐部可改善美容效果，并且能更快地恢复正常活动。其缺点是单切口与多孔手术比较有较长的切口，术后疼痛、切口感染或裂开及切口疝的发生风险较高。此外，由于单孔器械之间距离较近，视野受限以及器械间三角关系的改变，单孔手术在技术上比常规腹腔镜更具挑战性（Uppal，2011）。小三角、大交叉使器械不能焦聚在一点。对于有效的组织牵拉、分离和切

除有一定的限制。但是，随着关节器械和可弯曲尖端内窥镜的发展，有助于应对单孔操作中的一些挑战，SPA越来越受欢迎。

对于腹腔镜SPA，有几个手术入路很受欢迎。SILS手术入路（Covidien）仅限于脐部放置，不适合大范围侵犯到脐部的疾病。由于连接在两个硬性环之间的自固定套管的深度不同，Gelpoint几乎可以插入腹壁的任何位置（图41-25）。此外，器械入路的橡胶口没有预设穿刺器通过的孔道，因此可以将任何大小的器械通过单孔端口盖插入腹腔。

对于机器人SPA，将"单孔"（达·芬奇）放在脐部，并用可弯曲器械操作。该系统手术入路设置有限。器械的选择和移动受到很多限制。例如，无传统的腕式器械，但是较长的弯曲器械也许可以提供足够的三角关系。

#### 4. 无气腹腹腔镜

无气腹腔镜解决了传统腹腔镜气腹产生的生理缺陷。通过腹壁提升装置将腹壁升高以创建腹腔镜操作空间，因此不需要建立气腹。其他优点包括在阴道切开后或连续抽吸后仍具有操作空间。但缺点是"帐篷形"的操作空间、需要额外切口以及安装提升装置所

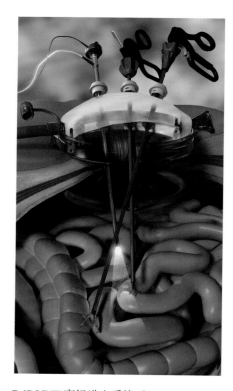

**图41-25** GelPOINT 高级进入系统（Reproduced with permission from Applied Medical Resources Corporation）

需的时间，限制了它的常规使用，但是在有心肺疾病的高危患者中仍然有一定应用价值（Cravello，1999；Goldberg，1997；Negrin Perez，1999）。

### ■ 5. 辅助手术入路

　　腹部通道完成后，需要辅助手术入路来置入器械。这些套管的数量、位置和大小将根据所需器械和腹腔镜手术步骤而选择。将患者置于 Trendelenburg 位，使肠管移位并提供开阔的手术视野。辅助穿刺器始终在腹腔镜直视下操作，以最大程度地减少腹壁浅血管或腹腔内脏的穿刺损伤风险。腹腔观察镜通常由一助手操作，或者在某些情况下由二助手操作，以保证主刀医生也顺利完成操作。

　　适当选择辅助手术通道也是手术的重要步骤。手术入路正确放置可以提供三角关系，而手术入路设置不当可能会导致器械角度倾斜，从而导致操作困难、外科医生疲劳和医源性并发症。耻骨上中线点是最常用的辅助点。在插入穿刺器之前，将膀胱排空，确定了膀胱和脐正中韧带之后放置穿刺器。对于腹腔镜手术，在腹壁下血管外侧设置两个手术入路也很常见。它们的部位根据患者的解剖结构和疾病情况进行个体化设置。通常，较大的盆腔肿物需要更多的手术入路。

　　在设置辅助入路过程中，对前腹壁进行透光照射有助于避免腹壁浅血管的穿刺损伤。在此过程中，腹腔镜在腹腔内直接置于前壁的腹膜表面。这种光在外部显示为红色的圆形光环，而腹壁浅血管表现为穿过光环的深色血管。

　　但是腹壁下动脉位于腹直肌深处，经透光照射很难观察到。在大多数情况下，可通过腹腔镜直视观察到这些动脉（图 41-26）（Hurd，2003）。而且，解剖学标志有助于减小血管穿刺损伤的风险。例如，Epstein 等（2004）提出，如果将穿刺器插入中线和髂前上棘（ASIS）之间距外侧 1/3 内，可以避开腹壁下动脉的主干。Rahn 等（2010）提出，腹壁下血管位于 ASIS 水平距腹中线 3.7 cm，耻骨联合上 2 cm 的腹直肌旁。

　　正常情况下，手术入路的设置还可以最大限度地减少髂腹下神经和髂腹股沟神经损伤的风险。通过将辅助入路置于 ASIS 上方并距腹部中线 > 6 cm 的位置，在大多数情况下可以避免对这些神经和腹壁下血管的损伤（Rahn，2010）。设置好所有手术入路后，便可开始手术。

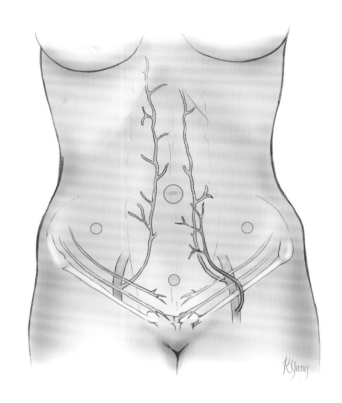

**图 41-26**　常见的腹部穿刺部位包括初始进入点脐部和下腹部穿刺点

### ■ 6. 组织取出

　　在许多 MIS 操作结束时，安全地取出组织是必不可少的步骤。但是，在标本粉碎和取出过程中，都存在良性和恶性组织的种植和无意播散的风险。几项研究均证实存在粉碎子宫肌瘤术后的腹膜平滑肌瘤种植、种植性肌瘤和新生子宫内膜异位症的情况（Kho，2009；Milad，2013；Sepilian，2003）。此外，隐匿性恶性肿瘤的粉碎可能会使患者的预后恶化，如子宫肉瘤，这一直是临床有争论的话题（Park，2011；Pritts，2015）。

　　粉碎器的代替方法多种多样。第一种方法，通过 1 ~ 4 cm 的小切口切开术，可以将子宫肌瘤带到前腹壁（图 44-8），再用手术刀或剪刀将其切碎并取出（Alessandri，2006；Panici，2005）。

　　第二种方法，阴道后穹隆切开术是安全有效的方法，可以打开阴道后穹隆切除大块组织（Ghezzi，2012）。如图 41-27 所示，阴道后穹隆切开术类似于经阴子宫切除术。将子宫颈向上提起，并将后穹隆的阴道向外下牵拉产生张力，Mayo 弯剪剪开阴道壁和腹膜，后路进入腹腔。确认进入后，可以放置阴道拉钩暴露术野。或者，可以在腹腔镜检下完成阴道后穹

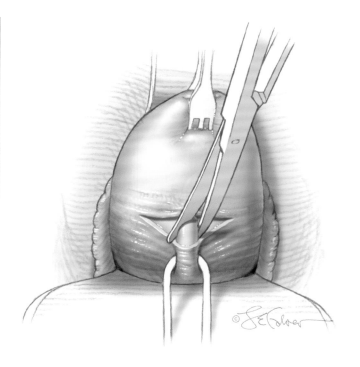

图 41-27　经阴阴后穹隆切开术

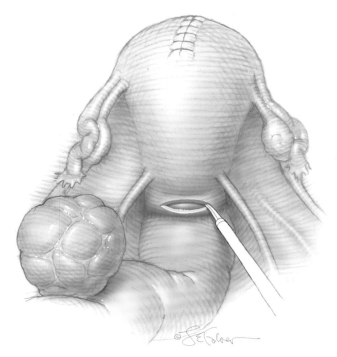

图 41-28　腹腔镜下阴道后穹隆切开术

隆切开术。如图 41-28 所示，首先确定子宫骶韧带和输尿管位置。插入一个宽而钝的阴道探针，以抬高阴道后穹隆进行切开。使用能量器械，在宫颈水平以下和子宫骶韧带之间切开阴道壁，以形成阴道后穹隆切口。无论选用什么切口，在组织取出过程中使用取物袋可以提供一个封闭的环境（图 41-29）。尽管需要长期的安全性数据，但这样的放法可降低组织切碎过程中组织意外扩散的风险。

　　第三种方法封闭式电动粉碎法仍在研究中。通过腹腔镜入路引入可以容纳注入气体、顺应腹腔并隔离腹腔器官的大内镜取物袋，在粉碎组织时，可防止组织播散（Einarsson，2014）。在腹腔，将其展开以容纳标本和气体。根据病灶情况，取物袋可以通过腔镜入路或腹部切口取出。粉碎之后，气体释放，袋子和组织碎片被取出。当前取物袋的局限性包括袋的尺寸、工作孔直径、抗拉强度和渗透性（Cohen，2014）。

### 7. 腹部穿刺切口闭合

　　气腹产生的腹内压具有一定的止血作用。因此，在手术结束时要在减压下评估潜在的出血部位。可排出一部分气体，设置腹腔内压力表为 7 mmHg 或 8 mmHg。在完成手术之前需要检查术中止血的血管。

　　手术完成后，停止二氧化碳注入，关闭气腹机。所有手术入路均开放排气。为了防止残留的二氧化碳

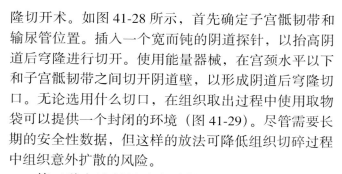

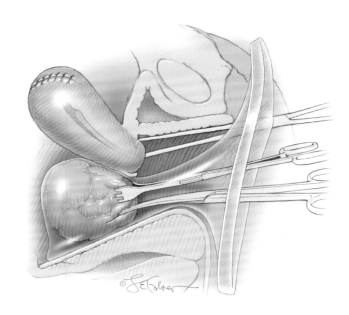

图 41-29　通过阴道后穹隆切开术可以实现封闭状态下粉碎，大肌瘤可被快速分割

引起横膈刺激，进行腹部加压帮助排出残留气体。随后，在腹腔镜观察下拔除套管。这样可以检查是否有已经被穿刺器或气腹针刺破的出血血管。随着气体的减少，这些部位和其他潜在的出血部位应再次检查。最后，可视下拔除穿刺套管可防止肠或大网膜通过套

管和前腹壁切口带出。所有辅助穿刺器都取出后，可将观察镜和初始穿刺器取出。

许多外科医生建议在手术穿刺切口应重新对合切开的筋膜，以防止腹壁疝的形成。尽管这样的缺损筋膜的闭合并不能消除疝气形成的风险，但通常，大多数外科医生会闭合 ≥ 10 mm 的穿刺切口。可以在 S 型拉钩的帮助下直接闭合切口。用 Allis 钳夹住筋膜，然后用 0 号延迟吸可收缝线间断缝合。此外，还可使用几种腹腔镜闭合装置（Carter-Thomason，EndoClose 和 neoClose）。借助这些，可在腹腔镜直视下对合切口筋膜。

皮肤切口用 4-0 号延迟可吸收缝线和皮针缝合。或者，可用氰基丙烯酸酯组织粘合剂（Dermabond）或皮肤胶带（Steri-Strip Elastic）加安息香酊剂（第 40 章）封闭皮肤切口。

### 开放式切口闭合

在移除 Hasson 穿刺器的过程中，拆除最初连接在穿刺器和筋膜的缝线。每一根缝线对合到切口的中线，并打结以闭合切口筋膜。皮肤对合的方式类似于上述腹部穿刺切口的闭合。

## 九、外科基础

### 1. 组织对合

#### （1）缝合器械

组织切除后，通常需要使用缝线进行缝合。打结可以使用体内或体外技术进行。对于这些技能，不仅需要在手术室中学习，而且还需要使用箱式教练机或模拟器练习。一些新的设备可以降低使用这些基本手术步骤的挑战性。通常根据手术步骤、外科医生的习惯和缝合目的来选择适当的方法。

MIS 缝合针必须穿过手术入路。将缝线放到距穿刺器约 1 cm 处并穿过。因此，选择的针头类型将取决于所用穿刺器的尺寸。Ski 针可以穿过狭窄的套管（图 41-30），直的 Keith 针可以轻松通过任何大小的套管。但平弧针禁止在狭窄的解剖空间中使用，因为狭窄空间要求针头有更大的弧度。常规的针头形状和尺寸通常需要较大直径的手术入路。

持针器规格有多种，包括弯曲或直的、光滑或细锯齿状的。（图 41-31）。其头端大多呈锥形，主要是防止组织损伤。单动式钳口持针稳定性更好。为了帮

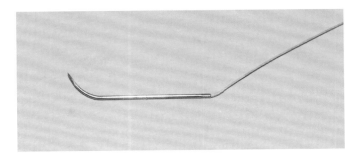

**图 41-30　Ski 针**

助握持针头，一些持针器头端设计可将针头引导到正确位置，被称为"自动矫正"。在难以触及的解剖空间进行缝合时有较大难度，这种情况下，持针器以倾斜角度抓住针头有助缝合。持针器的其他功能包括同轴（旋转）手柄和锁定手柄，锁定手柄可将针固定在适当的位置，减少了手的压力。缝合时，将持针器握在优势手中，而非优势手握住组织抓钳。或者，一些外科医生喜欢在非优势手中使用第二个持针器，有助于抓紧组织，可从优势手取回针头或缝线，并在需要时提供牵引力。

一次性缝合装置也可进行组织闭合。Endo Stitch 是直径为 10 mm 的器械，具有双动式钳口。短而直的针头与尖端内表面呈直角。当器械尖端闭合时，针头穿过需闭合的组织。在针头仍处于关闭状态时，通过扳动按键使可分离的针尖从一侧尖端释放，并以直角穿向对侧尖端，使组织闭合。也可以使用包含延迟可吸收、倒刺或不可吸收缝线的器械。此外，LSI 缝合设备属 5 mm 器械，其钩形尖端可使直针穿过组织。两种缝合器械都有其优点和局限性，熟悉掌握两者在手术中更为方便。

缝线可分为：①可吸收，延迟可吸收和永久性；②单股或编织；③天然或合成；④带倒刺或无刺。缝

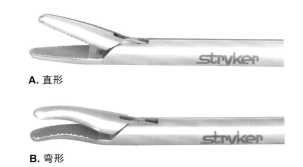

**A. 直形**

**B. 弯形**

**图 41-31　腹腔镜持针器（Stryker Endoscopy）**

线的选择主要取决于要对合组织的特征以及重新对合后组织的功能。重要的是，与传统手术相比，腹腔镜打结会增加摩擦和缝线磨损，而且打结需要的时间更长。因此，抗拉性和记忆性更强的缝线更有价值。例如，合成的延迟可吸收缝线有高抗拉强度、更少的组织排异性、更高的可靠性，并且易于进行体内或体外打结。在缝线类型中，尽管单股缝线可更顺利地穿过组织，但编织的缝线更容易打结，断裂频率也更低。最常见的可吸收缝线是肠线。但是，与延迟可吸收缝线相比，肠线的抗拉性和线结安全性较低。因此，肠线在 MIS 中使用较少。如果使用肠线，最好用于体内打结，因为这种缝线在体外打结过程中会产生明显的磨损及断裂。

对于腹腔镜手术，最好使用 2-0 和 3-0 规格的缝线。该缝线直径提供合适的拉伸强度以防止缝线断裂。与较粗的缝线相比，它足够细，能最大限度减少形成异物反应造成的瘢痕和细菌残留。但是，对于某些手术，例如阴道残端缝合，需要使用 0 号缝线提供更大的拉伸强度。

倒刺缝线具有独特的优势，可以在连续缝合中保持拉力。多个倒刺在缝线的外表面均匀分布（图 41-32）。这些倒刺在穿过需要对合的组织时会变平，但是一旦滑过组织就向外张开。这些张开的倒刺可防止缝线滑出对合的组织，组织可以严密对合，且组织张力均匀分布（Greenberg，2008），无需打结。可用的倒刺缝线产品包括 Quill、Stratafix 和 V-Loc。

倒刺缝线可以是单向或双向的，并且在缝合方向上有所不同。单向缝线在尾端有一个小的预制环。在开始端缝合第一针后，将针套入环中，无需打结，拉紧即可，然后朝另一端缝合。双向缝线的两端都有

针，缝合从切口中点开始，然后可以沿着切口在两个方向进行。不论采用哪种缝线，都可以通过拉紧每针的缝线对合组织，可由倒刺固定无需打结。也可以放置锚定止血夹以固定缝线末端。通常，在腹腔镜子宫肌瘤剔除术中进行子宫肌层重新对合或在腹腔镜子宫切除术中进行阴道断端闭合时，使用倒刺缝线使手术更容易。在缝合完成时，将缝线沿根部剪断以避免倒刺刺穿相邻组织。

（2）打结

缝线的长度将取决于缝合组织和打结的方式。通常，体内打结线长需要 6 ～ 8 cm，体外打结需要 24 ～ 36 cm。与间断缝合相比，连续缝合和复杂的打结需要更长的缝线。

缝合时，组织对合完成后，需要通过体内或体外方式进行打结。在这两种方法中，体内打结较难，因为外科医生必须使用腹腔镜器械而不是手指来环绕缝线（图 41-33）。对于大多数外科医生来说，体外打结更容易，因为与传统打结一样，缝线是在体外用手指环绕完成打结。然后将每次形成的结推入腹腔镜套

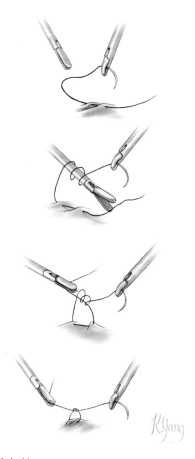

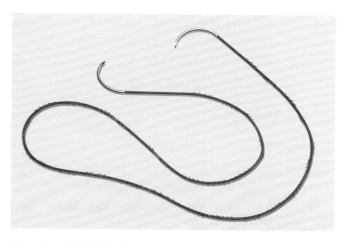

图 41-32　倒刺缝线（Angiotech Pharmaceuticals，Inc.）

图 41-33　体内打结

管，并用打结器收紧缝线（图 41-34）。如果使用打结器，应选用结实的编织缝线，因与体内打结相比，体外打结的缺点是缝线易磨损断裂，另外它通常会导致更大的组织张力撕裂质脆组织。

作为腹腔镜下打结的替代方法，可以将一次性血管夹放在缝线的末端以确保手术的安全。血管夹（hemoclip）是有 V 形臂的钛夹，在使用过程中血管夹钳可将臂压紧达止血作用。这些夹子最初设计用于止血，有多种规格。在缝线尾部放置血管夹，可以防止缝线松开。如果用于此目的，建议使用两个血管夹。最新设计包括 Lapra-Ty，它有一个结扎夹，由可延迟吸收的聚二噁烷酮制成，该结扎夹也用在缝线品牌 PDS 中。它具有可吸收性和锁定的优点，但器械的直径通常为 10 mm，所以不方便在 11 ～ 12 mm 的手术入路使用。同样，这些血管夹仅被批准用于锚固直径大于 4-0 规格的缝线。也可选用 5 mm Ti-KNOT，使用这种一次性装置时，可以在单股或双股缝线末端放置一个特殊的钛夹。这些腹腔镜打结的替代方法，可以节省手术时间。

### （3）吻合器

在妇科手术中，通常先结扎组织血管然后将其切除。结扎可以使用之前描述的电外科器械、缝合设备或缝合环，也可使用线性吻合器。线性吻合器主要用于肠外科手术中的吻合，并不经常用于妇科手术。用在妇科腹腔镜手术时，它们主要用于结扎蒂部，例如骨盆漏斗韧带。吻合器激发后，将会在分离的组织中释放平行的双排钉。

吻合器的长度为 35 cm 或 45 cm，并包含称为"钉砧"的一端，该端有钉仓。吻合器在激发时会释放 1 mm 的钉针。如蒂的组织较厚则需用 1.5 mm 的钉针。吻合器可止血，减少坏死，更好地愈合。

目前新的型号在颚部增加了弯曲和旋转功能。这些特性允许以一定角度进行吻合。临床最常用的是钛钉，但在阴道断端可使用延迟可吸收材料的针，如 Polyglactin 910。使用吻合器的主要限制通常是吻合器设备和钉的价格，与缝合相比，价格较高。但是，如果减少了手术操作时间，则这些成本是可以忽略的。

### （4）腹腔镜缝线环

预制的缝线环（例如 Endoloop）可用于结扎组织蒂部（图 41-35）。该器械具有一段缝线，该缝线容纳在直径为 5 mm 的硬性杆中，并且在末端有一个设计好的线环。线环由硬杆引导套入组织蒂部，然后推杆收紧线环。类似于手动打结过程中的示指推线，杆尖会增加压力以将结固定到位。有可吸收、延迟可吸收和永久性的线环。用于缝线环的结包括 Roeder 结，Meltzer 结和 Tayside 结，这些目前不像方结那样流行。

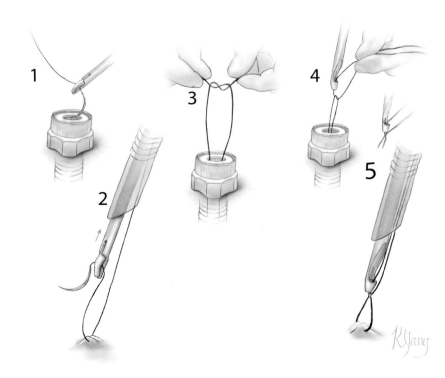

图 41-34　体外打结

第五部分

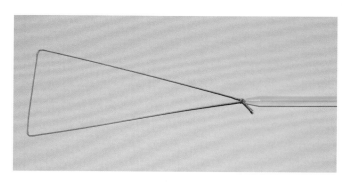

图 41-35　腹腔镜缝线环

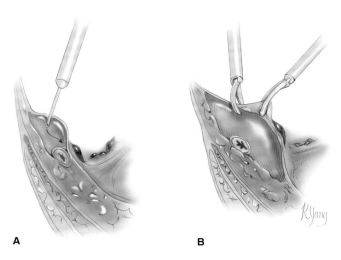

**A**　　　　　　　　　　　　　　**B**

图 41-36　水分离法去除输尿管上的腹膜子宫内膜异位灶，在此处以横断面图显示。**A.** 穿刺针插入和液体滴注。**B.** 完成异位内膜病灶的切除而不会损伤输尿管

### ■ 2. 腹腔镜分离技术

通常在盆腔粘连松解恢复正常的解剖结构后完成计划手术。在组织分离过程中，对不适合钝性分离的组织需使用锋利的手术器械进行锐性分离，对细小粘连的组织分离切割。如果组织粘连较致密可进行分层分离，以避免对相邻粘连器官造成损伤。通常将粘连邻近的组织和器官向相反方向牵拉，造成一定张力，有助于组织间隙的识别。可用无创伤性抓钳或钝探针将组织轻柔牵拉。使用带有解剖尖端或带能量（单极，双极或超声刀）的弯剪刀分离。

在手术中使用这种张力分离组织时，可以确定附着间隙，先用剪刀切一个小切口（图 40-11）。然后，将剪刀张开扩大切口，将相邻组织进行分离。为了避免脏器和血管损伤，分离后进行切割时应尽量浅表切割，并且不建议使用能量器械，因为热损伤可能会产生更广泛的损伤而不易察觉。相反，在手术中锐性分离的切口更容易识别和修复。根据盆腔器官的轮廓，可使用弯剪刀或直剪刀。找好组织间隙后，将可使用更宽和更深的头端完成组织分离。

水分离是 MIS 中经常使用的另一种技术。注射生理盐水或其他冲洗液以分离组织界面。例如，腹膜子宫内膜异位症中使用水分离可以更容易地与分离和切除病灶，并且对腹膜后结构的损伤较小。另外也可用于卵巢囊肿剥除、输卵管异位妊娠病灶清除、分离可能被包裹的组织或紧邻血管间隙或肠间隙。如图 41-36 所示，无创伤性抓钳在粘连处提起组织，并扎入穿刺针，倾斜角度插入以远离要保护的结构，注入液体。根据位置，滴入 5 ～ 30 ml 的液体，产生分离效应。抽吸 - 冲洗装置也有助于这项技术。使用时，先切开组织，将吸头插入切口，使注入的液体轻轻分离组织界面（图 44-4.2）。这样的分离技术可以使外科医生识别出粘连组织的自然界面。

### ■ 3. 止血

随着组织间隙的分离可能会出现出血。血管封闭要求因血管直径而异。对于小血管，可进行点凝，单极器械可有很好的效果，并且可以模拟开放手术中电外科刀（Bovie）的使用。对于较大的血管，最好使用双极或超声刀。其中，超声刀使血管组织凝结或变性，并可以封闭直径最大为 5 mm 的血管。先进的双极技术可通过干燥脱水实现血管封闭，并可有效地封闭直径 5 ～ 7 mm 的血管。选择模式时，应考虑设备的热损伤。最后，微双极和针状单极器械可用于如输卵管之类的质脆组织。它们热扩散最小，头端对于小而易碎的血管来说是最适合的。

液体局部止血剂也已在临床广泛应用，适合腹腔镜使用（表 40-5）。应注意当使用腹腔镜止血剂推送器时，一部分止血剂可能残留在套管中。因此，为了避免残留止血剂的浪费，外科医生在使用后应冲洗套管。或者可用注射器抽吸一些空气注入套管，将残留止血剂推送到所需组织上。或者，也可使用其他止血材料，如速即纱（Surgicel）。另外，许多止血剂套件中都包含一个柱塞。

## 十、宫腔镜手术指征

### ■ 1. 患者评估

宫腔镜技术可以对子宫内膜和输卵管开口进行检

查，以诊断和治疗宫腔病变。随着更先进的宫腔镜设备和直径更小的内窥镜的技术发展，宫腔镜在现代妇科疾病诊治中的作用越来越重要。宫腔镜操作的指征有许多，可用以评估或治疗某些疾病，包括不孕症、复发性流产、异常子宫出血、闭经和异物。借助宫腔镜技术，可以通过子宫内膜、息肉、或黏膜下肌瘤切除术治疗异常出血。通过宫腔粘连或纵隔切除术、输卵管阻塞再通或扩张术可以改善不孕症。另外，对于有绝育意愿的女性，宫腔镜下输卵管粘堵绝育可以作为一种有效且安全的避孕方法。

根据宫腔镜诊治的不同适应证，将在各自的章节中对特定疾病的患者评估进行介绍。因妊娠期是宫腔镜操作的绝对禁忌证，故应在手术前进行血液或尿液的 β- 人绒毛膜促性腺激素检测以排除妊娠。另外，在宫腔镜操作之前要治疗宫颈炎或盆腔感染，应重视筛查有感染淋病奈瑟菌和沙眼衣原体风险的高危人群（表 1-1）。因为在宫腔镜操作时可能会将癌细胞带入腹腔，故对那些异常出血且有高危子宫内膜癌风险的患者，术前应行子宫内膜 Pipelle 采样（见第八章）。

如果计划行诊断性宫腔镜检查以定位和清除异物，建议进行术前影像检查，通常采用经阴道超声检查。例如，在某些情况下，宫内节育器（IUD）或残留的胚胎骨骼可能已经造成子宫穿孔，或穿到子宫外，这时最好通过腹腔镜确定并处理。

### ■ 2. 知情同意

接受宫腔镜操作的妇女发生并发症的风险较低，据报道不足 1% ～ 3%（Hulka，1993；Jansen，2000；Propst，2000）。并发症大多与宫颈扩张和子宫内膜刮除术相关，包括无法充分扩张宫颈引起的宫颈裂伤、子宫穿孔、出血和术后子宫内膜炎。另外，由于在宫腔镜检查期间需要气体或液体介质来膨胀宫腔，因此在术后有气体静脉栓塞和灌流液过度吸收的风险。通常，并发症的发生率随所计划手术的时间和复杂程度而增加。

如果在宫腔镜手术时发生子宫穿孔，则可能需要腹腔镜检查以评估周围的盆腔器官及出血情况，因此需告知并让患者了解术中可能需要行腹腔镜检查的情况。

### ■ 3. 患者准备

宫腔镜术后感染和静脉血栓栓塞（VTE）的并发症很少见。因此，不需要术前使用抗菌药物或预防VTE（美国妇产科医师协会，2013，2014）。

#### （1）子宫内膜的准备

对于绝经前妇女，最好在子宫内膜相对较薄的月经周期的早期即增殖期进行宫腔镜检查。这样可以观察并容易清除小块组织。也可在手术之前使用子宫内膜萎缩的药物，例如孕激素、短效口服避孕药或促性腺激素释放激素激动剂（GnRH）。尽管这些能有效地使子宫内膜变薄，但是这些药物也具有一些缺点，包括费用、副作用和延迟手术等。

#### （2）宫颈预处理

对于宫腔镜手术，通常需要扩张宫颈以插入 8 ～ 10 mm 的宫腔镜或电切镜。为了更容易扩张宫颈并降低宫颈撕裂及子宫穿孔的风险，应行宫颈准备，可术前给药如米索前列醇。米索前列醇（Cytotec），一种合成的前列腺素 E1 类似物，可在手术前一天晚上或术晨用药，以助宫颈软化。常用的剂量选择包括在手术前 12 小时及 24 小时，阴道内 200 μg 或 400 μg 放置或口服 400 μg。常见的副作用包括抽搐、子宫出血或恶心。因此，要评估软化宫颈的需要与这些副作用的影响（尤其是出血可影响内窥镜的视野）让患者获益的情况。

如果在术中遇到宫颈狭窄，可使用直径较小的器械插入宫颈管，如颈管探针，以辨别通道。在这种情况下，经腹超声检查与宫颈扩张同时进行可能有助于确保正确放置（Christianson，2008）。另宫颈注射稀释的血管加压素可以减少子宫颈扩张所需的压力（Phillips，1997）。这种药物起效迅速，对术前未预期狭窄的情况将有一定的作用。但用药时应注意对患有严重高血压和心血管疾病的患者应避免使用。

## 十一、宫腔镜设备

### ■ 1. 硬性宫腔镜

宫腔镜操作需要宫腔镜、光源、膨宫介质及摄像系统。大多数宫腔镜由直径为 3 ～ 4 mm 的内窥镜组成，可套入外套管中。目前已经开发出了较小直径的宫腔镜，宫腔镜的使用受到手术视野小和光强度低的限制。一般分为诊断性或手术性两种。诊断性宫腔镜的直径较小，可以提供足够的子宫腔视野，需要的宫颈扩张程度很小。而手术式宫腔镜多需要进行宫颈扩张后才能操作。因此，需要行手术性宫腔镜的最好在手术室全身麻醉或局部麻醉下进行操作，以使患者感到舒适和安全。

不同度数的内镜提供特定的视野。规格有 0 ～ 70°（0°、12°、25°、30° 和 70°）的镜子，但是对于大多数手术，0° 或 12° 的宫腔镜最容易进行子宫腔内定位（图 41-37）。12°、25°、30° 和 70° 的宫腔镜可提供其他侧视图，适用于一些复杂的手术操作。还有一些设备具有 90° ～ 110° 的视野，但这些设备较少使用。

宫腔镜所用的光源系统与腹腔镜的光源系统相同，但是强度通常小于腹腔镜。在宫腔镜的组装过程中，光源直接连接到内镜。

外鞘包绕内镜，并将液体（在某些情况下为器械）导入子宫腔。外鞘被设计成介质单向或双向流动，为膨宫介质连续流动时可形成流入和流出循环（图 41-38）。这种循环有助于清除手术视野的出血，

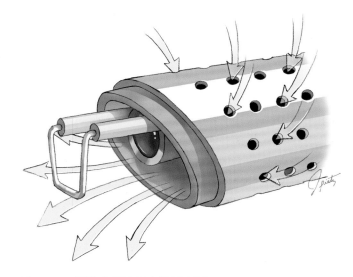

图 41-38　膨宫介质流经内镜示意图

并有助于计算液体丢失量。连接到宫腔镜套管的管道类型由液体管理系统决定。

在手术性宫腔镜中，外鞘允许使用半硬性、硬性和软性器械，常用的基本器械包括活检钳、抓钳和剪刀。其中，活检钳略尖锐且呈杯状。抓钳可以去除组织或异物，可以带齿。剪刀可以松解粘连、切除肿块或切除子宫纵隔。这些仪器的直径通常为 5F，长 34 ～ 40 cm，比电切镜使用的器械短，不需要特殊的膨宫介质或能量。用于汽化组织的软性电极也可以穿过该外鞘。

### ■ 2. Bettochi 宫腔镜

这款直径为 4 mm 的较小的硬性手术性宫腔镜具有 5 F（1.67 mm）的操作通道，可提供诊断和手术功能。此外，宫腔镜是椭圆形，而不是圆形，更符合宫颈管的解剖（Bradley，2009）。活检钳、单极和双极电外科剪刀、双极电针器械或经子宫绝育术的节育装置均可轻松地通过此宫腔镜的工作通道。外管鞘具有较小的直径，但允许足够的液体流动以避免损害光学质量。另可提供 0° 和全角视野。

### ■ 3. 软性宫腔镜

这些宫腔镜的前端可在 120° ～ 160° 的范围内旋转。尽管其光学视野不如使用硬性宫腔镜清晰，但它们在不规则形状的子宫腔内易于操作。当需要输卵管通液或粘连松解时，这将很有帮助。另外，软性宫腔镜比硬性宫腔镜引起的术中疼痛更少，尤其适用于门诊手术（Unfried，2001）。

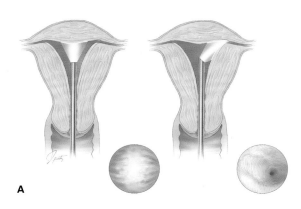

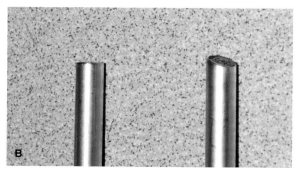

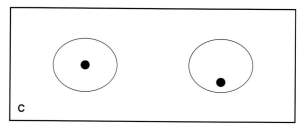

图 41-37　0° 宫腔镜（左）和 30° 宫腔镜（右）之间的差异。A. 腔内视野；B. 30° 内窥镜具有侧视视野；C. 宫腔镜插入宫颈管过程中的视野（黑点）

### 4. 电切镜

电切镜适用于切除子宫腔的组织。该器械由内套管和外套管组成。内套管装有一个直径 3 ～ 4 mm 的内窥镜和一个用于介质流入的通道。8 ～ 10 mm 的外套管包含一个电外科切除环，并允许液体从子宫内通过套管远端附近的一系列小孔流出。借助于弹簧装置，电切环可以延伸然后缩回以切掉接触的组织。中心套管内也可通过用于组织切除术的较大能量器械，包括滚筒型、滚珠型、汽化电极（单极、双极、激光）、电手术刀和电动粉碎器。

### 5. 宫腔镜刨削系统

宫腔镜刨削器适用于切除子宫内膜息肉、黏膜下平滑肌瘤、纵隔或宫腔粘连组织。根据组织类型可提供不同的头端。对于息肉切除术，使用耙状头端。为了切除较硬的组织，可选择切割头。两个头端均包含使组织粉碎的机械刀片。这些尖端连接到空心套管，空心套管通过抽吸至收集容器来排出组织碎片。刨削器可通过 9 mm 或更大的手术性宫腔镜外鞘。

## 十二、膨宫介质

正常状态下子宫前后壁处于闭合状态，因此需要膨宫介质来扩大子宫腔进行观察。液体介质包括电解液（生理盐水）和非电解液（山梨醇、甘露醇和甘氨酸）（表 41-2）。历史上，二氧化碳气体介质曾用于诊断性宫腔镜检查，但如今已很少使用。它们都有独特的优势和特性。宫内压达到 45 ～ 80 mmHg 时就能很好地扩大子宫腔，满足操作时的需要，一般不应超过 100 mmHg。国内大多数女性的平均动脉压约为 100 mmHg，如压力 > 100 mmHg 可能使介质进入患者循环系统量增多，从而导致体液超负荷。

### 1. 二氧化碳介质

使用二氧化碳这种气态膨宫介质会使子宫内膜变平并提供清晰的视野。但需要连续充气以补充从管道溢出的气体，通常需要 40 ～ 50 ml/min 的流速。当流速 > 100 ml/min 时会增加发生气体栓塞的风险。应使用限制最大流量的专用宫腔镜设备。需重点注意的是，由于腹腔镜气腹机可以允许流速 > 1000 ml/min，因此不能用于宫腔镜检查时膨宫。

二氧化碳介质的缺点是当气体与血液或黏液混合时会形成障碍性气泡影响视野。因此，在插入宫腔镜之前，要用干棉签小心地将血液和黏液从宫颈管中清除（Sutton，2006）。另外应避免将二氧化碳与热能一起使用，因为烟雾的产生会妨碍视野。由于这些限制，所以只有在诊断性宫腔镜检查等预期出血很少的情况下，可使用二氧化碳介质。与使用二氧化碳有关的最严重并发症是静脉气体栓塞，之前已进行了讨论。

### 2. 液体介质

宫腔镜手术常会出血。由于液体介质不仅能提供清晰的视野，还可以与血液相容，因此，通常选择液体介质而不是二氧化碳。但是，液体介质可导致液体大量吸收入血而引起水中毒。这是由以下几种机制引起的，例如通过子宫内膜吸收、通过开放静脉通道进入血管以及从输卵管溢出的液体经由腹膜吸收。因此，手术时间长、使用较高的膨宫压力或切除范围较大都有较大的风险。

液体膨宫介质可根据黏稠度和电解质状态进行划分。通常，在现代宫腔镜操作中使用低黏性液体。并可根据其与电子设备的兼容性选择适当的介质。

#### （1）低黏性电解液

生理盐水和乳酸林格液是等渗的电解质液。手术室中均有这些液体，并经常用于诊断性宫腔镜检查。但是，这些液体不能与单极电外科器械一起使用。因为这些液体可以传导电流，消耗能量且造成器械无法使用。

这些含电解质的等渗液低于使用低渗液发生低钠血症的风险。尽管如此，液体快速吸收仍可导致肺水肿。有关内容将在下一部分中进行介绍。另外，在健康患者中使用等渗介质时，外科医生应考虑在液体丢失量近 2500 ml 时终止手术（美国妇科腹腔镜医师协会，2013；美国妇产科医师协会，2011）。

#### （2）低黏性非电解液

在其他可用的介质中，1.5% 的甘氨酸，3% 的山梨糖醇和 5% 的甘露糖醇都是低黏性、无电解质的液体。因为它们不导电，所以可用于涉及单极器械的电外科手术。但是，这些液体也会导致体液超负荷，同时发生低钠血症和血浆渗透压降低，以及潜在的脑水肿和死亡风险（美国妇产科医师协会，2011）。从机理上讲，山梨醇是一种六碳糖，在吸收后会代谢，可有效地将游离水留在血管内。正常的血清钠水平为 135 ～ 145 mEq/L，低于此水平可能会出现抽搐和呼

**表 41-2　宫腔镜介质**

| 介质种类 | 介质特性 | 适应证 | 并发症 | 安全措施 |
|---|---|---|---|---|
| **气体** | | | | |
| 二氧化碳 | 无色气体 | 诊断 | 气体栓塞 | 避免采用 Trendelenburg 体位<br>保持流量 < 100 ml/min<br>宫内压 < 100 mmHg |
| **电解液** | | | | |
| 生理盐水 | 等渗<br>380 mOsm/kg $H_2O$ | 诊断或手术<br>双极器械 | 体液超负荷 | 完成操作时体液丢失量应小于 750 ml，体液丢失量不应 > 2.5 L，近 2.5 L 时应停止操作；有合并症或老年患者需更早结束 |
| 乳酸林格 | 等渗<br>273 mOsm/kg $H_2O$ | 同上 | 体液超负荷 | 同上 |
| **非电解液** | | | | |
| 山梨醇 3% | 低渗<br>178 mOsm/kg $H_2O$ | 手术<br>单极器械 | 体液超负荷<br>低钠血症<br>低渗压<br>高血糖 | 完成操作时体液丢失量应小于 750 ml，体液丢失量在 1 ~ 1.5 L 时应停止操作；有合并症或老年患者需更早结束 |
| 甘露醇 5% | 等渗<br>280 mOsm/kg $H_2O$ | 手术<br>单极器械 | 体液超负荷<br>低钠血症 | 同上 |
| 甘氨酸 1.5% | 低渗<br>200 mOsm /kg $H_2O$ | 手术<br>单极器械 | 体液超负荷<br>低钠血症<br>低渗压<br>高血氨症 | 同上 |

Data from Cooper，2000；American Association of Gynecologic Laparoscopists，2013；American College of Obstetricians and Gynecologists，2011.

吸骤停。此外，低血钾和低血钙常可同时发生。5% 的甘露醇（也是六碳糖）是等渗的，因此具有利尿作用，但不会导致血浆渗透压的改变（美国妇科腹腔镜医师协会，2013）。

如果手术中使用了大量液体，则必须监测血清电解质水平。如果血钠水平低于 125 mEq / L，应在重症监护室中继续进行术后护理。治疗包括静脉注射 20 ~ 40 mg 速尿（Lasix）进行利尿。用 3% 的氯化钠以 0.5 ~ 2 ml/（kg·h）的速度给药以纠正低钠血症。在患有急性神经系统症状的患者中，可以在 30 分钟内输注 100 mL 3% 的盐水，并在需要时重复两次（Nagler，2014；Verbalis，2013）。治疗的目标是在 24 小时内使血清钠水平达到 135 mEq/L。避免过度矫正引起的其他脑部损害（Nagler，2014；Verbalis，2013）。必要时应请内科专家会诊帮助诊治。

手术宫腔镜的连续流量系统可帮助计算出液体丢失量。程序中可每 15 分钟进行一次损耗计算。如果手术有可能出现更大的液体消耗，则还需使用 Foley 导管监测尿量。此外，应与麻醉师就大量液体消耗进行认真沟通。如果低渗溶液的丢失量达到 1000 mL，则外科医生应考虑终止手术，检测电解质，并给予利尿剂（美国妇科腹腔镜医师协会，2013）。在宫腔镜操作程序结束时，确定最终的液体丢失量，并将该值记录在手术记录中。

**（3）宫腔镜电外科器械**

目前广泛使用的宫腔镜电切或电凝技术均依赖于单极。在单极电切或电凝中，由于电流回路经过了人体，为了防止电流分流，灌流液需用非电解质溶液，例如山梨糖醇、甘露糖醇和甘氨酸溶液。但是，正如前面所述，如果出现体液超负荷，则可能导致低钠血症。

另外，双极电外科系统（Versapoint 双极电外科系统和 Karl Storz 双极电切镜）可以在生理盐水中使用。Versapoint 系统具有环形电极和气化电极。另外还有球形、弹簧形和钩形电极，可用于气化、切割组织及凝血。Karl Storz 电切镜（22F）具有切割环、球形电极和针状电极。

## 十三、宫腔镜并发症

### 1. 子宫穿孔

除了膨宫介质过度吸收外，子宫穿孔及出血也是宫腔镜手术的常见并发症。在测量宫腔深度、扩张宫颈或宫腔镜手术过程中，子宫都可能会发生穿孔。由于这些穿孔部位的子宫肌层会收缩使穿孔闭合，因此由探针、扩张器或宫腔镜导致的子宫底部穿孔可以保守治疗。但是，子宫侧壁穿孔可能会导致阔韧带损伤或盆腔大血管破裂；子宫后壁穿孔可能会损伤直肠；电外科器械引起的穿孔可能会导致邻近器官损伤。在这些情况下，需要进行腹腔镜检查。同样，子宫前壁穿孔应行膀胱镜检查以评估膀胱损伤情况。

### 2. 气体栓塞

如果在扩张宫颈、子宫内膜或肌层损伤时发生血管破裂，那么气体会通过裂口进入血液循环，到达肺部，阻塞肺动脉的通路，引起栓塞。二氧化碳在血液中的溶解度比在空气中高很多倍，尤其是在盆腔血液回流中会被充分溶解（Corson，1988）。因此，肺栓塞在使用二氧化碳的宫腔镜手术中很罕见（Brandner，1999）。而室内空气则难溶于血液，易发生栓塞，导致心力衰竭，出现诸如胸痛、呼吸困难和低血压等症状和体征。麻醉师可能会发现潮气末二氧化碳分压降低，氧饱和度降低，心律不齐或伴有"车轮"杂音（Groenman，2008）。处理这种紧急情况时，需将患者置于左侧卧位和头低脚高位，这种体位有利于空气浮向右心室尖部，并可在此处穿刺抽吸气体栓子（美国妇产科医师协会，2011）。

外科医生可以通过以下方法减少气体栓塞发生的风险：避免在宫腔镜手术过程中使用 Trendelenburg 位；将宫腔镜置入子宫前确保排空了注水管中的空气；保持宫腔内压力 < 100 mmHg；尽量小心扩张宫颈；避免切除过深的子宫肌层；限制宫腔镜进入宫腔的次数。

### 3. 出血

在进行切除手术过程中或之后可能会出现大量出血。尽管宫腔镜电外科器械可用于电凝出血血管，但仅限于直径较小的血管，对于直径较大的血管止血效果可能较差。如果遇到大量出血并且难以通过电凝达到止血时，则停止电凝。此时可将 Foley 球囊导管放入宫腔，并用 5 ～ 10 ml 盐水逐渐膨胀球囊，直至合适的球囊压力。可用收集袋记录失血量和止血情况。数小时后，取下球囊导管。

（李元幸　张利利 译　郝　敏 审校）

## 参考文献

Abu-Rustum NR, Rhee EH, Chi DS, et al: Subcutaneous tumor implantation after laparoscopic procedures in women with malignant disease. Obstet Gynecol 103(3):480, 2004

Agarwala N, Liu CY: Safe entry techniques during laparoscopy: left upper quadrant entry using the ninth intercostal space—a review of 918 procedures. J Minim Invasive Gynecol 12(1):55, 2005

Ahmad G, Duffy JM, Phillips K, et al: Laparoscopic entry techniques. Cochrane Database Syst Rev 2:CD006583, 2008

Alessandri F, Lijoi D, Mistrangelo E, et al: Randomized study of laparoscopic versus minilaparotomic myomectomy for uterine myomas. J Minim Invasive Gynecol 13(2):92, 2006

American Association of Gynecologic Laparoscopists, Munro MG, Storz K, et al: AAGL practice report: practice guidelines for the management of hysteroscopic distending media. J Minim Invasive Gynecol 20(2):137, 2013

American College of Obstetricians and Gynecologists: Antibiotic prophylaxis for gynecologic procedures. Practice Bulletin No. 104, May 2009, Reaffirmed 2014

American College of Obstetricians and Gynecologists: Hysteroscopy. Technology Assessment No. 7, June 2011

American College of Obstetricians and Gynecologists: Prevention of deep vein thrombosis and pulmonary embolism. Practice Bulletin No. 84, August 2007, Reaffirmed 2013

American College of Obstetricians and Gynecologists: Robotic surgery in gynecology. Committee Opinion No. 628, March 2015

Audebert AJ, Gomel V: Role of microlaparoscopy in the diagnosis of peritoneal and visceral adhesions and in the prevention of bowel injury associated with blind trocar insertion. Fertil Steril 73(3):631, 2000

Baadsgaard SE, Bille S, Egeblad K: Major vascular injury during gynecologic laparoscopy: report of a case and review of published cases. Acta Obstet Gynaecol Scand 68:283, 1989

Barnett JC, Hurd WW, Rogers RM Jr, et al: Laparoscopic positioning and nerve injuries. J Minim Invasive Gynecol 14(5):664, 2007

Bergqvist D, Bergqvist A: Vascular injuries during gynecologic surgery. Acta Obstet Gynaecol Scand 66:19, 1987

Berguer R, Forkey DL, Smith WD: The effect of laparoscopic instrument working angle on surgeons' upper extremity workload. Surg Endosc 15(9):1027, 2001

Berman JM, Guido RS, Garza Leal JG, et al: Three-year outcome of the Halt trial: a prospective analysis of radiofrequency volumetric thermal ablation of myomas. J Minim Invasive Gynecol 21(5):767, 2014

Bhoyrul S, Vierra MA, Nezhat CR, et al: Trocar injuries in laparoscopic surgery. J Am Coll Surg 192(6):677, 2001

Bonjer HJ, Hazebroek EJ, Kazemier G, et al: Open versus closed establishment of pneumoperitoneum in laparoscopic surgery. Br J Surg 84:599, 1997

Boughey JC, Nottingham JM, Walls AC: Richter's hernia in the laparoscopic era: four case reports and review of the literature. Surg Laparosc Endosc Percutan Tech 13:55, 2003

Bradley LD, Falcone T: Hysteroscopy: Office Evaluation and Management of the Uterine Cavity. 1st ed. Philadelphia, Mosby Elsevier, 2009, p 4

Brandner P, Neis KJ, Ehmer C: The etiology, frequency, and prevention of gas embolism during CO2 hysteroscopy. J Am Assoc Gynecol Laparosc 6:421, 1999

Brill A, Nezhat F, Nezhat C, et al: The incidence of adhesions after prior laparotomy (a laparoscopic appraisal). Obstet Gynecol 85:269, 1995

Bubenik LJ, Hosgood G, Vasanjee SC: Bursting tension of medium and large canine arteries sealed with ultrasonic energy or suture ligation. Vet Surg (3):289, 2005

Byron JW, Markenson G, Miyazawa K: A randomized comparison of Veress needle and direct trocar insertion for laparoscopy. Surg Gynecol Obstet 177:259, 1993

Camanni M, Bonino L, Delpiano EM, et al: Laparoscopy and body mass index: feasibility and outcome in obese patients treated for gynecologic diseases. J Minim Invasive Gynecol 17(5):576, 2010

Campbell ES, Xiao H, Smith MK: Types of hysterectomy: comparison of characteristics, hospital costs, utilization and outcomes. J Reprod Med 48:943, 2003

Caprini JA, Arcelus JI: Prevention of postoperative venous thromboembolism following laparoscopic cholecystectomy. Surg Endosc 8(7):741, 1994

Catarci M, Carlini M, Gentileschi P, et al: Major and minor injuries during the creation of pneumoperitoneum: a multicenter study on 12,919 cases. Surg Endosc 15:566, 2001

Chandler JG, Corson SL, Way LW: Three spectra of laparoscopic entry access injuries. J Am Coll Surg 192(4):478, 2001

Chapron C, Pierre F, Harchaoui Y, et al: Gastrointestinal injuries during gynaecological laparoscopy. Hum Reprod 14(2):333, 1999

Childers JM, Aqua KA, Surwit EA, et al: Abdominal-wall tumor implantation after laparoscopy for malignant conditions. Obstet Gynecol 84:765, 1994

Chopin N, Malaret JM, Lafay-Pillet MC, et al: Total laparoscopic hysterectomy for benign uterine pathologies: obesity does not increase the risk of complications. Hum Reprod (12):3057, 2009

Christianson MS, Barker MA, Lindheim SR: Overcoming the challenging cervix: techniques to access the uterine cavity. J Low Genit Tract Dis 12(1):24, 2008

Clayman RV: The safety and efficacy of direct trocar insertion with elevation of the rectus sheath instead of the skin for pneumoperitoneum. J Urol 174: 1847, 2005

Cohen SL, Einarsson JI, Wang KC, et al: Contained power morcellation within an insufflated isolation bag. Obstet Gynecol 124(3):491, 2014

Cooper JM, Brady RM: Intraoperative and early postoperative complications of operative hysteroscopy. Obstet Gynecol Clin North Am 27:347, 2000

Copeland C, Wing R, Hulka JF: Direct trocar insertion at laparoscopy: an evaluation. Obstet Gynecol 62:655, 1983

Corson SL, Batzer FR, Gocial B, et al: Measurement of the force necessary for laparoscopic trocar entry. J Reprod Med 34:282, 1989

Corson SL, Hoffman JJ, Jackowski J, et al: Cardiopulmonary effects of direct venous $CO_2$ insufflation in ewes: a model for $CO_2$ hysteroscopy. J Reprod Med 33:440, 1988

Cravello L, D'Ercole C, Roger V, et al: Laparoscopic surgery in gynecology: randomized, prospective study comparing pneumoperitoneum and abdominal wall suspension. Eur J Obstet Gynaecol Reprod Biol 83:9, 1999

Demyttenaere S, Feldman LS, Fried GM: Effect of pneumoperitoneum on renal perfusion and function: a systematic review. Surg Endosc 21(2):152, 2007

Dingfelder JR: Direct laparoscope trocar insertion without prior pneumoperitoneum. J Reprod Med 21:45, 1978

Einarsson JI, Cohen SL, Fuchs N, et al: In-bag morcellation. J Minim Invasive Gynecol 21(5):951, 2014

Einarsson JI, Sun J, Orav J, et al: Local analgesia in laparoscopy: a randomized trial. Obstet Gynecol 104(6):1335, 2004

Ellström M, Ferraz-Nunes J, Hahlin M, et al: A randomized trial with a cost-consequence analysis after laparoscopic and abdominal hysterectomy. Obstet Gynecol 91(1):30, 1998

Eltabbakh GH, Piver MS, Hempling RE, et al: Laparoscopic surgery in obese women. Obstet Gynecol 94(5 Pt 1):704, 1999

Eltabbakh GH, Shamonki MI, Moody JM, et al: Hysterectomy for obese women with endometrial cancer: laparoscopy or laparotomy? Gynecol Oncol 78(3 Pt 1):329, 2000

Epstein J, Arora A, Ellis H: Surface anatomy of the inferior epigastric artery in relation to laparoscopic injury. Clin Anat 17:400, 2004

Falcone T, Paraiso MF, Mascha E: Prospective, randomized clinical trial of laparoscopically assisted vaginal hysterectomy versus total abdominal hysterectomy. Am J Obstet Gynecol 180(4):955, 1999

Farley DR, Greenlee SM, Larson DR, et al: Double-blind, prospective, randomized study of warmed, humidified carbon dioxide insufflation vs standard carbon dioxide for patients undergoing laparoscopic cholecystectomy. Arch Surg 139(7):739, 2004

Fuller J, Scott W, Ashar B, et al: Laparoscopic trocar injuries: a report from a U.S. Food and Drug Administration (FDA) Center for Devices and Radiological Health (CDRH) Systematic Technology Assessment of Medical Products (STAMP) Committee. Finalized: November 7, 2003

Galen DI, Isaacson KB, Lee BB: Does menstrual bleeding decrease after ablation of intramural myomas? A retrospective study. J Minim Invasive Gynecol 20(6):830, 2013

Ghezzi F, Cromi A, Uccella S, et al: Transumbilical versus transvaginal retrieval of surgical specimens at laparoscopy: a randomized trial. Am J Obstet Gynecol 207(2):112.e1, 2012

Giannios NM, Gulani V, Rohlck K, et al: Left upper quadrant laparoscopic placement: effects of insertion angle and body mass index on distance to posterior peritoneum by magnetic resonance imaging. Am J Obstet Gynecol 201(5):522.e1, 2009

Goldberg JM, Maurer WG: A randomized comparison of gasless laparoscopy and $CO_2$ pneumoperitoneum. Obstet Gynecol 90:416, 1997

Greenberg JA, Einarsson JI: The use of bidirectional barbed suture in laparoscopic myomectomy and total laparoscopic hysterectomy. J Minim Invasive Gynecol 15(5):621, 2008

Groenman FA, Peters LW, Rademaker BM, et al: Embolism of air and gas in hysteroscopic procedures: pathophysiology and implication for daily practice. J Minim Invasive Gynecol 15(2):24, 2008

Gunenc MZ, Yesildaglar N, Bingol B, et al: The safety and efficacy of direct trocar insertion with elevation of the rectus sheath instead of the skin for pneumoperitoneum. Surg Laparosc Endosc Percutan Tech 15:80, 2005

Harkki-Siren P, Kurki T: A nationwide analysis of laparoscopic complications. Obstet Gynecol 89:108, 1997

Hasson HM: A modified instrument and method for laparoscopy. Am J Obstet Gynecol 110:886, 1971

Hasson HM: Open laparoscopy: a report of 150 cases. J Reprod Med 12:234, 1974

Hasson HM, Rotman C, Rana N, et al: Open laparoscopy: 29-year experience. Obstet Gynecol 96:763, 2000

Heinberg EM, Crawford BL III, Weitzen SH, et al: Total laparoscopic hysterectomy in obese versus nonobese patients. Obstet Gynecol 103(4):674, 2004

Ho HS, Saunders CJ, Gunther RA, et al: Effector of hemodynamics during laparoscopy: $CO_2$ absorption or intra-abdominal pressure? J Surg Res 59(4):497, 1995

Horiuchi T, Tanishima H, Tamagawa K, et al: Randomized, controlled investigation of the anti-infective properties of the Alexis retractor/protector of incision sites. J Trauma 62(1)212, 2007

Howard FM, El-Minawi AM, DeLoach VE: Direct laparoscopic cannula insertion at the left upper quadrant. J Am Assoc Gynecol Laparosc (5):595, 1997

Hulka JF, Peterson HB, Phillips JM, et al: Operative hysteroscopy: American Association of Gynecologic Laparoscopists 1991 membership survey. J Reprod Med 38:572, 1993

Hurd WW, Amesse LS, Gruber JS, et al: Visualization of the epigastric vessels and bladder before laparoscopic trocar placement. Fertil Steril 80:209, 2003

Hurd WW, Bude RO, DeLancey JO, et al: The relationship of the umbilicus to the aortic bifurcation: implications for laparoscopic technique. Obstet Gynecol 80(1):48, 1992

Hurd WW, Wang L, Schemmel MT: A comparison of the relative risk of vessel injury with conical versus pyramidal laparoscopic trocars in a rabbit model. Am J Obstet Gynecol 173:1731, 1995

Ido K, Suzuki T, Kimura K, et al: Lower-extremity venous stasis during laparoscopic cholecystectomy as assessed using color Doppler ultrasound. Surg Endosc 9(3):310, 1995

Jansen FW, Vredevoogd CB, van Ulzen K, et al: Complications of hysteroscopy: a prospective multicenter study. Obstet Gynecol 96:266, 2000

Kho KA, Nezhat C: Parasitic myomas. Obstet Gynecol 114(3):611, 2009

Klauschie J, Wechter ME, Jacob K, et al: Use of anti-skid material and patient-positioning to prevent patient shifting during robotic-assisted gynecologic procedures. J Minim Invasive Gynecol 17(4):504, 2010

Lajer H, Widecrantz S, Heisterberg L: Hernias in trocar ports following abdominal laparoscopy: a review. Acta Obstet Gynaecol Scand 76:389, 1997

Lamberton GR, Hsi RS, Jin DH, et al: Prospective comparison of four laparoscopic vessel ligation devices. J Endourol 22(10):2307, 2008

Lamvu G, Zolnoun D, Boggess J, et al: Obesity: physiologic changes and challenges during laparoscopy. Am J Obstet Gynecol 191(2):669, 2004

Leibl BJ, Schmedt CG, Schwarz J, et al: Laparoscopic surgery complications associated with trocar tip design: review of literature and own results. J Laparoendosc Adv Surg Tech 9:135, 1999

Li TC, Saravelos H, Richmond M, et al: Complications of laparoscopic pelvic surgery: recognition, management and prevention. Hum Reprod Update 3: 505, 1997

Long JB, Giles DL, Cornella JL, et al: Open laparoscopic access technique: review of 2010 patients. JSLS 12(4):372, 2008

Lundorff P, Hahlin M, Källfelt B, et al: Adhesion formation after laparoscopic surgery in tubal pregnancy: a randomized trial versus laparotomy. Fertil Steril 55:911, 1991

Madeb R, Koniaris LG, Patel HR, et al: Complications of laparoscopic urologic surgery. J Laparoendosc Adv Surgical Tech A 14(5):287, 2004

Magrina JF: Complications of laparoscopic surgery. Clin Obstet Gynecol 45:469, 2002

Mais V, Ajossa S, Guerriero S, et al: Laparoscopic versus abdominal myomectomy: a prospective, randomized trial to evaluate benefits in early outcome. Am J Obstet Gynecol 174(2):654, 1996

Merlin TL, Hiller JE, Maddern GJ, et al: Systematic review of the safety and effectiveness of methods used to establish pneumoperitoneum in laparoscopic surgery. Br J Surg 90:668, 2003

Milad MP, Milad EA: Laparoscopic morcellator-related complications. J Minim Invasive Gynecol 21(3):486, 2014

Montz FJ, Holschneider CH, Munro MG: Incisional hernia following laparoscopy: a survey of the American Association of Gynecologic Laparoscopists. Obstet Gynecol 84:881, 1994

Morrison JE Jr, Jacobs VR: Replacement of expensive, disposable instruments with old-fashioned surgical techniques for improved cost-effectiveness in laparoscopic hysterectomy. J Soc Laparoendosc Surg 8:201, 2004

Munro MG: Laparoscopic access: Complications, technologies, and techniques. Curr Opin Obstet Gynecol 14:365, 2002

Nagler EV, Vanmassenhove J, van der Veer SN, et al: Diagnosis and treatment of hyponatremia: a systematic review of clinical practice guidelines and consensus statements. BMC Med 12:1, 2014

Negrin Perez MC, De La Torre FP, Ramirez A: Ureteral complications after gasless laparoscopic hysterectomy. Surg Laparosc Endosc Percutan Technol 9:300, 1999

Newcomb WL, Hope WW, Schmeltzer TM, et al: Comparison of blood vessel sealing among new electrosurgical and ultrasonic devices. Surg Endosc 23(1):90, 2009

Nezhat F, Brill AI, Nezhat CH, et al: Laparoscopic appraisal of the anatomic relationship of the umbilicus to the aortic bifurcation. J Am Assoc Gynecol Laparosc 5:135, 1998

Nieboer TE, Johnson N, Lethaby A, et al: Surgical approach to hysterectomy for benign gynaecological disease. Cochrane Database Syst Rev 3: CD003677, 2009

Nordestgaard AG, Bodily KC, Osborne RW Jr, et al: Major vascular injuries during laparoscopic procedures. Am J Surg 169:543, 1995

O'Hanlan KA, Lopez L, Dibble SL, et al: Total laparoscopic hysterectomy: body mass index and outcomes. Obstet Gynecol 102(6):1384, 2003

O'Rourke N, Kodali BS: Laparoscopic surgery during pregnancy. Curr Opin Anaesthesiol 19(3):254, 2006

Ott DE, Reich H, Love B, et al: Reduction of laparoscopic-induced hypothermia, postoperative pain and recovery room length of stay by pre-conditioning gas with the Insuflow device: a prospective randomized controlled multicenter study. JSLS 2(4):321, 1998

Palmer R: Safety in laparoscopy. J Reprod Med 13(1):1, 1974

Panici PB, Zullo MA, Angioli R, Muzii L. Minilaparotomy hysterectomy: a valid option for the treatment of benign uterine pathologies. Eur J Obstet Gynecol Reprod Biol 119(2):228, 2005

Park JY, Park SK, Kim DY, et al: The impact of tumor morcellation during surgery on the prognosis of patients with apparently early uterine leiomyosarcoma. Gynecol Oncol 122(2):255, 2011

Pearl J, Price R, Richardson W, et al: Guidelines for diagnosis, treatment, and use of laparoscopy for surgical problems during pregnancy. Surg Endosc 25(11): 3479, 2011

Peng Y, Zheng M, Ye Q, et al: Heated and humidified $CO_2$ prevents hypothermia, peritoneal injury, and intra-abdominal adhesions during prolonged laparoscopic insufflations. J Surg Res 151(1):40, 2009

Phillips DR, Nathanson HG, Milim SJ, et al: The effect of dilute vasopressin solution on the force needed for cervical dilatation: a randomized controlled trial. Obstet Gynecol 89(4):507, 1997

Pritts EA, Parker WH, Brown J, et al: Outcome of occult uterine leiomyosarcoma after surgery for presumed uterine fibroids: a systematic review. J Minim Invasive Gynecol 22(1):26, 2015

Propst AM, Liberman RF, Harlow BL, et al: Complications of hysteroscopic surgery: predicting patients at risk. Obstet Gynecol 96:517, 2000

Rahn DD, Phelan JN, Roshanravan SM, et al: Anterior abdominal wall nerve and vessel anatomy: clinical implications for gynecologic surgery. Am J Obstet Gynecol 202(3):234.e1, 2010

Ramirez PT, Frumovitz M, Wolf JK, et al: Laparoscopic port-site metastases in patients with gynecological malignancies. Int J Gynecol Cancer 14:1070, 2004

Reid K, Pockney P, Draganic B, et al: Barrier wound protection decreases surgical site infection in open elective colorectal surgery: a randomized clinical trial. Dis Colon Rectum 53(10):1374, 2010

Reynolds JD, Booth JV, de la Fuente S, et al: A review of laparoscopy for non-obstetric-related surgery during pregnancy. Curr Surg 60(2):164, 2003

Romanowski L, Reich H, McGlynn F, et al: Brachial plexus neuropathies after advanced laparoscopic surgery. Fertil Steril 60:729, 1993

Sammour T, Kahokehr A, Hill AG: Meta-analysis of the effect of warm humidified insufflation on pain after laparoscopy. Br J Surg 95(8):950, 2008

Scribner DR Jr, Walker JL, Johnson GA, et al: Laparoscopic pelvic and para-aortic lymph node dissection in the obese. Gynecol Oncol 84(3):426, 2002

Sepilian V, Della Badia C: Iatrogenic endometriosis caused by uterine morcellation during a supracervical hysterectomy. Obstet Gynecol 102(5 Pt 2): 1125, 2003

Sepilian V, Ku L, Wong H, et al: Prevalence of infraumbilical adhesions in women with previous laparoscopy. JSLS 11(1):41, 2007

Shah DK, Vitonis AF, Missmer SA: Association of body mass index and morbidity after abdominal, vaginal, and laparoscopic hysterectomy. Obstet Gynecol 125(3):589, 2015

Shamiyeh A, Glaser K, Kratochwill H, et al: Lifting of the umbilicus for the installation of pneumoperitoneum with the Veress needle increases the distance to the retroperitoneal and intraperitoneal structures. Surg Endosc 23(2): 313, 2009

Sharma KC, Brandstetter RD, Brensilver JM, et al: Cardiopulmonary physiology and pathophysiology as a consequence of laparoscopic surgery. Chest 110(3):810, 1996

Sharp HT, Dodson MK, Draper ML, et al: Complications associated with optical-access laparoscopic trocars. Obstet Gynecol 99:553, 2002

Sutton C: Hysteroscopic surgery. Best Pract Res Clin Obstet Gynaecol 20:105, 2006

Thomas D, Ikeda M, Deepika K, et al: Laparoscopic management of benign adnexal mass in obese women. J Minim Invasive Gynecol 13:311, 2006

Tulikangas PK, Nicklas A, Falcone T, et al: Anatomy of the left upper quadrant for cannula insertion. J Am Assoc Gynecol Laparosc 7(2):211, 2000

Unfried G, Wieser F, Albrecht A, et al: Flexible versus rigid endoscopes for outpatient hysteroscopy: a prospective randomized clinical trial. Hum Reprod 16:168, 2001

Uppal S, Frumovitz M, Escobar P, et al: Laparoendoscopic single-site surgery in gynecology: review of literature and available technology. J Minim Invasive Gynecol 18(1):12, 2011

van Det MJ, Meijerink WJ, Hoff C, et al: Optimal ergonomics for laparoscopic surgery in minimally invasive surgery suites: a review and guidelines. Surg Endosc 23(6):1279, 2009

Vellinga TT, De Alwis S, Suzuki Y, et al: Laparoscopic entry: the modified Alwis method and more. Rev Obstet Gynecol 2(3):193, 2009

Verbalis JG, Goldsmith SR, Greenberg A, et al: Diagnosis, evaluation, and treatment of hyponatremia: expert panel recommendations. Am J Med 126(10 Suppl 1):S1, 2013

Vilos GA, Ternamian A, Dempster J, et al: Laparoscopic entry: a review of techniques, technologies, and complications. J Obstet Gynaecol Can 29(5): 433, 2007

Wu MP, Ou CS, Chen SL, et al: Complications and recommended practices for electrosurgery in laparoscopy. Am J Surg 179:67, 2000

Zivanovic O, Sonoda Y, Diaz JP, et al: The rate of port-site metastases after 2251 laparoscopic procedures in women with underlying malignant disease. Gynecol Oncol 111(3):431, 2008

第四十二章

# 术后注意事项

## 一、引言

第三十九章所述的术前风险评估和预防策略可以避免手术后的许多问题。然而，尽管有充分的准备，并发症仍然可能发生，警惕这些不良事件有助于确保大多数患者顺利康复。

## 二、术后医嘱

这些书面医嘱涉及各个器官系统，同时各脏器逐渐恢复正常功能。虽然医嘱是个性化的，但所有外科病人的术后目标是共同的——复苏、疼痛控制和恢复日常活动。表42-1提供了住院患者和门诊患者术后医嘱的模板。

### ■ 1. 液体和电解质

女性平均体重的1/2是水。2/3的水分储存在细胞内，其余1/3储存在细胞外。细胞外腔隙由充满血浆的血管腔以及细胞间小间隙形成的间质组成。在所有细胞外液中，血浆占25%，而其余液体占75%充满细胞间质。1：3的比例与液体复苏相关。钠离子和氯离子维持着细胞外间隙的渗透压，而钾、镁和磷酸盐是细胞内主要的电解质。渗透压平衡通过水在细胞内外自由地流动来维持。

为了维持这些体液量，一个成年人平均每天所需摄入的液体量约为30 ml/(kg·d)。排尿和非显性蒸发抵消了这些摄入（马里诺，2007）。因此，术后晶体液的补充主要用于维持机体体液平衡，并在某些情况下用于复苏。氯化钠是这些液体的主要成分，因为细胞外钠离子最多，所以液体是均匀分布在细胞间质中的。晶体液复苏主要是间质容量的扩张，而不是血浆容量的增加。用于复苏和维持体液循环需求的两种最常用的晶体液是等渗盐水和乳酸林格液。

与血浆相比，等渗盐水（俗称生理盐水）具有较高的氯离子浓度（154 mEq/L vs. 103 mEq/L）和较低的pH（5.7 vs. 7.4）。因此，如果大量输注等渗盐水，可能导致高氯性代谢性酸中毒（Prough，1999）。生理盐水诱发的酸中毒通常没有不良的临床后果，但在某些情况下，将其与乳酸酸中毒（组织坏死的标志）区分开来是很困难的。呕吐或鼻胃管引流导致胃液的丢失时通常可用5%右旋糖酐中加入20 mEq/L KCl溶液和0.45%生理盐水混合来代替。

乳酸林格液（也被称为哈特曼溶液），其钾和钙的浓度与血浆相似，但钠浓度（130 mEq）降低到相当于等渗盐水，以保持阳离子中性。添加28 mEq/L的乳酸盐可使氯离子浓度降低至与血浆相似的水平。总之，这样可以避免因输注大量等渗盐水而引起的高氯性代谢性酸中毒。不利的是，乳酸林格溶液会导致某些药物与钙离子结合增加，从而限制其疗效（Griffith，1986）。此外，钙离子能与血制品中的柠檬酸抗凝剂结合，促使供血者血液凝结。有利的是，乳酸化的林格液不会显著改变血清乳酸水平，因为注入的液体只有25%留在血管内。因此，乳酸林格液常用于治疗等渗性脱水（如肠梗阻时的肠腔扩张）。

### ■ 2. 疼痛管理

术后疼痛管理一直被低估，许多患者术后仍承受剧烈疼痛。Apfelbaum等（2003）的一项调查显示，手术后超过85%的受访者会有中度到重度的疼痛。疼痛控制不佳导致患者对护理满意度降低，恢复时间延长，增加卫生保健资源的消耗及医疗成本（Joshi，2005；McIntosh，2009）。患者术后镇痛的药物选择可大致分为阿片类或非阿片类。

#### （1）非阿片类药物治疗方案

两类主要的非阿片类药物分别是对乙酰氨基酚和非甾体抗炎药（nonsteroidal antiinflammatory drugs，NSAIDs）。术后采取多模式的镇痛治疗，包括静脉注射NSAIDs和（或）对乙酰氨基酚，可减少疼痛或增强镇痛效果，降低麻醉需求，术后恶心、呕吐发生率降低30%，并缩短住院时间（Akarsu，2004；Chan，1996；Khalili，2013；Mixter，1998；Santoso，2014）。

**表 42-1 典型的术后医嘱（住院和门诊患者）**

| 术后医嘱（住院患者） | 术后医嘱（门诊患者） |
|---|---|
| 入住：术后观察室 / 指定的医院楼层 / 主治医师姓名 | 入住：术后观察室；麻醉清醒后转移到 DSU |
| 诊断：术后状态（s/p）手术名称 | 诊断：血红蛋白和血球压积（s/p）手术名称 |
| 状态：稳定 | 状态：稳定 |
| 生命体征：q1h × 4，q2h × 2，然后 q4h | 生命体征：常规测量 |
| 活动：卧床休息 | 过敏史：无明确药物过敏史（NKDA） |
| 过敏史：无明确药物过敏史（NKDA） | 卧床休息直到 A&A，然后活动不受限制 |
| 告知 MD：T > 101°F；BP > 160/110 mmHg，< 90/60 mmHg；P > 130 mmHg；RR > 30 次 / 分，< 10 次 / 分；UOP < 120 ml/4 hr；急性改变 | 禁食（NPO）至清醒和恢复知觉（A&A），然后停止补液 |
| 饮食：禁食，除非是冰屑 | 静脉输液：LR，速度 125 ml/hr 直到可以口服，然后停止静脉补液、出院（D/C） |
| IV 补液：LR 滴速 125/hr | 告知 MD：T > 101°F；BP > 160/110 mmHg，< 90/60 mmHg；P > 130 次 / 分；RR > 30 次 / 分，< 10 次 / 分；急性改变 |
| 饮食：禁食（NPO） | |
| 特殊：严格记录摄入量和排出量（I/Os）清醒时翻身，咳嗽，每 1h 深呼吸清醒时，床旁（BS）做刺激性肺活量测定（IS），每 1h 一次留置导尿SCD 输液泵 | 麻醉清醒意识恢复后，改口服药，可以活动及无需陪伴时，患者可出院回家，在第_____周，在_____医院随访（F/U） |
| 用药：术后镇痛泵（PCA）：将 30 mg 硫酸吗啡混入 30 ml NS；负荷剂量 4 ~ 6 mg，然后按需要静脉滴注每 6 分钟一次；4 小时内最大用量 20 mg异丙嗪 25 mg 静脉滴注，必要时每隔 6h 一次，恶心、呕吐（N/V）± 酮咯酸 30 mg IM q6h × 24 h（只要肌酐正常） | 写下任何需要的处方 |
| 实验室指标：早晨血红蛋白和血球压积（H & H）（必要时下午复查） | |

A&A，清醒和恢复知觉；BS，床旁；Cr，肌酐；D/C，停药和出院；DSU，日间手术病房；F/U，随访；H&H，血红蛋白和血球压积；I/Os，摄入量和排出量；IM，肌内注射；IS，刺激性肺活量测定；IV，静脉注射；LR，乳酸林格液；MSO4= 硫酸吗啡；NKDA，无明确药物过敏史；NPO，禁食；NS，生理盐水；N/V，恶心呕吐；P，脉搏；PCA，患者自控性镇痛法；PO，口服；RR，呼吸频率；SCD，连续加压设备；s/p，术后状态；UOP，尿量；VS，生命体征

通常这些药物耐受性良好，发生严重副作用的风险较低。然而大剂量对乙酰氨基酚对肝脏有毒性作用，患者在服用含有对乙酰氨基酚的产品时应避免总剂量超过 4000 mg/d，同时禁止饮酒（美国食品药品监督管理局，2011）。口服非甾体抗炎药及其剂量见表 10-1。

**（2）阿片类药物治疗方案**

尽管所有的阿片类药物都有共同的副作用——呼吸抑制、恶心和呕吐，但阿片类药物是治疗中度至重度疼痛的首选。妇科手术后最常用的三种阿片类药物是吗啡、芬太尼和二氢吗啡酮。尽管产科经常使用哌替啶，但是妇科应避免使用，部分原因是因为它有神经系统副作用，这与它的活性代谢物去甲哌啶有关。后者是一种大脑刺激物，可引起易怒、躁动，甚至癫痫发作等一系列症状。

吗啡是妇科手术后最常用的镇痛剂，它是一种强效的 μ- 阿片受体激动剂。这一受体的作用使吗啡具有镇痛、欣快、呼吸抑制和抑制胃肠道（GI）运动的作用。药物起效迅速，并在静脉注射 20 分钟内达到高峰。它的作用通常可持续 3 ~ 4 个小时。它的活性代谢物吗啡 -6- 葡糖苷是经肾排泄的，因此即使患有肝病的患者也能较好耐受低剂量吗啡。

阿片类药物给药后常出现瘙痒，但其发生机制尚不清楚。有研究者推测是中枢阿片受体受到刺激，也

有研究者推测可能与组胺释放有关，如荨麻疹、水泡和潮热。若出现这些情况下，建议更换止痛药种类。对于瘙痒症的治疗，大多数循证数据来源于局部镇痛的研究。发现用昂丹司琼治疗效果显著，可用 4 mg 静脉注射（George，2009）。另一种处理方式为抗组胺药，如苯海拉明（Benadryl）25 mg 静脉注射。纳洛酮是一种阿片类拮抗剂，可以使用，但也同时拮抗吗啡的镇痛作用。

芬太尼是一种有效的合成类阿片制剂，比吗啡更具亲脂性，并且作用时间和半衰期更短。在静脉给药后几分钟内达到最佳镇痛效果，并持续 30 ~ 60 分钟。许多妇科门诊手术中使用清醒状态下的镇静方案，可以将芬太尼与镇静剂如米达唑仑（Versed）联合使用。

二氢吗啡酮（Dilaudid）是吗啡的另一种半合成类似物，它的亲脂性不如芬太尼。可有多种给药途径，包括口服、肌注（IM）、静脉、直肠和皮下（SC）给药等。二氢吗啡酮在静脉给药 15 分钟后药效达到最佳镇痛效果，作用持续 3 ~ 4 小时。尽管二氢吗啡酮常用于硬膜外镇痛，但对于吗啡过敏的患者来说，它是一种合适的镇痛泵药物（PCA）选择。表 42-2 汇总了各种止痛药和剂量当量。

### 3. 激素替代疗法

有些妇女在切除双侧卵巢后会出现明显的更年期症状。症状从严重的潮热到头痛或突然的情绪波动等不同。在这些妇女中，对于无禁忌证的妇女可考虑使用雌激素替代治疗（见第二十二章）。但对于进行子宫内膜异位症手术的患者，若术后有病灶残留，行激素替代治疗时需同时添加黄体酮。如第十章所述。

## 三、肺部并发症

肺部并发症的广义定义妨碍了我们对其术后发生率的准确评估，但据报道估计肺部并发症发生率约在 9% 到 69% 之间（Calligaro，1993；Hall，1991），包括肺不张、肺栓塞（PE），较少见的有肺炎和急性呼吸窘迫综合征（acute respiratory distress syndrome，ARDS）。所有这些疾病都可能导致急性呼吸衰竭。

### 1. 急性呼吸衰竭

在一般的术后人群中，急性呼吸衰竭（acute respiratory failure，ARF）的发生率为 0.2% ~ 3.0%，相关死亡率可超过 25%（Arozullah，2000；Johnson，

表 42-2 阿片类药物等效图 / 阿片类药物剂量数据

| 药物名称 | 与阿片类镇痛药近似等效剂量 | | | 常用起始剂量 | | | |
| --- | --- | --- | --- | --- | --- | --- | --- |
| | | | | 成人体重 > 50 kg | | 儿童或成人体重 < 50 kg | |
| | 注射给药（mg） | 口服给药（mg） | 持续时间（h） | 注射给药 | 口服给药 | 注射给药 | 口服给药 |
| 吗啡 IR（Roxanol） | 10 | 30 | 3 ~ 4 | 10 mg | 30 mg | 0.1 mg/kg | 0.3 mg/kg |
| 吗啡 SR（Oramorph）（硫酸吗啡控释片） | — | 30 | 8 ~ 12 | — | 30 mg | | 0.3 mg/kg |
| 哌替啶（Demerol） | 75 | 300 | 2 ~ 3 | 100 mg | NR | 0.75 mg/kg | NR |
| 二氢吗啡酮（Dilaudid） | 1.5 | 7.5 | 3 ~ 4 | 1.5 mg | 6 mg | 0.015 mg/kg | 0.06 mg/kg |
| 可待因 | 130 | 200 | 3 ~ 4 | 60 mg（IM/SC） | 60 mg | NR | 1 mg/kg |
| 氧可酮 IR（Roxicet）[a]（Percocet）[a] | — | 30 | 3 ~ 4 | NA | 10 mg | NA | 0.2 mg/kg |
| 氧可酮 SR（OxyContin） | — | 30 | 8 ~ 12 | NA | 10 mg | NA | 0.2 mg/kg |
| 二氢可待因酮（Lorcet）[a]（Lortab）[a]（Vicodin） | NA | 30 | 6 ~ 8 | NA | 10 mg | NA | 0.2 mg/kg |
| 美沙酮（Dolophine） | 10 | 20 | 3 ~ 4 | 10 mg | 20 mg | 0.1 mg/kg | 0.2 mg/kg |
| 芬太尼（Sublimaze）（Duragesic） | 0.1 | — | 1 | 0.1 mg | — | — | — |

A 麻醉药 / 非麻醉组合药物
IM，肌注；IR，立即释放；NA，无法使用；NR，不推荐；SC，皮下注射；SR，缓释

2007）。ARF 通常被分为四个亚型，它们是根据是否存在氧或二氧化碳交换不足或两者皆有来分型的。1 型呼衰氧交换差，例如肺不张、肺炎、肺栓塞和 ARDS，下面依次讨论。

2 型呼衰以高碳酸血症为主要表现。常见于麻醉过量和肌肉疲劳，在这些情况下发生呼吸困难，二氧化碳（carbon dioxide，$CO_2$）滞留。此外，机体代谢增加如发烧、严重败血症、过量进食和甲状腺机能亢进，也会产生过量的二氧化碳。因此，当身体试图维持正常的动脉二氧化碳分压时，会增加通气。这最终会导致呼吸衰竭。

3 型呼衰与 1 型相似，但因其常见于麻醉和手术后而单独列为一类。从生理上来说全身麻醉会降低肌张力，从而减少肺容积和缩小气道直径。由此导致的肺不张和气道关闭可引起异常气体交换和通气-灌注不匹配，从而使 $PaO_2$ 下降。这种低氧血症又因为中央型呼吸力减弱、麻醉药残留效应、肺水肿或支气管痉挛而导致肺通气不足加重（Canet，1989）。为了避免 3 型 ARF，重要的注意事项包括早期治疗低氧血症的、多模式管理疼痛和胸部物理治疗。

4 型呼衰源于休克及其相关的心肺灌注不足。治疗方面需循环复苏同时给氧治疗，详见第四十章。

### 2. 肺不张

90% 的外科患者中会出现可逆性的肺泡关闭或塌陷（Lundquist，1995）。其发生与肺顺应性降低、气体交换异常和肺血管阻力增加均关有。特征性的体征是呼吸音减弱，受累肺叶叩诊浊音，氧合能力降低。末梢血氧饱和度 > 92% 代表氧合充足，然而，动脉血气分析测定血氧分压能最准确地评估低氧性呼吸衰竭。除了床边检查的体征外，胸部 X 线片典型表现是下肺叶区的线性密度增高。典型的肺不张可伴有低热。然而，Mavros 及其同事（2011）回顾了 8 项研究，共涉及 998 例患者，发现肺不张与术后发热之间没有必然联系。

使用肺扩张的方法可预防肺不张，同时也可以用于治疗，详见第三十九章。肺不张通常是暂时性（最多 2 天）且是自限性疾病，很少会影响患者的康复或出院（Platell，1997）。之所以引起重视是因为其临床表现与肺栓塞（PE）和肺炎相似。因此，在有合并危及生命的并发症的高危妇女中，肺不张最终可能用以鉴别诊断。

### 3. 医院内获得性的肺炎

这是美国第二大最常见的院内感染，并伴有较高的发病率和死亡率（Tablan，2004）。其在外科患者中的发病率因手术方式和调查医院的不同而不同，发生率从 1% 到 19% 不等（Kozlow，2003）。在这些感染中，致病菌通常包括需氧革兰阴性杆菌，如铜绿假单胞菌、大肠杆菌、肺炎克雷伯菌和不动杆菌。

在临床上，如果胸片显示有新的或进展性的 x 线下的病灶，且三种临床特征中同时符合两种（白细胞增多、发热 > 38℃ 或脓性分泌物），则可诊断为肺炎。建议使用广谱抗生素治疗医院获得性肺炎（表 42-3）。如果高度怀疑吸入性肺炎，则考虑使用甲硝唑或克林霉素针对厌氧菌进行治疗。美国胸科学会推荐的抗生素用法如图 42-1 所示。预防措施包括用经口腔气管内置管和经口腔胃管代替鼻胃管；将床头抬高 30°～ 45°，尤其在喂食时；帮助无法自主清除的患者清除声门下的分泌物（美国胸科学会，2005；Ferrer，2010）。

### 4. 肺栓塞

如果怀疑有静脉血栓栓塞（VTE），评估应从临

**表 42-3　医院获得性肺炎的抗生素经验治疗**

| 药物选择 | 剂量 |
| --- | --- |
| 头孢吡肟或头孢他啶 | 2 g，每隔 8 h 一次 |
| 或 | |
| 亚胺培南或美罗培南 | 1 g，每隔 8 h 一次 |
| 或 | |
| 哌拉西林-他唑巴坦 | 4.5 g，每隔 6 h 一次 |
| 加上 | |
| 氨基糖苷类 | |
| 庆大霉素 | 7 mg/(kg·d) |
| 妥布霉素 | 7 mg/(kg·d) |
| 阿米卡星 | 20 mg/(kg·d) |
| 或 | |
| 喹诺酮类 | |
| 左氧氟沙星 | 750 mg 每日一次 |
| **环丙沙星** | 400 mg 每隔 8 h 一次 |

ᵃ 迟发性疾病或多重耐药病原体的等高危因素的住院患者
Adapted with permission from American Thoracic Society: Guidelines for the management of adults with hospital-acquired, ventilator-associated, and healthcare-associated pneumonia. Am J Respir Crit Care Med 2005 Feb 15；171（4）：388-416.

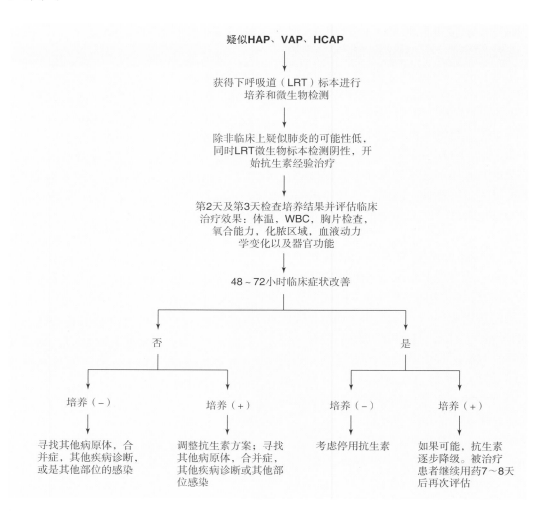

疑似HAP、VAP、HCAP

↓

获得下呼吸道（LRT）标本进行培养和微生物检测

↓

除非临床上疑似肺炎的可能性低，同时LRT微生物标本检测阴性，开始抗生素经验治疗

↓

第2天及第3天检查培养结果并评估临床治疗效果：体温，WBC，胸片检查，氧合能力，化脓区域，血液动力学变化以及器官功能

↓

48～72小时临床症状改善

否 ┄┄┄┄┄┄┄┄┄┄┄┄┄┄ 是

培养（-） 培养（+） 培养（-） 培养（+）

寻找其他病原体，合并症，其他疾病诊断，或是其他部位的感染

调整抗生素方案；寻找其他病原体，合并症，其他疾病诊断或其他部位感染

考虑停用抗生素

如果可能，抗生素逐步降级。被治疗患者继续用药7～8天后再次评估

**图 42-1**　下图描述了医院获得性肺炎的处理流程。HAP，医院内获得性的肺炎；HCAP，健康护理相关性肺炎；VAP，呼吸机相关肺炎；WBC，白细胞（Reproduced with permission from American Thoracic Society：Guidelines for the management of adults with hospital-acquired，ventilator-associated，and healthcare-associated pneumonia. Am J Respir Crit Care Med 2005 Feb 15；171（4）：388-416.）

床检查和风险评估开始。Wells 和他的同事（1995）描述的概率预测评估法是被广泛使用的 DVT 评估方式之一（表 42-4）。当怀疑 VTE 时，多普勒超声对检测近端下肢深静脉血栓有很高的敏感性，假阴性率为 0～6%（Gottlieb，1999）。

　　由于肺栓塞某些症状可能是其他心肺疾病的病理表现，因此临床医生最初会选择进行胸片和心电图（electrocardiogram，ECG）检查。X 线检查往往显示异常的但缺乏特异性，包括肺不张、一侧横膈抬高、心脏肥大和少量胸腔积液（Worsley，1993）。心电图可显示心动过速或右心压力增大，I 导联可显示大 S 波，III 导联可显示 Q 波，T 波倒置（Stein，1991）。如果怀疑有 PE，则应行计算机断层血管造影（computed tomographic angiography，CTA）或更少使用的通气 / 灌注 CT 扫描（ventilation/perfusion，V/Q）。这些检查可替代有创性金标准检查——肺血管造影或对比静脉造影术。

　　急性 VTE 的处理包括静脉注射普通肝素或皮下注射低分子肝素抗凝（表 42-5 和表 42-6）。达到足够的抗凝浓度后，开始口服维生素 K 拮抗剂，如华法林。为了避免异常的高凝状态，在开始服用华法林后肝素需继续持续使用至少 5 天（Houman Fekrazad，2009）。一旦国际标准化比率（INR）达到 2～3 的治疗范围，则停用肝素。从长期来看，抗凝治疗的持续时间取决于临床和患者的情况。对于那些有诱发因素的首次发病的 DVT 或 PE 患者来说，建议使用 3 个月的抗凝血药物。诱发因素包括手术、外源性雌激素或局部创伤。对于无明确诱因的 VTE 或第二次发

**表 42-4 深静脉血栓形成的概率预测**

| 主要得分 | 次要得分 |
|---|---|
| 癌症 | 有症状的腿部近期发生外伤 |
| 制动 | 单侧下肢水肿 |
| 近期大手术 | 红斑 |
| 大腿或小腿压痛 | 浅静脉扩张 |
| 小腿肿胀 | 最近 6 个月住院 |
| DVT 家族史 | |

**临床发生概率**

**高**

主要得分 > 3 无其他诊断

主要得分 > 2 以及次要得分 > 2 + 无其他诊断

**低**

主要得分 1 ＋次要得分 > 2 ＋有一项其他诊断

主要得分 1 ＋次要得分 > 1 ＋无其他诊断

主要得分 0 ＋次要得分 > 3 ＋有一项其他诊断

主要得分 0 ＋次要得分 > 2 ＋无其他诊断

**中等**

所有其他的组合

Adapted with permission from Wells PS, Hirsh J, Anderson DR, et al: Accuracy of clinical assessment of deepvein thrombosis. Lancet 1995 May 27；345（8961）：1326-1330.

生的 VTE，应延长抗凝治疗，除非出血的风险很高，建议治疗持续时间超过 3 个月。对于那些同时合并癌症的患者，不管出血风险如何，治疗时间均应延长（Kearon，2012）。

**表 42-6 一些低分子肝素的特性**

| 名称（商品名） | 剂量 |
|---|---|
| 依诺肝素（Lovenox） | 1 mg/kg 每隔 12 h |
| | 1.5 mg/kg 每天 |
| 亭扎肝素（Innohep） | 175 IU/kg 每天 |
| 达肝素钠（Fragmin） | 100 IU/kg 每隔 12 h |
| | 200 IU/kg 每天 |

IU = 国际单位

### ■ 5. 急性呼吸窘迫综合征

急性肺损伤引起的一种严重的弥漫性肺水肿合并急性呼吸衰竭称为急性呼吸窘迫综合征。这是一个从轻度肺功能不全到依赖高浓度吸氧和机械通气的病理生理的连续过程。多种损伤可导致术后 ARD，因此认为应采取措施预防术中、术后肺泡的损伤（Litell，2011；Warner，2000）。术中可通过保持气道压力和潮气量在限定值内来避免反复的肺泡开合，使肺损伤最小化（Hemmes，2013）。其他措施包括尽可能预防感染，限制静脉输液量，避免输血（Güldner，2013）。

## 四、心脏并发症

### ■ 1. 心肌梗死

术后心肌梗死（myocardial infarction，MI）很少

**表 42-5 帕克兰医院对静脉血栓栓塞患者持续输注肝素的方案**

起始肝素剂量：

____单位静推（建议 80 U/kg 四舍五入到最接近的 100，最大剂量 7500 U）

然后

____单位 / 小时输注 ［推荐 18 U/(kg·h)，四舍五入到 50］

输液速度调整——根据部分凝血活酶时间（PTT）：

| PTT（秒）[a] | 干预[b] | 基础量注射速度变化[c] |
|---|---|---|
| < 45 | 80 U/kg 药丸注射 | 以 4 U/(kg·h) 速度 ↑ |
| 45 ~ 54 | 40 U/kg 药丸注射 | 以 2 U/(kg·h) 速度 ↑ |
| 55 ~ 84 | 无 | 无 |
| 85 ~ 100 | 无 | 以 2 U/(kg·h) 速度 ↓ |
| > 100 | 停止用药 60 min | 以 3 U/(kg·h) 速度 ↓ |

[a] PTT 目标 55 ~ 84

[b] 四舍五入到 100

[c] 四舍五入到 50

见，大部分报道，在 MI 后 3 个月内行手术的患者中，其术后 MI 的发生率从约 1% 到 37% 不等（Mangano，1990；Tinker，1978）。冠状动脉缺血的基础是氧供减少和耗氧增加。氧供降低的情况包括低血压、冠状动脉灌注降低或贫血引起的携氧能力差。后负荷增加、心动过速和心肌收缩力增强均可增加心肌耗氧量。

大多数术后 MI 患者没有典型的胸痛或胸口受压感。术后镇痛药在一定程度上掩盖了这些症状（Muir，1991）。呼吸困难是最常见的主诉，可伴有急性心力衰竭或血流动力学不稳定。术后 MI 的心电图变化往往不太明确，大多数表现为非 Q 波变异（Badner，1998）。在发病后 6 小时内可出现 CK 同工酶的异常（CK isoenzyme，CK- MB），而心肌肌钙蛋白 I 和 T 在心肌梗死之后的诊断中具有高度特异性（Zimmerman，1999）。

术后 MI 治疗不同于非手术的患者，其主要原则是平衡氧的输送和利用。特别重视纠正心律失常和改善血流动力学状态。理想情况下，应该为患者提供专门的护理病房，加强监测、心肺支持和进行心脏病学会诊。

### 2. 高血压

高血压在术前和术后都很常见。由于缺乏标准定义，报道的发病率从 3% 到 90% 不等，这取决于阈值的设置和手术类型。与血压正常或高血压控制良好的患者相比，术前血压控制不佳者术后更容易出现血压不稳定。一般来说，术前舒张压大于 110 mmHg 术后很可能出现高血压问题。

在手术后的 24 小时内，有些诱因会引起血压升高。首先是突然停用 β- 受体阻滞剂或中枢性交感神经阻止剂如可乐定等均能引起血压反弹。疼痛和膀胱充盈也可能是诱发因素之一。在术后恢复的后期，疼痛处理不当或戒酒等可能导致交感神经过度活跃而引发高血压。大量的组织液回流到血管内也可能会造成液体负荷过大而引发高血压。

诊断高血压有两种方法：固定阈值和相对基线变化。Charlson 和他的同事（1990）发现，如果平均血压较术前水平上升 20% 或更多时，术后心脏和肾脏并发症的发生率会增加。尽管缺乏有效的证据，如果平均血压较术前升高达到 20%，则建议开始治疗。在急性血压管理时，平均血压降低不应超过 20% 或低于 160/100 mmHg。

## 五、胃肠道并发症

### 1. 术后恶心、呕吐

这是手术后最常见的主诉之一，在高危患者中发生率约 30% ~ 70%（Møller，2002）。术后恶心、呕吐（postoperative nausea and vomiting，PONV）的高危人群包括女性、非吸烟者、既往有运动性呕吐或曾经有 PONV 史的以及手术时间较长的患者（Apfelbaum，2003）。

建议采用多模式的预防方法（Apfel，2004）。目前，在麻醉诱导前联合使用 4 ~ 8 mg 地塞米松直至手术结束，然后氟哌利多（Inapsin）的用量应少于 1 mg 和 4 mg 的昂丹司琼（Zofran）。这种预处理可使临床症状显著减少约 25%。然而，如果在手术后 6 小时内出现症状，则考虑使用其他药物类型的止吐剂（Habib，2004）。持续恶心可能因为不同种类药剂的联合使用所致（表 42-7）。

### 2. 肠功能和饮食恢复

正常的胃肠道功能表现在肠道运动协调、黏膜能运输营养物质和有正常排便反射（Nunley，2004）。然而，在腹腔内手术后，肠神经元活动异常会干扰正常的肠蠕动。通常胃蠕动会在术后 24 小时内恢复。小肠收缩运动也出现在术后 24 小时内，但正常功能恢复可能延迟 3 ~ 4 天（Condon，1986；Dauchel，1976）。节律性的结肠蠕动恢复最慢，大约在腹腔手术后 4 天左右（Huge，2000）。排气标志着胃肠功能的恢复，一般在 1 ~ 2 天后出现排便。

术后早期进食效果显著。这不但有利于伤口愈合，促进肠道运动，减少肠内淤积，同时增加内脏血流，并刺激胃肠反射，引起胃肠道分泌激素，减少术后肠梗阻发生（Anderson，2003；Braga，2002；Correia，2004；Lewis，2001）。一项前瞻性研究对早期进食选择液体或固体食物进行了探讨（Jeffery，1996）。术后第一天进食固体食物的患者，其摄入的热量和蛋白质含量较高。此外，两组需要将饮食改为禁食（nil per os，NPO）的患者数量在统计学上没有差异（普食组为 7.5%，流质组为 8.1%）。患者耐受性的提高和固体食物的可口性，使这一选择趋向合理。

### 3. 麻痹性肠梗阻

术后麻痹性肠梗阻（postoperative ileus，POI）是

表 42-7 治疗恶心和呕吐的常用药物

| 药物（商品名） | 常用剂量 | 给药途径 |
|---|---|---|
| **抗组胺类** | **每隔 6 h** | |
| 苯海拉明（Benadryl） | 25 ~ 50 mg | IM，IV，PO |
| 羟嗪（Atarax，Vistaril） | 25 ~ 100 mg | IM，PO |
| 氯苯甲嗪（Antivert） | 25 ~ 50 mg | PO |
| **苯甲酰胺类** | **每隔 6 h** | |
| 胃复安（Reglan） | 5 ~ 15 mg | IM，IV，PO |
| 三甲氧苯酰胺（Tigan） | 250 mg | IM，PO，PR |
| **吩噻嗪类** | **每隔 6 h** | |
| 普鲁氯嗪（Compazine） | 5 ~ 10（25 PR）mg | IM，IV，PO，PR |
| 异丙嗪（Phenergan） | 12.5 ~ 25 mg | IM，IV，PO，PR |
| **血清素拮抗药** | | |
| 昂丹司琼（Zofran） | 8 mg 每隔 8 h | IV，PO |
| 格拉司琼（Kytril） | 2 mg/d | IV，PO |
| 多拉司琼（Anzemet） | 100 mg/d | IV，PO |

IM，肌注；IV，静脉；PO，口服；PR，经直肠

一种暂时性的胃肠道蠕动受损，可导致腹胀、肠鸣音减弱、胃肠道气体和液体积聚引起恶心和呕吐，以及排气或排便延迟（Livingston，1990）。

POI 的病因是多因素的。首先，手术中的肠道操作会产生一些致病因素。包括：①与交感神经过度活动相关的神经源性因素；②与应激反应中起关键作用的下丘脑促肾上腺皮质激素释放激素（hypothalamic corticotropin-releasing hormone，CRH）的释放相关的因素；③炎症因素（Tache，2001）。其次，围术期阿片类药物的使用也会增加 POI 发生率。因此在选择阿片类药物时，临床医生要平衡阿片类药物与中枢受体结合产生的镇痛作用与外周受体结合时产生的胃肠道功能障碍之间的矛盾（Holzer，2004）。

POI 管理并非单一的治疗。补充电解质和静脉输液维持血容量是传统的方法。与此相反，多项前瞻性随机试验对常规放置鼻胃管（nasogastric tube，NGT）胃肠减压以促进肠道休息的观点提出质疑。有一项 meta 研究分析了近 5240 例患者，发现常规 NGT 减压效果并不理想，而且不如选择性地用于有症状的患者。具体来说，不放置 NGT 的患者明显能更早地恢复正常的肠功能，减少了伤口感染和腹疝的风险

（Nelson，2007）。此外，还能减少鼻胃管引起的不适、恶心和缩短了住院时间。由于上述原因，仅推荐术后使用 NGT 以缓解腹胀和反复呕吐等症状（Nunley，2004）。

开腹手术后嚼口香糖作为预防 POI 的一种可行方法一直受到一些小样本、随机的研究的关注。每天常规咀嚼无糖口香糖至少 3 次，每次 15 ~ 30 分钟。评估认为这一做法能早期改善肠道运动（Ertas，2013；Jernigan，2014）。然而，与安慰剂相比，嚼口香糖达到改善的目标平均只提前了几个小时而已（Li，2013）。

### 4. 机械性肠梗阻

小肠梗阻可能是部分性的或完全性的，可由腹腔内手术、感染或恶性肿瘤引起的粘连所致。其中手术粘连是最常见的原因（Krebs，1987；Monk，1994）。经腹子宫切除术后小肠梗阻（small bowel obstruction，SBO）发生率在 1% ~ 2%，近 75% 的患者为完全性肠梗阻（Al-Sunaidi，2006）。梗阻发生时间可以与手术时间相隔较远，初次腹腔内手术与 SBO 发生平均间隔约为 5 年（Al-Took，1999）。

最初的 SBO 处理与 POI 类似，但是区分两者对于防止严重的 SBO 后遗症尤为重要。发生 SBO 时，梗阻肠管的近端扩张，远端压力降低。小肠近端的细菌过度生长可促始细菌发酵和肠管进一步扩张，肠壁水肿和肠功能失调（Wright，1971）。肠内压力逐渐升高损害了肠段的血流灌注，最终导致缺血或破裂（Megibow，1991）。

临床症状包括心动过速、少尿和发热可能有助于区分 SBO 与 POI。体格检查可发现腹膨隆，肠音亢进，指检直肠穹隆处空虚。出现以中性粒细胞为主的白细胞增多时应警惕可能同时存在的肠缺血。

计算机断层扫描（computed tomography，CT）是识别 SBO 的主要影像检查。水溶性造影剂可以安全地帮助明确阻塞的原因和严重程度。泛影葡胺是最常用的水溶性染料，是由双醋胺碘苯酸钠和双醋胺碘苯酸甲葡胺混合而成，其高渗透压有助于缓解小肠水肿。理论上泛影葡胺也能增强平滑肌收缩力（Assalia，1994）。虽然口服泛影葡胺有助于缩短住院时间，但在粘连相关性 SBO 中没有治疗效果（Abbas，2007）。

SBO 的治疗随梗阻程度而不同。对于部分性肠梗阻，先禁食再开始静脉输液和止吐治疗，出现严重的恶心和呕吐时要留置鼻胃管。持续监测是否存在肠管缺血的迹象。大多数不完全性肠梗阻病例在 48 小时内会改善症状。相反对于大多数完全肠梗阻患者，则需要进行手术来解除梗阻。

结肠梗阻在妇科手术后比较少见，但死亡率较高（Krstic，2014）。结肠梗阻可能由肠管内的病变所引起如结肠癌或憩室相关性狭窄，也可能因肠管受压迫所致，如盆腔肿块或异物（如手术残留的海绵）。腹部 X 线片上发现扩张的盲肠时需要进一步钡剂灌肠或结肠镜检查。当盲肠直径超过 10 ～ 12 cm 时，必须立即手术，以减少穿孔的风险。

## 5. 腹泻

在妇科大手术后，随着胃肠道恢复基本蠕动和功能，术后短暂出现的腹泻却并不罕见。长时间、严重腹泻几乎都是由感染引起，需要进一步的评估。粪便样本检查寄生虫卵和寄生虫，培养细菌并寻找艰难梭菌毒素。在潜在病因中，广谱抗生素使用可抑制胃肠道正常菌群生长，从而产生由艰难梭菌毒素引起的伪膜性结肠炎。如果发现此毒素，建议口服甲硝唑或万古霉素，并在腹泻缓解后再继续用药 10 ～ 14 天（Cohen，2010）。不管病原体是什么，积极补充液体和保持电解质平衡对于防止疾病进展，加速恢复是至关重要的。

## 6. 营养

术后补充营养的主要目的是改善免疫功能，促进伤口愈合，减少代谢紊乱。尽管术后即刻进食还有一定困难，但短时间内少量进食仍是可行的（Seidner，2006）。表 42-8 总结了术后即时基本的代谢需求。然而，在外科患者中，长期蛋白质摄入受限可能会影响伤口愈合，导致心肺功能减弱，胃肠道内细菌过度生长以及其他并发症，增加患者住院时间和致病率（Elwyn，1975；Kinney，1986；Seidner，2006）。如果超过 7 ～ 10 天不能通过进食获得能量，就必须进行营养支持。

在无禁忌证的情况下，肠内营养优于肠外营养，特别是存在感染性并发症时（Kudsk，1992；Moore，1992）。肠内营养的其他优点包括代谢紊乱少和成本更低（Nehra，2002）。

表 42-8　术后营养需求

| 营养需要量 | 推荐 |
| --- | --- |
| 女性基本营养需要量（BEE） | 65.5 + 1.9（身高，cm）+ 9.6（体重，kg）- 4.7（年龄，y） |
| 总热量 | 100% ～ 120% BEE |
| 葡萄糖 | 50% ～ 70% 总热量摄入 . 保持血糖浓度 < 200 mg/d |
| 蛋白质 | 实际体重 1.5 g/(kg·d) （BMI < 25） |
| | 理想体重 2.0 g/(kg·d) （BMI > 25） |

BEE，基本营养需要量；BMI，体重指数

Data from Nehra V：Fluid electrolyte and nutritional problems in the postoperative period. Clin Obstet Gynecol 2002 Jun；45（2）：537-544.

## 六、泌尿系统并发症

### ■ 1. 少尿

#### （1）肾前性少尿

术后少尿定义为排尿量小于 0.5 ml/(kg·h)。少尿可由肾前、肾性或肾后的损伤所引起，系统检查通常能对不同类型的损伤进行鉴别。

肾前性少尿是低血容量引起的一种生理反应，同时伴有心动过速和体位性低血压，后者通常反映了血容量不足。术后血容量不足原因多种多样，包括急性出血、呕吐、严重腹泻和术中补液量不足。当血容量不足时，肾素 - 血管紧张素系统被激活，抗利尿激素（antidiuretic hormone，ADH）被释放，促使肾小管重吸收钠离子和水分。肾前性少尿是肾小管重吸收水钠的结果。

治疗的重点是补足血容量。因此，准确评估患者的体液不足是至关重要的。统计手术估计的失血量和麻醉师术中补液记录单的数据将有助于计算血容量的不足。开腹手术期间体液的隐性蒸发量约为 150mL/hr。

#### （2）肾性少尿

缺血性损伤可导致肾小管坏死和滤过功能降低。这种损伤可能在肾前性损伤中更为常见，与此同时肾小管更容易受到肾毒性药物如非甾体类抗炎药、氨基糖苷类药物和造影剂等的损害。在许多情况下，可以通过计算钠的排泄分数（the fractional excretion of sodium，FENa）来区分肾性和肾前性少尿。测定来自血清和尿液的钠（Na$^+$）和肌酐（Cr）水平，这被定义为：

比值 < 1 提示肾前性损害，而比值 > 3 提示肾性因素。另一个区别是尿液中的钠含量。当发生肾前性少尿时，尿钠浓度通常 < 20 mEq/L，而在肾性少尿时，尿钠浓度通常为 > 80 mEq/L。

#### （3）肾后性少尿

肾后性少尿最常见的原因是导尿管阻塞。在那些没有插导尿管的患者中，很可能存在尿潴留。更严重的如输尿管或膀胱被缝扎或撕裂可能导致肾后性少尿。重要的是，有时尽管尿量正常，仍可能存在部分或单侧梗阻。与此相关还可出现血尿、双侧腰部酸痛或下腹痛或肠梗阻。

肾超声对诊断肾积水有高度敏感性和特异性。其他鉴别输尿管梗阻的诊断方法还包括增强 CT 或逆行肾盂造影。重要的是，静脉造影剂有肾毒性，因此，对于那些肌酐水平已经升高的患者来说，增强 CT 可能不是一种理想的选择。正如第四十章所讨论的，梗阻可以通过单独放置输尿管支架来缓解，但有些也可能需要手术修复。

### ■ 2. 尿潴留

在妇科手术后，膀胱不能完全排空十分常见，其发生率从 7% 到 80% 不等，这取决于定义标准和手术过程（Stanton，1979；Tammela，1986）。膀胱过度充盈会导致排尿困难，甚至造成永久性逼尿肌损伤（Mayo，1973）。除了患者的不适外，重插导尿管治疗尿潴留会增加尿路感染的风险，并可能延长住院时间。

Keita 和同事（2005）进行了一项前瞻性研究，评估了某些危险因素，发现能潜在性地预测术后早期尿潴留的发生。增加尿潴留独立风险的三个主要因素是——年龄大于 50 岁、术中静脉输液大于 750 ml，入复苏室时测得膀胱里尿量大于 270 ml。在妇科手术中，开腹手术后尿潴留的风险高于腹腔镜手术（Bodker，2003）。

尽管风险容易识别，但仍建议所有女性患者如出现无法排尿或排尿困难，需立即进行评估。临床表现如疼痛、心动过速、尿急以及触诊或叩诊致膀胱增大，可提示尿潴留，其诊断效果等同于床旁膀胱超声检查（Bodker，2003）。

一旦发现尿潴留，应立即进行导尿和膀胱引流。Lau 和 Lam（2004）试图找出治疗术后尿潴留的最佳留置导尿的策略。他们比较了仅夜间留置导尿管和持续性留置导尿管这两种方法，结果发现间断性插入一次性导尿管，其治疗是同样有效的。此外，两者之间感染率并没有显著差异。

#### 排空试验

在没有明显的尿道阻力的情况下，正常排尿需要膀胱有适当的收缩力，（Abrams，1999）。尽管判断术后膀胱功能正常与否的客观标准各不相同，但可以通过主动或被动排尿试验来进行评估。

在主动排尿试验中，当膀胱充盈到一定的容量，随后患者将尿液排空，计算膀胱内剩余的尿量。首先通过导尿膀胱完全排空。患者站立着将有助于排空膀胱。然后在重力作用下，通过同一根导管向膀胱内注入约 300 ml 无菌水，或直到达到患者主观上的容量极限。然后，患者要在30分钟内自行排空尿液，并放入尿液收集装置。注入的量和回收的量之间的差值被记作排尿后残留量。

Kleeman和同事（2002）发表了唯一一项研究，评估了这项试验的有效性。他们评估了女性患者术后尿失禁和脏器脱垂。在他们的研究中，排尿后残留量少于50%，需再次留置尿管的概率为8%。如果患者能自行排出超过70%的灌注量，则膀胱功能正常。

被动排尿试验可作为一种替代方法，膀胱在被动的生理充盈后可评估残余尿量。首先，除去Foley导尿管，并鼓励患者多喝液体。当她第一次想小便或饮水4小时后自行排空，无论哪种情况都可以。测量尿液收集装置中的尿液量。然后进行一次性导尿或膀胱超声检查，测量排尿后残留量（图23-12）。

评价主动或被动排尿试验的一个简单的规则是"75/75规则"，即自发排尿大于75 ml，排尿量大于总排尿量的75%。则是一个成功的排尿试验，避免了不必要地重新插入Foley导尿管。或者，在帕克兰纪念医院的泌尿妇科中，排尿后残留量少于100 ml提示膀胱功能恢复。

## 七、精神类并发症

全身麻醉后出现短暂的神志不清并不少见。据估计，谵妄使10%～60%的外科病例病情恶化（Ganai，2007）。老年患者的风险较高，延长了住院时间、增加住院费用，甚至有死亡的风险（Bilotta，2013）。

谵妄的临床诊断是根据《精神疾病诊断和统计手册》（第5版）中的五个诊断标准：认知变化，注意力和意识不集中，强烈的时序波动，与神经认知障碍无关的改变和直接的生理原因导致的精神错乱（美国精神病学协会，2013）。术后谵妄没有标准定义，但大多数研究注意到其发生于术后24～72小时。精神混乱评估方法（Confusion Assessment Method，CAM）是一种简单的四题工具，其敏感性为94%，特异性为89%（表42-9）（Inouye，2014）。

术后谵妄的危险因素可分为可改变的和不可改变两种。可以改变的风险包括感染、疼痛、钠和钾电解质异常、贫血、缺氧、联合用药、睡眠-觉醒周期中断和特定药物类型（美国老年医学协会，2015；Sanders，2011）。值得注意的药物包括阿片类药物、抗组胺药物、抗胆碱能药物、苯二氮䓬类药物和二氢吡啶类药物，其中还包括钙通道阻滞剂。不可改变的

| 表42-9　精神混乱评估法简易格式问卷 |
| --- |
| **特征1：急性起病和病程反复** |
| 从基础精神状态开始的急剧变化？ |
| 这种行为在面谈中会发生变化吗？ |
| **特征2　不专注** |
| 患者很难集中注意力吗？ |
| **特征3　思维紊乱** |
| 患者的思维是否混乱或是不连贯的？ |
| **特征4　意识水平改变** |
| 高度警惕，昏昏欲睡，麻木不仁，还是无法唤醒？ |

出现以下这些情况可诊断为谵妄：特征1和特征2加上特征3或4中的一项

Data from Inouye SK, van Dyck CH, Alessi CA, et al: Clarifying confusion: the confusion assessment method. A new method for detection of delirium. Ann Intern Med 1990 Dec 15; 113 (12): 941-948.

因素是年龄增加、既往存在认知缺陷、术前机体功能状态差和其他合并症等。

术后谵妄的治疗涉及多种策略。提高氧合、纠正电解质和液体不平衡；仔细评估疼痛和潜在感染；停用所有非必要的药物以尽量减少混杂因素。其他的策略包括通过物理治疗增加活动量，建立个性化的睡眠-觉醒周期，甚至可进行光疗（de Jonghe，2011；Ono，2011）。

## 八、体液和电解质异常

### 1. 低血容量性休克

低血容量性休克如果不能及时发现和治疗，循环功能障碍会减少组织氧合，导致多器官功能衰竭。虽然在评估病人时需考虑心源性、感染性和神经源性休克的因素，但在妇科最常见的休克原因是出血导致的低血容量。低血容量性休克可能在手术前、术后或手术中发生，关于这一主题的详细讨论见第四十章。

### 2. 低钠血症

这种常见的不平衡被定义为血清钠水平<135 mEq/L，当低于125 mEq/L时可能产生症状。使用低渗液体是常见的原因。大量输注低渗性晶体液进行复苏就是一个例子。还有在长时间的宫腔镜手术中，某些膨宫介质通过静脉大量吸收（见第四十一章）。其

次，疼痛或药物可产生抗利尿激素分泌失调综合征（a syndrome of inappropriate ADH，SIADH）从而诱发水潴留（Steele，1997）。另一种情况是发生在利尿剂的过度使用和肾上腺功能不全时，肾会过量地排泄钠。大量腹泻、呕吐或鼻胃管引流后也会出现肾外钠流失。

严重的低钠血症可导致代谢性脑病，伴有相关的脑水肿、癫痫、颅内压升高，甚至呼吸骤停。症状与特定的血清钠水平无关，而与这些水平的变化速率有关。

治疗策略包括调整患者细胞外液容积以及判断是否伴有神经系统症状。理想的校正速度不超过 $0.5$ mEq/（L·h）或血清钠目标为 130 mEq/L。过度纠正可导致特殊的脱髓鞘疾病，称为中央桥髓鞘溶解症。对于那些没有症状的患者，用等渗性液体替代低渗液并治疗潜在的疾病将对大多数病例有效。通常血清钠浓度用于指导治疗。如伴随血容量增高，可以加用速尿（Lasix）。对于那些有急性神经症状的患者，可以给予 3% 的盐水，每次 100 ml，滴注不少于 30 分钟，必要时还可以重复两次（Nagler，2014；Verbalis，2013）。

### 3. 高钠血症

高钠血症定义为血清钠浓度超过 145 mEq/L。常见的原因是低渗性体液的丢失，如腹泻、胃液流失和出汗。由此产生血浆高渗状态，从而将水从细胞中吸出以维持血管内液体的容积。脑细胞缩水会导致血管出血产生永久性神经损伤。为了恢复脑细胞的体积，大脑新陈代谢产生代偿性的化合物，称为溶液渗透压，通过它把水拉回细胞内。因此，用低渗液体进行积极治疗可能会矫枉过正，造成脑水肿、癫痫、昏迷、甚至死亡（Adrogue，2000）。用等渗液或胶体液补充体液以纠正血流动力学不稳定性，用低渗溶液纠正高钠血症。

尿崩症是肾水耗的一种病症，产生过量的无溶质的尿液。中枢性尿崩症是由 ADH 不能释放引起的，而肾性尿崩症是由肾对 ADH 的反应性缺陷引起的。经过治疗，失水可在 2～3 天内被控制。在中枢性尿崩症病例中，加用 ADH（血管加压素）可防止持续的游离水丢失（Blevins，1992）。

### 4. 低钾血症

低钾血症的血清钾低于 3.5 mEq/L。低钾血症通常是因为腹泻或继发于代谢性碱中毒引起的肾功能异常。轻度低钾血症通常无症状，但随着病情进展出现的非特异性症状包括全身无力和便秘。当血清钾水平低于 2.5 mEq/L 时，可开始出现肌肉坏死，当水平低于 2.0 mEq/L 时可出现渐进加重的麻痹。单独的低钾血症不会产生心律失常，但同时伴有镁离子减少、心肌缺血和使用洋地黄制剂，可以触发心功能障碍（Schaefer，2005）。

低钾血症治疗的基础是补钾。与静脉补钾相比，口服补钾更安全，因为它进入循环的速度更慢，降低了医源性高钾血症的风险。静脉补钾的最大速度为 20 mEq/h，同时监测患者的心律（Kruse，1990）。镁离子浓度降低会导致难治性低钾血，因此必要时同时补充镁离子（Whang，1985）。

### 5. 高钾血症

高钾血症指血清钾超过 5.0～5.5 mEq/L。假性高血钾的病因可能有创伤性溶血、从止血带远端肌肉释放或从凝集标本管内细胞的释放等。无症状患者中若检测出高血钾应立即重复测定。使用洋地黄和β-受体拮抗剂，可以观察到细胞间存在钾离子的交换。药物引起的肾排泄障碍是高钾血症的主要原因之一。最常见的药物类型包括血管紧张素转换酶（angiotensin-converting enzyme，ACE）抑制剂、保钾利尿剂和非甾体抗炎药（Palmer，2004；Perazella，2000）。

高钾血症会减慢心电传导。高钾血症的早期心电图表现为 T 波的狭窄和高耸。随着高钾血症加重，PR 间期延长，P 波消失，最终 QRS 间期变宽。

当高钾血症的处理有三个原则：①保护心肌；②钾移行到细胞内；③促进钾的排泄。静脉注射 10% 葡萄糖酸钙溶液 10 ml，持续 2～3 分钟，可拮抗钾离子对心肌复极和传导系统的影响。如果心电图没有改善，可以在 5～10 分钟后重复注射钙。此外 50% 葡萄糖 50 ml 中加入胰岛素（10 U）静脉注射可以暂时将钾转移到细胞内。β2 受体激动剂如吸入沙丁胺醇，可以通过激活 $Na^+/K^+$ ATP 酶，打开离子通道，促使钾离子在细胞内外移动。最后，钾离子的排泄可通过聚苯乙烯磺酸钠（Kayexelate）经胃肠道黏膜排出，也可使用袢利尿剂通过肾排泄，对于肾功能受损的患者可通过透析排钾。

## 九、术后发热

### 1. 病理生理

发热是对炎症介质的一种反应，这种炎性介质称为致热原，根据来源分为内源性或外源性致热原。循环中的致热原可促使前列腺素（主要是PGE2）的产生，从而提高了体温调节点。当机体遭遇各种损害例如手术、癌症、创伤和感染时，可产生炎症级联反应，并产生各种细胞因子。（Wortel，1993）。因此手术后发热很常见，并且在大多数情况下是自限性的（Garibaldi，1985）。对于那些症状持续的患者，系统评估有助于区分炎性发热和感染性发热。

术后发烧超过2天的感染性发热的可能性更大。病因可以被归纳为"五个W"，它们分别代表风、水、行走、伤口和"神奇"的药物。①要考虑肺炎，长期使用机械通气、留置鼻胃管或已有慢性阻塞性肺疾病（COPD）的患者该风险最大。②留置导尿管增加尿路感染的风险。从逻辑上讲，感染风险与置管时间呈正相关。③静脉血栓栓塞可能出现低热以及其他疾病相关性症状。例如DVT患者常主诉单侧下肢水肿和红斑。PE患者可出现呼吸困难、痰中带血、胸痛、心动过速、低血压等症状。④与手术部位感染相关的发热通常在术后5～7天出现。这些感染可能涉及盆腔或腹壁层。⑤术后常用药物如肝素，β-内酰胺酶抗生素和磺胺类抗生素可能导致皮疹、嗜酸性粒细胞增多或药物热。

### 2. 临床评估

在多项研究中发现，发热评估时生搬硬套地进行全血细胞计数（CBC）、尿检、血培养和胸片等检查并无效果（Badillo，2002；de la Torre，2003；Schey，2005）。因此对术后发烧的患者的初诊评估需个体化，重点从病史和体格检查开始。图42-2所示的简单诊断流程可以作为一种高效、低成本的策略。伤口感染的治疗将在第3章进行描述，而肺部并发症和静脉血栓栓塞的处理已经在前面讨论了。

## 十、术后伤口

### 1. 急性伤口愈合

伤口愈合分为炎症反应、增殖和重塑三个阶段（Li，2007）。凝血止血是炎症期的第一步。白细胞的浸润和细胞因子的释放有助于启动创面修复的增殖阶段。在这个过程中，同时发生两种变化——肉芽组织

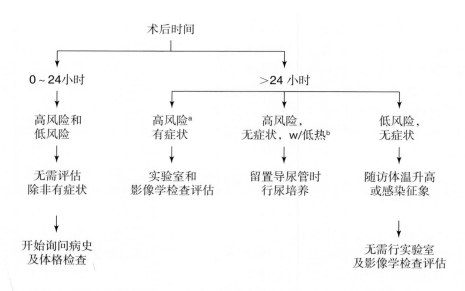

a 高风险：①癌症，疾病晚期；②免疫抑制；③肠管切除；④术后2天后，体温>38.5℃或101.3°F
b 低热=体温<38.4℃或101.1°F

图42-2 术后发热评估流程图（Reproduced with permission from de la Torre SH，Mandel L，Goff BA：Evaluation of postoperative fever：usefulness and cost-effectiveness of routine workup. Am J Obstet Gynecol 2003 Jun；188（6）：1642-1647.）

生长填满伤口的和形成上皮组织覆盖伤口。最后一个阶段，重塑能够重新恢复组织结构完整性和促进功能恢复。

## 2. 伤口裂开

### （1）分类和发生率

伤口开放的深度是有变化的，可能只涉及皮肤和皮下层。这种表面的分离可能仅由血肿或皮下积液引起，但更常见的是伤口感染。据报道，伤口浅表处裂开的发生率在 3% ~ 15% 之间（Owen，1994；Taylor，1998）。

更严重的情况可能包含腹壁筋膜层分离。筋膜裂开的发生率较低，但对近 25% 的病例是致命的（Carlson，1997）。感染或缝线处张力过大是主要原因，可导致筋膜坏死的。在坏死的筋膜中，缝线的固定会比较松散（Bartlett，1985）。当腹内压略微增加，这些薄弱层就会裂开。

### （2）预防

伤口裂开率受病人总体健康状况、手术缝合技术和伤口感染相关风险等的影响。其中，患者的健康因素或许不可改变。增加伤口裂开的危险因素包括年龄大于 65 岁、肺部疾病、营养不良、肥胖、恶性肿瘤、免疫低下状态、糖尿病和高血压等（Hodges，2014；Riou，1992）。

使用适当的缝合技术，外科医生可以有较多机会降低术后伤口开裂。标准缝合技术详见第四十章，它提倡止血、轻柔地处理组织、去除坏死组织、封闭死腔、有感染风险的部位单线缝合，正确使用闭式引流，维持体温正常等。（Mangram，1999）。

最后，感染是伤口破裂的常见潜在原因。感染的危险因素很多，详见表 3-18。其中，许多情况可以在术前得到改善（表 42-10）。

---

**表 42-10　手术部位感染预防的选择性干预措施**

**术前**

术前将糖化血红蛋白降至 < 7%

手术前 30 天开始戒烟（表 1-4）

对于重度营养不良者，术前 7 ~ 14 天补充特殊营养物质或肠内营养

充分治疗术前感染，如 UTI 或宫颈炎

**围术期**

手术前即剃除或使用脱毛剂去除干扰手术的毛发；围术期不要求剃须

术前使用有消毒作用的手术擦洗液或含乙醇的手部消毒液，术前清洁消毒所有术者的手和前臂

使用以氯己定、乙醇或聚维酮碘为基础的杀菌剂，对手术部位周围的皮肤进行消毒

对大多数清洁 - 受污染、受污染的和沾染伤口手术时预防性使用抗生素（表 39-6）

伤口切开前 1 小时内预防性给予抗生素（万古霉素、氟喹诺酮类术前 2 小时内使用）

对病态肥胖患者使用更高剂量的预防性抗生素

只有当有明显的 MRSA 感染风险时，才使用万古霉素作为预防药物

提供足够的通风，尽量减少手术室的交叉感染，用合格的消毒剂清洁仪器和表面

避免快速消毒

**术中**

小心处理组织，清除死腔，坚持无菌操作原则

除非绝对必要，尽量避免使用外科引流管

不缝合受污染或沾染性的伤口

如手术时间延长（如手术时间为 > 3 小时）或大量失血（> 1500 ml），术中需重复剂量使半衰期短的抗生素（例如头孢唑林）进行预防

术中保持正常体温

**术后**

术后第 1、2 天血糖维持 < 200 mg/dl

观察伤口感染

MRSA，耐甲氧西林金黄色葡萄球菌；SSI，手术部位感染；UTI，泌尿道感染

Adapted with pemission from Kirby JP, Mazuski JE：Prevention of surgical site infection. Surg Clin North Am 2009 Apr；89（2）：365-389.

### （3）诊断

术后 3 ~ 5 天可出现浅表伤口分离，创面发红及有新的渗出。皮下死腔内的炎性渗出物若延迟排出会削弱筋膜的张力，增加筋膜裂开的风险。

筋膜裂开一般在术后 10 天内出现。浅表的皮下层破裂和大量的腹膜液渗漏或脓性渗出液提示伤口可能裂开。考虑到筋膜裂开和后续肠管切除的死亡风险高，麻醉下检查以估计分离的程度往往十分必要。

### （4）表面伤口裂开处理

#### 1）湿到干纱布表面的变化

在最初的伤口处理中，清除所有的血肿、皮下积液或脓液，剔除坏死组织。必要时可使用抗生素治疗潜在的感染。详见第 3 章，如发生腹部伤口感染，清洁伤口感染大多来源于金黄色葡萄球菌。相比之下，清洁 - 污染伤口可能是多种微生物混合感染。因此，抗生素的选择需覆盖革兰氏阳性菌和革兰氏阴性菌（表 3-20）。在这些感染中，厌氧菌的作用较小，而耐甲氧西林金黄色葡萄球菌（methicillin-resistant Staphylococcus aureus，MRSA）引起的感染数量急剧增加，抗生素选择需考虑覆盖这种病原体。

在引流后，伤口内通常会轻轻地填塞纱布条，保持伤口持续引流以便进一步清创。这种敷料通常每天取出并用新的湿纱布代替。敷料中的溶液能去除表面细菌且不破坏正常组织愈合。对白细胞有细胞毒性作用的聚维酮碘、碘伏纱布、稀释双氧水和 Daiken 溶液在伤口护理中应该限制使用（Bennett，2001；O'Toole，1996）。在坏死非常严重的伤口中，允许在每次更换纱布时，将贴在纱布上组织分离开并吸干。无需频繁的换药，因为它们会增加重要组织的清创机率和延缓伤口愈合。表 42-11 列出了现代伤口护理使用的产品。

#### 2）负压伤口引流

这主要用于处理急性伤口，以尽量减少疤痕，或用于对其他伤口护理方法耐受的慢性伤口的治疗。这项技术通过五种机制促进伤口愈合：伤口收缩、持续的伤口清洗、刺激肉芽组织的形成、减少间质水肿和清除渗出物。外力作用使个体细胞产生微小缺陷，从而刺激细胞修复过程，导致细胞在伤口内增殖。设备产生的负压有三种作用：①引流创面渗出以减少细菌浓度；②促进细胞因子的释放有助于创面愈合；③增加组织的血流量和携氧量以均匀减少伤口面积，改善血管新生（Fabian，2000；Morykwas，1997；Sullivan，2009）。

两种最常用的敷料是泡沫和潮湿的不粘纱布。初次使用后，通常在 48 小时内更换敷料，之后每周更换 2 ~ 3 次。在敷料表面再黏附一层胶膜后，一根产

### 表 42-11　伤口护理产品

| 产品 | 描述 |
| --- | --- |
| 抗真菌药膏 | 用于治疗伤口周围皮肤浅表真菌感染的外用药膏；含 2% 硝酸咪康唑 |
| 藻酸钙 | 藻酸钙是一种固体，当它接触任何含有钠的物质（如伤口液体）时，就会把钙离子换成钠离子。由此产生的藻酸钠是一种凝胶，不粘着，不堵塞，适合伤口床。适用于中度或高度渗出性伤口 |
| 酶清除剂 | 局部溶解法，通过直接消化坏死组织成分或溶解坏死组织固定在伤口床的胶原蛋白来分解坏死组织 |
| 薄膜 | 薄而透明的聚氨基甲酸乙酯薄膜，其一侧涂有丙烯酸，低过敏性黏合剂。黏合剂不会粘在潮湿的表面，液体和细菌无法透过薄膜，但对氧气和水蒸气是半透膜。适用于少量或无渗出的浅表伤口 |
| 泡沫剂 | 聚氨基甲酸乙酯膜内含有开放的细胞，能够容纳液体并将其从伤口床上吸收掉。泡沫剂具有吸收功能，并保持伤口湿润。适用于中度或大量渗出的伤口 |
| 纱布 | 梭织或非织造棉或合成混纺织物 |
| 水凝胶 | 制成片状或凝胶状。甘油、盐水或水基水化物湿润伤口。用于干燥或少量渗出的伤口 |
| 硝酸银 | 用于治疗过度生长的肉芽组织。直接涂抹于肉芽组织上 |

Reproduced with permission from Sarsam SE, Elliott JP, Lam GK: Management of wound complications from cesarean delivery. Obstet Gynecol Surv 2005 Jul；60（7）：462-473.

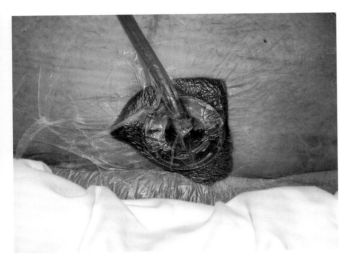

图 42-3　伤口负压吸引。多孔的人造海绵填塞伤口。放置在海绵内的管子的一端产生负压，另一端连接在吸引器上。在海绵和伤口上覆盖一个封闭的黏性胶布，这有助于保持密封

生吸力的引流管穿过敷料，帮助吸出伤口内多余的渗出物，引流到另一端连接的小罐中（图 42-3）。真空泵提供连续或间歇性负压。

### 3）创面延期一期缝合

在伤口破裂和皮下感染消退后约 4 天左右，可以用延迟可吸收缝线垂直伤口表面褥式缝合，来重建组织边缘（Wechter，2005）。根据伤口深度和患者的耐受性，缝合可以在手术室或床边进行，可以在局部麻醉辅以全身镇痛下完成。总的来说，延期缝合可缩短 5 ~ 8 周的愈合时间，并显著减少了术后随访次数。

### （5）筋膜裂开的治疗

早期发现腹壁伤口分离是降低其他严重疾病的发病率和死亡率的关键。筋膜裂开被认为是一种外科急症，妇科医生必须首先确定这是否需行腹腔内脏器切除。如果腹腔内容物外突，可以使用浸泡在生理盐水中的无菌毛巾和腹腔外部黏合剂覆盖突出的脏器并轻轻回纳。一般建议使用广谱抗生素来减少继发性腹膜炎。

治疗的最终目的是缝合筋膜。对于伴有严重水肿的危重病人，合理的做法是缝合并保留缝线暂时维持前腹壁的完整，直到病人病情足够稳定，能够承受最终的手术缝合。在全身麻醉下，对坏死或受感染的组织进行充分的清创后，再进行筋膜缝合术。推荐用

2 号永久性缝线间断缝合。然而，如果主筋膜缝合后张力仍然很大，可能需要植入合成网片。通常一个沾染伤口，皮下层往往是敞开的。敷料从湿到干一直进行着变化，直到可以进行主筋膜延期缝合，或者不进行伤口缝合让它二期愈合（Cliby，2002）。

（葛蓓蕾译　孙　静审校）

## 参考文献

Abbas S, Bissett IP, Parry BR: Oral water soluble contrast for the management of adhesive small bowel obstruction. Cochrane Database Syst Rev 3:CD004651, 2007

Abrams P: Bladder outlet obstruction index, bladder contractility index and bladder voiding efficiency: three simple indices to define bladder voiding function. Br J Urol Int 84:14, 1999

Adrogué HJ, Madias NE: Hypernatremia. N Engl J Med 342(20):1493, 2000

Akarsu T, Karaman S, Akercan F, et al: Preemptive meloxicam for postoperative pain relief after abdominal hysterectomy. Clin Exp Obstet Gynecol 31:133, 2004

Al-Sunaidi M, Tulandi T: Adhesion-related bowel obstruction after hysterectomy for benign conditions. Obstet Gynecol 108:1162, 2006

Al-Took S, Platt R, Tulandi T: Adhesion-related small-bowel obstruction after gynecologic operations. Am J Obstet Gynecol 180:313, 1999

American Geriatrics Society: Postoperative delirium in older adults: best practice statement from the American Geriatrics Society. J Am Coll Surg 220(2):136, 2015

American Psychiatric Association: Diagnostic and Statistical Manual of Mental Disorders, Fifth Edition. Arlington, American Psychiatric Association, 2013

American Thoracic Society: Guidelines for the management of adults with hospital-acquired, ventilator-associated, and healthcare-associated pneumonia. Am J Respir Crit Care Med 171:388, 2005

Anderson AD, McNaught CE, MacFie J, et al: Randomized clinical trial of multimodal optimization and standard perioperative surgical care. Br J Surg 90:1497, 2003

Apfel CC, Korttila K, Abdalla M, et al: A factorial trial of six interventions for the prevention of postoperative nausea and vomiting. N Engl J Med 350:2441, 2004

Apfelbaum JL, Chen C, Mehta SS, et al: Postoperative pain experience: results from a national survey suggest postoperative pain continues to be undermanaged. Anesth Analg 97:534, 2003

Arozullah AM, Daley J, Henderson WG, et al: Multifactorial risk index for predicting postoperative respiratory failure in men after major noncardiac surgery. The National Veterans Administration Surgical Quality Improvement Program. Ann Surg 232:242, 2000

Assalia A, Schein M, Kopelman D, et al: Therapeutic effect of oral Gastrografin in adhesive, partial small-bowel obstruction: a prospective, randomized trial. Surgery 115:433, 1994

Badillo AT, Sarani B, Evans SR: Optimizing the use of blood cultures in the febrile postoperative patient. J Am Coll Surg 194:477, 2002

Badner NH, Knill RL, Brown JE, et al: Myocardial infarction after noncardiac surgery. Anesthesiology 88(3):572, 1998

Bartlett LC: Pressure necrosis is the primary cause of wound dehiscence. Can J Surg 28:27, 1985

Bennett LL, Rosenblum RS, Perlov C, et al: An in vivo comparison of topical agents on wound repair. Plast Reconstr Surg 108:675, 2001

Bilotta F, Lauretta MP, Borozdina A: Postoperative delirium: risk factors, diagnosis, and perioperative care. Minerva Anestesiol 79(9):1066, 2013

Blevins LS Jr, Wand GS: Diabetes insipidus. Crit Care Med 20(1):69, 1992

Bodker B, Lose G: Postoperative urinary retention in gynecologic patients. Int Urogynecol J 14:94, 2003

Braga M, Gianotti L, Gentilini O, et al: Feeding the gut early after digestive surgery: results of a nine-year experience. Clin Nutr 21:59, 2002

Calligaro KD, Azurin DJ, Dougherty MJ, et al: Pulmonary risk factors of elective abdominal aortic surgery. J Vasc Surg 18:914, 1993

Canet J, Ricos M, Vidal F: Early postoperative arterial oxygen desaturation. Determining factors and response to oxygen therapy. Anesth Analg 69(2):207, 1989

Carlson MA: Acute wound failure. Surg Clin North Am 77:607, 1997

Chan A, Dore CJ, Ramachandra V: Analgesia for day surgery: evaluation of the effect of diclofenac given before or after surgery with or without bupivacaine infiltration. Anaesthesia 51:592, 1996

Charlson ME, MacKenzie CR, Gold JP, et al: Intraoperative blood pressure. What patterns identify patients at risk for postoperative complications? Ann Surg 212(5):567, 1990

Cliby WA: Abdominal incision wound breakdown. Clin Obstet Gynecol 45:507, 2002

Cohen SH, Gerding DN, Johnson S, et al: Clinical practice guidelines for *Clostridium difficile* infection in adults: 2010 update by the Society for Healthcare Epidemiology of America (SHEA) and the Infectious Diseases Society of America (IDSA). Infect Control Hosp Epidemiol 31(5):431, 2010

Condon RE, Frantzides CT, Cowles VE, et al: Resolution of postoperative ileus in humans. Ann Surg 203:574, 1986

Correia MI, da Silva RG: The impact of early nutrition on metabolic response and postoperative ileus. Curr Opin Clin Nutr Metab Care 7:577, 2004

Dauchel J, Schang JC, Kachelhoffer J, et al: Gastrointestinal myoelectrical activity during the postoperative period in man. Digestion 14:293, 1976

de Jonghe A, van Munster BC, van Oosten HE, et al: The effects of melatonin versus placebo on delirium in hip fracture patients: study protocol of a randomised, placebo-controlled, double blind trial. BMC Geriatr 11:34, 2011

de la Torre SH, Mandel L, Goff BA: Evaluation of postoperative fever: usefulness and cost-effectiveness of routine workup. Am J Obstet Gynecol 188:1642, 2003

Elwyn DH, Bryan-Brown CW, Shoemaker WC: Nutritional aspects of body water dislocations in postoperative and depleted patients. Ann Surg 182:76, 1975

Ertas IE, Gungorduk K, Ozdemir A, et al: Influence of gum chewing on postoperative bowel activity after complete staging surgery for gynecological malignancies: a randomized controlled trial. Gynecol Oncol 131(1):118, 2013

Fabian TS, Kaufman HJ, Lett ED, et al: The evaluation of subatmospheric pressure and hyperbaric oxygen in ischemic full-thickness wound healing. Am Surg 66:1136, 2000

Ferrer M, Liapikou A, Valencia M, et al: Validation of the American Thoracic Society—Infectious Diseases Society of America guidelines for hospital-acquired pneumonia in the intensive care unit. Clin Infect Dis 50(7):945, 2010

Food and Drug Administration: FDA drug safety communication: prescription acetaminophen products to be limited to 325 mg per dosage unit; boxed warning will highlight potential for severe liver failure. Silver Springs, U.S. Food and Drug Administration, 2011

Ganai S, Lee KF, Merrill A, et al: Adverse outcomes of geriatric patients undergoing abdominal surgery who are at high risk for delirium. Arch Surg 142(11):1072, 2007

Garibaldi RA, Brodine S, Matsumiya S, et al: Evidence for the non-infectious etiology of early postoperative fever. Infect Contr 6:273, 1985

George RB, Allen TK, Habib AS: Serotonin receptor antagonists for the prevention and treatment of pruritus, nausea, and vomiting in women undergoing cesarean delivery with intrathecal morphine: a systematic review and meta-analysis. Anesth Analg 109(1):174, 2009

Gottlieb RH, Widjaja J, Tian L, et al: Calf sonography for detecting deep venous thrombosis in symptomatic patients: experience and review of the literature. J Clin Ultrasound 27:415, 1999

Griffith CA: The family of Ringer's solutions. NITA 9(6):480, 1986

Güldner A, Pelosi P, de Abreu MG: Nonventilatory strategies to prevent postoperative pulmonary complications. Curr Opin Anaesthesiol 26(2):141, 2013

Habib AS, Gan TJ: Evidence-based management of postoperative nausea and vomiting: a review. Can J Anaesth 51:326, 2004

Hall JC, Tarala RA, Hall JL, et al: A multivariate analysis of the risk of pulmonary complications after laparotomy. Chest 99:923, 1991

Hemmes SN, Serpa Neto A, Schultz MJ: Intraoperative ventilatory strategies to prevent postoperative pulmonary complications: a meta-analysis. Curr Opin Anaesthesiol 26(2):126, 2013

Hodges KR, Davis BR, Swaim LS: Prevention and management of hysterectomy complications. Clin Obstet Gynecol 57(1):43, 2014

Holzer P: Opioids and opioid receptors in the enteric nervous system: from a problem in opioid analgesia to a possible new prokinetic therapy in humans. Neurosci Lett 361:192, 2004

Houman Fekrazad M, Lopes RD, Stashenko GJ, et al: Treatment of venous thromboembolism: guidelines translated for the clinician. J Thromb Thrombolysis 28(3):270, 2009

Huge A, Kreis ME, Zittel TT, et al: Postoperative colonic motility and tone in patients after colorectal surgery. Dis Colon Rectum 43:932, 2000

Inouye SK, Kosar CM, Tommet D, et al: The CAM-S: development and validation of a new scoring system for delirium severity in 2 cohorts. Ann Intern Med 160(8):526, 2014

Inouye SK, van Dyck CH, Alessi CA, et al: Clarifying confusion: the confusion assessment method. A new method for detection of delirium. Ann Intern Med 113(12):941, 1990

Jeffery KM, Harkins B, Cresci GA, et al: The clear liquid diet is no longer a necessity in the routine postoperative management of surgical patients. Am Surg 62:167, 1996

Jernigan AM, Chen CC, Sewell C: A randomized trial of chewing gum to prevent postoperative ileus after laparotomy for benign gynecologic surgery. Int J Gynaecol Obstet 127(3):279, 2014

Johnson RG, Arozullah AM, Neumayer L, et al: Multivariable predictors of postoperative respiratory failure after general and vascular surgery: results from the Patient Safety in Surgery study. J Am Coll Surg 204(6):1188, 2007

Joshi GP, Ogunnaike BO: Consequences of inadequate postoperative pain relief and chronic persistent postoperative pain. Anesthesiol Clin North Am 23:21, 2005

Kearon C, Akl EA, Comerota AJ, et al: Antithrombotic therapy and prevention of thrombosis, 9th ed: American College of Chest Physicians evidence based clinical practice guidelines. Chest 141:e419S, 2012

Keita H, Diouf E, Tubach F, et al: Predictive factors of early postoperative urinary retention in the postanesthesia care unit. Anesth Analg 101:592, 2005

Khalili G, Janghorbani M, Saryazdi H, et al: Effect of preemptive and preventive acetaminophen on postoperative pain score: a randomized, double-blind trial of patients undergoing lower extremity surgery. J Clin Anesth 25(3):188, 2013

Kinney JM, Weissman C: Forms of malnutrition in stressed and unstressed patients. Clin Chest Med 7:19, 1986

Kirby JP, Mazuski JE: Prevention of surgical site infection. Surg Clin North Am 89(2):365, 2009

Kleeman S, Goldwasser S, Vassallo B, et al: Predicting postoperative voiding efficiency after operation for incontinence and prolapse. Am J Obstet Gynecol 187:49, 2002

Kozlow JH, Berenholtz SM, Garrett E, et al: Epidemiology and impact of aspiration pneumonia in patients undergoing surgery in Maryland, 1999–2000. Crit Care Med 31:1930, 2003

Krebs HB, Goplerud DR: Mechanical intestinal obstruction in patients with gynecologic disease: a review of 368 patients. Am J Obstet Gynecol 157:577, 1987

Krstic S, Resanovic V, Alempijevic T, et al: Hartmann's procedure vs loop colostomy in the treatment of obstructive rectosigmoid cancer. World J Emerg Surg 9(1):52, 2014

Kruse JA, Carlson RW: Rapid correction of hypokalemia using concentrated intravenous potassium chloride infusions. Arch Intern Med 150(3):613, 1990

Kudsk KA, Croce MA, Fabian TC, et al: Enteral versus parenteral feeding: effects on septic morbidity after blunt and penetrating abdominal trauma. Ann Surg 215:503, 1992

Lau H, Lam B: Management of postoperative urinary retention: a randomized trial of in-out versus overnight catheterization. Aust N Z J Surg 74(8):658, 2004

Lewis SJ, Egger M, Sylvester PA, et al: Early enteral feeding versus "nil by mouth" after gastrointestinal surgery: systematic review and meta-analysis of controlled trials. BMJ 323:773, 2001

Li J, Chen J, Kirsner R: Pathophysiology of acute wound healing. Clin Dermatol 25(1):9, 2007

Li S, Liu Y, Peng Q, et al: Chewing gum reduces postoperative ileus following abdominal surgery: a meta-analysis of 17 randomized controlled trials. J Gastroenterol Hepatol 28(7):1122, 2013

Litell JM, Gong MN, Talmor D, et al: Acute lung injury: prevention may be the best medicine. Respir Care 56(10):1546, 2011

Livingston EH, Passaro EP Jr: Postoperative ileus. Dig Dis Sci 35:121, 1990

Lundquist H, Hedenstierna G, Strandberg A, et al: CT assessment of dependent lung densities in man during general anaesthesia. Acta Radiol 36:626, 1995

Mangano DT, Browner WS, Hollenberg M, et al: Association of perioperative myocardial ischemia with cardiac morbidity and mortality in men undergoing noncardiac surgery. The Study of Perioperative Ischemia Research Group. N Engl J Med 23(26):1781, 1990

Mangram AJ, Horan TC, Pearson ML, et al: Guideline for prevention of surgical site infection, 1999. Centers for Disease Control and Prevention (CDC) Hospital Infection Control Practices Advisory Committee. Am J Infect Control 27(2):97, 1999

Marino PL, Sutin KM (eds): The ICU Book. Philadelphia, Lippincott Williams & Wilkins, 2007, p 1065

Mavros MN, Velmahos GC, Falagas ME: Atelectasis as a cause of postoperative fever: where is the clinical evidence? Chest 140(2):418, 2011

Mayo ME, Lloyd-Davies RW, Shuttleworth KE, et al: The damaged human detrusor: functional and electron microscopic changes in disease. Br J Urol 45:116, 1973

McIntosh CA, Macario A: Managing quality in an anesthesia department. Curr Opin Anaesthesiol 22(2):223, 2009

Megibow AJ, Balthazar EJ, Cho KC, et al: Bowel obstruction: evaluation with CT. Radiology 180:313, 1991

Mixter CG III, Meeker LD, Gavin TJ: Preemptive pain control in patients having laparoscopic hernia repair: a comparison of ketorolac and ibuprofen. Arch Surg 133:432, 1998

Møller AM, Villebro N, Pedersen T, et al: Effect of preoperative smoking intervention on postoperative complications: a randomised clinical trial. Lancet 359:114, 2002

Monk BJ, Berman ML, Montz FJ: Adhesions after extensive gynecologic surgery: clinical significance, etiology, and prevention. Am J Obstet Gynecol 170:1396, 1994

Moore FA, Feliciano DV, Andrassy RJ, et al: Early enteral feeding, compared with parenteral, reduces postoperative septic complications: the results of a meta-analysis. Ann Surg 216:172, 1992

Morykwas MJ, Argenta LC, Shelton-Brown EI, et al: Vacuum-assisted closure: a new method for wound control and treatment: animal studies and basic foundation. Ann Plastic Surg 38:553, 1997

Muir AD, Reeder MK, Foëx P, et al: Preoperative silent myocardial ischaemia: incidence and predictors in a general surgical population. Br J Anaesth 67(4):373, 1991

Nagler EV, Vanmassenhove J, van der Veer SN, et al: Diagnosis and treatment of hyponatremia: a systematic review of clinical practice guidelines and consensus statements. BMC Med 12:1, 2014

Nehra V: Fluid electrolyte and nutritional problems in the postoperative period. Clin Obstet Gynecol 45:537, 2002

Nelson R, Edwards S, Tse B: Prophylactic nasogastric decompression after abdominal surgery. Cochrane Database Syst Rev 3:CD004929, 2007

Nunley JC, FitzHarris GP: Postoperative ileus. Curr Surg 61:341, 2004

Ono H, Taguchi T, Kido Y, et al: The usefulness of bright light therapy for patients after oesophagectomy. Intensive Crit Care Nurs 27(3):158, 2011

O'Toole EA, Goel M, Woodley DT: Hydrogen peroxide inhibits human keratinocyte migration. Dermatol Surg 22:525, 1996

Owen J, Andrews WW: Wound complications after cesarean sections. Clin Obstet Gynecol 37:842, 1994

Palmer BF: Managing hyperkalemia caused by inhibitors of the renin-angiotensin-aldosterone system. N Engl J Med 351(6):585, 2004

Perazella MA: Drug-induced hyperkalemia: old culprits and new offenders. Am J Med 109(4):307, 2000

Platell C, Hall JC: Atelectasis after abdominal surgery. J Am Coll Surg 185:584, 1997

Prough DS, Bidani A: Hyperchloremic metabolic acidosis is a predictable consequence of intraoperative infusion of 0.9% saline. Anesthesiology 90(5):1247, 1999

Riou JP, Cohen JR, Johnson H Jr: Factors influencing wound dehiscence. Am J Surg 163:324, 1992

Sanders RD, Pandharipande PP, Davidson AJ, et al: Anticipating and managing postoperative delirium and cognitive decline in adults. BMJ 343:d4331, 2011

Santoso JT, Ulm MA, Jennings PW, et al: Multimodal pain control is associated with reduced hospital stay following open abdominal hysterectomy. Eur J Obstet Gynecol Reprod Biol 183: 48, 2014

Sarsam SE, Elliott JP, Lam GK: Management of wound complications from cesarean delivery. Obstet Gynecol Surv 60:462, 2005

Schaefer TJ, Wolford RW: Disorders of potassium. Emerg Med Clin North Am 23(3):723, 2005

Schey D, Salom EM, Papadia A, et al: Extensive fever workup produces low yield in determining infectious etiology. Am J Obstet Gynecol 192:1729, 2005

Seidner DL: Nutritional issues in the surgical patient. Cleve Clin J Med 73:S77, 2006

Stanton SL, Cardozo LD, Kerr-Wilson R: Treatment of delayed onset of spontaneous voiding after surgery for incontinence. Urology 13:494, 1979

Steele A, Gowrishankar M, Abrahamson S, et al: Postoperative hyponatremia despite near-isotonic saline infusion: a phenomenon of desalination. Ann Intern Med 126(1):20, 1997

Stein PD, Terrin ML, Hales CA, et al: Clinical, laboratory, roentgenographic, and electrocardiographic findings in patients with acute pulmonary embolism and no pre-existing cardiac or pulmonary disease. Chest 100(3):598, 1991

Sullivan N, Snyder DL, Tipton K, et al: Negative pressure wound therapy device. Technology assessment report. ECRI Institute. 2009. Available at: http://archive.ahrq.gov/research/findings/ta/negative-pressure-wound-therapy./ Accessed January 3, 2015

Tablan OC, Anderson LJ, Besser R, et al: Guidelines for preventing healthcare—associated pneumonia, 2003: Recommendations of CDC and the Healthcare Infection Control Practices Advisory Committee. MMWR 53:1, 2004

Tache Y, Martinez V, Million M, et al: Stress and the gastrointestinal tract: III. Stress-related alterations of gut motor function: role of brain corticotropin-releasing factor receptors. Am J Physiol Gastrointest Liver Physiol 280:G173, 2001

Tammela T, Kontturi M, Lukkarinen O: Postoperative urinary retention: I. Incidence and predisposing factors. Scand J Urol Nephrol 20:197, 1986

Taylor G, Herrick T, Mah M: Wound infections after hysterectomy: opportunities for practice improvement. Am J Infect Control 26:254, 1998

Tinker JH, Tarhan S: Discontinuing anticoagulant therapy in surgical patients with cardiac valve prostheses: observations in 180 operations. JAMA 239:738, 1978

Verbalis JG, Goldsmith SR, Greenberg A, et al: Diagnosis, evaluation, and treatment of hyponatremia: expert panel recommendations. Am J Med 126(10 Suppl 1):S1, 2013

Warner DO: Preventing postoperative pulmonary complications: the role of the anesthesiologist. Anesthesiology 92:1467, 2000

Wechter ME, Pearlman MD, Hartmann KE: Reclosure of the disrupted laparotomy wound: a systematic review. Obstet Gynecol 106:376, 2005

Wells PS, Hirsh J, Anderson DR, et al: Accuracy of clinical assessment of deep-vein thrombosis. Lancet 345:1326, 1995

Whang R, Flink EB, Dyckner T, et al: Magnesium depletion as a cause of refractory potassium repletion. Arch Intern Med 145(9):1686, 1985

Worsley DF, Alavi A, Aronchick JM, et al: Chest radiographic findings in patients with acute pulmonary embolism: observations from the PIOPED Study. Radiology 189(1):133, 1993

Wortel CH, van Deventer SJ, Aarden LA, et al: Interleukin-6 mediates host defense responses induced by abdominal surgery. Surgery 114:564, 1993

Wright HK, O'Brien JJ, Tilson MD: Water absorption in experimental closed segment obstruction of the ileum in man. Am J Surg 121:96, 1971

Zimmerman J, Fromm R, Meyer D, et al: Diagnostic marker cooperative study for the diagnosis of myocardial infarction. Circulation 99(13):1671, 1999

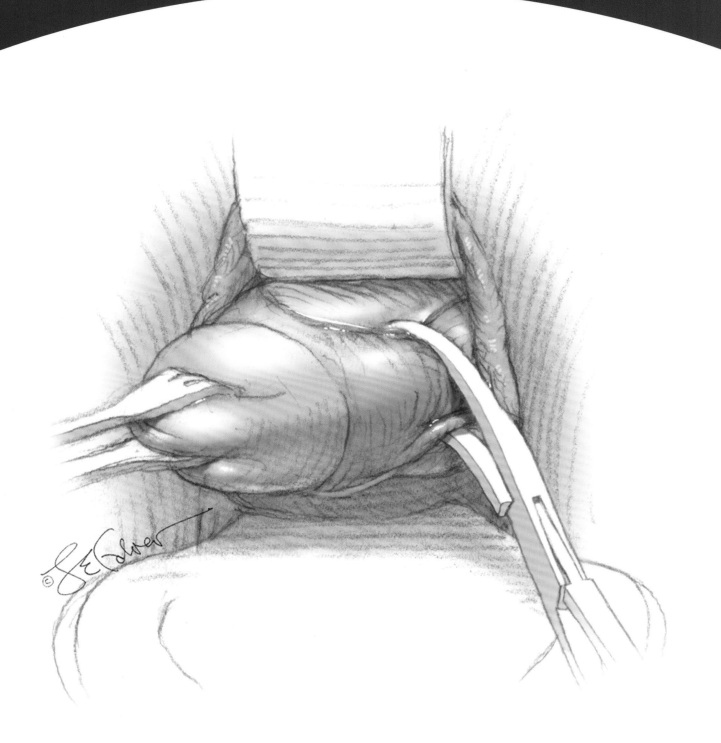

# 第四十三章

# 良性妇科疾病手术

## 43-1

## 腹部正中纵切口

进入腹腔是许多妇科手术的第一步。进入腹腔的切口可选择纵切口或横切口，这两种切口各有优势。纵切口分为正中纵切口和旁正中纵切口，前者更为常用。纵切口的优势在于进腹快、出血少、易于探查上腹部、操作空间大，如果需要更大操作空间时切口更易延伸。由于此类切口无重要的神经血管穿过，因此尤其适用于应用抗凝药物的患者。尽管如此与下腹横切口相比，纵切口术后疼痛感更明显、伤口不美观，并且切口裂开或切口疝风险增加。需要指出的是，对于既往有经腹手术史的患者，再次手术时通常选择原有的切口进行。

### 术前准备

#### 知情告知

对于开腹手术的患者，术前需要告知其切口感染或切口裂开的风险。此外，还需要告知任何开腹手术都有损伤肠管或膀胱的风险，尤其当合并盆腹腔广泛粘连时脏器损伤的风险更高。

#### 预防性措施

开腹手术本身不需要预防性使用抗生素或行肠道准备，但可根据手术方式进行调整。注意预防静脉血栓栓塞，详见第三十九章。

### 术中情况

#### 手术步骤

**❶ 麻醉和体位**

在实施局部麻醉或全身麻醉生效后，患者取仰卧位，如果手术切口部位有毛发，需备皮，留置 Foley 导尿管，消毒腹部皮肤。

**❷ 皮肤和皮下层**

在耻骨联合上方 2 ～ 3 cm 处向头侧做下腹正中纵切口，切口延伸至脐下 2 cm 处。如手术所需操作空间较小，可适当缩短切口长度。如需要更大的操作空间，切口可绕脐部并向头侧延伸至上腹部中线。为了避免切断位于镰状韧带游离缘的肝圆韧带，绕脐切口通常选择脐部左侧。由于脐部的筋膜较薄弱，绕脐切口两侧应保留足够筋膜，以利于关腹。

锐性切开或用电刀切开皮下浅筋膜（Camper 筋膜和 Scarpa 筋膜），直达白线筋膜。尽量减少切割次数，避免产生多重创面，以降低组织损伤与切口感染的风险。

**❸ 筋膜层**

前腹壁肌腱在腹部中线处融合形成腹白线。在切口中点处锐性切开该筋膜层（图 43-1.1），并向头、脚两侧延伸，长度与皮肤切口相当。在切口延伸过程中，术者或助手可用手指或止血钳提拉腹白线，以避免损伤内脏（图 43-1.2）。

切开筋膜后，向两侧钝性分离腹直肌，如钝性分离有困难时也需要进行锐性分离。在分离过程中适当提起腹直肌，以免损伤其下方的脏器。然后，在中线上锐性分离腹直肌顶端的两束锥状肌。

**❹ 腹膜层**

在两侧腹直肌之间辨认出腹膜后以两把血管钳钳夹提起上半部分腹膜切开可有效避免膀胱损伤，对于提起的腹膜应进行仔细触摸或观

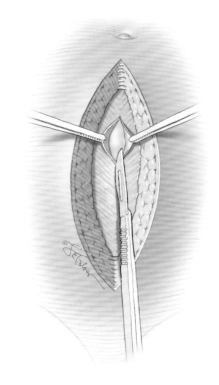

图 43-1.1　切开筋膜

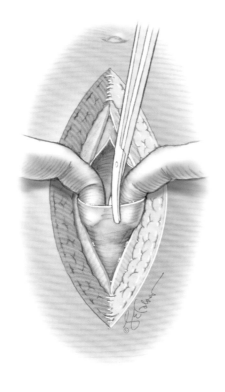

**图 43-1.2**　向头侧延伸切开筋膜

察以确认其中无脏器（图 43-1.3），切开腹膜后，示指置入切口，确认腹膜下方无粘连的肠管或大网膜，

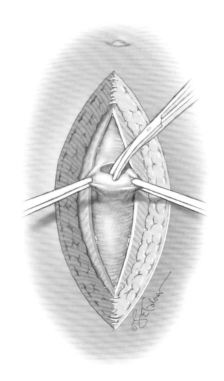

**图 43-1.3**　提拉并切开腹膜

**图 43-1.4**　向尾侧切开腹膜

再次上提腹膜继续作切开。切口向头侧延伸达弓状线以上时，可见腹直肌后鞘横行肌纤维，将其与腹膜一起切开。切口向尾侧延伸时，可见腹横筋膜位于腹膜表面。向上提起并切开腹横筋膜，注意勿损伤膀胱顶，继而切开腹横筋膜下方的腹膜（图 43-1.4）。血管数目增多及组织厚度增加提示可能已达到膀胱顶。需要注意的是，在膀胱顶到脐部中线的白色索状物为脐尿管，即尿囊遗迹。

在进腹过程中，既往有手术史的患者组织结构失去正常解剖。比如，腹中线可能发生偏移，切开筋膜后可能仅见到腹直肌纤维。这种情况下可沿着锥状肌纤维的方向，观察耻骨联合至脐部的连线来寻找中线位置。用 Kocher 钳钳夹假定中线的头侧及尾侧筋膜，以形成向上的张力（图 43-1.5）。同时，下压同侧腹直肌，暴露筋膜与腹直肌间的纤维。切断这些纤维，使该侧筋膜与腹直肌分离。横向分离直至找到

中线。如果在一侧分离后未找到中线，可于对侧重复以上步骤。

既往有手术史同样会使筋膜、腹膜及腹腔脏器之间的间隙难以辨认。这种情况下，需逐层切开，避免脏器损伤。此时可使用 Metzenbaum 剪刀，将剪刀尖端伸入组织间隙并分离，看清组织层次后再剪开，以降低肠管或膀胱壁损伤的风险。如有粘连，需进行粘连分离。分离时紧贴筋膜或腹膜边缘，以避免损伤脏器。

**⑤ 手术区域**

进入腹腔后，可放置自动拉钩牵拉肠管、大网膜及腹壁肌肉。用湿纱垫轻柔地向头侧排垫肠管，这时如有肠管的粘连需充分游离。自动拉钩上方的叶片协助向上固定肠管，使其远离盆腔及手术区域。自动拉钩横向牵拉应放置最短的叶片，可减少对股神经和生殖股神经压迫的风险。盆腔脏器充分暴露后，即可进行手术。

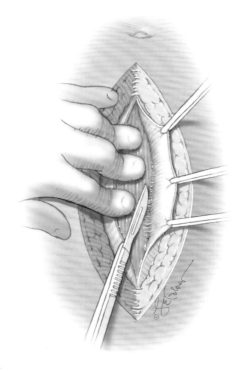

**图 43-1.5**　筋膜下横向分离

**❻ 缝合切口**

　　脏层与壁层腹膜的缝合非必需，酌情个体化处理（见第四十章）。筋膜层的缝合从切口的两端开始，分别以 0 号延迟可吸收线连续缝合，两端缝线于中点处会合打结。如果皮下层厚度小于 2 cm，则通常不需要缝合。对于较深的切口，皮下层可予 2-0 至 4-0 可吸收线或延迟可吸收线行间断缝合。皮肤予 4-0 延迟可吸收线行皮内缝合，或用皮钉及其它方法进行缝合（见第四十章）。

## 术后处理

　　对于大多数的妇科手术，腹部切口愈合是术后恢复最重要的部分。由于腹部正中纵切口患者术后活动、咳嗽及深呼吸时，可引起明显的疼痛感致使患者术后活动少，易发生血栓及肺部并发症，相关预防措施详见第四十二章。此外，肠道功能的恢复较慢，应注意观察有无肠梗阻的征象。住院时间的长短取决于肠道功能的恢复情况，一般为 1 ~ 3 天。术后酌情下地活动，通常剧烈的腹部运动应推迟至术后 6 周，以利于筋膜愈合。当不再使用麻醉药物且伤口疼痛不妨碍快速制动能力时，患者即可恢复自主活动。重返工作的时间应个体化，通常为术后 6 周。

（沈明虹 译 段 华 审校）

## 43-2

# 腹部横切口
# （Pfannenstiel 切口）

Pfannenstiel 切口、Cherney 切口和 Maylard 切口是妇科手术常选的腹部横切口。其中，Pfannenstiel 切口在美国最为常用。由于该切口沿 Langer 皮纹线走行，可以取得很好的美容效果。此外，该切口术后疼痛感较低，筋膜层裂开及切口疝的发生率也较低。然而，如果手术需要较大的操作空间或涉及上腹部手术时，则不建议采用 Pfannenstiel 切口。此外，由于此类切口切开腹外斜肌腱膜和腹内斜肌腱膜时可形成分层，脓液可聚集于此，因此对于脓肿或腹膜炎的患者多采用腹正中纵切口。

## 术前准备

### 知情告知

横切口的风险一般与纵切口相似，但横切口损伤髂腹下神经和髂腹股沟神经的风险增加。这些损伤通常只引起暂时性的感觉缺失，少数可导致慢性神经痛。

## 术中情况

### 手术步骤

#### ❶ 麻醉和病人体位

在局部麻醉或全身麻醉生效后，患者取仰卧位，必要时备皮，留置 Foley 导尿管，消毒腹部皮肤。

#### ❷ 切开皮肤和皮下层组织

在耻骨联合上方 2～3 cm 处，做一长 8～10 cm 的横切口，呈浅

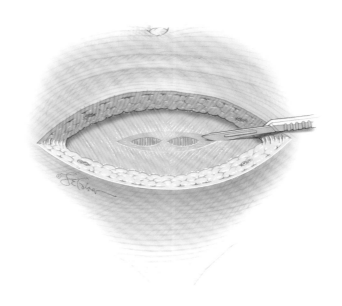

图 43-2.1　切开筋膜

弧形，两侧边缘弯向头侧。如果手术所需操作空间较小，可适当缩短切口长度。皮下层用手术刀或电刀切开深达腹直肌前鞘。上腹部的浅层血管一般位于皮肤与筋膜之间，在距离中线切口的区域电凝这些血管可以减少切口出血。

#### ❸ 切开筋膜层

在中线处横向锐性切开腹直肌前鞘（图 43-2.1）。在切口水平面，腹直肌前鞘由两层结构组成，一层来自腹外斜肌筋膜，另一层为腹内斜肌筋膜与腹横筋膜的融合层。在

腹直肌前鞘切口向外侧延伸时，需分别切开这两层筋膜（图 43-2.2），这样做有利于识别走行于两层筋膜之间的髂腹下神经和髂腹股沟神经，避免造成损伤。

需要注意的是，腹壁下血管通常位于腹直肌外侧缘之外、腹内斜肌筋膜与腹横筋膜融合层的下方，向两侧延长切口时可能会切断这些血管。因此，如确需进一步延伸切口时，应识别这些血管，并予以夹闭和结扎，以防术中出血及因血管回缩导致的延迟出血。此外，当切口横向延长至腹直肌边缘时，髂腹

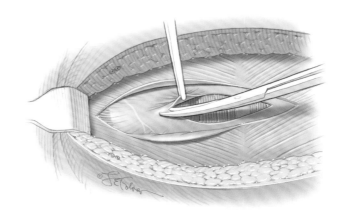

图 43-2.2　横向延长切口

下神经和髂腹股沟神经损伤的风险也随之增加（Rahn，2010）。

切开筋膜后，在中线两侧用Kocher钳钳夹切口上缘筋膜，并向头侧和向上提拉。在切口上方，钝性和锐性结合分离腹直肌前鞘与腹直肌（图43-2.3）。钝性分离时，手指先向头侧推压，再向两侧分离。该筋膜在腹直肌上较易游离，在中线处则黏连致密，需行锐性分离（图43-2.4）。有一些小的血管和神经穿行于腹直肌前鞘和腹直肌之间，可电凝这些血管以避免撕裂和出血。分离筋膜后，暴露出半径为6～8 cm的半圆形区域，同法处理切口下方筋膜。

分离腹直肌前鞘后，沿中线向两侧钝性或锐性分离腹直肌。位于腹直肌表面的锥状肌，通常需在中线处锐性分离。

❹ 切开腹膜层

腹膜切开的方法详见第四十三章第一节正中纵切口的步骤3和4。简而言之，在分离腹直肌后，即可看到薄膜状的腹膜，用两把止血钳钳夹并锐性切开，然后将腹膜切口上下延伸，进入腹腔。手术野显示清晰后，术者即可进行手术操作。

❺ 缝合切口

脏层及壁层腹膜可酌情行缝合关闭。筋膜层的缝合从切口的两端开始，分别以0号延迟可吸收线连续缝合（图43-2.5），两端的缝线于中点处会合打结。皮肤和皮下层的缝合与正中纵切口的缝合相似（见第四十三章-1节）。

## 术后处理

下腹横切口的术后注意事项同正中纵切口（见第四十三章-1节）。

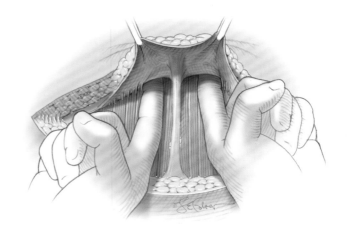

**图 43-2.3** 钝性分离腹直肌前鞘与腹直肌

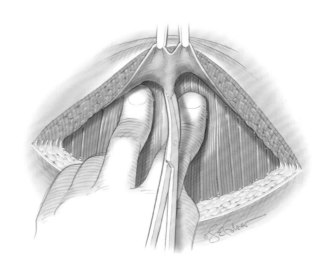

**图 43-2.4** 中线处锐性分离

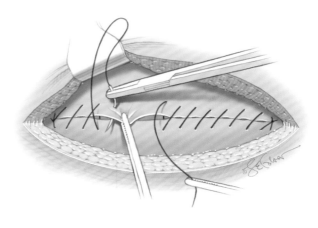

**图 43-2.5** 缝合筋膜

（沈明虹 译 段 华 审校）

## 43-3

# 腹部横切口
# （Cherney 切口）

Cherney 切口也是一种腹部横切口，操作的前几个步骤与 Pfannenstiel 切口相似。当腹直肌前鞘打开后，需在腹直肌和锥状肌腱膜进入耻骨联合上方 1 ~ 2 cm 处横断腹直肌及锥状肌，然后向头侧牵拉横断的肌肉，暴露腹膜。在这个水平上，腹壁下血管走行于腹直肌的侧方且血管分布较稀疏，但如需横向扩大切口，仍需将这些血管结扎和离断。

此类切口可提供较大的手术操作空间，并可进入 Retzius 间隙（耻骨后间隙）。因此，可根据手术需求，酌情选用此类切口。此外，当需要增大操作空间时，也可将 Pfannenstiel 切口转换成 Cherney 切口。

## 术前准备

Cherney 切口的术前准备与知情同意同 Pfannenstiel 切口。

## 术中情况

### 手术步骤

#### ❶ 初始步骤

初始步骤同 Pfannenstiel 切口（步骤 1 ~ 3）。在耻骨联合上方 2 ~ 3 cm 处横行切开皮肤，横向切开筋膜，将腹直肌前鞘与腹直肌分离。之后的手术步骤开始有所不同。

#### ❷ 筋膜层

切开筋膜，暴露腹直肌和锥状肌。朝着耻骨联合的方向，手指插入腹直肌腱下方，从外侧向中线钝

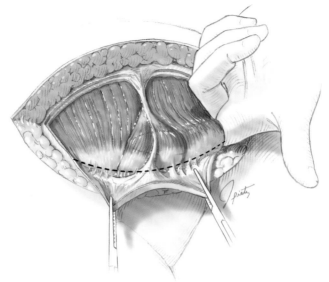

性分离。在切断肌腱时，手指垫于膀胱与肌腱之间手指背向下以保护膀胱。手指抬起肌腱，在耻骨联合上方 1 ~ 2 cm 处横断腹直肌和锥状肌（图 43-3.1），并将肌肉断端向头侧提拉。

在膀胱顶水平以上用两把血管钳钳夹腹膜，锐性切开，并横向延伸。进入腹腔后，即可开始手术。需要注意的是，在此类较大切口使用自动拉钩时，可增加股神经和生殖股神经损伤的风险。Maylard 切口同样存在此风险。因此，拉钩的侧叶需固定于切缘下方，不应置于腰大肌上。

图 43-3.1　横断肌腱

#### ❷ 缝合切口

缝合切口时，腹直肌肌腱的断端予 0 号延迟可吸收线间断缝合于筋膜下切缘的背面（图 43-3.2）。为避免发生耻骨炎或骨髓炎，不应将腹直肌断端直接缝合于耻骨联合。

用 0 号延迟可吸收线从切口两侧向中线处连续缝合筋膜，至中点处两缝线会合后打结。皮下层和皮肤的缝合同正中纵切口。

## 术后处理

下腹横切口的术后注意事项同正中纵切口。

（沈明虹译　段　华审校）

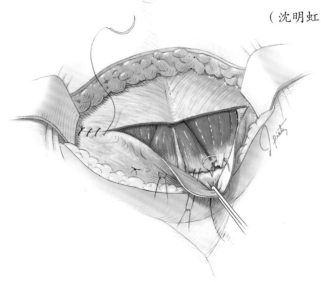

图 43-3.2　缝合切口

## 43-4

# 腹部横切口
# （Maylard 切口）

Maylard 切口与 Pfannenstiel 切口的主要不同在于其直接横断腹直肌，而无需分离腹直肌前鞘与腹直肌，其可提供更大的手术操作空间。但 Maylard 切口在操作上难度更大一些，需要游离并结扎腹壁下血管，且由于术后疼痛感更明显、腹壁力量减弱、手术时间更长、术后发热发生率高等原因，目前很少采用。然而，随机对照试验并不支持上述观点（Ghanbari，2009；Mathai，2013）。Maylard 切口不适用于腹壁下血管已经离断、腹直肌血供不足的患者，以及依赖腹壁下血管为下肢供血的严重周围血管病变患者（Salom，2007）。

## 术前准备

Maylard 切口的术前准备与知情同意同 Pfannenstiel 切口。

## 术中情况

### 手术步骤

#### ❶ 初始步骤

初始步骤与 Pfannenstiel 切口相同（步骤 1 ~ 2）。在耻骨联合上方 2 ~ 3 cm 处横行切开皮肤，横向切开筋膜。切开筋膜后的手术步骤与 Pfannenstiel 切口有所不同。不同之处在于，Maylard 切口无需将腹直肌前鞘与其下方的腹直肌进行分离。

腹壁下血管位于双侧腹直肌的侧后方，这些血管均需分离后进行结扎和离断，从而避免切断腹直肌时发生血管撕裂和出血。

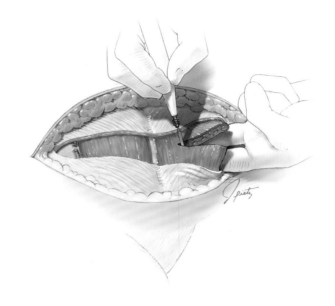

图 43-4.1　横行切断腹直肌

#### ❷ 腹直肌

手指钝性分离腹直肌与其下方的腹横筋膜和腹膜。因腹直肌后鞘止于弓状线，而弓状线以下后鞘缺如，因此此处腹直肌紧贴腹膜层。术者可将手指置于腹直肌后方，电刀横行切断腹直肌（图 43-4.1）。

#### ❸ 腹膜层

以两把血管钳钳夹腹膜，在膀胱顶水平以上锐性切开，并向两侧延伸。进入腹腔后，即可行手术操作。与 Cherney 切口相同，需小心放置自动拉钩，以降低股神经和生殖股神经损伤的风险。

#### ❹ 切口缝合

缝合切口时，以 0 号延迟可吸收线连续缝合筋膜。缝合筋膜时注意使离断的肌肉纤维充分对合，无需直接缝合肌肉。用 0 号延迟可吸收线从切口两侧向中线处连续缝合筋膜，两缝线至中点处会合后打结。皮下层和皮肤的缝合同正中纵切口。

## 术后处理

下腹横切口的术后注意事项同正中纵切口。

（沈明虹 译　张　颖 审校）

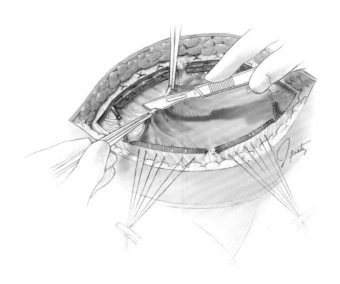

图 43-4.2　腹直肌及筋膜的缝合位置与腹膜切开

## 43-5

# 卵巢囊肿剥除术

当患者出现临床症状且术前评估为恶性卵巢肿瘤的可能性较低时，可选择卵巢囊肿剥除术（见第九章）。单纯剥除卵巢囊肿可以最大限度地保留卵巢的内分泌功能和生育功能。因此，手术时应轻柔操作，减少术后粘连形成，重建卵巢的正常解剖以利于排卵后能顺利进入输卵管内。

研究表明，腹腔镜卵巢囊肿剥除术安全、有效，可作为无腹腔镜手术禁忌证患者的首选（见第九章）。但是，若卵巢囊肿较大、盆腹腔粘连严重致腹腔镜手术困难以及操作受限或可疑恶性肿瘤时，则应选择开腹手术。

## 术前准备

### 知情同意

除开腹手术的常见风险外，卵巢囊肿剥除术最主要的风险是卵巢创面广泛出血或卵巢严重损伤，必要时需切除整个卵巢。此外，卵巢囊肿剔除会导致卵巢储备功能受到不同程度的影响。如果术前可疑为卵巢恶性肿瘤，术前需与患者充分沟通进行卵巢癌分期手术的可能，包括全子宫和双侧附件切除术（见第三十五章）。

许多接受卵巢囊肿剥除术的患者伴有慢性盆腔痛的症状。虽然囊肿剥除术后大部分患者疼痛症状缓解，但部分患者，尤其是合并子宫内膜异位症者，囊肿剥除术后疼痛症状仍持续存在。因此，应告知患者卵巢囊肿剥除术并不能缓解所有患者的慢性盆腔痛。

### 患者准备

术前一般无需肠道准备和预防性使用抗生素。如果在卵巢癌分期手术需要切除子宫时，术中可应用抗生素。开腹手术者需要预防静脉血栓形成，详见表 39-8。

## 术中情况

### 手术步骤

#### ❶ 麻醉和体位

如术中发现为卵巢恶性肿瘤，则需行卵巢癌分期手术，手术范围涉及上腹部，因而该手术通常需行全身麻醉。患者取仰卧位。麻醉诱导后，备皮，留置 Foley 导尿管，消毒腹部。如为恶性肿瘤需切除子宫时，应同时做阴道准备。

#### ❷ 进腹

大多数卵巢囊肿可以通过 Pfannenstiel 切口（下腹部横切口）切除。若卵巢囊肿巨大或高度怀疑为恶性肿瘤时，应取纵切口，其可为卵巢癌分期手术提供充足的操作空间，并可进行上腹部探查。

如第三十五章所述，进入腹腔后如发现为恶性肿瘤，在进行卵巢手术操作前应先留取盆腔和上腹部冲洗液行细胞学检查。全面探查盆腔与上腹部，对赘生物或可疑病灶取样，送术中冰冻切片病理学检查。

切口处放置自动拉钩，排垫肠管和大网膜，暴露手术野。显露卵巢后于道格拉斯窝及卵巢下方放置湿纱垫，以便在囊肿切除过程中破裂时尽量减少对盆腔的污染。

#### ❸ 切开卵巢

将卵巢置于拇指和其余手指之间，用手术刀或电刀切开囊肿表面的卵巢皮质。切口最好选择在卵巢系膜对侧，以避免损伤卵巢门处血管。切口宜深达囊肿壁但未切破囊肿壁（图 43-5.1）。Allis 钳钳夹卵巢皮质的切缘反方向牵引，以利于囊肿剥离。

#### ❹ 剥离囊肿

在囊壁与卵巢间质之间，用指尖或刀柄进行钝性剥离，或用 Metzenbaum 剪刀尖端进行锐性分离（图 43-5.2）。如果存在粘连，导致界限不清时，应行锐性剥离。助手持 Allis 钳向囊肿壁反方向轻轻牵

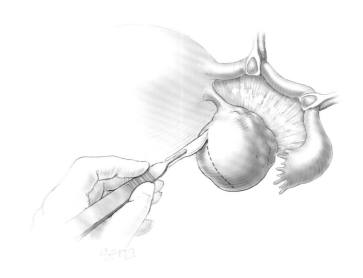

图 43-5.1 切开卵巢

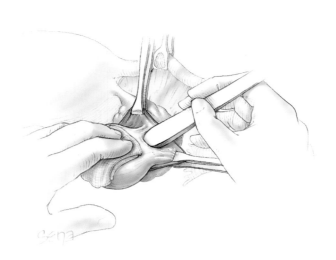

**图 43-5.2　剥离囊肿**

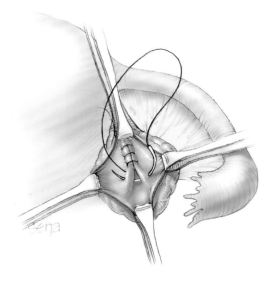

**图 43-5.3　缝合卵巢**

拉，术者手指置于囊肿剥离面前方，并向对侧方向牵拉囊肿。这种牵拉和反牵拉作用有助于囊肿剥离。由于囊肿壁表面光滑易滑脱，术者可于手指与囊肿壁之间衬垫一层薄纱布，以便更好的抓握囊肿。

在剥离囊肿接近尾声时，到达富含血管的卵巢门。此时，应尽可能用止血钳或 Pean 钳钳夹囊肿与正常卵巢之间仍相连组织。钳夹时靠近卵巢，以利于剪刀剪断囊肿蒂部完整剥除囊肿。可吸收线缝合断端。检查卵巢创面，电凝或结扎止血。

**❺ 切除囊肿**

囊肿剥除后，立即送病理科行术中冰冻切片检查。对于较大的卵巢良性囊肿，卵巢皮质拉伸变薄。

剥除囊肿后，可修剪多余皮质，以利于重建正常的卵巢结构。但是，即便是极薄的卵巢皮质中也包含卵泡，因此应尽可能多的保留卵巢皮质。

**❻ 缝合卵巢**

使用 3-0 或 4-0 延迟可吸收线分层缝合卵巢创面，对合残存的卵巢组织（图 43-5.3）。虽然卵巢皮质变薄，缝合时针尖不应穿透皮质。卵巢表面暴露的缝线可增加粘连形成可能。可使用 5-0 可吸收线于皮质下连续缝合卵巢切口（同皮下缝合）。

**❼ 缝合切口**

术毕，取出置于卵巢下方及道格拉斯窝处的纱布，用等渗溶液

（如乳酸林格溶液）充分冲洗盆腔，尤其对于术中卵巢囊肿破裂者，更应充分冲洗盆腔。如成熟性囊性畸胎瘤（皮样囊肿）破裂后，内容物流入盆腔，如未清理，可能会诱发化学性腹膜炎。根据术者习惯和患者的解剖特点，酌情在卵巢周围放置防粘连屏障（见第十一章）。取出纱布和拉钩，常规关腹。

## 术后处理

术后注意事项同一般开腹手术。

（赵荣伟　译　张　颖　审校）

## 43-6

# 输卵管卵巢切除术

通常情况下，输卵管卵巢切除术（SO）首选腹腔镜路径。但当可疑恶性肿瘤、卵巢囊肿直径大于 8 ~ 10 cm 或估计盆腹腔粘连严重时，应选择开腹手术。无论采用何种手术路径，输卵管卵巢切除术主要包括：辨认并避开同侧输尿管、结扎骨盆漏斗韧带、输卵管近端和卵巢固有韧带、横断卵巢系膜和输卵管系膜。开腹输卵管卵巢切除术的适应证有多种，主要包括：可疑卵巢恶性肿瘤者、卵巢癌高危女性要求预防性切除者、已生育的女性合并体积较大且有症状的卵巢囊肿者以及育龄期女性合并体积较大有症状的卵巢囊肿、且不宜行囊肿剥除术者。

## 术前准备

### 患者评估

输卵管卵巢切除术主要用于切除经超声评估解剖结构较清晰的卵巢病变。当解剖结构欠清晰时，可进一步行磁共振成像检查。详见第三十五章和第三十六章，如果术前可疑为恶性肿瘤，则应行肿瘤标志物检测。

### 知情同意

一般来说，输卵管卵巢切除术的严重并发症相对少见，主要包括：器官损伤，尤其是输尿管损伤、出血、伤口感染或裂开，以及麻醉相关并发症。卵巢病变是输卵管卵巢切除术最常见的手术指征。因此，应告知患者存在卵巢肿瘤分期手术的可能性及具体手术步骤，并向患者讲明若恶性肿瘤术中发生破裂、囊液外溢，有导致肿瘤分期升级的

风险（见第三十五章）。许多因卵巢病变行输卵管卵巢切除术的患者常伴有盆腔痛症状，术后大部分患者疼痛缓解，但部分患者疼痛仍持续存在。此外，若同时行双侧输卵管卵巢切除术，患者术后雌激素水平可显著下降。因此，术前应充分告知患者手术相关并发症，详见第四十二章。

### 患者准备

术前一般无需肠道准备和预防性使用抗生素。如果在卵巢肿瘤分期手术中切除子宫时，可术中应用抗生素。开腹手术者需要预防静脉血栓形成，详见表 39-8。

## 术中情况

### 手术步骤

#### ❶ 麻醉与体位

开腹的输卵管卵巢切除术通常需要全身麻醉，如术中发现为恶性肿瘤，则同时需要行卵巢肿瘤分期手术探查上腹腔。患者取仰卧位。麻醉诱导后，必要时备皮，留置 Foley 导尿管，消毒腹部。如考虑恶性肿瘤，需切除子宫时，应同时做阴道准备。

#### ❷ 进腹

输卵管卵巢切除术可以选择横切口或纵切口，主要取决于囊肿大小和恶性肿瘤的可能性等，见第四章所述。

进腹后，卵巢手术操作前先留取盆腔和上腹部冲洗液，如为恶性肿瘤，则行细胞学检查。全面探查盆腔与上腹部，取腹膜或大网膜种植病灶行术中冰冻切片病理学检查。

#### ❸ 暴露

进腹后，放置 O'Connor O'Sullivan

或 Balfour 自动拉钩，排垫肠管暴露术野，牵拉受累附件出盆腔。如存在广泛粘连，则需分离粘连以恢复正常解剖。

#### ❹ 定位输尿管

由于输尿管贴近骨盆漏斗韧带，因此，在钳夹骨盆漏斗韧带前，应先辨认输尿管。输尿管位于盆腔侧壁后腹膜的下方。一般可于输尿管进入盆腔、跨越髂总动脉分叉处、卵巢血管内侧辨认输尿管。在一些情况下，需要游离腹膜后输尿管，可用组织钳牵拉圆韧带、骨盆漏斗韧带和髂外血管表面腹膜，继而切开。向骨盆边缘的头侧延伸切口（图 43-6.1）。此切口有助于后续分离、结扎骨盆漏斗韧带。打开后腹膜，向深部、头侧、稍内侧钝性分离疏松结缔组织（详见开腹子宫切除术第 6 步）。输尿管通常附着于切开的腹膜内侧叶。

#### ❺ 结扎骨盆漏斗韧带

将附件提起并进一步检查。使用 Metzenbaum 剪刀或电刀切开腹膜，分离骨盆漏斗韧带。切口应选择在骨盆漏斗韧带下方、输尿管上方的阔韧带后叶，并沿着输卵管和卵巢固有韧带下方，向子宫方向延伸。切口平行于骨盆漏斗韧带，也可向侧方骨盆边缘头侧延伸。理想状况下，输尿管可暴露于切口内。

切开后腹膜，游离骨盆漏斗韧带，Heaney 钳或其他血管钳夹骨盆漏斗韧带，钳弯向上（图 43-6.2）。需要注意的是，若是恶性肿瘤，Heaney 钳需靠近侧盆壁，行骨盆漏斗韧带高位结扎。用一把 Kelly（pean）钳在 Heaney 钳内侧钳夹骨盆漏斗韧带，以防止切除附件内的血液回流，最后将 Kelly 钳与切除的附件一起取出。

如图所示，在 Heaney 钳和 Kelly

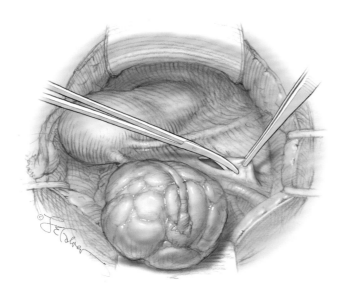

**图 43-6.1** 打开后腹膜

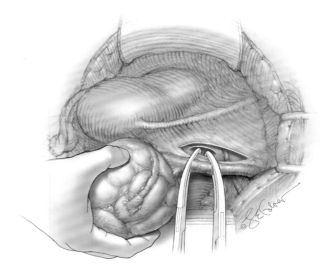

**图 43-6.2** 结扎骨盆漏斗韧带

钳之间横断韧带。于 Heaney 钳下方，用 0 号延迟可吸收线结扎骨盆漏斗韧带断端。打结牢靠后，助手迅速松开 Heaney 钳，拉紧线结，随即夹闭 Heaney 钳。然后，在 Heaney 钳下方贯穿缝合骨盆漏斗韧带断端（图 40-22）。注意：缝合时，需在结扎线与 Heaney 钳之间进针，以免刺破卵巢血管形成血肿。打结固定，移除 Heaney 钳。

**❻ 切断输卵管和卵巢固有韧带**

提拉附件，Heaney 血管钳钳弯朝向卵巢，钳夹近端的卵巢固有韧带和输卵管，包括部分输卵管系膜和卵巢系膜。然后，另一把血管钳钳弯朝向卵巢，由外向内沿着卵巢下方钳夹剩余的输卵管系膜及卵巢系膜（图 43-6.3）。两把血管钳钳尖于附件下方交汇。在上述两把血管钳的上方、近卵巢侧，用另外两把血管钳平行钳夹。使用 Mayo 弯剪于血管钳之间剪断组织，游离附件。

取出游离的附件，送病理学检查。如果怀疑为恶性肿瘤，术中需行冰冻切片病理学检查。0 号延迟可吸收线分别缝扎断端。

**❼ 缝合切口**

移除自动拉钩与纱布。切口缝合方法同腹部纵切口或 Pfannenstiel 切口。

## 术后处理

患者术后康复同其他开腹手术。

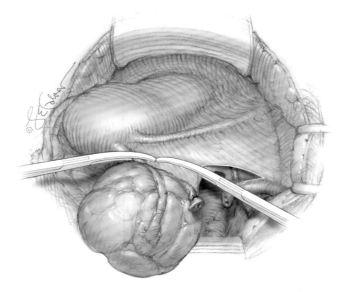

**图 43-6.3** 结扎卵巢固有韧带、输卵管及与近端相邻的卵巢系膜和输卵管系膜

对于育龄期妇女，切除单侧卵巢，其内分泌功能与生殖功能均得以保留；切除双侧卵巢可导致手术性绝经，术后可考虑激素替代治疗（第 22 章）。

（赵荣伟 译　张　颖 审校）

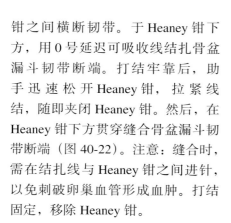

## 43-7

# 择期（非妊娠期）输卵管部分切除术

择期（非妊娠期）输卵管部分切除术与产后输卵管中段切除术相似，不同之处在于手术时机和腹部手术入路。与产后或流产后绝育术不同，"择期"指手术时间与妊娠无关。对于大多数接受择期绝育术的女性来说，子宫较小，且位于盆腔深处。因此，可通过腹腔镜或下腹部横切口实施手术。

通常情况下，择期输卵管部分切除术是切除输卵管中段，两侧断端通过纤维化和再腹膜化封闭。常用的择期绝育方法包括 Parkland 法与 Pomeroy 法。

在输卵管绝育的方法中，通常情况下有绝育要求的美国女性很少选择择期输卵管部分切除术（Peterson，1996）。由于腹腔镜手术具有诸多优势，腹腔镜下绝育术多作为首选（见第四十一章）。而对于存在腹腔镜手术禁忌，如腹腔广泛粘连、合并盆腔病变行开腹手术者以及缺乏腹腔镜设备或术者缺乏相关手术经验时，可选择择期开腹输卵管部分切除术。此外，第四十一章目前新的建议提倡在可能的情况下行全输卵管切除术以降低卵巢癌风险，详见后文。因此，开腹手术的择期输卵管部分切除术实际应用也很少。

## 术前准备

### 患者评估

与其他绝育手术一样，术前应检测尿液或血清 β-hCG，排除妊娠。同样，为了避免出现难以检测的黄体期妊娠的可能性，最好在卵泡期进行绝育手术。手术前使用有效的避孕方法。

### 知情同意

输卵管部分切除术是一种有效的绝育方法。通常术后再次妊娠率低于 2%。避孕失败的原因可能是输卵管再通或手术失误，如组织误扎。

输卵管绝育术是一种安全的手术方法，其并发症发生率低于 2%（Pati，2000）。其中，最常见的是麻醉并发症、器官损伤和切口感染。此外，尽管绝育术后妊娠并不常见，但一旦妊娠发生异位妊娠的风险很高，接近 30%（Peterson，1996；Ryder，1999）。然而，由于输卵管绝育是高效的避孕方法，总体妊娠风险较低，因此异位妊娠的风险也较低。

除了手术风险外，部分女性绝育术后反悔，仍有再生育愿望，尤其在 30 岁以下的人群中发生率最高（Curtis，2006；Hillis，1999）。因此，在手术之前，应充分告知患者谨慎选择绝育术，绝育术为永久性避孕，并建议其他可供选择的长期有效的避孕方法（美国妇产科医师协会，ACOG，2011）。

## 术中情况

### 手术步骤

#### ❶ 麻醉与体位

择期输卵管部分切除术通常是门诊手术，在全身麻醉或局部麻醉下进行。麻醉后，取仰卧位，消毒腹部，排空膀胱。

#### ❷ 小切口开腹手术

对于大多数患者，可选择长 4～6 cm 的下腹部 Pfannenstiel 横切口。小型 Richardson 或 Army-navy 拉钩可提供足够的手术视野。阴道放置海绵棒或举宫器可抬举子宫，有助于暴露输卵管。

#### ❸ 辨认输卵管

绝育失败的常见原因是组织误扎，通常为误扎圆韧带。因此，在结扎前，应仔细游离、辨认输卵管，切除的输卵管需行病理学检查以确认。在部分患者中，尤其是存在输卵管粘连的女性，辨认输卵管相对困难。有时需要延长切口，以利于暴露手术视野。

首先找到宫底，输卵管于圆韧带后方进入子宫角，有助于术者辨认正确的解剖结构。一把 Babcock 钳提拉输卵管近端，另一把 Babcock 钳提拉输卵管稍远端，两把 Babcock 钳沿着输卵管长轴方向，循序交替向远端移动直至输卵管壶腹部，以辨认输卵管伞部。

#### ❹ Parkland 法

在输卵管中段寻找输卵管系膜的无血管区，血管钳置于输卵管下方。由于输卵管伞端部分结扎后，输卵管再通风险增加，导致绝育失败率升高。因此所选部位应允许切除 2 cm 的输卵管，且不包含输卵管伞端。

血管钳钝性向前顶推输卵管系膜，手指反向加压，当突破系膜后轻轻打开血管钳尖端，以扩张系膜开口（图 43-7.1）。血管钳尖端钳夹 0 号铬合金线，穿过系膜开口，置于输卵管下方。同法在输卵管下方放置第二根 0 号铬合金线，提拉输卵管中段，先收紧远端缝线并打结，再收紧近段缝线并打结。

#### ❺ 切除输卵管

Metzenbaum 剪刀尖端伸入输卵管系膜开口，剪断近端输卵管，线结上方的断端保留 0.5 cm，以避免

第六部分

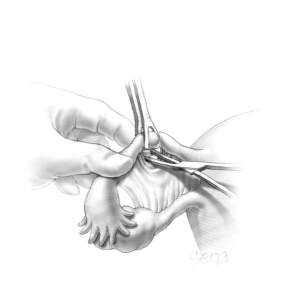

图 43-7.1  Parkland 法：输卵管系膜造口

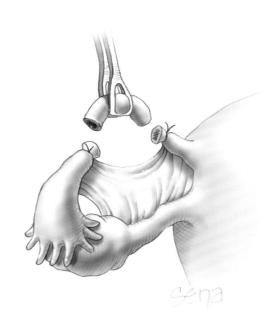

图 43-7.2  Parkland 法：输卵管切除

线结滑脱（图 43-7.2）。向远端结扎线方向，锐性分离输卵管与其系膜，游离输卵管节段。同样，在距离远端线结以上 0.5 cm 处切断输卵管，至少切除长约 2 cm 输卵管节段。检查输卵管断端及其系膜，充分止血；同法处理对侧输卵管。所切除输卵管节段送组织病理学检查。

❻ **Pomeroy 法**

该方法步骤如下：钳夹提拉长约 2 cm 的输卵管中段，2-0 羊肠线结扎输卵管袢，然后切除结扎环远端的输卵管袢（图 43-7.3）。术后线结快速吸收，使结扎的断端分离，并形成 2 ~ 3 cm 的间隙。

❼ **缝合切口**

切口缝合方法同其他腹部横切口。

## 术后处理

腹部小切口的输卵管部分切除术后通常恢复快，且无明显并发症，

患者术后即可快速恢复正常的饮食和日常活动而无不适。患者可根据自身情况，即刻恢复性生活。除患者反悔外，该手术生理或心理的远期并发症发生率较低。Peterson 等（2000）发现：输卵管绝育术并不会

增加患者月经异常的发生率。此外，该手术不会对性欲或性快感产生负面影响（Costello，2002）。

（赵荣伟 译 张 颖 审校）

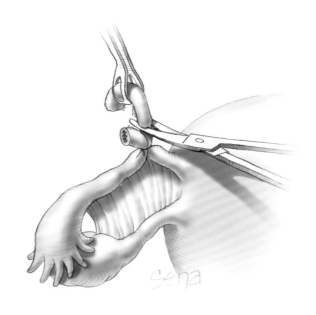

图 43-7.3  Pomeroy 法

## 43-8

# 输卵管切除术和输卵管造口术

输卵管造口术是沿着输卵管长轴、纵向切开输卵管、主要用于清除输卵管内异位妊娠组织的手术方式。而输卵管切除术则是在保留卵巢的情况下完整切除输卵管，主要适用于异位妊娠、绝育或输卵管积水时用于以提高体外受精成功率的手术治疗方法。此外，鉴于盆腔浆液性癌可能起源于输卵管（见第三十五章），美国妇科肿瘤学会（2013 年）建议，在行绝育术时，采用输卵管切除术取代输卵管结扎术，或在对无生育要求的患者实施其他盆腔手术时切除输卵管，以预防卵巢癌的发生。

腹腔镜手术的优点是住院时间短、恢复快、术后疼痛轻。因此，异位妊娠的治疗通常首选腹腔镜手术。而开腹输卵管切除术或输卵管造口术主要用于异位妊娠破裂、血流动力学不稳定的患者，或存在腹腔镜手术禁忌证的患者。当发生腹腔内出血时，开腹手术可快速进入腹腔，控制出血。

## 术前准备

### 知情同意

输卵管切除术和输卵管造口术相关的并发症主要发生于异位妊娠患者。其中，出血是最主要的风险。无论何种手术指征，术中均可能伴随同侧卵巢损伤；在特定的情况下如果卵巢损伤严重，可能需要同时切除卵巢。此外，当输卵管病变累及卵巢时，亦有同时行卵巢切除术的可能。

要求绝育而行输卵管切除术者，知情同意同择期输卵管部分切除术，详见第四十三章 -7 节。

### 持续性异位妊娠

对于异位妊娠患者，无论接受何种手术方法，术后均存在妊娠滋养层组织持续存在的可能。残留的滋养层组织主要存在于输卵管，亦可种植于大网膜和盆腹腔腹膜。直径 0.3 ~ 2.0 cm 的暗红色结节是腹膜种植病灶的典型表现。与输卵管造口术相比，输卵管切除术后发生持续性异位妊娠的风险一般较低（Farquhar，2005）。

### 保留生育功能

大多数研究表明：对于异位妊娠患者，如果对侧输卵管正常，不论是行输卵管切除术或输卵管造口术，术后妊娠率并无明显差别（见第七章），即两种手术方式对患者生育功能的影响相当。因而，如果对侧输卵管正常，行患侧输卵管切除术或输卵管造口对生育均无不利影响。但如果对侧输卵管有病变且患者有生育要求时，则首选输卵管造口术。然而，对于部分输卵管妊娠破裂的患者，若输卵管广泛损伤或严重出血则无法保留输卵管而需要行输卵管切除术。

## 患者准备

对于异位妊娠患者，输卵管切除术和输卵管造口术均可能伴有大出血。术前需行全血细胞计数、β-hCG 水平以及血型检测。严重出血者，需要对红细胞和其他血液制品进行交叉配血。对于非孕期要求行绝育术的患者，术前准备参考第四十三章 -7 节。

输卵管切除术和输卵管造口术术后感染率低，术前无需常规使用抗生素。开腹手术需预防静脉血栓

形成详见表 39-8。

## 术中情况

### 手术步骤

#### ❶ 麻醉和体位

大多数异位妊娠开腹手术患者需要收入院，在全身麻醉下进行手术。对于其他原因行输卵管切除术和输卵管造口术的患者，亦可选择局部麻醉。患者取仰卧位，麻醉诱导成功后，术野备皮，留置 Foley 导尿管，消毒腹部皮肤。

#### ❷ 进腹

大多数输卵管切除术或输卵管造口术可选择下腹部横切口（Pfannenstiel 切口）。但是，对于血流动力学不稳定、大量腹腔内出血的患者，应选择下腹部纵切口，以便快速进入腹腔。

#### ❸ 输卵管切除术

行开腹输卵管切除术进入腹腔后，探查盆腔，提拉附件。Babcock 钳分别钳夹患侧输卵管的远端与近端，并牵拉输卵管远离子宫和卵巢，充分伸展输卵管系膜（图 43-8.1）。

从输卵管伞端开始，Kelly 钳或止血钳靠近输卵管侧钳夹长约 2 cm 的输卵管系膜，钳弯向上朝向输卵管，同法靠近卵巢侧钳夹输卵管系膜，这两把钳阻断输卵管系膜血管后，剪刀离断输卵管系膜。

以 2-0 或 3-0 延迟可吸收线结扎卵巢侧的输卵管断端后，取下血管钳。近输卵管伞侧的血管钳原位保留，并最后和切除的输卵管一起移除。从输卵管壶腹部向子宫方向循环重复上述钳夹、离断、结扎等步骤，每次钳夹长度约 2 cm 的输卵管系膜。

最后，血管钳钳夹近端输卵管

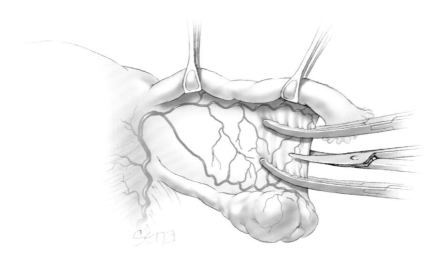

**图 43-8.1**　输卵管切除术

系膜及输卵管，切断后游离输卵管，结扎断端。

### ❹ 输卵管造口术

开腹输卵管造口术的手术步骤可参照腹腔镜下输卵管造口术，详见第四十四章 -5 节。简而言之，Babcock 钳提拉患侧输卵管，在妊娠物种植部位的输卵管系膜对侧面纵向锐性切开，切口长度取决于妊娠包块的大小，一般为 1 ~ 2 cm。抓起妊娠物，并轻柔地从输卵管腔取出，或采用水分离的方法清除妊娠组织。出血的创面电凝止血，开放输卵管切口，以待自行愈合。

### ❺ 关腹

冲洗盆腔，清除血液和组织碎片。关腹步骤同前述的下腹纵切口或 Pfannenstiel 切口。

## 术后处理

输卵管切除或输卵管造口术后，表明异位妊娠已终止。因此，应检测患者的 Rh 血型。Rh 阴性血型者应在妊娠终止后 72 小时内肌内注射 50 μg 或 300 μg（1500 IU）抗 D 免疫球蛋白，可显著降低再次妊娠发生同种异体免疫反应的风险。

因输卵管造口术后发生持续性异位妊娠的风险较高，术后应每周检测血清 β-hCG 水平，直至恢复正常。在此期间，应严格采取避孕措施，以利于区分持续性异位妊娠或再次妊娠。

对于绝育术患者，术后注意事项同择期输卵管部分切除术，详见第四十三章 -7 节。术后活动和饮食参考其他开腹手术。

（赵荣伟 译　张　颖 审校）

# 子宫角切开术与子宫角楔形切除术

当妊娠发生在周围被子宫肌层包绕的输卵管间质部位时（图43-9.1），与输卵管其他部位妊娠相比，间质部妊娠胚胎存活时间较长、妊娠组织体积更大，并且，由于子宫动脉和卵巢动脉分支于宫角部位吻合，一旦间质部妊娠破裂，短时间内即可导致严重的出血。目前，高分辨率超声、检测 β-hCG 水平以及已制定的诊断标准有助于早期发现间质部妊娠，对于确诊的间质部妊娠，应尽量避免破裂的发生。

输卵管间质部妊娠主要通过不同类型的手术治疗，只有极少数特定的病例可选择药物保守治疗。子宫角切开术类似于治疗输卵管妊娠的输卵管造口术，而子宫角楔形切除术则是切除间质部妊娠组织、其周围环绕的子宫肌层以及同侧输卵管（Moawad，2010）。子宫角楔形切除术是输卵管间质部妊娠的经典手术方式，通常采用开腹手术路径，但目前也有多数病例可通过腹腔镜实施手术（Hwang，2011）。选择何种手术路径，需综合考虑如下因素：孕周、是否破裂、血流动力学稳定性、患者的生育要求、手术医生的偏好与手术技能等。

本节主要介绍开腹手术方法，但这里讲解的手术原则与手术步骤同样适合于腹腔镜手术，稍作调整后即可应用。

## 术前准备

### 患者评估

对于子宫角妊娠已破裂且血流动力学不稳定的患者，术前应启动液体复苏及输血。此外，由于术中存在失血过多的风险，术前应检测血型，浓缩红细胞及其他血液制品交叉配血。告知患者可能需要使用血液制品，例如，Rh 阴性患者需要注射抗 D 免疫球蛋白，同时应完善血细胞计数和 β-hCG 水平检测。

其他相关的手术风险包括：需切除同侧卵巢，难以控制的出血而切除子宫。如患者已生育，可考虑术中同时行输卵管结扎术或双侧输卵管切除术，但同时行子宫切除术相对罕见。

### 患者准备

对于血流动力学稳定的患者及可保证充足血源的情况下，无需其他特殊准备。一般无需预防性使用抗生素或肠道准备。开腹手术需预防静脉血栓栓塞，见表 39-8。

## 术中情况

### 手术步骤

**❶ 麻醉与体位**

子宫角楔形切除术和子宫角切开术通常在全身麻醉下进行，尤其是可疑子宫角破裂者。患者取仰卧位，麻醉诱导成功后，术野备皮，留置 Foley 导尿管，消毒腹部术野皮肤。

**❷ 进入腹腔**

根据临床情况，酌情选择横切口或纵切口，详见第四十三章 -1 节。

**❸ 暴露术野**

如无子宫角破裂和活动性出血，开腹后排垫肠管，充分暴露盆腔术野，放置自动拉勾。如存在大量腹腔积血，可使用吸引器或纱布清除积血；效果不佳时，术者可将子宫提拉出盆腔，以便查找破裂口及出血部位。术者用拇指和其余手指压迫出血部位止血。然后，用两把大血管钳贯通钳夹宫角基底部。在极少数难以控制的严重出血时，可暂时压迫腹主动脉，协助止血。

**❹ 探查盆腔**

在确定具体手术范围前，首先要明确异位妊娠部位，探查有无破裂、妊娠包块的大小、出血量以及对侧附件情况。

**❺ 注射垂体后叶素**

无论是行子宫角切开术还是子宫角楔形切除术，均应于间质部妊

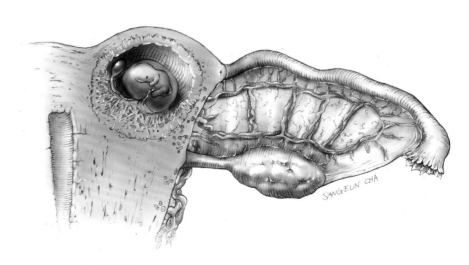

**图 43-9.1　间质部妊娠**

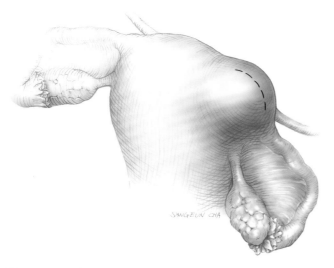

**图 43-9.2**　子宫角切开术的切口

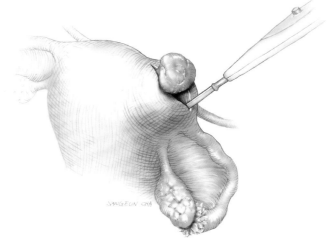

**图 43-9.3**　子宫角切开后挤出妊娠物

娠周围的子宫肌层内注射稀释的垂体后叶素（20 U 垂体后叶素溶于 30 ~ 100 ml 生理盐水），以利于止血。垂体后叶素是一种强效的血管收缩剂，在注射前必须回抽，以避免误注入血管内。此外，注射垂体后叶素可引发患者血压突然升高，应用时需告知麻醉医师，监测患者血压情况。垂体后叶素注射后，局部组织颜色可变苍白。

**❻ 子宫角切开取胚术**

**妊娠部位表面组织与切除胚胎**

组织。线性切开间质部妊娠表面的子宫浆膜层和肌层（图 43-9.2）。向下延伸切口的过程中，部分妊娠物可从切口中挤出（图 43-9.3）。通过钝性、锐性、吸引或水分离的方法清除妊娠组织（图 43-9.4）。尽管已注射垂体后叶素，子宫肌层出血仍较常见，最好的处理方法就是电凝止血或 2-0 可吸收线或延迟可吸收线 8 字缝合止血。

　　通常使用可吸收线或延迟可吸收线，间断或连续缝合子宫肌层切

口（图 43-9.5）。一般情况下，多选择坚韧、不易断裂的 2-0 或 0 号铬制缝线。因铬合线具有轻微弹性、可拉伸、且不易切割组织，可作为肌层缝线的首选。对切口部位可单层缝合，也可以缝合两至三层，避免血肿形成，缝合时重新对合肌层。对切口的最外层可选择浆膜下连续缝合，类似于皮下缝合。理论上讲，浆膜下连续缝合可减少缝线暴露，有助于预防粘连。

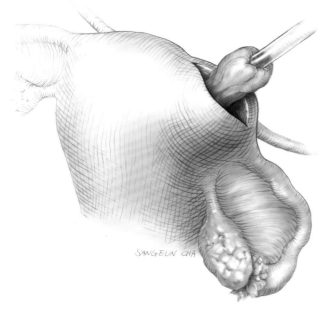

**图 43-9.4**　吸除妊娠物

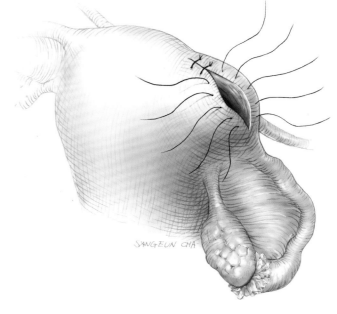

**图 43-9.5**　缝合肌层切口

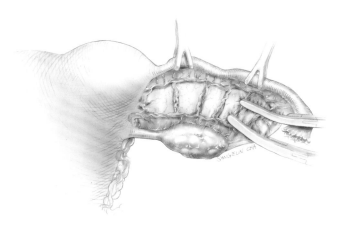

图 43-9.6　依次钳夹、结扎输卵管系膜

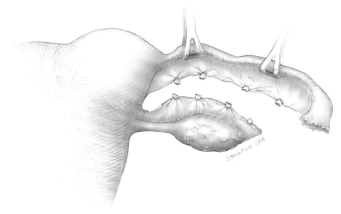

图 43-9.7　完整切除输卵管

**❼ 子宫角楔形切除术**

切除患侧输卵管。该手术同时将异位妊娠包块及其周围的子宫肌层和患侧输卵管一并切除，切除患侧输卵管可避免再次发生输卵管妊娠的风险。这是因为健侧输卵管输送的精子可使患侧卵巢的卵子受精，受精卵可经腹腔液输送至已结扎的患侧输卵管盲端内，导致患侧输卵管再次发生异位妊娠。因此，切除患侧输卵管可避免这种情况发生。

输卵管切除术的步骤详见第

四十三章 -8.1 节。简而言之，沿输卵管长轴依次钳夹、结扎输卵管系膜（图 43-9.6），从而将输卵管完全与其系膜及同侧卵巢分离（图 43-9.7）。

楔形切除宫角妊娠组织。注射垂体后叶素后，电刀切开妊娠物表面的子宫浆膜层（图 43-9.8）。切口围绕妊娠部位深入肌层后，向内倾斜形成楔形切口（图 43-9.9）完整切除并移出子宫角与妊娠组织。手术创面酌情电凝止血或缝合止血。

缝合切口。使用可吸收线或延迟可吸收线，间断或连续缝合子宫

肌层，一般缝合 2 ~ 3 层，对于子宫角切开术的肌层切口，部分研究建议最外层行浆膜下缝合。然而，由于子宫肌层收缩对切口产生的张力不同，该缝合方法可能需穿透浆膜层，此时需采用单纯间断或连续缝合对合浆膜层（图 43-9.10）。

如前所述，对于子宫角破裂、且有活动性出血的患者，需迅速贯通钳夹子宫角基底部止血，后续输卵管切除的步骤是相同的，然后，锐性切除血管钳钳夹上方的子宫角肌层组织，贯穿缝合断端。

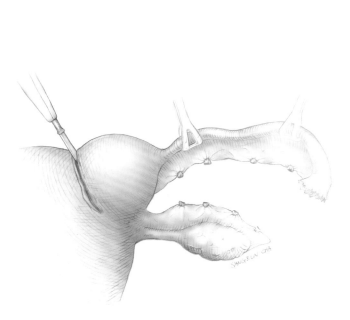

图 43-9.8　切开子宫肌层

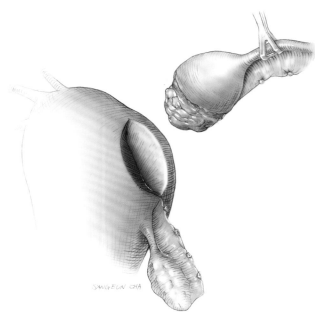

图 43-9.9　完整切除间质部妊娠

第六部分

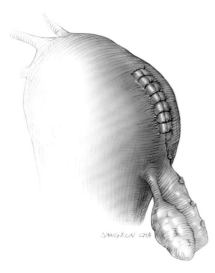

**图 43-9.10** 缝合切口

## 术后处理

术后处理同一般开腹手术。与输卵管造口术相同，子宫角切开术后发生持续性异位妊娠的风险增加。因此，术后需要连续监测血清 β-hCG 水平直至恢复正常。Rh 阴性血型患者，术后 72 小时内需肌内注射 50 μg 或 300 μg（1500 IU）抗 D 免疫球蛋白，以降低再次妊娠时发生同种异体免疫反应的风险。应告知患者：间质部妊娠术后残存输卵管再次发生异位妊娠的风险增加。与传统剖宫产术或子宫肌瘤切除术相同，间质部妊娠术后再次妊娠时，尤其在分娩过程中，发生子宫破裂的风险增加。因此，通常建议对术后再次妊娠的患者，在足月妊娠临产前行剖宫产术结束分娩。

（赵荣伟 译 段 华 审校）

## 43-10

# 经腹子宫肌瘤剔除术

子宫肌瘤剔除术是指将平滑肌瘤瘤体从子宫肌层中剥离并去除的手术操作。手术适应证包括由于肌瘤引起的异常子宫出血、盆腔痛、不孕和复发性流产等。通常情况下，上述患者可选择切除子宫进行治疗，对于希望保留生育功能或者不愿接受子宫切除术的患者，可选择子宫肌瘤剔除手术。

尽管传统的子宫肌瘤剔除术通常需要经腹手术完成，但是，对于腹腔镜缝合技术娴熟的医生也可选择腹腔镜子宫肌瘤剔除术，详见第四十四章 -8 节（Seracchioli，2000；Sizzi，2007）。

## 术前准备

### 患者评估

子宫肌瘤的大小、数量和位置是影响手术方式选择的主要因素。因此，施术前需要对患者进行超声、磁共振成像（Magnetic resonance imaging，MRI）或宫腔镜检查进行评估（见第九章）。例如，黏膜下肌瘤更适用于宫腔镜手术（见第四十四章 -14 节），而肌壁间肌瘤和浆膜下肌瘤通常需要开腹或腹腔镜下剔除；对于体积较小、位于肌壁间深层的肌瘤，应争取获取肌瘤数量和位置的准确信息，以便尽可能完全剔除。需要强调的是，对于多发大肌瘤、阔韧带肌瘤、侵犯输卵管开口的肌瘤或宫颈肌瘤，因有术中转子宫切除的风险，患者需充分知情同意。

### 知情同意

子宫肌瘤剔除术可能存在的风险包括术中大出血需输血的可能；如若在肌瘤剔除过程中出现难以控制的出血或广泛子宫肌层损伤，有中转子宫切除的可能，不过，这些并发症的发生率很低，文献报道仅为 0~2%（Iverson，1996；LaMorte，1993；Sawin，2000）。除此以外，还有术后盆腔粘连以及子宫肌瘤复发的可能。

## 患者准备

### 血液学方面

子宫肌瘤剔除术的主要手术适应证是由于肌瘤所致异常子宫出血。由于许多患者在术前即处于贫血状态，同时在施术中仍有大出血的可能，因此，手术前应积极纠正贫血、对症治疗止血，通常口服铁剂治疗，使用促性腺激素释放激素激动剂（gonadotropin-releasing hormone agonists，GnRH-a）和孕激素拮抗剂对纠正贫血均有一定的疗效（见第九章）。

### 促性腺激素释放激素激动剂 GnRH-a

为了有效控制肌瘤所致异常出血症状，按疗程使用 GnRH-a 不仅可以控制出血，还能够显著缩小子宫体积（Benagiano，1996；Friedman，1991），进而增加微创手术的可行性，使子宫肌瘤剔除术可通过经腹小切口手术完成，也可以在腹腔镜或宫腔镜下完成（Lethaby，2002；Mencaglia，1993）。此外，使用 GnRH-a 还有可能减少子宫的血供和肌瘤瘤体周围的血管分布（Matta，1988；Reinsch，1994）。但是，使用 GnRH-a 是否具有预防粘连的作用仍存在争议（Coddington，2009；Imai，2003）。

尽管如此，术前使用 GnRH-a 也存在一些问题，例如，GnRH-a 可能引起肌瘤玻璃样变或囊性变，从而使肌瘤与子宫肌层间的假包膜结构消失，增加手术中肌瘤剔除的难度（Deligdisch，1997）。已有研究显示，术前使用 GnRH-a 治疗的患者，术后肌瘤复发的概率增高（Fedele，1990；Vercellini，2003），这与 GnRH-a 预处理后肌瘤体积变小，使术中容易被遗漏有关。

鉴于上述原因，GnRH-a 通常不作为具有子宫肌瘤剔除手术指证患者的常规用药。但是，对于子宫体积巨大、术前合并贫血、或需要缩小子宫体积以便进行微创手术的患者，应考虑使用 GnRH-a 术前预处理。

与 GnRH-a 类似，术前口服孕激素也可以缩小肌瘤体积并减少月经量（Donnez，2012a，b）。近期在美国境外有销售的醋酸乌利司他（Esmya），5 mg/d 或 10 mg/d，手术前 3 个月开始使用，也有助于缩小子宫和肌瘤体积。

### 其他与血液相关的准备

在既往文献报道中，经腹子宫肌瘤剔除术中输血的风险从 5% 到 40% 不等（Darwish，2005；LaMorte，1993；Sawin，2000；Smith，1990），据此，对于子宫体积较大，尤其是多发性子宫肌瘤的患者，应准备自体血液回输设备（Son，2014；Yamada，1997），其使用的适应证、优点以及局限已在第四十章中详细叙述。

此外，对于巨大子宫肌瘤所致的大出血，止血带或血管加压素类药物的作用可能有限。因此，通常在手术日的早上选择进行子宫动脉栓塞术（uterine artery embolization，UAE）以便有效减少术中出血。与 GnRH-a 不同的是，UAE 能够保留肌瘤组织包膜的完整性，减少术中肌瘤剔除的难度（Chua，2005；Ngeh，2004；Ravina，1995）。

实施 UAE 的弊端主要是术后妊

娠相关的并发症、卵巢侧支梗死和宫腔粘连形成的风险增加，其他相关问题已在本书第九章中讨论。因此，UAE 最好限用于子宫体积较大、术中预计失血量多以及没有生育要求的患者。

**其他预防措施**

目前临床鲜有研究报道手术前使用抗生素对预防感染的益处。Iverson 等（1996）对 101 例实施子宫肌瘤剔除术的患者进行分析发现：尽管有 54% 的患者术前预防性使用了抗生素治疗，但是，与手术前没有使用抗生素的患者相比，术后感染的发生率并未显著降低。尽管如此，由于盆腔感染可能导致输卵管粘连，对于不孕症的患者，仍然推荐预防性使用抗生素（Milton，2013）。对于需要预防性使用抗生素的患者，可参照子宫切除手术中抗生素的种类选择，详见表 39-6；除此以外，对于术中可能中转子宫切除术的患者，在手术开始前需要常规进行阴道准备。

由于实施子宫肌瘤剔除术发生肠管损伤的风险很低，因此，除非怀疑患者存在严重的盆腹腔粘连，否则，无需常规进行肠道准备。当然，与所有开腹手术一样，还需要采取预防静脉血栓的措施，具体方法详见表 39-8。

## 术中情况

### 手术步骤

#### ❶ 麻醉和体位

开腹子宫肌瘤剔除术需住院在全身麻醉或区域麻醉下进行。患者取仰卧位，麻醉生效后进行备皮，必要时应刮除切口部位的毛发，留置 Foley 导尿管以及完成相关腹部准备事项。

#### ❷ 进腹

对于子宫体积在 14 孕周下的患者，腹壁切口通常取 Pfannenstiel 氏切口（下腹部横切口）；而对于超过以上孕周的大子宫，则需要选择下腹正中纵切口。

#### ❸ 鉴别子宫肌瘤

逐层进入腹腔后，施术者应检查了解子宫的形态并辨别需要剔除肌瘤的相关情况，在手术过程中，利用手指触摸和挤压子宫肌层，将有助于鉴别肌壁间或黏膜下肌瘤。

#### ❹ 使用子宫止血带

子宫止血带已在临床应用多年，其可以暂时阻断子宫血流进而减少术中出血。但是，由于子宫的血供还有来自卵巢动脉的侧支部分，因此，止血带的选择还应包括阻断子宫和卵巢的血流。使用时应首先在宫颈内口水平两侧的阔韧带腹膜上造口，将 Penrose 引流管或 Foley 导管穿过上述切口环绕子宫峡部扎紧并打结，或者使用血管钳钳夹环扎带的末端阻断子宫血供（Helal，2010；Sapmaz，2003）。文献报道，也可以在上述子宫血管环扎阻断血供的基础上，联合卵巢固有韧带或骨盆漏斗韧带阻断预防术中出血（Al-Shabibi，2009；Taylor，2005）。但是，对于那些肌瘤过大、位于子宫峡部或阔韧带的肌瘤，可能会影响止血带的使用。

#### ❺ 使用血管加压素

8- 精氨酸血管加压素（Pitressin）是一种合成的血管加压素无菌水溶剂，主要作用是引起血管痉挛和子宫肌层收缩，减少术中出血。与安慰剂相比，注射血管加压素后，子宫肌瘤剔除术中出血量显著减少（Frederick，1994）；与使用子宫止血带相比，血管加压素其功效相当甚至出血更少，二者在出血性并发症和子宫肌壁间血肿的发病率相当，均明显降低。（Darwish，2005；Fletcher，1996；Ginsburg，1993）。

每安瓿加压素的标准含量为 20 U/ml。在子宫肌瘤剔除术中，通常将 1 安瓿加压素稀释到 30 ～ 100 ml 生理盐水中（Frishman，2009），沿子宫浆膜层的切口部位注射。由于加压素的血浆半衰期为 10~20 分钟，因此，通常在子宫肌层缝合前 20 分钟左右给药，以便在子宫缝合修复后评估创面出血情况。

局部注射加压素的主要风险是可能引起一过性的血压升高、心动过缓、房室传导阻滞和肺水肿等（Deschamps，2005；Tulandi，1996），因此，对有心血管疾病、心肌病、充血性心力衰竭、难以控制的高血压、偏头痛、哮喘以及严重的慢性阻塞性肺病的患者，应禁用或慎用血管加压素。除了血管加压素，Kongnyuy 和 Wiysonge（2014 年）还对其他一些临床较为少用的预防术中出血的药物进行过总结。

#### ❻ 浆膜层切口选择

由于子宫浆膜层创面有引发术后粘连形成的风险，因此，施术者应尽量减少浆膜面切口的数量，并且尽可能将切口选择在子宫前壁。Tulandi 等（1993 年）发现，子宫后壁切口术后粘连的发生率为 94%，而前壁切口粘连发生率则仅为 55%。

对于大多数肌瘤患者来说，选择子宫正中纵切口可以获得经最少切口剔除最多肌瘤的效果。一般情况下，切口的长度应与最大肌瘤的径线相匹配，而切口的深度应以能够探及所有肌瘤为标准（图 43-10.1）。为了剔除中线侧方的肌瘤，施术者可在原纵切口之下，向侧方切口寻找肌瘤；但是，有时仍然需

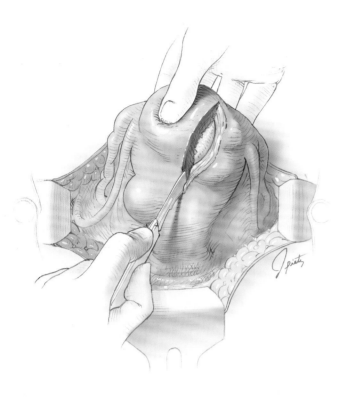

**图 43-10.1**　子宫切口

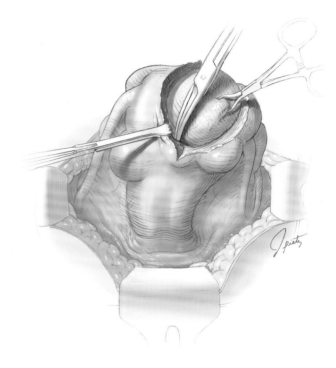

**图 43-10.2**　分离假包膜并剔除肌瘤

要单独增加切口的数量，在这些病例中，选择横切口可以减少子宫弓形血管横断的风险。

**❼ 剔除肌瘤**

以拉氏钳或单齿钳钳夹第一个肌瘤并向外牵拉（图 43-10.2），牵拉的过程有助于使肌瘤与子宫肌层之间的假包膜间隙松动，在该间隙之间进行锐性或钝性分离，即可将肌瘤从周围的肌层组织中分离出来。

**❽ 出血与止血**

出血主要发生在肌瘤剔除过程中，出血量与术前子宫大小、剔除肌瘤的总重量和手术时间呈正相关（Ginsburg，1993）。通常情况下，每个肌瘤大约有 2 ～ 4 根动脉供血，但血管进入肌瘤的确切部位却无法预测，因此，施术者应注意观察肌瘤周围的血管走向并尽可能在切断前将其结扎或凝固。如若在肌瘤剔除过程中发生血管撕裂大出血，应

立即钳夹结扎或电凝止血（图 43-10.3）。

**❾ 子宫肌层切口**

为剔除尽可能多的的肌瘤，有时可能需要在肌层内做数个小切口，

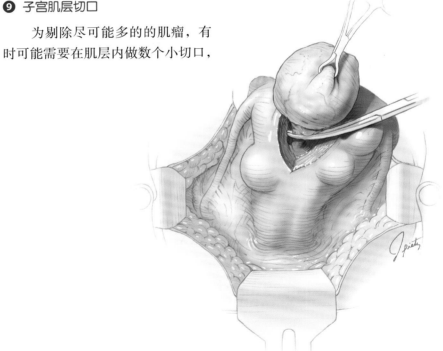

**图 43-10.3**　结扎血管

第六部分

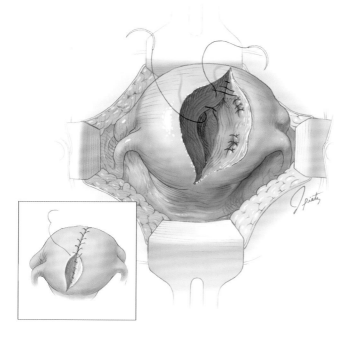

图 43-10.4 缝合子宫切口

如若进入宫腔，应使用 4-0 或 5-0 可吸收线连续缝合黏膜下肌层关闭子宫腔（图 43-10.4）。

**⑩ 缝合子宫肌层**

待剔除所有能够触及到的肌瘤后，应修整、切除多余的浆肌层组织。通常选择可吸收缝线首先缝合关闭肌层深处的瘤腔（图 43-10.4），然后分层缝合肌层以达到充分止血、防止血肿形成的目的。子宫肌层缝合一般应选择足够强韧的 0 号或 2-0 缝线，防止缝合牵拉时缝线断裂。

**⑪ 缝合浆膜层**

为预防粘连形成，可采用 4-0 或 5-0 单股延迟可吸收线连续缝合或间断缝合子宫浆膜层。此外，使用可吸收的防粘连屏障将有助于减少术后粘连的形成（Ahmad，2015；Canis，2014；Tinelli，2011）。

## 术后处理

术后注意事项可按照经腹手术的要求实施。子宫肌瘤剔除术后体温超过 38.0℃ 较为常见（Iverson，1996；Rybak，2008），可能是由于肺不张、肌层切口血肿以及肌层损伤释放的相关因子所致。尽管术后发热常见，但很少出现盆腔感染。LaMorte 等（1993）报道：在 128 例子宫肌瘤切除术的患者中，盆腔感染发生率仅为 2%。

目前指南中并未明确说明子宫肌瘤剔除术后多久可以妊娠。Darwish 等（2005）对 169 例子宫肌瘤切除术后患者进行了超声检查，根据肌层情况认为伤口完全愈合需要 3 个月的时间。不仅如此，目前也没有临床试验明确子宫肌瘤剔除术与妊娠子宫破裂的相关性以及妊娠与分娩方式的选择（美国妇产科医师协会，2012）。因此，对这些患者的术后管理需要依据良好的临床评判和个体化原则。

（郭正晨译 段 华审校）

## 43-11

# 经阴道脱垂肌瘤切除术

临床上，带蒂黏膜下肌瘤脱入阴道的病例并不罕见，对脱垂至阴道的肌瘤经阴道实施子宫肌瘤切除术不仅简单有效，而且快速治愈症状。一般来讲，肌瘤的大小、有无根蒂以及患者对疼痛的耐受程度是影响治疗方式的主要因素。对于肌瘤蒂部较细者，经钳夹扭转肌瘤瘤体即可使其断裂摘除；而对于瘤蒂部较粗和施术时患者疼痛难忍的情况，应在手术室麻醉下施术。需要注意的是，对于那些根蒂部粗短并且合并梗阻症状的大型肌瘤，可能需要实施子宫切除术（Caglar，2005；Golan，2005）。

## 术前准备

### 患者评估

多数情况下，带蒂黏膜下肌瘤脱入阴道是易于诊断的，并且脱入阴道肌瘤的大小也容易观察。但是，由于多数黏膜下肌瘤患者同时合并异常子宫出血，因此，需要进一步排除是否存在其他因素的异常出血性疾病。有时，可能肌瘤仅部分脱出子宫颈口，无法对肌瘤大小及其根蒂部情况进行全面评估，当然也无法明确瘤体的组织来源，此时，进行影像学检查，特别是经阴道超声或经腹超声检查或者两者结合，可能提供除盆腔检查以外的信息，特别是子宫的大小、形态、肌瘤瘤体累及子宫肌壁的程度以及其他病理改变，除此以外，对于不能明确组织来源的脱出物，需取活检行病理学检查。实施脱出肿物活检可使用 Tischler 活检钳进行组织取

材（图 29-16），如若活检创面有活动性出血，可使用 Monsel 溶液涂抹创面止血，与阴道镜活检出血的处理相似。

### 知情同意

经阴道脱垂肌瘤切除术的手术风险较低，但存在出血与手术失败潜在的并发症。手术过程中可能由于对瘤体的牵拉力过大，致使瘤蒂与其附着的部分子宫肌壁组织被一并撕脱，甚至是腹腔内器官损伤，尽管这种情况非常罕见，但是，施术前需告知患者万一出现上述并发症，有子宫切除的可能及相关后果。一般来讲，脱垂黏膜下肌瘤的复发并不常见，但是，当存在其他黏膜下肌瘤或子宫腔肌瘤继续生长时，则有肌瘤复发的可能。

### 患者准备

对于无合并症的患者，经阴道脱垂黏膜下肌瘤切除术前无需特殊准备。然而，由于黏膜下肌瘤患者通常合并异常子宫出血，特别是当出现低血容量和急性失血性贫血时，需酌情输注晶体液及血液制品纠正（见第四十章）。对于发热患者，如若怀疑脱垂黏膜下肌瘤感染（多见），或下生殖道感染（少见）所致，施术前应予广谱抗生素治疗，具体方案见表 39-6。另外，根据患者年龄及预计手术时长，制订个体化的静脉血栓栓塞防治措施，具体参见表 39-8。

## 术中情况

### 手术步骤

#### ❶ 麻醉和体位

患者取膀胱截石位，手术可以在全身或局部麻醉、宫颈或宫旁阻滞麻醉、清醒镇静或肌肉镇痛下进

行。对于那些在手术室进行手术的患者通常选择全身麻醉，理由如下：首先，经阴道摘除脱垂的肌瘤后通常需要进行宫腔镜检查以明确肌瘤根蒂部和子宫腔情况；其次，多数脱垂肌瘤的瘤体较大，需要多次钳夹操作，并且要保持阴道松弛以协助暴露术野。

在麻醉后患者放松的状态下，常规消毒阴道，排空膀胱。检查并评估脱垂肌瘤的大小、瘤蒂位置、瘤蒂的粗细以及盆腔解剖情况。

#### ❷ 结扎肌瘤根蒂

使用 Auvard 阴道窥器下压阴道后壁，放置 Heaney 拉钩牵拉阴道侧壁及前壁。用抓钳抓持并牵拉脱垂肌瘤并暴露瘤蒂部位（图 43-11.1）。注意避免过度牵拉瘤体，以免造成子宫扭转，导致瘤蒂附着部位肌壁组织损伤，以及在蒂部结扎前肌壁组织的撕脱。

用双股可吸收线结扎瘤蒂，此时，使用带活结的套扎线（同腹腔

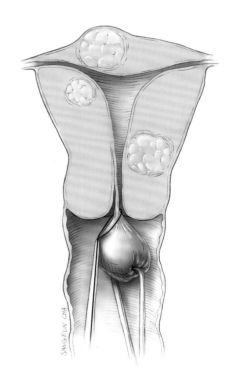

**图 43-11.1**　在肌瘤蒂部置入套扎环

镜术中所用）（图 41-35）套扎瘤体根蒂，套扎时可先松开抓钳，待套扎成功后再重新抓持肌瘤。鉴于脱垂肌瘤的大小不等、瘤蒂长度不一（甚至缺如），加之阴道内操作空间有限，可能难以实施徒手打结，在这种情况下，可先用 Heaney 直角钳夹住瘤蒂基底，固定后再作结扎。

❸ 切除肌瘤

待瘤体结扎牢固后，在结扎线远端锐性切断肌瘤蒂部，以防止结扎线滑脱（图 43-11.2）。完全离断瘤蒂后，将瘤体经阴道完整取出，已结扎的瘤蒂断端将回缩至宫腔（图 43-11.3）。如果使用 Heaney 钳进行手术操作时，可钳夹瘤蒂使其固定，锐性分离或剪断其上方瘤体，待肌瘤取出后，结扎瘤蒂近端并收紧套扎线，取下 Heaney 钳。

有时，亦可使用电刀切断瘤蒂，无需结扎；或者，对于瘤蒂较细者，也可以通过适当扭转瘤体使其与蒂部分离。肌瘤切除后，应常规进行宫腔镜检查评估出血及宫腔情况。

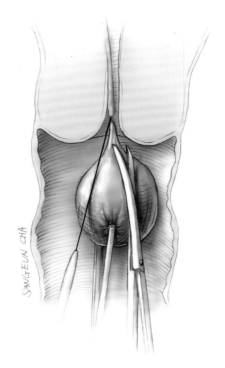

**图 43-11.2** 收紧套扎线，切断肌瘤蒂部

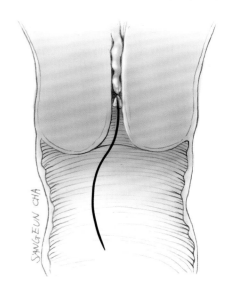

**图 43-11.3** 完成肌瘤切除过程

## 术后处理

经阴道脱垂黏膜下肌瘤切除术后无需特殊处理，根据患者具体情况，鼓励其尽快恢复饮食和日常活动。

（沈明虹 译 段 华 审校）

## 43-12

# 经腹子宫切除术

子宫切除术是最常见的妇科手术之一，美国每年约有 50 万女性因妇科良性疾病行经腹子宫切除术（Jacoby，2009），其中，症状性子宫肌瘤和盆腔器官脱垂是最主要的手术指征，其他指征如子宫腺肌病、子宫内膜异位症、慢性盆腔痛、子宫或宫颈癌前病变也相对常见。

## 术前准备

### 患者评估

术前需要根据患者的临床症状和体征进行相关的检查，这些内容已在涉及具体病因的各个疾病章节中叙述。实施全子宫切除术的患者术前均需要进行宫颈癌筛查，结果异常者需进一步评估以排除宫颈浸润癌的可能，后者需要进行广泛性子宫切除术或同步放化疗。同样，对于子宫内膜癌的高危人群和合并异常子宫出血的患者，也需要在施术前进行相关筛查（见第八章）。对于合并宫颈感染和细菌性阴道病的患者，术前应给予治疗以降低术后感染的风险。

### 手术方式评价

子宫切除术可以经腹、经阴道、经腹腔镜途径或在机器人辅助下施术，其路径选择应综合多种因素，如子宫的大小、形态及其与盆腔的关系、手术适应证、是否合并附件病变或盆腔广泛粘连、手术的风险、住院时间和术后恢复以及医疗资源和施术者的专业技术水平等。每种式样均有其利和弊，施术前应综合评估。不同路径子宫切除术详述如下。

### 经阴道子宫切除术

经阴道子宫切除术是临床医生较常选择的手术方法，主要针对子宫体积较小，未发现盆腔严重粘连和附件区病变，或者伴有一定程度盆腔器官脱垂时。与经腹子宫切除术相比，前者术后疼痛较轻、恢复快、住院时间短且花费更少（Johnson，2005；Nieboer，2009）。

### 经腹子宫切除术

尽管经阴道入路的子宫切除术具有一定优势，但是，美国医生则更愿意选择经腹手术（Jacoby，2009），根据医院的规模设置，经腹子宫切除术既可以选择下腹横切口，也可以选择下腹纵切口。

经腹子宫切除术时手术视野的操作空间大，可以更好地处理盆腔内病变，因此，当子宫体积大或存在广泛粘连时应首选经腹路径施术。不仅如此，经腹路径还可充分暴露卵巢、Retzius 间隙（耻骨后间隙）或骶前间隙、可延长手术切口至上腹部，以利于同时进行卵巢切除术、泌尿妇科手术以及恶性肿瘤分期手术。但是，对于擅长微创手术（minimally invasive surgery，MIS）的外科医生而言，其对技术的掌握和经验的娴熟，可能更少选择经腹路径手术。也就是说，经腹子宫切除术比腹腔镜或机器人辅助的子宫切除术手术时间短，不需要高超的微创手术经验和特殊的手术器械，因而使大多数临床医生更容易掌握。不仅如此，美国食品药品监督管理局（Food and Drug Administration，FDA）（2014）也发出警告，限制使用腹腔镜能量粉碎器对病变组织的粉碎取出，以减少由此导致的隐匿性肿瘤细胞播散的风险。尽管目前对使用组织粉碎器造成肿瘤播散风险的数据仍有待研究，但是，当子宫体积较大时，多数医生和患者还是选择经腹子宫切除术，所以，整体上实施经腹子宫切除术是增加的。

经腹子宫切除术存在的问题包括患者术后住院和恢复时间长、切口疼痛明显、发热和切口感染的风险更高（Marana，1999；Nieboer，2009）；与经阴道手术相比，经腹子宫切除术输尿管损伤的风险较高，但膀胱损伤的风险较低（Frankman，2010；Gilmour，2006）。

### 腹腔镜子宫切除术

支持腹腔镜子宫切除术的医生越来越多的选择通过腹腔镜实施子宫切除手术，子宫切除手术的步骤可以全部或者部分在腹腔镜下完成，具体操作详见第四十四章（Turner，2013）。尽管手术入路的选择依据施术医生的技术而异，但是，如果子宫体积不大、无严重盆腔粘连、或实施经阴道手术有一定禁忌时，通常选择腹腔镜子宫切除术。一方面，腹腔镜手术后患者的恢复时间、住院时间和疼痛评分均与阴式子宫切除术相当；另一方面，腹腔镜手术视野更清晰，尤其对于需要同时切除卵巢、或者对于粘连性疾病或术中大出血的患者，腹腔镜手术较经阴道手术更有优势。当然，腹腔镜手术也存在施术时间长、手术器械昂贵，要求施术者具备 MIS 的专业经验等。不仅如此，已有多数研究证实，腹腔镜手术较经阴道子宫切除术输尿管损伤的风险更高（Frankman，2010；Gilmour，2006；Mamik，2014）。

### 手术路径选择

在所有影响手术因素相同的情况下，应首先考虑经阴道子宫切除术。但是，当遇到较大盆腔肿物或子宫较大、可疑妇科恶性肿瘤、盆腔严重粘连或子宫活动度不宜下拉时，则应该选择经腹或经腹腔镜入路施术。值得注意的是，手术医生的专业水平是决定手术路径方式的重要因素。

### 全子宫与次全子宫切除术

实施子宫切除术前应与患者讨论是否同时切除宫颈。子宫切除术包括切除子宫体和子宫颈，即全子宫切除术，或仅切除子宫体，即宫颈上子宫切除术（supracervical hysterectomy，SCH）（图 43-12.1）。由于"次全子宫切除术"（subtotal hysterectomy）定义含糊，建议废弃使用。

大多数子宫切除术是指全子宫切除。但是，具体术式应酌情进行个体化选择，例如，对于实施子宫切除术联合阴道骶骨固定术的患者，选择 SCH 可能降低残端网片侵蚀的风险（Osmundsen，2012；Tan-Kim，2011）。与经腹全子宫切除术相比，SCH 还能够减少对泌尿系统、肠道或性功能的影响。不过，也有研究认为，无论实施全子宫切除术或 SCH，对患者术后短期或长期生理功能均无明显影响（Learman，2003；Lethaby，2012；Thakar，

2002）。因此，施术中遇到切除宫颈可能致出血量增加、损伤周围器官或延长手术时间时，也可以仅行 SCH。

实施 SCH 术存在的问题是手术后有 10%～20% 的患者仍有周期性阴道出血，可能与宫颈残端子宫内膜残留有关，施术中电灼或切除宫颈管内膜可以避免这种情况的发生（Schmidt，2011）。除此以外，SCH 术后还有盆腔器官脱垂的风险（Hilger，2005），而且，无论出现上述何种并发症，均有切除残端宫颈即实施宫颈切除术的可能。最后，反对 SCH 的学者认为，保留宫颈有发生残端癌变的风险。但是，临床现实并不支持这一观点，研究表明，SCH 术后发生宫颈癌的风险与未行子宫切除术者相当，并且，即使发生了宫颈残端癌，其预后与具有完整子宫的宫颈癌患者也没有差异（Hannoun-Levi，1997；Hellstrom，2001）。

总之，与经腹全子宫切除术相比，SCH 并无明显的远期优势（美国妇产科医师协会，2013b）。尤其是术后持续阴道出血的风险更加限制了其临床应用。除此以外，有限的资料显示，SCH 术后宫颈残端可能与肠道或膀胱之间形成瘢痕粘连，

此类患者若需要进一步行宫颈切除术，将面临更大的手术挑战。尽管 SCH 术式弊端诸多，但是，其对于降低阴道骶骨固定术后网片侵蚀发生率的作用依然不能忽视，只是目前相关回顾性研究的证据有限，有待进一步深入研究证实。

### 知情同意

对于大多数手术指征明确的患者，实施子宫切除术是安全、有效的治疗方式，患者术后生活质量和精神状态均可获得明显改善（Hartmann，2004；Kuppermann，2013）。但是，术中可能发生的盆腔脏器损伤如血管、膀胱、输尿管和肠道损伤均较为常见。因此，施术前应告知患者盆腔脏器损伤、伤口感染、出血和输血的风险；也应向患者说明术中有双附件切除的可能，切除双侧附件可能导致医源性闭经，但这种情况并不常见；最重要的是，应向患者强调子宫切除术后生育能力的丧失。

### 同时实施附件手术

子宫切除术经常与其他手术一同实施，最常联合的手术是盆底重建手术、双附件切除术（bilateral salpingo-oophorectomy，BSO）或输卵管切除术最为常见。

在美国，大约 40% 罹患妇科良性疾病的患者在实施子宫切除术的同时，进行了预防性双侧附件切除术（Asante，2010）。对于 40 岁以下的患者，实施子宫切除术时通常会保留卵巢；而对于 50 岁以上的患者，通常建议同时进行双侧附件切除术；但是，对于 40 岁以上的患者，是否要进行预防性卵巢切除还存在争议。

部分学者支持对 40～50 岁的患者进行预防性 BSO 手术，原因是降低患者日后罹患卵巢癌的风险，

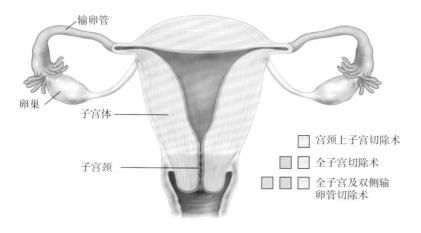

输卵管

卵巢

子宫体

子宫颈

☐ 宫颈上子宫切除术
☐☐ 全子宫切除术
☐☐☐ 全子宫及双侧输卵管切除术

**图 43-12.1　子宫切除术式分类**

以此比例计算，平均每年可减少卵巢癌新发病例约 1000 例（美国妇产科医师协会，2014b）。此外，保留卵巢的患者日后也可能因卵巢良性疾病需要再次手术。研究发现，实施子宫切除术的患者术后 10 年内，因为卵巢疾病需再次手术的风险约 3%（Casiano，2013），尤其是合并子宫内膜异位症、盆腔炎性疾病和慢性盆腔痛的患者，再次手术的风险升高。而且，由于初次手术可能造成的粘连包裹，再次卵巢输卵管切除术术中发生输尿管或肠道损伤的风险较 BSO 更高。最后，还需要说明的是，子宫切除术会影响卵巢分泌雌激素的能力，Siddle 等（1987）研究发现：接受子宫切除术的患者卵巢衰竭的平均年龄为 45 岁，明显早于未接受手术组患者的平均年龄 49 岁。

然而，子宫切除术中保留卵巢也有其优势。研究显示：子宫切除术保留卵巢的患者术后卵巢癌的发生风险可降低 40% ~ 50%（Chiaffarino，2005；Rice，2013）；尽管保留卵巢可以避免低雌激素症状及其远期效应过早出现是具有优势的（见第二十一章），但是，Parker 等（2013）研究认为，与 BSO 手术后未给予雌激素替代治疗（estrogen replacement therapy，ERT）的患者相比，保留卵巢的患者术后卵巢癌的发生率增高，乳腺癌的发生率也轻度升高，但全因死亡率降低。尽管在 BSO 术后接受 ERT 的患者中上述疾病的发生风险几乎与保留卵巢的患者类似，但患者对 ERT 的依从性亦应受到关注。Castelo-Branco 等（1999）研究发现，在子宫切除 +BSO 术后接受 ERT 的 5 年随访中，仅有 1/3 的患者在坚持 ERT 治疗，而多数患者因担忧罹患恶性肿瘤而中断治疗。对未绝经患者实施 BSO 术后不仅使体内雌激素水平骤降，也会导致卵巢分泌的雄激素缺失，而雄激素下降是否会对患者未来生活造成影响目前尚无定论（Olive，2005）。美国妇产科医师协会（2014b）建议，对于卵巢癌遗传低风险的绝经前女性，在接受子宫切除术的同时应尽可能保留卵巢，因此，在美国 55 岁以下接受子宫切除术同时行 BSO 的概率呈现显著下降的趋势（Novetsky，2011；Perera，2013）。

即使保留卵巢，美国妇科肿瘤学会（2013 年）仍建议，在实施子宫切除术的同时切除双侧输卵管以降低卵巢与腹腔浆液性癌的发生风险（见第三十五章）。但是，输卵管切除后是否对卵巢血供和远期功能产生不利影响尚未完全阐明，术前仍需患者知情同意。

## 患者准备

子宫切除术后有切口和泌尿系感染的风险，因此应预防性使用抗生素，可选择第一代或第二代头孢菌素（美国妇产科医师协会，2014a）。头孢菌素的种类及可替代药物见表 39-6。如第三十九章所述，术前应根据预期的手术情况进行肠道准备。但总体而言，子宫切除术中肠道损伤的风险较低，多数患者术前也可以不做灌肠处理，但是，按照经腹子宫切除术的要求，术前应做预防静脉血栓栓塞的措施，详见表 39-8。

# 术中情况

## 手术步骤

### ❶ 麻醉和体位

经腹子宫切除术通常在全身麻醉或区域麻醉下进行。患者取仰卧位，如果需要同时进行经阴道手术操作，则取低位膀胱截石位，放置靴状腿托。麻醉诱导后，进行手术区域备皮，留置 Foley 导尿管并完成相关腹部准备。

### ❷ 进腹

根据患者具体的临床情况，子宫切除术的进腹切口既可以选择下腹横切口，也可以纵切口。

### ❸ 暴露术野

逐层切开腹壁进入腹腔后，放置自动开腹拉钩，如 O'Connor-O'Sullivan 或 Balfour 拉钩，排垫肠管后充分暴露盆腹腔术野，全面探查后，以两把血管钳钳夹并提拉子宫，如果盆腔广泛粘连，需要先对粘连组织进行分离并恢复正常解剖关系。子宫切除术可由施术者独立完成，通常也可以由两名施术者分别在各自的一侧进行操作。

### ❹ 切断圆韧带

以两把 Kelly（Pean）弯钳分别钳夹两侧子宫角外侧并提拉子宫，以弯钳钳夹一侧圆韧带并于中点处切断（图 43-12.2），沿切口打开腹膜后间隙并寻找辨认输尿管走向、子宫动脉和主韧带。具体操作如下：以组织钳钳夹并提拉圆韧带，于拟切断圆韧带部位外侧 1 cm 处以 0 号可吸收线贯穿缝扎。缝扎时，于圆韧带下方的无血管区进针并自其内侧的圆韧带出针，打结系紧，以防止缝扎部位与盆腔侧壁之间形成血肿。在距离第 1 针内侧 1 ~ 2 cm 处以同样方式再次缝扎打结。此种缝合可防止 Sampson 动脉（由子宫和卵巢动脉分支组成，平行潜于圆韧带下）出血，并有利于手术操作。缝扎完成后，钳夹缝线并向外上方提拉形成一定的张力，切断圆韧带，并进一步延伸切口，深入阔韧带上方 1 ~ 2 cm 处。

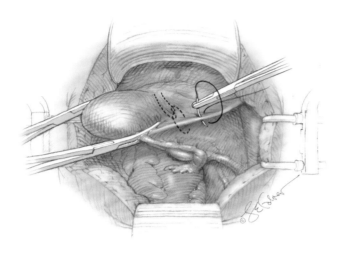

**图 43-12.2**　结扎子宫圆韧带

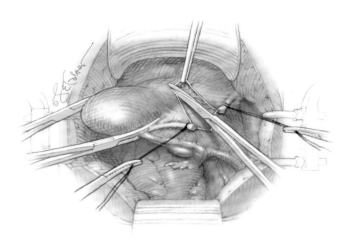

**图 43-12.3**　打开阔韧带前叶腹膜

**❺ 打开阔韧带前叶腹膜**

　　继续分离阔韧带前后两叶之间的疏松结缔组织。持续牵拉圆韧带断端缝线维持一定张力，以便充分伸展阔韧带前叶。使用 Metzenbaum 剪刀锐性分离阔韧带前叶及其下方的疏松结缔组织。始终保持剪刀尖朝上，并在分离过程中透过腹膜确定剪尖方向。轻柔缓慢地开合剪刀，将腹膜从其下方的疏松结缔组织分离，随后锐性切开阔韧带前叶，并向内下方延伸直至子宫峡部稍下方的膀胱腹膜反折水平（图 43-12.3）。

　　为进一步打开腹膜后间隙，无损伤钳钳夹圆韧带和骨盆漏斗韧带（infundibulopelvic，IP）之间的腹膜，牵拉形成一定的张力，以 Metzenbaum 剪刀剪开腹膜，方法和技巧参照阔韧带前叶腹膜的操作方法（图 43-12.4），在骨盆漏斗韧带外侧腹膜并沿其走行向头侧延伸至骨盆侧壁。

**❻ 辨认输尿管**

　　施术者以钝性分离法辨认输尿管后，轻柔划开输尿管上方的疏松组织，并沿着输尿管走行分别向头侧及尾侧延伸（图 43-12.5）。继续沿着输尿管走行，向下贴着内侧并轻微偏向头侧朝向后叶腹膜进行解剖。在游离输尿管的过程中，发现小血管出血时应及时电凝止血。

**❼ 打开阔韧带后叶腹膜**

　　辨认输尿管后，进一步切开阔韧带后叶腹膜。对于保留卵巢者，仅于卵巢固有韧带下方切开；对于拟行卵巢切除术者，应平行骨盆漏斗韧带切开阔韧带后叶，切口向骨盆入口方向延伸，同时于卵巢固有韧带下方向朝子宫方向延伸，以

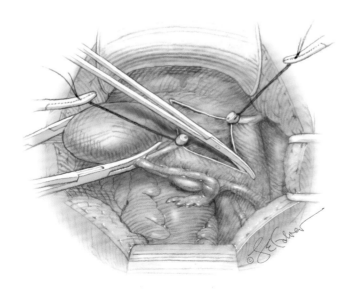

**图 43-12.4**　延长腹膜切口

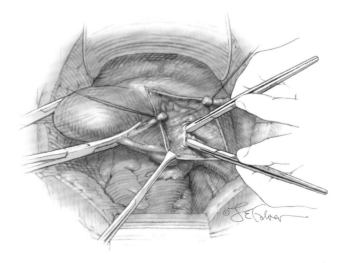

**图 43-12.5**　辨认输尿管

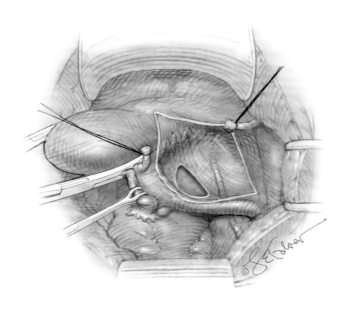

图 43-12.6　后腹膜窗

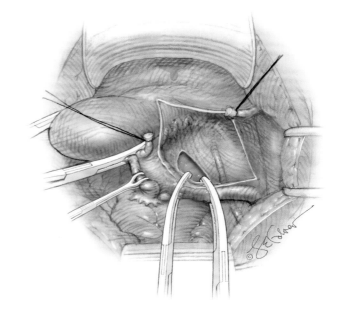

图 43-12.7　卵巢切除术中切断骨盆漏斗韧带

便后续结扎骨盆漏斗韧带（图 43-12.6）。

### ❽ 切除附件

需要切除附件时，用 Babcock 钳钳夹输卵管和卵巢并向内侧牵拉，使骨盆漏斗韧带稍有张力并充分暴露（图 43-12.7），避开输尿管，以 Heaney 弯钳钳弯朝上穿过腹膜切口钳夹骨盆漏斗韧带，于 Heaney 钳内侧靠近附件方向，再以 Kelly 钳双重钳夹骨盆漏斗韧带。

钳夹、固定骨盆漏斗韧带后，在 Heaney 钳上方锐性离断韧带，使用 0 号可吸收线无张力结扎韧带断端，此时，松开 Heaney 钳待线结拉紧后再次钳夹断端，在远离第一个线结处紧贴 Heaney 钳再次贯穿缝扎韧带断端，收紧缝线并结扎，移除 Heaney 钳。

离断骨盆漏斗韧带后，同侧附件随之从骨盆侧壁游离，为避免游离的附件干扰手术视野，可将附件结扎于宫角处的 Kelly 钳上或者直接切断移除。

### ❾ 保留卵巢

如若需要保留卵巢，在打开阔韧带腹膜后，仅需完成输卵管切除相关的操作，详见第四十三章 -8 节。简单而言，从输卵管伞端开始向子宫方向依次钳夹、切断、结扎长约 2 cm 的输卵管系膜，如此逐步完成输卵管切除操作。

为保留卵巢，以 Kelly 钳沿宫角钳夹卵巢固有韧带根部，以 Heaney 钳钳弯朝向子宫，在 Kelly 钳的外侧平行钳夹（图 43-12.8），在两把弯钳之间切断卵巢固有韧带。

于 Heaney 钳和 Kelly 钳之间切断卵巢固有韧带后分别结扎断端，

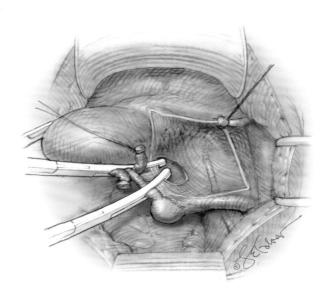

图 43-12.8　切断卵巢固有韧带，保留卵巢

同步骤 8。结扎时，以 0 号可吸收线于 Heaney 钳周围无张力结扎韧带断端并收紧线结，此时，松开 Heaney 钳待线结拉紧打结后再次钳夹断端，在远离第一个线结处紧贴 Heaney 钳再次贯穿缝扎韧带断端，收紧缝线并结扎，移除 Heaney 钳。待卵巢游离后可将其置于盆腔侧方。Kelly 钳持续钳夹宫角，以防止卵巢固有韧带断端出血，同时也利于提拉子宫。

**❿ 分离膀胱**

重复上述步骤 4～9，分别完成子宫两侧的操作后分离膀胱。为避免泌尿系统损伤，需下推膀胱至宫颈下方。具体操作，首先打开膀胱反折腹膜，即膀胱和宫颈之间的潜在腔隙。临床有多种方法可用以分离膀胱，我们首选锐性分离法（图 43-12.9）。这种方法尤其适用于既往有剖宫产史的患者，因膀胱和宫颈之间可能存在瘢痕粘连，此外，也可以用手指或海绵棒轻柔地向膀胱后钝性施压，边分离膀胱边向宫颈远端推移。在分离过程中，应向上牵拉固定于双侧宫角的 Kelly 钳使子宫上移，保持一定的张力有助于组织分离。

通过上述步骤 5 的实施，膀胱反折腹膜两侧已打开，在分离膀胱宫颈间隙过程中，用无损伤钳钳夹并上提腹膜，使其与下方的宫颈之间产生张力。使用 Metzenbaum 剪可轻松分离此处的疏松结缔组织。分离时应紧贴宫颈以避免损伤膀胱。在中线处分离膀胱宫颈韧带（俗称膀胱柱），以尽量减少伴行血管的撕裂。当解剖间隙正确时，呈珍珠白色的宫颈和阴道前壁与呈微红色的膀胱纤维清晰可辨。

膀胱宫颈间隙分开后，应将膀胱自宫颈下缘向阴道前壁方向下推至少 1 cm，以避免在缝合或夹闭阴道残端时造成膀胱和输尿管远端损伤及远期泌尿生殖道瘘的风险。

**⓫ 结扎子宫动脉**

在子宫两侧方寻找并辨认子宫动静脉，在子宫峡部水平，分离子宫动静脉周围的疏松结缔组织使血管裸化，以防止结扎过程中出现血管断端的回缩，此过程即所谓的血管"裸化"。对血管进行"裸化"处理时，术者使用纤细、光滑的手术钳依次钳夹血管周围多余的结缔组织条带，轻柔地侧向牵拉，使

其远离子宫动静脉表面。继而使用 Metzenbaum 剪紧贴血管表面、沿其走行由上而下剔除这些结缔组织，并顺势剪除沿子宫走行的两侧阔韧带后叶腹膜（图 43-12.10）。最重要的是，这些操作可进一步推开输尿管避免其损伤。

完成子宫血管的"裸化"处理后，使用 Heaney 弯钳在子宫峡部水平垂直钳夹子宫血管（图 43-12.11），然后，在 Heaney 钳内侧紧贴子宫侧方，再以 Kelly 钳垂直钳夹子宫血管防止血管断端出血，在两钳之间切断子宫血管。

随后，对游离的血管断端进行结扎，将 0 号可吸收线自 Heaney 钳尖下方穿过并包绕断端，一边收紧打结，一边缓慢松开、撤出 Heaney 钳。Kelly 钳仍原位保留，以防止子宫侧壁的血管断端渗血。

**⓬ 切除子宫体**

双侧子宫动脉结扎后，若子宫体过大，可先将子宫体从宫颈锐性切除，然后，将 Kocher 钳分别钳夹提拉宫颈前后壁进行后续操作。

如若计划实施 SCH，则无需进

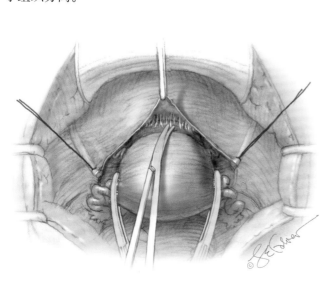

**图 43-12.9   锐性分离膀胱宫颈间隙**

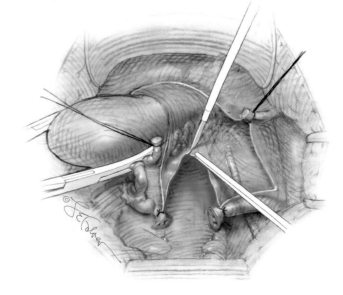

**图 43-12.10   子宫动脉"裸化"**

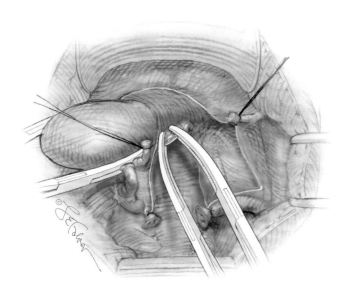

**图 43-12.11**　钳夹子宫动脉

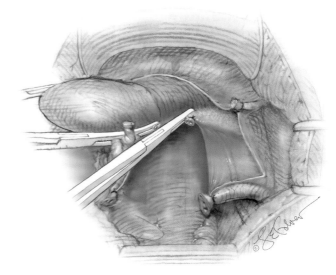

**图 43-12.12**　钳夹主韧带

一步切除宫颈。对于绝经前女性，可使用电凝或楔形切除破坏宫颈管上段的内膜组织，避免术后周期性出血。然后以 0 号可吸收线 "8" 字缝合闭合宫颈残端。缝合时要依次将宫颈后壁、前壁与后腹膜完整包裹并充分止血。有时，如果宫颈间质无明显出血，也可以不予缝合。

**❸ 切断子宫主、骶韧带**

　　子宫主韧带和骶韧带位于子宫的外侧、子宫血管下方。以 Heaney 直钳紧贴宫颈在子宫血管断端的内侧钳夹主韧带（图 43-12.12）。当 Heaney 钳最初钳夹主韧带时，其与子宫侧方平行，当 Heaney 钳逐渐收紧时，其与子宫颈的纵轴轻微成角，使用手术刀于 Heaney 钳内侧切断主韧带，以 0 号可吸收线于 Heaney 钳下贯穿缝扎主韧带断端并系紧打结。为避免频繁进针引起主韧带断端出血，对主韧带进行单次缝合即可。

　　根据韧带长度，上述步骤可沿宫颈侧方由上而下重复进行直至阴道上端。切断主韧带后，向上提拉子宫充分暴露宫骶韧带。在大多数妇科良性疾病的子宫切除术中，宫骶韧带常常与低位主韧带及阴道旁

组织一并钳夹处理。

**❹ 横向切断阴道壁**

　　切开阴道壁组织时，施术者可通过触摸阴道前后壁辨别宫颈下缘，然后，分别从两侧以 Heaney 弯钳相对钳夹宫骶韧带及宫颈下缘的阴道前后壁组织（图 43-12.13），尤其要注意，钳夹之前应充分下推游离膀胱以防止损伤。

　　然后在 Heaney 钳上方切断阴道壁组织并完整取出子宫，于 Heaney

钳下方贯穿缝合阴道残端，移除 Heaney 钳拉紧并结扎缝线（图 43-12.14）。

**❺ 沿宫颈下缘切断阴道壁**

　　某些情况下，对切除下来的子宫通过触摸阴道前后壁仍无法辨别宫颈组织是否有残留。为避免切除过多阴道壁以免术后阴道缩短或切除范围不够致宫颈残留的可能，当子宫取出后，可先在阴道前壁上段正中作一个纵向小切口，手指伸入

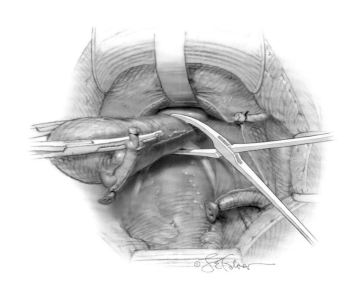

**图 43-12.13**　钳夹子宫骶韧带和阴道壁近端

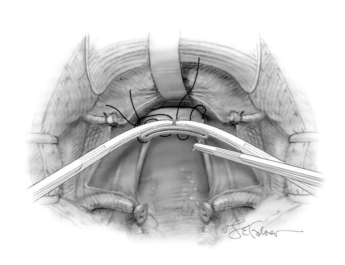

图 43-12.14 钳夹阴道壁近端，双重贯穿缝合阴道残端

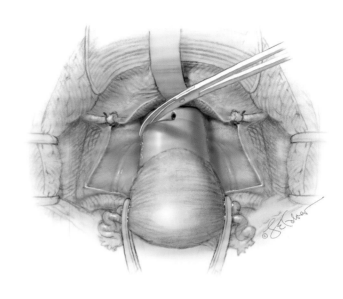

图 43-12.15 环形切开阴道

切口触摸宫颈边缘，当触及宫颈下缘后，将 Jorgensen 剪刀的一叶伸入阴道并置于宫颈下方（图 43-12.15）。沿此水平环形切开阴道，同时以 Kocher 钳或 Allis 钳钳夹阴道壁切缘。

**⑯ 缝合阴道断端**

使用 0 号可吸收线将阴道顶端缝合固定于同侧宫骶韧带断端上（图 43-12.16），这样可以将阴道前壁、后壁与宫骶韧带的远端缝合在一起，以避免术后远期发生阴道残端脱垂。

缝合后暂时保留上述缝线，以止血钳钳夹后向上外侧牵拉，提起阴道残端，以 0 号可吸收线连续缝合或间断"8"字缝合，全层闭合阴道前后壁。缝合阴道残端时，需同时缝合覆盖在阴道后壁切缘的腹膜，以减少术后渗液的风险；在此之前应确保膀胱已充分下推远离缝线。缝合完成后，可将两侧阴道顶端的悬吊缝线剪掉。

**⑰ 关腹**

腹部切口缝合见第四十三章 -1

节和 -2 节。

## 术后处理

经腹子宫切除术后注意事项与其他开腹手术相同，为确保阴道残端充分愈合，至少推迟至术后 6 周才可逐渐恢复性生活。

经腹子宫切除术后发热较常见，并且其发生率高于经阴道子宫切除术和腹腔镜子宫切除术（Peipert，2004）。通常情况下，术后发热的原因不明，多数是由于盆腔感染所致，但也应排除其他病因（见第四十二章）。尽管术后发热的发生率很高，但多数情况下，均可自行恢复正常。因此，对于轻度发热的患者，可酌情观察 24 ~ 48 小时，也可以给予抗生素治疗，药物选择详见表 3-20。如果怀疑为盆腔血肿或脓肿引起的发热，应进行经阴道超声或计算机断层扫描（CT）等检查，进一步明确诊断。

（郭正晨译 段 华审校）

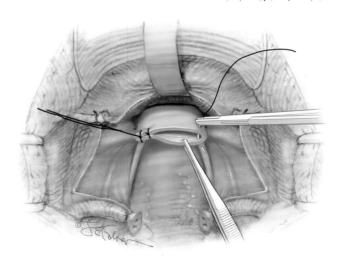

图 43-12.16 缝合阴道残端与宫骶韧带断端

## 43-13

# 阴式子宫切除术

一般而言，阴式子宫切除术适用于子宫体积较小、存在一定程度的盆腔脏器脱垂、无严重盆腔粘连和明显附件区病变的患者。与经腹子宫切除术相比，阴式子宫切除术具有恢复快、住院时间短、花费少以及术后疼痛轻微等优点，如第四十三章-12 节所述在选择子宫切除手术时，如满足以上条件则应首选该式式。

## 术前准备

患者评估、知情同意和术前准备与经腹子宫切除术相同。

## 术中情况

### 手术步骤

**❶ 麻醉和体位**

患者取膀胱截石位 (Trendelenburg 体位)，全麻或局部麻醉，(图 40-4)。常规阴道准备，留置导尿管。有些医师选择在打开前腹膜后再留置 Foley 尿管，(这样能够及时发现分离子宫膀胱间隙过程中膀胱损伤，因为一旦损伤便可见尿液流出)，分别放置直角拉钩及 Auvard 重锤拉钩。

**❷ 切开阴道壁**

首先，以两把 Lahey 甲状腺钳分别钳夹宫颈前、后唇，对于较小的宫颈也可以一把 Lahey 钳将宫颈前后壁一起钳夹，通过牵拉与前后移动宫颈，即可辨识宫颈与阴道前、后壁的连接部位，以此为界沿宫颈周围作环形切开 (图 43-13.1)。注意操作过程中应紧贴宫颈以免损伤邻近脏器。一般情况下，切口深度以达到宫颈间质浅层为宜。有时，为了减少分离过程中出血，可先于切口周围环形注射 10 ~ 15 ml 血管加压素 (20 U 血管加压素 + 生理盐水 30 ~ 100 ml) 或者 0.5% 利多卡因和肾上腺素 (按 1：20 万稀释)。

**❸ 打开后腹膜**

无论首先打开前腹膜或从后腹膜进入腹腔均符合手术要求，操作顺序主要取决于施术医生的个人习惯。以下以先打开后腹膜为例进行介绍。提起 Lahey 钳并向前牵拉，充分暴露阴道后穹隆，以 Allis 钳钳夹并向下牵拉阴道后壁与宫颈连接

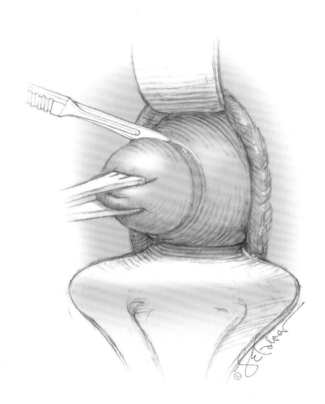

图 43-13.1　沿宫颈与阴道前后壁交界处环形切口

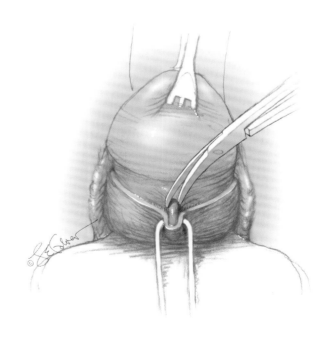

图 43-13.2　进入道格拉斯陷凹

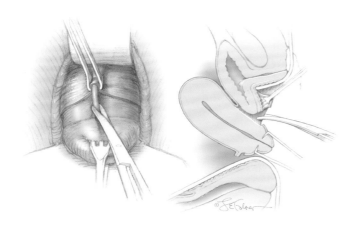

**图 43-13.3** 锐性分离膀胱宫颈间隙（正面和侧面观示意图）

处黏膜使之保持张力状态，以 Mayo 弯剪剪开该处黏膜并沿切口分离子宫直肠间隙，进入道格拉斯陷凹（图 43-13.2）。后腹膜用可吸收线缝合固定于阴道后壁切口中点处，作为术毕前后腹膜缝合封闭时的标志，在阴道后壁放置长 Auvard 拉钩并伸入道格拉斯陷凹。

**❹ 打开前腹膜**

阴式子宫切除术打开前腹膜的过程具有一定的手术难度。首先，以 Allis 钳钳夹宫颈与阴道前壁连接中点黏膜并向上提拉，以 Lahey 氏钳钳夹宫颈前唇并向下牵拉，暴露膀胱与宫颈之间的纤维结缔组织带，该区域通常约 3 cm（Balgobin，未发表数据），其近端组织多疏松，而远端则富有致密纤维。在膀胱远端与宫颈连接处剪开阴道黏膜并分离之，在分离过程中应注意解剖学间隙，谨慎操作以免进入宫颈组织内。

本机构通常采用锐性分离方式进行上述操作（图 43-13.3），锐性分离法对于既往有剖宫产手术史的患者极为有利，因为这些患者子宫下段与膀胱之间大多有瘢痕粘连难以分离暴露。以 Metzenbaum 剪刀剪开上述中线处的阴道黏膜，使剪刀尖端始终紧贴宫颈向头侧进行分离，遇有出血可酌情电凝止血。当膀胱与宫颈之间的纤维带被剪开后，施术者可将示指伸入切口并轻轻向头侧推进，触摸并判断膀胱宫颈间隙的顶端。在无瘢痕的情况下，膀胱宫颈间隙的纤维带易于分离，可轻柔地向头侧推进钝性分离，也可以纱布包裹示指进行上述间隙的分离，同时，边分离边向宫颈方向施压，直至膀胱子宫反折腹膜。

膀胱子宫反折腹膜是位于宫颈上方的薄层透明的横向腹膜皱襞，触摸此处反折腹膜时可有光滑感，并可在子宫浆膜表面滑动。以无损伤组织钳钳夹并提拉该处腹膜，剪开即可进入腹腔（图 43-13.3）。有时，施术中如若直接打开前腹膜有困难，施术者也可以示指从已开放的后腹膜处向前包绕，顺势触及膀胱腹膜反折后，可在手术指引下剪开膀胱子宫反折腹膜。

切开膀胱腹膜反折后，以示指探查切口并确认是否进入腹腔，尤其要注意避免损伤膀胱，进腹后要先探查和评估是否合并其他盆腔病变，同时在示指的指引下将弯曲的 Deaver 拉钩放置在上述分离的间隙，牵拉膀胱及阴道前壁。

**❺ 切断子宫骶、主韧带**

向外牵拉 Lahey 钳暴露子宫骶、主韧带，上推膀胱以降低输尿管损伤的风险。辨认子宫骶、主韧带后以 Heaney 钳靠宫颈侧钳夹并断离，0 号延迟可吸收线贯穿缝合结扎（图 43-13.4）。打结后的缝线末端暂时予以保留，以便后续辨认，同法处理对侧。

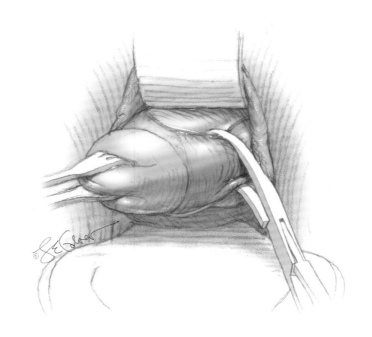

**图 43-13.4** 钳夹子宫骶、主韧带

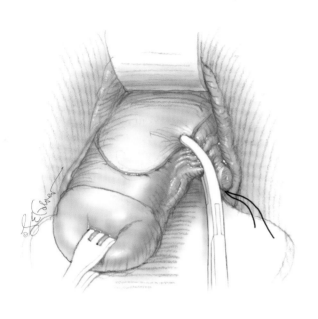

**图 43-13.5**　钳夹子宫血管

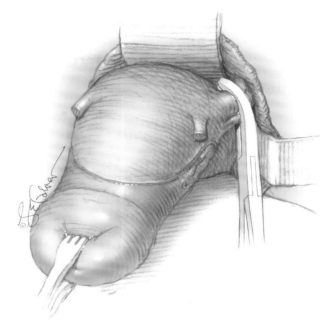

**图 43-13.6**　钳夹卵巢固有韧带及输卵管

分次钳夹、切断并缝合双侧子宫骶、主韧带直至充分断离。注意操作时要贴近宫颈走行，每次钳夹时需于前次断端的内侧钳夹，以防输尿管损伤。

**❻ 处理子宫动脉**

识别一侧子宫动脉并以 Heaney 弯钳垂直子宫纵轴、于前次主韧带断端内侧钳夹子宫血管（图 43-13.5）。钳夹时，要使钳子尖端紧贴子宫并扣紧，以确保所钳夹的子宫动静脉完全被包绕并闭合。切断子宫血管并缝扎断端，移除 Heaney 钳。同法处理对侧。

**❼ 处理子宫角部组织**

以 Heaney 弯钳继续钳夹圆韧带、卵巢固有韧带以及输卵管并切断之（图 43-13.6），以 0 号延迟可吸收线结扎断端，收紧打结后，以 Heaney 钳再次钳夹断端，于前次结扎线的远端再次贯穿缝合，双重打结后移除 Heaney 弯钳，同法处理对侧。如若保留卵巢，断端应充分

缝扎止血并剪去过长的线头；如若术中同时行附件切除术，缝扎线应暂时保留，便于后续对附件的牵拉、暴露。

对于上述步骤，如若子宫体积过大，可能难以一次全部钳夹卵巢固有韧带及输卵管，此时，可向下后方翻转宫体使子宫体从后穹隆翻出，这样能够更好暴露宫角处的圆韧带、卵巢固有韧带及输卵管组织。与此同时，可将手持钩放在子宫后壁上段，轻轻牵动拉钩，子宫底就很容易被拉至阴道内，当然，不能过度牵拉，以免组织撕裂出血。相反，如果子宫体积较小，则向下牵拉就比较容易，使用 Heaney 弯钳即可同时钳夹卵巢固有韧带、子宫圆韧带和输卵管（图 43-13.7），在靠近子宫体方向切断，断端双重贯穿缝合并结扎，结扎线远端留线。

有研究认为，在保留卵巢的情况下，同时切除双侧输卵管能够降低腹膜及卵巢高级别浆液性癌的发生风险。但是，在经阴道子宫切除术中完整切除输卵管不如经腹子宫

切除术时暴露更充分，一旦操作不当，可能引发大出血导致卵巢切除或中转开腹。因此，如若阴式子宫切除术中需要同时切除输卵管，应考虑联合腹腔镜手术以便更安全地切除输卵管。

**❽ 子宫粉碎术**

对于一些子宫体积过大的患者，术中可能难以将子宫翻出，需在钳夹和结扎宫角部组织前将子宫体进行粉碎缩小体积，但是，在此操作之前，必须确认双侧子宫动脉已完全结扎阻断。

子宫粉碎的方法视术中具体情况酌情选择，方法之一是使用 Mayo 弯剪自宫颈至宫底将子宫对半切开；当剪切靠近宫底时，施术者可将手指伸入引导，以避免损伤邻近脏器（图 43-13.8）。当子宫对半切开后，可将一侧先推入盆腔，另一侧子宫下拉至阴道暴露出宫角，即可进行钳夹切断并缝扎该侧卵巢固有韧带、圆韧带及输卵管。其他方法还包括先剔除较大肌瘤或行"子宫肌层去

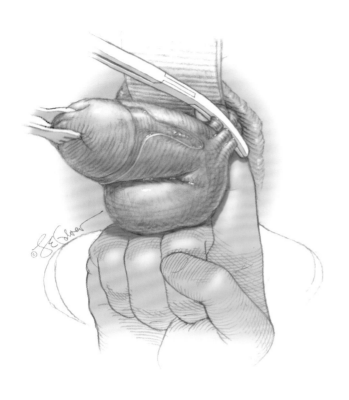

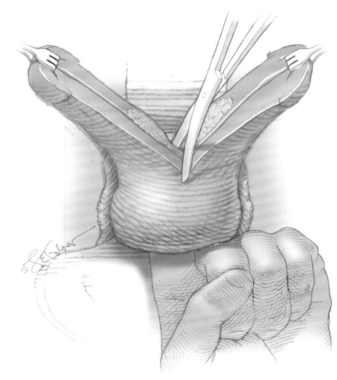

图 43-13.7　倒转子宫，钳夹宫角处组织

图 43-13.8　子宫对半切开

核术"来减小子宫体积，之后操作
即可按照步骤 7 处理子宫角处组织。

❾ 切除附件

　　施术中如果需要同时切除附件，
首先使用 Babcock 钳钳夹附件并轻
轻向对侧牵拉，暴露骨盆漏斗韧带；
如若需要扩大手术范围，可将直角
拉钩放置于切口深处，将阴道侧壁
牵开增大手术视野与操作空间。

　　以 Heaney 弯钳完整钳夹骨盆漏
斗韧带，如果钳夹困难，施术者也
可以手指将该韧带推至 Heaney 弯钳
处，在钳夹闭合前一定要确保钳夹
组织中没有肠管及网膜组织，有时，
也可以使用潮湿的海绵垫上推肠管，
或改变 Trendelenburg 体位使肠管向
上腹部移动离开手术区域。

　　钳夹并切断骨盆漏斗韧带，切
除附件（图 43-13.11），采用 0 号延
迟可吸收缝线双重缝扎断端，缝合
过程中要避免过度牵拉以免发生撕

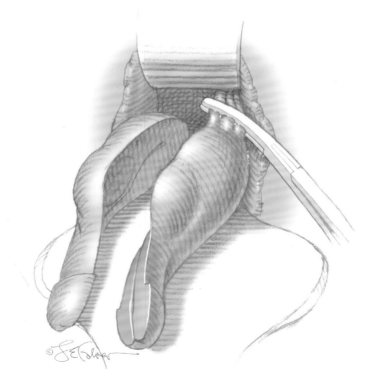

图 43-13.9　子宫对半切开后钳夹子宫角处组织

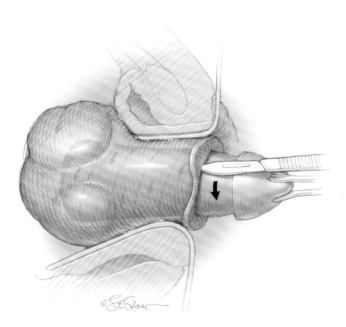

图 43-13.10 子宫中央切除去核法

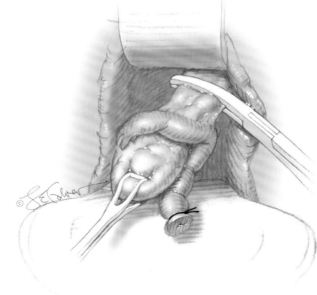

图 43-13.11 钳夹骨盆漏斗韧带

脱或回缩，导致难以经阴道止血的腹膜后出血。断端充分缝扎止血后剪断线头，同法处理对侧。

**❿ 检查出血**

切除子宫后，应仔细检查各断端有无出血，对于点状出血可使用电凝止血，有时，对创面的散在片状出血，则需要"8"字缝合止血。对于指证合适的病例可以同时进行 McCall 后穹窿成形术（第四十五章 -22 节）。

**⓫ 缝合阴道残端**

阴道断端前后壁关闭一般使用 0 号可吸收缝线间断或连续缝合，如若沿阴道水平方向缝合断端可能致阴道缩短，也可以做阴道断端纵向缝合。

为避免远期阴道顶端脱垂，阴道残端缝合时可将子宫骶韧带断端同时缝合在同侧阴道壁处。通常从阴道残端的一侧开始，缝针应穿过阴道前壁、子宫骶韧带断端、后腹膜，再从阴道后壁穿出，连续向残端中线处缝合（图 43-13.12），同法

在对侧缝合，两端在中线部位汇合，有时也可以自残端一侧开始单向连续缝合，闭合整个阴道断端。缝合时，缝针应贯穿阴道全层并完整包埋于后腹膜，以减少残端出血或血肿形成。

## 术后处理

总的来讲，与经腹子宫切除术

相比，阴式子宫切除术术后患者肠道功能恢复较快、下床活动更早且对镇痛的需求更少。尽管饮食和多数日常活动均可很快恢复正常，但是，为保证阴道残端的充分愈合，性生活至少要在术后 6 周以后再开始。相关手术并发症的评估及治疗方案与经腹子宫切除术相同。

（李博涵 译 段 华 审校）

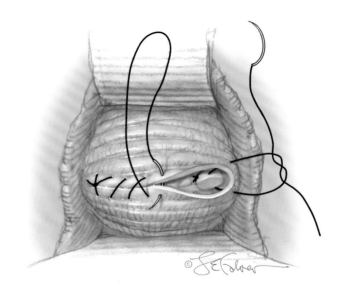

图 43-13.12 缝合阴道残端

## 43-14

# 子宫颈切除术

部分患者在次全子宫切除术后，会出现穹隆脱垂、周期性出血或宫颈癌前病变等，这些情况下，需再次手术切除宫颈，即子宫颈切除术（Pasley，1988）。2005 年 Hilger 等研究报道，在 1974—2003 年间行子宫颈切除术的 335 例患者中，约半数为子宫次全切术后的二次手术，两次手术的平均间期为 26 年。阴道穹隆脱垂和盆腔肿物是子宫颈切除术最常见的手术指征，另有约 10% 患者行此手术是为了改善周期性阴道出血症状（Hilger，2005；Kho，2011）。

子宫颈切除可选择经阴道或经腹路径实施。但对于大多数无同时合并盆腔病变的患者，应首选阴式子宫颈切除术（Pratt，1976）。随着如今腹腔镜下次全子宫切除术的增加，未来可能有更多患者因良性妇科疾病再次行子宫颈切除术。

本节主要介绍因良性疾病而实施的宫颈切除术，根治性子宫颈切除术用于治疗浸润性宫颈癌越来越得到广泛认可，其手术步骤详见第 30 章。

## 术前准备

### 患者评估

同子宫切除术一样，子宫颈切除术前也应行宫颈脱落细胞学检查以排除宫颈癌。同时在术前应对患者采集宫颈阴道分泌物镜检，对潜在的宫颈感染及时处理。

### 知情同意

同阴式子宫切除术一样，术前要向患者告知，子宫颈切除术也存在泌尿道和肠道损伤的风险。尽管鲜有发生，但术后也可能出现阴道残端血肿、脓肿和蜂窝织炎等并发症。有关该手术并发症的风险文献报道差异较大，例如 Pratt 和 Jeffries（1976）的研究显示，在 262 例子宫颈切除术患者中有 91 例出现并发症（发生率约 34.7%），而其他研究结果显示并发症发生率则不足 10%（Riva，1961；Welch，1959）。

### 患者准备

与阴式子宫切除相似，子宫颈切除术中也有可能进入腹腔，故患者术前需预防性使用抗生素，并采取个体化的静脉血栓防治措施，详见表 39-6 和表 39-8。术前晚灌肠有助于排空直肠。

## 术中情况

### 手术步骤

#### ❶ 麻醉与体位

患者需住院实施手术，采取全身麻醉或区域麻醉。手术时患者取膀胱截石位，消毒阴道，留置 Foley 导尿管。

#### ❷ 腹膜外切开与宫颈周围组织分离

子宫颈切除术的初始步骤与阴式子宫切除术相同（步骤 2）。然而，由于子宫次全切除术后的宫颈残端位于腹膜外，因此再行宫颈切除时无需进入腹腔。沿宫颈阴道连接处作环形切口，自切口逐渐向头侧分离膀胱宫颈间隙直至膀胱腹膜返折，但无需进入腹腔。

与阴式子宫切除术不同的是，多数行子宫颈切除术的患者膀胱与宫颈前唇组织粘连致密、界限不清。尤其，原先子宫体切除术中对腹膜的封闭包埋往往会使宫颈残端呈腹膜化，因而导致膀胱与被覆腹膜的宫颈残端粘连更明显，甚至形成瘢痕。因此，宫颈与阴道壁、膀胱及直肠间的间隙通常需锐性切开而应避免钝性分离（图 43-14.1）。分离时与阴式子宫切除术相似，向外牵拉宫颈并反向牵拉阴道壁，以利于

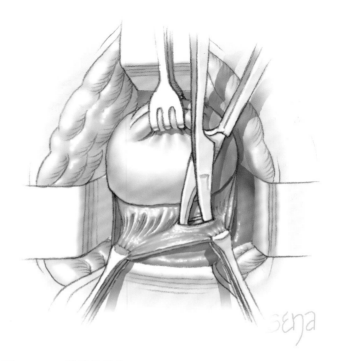

图 43-14.1　腹膜外分离

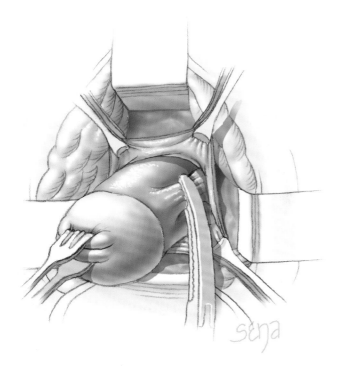

图 43-14.2 切断子宫骶韧带与主韧带

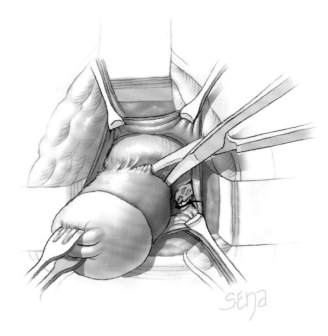

图 43-14.3 残端切除

分离。分离过程中剪刀尖端向下施压时应紧贴宫颈组织，以免损伤膀胱与直肠。

**❸ 切断子宫骶韧带与主韧带**

与阴式子宫切除术相同，切开并分离阴道壁后，钳夹并结扎宫骶韧带和主韧带（图 43-14.2）。通常将子宫动脉宫颈支与主韧带一并钳夹并结扎。根据宫颈的长度，向头侧分次离断并结扎主韧带直至宫颈残端顶端。

**❹ 宫颈残端切除及断端缝合**

当主韧带处理至宫颈顶端时，锐性切断与宫颈残端顶端相连的组织，使其与阴道完全分离（图 43-14.3）。之后的操作同阴式子宫切除术，逐步缝合阴道断端并将其分别与同侧的子宫骶韧带缝合固定（见第四十三章 -13 节的步骤 11）。

## 术后处理

同子宫切除术一样，相当一部分患者在子宫颈切除术后也可发生不明原因的发热。Pasley（1988）对 55 例行宫颈切除术的患者进行研究发现，术后发热率可达 9%。同样的，对于持续发热无缓解或出现高热的患者应进一步评估查找病因，必要时给予抗生素治疗（见第四十二章）。

（赵荣伟译 张 颖 审校）

## 43-15

# 宫颈扩张刮宫术（锐性刮宫术或诊断性刮宫术）

锐性刮宫术是诊断评估和治疗异常子宫出血的主要方法。但是，随着可塑性的子宫内膜取样器和经阴道超声等微无创诊断设备和技术的发展，锐性刮宫术（sharp dilatation and curettage，D & C）的应用逐渐减少（见第八章）。

锐性刮宫术可单独用于异常子宫出血的评估，但是，对于持续异常子宫出血而超声及子宫内膜活检正常的患者，锐性刮宫术多与宫腔镜检查联合应用。当宫颈内口狭窄导致子宫内膜取样困难时，在刮宫术前需要先行机械性宫颈扩张。此外，当怀疑为子宫恶性肿瘤，但初次内膜活检不满意时，刮宫术取材更充分，可以对子宫内膜进行更全面的评估。

对于发生严重急性出血过多的患者，如果需要立即止血或药物治疗无效时，可通过刮宫术去除增厚的子宫内膜，达到快速止血的目的。尽管早期妊娠流产通常使用吸刮术，但也可以选择锐性刮宫术（见第六章）。对于可疑异位妊娠的患者，有时可采用刮宫术以明确宫腔内有无妊娠滋养层组织（见第七章）。

## 术前准备

### 知情同意

在多数情况下，锐性扩刮宫术并发症风险较低，通常不足 1%（Radman，1963；Tabata，2001）。其中以感染和子宫穿孔最常见。一旦发生子宫穿孔，可能需行诊断性腹腔镜或开腹探查术，以明确有无周围脏器的损伤，并对损伤部位进行修补。此外，在极罕见的情况下，有中转子宫切除术的可能，患者应充分知情。

### 患者准备

因锐性扩刮宫术的手术适应证不同，患者需要接受的术前检查亦不同。超声是常用的术前检查手段，影像学检查有助于术者了解子宫的位置及病变情况。

当患者因妇科疾病行锐性刮宫术时，通常无需预防性使用抗生素；但是，当患者处于妊娠状态，鉴于孕期宫腔操作有继发盆腔感染的风险，术后应给予抗生素预防感染。通常口服多西环素 每次 100 mg，2 次 / 日，共计 10 日（美国妇产科医师协会，2014a）。由于该手术发生肠管损伤或静脉血栓栓塞（venous thromboembolism，VTE）相对罕见，如未合并其他危险因素，术前无需灌肠或预防 VTE。

## 术中情况

### 手术步骤

#### ❶ 麻醉和体位

通常在全身麻醉、区域麻醉或局部神经阻滞联合静脉镇静状态下，门诊施术。患者取膀胱截石位，消毒阴道，排空膀胱。

操作前先对患者进行双合诊检查，以确定子宫的大小和位置，有助于避免刮宫术中发生子宫穿孔。将器械沿子宫长轴放入宫腔内，以降低损伤发生的风险。

#### ❷ 探测宫腔

放置 Graves 窥器或单叶阴道拉钩暴露宫颈。单齿钳钳夹宫颈前唇协助固定子宫，以利于后续操作。拇指和示指、中指以持笔式握持 Sims 子宫探针（图 43-15.1），使其自宫颈内口缓慢进入宫腔直至子宫底。使用探针时动作需轻柔，保持进针方向与子宫中轴线平行并避免用力，以降低子宫穿孔的风险。

当探针达到宫底并有轻微阻力感时，利用探针刻度测量子宫底到宫颈外口间距离。依据宫腔深度置入扩宫棒与刮匙，可降低子宫穿孔风险。

当宫颈狭窄导致探针难以进入宫颈管时，可替换使用更细的器械，如泪道探针等，进入宫颈外口以明确宫颈管方向。在这种情况下，刮宫过程中应同时进行超声监护，以确保手术器械放置的位置正确（Christianson，2008）。此外，前列腺素 E1 类似物米索前列醇（Cytotec）宫颈预处理可充分软化宫颈以利于器械通过。常用剂量为：术前 12 ～ 24 小时于阴道穹窿放置 200 μg 或 400 μg 米索前列醇，亦可一次性口服或舌下含服 400 μg 米索前列醇。

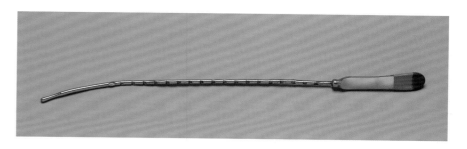

**图 43-15.1**　子宫探针

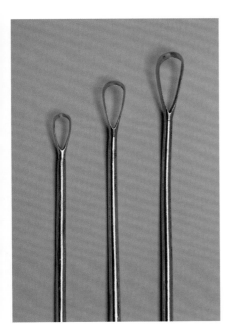

**图 43-15.2** 子宫刮匙

Song 等（2014）研究显示：上述方法疗效相当，但患者更接受口服方式。米索前列醇常见的副作用包括下腹绞痛、子宫出血或恶心。

❸ 扩张宫颈

探查宫腔后，扩宫棒逐号插入、扩张宫颈管及宫颈内口。以拇指和示指、中指握持 Hegar、Hank 或 Pratt 扩宫棒（第四十三章 -1 节所示），而其余两指及掌跟部置于会阴和臀部。扩宫棒缓慢轻柔地通过宫颈内口，逐号扩张至子宫颈可以容纳选择的刮匙为止（图 43-15.2）。

在探测宫腔或扩张宫颈的过程中，当器械进入宫腔的深度超过先前宫腔测量的深度时，需要考虑子宫穿孔的可能。由于刮宫术的多数手术器械外观钝而纤细，因此穿孔后一般不会继发严重的子宫或腹腔脏器损伤。子宫穿孔后若无明显出血，可重新评估子宫位置并继续完成刮宫手术；或者停止手术，等待子宫肌层愈合后再次手术。需要强调的是：子宫侧壁穿孔可能会造成阔韧带血肿。因此，如可疑子宫侧

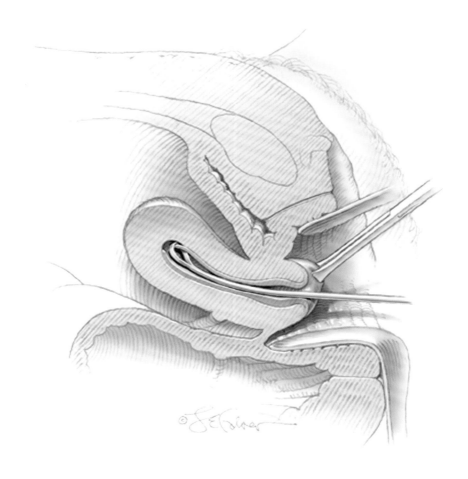

**图 43-15.3** 刮宫术

壁穿孔，需行腹腔镜探查术或术后严密监测患者的血流动力学状态。

❹ 刮宫操作

刮宫前，在阴道内宫颈下方放置一块无粘附性的敷料（Telfa 衬垫）。将子宫刮匙沿着宫体长轴伸入至宫底。刮匙头部的环形曲面边缘锐利，可用于搔刮组织。刮匙到达宫底，锐利面贴近子宫内膜（图 43-15.3），并向子宫内膜加压，从宫底向宫颈内口方向搔刮。

刮匙到达宫颈内口后，再重新返回宫底，紧邻前次的刮宫路径进行搔刮。如此反复多次后，将堆积于子宫狭部的内膜组织刮出、并收集于 Telfa 垫。按照这种方式，依序环形全面地搔刮宫腔，将刮出的所有内膜组织标本送病理检查。

同宫颈扩张一样，刮宫术中也可能发生子宫穿孔。与金属探针或扩张棒造成的穿孔不同，锐利的刮匙有造成肠管撕裂、血管和其他腹腔脏器损伤的风险。因而，应及时行诊断性腹腔镜手术评估损伤情况。

❺ 对子宫内膜息肉的处理

无论子宫内膜息肉的大小，在刮宫时均可能遗漏。如第 8 章所述，宫腔镜可以更准确地诊治宫腔局部病变，通常与刮宫术联合应用。在无宫腔镜设备或宫腔镜技术受限的地区，可使用 Randall 式肾结石钳代替来探查宫腔并钳除子宫内膜息肉。闭合钳尖置入宫腔达宫底，紧贴子宫壁张开肾结石钳，然后闭合向外牵拉，对宫腔前后壁、近端及远端的宫腔表面进行全面探查，当钳夹

第六部分

到息肉组织时，向外牵拉的过程中可感觉到明显的阻力，用力牵拉以去除息肉组织。然后将去除的组织送病理学检查。

## 术后处理

锐性扩刮宫术后患者恢复较快，通常无并发症。术后可能出现阴道少量或点滴出血，患者可根据自身情况恢复正常活动。

（赵荣伟 译 张 颖 审校）

# 经宫颈吸引刮宫术

吸引刮宫术（Suction dilatation and curettage，D&C）是终止早期妊娠最常用的方法，其中，负压吸引术应用最为广泛，是将硬质塑料套管连接于电动负压吸引器上进行的手术操作；同样，也可以将该套管连接在手控吸引器上，通过手动抽吸代替负压吸引装置进行吸宫操作（Lichtenburg，2013）。

## 术前准备

### 患者评估

对于大多数女性而言，实施吸引刮宫术前需要进行经阴道超声检查，如第六章所述，这种成像检查方式有助于确认胚胎的存活状态、明确孕囊的大小、位置以及子宫的轴向。施术者在手术前应再次复习超声检查结果与相关信息提示。此外，施术前还应完善全血细胞计数与血型检测；对于阴道出血较多的患者，应及时进行容量复苏与纠正贫血，详见第四十章。大多数葡萄胎患者在进行清宫手术前，其特殊准备详见第三十七章讲述。对于 Rh 血型阴性的患者，为降低再次妊娠时发生同种异体免疫反应的风险，需要在负压吸引术终止妊娠后 72 小时内肌肉注射抗 D 免疫球蛋白 300 μg（1500 IU）（此剂量适用于所有孕周）；也可以根据妊娠情况选择给药剂量：≤ 12 孕周给予 50 μg 抗 D 免疫球蛋白肌内注射，而 ≥ 13 孕周者则给予 300 μg 肌内注射。

### 知情同意

吸引刮宫术作为一种安全、有效的清宫方法（Tunçalp，2010），短期并发症的概率较低，文献报道为 1%~5%（Hakim-Elahi，1990；Zhou，2002）；但在妊娠中期施术时，子宫穿孔、胚物残留、感染及出血等并发症的发生风险增加。因此，建议在孕 14 ~ 15 周前进行负压吸宫术或刮宫术。

术前应向患者交代不同个体施术中发生子宫穿孔的风险各不相同，主要影响因素包括施术者的技巧、子宫位置和大小等。一般来说，子宫后倾后屈位、体积较大或术者的手术经验不足均会增加子宫穿孔的发生风险。在操作过程中，如若施术者感觉手术器械无阻力进入盆腔深处时，应考虑子宫穿孔的可能。如果穿孔是由于探针或纤细的宫颈扩宫棒所致，通常范围较小，密切观察即可；但是，如若是由于吸引套管或锋利的刮匙所致穿孔，特别是当这些器械通过子宫肌壁的破口反复进出盆腹腔并且合并肠管损伤未能及时发现，则有可能导致严重的腹膜炎和败血症。因此，施术中发现子宫穿孔，应尽快进行腹腔镜或开腹探查并对穿孔部位进行相应处理，尽最大努力保证患者的生命安全。

有时，接受吸引刮宫术的患者，术后可能发生宫颈机能不全或宫腔粘连，尽管发生率不高，但也是该手术的远期严重并发症，应该向患者讲明其潜在的风险。

### 患者准备

对于不全流产和难免流产的患者，实施吸引刮宫术前无需扩张宫颈。但是在有些医院，施术前通常使用金属扩宫棒扩张宫颈，可能会引起患者不适甚至子宫穿孔。为避免这种情况发生，建议使用亲水性宫颈扩宫棒，于施术前放置在宫颈管内口水平，亲水性扩宫棒可通过吸收宫颈蛋白多糖复合物的水分，使蛋白多糖复合物溶解，达到宫颈软化与易于扩张的目的。

在美国，经批准使用的亲水性宫颈扩宫棒有两种：一种是海藻扩宫棒，即将海藻类植物（Laminaria digitata 或者 Laminaria japonica）的茎秆切割、去皮、塑形、晾干及消毒制成，根据其水合能力大小分为三种型号：小号，直径 3 ~ 5 mm；中号，直径 6 ~ 8 mm；大号，直径 8 ~ 10 mm（图 43-16.1）；另一种是丙烯酸基水凝胶棒 Dilapan-S。

放置宫颈扩张棒前，常规使用碘伏消毒宫颈，以宫颈钳钳夹宫颈前唇，选取适宜型号的扩宫棒（海藻棒），使用子宫钳钳夹并将其一端送至宫颈内口水平（图 43-16.2），4 ~ 6 小时后，海藻棒吸水膨胀使宫颈软化扩张，以利于后续刮宫术的操作。在扩宫棒膨胀过程中，患者可能出现下腹痉挛疼痛等不适症状。

除了使用上述机械性扩宫棒扩张宫颈外，各种前列腺素制剂也被作为促进宫颈"成熟"的选择。其中，米索前列醇应用最广泛，其

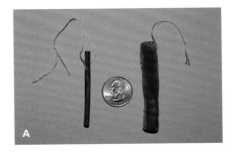

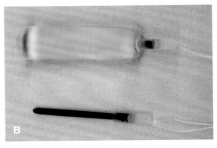

**图 43-16.1**　干燥和膨胀的亲水性扩宫棒。**A.** 海藻扩宫棒；**B.** 丙烯酸基水凝胶棒 Dilapan-S

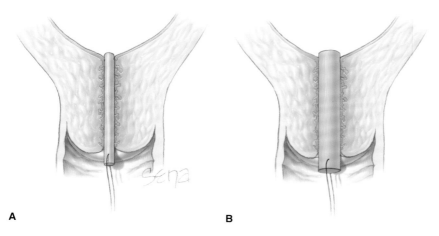

**A**　　　　　　　　**B**

图 43-16.2　**A.** 正确放置海藻棒；**B.** 膨胀后的海藻棒

可有效诱导流产。但是，研究表明，不同患者刮宫术前应用米索前列醇对宫颈的扩张效果并不一致（Mittal，2011；Sharma，2005），相比之下，海藻棒扩张宫颈的效果要优于米索前列醇（Burnett，2005；Firouzabadi，2011）。

在吸引刮宫手术前，建议预防性使用抗生素。Sawaya 等（1996）通过对 11 个随机对照试验的荟萃分析发现：围术期使用抗生素可将感染的风险降低 40%。多西环素是一种安全、有效、方便且经济的抗菌药物，推荐用法为：刮宫术前口服多西环素每次 100 mg，2 次 / 日，共 10 天。其他推荐使用的抗生素见表 39-6。

## 术中情况

### ■ 手术器械

吸引刮宫手术中使用的器械包括电动吸引器，质硬、半透明、大口径的无菌吸引管及无菌 Karman 吸引套管（图 43-16.3）。吸引套管为塑料材质，有不同的直径及形状（直形或略微弯曲形），可根据宫腔的倾斜度选择适宜的吸引套管。无

疑，选择适宜型号和符合子宫腔弯曲度的吸引套管，能够降低手术并发症的风险。有时，选择的吸管直径偏小可能导致妊娠组织物残留，而吸管直径过大则有可能损伤宫颈并增加手术过程中患者的不适感。对于绝大多数早孕的女性，通常使用 8～12 号 Karman 吸管较为适宜。

### 手术步骤

#### ❶ 麻醉与体位

不合并全身性疾病的早孕患者，吸引刮宫术不需要住院施术，但是，如若在医院外的诊所施术，必须具备心肺复苏和立即转院的条件。麻醉或镇痛方法可以有多种选择，包括全身麻醉、宫旁阻滞麻醉、静脉

联合镇静或单独使用静脉镇静。麻醉生效后，患者取膀胱截石位，施术前应先行双合诊检查，明确子宫的大小和轴向以便指导手术操作和降低子宫穿孔风险。然后，依次进行外阴和阴道消毒，排空膀胱。

#### ❷ 探测宫深和扩张宫颈

放置 Graves 窥器或阴道拉钩，暴露宫颈，以单齿钳钳夹宫颈前唇并适当向外轻柔牵拉，使宫颈保持一定的张力便于器械插入。在扩张宫颈前，手持 Sims 子宫探针（图 43-15.1）通过宫颈内口进入宫腔，测量宫腔深度和宫腔的方向。

如若宫颈闭合或扩张不理想，可使用 Pratt、Hegar 或 Hank 金属扩张棒（图 43-16.4），自小号至大号

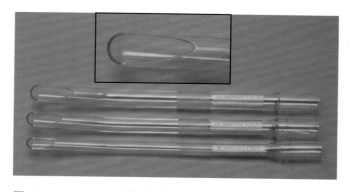

图 43-16.3　Karman 吸管（型号为 8～12 mm），插图：吸管头

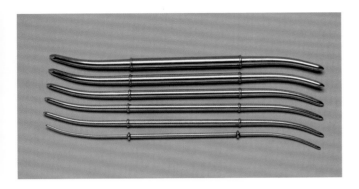

**图 43-16.4**　不同型号（由小到大）的 Hank 扩张棒

依次通过宫颈外口及内口扩张宫颈，在这种情况下操作时，应警惕子宫穿孔的发生。操作时手掌侧缘及第 4、5 指固定于会阴部及臀部，大拇指、食指及中指呈执笔式握持金属扩张棒轻柔施压，通过宫颈内口进行扩宫（图 43-16.5）。

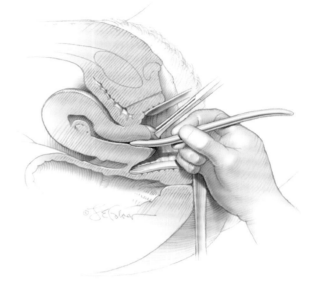

**图 43-16.5**　扩张宫颈

**❸ 吸引宫腔**

　　宫颈充分扩张后，将 Karman 吸引套管插入宫腔（图 43-16.6），开启吸引器装置按钮，将吸引套管伸至子宫底部，在负压吸引的同时使吸引套管向宫颈内口方向撤退，沿宫腔周壁缓慢转动吸管，调整吸引方向，使吸引范围覆盖整个宫腔（图 43-16.7）。当吸引管内涌入清亮液体时，通常提示吸管已进入妊娠囊，在负压吸引的作用下，妊娠囊内的胚物组织（胎盘及胎膜）经吸引管移动并被清除出子宫腔（图 43-16.8）。

　　吸出的宫腔内容物被收集于吸管远端连接的收集瓶中，用以送病理检查。在应用 Karman 吸管时，偶尔会因为组织体积较大堵塞吸引管，此时，应先关闭吸引器电源，拔出吸引管，清除吸管内堵塞的组织后，再重新插入宫腔并开启吸引装置的按钮，继续吸引胚物组织直至完成手术。

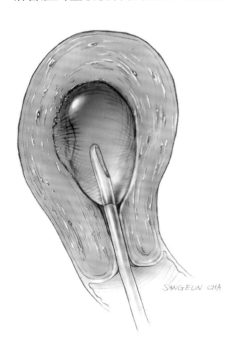

**图 43-16.6**　吸引管插入宫腔和羊膜囊

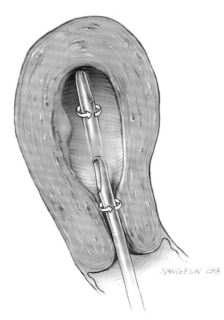

**图 43-16.7**　清宫过程中旋转并移动吸引管

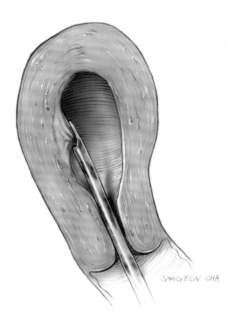

**图 43-16.8**　清除宫腔内容物

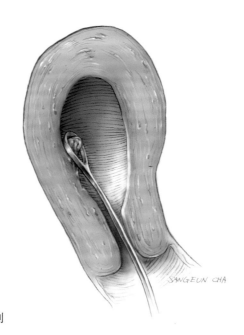

**图 43-16.9　刮勺锐性搔刮**

❹ 刮勺锐性搔刮

　　通常情况下，当胚物组织被吸引管抽吸清除宫腔后，再使用刮匙轻柔地搔刮宫腔，以去除残留的胎盘或胚物组织碎片（图 43-16.9），这在第四十三章 -15 节已经详细讲述。

## 术后处理

　　一般情况下，吸引刮宫术后恢复快，无并发症；患者可根据自身情况，逐渐恢复日常活动，但术后 1 周内应禁止同房。由于部分患者可于术后 2 周内恢复排卵，因此，若近期无生育意愿，应积极采取避孕措施。

（赵荣伟 译 段 华 审校）

**43-17**

# 处女膜切开术

处女膜闭锁（又称无孔处女膜），是由于胎儿期阴道末端的泌尿生殖窦上皮未能贯穿前庭部，致使处女膜中央部未能退化所致。青春期前由于无明显症状很少被诊断；青春期后随着月经来潮，闭锁的处女膜堵塞经血流出，致使阴道与子宫腔积血而产生临床症状就诊。处女膜切开术的手术指征包括：原发性闭经、周期性下腹痛、腹部包块、排尿与排便功能障碍（见第十八章）。

无症状处女膜闭锁也可在儿童早期发现，对于未形成黏液囊肿的患者，可暂时期待治疗；选择性处女膜切开术应在青春期月经初潮前进行，以避免阴道或子宫腔积血，不仅如此，青春期后阴道黏膜雌激素水平升高，有利于手术创面的修复和愈合。

## 术前准备

### ▌知情同意

处女膜切开术是相对简单的妇科手术，绝大多数患者术后恢复良好，无近期或远期并发症。但是，少数患者切开的处女膜缘可能再次上皮化而闭合，需要二次手术治疗（Liang，2003）。

### ▌患者准备

术前无需肠道准备，无需预防性应用抗生素以及采取预防静脉血栓栓塞的措施。

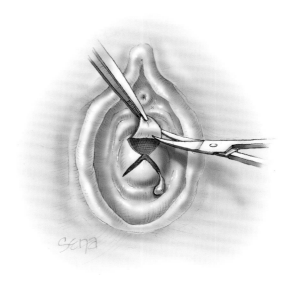

**图 43-17.1　处女膜叶瓣修剪**

## 术中情况

### 手术步骤

❶ 麻醉与体位

处女膜切开术通常为日间手术，在全身麻醉下进行。患者取膀胱截石位，排空膀胱，常规消毒会阴皮肤黏膜。

❷ 切开处女膜

为降低邻近器官如尿道和直肠损伤的风险，施术者应避免采用单纯纵切口或横切口，而是在闭锁处女膜的 10 点至 4 点，2 点至 8 点位置切开，形成"X"形切口（图 43-17.1），此时即有深红色（咖啡色）积血（阴道积血者）或黏液（黏液囊肿形成者）流出。然后，沿处女膜环对切开的处女膜瓣进行修剪，注意切缘距阴道黏膜上皮不宜过近，以避免形成处女膜环部位的瘢痕。

❸ 冲洗阴道

使用红色橡胶导管或球管注射

器将无菌生理盐水注入阴道并充分冲洗，由于处女膜闭锁所致阴道长期处于积血状态，使黏膜受压变薄，因此，处女膜切开术后不建议术中对阴道上段、宫颈和子宫腔进行探查，以免导致损伤与子宫穿孔。

❹ 缝合切口边缘

使用 3-0 或 4-0 可吸收线间断缝合处女膜瓣基底部的切口边缘，形成缝合环（图 43-17.2）。应避免连续的锁边缝合，以防止切口挛缩致术后阴道口狭窄。

也有医生使用锐性修剪和叶瓣缝合法处理处女膜创面。例如，使用止血钳钳夹处女膜瓣基底部约 1 分钟左右闭合细小血管，然后，撤去止血钳，沿钳夹线上方用电刀或组织剪去除多余的处女膜组织，无需进行缝合。

## 术后处理

手术后患者可酌情口服镇疼药或局部使用表面麻醉剂，如利多卡因软膏。建议每日坐浴两次进行伤口护理。应告知患者，由于子宫和阴道内残留积血或积液，有淋漓出血或排液的可能，一般持续数日可自行停止。术后 1～2 周复诊，检查阴道口是否通畅并评估伤口愈合情况。

（陈淑剑 译 段 华 审校）

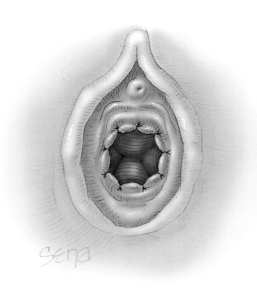

图 43-17.2 缝合处女膜瓣基底部切缘

**43-18**

# 前庭大腺囊肿/脓肿切开引流术

前庭大腺（巴氏腺）囊肿和脓肿表现为外阴部肿块，是妇科门诊的常见疾病（见第四章）。前庭大腺囊肿直径一般为 1 ～ 4 cm，通常无症状。但当前庭大腺囊肿直径较大时，患者会主诉有阴道压迫感或伴有性生活困难。相比之下，前庭大腺脓肿患者通常表现为患侧外阴迅速肿大和明显疼痛。其典型的体征为在患侧阴道口的侧方、处女膜环外及外阴部下端可触及有波动感的肿块。

前庭大腺囊肿或脓肿是由于前庭大腺导管开口阻塞，随后引起腺体内黏液或脓液积聚所致。前庭大腺脓肿起源于多种微生物和细菌感染，脓液培养经常发现有类杆菌、消化性链球菌、大肠埃希菌和奈瑟菌等生长，少数情况下也可见沙眼衣原体（Bleker，1990；Kessous，2013）感染。

该病通过单纯囊肿/脓肿切开和引流（I & D）即可立即缓解症状，但缓解仅仅是短暂的，通常认为，I & D 的切口边缘将很快会封闭，如果未形成新的腺体开口，黏液或脓液将重新积聚而导致症状复发。因此，当 I & D 缓解临床症状后，下一个目标就是要形成一个新的腺体开口。

临床规范建议通过采用腺体造口或放置 Word 导管的方法来持久性解决前庭大腺囊肿或脓肿的问题。但仍有复发风险，如果腺管阻塞将再次导致临床症状复发，复发后仍可重复采取上述手术方法。对于大多数病例来讲，上述手术方法优于前庭大腺体切除术，前庭大腺体切除术详见第四十三章 -19 节，其手术创伤大，所带来的临床问题显著多于上述两种微创手术。

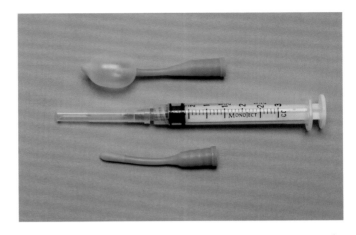

图 43-18.1　Word 导管（Photograph contributed by Steven Willard.）

## 术前准备

### 知情同意

初次 I&D 术后的数周甚至数月再次发生前庭大腺管堵塞而导致临床症状复发者并不少见，因而需告知患者若腺管堵塞则有再次手术可能。术后性交痛是一种长期并发症，虽然在临床并不常见，但应告知患者有这种并发症的潜在可能性。罕见的情况下，术后还可能出现深部组织感染以及直肠阴道瘘等。

## 术中情况

### 手术器械

前庭大腺切开引流术的目的是排空囊腔内容物并可形成一个新的上皮化的腺管来引流腺体，放置 Word 引流管（Word，1964）常可用来辅助新的腺管形成。Word 引流

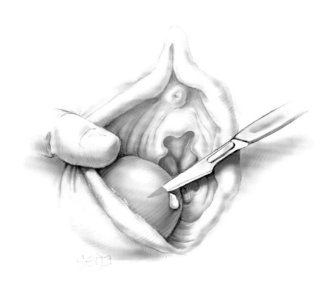

图 43-18.2　脓肿或囊肿切开

管是一长 1 英寸（1 英寸 ≈ 2.54 cm）的胶乳管，一端带有充气球囊，可以通过另一端向内注射生理盐水（图 43-18.1）。

## 手术步骤

### ❶ 麻醉和体位

大多数手术可在门诊或急诊室进行，少数情况下，当囊肿/脓肿过大或患者需充分镇痛时，则需在手术室实施手术。患者取膀胱截石位，予聚维酮碘或其他适宜的消毒剂清洁消毒患侧阴唇皮肤。大多数患者局部麻醉即可有效镇痛，于切口及附近皮肤部位皮下浸润注射 1% 的利多卡因溶液，同时还可肌内注射或静脉注射少量镇痛药以增强效果。

### ❷ 引流

用 11 号手术刀片切开皮肤及其下方的囊肿壁或脓肿壁，切口长 1 cm（图 43-18.2）。切口取在囊肿的顶部，Hart 线内侧，处女膜外侧缘 5 点或 7 点水平（取决于病变侧别）并与处女膜平行，此位置模拟腺管开口的正常解剖位置并避免与其外侧的大阴唇间形成瘘管（Hill，1998）。为了减小切口，有学者推荐应用 Keyes 活检器同时穿透皮肤和囊肿壁来代替造口术。

脓肿切开后取留出的脓液行普通细菌培养、淋病奈瑟菌和沙眼衣原体培养，而前庭大腺囊肿内引流的黏液则无需培养。囊内液排空后，用一个小的棉棒尖端置入腺腔内探查，打开腺腔内分隔充分引流脓液或黏液。探查需轻柔以防穿透腺管

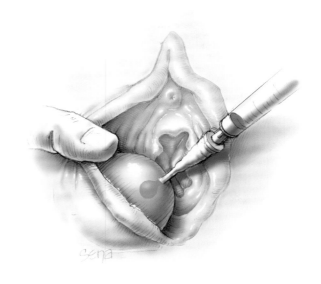

图 43-18.3　Word 导管的放置

壁进入周围组织损伤具有丰富静脉丛的前庭球（图 38-26）。对于年龄大于 40 岁，囊壁上有实性成分或者多房性囊肿反复复发的患者需在引流后行囊壁活检，排除罕见的前庭大腺癌。

### ❸ 放置 Word 导管

将一个未充气的 word 导管尖端置入排空的前庭大腺囊腔内，通过导管另一端向球囊内注射 2 ~ 3 ml 无菌生理盐水，球囊直径达到可以阻止其从切口内掉出即可（图 43-18.3）。对于乳胶过敏患者或者无 word 导管时可选择 14 F Foley 导管来代替。上述两种导管中，由于推入空气可能会造成球囊漏气导致导管脱落，因此注入生理盐水的效果更佳。可将 Word 导管的末端置入阴道内防止由于会阴部活动拖拉出球囊。

## 术后处理

前庭大腺囊肿引流术后无需常规使用抗生素治疗。但对于脓肿的病人常伴有明显的周围蜂窝组织炎，在这种情况下必须使用抗生素治疗。抗生素的选择包括甲氧苄氨嘧啶-磺胺甲恶唑（复方新诺明），多四环素，或者头孢氨苄等，疗程 7 ~ 10 天。对于免疫功能低下的患者，我们建议静脉应用抗生素治疗，直至发热或红肿等状况改善。

建议患者每日温水坐浴两次。为避免患者不适和防止 Word 导管脱出，应避免性生活。术后导管最好留置 4 ~ 6 周，但导管常会提前自行脱落。导管脱落后，常常由于囊腔闭合，无法再重新放置。

（李博涵译　段　华审校）

**43-19**

# 前庭大腺造口术

如前所述，在前庭大腺囊肿 / 脓肿 I&D 术后需要一个新的腺管开口以避免切口边缘粘连和脓液再次积聚。造口术正是通过再造一个新的管道以便于囊肿引流。

近年来随着 Word 导管的推广使用，造口术治疗前庭大腺囊肿或脓肿已逐渐被摒弃。与造口术相比，放置 Word 导管具有一定的优势，两种手术术后复发率相当（Blakely，1966；Jacobson，1960）。但造口术需要更强的镇痛、更大的切口、切口需要缝合，手术操作时间长。因此，仅对于巨大的前庭大腺囊肿或脓肿、Word 导管应用失败后复发或有乳胶过敏的患者可考虑行前庭大腺造口术。

## 术前准备

### 知情同意

造口术的病情告知与前庭大腺 I&D 相同。同样需要告知患者造口术后脓肿及囊肿仍有复发可能。而性交不适，深部组织感染以及直肠阴道瘘形成等术后并发症较为少见。

## 术中情况

### 手术步骤

**❶ 麻醉和体位**

前庭大腺造口术通常在门诊手术室完成，使用单侧阴部神经阻滞或静脉全身麻醉。有些手术在急诊室进行（Downs，1989），患者取膀胱截石位，消毒外阴和阴道。

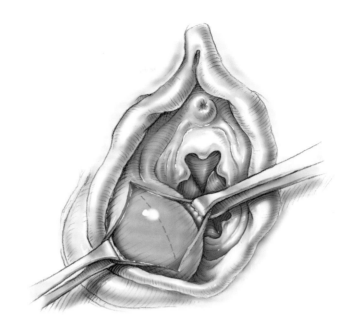

**图 43-19.1** 皮肤切口

**❷ 切开皮肤**

以 10 号或 15 号手术刀片切开皮肤及其下方的囊肿或脓肿壁，取纵切口或椭圆形切口，切口长 2 cm。切口位于肿块顶部，在 Hart 线内侧、处女膜缘外侧 5 点或 7 点水平（取决于病变侧别），且平行于处女膜缘，此位置似腺管开口的正常解剖位置并避免与其外侧的大阴唇形成瘘管（图 43-19.1）。

**❸ 切开囊肿**

第二刀纵行切开下方的囊肿壁，使脓液或黏液自行流出。脓液可进行细菌培养。然后将 Allis 钳分别钳夹上、下、左、右侧切缘的腺体囊壁，呈扇形展开。

引流后，用小棉签尖探查囊腔，并分开粘连，打开腺腔内潜在的脓液或黏液间的分隔。探查时需轻柔以防穿透腺管壁损伤周围组织及具有丰富静脉丛的前庭球（图 38-26）。对于年龄大于 40 岁，囊壁上有实性成分或者囊肿反复复发患者需在引流后行囊壁活检，排除罕见的前庭大腺囊腺癌。

**❹ 缝合切口**

2-0 号或 3-0 号延迟可吸收线间断缝合囊壁边缘至相邻的皮肤上使囊肿壁开放，形成新的腺管开口（图 43-19.2）。

## 术后处理

前庭大腺囊肿引流术后无需常规使用抗生素治疗。如伴有明显的蜂窝组织炎，在这种情况下必须使用抗生素治疗。抗生素的选择包括甲氧苄氨嘧啶 - 磺胺甲恶唑（复方新诺明）、多四环素，或者头孢氨苄等，疗程 7 ~ 10 天。对于免疫功能低下的患者，我们建议静脉应用抗生素治疗，直至发热或红肿等状况改善。

术后 24 小时内冷敷伤口可减轻疼痛、伤口局部肿胀和血肿的形成。24 小时后，建议每天进行一到两次温水坐浴，以缓解疼痛和保持伤口清洁。可尽快恢复日常活动，但性生活应推迟至伤口完全愈合之后。

术后一周复查，以确定造口的边缘未发生粘连（Novak，1978）。术后 2～3 周内伤口缩小通常可形成一个直径 5 mm 或更小的腺管开口。造口术后复发率低，Jacobson 等（1960）报道了 152 例行造口术患者，仅有 4 例复发。

（李博涵 译 张 颖 审校）

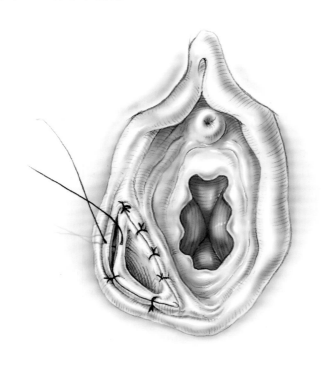

图 43-19.2 囊壁缝合开放

## 43-20

# 前庭大腺囊肿切除术

前庭大腺囊肿多数可通过切开引流术（incision and drainage，I & D）、放置 Word 导管或前庭大腺造口术进行治疗。然而，对于有症状的前庭大腺囊肿、经切开引流或造口术后仍多次复发需行囊肿切除，对于含有实性成分可疑恶变的囊肿、较大的以及无法通过切开充分引流的多房囊肿，均应首选囊肿切除术。但是，前庭大腺脓肿不适宜行切除术，应行切开引流术。

多数学者主张，40 岁以上的前庭大腺囊肿患者应行囊肿切除以除外恶性肿瘤风险。但是，Visco 和 Del Priore（1996）的研究认为，前庭大腺囊肿切除术并不能降低这一罕见恶性肿瘤的发生率（见第四章），因此建议行囊肿切开引流，术中取囊壁组织活检行病理学检查。

## 术前准备

### 知情同意

前庭大腺囊肿切除术的并发症相对少见。但是，前庭球周围静脉丛丰富，一旦损伤，出血较多（图 38-26）。此外，其他相关并发症包括：术后切口蜂窝织炎、血肿形成以及切口瘢痕部位疼痛。极少数情况下可出现囊壁剥离不全导致囊肿复发、直肠损伤或直肠阴道瘘等。

### 患者准备

对于这种短时的日间手术，无需预防性使用抗生素及预防静脉血栓栓塞。

## 术中情况

### 手术步骤

**❶ 麻醉和体位**

绝大多数前庭大腺囊肿切除术可在门诊日间手术室施行全身麻醉下进行。患者取膀胱截石位，消毒阴道和会阴。

**❷ 切开皮肤**

助手持环形钳将一块纱布置于阴道内，沿囊肿后壁向外施压，尽可能地将囊肿推出。术者以手指将小阴唇向外侧推移，暴露囊肿内侧面。

在小阴唇的内侧面，沿囊肿长轴纵形垂直切开囊肿表面的皮肤，避免切破囊肿壁。Allis 钳钳夹切开的内侧皮缘，并向对侧阴唇方向牵拉使切口呈扇形张开。

**❸ 剥离囊肿**

囊肿剥离方法概述如下：先分离囊肿的内侧壁，继而分离外侧壁，最后结扎、横断深部供养血管，使囊肿游离。由于囊肿最大的供养血管位于其后上方，因此囊肿剥离时应自下而上进行。

首先，Allis 钳钳夹内侧皮缘，向内侧牵拉，手指尖向外侧推移囊肿壁，使囊肿壁与周围的结缔组织带形成一定张力，并紧贴囊肿壁切断组织带，这样钝性和锐性相结合游离囊肿的内下缘。分离面需紧贴囊肿壁，这样可避免损伤前庭球周围静脉丛，减少出血，同时避免损伤直肠（图 43-20.1）。由于前庭大腺囊肿下极的最远端可能延伸至直肠附近，因此剥离此处时，偶可损伤直肠。此时，直肠指诊有助于术者辨别两者之间的解剖关系。

囊肿内侧剥离后，Allis 钳钳夹外侧皮缘，并向外呈扇形牵拉。自囊肿的中下壁向上进行剥离。

在分离过程中，前庭球部位出血相对棘手。若可辨别出血血管，则可缝扎血管进行止血，亦可通过局部缝合、关闭死腔或以上方法联合止血。

**❹ 结扎血管**

当囊肿上端分离后可暴露其深部的血管，用血管钳钳夹（图 43-20.2）并切断血管丛，予 3-0 延迟可吸收线或铬合线结扎断端。

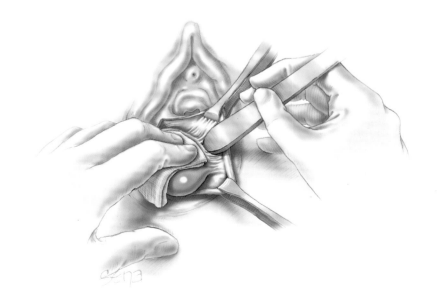

**图 43-20.1　剥离囊肿**

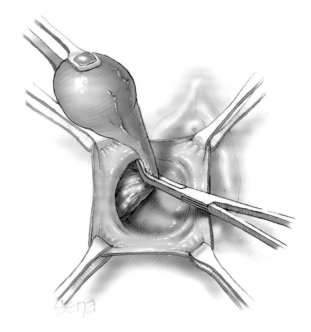

图 43-20.2 结扎血管

**❺ 缝合切口**

以 3-0 延迟可吸收线连续或间断分层缝合囊肿底部，一般双层缝合皮下组织。但如果囊肿底部宽大或血管丰富，可酌情增加缝合层数。最后，4-0 延迟可吸收线连续皮内缝合，关闭切口。

## 术后处理

术后 24 小时内冰敷可减轻疼痛、缓解肿胀及减少血肿形成。24 小时后建议每天 1~2 次温水坐浴，以减轻疼痛和清洁伤口。性生活需延后数周以利于伤口愈合，后续需根据患者的身体状况逐渐恢复。

（沈明虹 译 张 颖 审校）

## 43-21

# 外阴脓肿切开引流术

外阴脓肿主要表现为外阴疼痛及红肿，并可触及有波动感的肿物，需与前庭大腺脓肿相鉴别（图43-21.1）。在某些情况下，脓肿可自发破裂，此时需使用抗生素以控制周围蜂窝织炎。对于直径≤ 1 cm 的脓肿，可通过口服抗生素联合局部热敷或坐浴进行治疗。对于脓肿较大者，通常需要切开引流（I & D），以控制感染。

## 术前准备

### 患者评估

多数情况下，对于无并发症的外阴脓肿患者，肉眼即可诊断，无需特殊的实验室或影像学检查。对于肥胖患者，需检测其血糖水平。对于明确存在坏死性筋膜炎的患者，需立即行清创术；对于疑似病例，应尽快行CT 检查以协助诊断（见第三章）。

### 知情同意

对于部分外阴脓肿尤其是多房脓肿的患者，切开引流后，可能出现脓肿引流不畅或脓肿持续存在，以及术后脓肿复发可能；罕见情况下，脓肿进展或并发坏死性筋膜炎，可能导致感染进一步恶化。

### 患者准备

对于脓肿较大或处于免疫抑制状态者，术前需静脉注射抗生素。Thurman（2008）和 Kilpatrick 等（2010）研究发现，耐甲氧西林金黄色葡萄球菌（methicillin-resistant Staphylococcus aureus，MRSA）是外阴脓肿的常见病原体（在两项研究中，MRSA 在

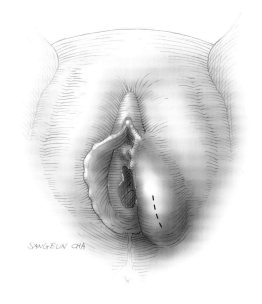

图 43-21.1　外阴脓肿切开

外阴脓肿的感染比例分别为 43% 和64%），因此术前选择抗生素的抗菌谱需覆盖 MRSA 的广谱抗生素。

## 术中情况

### 手术步骤

#### ❶ 麻醉和体位

脓肿较小者可在门诊行切开引流术。而对于脓肿较大者通常需要

在手术室选择局部麻醉或全身麻醉下手术，以充分镇痛。

患者取膀胱截石位，聚维酮碘溶液或其他适宜的杀菌溶液消毒外阴。如果切开引流在局部麻醉下进行，用 1% 利多卡因溶液于脓肿表面皮肤行局部浸润注射。

#### ❷ 引流

于脓肿壁最薄处或脓肿最容易引流的部位，以 11 号手术刀片切

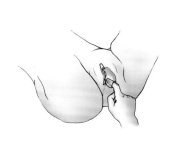

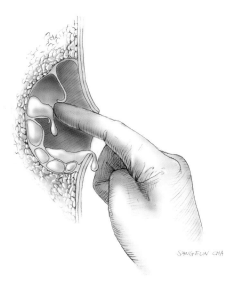

图 43-21.2　手指探查及分离小脓腔

开 1 ～ 2 cm 切口。当切开脓肿壁时，可见大量脓液流出。留取脓液行需氧菌及厌氧菌培养。探查脓肿腔，并钝性分离多房小脓腔（图 43-21.2）。通常使用手指或棉签轻柔地探查脓腔，而非尖锐的手术器械，因后者易撕裂前庭球静脉丛引起大出血或形成血肿。

**❸ 切口处理**

脓腔是否放置引流取决于术者偏好。如需放置引流，可自另一切口引出。手术切缘予延迟可吸收线缝合（图 43-21.3）。亦可使用碘仿纱布填塞伤口。较小的切口可敞开，以待自行愈合。

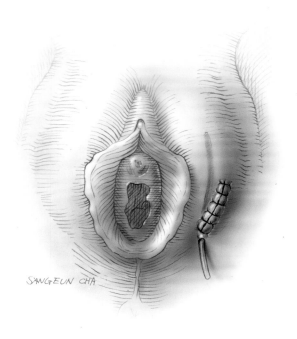

SANGEUN CHA

**图 43-21.3**　放置引流及缝合切口

## 术后处理

脓肿较小者，切开引流后即可出院，48 ～ 72 小时后复诊或切口换药，术后口服抗生素治疗。其中，复方新诺明（Bactrim，Septra）是抗 MRSA 的一线口服药物；脓肿较大者或合并严重的周围蜂窝织炎者，需给予镇痛及静脉抗炎治疗。克林霉素或万古霉素静脉给药可有效对抗 MRSA。对处于严重免疫抑制状态或合并糖尿病的患者，需住院抗炎治疗，并积极控制合并症。Kilpatrick 等（2010）研究发现，外阴脓肿合并糖尿病的患者与住院时间超过 7 天、需再次手术、以及进展为坏死性筋膜炎的发生显著相关。

对于未使用纱布填塞的患者，每天温水坐浴 1 ～ 2 次有助于缓解疼痛及清洁伤口。体温恢复正常及周围蜂窝织炎控制后，可拔除引流管。纱布填塞者，需每日更换纱布 1 ～ 2 次，直至脓腔接近闭合。

注意会阴部清洁、避免刮除阴唇周围毛发是预防外阴脓肿的有效手段。

（沈明虹 译　段　华 审校）

## 43-22

# 前庭切除术

在解剖学上，阴道前庭为一菱形区域，起于阴蒂，止于阴唇系带，两侧为小阴唇内侧缘（图 38-25）。附加边界包括处女膜环和 Hart 线，Hart 线是沿小阴唇内侧走行，区分皮肤和黏膜的分界线。该区域炎症会导致外阴疼痛和性交困难。

大多数女性的外阴疼痛可以保守治疗。但是，对于顽固性疼痛患者可能需要手术。常见的手术方式包括以下 3 种：前庭成形术、前庭切除术及会阴成形术（Edwards，2003）。前庭成形术切断和破坏前庭神经，进而缝合外阴黏膜，并不去除疼痛的上皮组织。但有研究认为，此手术方法并不能有效缓解外阴疼痛（Bornstein，1995）。

另外一种手术方法是前庭切除术，需切除范围包括从尿道周围向下至会阴体上缘，包括阴唇系带的前庭组织（图 43-22.1），外侧沿 Hart 线切开，向内切除处女膜。简而言之，前庭黏膜、处女膜及前庭小腺均被切除，前庭大腺管被横断。前庭组织切除后，向外牵拉阴道黏膜，以覆盖被切除的缺损区域。在部分患者中，改良前庭切除术即可达到满意的治疗效果，其切除的区域上缘仅达小阴唇内侧的上半部分，远近低于尿道周围区域（Lavy，2005）。

会阴成形术在三种手术中切除的范围最广，从尿道稍下方至会阴体，终止于肛门上方（图 43-22.1）。组织切除后，向外牵拉阴道，黏膜覆盖缺损区域。会阴成形术不仅用于治疗外阴疼痛，也可用于治疗外阴硬化性苔藓所致的皲裂和相关疼痛（Kennedy，2005；Rouzier，2002）。

## 术前准备

### 患者评估

选择合适的患者是手术治疗外阴疼痛成功的关键（见第四章）。例如，约半数外阴疼痛患者合并阴道痉挛，这部分患者术后疼痛的缓解率较低（Goldstein，2005）。

麻醉前，用棉签定位患者疼痛区域，术前需用不可被消毒剂擦除的标记线标记疼痛区域，明确手术切除范围（Haefner，2005）。重要的是，需切除所有的敏感区域，包括邻近尿道口的黏膜，否则疼痛区域残留可能导致手术失败（Bornstein，1999）。

### 知情同意

手术是治疗外阴疼痛的有效方法，其疼痛治愈率及显著缓解率分别为 65% 和 80%（Tommola，2010）。手术相关并发症并不常见，主要包括：出血、感染、伤口裂开、前庭大腺囊肿形成、肛门括约肌松弛、阴道痉挛、阴道狭窄及疼痛无法缓解等（Goetsch，2009；Haefner，2000）。

### 患者准备

此类手术通常无需预防性使用抗生素。是否预防静脉血栓栓塞取决于手术时长及患者合并的高危因素（表 39-7 和表 39-8）。术前酌情灌肠，以推迟术后排便时间，保持切口周围清洁。

## 术中情况

### 手术步骤

❶ 麻醉和体位

在大多数情况下，前庭切除术可于门诊在全身麻醉或局部麻醉下实施。患者取膀胱截石位，消毒外阴和阴道。

❷ 切除病灶

首先，沿 Hart 线切开外阴皮肤

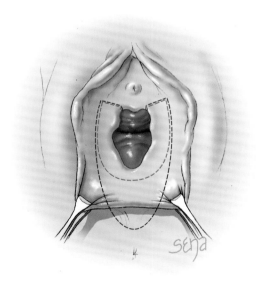

**图 43-22.1** 前庭切除术（红线）与会阴成形术（蓝线）的手术范围

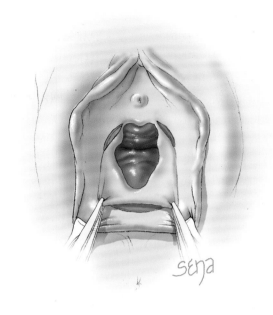

**图 43-22.2** 外移阴道黏膜覆盖创面

与黏膜交界处，深 2 ~ 5 mm，此为切口外侧缘；继而向下延伸切口达阴唇系带，内侧近处女膜环。手术切除范围根据术前标记的敏感区域而定。一般来说，从尿道周围区域开始，从 Skene 腺管开口延伸至阴唇系带。注意避免损伤尿道。

❸ **外移阴道黏膜覆盖创面**

前庭组织切除后，向头侧分离阴道黏膜 1 ~ 2 cm，然后将其向外侧牵拉，以覆盖缺损区域（图 43-22.2）。为避免血肿形成及切口裂开，在缝合前，应充分进行创面止血。

❹ **缝合切口**

以 3-0 延迟可吸收线缝合深层组织，将阴道黏膜对合至覆盖前庭缺损的适宜位点。以 4-0 可吸收线间断缝合皮肤与阴道黏膜切口。

## 术后处理

术后即刻冰敷切口部位可缓解不适感，24 小时后可坐浴。前庭切除术后通常恢复较快，且无明显并发症，约 4 ~ 8 周切口愈合。患者术后 4 ~ 8 周复诊，于术后 6 ~ 8 周可逐渐恢复性生活（Bergeron，2001）。

（沈明虹 译 段 华 审校）

## 43-23

# 小阴唇缩减术

正常情况下，当小阴唇向外完全伸展时，其单侧小阴唇横径（即从小阴唇基底部至外侧缘的最远距离）应 ≤ 5 cm。有些女性的小阴唇横径增宽，不仅影响美观，还在穿着紧身衣裤时会有不适感，或在运动过程中因摩擦而疼痛，或者导致性生活困难。因此，在这些有不适症状的女性中，需要进行手术缩减阴唇缓解不适症状。值得提出的是，现在有许多小阴唇形态在正常范围的女性，仅仅是为了外阴美观而选择小阴唇缩减术（Crouch，2011）。

理想状态下，小阴唇缩减术的目的是在缩减小阴唇横径的同时，保持其正常的外观结构。早期的小阴唇缩减手术是沿小阴唇底部，分别由前和向后切除部分小阴唇组织，然后对合切缘整形。但这种手术方式存在诸多缺陷：一方面，切除后缝线部位的皮肤颜色对比明显，小阴唇的内侧面颜色较浅、而邻近的外侧面颜色发深影响外观；另一方面，缝线对合处常出现质硬的瘢痕产生不适症状。为了克服上述缺陷，对小阴唇缩减术的切口选择逐渐衍生出了 V 形、S 形、Z 形和 W 形切口，目前，越来越多地由整形外科医师来实施这类手术。

## 术前准备

### ▊ 知情同意

小阴唇缩减术是切除过多小阴唇组织的安全有效方法。同其它美容手术一样，寻求小阴唇整形的女性对于小阴唇的大小、形态、颜色等外观均有自己的期待。虽然该手术并发症如切口血肿、蜂窝织炎、切口裂开是罕见的，但施术前也应与患者充分沟通。同样，尽管术后发生性交痛的情况并不常见，但也要充分告知患者这种情况发生的可能性。

### ▊ 患者准备

此类手术无需特殊的影像学检查。对于无其他合并症的患者，无需预防性使用抗生素和采取预防静脉血栓的措施。

## 术中情况

### ▊ 手术步骤

#### ❶ 麻醉和体位

小阴唇缩减术通常在门诊全身麻醉或局部麻醉下施术，麻醉生效后，患者取膀胱截石位，常规消毒外阴皮肤黏膜。

#### ❷ 标记切除的小阴唇组织

为了避免在施术中过多切除小阴唇组织，造成术后切口挛缩与性生活不适，施术前应做切口部位的标记，此时，施术者可将示指和中指伸入阴道内撑开阴道口使小阴唇自然向外侧伸展，便于对小阴唇的测量和切口标记。

尽管不同患者对小阴唇横径的要求不同，但多数手术医生建议整形后的小阴唇横径以 1 ~ 2 cm 为宜。有时，两侧小阴唇的横径并不对等，因此，更需要在施术前进行标记，使整复以后的小阴唇横径和形态达到一致。在进行手术标记时，施术者在小阴唇腹侧和背侧需要切除的区域勾勒出一个 V 形图案，标明需要切除组织的界限（图 43-23.1，左侧）；在某些情况下，仅需一个简单的弧形切口也可以完成手术（如图 43-23.1 右侧所示）。

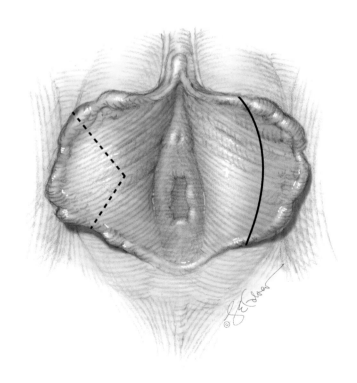

**图 43-23.1** 切口设计。**A.** 楔形切除术的切口标记（左侧）；**B.** 边缘切除术的切口标记（右侧）

**❸ 楔形切除小阴唇**

小阴唇是具有丰富血供的组织，为减少术中出血，通常要在切口的边缘注射 1% 利多卡因和 1 : 200 000 的肾上腺素，然后沿标记线楔形切除小阴唇组织，切缘出血可以使用电凝止血，充分的止血对于预防血肿形成至关重要。

**❹ 缝合切缘**

对于楔形切口，以 4-0 可吸收线自楔形切口的尖端开始缝合，间断向外缝合小阴唇腹侧面粘膜下组织（图 43-23.2，左侧）；同样，以 4-0 可吸收线间断缝合小阴唇背侧皮肤黏膜下组织，以免留下死腔。小阴唇腹侧与背侧切缘下方组织间断缝合后，对切缘处的线性创面，无论腹侧或背侧，均需要使用 5-0 可吸收线，连续或间断缝合，重塑小阴唇。

## 术后处理

术后可局部冰袋冷敷以减轻即时不适症状，24 小时后可以坐浴。术后前几周应确保会阴部清洁，待切口愈合后，即可逐渐恢复运动和性生活。

（陈淑剑 译 段 华 审校）

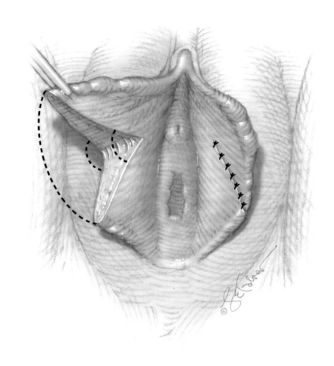

**图 43-23.2** 缝合楔形切口皮下组织（左侧）；切缘对应缝合后的创面（右侧）

**43-24**

# 阴道隔膜切除术

　　如第十八章所述，胚胎发育异常会导致不同部位的阴道隔膜形成，包括阴道横隔和纵隔。有孔隔膜可有月经血流出，而无孔隔膜则可能导致阴道和子宫积血。

　　同 McIndoe 手术一样，阴道隔膜切除术最好在青春期发育成熟或成年后进行，而不在儿童时期进行。这是因为青春期以后卵巢分泌的雌激素有助于促进创面愈合；同时，对于阴道横隔的患者术后需要一定程度的阴道扩张以避免阴道狭窄，这在幼女患者进行这种操作的依从性是难以实现的。但是，并非所有幼女患者均需延迟手术，当阴道横隔所致阴道或子宫积血引起持续性下腹疼痛，以及由此导致子宫内膜异位症发病风险升高时，应积极手术治疗。

## 术前准备

### 患者评估

　　由于阴道隔膜常合并其它类型苗勒管发育异常，因此，术前通常需要进行超声检查、MRI 检查，鉴别其与相邻器官的解剖和发育异常情况（见第十八章）。

### 知情同意

　　阴道隔膜切除术的手术风险与 McIndoe 手术类似。但是，除非那些肥厚的阴道横隔，一般不需要植皮以及由此承担带来的风险，但是，要告知患者术后瘢痕形成与阴道狭窄的风险。Joki-Erkkilä 和 Heinonen（2003）的小样本病例报道发现，3 例青少年阴道横隔切除术患者，术后

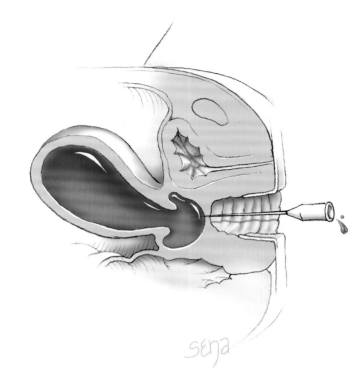

**图 43-24.1　诊断性穿刺确定切开位置**

2 例需要再次手术切除瘢痕。

### 患者准备

　　同全子宫切除术一样，阴道隔膜切除术通常需预防性应用抗生素（表 39-6）。对于手术时间较长，病情复杂的患者，还需要采取预防静脉血栓栓塞的措施（表 39-8）；术前肠道准备一方面有助于直肠减压，使阴道更易于扩张，暴露手术视野；与此同时，有助于术中直肠指诊引导隔膜切除，避免直肠损伤。在充分肠道准备的前提下，即使手术中肠管损伤，直肠中无粪便等也可以减少损伤肠管污染的风险。

## 术中情况

### 手术步骤

**❶ 麻醉和体位**

　　全身麻醉后，患者取膀胱截石位，常规会阴、阴道消毒，留置 Foley 导尿管作为指引，避免术中损伤尿道。

**❷ 阴道横隔切口**

　　放置阴道拉钩，充分暴露阴道上段。对于横隔位置较高的患者，通过对阴道积血进行诊断性穿刺，有助于定位阴道上段切开的部位（图 43-24.1）。通常在横隔的中心部位横行切开，以避免损伤尿道、膀胱和直肠。

　　阴道横隔切开后，施术者以手指插入横隔切口内，探查阴道上段和隔膜的边界；同样，利用 Foley 导尿管或直肠指诊均有助于隔膜探查和协助定位。

**❸ 切除隔膜**

　　一旦确定横隔的边界，在手指的引导下可沿切口继续向侧方延伸直至阴道侧壁，然后，沿横隔组织的基底部分别向上、下呈半圆形切

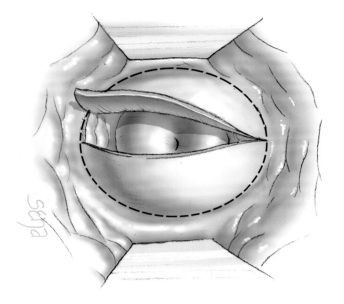

图 43-24.2　切除阴道横隔

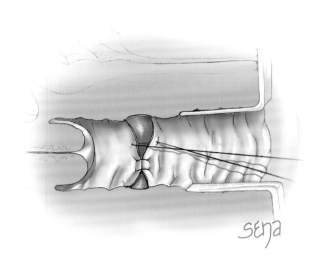

图 43-24.3　横隔切除后对合阴道黏膜

除横隔组织，以减少术后阴道狭窄（图 43-24.2）。

❹ 缝合切口

对于较薄的阴道横隔，用 2-0 可吸收线间断缝合阴道黏膜切缘即可（图 43-24.3）；而对于较厚的阴道横隔，由于隔膜切除后阴道黏膜上下切缘之间的距离较宽，如若使用无张力缝线不能使切缘拉近直接闭合，则需要进行植皮术（详见 McIndoe 术）。所有患者术后均需放置较软的阴道模具预防阴道狭窄。

❺ 非梗阻性阴道纵隔

阴道纵隔为阴道前后壁间的软组织带，其将阴道分隔为两条纵形通道。手术时，使用手术刀或电刀紧贴阴道纵隔和阴道前壁黏膜的附着处切开，逐步向头侧延伸，直至纵隔与阴道前壁分离或达宫颈部位的附着面处。在切口达到宫颈时应停止操作，避免损伤宫颈。同法处理纵隔在阴道后壁的附着处，方法同上。以上步骤可切除位置较低的不全纵隔。但是，对于延伸至两个宫颈之间的高位纵隔，还需在宫颈前方纵行切开，高位游离纵隔后，再由下向上切开。

❻ 梗阻性阴道纵隔

梗阻性阴道纵隔是指纵膈的头侧起源于双子宫双宫颈之间，尾侧附着于一侧阴道壁上的隔状组织，又称阴道斜隔。阴道斜隔通常阻碍经血流出，导致隔后方阴道积血。施术时，可在斜隔的中央纵向切口，看到陈旧性血液流出时，将手指伸入切口，探查斜隔与阴道壁的边界，并识别隐匿的宫颈。Foley 导尿管和直肠指诊有助于定位。一旦确定斜隔边界后，进一步实施椭圆形切口向外扩大直至阴道壁边缘。

❼ 缝合切口

对于各种类型的阴道纵隔，均以 2-0 可吸收缝线间断缝合阴道黏膜切缘。

## 术后处理

术后第 1 天即可拔出 Foley 导尿管，其他术后护理措施同 McIndoe 手术（见下一节）。

（陈淑剑 译　段　华 审校）

## 43-25

# 阴道成形术：McIndoe 手术

阴道成形且具备性功能是先天性阴道发育不全患者的主要治疗目标。阴道成形可通过手术或非手术的方法实现，其中，McIndoe 手术在美国应用最广泛（见第十八章）。简而言之，McIndoe 手术是指在尿道、膀胱壁和直肠壁之间制造一个人工腔道（McIndoe，1938），然后，取患者臀部或大腿的皮瓣包裹于软模具上，置于人工阴道内，使其上皮化。此外，亦可利用其他材料替代，如颊部黏膜、皮肤及皮下肌肉瓣、羊膜和可吸收的防粘连屏障等（Creatsas，2010；Fotopoulou，2010；Li，2014；Motoyama，2003）。

阴道狭窄是 McIndoe 手术术后最主要的并发症，患者术后必须接受阴道扩张，因此该手术需推迟至性成熟阶段进行（美国妇产科医师协会，2013a）。

## 术前准备

### 患者评估

阴道发育不全可单独存在，也可合并其他苗勒管发育异常。术前需完善超声检查，更常用 MRI 检查以明确解剖学异常（见第十八章）。

### 知情同意

术前需与患者充分沟通有关手术成功率的问题。梅奥诊所的 1 项研究发现，在 225 例行 McIndoe 手术的阴道发育不全患者中，85% 的患者最终获得有功能的阴道，可进行"满意"的性生活；累计 10% 的患者出现并发症，包括阴道狭窄、

盆腔器官脱垂、移植失败、性交后出血、膀胱瘘或直肠瘘（Klingele，2003）。此外，手术取皮部位的常见并发症包括：瘢痕疙瘩、伤口感染、感觉迟钝等。

### 患者准备

与子宫切除术相似，McIndoe 手术前应预防性使用抗生素，并预防静脉血栓栓塞（表 39-6 和表 39-8）。术前需行肠道准备，一方面，有助于直肠减压，为钝性阴道造穴提供更大的操作空间；另一方面，术中可能需要直肠指诊指示解剖，以避免损伤直肠，排空直肠有助于降低切口污染的风险。

## 术中情况

### 手术器械

#### 电动植皮刀

电动植皮刀可根据需要从取皮区割取不同大小和厚度的皮瓣移植于成形的阴道内。在 McIndoe 手术中，中等厚度或全层厚度的皮瓣均可使用，这可通过调整电动植皮刀来切割理想厚度的皮瓣。

#### 阴道模具

取皮及阴道成形后，需要将移植的皮瓣包裹于模具表面，放置并固定于阴道内。在临床上，不同质地的模具均有应用。研究发现，质地较硬或半硬的模具可导致移植失败、纤维化以及挛缩，并可压迫膀胱或直肠形成瘘管。

应用质地较软的模具，如充气橡胶模具、充满泡沫橡胶的避孕套或其他可压缩材料，可减少上述并发症的发生（Adamson，2004；Barutcu，1998）。此外，阴道内的移植皮瓣会产生大量分泌物，引流

不畅可导致皮瓣浸软、分离和脱落。因此，需在阴道内放置引流管，以利于充分引流分泌物（Yu，2004）。

### 手术步骤

#### ❶ 麻醉与体位

全身麻醉后，患者先取俯卧位，以获取臀部皮瓣，也可从大腿或胯部获取皮瓣。皮瓣获取的理想区域应具备毛发稀疏，且不影响美观的要求。通常可在整形外科医生协助下获取皮瓣，以达到最佳的效果。

#### ❷ 移植皮瓣

首先，于供皮区标记切口轮廓。切口应扩大 3% ~ 5%，以应对皮瓣游离后出现的回缩问题。可用电动植皮刀切割一整块长 18 ~ 20 cm、宽 8 ~ 9 cm、厚 0.018 英寸的单块皮瓣（图 43-25.1）。亦可自两侧臀部分别切割大小约 10 cm×5 cm 的小皮瓣。

将切下的皮瓣置于盛有无菌生理盐水的容器中。取皮部位局部喷洒止血药，并用敷料包扎（Tegaderm）。

#### ❸ 切开会阴

取皮后将患者改为膀胱截石位，消毒会阴，留置 Foley 导尿管。

用两把 Allis 钳分别钳夹双侧小阴唇下缘，并向外侧牵拉。第三把 Allis 钳钳夹尿道下方的前庭皮肤，并向上提拉。通常可在尿道下方的前庭部位发现一个表浅的凹陷，于此处横形切开 2 ~ 3 cm。然后分别以 Allis 钳钳夹切口的上下缘，并反向牵拉。

#### ❹ 分离阴道腔道

McIndoe 手术的目标是形成新阴道，其前方为支持尿道和膀胱的耻骨膀胱筋膜，后方为直肠阴道筋膜和直肠，两侧为耻骨直肠肌。中

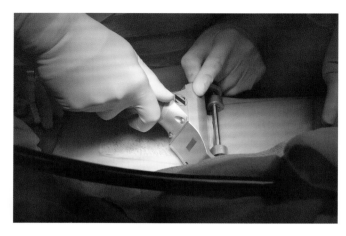

图 43-25.1 获取皮瓣

线脊是位于尿道、膀胱与直肠之间的致密结缔组织。手术时，先用展开的钝头剪刀分别于中线脊两侧轻柔推进，各制造一腔道（图 43-25.2）；而后，手指置入腔道，向头侧加压以延长腔道深度，继之手指指腹向外推动，横向施压以增加腔道宽度。应避免向后方施压而进入直肠；每个腔道深度可达 12 cm 左右，但应避免进入道格拉斯窝。

在分离阴道的过程中，需注意以下几点：首先，分离远端组织遇到的阻力可能大于近端；其次，保持正确的解剖平面较为困难。因此，术者可行直肠指诊，以指示位置，避免损伤直肠；同时放置 Foley 导尿管亦可在前壁发挥导向作用。

为增加阴道空间，一方面，可于所造腔道内放置拉钩，并侧向牵拉扩张；此外，还可沿腔道外侧壁中线处，切断耻骨直肠肌的内侧纤维，进一步增加宽度。

向头侧延长腔道，直至距离直肠子宫陷凹 < 2 cm 处。需注意，不要破坏附着于腹膜表面的结缔组织。因为与光滑的腹膜相比，移植皮瓣可以更好地附着于这层结缔组织上，同时也可降低术后肠疝的发生率。

❺ 切断中线脊

两侧腔道形成后，切断中线脊。最后形成的单腔道深约 10 ~ 12 cm，

宽约 3 横指。

❻ 止血

因血液积聚可导致皮瓣与腔道床分离，在模具置入前需充分止血。

❼ 准备模具

从生理盐水中取出皮瓣，一端置于模具底部，角质层朝向模具，皮瓣的长轴平行于模具的长轴，将其包裹于模具上，并超越模具顶端（图 43-25.3）。最后，于模具的侧边，以 3-0 肠线间断缝合皮瓣的两侧缘。

❽ 定制模具

模具的大小与人工阴道相适应是非常重要的。模具过宽，一方面可压迫皮瓣导致坏死，并可导致引流不畅；另一方面，宽大的模具会紧紧嵌入阴道，在取出时，可能导致皮瓣松动。制作好大小适宜的模具后，即可放入阴道内（图 43-25.4）。

❾ 缝合会阴

将模具远端的皮瓣边缘与新成形阴道远端的环形切口对合，并用 4-0 或 5-0 延迟可吸收线间断缝合。

若小阴唇长度足够，可用 2-0 丝线在中线处对缝，以保证术后 7 天模具维持原位。外阴用弹性敷料加压。

## 术后处理

术后留置模具和 Foley 导尿管 7 天。为减少模具移位和切口污染，术后低渣饮食，并口服洛哌丁胺 2 mg，每日两次，以减少排便。

移除模具需在手术室全身麻醉下进行。患者取膀胱截石位，拆除小阴唇缝线后移除模具，为减少皮瓣和模具之间的粘连，避免皮瓣脱

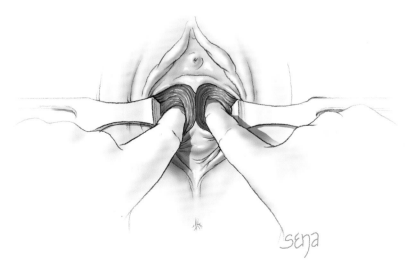

图 43-25.2 分离阴道腔道

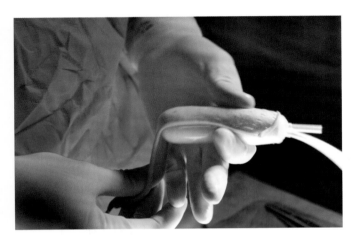

图 43-25.3　准备模具

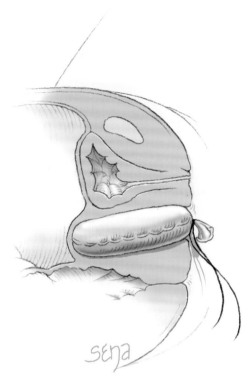

图 43-25.4　将皮瓣和模具放入阴道内

落，移除模具过程中需用生理盐水不断冲洗模具。

　　术后阴道扩张有几种方法，通常情况下，术中放置的模具尺寸过大，多数患者术后无法继续使用同样尺寸的模具。因而，术后可先使用较小的模具，随着阴道扩张，逐渐替换为更大尺寸的模具。

　　随着时间推移，模具放置持续时间逐渐缩短。术后 6 周内，除排便外，模具均应放置于阴道内；术后 6 ～ 12 周，仅晚上放置模具；12周以后，建议患者晚上放置模具或每周至少同房 2 次。

（沈明虹 译　张　颖 审校）

## 43-26

# 宫颈癌前病变治疗

## 宫颈环形电切术（LEEP）

在美国，对宫颈上皮内瘤变（cervical intraepithelial neoplasia，CIN）采用 LEEP 手术切除治疗比使用冷冻和激光消融更为普及。LEEP 手术亦称为对宫颈转化区的大面积环形切除术（large loop excision of the transformation zone，LLETZ），是通过单级电流切割或凝固宫颈组织实现去除病灶的目的。这种纤细的半环状电极可以在有效切除宫颈病变的同时，最大限度减少患者的不适、降低手术费用和并发症发生。并且，与激光消融等物理治疗不同的是，LEEP 手术可将切除的病变组织进行病理学检查明确诊断。

## 术前准备

### 患者评估

在美国，诊断宫颈病变的患者在接受 LEEP 手术之前通常要先进行阴道镜检查和宫颈活检进行组织学评估。个别情况下，在一些特定的医疗机构可能采用"即诊即治"的方法，具体操作详见第二十九章（Numnum，2005）。这种方法可以得到快速治疗，但是，手术的依据不是活检组织学结果而是最初的阴道镜描述。

对于计划实施 LEEP 手术的患者，术前评估的内容包括其适宜在门诊手术或住院手术，虽然门诊手术花费低、麻醉风险小，但是，当患者存在以下因素时应入院在麻醉下实施手术：①阴道壁明显松弛术中需要牵拉暴露术野，可能致患者不适感；②宫颈病灶或转化区靠近宫颈边缘，在电切过程中存在阴道或膀胱损伤的风险，尤其是当患者突发体位改变时；③患者存在合并症或焦虑症无法配合门诊手术时。

### 知情同意

LEEP 手术并发症率较低，约为 10%（Dunn，2004）。肠管、膀胱损伤及大出血等严重并发症罕见，发生率仅 0.5%（Dunn，2003；Kurata，2003）。LEEP 术后短期并发症包括：腹痛、大量阴道出血和膀胱痉挛，给予对症处理即可；有时，亦有患者可能少量阴道出血或排液，应一并告知。

LEEP 手术的远期并发症包括宫颈狭窄和病变残留，后者通常在术后复查宫颈巴氏涂片和人乳头瘤病毒（human papillomavirus，HPV）检测时发现，发生率仅为 5%，主要与术中切除病灶的大小有关（Mitchell，1998）。宫颈狭窄的发生率不足 6%，其相关危险因素与宫颈管病变以及术中切除组织范围过大有关（Baldauf，1996；Suh-Burgmann，2000）。

LEEP 手术对于产科结局的影响尚不明确。有研究显示，LEEP 手术未对妊娠产生不良影响；而亦有研究表明，LEEP 手术可能增加早产和胎膜早破的风险（Conner，2014；Heinonen，2013；Werner，2010）。

### 患者准备

LEEP 的手术时机适合在月经干净后进行。一方面，避免了早期妊娠的可能；另一方面，使宫颈创面在下次月经来潮前能有充足的时间愈合。如若在月经来潮前施术，术后异常出血症状可能与月经期混淆，而且宫颈局部肿胀也可能阻碍经血流出，诱发子宫剧烈疼挛。因此，施术前应对患者进行双合诊检查，检测血 β-hCG 水平排除妊娠；LEEP 手术的围手术期无需预防性使用抗生素和预防静脉血栓栓塞，也不需要常规进行肠道准备。

## 术中情况

### 手术器械

LEEP 手术的器械器材包括电外科装置、环状电极、绝缘窥器和排烟系统，其中电外科装置在手术中通过产生高频（350 ～ 1200 kHz）电压和低压（200 ～ 500 V）电流发挥作用。由于存在杂散电流灼伤患者的风险，应在靠近手术部位的导电组织处安置负极板（见第四十章）。

同样道理，使用绝缘窥器也是为了降低杂散电流灼伤患者的风险；绝缘窥器配置有排烟管道端口，有助于清除烟雾、提高术野清晰度并同时减少烟雾吸入。此外，手术烟雾中含有苯、氰化氢、甲醛和病毒等各种有害成分，因此，推荐使用局部排烟系统以减少烟雾对施术者健康的危害（国家职业安全与健康研究所，1999）。目前尚无通过手术烟雾造成传染性疾病的报道（Mowbray，2013）。

电流通过直径约 0.2 mm 的不锈钢或钨丝环状电极向组织传导，可根据病灶大小选择不同的电极环型号（图 43-26.1）。LEEP 手术使用的环状电极为一次性器械，术后即丢弃。

### 手术步骤

❶ 麻醉和体位

患者取膀胱截石位，在大腿上部或臀部贴放负极板，放置绝缘窥器暴露宫颈，连接排烟管道后，使用浸有鲁戈碘（Lugol）溶液的棉球擦拭宫颈，勾勒出病灶轮廓（见第

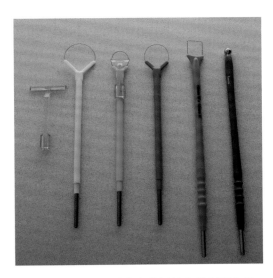

**图 43-26.1**　LEEP 手术中使用的各种环形电极

二十九章）。

对于门诊实施的局麻手术，血管收缩剂可选择：①血管加压素 1% 利多卡因液（10 U 垂体后叶素混入 30 ml 利多卡因液中）；或者② 1% 利多卡因 + 肾上腺素液（1：100 000 稀释）。使用 25 ～ 27 号腰椎穿刺针抽吸上述溶液 5 ～ 10 ml，沿宫颈病变部位的外侧，深度 1 ～ 2 cm 环形注射，推注后可见宫颈组织颜色变白。

**❷ 单向电切**

根据宫颈转化区和 CIN 病灶的范围，选择适宜型号的一次性环状电极单向切除之，如若阴道镜检查满意，应选择覆盖整个转化区并且深度可达 5 ～ 8 mm 的环状电极。手术时将电外科装置设定为切割模式，根据环状电极的大小调节切割功率，一般为 30 ～ 50 W。环状电极越大，所需功率越高。

为了完整地切除转化区，环形电极应放置于距离转化区外缘 3 ～ 5 mm 处（图 43-26.2），接触宫颈组织前先激活电流，此时环状电极尖端闪现电火花。然后，将环形电极垂直于宫颈表面进行切割，当切割深度达到 5 ～ 8 mm 时，调整电极

方向平行宫颈表面切割直至切除范围达转化区和 CIN 病灶对侧边缘外 3 ～ 5 mm 处，垂直宫颈表面缓慢退出电极，随即关闭电流。将切除的组织标本置于福尔马林溶液中送病理检查。

**❸ 多向电切**

个别情况下，当宫颈病灶范围较大时，可能需要使用不同型号的环状电极分向切除（图 43-26.3）。

**❹ 止血**

尽管宫颈局部组织注射了促血管收缩药物，但 LEEP 术后宫颈创面出血现象依然常见。若为活动性

出血，可使用 3 ～ 5 mm 的球形电极电凝止血；或者使用 Monsel 溶液浸湿纱布条填塞、压迫创面止血。

## 术后处理

LEEP 术后出现的阴道排液，可使用轻薄型卫生巾，不建议使用卫生棉条；有时也可能出现阴道点滴出血，通常持续数周后自行停止。术后早期，患者可能出现弥漫性轻微下腹痛或绞痛，可使用非甾体抗炎药（nonsteroidal anti-inflammatory drugs，NSAIDs）缓解症状。术后 4 周内应禁性生活，根据患者自身情况逐渐恢复工作和日常活动。

## 宫颈冷冻治疗

对于符合手术指征的宫颈病变患者，宫颈冷冻治疗也是治疗选择之一。冷冻术已在临床应用数十年，可以安全、有效消融宫颈转化区黏膜和 CIN 病灶。冷冻术的原理是利用气体压缩产生的极度低温使宫颈上皮坏死。冷冻探针是一种银制或铜制的接头，可传导低温至宫颈组织表面。一氧化氮（nitric oxide，NO）作为压缩气体可使探针产生 −65℃的极度低温，而 −20℃的低温即可导致细胞死亡（Gage，1979）。

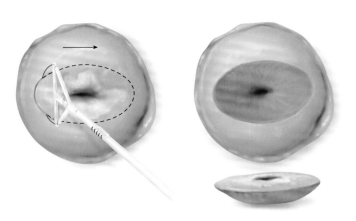

**图 43-26.2**　单向环状电切示意图

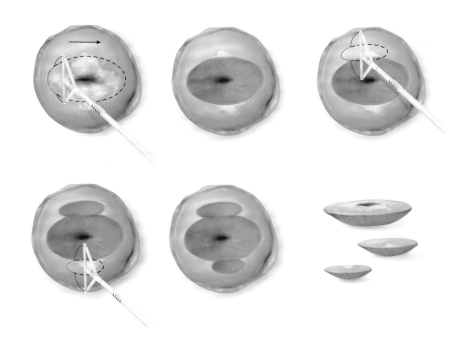

**图 43-26.3** 多向环状电切示意图

在宫颈上皮冷冻过程中，探针的下方形成冰球，并逐渐向外周环形扩展，在宫颈组织中的深度和范围不断增加。当冰球的温度降至 -20℃ 以下时，组织即可坏死形成"坏死带"，该区域从冷冻探针的中央扩大到冰球边缘以内 2 mm 处。而在 2 mm 以外，组织温度相对较高，组织坏死不完全，因此，在进行宫颈冷冻治疗时，应使冷冻探针下方冰球的范围扩展至超越探针边缘 7 mm 处，这样，即可形成 5 mm 的坏死带和 2 mm 的不全坏死带 (Ferris，1994)。

尽管有医师使用冰球冷冻法进行治疗，世界卫生组织 (2014) 推荐双重冷冻法治疗宫颈病变（详述步骤见后文）。特别需要注意的是，单次冷冻治疗通常对组织的破坏不够充分，术后 1 年宫颈不典型增生的复发率较高 (Creasman，1984；Schantz，1984)。

冷冻治疗的适应证和远期成功率已在第二十九章中讨论。按照国家共识指南报道，经随机对照试验研究证实，不同方法治疗宫颈病变的疗效相似 (Massad，2013)。一般来说，对于尚未侵及宫颈管、宫颈外病变不超过 2 个象限、阴道镜检查结果满意或不存在异常腺细胞，并且病变可被冷冻探针覆盖的 CIN 患者，均可选择冷冻治疗。但是，由于 CIN 3 患者接受冷冻治疗后病变持续存在的发生率较高，并且冷冻手术无法获取病变组织进行病理学检查，不能除外隐匿性宫颈浸润癌的可能 (Martin-Hirsch，2013)，因此，不推荐 CIN 3 的患者接受冷冻治疗。此外，冷冻及其他消融手术也不适用于 CIN 合并人类免疫缺陷病毒 (human immunodeficiency virus，HIV) 感染的患者 (Spitzer，1999)，因其手术失败率较高。

# 术前准备

## 患者评估

与 LEEP 手术类似，在美国，宫颈病变患者在接受宫颈冷冻治疗前，均需实施阴道镜检查及宫颈活组织病理学检查；患者术前准备与 LEEP 手术相同。

## 知情同意

宫颈冷冻治疗术中并发症少见，大出血极少发生 (Denny，2005)。在治疗过程中，偶尔会出现迷走神经反射症状，可给予对症支持护理。在围手术期中，患者可能出现阴道点滴出血、水样排液和下腹部绞痛，但术后感染少见。宫颈冷冻治疗远期并发症包括宫颈狭窄、鳞柱交界区 (squamocolumnar junction，SCJ) 回缩以及治疗失败。研究显示：CIN Ⅰ 和 CIN Ⅱ 宫颈冷冻治疗的失败率为 6% ～ 10% (Benedet，1981；1987；Jacob，2005；Ostergard，1980)，最后，也应告知患者，宫颈冷冻治疗不会引起不孕症和妊娠期并发症 (Weed，1978)。

# 术中情况

## 手术器械

宫颈冷冻治疗需要的器械设备包括冷冻气体罐、冷冻枪、连接管、压力表和冷冻探针。常用的冷冻气体包括一氧化氮和二氧化碳，可通过连接管进入冷冻枪管到达冷冻探针尖端。冷冻探针底座的环形槽可将探针牢固地锚定于冷冻枪的末端。

根据患者宫颈病灶的具体情况选择个体化的冷冻探针，探针的冷冻范围应能覆盖转化区和病灶。对宫颈外口的病变常用扁平探针治疗，其优点在于不易导致鳞柱交界区向宫颈管内回缩，降低了术后阴道镜检查不满意的风险。

**❶ 麻醉和体位**

宫颈冷冻治疗可在门诊、不需要麻醉镇痛下施术，有时，为了缓解术中可能出现的子宫痉挛性疼痛，通常在治疗前让患者口服非甾体类抗炎类药缓解症状。

患者取膀胱截石位，放置阴道窥器暴露宫颈。施术前无需阴道消毒，将大小适宜的冷冻探针与冷冻枪管连接后，在探针尖端涂抹水样润滑胶以确保组织受冷均匀。

**❷ 形成冰球**

冷冻治疗时，将探针紧贴宫颈表面（图 43-26.4），扣动冷冻枪扳机，可听到轻柔的"咝咝"声，随即探针逐渐被霜冻结晶形成的冰球覆盖。持续扣动扳机 3 分钟，以使冰球扩展到冷冻探针外部边缘。

手术中，应注意避免探针与阴道侧壁接触。如若不慎触碰阴道壁，应立即关闭冷冻气体传输开关，待探针复温后缓慢将探针移开，继续后续操作。

**❸ 一次冻融**

第一次冷冻操作结束后，松开扳机，使探针快速升温后，将其从宫颈移开。移动尚未完全复温的探针可能导致患者不适和宫颈接触面

出血，宫颈表面形成的冷冻冰球一般在 5 分钟后即可融解。

**❹ 二次冻融**

随后，再次重复冷冻操作 3 分钟，在第二次冷冻结束时，取出探针和阴道窥器。在此过程中患者可能出现血管迷走神经反应，因此应协助患者缓慢坐起。

## 术后处理

如前所述，患者在宫颈冷冻治疗后可出现阴道水样排液，多数持续数周自行停止；也可能出现阴道点滴出血和下腹轻微疼痛，后者可使用 NSAIDs 类药物缓解。少数情况下，宫颈创面处坏死组织阻塞宫颈管可能引起严重的腹痛和下腹痉挛，去除阻塞组织后症状可自行缓解。

由于冷冻治疗后宫颈组织大面积脱痂，创面感染的风险随之增加，因此术后 4 周内应禁性生活。如若同房应使用避孕套。根据患者自身情况，术后可逐渐恢复工作和日常活动。

## 二氧化碳激光宫颈消融术

二氧化碳（$CO_2$）激光器通过发射红外线光束，在其聚焦部位产生足够的热能使细胞脱水、组织汽化。二氧化碳激光宫颈消融术的手术指征和成功率已在第 29 章详细阐述。总的来说，激光消融术可应用于阴道镜检查满意且整个转化区暴露充分、无微小浸润癌、浸润癌或腺体病变、细胞学和组织学检查结果一致的患者。

尽管已有研究表明，激光消融术是治疗 CIN 的有效手段，但是，近年来其临床使用有所下降。这是因为激光消融装置较冷冻和 LEEP 手术设备昂贵；激光消融后病灶被破坏，无法对手术切缘进行组织病理学评估；不仅如此，施术者及其团队为了熟练掌握激光使用，还需要接受严格的培训和考核。

## 术前准备

### 知情同意

激光消融术是治疗 CIN 安全、有效的手段，同其他治疗宫颈病变的方法一样，术前应告知患者术后有病灶残留及复发的风险，但这些风险和手术并发症的发生率均较低，整体上与 LEEP 手术相当（Nuovo, 2000）。

## 术中情况

### 手术器械

用于宫颈消融手术的 $CO_2$ 激光器是可以移动的独立装置，其通过调节释放能量脉冲的时间间隔产生不同的组织效应，包括连续能量波和脉冲能量波，分别用以组织切割和凝固。激光引导是通过连接到阴

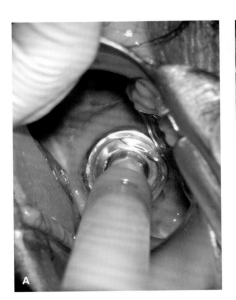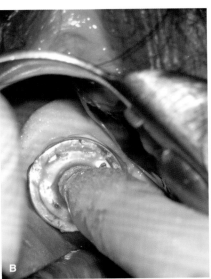

**图 43-26.4** 冷冻治疗。**A.** 冷冻探针尖置于宫颈表面；**B.** 产生逐渐增大的冰球（Used with permission from Dr. Claudia Werner.）

道镜底座装置来完成。

由于激光具有反射性，患者及所有手术人员均需佩戴防护眼镜，操作室门上也应悬挂"正在进行激光手术"的警示标志。同样，激光手术中需要使用哑光窥器，术中可释放有害烟雾，同 LEEP 手术一样应需要使用烟雾疏散系统。

## 手术步骤

### ❶ 麻醉和体位

对于多数患者而言，激光消融属于门诊手术范畴，但需要根据激光设备摆放位置及患者的具体情况，选择住院手术或门诊手术。通常情况下，激光消融可使用局部麻醉联合血管收缩剂止血镇痛，药物选择参照 LEEP 手术。手术时，患者取膀胱截石位，放置哑光阴道窥器充分暴露宫颈，连接排烟管道。由于错误地释放激光能量可灼伤周围组织，并可点燃纸质孔巾，因此，可于外阴处垫置湿毛巾用以吸收术中意外释放的能量。术前可使用浸有 Lugol 溶液的棉球擦拭宫颈，勾勒出手术范围。

### ❷ 设置激光器参数

将阴道镜 - 激光组合装置连接就绪并使其聚焦于宫颈阴道部，设置激光输出为连续波模式，功率密度（power density，PD）为 600 ～

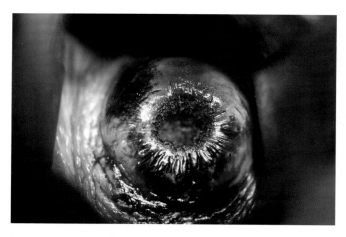

图 43-26.5 激光消融后的宫颈创面（Used with permission from Dr. Eddie McCord.）

1200 W/cm$^2$，平均 PD $= 100 \times$ W/D$^2$。该公式中，D 是在 0.1 秒脉冲下 10 W 时的光斑直径，单位为 mm。因此，当光斑直径为 1 mm 时，10 W 功率将产生 1000 W/cm$^2$ 的功率密度。

### ❸ 激光消融

首先，在宫颈病灶 12 点、3 点、6 点和 9 点位置分别进行消融，然后包绕整个病灶。以这四个点作为标志，拱形连接形成一个圆圈，然后，于圆圈内进行激光消融，深度达 5 ～ 7 mm（图 43-26.5）。

### ❹ 宫颈上皮外移

为了避免术后宫颈鳞柱交界区回缩至宫颈管内，在激光消融接近宫颈管黏膜时，消融不宜过深，以保持宫颈上皮外翻状态，使 SCJ 仍

然位于宫颈阴道部。

### ❺ 止血

出血在 CO$_2$ 激光消融过程中是常见情况。在超脉冲波模式下，低功率的离散激光束可以闭合血管从而起到止血的作用，手术结束时也可以用 Monsel 贴膜覆盖创面止血。

## 术后处理

CO$_2$ 激光消融术后下腹疼挛常见，也可出现阴道少量出血，多持续 1 周自行停止。术后注意事项同 LEEP 手术。

（郭正晨译 段 华 审校）

## 43-27

# 宫颈锥形切除术

宫颈锥形切除术(cervical conization，以下简称宫颈锥切术）是对宫颈阴道部的病变和部分宫颈管组织作锥形切除并进行组织活检的手术方法（图43-27.1），是治疗 CIN、宫颈原位癌（carcinoma in situ，CIS）、宫颈原位腺癌（adenocarcinoma in situ，AIS）的一种安全有效的方法；对于阴道镜检查不满意、活检提示高级别 CIN、宫颈管搔刮结果异常以及细胞学与组织学检查结果不一致的患者，宫颈锥切术还是标准的检查手段。宫颈锥切术可通过手术刀完成，又称冷刀锥切术，也可以由激光或 LEEP 完成。这些手术方法治疗 CIN 的效果相当。但是，LEEP 术操作相对更简单且经济实惠，应用更为广泛。

## 术前准备

### 患者评估

宫颈锥切术前，患者均应接受阴道镜检查及组织活检评估。对可疑妊娠的患者，需要进行血清 β-hCG 检测。由于妊娠期宫颈组织血供丰富，术中出血多，宫颈锥切术风险较高。因此，对于阴道镜检查无宫颈浸润性病变证据的妊娠期患者，建议分娩后再行宫颈锥切术。

### 知情同意

宫颈锥切术与 LEEP 手术的风险相当。但是，与激光和 LEEP 术相比，冷刀锥切术出血风险更高；此外，与 LEEP 术相比，冷刀锥切术和激光锥切术后宫颈狭窄的发生率较高（Baldauf，1996；Houlard，2002）。其中，患者高龄、宫颈管组织切除过深是术后宫颈狭窄的高危因素。Penna 等（2005）研究显示：在行宫颈锥切术的绝经后患者中，接受雌激素替代治疗者术后宫颈粘连的风险较低。

宫颈锥切术可能对妊娠产生不良影响，包括早产、低出生体重儿、宫颈机能不全和宫颈狭窄等（Kristensen，1993a，b；Raio，1997；Samson，2005）。尽管上述 3 种锥切方法对妊娠结局的影响无显著性差异，但是手术范围越大，后续发生早产、胎膜早破等不良妊娠的风险越高（Mathevet，2003；Sadler，2004）。但是，从组织病理学角度上看，冷刀锥切术能够比其它方法切除更多的宫颈间质组织。

## 冷刀锥切术

### 手术步骤

#### ❶ 麻醉和体位

多数情况下，冷刀锥切术是在全身麻醉或局部麻醉下实施的日间手术。麻醉成功后，患者取膀胱截石位，消毒阴道，排空膀胱，放置阴道窥器并暴露宫颈。施术前应先做碘试验，明确病变组织的切除范围。

#### ❷ 注射血管收缩剂

由于冷刀锥切术比其他手术方式更易出血，影响手术视野观察。因此，施术前应采取相应的预防措施。一方面，可于宫颈局部注射血管收缩剂（同 LEEP 手术）；另一方面，可在宫颈侧方 3 点和 9 点以可吸收线"8"字缝扎子宫动脉宫颈支，并保留适当长度的结扎线，用血管钳钳夹固定，以利于后续的宫颈操作。

#### ❸ 锥形切除

向宫颈管内置入探针或小号宫颈扩张棒，明确宫颈管的深度和方向。使用 11 号手术刀片于宫颈后唇作弧形切口，以避免前唇切口时血液下渗，遮挡或污染手术视野；此外，还可使用具有 45°弯曲的 Beaver 三角形手术刀片进行宫颈切开（图 43-27.2）。手术时无论使用何种器械，均需从病灶边缘外侧 2～3 mm 处开始切割，以保证尽可能完整切除病灶（图 43-27.3）。在锥切的过程中，使用宫颈抓钳或组织钩牵拉宫颈阴道部，Beaver 手术刀片的 45°角偏向宫颈中心及头端，锥形切除病灶。切开宫颈组织后，继续使用手术刀或者更换 Mayo 剪刀离断锥体顶端，取下宫颈组织并

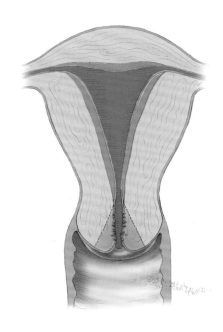

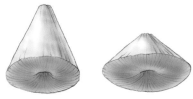

**图 43-27.1**　锥形切除的活检组织

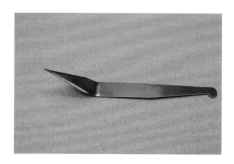

图 43-27.2　Beaver 刀片

于 12 点处缝线标记，记录在病理申请单上，帮助病理科医师对锥切标本进行病变定位和切缘评估。

❹ 宫颈管搔刮

　　锥切标本取出后，继续行宫颈管搔刮以评估锥顶上方宫颈管内有无病变残留。注意，宫颈管搔刮组织应与锥切组织分别标记，送病理学检查。

❺ 止血

　　宫颈锥切手术创面出血常见，可以单纯缝合离断的血管、电凝或 Sturmodorf 缝合止血；也可于手术创面局部应用止血材料，如可吸收的甲基纤维素网。

　　Sturmdorf 缝合是沿着宫颈阴道部切缘作连续锁边内翻缝合，使切缘向宫颈管内环形包埋而达到止血的目的。但要注意的是，相关研究显示该缝合方法可能造成患者术后痛经的发生率增加、宫颈涂片不满意以及可能使残留病灶变得隐蔽，因此，Sturmdorf 缝合的临床应用并不受热捧（Kristensen，1990；Trimbos，1983）。

## 环形电圈（LEEP）锥切术

### ▶ 手术步骤

　　这种更广泛的 LEEP 锥切手术

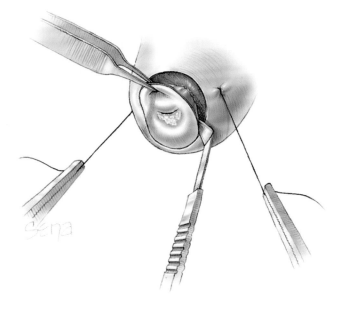

图 43-27.3　锥形切开

步骤与治疗宫颈阴道部病变的 LEEP 手术相似，但是 LEEP 锥切术的切除深度需达到宫颈间质并切除部分宫颈管组织，因此需要使用更大型号的环形线圈来实现。手术中为了尽可能减少切除组织的体积，可选择分层或"高帽"技术分次切割。首先，切除宫颈阴道部的病灶，方法同前（图 43-26.2）；继而，更换较小线圈对宫颈间质进行切割，切除宫颈管病灶（图 43-27.4）；然后将切除的两部分病灶组织分别送病理检查。与冷刀锥切术相似，对切除的标本在 12 点缝线标记。

## 激光锥切术

　　激光锥切术的操作步骤与前述的激光消融术类似。但是，与激光消融术不同，激光锥切术目的在于直接切除锥形宫颈组织而非消融病灶，切割效应所需的功率更高，如 1 mm 光斑 25 W（PD = 2500 W/cm$^2$）。在锥切的过程中，需要以无反射的组织拉钩牵拉宫颈阴道部边缘，在避免激光灼伤的同时，使宫颈切面组织保持张力便于切割。

## 术后处理

　　无论何种手术方法，宫颈锥切术后患者均可快速恢复。术后注意事项无特殊，可参照前述的其他宫颈手术。但是，由于锥切手术创面相对较大，可以使用 Monsel 溶液或其他止血药物局部治疗。患者术后需定期随访，以评估病变是否持续存在或复发，详见第二十九章。

（郭正晨 译　段 华 审校）

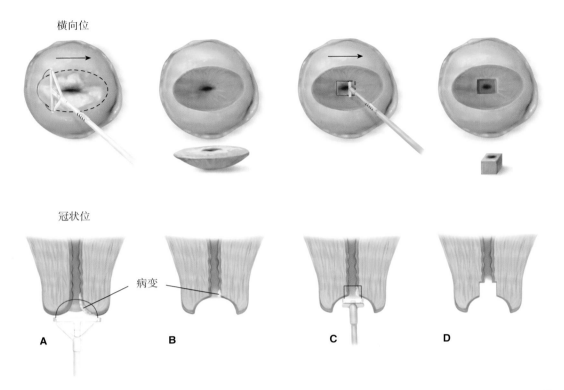

横向位

冠状位

病变

A B C D

图 43-27.4　环形电切（LEEP）"高顶礼帽"法（"top-hat"）宫颈锥形切除术横断面观（上排）和冠状面观（下排）。A. 切除宫颈阴道部病灶；B. 宫颈阴道部病灶切除后宫颈外观；C. 切除宫颈管病灶；D. 手术完成后的宫颈外观

第六部分

## 43-28

# 外阴上皮内瘤变的治疗

## 病灶局部扩大切除术

对于高级别外阴上皮内瘤变（high-grade vulvar intraepithelial neoplasia，VIN）的治疗目标是在尽可能保留外阴正常的解剖结构和功能的前提下，预防其进展为浸润性外阴癌。对于病变较广泛的VIN患者，单纯外阴切除术是适宜的治疗方法（第四十六章-24节）。但是，亦可选择创伤较小的治疗方法，例如病灶局部扩大切除术、病灶消融术和药物治疗等，这些治疗方法均已有研究评估可作为高级别VIN的治疗选择（见第二十九章）（Hillemanns，2006）。

在上述的治疗方法中，病灶局部扩大切除术应用广泛。将切除的癌前病变组织送病理学检查以除外浸润性病变，并可进一步评估手术切缘；同时，与单纯外阴切除术相比，该手术术后并发症相对少见。对于病变广泛累及阴蒂、尿道及肛门的患者，手术切除联合激光消融疗效较好，上述重要部位手术切除可导致功能障碍，或是严重影响美观，在这些部位联合使用 $CO_2$ 激光汽化病灶，能取得较好的治疗效果（Cardosi，2001）。

## 术前准备

### 患者评估

病灶切除术应对患者下生殖道进行充分评估（见第二十九章），重要的是要行外阴活检病理学检查以排除浸润性病变，浸润性病变需扩大手术范围（见第三十一章）。

### 知情同意

病灶局部扩大切除术可有效治疗高级别VIN，且术后进展为浸润性外阴癌的概率较低，约为3%～5%（Jones，2005；Rodolakis，2003）。但是，VIN术后复发较为常见，即使是在手术切缘阴性的患者中，也有15%～40%的复发率（Kuppers，1997；Modesitt，1998）。

对于免疫功能正常的患者，局部扩大切除术术中及术后风险均较低，但少数情况下也可能发生伤口感染或裂开、慢性外阴疼痛、性交困难、瘢痕形成或外阴外观改变等并发症。尤其要充分告知患者，任何外阴手术均可能导致外阴解剖结构发生改变，并且可能对性功能产生一定程度的影响。

## 术中情况

### 手术步骤

**❶ 麻醉和体位**

根据患者外阴病变部位及大小选择合适的麻醉或镇痛方式。局限于阴唇或会阴部位的小病灶，可在门诊于局部麻醉下切除；而较大的病灶，或者累及尿道和（或）阴蒂的病灶则需全身麻醉或区域阻滞麻醉。患者取膀胱截石位，会阴部备皮，消毒外阴。

**❷ 确定手术范围**

术前应确定手术切除范围。阴道镜检查后，用3%～5%的醋酸溶液涂擦外阴，以辅助识别病灶边界。大多数学者推荐切口应达病灶边缘外 5 mm 处（Joura，2002）。既往，曾使用甲苯胺蓝显色确定手术范围，即利用细胞核染色质着色使外阴病灶显色加深；但是，甲苯胺蓝也会被外阴正常组织吸收，造成假阳性而难以甄别真正的病灶边缘，故现在已不建议使用。

**❸ 切除病灶**

如图所示，使用 15 号手术刀片切除较小病灶，而 10 号刀片适合切除较大病灶（图 43-28.1）。首选椭圆形切口，以利于切口闭合。在小

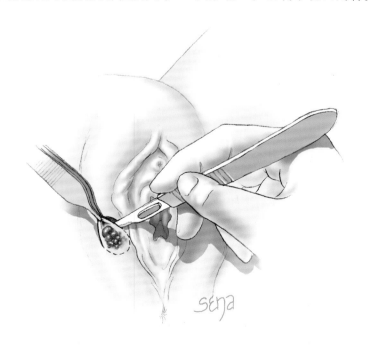

图 43-28.1 外阴切口

阴唇等无毛囊区域，多数 VIN 病变的浸润深度不会超过 1 mm；而在外阴等毛囊区域，VIN 病变可深入毛囊，一般深度会超过 2 mm，但不会超过 4 mm。因此，应根据病变部位调整切口深度（Shatz，1989）。组织切开后，使用 Adson 钳或皮肤拉钩提拉皮肤边缘、牵离切口线。从切口开始切开病灶下方组织，逐渐向拟切除区域的中心移动，最后移向切口对侧，直至完整切除病灶。

手术切缘有无病灶残留是影响 VIN 术后复发的重要因素，术中应行快速冰冻切片组织病理学检查，对切缘进行准确评估。

### ❹ 修剪切缘

无张力缝合切缘可降低术后切口表面裂开的风险。因此，必要时术者需以细剪刀锐性修剪皮肤切缘，降低皮肤和皮下组织张力后再做无张力缝合。

### ❺ 关闭切口

在皮肤切缘对合前，先对创面进行彻底止血，以减少血肿形成和随之而来的伤口裂开。对创面各活动性出血点进行止血后，使用 3-0 或 4-0 延迟可吸收线间断缝合切缘皮肤。

## 术后处理

在无并发症的情况下，病灶局部扩大切除术后患者通常恢复迅速，并可尽早恢复日常活动。术后第 1 周建议坐浴和口服止痛药。病灶不同部位和不同大小的伤口的愈合时间不尽相同，但均需待切口完全愈合后方可进行性生活。术后少部分患者可发生切口裂开，但二次缝合后多愈合良好。因 VIN 术后复发的风险很高，术后随访至关重要。术后 2 年内每 6 个月进行一次阴道镜外阴检查，2 年后每年一次。

## 汽化超声吸引术（CUSA）

汽化超声手术吸引术（cavitational ultrasonic surgical aspiration，CUSA）的适应证以及作用机制在第 40 章中已详细描述。简而言之，超声汽化导致组织破坏和粉碎，再经超声探头上的吸引装置吸除和收集组织。尽管组织破碎，仍可进行病理学或细胞学检查。

CUSA 治疗高级别 VIN 具有良好的美容效果，极少出现瘢痕、性交困难等并发症。但是，与其他治疗方式相比，CUSA 术后复发率很高，尤其是有毛发的区域（Miller，2002）。因此，其通常适用于无毛发的外阴皮肤病变。尽管该方法可采集组织送检，但是，组织破坏可能妨碍充分检查所有的标本并明确其相互关系。CUSA 治疗费用与激光治疗相近，但较病灶切除术昂贵。对于病灶范围较大者，与激光或病灶切除手术相比，CUSA 手术可能耗时更长。但是，与激光治疗相比，CUSA 术中无烟雾产生且无辐射风险。

除了 VIN 外，CUSA 还可很好地应用于尖锐湿疣治疗，尤其是病变体积较大、病灶较多或者局部治疗失败者。由于与 VIN 治疗方法相似，有关 CUSA 治疗尖锐湿疣的内容亦在本节进行阐述。

## 术前准备

### 患者评估

CUSA 术前评估的原则与 VIN 切除术相同，尤其需要对患者下生殖道病灶进行全面评估以排除浸润癌。尽管尖锐湿疣的诊断和治疗通常以患者的临床表现为依据，但术前仍需要全面评估下生殖道。

### 知情同意

CUSA 治疗 VIN 或尖锐湿疣的风险很小，常与 VIN 病灶局部扩大切除术相似。手术创面多在术后数周自行愈合。

## 术中情况

### 手术器械

实施 CUSA 手术的设备包括：控制台、可操作的手柄及用于启动系统的脚踏板（图 43-28.2）。控制台对振幅、强度、冲洗以及抽吸进行调节。超声波振幅的大小直接影响组织的粉碎量，当振幅设定为 1 时，可造成深度为 30 μm 的细胞碎裂；振幅为 10 时，可造成深度为 300 μm 的细胞碎裂。由于不同组织的含水量不同，其被超声振荡粉碎的程度也不尽相同，含水量越高的组织所需能量越少，例如皮肤及尖锐湿疣。冲洗可用来控制手柄的钛合金刀尖（23 kHz）振动所产生的巨大热量，并使组织碎片悬浮以利于抽吸。手柄刀尖有直径 2 mm 中空管道，可移除大小在 1 ~ 2 mm 的组织。振

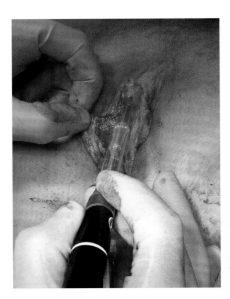

**图 43-28.2** CUSA 的操作手柄

荡气化和破碎的组织由手柄中空的尖端吸入，并收集于组织袋中。可依据术者的不同需求对控制台进行设定。

### 手术步骤

#### ❶ 麻醉和体位

CUSA 手术需要在手术室中进行，实施区域麻醉或全身麻醉。患者取膀胱截石位，消毒被病变累及的外阴及肛周区域。

#### ❷ 确定手术范围

病灶局部扩大切除术前应用的阴道镜病灶识别技术同样适用于 CUSA。在图 43-28.3A 中，未使用 3% ~ 5% 的醋酸，肉眼观察即可发现两处明显的 VIN 病灶。两处病灶中较大的位于右侧小阴唇的中部，较小的靠近阴蒂前方。

#### ❸ 设置治疗参数

对于 VIN 以及尖锐湿疣的治疗，CUSA 振幅强度应设定为 5 ~ 6，使组织深度达 150 ~ 180 μm 的细胞碎裂，从而在无热损伤的情况下充分去除组织。但是，部分研究建议治疗 VIN 时振幅应适当增加，可调节至 6 ~ 8（Miller，2002）。可根据施术者的需求及操作习惯调整冲洗及抽吸比率。例如，需行组织电灼时，应减少冲洗比率以额外增加手柄尖端的热量。同时，适度平衡冲洗和抽吸的比率，有利于最大限度减少烟雾的产生。

#### ❹ 超声消融操作

与病灶局部扩大切除术一样，CUSA 治疗外阴病变范围需超越病灶外至少 5 mm。治疗时手柄尖端在外阴皮肤病变组织间来回移动，紧密接触皮肤即可，无需施压；在病变区域重复移动使消融达到一定的组织深度。但是，通常难以对组织破坏深度进行评估。一般以网状真皮层中显见胶原纤维束和弹性纤维作为组织损伤的判定临界（Reid，1985）。组织破坏超越此深度容易出现瘢痕。对于 VIN，CUSA 治疗深度多在 1.5 ~ 2.5 mm 之间（Miller，2002；Rader，1991）。而对于尖锐湿疣，治疗深度多不超过基底膜（Ferenczy，1983）。治疗过程中如有少量出血，可通过按压止血。图 43-28.3B 显示为同一患者图 A 部分 CUSA 治疗后的效果。

### 术后处理

在消融治疗后，可立即于创面局部涂抹 1% 磺胺嘧啶银霜以预防切口感染，术后短期内可每日应用 1 ~ 2 次。口服镇痛药或坐浴有助于缓解术后疼痛。术后 2 ~ 4 周复诊。

## CO₂ 激光消融术

$CO_2$ 激光用于治疗 VIN 已有数十年历史（Baggish，1981）。但是，由于患者随访时间的长短、治疗疗程数、病变特殊部位及病变面积等存在差异，该手术的成功率也并无统一报道。理论上，$CO_2$ 激光是治疗 VIN 的理想方法，尤其和阴道镜联合应用时，激光治疗可以精准地去除病灶，同时保留正常的外阴组织结构和功能，其具有出血少、切口愈合好、术后瘢痕小等优点，严重并发症极为少见。$CO_2$ 激光消融术也可作为病灶切除术的补充治疗。例如，当多灶性 VIN 病变同时累及外阴毛发区和无毛发区（例如阴蒂）时，以病灶切除术来治疗所有的病

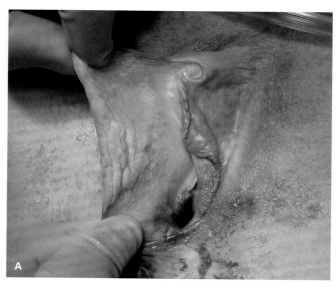
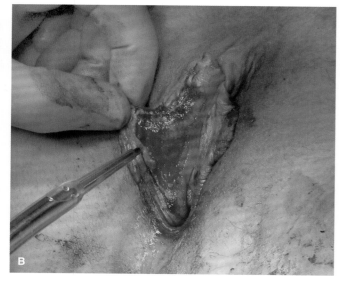

图 43-28.3　A. 右侧小阴唇的 VIN 病变；B. VIN 病变经 CUSA 治疗后

变并不理想，可能会对患者外阴的美观及功能造成影响，此时可选择 $CO_2$ 激光作为手术切除的辅助治疗方法。Reid 等（1985）推荐：VIN 消融治疗必须由有 $CO_2$ 激光治疗经验的术者实施。但是，事实上根除疾病所需的治疗深度与可能产生延迟愈合、形成瘢痕和影响美观的组织破坏深度之间差距极小，导致 $CO_2$ 激光难以把控消融的组织深度，增加治疗难度。

与其他破坏性手术一样，$CO_2$ 激光治疗前需先排除浸润癌。由于 VIN 常为多灶性病变，因此术前需全面检查外阴及下生殖道，并对任何可疑病灶进行活检。$CO_2$ 激光消融后没有组织能再进行病理学检查。

## 术前准备

### 知情同意

与其他 VIN 治疗方式相同，$CO_2$ 激光消融术后可能出现病变残留或复发，需告知患者进行术后随访。治疗后可能出现疼痛、感染、发热、皮肤发白、脱毛、瘢痕及性交困难等并发症。激光消融术后创面通常需要 4 ~ 6 周愈合，但消融深度若达真皮层时，则创面可能延迟愈合（Wright，1987）。

## 术中情况

### 手术器械

$CO_2$ 激光器的操作说明见第四十三章 -26 节。关于 CIN 宫颈消融术的建议同样适用于 VIN 的治疗。

## 手术步骤

### ❶ 麻醉和体位

VIN 激光治疗通常是门诊手术范畴，但可根据激光设备的使用情况，在门诊或手术室实施。手术在全身麻醉、区域阻滞麻醉或局部麻醉下进行。Ferenczy 等（1994 年）建议，若 VIN 病变范围超过 6 $cm^2$，应考虑全身麻醉。患者取膀胱截石位。为了防止激光能量误伤非病变区，可将湿毛巾置于术野周围。避免使用纸质的孔巾，以防聚焦能量引燃。同时，为避免术中因直肠排气被激光能量点燃，需在直肠内放置湿海绵栓。

### ❷ 设置激光器输出模式与功率

激光器与阴道镜联合使用，使激光能量向外阴操作区聚焦。启动激光器并设为连续模式，调整功率密度（PD）为 600 ~ 1200 $W/cm^2$，即可进行治疗。但是，Reid 等（1985）发出警告：在治疗外阴病变时，如功率密度超过 600 $W/cm^2$ 会难以控制。功率密度的计算方法见第四十三章 -26 节。

### ❸ 确定治疗范围

将 3% ~ 5% 的醋酸溶液涂抹于外阴后，进行阴道镜检查以确定治疗范围。利用激光束标记拟消融区域的边界，包括病变区外 3 ~ 5 mm 或达 1 cm 的外观正常组织（Helmerhorst，1990；Hoffman，1992）。

### ❹ 激光消融

VIN 的病变部位不同，激光治疗需穿透的深度也不尽相同。由于 VIN 可侵入毛囊深部达 2.5 mm，因此对于毛发区域的治疗深度需要达到网状真皮层（Mene，1985）。Wright 及 Davies（1987）推荐：毛发区的治疗深度为 3 mm，并认为此深度与 Reid 等（1985）所描述的第三手术平面的破坏程度一致。而无毛发区无皮肤附属器，激光治疗时无需过深，一般不宜超过 1 mm，即不超过基底膜。

### ❺ 再次检查

激光治疗术后去除碳化的组织碎片，再次以 3% ~ 5% 的醋酸溶液涂于外阴，行阴道镜检查以除外病灶残留。

## 术后处理

加强术后护理，以避免治疗区形成阴唇粘连。应避免穿着紧身衣物，建议至少每日分离阴唇，每日坐浴 2 ~ 3 次以保持伤口清洁，同时可暂时缓解外阴不适。每日伤口涂抹 1% 磺胺嘧啶银乳膏 2 ~ 3 次预防感染，口服止痛药改善疼痛。伤口愈合前禁止性生活。

术后 4 ~ 6 周首次复查。推荐术后 2 年内每 6 个月随访 1 次，2 年后每年随访 1 次，以监测术后是否有 VIN 持续残留或复发。应依据具体情况，个体化决定患者是否需要增加随访次数，尤其是术后 1 年内。

（李博涵 译　张　颖 审校）

第六部分

## 参考文献

Adamson CD, Naik BJ, Lynch DJ: The vacuum expandable condom mold: a simple vaginal stent for McIndoe-style vaginoplasty. Plast Reconstr Surg 113:664, 2004

Ahmad G, O'Flynn H, Hindocha A, et al: Barrier agents for adhesion prevention after gynaecological surgery. Cochrane Database Syst Rev 4:CD00047, 2015

Al-Shabibi N, Chapman L, Madari S, et al: Prospective randomised trial comparing gonadotrophin-releasing hormone analogues with triple tourniquets at open myomectomy. BJOG 116(5):681, 2009

American College of Obstetricians and Gynecologists: Alternatives to hysterectomy in the management of leiomyomas. Practice Bulletin No. 96, August 2008, Reaffirmed 2012

American College of Obstetricians and Gynecologists: Antibiotic prophylaxis for gynecologic procedures. Practice Bulletin No. 104, May 2009, Reaffirmed 2014a

American College of Obstetricians and Gynecologists: Benefits and risks of sterilization. Practice Bulletin No. 46, September 2003, Reaffirmed 2011

American College of Obstetricians and Gynecologists: Elective and risk-reducing salpingo-oophorectomy. Practice Bulletin No. 89, January 2008, Reaffirmed 2014b

American College of Obstetricians and Gynecologists: Müllerian agenesis: diagnosis, management, and treatment. Committee Opinion No. 562, May 2013a

American College of Obstetricians and Gynecologists: Supracervical hysterectomy. Committee Opinion No. 388, November 2007, Reaffirmed 2013b

Asante A, Whiteman MK, Kulkarni A, et al: Elective oophorectomy in the United States: trends and in-hospital complications, 1998–2006. Obstet Gynecol 116(5):1088, 2010

Baggish MS, Dorsey JH: $CO_2$ laser for the treatment of vulvar carcinoma in situ. Obstet Gynecol 57:371, 1991

Baldauf JJ, Dreyfus M, Ritter J, et al: Risk of cervical stenosis after large loop excision or laser conization. Obstet Gynecol 88:933, 1996

Barutcu A, Akguner M: McIndoe vaginoplasty with the inflatable vaginal stent. Ann Plast Surg 41:568, 1998

Benagiano G, Kivinen ST, Fadini R, et al: Zoladex (goserelin acetate) and the anemic patient: results of a multicenter fibroid study. Fertil Steril 66:223, 1996

Benedet JL, Miller DM, Nickerson KG, et al: The results of cryosurgical treatment of cervical intraepithelial neoplasia at one, five, and ten years. Am J Obstet Gynecol 157:268, 1987

Benedet JL, Nickerson KG, Anderson GH: Cryotherapy in the treatment of cervical intraepithelial neoplasia. Obstet Gynecol 58:725, 1981

Bergeron S, Binik YM, Khalife S, et al: A randomized comparison of group cognitive-behavioral therapy, surface electromyographic biofeedback, and vestibulectomy in the treatment of dyspareunia resulting from vulvar vestibulitis. Pain 91:297, 2001

Blakely DH, Dewhurst CJ, Tipton RH: The long term results after marsupialization of Bartholin cysts and abscesses. J Obstet Gynaecol British Commonw 73:1008, 1966

Bleker OP, Smalbraak DJ, Schutte MF: Bartholin's abscess: the role of *Chlamydia trachomatis*. Genitourin Med 66:24, 1990

Bornstein J, Zarfati D, Goldik Z, et al: Perineoplasty compared with vestibuloplasty for severe vulvar vestibulitis. BJOG 102:652, 1995

Bornstein J, Zarfati D, Goldik Z, et al: Vulvar vestibulitis: physical or psychosexual problem? Obstet Gynecol 93:876, 1999

Burnett MA, Corbett CA, Gertenstein RJ: A randomized trial of laminaria tents versus vaginal misoprostol for cervical ripening in first trimester surgical abortion. J Obstet Gynaecol Can 27(1):38, 2005

Caglar GS1, Tasci Y, Kayikcioglu F: Management of prolapsed pedunculated myomas. Int J Gynaecol Obstet 89(2):146, 2005

Canis MJ, Triopon G, Daraï E, et al: Adhesion prevention after myomectomy by laparotomy: a prospective multicenter comparative randomized single-blind study with second-look laparoscopy to assess the effectiveness of PREVADH. Eur J Obstet Gynecol Reprod Biol 178:42, 2014

Cardosi RJ, Bomalaski JJ, Hoffman MS: Diagnosis and management of vulvar and vaginal intraepithelial neoplasia. Obstet Gynecol Clin North Am 28:685, 2001

Casiano ER, Trabuco EC, Bharucha AE, et al: Risk of oophorectomy after hysterectomy. Obstet Gynecol 121(5):1069, 2013

Castelo-Branco C, Figueras F, Sanjuan A, et al: Long-term compliance with estrogen replacement therapy in surgical postmenopausal women: benefits to bone and analysis of factors associated with discontinuation. Menopause 6:307, 1999

Chiaffarino F, Parazzini F, Decarli A, et al: Hysterectomy with or without unilateral oophorectomy and risk of ovarian cancer. Gynecol Oncol 97:318, 2005

Christianson MS, Barker MA, Lindheim SR: Overcoming the challenging cervix: techniques to access the uterine cavity. J Low Genit Tract Dis 12(1):24, 2008

Chua GC, Wilsher M, Young MPA, et al: Comparison of particle penetration with non-spherical polyvinyl alcohol versus trisacryl gelatin microspheres in women undergoing pre-myomectomy uterine artery embolization. Clin Radiol 60:116, 2005

Coddington CC, Grow DR, Ahmed MS, et al: Gonadotropin-releasing hormone agonist pretreatment did not decrease postoperative adhesion formation after abdominal myomectomy in a randomized control trial. Fertil Steril 91(5):1909, 2009

Conner SN, Frey HA, Cahill AG, et al: Loop electrosurgical excision procedure and risk of preterm birth: a systematic review and meta-analysis. Obstet Gynecol 123(4):752, 2014

Costello C, Hillis SD, Marchbanks PA, et al: The effect of interval tubal sterilization on sexual interest and pleasure. Obstet Gynecol 100:511, 2002

Creasman WT, Hinshaw WM, Clarke-Pearson DL: Cryosurgery in the management of cervical intraepithelial neoplasia. Obstet Gynecol 63:145, 1984

Creatsas G, Deligeoroglou E, Christopoulos P: Creation of a neovagina after Creatsas modification of Williams vaginoplasty for the treatment of 200 patients with Mayer-Rokitansky-Kuster-Hauser syndrome. Fertil Steril 94(5):1848, 2010

Crouch NS, Deans R, Michala L, et al: Clinical characteristics of well women seeking labial reduction surgery: a prospective study. BJOG 118(12):1507, 2011

Curtis KM1, Mohllajee AP, Peterson HB: Regret following female sterilization at a young age: a systematic review. Contraception 73(2):205, 2006

Darwish AM, Nasr AM, El Nashar DA: Evaluation of postmyomectomy uterine scar. J Clin Ultrasound 33:181, 2005

Deligdisch L, Hirschmann S, Altchek A: Pathologic changes in gonadotropin-releasing hormone agonist analogue treated uterine leiomyomata. Fertil Steril 67:837, 1997

Denny L, Kuhn L, De Souza M, et al: Screen-and-treat approaches for cervical cancer prevention in low-resource settings: a randomized, controlled trial. JAMA 294:2173, 2005

Deschamps A, Krishnamurthy S: Absence of pulse and blood pressure following vasopressin injection for myomectomy. Can J Anesth 52:552, 2005

Donnez J, Tatarchuk TF, Bouchard P, et al: Ulipristal acetate versus placebo for fibroid treatment before surgery. N Engl J Med 366(5):409, 2012a

Donnez J, Tomaszewski J, Vázquez F, et al: Ulipristal acetate versus leuprolide acetate for uterine fibroids. N Engl J Med 366(5):421, 2012b

Downs MC, Randall HW Jr: The ambulatory surgical management of Bartholin duct cysts. J Emerg Med 7:623, 1989

Dunn TS, Killoran K, Wolf D: Complications of outpatient LLETZ procedures. J Reprod Med 49:76, 2004

Dunn TS, Woods J, Burch J: Bowel injury occurring during an outpatient LLETZ procedure: a case report. J Reprod Med 48:49, 2003

Edwards L: New concepts in vulvodynia. Am J Obstet Gynecol 189:S24, 2003

Farquhar CM: Ectopic pregnancy. Lancet 366:583, 2005

Fedele L, Vercellini P, Bianchi S, et al: Treatment with GnRH agonists before myomectomy and the risk of short-term myoma recurrence. BJOG 97:393, 1990

Ferenczy A: Using the laser to treat condyloma acuminata and intradermal neoplasia. Can Med Assoc J 128:135, 1983

Ferenczy A, Wright JR, Richart RM: Comparison of $CO_2$ laser surgery and loop electrosurgical excision/fulguration for the treatment of vulvar intraepithelial neoplasia (VIN). Int J Gynecol Cancer 4:22, 1994

Ferris DG: Lethal tissue temperature during cervical cryotherapy with a small flat cryoprobe. J Fam Pract 38:153, 1994

Firouzabadi RD, Sekhavat L, Tabatabaii A, et al: Laminaria tent versus misoprostol for cervical ripening before surgical process in missed abortion. Arch Gynecol Obstet 285(3):699, 2012

Fletcher H, Frederick J, Hardie M, et al: A randomized comparison of vasopressin and tourniquet as hemostatic agents during myomectomy. Obstet Gynecol 87:1014, 1996

Food and Drug Administration: FDA discourages use of laparoscopic power morcellation for removal of uterus or uterine fibroids. 2014. Available at: http://www.fda.gov/NewsEvents/Newsroom/PressAnnouncements/ucm393689.htm. Accessed April 27, 2014

Fotopoulou C, Sehouli J, Gehrmann N, et al: Functional and anatomic results of amnion vaginoplasty in young women with Mayer-Rokitansky-Küster-Hauser syndrome. Fertil Steril 94(1):317, 2010

Frankman EA, Wang L, Bunker CH, et al: Lower urinary tract injury in women in the United States, 1979–2006. Am J Obstet Gynecol 202(5):495.e1, 2010

Frederick J, Fletcher H, Simeon D, et al: Intramyometrial vasopressin as a haemostatic agent during myomectomy. BJOG 101:435, 1994

Friedman AJ, Hoffman DI, Comite F, et al: Treatment of leiomyomata uteri with leuprolide acetate depot: a double-blind, placebo-controlled, multicenter study. The Leuprolide Study Group. Obstet Gynecol 77:720, 1991

Frishman G: Vasopressin: if some is good, is more better? Obstet Gynecol 113(2 Pt 2):476, 2009

Gage AA: What temperature is lethal for cells? J Dermatol Surg Oncol 5:459, 1979

Ghanbari Z, Baratali BH, Foroughifar T, et al: Pfannenstiel versus Maylard incision for gynecologic surgery: a randomized, double-blind controlled trial. Taiwan J Obstet Gynecol 48(2):120, 2009

Gilmour DT, Das S, Flowerdew G: Rates of urinary tract injury from gynecologic surgery and the role of intraoperative cystoscopy. Obstet Gynecol 107(6):1366, 2006

Ginsburg ES, Benson CB, Garfield JM, et al: The effect of operative technique and uterine size on blood loss during myomectomy: a prospective, randomized study. Fertil Steril 60:956, 1993

Goetsch MF: Incidence of Bartholin's duct occlusion after superficial localized vestibulectomy. Am J Obstet Gynecol 200(6):688.e1, 2009

Golan A, Zachalka N, Lurie S, et al: Vaginal removal of prolapsed pedunculated submucous myoma: a short, simple, and definitive procedure with minimal morbidity. Arch Gynecol Obstet 271(1):11, 2005

Goldstein AT, Marinoff SC, Haefner HK: Vulvodynia: strategies for treatment. Clin Obstet Gynecol 48:769, 2005

Haefner HK: Critique of new gynecologic surgical procedures: surgery for vulvar vestibulitis. Clin Obstet Gynecol 43:689, 2000

Haefner HK, Collins ME, Davis GD, et al: The vulvodynia guideline. J Low Gen Tract Dis 9:40, 2005

Hakim-Elahi E, Tovell HM, Burnhill MS: Complications of first-trimester abortion: a report of 170,000 cases. Obstet Gynecol 76:129, 1990

Hannoun-Levi JM, Peiffert D, Hoffstetter S, et al: Carcinoma of the cervical stump: retrospective analysis of 77 cases. Radiother Oncol 43:147, 1997

Hartmann KE, Ma C, Lamvu GM, et al: Quality of life and sexual function after hysterectomy in women with preoperative pain and depression. Obstet Gynecol 104:701, 2004

Heinonen A, Gissler M, Riska A, et al: Loop electrosurgical excision procedure and the risk for preterm delivery. Obstet Gynecol 121(5):1063, 2013

Helal AS, Abdel-Hady el-S, Refaie E, et al: Preliminary uterine artery ligation versus pericervical mechanical tourniquet in reducing hemorrhage during abdominal myomectomy. Int J Gynaecol Obstet 108(3):233, 2010

Hellstrom AC, Sigurjonson T, Pettersson F: Carcinoma of the cervical stump: the radiumhemmet series 1959–1987. Treatment and prognosis. Acta Obstet Gynaecol Scand 80:152, 2001

Helmerhorst TJM, van der Vaart CH, Dijkhuizen GH, et al: CO$_2$-laser therapy in patients with vulvar intraepithelial neoplasia. Eur J Obstet Gynecol Repro Biol 34(1–2):149, 1990

Hilger WS, Pizarro AR, Magrina JF: Removal of the retained cervical stump. Am J Obstet Gynecol 193:2117, 2005

Hill DA, Lense JJ: Office management of Bartholin gland cysts and abscesses. Am Fam Physician 57:1611, 1998

Hillemanns P, Wang X, Staehle S, et al: Evaluation of different treatment modalities for vulvar intraepithelial neoplasia (VIN): CO$_2$ laser vaporization, photodynamic therapy, excision and vulvectomy. Gynecol Oncol 100:271, 2006

Hillis SD, Marchbanks PA, Tylor LR, et al: Poststerilization regret: findings from the United States Collaborative Review of Sterilization. Obstet Gynecol 93:889, 1999

Hoffman MS, Pinelli DM, Finan M, et al: Laser vaporization for vulvar intraepithelial neoplasia. J Reprod Med 37(2):135, 1992

Houlard S, Perrotin F, Fourquet F, et al: Risk factors for cervical stenosis after laser cone biopsy. Eur J Obstet Gynaecol Reprod Biol 104:144, 2002

Hutchins FL Jr: A randomized comparison of vasopressin and tourniquet as hemostatic agents during myomectomy. Obstet Gynecol 88:639, 1996

Hwang JH1, Lee JK, Lee NW, et al: Open cornual resection versus laparoscopic cornual resection in patients with interstitial ectopic pregnancies. Eur J Obstet Gynecol Reprod Biol 156(1):78, 2011

Imai A, Sugiyama M, Furui T, et al: Gonadotrophin-releasing hormones agonist therapy increases peritoneal fibrinolytic activity and prevents adhesion formation after myomectomy. J Obstet Gynaecol 23:660, 2003

Iverson RE Jr, Chelmow D, Strohbehn K, et al: Relative morbidity of abdominal hysterectomy and myomectomy for management of uterine leiomyomas. Obstet Gynecol 88:415, 1996

Jacob M, Broekhuizen FF, Castro W, et al: Experience using cryotherapy for treatment of cervical precancerous lesions in low-resource settings. Int J Gynaecol Obstet 89:S13, 2005

Jacobson P: Marsupialization of vulvovaginal (Bartholin) cysts. Am J Obstet Gynecol 79:73, 1960

Jacoby VL, Autry A, Jacobson G, et al: Nationwide use of laparoscopic hysterectomy compared with abdominal and vaginal approaches. Obstet Gynecol 114(5):1041, 2009

Johnson N, Barlow D, Lethaby A et al: Methods of hysterectomy: systematic review and meta-analysis of randomised controlled trials. BMJ 330(7506):1478, 2005

Joki-Erkkilä MM, Heinonen PK: Presenting and long-term clinical implications and fecundity in females with obstructing vaginal malformations. J Pediatr Adolesc Gynecol 16:307, 2003

Jones RW, Rowan DM, Stewart AW: Vulvar intraepithelial neoplasia: aspects of the natural history and outcome in 405 women. Obstet Gynecol 106:1319, 2005

Joura EA: Epidemiology, diagnosis and treatment of vulvar intraepithelial neoplasia. Curr Opin Obstet Gynecol 14:39, 2002

Kennedy CM, Dewdney S, Galask RP: Vulvar granuloma fissuratum: a description of fissuring of the posterior fourchette and the repair. Obstet Gynecol 105:1018, 2005

Kessous R, Aricha-Tamir B, Sheizaf B, et al: Clinical and microbiological characteristics of Bartholin gland abscesses. Obstet Gynecol 122(4):794, 2013

Kho RM, Magrina JF. Removal of the retained cervical stump after supracervical hysterectomy. Best Pract Res Clin Obstet Gynaecol 25(2):153, 2011

Kilpatrick CC, Alagkiozidis I, Orejuela FJ, et al: Factors complicating surgical management of the vulvar abscess. J Reprod Med 55:139, 2010

Klingele CJ, Gebhart JB, Croak AJ, et al: McIndoe procedure for vaginal agenesis: long-term outcome and effect on quality of life. Am J Obstet Gynecol 189:1569, 2003

Kongnyuy EJ, Wiysonge CS: Interventions to reduce haemorrhage during myomectomy for fibroids. Cochrane Database Syst Rev 11:CD005355, 2014

Kristensen GB, Jensen LK, Holund B: A randomized trial comparing two methods of cold knife conization with laser conization. Obstet Gynecol 76:1009, 1990

Kristensen J, Langhoff-Roos J, Kristensen FB: Increased risk of preterm birth in women with cervical conization. Obstet Gynecol 81:1005, 1993a

Kristensen J, Langhoff-Roos J, Wittrup M, et al: Cervical conization and preterm delivery/low birth weight: a systematic review of the literature. Acta Obstet Gynaecol Scand 72:640, 1993b

Kuppermann M, Learman LA, Schembri M, et al: Contributions of hysterectomy and uterus-preserving surgery to health-related quality of life. Obstet Gynecol 122(1):15, 2013

Kuppers V, Stiller M, Somville T, et al: Risk factors for recurrent VIN: role of multifocality and grade of disease. J Reprod Med 42:140, 1997

Kurata H, Aoki Y, Tanaka K: Delayed, massive bleeding as an unusual complication of laser conization: a case report. J Reprod Med 48:659, 2003

LaMorte AI, Lalwani S, Diamond MP: Morbidity associated with abdominal myomectomy. Obstet Gynecol 82:897, 1993

Lavy Y, Lev-Sagie A, Hamani Y, et al: Modified vulvar vestibulectomy: simple and effective surgery for the treatment of vulvar vestibulitis. Eur J Obstet Gynaecol Reprod Biol 120:91, 2005

Learman LA, Summitt RL Jr, Varner RE, et al: A randomized comparison of total or supracervical hysterectomy: surgical complications and clinical outcomes. Obstet Gynecol 102(3):453, 2003

Lethaby A, Mukhopadhyay A, Naik R. Total versus subtotal hysterectomy for benign gynaecological conditions. Cochrane Database Syst Rev 4:CD004993, 2012

Lethaby A, Vollenhoven B, Sowter M: Efficacy of pre-operative gonadotrophin hormone–releasing analogues for women with uterine fibroids undergoing hysterectomy or myomectomy: a systematic review. BJOG 109:1097, 2002

Li FY, Xu YS, Zhou CD, et al: Long-term outcomes of vaginoplasty with autologous buccal micromucosa. Obstet Gynecol 123(5):951, 2014

Liang CC, Chang SD, Soong YK: Long-term follow-up of women who underwent surgical correction for imperforate hymen. Arch Gynecol Obstet 269:5, 2003

Lichtenberg ES, Paul M, Society of Family Planning: Surgical abortion prior to 7 weeks of gestation. Contraception 88(1):7, 2013

Mamik MM, Antosh D, White DE, et al: Risk factors for lower urinary tract injury at the time of hysterectomy for benign reasons. Int Urogynecol J 25(8):1031, 2014

Marana R, Busacca M, Zupi E, et al: Laparoscopically assisted vaginal hysterectomy versus total abdominal hysterectomy: a prospective, randomized, multicenter study. Am J Obstet Gynecol 180:270, 1999

Martin-Hirsch PL, Paraskevaidis E, Bryant A: Surgery for cervical intraepithelial neoplasia. Cochrane Database Syst Rev 6:CD001318, 2013

Massad LS, Einstein MH, Huh WK, et al: 2012 updated consensus guidelines for the management of abnormal cervical cancer screening tests and cancer precursors. J Low Genit Tract Dis 17(5 Suppl 1):S1, 2013

Mathai M, Hofmeyr GJ, Mathai NE: Abdominal surgical incisions for caesarean section. Cochrane Database Syst Rev 5:CD004453, 2013

Mathevet P, Chemali E, Roy M, et al: Long-term outcome of a randomized study comparing three techniques of conization: cold knife, laser, and LEEP. Eur J Obstet Gynaecol Reprod Biol 106:214, 2003

Matta WH, Stabile I, Shaw RW, et al: Doppler assessment of uterine blood flow changes in patients with fibroids receiving the gonadotropin-releasing hormone agonist Buserelin. Fertil Steril 49:1083, 1988

McIndoe AH, Banister JB: An operation for the cure of congenital absence of the vagina. J Obstet Gynaecol Br Empire 45:490, 1938

Mencaglia L, Tantini C: GnRH agonist analogs and hysteroscopic resection of myomas. Int J Gynaecol Obstet 43:285, 1993

Mene A, Buckley CH: Involvement of the vulvar skin appendages by intraepithelial neoplasia. Br J Obstet Gynecol 92:634, 1985

Miller BE: Vulvar intraepithelial neoplasia treated with cavitational ultrasonic surgical aspiration. Gynecol Oncol 85:114, 2002

Milton SH: Gynecologic myomectomy. 2013. Available at: http://emedicine.medscape.com/article/267677-treatment#a1132. Accessed September 1, 2014

Mirzabeigi MN, Moore JH Jr, Mericli AF, et al: Current trends in vaginal labioplasty: a survey of plastic surgeons. Ann Plast Surg 68(2):125, 2012

Mitchell MF, Tortolero-Luna G, Cook E, et al: A randomized clinical trial of cryotherapy, laser vaporization, and loop electrosurgical excision for treatment of squamous intraepithelial lesions of the cervix. Obstet Gynecol 92:737, 1998

Mittal S, Sehgal R, Aggarwal S, et al: Cervical priming with misoprostol before manual vacuum aspiration versus electric vacuum aspiration for first-trimester surgical abortion. Int J Gynaecol Obstet 112(1):34, 2011

Moawad NS, Mahajan ST, Moniz MH, et al: Current diagnosis and treatment of interstitial pregnancy. Am J Obstet Gynecol 202:15, 2010

Modesitt SC, Waters AB, Walton L, et al: Vulvar intraepithelial neoplasia III: occult cancer and the impact of margin status on recurrence. Obstet Gynecol 92:962, 1998

Motoyama S, Laoag-Fernandez JB, Mochizuki S, et al: Vaginoplasty with Interceed absorbable adhesion barrier for complete squamous epithelialization in vaginal agenesis. Am J Obstet Gynecol 188:1260, 2003

Mowbray N, Ansell J, Warren N, et al: Is surgical smoke harmful to theater staff? A systematic review. Surg Endosc 27(9):3100, 2013

National Institute for Occupational Safety and Health: Control of smoke from laser/electric surgical procedures. Appl Occup Environ Hyg 14:71, 1999

Ngeh N, Belli AM, Morgan R, et al: Premyomectomy uterine artery embolisation minimises operative blood loss. BJOG 111:1139, 2004

Nieboer TE, Johnson N, Lethaby A, et al: Surgical approach to hysterectomy for benign gynaecological disease. Cochrane Database Syst Rev 3:CD003677, 2009

Novak F: Marsupialization of Bartholin cysts and abscesses. In Novak F (ed): Surgical Gynecologic Techniques. New York, Wiley, 1978, p 191

Novetsky AP, Boyd LR, Curtin JP: Trends in bilateral oophorectomy at the time of hysterectomy for benign disease. Obstet Gynecol 118(6):1280, 2011

Numnum TM, Kirby TO, Leath CA III, et al: A prospective evaluation of "see and treat" in women with HSIL Pap smear results: is this an appropriate strategy? J Low Gen Tract Dis 9:2, 2005

Nuovo J, Melnikow J, Willan AR, et al: Treatment outcomes for squamous intraepithelial lesions. Int J Gynaecol Obstet 68:25, 2000

Olive DL: Dogma, skepsis, and the analytic method: the role of prophylactic oophorectomy at the time of hysterectomy. Obstet Gynecol 106:214, 2005

Osmundsen BC1, Clark A, Goldsmith C, et al: Mesh erosion in robotic sacrocolpopexy. Female Pelvic Med Reconstr Surg 18(2):86, 2012

Ostergard DR: Cryosurgical treatment of cervical intraepithelial neoplasia. Obstet Gynecol 56:231, 1980

Parker WH, Feskanich D, Broder MS, et al: Long-term mortality associated with oophorectomy compared with ovarian conservation in the Nurses' Health Study. Obstet Gynecol 121(4):709, 2013

Pasley WW: Trachelectomy: a review of fifty-five cases. Am J Obstet Gynecol 159:728, 1988

Pati S, Cullins V: Female sterilization: evidence. Obstet Gynecol Clin North Am 27:859, 2000

Peipert JF, Weitzen S, Cruickshank C, et al: Risk factors for febrile morbidity after hysterectomy. Obstet Gynecol 103:86, 2004

Penna C, Fambrini M, Fallani MG, et al: Laser $CO_2$ conization in postmenopausal age: risk of cervical stenosis and unsatisfactory follow-up. Gynecol Oncol 96:771, 2005

Perera HK, Ananth CV, Richards CA, et al: Variation in ovarian conservation in women undergoing hysterectomy for benign indications. Obstet Gynecol 121:717, 2013

Peterson HB, Jeng G, Folger SG, et al: The risk of menstrual abnormalities after tubal sterilization. U.S. Collaborative Review of Sterilization Working Group. N Engl J Med 343:1681, 2000

Peterson HB, Xia Z, Hughes JM, et al: The risk of pregnancy after tubal sterilization: findings from the U.S. Collaborative Review of Sterilization. Am J Obstet Gynecol 174:1161, 1996

Pratt JH, Jefferies JA: The retained cervical stump: a 25-year experience. Obstet Gynecol 48:711, 1976

Rader JS, Leake JF, Dillon MB, et al: Ultrasonic surgical aspiration in the treatment of vulvar disease. Obstet Gynecol 77(4):573, 1991

Radman HM, Korman W: Uterine perforation during dilatation and curettage. Obstet Gynecol 21:210, 1963

Rahn DD, Phelan JN, Roshanravan SM, et al: Anterior abdominal wall nerve and vessel anatomy: clinical implications for gynecologic surgery. Am J Obstet Gynecol 202(3):234.e1, 2010

Raio L, Ghezzi F, Di Naro E, et al: Duration of pregnancy after carbon dioxide laser conization of the cervix: influence of cone height. Obstet Gynecol 90:978, 1997

Ravina JH, Bouret JM, Fried D, et al: Value of preoperative embolization of uterine fibroma: report of a multicenter series of 31 cases. Fertil Contracep Sex 23:45, 1995

Reid R, Elfont EA, Zirkin RM, et al: Superficial laser vulvectomy. II. The anatomic and biophysical principles permitting accurate control over the depth of dermal destruction with carbon dioxide laser. Am J Obstet Gynecol 152(3):261, 1985

Reinsch RC, Murphy AA, Morales AJ, et al: The effects of RU 486 and leuprolide acetate on uterine artery blood flow in the fibroid uterus: a prospective, randomized study. Am J Obstet Gynecol 170:1623, 1994.

Rice MS, Murphy MA, Vitonis AF, et al: Tubal ligation, hysterectomy and epithelial ovarian cancer in the New England Case-Control Study. Int J Cancer 133(10):2415, 2013

Riva HL, Hefner JD, Marchetti AA, et al: Prophylactic trachelectomy of cervical stump: two hundred and twelve cases. South Med J 54:1082, 1961

Rodolakis A, Diakomanolis E, Vlachos G, et al: Vulvar intraepithelial neoplasia (VIN): diagnostic and therapeutic challenges. Eur J Gynaecol Oncol 24:317, 2003

Rouzier R, Haddad B, Deyrolle C, et al: Perineoplasty for the treatment of introital stenosis related to vulvar lichen sclerosus. Am J Obstet Gynecol 186:49, 2002

Rybak EA, Polotsky AJ, Woreta T, et al: Explained compared with unexplained fever in postoperative myomectomy and hysterectomy patients. Obstet Gynecol 111(5):1137, 2008

Ryder RM, Vaughan MC: Laparoscopic tubal sterilization: methods, effectiveness, and sequelae. Obstet Gynecol Clin North Am 26:83, 1999

Sadler L, Saftlas A, Wang W, et al: Treatment for cervical intraepithelial neoplasia and risk of preterm delivery. JAMA 291:2100, 2004

Salom EM, Penalver M: Complications in gynecologic surgery. In Cohn SM, Barquist E, Byers PM, et al (eds): Complications in Surgery and Trauma. New York, Informa Healthcare USA, 2007, p 554

Samson SLA, Bentley JR, Fahey TJ, et al: The effect of loop electrosurgical excision procedure on future pregnancy outcome. Obstet Gynecol 105:325, 2005

Sapmaz E, Celik H. Comparison of the effects of the ligation of ascending branches of bilateral arteria uterina with tourniquet method on the intra-operative and post-operative hemorrhage in abdominal myomectomy cases. Eur J Obstet Gynecol Reprod Biol 111(1):74, 2003

Sawaya GF, Grady D, Kerlikowske K, et al: Antibiotics at the time of induced abortion: the case for universal prophylaxis based on a meta-analysis. Obstet Gynecol 87:884, 1996

Sawin SW, Pilevsky ND, Berlin JA, et al: Comparability of perioperative morbidity between abdominal myomectomy and hysterectomy for women with uterine leiomyomas. Am J Obstet Gynecol 183:1448, 2000

Schantz A, Thormann L: Cryosurgery for dysplasia of the uterine ectocervix: a randomized study of the efficacy of the single- and double-freeze techniques. Acta Obstet Gynaecol Scand 63:417, 1984

Schmidt T, Eren Y, Breidenbach M, et al: Modifications of laparoscopic supracervical hysterectomy technique significantly reduce postoperative spotting. J Minim Invasive Gynecol 18(1):81, 2011

Seracchioli R, Rossi S, Govoni F, et al: Fertility and obstetric outcome after laparoscopic myomectomy of large myomata: a randomized comparison with abdominal myomectomy. Hum Reprod 15(12):2663, 2000

Sharma S, Refaey H, Stafford M, et al: Oral versus vaginal misoprostol administered one hour before surgical termination of pregnancy: a randomised, controlled trial. BJOG 112:456, 2005

Shatz P, Bergeron C, Wilkinson EJ, et al: Vulvar intraepithelial neoplasia and skin appendage involvement. Obstet Gynecol 74(5):769, 1989

Siddle N, Sarrel P, Whitehead M: The effect of hysterectomy on the age at ovarian failure: identification of a subgroup of women with premature loss of ovarian function and literature review. Fertil Steril 47:94, 1987

Sizzi O, Rossetti A, Malzoni M, et al: Italian multicenter study on complications of laparoscopic myomectomy. J Minim Invasive Gynecol 14(4): 453, 2007

Smith DC, Uhlir JK: Myomectomy as a reproductive procedure. Am J Obstet Gynecol 162:1476, 1990

Society of Gynecologic Oncology: SGO Clinical Practice Statement: salpingectomy for ovarian cancer prevention. 2013. Available at: https://www.sgo.org/clinical-practice/guidelines/sgo-clinical-practice-statement-salpingectomy-for-ovarian-cancer-prevention./ Accessed April 25, 2014

Son M, Evanko JC, Mongero LB, et al: Utility of cell salvage in women undergoing abdominal myomectomy. Am J Obstet Gynecol 211(1):28.e1, 2014

Song T, Kim MK, Kim ML, et al: Effectiveness of different routes of misoprostol administration before operative hysteroscopy: a randomized, controlled trial. Fertil Steril 102(2):519, 2014

Spitzer M: Lower genital tract intraepithelial neoplasia in HIV-infected women: guidelines for evaluation and management. Obstet Gynecol Surv 54(2):131, 1999

Suh-Burgmann EJ, Whall-Strojwas D, Chang Y, et al: Risk factors for cervical stenosis after loop electrocautery excision procedure. Obstet Gynecol 96:657, 2000

Tabata T, Yamawaki T, Ida M, et al: Clinical value of dilatation and curettage for abnormal uterine bleeding. Arch Gynecol Obstet 264: 174, 2001

Tan-Kim J, Menefee SA, Luber KM, et al: Prevalence and risk factors for mesh erosion after laparoscopic-assisted sacrocolpopexy. Int Urogynecol J Pelvic Floor Dysfunct 22(2):205, 2011

Taylor A, Sharma M, Tsirkas P, et al: Reducing blood loss at open myomectomy using triple tourniquets: a randomised, controlled trial. BJOG 112:340, 2005

Thakar R, Ayers S, Clarkson P, et al: Outcomes after total versus subtotal abdominal hysterectomy. N Engl J Med 347:1318, 2002

Thurman AR, Satterfield TM, Soper DE: Methicillin-resistant *Staphylococcus aureus* as a common cause of vulvar abscesses. Obstet Gynecol 112:538, 2008

Tinelli A, Malvasi A, Guido M, et al: Adhesion formation after intracapsular myomectomy with or without adhesion barrier. Fertil Steril 95(5):1780, 2011

Tommola P, Unkila-Kallio L, Paavonen J: Surgical treatment of vulvar vestibulitis: a review. Acta Obstet Gynecol Scand 89(11):1385, 2010

Trimbos JB, Heintz AP, van Hall EV: Reliability of cytological follow-up after conization of the cervix: a comparison of three surgical techniques. BJOG 90:1141, 1983

Tulandi T, Beique F, Kimia M: Pulmonary edema: a complication of local injection of vasopressin at laparoscopy. Fertil Steril 66:478, 1996

Tulandi T, Murray C, Guralnick M: Adhesion formation and reproductive outcome after myomectomy and second-look laparoscopy. Obstet Gynecol 82:213, 1993

Tunçalp O, Gülmezoglu AM, Souza JP: Surgical procedures for evacuating incomplete miscarriage. Cochrane Database Syst Rev 9:CD001993, 2010

Turner LC, Shepherd JP, Wang L, et al: Hysterectomy surgical trends: a more accurate depiction of the last decade? Am J Obstet Gynecol 208(4):277.e1, 2013

Vercellini P, Trespidi L, Zaina B, et al: Gonadotropin-releasing hormone agonist treatment before abdominal myomectomy: a controlled trial. Fertil Steril 79:1390, 2003

Visco AG, Del Priore G: Postmenopausal Bartholin gland enlargement: a hospital-based cancer risk assessment. Obstet Gynecol 87:286, 1996

Weed JC Jr, Curry SL, Duncan ID, et al: Fertility after cryosurgery of the cervix. Obstet Gynecol 52:245, 1978

Welch JS, Cousellor VS, Malkasian GD Jr: The vaginal removal of the cervical stump. Surg Clin North Am 39:1073, 1959

Werner CL, Lo JY, Heffernan T, et al: Loop electrosurgical excision procedure and risk of preterm birth. Obstet Gynecol 115(3):605, 2010

Word B: New instrument for office treatment of cysts and abscesses of Bartholin's gland. JAMA 190:777, 1964

World Health Organization: WHO Guidelines for Treatment of Cervical Intraepithelial Neoplasia 2–3 and Adenocarcinoma in situ: Cryotherapy, Large Loop Excision of the Transformation Zone, and Cold Knife Conization. Geneva, World Health Organization, 2014

Wright VC, Davies E: Laser surgery for vulvar intraepithelial neoplasia: principles and results. Am J Obstet Gynecol 156(2):374, 1987

Yamada T, Yamashita Y, Terai Y, et al: Intraoperative blood salvage in abdominal uterine myomectomy. Int J Gynaecol Obstet 56: 141, 1997

Yu KJ, Lin YS, Chao KC, et al: A detachable porous vaginal mold facilitates reconstruction of a modified McIndoe neovagina. Fertil Steril 81:435, 2004

Zhou W, Nielsen GL, Moller M, et al: Short-term complications after surgically induced abortions: a register-based study of 56,117 abortions. Acta Obstet Gynaecol Scand 81:331, 2002

**第四十四章**

# 微创妇科手术

## 诊断性腹腔镜手术

诊断性腹腔镜为全面评估盆腹腔腹膜和盆腔器官提供了一种微创伤手术（minimally invasive surgery，MIS）方法，其可用于探查盆腔痛或不孕症的病因、诊断子宫内膜异位症、明确盆腹腔粘连程度以及盆腔包块的性质等。最重要的是，无论是腹腔镜诊断还是腹腔镜手术，均能对盆腹腔进行系统而全面的评估。

### 术前准备

#### 知情同意

在签署诊断性腹腔镜知情同意书之前，需要向患者充分告知手术的目的，术中可能需要组织活检进行病理诊断并进行相应治疗的可能性，与此同时，对于术中可能进行的粘连松解、腹膜活检、子宫内膜异位病灶切除或消融等操作也要获得患者的知情同意。尤为重要的是，术前还需要向患者告知诊断性腹腔镜术中无异常发现的可能。

通常情况下，诊断性腹腔镜的并发症率是比较低的，其中，最为常见且严重的并发症是由于穿刺或能量器械所造成的脏器损伤，具体详见第四十一章。不仅如此，还需要向患者告知，如果腹腔镜进腹失

败、穿刺时造成脏器损伤、或存在盆腹腔广泛粘连时，可能需要中转开腹手术。总体而言，诊断性腹腔镜中转开腹手术的风险较低，大约为 5% 左右。

#### 患者准备

与开腹手术相比，诊断性腹腔镜术后感染和静脉血栓栓塞（venous thromboembolism，VTE）的发生率不高，一般情况下术前无需预防性使用抗生素；对于具有高危因素的患者，术前可采取 VTE 预防措施（表 39-8）。此外，多数情况下无需进行肠道准备，但是，对于术前评估可能存在广泛粘连、术中可能肠管损伤的患者，施术前应进行肠道准备。

### 术中情况

#### 手术器械

诊断性腹腔镜的标准器械包中应包含一些常用的手术器械，这些器械在腹腔镜手术中也是经常需要使用的器械，其中，钝性探棒和无损伤抓钳最适用于对盆腹腔脏器的操作，配有通液装置的举宫器可在不孕症患者盆腹腔情况的评估中使用，需要进行输卵管通畅情况的评估时，通常将靛蓝胭脂红染液或亚甲蓝染液以无菌生理盐水稀释至 50 ~ 100 ml，经宫颈插管进行宫腔内注射（目前亚甲蓝染液临床应用更多），可在腹腔镜直视下观察上述染

液经输卵管流出的情况，协助判断输卵管的通畅度。

### 手术步骤

#### ❶ 麻醉和体位

大多数诊断性腹腔镜需要全身麻醉在手术室进行，个别情况下，有报道使用直径 2 ~ 3 mm 的微型腹腔镜在门诊治疗室进行。诊断性腹腔镜的目的主要是针对一些恶性肿瘤治疗后的二探评估、输卵管绝育、盆腔痛和不孕症患者的盆腹腔病因检查（Franchi，2000；Mazdisnian，2002；Mercorio，2008；Palter，1999）。

通常情况下，麻醉诱导成功后，患者取头低脚高的膀胱截石位，将双侧手臂包裹固定于身体两侧以利于手术操作。正确的手术体位可以避免发生神经损伤，具体内容详见第四十一章。体位摆好后应行双合诊检查，明确子宫的位置放置举宫器（必要时）。常规外阴阴道和腹部消毒，导尿排空膀胱，若预估手术时间较长，则可留置 Foley 导尿管，以避免充盈的膀胱遮挡手术视野或增加膀胱损伤的风险。

#### ❷ 放置举宫器

举宫器放置与否依施术者需要决定。放置举宫器时可以牵拉、移动改变子宫的位置，更便于盆腔探查，其使用详见第四十一章所述。放置举宫器时，施术者应穿好手术衣，戴双层无菌手套，放置 Graves

阴道窥器或阴道拉钩暴露宫颈，以单齿宫颈钳钳夹固定宫颈前唇，将Cohen或其他举宫器经宫颈外口置入宫腔；或者，也可以在探测宫腔长度后，将末端带有球囊的子宫腔操控装置置入宫腔并充盈球囊固定。举宫器放置到位后，施术者脱去外层手套，站在患者的侧方开始腹腔镜手术操作。

**❸ 初始穿刺套管置入**

如第41章所述，腹腔镜手术时，初始进入腹腔有4种基本的操作方法，包括气腹针插入法、穿刺套管直接插入法、光学通道引导的穿刺套管插入法以及开放式进入法。对于诊断性腹腔镜而言，上述4种进腹方法并无优劣之分。通常情况下，初始进腹部位大多选择脐孔处，但是对于存在脐周粘连史的患者，可选择Palmer点作为初始进腹部位。手术操作时，一般在脐孔处做5 mm或10 mm切口，通常先做5 mm的小切口，待初始穿刺套管插入后，置入5 mm腹腔镜查看盆腹腔视野是否暴露充分；如果需要扩大视野范围，可将脐孔切口延长以便置入10 mm腹腔镜。待置镜成功后，连接气腹机使气腹压维持在15 mmHg或更低水平。

**❹ 选择辅助穿刺点**

在实施诊断性腹腔镜手术中，往往需要增加辅助穿刺通道。如若预估手术范围较小，可在耻骨联合上方选择辅助穿刺点；而估计术中需要分离粘连或操作范围较大时，则辅助穿刺点建议选择在下腹部两侧，这样的穿刺点更利于腹腔镜直视下的操作，详见第四十一章。

**❺ 上腹部探查**

所有诊断性腹腔镜手术均需要对整个盆腹腔（包括上腹部和盆腔）进行系统、全面的探查。腹腔镜置入后，应首先探查初始穿刺孔下方是否有出血或脏器损伤。在摆放患者体位为Trendelenburg（头低脚高位）之前，应仔细探查上腹部，包括肝区、胆囊、镰状韧带、胃、大网膜和左右侧膈肌是否有异常改变；同时探查升结肠、横结肠和降结肠；在探查升结肠时，应同时探查阑尾的形态是否正常。完成上述操作后，再将患者体位调整为Trendelenburg（头低脚高）位，以便肠管和大网膜进入上腹部和暴露腹膜后组织。与此同时，由于肠管移出盆腔，也便于再次探查初始穿刺套管下方组织或脏器是否有损伤，此时，更易于发现该部位之前没有被暴露的损伤。

**❻ 探查盆腔**

上腹部探查完毕后，依序探查盆腔内脏器。首先，上抬举宫器使子宫呈后倾位，暴露并检查膀胱子宫陷凹；然后分别将举宫器向左右侧方移动，暴露并检查双侧盆壁腹膜；之后再下压举宫器使子宫呈前倾位暴露子宫直肠陷凹区域。在上述各部位探查过程中，需要注意观察是否存在子宫内膜异位病灶、腹膜缺损、粘连、纤维化以及可疑有恶变的病灶。

双侧输尿管也应进行常规探查，腹腔镜下可以看到双侧输尿管跨过骨盆边缘进入盆腔并沿着骨盆侧壁下行到达宫颈部位，探查过程中还应观察双侧输尿管的粗细以及其蠕动情况；与此同时，也应注意观察子宫的大小、形状和质地。施术者可以将钝性探棒置入子宫直肠陷凹处并分别向前方和左右两侧拨动，以便清楚观察双侧输卵管和卵巢情况。

**❼ 决策与相应操作**

对于盆腹腔内肉眼可见的病灶，应按照手术指征进行相应处理；对于术中发现的粘连，则需要进行粘连松解术，具体操作步骤详见第四十一章。

**❽ 排气并拔出穿刺套管**

诊断性腹腔镜探查结束后，应关闭$CO_2$气体并撤出充气导管，将所有穿刺套管的通气口打开排出腹腔内的气体，有时为了避免腹腔内残留的$CO_2$气体刺激膈肌，施术者可在腹部按压以协助腹腔内气体排出；在此过程中，应在腹腔镜直视下拔出各穿刺套管，并检查穿刺部位以避免遗漏穿刺孔出血，同时也可防止肠管或大网膜进入穿刺孔形成腹壁肠疝和大网膜疝。值得注意的是，气腹所形成的压力具有压迫止血的作用，因此，在释放腹腔内气体的同时，需要重新检查腹腔内可能出血的部位。最后，拔出置入腹腔镜的穿刺套管，然后再缓慢撤出腹腔镜，并在撤出镜体的同时再次观察腹壁切口处有无出血，同时也避免将盆腹腔脏器牵拉至腹壁切口内。

**❾ 闭合穿刺切口**

依据穿刺切口大小决定是否需要缝合腹壁筋膜。为防止切口疝形成，通常穿刺孔直径≥ 10 mm时，推荐缝合腹壁深筋膜层（Lajer，1997）。有报道认为使用钝性穿刺套管可能降低切口疝的风险（Liu，2000）。在缝合穿刺切口深筋膜层时，通常使用0号延迟可吸收线间断或连续缝合，缝合时牵拉缝线至切口中线打方结关闭筋膜缺损部位。

皮肤切口通常采用4-0延迟可吸收线缝合，也可以使用氰基丙烯酸盐组织黏合剂（Dermabond皮肤黏合剂）或皮肤胶带（Steri-Strips）进行组织闭合（详见第四十章）。

待腹壁切口缝合/闭合完毕后，

移出举宫器。

## 术后处理

诊断性腹腔镜手术后住院时间需依据术中情况而定，多数患者于手术当日即可出院；一般情况下，患者视自身情况于手术当日即可恢复活动和饮食。

（陈淑剑 译 段 华 审校）

## 44-2

# 腹腔镜输卵管结扎术

在美国，每年大约有 65 万妇女接受输卵管结扎绝育术，其中将近半数是在分娩或终止妊娠后随即进行。其他在非孕期进行的输卵管结扎手术，被称为择期绝育术（Chan，2010）。大多数择期输卵管结扎术是在腹腔镜下进行的，手术中可通过电凝、机械夹闭、硅胶圈套扎或缝扎等方法阻断并破坏输卵管的功能（Pati，2000）。

目前对于有卵巢癌患病风险的妇女在接受输卵管绝育术、盆腹腔手术或全子宫切除手术时，推荐进行预防性输卵管切除术（美国妇产科医师协会，2015）。有关预防性输卵管切除术可以降低某些卵巢上皮性癌发生的具体病因学基础详见第三十五章。

## 术前准备

### 患者评估

接受输卵管结扎手术的患者在施术前应注意排除妊娠的可能，通常情况下，术前应告知患者采取有效的避孕措施，手术应在早卵泡期进行，施术前检查血清 β-hCG 水平可以有效预防或排除早期妊娠的可能（美国妇产科医师协会，2013a）。

对于高级别宫颈上皮内瘤变需要进行手术治疗、同时又希望进行输卵管绝育术的患者，选择全子宫切除术的同时增加双侧输卵管切除术，比分别实施输卵管绝育和宫颈病变切除更为合理，因为前种治疗方式能够达到双重治疗的目的。因此，对于拟行输卵管绝育术的患者，手术前应常规进行宫颈癌的筛查。

### 知情同意

手术前谈话和签署知情同意书时，应充分告知患者其他可逆性的避孕方法，以及其他不可逆的避孕手段，例如男性结扎手术。应让患者充分认知输卵管结扎术是一种永久性绝育方法，以免将来发生反悔的可能（美国妇产科医师协会，2009）。输卵管结扎术安全有效并且手术并发症较低。总的来说，腹腔镜输卵管结扎术的风险与诊断性腹腔镜手术相似（详见第四十一章）。

当输卵管被绝育夹或绝育圈夹闭阻断后，加闭区域的输卵管组织将发生坏死和纤维化，有时绝育夹和绝育圈可能发生脱落或移位（图44-2.1）。大部分脱落的绝育夹是在手术中被偶然被发现的，一般不会导致不适症状，仅极少数可能会引起局部异物反应。偶有发现绝育夹移位到膀胱、子宫腔以及前腹壁的报道（Gooden，1993；Kesby，1997；Tan，2004）。

无论实施何种输卵管绝育方法，施术前还应告知患者不同术式相关的避孕失败率和妊娠率（见第五章）。

总体而言，输卵管结扎术是一种有效的避孕方式，失败率和妊娠率均较低。但是，一旦术后妊娠，则异位妊娠的可能性较大。相对于绝育夹或绝育圈而言，双极电凝绝育法发生异位妊娠的风险最高（Malacova，2014；Peterson，1996）。因此，无论实施何种输卵管绝育手术，术后只要出现停经情况，均应检测血清β-hCG 水平，以排除异位妊娠可能。

### 患者准备

实施腹腔镜输卵管结扎手术前通常无需进行肠道准备和预防性使用抗生素。仅对具有静脉血栓高危因素的患者（表39-8）酌情进行预防性抗静脉血栓措施。

## 术中情况

### 手术步骤

**❶ 麻醉和体位**

绝大多数腹腔镜输卵管绝育术采用全身麻醉下施术。

为了减轻患者术后疼痛，有

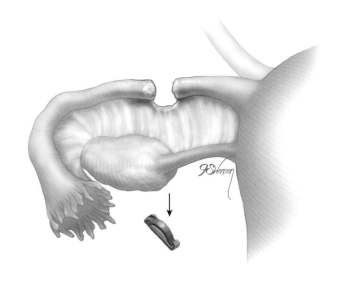

**图 44-2.1**　输卵管夹闭处局部组织纤维化后 Filshie 夹脱落的表现

学者对手术后辅助使用布比卡因的不同用法进行了对比研究，包括将药液注射或滴注在输卵管的浆膜面，或者经宫腔双腔球囊注入输卵管腔的不同用药方法，尽管研究结果各有不同，但荟萃分析显示，上述方法均有助于立即缓解术后疼痛（Brennan，2004；Harrison，2014；Schytte，2003；Wrigley，2000）。

手术开始前，患者取头低膀胱截石位，双臂分别被包裹固定于身体侧方，施术者双合诊检查了解子宫的大小和方位，根据子宫大小选择辅助穿刺孔的位置，如果需要放置举宫器，应根据子宫的轴向引导举宫器放置。手术时常规消毒阴道和腹壁，排空膀胱。由于腹腔镜输卵管结扎术相对简单，手术时间短，因而很少需要留置导尿管。有时，术中为了充分评估盆腔情况，通常使用举宫器或无损伤拨棒辅助将子宫固定呈前屈或后倾位（见第四十一章）。

**❷ 腹腔镜和辅助穿刺套管进腹**

关于腹腔镜输卵管结扎术中腹腔镜进腹部位的选择及注意事项详见第四十一章介绍。在大多数情况下，需要在腹正中线上取一个辅助穿刺孔，以便同时对两侧输卵管进行操作。如若患者子宫正常大小，该穿刺孔可以取在耻骨联合上 2 ～ 3 cm 处，若患者子宫体积较大，则该穿刺孔的位置需向头侧上移。当各辅助穿刺孔确定并置入穿刺套管后，应首先对盆腹腔进行全面探查，然后再按原定计划进行输卵管绝育术。

**❸ Filshie 夹绝育术**

Filshie 夹是由被覆金属涂层的钛合金材料制成的用于加闭阻塞输卵管的装置，该装置由 Filshie 夹和助推器组成，使用时需要经 8 mm 的穿刺套管置入腹腔，使用时需要加压关闭助推器的下颚，此时 Filshie 夹上方的短臂压向下方的长臂之下，进而使 Filshie 夹夹闭并环绕固定在输卵管组织上。

**暴露输卵管。** 充分暴露输卵管并将其提拉在适宜的部位是保证成功安放 Filshie 夹的前提。手术操作时可经辅助穿刺套管分别置入钝性探棒或无损伤抓钳，一方面借助无损伤抓钳在水平方向或向侧方牵拉输卵管使其充分伸展，同时适当移动举宫器，向牵拉侧输卵管相反的盆壁方向推动子宫，使输卵管处于充分暴露状态，此时撤出探棒并由该穿刺套管置入 Filshie 钛夹助推器。

**置入助推装置。** 施术者将 Filshie 夹放入助推器的横槽内，夹持段上唇呈半闭合状，经辅助穿刺套管置入腹腔，操作过程中助推器的握持把手不宜过于用力，避免过早致 Filshie 夹闭合（Penfield，2000）。

当含有 Filshie 夹的助推装置进入腹腔后，应缓慢张开助推器的夹持手柄，因为助推器夹持手柄的弹开速度要比 Filshie 夹伸展开的速度快，所以过快张开助推器夹手柄会导致 Filshie 夹从助推器横槽中脱落，一旦 Filshie 夹脱落至腹腔，最好及时取出，如若脱落的 Filshie 夹被卷入肠管中迷失，通常不需要中转开腹手术取出。

**放置 Filshie 夹。** 装有 Filshie 夹的助推装置经穿刺套管进入腹腔后，在距子宫角外侧 2 ～ 3 cm 处的输卵管峡部将 Filshie 夹的开口垂直向下对准输卵管的上方，其下唇穿过输卵管系膜并将输卵管管腔完整包裹在 Filshie 夹之间，此时可见 Filshie 夹下唇的远端穿过输卵管系膜。

**Filshie 夹的使用与注意事项。** 如图 44-2.3 所示，当将 Filshie 夹放置在输卵管的合适部位后，施术者缓慢握紧助推器的手柄至最大限度，此时，Filshie 夹的上下唇紧紧咬合夹闭其内的输卵管组织（图 44-2.4）。此时，施术者再轻轻打开助推器手柄，Filshie 夹便自动从横槽中分离；同法处理对侧输卵管。施术过程中如果发现 Filshie 夹夹闭的位置不当，则可在其邻近部位或合适位置重新放置。

在 Filshie 夹使用过程中，极少发生被夹闭的输卵管段被切断的情况，如若发生，通常与夹闭的输卵

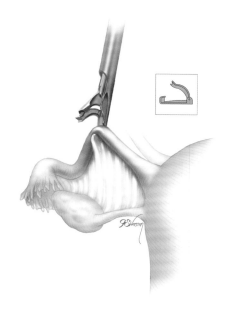
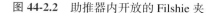

**图 44-2.2** 助推器内开放的 Filshie 夹

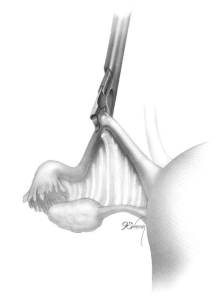

**图 44-2.3** Filshie 夹包裹夹闭输卵管

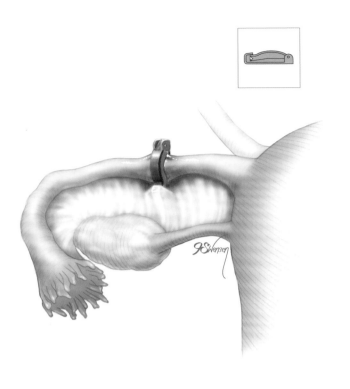

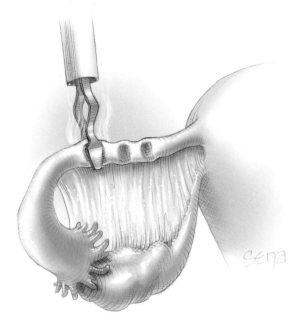

图 **44-2.4**　待 Filshie 包裹输卵管后，闭合夹子的上下叶呈图示状　　图 **44-2.5**　双极电凝钳

管水肿增粗、施术者按压助推器手柄过快有关，此时，为了达到完全绝育目的，也可以在输卵管断端的两侧再各放置一枚 Filshie 夹进行加固。

#### ❹ 双极电凝绝育术

双极电凝绝育术是在充分暴露输卵管的同时，使用双极电凝在距离子宫角外侧 2 ～ 3 cm 处钳夹并凝固输卵管组织，如图 44-2.5 所示。选取距宫角处 2 ～ 3 cm 处进行电凝阻断输卵管的优势在于避开了电凝部位过于靠近子宫角，经血逆流会增加电凝残端的压力，甚至可能导致残端复通或瘘管形成；而选择距离子宫角 2 ～ 3 cm 的部位电凝可以缓冲宫腔内血液 / 积液对电凝部位造成的压力，进而减少上述情况的发生。

**电凝操作过程**。使用双极电凝钳进行输卵管组织凝固绝育时，双极电凝的前端应以完整钳夹输卵管组织为宜，以免钳夹输卵管系膜过

多而影响对输卵管组织的凝固。开始电凝操作之前，为避免电凝产生的热效应对输卵管周围组织造成损伤，施术者应轻柔牵拉抬高输卵管使其远离周围组织；电凝过程中，如遇输卵管充血肿胀，其组织内液体会有气泡产生并发出爆裂音，此时不应松开电极把手，因为电极的前端仍有电流持续通过，直至电极前端夹持的输卵管组织呈焦化和干燥结痂时再移开作用电极。以免对输卵管组织电凝不充分，增加避孕失败率的风险（Soderstrom，1989）。在电凝过程中，仅仅通过目测来判断被凝固的组织是否充分是不够的，大多数的双极电凝设备上都安装了安培电流表，利用含水组织可以导电的原理，当被电凝的组织完全干燥后电流便无法流动，因此，当双极电凝钳前端电流降为零时，才表示电凝充分，此时才能松开钳夹的输卵管组织。

**注意事项**。双极电凝输卵管绝育术需要在输卵管的多个部位进行

电凝破坏，通常在第一个电凝位点的外侧进行第二个位点的钳夹电凝，具体操作方法同上，如图 44-2.5 所示，在一侧输卵管上连续进行了 3 个位点的电凝操作，最终形成长约 3 cm 的电凝阻断区。有研究认为，如若阻断区域过短，术后有输卵管复通和避孕失败的风险（Peterson，1999）。对侧输卵管的处理方法与上述相同。

偶尔也有在电凝过程中由于组织焦化、干燥结痂粘连于双极电凝钳上，此时，应缓慢张开双极电凝钳的前端，轻轻向左右扭转以利松开结痂的输卵管组织。此外，通过适温的冲洗液冲洗双极电凝钳的前端，对分开粘连也有帮助。

#### ❺ 硅胶圈结扎绝育术

使用硅胶圈实施输卵管绝育术也需要借助定制的助推器械，利用助推器内的钳夹装置可将输卵管钳夹至助推器的内鞘，随后从外鞘将硅胶圈推出，使钳夹部分的输卵管

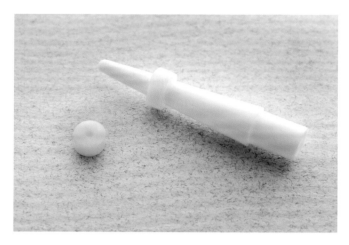

图 **44-2.6** 左侧为 Falope 硅胶圈，右侧为套在助推器内鞘上的硅胶圈

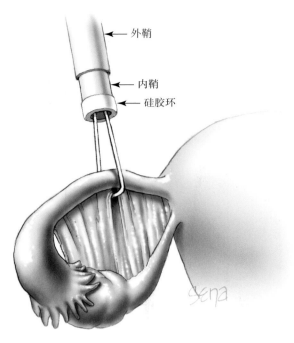

图 **44-2.7** 使用 Falope 硅胶圈助推器

被套扎在硅胶圈内。

**硅胶圈的安装。** 将一枚硅胶圈套至助推器内鞘的远端，然后将助推器经穿刺套管置入腹腔（图 44-2.6）。

**硅胶圈的置入。** 将硅胶圈推放器经辅助穿刺孔道置入腹腔后，打开助推器内鞘里的治疗钳并在距离子宫角外侧约 3 cm 处牵拉并提起输卵管，下推助推器内鞘使硅胶圈环形包绕输卵管。进行该项操作时，应充分暴露输卵管并将输卵管系膜牵拉延展，提拉输卵管时应避免过多的系膜被钳夹至助推器的内鞘（图 44-2.7）。

**硅胶圈的使用。** 当确认输卵管被提拉并被硅胶圈包绕后，按压助推器上的按钮使助推器的内鞘回缩，约 1.5 cm 的输卵管被拉入助推器内鞘，最终被套扎的输卵管段总长度约为 3 cm（图 44-2.8）。

推动助推器外鞘，将硅胶圈从内鞘推至提拉的输卵管底部套住部分输卵管组织（图 44-2.9）。硅胶圈套扎好后，可见其上的输卵管组织因缺血变为白色（图 44-2.10）。同法处理对侧输卵管。

**特殊情况处理。** 一般情况下，

输卵管被硅胶圈夹断的情况并不常见，即使断裂，这种硅胶圈也适用于夹断输卵管节段的止血。有时，当输卵管被钳夹并牵拉入助推器内鞘时，输卵管系膜上的血管会被撕裂引起出血，此时，尽快将硅胶圈推

至套扎的输卵管下方，出血大多会停止，因此，操作过程中通常无需使用电凝钳止血。

**❻ Hulka 夹绝育术**

塑料材质的 Hulka 夹由于其

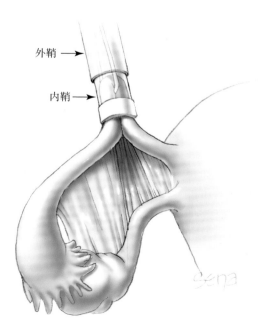

图 **44-2.8** 将输卵管牵拉入内鞘

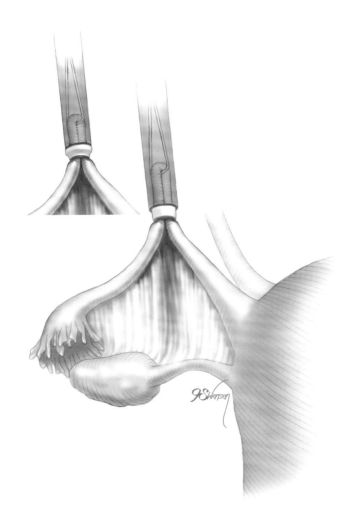

**图 44-2.9**　推动助推器外鞘，将硅胶环从内鞘推至已钳夹的输卵管组织下方

外部包裹质硬的金属弹簧并且可以实现夹锁固定，通常也称其为弹簧夹，使用时同样也需要一个定制的 Hulka 夹助推器。

**暴露输卵管。** 使用时，先经辅助穿刺孔插入钝形探棒或无损伤抓钳，将输卵管向水平和侧方伸展，以便于 Hulka 夹放置，与此同时，借助举宫器将子宫向提拉输卵管的对侧推转，使输卵管更为充分的暴露。

**Hulka 夹的安装。** 在将 Hulka 夹及其助推器前插入辅助穿刺套管之前，施术者以拇指轻轻按压助推器的扳机推动助推器外鞘前移，覆盖并套住 Hulka 夹的叶片，此时 Hulka 夹叶片之间的间距约 1 mm 左右并处于尚未锁定的状态，然后 Hulka 夹连同助推器即可顺利通过辅助穿刺套管置入腹腔。

**Hulka 夹的使用。** 当 Hulka 夹与其助推器置入腹腔并放置到既定部位后，松开助推器上的扳机使助推器的外鞘回缩，Hulka 夹的上叶弹开，在距子宫角外侧 2～3 cm 处的输卵管峡部，以垂直输卵管的方向放置 Hulka 夹，详见（图 44-2.11）。待 Hulka 夹上下叶将输卵管包绕后使 Hulka 夹上下叶卡住，这样有助于使 Hulka 夹夹闭部位的输卵管腔充分被压平闭塞，实现对输卵管的完全阻断。有时，助放器将 Hulka 夹上叶打开夹闭输卵管时，周围部分的输卵管系膜也可能会被夹入其中。

**关闭夹片。** 当 Hulka 夹助推器就位后，施术者以拇指轻轻挤压助推器上的按钮即可推动助推器外鞘回缩，锁定并夹闭上述定位的输卵管组织（图 44-2.12），Hulka 夹放置后应检查夹闭处的输卵管是否被完全阻断。

当确认 Hulka 夹放置位置正确无误后，将助推器按钮按压至底部，此时，推动助推器中央的外拉杆向前顶住 Hulka 夹的金属弹簧底部，详见图 44-2.13，金属弹簧片被推出并包绕在 Hulka 夹的塑料框架周围，使 Hulka 夹上下叶片上的细齿充分咬合使得夹闭区域的输卵管被充分闭合阻断。通常每侧输卵管放置一枚 Hulka 夹即可，有时 Hulka 夹放

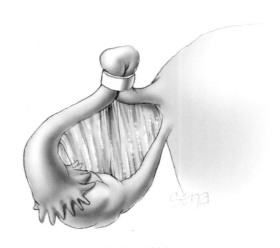

**图 44-2.10**　放置好的硅胶圈

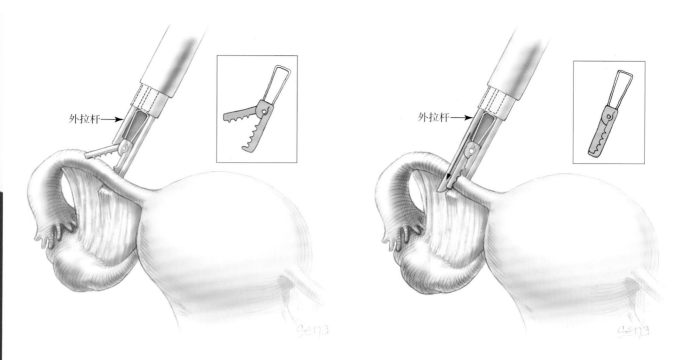

图 44-2.11　Hulka 夹的使用　　　　　　　　　　图 44-2.12　闭合 Hulka 夹

置不到位或没有完全夹闭输卵管，也可在该部位旁边再重新放置一枚 Hulka 夹，以确保对输卵管的阻断效果。

❼ **Pomeroy 内镜圈结扎术**

Pomeroy 输卵管结扎术可以作为一种绝育方法，但是更常用于异位妊娠时的输卵管切除术。具体操作方法详见第四十四章 -3 节。

❽ **关闭腹壁切口**

在腹腔镜手术结束后，应常规对腹壁切口进行闭合。

## 术后处理

腹腔镜输卵管结扎术后的注意事项与常规腹腔镜探查手术相同。由于术后即可呈现绝育的效果，患者可根据其自身情况酌情恢复性生活。

（陈淑剑　译　段　华　审校）

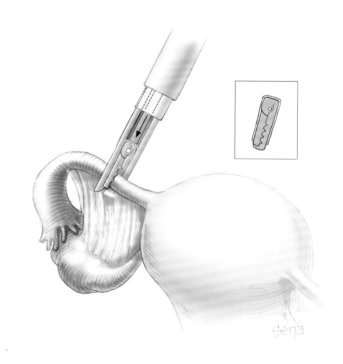

图 44-2.13　助放器内杆推动弹簧片下移，包绕闭锁塑料夹片

## 44-3

# 腹腔镜输卵管切除术

异位妊娠手术治疗的目的包括：维持患者血液动力学稳定、清除所有妊娠滋养层组织、修复或切除受损的输卵管，以及对有生育要求的患者行生育力保护。对于大多数女性来说，异位妊娠的首选手术方法为腹腔镜，其微创、安全、有效。对部分有生育要求的患者而言，腹腔镜输卵管切开术（开窗取胚术）是治疗异位妊娠及保留受损输卵管的适宜术式；但对无生育要求、或输卵管损伤严重以及大出血无法保留输卵管的患者，应考虑实施腹腔镜输卵管切除术，以降低术后持续性异位妊娠的发生风险。

对于输卵管积水的患者，在接受体外受精辅助生殖技术之前也应先实施输卵管切除术，以提高辅助生殖的妊娠率（见第九章）。双侧输卵管切除术也可用于女性绝育，尤其适用于初始绝育方法失败或为了降低卵巢癌发生风险行预防性双侧输卵管切除者。对于 BRCA 基因突变的妇女，在绝经前可先行双侧输卵管切除术、绝经后再接受双侧卵巢切除术，不仅可以降低上皮性卵巢癌的发生风险，同时也可以避免过早出现低雌激素相关的并发症（见第三十五章）。

## 术前准备

### 知情同意

腹腔镜手术的一般风险详见第四十一章。有时在切除输卵管过程中有致同侧卵巢损伤的可能，故手术前应告知患者术中有切除卵巢的可能性，并将卵巢切除后对生育力和激素水平产生的影响一并告知。对于异位妊娠的患者，术前应明确其是否有生育要求；如若已完成生育或既往绝育手术失败，则术中可考虑实施对侧输卵管结扎或双侧输卵管切除术。

需要告知患者，无论异位妊娠采取何种手术治疗方式，术后均有妊娠滋养层组织持续存在的可能。与输卵管开窗取胚术相比，输卵管切除术后发生持续性异位妊娠的风险更低，详见第 44 章第 4 节。

### 患者准备

术前应对患者的全血细胞计数（complete blood count，CBC）、β-hCG 水平和 Rh 血型进行常规检测评估。异位妊娠患者在行输卵管切除术时，有大出血的可能；因此，应检测血型、对红细胞及其他血液制品作交叉配血。输卵管切除术后感染风险较低，故手术前通常无需预防性应用抗生素。对于因异位妊娠而接受腹腔镜输卵管切除术的患者，由于妊娠期间血液处于高凝状态，通常需要采取预防静脉血栓栓塞（VTE）处理（表 39-8）。对于存在活动性出血的患者，最好使用间歇气动加压装置物理性预防 VTE。

## 术中情况

### 手术器械

输卵管切除术所需的多数手术器械在腹腔镜手术标准器械包中都有配置。除此之外，还需要一套冲洗吸引器用于清除异位妊娠破裂腹腔内的血液；根据异位妊娠病灶和输卵管积水的大小，还需要准备一个镜下取物袋。此外，如果实施输卵管切除术，还需对输卵管及其系膜进行结扎切除，因此还应准备双极电凝钳、超声刀或腹腔镜推结器

（Endoloop）。这些器械多不在腹腔镜手术标准器械包中，需要术前单独准备。

### 手术步骤

❶ 麻醉和体位

腹腔镜输卵管切除术的手术准备和患者体位参照第 41 章所述。

❷ 腹腔镜与穿刺套管进腹

按腹腔镜常规技术进腹，通常设置 2～3 个辅助穿刺孔（详见第四十一章）。根据异位妊娠病灶的大小，至少需要 1 个直径 ≥ 10 mm 的辅助穿刺孔，用以在手术结束时取出标本。穿刺置入腹腔镜后，应首先对盆、腹腔情况进行全面的探查。

❸ 切除输卵管

以无损伤钳提起患侧输卵管，Kleppinger 双极电凝钳夹持输卵管的近端，采用功率为 25 W 的凝固电流，沿输卵管系膜由近及远凝固患侧输卵管系膜（图 44-3.1）。当显示电流降到零时，用剪刀剪断被电凝脱水而颜色变白的输卵管（图 44-3.2）。

使用 Kleppinger 钳钳夹输卵管系膜近端，按照与上述相同的操作对钳夹的系膜组织进行凝固，以剪刀剪开电凝的输卵管系膜，自近端输卵管逐渐向远端壶腹部下方的系膜依次操作，最终游离并切断患侧输卵管。

输卵管切除也可以利用其他的能量器械施术，使用单极剪刀也可以边凝固边剪切，分次对输卵管系膜内的血管凝固后剪开系膜组织。除此以外，也可以选择更先进的双极电凝设备（如 Ligasure，ENSEAL）、激光或超声刀。一般情况下，根据施术者的经验与偏好选择使用不同的能量器械；同时要依据盆腔病灶的范

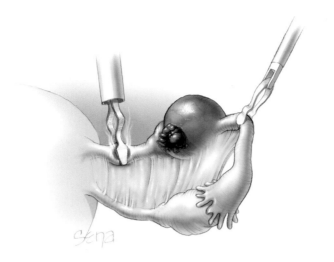

图 44-3.1　双极电凝输卵管

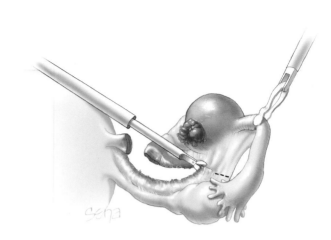

图 44-3.2　切开输卵管系膜

围和粘连程度，可能需要使用 1 种以上的能量器械。需要注意的是，手术中无论使用何种能量器械，均应密切关注其对周围组织的热辐射效应和组织损伤。

❹ 输卵管病灶套扎术

除能量器械外，输卵管系膜中的血供还可以通过套扎的方式阻断。如图 44-3.3 所示，利用腹腔镜套扎环将包含异位妊娠病灶的输卵管襟进行套扎。临床常用的可吸收缝线或延迟可吸收线均可用作为套扎线使用，为防止套扎部位的组织滑脱，一般应连续套扎 2 ~ 3 次，再用剪刀在套扎线上方切除病灶组织（图 43-3.4）。

❺ 取出组织

大多数输卵管妊娠病灶组织小而柔软，可以用抓钳夹、拉进一个辅助穿刺套管中连同套管、抓钳及病灶组织一起取出；对于较大的异位妊娠病灶也可以放置在取物袋中经套管取出，以防经过穿刺孔时组织碎片遗落。不仅如此，还可以用剪刀在封闭取物袋内将较大病灶剪碎后再经穿刺套管取出。具体的组织标本取出技术详见第四十四章 -6

节和第四十一章。

❻ 冲洗盆腔

为清除所有的妊娠滋养层碎片组织，需要对盆腹腔进行彻底冲洗并吸净血液和组织碎片。冲洗过程中缓慢地将患者从头低脚高位转换为头高脚低的体位，以便吸净腹腔内残留的液体和散在的组织碎片。

❼ 闭合切口

具体手术步骤同诊断性腹腔镜。

## 术后处理

和大多数腹腔镜手术一样，患者可根据自身情况在数天内逐渐恢复正常饮食和活动。如果 Rh 阴性血型的异位妊娠患者接受了输卵管切除术，需要在术后 72 小时内给于 50 μg 或 300 μg（1500 IU）抗 D 免疫球蛋白肌肉注射以预防自身抗体形成。为识别可能存在的滋养细胞残留，术后需要连续监测血清 β-hCG 水平，直至其恢复正常（Seifer，1997）。Spandorfer 等（1997）通过比较术前和术后第 1 天血清 β-hCG 值的变

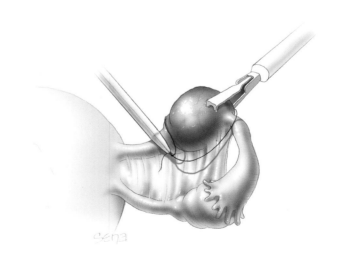

图 44-3.3　套圈结扎术

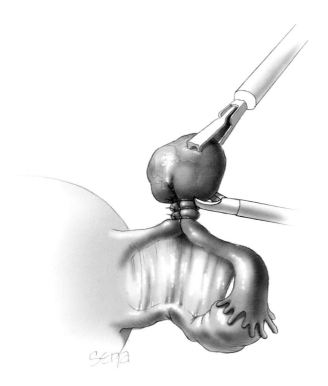

**图 44-3.4　切除套扎线上方的输卵管病灶组织**

化发现：如果 β-hCG 下降水平超过 50%，则提示滋养细胞组织残留的概率很低，如果降幅大于 77%，则可排除滋养组织残留。在 β-hCG 水平降至正常前，患者应采取严格的避孕措施，以免混淆滋养组织残留和再次妊娠。早期妊娠终止后，卵巢最早可于 2 周后恢复排卵。因此，如果需要避孕，术后应立即采取避孕措施，同时，应告知患者注意一侧输卵管妊娠术后，对侧输卵管再次发生异位妊娠的风险可能会升高。

（王祎祎 译　段　华 审校）

## 44-4

# 腹腔镜输卵管切开（取胚）术

对于异位妊娠患者实施输卵管线性切开（开窗取胚）术，不仅能发挥腹腔镜手术的优势，还能够保留患侧输卵管进而保留患者的生育功能。因此，该术式适用于要求保留生育能力、尚未破裂或破裂较轻的输卵管峡部或壶腹部妊娠的患者。手术成功的关键取决于术中出血量的多少、能否有效止血以及输卵管损伤的程度等。

## 术前准备

### 知情同意

腹腔镜输卵管切开（开窗取胚）术与输卵管切除术的手术风险相同。需要注意的是，对拟行输卵管切开术的患者，术前应告知术中可能出现输卵管破坏严重或病灶破裂引发难以控制的腹腔内大出血时需要改行输卵管切除术的可能；同时，还需要患者知晓，输卵管切开取胚术有滋养细胞组织残留的可能，发生持续性异位妊娠的风险高于输卵管切除术。

### 出血

由于滋养细胞组织血供丰富，在清除输卵管妊娠病灶时，一方面可能致血管破裂引发严重出血，另一方面，由于输卵管肌层收缩能力微弱，因此术中出血必须采用电凝止血。尽管有很多双极电凝都适合用于术中止血，但是，微型双极电凝不仅可有效止血，同时能够把组织电热损伤降到最低，是该术式的

理想止血器械选择。对于手术中持续出血且难以控制的情况，应及时改行输卵管切除术。

施术中为了有效止血，也可以根据术中情况使用促血管收缩的药物，如垂体后叶素，通常将 20 U 的垂体后叶素稀释于 30 ～ 100 ml 的生理盐水中，取 10 ml 在输卵管系膜内注射；也可以将垂体后叶素注射到待切开的输卵管管腔周围，具体由施术者根据术中情况选择，无论何种注射方式，均应避免直接将垂体后叶素注入血管内，以免引起全身血管收缩。垂体后叶素的其他并发症和禁忌证详见第四十四章 -8 节。使用垂体后叶素的好处还有减少术中电凝的使用频次、缩短手术时间、降低手术中转开腹的概率。

为了避免垂体后叶素对全身心血管系统的影响，Fedele 等报道将 20 U 缩宫素稀释于 20 ml 的生理盐水溶液，然后注射于输卵管系膜内，同样可以引起输卵管平滑肌和输卵管系膜血管的收缩达到止血目的，并且认为，采用这种方式更容易清除胚物组织、术中出血更少以及减少电凝的使用频次。

### 滋养细胞组织残留

在处理异位妊娠的过程中，大约 3% ～ 20% 的患者会出现滋养细胞组织残留并持续存在的可能，残留组织多种植于输卵管内，也见于大网膜或盆腹腔腹膜上。腹膜种植多表现为直径 0.3 ～ 2.0 cm 的红黑色结节（Doss，1998），这种残留的滋养细胞组织大出血是术后最严重的并发症（Giuliani，1998）。

实施腹腔镜输卵管切开取胚手术时发生滋养细胞组织残留的风险最高，尤其对于体积较小的早期妊娠病灶切开清除时，由于侵蚀的滋养细胞和输卵管病灶种植部位难以鉴别，使妊娠病灶与输卵管壁的分

离困难，故而难以将胚物组织完全剥除。因此，对于输卵管妊娠切开取胚手术中预防滋养细胞残留的措施应包括，全面的盆腹腔冲洗、避免过度的头低脚高体位以减少盆腔积血和滋养细胞组织碎片流入上腹腔的可能、使用取物袋取出较大的异位妊娠组织等（Ben-Arie，2001）。

## 术中情况

### 手术器械

输卵管切开（开窗取胚）术所需的特定器械与输卵管切除术相同，如果需要行输卵管切除术，这些手术器械均可使用。

### 手术步骤

#### ❶ 麻醉和体位

腹腔镜手术的准备和患者体位详见第四十一章所述。

#### ❷ 腹腔镜与穿刺套管进腹

按照常规腹腔镜手术要求，通常在腹部设置 2 ～ 3 个辅助穿刺孔。根据输卵管妊娠部位病灶的大小，至少需要一个直径 10 mm 或直径更大的穿刺孔，以便在手术结束时取出标本。一般情况下，穿刺成功腹腔镜进入腹腔后，首先应对盆腹腔进行全面探查。

#### ❸ 输卵管切开（取胚）术

待明确盆腹腔情况后，用无损伤抓钳提拉患侧输卵管，以 22 号注射针从辅助穿刺套管或从靠近患侧输卵管的腹壁直接刺入腹腔，在异位妊娠病灶下方的输卵管系膜内注射含垂体后叶素的生理盐水溶液，注射前应回抽注射器以确保针头没有误入血管。如果是在输卵管病灶表面的浆膜层注射，则需选用更细

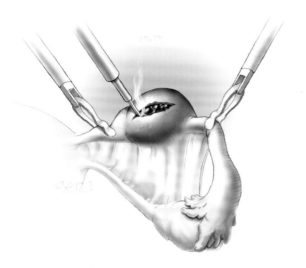

**图 44-4.1　输卵管切开术**

的 25 号注射针头。

将输出功率设置为切割模式，以针状电极在病灶表面行长 1～2 cm 的纵行切口（图 44-4.1），切口位于输卵管系膜对侧、病灶表面最膨隆的部位。使用的器械除了单极电针，也可以选择剪刀、$CO_2$ 激光、双极针状电极以及超声刀等。

**❹ 清除胚物组织**

以无损伤抓钳提拉已行切开的输卵管切缘，同时将吸引器头部轻轻插入异位妊娠病灶和输卵管内壁之间（图 44-4.2），以水分离法沿输卵管内壁一侧缓缓分离妊娠病灶与输卵管内壁的界面，同法处理病灶的对侧，利用吸引器的负压吸引与轻柔的钝性分离，将妊娠胚物组织完整地从输卵管管壁上剥离；有时，也可以用无损伤抓钳钳夹胚物组织及其碎片取出。

**❺ 止血**

待上述胚物组织取出后，可使用单极或双极电凝"点对点"在输卵管出血的部位进行止血（图 44-4.3），输卵管切口部位可以不做缝合处理待其自然愈合。Tulandi 和 Guralnick（1991）报道：输卵管妊娠切开术中，切口缝合与否，对术后患者的生育能力和粘连发生率没有差异；目前对创面局部应用纤维蛋白制品止血的研究依然有限，其对粘连的防护及其对后续妊娠的影响也有待进一步研究证实（Mosesson，1992）。

**❻ 取出胚物组织**

多数异位妊娠胚物组织的体积小而柔软，因此，可用抓钳钳夹拉入辅助穿刺套管并连同套管一起取出；对于较大的胚物组织可以装在腹腔镜取物袋中取出，以免其碎片残留于腹腔镜穿刺孔处。

**❼ 冲洗**

为防止术后滋养层细胞组织残留，应对盆腹腔进行彻底冲洗，吸净血液和组织碎片。

**❽ 预防粘连**

术后可使用现有的防粘连措施

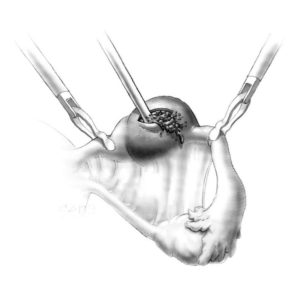

**图 44-4.2　水分离**

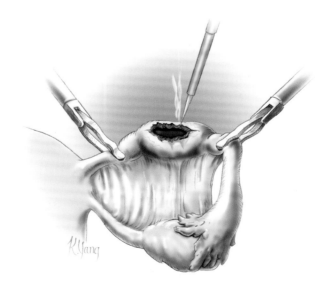

**图 44-4.3　电凝切缘**

预防盆腔粘连形成，但是目前并没有确切的证据表明预防术后粘连可提高患者的生育能力、减少疼痛或者肠梗阻的发生风险（美国生殖医学学会，2013）。

**❾ 闭合切口**

手术的后续步骤同腹腔镜检查术相同。

## 术后处理

同大多数腹腔镜手术一样，患者可以根据自身情况，在数天内恢复正常饮食和活动。异位妊娠患者术后需要关注的事项包括：Rh 阴性患者注射抗 D 免疫球蛋白，进行持续滋养细胞疾病的监测，提供必要的避孕措施以及再次异位妊娠风险的咨询（见第七章）。

（王祎祎 译　段　华 审校）

## 44-5

# 腹腔镜卵巢囊肿剥除术

众多研究证实，腹腔镜卵巢囊肿剥除术是治疗卵巢囊肿安全、有效的方法。该术式利于患者术后较快恢复，被认为是治疗卵巢良性囊肿和低度恶性风险卵巢肿瘤的首选治疗方法（见第九章）。

## 术前准备

### 患者评估

超声是诊断卵巢疾病性质的主要手段，依据卵巢囊肿的影像学特征可以初步甄别病灶的良恶性情况（见第九章）。对于经超声检查无法鉴别性质的卵巢囊肿，应做进一步的磁共振检查进行鉴别。

实施卵巢囊肿剥除手术之前，对于绝经后或存在卵巢上皮性肿瘤高危因素的患者均应行血清癌抗原125（CA125）水平检测（见第三十五章）。此外，对可疑为卵巢生殖细胞肿瘤或性索 - 间质肿瘤时，也需要行血清甲胎蛋白（AFP）、乳酸脱氢酶（LDH）、抑制素和 β-hCG 水平检测（见第三十六章）。

### 知情同意

术前应告知患者腹腔镜手术特有并发症（见第四十一章）的风险，并告知患者在卵巢囊肿剥除术中，有因出血或卵巢过度损伤导致卵巢切除的可能。术中如果对富含卵母细胞的卵巢间质组织剥离或切除过多，还有卵巢储备功能减退的风险。在很多情况下，对于因卵巢囊肿有潜在恶性可能的患者行卵巢囊肿剥除术时，应告知其存在进一步进行卵巢恶性肿瘤分期手术的可能。

### 患者准备

由于腹腔镜卵巢囊肿剥除术后发生盆腔和伤口感染的可能性很低，故术前不需要常规预防性应用抗生素。若不考虑存在广泛粘连，一般不需要进行肠道准备。仅对于存在恶性肿瘤可能、潜在 VTE 高危因素或有中转开腹手术可能的患者，术前应常规采取 VTE 预防措施（表 39-8）。

## 术中情况

### 手术器械

实施卵巢囊肿剥除术所需要的手术器械多数都能在腹腔镜常规器械包中找到。如果发生囊肿破裂，需要使用吸引 - 冲洗器进行冲洗与吸出囊内容物；另外，还需要配置内镜手术取物袋，为避免囊液流入盆腹腔，通常将剥除的囊肿置入取物袋内，在腹腔镜直视下使用抽吸针进行穿刺减压，然后再与取物袋一同取出腹腔。

施术中如果需要进行卵巢切除，则需要结扎骨盆漏斗韧带等相关操作，因此，施术前还需要准备双极电凝、超声刀、腹腔镜缝合器或吻合器等手术器械。标准的腹腔镜器械套件中通常不包含这些器械，需在术前额外准备并配置。

### 手术步骤

#### ❶ 麻醉和体位

腹腔镜卵巢囊肿剥除术的术前准备和施术体位同诊断性腹腔镜手术（见第四十一章）。麻醉生效后行双合诊检查再次明确卵巢大小、位置和子宫屈曲度，根据卵巢囊肿的具体情况确定辅助穿刺孔的位置，同样，也要按照子宫的屈曲程度引

导举宫器放置，以利于暴露子宫和双侧附件。对于计划进行卵巢癌分期手术需要切除子宫的患者，还需进行常规阴道和腹部准备，留置导尿管。

#### ❷ 腹腔镜与穿刺套管进腹

按照第四十一章所述建立气腹与腹腔镜入腹通道，为保障多数取物袋可进出腹腔，至少需要一个直径 ≥ 10 mm 的辅助穿刺孔，以利于术后取出标本。一般情况下，囊肿剥除术需要 2 ~ 3 个辅助穿刺孔。

腹腔镜进入腹腔后，应先进行全面的盆腹腔探查，按照先盆腔后上腹部的顺序，排除如腹水、腹膜种植灶等恶性肿瘤征象或子宫内膜异位症病灶。对可疑病灶部位取活检并酌情进行行术中冰冻检查。不仅如此，在行囊肿剥除术前，如遇到盆腹腔粘连时，还应分离囊肿周围的粘连组织以恢复正常的解剖关系。

#### ❸ 切开卵巢囊肿之囊壁

在卵巢固有韧带和卵巢后下方放置钝头探棒抬高卵巢，用无创抓钳固定卵巢后，取出探棒（图 44-5.1）。用设置为切割模式的单极电针切开覆盖在囊肿表面的卵巢组织，单极剪刀或超声刀也可以作为切开卵巢囊肿表面卵巢组织的器械。最佳的卵巢切口应在卵巢系膜对侧，这样可以最大限度地避免损伤卵巢门处丰富的血管区域。切割深度以深入卵巢间质达囊肿壁水平为佳，但又尽量不使囊肿的囊壁破裂。

#### ❹ 分离囊肿

使用弯钳或组织剪在卵巢组织与囊肿壁间分离出间隙（图 44-5.2）。无损伤钳钳夹一侧切缘，对囊壁进行锐性分离或冲洗吸引器注水端（图 44-5.3）。

囊壁切开后，沿囊肿壁的一侧绕囊肿进行钝性分离或冲洗吸引器

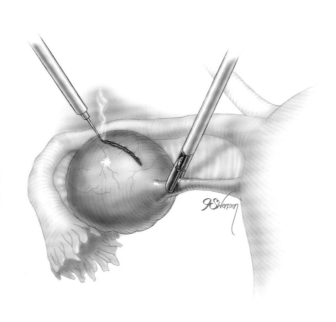

图 44-5.1　切开卵巢囊肿之囊壁

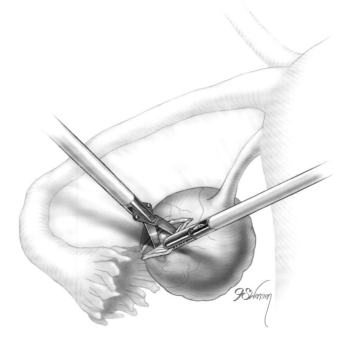

图 44-5.2　剪刀锐性分离囊肿

注水分离，该操作可以在囊肿的周围交替进行，根据囊肿与周围卵巢组织间是否有粘连形成，酌情选择

剪刀进行锐性分离。在剥除囊肿的过程中，对于创面出血应进行点对点电凝止血，或分离出出血的血管

后以双极钳夹、凝固止血（图 44-5.4）。

❺ 取出囊肿

　　将剥除的囊肿置入取物袋内（图 44-5.5），收紧袋口，经腹壁穿刺套管取出（图 44-5.6）。有时，囊肿体积较大，可在取物袋内抽吸囊液后，将取物袋拉至腹壁穿刺套管处，或拔出腹腔镜穿刺套管（戳卡），再将装有囊肿的取物袋拉至腹壁外，分次钳夹取物袋内之组织，待体积缩小后，连同取物袋一并取出。

　　对于较大的囊肿或囊内容物有实性成分时，穿刺套管（戳卡）可将提拉至腹壁外的取物袋开口摊开于腹壁表面，使用注射器抽吸囊内容物，或者将囊肿刺破后，用带齿的 Kocher 钳在袋中钳夹分次取出囊肿内容物（图 44-5.7），使用吸引器吸出留在取物袋里的囊液，待取物袋内的组织体积缩小或囊肿减压后，

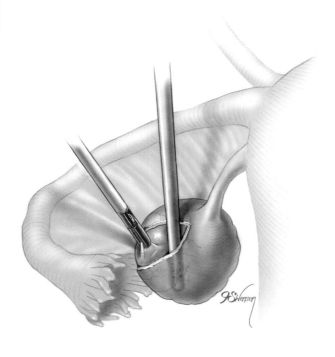

图 44-5.3　吸引器注水分离

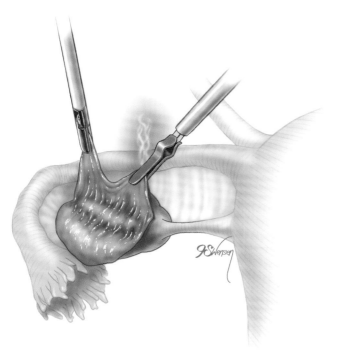

图 44-5.4　囊肿剥除后，对卵巢表面的出血点进行电凝止血

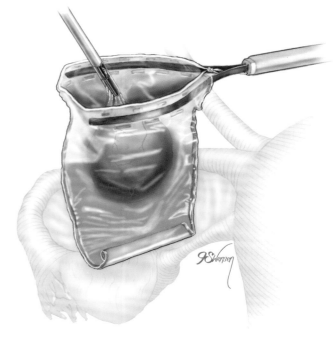

图 44-5.5　将剥除的囊肿组织装入取物袋中

将取物袋连同囊壁组织 / 囊内物从腹壁切口一同拉出（图 44-5.8）。在囊肿取出的过程中，应避免刺破或撕裂取物袋，防止囊内容物流入腹腔或污染穿刺孔处的组织。

**⑥ 囊肿破裂**

在囊肿剥离的过程中，囊肿破裂并不少见。一旦遇到囊肿破裂，可采用"撕剥"法剥离囊壁（图 44-5.9）。具体方法为分别用无损伤抓钳钳夹囊壁和邻近的正常卵巢组织，反向牵拉，撕剥分离二者之间的间隙，最终将囊壁从其附着的卵巢间质上剥离。为了防止损伤囊肿下方的正常卵巢组织，应该在剥离时清晰分辨二者之间的间隙。在此间隙注射稀释的垂体后叶素，将有利于剥离和减少出血。Muzii 等（2002）从组织学上证明：采用这种技术可以保护非子宫内膜异位囊肿的卵巢功能，使正常的卵巢组织和卵泡不

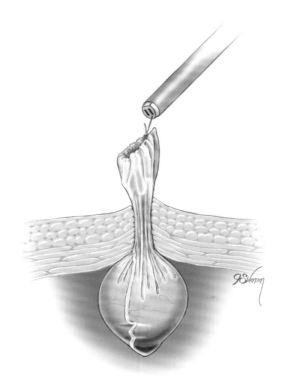

图 44-5.6　收紧取物袋口并提拉至腹壁穿刺切口外

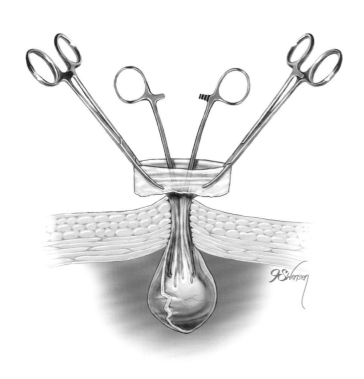

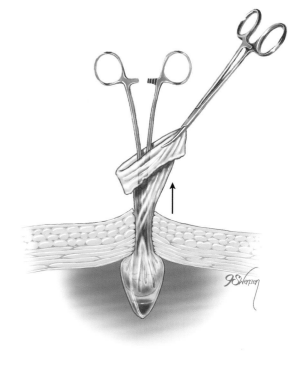

图 44-5.7 在取物袋中用有齿 Kocher 钳夹破囊肿

图 44-5.8 将取物袋和破碎的囊肿一并取出

会被过多撕脱丢失。

### ❼ 闭合卵巢创面

一般情况下，剥离后的卵巢创面不需要缝合关闭，这样可以降低粘连形成的风险和技术难度，节省腹腔镜手术时间。一些研究显示敞开的卵巢创面并不会增加粘连形成的概率（Marana，1991；Wiskind，1990）。尽管有研究认为使用诸如氧化再生纤维素之类的防粘连屏障，可能有预防囊肿剥离术后粘连形成的作用（Franklin，1995；Wiseman 1999），但是尚无客观证据表明其可以提高患者术后的生育能力、减轻术后疼痛或防止肠梗阻的发生（美国生殖医学学会，2013）。

### ❽ 缝合腹部切口

施术中如若遇到可疑囊肿为恶性的情况，应将剥除之囊肿组织进行冰冻切片快速病理学检查。如果确认为良性，则按照腹腔镜手术常规关闭腹壁切口即可。如若囊肿为恶性，则需要进一步实施卵巢肿瘤（恶性）分期手术。值得注意的是，对于体积较大囊肿的切除有时可能需要扩大穿刺切口才能取出囊壁组织，此时，不能忽略缝合腹壁切口处的筋膜，以防术后切口疝的发

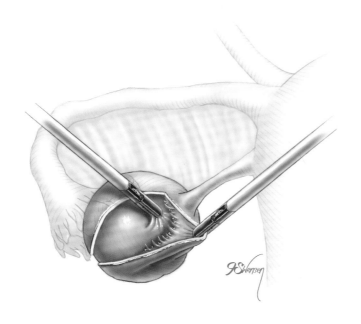

图 44-5.9 撕脱法分离卵巢与塌陷的囊壁

生。一般情况下，腹腔镜卵巢囊肿剥除手术的结束步骤与腹腔镜探查术类似。

## 术后处理

腹腔镜卵巢囊肿剥除术后的注意事项与腹腔镜探查术相同。

（王祎祎　译　段　华　审校）

## 44-6

# 腹腔镜输卵管 - 卵巢切除术

与开腹手术相比，绝大多数情况下，腹腔镜附件切除术具有安全性高、术后恢复快、疼痛轻微等优点。如第九章所述，附件切除术的指征包括：卵巢囊肿蒂扭转、囊肿破裂、可疑恶变以及卵巢残余综合征。此外，对于有乳腺癌、卵巢癌和结肠癌高危因素的患者，在进行相应手术治疗的同时，通常也需要进行预防性卵巢切除术（见第三十五章）。

对于无手术禁忌证的患者，进行腹腔镜手术是相对安全和可行的手术途径，即便对于妊娠期的患者，在妊娠中期施术也是可行的治疗方式。但是，对于高度怀疑卵巢癌、预计有广泛盆腔粘连和卵巢巨大包块的患者，应该首选开腹手术。

## 术前准备

### 患者评估

输卵管卵巢切除术的指征是针对经超声初步诊断并经组织学证实的卵巢病理改变的患者。对于经超声无法鉴别的、解剖不清晰的病例，应进行磁共振成像检查进一步提供详细的病灶信息，如第四十三章 -5 节所述，对于可疑卵巢恶性肿瘤的患者，应在施术前进行肿瘤标记物检查。

### 知情同意

施术前应告知患者腹腔镜手术特有的和与之相关的并发症（详见第四十一章），针对输卵管卵巢切除手术，应告知患者有输尿管损伤的风险。此外，有些患者可能会因术中发现潜在恶变而需行双侧附件切除，与此同时，也应让患者知晓一旦实施卵巢肿瘤分期手术，具体的步骤和手术范围。

### 术前准备

除外性质明确的卵巢脓肿，通常情况下实施腹腔镜输卵管 - 卵巢切除术不需要预防性使用抗生素（美国妇产科医师协会，2014b）。如果在卵巢癌分期手术中切除子宫，可在施术中使用抗生素。此外，除非怀疑盆腹腔存在广泛的粘连，否则施术前也不需要进行肠道准备；一般情况下，腹腔镜卵巢囊肿剥除术不需要常规采取静脉血栓栓塞（VTE）预防措施，但对于高度怀疑恶性肿瘤、具有 VTE 高危因素或者可能中转开腹手术的患者，最好要采取预防 VTE 的相关措施（表39-8）。

## 术中情况

### 手术器械

腹腔镜常规器械包中配备了卵巢囊肿剥除术所需的大多数器械，但应考虑到如果发生卵巢囊肿破裂，需要准备冲洗吸引器以清除囊内容物，同时，还需要准备腹腔镜手术取物袋；另外，在实施卵巢切除过程中，对骨盆漏斗韧带的结扎处理常常需要使用双极电凝、超声刀、腹腔镜缝合环或吻合器等，这些器械均应在术前准备就绪。

### 手术步骤

#### ❶ 麻醉和体位

按照第四十一章所述，腹腔镜准备与患者体位就绪后，进行双合诊检查明确卵巢位置、大小以及子宫的屈度，卵巢的大小和位置，这些信息有助于穿刺孔位置的选择，子宫的屈曲方向可以引导举宫器的放置（如需要使用的话）安装。因为在卵巢癌分期手术中需要切除子宫，因此，施术前应常规进行阴道和腹部准备，留置导尿管，酌情放置举宫器协助手术操作。

#### ❷ 进腹

建立入腹通道和辅助穿刺孔选择可按照第四十一章所述进行，一般需要放置 2 ～ 3 个辅助穿刺孔，并且至少有一个直径 ≥ 10 mm 的辅助穿刺孔，以利于切除组织的取出。

#### ❸ 盆腔探查

腹腔镜进入腹腔后，应首先进行全面探查，检查盆腔和上腹部是否有腹水和腹膜种植灶等恶性肿瘤可疑征象，同时，收集盆腹腔冲洗液进行细胞学检查，与术中冰冻快速病理检查一同排除恶性病变的可能。同样，对于术中发现的腹膜种植病灶也要进行活检，送冰冻病理学检查。在进行附件切除之前，对于病灶周围的粘连组织进行分离，使其恢复正常的解剖关系后再进行手术操作。

#### ❹ 辨认输尿管

在实施腹腔镜附件切除手术之前，应检查并辨认输尿管走向以免术中损伤。通常情况下可在骨盆漏斗韧带 (IP) 附近寻找输尿管并查看其走行，如果输尿管位置隐蔽不易辨识，则需要切开后腹膜，在骨盆入口处向下游离出部分输尿管（图44-6.1）。

#### ❺ 电凝骨盆漏斗韧带

阻断骨盆漏斗韧带中卵巢血管的方法可以根据施术者的喜好选择，包括使用腹腔镜套扎器、凝固电极、超声刀或吻合器等（图 44-6.1）。当

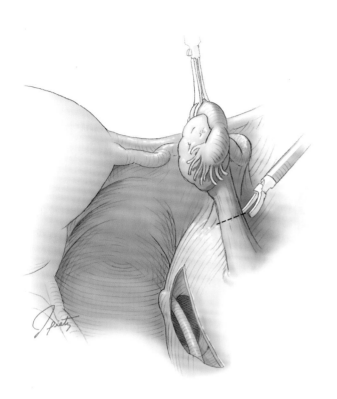

**图 44-6.1**　在骨盆入口处打开后腹膜显露输尿管与电凝骨盆漏斗韧带

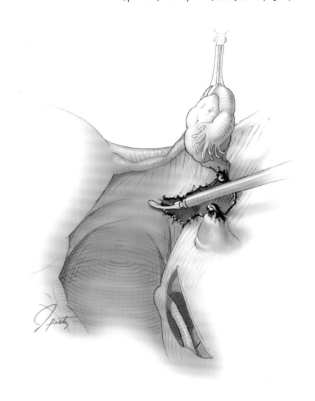

**图 44-6.2**　打开阔韧带后叶腹膜

确定卵巢血供被阻断后，即可从其远端处切断骨盆漏斗韧带。

❻ **打开阔韧带后叶腹膜**

切断骨盆漏斗韧带之后，用无损伤抓钳轻轻抓起输卵管和卵巢，切开阔韧带后叶腹膜至子宫圆韧带附近（图 44-6.2）。

❼ **电凝卵巢固有韧带**

卵巢固有韧带和输卵管近端均位于圆韧带后方，与处理骨盆漏斗韧带相同，可采用电凝、夹闭或结扎等方法处理后（图 44-6.3），在其电凝部位的靠近卵巢端切断之，将附件切除并游离。

❽ **取出被切除的附件组织**

根据切除的附件及其组织大小装入不同型号的取物袋内取出腹腔（详见第四十一章）。具体操作时，先将切除的组织标本放入取物袋内，

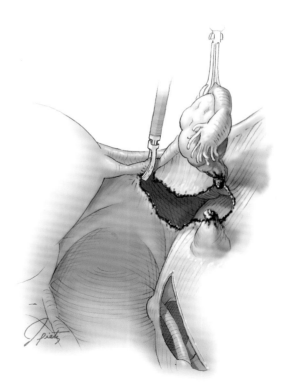

**图 44-6.3**　电凝并切断输卵管和卵巢固有韧带，游离附件

收紧取物袋口并提拉至腹壁穿刺孔处，连同取物袋一起完整地从辅助穿刺孔取出。在此过程中，应先拔出穿刺套管，再拉出含有组织标本的取物袋。

对于切除附件中较大的囊肿组织，可将取物袋入口提拉出穿刺孔处的腹壁，拔出穿刺套管后，将取物袋开口摊开于腹壁表面，用针头刺破囊肿或使用注射器抽吸囊内容物，或者先对囊内容物中的固体物质用带齿的 Kocher 钳进行钳夹取出，然后再用吸引器将取物袋内的囊液吸出，使取物袋减压后将剩余组织和取物袋一起从穿刺口拉出。在标本取出过程中，要注意避免刺破或撕裂取物袋，以免囊液流入腹腔或污染穿刺孔处腹壁组织。除此以外，对于体积较大的实性附件肿瘤，为避免其破裂或从穿刺孔取出困难，有时也可以在腹壁穿刺孔处延长切口或在后穹隆切开经阴道取出（详见第四十一章）。

**❾ 闭合切口**

如果术中怀疑切除组织有恶性可能，应立即送术中冰冻进行病理学检查。如果确定为良性，则按照腹腔镜常规关闭腹壁切口；如果术中冰冻病理提示为恶性，则需要按照卵巢恶性肿瘤原则进行分期手术，这种情况下，对切除的组织标本可能需要扩大穿刺孔切口取出，在处理腹壁切口时必须注意缝合腹壁下筋膜，以防术后切口疝的发生。

## 术后处理

腹腔镜手术的优点是患者能够较快恢复正常饮食和活动，而且术后并发症更少。对接受双侧附件切除的患者，术后应根据患者的具体情况酌情考虑是否需要激素替代治疗（详见第二十二章）。

（王祎祎译　段　华审校）

## 44-7

# 腹腔镜卵巢打孔术

卵巢打孔术是在腹腔镜直视下，利用激光束或电外科针状电极穿刺卵巢泡状囊壁的一种手术方法，类似卵巢楔形切除术，该手术的目的是降低多囊卵巢综合征（PCOS）患者体内的雄激素水平。由于传统的卵巢楔形切除术需要较大的卵巢切口，所致盆腔粘连导致术后患者继发不孕的可能（Buttram，1975；Toaff，1976），因此，为了减少上述风险并避免开腹手术，自上世纪80年代初期，腹腔镜卵巢打孔术在临床应用而生。

与促性腺激素促排卵治疗相比，卵巢打孔术引起的卵巢过度刺激综合征（OHSS）和多胎妊娠的风险更低（Farquhar，2012）。但作为手术治疗，其存在的不利因素包括：腹腔镜手术相关的风险、盆腔粘连形成以及对卵巢功能的长期影响（Donesky，1995；Farquhar，2012）。因此，卵巢打孔术只能作为PCOS的二线治疗选择，其主要适应证包括：克罗米芬促排卵治疗失败的患者、具有卵巢过度刺激综合征（OHSS）风险以及那些要求降低多胎妊娠风险的患者。

## 术前准备

### 知情同意

卵巢打孔术后近期并发症相对较少，出血、感染和肠道热损伤更是罕见；由于手术引起的卵巢萎缩仅有个案报道（Dabirashrafi，1989）。

卵巢打孔术后粘连的发生较为常见，不过，这种粘连经腹腔镜二探已证实多为轻微膜状粘连（Gürgan，1991）。已有研究显示，卵巢打孔术后形成的轻微粘连对患者生育功能的影响很小（Gürgan，1992；Naether，1993）。但尽管如此，术前也仍然需充分告知患者上述风险。

## 术中情况

### 手术器械

卵巢打孔术可以使用单极电针、双极电外科器械或者 CO2 激光、氩激光或 Nd-YAG 激光实施，其目的是对卵巢皮质和间质造成点状破坏，目前为止，尚无研究证明使用哪种能量器械进行卵巢打孔的效果更具优越性（Strowitzki，2005）。

### 卵巢打孔数目

一般情况下，打孔的直径多为 2 ~ 4 mm，深度 4 ~ 10 mm，尽管文献报道每侧卵巢打孔数目从4个到40个不等，但仍然缺乏最佳打孔数目的研究报道（Farquhar，2004）。例如，Malkawi 和 Qublan（2005）研究显示：与每侧卵巢打 5 个孔相比较，每侧卵巢打 10 个孔者对妊娠率提高并无明显差异，并且，两种打孔数目均可提高术后妊娠率，术后 OHSS 和多胎妊娠发生率同样呈较低比率。

### 手术步骤

❶ 麻醉和体位

患者体位与麻醉方式与其他腹腔镜手术相同（详见第四十一章）。

❷ 进腹

腹腔镜卵巢打孔术需要 3 个穿刺切口，除了脐部切口置入腹腔镜外，下腹部两侧各需要 1 个穿刺切口并留置穿刺套管，作为手术中针状电极钳和无损伤抓钳的操作孔道。

❸ 打孔操作

实施卵巢打孔术时，先用钝头无损伤钳提起卵巢，设置电外科发生器输出电流为 30 ~ 60 W 的切割模式，将单极电针垂直于卵巢表面刺入具有 PCOS 特征的囊状卵泡内。通常在卵巢系膜对侧的卵巢表面均匀打孔 4 ~ 5 个（图 44-7.1），避免在卵巢的侧外方卵巢表面打孔，以减少术后卵巢和盆壁发生粘连的风险；打孔部位也应尽量避开卵巢门区域，以免损伤血管造成出血。打

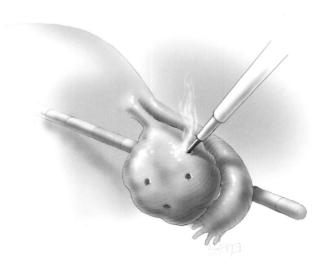

图 44-7.1　以针状电极在卵巢表面打孔

孔时电针刺入的深度为 4 ~ 10 mm，电流作用时间 3 ~ 4 s，打孔同时可以用生理盐水或乳酸盐林格液局部冲洗降温（Strowitzki，2005）。

**❹ 预防粘连**

由于该手术操作存在粘连形成的风险，一些学者在卵巢打孔后使用防粘连产品预防粘连形成，但是，

Greenblatt 和 Casper（1993）报道，卵巢打孔术后使用 Interceed 防粘连膜并不能改善术后粘连形成的情况。目前也没有研究证实其他防粘连产品对该手术后预防粘连形成的有效性。

**❺ 闭合切口**

卵巢打孔操作术后对腹腔切口

的处理步骤与腹腔镜探查术相同。

## 术后处理

术后注意事项亦与腹腔镜探查手术相同。

（王祎祎 译 段 华 审校）

## 44-8

# 腹腔镜子宫肌瘤剔除术

子宫肌瘤剔除术是指将子宫肌瘤从其所在的子宫肌层组织中剔除的手术方式，其适应证包括：由于肌瘤所致的异常子宫出血、盆腔痛、不孕症和反复流产等。既往浆膜下、肌壁间子宫肌瘤剔除术多通过传统开腹手术完成，但对于腹腔镜操作娴熟、同时擅长镜下缝合的施术者，则可以通过腹腔镜手术完成。此外，机器人辅助的腹腔镜子宫肌瘤剔除术也正在逐渐开展（Visco，2008）。

一般而言，浆膜下和肌壁间子宫肌瘤剔除是腹腔镜手术的最佳指征，黏膜下子宫肌瘤则适合选择宫腔镜电切手术进行。子宫肌瘤剔除术是选择开腹或者腹腔镜途径施术，需要依据子宫肌瘤的位置、大小、数目等决定，与此同时，施术者的经验、对腹腔镜组织剥离与缝合技巧的掌握等，也是决定术式选择的重要因素。

## 术前准备

### 患者评估

实施子宫肌瘤剔除手术时，肌瘤的位置、大小以及数目直接影响到手术方式选择和手术方案的制定。因此，对于子宫肌瘤患者施术前应进行 B 超、MRI 和（或）宫腔镜检查评估（详见第九章），特别是位于子宫深肌层、体积较小的肌瘤，手术前进行准确的评估更有利于提高手术剔除的彻底性。与开腹手术相比，腹腔镜或机器人辅助腹腔镜对那些位于子宫深肌层、体积较小的肌瘤感触能力较差，术前应借助 MRI 评估确定肌瘤的部位并

制定具体的手术计划。对于剔除多发、体积较大的肌瘤，或位于阔韧带、子宫角部、子宫颈部等特殊部位的肌瘤时，中转子宫切除的风险将显著增加。因此，施术前应与患者进行充分的病情沟通，签署相关知情同意书。研究表明，当肌瘤数目＞ 3 个、瘤体直径＞ 5 cm 的阔韧带肌瘤，手术并发症的风险显著增加（Sizzi，2007）。因此，施术者还应根据自己的专业水平以及对腹腔镜手术操作的掌握技巧，充分评估能否胜任手术。

### 知情同意

实施腹腔镜子宫肌瘤剔除手术前，需要告知患者术中可能发生大出血、需要输血的风险，特别是当术中发生难以控制的大出血或子宫肌层广泛损伤时，有切除子宫可能。另外，也应告知患者中转开腹的风险，据统计腹腔镜子宫肌瘤剔除术中转开腹的发生率约为 2%～ 8%（美国妇产科医师协会，2014a）。

不仅如此，手术后形成的子宫浆膜面粘连以及残存肌瘤复发的风险也应充分告知。现有研究提示，腹腔镜子宫肌瘤剔除术后复发的风险高于传统开腹手术（Dubuisson，2000；Fauconnier，2000），其主要原因是手术医生对肌壁间肌瘤的直接触觉减弱，容易遗漏瘤体较小、位置深在的壁间肌瘤。

除此以外，手术中电外科能量器械的使用与腹腔镜下对子宫肌壁的分层缝合是否到位，也是术后妊娠子宫破裂风险的重要因素（Hurst，2005；Parker，2010；Sizzi，2007）。因此，对于有生育要求的肌瘤患者，应根据施术中对子宫肌层破坏的程度，预测日后分娩时子宫肌层能否承受子宫收缩的张力，酌情考虑剖宫产分娩的可能。

### 患者准备

#### 贫血与肿瘤预处理

在实施子宫肌瘤剔除术前，应对患者的全身情况、是否贫血、肌瘤大小以及术中可能的出血量等进行充分评估。由于子宫肌瘤患者多数可能因肌瘤导致月经过多、继发贫血，施术前应补充铁剂、给予促性腺激素释放激素激动剂（GnRH-a），或二者同时治疗纠正贫血。对于术中有输血可能的患者，施术前应全面检测全血细胞数及血型、做交叉配血检查，准备浓缩红细胞，同时，应进行自体血储备或启用自体血回输设备的准备。除此以外，也可以在施术前进行预防性子宫动脉栓塞术以减少术中出血，这也是开腹手术剔除体积较大子宫肌瘤最为常用的方法。

GnRH-a 在手术前使用可以缩小肌瘤体积、减少术中出血和降低盆腔粘连的发生。但是，术前应用 GnRH-a 后，由于肌瘤的假包膜消失和体积较小肌瘤的缩小，可能致肌瘤剔除时遗漏，增加日后复发的风险，对此应进行充分评估并权衡利弊。本书第四十三章 -10 节已对术前评估与临床抉择进行了全面的循证讨论，可参照考虑。

#### 预防性使用抗生素

很少有研究讨论施术前预防性应用抗生素的益处。Iverson 等（1996）报道，对 101 例开腹子宫肌瘤剔除术患者抗生素使用与术后感染的相关性分析发现，尽管施术前 54% 的患者预防性使用了抗生素，但与施术前未使用抗生素的患者相比，术后感染的发生率并没有降低。

对于合并不孕症的患者实施子宫肌瘤剔除术时，为预防术后盆腔感染继发输卵管粘连的风险，考虑给予预防性抗生素使用，通常选择

一代或二代头孢菌素类药物，剂量为每次 1 g（Iverson，1996；Periti，1988；Sawin，2000）。

子宫肌瘤剔除术对肠道损伤的风险较低，如若没有广泛盆腔粘连的可能，术前一般不需要进行特殊的肠道准备。对于有子宫切除可能的患者，施术前需要常规阴道准备。另外，是否需要 VTE 预防措施，应依据患者全身情况和手术范围是否存在静脉血栓形成的高危因素决定（Gould，2012），对于手术时间较长或者既往存在 VTE 风险的患者，应按照表 39-8 中所述的措施进行血栓预防。

## 术中情况

### 手术器械

腹腔镜子宫肌瘤剔除术的手术器械可在腹腔镜手术常规器械包中找到，额外需要准备的是腹腔镜下用以注射垂体后叶素的注射用针、清除肌瘤剔除过程中出血的吸引冲洗装置、用于固定和牵拉肌瘤的腹腔镜肌瘤钻、以及牵拉肌瘤组织的有齿抓钳等器械，除此以外，对剔除的肌瘤进行粉碎的组织粉碎器以及腹腔镜取物袋等（见第四十一章）这些器械和物品都需要在术前准备就绪。

### 手术步骤

#### ❶ 麻醉和体位

和大多数腹腔镜手术一样，全身麻醉后患者取膀胱截石位，双合诊了解子宫大小，决定辅助穿刺孔的位置。因有中转子宫切除术和阴道切开术取出肌瘤的可能性，术前应常规进行阴道和腹部准备，留置导尿管，放置具备双侧输卵管亚甲蓝通液功能的举宫器。如果有输卵

管通液操作的需要，可将靛胭脂或亚甲蓝染料与 50 ~ 100 ml 的灭菌生理盐水混合后经宫颈管注入。

#### ❷ 置入腹腔镜与穿刺套管

有关建立进腹通道、第一套管针穿刺和辅助穿刺套管的位置选择详见第四十一章描述，各穿刺位点的位置选择以有利于放置举宫器、方便手术操作和缝合子宫创面为宜。依据子宫大小与子宫底的位置，一般来说，第一穿刺点的部位可以选择在脐上，或距离子宫底以上至少 4 cm 的部位，此时置入腹腔镜将有助于暴露子宫全貌。此外，进行该类手术操作，辅助穿刺孔至少需要 3 个，如果需要组织粉碎器协助取出肌瘤，则至少需要一个 12 mm 的穿刺套管。上述准备完毕，置入腹腔镜后，应首先全面探查盆腹腔，观察子宫的形态和肌瘤的部位，结合术前的影像学检查及其对肌瘤的定位，选择合适的子宫切口，尽量

从同一个切口剔除最多的肌瘤，以便最大程度减少对肌层的损伤。

#### ❸ 注射血管加压素

8- 精氨酸加压素（垂体后叶素）是一种水溶性人工合成血管加压素，因为其具有引起血管痉挛和收缩子宫肌层血管的作用，故而可以有效减少术中出血。研究发现，与安慰剂相比，注射血管加压素可以明显减少肌瘤剔除术中的出血量（Frederick，1994）。

每支血管加压素的标准含量为 20 U/ml。在子宫肌瘤剔除术中常规使用的方法是将 20 U 血管加压素稀释于 30 ~ 100 ml 生理盐水中向子宫肌层注射（Fletcher，1996；Iverson，1996）。一般沿着拟剔除肌瘤的浆膜层切口部位，将血管加压素注射至肌层和肌瘤之间的假包膜（图 44-8.1），注射方法可通过腹腔镜穿刺针经辅助穿刺孔注射，也可以使用 22 号硬膜外穿刺针通过腹壁直接穿

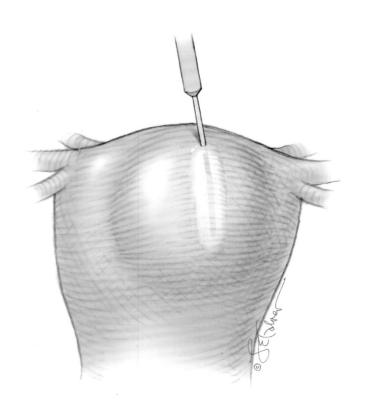

图 44-8.1　向子宫浆膜下注射血管加压素

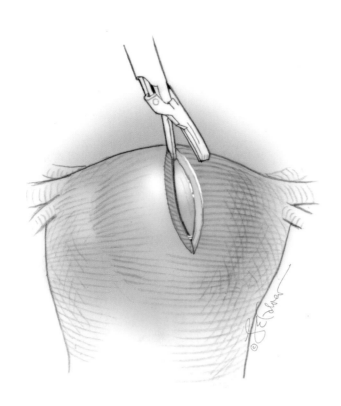

**图 44-8.2**　切开肌瘤表面的浆肌层

刺向肌瘤部位注射。当注射针头进入子宫肌层后，应首先回抽避免其直接注入血管，引起全身血管的强烈收缩。注射血管加压素后可能导致患者血压突然升高，因此，施术者在注射前应告知麻醉医生注意观察血压变化，注射部位发生苍白现象也是常见情况。血管加压素的药物代谢半衰期为 10～20 分钟，因此，在肌瘤剔除以后应尽快缝合子宫创面，注药后 20 分钟左右评估子宫肌层切口的出血情况（Hutchins，1996）。

局部注射血管加压素的主要风险是意外血管内渗透，可造成血压的短暂升高、心脏供血不足、血管痉挛性阻塞和肺水肿等症状（Hobo，2009；Tulandi，1996），因此，对于有心脏或肺部疾病病史的患者，不适合使用血管加压素。

**❹ 切开浆肌层**

由于子宫浆膜层创面有引起术后盆腔粘连形成的风险，施术时应尽量减少在子宫浆膜面切口的数量，同时，优先考虑在子宫前壁表面选择切口。Tulandi 等（1993）研究发现：子宫后壁切口术后粘连的发生率高达 94%，而前壁切口的发生率为 55%。

注射血管加压素后，可使用超声刀、单极或者激光等能量器械切开子宫浆肌层。对于大多数子宫肌瘤剔除手术选择子宫前壁正中纵向切口可以最大限度从该切口剔除多个肌瘤，一般情况，切口长度应与最大肌瘤直径相当，切口深度以能探查到尽可能多的肌瘤为宜（图 44-8.2）。

**❺ 剔除肌瘤**

在肌瘤被覆的子宫浆肌层切开后，由于子宫肌层的收缩作用，肌瘤会从切口处外露，此时，可使用单齿抓钳钳夹肌瘤，或使用肌瘤钻钻入瘤体内旋转，牵拉并固定瘤体，在子宫肌层和瘤体之间形成组织张力（图 44-8.3），然后，使用钝头剥棒或吸引器的头端剥离肌瘤周围的假包膜使之与周围组织分离而剔除之；有时，肌瘤与周围的包膜不易分离时，可使用单极电勾 / 电针、超声刀等能量器械锐性分离，游离并剔除瘤体。

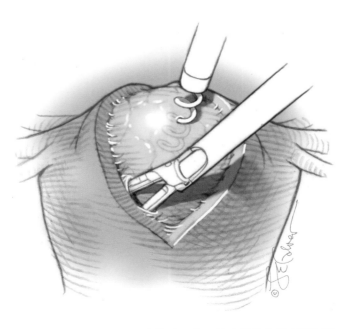

**图 44-8.3**　将肌瘤钻插入瘤体并固定，钝头钳分离肌瘤假包膜

用于肌瘤剔除后瘤腔的缝合；当然，开腹子宫肌瘤剔除术常规的缝合原则也适用于腹腔镜子宫肌瘤剔除术。对于部位深在的瘤腔缝合，可通过 CT-2 缝合针和 0 号可吸收线进行连续性缝合；通常先缝合较小的内肌层切口，随后再对主切口进行分层缝合，避免留下"无效腔"，预防血肿形成（图 44-8.5）。对肌瘤瘤腔的缝合应选择抗张力可吸收缝线，常用规格是 0 至 2-0，以免切口闭合不全；除此以外，也可选择带倒刺的可吸收线闭合瘤腔，这种缝线可避免打结，能够保证创面的连续性对合（Einarsson，2010；Greenberg，2008）。

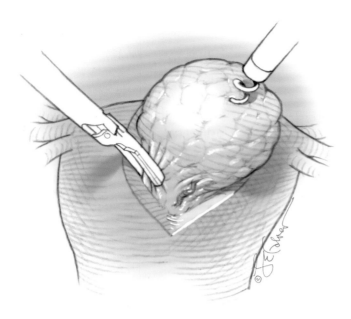

**图 44-8.4** 凝固肌瘤与其假包膜之间的血管分支

### ❻ 出血

出血主要发生在肌瘤剔除过程中，出血量与子宫体积、肌瘤大小以及手术时间呈正相关（Ginsburg，1993）。多数情况下，每个肌瘤的血供来源大约有 2 ~ 4 支分支动脉，这些分支血管进入肌瘤的部位没有规律可循，因此，施术过程中应尽可能辨认分支血管的走向并在血管离断之前进行电凝阻断，术中也需要及时对活动性出血的血管进行电凝止血（图 44-8.4）。当然，为了减少对子宫肌层组织大面积的电热损伤，应尽量减少能量器械的使用。

### ❼ 缝合瘤腔

肌瘤剔除后，应对多余的子宫浆肌层组织进行切除修整，第 41 章中阐述的腹腔镜缝合技术同样可应

### ❽ 缝合子宫浆膜层

选择 4-0 或者 5-0 的单股可吸收线，对浆膜层进行连续缝合，缝合过程中应注意创面的对合以减少术后粘连的形成（图 44-8.6）。也有研究证实，术后使用可吸收防粘连屏障能够减少肌瘤剔除创面的粘连的形成（Ahmad，2008）。但是，是否能够改善生育、减轻疼痛以及预

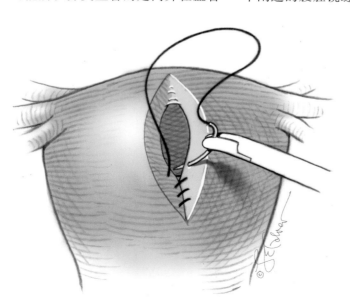

**图 44-8.5** 缝合子宫肌层

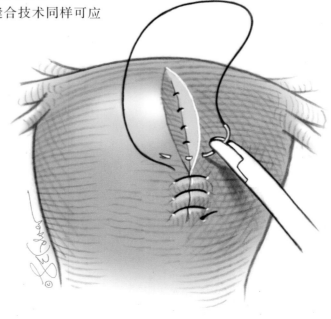

**图 44-8.6** 缝合子宫浆膜层

防肠梗阻尚无充分证据支持（美国生殖医学学会，2013）。

**❾ 取出瘤体**

剔除肌瘤后，可通过腹部小切口、阴道切开术和肌瘤粉碎后取出。这些在第四十四章 -10 节中已有详细描述，本书第四十一章中也有具体说明。

**腹腔镜辅助的子宫肌瘤剔除术**

腹腔镜辅助的子宫肌瘤剔除术（Laparoscopically Assisted Myomectomy，LAM）是另一种安全、有效的微创伤子宫肌瘤剔除技术。LAM 术的创新性之前有过相关阐述，其通过腹腔镜评估盆腹腔、探查子宫以及子宫浆肌层切开均在腹腔镜下操作完成，然后，在耻骨联合上方 2 ~ 4 cm 的腹壁做一个小切口，使施术者的手进入腹腔，协助腹腔镜完成最关键、具有挑战性的肌瘤剔除与缝合各个步骤。LAM 提供了一种腹腔镜和开放手术并用的联合手术方法，尤其是对肌瘤的剔除、粉碎以及子宫创面的缝合均以这种联合手术的方式进行。由于辅助小切口手术操作中，气腹不能有效膨胀腹腔提供气腹空间，取而代之的是应用艾利斯钳以及腹壁拉钩等器械暴露手术视野，子宫体和肌瘤可以通过该小切口提拉至前腹壁并在直视下进行剔除、粉碎的操作（图 44-8.7）；通过这种开放的切口暴露即可以进行传统的缝合方法，同时也有助于完成较大创面的多层缝合（图 44-8.8）。LAM 的优势包括：手术时间短、操作简单、施术者的手指可直接触探发现深层次的壁间肌瘤、更容易剔除体积大的瘤体（Prapas，2009；Wen，2010）；其主要缺点是腹壁相对较大切口（类似开腹手术同样的问题）。

## 术后处理

腹腔镜子宫肌瘤剔除术后相关护理常规与开腹子宫肌瘤剔除术相同，住院时间取决于术后发热和肠道功能恢复情况，通常为 0-1 天（Barakat，2011）。术后活动一般应遵照个体化的原则进行指导，但剧烈运动通常要推迟至术后 4 周。

### 发热

继发于子宫肌瘤剔除术后的发热通常可能超过 38℃以上（Iverson，1996；LaMorte，1993；Rybak，2008）。其原因一方面由于术后肺部不张，另一方面与子宫创面处渗血形成血肿和肌层损伤后释放炎症因子有关。尽管术后发热是常见症状，但是罕见合并盆腔感染。LaMorte 等（1993）对 128 例行实施开腹子宫肌瘤剔除术的患者进行分析发现，术后盆腔感染发生率仅为 2%。

### 术后妊娠时机

目前对子宫肌瘤剔除术后妊娠时机的选择还没有明确的临床指南。Darwish 等（2005）对 169 例行开腹子宫肌瘤剔除术的患者进行超声检查发现：子宫肌瘤剔除术后创面修复通常在术后 3 个月内完成。另外，有关术后妊娠子宫破裂和分娩路径的研究，目前也没有明确规定（美国妇产科医师协会，2014a）。因此，对于有生育要求的患者，术后怀孕时机需要进行相关临床评估以后，按照个性化的原则进行指导；关于分娩方式也同样需要依据子宫切口大小和肌瘤剔除时是否进入子宫腔等具体分析，一般来说，对于较大的或进入宫腔的肌瘤剔除术后应选择剖宫产分娩为宜。

（王祎祎 译　段　华 审校）

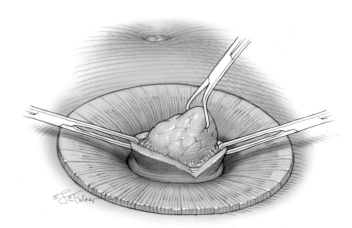

**图 44-8.7**　LAM 术中将子宫提拉至腹壁小切口处剔除肌瘤

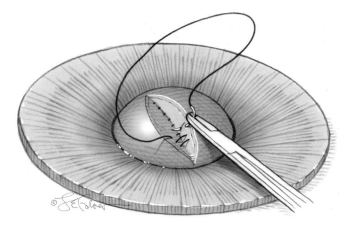

**图 44-8.8**　LAM 术中经腹壁小切口缝合子宫创面

## 44-9

# 腹腔镜子宫切除术

随着腹腔镜技术的发展，腹腔镜子宫切除术在临床运用而生。根据经腹腔镜途径和经阴道入路在切除子宫各个步骤操作中的权重不同，在临床上衍生出众多的手术方法，包括：

- 腹腔镜监护下经阴道全子宫切除术（VH）。
- 腹腔镜辅助经阴道全子宫切除术：先在腹腔镜下进行盆腹腔粘连分离、子宫内膜异位病灶切除术等操作，然后经阴道全子宫切除术（VH）。
- 腹腔镜辅助阴式子宫切除术（LAVH）：在腹腔镜下仅完成子宫各韧带的切断，子宫动脉的处理和其他步骤经阴道完成。
- 腹腔镜子宫切除术（LH）：在腹腔镜下完成子宫各组韧带切断和子宫血管的处理，其余步骤经阴道完成。
- 腹腔镜全子宫切除术（TLH）：切除子宫的所有步骤均在腹腔镜下完成。

与传统开腹全子宫切手术（TAH）相比，腹腔镜子宫切除术（TLH）更具优势，这些优势包括术后疼痛轻微、住院时间短、恢复快、患者满意度高、切口感染率和血肿形成率低（Kluivers，2007；Schindlbeck，2008）。但是，TLH 还有不利的因素例如手术时间较长，当然学习曲线长可能是影响因素之一。与经阴道全子宫切除术相比，TLH 的优势并不明显。因此，大多数情况下，TLH 应作为 TAH 的备选式式（美国妇产科医师协会，2011，Marana，1999；Nieboer，2009）。

对于以下章节所述的所有类型的子宫切除术，是否同时进行双侧输卵管卵巢切除术（BSO）或预防性输卵管切除术，均应按照个体化的原则权衡。关于 BSO 的详细讨论详见第四十三章，而预防性输卵管切除术的优点请参见第三十五章。

## 术前准备

### 患者评估

术前对患者行详细的盆腔检查和全面的病史采集有助于确定最佳的手术路径。具有以下不适合选择经阴道手术的情况，如子宫位置过高、广泛而严重的盆腹腔粘连、子宫较大经阴道取出困难、合并附件器官的病理改变以及阴道穹窿受限或骨盆狭窄的患者，再考虑选择 TAH 或 TLH（Schindlbeck，2008）。

在决定术式选择的诸多因素中，子宫的大小和活动度尤为重要。对于子宫体积较大、活动度差且可能导致术野暴露不充分，手术中操作困难并且子宫也难以经阴道取出的患者，均不适合进行腹腔镜手术。但是，对于经评估后符合实施腹腔镜手术条件的患者，其术前评估方法与开腹子宫切除术相同（第四十三章 -12 节）。

### 知情同意

与开腹手术类似，TLH 的风险包括：失血和输血的几率增加、计划外的附件切除、盆腔器官损伤如膀胱、输尿管和肠道损伤的风险增加。与其他子宫切除术式相比，TLH 术中输尿管损伤的风险更大（Harkki-Siren，1997，1998）。Kuno 等（1998）发现术中放置输尿管导管并不能降低输尿管损伤的风险。其他与腹腔镜手术相关的并发症还有：腹壁穿刺孔出血、膀胱和肠道的损伤（详见第四十一章）。

腹腔镜手术中转开腹的风险也已进行讨论。一般来说，如果组织暴露和操作受到限制，或者遇到腹腔镜下无法控制的出血，需要中转开腹手术。

在进行子宫切除术同时进行双侧输卵管切除术，可能会降低罹患上皮性卵巢癌的风险。因此，如果决定实施输卵管切除术应将输卵管完全切除，而不是部分切除，尽管由于手术操作可能略微延长了手术时间，但并未增加手术并发症的发生率。值得注意的是，按照美国妇产科医师协会（2015）的要求，即便实施预防性输卵管切除术，也不能更改原定的子宫切除术计划。

### 患者准备

施术前应常规进行血型测定和交叉配血准备，同时，也需要进行肠道准备，以排空直肠和乙状结肠便于术中推开肠管暴露盆腔视野，或者，在手术前灌肠也可以达到同样的效果。于手术开始前 1 小时内给予抗生素预防感染，可供选择的抗生素列于表 39-6。总体来讲，与经腹子宫切除术相比，TLH 发生静脉血栓的风险显著降低（Barber，2015）。因此，手术前是否需要预防性进行抗凝准备，应依据患者自身情况以及与手术相关的 VTE 风险而定（Gould，2012）。对于预期手术时间长、存在中转开腹可能、或 VTE 发生风险高的患者，术前应给予预防性抗凝措施，详见表 39-8。

## 术中情况

### 手术器械

施术中对血管的阻断是各种子宫切除术的重要步骤。用于阻断血管的器械包括单、双极凝固钳、超声刀、血管吻合器、传统缝线以及缝合装置。其中，一些器械同时具备分离切割和止血的双重功能。超声刀作为腹腔镜手术常用的能量器械，尽管其只能闭合管径 5 mm 以下的血管，但其在组织切割分离时产生的烟雾小，对周围组织损伤小。一些先进的双极电凝器械可以提高血管闭合的效果，能够在有效闭合直径 5 mm（LigaSure、Gyrus Plasma dynamics）甚至 7 mm（ENSEAL）管径血管的同时，实现对周围组织最小的热效应进行凝固（Lamberton，2008；Landman，2003；Smaldone，2008）。

### 手术步骤

#### ❶ 麻醉和体位

大多数需要接受腹腔镜全子宫切术的患者应住院在全麻下施术，手术时患者取头低膀胱截石位并常规安放双下肢支撑蹬架，进行双合诊检查，了解子宫大小、形态，以协助选择穿刺孔的位置。常规进行腹部与阴道准备、留置 Foley 导尿管、放置经口 / 鼻腔胃管，放置举宫器以利于术野暴露，尤其是对于子宫较大或盆腔粘连的患者，放置举宫器更有利于手术操作。

#### ❷ 穿刺孔选择

腹腔镜子宫切除术（LH）的初始操作可以参照其他腹腔镜手术（详见第四十一章）。放置穿刺孔的数量和规格可以有所不同，一般情况下，需要在脐孔部位设计 5 ～ 12 mm 的穿刺切口，对于子宫体积较大的患者，可酌情选择脐孔上方的穿刺切口；对于可疑有脐孔周围粘连的患者，也可以选择左上腹作为穿刺入口；如果子宫底的位置接近或者超越脐孔水平，穿刺孔应选择在宫底上方腹中线上 3 ～ 4 cm 处，以便充分暴露手术视野，同时，在

下腹部分别设置 2 ～ 3 个辅助穿刺切口，其中两个穿刺口位于腹直肌的外侧缘以外，而第三个切口通常位于近头侧子宫底部中央。

#### ❸ 盆腔探查

经第一个穿刺孔建立气腹成功后，置入穿刺套管与腹腔镜，将患者置于仰卧的头低位（Trendelenburg 体位），以钝头探棒拨开肠管暴露盆腹腔全貌，依据盆腔具体情况决定继续实施 LH 或者中转开腹进行手术。如果遇到盆腔粘连，可以先在腹腔镜下分离粘连以恢复盆腔的正常解剖，同时将肠管从盆腔拨开至上腹部，以扩大盆腔内的操作空间和手术视野。

#### ❹ 辨认输尿管

随着手术时间的延长，盆腔冲洗液和 $CO_2$ 气腹均可能造成腹膜水肿而影响对腹膜后结构的观察，因此，在手术开始前应注意分辨输尿管的走向，多数情况下，在盆腔腹膜后可以清晰辨别输尿管，偶有辨识不清时，需要打开盆腔腹膜，此时，可用无损伤抓钳钳夹并提起骨盆漏斗韧带内侧腹膜，使用剪刀剪开该处腹膜，沿着输尿管走行向盆腔方向扩大腹膜切口，当看到输尿管时，应辨识其走向，观察其蠕动情况（图 44-9.1）（Parker，2004）。

#### ❺ 离断圆韧带

分别钳夹并电凝双侧圆韧带近端，然后切断。

#### ❻ 保留卵巢

对于计划保留卵巢的患者，可在输卵管与卵巢固有韧带的近端钳夹电凝并切断（图 44-9.1 和图 44-9.2），使输卵管和卵巢从子宫体上分

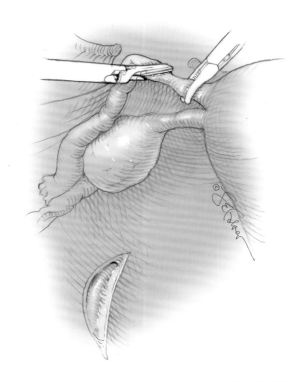

**图 44-9.1**　看到输尿管走向后，以抓钳提拉输卵管并靠近子宫角处切断

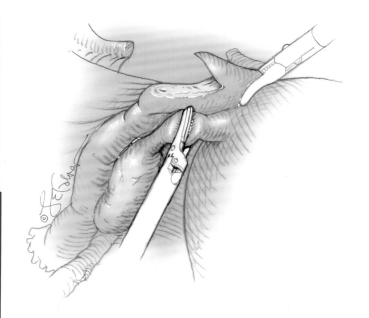

图 44-9.2　切断卵巢固有韧带

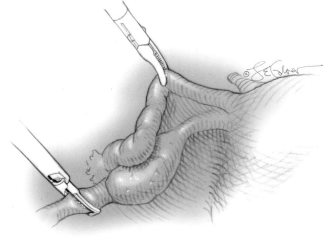

图 44-9.3　钳夹并切断骨盆漏斗韧带

离并暂时放置于卵巢窝处。

### ❼ 切除卵巢

如果需要同时切除卵巢，则钳夹提起骨盆漏斗韧带并使其远离腹膜后组织，看清输尿管位置及其走行后，在远离输尿管的部位游离并切断骨盆漏斗韧带根部，可以选择电凝或以钛夹闭合骨盆漏斗韧带然后离断之（图 44-9.3）。

### ❽ 打开阔韧带前后叶腹膜

圆韧带断离后，可沿着圆韧带断端，锐性切开阔韧带前叶腹膜，暴露并分离前后叶间疏松菲薄的结缔组织（图 44-9.4），沿阔韧带切口向下方中线处延伸达膀胱反折腹膜；然后，切开阔韧带后叶腹膜并向下延续至子宫骶韧带水平；分离子宫旁疏松组织并暴露宫旁解剖结构，以备后续结扎切断子宫动脉。

### ❾ 打开膀胱反折腹膜并下推膀胱

待打开双侧阔韧带前后叶腹膜打开后，以无损伤抓钳钳夹提起膀胱反折腹膜腹膜并切开之（图 44-9.5），暴露子宫与膀胱之间的结缔组织，举宫器上推子宫与宫颈，钝性分离膀胱宫颈间隙的疏松组织（图 44-9.6），对于子宫宫颈与膀胱之间的致密组织也可以用剪刀分离，此时应紧贴宫颈表面以免损伤膀胱。

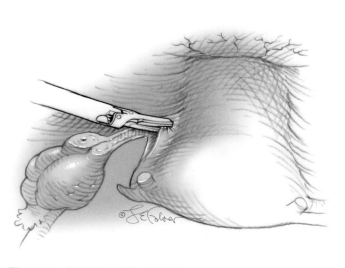

图 44-9.4　切开阔韧带前后叶腹膜

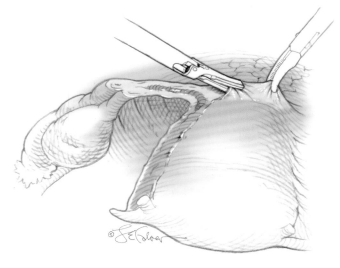

图 44-9.5　切开膀胱子宫反折腹膜

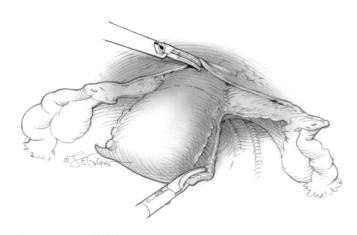

**图 44-9.6** 下推膀胱

待膀胱宫颈间隙充分游离并下推膀胱后，通过电凝电极对膀胱壁表面的出血进行对点止血。在膀胱分离下推过程中，可以利用举宫器充分上举子宫，协助分离膀胱宫颈和阴道间隙，使膀胱远离子宫下段与阴道上段，充分的下推膀胱对于后续切开阴道壁和子宫切除至关重要。在所有子宫切除手术方式中，微创手术膀胱损伤的风险最高，多见于锐性和钝性分离膀胱子宫间隙过程中（Harkki，2001）。对于曾有剖宫产手术史或子宫内膜异位症手术史的患者，盆腔与膀胱腹膜处的粘连与瘢痕，也会使膀胱损伤的风险进一步增加。

**❿ 切断子宫动脉**

在上述操作完成后，聚焦宫旁组织并辨认子宫动脉，钳夹并分离血管周围的疏松结缔组织，充分暴露子宫血管（动静脉），于子宫内口水平钳夹并电凝子宫血管，待确认血管完全被阻断后切断之（图 44-9.7）。当然，施术者也可以选择经阴道途径结扎并处理子宫血管，其余切除子宫的步骤也一并经阴道完成（LAVH）。

**⓫ 经阴道完成子宫切除**

对于 LH 手术在切断子宫血管

后，其余步骤可转为经阴道途径继续操作直到将子宫切除并经阴道取出，缝合阴道残端，主要手术步骤可参照第四十三章 -13 节内容，在实施经阴道操作过程中，应将患者由头低的膀胱截石位改为标准膀胱截石位。

**⓬ 盆腹腔检查**

经阴道完成子宫切除的各项操作后，应再次通过腹腔镜探查盆腔创面出血情况。施术者应更换手套后，由阴道操作转为腹腔镜手术。在腹腔镜探查过程中用生理盐水充分冲洗盆腔，对出血点进行止血，与此同时，需要适当降低气腹压力，以便于发现盆腔创面的出血点，相关操作步骤可参照第四十四章 -1 节。

## 术后处理

腹腔镜子宫切除术后恢复情况与经阴道子宫切除手术相近。一般来说，与开腹子宫切除手术相比，LH 患者术后肠道功能恢复更快，下地活动更早，并且疼痛轻微。手术当天可以酌情流食并逐步恢复至正常饮食。LH 术后并发症与开腹手术也基本相同，并且腹壁切口的感染率更低。

（王祎祎 译 段 华 审校）

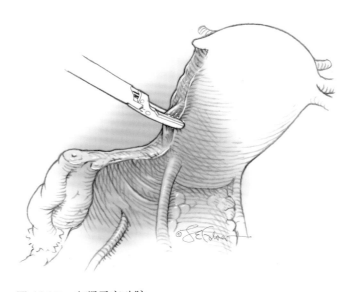

**图 44-9.7** 电凝子宫动脉

第六部分

## 44-10

# 腹腔镜次全子宫切除术

与腹腔镜全子宫切除术不同的是，腹腔镜次全子宫切除术（Laparoscopic supracervical hysterectomy，LSH）仅需要切除子宫体，保留宫颈。切除的子宫体可以通过切开阴道后穹隆取出，或通过腹部小切口取出，也可以在腹腔镜下粉碎后取出。LSH 的主要优势为不切断子宫骶韧带和主韧带，这对于维持盆底支持结构非常重要；对于合并严重盆腔粘连的患者，该术式也是不错的选择，尤其是对于膀胱子宫间隙或子宫直肠陷凹致密粘连切除宫颈难度较大时，实施 LSH 可以避免对困难粘连进行充分分离，从而减少了输尿管和膀胱损伤的风险。

在实施 LSH 之前应常规排查手术禁忌证，包括宫颈刮片病理提示宫颈高级别上皮内瘤变、子宫内膜不典型增生、子宫内膜癌以及常规宫颈癌筛查依从性差的患者。

## 术前准备

### 患者评估

详细的盆腔检查和病史采集有助于选择适宜的手术方式，在诸多评估指标中，子宫的体积和活动度是重要的参考因素，尽管实施 LSH 对子宫的体积并无一致性的界定，但是，对于子宫体积较大、活动度差，致使举宫困难限制手术视野暴露的病例，应该慎重权衡，因为除此以外，对体积过大的子宫在腹腔内进行粉碎取出也是极富挑战的过程。当然，对于适合 LSH 的患者，术前评估可参照开腹全子宫切除术

进行（第四十三章 -12 节）。

### 知情同意

和开腹手术一样，实施 TSH 也应告知患者可能的手术风险，包括出血、输血、计划外的附件切除及其他盆腔脏器损伤，特别是膀胱、输尿管和肠管损伤的风险。其他与腹腔镜手术特有并发症相关的风险包括，穿刺孔部位出血、膀胱和肠管损伤（见第四十一章）。

除此以外，TSH 术后还有残留子宫下段内膜病变的可能，致使术后周期性子宫出血的潜在风险增加。早期文献报道，该并发症的发生率高达 24%，但是，近几年文献报道其发生率已明显降低，在 5% ～ 10% 之间（Okaro，2001；Sarmini，2005；Schmidt，2011；van der Stege，1999）。对于该术式残留子宫内膜出血的预防，可通过切除更多子宫下段及近端宫颈管组织来减少宫颈管子宫内膜的残留（Schmidt，2011；Wenger，2005）。

在某些情况下还有可能需要对宫颈残端进行二次切除。例如，实施 TSH 术后出现难治性长期出血或继发宫颈恶性肿瘤时，需要对宫颈进行切除术。此外，残留宫颈持续感染也是再次手术的指征，目前多为个案报道，尚缺乏相关发生率的研究。整体上看，需要再次宫颈切除术的概率似乎和上述术后出血的发生率一样，均呈下降趋势。

最后，还应告知患者存在中转开腹的风险，当施术中遇到术野暴露受限、操作困难或发生腹腔镜器械和技术难以控制的出血时，均需要中转开腹手术。

### 患者准备

对于存在输血风险的患者，应检测血型和交叉配血准备；术前肠道准备有助于术中排压肠管和暴露

盆腔结构，施术前灌肠也可以达到同样的效果。术前 1 小时内应用抗生素预防感染，具体药物选择可参照表 39-6。依据患者及手术本身血栓栓塞相关风险，决定是否需要预防 VTE 相关措施（Gould，2012）。对于手术时间长、有中转开腹手术可能或术前存在 VTE 风险的患者，应采用预防血栓形成的措施，见表 39-8。

## 术中准备

### 器械准备

在切断子宫与宫颈的操作中，可以使用钝头剪刀、超声刀、激光、单极电针或普通剪刀进行操作。子宫血管阻断是所有类型子宫切除术的重要步骤，可使用的器械包括单双极、超声刀、钛夹闭合器、传统缝线以及缝合器。由于该术式使用的绝大多数器械并非常规腹腔镜手术包中的必备器械，因此，需要在手术前另行准备。子宫体切除后，取出的方法可以参照第 3、4、5 步骤中阐述的方法取出，因此，还需要准备标本袋和组织粉碎器。

### 手术步骤

#### ❶ 初始步骤

LSH 的初始手术操作步骤与 LH 相似，包括第四十四章 -9 节步骤 1 ～ 10 所阐述的子宫血管电凝阻断方法。

#### ❷ 离断子宫

待子宫血管阻断后，从宫颈内口水平的下方、子宫骶韧带起始点的上方切除子宫体（图 44-10.1）。为减少过多子宫内膜的残留，断离子宫的切口应呈锥形向下深入子宫颈管内（图 44-10.2 至图 44-10.4）。有时，为降低术后周期性出血的发

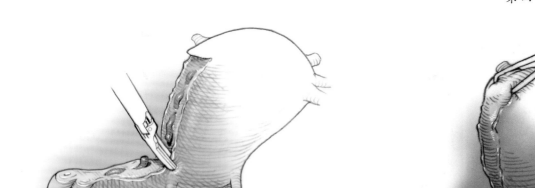

**图 44-10.1**　沿子宫骶骨韧带上方切开子宫

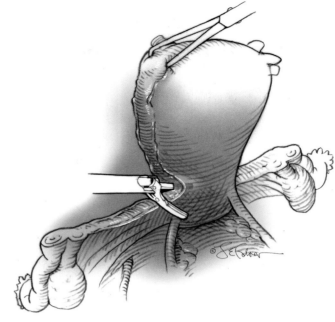

**图 44-10.2**　向子宫后方扩大切口

生，也可以待子宫体切除后通过对子宫颈管内膜切除或消融方法破坏子宫颈管的内膜（图 44-10.1）。

**❸ 取出组织**

子宫体切除后的取出路径包括：经腹部小切口、经后穹隆切开和腹腔内粉碎后取出。虽然这里针对的是子宫体，但是，这些方法也是腹腔镜手术切除的其他组织标本常用的取出方法。

关于切除组织的取出方法应视标本的大小决定。对于较小的组织标本，可以经腹部切开直径 1～4 cm 的小切口取出，腹部切口通常选择 fannenstiel 切口，当然选择正中垂直小切口也可以，两种切口的优劣均在第四十三章中已有说明。

如若切除的子宫体较大，可将其放入取物袋或使用自动牵张器进行粉碎取出。将子宫体装入取物袋后，将取物袋开口提拉之腹壁切口处并向周围展开；将自动牵引器放入取物袋并在切口内打开（图 44-8.7）。在如此创造的封闭环境中，可用剪刀或手持刀柄对标本进行粉碎后取出。目前对该方法使用的安全性和有效性尚缺乏长期随访报道。

**❹ 阴道切开**

阴道切开可作为（取出切除子宫体或其他组织的）另一种选择，采用类似于阴式子宫切除术的阴道后壁切开方法如图 41-27 所示，经阴道放置阴道拉钩暴露宫颈和阴道后穹隆，将举宫器向前使子宫呈前倾位，以 Allis 钳在距宫颈阴道连接处 2～3 cm 的阴道后壁钳夹阴道粘膜并向下牵拉，使阴道后壁产生张力。然后，用 Mayo 弯剪剪开阴道后穹隆黏膜进入道格拉斯窝。

还有一种标本取出途径选择是在腹腔镜直视下在宫颈-阴道交界处，使用单极、超声刀或 Endo 剪切器切开阴道后穹隆。操作时，可用举宫器向前推举子宫更好暴露子宫

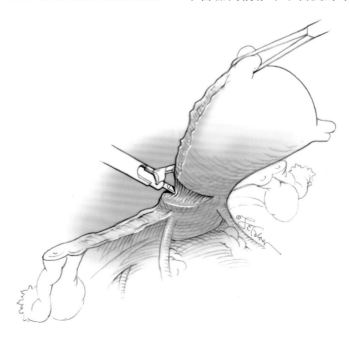

**图 44-10.3**　锥形切口向子宫前方切开

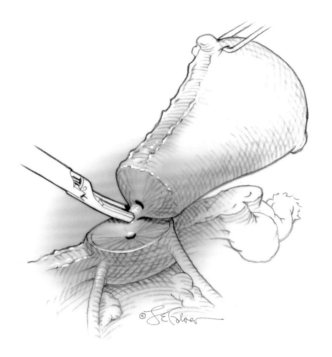

图 44-10.4　切下子宫体

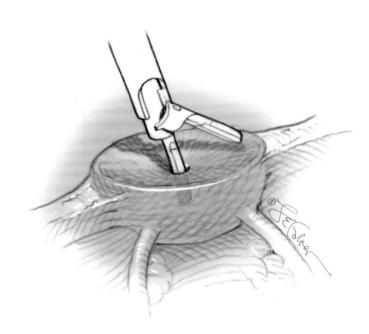

图 44-10.5　电凝子宫颈管内膜

后方，在阴道内放置海绵棒并向后穹隆处顶压，用以指示切开的部位如图 41-28 所示，后穹隆切开时应注意避免损伤邻近的直肠、乙状结肠和输尿管。

切开阴道后，可将经腹腔镜切除的组织标本置于切口处经阴道取出；如若子宫体较大，应将其装入取物袋内进行剪切后取出（图 41-29）。尽管这种取物方法尚无长期安全性数据佐证，但目前仍然认为：应用取物袋可以降低组织粉碎过程中潜在的播散风险（Cohen，2014；Einarsson，2014）。

组织取出后，使用 0 号可吸收线间断或连续缝合阴道切口。如若是经阴道取出标本，术后应预防性应用单联抗生素，抗生素的选择列于表 39-6。

❺ 组织粉碎器（碎瘤器）

第三种组织取出的方法即封闭式动力粉碎器的应用仍在研究中，具体方法是将可以进行充气的、与腹腔形态相称并且可以展开的大型密封取物袋置入腹腔，将切除的病变组织装入取物袋后将取物袋开口提拉至腹壁外封闭，从取物袋的另外入口进行充气使之膨胀，根据标本的大小与病理情况，取物袋可通过腹部穿刺口或腹壁小切口取出，或者，也可以充气后使用电动或手动粉碎器，将组织粉碎后连同取物袋一同取出（Einarsson，2014）。

在充气的取物袋内粉碎组织时，应使用抓钳牢牢抓住组织并连同粉碎器一同靠近前腹壁，在组织粉碎的过程中应牵拉固定组织使其向碎瘤器前端靠近（图 44-10.6）（Milad，2003），应特别注意，在进行粉碎旋切的过程中要始终保持碎瘤器尖端在腹腔镜术野的中央，对粉碎的组织采用"削皮"法而不是"穿心"法进行旋切粉碎。在组织粉碎过程中，还应注意牵拉组织的钳头部分应进入碎瘤器鞘内再开始粉碎切割，以免粉碎器的刀片与抓钳的前端接触使刀片变钝。如若子宫

体较大致使粉碎时间较长，刀片也可能会变钝，因此，可以调节刀片反向旋转以延长刀片的使用时间。

组织粉碎完成后，使取物袋内气体排出，将取物袋连同带内粉碎的组织碎片一同取出。目前，对取物袋的使用还存在一些局限，包括取物袋的尺寸、工作孔径、材质的抗拉强度及其渗透性。

❻ 止血

对于手术创面的出血可采用电凝止血，对于宫颈残端的处理可以使用 2-0 或 0 号可吸收线，缝合膀胱反折腹膜和道格拉斯窝腹膜将宫颈残端包埋在腹膜外。或者，也可以将可吸收的防粘连屏障覆盖在手术创面上（如 Interceed，Seprafilm）预防粘连形成。

❼ 结束步骤

后续的处理过程与其他腹腔镜手术相同，可参照执行。

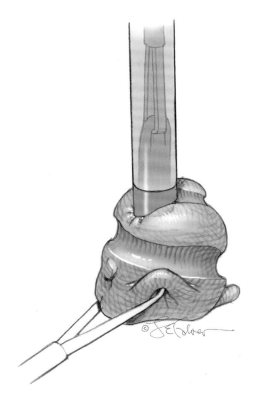

**图 44-10.6** 子宫体组织粉碎过程

## 术后处理

腹腔镜手术的优势在于术后能够较快恢复正常饮食和活动。对于接受 TSH 手术的患者，由于在子宫颈上部切除子宫因而没有阴道残端处的创面，不需要等待阴道创面的愈合，但是，为保使盆腔内创面及时愈合，性生活要延迟到术后两周以后才可进行。

（王祎祎 译 段 华 审校）

## 44-11

# 腹腔镜全子宫切除术

腹腔镜全子宫切除术（total laparoscopic hysterectomy，TLH）同LAVH，LSH以及LH相似，只是TLH要求所有操作均在腹腔镜下完成。子宫切除后的组织标本也通过阴道取出，如果子宫太大无法经阴道取出时，可以进行旋切缩小体积后取出（见第四十一章）。

对于需要进行子宫切除的患者而言，如果各方面条件相近，应优先选择经阴道施术，对于存在阴道手术禁忌证的患者，TLH则是适宜的手术选择（美国妇产科医师协会，2011）。与TAH相比，TLH是一种更微创的手术方式，其优势包括术后恢复快、住院时间短、切口及腹壁并发症少、出血少（Nieboer，2009；Walsh，2009）。但这些优势取决于腹腔镜手术的学习曲线，也因人而异并不能稳定地呈现（Schindlbeck，2008）。TLH的不利因素在于手术时间更长，泌尿系统损伤发生率更高，因而在施术前应综合权衡利弊因素。

## 术前准备

### 患者评估

详尽的盆腔检查和病史采集有助于为患者选择合适的手术路径。尽管TLH手术对子宫大小的要求尚无统一标准，但子宫大小和活动度仍然是重要的考虑因素。也就是说，对于子宫体宽大、活动度小的患者可能因举宫困难而限制术野暴露，并且对切除子宫的取出也是面临的挑战。对于已经决定实施TLH的患者，术前评估可参考开腹子宫切除手术（见第四十三章-12节）。

### 知情同意

和开腹手术一样，应告知患者可能的存在的手术风险，包括出血、输血、意外的附件切除以及其他盆腔脏器的损伤，特别是膀胱、输尿管、肠管的损伤。其他腹腔镜手术特有的并发症包括穿刺部位的出血、膀胱和肠管损伤（见第四十一章）。与其他子宫切除手术路径相比，TLH输尿管损伤发生率相对较高（Harkki-Siren，1998）。Kuno等（1998）发现，施术前行输尿管插管并不能降低TLH术中输尿管损伤的风险。

除此以外，还应向患者告知中转开腹手术的可能，施术中遇到视野暴露受限、举宫困难或出现腹腔镜器械和技术难以控制的大出血均应考虑中转开腹手术。

### 患者准备

对存在出血风险的患者，应检测血型并进行交叉配血准备。术前进行肠道准备有助于术中排压肠管和暴露盆腔结构，或者施术前灌肠也可以达到同样的效果。手术开始前1小时内使用抗生素预防感染，可选择的抗生素见表39-6。根据患者以及手术的相关风险决定是否需要实施预防VTE措施（Gould，2012）。对于手术时间长、有中转开腹可能或者术前存在VTE风险的患者，应采取VTE预防的相关措施详见表39-8。

## 术中情况

### 手术器械

TLH使用的手术器械与LH或LSH手术相同。使用杯形举宫器可以充分暴露宫颈阴道连接部，有助于阴道穹隆的切开与组织取出，如

果没有杯形举宫器，也可以选择直角拉钩暴露阴道前后穹隆。

### 手术步骤

❶ 麻醉和体位

对大多数患者来说，TLH需要住院在全麻下进行手术。患者取头低膀胱截石位，双下肢放置靴形脚蹬腿托；进行双合诊检查了解子宫大小、形状，协助确定穿刺位点的选择；常规进行腹部与阴道准备，留置Foley导尿管与经口/经鼻胃肠减压管。

❷ 放置举宫器

经阴道放置杯形杯状举宫器（带有RUMI操纵杆的VCare或KOH举宫杯）协助操纵子宫，同时，也有助于暴露宫颈阴道的连接部位便于阴道穹隆切开。放置举宫器前，应测量宫颈直径和厚度，以便选择杯形举宫器的型号；放置举宫器前需要探测宫腔深度并扩张宫颈至8号扩张棒，将举宫器经子宫颈正确放入宫腔后，可将宫腔内的球囊部分充入气体，调整举宫器使其固定于适当的位置（图44-11.1A），依据施术者的习惯，可选用0号可吸收线于6点、12点或者3点、9点处将举宫杯缝合固定在宫颈上详见（图44-11.1B），缝线在举宫杯外侧打结以便使举宫杯牢牢固定在宫颈上（图44-11.1C）。操纵举宫器时，举宫杯的边缘可以顶在宫颈阴道的连接部便于手术中切开；如果使用VCare举宫杯，将其前端部分置入宫腔后，推进蓝色阴道杯与举宫杯扣合，通过举宫器远端的锁扣将两者扣紧（图44-11.1D），能够维持阴道穹隆切开时腹腔继续保持气腹状态；如果使用KOH杯，则需要在举宫杯下方放置球囊阻塞装置。

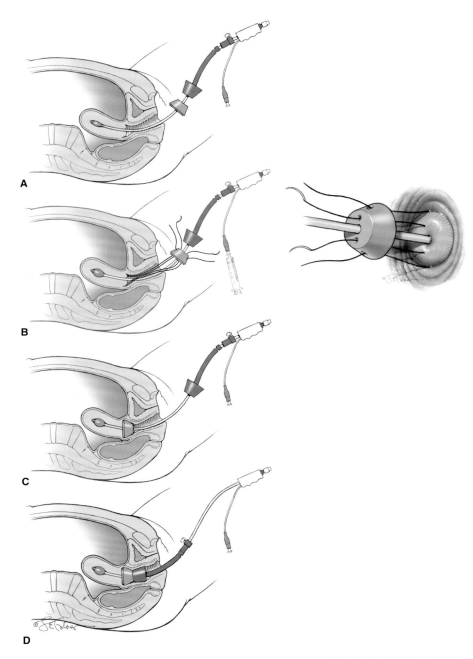

图 44-11.1　放置举宫器。**A.** 举宫器尾端置入宫腔；**B.** 举宫杯锚定至宫颈上（左）；**C.** 将举宫杯原位缝合固定（右）；**D.** 推进蓝色阴道杯与举宫杯扣合

**❸　穿刺孔选择**

　　LH 的初始步骤与其他腹腔镜手术相同（见第四十一章），只是穿刺孔的数量和大小不同而已。对于 TLH 手术，则通常需要在脐部做一个 5 ～ 12 mm 的穿刺孔置入腹腔镜，下腹部选择 2 ～ 3 个辅助穿套管，具体来说，2 个辅助穿刺孔应在腹直肌外侧缘以外，第 3 个穿刺孔可

以在脐耻中线朝向宫底方向，对于可疑脐孔周围有粘连的患者，可选择左上腹或者 Palmer 点为进腹的首个穿刺点。

**❹　盆腔探查**

　　穿刺成功置入腹腔镜后，患者取头低膀胱截石位（Trendelenburg 体位），使用钝性探棒拨开肠管，全面探查盆腹腔情况。依据探查结果

决定继续 TLH 还是中转开腹手术。如果遇到盆腔粘连，可以先在腹腔镜下进行粘连分离待恢复正常解剖结构后，再实施 TLH。

**❺　辨认输尿管**

　　随着手术时间的延长，$CO_2$ 气腹和盆腔冲洗液均可造成腹膜的水肿而影响对腹膜后组织结构的观察。因此，在手术开始前应注意分辨输尿管的走向，多数情况下，在盆腔腹膜后很容易辨识输尿管的走向，偶尔辨识不清需要打开后腹膜，此时，可用无损伤抓钳钳夹、并提起位于骨盆漏斗韧带内侧的腹膜，使用剪刀剪开该处的腹膜，沿着输尿管走行向盆腔方向扩大腹膜切口，通过该切口即可分辨输尿管的走向（图 44-9.1）（Parker，2004）。

**❻　切断圆韧带、附件和子宫动脉**

　　TLH 的初始步骤与腹腔镜子宫切除相同，如第四十四章 -9 节中步骤 5 ～ 10 所述。这些步骤包括切断圆韧带、保留或切除附件、下推膀胱和子宫血管凝闭阻断。

**❼　切断主韧带**

　　待子宫动脉凝固切开后，分别切断双侧子宫主韧带至子宫骶韧带水平（图 44-11.2）。

**❽　切开阴道**

　　使用超声刀、单极剪刀、单极钩或等离子动力针切开宫颈阴道连接处组织，在进行切开之前，将举宫器向头端推举，使宫颈上移有助于向两侧推开输尿管并暴露阴道切开的合适部位。此外，应充分分离膀胱与宫颈间隙，并充分下推膀胱使其离开阴道切开的部位。

　　完成上述操作后，在举宫杯辅助下自宫颈阴道连接处的前缘开始进行阴道切开。如果没有举宫杯，

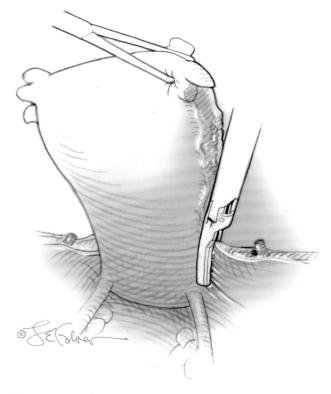

**图 44-11.2** 切断子宫主韧带

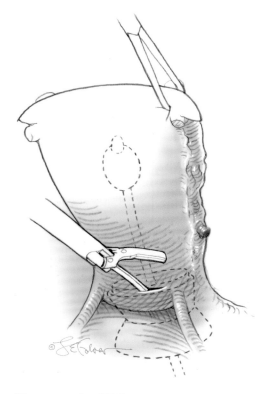

**图 44-11.3** 切开阴道后壁

也可以将直角牵引器或缠绕海绵团的抓钳放置于阴道后穹隆并向上推举协助暴露宫颈阴道连接处。或者，也可以首先切开阴道后壁（图 44-11.3），然后向两侧延伸切口并切断子宫骶韧带（图 44-11.4）；随后紧贴宫颈离断对侧的宫骶韧带；最后再切开阴道前壁（图 44-11.5）。为了尽量减少子宫扭转和移位，待阴道前后壁切开后再行阴道侧方切开

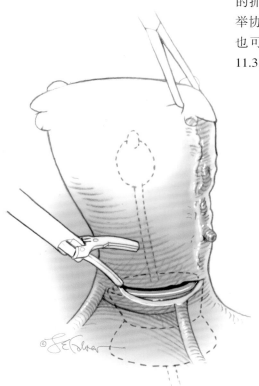

**图 44-11.4** 切开右侧子宫骶韧带，并沿阴道穹隆切口向左侧延伸

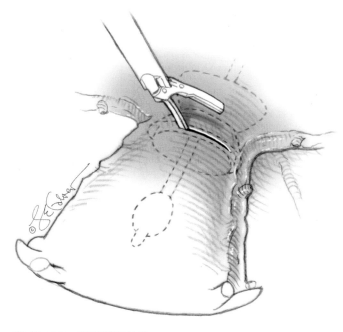

**图 44-11.5** 切开阴道前壁

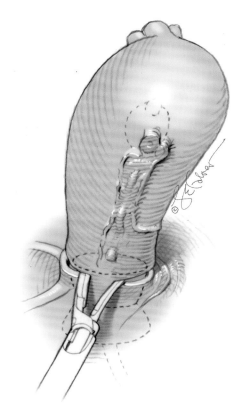

**图 44-11.6** 切开阴道侧壁

（图 44-11.6）。为了减少对阴道组织的热损伤和残端组织撕裂，施术者应尽量缩短能量器械在阴道残端的作用时间。

**❾ 取出子宫**

除非受子宫大小限制，否则可直接利用举宫器经阴道穹窿完整取出子宫（图 44-11.7）。在子宫较大的情况下，可参照使用第 41 章描述的组织提取技术取出子宫。

**❿ 缝合阴道残端**

在腹腔镜下使用可吸收线连续缝合或间断 8 字缝合，或者使用缝合器缝合阴道残端，最好选择延迟可吸收缝线，将子宫骶韧带一并缝合至阴道残端上以加强盆底支持力量（图 44-11.8）。如果使用传统的缝线，则必须使缝线始终保持张力以便充分闭合阴道残端。如果使用"倒刺"线缝合，则缝合操作的方法可依据缝线使用说明进行缝合操作，在完全闭合阴道残端后，最好继续向相反方向回缝至少两针，以便保持阴道缝合组织间的张力。例如，如果从阴道残端的右侧向左侧缝合，施术者在缝合至阴道残端左外侧后，在最终闭合阴道切缘前，再从左侧向右侧附带缝合 2 针，缝合结束后建议在靠近组织处剪断缝线，减少倒刺线尾端损伤肠管的风险。要确保全层缝合阴道残端，避免后期残端裂开。另外，对于腹腔镜下缝合技巧不够熟练的医生，也可以在取出子宫后经阴道缝合残端如第四十三章 -13 节所述。

缝合阴道残端后，使用生理盐水冲洗盆腹腔，查看有无活动出血，此时，可适当降低腹腔内压力，以便更清晰识别出血的部位。

盆腔冲洗完毕后，后续操作与其他腹腔镜手术相同。

## 术后处理

腹腔镜手术的优势是可使患者较快地恢复正常饮食和活动。通常情况下，手术当晚可以拔尿管，允许患者进食和活动。术后即可采用口服止疼药镇痛，替代胃肠外注射给药。腹腔镜全子宫切除术后减轻腹压的常规预防措施可参照开腹子宫全切术执行。术后性生活的时间也应参照开腹子宫全切术，通常需要推迟至术后 6 周才可以恢复性生活。

与 VH 或者 TAH 相比，TLH 术后阴道残端裂开是术后常见的严重并发症之一（Agdi，2009；Walsh，2007）。大多数情况下，阴道残端切口裂开发生于绝经前女性性生活过程中。绝经后女性阴道残端萎缩、

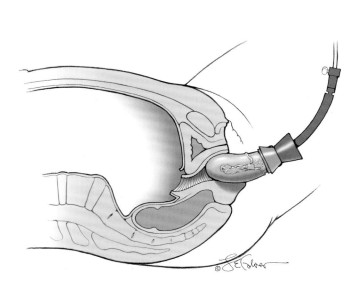

**图 44-11.7** 取出子宫和举宫器

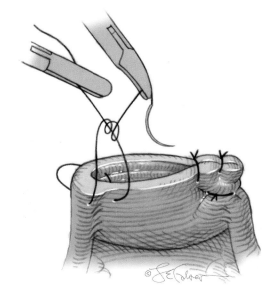

**图 44-11.8** 缝合阴道残端

第六部分

薄弱，在腹腔压力突然增加时亦有开裂可能（Lee，2009），阴道残端裂开时患者可表现为阴道流血或者脏器脱出。治疗措施包括阴道残端清创、以可延迟可吸收线重新缝合以及使用抗生素预防感染，如若由于残端裂开肠管脱垂而致肠管损伤，则需要扩大手术进行肠管的修复。

因此，为防止 TLH 术后阴道残端切口裂开，在手术切开阴道穹窿时即应尽量避免对阴道残端的过度电凝，以减少对残端组织的热损伤，缝合阴道残端时应注意使切口对合整齐，特别是应保证全层缝合，缝合时还应注意避开电凝破坏部位的组织，有研究认为，对阴道残端进行双层缝合优于单层"八字"缝合（Jeung，2010）。

（王祎祎 译 段 华 审校）

## 44-12

# 诊断性宫腔镜

诊断性宫腔镜是通过宫腔检查镜直视子宫腔结构和输卵管开口的诊断方法。其适应证广泛，包括评估异常子宫出血、不孕症和（或）超声提示的宫腔内占位性病变。禁忌证包括妊娠和生殖道感染状态。

## 术前准备

### 知情同意

诊断性宫腔镜的手术风险少见，子宫穿孔和体液超负荷详见第四十一章，空气栓塞（Gas embolism）极为罕见。

### 患者准备

宫腔镜检查术后很少发生感染和静脉血栓栓塞（VTE）。因此，通常不需要预防性使用抗生素和预防VTE的措施（美国妇产科医师协会，2013c，2014b）。

## 术中情况

### 手术步骤

#### ❶ 麻醉和体位

诊断性宫腔镜通常在门诊局部麻醉或同时静脉镇静下进行。此外，也可以选择在全麻下进行日间手术。

患者取膀胱截石位，排空膀胱并常规阴道消毒。由于诊断性宫腔镜手术时间短，出血极少，通常选择 $CO_2$ 或生理盐水膨胀宫腔。应避免头低脚高位（Trendelenburg），以预防空气栓塞。

#### ❷ 组装宫腔镜

安装宫腔检查镜时，镜体置入外鞘并固定，然后将光源连接到镜体上。根据惯例，在宫腔镜插入过程中，光源始终指向地板。灌流介质管的插入端口通常呈180°远离光源连接处。

#### ❸ 置入宫腔镜

大多数诊断性宫腔镜镜体外鞘直径为 4 ~ 5 mm，不需要扩张宫颈便可置入宫腔。许多学者不主张术前探测宫腔深度，因为宫腔检查镜可直接显示子宫深度和宫腔倾斜度；而测量宫深可能破坏子宫内膜，导致术前内膜解剖改变，并且可以导致出血而模糊视野。

为实现诊断的目的，诊断性宫腔镜通常配有 0°、12° 或 30° 前端倾斜视角的宫腔镜镜体可供选择。进行宫腔镜检查时，以单齿宫颈钳钳夹宫颈前唇，灌流介质流出时，将宫腔镜置入宫颈管内。在灌流介质和膨宫压力的作用下，宫颈管扩张开放，便于宫腔镜进入子宫腔。

值得施术者注意的是，如果使用带有角度的诊断性宫腔镜时，不应将宫腔镜镜体置于全景图像的中央，此时，如果宫腔镜镜体的前视角朝下，在显示器上将看到宫颈管位于视野的底部，事实上，此时的宫腔镜镜体只是在宫颈管的中央（图41-37）。

#### ❹ 宫腔镜评估

置入诊断性宫腔镜后，应首先检查宫颈管是否有异常。然后将镜体置于宫腔的远端，以评估宫腔全貌。按顺序自子宫底部开始，然后向左右移动，以便检查双侧输卵管开口情况（图44-12.1）。如果镜头带有角度，可将宫腔镜置于宫颈内口正上方，通过180°弧线旋转移动光缆，对宫腔全貌进行评估。有些医生主张将宫腔镜放于宫腔内，使部分灌流介质流出降低宫腔压力后评估宫腔，这有助于识别在较高膨宫压力下病变部位拉伸变平而易被忽略的病灶。

#### ❺ 具体操作步骤

全面的宫腔镜检查后，如果发现了特殊病变，通常用宫腔镜组织钳直接进行活检。如果计划取出宫内节育器（intrauterine device,

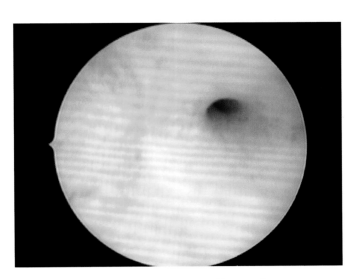

**图 44-12.1**　宫腔镜图片显示正常输卵管开口（Used with permission from Dr. Kevin Doody）

IUD），可用宫腔镜取物钳钳夹 IUD 尾丝或柄部后与宫腔镜镜体一起退出。IUD 大多数情况下容易被取出，但是，对于植入或断裂的 IUD 可能需要分次才能完全取出。在这些情况下，宫腔镜取物钳需要牢固地抓住 IUD 的坚固部分，并向阴道方向牵拉。对于 IUD 嵌入子宫肌壁较深的情况，腹腔镜检查可协助诊断是否合并子宫穿孔，并确定 IUD 的最佳取出途径（经宫腔镜或腹腔镜）。

**❻ 检查结束**

宫腔镜检查结束时，关闭灌流介质，撤出宫腔检查镜和宫颈钳。此时需要关注一个关键步骤，测量灌流介质的流入量及流出量，计算灌流液的负欠量并记录在案。

## 术后处理

与刮宫术相似，诊断性宫腔镜很少出现并发症，患者可迅速恢复正常饮食和日常活动。阴道点滴或少量出血较多见，通常持续几天后自行停止。

（彭燕蓁译　段　华审校）

## 44-13

# 宫腔镜子宫内膜息肉切除术

子宫内膜息肉切除术的适应证包括由于息肉所致的异常子宫出血、不孕症和可疑恶变的患者（详见第八章）。宫腔镜子宫内膜息肉切除术可以通过宫腔镜剪刀或电切环切除息肉基底部，也可以使用宫腔镜组织钳或粉碎器将息肉取出。在上述操作中，无论息肉大小，以宫腔电切镜和粉碎器最为常用。

## 术前准备

### 患者评估

对于大多数接受子宫内膜息肉切除术的患者，需完善经阴道超声或盐水灌注超声检查。术前应再次确认息肉的大小、数目和位置。特殊情况下，需要通过磁共振（MRI）鉴别子宫内膜息肉和黏膜下肌瘤，并确定是否需要同时进行子宫肌瘤切除术。

### 知情同意

与诊断性宫腔镜相似，宫腔镜子宫内膜息肉切除术的并发症发生率较低（详见第四十一章）。常见的并发症包括出血、感染、子宫穿孔等；体液超负荷和气体栓塞相对罕见。

### 患者准备

与大多数宫腔镜手术一样，子宫内膜息肉切除术最好在月经周期的卵泡期进行，此时子宫内膜最薄，最容易识别息肉的形态。并非所有子宫内膜息肉患者均需进行子宫内膜活检；但是，对于存在子宫内膜癌高危因素的异常子宫出血患者，子宫内膜活检应作为评估手段之一（详见第八章）。通常情况下，术前不需要预防性使用抗生素或预防 VTE 的措施（美国妇产科医师协会，2013c，2014b）。

## 术中情况

### 手术器械

宫腔镜子宫内膜息肉切除术的理想器械是带有 90° 环形电极的电切镜。此外，配置有中空管和抽吸装置的粉碎器亦是备选器械，其可快速切除大小不等的息肉组织。对于较小的息肉组织，也可通过手术端口的 5 F 通道置入息肉钳摘除息肉。

### 手术步骤

**❶ 麻醉与体位**

简单的子宫内膜息肉切除术可以在门诊诊室内局部麻醉下进行；但大多数患者需要在门诊手术室全身麻醉或区域阻滞麻醉下进行手术。灌流介质的应用相对复杂，需要进行严格管理，特别是低渗灌流介质，应最大程度地保障手术安全。充分麻醉后，患者取膀胱截石位，常规阴道消毒，并留置 Foley 导尿管。

**❷ 选择膨宫介质**

使用宫腔镜粉碎器时可以选择生理盐水膨宫。但是，如果使用单极电切镜，则需要选择非电解质介质作为膨宫介质。由于山梨醇和甘氨酸可能导致低钠血症的风险，多数施术者选择 5% 甘露醇溶液膨宫。另外，双极电切系统（Versapoint）需要等渗灌流介质膨胀宫腔。选择灌流介质的基本原则详见第四十一章。同所有的宫腔镜手术一样，在手术过程中要定期计算并记录灌流液出入量的差值。

**❸ 扩张宫颈**

由于宫腔电切镜或粉碎器外鞘直径为 8 ～ 10 mm；因此，通常需要使用 Pratt 或类似的扩张器将宫颈扩张至 9 mm（详见第四十三章）。

**❹ 使用电切环切割**

打开灌流介质，将电切镜在直视下插入宫颈管并进入宫腔，全面检查宫腔并确定息肉的位置和数量。操作时把电切环推出至息肉后方，当电切环向宫颈方向回缩时，接通电流使电切环自息肉基底部切除息肉组织。在切除过程中，电切环应保持在视野内。切除的息肉组织可通过组织钳钳夹取出。这与第四十三章 -11 节所描述的肌瘤切除过程相似。

如果息肉较大，需要从息肉顶端至基底部反复数次切割，直至完全切除息肉组织。无需每次切割后清理息肉碎片，以便维持息肉的可视性，并减少宫腔镜反复进出宫腔引发的空气栓塞和子宫穿孔。待息肉完全切除后，组织碎片可随灌流介质一起从宫腔流出收集于 Telfa 板上。但是，对于较大的息肉，如果切除过程中漂浮的组织碎片较多，需要在术中清除部分碎片组织以免妨碍手术视野。

**❺ 使用粉碎器操作**

粉碎器在使用时与电切术一样，打开灌流介质，将粉碎器置入宫腔，看清楚息肉的部位后自息肉组织的顶端逐渐移至基底部粉碎切割息肉组织，切除的息肉组织可通过抽吸管道清除出子宫腔（图 44-13.1）。粉碎器在使用时应注意，必须将息肉组织置于粉碎器的开口和光源之间。

粉碎器具有抽吸作用。在切除较大组织时，粉碎器可同时清除血

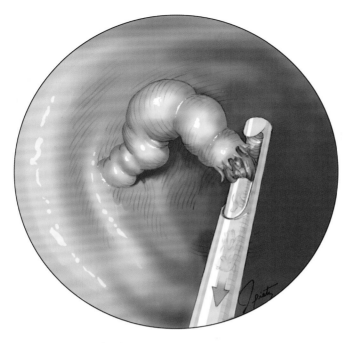

**图 44-13.1** 通过粉碎器切除子宫内膜息肉

液、组织碎片和凝血块。该方法的优势在于视野更清楚并可进行连续切割。

**❻ 术中止血**

术中出血可通过电切环的凝固电流模式进行止血。对于出血量较多的情况，则要使用 Foley 导管球囊压迫止血。依据出血严重程度，球囊可以放置数小时，拔出前应进行阴道出血量评估，直到出血停止再拔出 Foley 导管球囊。

**❼ 撤出器械**

手术结束时，关闭灌流介质，撤出宫腔镜和使用的各种器械，手术标本送组织病理学检查。与此同时，至关重要的步骤是注意灌流介质的流入量及流出量，计算出入量差值，并将其记录在案。

## 术后处理

宫腔镜子宫内膜息肉切除术通常无并发症发生、术后恢复迅速，术后注意事项参照其他宫腔镜手术。

（彭燕蓁 译 段 华 审校）

## 44-14

# 宫腔镜子宫肌瘤切除术

宫腔镜子宫肌瘤切除术可以缓解大多数黏膜下肌瘤患者的临床症状。手术适应证包括由于肌瘤所致异常子宫出血、痛经或者由于肌瘤导致的不孕症患者。经宫腔镜切除的肌瘤类型主要是黏膜下肌瘤和突向黏膜的肌壁间肌瘤。在手术过程中，带蒂的黏膜下肌瘤切除方法与子宫内膜息肉切除相同。但是，肌壁间肌瘤切除术需要使用电切镜、粉碎器或激光。

## 术前准备

### 患者评估

对于大多数子宫肌瘤肌瘤患者，宫腔镜黏膜下肌瘤肌瘤切除术是安全、有效的治疗方法。手术禁忌证包括妊娠期、可疑子宫内膜癌、生殖道感染状态和由于全身疾病不能耐受体液超负荷的患者。

对于肌瘤体积大、数目多或大部分瘤体位于壁间的特殊类型肌瘤，将使宫腔镜手术难度增大、并发症发生率和临床失败率增高（Di Spiezio Sardo，2008）。因此，在手术之前需要经阴道超声、盐水灌注超声（SIS）或宫腔镜检查对肌瘤的特征进行评估；必要时也可选择MRI检查准确显示子宫和肌瘤的解剖学结构，但由于费用成本较高在临床并未普及应用。

在使用SIS或宫腔镜检查评估黏膜下肌瘤时，可根据Wamsteker等（1993）制定并由欧洲妇科内镜学会（European Society for Gynaecological Endoscopy，ESGE）采用的标准进行分型：

- 0型：肌瘤瘤体完全位于子宫腔
- I型：肌瘤瘤体大于50%位于子宫腔
- II型：肌瘤瘤体部分位于子宫腔，子宫肌层的瘤体部分大于50%

上述标准有助于预测何种类型的肌瘤患者适合宫腔镜手术。近期，Lasmar等（2005，2011）提出了一种新的分类标准，其与ESGE分类方法类似，主要评估肌瘤瘤体占据子宫肌层的程度，并且该评分方法对于体积较大、基底部较宽、位于宫腔上段或侧壁的肌瘤评分更高。对于评分较高的肌瘤，为保证手术安全性和成功率，应选择其他肌瘤剔除术的方法进行手术。

切除较大的或大部分瘤体位于肌壁间的肌瘤，会降低宫腔镜手术治疗的成功率并增加手术风险，通常需要分次手术才能完全切除瘤体。基于这些原因，多数手术医生通常选择0型、I型和小于3 cm的黏膜下肌瘤进行宫腔镜手术（Vercellini，1999；Wamsteker，1993）。尽管有文献报道使用宫腔镜切除较大的黏膜下肌瘤的案例，但是多数情况下需要分次手术，并且术后恢复时间更长（Camanni，2010）。

### 知情同意

文献报道，宫腔镜子宫肌瘤切除术并发症发生率总体上与宫腔镜检查术相似，大约为2%～3%。但是，宫腔镜子宫肌瘤切除术中子宫穿孔的风险更高，其可继发于宫颈扩张，更多是由于对子宫肌层的破坏过深所致。一旦发生子宫穿孔，需要应用腹腔镜帮助评估和治疗子宫以外其他腹腔脏器的损伤，对此，施术前应告知患者知情同意。

此外，对于有生育要求的患者，应告知有术后继发宫腔粘连和罕见妊娠子宫破裂的可能（Batra，2004；Howe，1993）。

在宫腔镜子宫肌瘤切除术中，膨宫介质可通过子宫肌壁开放的血管吸收进入患者体循环，也可通过输卵管逆流至腹腔经腹膜吸收。因此，在切除I型、II型或体积较大的黏膜下肌瘤时，当灌流液出入量差值持续增大时，应停止手术。在这些情况下，应告知患者需要第二次手术的原因。近年来，随着新型宫腔镜粉碎器的问世，在切除较大的肌瘤手术时，操作时间已明显缩短，灌流介质的吸收量也相应减少。

尽管如此，虽然宫腔镜子宫肌瘤切除术是有效的治疗方法，但仍有15%～20%的患者最终需要再次手术。因此，对于宫腔镜手术后症状持续存在或复发的患者，也可以选择子宫切除术或再次宫腔镜手术（Derman，1991；Hart，1999）。

### 患者准备

术前应用GnRH-a预处理可使肌瘤体积缩小易于术中切除，或使患者血红蛋白恢复正常（见第九章）。但是，使用GnRH-a可能使患者出现潮热症状，宫颈扩张困难、裂伤或穿孔风险增加，以及宫腔容积缩小操作空间受限等，因此，GnRH-a的使用需要明确指证，遵从个体化原则。

米索前列醇（Cytotec）有助于宫颈软化，便于宫颈扩张和置入手术宫腔镜。但是有研究认为，米索前列醇对于绝经后妇女的宫颈软化扩张效果并不理想（Ngai，1997，2001；Oppegaard，2008；Preutthipan，2000）。米索前列醇常用的方法包括术前12～24小时200 mg～400 μg阴道用药，或400 μg顿服。常见的副作用包括：腹痛、阴道流血或恶心。另一种宫颈预处理方法是在手术中，将稀释的垂体后叶素（0.05 U/ml）20 ml，分别于宫颈4点和8点处注射。这种方法起效迅速，适用于术前未行宫颈预处理的患者（Phillips，1997）。使用此强效血管收缩药的注意事项详见第四十四章 -7 节。

尽管宫腔镜手术后感染的风险很低，但是，一旦术后盆腔感染将可能对患者的生育能力产生严重的影响，因此，大多学者仍建议在复杂的宫腔镜手术如子宫肌瘤切除术之前，应使用抗生素预防感染。详见表 39-6。

### ■ 联合子宫内膜消融术

对于月经过多而无生育愿望的子宫肌瘤患者，可在宫腔镜子宫肌瘤切除的同时进行子宫内膜消融术（Loffer，2005）。由于在多数情况下，切除肌瘤即可缓解异常出血症状，除非患者希望月经过少，否则，宫腔镜子宫肌瘤切除手术中并不需要常规联合子宫内膜消融术。

## 术中情况

### ■ 手术器械

宫腔镜子宫肌瘤切除术可通过宫腔电切镜和肌瘤粉碎器施术，下面分别对这两种器械的操作过程进行说明。

### ■ 手术步骤

#### ❶ 麻醉和体位

多数情况下，宫腔镜子宫肌瘤切除术可以在门诊全身麻醉下进行。患者取膀胱截石位，常规阴道准备，留置 Foley 导尿管。

#### ❷ 选择膨宫介质

根据手术使用器械选择适宜的膨宫介质。使用肌瘤粉碎器、双极电切环或激光时可选择生理盐水膨宫，而使用单极电切环时应选择非电解质溶液进行膨宫。不同膨宫介质的差异详见第四十一章。

#### ❸ 扩张宫颈

手术时医生使用 Pratt 或其他适合的扩张器扩张宫颈，如第四十三章所述。

#### ❹ 置入手术器械

开放膨宫介质，在直视下将电切镜或粉碎器置入宫颈管，并进入宫腔，首先全面探查宫腔，并对肌瘤的特征进行全面评估。

#### ❺ 使用电切环切割

通过宫腔电切镜进行手术时，将输出功率设置为连续切割模式。手术时推出电切环，置于肌瘤后方，在电切环接触肌瘤组织时接通电流，为了最大限度地减少电热损伤及子宫穿孔风险，电切环在回缩切除瘤体后应切断电流。在施术过程中，电切环应始终保持在视野中，与组织接触后应向电切镜方向回拉电切环，如图所示（图 44-14.1）。每一次切割时，为了确保干净、完整地切除瘤体组织，应待整个电切环回拉至电切镜鞘内后再切断电流，这样，切除的肌瘤组织即可漂浮在子宫腔内。

向肌瘤基底部继续重复切割，直至肌瘤被完全切除。尽量避免在每次切除后将切除的肌瘤组织移出宫腔。一方面，电切镜反复进出宫腔会导致膨宫介质的丢失；另一方面，也增加子宫穿孔、气体栓塞和膨宫介质进入血管的风险。手术中可以将切除的肌瘤组织推至子宫底部，以保持手术视野的清晰，如果肌瘤组织过多遮挡了手术视野，则需要停止切除，待清除游离的肌瘤组织后再继续手术。

#### ❻ 粉碎器的原理

目前可用的粉碎器包括 Hologic 公司的诺舒宫腔镜组织切除系统、Smith & Nephew 公司的 Truclear 系统和 Boston Scientific 公司的 Symphion 系统。粉碎器的设计是在一个中空

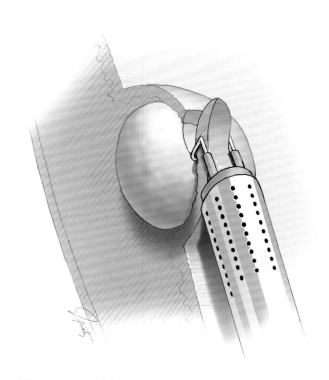

**图 44-14.1　使用电切环切割肌瘤**

的刚性管道内装配一个锋利的活动刀片，中空管连接至真空装置上，手术时将粉碎器接触到拟切除的组织，其顶端的窗口通过"真空虹吸"组织后被其下方活动的刀片切除，具体操作见图示（图44-14.2），切割的组织碎片被抽吸并收集到设备的圆筒状装置中，以便提供病理检查的组织。

回顾性研究显示：与常规宫腔镜电切术相比，宫腔镜粉碎器手术时间更短、易于操作、与灌流介质有关的并发症更少、学习曲线更短（Emanuel，2005）。

**❼ 肌壁间肌瘤切除**

对于肌壁间子宫肌瘤，宫腔电切镜在切割肌瘤瘤体时，若切割范围超过了正常的子宫肌层，子宫穿孔的风险将显著增加。此时，施术者应暂停操作，等待子宫肌层收缩，促使深入肌层的肌瘤突入宫腔后再进行操作。与此同时，降低膨宫压力有时也有助于肌壁间的瘤体突入子宫腔。

**❽ 灌流液差值**

宫腔镜子宫肌瘤切除术有体液超负荷的风险。因此，在整个操作过程中，应仔细监测灌流液出入量差值，并于手术结束时记录在案。

**❾ 止血**

出血在子宫肌瘤切除术中较为常见，随着子宫肌纤维收缩，子宫腔体积缩小、出血便停止。对于出血较多时，可将宫腔镜输出电流设置为凝固模式，通过环状电极对应出血点电凝止血。有时，选择球形电极可以增加传导电流的表面积，使止血面积更大。对于创面出血点较多，患者无生育要求时，也可通过球形电极进行子宫内膜消融术。在少数情况下，电凝止血无效时，可将Foley球囊置入子宫腔，注入5～10 ml生理盐水压迫止血；根据出血的严重程度，可以持续压迫数小时，随后拔除Foley球囊，重新评估阴道出血情况。

## 术后处理

通常情况下，宫腔镜子宫肌瘤切除术后恢复快，手术并发症少见。患者可以根据自身情况，逐渐恢复正常饮食和日常活动。术后少量阴道出血，或点滴状出血，一般持续1～2周自行停止。

对于有生育愿望的患者，宫腔镜子宫肌瘤切除术后一个月即可开始试孕。但是，如果肌瘤基底部较宽或肌壁间成分较多时，建议工具避孕三个月后再开始试孕。对于术后妊娠失败或持续异常阴道出血的患者，建议行子宫输卵管造影（hysterosalpingography，HSG）或宫腔镜检查，评估输卵管通畅情况与子宫腔形态，并排除有无粘连形成。

（彭燕蓁 译 段 华 审校）

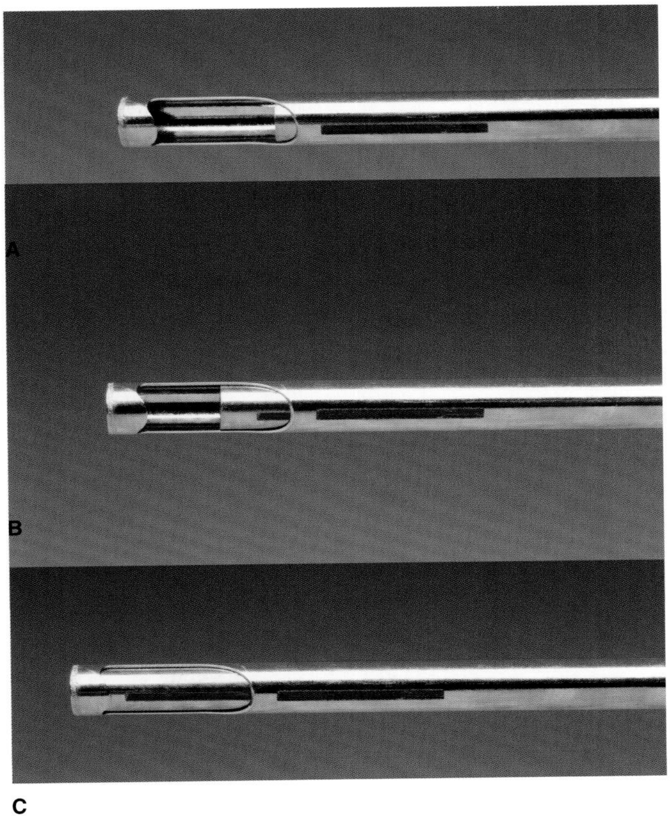

**图44-14.2** 宫腔镜粉碎器。**A.** 粉碎器刀片缩回，将组织吸进凹槽。**B.** 刀片部分推出，刀片在反复推出、回缩时快速旋转。**C.** 刀片完全推出，组织被切割成碎片吸入开口

## 44-15

# 子宫内膜去除术

广义的子宫内膜去除术是指通过破坏或切除子宫内膜实现减少月经的一系列宫腔镜手术。对许多患者来说，子宫内膜去除术是治疗异常子宫出血的一种微创、有效的方法。依据临床应用的时间顺序及对宫腔镜技巧的要求，又有第一代和第二代子宫内膜去除技术的区分。第一代子宫内膜去除术需要高超的宫腔镜操作技巧，手术时间较长，易发生与灌流介质相关的并发症，如体液超负荷等。这些技术包括 Nd-YAG 激光子宫内膜去除术、滚球电极子宫内膜消融术以及宫腔镜子宫内膜切除术。

相比第一代子宫内膜去除术，三种手术方式在术中出血量及患者满意度方面结果相当。但是，子宫内膜切除手术并发症更多，因此，对于没有子宫腔占位病变的患者，首选子宫内膜消融术（Lethaby，2002；Overton，1997）。

为了降低手术风险和第一代内膜去除术所需的专业培训，过去的 10 年中，逐渐引入了不需电切镜介入的第二代子宫内膜去除技术。第二代子宫内膜去除术可通过多种方式破坏子宫内膜，均无需宫腔镜直视引导，包括热能、冷冻、电外科和微波技术。

## 术前准备

### 患者评估

实施第二代子宫内膜去除手术前，应完成对异常子宫出血的全面评估。施术前还应排除妊娠、子宫内膜增生、子宫内膜癌以及盆腔感染状态。可单独或联合使用经阴道超声（TVS）、盐水灌注超声（SIS）和宫腔镜检查评估出血情况（见第 8 章）。需要强调的是，第二代子宫内膜去除技术适用于宫腔形态正常者，但是对于可识别的子宫内膜病变，也可以通过其中几种消融方法同时进行治疗。与 TVS 相比，SIS 和宫腔镜检查对局灶性病变敏感度更高，可作为术前评估的首选。另外，许多第二代子宫内膜去除技术不适用于子宫腔宽大的患者。因此，术前需要通过子宫探查或超声测量和评估宫腔深度与形态。

对于既往有子宫手术史的患者，由于手术部位肌层变薄可能会增加内膜去除过程中周围脏器损伤的风险。因此，对于合并透壁子宫手术史的患者，需评估子宫瘢痕的类型和部位。对于既往有古典剖宫产术史、开腹或腹腔镜子宫肌瘤剔除术史的患者，均是子宫内膜去除术的相对禁忌证。尽管尚无针对子宫肌壁厚度的明确指标，仍有专家主张通过超声评估子宫肌层厚度，以确定患者是否适合选择二代子宫内膜去除手术（美国妇产科医师协会，2013b）。

### 知情同意

选择二代子宫内膜去除手术的患者术前应充分了解治疗异常子宫出血的其他方法，与子宫内膜去除术的疗效及其相关问题（详见第八章）。整体来说，术后 70%～80% 的患者月经减少，15%～35% 的患者闭经（Sharp，2006 年）。目前认为，子宫内膜去除术治疗的目标是术后月经量减少，而不是闭经。因此，对于术后希望闭经的患者不适合选择二代子宫内膜去除术。除此以外，由于手术能够不可逆破坏子宫内膜，也禁用于有生育要求的患者。

由于子宫内膜组织具有强大的再生能力，因此，对绝经前患者手术前应告知子宫内膜去除术后仍需要严格避孕。如果术后怀孕，可能会出现早产、胎盘异常和围产期疾病等并发症。为此，多数学者建议在实施子宫内膜去除术的同时应联合输卵管绝育术（美国妇产科医师协会，2013b）。

但是，实施输卵管绝育术也会带来一些问题，例如子宫角部残留内膜再生出血，可能引起子宫角部积血致子宫内膜去除输卵管绝育综合征（postablation tubal sterilization syndrome，PATSS）。此时，一方面由于子宫角部出血致血液集聚在角部粘连带中形成子宫角部血肿；另一方面 PATSS 综合征时血液积聚在闭塞的近端输卵管和粘连之间，引起近端输卵管血肿。这两种情况都会引发周期性的疼痛，通常需要切除子宫（McCausland，2002）。

子宫内膜去除术后，对复发的异常出血患者再进行子宫内膜评估带来难度。也就是说，Pipelle 取样管可能无法取到残留的子宫内膜，同时子宫内膜测量亦不能准确反映内膜实际情况。美国生殖医学学会（2008）不建议绝经后妇女选择子宫内膜去除术，因为术后难以进行排查子宫内膜罹患恶性肿瘤的操作。同样，对于合并子宫内膜癌高危因素的患者也存在类似的内膜取样的挑战。

第二代子宫内膜去除技术除了可以避免体液超负荷外，手术并发症与其他宫腔镜手术相似。

### 患者准备

在宫腔镜手术中，尽管阴道内的细菌可能会逆行感染上生殖道和腹膜腔，但是，子宫内膜去除术后感染的情况却较为少见，一般不建议术前预防性使用抗生素。由于子宫内膜厚度在增殖早期仅几毫米，分泌期可增厚至 10 mm 以上；因此，理想情况下，第一代和部分第二代子宫内膜去除术均应在子宫内膜增殖早期进行。否则，术前 1 ~ 2 个月应使用药物诱导子宫内膜萎缩，如促性腺激素释放激素激动剂（GnRH-a）、复方口服避孕药或孕激素；或者在手术前，先行刮宫术薄化子宫内膜厚度。

## 术中情况

### 手术步骤

#### ❶ 麻醉和体位

子宫内膜去除术一般是在全身麻醉下进行的日间手术。有研究表明，第二代子宫内膜去除术亦可在门诊静脉镇静和（或）局部麻醉下施术（Sambrook，2010；Varma，2010）。患者取膀胱截石位，行会阴及阴道消毒准备。

#### ❷ 选择膨宫介质

第一代子宫内膜去除术需要使用膨宫介质，根据所使用的能量器械选择膨宫介质的类型，详见第四十一章。一般情况下，激光和双极电器械需要使用生理盐水膨宫，而单极电手术则需要非电解质溶液膨宫。

#### ❸ 钕：钇铝石榴石激光子宫内膜去除术

20 世纪 80 年代，钕：钇铝石榴石激光（Nd-YAG 激光）是第一个应用于临床的子宫内膜去除方法。通过生理盐水膨宫，在宫腔镜直视下将 Nd-YAG 激光纤维接触子宫内膜，并在内膜表面移动，产生深约 5 ~ 6 mm 的组织凝固区域（Garry，1995；Goldrath，1981），达到破坏子宫内膜的目的。

#### ❹ 宫腔镜子宫内膜电切术

与激光子宫内膜消融相比，宫腔镜子宫内膜电切术（transcervical resection of the endometrium，TCRE）价格低廉，电切环直径较大，可以更快地切除子宫内膜组织，缩短手术时间，降低灌流介质过量吸收的风险。

子宫内膜切除技术与前面所述的子宫肌瘤切除手术相似，也是通过使用单极或双极的电切镜，逐条切除子宫内膜。切除的条状内膜组织可以进行病理学检查。不仅如此，TCRE 手术同时还可以切除宫腔内其他并存病变，如子宫内膜息肉或黏膜下子宫肌瘤。

但是，TCRE 手术中子宫穿孔的概率更高，尤其是在子宫肌层菲薄的宫角部位。因此，很多医生在 TCRE 术中通常联合使用滚球电极，在子宫角部通过滚球电极凝固破坏子宫内膜，以降低子宫穿孔风险（Oehler，2003）。

#### ❺ 滚球子宫内膜消融术

使用直径 2 ~ 4 mm 的球形或桶状电极凝固子宫内膜也是汽化破坏子宫内膜的有效手段（Vancaillie，1989）。与 TCRE 相比，滚球消融子宫内膜的优点包括手术时间短、灌流液吸收量少和子宫穿孔发生率低；缺点是不能有效地治疗宫腔内病变和无法获得病理检查所需要的组织标本。

#### ❻ 热球子宫内膜消融术

目前已有数种热球消融系统在全球范围内应用（图 44-15.1）。其中，只有 ThermaChoice Ⅲ 子宫热球治疗系统获准在美国使用。其他国家 / 地区使用的热球系统包括 Cavaterm Plus 系统或 Thermablate 子宫内膜消融系统。

ThermaChoice Ⅲ 子宫热球治疗系统是利用热能去除子宫内膜组织的软件控制设备。手术时，将子宫颈扩张至 5.5 mm 后，将 Thermachoice 设备前端的球囊部分置入宫腔，以 5% 的葡萄糖和水溶液注入前端的一次性硅胶球囊中，开启设备通过加热球囊内的液体凝固破坏子宫内膜。在治疗期间，球囊内液体不断循环使球囊内的温度保持在 87 ℃（186 ℉）持续 8 分钟，实现对子宫内膜的凝固破坏。使用 ThermaChoice Ⅲ 子宫热球治疗系统时，球囊装置置入子宫腔时无需宫腔镜引导，球囊膨胀后恰好与宫腔形态相符合。

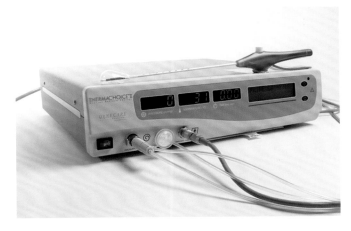

图 44-15.1　ThermaChoice Ⅲ 子宫热球治疗系统（©Ethicon, Inc. Reproduced with permission）

使用所有的热球设备均不需要高超的宫腔镜操作技能，并且并发症发生率低（Gurtcheff, 2003；Vilos, 2004）。其缺点之一是要求子宫腔的解剖形态正常。尽管如此，仍有研究表明，热球消融技术也可以用于治疗黏膜下肌瘤（Soysal, 2001）。此外，热球消融的另一个局限是在治疗前需要使用药物薄化子宫内膜厚度，当然，亦可以通过刮宫术机械性薄化子宫内膜厚度。

❼ 宫腔镜热水循环子宫内膜消融术

由于多数第二代子宫内膜去除技术只能适用于正常宫腔形态的患者，而 HydroThermAblator（HTA）系统则适合于合并黏膜下子宫肌瘤、子宫内膜息肉或子宫解剖结构异常的子宫腔形态。该系统可以在宫腔镜直视下操作，手术医生能够观察到子宫内膜的破坏过程。但是，与其他第二代子宫内膜去除技术相比，由热循环水导致的子宫腔外组织灼伤的风险更高（Della Badia, 2007）。

宫腔镜热水循环子宫内膜消融技术是将不含盐的溶液加热到90℃，灌流入子宫腔内循环10分钟，达到消融破坏子宫内膜组织的目的（图44-15.2）。手术过程中应保持宫腔内的流体静压低于55 mmHg，该压力远远低于使输卵管口开放致液体进入腹腔所需的压力，因而可有效避免液体通过输卵管外溢。同样，在宫腔镜与宫颈内口之间形成的封闭也是为了防止液体外溢进入阴道。因此，施术前注意不要将宫颈扩张到8 mm以上。

首先将宫腔镜置入直径为7.8 mm的一次性HTA鞘中，一并置入宫腔，并在可视下将常温生理盐水注入宫腔。然后将液体逐渐加热，并循环流动达到设定的热破坏温度实现消融子宫内膜的目的。治疗结束时，先用冷盐水代替加热的液体，然后再移出设备（Glasser, 2003 年）。

❽ 阻抗控制子宫内膜消融术

NovaSure 子宫内膜消融系统是由一个高频（射频）双极电外科发生器和一个金属网构成的一次性扇形装置。金属网的扇形设计是为了适应子宫腔的形态。在治疗过程中，附属的吸引装置可将子宫内膜和肌层吸聚到网状电极表面以增加其与子宫腔的接触面积，并可及时清除产生的蒸汽（图44-15.3）。治疗2分钟即会导致子宫内膜干燥。该系统的优点是术前不需要进行子宫内膜预处理。虽然美国食品药品监督管理局（Food and Drug Administration, FDA）目前批准该系统应用于对形态正常的子宫腔实施内膜消融手术，但是已有使用该系统成功治疗小型黏膜下肌瘤和子宫内膜息肉的研究报道（Sabbah, 2006）。

❾ 冷冻子宫内膜消融术

除了通过热损伤进行子宫内膜

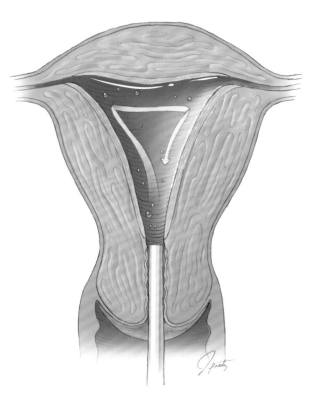

图 44-15.2　宫腔镜热水循环子宫内膜消融术

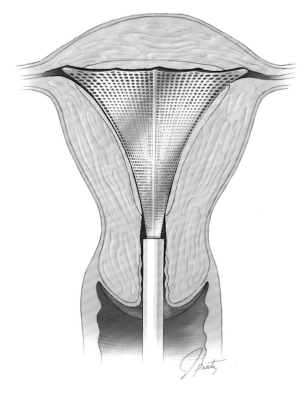

图 44-15.3　阻抗控制子宫内膜消融术

消融以外，还可以通过氩氦刀冷冻消融系统所产生的极度低温实现子宫内膜消融手术。与宫颈冷冻物理治疗的原理相同，该设备可将气体压缩，使冷冻探头顶端温度降低至 –100 ～ –120 ℃，使其产生冰球。随着冰球变大，其与组织接触的部位即可产生组织冷冻效应，当内膜组织的表面温度低于 –20 ℃ 时，即会出现冰冻性坏死而达到消融作用（详见第四十三章）。

氩氦刀冷冻消融系统含有一个被直径 5.5 mm 的一次性冷冻探头所包裹的金属探头。宫颈扩张后，将冷冻探头长约 1.4 英寸（1 英寸 ≈ 2.54 cm）的顶端放置于宫腔一侧，并向宫角方向推进（图 44-15.4）。术中同时行经腹超声监测以确保探头顶端位置达到子宫角部，并监视不断增大的冰球，其在超声上显示为逐渐扩大的低回声区。首次冷冻时间应控制在 4 分钟或更短时间以内（如果冰球的冷冻范围距浆膜面小于 3 mm 时），等待冷冻探头回温后从一侧宫角移至对侧宫角。根据冰球增大的速度，第二次冷冻时间一般不超过 6 min。

**❿ 微波子宫内膜去除术**

微波子宫内膜去除术（microwave endometrial ablation，MEA）是利用微波产生的能量破坏子宫内膜实现消融的目的。在治疗过程中，将微波探头置入宫腔并使其尖端达到子宫底部，开启电源后，保持探头尖端温度在 75 ℃ ～ 80 ℃，缓慢地从宫腔一侧移动至另一侧，此时，微波以最大 6 mm 的穿透深度作用到整个子宫腔表面产生子宫内膜消融效应。MEA 的优点是作用速度快，完成整个治疗仅需 2 ～ 3 min 的时间（Cooper，1999）。由于 MEA 在使用中出现了无子宫穿孔状态的肠道灼伤并发症的案例，因此为了获得 FDA 批准，MEA 制造商建议术前评估子宫肌层厚度，以子宫肌层厚度达到 10 mm 以上作为 MEA 的适应证之一（Glasser，2009；liodromiti，2011）。2003 年 MEA 获美国 FDA 批准应用于临床。但是，2011 年英国 Microsulis 公司却停止了 MEA 设备的全球销售。

## 术后处理

子宫内膜去除术的优点包括术后恢复快，并发症率低。患者术后即可恢复正常的饮食和活动。因为消融后坏死的子宫内膜组织需要逐渐排出，因此术后第一天患者会出现少量或点滴阴道出血；继而为浆液状分泌物，持续约 1 周左右；随后变为大量的水样分泌物，持续 1 ～ 2 周。

（彭燕蓁 译 段 华 审校）

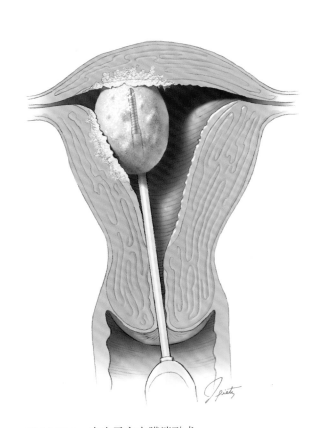

**图 44-15.4　冷冻子宫内膜消融术**

第六部分

## 44-16

# 经宫颈输卵管绝育术

宫腔镜绝育术是一种经宫颈实施的微创伤手术绝育方法。目前，FDA 仅批准了两种经宫颈输卵管绝育方法（2009a，b），分别是 Essure 永久节育器（Essure Permanent Birth Controlsystem）和 Adiana 永久避孕系统（Adiana Permanent Contraception system）（详见第五章）。其中，Adiana 避孕系统已经停止生产，但并非源于安全性或有效性因素。

Essure 节育器使用一种微型金属圈装置，经宫腔镜插入双侧输卵管的近端部分，推出微型插入助放导管，金属圈装置便从插入杆中分离并固定于输卵管内（图 44-16.1）。随着时间推移，线圈装置内的合成纤维可刺激局部发生慢性炎症反应并刺激其周围组织，使管腔完全闭塞达到避孕目的。Essure 节育器放置术后 3 个月即可经输卵管碘油造影（hysterosalpingography，HSG）证实输卵管腔完全闭塞。

与其他任何避孕措施一样，选择 Essure 节育器的患者应对该种绝育方法充满信心。该种绝育术的禁忌证包括：妊娠或妊娠终止 6 周内、近期盆腔感染、已明确的输卵管阻塞和对 Essure 放射线造影剂或镍过敏者。

## 术前准备

### 患者评估

手术前应常规检测血清或尿 β-hCG 排除妊娠。

### 知情同意

对于许多女性来说，宫腔镜绝育术是安全和有效的节育措施。尽管长期疗效数据有限，但其有效率与现行腹腔镜绝育术相当（Magos，2004）。如果放置恰当，Essure 节育器具有与其他节育器类似甚至更好的避孕效果（Levy，2007）。

由于输卵管口狭窄或痉挛致使无法明视双侧输卵管开口，并非所有患者均能完成有效的金属圈插入操作，（Cooper，2003），因此，Essure 节育器平均放置成功率为 88% ～ 95%（Kerin，2003；Ubeda，2004）。

一般情况下，经宫腔镜绝育术的并发症与其他宫腔镜手术相似。

施术中由于手术操作时间很短（15 ～ 30 min），并且子宫内膜血管极少开放，体液超负荷的发生率较低；子宫或输卵管穿孔发病率为 1% ～ 2%，并且，大多数情况下这种穿孔的临床损害较小（Cooper，2003；Kerin，2003）。Essure 节育器插入时一旦穿孔，应将进入腹腔的 Essure 金属圈取出，避免由此引起的并发症。此外，慢性盆腔痛和插入物侵蚀或迁移也是术后常见的并发症。

### 患者准备

因为月经期出血或肥厚的子宫内膜妨碍输卵管开口的辨认，该手术通常在月经周期的增殖早期施术，这也减少了黄体期不明确妊娠的机会。术前可酌情给予镇痛药物和施术前 30 ～ 60 分钟给予非甾体抗炎药，但是，无需预防性应用抗生素。

## 术中情况

### 手术器械

Essure 节育器是一次性独立包装的节育装置，包括手柄，推送导管，释放导管，输送线和微型插入圈。微型插入圈与输送线的末端连接，其近端连接释放导管，均被包埋在推送导管内。

### 手术步骤

❶ 麻醉和体位

经宫颈输卵管绝育术可以在门诊局部麻醉伴或不伴静脉镇静麻醉下进行，或者，也可以选择全身麻醉下日间手术。施术时患者取膀胱截石位，常规阴道准备。

❷ 选择膨宫介质

放置 Essure 节育器不需要电外科装置，通常使用 0.9% 的生理盐水

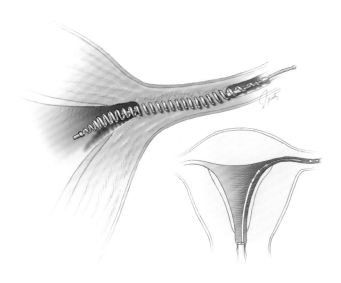

图 44-16.1 （向输卵管间质部）插入微型线圈与管腔组织增生

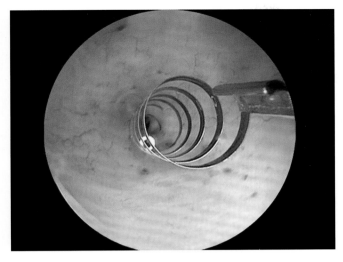

图 **44-16.2** Essure 微型圈插入输卵管口内的宫腔镜图片（Reproduced with permission from Bayer）

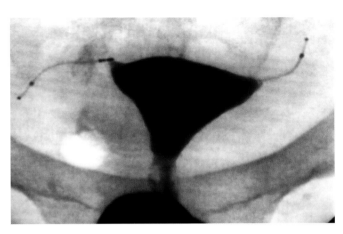

图 **44-16.3** HSG 显示 Essure 微型插入器位置正确（Reproduced with permission from Bayer）

膨宫，可以降低手术费用并减少与非电解质介质相关的低钠血症风险。与宫腔镜检查术一样，在手术过程中准确计算并记录液体出入量差值至关重要。

### ❸ 置入宫腔镜

用阴道扩张器或窥器暴露宫颈并以抓钳牵拉宫颈，根据手术中使用宫腔镜镜体直径和宫腔口的松弛状态酌情扩张宫颈，置入宫腔镜，最好选择镜体前视角为 12°或 30°的宫腔镜，一方面易于观察双侧子宫角，同时也可以提供 5 F 的操作通道。

### ❺ Essure 节育器置入

顺利置入 Essure 节育器的前提是双侧输卵管开口必须能够显露。手术时，将 Essure 节育器系统的推送导管经宫腔镜操作通道插入子宫腔，将推送导管的顶端插入一侧输卵管开口，转动推送导管将紧密缠绕并折叠的微型金属圈插入输卵管开口内，收回推送导管并退入装置手柄中。此时，可以看到微型金属圈逐渐展开并膨胀，如果放置位置正确，微型金属圈将全部或部分留在子宫腔（图 44-16.2）。最后，将连接到微型插入器远端的导丝分离，收回推送杆完成一侧操作。对侧同法进行。

## 术后处理

患者通常在手术后 24 小时内即可恢复正常的饮食和活动。术后 1～2 天下腹坠胀，一周内可能有阴道点滴或少量出血。

术后 3 个月例行子宫输卵管造影检查以确定输卵管完全阻塞（图 44-16.3）。在此之前，应使用其他方法避孕。偶有微型圈放置位置正常者，术后 3 个月输卵管并未完全阻塞，需要在术后 6 个月再次 HSG 检查。值得注意的是，Essure 微型金属圈可在 X 线中显影，但 Adiana 硅胶植入物则不可见。有时，由于微型金属圈可能脱落，因此，对于使用 Essure 微型金属圈的患者，如果 HSG 未能发现子宫角部微型金属圈装置，或者金属圈的大部分（≥ 18 个圈）已脱入子宫腔，则需要取出更换或采取其他避孕措施（Magos，2004 年）。

由于 Essure 微型金属圈可以传导热能，这可能对今后输卵管近端的手术造成影响。同样，子宫内膜消融后宫腔粘连也会使 Essure 节育器在 HSG 中显示不清。因此，子宫内膜消融术和 Essure 节育器置入术不宜同时进行。但是，Novasure、HTA 和 Thermachoice Ⅲ 等热能手术可以在携带 Essure 插入器的患者中应用，术前需要先行 HSG 检查确认 Essure 位置无异常（Aldape，2013 年）。最后就是放置 Essure 节育器的患者不影响进行 MRI 成像检查。

（彭燕蓁 郭银树 译 段 华 审校）

## 44-17

# 宫腔镜子宫纵隔矫治术

子宫纵隔通常是由两侧苗勒式管在融合过程中部分退化吸收不完全而遗留的残迹造成（图 44-17.1）（见第十八章）。子宫纵隔很少导致不孕，但可能与胎位异常、孕早/中期自然流产有关，这也是子宫纵隔切除术的主要适应证。

在宫腔镜手术普及之前，子宫纵隔矫治术需要经腹切开子宫进行。近年来，宫腔镜技术的发展普及为子宫纵隔的矫治提供了一种微创伤治疗的路径。纵隔切开成形术（Septoplasty）是通过微型剪刀沿中线自尾端向头端方向分离/剪开纵隔，由于纵隔组织的主要成分是纤维结缔组织、缺乏血供，在切开时会回缩，术中出血极少。纵隔切除术（septum resection）则使用环状电极或组织粉碎器，针对基底宽大的纵隔组织进行切割的过程.

## 术前准备

### 患者评估

子宫纵隔的诊断参照第十八章所述的指南原则，检查方法包括子宫输卵管造影（HSG）、盐水灌注超声（SIS）和经阴道超声。由于苗勒管畸形往往往合并肾脏畸形，故术前需行静脉肾盂造影检查。虽然子宫纵隔可以造成不孕症和流产，但仍需评估是否存在其他可能致不孕和流产的原因。子宫纵隔切除术的禁忌证包括妊娠和急性盆腔感染，术前需行相关检查排除。

### 知情同意

宫腔镜子宫纵隔矫治术是一种安全、有效的治疗复发性流产的方法，术后活产率约为 85%（Fayez，1987）。一般而言，该手术的并发症与其他宫腔镜手术相似，但子宫穿孔的风险略有增加。因此，应酌情建议联合腹腔镜手术，监护子宫腔内操作并预估子宫浆膜层的厚度，当宫腔镜接近宫底浆膜层时，透光实验可以指示潜在的子宫穿孔。手术前应告知患者相关的风险及术中腹腔镜监护的必要性，同意接受腹腔镜诊断事项。

### 患者准备

宫腔镜子宫纵隔矫治术后感染和静脉血栓栓塞（VTE）并发症较为罕见，术前通常无需预防性应用抗生素或预防 VTE（美国妇产科医师协会，2013c，2014b）。术前可使用米索前列醇进行宫颈预处理，协助扩张宫颈。

## 术中情况

### 手术器械

宫腔镜子宫纵隔矫治术中可使用的器械包括微型剪刀、电切环、钕钇铝石榴石（Nd-YAG）激光或机械粉碎器，根据纵隔组织的厚度及手术医生的偏好酌情选择。

## 手术步骤

❶ 麻醉和体位

宫腔镜子宫纵隔矫治术通常是在全身麻醉下进行的日间手术。患者取膀胱截石位，常规阴道消毒，留置 Foley 导尿管，腹部准备以备进行腹腔镜手术监护。

❷ 选择膨宫介质

膨宫介质的选择取决于所使用的器械。一般情况下，使用剪刀分离、Nd：YAG 激光或双极器械进行锐性切割分离时，通常选择电解质液体介质膨宫；如若使用单极电器械分离，则需要使用非电解质低渗溶液进行膨宫。

❸ 腹腔镜监护

术中如需行腹腔镜监护，操作步骤详见第四十一章。

❹ 扩张宫颈

以宫颈钳夹持宫颈前唇，使用 Pratt 或其他合适的扩张器依次扩张宫颈。

❺ 置入宫腔镜

开放膨宫介质，在直视下经宫颈置入手术宫腔镜，待视野清晰后，首先探查宫腔全貌并明确子宫纵隔诊断。

❻ 使用剪刀子宫纵隔切开术

手术中如使用剪刀分离纵隔组织，应尽量沿纵隔中线进行，自纵隔尾端开始，左右交替向宫底方向分离（图 44-17.2）。在纵隔切开的过程中，可能会发生切口偏离中线的情况，通常是子宫前倾位时切口易向后方偏移，而子宫后倾位时切口易向前方偏移。因此，在施术过程中应注意子宫轴向，及时调整切

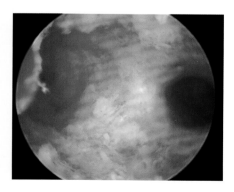

图 44-17.1　子宫纵隔宫腔镜下视图。两侧可看到光线较暗的子宫腔

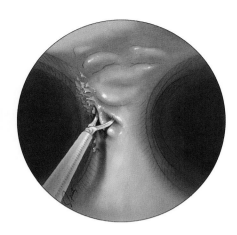

**图 44-17.2**　分离子宫纵隔

割方向。

　　在子宫纵隔分离术中，仅将纵隔组织切开即可，无需彻底切除。当纵隔组织被切开后，其断端会回缩到子宫肌层。由于子宫纵隔组织乏血管，多数情况下沿中线切开时出血量很少。纵隔组织被完整切开的标志是组织内血管增多、宫底部透光均匀、切割面达输卵管开口水平。

**❼　使用电极子宫纵隔切除术**

　　在某些情况下，纵隔组织宽大可能导致切开困难，尽管一般情况下通常使用剪刀，但此时应考虑使用气化电极、环状电极或组织粉碎器效果更好，究竟选择何种方法，应根据施术医生的技能和偏好选择。

**❽　术毕**

　　纵隔组织切除 / 分离后，撤出宫腔镜操作器械，检查灌流液出入量差值并记录在案。如果实施腹腔镜检查，则详见第四十一章的步骤进行。

## 术后处理

　　宫腔镜子宫纵隔矫治术后恢复快，通常无明显并发症发生。术后可能有阴道少量或点滴出血，持续约 1 周或更长时间。患者可以视自身情况恢复正常的饮食和日常活动。术后痛经等症状会明显缓解。

　　雌激素制剂能够促进子宫内膜增生和预防宫腔粘连形成，雌激素的用法较多，我们推荐口服雌二醇，2 mg/d，共计 30 天。

　　术后 2 ～ 3 个月即可以试孕。如果手术时未完全切除纵隔组织或术后出现复发性流产或闭经，则需行 HSG 或再次宫腔镜检查明确病因，如果有残留纵隔组织或宫腔粘连形成，可能需要再次手术。对于手术中明确未损伤子宫肌层的病例，妊娠分娩时不需常规选择剖宫产手术。

（彭燕蓁　郭银树 译　段　华 审校）

第六部分

## 44-18

# 输卵管近端插管术

多种因素可能引起输卵管近端梗阻包括盆腔炎性疾病、内膜碎片、先天性畸形、输卵管痉挛、子宫内膜异位症、输卵管息肉和结节性峡部输卵管炎等，通常在不孕症患者评估输卵管通畅度时需要明确诊断。可供选择的治疗方法包括输卵管插管术、输卵管子宫角部吻合术和体外受精（in vitro fertilization，IVF）（Kodaman，2004）。在输卵管插管术操作过程中，可通过加压通液同时冲洗输卵管内的内膜碎屑并进行美兰通液。

大约85%的输卵管近端梗阻患者可经输卵管插管术治疗，但术后可能会再次阻塞。该手术可在放射门诊利用X线荧光显影进行（Papaioannou，2003）或也可通过宫腔镜引导下插管完成（Confino，2003年）。如果选择宫腔镜手术通常需联合腹腔镜，用以评估和治疗近端和远端输卵管疾病，并通过插管导丝辨识可能发生的输卵管穿孔。

## 术前准备

### 患者评估

实施不孕症评估过程中通过HSG对输卵管近端梗阻进行诊断。施术前，应进行β-hCG检测以排除早期妊娠。尽管此手术可在月经周期的任何时间进行，但增殖早期子宫内膜较薄，可以轻松识别输卵管开口，同时避免破坏黄体期妊娠。

### 知情同意

除了与宫腔镜和腹腔镜检查相关的常见并发症外，还应使患者了

解接受输卵管近端插管时穿孔的风险很小，由于插管导丝的直径仅0.5 mm，即使穿孔，对输卵管的损伤也不明显，可通过腹腔镜检查对穿孔的输卵管进行评估。

多数情况下，合并输卵管近端和远端疾病的患者最好采用IVF方法怀孕。如第九章所讨论的那样，合并输卵管积水的患者可能降低IVF成功率，通常需要手术切除患侧输卵管，因此，实施输卵管近端插管术的患者也应告知具有输卵管切除的可能。

### 患者准备

尽管该手术盆腔感染的风险较低，但是，一旦感染造成的粘连可能对输卵管功能造成破坏，因此，术前建议使用第一代或第二代头孢菌素预防感染。此外，术前使用米索前列醇宫颈预处理，有助于软化宫颈和置入宫腔镜。

## 术中情况

### 手术器械

用图44-18.1所示的导管系统

进行插管。该系统包含一个外套管，一个内套管和一个导丝。外套管的预设弯曲有助于将内套管和导丝同时放入输卵管开口。将内套管穿入近端输卵管后，即可将导丝取出。内套管可用于冲洗输卵管腔中的组织碎屑，并进行输卵管美兰通液，同时可在腹腔镜观察输卵管通畅度及外形特征（图19-9）。

### 手术步骤

❶ 麻醉和体位

宫腔镜联合腹腔镜输卵管插管通常是在门诊全身麻醉下施术，患者取膀胱截石位，常规腹部和阴道准备，留置 Foley 导尿管。

❷ 选择膨宫介质

输卵管插管不需要电外科器械，首选生理盐水膨宫。

❸ 置入腹腔镜

腹腔镜置入步骤详见第四十一章。

❹ 扩张宫颈

输卵管插管术中所应用的宫腔镜直径较细，通常无需扩张宫

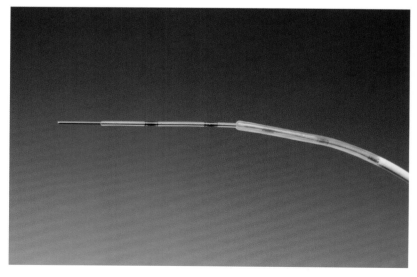

**图 44-18.1** 宫腔镜输卵管插管导管

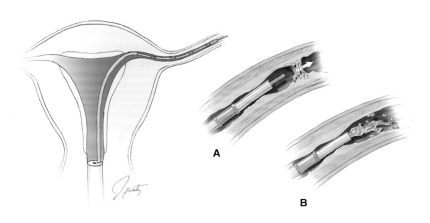

**图 44-18.2**　输卵管插管

颈，如若需要扩张宫颈，请按照第四十三章中说明进行操作。

❺ **置入宫腔镜**

　　开放膨宫介质，选择 0° 或 30° 宫腔镜，宫腔镜置入宫腔后，首先检查宫腔全貌，并识别双侧输卵管开口情况。

❻ **输卵管插管**

　　通过宫腔镜的操作端口置入输卵管插管系统，在直视下将外导管推进并放置在一侧输卵管开口处，然后将内导管插入近端输卵管约 2 cm（图 44-18.2），撤出导丝。

❼ **冲洗管腔**

　　使用水溶性染料液冲洗内导管，可选择稀释的靛蓝胭脂红染料或亚甲蓝。但是，目前靛蓝胭脂红染料短缺，临床更多使用亚甲蓝。通常将亚甲蓝稀释到 50～100 ml 无菌盐水中进行通液，腹腔镜直视下观察输卵管远端是否有亚甲蓝液溢出。

❽ **联合腹腔镜手术**

　　如果发现输卵管远端粘连，可同时行腹腔镜下粘连松解术。

❾ **术毕**

　　通液结束后，撤出宫腔镜和宫颈钳，按照第四十一章所述步骤完成腹腔镜检查及后续操作。

## 术后处理

　　宫腔镜联合腹腔镜输卵管插管术后恢复快，手术并发症少见。患者可根据自身情况逐渐恢复正常饮食、活动，并开始试孕。

（彭燕蓁 译　段　华 审校）

第六部分

## 44-19

# 宫腔粘连分离术

宫腔粘连（Intrauterine adhesions，又称 synechiae）常继发于刮宫术后（图 44-19.1），少数情况下可因盆腔放疗、结核性子宫内膜炎或子宫内膜消融引起。宫腔粘连的临床表现包括闭经或痛经、盆腔痛以及不孕或流产，也称为 Asherman 综合征。

宫腔粘连的治疗目标包括重建子宫腔正常解剖形态和预防再粘连形成。其主要的手术方式是在宫腔镜下进行粘连分离术，而非粘连切除术。因此，对于疏松粘连，可使用宫腔镜外鞘做钝性分离；而对于致密的粘连，通常需要在宫腔镜下使用剪刀或激光进行锐性分离。

术后妊娠率和活产率是手术成功的标志，其取决于粘连和宫腔狭窄程度。基于此原因，各种宫腔粘连评分系统可帮助患者预测宫腔粘连分离术的成功率（Al-Inany，2001）。

## 术前准备

### 患者评估

虽然宫腔镜和盐水灌注超声检查（saline infusion sonography，SIS）都可以准确识别粘连，但在评估的过程中应首选 HSG，因其可同时评估输卵管的通畅性。在发现粘连后，则建议进行宫腔镜检查，以准确评估粘连的厚度和致密程度（Fayez，1987）。此外，建议在手术前完善生育力相关检查，包括精液分析和排卵评估，以帮助预测术后妊娠的几率。

### 知情同意

总的来说，宫腔镜宫腔粘连分离术是改善患者月经失调和提高生育能力的有效手段（Valle，2003）。对于没有其他不孕因素的患者，宫腔粘连分离术后总体累积分娩率可达 60% ~ 70%，分娩率降低多与疾病严重程度有关（Pabuccu，1997；Zikopoulos，2004）。此外，术后妊娠有发生胎盘植入或早产的风险（Dmowski，1969；Pabuccu，2008）。

宫腔镜宫腔粘连分离术相关的并发症同其他宫腔镜手术，但是，

子宫穿孔的风险增加。因此，建议术中同时联合腹腔镜监护，术前患者应知情同意。

### 患者准备

宫腔镜手术后感染和 VTE 少见。因此，术前通常不需要预防性使用抗生素或预防 VTE（美国妇产科医师协会，2013c，2014b）。另外，为软化宫颈、利于宫颈扩张，可于术中使用稀释的血管加压素宫颈注射或术前使用米索前列醇宫颈预处理（见第四十一章）。

## 术中情况

### 手术步骤

❶ 麻醉和体位

宫腔粘连分离术通常是在全身麻醉下进行的日间手术。患者取膀胱截石位，常规外阴阴道准备，插入 Foley 导尿管。

❷ 选择膨宫介质

根据术中所使用的手术器械选择相应的膨宫介质。剪刀、Nd：YAG 激光或双极器械可使用电解质

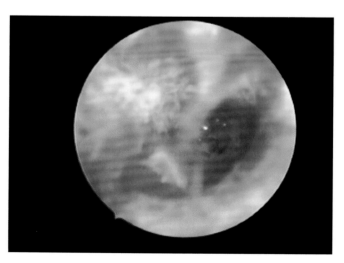

**图 44-19.1**　宫腔镜检查宫腔粘连图片（Used with permission from Dr. Kevin Doody）

与非电解质液体介质膨宫，对于较厚的致密粘连，往往需要手术分离；特别是致密的周边型大面积粘连，分离过程中可能有大量裸露血管和膨宫液渗入。因此，对于多数手术医生而言，最好使用 0.9% 的生理盐水膨宫，一旦发生液体超负荷，可减少低钠血症的风险。

❸ **联合腹腔镜监护**

宫腔粘连程度越严重，术中发生子宫穿孔的风险越高。因此，术中联合腹腔镜监护有助于了解宫腔镜电极对子宫肌层破坏的深度。当然，是否联合腹腔镜手术应遵循个体化原则，如若需要联合腹腔镜手术，手术操作步骤详见第四十一章。

❹ **扩张宫颈**

使用 Pratt 或其他适宜的扩张器依顺序扩张宫颈，详见第四十三章。

❺ **置入宫腔镜**

开放膨宫介质，在直视下宫颈置入手术宫腔镜，首先检查宫腔全貌，确认粘连范围及程度。

❻ **分离宫腔粘连**

一般来说，可使用钝性或锐性方法分离粘连带，按照从粘连中心部位开始，逐渐移动到最外侧的顺序进行。对于疏松粘连，可单纯使用宫腔镜外鞘轻柔钝性分离；对于致密肌性和纤维性粘连，则需要完全切除粘连组织。

宫腔粘连分离的目标是恢复子宫腔的正常解剖形态，术毕可同时看到双侧输卵管开口。值得注意的是，当膨宫介质的出入量差值达到警戒线时，需要即刻停止手术。

### 输卵管显色通液

输卵管通液并非宫腔粘连分离术的必需步骤，对适宜病例应酌情选择。

分离粘连后，经宫颈行输卵管显色通液以明确输卵管通畅度。在腹腔镜监护下，将染料经举宫器注入子宫腔进行通液，也可以选择前述的输卵管插管法评价输卵管通畅度。

### 术后防粘连措施

其目的在于预防术后宫腔再粘连，可以放置含铜的宫内节育器 3 个月，或使用儿科 8 F 的 Foley 球囊共 10 天。Orhue 等（2003）研究发现：与宫内节育器相比，使用球囊的患者宫腔再粘连发生率低，妊娠率更高。如果使用 Foley 球囊，建议口服强力霉素每次 100 mg 2 次 / 日或其他适宜的抗生素预防感染。

## 术后处理

宫腔镜宫腔粘连分离术后恢复较快，并发症发生率低。患者可以根据自身情况恢复正常活动和饮食。

研究证明：口服雌激素可以有效促进子宫内膜生长、预防再粘连形成。尽管雌激素用药方法较多，我们推荐口服雌二醇，2 mg/d，共计 30 天；也可以使用结合雌激素（普力马）1.25 mg。放置宫内节育器后，需口服雌激素 6 ~ 8 周。

宫腔粘连分离术后可能会有新的粘连形成，由于早期粘连带较细、易于切开，通常在术后 3 个月行宫腔镜二探或 HSG 检查，如果发现有明显的再粘连形成，则需进行再次粘连分离术。为了保证子宫腔创面充分愈合，术后 2 ~ 3 个月后再开始试孕。

（彭燕蓁 郭银树 译 段 华 审校）

## 参考文献

Agdi M, Al-Ghafri W, Antolin R, et al: Vaginal vault dehiscence after hysterectomy. J Minim Invasive Gynecol 16(3):313, 2009

Ahmad G, Duffy JMN, Farquhar C, et al: Barrier agents for adhesion prevention after gynaecological surgery. Cochrane Database Syst Rev 2: CD000475, 2008

Aldape D, Chudnoff SG, Levie MD: Global endometrial ablation in the presence of Essure microinserts. Rev Obstet Gynecol 6(2):80, 2013

Al-Inany H: Intrauterine adhesions: an update. Acta Obstet Gynaecol Scand 80:986, 2001

American College of Obstetricians and Gynecologists: Alternatives to hysterectomy in the management of leiomyomas. Practice Bulletin No. 96, August 2008, Reaffirmed 2014a

American College of Obstetricians and Gynecologists: Antibiotic prophylaxis for gynecologic procedures. Practice Bulletin No. 104, May 2009, Reaffirmed 2014b

American College of Obstetricians and Gynecologists: Benefits and risks of sterilization. Practice Bulletin No. 133, February 2013a

American College of Obstetricians and Gynecologists: Choosing the route of hysterectomy for benign disease. Committee Opinion No. 444, November 2009, Reaffirmed 2011

American College of Obstetricians and Gynecologists: Endometrial ablation. Practice Bulletin No. 81. May 2007, Reaffirmed 2013b

American College of Obstetricians and Gynecologists: Prevention of deep vein thrombosis and pulmonary embolism. Practice Bulletin No. 84, August 2007, Reaffirmed 2013c

American College of Obstetricians and Gynecologists: Salpingectomy for ovarian cancer prevention. Committee Opinion No. 620, January 2015

American College of Obstetricians and Gynecologists: Sterilization of women, including those with mental disabilities. Committee Opinion No. 371, July 2007, Reaffirmed 2009

American Society for Reproductive Medicine: Indications and options for endometrial ablation. Fertil Steril 90(5 Suppl):S236, 2008

American Society for Reproductive Medicine: Pathogenesis, consequences, and control of peritoneal adhesions in gynecologic surgery: a committee opinion. Fertil Steril 99(6):1550, 2013

Barakat EE, Bedaiwy MA, Zimberg S, et al: Robotic-assisted, laparoscopic, and abdominal myomectomy: a comparison of surgical outcomes. Obstet Gynecol 117(2 Pt 1):256, 2011

Barber EL, Neubauer NL, Gossett DR: Risk of venous thromboembolism in abdominal versus minimally invasive hysterectomy for benign conditions. Am J Obstet Gynecol 212(5):609, 2015

Batra N, Khunda A, O'Donovan PJ: Hysteroscopic myomectomy. Obstet Gynecol Clin North Am 31:669, 2004

Ben-Arie A, Goldchmit R, Dgani R, et al: Trophoblastic peritoneal implants after laparoscopic treatment of ectopic pregnancy. Eur J Obstet Gynecol Reprod Biol 96(1):113, 2001

Brennan MC, Ogburn T, Hernandez CJ, et al: Effect of topical bupivacaine on postoperative pain after laparoscopic tubal sterilization with Filshie clips. Am J Obstet Gynecol 190:1411, 2004

Buttram VC Jr, Vaquero C: Post-ovarian wedge resection adhesive disease. Fertil Steril 26:874, 1975

Camanni M, Bonino L, Delpiano EM, et al: Hysteroscopic management of large symptomatic submucous uterine myomas. J Minim Invasive Gynecol 17(1):59, 2010

Chan LM, Westhoff CL: Tubal sterilization trends in the United States. Fertil Steril 94(1):1, 2010

Cohen SL, Einarsson JI, Wang KC, et al: Contained power morcellation within an insufflated isolation bag. Obstet Gynecol 124(3):491, 2014

Confino E: Tubal Catheterization and falloposcopy. In Bieber EJ, Loffer FD (eds): Hysteroscopy, Resectoscopy, and Endometrial Ablation. Boca Raton, Parthenon Publishing Group, 2003, p 113

Cooper JM, Carignan CS, Cher D, et al: Microinsert nonincisional hysteroscopic sterilization. Obstet Gynecol 102:59, 2003

Cooper KG, Bain C, Parkin DE: Comparison of microwave endometrial ablation and transcervical resection of the endometrium for treatment of heavy menstrual loss: a randomised trial. Lancet 354:1859, 1999

Dabirashrafi H: Complications of laparoscopic ovarian cauterization. Fertil Steril 52:878, 1989

Darwish AM, Nasr AM, El Nashar DA: Evaluation of postmyomectomy uterine scar. J Clin Ultrasound 33:181, 2005

Della Badia C, Nyirjesy P, Atogho A: Endometrial ablation devices: review of a manufacturer and user facility device experience database. J Minim Invasive Gynecol 14:436, 2007

Derman SG, Rehnstrom J, Neuwirth RS: The long-term effectiveness of hysteroscopic treatment of menorrhagia and leiomyomas. Obstet Gynecol 77:591, 1991

Di Spiezio Sardo A, Mazzon I, Bramante S, et al: Hysteroscopic myomectomy: a comprehensive review of surgical techniques. Hum Reprod Update 14(2):101, 2008

Dmowski WP, Greenblatt RB: Asherman's syndrome and risk of placenta accreta. Obstet Gynecol 34:288, 1969

Donesky BW, Adashi EY: Surgically induced ovulation in the polycystic ovary syndrome: wedge resection revisited in the age of laparoscopy. Fertil Steril 63:439, 1995

Doss BJ, Jacques SM, Qureshi F, et al: Extratubal secondary trophoblastic implants: clinicopathologic correlation and review of the literature. Hum Pathol 29:184, 1998

Dubuisson JB, Fauconnier A, Babaki-Fard K, et al: Laparoscopic myomectomy: a current view. Hum Reprod Update 6:588, 2000

Einarsson JI, Cohen SL, Fuchs N, et al: In-bag morcellation. J Minim Invasive Gynecol 21(5): 951, 2014

Einarsson JI, Vellinga TT, Twijnstra AR, et al: Bidirectional barbed suture: an evaluation of safety and clinical outcomes. JSLS 14(3):381, 2010

Emanuel MH, Wamsteker K: The Intra Uterine Morcellator: a new hysteroscopic operating technique to remove intrauterine polyps and myomas. J Minim Invasive Gynecol 12:62, 2005

Farquhar C, Brown J, Marjoribanks J, et al: Laparoscopic drilling by diathermy or laser for ovulation induction in anovulatory polycystic ovary syndrome. Cochrane Database Syst Rev 6:CD001122, 2012

Farquhar CM: The role of ovarian surgery in polycystic ovary syndrome. Best Pract Res Clin Obstet Gynecol 18:789, 2004

Fauconnier A, Chapron C, Babaki-Fard K, et al: Recurrence of leiomyomata after myomectomy. Hum Reprod Update 6:595, 2000

Fayez JA, Mutie G, Schneider PJ: The diagnostic value of hysterosalpingography and hysteroscopy in infertility investigation. Am J Obstet Gynecol 156:558, 1987

Fedele L, Bianchi S, Tozzi L, et al: Intramesosalpingeal injection of oxytocin in conservative laparoscopic treatment for tubal pregnancy: preliminary results. Hum Reprod 13:3042, 1998

Fletcher H, Frederick J, Hardie M, et al: A randomized comparison of vasopressin and tourniquet as hemostatic agents during myomectomy. Obstet Gynecol 87:1014, 1996

Franchi M, Ghezzi F, Beretta P, et al: Microlaparoscopy: a new approach to the reassessment of ovarian cancer patients. Acta Obstet Gynaecol Scand 79:427, 2000

Franklin RR: Reduction of ovarian adhesions by the use of Interceed. Ovarian Adhesion Study Group. Obstet Gynecol (3):335, 1995

Frederick J, Fletcher H, Simeon D, et al: Intramyometrial vasopressin as a haemostatic agent during myomectomy. BJOG 101:435, 1994

Garry R, Reich H, Liu CY: Laparoscopic hysterectomy: definitions and indications. Gynaecol Endosc 3:1, 1994

Garry R, Shelley-Jones D, Mooney P, et al: Six hundred endometrial laser ablations. Obstet Gynecol 85:24, 1995

Ginsburg ES, Benson CB, Garfield JM, et al: The effect of operative technique and uterine size on blood loss during myomectomy: a prospective, randomized study. Fertil Steril 60:956, 1993

Giuliani A, Panzitt T, Schoell W, et al: Severe bleeding from peritoneal implants of trophoblastic tissue after laparoscopic salpingostomy for ectopic pregnancy. Fertil Steril 70:369, 1998

Glasser MH: Practical tips for office hysteroscopy and second-generation "global" endometrial ablation. J Minim Invasive Gynecol 16(4):384, 2009

Glasser MH, Zimmerman JD: The Hydro ThermAblator system for management of menorrhagia in women with submucous myomas: 12- to 20-month follow-up. J Am Assoc Gynecol Laparosc 10:521, 2003

Goldrath MH, Fuller TA, Segal S: Laser photovaporization of endometrium for the treatment of menorrhagia. Am J Obstet Gynecol 140:14, 1981

Gooden MD, Hulka JF, Christman GM: Spontaneous vaginal expulsion of Hulka clips. Obstet Gynecol 81:884, 1993

Gould MK, Garcia DA, Wren SM, et al: Prevention of VTE in nonorthopedic surgical patients: Antithrombotic Therapy and Prevention of Thrombosis, 9th ed: American College of Chest Physicians Evidence-Based Clinical Practice Guidelines. Chest 141(2 Suppl):e227S, 2012

Greenberg JA, Einarsson JI: The use of bidirectional barbed suture in laparoscopic myomectomy and total laparoscopic hysterectomy. J Minim Invasive Gynecol 15(5):621, 2008

Greenblatt EM, Casper RF: Adhesion formation after laparoscopic ovarian cautery for polycystic ovarian syndrome: lack of correlation with pregnancy rate. Fertil Steril 60:766, 1993

Gürgan T, Kisnisci H, Yarali H, et al: Evaluation of adhesion formation after laparoscopic treatment of polycystic ovarian disease. Fertil Steril 56(6):1176, 1991

Gürgan T, Urman B, Aksu T, et al: The effect of short-interval laparoscopic lysis of adhesions on pregnancy rates following Nd:YAG laser photo-coagulation of polycystic ovaries. Obstet Gynecol 80(1):45, 1992

Gurtcheff SE, Sharp HT: Complications associated with global endometrial ablation: the utility of the MAUDE database. Obstet Gynecol 102:1278, 2003

Harkki P, Kurki T, Sjoberg J, et al: Safety aspects of laparoscopic hysterectomy. Acta Obstet Gynaecol Scand 80:383, 2001

Harkki-Siren P, Sjoberg J, Makinen J, et al: Finnish national register of laparoscopic hysterectomies:

a review and complications of 1165 operations. Am J Obstet Gynecol 176:118, 1997

Harkki-Siren P, Sjoberg J, Tiitinen A: Urinary tract injuries after hysterectomy. Obstet Gynecol 92:113, 1998

Harrison MS, DiNapoli MN, Westhoff CL: Reducing postoperative pain after tubal ligation with rings or clips: a systematic review and meta-analysis. Obstet Gynecol 124(1):68, 2014

Hart R, Molnar BG, Magos A: Long-term follow-up of hysteroscopic myomectomy assessed by survival analysis. BJOG 106:700, 1999

Hobo R, Netsu S, Koyasu Y, et al: Bradycardia and cardiac arrest caused by intramyometrial injection of vasopressin during a laparoscopically assisted myomectomy. Obstet Gynecol 113(2 Pt 2):484, 2009

Howe RS: Third-trimester uterine rupture following hysteroscopic uterine perforation. Obstet Gynecol 81:827, 1993

Hurst BS, Matthews ML, Marshburn PB: Laparoscopic myomectomy for symptomatic uterine myomas. Fertil Steril 83:1, 2005

Hutchins FL Jr: A randomized comparison of vasopressin and tourniquet as hemostatic agents during myomectomy. Obstet Gynecol 88:639, 1996

Iliodromiti S, Murage A: Multiple bowel perforations requiring extensive bowel resection and hysterectomy after microwave endometrial ablation. J Minim Invasive Gynecol 18(1):118, 2011

Iverson RE Jr, Chelmow D, Strohbehn K, et al: Relative morbidity of abdominal hysterectomy and myomectomy for management of uterine leiomyomas. Obstet Gynecol 88:415, 1996

Jeung IC, Baek JM, Park EK, et al: A prospective comparison of vaginal stump suturing techniques during total laparoscopic hysterectomy. Arch Gynecol Obstet 282(6):631, 2010

Kerin JF, Cooper JM, Price T, et al: Hysteroscopic sterilization using a micro-insert device: results of a multicentre phase II study. Hum Reprod 18:1223, 2003

Kesby GJ, Korda AR: Migration of a Filshie clip into the urinary bladder seven years after laparoscopic sterilisation. BJOG 104:379, 1997

Kluivers KB, Hendriks JC, Mol BW, et al: Quality of life and surgical outcome after total laparoscopic hysterectomy versus total abdominal hysterectomy for benign disease: a randomized, controlled trial. J Minim Invasive Gynecol 14(2):145, 2007

Kodaman PH, Arici A, Seli E: Evidence-based diagnosis and management of tubal factor infertility. Curr Opin Obstet Gynecol 16:221, 2004

Kuno K, Menzin A, Kauder HH, et al: Prophylactic ureteral catheterization in gynecologic surgery. Urology 52:1004, 1998

Lajer H, Widecrantz S, Heisterberg L: Hernias in trocar ports following abdominal laparoscopy: a review. Acta Obstet Gynaecol Scand 76:389, 1997

Lamberton GR, Hsi RS, Jin DH, et al: Prospective comparison of four laparoscopic vessel ligation devices. J Endourol 22(10):2307, 2008

LaMorte AI, Lalwani S, Diamond MP: Morbidity associated with abdominal myomectomy. Obstet Gynecol 82:897, 1993

Landman J, Kerbl K, Rehman J, et al: Evaluation of a vessel sealing system, bipolar electrosurgery, harmonic scalpel, titanium clips, endoscopic gastrointestinal anastomosis vascular staples and sutures for arterial and venous ligation in a porcine model. J Urol 169(2):697, 2003

Lasmar RB, Barrozo PR, Dias R, et al: Submucous myomas: a new presurgical classification to evaluate the viability of hysteroscopic surgical treatment—preliminary report. J Minim Invasive Gynecol 12(4):308, 2005

Lasmar RB, Xinmei Z, Indman PD, et al: Feasibility of a new system of classification of submucous myomas: a multicenter study. Fertil Steril 95(6):2073, 2011

Lee CK, Hansen SL: Management of acute wounds. Surg Clin North Am 89(3):659, 2009

Lethaby A, Hickey M: Endometrial destruction techniques for heavy menstrual bleeding: a Cochrane review. Hum Reprod 17:2795, 2002

Levy B, Levie MD, Childers ME: A summary of reported pregnancies after hysteroscopic sterilization. J Minim Invasive Gynecol 14(3):271, 2007

Liu CD, McFadden DW: Laparoscopic port sites do not require fascial closure when nonbladed trocars are used. Am Surg 66(9):853, 2000

Loffer FD: Improving results of hysteroscopic submucosal myomectomy for menorrhagia by concomitant endometrial ablation. J Minim Invasive Gynecol 12(3):254, 2005

Magos A, Chapman L: Hysteroscopic tubal sterilization. Obstet Gynecol Clin North Am 31:705, 2004

Malacova E, Kemp A, Hart R, et al: Long-term risk of ectopic pregnancy varies by method of tubal sterilization: a whole-population study. Fertil Steril 101(3):728, 2014

Malkawi HY, Qublan HS: Laparoscopic ovarian drilling in the treatment of polycystic ovary syndrome: how many punctures per ovary are needed to improve the reproductive outcome? J Obstet Gynaecol Res 31:115, 2005

Marana R, Busacca M, Zupi E, et al: Laparoscopically assisted vaginal hysterectomy versus total abdominal hysterectomy: a prospective, randomized, multicenter study. Am J Obstet Gynecol 180:270, 1999

Marana R, Luciano AA, Muzii L, et al: Reproductive outcome after ovarian surgery: suturing versus nonsuturing of the ovarian cortex. J Gynecol Surg 7:155, 1991

Mazdisnian F, Palmieri A, Hakakha B, et al: Office microlaparoscopy for female sterilization under local anesthesia: a cost and clinical analysis. J Reprod Med 47:97, 2002

McCausland AM, McCausland VM: Frequency of symptomatic cornual hematometra and postablation tubal sterilization syndrome after total rollerball endometrial ablation: a 10-year follow-up. Am J Obstet Gynecol 186(6):1274, 2002

Mercorio F, Mercorio A, Di Spiezio Sardo A, et al: Evaluation of ovarian adhesion formation after laparoscopic ovarian drilling by second-look minilaparoscopy. Fertil Steril 89(5):1229, 2008

Milad MP, Sokol E: Laparoscopic morcellator-related injuries. J Am Assoc Gynecol Laparosc 10:383, 2003

Mosesson MW: The roles of fibrinogen and fibrin in hemostasis and thrombosis. Semin Hematol 29(3):177, 1992

Muzii L, Bianchi A, Croce C, et al: Laparoscopic excision of ovarian cysts: is the stripping technique a tissue-sparing procedure? Fertil Steril 77:609, 2002

Naether OG, Fischer R, Weise HC, et al: Laparoscopic electrocoagulation of the ovarian surface in infertile patients with polycystic ovarian disease. Fertil Steril 60:88, 1993

Ngai SW, Chan YM, Ho PC: The use of misoprostol prior to hysteroscopy in postmenopausal women. Hum Reprod 16:1486, 2001

Ngai SW, Chan YM, Liu KL, et al: Oral misoprostol for cervical priming in non-pregnant women. Hum Reprod 12(11):2373, 1997

Nieboer TE, Johnson N, Lethaby A, et al: Surgical approach to hysterectomy for benign gynaecological disease. Cochrane Database Syst Rev 3:CD003677, 2009

Oehler MK, Rees MC: Menorrhagia: an update. Acta Obstet Gynaecol Scand 82:405, 2003

Okaro EO, Jones KD, Sutton C: Long term outcome following laparoscopic supracervical hysterectomy. BJOG 108:1017, 2001

Oppegaard KS, Nesheim BI, Istre O, et al: Comparison of self-administered vaginal misoprostol versus placebo for cervical ripening prior to operative hysteroscopy using a sequential trial design. BJOG 115(5):663, 2008

Orhue AA, Aziken ME, Igbefoh JO: A comparison of two adjunctive treatments for intrauterine adhesions following lysis. Int J Gynaecol Obstet 82:49, 2003

Overton C, Hargreaves J, Maresh M: A national survey of the complications of endometrial destruction for menstrual disorders: the MISTLETOE study (Minimally invasive surgical techniques—Laser, endothermal or endoresection). BJOG 104:1351, 1997

Pabuccu R, Atay V, Orhon E, et al: Hysteroscopic treatment of intrauterine adhesions is safe and effective in the restoration of normal menstruation and fertility. Fertil Steril 68:1141, 1997

Pabuccu R, Onalan G, Kaya C, et al: Efficiency and pregnancy outcome of serial intrauterine device-guided hysteroscopic adhesiolysis of intrauterine synechiae. Fertil Steril 90(5):1973, 2008

Palter SF: Microlaparoscopy under local anesthesia and conscious pain mapping for the diagnosis and management of pelvic pain. Curr Opin Obstet Gynecol 11:387, 1999

Papaioannou S, Afnan M, Girling AJ, et al: Diagnostic and therapeutic value of selective salpingography and tubal catheterization in an unselected infertile population. Fertil Steril 79:613, 2003

Parker WH: Total laparoscopic hysterectomy and laparoscopic supracervical hysterectomy. Obstet Gynecol Clin North Am 31:523, 2004

Parker WH, Einarsson J, Istre O, et al: Risk factors for uterine rupture after laparoscopic myomectomy. J Minim Invasive Gynecol 17(5):551, 2010

Pati S, Cullins V: Female sterilization: evidence. Obstet Gynecol Clin North Am 27:859, 2000

Penfield AJ: The Filshie clip for female sterilization: a review of world experience. Am J Obstet Gynecol 182:485, 2000

Periti P, Mazzei T, Orlandini F, et al: Comparison of the antimicrobial prophylactic efficacy of cefotaxime and cephazolin in obstetric and gynaecological surgery: a randomised multi-centre study. Drugs 35:133, 1988

Peterson HB, Xia Z, Hughes JM, et al: The risk of pregnancy after tubal sterilization: findings from the U.S. Collaborative Review of Sterilization. Am J Obstet Gynecol 174:1161, 1996

Peterson HB, Xia Z, Wilcox LS, et al: Pregnancy after tubal sterilization with bipolar electrocoagulation. U.S. Collaborative Review of Sterilization Working Group. Obstet Gynecol 94:163, 1999

Phillips DR, Nathanson HG, Milim SJ, et al: The effect of dilute vasopressin solution on the force needed for cervical dilatation: a randomized controlled trial. Obstet Gynecol 89(4):507, 1997

Prapas Y, Kalogiannidis I, Prapas N: Laparoscopy vs laparoscopically assisted myomectomy in the management of uterine myomas: a prospective study. Am J Obstet Gynecol 200(2):144.e1, 2009

Preutthipan S, Herabutya Y: Vaginal misoprostol for cervical priming before operative hysteroscopy: a randomized, controlled trial. Obstet Gynecol 96:890, 2000

Rybak EA, Polotsky AJ, Woreta T, et al: Explained compared with unexplained fever in postoperative myomectomy and hysterectomy patients. Obstet Gynecol 111(5):1137, 2008

Sabbah R, Desaulniers G: Use of the NovaSure Impedance Controlled Endometrial Ablation System in patients with intracavitary disease: 12-month follow-up results of a prospective, single-arm clinical study. J Minim Invasive Gynecol 13:467, 2006

Sambrook AM, Jack SA, Cooper KG: Outpatient microwave endometrial ablation: 5-year follow-up of a randomised controlled trial without endometrial preparation versus standard day surgery with endometrial preparation. BJOG 117(4):493, 2010

Sarmini OR, Lefholz K, Froeschke HP: A comparison of laparoscopic supracervical hysterectomy and total abdominal hysterectomy outcomes. J Minim Invasive Gynecol 12(2):121, 2005

Sawin SW, Pilevsky ND, Berlin JA, et al: Comparability of perioperative morbidity between abdominal myomectomy and hysterectomy for women with uterine leiomyomas. Am J Obstet Gynecol 183:1448, 2000

Schindlbeck C, Klauser K, Dian D, et al: Comparison of total laparoscopic, vaginal and abdominal hysterectomy. Arch Gynecol Obstet 277(4):331, 2008

Schmidt T, Eren Y, Breidenbach M: Modifications of laparoscopic supracervical hysterectomy technique significantly reduce postoperative spotting. J Minim Invasive Gynecol 18, 81, 2011

Schytte T, Soerensen JA, Hauge B, et al: Preoperative transcervical analgesia for laparoscopic sterilization with Filshie clips: a double-blind, randomized trial. Acta Obstet Gynaecol Scand 82:57, 2003

Seifer DB: Persistent ectopic pregnancy: an argument for heightened vigilance and patient compliance. Fertil Steril 68:402, 1997

Sharp HT: Assessment of new technology in the treatment of idiopathic menorrhagia and uterine leiomyomata. Obstet Gynecol 108(4):990, 2006

Sizzi O, Rossetti A, Malzoni M, et al: Italian multicenter study on complications of laparoscopic myomectomy. J Minim Invasive Gynecol (4):453, 2007

Smaldone MC, Gibbons EP, Jackman SV: Laparoscopic nephrectomy using the EnSeal Tissue Sealing and Hemostasis System: successful therapeutic application of nanotechnology. JSLS 12(2):213, 2008

Soderstrom RM, Levy BS, Engel T: Reducing bipolar sterilization failures. Obstet Gynecol 74:60, 1989

Soysal ME, Soysal SK, Vicdan K: Thermal balloon ablation in myoma-induced menorrhagia under local anesthesia. Gynecol Obstet Invest 51:128, 2001

Spandorfer SD, Sawin SW, Benjamin I, et al: Postoperative day 1 serum human chorionic gonadotropin level as a predictor of persistent ectopic pregnancy after conservative surgical management. Fertil Steril 68:430, 1997

Strowitzki T, von Wolff M: Laparoscopic ovarian drilling (LOD) in patients with polycystic ovary syndrome (PCOS): an alternative approach to medical treatment? Gynecol Surg 2:71, 2005

Tan BL, Chong HC, Tay EH: Migrating Filshie clip. Aust N Z J Obstet Gynaecol 44:583, 2004

Toaff R, Toaff ME, Peyser MR: Infertility following wedge resection of the ovaries. Am J Obstet Gynecol 124:92, 1976

Tulandi T, Beique F, Kimia M: Pulmonary edema: a complication of local injection of vasopressin at laparoscopy. Fertil Steril 66:478, 1996

Tulandi T, Guralnick M: Treatment of tubal ectopic pregnancy by salpingotomy with or without tubal suturing and salpingectomy. Fertil Steril 55:53, 1991

Tulandi T, Murray C, Guralnick M: Adhesion formation and reproductive outcome after myomectomy and second-look laparoscopy. Obstet Gynecol 82:213, 1993

Ubeda A, Labastida R, Dexeus S: Essure: a new device for hysteroscopic tubal sterilization in an outpatient setting. Fertil Steril 82:196, 2004

Valle RF: Intrauterine adhesion. In Bieber EJ, Loffer FD (eds): Hysteroscopy, Resectoscopy, and Endometrial Ablation. Boca Raton, Parthenon Publishing Group, 2003, p 93

Vancaillie TG: Electrocoagulation of the endometrium with the ball-end resectoscope. Obstet Gynecol 74:425, 1989

van der Stege JG, van Beek JJ: Problems related to the cervical stump at follow-up in laparoscopic supracervical hysterectomy. JSLS 3(1):5, 1999

Varma R, Soneja H, Samuel N, et al: Outpatient Thermachoice endometrial balloon ablation: long-term, prognostic and quality-of-life measures. Gynecol Obstet Invest 70(3):145, 2010

Vercellini P, Zaina B, Yaylayan L, et al: Hysteroscopic myomectomy: long-term effects on menstrual pattern and fertility. Obstet Gynecol 94:341, 1999

Vilos GA: Hysteroscopic and nonhysteroscopic endometrial ablation. Obstet Gynecol Clin North Am 31:687, 2004

Visco AG, Advincula AP: Robotic gynecologic surgery. Obstet Gynecol 112(6):1369, 2008

Walsh CA, Sherwin JR, Slack M: Vaginal evisceration following total laparoscopic hysterectomy: case report and review of the literature. Aust N Z J Obstet Gynaecol 47(6):516, 2007

Walsh CA, Walsh SR, Tang TY, et al: Total abdominal hysterectomy versus total laparoscopic hysterectomy for benign disease: a meta-analysis. Eur J Obstet Gynecol Reprod Biol 144(1):3, 2009

Wamsteker K, Emanuel MH, de Kruif JH: Transcervical hysteroscopic resection of submucous fibroids for abnormal uterine bleeding: results regarding the degree of intramural extension. Obstet Gynecol 82:736, 1993

Wen KC, Chen YJ, Sung PL, et al: Comparing uterine fibroids treated by myomectomy through traditional laparotomy and 2 modified approaches: ultraminilaparotomy and laparoscopically assisted ultraminilaparotomy. Am J Obstet Gynecol 202(2):144.e1, 2010

Wenger JM, Spinosa JP, Roche B, et al: An efficient and safe procedure for laparoscopic supracervical hysterectomy. J Gynecol Surg 21(4):155, 2005

Wiseman DM, Trout JR, Franklin RR, et al: Metaanalysis of the safety and efficacy of an adhesion barrier (Interceed TC7) in laparotomy. J Reprod Med 44(4):325, 1999

Wiskind AK, Toledo AA, Dudley AG, et al: Adhesion formation after ovarian wound repair in New Zealand White rabbits: a comparison of ovarian microsurgical closure with ovarian nonclosure. Am J Obstet Gynecol 163:1674, 1990

Wrigley LC, Howard FM, Gabel D: Transcervical or intraperitoneal analgesia for laparoscopic tubal sterilization: a randomized, controlled trial. Obstet Gynecol 96:895, 2000

Zikopoulos KA, Kolibianakis EM, Platteau P, et al: Live delivery rates in subfertile women with Asherman's syndrome after hysteroscopic adhesiolysis using the resectoscope or the VersaPoint system. Reprod Biomed Online 8:720, 2004

# 第四十五章

# 盆底疾病手术

## 45-1

## 膀胱镜、尿道镜检查和手术

妇科手术期间，下尿路可能会受到损伤。因此，如果考虑术中有膀胱或输尿管损伤风险的患者，需要在手术之后进行诊断性膀胱镜检查。许多妇科医生可以独立完成膀胱镜检查手术，进行输尿管支架的取出、病变活检和异物清除。其中，在盆腔解剖结构异常情况下，输尿管支架能够帮助判断输尿管的走行，还可以用于评估妇科手术后的输尿管通畅性。

膀胱硬镜和软镜都是可以用的，尽管妇科医生更多使用硬镜。膀胱镜由镜鞘、桥接器、内窥镜和闭孔器组成。镜鞘包括进水端口和出水端口。对于诊室膀胱镜检查，17F的镜鞘可为患者提供更大的舒适度。但是，对于手术病例，最好使用21 F或更大内径的膀胱镜，以允许快速进水并更容易进入器械和取出支架。套管的末端逐渐变细，对于尿道口较窄的女性患者，可以在镜鞘内部放置一个闭孔器，以形成一个圆滑的尖端，以便顺利插入。在特定情况下，置入镜鞘之前，可以使用张口较小的宫颈扩张器对尿道外部开口进行轻柔的扩张。下一步把桥接器接到镜鞘的近端部分，并使内窥镜和镜鞘之间连接固定。桥接器上有其他端口，通常用于引入支架或器械。

内镜提供包括0°、30°和70°光学视角（图45-1.1）。0°内镜用于尿道镜检查。对于膀胱镜检查，最好使用70°内镜，以最全面地观察两侧壁、前壁和后壁、三角区和输尿管口。为了获得可比的视图，30°内镜需要更多的观察操作。但是，30°内镜确实也具有优势，它可以为手术医生提供更大的灵活性，因为它可以在给定检查期间用于尿道镜或膀胱镜检查。对于需将器械从镜鞘置入膀胱镜的手术病例，应使用30°内镜，因为对于0°和70°内镜，手术器械通常不在视野范围内。

## 术前准备

在诊室进行膀胱镜检查之前，应排除尿路感染（UTI），以避免诱发上尿路感染。如果诊断性膀胱镜检查能够规范操作，则并发症很少。其中，感染是最常见的并发症，这是由于膀胱镜检查后菌尿的发生率很高。

## 术中情况

### 手术步骤

#### ❶ 麻醉和患者体位

膀胱镜检查可在低位或标准截石位进行，双腿放置在腿架上。对于诊室膀胱镜检查，在插入膀胱镜之前5～10 min，将2%的利多卡

因凝胶挤入尿道中。在手术过程中，可以通过导管将另外的50 ml的4%利多卡因溶液滴注到膀胱中。会阴和尿道口在尿道操作之前需要按外科手术消毒准备。

#### ❷ 灌注液

出于诊断目的，术中可以使用盐水或无菌水适当灌注膀胱，以便完全可见其全部表面。为了确保足够的灌注流量，可将输液袋抬高至高于耻骨联合的水平。扩张膀胱所需的液体容量可能有所不同，但要维持膀胱壁未向内塌陷。还应该避免膀胱过度扩张，因为这可能导致暂时性尿潴留。如果膀胱扩张超出其舒张能力，多余的液体会从尿道口和膀胱镜周围漏出，而一般不会出现少见的膀胱破裂。

#### ❸ 靛蓝胭脂红

如果术中需要膀胱镜检查来证明输尿管通畅，则可在操作前静脉注射1/2到1安瓿的靛蓝胭脂红以协助观察尿液喷射。少数情况下可以使用亚甲蓝代替，但会给6-磷酸葡萄糖脱氢酶缺乏症的患者带来高铁血红蛋白血症的风险。但是，鉴于目前靛蓝胭脂红的短缺，亚甲蓝的使用量可能会增加（美国泌尿妇科协会，2014a）。

#### ❹ 膀胱镜检查

由于尿道前壁很敏感，所以如果镜鞘的锥形边缘朝前，可能会导致不适。因此，可以将镜鞘以向后

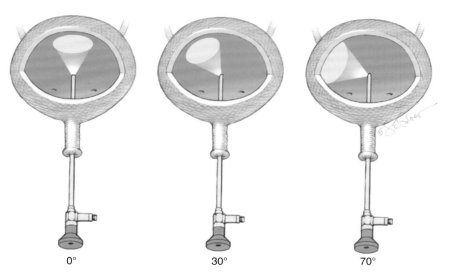

0°　　　　　　30°　　　　　　70°

图 45-1.1　膀胱镜光学视图

倾斜的方式插入尿道内。插入尿道外部开口后，立即开始流入灌注液。

在直视下将膀胱镜向前推进。通常在前壁脱垂的女性中，尿道向下倾斜和镜头的方向相似。在此过程中，可以用一只手在尿道口旁握住镜鞘来稳定膀胱镜（图 45-1.2）。

❺ 检查膀胱

进入膀胱后，将膀胱镜缓慢抽出，直到识别出膀胱颈。然后将膀胱镜推进并旋转 180°，使光源电缆指向下方。在此位置，圆顶处会出现气泡，为膀胱镜检查的其余部分提供方向。当使用 70° 或 30° 镜时，膀胱镜可向上倾斜以查看该气泡。为了在旋转过程中保持方向，在旋转光缆缆和膀胱镜的同时摄像头保持静止（图 45-1.3）。

由于扩张的膀胱呈球形，因此从膀胱顶部到尿道内口的每一侧壁都要进行系统检查。首先，将膀胱镜和光缆以顺时针方向旋转大约 90°，可以查看膀胱的整个左侧壁。操作中使用左手防止手交叉。为了检查 12 点至 3 点位置的膀胱壁，首先将膀胱镜向上倾斜，然后平移至 3 点位置，此时镜头与地板平行。

接下来，从 3 点到 6 点检查，需要将膀胱镜逐渐向下倾斜。左侧输尿管开口通常位于 5 点的位置，距尿道内口近 3 ～ 4 cm。如果出现盆腔器官脱垂，则在进行膀胱镜检查时，尤其是在膀胱底部或后壁的膀胱镜检查，抬高阴道前壁以将膀胱底部和输尿管开口提升至更符合解剖学的正确位置。此外，可能需要加强角度。一旦观察到左侧输尿管开口，则将膀胱镜沿着输尿管间嵴进行细微的顺时针旋转可以观察到右侧输尿管开口。

再次旋转膀胱镜，以使光源电缆再次指向下方，并再次识别圆顶

处的气泡。在右侧，使用右手逆时针方向移动膀胱镜和光缆，可以避免尴尬的手交叉。然后类似地检查膀胱的右壁。

镜头水平于地板时，撤回至膀胱颈部，然后向下倾斜，以提供三角区和双侧输尿管口的第二张视图，并记录输尿管通畅性。从每个管口都应看到有或没有靛蓝胭脂红的快速尿液流出。仅输尿管口的蠕动，没有尿流，不足以证明通畅。此外，尿流不足可能提示输尿管部分阻塞，需要进一步评估。

管口喷尿的平均时间约为 10 分钟，但可以更长。20 分钟后，双侧无喷尿更常反映的是血容量不足，需要通过补液来缓解。补液之后，可根据需要增加 10 ～ 20 mg 呋塞米以促进利尿。潜在的肾疾病也可能延迟喷尿。在检查过程中，单侧喷尿更令人担心可能存在输尿管损伤。为了进行评估，手术医生可以尝试将支架穿过输尿管开口并插入输尿管，如步骤 8 所述。输尿管损伤的修复在第四十章中进行了描述。

❻ 膀胱镜操作

对于此过程，将手术器械（活检、抓钳或剪刀）通过手术端口插入，直到在膀胱镜末端看到为止。在插入器械之前，将橡胶适配器盖放

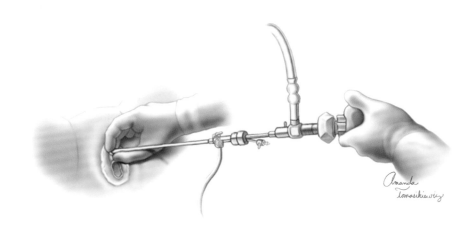

图 45-1.2　操作中握住膀胱镜鞘

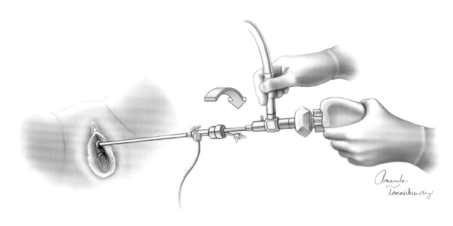

图 45-1.3 在旋转光缆和膀胱镜的同时保持摄像头稳定，可以保持膀胱镜检查期间的方向

在操作口上，以与手术器械建立水密封。观察后，器械和膀胱镜将作为一个单元一起朝着目标区域移动。

**❼ 输尿管支架置入**

在手术过程中，输尿管支架可以在手术的几个节点进行放置。在输尿管处于手术高受伤风险的情况下，可以在手术开始时将其插入并在整个手术过程中保留以确定解剖结构。也可以在术中置入以判断输尿管通畅并排除损伤。最后，如果怀疑或发现了输尿管损伤，则在手术结束时也可以放置输尿管支架并将其留置体内。术后支架置入的持续时间是可变的，并取决于置入的指征。

输尿管支架有多个尺寸，通常使用 4 ~ 7 F 的范围。支架的长度从 20 ~ 30 cm 不等，对于大多数成年人来说，长度为 24 cm 是合适的。通常，开口式或笛口样输尿管导管支架多用于帮助辨别解剖结构或排除阻塞。双尾或单尾支架用于需要长时间输尿管引流的情况。

**❽ 排除输尿管梗阻**

将 4 ~ 6 F 开口式或笛口样输尿管导管支架穿过 30°膀胱镜的操作通道后进入视野，然后将支架和膀胱镜都朝着输尿管开口推进，将支架传递到输尿管口中。支架进入开口后，将其手动通过并进一步推进。也可以使用 Albarrán 桥，这种专用的桥可以调整支架偏转和将其引导到开口中。

插入后，支架会前进到可疑阻塞的水平。如果支架易于通过，则可以排除阻塞。在大多数妇科手术中，这不会高于骨盆边缘，骨盆边缘应距成年人的输尿管口 12 ~ 15 cm。通过支架时，应避免在行进过程中产生过大的压力，以避免输尿管穿孔。取出支架后应记录喷尿情况。

如果从上述步骤中怀疑输尿管堵塞或狭窄，可插入锥形头的输尿管导管，然后将造影剂注入输尿管远端以定位渗出或狭窄点。这是在透视引导下术中完成的。如果造影剂容易流到肾盂而没有渗出，则输尿管损伤是不大可能的。

如果在输尿管操作之前可见从开口有血性液体流出，则输尿管可能会部分损伤。即使注意到良好的喷尿，许多患者仍需插入并维持双J管约 4 周。在这种情况下，在除去支架后的 4 ~ 12 周内完成计算机断层扫描（CT）尿路造影或肾超声检查。

在上述视察之后，只见一个管口流出尿液可能反映了长期存在的单侧无功能肾。为此，可以选择术后 CT 和肾动态显像。

**❾ 标记解剖结构**

为了标记输尿管走行的解剖结构，应该使支架前进直到遇到阻力为止，这表明已经达到肾盂。支架牢固地绑在经尿道导管上，并引流至膀胱镜集尿垫巾上。手术结束时，将支架取出。

**❿ 输尿管支架置入**

在术后需要留置输尿管支架的情况下，使用双猪尾支架。支架的近端尾圈可防止肾盂损伤，远端尾圈可确保放置在膀胱中。

为了放置，首先将导丝穿入输尿管口，然后递送到肾盂。然后将双猪尾支架穿在导丝上，并使用推管推进，直到远端进入膀胱。移除导丝，使末端分别盘绕在肾盂和膀胱中。术中使用透视检查或 X 线平片检查确认上端尾圈的正确位置。支架通常会保留 2 ~ 8 周，具体取决于发现或怀疑的损伤。通常在膀胱镜引导下将其取出。

**⓫ 活检或异物取出**

对黏膜病变进行活检时，应将对患者的风险或不适感降至最低。将活检钳引入膀胱镜的操作口并进入手术领域。在可视下，将膀胱镜直接移至病变处。进行活检，然后将膀胱镜和活检钳从尿道一起抽出。这样，可以避免活检标本被拉出穿过镜鞘时丢失。通常出血很少，并且会自行停止。对于较快的出血，如果选择非导电溶液作为灌注液，则可以使用电凝。如第四十一章所述，单极电凝不能用于诸如盐溶液之类的电解质溶液。这些溶液传导电流，从而耗散能量，使电凝无法工作。

使用与活检相同的技术去除异

物，例如结石。使用异物钳这种器械抓住异物，然后与膀胱镜一起取出。

### ⑫ 耻骨上内镜检查

这是一种经腹途径可视化膀胱的技术。当在困难的剖宫产手术过程中或在开腹手术中必须对输尿管进行评估时，耻骨上内镜检查是有价值的，因为在开腹手术中，女性没有被摆成可以通过膀胱镜进入尿道的截石体位。

使用经尿道的 Foley 导管使膀胱扩张，直到膀胱壁紧张。然后，使用 2-0 号可吸收缝线在膀胱顶处进行荷包缝合，深深地缝入膀胱肌层（图 45-1.4）。两个缝线的末端都抬高，但轻轻地拿住。然后在荷包缝合的中心做一个小切口，然后将膀胱镜插入膀胱。该切口优选在膀胱顶的耻骨后或腹膜外部分进行以最小化瘘管形成的风险。对于耻骨

上内镜，30°膀胱镜是最有效的。然后将两个缝线末端拉起并紧紧固定，以防止膨胀的液体逸出。为了可视化三角区和输尿管口，将 Foley 球囊放气但留在原处。如有必要，可使用靛蓝胭脂红或亚甲蓝以证明输尿管开口有尿液流出。如果输尿管口仍无法观察到，则将膀胱切口向下延伸至耻骨后部分，以便直接观察。内镜检查结束时，将膀胱镜拔除，然后打结荷包缝线，关闭膀胱造口。

## 术后处理

除了用于覆盖常见尿路病原体的预防性抗生素外，诊室膀胱镜检查不需要特殊的术后处理。在我们医院，我们开具围术期的单次剂量。膀胱镜检查后可出现血尿，但通常会在几天内消失，仅在伴有症状性贫血时才被认为是严重出血。使用长期输尿管支架留置时，其他并发症可能包括输尿管痉挛，通常表现为背痛。结石形成和支架碎裂较少见，但如果支架插入时间超过 8 周则可能发生。

（胡　浩译　胡　浩审校）

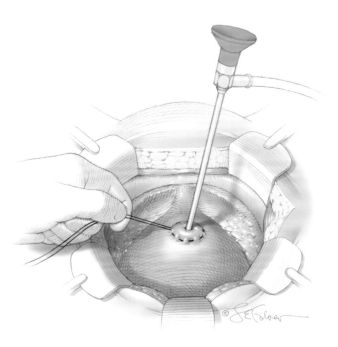

图 45-1.4　耻骨上内镜检查

## 45-2

# Burch 膀胱颈悬吊术

Burch 手术最早为经腹耻骨后操作的手术，是通过稳定阴道前壁和阴道与尿道的交界处来纠正压力性尿失禁（SUI）。具体而言，Burch 手术，也称为耻骨后尿道固定术，通过加强髂耻韧带（Cooper 韧带）来稳定阴道前壁，并将其固定在骨盆的肌肉骨骼上（图 38-24）。

Burch 膀胱颈悬吊术通常通过 Pfannenstiel 或 Cherney 切口进行。在过去的 20 年中，一些学者引入了腹腔镜方法，该方法使用缝线或网片将阴道旁组织固定在 Cooper 韧带上（Ankardal，2004；Zullo，2004）。与开放式 Burch 膀胱颈悬吊术相比，尽管有一些证据表明客观结果较差，但腹腔镜手术的主观治愈率仍与开放相似（Carey，2006；Dean，2006）。长期结果也将确定腹腔镜手术的优势。

## 术前准备

### 患者评估

患者在术前应接受完整的妇科泌尿学评估。单纯 SUI 的诊断可不行尿动力学检查，但是对于复杂尿失禁，尿动力学检查是必要的，它可以鉴别压力性尿失禁和急迫性尿失禁，并评估膀胱和排尿功能（见第二十三章）。

很多 SUI 患者同时伴盆腔器官脱垂，因此，Burch 手术的同时会实施其他盆底重建的手术。子宫切除术对 Burch 手术的成功率似乎并无影响（Bai，2004；Meltomaa，2001）。

### 知情同意

对于大多数 SUI 患者来说，Burch 手术不失为一种安全、有效的治疗方法。研究显示，总体尿失禁率在术后 1 年为 85% ~ 90%，术后 5 年下降至 70%（Lapitan，2012 年）。它的手术风险与其他手术相似（Green，2005；Lapitan，2003）。Burch 术中并发症很少，主要包括输尿管损伤，膀胱或尿道穿孔以及出血（Galloway，1987；Ladwig，2004）。

但是，Burch 术术后并发症并不少见，包括尿路或伤口感染，排尿功能障碍，尿急和盆腔器官脱垂 - 主要为肠疝（Alcalay，1995；Demirci，2000，2001；Norton，2006）。膀胱尿道连接角度的过度矫正被认为是泌尿系症状和脱垂发生的原因。

### 患者准备

美国妇产科医师协会（2014）建议术前预防性应用抗生素，其他术前准备可参考子宫切除术（表 39-6）。对于所有接受妇科手术的患者来说，血栓预防是必要的（表 39-8）。并可根据手术医生习惯和手术方式选择进行肠道准备。

## 术中情况

### 手术步骤

#### ❶ 麻醉和患者体位

Burch 术可选择全身麻醉或区域麻醉，取膀胱截石位。术前应进行腹部和阴道的消毒，并插 Foley 导管。

#### ❷ 腹部切口

选择较低的 Pfannenstiel 或 Cherney 切口（见第四十三章 -2 节）。如切口较低（距耻骨联合上缘上方约 1 cm），则在 Retzius 间隙（耻骨间隙）的手术更容易完成。如果计划进行子宫切除术、后穹隆成形术或其他腹腔手术，则在膀胱颈悬吊术之前进入腹腔并完成手术。如果手术是单独进行的，则先切开腹前壁肌肉筋膜，然后切开腹横筋膜，不需进入腹膜腔即可到达耻骨后间隙。

#### ❸ 进入 Retzius 间隙

在下腹前腹壁腹膜和耻骨之间有一个无血管平面，即 Retzius 间隙。为了进入耻骨后间隙，用手指沿着耻骨的内表面轻轻地分离。或者可以使用湿纱布轻柔地分离来打开该间隙（图 45-2.1）。此间隙内为疏松的结缔组织，易于与骨骼分离。但是，如果层次错误可能会引起出血和膀胱损伤。耻骨后面的直接显露可确保进入正确的空间。轻轻将膀胱和尿道向下拉，使其远离耻骨，打开 Retzius 间隙。

如果患者有手术史，更需要分出清晰的解剖层次。用 Metzenbaum 剪刀的弯曲尖端在耻骨上开始分离，并向背面延展直至暴露出该间隙。如遇阴道旁出血，可进行缝扎。

解剖 Retzius 间隙时应尽早发现闭孔管，以免对闭孔血管和神经造成损伤。闭孔管通常位于髂耻韧带上缘下方 1.5 ~ 2.5 cm，距耻骨联合上缘中线 5 ~ 7 cm（Drewes，2005）。还要明确副闭孔血管，它通常通过 Cooper 韧带上方而进入闭孔管。如果暴露 Cooper 韧带时过于暴力，这些血管可能会破裂出血。

#### ❹ 显露阴道前壁

打开此间隙后，手术医生将非优势手的示指和中指放在耻骨后阴道中部。两个指腹跨在尿道上，并向腹侧推动阴道。在耻骨后间隙内并从尿道的外侧边界开始，对指腹施加轻微向下和侧向压力会直接分离脂肪。这可显露位于外侧的盆筋膜腱弓（ATFP）和内侧的尿道之间的白色发亮的尿道周围组织。如有

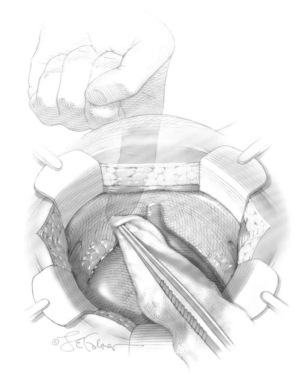

图 45-2.1 进入 Retzius. 间隙

必要，手术医生可以使用 Kittner（花生）海绵或纱布海绵棒。尿道肌肉组织娇嫩，因此上述步骤要保证在尿道外侧。

冒然进行解剖或 Burch 缝合可能会使阴道旁的 Santorini 血管丛破裂，并有可能发生大量出血（图 38-24）。如果有出血，可以通过阴道手指施以向上压力来控制，然后结扎确切的出血点。

**❺ 膀胱尿道连接处**

识别该部位有助于正确缝合。为了分离膀胱尿道连接处，手术医生的阴道手指将 Foley 导管球囊定位在膀胱颈处。避免在 Foley 导管上施加过大的压力，因为这会将膀胱拖入手术区域并增加缝线误入膀胱的风险。

**❻ 缝合位置**

为了进行暴露，手术医生在阴道内的手指可向上按压，助手使

用窄的牵开器轻轻地将膀胱颈移动到对侧。为了悬挂组织，将 2-0 号不可吸收的双臂缝线放置在尿道的每一侧。第一针缝在尿道近端三分之一外侧 1.5 ~ 2 cm，针尖指向阴道手指，可以使用顶针避免针刺伤害。可使用八字缝合穿入阴道壁肌层，避免穿透阴道黏膜。第二针缝在膀胱尿道连接处外侧 1.5 ~ 2 cm 处。在尿道的另一侧进行同样的缝合（图 45-2.2）。

然后将每条缝线的末端都穿过同侧髂耻韧带的最近点。拉紧每条缝线，并在韧带上方打结。打结后的缝线桥可以稳定阴道前壁和膀胱尿道连接处，并不使其抬高。阴道壁大约稳定在盆筋膜腱弓远端水平，并且没有过度抬高。过度抬高膀胱颈部有术后排尿功能障碍的风险。

**❼ 膀胱镜检查**

缝合结扎后，进行膀胱镜检查。这样可以识别和清除可能穿过膀胱或尿道黏膜的任何误入的缝线。此外，它能够检查输尿管口和喷尿情况。

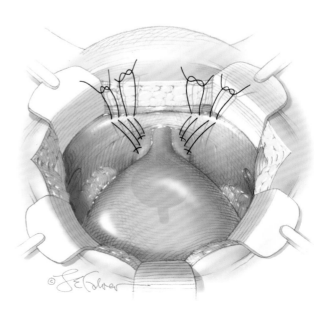

图 45-2.2 缝合位置

❽ 置入导尿管

膀胱颈悬吊术后，需要留置 Foley 导管以排空膀胱，或者可以留置耻骨上膀胱造瘘管。研究者发现，抗失禁手术的成功率、住院时间或感染率在这两种方法之间没有差异。然而，留置导尿管虽有更短的留置时间，但可使患者有更严重的不适感（Dunn，2005；Theofrastous，2002）。

❾ 闭合切口

前腹壁腹膜通常是需要关闭，以防止小肠移位进入耻骨后间隙。如第 43 章 -2 节所述，关闭腹壁切口。

## 术后处理

通常，开腹手术的术后恢复取决于同时进行的手术和切口大小。如第 42 章所述进行排尿试验（在出院前进行）。

（胡　浩译　胡　浩审校）

## 45-3

# 经阴道无张力尿道中段悬吊术

无张力阴道悬吊术（TVT）是世界上治疗压力性尿失禁最常见的手术，也是研究最广泛的抗尿失禁手术之一，随访 17 年治愈率约为 80%（Holmgren，2005；Nilsson，2013；Song，2009）。TVT 手术也已成为许多其他抗尿失禁手术的原型，包括 TOT（经闭孔悬吊术），TVT-O（经闭孔无张力阴道吊带术）和单切口尿道中段悬吊术（"迷你悬吊术"）。这些都是尿道中段悬吊术（MUS），并且基于尿道中段支撑对于尿控至关重要的理念。

对于由尿道高活动度或尿道固有括约肌缺陷所继发的 SUI，应使用无张力阴道悬吊术（见第二十三章）。它用于原发病例和已进行过抗尿失禁手术的女性。

TVT 手术是将吊带永久地放置于尿道中段的下方，吊带走行于阴道与尿道之间，透过耻骨后 Retzius 间隙，最终从腹前壁穿出。吊带一经放置，周围组织将向内生长，并将吊带永久地保持在适当的位置上。TVT 术将盲穿耻骨后 Retzius 间隙，有损伤血管导致出血可能。TOT 是对 TVT 的一种改进，可以避免该间隙穿刺损伤，并减少膀胱和肠穿孔的风险。但是，TVT 仍然是 SUI 的主要标准术式。

TVT 吊带由不可吸收的聚丙烯网组成，表面被塑料套包裹，吊带放置后将塑料套移除，吊带则会固定于适当的位置。塑料护套可防止吊带穿过阴道时细菌污染并保护吊带在穿刺过程中不被损坏。吊带的两端均带有金属穿刺器，穿刺过程可将穿刺器沿金属导引器方向进行，金属导引器可在过程中将尿道推开，避免损伤尿道。

## 术前准备

### 患者评估

首先应对患者做出正确的诊断，可参考第 23 章。值得一提的是，在盆腔脏器脱垂的患者中，可能存在因脱垂所致尿道角度的改变，从而发生隐匿性尿失禁。因此，在尿动力学检查时，最好将脱垂器官复位以发现隐匿性尿失禁。还要注意的是，通过 Valsalva 动作排尿的患者要谨慎行事。这些患者的排尿没有经过通常意义上的收缩逼尿肌及舒张尿道括约肌，而是使用腹压排尿。大多数控尿过程会通过在咳嗽或 Valsalva 动作时关闭尿道来防止渗漏。因此，这些手术在依靠 Valsalva 动作排尿的女性中进行时，通常会导致排尿障碍。本原则适用于所有尿道中段悬吊术。

### 知情同意

TVT 的知情同意过程应包括对手术结果的客观讨论。最好的情况下，5 年治愈率是 85%，另外有 10% 可显著改善。但是，有些患者会出现术后急迫性尿失禁，而另一些则会出现糟糕的排尿功能障碍。另外，在患者衰老时，复发性尿失禁可能继发于与尿道支撑无关的因素。

对于所有抗尿失禁手术，在手术前，应告知患者从文献和其他手术医生获得的手术成功率。此外，"手术成功"的定义因人而异。例如，在患有严重尿失禁且每天发生 20 次漏尿的患者中，改善到每隔一天有一次漏尿发作将被视为成功。但是，对于漏尿少见的女性患者，要获得令人满意的结果可能会更加困难。因此，在手术前要考虑患者的期望值。

TVT 手术的短期并发症包括膀胱排空障碍，术后数天需要使用 Foley 导尿管进行导尿或间歇性自我导尿。小部分患者会发展为长期尿潴留，需要再次手术进行吊带分割或切除，但术后这些女性患者的控尿率会降低。TVT 手术是一个学习曲线，并且随着医生病例数目的增加，尿潴留率会下降。术后阴道吊带侵蚀可以是早期或晚期并发症，这可以通过单纯切除损坏的吊带和重修阴道壁来解决。但美国泌尿妇科学协会（2014b）仍然认为用于该吊带是安全有效的。

术中并发症包括出血和膀胱穿孔，很少有肠损伤。主要血管损伤率不到 1%。

### 患者准备

美国妇产科医师协会（2014）建议在泌尿妇科手术之前进行抗生素预防，与子宫切除术相同（表 39-6）。对于所有接受大妇科手术的患者，建议进行血栓预防（表 39-8）。肠道准备工作是基于手术医生的偏爱和同期拟进行的其他并手术。

## 术中情况

### 手术步骤

❶ 麻醉和患者体位

TVT 麻醉方式可选择局部麻醉，也可以区域或全身麻醉。大多数情况下可以在日间手术室完成。手术为截石位，术前需常规阴道准备，并留置 18 F Foley 导尿管。

❷ 腹部切口

首先，在耻骨联合上缘中点旁开 2 cm 取两个 0.5 cm 的皮肤切口，每个切口距中线不能超过 2 cm，因为更向外侧可能会导致髂腹股沟神经损伤（Geis，2002）。

**❸ 阴道切口**

在距尿道外口近 1 cm 处做纵向切口，切开阴道壁，并向头端延伸 1.5 ~ 2 cm。使用 Allis 夹在阴道切口的边缘以进行牵引。使用 Metzenbaum 剪刀，在尿道两侧分离尿道阴道间隙，直至耻骨下，以便 TVT 穿刺。

**❹ 导管引导**

在 18 F Foley 导尿管中穿入一条硬导丝。在 TVT 穿刺过程中，助手使用导管引导器将尿道向对侧偏转，以降低尿道损伤风险。

**❺ 放置网带**

将 TVT 穿刺器和网带连接到导引器。将穿刺器沿尿道旁间隙穿入，向前并触及同侧耻骨支前表面（图 45-3.1）。然后，将一只手放在阴道中，小心地将穿刺器引导到耻骨支的后部，弧形向上进入耻骨后间隙（Rahn，2006）。在此期间，穿刺器始终位于耻骨后方，用另一只手向导引器手柄施加压力，阴道手控制穿刺器的方向。导引器的手柄始终保持与地面平行，以避免侧向偏移损伤大血管和闭孔神经（图 45-3.2）。此外，在穿刺器尖端绕过耻骨上支并进入耻骨联合后方时，其尖端始终指向腹壁切口。如果穿刺器尖端指向头端而非腹壁切口，切施压过大时，膀胱可能会穿孔（图 45-3.3）。施加手柄压力的手的位置发生细微变化也可能会导致膀胱穿孔。

**❻ 膀胱尿道镜检查**

穿刺器穿出腹壁后，将 Foley 导尿管和导管导引器移开，并用 70° 膀胱镜进行膀胱镜检查。用 200 ~ 300 ml 液体使膀胱充盈，检查是

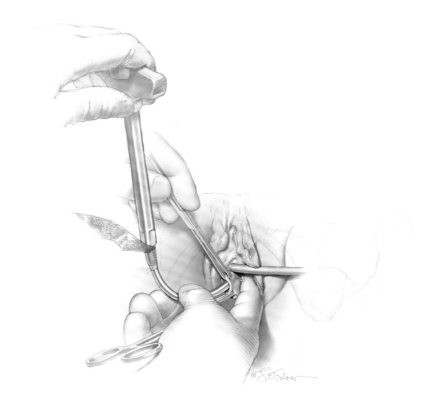

**图 45-3.1**　穿刺器经尿道旁间隙穿入

否有膀胱穿孔。通常，穿孔会很明显，并且可以看到 TVT 针进入和穿出膀胱。在这种情况下，将针拔出并重新穿刺，并通过膀胱镜检查确认。尿道检查也是必不可少的，可以在相同的 70° 镜下进行，也可以使用 0° 或 30° 内镜。手术中发现的医源性针刺膀胱损伤，似乎并不会

影响尿控结局，也不会增加术后排尿功能障碍或感染率（Zyczynski，2014）。

与膀胱穿孔相反，尿道穿孔在理论上具有尿道阴道瘘的风险。因此，如果发现尿道穿孔，大多数手术者会中止手术，并推迟到几个月后。

膀胱镜检查后，将导引器取下，

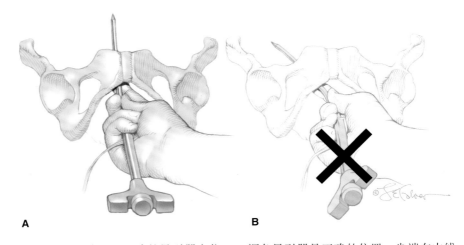

**图 45-3.2**　正确和不正确的导引器定位。**A.** 深色导引器是正确的位置，尖端在中线指向耻骨后方的位置，手柄与地面平行。**B.** 浅色导引器是不正确的位置，它向两侧倾斜

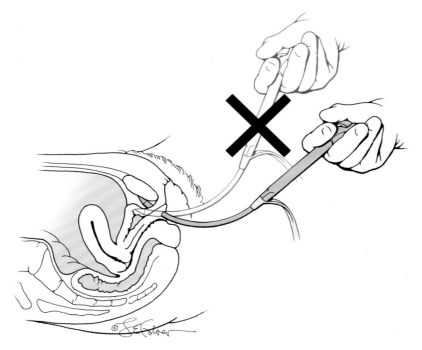

**图 45-3.3** 正确（深色导引器）和错误（浅色导引器）的手和导引器定位

穿刺针尖端穿过腹壁，将尖端针头从吊带上剪除，并用止血钳固定吊带。接下来，将另一个 TVT 穿刺器连接到导引器，同法在尿道的另一侧放置吊带。然后重复膀胱尿道镜检查。

**❼ 调整网带位置**

将止血钳或类似的器械放置在尿道和吊带之间，充当隔离物，使吊带和尿道之间存在一定的距离（图 45-3.4）。这种间距避免了过大的吊带张力，降低了术后尿潴留和排尿功能障碍的风险。在去除塑料套之前，检查阴道沟以排除阴道穿孔。如果看到穿孔的吊带，应将吊带撤出重新穿刺，穿刺应位于上次穿刺通道稍内侧。阴道穿孔缺损可用延迟可吸收缝线一针或两针间断缝合。

**❽ 去除塑料套**

一旦吊带到达满意的位置，助手就移除吊带的塑料套，术者则使用间隔器械将吊带保持在距尿道所需的距离处。以最小的张力将塑料套从两侧抽出，以避免吊带拉伸或尿道过度抬高。通过理想的定位，尿道下组织和吊带会有几毫米的间隙。在腹部切口处的皮下修剪多余网带（图 45-3.5）。

**❾ 关闭伤口**

阴道切口以 2-0 号延迟可吸收缝线连续缝合。腹部切口可以用组

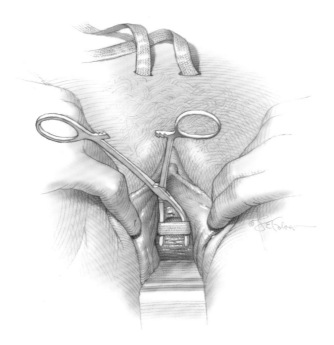

**图 45-3.4** 调整吊带位置

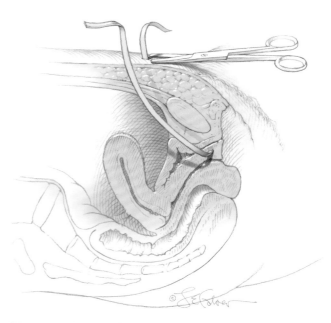

**图 45-3.5** 取出塑料套并修剪吊带

织胶或单根 4-0 号延迟可吸收的皮肤缝线缝合。

## 术后处理

日间手术患者出院之前，进行主动排尿试验（见第四十二章）。如果患者在本次试验中失败，则在第二次排尿试验之前更换 Foley 导尿管并保持 1 ～ 3 天。或者可以指导患者进行自我导尿，继续进行直到残尿量降至约 100 ml 以下。

术后第一天可以恢复正常饮食和活动。但是，同房通常在推迟 6 周后直到阴道切口愈合才可进行。恢复运动和剧烈运动的时间是有争议的。标准建议是至少延迟两个月，尽管没有数据支持这一点。

（胡 浩 译 李晓伟 审校）

**45-4**

# 经闭孔尿道中段悬吊术

经闭孔尿道悬吊术（TOT）是对尿道中段悬吊术的一种衍生术式，其始于无张力阴道悬吊术（TVT）。通过 TOT 手术，将吊带从两侧插入闭孔，并放置在尿道中段下方。该术式不经过 Retzius 间隙，从而使得膀胱损伤和肠损伤的可能性降到了最小。Retzius 间隙内出血是 TVT 术的主要并发症，而避开该间隙是 TOT 术的一个优势。此外，在已经进行过抗尿失禁手术并且在 Retzius 间隙中有粘连的患者中，可以避免在该间隙中进行穿刺，从而避免膀胱穿孔。

该手术与 TVT 术有几个重要的区别，并且 TOT 术本身也有一些变化。几家公司生产的套件包含 TOT 术所需的网带和穿刺针。TOT 术主要分为两种，一种是穿刺器从阴道内穿入，由经闭孔穿出（称为"从内向外"的方法），一种是经由闭孔穿入，由阴道穿出（称为"从外向内"的方法）来确定的。有限的数据并未显示出一种类型优于另一种类型（Debodinance，2007）。当前，从外到内的技术更常用，在此进行描述。

通常，TOT 术用于继发于尿道过度活动的原发性 SUI（见第二十三章）。在继发于内在括约肌缺乏的 SUI 患者中，由于结果相互矛盾且数据有限，TOT 术的价值尚不清楚（Rechberger，2009；Richter，2010）。

## 术前准备

### 患者评估

TOT 术的术前评估和准备同

TVT 术。

### 知情同意

与其他抗尿失禁手术一样，该手术的主要风险是排尿功能障碍、尿潴留、急迫性尿失禁的发生以及 SUI 治疗失败。术后腹股沟区和大腿内侧疼痛似乎是另一个潜在的问题。长期并发症可能与支撑吊带有关，包括吊带侵蚀（Schimpf，2014）。

术中会有膀胱或尿道穿孔的风险，但发生率明显低于 TVT。不恰当的 TOT 穿刺可能会导致少见的严重出血或神经功能受损。

## 术中情况

### 器械

TOT 术套件将包含两个 TOT 针头和合成网带。TOT 针用于引导从耻骨弓周围的进入点到尿道中段阴道壁切口的路径。塑料套围绕网状吊带，并使网带平稳地拉入到位。但是，一旦移除了这些塑料套，网带便会固定在适当的位置。

### 手术步骤

❶ 麻醉和患者体位

一般情况下，如果单独实施 TOT 术，可以在日间手术。它可在全身、区域或局部麻醉下以标准截石体位进行。阴道做好术前准备，并放置了 Foley 导尿管以帮助确定尿道位置。

❷ 阴道切口

在距尿道外开口近 1 cm 处于中线行纵切口，切开阴道上皮和浅层肌肉层，并向头端延伸 2～3 cm。Allis 夹放在阴道切口的边缘以进行牵引。使用 Metzenbaum 剪刀和手

指钝性解剖，在尿道两侧的阴道膀胱间隙内打隧道并至耻骨降支。

❸ 大腿切口

在两侧大腿皱纹皮肤（生殖股皱褶），在阴蒂外侧 4～6 cm 处，并在可触及长收肌附着点的位置，双侧切开 0.5～1 cm 的入口。该肌肉起源于耻骨上支，并止于股骨中段内侧。穿刺始于长收肌腱下方的坐骨耻骨支外侧缘，遇坐骨耻骨支后向内旋转，穿刺器依次穿入股薄肌、短收肌、闭孔外肌、闭孔膜、闭孔内肌和尿道周围盆腔内筋膜，并通过阴道切口穿出。

❹ 放置网带

握住 TOT 针，并将尖端放在大腿切口中（图 45-4.1）。尖端朝头端，直到闭孔膜穿孔，并感觉到"突破"感。将一根手指放在同侧阴道中，并放置在坐骨耻骨支后方。然后，使用 TOT 曲线形针，手术医生将针尖指向手指的末端，然后将针传递到阴道中（图 45-4.2）。此时，检查阴道沟以排除穿孔。如果针头穿破了阴道黏膜，则将其拔出并正确地重新插入。接下来，将 TOT 网带连接到穿刺器末端，并且当穿刺器从大腿切口中抽出，吊带也随之带出，将吊带从穿刺器末端取下，同法行对侧手术（图 45-4.3）。

❺ 调整网带位置

将止血钳或类似的器械放置在尿道和网带之间并打开，以充当隔离物，目的是使得吊带为无张力状态（图 45-4.4）。这种间距避免了尿道过度活动，并降低了术后尿潴留的风险。在去除塑料套之前，再次检查阴道黏膜排除穿孔。如果在阴道外看到吊带，则将吊带抽出并重新穿刺。

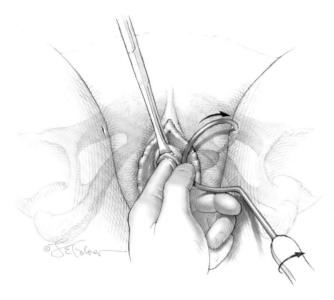

图 45-4.1　引针过程

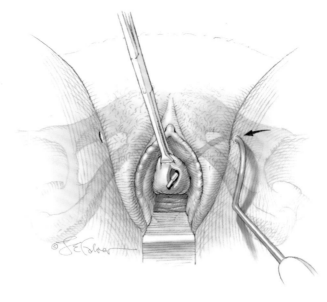

图 45-4.2　穿针

**❻ 去除塑料套**

然后，助手从每个大腿切口上取下塑料套。同时，手术医生使用间隔器械将网孔保持在距尿道合适距离的位置。以最小的张力去除塑料套以避免吊带拉伸。仅在大腿切口内剪除多余部分吊带。

**❼ 关闭切口**

阴道切口以 2-0 号延迟可吸收缝线连续缝合。大腿切口可用单针皮下缝合，4-0 号延迟可吸收缝合或其他合适的皮肤缝合方法（见第四十章）。

**❽ 膀胱尿道镜检查**

该手术不一定需要膀胱镜检查。但是，由于会损伤膀胱和尿道可能，因此建议进行术后膀胱镜检查。

## 术后处理

日间手术患者出院之前，进行主动排尿试验（见第四十二章）。如果仍有大量残余尿，则将保留 Foley 导尿管。第二次的排尿试验可以在几天内重复，也可以由手术医生决定。或者，可以指导患者进行自我导尿。直到残尿量降至约 100 ml 以下。

术后第一天可以恢复正常饮食和活动。但是，同房需延迟到阴道切口愈合之后。恢复运动和剧烈运动的时间是有争议的，标准建议延迟至少 2 个月。缺乏支持这一点的数据，但是逻辑表明这对充分愈合是合理的。

（胡　浩 译　李晓伟 审校）

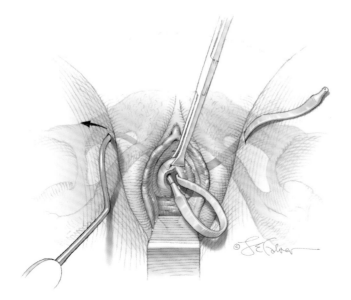

图 45-4.3　放置吊带

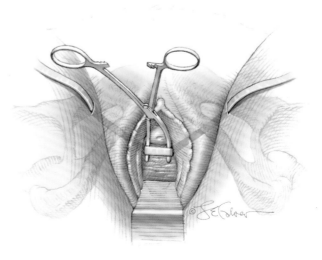

图 45-4.4　调整吊带位置

## 45-5

# 腹直肌筋膜耻骨后尿道悬吊带术

耻骨阴道悬带术是 SUI 的标准手术。传统上，它已用于源自固有括约肌缺乏症的 SUI（第二十三章）。此外，该手术还可以治疗既往抗尿失禁手术失败的患者。通常在第一次抗尿失禁手术的女性中不使用这种手术。

过去吊带使用过不同的材料，但是目前首选自体筋膜。通常，此筋膜取自患者的腹直肌鞘，也可以从大腿上取下筋膜。通过该手术，将一条筋膜带穿过 Retzius 间隙放置在尿道近端，两端固定在一起或固定在腹直肌筋膜上。

与通常使用预制套件和标准化手术步骤的尿道中段吊带术相比，自体筋膜耻骨阴道吊带术在技术方面具有更大的灵活性，包括所取组织的大小和位置、吊带锚定在腹直肌筋膜上的方法以及确定跨尿道近端的网带张力的技术。此处介绍腹直肌筋膜悬带术的步骤。

## 术前准备

### 患者评估

与其他抗尿失禁手术一样，患者需要进行泌尿妇科评估，包括尿动力学检查以确认 SUI 和内在括约肌缺乏症。此外，SUI 经常伴有盆腔器官脱垂。因此，需要在抗尿失禁手术前同时修复相关的器官脱垂（见第二十四章）。

### 知情同意

除了告知患者一般的手术风险外，还应包括术后复发性尿失禁、尿潴留和排尿功能障碍的风险（Albo，2007）。总体而言，传统吊带术似乎与微创悬吊术一样有效，但不良反应发生率更高（Rehman，2011）。

### 患者准备

如表 39-6 和表 39-8 所示，给出了抗生素和血栓预防措施。

肠道准备工作基于手术医生的偏好和拟定的其他手术。

## 术中情况

### 手术步骤

#### ❶ 麻醉和患者体位

麻醉方式可选择全身或局部麻醉，体位选择截石位。需做好腹部和阴道手术准备，并插入 Foley 导尿管。

#### ❷ 取补片

在耻骨联合上方 2 ~ 4 cm 处做一个横向皮肤切口，该切口要足够大以允许切除 1.5 cm×6 cm 的横向筋膜带。切开皮下组织直到筋膜。

勾画出需采集的筋膜，然后切开，从下面的腹直肌向上分离，然后取出。取出后，清除筋膜带上的脂肪和外膜组织。然后使用带 0 号聚丙烯缝线的螺旋针穿过筋膜带两端。这些缝线不用打结。然后用 0 号延迟可吸收缝线以连续方式缝合筋膜切口。

#### ❸ 阴道切口

在距尿道口 2 cm 处阴道前壁取纵切口，并向头侧延伸切口至 3 ~ 5 cm。或者也可在膀胱颈的水平处做出 U 形切口。使用锐性或钝性分离尿道阴道间隙，穿过尿道周围结缔组织，进入 Retzius 间隙（图 45-5.1）。术者用手指触及耻骨背面以确认进入该间隙（图 45-5.2）。进入过程中，可能会撕破 Santorini 静脉丛，通过压迫或 2-0 号可吸收缝线缝扎来控制出血。

#### ❹ 放置筋膜带

在先前切口的尾端耻骨上方，

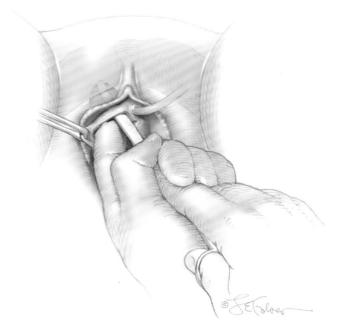

图 45-5.1　进入 Retzius 间隙

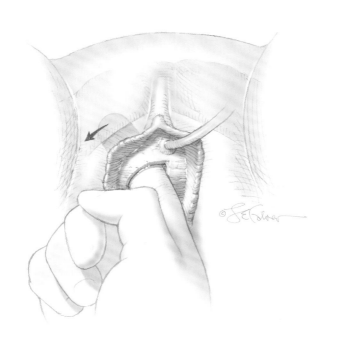

**图 45-5.2　触及耻骨**

中线两侧不超过 2 cm 处各做一个 0.5 ～ 1 cm 长的筋膜切口。将止血钳、敷料钳或持针器放入一个切口中，并从上方对腹直肌腱穿刺。将该器械靠在耻骨后方，朝阴道方向前进。同时，手术医生在 Retzius 间隙内将器械引导至他的手指，然后将器械推入并穿过阴道切口（图 45-5.3）。此时，进行膀胱膀胱镜检查以排除膀胱或尿道穿孔。

用穿孔钳夹住筋膜带一端的缝线，并穿过尿道一侧的腹部切口穿线。在吊带的另一端，在尿道的另一侧重复此步骤。使得筋膜吊带位于膀胱颈下方（图 45-5.4）。通常，可以使用 4 根 2-0 号延迟可吸收缝线将吊带的近端和远端边缘固定在膀胱颈下方，以防止在吊带定位期间发生移位。缝线放置在尿道外侧。

**❺ 调整吊带位置**

在腹部切口内，把每侧连接到吊带末端的缝线在腹直肌鞘上方汇合并绑在一起。打结时，在结和筋膜之间留有 2 ～ 3 个手指宽度，以防止膀胱颈阻塞和尿潴留。另外，

在尿道下组织和筋膜吊带之间放置止血钳，以在吊带和尿道之间制造间隙（图 45-4.4）。固定后，尿道或

膀胱颈不应向上成角度，筋膜吊带和膀胱颈之间应留有几毫米的自由空间。

**❻ 膀胱镜检查**

再次进行膀胱镜检查以排除膀胱或尿道穿孔。此外，在膀胱镜进入膀胱的过程中，如果发现阻力过大，则可能提示吊带张力过大，这可能导致术后排尿困难。如果注意到这种阻力，则将吊带松开。

**❼ 阴道切口**

阴道切口用 2-0 号延迟可吸收缝线连续缝合。将 Foley 导尿管留在原处。以前耻骨上膀胱造瘘是常见的做法。然而，由于趋向于较小张力筋膜吊带，所以降低了长期尿潴留的风险，因此通常不需要耻骨上膀胱造瘘。

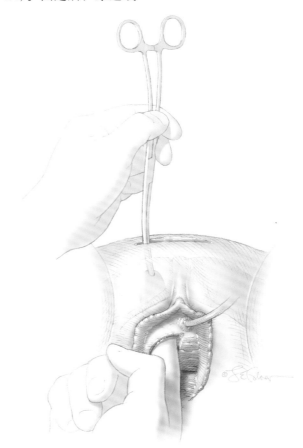

**图 45-5.3　传递敷料钳**

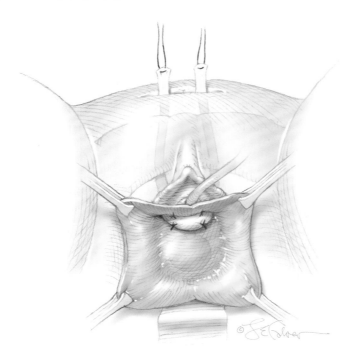

**图 45-5.4** 放置筋膜吊带并缝在阴道边缘

**❽ 腹部切口**

前两个 1 cm 的筋膜切口用延迟可吸收缝线进行间断缝合。如第四十三章 -2 节所述，缝合其余的腹部切口。

## 术后处理

通常，术后恢复很大程度上取决于切口的大小。在出院前进行第四十二章所述的排尿试验。

（胡　浩 译　李晓伟 审校）

## 45-6

# 尿道填充注射术

将填充剂注入尿道黏膜下层是一种可治疗由固有括约肌缺乏症（ISD）引起的 SUI 的方法（第 23 章）。尽管机制尚不完全清楚，但有效性可能源自尿道壁膨胀，这使得它们可以更好地关闭。结果，增加了管腔内的流动阻力并恢复了尿控。或者，注射可以拉长功能性尿道，这可以使腹部压力在近端尿道上分布更均匀，从而防止在压力下尿道开放（Monga，1997）。

尽管传统上建议仅有 ISD 型 SUI 推荐使用填充剂的治疗，但一些证据表明，它可用于治疗 ISD 和尿道过度活动合并引起的 SUI（Bent，2001；Herschorn，1997；Steele，2000）。

尿道注射为 SUI 提供了膀胱镜辅助微创治疗。它可以在诊室局麻下进行，并且并发症风险低。由于这些原因，通常为希望避免手术或由于其他合并症而不能手术的女性选择。尿道注射可以在尿道周围和经尿道进行。经尿道方法更常用，并且可以更准确地注射填充剂（Faerber，1998；Schulz，2004）。在美国，目前已批准可用的试剂包括自体脂肪和稍后描述的几种合成试剂。

## 术前准备

### 患者评估

复杂的尿动力学检查评估尿道结构和功能。为了评估 ISD，需要特别评估最大尿道闭合压力或漏尿点压力（见第二十三章）。另外，需要评估尿道的活动性。

### 知情同意

分析注射术的有效性发现其成功率通常低于手术的成功率。具体来说，SUI 的 1 年治愈率和改善率在 60% ~ 80% 之间（Bent，2001；Corcos，2005；Lightner，2002，2009；Monga，1995）。直觉上分析，随着胶原蛋白和脂肪的分解，控尿率随时间延长而降低。然而，Chrouser（2004）发现，即使将合成材料与胶原蛋白进行比较，其随时间下降的速率也相似。因此，注射术是 SUI 的一种非永久性治疗，注射后 5 年内仅 25% 的患者发现了持续的控尿（Gorton，1999）。

尿道注射术的主要优点之一是并发症发生风险低。注射的副作用通常是短暂的，可能包括阴道炎、急性膀胱炎和排尿症状。其中，手术后几天的尿潴留是最常见的。但是，长期尿潴留并不是很大的风险。更为严重的并发症是持续的新出现的尿急，注射后可能有多达 10% 的女性患者发生尿急（Corcos，1999，2005）。

### 患者准备

在进行尿道注射之前，要排除尿路感染和器质性疾病，例如尿道憩室。有研究报道注射后看到填充剂迁移到这种憩室中。如上所述，尿道感染通常可以在尿道注射之后发生。因此，在手术完成后口服单剂量的抗生素来覆盖尿路病原体。这种简短的门诊手术通常不需要进行血栓预防。

## 术中情况

### 填充剂的选择

在美国，目前用于尿道注射的试剂是碳涂层的合成微球（Durasphere），羟磷灰石钙颗粒（Coaptite）和聚二甲基硅氧烷（Macroplastique），这些合成剂都是有效的。但是，尚无随机对照试验比较这三个试剂，并且缺乏长期数据（Shah，2012；Zoorob，2012）。

在不再使用的药物中，自体脂肪由于快速降解和重吸收对 SUI 的作用有限（Haab，1997；Lee，2001）。通常选择牛胶原蛋白产品（Contigen），但由于医用胶原蛋白的供应不足而停止了生产。由于尿道侵蚀的并发症，乙烯乙醇共聚物（Uryx / Tegress）被撤出。

### 手术步骤

#### ❶ 麻醉和患者体位

大多数患者的尿道注射可以在具有膀胱镜检查的诊室进行。患者截石体位，准备并盖上外阴，引流膀胱。在手术前 10 分钟，将 2% 利多卡因凝胶挤入尿道。如有必要，可以在外阴口局部使用 20% 的苯佐卡因作为止痛药，并可以在尿道外口的 3 点和 9 点位置分次注射 4 ml 1% 的利多卡因。

#### ❷ 经尿道穿刺方法

膀胱镜置于尿道远端，以便于同时观察尿道中部、尿道近端和膀胱颈。通过膀胱镜鞘管，插入 22 号腰穿针，连接装有填充剂的注射器。斜角指向尿道，将针头与尿道成 45° 角，并在 9 点钟位置的中尿道水平处穿过尿道壁插入。针尖刺入尿道壁后，斜角消失。然后将针头平行于尿道前进 1 ~ 2 cm。这会将针头定位在尿道近端的水平。

#### ❸ 注射

在恒定压力下注入填充剂，黏膜开始鼓起（图 45-6.1）。缓慢抽出穿刺针来扩张尿道近段和中段。注射填充剂直至黏膜隆起闭合起来

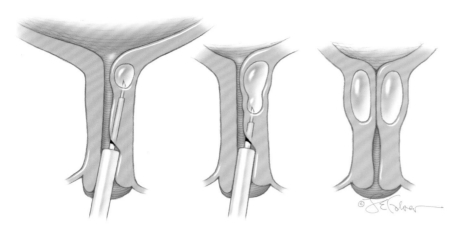

**图 45-6.1** 注射填充剂

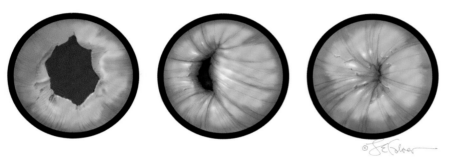

**图 45-6.2** 如图 45-6.1 所示，注射了填充剂后用膀胱镜观察尿道隆起

（图 45-6.2）。通常，每次注射术使用 1～2 个注射器（2.5～5 ml）。然后在 3 点钟的位置重复这些步骤。

理想情况下，使进入尿道壁的针孔数量最少化，以避免填充剂通过这些针孔泄漏。因此，如果需要第二支填充剂注射器来实现闭合，则最初定位的针头保持在原位，直接连接第二支注射器被。

**❹ 撤去膀胱镜**

一旦完成黏膜的闭合，就要移除膀胱镜，注意不要向近端注射部位推进。以免膀胱镜尖端对填充剂的强力压缩和影响闭合。

## 术后处理

女性患者在注射后首次排尿后出院，并开具单剂量口服抗生素预防感染。患者在注射后十天内避免同房，但可以恢复正常活动。

如果术后出现尿潴留，则可以进行间歇性自我导尿，并持续进行直至尿潴留得以解决。对于那些无法自行导尿的患者，可以放置一个临时的 Foley 导尿管。但是，放置导尿管可能会压缩堆积的填充剂并减少尿道的接合。

注射后两周评估治疗是否成功。如果患者未能达到所需的控尿程度，则再进行注射以改善尿道的接合。

（胡　浩译　李晓伟　审校）

## 45-7

# 尿道松解术

尿道松解术是对既往尿道悬吊术吊带的松解或释放，用于有尿道梗阻症状（包括尿潴留和悬吊后排尿功能障碍）的女性患者。它可以通过经阴道或经腹部进行，主要使用经阴道方法。但是，采用腹部入路可能会提供更好的机会从耻骨联合处活动膀胱，并且在做过开腹手术的情况下也可以选择腹部入路。

关于是否需要同时进行抗尿失禁手术以补偿因尿道松解术而失去尿道支撑，存在争论。但是，在许多情况下，残留的瘢痕会预防 SUI，我们的原则是避免重复第二次可能的梗阻手术。因此，该决策是个性化的。

## 术前准备

### 患者评估

对于患有膀胱颈阻塞的女性，症状通常在初次手术后不久就开始出现。进行尿动力学检查的客观评估，以确定排尿障碍的原因，并区分低张力膀胱和梗阻。膀胱颈梗阻或盆腔器官脱垂可能导致梗阻。因此需要完成对脱垂的彻底检查。

### 知情同意

除了通常的手术风险外，Retzius间隙内的血管出血可能是重要的并发症。另外，解剖尿道和膀胱周围的瘢痕组织可能使这些结构有撕裂的危险。

由于瘢痕组织的再形成，最初的阻塞改善会随着时间而减退，因为瘢痕组织可能会发生不同的变化。相比之下，术后尿失禁可能是由于先前抗尿失禁支持结构的丧失或在广泛的尿道周围分离术中的神经支配损伤。

### 患者准备

与所有泌尿生殖手术一样，在术前排除 UTI。手术前应进行抗生素预防，以减少术后伤口和尿路感染的风险（表 39-6）。表 39-8 提供了预防血栓的方法。

## 术中情况

### 手术步骤——阴道途径

#### ❶ 麻醉和患者体位

可以在全身或局部麻醉下进行尿道松解术。患者处于标准截石位，下肢放在腿架上。阴道做好手术准备，并留置 Foley 导尿管。

#### ❷ 阴道切口

将牵引置入 Foley 导尿管，以识别膀胱颈并评估瘢痕形成的程度。在阴道前壁上开一个 2 ~ 3 cm 长的切口，垂直中线或 U 形。切口部位将沿着阴道长度变化，具体取决于原始吊带或缝线的位置（图 45-7.1）。锐性解剖用于将阴道上皮从下面的纤维肌组织中分离出来，并向两侧延伸至两侧耻骨支下缘。

解剖分离位于尿道和耻骨支之间的瘢痕组织或先前的吊带材料或缝线来松解尿道（图 45-7.2）。如果确定了先前的支撑材料，则可以将其切开，或在必要时切除。如果出血频发，可通过直接加压或结扎血管来控制。

在这种侧向解剖之后，对尿道周围组织进行分离，并进入 Retzius间隙。在此空间内以及耻骨联合的背面进行仔细的钝性解剖，活动尿

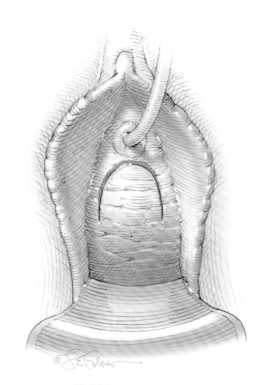

图 45-7.1　阴道切口

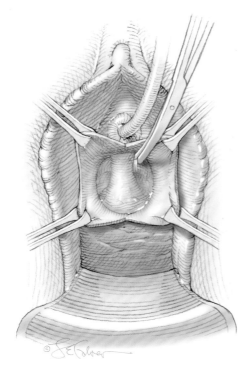

图 45-7.2 尿道周围解剖分割

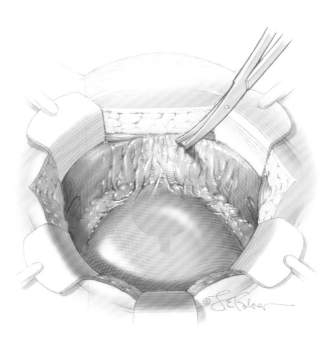

图 45-7.3 解剖 Retzius 间隙

道近端。膀胱通常紧贴在耻骨背面，解剖应靠近耻骨，以避免造成膀胱穿孔。

### ❸ 闭合切口

尿道充分游离后，使用 2-0 号延迟可吸收缝线通过连续缝合使阴道切口闭合。

### 手术步骤——经腹途径

### ❶ 麻醉和患者体位

与阴道入路一样，尿道松解术可以在全身或局部麻醉下完成。对于腹部入路，首选标准截石位和低截石位。这种体位可以在解剖分离过程中为手术医生的手提供阴道通道，并可以进行膀胱镜检查。腹部和阴道做好手术准备，留置 Foley 导尿管。

### ❷ 腹部切口

通常优选较低横向切口以更容易地进入 Retzius 间隙。通常选择 Pfannenstiel 切口或 Cherney 切口（见第四十三章 -2 和第四十三章 -3 节）。如果该手术单独进行，则先切开腹前壁肌筋膜，然后切开腹横筋膜，进入 Retzius 间隙但并不需要进入腹腔。

### ❸ 进入 Retzius 间隙

进入 Retzius 间隙的正确解剖平面位于耻骨的正后方。用手指或海绵从耻骨后方开始轻轻朝下解剖松散的蜂窝组织。如果进入正确的平面，则该潜在空间很容易打开。需要尿道松解术的女性患者通常在该空间内进行过手术，由于组织可能紧密地黏附，所以沿着耻骨联合的背面，锐性向下解剖可能更易进入这个空间（图 45-7.3）。

### ❹ 分离膀胱和尿道松解

膀胱通常紧密地黏附在耻骨联合的背面。将组织剪的弯曲面朝向耻骨联合进行锐性解剖，以最大限度地减少膀胱穿孔的风险。但是，有时可能需要进行膀胱切开术，以便可以将手指放在膀胱内以辅助解剖（图 45-7.4）。

在耻骨联合和耻骨的内表面的下方和侧面向下继续进行锐性解剖，以游离膀胱并最终游离尿道近端。解剖期间出血很常见，可用可吸收缝线缝合出血点。

### ❺ 关闭腹部切口

腹部切口以标准方式关闭（见第四十三章 -2 节或第四十三章 -3 节）。

### 术后处理

移除导尿管后进行主动膀胱排尿测试。如果发现大量残余尿，则需要间歇性自我导尿或 Foley 导尿管更换。如果进行了膀胱切开术，则导尿的持续时间取决于膀胱切开

术的大小和位置。例如，膀胱顶部
的小切口通常需要引流 7 天或更短
时间。但是，对于膀胱底部较大的
膀胱切开术，可能需要引流数周。
这种导尿管的使用不需要预防使用
抗生素。

　　术后第一天可以恢复正常饮食
和活动。但是，通过阴道入路，同
房应推迟到阴道切口愈合好为止。
从腹部入路的恢复遵循开腹手术的
恢复原则（见第四十三章 -1 节）。


（胡　浩 译　李晓伟 审校）

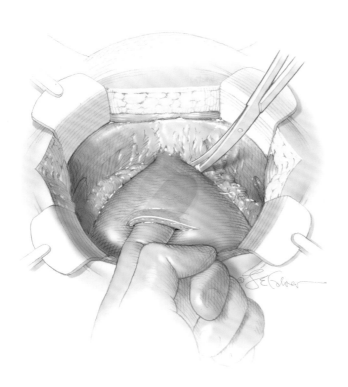

**图 45-7.4**　切开膀胱以帮助解剖膀胱和尿道

第六部分

## 45-8

# 尿道中段吊带松解术

尿道悬吊术（尤其是 TVT 术和 TOT 术）可能会导致排尿障碍症状。对于大多数患者而言，术后尿潴留在几天或 1～2 周内即可消失。然而，需要手术治疗的排尿功能障碍可达到 3%，这些患者通常在尿道吊带术后数天至数周内出现排尿困难（JonssonFunk，2013；Nguyen，2012；Richter，2010）。如果在导尿等处理后仍存在尿道梗阻，则应进行手术松解，包括吊带剪断术。

## 术前准备

### 患者评估和准备

无法完全排空膀胱可能是由于尿道梗阻或低张力性膀胱引起的。尿道中段吊带术（TVT 或 TOT）后的新发尿潴留通常是由于吊带过紧造成的。但是也可能会涉及其他因素，例如已存的或新出现的低张力性膀胱。因此，在 TVT 尿道松解之前，通常进行尿动力学检查以证明排尿困难的症状是由于梗阻而不是低张力性膀胱引起的。此外，在尿道梗阻的情况下，吊带可能会侵蚀膀胱或尿道，膀胱镜检查可以排除这种并发症。

因为尿道中段吊带松解术是一个较小的手术，患者在围术期不需要特殊的准备。

### 知情同意

在术前需要告知患者与尿道中段吊带松解术相关的尿失禁复发、不能充分缓解尿潴留、瘘管形成以及术中膀胱或尿道损伤的风险。

## 术中情况

### 手术步骤

#### ❶ 麻醉和患者体位

该门诊手术可以在局部、区域或全身麻醉下进行。患者处于标准截石位，双腿置于腿架。阴道做好术前准备，留置 Foley 导尿管。

#### ❷ 切开阴道和识别吊带

在尿道中段下方阴道前壁原切口处做新切口。仔细解剖显露吊带并确定尿道边界。或者在既往 TOT 术的情况下，可以在阴道沟中触及紧张的吊带。在这种情况下，可以切开阴道切口，然后在此处切开或部分切除吊带。

通常由于吊带张力的增加，吊带材料被拉伸并且仅占其预期宽度的一半。另外，通常有大量的组织

向内生长到吊带材料中，并且难以识别和游离。有时吊带可能会迁移到尿道近端。在这些情况下，阴道切口可能需要向头侧延伸。

#### ❸ 切开或切除吊带

游离吊带后，在吊带和尿道之间置入止血钳。用 Metzenbaum 剪刀剪断吊带。通常，切开后会导致吊带末端立即缩回（图 45-8.1，顶部插图）。如果没有缩回，则切下 1 cm 长的材料（图 45-8.1，底部插图）。如果吊带深埋在尿道附近，则在吊带切除后，使用 2-0 或 3-0 号延迟可吸收缝线，通过阴道肌层缝合一到两个固定层。

#### ❹ 关闭切口

切口谨慎冲洗后，使用 2-0 号延迟可吸收缝线以连续缝合关闭阴道上皮。

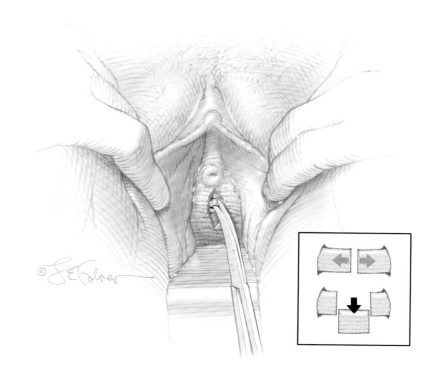

**图 45-8.1** 通过阴道切口进行剪断吊带。插图顶部：切开吊带后回缩；插图底部：部分吊带切除

## 术后处理

出院前，进行一次主动排尿试验（见第四十二章）。如果保留Foley导尿管，则可以在几天内或由手术医生决定再次进行第二次排尿试验。如果患者正在进行自我导尿，则持续进行直到术后残尿量降至约100 ml以下。术后第一天可以恢复正常饮食和活动。但是，应推迟同房直到阴道切口愈合为止。

（胡　浩译　李晓伟　审校）

第六部分

## 45-9

# 尿道憩室修复术

尿道憩室修复术的方法各不相同，取决于憩室的位置、大小和结构。对于那些靠近膀胱颈的患者，经常选择部分切除以避免对膀胱颈和控尿机制的损害。对于尿道中段憩室，通常进行单纯的憩室切除术。对于那些位于尿道外口的患者，使用单纯的憩室切除术优先于 Spence 术，后者很少进行，可以改变最终的尿道口解剖结构。最后，对于那些可能围绕尿道的复杂憩室的患者，可能需要结合多种技术。在这些选择中，首选经阴道完全切除尿道憩室（Antosh，2011）。

## 术前准备

### 患者评估

如第二十六章所述，由于尿道憩室通常表现多样且无特异性，因此可能难以诊断。一旦确定，有关憩室解剖结构的准确信息对于手术计划和患者咨询至关重要。与经阴道超声检查或膀胱尿道造影相比，磁共振（MR）成像是更好的放射学方法，可描绘出憩室结构，尤其是复杂的憩室（Ockrim，2009）。

此外，膀胱镜检查在沿尿道长轴定位囊开口方面很有价值，并且显示出很高的特异性，因为经尿道观察到憩室开口不太可能是其他疾病。也就是说，我们的尿道憩室检出率（敏感性）仅为 39%（Pathi，2013）。

憩室患者可能有尿失禁症状。在这种情况下，通常进行基线尿动力学检查，但通常将抗尿失禁手术推迟到术后重新评估之后。

### 知情同意

憩室修复后，尿道控尿机制的损害可能导致术后尿失禁。或者，根据手术的程度和位置，可能会出现尿道狭窄或尿潴留。另外，会导致尿道阴道瘘和膀胱损伤。据报道，复发率在 10% ~ 25% 之间，尤其是在马蹄形或圆周形结构或以前的手术干预下（Antosh，2011；Ingber，2011）。手术失败是憩室切除不完全所致。此外，憩室切除术后尿道疼痛会持续存在（Ockrim，2009）。复发性 UTI 也可以持续存在。最后，使用 Spence 袋形缝合术，将远端憩室和尿道口扩张，形成大的单孔。因此，通常会改变尿道外口的解剖结构，并可能导致喷射式排尿。

### 患者评估

手术前应对任何急性憩室感染或膀胱炎进行治疗。如表 39-6 和表 39-8 所示预防性使用抗生素和静脉血栓预防。

## 术中情况

### 手术步骤——憩室切除术

❶ 麻醉和患者体位

憩室切除通常是在全身或局部麻醉下作为住院程序进行的。将患者放在腿架上，处于标准截石位。阴道做好手术准备，将装有 10 ml 气球的 Foley 导尿管留置于膀胱中，以帮助识别膀胱颈。

❷ 膀胱尿道镜检查

在手术开始时执行，以确定憩室张开并排除其他异常。

❸ 阴道切口

首先，在憩室上方的阴道前壁上做一个中线或 U 形切口，然后将阴道黏膜从阴道壁的纤维肌层上清晰地分开（图 45-9.1）。游离足够的黏膜以显露并无张力缝合组织。

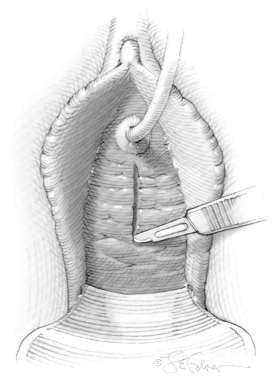

图 45-9.1　阴道切口

**❹ 显露憩室**

接下来，用纵向或横向切口切开阴道和尿道的纤维肌层，以到达憩室囊。从解剖学上讲，远端的阴道壁和尿道壁融合在一起，可能难以或不可能分离组织平面。因此，需要进行清晰的解剖，以完全将憩室囊从阴道和尿道纤维肌层分开，并到达憩室囊颈部的水平（图45-9.2）。在游离期间，可能会无意或有意进入囊中。这样，可以用 Allis 夹夹住憩室壁，从而在憩室壁和阴道纤维肌层之间的纤维结缔组织上产生张力，从而有助于解剖。同样，放置在囊内的示指可以使囊充满，从而拉伸这些相同的纤维结缔组织。然后继续解剖，直到隔离憩室与尿道的连通。注意尿道的位置对于避免损伤至关重要。

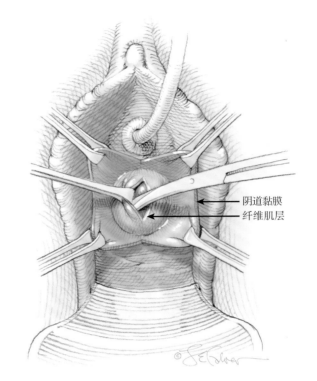

图 **45-9.2** 解剖憩室囊

**❺ 切开憩室**

从尿道切除憩室颈部（图45-9.3）。

**❻ 闭合尿道**

用 4-0 号延迟可吸收缝线在 Foley 导尿管上方将尿道缺损闭合

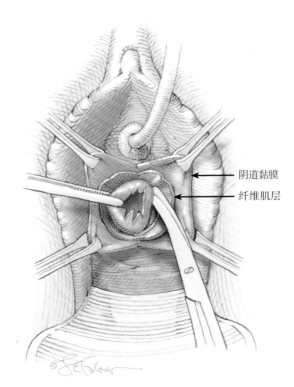

图 **45-9.3** 切开憩室

（图 45-9.4）。然后将尿道和阴道的纤维肌层以两层或更多层无张力性缝合。对于这种缝合，在可能的情况下，最好使用 2-0 号延迟可吸收缝线的错位缝合法，以避免缝线重叠（图 45-9.5）。修剪多余的阴道上皮，并以 2-0 号延迟可吸收缝线连续缝合上皮。

**手术步骤——憩室部分切除**

如果需要在三角区周围进行广泛的分离，则应考虑将囊的近端部分留在原处，以避免损伤三角区或神经支配。另外，在分离时输尿管支架可能有所帮助。

**❶ 阴道切口**

同样，在憩室上方的阴道前壁上做一个中线或 U 形切口，并将阴道上皮从阴道壁的纤维肌层上锐性分开。游离出足够的上皮以充分暴露，并随后无张力性来关闭缺损。可以将 Foley 导尿管和球囊轻轻地

图中标注：阴道黏膜　纤维肌层

入尿道口和阴道。同时切开尿道后壁、憩室的整个厚度和阴道前壁远端。通过该切口，打开尿道外口，并扩大了其与憩室囊的连通。

❷ 袋形缝合

使用 4-0 号延迟可吸收缝线，以连续缝合将憩室囊的切口边缘重新逼近阴道上皮。最终，通过合并憩室囊来扩大尿道口。

## 术后处理

导尿管管理是术后护理的重要方面。尽管尚无共识和指南，但大多数专家建议将导尿管放置 5 ~ 7 天。手术越复杂可能需要越长的时间。这种导尿管的使用不需要使用抗生素预防。术后第一天可以恢复正常饮食和活动。但是，同房应推迟到阴道切口愈合好为止。

（胡　浩译　胡　浩审校）

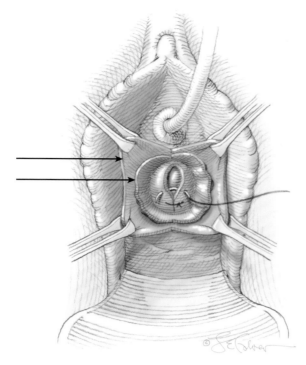

图 45-9.4　关闭尿道缺损

拉紧，以帮助识别膀胱和膀胱颈，避免受伤。

❷ 显露憩室

穿过纤维肌层至憩室囊作纵向切口，锐性解剖使囊完全游离。打开憩室，并明确与尿道的连通。为了避免对尿道近端和膀胱颈造成伤害，需整齐切掉憩室囊而不是憩室的颈部，去除尽可能多的囊。

❸ 闭合憩室囊

然后用 3-0 号延迟可吸收缝线将囊的底部并排缝合以覆盖尿道缺损。使用类似的缝线缝合阴道肌层的第二层或第三层。切除先前覆盖憩室的多余阴道上皮。阴道上皮以 2-0 号可延迟可吸收缝线连续缝合。

### 手术步骤——Spence 袋形缝合术

❶ 切开尿道外口

将 Metzenbaum 剪刀的尖端插

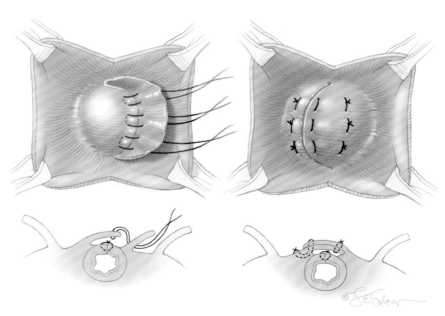

图 45-9.5　缝合纤维肌层

## 45-10

# 膀胱阴道瘘修补术

膀胱阴道瘘可经阴道或经腹部修补。在美国，子宫切除术后，对于大多数阴道顶端瘘管的修补，阴道入路是首选。这种入路提供了与经腹相同的成功率，较低的并发症和更快的康复。在阴道入路中，妇科医生最常用的一种手术方法是 Latzko 术式。在这种术式中，瘘管周围的阴道黏膜充分游离，然后切除瘘管，但保留进入膀胱的部分瘘管。这样可以避免大的膀胱缺损，因为切除相对较小的瘘管可导致大的膀胱缺损从而发展为更大的瘘。切除后，阴道上皮分层缝合，封堵瘘管。如果瘘管位于阴道顶端，那么阴道前壁和后壁黏膜都要充分游离。在这个位置上，最终的分层缝合模拟了阴道闭合术的步骤，因此，用于阴道顶端瘘的 Latzko 术式被认为是类似为部分阴道闭合术。

另外，在某些情况下，经阴道途径，瘘管可以完全被切除，然后对膀胱和阴道壁进行分层修复。如果瘘管直径小于 5 mm，且离输尿管口较远，应首选该术式。

有时，对于经阴道入路，瘘管位置无法有效暴露或阴道入路修补失败的患者，可能需要经腹入路。最常见的腹部入路称为 O'Conor 技术。此方法将膀胱壁切开，进入瘘管。这种方法调整后，变为膀胱外路径，应用于腹腔镜或机器人路径瘘管修补（Miklos，2015）。在经腹手术中，大网膜或腹膜被用于置入膀胱和阴道之间，以防止复发。

瘘管修补的一个原则是在未感染和无炎症的组织中进行修补。其次，临近组织没有过度张力。最后，多层缝合，严密不漏液体的缝合有

助于重建膀胱完整性。遵循这些原则，成功率较高，约 95%（Rovner，2012）。在美国，大多数瘘管是由于因良性疾病行子宫切除术后形成的，这些瘘管的修复有较高治愈率。与此相反，与妇科癌症和放射治疗相关的瘘管可能需要辅助外科手术，如血管或肌皮瓣移植。这些皮瓣为血管化不良或组织纤维化提供了支持性血液供应。即使采取了这些措施，成功率仍较低。

## 术前准备

### 患者评估

在修复前，应对瘘管进行充分评估，并应确定是否有多个管道或原发性或伴随输尿管阴道瘘的复杂瘘管。正确的评估通常包括膀胱镜检查和上、下尿路的成像，如 CT 尿路造影（肾盂造影）或静脉肾盂造影（IVP）（图 26-2）。输尿管阴道瘘常伴随上尿路异常，如输尿管积水及肾积水。因此，正常的 IVP 或 CT 检查结果可以确定是否存在输尿管受累。此外，这一成像补充了膀胱镜检查的不足，用于确定术中输尿管与瘘管的相对位置。一般来说，常规的子宫切除术后膀胱阴道瘘管在阴道顶点中线处，通常远离输尿管，然而，侧方的瘘管需要警惕输尿管受累或邻近输尿管。

手术是否可以通过阴道入路很大程度上取决于是否可以充分暴露瘘管。因此，在查体时，医生要评估瘘管是否能被充分暴露于术野，以及患者的骨盆是否有足够的空间。一定程度的阴道顶点脱垂有助于瘘管的修复。然而，有时需要在手术中对手术路径做出最后的决定，因为麻醉后的肌肉放松，可以更好地评估。

如果发现组织感染或炎症，并

且化验检查支持，应推迟瘘管修复，直至炎症消退。子宫切除术后数天内发现的瘘管，可以在严重的炎症反应之前立即修复。然而，如果在初次手术后数天内没有进行手术修复，则建议延迟至术后 6 周以后，此时组织炎症减轻。

### 知情同意

告知患者瘘管在修复后可能会重新出现，并且首次修复手术可能无法完全治愈。在 Latzko 手术中，大多数情况下阴道会适度缩短。因此，应告知术后性交困难的风险。然而，最近的一项研究表明，瘘管修补可改善性功能和生活质量，阴道入路和经腹途径的瘘管修补并无明显差异（Mohr，2014）。

### 术前准备

术前，常规静脉注射抗生素和预防血栓（表 39-6 和表 39-8）。肠准备可以个体化处理。

## 术中情况

### 手术步骤 - 经阴道修补

#### ❶ 麻醉和患者体位

在大多数情况下，全身麻醉或局部麻醉，术后是否住院治疗个性化处理。患者膀胱截石位，并对阴道进行手术准备。如果输尿管靠近瘘管，则需放置输尿管支架。在手术过程中需要膀胱镜检查，记录输尿管通畅性和膀胱完整性。

#### ❷ 确定瘘管走行

首先，确定瘘管走行。如果瘘管足够宽，可以放置小儿导尿管，穿过瘘管管道进入膀胱，导尿管球囊放置于膀胱内，并充气。如果不能以这种方式描绘瘘管，则使用泪

道导管探头、输尿管支架或其他合适的狭窄扩张器来追踪瘘管的路线和方向。随后，尝试扩张瘘管，然后放置小儿导尿管。

### ❸ 暴露瘘管

为了修复，需要充分暴露瘘管于术野。如果导尿管可以穿于瘘管内，牵拉导尿管可以明确瘘管位置。另一种方法是，将四根缝线穿入阴道内瘘口周围的阴道壁，将瘘口拉入手术区域（图 45-10.1）。有学者主张进行会阴切开以获得更好的术野暴露。

### ❹ 阴道切口

选择瘘管口周围 1 ~ 2 cm 处阴道切口（图 45-10.2）。阴道周围黏膜锐性分离、游离，并远离阴道纤维肌壁，然后用组织剪刀切除。

### ❺ 切除瘘管

瘘管可以不完全切除到膀胱

的水平。如前所述，完全的瘘管切除会导致更大的膀胱缺损。此外，更倾向于不切除位于输尿管口附近的瘘管以避免潜在输尿管损伤和进一步输尿管膀胱植入（Blaivas，1995）。

### ❻ 关闭瘘口

如果瘘管可以被完全切除，膀胱黏膜使用 3-0 延迟可吸收缝线间断或连续缝合。关闭膀胱黏膜后，膀胱内充满至少 200 ml 液体，检查是否泄漏。如果发现了漏水处，则需要再次加针缝合，直到实现膀胱严密修补，没有液体漏出。

无论瘘管是完全切除还是部分切除，位于瘘管周围膀胱前后壁和阴道肌层，使用 3-0 或 2-0 规格的延迟可吸收缝线间断或连续缝合（图 45-10.3）。从瘘管近端开始到远端，分层缝合（图 45-10.4）。

膀胱肌层和阴道筋膜关闭后，阴道上皮采用 3-0 或 2-0 规格延迟可

吸收缝线连续闭合。

### ❼ 膀胱镜检查

再次行膀胱镜检查以确定输尿管通畅性并检查切口部位

## 经腹路径的瘘修补

### ❶ 麻醉和患者体位

大多数情况下，经腹修复的麻醉方式是全身麻醉。患者被放置于较低的截石位，双腿放在腿架上。患者的大腿与地面平行，两腿分开，最大限度地暴露阴道。术前准备好腹部和阴道，插入导尿管。

### ❷ 腹部切口和膀胱入路

可采用腹横切口或中线纵切口。如果预计术中使用大网膜，中线纵切口可以提供更大的空间进入上腹部。可选择 Maylard 或 Cherney 切口（见第四十三章 -3 节）。进入腹膜后，检查腹部，排列肠管，放置腹

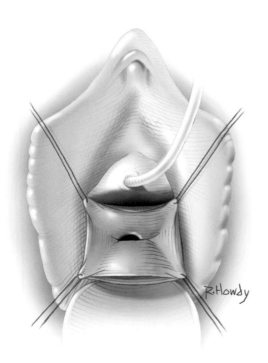

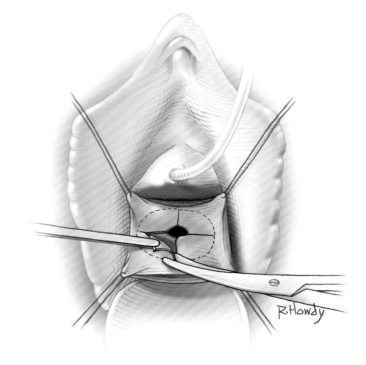

**图 45-10.1** 阴道壁缝线牵拉充分暴露瘘管口　　　　**图 45-10.2** 阴道黏膜切口

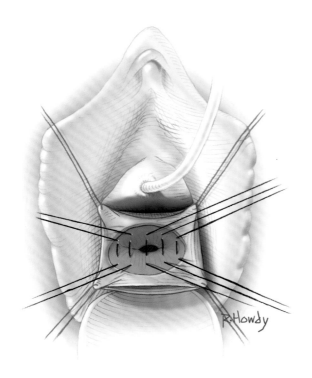

图 45-10.3　瘘管表面的第一层缝合

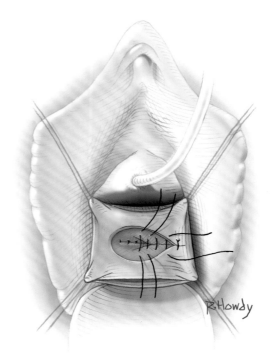

图 45-10.4　第二层，关闭瘘管上方的纤维肌层和阴道上皮

壁牵开器。Retzius 间隙第 43 章 -3 节描述的方式打开。然后，在膀胱底部做垂直腹膜外切口。在行此切口之前，向上推 Foley 球囊或填充膀胱有助于避免切到膀胱后壁。

### ❸　瘘管的描绘和切除

　　膀胱切开后，可从膀胱内看到瘘管和输尿管口。如果瘘管靠近输尿管开口，则需放置输尿管支架。膀胱切口从膀胱顶部延伸到膀胱后部，到达环形瘘管开口（图 45-10.5）。可将泪道探头或导尿管放入瘘管中，以明确其走行。然后切除瘘管。

### 膀胱切口

　　此方法不常用，如果瘘管靠近三角区，则不需要将膀胱切口扩展到瘘管口，因为这样会导致较大的膀胱缺陷。在这些病例中，整个瘘管仅通过膀胱底部切口直接切除。然而，由于膀胱壁与阴道壁的间隙

不明显，此入路的血管瓣置入受到限制。

### ❹　膀胱和阴道的分离

　　在膀胱切开展平的情况下，锐性将瘘管自阴道和膀胱中分离出来（图 45-10.6）。因瘘管会产生瘢痕，

首选锐性分离而不是钝性分离。为了辅助，可以在阴道内放置圆形尖端的端 - 端吻合（EEA）器，以展平操作平面（图 46-21.4）。将阴道与膀胱充分分离，以便在两者之间放置大网膜或腹膜瓣。

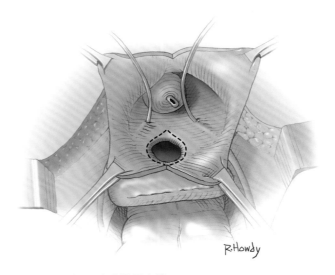

图 45-10.5　切开膀胱暴露瘘管

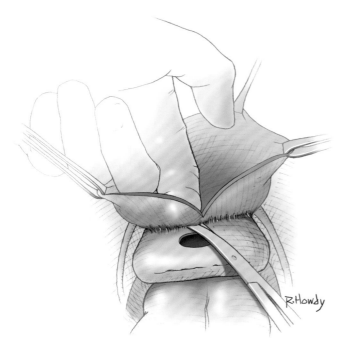

图 45-10.6　分离膀胱和阴道

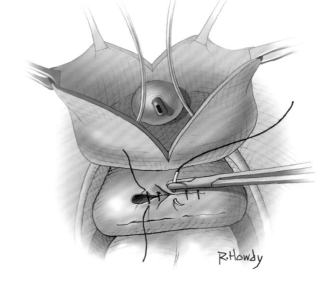

图 45-10.7　缝合关闭阴道

❺ 关闭阴道切口

　　阴道使用 2-0 规格延迟可吸收缝线，间断或连续缝合 1 ~ 2 层（图 45-10.7）。阴道内的 EEA 测量器或手指可以暴露阴道切开的边缘，帮助阴道闭合。

❻ 关闭膀胱

　　使用 3-0 规格可吸收缝线（图 45-10.8）2 层或 3 层缝合整个膀胱切口。与阴道入路一样，第一层膀胱关闭后充满至少 200 ml 液体，寻找切口漏口。如果发现有缺损，则需增加缝线以实现严密修补，没有液体漏出。在膀胱闭合过程中，将随后的每一层叠瓦式缝合，以覆盖前面的缝线并释放张力（图 45-10.9）。

　　如果不将膀胱完全切开展平，仅通过膀胱底部切口，直接切除瘘管，则首先修复阴道肌壁 1 层或 2 层，如步骤 5 所示。其次，使用 3-0 可吸收缝线缝合 1 层或 2 层瘘管切除部位的膀胱壁。下一步，用单层

可吸收缝线重建膀胱黏膜。最后，以类似的方法关闭膀胱底部切口，先重新缝合膀胱黏膜，然后逐层关闭膀胱壁。

❼ 插入大网膜或腹膜

　　如第四十六章 -14 节所述，大网膜可被游离而形成 J 形皮瓣。然后将大网膜缝合到阴道前壁以覆盖切口缝线（图 45-10.10）。这样提供了阴道和膀胱之间的组织层，增加血供，改善组织愈合。如果网膜不能游离，腹膜虽然血管较少，但可以被插入，并在膀胱和阴道之间形

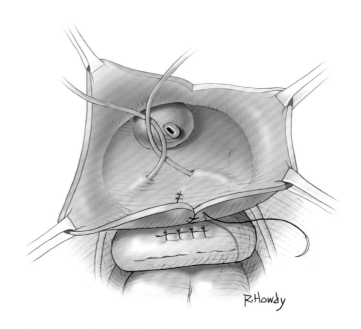

图 45-10.8　缝合膀胱第一层

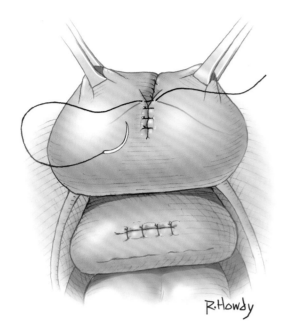

**图 45-10.9**　缝合膀胱第二层

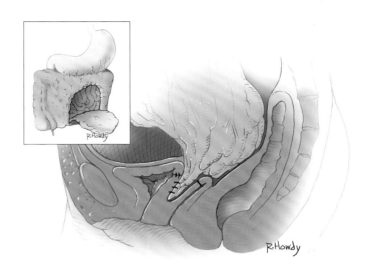

**图 45-10.10**　网膜置入膀胱阴道间隙。

成另一个屏障层（图 45-10.11）。

**❽ 膀胱镜检查**

　　膀胱镜检查输尿管通畅性并检查切口部位。

**❾ 关闭切口**

　　腹部切口关闭，如第四十三章所述。

## 术后处理

　　术后膀胱充分引流，以防止过度膨胀和缝合断裂。无论是经尿道还是经耻骨上保留尿管，均可确保术后即刻充分引流。在笔者医院中，通常在膀胱阴道瘘修补术后至少持续保留导尿 2 周。不需要因为保留尿管而额外使用抗生素。

（安　方 译　孙秀丽　王建六 审校）

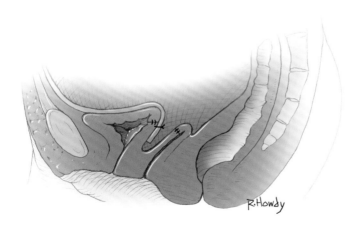

**图 45-10.11**　腹膜置入膀胱瘘口修复表面

第六部分

## 45-11

# Martius 球海绵体脂肪垫皮瓣修复膀胱阴道瘘

此带血管的皮瓣包含覆盖在球海绵体肌上的脂肪垫，可以为无血管或纤维化组织的修复提供血液供应。因此，该移植物常用于复杂尿道憩室切除或复杂直肠阴道或膀胱阴道瘘修补。然而，在这些适应证中，有一些成功修复的证据支持某些无血管移植物也可用于复发性瘘管修复（Miklos，2015；Pshak，2013）。

皮瓣移植过程中，将球海绵体脂肪垫的一端游离解剖，然后经阴道切口牵拉到修复部位。因此，由于其解剖起源和有限的长度，脂肪垫应选择涉及阴道出口处至中段的缺陷的修复。

## 术前准备

### 患者评估

在大多数情况下，对于那些有放疗史或瘘管复发的患者，可以考虑脂肪垫移植。因此，术前讨论包括评估组织的血管分布、结缔组织的强度，以及是否有充分可游离的阴道组织以建立多层修补闭合。对于此种手术，女性必须阴唇丰满，有足够的脂肪。

### 知情同意

在知情同意的过程中，应告知患者存在术后外阴麻木、疼痛、感觉异常或血肿的可能。由于其中一个大阴唇被用为移植物，应告知患者影响大阴唇美观的风险。

### 患者准备

由于在这些复杂的修复中，存在伤口愈合不良的风险，应使用表39-6所列的抗生素预防感染。血栓预防见表39-8。术前进行肠准备的必要性目前尚不明确，可个性化管理。

## 术中情况

### 手术步骤

#### ❶ 麻醉和患者体位

在大多数情况下，麻醉方式是全身麻醉或局部麻醉，术后是否需要住院治疗，因患者而异。术中患者体位是标准的截石位，消毒阴道，插入导尿管。

#### ❷ 瘘管或憩室修补

具体的缺陷修补将在本章相应的章节中进行描述。

#### ❸ 大阴唇切口

修复完成后，切开大阴唇外侧缘（图 45-11.1）。切口的长度是根据特定的阴唇侧解剖结构和所需的移植物大小而定的。在许多情况下，从阴蒂下方开始，向下延伸，6～8 cm 的切口。

#### ❹ 脂肪垫的转移

将大阴唇切口边缘向外侧牵拉，并进行锐性剥离，以游离出阴唇脂肪垫（图 45-11.2）。该组织富含血管，血管应在横切前结扎或凝固。在直肠阴道瘘中，瘘管下方基底较宽，应将脂肪垫分离后放置于瘘管上方。在膀胱阴道瘘、尿道阴道瘘或尿道憩室修补中，恰恰相反，脂肪垫应放置于瘘管的下方。在每一种情况下，游离出这种具有极性的

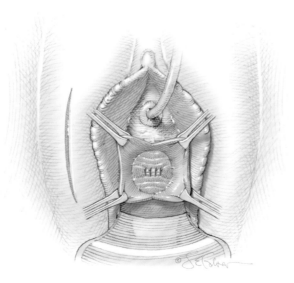

图 45-11.1　右侧大阴唇切口

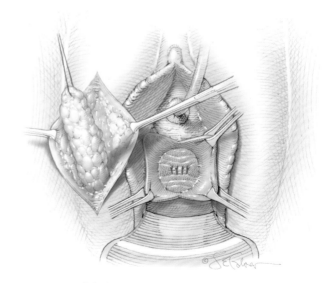

图 45-11.2　游离脂肪垫

脂肪垫，原则是允许最大可能地覆盖修复部位。有时需要双侧阴唇脂肪垫。

**❺ 脂肪垫放置**

当脂肪垫被游离后，用止血钳从外阴切口直接拉出，到达阴道上皮下面，然后到达修复处的阴道切口，形成一条隧道。隧道必须足够宽，以避免血管压迫和移植物坏死。将缝线置于移植物尖端，通过隧道将移植物送入阴道（图 45-11.3）。

**❻ 脂肪垫固定**

用 3-0 规格的延迟可吸收缝线（图 45-11.4）将移植物覆盖修复部位，间断缝合数针，固定在阴道肌层（图 45-11.4）。

**❼ 切口关闭**

在止血完成后，使用 3-0 规格延迟可吸收缝线连续或间断缝合外阴切口。对于深空腔，脂肪组织可分层重建，用几条 2-0 或 3-0 规格的延迟可吸收缝线缝合。或者，可以在空腔中放置引流条。覆盖在缺损修复部位上的阴道上皮采用 3-0 规格延迟可吸收缝线连续缝合关闭。

## 术后处理

术后的护理主要取决于不同的缺陷修复。理想情况下，阴道和会阴处应该保持干燥，避免潮湿，术后 6 周内不要洗澡。每次排尿或排便后，患者要冲洗外阴，然后轻轻拍干。

（安　方译　孙秀丽　王建六　审校）

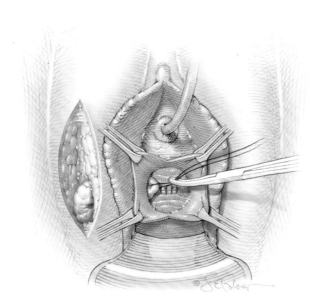

**图 45-11.3**　脂肪垫置入阴道膀胱间隙

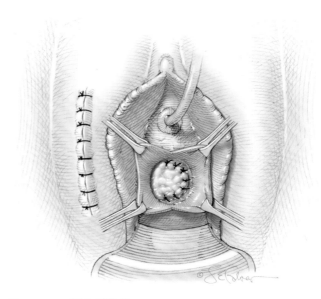

**图 45-11.4**　固定脂肪垫

## 45-12

# 骶神经调节术

骶神经调节术（SNS）或骶神经刺激术是指用电刺激骶神经的方法以调节影响膀胱、括约肌和盆底的反射（Noblett，2014）。当前，InterStimSystem 是唯一获得美国食品药品监督管理局（FDA）批准的植入式 SNS 设备，用于以下主要适应证：尿频、尿急、尿失禁、无阻塞性尿潴留和大便失禁。尽管未经 FDA 批准用于慢性盆腔痛、间质性膀胱炎/痛苦的膀胱综合征或慢性特发性便秘，但如果这些症状与先前列出的主要适应证并存，则有时可以使用。该手术可以提供给那些未能通过多种其他保守疗法充分改善的女性。作用机制尚不清楚，但是一种解释描述了与膀胱储尿和排空以及骨盆底神经支配有关的反射神经通路的调节。其中，阴部传入纤维起重要作用（deGroat，1981；Gourcerol，2011）。

SNS 通常分两个阶段完成。首先，在测试阶段，将一条 30 cm 长的永久性导线（该导线将电脉冲传导到其尖端）置于一个骶后孔中，并靠近骶神经根，最常见的是 S3。把导线连接到临时的外部脉冲发生器，以进行持续 1 ~ 2 周的有效性试验。如果症状减少了至少 50%，则该患者被认为是永久性植入脉冲发生器的合适人选。在第二阶段或植入阶段，将导线连接到永久性植入式脉冲发生器（IPG），并将 IPG 置入位于臀部皮下分离出的袋状腔中。在这一节中说明了这种分阶段的方法。

把这些经典步骤做了一些改变，称为经皮神经评估（PNE），是在诊室局麻下，X 线引导下于 S3 孔插入临时引线。尽管有这些优点，但 PNE 的试验期仍很短（3 ~ 7 天），临时引线固定得较不牢固，容易从目标神经移开。

## 术前准备

### 患者评估

术前测试将根据适应证而有所不同。对于泌尿系统症状，患者需进行全面评估，包括尿动力学检查、排尿日记、膀胱镜检查以及第 23 章中所述的其他选定检查。对于大便失禁，在评估中要完成结肠镜检查、肛门内超声检查、测压以及在第 25 章中描述的阴部神经检查。

### 知情同意

在 SNS 术每一阶段之后都有可能无法显著改善症状。但是，接受永久性 IPG 植入的患者约有 70%，其症状改善超过 50%（VanKerrebroeck，2012 年）。IPG 部位疼痛和浅表伤口感染也可能使任一阶段变得复杂。长期不良变化包括肠或膀胱功能改变、感觉异常、神经刺激器部位麻木、引线迁移以及器械翻修、更换或需要切除。尽管某些 IPG 设备允许进行头部 MR 成像，IPG 设备仍是 MR 成像的相对禁忌证。

### 患者准备

可以根据外科医生的偏好预防性使用单一剂量抗生素，也可以不用。尽管没有进行严格的研究，但由于针需要从皮肤穿刺到骶前间隙中的神经组织周围，有些人建议进行预防感染。考虑到该过程的持续时间短，通常不需要进行血栓预防。

## 术中情况

### 手术步骤

❶

尽管可以使用局部麻醉和静脉麻醉来执行该手术，但在测试阶段我们更喜欢全身麻醉。重要的是，由于神经肌肉阻滞剂会阻滞充分的运动反应，因此不能使用这类药物。患者俯卧在 Wilson 框架上或将枕头置于下腹下方，使髋部弯曲 30°，从而更容易接近骶骨。枕头还放在小腿下方，使脚趾在测试刺激过程中可以自由活动。C 形臂调整好悬

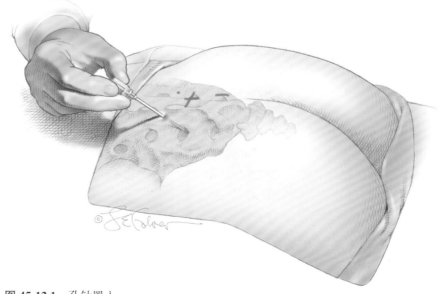

**图 45-12.1** 孔针置入

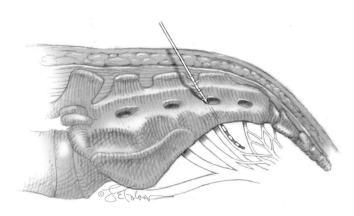

**图 45-12.2　正确定位引线**

垂的位置以检查骨盆底和脚趾的肌肉反应。下背部到会阴的区域做好手术准备。由于手术简便，通常不需要留置 Foley 导尿管。

**❷ S3 孔的识别**

这些用于放置引线的标志位于尾骨上方约 9 cm 处，中线外侧 1～2 cm（图 45-12.1）。X 线是目前在手术中确定骨标志最常用的方法。将 C 形臂悬垂并移动到前后（AP）位置，以显露包括骶孔的骶骨区域图。这样，用记号笔勾勒出覆盖 S3 孔的皮肤。

**❸ 置入穿刺针**

在中线外侧约 2 cm，比坐骨结节高 2 cm 的位置，把绝缘的孔针穿过皮肤，朝着椎孔的黑色轮廓插入。针头以 60° 角朝尾端穿刺，直到穿到 S3 孔。最佳的是，将针头置于 S3 孔的内侧和上方。通常在 2.5～4.0 cm 处确定针的穿刺深度，并在 X 线引导下通过侧向 C 形臂进行调整。

放置到位后，将针用于对 S3 神经进行电测试脉冲。该神经可收缩肛提肌，产生向内收缩或"风箱样"运动。S3 刺激还导致大踇趾屈曲，即 Plantar 屈曲。在患者麻醉后，无法引起感觉反应，但证据表明运动反应或许提示成功（Cohen，2006；Govaert，2009；Peters，2011）。患者 S3 刺激的典型感觉是阴道、直肠或会阴部的敲击或振动。一旦观察到预期的 S3 电反射（"波纹管和脚趾"），就开始放置引线。如果没观察到，则调整针深度或角度以实现预期的反应。同样，可以尝试在对侧孔或上一个、下一个椎孔中穿刺。

**❹ 置入导线**

定位后，将孔针内的管芯针取出，并用导丝替换至适当深度。然后在将导丝固定到位的同时取下孔针。在导丝的一侧做一个小切口，然后在导丝上穿过导引器护套/空心扩张器，以占据孔眼针。从导引器护套上拧下空心扩张器，然后将扩张器和导丝一起取出。仅将导引器护套留在原处。

接下来，使用 X 线引导，将长而柔软的导线沿导引鞘向下穿过进入 S3 孔。为了帮助穿线，引线包含一个临时的内部硬探针。最近推出的弯曲探针更好地遵循解剖学结构，将导线定位在靠近神经根的位置（Jacobs，2014）。导线还包含四个在其尖端串联排列的周向电极带，在这些电极带的近端有四个塑料倒钩或尖齿，以最终将导线固定在软组织内（图 45-12.2）。

如图所示，通过正确的引线定位，可以在骶骨的正前方用 X 线观察四个电极带中最接近的一条。导线上的四个电极均可传导脉冲并引起 S3 电响应。如有必要，可以将引线重新放置在骶孔。正确定位后，移除导引器护套，然后移除弯曲的探针。移除导引器护套后，四个尖齿或倒钩将锁定到位。因此，在此之后，导线不能缩回。再次测试四个电极以确认先前观察到的电响应。

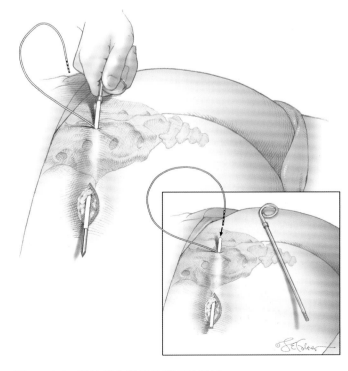

**图 45-12.3　脉冲发生器切口并引导通过**

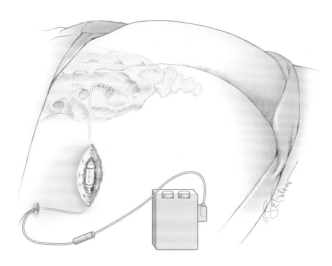

图 45-12.4  在皮下口袋中，连接导线和延伸线，延伸到临时脉冲发生器

如果需要使引线前进，则替换探针并使引线前进。向外牵拉引线会更麻烦一些，用轻微的牵引将导线移开，然后重复步骤 3 和 4。达到预期电刺激响应的刺激幅度是 1 ～ 2 mA。较低幅度的响应可能表明导线太靠近神经，而较高幅度可能会降低电池寿命。

### ❺ 脉冲发生器切口和引线通道

在髂嵴下几厘米处，与所选孔同侧的臀外侧部分上开一个 4 cm 的横向切口。使用锐性和钝性解剖制作一个皮下口袋，该口袋用于容纳临时外部脉冲发生器以及最终 IPG 的扩展设备。口袋应保留在臀肌筋膜上方，但深度应足以容纳最终的 IPG。

做成皮下口袋之后，使用穿刺器在引线和口袋之间创建一条狭窄的隧道（图 45-12.3）。拔出穿刺器的芯，将空心穿刺器留在隧道内（置入）。然后，将导线穿过该穿刺器并插入口袋，拔出穿刺器。

### ❻ 延伸设备的放置（第一阶段）

接下来，在皮下口袋内将导线连接到延伸线，用于将导线连接到临时脉冲发生器（图 45-12.4）。然后在口袋的侧面做一个切口。再次使用传递设备，将延长线引导通过口袋和侧切口之间的第二条通道。然后以间断或连续缝合的方式用 2-0 号延迟可吸收缝线将皮下组织缝在口袋中的连接器上。使用 4-0 号延迟可吸收缝线，在皮下缝合皮肤或使用其他合适的皮肤缝合方法。同样缝合侧切口。最后，将延长线连接到临时外部脉冲发生器，该发生器使用 1 ～ 2 周（图 45-12.4）。

### ❼ 植入脉冲发生器（第二阶段）

如果症状有明显的缓解，则在初次手术后 1 ～ 2 周放置永久 IPG。该手术患者处于俯卧位，通常在全身麻醉下进行通气控制。做臀部切口至连接器。卸下连接器和延长线。将永久 IPG 连接到引导，然后放入皮下口袋中（图 45-12.5）。如步骤 6 所示，再次关闭切口。

## 术后处理

切口部位的疼痛或红斑提示蜂窝织炎、脓肿或血肿。应该尽早评估这些症状，并在需要时使用抗生素。还应立即评估不寻常的疼痛，因为这可能提示引导故障。患者可以根据需要自行关闭设备。术后持续评估主要症状，并根据需要对 IPG 进行重新设置。重新设置设备或更改引导通常会改善症状。

（胡　浩译　胡　浩审校）

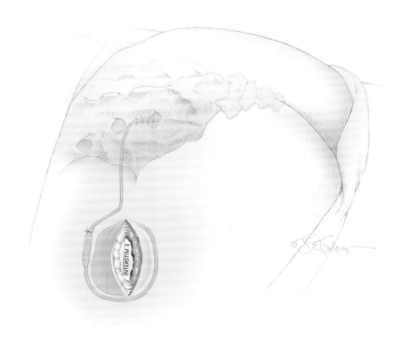

图 45-12.5  最终植入脉冲发生器

## 45-13

# 阴道前壁修补术

阴道前壁是临床上最常见的脱垂部位（Brincat，2010）。纠正此部位脱垂的一种方法是阴道前壁缝合法，它重新缝合阴道和膀胱之间的纤维结缔组织，使膀胱向上提升，恢复解剖学正常的位置。该手术术后 1 年的解剖成功率很低（Altman，2011；Weber，2001）。因此，提高阴道修补成功率的方法包括：①阴道旁缺损修复（PVDR）；②同时进行顶端悬吊；或③人工或生物补片植入替代或改良传统阴道壁修补术。

阴道旁缺损修复目的是为阴道前壁提供侧方支撑。然而，阴道旁缺损修复临床上应用并不多，其原因是此种术式分离范围大，涉及重要的神经和血管，导致在组织内产生较大的缺损。此外，缺乏有效率相关数据等。

人工补片放置与改善阴道前壁脱垂的解剖结果相关（61%，35%）（Altman，2011）。但这种解剖成功并不总是反映症状改善（Chmielweski，2011）。补片的症状改善率为 75% ~ 96%，而自身组织的症状改善率为 62% ~ 100%（Lee，2012）。此外，使用补片显著增加了补片侵蚀、阴道腔狭窄和盆腔脓肿的风险（Maher，2013）。这些可能与性交困难、尿路不适和慢性盆腔疼痛有关（美国食品药品监督管理局 FDA，2011）。目前，很少有数据支持患者选择补片，这种术式可能更适用于复发性脱垂或合并症较多的患者（美国妇产科医师协会，2011）。此外，使用补片的手术医生需要足够的培训和经验，患者也需要了解风险和收益。另外，也可考虑使用尸体筋膜，但与单独使用阴道修补术

相比，使用该组织的手术成功率没有显著提高（Gandhi，2005）。

最后，越来越多的数据表明阴道顶端支撑在阴道前壁悬吊中具有关键作用（Lowder，2008；Summers，2006）。因此，目前阴道前壁修补术经常同时进行阴道顶端悬吊术。

## 术前准备

### 患者评估

如前所述，阴道前壁脱垂的患者通常有其他腔室缺陷，完整的 POP-Q 检查可以辅助制定手术计划（第二十四章中有描述）。此外，阴道前壁脱垂常伴有压力性 尿失禁（SUI）（Borstad，1989）。即使术前没有尿失禁，脱垂改善后，可能出现隐匿性压力性尿失禁。因此，常推荐术前进行尿动力学评估。在评估过程中，脱垂复位，以模拟术后盆底解剖（Chaikin，2000；Yamada，2001）。术中是否同时进行预防性抗尿失禁的手术，根据尿动力学检查结果和充分的患者沟通决定。

### 知情同意

对于大多数女性，阴道前壁修补术的并发症发生率较低。其中，阴道前壁缺损的复发是最常见的。如前所述，新发压力性尿失禁、尿潴留导致导尿管保留时间延长和排尿功能障碍也是讨论要点。术后性交困难是另一个少见并发症。然而，与性功能相关的术前症状在阴道前壁修补术后普遍得到改善（Weber，2001）。术中出现严重的出血、膀胱损伤或输尿管损伤较为罕见。

使用补片可使风险增加，有肠管或输尿管损伤的可能。因此，建议术中行膀胱镜检查。术后短期补片并发症包括伤口感染或血肿，但较少见。随机试验的长期数据显示，

补片侵蚀率从 5% ~ 19% 不等；慢性疼痛高达 10%；性交困难 8% ~ 28%（美国妇产科医师协会，2011）。

### 患者准备

肠道准备不适用于单纯的阴道前壁修补术，但如果计划进行其他部位脱垂修补，可由术者酌情考虑。因为术中同时进行膀胱镜检查，建议在手术前预防性应用一代或二代头孢菌素。血栓预防见表 39-8。

## 术中情况

### 手术步骤

#### ❶ 麻醉和患者体位

在给予充分的全麻或区域麻醉后，将患者置于标准的截石位，消毒阴道，插入 Foley 尿管。使用短的阴道拉钩牵拉阴道后壁。

#### ❷ 同时进行的其他手术

阴道前壁修补术，可在保留子宫或切除子宫的情况下进行。如果需要其他重建手术，可以在阴道前壁修补术之前或之后进行。

#### ❸ 阴道切口

在子宫尚未切除和有足够的顶端支持的患者中，阴道顶端下方 1 ~ 2 cm，或阴道前壁脱垂靠近阴道顶端处的中线两侧，各钳夹一把 Allis 钳（图 45-13.1），轻轻牵拉钳子，保持一定张力，切开阴道壁。如果在修复之前进行子宫切除术，则将两把 Allis 夹放在中线两侧打开的阴道断端边缘。

在距顶端横切口 3 ~ 4 cm 远的阴道中线处放置第三把钳子。牵拉三把钳子，保持适当的张力。组织剪的尖端在先前横切口的中线的黏膜之下，伸入阴道顶端，并从阴

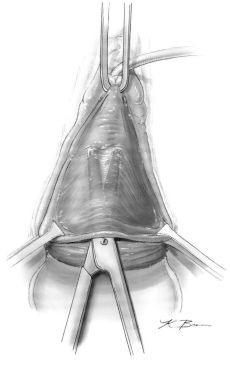

图 45-13.1　牵拉展平阴道前壁

道顶点向外延伸。剪刀刀片被打开和闭合，同时术者施加与阴道上皮平行的前向压力。这种方法可将阴道黏膜与纤维肌层分离，继续延伸至中线两侧 Allis 钳。沿分离后的阴道壁中线，纵向切开。然后将中线处 Allis 钳向远端更换，直到阴道黏膜被分割到距尿道开口 2 ~ 3 cm 处（图 45-13.2）。这个终点相当于尿道的中点。如果前壁脱垂没有延伸到膀胱颈部以外的远端，则远端黏膜切口终止在膀胱颈部。此外，如果计划同时使用尿道中段悬吊术，则阴道前壁修补术切口到膀胱颈附近，以允许单独的切口放置吊带。

### ❹ 侧方分离

　　沿着游离的黏膜边缘，钳夹额外的 Allis 钳或 Allis-adair 钳，保持适当的向外张力，同时将阴道黏膜从阴道的纤维肌壁外侧游离（图 45-13.3）。通过将一根手指放在黏膜后以突出剥离平面来完成，而剪刀与阴道平行并切断黏膜和纤维肌层之间的结缔纤维组织。一旦进入所需的组织间隙，很容易进行锐性和钝性分离。用组织钳或纱布覆盖的手指在纤维肌层上同时进行反牵引，可以帮助剥离。这种分离向骨盆壁外侧延伸，直到纤维结缔组织充分暴露，然后在对侧重复这些步骤。

### ❺ 传统的阴道前壁修补术

　　然后开始将纤维肌层折叠至中线。在阴道顶端，中线的一侧开始，2-0 的延迟可吸收缝线间断缝合到对侧，针距相同。为了重叠组织，每一针的针距都要留出足够的空间，以便使组织的横向跨度更宽。应注意避免缝线穿透纤维肌肉组织或显著缩窄阴道，要避免过度的张力。术者将膀胱中线隆起折叠缝合，这样的折叠创造了一个坚实的纤维肌壁层来支持膀胱，如果有需要，还可以支持尿道（图 45-13.4）。

### ❻ 阴道旁缺损修复

　　行阴道旁缺陷修补，上述阴道分离将向外侧延伸至盆骨侧壁，达盆筋膜腱弓（ATFP）水平（见第三十八章），ATFP 的解剖位置是从耻骨背侧表面延伸至坐骨棘。钝性剥离通常用于进入耻骨后间隙。如果存在阴道旁缺损，则很容易分离。Breisky-Navratil 和轻型牵开器可辅

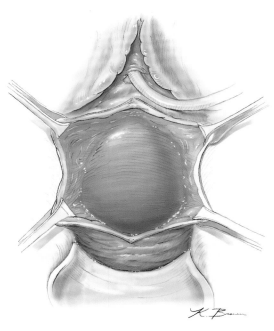

图 45-13.2　阴道壁切口

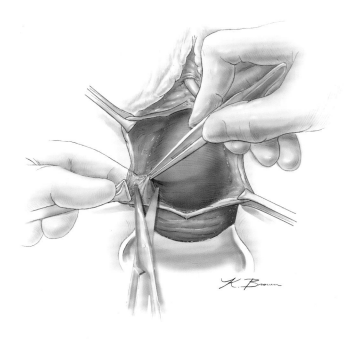

图 45-13.3　从纤维肌层分离阴道上皮

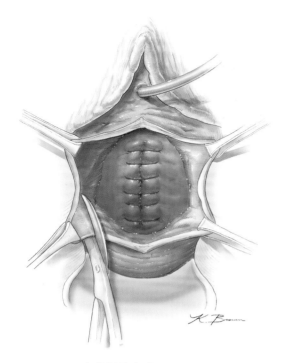

图 45-13.4　中线折叠完成

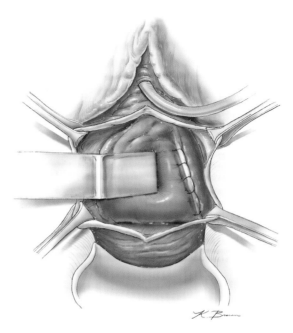

图 45-13.5　阴道旁缺陷修补

助暴露盆腔侧壁。盆筋膜腱弓表现为一条从耻骨背侧表面到坐骨棘的白线。有时候盆筋膜腱弓变弱且不明显，缝线可固定在闭孔内肌的被覆筋膜上。修复时，在盆筋膜腱弓或闭孔筋膜上放置 4～6 条 2-0 规格的不可吸收缝线，并与阴道旁结缔组织相连（图 45-13.5）。

### ❼ 关闭切口

根据阴道前壁膨出程度不同，可能会出现多余的阴道壁，需要修整（图 45-13.4）。但是，不适当的阴道壁修剪，会造成阴道壁切口过度紧张，影响伤口愈合，并使阴道变窄。阴道上皮用 2-0 的延迟可吸收缝线连续缝合。

### ❽ 放置补片

市场上有各种各样的补片，每个制造商都提供了放置的完整描述。一般情况下，一个宽的网带支撑阴道近端前壁，并有网臂延伸和锚定到骶棘韧带（SSLs），以提供顶端支持。同时，网片的远端延伸至膀胱颈水平。放置前壁、顶端补片时，通过类似于阴道旁缺陷修补步骤（步骤 6）的侧切面进入膀胱旁间隙。触诊盆筋膜腱弓和坐骨棘。手指也可以在骶棘韧带上滑动。该韧带的推荐固定点位于坐骨棘内侧 2～3 cm，与传统的骶棘韧带固定点相似。

### ❾ 膀胱镜检查

Kwon 和同事（2002）对 346 例阴道前壁修补术患者进行了膀胱镜检查，发现 2% 的患者有意外损伤。这些都需要拆除和更换缝线。因此，膀胱镜检查是检查输尿管开口，膀胱和尿道完整性的必要手段。

## 术后处理

对于大多数患者来说，阴道前壁修补术后恢复迅速，并发症少。尿潴留或泌尿系感染是常见并发症。出院前，进行主动排尿试验。如果留置导尿管，可以在几天内重复第二次排尿试验，或由术者决定。

与其他阴道手术一样，饮食和活动可以在耐受范围内得到改善。然而，女性在伤口愈合之前，通常在术后 6～8 周内，需要避免性生活。

（安　方译　孙秀丽　王建六审校）

## 45-14

# 经腹阴道旁缺陷修补术

阴道旁缺陷修补（PVDR）是一种盆底重建手术，旨在纠正阴道前壁的侧方缺损。该手术包括将阴道侧壁组织连接到盆筋膜腱弓上（ATFP）（图38-24）。这种手术很少单独进行，经常与其他盆底重建手术结合，特别是经腹阴道骶骨固定术。

阴道旁缺陷修补是治疗压力性尿失禁（SUI）的有效方法。也就是说，如果阴道前壁旁缺损和脱垂与压力性尿失禁同时存在，那么经腹阴道旁缺陷修补术可以与抗尿失禁 Burch 阴道悬吊术联合进行。阴道旁缺陷修补术也可以由有经验的术者通过腹腔镜或机器人进行。如果缝线的放置方法与开腹入路相同，预期结果是相同的，但数据有限。

## 术前准备

### 患者评估

手术前需进行体格检查，以证实阴道旁缺陷。如果发现明显的前壁脱垂，应进行 SUI 或隐匿性 SUI 的评估。在有阴道旁缺陷的患者中，其他的盆腔支持缺陷如顶端或阴道后壁脱垂通常共存。因此，需在手术之前识别这些缺陷。

### 知情同意

阴道旁缺损修补为阴道侧壁提供支持，但与其他脱垂手术一样，长期成功率可能随着时间的推移而降低。该手术需要在耻骨后间隙进行手术，可能会造成大量出血。特别是既往做过耻骨后间隙手术的患者由于膀胱和耻骨之间常存在致密

粘连，发生出血和膀胱损伤的风险通常更大。不恰当的操作会导致膀胱和（或）输尿管损伤，尽管这种情况并不常见。

### 患者准备

与大多数经腹妇科泌尿手术一样，预防性使用抗生素，防止伤口感染（表39-6）。如果计划同时进行其他手术，是否行肠道准备，根据具体情况决定。血栓预防见表39-8。

## 术中情况

### 手术步骤

#### ❶ 麻醉和患者体位

当同时进行顶端或其他修补时，通常是在全身麻醉下进行，患者需要住院。麻醉后，患者采取低截石位。充分暴露至关重要，因为术中需要阴道内手指指示，用来提升阴道旁/膀胱旁组织。消毒腹部和阴道，插入 Foley 尿管。

#### ❷ 腹部切口

在耻骨联合上方 1 ~ 2 cm 处作一个低的横切口，可获得最大的

视野。该手术通常与经腹阴道骶骨固定术同时进行，进入腹腔（见第四十三章 -2 节）。如果是单独手术或与 Burch 阴道悬吊术同时进行，进入腹膜腔，而不需要打开耻骨后间隙。

#### ❸ 进入耻骨后间隙

切开腹直肌筋膜，在中线分离腹直肌，用牵开器将其牵开。打开耻骨后间隙，在耻骨后侧 - 中方向轻轻解剖分离疏松结缔组织，用无损伤钳或剪刀从耻骨后方开始分离（图 45-14.1）。如果进入间隙正确，很容易打开耻骨后间隙，并且没有明显的出血。当遇到疏松的网状组织时，电凝小的血管。如果发生大量出血，则可能没有进入正确的间隙。如有过此区域手术史的患者，膀胱常粘连于耻骨和前腹壁，因此需要小心谨慎的锐性分离。

打开耻骨后间隙的内侧部分后，在双侧识别闭孔管，避开其相关的血管和神经。该闭孔管一般位于耻骨联合中线外侧 5 ~ 6 cm 处，髂耻线下方 1 ~ 2 cm 处。然后在闭孔管后方 4 ~ 6 cm 处触诊坐骨棘。阴道旁间隙的其余部分用纱布轻柔钝性分开。这种分离通常是向外侧进行

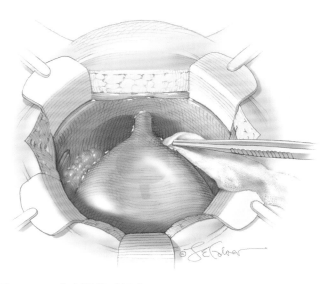

**图 45-14.1**　解剖耻骨后间隙

的，即从闭孔筋膜向膀胱外侧边缘分离，以暴露盆筋膜腱弓和阴道旁组织。阴道内手指向上推顶间隙，充分暴露手术平面。此外，可塑牵开器轻轻将膀胱移至对侧。阴道侧壁常可见粗大的阴道旁血管。在缝合止血时，阴道内放置手指向上顶压可以控制这些血管的出血。

#### ❹ 识别盆筋膜腱弓

盆筋膜腱弓沿着耻骨和坐骨棘之间的骨盆侧壁走行，为白色结缔组织。在有缺陷的患者中，它可能被削弱，中间撕裂，或完全脱离侧壁。即使在这种情况下，盆筋膜腱弓的远端 1/3 通常能被保留下来，并且很容易识别。

#### ❺ 缝合阴道旁组织

术者的另外一只手的 1 ~ 2 个手指放置在阴道内，在计划修复的一侧抬高阴道侧壁。同时，使用一个中等大小的可塑牵开器来牵拉膀胱内侧，保护膀胱和输尿管不被无意中缝合或夹住。

通常需要 4 ~ 6 条间断的 2-0 不可吸收缝线，缝线之间的距离约为 1 cm，以修补阴道旁的缺损。最终缝线从坐骨棘水平延伸至膀胱颈或尿道近端水平（图 45-14.2）。每条缝线穿过膀胱壁外侧的阴道旁组织，穿过盆筋膜腱弓或闭孔内筋膜并扎紧。一个被顶针保护的阴道手指向上压迫阴道侧壁，以帮助隔离阴道旁组织，并评估是否缝合穿透阴道壁。如果缝线穿透阴道壁，则重新缝合。在缝合之前，要确定并避免闭孔管和神经血管束。将所有缝线缝合后，缝合另外一侧阴道旁组织（图 45-14.3）。

#### ❻ 膀胱镜检查

这样做是为了检查两个输尿管口的喷尿，并排除缝线穿透膀胱壁。

缝合位置错误，膀胱镜下可见膀胱壁酒窝状结构。如果发现，将穿入膀胱的缝线从腹部取出并正确放置。

#### ❼ 关闭切口

充分冲洗耻骨后间隙，检查创面无异常后，关腹（见第 43 章 -2 节）。如果腹膜被打开，建议关闭，以防止小肠粘连在耻骨后间隙。

### 术后处理

一般来说，术后恢复与开腹手术或腹腔镜手术相关，并随手术时间和切口大小的不同而不同。如第四十二章所述，在出院前检测膀胱残余尿。

（安 方译 孙秀丽 审校）

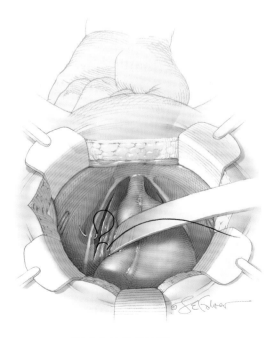

**图 45-14.2** 阴道旁缝线的放置

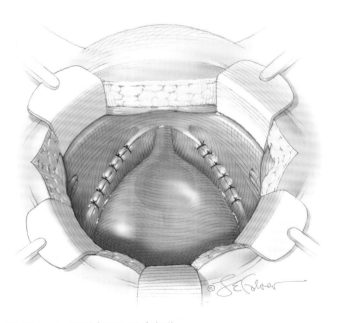

**图 45-14.3** 阴道旁组织缝合部位

## 45-15

# 阴道后壁修补术

阴道后壁修补术用于修补后盆腔脱垂。阴道后壁修补术加强阴道和直肠之间的纤维肌肉组织层，以防止直肠脱出进入阴道。通常该手术是将阴道后壁中线组织折叠缝合，一直到处女膜水平，并包括会阴体组织重建。这对于在术前评估中表现出"会阴下降"的女性尤为重要。会阴力量差的女性通常会加固会阴体，以帮助排便。通常阴道后壁顶点也必须悬吊，以获得成功的修复和防止复发。可将阴道悬吊至子宫骶韧带或骶棘韧带，也可经腹悬吊至骶骨前纵韧带。因此，术前仔细的评估是恢复解剖结构的必要条件。

目前有三种经阴道的后壁脱垂修补的方法。①传统的肛提肌中线折叠，也称为肛提肌修补术或肛提肌成形术，使耻骨直肠肌在中线处折叠（Francis，1961）。②阴道中线阴道壁折叠，是将阴道壁肌层和中线的外膜层连接在一起。以前被称为"直肠阴道筋膜"的组织实际上是这些肌层和外膜层，因为正常解剖的组织学研究表明，阴道和直肠之间缺乏真正的筋膜。③位点特异性修复，在特定的膨出部位重新加固阴道壁，而不是完全在中线。其中，有证据表明，未行肛提肌缝合术的中线折叠术与部位特异性修补术相比具有更好的客观疗效，与肛提肌缝合术相比有更低的肌痉挛发生率（Karram，2013）。由于这些原因，中线折叠不进行肛提肌缝合术是后腔室脱垂的选择术式，但患者生殖裂孔增大的情况除外。

生物或合成移植物不能改善后盆腔解剖或功能结果（Maher，2013；Paraiso，2006；Sung，2012）。在术者决定采用这些材料之前，需要精心设计的研究来证明新开发的移植物的有效性和安全性。

## 术前准备

### 患者评估

阴道后壁修补术前，需详细讨论每个患者的症状。通常患者可能会将他们所有的肠道症状与后壁脱垂联系起来，但两者可能没有联系。具体来说，如果便秘是一个主诉，进一步的评估和非手术治疗试验是规范治疗方法（见第二十五章）。通过后路修补最有可能治愈或改善的症状包括阴道膨隆的感觉，以及需要对直肠膨出进行手指压迫以协助排便。

后壁脱垂常伴有其他支持缺陷，患者需进行完整的盆腔器官脱垂检查。如果同时存在阴道前壁或阴道顶端脱垂，也可以同时修复。

### 知情同意

除了常规的手术风险外，这一术式术后可能出现未能纠正的症状或解剖异常。因此，患者和术者需要确定治疗目标并明确期望。在少数完成的随机研究中，目前的手术技术提供了一个不太理想的解剖修复，成功率接近70%。术后另一个常见的风险是肌痉挛，这在前面讨论的肛提肌折叠术后更为常见。因此，肛提肌折叠术不推荐用于那些希望保持性生活质量的女性。直肠损伤或直肠阴道瘘是另一种罕见但潜在的并发症。

### 患者准备

患者可在术前一天只摄入清洁的液体，并在手术当天晚上或早上完成一到两次灌肠。然而，Ballard和Associates（2014）并没有发现这方面的明显优势。抗生素和血栓预防见表39-6和表39-8。

## 术中情况

### 手术步骤

**❶ 麻醉和患者体位**

如果是单独进行阴道后壁修补术，患者没有合并症，通常是日间手术，在全身麻醉或区域麻醉下进行。将患者置于标准的截石位，用腿架支撑。消毒阴道，插入导尿管。

**❷ 同时进行的其他手术**

阴道后壁修补术可以保留子宫进行，也可以在子宫切除后进行。如果需要其他重建手术，可以在阴道后壁修补术之前或之后进行。值得注意的是，在阴道顶点悬吊术之前完成阴道后壁修补，可以在顶端悬吊术期间将关键的组织锚定在选定的韧带上。

**❸ 阴道切开和分离**

将两把Allis钳夹于阴道远端中线两侧的后外侧壁上。钳子轻轻向侧面拉以产生张力，钳子之间的阴道壁在处女膜水平或接近处女膜水平处被横向切开，同时在会阴体表面切开。第三把Allis钳被放置在离阴道口近3～4 cm中线处。三把夹子夹住组织，产生适当外部张力。组织剪尖置于之前做的横切口和朝向后穹隆的中间线的黏膜下（图45-15.1）。剪刀刀片被打开和闭合，同时术者施加与阴道黏膜平行的前向压力。该操作可将阴道黏膜与纤维肌层分离。继续分离至近中线的Allis钳。分离好的阴道黏膜，沿中线纵向切开。

然后将中线的Allis钳不断更换，这个过程一直持续到阴道黏膜被分离到阴道顶点的位置。如果同

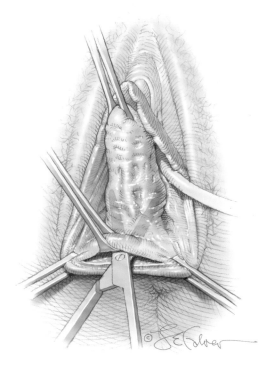

**图 45-15.1**　阴道切开和分离

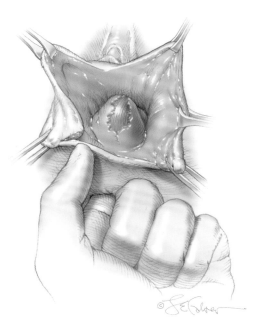

**图 45-15.2**　直肠指诊

时进行子宫切除术，阴道后壁修补术切口通常延伸到阴道断端切口处。某些情况下，只有阴道中段缺损，只需要简单的分离远端到中端阴道缺损存在处，那么阴道修补术的中线切口仅止于该缺损的近端。

**❹ 侧向分离**

沿着游离的阴道黏膜边缘，放置额外的 Allis 或 Allis-adair 夹持器，保持适当的向外张力，同时将阴道黏膜从阴道的纤维肌壁外侧切开。这是通过将一根手指置于黏膜后方以突出分离平面来完成的。剪刀与阴道平行，剪开黏膜和纤维肌层之间的结缔组织纤维。

会阴切开术中可能出现瘢痕。因此，通常不存在清晰的组织间隙，需要进行清晰的解剖。从阴道后穹隆到会阴体，一旦进入正确的组织间隙，锐性和钝性的分离很容易将层次分开。同时用组织钳或纱布覆盖的手指辅助对纤维肌组织进行反牵引，可以帮助解剖。需在正确的组织平面分离。分离过深有可能损伤直肠，而分离过浅可在阴道黏膜形成孔洞，通常称为"纽扣孔"。

以上组织分离向骨盆壁外侧延伸，直到大量的纤维肌组织暴露，允许中线折叠。然后在对侧重复这些步骤。

**❺ 直肠指诊**

直肠指诊（肛查）的目的是排除直肠损伤，并帮助确定将要被折叠的纤维肌壁边缘（图 45-15.2）。

**❻ 中线折叠**

采用一系列 2-0 延迟可吸收缝线，沿着阴道后壁将阴道肌层和会阴体组织折叠起来（图 45-15.3 和图 45-15.4）。如前所述，对于希望保留性生活质量的患者避免进行肛提肌折叠术，因为会增加阴道狭窄和性交困难的风险。为了折叠组织，在最靠近顶点的中线开始 2-0 延迟可吸收缝线间断缝合，针距相同。每一针都被充分地间隔，使组织的横向跨度集中在一起。这样的褶皱创造了一个坚实的纤维肌壁层，以支持直肠和会阴体。然而，为了防止缝线穿透纤维肌肉组织或显著缩小阴道，要避免过度的张力。当缝合时，术者将直肠中线部分轻轻向下推离切口线。

在所有的缝线都缝合后，再次进行直肠检查，以排除误将缝线置入直肠的可能。如果被识别，需移除错误的缝线，放置正确的缝线。

**❼ 缺陷评估**

分离阴道后壁后，可发现分散的缺陷。缺陷可能是侧方、中线、顶端或会阴（图 45-15.5 和图 45-15.6）。修复主要集中在缺陷上，用 2-0 的延迟可吸收缝线间断缝合。如

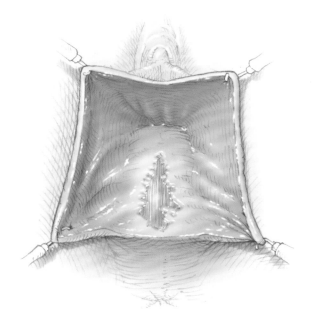

图 45-15.3 阴道后壁中央缺陷

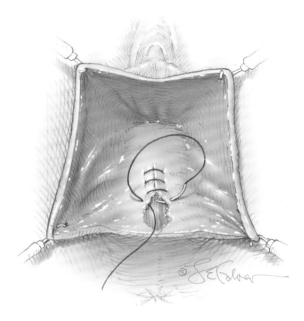

图 45-15.4 阴道后壁中线折叠缝合

果仍然存在明显的薄弱组织，可以通过中线折叠来补充。

**❽ 顶端悬吊**

如果需要，在阴道壁折叠后进行顶端悬吊。阴道后壁顶端缝合于子宫骶韧带或骶棘韧带。如果计划进行会阴体修补术，要在切口闭合前完成。

**❾ 缝合切口**

在折叠后，多余的阴道壁往往保留下来，需要修整。然而，随意的修剪会使阴道变窄，并使阴道壁切口处于过度张力，影响伤口愈合。阴道黏膜用 2-0 的延迟可吸收缝线以连续的方式重建。应避免过多的缝线，因为当最后的缝合打结后，它们会造成阴道黏膜呈现手风琴式束状和随后阴道缩短。

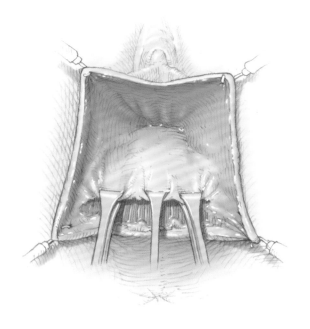

图 45-15.5 远端缺陷

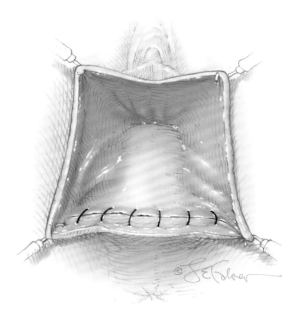

图 45-15.6 远端缺陷修复

## 术后处理

患者接受会阴卫生指导。避免便秘和紧张，通常会开一些大便软化剂。与其他阴道手术一样，饮食和活动可以在耐受范围内进行改善。然而，女性在伤口愈合之前，通常在术后 6～8 周内，需要避免性生活。一些患者在阴道后壁修复后，即使没有进行尿失禁手术，也会出现尿潴留。如果在出院时不能自行排空，患者可以保留导尿管回家，一周内再次检查并取出导尿管。

（安　方译　孙秀丽　王建六　审校）

## 45-16

# 会阴体修补术

会阴体是阴道远端、直肠和盆底的核心支撑。因此，损伤薄弱的会阴体可能导致远端脱垂。此部位的加固即会阴体修补术，常与其他重建手术如阴道后壁修补术同时进行。会阴体修补术重建了远端支持，延长了缩短的会阴体同时缩小了生殖裂孔。

## 术前准备

### 患者评估

首先要测量静息和 Valsalva 状态下的生殖道裂孔长度，从尿道外口 12 点到处女膜环 6 点的距离，然后测量会阴体长度，从处女膜环 6 点至肛门中部，以厘米（cm）表示。

计划施行会阴体修补术时，要根据患者的症状、手术目的以及临床表现来决定修补后的会阴体长度。会阴体修补术时应保证生殖道裂孔的大小可以维持舒适的性交。此外，对于那些性伴侣勃起张力降低的绝经后妇女，过窄的阴道入口会导致性交困难。因此会阴体修补术以 2 ～ 3 个手指可以容易通过阴道口为宜。

对于"会阴下降"需要手助排便的患者，或那些有远端缺陷和会阴体组织减弱的患者，会阴体修补术同时应行阴道后壁修补术。如前所述，缝合修补的阴道直肠筋膜远端重新与会阴体相连。这为阴道后腔室提供了连续的结缔组织支持。

对于那些无性生活需求的患者则优先考虑盆底支持。此时可以抬高会阴体，将会阴体从上至下延长，通常同时缝合肛提肌筋膜。这种扩大的会阴体修补术后生殖道裂孔

短，阴道入口及阴道变窄。这种术式具有阴道闭合术的部分优势。然而，肛提肌缝合术是否可以提高阴道闭合术的效果尚缺乏足够的数据支持（Gutman，2009）。

### 知情同意

需要告知会阴体修补术后可能出现性交困难、脱垂复发或伤口并发症（如脓肿）的风险。可能出现性交过程中会阴皮肤撕裂出血，必要时需要进行小手术再次修补的风险。

### 患者准备

由于手术部位离肛门很近，也可能造成肠道损伤，因此术前应预防使用抗生素以减少伤口感染的风险（表 39-6）。肠道准备包括流食和灌肠，与阴道后壁修补术类似。血栓预防见表 39-8。

## 术中情况

### 手术步骤

**❶ 麻醉和患者体位**

会阴体修补术通常是在全身麻醉或区域麻醉下进行的，麻醉方式选择通常是由同时进行的其他手术决定。将患者置于标准的截石位，用腿架支撑。在麻醉后再次进行阴道和直肠检查以评估会阴体的大小和阴道后壁的缺陷，评估需要修补的部位。消毒阴道，留置导尿管。

**❷ 与其他手术同时进行**

如果同时进行其他部位修补，大多数情况下会阴体修补术是最后的步骤。

**❸ 切口**

为了确定最终修复的大致外观，可先用两把 Allis 钳钳夹阴道后壁中

线两侧近处女膜处，将两把钳子在中线靠拢，新生成的生殖裂孔可容 2 ～ 3 个手指通过。如果阴道开口太窄，则将两把 Allis 钳移动到更靠近中线的位置，重复上述步骤。通过这样的操作术者就可以预判出阴道口和会阴体的最终大小。考虑到术后可能有瘢痕挛缩，谨慎的做法是使生殖道裂孔更大而不是更小。首先，做一个菱形切口，其头端向阴道内延伸 2 ～ 3 cm，尾端至肛门上方约 2 cm。

**❹ 去除皮肤和黏膜**

用 Allis 钳钳夹菱形区域的四个角。组织剪去除菱形区域内会阴皮肤和阴道上皮，尽量保留皮下组织。在剥离过程中保持剪刀头分别与会阴组织和阴道组织平行。

锐性分离会阴体组织。该区域组织比较紧密且经常有瘢痕存在，因此分离往往比较困难。分离过程中经常会有来自产科或阴道分娩的瘢痕并易引起广泛的静脉窦出血，可通过注射稀释的抗利尿激素溶液减少出血。分离过程中要经常做直肠检查，以评估肛门和阴道上皮之间存在的组织量，防止进入直肠。

**❺ 缝合的位置**

在距处女膜环内 1 cm 处用 CT-1 针 0 号延迟可吸收缝线缝合接近会阴体肌肉周围的结缔组织（球海绵体肌和会阴浅横肌）中线。在缝合该组织时，先进行宽侧缝合，然后按由内向外、由外向内的顺序缝合（图 45-16.1）。这种缝合技术最终将绳结埋在复杂的肌肉下面。然而，最初，第一根缝线是放置在切口处而不进行打结。

向下牵引第一针缝线，在约距离 1 cm 头侧方向缝合第二针。理想情况下，这针缝线可以将断裂的会阴膜重新连接起来。与第一次缝合

时一样，这条缝线不打结。如有必要，第三针缝线可在此上方 1 cm 处缝合。以此类推，每隔 1 cm 缝一针。这些较低的缝线缝合的是围绕着会阴浅横肌的结缔组织和肛门外括约肌的上段。缝线从最下面开始逐渐打结。在某些情况下，会阴部浅层可以再缝合一层以提供额外的支持。

**❻ 关闭阴道和会阴**

从阴道顶点开始，使用 2-0 延迟可吸收缝线连续闭合阴道上皮（图 45-16.2）。连续缝合的针距要较近，如果针距相隔远，阴道就会缩短。

连续缝合至接近处女膜环，然后进入会阴区域。同样的缝线可以连续缝合将皮下组织重新缝合至切口的末端，靠近肛门。然后使用 3-0 延迟可吸收缝线间断或连续的方式缝合皮肤。

## 术后处理

向患者宣教会阴部卫生护理。避免便秘，通常开一些可软化大便的药物。与其他阴道手术一样，鼓励适当的饮食和活动。在伤口愈合之前，通常在术后 6～8 周内，避免性生活。即使没有同时进行抗尿失禁的手术，有些女性在会阴体修补后会有尿潴留。如果在出院时不能自行排空，患者可以保留导尿管回家，一周内再次检查并取出导尿管。

（安　方译　孙秀丽　审校）

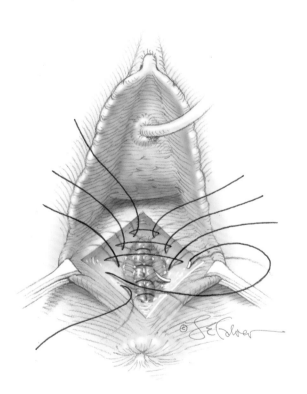

图 45-16.1　缝合位置

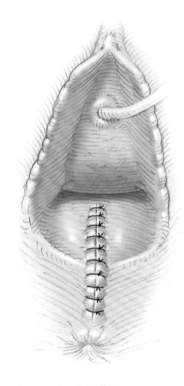

图 45-16.2　关闭伤口

## 45-17

# 经腹骶骨固定术

应用移植物的经腹阴道骶骨固定术 (Abdominal sacrocolpopexy, ASC) 是一种被广泛接受的经腹脱垂修复手术，许多人认为它是矫正重度顶端脱垂的首选方法。移植物包括自体、尸体或合成材料，但永久（合成）补片成功率最高并推荐为首选，除非有其他禁忌 (Culligan, 2005)。移植物增强了固有组织，并将阴道上 1/3 处悬吊到骶骨前纵韧带。除了纠正顶端脱垂外，移植物还覆盖阴道前壁和后壁的顶端部分。因此，经腹阴道骶骨固定术还纠正了阴道前壁（"顶端"或"横向"膀胱膨出）和阴道后壁（肠疝和"高位"直肠脱垂）的顶端段脱垂。如果伴有会阴下降并被认为是导致患者症状的原因，则采用阴道会阴骶骨固定术 (Cundiff, 1997)。

经腹部的骶骨固定术优点是效果持久，顶端悬吊的长期成功率接近 90%。它可以作为主要的术式，或作为患者在其他脱垂修复失败后的再次手术术式。此外，经腹骶骨固定术还适用于具有高复发风险的患者，补片可以加强自身组织力度。对于有结缔组织疾病、复发性疝病史、肥胖或慢性腹内压增高（慢性阻塞性肺病或慢性便秘）的患者，合成补片有助于维持疗效，但它的使用存在潜在的并发症，稍后讨论。

虽然阴道顶端也可以通过阴道入路悬吊，如骶棘韧带固定和子宫骶韧带悬吊，但经腹骶骨固定术具有明显的优势。首先，经腹骶骨固定术可维持或延长阴道长度，而阴道途径可能缩短阴道。其次，使用合成的"永久"网片与阴道的多个复位附着，可使顶端悬吊失败的风

险降至最低。最后，不同于阴道入路的手术将阴道顶端直接附着在子宫骶韧带或骶棘韧带上，经腹骶骨固定术通过植入的移植物将阴道顶点重新定位到接近正常的解剖位置。因此，阴道顶端通常具有良好的活动性，这可能降低性交困难的发生率。

骶骨固定术可以通过开腹手术、传统的腹腔镜手术和机器人辅助进行。应用微创手术（MIS）技术实施与开放手术相同的步骤，可以预期会有相似的结果。然而，目前只有有限的数据报道了微创手术方法的长期成功率 (Freeman, 2013; Maher, 2013; Paraiso, 2011)。

## 术前准备

### 患者评估

阴道顶端脱垂常与阴道其他部位脱垂同时存在。因此，术前要仔细检查是否合并其他部位脱垂。ASC 必要时可与阴道旁缺损修复、阴道后壁修复或其他脱垂修复手术同时完成。Beer 和 Kuhn (2005) 发现大约 70% 的 ASC 是与其他骨盆重建手术同时进行的。根据以上描述的术式，骶骨固定术同时可以修复并发的肠疝，因此不必要进行其他肠疝的修复术。

ASC 术前，有尿失禁症状的患者需要进行简单或复杂的尿动力学检查，以明确尿失禁的类型，并确定抗尿失禁手术是否有益。对于那些患有 SUI 的患者，一般会同时进行抗尿失禁手术。因为脱垂矫正后，部分患者的隐匿性尿失禁变为显性。医生可以通过脱垂还纳后检查患者是否存在隐匿性尿失禁。最后，顶端悬吊术后远期患者容易出现阴道前壁脱垂和 SUI。因此，术前控尿良好的患者接受经腹骶骨固定术

的同时也可以选择预防性抗 SUI 手术。为了评估这种做法，CARE 研究（悬吊术后减少影响）发现，术前无 SUI 的患者接受 ASC 和预防性抗尿失禁手术后 2 年 SUI 的发生率为 32%。如果没有预防性尿道固定术，术后 SUI 发生率为 45% (Brubaker, 2006，2008)。值得注意的是，增加抗尿失禁的手术可降低但不能完全避免术后新发尿失禁的风险。目前，还不清楚如何才能最好地将这些发现应用于选择进行经阴道骶骨固定术和尿道中段悬吊术的患者。

### 知情同意

不论何种脱垂修复手术方式，术后脱垂复发都是比较常见的。因此，术者应该了解文献中提到的该术式的复发率以及本人手术的大致复发率。ASC 术后顶端脱垂复发罕见，但阴道前后壁脱垂复发较常见。CARE 研究中使用的复发定义是基于临床检查的解剖学复发。研究表明，术后 5 年，近 1/3 的女性达到了解剖学复发 (Nygaard, 2013)。然而，95% 的复发患者没有对脱垂进行再次治疗。

ASC 术后补片侵蚀率 2% ~ 10%，通常发生在顶端，如果子宫切除术与经腹骶骨固定术同时进行，则更容易发生补片侵蚀。侵蚀可能会出现在手术后短期或几年后 (Beer, 2005; Nygaard, 2004, 2013)。以下步骤中描述的许多技术要点旨在预防这种并发症。

### 患者准备

肠道准备根据术者的习惯有所不同。患者可以在术前一天只服用灌肠液，并在手术前晚或当天早上完成一到两次灌肠。另外也有人提出应首选第 39 章中列出的机械制剂进行肠道准备，但 Ballard 等 (2014) 的研究没有发现后者对妇科

泌尿手术有明显的优势。抗生素应用和血栓预防见表 39-6 和表 39-8。

对于绝经后的妇女，建议在术前 6～8 周使用阴道雌激素乳膏，认为可以增加血运，从而增加组织强度，促进愈合。虽然这是合乎逻辑和普遍的做法，但没有数据表明术前阴道雌激素乳膏减少补片侵蚀或脱垂复发率。

## 术中情况

### 工具和材料

使用阴道抬举器向上顶起阴道并使之扩张，以便对充分分离的阴道壁纤维肌层放置补片。阴道抬举器可以是圆柱形，也可以是一个大的端到端吻合器（EEA）装置，多数手术室都具有，如图 46-21.4 所示。

ASC 使用的理想的桥接材料应具有永久性、无抗原、容易剪裁或定制成型的特点，并容易获得。理想的补片是具有较大的孔径，允许宿主组织生长，单丝减少细菌黏附，并且柔韧性好。聚丙烯网片是目前最常用的合成移植物（美国泌尿妇科学会，2013，2014b）。

### 手术步骤

#### ❶ 麻醉和体位

全身麻醉后，患者采用改良的仰卧位，大腿平行于地面，双腿置于腿架中。正确的体位可以防止神经损伤，并方便放置阴道抬举器及阴道检查、膀胱镜检查，方便腹部进行自动牵开器放置。臀部被放置在手术床边缘或超过一点，以方便阴道抬举器向各个方向旋转。术前消毒阴道和腹部，插入导尿管。

#### ❷ 切口

可以使用纵行或横向的腹部切口，根据患者的身体特征及计划同时实施的其他手术决定切口。Pfannenstiel 切口可充分暴露骶骨和骨盆。如果计划在耻骨后间隙内进行 Burch 阴道悬吊术、阴道旁缺陷修补或其他手术，则可选择较靠近耻骨联合的低的横行切口。

#### ❸ 排放肠管

放置自动牵开器，最好是 Balfour 型的牵开器，然后用湿润的开腹手术海绵将肠管从骨盆中移向出腹腔。尝试将乙状结肠移到患者的左侧，从而允许进入中线和骶骨右侧。

#### ❹ 同时进行子宫切除术

一些数据表明，ASC 同时行子宫切除术时有较高的补片侵蚀率（Culligan，2002；Griffis，2006）。为了减少阴道断端的侵蚀风险，一些术者主张行保留宫颈的子宫次全切术，他们认为，宫颈残端可能作为一个屏障，防止上行感染和侵蚀（McDermott，2009）。如果行全子宫切除术，可先用 0 号微乔线（Vicryl）连续或间断闭合阴道端，再用相同的缝线进行第二层缝合，以减少潜在的补片侵蚀。另一种预防措施是避免在阴道断端缝线附近进行网片固定。具体来说，距阴道断端 1 cm 以上固定缝合补片可以避免早期愈合阶段的补片侵蚀。

#### ❺ 确认骨盆解剖位置

在打开后腹膜之前，先确定分离骶前间隙的重要边界。这些包括主动脉分叉、髂血管、右输尿管、右子宫骶韧带、直肠乙状结肠的内侧边界、骶岬及 S1 椎体的上前表面。了解右侧输尿管、右侧髂总动脉和左侧髂总静脉均位于骶岬中线 3 cm 内并谨慎对待，有助于降低骶前间隙手术过程中损伤的发生率（Good，2013b；Wieslander，2006）。

此外，在分离阴道前壁与膀胱间隙及缝合固定阴道前壁补片时，存在双侧输尿管损伤可能。

#### ❻ 打开腹膜

乙状结肠用可塑带或类似的牵开器轻轻向左牵开。用组织钳将位于乙状结肠内侧和右侧输尿管之间覆盖骶骨岬的腹膜牵拉抬高并锐性切开。切口向下延伸至道格拉斯窝。当切口接近道格拉斯窝较深部分时，保持切口位于直肠内侧和右侧子宫骶韧带之间。应用阴道抬举器提供的张力辅助分离。然后，切口可继续延伸至阴道后壁并朝向阴道顶点。

在这个步骤中，保持正确的方向至关重要，因为无意的偏差可能导致右侧输尿管或髂血管损伤，或左侧结肠损伤。同样，如果最初的腹膜切口延伸至骶骨岬上方，应识别并避免损伤左侧髂总静脉。该血管距离骶岬不到 1 cm，由于其无搏动性和低张力，通常很难看到或触诊。最后关闭腹膜切口，使补片位于腹膜后。这可以降低肠道和补片粘连以及小肠梗阻的风险。

#### ❼ 前纵韧带的鉴定

腹膜切开后，将腹膜与骶骨之间的疏松结缔组织进行锐性分离，显露骶骨垂直中段的前纵韧带。一般来说，这种骶前间隙分离从骶岬开始，向下 3～4 cm 直到 S2 椎体的上部。在骶前间隙结缔组织内，嵌有上腹下神经丛纤维、左右腹下神经、肠系膜下动脉和直肠上动脉及静脉（图 38-23）。其中，右侧腹下神经是解剖中最常见的结构。在主动脉分叉下方，中线索状神经向外侧延伸，并在骶骨下方到达右侧骨盆侧壁。尽量避免切断此神经。

同样重要的是，骶正中血管通常附着在韧带的前表面。在该区域暴露出骶正中血管后，可以在固定网片时尽量避开，或者根据术中情况及术者的喜好提前结扎或电凝以避免出血。骶正中静脉与骶侧静脉形成吻合，构成骶静脉丛。静脉丛血管广泛，尤其是在骶骨的下部。

### ❽ 骶前区出血

小心暴露前纵韧带和覆盖的血管有助于防止在缝合网片时引起出血。尽管做了以上措施，骶静脉丛撕裂伤仍可能出现导致快速和大量的失血，以下步骤对控制出血至关重要。首先，立即施加压力并保持几分钟。这对静脉出血尤其有效。缝线和夹子可能有用，但缝合可能加重小静脉的撕裂。此外，由于血管收缩入骨，分离和结扎变得困难。无菌钉可直接穿过撕裂的血管并推入骶骨，可以有效地压缩这些血管达到止血目的。不幸的是，这类无菌钉在许多手术室不常见。

此外，上述步骤后可使用多种局部止血剂辅助止血（表40-5）。其中，纤维蛋白密封胶系列产品可使不规则伤口止血，在骶前间隙出血的止血方面有明显优势。在难治性病例中，需血管外科会诊。同时，髂血管或主动脉的损伤需要立即会诊。

### ❾ 骶骨前缝合位点的选择

固定近心端悬吊补片时，术者须决定在骶骨高位还是低位缝合前纵韧带。在椎体S3或S4处缝合增加了骶静脉丛撕裂伤的风险，这种做法已被广泛放弃。骶岬上方左侧缝合存在常见的髂静脉损伤和L5～S1椎间盘的穿透，可能导致椎间盘炎或骨髓炎，产生疼痛症状（Good，2013a；Wieslander，2006）。然而，由于这个椎间盘是骶前间隙最突出的结构易于辨识，多数医生选择在这里缝合固定补片，尤其是初学者（Abernathy，2012）。

可以通过L5和S1之间的陡坡下降角度来正确鉴别骶岬。即使在S1和骶岬正确缝合，仍有骶正中血管撕裂的危险。但在S1区，骶正中血管清晰可见，较容易分离并避免缝合时损伤，必要时也可以钳夹或电凝。另外，S1区的前纵韧带比骶骨下段处的韧带更粗更强（White，2009）。在这里缝合可最大限度地减少缝线撕裂的风险。最后，补片在S1区的缝合固定更符合阴道的解剖学轴向（Balgobin，2013）。

基于以上，更倾向于在S1的前表面固定缝合补片，最靠近头侧的一针位于骶岬处或略低于骶岬。如果无法在S1椎体上安全缝合，可选择L5～S1椎间盘的水平。尝试钳夹识别浅层组织，以避免损伤椎间盘，因为此处的前纵韧带只有1至2 mm厚。

### ❿ 骶骨前缝合补片

通常，使用3个或4个连续的永久性缝线将骶骨部分补片固定在前纵韧带上。这些缝线可以先缝合好，也可以先固定阴道部分补片然后再缝合骶骨前的补片。每一针从右向左缝合，缝线垂直对齐。从最低的缝线开始，它们之间的距离大约为0.5～1 cm。使用2-0不可吸收缝线，每双支SH针穿过前纵韧带的全层（图45-17.1）。根据研究结果，在此过程中，钳夹起组织后再缝合，可以避免损伤血管。一旦缝合完成，使用止血钳将缝线固定住，暂不打结。针头上覆盖着保护帽，以避免刺伤周围器官。

### ⓫ 分离阴道前壁

在放置阴道补片之前，须从阴道顶端打开膀胱反折腹膜。在阴道抬举器的辅助下，从阴道前壁上1/3处游离膀胱。宫颈残端或阴道顶端向头侧和背侧牵拉，打开覆盖的腹膜，游离膀胱底部。在子宫切除前，仔细鉴别阴道顶点和膀胱上段是避免膀胱损伤的关键。这对于阴道长度较短或膀胱阴道粘连的女性尤为重要。在这些病例中，逆行性膀胱充盈和Foley球囊的识别可能有助于勾画膀胱上缘。膀胱损伤后的处理有以下几种。如果膀胱损伤的切

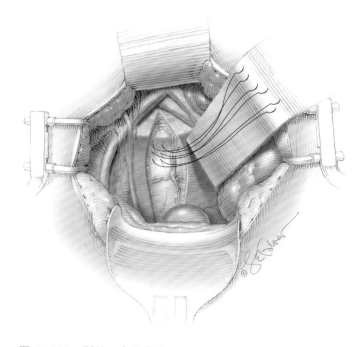

**图 45-17.1　骶骨缝合的位置**

口较小，接近膀胱底部，可以考虑 2 ～ 3 层膀胱壁缝合关闭，然后在膀胱与网片之间垫入组织（网膜或腹膜）。如果膀胱损伤切口较大或接近三角区，可以考虑用自体组织的穹隆悬吊方法替代 ASC，以避免补片对膀胱的侵蚀或瘘管的形成。另外，也可先行膀胱损伤，推迟一段时间再进行经腹骶前固定术。

一旦进入正确的膀胱阴道间隙，将膀胱与阴道前壁进行长 4 ～ 6 cm 的锐性分离，形成足够大的空间用于补片固定。然而，这种分离的程度取决于术中解剖。最好采用锐性分离膀胱阴道间隙，而不是钝性分离（图 45-17.2）。尽量减少能量器械电切，以减少迟发性膀胱热损伤的风险。在阴道前壁的纤维肌层上进行深度分离。此间隙分离可降低穿透阴道的概率，进而减少未来补片侵蚀的风险。如果穿透阴道，充分冲洗开口，用 2-0 或 3-0 延迟可吸收缝线两层封闭开口。

**❶❷ 阴道后壁分离**

充分暴露阴道后壁用于补片固定，需要进入直肠阴道间隙将直肠与阴道后壁分开。阴道抬举器指示阴道顶端。确定直肠与阴道后壁的界线，在界线附近 2 ～ 3 cm 横切腹膜。左侧和右侧的子宫骶韧带作为两侧分离边界。直肠阴道间隙的分离需尖锐和钝性结合，腹膜缓慢向外牵引。在没有粘连或纤维化的情况下，直肠阴道间隙很容易向下打开至会阴体的上边缘，位于处女膜上方 3 ～ 4 cm 处。见到疏松的薄纱状结缔组织纤维表明在正确的间隙。此外，阴道后壁呈白色，反光，提供了另一种视觉鉴别线索，为避免损伤直肠应贴近阴道后壁。相反，出现脂肪组织或出血多通常表明解剖间隙错误，可能接近直肠。

**❶❸ 补片使用的原则**

无论使用两条单独的自裁网片还是商业上预先成型的 Y 形网片，通常都要遵循几个外科原则。首先，根据解剖的程度，阴道前后壁各缝合 6 ～ 12 针将网片固定。缝线不要穿透阴道壁，因为缝线上的上皮愈合可能是不完全的，特别是用编织

线。然而，如果纤维肌层很薄，缝线穿透阴道壁不可避免。选择单丝延迟可吸收缝线，术后更容易发生上皮化。

其次，缝线打结要松，以避免组织绞窄和阴道壁坏死，减少补片或缝线侵蚀。再次，网片的下段不邻接膀胱或直肠边界，以减少潜在的网片侵蚀到这些器官的风险。最后，放置在阴道前壁和后壁的补片宽度上应对称。

在笔者的医院，只在完成阴道前后壁分离后才放置两个补片。补片较宽的区域将分别覆盖阴道前壁表面和阴道后壁表面。补片狭窄的部分，延伸到骶骨前并固定在前纵韧带上。这部分的宽度缩小是为了使补片远离左侧的直肠和右侧的髂血管和输尿管，以降低补片的侵蚀率。然而，过窄的补片可能会减弱整体修复强度（Balgobin，2011）。一般来说，补片的狭窄部分大约为 2 cm。在纵向上，补片尽量留足够长，以允许正确定位到骶骨，然后再修剪。

**❶❹ 补片缝合固定**

首先将阴道抬举器向头侧、腹侧推入，充分显露阴道后壁，保持暴露，进行缝合。通常用 2-0 永久性或延迟可吸收缝线缝合补片与阴道后壁 2 ～ 4 排，每排缝线间隔约 1.5 cm（图 45-17.3）。根据阴道宽度和侧方分离程度，每一排由 2 ～ 3 道缝线组成，缝线间距为 1 ～ 1.5 cm。在缝合之前，阴道的下段和外侧段应充分解剖、暴露，以避免缝线穿透直肠。

阴道前壁补片的缝合方式与后壁完全相同。

**❶❺ 补片修剪和缝合固定于骶骨**

在此步骤中，再次暴露先前分离好的骶骨，并通过直角夹持器将

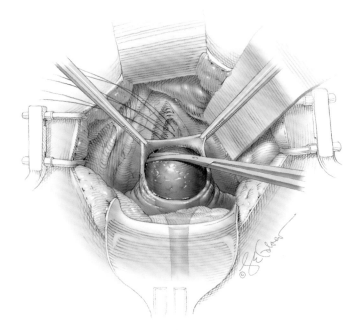

**图 45-17.2**　阴道前壁的分离

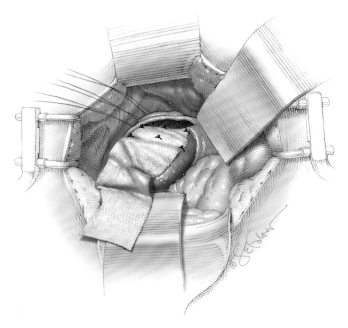

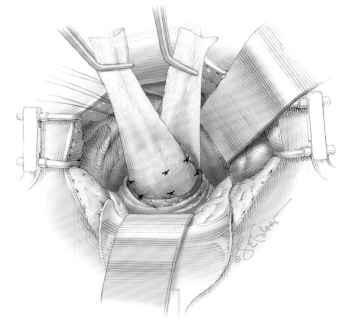

图 45-17.3    阴道后壁补片固定并放置腹腔内。图中可见最初        图 45-17.4    前后补片放置
放置的骶骨前的缝线

固定于前后阴道壁的两个补片的近端连接在一起。取出阴道抬举器并用术者的手指代替。然后，通过指压引导到头侧，轻轻抬高阴道断端，并将补片的近端延伸至先前放置的骶骨缝线处。另一种方法是，可以通过阴道抬举器轻轻地抬高阴道断端。正确的位置是阴道顶端得以悬吊，同时阴道前后壁的上半部分脱垂得以纠正。另外，阴道与骶骨之间的网片应保持无张力。一旦确定了阴道顶端的位置和所需的补片长度，位于骶骨头端缝合处上方的多余补片就被剪掉。这就避免了补片与右侧输尿管、髂静脉和其他血管结构的接触，这些血管结构位于固定位点 1 ~ 2 cm 内（Kohli，1998；Nygaard，2004）。

将 3 根双线骶骨缝线的 6 根针穿过两个补片的近端部分（图 45-17.5）。然后，分别打结将网片固定在在前纵韧带上（图 45-17.6）。为了防止打结不紧，保证骶骨最低处缝线打结，可用阴道抬举器将阴道

顶端抵向骶骨下段方向。

## ⑯ 关闭腹膜

使用 3-0 或 2-0 可吸收缝线连续或间断缝合关闭腹膜（图 45-17.7）。在腹膜后放置补片理论上可以降低肠梗阻的风险，尽管腹膜重

新闭合，仍有报道称存在这种并发症（Pilsgaard，1999）。关闭腹膜时，应不断观察右侧输尿管，以避免扭结或直接损伤。

## ⑰ 膀胱镜检查

膀胱镜检查通常在开腹手术关

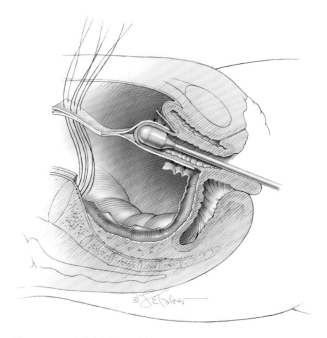

图 45-17.5    网片固定于骶骨

腹之前进行，以证实输尿管的完整和膀胱无缝线或损伤。如果同时进行尿失禁手术，尿道检查同样重要。

**⓲ 关腹**

腹部以标准方式闭合。

## 术后处理

### 患者护理

术后住院管理与其他腹腔内手术相似。对于经腹骶骨固定术，根据患者的情况和分离程度，可在术后第 1 天或第 2 天进行被动或主动的排尿试验。即使没有进行尿失禁手术，一些患者在顶端悬吊后可能会出现尿潴留。如果在出院时不能自行排空，患者可以保留导尿管回家，一周内再次检查并取出导尿管。术后可正常饮食，使用大便柔软剂，可以避免便秘和排便困难。

在常规的术后随访中，评估患者脱垂复发和补片或缝线侵蚀情况。

应评估盆底功能障碍的症状。解剖上的成功并不总是与功能上的成功相关，反之亦然。因此，对手术效果的持续评估应基于解剖学复位和诸如尿失禁、排便障碍、盆腔疼痛和性功能障碍等症状的评估。

### 并发症

在经腹骶骨固定术后，移植物材料或其连接的缝线可能侵蚀阴道上皮。术后平均 14 个月出现症状，阴道出血和分泌物增多是典型症状（Kohli，1998）。诊断通常很简单，因为在窥器检查时可以直接看到补片或缝线。

阴道黏膜的补片侵蚀最初可用阴道内雌激素乳膏治疗 6 周或更长时间。对于补片暴露和有不适症状者应在手术室经阴道进行切除。锐性分离侵蚀部位周围的阴道上皮，牵拉补片施加温和的张力，从覆盖的组织上尽可能多地去除补片。然后修剪阴道上皮边缘使之新鲜，用 2-0 延迟可吸收缝线以连续或间断的方式重新缝合关闭。如果伤口不能愈合，可能为移植或组织感染，此时应考虑更广泛或完全切除移植物。侵蚀进阴道的缝线可在诊室拆除。幸运的是，拆除缝线或部分侵蚀补片通常不会影响脱垂矫正。

（安　方译　孙秀丽　审校）

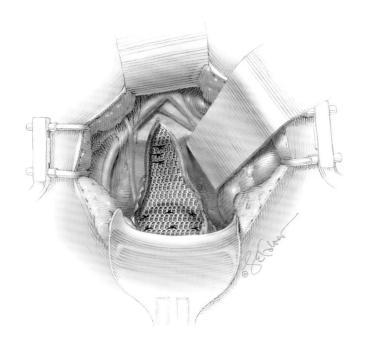

**图 45-17.6**　网片放置最终情况

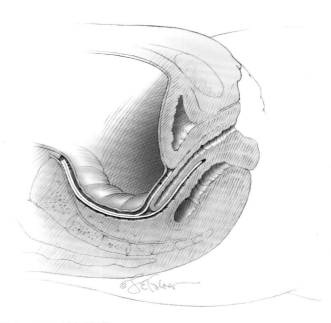

**图 45-17.7**　关闭腹膜

第六部分

## 45-18

# 微创骶骨固定术

骶骨固定术越来越多地采用传统腹腔镜或机器人辅助腹腔镜的微创手术施行。基本的程序步骤与 ASC 相同，腹腔镜下骶骨固定术不同点主要是腹部进入的方法和仪器使用。这里列出了步骤，但是在第四十五章 -17 节中有更详细的讨论。

虽然没有像开腹骶骨固定术那样被广泛研究，但有限的数据表明，微创骶骨固定术后近期的功能和解剖结果与 ASC 相似，且住院时间更短，但手术时间更长，成本更高（Judd，2010；Siddiqui，2012）。一些随机试验比较了腹腔镜下骶骨固定术（LSC）和机器人骶骨固定术（RSC）的效果和成本（Anger，2014；Paraiso，2011）。与 LSC 相比，RSC 手术费用高、手术时间长且疼痛评分更高，但短期的解剖和功能结果及并发症相似。数据还显示，达到熟练程度，机器人的学习曲线更长。尽管如此，随着机器人技术和培训的不断发展，手术时间、成本和并发症可能会减少。

## 术前准备

### 患者评估

微创性骶骨固定术的患者要接受与开腹骶骨固定术相同的脱垂和尿失禁评估。如第四十一章所述，影响手术入路的因素包括患者的整体健康、麻醉时间延长的限制、术者习惯、腹腔内粘连和手术技巧。

### 知情同意

知情同意同开腹骶骨固定术。如果不能通过微创完成手术，患者会被建议和同意开腹。此外，还应告知腹腔镜检查中常见的并发症（见第四十一章）。这些包括腹部进入时对器官和血管的穿刺损伤，定位神经损伤，以及电刀对腹腔内器官的迟发性热损伤。

### 患者准备

与开腹骶骨固定术的术前准备相似，包括抗生素和血栓栓塞预防以及肠道准备的选择。

## 术中情况

### 手术的步骤

#### ❶ 麻醉及患者体位

全身麻醉后，患者在第四十一章所述的体位下进行腹腔镜检查。臀部的位置略远离手术床边缘，以弥补患者在腹腔镜手术中需要的头低体位时轻微的向上移动。正确的体位可减少神经损伤的发生率，提供了进入阴道的通道，并允许阴道拉钩和腹腔镜器械的充分旋转。消毒阴道和腹部，插入导尿管。

#### ❷ 切口和套管针放置

微创手术的切口和套管针放置详细描述见第四十一章。对于 LSC，通常使用四个穿刺（图 45-18.1）。一个 10 mm 的脐孔放置监视镜；在术者侧腹直肌外侧肋下放置一个 5 mm 供组织操作；还有两个 10 mm 口径穿刺口，每侧下腹部各一个，这样可以把带有针头的缝线送入腹腔。采用体外打结技术，详见第四十一章。

对于机器人手术，五个穿刺口排列成一个浅的"W"形。一个 12 mm 的脐孔装有监视镜；右侧腹直肌肋下侧放置一个 8 mm 或 10 mm 的穿刺口；3 个 8 mm 的机器人穿刺口位于两侧的下象限，两个在左边，一个在右边。我们把机器人车停在患者的左边，这样可以进行阴道操作。使用体内打结技术。

#### ❸ 同时进行的子宫切除术

ASC 时切除子宫的问题在行 LSC 时均要考虑到。LSC 的另一个值得关注的问题是使用电切术切除子宫及其可能造成更大的阴道断端的补片侵蚀（见第四十四章）。此外，目前有限的数据表明，微创性骶骨阴道固定术时，全子宫切除显著增加了补片侵蚀的风险（Tan-Kim，2011）。因此，在合适的患者，宫颈上子宫切除术（SCH）是首选。在手术的最后阶段，为了准备后续的骶骨阴道固定术，用 3 ～ 5 个间断的 2-0 或 0 号的聚乳酸 910（Vicryl）缝线，将宫颈浆膜边缘及暴露的宫颈管缝合关闭。

#### ❹ 骨盆解剖识别

开始进行骶骨固定术时，将肠管从骨盆腔内及骨盆边缘上方轻轻拉出。在腹腔镜下，乙状结肠系膜可以缝合到左侧骨盆侧壁以帮助暴露骶前空间。在机器人手术中，为

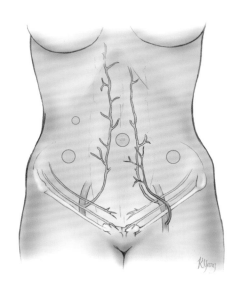

图 45-18.1　穿刺口位置

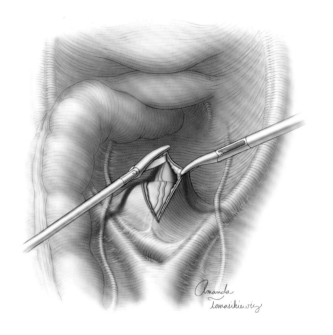

图 45-18.2　打开覆盖骶骨的腹膜

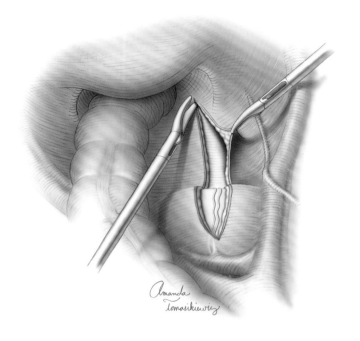

图 45-18.3　腹膜切口延伸至阴道顶端

了达到同样的目的，通过第三个机器人端口使用的无损伤抓钳轻柔牵拉乙状结肠。接下来，识别主动脉分叉和髂血管，骶岬位于中线部位。在机器人手术中，机器人对接前使用传统腹腔镜器械进行骶岬触诊是很重要的。这提供了机器人无法获得的触觉解剖信息。最后，根据开腹骶骨固定术的描述确定其他结构和边界。

### ❺ 打开腹膜

在骶岬中线处，用组织钳抬高覆盖骶岬的腹膜，然后用内镜剪刀锐性剪开后腹膜（图 45-18.2）。切口向下延伸至道格拉斯窝，然后到达阴道顶端（图 45-18.3）。向上和向外牵拉左右腹膜边缘有助于分离。通过剪刀传递的单极能量间歇地用于腹膜分离和控制小血管出血。

### ❻ 前纵韧带识别

腹膜切开后，将腹膜与骶骨之间的疏松结缔组织进行锐性分离，显露与开腹骶骨固定术相似的骶前

间隙解剖。用剪刀或非创伤性组织钳轻柔地分离骶骨的脂肪和疏松组织。在这些组织的下面，骶骨中线上可以看到闪亮的白色前纵韧带。通过辅助穿刺口放置的纱布海绵或腹腔镜器械可以协助分离。

在分离过程中，可能发生严重出血。为了出血部位的压迫止血，可以通过一个辅助穿刺口放入纱布海绵和无损伤钳子。出血的处理则在开腹骶骨固定术中已进行描述（第 8 步）。

### ❼ 骶骨缝合位置的选择

此步参照 ASC。0°腹腔镜下，由于椎体表面的下降角很陡，S1 椎体的前表面很难看到。此时可更换为 30°监视镜，可以改善查看效果。

### ❽ 阴道前壁分离

放置阴道抬举器以抬高阴道顶端，并横切覆盖阴道顶点的腹膜。采用尖锐与钝性分离将腹膜和膀胱与阴道前壁分离（图 45-18.4）。在解剖过程中减少使用能量器械，以

尽量减少膀胱或输尿管延迟热损伤。

### ❾ 阴道后壁分离

将宫颈残端或阴道顶端向头侧和腹侧顶起。在直肠与阴道后壁交界的水平处横切覆盖阴道后壁的腹膜（图 45-18.5）。左侧和右侧的子宫骶韧带用作两侧分离边界。直肠阴道间隙在腹膜轻微的向外牵引下进入并分离，与开腹骶骨固定术相似的锐钝性分离相结合。

在微创手术中，由于患者位于头低位，阴道抬举器倾斜可能有困难并限制后壁的暴露。可以通过在阴道中使用一个中等大小的牵开器，将其尖端向前引导来改善阴道后壁的暴露。

### ❿ 放置补片

在阴道后壁放置补片，与开腹骶骨固定术相似。补片通过 8 mm 或 10 mm 的辅助套管放入腹腔。通过对侧操作口放置抓钳，将补片引导到位，并紧贴阴道后壁的分离部分。缝合方法和缝合原理与 ASC 相

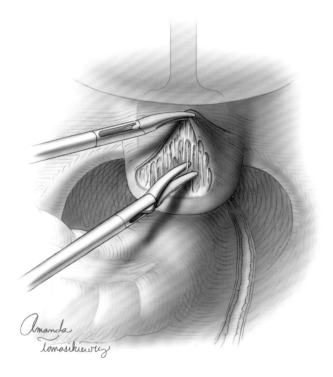

图 45-18.4　阴道前壁的分离

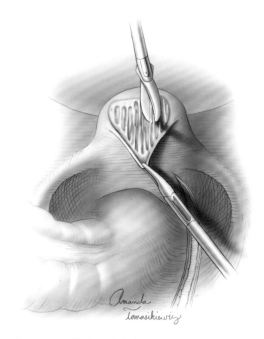

图 45-18.5　阴道后壁分离

同（图 45-18.6）。通过腹腔镜或机器人持针器缝合补片到阴道壁。在腹腔镜手术中使用体外打结技术固定，在机器人手术中使用体内打结技术固定。因此，长缝线，通常是 30～36 英寸（1 英寸 ≈ 2.54 cm），用于腹腔镜手术，而短缝线，大约 6 英寸，用于机器人手术。

以阴道抬举器作为支撑，第二片补片与阴道前壁缝合方式与阴道后壁相同（图 45-18.7 和图 45-18.8）。

**⓫ 补片修剪和与骶骨缝合固定**

在此步骤中，再次暴露先前的骶骨分离区域，并用无损伤组织钳将补片的近端两部分固定在一起进行操作。使用阴道抬举器，轻轻抬高阴道断端，并将补片的近端延伸至 S1 椎体上较早暴露的韧带处。正确的阴道断端位置是保证阴道顶端的悬吊并纠正阴道前后壁上段的脱垂前提。另外，阴道与骶骨之间的网片应保持无张力。

**⓬ 骶骨缝线的放置**

一旦确定了所需要的补片位置和长度，剪除在骶骨头侧缝线上方的多余网片。然后用 3～4 针将补片的骶骨部分缝合固定在前纵韧带上，补片最后沿 S1 椎体垂直对齐。为此，这两个补片的近端部分，每一针从右到左缝合到韧带上。首先缝合最低位置的一针，从补片右侧

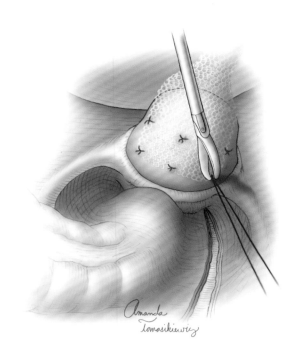

图 45-18.6　阴道后壁网片放置

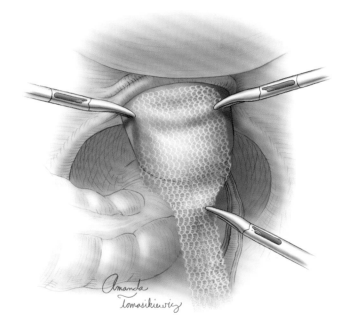

**图 45-18.7**　阴道前壁网片放置

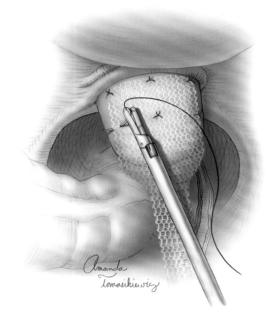

**图 45-18.8**　前壁网片缝合

入针，在直视下穿过前纵韧带，在补片左侧出针。为了避免骶骨最低位置缝线打结时出现空结，术者将阴道抬举器抬起，轻轻地将阴道顶点推向骶骨下部，使其与骶骨下部相互靠近。接下来以同样的方式缝

合另外 2 ~ 3 针，每根缝线都位于更靠头侧的位置。理想情况下，每针缝合距离前针 0.5 cm，最高位置的缝合在或略低于骶岬水平（图 45-18.9）。

**⓭ 关闭腹膜**

用 2-0 延迟可吸收缝线以连续缝合的方式关闭腹膜，补片位于腹膜和骶骨之间（图 45-18.10）。如果需要，阴道顶端上的腹膜以类似的

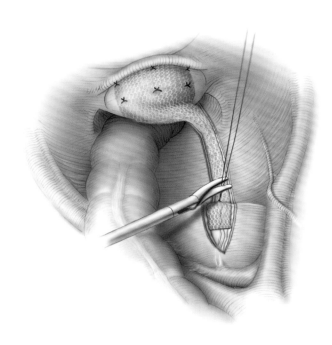

**图 45-18.9**　补片固定于骶骨

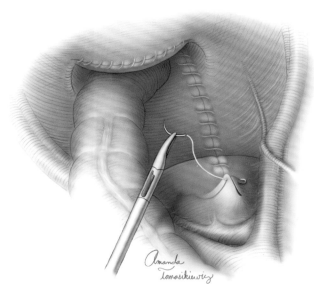

**图 45-18.10**　关闭腹膜

方式缝合关闭，避免补片暴露。

### ⑭ 恢复仰卧位

在机器人手术中，此时机器人器械可以移除。机器人和腹腔镜手术中，患者恢复仰卧位，在膀胱镜检查前关闭气腹，腹部放气，降低腹压。

### ⑮ 膀胱镜检查

在关腹之前，常规进行膀胱镜检查，以确定输尿管的完整性，并排除膀胱缝线或损伤。如果同时进行尿失禁手术，同时检查尿道完整性。

### ⑯ 腹部切口关闭

随后的手术步骤与腹腔镜手术相同（见第四十一章）。

## 术后处理

患者通常在术后第一天出院。与其他微创手术一样，在患者耐受范围内恢复饮食，鼓励早期活动。其他针对骶前固定术的术后处理与开腹骶骨固定术类似。

（安 方 译 孙秀丽 审校）

## 45-19

# 经阴道子宫骶韧带悬吊术

阴道顶端悬吊方法有很多种，包括经阴道及经腹手术。其中，将顶端缝合到双侧子宫骶韧带（USL）的较高（近心端）位置，即子宫骶韧带悬吊（USLS），尽管开腹和腹腔镜方法也是适用的，但常见路径是经阴道缝合，虽然经常修正，但子宫骶韧带悬吊术的最终目标是通过在坐骨棘水平以上部位的子宫骶韧带与阴道前壁和阴道后壁顶端缝合固定，来支持阴道顶端修复。我们推荐 Shull（2000）描述的改进的子宫骶韧带悬吊术。

另一种阴道顶端悬吊手术，骶棘韧带固定术（SSLF），也用于纠正顶端脱垂。然而，如果比较骶韧带悬吊和骶棘韧带悬吊，骶韧带悬吊可保持正常的阴道轴向，可以降低性交困难和阴道前壁脱垂的发生概率。然而，OPTIMAL 队列研究中对 USLS 和 SSLF 的手术效果进行比较，结果显示术后两年，两者的综合成功评分都接近 60%（Barber，2014）。这一结果低于顶端悬吊手术通常报道的 70% ～ 90% 的成功率，但再治疗的比率仍然保持在 5% 的低水平（Margulies，2010）。在 OPTIMAL 队列研究的并发症中，神经疼痛在骶棘韧带悬吊术中占 4%，但输尿管梗阻在骶韧带悬吊后更为常见，约为 3%。

除了顶端脱垂矫正外，骶韧带悬吊还能有效修复顶端肠疝，因此无需进行其他肠疝修补。然而，顶端脱垂通常与前腔室和后腔室脱垂同时发生。因此，阴道骶韧带悬吊常与其他手术如阴道修补和会阴体修补一起进行，以纠正这些缺陷。

## 术前准备

### 患者评估

如前所述，顶端脱垂常与其他脱垂部位同时存在，术前需仔细评估。

在阴道骶韧带悬吊之前，有尿失禁症状的患者要进行简单或复杂的尿动力学检查，以明确尿失禁的类型。对于那些患有 SUI 的患者，一般会同时进行抗尿失禁手术。因为脱垂矫正后可以使隐蔽性尿失禁转为显性尿失禁，对于无尿失禁患者，医生可在术前查体中还纳脱垂，适度充满膀胱，检测是否存在隐匿性尿失禁。患有这种隐匿性尿失禁的患者需仔细的沟通，也可以选择同时进行抗尿失禁手术。最后，经阴道脱垂手术的患者术前无尿失禁症状的也有术后发生 SUI 的风险。

OPUS 研究（阴道脱垂修复和尿道中段吊带手术的结果）对在顶端和阴道前壁脱垂手术中同时进行预防性尿道中段无张力悬吊带术（MUS）的效果进行评估。研究人员得出结论，在这些无症状的女性中，预防性尿道中段悬吊带术后，一年内的新发尿失禁发生率为 27%，而无同期预防性尿道中段悬吊带术的患者术后一年内的新发尿失禁发生率为 43%（Wei，2012）。这些结果支持了 CARE 研究的早期发现。值得注意的是，增加抗尿失禁的手术，减少但不消除新发尿失禁风险。

作为另一个术前步骤，一些人认为雌激素可能会增加阴道壁的厚度，以便于分离和缝合。然而，随机对照试验分析结果不支持雌激素可以减少缝线侵蚀或脱垂复发的风险的观点。

### 知情同意

在任何脱垂矫正手术后，都可能出现脱垂复发。因此，术者应该了解文献中提到的复发率以及术者自己的复发率。如前所述，骶韧带悬吊术后，可能出现新发尿失禁或排尿及排便功能障碍。此外，骶韧带悬吊将阴道顶端固定在骶韧带上有可能缩短阴道，性交困难是另一个术后风险。多达 7% 的女性在阴道骶韧带悬吊术后出现骶丛神经损伤并伴有神经病变（Barber，2014；Montoya，2012）。因此，如果术后出现严重的臀部疼痛并向大腿后部放射，建议考虑是否需要拆除缝线。轻微的臀部疼痛，没有相关的辐射，也没有运动缺陷，一般在几个星期内可自行缓解，必要时可使用止痛药。最后，顶端悬吊缝线侵蚀和阴道肉芽组织是常见的并发症（Barber，2014）。

### 患者准备

肠道准备根据术者的习惯有所不同。患者可以在术前一天只服用清肠液，并在术前一晚或手术当天早上完成 1 ～ 2 次灌肠。或者，第三十九章所列的机械肠道准备可能是首选。Ballard 等（2014）指出，对泌尿妇科手术，肠道准备没有明显的优势。抗生素和血栓预防见表 39-6 和表 39-8。

## 术中情况

### 手术的步骤

#### ❶ 麻醉及患者体位

USLS 通常在全身麻醉下进行。将患者置于标准的截石位，放置腿架。麻醉后再次评估脱垂的程度，并确认计划进行的手术。消毒阴道和腹部，插入导尿管。

❷ 阴道顶端切口

初始切口可以通过多种方式进行。如果先行阴道子宫切除术，阴道顶端已经打开，使用止血钳沿两侧骶韧带走行钳夹住远端。但如果患者以前做过子宫切除术，则用 Allis 钳钳夹阴道顶点，根据情况垂直或水平切开覆盖的上皮。如同时进行阴道修补术，首选沿阴道前壁和（或）后壁向远侧延伸的中线垂直顶端切开阴道壁。

在有较大顶端肠疝和多余顶端组织的患者中，可以切除一块菱形的上皮组织，形成新的顶端。但应避免过度的组织切除导致阴道缩短。新的顶端两侧放置缝线以便确认。肠疝时，顶端的阴道上皮解剖典型地显示腹膜囊外凸，切开后，进入腹腔。最后，如果解剖结构不清，可以采用腹膜外入路进行骶韧带悬吊，也可以采用骶棘韧带悬吊。

❸ 还纳肠道、牵拉暴露和识别定位

肠道必须还纳至腹腔上部，以充分暴露骶韧带，避免高位缝合骶韧带时损伤肠管。首先，阴道拉钩将膀胱向上牵拉。然后在后穹隆用直角牵开器或两根手指轻轻下压腹膜和直肠，以避免腹膜撕裂造成出血和骶韧带识别困难。两个潮湿的开腹手术海绵连在一起，然后轻轻穿过后穹隆，把肠道塞回盆腔上部。然后重新放置阴道拉钩，开腹手术海绵压在拉钩下方。向上轻轻牵引阴道拉钩，暴露骶韧带中段和近心端部分，将后穹隆顶端压向骶骨。

两个 Allis 钳钳夹阴道后壁 5 点和 7 点的位置，同时钳夹后腹膜。轻柔向下牵引 Allis 钳，拉紧骶韧带，然后用对侧示指触摸韧带走行。粗壮韧带纤维可从阴道顶端附着到骶骨附近。同时，可触诊到从骨盆侧壁伸出并位于骶韧带前外侧

的坐骨棘。输尿管通常触不清楚，但它们朝向骶韧带前外侧。发光的 Breisky-Navratil 牵开器对于向内侧牵拉直肠以进一步暴露双侧骶韧带是有用的。另一个类似的牵开器通常位于另一侧，以改善近端骶韧带的显示。

❹ 缝合至子宫骶韧带

充分暴露后，每侧骶韧带缝合 2 ~ 3 针。每条韧带的近端和中部的缝线间距相等。可使用长持针器。缝线在放置时单独标记，一侧最好使用编号为 1 ~ 3 的标记夹，另一侧使用编号为 4 ~ 6 的标记夹。然后将缝线松散地固定在同侧外科手术铺巾上。对于大多数远端缝合，使用 2-0 延迟可吸收缝线（黑色）与 SH 针。对于近端骶韧带的缝合，可使用永久材料（蓝色）缝线（图 45-19.1）。

首先，远心端的可吸收缝线在骶韧带中段缝合，约位于坐骨棘水

平。随后，在其上 0.5 ~ 1 cm 处缝合第二针，再向同样的间距上缝合第三针。每侧韧带缝 2 ~ 3 针，具体由术者的选择、骶韧带暴露的范围和阴道断端宽度来决定。

理想情况下，每一针的位置，针尖通过韧带的最内侧部分，沿外侧到内侧的方向进针，这样可减少输尿管被缝合或扭曲梗阻的风险。此外，为了降低直肠损伤概率，助手应将直肠牵拉至对侧，缝合时不要太靠内侧，不要超出韧带宽度。同样，缝线缝合太深有损伤髂内血管或骶神经的风险（Wieslander，2007）。完成后，轻柔牵引每条缝线，确认缝线位置是否正确和缝合的骶韧带组织是否有足够支撑力度。如果骶韧带牵拉过程中过度松弛通常表明组织不足以提供足够的顶端支撑，因此需要重新缝合。

偶尔不慎撕裂盆腔壁静脉，可形成血肿，用海绵按压可以控制出血。

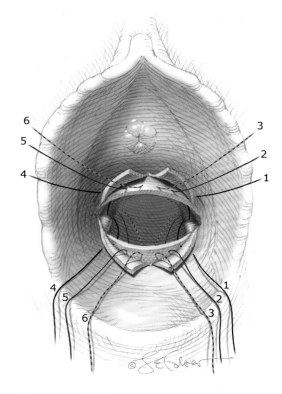

图 45-19.1　阴道视图，将阴道壁缝合到骶韧带

**❺ 其他的步骤**

一旦所有悬吊缝线通过双侧骶韧带，悬吊完成。如果计划同时进行会阴体修补术或尿道中段无张力悬吊术，则在骶韧带悬吊术后进行。

**❻ 阴道壁缝线放置**

首先取出阴道填充物，然后将穿过骶韧带的缝线分别穿过阴道断端前后壁，共 4 ~ 6 针缝线（每侧骶韧带 2 ~ 3 针）。如果从患者左侧开始，将左侧远端可吸收骶韧带缝线（缝合 1）的游离端穿入 Mayo针，在阴道顶端，左外侧进行缝合。另一端同样穿透后壁（图 45-19.1）。每条缝线都穿过整个阴道壁，包括阴道上皮。

接下来，近心端（永久性）骶韧带缝线同样穿过阴道前壁和后壁，每一处都位于前一缝合的内侧。为了降低缝线的侵蚀率，永久性缝线穿过纤维肌层的全层，但不穿过阴道上皮。但要尽量缝合一定厚度的纤维肌壁以防止组织撕裂，组织撕裂可能导致肠梗阻风险。然后在右侧重复相同的步骤。

最后，在左右两侧，头侧的缝线（缝线 3 和 6）大多位于阴道内侧。骶韧带最末端的缝线（缝线 1和 4）在阴道断端的外侧。为了方便识别，所有完成的缝线都被夹在各自一侧的编号夹子内。

此时，静脉注射靛胭脂或亚甲蓝染料，为打结后膀胱镜检查做准备。从最内侧的阴道断端缝线（缝线 3 和 6）开始打结，以最外侧的缝线（缝线 1 和 4）结束打结（图 45-19.2）。确认阴道壁悬吊至骶韧带上。这种间距和缝线的排列顺序都可能阻止缝合桥的形成。所有缝线在打结后用相应编号的夹子夹住，

直到膀胱镜检查完成。

**❼ 膀胱镜检查**

确认输尿管通畅，排除膀胱缝线或膀胱损伤。骶韧带远端与输尿管距离最近。因此，如果怀疑输尿管梗阻，首先将同侧的骶韧带远心端缝线拆除，并重复膀胱镜检查。如果没有发现喷尿，则拆除下一针缝线，并以分步方式持续观察，直到看到喷尿。

**❽ 直肠检查**

进行直肠指检，以确认阴道断端接近骶韧带，并排除穿透直肠的缝线。

**❾ 关闭阴道断端**

剪掉悬吊缝线的末端，阴道断端用 2-0 延迟可吸收缝线连续缝合。另外，4 条 2-0 可吸收缝线穿过阴道断端前、后全层，然后在骶韧带缝线处打结，关闭阴道断端。这种做法有助于提高阴道断端的悬吊水平，如果阴道断端边缘没有充分拉紧靠近骶韧带，将影响修复效果。

## 术后处理

经阴道骶韧带悬吊术术后护理与其他经阴道手术相似。术后活动一般可个体化，但性生活通常延迟至术后 6 周。根据患者的一般状况和恢复情况，可以在术后第 1 天完成排尿试验。部分患者在顶端悬吊后出现尿潴留，即使没有进行抗尿失禁手术。如果在出院时不能自行排空膀胱，患者可以保留导尿管出院，并在一周内复诊取出。患者在出院前接受下肢神经病变的筛查。缝线侵蚀导致肉芽组织可能是一种短期或长期的并发症，其处理方法前面章节所述。

（安 方 译 孙秀丽 审校）

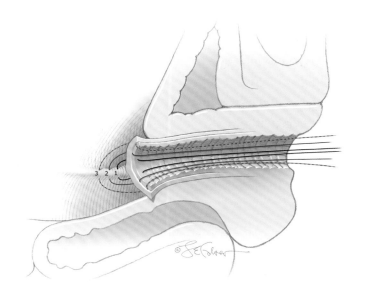

**图 45-19.2** 左侧子宫骶韧带缝线的侧视图

## 45-20

# 经腹子宫骶韧带悬吊术

子宫骶韧带悬吊术（uterosacral ligament suspension，USLS）通常经阴道进行。但是在某些情况下，通过开腹或腹腔镜的手术具有一定优势。例如，对于严重的顶端脱垂，许多人认为经腹骶骨固定术（abdominal sacrocolpopexy，ASC）是首选手术。然而，有限的数据表明，全子宫切除术联合 ASC 会导致更高的网片侵蚀率。因此，在经腹子宫切除术中，经腹 USLS 成为 ASC 可供选择的替代方式，以减少网片侵蚀。其次，在 ASC 术中进行医源性膀胱切开术，在此情况下，为了最大限度地减少网片侵蚀膀胱或瘘管的形成，可以选择进行 USLS 而非 ASC。最后，虽然没有证据支持，但对于已经并发盆腔恶性肿瘤的女性，网状放置可能不合适，USLS 可能是这种情况下首选的手术方式。

在经腹 USLS 手术中，两个 USL 的中部至近端部位被缝合到阴道顶端前后壁。由于这种悬吊，肠疝被关闭了。有限的数据表明，经腹 USLS 顶端悬吊术的成功率约为 90%（Lowenstein，2009；Rardin，2009）。然而，与其他顶端手术一样，随后有前腔或后腔缺损的风险。

## 术前准备

手术前，应检查患者以确定其他脱垂部位，这些部位可以同时修复。同样，排除显性或隐匿性的 SUI。此外，知情同意还包括有关预防性尿失禁手术的讨论。与其他顶端悬吊术一样，如第四十五章 -13 节所述，在许多情况下，即使无压力性尿失禁的女性也可以从同时进行

的预防性抗尿失禁手术中受益。但是，对于经腹 USLS，尚缺乏有关这种预防性手术的数据，仅能从 ASC 和经阴道 USLS 研究中推断。最后，作为另一个术前步骤，有人提出，雌激素的使用增加了阴道壁的厚度，有助于术中切开和缝合（Rahn，2014，2015）。但是，尚无随机对照试验分析该治疗改善解剖或减少缝线侵蚀或脱垂复发风险的能力。

知情同意与经阴道 USLS 相同。抗生素和血栓预防措施如表 39-6 和 39-8 所示。与经阴道 USLS 相同，肠道准备根据外科医生的偏好选择。

## 术中情况

### 手术步骤

#### ❶ 麻醉及患者体位

全身麻醉后，患者取低截石位，大腿与地面平行，大腿置于腿架中。常规消毒腹部和阴道，并插入 Foley 导管。

#### ❷ 手术切口

适合中线垂直切口或下腹部横切口，拉钩和压肠板暴露手术区域。腹腔镜手术穿刺口位置类似于腹腔镜下阴道骶骨固定。

#### ❸ 识别输尿管

尽早识别输尿管，因为它们可能在缝线穿过 USL 时牵拉并通过缝线打结结扎。因此，经常确认输尿管的位置合并在悬吊缝线拉紧后进行膀胱镜检查是必不可少的步骤。

#### ❹ 识别宫骶韧带

子宫切除术之前，外科医生通过向对侧和向上子宫牵引来识别每侧 USL。通过这种方法，USL 被拉

伸，更容易看到或摸到。在子宫切除术后的女性中，阴道顶端被阴道拉钩抬高和偏斜。USL 位于输尿管的内侧和后方，二者的邻近能够解释输尿管损伤率；经阴道 USLS 的输尿管损伤率可达 11%（Barber，2000）。USL 中点通常位于坐骨棘的水平，坐骨棘位于 USL 的前外侧。在盆底正常支持结构的女性中，子宫颈和阴道上端大致位于坐骨棘水平。因此，通常将此骨性标志选择为 USL 缝线最远端的位置。但是，这个位置可能会根据阴道长度和术中所见而改变。

#### ❺ 宫骶韧带缝线

充分暴露后用二到三条缝线穿过一侧 USL。缝线沿每条韧带的中段至近端段等距分布。在进针过程中，将阴道内口抬高以显示 USL。对于最远端的进针，我们使用 2-0 号延迟吸收缝线（黑色），并用 SH 带针线进行缝合。对于较近端的进针，将选择类似规格的不可吸收线（蓝色）（图 45-20.1）。

首先，远端可吸收缝线在 USL 的中部穿过，该长度大约位于坐骨棘的水平。随后，将更多近端缝线缝合在距之前缝线约 0.5 ~ 1 cm 头侧的位置。每侧可缝合两或三针，该数目取决于外科医生的偏好、USL 暴露的程度和阴道内口宽度。

进针时，每个针尖均从外向内穿过韧带的最内侧部分。同时，助手将直肠向对侧牵拉，并且进针不应太向内延伸，也就是说，不超过韧带的宽度。同时缝合太深有可能损伤髂内血管或骶神经（Wieslander，2007）。完成后，在每条缝线上轻轻牵引即可确认是否正确缝合了足够的 USL 组织。如果没有，则更换缝线。

每次缝合后，将带针缝线分别贴上标签，最好用贴有标签的钳子标记，然后松散地固定在同侧手术

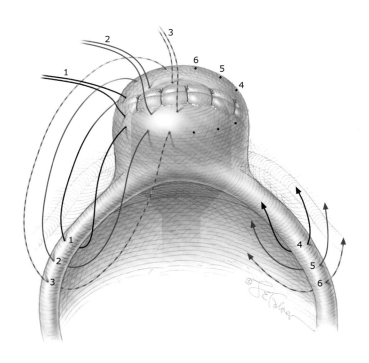

**图 45-20.1**　宫骶韧带缝合位置

单上。在另一侧重复此操作。

**❻ 子宫切除**

根据医生的偏好和术中所见，可以在子宫切除术之前或之后缝合 USL（图 45-20.2）。如果在子宫切除术之前缝合，它们将由编号的止血钳夹持而不是绑在一起。他们的针头都用外科铺巾覆盖，以避免扎伤。子宫切除术结束后缝合阴道残端。

**❼ 阴道缝线位置**

沿着阴道断端缝合 4～6 针（每条 USL 2～3 针）。将 EEA 分级器或类似的钝器放置在阴道中以进行移动。如果从患者的左侧开始，则将左侧最远端自由端的可吸收 USLS 缝线（缝线 1）穿入 Mayo 针中。然后，将针头和缝线穿过左侧端阴道前壁。另一个带针的缝线类似地穿透后壁（图 45-20.1）。每条缝线都穿透阴道壁全层，包括黏膜上皮。

接下来，将近端（永久性）USLS 缝线穿过阴道的前壁和后壁，每个

都位于先前缝线的内侧。为了降低缝线侵蚀率，永久性缝线横穿整个纤维肌壁，但不横穿阴道黏膜上皮。但是，应缝合足够厚度的纤维肌壁以防止组织撕裂，这可能会造成缝

线桥，成为肠梗阻的风险。在阴道断端的右侧重复相同的步骤。

在每侧上，最头侧的 USLS 缝线（缝线 3 或 6）固定在阴道断端最靠内。最远端的 USLS 缝线（缝线 1 或 4）固定在阴道断端最旁侧。为了更好地操作，所有完成的缝线都应放在其各自侧面的号码夹中。

此时，从最内侧的缝线（缝线 3 和 6）开始，到最外侧的缝线（缝线 1 和 4）打结。确认阴道壁接近 ULS（图 45-20.3）。这种接近和缝线的结扎顺序都可能会防止缝合桥的形成。打结后，所有缝线均用相应的编号夹固定，直到完成膀胱镜检查为止。

**❽ 膀胱镜**

为了记录输尿管通畅并排除膀胱缝线穿入或膀胱切开术，应在所有悬吊缝线打结后进行膀胱镜检查。输尿管最靠近 USL 的下部。因此，如果怀疑输尿管梗阻，首先应拆除同侧最远端的 USLS 缝线，并再次进行膀胱镜检查。如果未观察到尿

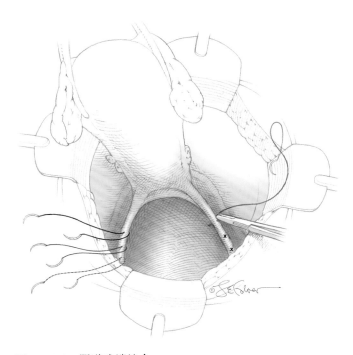

**图 45-20.2**　阴道残端缝合

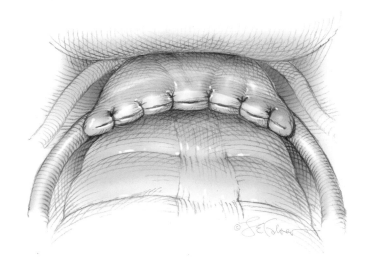

图 45-20.3 所有缝线固定

流，则拆除下一个最近的缝线，并以同样的方式依次继续直至看到尿液外排。

**⑨ 直肠检查**

执行此操作以确认阴道断端接近 USL，并排除进入直肠的缝线。

**⑩ 关闭切口**

以标准方式关闭腹部（见第四十三章）。

**⑪ 同时进行的手术**

如有必要，可在切口闭合之前进行阴道旁缺损修复或其他经腹部抗尿失禁手术。如果需要后路修复或阴道抗尿失禁手术，将在切口闭合后进行。

## 术后处理

经腹 USLS 手术后，术后护理与经腹骶骨固定术相同。

（谭　漫译　杨　欣审校）

## 45-21

# 骶棘韧带悬吊术

骶棘韧带（sacrospinous ligament，SSL）在坐骨棘和骶骨下端之间延伸，位于尾骨肉的深处，明显地增加了骨性骨盆的稳定性。通常选择将阴道穹隆固定在这个尾骨肌-骶棘韧带（coccygeus-sacrospinous ligament，C-SSL）复合体上，即骶棘韧带固定术（sacrospinous ligament fixation，SSLF），以进行阴道穹隆脱垂修复。尽管SSLF有很多改良，但最经常描述的是固定在右侧韧带，这可能是由于直肠乙状结肠位于左侧位置所致（Goldberg，2001；Kearney，2003）。

寻找SSL的手术路径也有所不同。在更传统的方法中，直肠后间隙和SSL是通过阴道后壁切开缝合进入的，并且只有阴道后壁右侧顶端附着在韧带上。或者，在"密歇根四壁改良法"中，通过顶端切口进入SSL，对SSL的解剖仍在腹膜外，并且阴道前壁和后壁都通过横跨阴道顶点的四个点直接固定在SSL上。有利的是，该技术可避免前腹膜膨出、对侧阴道壁下降以及双侧悬吊的需要（Larson，2013）。这里描述了对原始密歇根方法的一种修改（Morley，1988）。

成功率可与其他阴式阴道穹隆悬吊的成功率相当（Barber，2014；Maher，2013）。但是，SSLF与经腹骶骨固定术相比没有那么有利。但是，SSLF避免了腹部手术，并且手术时间更短，恢复更快。由于这些原因，它成为有合并症女性的首选。此外，这种方法还可以同时经阴道修复其他支持缺陷。

## 术前准备

### 患者评估

手术前，应检查患者以确定其他脱垂部位，这些部位可以同时修复。同样，排除显性或隐匿性的SUI。此外，知情同意还包括有关预防性尿失禁手术的讨论。与其他顶端悬吊术一样，如第四十五章-17节所述，在许多情况下，即使无压力性尿失禁的女性也可以从同时进行的预防性抗尿失禁手术中受益。最后，作为另一个术前步骤，有人提出，雌激素的使用增加了阴道壁的厚度，有助于术中切开和缝合。

### 知情同意

由于阴道固定，且SSLF导致侧向偏斜，因此，术后性交困难是一种术后风险。同样，在任何矫正手术后脱垂复发很常见。尽管SSLF后的阴道穹隆脱垂率低于10%，但阴道前壁脱垂率可接近30%（Barber，2009年）。这种前脱垂归因于阴道轴的后偏斜，与其他顶端悬吊相比，阴道前壁暴露于更大的腹腔内压力（Weber，2005）。尽管存在理论上的漏洞，之前引用的OPTIMAL试验还是比较了SSLF和USLS阴道的2年结局，发现复合成功率均接近60%（Barber，2014年）。这低于这些手术通常报告的70%~90%的成功率。也就是说，实际的再治疗率仍然较低，只有5%（Margulies，2010）。

对于大多数女性，SSLF伴有严重并发症的风险较低，但是可能会发生神经血管损伤。首先，在切口和暴露直肠旁间隙期间遇到的低压血管出血通常归因于分离暴露直肠旁间隙，拉钩或针头损伤静脉丛。通常可以通过直肠旁间隙压迫的持续压力来控制出血。其次，动脉出

血可继发于直肠中动脉撕脱或撕裂。如果穿刺针无意间越过SSL近端边界，则阴部内动脉和臀下动脉也将处于危险之中。最好通过血管结扎或钳夹来控制动脉出血。由于骨盆中广泛的侧支循环，髂内动脉结扎无效。

如果针退出或进入韧带近端（上）边缘，阴部神经和下方骶神经，如S3和S4，也可能受到损伤。过于靠近骶骨的缝线有损伤S4或肛提肌神经的风险（Roshanravan，2007）。即使是在推荐的SSL中下方的缝线也会使神经束缚或撕裂到肛提肌。盆底肌肉痉挛、臀部疼痛和性交困难是可能的临床表现。

此外，阴道SSLF导致神经丛损伤及随后的神经病变。如第四十五章-19节所述，在OPTIMAL试验中，有4%的SSLF病例出现持续性神经痛。因此，建议女性如果术后持续放射至大腿后部的严重臀部疼痛，则可能需要进行其他手术以松解缝线。不伴放射性或没有运动功能障碍的轻度的臀部疼痛很常见，通常会在几周内缓解，并采用镇痛药进行期待治疗。这种臀部疼痛通常是由于肛提肌的神经卡压引起的。

在其他并发症中，输尿管和直肠损伤以及肠梗阻很少见，主要是因为该手术是腹膜外操作。此外，与任何阴道穹隆悬吊术一样，可能会出现排尿和排便功能障碍。

### 患者准备

肠道准备取决于外科医生的喜好。可以指示患者在手术前一天只喝清水，并在手术当晚或早晨完成1~2次灌肠。另外，使用第三十九章列出的药物进行机械肠道准备可能是优选的。Ballard及其同事（2014）指出，这对于妇科泌尿手术没有明显的优势。与大多数阴道手术一样，由于正常的阴道菌群

可能导致术后伤口蜂窝织炎和脓肿，因此需要术前使用抗生素。表 39-6 中列出了典型的药物。此外，如表 39-8 所述，提供了预防血栓的方法。

## 术中情况

### 手术器械

可以使用各种缝合器将缝线缝合到 SSL 中，包括 Deschamps 缝合器、Miya 钩子、Capio 缝合器和腹腔镜缝合器。或者，可以使用梅奥针和长而直的驱动器针。外科医生使用 Deschamps 将缝线穿过针状支架尖端的线孔，内置的弧线和曲线有助于缝线的放置，一旦 Deschamps 尖端穿过韧带，就用神经钩取回缝线，如 Atlas 第 4 步所示。但是，该设备的缺点包括针尖相对较厚，可能很难通过韧带。可替代的一次性装置已经变得流行，特别是 Capio 缝合器，该设备比 Miya 挂钩更易于操作。而且，其设计有助于通过韧带触诊放置缝线，从而避免了广泛解剖的需要。为了暴露韧带，通常使用 Deaver 和 Breisky-Navratil 拉钩。

## 手术步骤

### ❶ 麻醉和患者定位

进行全身麻醉后，患者被置于标准的截石位。常规消毒阴道，并插入 Foley 导管。最初，将阴道置于正常的解剖位置以减少阴道穹隆脱垂。

### ❷ 阴道壁切开

在阴道脱垂的情况下，牵拉阴道穹隆并将其带到韧带的水平，以确认足够的阴道长度或切除多余的组织。严重脱垂，需要一个新的顶端部位，并且通常位于前子宫切除瘢痕的后方（Kearney，2003）。将切除多余的阴道组织。在计划的顶点处，用 Allis 夹夹住菱形的四个点，向内引导，并单独放置在 SSL 上。这样可确保固定张力并纠正阴道前壁和后壁的多余部分。这些点包括一个中线前，一个中线后和两个外侧。确定后，将这四个 Allis 夹钳中的菱形多余阴道壁切至一定深度，以到达下面的松散的腹膜前结缔组织（图 45-21.1）。如果该菱形位于先前的断端瘢痕之后，通常很容易识别腹膜，并且可能有意或无意地进入了肠疝囊。如果该菱形位于先前断端的前面，更易进入盆腔，应避免进入膀胱。

如果需要考虑缩短阴道，则在新的顶端部位进行横向切口，不切除任何组织。接下来，从该横向切口的中点向后延伸几厘米的垂直切口创建一个"T"形切口，以帮助进入直肠旁间隙（图 43-21.1，虚线）。无论采用哪种切口配置，都需要用缝线或夹子标记预期的顶点位置，以在固定过程中保持正确的方向。

在伴有阴式子宫切除术的情况下，子宫切除术完成后，用 Allis 钳钳夹阴道前壁和阴道后壁的侧边缘，并使其与 SSL 直接接触，以同样地评估过度紧张或多余的阴道组织。然后在断端穿过阴道中线后壁进行垂直切口，并向远端延伸 2 ~ 3 cm。进入阴道壁和腹膜之间的腹膜外空间。然后，如下所述进入直肠旁空间。

### ❸ 找到右侧骶棘韧带

无论是通过穹隆（密歇根四壁改良法）还是通过阴道后壁（传统方法）进入 SSL，都需要进入相同的腹膜后间隙。即依次进入直肠阴道间隙和直肠旁间隙以达到 SSL（图 45-21.2）。进入直肠阴道间隙后，用

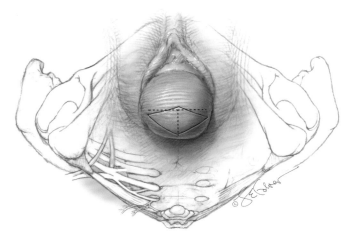

图 45-21.1　尾骨 - 骶棘韧带复合体及其周围的盆腔解剖。阴道顶点菱形或"T"形切口

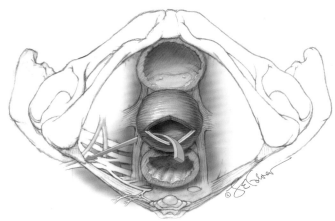

图 45-21.2　通过直肠支柱进入右直肠旁间隙

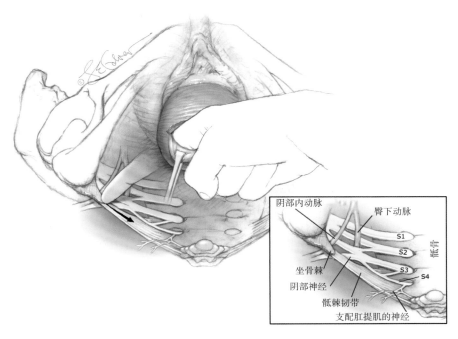

阴部内动脉　　臀下动脉

S1
S2
S3
S4

坐骨棘
阴部神经
骶棘韧带
支配肛提肌的神经

骶骨

**图 45-21.3**　解剖划定

Allis 钳在阴道上皮向上牵引，并用组织钳在腹膜上进行牵引，同时向右侧坐骨棘方向锐性或钝性分离。进入右直肠旁间隙的重要解剖结构包括直肠，直肠位于内侧并向左缩回以避免损伤；位于上腹部的血管和腹膜；位于背侧和外侧的肛提肌。要进入直肠旁空间，请按图 45-21.2 中的箭头所示对直肠支柱也称为宫骶韧带深部纤维穿孔。在严重脱垂的女性中，这种组织通常会变薄，因此更容易穿透。在某些情况下，需要使用止血钳或类似工具穿孔。进入直肠旁间隙后，触诊坐骨棘尖，示指向骶骨下侧边界内侧轻轻移动，以勾画出 C-SSL 复合体（图 45-21.3）。此步骤还可以从韧带中部钝性切除松散的结缔组织。

**❹ 拉钩定位**

用 2 ～ 3 个拉钩充分暴露 C-SSL 复合体（图 45-21.4）。我们更喜欢一个小的 Deaver 来提拉腹膜和血管的上部，一个 Breisky-Navratil 拉钩来提拉直肠的中部，另一个 Breisky-Navratil 拉钩来提拉移位肛提肌的下部，进一步暴露韧带的下部。动作轻柔，避免血管或直肠损伤。此时直肠检查的目的是排除直肠撕裂伤。在解剖和拉钩定位过程中，该区域的血管可能被撕裂，通过直接加压、电凝或结扎止血。

**❺ SSL 缝合位置**

一旦触及了 C-SSL 复合体，就将缝线缝合在坐骨棘内侧大约 2 指的宽度或 2 ～ 3 cm 处，这大致相当于 SSL 中间部分（Roshanravan，2007；Walters，2007）。缝线太靠近坐骨棘，可能会伤害阴部神经或血管。针理想的入口或出口点保持在韧带的中下部。这降低紧邻 SSL 上缘臀肌下血管、阴部或骶神经受伤的风险。

使用 Deschamps 缝合器或带有半圆半径的锥形 Mayo 针最终将 4 根缝线（两根可吸收线和两根不可吸收缝线）穿过韧带（见图 45-21.4）。首先，将两根长缝线，一根延迟吸收线（黑色）和一根不可吸收线（蓝色）穿过缝合器针眼。对于可吸收的缝线，我们选择 2-0 或 0 规格的聚二噁烷酮（PDS Ⅱ），对于不可吸收线，我们使用相似规格的聚丙烯材料。因此，对于单一的韧带穿透，有 4 种缝线可供选择，4 种延迟可吸收缝线可以使用 0 规范的聚二噁酮。

如图所示，使用 Deschamps 缝合器时，可使用神经钩取回缝线。一旦收回缝线的末端，就施加缝线牵引力以测试其锚定力。牵引过程中的牢固阻力可确保缝合正确。松

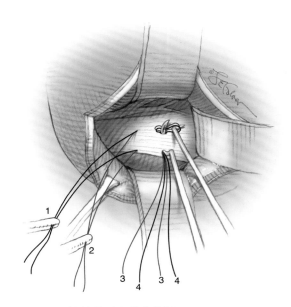

1
2
3　4　3　4

**图 45-21.4**　拉钩暴露和缝合位置

弛表示通过尾骨肌或上覆筋膜的浅表缝合,应将缝线更深地缝合进C-SSL。此时,四个缝线末端按颜色配对,并由单独编号的止血钳标记,并松散地固定在手术铺巾上。

然后,第二次进针大约在第一次进针内侧1 cm处。根据术中发现,可将进针的顺序颠倒,即将侧面缝线放在第二位。与之类似,保证足够坚固,然后将这些缝线配对并标记。最终,这两条韧带通过会形成四对缝线,随后将这些缝线缝合至阴道前壁,后壁和外侧。

适当的缝线标签(1 ~ 4)可避免缝线缠结和以后在固定位点桥接缝线。延迟吸收缝线(黑色),横向缝合在韧带上,标记为"1",将穿过阴道断端的右侧缝合。缝合韧带最内侧的延迟可吸收缝线(黑色)标记为"4",并将穿过阴道顶端的左侧缝合。缝线3和4对应于永久缝线(蓝色)。这些最终将通过断端的内侧部分缝合。

如有需要,此时行阴道前壁修补。如果进行手术,阴道前壁将用2-0或3-0规格的可吸收缝线重建至

断端水平。直肠前突通常用SSLF矫正,阴道后壁修补术常不需要。如果计划行阴道后壁中线折叠、会阴缝合或尿道中段悬吊,我们更倾向于在阴道穹隆悬吊后再完成。

### ❻ 阴道残端缝合

然后将SSL缝线沿阴道残端宽度依次固定于阴道顶点的前后纤维肌壁。先抓住缝线的两端,韧带最靠前的一端穿过梅奥针眼。然后穿过右前外侧阴道壁的全层,包括阴道黏膜上皮,在最初的顶点标记缝合处。缝线1的另一端穿过右后侧壁。随后用延迟可吸收缝线在顶点左侧重复类似步骤4(图45-21.5)。缝线的两端不被系住,而是由止血钳分别固定在两边。

然后注意永久缝线(2和3)。首先在缝线1的内侧,缝线2的末端穿过位于断端中线右侧的阴道前后壁纤维肌壁。为了降低缝线的侵蚀率,永久性缝线穿过纤维肌壁的全层,但不穿过阴道黏膜上皮。然而,应缝入足够的纤维肌壁,以防止组织撕裂,这可能会形成缝合桥

和阴道壁到韧带的不完全贴合。其次,在缝合处的内侧,缝合的两端穿过位于断端中线左侧的阴道前后壁纤维肌。

### ❼ 阴道穹隆悬吊

从缝合开始到缝合结束打结。可用不可吸收缝线。用这种方法,在阴道壁(本例中为后壁)上固定一个结(图45-21.6)。如图45-21.7所示,另一端的牵拉(前虚线)将阴道壁(后壁)拉至SSL。然而,与四壁不同,这种类型的缝针是不必要的。每条缝线都被系紧,以确保阴道壁与SSL直接贴合(图45-21.8)。这种紧密的贴合和缝合的顺序可能会防止缝合桥形成。所有缝线在打结后用相应编号的夹子夹住,直到膀胱镜检查完成。直肠检查确认阴道缝合于SSL,排除直肠损伤。

### ❽ 断端关闭

如果需要,阴道断端的其余部分可以用2-0规格的延迟可吸收缝线连续闭合。

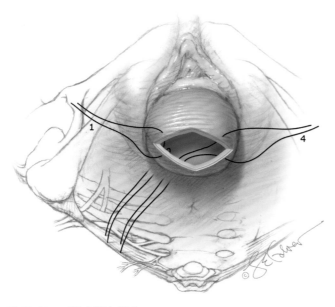

图 45-21.5　顶点横向缝合

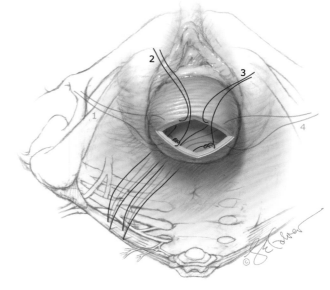

图 45-21.6　不可吸收线缝合(蓝色线)

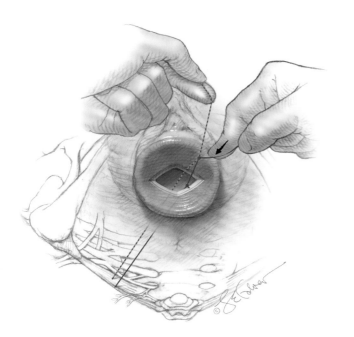

图 45-21.7　打结

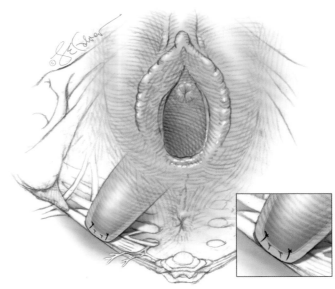

图 45-21.8　阴道顶点贴近韧带

## 术后处理

SSLF 术后的护理与阴式手术相同。术后活动一般可个体化，但性交通常延迟至术后 6 周。根据患者的病情和一般情况，可在术后第 1 天完成排尿试验。有些甚至没有进行抗尿失禁治疗的患者在阴道穹隆悬吊后仍有尿潴留。如果在出院时不能自行排空，患者可以使用导尿管出院，并在一周内随访取出。

（谭　漫译　杨　欣审校）

第六部分

## 45-22

# McCall 后穹隆成形术

后穹隆成形术用于堵塞道格拉斯窝后的无效腔，防止小肠疝入阴道壁，也就是肠膨出。因此，后穹隆成形术通常是对那些术后进一步暴露后穹隆到肠膨出的手术的补充，如耻骨后尿道固定术。然而，基于证据的研究并没有证实这些益处，目前特定的骨盆支持缺损修复的概念已经降低了后穹隆成形术的流行度。然而，这一手术与其他脱垂手术同时进行时仍然可能具有一定的价值。

其中，McCall 后穹隆成形术最常在经阴道子宫切除术中进行，以关闭无效腔，增加阴道后端支撑，并防止可能肠膨出的形成。在传统的 McCall 后穹隆成形术中，从一侧子宫骶韧带（USL）到另一侧 USL 之间缝合 2 ~ 3 行水平的内部缝线，以消除后无效腔（McCall，1957）。"内"一词指的是这些缝线完全保留在腹腔内，不穿透阴道壁。此外，一到两排可吸收的外缝线同样地穿过 USL，但它们通过阴道后壁断端。

一些修改旨在提供更好的阴道顶点支持。这些包括 Mayo/McCall 后穹隆成形术和改良 McCall 后穹隆成形术。下面描述的步骤概述了我们的方法。重要的是，如果已经有明显的阴道顶点脱垂或肠膨出，那么我们更倾向于采用阴道穹隆悬吊术，如阴道骶骨固定术、骶棘韧带悬吊术或阴道骶韧带悬吊术，因为有更多的数据支持它们的疗效。

## 术前准备

### 患者评估

McCall 后穹隆成形术通常是在阴式子宫切除术后对有肠膨出的患者或无肠膨出的患者进行预防。盆腔器官脱垂的程度决定了重建手术的计划，因此需彻底进行脱垂评估。

### 知情同意

如同任何纠正脱垂的盆底重建手术，需要讨论肠疝形成或复发的风险。此外，由于该手术涉及通过子宫骶韧带缝合，因此与子宫骶韧带悬吊术类似的风险需要指出，包括性交困难、输尿管或肠道损伤以及骶丛神经损伤。缝合侵蚀风险低。

### 患者准备

肠道准备工作将根据外科医生的偏好而有所不同，通常取决于同时进行的手术计划。抗生素和血栓预防见表 39-6 和表 39-8。

## 术中情况

### 手术步骤

#### ❶ 麻醉及患者体位

McCall 后穹隆成形术通常在全麻下进行，但在某些病例中也可采用局部硬膜外或脊髓外方法。将患者置于标准的截石位，使用腿架固定。常规消毒阴道，插入 Foley 尿管。阴道子宫切除术按第四十三章 -13 节所述完成，但阴道断端保留开口以完成后穹隆成形术。如果有症状，多余的腹膜或阴道壁可以切除。

#### ❷ 填充

阴道子宫切除术后，将一个湿纱布放入道格拉斯窝，以防止肠道或网膜的下降。

#### ❸ 子宫骶韧带和输尿管的识别

简单地说，Deaver 拉钩将膀胱向上推，温和的向上牵拉拉钩暴露远端到 USL 中部。然后在阴道后壁大约 5 点和 7 点的位置使用两个 Allis 钳，钳夹 USL 和后腹膜。轻柔向下的 Allis 钳牵引拉紧 USL，然后用对侧示指从阴道远端附着物向骶骨延伸。输尿管通常摸起来不清楚，但它们向 USL 的前外侧走形。Breisky-Navratil 拉钩在任何一边进一步暴露 USLs 都是有用的。

#### ❹ 缝合的位置

对于 McCall 的缝线，使用 2-0 规格的不可吸收线和一根 SH 带针线。对于外部的 McCall 缝线，选择类似规格的延迟吸收材料。缝合的行数由道格拉斯窝的深度、阴道断端的宽度和外科医生的选择来决定。通常，缝合 2 ~ 3 行内部缝线和 1 ~ 2 行外部缝线。

在内部缝线中，第一行缝线是这些缝线中最远端的，随后的每一行都是头侧逐步穿过道格拉斯窝。每一行一针缝入 USL。针尖刺入左侧 USL 的最内侧部分，并沿外侧 - 内侧方向移动。与其他 USL 悬吊手术一样，这些具体的方法试图将输尿管结扎的风险降到最低。此外，为了降低直肠损伤率，直肠向对侧牵拉，缝合处不要太靠内，即不要超出韧带宽度。然后带线针头穿过道格拉斯窝的腹膜或直肠浆膜和通过相反的 USL 结束。每一行距离前一行 0.5 ~ 1 cm。内部 McCall 缝线在缝合外部 McCall 缝线后进行标记、固定和结扎。

沿着这些内部缝线，第一个外缝线穿过阴道后壁的全层，并合并后腹膜和 USL（图 45-22.1）。从左至右渐进性进入，依次通过直肠浆膜到达对面的子宫骶韧带（图45-22.2）。最后，缝合进入对侧的子宫骶韧带，穿过后腹膜，穿过阴道全层后再次进入阴道。

**❺ 打结**

先把内部缝线结扎起来。这些缝线从最近端开始依次打结，并向尾端进展。然后把外部缝线结扎起来，依旧从头侧开始。

**❻ 直肠检查**

直肠指诊以排除缝线进入直肠。

**❼ 膀胱镜检查**

是在所有 McCall 后穹隆成形缝线打结后进行，确保输尿管通畅性并排除膀胱缝线或膀胱损伤。

**❽ 阴道残端闭**

McCall 后穹隆成形完成后，阴道子宫切除术的其余步骤将按照第四十三章-13 节的描述进行。

## 术后处理

阴道子宫切除术和 McCall 后穹隆成形术后，术后的护理与阴式手术相同。一般来说，活动时间个性化选择，尽管性交通常推迟到术后 6 周。与其他子宫骶韧带悬吊术一样，患者在出院前要进行下肢神经病变的筛查。缝线侵蚀导致的肉芽组织可能是一种短期或长期的并发症，其处理方法如第四十五章 -17 节所述。

（谭　漫译　杨　欣审校）

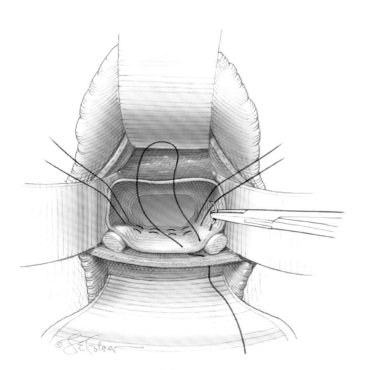

**图 45-22.1**　子宫骶韧带缝线位置

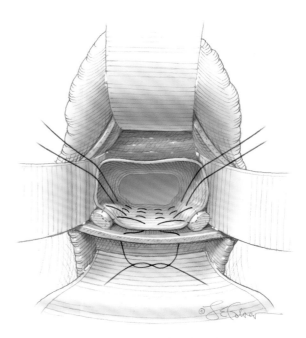

**图 45-22.2**　缝合重新进入阴道内并固定

## 45-23

# 经腹后穹隆成形术

后穹隆成形术包括 Moschcowitz 手术和 Halban 手术。与其他后穹隆成形手术一样，其目的是为了防止肠疝的发生。然而，以证据为基础的研究并没有证实这些益处，而且后穹隆成形术的使用程度已经普遍下降。然而，这一手术与其他脱垂手术同时进行时可能仍具有一定价值。

Halban 或 Moschcowitz 术式的选择取决于术者的偏好和并发的腹部或阴道疾病。不可吸收线通常用于闭合道格拉斯窝，不同的缝合方向会导致不同的操作步骤。目前还没有试验将这些技术的疗效进行比较。

## 术前准备

### 患者评估

后穹隆成形术通常与其他脱垂手术一起进行。因此，术前应进行彻底的盆腔器官脱垂评估，并在计划手术时考虑所有脱垂部位。与其他脱垂手术一样，术前应评估患者是否存在显性或隐匿性尿失禁。

### 知情同意

对于纠正脱垂的盆底重建手术，应讨论经腹后穹隆成形术后肠疝复发的风险。此外，还包括输尿管和肠道损伤的风险。在 Halban 和 Moschcowitz 后穹隆成形术中，直肠乙状结肠被折叠到阴道后壁。因此，有报道指出手术会有排便功能障碍和后续结肠镜检查的技术困难，在将来的手术中，也可能会遇到此部位粘连和分离困难。

### 患者准备

肠道准备因外科医生的喜好而不同。患者术前一天只能喝流食，术前一晚或手术当天上午灌肠一次或两次。也可以选择第三十九章所描述的机械性肠道准备。抗生素和血栓预防见表 39-6 和表 39-8。

## 术中情况

### 手术步骤

#### ❶ 麻醉及患者体位

腹部手术一般在全身麻醉下进行。患者的体位同 ASC。在全身麻醉后，患者取低位截石位，大腿平行于地面，双腿用腿架固定。常规消毒阴道和腹部，插入 Foley 尿管。

#### ❷ 手术切口

腹部横切或纵切口均可用于后穹隆成形术。切口的选择取决于同时进行的手术。放置一个腹部拉钩，同时进行子宫切除和穹隆悬吊等手术。

#### ❸ 特殊注意事项

最初的步骤结束后，将道格拉斯窝暴露出来，并选择缝线的位置。此外，断端吻合器可放置在阴道或直肠内，以确定道格拉斯窝的边界，并允许正确的缝线位置。在手术前，再次确认两个输尿管的走形。

既往这些手术主要是缝合腹膜和浆膜表面。然而，目前认为更有效的方法是将阴道肌层和直肠乙状结肠缝合，但避免进入肠腔和阴道腔。此外，相邻的乙状结肠 - 直肠静脉应受到保护，以避免血肿。如果出血，多数情况下可直接压迫血管止血。

#### ❹ Halban 后穹隆成形术

几排 2-0 的永久性缝线纵向穿过直肠乙状结肠的浆膜和肌层（图 45-23.1），行距大约为 1 cm。然后，同样的缝线穿过道格拉斯窝的腹膜，

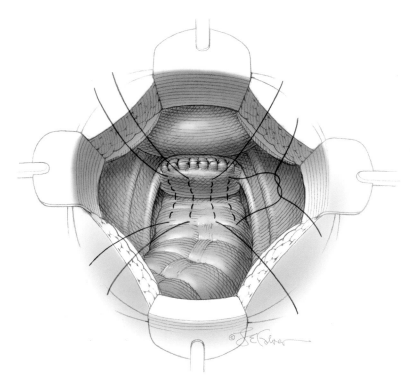

图 45-23.1　Halban 后穹隆成形术

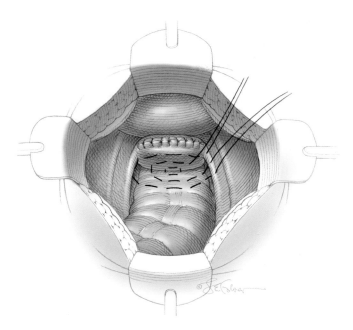

**图 45-23.2**　Moschcowitz 后穹隆成形术

向上到达阴道后壁的顶点。尽可能不留死腔，但为了避免输尿管损伤，缝合位置避开子宫骶韧带外侧。

**❺ Moschcowitz 后穹隆成形术**

同轴的 2-0 永久性缝线被放置在从道格拉斯窝的底部开始向上直到阴道顶点的水平（图 45-23.2）。在放置过程中，缝线穿过阴道后壁，然后穿过右侧的子宫骶韧带、直肠乙状结肠肌层，最后穿过左侧的子宫骶韧带。所需要的同心环的数目取决于道格拉斯窝的深度，通常 3～4 个环即可。间隔的位置是 1～

2 cm 的距离。与 Halban 手术一样，为了减少输尿管扭曲，每个缝合环应仅缝合子宫骶韧带的内侧。

**❻ 直肠检查**

这是为了排除缝线进入直肠。

**❼ 膀胱镜检查**

膀胱镜检查是在所有的后穹隆成形术缝线打结后，以确定输尿管通畅。

**❽ 切口关闭**

腹部切口关闭，如第四十三章所述。

## 术后处理

在后穹隆成形术之后，术后的护理同其他腹部手术相同。住院治疗一般为 1～3 天，肠功能恢复正常通常是这一过程的主要内容。术后活动一般可个体化，但性交通常延迟至 6 周后。

（谭　漫译　杨　欣审校）

## 45-24

# 阴道闭合术

盆腔脏器脱垂手术大致可分为重建性手术和封闭性手术。阴道闭合术，也称阴道切除术，是一种封闭性手术，用于重度盆腔脏器脱垂。为了矫正脱垂，所有闭塞性手术都要关闭阴道，因此只有那些有症状的女性，不希望保留阴道解剖或性交功能，或者医学上不适合做重建手术的患者，适合行阴道封闭术。具体来说，这种手术可以在全身麻醉、区域麻醉或局部麻醉下迅速进行。

两种主要的闭塞性手术是部分闭合术和完全闭合术。部分闭合手术，也叫做Lefort阴道切除术，从阴道前壁和后壁分离出阴道上皮的

中央矩形部分，剥去的纤维肌层被拼接缝合在一起。这样可以有效地将脱垂提升回盆腔，并封闭阴道。其余的外侧上皮条形成生殖道液体流出的两侧引流道。因此，这种手术对于有子宫或没有子宫的妇女适重合（图45-24.1）。

相比之下，阴道完全闭合则是切除全部阴道上皮。引流道缺乏，因此，它通常用于全子宫切除术后穹隆脱垂。如果子宫存在，则在完全阴道切除术之前同时进行阴道全子宫切除术以及腹膜和阴道口闭合术。封闭性手术是有效的，成功率在91%到100%之间（Abassy，2010；Fitzgerald，2006；Weber，2005）。然而，成功率高被解释为患者预期寿命较短，活动水平有限和不同的结果定义。阴道闭合后的解剖成功可能是由于阴道组织缝合在一起形成了一个支架。一些评估症状改善的研究也发现，患者的满意度和功能改善率较高，

性功能丧失后悔率较低（Barber，2007；Fitzgerald，2008；Gutman，2009；Hullfish，2007）。

闭合术后常发生压力性尿失禁。此外，高度会阴缝合或肛提肌缝合可以缩小生殖器裂孔，并可能降低复发性脱垂的风险。同时进行子宫切除术可以减少子宫内膜癌或宫颈癌，以及术后血肿或子宫积脓的风险。然而，子宫切除术导致患者的失血量增多，输血风险增加，手术时间延长。此外，无论子宫是否切除，阴道闭合术后的支持成功率是相似的（Abassy，2010；Fitzgerald，2006；Weber，2005）。因此，子宫切除术是根据妇女的一般健康状况、手术目标和生殖道疾病的共病风险来选择的。

## 术前准备

### 患者评估

因为在进行阴道闭合手术后无法再对宫颈和宫腔进行检查，所以在手术之前应排除癌前病变。具体来说，在手术前记录正常的宫颈癌筛查结果，并建议用内膜活检或超声检查子宫内膜。在手术前应明确脱垂的程度。重要的是，阴道壁远端支持良好的女性阴道闭合是困难的。严重脱垂的女性通常不会表现出压力性尿失禁，因为尿道被脱垂器官压迫。然而，随着脱垂的修复，许多隐性尿失禁症状出现。因此在脱垂复位的情况下进行咳嗽压力测试或尿路动力学检查用来发现隐秘性尿失禁。评估尿液分析和残余尿量。对于有自主性或隐性尿失禁的患者，推荐进行抗尿失禁手术。然而，即使没有特殊，预防性的抗尿失禁手术可以防止术后的尿失禁。尽管如此，还是要权衡额外手术的好处和尿潴留的潜在风险。对于压

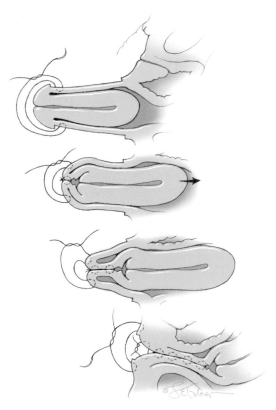

图 45-24.1　连续缝合后的脱垂矫正

力性尿失禁，尿道悬吊或者尿道周围注射是合适的选择。

最后，严重的脱垂的妇女经常有一定程度的输尿管扭转和梗阻。因此，术前肾盂造影，CT 尿路造影，或肾超声可以确定或排除输尿管梗阻。或者术前、术中膀胱镜检查可以用于观察输尿管的通畅情况。已知的先前存在的梗阻将有助于解释膀胱镜检查结果。同时，对于已知的输尿管梗阻，术前放置支架可能有助于术中对输尿管的鉴别。理想情况下阴道闭合可以松解扭曲的输尿管，这可以在术中膀胱镜检查时记录下来。

### 知情同意

患者考虑此手术必须充分意识到，未来不可能阴道性交的事实。因此，理想地的是患者的伴侣应包含在决定和同意手术中。首先，和其他脱垂手术一样，我们讨论了脱垂复发的风险，尽管这种风险在阴道闭合术后是很低的。值得注意的是，首先，术后可能有一定比例的患者新发直肠脱垂，在一项研究中，有报道这种独特的并发症有 4% 的妇女发生 (Collins，2007)。其次，如前所述，术后可能发生尿失禁。此外，还描述了输尿管损伤。再次，在少数的情况下，宫颈或子宫恶性肿瘤的发展，可能因为 Lefort 部分阴道闭合术被延迟诊断。最后，老年与术后发病率和死亡率尤其相关，心脏、血栓、肺或脑血管事件的风险大约为 5% (Fitzgerald，2006)。

### 患者准备

是否肠道准备取决于外科医生的喜好。可以指示患者在手术当天只喝液体，并在手术前一天晚上或手术当天早上灌肠 1 ~ 2 次。或者，可以选择第三十九章所列的机械性肠道准备。如表 39-6 和表 39-8 所示，给予抗生素和血栓预防。

## 术中情况

### 麻醉和患者体位

首选全身或区域麻醉，尽管阴道切除术可以在局部麻醉下进行。患者使用靴型腿架，体位为标准膀胱截石位，做好阴道准备，并插入 Foley 导尿管。

### 手术步骤：LeFort 阴道部分闭合术

正如前面提到的 Lefort 部分阴道闭合术可以在有子宫或没有子宫的女性中进行，但下文主要概述没有子宫切除术手术史的女性的手术步骤。

#### ❶ 阴道标记

在阴道闭合术的过程描述中，近端和远端是指脱垂后的解剖关系，而不是复位后的解剖关系。首先，阴道前壁和后壁上阴道黏膜的矩形区域用手术标记物或电刀勾勒出来。这些区域的大小取决于阴道壁的长度和宽度。在前壁上，矩形的近端边缘延伸至膀胱颈的 1 ~ 2 cm 范围内。在后壁上，近端矩形边缘延伸至处女膜后环 1 ~ 3 cm 内。远端矩形的边缘延伸到颈阴道交界前后 1 ~ 2 cm 处。每个矩形的外侧边缘在两边留下大约 2 cm 宽的外侧上皮边界。这些会被做成适当口径的侧面通道，以便引流。

#### ❷ 阴道水分离

要切除矩形区域的阴道壁，可以用 50 ml 稀释止血剂彻底进行水分离。如在 60 ml 生理盐水中加入 20 U 的合成抗利尿激素。这种渗透超出了预期的切口边界。在上皮切除术中，如果没有水分离，出血可能很严重。注射前回吸，以避免血管收缩剂进入血管内。也应告知麻醉师使用加压素，因为患者在注射后血压可能会突然升高。注射部位常见阴道黏膜发白，由于血管收缩剂的血管活性作用，某些有并发症的患者可能不适合使用，病史包括心绞痛、心肌梗死、心肌病、心衰竭、未控制的高血压、偏头痛、哮喘和严重的慢性阻塞性肺疾病。

#### ❸ 阴道分离术

首先进行前部解剖标记，在前部矩形区域内的阴道壁上皮用锐性和钝性解剖分离方法，剥离下面的阴道壁纤维肌层（图 45-24.2）。在正确的平面上进行解剖，可以防止意外的膀胱或肠道损伤。一种有效的方法是将手指放在阴道壁后面，用 Metzenbaum 剪刀头进行解剖，与阴道壁上皮平行。解剖过程中的出血一般可以通过压迫和电凝来控制。有时候，如果大静脉窦被切开，需要用 2-0 号可吸收缝线 "8" 字形缝合。下一步，在阴道后壁上皮内已标记的矩形区域同样剥离纤维肌层的（图 45-24.3）。值得注意的是，有些医师倾向于首先从后方切开，以避免前壁的血液渗入手术区。

#### ❹ 阴道顶端和侧壁通道

切除这些矩形黏膜后，用 2-0 延迟可吸收缝线将穿过前面和后面的横向上皮边缘进行缝合（图 45-24.4）。这样可以有效地关闭子宫颈上方的纤维肌层，形成顶端通道。接下来，两侧的侧沟形成并与顶沟连接。这样处理之后，阴道两侧前后壁的上皮边缘近似于阴道全长（图 45-24.5）。由阴道顶端至膀胱颈水平的横切口处，将两侧的阴道切缘上下对合缝合。阴道两侧的通道可以逐步建立，两侧轮流缝合。

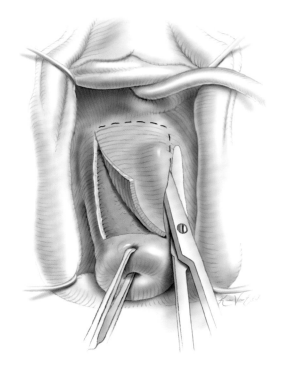

图 45-24.2 阴道前壁切口

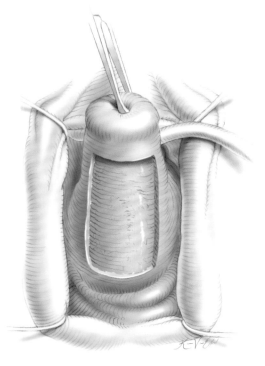

图 45-24.3 阴道后壁切口

**❺ 前后阴道壁相称**

在完成两侧的通道后，接下来子宫可以被提升到盆腔。为此，可以使用 2-0 永久或延迟可吸收缝线进行间断缝合，沿着阴道顶端宽度方向将阴道前后壁的纤维肌肉层对合（图 45-24.6）。连续的横向层缝合距离大约 1 cm，直到达近端横向切口（图 45-24.7）。这些排列形成了一个组织隔膜，提升并支撑着子宫（图 45-24.1）。

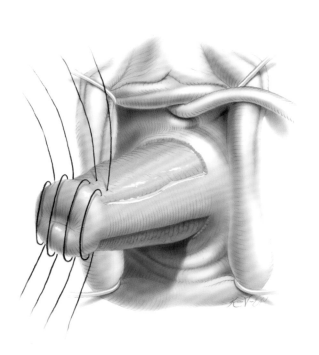

图 45-24.4 初始缝合位置

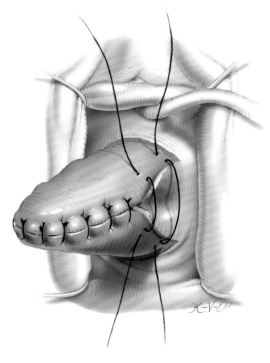

图 45-24.5 横向通道的形成

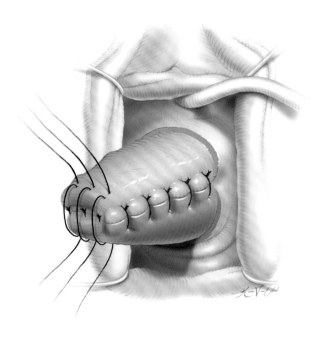

图 45-24.6　第二排缝线

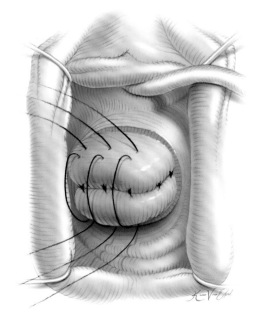

图 45-24.7　第二排缝线

❻ 膀胱镜检查

任何阴道闭合术，都要膀胱镜检查排除尿路损伤，记录输尿管通畅情况。

❼ 阴道黏膜闭合术

然后用 2-0 或 3-0 号延时可吸

收缝线连续重新缝合接近这一层（图 45-24.8）。重要的是，双侧引流通道的开口仍然通畅。

❽ 同时进行的手术

可以根据需要完成抗尿失禁失禁手术。在阴道壁关闭之前或之后可以进行会阴缝合。

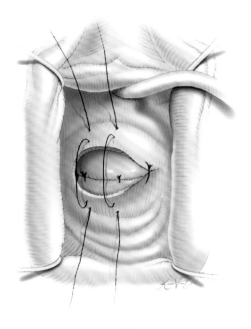

图 45-24.8　阴道黏膜封闭

## 手术步骤：完全闭合

❶ 阴道壁水分离（水垫）

阴道拉钩进行牵引，血管收缩剂可以与 Lefort 部分阴道渗透类似的方式注射。

❷ 阴道切开和解剖

解剖的边界用钢笔或电刀周边标记。当出现多余组织时，在整个脱垂的阴道上标记 3～4 个较小的矩形，有助于在解剖过程中保持方向。阴道上皮在膀胱颈远端 1～2 cm 处前方切开。最终，这个点大约在膀胱颈近端 1 cm 处。在这里进行切开可以防止在前后阴道壁合并时膀胱颈和近端尿道向下移位。另外，如果有计划的话，还可以给尿道吊带留出空间。当沿着脱垂管远端一周进行切开时，保持与处女膜环上 1～2 cm 的距离。

从阴道壁下的纤维肌层钝锐性剥离阴道上皮（图 45-24.9 和图 45-24.10）。靠近阴道上皮细胞，避免意外损伤膀胱或直肠。一旦确定了所需的平面，就可以迅速进行锐性和钝性的

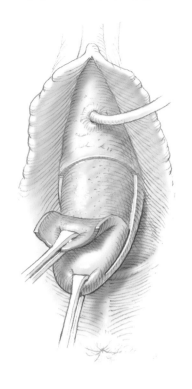

图 45-24.9　阴道前壁切口

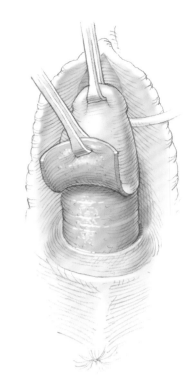

图 45-24.10　阴道后壁切口

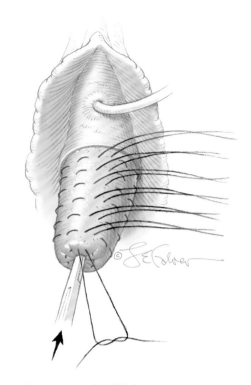

图 45-24.11　圆周缝合

解剖分离，直到整个阴道上皮被切除。一种锐性的解剖技术是将手指放在阴道壁后面，用 Metzenbaum 剪刀平行于阴道壁并靠近上皮细胞解剖。进入正确的平面后，用覆盖纱布的示指进行钝性解剖，可以迅速分离无血管的间隙。有些区域的解剖分离可能很困难。例如，在到达脱垂的阴道顶端和子宫骶韧带残留物时，可能会出现广泛的瘢痕，需要进行锐性分离。从脱垂的阴道壁上切除所有阴道上皮。

❸ 缝合位置

为了使阴道壁合拢，并抬高外翻的阴道，外科医生在阴道管周围，进行一系列环绕的荷包缝合。用 2-0 号永久或延迟可吸收缝线，缝合纤维肌层，但避免深入膀胱、输尿管或直肠（图 45-24.11）。

第一条荷包缝线距顶端大约 1 cm，用无创钳或止血钳将顶端反转（图 45-24.12）。用钳子夹住切

断的缝线尾部，第二缝线近端缝合 1 cm。止血钳尖端将阴道反转，同时将第二条缝线扎紧，再次用于标记第二条缝线。进行性的荷包缝线以相同的方式间隔 1 cm，直到达到阴道上皮切口的近端边缘。这些连续的步骤将脱垂的阴道壁的顶端伸向盆腔。根据脱垂的大小，大约需要 6 ~ 8 个缝合环来完全逆转脱垂

的阴道壁。

❹ 最后的步骤

最后的步骤和阴道切除术的步骤相似。首先进行膀胱镜检查以排除尿路损伤和记录输尿管排尿情况。然后阴道上皮用 2-0 或 3-0 延迟可吸收缝线连续缝合。这时，可同时做抗尿失禁的手术。阴道壁关闭前后

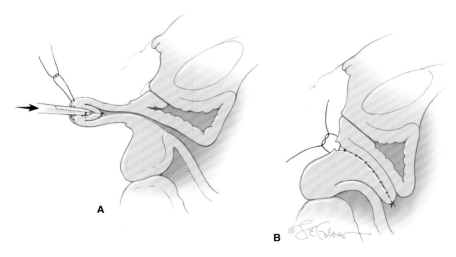

图 45-24.12　A. 固定连续缝线时，顶端对阴道套管的压力；B. 完全倒置的阴道管

可以进行会阴缝合术。

## 术后处理

考虑到这些患者通常为高龄和有并存疾病，住院治疗应谨慎对待。术后可以马上进行正常的饮食。口服止痛药通常就足够了。排尿试验是在出院前进行的，因为所有患者肛提肌缝合术或会阴缝合术术后都可能出现尿潴留。尿潴留患者可以在一周内返回接受排尿试验和拔除导管。

一般来说，阴道闭合术后恢复很快，通常不会出现并发症。术后很少出血，除非在手术部位发现瘀斑。和其他脱垂手术一样，推荐使用粪便软化剂，避免便秘以保护愈合过程中缝合的牢固性。鼓励患者恢复正常活动，但在几个月内禁止重体力工作。

（谈　诚译　杨　欣审校）

## 45-25

# 肛门括约肌成形术

肛门外括约肌和（或）肛门内括约肌损伤的修补最常见于获得性粪便失禁的患者，通常损伤的部位为肛门括约肌的腹侧。两种修补的方式可供选择——端 - 端缝合或重叠缝合。端 - 端缝合的方式产科医生最常使用，用于修复对合撕裂的括约肌断端。然而，当距离分娩一定间隔后，修补常选用重叠缝合的方式。此种方式将断裂的括约肌断端相互重叠后缝合。

对于距离分娩一段时间的病例，医生更倾向于选择重叠缝合的方式。然而，缝合方式、缝线的选择，以及是否有会阴神经病变对治疗效果的影响还不明确（Madoff，2004）。根据报道重叠缝合的方法短期的失禁治愈率高达85%（Fleshman，1991；Sitzler，1996）。然而近期的报道发现，随着术后观察时间的延长，出现了显著的失禁症状恶化（Bravo Gutierrez，2004；Zutshi，2009）。

对于分娩即刻发生的肛门括约肌损伤，没有证据证实哪种方式更优（Fitzpatrick，2000；Garcia，2005）。另外，重叠缝合方式需要更高的技巧，有更大潜在出血的风险，更长的手术时间和会阴神经病变的可能性。于是，端 - 端缝合的方式在更多随机对照试验的结果出现之前，仍然是分娩时肛门括约肌对合的标准方式。

## 术前准备

### 患者评估

即使是对于明确的肛门括约肌损伤的患者，粪失禁仍可能由很多因素导致，所以对于这样的患者而言，应进行详细的术前评估，尝试分辨可能的潜在因素。结构性胃肠道疾病的评估需要结肠镜和（或）钡剂灌肠检查。另外，结肠传输试验可以用于诊断慢传输性便秘，与排便困难可能相关。

特殊用于肛门直肠的检查，肛门内超声可以准确的诊断肛门内外括约肌的撕裂（图25-7），应在术前常规检查。除非患者表现为腹侧的肛门括约肌损伤或陈旧性Ⅳ期会阴裂伤。对于这些患者，通过临床诊断即可明确缺损的位置。

肛门测压和阴部神经传导试验可以发现生理功能异常，如神经病变。虽然以上检查可以提供更多的信息用于患者的咨询，但对于粪失禁合并肛门括约肌损伤的患者并非必需。事实上，阴部神经功能，通常通过阴部神经末梢驱动延迟检测，与括约肌成形术预后的关系尚有争议（Madoff，2004）。我们的研究发现阴部神经状态和术后长期控便功能没有相关性（Malouf，2000）。

临床医生试图通过严格控制入组患者的方式提高手术成功的比例。患者的年龄、术前直肠测压结果和阴部神经末梢功能被当做可能的预后影响因素。然而，临床研究的结果并不一致，上述指标均不能稳定的预测预后（Bravo Gutierrez，2004；Buie，2001；El-Gazzaz，2012；Gearhart，2005）。

### 知情同意

虽然很多女性在肛门括约肌成型术后，控便功能立刻改善，但修复的持久性并不好。例如，随访至3～5年，仅有约10%的女性对于固体和液体粪便达到完全的控便功能（Halverson，2002；Malouf，2000）。回顾性研究发现当随访至10年，所有肛门括约肌成型术后的患者均出现失禁（Zutshi，2009）。然而，即便是粪失禁的诊断基于证实过的问卷，这些失禁复发患者的生活质量没有下降。

虽然初次手术改善的控便功能再度恶化的原因尚不明确，但可能的影响因素包括年龄增加、瘢痕形成、因损伤或手术导致的阴部神经病变进展等（Madoff，2004）。另外，因为肌肉的静息张力会使缝合部位保持持续张力，骨骼肌的修补成功率很低。虽然术前咨询时医生会告诉患者大多数人都会通过手术获益，但事实是通常很难达到完全的控便功能，并且随时间延长效果会变差。

除了持续性的粪失禁，肛门括约肌成形术还有其他的风险。常见的严重并发症包括伤口裂开及瘘管形成。Ha和同事们（2001）报道了约12%的患者出现伤口并发症，4%的患者出现瘘管形成。另一个可能的情况是性交困难，特别是进行了肛提肌缝合的性活跃女性患者。我们认为肛提肌缝合术并非恢复解剖的手术，不建议在括约肌成形术同时进行。

### 患者准备

因为伤口并发症相关的风险较高，预防性使用抗生素可降低阴道和肛门菌群感染伤口的风险。我们使用环丙沙星和甲硝唑联合以达到广谱抑菌的效果。另外，我们经常让患者口服以上药物至术后7天，以减少伤口并发症出现（Maldonado，2014）。虽然没有报道证实机械性灌肠的益处，一些肠道准备依然是术前一天的标准处理。第三十九章的方法可供选择。抗血栓的治疗方法列于表39-8。

## 术中情况

### 手术步骤

#### ❶ 麻醉方式和患者体位

在全身麻醉或区域麻醉完成后，患者体位为标准的膀胱截石位，使用靴型腿架。对阴道和会阴进行手术消毒铺巾，留置 Foley 尿管。

#### ❷ 切口和分离

在会阴后联合和肛门之间作弓背向下的弧形切口，并在阴道后壁做中线的切口与之相连（图 45-25.1）。阴道切口的边缘用 Allis 钳提起保持张力。将阴道后壁 3～4 cm 的阴道上皮与肌纤维层和会阴体锐性分离。

继续在会阴体向两侧使用组织剪进行锐性分离。在肛门皮肤下方进行分离，直到识别出断裂的肛门外括约肌断端，通常在坐骨直肠窝中。分离肛门外括约肌周围的组织，

直到游离足够的肌肉进行无张力的重叠缝合。

在分离肛门外括约肌内侧缘与肛门黏膜下层时，小心避免损伤肛门。术者的示指可以放在患者的肛门内来提示分离的深度，助手可以提起括约肌的断端来帮助识别最佳的分离层次。当分离超过 3 点和 9 点，阴部内静脉的分支及直肠下神经可能损伤。如果预计需要向两侧进行过多的分离，端 - 端缝合更优。

中线处的瘢痕可进行切断，但不要切除。这些纤维组织可能可以增加肛提肌的力量。然而，如果瘢痕范围较大，肛门括约肌纤维可能难以分离。神经刺激器或是针状电刀可以帮助识别这些纤维，在电流刺激下会使之收缩。

#### ❸ 肛门内括约肌的缝合

肛门内括约肌提供主要的肛管静息压力，它的对合是修补的一部分。就像图 45-25.2 中所示，肛门内括约肌是光滑的、橡胶质地的、增

厚的白色薄片，在肛门外括约肌深层、肛门黏膜和黏膜下的浅层。肛门内括约肌在断裂后常向两侧收缩。

缝合肛门内括约肌，我们倾向于使用单股的延迟可吸收缝线。首先，因为肛门内外括约肌均时刻保持张力，使用延迟可吸收线对合上述肌肉可以在术后前 3 个月保证瘢痕的充分愈合。其次，使用不可吸收缝线进行肛门括约肌缝合与高的缝线暴露及伤口裂开相关（Luck，2005）。

通过连续或间断缝合，断裂的肛门内括约肌使用 3-0 或 2-0 单股延迟可吸收线如 PDS Ⅱ 缝合（图 45-25.3）。缝线之间保持约 0.5 cm 的间隔。因内括约肌的位置在外括约肌头侧几毫米，对合后的内括约肌在痔环上方。肛门内括约肌的暴露和缝合可以使用手指在直肠内指示。

在分娩后的一段时间，肛门内括约肌的损伤常与肛门外括约肌损伤一起识别，并被成组修复，如下文所示。

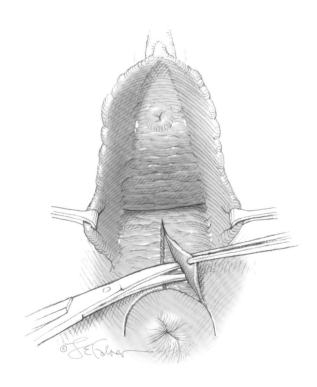

**图 45-25.1　阴道壁分离**

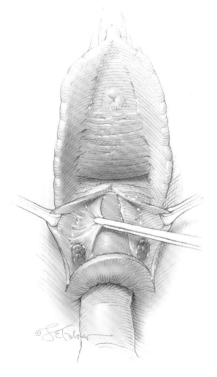

**图 45-25.2　肛门内括约肌的识别**

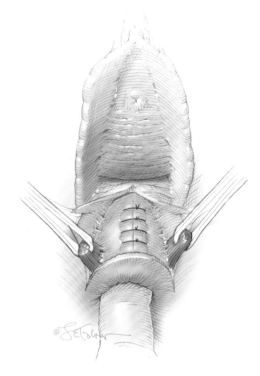

图 45-25.3　在肛门内括约肌对合后，识别并钳夹肛门外括约肌

游离端被固定在下方肌肉上。

在重叠缝合的方法中，左侧和右侧的括约肌断端均可作为上方肌肉，根据术中所见。如果肌肉缺损严重或瘢痕形成，难以充分游离肌肉，那么可以使用端 - 端缝合修补法。

**❺ 肛门外括约肌端 - 端缝合**

当手术距离分娩一定时间后，识别并用 Allis 钳提起断裂的肛门外括约肌断端和周围的瘢痕组织（图45-25.3），并牵拉至中线，使用单股延迟可吸收线，间断对合缝合 4 针（图 45-25.5）。

**❻ 会阴体重建**

肛门括约肌损伤的患者通常合并会阴体缺陷。在这些病例中，完成肛门内外括约肌的对合后，进行会阴体重建。操作过程见第四十五章 -16 节的会阴体缝合的第四步。在这一步中，识别并对合断裂的球海绵体肌和会阴浅横肌肌周围的结缔组织，使用 2-0 和 0 号可吸收线。

**❹ 肛门外括约肌重叠缝合**

肛门外括约肌或肛门内外括约肌复合体的重叠缝合由两层褥式缝合构成，使用 2-0 或 3-0 单丝延迟可吸收线。对于每一层，由头侧的一针开始，向尾侧逐步缝合。褥式缝合的第一针开始于覆盖在上方的肌肉断端超过 1 ～ 1.5 cm 处，并穿过下方肌肉的远端（图 45-25.4）。然后逆向穿过上方的肌肉完成一针。为了方便视野，第一层的线尾被提起直到第二层缝合完成。第二层缝合贯穿两层肌肉，确保上方肌肉的

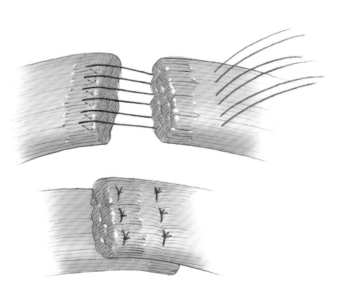

图 45-25.4　肛门括约肌重叠缝合

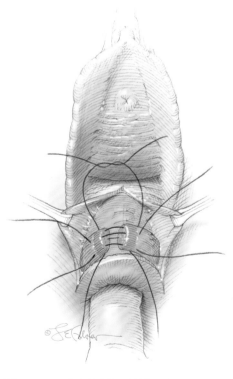

图 45-25.5　肛门括约肌端端缝合

进行缝合。处女膜水平深方的缝线同时也缝合会阴黏膜。会阴膜是在处女膜水平，为连接阴道壁和会阴体之间的组织。

### ❼ 切口缝合

在缝合切口前，切除过多的会阴皮肤和（或）阴道上皮。使用 2-0 或 3-0 可吸收线连续缝合阴道上皮和会阴皮肤，同会阴体缝合术。

## 术后处理

术后的疼痛因人而异，一些患者可以术后第二天出院，另一些需要住院更长时间。Foley 尿管在术后第一天或第二天拔除。对患者进行排尿试验，一些患者可能因疼痛、炎症及肛提肌痉挛而无法排尿。为了减少对伤口愈合的影响，我们让患者延迟几天排便。虽然没有数据支持，我们鼓励患者术后第一天禁食水。接下来让患者进轻质流食 3～4 天。当改为固体食物时，给予患者粪便软化剂，并持续 6 周。不建议服用增加粪便容积的食物和药物，因为可能增加伤口裂开的可能。局部伤口护理包括排尿和排便后的肥皂水冲洗。鼓励患者行走，但性生活和体力劳动延迟至术后 8 周。通常在术后 4 周进行第一次随访。

（谈　诚译　杨　欣审校）

## 45-26

# 阴道直肠瘘修补术

妇科医生一般遇到的阴道直肠瘘（rectovaginal fistulas，RVFs）多为产科的并发症，出现在阴道的下1/3，处女膜缘上方。这些"低位"阴道直肠瘘的处理与肛门外括约肌的情况有很大关系，但一般由经阴道手术或经直肠手术完成。"中位"阴道直肠瘘通常发生在阴道的中间1/3，也常因产科损伤相关。这种瘘通常可以通过经阴道或经直肠的无张力分层缝合修复。"高位"阴道直肠瘘出现在宫颈或阴道顶端，常出现在子宫切除术或放射治疗后，通常经腹修补。

在分娩过程中或分娩后短期内发现的瘘适合即刻修补。然而，当出现炎症、感染、硬结的时候，不应即刻修补。另外，与放疗相关的瘘或者复发的瘘，因为组织血供较差，通常需要移植血管瓣。

瘘修补的结局与潜在的病因和修补相关。产科裂伤导致的瘘，修补的成功率在78% ~ 100%（Khanduja，1999；Tsang，1998）。然而，使用会阴直肠切开术进行修补的瘘，成功率为74%，而使用直肠前移皮瓣进行治疗的成功率仅为40% ~ 50%（Mizrahi，2002；Sonoda，2002）。因放射治疗、肿瘤和炎症性肠病导致的瘘更难成功修补。总的来说，初次修补的成功率是最高的（Lowry，1988）。

## 术前准备

### 患者评估

正如第二十五章所述，全面评估患者的情况，了解可能的病因，描述瘘管的全程走行是必要的。除非阴道直肠瘘明显由产科损伤导致，应进行瘘管的活检除外恶性病变及炎性病变。当怀疑炎症性肠病、恶性病变或胃肠道感染时，应进行直肠镜和结肠镜检查。当对瘘的病因、复杂程度及数量有疑问时，应进行影像学检查。有时，针孔样的瘘管不易识别时，应在麻醉下使用泪管导管探针进行识别。当合并粪便失禁时，应进行评估，因为可能与肛门括约肌损伤相关，或者其他病因，可能在瘘修补后持续存在。

### 知情同意

阴道直肠瘘修补后的特殊风险包括瘘复发、性交困难和阴道变窄变短。如果术中损伤了肛门括约肌如会阴直肠切开术，术后可能出现粪便失禁。术前合并括约肌损伤而没有识别也可能导致术后出现粪便失禁。

### 术前准备

在术前应进行严格的肠道准备，排出直肠内的所有粪便。在术前一天进行机械性肠道准备，可选的方案见第三十九章。如果在手术开始时仍发现直肠内存在粪便，需要使用导管和聚维酮碘进行直肠冲洗。在术中可以给予预防性抗生素，但在没有证据推荐在术前一天使用。我们使用环丙沙星和甲硝唑来进行广谱的覆盖。另外，抗血栓治疗的选择见表 39-8 所示。

## 术中情况

### 手术步骤

#### ❶ 麻醉方式和患者体位

阴道直肠瘘修补是典型的住院手术，在全身麻醉或区域麻醉下进行。患者体位为标准的膀胱截石位，使用靴型腿架。对阴道进行手术消毒，留置 Foley 尿管。

#### ❷ 识别瘘管

通过探针或扩宫棒识别瘘管的全程，小的瘘管可以通过扩张识别走行。

#### ❸ 阴道切口

对于与肛门外括约肌无关的低位和中位阴道直肠瘘，对瘘的周围阴道上皮进行环状切除（图 45-26.1）。切除范围要足够大以保证瘘管切除，松解周围的组织以保证缝合后没有过大的张力。要记住瘘修补的重要原则是无张力，多层缝合和严密的止血。接下来完整切除瘘管（图 45-26.3）。这将导致一个比瘘管更大的直肠或肛门创面。

#### ❹ 直肠壁的缝合

使用 3-0 延迟可吸收线，在肛门黏膜缺损的边缘使用连续缝合或间断缝合进行对合。两针之间的距离不应超过 5 mm（图 45-26.4）。虽然可吸收线可以进入直肠腔，我们更倾向于缝合周围的黏膜下组织，而不穿透直肠。使用相同的方法对周围的结缔组织进行额外的 1 ~ 2 层的缝合加固黏膜下的缝合。如果肛门外括约肌没有受累而是内括约肌受累，以上的加固缝合可以挂在内括约肌的边缘。这一步可以很好的减少术后肛门失禁的风险。

另外，对于特别小的阴道直肠瘘，可以在切除瘘管的边缘外几毫米进行荷包缝合关闭直肠的瘘口。在收紧缝线的过程中，将直肠黏膜向直肠方向内翻。之后再用前面的方法对缝合进行加固。

#### ❺ 缝合阴道肌纤维层

使用 2-0 延迟可吸收线进行连

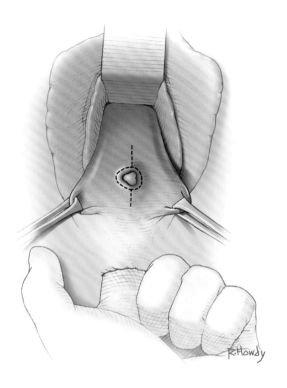

图 45-26.1　阴道切口

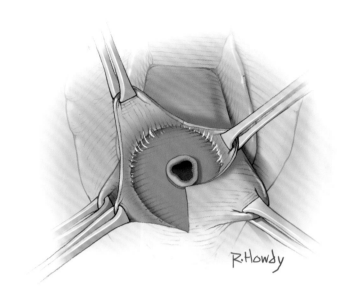

图 45-26.2　松解阴道黏膜的周围

续缝合或间断缝合对合阴道的肌纤维层（图 45-26.5）。如果可能，进行双层缝合可以让切口的张力最小，以达到最好的加固效果。对于肛门阴道瘘，上述的缝合同时对合会阴体的组织。

　　如果瘘管累及肛门外括约肌，可以选择行会阴直肠切开术，将瘘转化为Ⅳ度会阴裂伤。在切开瘘管和松解周围组织后，会阴直肠切开术的缝合过程与产科Ⅳ度裂伤相似。简单来说，使用 3-0 可吸收线连续或间断缝合对合肛门黏膜下组织。

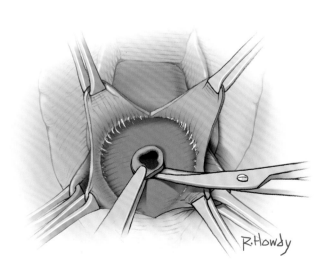

图 45-26.3　瘘管切除

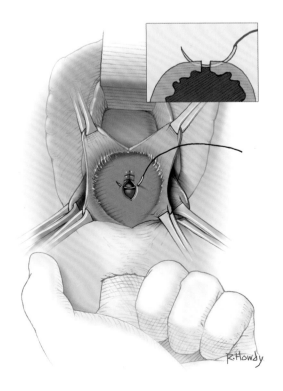

图 45-26.4　直肠壁的缝合

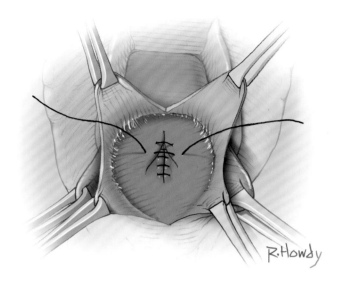

**图 45-26.5** 缝合阴道肌纤维层

修复肛门内外括约肌、会阴体，就像括约肌成形术一样。

**❻ 球海绵体肌脂肪垫移植**

对于瘘管周围组织缺乏血供和纤维化严重的病例，可以游离部分球海绵体肌脂肪垫置于阴道肌纤维层和上皮之间。

**❼ 阴道壁缝合**

修剪过多的阴道黏膜，使用3-0可吸收线或延迟可吸收线连续缝合阴道黏膜。

## 术后处理

术后就可以恢复正常的活动。性交应暂停6周或至阴道伤口完全愈合。为减少术后伤口的损伤，患者的饮食管理同肛门括约肌成形术。

（谈 诚译 杨 欣审校）

# 参考文献

Abassy S, Kenton K: Obliterative procedures for pelvic organ prolapse. Clin Obstet Gynecol 53: 86, 2010

Abernathy M, Vasquez E, Kenton K, et al: Where do we place the sacrocolpopexy stitch: an MRI investigation. Female Pelvic Med Reconstr Surg 18:s74, 2012

Albo ME, Richter HE, Brubaker L, et al: Burch colposuspension versus fascial sling to reduce urinary stress incontinence. N Engl J Med 356:2143, 2007

Alcalay M, Monga A, Stanton SL: Burch colposuspension: a 10–20 year follow up. BJOG 102: 740, 1995

Altman D, Väyrynen T, Engh ME, et al: Anterior colporrhaphy versus transvaginal mesh for pelvic-organ prolapse. N Engl J Med 364(19): 1826, 2011

American College of Obstetricians and Gynecologists: Antibiotic prophylaxis for gynecologic procedures. Practice Bulletin No. 104, May 2009, Reaffirmed 2014

American College of Obstetricians and Gynecologists: Vaginal placement of synthetic mesh for pelvic organ prolapse. Committee Opinion No. 513, December 2011

American Urogynecologic Society: Indigo carmine shortage. AUGS Guidelines Development Committee, Washington, 2014a

American Urogynecologic Society: Position Statement on Restriction of Surgical Options for Pelvic Floor Disorders. Washington, 2013

American Urogynecologic Society; Society of Urodynamics, Female Pelvic Medicine and Urogenital Reconstruction: Position statement on mesh midurethral slings for stress urinary incontinence. Washington, 2014b

Anger JT, Mueller ER, Tarnay C, et al: Robotic compared with laparoscopic sacrocolpopexy: a randomized controlled trial. Obstet Gynecol 123(1):5, 2014

Ankardal M, Ekerydh A, Crafoord K, et al: A randomised trial comparing open Burch colposuspension using sutures with laparoscopic colposuspension using mesh and staples in women with stress urinary incontinence. BJOG 111:974, 2004

Antosh DD, Gutman RE: Diagnosis and management of female urethral diverticulum. Female Pelvic Med Reconstr Surg 17(6):264, 2011

Bai SW, Kim BJ, Kim SK, et al: Comparison of outcomes between Burch colposuspension with and without concomitant abdominal hysterectomy. Yonsei Med J 45:665, 2004

Balgobin S, Fitzwater JL, White AB, et al: Effect of mesh width on vaginal apical support after abdominal sacrocolpopexy. Female Pelvic Med Reconstr Surg 17:S9, 2011

Balgobin S, Good MM, Dillon SJ, et al: Lowest colpopexy sacral fixation point alters vaginal axis and cul-de-sac depth. Am J Obstet Gynecol 208(6):488.e1, 2013

Ballard AC, Parker-Autry CY, Markland AD, et al: Bowel preparation before vaginal prolapse surgery: a randomized controlled trial. Obstet Gynecol 123(2 Pt 1):232, 2014

Barber MD, Amundsen CL, Paraiso MF, et al: Quality of life after surgery for genital prolapse in elderly women: obliterative and reconstructive surgery. Int Urogynecol J Pelvic Floor Dysfunct 18(7):799, 2007

Barber MD, Brubaker L, Burgio KL, et al: Comparison of 2 transvaginal surgical approaches and perioperative behavioral therapy for apical vaginal prolapse: the OPTIMAL randomized trial. JAMA 311(10):1023, 2014

Barber MD, Brubaker L, Menefee S, et al: Operations and pelvic muscle training in the management of apical support loss (OPTIMAL) trial: design and methods. Contemp Clin Trials 30: 178, 2009

Barber MD, Visco AG, Weidner AC, et al: Bilateral uterosacral ligament vaginal vault suspension with site-specific endopelvic fascia defect repair for treatment of pelvic organ prolapse. Am J Obstet Gynecol 183:1402, 2000

Beer M, Kuhn A: Surgical techniques for vault prolapse: a review of the literature. Eur J Obstet Gynecol Reprod Biol 119:144, 2005

Bent AE, Foote J, Siegel S, et al: Collagen implant for treating stress urinary incontinence in women with urethral hypermobility. J Urol 166:1354, 2001

Blaivas JG, Heritz DM, Romanzi LJ: Early versus late repair of vesicovaginal fistulas: vaginal and abdominal approaches. J Urol 153(4):1110, 1995

Borstad E, Rud T: The risk of developing urinary stress-incontinence after vaginal repair in continent women: a clinical and urodynamic follow-up study. Acta Obstet Gynaecol Scand 68:545, 1989

Bravo Gutierrez A, Madoff RD, Lowry AC, et al: Long-term results of anterior sphincteroplasty. Dis Colon Rectum 47:727, 2004

Brincat CA, Larson KA, Fenner DE: Anterior vaginal wall prolapse: assessment and treatment. Clin Obstet Gynecol 53(1):51, 2010

Brubaker L, Cundiff GW, Fine P, et al: Abdominal sacrocolpopexy with Burch colposuspension to reduce urinary stress incontinence. N Engl J Med 354:1557, 2006

Brubaker L, Nygaard I, Richter HE, et al: Two-year outcomes after sacrocolpopexy with and without Burch to prevent urinary stress incontinence. Obstet Gynecol 112(1):49, 2008

Buie WD, Lowry AC, Rothenberger DA, et al: Clinical rather than laboratory assessment predicts continence after anterior sphincteroplasty. Dis Colon Rectum 44:1255, 2001

Carey M, Goh J, Rosamilia A, et al: Laparoscopic versus open Burch colposuspension: a randomised controlled trial. BJOG 113:999, 2006

Chaikin DC, Groutz A, Blaivas JG: Predicting the need for anti-incontinence surgery in continent women undergoing repair of severe urogenital prolapse. J Urol 163:531, 2000

Chmielewski L, Walters MD, Weber AM, et al. Reanalysis of a randomized trial of 3 techniques of anterior colporrhaphy using clinically relevant definitions of success. Am J Obstet Gynecol 205:69.e1, 2011

Chrouser KL, Fick F, Goel A, et al: Carbon coated zirconium beads in β-glucan gel and bovine glutaraldehyde cross-linked collagen injections for intrinsic sphincter deficiency: continence and satisfaction after extended follow-up. J Urol 171:1152, 2004

Cohen BL, Tunuguntla HS, Gousse A: Predictors of success for first stage neuromodulation: motor versus sensory response. J Urol 175:2178, 2006

Collins SA, Jelovsek JE, Chen CC, et al: De novo rectal prolapse after obliterative and reconstructive vaginal surgery for urogenital prolapse. Am J Obstet Gynecol 197(1):84e1, 2007

Corcos J, Collet JP, Shapiro S, et al: Multicenter randomized clinical trial comparing surgery and collagen injections for treatment of female stress urinary incontinence. Urology 65:898, 2005

Corcos J, Fournier C: Periurethral collagen injection for the treatment of female stress urinary incontinence: 4-year follow-up results. Urology 54:815, 1999

Culligan PJ, Blackwell L, Goldsmith LJ, et al: A randomized controlled trial comparing fascia lata and synthetic mesh for sacral colpopexy. Obstet Gynecol 106:29, 2005

Culligan PJ, Murphy M, Blackwell L, et al: Long-term success of abdominal sacral colpopexy using synthetic mesh. Am J Obstet Gynecol 187:1473, 2002

Cundiff GW, Harris RL, Coates K, et al: Abdominal sacral colpoperineopexy: a new approach for correction of posterior compartment defects and perineal descent associated with vaginal vault prolapse. Am J Obstet Gynecol 177(6):1345, 1997

Dean NM, Ellis G, Wilson PD, et al: Laparoscopic colposuspension for urinary incontinence in women. Cochrane Database Syst Rev 3:CD002239, 2006

Debodinance P: Trans-obturator urethral sling for the surgical correction of female stress urinary incontinence: outside-in (Monarc) versus inside-out (TVT-O). Are the two ways reassuring? Eur J Obstet Gynecol Reprod Biol 133(2):232, 2007

deGroat WC: Changes in the organization of the micturition reflex pathway of the cat after transection of the spinal cord. Exp Neurol 71:22, 1981

Demirci F, Petri E: Perioperative complications of Burch colposuspension. Int Urogynecol J 11:170, 2000

Demirci F, Yucel O, Eren S, et al: Long-term results of Burch colposuspension. Gynecol Obstet Invest 51:243, 2001

Drewes PG, Marinis SI, Schaffer JI, et al: Vascular anatomy over the superior pubic rami in female cadavers. Am J Obstet Gynecol 193(6):2165, 2005

Dunn TS, Figge J, Wolf D: A comparison of outcomes of transurethral versus suprapubic catheterization after Burch cystourethropexy. Int Urogynecol J 16:60, 2005

El-Gazzaz G, Zutshi M, Hannaway C, et al: Overlapping sphincter repair: does age matter? Dis Colon Rectum 55:256, 2012

Faerber GJ, Belville WD, Ohl DA, et al: Comparison of transurethral versus periurethral collagen injection in women with intrinsic sphincter deficiency. Tech Urol 4:124, 1998

Fitzgerald MP, Richter HE, Bradley CS, et al: Pelvic support, pelvic symptoms, and patient satisfaction after colpocleisis. Int Urogynecol J Pelvic Floor Dysfunct 19(12):1603, 2008

Fitzgerald MP, Richter HE, Siddique S, et al: Colpocleisis: a review. Int Urogynecol J 17:261, 2006

Fitzpatrick M, Behan M, O'Connell PR, et al: A randomized clinical trial comparing primary overlap with approximation repair of third-degree obstetric tears. Am J Obstet Gynecol 183(5): 1220, 2000

Fleshman JW, Peters WR, Shemesh EI, et al: Anal sphincter reconstruction: anterior overlapping muscle repair. Dis Colon Rectum 34(9):739, 1991

Food and Drug Administration: UPDATE on serious complications associated with transvaginal placement of surgical mesh for pelvic organ prolapse: FDA safety communication. 2011. Available at: http://www.fda.gov/MedicalDevices/Safety/AlertsandNotices/ucm262435.htm. Accessed October 18, 2014

Francis WJ, Jeffcoate TN: Dyspareunia following vaginal operations. J Obstet Gynaecol Br Commonw 68:1, 1961

Freeman RM, Pantazis K, Thomson A, et al: A randomised controlled trial of abdominal versus laparoscopic sacrocolpopexy for the treatment of post-hysterectomy vaginal vault prolapse: LAS study. Int Urogynecol J 24(3):377, 2013

Galloway NT, Davies N, Stephenson TP: The complications of colposuspension. Br J Urol 60:122, 1987

Gandhi S, Goldberg RP, Kwon C, et al: A prospective, randomized trial using solvent dehydrated fascia lata for the prevention of recurrent anterior vaginal wall prolapse. Am J Obstet Gynecol 192:1649, 2005

Garcia V, Rogers RG, Kim SS, et al: Primary repair of obstetric anal sphincter laceration: a randomized trial of two surgical techniques. Am J Obstet Gynecol 192(5):1697, 2005

Gearhart S, Hull T, Floruta C, et al: Anal manometric parameters: predictors of outcome following anal sphincter repair? J Gastrointest Surg 9:115, 2005

Geis K, Dietl J: Ilioinguinal nerve entrapment after tension-free vaginal tape (TVT) procedure. Int Urogynecol J Pelvic Floor Dysfunct 13(2):136, 2002

Goldberg RP, Tomezsko JE, Winkler HA, et al: Anterior or posterior sacrospinous vaginal vault suspension: long-term anatomic and functional evaluation. Obstet Gynecol 98(2):199, 2001

Good MM, Abele TA, Balgobin S, et al: L5-S1 discitis—can it be prevented? Obstet Gynecol 121(2 Pt 1):285, 2013a

Good MM, Abele TA, Balgobin S, et al: Vascular and ureteral anatomy relative to the midsacral promontory. Am J Obstet Gynecol 208(6):486.e1, 2013b

Gorton E, Stanton S, Monga A, et al: Periurethral collagen injection: a long-term follow-up study. Br J Urol Int 84:966, 1999

Gourcerol G, Vitton V, Leroi AM, et al: How sacral nerve stimulation works in patients with faecal incontinence. Colorectal Dis 13(8):e203, 2011

Govaert B, Melenhorst J, van Gemert WG, et al: Can sensory and/or motor reactions during percutaneous nerve evaluation predict outcome of sacral nerve modulation? Dis Colon Rectum 52:1423, 2009

Green J, Herschorn S: The contemporary role of Burch colposuspension. Curr Opin Urol 15:250, 2005

Griffis K, Evers MD, Terry CL, et al: Mesh erosion and abdominal sacrocolpopexy: a comparison of prior, total, and supracervical hysterectomy. J Pelvic Med Surg 12(1):25, 2006

Gutman RE, Bradley CS, Ye W, et al: Effects of colpocleisis on bowel symptoms among women with severe pelvic organ prolapse. Int Urogynecol J 21(4):461, 2009

Ha HT, Fleshman JW, Smith M, et al: Manometric squeeze pressure difference parallels functional outcome after overlapping sphincter reconstruction. Dis Colon Rectum 44:655, 2001

Haab F, Zimmern PE, Leach GE: Urinary stress incontinence due to intrinsic sphincteric deficiency: experience with fat and collagen periurethral injections. J Urol 157:1283, 1997

Halverson AL, Hull TL: Long-term outcome of overlapping anal sphincter repair. Dis Colon Rectum 45:345, 2002

Herschorn S, Radomski SB: Collagen injections for genuine stress urinary incontinence: patient selection and durability. Int Urogynecol J 8:18, 1997

Holmgren C, Nilsson S, Lanner L, et al: Long-term results with tension-free vaginal tape on mixed and stress urinary incontinence. Obstet Gynecol 106(1):38, 2005

Hullfish KL, Bovbjerg VE, Steers WD: Colpocleisis for pelvic organ prolapse: patient goals, quality of life, and satisfaction. Obstet Gynecol 110 (2 Pt 1):341, 2007

Ingber MS, Firoozi F, Vasavada SP, et al: Surgically corrected urethral diverticula: long-term voiding dysfunction and reoperation rates. Urology 77(1):65, 2011

Jacobs SA, Lane FL, Osann KE, et al: Randomized prospective crossover study of interstim lead wire placement with curved versus straight stylet. Neurourol Urodyn 33(5):488, 2014

Jonsson Funk M, Siddiqui NY, Pate V, et al: Sling revision/removal for mesh erosion and urinary retention: long-term risk and predictors. Am J Obstet Gynecol 208:73.e1, 2013

Judd JP, Siddiqui NY, Barnett JC, et al: Cost-minimization analysis of robotic-assisted, laparoscopic, and abdominal sacrocolpopexy. J Minim Invasive Gynecol 17(4):493, 2010

Karram M, Maher C: Surgery for posterior vaginal wall prolapse. Int Urogynecol J 24:1835, 2013

Kearney R, DeLancey JO: Selecting suspension points and excising the vagina during Michigan four-wall sacrospinous suspension. Obstet Gynecol 101(2):325, 2003

Khanduja KS, Padmanabhan A, Kerner BA, et al: Reconstruction of rectovaginal fistula with sphincter disruption by combining rectal mucosal advancement flap and anal sphincteroplasty. Dis Colon Rectum 42(11):1432, 1999

Kohli N, Walsh PM, Roat TW, et al: Mesh erosion after abdominal sacrocolpopexy. Obstet Gynecol 92:999, 1998

Kwon CH, Goldberg RP, Koduri S, et al: The use of intraoperative cystoscopy in major vaginal and urogynecologic surgeries. Am J Obstet Gynecol 187:1466, 2002

Ladwig D, Miljkovic-Petkovic L, Hewson AD: Simplified colposuspension: a 15-year follow-up. Aust N Z J Obstet Gynaecol 44:39, 2004

Lapitan MC, Cody JD: Open retropubic colposuspension for urinary incontinence in women. Cochrane Database Syst Rev 6:CD002912, 2012

Lapitan MC, Cody DJ, Grant AM: Open retropubic colposuspension for urinary incontinence in women. Cochrane Database Syst Rev 1:CD002912, 2003

Larson KA, Smith T, Berger MB, et al: Long-term patient satisfaction with Michigan four-wall sacrospinous ligament suspension for prolapse. Obstet Gynecol 122(5):967, 2013

Lee PE, Kung RC, Drutz HP: Periurethral autologous fat injection as treatment for female stress urinary incontinence: a randomized, double-blind controlled trial. J Urol 165:153, 2001

Lee U, Wolff EM, Kobashi KC: Native tissue repairs in anterior vaginal prolapse surgery: examining definitions of surgical success in the mesh era. Curr Opin Urol 22(4):265, 2012

Lightner D, Rovner E, Corcos J, et al: Randomized controlled multisite trial of injected bulking agents for women with intrinsic sphincter deficiency: mid-urethral injection of Zuidex via the Implacer versus proximal urethral injection of Contigen cystoscopically. Urology 74(4):771, 2009

Lightner DJ, Itano NB, Sweat SD, et al: Injectable agents: present and future. Curr Urol Rep 3:408, 2002

Lowder JL, Park AJ, Ellison R, et al: The role of apical vaginal support in the appearance of anterior and posterior vaginal prolapse. Obstet Gynecol 111: 152, 2008

Lowenstein L, Fitz A, Kenton K, et al: Transabdominal uterosacral suspension: outcomes and complications. Am J Obstet Gynecol 200(6):656e1, 2009

Lowry AC, Thorson AG, Rothenberger DA, et al: Repair of simple rectovaginal fistulas. Influence of previous repairs. Dis Colon Rectum 31(9):676, 1988

Luck AM, Galvin SL, Theofrastous JP: Suture erosion and wound dehiscence with permanent versus absorbable suture in reconstructive posterior vaginal surgery. Am J Obstet Gynecol 192:1626, 2005

Madoff RD: Surgical treatment options for fecal incontinence. Gastroenterology 126:S48, 2004

Maher C, Feiner B, Baessler K, et al: Surgical management of pelvic organ prolapse in women. Cochrane Database Syst Rev 4:CD004014, 2013

Maldonado PA, Good MM, McIntire DD, et al: Overlapping sphincteroplasty for cloacal defect following obstetrical injury: presenting characteristics and subjective long-term outcomes. Female Pelvic Med Reconstr Surg 20(4);Suppl:S111, 2014

Malouf AJ, Norton CS, Engel AF, et al: Long-term results of overlapping anterior anal-sphincter repair for obstetric trauma. Lancet 355:260, 2000

Margulies RU, Rogers MA, Morgan DM: Outcomes of transvaginal uterosacral ligament suspension: systematic review and metaanalysis. Am J Obstet Gynecol 202(2):124, 2010

McCall ML: Posterior culdeplasty; surgical correction of enterocele during vaginal hysterectomy; a preliminary report. Obstet Gynecol 10(6):595, 1957

McDermott CD, Hale DS: Abdominal, laparoscopic, and robotic surgery for pelvic organ prolapse. Obstet Gynecol Clin North Am 36: 585, 2009

Meltomaa SS, Haarala MA, Taalikka MO, et al: Outcome of Burch retropubic urethropexy and the effect of concomitant abdominal hysterectomy: a prospective long-term follow-up study. Int Urogynecol J 12:3, 2001

Miklos JR, Moore RD: Laparoscopic extravesical vesicovaginal fistula repair: our technique and 15-year experience. Int Urogynecol J 26(3): 441, 2015

Mizrahi N, Wexner SD, Zmora O, et al: Endorectal advancement flap: are there predictors of failure? Dis Colon Rectum 45(12):1616, 2002

Mohr S, Brandner S, Mueller MD, et al: Sexual function after vaginal and abdominal fistula repair. Am J Obstet Gynecol 211:74.e1, 2014

Monga AK, Robinson D, Stanton SL: Periurethral collagen injections for genuine stress incontinence: a 2-year follow-up. Br J Urol 76:156, 1995

Monga AK, Stanton SL: Urodynamics: prediction, outcome and analysis of mechanism for cure of stress incontinence by periurethral collagen. BJOG 104:158, 1997

Montoya TI, Luebbehusen HI, Schaffer JI, et al: Sensory neuropathy following suspension of the vaginal apex to the proximal uterosacral ligaments. Int Urogynecol J 23(12):1735, 2012

Morley GW, DeLancey JO: Sacrospinous ligament fixation for eversion of the vagina. Am J Obstet Gynecol 158:872, 1988

Nguyen JN, Jakus-Waldman SM, Walter AJ, et al: Perioperative complications and reoperations after incontinence and prolapse surgeries using prosthetic implants. Obstet Gynecol 119(3):539, 2012

Nilsson CG, Palva K, Aarnio R, et al: Seventeen years' follow-up of the tension-free vaginal tape procedure for female stress urinary incontinence. Int Urogynecol J 24(8):1265, 2013

Noblett KL, Cadish LA: Sacral nerve stimulation for the treatment of refractory voiding and bowel dysfunction. Am J Obstet Gynecol 210(2):99, 2014

Norton P, Brubaker L: Urinary incontinence in women. Lancet 367:57, 2006

Nygaard I, Brubaker L, Zyczynski HM, et al: Long-term outcomes following abdominal sacrocolpopexy for pelvic organ prolapse. JAMA 309(19): 2016, 2013

Nygaard IE, McCreery R, Brubaker L, et al: Abdominal sacrocolpopexy: a comprehensive review. Obstet Gynecol 104:805, 2004

Ockrim JL, Allen DJ, Shah PJ, et al: A tertiary experience of urethral diverticulectomy: diagnosis, imaging and surgical outcomes. BJU Int 103(11):1550, 2009

Paraiso M, Barber M, Muir T, et al: Rectocele repair: a randomized trial of three surgical techniques including graft augmentation. Am J Obstet Gynecol 195:1762, 2006

Paraiso MF, Jelovsek JE, Frick A, et al: Laparoscopic compared with robotic sacral colpopexy for vaginal prolapse. A randomised controlled trial. Obstet Gynecol 118(5):1005, 2011

Pathi SD, Rahn DD, Sailors JL, et al: Utility of clinical parameters, cystourethroscopy, and magnetic resonance imaging in the preoperative diagnosis of urethral diverticula. Int Urogynecol J 24(2):319, 2013

Peters KM, Killinger KA, Boura JA: Is sensory testing during lead placement crucial for achieving positive outcomes after sacral neuromodulation? Neurourol Urodynam 30:1489, 2011

Pilsgaard K, Mouritsen L: Follow up after repair of vaginal vault prolapse with abdominal colposacropexy. Acta Obstet Gynecol Scand 78: 66, 1999

Pshak T, Nikolavsky D, Terlecki R, et al: Is tissue interposition always necessary in transvaginal repair of benign, recurrent vesicovaginal fistulae? Urology 82(3):707, 2013

Rahn DD, Good MM, Roshanravan SM, et al: Effects of preoperative local estrogen in postmenopausal women with prolapse: a randomized trial. J Clin Endocrinol Metab 99(10): 3728, 2014

Rahn DD, Marinis SI, Schaffer JI: Anatomical path of the tension-free vaginal tape: reassessing current teachings. Am J Obstet Gynecol 195(6):1809, 2006

Rahn DD, Ward RM, Sanses TV, et al: Vaginal estrogen use in postmenopausal women with pelvic floor disorders: systematic review and practice guidelines. Int Urogynecol J 26(1):3, 2015

Rardin CR, Erekson EA, Sung VW, et al: Uterosacral colpopexy at the time of vaginal hysterectomy: comparison of laparoscopic and vaginal approaches. J Reprod Med 54(5):273, 2009

Rechberger T, Futyma K, Jankiewicz K, et al: The clinical effectiveness of retropubic (IVS-02) and transobturator (IVS-04) midurethral slings: randomized trial. Eur Urol 56:24, 2009

Rehman H, Bezerra CCB, Bruschini H, et al: Traditional suburethral sling operations for urinary incontinence in women. Cochrane Database Syst Rev 1:CD001754, 2011

Richter HE, Albo ME, Zyczynski HM, et al: Retropubic versus transobturator midurethral slings for stress incontinence. N Engl J Med 362(22):2066, 2010

Roshanravan SM, Wieslander CK, Schaffer JI, et al: Neurovascular anatomy of the greater sciatic foramen and sacrospinous ligament region in female cadavers: implications in sacrospinous ligament and iliococcygeal fascia vaginal vault suspension. Am J Obstet Gynecol 197(6):660.e1, 2007

Rovner ES: Urinary tract fistulae. In Kavoussi LR, Novick AC, Partin AW, et al (eds): Wein: Campbell-Walsh Urology, 10th ed. Philadelphia, Saunders, 2012

Schimpf MO, Rahn DD, Wheeler TL, et al: Sling surgery for stress urinary incontinence in women: a systematic review and metaanalysis. Am J Obstet Gynecol 211(1):71.e1, 2014

Schulz JA, Stanton SL, Baessler K, et al: Bulking agents for stress urinary incontinence: short-term results and complications in a randomized comparison of periurethral and transurethral injections. Int Urogynecol J Pelvic Floor Dysfunct 15:261, 2004

Shah SM, Gaunay GS: Treatment options for intrinsic sphincter deficiency. Nat Rev Urol 9(11):638, 2012

Shull BL, Bachofen C, Coates KW, et al: A transvaginal approach to repair of apical and other associated sites of pelvic organ prolapse with uterosacral ligaments. Am J Obstet Gynecol 183(6):1365, 2000

Siddiqui NY, Geller EJ, Visco AG: Symptomatic and anatomic 1-year outcomes after robotic and abdominal sacrocolpopexy. Am J Obstet Gynecol 206:435.e1, 2012

Sitzler PJ, Thomson JP: Overlap repair of damaged anal sphincter. A single surgeon's series. Dis Colon Rectum 39(12):1356, 1996

Song PH, Kim YD, Kim HT, et al: The 7-year outcome of the tension-free vaginal tape procedure for treating female stress urinary incontinence. BJU Int 104(8):1113, 2009

Sonoda T, Hull T, Piedmonte MR, et al: Outcomes of primary repair of anorectal and rectovaginal fistulas using the endorectal advancement flap. Dis Colon Rectum 45(12):1622, 2002

Steele AC, Kohli N, Karram MM: Periurethral collagen injection for stress incontinence with and without urethral hypermobility. Obstet Gynecol 95:327, 2000

Summers A, Winkel LA, Hussain HK, et al: The relationship between anterior and apical compartment support. Am J Obstet Gynecol 194:1438, 2006

Sung VW, Rardin CR, Raker CA, et al: Porcine subintestinal submucosal graft augmentation for rectocele repair: a randomized controlled trial. Obstet Gynecol 119(1):125, 2012

Tan-Kim J, Menefee SA, Luber KM, et al: Prevalence and risk factors for mesh erosion after laparoscopic-assisted sacrocolpopexy. Int Urogynecol J 22(2):205, 2011

Theofrastous, Cobb DL, Van Dyke AH, et al: A randomized trial of suprapubic versus transurethral bladder drainage after open Burch urethropexy. J Pelvic Surg 872, 2002

Tsang CB, Madoff RD, Wong WD, et al: Anal sphincter integrity and function influences outcome in rectovaginal fistula repair. Dis Colon Rectum 41(9):1141, 1998

Van Kerrebroeck PE, Marcelissen TA: Sacral neuromodulation for lower urinary tract dysfunction. World J Urol 30(4):445, 2012

Walters MD, Karram MM (eds): Surgical treatment of vaginal vault prolapse and enterocele. In Urogynecology and Reconstructive Pelvic Surgery, 3rd ed. Philadelphia, Mosby, 2007, p 262

Weber AM, Richter HE: Pelvic organ prolapse. Obstet Gynecol 106: 615, 2005

Weber AM, Walters MD, Piedmonte MR, et al: Anterior colporrhaphy: a randomized trial of three surgical techniques. Am J Obstet Gynecol 185:1299, 2001

Wei JT, Nygaard I, Richter HE, et al: A midurethral sling to reduce incontinence after vaginal prolapse repair. N Engl J Med 366:2358, 2012

White AB, Carrick KS, Corton MM, et al: Optimal location and orientation of suture placement in abdominal sacrocolpopexy. Obstet Gynecol 113(5):1098, 2009

Wieslander CK, Rahn DD, McIntire DD, et al: Vascular anatomy of the presacral space in unembalmed female cadavers. Am J Obstet Gynecol 195:1736, 2006

Wieslander CK, Roshanravan SM, Schaffer JI, et al: Uterosacral ligament suspension sutures: anatomic relationships in unembalmed female cadavers. Am J Obstet Gynecol 197(6):672.e1, 2007

Yamada T, Ichiyanagi N, Kamata S, et al: Need for sling surgery in patients with large cystoceles and masked stress urinary incontinence. Int J Urol 8:599, 2001

Zoorob D, Karram M: Bulking agents: a urogynecology perspective. Urol Clin North Am 39(3):273, 2012

Zullo F, Palomba S, Russo T, et al: Laparoscopic colposuspension using sutures or Prolene meshes: a 3-year follow-up. Eur J Obstet Gynaecol Reprod Biol 117:201, 2004

Zutshi M, Hull T, Bast J, et al: Ten-year outcome after anal sphincter repair for fecal incontinence. Dis Colon Rectum 52:6, 2009

Zyczynski HM, Sirls LT, Greer WJ, et al: Findings of universal cystoscopy at incontinence surgery and their sequelae. Am J Obstet Gynecol 210(5):480.e1, 2014

# 第四十六章

# 妇科恶性肿瘤手术

## 46-1

## 经腹广泛性子宫切除术（Ⅲ型）

第三十章已阐述子宫切除术的5种"手术分型"。不同于简单的子宫切除术，广泛性子宫切除术广泛切除宫旁、阴道旁组织及其淋巴组织，以实现肿瘤切缘阴性。

Ⅲ型（广泛性）子宫切除术主要适应证为ⅠB1～ⅡA期宫颈癌（译者注：旧分期）、放疗后小病灶中心性盆腔复发宫颈癌、肿瘤侵犯宫颈的临床Ⅱ期子宫内膜癌（Koh，2015）。

越来越多的Ⅲ型广泛性子宫切除术采用微创手段，但微创术式仍需遵循开腹手术原则。广泛性子宫切除术手术过程复杂，需持续专注术中发生的变化，并及时做出重要决断。Ⅲ型广泛性子宫切除术是更复杂盆腔手术的基础，熟悉该手术至关重要。

## 术前准备

### 患者评估

晚期患者不宜接受广泛性子宫切除术，因此术前需准确分期。病灶较小的宫颈癌，麻醉下采用膀胱镜、直肠镜进行盆腔检查不是必须的，术前应进行第三十章所述的临床分期。为了准确选择手术患者，

大部分肉眼可见的宫颈肿瘤应行盆腹腔计算机断层扫描（CT）或磁共振（MR）成像识别淋巴结转移和未检测到的局部扩散病灶。尽管如此，术前检查的可靠性往往是有限的（Chou，2006）。

### 知情同意

接受全宫切除术女性的咨询内容着重于丧失生育能力的影响。针对考虑切除双侧输卵管-卵巢切除术（BSO）的患者，第四十三章已详细阐述了绝经和激素替代内容。签署知情同意书时，应告知手术范围，手术目标是治愈或者至少开始治疗恶性肿瘤。如发现转移病灶和盆腔扩散，应取消手术（Leath，2004）。

经腹式广泛性子宫切除术导致的近远期并发症发病率较高。若有肥胖、盆腔感染史、腹部手术史，发病率更高、手术难度更大（Cohn，2000）。急性出血是最常见的潜在手术并发症。失血量可达到500～1000 ml，输血率虽不一致但普遍较高（Estape，2009；Naik，2010）。亚急性并发症，包括手术切断神经导致的严重术后肠道或膀胱功能障碍（20%）、有症状的淋巴囊肿（3%～5%）、输尿管阴道瘘或膀胱阴道瘘（1%～2%）（Franchi，2007；Hazewinkel，2010；Likic，2008）。任何癌症手术，静脉血栓栓塞（VTE）的风险均增加。此外，远期并发症，包括性功能和其他身体功能的影响已在前文详细阐述（Jensen，2004；Serati，2009）。

### 患者准备

术前鉴定血型、交叉配血，做好输血准备。因为手术、术后恢复时间长，癌症患者VTE风险高，需有计划的使用气压加压装置或皮下肝素，甚至同时使用（表39-8）（Martino，2006）。

现在不再常规使用聚二乙醇电解质（GoLytely）进行肠道准备。意外损伤肠道罕见，除非盆腔环境很糟糕。若既往盆腔感染、内异症和放疗，盆腔可能广泛粘连，清空结肠有助于减少粪便溢出。

围术期合理预防性使用抗生素可避免大部分手术部位感染，如表39-6。通常采用静脉输注三代头孢抗生素。与简单全宫切除术相比，根治性手术失血量大，导致术野抗生素被快速清除，手术时间长而影响抗生素的半衰期，这两点均需额外加用抗生素（Bouma，1993；Sevin，1991）。

### 同期手术

早期宫颈癌有存在淋巴转移的潜在风险，因此需行淋巴结切除，识别隐匿性转移。盆腔淋巴结切除术通常在广泛性子宫切除术之前或之后立即进行，某些情况可能需要行主动脉旁淋巴结切除术（Angioli，1999）。

附件转移远远少于淋巴转移，因此是否切除附件取决于患者年龄和转移风险（Shimad，2006）。如保留卵巢，则建议切除输卵管，减

少将来罹患上皮性卵巢癌的风险（Society of Gynecologic Oncology，2013）。若年轻患者符合保留卵巢指征，预计术后需补充放疗，应行卵巢移位术。但是，此举可能仅短暂维持卵巢功能。卵巢移位术后，常常出现有症状的附件周围囊肿（Buekers，2001）。卵母细胞和卵巢冷冻保存技术已发展成熟，不远将来有望广泛应用（见第二十章）。

## 术中情况

### 手术步骤

**❶ 麻醉和患者体位**

必须全身麻醉，可考虑同时硬膜外置管以方便术后镇痛（Leon-Casasola，1996）。在手术室，术者在消毒前应再行双合诊，再次评估患者盆腔情况。取仰卧位。如有必要，麻醉后可剃除切口旁毛发。放置 Foley 导管。

**❷ 开腹**

腹部正中纵切口可充分暴露术野，但会延长住院日、加剧术后疼痛。横切口，如 Cherney 或 Maylard 切口有术后恢复优势、可暴露侧盆腔（见第四十三章）。但难以切除腹主动脉旁淋巴结。Pfannenstiel 切口暴露范围有限，仅用于特定患者（Orr，1995）。

**❸ 探查**

开腹后，术者应全面探查、寻找明显的转移病灶。质硬、肿大淋巴结和任何可疑病灶都应切除或取活检。若确定存在转移病灶或盆腔扩散，术者应根据术中所见和临床状况综合分析，决定是否继续手术（Leath，2004）。

**❹ 进入腹膜后间隙**

用弯 Kelly 钳在宫角处牵引子宫，尽量靠近盆侧壁切断圆韧带，用 0 号延时可吸收缝线缝扎，打结后牵引断端。打开腹膜后间隙。靠近盆侧壁切断圆韧带有利于其后贴近盆壁切断宫旁组织。切断圆韧带后，阔韧带下方分成较薄的前后两叶，中间是疏松结缔组织。

与简单子宫切除术一样，提起阔韧带前叶，锐性切开到膀胱腹膜反折。提起阔韧带后叶，沿着盆壁锐性切开到骨盆漏斗韧带（infundibulopelvic，IP）。

**❺ 分离输尿管**

在骨盆漏斗韧带旁钝性分离腹膜后间隙的疏松结缔组织，直到触及腰大肌内侧的髂外动脉。中指和示指放在动脉两侧，采用向后"走路"动作朝头侧钝性分离结缔组织（图 46-1.1）。

为了进一步朝头侧探查，需提起阔韧带后叶内侧。暴露髂总动脉分叉和髂内、髂外动脉起始部。输尿管在此跨过髂总动脉分叉。为了

游离输尿管，沿着阔韧带后叶腹膜从浅到深地"扫"，通过手指或吸引器头钝性分离，识别并充分游离输尿管侧壁区域。

为了分离内侧面，用 Babcock 钳牵拉输尿管，用直角钳钳尖平行于输尿管，钳尖开合分出输尿管与内侧腹膜的无血管区。钳尖从该区域穿过输尿管下方，置入 1/4 英寸宽烟卷引流带，牵拉输尿管并标记输尿管位置。

**❻ 打开间隙**

位于直肠侧间隙、膀胱侧间隙之间的宫旁组织，需和子宫一并切除。因此，需打开各个间隙，游离、切断宫旁组织。打开直肠侧间隙的方法是右手示指从骨盆漏斗韧带旁置入髂内动脉和输尿管间，与中线成 45° 角轻柔转动，朝着尾骨分离（图 46-1.2）。直肠侧间隙的内侧是直肠和输尿管，外侧是髂内动脉，前方是主韧带，后方是骶骨。

打开膀胱侧间隙的方法是牵拉圆韧带外侧断端，朝尾端向耻骨方向钝性分离髂外动脉，用右手示指、中指扫开中间无血管区向深部、内

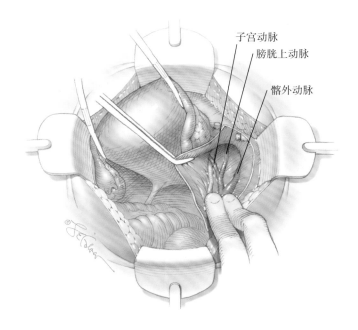

子宫动脉
膀胱上动脉
髂外动脉

**图 46-1.1　寻找输尿管**

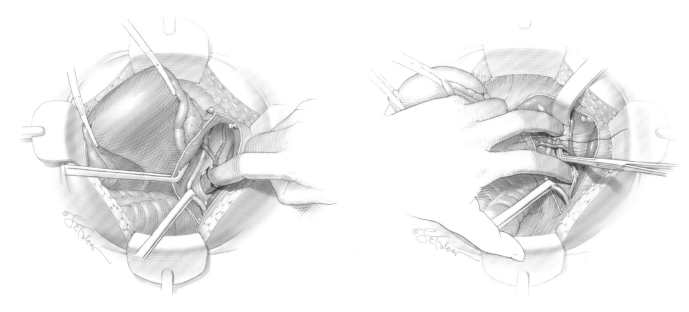

图 46-1.2　打开直肠侧间隙　　　　　　　　　图 46-1.3　结扎子宫动脉

侧扫向中线。膀胱侧间隙，内侧是膀胱和膀胱上动脉，外侧是髂外动脉，前方是耻骨联合，后方是主韧带。一旦打开了直肠侧间隙和膀胱侧间隙，两者间的宫旁组织即被游离出来。

**❼ 附件**

卵巢可保留亦可切除。如无癌灶累及，切除指征与良性子宫切除术相同（见第四十三章）。如保留卵巢，顺次钳夹、切断、结扎输卵管系膜（见第四十三章 -6 节）。紧贴子宫钳夹、切断、结扎卵巢固有韧带。保留的卵巢摆到术野上方侧边。如计划切除双侧附件，双侧钳夹、切断、结扎骨盆漏斗韧带、附件和子宫标本最终一起切除。

**❽ 结扎子宫动脉**

在阔韧带侧腹膜反折处，在圆韧带远端可找到膀胱上动脉。钝性分离血管，确定位置后用 Babcock 钳提起并向外侧牵拉血管。用直角钳穿过血管下方并创造无血管间隙，置入窄而弯的 Deaver 拉钩。向外侧

牵拉膀胱上动脉可避免意外结扎，并有利于游离子宫动脉（图 46-1.3）。

术者将左手探入盆腔，中指置入膀胱侧间隙、示指置入直肠侧间隙，用手掌握住夹着 Kelly 钳的子宫，并用力向内侧牵拉，暴露侧盆壁。为了直视子宫动脉，锐性游离髂内动脉到膀胱上动脉间的宫旁附着组织、周围的结缔组织。在向尾端探查的过程中，可找到子宫动脉起始部。

钝性分离子宫动脉周围组织，直角钳穿过动脉下方带回一根 2-0 丝线，尽可能靠近髂内动脉起始端结扎子宫动脉。在内侧足够横断血管处再次打结。黑色线结有利于术中分辨子宫动脉的近端和远端。为了充分止血，可在子宫动脉近端线结的外侧放置一个小血管夹（Hemoclip）。切断子宫动脉，其后游离、钳夹、结扎、切断下方的子宫静脉。

**❾ 合并膀胱侧间隙和直肠侧间隙**

打开膀胱侧间隙和直肠侧间隙后，即游离出宫旁组织。切除宫旁

组织，即合并两个间隙的上部（腹侧），由盆壁朝内侧切除，可多次钳夹。步骤如下：①钳夹、切断、缝扎；②用胃肠吻合器（GIA）；③直角钳提起、分离宫旁组织，电刀切断；或④采用双极电凝（LigaSure）（图 46-1.4）。继续切除直到游离出输尿管上方的宫旁组织。

**❿ 游离输尿管**

在骨盆同一区域，直角钳钳尖位于输尿管和侧腹膜中。如前所述，开合钳尖，向下并平行于输尿管打开无血管面，从腹膜的内侧钝性游离输尿管。左手抓住之前放置的烟卷引流带，轻轻向外侧牵拉输尿管，右手示指轻轻的向下向外侧扫动输尿管，直到腹侧扪及"隧道"，输尿管即在此进入宫颈旁组织（图 46-1.5）。往往需额外切除一些不需要切除的宫旁组织，确保子宫动脉和周围软组织能向内侧提起并离开输尿管。

**⓫ 分离膀胱**

用电刀从宫颈、阴道上段分离

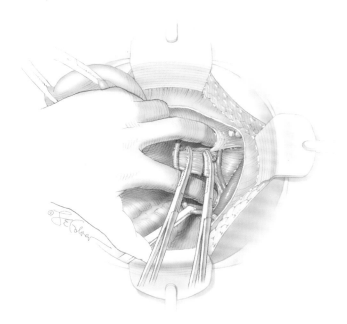

图 46-1.4　切除宫旁组织合并间隙

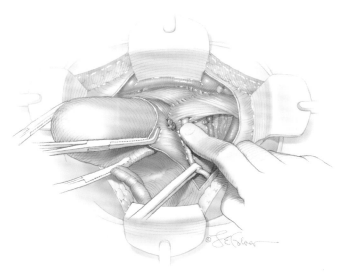

图 46-1.5　游离输尿管

膀胱宫颈阴道间隙。可能需分次数分离，从而逐渐暴露隧道上方，进一步暴露输尿管。为了确保足够的阴道切缘，最终需游离膀胱到宫颈下方数厘米，即阴道上部。

**⑫　打开输尿管隧道**

　　子宫向外侧牵拉，输尿管近端用引流带轻轻拉直。扪及已打开的隧道入口，在上方插入直角钳钳尖，

确保直视下方输尿管不受损伤。钳尖朝向内侧宫颈，"戳"过宫颈旁组织。即打开新的出口（图 46-1.6）。置入第二把钳，一边钳尖穿过隧道、穿到出口，然后钳夹输尿管上方和外侧的宫颈旁组织。

　　在此隧道内，钝性分离输尿管并将输尿管推向底部。应直视下切除隧道上方的宫颈旁组织。直角钳钳夹的残端用 3-0 延时吸收线缝扎，

该步骤通常会致大量出血。可能要朝尾端重复数次，方能完全打开隧道、暴露输尿管。分离应从近到远、全程直视，从而避免损伤输尿管。打开隧道上方后，向上牵拉输尿管，即可锐性分离输尿管和隧道鞘之间的致密组织。

**⑬　切除宫骶韧带**

　　后方的根治术最好在手术快结束时进行，因为腹膜后组织打开后容易渗液、直到缝合阴道。首先扪清宫颈外口，在此水平用电刀浅浅切开，或"划开"宫骶韧带之间的腹膜。该切线与先前后阔韧带腹膜的切口相连。

　　在宫骶韧带间分离直肠阴道间隙，用一手指轻轻推向阴道壁，而不是戳进穹隆。分离该间隙，应朝骶骨轻轻按压、扩向两侧，直到可充分放入 3 根手指。这个动作将乙状结肠直肠从宫骶韧带上分开，避免意外损伤肠道。锐性分离剩余腹膜，充分暴露直肠阴道间隙。看清、扪清暴露的宫骶韧带，贴近盆壁钳夹、切断、结扎（用 0 号延时吸收

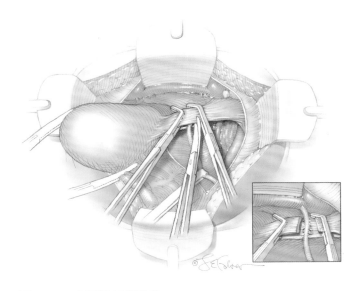

图 46-1.6　打开输尿管隧道

线）（图 46-1.7）。重复该步骤，完全切断宫骶韧带和邻近支持组织。

### ⓮ 切断阴道

此时，广泛切除的子宫标本仅连着阴道和阴道旁组织。继续钝锐性分离输尿管和膀胱，直到可切除至少 3 cm 阴道上段。确保输尿管可视并被推向外侧，弯钳钳夹外侧阴道旁组织，切断、缝扎（用 0-gauge 延时吸收线）。切除方法包括：①钳夹、切断、缝扎；②订合；或③电刀锐性切断，缝扎（图 46-1.8）。应仔细检查标本，确认是否切除足够的阴道上段、切缘是否阴性。

### ⓯ 耻骨上导管放置

在经选择、有意愿的患者中，放置耻骨上膀胱造瘘导尿管有利于术后排尿试验（Pikaart，2007）。

### ⓰ 卵巢移位

对于希望保留卵巢功能的患者，可选择将卵巢移出盆腔预期放疗区域。用 Bobcock 钳抓住并牵引附件远端，游离骨盆漏斗韧带，使卵巢可被提拉到上腹部。在卵巢悬韧带断端放置一个大血管夹，有利于将来通过 X 线摄影或 CT 找到卵巢位置。为了移位，可用 0-gauge 缝线在残端打结，用腹部拉钩尽可能高的暴露后腹膜侧壁（译者注：缝合固定卵巢位置一般在两侧结肠旁沟外侧，即结肠外侧腹膜的后方，应注意避免误缝腹膜后方的输尿管和肾），丝线缝针穿过腹膜，通过"滑轮缝合"提起附件后打结。用 0-gauge 丝线连续缝合侧腹膜，避免内疝（即肠管嵌入腹膜缺损中）。关腹前要检查卵巢，排除移位导致的血管并发症。

### ⓱ 检查手术创面

广泛切除子宫后，应立即控制活动性出血。可在盆腔深部的粗糙创面填塞干纱布海绵几分钟，可使用局部止血药（表 40-5）。控制出血后，术者应观察输尿管和其他侧盆壁脏器的血供，若有明显缺血，可构建大网膜 J- 皮瓣供血（见第

四十六章 -14 节）（Fujiwara，2003；Patsner，1997）。无需常规放置盆腔引流管和关闭后腹膜（Charoenkwan，2014；Franchi，2007）。

## 术后处理

广泛性子宫切除术后的护理与其他开腹手术基本相同。早期活动对预防术后血栓并发症尤其重要（Stentellar，1997）。此外，癌症开腹手术后，抗凝应持续 2 ~ 4 周（American College of Obstetricians and Gynecologists，2013）。早期进食，包括快速流食都可缩短住院日（Kraus，2000）。

由于根治术中切除了部分交感神经或副交感神经，致使膀胱张力恢复缓慢（Chen，2002）。因为胃肠功能恢复通常伴随膀胱张力恢复，所以 Foley 尿管一般停留到患者肛门排气。成功通过排尿试验后，方可拔尿管或夹闭耻骨上尿管（见第三十九章）。排尿试验可在出院前或术后第一次复查时进行，排尿合格

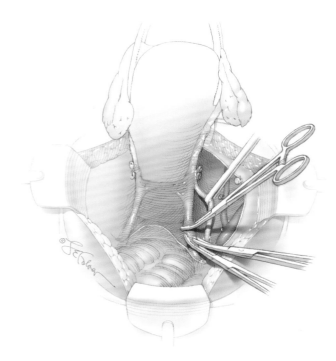

图 46-1.7 横断宫骶韧带

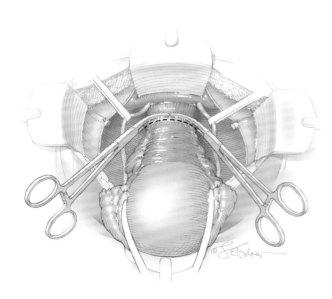

图 46-1.8 横断阴道

后，应指导患者轻柔按压耻骨上部数日，有利于排尿时排空膀胱、预防尿潴留。可能需要数个星期方能成功自主排尿。除尿潴留外，早期并发症还包括里急后重和便秘，可能需要数月或数年后方能显著改善（Butler-Manuel，1999；Sood，2002）。术后通常需要粪便软化剂。

保留神经的广泛性子宫切除术可改善术后膀胱功能（Raspagliesi，2006）。然而，许多患者术前便存在尿动力学异常，根治术仅是加重异常而已（Lin，1998，2004）。3%的患者术后长期膀胱张力减退或膀胱无力，进行间断自行导尿优于长期留置尿管（Chamberlain，1991；Naik，2005）。

切除了双侧附件的宫颈癌患者，雌激素替代疗法不是禁忌，可在医师的指导下使用。宫颈癌存活患者中，接受手术治疗者的性功能恢复明显优于接受放射治疗者。尽管如此，仍有一半以上的接受手术治疗者反映术后性生活变差（Butler-Manuel，1999）。阴道长度缩短可导致严重的高潮障碍、性生活不适，性交困难多数在术后 6～12 个月得到改善。有可能长期或永久存在持续缺乏性欲或阴道干涩（Jensen，2004）。性唤醒时阴道血流调节紊乱，可能导致被报道过的诸多症状（Maas，2004）。单独手术治疗者可以接近类似于无癌患者的生活质量和总体性功能（Frumovitz，2005）。

（凌小婷 译 林仲秋 审校）

## 46-2

# 改良经腹广泛性子宫切除术（Ⅱ型）

改良广泛性子宫切除术（Ⅱ型）有 4 个步骤不同于Ⅲ型手术（见第四十六章 -1 节）。第一，子宫动脉在跨过输尿管处结扎（而不是从髂内动脉的起始处）。第二，主韧带仅切断内侧 1/2（而不是靠近盆壁切断）。第三，宫骶韧带在骶骨和直肠之间切断（而不是在骶骨）；第四，阴道上部切除较少。这些改良可缩短手术时间、减少并发症，同时确保完整切除较小的宫颈肿瘤（Cai，2009；Landoni，2001）。

改良广泛性子宫切除术的准确适应证不多且富有争议（Rose，2001）。宫颈癌ⅠA1 期伴淋巴脉管浸润、ⅠA2 期是最常见的适应证（Koh，2015）。Ⅱ型子宫切除术亦应用在以下情况：①无法排除深浸润的癌前病变或微浸润患者；②经选择的肿瘤＜ 2 cm 的ⅠB1 期宫颈癌；（译者注：旧分期）③放疗后小病灶中心性复发（Cai，2009；Coleman，1994；Eisenkop，2005）。此外，如果良性疾病需要广泛分离宫旁组织时，可将该术式稍作修改后实施。Ⅱ型手术的解剖标志欠清晰，术者可根据患者具体情况进行操作（Fedele，2005）。近年来，和Ⅲ型手术一样，越来越多Ⅱ型手术用微创术式实施。

## 术前准备

与腹式根治性（Ⅲ型）手术一样，小心谨慎、全面的术前准备是手术成功的必要条件（见第四十六章 -1 节）。

## 术中情况

### 手术步骤

**❶ 麻醉和患者体位**

改良广泛性子宫切除术采用全麻及仰卧位。术者在消毒前应再次行双合诊，再次评估患者宫旁情况。常规消毒腹部，留置 Foley 尿管。

**❷ 开腹**

可通过正中纵切口或横切口安全实施改良广泛性子宫切除术（Fagotti，2004）。

**❸ 分离后腹膜**

改良根治性（Ⅱ型）子宫切除术起始几个步骤，与Ⅲ型手术完全一致。打开后腹膜、辨认结构，游离输尿管，分离膀胱侧窝和直肠侧窝，排除肿瘤宫旁扩散后方能进行较小的根治性手术（Scambia，2001）。和广泛性子宫切除术一样，可保留或切除附件。

**❹ 结扎子宫动脉**

由此开始，Ⅱ型手术便不同于Ⅲ型手术。Ⅱ型手术无需找到膀胱上动脉，无需全程游离髂内动脉。需扪及输尿管隧道入口，在此处分离子宫动脉（图 46-2.1）。在跨过输尿管处切断、结扎子宫动脉，从而保证输尿管远端血供。

**❺ 切除主韧带**

从宫颈分离膀胱到阴道上段。无需像Ⅲ型子宫切除术一样分离盆壁宫旁组织与输尿管。Ⅱ型手术输尿管后侧方附着组织可保持完整，通过充分钳夹、切除、缝扎位于输尿管内侧的宫颈旁组织，仅切除内侧 1/2 主韧带（图 46-2.2）。不同于Ⅲ型手术，输尿管无需从输尿管隧道彻底分离，仅卷向外侧、暴露内侧主韧带。

**❻ 切除宫骶韧带**

子宫后方组织的解剖方式亦有改良。宫骶韧带仅钳夹到骶骨的一半（而不是在骨盆侧壁），然后切断（图 46-2.3）。从盆腔提起子宫及邻近宫旁的组织，钳夹、切断，结扎剩余组织。

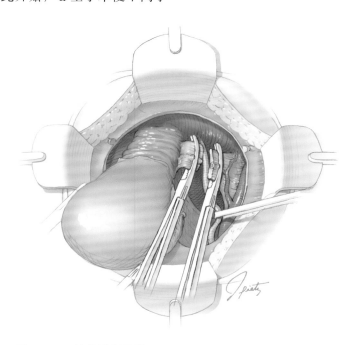

**图 46-2.1**　结扎子宫动脉

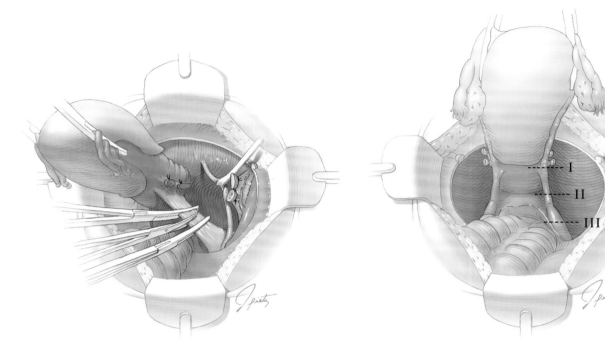

图 **46-2.2** 横断主韧带

图 **46-2.3** 横断宫骶韧带

❼ **切断阴道**

此时，子宫标本仅连着阴道和阴道旁组织。继续钝锐性分离输尿管和膀胱，直到可切除至少 2 cm 阴道上段，不需要切除 3 ~ 4 cm 的阴道。弯钳钳夹外侧阴道旁组织，切断、缝扎。

## 术后处理

术后护理通常与广泛性子宫切除术一致，但并发症发病率较低（Cai，2009）。部分交感神经和副交感神经损伤程度比 Ⅲ 型手术明显减轻，膀胱功能障碍明显少于 Ⅲ 型根治性手术，可更早成功排尿（Landoni，2001；Yang，1999）。术后第二天即可拔除 Foley 尿管，进行排尿试验（见第四十二章）。此外，胃肠功能障碍和性功能障碍症状亦不明显。

（凌小婷 译 林仲秋 审校）

第六部分

## 46-3

# 微创广泛性子宫切除术

广泛性全子宫切除术自 1990 年代开始以来，腹腔镜及机器人比率渐增（Wright，2012）。与开腹手术相比，微创（MIS）手术有同等的肿瘤术后生存率及相似的术后并发症比率（Lee，2010；Yan，2011）。微创手术术中出血量减少，住院时间缩短，但基于术者的熟练程度，手术时间可能延长（Soliman，2011）。

无论腹腔镜还是开腹行广泛性全子宫切除术及盆腔淋巴结切除术，手术指征和步骤是相同的。与单纯全子宫切除术（Ⅰ型）相比，更大范围切除宫旁和阴道旁组织，以及淋巴结切除有助于手术切缘无瘤。此程度的切除需要更多的后腹膜操作，在后腹膜需识别输尿管和主要血管，有助于切除肿瘤且避免损伤。

## 术前准备

### 患者评估

术前彻底的盆腔检查有助于选择合适的患者并决定恰当的手术途径。例如，在微创手术中，宽或巨大的子宫可能难于操纵，阻碍视野，且难于自阴道取出。尤其重要的是，在任何妇科恶性肿瘤手术中，应避免粉碎。

微创手术的难点，例如肥胖，已在第四十一章中描述。对于许多肥胖患者来说，腹腔镜是一个很好的选择，能降低术后伤口感染，而伤口感染是开腹手术后的一个主要并发症（Park，2012）。如果考虑患者适合微创手术，术前评估同开腹手术。

### 知情同意

微创广泛性全子宫切除术的危险因素与开腹手术类似。患者因素包括高龄、腹部手术史和放疗史（Chi，2004）。

微创手术一般的并发症已在第41章中阐述。微创手术特殊的膀胱截石和头低脚高体位造成的神经损伤越来越多受到关注。此外，需重视中转开腹的高危因素，如果视野暴露和器官操作受限则中转开腹增多。

### 患者准备

术前准备同开腹手术。需保证抗生素应用和深静脉血栓的预防（表 39-6 和表 39-8）。常规机械肠道准备是否有益存在争议，因此肠道准备应个体化。排空乙状结肠直肠有助于术中结肠操作和暴露盆腔解剖。选项见第三十九章。

### 同时处理淋巴结和附件

在行广泛性全子宫切除术前或后行盆腔淋巴结切除术，有时需行腹主动脉旁淋巴结切除术。这些部位的微创淋巴结切除术步骤已在第四十六章-12 节阐述。

要根据患者年龄和潜在转移风险来决定是否切除附件（Hu，2013）。早期宫颈癌卵巢转移少见，尤其是鳞癌。因此，如果保留卵巢，可行卵巢移位至上腹部，这有助于术后的放疗时卵巢功能的保护。但术后卵巢寿命可能缩短，此外有症状的卵巢囊肿也常见。处于进展期的卵母细胞和卵巢冻存是可选方案。

无论卵巢是否保留，建议所有接受子宫切除的患者行输卵管切除（妇科肿瘤协会，2013）。如第三十五章中的阐述，期望有助于减少高级别卵巢和腹膜浆液性癌的发生。

## 术中情况

### 器械设备

需要腹腔镜或机器人手术的基本微创设备。广泛性全子宫切除术重要的设备包括 5 mm 和 12 mm 穿刺器、冲 / 吸器、阴道探头、切和血管闭合能量平台。后者包括多种适用于腹腔镜或机器人手术的电外科和超声能量装置，包括 Harmonic 超声刀，电外科单极装置和电双极凝结装置（LigaSure，ENSEAL，PK 解剖镊）。对于腹腔镜手术，也可选择氩电刀。盆腔手术时，可使用 0° 镜，尽管 30° 镜在某些情况下有利于提供优越的侧视图。

### 手术步骤

#### ❶ 麻醉和患者体位

患者取麻醉诱导所需的仰卧位，行气管插管全身麻醉。麻醉前安置下肢加压装置以预防静脉血栓。在低截石位，腿被放置在可调节的靴形支撑镫上，以允许足够的会阴通路。使经阴道的举宫器能轻易地以任意方向摆动。如第四十一章所述，适当地将腿放在支撑镫内，而臂置于侧面是减少神经损伤风险的关键。

在手术室中消毒前行双合诊能使术者再次了解患者的个体解剖。行下腹，会阴和阴道的术前准备，放置 Foley 导尿管。为防止第一个穿刺器损伤胃，应行口胃或鼻胃管胃肠减压。

在微创广泛性全子宫切除术中，常用举宫器帮助子宫复位，且帮助获得阴道足够的手术切缘。第四十四章中阐述了数种举宫器，一般选择 RUMI 举宫器 /KOH 环组合或 V-Care 装置。但在有巨大宫颈占位的宫颈癌时，只能在阴道穹隆处置入一个钝的阴道探头（译者注：

目前关于宫颈癌腹腔镜手术，阴道放置举宫器存在争议）。

### ❷ 穿刺位置

所有微创进入腹腔途径图片均见第 41 章。进腹有多种方法，包括开腹技术，穿刺器直接进入，或经脐孔置入 Veress 针。对于妇科肿瘤病例，通常使用开腹技术，能使血管和肠管损伤并发症最少。初次进腹偏向于经脐孔或脐上。随后带有钝填塞器的 10 mm 或 12 mm Hassan 穿刺器置入腹腔，并紧扣筋膜。填塞器通过穿刺器取出，置入 10 mm 镜头。充气后，彻底观察腹腔与盆腔内情况，以评估病变范围和粘连情况。此时，术者应依据病灶转移和盆腔肿瘤范围情况决定是继续、终止还是中转开腹手术。

腹腔镜手术时，术者站患者一侧，助手站另一侧，另一个助手位于患者两腿间。其余穿刺通道可在腹腔镜直视下置入，识别解剖标志，引导穿刺并预防血管刺伤。对于复杂的妇科腹腔镜手术，需 4 个穿刺孔（图 46-3.1）。可根据术者喜好来确定辅助穿刺孔。各穿刺孔理想的

最小间隔是 8 cm，这样有充分的关节活动度，在机器人手术中能避免机械臂碰撞。

### ❸ 打开后腹膜

进入后腹膜是打开双侧膀胱和直肠周围间隙并鉴别输尿管的第一步。解剖这些区域便于分离及更易切除宫旁组织（图 38-18）。

在移动举宫器和（或）抓举宫角的协助下将子宫摆向对侧。这就产生了圆韧带的张力，在圆韧带中点处可分开，用之前列出的能量平台切断之。

圆韧带切断后，其下的阔韧带分为前后叶，其内有疏松结缔组织。抓举前叶呈帐篷状，并用单极剪刀或其他能量平台锐性切开之。沿尾内侧并朝膀胱子宫反折切开，直至中线处。

为了进一步扩大后腹膜，用平滑的抓钳提起位于分离的圆韧带和骨盆漏斗（IP）韧带之间的帘状腹膜。沿头侧端将帐篷状的腹膜切开，并向骨盆边缘延伸，并保持位于骨盆漏斗韧带侧方并与之平行（图 46-3.2）。这样就暴露了髂外血管，接近

了输尿管。

### ❹ 游离输尿管

沿打开的腹膜侧方，通过精确的锐利和钝性解剖实现这一步骤。为此，可选择钝探针或闭合的抓钳头端。来回轻柔地向尾侧端、并向中间划入腹膜后薄薄的组织并越过假定的输尿管通路（图 46-3.3）。此时可沿着腹膜内侧叶识别和追踪输尿管。

### ❺ 打开间隙

子宫仍偏离朝对侧，游离直肠旁间隙。这个无血管的空间由直肠和输尿管、髂内动脉、主韧带和子宫动脉尾侧部以及骶骨头侧部所包围。在这些边界内，闭合的剪刀头部或其他钝钳的头部向下和内侧穿过松散的结缔组织（图 46-3.4）。术者朝中线向下游离，目标盆底，一旦到达肛提肌就停止。

膀胱旁间隙的边界为髂外血管侧方、膀胱及闭锁的脐韧带侧方、耻骨联合尾侧和主韧带头侧。为了打开这个空间，在膀胱和骨盆侧壁之间的一个点上提起先前切开的阔

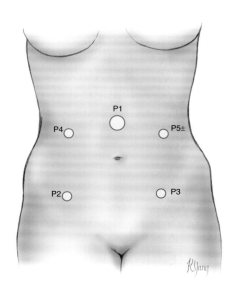

图 46-3.1 微创广泛性全子宫切除术的穿刺孔位置

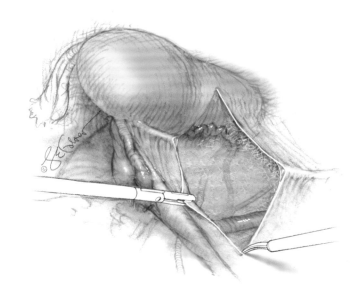

图 46-3.2 打开阔韧带

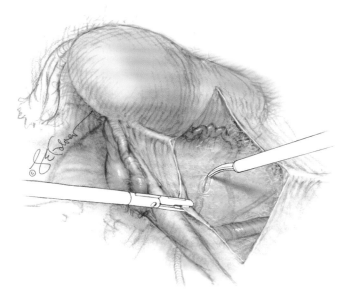

图 46-3.3 定位输尿管

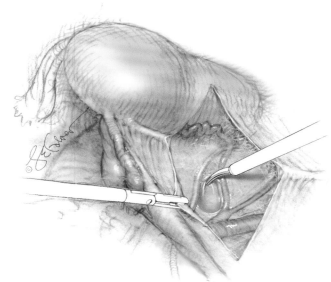

图 46-3.4 打开直肠旁间隙

韧带前叶边缘。浅表疏松结缔组织位于髂外血管的侧方，用闭合的剪刀或抓钳直接钝性分开（图 46-3.5）。在髂外静脉侧方和膀胱上动脉 / 闭锁的脐动脉侧方，朝尾侧端切开直至达到耻骨支的弯曲处。

打开膀胱旁和直肠旁的间隙后，两个间隙之间的宫旁组织就暴露了，这便于后续切除。这个解剖也有助于后续将讨论的游离膀胱，及暴露髂外血管，这将有助于后续的盆腔淋巴结切除术。

#### ❻ 游离膀胱

在广泛性全子宫切除术中，膀胱从子宫颈和阴道上段游离出来。在最后离断阴道时，朝尾侧端推开并保护游离的膀胱。为了游离膀胱，用无创抓钳抓提膀胱子宫反折腹膜，以在腹膜和下方的宫颈之间产生张力（图 46-3.6）。钝锐性打开膀胱子宫间隙，它是膀胱和宫颈之间的潜在间隙。这个间隙中只有松散的结缔组织纤维，很容易被切割。离断这些纤维时应靠近宫颈，以避免膀胱损伤。在中线的游离使膀胱宫颈韧带（俗称膀胱柱）内的血管撕裂

最小化。一旦进入正确的平面，能明显识别珍珠色的子宫颈、下方的阴道前壁与较不透明的膀胱。

最终，膀胱充分向尾侧端游离，以允许在手术结束时切除近 3 cm 的阴道上段。这有助于获得无瘤的手术切缘。充分的游离也避免了膀胱纤维进入闭合的袖口，这可能导致膀胱损伤或后期的泌尿生殖道瘘。

#### ❼ 结扎子宫动脉

在这一步中，暴露盆侧壁血管。沿髂总动脉至分叉处，术者可以识别髂内动脉。髂内动脉的第一前支是脐动脉。第二支是子宫动脉，在输尿管的侧方和上方走行。

另外，为了游离子宫动脉，在膀胱旁间隙的内侧缘钝性游离膀胱上动脉。沿头侧端游离血管以确定子宫动脉的起源。在大多数情况下，子宫动脉起源于髂内动脉，并通过其朝输尿管侧上方的走向来识别。

为了将子宫动脉从髂内动脉分离出来进行结扎，将抓钳的尖端置于血管下方。开合抓钳尖端，同时向下引导解剖，在动脉周围形成一

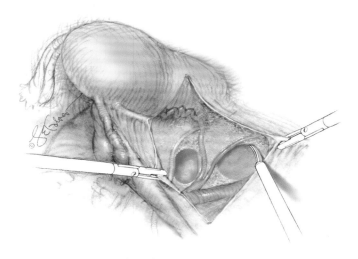

图 46-3.5 打开膀胱旁间隙

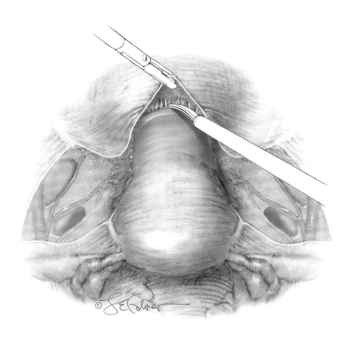

图 46-3.6　游离膀胱阴道间隙

以游离输尿管。

向尾侧端游离至输尿管周围的宫旁组织。该组织位于膀胱旁和直肠旁间隙之间，内含游离的子宫血管，并从输尿管的内侧和上下分离。为此，侧向抓持子宫动脉内侧凝固端周围的结缔组织，然后向上并向内提起（图 46-3.8）。电凝并锐性离断包含动、静脉并环绕宫旁组织至盆底的疏松结缔组织。继续游离至输尿管外侧缘。

对于输尿管松解术，慢慢伸入马里兰抓钳，钳尖朝向尾侧端，并在覆盖输尿管的无血管间隙内张开。这暴露了输尿管外侧的组织，然后电凝并切开。子宫血管和宫旁被拉向内侧，并显示输尿管，它们最终被一起切除。

在持续的朝尾侧端输尿管松解过程中，可见输尿管进入耻骨宫颈韧带内的"隧道"（图 46-3.9）。为了打开这个通道并游离输尿管，向下、侧方拉动输尿管。在隧道内，慢慢伸入抓钳钳尖朝向尾侧端，并在输尿管上方的间隙张开。用能量平台工具的钳尖向上提起隧道顶，并远离输尿管。离断耻骨宫颈韧带顶及其内的静脉。分次朝尾侧端分

个无血管平面。重要的是，子宫静脉就在动脉的下面，它的损伤会导致活跃出血，从而影响视野。游离子宫动脉后，用血管闭合系统凝断之（图 46-3.7）。提起动脉末端以识别子宫静脉，同法游离子宫静脉并凝断。

**❽ 游离输尿管和切除宫旁**

最终，在根治术中，输尿管从周围组织中分阶段游离，直到进入膀胱。在广泛性全子宫切除术所需的广泛的宫旁切除术中，这种游离解剖可以使输尿管受到侧向显示和保护。

在早期的游离过程中，无创抓钳撑起后腹膜内侧叶，输尿管覆于其上。右直角钳尖置于输尿管和腹膜之间。开合钳尖末端向下并与输尿管平行，形成一个无血管平面，

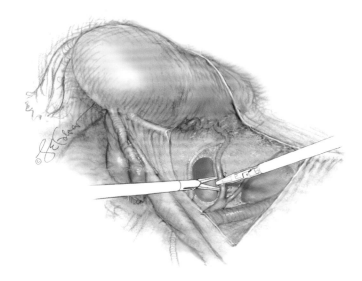

图 46-3.7　结扎子宫动脉

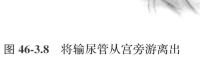

图 46-3.8　将输尿管从宫旁游离出

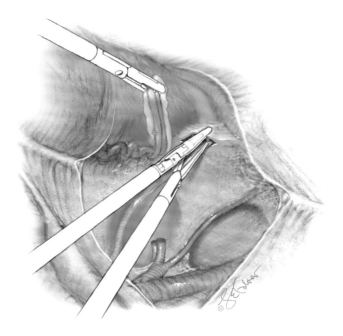

图 46-3.9　游离输尿管

离顶，直到完全打开。此时，可识别输尿管进入膀胱。然后，输尿管可以直接从隧道"底部"离开，并用无创钳侧向挪动之，以便之后在不损伤输尿管的情况下离断主韧带。

❾ 附件切除或保留卵巢

骨盆漏斗韧带或卵巢固有韧带的切除取决于卵巢的去留。这两个步骤都可出现在良性子宫切除术，并已在第四十三章 -12 节充分阐述。步骤为，在阔韧带后叶骨盆漏斗韧带下方开窗。可使用钝性或能量平台工具开窗，并扩大之。切口与骨盆漏斗韧带平行，朝头侧端向骨盆边缘延伸，内侧向子宫骶韧带延伸。需仔细辨别输尿管以防损伤。

对于附件切除术，用血管闭合器械电凝并离断骨盆漏斗韧带。相反，如果要保留卵巢，那么首先要完成输卵管切除术。为此，用血管闭合器械电凝并离断输卵管系膜，切除过程从伞部到它与子宫连接处。接下来，用同样的器械离断卵巢固有韧带，将卵巢塞入侧壁直到完成

子宫切除。

如选择保留卵巢则可行腹腔镜卵巢移位。通过延长骨盆漏斗韧带内侧和外侧的腹膜切口，向头侧端游离骨盆漏斗韧带。这样卵巢游离后，将其固有韧带残端缝合到上腹部侧腹膜，如第四十六章 -1 节所述。重要的是，移位后，检查卵巢以确定足够的血液供应之。可以在固有韧带残端放置一个夹子，以便于今后的影像学研究定位。

此时，在对侧完成步骤 3 ～ 9。

❿ 直肠阴道间隙

游离此潜在的间隙能使直肠向下方且隔离宫骶韧带，便于广泛切除。还便于充分切除阴道近端使切缘无瘤，并避免直肠损伤。首先，向上正中提起子宫，在子宫颈外口水平切开宫骶韧带之间的腹膜（图 46-3.10）。然后用无损伤钳提起靠近直肠的腹膜边缘，用一个钝分离器左右移动，打开直肠阴道间隙。这暴露了直肠和阴道之间的结缔组织和小血管。用能量平台器械电凝并离断靠近阴道的结缔组织（图 46-3.11）。朝尾侧端继续游离 4 cm，以便最终切除 3 cm 阴道。

⓫ 离断宫骶韧带

子宫骶骨韧带目前是游离的，用能量平台器械尽可能接近骶骨结扎（图 46-3.12）。在离断韧带前，

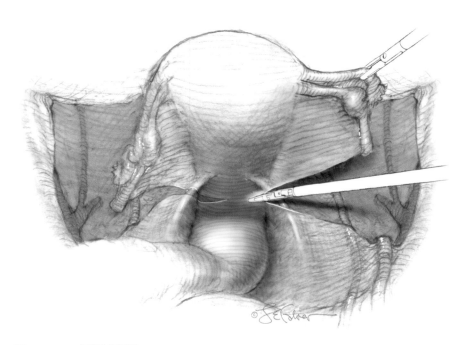

图 46-3.10　切开后腹膜

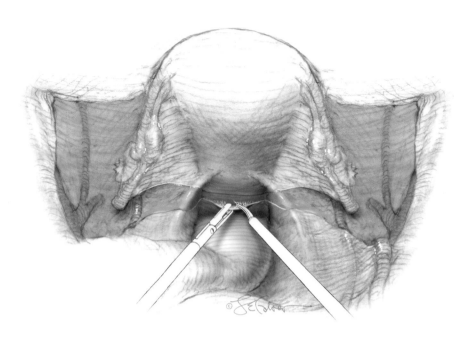

图 46-3.11　打开直肠阴道间隙

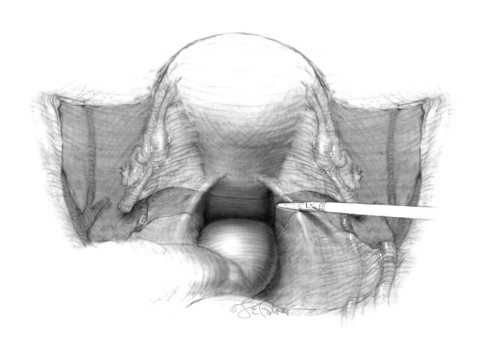

图 46-3.12　离断宫骶韧带

侧向推开并保护输尿管。

**⑫ 切除主韧带**

接下来，用能量平台器械朝尾侧端电凝并离断附着于宫颈盆壁间的组织（图 46-3.13）。在这一步骤中，通常会遇到子宫深静脉，应充分电凝并离断。此外，横断平面保持在或略低于输尿管水平。这避免了广泛的自主神经盆丛损伤，因为神经损伤会加剧膀胱、肠道和性功能障碍。

**⑬ 阴道切除**

随着膀胱和直肠的完全游离，可清晰识别阴道前后壁。广泛性子宫切除术标本现在只有阴道旁和阴道未切除。广泛性全子宫切除术的切除范围包括约 3 cm 的阴道上段。为此，横切阴道前后壁并向宫颈周围延伸（图 46-3.14）。在举宫器上划出标记有助于指导阴道切除术。

子宫、宫颈、阴道边缘和宫旁组织已游离。从阴道完整取出标本。最后的标本为"根治性子宫切除标本"，包括子宫颈、子宫、阴道边缘和宫旁组织（图 46-3.15）。

**⑭ 关闭阴道残端**

关闭阴道残端有多种方法。如前所述，一种选择是类似经阴道子宫切除术（第 43 章 -13 节）中通过经阴道途径进行残端关闭。或者，采用在第 44 章 -11 节中描述和详细说明合适的内镜关闭技术。阴道残端关闭后，行淋巴结切除术，见第四十六章 -12 节。

在这些过程中，输尿管和膀胱都可能受到损伤。如果怀疑有损伤，手术结束时的膀胱镜检查可帮助识别损伤（第四十五章 -1 节）。

**⑮ 取穿刺器及筋膜缝合**

手术结束后，需检查止血。在直视下取出穿刺器。所有大于 10 mm 的筋膜缺损需用 0 号延迟可吸收线缝合，避免疝的发生。数种皮肤缝合方法可选用，详述见第四十章。

## 术后处理

微创广泛性全子宫切除术的即刻术后护理通常可参照其他微创手术。进食时间可快于开腹手术，多数患者术后 1 天即可进食。如果患者疼痛控制佳，则术后 1 天或 2 天即可出院。与开放根治术一样，保留 Foley 导管的原则也同样适用。因此，多数患者带 Foley 尿管出院，行排尿试验时再来医院（见第四十二章）。

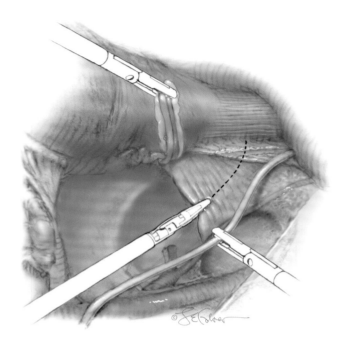

图 46-3.13 离断阴道旁组织

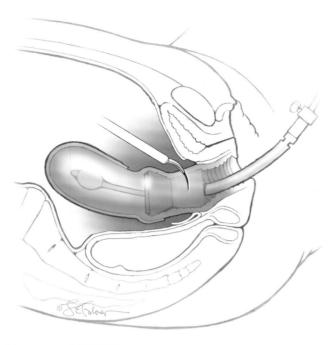

图 46-3.14 切开阴道

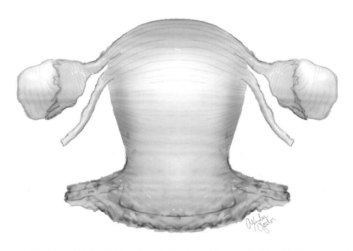

图 46-3.15 根治性子宫切除标本前面观，包括子宫、宫颈、部分阴道和宫旁组织

与开放手术相比，微创广泛性全子宫切除术后患者阴道残端裂开的风险增加。在一项研究中，发生率为 1.7%，腹腔镜或机器人手术的发生率相似（Nick，2011）。考虑阴道残端缝合技术是主要原因。因此，许多学者提倡经阴道而不是内镜下关闭阴道残端，以降低风险（Fanning，2013；Uccella，2011）。

（张旭垠 译 华克勤 审校）

## 46-4

# 全盆腔廓清术

全盆腔廓清术是指切除膀胱、直肠、子宫（如果有）及其周围组织的手术。通常情况下，为达到治愈目的，当相对保守的手术、化疗或放疗等治疗手段均不能奏效时，可考虑行全盆腔廓清术。全盆腔廓清术最常见的指征是中央型宫颈癌放疗后病灶持续存在或复发。其他一些少见指征包括：某些复发性子宫内膜腺癌、子宫肉瘤或外阴癌；有放疗禁忌（如已接受过放疗或有恶性瘘管形成）的局部晚期宫颈癌、阴道癌或内膜癌；阴道或尿道的黑色素瘤（Berek，2005；Goldberg，2006；Maggioni，2009）。在一些少见的情况下，例如，有些患者出现严重而持续的症状，此时行姑息性的廓清术可能也有一定益处（Guimaráes，2011）。

由于患者在术前往往已接受过放射治疗，宫体和宫颈通常会失去其特定的组织结构、界限不清，无法采用传统的子宫切除步骤以及辨别解剖标志。已有学者报道可采用微创技术进行廓清术，这或可适用于极少数、经过谨慎选择的患者（Martinez，2011；Puntambekar，2006）。

根据盆底肌肉以及外阴切除的范围，可对盆腔廓清术分为三型（表46-4.1）（Magrina，1997）。肛提肌上型（Ⅰ型）廓清术的指征是病灶相对较小，且尚未侵犯阴道下1/2者；绝大多数的全盆腔廓清术属肛提肌下型（Ⅱ型）。当存在阴道挛缩、子宫已切除或常规手术不足以获得足够的安全切缘时，可选择该型廓清术。在极少数情况下，因肿瘤累及范围广泛，需行包括外阴切除在内的肛提肌下型廓清术（Ⅲ型）。

## 术前准备

### 病情评估

首先，进行活检以确诊复发性侵袭性疾病。此外，术前最重要的一项任务是排除远处转移，一旦发现有远处转移灶，应停止手术。胸片检查是必需的，盆腹部CT亦应列为常规检查，但正电子发射断层扫描（PET）或许更为有用（Chung，2006；Husain，2007）。如出现输尿管积水和肾盂积水，除非是由严重的侧盆壁病灶所致，否则不是绝对的手术禁忌证。

即使患者明白这是获得治愈的唯一机会，通常一开始她们会完全排斥该术式。因此，充分的病情告知非常重要，往往需要若干次沟通才能使患者克服这种抗拒心理。即使如此，也并不是所有符合条件的患者最终都愿意接受这种手术。

### 知情同意

签署知情同意书的过程是制定最终手术方式的最理想时机，包括代膀胱的类型和位置、结肠造口或低位直肠吻合术以及是否需行阴道重建或其他的辅助性手术等。同时还应告知患者，术中有可能会根据探查情况终止手术。

行廓清术的患者，围术期死亡率接近5%（Marnitz，2006；Sharma，2005）。然而，如不进行该手术，晚期癌症患者的死亡率将是100%。术前就应做好在术后将患者转入重症监护病房（ICU）的准备。术后常见的近期并发症包括感染、刀口裂开、肠梗阻以及静脉血栓栓塞等。此外，还可能会发生肠瘘、吻合口漏或狭窄，必要时需再次手术。大多数患者都会发生上述并发症以及其他一些难以预料的并发症（Berek，2005；Goldberg，2006；Maggioni，2009；Marnitz，2006）。术前既有的内科疾病、病理性肥胖以及营养不良均会增加并发症的发生风险。

应与患者坦率地讨论手术将对性功能及其他躯体功能造成的长期影响。有两个造瘘口的患者，其生活质量和躯体形象会更差。但是，有研究表明，与未保留阴道功能的患者相比，行阴道重建的患者的生活质量和性功能均得到改善。因此，是否行阴道重建术应作为术前谈话的一部分，让患者知情选择（第四十六章-9节）。一般来说，患者的生理功能可于术后一年得到基本恢复，但生活质量却往往因为对肿瘤进展的担忧而受到影响（Hawighorst-Knapstein，1997；Rezk，2013）。因此，应让患者知道，尽管已进行了廓清术，仍有超过半数的患者肿瘤会复发（Benn，2011；Westin，2014）。

**表46-4.1** Ⅰ型（肛提肌上）、Ⅱ型（肛提肌下）和Ⅲ型（包括外阴切除）盆腔廓清术比较

| 盆腔结构 | 切除范围 | | |
|---|---|---|---|
| | Ⅰ型 | Ⅱ型 | Ⅲ型 |
| 脏器 | 肛提肌以上 | 肛提肌以下 | 肛提肌以下 |
| 肛提肌 | 无 | 部分 | 完全 |
| 泌尿生殖膈 | 无 | 部分 | 完全 |
| 外阴及会阴组织 | 无 | 无 | 完全 |

## ■ 患者准备

术前应标记好造瘘口位置，签署知情同意书，解答患者所有疑问。为了减少肠切除时的粪便污染，很有必要用聚乙二醇电解质溶液（GoLYTELY）进行充分的肠道准备。廓清术后常会出现肠梗阻，而且患者的营养需求也会增加。因此，应尽早开始全肠外营养（TPN）。此外，研究表明，常规预防性使用抗生素可降低感染性并发症的发生率（Goldberg，1998）。如果预期手术时间以及术后恢复时间较长，则应使用充气压迫装置或皮下注射肝素预防血栓栓塞性疾病。患者有可能需要输注血液制品，所以应检查患者的血型并交叉合血。必要时请重症医学科会诊，并预留床位。

# 术中情况

## ■ 器械

复杂手术，应备好所有类型和大小的肠吻合器，包括端 - 端吻合器（EEA）、胃肠吻合器（GIA）以及横向吻合器（TA）。此外，LigaSure可加快结扎速度，并减少出血（Slomovitz，2006）。

## ■ 手术步骤

### ❶ 麻醉和患者的体位

需采用全麻，可同时行硬膜外置管用于术后镇痛，也可不行硬膜外置管。常规行动脉穿刺置管用于监测。手术医师应行双合诊检查以了解患者的具体解剖情况。对腹部、会阴和阴道进行手术准备，并放置 Foley 导尿管。患者取低位截石位，下肢固定在靴型支撑架上，以便有足够的空间来进行会阴部操作。

### ❷ 进入腹腔

正中纵切口是理想的进入腹腔的方式。如果需要行腹直肌皮瓣转移，则应选择低位横切口。此外，另一种不太常用的方法是先进行腹腔镜探查，评估患者是否适合行廓清术。这可避免近一半的患者接受不必要的开腹手术（Kohler，2002；Plante，1998）。

### ❸ 探查

终止廓清术的最常见原因是术中发现腹腔广泛转移（Miller，1993）。因此，在放置好腹壁自动拉钩后，术者应全面探查是否存在术前未料到的播散性转移灶。通常情况下，需要松解大量的粘连才能对腹腔探查、触摸。对于可疑的病灶应进行切除或活检。

### ❹ 淋巴结切除

很多廓清术会因在术中发现淋巴结的转移而终止（Miller，1993）。因此，在进行后续的手术之前需对盆腔和主动脉旁的淋巴结进行取样并行冰冻切片检查以排除转移。此外，腹膜后淋巴结切除术也有助于手术医师了解盆腔侧壁的纤维化程度。纤维化可能会导致血管、输尿管以及其他重要的结构与周围的软组织难以区分。

### ❺ 探查盆腔侧壁

如本章第 1 节所述，进入腹膜后间隙，钝性分离髂外与髂内动脉分叉处上方的疏松结缔组织。用彭罗氏引流管（Penrosedrain）牵引输尿管。分离膀胱侧窝和直肠侧窝。

发现宫旁有肿瘤的扩散是终止廓清术的第三个最常见的原因（Miller，1993）。术者可将一手指插入膀胱侧窝，另一手指插入直肠侧窝，触诊其间的位于提肌板以上的组织，判断肿瘤是否累及侧盆壁，

以确保能够达到盆腔侧壁切缘阴性。也可以通过组织活检以及冰冻切片检查来判断。通常情况下，由于存在不同程度的腹膜后纤维化，很难百分之百准确判断切缘情况。

### ❻ 游离膀胱

移开自动拉钩的膀胱叶，以进入耻骨后（Retzius）间隙并将膀胱从耻骨联合后方钝性分离。向下牵拉膀胱和尿道，用电刀切断其前方的膜状粘连（图 46-4.1）。用血管钳夹或双极电凝、切断侧方的膀胱假性韧带。这样就将耻骨后间隙和膀胱侧窝贯通。此时，膀胱由于失去了其与盆壁之间的连接而变得松软塌陷，其前方已完全游离。但尿道仍与膀胱相连。

### ❼ 游离直肠

游离完膀胱后，向外侧牵拉输尿管，并沿骨盆缘向内切开盆腔腹膜直至乙状结肠系膜。将手指插入直肠侧窝并向内分离，这样就可以进入乙状结肠、直肠与骶骨之间的无血管区（直肠后间隙）。

术者应确认骶骨处无肿瘤侵犯，此外，还应明确能否将乙状结肠及直肠提出盆腔并且能达到后方切缘阴性。

一旦肿瘤的边界游离开，即可开始廓清术。首先用吻合器切断乙状结肠，并切断中间的肠系膜组织（第四十六章 -21 节）。接着将近端的乙状结肠塞入上腹部。向前上方牵拉远端的乙状结肠和直肠，同时将一只手插入其后方，钝性分离中线处直肠与骶骨之间的肠管外膜组织（图 46-4.2）。继续向远端进行分离直至尾骨处，充分游离直肠后间隙，并分离出位于其侧方的直肠柱。

### ❽ 切断主韧带

将游离出来的膀胱、远端直肠

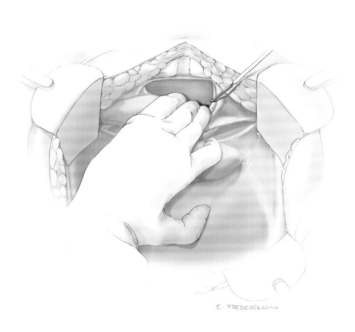

图 46-4.1　游离膀胱

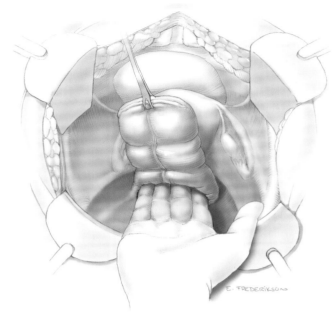

图 46-4.2　游离直肠

以及子宫（如果有的话）整块握住并向对侧牵拉，同时将一手指插入膀胱侧窝，另一手指插入直肠侧窝以分离盆腔侧方的连接组织。在接受过放疗的区域，主韧带、髂内血管以及输尿管常常无法区分，它们都位于这片组织当中。沿盆腔侧壁，从前方开始逐步切断这些纤维性的连接（图 46-4.3）。如果遇上组织滑脱或意外出血可以用血管夹进行止血。

❾ 切断髂内血管及输尿管

　　沿盆腔侧壁继续向后进行切断，最好分别游离、结扎髂内动脉的前干、静脉以及远端输尿管，以便止血（图 46-4.4）。然而，血管和输尿

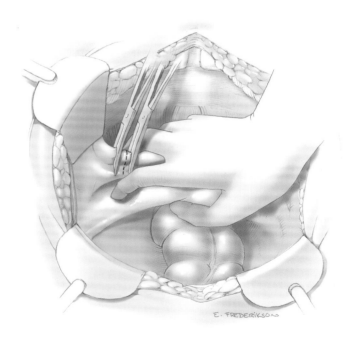

图 46-4.3　切断主韧带

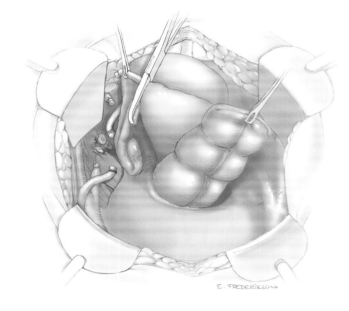

图 46-4.4　切断下腹下血管及输尿管

管常常位于纤维组织当中，可能相对难以区分。因此，应当每次尽量少的钳夹或双极电凝组织以减少意外出血。至少要将输尿管辨认并游离出来，并尽可能地靠近远端切断，这样就可以有足够长度的输尿管以便施行代膀胱术。随后，根据需要对远端的创面进行修剪从而可以为代膀胱术提供健康的组织。用一个大的血管夹夹闭输尿管的近侧断端以扩张管腔，有助于其后与代膀胱组织的吻合。同法切除对侧组织，沿着盆底向会阴部的弧度，切断所有肛提肌上残留的侧方连接组织。

#### ⑩ 切断直肠柱

现在，廓清术拟切除的组织只剩下直肠柱和后方的远端肠系膜与盆底相连。可以用一把直角钳使其骨骼化，并沿着盆底将其切断（图46-4.5）。继续向远端游离，直至暴露出整个后方的盆底。此时，前后左右检查拟廓清组织并切断残留的与肛提肌相连的组织，从而使要切除的部分完全游离出来。此后，根据肛提肌上廓清术和肛提肌下廓清

术的步骤有所不同。

#### ⑪ 肛提肌上廓清术

向后方牵拉膀胱，开始在肛提肌上切除。此时应能触摸到尿道内的 Foley 导尿管，而且所有的周围组织都已被切断。用电刀切断远端的尿道（图46-4.6）。远端开口无需闭合，它可在术后作为一个天然的引流口。接着，横断阴道，并用0号延迟可吸收线连续缝合关闭阴道断端。在直肠远端放置横向吻合器（TA）或弧形切割闭合器（Contour）进行闭合（图46-4.7）。这样就完成了包括膀胱、子宫、直肠及其周围组织的切除。接着，仔细检查盆底寻找出血点（图46-4.8）。可用一个开腹手术垫紧紧的塞入盆腔以对创面上所有的渗血点进行压迫止血，同时检查廓清术标本以确保其切缘在肉眼上看是阴性的。

#### ⑫ 肛提肌下廓清术：会阴部手术

在肛提肌下廓清术中，当腹部的切除步骤到达肛提肌时，第二组人员即开始会阴部的手术。两组人

员进行手术通常可以缩短手术时间并减少出血。划出包含所有肿瘤组织在内的待切除的会阴组织的轮廓。如图46-4.9所示，肛提肌下廓清术的切除范围可包括外阴组织，也可不包括。

理想情况下，当腹部手术组进行肛提肌切除时，第二组手术人员已开始会阴部的切除。在会阴部，首先切开皮肤，然后用电刀切开尿道、阴道口以及肛门周围的皮下组织。

#### ⑬ 肛提肌下廓清术：切除部分肛提肌

在腹部手术中，第一组手术人员向上牵拉标本。用电刀环形切入肿瘤组织外侧的肛提肌当中（图46-4.10）。继续向远端的会阴部进行切除。

#### ⑭ 肛提肌下廓清术：打通会阴部和腹部的间隙

当会阴部手术到达筋膜层后，可以看到四个间隙：耻骨下间隙，左侧和右侧的阴道间隙，以及直肠后间隙。腹部的手术医师将一只手伸入盆腔底部可以引导会阴部手术

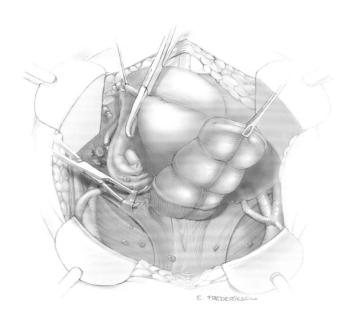

图46-4.5 切断直肠柱

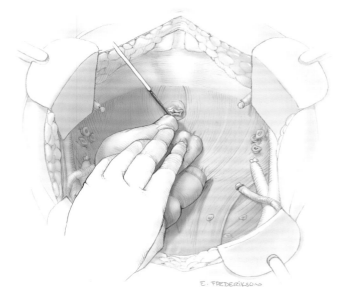

图46-4.6 肛提肌上廓清术：切断尿道

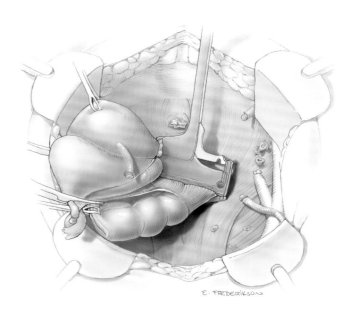

图 46-4.7　肛提肌上廓清术：切断直肠

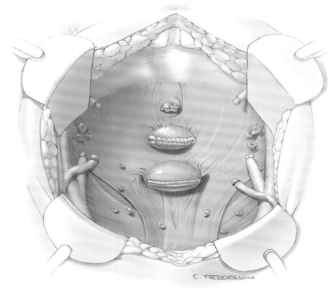

图 46-4.8　盆底的外观

组用电刀进行组织的切除（图 46-4.11）。这些无血管间隙间由五个血管蒂分隔，分别是：两个耻骨尿道血管蒂，两个直肠柱血管蒂，以及中线后方的肛门尾骨血管蒂。在腹部手术医师手指的指引下，用电刀切开这些血管蒂之间的组织间隙。并从会阴部用双极电凝切断并结扎这五个血管蒂。

**⓯ 肛提肌下廓清术：取出标本**

环形完整切下标本，可经阴或经腹取出（图 46-4.12）。接着通过缝扎、血管夹或用钳夹结扎等方法进行止血。最后，再次仔细检查盆底和血管断端（图 46-4.13）。

**⓰ 肛提肌下廓清术：会阴创面缝合**

如果不行阴道重建术，最简单而快速的闭合会阴的方法是第二组手术人员用 0 号延迟可吸收缝线对深部组织进行分层缝合（图 46-4.14）。会阴部皮肤也是使用同样型号的延迟可吸收缝线进行连续缝合。

**⓱ 手术结束前处理**

当进行代膀胱术、结肠造口或肠吻合术、其他外科手术、或阴道重建术时，可将一个干的开腹手术纱垫紧紧的填塞入盆腔深部，从而对表浅的渗血进行压迫止血。在某些情况下，对明显可见或临床高度可疑的切缘阳性的病例进行术中放疗，可能是一种有效的补充治疗方案（Backes，2014；Foley，2014；Koh，2015）。大网膜 J 形皮瓣可为接受了放疗且裸露着的盆底提供额外的血供（第四十六章 -14 节）。术后负压引流装置的类型可根据施行的辅助性手术进行选择，但应审慎使用（Goldberg，2006）。

## 术后处理

全盆腔廓清术并发症的发生率受诸多因素影响，包括：术前患者的健康状况、术中情况、手术范围、附加手术以及术后护理等。处理过相对较多此类病例的医院，报告的手术相关院内死亡率较低（Maggioni，2009）。然而，与几十年前不同的是，现在很少有医院会常规进行这类手术。

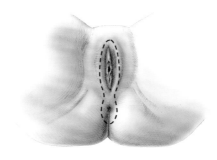
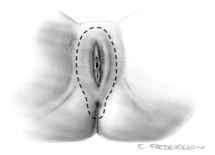

图 46-4.9　肛提肌下廓清术：会阴部手术

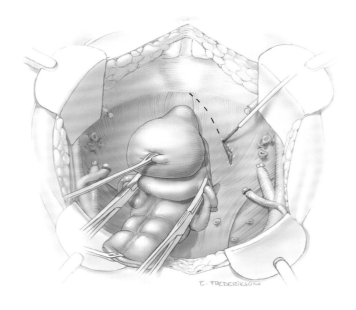

图 46-4.10　肛提肌下廓清术：切除部分肛提肌

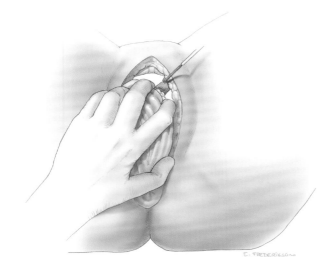

图 46-4.11　肛提肌下廓清术：打通会阴部和腹部的间隙

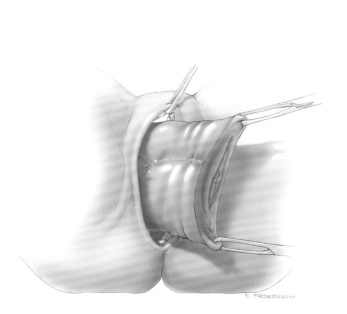

图 46-4.12　肛提肌下廓清术：取出标本

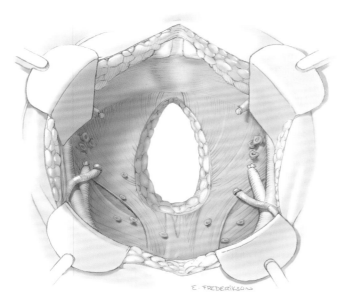

图 46-4.13　肛提肌下廓清术：盆底

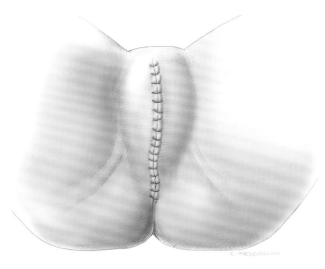

图 **46-4.14**　肛提肌下廓清术：单纯缝合闭合会阴

危及生命的术后并发症包括：大出血、急性呼吸窘迫综合征、肺栓塞以及心肌梗死（Fotopoulou，2010）。患者病情稳定后，应尽一切努力鼓励其早下床活动。一般情况下，长时间的肠麻痹或小肠梗阻可以通过保守治疗来处理，但有可能需要数周的全肠外营养（TPN）。肠瘘和吻合口漏更多见于采用补片覆盖盆底或进行低位直肠吻合者。采用大网膜血管蒂移植以及腹直肌或股薄肌的肌皮瓣移植或许能预防此类并发症的发生。此外，盆腔脓肿和败血症是较为常见的亚急性并发症（Berek，2005；Goldberg，2006；Maggioni，2009）。

（冯莉苹　译　杨兴升　审校）

## 46-5

# 前盆腔廓清术

切除子宫、阴道、膀胱、尿道、远端输尿管和宫旁组织而保留直肠意味着这种术式比全盆廓清术的术后合并症要少（见第四十六章 -4 节）。患者要经过严格的选择才适用于这种范围更有限而又要保证切缘阴性的手术。先前已行子宫切除的患者往往不适合此类手术，因为要完全切除累及阴道残端的中央型复发的肿瘤通常需要同时切除膀胱和直肠乙状结肠。最常见的手术适应证包括放疗后局限在宫颈或阴道前壁的较小的复发病灶。在妇科肿瘤中，约达 50% 的廓清术属于前盆廓清术（Berek，2005；Maggioni，2009）。

## 术前准备

术前评估与前面介绍的全盆廓清术相似（见第四十六章 -4 节）。

虽然计划保留直肠，但是在与患者进行术前谈话时还要告知一些无法预测的临床情况下，仍有切除肠管和结肠造瘘或做低位直肠吻合的可能。因此，充分的肠道准备仍然是非常必要的。

## 术中情况

### 手术步骤

#### ❶ 起始步骤

前盆廓清术的方法与前面描述的全盆廓清术相似。患者采用靴形脚蹬式腿架固定的低位膀胱截石位，合适的手术切口、腹腔探查、淋巴结切除和各个间隙的分离以便排除转移和无法切除的病灶存在。手术步骤在膀胱被游离后才有所不同。术者接着决定是否保留完整的直肠并进行前盆廓清术。

#### ❷ 打开直肠子宫间隙

不游离直肠和分离乙状结肠，

而是像Ⅲ型广泛子宫切除术那样打开直肠阴道间隙。分离宫骶韧带和整个直肠柱，使后面的廓清术要切除的标本全部游离。

#### ❸ 处理侧盆壁附着物

游离的膀胱和子宫向中间牵拉，帮助暴露并分离主韧带、髂内血管和输尿管。这些组织结构依次使用双极电凝钳电凝（LigaSure）或钳夹、切断并分别结扎。

#### ❹ 切除标本

当前盆廓清术的标本被彻底游离以后，切断尿道和阴道（图 46-5.1 和图 46-5.2）。尿道断端开放，阴道残端用 0 号延迟可吸收线连续缝合关闭。

#### ❺ 最后步骤

通常而言，由于创面相对小且在肛提肌水平以上，一般不需要会阴部重建。由于盆腔的空间有限，这些患者中用肌皮瓣做阴道重建可能有很多困难。

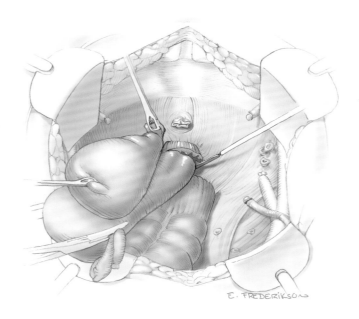

图 46-5.1　切除标本

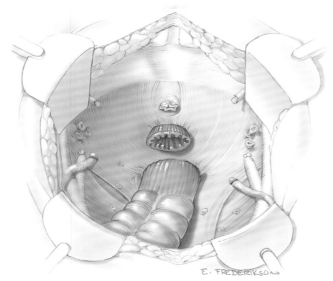

图 46-5.2　盆底观

## 术后处理

前盆廓清术的术后并发症与全盆廓清术类似（见第四十六章 -4 节）（Sharma，2005）。理论上讲，手术时间短，肠道功能恢复更快。有些患者会有里急后重感或者由于周围组织中自主神经系统破坏引起的长期的直肠症状。

（徐　臻 译　王武亮 审校）

## 46-6

# 后盆腔廓清术

切除子宫、阴道、直肠和宫旁组织而保留输尿管和膀胱这种术式比全盆廓清术的术后合并症要少（见第四十六章 -4 节）。患者要经过严格的选择才适用于这种范围更有限而又要保证切缘阴性的手术。因此，先前已行子宫切除的患者往往不适合此类手术，最常见的适应证包括放疗后主要累及阴道后壁或同时伴有直肠阴道瘘的较小的复发病灶。在妇科肿瘤中，后盆廓清术占盆腔廓清术的比例小于 10%（Berek，2005；Maggioni，2009）。

## 术前准备

术前评估与全盆廓清术大致相同（见第四十六章 -4 节）。术者的判断和经验在决定进行更有限的手术时至关重要。然而，患者在进行知情签字时要被告知一些潜在的无法预料的临床情况下可能需要切除输尿管和膀胱并进行尿流改道。

## 术中情况

### ■ 手术步骤

#### ❶ 起始步骤

后盆廓清术方法上与Ⅲ型广泛子宫切除术相似，但增加了直肠乙状结肠切除和更大范围的阴道切除（见第四十六章 -1 节）。手术开始步骤同全盆廓清术。患者采用靴形脚蹬式腿架固定的低位膀胱截石位，合适的手术切口、腹腔探查、淋巴结切除和各个间隙的分离以排除转移和无法切除的病灶存在（见第

四十六章 -4 节）。术者接着决定是否保留完整的膀胱并进行后盆廓清术。

#### ❷ 分离尿道

像Ⅲ型广泛子宫切除术一样，打开后腹膜，游离输尿管，在髂内动脉起始部结扎子宫动脉并靠近盆壁处断开宫旁组织。接着分离膀胱宫颈阴道间隙，打开输尿管隧道，游离输尿管。侧面的所有附着组织都要切断至肛提肌水平。但是对于曾经放疗过的患者，由于放疗照射野组织的纤维化和瘢痕形成，这些步骤都非常困难。

#### ❸ 游离直肠

如直肠乙状结肠切除术所述的，分离乙状结肠的系膜和连接的腹膜。钝性分离直肠后间隙，从而游离直肠，以利于横断直肠柱及宫骶韧带。

#### ❹ 切除标本

牵拉整个标本以利于放置线形吻合器（TA）或弧形切割缝合器（Contour）并切断直肠。直肠要在肿瘤的下方切断，从而保证切缘阴性。

连续环形切开达到（或穿过）包绕肿瘤的肛提肌（图 46-6.1）。横断远端的阴道并用 0 号延迟吸收线连续缝合关闭。移除标本。

#### ❺

此术式的特点是损伤小，在肛提肌上。因此，这类手术通常没有必要做会阴部的手术。由于盆腔内的空间小，这类患者用肌皮瓣做阴道重建可能有很多困难。

## 术后处理

后盆廓清术的术后并发症与全盆廓清术相似（见第四十六章 -4 节）（Sharma，2005）。理论上讲，手术时间短而且很少发生泌尿系并发症。但是，后盆廓清术在放疗过的患者中很容易出现膀胱挛缩和难治的尿失禁。

（徐　臻译　王武亮审校）

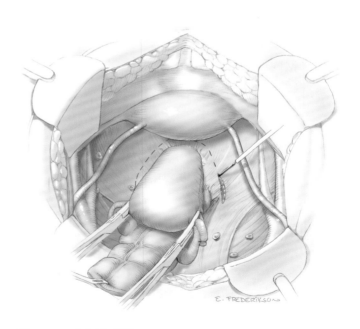

**图 46-6.1** 切开肛提肌

## 46-7

# 不可控尿流改道术

不可控尿流改道术的主要适应证是膀胱全切除术或膀胱前部切除术。放疗后无法修复的膀胱阴道瘘可能需要使用尿流改道术，但并不太常见。膀胱切除术后，分离切取一段肠段并保持其肠系膜连接和血管供应用来作为新的储尿器。造瘘口是用一个肠段的一端开口在前腹壁，输尿管再植入这段分离肠段的另一端。

各种改道技术可用于创建尿流改道术，这些可归类为不可控尿流改道术或可控尿流改道术。不可控尿流改道术最容易创建，但术后患者必须一直佩带集尿袋。这个方法一般用于有医源性损害的患者、老年人、和只有短暂预期寿命的患者。另外，可以用肠管造口创建一个可控性的储尿器由患者间歇排空。

回肠代膀胱术历来是用于妇科肿瘤最常见的尿流改道术（Goldberg，2006）。然而，这段肠管和远端输尿管都处于之前被放射治疗的区域。用受放射治疗损伤的肠道来建立尿流改道会增加输尿管吻合口处管腔狭窄或尿渗漏的概率（Pycha，2008）。最近，横结肠代膀胱术已经被证明对于之前接受过放射治疗的患者是一个更好的选择（Segreti，1996b；Soper，1989）。乙状结肠代膀胱术通常是不可取的，因为存在之前的放射损伤和接近合流的结肠造瘘口的位置。空肠代膀胱术是另一种很少使用的选择，通常处于放射损伤区域之外。

不管使用哪一段肠管，构建一个不可控尿流改道术的基本原理是相同的。首先，选择一个有良好血液供应的健康肠段。其次，为了将吻合口狭窄的风险降到最低，宽口径输尿管肠管吻合和支架是必不可少的。再次，输尿管和肠道段有足够的活动性是非常重要的，防止可能因张力导致的吻合口漏。第四，通过腹壁建立一条直的通道有助于防止肠扭结和梗阻。

## 术前准备

### 患者评估

术前评估通常依据以往的内脏切除手术记录，决定是选择不可控性尿流改道术或者可控性尿流改道术。全面告知患者有关的差异。尽管以后有可能改变，选择的改道类型应考虑永久性（Benezra，2004）。

### 知情同意

告知患者，依据术中发现可能修订原来的手术计划。伴或不伴肾盂肾炎的尿路感染在任何类型的尿流改道术后都是非常普遍的。在常规输尿管支架置入中，吻合口漏的发生率较低，但可能延长肠梗阻的时间，需要进行 CT 引导下引流，或可能重新修订方案进行手术再探查。有发生小肠梗阻可能，并且经常发生在肠段切除后的残端吻合处。从长远来看，输尿管被结扎或狭窄可能会损害肾功能。对于经保守治疗失败的并发症有必要再次手术，但是并不常见（Houvenaeghel，2004）。

### 患者准备

应强制性肠道准备，但准备工作通常取决于前面的内脏切除手术（见第四十四章 -5 节）。理想情况下，肠造口治疗师需要标记一个肠道造口部位，通常在患者的右侧，仰卧位、坐位、站位时不会被梗阻。

## 术中情况

### 手术步骤

❶ 初始步骤

为了避免吻合口受到不必要的牵拉，不可控尿流改道术应是内脏切除术的最后一个腹腔内手术步骤。开始改道术之前要明确止血。麻醉，患者体位，和皮肤切口通常由前面的操作决定。

❷ 探查

要仔细检查准备用来改道的肠段。肠管必须看起来是健康的，没有牵拉束缚，邻近远端输尿管。现在，要最终决定在这种情况下哪种类型的不可控尿流改道术是最佳的。如果远端回肠具有典型的皮革样改变，苍白，斑驳的外观等放射治疗损伤的表现，肠道应该从横结肠准备。忽视这个决定的重要性，会导致各种各样的可预防的术中和术后并发症。

❸ 回肠代膀胱术：准备肠段

确定回盲部的位置，抬高回肠以确定移动度最大的肠段以达右侧腹壁的造口处。理想情况下，近端的肠管距离回盲瓣 25 ~ 30 cm。在选好的部位，于肠系膜两侧用电刀切割开，协助止血钳插入下方的肠祥。用一个烟卷引流从中拉出，沿回肠标记近端，这一端最终成为改道肠段远端部分，并形成腹壁造口。该肠段的对接端将包含输尿管吻合，是通过选择测量位于烟卷式引流远端的回肠，并再次分离肠系膜。

肠段的长度取决于皮下组织的厚度和回肠的活动度，应测量大约 15 cm。该肠段的对接端将包含输尿管吻合口，并通过测量位于烟卷式引流远端的回肠以及对肠系膜再

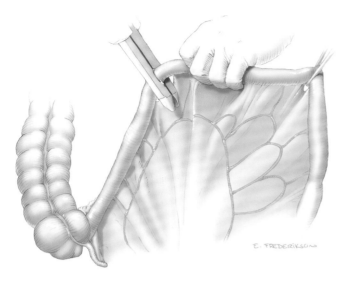

图46-7.1 回肠导管：准备肠段

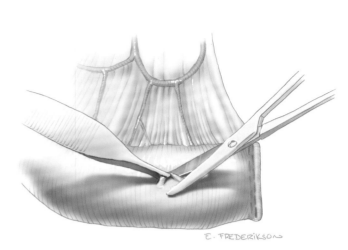

图46-7.2 回肠代膀胱术：回肠切口

次评分进行选定。然后插入胃肠吻合器（GIA）分割远端肠段（图46-7.1）。理想的分割点应该离回盲瓣至少12 cm。在分割近端回肠之前，重新测量回肠导管，要考虑中间段可能收缩，并再次确保足够的长度。

一旦肠管被缝合和分开，应仔细地分开导管肠段两端的肠系膜。这种组织分离向内侧成角并朝向肠系膜根部，接近其嵌入到后腹壁的部位。这提供了足够的肠管活动度。如果分离太多的肠系膜，血管可能会受到影响，而太少会导致对肠道的牵拉。

#### ❹ 回肠代膀胱术：准备输尿管

将吻合器线从肠段吻合端切除，然后在盆腔冲洗肠段。自脏器切除术早期放入血管夹，现在输尿管应该是充盈的。输尿管远端应放置固定缝线进行牵引。输尿管绝不能直接用镊子夹持或粗暴处理，以防局灶性坏死，影响吻合成功。从腹膜后锐性分离出输尿管，使它们很容易通过计划的吻合点进入导管肠段。左侧输尿管被置于肠系膜下动脉（IMA）下，以防止急性成角和扭结。最终从乙状结肠肠系膜根部

下方游离出输尿管，达到需与之吻合的肠管。

#### ❺ 回肠代膀胱术：输尿管吻合术

用Adson钳夹住一小部分回肠浆膜，左侧输尿管将达到这个位置。理想位置在距离导管与系膜小肠游离部的前侧对接端约2 cm的位置。用Metzenbaum剪刀剪除小部分全层肠壁。（图46-7.2）。回肠黏膜应该很容易看到。

在术中置入的血管夹的后面将左侧输尿管末端剪成45°角。如果输尿管远端出现纤维化，把它们切除，直到呈现出健康的组织。先前的远端支撑缝线同时修剪去除。当4-0延迟可吸收缝线从外到内穿过输尿管末端时，尿液会漏入腹腔。将针留在上面作为牵引，因为它将是吻合术中的最后一条缝线。用细尖的剪刀来游离输尿管约1 cm，但长度根据输尿管管腔口径确定（图46-7.3）。这种手法有助于减少未来输尿管狭窄的可能性。

第一个缝线是在输尿管分离面的尖端，穿透输尿管壁和肠黏膜进行全层缝合（图46-7.4）。留置两个或三个相邻的黏膜对黏膜缝线。然

后通过导管的吻合口端放置一个7 F输尿管支架，并通过吻合口进入左肾肾盂。用一只手将支架抵在导管中部的肠壁上，并用3-0或4-0号铬肠线穿过肠壁全层，环绕支架将其固定在位。通过支架周边输尿管的

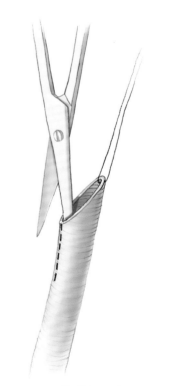

图46-7.3 回肠代膀胱术：修剪输尿管

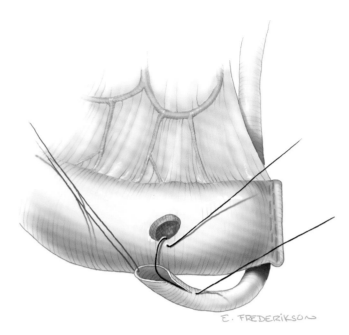

图 46-7.4　回肠代膀胱术：缝合输尿管和回肠段

缝合，防止尿液渗漏，完成左输尿管吻合术（图 46-7.5）。

　　右输尿管吻合部位选择在沿导管长轴距离左侧输尿管吻合口至少 2 ~ 3 cm 的地方。然后重复整个过程。用含有亚甲蓝染料的生理盐水于注入导管，观察水密封性。任何吻合口漏都必须用再次缝合加固并

重新测试。如果漏液持续存在或黏膜与黏膜的缝合位置有问题，则应重新进行整个吻合术。

　　用两根或者三根延迟可吸收缝线通过导管的浆肌层将导管的对接端固定在骶骨岬，髂腰肌，或者后腹膜。这样固定管道，防止在患者直立时输尿管吻合部位过度紧张，及重力使肠管滑入骨盆。

❻ 回肠膀胱术：造口的建立

　　用 Kocher 钳夹拉起选好的造口部位的皮肤。将电刀设置为切割模式，切除一小圈皮肤。钝性分离皮下脂肪，暴露筋膜，用电刀做一个十字切口（图 46-7.6）。纵向分离腹直肌，在腹膜上做另一个十字切口。钝性扩大腹膜切口，直到它可以轻松地容纳两根手指。

　　将造口和支架小心地通过切口，直到至少 2 cm 回肠穿过皮肤。肠系膜可能需要修剪或腹壁切口进一步切开使之与管道相适应。小肠的黏膜边缘外翻。造口用 3-0 号延迟可

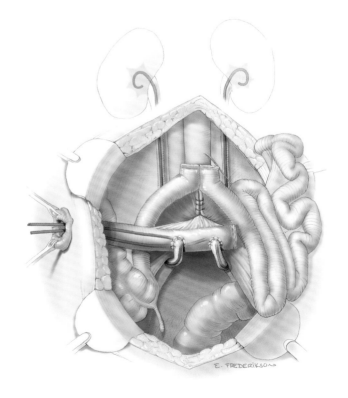

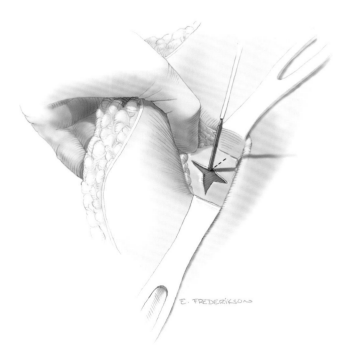

图 46-7.5　回肠代膀胱术：通过腹部切口小心地拉出带支架的造口

图 46-7.6　回肠代膀胱术：造口

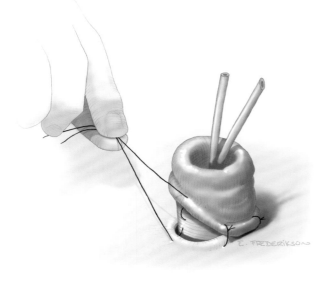

图 46-7.7　回肠代膀胱术：缝合造口

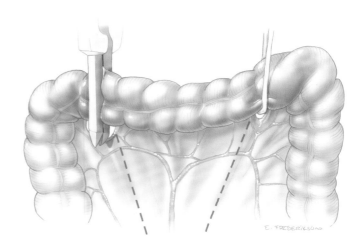

图 46-7.8　横结肠尿流改道术：准备肠段

吸收线做"Rosebud"缝合，包括回肠黏膜、浆膜和皮肤真皮（图 46-7.7）。环形缝合，完成造口。两个支架都经过修剪以适合造口袋。为使术后正确识别，右输尿管支架以"直角"切割。用一条丝线穿过支架并固定在皮肤上，以防止支架在术后最初几天内移位。

**❼ 横结肠尿流改道术**

这种类型的肠管，在横结肠肝曲和脾曲有足够活动度。另外，分离大网膜。用烟卷引流标记分割点标记并横切（图 46-7.8）。如图中虚线所示，分离横结肠，在保留结肠中动脉的同时提供足够的活动性。在通常脏器手术下，当在左下象限进行结肠造口术时，需要测量肠段至少 20 cm 才能达到右下象限。通常，这需要将结肠肝曲部分并入肠段中，并产生一个反蠕动方向，也就是说，尿液最终流经导管的方向与粪便通常被推进的方向相反。因此，近端肠段（最接近盲肠）将是最终穿过腹壁的肠段的末端。

将输尿管在腹膜后空间充分游离，并通过宽敞的腹膜开口引出，到达肠段。左侧输尿管需要横跨近端主动脉到达 IMA（不同于回肠代膀胱术）。输尿管吻合完成后，最好在结肠端口，置入支架。为了防止术后吻合口滑动和张力吻合，肠段的对接端用延迟可吸收缝线间断缝合固定在骶骨、髂腰肌或后腹膜上。如第四十六章 -18 节所述，使用 EEA 和 TA 吻合器进行功能性端

到端吻合，在导管前方重建肠连续性。造口可以在预先选定的位置进行，但它几乎可以在肠段可以轻松到达的任何地方重新放置。肠段的造口端穿过固定在前腹壁（图 46-7.9）。

**❽ 最后步骤**

肠系膜缺损需要闭合以防止腹内疝，但不能太紧而影响血液供应。

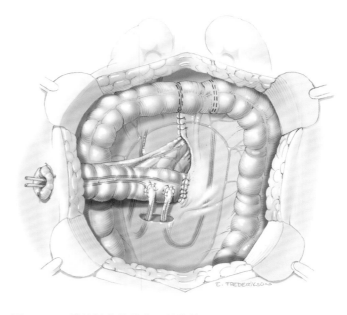

图 46-7.9　横结肠代膀胱术：最终外观

如果打算观察吻合口的完好性和腹腔渗液情况，可以放置引流管。如果吻合口看起来颜色灰暗，可能是腹壁隧道太紧，肠系膜扭曲或张力过大，或血液供应不足。最后一种情况是最糟糕的，它通常需要修剪远端的肠道或偶尔需要重新进行尿流改道术。这两种方法都可以避免有问题的回缩、狭窄或坏死。

## 术后处理

在术后恢复期早期，定期检查造口的活力。两个支架都应发挥作用。支架干燥无引流液流出时应及时进行影像学检查，以排除肠管梗阻。尿道瘘和输尿管梗阻并不常见，但如果不经皮引流或再手术，则可能危及生命。长期肠功能障碍可能意味着吻合口漏或小肠梗阻。

患者通常在手术后几周内因并发症再次入院，比如部分小肠梗阻、尿路感染、伤口裂开或其他与器官切除术相关的较小的并发症。通常可以通过有针对性的支持性治疗解决这些问题。长期并发症包括输尿管狭窄和肾功能丧失。慢性感染和反流可导致肾功能恶化。当患者的病情无法得到妥善治疗，他们可能需要长期的经皮肾盂造口，留置支架，或再次手术和肠管或造口修整。

可以预见的是，先前接受过放射治疗的患者再实施不可控的尿流改道术总体发病率较高（Houvenaeghel，2004）。改道组织的质量和活动性在这些患者中尤其重要。

（刘　巍译　杨　欣审校）

## 46-8

# 可控性尿流改道术

全膀胱或膀胱前部切除术是可控性尿流改道术的主要指征。膀胱阴道瘘和放疗后尿失禁是不常见的原因。膀胱切除术之后，尿液改道进入由切除的肠段形成的储尿囊里。根据其结构，这些改道方式可能使女性患者排尿可控或失禁。不可控尿流改道术中尿液通过储尿囊缓慢的流入造口袋中，然而可控性尿流改道术则不会漏尿。患者通过间歇的自我导尿排空储液囊。

然而，可控性尿流改道术可能并不适合所有患者。手术比不可控尿流改道术的手术过程更复杂，也可能导致更多的术后并发症（Karsenty，2005）。还需要患者有强烈的意愿并能够长期自我导尿。可控性尿流改道的理想的候选者一定是没有肠造瘘的年轻、健康女性。

有几种可控性尿流改道术的方法。在妇科肿瘤学中，可控的回结肠储尿囊（Miami pouch）已经成为最常用的方法（Salom，2004）。从技术上讲，这种储尿囊很容易构建和使用，并用于非辐射区的组织（Penalver，1998）。Miami pouch 包括回肠远端段、升结肠和横结肠的一部分。最基本的步骤是沿着肠系带的长度打开结肠段并将其折叠起来。此时把升结肠和横结肠的肠壁缝在一起构建一个低管腔内压的储尿囊。回肠段逐渐变窄，在回盲瓣水平做荷包缝合以达到尿控。然后游离的回肠段末端外置形成造口，用于导尿（Penalver，1989）。

## 术前准备

### 患者评估

术前患者评估通常是由前期内脏切除术决定的。具体的问题在于决定采用不可控性尿流改道还是可控的方案。应当全面的告知患者两者之间的不同。永久性结肠造口术不具有可控性尿流改道术的优势以及没有腹壁造瘘口的优势。对于非常肥胖的女性来说，导尿可能非常困难。此外，前期高剂量放疗的患者或者是有慢性肠道疾病的患者可能不是适宜的人选，因为他们的组织质量太差，增加了伴随吻合口瘘、输尿管狭窄以及输尿管瘘的风险。

### 知情同意

告知患者，如果术中发现肠道外观不良和致密粘连可能会导致手术计划的改变。此外，并发症是常见的应当使其了解。即使在经验丰富的医疗中心，一半的患者也会有一个或多个与代膀胱相关的早期并发症：输尿管狭窄伴梗阻、吻合口瘘、瘘管、导尿困难、肾盂肾炎或败血症。1/3 的患者会在 6 周后出现晚期并发症。百分之十的患者最终需要再次手术来修改 Miami pouch（Penalver，1998）。因此，许多患者不会再选择可控尿流改道术（Goldberg，2006）。

### 患者准备

肠道准备是必需的，但一般是由之前的脏器切除手术决定的。理想情况下，造口医师可以在右下腹标记一个肠管造口位置，该位置在仰卧位、坐位和站立位下都是畅通无阻的。

## 术中情况

### 手术步骤

❶ 初始步骤

为了避免对吻合口不必要的牵拉，可控尿流改道术应该是脏器切除术中最后一个主要的腹腔内手术步骤。在开始放置肠段之前，应当全面止血。麻醉，患者体位，和皮肤切口通常由前面的手术决定。

❷ 探查

仔细检查导管肠段。它必须具有健康外观和没有严重的辐射损伤。这时候，最终决定继续创建 Miami 袋。

❸ 准备肠段

沿 Toldt 白线从盲肠、结肠肝曲、至近端横结肠游离右侧结肠。Toldt 白线是升、降结肠腹膜与后腹壁腹膜的外侧附着部位的标志。导管肠段需要约 25～30 cm 结肠和至少 10 cm 回肠。在脑中规划好这些数据，外科医生会选择分割肠道的部位。

用电刀切开肠系膜，把烟卷引流放置在划分好的区域周围。反复查看肠系膜内血管，确保建立的导管肠段有足够的血液供应。在烟卷引流标记的两个部位用胃肠道吻合（GIA）器分开肠道（图 46-8.1）。

沿无血管区向下切开肠系膜至后腹膜。这时候，使用 GIA 吻合器及横向（TA）吻合器，通过对回肠横结肠与小肠结肠的功能性端对端吻合重建肠段连续性。肠系膜缺损采用 0 号延迟可吸收缝线连续缝合，防止内疝。

❹ 肠段去血管化

肠段两端的吻合钉线用 Metzenbaum

剪除，然后将肠段放在盆腔内冲洗。在这段肠段中，整个结肠部分用电刀沿着系膜结肠游离部边缘的结肠带切开，使肠"去血管化"（图 46-8.2）。这是为了移除阑尾。

**❺ 建立储尿囊**

对折结肠段，四条延迟可吸收缝线固定在四角，开始制作储尿囊。外侧边缘用 2-0 和 3-0 延迟可吸收缝线分两层连续缝合（图 46-8.3）。

**❻ 缩窄回肠**

14 F 红色橡胶导管通过回肠末端插入储尿囊中。在用 0 号延迟可吸收缝线在回盲处做两个相距 1cm 的荷包缝合。用 Babcock 钳提起回肠，在导管肠段上方用 GIA 吻合器在肠系膜对侧边界上逐渐缩小回肠末端（图 46-8.4）。在右下腹内形成前腹壁开口，使导管回肠段可以拉到接近其最终位置。

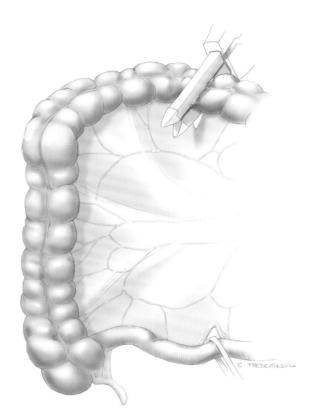

图 46-8.1　准备肠段

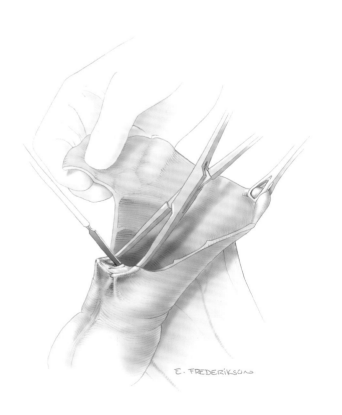

图 46-8.2　肠道段去血管化

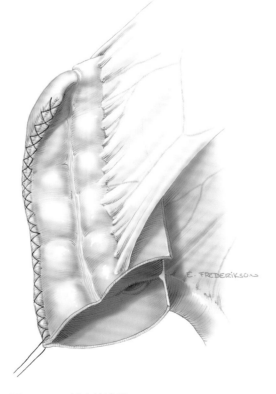

图 46-8.3　创建储液囊

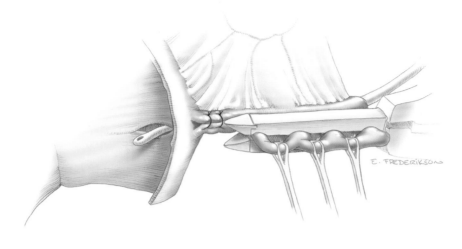

**图 46-8.4** 缩窄回肠

#### ❼ 输尿管吻合术

将两条输尿管从腹膜后附着处游离出来，并在其末端用 4-0 号延迟可吸收缝线固定在升结肠系膜下。用这种缝线进行操作可避免钳夹造成的挤压伤和坏死。在横结肠尿流改道术中，左输尿管越过主动脉，高于肠系膜下动脉（IMA）的起点。

储尿囊与输尿管吻合点的位置选择基于输尿管的长度，使他们能够直接进入储尿囊。尿管通过储尿囊缝线任一侧穿出。对输尿管进行修整和压平（图 46-7.3）。在形成输尿管开口时，肠黏膜在远离缝线的部位被切开。止血钳穿过肠壁，抓住输尿管末端的固定缝线，将输尿管拉入囊中 2 cm。

每条输尿管用 4-0 号延迟可吸收缝线间断缝合固定在肠黏膜上（图 46-8.5）。插入单 J 输尿管支架（7F），并用 3-0 铬线缝合到肠壁上固定位置。为便于术后正确识别，右输尿管支架以"直角"切割。

#### ❽ 缝合引流袋

通过一个远离回盲瓣水平的切口将一个大的 Malecot 导管送进储尿囊中。输尿管支架靠近 Malecot 穿出储尿囊（图 46-8.6）。在导管出储尿囊的位置，用 3-0 普通肠线作防水荷包缝合固定。这个荷包缝合使用可吸收缝线是因为 Malecot 导管将在术后 2 ～ 3 周取出。

袋边缘的其余部分用 2-0 和 3-0 延迟可吸收缝线做两层连续缝合关闭。将一根红色橡胶导管插入折叠的回肠，向储尿囊注入 250 ～ 300 ml 的生理盐水，取出红色橡胶导管，轻轻挤压储尿囊，可以测试控尿情

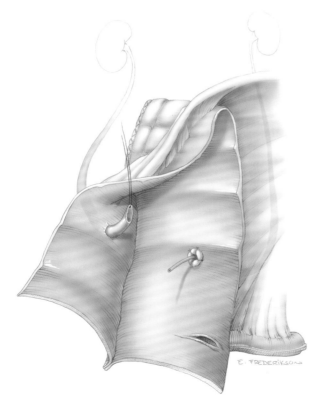

**图 46-8.5** 输尿管吻合术

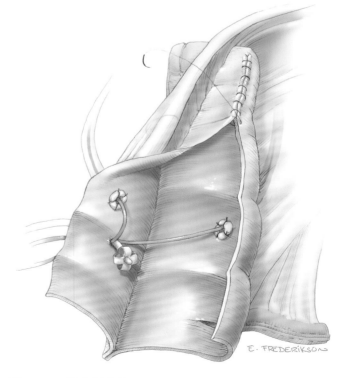

**图 46-8.6** 缝合引流袋

况。如果有失禁的现象出现，可以在回盲瓣处做一个额外的荷包缝合。现在可以将完成的储尿囊（图46-8.7）带到腹壁。

❾ 最后步骤

两个输尿管支架和 Malecot 引流管是通过腹壁上远离造口部位的一个单独的穿刺口取出的。Malecot 引流管用尼龙缝线单独固定在皮肤上。牵拉回肠段穿过腹壁，为了保持平整可能需要对回肠进行修剪。储尿囊缝合固定到腹壁表面，在真

皮层和回肠黏膜之间用 3-0 延迟可吸收缝线间断缝线形成造口，如第四十六章-7节步骤6所述。将一根红色橡胶导管插入再拔出，以确保可以轻松进出储尿囊。然后，将 Jackson-Pratt（JP）引流管放置在储尿囊附近，以监测是否漏尿，并通过远离造口的独立穿刺口引出。

## 术后处理

比起不可控尿流改道术，Miami 袋最初需要更多的护理。结肠肠段

会产生黏液。因此，需要每隔几个小时冲洗一次 Malecot 导管，以保证排尿通畅。相反，只有当其中一个导管阻塞时，才冲洗输尿管支架。术后2~3周行静脉肾盂造影（IVP）和重力囊袋造影。IVP 可以排除吻合口漏、输尿管狭窄和瘘。囊袋造影需要逆行填充导管肠段以寻找渗漏点。如果这些检查正常，输尿管支架、Malecot 导管和 JP 引流管都可以移除。导管肠段中容纳这些管子的孔将二期愈合。

教会患者无菌操作 18-22 F 的红色橡胶导管进行自我导尿。在几周内逐渐延长导尿间隔，最终达到白天每6小时一次，晚上则不进行导尿。此外，储尿袋需要定期冲洗以清除黏液。术后3个月进行 IVP、囊袋造影、血清电解质和肌酐测定，然后每6个月对储尿袋、肾功能和上尿路进行一次评估。

超过一半的患者术后会出现改道术相关的并发症。幸运的是，大多数可以成功地进行保守治疗而不需要重新手术（Ramirez，2002）。最常见的泌尿系统并发症是输尿管狭窄或梗阻致插尿管困难和肾盂肾炎（Angioli，1998；Goldberg，2006）。由 Miami pouch 引起的包括瘘管在内的胃肠道并发症率不到10%（Mirhashemi，2004）。

（刘　巍译　杨　欣审校）

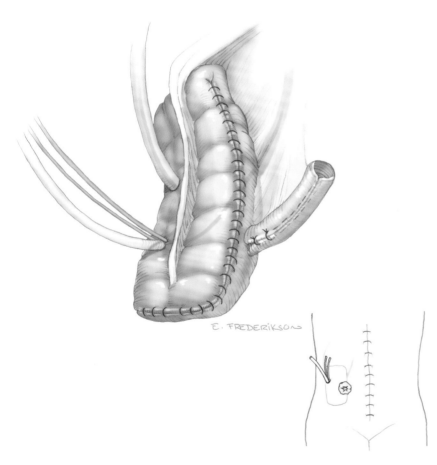

图 46-8.7　最后步骤

## 46-9

# 阴道重建术

盆腔廓清术的患者最适合行阴道重建手术，其他不常见的指征包括先天性无阴道，放疗后阴道狭窄，以及全阴道切除术。阴道重建术的手术方式不计其数，通常是由术者根据个人经验和患者临床情况而决定的（Fowler，2009）。

在行盆腔廓清术的同时，是否需要阴道重建是一个非常个体化的选择。并不是每一个患者都能接受阴道重建手术，而且有一些患者会对手术的结果感到不满意（Gleeson，1994a）。此外，阴道重建手术会显著延长手术时间，导致围术期发病率的增加（Mirhashemi，2002）。然而，支持者认为填补盆底缺损及新生血供可以预防术后瘘和脓肿的形成（Goldberg，2006；Jurado，2000）。

为了重建一个具有功能性的阴道，以下的方法是可行的：①运用周围的皮肤及皮下组织植入到缺损部位（皮瓣）；②从身体的其他部位获取皮肤来替换阴道黏膜（中厚皮层移植）；③切取辐射区域以外的皮肤、皮下组织及肌肉，并以进入该肌肉的血管为蒂进行转移（肌皮瓣）。上述三种阴道重建术中，皮瓣（比如菱形皮瓣，阴部大腿筋膜皮瓣，前移皮瓣或旋转皮瓣）是技术上比较简单易行的方式（Burke，1994；Gleeson，1994a；Lee，2006）。如果一期缝合无法实现的话，中厚皮层移植（STSG）可以覆盖较大的受损面积，然而，这需要阴道成形部位大部分皮下组织是完整的，并且需要放置阴道模具数月以防止阴道萎缩（Kusiak，1996）。腹直肌皮瓣和股薄肌肌皮瓣要求的技术

难度高，需要的手术时间长，但其术后效果是最令人满意的（Lacey，1988；Smith，1998）。需要强调的是既往有过 Maylard 切口或者腹壁下动脉结扎术的患者，不适合腹直肌肌皮瓣，因为腹壁下动脉是此皮瓣的主要血供来源。

如果忽略了重建技术，那么女性的性功能常会在盆腔廓清术后受到很大的影响（Hockel，2008；Ratliff，1996）。其他不常见应用的技术本节暂不涉及。

## 术前准备

### 患者评估

术者需要与患者共同讨论阴道重建手术带来的风险与收益。对于一些女性不切实际的期望，在术前讨论清楚是非常重要的。还有一些女性无法承受因为阴道重建而导致围术期发病率增加的风险。患者还需要理解可能由于术中并发症的原因导致手术计划的改变，并终止阴道重建手术。

### 知情同意

重建阴道的相关风险在于重建方法的选择。术后可能出现皮瓣坏死、脱垂、伤口愈合不良或者其他的一些并发症时可能需要二次手术，并且可能会导致令人不满意的结局。患者面对性伴侣时的自我感觉，阴道干燥或阴道排液问题也是应该关注的重点（Ratliff，1996）。

### 患者准备

盆腔脏器切除术前通常需要术前准备。依据阴道成形术的术式不同，术前准备也有所改变。比如说，股薄肌肌皮瓣需要为膝部以上的大腿做术前准备，中厚皮层移植需要为特定的供体区域做术前准备。

## 术中情况

### 手术方式

#### ❶ 麻醉和患者体位

阴道重建手术通常要求全麻。腹部、会阴和阴道都应该进行充分的术前准备，术前尿道内需留置 Foley 尿管。双腿置于靴形腿架上呈截石位，以利于术中阴道内操作。

#### ❷ 阴部大腿筋膜皮瓣

经会阴途径，沿大阴唇侧方的无毛发区标记皮肤切口。皮瓣大小约 15 cm×6 cm。皮缘的最下极需要与会阴缺损裂隙的下部水平。从皮瓣的上方开始切开皮肤，需要切到皮下组织及阔筋膜（图 46-9.1）。阴部内动脉的分支阴唇后动脉为此皮瓣供血（图 38-28）。

皮瓣的边缘用 4-0 延期可吸收线皮下连续缝合，标记为 A 的两边缝合在一起，标记为 B 的两边缝合在一起。这一管状的新的阴道组织被置于会阴缺损部位，被字母标记的断端将成为新的阴道顶端。切口部位用 3-0 延期可吸收线间断缝合，双侧 JP 引流管放置于缝合部位下方。会阴缺损部位需要重新塑造组织褶皱并缝合出有功能的阴道（图46-9.2）。新阴道的顶端需像传统的骶骨固定术一样固定在骶骨孔（第四十五章 -17 节）。在腹腔内，新的阴道组织将会被腹膜覆盖以提供额外的新生血供。

#### ❸ 大网膜 J 形皮瓣中厚皮层移植

盆腔脏器切除术后，通常通过对网膜瓣的改造来关闭骨盆入口，可以通过建造一个圆筒状结构来重建阴道。对于瘦弱的女性，其网膜通常是瘦长的，由于无法获得足够的网膜来建造圆筒状结构并包裹模

结构与阴道入口缝合。

接下来，将从供体区域获得的中厚皮层移植物用 4-0 延期吸收缝线缝合在阴道模具上，具体方法与 McIndoe 术式相同，详见第四十三 - 25 节。阴道模型放置在重建阴道的位置，然后缝合固定在阴道入口处（图 46-9.4）。使用 3-0 延迟可吸收线间断缝合外阴残留的局部缺损组织。

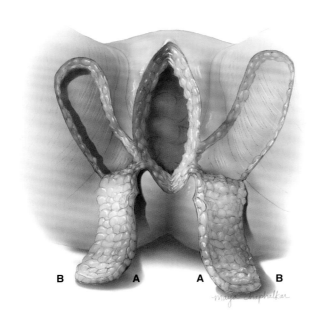

图 46-9.1　上提会阴区皮瓣

### ❹ 股薄肌肌皮瓣

经经阴入经，沿大腿中部长收肌画参考线，起于耻骨结节止于胫骨内侧坪。在这条线下的皮肤、皮下组织及股薄肌将充当皮瓣。标记出计划好的椭圆形切口，沿参考线全层切开皮肤、皮下脂肪直到阔筋膜。从股薄肌的远端游离并分开肌腹。切口的剩余部分完全在标记皮缘周围。运用钝锐结合的方法将股薄肌由远及近完全游离。这样可以保留起源于旋股内侧动脉的主要血

具，因此这样薄弱且血供不佳的网膜并不适合阴道成形手术。

经腹手术时，术者可以通过 ligate-divide-staple（LDS）或者电热双极凝固器（LigaSure）将网膜从胃部分离。通常从右向左切除网膜，直到网膜可以充分到达骨盆形成网膜 J 形皮瓣（见第四十六章 -14 节）。通常只分离切开 3/4 网膜，保留胃网膜左动脉，以提供血供。网膜的远端被卷成圆筒状，并用 3-0 延期

吸收缝线间断缝合（图 46-9.3）。

经腹部关闭网膜近端时可以间断缝合也可以应用横向吻合器，但不要将其与其余网膜完全分开。然后，再从会阴区方向将圆柱状网膜

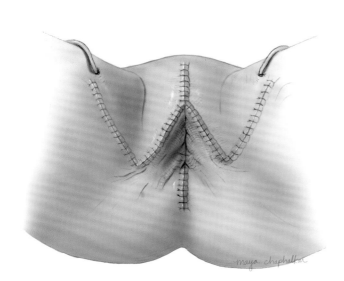

图 46-9.2　缝合会阴区皮瓣

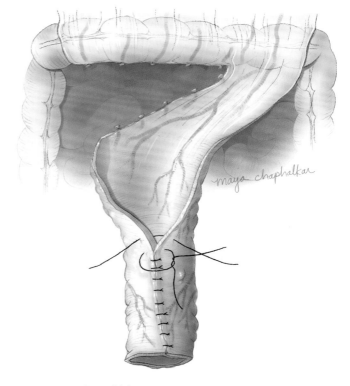

图 46-9.3　上提网膜瓣

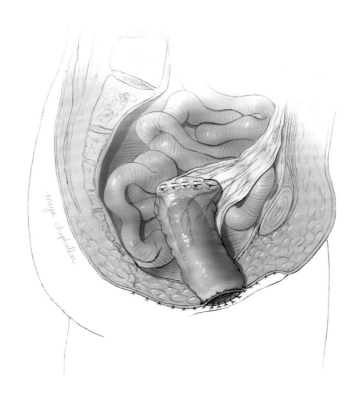

**图 46-9.4** 置入中厚皮层移植物

管蒂，此血管在距离耻骨结节 6 ~ 8 cm 处进入肌腹的前方深处。

通过大腿的手术部位，建立一个通向会阴缺损中间部位的筋膜下隧道。朝向大腿，顺时针方向旋转左侧的股薄肌肌瓣，首先旋转的是肌瓣远端，然后是中间部分。将肌瓣穿过隧道使其无张力地悬挂在患者两腿之间。右侧肌瓣逆时针方向旋转，并放置在相同位置（图 46-9.5）。

应用 4-0 延期吸收缝线由远及近间断缝合左右两侧皮瓣边缘，完成股薄肌瓣的阴道成形术。阴道近端开口需要容纳 2 ~ 3 指。重新建立的阴道需要向头向翻转进入盆腔，为预防阴道脱垂，需要用 0 号延期吸收线间断缝合锚定在提肌板上。修整多余的皮瓣，3-0 延期吸收缝线间断缝合近端皮肤到阴道入口。

3-0 延迟可吸收缝线间断缝合

新建阴道周围的局部外阴缺损组织。同法处理双侧大腿内部切口。

**❺ 腹直肌肌皮瓣**

腹壁的任何部位均可以获取带皮肌瓣，只要保证肌皮瓣形状的基底位于脐部。通常会标记一块 10 cm × 15 cm 肌皮瓣。肌皮瓣的上缘最终将成为阴道口，其皮肤，皮下组织，腹直肌前鞘需要被切除。应用钝性分离的方式将腹直肌的一块肌腹从后鞘上游离下来，需要从近端分离肌腹，并且结扎与腹壁上系统相吻合的血管。

肌瓣剩余的边缘需要从腹直肌前鞘一直切到弓状线。皮下脂肪需要沿着腹直肌肌腹的两边向中间进行游离。通过这种方法将腹直肌从后鞘钝性分离下来直至肌鞘尾缘的弓状线组织。然后沿切口中线切开腹膜，并超过皮瓣。到此，腹直肌肌瓣已经分离完毕，但是为了能够将肌瓣旋转入盆腔，还需要进一步游离血管蒂。腹直肌远端可以直接从前鞘上钝性分离出来，向下一直分离到与耻骨相连部位。

将肌瓣组织围绕注射器形成一个管状，肌瓣包括皮肤、皮下组织、腹直肌前鞘及腹直肌肌腹（图 46-9.6）。然后将皮缘用 4-0 延期可吸收线缝合。移除注射器，将制成的管状结构放入盆腔，封闭盆腔末端。必须无张力地将腹直肌肌瓣放入盆腔，这样可以防止来源于腹壁下动脉的供血血管闭塞。

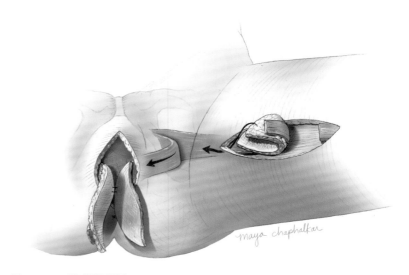

**图 46-9.5** 股薄肌肌瓣

将重建阴道的开口朝向会阴区放置在耻骨联合的下方，并应用0号延迟可吸收线间断固定在会阴裂。也可以准备网膜瓣来提供额外的血供。

使用3-0延迟可吸收缝线间断缝合会阴部新建阴道周围的残存的小的缺损组织。1号聚二氧杂环己酮合成可吸收缝线关闭腹直肌后鞘，钉合皮肤。

## 术后处理

对于大多数盆腔廓清术后的

女性来说，拥有阴道可以显著提升女性的生活质量，并减少性问题（Hawighorst-Knapstein，1997）。阴道重建术对于患者自我形象的提升是有益处的，而且术后可以进行性生活，即使患者术后选择降低性生活的频率，也会使患者感到安心。手术并发症的发生率主要由阴道重建方式决定。

阴部大腿筋膜皮瓣比较可靠而且容易获取，但是最容易丧失功能。长期的后遗症包括会阴部疼痛、慢性阴道排液、毛发生长及皮瓣的脱出。这些症状可能妨碍患者及其配

偶尝试性生活（Gleeson，1994a）。

STSG阴道重建可能导致供体或受体区域的感染。由于血供不良或者血肿形成导致新建阴道狭窄与挛缩是另一种较常见的并发症。为了帮助愈合，术后初期患者必须限制活动，并需要在阴道内置入模型数月来预防阴道狭窄与挛缩（Fowler，2009）。

股薄肌肌皮瓣的难点在于将肌皮瓣移入骨盆，还有因为先天性血供不足导致的局部或全部组织坏死（Cain，1989）。如果在盆腔脏器切除术中同时行直肠乙状结肠吻合术，皮瓣失败的情况会显著增多（Soper，1995）。远期皮瓣脱垂也是一个较为常见的问题。术后大腿上常会遗留瘢痕，虽然比较小，但患者也会抱怨。

盆腔廓清术时，应用腹直肌肌皮瓣行阴道重建术是最好的选择（Jurado，2009）。理想情况下，肌瓣可填补骨盆死腔，减少瘘形成的风险，并可以获得令人满意的性生活质量（Goldberg，2006）。然而，供体部位的选择较为困难，且容易导致术后切口疝的发生。应用股薄肌肌皮瓣重建阴道时，经腹部脏器切除小组和经阴部阴道重建小组可以同时手术，然而，在行腹直肌肌皮瓣手术时，两个手术小组无法同时进行手术，所以手术时间较长。肌瓣的坏死、瘘及阴道狭窄是较为常见的并发症（Soper，2005）。

（尹一童 译　夏志军 审校）

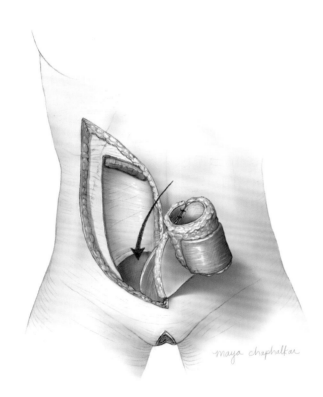

**图46-9.6** 腹直肌肌皮瓣

## 46-10

# 盆腔淋巴结切除术

盆腔淋巴结切除检测是肿瘤精准分期的基本手段。一方面对因子宫体癌、卵巢癌、宫颈癌施实手术的患者需要切除盆腔淋巴结进行精准分期；同时，对于淋巴结明显受累的患者，盆腔淋巴结切除术还可以最大限度减轻肿瘤负荷。

盆腔淋巴结切除术应切除双侧可能存在肿瘤转移区域内所有的脂肪淋巴组织（Cibula，2010）。这些淋巴结存在于明确的解剖标志范围内：近端达髂总动脉中部，远端至旋髂深静脉，外侧到腰大肌，内侧至输尿管及闭孔神经后方（Whitney，2010）。理论上盆腔淋巴结切除术应切除该解剖区域内众多的淋巴结（Huang，2010）。可详细分组为：髂外淋巴结组、髂内淋巴结组、闭孔淋巴结组、髂总淋巴结组，每侧（左或右）至少需切除4枚以上的淋巴结（Whitney，2010）。一般来说，盆腔淋巴结切除术的范围取决于临床具体情况如患者的体型、术野的粘连程度等。

盆腔淋巴结切除术相关的其他名称有：盆腔淋巴结取样，它是在相同的解剖标志范围内切除任何增大或可疑的淋巴结（Whitney，2010）。取样仅限于盆腔操作较易显露的区域，不强调切除所有的淋巴结组（Cibula，2010）。盆腔淋巴结"清扫"是一个较为模糊的术语，介于取样和淋巴结切除术。

盆腔淋巴结切除术可以通过开腹或微创手术进行。尽管盆腔淋巴结位于腹膜后，但腹膜外盆腔淋巴切除术并不常用，即从一侧腹壁进入腹膜外间隙切除盆腔淋巴结（Larciprete，2006）。近年来，随着淋巴标测和前哨淋巴结显影技术的进步，广泛淋巴结清除相关的近期或远期并发症大大降低。

## 术前准备

### 患者评估

影像学检查如计算机断层扫描、磁共振显像或 PET 可能会提示盆腔淋巴结受累，帮助指导手术医师了解可疑病变区域。但是术前检查对镜下淋巴结转移的评估是有限的。

### 知情同意

盆腔淋巴结切除术并发症包括淋巴囊肿、神经血管损伤、急性出血、感染、慢性淋巴水肿等，如果操作得当，上述并发症发生率较低。

### 患者准备

出血是盆腔淋巴结切除术的常见问题，肿大、明显增大或致密粘连的淋巴结、盆腔血管解剖变异等可能增加出血风险。因此，术前需要准备交叉配型的压缩红细胞、外用止血剂。

淋巴结切除术不需要常规肠道准备和抗生素预防，但若有其他手术同时进行则是需要的。深部血栓预防是必要的，具体方法见表 39-8。

## 术中情况

### 手术步骤

❶ 麻醉及患者体位

盆腔淋巴切除术患者在全麻或区域麻醉下施行。取仰卧位，留置导尿管，腹部准备同外科手术。

❷ 进入腹腔

下腹正中垂直切口或低位横切口可进行前述解剖标志范围内的淋巴结切除术，普凡能斯提尔（Pfannenstiel）切口术野暴露有限，仅选择性使用。

❸ 腹腔探查

应在初始腹腔探查中常规探查盆腔和腹主动脉旁淋巴结，意外发现的肿大阳性淋巴结可能意味着原计划的手术方案需要修改或放弃（例如：宫颈癌的广泛性子宫切除术）（Whitney，2000）。

❹ 腹膜后探查

在手术过程中通过圆韧带可进入腹膜后间隙。为更好暴露术野，手术医师可能要进一步切开阔韧带前后叶腹膜。

首先触摸位于腰大肌内侧的髂外动脉搏动，有助于手术医师了解相关解剖定位，因为有时可能存在血管变异。然后向头侧端钝性分离暴露髂总动脉分叉。输尿管如前述行走于髂血管前方。剩余盆腔侧壁结构由脂肪淋巴组织覆盖，不能明显暴露。若要系统完整地切除盆腔淋巴，应从近端沿腰大肌和髂外动脉开始切除，逐渐向远端达腹股沟环，此时将淋巴结组织向内侧翻转从髂外静脉远端游离，然后沿髂内动脉由近及远依次切除，最后进入闭孔区域切除闭孔淋巴结，至此完整的淋巴束被整块提起切除，另外，还需沿着髂总动脉的末端进行淋巴结切除。

❺ 髂外淋巴结

对于这组淋巴，示指放在髂总动脉分叉稍远处的腰大肌表面和髂外动脉外侧之间，向尾侧端平行于髂外动脉用手指钝性分离侧方及覆盖在血管表面的脂肪淋巴组织（图46-10.1）。因为髂外血管的侧方一般没有血管分支，因此钝性分离容易

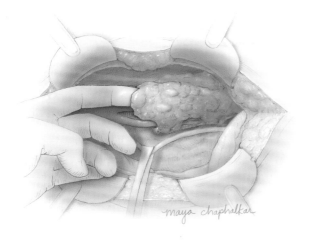

**图 46-10.1**　分离髂外动脉侧方的淋巴结组织

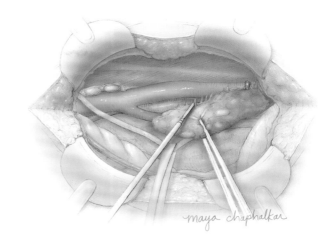

**图 46-10.2**　分离髂外静脉内侧淋巴结组织

操作，除非有明显的纤维瘢痕粘连。可以看到生殖股神经平行于髂外动脉，需小心游离。该神经受损可引起同侧大阴唇和大腿根部麻木。

接着用钳子提拉髂外动脉表面的脂肪淋巴组织，维持合适的分离平面，从髂总动脉分叉开始，在淋巴结组织和髂外血管之间用电刀由近及远依次分离切除（图 46-10.2）。

当切除到远端时，可能需要调整自动腹钩的叶片来切除走向腹股沟管的所有盆腔淋巴结。这时，可用钳子钳夹覆盖在腰大肌和髂外动脉远端的脂肪淋巴组织。沿髂外动脉表面分离，远端的淋巴结组织被逐渐游离。随着淋巴组织松动，其下方横跨髂外动脉末端的旋髂深静脉显露出来。旋髂深静脉起源于髂外静脉远端，被认为是髂外淋巴结群的下界。接下来将松动的淋巴组织折向内侧，完整显露髂外动脉。用钳子向内侧牵拉上述淋巴脂肪组织，用电刀或脑膜剪切开淋巴结和髂外静脉之间的细小膜样组织，游离完毕，即完成髂外淋巴结群的切除，进入闭孔间隙。

**❻　髂内淋巴结**

若输尿管先前未游离，接下来游离输尿管（见第四十六章 -1 节，步骤 5）。用引流管或窄的拉钩将输尿管拉向中线，进一步暴露盆腔侧壁。依次切除髂血管周围的淋巴结，及位于同一平面髂外静脉和髂内动脉之间的淋巴组织。从髂总动脉分叉开始，提起游离的淋巴结并保持一定张力，沿髂内动脉到膀胱上动脉由近及远锐性分离切除髂内淋巴结。接近膀胱上动脉末端的淋巴结组织附着紧密，可用电刀分离而不必使

用钳夹或线扎。切除的髂内、髂外淋巴结可单独送病理检查，也可根据术者习惯和闭孔淋巴结一起送检。

**❼　闭孔窝淋巴结**

示指轻柔地插入腰大肌和髂外动脉间，向下钝性分离直至闭孔窝。遇到横向动静脉分支可能需要电凝或结扎电切。髂外血管后方可辨认的淋巴结组织也要切除。

用静脉拉钩向上外侧提起髂外静脉，暴露闭孔窝（图 44-10.3）。沿髂外静脉中下壁钝性和锐性分离

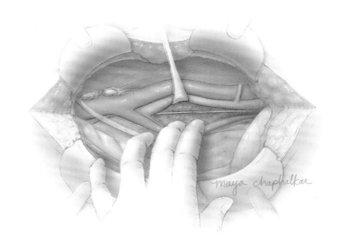

**图 46-10.3**　闭孔窝淋巴结切除后所见

相结合切除下方的淋巴组织，识别附属的静脉分支并电凝切除。

静脉拉钩拉开，钳夹闭孔淋巴组织，这些淋巴组织位于髂外静脉下方，闭孔神经上方。向上提拉，用钝头钳或吸引器沿闭孔神经边缘轻柔吸刮，分离切除闭孔神经周围的淋巴组织。这种钝性分离应在闭孔窝中间部位操作，避免损伤周围盆底深部的血管。当闭孔淋巴切除干净时，闭孔神经可以明视。

明确定位闭孔神经后，分离应在闭孔神经表面进行。在直视下可用电刀切开致密的纤维附着处。淋巴组织远侧端通常与侧盆壁紧密相连，可用血管钳分次向近端游离。在分离近端淋巴结时，需谨慎锐性分离髂外静脉下方的淋巴结，避免损伤闭孔神经。

因为闭孔动、静脉穿行于闭孔神经下方区域，因此闭孔神经下方的深处淋巴结通常不做常规切除。一旦闭孔动、静脉撕裂回缩将导致难以控制的大出血。

**❽ 髂总淋巴结切除**

调整自动开腹器上叶可使髂总动脉部分更好地显露。用电刀沿着Toldt白线分离，推开结肠。切开Toldt白线，肠管可被充分拉开，充分显露髂总淋巴结。开始切除淋巴结之前要把输尿管进一步向中线牵拉。

钳夹提拉髂总动脉远端外侧脂肪淋巴组织，用电刀分离切除，然后由远端向头侧依次从动脉旁分离

淋巴结组织。电凝、钳夹和锐性切开可用来分离淋巴结（图46-10.4）。淋巴结要从侧方的腰大肌上分离下来。在患者右侧，髂总和下腔静脉位于髂总动脉外侧淋巴结下方，因此必须谨慎操作。进一步分离末端髂总动脉表面的淋巴组织，这是该组淋巴的内侧边界。

**❾ 术毕检查**

如有盆腔淋巴切除创面区域出血，可将纱布紧紧填塞于髂外静脉内侧的闭孔窝，压迫渗血部位，必要时也可使用局部止血剂（表40-5）。关闭腹膜后间隙或使用负压引流并不能减少血肿、淋巴囊肿的发生（Charoenkwan，2014）。

## 术后处理

可能涉及的盆腔神经损伤包括闭孔神经、髂腹股沟、腹下神经、生殖股神经、股神经，可能因直接手术损伤、牵拉性损伤、缝扎或拉钩压迫引起的损伤（Cardosi，2002）。神经损伤引起的相应症状及处理详见第四十章描述。值得注意的是，闭孔神经横断损伤应在术中及时发现并立即进行神经修复（Vasilev，1994）。手术中钝性分离可以降低小血管和神经损伤的风险，但可能增加术后淋巴囊肿的发生。淋巴囊肿通常没有症状，一过性的淋巴聚集可以形成厚的纤维囊壁。术后盆腔血肿也并不罕见。

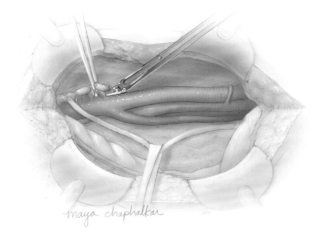

**图46-10.4　切除髂总淋巴**

（李红雨　译　段　华　审校）

## 46-11

# 腹主动脉旁淋巴结切除术

因为子宫癌、卵巢癌存在不可预知的淋巴转移方式，通常在进行盆腔淋巴切除之后需常规切除腹主动脉旁淋巴结（Burke，1996；Negishi，2004）。此外，切除增大的腹主动脉旁淋巴结是获得理想的卵巢癌肿瘤细胞减灭术的组成部分，也可能使某些子宫内膜癌、宫颈癌患者生存获益（Cosin，1998；Havrilesky，2005）。

腹主动脉旁淋巴结切除意味着在界定的系统解剖范围内完整的切除所有淋巴结：肠系膜下动脉（近端），髂总动脉中部（远端），输尿管（侧边）和腹主动脉（中央）。这个手术的完整性受患者情况和手术医师水平影响而异，但是左右两侧病理异常的淋巴结组织必须充分切除（Whitney，2010）。

腹主动脉旁淋巴结切除可通过开腹或微创手术完成。低位清扫通常仅切除至肠系膜下动脉水平（IMA），除非提示需要行高位腹主动脉旁淋巴结切除时，手术才要达到肾静脉水平（Whitney，2010）。通常情况下，达到肾静脉水平的腹主动脉旁淋巴结切除术用于卵巢癌分期和高危子宫内膜癌患者，目的是减瘤和精准分期（Mariani，2008；Morice，2003）。

## 术前准备

### 患者评估

如前所述，影像学检查能帮助手术医师找到可疑淋巴结，但在判断小的淋巴结转移时并不十分可靠。

### 知情同意

腹主动脉旁淋巴结切除在全世界范围内并不是常规操作，因为该手术难度大，并发症风险高（Fujita，2005）。其中，急性出血和术后肠梗阻是最常见的并发症，其他并发症并不多见。在肥胖患者中，因术野暴露困难，手术操作更复杂，时间也相应延长。

### 患者准备

出血是腹主淋巴清扫时的常见问题，因此需要验血型，交叉配血备压积红细胞。外用的止血制剂也需要备用。常规肠道准备和预防性应用抗生素并不是必需的。但若同时施行其他手术应酌情准备。预防静脉血栓形成是必要的，详见表39-8。

## 术中情况

### 手术步骤

#### ❶ 麻醉和患者体位

腹主动脉旁淋巴结切除术可以在全麻或区域麻醉状态下进行，患者平卧位，留置导尿管，腹部手术准备。

#### ❷ 进入腹腔

腹部正中竖切口能更好地暴露手术所需的解剖区域，方便操作。下腹横切口 Pfannenstiel 切口只能提供有限的暴露野，仅用于严格选择的患者。

#### ❸ 腹腔探查

应在初始腹腔探查中常规触摸腹主动脉旁淋巴结。一手放置在小肠系膜下方触摸腹主动脉。示指和中指分开骑跨在腹主动脉上，触摸查找肿大的淋巴结。可疑或肉眼阳性的腹主动脉旁淋巴结组织应首先切除。意外发现的阳性淋巴结可能提示术前预定的手术计划需终止或更改（Whitney，2000）。大多数情况下，如果没有淋巴结肿大受累，腹主动脉旁淋巴结切除通常放在最后施行，因为它可能引起大出血影响后面的手术操作。

#### ❹ 暴露术野

合适放置腹钩牵拉暴露视野是手术中最重要的一部分。因此自动拉钩的放置要能充分暴露腹主动脉。把乙状结肠和降结肠轻柔拉向左下方，同时用纱垫将小肠和横结肠排垫在上腹部。改良的 Trendelenburg 体位也有助于从手术区域推开肠管。沿着右侧结肠旁沟腹膜（Toldt 白线）锐性分离可充分游离并推开盲肠。一旦肠管从此区域移开，被覆在主动脉和右侧髂总动脉的腹膜就可显露。首先触摸到这些血管，然后如第四十六章 -1 节描述的那样用 Penrose 引流管向侧方牵拉输尿管以免误伤。

#### ❺ 打开腹膜后间隙

从右髂总动脉中段开始，用小直角钳分离引导，电刀切开后腹膜。切口沿血管走行，从右髂总动脉向头侧、中线方向切开，近端达腹主动脉上方（图 46-11.1）。注意保持在动脉表面切开，以免不小心撕裂右髂总静脉或下腔静脉。沿中线继续向头侧切开，直至十二指肠腹膜反折的左下方，向头侧游离推开十二指肠。放置自动腹钩的中上页片以推开肠管。

#### ❻ 右侧腹主动脉旁淋巴结切除

将输尿管拉向侧方后，术者首先分离出右侧腹主动脉旁淋巴结的内侧边界。从右侧髂总动脉中段开始，用镊子提起动脉表面的淋巴组

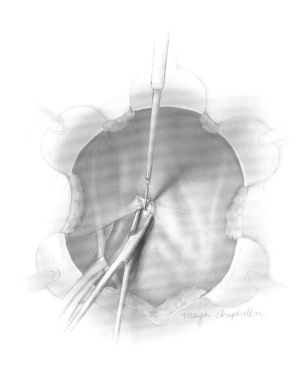

图 46-11.1　打开腹膜后间隙

织束，显露淋巴动脉之间的纤维结缔组织间隙，小直角钳插入淋巴束下方的间隙内，锐性切开，从动脉表面游离远端淋巴组织。电刀切开右髂总动脉表面的血管鞘膜，沿血管走行继续向内上方打开血管鞘膜，到达动脉分叉后沿腹主动脉上方偏右侧缘继续向头侧分离至肠系膜下动脉水平。若遇到小的横穿血管则需电凝。

再次将输尿管拉向侧方，分离确定该组淋巴的外侧边界。在髂腰肌表面用吸引器头端钝性分离，把腹膜后脂肪从下腔静脉右侧缘分开。可调整右上腹拉钩充分暴露术野。

此时右侧腹主动脉旁淋巴组织在内侧、远端、外侧的边界已充分游离。接下来用镊子钳夹提拉淋巴结远端，向头侧轻柔锐性分离淋巴组织正下方。下腔静脉表面有数条小的垂直静脉，必须谨慎操作防止出血。其中在主动脉分叉水平通常有"伴随静脉"，应用血管夹闭合止

血（图 46-11.2）。当达到肠系膜下动脉水平时，可用大血管夹夹闭头侧端，然后在血管夹前方横断切除

淋巴结。切下的右腹主淋巴结需单独送病理检查。

**❼ 修补静脉损伤**

手术操作中，一旦撕裂血管表面的垂直血管分支就可能导致下腔静脉或髂总静脉壁损伤，手术医师应对此有所防范。这种出血可能瞬间发生，且出血量大。遇到这种情况，首先用纱垫或手指按压控制出血，同时告知麻醉医师患者有继续出血的可能；然后评估如何充分暴露术野，抽吸腹腔内血液，重新放置拉钩，必要时扩大切口。最后，准备好修复血管的专用器械，通常情况下，撕裂的静脉可以用血管夹直接夹闭（图 46-11.3）。

**❽ 切除左侧腹主动脉旁淋巴结**

从肠系膜下动脉开始用电刀分离出该组淋巴结的内侧缘，然后用镊子提起淋巴组织内侧缘使淋巴血管间隙的纤维结缔组织保持张力，锐性切开，游离邻近的淋巴组织。

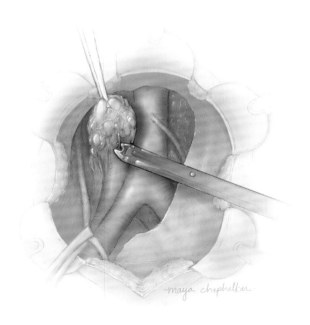

图 46-11.2　切除右腹主动脉旁淋巴结

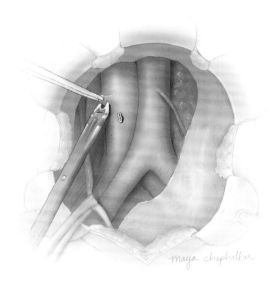

图 46-11.3　修补静脉损伤

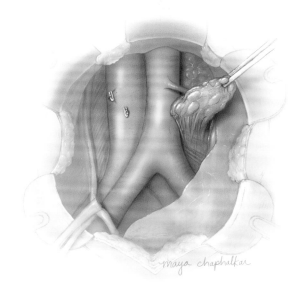

图 46-11.4　左腹主动脉旁淋巴结切除

沿腹主动脉左上缘由近及远依次分离至主动脉分叉。到达主动脉分叉后，沿左髂总动脉表面向下外侧分离，该动脉中部是左腹主淋巴结的下缘。一旦淋巴结的内侧缘分离完毕，需锐性切开介于乙状结肠和腹主动脉远端左侧方的纤维结缔组织，以便暴露位于侧方的腹主动脉旁淋巴结。

用手指或吸引器头小心分离位于乙状结肠系膜下方和卵巢血管与输尿管下方的脂肪淋巴组织，显露该组淋巴结的左侧边缘。打开间隙，清楚显示输尿管和位于输尿管内侧的卵巢血管。放置静脉拉钩轻柔拉开乙状结肠系膜及其邻近的血管、输尿管。

确定要切除左腹主动脉旁淋巴结的内侧及外侧边界，用镊子提起髂总动脉表面的淋巴组织，向尾端游离。淋巴组织束的末端用血管夹夹闭切断。如图向头侧提起断端（图 46-11.4），电刀切开位于淋巴组织和腹主动脉中段及髂腰肌之间的

纤维结缔组织，或用血管夹和梅曾保剪刀逐步向头侧游离，直到肠系膜下动脉水平。切记不要损伤起源于腹主动脉中后方的腰静脉。在肠系膜下动脉水平，钳夹并切断左腹主动脉旁淋巴结的近端。将切除的全部淋巴结分组送病理检查。

**❾ 切除骶前淋巴结**

选择性切除双侧髂总血管间的骶前脂肪组织可能切除更多的淋巴结。提起主动脉分叉附近的后腹膜，沿着两侧髂总动脉内侧的远端以电刀分离，可直接看到其下方横跨的左髂总静脉。向足侧牵拉后腹膜，提起下方的脂肪组织，保持张力，沿双侧髂总静脉表面锐性分离，这里极少有穿支小血管。一旦介于双侧髂总血管间的组织松动，可用电刀切开骶前的纤维结缔组织，锐性分离切除该三角形区域的淋巴脂肪组织。

**❿ 高位腹主动脉旁淋巴结切除**

高位腹主动脉旁淋巴结切除的

解剖边界是以从肠系膜水平的远端开始，向头侧达右卵巢静脉入口和左肾静脉水平（Whitney，2010）。清扫前，将腹主动脉表面的后腹膜切口可向头侧进一步延长，从主动脉上钝性分离十二指肠裥，重新放置拉钩向头侧推开十二指肠，充分暴露术野。

在腹主动脉右侧，用钝头钳抓取高位腹主动脉旁淋巴结束的远端，向头侧依次分离，直至右侧卵巢静脉汇入下腔静脉入口水平。此时，可以钳夹并切除淋巴组织束，和其他标本一起送检。

切除左侧高位腹主淋巴结时，可从识别、钳夹并在附着处切断肠系膜下动脉开始，这样可以更好接近上方的淋巴组织。肠系膜的血液供应有庞大的侧支循环网，结扎肠系膜下动脉不会导致肠管缺血。或者暴露充分也可以选择保留肠系膜下动脉，这样可防止侧支循环发育差的患者发生肠管缺血。

沿主动脉左侧缘向头侧分离，

直到左肾静脉水平。如前所述向头侧推开十二指肠后可暴露左肾静脉。切除左侧腹主动脉旁淋巴结包括提起远端淋巴组织束，锐性分离，电刀游离切断淋巴组织附着处。在左肾静脉水平钳夹切断淋巴组织束（图 46-11.5）。

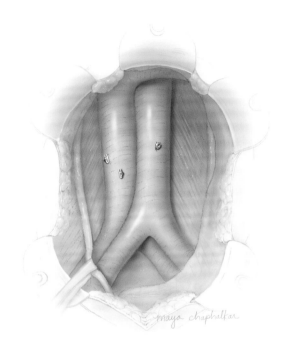

图 46-11.5 完成高位腹主动脉旁淋巴切除

❶❶ 腹主动脉后淋巴结切除

这是一种更高区域淋巴结的切除，先行左腹主动脉旁淋巴结切除，可以看到左侧腰动脉是直接来自主动脉的分支。钳夹、切断这些血管利于用手自左向右滚动主动脉，为切除主动脉后淋巴结提供方便。尤其当影像学结果提示此区域有可疑淋巴结时，可进行此操作。

❶❷ 术毕检查

将明胶海棉轻柔放置于淋巴结切除区域，填塞所有可能渗血的创面。关闭腹膜后间隙或常规盆腔引流并不能减少血肿或淋巴囊肿的发生（Morice，2001）。

## 术后处理

一般情况下，腹主动脉旁淋巴结切除通常在开腹腹部手术完成之后进行。同时，由于手术时间长，对肠管搔扰大，切口大，出血多，术后肠梗阻的发生率增加。并且，与盆腔淋巴结切除术一样，可能发生淋巴囊肿和血肿。

（李红雨 译 段 华 审校）

## 46-12

# 妇科恶性肿瘤的微创分期手术

微创手术经常用于肿瘤分期，包括盆腔淋巴结切除和主动脉旁淋巴结切除，有时还用于大网膜切除和腹膜活检。此外，对于那些在初次手术中没有进行全面分期手术的患者，微创手术可减少不完整的肿瘤分期手术。微创手术适用于淋巴结切除术，尤其在位置深或操作空间狭窄的区域放大视野，以实现精细解剖。在手术解剖的标志和范围方面，微创淋巴结切除的手术步骤与开腹入路相同。然而，肿瘤的微创分期手术，通常先完成主动脉旁淋巴结切除。同为微创手术中的气腹会使肠管扩张，所以一般在有充分空间进行肠管移动的时候，先行位置较高的腹部手术。

## 术前准备

### 患者评估

全面的盆腔检查和病史询问有助于确定每个患者最佳手术路径。如第四十一章所述，怀疑有广泛的盆腔粘连、病理性肥胖或严重心肺疾病的患者可能不适合微创手术。无论采用何种手术路径，淋巴结切除术前的影像学检查可以帮助手术医生寻找可疑的淋巴结。

### 知情同意

与微创手术相关的一般并发症在第四十一章中讨论，包括重要血管、膀胱、输尿管和肠管的损伤。针对微创分期手术来说，最常见的并发症是急性出血。此外，并发症还包括输尿管损伤、术后淋巴囊肿、神经损伤（尤其是闭孔神经和生殖股神经的损伤）。还需要充分交待中转开腹手术的风险。比如术野暴露和手术操作受限，或者如果急性出血不能在微创手术技术下止血时，存在转为开腹手术的可能。最后还需要向患者交待极少数可能出现穿刺口的肿瘤转移。

### 患者准备

如前所述，出血是盆腔淋巴结切除术中常见的并发症，腹膜后纤维化可增加术中出血。因此，术前进行交叉配血，备好充分的红细胞，也可以局部使用止血药物。对于淋巴结切除术，术前并不需要常规的肠道准备和预防性应用抗生素，但是其他同期手术可能需要。同时预防血栓栓塞是非常重要，因为与癌症相关的静脉血栓栓塞风险明显增高。选项见表 39-8。

## 术中情况

### 手术器械

在微创手术中，腹腔镜手术的基本器械包括分离钳和剪刀，而机器人使用的器械是 EndoWrist 单极剪刀、EndoWrist 双极和 Maryland 钳。淋巴结切除术所需的其他器械包括一个冲洗 / 吸引器，可以冲洗液体并钝性分离组织；切除淋巴结的内窥镜标本袋；2～3 个 5 mm 器械穿刺口；10 mm 腹腔镜口；12 mm 内镜袋口；以及用于凝切血管的能量器械。另外还有几种基于电外科和超声能量的器械可用于腹腔镜或机器人手术，其中包括超声刀、单极器械和双极凝血装置（LigaSure、ENSEAL、PK 解剖钳）。在腹腔镜手术，也可以使用氩束凝固器。手术医生对腹腔镜镜头有不同的选择，最常使用 0° 腹腔镜镜头。也有医生使用 30° 的腹腔镜镜头，可以在较小的或成角的空间中有更好的视野。

### 手术步骤

❶ 麻醉和患者体位

腹腔镜下淋巴结切除术可以采用全身麻醉。可以穿下肢弹力袜预防静脉血栓，并将腿固定于可调节的支撑腿架上。一般情况下，同时进行子宫切除术，可选择小截石位，而再分期手术一般采用仰卧位。如第 41 章所述，将下肢固定在腿架中和将手臂固定于侧面，可以降低神经损伤的风险。同时可以使用凝胶垫或保护垫在手术床上患者，采取头低脚高体位时，可以满足腹膜后手术中肠道的暴露术野需求，同时避免患者下滑。

术前放置胃管或鼻胃管来减压，可以避免在进腹时穿刺针损伤胃。术前留置 Foley 导管同样可以避免类似的膀胱损伤。然后进行腹部手术准备。如果需要做子宫切除术，那么也需要进行阴道准备。

❷ 穿刺口位置

如第四十六章 -3 节中所述，使用开放式腹部入路方式，在脐轮或脐上 1～2 cm 处放置第一个 10 mm 的腹腔镜穿刺套管。需要做主动脉旁切除的患者，第一个穿刺口应该足够高，以充分暴露主动脉的术野。其他的穿刺口包括左右两侧的腹部套管针，以及一个在髂前上棘上的套管，如图 46-3.1 所示。

根据手术医生的习惯或临床情况放置额外的穿刺套管。通常情况下，所有端口之间的最小距离为 8 cm，保证足够的操作范围，在机器人手术中避免手臂碰撞。

❸ 探查

将腹腔镜置入后，首先在腹部

探查中对淋巴结进行大体检查。意外发现的阳性淋巴结可能会改变手术计划，尤其是对于宫颈癌。此外，腹腔镜探查还决定继续微创手术或中转为开腹手术。

❹ **主动脉旁淋巴结切除术：打开腹膜后间隙**

当患者处于的头低脚高体位时，可轻柔地将小肠排垫到右上腹和左上腹。首先确认的标志是主动脉分叉和右髂总动脉。将右侧髂总动脉中段以上的腹膜提起，锐性切开。暴露右髂总动脉上方的后腹膜切口，然后沿主动脉向上切开。沿着血管的走行，将后腹膜切口扩大到主动脉旁的十二指肠下襞（图 46-12.1）。腹膜在这个水平打开后，由助手钳夹腹膜向上牵拉暴露。术者通过钝性和锐性分离，将十二指肠向头侧游离，暴露出主动脉。将小肠逐渐拉开，以暴露从主动脉左侧发出肠系膜下动脉（IMA）。

❺ **辨认输尿管**

将右侧髂总动脉表面的腹膜侧缘钳夹抬高，钝性向外侧方分离腹膜，直到暴露横跨髂总动脉的右输尿管暴露为止。确认输尿管后，将输尿管向侧面的轻柔钝性拉开，降低切除剩余淋巴结时损伤输尿管的风险。

❻ **右侧主动脉旁的淋巴结**

进行这个解剖区域内的淋巴结切除术，首先将脂肪淋巴结的尾端组织暴露出来。然后，术者向内侧、外侧以及深部的边缘暴露，最后暴露头侧，从而切除区域淋巴结。

首先，将拉起腹膜外侧缘将输尿管保持在外侧，术者先将这个淋巴结群的尾端暴露。从右侧髂总动脉的中段外侧缘开始淋巴结切除。钝性分离在上方覆盖的脂肪组织，暴露出纤维束样结构并电凝切断。分离淋巴组织与动脉之间的纤维并

逐渐向头侧分离。

然后，沿着动脉的走行，在其外侧缘的上方向内侧切开。在分离过程中，淋巴管和右侧髂总动脉之间依次被切断。跨过下腔静脉到达下段主动脉，在主动脉右侧缘上方继续分离，直至达到肠系膜下动脉水平。

术者在右侧髂总动脉的中段重新检查切除的起点，以确定淋巴结的外侧界限。在这里，下腔静脉和腰大肌的侧缘之间直接形成一个平面。在这个平面上的钝性剥离暴露腹膜后脂肪，并延伸到肠系膜下动脉水平。

同时，右主动脉旁淋巴结多数已分向内侧、远端和外侧分开，可以分离淋巴组织。夹住淋巴组织并上提，暴露与下方的下腔静脉，向头侧轻柔的钝性分离。这时在下腔静脉表面向头分离达到肠系膜下动脉水平（图 46-12.2）。在分离过程中，淋巴组织中有很多小血管，需

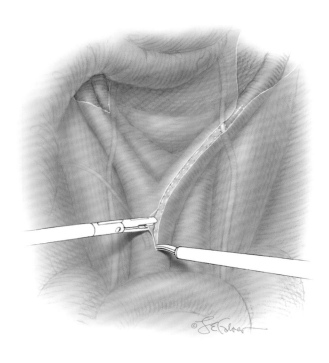

**图 46-12.1** 打开髂总动脉和腹主动脉表面腹膜

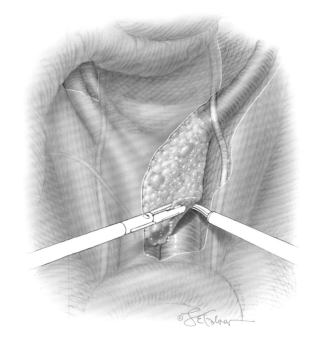

**图 46-12.2** 切除下腔静脉表面淋巴结

要将分叉血管依次分离、夹闭或凝固。这是手术中最困难的部分，不小心撕裂血管引起大量出血。为了控制出血，可以使用止血夹或电凝。同时，可以将一个小纱布海绵提前放在腹腔，以便需要时快速填塞。

在肠系膜下动脉水平，将大血管夹放在头端并横断切除淋巴。使用内窥镜标本袋从 12 mm 的穿刺套管完整取出淋巴结，并将右侧主动脉淋巴结作为单独标本送检。

### ❼ 左侧主动脉旁的淋巴结

左侧主动脉旁淋巴结的切除从主动脉顶部肠系膜下动脉水平开始。与右侧一样，首先从淋巴结的顶端暴露后，向内侧、外侧和深部界限分离。然而，最后从头侧往尾端分离，在左侧髂总动脉中段切除。

这个淋巴结的顶端是先从肠系膜下动脉下方锐性或电刀切开（图 46-12.3）。打开脂肪组织的小间隙，暴露淋巴组织，夹切、电凝并分离，游离出淋巴结的近端。

在往前切除的过程中，将腹膜外侧缘和结肠肠系膜向左侧拉开，锐性切断主动脉左侧的血管，将结肠肠系膜向侧方缩短暴露。然后用钳子将淋巴结的内侧夹起，使连接淋巴结和主动脉的纤维组织产生张力，快速分离这些纤维组织。在主动脉左侧缘继续分离到分叉处。到达主动脉分叉处后，向左髂总动脉外侧缘的尾状和稍外侧分离，在左侧髂总动脉的中段切断。

轻柔向侧方钝性分离外侧脂肪淋巴组织，使上面覆盖的乙状结肠肠系膜和下层输尿管分开，从而到达淋巴结的外侧缘。输尿管是这个淋巴结群的外侧界限。打开这个间隙后，可以清楚地识别位于输尿管和位于输尿管内侧的卵巢血管。然后轻柔提起结肠肠系膜，以及其相邻的血管和输尿管。从淋巴结的外侧缘，在输尿管的内侧向淋巴结尾端逐渐分离，达到左侧髂总动脉的中段。

在确定左侧主动脉旁淋巴结群的内侧和外侧界限后，再次抓起淋巴结的尾端。从左髂总动脉的中段开始，沿主动脉向头侧分离，切断淋巴结与主动脉侧方以及与腰大肌之间的纤维组织（图 46-12.4）。当达到肠系膜下动脉（IMA）水平时，切断脂肪组织的顶端。整个淋巴结群装入内镜标本袋内通过 12 mm 穿刺套管取出，作为一个单独的标本送检。

### ❽ 高位主动脉旁淋巴结切除术

在一些情况下，手术医生需要扩大腹腔镜手术范围。高位主动脉旁淋巴结切除的手术范围是从肠系膜下动脉远端开始，并分别接近右侧卵巢静脉和左肾静脉进入下腔静脉的水平（Whitney，2010）。通常情况下，只有在解剖结构较好的患者（如体型偏瘦）中才有可能扩大手术。否则，上腹部术野的暴露非常困难。有时需要其他有用的操作如有第二个手术助手和额外放置的左右上腹的穿刺口。相反，机器人主动脉旁淋巴结切除术一般只做到肠系膜下动脉水平。高位主动脉旁分离到肾静脉水平在技术上有难度

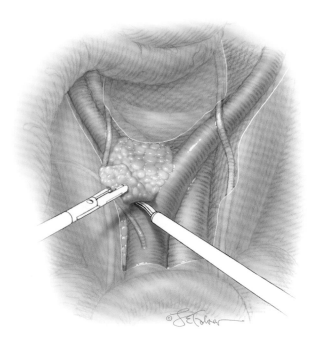

**图 46-12.3**　切除主动脉表面淋巴结

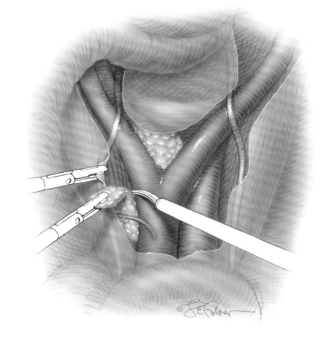

**图 46-12.4**　切除淋巴结达肠系膜下动脉水平

的，而且很少进行。主要原因包括视觉效果差、机器人手臂跨越距离的局限性，以及无法在不卸下和放置额外穿刺口的情况下使患者转向。

开始腹腔镜手术时，在肠系膜下动脉水平往头侧牵拉主动脉表面的腹膜，使小肠移位到上腹部并暴露主动脉。术者在主动脉上方腹膜后分离，进一步使十二指肠游离并向头侧移位。通常在腹膜后间隙使用腹腔镜扇形牵引器，从而暴露高位主动脉。

为了暴露右侧高位主动脉旁淋巴结群的内侧边界，将下腔静脉表面的淋巴结抓紧并保持张力，切除并分离主动脉表面和右侧边界的纤维组织。从肠系膜下动脉的尾侧开始切除，到右卵巢静脉的头侧。

该组淋巴结的外侧边界，需要识别出右输尿管，并在向右侧牵引。然后，将淋巴结的外侧部分沿近端方向从腰大肌上钝性分离。可能会暴露卵巢静脉，根据它与切除的淋巴结相邻程度，可能单独分离出来后电凝切断。

在确定了外侧和内侧边界的情况下，在下腔静脉表面轻柔的向头侧分离，并分离与淋巴结之间的纤维组织，直达右侧卵巢静脉的水平。最后，如前面描述的那样，分离和切除淋巴结的近侧端。

左侧高位主动脉旁淋巴结的分离，现在肠系膜下动脉上放置腹腔镜夹，然后使用血管分离钳进行分离。如果有足够的术野，可以保留肠系膜下动脉，这可避免了那些侧支血管发育不良的患者可能出现的肠缺血。左侧输尿管作为高位淋巴结的外侧边界，由助手向侧方牵拉固定。

术者向头侧钝性分离淋巴组织，并逐次电凝纤维组织及血管，直到暴露左侧肾静脉，在此处钳夹和切断淋巴结。

**❾ 盆腔淋巴结切除术：腹膜后入路**

盆腔淋巴结切除术，应在腰大肌（外侧），膀胱上动脉（内侧），髂总动脉中段（头侧）和旋髂深静脉（尾侧）界定的区域内切除淋巴样组织。首先，将圆韧带切断，然后将圆韧带和骨盆漏斗韧带间的腹膜夹起，扩大切开与骨盆漏斗韧带平行。再牵引圆韧带，打开阔韧带的腹膜前叶至膀胱反折腹膜中线。如果在盆腔淋巴结切除术之后进行广泛子宫切除术，那么在盆腔淋巴结切除之前，打开直肠旁和膀胱旁间隙。

**❿ 盆腔淋巴结切除术：远端髂总淋巴结**

首先充分牵拉肠管，以暴露髂总动脉的下半部分。切除这组淋巴结时，从髂总动脉表面的腹膜切口中部向尾端扩大，暴露髂总动脉从而切除这组淋巴结。如果先前没有游离输尿管，则按照第四十六章 -3 节第 4 步所述完成。在开始淋巴结切除之前，需要将输尿管向内侧

牵拉。

使用钳子将外侧脂肪淋巴组织夹起，然后在髂总动脉外侧缘上用电刀切开淋巴结与动脉之间的间隙，继续向尾侧钝性分离动脉和淋巴结组织，电凝与钝性分离交替进行。需要注意的是，在患者的右侧，髂总静脉和下腔静脉位于髂总动脉外侧缘的下方，因此需要仔细的进行淋巴结切除。在髂总动脉远端进一步的分离，髂总动脉是这组淋巴结的内侧缘。到达髂总动脉分叉处后，继续向尾侧同时切除髂总淋巴结和髂外淋巴结。

**⓫ 髂外淋巴结**

在切除这组淋巴结的时候，要先游离其外侧边界。抬高并牵拉之前沿髂总动脉切除的组织，然后沿着髂外动脉的外侧向尾端分离，直至旋髂深静脉处。该静脉穿过髂外动脉远端，作为该组淋巴结群的尾端界限。沿着这条路径，钝性剥离位于腰大肌上方的内侧淋巴组织和前壁腹膜外侧的脂肪组织，形成一

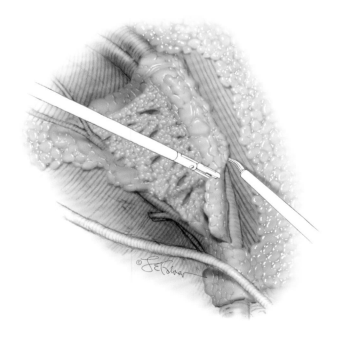

图 46-12.5 切除髂外动脉与腰大肌之间的淋巴结

个平面（图 46-12.5）。在分离过程中，需识别并保护位于腰大肌上方的生殖股神经。

接下来，通常需要自髂总动脉分叉处提起髂外动脉上方的淋巴结群。在分离尾端时，钝性轻柔推压纤维脂肪组织，使其形成蒂部附着于动脉上，随后凝固并分离蒂部，也可使用外科电器械电凝淋巴结止血。

向内侧移动牵拉淋巴结可以暴露整个髂外动脉（图 46-12.6）。通过分离钳向内侧牵引，用电刀切断与髂外静脉相连的纤维组织。与开腹手术相比，腹腔镜手术中的气腹和头低足高体位可导致静脉塌陷。因此，髂外静脉较难辨别，易受损伤。一旦完成髂外淋巴结群的分离后，即可安全进入闭孔窝，将在步骤 13 中概述。

**⓬ 髂内淋巴结**

钝性向内牵拉输尿管，可以避免输尿管手术，并暴露良好的盆腔输液。从膀胱上动脉的远端开始，牵拉提起已经游离的淋巴结。沿着膀胱上动脉表面向头侧开始对髂内淋巴结组进行锐性分离，之后沿着髂内血管向上分离（图 46-12.7），当分离至髂总动脉分叉时，可钝性分离附着的淋巴结。此时，髂外和髂内淋巴结均被完全切除，可单独作为一个标本，或与闭孔窝淋巴结混合，这取决于手术医生的偏好。

**⓭ 闭孔淋巴结**

助手向内侧牵引膀胱上动脉，可以暴露出闭孔窝，沿着髂外动脉和腰大肌之间向内可进入闭孔窝。然后拉开髂外血管，即可通过侧入路进入闭孔间隙，顺利暴露闭孔窝。

暴露闭孔窝之后，可以钝性或电刀切除髂外静脉下内侧壁的淋巴结组织。同时可识别出附属的静脉分支并予以电凝。

用钳子夹持闭孔窝中的闭孔淋巴结，这些淋巴结群位于髂外静脉的深处，闭孔神经的浅部。向上牵引的同时，用钳子或抽吸/冲洗装置的尖端轻轻地左右移动，从而分离闭孔神经表面的淋巴结组织（图 46-12.8）。在闭孔窝的中心进行钝性分离，以尽量减少对周围深部骨盆血管的损伤。同时也清除了闭孔神经周围的组织使之得以暴露。

暴露闭孔神经后应注意在其表面进行后续分离，可以在直视下电切纤维组织。到达淋巴结群的尾端时，通常将其牵拉在侧壁上并快速切除。切除淋巴结的头侧，需要避免闭孔神经损伤，从髂外静脉的下方小心地分离出淋巴结。不常规切除闭孔神经深处的淋巴结组织，因为这一区域有闭孔动脉和静脉穿过。任何一条血管的撕裂都可能导致血管挛缩和难以控制的大出血。

使用内镜标本袋取出盆腔淋巴结后再进行对侧淋巴结切除。

**⓮ 完整的腹腔镜分期手术和大网膜切除术**

卵巢癌的分期手术包括从子宫直肠陷凹、盆腔侧壁、盆腔侧沟和双侧膈肌获得多处腹膜活检。可以用钝器和腹腔镜剪刀进行操作，也可以使用电凝。卵巢癌和一些子宫内膜癌亚型（浆液性癌和透明细胞癌）的手术分期也包括切除大网膜。

腹腔镜下大网膜切除术需要识别大网膜并将其抬离横结肠来完成。在近端大网膜无血管区，用血管夹或内镜吻合器结扎其间的血管。完全切除后的大网膜被放置于内镜取物袋中，通过 12 mm 的腹腔镜孔取出。许多女性的大网膜很大，因此如果行腹腔镜下子宫切除术后，大网膜可通过阴道取出。对所有标本都应减少操作，并通过内镜标本袋取出，以降低腹腔镜穿刺口处或腹腔内肿瘤种植的风险。

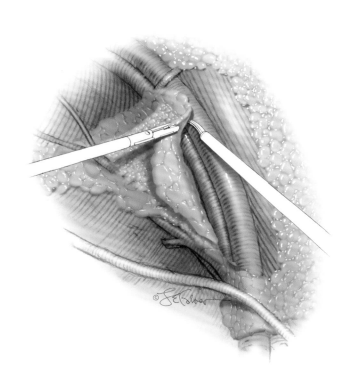

图 46-12.6　切除髂外血管的淋巴结

第六部分

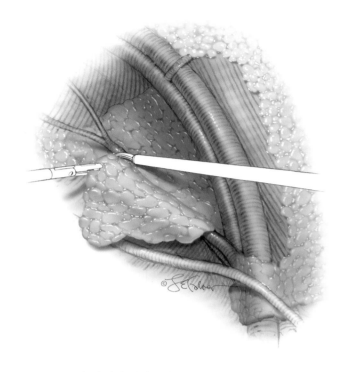

图 46-12.7　切除髂内动脉的淋巴结

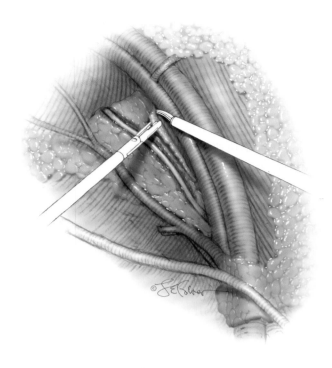

图 46-12.8　切除闭孔动脉上方的淋巴结

**⓯ 取出腹腔镜套管及腹壁缝合**

　　一旦完成手术，检查术野是否出血。可使用局部止血剂，见表40-5。止血确切后可取出腹腔镜套管，缝合腹腔镜孔。大于 10 mm 的筋膜缺损需要缝合以降低这些部位发生疝的风险。0 号延迟可吸收缝线间断缝合筋膜。或者可以使用第四十一章中描述的专用腹腔镜套管口缝合装置。无论采用何种技术，都要明确触诊缺损处以确定是否完全闭合。

## 术后处理

　　微创淋巴结切除分期手术后的情况一般与其他腹腔镜术后相同。患者通常能够迅速，然后在术后第1天规律饮食和出院。通过口服止痛药控制疼痛，患者可以更早的活动。

　　术后并发症可能包括盆腔淋巴囊肿形成、神经损伤或穿刺套管部位疝。盆腔淋巴结切除术的一个潜在远期并发症是淋巴水肿。目前确切的发病率不清楚，但子宫内膜癌手术分期后的发生率为 1% ~ 27%（Todo，2010）。如果切除更多的淋巴结或术后进行盆腔放射治疗，其发生风险会增加。治疗方法通常包括穿弹力袜，下肢包裹加压和按摩疗法以疏通淋巴管，疗效不确定。虽然通常与不良结局无关，但这种并发症可显著降低患者术后的生活质量。

（邓　浩译　王建六　审校）

## 46-13

# 盆腔脏器整块切除术

卵巢癌侵犯邻近的生殖器官，盆腔腹膜，子宫直肠凹陷和乙状结肠是盆腔脏器整块切除术的主要指征。盆腔脏器整块切除术也叫根治性卵巢肿瘤切除术，是最大限度上进行肿瘤细胞减灭的有效外科手段。其将盆腹腔微小浸润肿瘤均切除，可有望改善晚期卵巢上皮性肿瘤患者的生存率（Aletti，2006b）。而且盆腔复发率低标识着肿瘤减灭术的顺利完成（Hertel，2001）。盆腔脏器整块切除术的手术原则与其他妇科肿瘤手术的程序类似。

## 术前准备

### 患者评估

盆腔检查发现相对固定的包块，盆腹腔 CT 发现典型的盆腔包块及腹水。若术前诊断为晚期卵巢肿瘤，患者应做好肿瘤细胞减灭术的准备。然而，是否需要进行盆腔脏器整块切除术多是根据术中情况决策而不是术前检查。

### 知情同意

一般来说，晚期卵巢癌患者进行肿瘤细胞减灭术发生手术并发症的风险很高。轻微的常见的术后症状包括切口的蜂窝组织炎，切口表面裂开，泌尿系统感染和肠梗阻。盆腔脏器整块切除术严重的手术并发症包括吻合口漏或瘘管形成（Bristow，2003；Park，2006）。

### 患者准备

大多数患者进行肠吻合而不需进行结肠造口术。所以，所有类型

的卵巢肿瘤细胞减灭术，特别是盆腔脏器整块切除术均应进行肠道准备。为达到理想的肿瘤切除效果，常常需要进行一段或多段的肠管切除。而在术前通常很难定位肿瘤侵犯的确切位置。由于手术时间长，恶性肿瘤患者的凝血风险以及术后恢复时间长，所以这类患者联合应用气压装置及皮下使用肝素特别重要。而且，这类患者常常需要输血，所以常规检测血型，交叉配血，备浓缩红细胞（Bristow，2003）。

## 术中情况

### 手术器械

盆腔脏器整块切除术通常需要使用不同大小的肠道吻合器，包括胃小肠吻合器（GIA）、横结肠吻合器（TA）和端端吻合器（EEA）。而且可能需要使用结扎分离钉（LDS）或电热双极电凝刀（LigaSure）来分离血管组织。

## 手术步骤

### ❶ 麻醉与患者体位

全麻下双合诊对确定术中腿部位置非常重要。当需要使用 EAA 放置到直肠时，其能到达会阴部就很关键。术前应消毒好腹部、会阴和阴道，同时放置 Foley 导尿管。

### ❷ 进入腹腔

卵巢癌减瘤术标准切口应选择纵切口，因为肿瘤侵犯的范围在术前不能确切判断，且上腹部的病灶要求切除。首先，切口应延伸到脐上，经过探查肿瘤可切除，再根据需要延长切口。

### ❸ 探查

应全面探查腹腔判断所有肉眼可见病灶是否都能被安全切除。例如，上腹部有无法切除的肿瘤就使盆腔肿瘤根治术的效果变差。

通常在探查过程中，去鉴别子宫，附件及邻近的肿瘤很困难。如图 46-13.1 所示，双侧卵巢都因肿瘤

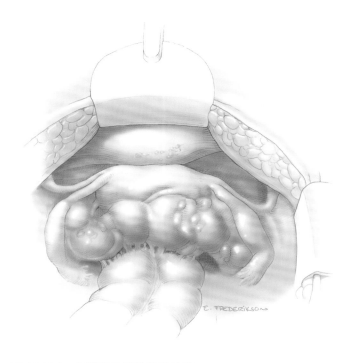

**图 46-13.1**　盆腔广泛播散的卵巢癌

而增大，固定在子宫直肠凹陷，并与邻近的子宫，乙状结直肠及外侧盆壁紧密粘连。而且，肿瘤常常种植在输卵管，膀胱子宫反折及周围的盆腔腹膜表面。盆腔脏器整块切除术需要切除所有肉眼可见的这些病灶。

**❹ 分离侧腹膜**

如果圆韧带难以辨认，可用Allis钳固定侧腹膜，用外科电刀切开腹膜后间隙（图46-13.2）。钝性分离此处的疏松结缔组织，锐性分离表面的腹膜，触摸到髂外动脉。这条动脉沿着髂内外动脉分叉径直而下。自内侧提起阔韧带，确认输尿管的位置，用1/4英寸（1英寸≈2.54 cm）的Penrose引流管环绕其周围。

肿瘤侵犯可能使骨盆漏斗韧带变硬和扭曲，从而难以完全辨认。在输尿管横跨骨盆入口处表面钝性开窗分离包含骨盆漏斗韧带的组织。分离、钳夹、切断骨盆漏斗韧带，用0号延迟可吸收线结扎。同法处理对侧。游离输尿管远端，用外科

电刀向膀胱子宫腹膜反折方向切开阔韧带前叶。此过程中可以暴露并游离出圆韧带。

**❺ 切开膀胱子宫反折腹膜**

用直角钳指引外科电刀切开阔韧带（图46-13.3）。典型的腹膜变得水肿和增厚。要完整切除种植在膀胱子宫反折腹膜上的肿瘤需要大面积切除膀胱顶部的腹膜。因此，要牵拉膀胱子宫反折腹膜近端，同时用外科电刀向反折下端宫颈方向锐性切开包裹的肿瘤组织。一般情况下不会切开膀胱黏膜的，但如果无意中去切开膀胱也很容易进行修补（见第四十章）。将膀胱子宫反折腹膜切开后，膀胱可以进一步像常规一般推开以进行单纯子宫切除术。输尿管向外侧牵引，子宫血管与周围结缔组织游离（骨架化）、钳夹、切断和结扎。

**❻ 分离乙状结肠**

此步骤与第四十六章-21节第5和第6步的低位前切除术类似。

首先，输尿管向外侧拉开，使用直角钳指引外科电刀切开后腹膜至乙状结肠肠系膜。选择要切除的靠近肿瘤的乙状结肠段，用电刀切开两端的肠系膜表面。放置GIA吻合器切除肠道。残留的肠系膜用外科电刀切开表面，然后用电外科双极电凝器处理小血管。大血管如肠系膜下动脉需要单独钳夹，切断和结扎。在全盆廓清术中，直肠和乙状结肠直肠之间的直肠后无血管区应完全钝性分离，完全游离直肠乙状结肠至宫颈水平（图46-13.4）。

**❼ 逆行子宫切除术**

用外科电刀锐性分离膀胱至阴道上段水平。用Kocher钳抓握阴道前壁远端远离肿瘤处，用外科电刀在12点处切开阴道前壁，向两侧延伸切口。用Kocher钳钳住宫颈向后牵拉暴露阴道后壁。用外科电刀横向切开阴道后壁达子宫直肠间隙。用两把Allis钳钳住阴道的组织并牵拉进一步切除。一只手放在直肠后方评估肿瘤是否侵犯到宫颈以下的

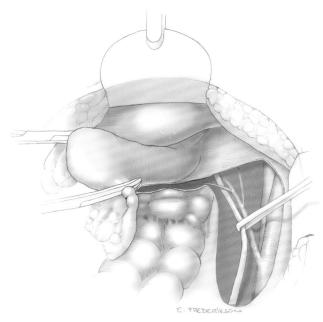

图46-13.2 分离侧腹膜

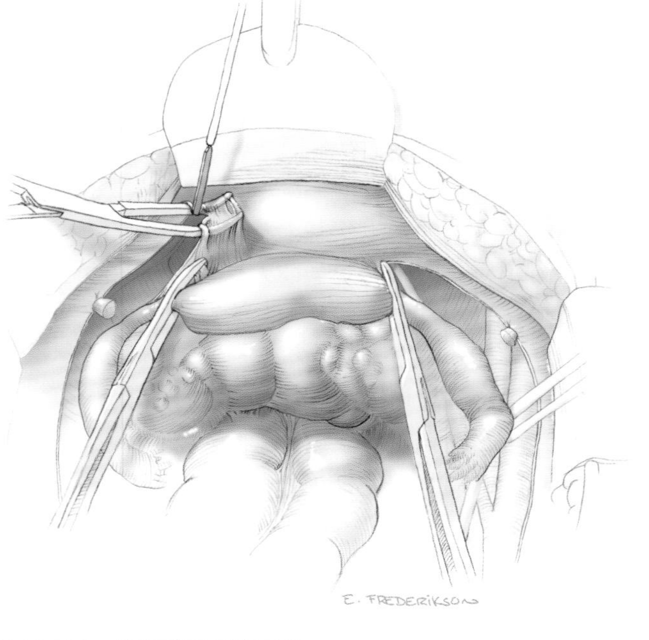

图46-13.3 切开膀胱子宫反折

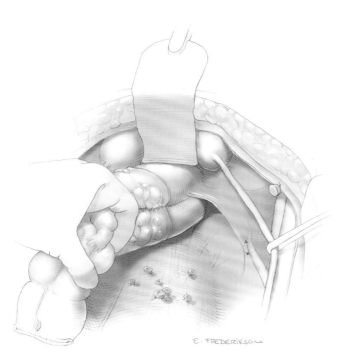

图 46-13.4　分离和游离直肠乙状结肠

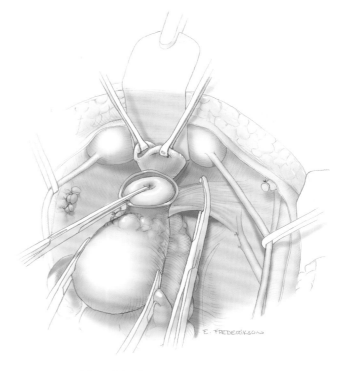

图 46-13.5　逆行子宫切除

阴道直肠间隙。肿块很大时，远端需要切除至直肠阴道间隙深部超过至肿瘤最远端；这种情况下需要进一步切除阴道远端以达到无瘤边缘。肿块较小时，仅需切除至直肠阴道间隙近端，这样可以保留更多的肿瘤远端的直肠，便于进行结肠再吻合术。最后，与根治性子宫切除术类似，但是逆行将宫骶韧带和主韧带残端钳夹，首先切断主韧带远端，接着依次钳夹、切断、结扎近端，术中输尿管保持游离（图 46-13.5）。

❽ 分离直肠远端

持续牵拉将切除的大块手术标本，将肿瘤远端的直肠段黏膜周围的肠系膜游离。放置 TA 吻合器入盆腔，横向切除直肠（图 46-13.6）。切下的手术标本包括子宫，附件，直肠乙状结肠和周围包绕的腹膜一并离体，阴道残端用 0 号延迟可吸收缝线连续缝合。直肠乙状结肠吻合术（详见第四十六章 -21 节）完成后最终效果如图 46-13.7。

❾ 最后步骤

在手术完成前，手术医生还需要根据情况进行一些额外的步骤。

结肠造口术或直肠乙状结肠吻合术，一般在手术最后进行。手术医生还将决定是否放置术后引流管。有时

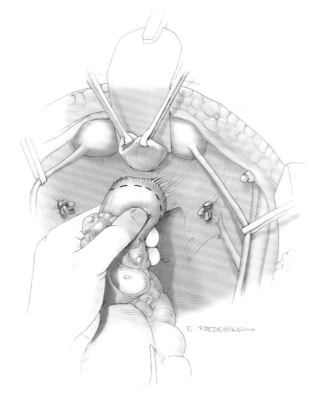

图 46-13.6　切除直肠乙状结肠

还需要逆行充盈膀胱以检查膀胱是否在切开膀胱子宫反折时被损伤。再次检查所有残端是否确切止血。

## 术后处理

原发或复发卵巢癌的盆腔脏器整块切除术可以完全缩减肿瘤，但也有一定的术后并发症和死亡率（Park，2006）。卵巢癌腹部手术后泌尿道感染、肺炎、深静脉血栓、伤口蜂窝织炎、术后肠梗阻都相对常见。吻合口裂开再次手术和术后出血相对少见（Bristow，2003；Clayton，2002）。

（郑泽纯 译 李小毛 审校）

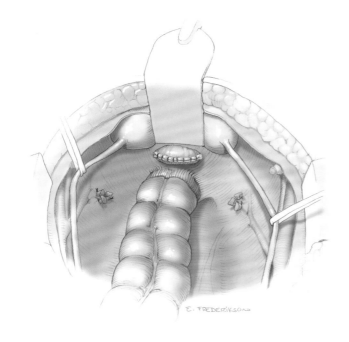

图 46-13.7 盆腔脏器整块切除术术后效果图

## 46-14

# 大网膜切除术

切除大网膜有两个原因：缩瘤和肿瘤分期。晚期卵巢癌的患者基本都存在大网膜转移。大网膜饼可能很大，包括了胃结肠韧带上段，前腹壁，脾门和横结肠的大网膜（图 35-14）。所以，手术医生应做好完全切除肿瘤包绕的整块组织的准备。对于无明显转移灶的卵巢肿瘤或子宫浆液性乳头状癌的患者，常规行大网膜切除来进行肿瘤分期（Boruta，2009；Koh，2014；Whitney，2010）。

值得注意的是，大网膜由两叶形成。前叶通过胃结肠韧带连接胃大弯，后叶连接了横结肠。小网膜囊位于两叶之间。结肠下大网膜切除为在横结肠下方切除大网膜前叶（胃结肠韧带）。这适用于大部分的临床案例。结肠上大网膜切除（大网膜全切）为在横结肠上方靠近胃大弯处切除全部大网膜前叶（胃结肠韧带）。这适用于巨大的大网膜饼。

大网膜切除术可通过开腹手术进行，如本章阐述；也可通过微创手术进行，见第四十六章-12节步骤 14。

## 术前准备

### 患者评估

术前的影像学检查可能发现大网膜饼的存在，但很难定位其大小范围，范围只有在术中探查中才能确定。

### 知情同意

大网膜切除术的手术并发症很罕见。当血管结扎不完全时可能出现出血。肥胖和腹腔粘连性疾病可能增加手术并发症风险。肥胖患者的大网膜通常很厚，血管蒂也更粗，更容易在钳夹和结扎时滑脱。此外，既往上腹部手术史特别是胃旁路术可能导致粘连和切除困难。除了这些风险外，存在大网膜饼的患者还应被告知可能需要行肠管切除术、脾切除术和其他根治性缩瘤手术，才能完全切除肿瘤。

### 患者准备

大网膜切除术并发感染的风险很低，但这个手术通常和其他妇科手术步骤同时进行，需要预防性使用抗生素及预防静脉血栓形成，抗生素及抗血栓药物的使用在表 39-6 及表 39-8 中列出。是否行肠道准备的决定需根据术者的偏好及临床条件决定。选择方案已于第三十九章列出。

## 术中情况

### 手术步骤

#### ❶ 麻醉和患者体位

患者进行大网膜切除术需要住院并进行全麻。患者采用平卧位，放置导尿管，腹部按照外科手术准备。

#### ❷ 进入腹腔

很多种切口类型都可以进行结肠下大网膜切除术。但由于这类病例难以确认肿瘤侵犯的范围，一般选择腹中线纵向切口。如果只为手术分期切除部分大网膜，切口可以不必延伸到脐上。但其他情况下，切口均应向上延伸以充分暴露。

#### ❸ 探查

腹腔探查的第一步就是触摸大网膜。大网膜刚好在中线纵切口下方，很容易看到。对于存在大网膜饼卵巢癌患者，手术时需先切除大网膜。快速切下大网膜，送冰冻病理检查，同时手术医生放置自动牵引器进行后续手术。

#### ❹ 目测

手术医生轻轻抓住结肠下区大网膜，将其从切口拉出腹腔。大网膜饼的边界能清楚看到或摸到，从而确定切除范围的大小和是否需要延长切口。

#### ❺ 进入网膜囊

大网膜后叶切除最好先向上翻转大网膜。大网膜后叶与横结肠移行处腹膜伴有一些横向的小血管分支，可用外科电刀切开此移行处，用 LDS 或双极电凝装置（Ligasure）离断血管。一般来说从右端开始切除，尽量切除到最左端。用一把直角钳放置在大网膜下方来指引外科电刀的方向（图 46-14.1）。一旦大网膜后叶被离断了，便进入了网膜囊。

进入网膜囊可游离结肠，到达无瘤区的胃结肠韧带近端。

#### ❻ 分离胃结肠韧带

下一步，注意力转向大网膜前叶，大网膜已向头侧翻转。对结肠下大网膜切除，大网膜的切除从横结肠的下方开始。一般从最右端开始切除至左侧。可直视纵向走行的血管，但其他的血管被脂肪组织覆盖很难看到。手术医生用直角钳穿过胃结肠韧带的无血管区，离结肠安全距离。与血管走向平行纵向张开钳，指引 LDS 或双极电凝装置迅速、安全地切开组织（图 46-14.2）。

同法切除整个胃结肠韧带，取出大网膜标本。如果不完全切除大网膜而采用大网膜成形术（J-flap），只需要自右向左切除 3/4 的网膜以保留胃网膜左动脉，用于血供。血管瓣远端放进盆腔与邻近的腹膜用

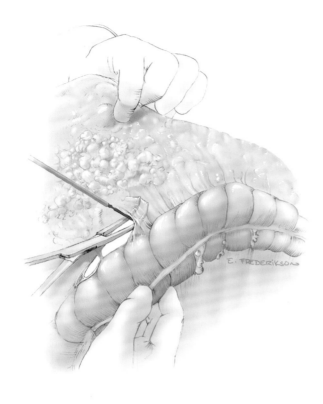

图 46-14.1　背面切开到达网膜囊

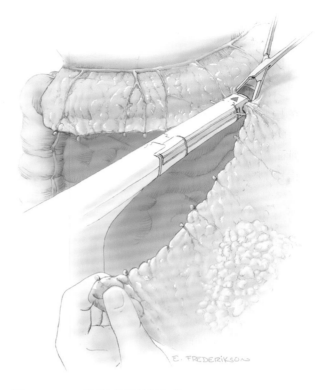

图 46-14.2　正面结扎胃结肠韧带

2-0 或 3-0 延迟可吸收线缝合以保障其血供。不论是结肠下网膜切除或是大网膜成形术（J-flap）方式，均需要在手术过程中反复旋转大网膜以确认没有切除到结肠。

### ❼ 完全切除大网膜

当远处转移形成大网膜饼时，需进行结肠上大网膜切除（大网膜全切术）。手术需要正中纵切口以更好暴露上腹部。只需要在更高水平切除胃结肠韧带，解剖上其切除边界应到达肝曲、胃、脾曲，包绕整个肿瘤。

同样从右向左切除，从大网膜与横结肠连接处游离大网膜。游离肝曲旁的升结肠是必要的。结扎胃网膜右动脉，分离胃血管继续向左切除至肿瘤的最远端。若肿瘤侵犯到最外侧还需要游离降结肠和脾曲。

### ❽ 关闭切口

在手术结束关闭腹部切口前，还要再检查一下残留的网膜。偶有小血管出血或血肿需要结扎处理。最后关闭腹腔，手术步骤列于第四十三章 -1 节。

### 术后处理

只有完全大网膜切除术后才需要放置经鼻胃管。胃部减压 48 小时能预防胃扩张导致的术后胃血管结扎松脱。其余的术后处理同经腹手术或同时进行的其他外科手术。

（唐盼盼 译　李小毛 审校）

## 46-15

# 脾切除术

在妇科肿瘤治疗中，偶尔需要切除脾来达到最佳的减灭卵巢癌转移灶的手术效果。大多数情况下，首次减瘤术中会发现肿瘤直接从网膜延续到脾门。脾切除及更大范围的上腹部脏器切除术已经被证实能改善生存率，且手术死亡率可以接受（Chi，2010；Eisenhauer，2006）。然而，在初次手术中切除脾的患者数量仅有 1%～14% 不等（Eisenkop，2006；Goff，2006）。孤立性脾实质内复发的特定患者，也有脾切除的指征，以助于获得卵巢癌再次细胞减灭术的机会（Manci，2006）。在一些病例中，可能行腹腔镜或手助腔镜法（Chi，2006）。最后，术中脾损伤行脾切除最少见，往往是术中意外（Magtibay，2006）。

## 术前准备

### 患者评估

在首次减瘤术前，脾受累的诊断常常难以被确定。通常情况下，在这些病例中，CT 片可以看到大网膜挛缩成饼状，但是它与脾的紧密程度难以确定。在再次减瘤手术时常常更容易辨认脾受累。通常情况下，复发患者的病灶是孤立的，在考虑行脾切除术前，患者无疾病进展生存期至少延长了 12 个月。

### 知情同意

考虑为晚期卵巢肿瘤的患者应该知情并同意可能行脾切除，但是只有在术中才能最终决定行该手术。尽管切除脾会导致手术时间延长，

失血增加以及住院日延长，但取决于最终决定肿瘤是否最大限度地被减灭（Eisenkop，2006）。可能的严重并发症包括出血、感染以及胰腺炎。

## 术中情况

### 手术步骤

#### ❶ 麻醉及患者体位

脾切除在全身麻醉下实施，患者仰卧位。常规术前准备腹部，并插入 Foley 导尿管。

#### ❷ 进腹及探查

在剖腹探查过程中，脾切除术需要纵行切口以获得充分暴露。入腹后，医生仔细探查全腹腔和盆腔来证实能否切除所有大块病变。理论上，只有在肿瘤可以获得大块切除的情况下才行脾切除。探查脾脏活动性、肿瘤侵犯的程度，以及切除的难度。脾是靠多个韧带附着于

周围的器官，它们包括脾胃、脾结肠以及脾膈韧带。在脾切除过程中所有这些韧带都会被切断。

#### ❸ 进入小网膜

按第四十六章-14 节，步骤 6 中介绍的切断血管束的方法打开胃结肠韧带至中线左侧，该韧带位于胃大弯与横结肠之间。继续向两个方向分离（图 46-15.1）：一个方向是沿着横结肠上方，游离整个结肠的脾区达到脾结肠韧带。另外一个方向，向上游离到达胃大弯至脾胃韧带。大网膜的游离部常常受肿瘤累及一并切除。

#### ❹ 松动脾

握住脾，往外托起并向中线方向牵拉来暴露脾膈韧带。交替使用电刀和手指钝性分离，进一步松动脾。环脾周锐性及钝性分离相结合来松解脾胃及脾结肠韧带。需要注意的是脾胃韧带血管最多，内含胃短动脉。小心结扎并切断胃短血管。

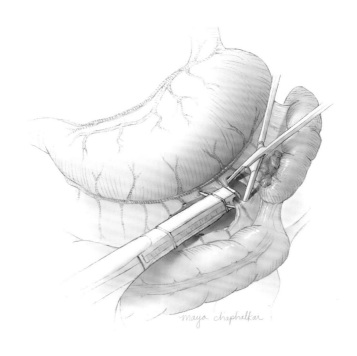

**图 46-15.1　松动脾**

为了避免损伤胰腺，需要不断的查看周围的解剖。

#### ❺ 结扎脾血管

托起脾，打开脾门后腹膜。为了利于脾血管的处理，左手示指背对脾，左手拇指把紧邻脾门的胰尾（常常在 1 cm 以内）推向中线。平行于脾动静脉的走行方向钝性分离，有助于辨认脾动静脉及其分支，逐一结扎。首先离断动脉来防止脾淤血肿大（图 46-15.2）。在动脉下方放置直角钳，穿过一根 2-0 的丝线并结扎。在动脉更远端近脾门处放置另一根丝线结扎。动脉的近端双重结扎或是用血管夹夹闭。然后切断动脉。同法处理脾静脉。血管分支也类似处理。剩余的腹膜附着处用电刀切开，完整移出脾。

#### ❻ 最后步骤

仔细检查远端胰腺除外损伤。在关腹前也再次检查脾血管。怀疑有胰腺损伤或是出血应在脾床放置负压吸引引流。否则，不需要常规放置引流。放置鼻胃管来减压胃腔及防止胃血管钉移位。

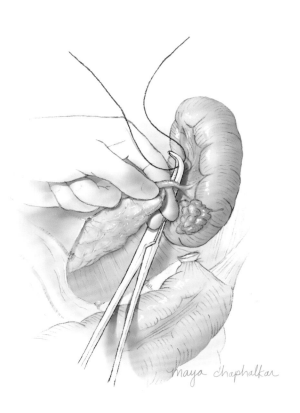

图 46-15.2　结扎血管

## 术后处理

出血是最严重的近期并发症，常常来源于胃或脾的血管。出血量会很大，因此术后最初的 12 ~ 24 小时需要特别的关注（Magtibay，2006）。

最常见的术后"并发症"是左下叶肺不张，通常随着下床活动、肺部治疗及时间得以解决。术后腹腔内脓肿的发生常常是术中胃、结肠脾曲或远端胰腺的不经意损伤的结果。

过多的胰腺操作或撕裂可能会导致胰腺炎或胰漏。当由于肿瘤粘连或损伤需要行远端胰腺切除时，大约 1/4 的患者会发生胰漏。根据诊断标准，胰漏被定义为术后 3 天后影像学可以看到左上腹积液，并且这个积液含的淀粉酶水平大于 3 倍的血清淀粉酶水平。如果术中放置了引流，怀疑有这个并发症时可以把引流液送实验室检查。胰漏常常在术后的早期出现，可以用经皮引流的方法保守治疗（Kehoe，2009）。

接受了脾切除的患者会终身有患暴发性脓毒血症的风险。因此，推荐注射肺炎链球菌及脑膜炎球菌疫苗，并且术后考虑注射 B 型流感病毒疫苗（Kim，2015）。重要的是，这些疫苗可以一起注射，但是不应该在脾切除术后 14 天之内使用。另外，告知患者如有发热，立即就医以防止迅速发展成严重疾病。

（陈　雷译　王建六审校）

## 46-16

# 横膈手术

晚期卵巢肿瘤患者常常有肿瘤种植或是融合成板状累及横膈。右半横膈最常受累。种植常常是表面的，但是侵袭性生长的疾病可以从腹膜延伸到深处的肌肉。妇科肿瘤医生要对行横膈消融、剥脱（腹膜切除术）或是横膈全层切除术有所准备。这些手术操作最大程度增加肿瘤减容的比率，并可改善患者存活率（Aletti，2006a；Tsolakidis，2010）

## 术前准备

### 患者评估

影像学检查可能提示横膈上有结节，但是在手术台上探查之前其程度难以确定。

### 知情同意

应充分告知，晚期卵巢癌患者可能会行广泛的上腹部手术以获得最佳肿瘤减灭效果。横膈手术后的肺部并发症最多见的是肺不张和（或）胸腔积液。然而，脓胸、膈下脓肿和气胸也可能发生（Chereau，2011；Cliby，2004）。

## 术中情况

### 手术器械

通常建议在卵巢肿瘤减容手术中准备超声乳化手术吸引（CUSA）系统和（或）是氩气刀（ABC），因为其中之一或是两种方法均用可减灭横膈病变。这些器械在第四十章中已深入讨论。

### 手术步骤

❶ 麻醉和患者体位

正如其他腹部大手术一样，横膈手术需要全身麻醉。患者处于仰卧位，腹部消毒铺巾范围上达胸骨，并插入 Foley 导尿管。

❷ 入腹

为了充分显露，横膈手术要求纵行的正中切口，向上延伸到胸骨，跨越至剑突右侧。进入腹腔后，手术医生该仔细评估整个腹部和盆腔来证实切除所有大块病变的可能性。通常情况下，只有在可以获得最佳程度的肿瘤减灭情况下才行横膈手术。

❸ 横膈消融

种植在左右横膈表面的一些分散的小肿瘤，常常可以用 CUSA 或 ABC 轻易消融。此处情况下所需做的仅仅就是这种简单的操作。

❹ 横膈剥脱

肿瘤融合成板状或是广泛种植意味着需要切除腹膜。术中应将右侧前肋骨腔尽量向上牵开，用手将肝向下和中部牵拉，来帮助用电刀锐行离断肝的镰状韧带、右冠状韧带和右三角韧带。这个手法能充分游离肝，使得其向中部移动而与横膈分离。

从横膈的右侧，膈肌腹膜与前腹壁的交汇处开始游离。使用 Allis 钳抓住肿瘤板层上方的腹膜使其保持张力。用电刀在肿瘤上方做一个横向的腹膜切口，用钝性分离来制造一个层次使腹膜与下方的膈肌纤维分离。用 Allis 钳牵拉游离好的腹膜来保持张力。将切口向中部及两侧延伸最终包围整个种植肿瘤（图46-16.1）。如果标本足够大，可用左手直接抓住以帮助把腹膜从横膈上剥脱下来。用电刀向背侧分离直至切下的腹膜标本内包含所有的种植灶。至此，将腹膜标本取出。

❺ 横膈切除

如果肿瘤侵透腹膜，无法找到一个剥离横膈的腹膜层次。这种情况下，需要横膈全层切除。放置自

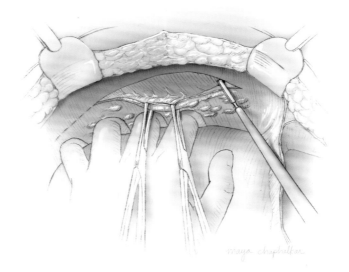

图 46-16.1　剥离横隔

第六部分

动牵引拉钩，游离肝。在肿瘤板上方做一个横向腹膜切口，这时，可以发现剥离腹膜是不够的。

暂时停止通气以避免肺实质损伤。使用电刀切开膈肌进入肿瘤上方的胸腔。这时可以恢复通气，使用 Allis 钳把标本拉向腹腔。横膈的胸腹腔表面应该充分暴露。使用 0 号 PDS 缝线连续或是丝线间断缝合关闭横膈缺损。

为了排尽胸腔内的空气，在打紧最后一个结前把引流管经过横膈缺损放入胸腔。在吸气末关闭，同时尿管接负压吸引，以最大程度的使肺膨隆。打结的同时把引流管拔除，恢复机械通气（Bashir，2010）。常常不需要补片，即使是大的横膈缺损（Silver，2004）。

**❻ 术毕检查**

在剥脱或是切除结束时使患者处于 Trendelenburg 体位来检查横膈关闭后的完整性。上腹部注满盐水，患者通气时观察有无空气溢出。出现气泡意味着需要通过裂口再次插入引流管，再次缝合缺损，再次检查关闭情况。常规情况下不需要胸腔引流管。

## 术后处理

横膈手术后常见肺不张，术后常规给患者行肺部扩容治疗（见第三十九章）。横膈剥脱后胸腔积液的发生率增加，尤其是术中进入了胸腔。幸运的是大多数积液会自行吸收，只有小部分需要术后胸腔穿刺（Dowdy，2008）。接受横膈全层切除的患者应该仔细用胸部 X 线片监测了解有无气胸或是血胸的证据。那些极少数用支持治疗措施后无效的患者可能需要胸腔管引流来帮助肺再膨张（Bashir，2010）。

（陈　雷译　王建六　审校）

## 46-17

# 结肠造口术

结肠造口术是将结肠打开并与前腹壁相接，从而将肠内容物导出到粪袋中的手术方式。结肠造口术可以达到多种目的，应用于以下情况：①保护修补后的远端肠管，避免大便造成破坏或污染；②结肠梗阻时可以用于减压；③如已经切除远端结肠或直肠，可以作为人工肛门排出粪便。在妇科肿瘤学中，行结肠造口术的指征有很多。比较常见的原因包括直肠阴道瘘、严重的放射性直肠乙状结肠炎、肠穿孔、直肠乙状结肠切除且无法吻合。

视临床需求的不同，结肠造口可以是暂时的，也可以是永久的。比如，晚期复发性宫颈癌伴肠梗阻需要永久性结肠造口。相比之下，良性妇科手术中发生的肠道损伤，仅仅需要暂时性的转流就可以了。

另外，造口的位置和选择单腔造口还是襻式造口同样也是根据临床的需求。襻式造口是在一段结肠肠襻上开口，将两端同时通过造口提出。单腔结肠造口则只包括横断结肠的近端，远端则被闭合并保留在腹腔内。

不管什么临床情况，在进行结肠造口时都应遵守以下手术原则：充分游离肠管、充足的血运、腹壁通道无张力、肠管无受压。严格遵守这些看似明确的手术步骤能保证取得最好的效果。在一些情况下，也可以行腹腔镜结肠造瘘术（Jandial，2008）。

## 术前准备

### 患者评估

结肠造口的位置通常位于患者左侧，以保证术后造口位置在坐位和立位时都便于管理，并最好在术前由造口治疗师标记。

### 知情同意

患者对于术后生活质量改变的担心很常见。因此，手术医生要仔细的讲述结肠造口的医疗目的和预期的持续时间（暂时性或永久性）。对于"带粪袋"的担心可以通过术前耐心地讲解和教育大大地缓解。很多时候，术后的结果实际上是优于患者当前的症状和生活质量的。

围术期并发症包括肠漏和造口内陷。远期并发症包括造口旁疝、造口狭窄和潜在的手术可能性。

### 患者准备

为了尽量减少肠管切除时的粪便污染，手术前一天可用聚乙二醇加电解质溶液（GoLYTELY）进行肠道准备，除非存在禁忌证，如肠梗阻或肠穿孔。此外，围术期可应用广谱抗生素，因为手术区域有可能受到大便污染。如有大便外溢，术后可应用抗生素 24 ～ 48 小时，或者在吻合口附近放置引流。

## 术中情况

### 手术步骤

**❶ 麻醉和体位**

结肠造口术通常是在全麻下进行，患者取仰卧位。术前腹部备皮，插尿管。

**❷ 进腹和探查**

尽管同时进行的手术对手术入路可能会有特殊要求，但腹正中纵行切口能提供充分暴露，因此在结肠造口术中最常使用。选择造口的肠段越接近远端越好，以便保留正常肠管。先进行分离和粘连松解，尽可能游离出足够长度的肠管，便于行腹壁造瘘。提起结肠保证能够到达预造口位置，且无张力的。如果肠管不能无张力地到达预造瘘位置，则需改变造瘘位置以保证有足够的肠管长度。

**❸ 单腔造口**

这种转流方式通常用于直肠阴道瘘和严重的放射性直肠乙状结肠炎。由于肠内容物从盲肠到直肠逐渐变为实性，容量逐渐变少，理想情况下，应尽量选择靠近远端的结肠。这样，就不需要经常更换造口袋，同时脱水和电解质紊乱的风险会降低。如果行乙状结肠单腔造口，远端肠管可以闭合，放置于盆腔（Hartmann 袋）。相反，由于远端结肠梗阻，当实施更近端的结肠单腔造口时，则需要将远端肠管也提至腹壁并打开，可以在同一位置皮肤造口，也可以另做第二个造口。这一远端肠管襻式造口可以起到"黏膜瘘管"的作用防止由于黏液或者气体聚集导致的闭襻性肠梗阻和继发结肠穿孔。

乙状结肠造口位置常选择在脐与髂前上棘连线上，需足够离开中线位于侧面，使造口护理更容易。但也不能太偏离，因为经腹直肌造口可以降低造口旁疝的风险。

首先，用 Kocher 钳提起皮肤，电刀设定至电切模式，切除直径约 3 cm 皮肤。钝性游离暴露筋膜。在肥胖患者中，可能需要柱形切除部分皮下脂肪直至筋膜，防止肠管受压。十字形切开腹直肌前鞘。钝性分离腹直肌肌纤维，再次十字形切开腹直肌后鞘。钝性扩展切口，直至能容纳 2 或 3 指。

按照第四十六章 -21 节步骤 5 分离结肠后，游离近端结肠。沿白色的 Toldt 线向脾曲切开腹膜，Toldt 线是后方的壁腹膜与降结肠系膜之间的返折处。用 Babcock 钳穿过皮肤切口夹住闭合的肠管断端，将其拉出切口（图 46-17.1）。肠管应该是粉色的，注意系膜不要扭转。关闭腹部纵行切口。

完成造口前需先关闭腹部纵行切口并且妥善敷料覆盖切口。随后首先将手术床向左倾斜，减少肠液溢出，避免手术切口污染，然后打开肠管闭合线。间断 3-0 和 4-0 可吸收线环周缝合肠管黏膜和皮肤（图 46-17.2），放置造口袋。

### ❹ 袢式造口

这种造口方式通常用于保护远端吻合口、缓解结肠梗阻和结肠穿孔。因此，结肠袢式造口可以在结肠任意需要的部分进行。结肠袢式造口通常是暂时性或姑息性手术。

这种手术方便易行，不需要在特定肠管进行。但是，粪便的成分可以进入远端肠管。因此，这种结肠造瘘方式不适合瘘管或直肠乙状结肠炎。

### ❺ 横结肠袢式造口

作为独立的手术时，横结肠袢式造口术通常用于解除远端梗阻，常见于急诊或姑息治疗。这种结肠造口术在左上腹进行，于腹直肌上缘与脐中点经腹直肌行横行切口长约 5 cm。将腹直肌前鞘后鞘、腹直肌肌纤维和腹膜纵向钝性和锐性打开。将大网膜从切口下方的横结肠上分离出足够的肠管，使其能沿切口拖出而不带出大网膜。然后，将直径 1/4 英寸（1 英寸 ≈ 2.54 cm）的 Penrose 引流管穿过结肠系膜作为牵引，将肠袢提出切口（图 46-17.3）。用 Hollister 桥或类似的装置穿过肠系膜，代替 Penrose 引流管。沿肠袢周围关闭切口，避免挤压肠管。

用电刀沿对系膜缘打开肠管，

两边分别留 1 cm 边缘（图 46-17.4）。造口边缘用 3-0 可吸收线间断缝合于皮肤上。

### ❻ 术毕检查

仔细检查造口。理想情况下，造口是粉色的，位置合适。颜色发暗提示肠管缺血，可能会导致蜕皮、坏死和回缩。可以通过进一步游离来减少肠管张力。袢式造口在腹壁内受挤压，可以通过进一步扩大筋膜切口或去除多余的皮下脂肪缓解。有时候单腔造口需要在更靠近远端横断肠管，从而取得足够的肠管。这些步骤都是比较繁琐的，但是在术中造口总比术后并发症发生后再行造口更简单。

## 术后处理

结肠单腔造口和袢式造口的并发症发生率差不多（Segreti，1996a）。并发症可能短期发生，也可能在数月内发生。结肠造口常见的并发症

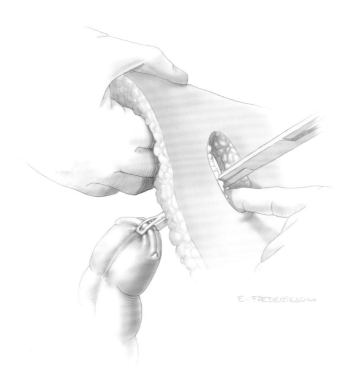

**图 46-17.1** 乙状结肠单腔造口：通过腹壁切口提出肠管

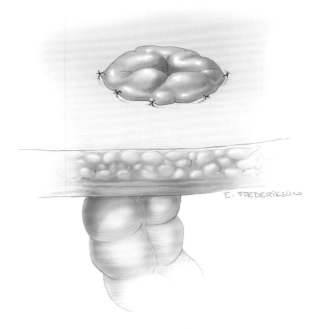

**图 46-17.2** 乙状结肠单腔造口：缝合肠黏膜于皮肤上

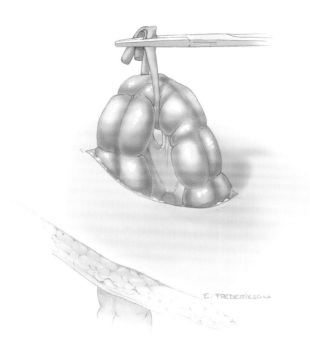

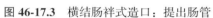

**图 46-17.3** 横结肠袢式造口：提出肠管

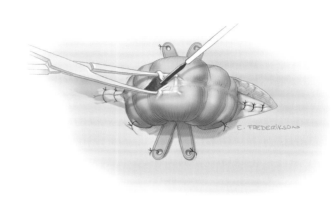

**图 46-17.4** 横结肠袢式造口：打开肠管

包括伤口感染、坏死、肠梗阻、血肿、内陷、瘘、肠漏、败血症、瘘口狭窄和造口旁疝（Hoffman，1992）。

大部分并发症都可以通过支持治疗和局部治疗得到控制。严重的症状不常见，但常常需要手术干预。在最初手术时谨慎操作可以避免大部分并发症。

（高志冬 译　叶颖江 审校）

第六部分

## 46-18

# 部分大肠切除术

部分结肠切除术常常是在卵巢癌减瘤手术时进行，其他的适应证包括放射性损伤和结肠瘘。不管是切除升结肠、横结肠还是降结肠，手术的原则是相似的。直肠乙状结肠切除（低位前切除）稍微复杂一些，会在第四十六章-21节中讨论。

理想情况下，手术医生应尽可能减少出血，切除所需要的最小的肠管，避免粪便外溢，保证肠管连续性同时避免可能发生的肠梗阻。另外，充分游离肠管以保证吻合口无张力，且密封性良好，管腔无狭窄，有充分的血运。在手术实施中，如果肠管长度不足以再吻合、患者合并营养不良、肠管血运有问题或吻合口张力过大，可能需要做永久性或暂时性的结肠分流术。

对结肠血供的充分了解在行部分结肠切除术时非常重要。升结肠、横结肠是由肠系膜上动脉发出的回结肠、右结肠、中结肠分支供血。降结肠和乙状结肠是由肠系膜下动脉发出的左结肠和乙状结肠分支供血。因此，这些血管形成有效地血管网络，使得任意一段大肠肠管的切除都是可行的。

## 术前准备

### 患者评估

卵巢癌减瘤手术通常是术中决定需要切除部分结肠，并且根据具体的临床情况。比如，尽管术前CT影像提示肿瘤在多个地方接近结肠，这些病变通常是表浅、可以切除的，而不需要行结肠切除。通常情况下，那些合并放射性损伤或瘘管的患者

术前更加明显需要行结肠切除术。然而，切除的范围仍然要到手术时才能确定。

### 知情同意

充分告知患者潜在的结肠造口、吻合口漏和脓肿形成的可能性，同时告知术后肠梗阻的可能性。

### 患者准备

为尽可能减少切除肠管时粪便污染的可能性，大部分手术医生建议行肠道准备。除非有肠梗阻或肠穿孔等禁忌证，手术前一天可给予聚乙二醇加电解质溶液（GoLYTELY）进行肠道准备。但是并没有证据证明这一措施能使患者获益，而且肠道准备并不能减低术后并发症风险（Guenaga，2009；Zhu，2010）。如果存在肠梗阻，可以用灌肠剂清洗远端结肠。如果可能行结肠造口，标记结肠造口位置。而且，如果预计手术较复杂或恢复时间较长，应考虑术后全肠外营养（TPN）。术前应用抗生素以及围术期VTE预防血栓抗凝治疗是恰当的，治疗措施见表39-6和表39-8。

## 术中情况

### 手术器械

复杂的结肠切除，需准备所有种类和型号的肠管吻合器。包括端端吻合器（EEA）、胃肠吻合器（GIA）和横行吻合器（TA）。另外，结扎分离器（LDS）或电热双极电凝（LigaSure）可以帮助结扎血管。

### 手术步骤

#### ❶ 麻醉和体位

妇科癌症患者行腹部手术时必

须在麻醉后行三合诊。腹部可触及的肿物伴有直肠或直肠阴道隔压迫，提示需截石位，将患者双腿放置于腿架上，为可能的低位前切除和吻合做准备。其他情况平卧位就可以。消毒腹部、会阴区和阴道，留置尿管。

#### ❷ 进腹

如果预期可能行结肠部分切除，可行腹正中纵行切口，因为这一切口可以探查整个腹腔。必要的游离、粘连松解或预料外的发现可能会使横行切口的暴露不足。

#### ❸ 探查

手术医生首先应检查整个腹腔，分离粘连，从十二指肠到直肠检查肠管，除外可能引起梗阻的部位，确定切除肠管的范围。脾曲、肝曲和回盲瓣的结肠血运较少。因此，切除的边界尽可能超过这些区域。比如，因为肝曲结肠血供贫乏，远端切除线包括了部分横结肠，见图46-18.1。类似的，近端切除线应包括8～10 cm的末端回肠，因为回结肠动脉也被结扎了。切除末端回肠的目的是为了防止因为没有足够的血管供应而导致坏死。

一旦肠段选定后，在病变近端和远端的结肠系膜上打开一个窗口。用1/4英寸的Penrose引流管穿过牵拉提供张力。

#### ❹ 游离结肠

接下来游离肠管。沿着白色的Toldt线和（或）肝曲或脾曲切开腹膜而游离肠管——这取决于切除部位。对于如图46-18.1中所示的病例，用电刀在结肠外侧缘通常于升结肠中段白色Toldt线切开，然后向头侧及盲肠游离，在超过Penrose引流管远端的位置进入左侧或右侧腹膜后间隙。钝性扩大此间隙，在

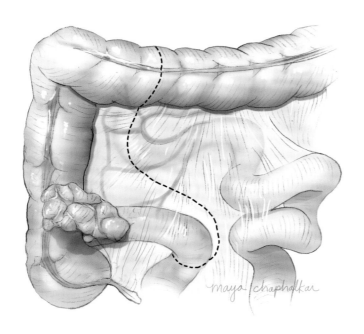

**图 46-18.1**　显示包括肿瘤在内的切除范围

反向牵拉结肠的同时，向头侧方向经过 Penrose 引流管近侧端用电刀分离。必要时向中间钝性游离肠段。包括横结肠在内的切除术要求行部分大网膜切除。

**❺ 切除**

插入 GIA 吻合器代替一个 Penrose 引流管，环周夹闭整个结肠，然后击发吻合器。这种吻合器会打两排钉，并切断中间的肠管。在另外一个 Penrose 引流管区域，再次钉合和切断。应用 LDS 装置、电热双极电凝刀或逐个钳夹并用 0 号延迟可吸收线结扎，贴近肠管，肠段可以从其系膜上游离下来。通过这种过程，尽可能多保留结肠系膜，以保证吻合口有足够的血液供应。然后移除标本。

**❻ 侧侧吻合**

将近端和远端的肠管并排排列，评估其吻合后的位置。通常情况下，需要应用电刀锐性钝性结合切开粘连或者腹膜，以便于进一步游离肠管。要确保将这两段肠管对系膜侧肠壁无张力贴近。当切除更长的肠管时，则需要游离其肠系膜以取得足够的游离度。骨骼化清除吻合处肠管末端近侧和远侧的脂肪组织以形成最大限度的黏膜对黏膜吻合。

为了完成这个步骤，用两把 Allis 钳钳夹近端吻合线外侧缘并上提。用 Debakey 镊子夹住周围脂肪组织并做牵引，用电刀将它们从肠管浆膜面切掉。然后以同样的方式切除远端肠管的脂肪组织。

用剪刀剪开各吻合线的对系膜侧，用 Allis 钳垂直拿着肠管以防粪便溢出。在两个肠管末端远侧留置一或两针浆肌层牵引线以帮助固定正确位置防止滑动。GIA 吻合器的两头应尽可能深地分别插入各自的肠管腔内（图 46-18.2）。将肠段水平放置，沿着肠系膜对侧缘击发吻合器，然后移走。吻合器形成两行交错排列的钛钉，同时在两行之间切开组织。

应检查肠管内部的出血点，并可行电凝止血。然后剩余的开口用 TA 吻合器进行吻合，切除 TA 吻合线以上多余的肠管组织。肠系膜缺损处用间断或连续可吸收线缝合使其再次连接以防形成内疝。

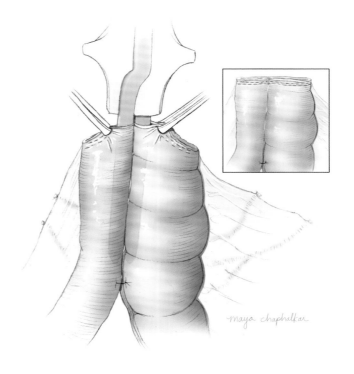

**图 46-18.2**　用 GIA 吻合器将回肠（左）和横结肠（右）行侧侧吻合。插图：TA 吻合器关闭吻合口远端

❼ 最后步骤

在肠管切除术结束之后，用大量的温生理盐水冲洗腹腔，尤其是当术中有粪便溢出时。放置引流管不是常规必须的，并且可能影响愈合。

## 术后处理

多种因素会显著增加大肠切除术后的并发症发生率，尤为显著的是术前存在的肠梗阻、恶性肿瘤、肥胖、放射损害和败血症。而且，

实施多处肠管切除术的患者出血更多且住院时间更长（Salani，2007）。吻合口漏是最具特异性的并发症，并且往往表现为脓肿或瘘管，或者术后数日或数周内发生腹膜炎。一些局限化的漏可以通过采用 TPN、CT 引导下穿刺引流、应用抗生素和禁食数周而得到解决。然而，非局限性的腹腔内穿孔及其导致的腹膜炎需要紧急再次手术。这通常需要行临时性结肠造口术（Kingham，2009）。

盆腔脓肿也可能是由术中粪便外溢或血肿二重感染而导致的。这

些往往可以通过 CT 引导下穿刺引流和抗生素解决。胃肠道出血在吻合器操作中很罕见。另外，有症状的吻合口狭窄也很罕见，并常常表现为结肠梗阻。一些狭窄能够用内镜下置入支架得到解决，但是通常需要再次手术。大肠或小肠梗阻也可能是术后粘连或肿瘤进展导致的。最后，可能发生远期肠梗阻并且慢慢地缓解。大多数并发症主要取决于患者的基础营养状况和初次手术时的临床情况。

（高志冬 译 叶颖江 审校）

## 46-19

# 回肠造口术

妇科恶性肿瘤患者的治疗中，极少数患者需要行回肠造口术。对于需要做此手术的患者，袢式回肠造口术通常是一项用以保护远端吻合口的临时性措施（Nunoo-Mensah，2004）。此外，结肠瘘的分流或缓解大肠梗阻也是袢式回肠造口术的适应证（Tsai，2006）。偶尔当卵巢癌侵犯整个结肠时，需要行结肠切除术，同时行永久性回肠单腔造口术和 Hartmann 袋成形术（Song，2009）。

## 术前准备

### 患者评估

造口的位置对于回肠造口术十分重要，因为引流液比结肠造口术的引流液更具有腐蚀性。理想情况下，应该在术前由造口治疗师标记出造口的位置。

### 知情同意

一般而言，回肠造口术的大多数并发症与结肠造口术相同：回缩、狭窄、梗阻和疝形成。患者应该被告知临时性袢式回肠造口以后可以不经过开腹手术即可还纳。

### 患者准备

无论何时有可能切除肠管，都要进行肠道准备。然而，回肠造口术可以在没有术前肠道清洁的情况下安全的进行。抗生素和 VTE 预防血栓治疗是必要的，相关治疗选择见表 39-6 和表 39-8。

## 术中情况

### 手术步骤

**❶ 麻醉和患者体位**

回肠造口术在全身麻醉下实施。患者通常采取仰卧位，但是也可以选择截石位。

**❷ 开腹**

腹部正中纵行切口适合于多数考虑需行回肠造口术的情况。

**❸ 探查**

开腹后，术者首先探查腹腔，分离粘连，检查全部肠管，寻找梗阻部位，决定是否需要行回肠造口术。选择能够到达皮肤上数厘米的回肠袢。此外，为了减少排泄量，选择的肠袢应该尽可能靠近肠管远端。有时，小肠被肿瘤侵犯或放射损伤将明显降低其活动性，只可选择靠近近端的分流。

**❹ 回肠袢式造口术**

在选定的肠袢顶点打开肠系膜，穿过 1/4 英寸的 Penrose 引流管。然后肠袢能够接近造口处，形成的造口需可以容纳 2 指，操作方法在回肠改道中描述（见第 46 章 -7 节）。肠袢从腹壁开口拉出，使之高于皮肤表面数厘米。去除 Penrose 引流管，并以两端被切开的红色乳胶导管或其他能够被缝于皮肤上并支撑肠袢的装置代替。肠袢应该保持无张力，并开放造口。使其近端处于较低位置以减少排泄物流向远端肠管。然后在造口周围关闭腹壁。

纵向切开肠袢并用 Allis 钳将肠壁外翻。用 3-0 或 4-0 可吸收线间断缝合真皮层和肠黏膜（图 46-19.1）。最后接上造口袋。

**❺ 单腔回肠造口术**

如果实施全结肠切除术，或者肠管太紧，或患者过于肥胖以至于肠袢不能被拉出腹壁，那么远端回肠可能需要被切开并拉出腹壁而不是作为肠袢被拉出。选择好末端回肠并切开肠系膜，最后用 GIA 吻合器切断小肠。选择合适的造口位置，单腔回肠造口术与结肠造口术操作方法类似，只是略有些修改（见第四十六章 -17 节）。通常，腹壁开口要更小。远端肠管可保留在腹腔内。

尽量用 Allis 钳把肠壁翻转来使造口外翻。在造口的每一个象限，用 3-0 可吸收线在皮肤水平缝合真

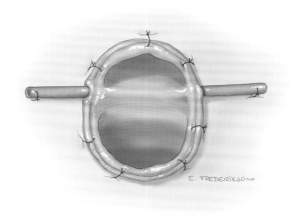

**图 46-19.1** 回肠袢用电刀打开

皮和肠壁浆肌层，在翻转肠管的边缘缝合肠壁全层。

## 术后处理

术后应该仔细检查造口的外观和功能，1～2周后可以拔除支架管。但是如果造口颜色变暗或肠袢受压或梗阻时，则应早期拔除支架管。

回肠造口术后可能会发生严重的并发症。大量的液体排出可能导致难以纠正的电解质紊乱。此外，约10%的患者因小肠梗阻或腹腔脓肿需要早期二次手术（Hallbook，2002）。特别是，如果袢式回肠造口术用于保护低位前切除吻合口，其肠梗阻的发生将比结肠造口术更普遍（Law，2002）。也可能发生远期并发症，如造口旁疝或造口回缩。

（高志冬 译　叶颖江 审校）

## 46-20

# 部分小肠切除术

在妇科肿瘤疾病中，小肠切除的手术适应证较多主要包括肠梗阻、肿瘤侵犯、穿孔、术中损伤、窦道以及放射性损伤。与大肠不同的是，我们需要特别注意保证吻合口充足的血运，小肠拥有联通的血管弓，并且全部起始自肠系膜上动脉。但是，在一些特殊的情况下，如放射性损伤、梗阻性扩张以及肠壁水肿，都会严重影响血管的功能。在这些情况下，小心地解剖就显得尤为重要，以避免无意中损伤小肠浆膜、切破小肠、肠管损伤这些影响吻合口愈合的情况发生。一般而言，小肠切除术的手术原则与大肠切除术基本相同（见第四十六章 -18 节）。

## 术前准备

### 患者评估

鼻胃肠管减压以及禁食无法缓解的小肠梗阻往往是术后肠粘连或肿瘤进展造成的。对那些复发性妇科恶性肿瘤的患者尤其是复发性卵巢癌患者，上消化道和全小肠通畅性的术前口服造影剂的腹部盆腔 CT 检查是必要的。如此，可能在一个女性晚期肿瘤患者身上发现多处梗阻病灶，对于这些患者行姑息性的经皮胃造瘘引流管置入更好一些。盆腔放疗后伴有小肠梗阻的患者常出现末端回肠狭窄。这是由于末端回肠更靠近很多妇科癌症的放疗区域，而且与其他小肠肠段相比，它们的游离范围更有限。

### 知情同意

依据情况，需要和患者在术前充分沟通，告知术中可能的决策，包括肠吻合术、旁路手术或回肠造口术。肠漏、肠梗阻和（或）窦道形成都是可能出现的并发症。还有一些较为少见的并发症如：短肠综合征、维生素 $B_{12}$ 缺乏，后文会有详述。

### 患者准备

应当避免肠道准备，尤其是肠梗阻的患者。给予预防性抗生素治疗和 VTE 抗血栓治疗（见第三十九章）。如果出现复杂性肠瘘，或者预期会因放疗损伤而需要行扩大切除术时，推荐术后全胃肠外营养。

## 术中情况

### 手术器械

准备好各种种类和型号的吻合器，如端端吻合器（EEA）、胃肠吻合器（GIA）、横向闭合器（TA），以应对各种复杂的切除术。

### 手术步骤

#### ❶ 麻醉与体位

小肠切除术需在全麻下进行。一般为仰卧位，截石位或者其他能够提供前腹部手术入路的体位都是可以接受的。

#### ❷ 进腹

腹部正中纵行切口适用于大多数小肠切除手术。

#### ❸ 探查

术者首先应探查全部腹腔以明确梗阻部位。少数情况下，确认粘连部位后行粘连松解术可以快速地缓解梗阻，从而避免了小肠的切除。大多数情况下，确认梗阻区后往往就需要行切除术。很重要的一点是，需要探查剩余的小肠以排除其他梗阻部位。

附着于受累肠管的腹膜和粘连需进行分离以游离肠管。对小肠粗暴的操作以及大范围的钝性分离很容易损伤小肠——尤其是当小肠水肿、广泛粘连或者有放疗史时。应将创伤减少到最低，以避免不慎损伤小肠以将肠内容物的渗出减到最少。理想情况下，若要最大程度的保留肠管，健康的浆膜在吻合术中可以作为对远、近切缘的定位标志。

#### ❹ 切断小肠

受累的小肠可以从腹部切口取出。行肠系膜切开术后，一般于远、近切缘处放置 1/4 英寸长的烟卷引流。插入胃肠吻合器替换烟卷引流并行切割闭合。在其他肠管部分行同样的操作（图 46-20.1）。这种切割闭合方式可以将肠内容物造成的腹腔感染减少到最低。

可以用电刀在系膜上划分出"V"的划痕，接下来可以使用 LDS 或者 Ligasure 分离切割肠系膜，或者使用血管夹或者 0 号可吸收线结扎血管。如果组织水肿或者炎症，那么止血将会变得较为困难，因而，接下来应行较小范围的肠系膜切除。这时，肠切除标本就可以离体了。

#### ❺ 行侧 - 侧吻合术。

用 Allis 钳将小肠的远近端切缘提起，并沿着对系膜缘并列对齐。为了便于对齐，可用 1 ~ 2 根丝线固定于远近切缘的对系膜缘，固定位置应当超过吻合器头可以到达的位置。应当切除两侧对系膜缘位于切割闭合线上的角，切除后可以为胃肠吻合器头的放入提供充足的通道，能够深入足够的肠腔。在近端小肠断端中插入抽吸装置，可以缓解肠梗阻引起的肠管扩张。

用 Allis 钳夹持两侧断端肠管

第六部分

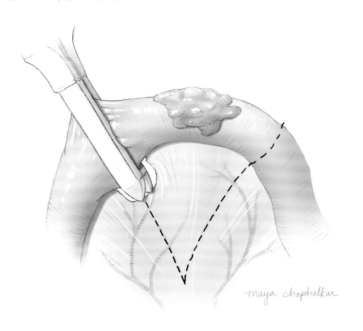

**图 46-20.1** 分辨出远近切缘

边缘，它和固定的丝线可以辅助吻合器的插入以及有助于肠管的固定（图 46-20.2）。旋转肠管使系膜缘对齐，这时放开 Allis 钳，闭合胃肠吻合器并击发。

用 3 把 Allis 钳将肠管开口处大致闭合。用横向切割闭合器于 Allis 钳下端的肠管处切割闭合肠管（图 46-20.3）。Allis 钳可以提起肠管并辅助闭合器的定位。击发切割闭合器，闭合器上端多余的组织可以被平整地切除，打开闭合器头，抽出闭合器。肠系膜缺损处可以用 0 号可吸收线闭合以避免疝的形成，若闭合不严，肠管或者大网膜可能会膨出形成疝。

**❻ 术毕处理**

腹腔应进行充足的温生理盐水冲洗。这是任何肠道手术结束前必需的步骤，对于那些有肠内容物溢出的情况而言尤其如此。引流不一定是必备步骤，而且会影响愈合。一般而言，术后放置鼻胃肠管进行持续的胃肠减压直至肠道功能恢复被认为是谨慎而合理的。对胃的触诊有助于正确定位，以便麻醉医师决定拔出或者送入鼻胃肠管。如果忽略了触诊，可借助术后胸部超声检查来正确定位。

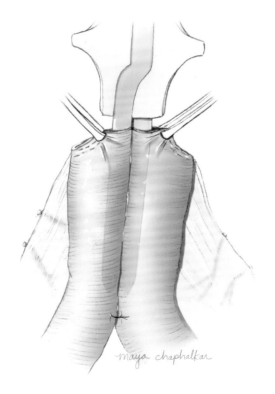

**图 46-20.2** 侧 - 侧吻合

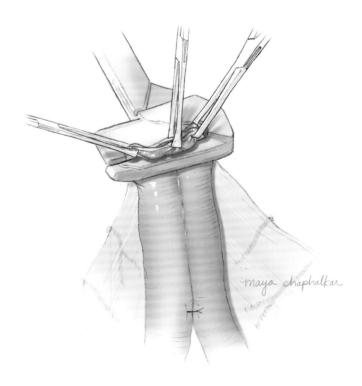

**图 46-20.3** 闭合肠断端

## 术后处理

术前正确诊断患者病情，评估患者健康状况，以及判断小肠切除的适应证，决定了潜在的术后并发症的多少。肠梗阻是常见的并发症。窦道形成、吻合口漏以及完全性肠梗阻是更为严重的并发症，可能导致二次手术。以下两种特定的并发症，是在广泛的小肠手术术后并发症所特有的。

可能会出现短肠综合征。只要剩余的小肠保持正常功能，即使切除一半的小肠，也不会影响机体的营养吸收。因此，这种并发症——较之于广泛小肠外科手术——更多地出现在放疗后损伤中。短肠综合征会导致腹泻与脱水。消化不良、吸收功能不良、营养不良、电解质失衡是最常见的。因此，一些患者可能出院后也要进行全胃肠外营养（King，1993）。

第二种术后并发症是维生素 $B_{12}$ 缺乏，这往往是由于吸收缺乏以及过度消耗导致的。回肠一般平均长约 300 cm，维生素 $B_{12}$ 以及胆汁盐一般只在远端回肠的 100 cm 吸收。发生在这部分肠段的吸收不良往往是由于放疗或者广泛的小肠切除术所导致（Bandy，1984）。如果怀疑患者有维生素 $B_{12}$ 缺乏，那么应当进行全血细胞计数、外周血涂片以及血清维生素 $B_{12}$ 水平测定等实验室检测。正常成人的血清维生素 $B_{12}$ 水平可接受的下限波动于 $170 \sim 250$ ng/L。一种替代疗法是：每周肌内注射维生素 $B_{12}$ 1 mg，持续 8 周，然后每周一次长期注射，接下来可以长期地每个月注射一次（疾病预防控制中心，2011）。

（高志冬 译　叶颖江 审校）

## 46-21

# 低位肠切除术

　　直肠乙状结肠切除术，又称为低位肠切除术，主要应用于妇科肿瘤手术治疗以达到原发性或复发性卵巢癌的理想肿瘤细胞减灭效果（Salani，2007）。该术有别于其他类型的大肠切除术，其手术步骤要求游离直肠并在反折腹膜水平以下横断直肠远端。切除肿瘤侵犯的乙状结肠、直肠部位后，再重新吻合结肠远端和直肠近端。

　　低位肠切除术是原发性卵巢癌大块肿瘤细胞减灭术中最常见的结直肠手术方式（Hoffman，2005）。例如，盆腔大包块的切除，通常包括全子宫切除术，双附件切除术，直肠乙状结肠切除术，盆腔周围腹膜切除术（Section 46-13）（Aletti，2006b）。此外，为了达到切除中央型复发的宫颈癌病灶其组织切缘阴性的目的，原则上在全盆腔和部分盆腔廓清术中也会附加实施直肠乙状结肠切除术。放射性直肠乙状结肠炎和累及肠道的子宫内膜异位症也是直肠乙状结肠切除术的较少见的手术指征（Urbach，1998）。而某些特殊情况下，除了直肠乙状结肠切除术外还需要切除更多的大肠或小肠组织（Salani，2007）。

## 术前准备

### ■ 患者评估

　　乙状结肠、直肠受侵犯的卵巢癌患者可能并无消化道症状。然而，当患者有肠道出血或进行性便秘时，手术医生应高度怀疑乙状结肠、直肠受侵的可能。直肠阴道检查（三合诊）有助于帮助医生判断患者是否需要附加直肠乙状结肠切除术。此外，CT 检查也能反映肿瘤侵犯乙状结肠、直肠的程度。但是，术前很难准确预测肿瘤侵犯情况。许多卵巢癌病例在术中探查时可能相对容易地将肿瘤病灶从肠道表面切除而无需切除肠管。

### ■ 知情同意

　　任何时候与患者讨论卵巢癌肿瘤细胞减灭术，均应告知患者有实施直肠乙状结肠切除术的可能性。为了尽可能的切除微小的转移病灶，改善患者生存期，值得在减瘤术中行直肠乙状结肠切除术。然而，实施该术会导致手术时间明显延长，此外更多的出血将会增加输血的需求（Tebes，2006）。通常吻合口越接近肛门，术后并发症的发生率也会越高，肠功能恢复也越差。然而，卵巢癌肿瘤减灭术要求切除全部肿瘤。因此，对于切除部位过低的患者而言，乙状结肠末端造口术加上一个 Hartmann 储留袋是另一种可替代的方法，虽然该术的患者接受度相对低些。

　　通常不需要保护性的环状结肠造口术或回肠造口术，但是可能存在营养不良、肠内血液供应不佳、吻合口张力过大的情况，患者应该被告知手术中有这种情况发生的可能性，有研究报道此类患者术后吻合口瘘的发生率小于 5%（Mourton，2005）。

### ■ 患者准备

　　为了尽可能减少术中粪便污染手术切口的可能性，术前用聚乙二醇电解质溶液（GoLYTELY）等做肠道准备是必须的。需要预防性使用抗生素及预防血栓形成，具体方案见表 39-6 和表 39-9。

## 术中情况

### ■ 器械

　　各种类型的肠吻合器和吻合钉，比如端端吻合器（EEA）、胃肠吻合器（GIA）、横断面肠吻合器（TA）之类的器械，在术前都应该准备好。此外，手术中还会使用到如结扎分离吻合钉系统（LDS）和双极电热凝切系统（LigaSure）之类的血管闭合器。

### ■ 手术步骤

#### ❶ 麻醉和患者体位

　　开腹直肠乙状结肠切除术通常需要全身麻醉。妇科肿瘤行开腹手术时，摆体位前需要在麻醉状态下进行直肠阴道检查。检查时如触及肿块压迫直肠或直肠阴道隔时，患者应该摆膀胱截石位，双腿安全地放在腿架上。如使用 EEA 吻合器进行吻合术，这种体位下可以使吻合口更接近直肠。倘若阴道直肠检查时没有触及肿块，仰卧位即可。如果肿瘤更接近下部，在盆腔内则可以完成低位肠吻合术。

#### ❷ 进腹

　　腹中线纵切口可以提供充足的手术空间和上腹部手术入路。对于需要行低位直肠吻合术的患者，这种切口是更好的选择，因为术中需要在结肠脾曲或更高的位置游离降结肠。横切口通常不能充分地暴露手术野。

#### ❸ 探查

　　术者首先探查整个腹、盆腔，以便确定能否切除病灶。如果不能切除病变组织，则需要重新评估是否值得进行此类手术。对于存在肠梗阻、感染或者其他危急情况而必须立即手术切除的患者，此时可以无需顾虑肿瘤残存情况。术者应充分探查骨盆和乙状结肠、直肠，并制定相应手术计划，明确是否有必要行盆腔廓清术。

❹ **暴露**

向上腹部排垫肠管，放置拉钩帮助暴露盆腔底部和整个直肠乙状结肠。输尿管可以在侧盆壁被找到，将其游离，充分暴露腹膜和肠系膜，以便可以安全地切除病变组织。

❺ **分离近端乙状结肠**

在距肿瘤病灶一侧需要切除的部位，牵拉乙状结肠保持适当张力，辨别输尿管，在直角钳的引导下用电刀切开腹膜和肠系膜表面达到肠管浆膜，同法处理病灶另一侧肠管。钝性分离乙状结肠，并确定其完整界限。在准备横断乙状结肠的位置，使用 Debakey 钳钳夹肠管周围的大网膜和邻近脂肪组织，电刀切除。横跨乙状结肠放置 GIA 闭合器，启动并切除（图 46-21.1）。

❻ **分离肠系膜**

有时存在肿瘤病灶较小并且位于肠管表浅部位时，仅需在肠系膜与肠段切除术基础上楔形切除病变部位。但更常见的是，分离肠系膜以进入直肠乙状结肠和骶骨之间无血管区域（直肠后间隙）。用直角钳穿过肠系膜切口，辅助 LDS 热凝切系统或是双极电凝切系统分离肠系膜直到系膜尾端（图 46-21.2）。通常有 1 个或更多的血管残段需要直角钳钳夹并用 0 号延迟可吸收线结扎。钝性分离盆腔中线处，确定是否存在大的直肠上血管。此处动脉和静脉较粗，需要进行双道钳夹、切断，并用 0 号延迟可吸收线进行结扎。从中线开始向两侧横向分离，直到两侧输尿管之间没有可见组织。髂总动脉分叉及骶骨能够完全可见。

❼ **分离直肠**

重新将乙状结肠和相连的肠系膜放入上腹部以便更好暴露盆腔。首先提起直肠乙状结肠，随后钝性分离直肠后间隙，游离肿瘤远端肠管，确定将要切除的区域。沿着盆腔侧壁寻找辨别输尿管。钝性分离直肠乙状结肠侧缘组织以进一步游离。采用 LDS 电热凝切系统分离肠管侧缘的肠系膜附着处，或使用两把 Pean 钳分道钳夹、切断、结扎。如需分离至更远段时需重新放置自动拉钩的叶片。通常在整个分离过程中，在腹膜反折上水平都可以看到肠管的前壁浆膜直至进入肛提肌，而脂肪组织、肠系膜、直肠柱则围绕肠管的侧缘和后缘。抓住并旋转肿瘤远端的直肠以便暴露这些附着组织。使用电刀、LDS 和直角钳等器械分离这些组织，直到直肠浆膜能够完全可见。在盆腔深部有限的空间内使用弧形切割吻合器是不错的选择。提起直肠乙状结肠，保持一定张力，轻柔地将吻合器放入盆腔包绕直肠肠段，将输尿管及其周围的所有组织安全的推向两侧，然后扳动吻合器，离断直肠，取出切下的直肠乙状结肠标本，打开切割吻合器并移出手术区域（图 46-21.2）。冲洗腹腔，用开腹手术使用的纱垫对创面表面的出血进行压迫止血。

❽ **游离**

如最后决定行吻合术而非乙状结肠断端造口术。移走上腹部拉钩，沿着 Toldt 白线向结肠脾曲切开腹膜以游离近端乙状结肠（图 46-21.3）。电切和钝性分离通常联合使用，将近端乙状结肠放入盆腔底部，以估计达到无张力吻合所需要分离的范

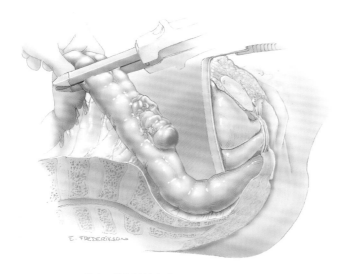

**图 46-21.1** 分离近端肠管组织

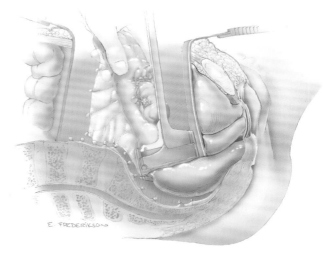

**图 46-21.2** 分离远端肠管组织

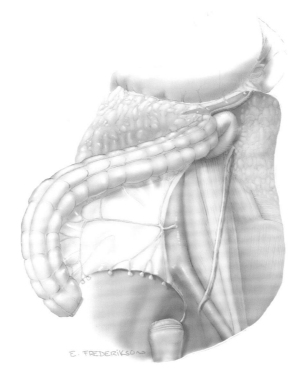

**图 46-21.3　游离降结肠**

围。理想的状态是，近端的乙状结肠可以被舒适地安置于远端直肠的上方。为了达到此状态，有时游离的范围可能会包括整个结肠脾曲。有时，结肠肝曲也需要被游离，充分的游离肠管对于确保无张力吻合十分重要。

### ❾ 吻合准备

需要缝合的近端肠管和远端肠管末端的脂肪组织和肠脂垂必须分离干净，以确保黏膜和黏膜在吻合时可以充分接触。用两把 Allis 钳在两边夹住并提起近端乙状结肠的缝线，用 Debaky 钳提起缝线周围的所有脂肪组织，用电刀将他们从肠黏膜上切除。但对于患有明显憩室的患者，分离可能更困难。同样的方法分离远端直肠。

### ❿ 放置钉座

肠管吻合最常使用 31 号 EEA 圆形吻合器，此种吻合器吻合后的吻合口宽，降低了有症状的直肠狭窄的发生率。用 Allis 钳夹住近端的乙状结肠，用剪刀剪掉吻合钉。重新用 Allis 钳夹住肠管黏膜或浆膜，撑开近端的乙状结肠。如有需要，可以使用测量器确定何种型号的 EEA 吻合器最合适。拆下吻合器上抵钉座，润滑，轻柔地旋转将其放入近端乙状结肠。抵钉座凹的一面朝向肠管近端，离准备吻合部位有一定距离（图 46-21.4 插图）。围绕抵钉座穿透近端肠管的浆膜、肌层和黏膜连续缝合做一个荷包。荷包缝合开始于浆膜的外侧，在肠管浆膜距离断端边缘 5 ～ 7 mm 处用 2-0 的丝线贯穿缝合，也结束于浆膜的外侧，围绕抵钉座中心杆进行，最后在中心杆上打结系牢，移走 Allis 钳。更便捷的选择是使用自动吻合

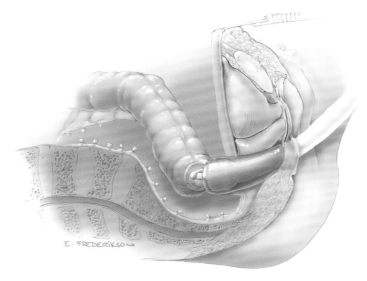

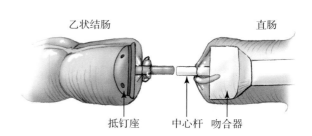

乙状结肠　　　　　　　　　　直肠

抵钉座　　中心杆　吻合器

**图 46-21.4　肠管端端吻合 InsetEEA 吻合器头部**

装置。如果有肠内容物溢出，可以冲洗。

### ⓫ 放置吻合器

再次检查远端的直肠残端，确保所有的脂肪组织都已经被完全的分离。手术团队回顾 EEA 吻合器的使用细节。伸出中心杆，装上穿刺器。然后重新退回吻合器器身内，润滑 EEA，将其轻柔地塞入肛门，直到可以看见圆形的轮廓，轻柔地压在直肠缝线上。轻柔地旋转蝶形螺母，在腹部区域操作的手术医生引导下，使穿刺器正好在缝线后面盖住肠管黏膜。轻柔牵拉帮助穿刺器穿透整个肠壁，带着穿刺器中心杆完全穿出后，移除穿刺器。

### ⓬ "激发"吻合

腹部区操作的手术医生将近端结肠向下拉向远端直肠，连接抵钉座和 EEA 的中心杆。听到"咔嚓"声时可以确定两个中心杆已经正确连接。再次旋转蝶形螺母使中心杆向 EEA 吻合器的器身后退，直到手柄指示器已处在正确的位置，这时 EEA 吻合器的顶端保持完全不动。打开保险，用力扣合手柄扳动装置（不完全的扣合可导致吻合不全）。然后把蝶形螺母转到特定的位置使缝线露出来。缓慢旋转 EEA 和与其相连的抵钉座，将它们慢慢地退出直肠。在整个退出过程中，手术医生应该都能够看到吻合口。吻合口向远端收缩，或者 EEA 不能够退出时表明吻合不完全。这种情况下，补救的办法是通过肛门轻柔地上推 EEA，然后在吻合线里面切开，以松开吻合处。把抵针座从 EEA 中退出来，检查由直肠组织组成的两个圆"环"是否完整。

### ⓭ 直肠充气

向盆腔内灌入温热的生理盐水，将直肠镜或者橡皮导管轻柔地放入肛门但要远离吻合口，然后灌注气体，通过这种方法来检查吻合口的完整性。腹部手术医生通过轻柔的触摸乙状结肠来确定空气是否进入了吻合口近端的乙状结肠。如果吻合处不漏，不会看到气泡产生（图 46-21.5）。出现气泡表明存在漏口，但是这要通过仔细的检查以得到确认。有时，由于灌注管道放置位置不正确而导致空气被错误地注入阴道。如果有确切的证据表明吻合口瘘的存在时，应该用 TA 吻合器再次离断远端的直肠，重新吻合。如果不能通过别的方式解决吻合口瘘的问题，则需考虑行结肠造口术。

### ⓮ 检查手术创面

应该再次检查所有血管断端的止血情况并进行盆腔冲洗。通常不需要常规放置引流管。此外，放置引流管不一定能改善患者预后或降低严重并发症的发生率（Merad，1999）。

## 术后处理

与其他大范围的腹部手术相似，最常见的术后早期并发症包括发热、肠梗阻、切口裂开、需要输血治疗的贫血。严重的并发症如肠梗阻和瘘管等并不常见（Gillette-Cloven，2001）。术后长期观察，许多患者可能会表现为肠道功能减弱，包括大便失禁或者慢性便秘（Rasmussen，2003）。

低位直肠吻合口瘘的发生率要远高于腹膜内大肠吻合口瘘。粪便渗漏可导致发热，白细胞增多，下腹痛和肠梗阻。出现这些征象时需要口服对比增强剂进行腹腔及盆腔的 CT 检查。若存在渗漏，则可能表现为盆腔脓肿或造影剂外渗。有时，持续的经皮引流和肠道休息可以治愈这种瘘。若不行，则需要行结肠造口术。术后吻合口瘘的危险因素包括：曾经接受过盆腔放疗、糖尿病、术前血清白蛋白低、手术时间长、吻合口位置低（离肛门边缘的距离 < 6 cm）（Matthiessen，2004；Mirhashemi，2000；Richardson，2006）。

（张宇龙　高杭静　译　孙蓬明　审校）

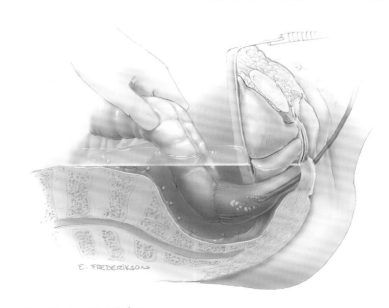

图 46-21.5　测试吻合口

## 46-22

# 肠分流术

肠分流术的经典步骤是把部分回肠连接到升结肠或横结肠上，从而"绕过"带有病灶的肠段。吻合之后，为病灶侵犯的小肠段仍然旷置保留。

在妇科肿瘤手术中只有极少数情况适合做这种肠分流术，占妇科肿瘤肠道手术不足5%（Barnhill，1991；Winter，2003）。在一般情况下，最佳的手术方案是切除病变的肠管做端端吻合。然而，有些患者的肿瘤病灶是无法切除的，如因粘连致密、放疗后的肠损伤严重或者其他原因限制了手术的可行性。如果不幸对这些切除肠管的患者试图做广泛的手术，将会造成严重的出血或术中其他灾难性的结果及术后并发症。而肠分流术因为手术快而且并发症少，可以取代上述手术。在多数情况下，肠分流术是终末期患者最简单的姑息性手术方式。手术的主要目的是使肠道通畅而缓解肠梗阻，并恢复经口进食肠内营养。

## 术前准备

### 患者评估

通过CT扫描评估肠道情况。显然，放疗后的损伤多位于回肠末端，但是需要强调的是，也可能存在复杂的瘘或者多部位梗阻。通常情况下，为患者决定选择分流手术时，术者需要术中彻底探查并预估到手术的局限性。仔细地分析术前各项发现，有助于确保分流时彻底跨过病灶，不再出现远端梗阻。

### 知情同意

考虑进行分流手术的患者生活质量通常都很差，因而改善患者的症状是手术的主要目的。在谈话过程中一定要强调根据术中的情况判断是否做小肠切除、回肠造口、结肠切除、结肠造口或只能做分流手术。很多风险都类似于其他的肠道外科手术，包括吻合口瘘、梗阻、脓肿以及肠瘘。此外，还有后文中描述的盲祥综合征是分流手术中独特的远期合并症。

### 患者准备

为了尽可能减少肠切开后粪便的污染，术前需要用聚乙二醇电解液等做好肠道准备，除非患者有肠梗阻或者肠穿孔等禁忌证。另外，由于存在粪便污染的可能，在术前、术后要使用广谱抗生素。还需要预防血栓形成。如果患者肠道需要长时间的恢复，需要考虑完全肠外营养。

## 术中情况

### 手术器械

复杂的肠管切除前要准备端端吻合器（EEA）、胃肠吻合器（GIA）及横向吻合器（TA）等各种肠吻合器。

### 手术步骤

❶ 麻醉和患者体位

肠分流手术需要全麻下进行，患者取仰卧位。腹部需要做术前准备，并且放置导尿管。

❷ 进腹探查

为了肠管分流术中可以更好地探查，通常采用腹正中垂直切口。术者首先仔细探查整个腹腔以明确

肠道的病变部位。另外，也要仔细检查残余肠管以排除其他部位的梗阻。选定临近病灶且外观正常肠管的近端和远端，尽可能地保留肠管。经典的分流术要把一部分回肠与升结肠或横结肠相吻合。

❸ 排列肠管

侧边对齐选择做吻合的两段肠管，明确没有张力或扭曲。为保证无张力的连接，结肠的肝曲或脾曲应需要从其附着的腹膜上游离下来。用2-0的丝线固定缝合肠系膜对侧缘的肠管浆膜，间距6 cm。用两把Adson钳横跨小肠，提起肠管的浆膜面，向外侧、横向牵拉。用电刀切开肠系膜对侧的小肠管，进入肠腔（图46-22.1），同法切开结肠并进入肠腔。

❹ 侧侧吻合

将胃肠吻合器的两臂分别插入两段肠腔内。根据需要调整肠管在吻合器间对着肠系膜表面的位置。扣合吻合器并启动吻合（图46-22.2）。其余肠壁上的缺损处可以用TA吻合器夹闭并剪掉过多的肠管边缘。同时，病变的肠祥也被TA吻合器所封闭。

❺ 最后步骤

注意电凝止血吻合口侧缘小的出血点。触摸吻合口并验证管腔的大小是否合适。还要再次确定所有吻合处是否漏水以及吻合口有无张力。

## 术后处理

肠管分流术的康复要比肠管大段切除后吻合术的康复快得多。通常，回肠手术后几天就能恢复，患者即可进食。一些特殊的临床情况推动了肠管分流术的开展，此种手术也将决定以后的临床变化过程。

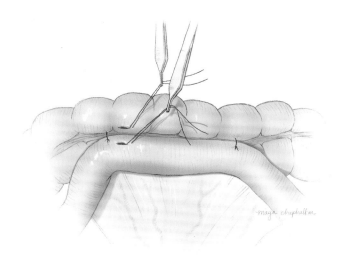

**图 46-22.1**　排列肠管

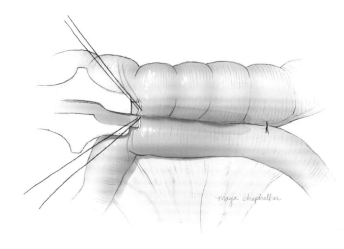

**图 46-22.2**　行肠管的侧侧吻合

发生的近期合并症相对少：包括很常见的发热、伤口感染和裂开等。远期并发症包括瘘、梗阻、吻合口漏、脓肿、腹膜炎及穿孔等发生率也较低，但是一旦发生，则很难控制，并且常会造成术后恢复时间延长，甚至死亡。

　　盲袢综合征是一种由于维生素 $B_2$ 吸收不良、脂肪泻及小肠内细菌过度生长造成的一组综合征。一般原因是一段无功能的放疗后严重受损的肠管在分流过程中被遗留。肠内容物的淤积导致肠管扩张以及黏膜炎。症状类似于部分小肠梗阻，包括恶心、呕吐、腹泻、胃胀、腹胀、腹痛等症状。也有可能发生肠穿孔。应用抗生素常常可以缓解症状，但是盲袢综合征仍然会经常复发（Swan，1974）。探查并切除分流绕过的肠段是唯一治疗复发的方法。为了避免其发生，术者需要进行侧侧吻合，使闭合的肠袢在腹壁上形成一个黏液瘘管以缓解症状。

（张宇龙　高杭静 译　孙蓬明 审校）

第六部分

## 46-23

# 阑尾切除术

妇科手术中有较多原因导致出现阑尾切除的适应证，但由于某些妇科疾病的症状、体征与阑尾炎难以鉴别，从而导致某些妇科良性病变的手术直到术中才能确定是否必须切除阑尾（Bowling，2006；Fayez，1995；Stefanidis，1999）。

此外，恶性肿瘤也多可累及阑尾。由于卵巢癌较常见转移至阑尾，因而通常需行阑尾切除术（Ayhan，2005；Fontanelli，1992）。原发性阑尾癌非常少见，但是阑尾癌的转移部位多见于卵巢，因此，最初的手术通常是由妇科医生做的（Dietrich，2007）。假性腹膜黏液瘤是典型的阑尾组织起源的黏液性肿瘤并播散转移到卵巢和种植到整个腹腔（Prayson，1994）。

选择性的阑尾切除术是指在实施其他外科手术的同时切除并无明显病变的阑尾。预防性切除阑尾的临床益处是预防将来可能发生的急性阑尾炎；或在慢性盆腔痛或者子宫内膜异位症患者中排除发生阑尾炎的可能；或预防腹腔放疗或化疗后的粘连；预防广泛的盆腔或者腹部手术后的粘连。智障患者由于感觉和交流障碍很难描述清楚症状而难以诊断阑尾炎，也可预防性切除（美国妇产科医师协会，2014）。

## 术前准备

阑尾手术前无需特殊的化验或术前准备。通常，妇科手术在签署知情同意时应该包括可能的"其他操作"如：准备切除阑尾或者不能确定是否切除阑尾。

无论是进行开腹手术还是腹腔镜手术，选择性阑尾切除术相关非致命性并发症的风险相对增多（Salom，2003）。在阑尾系膜部位形成血肿，可能会导致回肠或部分小肠梗阻。阑尾断端穿孔很少见，主要是由于缝合不当。

## 术中情况

### 手术步骤

#### ❶ 麻醉和患者体位

阑尾切除在全身麻醉下进行，采取仰卧位。术后住院时间根据其同期手术和临床症状不同而不同。

#### ❷ 开腹

阑尾切除几乎可以选用任意切口。腹腔镜或者开腹手术选取的右下腹麦氏点切口。但是，在妇科手术中做阑尾切除往往是根据妇科病变决定切口部位。

#### ❸ 阑尾定位

阑尾定位时需首先提起盲肠，轻轻地将其提出切口部位。暴露回肠末端的连接处，在此处即可清楚地看到阑尾。有时，阑尾也可以是回肠后位或者其他部位，不好确定。在这种情况下，沿着3条结肠带聚集的地方寻找阑尾的根部。

#### ❹ 分离阑尾系膜

用Babcock钳提起阑尾尖部，轻轻向外侧牵拉结肠，使阑尾系膜保持一定的张力。由于阑尾周围有丰富的脂肪组织，通常很难清楚辨别阑尾的动脉，因此，使用弯止血钳连续钳夹阑尾系膜及其内的血管直至阑尾根部（图46-23.1）。第1把止血钳指向阑尾的基底部水平钳夹。第2把止血钳与第一把止血钳呈30°角使得钳尖部对合，剪刀有充足空间可以在两把止血钳中剪开。用3-0可吸收线缝合阑尾系膜的根部，如此重复1～2次便可以到达阑尾根部。

#### ❺ 结扎阑尾

此时，已经彻底从系膜上游离阑尾，用Badcock钳垂直牵拉阑尾尖部。第1把止血钳钳夹阑尾根部，第2把紧贴其上（图46-23.2）。第3把止血钳甜夹时需留出几毫米的空间以便切割。用手术刀在第2、3把止血钳间切除阑尾，并将已经"污染"的手术刀及阑尾置于术野之外。

以2-0的丝线在第1把止血钳下方结扎，缓慢松开止血钳。在第2把止血钳下再次结扎后松开止血钳，确保阑尾蒂部结扎紧密安全，

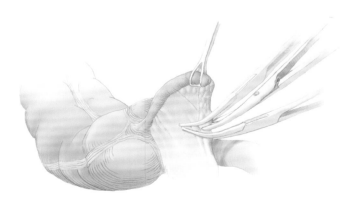

**图46-23.1** 钳夹阑尾系膜

轻柔地电凝阑尾蒂部表面组织。

无需在阑尾蒂部周围连续缝合包埋。将盲肠放回腹腔并完成其他的同期手术。

## 术后处理

主要根据其他的同期手术决定患者的术后护理。单纯的阑尾切除无需延期进食或者使用其他特殊的抗生素。

（张宇龙　高杭静 译　孙蓬明 审校）

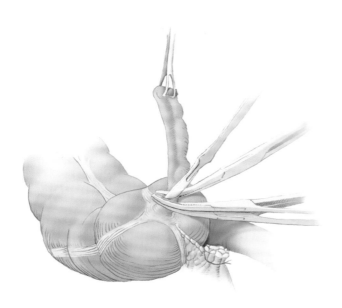

图 46-23.2　切除并结扎阑尾蒂部

## 46-24

# 外阴皮肤切除术

外阴皮肤切除术是指包括双侧外阴的广泛、浅表组织的切除术，也称为完全单纯外阴切除。外阴皮肤部分切除术或外阴广泛局部切除术是指次广泛、单侧外阴切除术（见第四十三章 -28 节）。外阴皮肤切除术一般适用于会阴联合和（或）双侧外阴患有上皮内瘤变Ⅱ～Ⅲ级（VIN Ⅱ～Ⅲ）、不能使用二氧化碳激光或超声乳化吸引系统直接消融的女性患者（见第四十三章 -28 节）。幸运的是，这种大范围的外阴上皮内瘤变的患者并不常见。对无合并腺癌或难治性营养不良的佩吉特病极少应用外阴皮肤切除术（Ayhan，1998；Curtin，1990；Rettenmaier，1985）。

尽管本手术切除的外阴皮肤相对较少，但外阴皮肤的形态和患者的心理仍然会受到影响。另外，由于组织缺损面积往往较大，若不采用刃厚皮瓣（split-thickness skin graft，STSG）或其他类型的皮瓣移植的情况下，切口难以实现一期缝合（见第四十六章 -28 节）。

## 术前准备

### 患者评估

阴道镜下诊断性活检有助于排除外阴鳞状上皮的浸润性病变，这对更彻底的手术也是一种证据支持。熟悉刃厚皮瓣或其他皮瓣的组合对于无法关闭切口的首次手术规划而言非常关键。

### 知情同意

患者术前应获告知其他有限的治疗选择方案已经用尽或者不合适使用。手术可能造成性器官的永久受损。因此，术者应强调会尽最大努力恢复外阴形状及其功能。幸运的是，大部分并发症都较轻，如蜂窝织炎和伤口部分裂开。

### 患者准备

是否进行充分的肠道准备视外科医生偏好而定，但在涉及会阴肛门周围皮肤切除时肠道准备是必不可少的，因为可减少粪便污染，可以促使术口在首次排便前实现初步愈合。就肠道准备而言，灌肠足以解决问题了。此外，还需要采用抗生素预防感染并预防血栓形成的措施。移植皮瓣通常取自于大腿根部区域，刃厚皮瓣供皮区的选择标准见第四十六章 -28 节。

## 术中情况

### 手术步骤

❶ 麻醉和体位

一般选择局部麻醉或全身麻醉。取标准膀胱截石位，并调整体位使手术部位能完整暴露。阴毛需在术前剃除，并对外阴进行术前准备。术中阴道镜检查有助于界定 VIN 病变的切缘。

❷ 皮肤切口

应距离外阴病灶数毫米之外勾勒内外切口边界（图 46-24.1）。总的来说，一旦最终画定手术边界，从一侧开始切开外阴皮肤。然后切除对侧外阴皮肤，最后切除连接会阴体的皮肤。此过程中，通过马蹄形切口可保留很多病例的阴蒂（图 46-24.1）。

若保留阴蒂，外侧切口首先在阴蒂前外侧缘进行切开，向下延长到大阴唇至会阴体一半的长度。在外阴同一侧的内切口也要穿透皮肤全层，到达外侧切缘的同一起止点。皮肤分段切开可以减少出血量。

❸ 开始解剖

可用组织钳钳夹组织切缘并保

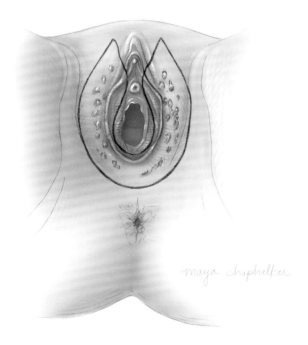

图 46-24.1　标记切口

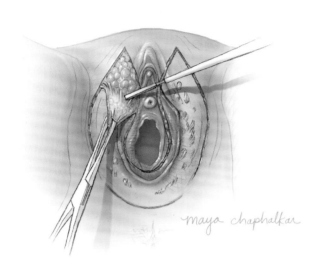

图 46-24.2　进行切除

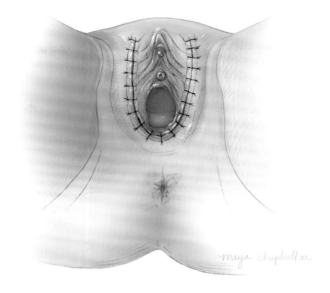

图 46-24.3　直接缝合

持张力，以利于分离皮下筋膜和皮下脂肪组织（图 46-24.2）。当皮肤切口足够时，可一手置于切口下方使之保持张力，并引导向下部组织的分离。内外皮肤切口同时向会阴体方向延伸。采用电凝止血，然后采用同样手法将对侧切开。

### ❹ 标本切除

左右两侧的皮肤切口在会阴体表中线汇合，组织钳钳夹会阴后联合切口向切口内侧方向牵拉，为上部组织分离提供张力。内侧切口的范围要求将病灶纳入其中。外阴皮肤切除术放在最后进行的原因是由于皮下组织前方的无血管组织层面缺失，会导致手术出血较多，内侧切缘贯通后即可实现标本切除。

外阴皮肤手术标本离体后应肉眼仔细检查以确定手术边缘是否足够。如果靠近 VIN 病灶切缘的皮肤可疑时，需行冰冻切片病理检查以决定是否需补充切除更多组织。需要强调的是，外阴佩吉特病不能依靠肉眼或者冰冻切片检查来决定手术切缘（Fishman，1995）。应在标本上缝线为病理医生标明检查部位。

### ❺ 切口的缝合

使用开腹手术的干纱垫压迫于外阴创面，向下移动暴露外阴术野同时擦干表面血迹，并辅以精细电凝。冲洗手术创面，以判断有无出血。

如果手术创面宽度能被有效缩窄遮蔽术野时，可游离其周围皮下组织后予以直接缝合。游离两侧切缘皮下组织有助于实现切口的无张力缝合。一般采用 0 号或者 2-0 延迟可吸收线垂直褥式环形缝合，线结打在外侧（图 46-24.3）。如果需要行中厚皮瓣移植时，皮瓣的选取和放置见前文相关描述。

### ❻ 最后步骤

对于术野外的多点散在病灶可用 $CO_2$ 激光进行气化治疗，该项技术详见第 43 章 -28 节。

## 术后处理

若手术切口直接缝合，术后护理和部分外阴根治性切除术的患者术后护理一致。无论切缘状态如何，长期随访必不可少，其有助于确定复发还是新发。如果患者进行皮瓣移植或活动受限时，尿管可以延长保留时间；反之，即使存在溢尿的情况，也可以拔除尿管。

（崔曾营　译　王沂峰　审校）

## 46-25

# 根治性部分外阴切除术

对于外阴癌患者，在不影响治疗效果的情况下，为了减少广泛外阴根治切除术相关的并发症，可行次广泛外阴切除术。而那些病灶局限、单发病灶、分期为 I 期的患者是行次广泛外阴切除术的理想对象（Stehman，1992）。根治性部分外阴切除术有时是一个模糊的概念，一般是指无论外阴瘤体位于哪个部位，均进行完整切除，并切除肿瘤边缘外 1～2 cm 正常皮肤以及深达会阴筋膜的手术（Whitney，2010）。根治性半外阴切除术是一种涉及前部、后部、左部或右部更大范围的外阴切除术。外阴切除术通常联合腹股沟淋巴结清扫术以评估预后。但是，在微浸润病变行局部扩大切除术或外阴皮肤切除术者，则不需行腹股沟淋巴结清扫术。

外阴癌手术切除范围不足的主要问题是由于多发性病灶增加了局部复发的风险。但是，若手术切缘阴性，生存年限在根治性部分外阴切除术或根治性全外阴切除术后的患者中是相当的（Chan，2007；

Landrum，2007；Scheistron，2002；Tantipalakorn，2009）。行根治性部分外阴切除术后，10% 的患者会在患侧外阴复发，这种情况可再次进行手术切除（Desimone，2007）。

## 术前准备

### 患者评估

对于浸润癌术前必须进行活检确认。对于小于 1 mm 浸润的孤立性外阴鳞状病变，即微浸润，则仅行局部扩大切除术就足够了（第 43 章 -28 节），而多处微小浸润性病变患者则需行外阴皮肤切除术。一般来说，接受根治性部分外阴切除术的患者不需要用移植物或皮瓣来重建术野缺损。

### 知情同意

外阴癌根治术后的并发症很常见，常见为切口裂开或蜂窝组织炎。远期并发症主要有尿流方向异常、性交困难、外阴疼痛和性功能障碍。术者要非常警惕这些可能发生的后遗症，并以恰当的方式告知患者，强调手术目的及手术的局限性。

### 患者准备

是否进行彻底肠道准备受外科医生偏好的影响，仅在会阴后联合部位肿物切除时可能需要。在这些患者中，肠道准备可减少粪便的排泄，并有助于可在术后排便前促进术口初步愈合。通常在切开皮肤之前预防性给予抗生素和预防血栓形成（表 39-6 和表 39-8）。

## 术中情况

### 手术步骤

❶ **麻醉和病人体位**

尽管常规采用区域麻醉和全身麻醉，但是对于合并内科疾病的患者目前采用区域麻醉联合镇静的方式行根治性部分外阴切除术（Manahan，1997）。腹股沟淋巴结清扫先于外阴切除之前进行，其后患者再行膀胱截石位以充分暴露外阴，并且留置 Foley 导管。

❷ **根治性部分外阴切除术：各类手术切缘**

小病灶肿瘤切除组织范围取决于肿瘤的大小和位置。在图 46-25.1

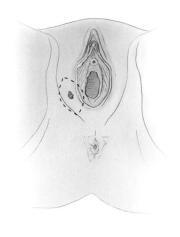

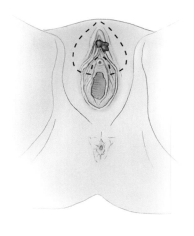

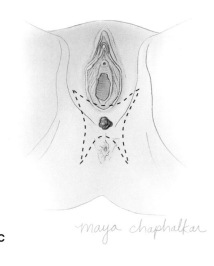

**A**　　　　　　　　　　　　**B**　　　　　　　　　　　　**C**

**图 46-25.1**　根治性部分外阴切除术：各类手术切缘

中，虚线表示手术切缘的规划：（A）右侧大阴唇一个 1 cm 的肿瘤连带其周围 2 cm 皮肤组织的切缘；（B）阴蒂旁一个 2.5 cm 肿瘤需行前半部分外阴切除术的边缘；（C）位于中线的阴唇系带后部一个 2.5 cm 肿瘤需行后半部分外阴切除术的边缘。

**❸ 右半外阴切除术：外侧切缘的选择**

使用手术标记笔勾勒出肿物周围 2 cm 处的外阴切缘（图 46-25.2）。在术口的前后方收窄切缘可以降低术口缝合的张力，用 15 号刀片切开手术切口的侧缘直达皮下脂肪层。组织钳朝下牵拉切口皮肤边缘，以利于使用电刀从上往下向会阴筋膜方向分离组织（图 46-25.3）。可以采用示指钝性分离出位于大阴唇脂肪垫和大腿侧方皮下组织之间的间隙平面。

**❹ 右半外阴切除术：完成外阴切除**

切缘内侧组织的分离可采用钝性分离联合电刀切割的方式沿会阴筋膜部进行。横向牵拉切缘，由前向后切开位于阴道黏膜处的内侧切缘。在外阴标本前部横断阴唇后方的脂肪组织后，向下牵拉整个右半外阴手术标本以暴露阴道黏膜，然

后由前向后向沿着黏膜切缘作标本的最后切除（图 46-25.4）。需要注意的是，在切除外阴后部组织时会遇到血运丰富的球海绵体肌，发生出血时需要进行缝合结扎处理。

标本离体后，需对标本进行检查以确保边缘范围足够，并在 12 点钟处缝线标记，并记录在病理申请单上。

**❺ 右半外阴切除术：切口缝合**

使用湿纱垫压迫创面，并向下滑动显露出血点以利于电刀跟进电凝止血。冲洗创面，并评估能否在保持外阴基本形态的情况下行无张力缝合切口（图 46-25.5）。对于阴道切缘的血管蒂部要进行缝合结扎处理。

侧向游离皮下组织有助于切口直接缝合。采用 0 号延迟可吸收线间断缝合深层组织的解剖间隙。间断使用 0 号和 2-0 可吸收线垂直褥式缝合皮肤切缘，在切口外侧横向打结（图 46-25.6）。

**❻ 前半外阴切除术**

此种术式需切除阴蒂和部分大小阴唇阴唇以及阴阜。切缘前端大部分从阴阜延伸至耻骨联合处，切

缘向前反折有助于引导组织的分离。在中线处，阴蒂血管要单独进行钳夹、离断和使用 0 号延迟可吸收线缝合断端。

切口后缘位于尿道口上方时，留意 Foley 导尿管的位置以避免尿道损伤。用 0 号延迟可吸收线间断缝合深层组织，然后采用 3-0 可吸收线缝合切口张力比较小的部分。尿道口周围的组织不作缝合，留待肉芽生成促进愈合。

**❼ 尿道部分切除术（待选）**

若病变侵犯尿道口时，为确保切缘阴性则需行尿道远端切除术。在此之前，应先完成根治性部分外阴切除术。在耻骨弓远端的尿道任何部位都可以横断。组织钳钳夹牵拉尿道口组织以保持张力。冷刀切开尿道后壁，用 4-0 号延迟可吸收缝线在 6 点钟位置将下面的泌尿上皮和黏膜缝合到邻近的前庭皮肤上，尿道切口向两侧延伸，并在 3 点钟和 9 点钟位置进行缝合，排空 Foley 尿管水囊后将其从膀胱中拔出，最后缝合 12 点钟位置组织。至此，尿道部分切除完成，重新放置 Foley 尿管。另外，术者也可以不缝合尿道口创面，待尿道口组织肉芽形成

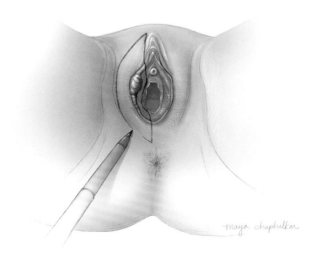

图 46-25.2　右半外阴切除术：标记皮肤切缘

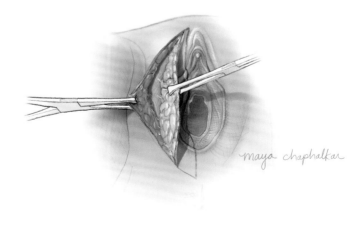

图 46-25.3　右半外阴切除术：外侧切口深至筋膜层

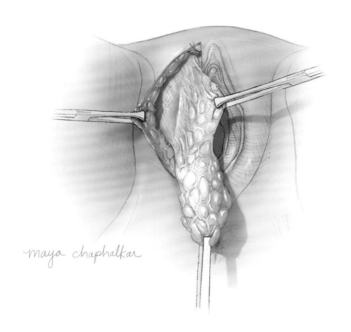

图 **46-25.4** 右半外阴切除术：标本离断

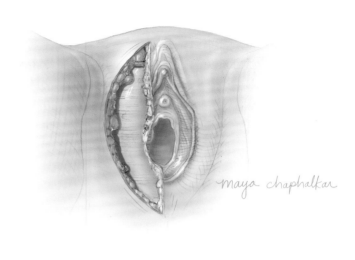

图 **46-25.5** 右半外阴切除术：术野缺损的评估

后促进愈合。个别患者可能出现尿道折叠，但是在尿道远端切除 1 ~ 1.5 cm 不会明显增加尿失禁的发生率（de Mooij，2007）。

❽ 后半外阴切除术

　　此术式切除范围包括部分大阴唇、前庭大腺、会阴体上部。因为靠近直肠和肛门括约肌，一般需要控制切除深度。首先切除会阴后侧皮肤，然后一个手指放进直肠以协助组织的分离，逐渐向上分离组织至肛门括约肌。由中线处向两侧分离组织直至阴道口处便可完成标本的切除。用 0 号延迟可吸收线间断缝合加固会阴体以提供支撑，促进无张力缝合手术切口。手术结束时检查直肠，以确保无缝线穿透直肠粘膜及直肠狭窄。虽然尽量保留括约肌，但术后仍可能造成排气、排便失禁的可能。

❾ 最后步骤

　　引流管不要求常规放置，但在某些特殊情况可以考虑。为减少术后感染，在缝合不同层次时均应进

行术野充分冲洗。对于手术后被覆术野的敷料形状无特定要求。可以在会阴处盖上蓬松的纱布，并用网状内裤在位固定预防皮下出血，以保持术后手术部位的清洁干燥。

## 术后处理

　　术后精心护理会阴部术口可以减少并发症的发生，应使用吹风机或风扇保持外阴的干燥。术后数天内，采用坐浴或者床边清洗后风干有助于保持切口的清洁。此外，嘱患者出院后不应穿紧身衣裤，鼓励穿宽松外衣，以利于伤口愈合，同时可减少伤口张力。对于靠近肛门的手术切口，应进食少渣食物并使用大便软化剂，保持大便顺畅，以减少排便时用力而导致的伤口裂开。

　　一般情况下，术后第一天拔除

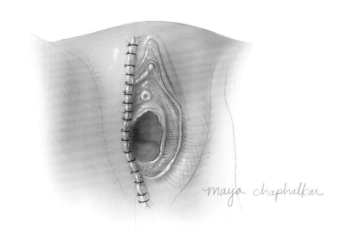

图 **46-25.6** 右半外阴切除术：手术切口缝合

尿管。但进行远端尿道切除术或尿道周围切除术的患者，可在术后数天后方拔除尿管，这可以使得组织肿胀和梗阻性尿潴留问题得以减轻，早日拔除尿管还可避免上行性尿路感染。如果患者行外阴伤口重建或皮瓣移植需制动时，拔除尿管的时间则因人而异。另外，正常排尿时残留到外阴部切口时的少量尿液一般不会引起临床并发症。

切口裂开是术后最常见的并发症，一般情况是部分裂开（Burke，1995）。应对手术切口清创，尽量保持切口持续清洁、干燥，必要时拆除缝线。肉芽组织的形成能促使切口二期愈合，但恢复时间将明显延长。尽管切口负压吸引疗法在少数患者中有用，但是大部分伤口的位置并不适合放置负压引流。

外阴形态的破坏可能引起性功能障碍，瘢痕可能引起不适或感觉异常，从而降低女性性生活满意度。详细了解这些问题有助于手术医生进行沟通并选择可行的解决方法（Janda，2004）。

（崔曾营 译 王沂峰 审校）

第六部分

## 46-26

# 根治性外阴切除术

若肿瘤病灶较大，外阴任何部位均无保留意义时，则需行比根治性部分外阴切除术更广泛的手术，即根治性全外阴切除术。该手术需要同时行双侧腹股沟淋巴结清扫术。主流的根治性全外阴切除术保留 3 个独立切口（外阴切口及两侧腹股沟淋巴结清扫术切口）之间的皮肤桥以促进伤口愈合。而传统方法则是采用"蝶形切口"或"弧形切口"整块切除，需要切除皮肤桥及其下方的淋巴管，后者可能藏匿着肿瘤病灶向腹股沟淋巴转移的瘤栓（Gleeson，1994c）。但是由于较少发生皮肤桥部位的复发，因此整块切除的术式基本已弃用（Rose，1999）。由于生存率相当并且主要并发症显著降低，独立三切口的术式更受欢迎（Helm，1992）。

对于较大范围切除外阴病灶连同其周围组织，以及向下切除至会阴膜时往往会产生较大的术野缺陷。有部分患者经游离切口邻近组织后可实现无张力状态下直接缝合切口，

而部分的患者则需使用中厚皮瓣、侧方皮肤转移、菱形皮瓣或者其他重建手术方式来减少切口裂开的发生率。

## 术前准备

### 患者评估

术前应对浸润性肿瘤进行活检确诊。根据肿瘤的位置，可选择保留阴蒂的根治性全外阴切除术（Chan，2004）。对于年老、肥胖或者有严重合并症等问题的患者，评估更需谨慎。

### 知情同意

术口部分裂开和蜂窝组织炎作为常见的并发症往往在根治性全外阴切除术后很快出现，更为严重的是术口全程裂开，这需要住院积极处理数周才能促使伤口二期愈合。过早出院可能会因家庭护理不当引起外阴组织坏死，需要再次住院并外科清创。因此，患者住院期间得到高质量的术口护理以及出院后定期复查是非常重要的。

远期并发症包括尿流方向改变、性交困难、外阴疼痛和性功能障碍。

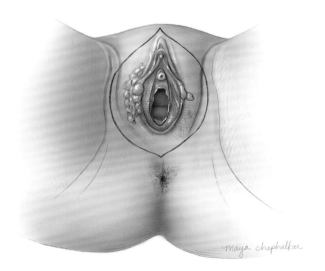

**图 46-26.1** 切口

术者需告知这些可能发生的并发症，并重点强调手术目的以及切除肿瘤周围足够的正常组织是为了减少局部复发风险。

### 患者准备

肠道准备可依据手术医生的偏好而定，但是对于会阴后联合部位的病变，肠道准备则必不可少。另外，需要对潜在的皮瓣提取区域进行评估。常规采用抗生素预防感染并采用措施预防血栓形成（表 39-6 和表 39-8）。

## 术中情况

### 手术步骤

❶ 麻醉和患者体位

一般选择区域麻醉或全身麻醉，首先进行腹股沟淋巴结清扫术。然后将患者体位调整为膀胱截石位。为实现外阴切除及术后重建，需规划好手术区域的暴露和手术准备。潜在的皮瓣提取区域评估要点见后述。

❷ 皮肤切口的选取

勾画内外侧皮肤切口时，应包括肿瘤及其周围 1 ~ 2 cm 的正常组织，必要时可将阴蒂包括在内。切口前后部应逐渐缩窄以利于切口无张力缝合（图 46-26.1）。

❸ 外阴前部分离

使用 15 号手术刀片从前面切开皮肤至皮下脂肪层，然后向后延伸切口至总切口长度的 3/4 处。为减少出血，剩下的外阴后侧皮肤在手术后段时间再完全切除。根治性部分外阴切除术中外阴前半部分的手术分离技术在第四十六章 -25 节步骤 6 已有描述。相比于普通电刀，在这种更广范围的切除术时使

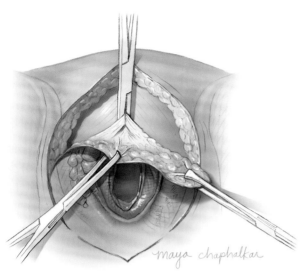

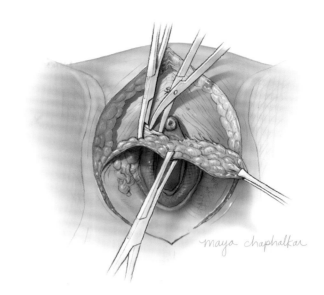

图 46-26.2　外阴前部分离

图 46-26.3　外阴内部分离

用超声刀和双极电凝钳（Ligasure）有助于缩短手术时间及控制出血量（Pellegrino，2008）。

一般情况下，切口深至耻骨联合处。向下反向牵拉标本，可使解剖结构更清晰。在阴蒂血管根部钳夹并切断，然后采用 0 号可吸收线缝合（图 46-26.2）。然后使用电刀或者超声刀向后侧分离直至达到内侧切口的前方中点处。除了需行尿道远端切除术外（见第四十六章 -25 节，步骤 8），在尿道口上方行外阴内侧切口时需避免损伤尿道外口。

**❹ 外阴侧面分离**

手指由外侧向阴唇方向进行钝性分离，以创造一个外阴脂肪垫的层面以及显露会阴筋膜。向内侧牵拉外阴切缘组织并继续分离至阴道壁。沿着阴道的下侧壁，可以看到血运丰富的球海绵体肌。阴道两旁的血管组织需使用超声刀切断或者钳夹切断，然后使用 0 号延迟可吸收线缝合以减少出血（图 46-26.3）。

**❺ 外阴后部分离**

在向后切除外阴组织至会阴体时，需继续切开剩下的外阴后侧切缘。分离外阴后缘组织时，需保持外阴标本的上提张力，示指置入肛门内引导间隙分离以预防直肠的损伤（图 46-26.4）。使用电刀沿深筋膜平面从外侧切口分离至中线处。从肛门前方向前继续分离至内侧切口处，实现会师。至此，根治性全外阴切除术的手术标本完全离体。

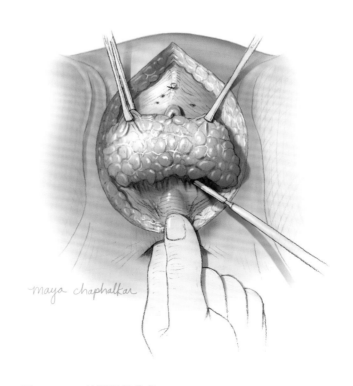

图 46-26.4　外阴后部分离

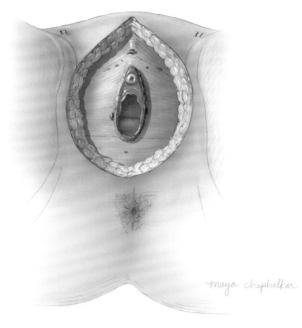

图 46-26.5　术野缺损

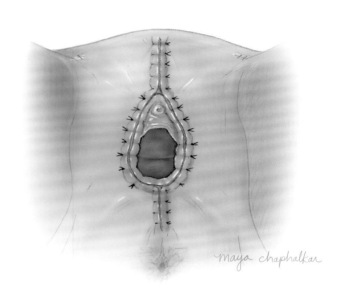

图 46-26.6　单纯缝合

❻ 标本检查

在标本的 12 点钟方向缝线，并在病理申请单上注明以告知病理医生。标本皮肤萎缩后看起来比切口窄小。然而，应该仔细检查以评估其边缘。必要时，外侧切缘或者中间切缘组织单独切除送检。当切缘状态不确定时可行冰冻切片检查进行评估。

❼ 关闭切口

冲洗切口，采取电凝联合缝合结扎的方式对术野进行止血处理，评估切口以决定最佳缝合方式（图46-26.5）。横向游离皮下组织有助于减少切口缝合的张力。首先使用0 号可吸收线间断缝合深部组织。外阴皮肤切缘缝合可以采用 0 号或2-0 延迟可吸收线间断缝合（图 46-26.6）。如果外阴缝合导致尿道移位或者有张力过大时，则搁置尿道口和外阴皮肤之间的缝合，这一区域在肉芽组织形成后有助于延期愈合。若需采用中厚皮肤移植物或者皮瓣封闭外阴创面时，此时可按照前文中描述的细节进行皮瓣游离和移植。

❽ 最后步骤

负压引流虽然不能减少切口感染或伤口裂开，但在某些术野缺损比较大时可考虑使用（Hopkins，1993）。如果进行一期闭合，则可以在会阴处放上蓬松的纱布，并用网状内裤在位固定，以保持术后手术部位的清洁干燥。

## 术后处理

若直接缝合切口，术后护理和外阴部分切除术大体相同。因术野缺损较大，术后并发症的发生率也相应增加。关于外阴术野被覆的移植物和皮瓣的处理请参阅前述有关内容。

（崔曾莹 译　王沂峰 审校）

## 46-27

# 腹股沟淋巴结切除术

腹股沟淋巴结切除的主要指征是为了外阴癌分期。腹股沟转移是外阴鳞癌最重要的预后因素，对其探查与评估是决定辅助治疗所必需的（见第三十一章）（Homesley，1991）。有时候，卵巢癌和宫体癌症的患者也可能需要对可疑的腹股沟淋巴结进行切除。

总体上，来自外阴的淋巴引流极少绕过浅表淋巴结。因此，进行浅表淋巴结切除是必需的。这些淋巴结沿着隐静脉、浅阴部外静脉、浅旋髂静脉和浅腹上静脉的脂肪中分布。注意到这些浅表淋巴结后，可以考虑切除深部淋巴结。这些深部淋巴结总是在卵圆孔内沿着股静脉内侧平行分布。最好避免打开筛状筋膜以切除深部淋巴结，因为这样可能造成难以严重的合并症（Bell，2000）。

一般来说，对于远离中线的单侧病灶的患者，同侧淋巴结切除通常就足够了（Gonzalez Bosquet，2007）。对于双侧病灶或者侵犯中线的情况，需要进行双侧淋巴结切除。

前哨淋巴结切除是非常有价值的选项，对于减少腹股沟转移的创伤程度已显示出重大价值（VanderZee，2008）。这种微创策略的应用在未来外阴癌分期中将成为标准方案，第三十一章对此已有描述。

## 术前准备

### 患者评估

临床触诊并不是准确的评估腹股沟淋巴结的方法（Homesley，1993）。磁共振（MR）成像和正电子发射断层扫描（PET）也相对不够敏感（Bipat，2006；Cohn，2002；Gaarenstroom，2003）。看起来难以切除的、固定的、大的、临床明显的腹股沟转移灶应该在术前接受放疗，然后再考虑切除。

### 知情同意

患者应该理解单侧或双侧腹股沟淋巴结切除的必要性，及其与她们癌症治疗的关系。她们应该对可能长达数周的恢复过程有所准备，其中术后并发症非常常见，可能包括蜂窝织炎、伤口破溃、慢性淋巴水肿和淋巴囊肿形成。这些问题可能在数天、数月甚至数年后发生。

相反，术中合并症并不多见，来自股血管的大出血非常罕见。

### 患者准备

如果切除双侧淋巴结，最好有两组术者一起工作以缩短手术时间。可以使用预防性抗生素，但并不会预防并发症（Gould，2001）。还应该准备好静脉血栓栓塞的预防。

## 术中情况

### 手术步骤

**❶ 麻醉和患者体位**

可以使用全麻或局部麻醉。腹股沟淋巴结切除应在部分或全部根治性外阴切除之前进行。患者腿部摆放在带鞋套的支持脚蹬上，保持低截石位，外展大约30°，并在髋关节轻度外旋以使腹股沟保持平展。向外旋转大腿数度可以打开股三角。

**❷ 皮肤切口**

腹股沟切口位于平行于腹股沟韧带以下 2 cm 处、髂前上棘远端及内侧 3 cm 部位——朝向长收肌肌腱（图 46-27.1）。切口长约 8 ~ 10 cm，应打开皮肤全层，并深入脂肪 3 ~ 4 mm。

**❸ 打开上层皮瓣**

以 Adson 钳拎举并牵引皮肤切缘上端的真皮层，以止血钳在其下部位向头侧钝性打开组织以从皮下脂肪组织向腹壁浅筋膜深层进行切除——朝向切口中线、腹股沟韧带以上 3 cm 的方向。向下切除直至遇到外斜肌发亮的白色腱膜。然后以 Adson 钳钳夹皮瓣以提供更加有力的牵引。

沿着腱膜以电刀和间断的钝性切除向下方和侧方卷出半圆形的脂

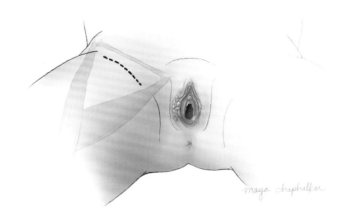

**图 46-27.1** 切口

肪组织。在切除过程中，以超声刀或钳夹切断的方法切断旋髂浅血管（图 38-29）。另外，如果遇到腹壁浅血管和浅表的阴部外血管，也予切断。切除直至暴露腹股沟韧带的下缘（图 46-27.2）。

**❹ 打开下层皮瓣**

以类似的方式提起后部的皮瓣。切除皮下脂肪直至大腿深筋膜——朝向距离腹股沟韧带大约 6 cm、股三角远端的方向。如图 46-27.1 中所示，股三角上缘由腹股沟韧带、侧边由缝匠肌、内侧由长收肌构成。沿着缝匠肌和长收肌内缘行钝性切除有助于打开下段皮瓣的边缘。逐渐向大腿皮下脂肪中切除，但是切除仍保持在阔筋膜浅层中进行。分离残存在股三件顶端的组织。圆弧状切向卵圆孔的方向（图 38-29）。牵拉含有淋巴结的组织以辅助其切除。结扎遇到的静脉分支。

**❺ 切除浅表淋巴结**

位于脂肪组织中的浅表淋巴结已经被游离出来。在切除脂肪垫内侧时会遇到大隐静脉。该静脉的远端应以不可吸收线进行单独的结扎和切断以便标记。如果有可能，避免截断大隐静脉，可以将该静脉从脂肪垫上分离出来以保存下来。然后在淋巴束离开卵圆孔的地方环形切断以游离和切除淋巴束（图 44-27.3）。大隐静脉的近端应予分别结扎，除非需要保留静脉并将之从淋巴束中分离开来。剩余的组织从筛状筋膜中分离出来，或钳夹切断以切除标本。

**❻ 切除深部淋巴结**

在卵圆孔中可以见到股静脉。深部腹股沟淋巴结沿着该静脉的内侧平行地连续分布。其中，Cloquet淋巴结位于最上面。在卵圆孔深部边界的上方，沿着股静脉的前端和侧缘切除所有脂肪组织以切除剩余的淋巴组织。如有可能，尽量保证股鞘和筛状筋膜的完整。

如果临床发现的阳性淋巴结无法触及，可能需要沿着股鞘表面远端行纵形切口打开筛状筋膜（图 46-27.4）。可以发现 7 ~ 8 个腹股沟深部淋巴结，这些深部淋巴结和浅表淋巴结相比，往往排列更加有序。然后从股静脉前面和内侧表面切除脂肪淋巴组织。淋巴切除之后，可以用 3-0 延迟可吸收线对合股鞘的切缘，并（或）以缝匠肌覆盖。

**❼ 移位缝匠肌（选择性手术）**

切开阔筋膜以行缝匠肌的钝性切除（图 46-27.5）。于缝匠肌附着于髂前上棘的近端进行截断。以一个手指包裹肌肉的上端以电刀直接从骨棘上截断肌肉。应该在尽可能高的位置行截断，并小心避免损伤股外侧皮神经。然后游离肌肉使之覆盖于股血管表面，以 2-0 延迟可吸收线将之缝合到腹股沟韧带上。

**❽ 关闭切口**

应该仔细检查手术死腔，严密止血。以延迟吸收的缝线分层缝合腹股沟区，在侧上方放置 Blake 或 Jackson-Pratt 引流，并以不可吸收线

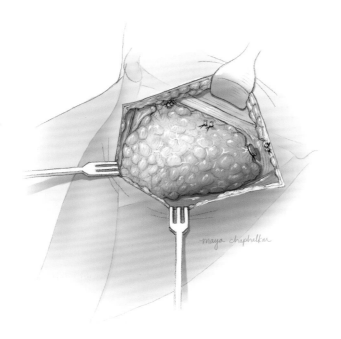

**图 46-27.2** 打开上层皮瓣

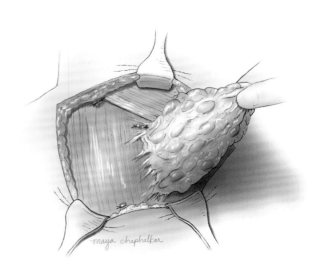

**图 44-27.3** 打开下层皮瓣并切除浅表淋巴结

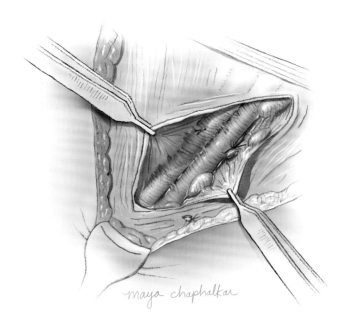

**图 46-27.4**　打开筛状筋膜以切除深部淋巴结

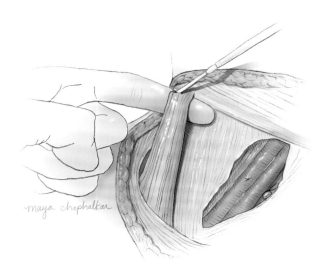

**图 46-27.5**　缝匠肌移位

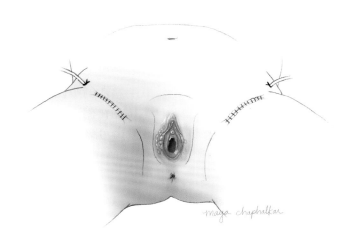

**图 46-27.6**　关闭切口

固定（图 46-27.6）。以皮肤钉合器对合皮肤切缘。

## 术后处理

引流促进切口愈合以及切口下方空间闭合。每天应该用示指和拇指向吸引装置方向手动吸引或挤引 3 次，以避免引流管堵塞。当引流液减少至每天 20 ～ 25 ml 时去除引流管。通常这需要 2 周的时间（Gould，2001）。提前拔除可能导致症状性的淋巴囊肿形成，可能需要再次放置引流管或门诊穿刺引流。

腹股沟切口应该尽量敞开，定期检查。术后合并症非常常见，特别是伤口蜂窝织炎和开裂。术前放疗和大块固定淋巴结的切除会增加这些合并症的风险。打开深筋膜也可能无谓地导致股血管的侵蚀或突然的出血。保护性的缝匠肌移位在这些情况下可能有特殊的应用指证以预防这些患病情况（Judson，2004；Paley，1997）。

慢性淋巴水肿是腹股沟淋巴切除后的另一种常见的合并症。在大部分报告中，保留大隐静脉可以降低其发生率（Dardarian，2006；Gaarenstroom，2003）。无论如何，这种情况在腹股沟放疗后更为多见，问题更多。支持治疗用于减少水肿，预防症状进展。抬高腿部、弹力袜以及利尿治疗可能有所帮助。

（李　雷译　向　阳审校）

## 46-28

# 皮片与皮瓣重建术

对于会阴部巨大缺损如果直接缝合会因为张力过大而影响愈合，造成一系列不良影响。会阴部伤口的一期闭合非常棘手，在这种情况下，植皮术或皮瓣移植术要比伤口二期愈合好得多。总的来说，应该选择可以达到最好效果的最简单方式来处理。

选择皮片移植、侧方推进皮瓣或者菱形皮瓣，取决于具体情况及手术医师经验。这些技术必要时会用于妇科肿瘤术后修复（Burke，1994；Dainty，2005；Saito，2009）。局部大范围切除、外阴皮肤切除术、局部或广泛外阴切除术的患者经常会需要皮片或者皮瓣的修补。进行了术前放疗、巨大缺损或需要行阴道重建术的患者需要应用肌皮瓣来修补，最常用的是腹直肌肌皮瓣和股薄肌肌皮瓣（见第四十六章-9节）。但对各种皮瓣进行完整描述并不是本章节的重点。

## 术前准备

### 患者评估

目前，有多种术式可供选择，每种术式都有其优缺点（Weikel，2005）。重建方式的选择主要由病变范围和预期的手术缺损所决定。在一些复杂病例中，需要整形手术医师协助。

### 知情同意

在进行了大范围的会阴部手术后，人们的躯体可能会有明显的改变，性功能有时会受影响（Green，2000）。当讨论到这些影响时，患者的反馈是非常不同的。一些患者仅会表现出轻微的担心，而另一些患者可能会认为形体的改变是毁灭性的。因此，与患者谈话需因人而异，要关注患者所担心的内容。

另外，切口裂开、感染及伤口二期愈合是常见的并发症。且原发病也可能在皮片或皮瓣下方复发（DiSaia，1995）。

### 患者准备

在大部分重建手术前，肠道准备都是必需的。患者在术后常要保持较长时间的卧床，减少伤口感染，单纯灌肠往往不够，会预防性使用抗生素作为补充。较早下床活动并不利于皮片成活或皮瓣愈合。因此，为预防深静脉血栓形成，推荐使用下肢加压泵和肝素皮下注射（表39-8）。

对于要进行中厚皮片移植的患者，需要细致检查臀部及大腿内侧的皮肤。所选择的供区首先要有健康的皮肤，术中可以暴露，术后可以被患者的衣物遮挡。大腿上部的皮片是最常用的。

## 术中情况

### 手术步骤

#### ❶ 麻醉及患者体位

一般选择全身麻醉或局部麻醉。常采用膀胱截石位，需暴露会阴部、大腿上部及阴阜。消毒范围至少要包括下腹部、会阴部、大腿及阴道。需要留置尿管。如果臀部被选为中厚皮片的供区，则需术中变更体位。

#### ❷ 评估手术缺损

会阴切除结束并严格止血后，应再次检查创面，确认其不可直接关闭（图46-28.1）。选择可以充分覆盖创面的皮片或皮瓣。

#### ❸ 中厚皮片

取皮过程需用到取皮机从供体部位获取皮片，皮片厚度 18/1000 ths 至 22/1000 ths，从供体部位获取普通的皮片（图43-25）。将取下的中厚皮片放于小盆中以生理盐水湿润。向供区喷涂凝血酶，并覆盖透明敷料（Tegaderm），以纱布包裹。

受区需用抗生素溶液浸泡，并严格止血。用皮片覆盖缺损，修剪重叠的部分。需注意，轻柔抚平皮片的皱褶，避免皮片张力。使用 3-0 规格的尼龙线将皮片边缘与皮肤进行缝合（图46-28.2）。用湿润的纱布或棉球，逐层堆在移植的皮片上，达适当厚度后进行交叉包扎。也可使用纤维蛋白黏合剂或真空闭合装置以促进皮片成活（Dainty，2005）。

#### ❹ 侧面推进皮瓣

在一些病例中，切口侧面的皮肤已被广泛分离，但仍不足以覆盖创面。此时可以分别设计双侧大腿上部切口行侧面推进皮瓣。如图46-28.3所示，将虚线范围内深筋膜浅层的局部皮瓣充分分离，使用垂直褥式缝合法对会阴部切口进行无张力的一期缝合。最后，以 0 号延迟可吸收线对松弛伤口进行间断缝合。

#### ❺ 菱形皮瓣

首先设计菱形皮瓣。用记号笔以缺损短轴的长度画出菱形的边缘（A～C，图46-28.4）。这样设计可以使局部张力最小，减少皮瓣坏死发生。沿对角线 AC 延长，标记 E 点，使得 AC 与 CE 距离相等。补足剩余的菱形边缘。

沿画好的标记线分层切开皮肤及皮下脂肪。在皮下脂肪之下将皮瓣分离，旋转皮瓣使之覆盖手术创面。旋转之后的皮瓣，CE 线应与

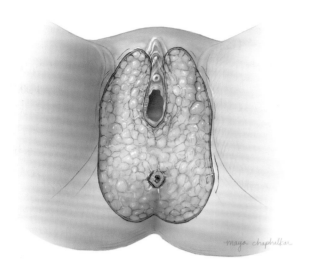

图 46-28.1　巨大会阴部缺损

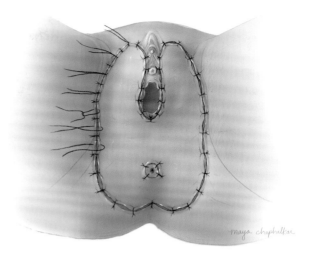

图 46-28.2　中厚皮片移植

AB 线基本重合（箭头所示），分别将 C、A 点及 E、B 点缝合固定。以 0 号延迟吸收缝线垂直褥式缝合皮瓣边缘（图 46-28.5）。然后根据局部情况修整皮瓣角落的折叠，使局部外形较为平整。最后在供区留置引流，防止局部血肿发生，避免伤口裂开。

## 术后处理

为防止重建部位张力增加，患者在术后应制动 5 ~ 7 天，伤口引流需要保留。患者应进少渣饮食，辅助口服地芬诺酯（Lomotil）或洛哌丁胺（Imodium）延迟排便，避免牵拉伤口（表 25-6）。在患者可以活动前应坚持抗血栓治疗。

术后早期应积极观察伤口，及时发现血肿或感染。对于进行了中厚皮片移植的患者，术后 7 天可移除供区的透明敷料，并涂抹含抗生素的药膏。对于皮瓣转移的患者，如果观察到皮瓣边缘的局部缺血，改变体位或拆除部分缝线可能可以改善缺血情况。当引流量少于 30 ml/d 时，可考虑拔除引流管。

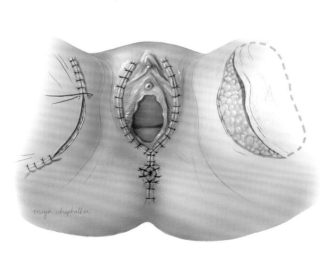

图 46-28.3　侧面推进皮片

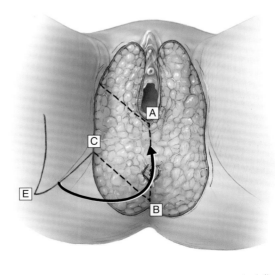

图 46-28.4　菱形皮瓣：切口设计

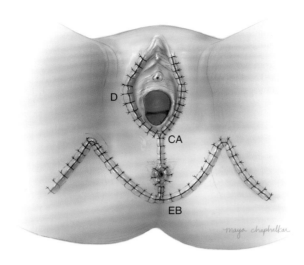

**图 46-28.5** 菱形皮瓣：创面关闭

在外阴切除术后，女性常会有明显的性功能障碍。然而，病灶切除以及重建手术对其影响要小于病灶引起的抑郁和性欲缺乏。因此，术后的心理咨询以及抑郁的治疗也许可以改善其症状（Green，2000；WeijmarSchultz，1990）。

（臧荟然　陈玉杰 译　穆　蘭 审校）

# 参考文献

Aletti GD, Dowdy SC, Podratz KC, et al: Surgical treatment of diaphragm disease correlates with improved survival in optimally debulked advanced stage ovarian cancer. Gynecol Oncol 100:283, 2006a

Aletti GD, Podratz KC, Jones MB, et al: Role of rectosigmoidectomy and stripping of pelvic peritoneum in outcomes of patients with advanced ovarian cancer. J Am Coll Surg 203:521, 2006b

American College of Obstetricians and Gynecologists: Elective coincidental appendectomy. Committee Opinion No. 323, November 2005, Reaffirmed 2014

American College of Obstetricians and Gynecologists: Prevention of deep vein thrombosis and pulmonary embolism. Practice Bulletin No. 84, August 2007, Reaffirmed 2013

Angioli R, Estape R, Cantuaria G, et al: Urinary complications of Miami pouch: trend of conservative management. Am J Obstet Gynecol 179:343, 1998

Angioli R, Estape R, Salom E, et al: Radical hysterectomy for cervical cancer: hysterectomy before pelvic lymphadenectomy or vice versa? Int J Gynecol Cancer 9:307, 1999

Ayhan A, Gultekin M, Taskiran C, et al: Routine appendectomy in epithelial ovarian carcinoma: is it necessary? Obstet Gynecol 105:719, 2005

Ayhan A, Tuncer ZS, Dogan L, et al: Skinning vulvectomy for the treatment of vulvar intraepithelial neoplasia 2–3: a study of 21 cases. Eur J Gynaecol Oncol 19:508, 1998

Backes FJ, Billingsley CC, Martin DD, et al: Does intra-operative radiation at the time of pelvic exenteration improve survival for patients with recurrent, previously irradiated cervical, vaginal, or vulvar cancer? Gynecol Oncol 135(1):95, 2014

Bandy LC, Clarke-Pearson DL, Creasman WT: Vitamin-B₁₂ deficiency following therapy in gynecologic oncology. Gynecol Oncol 17:370, 1984

Barnhill D, Doering D, Remmenga S, et al: Intestinal surgery performed on gynecologic cancer patients. Gynecol Oncol 40:38, 1991

Bashir S, Gerardi MA, Giuntoli RL 2nd, et al: Surgical technique of diaphragm full-thickness resection and trans-diaphragmatic decompression of pneumothorax during cytoreductive surgery for ovarian cancer. Gynecol Oncol 119:255, 2010

Bell JG, Lea JS, Reid GC: Complete groin lymphadenectomy with preservation of the fascia lata in the treatment of vulvar carcinoma. Gynecol Oncol 77:314, 2000

Benezra V, Lambrou NC, Salom EM, et al: Conversion of an incontinent urinary conduit to a continent urinary reservoir (Miami pouch). Gynecol Oncol 94:814, 2004

Benn T, Brooks RA, Zhang Q, et al: Pelvic exenteration in gynecologic oncology: a single institution study over 20 years. Gynecol Oncol 122(1):14, 2011

Berek JS, Howe C, Lagasse LD, et al: Pelvic exenteration for recurrent gynecologic malignancy: survival and morbidity analysis of the 45-year experience at UCLA. Gynecol Oncol 99:153, 2005

Bipat S, Fransen GA, Spijkerboer AM, et al: Is there a role for magnetic resonance imaging in the evaluation of inguinal lymph node metastases in patients with vulva carcinoma? Gynecol Oncol 103(3):1001, 2006

Boruta DM 2nd, Gehrig PA, Fader AN, et al: Management of women with uterine papillary serous cancer: a Society of Gynecologic Oncology (SGO) review. Gynecol Oncol 115:142, 2009

Bouma J, Dankert J: Infection after radical abdominal hysterectomy and pelvic lymphadenectomy: prevention of infection with a two-dose peri-operative antibiotic prophylaxis. Int J Gynaecol Cancer 3:94, 1993

Bowling CB, Lipscomb GH: Torsion of the appendix mimicking ovarian torsion. Obstet Gynecol 107:466, 2006

Bristow RE, del Carmen MG, Kaufman HS, et al: Radical oophorectomy with primary stapled colorectal anastomosis for resection of locally advanced epithelial ovarian cancer. J Am Coll Surg 197:565, 2003

Buekers TE, Anderson B, Sorosky JI, et al: Ovarian function after surgical treatment for cervical cancer. Gynecol Oncol 80:85, 2001

Burke TW, Levenback C, Coleman RL, et al: Surgical therapy of T1 and T2 vulvar carcinoma: further experience with radical wide excision and selective inguinal lymphadenectomy. Gynecol Oncol 57:215, 1995

Burke TW, Levenback C, Tornos C, et al: Intraabdominal lymphatic mapping to direct selective pelvic and paraaortic lymphadenectomy in women with high-risk endometrial cancer: results of a pilot study. Gynecol Oncol 62:169, 1996

Burke TW, Morris M, Levenback C, et al: Closure of complex vulvar defects using local rhomboid flaps. Obstet Gynecol 84:1043, 1994

Butler-Manuel SA, Summerville K, Ford A, et al: Self-assessment of morbidity following radical hysterectomy for cervical cancer. J Obstet Gynaecol 19:180, 1999

Cai HB, Chen HZ, Zhou YF, et al: Class II radical hysterectomy in low-risk IB squamous cell carcinoma of cervix: a safe and effective option. Int J Gynecol Cancer 19:46, 2009

Cain JM, Diamond A, Tamimi HK, et al: The morbidity and benefits of concurrent gracilis myocutaneous graft with pelvic exenteration. Obstet Gynecol 74:185, 1989

Cardosi RJ, Cox CS, Hoffman MS: Postoperative neuropathies after major pelvic surgery. Obstet Gynecol 100:240, 2002

Centers for Disease Control and Prevention: Vitamin B₁₂: dietary supplement fact sheet. 2011. Available at: http://ods.od.nih.gov/factsheets/VitaminB12-HealthProfessional/#h5. Accessed March 7, 2015

Chamberlain DH, Hopkins MP, Roberts JA, et al: The effects of early removal of indwelling urinary catheter after radical hysterectomy. Gynecol Oncol 43:98, 1991

Chan JK, Sugiyama V, Pham H, et al: Margin distance and other clinico-pathologic prognostic factors in vulvar carcinoma: a multivariate analysis. Gynecol Oncol 104:636, 2007

Chan JK, Sugiyama V, Tajalli TR, et al: Conservative clitoral preservation surgery in the treatment of vulvar squamous cell carcinoma. Gynecol Oncol 95:152, 2004

Charoenkwan K, Kietpeerakool C: Retroperitoneal drainage versus no drainage after pelvic lymphadenectomy for the prevention of lymphocyst formation in patients with gynaecological malignancies. Cochrane Database Syst Rev 1:CD007387, 2014

Chen GD, Lin LY, Wang PH, et al: Urinary tract dysfunction after radical hysterectomy for cervical cancer. Gynecol Oncol 85:292, 2002

Chereau E, Rouzier R, Gouy S, et al: Morbidity of diaphragmatic surgery for advanced ovarian cancer: retrospective study of 148 cases. Eur J Surg Oncol 37(2):175, 2011

Chi DS, Abu-Rustum NR, Sonoda Y, et al: Laparoscopic and hand-assisted laparoscopic splenectomy for recurrent and persistent ovarian cancer. Gynecol Oncol 101:224, 2006

Chi DS, Abu-Rustum NR, Sonoda Y, et al: Ten-year experience with laparoscopy on a gynecologic oncology service: analysis of risk factors for complications and conversion to laparotomy. Am J Obstet Gynecol 191:1138, 2004

Chi DS, Zivanovic O, Levinson KL, et al: The incidence of major complications after the performance of extensive upper abdominal surgical procedures during primary cytoreduction of advanced ovarian, tubal, and peritoneal carcinomas. Gynecol Oncol 119:38, 2010

Chou HH, Chang TC, Yen TC, et al: Low value of [¹⁸F]-fluoro-2-deoxy-D-glucose positron emission tomography in primary staging of early-stage cervical cancer before radical hysterectomy. J Clin Oncol 24:123, 2006

Chung HH, Kim SK, Kim TH, et al: Clinical impact of FDG-PET imaging in post-therapy surveillance of uterine cervical cancer: from diagnosis to prognosis. Gynecol Oncol 103(1):165, 2006

Cibula D, Abu-Rustum NR: Pelvic lymphadenectomy in cervical cancer—surgical anatomy and proposal for a new classification system. Gynecol Oncol 116:33, 2010

Clayton RD, Obermair A, Hammond IG, et al: The Western Australian experience of the use of en bloc resection of ovarian cancer with concomitant rectosigmoid colectomy. Gynecol Oncol 84:53, 2002

Cliby W, Dowdy S, Feitoza SS, et al: Diaphragm resection for ovarian cancer: technique and short-term complications. Gynecol Oncol 94:655, 2004

Cohn DE, Dehdashti F, Gibb RK, et al: Prospective evaluation of positron emission tomography for the detection of groin node metastases from vulvar cancer. Gynecol Oncol 85:179, 2002

Cohn DE, Swisher EM, Herzog TJ, et al: Radical hysterectomy for cervical cancer in obese women. Obstet Gynecol 96:727, 2000

Coleman RL, Keeney ED, Freedman RS, et al: Radical hysterectomy for recurrent carcinoma of the uterine cervix after radiotherapy. Gynecol Oncol 55:29, 1994

Cosin JA, Fowler JM, Chen MD, et al: Pretreatment surgical staging of patients with cervical carcinoma: the case for lymph node debulking. Cancer 82:2241, 1998

Curtin JP, Rubin SC, Jones WB, et al: Paget's disease of the vulva. Gynecol Oncol 39:374, 1990

Dainty LA, Bosco JJ, McBroom JW, et al: Novel techniques to improve split-thickness skin graft viability during vulvo-vaginal reconstruction. Gynecol Oncol 97:949, 2005

Dardarian TS, Gray HJ, Morgan MA, et al: Saphenous vein sparing during inguinal lymphadenectomy to reduce morbidity in patients with vulvar carcinoma. Gynecol Oncol 101:140, 2006

de Mooij Y, Burger MP, Schilthuis MS, et al: Partial urethral resection in the surgical treatment of vulvar cancer does not have a significant impact on urinary incontinence. A confirmation of an authority-based opinion. Int J Gynecol Cancer 17:294, 2007

Desimone CP, Van Ness JS, Cooper AL, et al: The treatment of lateral T1 and T2 squamous cell carcinomas of the vulva confined to the labium majus or minus. Gynecol Oncol 104(2):390, 2007

Dietrich CS III, Desimone CP, Modesitt SC, et al: Primary appendiceal cancer: gynecologic manifestations and treatment options. Gynecol Oncol 104:602, 2007

DiSaia PJ, Dorion GE, Cappuccini F, et al: A report of two cases of recurrent Paget's disease of the vulva in a split-thickness graft and its possible pathogenesis-labeled "retrodissemination." Gynecol Oncol 57:109, 1995

Dowdy SC, Loewen RT, Aletti G, et al: Assessment of outcomes and morbidity following diaphragmatic peritonectomy for women with ovarian carcinoma. Gynecol Oncol 109:303, 2008

Eisenhauer EL, Abu-Rustum NR, Sonoda Y, et al: The addition of extensive upper abdominal surgery to achieve optimal cytoreduction improves survival in patients with stages III-IV epithelial ovarian cancer. Gynecol Oncol 103(3):1083, 2006

Eisenkop SM, Spirtos NM, Lin WC: Splenectomy in the context of primary cytoreductive operations for advanced epithelial ovarian cancer. Gynecol Oncol 100:344, 2006

Eisenkop SM, Spirtos NM, Lin WM, et al: Laparoscopic modified radical hysterectomy: a strategy for a clinical dilemma. Gynecol Oncol 96:484, 2005

Estape R, Lambrou N, Diaz R, et al: A case matched analysis of robotic radical hysterectomy with lymphadenectomy compared with laparoscopy and laparotomy. Gynecol Oncol 113:357, 2009

Fagotti A, Fanfani F, Ercoli A, et al: Minilaparotomy for type II and III radical hysterectomy: technique, feasibility, and complications. Int J Gynaecol Cancer 14:852, 2004

Fanning J, Kesterson J, Davies M, et al: Effects of electrosurgery and vaginal closure technique on postoperative vaginal cuff dehiscence. JSLS 17(3):414, 2013

Fayez JA, Toy NJ, Flanagan TM: The appendix as the cause of chronic lower abdominal pain. Am J Obstet Gynecol 172:122, 1995

Fedele L, Bianchi S, Zanconato G, et al: Tailoring radicality in demolitive surgery for deeply infiltrating endometriosis. Am J Obstet Gynecol 193:114, 2005

Fishman DA, Chambers SK, Schwartz PE, et al: Extramammary Paget's disease of the vulva. Gynecol Oncol 56:266, 1995

Foley OW, Rauh-Hain JA, Clark RM, et al: Intraoperative radiation therapy in the management of gynecologic malignancies. Am J Clin Oncol March 28, 2014 [Epub ahead of print] [KL1]

Fotopoulou C, Neumann U, Kraetschell R, et al: Long-term clinical outcome of pelvic exenteration in patients with advanced gynecological malignancies. J Surg Oncol 101:507, 2010

Fowler JM: Incorporating pelvic/vaginal reconstruction into radical pelvic surgery. Gynecol Oncol 115:154, 2009

Franchi M, Trimbos JB, Zanaboni F, et al: Randomised trial of drains versus no drains following radical hysterectomy and pelvic lymph node dissection: a European Organisation for Research and Treatment of Cancer–Gynaecological Cancer Group (EORTC-GCG) study of 234 patients. Eur J Cancer 43:1265, 2007

Frumovitz M, Sun CC, Schover LR, et al: Quality of life and sexual functioning in cervical cancer survivors. J Clin Oncol 23:7428, 2005

Fujita K, Nagano T, Suzuki A, et al: Incidence of postoperative ileus after paraaortic lymph node dissection in patients with malignant gynecologic tumors. Int J Clin Oncol 10:187, 2005

Fujiwara K, Kigawa J, Hasegawa K, et al: Effect of simple omentoplasty and omentopexy in the prevention of complications after pelvic lymphadenectomy. Int J Gynaecol Cancer 13:61, 2003

Gaarenstroom KN, Kenter GG, Trimbos JB, et al: Postoperative complications after vulvectomy and inguinofemoral lymphadenectomy using separate groin incisions. Int J Gynaecol Cancer 13:522, 2003

Gillette-Cloven N, Burger RA, Monk BJ, et al: Bowel resection at the time of primary cytoreduction for epithelial ovarian cancer. J Am Coll Surg 193:626, 2001

Gleeson N, Baile W, Roberts WS, et al: Surgical and psychosexual outcome following vaginal reconstruction with pelvic exenteration. Eur J Gynaecol Oncol 15:89, 1994a

Gleeson NC, Baile W, Roberts WS, et al: Pudendal thigh fasciocutaneous flaps for vaginal reconstruction in gynecologic oncology. Gynecol Oncol 54:269, 1994b

Gleeson NC, Hoffman MS, Cavanagh D: Isolated skin bridge metastasis following modified radical vulvectomy and bilateral inguinofemoral lymphadenectomy. Int J Gynaecol Cancer 4(5):356, 1994c

Goff BA, Matthews BJ, Wynn M, et al: Ovarian cancer: patterns of surgical care across the United States. Gynecol Oncol 103(2):383, 2006

Goldberg GL, Sukumvanich P, Einstein MH, et al: Total pelvic exenteration: the Albert Einstein College of Medicine/Montefiore Medical Center experience (1987–2003). Gynecol Oncol 101: 261, 2006

Goldberg JM, Piver MS, Hempling RE, et al: Improvements in pelvic exenteration: factors responsible for reducing morbidity and mortality. Ann Surg Oncol 5:399, 1998

Gonzalez Bosquet J, Magrina JF, Magtibay PM, et al: Patterns of inguinal groin metastases in squamous cell carcinoma of the vulva. Gynecol Oncol 105(3):742, 2007

Gould N, Kamelle S, Tillmanns T, et al: Predictors of complications after inguinal lymphadenectomy. Gynecol Oncol 82:329, 2001

Green MS, Naumann RW, Elliot M, et al: Sexual dysfunction following vulvectomy. Gynecol Oncol 77:73, 2000

Guenaga KK, Matos D, Wille-Jorgensen P: Mechanical bowel preparation for elective colorectal surgery. Cochrane Database Syst Rev 1:CD001544, 2009

Guimarães GC, Baiocchi G, Ferreira FO, et al: Palliative pelvic exenteration for patients with gynecological malignancies. Arch Gynecol Obstet 283(5):1107, 2011

Hallbook O, Matthiessen P, Leinskold T, et al: Safety of the temporary loop ileostomy. Colorectal Dis 4:361, 2002

Havrilesky LJ, Cragun JM, Calingaert B, et al: Resection of lymph node metastases influences survival in stage IIIC endometrial cancer. Gynecol Oncol 99:689, 2005

Hawighorst-Knapstein S, Schonefussrs G, Hoffmann SO, et al: Pelvic exenteration: effects of surgery on quality of life and body image—a prospective longitudinal study. Gynecol Oncol 66:495, 1997

Hazewinkel MH, Sprangers MA, van der Velden J, et al: Long-term cervical cancer survivors suffer from pelvic floor symptoms: a cross-sectional matched cohort study. Gynecol Oncol 117:281, 2010

Helm CW, Hatch K, Austin JM, et al: A matched comparison of single and triple incision techniques for the surgical treatment of carcinoma of the vulva. Gynecol Oncol 46:150, 1992

Hertel H, Diebolder H, Herrmann J, et al: Is the decision for colorectal resection justified by histopathologic findings: a prospective study of 100 patients with advanced ovarian cancer. Gynecol Oncol 83:481, 2001

Hockel M, Dornhofer N: Vulvovaginal reconstruction for neoplastic disease. Lancet Oncol 9:559, 2008

Hoffman MS, Barton DP, Gates J, et al: Complications of colostomy performed on gynecologic cancer patients. Gynecol Oncol 44:231, 1992

Hoffman MS, Griffin D, Tebes S, et al: Sites of bowel resected to achieve optimal ovarian cancer cytoreduction: implications regarding surgical management. Am J Obstet Gynecol 193:582, 2005

Homesley HD, Bundy BN, Sedlis A, et al: Assessment of current International Federation of Gynecology and Obstetrics staging of vulvar carcinoma relative to prognostic factors for survival (a Gynecologic Oncology Group study). Am J Obstet Gynecol 164:997, 1991

Homesley HD, Bundy BN, Sedlis A, et al: Prognostic factors for groin node metastasis in squamous cell carcinoma of the vulva (a Gynecologic Oncology Group study). Gynecol Oncol 49:279, 1993

Hopkins MP, Reid GC, Morley GW: Radical vulvectomy: the decision for the incision. Cancer 72:799, 1993

Houvenaeghel G, Moutardier V, Karsenty G, et al: Major complications of urinary diversion after pelvic exenteration for gynecologic malignancies: a 23-year mono-institutional experience in 124 patients. Gynecol Oncol 92:680, 2004

Hu T, Wu L, Xing H, et al: Development of criteria for ovarian preservation in cervical cancer patients treated with radical surgery with or without neoadjuvant chemotherapy: a multicenter retrospective study and meta-analysis. Ann Surg Oncol 20(3):881, 2013

Huang M, Chadha M, Musa F, et al: Lymph nodes: is total number or station number a better predictor of lymph node metastasis in endometrial cancer? Gynecol Oncol 119:295, 2010

Husain A, Akhurst T, Larson S, et al: A prospective study of the accuracy of $^{18}$Fluorodeoxyglucose positron emission tomography ($^{18}$FDG PET) in identifying sites of metastasis prior to pelvic exenteration. Gynecol Oncol 106:177, 2007

Janda M, Obermair A, Cella D, et al: Vulvar cancer patients' quality of life: a qualitative assessment. Int J Gynecol Cancer 14:875, 2004

Jandial DD, Soliman PT, Slomovitz BM, et al: Laparoscopic colostomy in gynecologic cancer. J Minim Invasive Gynecol 15:723, 2008

Jensen PT, Groenvold M, Klee MC, et al: Early-stage cervical carcinoma, radical hysterectomy, and sexual function: a longitudinal study. Cancer 100:97, 2004

Judson PL, Jonson AL, Paley PJ, et al: A prospective, randomized study analyzing sartorius transposition following inguinal-femoral lymphadenectomy. Gynecol Oncol 95:226, 2004

Jurado M, Bazan A, Alcazar JL, et al: Primary vaginal reconstruction at the time of pelvic exenteration for gynecologic cancer: morbidity revisited. Ann Surg Oncol 16:121, 2009

Jurado M, Bazan A, Elejabeitia J, et al: Primary vaginal and pelvic floor reconstruction at the time of pelvic exenteration: a study of morbidity. Gynecol Oncol 77:293, 2000

Karsenty G, Moutardier V, Lelong B, et al: Long-term follow-up of continent urinary diversion after pelvic exenteration for gynecologic malignancies. Gynecol Oncol 97:524, 2005

Kehoe SM, Eisenhauer EL, Abu-Rustum NR, et al: Incidence and management of pancreatic leaks after splenectomy with distal pancreatectomy performed during primary cytoreductive surgery for advanced ovarian, peritoneal and fallopian tube cancer. Gynecol Oncol 112:496, 2009

Kim DK, Bridges CB, Harriman HK, et al: Advisory Committee on Immunization Practices recommended immunization schedule for adults aged 19 years or older: United States, 2015. Ann Intern Med 162:214, 2015

King LA, Carson LF, Konstantinides N, et al: Outcome assessment of home parenteral nutrition in patients with gynecologic malignancies: what have we learned in a decade of experience? Gynecol Oncol 51:377, 1993

Kingham TP, Pachter HL: Colonic anastomotic leak: risk factors, diagnosis, and treatment. J Am Coll Surg 208:269, 2009

Koh WJ, Greer BE, Abu-Rustum NR, et al: Cervical cancer, version 2.2015. J Natl Compr Canc Netw 13(4):395, 2015

Koh WJ, Greer BE, Abu-Rustum NR, et al: Uterine neoplasms, version 1.2014. J Natl Compr Canc Netw 12(2):248, 2014

Kohler C, Tozzi R, Possover M, et al: Explorative laparoscopy prior to exenterative surgery. Gynecol Oncol 86:311, 2002

Kraus K, Fanning J: Prospective trial of early feeding and bowel stimulation after radical hysterectomy. Am J Obstet Gynecol 182:996, 2000

Kusiak JF, Rosenblum NG: Neovaginal reconstruction after exenteration using an omental flap and split-thickness skin graft. Plast Reconstr Surg 97:775, 1996

Lacey CG, Stern JL, Feigenbaum S, et al: Vaginal reconstruction after exenteration with use of gracilis myocutaneous flaps: the University of California, San Francisco, experience. Am J Obstet Gynecol 158:1278, 1988

Landoni F, Maneo A, Cormio G, et al: Class II versus class III radical hysterectomy in stage IBIIA cervical cancer: a prospective, randomized study. Gynecol Oncol 80:3, 2001

Landrum LM, Lanneau GS, Skaggs VJ, et al: Gynecologic Oncology Group risk groups for vulvar carcinoma: improvement in survival in the modern era. Gynecol Oncol 106:521, 2007

Larciprete G, Casalino B, Segatore MF, et al: Pelvic lymphadenectomy for cervical cancer: extraperitoneal versus laparoscopic approach. Eur J Obstet Gynaecol Reprod Biol 126:259, 2006

Law WL, Chu KW, Choi HK: Randomized clinical trial comparing loop ileostomy and loop transverse colostomy for faecal diversion following total mesorectal excision. Br J Surg 89:704, 2002

Leath CA III, Straughn JM Jr, Estes JM, et al: The impact of abandoned radical hysterectomy in patients with cervical carcinoma. Gynecol Oncol 95:204, 2004

Lee CL, Wu KY, Huang KG, et al: Long-term survival outcomes of laparoscopically assisted radical hysterectomy in treating early-stage cervical cancer. Am J Obstet Gynecol 203(2):165.e1, 2010

Lee PK, Choi MS, Ahn ST, et al: Gluteal fold V-Y advancement flap for vulvar and vaginal reconstruction: a new flap. Plast Reconstr Surg 118:401, 2006

Leon-Casasola OA, Karabella D, Lema MJ: Bowel function recovery after radical hysterectomies: thoracic epidural bupivacaine-morphine versus intravenous patient-controlled analgesia with morphine: a pilot study. J Clin Anesth 8:87, 1996

Likic IS, Kadija S, Ladjevic NG, et al: Analysis of urologic complications after radical hysterectomy. Am J Obstet Gynecol 199:644.e1, 2008

Lin HH, Sheu BC, Lo MC, et al: Abnormal urodynamic findings after radical hysterectomy or pelvic irradiation for cervical cancer. Int J Gynaecol Obstet 63:169, 1998

Lin LY, Wu JH, Yang CW, et al: Impact of radical hysterectomy for cervical cancer on urody-namic findings. Int Urogynaecol J Pelvic Floor Dysfunct 15:418, 2004

Maas CP, ter Kuile MM, Laan E, et al: Objective assessment of sexual arousal in women with a history of hysterectomy. BJOG 111:456, 2004

Maggioni A, Roviglione G, Landoni F, et al: Pelvic exenteration: ten-year experience at the European Institute of Oncology in Milan. Gynecol Oncol 114:64, 2009

Magrina JF, Stanhope CR, Weaver AL: Pelvic exenterations: supralevator, infralevator, and with vulvectomy. Gynecol Oncol 64:130, 1997

Magtibay PM, Adams PB, Silverman MB, et al: Splenectomy as part of cytoreductive surgery in ovarian cancer. Gynecol Oncol 102:369, 2006

Manahan KJ, Hudec J, Fanning J: Modified radical vulvectomy without lymphadenectomy under local anesthesia in medically compromised patients. Gynecol Oncol 67:166, 1997

Manci N, Bellati F, Muzii L, et al: Splenectomy during secondary cytoreduction for ovarian cancer disease recurrence: surgical and survival data. Ann Surg Oncol 13:1717, 2006

Mariani A, Dowdy SC, Cliby WA, et al: Prospective assessment of lymphatic dissemination in endometrial cancer: a paradigm shift in surgical staging. Gynecol Oncol 109:11, 2008

Marnitz S, Kohler C, Muller M, et al: Indications for primary and secondary exenterations in patients with cervical cancer. Gynecol Oncol 103:1023, 2006

Martinez A, Filleron T, Vitse L, et al: Laparoscopic pelvic exenteration for gynaecological malignancy: is there any advantage? Gynecol Oncol 120(3):374, 2011

Martino MA, Borges E, Williamson E, et al: Pulmonary embolism after major abdominal surgery in gynecologic oncology. Obstet Gynecol 107:666, 2006

Matthiessen P, Hallbook O, Andersson M, et al: Risk factors for anastomotic leakage after anterior resection of the rectum. Colorectal Dis 6:462, 2004

Merad F, Hay JM, Fingerhut A, et al: Is prophylactic pelvic drainage useful after elective rectal or anal anastomosis? A multicenter controlled randomized trial. Surgery 125:529, 1999

Miller B, Morris M, Rutledge F, et al: Aborted exenterative procedures in recurrent cervical cancer. Gynecol Oncol 50:94, 1993

Mirhashemi R, Averette HE, Estape R, et al: Low colorectal anastomosis after radical pelvic surgery: a risk factor analysis. Am J Obstet Gynecol 183:1375, 2000

Mirhashemi R, Averette HE, Lambrou N, et al: Vaginal reconstruction at the time of pelvic exenteration: a surgical and psychosexual analysis of techniques. Gynecol Oncol 87:39, 2002

Mirhashemi R, Lambrou N, Hus N, et al: The gastrointestinal complications of the Miami pouch: a review of 77 cases. Gynecol Oncol 92:220, 2004

Morice P, Joulie F, Camatte S, et al: Lymph node involvement in epithelial ovarian cancer: analysis of 276 pelvic and paraaortic lymphadenectomies and surgical implications. J Am Coll Surg 197:198, 2003

Morice P, Lassau N, Pautier P, et al: Retroperitoneal drainage after complete para-aortic lymphadenectomy for gynecologic cancer: a randomized trial. Obstet Gynecol 97:243, 2001

Mourton SM, Temple LK, Abu-Rustum NR, et al: Morbidity of rectosigmoid resection and primary anastomosis in patients undergoing primary cytoreductive surgery for advanced epithelial ovarian cancer. Gynecol Oncol 99:608, 2005

Naik R, Jackson KS, Lopes A, et al: Laparoscopic assisted radical vaginal hysterectomy versus radical abdominal hysterectomy—a randomized phase II trial: perioperative outcomes and surgicopathological measurements. BJOG 117:746, 2010

Naik R, Maughan K, Nordin A, et al: A prospective, randomised, controlled trial of intermittent self-catheterisation vs supra-pubic catheterisation for post-operative bladder care following radical hysterectomy. Gynecol Oncol 99:437, 2005

Negishi H, Takeda M, Fujimoto T, et al: Lymphatic mapping and sentinel node identification as related to the primary sites of lymph node metastasis in early stage ovarian cancer. Gynecol Oncol 94:161, 2004

Nick AM, Lange J, Frumovitz M, et al: Rate of vaginal cuff separation following laparoscopic or robotic hysterectomy. Gynecol Oncol 120(1):47, 2011

Nunoo-Mensah JW, Chatterjee A, Khanwalkar D, et al: Loop ileostomy: modification of technique. Surgeon 2:287, 2004

Orr JW Jr, Orr PJ, Bolen DD, et al: Radical hysterectomy: does the type of incision matter? Am J Obstet Gynecol 173:399, 1995

Paley PJ, Johnson PR, Adcock LL, et al: The effect of sartorius transposition on wound morbidity following inguinal-femoral lymphadenectomy. Gynecol Oncol 64:237, 1997

Park JY, Kim DY, Kim JH, et al: Laparoscopic compared with open radical hysterectomy in obese women with early-stage cervical cancer. Obstet Gynecol 119(6):1201, 2012

Park JY, Seo SS, Kang S, et al: The benefits of low anterior en bloc resection as part of cytoreductive surgery for advanced primary and recurrent epithelial ovarian cancer patients outweigh morbidity concerns. Gynecol Oncol 103(3):977, 2006

Patsner B, Hackett TE: Use of the omental J-flap for prevention of postoperative complications following radical abdominal hysterectomy: report of 140 cases and literature review. Gynecol Oncol 65:405, 1997

Pellegrino A, Fruscio R, Maneo A, et al: Harmonic scalpel versus conventional electrosurgery in the treatment of vulvar cancer. Int J Gynaecol Obstet 103:185, 2008

Penalver MA, Angioli R, Mirhashemi R, et al: Management of early and late complications of ileocolonic continent urinary reservoir (Miami pouch). Gynecol Oncol 69:185, 1998

Penalver MA, Bejany DE, Averette HE, et al: Continent urinary diversion in gynecologic oncology. Gynecol Oncol 34:274, 1989

Pikaart DP, Holloway RW, Ahmad S, et al: Clinical-pathologic and morbidity analyses of Types 2 and 3 abdominal radical hysterectomy for cervical cancer. Gynecol Oncol 107:205, 2007

Plante M, Roy M: Operative laparoscopy prior to a pelvic exenteration in patients with recurrent cervical cancer. Gynecol Oncol 69:94, 1998

Prayson RA, Hart WR, Petras RE: Pseudomyxoma peritonei: a clinicopathologic study of 19 cases with emphasis on site of origin and nature of associated ovarian tumors. Am J Surg Pathol 18:591, 1994

Puntambekar S, Kudchadkar RJ, Gurjar AM, et al: Laparoscopic pelvic exenteration for advanced pelvic cancers: a review of 16 cases. Gynecol Oncol 102(3):513, 2006

Pycha A, Comploj E, Martini T, et al: Comparison of complications in three incontinent urinary diversions. Eur Urol 54:825, 2008

Ramirez PT, Modesitt SC, Morris M, et al: Functional outcomes and complications of continent urinary diversions in patients with gynecologic malignancies. Gynecol Oncol 85:285, 2002

Rasmussen OO, Petersen IK, Christiansen J: Anorectal function following low anterior resection. Colorectal Dis 5:258, 2003

Raspagliesi F, Ditto A, Fontanelli R, et al: Type II versus type III nerve-sparing radical hysterectomy: comparison of lower urinary tract dysfunctions. Gynecol Oncol 102(2):256, 2006

Ratliff CR, Gershenson DM, Morris M, et al: Sexual adjustment of patients undergoing gracilis myocutaneous flap vaginal reconstruction in conjunction with pelvic exenteration. Cancer 78:2229, 1996

Rettenmaier MA, Braly PS, Roberts WS, et al: Treatment of cutaneous vulvar lesions with skinning vulvectomy. J Reprod Med 30:478, 1985

Rezk YA, Hurley KE, Carter J, et al: A prospective study of quality of life in patients undergoing pelvic exenteration: interim results. Gynecol Oncol 128(2):191, 2013

Richardson DL, Mariani A, Cliby WA: Risk factors for anastomotic leak after recto-sigmoid resection for ovarian cancer. Gynecol Oncol 103(2):667, 2006

Rose PG: Skin bridge recurrences in vulvar cancer: frequency and management. Int J Gynaecol Cancer 9:508, 1999

Rose PG: Type II radical hysterectomy: evaluating its role in cervical cancer. Gynecol Oncol 80:1, 2001

Saito A, Sawaizumi M, Matsumoto S, et al: Stepladder V-Y advancement medial thigh flap for the reconstruction of vulvoperineal region. J Plast Reconstr Aesthet Surg 62:e196, 2009

Salani R, Zahurak ML, Santillan A, et al: Survival impact of multiple bowel resections in patients undergoing primary cytoreductive surgery for advanced ovarian cancer: a case-control study. Gynecol Oncol 107:495, 2007

Salom EM, Mendez LE, Schey D, et al: Continent ileocolonic urinary reservoir (Miami pouch): the University of Miami experience over 15 years. Am J Obstet Gynecol 190:994, 2004

Salom EM, Schey D, Penalver M, et al: The safety of incidental appendectomy at the time of abdominal hysterectomy. Am J Obstet Gynecol 189:1563, 2003

Scambia G, Ferrandina G, Distefano M, et al: Is there a place for a less extensive radical surgery in locally advanced cervical cancer patients? Gynecol Oncol 83:319, 2001

Scheistroen M, Nesland JM, Trope C: Have patients with early squamous carcinoma of the vulva been overtreated in the past? The Norwegian experience 1977–1991. Eur J Gynaecol Oncol 23:93, 2002

Segreti EM, Levenback C, Morris M, et al: A comparison of end and loop colostomy for fecal diversion in gynecologic patients with colonic fistulas. Gynecol Oncol 60:49, 1996a

Segreti EM, Morris M, Levenback C, et al: Transverse colon urinary diversion in gynecologic oncology. Gynecol Oncol 63:66, 1996b

Serati M, Salvatore S, Uccella S, et al: Sexual function after radical hysterectomy for early-stage cervical cancer: is there a difference between laparoscopy and laparotomy? J Sex Med 6:2516, 2009

Sevin BU, Ramos R, Gerhardt RT, et al: Comparative efficacy of short-term versus long-term cefoxitin prophylaxis against postoperative infection after radical hysterectomy: a prospective study. Obstet Gynecol 77:729, 1991

Sharma S, Odunsi K, Driscoll D, et al: Pelvic exenterations for gynecological malignancies: twenty-year experience at Roswell Park Cancer Institute. Int J Gynaecol Cancer 15:475, 2005

Shimada M, Kigawa J, Nishimura R, et al: Ovarian metastasis in carcinoma of the uterine cervix. Gynecol Oncol 101(6):234, 2006

Silver DF: Full-thickness diaphragmatic resection with simple and secure closure to accomplish complete cytoreductive surgery for patients with ovarian cancer. Gynecol Oncol 95:384, 2004

Slomovitz BM, Ramirez PT, Frumovitz M, et al: Electrothermal bipolar coagulation for pelvic exenterations. Gynecol Oncol 102:534, 2006

Smith HO, Genesen MC, Runowicz CD, et al: The rectus abdominis myocutaneous flap: modifications, complications, and sexual function. Cancer 83:510, 1998

Society of Gynecologic Oncology: SGO clinical practice statement: salpingectomy for ovarian cancer prevention. November 2013. Available at: https://www.sgo.org/clinical-practice/guidelines/sgo-clinical-practice-statement-salpingectomy-for-ovarian-cancer-prevention/. Accessed January 11, 2015

Soliman PT, Frumovitz M, Sun CC, et al: Radical hysterectomy: a comparison of surgical approaches after adoption of robotic surgery in gynecologic oncology. Gynecol Oncol 123(2):333, 2011

Song YJ, Lim MC, Kang S, et al: Total colectomy as part of primary cytoreductive surgery in advanced Mullerian cancer. Gynecol Oncol 114:183, 2009

Sood AK, Nygaard I, Shahin MS, et al: Anorectal dysfunction after surgical treatment for cervical cancer. J Am Coll Surg 195:513, 2002

Soper JT, Berchuck A, Creasman WT, et al: Pelvic exenteration: factors associated with major surgical morbidity. Gynecol Oncol 35:93, 1989

Soper JT, Havrilesky LJ, Secord AA, et al: Rectus abdominis myocutaneous flaps for neovaginal reconstruction after radical pelvic surgery. Int J Gynaecol Cancer 15:542, 2005

Soper JT, Rodriguez G, Berchuck A, et al: Long and short gracilis myocutaneous flaps for vulvovaginal reconstruction after radical pelvic surgery: comparison of flap-specific complications. Gynecol Oncol 56:271, 1995

Stefanidis K, Kontostolis S, Pappa L, et al: Endometriosis of the appendix with symptoms of acute appendicitis in pregnancy. Obstet Gynecol 93:850, 1999

Stehman FB, Bundy BN, Dvoretsky PM, et al: Early stage I carcinoma of the vulva treated with ipsilateral superficial inguinal lymphadenectomy and modified radical hemivulvectomy: a prospective study of the Gynecologic Oncology Group. Obstet Gynecol 79:490, 1992

Stentella P, Frega A, Cipriano L, et al: Prevention of thromboembolic complications in women undergoing gynecologic surgery. Clin Exp Obstet Gynecol 24:58, 1997

Swan RW: Stagnant loop syndrome resulting from small-bowel irradiation injury and intestinal bypass. Gynecol Oncol 2:441, 1974

Tantipalakorn C, Robertson G, Marsden DE, et al: Outcome and patterns of recurrence for International Federation of Gynecology and Obstetrics (FIGO) stages I and II squamous cell vulvar cancer. Obstet Gynecol 113:895, 2009

Tebes SJ, Cardosi R, Hoffman MS: Colorectal resection in patients with ovarian and primary peritoneal carcinoma. Am J Obstet Gynecol 195:585, 2006

Todo Y, Yamamoto R, Minobe S, et al: Risk factors for postoperative lower-extremity lymphedema in endometrial cancer survivors who had treatment including lymphadenectomy. Gynecol Oncol 119:60, 2010

Tsai MS, Liang JT: Surgery is justified in patients with bowel obstruction due to radiation therapy. J Gastrointest Surg 10:575, 2006

Tsolakidis D, Amant F, Van Gorp T, et al: Diaphragmatic surgery during primary debulking in 89 patients with stage IIIB-IV epithelial ovarian cancer. Gynecol Oncol 116:489, 2010

Uccella S, Ghezzi F, Mariani A, et al: Vaginal cuff closure after minimally invasive hysterectomy: our experience and systematic review of the literature. Am J Obstet Gynecol 205(2):119.e1, 2011

Urbach DR, Reedijk M, Richard CS, et al: Bowel resection for intestinal endometriosis. Dis Colon Rectum 41:1158, 1998

Van der Zee AG, Oonk MH, De Hullu JA, et al: Sentinel node dissection is safe in the treatment of early-stage vulvar cancer. J Clin Oncol 26:884, 2008

Vasilev SA: Obturator nerve injury: a review of management options. Gynecol Oncol 53:152, 1994

Weijmar Schultz WC, van de Wiel HB, Bouma J, et al: Psychosexual functioning after the treatment of cancer of the vulva: a longitudinal study. Cancer 66:402, 1990

Weikel W, Hofmann M, Steiner E, et al: Reconstructive surgery following resection of primary vulvar cancers. Gynecol Oncol 99:92, 2005

Westin SN, Rallapalli V, Fellman B, et al: Overall survival after pelvic exenteration for gynecologic malignancy. Gynecol Oncol 134(3):546, 2014

Whitney CW: GOG Surgical Procedures Manual. Gynecologic Oncology Group, 2010. Available at: https://gogmember.gog.org/manuals/pdf/surgman.pdf. Accessed March 7, 2015

Whitney CW, Stehman FB: The abandoned radical hysterectomy: a Gynecologic Oncology Group study. Gynecol Oncol 79:350, 2000

Winter WE, McBroom JW, Carlson JW, et al: The utility of gastrojejunostomy in secondary cytoreduction and palliation of proximal intestinal obstruction in recurrent ovarian cancer. Gynecol Oncol 91:261, 2003

Wright JD, Herzog TJ, Neugut AI, et al: Comparative effectiveness of minimally invasive and abdominal radical hysterectomy for cervical cancer. Gynecol Oncol 127(1):11, 2012

Yan X, Li G, Shang H, et al: Twelve-year experience with laparoscopic radical hysterectomy and pelvic lymphadenectomy in cervical cancer. Gynecol Oncol 120(3):362, 2011

Yang YC, Chang CL: Modified radical hysterectomy for early Ib cervical cancer. Gynecol Oncol 74:241, 1999

Zhu QD, Zhang QY, Zeng QQ, et al: Efficacy of mechanical bowel preparation with polyethylene glycol in prevention of postoperative complications in elective colorectal surgery: a meta-analysis. Int J Colorectal Dis 25:267, 2010